D1683992

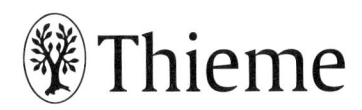

Diabetologie in Klinik und Praxis

Herausgegeben von
Hellmut Mehnert, Eberhard Standl,
Klaus-Henning Usadel und Hans-Ulrich Häring

Mit Beiträgen von

P.-H. Althoff	K. D. Hepp	Ch. Rosak
J. E. Altwein	J. E. Herwig	L. Schaaf
W. Bachmann	B. Hillebrand	W. A. Scherbaum
K. Badenhoop	M. Hummel	O. Schnell
T. Baehring	H.-U. Janka	F. Schulz
E. Biermann	A. Joussen	P.-M. Schumm-Draeger
H. Böhles	R. Kaufmann	J. Seißler
B. O. Böhm	M. Kellerer	W. Spuck
J. E. Bojunga	F.-U. Keuler	E. Standl
N. Bornfeld	T. Koschinsky	R. Standl
R. Dikow	W. Land	H. Stiegler
F. W. Dittmar	R. Landgraf	F. Strian
S. Eberl	H. Laube	M. Toeller-Suchan
U. R. Fölsch	K. D. Lemmen	D. Tschöpe
B. Gallwitz	N. Lotz	K.-H. Usadel
Th. Haak	S. Martin	S. Waadt
H.-U. Häring	H. Mehnert	H. Walter
H. Hasche	D. Pauleikhoff	M. Wicklmayr
M. Haslbeck	R. Petzoldt	B. Willershausen-Zönnchen
H. Hauner	A. Pistorius	A.-G. Ziegler
E. Haupt	K. Rett	D. Ziegler
H. Helbig	E. Ritz	

5., vollständig überarbeitete und erweiterte Auflage

347 Abbildungen
254 Tabellen

Georg Thieme Verlag
Stuttgart · New York

Bibliographische Information Der Deutschen Bibliothek

Die Deutsche Bibliothek verzeichnet diese Publikation in der Deutschen Nationalbibliographie; detaillierte bibliografische Daten sind im Internet über http://dnb.ddb.de abrufbar

1. Auflage 1974; Diabetologie in Klinik und Praxis
2. Auflage 1984 Diabetologie in Klinik und Praxis
3. Auflage 1994; Diabetologie in Klinik und Praxis
4. Auflage 1998; Diabetologie in Klinik und Praxis

Wichtiger Hinweis: Wie jede Wissenschaft ist die Medizin ständigen Entwicklungen unterworfen. Forschung und klinische Erfahrung erweitern unsere Erkenntnisse, insbesondere was Behandlung und medikamentöse Therapie anbelangt. Soweit in diesem Werk eine Dosierung oder eine Applikation erwähnt wird, darf der Leser zwar darauf vertrauen, dass Autoren, Herausgeber und Verlag große Sorgfalt darauf verwandt haben, dass diese Angabe **dem Wissensstand bei Fertigstellung des Werkes** entspricht.

Für Angaben über Dosierungsanweisungen und Applikationsformen kann vom Verlag jedoch keine Gewähr übernommen werden. **Jeder Benutzer ist angehalten**, durch sorgfältige Prüfung der Beipackzettel der verwendeten Präparate und gegebenenfalls nach Konsultation eines Spezialisten festzustellen, ob die dort gegebene Empfehlung für Dosierungen oder die Beachtung von Kontraindikationen gegenüber der Angabe in diesem Buch abweicht. Eine solche Prüfung ist besonders wichtig bei selten verwendeten Präparaten oder solchen, die neu auf den Markt gebracht worden sind. **Jede Dosierung oder Applikation erfolgt auf eigene Gefahr des Benutzers.** Autoren und Verlag appellieren an jeden Benutzer, ihm etwa auffallende Ungenauigkeiten dem Verlag mitzuteilen.

© 2003 Georg Thieme Verlag
Rüdigerstraße 14
D-70469 Stuttgart
Telefon: + 49/ 0711/ 8931-0
Unsere Homepage: http://www.thieme.de

Printed in Germany

Zeichnungen: Joachim Hormann, Stuttgart
Umschlaggestaltung: Thieme Verlagsgruppe
Umschlaggrafik: Martina Berge, Erbach
Satz: Kaltnermedia GmbH, Bobingen
  gesetzt in FrameMaker
Druck: Appl, Wemding

ISBN 3-13-512805-9

Geschützte Warennamen (Warenzeichen) werden **nicht** besonders kenntlich gemacht. Aus dem Fehlen eines solchen Hinweises kann also nicht geschlossen werden, dass es sich um einen freien Warennamen handele. Das Werk, einschließlich aller seiner Teile, ist urheberrechtlich geschützt. Jede Verwertung außerhalb der engen Grenzen des Urheberrechtsgesetzes ist ohne Zustimmung des Verlages unzulässig und strafbar. Das gilt insbesondere für Vervielfältigungen, Übersetzungen, Mikroverfilmungen und die Einspeicherung und Verarbeitung in elektronischen Systemen.

Vorwort

Die Tendenz, die „Diabetologie in Klinik und Praxis" in kürzeren Abständen als früher herauszugeben, ist erhalten geblieben: Schon nach vier Jahren war es wieder nötig, eine Neuauflage des Buches vorzulegen. Sicherlich spielt dafür das gesteigerte Interesse der Ärzteschaft an Diabetesfragen ebenso eine Rolle wie die verschiedenen wichtigen Fortschritte innerhalb des großen Gebietes des Diabetologie. Überall wurden in den deutschsprachigen Ländern die Aktivitäten zur Verbesserung der Diabetesversorgung verstärkt. Dies gilt sowohl für die Ebene der Allgemeinärzte als auch für die Schwerpunktpraxen und die entsprechenden Kliniken. Die Herausgeber, zu denen zu unserer Freude Hans-Ulrich Häring hinzugekommen ist, haben sich wie bisher bemüht, das Gesamtkonzept inhaltlich zu erweitern, dabei aber wiederum zu straffen und in einigen Kapiteln deutlich zu kürzen. Sehr bewährt hatte sich schon in der letzten Auflage, dass wir vor jedes Kapitel kurze Merksätze gestellt hatten, die dem Leser die Übersicht und die schnelle Information erleichtern sollen. Erneut wurden Autoren auch außerhalb der Frankfurter und Münchner Gruppe, die vor Jahren die ersten Auflagen allein gestaltet hatten, berücksichtigt. Diese Erweiterung des kompetenten Autorenkreises hat sich als günstig für das Buch und als unentbehrlich bei der Komplexität der Materie erwiesen.

Im ganzen gesehen wurden zunächst die Grundlagen der Diabetologie - in der bewährten bisherigen Besetzung - und dann die Prinzipien der Diagnostik und Therapie abgehandelt. Natürlich wurde den neuen Entwicklungen auf dem Gebiet der oralen Antidiabetika und der Insulinanaloga voll Rechnung getragen. In den großen Abschnitten der klinischen Diabetologie galt es, nicht nur Probleme der Diabetes-Vorstadien, des Kindes- und Jugenddiabetes, der Schwangerschaft, des Sportes und der Operationen bei Diabetikern abzuhandeln sondern aktuell auch die akuten Stoffwechselentgleisungen zu berücksichtigen. Daneben spielen die Folgeschäden des Diabetes auch in diesem Buch wieder eine überragende Rolle.

Sehr bewährt haben sich die in Diabetesbüchern eher seltener gefundenen Kapitel wie die über zahnmedizinische oder psychosoziale Aspekte. Auch das Qualitätsmanagement, der Computereinsatz und der Diabetes in der Praxis gehören hierher. Die Futurologie des Diabetes wurde in souveräner Weise von Werner Scherbaum und seiner Düsseldorfer Gruppe abgehandelt. Besonderer Dank gilt allen neu hinzugekommenen Autoren, die zur Neugestaltung des Buches vielfältige Beiträge geliefert haben.

Unser Dank gilt auch erneut dem Verlag und seinen Mitarbeitern, insbesondere Frau Susanne Ristea und Frau Marion Holzer für die Hilfe bei der Gestaltung der 5. Auflage. Verstorben ist zu unserem großen Bedauern der Senior-Chef des Thieme-Verlags, Herr Dr. med. h.c. Günther Hauff, dessen Angedenken wir diese Auflage widmen.

Frankfurt/München/Tübingen
April 2004

Hellmut Mehnert
Eberhard Standl
Klaus-Henning Usadel
Hans-Ulrich Häring

Anschriften

Prof. Dr. med. Peter-Henning Althoff
Medizinische Klinik
Bürgerhospital
Nibelungenallee 37-41
60318 Frankfurt

Prof. Dr. med. Jens Erik Altwein
Urologische Abteilung
Krankenhaus Barmherzige Brüder
Romanstr. 93
80639 München

Prof. Dr. med. Dr. med. habil. Werner Bachmann
Innere Abteilung
Frankenwaldklinik Kronach
Friesener Str. 41
96317 Kronach

Prof. Dr. med. Klaus Badenhoop
Zentrum Innere Medizin
Medizinische Klinik I - SP Endokrinologie
Universitätsklinikum
Theodor-Stern-Kai 7
60590 Frankfurt

Dr. med. Ing. Thomas Baehring
Multimediazentrum
Heinrich-Heine-Universität
Moorenstr. 5
40225 Düsseldorf

Dr. med. Eberhard Biermann
Institut für Diabetesforschung
Klinik 3 (Endokrinologie)
Akademisches Krankenhaus München-Schwabing
Klinisches Diabeteszentrum DDG
Kölner Platz 1
80804 München

Prof. Dr. med. Hansjosef Böhles
Klinik für Kinderheilkunde I
Zentrum Kinderheilkunde und Jugendmedizin
Universitätsklinikum
Theodor-Stern-Kai 7
60590 Frankfurt

Prof. Dr. med. Bernhard Otto Böhm
Sektion Endokrinologie
Abteilung Innere Medizin I
Medizinische Univ.-Klinik und Poliklinik
Robert-Koch-Str. 8
89081 Ulm

Dr. med. Jörg Bojunga
Zentrum Innere Medizin
Medizinische Klinik I - SP Endokrinologie
Universitätsklinikum
Theodor-Stern-Kai 7
60590 Frankfurt

Prof. Dr. med. Norbert Bornfeld
Zentrum für Augenheilkunde
Universitätsklinikum
Hufelandstr. 55
45122 Essen

Dr. med. Ralf Dikow
Sektion Nephrologie
Medizinische Universitätsklinik
Bergheimer Str. 56 a
69115 Heidelberg

Prof. Dr. med. Friedrich W. Dittmar
Alpenstraße 24
82319 Starnberg

Dr. med. Susanne Eberl
Diabetes-Zentrum
Medizinische Klinik der LMU München
Ziemssenstr. 1
80336 München

Prof. Dr. med. Ulrich R. Fölsch
Klinik für Allgemeine Innere Medizin
I. Medizinische Klinik
Universitätsklinikum Schleswig-Holstein, Campus Kiel
Schittenhelmstr. 12
24105 Kiel

Priv. Doz. Dr. med. Baptist Gallwitz
St. Josef Hospital
Medizinische Klinik I
Klinikum der Ruhr-Universität Bochum
Gudrunstr. 56
44791 Bochum

Prof. Dr. med. Thomas Haak
Diabetes-Klinik
Theodor-Klotzbücher-Str. 12
97980 Bad Mergentheim

Prof. Dr. med. Hans-Ulrich Häring
Abt. Innere Medizin IV
Klinikum der Universität
Otfried-Müller-Str. 10
72076 Tübingen

Dr. med. Helmut Hasche
Ludwigstr. 10
97688 Bad Kissingen

Prof. Dr. med. Manfred Haslbeck
Institut für Diabetesforschung
Klinik 3 (Endokrinologie)
Akademisches Krankenhaus München-Schwabing
Klinisches Diabeteszentrum DDG
Kölner Platz 1
80804 München

Prof. Dr. med. Hans Hauner
Deutsches Diabetes-Forschungsinstitut
Auf'm Hennekamp 65
40225 Düsseldorf

Prof. Dr. med. Ekke Haupt
Saale-Klinik
Pfaffstr. 10
97688 Bad Kissingen

Priv.-Doz. Dr. med. Horst Helbig
Kantonsspital St. Gallen
Augenklinik
9007 St. Gallen

Prof. Dr. med. Karl Dietrich Hepp
Mauerkircherstr. 55
81679 München

Dr. med. Jürgen Herwig
Klinik für Kinderheilkunde I
Zentrum Kinderheilkunde
und Jugendmedizin
Universitätsklinikum
Theodor-Stern-Kai 7
60590 Frankfurt

Dr. med. Barbara Hillebrand
Irminfriedstr. 25c
82166 Gräfelfing

Dr. med. Michael Hummel
Institut für Diabetesforschung
Klinik 3 (Endokrinologie)
Akademisches Krankenhaus München-Schwabing
Klinisches Diabeteszentrum DDG
Kölner Platz 1
80804 München

Prof. Dr. med. Hans-Uwe Janka
Klinikum für Innere Medizin
Zentralkrankenhaus Bremen-Nord
Hammersbecker Str. 228
28755 Bremen

Priv.- Doz. Dr. med. Antonia Joussen
Abt. für Netzhaut- und Glaskörperchirurgie
Universitäts-Augenklinik
Joseph-Stelzmannstr. 9
50931 Köln

Prof. Dr. med. Roland Kaufmann
Zentrum Dermatologie/Venerologie
Universitätsklinikum
Theodor-Stern-Kai 7
60590 Frankfurt

Priv.-Doz. Dr. med. Monika Kellerer
Innere Medizin 1
Marienhospital Stuttgart
Böheimstr. 37
70199 Stuttgart

Dr. med. Franz-Ulrich Keuler
Urologische Abteilung
Krankenhaus Barmherzige Brüder
Romanstr. 93
80639 München

Prof. Dr. med. T. Koschinsky
Deutsches Diabetes-Forschungsinstitut
Auf'm Hennekamp 65
40225 Düsseldorf

Prof. Dr. med. Walter Land
Abteilung Transplantationschirurgie
Chirurgische Klinik
Klinikum Großhadern
Marchioninistraße 15
81377 München

Prof. Dr. med. Rüdiger Landgraf
Diabetes-Zentrum
Medizinische Klinik der LMU München
Ziemssenstr. 1
80336 München

Prof. Dr. med. Heinrich Laube
Zentrum für Innere Medizin
Universitätsklinik
Rodthohl 6
35385 Gießen

Priv.-Doz. Dr. med. Klaus D. Lemmen
Augenabteilung des St. Martinus-Krankenhauses
Völklingerstraße 10
40219 Düsseldorf

Priv.-Doz. Dr. med. Norbert Lotz
Herz- und Diabeteszentrum NRW
Univ.-Klinik der Ruhr-Universität Bochum
Georgstr. 11
32545 Bad Oeynhausen

Prof. Dr. med. Stephan Martin
Deutsches Diabetes-Forschungsinstitut
Auf'm Hennekamp 65
40225 Düsseldorf

Prof. Dr. med. Hellmut Mehnert
Institut für Diabetesforschung
Akademisches Krankenhaus München-Schwabing
Kölner Platz 1
80804 München

Prof. Dr. med. Daniel Pauleikhoff
Professorial Unit
Moorfields Eye Hospital
City Road
London EC1V 2PD

Prof. Dr. med. Daniel Pauleikhoff
Abt. für Augenheilkunde
St.-Franziskus-Hospital
Hohenzollernring 74
48145 Münster

Prof. Dr. med. Rüdiger Petzoldt
Herz- und Diabeteszentrum NRW
Univ.-Klinik der Ruhr-Universität-Bochum
Georgstraße 11
32545 Bad Oeynhausen

Dr. Alexander Pistorius
Poliklinik für Zahnerhaltung
und Parodontologie
Universitätsklinikum
Augustusplatz 2
55131 Mainz

Prof. Dr. med. Kristian Rett
Stiftung Deutsche Klinik
für Diagnostik GmbH
Aukamallee 33
65191 Wiesbaden

Prof. Dr. Dr. h.c. Eberhard Ritz
Medizinische Universitätsklinik
Bergheimer Str. 58
69115 Heidelberg

Prof. Dr. Christoph Rosak
Krankenhaus Sachsenhausen
Stoffwechsel-Abteilung
C. v. Noorden-Klinik
Schulstr. 31
60594 Frankfurt

Prof. Dr. med. Ludwig Schaaf
Institut für Diabetesforschung
Klinik 3 (Endokrinologie)
Akademisches Krankenhaus München-Schwabing
Klinisches Diabeteszentrum DDG
Kölner Platz 1
80804 München

Prof. Dr. med. Werner A. Scherbaum
Deutsches Diabetes-Forschungsinstitut
Auf'm Hennekamp 65
40225 Düsseldorf

Priv.-Doz. Dr. med. Oliver Schnell
Institut für Diabetesforschung
Akademisches Krankenhaus München-Schwabing
Kölner Platz 1
80804 München

Dr. med. Franz Schulz
Personalärztl. Untersuchungsstation
Klinikum der Universität
Theodor-Stern-Kai 7
60590 Frankfurt

Prof. Dr. med. Petra-Maria Schumm-Draeger
III. Medizinische Abteilung für Endokrinologie,
Diabetologie und Angiologie
Klinikum München-Bogenhausen
Englschalkinger Str. 77
81925 München

Priv.-Doz. Dr. med. Jochen Seißler
Deutsches Diabetes-Forschungsinstitut
Auf'm Hennekamp 65
40225 Düsseldorf

Dr. med. Wolfgang Spuck
Medizinische Klinik
Rotes-Kreuz-Krankenhaus
Hansteinstr. 29
34121 Kassel

Prof. Dr. med. Eberhard Standl
Institut für Diabetesforschung
Klinik 3 (Endokrinologie)
Akademisches Krankenhaus München-Schwabing
Klinisches Diabeteszentrum DDG
Europäisches Trainingszentrum für Endokrinologie
Kölner Platz 1
80804 München

Dr. med. Rudolf Standl
Klinik 7 (Internistische Angiologie)
Akademisches Krankenhaus München-Schwabing
Kölner Platz 1
80804 München

Dr. med. Hubert Stiegler
Klinik 7 (Internistische Angiologie)
Akademisches Krankenhaus München-Schwabing
Kölner Platz 1
80804 München

Prof. Dr. med. Friedrich Strian
Scharnitzerstr. 47
82166 Gräfelfing

Dr. med. Monika Toeller-Suchan
Deutsches Diabetes-Forschungsinstitut
Auf'm Hennekamp 65
40225 Düsseldorf

Prof. Dr. med. Diethelm Tschöpe
Deutsches Diabetes-Forschungsinstitut
Auf'm Hennekamp 65
40225 Düsseldorf

Prof. Dr. med. Klaus-Henning Usadel
Medizinische Klinik I
Zentrum der Inneren Medizin
Theodor-Stern-Kai 7
60596 Frankfurt

Dr. rer. nat. Sabine Waadt
Heinrich-Stieglitz-Kehre 13
81371 München

Priv.-Doz. Dr. med. Helmut Walter
Medizinische Klinik IV
Klinikum Nürnberg-Süd
Breslauer Str. 201
90471 Nürnberg

Prof. Dr. med. Matthias Wicklmayr
Institut für Diabetesforschung
Klinik 3 (Endokrinologie)
Akademisches Krankenhaus München-Schwabing
Klinisches Diabeteszentrum DDG
Kölner Platz 1
80804 München

Prof. Dr. Brita Willershausen-Zönnchen
Poliklinik für Zahnerhaltung
und Parodontologie
Universitätsklinikum
Augustusplatz 2
55131 Mainz

Prof. Dr. med. Anette-Gabriele Ziegler
Institut für Diabetesforschung
Klinik 3 (Endokrinologie)
Akademisches Krankenhaus München-Schwabing
Klinisches Diabeteszentrum DDG
Kölner Platz 1
80804 München

Prof. Dr. med. Dan Ziegler
Deutsches Diabetes-Forschungsinstitut
Auf'm Hennekamp 65
40225 Düsseldorf

Inhaltsverzeichnis

1 Einführung in die Biochemie und Pathophysiologie des Stoffwechsels 1
K. D. Hepp und H.-U. Häring

Einleitung	1	Somatostatin	28
Struktur der Zelle	1	Glucocorticoide	28
Grundzüge des Intermediärstoffwechsels	2	Andere Hormone mit antagonistischer Wirkung	28
Überblick über Kohlenhydrat- und Lipidstoffwechsel	2	Stoffwechsel im Zusammenhang	29
Stoffwechsel der Kohlenhydrate	3	Glucosehomöostase	29
Stoffwechsel der Lipide	7	Beziehungen zwischen Fett- und Kohlenhydratstoffwechsel	30
Stoffwechsel der Proteine	9	Diabetische Stoffwechselstörung	35
Citratzyklus und Atmungskette	11	Biochemische Grundlagen der diabetischen Spätkomplikationen	37
Regulation des Stoffwechsels	12	Polyolstoffwechselweg	37
Regulation auf der Stufe der Enzyme	12	Nichtenzymatische Glykosylierung und Folgeprodukte (AGE)	39
Grundlagen der hormonellen Regulation	13	Beteiligung von Zytokinen und Wachstumsfaktoren bei der Entwicklung von diabetischen Spätkomplikationen	39
Insulin und seine hormonellen Gegenspieler	14	Literatur	40
Insulin	14		
Glucagon	26		
Inkretine	27		
Katecholamine	27		
Wachstumshormon (STH, Somatotropin)	27		

2 Klassifikation und Genetik 43
K. Badenhoop und K.-H. Usadel

Einleitung	43	Typ-2-Diabetes	48
Diagnostik	43	Pathogenese und Erkrankungsrisiko	48
Definition und Klassifikation	44	Stand und Problematik der Diagnostik	49
Einteilungskriterien	44	MODY und andere seltene Diabetesformen	49
Krankheitsformen	45	Andere genetische Defekte der Beta-Zellfunktion	49
Diabetes mellitus Typ 1	45	Genetische Faktoren der diabetischen Nephropathie	49
Allgemeines	45	Hinweise auf genetische Prädispositionen	49
HLA-DR und -DQ (Prädispositionsgenort IDDM1)	46	Kandidatengene	50
Insulin-Genort (IDDM2) und weitere Prädispositionsgene	47	Stand der Diagnostik	50
Genetische Marker und Prädiktion eines Diabetes mellitus Typ 1	48	Genetische Beratung bei Diabetes mellitus	50
		Literatur	50

3 Epidemiologie, Ätiologie und Pathogenese des Typ-1-Diabetes ... 53
A.-G. Ziegler, M. Hummel und W. A. Scherbaum

Einleitung	53	Bedeutung	60
Epidemiologie	53	Grundlagen und Verfahren	60
Geografische Unterschiede	53	Immundiagnostik bei neumanifesten Typ-1-Diabetikern	61
Zunahme der Diabeteshäufigkeit, Absinken des Manifestationsalters	54	Frühdiagnostik bei nichtdiabetischen Risikopopulationen	63
Geschlechtsspezifische und jahreszeitliche Unterschiede	55	Sensitivität der Antikörperdiagnostik	63
Gestationsdiabetes	55	Leitlinien für die Praxis	64
Ätiologie und Pathogenese	55	Antikörperdiagnostik bei Diabetesmanifestation	64
Trigger zur Autoimmunität	6	Untersuchung von Risikogruppen zur Frühdiagnostik des Typ-1-Diabetes	64
Pathogenese der Insulitis	57		
Umwelt	58	Literatur	65
Immundiagnostik des Typ-1- und Prä-Typ-1-Diabetes	60		

4 Epidemiologie, Klinik, Ätiologie und Pathogenese des Typ-2-Diabetes ... 68
M. Kellerer und H.-U. Häring

Definition	68	Messung der Insulinresistenz	71
Klinik	68	Beteiligte Organe der Insulinresistenz	72
Epidemiologie	68	Resistenzmechanismen	72
Genetischer Hintergrund	69	Insulinsekretion	76
Ätiologie und Pathogenese	69	Beta-Zellproliferation und -apoptose	77
Überblick	69	Literatur	77
Insulinresistenz und -sekretionsstörung	70		

5 Diagnose und Differenzialdiagnose ... 81
R. Landgraf und M. Haslbeck

Aktuelle Beschwerden	81	Glykierte Plasmaproteine („Fructosamine")	96
Anamnese	82	Glucosetoleranztests	97
Eigenanamnese	82	Insulin, C-Peptid und Proinsulin	104
Familienanamnese	83	Insulinantikörper und Antigene	107
Klinische Untersuchung	83	Genetische Marker	109
Dokumentation	84	Stufendiagnostik bei Verdacht auf Hypoglykämie	110
Bedeutung	84	Lipidstoffwechsel	110
Dokumentationsinstrumente	84	Fibrinogen	112
Laboruntersuchungen	84	Neue kardiovaskuläre Risikofaktoren	113
Glucose	84	Albumin und weitere Proteine im Urin	113
Ketonkörper	91	Literatur	116
Glykierte Hämoglobine	91		

6 Vorstadien des Typ-2-Diabetes: Bedeutung und Therapieansätze ... 123
E. Standl, H. Mehnert und K.-H. Usadel

Einleitung	123	Lifestyle-Änderungen	126
Definition und Epidemiologie	123	Medikamentöse Intervention	127
Pathophysiologische Aspekte	124	Derzeitige Empfehlungen zur Prävention oder Verzögerung des Typ-2-Diabetes?	127
Progression zum manifesten Diabetes	125	Therapeutische Ansätze	128
Metabolisches Insulin-Resistenz-Syndrom (MIR-Syndrom)	125	Ausblick	130
Diabetes-Präventionsstudien	126	Literatur	130

7 Grundlagen des Diabetesmanagements 132
E. Standl, K.-H. Usadel und H. Mehnert

Einleitung 132
   Rückschau und Entwicklung 132
   Ziele und Konzepte 133
   Grundlegendes hinsichtlich Patienten 136
   Grundlegendes zum behandelnden Arzt und zu den übrigen Mitgliedern des Therapieteams 138
   Grundlegendes zur Schulung 139
   Grundlegendes zur medikamentösen und nichtmedikamentösen Therapie 142
   Grundlegendes zur Stoffwechselselbstkontrolle 147
   Grundlegendes zur Qualitätssicherung 148
   Literatur 149
Grundlagen des Diabetesmanagements vor dem Hintergrund der Studienergebnisse von DCCT und UKPDS 152
O. Schnell
   Der Diabetes Control and Complications Trial (DCCT) 152
   Die United Kingdom Prospective Diabetes Study (UKPDS) 153
   Ausblick 154
   Literatur 155

8 Ernährungstherapie 156
H. Laube und H. Mehnert

Bedeutung, Ziele und Voraussetzungen 156
Ernährungsphysiologie 156
   Nährstoffe 156
   Nahrungsverwertung im Stoffwechsel 158
   Nährstoffbedarf 160
Nährstoffrelation 161
   Individuelle Anpassung unter ernährungswissenschaftlichen Vorgaben 161
   Eiweiß 162
   Fett 163
   Kohlenhydrate 164
   Alkohol 170
   Kochsalz 171
   Mineralien und Spurenelemente 171
   Vitamine 172
Moderne Diabetesdiät 175
   Therapiebezogene Ernährung 175
   Ernährungstherapie bei Typ-1-Diabetikern mit intensivierter konventioneller Therapie (ICT) 176
   Diabetesdiät und körperliche Aktivität 178
   Diabetesdiät bei Folgeerkrankungen 178
Unterschiedliche Kostformen bei Diabetes mellitus 179
   Reduktionskost 179
   Vollwertkost 180
   Vegetarismus 181
   Außenseiterdiäten 182
Spezielle Probleme der Diabetesdiät 183
   Ernährung bei Diabetes und Schwangerschaft 183
   Ernährung bei gestörter Glucosetoleranz 184
   Ernährung diabetischer Kinder 185
   Ernährung bei Diabetes im Alter 185
   Essstörungen bei Typ-1-Diabetes 186
   Ernährung bei labilem Diabetes mellitus 186
   Ernährung auf Reisen und im Urlaub 186
   Parenterale Ernährung bei Diabetes 186
   Sondenkost bei Diabetes 187
   Ernährung im Berufsleben 188
Schulung 188
Literatur 189

9 Behandlung mit insulinotropen oralen Antidiabetika 192
E. Haupt, E. Standl und H. Mehnert

Einleitung und Historisches 192
   Substanzen 192
   Einsatzgebiete 193
Charakterisierung der Derivate 195
Wirkmechanismus 197
   Insulinotroper Effekt 197
   Rezeptor der Beta-Zelle für insulinotrope Substanzen 198
   Rezeptoren auf anderen Gewebsstrukturen 198
   Extrapankreatische Angriffspunkte 198
Klinische Pharmakologie 199
Anwendungspraxis 200
   Indikationen 200
   Kontraindikationen 200
   Differenzialtherapie und Therapieverlauf 202
   Sekundärversagen 204
   Kombinierte Behandlung mit Insulin oder anderen oralen Antidiabetika 205
Nebenwirkungen und Unverträglichkeiten 205
   Häufigkeit und Ausmaß der Nebenwirkungen 205
   Allergische und toxische Nebenwirkungen 206
   Inkompatibilität und Wirkungsbeeinflussung 206
   Mögliche Einflüsse auf das Herz-Kreislauf-Risiko von Typ-2-Diabetikern 207
   Hypoglykämien 207
Literatur 208

10 Behandlung mit nichtinsulinotropen oralen Antidiabetika ... 210
E. Standl, H.-U. Janka und H. Mehnert

Einleitung ... 210
α-Glucosidase-Hemmer (Acarbose, Miglitol) ... 211
   Einleitung ... 211
   Historisches ... 211
   Wirkmechanismus
      und klinische Pharmakologie ... 211
   Therapeutische Praxis ... 216
   Nebenwirkungen ... 217
Behandlung mit Metformin ... 218
   Bedeutung und Wirkung ... 218
   Historisches ... 219
Wirkmechanismus
   und klinische Pharmakologie ... 219
Therapeutische Praxis ... 222
Schlussfolgerung ... 226
Behandlung mit Insulinsensitizern
   vom Glitazontyp (Pio-, Rosiglitazon) ... 226
   Wirkmechanismus ... 226
   Klinische Wirksamkeit ... 227
   Nebenwirkungen und Interferenzen ... 228
   Therapeutische Praxis ... 229
   Ausblick ... 229
Literatur ... 229

11 Behandlung mit Insulin ... 235
C. Rosak und B. O. Böhm

Physiologie und Pathophysiologie
   des Insulinstoffwechsels – Problematik
   und Ziele der Insulintherapie ... 235
Herstellungsverfahren ... 236
   Tierische Insuline ... 236
   Humaninsulin ... 236
Klinische Pharmakologie
   der Insulinpräparationen ... 237
   Historisches ... 237
   Kurz wirksame Insuline: Normal-(Alt-)Insulin ... 243
   Insulinanaloga ... 244
   Kurzwirkende Insulinanaloga ... 244
   Langwirkende Insulinanaloga ... 245
   Verzögerungsinsuline ... 246
   Additiva ... 246
   Insulinkonzentration U 40, U 100 ... 247
Applikationsinstrumentarium ... 247
   Konventionelle Insulinspritze ... 247
   Insulin-Pen ... 247
   Insulinfertigspritzen ... 248
Injektionstechnik und Injektionsareale ... 248
Kinetik subkutan injizierten Insulins ... 248
   Resorption und Elimination ... 248
Die Kinetik beeinflussende Faktoren ... 249
Indikationen für Insulin ... 250
Einstellungskriterien und Einstellungsziele ... 250
Klinische Anwendung von Insulin ... 251
   Wahl des Substitutionsregimes und
      Patientenschulung ... 251
   Konventionelle Insulintherapie ... 252
   Intensivierte Insulintherapie ... 254
   Einstellung zu Beginn der Insulintherapie ... 259
   Optimierung der Einstellung ... 259
   Besonderheiten bei Zeitzonenverschiebungen ... 260
   Klinische Anwendung der kurz- und
      langwirkenden Insulinanaloga ... 260
   Insulinpumpentherapie und kontinuierliche
      intraperitoneale Insulininfusion ... 262
Nebenwirkungen ... 262
   Hypoglykämie ... 262
   Überinsulinisierung, Insulinresistenz ... 264
   Allergische Reaktionen ... 264
Insulintherapie und Wasserhaushalt
   des Organismus ... 265
Literatur ... 265

12 Kombinationstherapie ... 270
N. Lotz und W. Bachmann

Einleitung ... 270
Indikationen und Ziele ... 270
Therapie des „Sekundärversagens" ... 271
   Normalgewichtige Typ-2-Diabetiker ... 271
   Übergewichtige Typ-2-Diabetiker ... 274
   Zusätzliche Gabe oraler Antidiabetika
      bei bereits bestehender Insulintherapie ... 274
Literatur ... 278

13 Insulinpumpentherapie, Glucosesensor und künstliche Beta-Zelle ... 281
O. Schnell und H. Walter

Kontinuierliche subkutane Insulintherapie ... 281
Kontinuierliche intraperitoneale
   Insulintherapie ... 285
Künstliche Beta-Zelle ... 286
Literatur ... 288

14 Pankreastransplantation 290
R. Landgraf und W. Land

Einführung 290	Immunsuppression 294
Indikationen und Kontraindikationen 291	Weitere postoperative Betreuung 294
Indikationen 291	Ergebnisse der Pankreastransplantation 294
Kontraindikationen 291	Glucosehomöostase 295
Transplantationstechnik 291	Diabetische Komplikationen 295
Präoperative Phase 291	Lebensqualität 296
Operative Technik 292	Überlebensrate 296
Komplikationen 293	Literatur 296
Postoperative Phase 294	

15 Inselzelltransplantation 298
R. G. Bretzel

Einleitung 298	Xenotransplantation – Stammzelltransplantation – Gentherapie? 306
Weltregister der Inselzelltransplantationen 299	Embryonale Entwicklung des Pankreas und Beta-Zelldifferenzierung 307
Inselzelltransplantationen am Zentrum Gießen 300	Pankreas- und Beta-Zellregeneration im Tiermodell 308
Insel-nach-Nieren-Transplantation (IAK) bei Typ-1-Diabetikern 302	Von der Stammzelle zur insulinproduzierenden Beta-Zelle 308
Simultane Insel-Nieren-Transplantation (SIK) bei Typ-1-Diabetikern 303	Somatische Gentherapie bei Typ-1-Diabetes 309
Inselzelltransplantation alleine (ITA) bei Typ-1-Diabetikern 304	Ausblick 309
Inselzelltransplantationen nach dem Edmonton-Protokoll 304	Literatur 309
Probleme und Perspektiven 305	
Künftig Immunsuppression des Empfängers unnötig? 305	

16 Diabetes mellitus im Kindes- und Jugendalter 312
J. Herwig und H. Böhles

Klassifikation 312	Vorkommen und Problematik 333
MODY 312	Vaskuläre Erkrankungen 333
Typ-2-Diabetes 312	Gingivitis 334
Epidemiologie 315	Skelett- und Gelenkveränderungen 334
Ätiologie und Pathogenese 315	Psychologische Aspekte 335
Genetische Grundlagen 315	Verarbeitungsmuster und Akzeptanzproblematik 335
Virusinfektionen und Immunologie 316	Essstörungen 335
Ernährungsgewohnheiten 317	Psychosoziale Aspekte der Insulintherapie 335
Klinik 317	Patientenschulung 336
Symptomatik 317	Ambulante Dauerbetreuung 337
Verlauf 318	Kindergarten und Schule 338
Diagnose 318	Berufswahl und Führerschein 339
Laborbefunde 318	Begutachtung 339
Prädiktive Faktoren 318	Neugeborenes einer diabetischen Mutter 340
Therapie 321	Transienter Diabetes mellitus des Neugeborenen 341
Altersabhängige Therapieprobleme 321	Diabetesassoziierte Erkrankungen 341
Diabetische Ketoazidose 321	Medikamentös ausgelöste Glucoseintoleranz 342
Dauertherapie 322	Evidenz-basierte Empfehlungen 342
Diabetisches Kind bei Operationen 331	Literatur 342
Wachstum und Reifung 332	
Diabetische Folgeerkrankungen 333	

17 Schwangerschaft 345
K. D. Hepp und F. W. Dittmar

Einleitung 345	Therapie 350
Epidemiologie 345	Prävention – Planung der Schwangerschaft 350
Ätiologie und Pathogenese 345	Betreuende Institutionen 350
Hormonaler Insulinantagonismus 345	Diät 351
Katabolie des mütterlichen Stoffwechsels 346	Orale Antidiabetika 351
Stoffwechsel von Fettzellen und Leber 347	Insulin 352
Insulin und Glucagon 347	Plazentastörungen und fetale Fehlbildungen ... 352
Schwangerschaftsglukosurie 348	Komplikationen 353
Klinik und Diagnose 348	Präpartale klinische Überwachung 353
Schwangerschaft und diabetisches Spätsyndrom 348	Entbindungsmodus und Anästhesie 354
Gestationsdiabetes 349	Literatur 355

18 Muskelarbeit und Sport 358
E. Standl und M. Wicklmayr

Stellenwert von Sport bei Diabetes 358	Physiologische Grundlagen 364
Beurteilung der Sporttauglichkeit von Diabetikern 359	Praxis der Stoffwechselanpassung 365
Physiologische Grundlagen 359	Praxisbeispiele 367
Stoffwechsel der arbeitenden Muskulatur beim Gesunden 359	Kasuistik 1 367
	Kasuistik 2 367
Pathophysiologie 363	Sport gehört zum Leben 367
Typ-1-Diabetes 363	Literatur 368
Praxis von Sport bei Diabetikern 364	

19 Operationen 371
R. Petzoldt

Einleitung 371	Präoperative Diagnostik und Therapie 373
Metabolische Konsequenzen von Operation und Narkose 371	Intraoperative Stoffwechselführung und Kontrolle 373
	Postoperative Betreuung 374
Operationsrisiko 372	Besondere chirurgische Situationen 374
Ziele und Prinzipien der perioperativen Betreuung 372	Literatur 375

20 Akute Stoffwechselentgleisungen 376

20.1 Diabetische Ketoazidose und hyperosmolares hyperglykämisches Syndrom 376
J. Bojunga, K. Badenhoop, P.-H. Althoff und K.-H. Usadel

Einleitung 376	Prävention 386
Diabetische Ketoazidose 376	Hyperglykämisches hyperosmolares Syndrom 387
Definition 376	Definition 387
Epidemiologie 376	Epidemiologie 387
Ätiologie und Pathogenese 377	Ätiologie und Pathogenese 387
Klinik 379	Klinik 388
Diagnose 379	Diagnose 388
Differenzialdiagnose 380	Therapie 389
Therapie 381	Komplikationen 390
Komplikationen 384	Prävention 390
Besonderheiten der Diagnose und Therapie 385	Literatur 390
Diabetische Ketoazidose und Schwangerschaft 386	

20.2 Metforminassoziierte Laktazidose ... 392
J. Bojunga, K. Badenhoop und K.-H. Usadel

Einleitung ... 392	Klinik ... 394
Definition ... 392	Symptomatik ... 394
Epidemiologie ... 393	Laborparameter ... 395
Ätiologie und Pathogenese ... 393	Therapie ... 395
Lactatmetabolismus ... 393	Kausale Therapie ... 395
Entstehung von Laktazidosen ... 393	Symptomatische Therapie ... 396
Metforminmetabolismus ... 394	Prognose ... 397
Entstehung der metforminassoziierten Laktazidose ... 394	Prävention ... 397
	Literatur ... 398

20.3 Hypoglykämie ... 400
K. Badenhoop, J. Bojunga und K.-H. Usadel

Einleitung ... 400	Therapie ... 403
Definition/Klassifikation ... 400	Prävention ... 403
Epidemiologie ... 401	Hypoglykämiewirkung von Medikamenten ... 403
Ätiologie und Pathogenese ... 401	Hypoglykämien durch andere Erkrankungen ... 404
Klinik ... 402	Evidenzbasierte Therapieempfehlungen ... 404
Diagnose ... 403	Literatur ... 404

21 Allgemeiner Überblick über die Angiopathien ... 406
H.-U. Janka, E. Standl und R. Standl

Einleitung ... 406	Definition, Lokalisation und pathologische Anatomie ... 424
Makroangiopathie ... 407	Epidemiologie ... 424
Epidemiologie ... 407	Ätiologie und Pathogenese ... 426
Pathologische Anatomie ... 407	Pathophysiologie und -biochemie ... 433
Ätiologie und Pathogenese ... 409	Prävention und Therapie ... 436
Klinik ... 419	Allgemeine Synopsis der Gefäßkrankheiten und Ausblick ... 437
Therapie ... 420	Literatur ... 437
Mikroangiopathie ... 424	

22 Herzkrankheiten ... 446
H.-U. Janka und E. Standl

Einleitung ... 446	Prävention ... 453
Koronare Herzkrankheit ... 447	Herzinfarkt ... 454
Ätiologie ... 447	Therapie ... 454
Klinik ... 448	Prognose ... 455
Diagnose ... 450	Literatur ... 458
Therapie ... 452	

23 Hirn- und extremitätenversorgende Arterien ... 463
H. Stiegler, R. Standl und E. Standl

Einleitung ... 463	Therapie und Prophylaxe ... 469
Historisches ... 463	Extremitätenversorgende Arterien ... 473
Allgemeine Pathogenese ... 463	Epidemiologie, Lokalisation und Verlauf ... 473
Hirnversorgende Arterien ... 464	Ätiologie und Pathogenese ... 474
Epidemiologie ... 464	Klinik ... 475
Ätiologie und Pathogenese ... 465	Diagnose ... 476
Klinik ... 467	Therapie ... 480
Diagnose ... 467	Literatur ... 487

24 Hypertonie ... 493
M. Wicklmayr, K. Rett und E. Standl

Einleitung	493	Warum ist die Hypertonie bei Diabetikern gefährlicher als bei Stoffwechselgesunden?	498
Allgemeines zur arteriellen Hypertonie	493	Diagnose	498
Arterielle Hypertonie und Diabetes	494	Therapie	498
Epidemiologie	494	Literatur	501
Ätiologie und Pathogenese	496		
Prognose und Komplikationen	497		

25 Nierenerkrankungen ... 505
R. Dikow, K.-H. Usadel und E. Ritz

Einleitung	505	Primäre Nierenkrankungen	514
Definitionen	505	Andere Nierenkrankheiten	514
Epidemiologie	505	Prävention und Therapie	515
Ätiologie und Pathogenese	506	Blutzuckereinstellung	515
Klinik	509	Hochdruckbehandlung	515
Proteinurie	509	Diät	518
Hypertonie	510	Weitere Faktoren	518
Niereninsuffizienz	512	Praktisches Vorgehen	519
Weitere klinische Besonderheiten	512	Evidenzbasierte Empfehlungen	520
Diagnose	514	Literatur	521
Diabetische Nephropathie	514		

26 Augenerkrankungen ... 523
N. Bornfeld, A. M. Joussen, H. Helbig, D. Pauleikhoff und K. D. Lemmen

Einleitung	523	Sehnerv und Papille	543
Diabetische Retinopathie	523	Augenmuskelparesen	543
Klassifikation	524	Vorderer Augenabschnitt	544
Epidemiologie	524	Hornhaut	544
Ätiologie und Pathogenese	525	Rubeosis iridis und neovaskuläres Glaukom	544
Diagnose	530	Transitorische Refraktionsstörungen	544
Klinik	530	Katarakt	544
Therapie	535	Sonstige okuläre Erkrankungen	545
Untersuchungsintervalle	543	Lider	545
Veränderungen der Aderhaut	543	Orbita	545
Neuroophthalmologische Erkrankungen	543	Literatur	545

27 Neurologische Erkrankungen ... 550
F. Strian und M. Haslbeck

Einleitung	550	Somatische Neuropathie	561
Klassifikation	550	Autonome Neuropathie	564
Epidemiologie	551	Therapie	569
Ätiologie und Pathogenese	551	Verbesserung der Diabeteseinstellung	569
Klinik	552	Symptomatische Therapie	570
Periphere somatische Neuropathien	552	Kausale Therapie am Neuron	574
Autonome Neuropathien	556	Prognose und Risiken autonomer Neuropathien	575
Diagnose	561	Literatur	576

28 Das diabetische Fußsyndrom ... 579
E. Standl, H. Stiegler, H.-U. Janka und B. Hillebrand

Einleitung ... 579	Körperliche Untersuchung und Anamnese ... 587
Klassifikation ... 579	Apparative Untersuchungsmethoden ... 590
Epidemiologie ... 580	Neurologische Untersuchungen ... 591
Ätiologie und Pathogenese ... 581	Therapie und Prävention ... 592
Überblick ... 581	Integrierte Behandlung durch DFS-Schwerpunkteinrichtungen ... 594
Neuropathischer Fuß ... 582	Präventive Behandlung ... 597
Angiopathischer Fuß ... 584	Schlussbemerkung ... 602
Traumatische und infektiöse Läsionen ... 585	Literatur ... 602
Diagnose ... 587	

29 Hautkrankheiten ... 606
R. Kaufmann

Epidemiologie und diagnostische Bedeutung ... 606	Kutane Infektionen ... 608
Ätiologie und Pathogenese ... 606	Assoziierte Dermatosen ... 609
Klinik ... 607	Therapieassoziierte kutane Reaktionen ... 617
Diabetische Mikro- und Makroangiopathie ... 607	Literatur ... 620
Diabetische Neuropathie ... 608	

30 Sexuelle Dysfunktion ... 624
J. E. Altwein und U. Keuler

Einleitung ... 624	Klinik ... 629
Definition und Klassifikation ... 624	Diagnostik ... 630
Epidemiologie ... 625	Therapie und Prävention ... 632
Weibliche sexuelle Dysfunktion ... 625	Präventive Maßnahmen ... 632
Männliche sexuelle Dysfunktion ... 625	Therapie der weiblichen sexuellen Dysfunktion ... 633
Ätiologie und Pathogenese ... 626	Therapie der männlichen sexuellen Dysfunktion ... 633
Weibliche sexuelle Dysfunktion ... 626	Leitlinien ... 637
Männliche sexuelle Dysfunktion ... 626	Literatur ... 637

31 Gerinnungssystem ... 640
D. Tschöpe

Einleitung ... 640	Lebensführung ... 645
Ätiologie und Pathophysiologie ... 641	Antioxidanzien ... 646
Flüssigphase-Gerinnung und Fibrinolyse ... 641	Antithrombotische Effekte – Pleiotropie ... 646
Zelluläre Hämostase ... 642	Thrombozytenfunktionshemmer ... 646
Therapie und Prävention ... 645	Literatur ... 647
Metabolische Kontrolle ... 645	

32 Diabetes mellitus und Infektionskrankheiten ... 651
E. Haupt und J. Bojunga

Einleitung ... 651	Erkrankungsrisiken, Komplikationen und Formen ... 653
Pathogenese ... 652	Harnwegserkrankungen ... 653
Einfluss der Hyperglykämie ... 652	Infektionen von Haut und Weichteilgeweben ... 653
Einfluss der Ketoazidose ... 652	Infektionen des Nasen-Rachen-Raums und des Gastrointestinaltrakts ... 654
Einfluss der Dehydratation ... 652	Infektionen intensivmedizinischer Patienten ... 654
Einfluss der diabetischen Gefäßveränderungen ... 652	Seltenere Infektionen ... 654
Einfluss der diabetischen Neuropathie ... 652	Therapie ... 655
Humorale Faktoren ... 653	Literatur ... 655
Klinik ... 653	

33 Andere Stoffwechselkrankheiten ... 656
K. Rett und H.-U. Häring

Störungen des Lipidstoffwechsels ... 656
    Einleitung ... 656
    Physiologie und Pathophysiologie
        des Fettstoffwechsels ... 657
    Ätiologie und Pathogenese ... 661
    Diagnose ... 664
    Therapie und Prävention ... 667
    Evidenzbasierte Therapieempfehlungen ... 668
    Aktuelle Studienlage ... 671
Lipodystrophien – lipoatrophischer Diabetes
    mellitus ... 675
    Einleitung ... 675
    Definition/Klassifikation ... 675
    Epidemiologie ... 675
    Ätiologie und Klinik ... 675
    Diagnose ... 676
    Therapie ... 676
Hyperurikämie und Gicht ... 677
    Definition/Klassifikation ... 677
    Epidemiologie ... 677
    Ätiologie und Pathogenese ... 677
    Klinik ... 678
    Diagnose ... 679
    Therapie und Prävention ... 679
Literatur ... 681

34 Erkrankungen und endokrine Wechselwirkungen im Gastrointestinaltrakt ... 685
B. Gallwitz und U. R. Fölsch

Störungen der gastrointestinalen Motilität ... 685
    Einleitung ... 685
    Epidemiologie ... 685
    Ätiologie und Pathogenese ... 685
    Klinik ... 686
    Diagnose und Therapie ... 686
Leber ... 688
    Pathophysiologie ... 688
    Leberzirrhose ... 689
    Hämochromatose ... 690
    Virale Hepatitiden ... 690
    Hepatobiliäre Erkrankungen ... 690
Pankreas ... 690
    Diabetes als Ursache der Erkrankung
        des exokrinen Pankreas ... 690
    Diabetes als Folge von Pankreaserkrankungen ... 691
Gastrointestinale Hormone ... 691
Literatur ... 695

35 Diabetes mellitus bei anderen endokrinen Erkrankungen ... 699
P.-M. Schumm-Draeger

Einleitung ... 699
Wachstumshormon ... 699
    Verstärkte Wachstumshormonsekretion ... 699
    Wachstumshormonmangel ... 702
Nebenniere ... 702
    Morbus Addison ... 703
    Hyperkortizismus ... 704
    Conn-Syndrom ... 705
    Phäochromozytom ... 705
Schilddrüse ... 705
    Pathologische Schilddrüsenfunktion ... 705
    Hyperthyreose ... 705
    Hypothyreose ... 706
Gonaden ... 707
    Pathologische Gonadotropinsekretion ... 707
HANP und Endothelin ... 708
Knochenstoffwechsel ... 708
Endokrin aktive enteropankreatische Tumoren ... 708
Weitere endokrine Erkrankungen ... 709
Folgerungen ... 709
Literatur ... 710

36 Sonderformen der Hypoglykämie ... 714
L. Schaaf und K.-H. Usadel

Physiologie und Pathophysiologie
    der Glucosehomöostase ... 714
    Glucosehomöostase ... 714
    Hormonelle Gegenregulation ... 714
Definition und Einteilung der Hypoglykämie ... 715
    Definition ... 715
    Einteilung ... 715
Nüchternhypoglykämien ... 716
    Nüchternhypoglykämien
        mit Hyperinsulinismus ... 716
    Nüchternhypoglykämien
        ohne Hyperinsulinismus ... 718
Postprandiale Hypoglykämien ... 719
    Einteilung ... 719
    Frühe Hypoglykämien ... 719
    Späte Hypoglykämien ... 719
Exogene Hypoglykämien ... 720
Differenzialdiagnose ... 720
Literatur ... 721

37 Iatrogener Diabetes mellitus ... 723
B. O. Böhm und C. Rosak

Einleitung	723	Katecholamine und β-adrenerge Agonisten	725
Antihypertensiva	723	Immunsuppressiva, Immunmodulatoren	
Glucocorticoide	724	und Virustherapeutika	726
Schilddrüsenhormone	725	Weitere diabetogene Pharmaka	726
Somatostatin und Somatostatinanaloga	725	Medikamenteninteraktion – Polypharmazie	726
Ovulationshemmer und Sexualhormone	725	Literatur	727

38 Zahnmedizinische Aspekte ... 729
B. Willershausen-Zönnchen und A. Pistorius

Einleitung	729	Studien über den Zusammenhang	
Parodontium	729	mit Diabetes	731
Mundhöhle	730	Ätiologie und Pathogenese	733
Mundschleimhaut	730	Karies	733
Orale Mikroorganismen	730	Therapie und Prophylaxe	734
Speichel	730	Literatur	735
Parodontopathien	731		

39 Sozialmedizinische Aspekte ... 738
R. Petzoldt

Einleitung	738	Richtlinien für die Begutachtung	748
Probleme der Lebensführung	739	Trauma und Diabetes mellitus	748
Berufsleben	739	Versicherungsrechtliche Kriterien	
Wehrdienst	743	bei der Begutachtung	750
Straßenverkehr	743	Richtlinien für die ärztliche Begutachtung	750
Diabetes und Versicherungsfragen	746	Forensische Probleme	752
Probleme des täglichen Lebens	746	Literatur	752
Soziale Betreuung	747		

40 Psychosoziale Aspekte und Krankheitsbewältigung ... 754
S. Waadt und F. Strian

Mit einer chronischen Erkrankung leben	754	Psychosoziale Variablen und	
Fragebögen zur Belastungserfassung	754	Stoffwechselwirkungen	758
Alltagsbelastungen	755	Stress	758
Belastungen durch diabetische Komplikationen		Psychosoziale Variablen	759
und Folgeerkrankungen	757	Psychobiologische Wechselwirkungen	759
Psychosoziale Probleme akuter		Therapie	760
Stoffwechselkomplikationen	757	Verhaltenstherapie	760
Psychosoziale Probleme der diabetischen		Ausblick	762
Folgeerkrankungen	758	Literatur	762

41 Qualitätsmanagement und Versorgungsstrukturen im Gesundheitswesen ... 766
S. Eberl, R. Landgraf und W. Spuck

Einleitung	766	Dokumentation	771
Qualitätsmanagement	766	Datenverarbeitung	771
Bedeutung des Qualitätsmanagements	766	Qualitätsentwicklung	772
Argumente für die Umsetzung		Aktivitäten im Qualitätsmanagement	776
von Qualitätsmanagement	767	Versorgungsstrukturen im Gesundheitswesen	776
Grundbegriffe der Qualität	768	Modellvereinbarungen	776
Qualitätsmanagement in der Praxis	769	Diabetesvereinbarungen	777
Methodik des Qualitätsmanagements	771		

Sicherstellung der vertragsärztlichen Versorgung	777	Managed Care	780
Integrierte Versorgung	777	Disease Management	780
		Literatur	780

42 Computereinsatz ... 782
E. Biermann und T. Haak

Bedeutung und Anwendungsbereiche	782	Telemedizin	786
Datendokumentation, Auswertung und Nutzung	782	Datenspeicherung auf Chipkarten	787
Management von Therapiedaten	783	Rechts- und Datenschutzfragen	787
Wissensvermittlung, Simulation und Training	783	Verbreitung und zukünftige Entwicklung	788
Experten- und Konsultationssysteme	786	Literatur	788
Diabetes im Internet	786		

43 Diabetes in der Praxis ... 790
H. Hasche

Überblick über Problematik und Defizite	790	Behandlungsstruktur	791
Das Sozialgesetzbuch V (SGB V)	790	Therapie	791
Probleme des einheitlichen Bewertungsmaßstabes (EBM)	790	Diabetologische Schwerpunktpraxis	792
Gebührenordnung für Ärzte (GOÄ)	791	Qualitätszirkel	792
		Literatur	792

44 Futurologie ... 793
W. A. Scherbaum, H. Hauner, M. Toeller, T. Koschinsky, J. Seissler, D. Tschöpe, D. Ziegler, T. Baehring und S. Martin

Neue Möglichkeiten in der medikamentösen Therapie des Diabetes mellitus	793	Heilung des Diabetes über das Internet?	799
Prävention durch gesunde Ernährung	794	Internet-Dienste für Diabetiker (s. a. Kap. 42)	799
Nichtinvasive Blutglucoseüberwachung	796	Anforderungen und Schwerpunkte der weiteren Entwicklung	799
Stammzellen – Therapeutische Visionen	796	Schlussfolgerungen	800
Grundlagen	796	Der Blick in die Zukunft: Zustandsbericht „Diabetologie im Jahre 2032" aus der Sicht eines Immunologen	800
Stammzellen für die Diabetestherapie	797		
Diabetische Neuropathie: Neue Chancen für die Nerven?	798		

45 Zeittafel zur Geschichte des Diabetes mellitus ... 802
H. Mehnert und F. Schulz

Sachverzeichnis ... 806

1 Einführung in die Biochemie und Pathophysiologie des Stoffwechsels

K. D. Hepp und H.-U. Häring

Das Wichtigste in Kürze

- Für das Verständnis der Pathophysiologie der verschiedenen Diabetesformen ist die Kenntnis der biochemischen Grundlagen unerlässlich.
- Das gemeinsame Charakteristikum der unter dem Begriff „Diabetes mellitus" zusammengefassten Stoffwechselstörungen ist die mangelnde zelluläre Insulinwirkung. Ihre Auswirkungen betreffen den Stoffwechsel von Kohlenhydraten, Fetten und Eiweiß.
- Von besonderer Bedeutung sind die Biosynthese und Sekretion von Insulin in der Langerhans-Insel und ihre Steuerung durch Substrate, Hormone und das autonome Nervensystem. Obwohl die Funktionen der β-Zelle weitgehend aufgeklärt sind, sind der biochemische Defekt bei Typ-2-Diabetes und seine möglichen genetischen Ursachen bisher noch nicht völlig erforscht.
- Größeren Raum nimmt auch die Darstellung des Wirkungsmechanismus von Insulin ein, über den sich unsere Erkenntnisse in den letzten Jahrzehnten vervielfacht haben. Insulin aktiviert nach seiner Bindung an den Rezeptor eine Vielfalt von intrazellulären Signalsystemen, die wiederum Transportmechanismen und Aktivierungskaskaden von Schlüsselenzymen steuern. „Insulinresistenz" bedeutet eine Störung dieser Wirkungskaskaden (Postrezeptor-Defekt). Der oder die Defekte und ihre genetischen Ursachen beim Typ-2-Diabetes sind noch unklar.
- Es bestehen heute eingehende quantitative Vorstellungen von den Aktivitäten der wichtigsten Stoffwechselwege in der Skelettmuskulatur, in der Leber und im Fettgewebe. Aus der zunehmenden Entgleisung unter Insulinmangel bis hin zur Ketoazidose lassen sich die entsprechenden klinischen Befunde im Zusammenhang erklären.

Einleitung

Krankheiten sind Ausdruck gestörter physiologischer Vorgänge, die wiederum als Folge pathologischer intrazellulärer Mechanismen auftreten. Da diese intrazellulären Prozesse biochemischer Natur sind, kann jede Krankheit letzten Endes als Konsequenz eines gestörten Intermediärstoffwechsels angesehen werden. Die Entdeckung bestimmter molekularer Defekte als Ätiologie einer immer größeren Zahl von Krankheiten rechtfertigt die herausragende Stellung der Biochemie in der Medizin und bildet einen immer neuen Ansporn für die Suche nach den zugrunde liegenden biochemischen Mechanismen.

Bei kaum einer Krankheit wurde der physiologisch-chemische Hintergrund so eingehend untersucht wie beim Diabetes mellitus. Ein Verständnis der Stoffwechselstörungen, die unter dem Begriff „Diabetes" zusammengefasst werden, setzt ein Begreifen von Funktion und Steuerung der zugrunde liegenden biochemischen Vorgänge voraus. Es ist heute klar, dass der biochemische Defekt beim Diabetes nicht auf die Störung des Kohlenhydratstoffwechsels allein beschränkt ist, sondern dass praktisch alle Stoffwechselvorgänge im Körper mitbetroffen sind. Damit ist die Kenntnis der Grundzüge von Biochemie und Physiologie des Stoffwechsels Voraussetzung für jeden Arzt, der sich mit dem Problem des Diabetes in Klinik und Praxis beschäftigt.

Eine genaue Darstellung auch nur der wichtigsten beim Diabetes betroffenen Stoffwechselwege würde allerdings weit über den Rahmen dieses Buches hinausführen. Daher können nur einige wesentliche Grundlagen der Stoffwechselbiochemie beschrieben werden, wobei vielfach die detaillierte wissenschaftliche Problematik gegenüber einer Darstellung in großen Zügen zurücktreten muss.

Struktur der Zelle
(50, 63, 71)

Bei der Betrachtung der Stoffwechselvorgänge in der Zelle kann die subzelluläre Feinstruktur mit ihren Organellen nicht übergangen werden, da sie eine wichtige Voraussetzung für das Verständnis biochemischer Vorgänge bildet. Mithilfe der Elektronenmikroskopie und der fraktionierten Zentrifugation von Zellaufschlüssen gelang es, biochemische Abläufe in der Zelle zu lokalisieren und bestimmten Kompartimenten – entsprechend den einzelnen Zellelementen – zuzuordnen. Trotz der Spezialisierung in höheren Organismen gibt es Einheiten der Zytoarchitektur, die sich in allen Zellen finden und die jeweils der Schauplatz einer Reihe von bestimmten biochemischen Funktionen sind (Abb. 1.**1**).

Zellmembran. Im Elektronenmikroskop ist eine Membran erkennbar, die aus einer Doppelschicht von Phospholipiden besteht. Diese Membran spielt eine wichtige Rolle in der Aufrechterhaltung eines konstanten intrazellulären Milieus. Sie ist die Grenzfläche, durch die Substanzen wie Zucker, Aminosäuren und Ionen transportiert werden und an der durch Pinozytose die Aufnahme oder durch Emiozytose die Abgabe be-

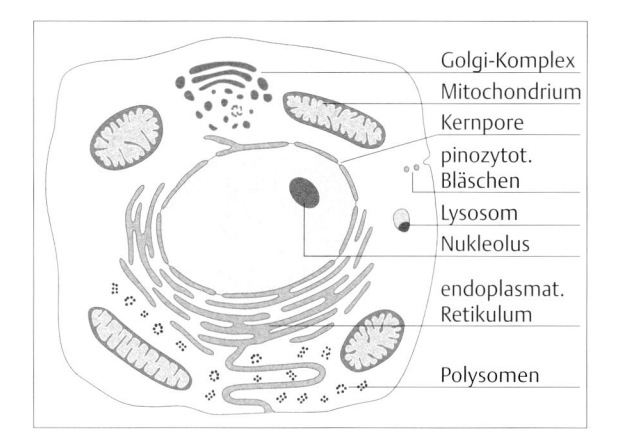

Abb. 1.1 Architektur einer idealisierten Zelle. (50)

stimmter Partikel bewerkstelligt wird. Sie ist vor allem Wirkort vieler Hormone, nicht zuletzt des Insulins.

Mitochondrien. Sie gehören zu den größten Strukturen und stellen die „Kraftwerke" der Zelle dar, in denen durch Oxidationsprozesse chemische Energie in Form von ATP gewonnen wird. Wichtige Stoffwechselwege und Funktionen der Mitochondrien sind Atmungskette, Citratzyklus, Fettsäureoxidation und Ketogenese.

Endoplasmatisches Retikulum. Die Zelle ist von einem Netzwerk von Membranen in Form von Röhrchen oder Bläschen durchzogen, die sich gelegentlich auch in größeren Zisternen formieren. Eine direkte Kommunikation besteht zum Zellkern und möglicherweise auch zum Extrazellulärraum. Außen an den Membranen dieser Strukturen sitzen kleine, ca. 15 nm große Granula, die Ribosomen, die der Ort der Proteinsynthese sind. In manchen Organen mit sehr ausgeprägter Proteinsynthese, wie z. B. dem exokrinen Pankreas, ist das endoplasmatische Retikulum besonders stark ausgebildet. Wird eine Zelle homogenisiert, d. h. mechanisch zerkleinert, so werden die Membranen des endoplasmatischen Retikulums zerrissen, und die Bruchstücke können als Mikrosomenfraktion durch fraktionierte Zentrifugation isoliert werden. Der Golgi-Apparat mit seinen vesikulären Strukturen dient wahrscheinlich der Synthese von Membranmaterial.

Lysosomen. Die Lysosomen enthalten Enzyme, die Protein, Nucleinsäuren, Lipide und Mucopolysaccharide abbauen können. Solange die Membran des Lysosoms intakt ist, sind sie inaktiv. Bei Aktivierung des lysosomalen Systems werden diese Enzyme wirksam und führen letztlich zur Auflösung der Zelle.

Zellkern. Der Zellkern ist durch seinen hohen Gehalt an Chromatin charakterisiert, welches den Großteil der DNA der Zelle enthält. Im Zustand der Interphase ist die DNA aktiv und bildet die Matrize für die RNA-Synthese. Durch die Poren der Kernmembran gelangt die „Messenger-RNA" ins Zytoplasma und heftet sich ans endoplasmatische Retikulum, wo sie als Vorlage für die Synthese eines bestimmten Proteins fungiert.

Zytosol. Unter Zytosol (Zytoplasma, Hyaloplasma) versteht man den löslichen Proteinanteil der Zelle, der sich nach Aufschluss und hochtourigem Zentrifugieren im Überstand befindet. Das Zytosol kann z. B. Enzyme enthalten, die in der Zelle durch andere Strukturen wie das endoplasmatische Retikulum kompartimentiert sind oder die durch den Prozess des Homogenisierens von anderen Strukturen abgestreift werden. Im Zytosol finden sich z. B. die Enzyme der Glykolyse und Fettsäuresynthese.

Grundzüge des Intermediärstoffwechsels
(5, 45, 50, 59, 63)

Überblick über Kohlenhydrat- und Lipidstoffwechsel

In diesem Abschnitt wird versucht, anhand allgemeiner Schemata die Abläufe des Intermediärstoffwechsels von Kohlenhydraten, Lipiden und Proteinen in groben Zügen zu skizzieren. Wie das Netz von Haupt- und Nebenstraßen auf einer Landkarte, so ist eine Reaktionssequenz mit der anderen über gemeinsame Metaboliten verknüpft. Hinter der Darstellung jeder einzelnen Verzweigung steckt ein großes Quantum an biochemischer Information und damit an mühsamer experimenteller Arbeit. Die Beschränkung auf die wichtigsten, für das Verständnis der Diabetologie unerlässlichen Reaktionen schließt zwangsläufig die Darstellung einer großen Zahl anderer, grundsätzlich wichtiger Ergebnisse aus.

Abb. 1.2 gibt einen allgemeinen Überblick über den Stoffwechsel von **Kohlenhydraten** und Lipiden, den beiden wichtigsten Energiequellen der Zelle. Grundbaustein für Kohlenhydratpolymere als Energiereserve (Glykogen) oder Bestandteile der Zellstruktur (Glykolipide oder Glykoproteide) ist die Glucose: Ihr Abbau geht in der Glykolyse vonstatten; durch stufenweisen Abbau entsteht mithilfe von Reduktionsvorgängen ohne Verbrauch von Sauerstoff Lactat. Endprodukte des Glucosestoffwechsels sind – außer CO_2 und H_2O – Energie als Adenosintriphosphat (ATP) oder Reduktionsäquivalente als Nicotinamidadenindinucleotid in seiner reduzierten Form (NADH) oder Nicotinamidadenindinucleotidphosphat (NADPH).

Von den **Lipiden** geht der Glycerinanteil in den Kohlenhydratstoffwechsel ein, während die Fettsäuren über Acetylcoenzym A (Acetyl-CoA) im Citratzyklus völlig zu CO_2 und H_2O oxidiert werden. Acetyl-CoA, die Schlüsselsubstanz zwischen Kohlenhydrat- und Lipidstoffwechsel, ist Baustein für die Fettsäure- und Cholesterinsynthese. Analog zum Glykogen stellt das Fett eine rasch zu mobilisierende Energiequelle dar. Zusammengefasst bestehen die beiden Hauptfunktionen des Kohlenhydrat- und Lipidstoffwechsels in der Bereitstellung von Energie und von Kohlenstoffeinheiten für den Aufbau von Zellbestandteilen.

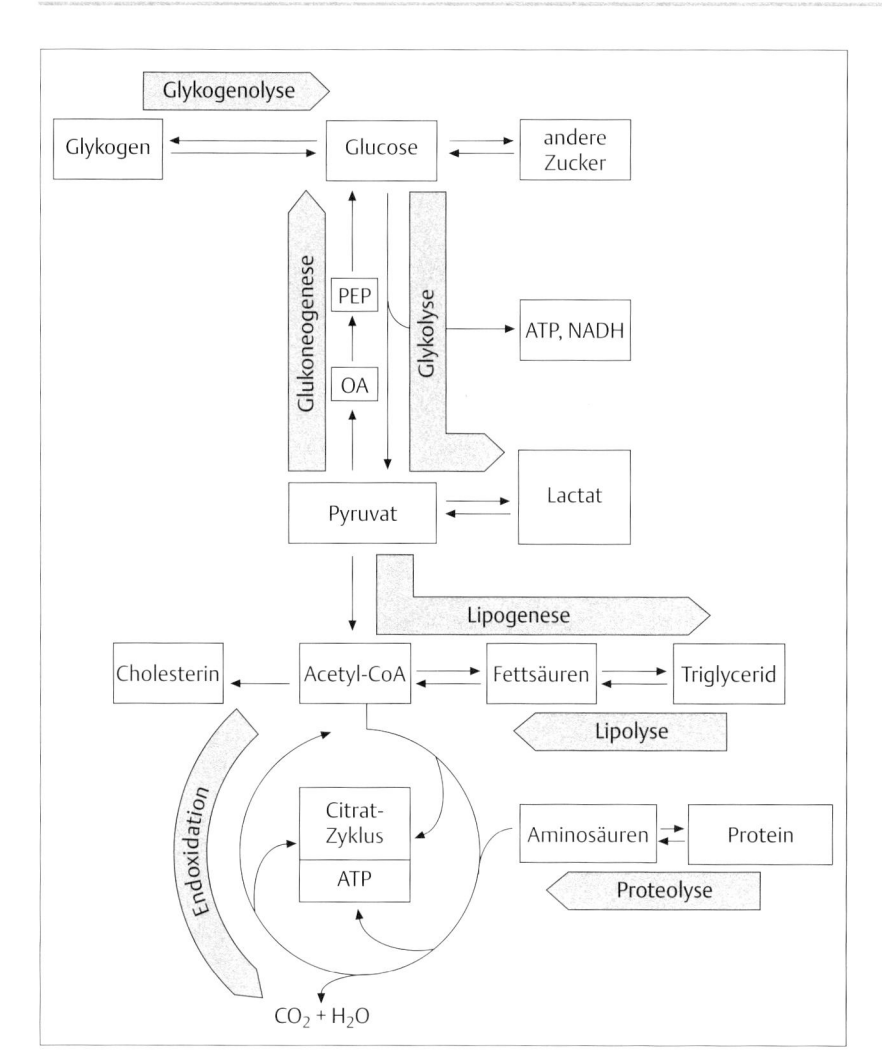

Abb. 1.2 Übersicht über den Intermediärstoffwechsel. Die schraffierten Pfeile geben wichtige, der hormonellen Regulation unterliegende Auf- und Abbauwege an. PEP = Phosphoenolpyruvat, OA = Oxalacetat

Stoffwechsel der Kohlenhydrate

Glykolyse und Pentosephosphatweg

Wichtigster Abbauweg der Glucose ist die Glykolyse (Embden-Meyerhof-Abbau). Daneben wird ein Teil im Pentosephosphatzyklus umgesetzt. In Organen, die eine hohe Kapazität zur Fettsäuresynthese haben, wird der dafür benötigte erhöhte Bedarf an NADPH + H$^+$ durch einen vermehrten Abbau über den Pentosephosphatzyklus gedeckt (z. B. Fettgewebe, laktierende Milchdrüse). Alle Enzyme der Glykolysekette und des Pentosephosphatzyklus sind im Zytosol lokalisiert.

Anaerober Glucoseabbau (Glykolyse). Eine Bilanz der anaeroben Glykolyse ergibt sich nach der folgenden Gleichung:

Glucose + 2 ADP + 2 P → 2 Lactat + 2 ATP

Für die Bildung der Hexosemono- und -diphosphate (Reaktionen 1–3 der Abb. 1.3) wird Energie in Form von 2 Molekülen Adenosintriphosphat (ATP) pro Glucosemolekül benötigt, die die Zelle bereitstellen muss. Bei der Oxidation des Glycerinaldehydphosphats mithilfe von Nicotinamidadenindinucleotid (NAD$^+$, Reaktion 6) entsteht durch gleichzeitigen Einbau von anorganischem Phosphat das energiereiche 1,3-Diphosphoglycerat, welches sein Phosphat auf Adenosindiphosphat (ADP) übertragen kann (Reaktion 7, „Substratketten-Phosphorylierung"). Weiteres ATP entsteht auf diese Weise in Reaktion 10, sodass insgesamt pro Molekül Glucose 4 ATP entstehen. Bei der Reduktion von Pyruvat zu Lactat, die mit der gleichzeitigen Oxidation des reduzierten NADH + H$^+$ zu NAD verknüpft ist (Reaktion 11), kann unter anaeroben Bedingungen das NADH + H$^+$ der Reaktion 6 als Wasserstoffdonator fungieren. Das Gleichgewicht dieser Reaktion liegt weit auf der Seite des Lactats. Das Verhältnis von Lactat zu Pyruvat kann als Index für den Redoxzustand der Zelle angesehen werden, der sich bei einer Gewebsanoxie und der dabei ablaufenden anaeroben Glykolyse stark zum Lactat hin verschiebt. Der Nettogewinn der Glykolyse aus 1 Mol Glucose beträgt unter anaeroben Bedingungen 2 Mol ATP, der Gewinn aus 1 Mol Glykogen beträgt 3 Mol ATP. Im Stoffwechselweg der Glucose gibt es eine Reihe von Kontrollpunkten, die in Abb. 1.4 dargestellt sind. An diesen Stellen wird der Hin- und Rückweg durch verschiedene Enzyme bzw. Transportvorgänge bewerkstelligt,

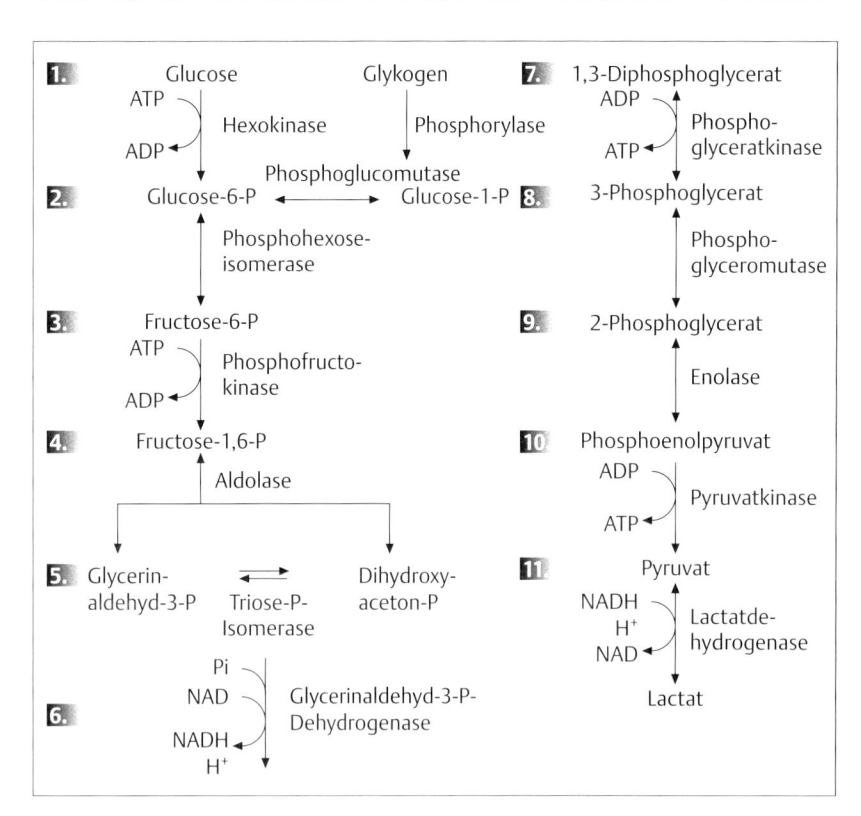

Abb. 1.3 Reaktionen der Glykolyse.

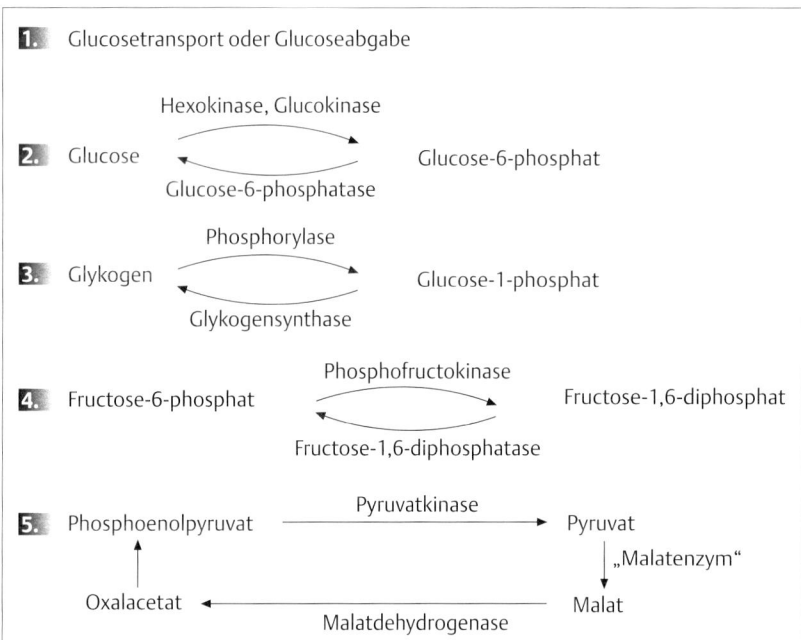

Abb. 1.4 Kontrollpunkte im Glucosestoffwechsel.

wodurch die Möglichkeit der Steuerung gegeben ist. Als Schlüsselenzym des Embden-Meyerhof-Weges selbst wird die Phosphofructokinase angesehen, ein allosterisches Enzym, welches dem Einfluss einer Reihe von Aktivatoren und Inhibitoren unterliegt.

Aerober Glucoseabbau (Pentosephosphatzyklus). Im Gegensatz zum Embden-Meyerhof-Abbauweg läuft der Abbau der Glucose über den Pentosephosphatzyklus (Hexosemonophosphat-Shunt) nur unter aeroben Bedingungen ab. Neben der Bildung von NADPH$^+$ + H$^+$ liegt die Bedeutung dieses Weges vor allem in der Bereitstellung von Pentosen für die Nucleinsäuresynthese. Die Menge des anfallenden ATPs hängt ab vom Umsatz von NADPH + H$^+$ durch Transhydrogenasen, wonach NADH + H$^+$ in die Atmungskette eingeführt wird. Abb. 1.5 zeigt, dass es sich hier um einen multizyklischen Prozess handelt, bei dem aus 3 Molekülen Glucose-6-phosphat 3 Moleküle CO_2 und 3 Pentosen entstehen. Diese werden wiederum in 2 Moleküle Glucose-6-phosphat und 1 Molekül Glycerinaldehyd-3-phosphat umgewandelt. Wie in der Glykolyse wird die Oxidation der Glucose durch Dehydrogenierung ermöglicht; hier aber dient NADP und nicht NAD als Wasserstoffakzeptor. Eine Bilanz ergibt sich durch die Formel:

3 Glucose-6-P + 6 NADP$^+$ → 3 CO$_2$ + 2 Glucose-6-P + Glycerinaldehyd-3-P + 6 NADPH + 6 H$^+$

Die Oxidation des Glucose-6-phosphats mit der Bildung von CO$_2$ findet in den ersten Reaktionen des Zyklus statt, während im Embden-Meyerhof-Weg kein CO$_2$ entsteht. Dadurch gelingt es, über eine spezifische Markierung der Glucose als Glucose-1-^{14}C oder Glucose-6-^{14}C Aussagen über den Anteil des Pentosephosphatzyklus bei der Glucoseoxidation zu machen. Während bei der Glykolyse sowohl das Kohlenstoffatom 1 als auch 6 zu gleichen Anteilen in der Methylgruppe des Pyruvats erscheinen, wird bei der direkten Oxidation der erste Kohlenstoff (C$_1$) durch Dekarboxylierung zu Beginn als ^{14}CO$_2$ abgespalten. So führt der Effekt des Insulins an der Fettzelle zu einer starken Zunahme der Oxidation des C$_1$, wohl bedingt durch die gleichzeitige starke Stimulation der Fettsäuresynthese.

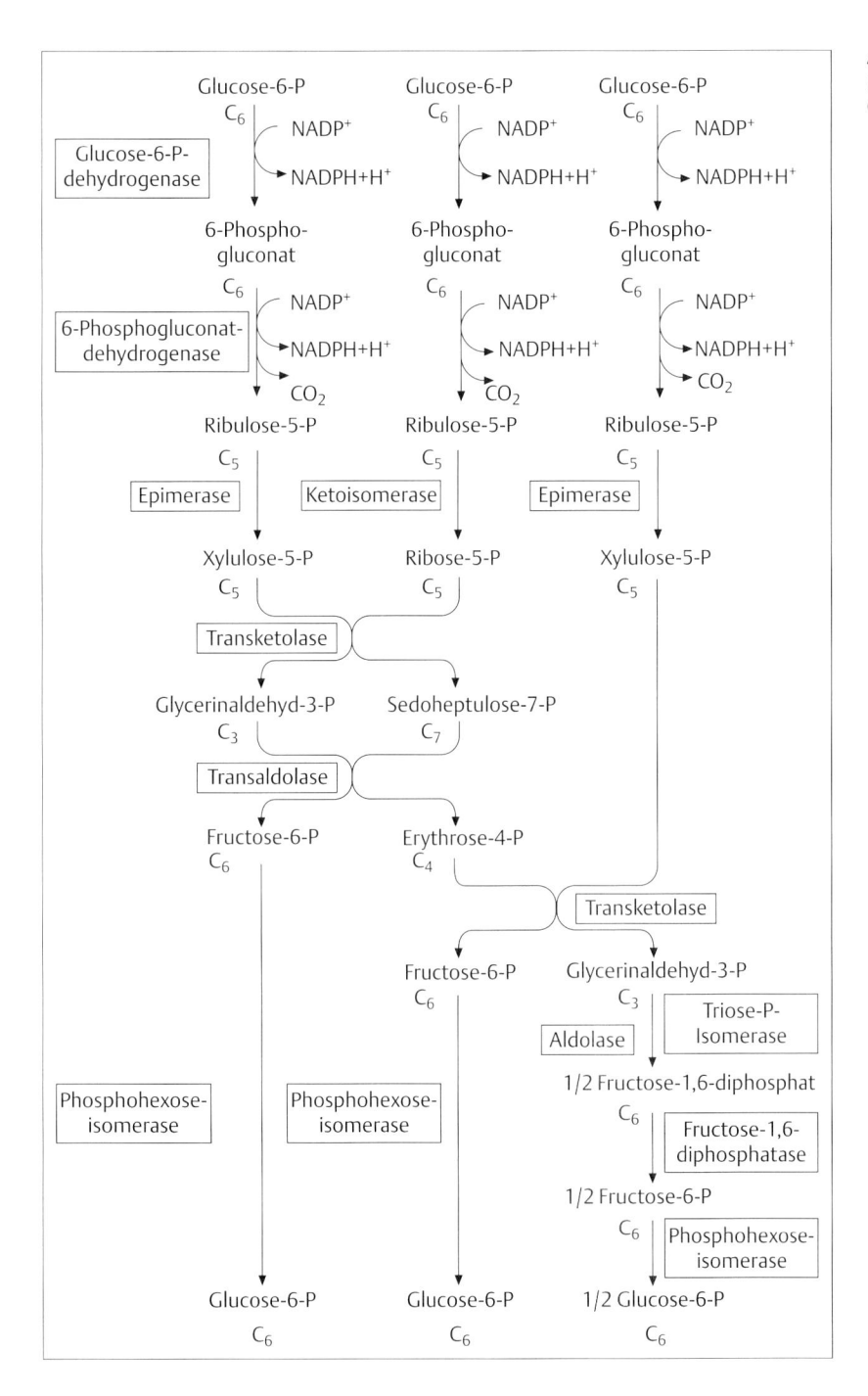

Abb. 1.5 Pentosephosphatzyklus mit seinen Verbindungen zur Glykolyse.

Glukoneogenese

Unter Normalbedingungen bezieht das *Zentralnervensystem* seine Energie ausschließlich aus Glucose. Die enorme Empfindlichkeit dieses Gewebes gegenüber relativ kleinen Schwankungen des Blutzuckerspiegels erfordert eine endogene Quelle für Glucose, wenn Kohlenhydrate nicht in ausreichender Menge aus der Nahrung bezogen werden können. Auch *Erythrozyten* und *Fettgewebe* beanspruchen einen Teil der Blutglucose, das letztere als Quelle für den Glycerinanteil im Triglycerid. Unter anaeroben Bedingungen ist Glucose außerdem der einzig mögliche Energielieferant für den *Muskel*.

Biochemie der Glukoneogenese. Aufgrund der zentralen Bedeutung von Glucose im Energiestoffwechsel sind bestimmte Organe, in erster Linie die Leber, aber auch die Niere, zur Glucoseneubildung aus anderen Metaboliten wie Aminosäuren, Lactat und Glycerin spezialisiert. Somit dient der Glukoneogeneseweg der Verwertung der von anderen Organen abgegebenen Abbauprodukte, wie z. B. dem Lactat aus der Muskulatur und dem Glycerin aus dem Fettgewebe. Der Glukoneogeneseweg bedient sich bestimmter Reaktionen der Glykolyse in umgekehrter Richtung sowie eines Teils des Citratzyklus. Aus energetischen Gründen ist jedoch an folgenden Stellen die Glykolyse nicht umkehrbar:
➤ zwischen Pyruvat und Phosphoenolpyruvat,
➤ zwischen Fructose-1,6-diphosphat und Fructose-6-phosphat,
➤ zwischen Glucose-6-phosphat und Glucose.

Diese für die Glukoneogenese charakteristischen Reaktionen werden durch eigene Enzyme katalysiert und bieten damit die Möglichkeit zur Regulation des Substratdurchsatzes durch die Glukoneogenese (Abb. 1.6).

Die glukoplastischen Aminosäuren (Tab. 1.1) können nach Desaminierung oder Transaminierung über die Stufe des Pyruvats oder über Metaboliten des Citratzyklus in die Glukoneogenese eingehen. Glycerin findet seinen Eingang durch Aktivierung mithilfe von ATP über die Glycerokinase auf der Stufe der Triosephosphate. Für die Synthese von 1 Molekül Glucose aus 2 Molekülen Lactat oder Pyruvat werden 6 ATP benötigt, die z. B. aus der Oxidation von Fettsäuren gewonnen werden.

Bei der **Regulation** scheint **Acetyl-CoA** eine begünstigende Rolle zu spielen: Einmal wirkt Acetyl-CoA aktivierend auf die Pyruvatcarboxylase-Reaktion, und andererseits könnte seine Hemmwirkung auf die Pyruvatdehydrogenase zu einer Erhaltung von Pyruvat führen („sparing Effect"). Tatsächlich konnte im Tierexperiment gezeigt werden, dass bei vermehrtem Fettsäureangebot an die Leber, welches zur Erhöhung des Acetyl-CoA-Spiegels führt, die Glukoneogenese aus Lactat gesteigert wird. Eine entscheidende Rolle dürfte jedoch die hormonelle Steuerung, vermittelt durch das zyklische Adenosinmonophosphat (cAMP), spielen (S. 14).

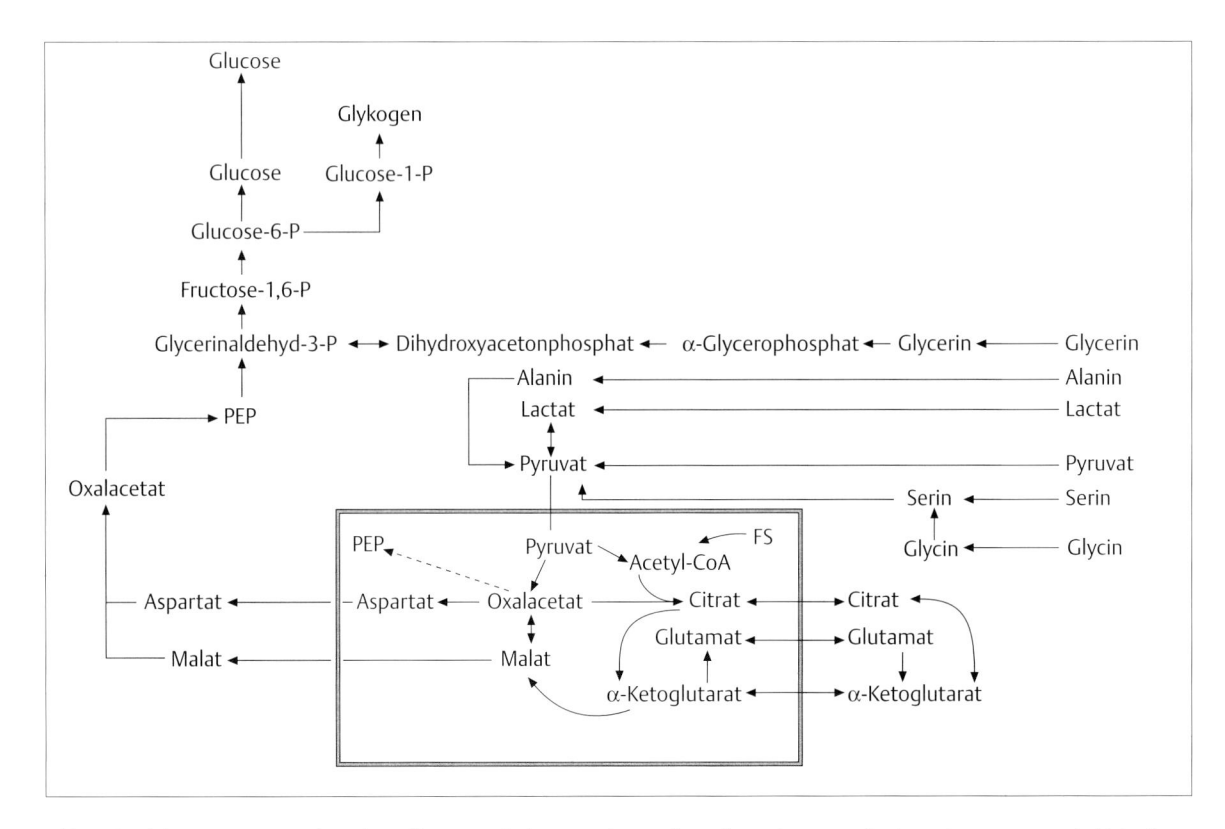

Abb. 1.6 Glukoneogenese in der Leberzelle. Die einfache Linie deutet die Zellmembran an, die doppelt umgrenzende Linie den mitochondrialen Raum. Der Austritt des Kohlenstoffs aus dem Mitochondrium ist je nach Spezies unterschiedlich: bei der Ratte über Aspartat und Malat, beim Menschen ist auch die Bildung von Phosphoenolpyruvat (PEP) im Mitochondrium möglich. FS = Fettsäuren

Tab. 1.1 Glukoplastische und ketoplastische Aminosäuren

Glukoplastische Aminosäuren	Ketoplastische Aminosäure	Glukoplastische und ketoplastische Aminosäuren
Alanin	Hydroxyprolin	Leucin	Isoleucin
Arginin	Methionin		Lysin
Asparaginsäure	Ornithin		Phenylalanin
Cystin	Prolin		Tyrosin
Glutamat	Serin		
Glutamin	Threonin		
Glycin	Tryptophan		
Histidin	Valin		

Hepatische und renale Glukoneogenese. Im Vergleich zur Glucoseproduktion in der Leber spielt die Glukoneogenese der Niere normalerweise eine wesentlich geringere Rolle und liegt im Allgemeinen unter einem Anteil von 20% an der gesamten Glucoseproduktion. Allerdings kann bei längerem Hunger die renale Glukoneogenese ansteigen, während die hepatische absinkt, sodass dann die beiden Anteile etwa gleich sind. Der Anstieg scheint vor allem durch die beim Fasten auftretende metabolische Azidose bedingt zu sein, wobei offenbar die Phosphoenolpyruvatcarboxykinase-Reaktion von pH-Änderungen reguliert wird. Dieser Mechanismus ist auch bei der diabetischen Azidose von Bedeutung.

Stoffwechsel der Lipide

Bedeutung der Lipide als Energiequelle und für den Stoffwechsel

Fett stellt die wichtigste und konzentrierteste Speicherform energiereichen Substrats im Körper dar. Sein kalorischer Wert ist mit 39 kJ/g (9,3 kcal/g) doppelt so hoch wie der von Kohlenhydrat oder Protein. Bei seiner Speicherung wird zudem wesentlich weniger Wasser gebunden. Ein Teil der Kohlenhydrate der Nahrung wird zunächst in Fett umgewandelt und gespeichert. Während man lange Zeit annahm, das Fettgewebe sei ein metabolisch wenig aktives Depot, wurde seit den klassischen Experimenten von Schoenheimer und Rittenberg Mitte der 30er Jahre klar, dass das Fettgewebe im Mittelpunkt eines sehr aktiven Lipidstoffwechsels steht. Es spielt in der Pathogenese des Diabetes mellitus eine bedeutsame Rolle.

Plasmalipoproteine

Lipoproteinkomplexe. Für viele Gewebe und Organe sind Lipide eine wichtige Energiequelle. Manche Organe wie z. B. der Herzmuskel ziehen sogar Fettsäuren anderen Substraten vor. Der Organismus steht vor der Aufgabe, eine große Menge Lipid in einem wässerigen Medium an die Organe heranzubringen. Dies wird mit einer Art „Verpackung" als Lipoprotein gelöst: Mithilfe polarer Lipide wie den Phospholipiden und durch Assoziierung mit Serumproteinen werden Lipoproteinkomplexe gebildet, deren Einteilung in Kap. 33 erörtert wird. Sie enthalten in wechselnder Zusammensetzung Cholesterin, Cholesterinester, Triglyceride und Phospholipide.

Bei der Lipolyse werden freie Fettsäuren aus dem Fettgewebe freigesetzt und im Plasma in Form von **Albuminkomplexen** transportiert. Diese Fraktion stellt zwar mit etwa 0,7 mmol/l (im fastenden Zustand) den mengenmäßig kleinsten Lipidanteil des Plasmas dar, unterliegt aber mit einer Umsatzrate von ca. 160 g/24 h und einer Halbwertszeit von etwa 2 Minuten dem größten Umsatz. Höchste Werte bis über 2 mmol/l werden in der diabetischen Ketoazidose erreicht. Aus Bilanzstudien geht hervor, dass der Fettsäureumsatz durch die Plasmakonzentration bestimmt wird, welche direkt von der Fettgewebslipolyse abhängt. Die Lipolyse steht unter dem Einfluss einer Reihe von katabolen Hormonen, von denen unter physiologischen Bedingungen die Katecholamine die wichtigste Bedeutung haben. Als Antagonist hemmt Insulin bereits in sehr geringer Konzentration die Lipolyse (S. 25, 31).

Bedeutung der Lipoproteinlipase. Die im Darm resorbierten langkettigen Fettsäuren werden in den Mukosazellen verestert und als Chylomikronen in die intestinale Lymphbahn abgegeben, von wo sie über den Ductus thoracicus ins Blut geleitet werden. Der Abbau der Chylomikronen geht rasch vonstatten (Halbwertszeit wenige Minuten) und hängt von der Aktivität der Lipoproteinlipase ab, die sich wiederum nach dem jeweiligen hormonellen Zustand richtet. Dieses Enzym schafft die Voraussetzung für die Aufnahme der Triglyceridfettsäuren in die Gewebe. Es wurde in einer Reihe von Organen gefunden, wo es sich wahrscheinlich in der Wand der Blutkapillaren befindet. Normalerweise enthält das Blut nur geringe Mengen des Enzyms, seine Aktivität im Kreislauf steigt jedoch nach der Injektion von Heparin stark an, was gleichzeitig mit einem vermehrten Abbau von Lipoproteinen verbunden ist. Insulin spielt für seine Synthese eine fördernde Rolle. Die Lipoproteinlipase verhält sich also entgegengesetzt zu der „hormonsensitiven" Lipase: Wird die Lipolyse durch katabole Hormone gesteigert, so ist die Aktivität der Lipoproteinlipase reduziert und umgekehrt. Auch hier scheint das cAMP eine Vermittlerrolle zu spielen. Bei Hunger und Diabetes sinkt die Aktivität im Fettgewebe ebenfalls ab, eine Tatsache, die zur Erklärung der beim Diabetes auftretenden sekundären Hyperlipidämien herangezogen wird. Nahezu alle anderen Lipoproteine des Plasmas werden in der Leber gebildet. Ihre Einteilung nach den verschiedenen Dichteklassen wird in Kap. 33 beschrieben. Ihre Aufnahme durch periphere

Gewebe mithilfe der Lipoproteinlipase folgt im Prinzip den gleichen Gesetzen wie die der Chylomikronen.

Kontrollfaktoren der Lipoproteinsynthese. Über die Faktoren, die die Bildung der Lipoproteine in der Leber kontrollieren, ist bis heute wenig bekannt. Eine wesentliche Rolle scheint das Angebot von freien Fettsäuren an die Leber zu spielen, denn sowohl VLDL-Fraktion im Plasma wie auch die Triglyceridkonzentration der Leberzellen steigen nach Lipolyse an. Wahrscheinlich hängt ihre Synthese aber auch von der Bildung ihrer Apoproteine ab. Insulin führt zu einer Steigerung der Triglyceridsynthese in der Leber.

Synthese und Abbau der Fettsäuren

Biochemie der Lipogenese. Eine Reihe von Geweben, vor allem Leber und Fettgewebe, besitzen im Zytosol ein aktives System der **Fettsäuresynthese**. Beim Menschen ist Palmitat das häufigste Endprodukt. Als Cofaktoren werden NADPH, ATP, Mn^{2+} und HCO_3^+ benötigt. Summarisch entspricht der Weg vom Acetyl-CoA zum Palmitat folgender Gleichung:

CH_3–CO–SCoA + 7 HOOC–CH_2CO–SCoA + 14 NADPH + 14 H^+ → CH_3–$(CH_2)_{14}$–COOH + 7 CO_2 + 6 H_2O + 8 CoA-SH + 14 $NADP^+$

Die Oxidationsschritte des Pentosephosphatzyklus sind die wichtigsten Quellen des Wasserstoffs für die Reduktionsschritte der Fettsäuresynthese. Gewebe mit einem aktiven Pentosephosphatzyklus zeigen gleichzeitig eine aktive Lipogenese (Fettgewebe, Leber, laktierende Mamma). Wegen der Lokalisation beider Stoffwechselwege im Zytosol bestehen keine Schranken für den Austausch von NADP/NADPH. Auch das „Malatenzym", welches die Reaktion von Malat zu Pyruvat unter Bildung reduzierter Pyridinnucleotide katalysiert, kann Wasserstoff liefern.

Kontrollfaktoren der Lipogenese. Die Steuerung der Lipogenese ist in erster Linie vom Ernährungszustand abhängig. Kohlenhydratreiche Ernährung stimuliert, während fettreiche Ernährung, Hunger und Diabetes hemmen. Hier scheinen die Fettsäuren das Signal zu geben: An 2 Stellen hemmen Endprodukte der Sequenz im Sinne einer Rückkopplungshemmung:
- auf der Stufe der Acetyl-CoA-Carboxylase (Hemmung durch Fettsäure-CoA-Ester, inzwischen wurde auch die Interkonvertierung unter dem Einfluss von Insulin nachgewiesen),
- am Multienzymkomplex der Fettsäuresynthase (Hemmung durch Fettsäuren).

Ein weiterer Punkt der Steuerung liegt am Übergang des Grundbausteins Acetyl-CoA aus dem Mitochondrium ins Zytosol, welcher mithilfe von Citrat bewerkstelligt wird. Auch die Umwandlung von Pyruvat in Acetyl-CoA durch den Pyruvatdehydrogenasekomplex unterliegt einer Hemmung durch die Fettsäuren, sodass auch hier die Möglichkeit der Steuerung besteht.

Fettsäureabbau. Der Abbau der Fettsäuren geht durch die β-Oxidation vonstatten. Dieser Abbauweg ist in den Mitochondrien lokalisiert und steht in enger Beziehung zur Atmungskette. Zu Beginn wird für die Aktivierung der Fettsäuren mithilfe der Thiokinase zu Acyl-CoA Energie in Form von ATP benötigt. Bei der Oxidation von Palmitat entstehen Reduktionsäquivalente, die über die Atmungskette für jedes entstandene Molekül Acetyl-CoA mindestens 5 ATP liefern. Damit werden für die ersten 7 aus insgesamt 16 Kohlenstoffatomen der Fettsäure entstandenen Acetyl-CoA-Moleküle 35 ATP geliefert. Bei der Oxidation von 8 Acetyl-CoA im Citratzyklus entstehen $8 \times 12 = 96$ energiereiche Phosphatverbindungen, sodass nach Abzug von 2 ATP (für die Aktivierung mit CoA-SH) pro Mol Palmitinsäure insgesamt 129 energiereiche Phosphatbindungen in Form von ATP gewonnen werden.

Ketogenese

Biochemie der Ketogenese. Wird durch ein übermäßiges Angebot an freien Fettsäuren an die Leber die Kapazität des Citratzyklus für Acetyl-CoA überschritten, so springt die Ketogenese ein, um das aus der β-Oxidation vermehrt angelieferte Acetyl-CoA zu verwerten. Die Enzyme der Ketogenese sind in den Mitochondrien lokalisiert. Die Eigenschaft der Leber, große Mengen von Ketonkörpern zu produzieren, beruht auf ihrer Kapazität für die Ketogenese bei gleichzeitigem Mangel an dem Enzym, welches Acetacetat zu Acetoacetyl-CoA aktiviert, sodass es nicht weiter utilisiert werden kann. Abb. 1.7 zeigt die bei der Ketogenese ablaufenden Reaktionen. Während Acetoacetat und β-Hydroxybutyrat in peripheren Geweben oxidiert werden können, kann Aceton im Körper praktisch nicht utilisiert werden. Die Anhäufung der Ketonkörper in der Azidose ist letztlich auf das Missverhältnis zwischen Produktion und peripherem Verbrauch zurückzuführen. Der früher bei der Erklärung der Ketogenese hervorgehobene Mangel an Kohlenhydrat in der Leberzelle spielt nur insofern eine Rolle, als die Reveresterung der angebotenen Fettsäuren davon betroffen ist.

Kontrollfaktoren der Ketogenese. Von regulatorischer Bedeutung ist wahrscheinlich der durch die erhöhte Fettsäureoxidation im Mitochondrium bedingte Anstieg von NADH, der zu einer Verschiebung des Gleichgewichts der Malatdehydrogenase-Reaktion zum Malat hin führt. Damit könnte Oxalacetat zu einem limitierenden Faktor der Citratbildung werden, wobei die Einschleusung von Acetyl-CoA in den Zyklus erschwert würde.

Eine weitere interessante Möglichkeit ergibt sich aus der *Verbindung von Glukoneogenese und Ketogenese* über Oxalacetat, welches durch eine Steigerung der Glukoneogenese dem Citratzyklus entzogen werden kann. Während über die Fragen der Steuerungsmechanismen in den Lebermitochondrien noch keine völlige Übereinstimmung erzielt wurde, ist man sich über die primäre Ursache der Ketoazidose, den Insulinmangel im Fettgewebe und die daraus resultierende übermäßige Lipolyse, einig.

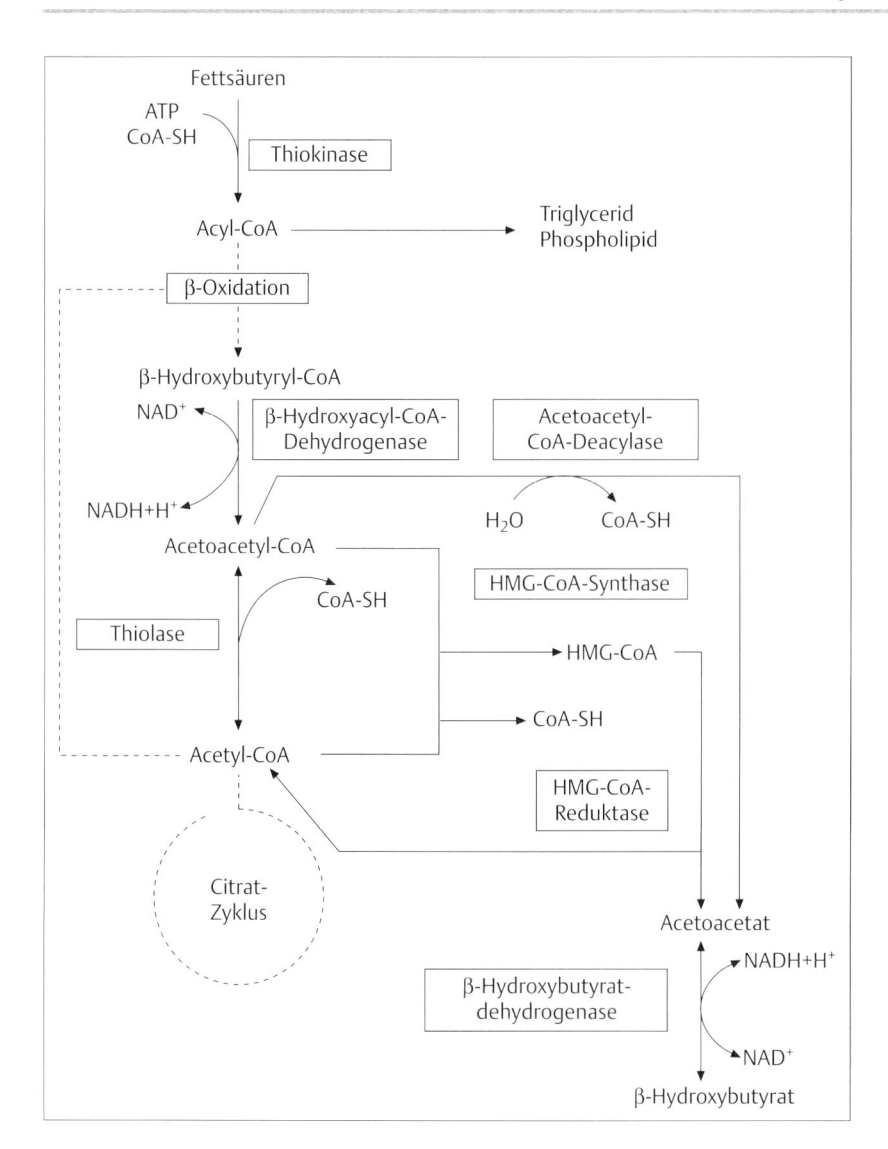

Abb. 1.7 Reaktionen der Ketogenese.

Stoffwechsel der Proteine

Neben dem Kohlenhydrat- und Fettstoffwechsel ist beim Diabetes auch der Eiweißstoffwechsel in einschneidender Weise betroffen. Bereits v. Mering und Minkowski war die negative Stickstoffbilanz bei ihren pankreatektomierten Hunden aufgefallen. Dieser Verlust an Stickstoff wird durch die Glucocorticoide verstärkt und durch Hypophysektomie oder Adrenalektomie verringert. Die Behandlung mit Insulin normalisiert die Stickstoffbilanz und verhindert den Schwund der Muskulatur, sodass auch hier die Auswirkungen des Diabetes auf eine mangelhafte Insulinwirkung zurückgeführt werden können.

Intermediärstoffwechsel der Aminosäuren

Umsatzraten und Reservespeicher. Im Organismus besteht ein Gleichgewicht zwischen Synthese und Abbau von Eiweißkörpern. Mithilfe markierter Aminosäuren konnten Umsatzraten gemessen werden, die z. B. in der Leber eine mittlere Halbwertszeit für Protein von 7 Tagen und in der Muskulatur von 14 Tagen ergaben. Zwischen den Eiweißkörpern des Plasmas und der Gewebe besteht ein dauernder Austausch (Abb. 1.8). Vor allem die Albuminfraktion scheint mit ihrem relativ raschen Umsatz als Durchgangsstation für Aminosäuren zu fungieren. Zu einem gewissen Grad können Leber und Muskulatur als Reservespeicher für Eiweiß angesehen werden, welches zwar Teil der Organstruktur ist, im katabolen Zustand aber abgerufen werden kann.

Hormonelle Steuerungsfaktoren. Die Hormone Somatotropin (somatotropes Hormon, STH), Insulin und Testosteron wirken anabol und spielen bei der Proteinsynthese eine wichtige Rolle. Auf der anderen Seite verstärken Glucocorticoide den Eiweißkatabolismus und fördern den Umbau der Aminosäuren in der Glukoneogenese.

Trans- und Desaminierung. Während die essenziellen Aminosäuren nicht synthetisiert werden können und durch die Nahrung zugeführt werden müssen, wer-

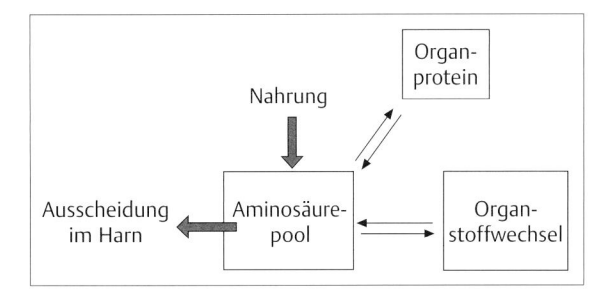

Abb. 1.8 Stoffwechsel der Aminosäuren im Organismus. Zwischen Blutplasma (Aminosäurepool) und Gewebe besteht ein dauernder Austausch.

den die anderen Aminosäuren aus Metaboliten der Glykolyse und des Citratzyklus gebildet (Abb. 1.**9**). Der Umbau erfolgt durch Transaminierung oder Aminierung/Desaminierung. Bei der Transaminierung wird eine Aminosäure in die entsprechende Ketosäure umgewandelt, wobei gleichzeitig aus einer anderen Ketosäure wieder eine Aminosäure entsteht. Als Coenzym fungiert das Pyridoxalphosphat (Vitamin B_6).

Die Transaminierung spielt eine wichtige Rolle in der Harnstoffsynthese. Die oxidative Desaminierung wird vor allem durch die weit verbreitete L-Glutamatdehydrogenase bewerkstelligt, wobei zunächst durch Transaminierung Glutamat gebildet wird. Dieses System ist reversibel und ermöglicht die Synthese von Aminosäuren aus Ketosäuren und Ammoniak.

Verwertung der Ketosäuren und Stoffwechsel der Aminosäuren. Die bei diesen Reaktionen gebildeten Ketosäuren können auf verschiedene Weise verwertet werden:
➤ Abbau zu CO_2 und H_2O,
➤ Aminierung zu Aminosäuren,
➤ Umbau zu Glucose oder Ketonkörpern.

Aminosäuren, die als Vorläufer von Glukoneogenese oder Ketogenese gelten, sind in Tab. 1.**1** aufgeführt. Diese klassische Einteilung, auf dem Boden von Fütterungsversuchen erstellt, findet ihre Erklärung beim Betrachten des biochemischen Abbaus jeder einzelnen Aminosäure. So entsteht z. B. aus Valin Succinyl-CoA, welches über den Citratzyklus zu Pyruvat und weiter zu Glucose aufgebaut wird. Leucin dagegen liefert Hydroxymethylglutarylcoenzym A (HMG-CoA) und schließlich Acetoacetat und Acetyl-CoA und ist somit ketogen.

Neuere Studien am Menschen und an der isoliert perfundierten Rattenleber stellen die Allgemeingültigkeit solcher auf Fütterungsversuchen und theoretischen Erwägungen basierenden Schemata teilweise infrage. In der perfundierten Leber führten z. B. nur Alanin, Serin, Threonin und Glycin zu einer signifikanten Glucosebildung. Betrachtet man die Abgabe von Aminosäuren durch die Muskulatur des menschlichen Unterarms oder durch perfundierte Muskelpräparate im Tierversuch, so findet man, dass in erster Linie Glutamin und Alanin und in geringerem Maße Lysin, Glycin, Prolin, Threonin, Valin, Leucin und Histidin anfallen. Nach diesen Beobachtungen scheint vor allem Glutamin das Vehikel für den Transport von Aminogruppen im Blut zu sein.

Das in der Zelle anfallende *Ammoniak* kann wiederum verschiedene Wege gehen:
➤ Aminierung von Ketosäuren, vor allem Oxalacetat und Ketoglutarat,
➤ Amidierung von Glutaminsäure über die Glutaminsynthetase mit Verbrauch von ATP,
➤ Harnstoffbildung im Harnstoffzyklus der Leber (Abb. 1.**10**).

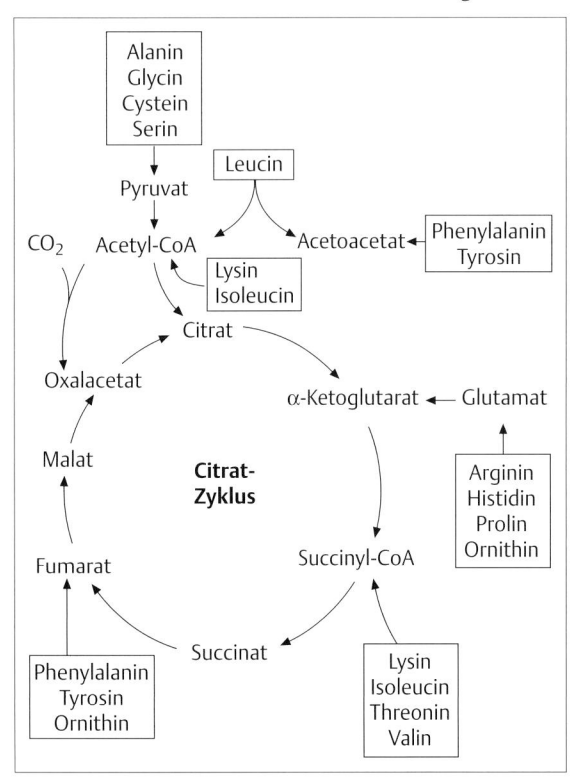

Abb. 1.9 Verknüpfung von Aminosäureabbau und Citratzyklus.

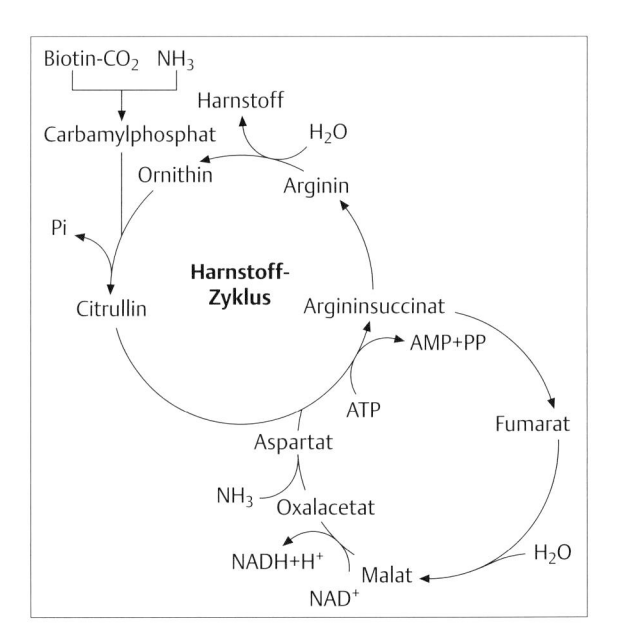

Abb. 1.10 Harnstoffzyklus.

In der Niere hat die Desaminierung von Glutamin durch die Glutaminase eine Bedeutung für die Ausscheidung von H$^+$-Ionen und die Erhaltung von Kationen. Das in der Tubuluszelle gebildete Ammoniak reagiert direkt mit dem Wasserstoff und wird als NH$_4^+$ ausgeschieden. Dies ermöglicht eine Kompensation bei der metabolischen Azidose.

Proteinsynthese

Bedeutung und Problematik. Langzeitwirkungen der Hormone lassen sich vor allem an der Proteinsynthese erkennen. Mit einem Verbrauch von ca. 90% der für biosynthetische Zwecke verfügbaren Energie und mit der Möglichkeit, als einziger Aufbauweg genetische Informationen zu realisieren, stellt sie die wichtigste Leistung der lebenden Zelle dar. Im Vergleich zur Polysaccharid- und Lipidsynthese ist nicht nur der chemische Synthesevorgang selbst wesentlich schwieriger, sondern es muss auch eine präzise Aminosäuresequenz geknüpft werden, von der die Funktion der Proteine abhängig ist. Voraussetzung ist die Speicherung und Weitergabe von genetischer Information durch die Nucleinsäuren.

Träger der **genetischen Information** ist die Desoxyribonucleinsäure (DNA) des Zellkerns, die die Struktur einer Doppelhelix besitzt und aus 4 Untereinheiten, den Mononucleotiden, zusammengesetzt ist. Bei der Zellteilung erhält jede Tochterzelle einen DNA-Strang, an dem sie wie an einer Matrize eine neue DNA-Kette synthetisieren kann, sodass wieder eine Doppelschraube entsteht. Dieser Vorgang (Replikation) wird durch die DNA-Polymerase katalysiert.

Vom Zellkern wird die im Code der DNA-Stränge enthaltene Information über die Messenger-RNA (Boten-Ribonucleinsäure, mRNA) zum Ort der Proteinsynthese, den Ribosomen, übertragen. Die mRNA ist einsträngig und stellt eine genaue Abschrift der DNA dar. Diese Abschrift oder Transkription wird durch die RNA-Polymerase vermittelt, wobei nur einer der beiden DNA-Stränge als Matrize dient. Es bildet sich ein DNA-RNA-Hybrid, das sich nach erfolgter mRNA-Synthese spaltet, wonach die mRNA den Kern verlässt und zu den Ribosomen im Zytoplasma wandert.

Zur **eigentlichen Proteinsynthese** müssen die Aminosäuren mithilfe von ATP in energiereiche Verbindungen übergeführt werden. Dies sind Esterverbindungen aus Ribonucleinsäuren (Transfer-RNA oder tRNA, welche als Überträger fungieren) und den Aminosäuren, die damit zur Verknüpfung in den Peptidketten vorbereitet sind. Die mRNA lagert sich an die Ribosomen an, wobei ein Aggregat aus mehreren Ribosomen und einer mRNA, ein sog. Polysom, gebildet wird. Das mRNA-Molekül bildet nun die Matrize für die Peptidkette. Das Codon, die Nucleotid-Dreiergruppe (Triplett) in der Matrize, wird durch das Anticodon, das Erkennungszentrum der tRNA, erkannt. Dieses Anticodon ist ein komplementäres Nucleotidtriplett, welches spezifisch auf das entsprechende Codon der mRNA passt. Damit wird die an die tRNA gebundene Aminosäure in eine feste Position gebracht, in der sie nur an das freie Carboxylende der Peptidkette geknüpft werden kann. Energie für die Peptidbildung wird aus Guanosintriphosphat (GTP) bezogen. Das Ende der Kette wird durch bestimmte Codons signalisiert, wonach die Synthese beendet wird und die Peptidkette sich vom Ribosom ablöst.

Die Wirkungsmechanismen der Hormone bei der Steuerung der Proteinsynthese sind noch nicht völlig aufgeklärt. Eine wichtige Rolle spielen hier **Inhibitoren**, die den Biosyntheseprozess an einer bestimmten Stelle unterbrechen und so die Zerlegung in einzelne Schritte erlauben. Verwendung finden vor allem Cycloheximid (Actidion), Puromycin und Actinomycin. Während Cycloheximid unter anderem die Ribosomenstruktur beeinflusst, setzt sich Puromycin durch seine Ähnlichkeit mit der Aminoacyl-tRNA an das Carboxylende der Peptidkette, sodass keine weitere Verlängerung stattfinden kann und Peptide verschiedener Kettenlänge mit einem Puromycinende entstehen.

Actinomycin D, ebenfalls ein Antibiotikum, hemmt die Synthese der RNA, nicht jedoch die von DNA. Wahrscheinlich bindet es sich an DNA, sodass diese nicht mehr als Matrize fungieren kann. Damit wird die DNA-abhängige RNA-Polymerase gehemmt.

Citratzyklus und Atmungskette

Nahezu die gesamte aus der **Oxidation** stammende Energie wird im Mitochondrium gewonnen. Hier ist der Citratzyklus in enger Nachbarschaft mit der Atmungskette lokalisiert, die dessen Oxidationsenergie in Form energiereicher Phosphate erhält. Während die Enzyme des Citratzyklus in der löslichen Matrix der Mitochondrien sitzen, findet man die Enzyme der Atmungskette in der inneren Mitochondrienmembran, wo sie als funktionelle Einheit hintereinander geschaltet sind.

Der Abbau der Kohlenhydrate, Fettsäuren und Aminosäuren verläuft bis zu C$_2$-Bruchstücken und mündet über Acetyl-CoA in den Citratzyklus (Abb. 1.11). Seine

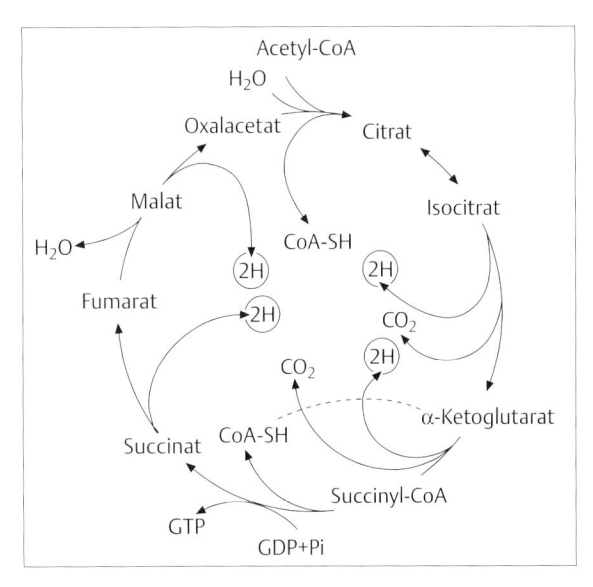

Abb. 1.11 Citratzyklus.

Tab. 1.2 Energieausbeute beim Glucoseabbau über Glykolyse und Citratzyklus. Beim aeroben Abbau beträgt der Nettogewinn 38 ATP pro Mol Glucose, während bei anaeroben Verhältnissen nur 2 ATP entstehen

Abbauweg	Enzym	Modus	ATP
Glykolyse	Glycerinaldehyd-3-phosphat Dehydrogenase	Atmungskette (NADH)	6
	Phosphoglyceratkinase	Substratkettenphosphorylierung	2
	Pyruvatkinase	Substratkettenphosphorylierung	2
			10
Abzug von 2 ATP für Hexokinase und Phosphofructokinase			–2
Nettogewinn			8
Citratzyklus	Pyruvatdehydrogenase	Atmungskette (2 NADH)	6
	Isocitratdehydrogenase	Atmungskette (2 NADH)	6
	α-Ketoglutaratdehydrogenase	Atmungskette (2 NADH)	6
	Succinatthiokinase	Substratkettenphosphorylierung	2
	Succinatdehydrogenase	Atmungskette (2 FADH$_2$)	4
	Malatdehydrogenase	Atmungskette (2 NADH)	6
Nettogewinn			30

Aufgabe ist es, die aktivierte Essigsäure nach folgender Gleichung zu oxidieren:

$$CH_3\text{–}COOH + 2\,O_2 \rightarrow 2\,CO_2 + 2\,H_2O$$

Ein Molekül Acetyl-CoA wird mit einem Molekül Oxalacetat vereinigt und in einem Umlauf zu 2 CO$_2$ verbrannt, wobei ein Molekül Oxalessigsäure wiedergewonnen wird. Gleichzeitig wird bei 4 enzymatischen Reaktionen dehydriert, wobei insgesamt 4 Elektronenpaare entstehen. Je nachdem wie die Elektronen in die Atmungskette eingehen, bringen sie 2 oder 3 Moleküle ATP ein, sodass insgesamt pro Molekül Acetyl-CoA bei einem Umlauf 11 Moleküle ATP entstehen. Da jeweils 1 Molekül Oxalacetat zur Kondensation mit Acetyl-CoA benötigt wird, kann es zu keinem Nettogewinn an Oxalacetat über den Zyklus kommen. Aus diesem Grund kann auch aus Fettsäuren über Acetyl-CoA keine Glucose gebildet werden.

Normalerweise besteht eine enge Kopplung von Oxidation und **Phosphorylierung** im Mitochondrium, wobei die jeweiligen Oxidationsschritte in der Atmungskette nicht ohne die gleichzeitige Phosphorylierung von ADP erfolgen. Im Allgemeinen bestimmt dabei die Verfügbarkeit von ADP die Geschwindigkeit der Oxidation des Acetyl-CoA, doch können auch anorganisches Phosphat und ATP eine Rolle spielen.

Tab. 1.2 fasst noch einmal die Möglichkeiten der Energiegewinnung beim Glucoseabbau über Glykolyse und Citratzyklus zusammen. Es wird deutlich, dass der Großteil des ATP aus der oxidativen Phosphorylierung auf dem Wege über die Atmungskette gebildet wird. Das verbleibende ATP wird über die sog. Substratkettenphosphorylierung gewonnen.

Regulation des Stoffwechsels
(5, 59, 63, 66, 71)

Grundlage des Lebens ist ein geregelter Fluss der Metaboliten durch anabole und katabole Stoffwechselwege in der Zelle. Wichtigstes Prinzip ist die Kontrolle der Umsatzrate einer bestimmten enzymatischen Reaktion. Da praktisch alle chemischen Abläufe in Zellen durch Enzyme katalysiert werden, ist die Regulation der Enzymaktivität die Basis für die Kontrolle jeglichen Stoffwechsels.

Regulation auf der Stufe der Enzyme

Steuerung über Synthese und Abbau von Enzymen

Prinzipiell kann die Umsatzrate einer enzymatischen Reaktion durch 2 Mechanismen gesteuert werden:
➤ durch Veränderung der absoluten Menge an Enzym als Folge der Änderung seiner Synthese oder seines Abbaus,
➤ durch Veränderung der Aktivität (Umsatzleistung) des Enzyms.

Die **De-novo-Synthese** eines Enzymproteins aus Aminosäuren kann entweder durch den Mechanismus der *Induktion* oder der *Derepression* eingeleitet werden. Die Induktion eines Enzyms geht auf den Effekt eines *Induktors* zurück, in dessen Gegenwart die Synthese des Proteins angeregt wird. Dies kann z. B. das unmittelbare Substrat des Enzyms oder der erste Metabolit eines katabolen Stoffwechselweges sein, dessen beteiligte Enzyme alle durch diesen Metaboliten induziert werden. Mit der Induktion der Enzyme eines Abbauweges beantworten z. B. Mikroorganismen die Erhöhung einer bestimmten Substanz im Nährmedium. Ein bekanntes Beispiel hierfür ist die Lactose.

Unter **Repression** versteht man die Hemmung der Synthese von Enzymen eines Aufbauweges durch dessen Endprodukt, unter **Derepression** das Wiederaufleben der Synthese nach Wegnahme der Substanz. Die Substanz selbst fungiert als *Corepressor* und benötigt ein zusätzliches Makromolekül, den *Aporepressor*, welcher das kleinere Molekül bindet und erst damit funktionstüchtig wird. Im Prinzip kann also die Synthese der Enzyme eines bestimmten Stoffwechselweges durch die anfallende Menge an Substrat reguliert werden.

Akute Regulation der Enzymaktivität

Rückkopplung. Während die Menge der Enzymmoleküle so durch Beeinflussung ihrer Auf- und Abbauraten bestimmt wird, gibt es auch andere Mechanismen, die die katalytische Aktivität der Enzyme steuern. Hier geht es um die Änderung der Aktivität von *Schlüsselenzymen*, die aufgrund ihrer Stellung im Stoffwechselweg die Geschwindigkeit des Durchsatzes und damit des gesamten Auf- oder Abbaus regulieren. Diese Regulation wird durch Aktivatoren oder Inhibitoren bewerkstelligt. Im Gegensatz zur Regulation über die Proteinsynthese, welche Stunden beansprucht, geht diese Art der Steuerung in Sekunden bis Minuten vonstatten. Ein wichtiges Prinzip ist das der Rückkopplungseffekte: In einer Reaktionssequenz, beginnend bei Substrat A, an der die Enzyme E_1 bis E_3 beteiligt sind,

$$A \xrightarrow{E_1} B \xrightarrow{E_2} C \xrightarrow{E_3} D$$

hemmt ein Ansteigen von D das Enzym E_1. D fungiert als Stellgröße im Sinne einer negativen Rückkopplung, indem es an das Enzym E_1 gebunden wird und über einen *allosterischen Mechanismus* die Hemmung bewerkstelligt. Als *Allosterie* bezeichnet man die Beeinflussung eines Enzymproteins durch einen kleinmolekularen Effektor an einer regulatorischen Bindungsstelle, die neben der Bindungsstelle für das Substrat am Enzym besteht. Eine Rückkopplungshemmung („Feedback Inhibition") findet man vorwiegend bei anabolen Stoffwechselwegen. Die Regulation über Rückkopplung findet in einer Sequenz bei der ersten „irreversiblen" Reaktion statt, d. h. einer Reaktion, die aus thermodynamischen Gründen nur in einer Richtung abläuft, wobei die Rückreaktion durch ein anderes Enzym katalysiert wird.

Bei verzweigten Biosynthesewegen bestehen oft multiple Rückkopplungsschlingen. Allosterische Enzyme haben meist Quartärstruktur, d. h. sie bestehen aus Untereinheiten, welche dissoziieren oder aggregieren können.

Interkonvertierung. Eine andere Möglichkeit der Regulation wichtiger Schlüsselenzyme im tierischen Organismus ist die Bildung eines Phosphorsäureesters mit einer Aminosäure am Enzymmolekül. So wird z. B. bei der Glykogenphosphorylase des Muskels durch eine spezifische Phosphorylasekinase mithilfe von ATP 1 Serin am Enzym phosphoryliert, wobei das Enzym aus einem Dimer in ein Tetramer übergeht (S. 25). Diese Interkonvertierung ist mit einer Erhöhung der Aktivität des Enzyms verbunden. Eine Phosphatase vermittelt wiederum die Inaktivierung durch hydrolytische Spaltung des Phosphatesters. Eine derartige Interkonvertierungsreaktion lässt sich innerhalb von Minuten in vitro beobachten und ist das Ergebnis einer ganzen Kaskade von raschen, enzymatisch katalysierten Enzymumwandlungen, die bei der akuten hormonellen Regulation eine wichtige Rolle spielen.

Grundlagen der hormonellen Regulation

Hormonmenge und Rezeptoren

So verschiedenartig wie die chemische Struktur der Hormone ist auch ihr molekularer Wirkungsmechanismus. 3 Faktoren bestimmen die **Menge des jeweiligen Hormons** an den Zellen seines Zielorgans:
➤ Synthese und Sekretion in der endokrinen Drüse,
➤ Art des Transportes im Blut,
➤ Abbau des Hormons.

Die Zielorgane besitzen spezifische **Rezeptoren**, strukturell gebundene Makromoleküle, die aus einer Reihe von Hormonen ein bestimmtes erkennen und binden können. Diese Rezeptoren können Bestandteil der Plasmamembran oder intrazellulärer Strukturen wie z. B. des Zellkerns sein. Es ist wahrscheinlich, dass der enzymatische Abbau nicht an den Rezeptoren erfolgt, Bindung und Abbau sind also nicht korreliert. Entsprechend der Zeit, in der ein biochemischer Effekt nach dem Auftreffen des Hormons auf die Zelle gemessen werden kann, spricht man von Sofort- oder Langzeitwirkung.

Langzeiteffekte

Langzeiteffekte werden auf mehreren Stufen der Enzymsynthese beobachtet. Vor allem Steroidhormone greifen bei der RNA-Synthese im Zellkern an und beeinflussen so die Bildung eines Enzyms oder ganzer, funktionell zusammenhängender Enzymgruppen. Als Beweis für eine Hormoneinwirkung auf die RNA-Synthese auf der *Transkriptionsstufe* gilt die Hemmung durch Inhibitoren wie Actinomycin D. Möglich ist auch eine Einwirkung auf der Stufe der *Translation* durch eine Beeinflussung der durch die Messenger-RNA herangeführten Information in den Ribosomen (Hemmung durch Puromycin).

Sofortwirkungen

Zu den Soforteffekten gehören die Effekte auf den Membrantransport, z. B. die Änderung der Transportgeschwindigkeit von Ionen, Zuckern und Aminosäuren. Ferner gehören dazu Wirkungen, die über zyklische Nucleotide, vorwiegend über das zyklische 3',5'-AMP, vermittelt werden. Das cAMP, welches ursprünglich im Zuge von Untersuchungen zur Wirkung von Adrenalin und Glucagon an der Leber entdeckt wurde, spielt eine ubiquitäre Rolle in der Regulation enzymatischer Prozesse. Auf seine besondere Bedeutung wird im Rahmen des „Second-messenger-Konzepts" eingegangen (s. u.). Schwer zu definieren sind dagegen Soforteffekte auf die Aktivität von Enzymen, die nach Behandlung des ganzen Tiers oder isolierter Gewebe beobachtet werden und die nicht mit der Proteinsynthese verknüpft sind. Hormonwirkungen dieser Art können durchaus sekundärer Natur sein und als Folge von Transporteffekten oder Änderungen in der Konzentration intrazellulärer Botenstoffe auftreten.

Prinzip des „second messenger"

Eine Reihe katabol wirksamer Hormone vermitteln ihre Signale den Zellen ihrer Zielorgane mithilfe des Adenylatcyclase-Systems. Zunächst führt der Sekretionsreiz in der endokrinen Drüse zur vermehrten Ausschüttung des Hormons (**„first messenger"**), welches im Blut ansteigt und damit vermehrt auf die Zellmembran auftrifft. In der Membran finden sich spezifische Rezeptoren, Strukturen mit Protein- und Phospholipidcharakter, die in der Lage sind, bestimmte Hormonmoleküle zu binden und den dabei entstehenden Impuls der Adenylatcyclase mitzuteilen. Die Folge ist eine Aktivierung des Enzyms mit vermehrter Bildung von 3',5'-AMP aus ATP.

Das 3',5'-AMP tritt nun als sog. **„second messenger"** vermehrt in die Zelle ein, wo es wiederum an bestimmten Enzymen – den Proteinkinasen – wirksam wird. Die Aktivierung dieser Proteinkinasen erfolgt nach Bindung von cAMP, wodurch es zur Freisetzung einer aktiven Untereinheit der Proteinkinase kommt, die ihrerseits mithilfe von ATP die Phosphorylierung regulatorisch wichtiger Enzyme katalysiert.

Das Adenylatcyclase-System hat also durch seinen Rezeptor die Möglichkeit, das Hormonsignal zu erkennen und gleichzeitig auch zu verstärken, wenn man bedenkt, dass die Konzentration von Peptidhormonen etwa bei 1 pmol–10 nmol/l liegt, der Hormoneffekt aber zu einem Anstieg des 3',5'-AMP von etwa 100 nmol auf 10 µmol/l führt. Bei der Übertragung der hormonellen Information vom Rezeptor bis zur Phosphorylierung des Schlüsselenzyms wird 2-mal Energie in Form von ATP verbraucht. Dieser kaskadenartige Vorgang kann an mehreren Stellen moduliert werden:

➤ durch die Veränderung der Aktivität der cAMP-Phosphodiesterase (des Enzyms, welches 3',5'-AMP zu 5'-AMP spaltet),
➤ durch Änderungen im Ionenmilieu, welches wiederum die Adenylatcyclase wie auch die nachgeschalteten Phosphorylierungsreaktionen beeinflussen kann.

Insulin und seine hormonellen Gegenspieler
(19, 24, 29, 35, 36, 38, 61, 71, 73, 81, 83)

Insulin

Chemie

Historisches. Die Insulinforschung geht zurück auf die Untersuchungen von v. Mering und Minkowski. Sie nahmen 1889 aufgrund ihrer Experimente mit pankreatektomierten Hunden an, dass das Pankreas eine Substanz produziert, welche den Blutzucker erniedrigen und den gestörten Stoffwechsel normalisieren kann. In der Folgezeit wurde die Suche entweder dadurch beeinträchtigt, dass die Enzyme des exokrinen Pankreas das Hormon bei Extraktionsversuchen zerstörten oder dass die rohen Extrakte zu starke Nebenwirkungen hervorriefen. 1921 gelang Banting und Best die Extraktion wirksamen Insulins aus tierischen Bauchspeicheldrüsen, auf die wenige Jahre später die erste kristalline Darstellung durch Abel erfolgte. Mit der Aufklärung der Struktur des Insulins gelang Sanger Anfang der 50er Jahre die erste erfolgreiche Darstellung der Aminosäuresequenz eines Proteins. In den Jahren 1963–1965 wurde die Synthese des Hormons gleichzeitig von 3 verschiedenen Gruppen in Deutschland, USA und China durchgeführt (vgl. Zeittafel, Kap. 45).

Struktur und Molekulargewicht. Abb. 1.**12** zeigt die Struktur des Rinderinsulins, bestehend aus A- und B-Kette, welche durch 2 Disulfidbrücken miteinander verknüpft sind. Die Aminosäuren in den Positionen A 8, A 9 und A 10 sowie die in der Position B 30 sind als einzige bei Mensch, Rind und Schwein unterschiedlich (Tab. 1.**3**). Das Molekulargewicht von Rinderinsulin beträgt 5734. Je nach Temperatur, pH-Wert und Konzentration bildet es Aggregate mit Molekulargewichten bis zu 48.000. Zinkinsulin bildet bevorzugt hexamere Einheiten. Die physiologisch aktive Form im Plasma ist wahrscheinlich das monomere Insulin.

Tab. 1.3 Unterschiede in den Aminosäuresequenzen der Insuline von Mensch, Schwein und Rind

Spezies	A-Kette 8., 9. und 10. Aminosäure	B-Kette 30. Aminosäure
Mensch	Isoleucin	Threonin
Schwein	Isoleucin	Alanin
Rind	Valin	Alanin

Die **biologische Aktivität** der verschiedenen Insuline liegt im Allgemeinen zwischen 22 und 27 Einheiten pro Milligramm. Ausnahmen bilden das Meerschweinchen, dessen Insulin an den Geweben anderer Tierspezies nur etwa ein Viertel der Aktivität zeigt, sowie Puten- und Hühnerinsuline, die eine höhere biologische Wirkung besitzen.

Biosynthese und Sekretion

Biosynthese. In der Beta-Zelle der Langerhans-Insel besteht im Bereich des rauen endoplasmatischen Retikulums eine kurzlebige Vorstufe, das Präproinsulin, ein einkettiges Peptid von etwa 100 Aminosäuren mit einem Molekulargewicht von ca. 12.000. Durch Abspaltung von 23 Aminosäuren entsteht das Proinsulin, eine Peptidkette von 84 Aminosäuren mit einem Molekulargewicht von ca. 9000 (Abb. 1.**12**). Dieses gelangt über Mikrovesikel in den Golgi-Apparat (Abb. 1.**13**). Vom Golgi-Apparat schnüren sich frische Granula ab, die das Proinsulin speichern. Proinsulin verhält sich immunologisch ähnlich wie Insulin, hat jedoch nur etwa 5% seiner biologischen Aktivität.

Durch proteolytische Spaltung wird aus dem Proinsulin das zweikettige Insulinmolekül herausgetrennt, wobei das C-Peptid übrig bleibt, welches in äquimolarer Konzentration ins Blut abgegeben wird, aber weitge-

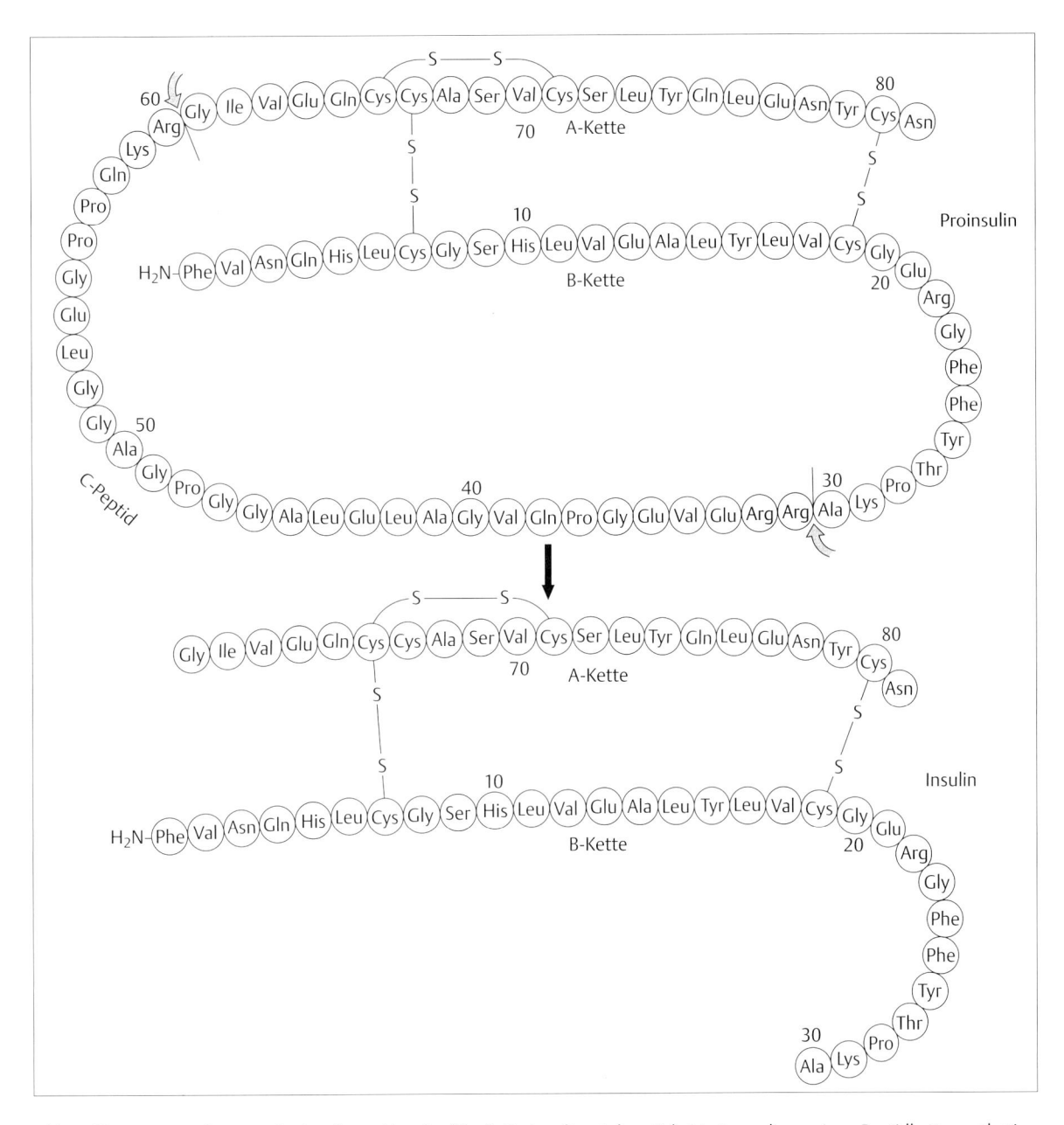

Abb. 1.12 Primärstruktur von Proinsulin und Insulin (Rind). Proinsulin wird zunächst in Form dieser einen Peptidkette synthetisiert, woraus dann durch proteolytische Spaltung das doppelkettige Insulinmolekül entsteht. Insulin wie auch das entstandene C-Peptid werden in äquimolaren Mengen ins Blut abgegeben. (Nolan C et al. J Biol Chem. 1971:246;2780)

hend biologisch inaktiv ist. Diese Abspaltung des C-Peptids erfolgt im Verlauf der weiteren Reifung der Proinsulin-Granula, die schließlich das fertige Insulinmolekül und das C-Peptid enthalten. Das Insulinmolekül ist hier als Hexamer, stabilisiert durch ein Zinkion, gespeichert. Die reifen Granula wandern entlang dem mikrotubulären System zur Beta-Zellmembran, mit der sie dann verschmelzen.

Anzahl und Sequenz der Aminosäuren des C-Peptids sind je nach Spezies unterschiedlich.

Sekretion. Der Sekretionsreiz führt schließlich zur Emiozytose, d. h. der Entleerung des Granulainhalts in den Extrazellulärraum. Bei der Insulinsekretion wird neben Insulin und C-Peptid zu einem geringen Prozentsatz auch Proinsulin frei. Biosynthese und Sekretion sind nicht fest miteinander gekoppelt. So kann die Sekretion durch Sulfonylharnstoffe oder durch Aminosäuren stimuliert werden, ohne dass es zu einem gleichzeitigen Effekt auf die Synthese des Hormons kommt.

Insulin-Gen

Das menschliche Insulin-Gen ist im kurzen Arm des 11. Chromosoms lokalisiert. Seine Struktur mit den Sequenzen, die die verschiedenen Teile des Proinsulins

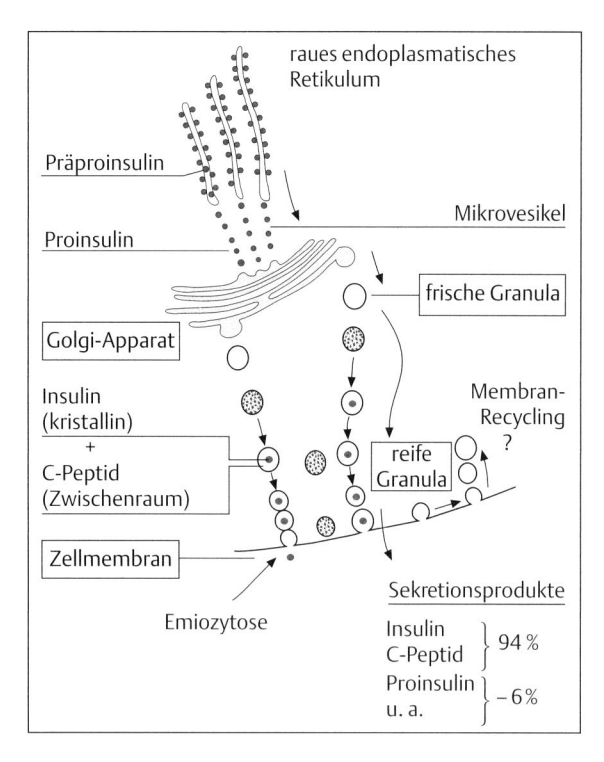

Abb. 1.13 Insulinbiosynthese in der Beta-Zelle. (nach Steiner et al.)

kodieren, ist bekannt. Verschiedene Fälle von Genmutationen beim Menschen konnten aufgeklärt werden, wobei der molekulare Defekt sowohl funktionelle als auch nichtfunktionelle Aminosäuren am Insulinmolekül betraf. Dort, wo das aktive Zentrum des Insulins betroffen war (einmal Serin statt Phenylalanin an B 24, einmal Leucin statt Phenylalanin an B 25 und ein Fall einer fehlerhaften Abspaltung des C-Peptids), fand sich eine Hyperinsulinämie bei herabgesetzter biologischer Aktivität des Insulins und normalem Ansprechen auf exogenes Insulin. Mehrere Mutationen wurden beschrieben, die nicht zu einer Beeinträchtigung der Insulinwirkung führten und damit klinisch stumm blieben.

Regulation der Insulinsekretion

Das menschliche Pankreas sezerniert täglich etwa 40 Einheiten Insulin. Dies entspricht etwa 20% des in den Langerhans-Inseln gespeicherten Hormons. Der Sekretionsprozess wird durch das mikrotubuläre-mikrofilamentöse System der Beta-Zelle vermittelt.

Glucose. Der wichtigste physiologische Stimulus der Insulininkretion ist der Anstieg der Glucosekonzentration in der extrazellulären Flüssigkeit. Sowohl Biosynthese als auch Sekretion von Insulin werden abhängig von der Glucosekonzentration gesteuert. Dabei ist jedoch die Konzentrationsschwelle für die Biosynthese etwas niedriger als für die Sekretion, sodass die Beta-Zelle gegen eine völlige Entleerung des gespeicherten Insulins gesichert ist. Die Insulinsekretion in Abhängigkeit von der Glucosekonzentration folgt einer sigmoidalen Kurve mit einem Schwellenwert von 90 mg/dl (5 mmol), sie liegt im physiologischen Bereich mit einem halbmaximalen Effekt bei ca. 140 mg/dl (8 mmol/l). Diese Kurve ist in erster Linie von der Glucokinase bestimmt, die die Glucosephosphorylierung in der β-Zelle steuert und damit als eine Art Glucosesensor fungiert.

Die Insulinsekretion verläuft nach einem Glucosestimulus biphasisch (Abb. 1.**14**) mit einem ersten Gipfel nach 1 Minute, gefolgt von einer längeren zweiten Phase, solange der Stimulus anhält.

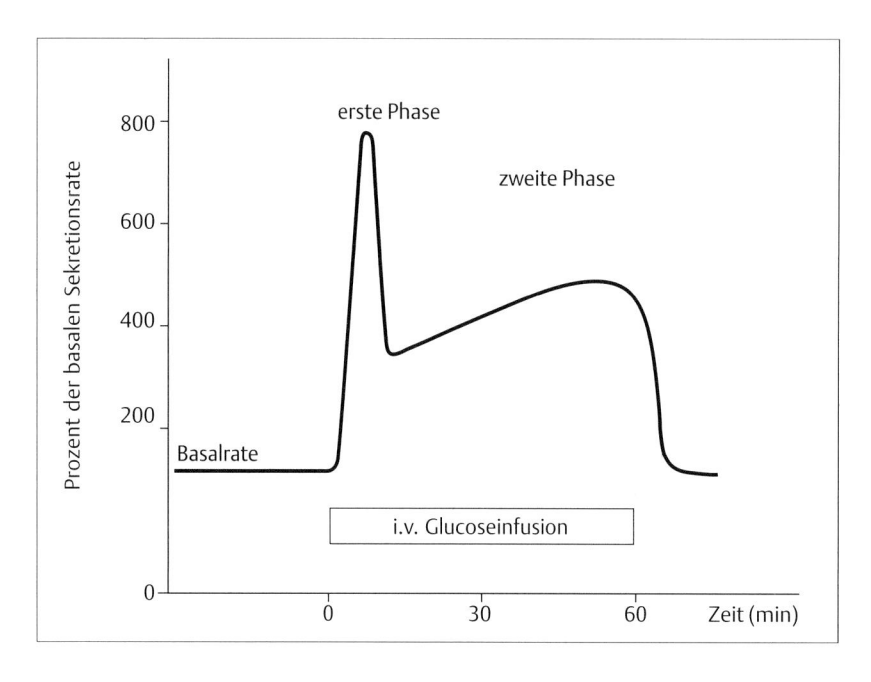

Abb. 1.14 Insulinsekretion nach Glucosestimulus. Die erste Phase wird durch die rasche Konzentrationsänderung der Glucose hervorgerufen (ratenabhängig), während die zweite Phase von der Höhe der Glucosekonzentration abhängt (konzentrationsabhängig).

Der ratenbestimmende Schritt des Sekretionsvorgangs an der Beta-Zelle ist die Emiozytose, bei der das Sekretionsgranulum mit der Zellmembran verschmilzt und das kristalline Insulin in den Extrazellulärraum abgibt. Wie bei anderen sekretorischen Zellen spielt die zytoplasmatische Calciumkonzentration hier eine entscheidende Rolle, wobei aber auch andere intrazelluläre Signale wie z. B. das zyklische AMP beteiligt sind. Die Glucose erhöht den Spiegel des ionisierten Calciums auf verschiedene Art:

➤ Bei der Depolarisation der Beta-Zelle wird extrazelluläres Calcium durch ladungsabhängige Calciumkanäle eingeschleust.
➤ Glucose führt zum Anstieg von Inositoltriphosphat (IP_3), welches Calcium aus dem endoplasmatischen Retikulum mobilisiert.
➤ Glucose hemmt den aktiven Transport von Ca^{2+} aus dem Zytoplasma in den Extrazellulärraum.

Die Depolarisation erfolgt durch eine Hemmung des ATP-abhängigen Kaliumtransports in der Beta-Zellmembran. Die dafür zuständigen Kaliumkanäle sind bei niedriger Glucosekonzentration geöffnet und erhalten den Efflux von K^+ und damit das Membranpotenzial in einem negativen, hyperpolarisierten Zustand. Steigt die Glucose an, so ändern sich die Spiegel von ATP, ADP und anderen Pyridinnucleotiden mit dem Effekt, dass sich nunmehr die Kaliumkanäle schließen. Damit geht der K^+-Efflux zurück, die Membran wird depolarisiert. Gleichzeitig werden jetzt ladungsabhängige Calciumkanäle aktiviert, was am Aktionspotenzial der Zelle messbar wird („Ca^{2+}-Spikes"). Die Glucose reguliert also die elektrische Aktivität der Zelle und damit den Calciumeinstrom, der wiederum die Insulinsekretion beeinflusst (Abb. 1.15).

Die Wirkung der Glucose auf die Insulinsekretion in vivo ist komplex und umfasst verschiedene Phänomene, die für das Verständnis der Pathophysiologie von Bedeutung sind. Dazu gehört die Potenzierung des Effektes anderer Sekretagoga wie der Inkretine oder der Aminosäuren durch die Glucose, die Sensibilisierung der Beta-Zelle durch eine vorherige Glucoseexposition („Priming") und die Desensibilisierung durch chronische Einwirkung hoher Glucosekonzentrationen.

Bei der Sensibilisierung wird die akute Antwort der Beta-Zelle auf Glucose oder andere Sekretagoga durch eine frühere Glucosegabe verstärkt. Die Zelle besitzt also eine Art Gedächtnis für den vorherigen Stimulus, wobei der Effekt von der Höhe und Dauer dieses Stimulus abhängt. Dies erklärt die Unterschiede in der Insulinsekretion nach einer Glucosegabe im Fastenzustand gegenüber einer vorherigen kohlenhydratreichen Ernährung, wie z. B. beim Glucosetoleranztest.

Die chronische Einwirkung hoher Glucosekonzentrationen (Desensibilisierung) dagegen führt zu einer Verminderung der Zellantwort gegenüber einem Glucosestimulus. Dies zeigt sich z. B. beim Versuchstier nach 2 Tagen schwerer Hyperglykämie oder nach 40 Tagen mäßiger Hyperglykämie bei Teilpankreatektomie. Hierbei geht die erste Phase der Insulinsekretion praktisch verloren. Diese Beobachtungen sind von Bedeutung für die Pathogenese des Typ-2-Diabetes, bei dem eine chronische Hyperglykämie die Störung der glucoseabhängigen Insulinsekretion verstärkt.

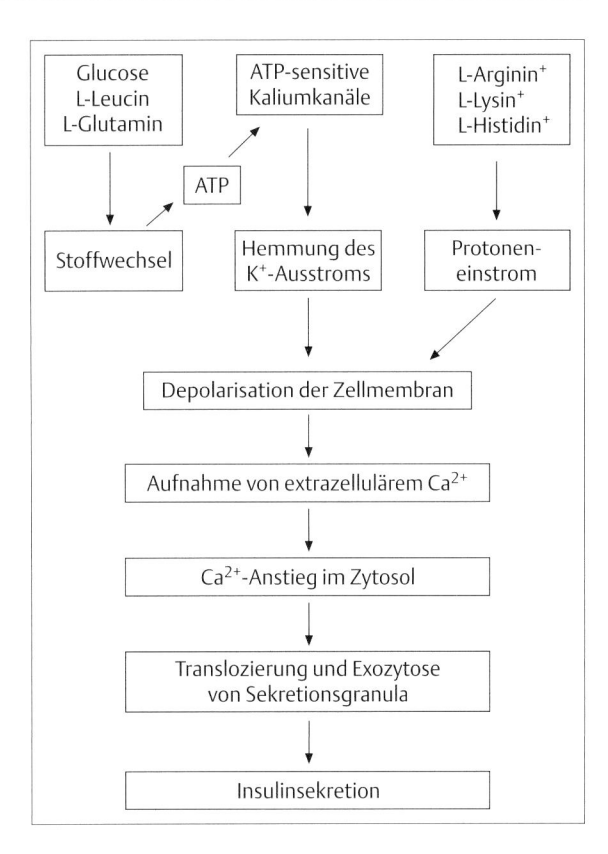

Abb. 1.15 Substratinduzierte Insulinsekretion und ihre Modulation. Eine Beeinflussung ist möglich auf der Ebene der Ionenkanäle, über die intrazellulären Ca^{2+}-Speicher und über Faktoren, die die Empfindlichkeit des Sekretionsapparats (kontraktile Proteine, Mikrotubuli) für das Ca^{2+}-Ion erhöhen.

Einfluss weiterer Substanzen. Glucose fördert aber auch die Bildung von Diacylglycerin (DAG) und IP_3. In Analogie zu anderen Zellen aktiviert DAG die Proteinkinase C. Dieses Enzym phosphoryliert verschiedene Beta-Zellproteine und könnte so Ionenkanäle, Exozytose und intrazelluläre Stoffwechselwege beeinflussen. IP_3 wiederum setzt Ca^{2+} aus dem endoplasmatischen Retikulum frei und kann so auf die Insulinsekretion einwirken.

Das cAMP stimuliert die Insulinsekretion in Gegenwart basaler zytoplasmatischer Ca^{2+}-Spiegel. Man nimmt verschiedene Angriffspunkte an, wobei der Effekt wahrscheinlich über die Aktivierung der Proteinkinase A vermittelt wird.

In vivo wird die Insulinsekretion von einer Reihe von Faktoren beeinflusst, die in Tab. 1.4 und Abb. 1.16 zusammengestellt sind. Neben der Glucose sind andere Zucker wie Fructose oder Mannose ebenfalls wirksam. Aber auch Aminosäuren und Fettsäuren können die Insulinsekretion anregen. Damit können Kohlenhydrate, Eiweiß und Fette das für ihre Utilisation notwendige Hormon aus der Beta-Zelle abrufen.

Auch **Hormone** beeinflussen sowohl die Biosynthese als auch die Sekretion, wie z. B. das Glucagon. Das in den

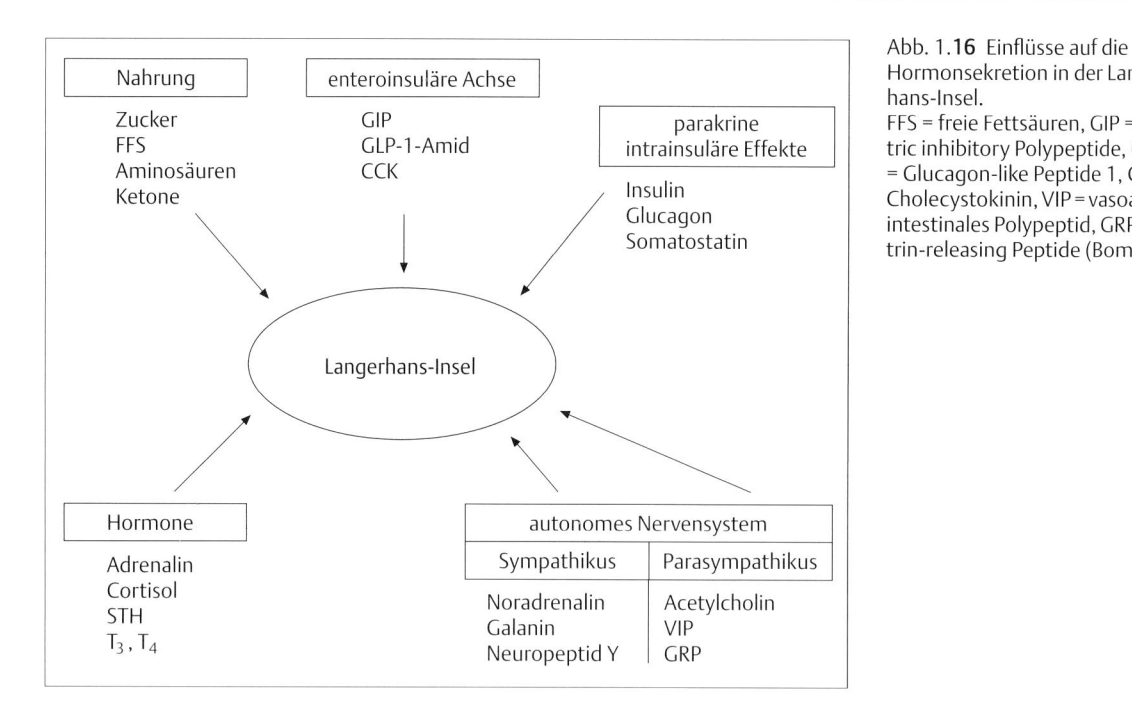

Abb. 1.16 Einflüsse auf die Hormonsekretion in der Langerhans-Insel.

FFS = freie Fettsäuren, GIP = gastric inhibitory Polypeptide, GLP-1 = Glucagon-like Peptide 1, CCK = Cholecystokinin, VIP = vasoaktives intestinales Polypeptid, GRP = gastrin-releasing Peptide (Bombesin)

Nahrung
- Zucker
- FFS
- Aminosäuren
- Ketone

enteroinsuläre Achse
- GIP
- GLP-1-Amid
- CCK

parakrine intrainsuläre Effekte
- Insulin
- Glucagon
- Somatostatin

Langerhans-Insel

Hormone
- Adrenalin
- Cortisol
- STH
- T_3, T_4

autonomes Nervensystem

Sympathikus	Parasympathikus
Noradrenalin	Acetylcholin
Galanin	VIP
Neuropeptid Y	GRP

Tab. 1.4 Regulation der Insulinsekretion

Stimulation
- Glucose
- Mannose
- Aminosäuren (Leucin)
- Vagusreiz

Verstärkung des Glucoseeffekts
- Inkretine: gastric inhibitory peptide (GIP), Cholezystokinin (CCK), Sekretin, Gastrin
- Neurotransmitter: β-Mimetika, Acetylcholin
- Aminosäuren: Arginin, Lysin
- Fettsäuren und Ketonkörper
- 3',5'-AMP

Hemmung
- α-adrenerge Substanzen: Adrenalin, Galanin, Noradrenalin
- Somatostatin
- Pharmaka: Diazoxid, Phenytoin, Thiazide, Colchicin, Vinblastin

Delta-Zellen der Langerhans-Insel nachgewiesene Somatostatin hemmt dagegen die Sekretion von Insulin und Glucagon. Offenbar besteht eine wechselseitige Beeinflussung der Alpha-Zelle durch die Beta- und Delta-Zelle auf einem „parakrinen" Weg innerhalb der Langerhans-Insel. Dieser Weg führt nicht über das Interstitium, sondern wahrscheinlich über die Mikrozirkulation.

Eine wichtige Rolle spielen auch die **Enterohormone**, die die Wirkung der Substrate auf die Sekretion verstärken („Inkretine"). Eine synergistische Wirkung auf die Insulinsekretion wurde auch für das **vegetative Nervensystem** beschrieben. Noradrenalin und vor allem Adrenalin hemmen, während α-Rezeptorenblocker diese Hemmung aufheben. Dagegen führen β-adrenerge Substanzen (z. B. Isoproterenol) zu einer Stimulierung der Insulinsekretion. Beta-Zellen besitzen also adrenerge Rezeptoren, wobei eine α_2-adrenerge Stimulation zu einer Hemmung, eine β-adrenerge dagegen zu einer Steigerung der glucoseabhängigen Insulinsekretion führt. Diese Effekte wie auch die Wirkung der Enterohormone werden über das zyklische 3',5'-AMP vermittelt.

Wirkungsmechanismus

Seit der Entdeckung des Insulins wurde wohl kaum über ein Hormon so viel gearbeitet, wobei die Befunde die Stoffwechselbiochemie und die experimentelle Endokrinologie nachhaltig beeinflusst und wiederum zu bedeutenden Entdeckungen geführt haben.

Insulineffekte wurden an vielen Geweben wie z. B. Milchdrüse, Gehirn, Aorta, Knorpel, Knochen und Haut beschrieben. Von quantitativer Bedeutung im Organismus ist jedoch vor allem die Wirkung auf Leber, Muskulatur und Fettgewebe. Eine Insulinwirkung auf Hirnfunktionen wird insbesondere auch aufgrund von Tiermodelldaten diskutiert, ist heute jedoch noch nicht in ihrer Bedeutung verstanden. Im intakten Organismus sind die Wirkungen des Hormons am ehesten mit den Begriffen „anabol" und „antikatabol" zu umschreiben (Tab. 1.5). Diese koordinierte Wirkung auf die anabolen Vorgänge der Synthese von Lipid, Protein und Glykogen und die gleichzeitige Hemmung von katabolen Prozessen wie Lipolyse und Proteolyse beruhen auf einer gezielten Steuerung der Aktivität von Schlüsselenzymen.

Tab. 1.5 Insulinwirkung auf Stoffwechselprozesse

Prozess	Organ
Stimulation des Membrantransports von	
Zuckern	Fettgewebe, Muskel
Aminosäuren	Fettgewebe, Muskel
Ionen	Leber, Fettgewebe, Muskel
Anabole Wirkung durch	
Stimulation der Proteinsynthese	Fettgewebe, Muskel
Stimulation der Glykogensynthese	Fettgewebe, Muskel, Leber
Stimulation der Triglycerid- und Fettsäuresynthese	Fettgewebe, Leber
Antikatabole Wirkung durch	
Hemmung der Lipolyse	Fettgewebe (Leber)
Hemmung der Proteolyse	Muskel, Leber
Hemmung der Glukoneogenese*	Leber

* Streng genommen gehört die Gluconeogenese als Syntheseweg nicht zu den katabolen Stoffwechselprozessen, sie ist aber unter katabolen Bedingungen gesteigert und mit katabolen Prozessen (z.B. Proteolyse) verknüpft.

Grundlagen der Signalübertragung durch den Insulinrezeptor

Die Signalübertragung an den Zielzellen der Insulinwirkung wird durch einen membranständigen, für Insulin spezifischen Rezeptor vermittelt.

Struktur des Rezeptors. Der Insulinrezeptor ist ein Heterotetramer, bestehend aus 2 α- und 2 β-Untereinheiten (Abb. 1.18). Die α-Untereinheit, ein Protein mit einem relativen Molekulargewicht von 135 kDa, das sich an der Außenseite der Plasmamembran befindet, wird über Disulfidbrücken mit der β-Untereinheit des Rezeptors verbunden. Die β-Untereinheit ist ein Protein mit einem relativen Molekulargewicht von 95 kDa, das aus einem extrazellulären Anteil, einer transmembranären Region und einem intrazellulären Anteil besteht, der eine tyrosinspezifische Kinaseaktivität trägt.

Signalübertragung. Die Insulinbindung an die α-Untereinheit aktiviert die Kinaseaktivität der β-Untereinheit des Rezeptors, was zunächst zu einer Autophosphorylierung des Rezeptors an Tyrosinresten führt. Die Autophosphorylierung des Rezeptors ist ein wesentlicher Teilschritt für die weitere Signalübertragung, die durch eine Interaktion des Rezeptors mit Koppelungsproteinen erfolgt. Durch diese Koppelungsproteine kann der Insulinrezeptor mit einer ganzen Reihe intrazellulärer Signaltransduktionswege interagieren und so die verschiedenen zellulären Insulineffekte auslösen. Die Interaktion des Rezeptors mit den Koppelungsproteinen erfolgt über spezifische Domänen der β-Untereinheit des Rezeptors (Abb. 1.18 u. 1.19).

Funktionelle Domänen der Rezeptoruntereinheiten

Der Insulinrezeptor wurde 1985 durch die Arbeitsgruppen von Ullrich und Rutter kloniert. Das Insulinrezeptor-Gen liegt auf Chromosom 19. Das Gen umfasst 120 Kilobasen und enthält 22 Exons, von denen 11 für die α-Untereinheit und 11 für die β-Untereinheit kodieren.

Die **α-Untereinheit** des Insulinrezeptors existiert in 2 Isoformen mit einer Länge von 719 bzw. 731 Aminosäuren, die durch proteolytische Spaltung aus einem 1370 bzw. 1382 Aminosäuren langen, gemeinsamen Präprorezeptor entstehen. 2 cDNAs (c = komplementär), die für einen Präprorezeptor mit einer Länge von 1370 bzw. 1382 Aminosäuren kodieren, wurden ursprünglich beschrieben. Heute ist bekannt, dass die Längendifferenz der beiden Rezeptor-Isoformen durch eine alternative Spaltung von mRNA, die für die Region des Exons 11 kodiert, zustande kommt. Die Anwesenheit oder Abwesenheit eines 36 Basenpaare messenden Segments (Aminosäuren 718–729) in der cDNA-Sequenz, die dem Codon für Aminosäure 717 folgt, bestimmt die Längendifferenz. Beide Rezeptor-Isoformen werden in verschiedenen Geweben in unterschiedlichen Verhältnissen exprimiert.

Die α-Untereinheit des Rezeptors enthält keine transmembranäre Region (Abb. 1.19). Sie ist vollständig

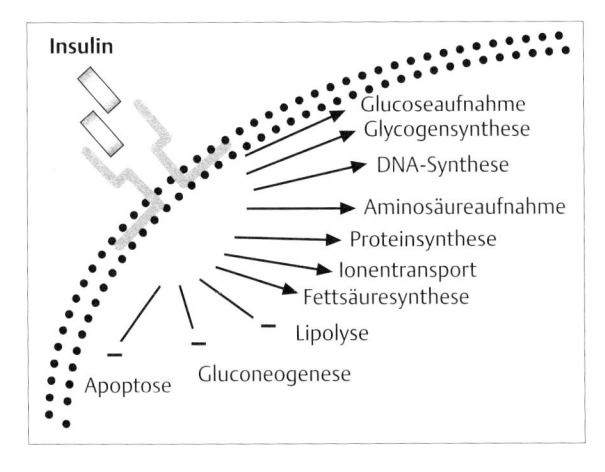

Abb. 1.17 Zelluläre Insulineffekte.

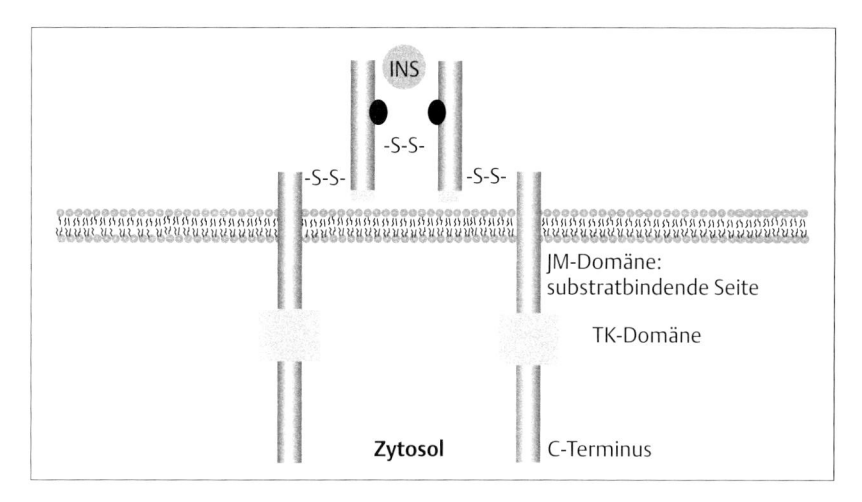

Abb. 1.18 Funktionelle Struktur des Insulinrezeptors.

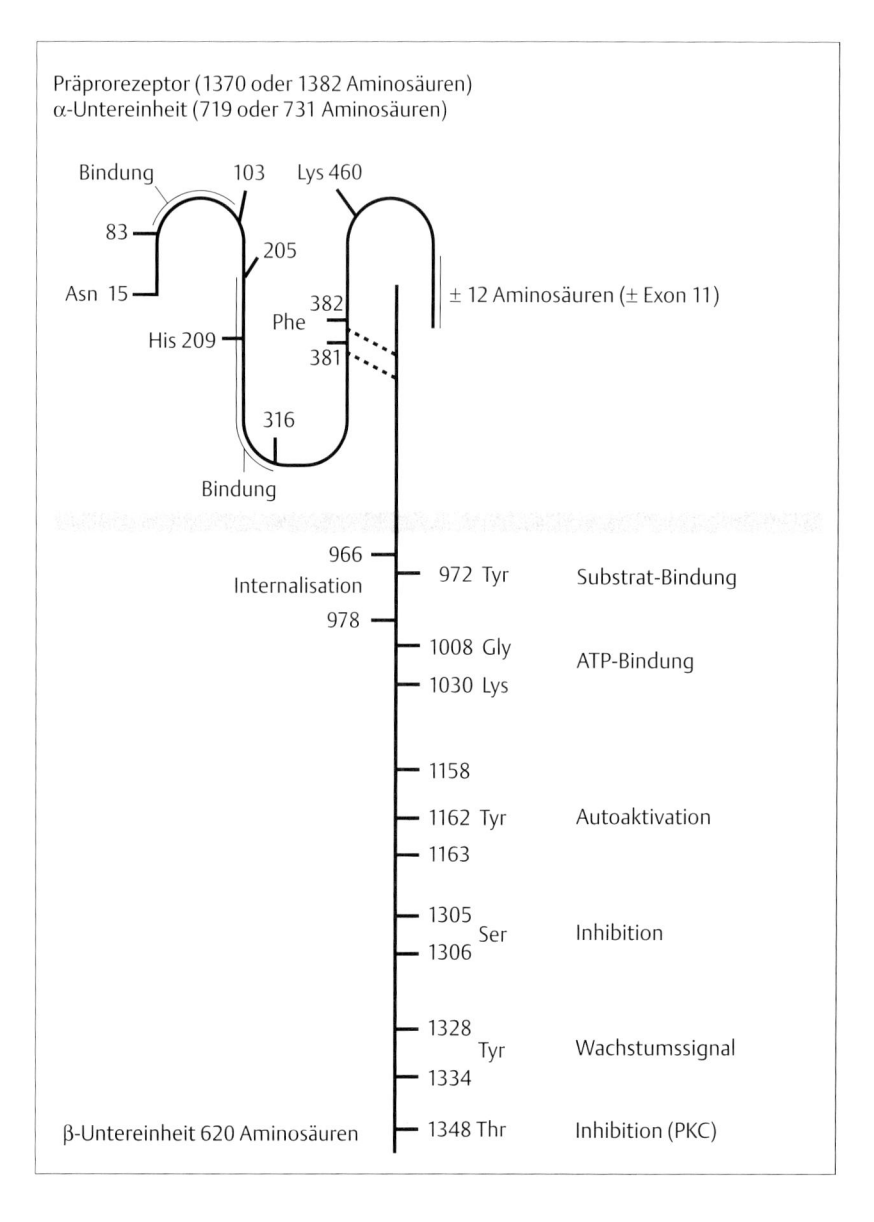

JM-Domäne: substratbindende Seite

TK-Domäne

Zytosol   C-Terminus

Abb. 1.19 Domänen des Insulinrezeptors. Zur Vereinfachung ist nur das Dimer des Insulinrezeptors dargestellt. Die Domänen beziehen sich auf die entsprechenden Abschnitte im Text.
PKC = Proteinkinase C.

Präprorezeptor (1370 oder 1382 Aminosäuren)
α-Untereinheit (719 oder 731 Aminosäuren)

Bindung 103 Lys 460
83
Asn 15 205
His 209 Phe 382
  381 ± 12 Aminosäuren (± Exon 11)
316
Bindung

966
Internalisation 972 Tyr   Substrat-Bindung
978
  1008 Gly   ATP-Bindung
  1030 Lys

  1158
  1162 Tyr   Autoaktivation
  1163

  1305 Ser Inhibition
  1306

  1328 Tyr Wachstumssignal
  1334

β-Untereinheit 620 Aminosäuren   1348 Thr   Inhibition (PKC) auf der Außenseite der Zellmembran lokalisiert und liegt in glykosylierter Form vor.

Die **β-Untereinheit** des Insulinrezeptors besteht aus 620 Aminosäuren. Sie enthält eine 194 Aminosäuren lange, extrazelluläre Domäne, die glykosyliert ist, außerdem eine 23 Aminosäuren lange transmembranäre Domäne sowie eine 403 Aminosäuren lange zytoplasmatische Sequenz, die die Tyrosinkinasedomäne enthält, wie sie in ähnlicher Form bei verschiedenen Onkogenen gefunden wurde (Abb. 1.**19**). Die zytoplasmatische Sequenz enthält 13 Tyrosinreste. Die Domäne um den Tyrosinrest 972, der nach Insulinstimulation ebenfalls phosphoryliert wird, ist essenziell für die Interaktion des Rezeptors mit den Koppelungsproteinen. Diese erkennen über ihre Phosphotyrosinbindungsregion, die in diesen Proteinen konserviert ist, den Insulinrezeptor.

Neben den Tyrosinresten enthält der Insulinrezeptor zahlreiche Serinreste, die zum Teil ebenfalls insulinabhängig phosphoryliert werden. Ein Teil dieser Serinreste ist wahrscheinlich für eine Hemmung der Rezeptorfunktion verantwortlich. Diese inhibitorischen Domänen sind wahrscheinlich für die Entstehung einer Insulinresistenz von Bedeutung. Das Triplett der Tyrosine bei 1158, 1162 und 1163 in der Tyrosinkinaseregion, das 50–60% des Phosphats nach Insulinstimulation enthält, ist essenziell für die Autoaktivierung der Rezeptorkinase. Die ATP-Bindungsregion des Insulinrezeptors ist um das Lysin bei 1030 sowie um das Glycin 1008 lokalisiert. Ferner ist die Region um Tyrosin 962 für die Interaktion mit den Koppelungsproteinen essenziell.

Stoffwechsel des Rezeptors

Wie oben beschrieben, wird der Insulinrezeptor als Präprorezeptor mit einer Länge von 1370 oder 1382 Aminosäuren synthetisiert. Der Prorezeptor (Molekulargewicht 190 kDa) wird in der Golgi-Region der Zelle glykosyliert, dann in die α- und β-Untereinheiten gespalten und in die Plasmamembran als α_2-, β_2-Heterotetramer eingebaut. Der Rezeptor wird ligandenabhängig, aber auch ligandenunabhängig durch Endozytose aufgenommen, zur Plasmamembran zurücktransportiert oder degradiert. Die Halbwertszeit des Rezeptors liegt, soweit dies in Zellkulturen gemessen wurde, zwischen 7 und 12 Stunden.

Insulinrezeptor der Endothelzelle

Der erste Kontakt zwischen zirkulierendem Insulin und den Rezeptor-α-Untereinheiten erfolgt an der Oberfläche der Endothelzelle (Abb. 1.**17**). Der Insulinrezeptor der Endothelzelle verfügt wahrscheinlich über dieselben Signaltransduktionsmechanismen, die unten für die Rezeptoren der eigentlichen Zielzellen beschrieben werden. Eine besondere Funktion, die nicht notwendigerweise an das Rezeptormolekül selbst gebunden ist, besteht jedoch darin, dass der Insulinrezeptorkomplex gebundenes Insulin durch die Endothelzelle hindurchtransportieren und an der kontralateralen Plasmamembran wieder freisetzen kann. Dort erreicht das Insulinmolekül dann den Insulinrezeptor der metabolisch relevanten Zielzelle, z. B. eine Muskel- oder Fettzelle. Möglicherweise ist dieser transendotheliale Transport ein ratenlimitierender Schritt für die Insulinwirkung in vivo.

Bindungsschritt und Signalübertragung von der α- zur β-Untereinheit

Die Interaktion von Insulin mit seinem Rezeptor erfolgt nach heutigen Vorstellungen an den Aminosäuren 83–103 und 205–316 der α-Untereinheit. Es ist nicht bekannt, welche unmittelbaren molekularen Konsequenzen dieser Bindungsschritt nach sich zieht. Man glaubt jedoch, dass die Insulinbindung an die α-Untereinheit eine Konformationsänderung oder eine Dimerisierung von Rezeptor-α-Untereinheiten auslöst, ähnlich wie dies verschiedene insulinähnlich wirkende Antikörper tun können. Weiterhin ist nicht klar, wie die Signalübertragung der α- auf die β-Untereinheit vor sich geht. Es wurde vermutet, dass die ligandenfreie α-Untereinheit des Insulinrezeptors als Inhibitor der β-Untereinheit fungiert und erst eine Bindung von Insulin über Konformationsänderungen zu einer Enthemmung der Kinase führt (Abb. 1.**20**).

Autoaktivierung der Rezeptorkinase durch Tyrosinphosphorylierung

In intakten Zellen führt die Bindung von Insulin an die α-Untereinheit innerhalb weniger Sekunden zu einer Aktivierung der Rezeptorkinase und zu einer Autophosphorylierung der β-Untereinheit des Rezeptors an 6 der 13 Tyrosinreste. Die Phosphorylierung der Tyrosinreste 1146, 1150 und 1151 korreliert eng mit der Aktivierung der Kinase. Diese Aminosäurereste sind für die Autoaktivierung der Kinase verantwortlich. Man glaubt, dass die Phosphorylierung dieser 3 nahe beieinander liegenden Tyrosinreste eine Konformationsänderung der Rezeptor-β-Untereinheit stabilisiert, die wiederum die Voraussetzung für die Interaktion mit anderen signalübertragenden Substraten ist (Abb. 1.**20**). Man hat vermutet, dass die Phosphorylierung dieser 3 Tyrosinreste als intramolekulare Autophosphorylierungskaskade abläuft, wobei erst der Übergang von einer diphosphorylierten in eine triphosphorylierte Form den endgültigen Aktivierungsschritt markiert. Es ist möglich, dass nur ein kleiner Teil der Insulinrezeptoren in diese voll aktive Form übergeht. Eine Phosphorylierung von Tyrosin 960 ist ferner für die Docking-protein-Bindung wichtig (s. u.).

Hemmung der Rezeptorkinase durch Serinphosphorylierung

Obwohl die Rezeptorkinase selbst streng tyrosinspezifisch ist, findet man in der Zelle auch eine Serinphos-

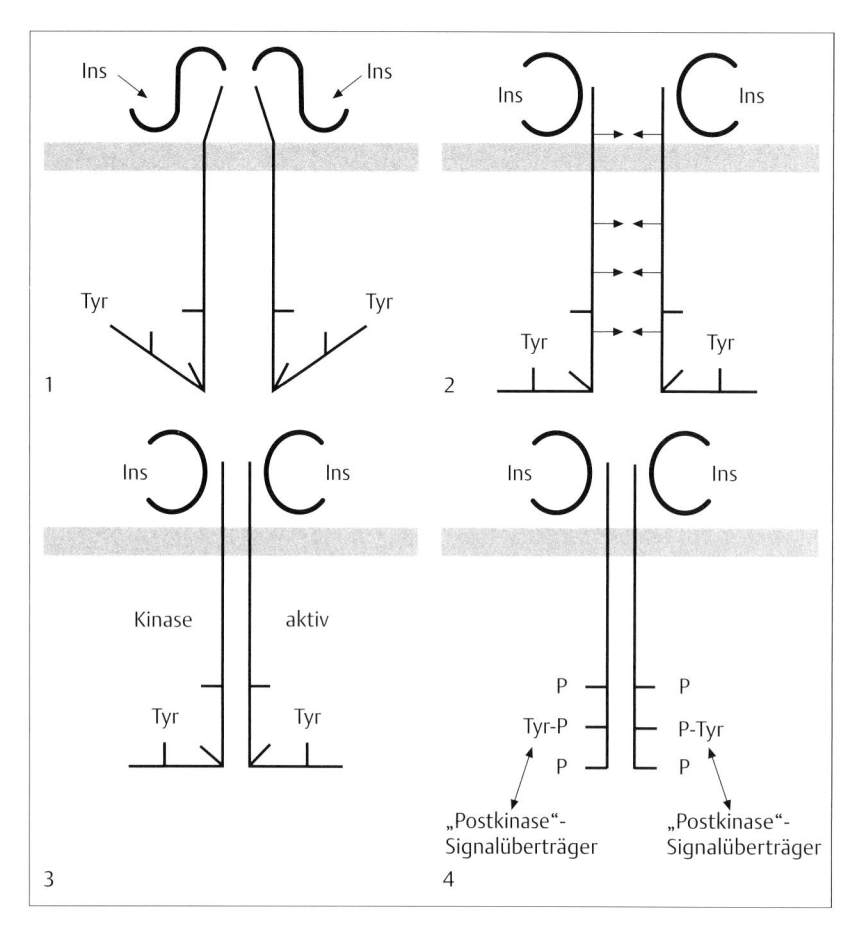

Abb. 1.20 Signalfluss durch den Rezeptor. Vereinfachte Darstellung des Insulinrezeptors als Heterotetramer, bestehend aus 2 α- und 2 β-Untereinheiten. Schematische Darstellung der Reaktionsfolge:
1. Insulinbindung
2. Konformationsänderung der α-Untereinheit
3. Konformationsänderung der β-Untereinheit und Aktivierung der Tyrosinkinaseaktivität
4. Autophosphorylierung der β-Untereinheit und anschließende Konformationsänderung sowie Interaktion mit Postkinasesignaltransmittern

phorylierung des Rezeptors. Es scheint, dass die Serinphosphorylierung die autoaktivierenden Effekte der Tyrosinphosphorylierung antagonisiert, d. h. das Rezeptorsignal unterdrückt. Da in der Zelle kurz nach Insulinstimulation dem Anstieg der Tyrosinphosphorylierung ein Anstieg einer Serinphosphorylierung folgt, wurde vermutet, dass die Insulinrezeptorkinase andere serinspezifische Kinasen aktivieren könnte, die eine duale Funktion haben könnten. Sie könnten einerseits eine weitere Übertragung des Insulinsignals auf andere Effektorsysteme bewerkstelligen, andererseits aber auch in einem Feedback-Mechanismus den ersten Schritt der Insulinsignaltransduktion hemmen, d. h. die Insulinrezeptorkinase inaktivieren. Die physiologische Bedeutung der Rezeptor-Serinphosphorylierung könnte daher auf der einen Seite die Beendigung des Insulinsignals sein, auf der anderen Seite könnte dies ein Mechanismus sein, durch den die Empfindlichkeit der Zielzellen für Insulin rasch moduliert werden kann.

Postkinasesignaltransduktion

Koppelungsproteine. White et al. identifizierten 1985 ein 185-kDa-Protein, das durch die Insulinrezeptortyrosinkinase phosphoryliert wird. Dieses Protein, das später von der gleichen Arbeitsgruppe kloniert wurde, kann über eine sog. PTB-Domäne (Phosphotyrosinbindung) mit der Rezeptordomäne um Tyrosin 960 interagieren. Insulinrezeptorsubstrat 1 (IRS-1) wird an Tyrosinresten phosphoryliert, die sich in spezifischen Domänen befinden, die wiederum von anderen Proteinen über sog. SH2-Domänen (Sarc-Homologie 2) erkannt werden. Diese SH2-Domänen enthaltenden Proteine (z. B. Phosphatidylinositol-3-Kinase [PI-3-Kinase], Phosphotyrosinphosphatasen) werden durch IRS-1 aktiviert und wahrscheinlich auch innerhalb der Zelle in bestimmten Positionen lokalisiert, z. B. in Kontakt mit der Plasmamembran oder anderen Signaltransduktionselementen. In der Folgezeit wurden weitere Koppelungsproteine (IRS-2, Shc, dos, gap), die ebenso wie IRS-1 zwischen Insulinrezeptor und Signaltransduktionselementen vermitteln, kloniert.

Phosphatidylinositol-3-Kinase (PI-3-Kinase). Dieses Enzym, das Phosphatidylinositol-4,5-bisphosphat an der Position 3 des Inositolrings phosphoryliert, scheint eine zentrale Rolle in der Insulinsignaltransduktionskaskade zu spielen. PI-3-Kinase besteht aus einer katalytischen Untereinheit von 110 kDa und einer regulatorischen 85-kDa-Untereinheit, die über SH2-Domänen an IRS-1 und IRS-2 binden kann. Kürzlich wurden mehrere Isoformen dieses Enzyms (regulatorische Untereinheiten um 60 kDa) beschrieben. Insulinaktivierte PI-3-Kinase scheint sowohl für die Signaltransduktion zum Glucosetransportsystem als auch für den Signalfluss zur Regulation der Glykogensynthetase eine zentrale Schaltstelle zu sein. Neben der Phospholipidkinaseaktivität besitzt die PI-3-Kinase wahrscheinlich auch eine Serinkinaseaktivität, die für eine negative Modulation der Insulinsignaltransduktionskette eine Rolle spielen könnte.

Serinkinasen. Die Insulinsignaltransduktionskaskade (Abb. 1.21, s. a. Abb. 1.22), die in ihren ersten Schritten eine Tyrosinphosphorylierungskaskade ist, koppelt an eine Serinphosphorylierungskaskade an. Man hat lange nach dem verantwortlichen Mechanismus gesucht und die Existenz von „Switch-Kinasen", die von Tyrosinphosphorylierung auf Serinphosphorylierung umschalten, postuliert. Inzwischen ist klar geworden, dass die Umschaltung von einer Tyrosinphosphorylierungskaskade auf eine Serinphosphorylierungskaskade z. B. durch die PI-3-Kinase erfolgen kann. Man weiß heute außerdem, dass die PI-3-Kinase eine Serinkinase, die PKB oder AKT genannt wird, aktivieren kann. Diese Serinkinase PKB scheint für den Signalfluss zur Regulation der Glykogensynthase und des Glucosetransports essenziell zu sein. PKB existiert in mehreren Isoformen, die eine unterschiedliche Signalspezifität haben können. Als alternativer Signalweg scheint auch eine Aktivierung von atypischen PKC-Isoformen (γ, ι, λ) für die Aktivierung des Glucosetransports von Bedeutung zu sein.

MAP-Kinasekaskade. Neben dem Signalweg über PI-3-Kinase führt auch ein Signalweg, der Guanosintriphosphat (GTP) bindende Proteine involviert, zur Aktivierung einer Serinkinasekaskade. Der Insulinrezeptor kann über Koppelungsproteine (Grb2) und Modulatorproteine (Sos) das GTP bindende Protein ras aktivieren, das wiederum über die Serinkinase raf an die sog. MAP-Kinasekaskade ankoppelt (MAP-Kinase = mitogen aktivierte Proteinkinase). Diese MAP-Kinasekaskade scheint z. B. für mitogene Insulineffekte verantwortlich zu sein.

Glucosetransportsystem (33)

Eines der wesentlichen Effektorsysteme der Insulinwirkung neben verschiedenen Schlüsselenzymen, auf die unten noch eingegangen wird, ist das Glucosetransportsystem. Die Signaltransduktion vom Insulinrezeptor zum Glucosetransportsystem stand daher im Mittelpunkt des Interesses zahlreicher Forschungsarbeiten. Trotz zunehmender Information über die Postkinasesignalübertragung ist jedoch der exakte Mechanismus, der den Insulinrezeptor an das Glucosetransportsystem ankoppelt, bislang nicht geklärt. Es ist heute bekannt, dass die Genfamilie der Glucosetransporter in einer Reihe von verschiedenen Isoformen existiert, die als GLUT-1 bis GLUT-10 benannt wurden. Die wichtigsten (GLUT1–GLUT5) sind in Tab 1.6 aufgeführt.

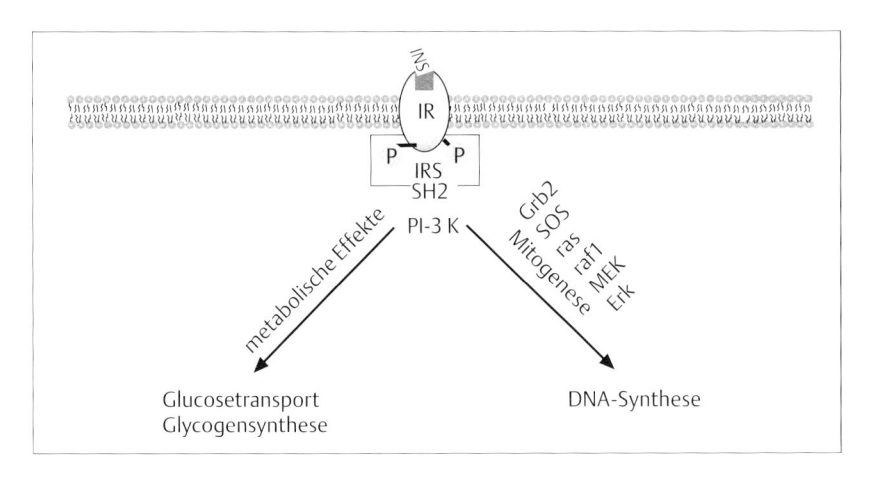

Abb. 1.21 Unterschiedliche intrazelluläre Wirkungen des Insulinsignals.

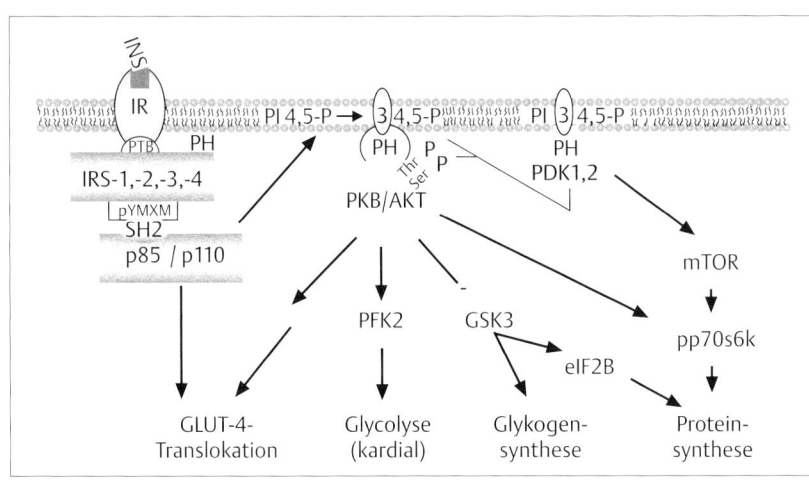

Abb. 1.22 Insulinsignaltransduktion durch die Serinkinase PI-3-Kinase (PKB).

Tab. 1.6 Isoformen des humanen Glucosetransporters (GLUT) an verschiedenen Geweben

Isoform	Vorkommen
GLUT-1	fetale Gewebe, Pankreas (β-Zelle)
GLUT-2	Leber, Pankreas (β-Zelle)
GLUT-3	Gehirn, Plazenta, Niere, Pankreas (β-Zelle)
GLUT-4	Skelettmuskel, Herzmuskel, Fettgewebe
GLUT-5	Dünndarm

Bereits 1982 zeigten Cushman et al. und Kono et al., dass Insulin eine *Translokation* von *Glucosetransportern* von den intrazellulären Membranen zur Plasmamembran auslöst. In der Folgezeit haben Studien vieler verschiedener Gruppen, einschließlich unserer eigenen, zu der Annahme geführt, dass ein reines Translokationsmodell nicht hinreichend ist, um den Insulineffekt zu erklären. Wir und andere haben daher ein kombiniertes *Zweistufenmodell* vorgeschlagen, das eine Translokation und eine Aktivierung des Carriers durch getrennte Signaltransmissionsketten vorschlägt. Die Signalketten können durch verschiedene pharmakologische Stimulatoren getrennt aktiviert werden (Abb. 1.**23**–1.**24**). Für das Signal, das zur Translokation von Glucosecarriern führt, spielt die PI-3-Kinase eine zentrale Rolle. Wahrscheinlich ist auch hier ebenso wie beim Signal zur Glykogensynthese die Serinkinase PKB involviert. Für die Exozytose von Glucosetransporter enthaltenden Vesikeln sowie für das Recycling in die Zelle scheinen G-Proteine der rab-Familie essenzielle Modulatoren zu sein.

Weiterhin spielen wie bei anderen Exozytoseprozessen spezifische Fixationsproteine (snare, snap, vamp) eine Rolle. Es ist auch bekannt, dass Phorbolester, die das Proteinkinase-C-System aktivieren, zur Translokation von Glucosecarriern führen können. In irgendeiner Weise scheint daher wohl auch Proteinkinase C in die Signaltransduktion zum Glucosetransportsystem involviert zu sein. Neueste Daten legen nahe, dass hierbei evtl. die λ- oder ζ-Isoform der Proteinkinase-C-Familie eine Rolle spielt. GLUT1 und GLUT4 sind für die Glucoseaufnahme in Muskel und Fett von besonderer Bedeutung. GLUT2 ist neben seiner Transportfunktion in der Leber auch insbesondere als Teil eines Glucosesensormechanismus in der Beta-Zelle, aber auch im prähepatischen und zentralnervösen „Glucosesensing" von Bedeutung.

Beispiele für anabole Effekte

Regulation der Aktivität der Glykogensynthase. Zu den wichtigen anabolen Effekten von Insulin gehört die Stimulation der Glykogensynthese im Skelettmuskel und in der Leber. Die Regulation der Aktivität der Glykogensynthase (UDPG-Glykogentransglucosylase) erfolgt durch Phosphorylierung und Dephosphorylierung an Serinresten. Eine Reihe serinspezifischer Kinasen phosphoryliert die Glykogensynthase an verschiedenen Epitopen, ferner sind mindestens 2 serinspezifische Phosphatasen bekannt, die die Dephosphorylierung der Glykogensynthase katalysieren. Die Dephosphorylierung konvertiert das Enzym von einer von Glucose-6-phosphat abhängigen in eine von Glucose-6-phosphat-unabhängige Form. Insulin wirkt wohl in erster Linie über Aktivierung von glykogensynthasespezifischen

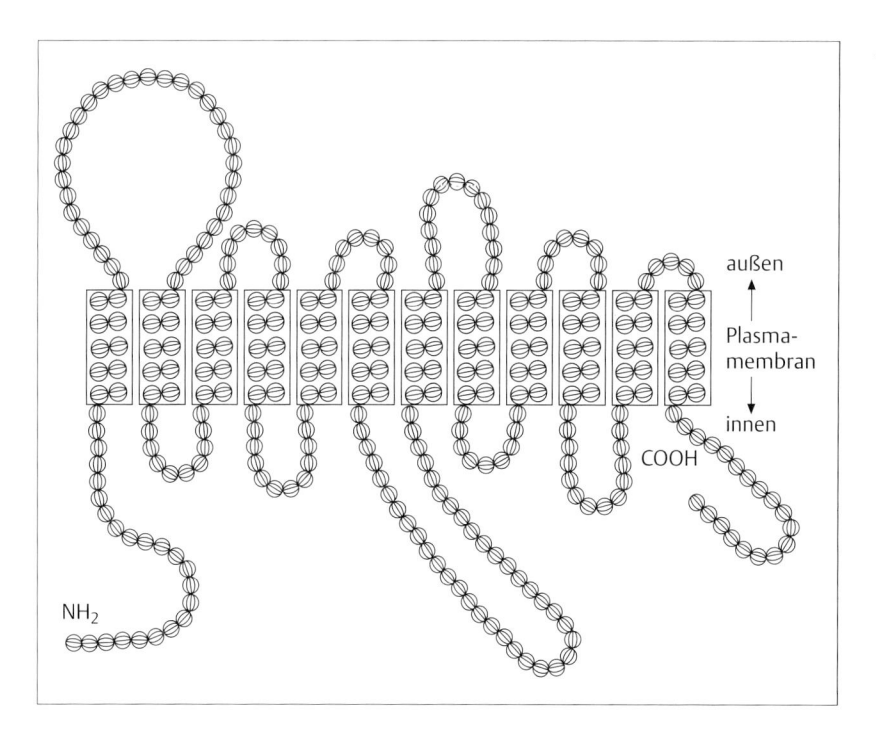

Abb. 1.**23** Modell des Glucose-Carriers.

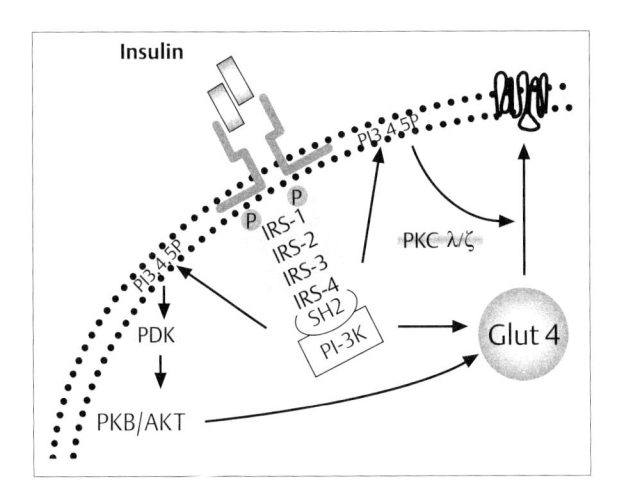

Abb. 1.24 Stimulation des Glucosetransports durch Insulin. Modell der Signaltransduktion auf das Glucosetransportsystem. Das Modell beinhaltet eine Translokation von Glucosetransportern aus intrazellulären Speichern in die Plasmamembran sowie eine Aktivierung der Glucosetransporter in der Plasmamembran. Wahrscheinlich existieren getrennte Signaltransduktionsketten für beide Schritte des Aktivierungsmechanismus, die sich möglicherweise der dargestellten Signaltransduktionselemente bedienen.

Phosphatasen, jedoch wohl auch über eine Hemmung einer der Glykogensynthasekinasen, nämlich der cAMP-abhängigen Kinase. Die Hemmung der cAMP-abhängigen Kinase scheint die Phosphorylierung des Glykogensynthasephosphatase-Inhibitors 1 zu erniedrigen, wodurch die Aktivität der Glykogensynthasephosphatase erhöht wird. Für die Insulinwirkung spielt auch die Glykogensynthasekinase 3 (GSK3) eine Rolle.

Glykogensynthaseformen. In der Leber wird die inaktive Form der Glykogensynthase als Glykogensynthase b bezeichnet, die in vivo oder in vitro in die aktive Form a nach folgendem Reaktionsschema übergeführt werden kann:

$$GS\ b + H_2O \xrightarrow{(Synthasephosphatase)} GS\ a + Pi$$
$$GS\ a + ATP/Mg^{2+} \xrightarrow{(Synthasekinase)} GS\ b + ADP$$

In vivo liegt die Glykogensynthase gewöhnlich in der b-Form vor. Behandlung mit Glucocorticoiden oder Glucose führt zur Umwandlung in die a-Form. Die Geschwindigkeit der Glykogensynthese korreliert dabei mit der Aktivität in der a-Form. Eine Umwandlung in die b-Form kann in vivo durch Injektion von Glucagon, Adrenalin oder in vitro durch Zusatz von 3',5'-AMP herbeigeführt werden.

Steuerung der Lipolyse im Fettgewebe

Beteiligung von Hormonen und Enzymen. Die im Fettgewebe gelagerten Triglyceride gehören zu den wichtigsten Energiespeichern des Körpers. Zu den Hormonen, die die Freisetzung dieser Energie durch die Lipolyse steuern, gehören die Katecholamine, das Wachstumshormon, die Glucocorticoide und die Schilddrüsenhormone. Das Glucagon spielt beim Menschen nur eine untergeordnete Rolle. Das lipolytische Hormon, z. B. Adrenalin, aktiviert über seinen Rezeptor in der Plasmamembran mithilfe eines G-Proteins das Adenylatcyclasesystem, das an der Innenseite der Plasmamembran gelegen ist. Der Anstieg des 3',5'-AMP in der Zelle führt dann zur Aktivierung einer cAMP-abhängigen Proteinkinase durch Dissoziation des inaktiven Enzymkomplexes in eine aktive, katalytische Untereinheit und eine zweite, inaktive, regulatorische Untereinheit, die 3',5'-AMP bindet. Die katalytische Einheit ist in der Lage, durch Phosphorylierung mithilfe von ATP die inaktive Form der Triglyceridlipase in die aktive Form überzuführen. Die aktive Form kann nun Triglycerid in Diglycerid und eine Fettsäure spalten. Die weitere Spaltung zu Monoglycerid und schließlich zu Glycerin und freien Fettsäuren wird durch weitere Lipasen bewerkstelligt, deren Aktivität nicht geschwindigkeitsbestimmend ist. Beide Reaktionsprodukte, Glycerin und freie Fettsäuren, werden aus dem Fettgewebe abgegeben. Bei Studien in vitro ist das Glycerin ein Maß für die Lipolyse, denn das Fettgewebe besitzt praktisch keine Glycerokinaseaktivität, sodass Glycerin in der Zelle nicht zur Reveresterung der freien Fettsäuren benützt wird, während die freien Fettsäuren z. T. oxidiert werden.

Beteiligung weiterer Substanzen. Die Lipolyse kann auch durch Inkubation mit cAMP allein oder durch Blockade des Abbaus dieses Nucleotids an der Phosphodiesterase hervorgerufen werden. Als Hemmer sind vor allem Methylxanthine wie Coffein oder Theophyllin bekannt. Die antilipolytisch wirksamen β-Blocker hemmen den Effekt der Katecholamine am Adenylatcyclasesystem. Insulin hemmt über ein G-Protein den Effekt der lipolytischen Hormone an der Adenylatcyclase. Gleichzeitig kann es auch die Aktivität der Phosphodiesterase stimulieren, sodass in jedem Fall der 3',5'-AMP-Spiegel absinkt und damit die Lipolyse gehemmt wird. Eine Reihe anderer Substanzen wie die Nicotinsäure und ihre Derivate und einige Prostaglandine üben ihren antilipolytischen Effekt ebenfalls über die Senkung von 3',5'-AMP aus.

Lipolyse und Reveresterung. Bei ausreichendem Glucoseangebot besteht im Fettgewebe ein Gleichgewicht zwischen Lipolyse und Reveresterung. Wenn der Glucoseeinstrom reduziert ist, wie z. B. bei Hunger oder Diabetes, kommt es zur verminderten Bildung von α-Glycerophosphat, sodass die Lipolyserate die Reveresterungsrate übersteigt. Die Folge ist eine Anhäufung freier Fettsäuren in der Zelle und darüber hinaus eine Abgabe ans Plasma. Wenn genügend Kohlenhydrate aufgenommen werden, so ist ihr Verbrauch in Richtung Oxidation zur Energiegewinnung und Reveresterung von freien Fettsäuren gesteuert. Ist jedoch die Aufnahme erniedrigt, werden die Kohlenhydrate zwar noch zur Reveresterung verwendet, jedoch jetzt mehr freie Fettsäuren zur Energiegewinnung abgebaut.

Glykogenstoffwechsel

Eine zentrale Rolle spielt das 3',5'-AMP auch bei der Steuerung des Glykogenstoffwechsels. Wiederum werden über das Kaskadensystem der Proteinkinasen Schlüsselenzyme gesteuert (Abb. 1.25), wobei Aufbau und Abbau des Glykogens auf getrennten Wegen verlaufen. Die Glykogenolyse in der Leber wird durch **Glucagon** und **Katecholamine** (im Muskel nur durch die Katecholamine) über das Phosphorylasesystem reguliert. Die Muskelphosphorylase besteht in ihrer aktiven Form aus 4 Untereinheiten (Molekulargewicht 495.000) und wird als Phosphorylase a bezeichnet. Durch hydrolytische Abspaltung von Phosphat mithilfe der Phosphorylasephosphatase entsteht die inaktive Phosphorylase b, ein Dimer mit einem Molekulargewicht von ca. 242.000. Das cAMP aktiviert wie bei der Lipolyse die Proteinkinase, deren frei werdende katalytische Untereinheit nun die vorgeschaltete Phosphorylase-b-Kinase mithilfe von ATP phosphoryliert und damit aktiviert. Diese katalysiert dann die Umwandlung der Phosphorylase b – ebenfalls durch Phosphorylierung des Enzyms an einem Serinrest – zur tetrameren Phosphorylase a, welche aus dem Glykogen Glucose-1-phosphat freisetzt. Im Prinzip ist der Aktivationsmechanismus in der Leber ähnlich. Das Enzym ist hier jedoch auch in seiner aktiven Form ein Dimer, das bei seiner Inaktivierung nicht gespalten wird.

Wie oben beschrieben, ist ein Phosphorylierungsschritt mithilfe einer Kinase auch bei der Umwandlung der aktiven Form der **Glykogensynthase** in ihre inaktive (phosphorylierte) Form nötig. Wahrscheinlich steuert das cAMP diese Inaktivierung, während Insulin – möglicherweise durch eine Senkung der Konzentration des zyklischen Nucleotids – eine Aktivierung bewirkt. Die für die Glykogensynthese notwendige Uridindiphosphatglucose (UDP G) entsteht aus Glucose-6-phosphat über Glucose-1-phosphat.

Auch die **Glucose** selbst ist an der Steuerung der hepatischen Glucoseproduktion beteiligt. Sie inaktiviert die Glykogenphosphorylase a in Gegenwart basaler Insulinkonzentrationen, ein Mechanismus, der zumindest teilweise für die Hemmung der Glucoseabgabe bei Hyperglykämie verantwortlich ist. Weiterhin sind auch die Fettsäurespiegel an einer Regulation der hepatischen Glucoseproduktion beteiligt. Erhöhte Fettsäurespiegel modulieren die Insulinwirkung an der Leber.

Regulation der Glukoneogenese

Aus einer großen Reihe von Untersuchungen wissen wir, dass die Glukoneogenese durch verschiedene **Hormone** gesteuert wird, deren Wirkung der Zelle ebenfalls z. T. über das cAMP vermittelt wird. Vor allem Glucagon, aber in geringerem Maße auch die Katecholamine stimulieren die Glukoneogenese aus Pyruvat, Lactat und Aminosäuren. An der perfundierten Leber können diese Effekte durch das cAMP allein hervorgerufen werden. Insulin hemmt den stimulierenden Effekt dieser Hormone, wobei es den 3',5'-AMP-Spiegel in der Zelle senkt. Beim Insulinmangel steigt das zyklische Nucleotid in der Leber an und führt zu einer Steigerung der Glukoneogeneserate. Maßgebend ist hier wahrscheinlich das Verhältnis der Konzentrationen von Glucagon und Insulin in der Pfortader.

Als Angriffspunkte des **cAMP** in der Glukoneogenesekette gelten die beiden regulatorischen Enzyme Pyruvatcarboxylase und Phosphoenolpyruvat-Carboxykinase. Andere Hypothesen geben Transportvorgänge am Mitochondrium als Wirkort an. Da das cAMP in der Leber die Raten von Glukoneogenese, Ketogenese, Harnstoffproduktion, Glykogenstoffwechsel und Kaliumtransport beeinflusst, kommt ihm eine zentrale Rolle bei der Regulation des Leberstoffwechsels zu.

Glucagon

Struktur und Sekretion. Glucagon ist ein einkettiges Polypeptid mit einem Molekulargewicht von 3485, welches 29 Aminosäuren enthält. Es wird in den Alpha-Zellen der Langerhans-Inseln gebildet. Wichtigster Stimulus für seine Sekretion ist der Abfall des Glucosespie-

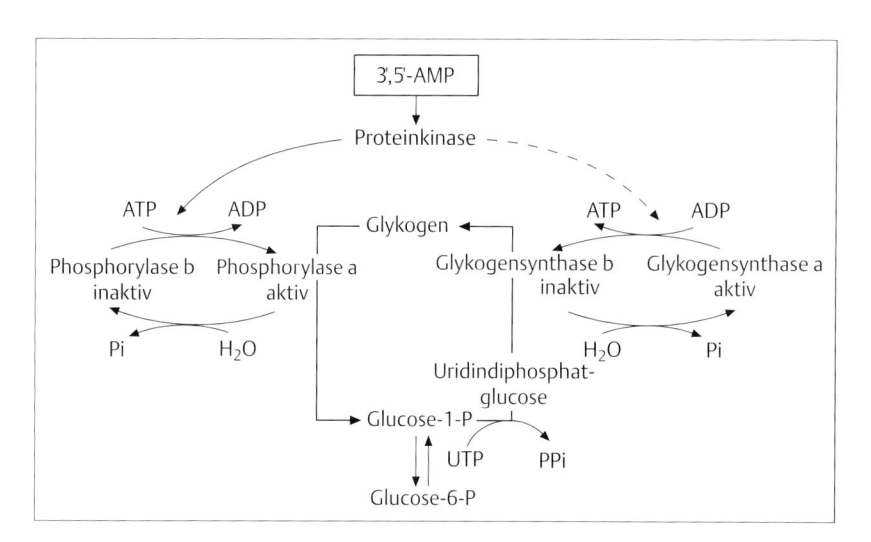

Abb. 1.25 Hormonelle Steuerung des Glykogenstoffwechsels über cAMP.

gels, doch können auch andere Substrate wie Aminosäuren (stimulierend), freie Fettsäuren (senkend) und Enterohormone wie Pankreozymin (stimulierend) Einfluss auf die Sekretion nehmen. Daneben wird die Möglichkeit einer neuralen Regulation diskutiert, die z. B. den Anstieg des Hormons im Fasten, wenn die Glucosekonzentration noch nicht abgesunken ist, erklären könnte.

Wirkungsweise. Glucagon scheint für die Aufrechterhaltung normaler Glucosekonzentrationen vor allem durch seine Leberwirkung notwendig zu sein. Diese Annahme wird durch das Krankheitsbild des McQuarrie-Syndroms unterstrichen, welches aufgrund eines Fehlens von Alpha-Zellen zu Hypoglykämien führt. Glucagon wirkt in physiologischen Konzentrationen vor allem auf die Glykogenolyse und Glukoneogenese der Leber. An diesem Organ stimuliert es ferner die Proteolyse und den Kaliumefflux.

Glucagonwirkungen sind auch an anderen Organen wie dem Herzen und dem Fettgewebe beschrieben worden. Aufgrund der niedrigen peripheren Konzentration ist aber seine physiologische Rolle hier fraglich, und so scheint seine Bedeutung vor allem in der Steuerung des Leberstoffwechsels zu liegen. Während es in relativ hoher Konzentration über die Pfortader an die Leber herangeführt wird, wird es dort rasch durch proteolytischen Abbau zerstört (Halbwertszeit 5–10 Minuten). Nur geringe Mengen gelangen in den großen Kreislauf. Ein direkter Antagonismus zwischen Glucagon und Insulin besteht im Hinblick auf die oben genannten Stoffwechselleistungen, wobei der molekulare Mechanismus über das Adenylatcyclasesystem in der Plasmamembran der Leberzelle vermittelt wird. Interessant ist der stimulierende Effekt des Glucagons auf die Insulinausschüttung und (in unphysiologisch hohen Konzentrationen) auf das Nebennierenmark bei Mensch und Tier.

Inkretine

Die Beobachtung, dass nach der oralen Gabe von Glucose der Insulinspiegel stärker ansteigt als bei intravenöser Gabe der gleichen Menge Glucose (bei gleichen Plasmablutzuckerspiegeln), führte in den 70er Jahren zur Formulierung des Inkretinkonzept. Es wurde angenommen, dass humorale Faktoren über eine enteroinsulinäre Achse die Insulinsekretion und den Blutzuckerspiegel beeinflussen. Als die wichtigsten Inkretinhormone wurden in den folgenden Jahren das „Glucose dependent insulinotropic Polypeptide" (GIP) und das „Glucagon-like Peptide 1" (GLP-1) beschrieben. Sie gehören zu der Familie der „Pituitary-Adenylate-Cyclase-activating-Polypeptide-(PACAP-)/Glucagon-Hormone. GIP wird in den K-Zellen des Duodenums, GLP-1 in den L-Zellen des Ileums gebildet und nach Nahrungsaufnahme – getriggert durch nervale und metabolische Reize (Glucose) – ausgeschüttet. Beide führen abhängig vom aktuellen Blutzuckerspiegel zu einer Steigerung der Insulinsekretion. Bei normalem Blutzuckerspiegel ist die Insulinsekretionsfördernde Wirkung minimal. GLP-1 hat zudem wichtige hypothalamische Wirkungen (Verminderung des Hungers) und gastrointestinale Wirkungen (Verzögerung der Magen-Entleerung). Da GLP-1 das stärker wirksame der beiden Inkretin-Hormone ist und außerdem seine Wirkung auch bei Typ-2-Diabetikern erhalten bleibt, wird auf GLP-1- und GLP-1-Analoga große Hoffnung in der Behandlung des Typ-2-Diabetes gesetzt.

Katecholamine

Wirkungsweise. Adrenalin besitzt eine starke Stoffwechselwirkung, die vor allem durch die prompte Mobilisierung energiereicher Substrate aus ihren Speichern gekennzeichnet ist. Durch ihre stimulierende Wirkung auf die Glykogenolyse in Leber und Muskulatur, auf die Glukoneogenese in der Leber sowie auf die Lipolyse und die Proteolyse sind Adrenalin und Noradrenalin als direkte Antagonisten des Insulins im Stoffwechsel zu betrachten. Unter ihrem Einfluss wird auch die Glucoseaufnahme bestimmter Gewebe gehemmt, möglicherweise durch einen Anstieg von Glucose-6-phosphat, welches seinerseits die Hexokinase hemmt. Die Katecholaminwirkung wird an Muskel, Leber und Fettgewebe über das Adenylatcyclasesystem und einen Anstieg des zyklischen 3',5'-AMP vermittelt.

Einfluss auf Insulinsekretion. Beide natürlichen Katecholamine sind Inhibitoren der Insulinsekretion, wobei es sich um einen Effekt auf die α-Rezeptoren der Beta-Zelle handelt. Stimuliert man dagegen das Pankreas mit Isopropylnoradrenalin, einem synthetischen Katecholamin, welches vorwiegend eine β-adrenerge Wirkung entfaltet, so kommt es zur Insulinsekretion. Die diabetische Stoffwechsellage, die bei etwa 50% der Patienten mit Phäochromozytom gefunden wird, basiert auf dem Zusammenwirken von gesteigerter Lipolyse und gesteigerter Mobilisierung der Glucose bei gleichzeitiger Störung ihrer Verwertung und Hemmung der Insulinsekretion.

Permissive Effekte. Interessant ist der sog. „permissive Effekt" der Glucocorticoide und der Schilddrüsenhormone auf die Katecholaminwirkung. Er ist dadurch gekennzeichnet, dass der volle Katecholamineffekt der Vorbereitung des Gewebes durch diese Hormone bedarf.

Wachstumshormon (STH, Somatotropin)

Wirkungsweise. Das menschliche Wachstumshormon ist ein Polypeptid mit einem Molekulargewicht von 21.500, welches 188 Aminosäuren enthält. Das Hormon übt eine Reihe von Effekten auf verschiedene Gewebe wie Muskulatur, Fettgewebe und Leber aus. Seine Wirkung ist langsam, und es dauert Stunden bis Tage, bis ein Effekt nachgewiesen werden kann. Effekte wurden sowohl auf die RNA-Synthese als auch auf den Aminosäuretransport beobachtet, Wirkungen, die beide zu einer Zunahme der Proteinsynthese führen und damit synergistisch mit dem Insulin verlaufen. Entsprechend kommt es im intakten Organismus zur Retention von

Stickstoff und Phosphor. Am Fettgewebe besitzt das Wachstumshormon eine lipolytische Wirkung, die sich in vivo etwa 30–60 Minuten nach der Injektion als Anstieg der freien Fettsäuren und des Glycerins nachweisen lässt. Zunächst kommt es allerdings zu einem leichten Abfall, der der insulinähnlichen Wirkung des Wachstumshormons zugeschrieben wird. In vitro besteht ein Synergismus mit den Corticosteroiden, und die Wirkung lässt sich ebenfalls erst verzögert darstellen. Auf die lipolytische Wirkung ist wohl auch der ketogene Effekt von STH zurückzuführen.

Diabetogene Wirkung. Seit den klassischen Versuchen von Houssay ist der Zusammenhang zwischen Diabetes und Hypophyse bekannt. Young konnte später zeigen, dass die Langzeitgabe von STH beim Versuchstier zunächst eine vorübergehende diabetische Stoffwechsellage („ideohypophyseal Diabetes") und später manifesten Diabetes („metahypophyseal Diabetes") erzeugt. Nach einer Injektion von STH beim Menschen zeigt die orale Glucosebelastung erhöhte Werte für Glucose und freie Fettsäuren sowie erhöhte Insulinspiegel, die zusammen eine periphere Insulinresistenz anzeigen. Ähnliche Verhältnisse werden bei der Akromegalie beobachtet (Kap. 35). In der Leber findet sich eine Hemmung der Glucoseutilisation sowie eine Stimulation der Glykogensynthese und der Proteinsynthese.

Mineralstoffwechsel. Eine weitere Wirkung hat das STH auf den Mineralstoffwechsel: STH stimuliert das Epiphysenwachstum der Röhrenknochen und greift damit in den Calciumstoffwechsel ein. Gleichzeitig ist sowohl die intestinale Calciumresorption wie auch die Calciumausscheidung erhöht. Daneben findet man eine Retention von Natrium, Kalium und Phosphat.

Sekretion. Normalerweise liegen die Spiegel des Wachstumshormons beim fastenden Mann unter 5 µg/ml. Sie sind allerdings sehr variabel. Nach körperlicher Anstrengung oder psychischem Stress steigt das Hormon prompt an. Den stärksten Sekretionsreiz bildet die Hypoglykämie, während Hyperglykämie die Ausschüttung hemmt. Eine Reihe von Aminosäuren, vor allem Arginin, führen ebenfalls zur Sekretionssteigerung.

Somatostatin

Somatostatin, ein Tetradecapeptid, ist ein im Hypothalamus gebildeter Hemmfaktor des Wachstumshormons. Neben seiner Wirkung auf die Hypophyse wurde auch ein Effekt auf Alpha-Zelle und Beta-Zelle der Langerhans-Insel im Sinne einer Hemmung der Sekretion von Insulin und Glucagon nachgewiesen. Nachdem Somatostatin auch in der Delta-Zelle der Langerhans-Insel synthetisiert wird, wird seine Mitwirkung bei der Regulation der Sekretion von Insulin und Glucagon postuliert.

Beim Insulinmangeldiabetes lässt sich durch eine Infusion von Somatostatin nach Entzug von Insulin eine akute Stoffwechselentgleisung vermeiden. Dieser Effekt kommt über eine Hemmung der Glucagonsekretion zustande.

Glucocorticoide

Die Nebennierenrinde enthält eine große Zahl von Steroiden, von denen ein Teil spezifische Effekte auf den Elektrolyt- und Wasserhaushalt und auf den Stoffwechsel von Eiweiß, Kohlenhydraten und Fett ausüben. Bedeutsam für den Stoffwechsel sind in erster Linie die Glucocorticoide, von denen die an C11 und C17 oxigenierten Verbindungen die stärkste Wirkung zeigen.

Wirkungsweise. Die Stoffwechselwirkung der Steroide ist durch ihren Effekt auf die Synthese bestimmter Enzymgruppen bedingt. An der Leber konnte gezeigt werden, dass dies über eine Steigerung der RNA-Synthese verläuft. Hier sind vor allem Enzyme des Aminosäurestoffwechsels wie die Tyrosin- und Alanin-α-Ketoglutarattransaminasen und die Tryptophanpyrrolase betroffen. Auch die Schlüsselenzyme der Gluconeogenese sind erhöht, worauf sich deren Steigerung zurückführen lässt. Kennzeichnend für die Wirkung der Glucocorticoide ist damit die Hyperglykämie durch die Erhöhung der Gluconeogenese in Leber und Niere, welche gleichzeitig durch eine Verstärkung der Proteolyse im Muskel vermehrt Aminosäuren als Vorläufer bezieht. Ein weiterer Effekt der Glucocorticoide besteht in der Steigerung der Glykogensynthese, wahrscheinlich durch einen Effekt auf die Glykogensynthase selbst. Durch ihren Synergismus mit lipolytischen Hormonen fördern die Glucocorticoide die Freisetzung von Glycerin und Fettsäuren aus dem Fettgewebe, wobei Glycerin in die Gluconeogenese eingeht, während die freien Fettsäuren einerseits die Gluconeogenese in der Leber vermehren, andererseits an peripheren Geweben, vor allem der Muskulatur, die Glucoseutilisation vermindern. Als Summe dieser Wirkungen entsteht eine katabole Stoffwechsellage, wie sie beim Steroiddiabetes (Kap. 35) und beim Cushing-Syndrom beobachtet wird.

Andere Hormone mit antagonistischer Wirkung

In geringem Maße können Östrogene, adrenokortikotropes Hormon (ACTH) und die Schilddrüsenhormone Stoffwechselwirkungen entfalten, die der Wirkung des Insulins entgegenlaufen. Wichtig sind hier vor allem aber auch die Adipocytokine, auf die unten im Absatz Insulinresistenz eingegangen wird.

Schilddrüsenhormone. Von den Schilddrüsenhormonen ist bekannt, dass sie Enzyme der Gluconeogenesekette in der Leber induzieren können und damit zu einer vermehrten Glucoseneubildung beitragen. Weitere Effekte wurden am Fettgewebe beobachtet, wo sie ähnlich wie die Glucocorticoide die Empfindlichkeit des Fettgewebes gegenüber den lipolytischen Hormonen steigern. Daneben steigern die Schilddrüsenhormone die intestinale Resorption von Glucose und Galactose und fördern den Abbau von Insulin. So dürfte ein verminderter Abbau mit ein Grund für die erhöhte Insulinempfindlichkeit bei der Hypothyreose sein. Viele Effekte der Schilddrüsenhormone sind stark von der Dosis abhängig, wobei biphasische Wirkungen beobachtet werden. So wirken niedrige Dosen anabol und zuweilen synergistisch mit Insulin, während hohe Dosen eine katabole Wirkung besitzen.

Adrenokortikotropes Hormon (ACTH). Die Stoffwechselwirkung von ACTH ist vor allem gekennzeichnet von seinem Effekt auf Synthese und Sekretion der Nebennierenrindenhormone. Daneben beobachtet man einen direkten lipolytischen Effekt am Fettgewebe, der über einen direkten Angriff am Adenylatcyclasesystem in der Fettzellmembran vermittelt wird. Auch die Stimulation der Insulinsekretion scheint auf einem direkten Effekt an der Beta-Zelle zu beruhen.

Östrogene. Über die Stoffwechselmechanismen der Östrogenwirkung ist wenig bekannt. Ihre kontrainsulären Wirkungen gehen vorwiegend aus klinischen Beobachtungen hervor. Hier fand man mitunter eine Verschlechterung der Kohlenhydrattoleranz bei Frauen, die mit Ovulationshemmern behandelt wurden, und dabei scheint die östrogene Komponente der auslösende Faktor gewesen zu sein. Kap. 35 bringt eine ausführlichere Abhandlung der hiermit verknüpften klinischen Probleme.

Stoffwechsel im Zusammenhang
(5, 45, 66, 71, 81)

Beim Versuch, die Ergebnisse der biochemischen Grundlagenforschung im Sinne der Pathophysiologie von Stoffwechselkrankheiten einzuordnen, ergeben sich 2 wichtige grundlegende Probleme:
➤ Können die im Tierexperiment gewonnenen Daten auf den Menschen übertragen werden?
➤ Sind die Beobachtungen in den Zusammenhang der Stoffwechselabläufe einzufügen, oder handelt es sich um Experimente von reinem Modellcharakter?

Der Kliniker sieht sich mit einer wachsenden Flut biochemischer Literatur konfrontiert, deren Interpretation für die großen Zusammenhänge der Stoffwechselregulation nicht ohne weiteres gelingt. Für die Pathophysiologie des Diabetes stehen hier vor allem die Probleme der Glucosehomöostase und die wechselseitigen Beziehungen zwischen Kohlenhydrat- und Fettstoffwechsel im Vordergrund.

Glucosehomöostase
(s. a. Kap. 41)

Glucosebedarf und dessen Deckung. Vor allem das zentrale Nervensystem, aber auch Erythrozyten und Nierenmark decken ihren Kalorienbedarf normalerweise ausschließlich durch Glucose (unter den besonderen Bedingungen längeren Hungerns kann sich das Gehirn allerdings auch auf den Verbrauch von Ketonkörpern und Lactat umstellen). Aus dieser Abhängigkeit von der Glucose erwächst die Notwendigkeit, auch in Perioden, in denen keine Nahrung resorbiert wird, den Blutzucker auf einen konstanten Spiegel zwischen 60 und 100 mg/dl (3–6 mmol/l) einzuregulieren. Zwischen den Mahlzeiten wird der Glucosebedarf vorwiegend durch das Leberglykogen gedeckt, während mit zunehmendem Fasten der Anteil der Glukoneogenese ansteigt. Als wichtigster Kontrollfaktor für Mobilisation wie Speicherung der Glucose fungiert das Insulin. Die Konzentration des Hormons reflektiert den Ernährungszustand: Sie ist hoch, wenn Nahrung zur Resorption kommt, und sie fällt ab bei Hunger. Bei der Nahrungsaufnahme sorgt Insulin für ein Auffüllen der Glykogenspeicher. Ist das Angebot an Kohlenhydraten höher als dieser Bedarf, so wird Fett aufgebaut. Die zugeführten Aminosäuren dienen zur Erhaltung der Proteinreserven; überschießende Mengen werden wiederum in Fett umgewandelt.

Aus Untersuchungen am fastenden Menschen kann der **Glucosebedarf** abgelesen werden, der dann durch die endogene Produktion gedeckt wird und etwa 7–8 g/h beträgt. Davon verbraucht das Zentralnervensystem etwa die Hälfte, während die andere Hälfte durch die Muskulatur und durch andere Organsysteme aufgenommen wird (Abb. 1.**26**). Ein Teil der Glucose wird in diesen Organen über die Glykolyse nur bis zum Lactat abgebaut, welches in der Leber wiederum über die Glukoneogenese in Glucose umgewandelt wird. Dieser Cori-Zyklus führt nicht zu einer Nettoproduktion von Glucose (Abb. 1.**27**). Energie für die Synthese der Glucose in der Leber wird aus dem Abbau von freien Fettsäuren gewonnen, welche aus dem Fettgewebe stammen. Auch bei der körperlichen Arbeit wird über diesen Mechanismus das vermehrt aus der Muskulatur anfallende Lactat verwertet.

Neben Lactat ist Alanin der wichtigste Vorläufer der Glukoneogenese. Obwohl auch andere Aminosäuren (z. B. Glutamin, Serin, Threonin) durch die Leber aufgenommen werden, ist sowohl die Aufnahme durch die Leber als auch die Abgabe aus der Muskulatur bei dieser Aminosäure am größten. Aus der vorrangigen Rolle des Alanins wurde der sog. **Alaninzyklus** abgeleitet (Abb. 1.**27**). Mit dem Alanin werden Kohlenstoff- und Aminogruppen vom Muskel zur Leber gebracht, wo Glucose bzw. Harnstoff synthetisiert werden. Das Pyruvat kann aus Glucose oder anderen Aminosäuren stammen.

Glucosehomöostase. Die Glucosehomöostase verändert sich bei Nahrungsaufnahme und Muskelarbeit. Werden durch die Nahrung Kohlenhydrate aufgenommen, so steigt der Glucosespiegel an. Die Peripherie (Muskulatur und Fettgewebe) verbraucht vermehrt Glucose, während die Leber Glucose für den Aufbau von Glykogen und Triglyceriden aufnimmt. Das Signal für diese Vorgänge bildet der Anstieg von Insulin. Katheter- und Isotopenstudien beim Menschen haben gezeigt, dass die Leber nach einer oralen Glucosegabe etwa gleich viel oder sogar mehr als die Peripherie aufnimmt. Im postabsorptiven Zustand entspricht die Glucoseproduktion im Gesamtorganismus der Glucoseutilisation (1,8–2,2 mg/kg × min). Unabhängig von der Insulinwirkung wird sowohl die Glucoseaufnahme als auch die Glucoseproduktion in vivo auch von der Glucosekonzentration selbst reguliert. Wie zu erwarten unterliegt die insulinunabhängige Glucoseaufnahme (vorwiegend Muskulatur) wie auch die Hemmung der Glucoseproduktion in der Leber einer Sättigungskinetik. In vivo werden diese Effekte pauschal als „Glucose

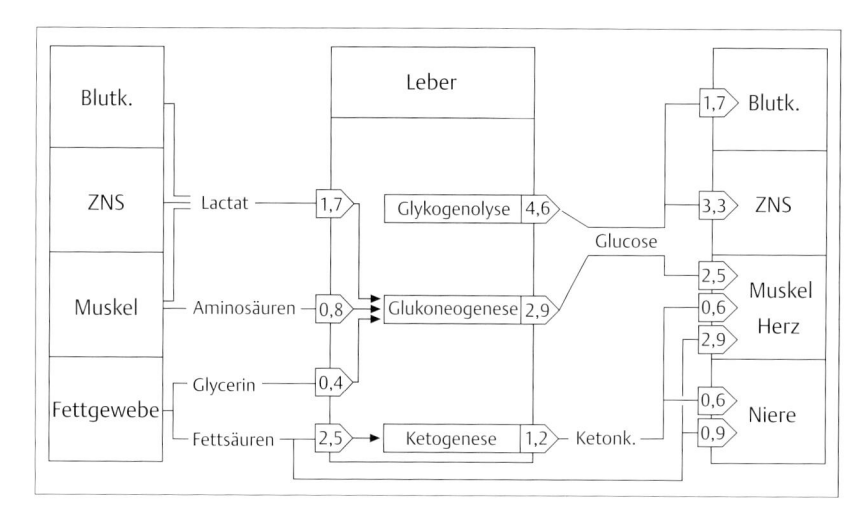

Abb. 1.26 Glucosehomöostase des Menschen nach 15 Stunden Fasten. Die Zahlen entsprechen Produktionsraten in g/h, die mithilfe der Kathetertechnik an gesunden, normalgewichtigen Probanden ermittelt wurden. (nach Dietze et al.)

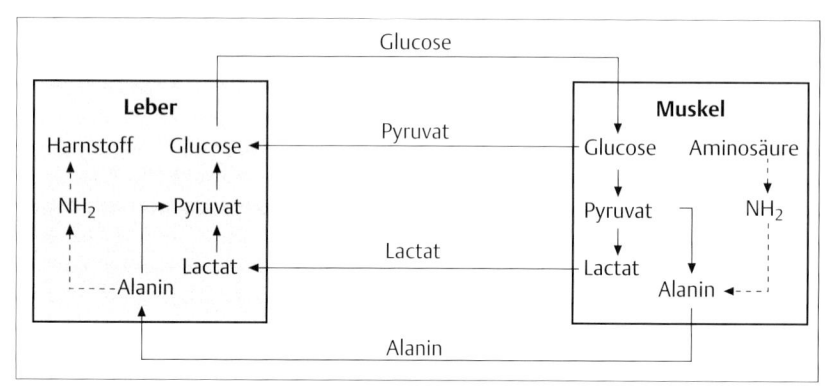

Abb. 1.27 Lactat-, Glucose- und Alaninzyklus.

Effectiveness" oder „Autoregulation der Glucose" bezeichnet. Verschiedene mathematische Modelle (z. B. „minimal Model") wurden zu ihrer Bestimmung herangezogen.

Beziehungen zwischen Fett- und Kohlenhydratstoffwechsel

Einfluss der freien Fettsäuren. Die Regulation wie auch die gegenseitigen Beziehungen von Kohlenhydrat- und Fettstoffwechsel stehen im besonderen Maße unter dem Einfluss der freien Fettsäuren im Plasma. In der Leber hängen Ketogenese, Lipoproteinsynthese und Glukoneogenese eng mit dem Angebot an freien Fettsäuren zusammen. Am Herzmuskel und am Skelettmuskel beeinflussen sich der Stoffwechsel der freien Fettsäuren und der Glucose gegenseitig: So konnte einerseits durch Infusion von Glucose die Aufnahme der freien Fettsäuren zurückgedrängt werden; andererseits scheint die Wirkung von Insulin auf die Glucoseutilisation in Gegenwart erhöhter Konzentrationen an freien Fettsäuren beeinträchtigt zu sein. Randle entwickelte anhand von Untersuchungen am Rattenherzen das Konzept des „Glucose Fatty-Acid Cycle", der einerseits durch die Hemmung des Glucosestoffwechsels im Muskel durch die freien Fettsäuren aus den Triglyceridspeichern in Muskulatur und Fettgewebe und andererseits durch die Verminderung der Lipolyse infolge der Aufnahme von Glucose durch diese Gewebe gekennzeichnet ist. Durch diesen Zyklus ist ein primitiver Mechanismus gegeben, der unabhängig von der hormonellen Steuerung zu einer Konstanz der Glucosehomöostase beiträgt. Die biochemische Steuerung geht in mehreren enzymatischen Schritten vonstatten, deren wichtigste die folgenden sind:
- Hemmung von Glucosetransport und -phosphorylierung,
- Hemmung der Glykolyse auf der Stufe der Phosphofructokinase durch Citrat,
- Hemmung der Pyruvatoxidation an der Pyruvatdehydrogenase durch Acetyl-CoA bzw. durch Anstieg des Quotienten Acetyl-CoA/CoA.

Während diese Wechselwirkungen für den Herzmuskel voll bestätigt werden konnten, ist ihre allgemeine Gültigkeit für den Skelettmuskel und die Rolle des „Glucose Fatty-Acid Cycle" in der Pathogenese des Diabetes umstritten. Immerhin konnte in vivo gezeigt werden, dass die Glucosetoleranz bei gleichzeitig gesteigerter Lipolyse erheblich abnimmt.

Beim Diabetiker wie beim Übergewichtigen sind die freien Fettsäuren im Nüchternzustand erhöht. Nach körperlicher Arbeit steigen die Spiegel beim Diabetiker wesentlich stärker an als beim Gesunden, was wiederum die Glucosetoleranz beeinflusst.

Insulineinfluss. Auch im Zusammenspiel von Glucose- und Fettstoffwechsel ist das Insulin der wesentliche hormonelle Faktor. Wichtig ist hier eine gewisse

Rangfolge der Insulinwirkung: Geringste Insulinkonzentrationen hemmen bereits die Lipolyse, während sie noch keinen Effekt auf die Glucoseaufnahme in Muskel und Fettgewebe zeigen.

Sekundäre Hyperlipidämien. Für die sekundären Hyperlipidämien bei Diabetes und Ketoazidose scheint die Ursache nicht nur im erhöhten Angebot von freien Fettsäuren an die Leber, sondern auch an einer Störung des Lipoproteinabbaus zu liegen. Tatsächlich kommt es beim Insulinmangel zu einem Abfall der Lipoproteinlipaseaktivität im Plasma, die durch Insulingaben behoben werden kann.

Adipositas. Mit Recht wird die Vermehrung der Fettgewebsmasse als Ursache für die Insulinresistenz des adipösen Diabetikers angeführt, die dann durch eine vermehrte Insulinausschüttung kompensiert wird. Für einen erhöhten „Verbrauch" des Hormons fehlt jede experimentelle Erklärung. Das Signal, welches der Beta-Zelle die periphere Resistenz anzeigt, d. h. der Stimulus, welcher zum Hyperinsulinismus führt, ist möglicherweise die Glucosekonzentration.

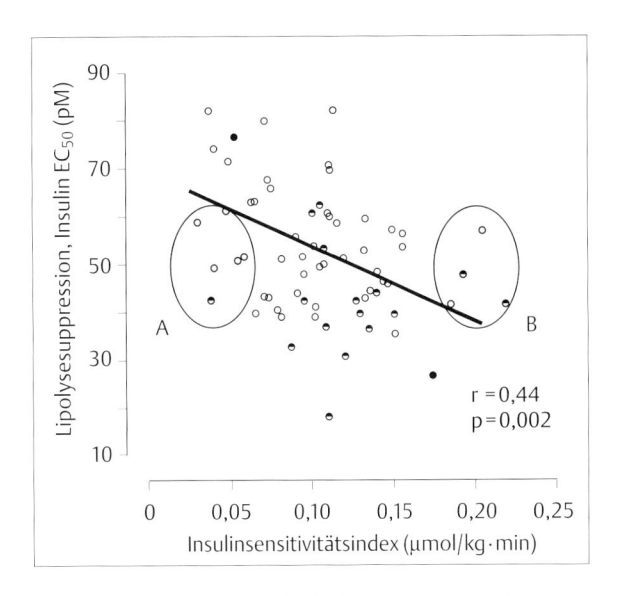

Abb. 1.**28** Spektrum der individuellen Insulinsensitivität. (Aus Sturmvoll et al.)

Insulinresistenz

Insulinresistenz ist ein wesentlicher Faktor in der Pathogenese des Diabetes mellitus Typ 2 (Kap. 4). Bei seiner klinischen Manifestation findet sich bei nahezu allen Patienten eine Insulinresistenz mit Hemmung sowohl der oxidativen als auch der nicht oxidativen Glucoseverwertung. Zahlreiche Studien haben aber auch gezeigt, dass eine Insulinresistenz bereits in „prädiabetischen Stadien" nachweisbar ist. Bei Nachkommen von Typ-2-Diabetikern und Normalpersonen findet sich ein weites Spektrum der individuellen Insulinsensitivität (Abb. 1.**28**). Die Position eines Individuums in diesem Spektrum beschreibt die Situation „insulinresistent" (A, linke Seite des Spektrums) oder „insulinsensibel" (B, rechte Seite) nur ungenügend, da die Abgrenzung stets auch im Kontext der individuellen Insulinsekretion zu sehen ist.

Insulinresistenz ist nach heutigem Wissensstand ein Additionsphänomen verschiedener Mechanismen, auf die im Folgenden eingegangen wird. Resistenz erzeugende Faktoren sind in der Prädiabetesphase adipositasabhängige Mechanismen, trainingsabhängige Mechanismen, genetische Determination (ca. 10% aller Insulinresistenten sind schlank). In der Diabetesphase, d. h. nach Stoffwechselentgleisung, spielen dann auch glucose- und fettsäureabhängige Mechanismen eine Rolle (Glucotoxizität, Lipotoxizität). (7, 8, 10, 34, 72, 75, 98, 26, 94)

Adipositasassoziierte Insulinresistenz

Mit dem Begriff des „**metabolischen Syndroms**" wird eine enge Vergesellschaftung moderner Zivilisationserkrankungen wie androide Adipositas, Insulinresistenz, Diabetes mellitus Typ 2, Dyslipidämie, Hypertonie, Mikroalbuminurie und Atherosklerose beschrieben (1).

Trotz der seit langem bekannten Koinzidenz von Adipositas und Typ-2-Diabetes – über 80% der Typ-2-Diabetiker sind adipös – sind die molekularen Ursachen der adipositasinduzierten Insulinresistenz beim Menschen bis heute nicht eindeutig geklärt. Es wird jedoch angenommen, dass neben den bei Adipositas erhöhten freien Fettsäuren mehrere vom abnorm vergrößerten Fettgewebe sezernierte Mediatoren an der Ausprägung der Insulinresistenz beteiligt sind. (20, 30, 48)

Fettsäurespiegel und Insulinresistenz. Das Fettgewebe fungiert primär als kaloriendichtes Energiereservoir. Die vom Fettgewebe abgegebenen freien Fettsäuren stellen bevorzugte Brennstoffe dar, welche die Glucoseverwertung der peripheren Gewebe einschränken. Adipositasbedingte erhöhte Plasma-Fettsäurespiegel können die Entstehung von Hyperinsulinämie, Hyperglykämie und Typ-2-Diabetes begünstigen. Die dabei zugrunde liegenden Fettsäurewirkungen umfassen eine Stimulation der hepatischen Gluconeogenese, die Abnahme der Insulinclearance und eine vermehrte Insulinausschüttung durch die Beta-Zellen der Langerhans-Inseln (92) (65) (12). Fettsäuren stellen aber auch Signalmetaboliten dar, die im Fettgewebe über nukleäre Rezeptoren der „Peroxisome proliferator-activated Receptor"-(PPAR-) Familie eine Rekrutierung neuer Adipozyten aus Vorläuferzellen induzieren und damit eine Zunahme der Fettgewebsmasse bedingen können (58) (3).

Auch Monobutyrin (1-Butyryl-glycerin) ist ein aus dem Triacylglycerinstoffwechsel hervorgehender Metabolit. Er wird von Adipozyten abgegeben und wirkt nachweislich angiogen (97) (23). Es wird spekuliert, dass durch die Förderung der Fettgewebsmikrovaskularisierung einer Vergrößerung der Fettgewebsmasse Vorschub geleistet wird.

Zirkulierende Fettsäurespiegel sind wesentlich von der Insulinsensitivität des Fettgewebes bestimmt. Die

Insulinsensitivität der Lipolyse korreliert mit der Insulinsensitivität der anderen Gewebe, insbesondere des Skelettmuskels (Abb. 1.**30**). Es besteht allerdings eine erhebliche individuelle Variation, die durch andere Faktoren bestimmt sein muss (siehe Extreme in Abb. 1.**30** als A versus B). Zu diesen Faktoren gehören wohl einerseits eine unterschiedliche Empfindlichkeit von Muskel und Leber für Fettsäureeffekte, andererseits könnten hierbei auch die sog. Adipozytokine eine Rolle spielen.

Adipozytokine und andere Sekretionsprodukte des Fettgewebes. Von besonderem Interesse im Zusammenhang mit Insulinresistenz und Diabetes mellitus Typ 2 sind die sog. Adipozytokine Tumornekrosefaktor-α (TNF-α), Leptin, Adiponectin und das erst vor kurzem entdeckte Resistin.

TNF-α. Bei Nagern mit genetisch und chemisch induzierter Adipositas konnte erstmals gezeigt werden, dass Fettzellen TNF-α ausschütten (42). In Kulturen muriner und humaner Adipozyten interferiert TNF-α mit dem proximalen Insulin-Signalweg, indem es die Tyrosinkinase-Aktivität des Insulinrezeptors durch Serin-Phosphorylierung von Insulinrezeptor-Substrat 1 (IRS-1) blockiert (62) (49) (41) (78). Dass zumindest im Tiermodell TNF-α ein wichtiger auslösender Faktor der Insulinresistenz ist, wurde durch Studien an TNF-α- und TNF-Rezeptor-Knockout-Mäusen belegt. Das Muskelgewebe solch mutierter Tiere wies eine signifikant verbesserte Insulinsensitivität auf (93).

Wie im Tiermodell ist auch bei adipösen Menschen die TNF-α-Produktion im Fettgewebe deutlich erhöht. Jedoch finden sich nur sehr niedrige und stark streuende Plasma-TNF-α-Spiegel (40). Im Rahmen einer Prädiabetiker-Studie, an der 36 Deutsche und 47 Finnen teilgenommen hatten, konnte kein Zusammenhang zwischen Plasma-TNF-α-Spiegeln und Insulinresistenz gefunden werden (53). Auch der Befund, dass eine antikörpervermittelte Neutralisierung von TNF-α bei adipösen Typ-2-Diabetikern keine Verbesserung der Insulinsensitivität bewirkt, lässt eine systemische Funktion des vom Fettgewebe freigesetzten TNF-α beim Menschen als fragwürdig erscheinen (74). Dennoch ist eine parakrine Rolle im Skelettmuskel mit seinen erheblichen lokalen Fettdepots möglich (46).

Leptin. Die Entdeckung des Adipozyten-Hormons Leptin im Jahre 1994 schloss eine lange bestehende Lücke im adipostatischen Modell der Körpergewichtsregulation (101). In diesem bereits in den 50er Jahren aufgestellten Konzept wurde ein Sättigungsfaktor oder „Lipostat" postuliert, der proportional zur Fettmasse vom Fettgewebe in die Blutbahn abgegeben wird, auf das hypothalamische Appetitzentrum einwirkt und so die Nahrungsaufnahme reguliert (39) (54). Der lineare Zusammenhang zwischen Plasma-Leptin-Spiegel und Body Mass Index (BMI), die anorektischen Eigenschaften von Leptin und die nachgewiesene Existenz von Leptinrezeptoren im Hypothalamus stehen in perfektem Einklang mit dem postulierten Regelkreis-Modell (16) (79) (91).

Die weite Verbreitung von Leptinrezeptoren auch außerhalb des Hypothalamus lässt neben seiner zentralen Funktion auch direkte periphere Wirkungen von Leptin vermuten (56) (60) (91). So konnte beispielsweise an isolierten Ratten-Adipozyten eindrucksvoll gezeigt werden, dass Leptin ein weites Spektrum metabolischer Insulineffekte wie Glucoseaufnahme, Lipogenese, Glykogen-Synthase-Aktivierung und Antilipolyse sehr effizient blockieren kann (68). In C_2C_{12}-Myotuben dagegen interferiert Leptin nicht mit dem Insulin-Signalweg, sondern zeigt vielmehr eine insulinmimetische Wirkung auf Glucosetransport und Glykogensynthese (11) (52). Aktuell wird überdies eine direkte, d. h. nicht durch verminderte Nahrungsaufnahme bedingte, Insulinsensitivierende Wirkung von Leptin auf periphere Gewebe diskutiert. Als wichtigstes Argument dient dabei der Befund, dass sich die Insulinresistenz genetisch lipoatropher und damit hypoleptinämischer Mäuse – unabhängig von der Menge der aufgenommenen Nahrung – abschwächt, wenn diesen Leptin verabreicht wird oder wenn diese mit einem transgenen ektopisch Leptin produzierenden, aber ebenso lipoatrophen Mäusestamm gekreuzt werden (25). Außerdem wurde nachgewiesen, dass Leptin im Muskel wie auch in Beta-Zellen die Lipidoxidation fördert und die Lipidsynthese hemmt (69) (87).

Adiponectin. Ein weiteres ausschließlich von Adipozyten gebildetes Sekretionsprodukt mit vermeintlich positiver Auswirkung auf die Insulinsensitivität ist Adiponectin. Unter den Namen „AdipoQ" und „Acrp30" wurde es 1995 zeitgleich von 2 Arbeitsgruppen in differenzierenden Mäuse-Präadipozyten beschrieben (44) (84). Die Plasmaspiegel des menschlichen Homologs korrelieren negativ mit Adipositas, Insulinresistenz, Hyperinsulinämie und koronarer Herzkrankheit (4) (43) (96). Seine antiatherogenen und antiinflammatorischen Effekte gehen vermutlich größtenteils auf eine Beeinflussung der Makrophagenfunktion zurück. So hemmt Adiponectin einerseits das Wachstum von myelo-monozytischen Vorläuferzellen, andererseits die Phagozytenaktivität, die LPS-abhängige TNF-α-Produktion und die Lipidakkumulation von ausdifferenzierten Makrophagen (99) (77). Ferner wurde eine Inhibierung der TNF-α-induzierten Monozytenadhäsion an die Endothelwand durch Adiponectin beschrieben. Ursächlich dafür könnte eine adiponectinreprimierte Expression von endothelialen Adhäsionsmolekülen sein (76). Eine akute insulinsensitivierende Wirkung von Adiponectin wird von Versuchen mit Mäusen abgeleitet. Eine einmalige Injektion von Acrp30 senkt sowohl in Wildtyp- als auch in diabetischen Mäusestämmen zumindest transient die Plasmaglucosespiegel. Dabei scheint Adiponectin die Suppression der Glukoneogenese in Hepatozyten durch Insulin zu verstärken (9). Die molekularen Mechanismen der Adiponectin-Signaltransduktion sind jedoch nicht zuletzt wegen der Unkenntnis seines Rezeptors noch nicht bekannt.

Resistin. Resistin ist das jüngste unter den neu entdeckten Fettzellprodukten. Im Gegensatz zu Leptin und Adiponectin stellt es kein einzigartiges Molekül dar, sondern ist Mitglied einer kleinen Familie homologer, cysteinreicher Proteine (88, 89). Unter diesen ist allein Resistin adipozytenspezifisch (88) (57). Die Funktion von Resistin ist noch nicht endgültig einzuordnen. Erste

Experimente lieferten das Bild eines prodiabetisch wirkenden Hormons: Expression und Sekretion von Resistin in Mäuse-Adipozyten werden durch die Applikation antidiabetischer Thiazolindione gesenkt. Dagegen führen genetisch bedingte oder durch fettreiche Nahrung ausgelöste Adipositas und Insulinresistenz bei Mäusen zu einem Anstieg der Plasmaresistinspiegel. Weiterhin wurde gezeigt, dass Resistin die insulininduzierte Glucoseaufnahme der Adipozyten senkt (88). Jüngste Daten einer anderen Arbeitsgruppe lassen jedoch eine verminderte Resistinexpression im Fettgewebe genetisch und nahrungsbedingt adipöser Nager erkennen. Auch hat hier eine Thiazolindion-Behandlung überraschenderweise einen induzierenden Effekt auf die Resistinexpression im Fettgewebe (95). Über die Bedeutung des humanen Homologs für die Insulinsensitivität des Menschen ist noch nichts bekannt. Selbst seine Expression im Fettgewebe ist umstritten, die mRNA-Signale bewegen sich an der Nachweisgrenze. So konnte unter 42 Testpersonen lediglich bei 4 Personen im Fettgewebe mittels PCR ein spezifisches Resistinsignal detektiert werden (70).

Niedermolekulare Verbindungen. Unter den niedermolekularen Verbindungen sind Adenosin und die Prostaglandine E_2 und I_2 (Prostacyclin) zu erwähnen. Aufgrund ihrer vasodilatorischen Eigenschaften wird ihnen eine potenzielle Funktion bei der Regulation der Fettgewebsdurchblutung zugewiesen (18). Adenosin und Prostaglandin E_2 wirken darüber hinaus über spezifische Membranrezeptoren auf die Fettzelle zurück und blockieren über eine Hemmung der Adenylatcyclase die Lipolyse (80). Von Prostacyclin ist ferner eine differenzierende Wirkung auf die Fettzellen beschrieben. Die Synthese von Prostacyclin durch Adipozyten ist von Angiotensin II abhängig, welches ebenfalls lokal gebildet werden kann (s. u.) (21, 22).

Komplementfaktoren. Hierzu zählen die Komplementfaktoren B, C3 und die als Faktor D identifizierte, in beträchtlichen Mengen synthetisierte Serin-Protease Adipsin. Unter Einwirkung von Adipsin und Faktor B entsteht im Fettgewebe aus Faktor C3 das Spaltprodukt C3a-des-Arg (17). Letzteres ist auch unter der Bezeichnung „Acylation-stimulating Protein" (ASP) bekannt. Es ist im Plasma nachweisbar und neben Insulin das wirkungsvollste Stimulans des Glucosetransports und der Triacylglycerinsynthese im Fettgewebe (6) (64). Eine Wirkung von ASP außerhalb des Fettgewebes ist nicht bekannt.

Lokales Renin-Angiotensin-System. Nach jüngsten Erkenntnissen ist neben anderen Geweben auch das Fettgewebe in der Lage, ein lokales Renin-Angiotensin-System zu bilden. Sowohl Angiotensinogen als auch die prozessierenden Proteasen Renin und „Angiotensin converting Enzyme" (ACE) können von Adipozyten produziert werden (51) (86). Im Fettgewebe fördert das Endprodukt Angiotensin II die Lipo- und Adipogenese (47). Berücksichtigt man die Fettgewebsmasse, so ist Fettgewebe nach der Leber der zweitwichtigste Bildungsort für Angiotensinogen. Folglich könnte das im Fettgewebe aus Angiotensinogen gebildete, vasokonstriktorisch wirkende Angiotensin II nicht nur von lokaler, sondern durchaus auch von systemischer Bedeutung sein und die häufig mit einer Adipositas vergesellschaftete Hypertonie mit verursachen (37). Interessanterweise konnte im Rahmen der internationalen „Heart Outcomes Prevention Evaluation Study" (HOPE) gezeigt werden, dass Ramipril, ein ACE-Inhibitor und damit Hemmer der Angiotensin-II-Bildung, bei Risikopatienten nicht nur die Häufigkeit von Gefäßkomplikationen wie Herzinfarkt und Schlaganfall verringert, sondern außerdem die Zahl der neu diagnostizierten Diabetesfälle signifikant senkt (100).

Plasminogen-Aktivator-Inhibitor 1. Präadipozyten und Adipozyten synthetisieren beträchtliche Mengen des Serpins Plasminogen-Aktivator-Inhibitor 1 (PAI-1) (2) (67) (82). Aufgrund seiner antifibrinolytischen Wirkung steht das vom Fettgewebe adipöser Patienten vermehrt gebildete PAI-1 im Verdacht, eine Rolle bei der Entstehung der im Rahmen des metabolischen Syndroms häufig zu beobachtenden Gefäßerkrankungen wie arterielle Verschlusskrankheit und koronare Herzkrankheit zu spielen (27).

Weitere Sekretionsprodukte. Darüber hinaus wird vom Fettgewebe noch eine Reihe anderer Proteinfaktoren sezerniert, die aber nicht fettgewebsspezifisch sind. Hierzu zählen Lipoproteinlipase, Atrium-natriuretrisches Peptid, Insulin-like Growth Factor-I (IGF-I), Fibroblast Growth Factor 10, Transforming Growth Factor (TGF) -α und -β, Interleukin-6 und Leukemia-inhibitory Factor. Nennenswert hinsichtlich ihrer potenziellen Bedeutung für die Fettgewebsvaskularisierung erscheinen letztlich die angiogenen Faktoren basic Fibroblast Growth Factor (bFGF) und vascular endothelial Growth Factor.

Rekapitulierend lassen sich die diabetesrelevanten Adipozytenfaktoren in 2 Gruppen einteilen:
➤ Faktoren mit negativem Effekt auf die Gesamtkörper-Insulinsensitivität wie freie Fettsäuren und TNF-α,
➤ Faktoren mit insulinsensitivierender Wirkung wie Adiponectin und Leptin.

Zu welcher der beiden Kategorien Resistin gehört, bedarf noch der Klärung.

Insulinresistenz durch Bewegungsmangel (102)

Mangelndes Muskeltraining gehört zu den reversiblen Ursachen einer Insulinresistenz (Kap. 18). Die Mechanismen, durch die Muskeltraining die Insulinresistenz des Skelettmuskels modulieren, sind wohl vielfältig und reichen von Effekten auf die Vaskularisation, die Faserzusammensetzung, die Enzymausstattung zur Lipidspeicherung und Lipidoxidation bis zu bewegungsabhängigen Signalen auf die Signalkaskade zum Glucosetransport und zur Glycogensynthese. Zellulär werden letztere Effekte wohl durch Serinkinasen (AMP-Kinase) vermittelt. Weiterhin scheint Muskeltraining zu einer erhöhten GLUT4-Expression im Muskel zu führen. Ebenso werden Wirkungen über IRS-1, IRS-2 und PI3-Kinase diskutiert.

Genetische Determinierung der Insulinresistenz (90)

Beim sog. Kandidaten-Genansatz zur Analyse genetischer Ursachen der Insulinresistenz hat man systematisch nach Mutationen und Polymorphismen in den Genen der Insulinsignaltransduktionskaskade (Abb. 1.24) gesucht. Da sich bei gewebespezifischen Insulinrezeptor-knockout-Tiermodellen sowie IRS-1- und IRS-2-knockout-Tieren diabetische Phänotypen entwickelt haben, hat man beim Menschen insbesondere hier nach funktionell relevanten Polymorphismen gesucht. Es haben sich hier zwar relativ häufig Polymorphismen gefunden (IRS-1, IRS-2, PI3-Kinase), jedoch scheinen diese für die Insulinresistenz beim Menschen eine nur untergeordnete Bedeutung zu haben bzw. nur im Kontext bestimmter anderer, noch unbekannter Gene relevant zu sein.

Bei genomischen Screenings bei Pima-Imdianern und anderen speziellen Populationen wurden weitere Gene in Assoziation mit Typ-2-Diabetes beschrieben (z. B. das Calpain-Gen, das für eine Protease kodiert), deren phänotypische Bedeutung aber nicht in allen Populationen bestätigt wurde. Offen ist auch noch die Bedeutung von häufigen Polymorphismen in den Genen der Adipozytokine (Adiponektin, TNF-α-Promotor, IL-6).

Die bisher überzeugendsten Daten für ein potenzielles Typ-2-Diabetes-Gen liegen für den PPARγ-Rezeptor vor, bei dem sich mit hoher Prävalenz (heterozygot in 20–30% verschiedener Populationen) ein Polymorphismus findet. Bei einer großen skandinavischen Studie wurde kalkuliert, dass die Träger dieses Polymorphismus (Pro12Ala in PPARγ-2) ein um 25% reduziertes Risiko für die Entwicklung eines Typ-2-Diabetes haben. Die pathogenetische Ursache hierfür könnte in einer erhöhten Empfindlichkeit der Lipolyse für Insulin liegen (Abb. 1.29). Damit wäre bei den Trägern des Polymorphismus evtl. ein im Schnitt niedriger Spiegel an zirkulierenden freien Fettsäuren der Grund für eine erhöhte Insulinsensitivität, die letztendlich vor dem Auftreten eines Typ-2-Diabetes schützen würde.

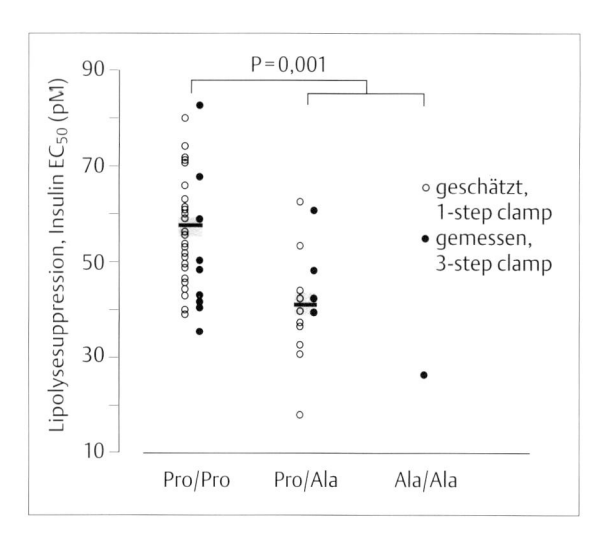

Abb. 1.29 Insulinempfindlichkeit der Lipolyse in Abhängigkeit vom PPARγ-Rezeptor. (90)

Zelluläre Mechanismen der Insulinresistenz

Modulation der Insulinsignalkette durch Glucose, Fettsäuren, Hormone und Adipozytokine

Die Kenntnis der Signaltransduktionskette ist die Grundlage für die Analyse der Pathogenese der zellulären Insulinresistenz. Eine zelluläre Insulinresistenz kann durch Störungen auf jeder Stufe der Signaltransduktionskette bedingt sein.

Die ersten Studien, die zelluläre Resistenzmechanismen beschrieben haben, wurden an der Rezeptorkinase durchgeführt, da damals die folgenden Signalschritte noch nicht bekannt waren. Es konnten damals aber bereits prinzipielle Mechanismen aufgedeckt werden, die dann auch für die Modulation der folgenden Signalkette bedeutend waren.

Rezeptorkinase. Auf der Stufe der Rezeptorkinase selbst wurde eine Reihe von Defekten oder gestörten Aktivitätszuständen in verschiedenen Modellsystemen (insulinresistente Zuckerratte, sog. Goldthioglucosemäuse sowie Ob/ob-Mäuse, Streptozotocinratten) beschrieben, die die Voraussetzungen für die späteren Studien an insulinempfindlichen Geweben von Typ-2-Diabetes-Patienten geschaffen haben. Ebenso wurden an Fibroblasten von Patienten mit verschiedensten Insulinresistenzsyndromen Defekte der Insulinrezeptorkinase gefunden.

Katecholamine. Wichtige Informationen über die Modulation des Insulinsignals auf Rezeptorebene wurden auch von verschiedenen In-vitro-Modellen erhalten, bei denen eine Insulinresistenz durch Katecholamine, Phorbolester, In-vitro-Hyperglykämie, Hyperinsulinämie sowie eine Modulation der Plasmamembranzusammensetzung erzeugt wurde. Katecholamine können z. B. in vitro eine Insulinresistenz des Glucosetransportsystems isolierter Ratten- und menschlicher Adipozyten induzieren, die mit einer Hemmung der Insulinrezeptorkinase korreliert. Man nimmt an, dass die katecholamininduzierte Hemmung der Rezeptorkinase durch eine Serinphosphorylierung der Insulinrezeptor-β-Untereinheit als Folge einer Aktivierung der cAMP-abhängigen Kinase erfolgt. Eine Phosphorylierung der β-Untereinheit durch eine cAMP-abhängige Kinase konnte zumindest in vitro nach Katecholaminstimulation gezeigt werden.

Phorbolester. Ebenso lässt sich durch Phorbolester in vitro eine Insulinresistenz isolierter Adipozyten und Hepatomzellen erzeugen, die mit einer Hemmung der Insulinrezeptorkinase verbunden ist. Wahrscheinlich ist der zugrunde liegende Mechanismus eine Aktivierung der Proteinkinase C, die den Insulinrezeptor an spezifischen Threonin- und Serinresten der b-Untereinheit phosphoryliert und so inhibiert.

Hyperglykämie. Auch eine Hyperglykämie induziert eine Insulinresistenz. Dieser Mechanismus ist im Rahmen des „Glucosetoxizitätskonzepts" beim Diabetes von besonderem Interesse. Isolierte Fettzellen in Primärkulturen zeigen in der Gegenwart hoher Glucosekonzentration eine Hemmung der Insulinrezeptorkinase, die wohl durch eine Aktivierung der Proteinkinase-C-Aktivität zustande kommt. Ferner lässt sich der inhibierende Effekt hoher Glucosekonzentrationen durch Proteinkinase-C-Inhibitoren aufheben. Es scheint also eine hyperglykämieabhängige Aktivierung der Proteinkinase C zu geben, die wohl über Serinphosphorylierung des Insulinrezeptors akut eine Insulinresistenz auf der Stufe des Rezeptors auslösen kann.

Weitere Modulatoren. Weitere Modulatoren der Insulinrezeptorkinase sind der Insulinspiegel selbst sowie eine Reihe von Peptiden, von Phospholipiden und von Adenosin. Weiterhin scheinen auch die G-Proteine zu den inhibitorischen Modulatoren der Insulinrezeptorkinase zu gehören.

Aus heutiger Sicht lässt sich die damals beschriebene Bedeutung von Serinkinasen als negative Modulatoren des Insulinsignals auch auf weitere Stufen der Signalkette und auf andere Serinkinasen ausdehnen. Serinphosphorylierung von Signalproteinen (z. B. IRS-1, IRS-2) scheint Teil eines negativen „Feedback-Systems" zu sein (Abb. 1.**30**). Viele extrazelluläre Signale, die zu zellulärer Insulinresistenz führen (Fettsäuren, Glucose, TNF-α), scheinen über eine Aktivierung von Serinkinasen zu wirken.

Hinzugekommen ist ein erhebliches Wissen über Tyrosinphosphatasen und Lipidphosphatasen, die ebenfalls negative Gegenspieler des Insulinsignals sind. Von den über 100 bekannten Tyrosinphosphatasen sind insbesondere folgende zu nenen: PTPB, PTPα, LAR, SHP-1, SHP-2, PTEN (Abb. 1.**31**). Weiterhin gibt es Proteine, die mit Elementen der Insulinsignalkaskade interagieren und diese hemmen können. Die Rolle dieser stetig wachsenden Zahl von Proteinen für die Resistenzentstehung ist unklar. Zu den evtl. wichtigen gehören PCP-1, GRB-2, PED, PAR6 und andere (Abb. 1.**32**).

Diabetische Stoffwechselstörung

Ursachen. Sämtlichen Formen des Diabetes mellitus liegt ein Mangel an zellulärer Insulinwirkung zugrunde (Abb. 1.**33**). Beim Insulinmangeldiabetes (Typ 1), liegt die Ursache in einer defekten oder völlig fehlenden Sekretionsleistung der Beta-Zelle, während beim Erwachsenendiabetes (Typ 2) und bei bestimmten Formen des sekundären Diabetes eine Insulinresistenz der Zielorgane allein oder in Kombination mit einer Sekretionsstörung vorliegt. Die Störung der peripheren Insulinwirkung kann dabei in den einzelnen Zielorganen ein unterschiedliches Ausmaß erreichen. Entsprechend den verschiedenen Wirkungen von Insulin auf seine Zielorgane Leber, Muskel und Fettgewebe finden sich auch unterschiedliche Veränderungen des Zellstoffwechsels.

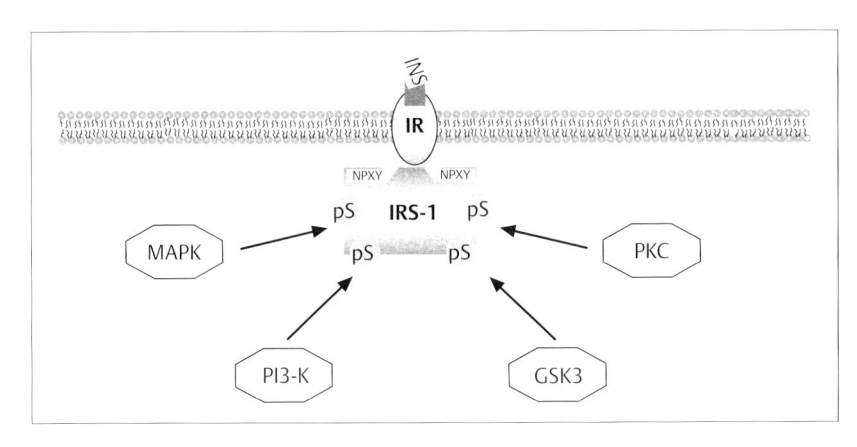

Abb. 1.**30** Mögliche Kandidaten der Serinphosphorylierung von IRS-1.

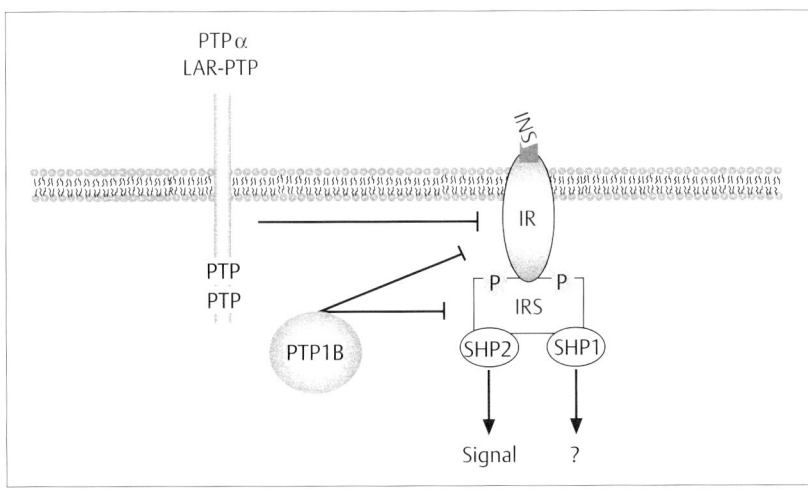

Abb. 1.**31** Mögliche Rolle der Phosphatasen bei der zellulären Übertragung des Insulinsignals

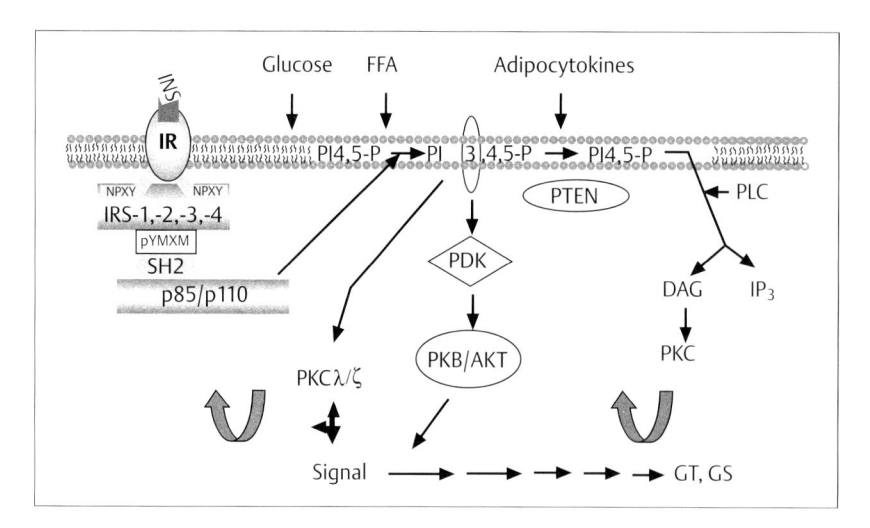

Abb. 1.32 Mögliche Rolle von PTPasen, Serinkinasen und inhibitorischen Proteinen bei der zellulären Insulinrestistenz.

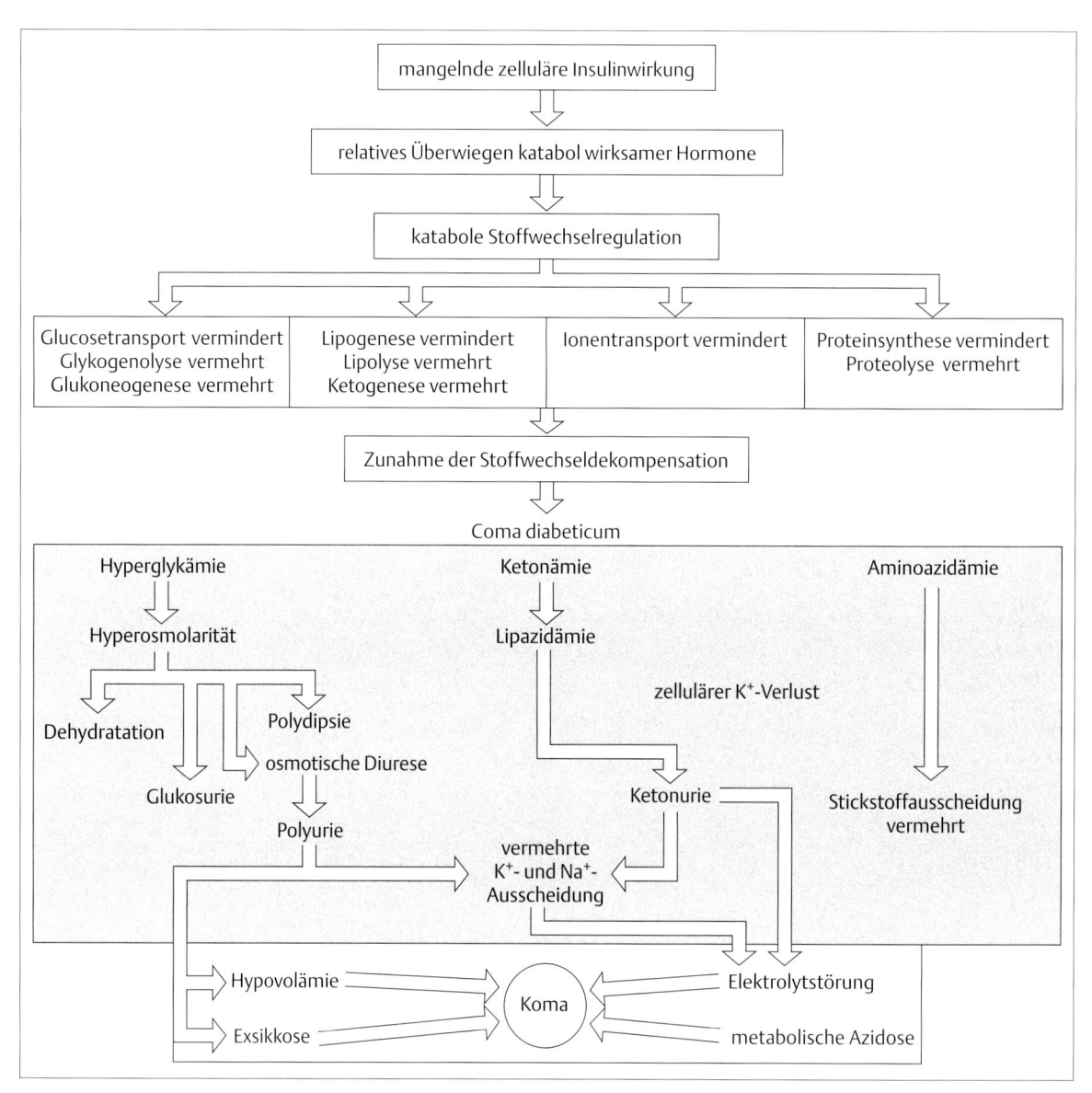

Abb. 1.33 Auswirkungen der mangelnden zellulären Insulinwirkung auf den Stoffwechsel.

Auswirkungen auf den Leberstoffwechsel. Die wichtigsten Änderungen des Leberstoffwechsels bei Insulinmangel sind das Überwiegen der Glykogenolyse und die ungehemmt ablaufende Gluconeogenese aus Vorläufern wie Lactat, Pyruvat, Glycerin und Aminosäuren. Neben der hormonalen Steuerung spielen hier das vermehrte Angebot an freien Fettsäuren und deren teilweise Oxidation eine steuernde Rolle. Da das Angebot der freien Fettsäuren die Verbrennungskapazität der Leber übertrifft, kommt es zur vermehrten Bildung von Ketonkörpern und zur gesteigerten Reveresterung in Triglyceride. Gleichzeitig ist die Proteolyse gesteigert, und es kommt zur vermehrten Harnstoffbildung.

Auswirkungen an der Muskulatur. Hier kommt es zu einer Verminderung der Glucoseaufnahme und Oxidation, vor allem wegen des verminderten Glucosetransports durch die Zellmembran als Folge des Insulinmangels. Die Muskulatur verbraucht nun vermehrt freie Fettsäuren, die aufgrund der gesteigerten Lipolyse verstärkt angeboten werden. Auch der Verbrauch von Ketonkörpern, die aus der erhöhten Ketogenese der Leber stammen, ist vermehrt. Die mangelnde Glucoseaufnahme führt zu einer verminderten Bildung von α-Glycerophosphat und damit zu einer inadäquaten Reveresterung endogener Fettsäuren, die aus dem Triglycerid des Muskels stammen. Metaboliten des Fettsäureabbaus, vor allem die Acyl-CoA-Ester und das Acetyl-CoA, führen ihrerseits zu einer Störung der Glucoseutilisation.

Auch der Eiweißstoffwechsel ist vom Insulinmangel betroffen. Er führt zu einer verminderten Aufnahme von Aminosäuren, zu einer Verringerung der Proteinsynthese und zu einer verstärkten Proteolyse, sodass der Muskel vermehrt Aminosäuren abgibt. Als Ergebnis findet sich die Katabolie des Muskels mit einem Eiweißverlust trotz des hohen Angebots an Brennstoffen.

Auswirkungen am Fettgewebe. Die speziellen Aufgaben des Fettgewebes sind die Fettsäuresynthese und die Ablage endogener oder exogener Fettsäuren in Form von Triglyceriden. Dieser Fettspeicher kann je nach hormonaler Steuerung durch die Lipolyse akut zur Verfügung gestellt werden. Bei Insulinmangel kommt es zu einer Verminderung der Glucoseaufnahme, die zu einer Störung der Fettsäuresynthese und Reveresterung führt, bei gleichzeitiger exzessiver Lipolyse aus dem Triglyceridspeicher. Bei zunehmender Dekompensation des Stoffwechsels finden sich steigende Spiegel von unveresterten Fettsäuren im Blut.

Das Ausmaß des Insulinmangels an seinen Zielorganen bestimmt den Grad der diabetischen Stoffwechselentgleisung. Das Diagramm der Abb. 1.**33** illustriert die gleichzeitig ablaufenden pathophysiologischen Prozesse, die schließlich zum diabetischen Koma führen.

Biochemische Grundlagen der diabetischen Spätkomplikationen
(20, 22, 13, 14, 15, 85)

Die mangelnde zelluläre Insulinwirkung führt nicht nur zur akuten Stoffwechselrekompensation, sondern es können durch die Auswirkungen eines chronischen Defizits auch die für den Diabetes typischen Spätschäden entstehen. Zahlreiche klinische und experimentelle Studien bestätigen die Hypothese eines kausalen Zusammenhangs zwischen lange bestehender Hyperglykämie und Spätkomplikationen. Hierbei müssen zusätzliche (z. B. genetische) Faktoren eine Rolle spielen, denn die Empfänglichkeit, z. B. für vaskuläre Schädigungen, ist individuell verschieden. Die Hyperglykämie verursacht sowohl akute, reversible Veränderungen im Zellstoffwechsel, als auch chronische, irreversible Modifikationen an stabilen Makromolekülen wie Nucleinsäuren oder an Bestandteilen der Stützgewebe (Abb. 1.**34**):

➤ Reversible Veränderungen finden sich im Polyolstoffwechsel und bei der Bildung glykierter Proteine.
➤ Irreversibel sind Strukturveränderungen im Kollagen in in den Basalmembranen, an Rezeptoren und im Bereich der Genexpression (z. B. Zunahme von Mutationen).

Die wichtigsten Beispiele für solche durch Hyperglykämie induzierten Reaktionen sind die nichtenzymatischen Glykosylierungen von zahlreichen Plasmaproteinen und von zellulären Proteinen, die schließlich als sog. AGE-Produkte (advanced glycosylation end products) eine ganz überragende Rolle bei der Entstehung der diabetischen Spätkomplikationen spielen. Daneben ist auch der Polyolstoffwechselweg (s. u.) von Bedeutung. Weiterhin ist ein regulatorischer Effekt von Glucose auf die Proteinkinase C, die eine Modulatorrolle im Zellstoffwechsel spielt, nachgewiesen worden.

Polyolstoffwechselweg

Der erste (ratenlimitierende) Schritt des Polyolstoffwechsels wird durch die Aldosereduktase bestimmt, die sich in Geweben wie Nerven, Glomerula, Retina, Gefäßwänden und der Augenlinse findet. Diese Gewebe nehmen Glucose insulinunabhängig auf; die intrazelluläre Konzentration steigt mit der Zunahme der Hyperglykämie. Während der Polyolstoffwechsel bei Euglykämie nur gering ist, steigt der Durchsatz bei Hyperglykämie

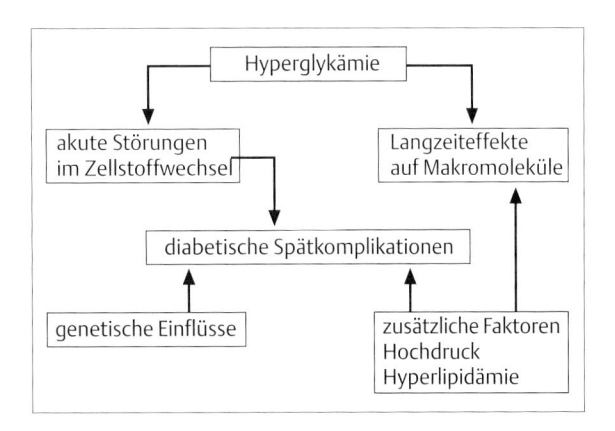

Abb. 1.**34** Zusammenwirken von Hyperglykämie und anderen Faktoren bei der Entstehung diabetischer Gefäßkomplikationen.

an. In vielen Geweben kommt es zur Anhäufung von Sorbit und Fructose nach der folgenden Formel:

Glucose + NADPH + H$^+$ $\xrightarrow{\text{Aldosereduktase}}$ Sorbit + NADP$^+$
Sorbit + NAD$^+$ $\xrightarrow{\text{Sorbit-Dehydrogenase}}$ Fructose + NADH + H

Diabetische Neuropathie. Eine solche Anhäufung könnte z. B. im Nervengewebe zur diabetischen Neuropathie führen. Ein Hinweis dafür ist die Lokalisation der Aldosereduktase in den Schwann-Zellen der peripheren Nerven, an denen die Schäden vorwiegend auftreten. In den peripheren Nerven diabetischer Ratten konnte auch ein wesentlich erhöhter Spiegel an Sorbit und Fructose nachgewiesen werden. Dieser Befund wird für den Menschen allerdings kontrovers diskutiert. Derartige, durch den osmotischen Effekt der Polyole bedingte Veränderungen könnten auch bei der Makroangiopathie eine Rolle spielen.

Ein Ansteigen des Quotienten NADH/NAD$^+$ führt einerseits zur Erhöhung der intrazellulären Konzentration reaktiver (glykierender) Zuckermoleküle durch Hemmung der Glyzeraldehyd-3-phosphatdehydrogenase, und würde andererseits die Bildung von α-Glyzerophosphat stimulieren, den Vorläufer von Diacylglycerol und Aktivator der Proteinkinase C. Dieses Enzym spielt eine Rolle bei der Pathogenese von Gefäßschäden (Abb. 1.**35**).

Ein Ansteigen des Quotienten NADH/NAD$^+$ führt einerseits zur Erhöhung der intrazellulären Konzentration reaktiver (glykierender) Zuckermoleküle durch Hemmung der Glyzeraldehyd-3-phosphatdehydrogenase, und würde andererseits die Bildung von α-Glyzerophosphat stimulieren, den Vorläufer von Diacylglycerol und Aktivator der Proteinkinase C. Dieses Enzym spielt eine Rolle bei der Pathogenese von Gefäßschäden (Abb. 1.**35**).

Diabetische Katarakt. Am Beispiel der Entstehung der diabetischen Katarakt wurde der osmotische Effekt von Sorbit und Fructose im Detail analysiert (Abb. 1.**36**). Die Erhöhung des osmotischen Drucks in der Linse führt zum vermehrten Einstrom von Wasser und einer daraus resultierenden hydropischen Schwellung (prävakuolärer Status). Im weiteren Verlauf findet man einen erhöhten Einstrom von Natriumionen bei gleichzeitig vermehrter Kaliumabgabe, wobei es nun zum Absinken von ATP und zum Ausfall anderer Transportmechanismen kommt. Hierbei wirkt sich besonders der verringerte Aminosäurentransport aus, und die Zelle verarmt an Aminosäuren und Proteinen. Schließlich entwickeln sich eine fortgeschrittene Vakuolisierung sowie eine Quellung und Trübung der Linsenfasern. Bemerkenswert ist hier die Verhinderung der Kataraktentstehung im Tierexperiment durch Hemmstoffe der Aldosereduktase.

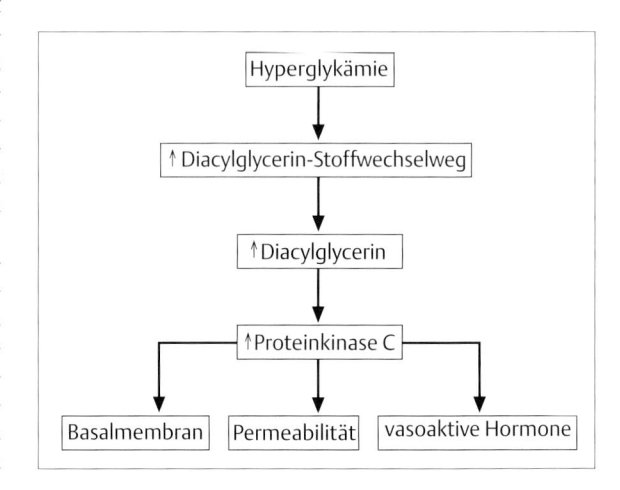

Abb. 1.**35** Diacylglycerin- und Proteionkinase-C-Aktivierung als Ursache von Gefäßschäden.

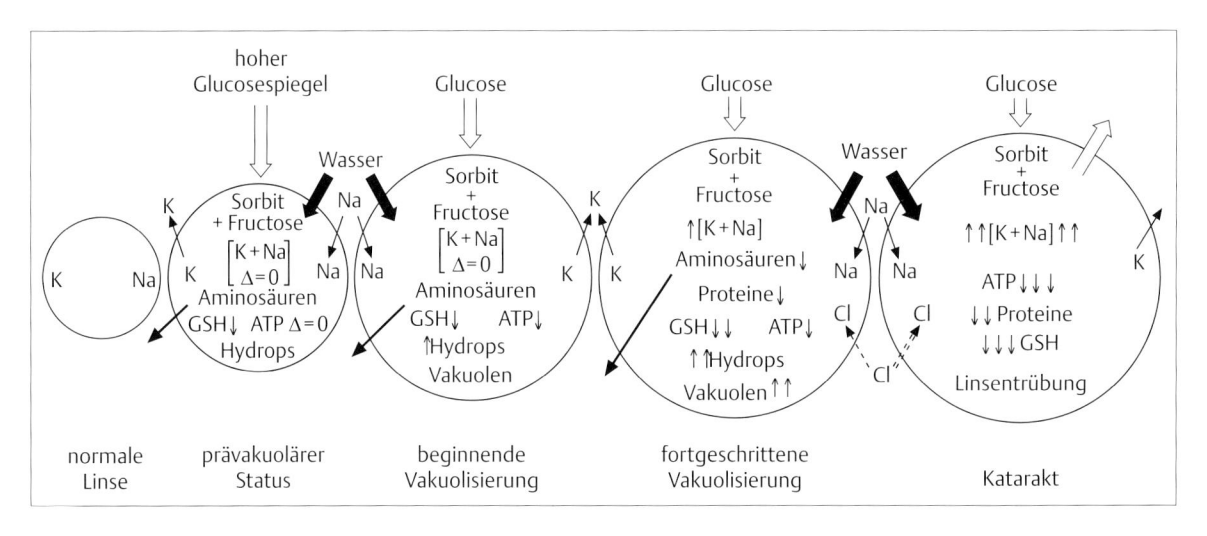

Abb. 1.**36** Schema der Kataraktentstehung. (Gabbay. N Engl J Med 1973:288;831)
GSH = reduziertes Glutathion

Nichtenzymatische Glykosylierung und Folgeprodukte (AGE)

Die der nichtenzymatischen Glykosylierung von Proteinen zugrunde liegenden Reaktionen sind in Abb. 1.37 dargestellt. Besonders an Proteinen mit einer langsamen Umsatzrate kommt es nach einer Umformung des Amadori-Produkts über verschiedene Reaktionsfolgen zu den AGE-Produkten, die eine ganze Reihe von Folgereaktionen auslösen können. Man weiß, das die Bildung der AGE über verschiedene Mechanismen Spätschäden hervorrufen kann. Dazu gehört die Wirkung auf Stützproteine und intrazelluläre Makroproteine. Eine Vernetzung der AGE über Aminogruppen von Proteinen oder Nukleotiden kann verschiedene pathologische Reaktionen bewirken (Tab. 1.7).

Ablagerung von Plasmaproteinen. Durch Glykosylierungsreaktionen kommt es zu einer Vernetzung von ins Gewebe ausgetretenen Plasmaproteinen mit Matrixkomponenten von Kapillaren (Retina, Glomerulus, Vasa nervorum) sowie von großen Gefäßen. Weiterhin scheint über AGE-Produkte auch eine Vernetzung von Matrixkomponenten untereinander zustande zu kommen. Diese Reaktionen führen in diesen Geweben zur irreversiblen Ablagerung von Plasmaproteinen (z. B. LDL-Proteine), zu gestörtem enzymatischem Abbau, zu einer Störung des Basalmembranaufbaus und zu einer Erniedrigung der Bindungsaffinität für wachstumsmodulierende Heparansulfatproteoglykane.

AGE-Rezeptor. Von besonderem Interesse ist, dass es offensichtlich auf Zelloberflächen einen spezifischen Rezeptor für die AGE-Proteine gibt. Insulin scheint die Expression dieses Rezeptors unterdrücken zu können. Von besonderer Bedeutung ist der AGE-Rezeptor offensichtlich an Makrophagen. Die Bindung von AGE an den Rezeptor stimuliert die Freisetzung von wachstumsstimulierenden Faktoren wie IGF-I (Insulin-like Growth Factor), Tumornekrosefaktor, Interleukin 1 und PDGF (Platelet-derived Growth Factor), die wiederum eine wesentliche Rolle bei der Ausbildung diabetischer Spätschäden spielen könnten. Die Bindung von AGE-Proteinen an Makrophagenrezeptoren im Gewebe scheint prinzipiell 2 Effekte auszulösen:

➤ Einerseits scheint in mesenchymalen Zellen durch Aktivierung von Hydrolasen und Kollagenasen eine Zerstörung und ein Umbau von Matrixproteinen zu erfolgen.
➤ Andererseits scheint vor allen Dingen durch Effekte auf Endothelzellen und durch Freisetzung von Wachstumsfaktoren eine Proliferation von Zellen und Matrix ausgelöst zu werden.

Weitere Effekte von AGEs. Hochinteressant ist ferner, dass AGE-Produkte offensichtlich mit der zellulären DNA interagieren und so Langzeiteffekte auslösen können, die wohl die Progression diabetischer Spätschäden auch nach Normalisierung des Blutzuckers mit erklären könnten. Für die Entwicklung von therapeutischen Strategien war in den letzten Jahren insbesondere die Beobachtung wichtig, dass die Vernetzung von AGE-Proteinen durch Aminoguanidine gestört werden kann. Diese scheinen den AGE-Gehalt sowie die Bildung von Plasmaproteinen in glomerulären Basalmembranen senken zu können. Weiterhin scheint im Tierversuch eine Beeinflussung der glucoseinduzierten Kollagenvernetzungen sowie eine Beeinflussung der Verdickung der glomerulären Basalmembran möglich zu sein.

Tab. 1.7 Pathophysiologie der AGE-Akkumulation

Vernetzung extrazellulärer Proteine	Veränderung zellulärer Rezeptoren
Gestörter Basalmembran-Aufbau	Stimulation von Zytokinen
Deposition extravas	Proteine (Wachstumsfaktoren)
Gestörter Basalmemebranen-Umatz	Stimulation der Matrixsynthese
Verminderte Bindung von Proteoglykanen	zelluläre Hypertrophie und -plasie, Stimulation von Coagulation am Endothel

Beteiligung von Zytokinen und Wachstumsfaktoren bei der Entwicklung von diabetischen Spätkomplikationen

In tierexperimentellen Studien war in Glomeruli von diabetischen Ratten bereits nach 4 Wochen Diabetesdauer die Genexpression von verschiedenen Wachtumsfaktoren wie z. B. Transforming Growth Factor β (TGF-β), basic Fibroblast Growth Factor und Platelet-derived Growth Factor signifikant erhöht. Die Genexpression

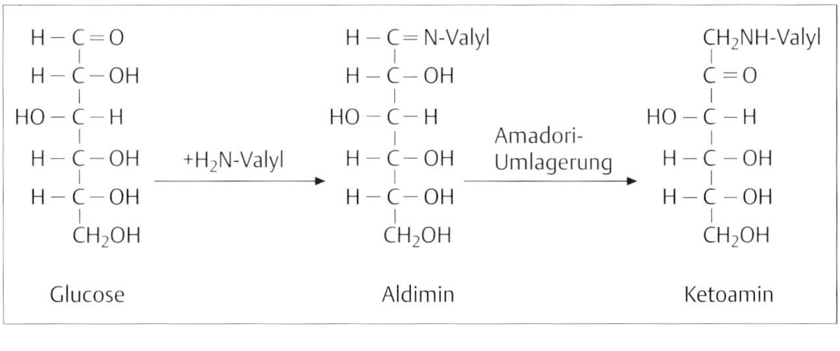

$$
\begin{array}{c}
\text{H}-\text{C}=\text{O} \\
\text{H}-\text{C}-\text{OH} \\
\text{HO}-\text{C}-\text{H} \\
\text{H}-\text{C}-\text{OH} \\
\text{H}-\text{C}-\text{OH} \\
\text{CH}_2\text{OH}
\end{array}
\xrightarrow{+\text{H}_2\text{N-Valyl}}
\begin{array}{c}
\text{H}-\text{C}=\text{N-Valyl} \\
\text{H}-\text{C}-\text{OH} \\
\text{HO}-\text{C}-\text{H} \\
\text{H}-\text{C}-\text{OH} \\
\text{H}-\text{C}-\text{OH} \\
\text{CH}_2\text{OH}
\end{array}
\xrightarrow{\text{Amadori-Umlagerung}}
\begin{array}{c}
\text{CH}_2\text{NH-Valyl} \\
\text{C}=\text{O} \\
\text{HO}-\text{C}-\text{H} \\
\text{H}-\text{C}-\text{OH} \\
\text{H}-\text{C}-\text{OH} \\
\text{CH}_2\text{OH}
\end{array}
$$

Glucose — Aldimin — Ketoamin

Abb. 1.37 Nichtenzymatische Glykosylierung von Proteinen. Beispiel: Reaktion zwischen Glucose und Valin am Aminoterminus der β-Kette des HbA durch Bildung einer Schiff-Base und Amadori-Reaktion.

war relativ spezifisch, da andere Wachstumsfaktoren durch den Diabetes nicht verändert waren. Eine Senkung der Hyperglykämie durch Insulinbehandlung reduzierte die Induktion der Wachstumsfaktoren auf den Kontrollwert. Von den induzierten Wachstumsfaktoren erscheint TGF-β insbesondere deswegen interessant, weil das TGF-β in z. B. glomerulären Zellen die Produktion von extrazellulärer Matrix (Sklerosierung) induziert.

Vor diesem Hintergrund sind neuere Arbeiten interessant, die die Überexpression von TGF-β1 in Glomeruli von diabetischen Patienten eindeutig nachweisen. In In-vitro-Versuchen mit kultivierten Mesangiumzellen, wesentlichen Zielzellen der Hyperglykämie im Glomerulus, können erhöhte Glucosekonzentrationen die Genexpression und die biologische Aktivität von TGF-β induzieren. Diese und andere neuere Versuche weisen darauf hin, dass das durch die Hyperglykämie induzierte TGF-β für die Überproduktion von extrazellulärer Matrix und somit für die Sklerosierung von Blutgefäßen beim Diabetes verantwortlich sein könnte.

Literatur

1. Alberti, K. G., Zimmet, P. Z.: Definition, diagnosis and classification of diabetes mellitus and its complications. Part 1: Diagnosis and classification of diabetes mellitus. Provisional report of a WHO consultation. Diabet. Med. 15 (1998): 539–553.
2. Alessi, M. C., Peiretti, F., Morange, P., Henry, M., Nalbone, G., Juhan-Vague, I.: Production of plasminogen activator inhibitor 1 by human adipose tissue: possible link between visceral fat accumulation and vascular disease. Diabetes 46 (1997): 860–867.
3. Amri, E.-Z., Bonino, F., Ailhaud, G., Abumrad, N. A., Grimaldi, P. A.: Cloning of a protein that mediates transcriptional effects of fatty acids in preadipocytes. J. Biol. Chem. 270 (1995): 2367–2371.
4. Arita, Y., Kihara, S., Ouchi, N. et al.: Paradoxical decrease of an adipose-specific protein, adiponectin, in obesity. Biochem. Biophys. Res. Commun. 257 (1999): 79–83.
5. Atkinson, D. E.: Cellular Energy Metabolism and its Regulation. Academic Press, New York 1977
6. Baldo, A., Sniderman, A. D., St.-Luce, S. et al.: The adipsin-acylation stimulating protein system and regulation of intracellular triglyceride synthesis. J. Clin. Invest. 92 (1993):1543–1547.
7. Barnett, A. H., Eff, C., Leslie, R. D., Pyke, D. A.: Diabetes in identical twins. A study of 200 pairs. Diabetologia 20 (1981): 87–93.
8. Beck-Nielsen, H., Groop, L. C.: Metabolic and genetic characterization of prediabetic states. J. Clin. Invest. 94 (1994): 1714–1721.
9. Berg, A. H., Combs, T. P., Du, X., Brownlee, M., Scherer, P. E.: The adipocyte-secreted protein Acrp30 enhances hepatic insulin action. Nat. Med. 7 (2001): 947–952.
10. Bergstrom, R. W., Newell-Morris, L., Leonetti, D. L., Shuman, W. P., Wahl, P. W., Fujimoto, W. Y.: Association of elevated fasting C-peptide level and increased intra-abdominal fat distribution with development of NIDDM in Japanese-American men. Diabetes 39 (1990): 104–111.
11. Berti, L., Kellerer, M., Capp, E., Häring, H. U.: Leptin stimulates glucose transport and glycogen synthesis in C_2C_{12} myotubes: evidence for a PI3-kinase mediated effect. Diabetologia 40 (1997): 606–609.
12. Boden, G.: Role of fatty acids in the pathogenesis of insulin resistance and NIDDM. Diabetes 46 (1997): 3–10.
13. Brownlee M, Cerami A, Vlassara H: Advanced glycosylation end-products and the biochemical basis of diabetic complications. N Engl J Med 1988, 318: 1315–1321
14. Brownlee M, Cerami A: The biochemistry of the complications of diabetes mellitus. Ann Rev Biochem 1981, 50: 385–432
15. Brownlee M, Vlassara H, Cerami A: Non-enzymatic glycosylation and the pathogenesis of diabetic complications. Ann Int Med 1984, 101: 527–537
16. Caro, J. F., Sinha, M. K., Kolaczynski, J. W., Zhang, P. L., Considine, R. V.: Leptin: the tale of an obesity gene. Diabetes 45 (1996): 1455–1461.
17. Cianflone, K., Maslowska, M.: Differentiation-induced production of ASP in human adipocytes. Eur. J. Clin. Invest. 25 (1995): 817–825.
18. Crandall, D. L., Hausman, G. J., Kral, J. G.: A review of the microcirculation of adipose tissue: anatomic, metabolic, and angiogenic perspectives. Microcirculation 4 (1997): 211–232.
19. Czech, M. P.: The nature and regulation of the insulin receptor. Ann. Rev. Physiol. 47 (1984) 357–381
20. Daig, R., Staiger, H., Löffler, G.: Pathophysiologie des Fettgewebes. Ernährungs-Umschau 46 (1999): 208–214.
21. Darimont, C., Vassaux, G., Ailhaud, G., Négrel, R.: Differentiation of preadipose cells: paracrine role of prostacyclin upon stimulation of adipose cells by angiotensin II. Endocrinology 135 (1994): 2030–2036.
22. Darimont, C., Vassaux, G., Gaillard, D., Ailhaud, G., Négrel, R.: In situ microdialysis of prostaglandins in adipose tissue: stimulation of prostacyclin release by angiotensin II. Int. J. Obes. 18 (1994): 783–788.
23. Dobson, D. E., Kambe, A., Block, E., Dion, T., Lu, H., Castellot, J. J. Jr., Spiegelman, B. M.: 1-Butyryl-glycerol: a novel angiogenesis factor secreted by differentiating adipocytes. Cell 61 (1990): 223–230.
24. Ebert, R., W. Creutzfeldt: Gastrointestinal peptides and insulin secretion. Diabet. Metab. Rev. 3 (1987) 1–16
25. Ebihara, K., Ogawa, Y., Masuzaki, H. et al.: Transgenic overexpression of leptin rescues insulin resistance and diabetes in a mouse model of lipoatrophic diabetes. Diabetes 50 (2001): 1440–1448.
26. Eriksson, J., Franssila-Kallunki, A., Ekstand, A., Saloranta, C., Widen, E., Shalin, C., Groop, L.: Early metabolic defects in persons at increased risk for non-insulin-dependent diabetes mellitus. N. Engl. J. Med. 321 (1989): 337–343.
27. Eriksson, P., Reynisdottir, S., Lönqvist, F., Stemme, V., Hamsten, A., Arner, P.: Adipose tissue secretion of plasminogen activator inhibitor 1 in non-obese and obese individuals. Diabetologia 41 (1998): 65–71.
28. Ferranini, E., L. C. Groop: Hepatic glucose production in insulin-resistant states. Diabet Metab. Rev. 5 (1989) 711–725
29. Flatt, P. R., S. Lenzen: Frontiers of Insulin Secretion and Pancreatic B-Cell Research. Smith-Gordon, London 1994
30. Flier, J. S.: The missing link with obesity? Nature 409 (2001): 292–293.
31. Forsham, P. H., F S. Greenspan: Basic and Clinical Endocrinology, 2nd ed. Lange, Los Altos/Cal. 1986
32. Forster, D. W., J. D. McGarry: The metabolic derangements and treatment of diabetic ketoacidosis. New Engl. J. Med. 309 (1983) 159–169
33. Gould, G. W., G. B. Holman: The glucose transporter family structure, function and tissue-specific expression. Biochem. J. 295 (1993) 329–341

34 Haffner, S. M., Stern, M. P., Hazuda, H. P., Pugh, J. A., Patterson, J. K.: Hyperinsulinemia in a population at high risk for non-insulin-dependent diabetes mellitus. N. Engl. J. Med. 315 (1986): 220–224.
35 Häring, H. U.: The insulin receptor: signalling mechanism and contribution to the pathogenesis of insulin resistance. Diabetologia 34 (1991) 848–861
36 Hasselblatt, A., F. v. Bruchhausen: Insulin. Teil 2. Handbuch der experimentellen Pharmakologie. Springer, Berlin 1975
37 Hennes, M. M. I., O'Shaughnessy, I. M., Kelly, T. M., LaBelle, P., Egan, B. M., Kissebah, A. H.: Insulin-resistant lipolysis in abdominally obese hypertensive individuals. Role of the renin-angiotensin system. Hypertension 28 (1996): 120–126.
38 Hepp, K. D.: Studies on the mechanism of insulin action: basic concepts and clinical implications. Diabetologia 13 (1977) 177
39 Hervey, G. R.: The effects of lesions in the hypothalamus in parabiotic rats. J. Physiol. 145 (1958): 336–352.
40 Hotamisligil, G. S., Arner, P., Caro, J. F., Atkinson, R. L., Spiegelman, B. M.: Increased adipose tissue expression of tumor necrosis factor-α in human obesity and insulin resistance. J. Clin. Invest. 95 (1995): 2409–2415.
41 Hotamisligil, G. S., Murray, D. L., Choy, L. N., Spiegelman, B. M.: Tumor necrosis factor α inhibits signaling from the insulin receptor. Proc. Natl. Acad. Sci. USA 91 (1994): 4854–4858.
42 Hotamisligil, G. S., Shargill, N. S., Spiegelman, B. M.: Adipose expression of tumor necrosis factor-α: direct role in obesity-linked insulin resistance. Science 259 (1993): 87–91.
43 Hotta, K., Funahashi, T., Arita, Y. et al.: Plasma concentrations of a novel, adipose-specific protein, adiponectin, in type 2 diabetic patients. Arterioscler. Thromb. Vasc. Biol. 20 (2000): 1595–1599.
44 Hu, E., Liang, P., Spiegelman, B. M.: AdipoQ is a novel adipose-specific gene dysregulated in obesity. J. Biol. Chem. 271 (1996): 10697–10703.
45 Hue, L.: Gluconeogenesis and its regulation. Diabet. Metab. Rev. 3 (1987) 111–126
46 Jacob, S., Machann, J., Rett, K. et al.: Association of increased intramyocellular lipid content with insulin resistance in lean nondiabetic offspring of Type 2 diabetic subjects. Diabetes 48 (1999): 1113–1119.
47 Jones, B. H., Standridge, M. K., Moustaid, N.: Angiotensin II increases lipogenesis in 3T3-L1 and human adipose cells. Endocrinology 138 (1997): 1512–1519.
48 Kahn, B. B., Flier J. S.: Obesity and insulin resistance. J. Clin. Invest. 106 (2000): 473–481.
49 Kanety, H., Feinstein, R., Papa, M. Z., Hemi, R., Karasik, A.: Tumor necrosis factor α-induced phosphorylation of insulin receptor substrate-1 (IRS-1). Possible mechanism for suppression of insulin-stimulated tyrosine phosphorylation of IRS-1. J. Biol. Chem. 270 (1995): 23780–23784.
50 Karlson, P., P. Doenecke, J. Koolman: Kurzes Lehrbuch der Biochemie für Mediziner und Naturwissenschaftler. 14. Aufl. Thieme, Stuttgart 1994
51 Karlsson, C., Lindell, K., Ottosson, M., Sjöström, L., Carlsson, B., Carlsson, L. M.: Human adipose tissue expresses angiotensinogen and enzymes required for its conversion to angiotensin II. J. Clin. Endocrinol. Metab. 83 (1998): 3925–3929.
52 Kellerer, M., Koch, M., Metzinger, E., Mushack, J., Capp, E., Häring, H. U.: Leptin activates PI-3 kinase in C_2C_{12} myotubes via janus kinase-2 (JAK-2) and insulin receptor substrate-2 (IRS-2) dependent pathways. Diabetologia 40 (1997): 1358–1362.
53 Kellerer, M., Rett, K., Renn, W., Groop, L., Häring, H. U.: Circulating TNF-alpha and leptin levels in offspring of NIDDM patients do not correlate to individual insulin sensitivity. Horm. Metab. Res. 28 (1996): 737–743.
54 Kennedy, G. C.: The role of depot fat in the hypothalamic control of food intake in the rat. Proc. R. Soc. London Ser. B 140 (1953): 578–596.
55 M. Kellerer, R. Lammers, H.U. Häring (1999) Insulin signal transduction: possible mechanisms for insulin resistance. Exp. Clin. Endorinol. Diabetes 107: 97–106.
56 Kielar, D., Clark, J. S. C., Ciechanowicz, A., Kurzawski, G., Sulikowski, T., Naruszewicz, M.: Leptin receptor isoforms expressed in human adipose tissue. Metabolism 47 (1998): 844–847.
57 Kim, K.-H., Lee, K., Moon, Y. S., Sul, H. S.: A cysteine-rich adipose tissue-specific secretory factor inhibits adipocyte differentiation. J. Biol. Chem. 276 (2001): 11252–11256.
58 Kliewer, S. A., Sundseth, S. S., Jones, S. A., Brown, P. J., Wisely, G. B., Koble, C. S., Devchand, P., Wahli, W., Willson, T. M., Lenhard, J. M., Lehmann, J. M.: Fatty acids and eicosanoids regulate gene expression through direct interactions with peroxisome proliferator-activated receptors and . Proc. Natl. Acad. Sci. USA 94 (1997): 4318–4323.
59 Knippers, R.: Molekulare Genetik, 6. Aufl. Thieme, Stuttgart 1995
60 Lee, G. H., Proenca, R., Montez, J. M., Carroll, K. M., Darvishzadeh, J. G., Lee, J. I., Friedman, J. M.: Abnormal splicing of the leptin receptor in diabetic mice. Nature 379 (1996): 632–635.
61 Lefèbvre, P. J.: Glucagon and its family revisited. Diabet. Care 18 (1995) 715–730
62 Liu, L. S., Spelleken, M., Röhrig, K., Hauner, H., Eckel, J.: Tumor necrosis factor (TNF)-alpha acutely inhibits insulin signaling in human adipocytes. Implication of the p80 TNF receptor. Diabetes 47 (1998): 515–522.
63 Martin, D. W., P. A. Mayer, V. W. Rodwell, D. K. Grannor: Harper's Review of Biochemistry, 20th ed. Lange, Los Altos/Cal. 1985
64 Maslowska, M., Sniderman, A. D., Germinario, R., Cianflone, K.: ASP stimulates glucose transport in cultured human adipocytes. Int. J. Obes. 21 (1997): 261–266.
65 McGarry, J. D., Dobbins, R. L.: Fatty acids, lipotoxicity and insulin secretion. Diabetologia 42 (1999): 128–138.
66 McGarry, J. D., K. F. Woeltje, M. Kuwajima, D. W. Forster: Regulation of ketogenesis and the renaissance of carnitine palmitoyl transferase. Diabet. Metab. Rev. 5 (1989) 271–284
67 Morange, P. M., Aubert, J., Peiretti, F. et al.: Glucocorticoids and insulin promote plasminogen activator inhibitor 1 production by human adipose tissue. Diabetes 48 (1999): 890–895.
68 Müller, G., Ertl, J., Gerl, M., Preibisch, G.: Leptin impairs metabolic actions of insulin in isolated rat adipocytes. J. Biol. Chem. 272 (1997): 10585–10593.
69 Muoio, D. M., Dohm, G. L., Fiedorek, F. T. Jr., Tapscott, E. B., Coleman, R. A., Dohn, G. L.: Leptin directly alters lipid partitioning in skeletal muscle. Diabetes 46 (1997): 1360–1363.
70 Nagaev, I., Smith, U.: Insulin resistance and type 2 diabetes are not related to resistin expression in human fat cells or skeletal muscle. Biochem. Biophys. Res. Com. 285 (2001): 561–564.
71 Newsholme, E. A., A. R. Leech: Biochemistry for the Medical Sciences. Wiley, Chichester 1991
72 O'Rahilly, S., Wainscoat, J. S., Turner, R. C.: Type 2 (non-insulin-dependent) diabetes mellitus. New genetics for old nightmares. Diabetologia 31 (1988): 407–414.
73 Obermaier-Kusser, B., H. U. Häring: Signalling mechanisms. In Alberti, K. G. M. M., L. Krall: The Diabetes Annual. Elsevier, Amsterdam 1991 (pp. 504–523)
74 Ofei, F., Hurel, S., Newkirk, J., Sopwith, M., Taylor, R.: Effects of an engineered human anti-TNF-alpha antibody (CDP571) on insulin sensitivity and glycemic control in patients with NIDDM. Diabetes 45 (1996): 881–885.
75 Olefsky, J. M., Nolan, J. J.: Insulin resistance and non-insulin-dependent diabetes mellitus: cellular and molecular mechanisms. Am. J. Clin. Nutr. 61 (Suppl. 4) (1995): 980S–986S.
76 Ouchi, N., Kihara, S., Arita, Y. et al.: Novel modulator for endothelial adhesion molecules. Adipocyte-derived plasma protein adiponectin. Circulation 100 (1999): 2473–2476.

77 Ouchi, N., Kihara, S., Arita, Y. et al.: Adipocyte-derived plasma protein, adiponectin, suppresses lipid accumulation and class A scavenger receptor expression in human monocyte-derived macrophages. Circulation 103 (2001): 1057–1063.
78 Paz, K., Hemi, R., LeRoith, D., Karasik, A., Elhanany, E., Kanety, H., Zick, Y.: A molecular basis for insulin resistance. Elevated serine/threonine phosphorylation of IRS-1 and IRS-2 inhibits their binding to the juxtamembrane region of the insulin receptor and impairs their ability to undergo insulin-induced tyrosine phosphorylation. J. Biol. Chem. 272 (1997): 29911–29918.
79 Pelleymounter, M., Cullen, M., Baker, M., Hecht, R., Winters, D., Boone, T., Collins, F.: Effects of the obese gene product on body weight regulation in ob/ob mice. Science 269 (1995): 540–543.
80 Richelsen, B., Beck-Nielsen, H.: Decrease of prostaglandin E2 receptor binding is accompanied by reduced antilipolytic effects of prostaglandin E2 in isolated rat adipocytes. J. Lipid Res. 26 (1985): 127–134.
81 Rifkin, H., D. Porte: Ellenberg and Rifkin's Diabetes Mellitus, 4th ed. Elsevier, Amsterdam 1990
82 Samad, F., Loskutoff, D. J.: The fat mouse: a powerful genetic model to study elevated plasminogen activator inhibitor 1 in obesity/NIDDM. Thromb. Haemost. 78 (1997): 652–655.
83 Samols, E.: The Endocrine Pancreas. Raven, New York 1991
84 Scherer, P. E., Williams, S., Fogliano, M., Baldini, G., Lodish, H. F.: A novel serum protein similar to C1q, produced exclusively in adipocytes. J. Biol. Chem. 270 (1995): 26746–26749.
85 Schleicher, E., A. Nerlich: The role of hyperglycemia in the development of diabetic complications. Horm. metab. Res. 28 (1996) 367–373
86 Schling, P., Mallow, H., Trindl, A., Löffler, G.: Evidence for a local renin angiotensin system in primary cultured human preadipocytes. Int. J. Obes. 23 (1999): 336–341.
87 Shimabukuro, M., Koyama, K., Chen, G., Wang, M. Y., Trieu, F., Lee, Y., Newgard, C. B., Unger, R. H.: Direct antidiabetic effect of leptin through triglyceride depletion of tissues. Proc. Natl. Acad. Sci. USA 94 (1997): 4637–4641.
88 Steppan, C. M., Bailey, S. T., Bhat, S., Brown, E. J., Banerjee, R. R., Wright, C. M., Patel, H. R., Ahima, R. S., Lazar, M. A.: The hormone resistin links obesity to diabetes. Nature 409 (2001): 307–312.
89 Steppan, C. M., Brown, E. J., Wright, C. M. et al.: A family of tissue-specific resistin-like molecules. Proc. Natl. Acad. Sci. USA 98 (2001): 502–506.
90 Sturmvoll M, Wahl HG, Löblein K, Becker R, Machicao F, Jacob S, Häring HU: Pro12Ala polymorphism in the peroxisome proliferator-activated receptor-γ2 gene is associated with increased antilipolytic insulin sensitivity. Diabetes 2001, 50: 876–881
91 Tartaglia, L. A., Dembski, M., Weng, X. et al.: Identification and expression cloning of a leptin receptor, OB-R. Cell 83 (1995): 1263–1271.
92 Unger, R. H.: Lipotoxicity in the pathogenesis of obesity-dependent NIDDM. Diabetes 44 (1995): 863–870.
93 Uysal, K. T., Wiesbrock, S. M., Marino, M. W., Hotamisligil, G. S.: Protection from obesity-induced insulin resistance in mice lacking TNF-α function. Nature 389 (1997): 610–614.
94 Warram, J. H., Martin, B. H., Krolewski, A. S., Soeldner, J. S., Kahn, C. R.: Slow glucose removal rate and hyperinsulinemia precede the development of type II diabetes in the offspring of diabetic patients. Ann. Intern. Med. 113 (1990): 909–915.
95 Way, J. M., Görgün, C. Z., Tong, Q. et al.: Adipose tissue resistin expression is severely suppressed in obesity and stimulated by peroxisome proliferator-activated receptor gamma agonists. J. Biol. Chem. 276 (2001): 25651–25653.
96 Weyer, C., Funahashi, T., Tanaka, S., Hotta, K., Matsuzawa, Y., Pratley, R. E., Tataranni, P. A.: Hypoadiponectinemia in obesity and type 2 diabetes: close association with insulin resistance and hyperinsulinemia. J. Clin. Endocrinol. Metab. 86 (2001): 1930–1935.
97 Wilkison, W. O., Choy, L., Spiegelman, B. M.: Biosynthetic regulation of monobutyrin, an adipocyte-secreted lipid with angiogenic activity. J. Biol. Chem. 266 (1991): 16886–16891.
98 Yki-Järvinen, H., Mäkimattila, S.: Insulin resistance due to hyperglycaemia: an adaptation protecting insulin-sensitive tissues. Diabetologia 40 (1997): S141–S144.
99 Yokota, T., Oritani, K., Takahashi, I. et al.: Adiponectin, a new member of the family of soluble defense collagens, negatively regulates the growth of myelomonocytic progenitors and the functions of macrophages. Blood 96 (2000): 1723–1732.
100 Yusuf, S., Sleight, P., Pogue, J., Bosch, J., Davies, R., Dagenais, G.: Effects of an angiotensin-converting-enzyme inhibitor, ramipril, on cardiovascular events in high-risk patients. The heart outcomes prevention evaluation study investigators. New Engl. J. Med. 342 (2000): 145–153.
101 Zhang, Y., Proenca, R., Maffei, M., Barone, M., Leopold, L., Friedman, J. M.: Positional cloning of the mouse obese gene and its human homologue. Nature 372 (1994): 425–432.
102 Zierath JR: Invited review: Exercise training-induced changes in insulin signaling in skeletal muscle. J Appl Physiol 2002, 93: 773–81

2 Klassifikation und Genetik

K. Badenhoop und K.-H. Usadel

Das Wichtigste in Kürze

- **Diabetes mellitus:** Der Blutzuckerspiegel liegt – wiederholt – nüchtern im venösen Plasma gemessen über 126 mg/dl (7 mmol/l) oder 2 h nach 75 g oraler Glucoseaufnahme über 200 mg/dl (11,1 mmol/l).
- **Pathologische Glucosetoleranz:** Der Glucosewert liegt 2 h postprandial über 140 mg/dl (7,8 mmol/l) und unter 200 mg/dl (11,1 mmol/l). Hierfür werden die wahren venösen Glucosewerte (Hexokinasemethode) im Plasma bestimmt.
- **Gestörter Nüchternblutzucker:** Blutzuckerspiegel in nüchternem Zustand über 110 mg/dl (6,1 mmol/l) und unter 126 mg/dl (7 mmol/l).
- **Gestationsdiabetes:** Wird bereits bei niedrigeren Grenzwerten diagnostiziert. Nüchtern über 85 mg/dl (4,7 mmol/l). 1 h nach oraler Aufnahme von 75 g Glucose über 165 mg/dl (9,2 mmol/l) und 2 h nach Glucoseaufnahme über 140 mg/dl (7,8 mmol/l).
- Das Auftreten eines **Diabetes mellitus Typ 1** wird durch immungenetische Merkmale begünstigt. Diese erbliche Disposition ist an HLA-DR- und -DQ-Genen erkennbar und erlaubt in Familien die Abschätzung des individuellen Risikos. Der **Diabetes mellitus Typ 2** tritt in bis zu 2/3 der Fälle familiär gehäuft auf, ohne dass die genetischen Ursachen bislang geklärt sind.
- Selten tritt der Diabetes monogenetisch verursacht auf, etwa beim MODY (Maturity Onset Diabetes of the Young). Bei diesen Familien können Mutationen des Glucokinase-, eines hepatischen Kernprotein- oder andere MODY-Gene nachgewiesen werden.

Einleitung

Ätiologie und Pathogenese. Der Diabetes mellitus umfasst alle Formen der akuten oder chronischen Hyperglykämie mit weiteren Störungen des Kohlenhydrat- und Fettstoffwechsels. Ein erhöhter Blutzuckerspiegel kann auf verschiedene zelluläre und genetische Ursachen zurückgeführt werden. Allen Formen des Diabetes ist gemeinsam, dass der normale Regelkreis der B-zellulären Glucosemessung in den pankreatischen Inseln mit folgender Insulinsekretion und Insulinwirkung an den Zielzellen des Körpers gestört ist. Am häufigsten liegt eine Störung der Insulinwirkung an den Zielorganen (Diabetes mellitus Typ 2) vor, ein primärer Insulinmangel (Diabetes mellitus Typ 1) besteht dagegen nur bei ca. 10% aller Patienten mit Diabetes. Seltener sind erbliche Störungen der Glucokinase oder eines hepatischen Kernproteins, die beim MODY vorkommen, oder fehlerhaft gebildete Komponenten des Glucosestoffwechsels (Glucosetransporter, Insulin oder Insulinrezeptoren).

Komplikationen. Neben akuten Komplikationen durch Hyperglykämien oder Insulinmangel stellt das Hauptproblem der chronischen Hyperglykämie beim Diabetes mellitus die Entwicklung von Folgeerkrankungen dar: diabetische Nephropathie, Retinopathie, Neuropathie und Angiopathie. Die spezifische Mikroangiopathie an Nieren und Augen sind die wichtigsten, aber auch präventiv behandelbaren Komplikationen des Diabetes mellitus. Daneben wird die Entwicklung einer Makroangiopathie an den Koronararterien und den großen Gefäßen sowie die einer Neuropathie durch den Diabetes mellitus gefördert. Diese Spätkomplikationen bestimmen zunehmend Verlauf und Prognose des Diabetes mellitus.

Diagnostik

Die Diagnose des Diabetes mellitus leitet sich aus den **Grenzwerten der Glucose** bei verschiedenen Blutmessungen ab:

Ein Diabetes mellitus liegt vor, wenn in mehr als einmal nüchtern gemessenen Proben der Blutzuckerwert 126 mg/dl (7 mmol/l) oder mehr beträgt (venöses Plasma) oder 2 h nach einer oralen Belastung mit 75 g Glucose bei einem Wert über 200 mg/dl (11,1 mol/l) liegt.

Eine pathologische Glucosetoleranz besteht, wenn der Glucosewert 2 h postprandial über 140 mg/dl (7,8 mmol/dl) und unter 200 mg/dl (11,1 mmol/l) liegt. Hierfür werden die wahren venösen Glucosewerte (Hexokinasemethode) herangezogen. Ebenfalls im Graubereich des Kohlenhydratstoffwechsels leben Patienten mit gestörten Nüchternglucosewerten von über 110 mg/dl (6,1 mmol/l) und unter 126 mg/dl (7 mmol/l), die im Verlauf auf die Entwicklung eines Diabetes untersucht werden müssen. **Regelmäßige Untersuchungen** auf einen Diabetes mellitus sollten bei diesen Patienten sowie bei Personen mit erhöhtem Risiko vorgenommen werden: Patienten mit Hypertonus, Hyperlipidämie, Adipositas, solche mit diabetischen Verwandten und Frauen, die ein schweres Kind entbunden oder einen Schwangerschaftsdiabetes entwickelt haben.

Als Gestationsdiabetes wird ein erstmals in einer Schwangerschaft diagnostizierter Diabetes bezeichnet. Er liegt vor, wenn folgende Grenzwerte überschritten werden: nüchtern über 85 mg/dl (4,7 mmol/l). 1 h nach Belastung mit 75 g Glucose Blutzuckerwert über 165 mg/dl (9,2 mmol/l) und 2 h nach Belastung über 140 mg/dl (7,8 mmol/l).

Auf die diagnostischen Kriterien eines Diabetes mellitus wird detaillierter in Kap. 5 eingegangen.

Definition und Klassifikation

Einteilungskriterien

Grundlage für die Klassifikation des Diabetes mellitus sind die Einteilungen einer internationalen Expertengruppe unter Federführung der American Diabetes Association (ADA), die Kriterien für die Klassifikation der verschiedenen Diabetesarten formuliert hat (Tab. 2.**1**). Hierbei werden die unterschiedlichen Pathogenesen des Diabetes mellitus berücksichtigt und Konzepte verlassen, die das Alter bei Erstmanifestation oder die antidiabetische Therapie bei der Klassifikation heranziehen. Ein Kriterium der Einteilung des Diabetes ist die residuale Insulinproduktion, die beim Typ-1-Diabetes reduziert bzw. völlig erloschen ist, während beim Typ-2-Diabetes eine variable Kombination aus Insulinresistenz und Insulinmangel besteht. Die meisten Typ-1-Diabetiker erkranken bis zum Alter von 30 Jahren. Patienten, die bei Erstmanifestation oberhalb dieser Altersgruppe eine Insulinabhängigkeit zeigen bzw. auch im hohen Alter einen typischen Krankheitsverlauf des insulinpflichtigen Diabetes mellitus haben, repräsentieren aber immerhin ca. 10% der Diabetesfälle im Erwachsenenalter. Oft ist bei Diagnosestellung der Diabetestyp unklar, und Patienten mit initial noch ausreichender Beta-Zellsekretion können im Verlauf einen Insulinmangel entwickeln. Eine frühzeitige Diagnostik (GADA, Kap. 5; C-Peptid im Urin) sollte bei Diabetesmanifestation im Erwachsenenalter durchgeführt werden, um rechtzeitig mit Insulin zu behandeln.

Es kann auch ein nicht insulinpflichtiger Diabetes bei Patienten im jugendlichen Alter auftreten, der als Maturity Onset Diabetes of the Young (MODY) bezeichnet wird. Dieser Diabetes mellitus ist primär nicht insulinpflichtig und weist eine hohe familiäre Penetranz auf. In Familien mit mehreren Erkrankten liegt oft ein autosomal dominanter Erbgang mit variabler Penetranz vor.

Tab. 2.1 Klassifikation des Diabetes mellitus, übernommen von der internationalen Expertengruppe der American Diabetes Association (ADA). Eine Insulinbehandlung kann bei jeder Form des Diabetes mellitus permanent oder vorübergehend notwendig sein. Sie führt jedoch nicht zu einer Veränderung der Klassifikation des Diabetestyps. (68)

I. **Diabetes mellitus Typ 1 (Beta-Zellzerstörung mit absoluter Insulinabhängigkeit)**
   A. immunologisch vermittelt
   B. idiopathisch

II. **Diabetes mellitus Typ 2 (Insulinresistenz und/oder Defekt der Beta-Zellsekretion)**

III. **Andere Formen des Diabetes mellitus**
   A. *Genetische Defekte der Beta-Zellfunktion*
      1. Chromosom 12, HNF-1α (früher MODY 3)
      2. Chromosom 7, Glucokinase (früher MODY 2)
      3. Chromosom 20, HNF-4α (früher MODY 1)
      4. mitochondriale DNA
      5. andere
   B. *Genetische Defekte der Insulinwirkung*
      1. Typ-A-Insulinresistenz
      2. Leprechaunismus
      3. Rabson-Mendenhall-Syndrom
      4. lipoatrophischer Diabetes mellitus
      5. andere
   C. *Erkrankungen des exokrinen Pankreas*
      1. Pankreatitis
      2. Trauma/Pankreatektomie
      3. Mukoviszidose
      4. Hämochromatose
      5. fibrokalzinöse Pankreaserkrankung
      6. andere
   D. *Endokrinopathien*
      1. Akromegalie
      2. Cushing-Syndrom
      3. Glukagonom
      4. Phäochromozytom
      5. Hyperthyreose
      6. Somatostatinom
      7. Aldosteronom
      8. andere
   E. *Medikamenten- oder chemikalieninduzierte Formen*
      1. VACOR
      2. Pentamidin
      3. Nicotinsäure
      4. Glucocorticoide
      5. Schilddrüsenhormone
      6. Diazoxid
      7. β-Sympatikomimetika
      8. Thiaziddiuretika
      9. Dilantin
      10. α-Interferon
      11. andere
   F. *Infektionen*
      1. kongenitale Rubellainfektion
      2. Zytomegalievirusinfektion
      3. andere
   G. *Seltene Formen des immunvermittelten Diabetes mellitus*
      1. „Stiff-man"-Syndrom
      2. Antiinsulinrezeptor-Antikörper
      3. andere
   H. *Andere genetische Syndrome, die mit einem Diabetes mellitus assoziiert sein können*
      1. Down-Syndrom
      2. Klinefelter-Syndrom
      4. Wolfram-Syndrom
      5. Friedreich-Ataxie
      6. Huntington-Ataxie
      7. Laurence-Moon-Biedl-Syndrom
      8. myotone Dystrophie
      9. Porphyrie
      10. Prader-Willi-Syndrom
      11. andere

IV. **Schwangerschaftsdiabetes mellitus**

Krankheitsformen

Krankheitsformen und Vorformen. Die häufigsten Krankheitsformen sind der Typ-1-Diabetes (insulinabhängig) und der Typ-2-Diabetes (nicht insulinabhängig). Weiter werden unterschieden der Schwangerschaftsdiabetes sowie der Diabetes, der im Verlauf anderer Erkrankungen auftritt, so z. B. im Rahmen von Pankreaserkrankungen, Endokrinopathien, bei seltenen Insulinrezeptorabnormalitäten, nach Medikamenteneinnahme und bei genetischen Syndromen.

Eine pathologische Glucosetoleranz und eine gestörte Nüchternglucose stellen noch keinen Diabetes mellitus dar, sind jedoch Formen der gestörten Glucosehomöostase, aus der heraus ein Diabetes mellitus manifest werden kann (Abb. 2.1).

Übergang in eine andere Form im Krankheitsverlauf. Patienten können aus einer Gruppe (z. B. Schwangerschaftsdiabetes) nach längerer Beobachtung in einen anderen Diabetestyp übergehen. Ungefähr die Hälfte der Patientinnen mit einem Gestationsdiabetes entwickelt im späteren Leben einen dauerhaften Diabetes (Typ 1 oder 2).

Ebenso können Patienten mit Typ-2-Diabetes im Verlauf der Erkrankung unter maximaler oraler antidiabetischer Medikation „entgleisen" und zur Erreichung normoglykämischer Werte Insulin benötigen („Sekundärversager"). Möglicherweise verbergen sich unter diesen Patienten eine Reihe von spätmanifesten Typ-1-Diabetikern. Damit wird deutlich, dass die Klassifikation der Diagnose bei Erstmanifestation sich im Verlauf ändern kann.

Die verschiedenen Formen des Diabetes mellitus weisen eine erbliche Disposition oder – in Unterformen – einen klaren Erbgang mit einer eindeutigen genetischen Ursache auf. Die erbliche Disposition steigert im Zusammenhang mit Umweltfaktoren (Ernährung, Bewegungsmangel) das Risiko für einen Diabetes.

Diabetes mellitus Typ 1

Allgemeines

Pathogenese, Erkrankungsalter und Penetranzgrad. Der Typ-1-Diabetes resultiert aus der immunologisch vermittelten Zerstörung von Beta-Zellen der pankreatischen Langerhans-Inseln und führt zu einem absoluten Insulinmangel (Übersicht in 70). Mit einem Erkrankungsgipfel zwischen dem 14. und 20. Lebensjahr sind vorwiegend Kinder, Jugendliche und junge Erwachsene betroffen. Aber auch im höheren Alter kann ein insulinpflichtiger Typ-1-Diabetes auftreten. Der größte Teil dieser Patienten (ca. 85–90%) kommt aus Familien, in denen bislang kein Diabetes vorlag. Nur in bis zu 15% sind weitere Verwandte von einem Typ-1-Diabetes betroffen (Multiplexfamilien), die sich aber weder klinisch noch genetisch von den Familien mit lediglich einem Patienten unterscheiden. Somit liegt eine erbliche Disposition mit variabler Penetranz vor. Eineiige Zwillingspaare zeigen nach neueren Untersuchungen eine Konkordanz für den Typ-1-Diabetes von nicht mehr als 36%, im Gegensatz zu früher gefundenen 55% (55).

Abhängigkeit des Erkrankungsrisikos vom HLA-Haplotypenmuster. Nahezu alle Patienten haben prädisponierende Merkmale des HLA-Systems: HLA-DR3 und/oder -DR4 kommen bei 90% der Patienten mit Typ-1-Diabetes, jedoch nur bei 40–50% der Normalpersonen vor (9, 11). Andere Merkmale (z. B. -DR2, -DR5) sind bei Typ-1-Diabetes-Patienten derart selten, dass ihnen eine Protektion zugeschrieben wird. Die heterozygote Kombination aus HLA-DR3 und -DR4 bringt ein besonders hohes relatives Risiko für die Erkrankung mit sich. In Familienuntersuchungen konnte gezeigt werden, dass HLA-DR3-/-DR4-heterozygote Geschwister von Typ-1-Diabetes-Patienten das höchste Risiko (20%) tragen, auch zu erkranken (11, 22). Allgemein hängt das Erkrankungsrisiko für andere Familienmitglieder von der Zahl

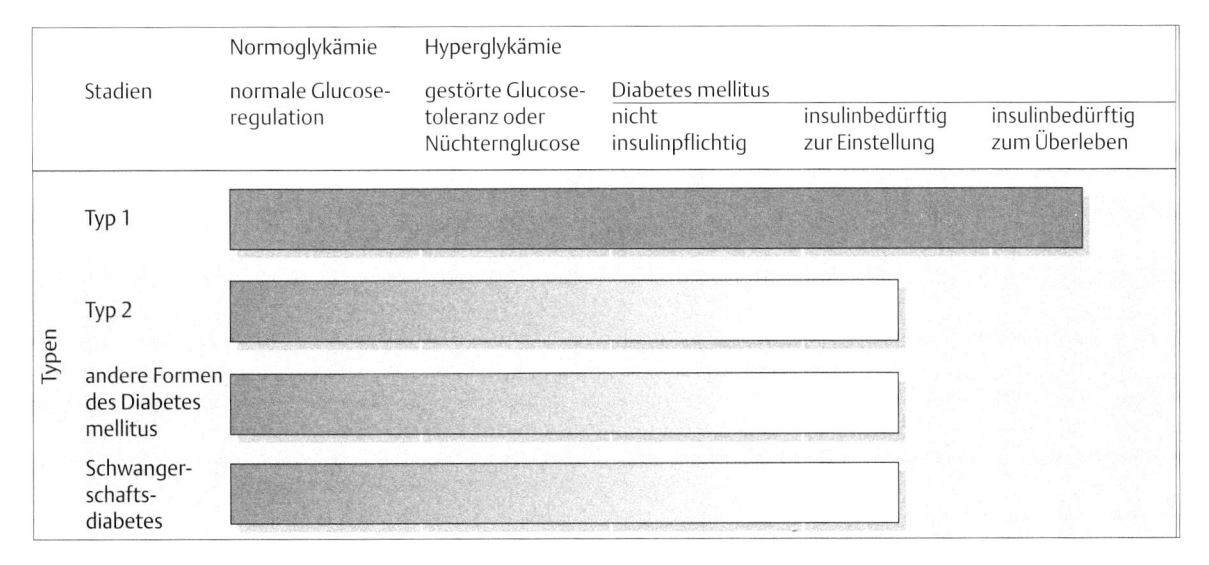

Stadien	Normoglykämie	Hyperglykämie		
	normale Glucoseregulation	gestörte Glucosetoleranz oder Nüchternglucose	Diabetes mellitus		
			nicht insulinpflichtig	insulinbedürftig zur Einstellung	insulinbedürftig zum Überleben

Abb. 2.1 Verlauf der verschiedenen Diabetesformen von einer gestörten Glucosetoleranz bis zur insulinpflichtigen Stoffwechselkontrolle oder absoluten Insulinabhängigkeit (Diabetes mellitus Typ 1). (68)

und der Spezifität der HLA-Haplotypen ab, die sie gemeinsam mit dem Probanden aufweisen. Das geringste Risiko – vergleichbar mit dem der Allgemeinbevölkerung – haben nicht-HLA-identische Geschwister (1%), ein mittleres Risiko haben haploidentische (5%) und eine hohes Risiko (10–20%) HLA-identische Geschwister (Abb. 2.2) in Abhängigkeit vom HLA-Haplotyp. Das durchschnittliche Risiko wird für Geschwister mit 3% angegeben. Kinder von Eltern mit Typ-1-Diabetes tragen ein statistisches Risiko von 4%, wobei das Risiko bei diabetischen Vätern (5%) im Gegensatz zu diabetischen Müttern (2,5%) leicht erhöht ist. Für die Wahrscheinlichkeit einer Erkrankung bei Verwandten mit einem solch erhöhten genetischen Risiko ist auch das Zeitintervall bis zur Manifestation beim Probanden wichtig: Mit zunehmendem zeitlichen Abstand zur Ersterkrankung sinkt das Risiko für die anderen Verwandten, die zumeist in den ersten 8 Jahren von einer Manifestation des Typ-1-Diabetes betroffen sind (13, 67).

HLA-DR und -DQ (Prädispositionsgenort IDDM1)

Bedeutung der HLA-Region. Die Proteine der HLA-Region sind Schlüsselelemente der Antigenprozessierung und -präsentation von T-Lymphozyten (36). Bei der Reifung von T-Zellen werden Lymphozyten selektiert, indem sie im Thymus überleben oder einen programmierten Zelltod erleiden. Dieser Vorgang unterliegt u. a. der Kontrolle der HLA-Antigen-T-Zellrezeptor-Erkennung, wobei die Bindung und Präsentation von Selbstantigenen durch HLA-Moleküle eine Grundvoraussetzung für die immunologische Toleranz ist.

Eine Störung der Toleranzinduktion wird als eine der Ursachen für die **Beta-Zell-Autoimmunität** angesehen, ein Vorgang, der von HLA-Genen reguliert wird. Da bei den meisten Autoimmunerkrankungen einzelne HLA-Merkmale ein erhöhtes Risiko vermitteln, wird hypothetisch angenommen, dass Epitope von HLA-Molekülen die T-Zell-Selektion beeinflussen und so zur Störung der Toleranzinduktion beitragen (36).

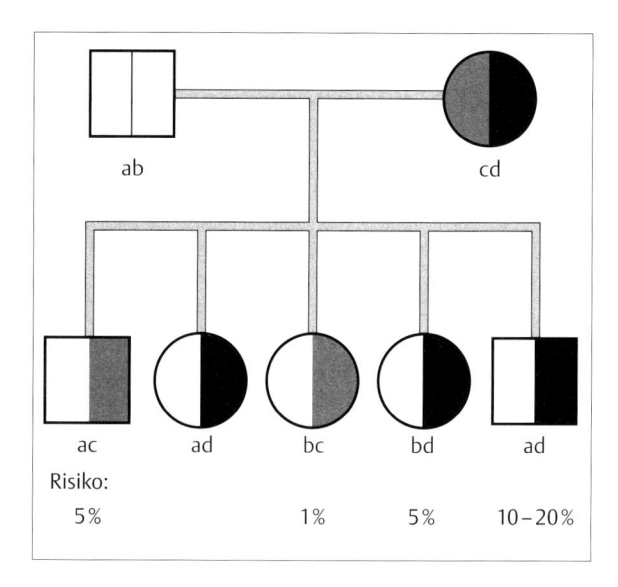

Abb. 2.2 Stammbaum einer hypothetischen Familie, in der der kranke männliche Proband die Kombination der Haplotypen a (vom Vater) und d (von der Mutter) hat. Das statistische Risiko für seine Geschwister leitet sich von den gemeinsam mit dem Probanden bestehenden Haplotypen ab: Ein HLA-identisches Geschwisterteil hat ein Risiko von 10–20% (abhängig von der Art der gemeinsamen HLA-Merkmale), ein halbidentisches von 5%, und ein Geschwisterteil, das keinen gemeinsamen HLA-Haplotyp hat, hat das Risiko von 1%, dem der Allgemeinbevölkerung vergleichbar. (Übersicht in 5, 11, 67, 69)

Die HLA-DR- und -DQ-Antigene sind mittlerweile als Marker der stärksten Assoziation mit dem Typ-1-Diabetes mellitus etabliert. Dies konnte sowohl in Familienuntersuchungen als auch an großen Patientengruppen in verschiedenen Populationen bestätigt werden (5, 6).

Die Allele HLA-DRB1*0401, -DQA1*0301, -DQB1*0302 und HLA-DQA1*0501, -DQB1*0201 vermitteln das höchste Risiko für einen Typ-1-Diabetes, während HLA-DQA1*0102 und -DQB1*0602 eine dominante Schutzfunktion ausüben (Tab. 2.2, Übersicht in 64).

Tab. 2.2 Die Verteilung von HLA-DR- und -DQ-Allelen bei Patienten mit Typ-1-Diabetes (n = 136) und Kontrollpersonen (n = 167). (23)

	Patienten		Kontrollpersonen		
	n	%	n	%	
DQA1*0102 DQB1*0602	6	4	33	20	$p < 4,1 \times 10^{-3}$; $\chi^2 = 14,4$; RR = 0,2
DQA1*0301 DQB1*0302	80	59	30	17	$p < 10^{-6}$; $\chi^2 = 52,3$; RR = 6,5
DQA1*0501 DQB1*0201	72	53	27	16	$p < 2,7 \times 10^{-5}$; $\chi^2 = 44,4$; RR = 5,8
DQA1*0501 DQB1*0301	10	7	45	27	$p < 5,9 \times 10^{-4}$; $\chi^2 = 18,1$; RR = 0,2
DQA1*0301 DQB1*0302 und DQA1*0501 DQB1*0201	33	24	2	1	$p < 1,9 \times 10^{-7}$; RR = 26,4
DRB1*0401 DQA1*0301 DQB1*0301	4	4	8	17	$p < 2 \times 10^{-2}$
DRB1*0401 DQA1*0301 DQB1*0302	65	70	17	35	$p < 8,8 \times 10^{-4}$; $\chi^2 = 15,4$; RR = 4,6

Diese HLA-DQ-Allele unterscheiden sich in kritischen Aminosäurepositionen. Eine Asparaginsäure an Position 57 der DQ-β-Kette (z. B. bei protektiven DQ-Allelen: HLA-DQB1*0602, *0301) kommt bei Typ-1-Diabetikern sehr selten vor und übt somit einen Schutzmechanismus aus, während die Aminosäuren Valin, Alanin oder Serin prädisponieren. Auch die HLA-DQ-α-Kette mit einem Arginin an Position 52 vermittelt ein hohes Risiko für den Typ-1-Diabetes, und die Kombination von DQα52-Arg mit DQβ57-Non-Asp zeigt eine starke Assoziation mit dem Typ-1-Diabetes (44, 45, 46). Tatsächlich haben 61% der kaukasoiden Typ-1-Diabetiker auf beiden DQB1-Allelen an Position 57 der β-Kette „Non-Asp"-Aminosäuren im Vergleich zu 20% der Normalpersonen (29).

Unter den HLA-DRB1-Genen ist besonders das Allel HLA-DRB1*0401 ein starker Prädispositionfaktor (64). Der Genort der HLA-Region wurde inzwischen mit dem Namen „IDDM1" als Prädispositionslocus benannt, von dem angenommen wird, dass ungefähr 1/3 der genetischen Prädisposition auf ihn zurückzuführen ist (76). Die HLA-DR-DQ-Assoziation (DRB1*0401, DQB1*0302) ist bei Patienten mit Erstmanifestation im Kindes- und Jugendalter besonders stark ausgeprägt, während bei Erstmanifestation nach der Pubertät die Stärke der Assoziation abnimmt (16). Da in dieser Altersgruppe ein schleichender Verlauf mit länger anhaltender Beta-Zellresidualfunktion beobachtet wurde, könnte dies auf eine andere Pathogenese im Vergleich zum Typ-1-Diabetes des Kindes hindeuten, bei dem es in der Regel zu einem raschen Verlust der Insulinproduktion kommt. Auch werden Teilremissionen eher in der Gruppe mit schleichendem Beta-Zellverlust beobachtet. Neben den HLA-DR-DQ-Allelen sind auch endogen retrovirale Wiederholungselemente der DNA am DQ-Genort Risikomarker (12). Nicht nur die vererbten, sondern auch die nicht vererbten mütterlichen HLA-DQ-Allele prädisponieren zu einem Typ-1-Diabetes (57).

Andere Autoimmunerkrankungen. Bei 10% der Patienten mit Typ-1-Diabetes kommen zusätzlich andere, zumeist endokrine Autoimmunerkrankungen vor (Morbus Basedow, Hashimoto-Thyreoiditis). Bei der pluriglandulären Autoimmunität Typ II (Schmidt-Syndrom) besteht neben dem Typ-1-Diabetes zumeist eine Autoimmunthyreopathie (Morbus Basedow, Hashimoto Thyreoiditis) oder/und ein Morbus Addison, eine ovarielle Insuffizienz oder eine Myasthenie (4, 15). Einzelne HLA-DQ-Allele sowohl der Prädisposition wie der Protektion können bei Patienten mit einem Morbus Basedow oder anderen endokrinen Autoimmunerkrankungen ähnlich häufig bzw. selten gefunden werden wie beim Typ-1-Diabetes, was einen gemeinsamen immungenetischen Hintergrund dieser Krankheiten nahelegt (6). Die pluriglanduläre Insuffizienz Typ I weist im Gegensatz zur Typ II keine HLA-Assoziation auf, ist aber autosomal rezessiv vererbt und gekennzeichnet durch Hypoparathyreoidismus, Morbus Addison und mukokutane Kandidose, seltener Typ-1-Diabetes oder auch andere Autoimmunmanifestationen. Dieses Krankheitsbild ist durch Mutationen des AIRE-Gens auf Chromosom 21 verursacht (1, 2).

Insulin-Genort (IDDM2) und weitere Prädispositionsgene

IDDM2. Ein zweiter Genort (IDDM2) wurde an der Insulinregion des Chromosoms 11 markiert. Minisatelliten einer Wiederholungssequenz sind ca. 600 Basenpaare oberhalb des Insulin-Genstartkodons. Sie können grob in Klasse-I-, -II- und -III-Allele eingeteilt werden. Die Klasse-I-Insulin-Genvarianten prädisponieren insbesondere bei Patienten ohne die IDDM1-charakteristischen HLA-Merkmale und sind möglicherweise über eine niedrige Expression im Thymus an der Autoimmunpathogenese funktionell beteiligt (43, 58, 71).

Untersuchungsmethoden. Bei den Untersuchungen zur Genetik standen anfangs die klassischen Assoziationsstudien von Patienten im Vergleich zu Kontrollgruppen im Mittelpunkt. Familienanalysen werden zunehmend zum Beleg einer genetischen Assoziation herangezogen. In Multiplexfamilien werden z. B. die beiden erkrankten Geschwister im Vergleich zu gesunden Geschwistern untersucht, und es wird überprüft, ob die betroffenen Geschwister häufiger als nach Mendel-Regeln zu erwarten gemeinsame Genmerkmale aufweisen (Affected-sib-pair-Analyse). In der Untersuchung kompletter Familien (Patient, Eltern, nicht betroffene Geschwister) werden bei Patienten nachgewiesene Allele unterschieden von den Allelen, die nicht bei Patienten auftreten (Kontrollallele, s.a. Abb. 2.**2**). Eine Fortentwicklung dieses Vergleichsansatzes stellt der Transmissions-Distorsions-Test (TDT) dar. Mit dem TDT wird verglichen, ob ein Allel von heterozygoten Eltern an Patienten häufiger als rein zufällig erwartet (50%) vererbt wird (31). Der TDT gilt als sensitivster Test auf eine Assoziation eines Gens mit einer Erkrankung bei Bestehen einer genetischen Koppelung zwischen Markergenort und ätiologischer Mutation.

Weitere Prädispositionsgene. Durch groß angelegte Genomanalysen aller menschlicher Chromosomen bei Familien mit Typ-1-Diabetes wurden inzwischen über 16 Prädispositionsgenorte entdeckt (Tab. 2.**3**; 20, 21, 34, 38, 47). Dabei konnten neben der HLA-Region als wichtigstem Prädispositionsgenort und den Insulin-Gen-Markern weitere Genorte über Mikrosatellitensonden identifiziert und deren Interaktion näher charakterisiert werden (19, 52). Solche Mikrosatellitenmarker stellen hochvariable Wiederholungssequenzen einzelner Nukleotide in der Nachbarschaft von kodierenden Genen dar. Sie sind evolutionär konserviert und informativ – durch das Ausmaß ihrer Variabilität – für die Bewertung von Assoziationen, z. B. mit dem Typ-1-Diabetes. Ferner konnten einzelne Genorte mit einer signifikanten Typ-1-Diabetesassoziation identifiziert werden, so z. B. der Vitamin-D-Rezeptor (56).

Unter den IDDM-Prädispositionsgenorten, die im Genomscreening eine signifikante Assoziation gezeigt haben, sind inzwischen folgende Marker in Folgestudien bestätigt worden (61, 51, 47):
➤ IDDM4 auf Chromosom 11q13,
➤ IDDM5 auf Chromosom 6q25,
➤ IDDM 6 auf Chromosom 18q21,
➤ IDDM8 auf Chromosom 6q27,
➤ IDDM10 auf Chromosom 10p11-q11.

Tab. 2.3 Gegenwärtig bekannte Mutationen bei Patienten mit einer MODY-Variante des Diabetes mellitus (Übersicht in 32)

MODY-Variante	Genort	Chromosom	Referenz
MODY 1	HNF4α	20q	(Bell et al. 1991, Yamagata et al. 1996a)
MODY 2	Glucokinase	7p	(Stoffel u. Bell 1993, Velho et al. 1997)
MODY 3	HNF1α	12q	(Vaxillaire et al. 1995, Yamagata et al. 1996b)
MODY 4	IPF1	13	(Stoffers et al. 1997)
MODY 5	HNF-1β	17	(Malecki et al. 1999, Horikawa et al. 1997)
MODY 6	NeuroD1/BETA2	2	(Malecki et al. 1999, Horikawa et al. 1997)

Im Gegensatz dazu konnten frühere Befunde einer Koppelung des Typ-1-Diabetes-Risikos mit IDDM3 auf Chromosom 15q26 (34) oder mit IDDM7 auf Chromosom 2q31-q33 (18) mittlerweile nicht bestätigt werden (47). Diese Ergebnisse sind überwiegend an Genorten gewonnen worden, deren funktionelle Bedeutung bisher nicht oder wenig untersucht ist.

Ein Prädispositionsgenort, der bei Typ-1-Diabetes und beim Morbus Basedow signifikante Assoziationen gezeigt hat (24, 25, 54), ist das CTLA-4-Gen, das für ein Oberflächenprotein zytotoxischer T-Lymphozyten kodiert und einen negativen Regulator von T-Lymphozyten darstellt (42). Der CTLA-4-Polymorphismus ist in verschiedenen Populationen mit dem Typ-1-Diabetes assoziiert und mit der Bezeichnung IDDM12 versehen (50). Dieser Polymorphismus zeigte interessanterweise auch eine Assoziation in Untergruppen von Typ-2-Diabetes (60). Internationale und nationale Kooperationen zielen mittlerweile auf große Familienzahlen, um die Bedeutung der Prädispositionsgenorte und ihre Interaktion in unterschiedlichen Populationen zu charakterisieren. Mittelfristig könnte durch das Genscreening der Personenkreis eingegrenzt werden, für den ein erhöhtes Risiko für die Entwicklung eines Typ-1-Diabetes besteht.

Praktische Bedeutung der Gentypisierung. In der klinischen Routine spielt die Gentypisierung der Risikoallele für den Typ-1-Diabetes bislang nur eine untergeordnete Rolle. Patienten, die über das Risiko ihrer Familienmitglieder aufgeklärt werden möchten, können durch eine HLA-DR/DQ-Typisierung hinsichtlich einer möglichen Diabetesmanifestationen bei Kindern oder Geschwistern beraten werden. In fast allen Interventionsstudien zur Frühprävention oder Immuntherapie des Typ-1-Diabetes werden HLA-Typisierungen durchgeführt, um Personen mit homogenem genetischen Risikoprofil einzuschließen. Träger protektiver HLA-DR- und -DQ-Merkmale werden in der Regel nicht in Interventionsstudien eingeschlossen.

Genetische Marker und Prädiktion eines Diabetes mellitus Typ 1

Antikörperbestimmungen (Inselzell-, GAD, IA-2-Antikörper) stellen gegenwärtig das immunologische Instrumentarium für eine frühzeitige Erkennung eines Typ-1-Diabetes dar. Schulkinder mit solchen Antikörpern zeigen ebenfalls gehäuft HLA-DR/DQ-Risikoallele (-DR3, -DR4, -DQB1-57-Non-Asp; 14). Ebenso konnte in Familien mit Typ-1-Diabetikern bei antikörperpositiven Verwandten eine Häufung von prädisponierenden HLA-Merkmalen nachgewiesen werden (35). Da nicht alle antikörperpositiven Schulkinder oder Verwandte von Typ-1-Diabetikern im Verlauf einen Diabetes erleiden, scheinen die HLA-DR/DQ-Gene zur Insulitis zu disponieren, während – möglicherweise – andere Gene oder Triggermechanismen den endgültigen Verlust der Beta-Zellen bewirken. Die Untersuchung genetischer Merkmale eignet sich deshalb gegenwärtig nicht zur Risikoprädiktion eines Typ-1-Diabetes (13).

Typ-2-Diabetes

Pathogenese und Erkrankungsrisiko

Der Typ-2-Diabetes, der bei ca. 95% aller Diabetiker vorliegt, ist durch eine ausgeprägte Insulinresistenz, zumeist kombiniert mit einer inadäquaten Insulinsekretion, gekennzeichnet. Umweltfaktoren (Überflussernährung, Bewegungsarmut) haben zu einer deutlichen Zunahme der Prävalenz in den westlichen Ländern geführt.

Wertigkeit genetischer Faktoren. Eine erbliche Veranlagung ist jedoch neben diesen exogenen Faktoren eine wesentliche Voraussetzung für die Ausprägung eines Typ-2-Diabetes. Eine starke genetische Komponente lässt sich von eineiigen Zwillingspaaren mit dieser Erkrankung ableiten, bei denen eine Konkordanzrate für den Typ-2-Diabetes von über 60% besteht. Somit besteht a priori ein doppelt so hohes genetisches Risiko im Vergleich zu Zwillingen mit Typ-1-Diabetes. Auch in Familien ist der Typ-2-Diabetes bei Geschwistern – oder erst- bis zweitgradig Verwandten – gehäuft. Bis zu 60% der Geschwister von Typ-2-Diabetikern erleiden im Laufe ihres Lebens ebenfalls diese Erkrankung (46).

Prädispositionsgenorte. Während für den Typ-1-Diabetes mehr als 16 Prädispositionsgenorte beschrieben wurden, liegen für den Typ-2-Diabetes (NIDDM) nur 2 vergleichbare Untersuchungen vor. Eine Analyse von Amerikanern mexikanischer Abstammung legte einen Genort auf Chromosom 2 (NIDDM 1) nahe (37). Hierbei handelt es sich um das Calpain-10-Gen (CAPN10), dessen Polymorphismus signifikant in mexikanischen und weniger ausgeprägt in europäischen oder asiatischen Populationen mit Typ-2-Diabetes assoziiert zu sein scheint (30, 41). Dieser Polymorphismus ging mit einer niedrigeren Transkriptionsrate im Skelettmuskel und mit Insulinresistenz einher (7). Ein genomweites Screening in einer britischen Studie an 573 Familien ergab den Hinweis auf einen Prädispositionsgenort für Typ-2-Diabetes auf Chromosom 1q (77). Bei einer frühen Untersuchung an 26 Multiplexfamilien aus Finnland war ein Prädispositionsgenort in der Nähe des MODY3-Gens auf Chromosom 12 gefunden worden (NIDDM 2; 48). Eine Reihe von weiteren Kandidatengenen wird in Kap. 4 diskutiert.

Stand und Problematik der Diagnostik

Patienten mit Typ-2-Diabetes werden in der Regel nicht einer ausführlichen endokrinen/metabolischen Diagnostik unterzogen. Die Behandlung mit Diätempfehlung, oralen Antidiabetika oder Insulin kommt bei allen Formen (mit oder ohne Adipositas) vor. Diese klinische Heterogenität der Erkrankung erschwert eine einheitliche Erfassung von Patienten oder Familien und führt dazu, dass bei den untersuchten Gruppen zwangsläufig ein Pool mehrerer Prädispositionsgene vorliegt, die sich möglicherweise ergänzen oder interagieren. Die Interaktion mehrerer Gene bei der Pathogenese von polygenetischen und häufigen Erkrankungen ist bislang aber unvollständig untersucht.

MODY und andere seltene Diabetesformen

Der MODY (maturity onset diabetes of the young) stellt eine heterogene Unterform des nicht insulinpflichtigen Diabetes mellitus dar, der gewöhnlich durch eine frühe Manifestation, oft vor dem 25. Lebensjahr, und von einem autosomal dominanten Erbgang geprägt ist. Metabolisch findet sich in der Regel ein Defekt in der Insulinsekretion, der bei einem Teil der Patienten von einer gestörten Glucosemessung der Beta-Zelle mittels der Glucokinase verursacht ist (Übersicht in 32). In einer französischen Untersuchung konnte bei bis zu 13% aller nicht insulinabhängigen Diabetiker ein MODY-Diabetes gefunden werden (s. a. Tab 2.1, neue ADA-Klassifikation IIIA).

Gegenwärtig sind 6 MODY-Gene bekannt und chromosomal lokalisiert (Tab. 2.3), darunter MODY4, das mit einer inaktivierenden Mutation des Insulinpromoterfaktors 1 (IPF1) kosegregiert, und MODY5 mit progressiver zystischer Nierendegeneration.

MODY2-Mutationen. Eine MODY2-Mutation ist in Frankreich die häufigste Ursache dieses seltenen Diabetes, wobei in 42 Familien 36 unterschiedliche Mutationen gefunden wurden (74). Nur leicht erhöhte Blutzuckerwerte sind die klinischen Korrelate der bisher beschriebenen MODY2-Mutationen. Bei dieser Erkrankung liegt eine gestörte Antwort der Beta-Zelle auf Glucosesignale mit einer konsekutiv verringerten Insulinsekretion vor (75). Ebenfalls wird in der Leber mehr Glykogen gespeichert sowie postprandial die hepatische Gluconeogenese pathologisch gesteigert. Die MODY2-Diabetesformen zeigen eine geringe Häufigkeit von diabetischen Komplikationen. In vielen der Familien gibt es sogar hochbetagte Verwandte, die trotz langjährigem milden Diabetes keine Retinopathie oder Nephropathie haben.

MODY1- und MODY3-Mutationen. Im Gegensatz dazu sind MODY1- und MODY3-Formen durch eine ausgeprägte Hyperglykämie bei einem insulinsekretorischen Defekt charakterisiert, bei dem es oft zu mikroangiopathischen Schäden kommt (73). Die Genorte für MODY1 wurden auf dem Chromosom 20q sowie für MODY3 auf 12q lokalisiert und stellen mutierte Formen von leberspezifischen Transkriptionsfaktoren dar: Hepatozytenkernfaktor 1α (HNF-1α) bei MODY3 und HNF-4α bei MODY1. Diese Proteine werden im Kern von Leber- und pankreatischen bzw. auch anderen Zellen exprimiert und regulieren die Expression verschiedener anderer Gene.

In der pankreatischen β-Zelle regulieren diese Transkriptionsfaktoren die Insulin-Genexpression, was erklärt, dass diese MODY-Patienten überwiegend eine Insulintherapie benötigen. Der Nachweis von MODY-Mutationen ist ein erster Ansatzpunkt für eine Gendiagnostik des Typ-2-Diabetes. Bei Vorliegen solcher Mutationen können Betroffene von einer frühzeitigen Stoffwechselkontrolle profitieren.

Während Patienten mit MODY2-(Glucokinase-) Mutationen über lange Zeit diätetisch geführt werden können, muss bei den anderen MODY-Formen frühzeitig mit Insulin therapiert werden (32).

Andere genetische Defekte der Beta-Zellfunktion

Diese schließen Mutationen mitochondrialer DNA ein (III A4, Tab. 2.1; 3), während bei Patienten mit seltenen Formen der ererbten Insulinresistenz genetische Defekte der Insulinwirkung vorliegen (III B). Erkrankungen des exokrinen Pankreas (III C) schließen auch die Hämochromatose ein, für die kürzlich ein mutiertes Gen (HFE) identifiziert wurde, das in unmittelbarer Nähe zur HLA-Region liegt (33). Bei Nachweis einer Hämochromatose, die jetzt durch den Gendefekt schneller gesichert werden kann, sollte regelmäßig auf das Auftreten eines Diabetes mellitus untersucht werden.

Genetische Faktoren der diabetischen Nephropathie

Hinweise auf genetische Prädispositionen

Die Nephropathie ist ein wesentlicher Grund für die erhöhte Morbidität und Mortalität von Patienten mit Diabetes mellitus. Da weniger als die Hälfte aller Patienten mit Typ-1-Diabetes diese Komplikation entwickeln, werden neben der Stoffwechselkontrolle auch erbliche Faktoren bei ihrer Entstehung vermutet. In verschiedenen Studien konnte eine familiäre Häufung der diabetischen Nephropathie beobachtet werden, sodass von einer erblichen Disposition zu dieser Komplikation ausgegangen wurde (59, 63). Die erbliche Veranlagung lässt sich in Familien, in denen mehrere Patienten vom Diabetes betroffen sind, daran erkennen, dass die Nephropathie beim Ersterkrankten auch ein hohes Risiko für diese Komplikation bei den folgenden Verwandten mit Diabetes birgt (63). Bei Patienten ohne Nephropathie ist das Risiko weiterer Verwandter mit Typ-1-Diabetes entsprechend geringer. Wie stark genetische Ursachen für die Entwicklung einer Nephropathie verantwortlich sind, lässt sich daran ermessen, dass das kumulative Risiko einer Nephropathie nach 25 Jahren Diabetesdauer bei diabetischen Geschwistern 72% beträgt, wenn der Indexpatient eine persistente Proteinurie aufweist, dahingegen nur 25%, wenn die Albuminausscheidung normal ist (59).

Kandidatengene

Verschiedene Kandidatengene wurden für die Disposition zu einer Nephropathie angeschuldigt. Ein Insertions-Deletions-Polymorphismus im Gen des Angiotensin-converting-Enzyms (ACE) zeigt in mehreren Studien eine unterschiedliche Verteilung bei Patienten mit Nephropathie: Die Homozygotie für die Deletion (DD-Genotyp) war in einer österreichischen Untersuchung (8) signifikant häufiger bei nephropathischen Patienten, während derselbe Genotyp bei britischen Patienten keine disponierende Rolle spielte (17) und bei Patienten der Joslin-Klinik keine signifikante Häufung zeigte (28). Ein anderer Genort aus dem Renin-Angiotensin-System wurde mit dem Angiotensinogen-Polymorphismus (M235T) analysiert, bei dem keine signifikante Assoziation mit der diabetischen Nephropathie gefunden wurde (26).

Andere Kandidatengenorte wurden mit variabler Signifikanz positiv oder negativ mit den diabetischen Komplikationen assoziiert:
- die Aldosereduktase (39), bei der eine polymorphe 5'-CA-Wiederholungssequenz hochsignifikant mit der Nephropathie assoziiert wurde,
- die Methylentetrahydrofolatreduktase (MTHFR), deren Mutation Ala > Val mit erhöhten Homocysteinspiegeln einhergeht und signifikant häufiger bei japanischen Patienten mit nicht insulinpflichtigen Diabetes (NIDDM) und Retinopathie beobachtet wurde (53),
- der Angiotensin-II-Rezeptor-Typ-1 (AT1-) Genotyp C1166, der in einer Studie besonders unter schlechter Glucosekontrolle die Nephropathie begünstigte (27).

Stand der Diagnostik

Diese Untersuchungen zur Genetik der diabetischen Nephropathie haben bisher noch nicht wesentliche, in der Routinediagnostik verwendbare Marker ergeben. Die Methodik der Geschwister-Paar- („affected Sib Pair", „non-affected Sib Pair") oder der Familienanalyse (Transmission Distortion Test) bietet jedoch sichere Tests, um die Hypothese einer Kopplung bzw. einer Assoziation bestimmter Genvarianten mit der Nephropathie zu belegen (62). Solche Marker könnten helfen, diejenigen Patienten mit hohem Risiko für eine Nephropathie rechtzeitig vor Ausbildung einer Mikroalbuminurie zu erkennen und nephroprotektiv zu behandeln.

Genetische Beratung bei Diabetes mellitus

Die Frage nach dem erblichen Risiko für einen Diabetes bei noch gesunden Verwandten bewegt Patienten und Angehörige. Nach gegenwärtigem Kenntnisstand kann lediglich bei seltenen Diabetesformen (MODY, monogenetische Insulinresistenz, sekundärer Diabetes bei hereditärer Hämochromatose) durch genetische Testung die Ursache nachgewiesen und ein Diabetesrisiko bei Verwandten vorhergesagt werden. Selbst bei diesen Fällen wird neben einer Empfehlung von regelmäßigen Blutzuckermessungen bei Normalwerten und gesunder Lebensführung keine therapeutische oder präventive Konsequenz gezogen.

Im Fall des häufigen Typ-2-Diabetes ist die Familienanamnese die wichtigste genetische Untersuchung. Bei Verwandten von Typ-2-Diabetes-Patienten ist mit einem Risiko von mindestens 40% für einen späteren Typ-2-Diabetes zu rechnen. Deshalb sollten Verwandte von Typ-2-Diabetikern mittels oraler Glucosetoleranztestung auf ihre Stoffwechsellage überprüft werden. Auch Komplikationen des Diabetes mellitus (Retinopathie, Nephropathie) treten bei solchen Angehörigen häufiger auf, bei denen der Ersterkrankte ebenfalls von diesen Komplikationen betroffen war.

Das Risiko eines Typ-1-Diabetes bei noch gesunden Geschwistern bereits betroffener Kinder hängt von dem mit dem Patienten gemeinsam bestehenden HLA-Merkmal ab und kann zwischen 0,3% und 20% liegen. Da andere Autoimmunerkrankungen (Morbus Basedow, Hypothyreose, perniziöse Anämie) in diesen Familien vorkommen können, ist ein Screening dafür angezeigt.

Literatur

1 APECED (1997) An autoimmune disease, caused by mutations in a novel gene featuring two PHD-type zinc-finger domains. The Finnish-German APECED Consortium. Autoimmune Polyendocrinopathy-Candidiasis-Ectodermal Dystrophy. Nat. Genet. 1997:17;399–403
2 Aaltonen J, Björses P, Sandkuijl L, Perheentupa J, Peltonen L (1994) An autosomal locus causing autoimmune disease: autoimmune polyglandular disease type I assigned to chromosome 21. Nature Genet. 8:83–7
3 Alcolado JC, Majid A, Brockington M et al. (1994) Mitochondrial gene defects in patients with NIDDM. Diabetologia 37:372–6
4 Allen DB, MacDonald MJ, Gottschall JL, Hunter JB (1989) Autoimmune thyroid phenomena are not evidence for human lymphocyte antigen-genetic heterogeneity in insulin-dependent diabetes. Am. J. Med. Genet. 33:405–8
5 Badenhoop K, Schwarz G, Bingley P, Lewis V, Drummond V, Gale EAM, Bottazzo GF (1990) Restriction fragment length

polymorphism (RFLP) analysis of HLA haplotypes in families with type I diabetes mellitus. Tissue Antigens 35:32–9

6 Badenhoop K, Walfish PG, Rau H et al. (1995) Susceptibility and resistance alleles of human leukocyte antigen (HLA) DQA1 and HLA DQB1 are shared in endocrine autoimmune disease. J. Clin. Endocrinol. Metab. 80:2112–7

7 Baier LJ, Permana PA, Yang X et al. (2000) A calpain-10 gene polymorphism is associated with reduced muscle mRNA levels and insulin resistance. J. Clin. Invest 106:R69–R73

8 Barnas U, Schmidt A, Illievich A et al. (1997) Evaluation of risk factors for the development of nephropathy in patients with IDDM: insertion/deletion angiotensin converting enzyme gene polymorphism, hypertension and metabolic control. Diabetologia 40:327–31

9 Baur MP, Fimmers R, Fritsche C et al. (1989) Genetic analysis of IDDM: The GAW5 multiplex family dataset. Genetic Epidemiology 6:15–20

10 Bell GI, Xiang K-S, Newman MV, Wu S-H, Wright LG, Fajans SS, Spielman RS, Cox NJ (1991) Gene for non-insulin-dependent diabetes mellitus (maturity-onset diabetes of the young subtype) is linked to DNA polymorphism on human chromosome 20q. Proc. Natl. Acad. Sci. USA 88:1484–8

11 Bertrams J, Baur MP (1984) Insulin-dependent diabetes mellitus. In: Albert ED, Baur MP, Mayr WR (eds) Springer-Verlag, Berlin, 348–58

12 Bieda K, Pani MA, van Der AB et al. (2002) A retroviral long terminal repeat adjacent to the HLA DQB1 gene (DQ-LTR13) modifies Type I diabetes susceptibility on high risk DQ haplotypes. Diabetologia 45:443–7

13 Bingley PJ, Bonifacio E, Ziegler AG, Schatz DA, Atkinson MA, Eisenbarth GS (2001) Proposed guidelines on screening for risk of type 1 diabetes. Diabetes Care 24:398

14 Boehm BO, Manfras B, Seibler J et al. (1991) Epidemiology and immunogenetic background of islet cell antibody-positive nondiabetic schoolchildren. Diabetes 40:1435–9

15 Bosi E, Becker F, Bonifacio E, Wagner R, Collins P, Gale EAM, Bottazzo GF (1991) Progression to type 1 diabetes in autoimmune endocrine patients with islet cell antibodies. Diabetes 40:977–84

16 Caillat-Zucman S, Garchon H-J, Timsit J et al. (1992) Age-dependent HLA genetic heterogeneity of type 1 insulin-dependent diabetes mellitus. J. Clin. Invest. 90:2242–50

17 Chowdhury TA, Dronsfield MJ, Kumar S et al. (1996) Examination of two genetic polymorphisms within the renin-angiotensin system: no evidence for an association with nephropathy in IDDM. Diabetologia 39:1108–14

18 Copeman JB, Cucca F, Hearne CM et al. (1995) Linkage disequilibrium mapping of a type 1 diabetes susceptibility gene (IDDM7) to chromosome 2q31-q33. Nature Genet. 9:80–5

19 Cox NJ, Wapelhorst B, Morrison VA et al. (2001) Seven regions of the genome show evidence of linkage to type 1 diabetes in a consensus analysis of 767 multiplex families. Am. J. Hum. Genet. 69:820–30

20 Davies JL, Cucca F, Goy JV et al. (1996) Saturation multipoint linkage mapping of chromosome 6q in type 1 diabetes. Hum. Mol. Genet. 5:1071–4

21 Davies JL, Kawaguchi Y, Bennett ST, et al. (1994) A genome-wide search for human type 1 diabetes susceptibility genes. Nature 371:130–6

22 Deschamps I, Hors J, Clerget-Darpoux F et al. (1990) Excess of maternal HLA-DR3 antigens in HLA DR3,4 positive Type 1 (insulin-dependent) diabetic patients. Diabetologia 33:425–30

23 Donner H, Rau H, Braun J, Herwig J, Usadel KH, Badenhoop K (1997a) Highly polymorphic promoter regions of HLA DQA1 and DQB1 genes do not help to further define disease susceptibility in type 1 diabetes mellitus (IDDM). Tissue Antigens 50:642–5

24 Donner H, Rau H, Walfish PG, Braun J, Siegmund T, Finke R, Usadel KH, Badenhoop K (1997b) CTLA4 alanine-17 confers genetic susceptibility to Graves' disease and to type 1 diabetes mellitus. J. Clin. Endocrinol. Metab. 82:143–6

25 Donner H, Seidl C, Braun J, Siegmund T, Herwig J, Seifried E, Usadel KH, Badenhoop K (1998) CTLA4 gene haplotypes can not protect from IDDM in the presence of high risk HLA DQ8 or DQ2 alleles in German families. Diabetes 47:1158–60

26 Doria A, Onuma T, Gearin G, Freire MB, Warram JH, Krolewski AS (1996) Angiotensinogen polymorphism M253T, hypertension, and nephropathy in insulin-dependent diabetes. Hypertension 27:1134–9

27 Doria A, Onuma T, Warram JH, Krolewski AS (1997) Synergistic effect of angiotensin II type I receptor genotype and poor glycemic control on risk of nephropathy in IDDM. Diabetologia 40:1293–9

28 Doria A, Warram JH, Krolewski AS (1994) Genetic predisposition to diabetic nephropathy: evidence for a role of the angiotensin I-converting enzyme gene. Diabetes 43:690–5

29 Dorman JS, LaPorte RE, Stone RA, Trucco M (1990) Worldwide differences in the incidence of type I diabetes are associated with amino acid variation at position 57 of the HLA-DQ b chain. Proc. Natl. Acad. Sci. USA 87:7370–4

30 Evans JC, Frayling TM, Cassell PG et al. (2001) Studies of association between the gene for calpain-10 and type 2 diabetes mellitus in the United Kingdom. Am. J. Hum. Genet. 69:544–52

31 Ewens WJ, Spielman RS (1995) The transmission/disequilibrium test: history, subdivision, and admixture. Am. J. Hum. Genet. 57:455–64

32 Fajans SS, Bell GI, Polonsky KS (2001) Molecular mechanisms and clinical pathophysiology of maturity-onset diabetes of the young. N. Engl. J. Med. 345:971–80

33 Feder JN, Gnirke A, Thomas W et al. (1996) A novel MHC class I-like gene is mutated in patients with hereditary haemochromatosis. Nature Genet. 13:399–408

34 Field LL, Tobias R, Magnus T (1994) A locus on chromosome 15q26 (IDDM3) produces susceptibility to insulin-dependent diabetes mellitus. Nature Genet. 8:189–94

35 Genovese S, Bonfanti R, Bazzigaluppi E, Lampasona V, Benazzi E, Bosi E, Chiumello G, Bonifacio E (1996) Association of IA-2 autoantibodies with HLA DR4 phenotypes in IDDM. Diabetologia 39:1223–6

36 Germain RN (1994) MHC-dependent antigen processing and peptide presentation: Providing ligands for T lymphocyte activation. Cell 76:287–99

37 Hanis CL, Boerwinkle E, Chakraborty R et al. (1996) A genome-wide search for human non-insulin-dependent (type 2) diabetes genes reveals a major susceptibility locus on chromosome 2. Nature Genet. 13:161–6

38 Hashimoto L, Habita C, Beressi JP et al. (1994) Genetic mapping of a susceptibility locus for insulin-dependent diabetes mellitus on chromosome 11q. Nature 371:161–4

39 Heesom AE, Hibberd ML, Millward A, Demaine AG (1997) Polymorphism in the 5'-end of the aldose reductase gene is strongly associated with the development of diabetic nephropathy in type I diabetes. Diabetes 46:287–91

40 Horikawa Y, Iwasaki N, Hara M et al. (1997) Mutation in hepatocyte nuclear factor-1 beta gene (TCF2) associated with MODY. Nat. Genet. 17:384–5

41 Horikawa Y, Oda N, Cox NJ et al. (2000) Genetic variation in the gene encoding calpain-10 is associated with type 2 diabetes mellitus. Nat. Genet. 26:163–75

42 Karandikar NJ, Vanderlugt CL, Walunas TL, Miller SD, Bluestone JA (1996) CTLA-4: A negative regulator of autoimmune disease. J. Exp. Med. 184:783–8

43 Kennedy GC, German MS, Rutter WJ (1995) The minisatellite in the diabetes susceptibility locus IDDM2 regulates insulin transcription. Nature Genet. 9:293–8

44 Khalil I, D'Auriol L, Gobet M et al. (1990) A combination of HLA-DQ beta Asp57-negative and HLA DQ alpha Arg52 confers susceptibility to insulin-dependent diabetes mellitus. J. Clin. Invest. 85:1315–9

45 Khalil I, Deschamps I, Lepage V, Al-Daccak R, Degos L, Hors J (1992) Dose effect of cis- and trans-encoded HLA-DQalpha/

beta heterodimers in IDDM susceptibility. Diabetes 41:378–84
46 Köbberling J (1970) Studies on the genetic heterogeneity of diabetes mellitus. Diabetologia 7:46–9
47 Luo D-F, Buzzetti R, Rotter JI et al. (1996) Confirmation of three susceptibility genes to insulin-dependent diabetes mellitus: IDDM4,IDDM5, and IDDM8. Hum. Mol. Genet. 5:693–8
48 Mahtani MM, Widen E, Lehto M et al. (1996) Mapping of a gene for type 2 diabetes associated with an insulin secretion defect by a genome scan in Finnish families. Nature Genet. 14:90–4
49 Malecki MT, Jhala US, Antonellis A et al. (1999) Mutations in NEUROD1 are associated with the development of type 2 diabetes mellitus. Nat. Genet. 23:323–8
50 Marron MP, Raffel LJ, Garchon HJ et al. (1997) Insulin-dependent diabetes mellitus (IDDM) is associated with CTLA4 polymorphisms in multiple ethnic groups. Hum. Mol. Genet. 6:1275–82
51 Merriman T, Twells R, Merriman M et al. (1997) Evidence by allelic association-dependent methods for a type 1 diabetes polygene (IDDM6) on chromosome 18q21. Hum. Mol. Genet. 6:1003–10
52 Nerup J, Pociot F (2001) A genomewide scan for type 1-diabetes susceptibility in Scandinavian families: identification of new loci with evidence of interactions. Am. J. Hum. Genet. 69:1301–13
53 Neugebauer S, Baba T, Kurokawa K, Watanabe T (1997) Defective homocysteine metabolism as a risk factor for diabetic retinopathy. Lancet 349:473–4
54 Nistico L, Buzzetti R, Pritchard LE et al. (1996) The CTLA-4 gene region of chromosome 2q33 is linked to, and associated with, type 1 diabetes. Hum. Mol. Genet. 5:1075–80
55 Olmos P, A'Hern R, Heaton DA, Millward BA, Risley D, Pyke DA, Leslie RDG (1988) The significance of the concordance rate for type 1 (insulin-dependent) diabetes in identical twins. Diabetologia 31:747–50
56 Pani MA, Knapp M, Donner H, Braun J, Baur MP, Usadel KH, Badenhoop K (2000) Vitamin D receptor allele combinations influence genetic susceptibility to IDDM in Germans. Diabetes 49:504–7
57 Pani MA, Van Autreve J, Van der Auwera BJ, Gorus FK, Badenhoop K (2002) Non-transmitted maternal HLA DQ2 or DQ8 alleles and risk of Type I diabetes in offspring: the importance of foetal or post partum exposure to diabetogenic molecules. Diabetologia 45:1340–3
58 Pugliese A, Zeller M, Fernandez Jr. A et al. (1997) The insulin gene is transcribed in the human thymus and transcription levels correlate with allelic variation at the INS VNTR-IDDM2 susceptibility locus for type 1 diabetes. Nature Genet. 15:293–7
59 Quinn M, Angelico MC, Warram JH, Krolewski AS (1997) Familial factors determine the development of diabetic nephropathy in patients with IDDM. Diabetologia 39:940–5
60 Rau H, Braun J, Donner H, Seißler J, Siegmund T, Usadel KH, Badenhoop K (2001) The codon 17 polymorphism of the CTLA4 gene in type 2 diabetes mellitus. J. Clin. Endocrinol. Metab 86:653–5
61 Reed P, Cucca F, Jenkins S et al. (1997) Evidence for a type 1 diabetes susceptibility locus (IDDM10) on human chromosome 10p11-q11. Hum. Mol. Genet. 6:1011–6

62 Rogus JJ, Krolewski AS (1996) Using discordant sib pairs to map loci for qualitative traits with high sibling recurrence risk. Am. J. Hum. Genet. 59:1376–81
63 Seaquist ER, Goetz FC, Rich S, Barbosa J (1989) Familial clustering of diabetic kidney disease: evidence for genetic susceptibility to diabetic nephropathy. N. Engl. J. Med. 320:1161–5
64 She J-X (1996) Susceptibility to type I diabetes: HLA-DQ and DR revisited. Immunol. Today 17:323–9
65 Stoffel M, Bell GI (1993) Characterization of a third simple tandem repeat polymorphism in the human glucokinase gene. Diabetologia 36:170–1
66 Stoffers DA, Ferrer J, Clarke WL, Habener JF (1997) Early-onset type-II diabetes mellitus (MODY4) linked to IPF1. Nature Genet. 17:138–9
67 Tarn AC, Bonifacio E, Dean BM, Gale EAM, Bottazzo GF (1988) Predicting insulin-dependent diabetes. The lancet ii:627–8
68 The Expert Committee on the Diagnosis and Classification of Diabetes mellitus (1997) Report of the expert committee on the diagnosis and classification of diabetes mellitus. Diabetes Care 20:1183–97
69 Thomson G, Robinson WP, Kuhner MK et al. (1988) Genetic heterogeneity, modes of inheritance, and risk estimates for a joint study of caucasians with insulin-dependent diabetes mellitus. Am. J. Hum. Genet. 43:799–816
70 Tisch R, McDevitt H (1996) Insulin-dependent diabetes mellitus. Cell 85:291–7
71 Vafiadis P, Bennett ST, Todd JA et al. (1997) Insulin expression in human thymus is modulated by INS VNTR alleles at the IDDM2 locus. Nature Genet. 15:289–92
72 Vaxillaire M, Boccio V, Philippi A et al. (1995) A gene for maturity onset diabetes of thy young (MODY) maps to chromosome 12q. Nature Genet. 9:418–23
73 Vaxillaire M, Rouard M, Yamagata K et al. (1997) Identification of nine novel mutations in the hepatocyte nuclear factor 1 alpha gene associated with maturity-onset diabetes of the young (MODY3). Hum. Mol. Genet. 6:583–6
74 Velho G, Blanche H, Vaxillaire M et al. (1997) Identification of 14 new glucokinase mutations and description of the clinical profile of 42 MODY-2 families. Diabetologia 40:217–24
75 Velho G, Froguel P, Clement K, Pueyo ME, Rakotoambinina B, Zouali H, Passa P, Cohen D, Robert J-J (1992) Primary pancreatic beta-cell secretory defect caused by mutations in glucokinase gene in kindreds of maturity onset diabetes of the young. Lancet 340:444–8
76 Vyse TJ, Todd JA (1996) Genetic analysis of autoimmune disease. Cell 85:311–8
77 Wiltshire S, Hattersley AT, Hitman GA et al. (2001) A genomewide scan for loci predisposing to type 2 diabetes in a U.K. population (the Diabetes UK Warren 2 Repository): analysis of 573 pedigrees provides independent replication of a susceptibility locus on chromosome 1q. Am. J. Hum. Genet. 69:553–69
78 Yamagata K, Furuta H, Oda N et al. (1996a) Mutations in the hepatocyte nuclear factor-4alpha gene in maturity-onset diabetes of the young (MODY1). Nature 384:458–60
79 Yamagata K, Oda N, Kaisaki PJ et al. (1996b) Mutations in the hepatocyte nuclear factor-1alpha gene in maturity-onset diabetes of the young (MODY3). Nature 384:455–60

3 Epidemiologie, Ätiologie und Pathogenese des Typ-1-Diabetes

A.-G. Ziegler, M. Hummel und W. A. Scherbaum

Das Wichtigste in Kürze

➤ Die Inzidenzrate des Typ-1-Diabetes zeigt ausgeprägte geografische Unterschiede und steigt in Europa jährlich um ca. 3–4% an. Sie beträgt in Deutschland derzeit etwa 12/100.000.

➤ Der Typ-1-Diabetes ist eine organspezifische Autoimmunerkrankung. Es ist ungeklärt, welcher Mechanismus zum Verlust der Selbsttoleranz und somit zum Beginn der Autoimmunität führt. Wichtig scheint, dass eine derartige Fehlsteuerung des Immunsystems fast ausschließlich bei genetisch empfänglichen Individuen auftritt und Autoantikörper gegen Inselzellantigene oft schon sehr früh im Leben – in jedem Fall Jahre vor Manifestation des Typ-1-Diabetes – auftreten.

➤ Umweltfaktoren als Auslöser des Immunprozesses sind nicht gesichert. Wahrscheinlich ist jedoch, dass Umweltfaktoren Entstehung und Verlauf der Inselzellentzündung beeinflussen können.

➤ Durch eine differenzierte Immundiagnostik mit 4 Inselzellantikörpern kann heute der Autoimmunprozess bereits in der prädiabetischen Phase diagnostiziert und das Auftreten von Diabetes vorhergesagt werden. Ein hohes Diabetesrisiko tragen vor allem Personen, die für mindestens 3 Antikörper positiv sind.

Einleitung

Der Typ-1-Diabetes zählt zu den Autoimmunerkrankungen (AIE). Die immunologische Zerstörung der Insulin produzierenden Beta-Zellen verläuft über viele Jahre symptomlos, bis die Beta-Zellmasse und dementsprechend die Insulinsekretion nicht mehr ausreicht, um die Glucosehomöostase aufrechtzuerhalten. Die Diagnose „Typ-1-Diabetes" ist somit der Endpunkt einer organspezifischen Zerstörung, ähnlich wie die Diagnose „Hypothyreose" bei der Hashimoto-Autoimmunthyreoiditis.

Durch den Nachweis von diabetesspezifischen Antikörpern ist es heute möglich, den autoimmunen Zerstörungsprozess schon vor der eigentlichen Manifestation der Erkrankung, also im prädiabetischen Stadium, zu diagnostizieren. Eine Vielzahl internationaler Forschungsvorhaben zielt heute darauf ab, durch eine differenzierte Immundiagnostik das Auftreten eines Typ-1-Diabetes vorherzusagen und durch eine gezielte Immunintervention das Fortschreiten der Beta-Zellzerstörung aufzuhalten. Unabhängig von experimentellen Therapieansätzen hilft die Immundiagnostik, das Risiko frühzeitig zu erkennen, die betroffenen Personen auf die Symptome eines Diabetes hinzuweisen und die Krankheit schon im Frühstadium durch entsprechende Funktionstests zu diagnostizieren und adäquat zu behandeln. Außerdem ermöglicht sie in Fällen einer zweifelhaften Diagnose zwischen Typ-1- und Typ-2-Diabetes zu unterscheiden (Gestationsdiabetes, LADA = „late onset autoimmunity diabetes in the adult").

Epidemiologie

Geografische Unterschiede

Unterschiede in Europa. Es ist davon auszugehen, dass annähernd 0,3% der deutschen Bevölkerung an Typ-1-Diabetes leiden. Die Inzidenz des Typ-1-Diabetes zeigt ausgeprägte geografische Unterschiede (Abb. 3.**1**; 30, 37). In Europa, wo nach Schätzungen jährlich 10.200 Kinder unterhalb des 15. Lebensjahrs an Typ-1-Diabetes erkranken, schwankt die Inzidenzrate, d. h. die Zahl von Neuerkrankungen pro 100.000 Einwohner pro Jahr, zwischen 3,2 in Mazedonien und 40,2 in Finnland (23). In Deutschland wurden im Zeitraum zwischen 1960 und 1989 in der ostdeutschen Bevölkerung 9581 Neuerkrankungen im Alter von 0–19 Jahren registriert (47). Das entspricht einer durchschnittlichen Inzidenzrate von 7,38 (95% CI 6,97–7,82). Die Inzidenz stieg altersabhängig von 0,2 (im 1. Lebensjahr) auf 13,8 (im 12. Lebensjahr) bei Mädchen und von 0,4 auf 12,7 bei Jungen. In Nord-Rhein-Westfalen zeigte sich in den Jahren 1987–2000 eine Neuerkrankungsrate von 13,1 bei Kindern im Alter von 0–14 Jahren (61). Bei der Erhebung der Inzidenzfälle unter dem 5. Lebensjahr ergab sich eine Inzidenzrate von 8,9 (95% CI 7,6–10,3), 14,0 (12,3–15,7) bei den 5- bis 9-Jährigen und 16,4 (14,5–18,2) bei den 10- bis 14-Jährigen.

Einfluss von genetischen Markern, Lebensstil und Umwelt. Eine partielle Erklärung für das Auftreten geografischer Schwankungen dürfte die unterschiedliche geografische Verteilung von genetischen Risikomarkern sein. Auch Ernährungsunterschiede wie der unterschiedliche Konsum von Kuhmilchprodukten oder Unterschiede in den Stillgewohnheiten wurden für die Inzidenzschwankungen verantwortlich gemacht (49, 67). Innerhalb sardisch-stämmiger Familien, die ein hohes gentischen Risiko tragen, zeigt sich eine signifkante Ab-

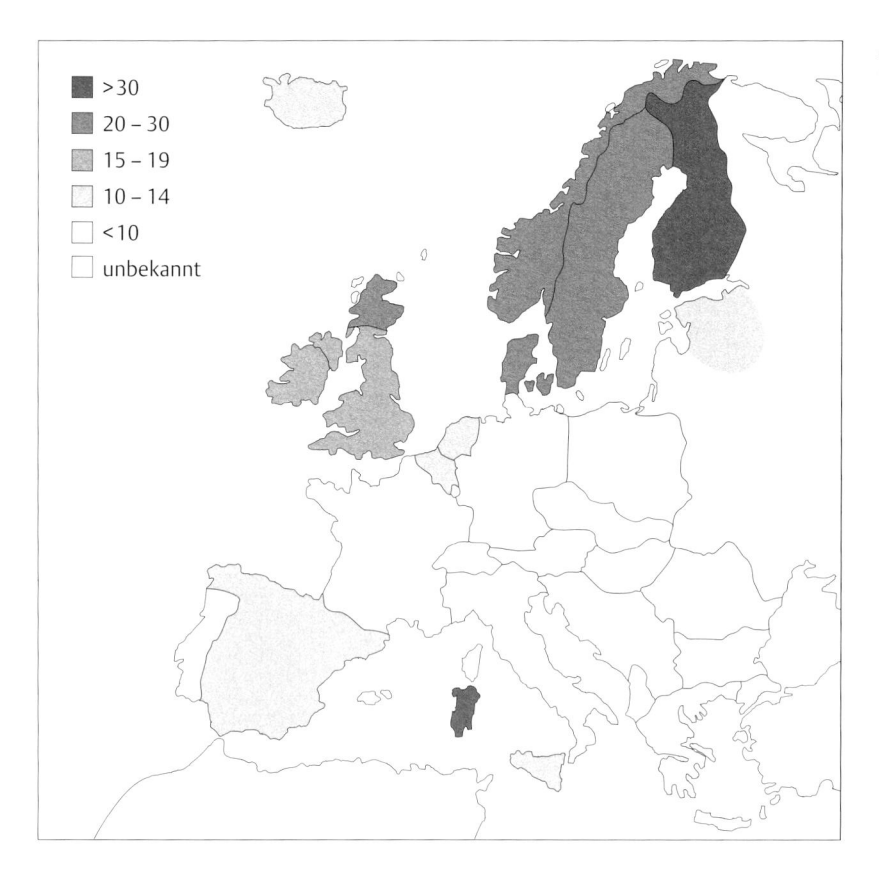

Abb. 3.1 Neuerkrankungsrate (pro 100.000/a) des Typ-1-Diabetes in Europa. (30)

- ■ >30
- ■ 20–30
- ■ 15–19
- □ 10–14
- □ <10
- □ unbekannt

nahme der Diabetesinzidenz binnen zweier Generation, wenn diese in eine Region mit niedriger Diabetesinzidenz umziehen (49). Dies unterstreicht den Einfluss von Umweltfaktoren. Berichte über eine 4fach erhöhte Inzidenzrate in Finnland gegenüber dem Nachbarland Estland deuten darauf hin, dass auch Lebensstil und sozioökonomische Faktoren eine mögliche Rolle spielen. Ein Gesundheitswesen mit einer schlechten Versorgung von Diabetikern, einer hohen Morbidität und Mortalität sowie einer hohen kindlichen Mortalität wird dazu beitragen, dass Diabetesrisikogene nicht übermäßig verbreitet werden.

Zunahme der Diabeteshäufigkeit, Absinken des Manifestationsalters

Ergebnisse aus europäischen Ländern. Die Diabetes Epidemiology Research International Group (DERI-Group) registrierte in den meisten Ländern eine Zunahme des Typ-1-Diabetes in den 3 Dekaden zwischen 1960 und 1990 (18). Der Anstieg der Diabetesinzidenz war in den Ländern Nordeuropas mit einer Verdoppelungsrate innerhalb dieser 30 Jahre besonders ausgeprägt (6). Zwischen den Jahren 1989–1994 betrug der Anstieg der Inzidenz in Europa 3,4% pro Jahr (95% CI 2,5–4,4%). In den jüngsten Altersgruppen ist der Anstieg der Inzidenz besonders hoch. So betrug der Anstieg der Inzidenz in der Gruppe der 0- bis 4-Jährigen 6,3% pro Jahr, bei den 5- bis 9-Jährigen 3,1% und bei den 10- bis 14-Jährigen 2,4% (23). Derzeit steigt die Typ-1-Diabetes-Inzidenz in den ehemals kommunistischen Ländern am stärksten. Es wird erwartet, dass die Diabetesinzidenz im Jahr 2010 bereits 40% höher sein wird als 1997 (52). Auch in Deutschland haben Inzidenz und Prävalenz des Typ-1-Diabetes deutlich zugenommen. Die Zahlen des nationalen Diabetesregisters der ehemaligen DDR zeigen besonders in der Altergruppe 10–19 Jahre eine Steigerung der Inzidenzraten von 5,61 auf zuletzt 11,84 (Abb. 3.**2**). Die Prävalenz in dieser Altersgruppe stieg nahezu linear von 38,65 im Jahre 1960 auf 119,14 im Jahre 1989 an. Das entspricht einer mittleren Prävalenzzunahme von 7,8% pro Jahr.

Ursachen. Eine eindeutige Erklärung für die Zunahme der Diabetesinzidenz gibt es nicht. Ein wesentlicher Faktor ist jedoch sicherlich die steigende Vererbung von „Diabetesgenen" durch eine verbesserte Lebenserwartung des Typ-1-Diabetikers und eine deutlich verminderte perinatale Mortalitätsrate für die diabetische Schwangerschaft. Während noch in den Jahren 1960–1975 die perinatale Mortalität diabetischer Schwangerschaften bei 14–23% lag, hat diese heute vor allem in den westlichen Industrieländern Europas Werte der Normalbevölkerung erreicht. Weitere Faktoren sind möglicherweise die überzufällig häufige Vererbung von Risikogenen an die Nachkommen diabetischer Probanden. In der Tat konnten Tuomilehto-Wolf et al. zeigen, dass der in Finnland spezifische Risikohaplotyp HLA-A2,Cw1,B56,DR4,DQ8 überzufällig häufig (d. h. mehr als 50%) von finnischen Müttern an deren Kinder und dabei insbesondere an deren Töchter weitervererbt wird (76). Aber auch die zunehmende Verbreitung von „schädli-

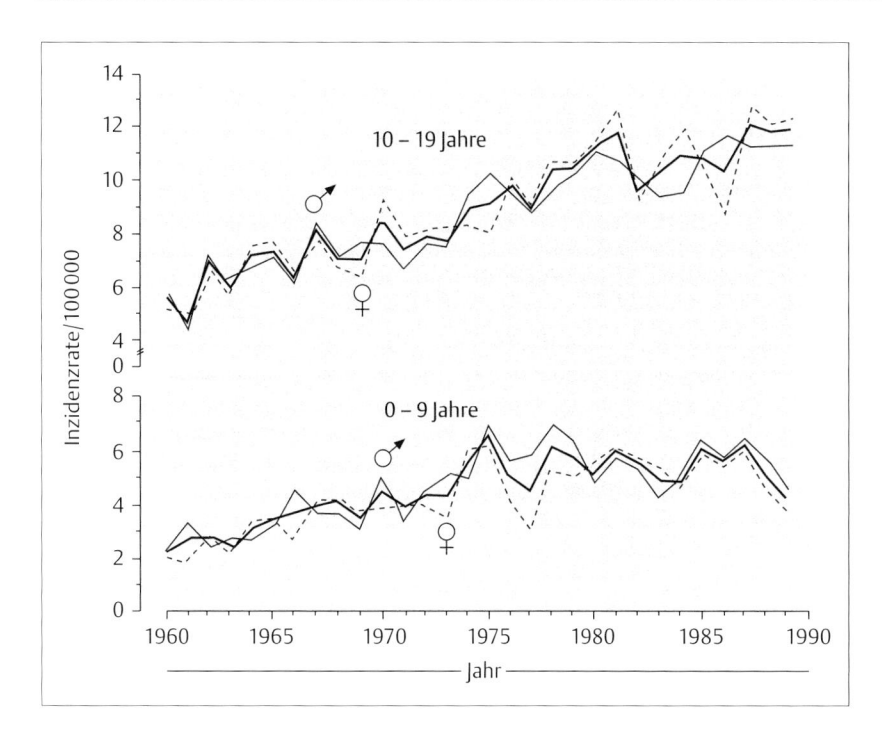

Abb. 3.2 Mittlere und geschlechtsspezifische Inzidenzraten (pro 100.000/a) des juvenilen Typ-1-Diabetes der ostdeutschen Bevölkerung im Zeitraum 1960–1989. (47)

chen" Umweltfaktoren wird für die steigende Diabetesinzidenz verantwortlich gemacht. Der besonders drastische Inzidenzanstieg bei den unter 5-Jährigen weist auf Umweltfaktoren hin, die bereits in der perinatalen oder frühkindlichen Phase einwirken. Erhöhte perinatale Infektionsraten und veränderte frühkindliche Ernährungsgewohnheiten sind möglicherweise diabetesfördernde Einflüsse.

Geschlechtsspezifische und jahreszeitliche Unterschiede

Während in Finnland in allen Altersgruppen mehr Jungen als Mädchen an Typ-1-Diabetes erkrankten, ergab sich in Deutschland ebenso wie in vielen anderen Ländern Europas kein geschlechtsspezifischer Unterschied bezüglich der Inzidenzraten (Abb. 3.3). Jahreszeitliche Schwankungen der Krankheitsmanifestation mit einer Häufung der Neuerkrankungsfälle in den Wintermonaten waren in allen Altersgruppen der europäische EURODIAB ACE Studie zu beobachten (Abb. 3.4). Die stärkste Ausprägung jahreszeitlicher Unterschiede fand sich in der Altersgruppe 10–14 Jahre.

Gestationsdiabetes

Nach der WHO- und der ADA-Klassifikation wird der Gestationsdiabetes (GDM) als besondere Form des Diabetes geführt (s.a. Kap. 2). Als GDM wird jeder Diabetes definiert, der während der Schwangerschaft beginnt oder entdeckt wird. Er kommt in etwa 2–5% aller Schwangerschaften vor und verschwindet zunächst in der Regel nach Beendigung dieser. Frauen mit GDM haben ein beträchtlich höheres Risiko, im späteren Verlauf ihres Lebens einen Diabetes zu entwickeln. In etwa 90% der Fälle handelt es sich dabei um einen Typ-2-Diabetes. Bei etwa 10% der GDM-Patientinnen lassen sich in der Schwangerschaft Autoantikörper gegen Inselzellen (ICA, GADA oder IA-2A) als Zeichen eines Autoimmundiabetes (Typ 1) nachweisen. Diese Frauen haben ein hohes Risiko, innerhalb von 5 Jahren post partum einen Typ-1-Diabetes zu entwickeln. Hinweisend auf einen Typ-1-Diabetes bei GDM sind neben dem Nachweis von Antikörpern vor allem die Insulinbedürftigkeit während der Schwangerschaft sowie ein normales Körpergewicht (25).

Ätiologie und Pathogenese

Trotz unseres heute besseren Verständnisses der Immunpathogenese des Typ-1-Diabetes und der Entdeckung neuer, mit Beta-Zellen assoziierter Antigene während der letzten 15 Jahre konnte der initiale Mechanismus, welcher den Autoimmunprozess in Gang setzt, bislang nicht identifiziert werden. Neue, komplexere Modelle (Abb. 3.5) für die Entstehung des Typ-1-Diabetes sehen als Basis für die Erkrankung neben genetischen Faktoren eine Dysregulation des Immunsystems sowie eine individuell unterschiedliche „Verletzbarkeit" der Beta-Zelle. Umweltfaktoren wie Ernährung, Infektionen und Impfungen modulieren und triggern den Autoimmunprozess (2). Aber nicht nur die Art der modulierenden Umwelteinflüsse, sondern auch Zeipunkt und Quantität des Einwirkens sind entscheidend. So sind perinatale Infektionen mit einem erhöhtem Diabetesrisiko verbunden, während multiple Infektionen im Kleinkindalter als protektiv gelten.

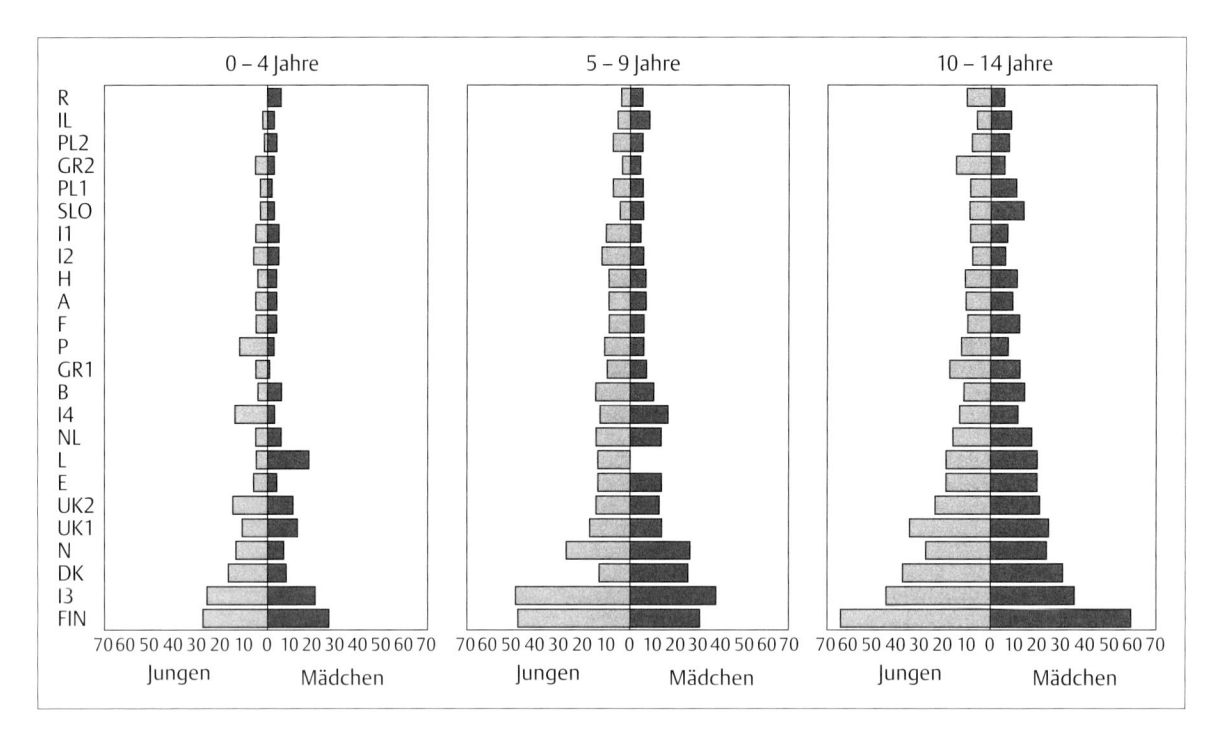

Abb. 3.3 Alters- und geschlechtsspezifische Inzidenzraten (pro 100 000 / Jahr) des Typ-1-Diabetes in Europa. (41)

R = Rumänien, IL = Israel, PL = Polen, GR = Griechenland, SLO = Slowenien, I = Italien, H = Ungarn, A = Österreich, F = Frankreich, P = Portugal, B = Belgien, NL = Niederlande, L = Luxemburg, E = Spanien, UK = Großbritannien, N = Norwegen, DK = Dänemark, FIN = Finnland

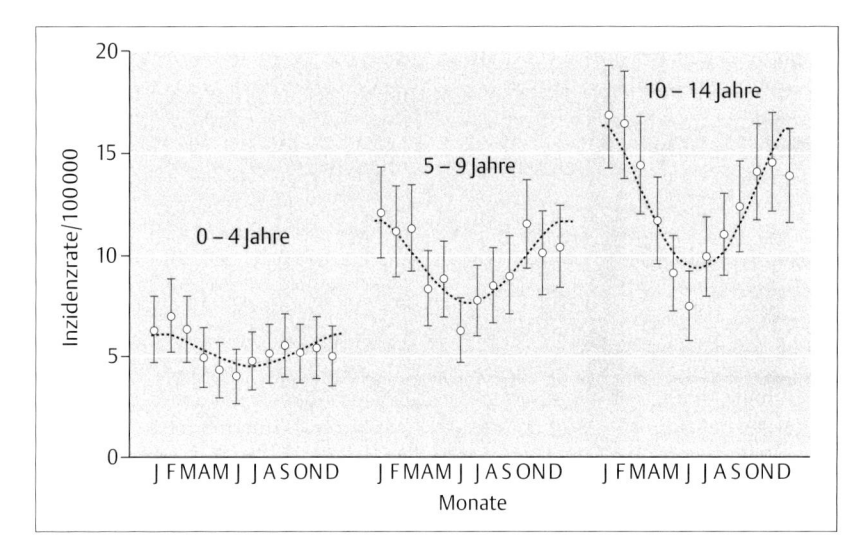

Abb. 3.4 Jahreszeitliche Schwankungen der Diagnosestellung des Typ-1-Diabetes in den Altersgruppen 0–4 Jahre, 5–9 Jahre und 10–14 Jahre. (41)

Trigger zur Autoimmunität

Umweltfaktoren. Geht man davon aus, dass Umweltfaktoren den Beginn der Inselzellzerstörung triggern, so ist eine der Erklärungshypothesen die der molekularen Mimikry (4). Hierbei ist das entscheidende Ereignis entweder eine Infektion mit Viren oder Mikroorganismen oder eine frühe Exposition gegenüber Nahrungsproteinen (Beispiel Zöliakie). Beide führen durch die Ähnlichkeit von Proteinbestandteilen des Viruspartikels oder des Nahrungsmittels mit Teilen der Beta-Zelle zur Kreuzreaktivität mit körpereigenem Gewebe und somit zur organspezifischen Autoimmunität. Ähnlichkeiten zwischen Virusbestandteilen und Inselzellautoantigenen (Glutamatdecarboxylase GAD_{65} [glutamic acid decarboxylase] und Coxsackie-Virus B4) wurden in der Tat beschrieben (75) und unterstützen ebenso wie das gehäufte gemeinsame Vorkommen von Typ-1-Diabetes und Zöliakie diese Hypothese. Allerdings erklärt die Virus-GAD-Homologie nicht, warum Autoimmunität gegenüber GAD nur in Beta-Zellen und nicht auch in anderen GAD-exprimierenden Geweben (z. B. Gehirn oder

Ätiologie und Pathogenese 57

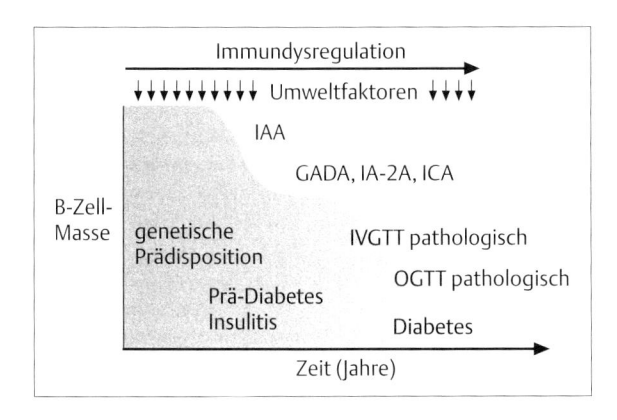

Abb. 3.5 Modell zur Pathogenese des Typ-1-Diabetes. Grundlage der Erkrankung sind Interaktionen zwischen prädispositionierenden und eine Resistenz vermittelnden Genen. Neben einer Dysregulation des Immunsystems wirken Umweltfaktoren triggernd, modulierend und regulierend. Der dargestellte Prozess muss nicht zwangsläufig zum Typ-1-Diabetes führen, auch ein Sistieren der Beta-Zelldestruktion ist möglich. Inselzellantikörper sind frühe Krankheitsmarker, eine eingeschränkte intravenöse und orale Glucosetoleranz (IVGTT, OGTT) erst späte metabolische Marker der Abnahme der Beta-Zellmasse.

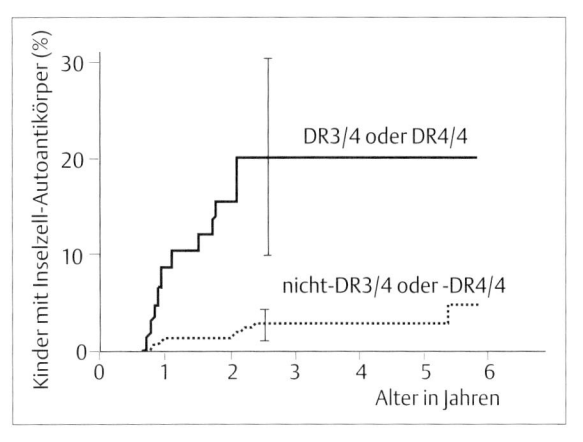

Abb. 3.6 Kinder mit dem Genotyp DR3/4(DQB1*57non-Asp) oder DR4/4(DQB1*57non-Asp) (durchgezogene Linie) haben ein 7fach höheres Risiko – nämlich 20% –, im Alter von 2 Jahren persistierende Insezell-Autoantikörper zu entwickeln als Kinder ohne diese Genotypen (gestrichelt). (64)

Nervenzellen) auftritt. Darüber hinaus konnten Richter et al. nachweisen, dass GAD-Antikörper von Patienten mit Typ-1-Diabetes nicht mit Coxsackie-Viren kreuzreagieren (57).

Veränderungen des Beta-Zellmetabolismus. Alternativ wird die Frage diskutiert, ob Veränderungen der Beta-Zellmasse oder des Beta-Zellmetabolismus (verminderte oxidative Phosphorylierung, veränderte Insulinsekretion) zu einer Aktivierung des Immunsystems führen können (16). Die Dosis eines spezifischen Antigens scheint in der Tat ganz entscheidend die Depletion und Inaktivierung autoreaktiver T-Zellen zu beeinflussen und die Differenzierung naiver CD4+ Zellen in unterschiedliche T-Helfer- (T_h-) Subsets zu steuern (68). So konnten Forscher aus Boston zeigen, dass eine 90%ige Pankreatektomie kurz nach der Geburt im Tiermodell der NOD-Maus (mit spontanem Autoimmundiabetes) zu einer 100%igen Protektion vor Diabetes führt (36). Dass Beta-Zellen selbst den Autoimmunprozess beeinflussen, zeigt auch eine Arbeit von Boitard et al., die nachweist, dass Lymphozyten von 6 Monate alten NOD-Mäusen die Fähigkeit verlieren, Diabetes auf bestrahlte Empfängertiere zu übertragen, wenn deren Beta-Zellen im Alter von 3 Wochen durch eine einzige toxische Dosis Alloxan zerstört werden (40).

Genetische Risikomarker. Welcher Mechanismus auch immer zur Auslösung einer Autoimmunität führt, wichtig scheint zu sein, dass das Vorhandensein genetischer Risikomarker eine notwendige Voraussetzung für die Entwicklung eines Autoimmundiabetes ist (Kap. 2). So haben Kinder diabetischer Elternteile mit dem HLA-Typ DR3/4(DQB*57non-Asp) oder DR4/4(DQB*57non-Asp) ein 7fach höheres Risiko, bereits im Alter von 2 Jahren Inselzell-Autoantikörper zu entwickeln als Kinder ohne diese Genotypen (Abb. 3.6). Ergebnisse der deutschen BABYDIAB-Studie (59) sprechen dafür, dass der Krankheitsprozess beim Menschen oft bereits in den ersten beiden Lebensjahren beginnt (Abb. 3.7). Das bedeutet, dass Umweltfaktoren schon früh im Leben wirksam werden müssen, wenn sie Auslöser der Insulitis und nicht nur Modulatoren des Entzündungsverlaufs sein sollen. Auch bei der NOD- (Non-obese-diabetic-) Maus und der BB- (Biobreeding-) Ratte beginnt die Insulitis spontan kurz nach der Geburt. Durch geeignete Umweltbedingungen in der ersten Lebensphase (Infekte, Diät) lässt sich bei beiden Tiermodellen eine vollständige Diabetesprävention erreichen.

Pathogenese der Insulitis

T-Lymphozyten. Vieles spricht dafür, dass es sich beim Typ-1-Diabetes um eine durch T-Zellen vermittelte Autoimmunerkrankung handelt und B-zellspezifische CD4$^+$-T-Lymphozyten den Zerstörungsprozess einleiten (24). So können Lymphozyten, nicht jedoch Serum, Immunglobulin oder Makrophagen die Krankheit im Tiermodell von einem auf das andere Tier übertragen. Auch beim Menschen existieren noch Jahrzehnte nach der Diabetesmanifestation „Memory"-T-Lymphozyten, die dafür sorgen, dass Pankreastransplantate von einem eineiigen nichtdiabetischen Zwillingsdonor in einem diabetischen Zwillingsempfänger erneut durch einen Autoimmunprozess zerstört werden (73). Aus dem Blut von Patienten mit Typ-1-Diabetes lassen sich T-Lymphozyten isolieren, die spezifisch gegen Inselzellantigene (z. B. gegen GAD, Insulin oder ein 38-kDa-Antigen) gerichtet sind (20, 22, 58). Aber auch unspezifische Entzündungsmechanismen sind für den Untergang der Beta-Zellen verantwortlich (38). Das wichtigste inseltoxische Produkt der Makrophagen ist das Stickstoffmonoxid (NO). Die Blockade der NO-Freisetzung reicht aus, um die Lyse von Inselzellen in vitro durch Makrophagen zu verhindern. Interleukin-1 bewirkt ebenfalls die Lyse von Inselzellen (44). Dabei beruht die zytotoxi-

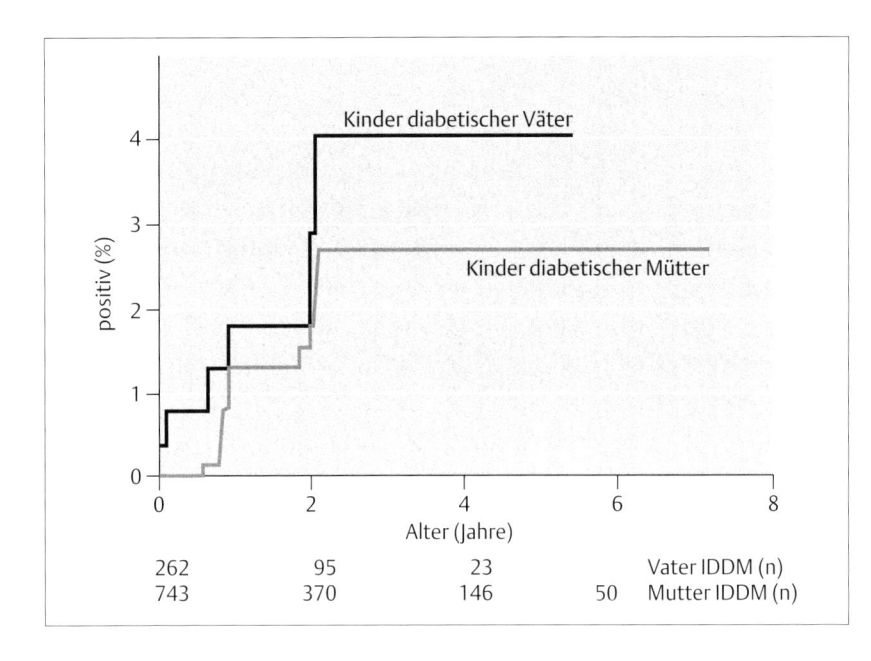

Abb. 3.7 Erscheinen des ersten Antikörpers (IAA, ICA, GADA, oder IA-2A) bei nichtdiabetischen Kindern von Eltern mit Typ-1-Diabetes. Die y-Achse zeigt die kumulative Antikörperpositivität, die x-Achse das Alter der Kinder. Die Anzahl der Kinder im Follow-up zeigen die Zahlen unter der Abbildung. Alle diese Kinder entwickelten neben dem ersten Antikörper im Laufe des Follow-ups noch mindestens einen weiteren Antikörper und haben somit ein hohes Risiko, an Diabetes zu erkranken. (59) IDDM = insulin-dependent diabetes mellitus.

sche Wirkung des Zytokins auf der Induktion der NO-Synthase und der Freisetzung toxischer Mengen NO in den Inseln.

Unspezifische Entzündungsmechanismen. Dass unspezifische Entzündungsmechanismen alleine für den Untergang der Beta-Zellen verantwortlich sind, ist unwahrscheinlich. Wahrscheinlicher ist, dass für Beta-Zellen spezifische T-Lymphozyten den Prozess einleiten und unspezifische Entzündungsmechanismen für eine Verstärkung und Ausbreitung der Immunreaktion sorgen. Manche Wissenschaftler sprechen sogar von 2 verschiedenen Phasen der Inselzellentzündung:

➤ der „benignen Insulitis", bei der T_H1-Zellen und ihr Sekretionsprodukt Interleukin 4 überwiegen und die Beta-Zellen intakt bleiben,
➤ der „destruktiven Insulitis", bei der T_H1-Zellen dominieren und spezifische und unspezifische inflammatorische Komponenten des Immunsystems aktiviert sind.

Das könnte erklären, warum es einige Patienten gibt, die ihr Leben lang spezifische Autoantikörper aufweisen, aber nie einen Typ-1-Diabetes entwickeln, also möglicherweise im Stadium der „benignen Insulitis" verbleiben.

Antigene. Immer wieder wird in diesem Zusammenhang die Frage gestellt, ob ein primäres Antigen für die Initiierung der autoimmunen Inselzellentzündung verantwortlich gemacht werden kann. Im Tiermodell der NOD-Maus konnte nachgewiesen werden, dass eine frühe humorale Immunantwort gegen Insulin für einen Typ-1-Diabetes determiniert (82). Wir sehen auch in unserer prospektiven BABYDIAB Studie beim Menschen, dass – zumindest bei Kindern vor dem 5. Lebensjahr – meist Insulinautoantikörper als erste Antikörper vor anderen Immunmarkern auftreten (60). Eine Ausweitung auf mehrere Antigene („spreading") ist notwendig für das Fortschreiten der Insulitis zum manifesten Diabetes, da ausschließlich Personen mit mehr als einem Inselzell-antikörper Diabetes entwickeln (s. u.). Patienten mit nur einem Antikörper erkranken nicht.

Apoptosestörung von T-Lymphozyten. Offen ist, inwieweit eine gestörte Apoptose (Zelltod) von aktivierten T-Lymphozyten bei der Diabetespathogenese eine Rolle spielt. Beim Krankheitsbild der rheumatoiden Arthritis wurde berichtet, dass die Apoptose von aktivierten T-Lymphozyten möglicherweise durch Fibroblasten im Gelenkspalt verhindert wird (62). Es wäre demnach vorstellbar, dass autoreaktive Zellen, die bei jedem Individuum natürlicherweise vorkommen und wahrscheinlich eine wichtige Funktion in der Vernichtung entarteter Zellen haben, nicht adäquat ausgeschaltet, also zur Apoptose gebracht werden. In der Tat haben Diabetiker eine verminderte Expression von FAS, dem Apoptosemarker, auf Lymphozyten (28). Neuere Untersuchungen haben die Apoptosemarker direkt an humanen Pankreas-Biopsien von neumanifesten Typ-1-Diabetikern bestimmt. FAS wurde auf Beta-Zellen aus entzündeten Inseln, FAS-Liganden auf infiltrierenden Mononukleären Zellen exprimiert. Möglicherweise triggert eine Interaktion dieser beiden Zellen den selektiven Beta-Zelluntergang (48).

Umwelt

BCG- und andere Impfungen. Tierstudien haben gezeigt, dass eine Immunisierung mit inaktivierten Mykobakterien (komplettem Freund-Adjuvans [CFA]) das Fortschreiten der Insulitis verhindern kann (24, 72). Erste Pilotstudien einer einmaligen BCG-Impfung am Menschen bei Diabetesmanifestation waren zunächst viel versprechend und mit einer verlängerten Remissionszeit korreliert (72). Allerdings konnten diese Befunde an einer größeren Doppelblindstudie in Denver (USA) nicht bestätigt werden. Auch gibt es in der Literatur keine ausreichenden Hinweise dafür, dass Impfungen einen Typ-1-Diabetes verursachen können. Prospektive Studien in der USA (Diabetes Autoimmunity Study of the Young; DAISY, 29) und in Deutschland (BABYDIAB-Studie, 59) konnten keinen Unterschied zwischen der allgemeinen Impfhäufigkeit von antikörpernegativen oder -positiven Kindern diabetischer Eltern nachweisen (Abb. 3.**8**). Auch fanden wir insbesondere keinerlei Zusammenhang zwischen dem zeitlichen Auftreten der Antikörper und der Durchführung der Masern-Mumps-Röteln-Impfung, sodass Impfungen uneingeschränkt auch allen Risikokindern empfohlen werden können (32, 33; auch Statement der DDG). Bezüglich der Hepatitis-Impfung konnte in Fall-Kontroll-Studien ebenfalls kein erhöhtes Diabetesrisiko festgestellt werden (17).

Sozialstatus. Einige Berichte aus den USA und Kanada haben gezeigt, dass die Zugehörigkeit zu einer höheren sozialen Schicht mit einem höheren Diabetesrisiko assoziiert ist (39). Geht man davon aus, dass ein höherer Sozialstatus mit besseren hygienischen Bedingungen korreliert ist, so entsprechen diese Befunde den Ergebnissen aus Tierstudien, denn im Tiermodell der NOD-Maus weisen diejenigen Kollektive, die unter besseren hygienischen Bedingungen und in einer pathogenärmeren Umgebung gehalten werden, eine gesteigerte Diabetesinzidenz auf.

Stilldauer und Kuhmilchkonsum. Vor über 18 Jahren berichteten erstmals Forscher aus Dänemark über einen Zusammenhang zwischen der Stilldauer und dem Risiko, an Typ-1-Diabetes zu erkranken. Typ-1-Diabetiker wurden kürzer gestillt als deren nicht diabetische Geschwister und kürzer als eine nicht diabetische Kontrollpopulation aus der Allgemeinbevölkerung (13). Gerstein et al. (27) haben in einer Metaanalyse 13 verschiedene Fall-Kontroll-Studien aus Finnland, Schweden, England, Australien, USA und Italien zusammengefasst und das durchschnittliche relative Diabetesrisiko aus all diesen Studien berechnet. Danach ergab sich ein um das 1,37fache erhöhtes Risiko, an Typ-1-Diabetes zu erkranken, für Personen, die kürzer als 3 Monate gestillt wurden.

Im Gegensatz zu dieser Analyse stehen die Publikationen der prospektiven Studien: In einer Erhebung im Rahmen der DAISY-Studie konnte kein signifikanter Zusammenhang zwischen dem Auftreten von Inselautoantikörpern und der Stilldauer sowie dem Kuhmilchkonsum gefunden werden, bestätigt von einer australischen Arbeitsgruppe (15, 51). Auch unsere eigene Analyse der prospektiven BABYDIAB-Studie zeigt ein identisches Stillverhalten bei Kindern diabetischer Eltern mit positiven oder negativen Antikörpern (Abb. 3.**8**; 33). Derzeit besteht deshalb in Deutschland keine Notwendigkeit, die Stillfrequenz bei diabetischen Risikopopulationen zu erhöhen und diabetische Eltern, die nicht stillen können, zu beunruhigen.

Gluten. Außerdem wird Gluten, das Klebereiweiß des Getreides, als diabetogener Nahrungsfaktor diskutiert. Im NOD-Mausmodell lässt sich durch eine glutenfreie Ernährung die Diabetesinzidenz drastisch reduzieren (26). Bei Personen mit Zöliakie, einer mit Typ-1-Diabetes assoziierten Erkrankung, korreliert die Dauer der Glutenexposition mit der Entwicklung anderer Autoimmunerkrankungen, insbesondere mit dem Typ-1-Diabetes (79). Primärpräventionsstudien in Europa (TRIGR) und Deutschland (BABYDIÄT) untersuchen prospektiv den Einfluss von Kuhmilchproteinen bzw. dem Getreidebestandteil Gluten auf die Initialisierung der diabetesspezifischen Autoimmunität.

Vitamin D. Ein weiterer relevanter Nahrungsfaktor ist möglicherweise Vitamin D. In vitro ist Vitamin D eine immunsuppressive Substanz, die die Lymphozytenproliferation und Zytokinproduktion reduziert. Eine Supplementierung mit Vitamin D vermindert in einer großen finnischen Kohorten-Studie dosisabhängig das Diabetesrisiko (35).

Virale Infektionen. Zwar gibt es zahlreiche Kasuistiken – der erste Bericht dieser Art liegt bald 100 Jahre

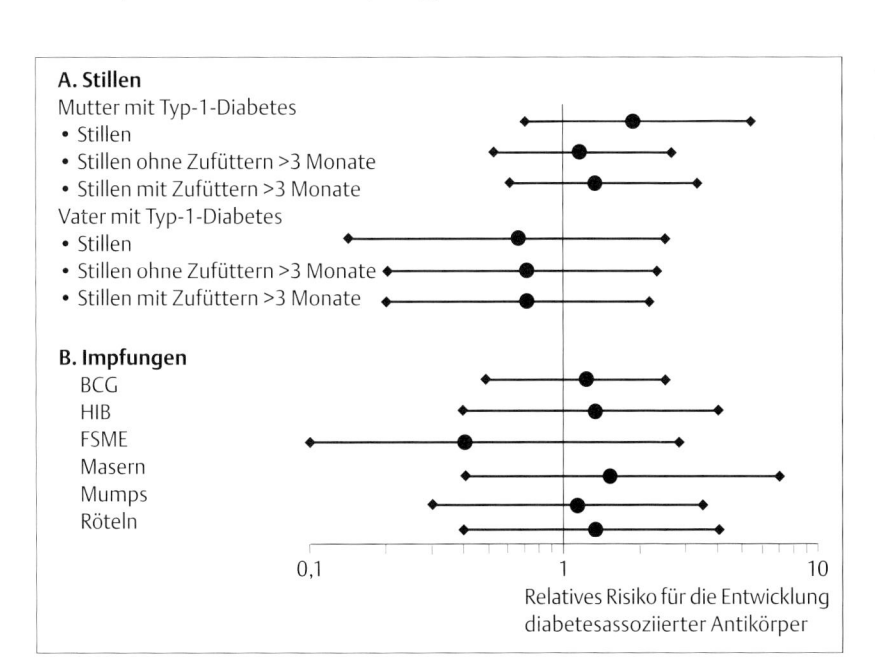

Abb. 3.**8** Relatives Risiko für die Entwicklung von diabetesassoziierten Antikörpern. Die waagrechten Linien markieren das 95% Konfidenzintervall. Weder Stillgewohnheiten noch Impfungen haben einen signifikanten Einfluss auf die Entstehung der Antikörper. (33)

zurück –, die vom Auftreten eines Typ-1-Diabetes kurze Zeit nach einer Virusinfektion berichten. Darüber hinaus gibt es epidemiologische Untersuchungen, bei denen ein Anstieg der Diabetesinzidenz nach Virusepidemien beobachtet wurde, sowie eine Vielzahl serologischer Befunde, die bei neumanifestierten Typ-1-Diabetikern gegenüber Kontrollkollektiven höhere Antikörpertiter gegenüber verschiedenen Viren aufzeigten. Jedoch scheint es heute im Hinblick auf die jahrzehntelange prädiabetische Phase ausgeschlossen zu sein, dass virale Infektionen bei Manifestation kausal etwas mit der Krankheitsentstehung zu tun haben (66). Nur in einigen seltenen Fällen (z. B. kongenitale Rötelninfektion) sind Virusinfektionen erwiesenermaßen an der Entstehung eines insulinabhängigen Diabetes beteiligt (46). Dabei tritt die Manifestation des Typ-1-Diabetes erst viele Jahre nach der erfolgten Infektion ein.

Mütterlich übertragene Insulinautoantikörper. Ein neuer pathogenetischer Aspekt ist die Möglichkeit, dass von der Mutter übertragene Insulinautoantikörper die Entwicklung eines Typ-1-Diabetes beeinflussen. Im NOD-Maus-Modell konnte durch genetische Veränderungen und Embryonentransfer eine Übertragung von mütterlichen Insulinautoantikörpern auf die Nachkommen verhindert werden. Interessanterweise wurde auf diese Weise die Diabetesinzidenz deutlich verringert (31). Bei Neugeborenen diabetischer Mütter werden ebenfalls transplazentar übertragene Insulinantikörper und GADA gefunden, die dann in der Regel innerhalb des 1. Lebensjahrs eliminiert werden. Durch diese transient erworbenen Antikörper wird allerdings kein erhöhtes Diabetesrisiko vermittelt (50). Ursache für diese unterschiedlichen Befunde könnte sein, dass es sich bei den übertragenen Insulinantikörpern des Menschen um solche handelt, die durch die Insulintherapie der Mutter entstanden sind. Diese haben möglicherweise eine geringere Antigenaffinität und können die Krankheit somit nicht auslösen. Allerdings wurde kürzlich ein Kind mit neumanifestem, wohl autoimmunem Diabetes beschrieben, das an einer schweren angeborenen B-Zelldefizienz leidet, also keine Möglichkeit der Antikörperproduktion besitzt (45). Letztlich ist der pathogenetische Einfluss der B-Lymphozyten derzeit noch nicht klar.

Immundiagnostik des Typ-1- und Prä-Typ-1-Diabetes

Bedeutung

Die Immundiagnostik des Typ-1-Diabetes hat in den letzten 15 Jahren zunehmend an Bedeutung gewonnen. Durch die Standardisierung und Weiterentwicklung von Testverfahren stehen inzwischen immunologische Assays zur Verfügung, die eine frühe Diagnostik und Charakterisierung des Typ-1-Diabetes (gegenüber dem Typ-2-Diabetes) bei neu entdeckten Diabetikern ebenso wie eine Früherkennung und Vorhersage des Typ-1-Diabetes bei Verwandten 1. Grades sowie der Allgemeinbevölkerung ermöglichen. Strategien zur möglichen Diagnostik und Prädiktion des Typ-1-Diabetes sollen in diesem Abschnitt erläutert und die zur Verfügung stehenden Testverfahren diskutiert werden.

Grundlagen und Verfahren

Autoantikörper. Derzeit gibt es 4 Antikörpermarker, die für die Diagnostik und Prädiktion des Typ-1-Diabetes sehr gut geeignet zu sein scheinen, wenn sie mit spezifischen Assays gemessen und richtig interpretiert werden (60):
➤ zytoplasmatische Inselzellantikörper (ICA),
➤ Insulinautoantikörper (IAA),
➤ Antikörper gegen Glutamatdecarboxylase (GADA),
➤ Antikörper gegen die Tyrosinphosphatasen IA-2 und IA-2β.

Inselzellantikörper (ICA). ICA sind Immunglobuline der IgG-Klasse, die auf Gefrierschnitten mit Inselzellen reagieren und mittels indirekter Immunfluoreszenzfärbung nachgewiesen werden (11, 65). Mittels internationaler Workshops und eines „positiven" Testserums, dem willkürlich eine Einheit von 80 Units zugeteilt wurde, wurden ICA-Messungen weltweit standardisiert (Units werden auch JDF-Units genannt: JDF steht für Juvenile Diabetes Foundation, eine internationale Diabetesorganisation, die über viele Jahre die Standardisierung von ICA finanziert hat). Vor allem die Titerhöhe von ICA beeinflusst entscheidend die Höhe des Diabetesrisikos. So reflektieren hochtitrige ICA (> 80 JDF-U) ein vielfach höheres Risiko als niedrigtitrige ICA (< 20 JDF-U). Die im Fluoreszenzmikroskop sichtbare ICA-Markierung kommt durch die Reaktion der Serumantikörper mit verschiedenen Beta-Zellantigenen zustande. 2 dieser „ICA-Antigene" wurden bereits charakterisiert (GAD und IA-2/IA-2β, s. u.). Da sie jedoch nicht die gesamte ICA-Bindung ausmachen, wird vermutet, dass weitere, bisher noch unbekannte ICA-Antigene existieren. Der ICA-Test ist somit ein natürlicher Antikörperkombinationstest. Er hat als Einzeltest die höchste Spezifität und Sensitivität bezüglich Diagnose und Prädiktion eines sich entwickelnden Typ-1-Diabetes. Der Nachteil der ICA-Messung liegt in der mangelnden Verfügbarkeit und schwankenden Qualität von Humanpankreasgewebe, was die Etablierung des Tests in vielen Labors erschwert hat. Darüber hinaus handelt es sich lediglich um einen semiquantitativen Test, der durch die subjektive Auswertung am Mikroskop mit einer höheren Fehleranfälligkeit behaftet ist. Die kombinierte Testung von 2 oder 3 der rekombinanten Antigene Insulin, GAD und IA-2 durch quantitative Assays (ELISAs oder RIAs) hat heute die ICA-Testung ersetzt.

Insulinautoantikörper (IAA). IAA treten vor exogener Insulintherapie auf und sind gegen körpereigenes Insulin gerichtet (78, 83). Sie werden ausschließlich zuverlässig durch Radioimmunoassays gemessen. ELISA-Methoden haben sich zur Messung von IAA nicht bewährt und sind inzwischen obsolet. Antikörper gegen Insulin (IA) werden auch regelmäßig unter einer exogenen Insulintherapie mit Humaninsulin beobachtet und können bis heute methodisch nicht von Insulinautoantikörpern unterschieden werden. Eine Bestimmung von IAA ist also bei insulinbehandelten Patienten nicht aussagekräftig. IAA sind mit HLA-DR4 assoziiert und werden bei etwa 20–70% neu diagnostizierter Typ-1-Diabetiker gefunden. Ihre Häufigkeit ist umgekehrt proportional dem Alter bei Erstmanifestation, am häufigsten bei Kindern unter 5 Jahren (84). Die Antikörper sind hochaffin und erkennen Epitope des Insulinmoleküls, die die Aminosäuren 8–13 der α-Kette und 1–3 der β-Kette umfassen (14). Hohe Titer von IAA und das gleichzeitige Vorliegen von ICA sind mit einem relativen Risiko von 100% verbunden, einen insulinabhängigen Diabetes zu entwickeln. Ein neu entwickelter IAA-Mikroassay hat die vormals aufwendige Bestimmung vereinfacht und beschleunigt. Das benötigte Serumvolumen beträgt nur noch 20µl, die insulinspezifischen IgG-Antikörper können somit auch im Kapillarblut bestimmt werden. Falsch positive IAA-Messungen im herkömmlichen Assay waren häufig durch Hämolyse bedingt, während die Testergebnisse des neuen Mikroassays hierdurch nicht beeinflusst werden (81). Proinsulin-Antikörper bieten in der Diagnostik hinsichtlich Sensitivität und Spezifität keine Vorteile und proinsulinspezifische Antikörper sind selten detektierbar (34).

Glutamatdecarboxylase-Antikörper (GADA). Antikörper gegen ein 64-kDa-Inselzellprotein wurden erstmals von Baekkeskov et al. bei Patienten mit Typ-1-Diabetes beschrieben. Im Jahre 1990 wurde das 64-kDa-Protein als das GABA-synthetisierende Enzym Glutamatdecarboxylase (GAD) identifiziert (3). Dadurch wurde die Messung dieser Antikörper erleichtert und ein neuer Test zur Diagnostik des Typ-1-Diabetes geschaffen (1, 56). Es existieren 2 GAD-Isoformen (GAD65 und GAD67), die jeweils von unterschiedlichen Genen kodiert werden. Für den humanen Typ-1-Diabetes sind ausschließlich die GAD65-Antikörper von Bedeutung. GADA treten bei etwa 60% neumanifester Typ-1-Diabetiker auf (70). Sie werden auch bei Patienten mit Stiffman-Syndrom und mit Polyendokrinopathie Typ II in hoher Frequenz gefunden (71). GADA erkennen verschiedene konformationsabhängige Epitope des GAD65-Moleküls im Bereich der Aminosäuren 240–435 und 451–570. GADA kommen auch bei zunächst nicht insulinpflichtigen Diabetikern vor, die klinisch als Typ-2a-Diabetiker eingestuft werden, aber innerhalb weniger Monate oder Jahre nach Diagnosestellung insulinpflichtig werden. GADA sind im Vergleich zu anderen Antikörpern sehr sensitive, aber weniger spezifische Marker für den Typ-1-Diabetes und müssen deshalb zur Verbesserung der Spezifität mit anderen Markern kombiniert werden.

Tyrosinphosphatase-Antikörper (IA-2A und IA-2βA). Diese Antikörper binden an Proteine mit der Bezeichnung IA-2 (auch ICA512 genannt) und IA-2β (auch Phogrin genannt), die zu der Familie der Tyrosinphosphatasen gehören (12, 43, 54, 55). Es handelt sich um 2 nahe verwandte Transmembranproteine sekretorischer Granula mit einem jeweils membranständigen und zytoplasmatischen Anteil. Der zytoplasmatische Anteil enthält die jeweilige Antikörperbindungsstelle. Noch vor der molekularen Identifizierung waren beide Antigene als 40-kDa- und 37-kDa-Protein und diese wiederum als tryptische Spaltprodukte eines 64-kDa-Proteins bekannt. IA-2β wird vorwiegend in Beta-Zellen, IA-2 in allen endokrinen Zellen und in Nervengewebe exprimiert. Antikörper gegen IA-2 und IA-2β korrelieren in hohem Maße, wobei nur ein Teil der Patienten mit IA-2A auch IA-2βA produzieren und IA-2β äußerst selten alleine auftritt. Daher ist die Testung von IA-2βA wahrscheinlich entbehrlich. IA-2A sind sehr spezifisch für den Typ-1-Diabetes und kommen bei etwa 60% von neumanifesten Typ-1-Diabetikern, aber praktisch nie bei anderen Erkrankungen vor. IA-2A sind vor allem mit einer raschen Diabetesentwicklung korreliert, da Personen, die neben ICA oder IAA auch IA-2A aufweisen, sehr viel schneller einen Diabetes entwickeln als IA-2A-negative Personen. Derzeit werden IA-2A und GADA in den meisten Labors durch einen einfachen Radioligandenassay gemessen, wobei das Antigen durch In-vitro-Translation aus DNA hergestellt und radioaktiv markiert wird. Man benötigt eine geringe Serummenge von 6 µl, die es erlaubt, sogar mit Kapillarblut Antikörpermessungen vorzunehmen. Dieses neue Verfahren erleichtert die Immundiagnostik beim Typ-1-Diabetes wesentlich. Es wird dadurch erstmals vorstellbar, ein Risikoscreening zur Diabetesfrüherkennung auf Populationsebene durchzuführen. Beide Antikörper können auch gleichzeitig in einem kombinierten Assay gemessen werden. Neben den auf Forschungsebene etablierten RIAs sind kommerzielle ELISAs zur Detektion von GADA und IA-2A auf dem Markt.

Intravenöser Glucosetoleranztest (IVGTT). Durch Messung der frühen Insulinsekretion 1 und 3 Minuten nach intravenöser Glucosebelastung kann das Ausmaß der Beta-Zellzerstörung bei antikörperpositiven Personen getestet werden. Der Tests sollte nach einem international standardisierten Protokoll (Tab. 5.**19**) durchgeführt werden. Ist die Insulinsekretion unter die 5. Perzentile der Insulinausschüttung von gesunden Kontrollpersonen abgesunken, muss von einem fortgeschrittenen Immungeschehen und damit einem hohen Diabetesrisiko ausgegangen werden (Abb. 3.**9**). Allerdings eignet sich der IVGTT wegen der fehlenden Spezifität für den Typ-1-Diabetes und vor allem wegen des Aufwands der Untersuchung nicht für eine Primärdiagnostik und das Screening. Er dient lediglich bei antikörperpositiven Personen als Test, um eine Sekretionsstörung nachzuweisen, die eine bevorstehende Manifestation des Diabetes anzeigt.

Immundiagnostik bei neumanifesten Typ-1-Diabetikern

Die Antikörpertestung bei Patienten mit neumanifestem Diabetes ist dann sinnvoll, wenn die klinische Diagnose nicht eindeutig gestellt werden kann, also zur Differenzialdiagnose gegenüber Patienten mit Typ-2-Diabetes, MODY-Diabetes, hereditären oder sekundären Diabetesformen. Bei einer klinisch eindeutigen Diagnose ist dagegen die Antikörperuntersuchung entbehrlich und verursacht unnötige Kosten. Die Immundiagnostik

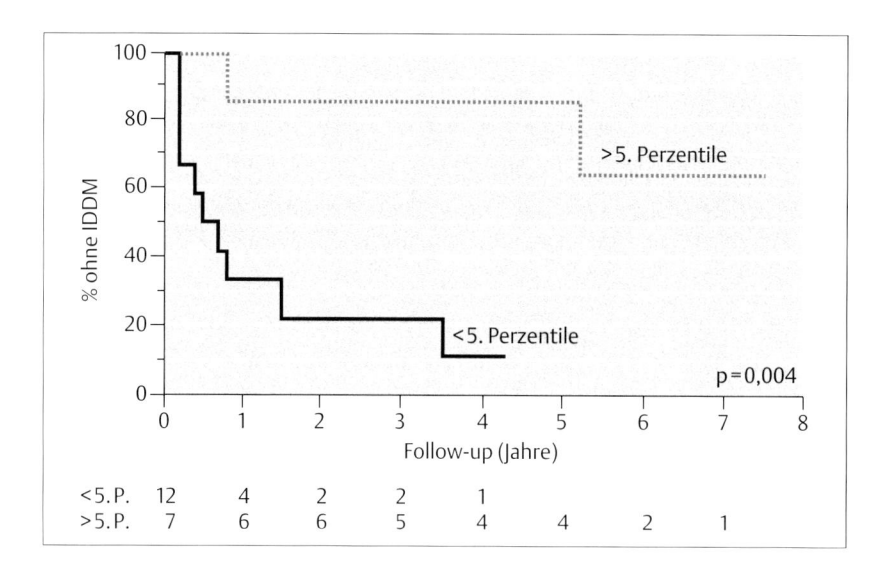

Abb. 3.9 Life-table-Analyse: Kumulatives Typ-1-Diabetesrisiko bei Verwandten mit positiven Inselzellantikörpern (ICA, IAA, GADA oder IA-2A) in Abhängigkeit von der Insulinsekretion (1 und 3 Minuten nach Glucosebelastung). Antikörperpositive Verwandte mit einer Insulinsekretion unter der 5. Perzentile eines Normalkollektivs haben ein 90%iges Risiko, innerhalb von 5 Jahren einen manifesten Diabetes zu entwickeln im Vergleich zu 16% bei Personen mit einer normalen Insulinsekretion über der 5. Perzentile. IDDM = insulin-dependent diabetes mellitus.

wird derzeit bei klaren Fällen von Typ-1-Diabetes zu häufig, aber zu selten bei vermeintlichem Typ-2-Diabetes eingesetzt. Unterstrichen wird dies von der UKPDS-Studie. Hier ergab die Testung von 3672 als Typ-2-Diabetiker klassifizierten Patienten bei 6% einen positiven ICA Befund, bei 10% fanden sich GADA und 4% waren positiv für beide Antikörper. Die klare Alterabhängigkeit der positiven Antikörperbefunde innerhalb der UKPDS-Studie unterstreicht die Bedeutung der Immundiagnostik insbesondere bei jüngeren „Typ-2-Diabetikern" (77). Durch die kombinierte Testung mehrerer Antikörper können Sensitivität und Spezifität der Immundiagnostik verbessert werden. Abb. 3.**10** zeigt Antikörperprävalenzen einzelner und kombinierter Testungen in Abhängigkeit vom Manifestationsalter (< 10, 10–20, 20,1–30, > 30 Jahre) in einem Kollektiv von 81 neumanifesten

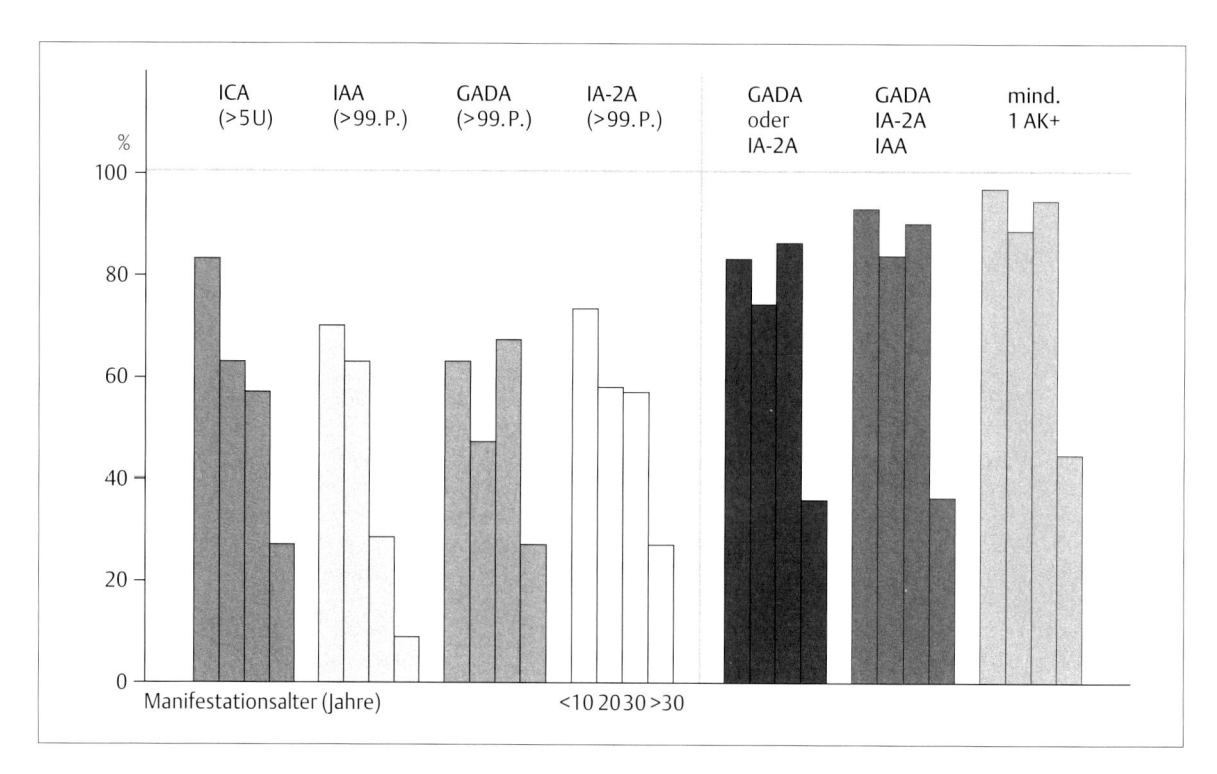

Abb. 3.10 Antikörperprävalenz (%) bei 81 neumanifesten Typ-1-Diabetikern in Abhängigkeit vom Manifestationsalter (< 10, 10–20, 20,1–30, > 30 Jahre). Antikörper werden als positiv gewertet, wenn die Titer für ICA > 5 JDF-U und jeweils über der 99. Perzentile eines altersentsprechenden Kontrollkollektivs für IAA, GADA und IA-2A liegen. Die rechte Säulengruppe zeigt die Sensitivität einer kombinierten Antikörpertestung: Etwa 90% der Patienten mit einer Manifestation bis zum 30. Lebensjahr waren für mindestens einen Antikörper (AK) positiv, 80–90% waren für einen der 3 Antikörper (IAA, GADA, IA-2A) positiv.

Patienten, die klinisch als Typ-1-Diabetiker eingestuft wurden. Es ist klar ersichtlich, dass die Häufigkeit und damit Sensitivität *einzelner* Antikörpertests deutlich niedriger liegt (linke Seite) als die *kombinierte* Testung (rechte Seite). Naturgemäß ergibt die Kombination aller 4 Antikörpertests die höchste Sensitivität (rechte Seite, mindestens ein Antikörper positiv), d. h. fast 100% aller Patienten unter dem 30. Lebensjahr haben mindestens einen der 4 Antikörper. Die Dreifachtestung mit IAA, GADA, und IA-2A steht allerdings der Vierfachtestung kaum nach, was dafür spricht, dass auf eine ICA-Testung dann verzichtet werden kann, wenn sie durch eine kombinierte quantitative Testung definierter Antikörper ersetzt wird. Nach dem 30. Lebensjahr sind sowohl die Einzel- als auch die kombinierte Testung deutlich weniger sensitiv. Nur etwa 40% der Patienten sind antikörperpositiv, am häufigsten GADA-positiv. Das bedeutet, dass das Fehlen von Antikörpern die Diagnose eines Typ-1-Diabetes nicht ausschließt. Allerdings sollte sie in diesen Fällen zumindest in Zweifel gezogen und andere Ursachen des Diabetes erwogen werden. Auch eine HLA-Typisierung kann hier hilfreich sein.

LADA. Durch die zunehmende Verbreitung der Immundiagnostik werden immer mehr Fälle von Autoimmundiabetes nach dem 40. Lebensjahr diagnostiziert. Diese Form des Typ-1-Diabetes wird auch als LADA (late onset autoimmunity diabetes in the Adult) bezeichnet. Die Patienten weisen häufig GADA oder ICA auf und werden klinisch meist als Typ-2a-Diabetiker eingestuft (42). Sie sind oft nicht adipös und werden erfahrungsgemäß innerhalb weniger Monate oder Jahre insulinpflichtig.

Frühdiagnostik bei nichtdiabetischen Risikopopulationen

Die Frühdiagnostik des Typ-1-Diabetes, d. h. eine Erfassung von Risikopersonen in der prädiabetischen Phase der Erkrankung, scheint sinnvoll zu sein, wenn das Wissen um die Insulitis Aufmerksamkeit für das Erkennen und die richtige Zuordnung von Frühsymptomen bei Manifestation der Krankheit schafft und darüber hinaus die Erprobung von Maßnahmen zur Prävention des manifesten Typ-1-Diabetes ermöglicht.

Zu Risikopopulationen, bei denen ein Antikörperscreening zur Diabetesfrühdiagnostik erwogen werden soll, zählen:
➤ Verwandte von Typ-1-Diabetikern,
➤ Patienten mit autoimmunen Endokrinopathien, insbesondere Morbus Addison,
➤ Kinder mit Zöliakie,
➤ Frauen mit Gestationsdiabetes (Tab. 3.**1**).

Durch groß angelegte Screeninguntersuchungen von Risikopopulationen, vor allem von Verwandten 1. Grades von Typ-1-Diabetikern, hat man in den letzten beiden Jahrzehnten wesentliche Informationen über die Empfindlichkeit und den prädiktiven Wert der Antikörperdiagnostik erhalten (8, 80). Diese wird im Folgenden zusammengefasst.

Tab. 3.1 Häufigkeit des Typ-1-Diabetes

Allgemeinbevölkerung	0,3%
Risikopopulationen	
Verwandte 1. Grades	3–8%
Gestationsdiabetikerinnen	6–10%
Polyendokrinopathie Typ I	5%
Polyendokrinopathie Typ II	50%
Zöliakie	5%

Sensitivität der Antikörperdiagnostik

Die Sensitivität einer Antikörperdiagnostik zur Identifizierung von Risikopopulationen liegt gewöhnlich höher als die Sensitivität eines Antikörperscreenings bei Diabetesmanifestation. Wir haben in Deutschland etwa 1800 Verwandte von Typ-1-Diabetikern auf Antikörper untersucht und bis zu 7 Jahre nach der Testung nachuntersucht. Von allen 25 Personen, die bis zum heutigen Zeitpunkt (mittleres Follow-up 2,2 Jahre) einen manifesten Typ-1-Diabetes entwickelt haben, waren 100% ICA-positiv und etwa 85% wiesen positive Antikörper gegen Insulin, GAD oder IA-2 auf. Wiederum 100% hatten einen der 3 Antikörper IAA, GADA oder IA-2A, sodass durch eine kombinierte Testung dieser 3 Antikörper auch alle Prädiabetiker identifiziert wurden. Ähnliche Ergebnisse wurden in den USA erhoben. In einer Studie von Verge et al. (80) zeigte sich eine Sensitivität von 98% für die kombinierte Messung von GADA, IA-2A und IAA. Erklärungsmöglichkeiten für die bessere Sensitivität der Antikörpermessung während der prädiabetischen Phase im Vergleich zum Manifestationszeitpunkt sind der Abfall von messbaren Antikörpertitern mit zunehmender Beta-Zellzerstörung oder einfach die Fehldiagnose eines Autoimmundiabetes bei Erstmanifestation. Für die Praxis lässt sich aus diesen Befunden schließen, dass bei Verwandten ein Diabetesrisiko praktisch mit 100%iger Sicherheit ausgeschlossen werden kann, wenn diese bei wiederholter Testung von mindestens 3 Antikörpern antikörpernegativ sind.

Prädiktion. Bezüglich des kumulativen Diabetesrisiko von Verwandten mit positiven Antikörpern existieren heute die meisten Daten über die Einzeltestung auf ICA. Verwandte mit positiven ICA haben ein durchschnittliches 5-Jahres-Risiko von 50–65% in Abhängigkeit von den ICA-Titern. Aber auch die Einzeltestung von IAA, GADA oder IA-2A/ICA512 erbringt ähnliche Ergebnisse. Auch im Hinblick auf die Prädiktion liegt der Vorteil in der kombinierten Antikörpermessung. Dabei scheint das Risiko, an Diabetes zu erkranken, vor allem von der Zahl der positiven Antikörper, weniger vom Vorhandensein eines spezifischen Markers abzuhängen. Abb. 3.**11** zeigt, dass Personen mit nur einem Antikörper (vorausgesetzt, es wurden alle 4 gemessen) praktisch kein Risiko haben, an Diabetes zu erkranken, dagegen

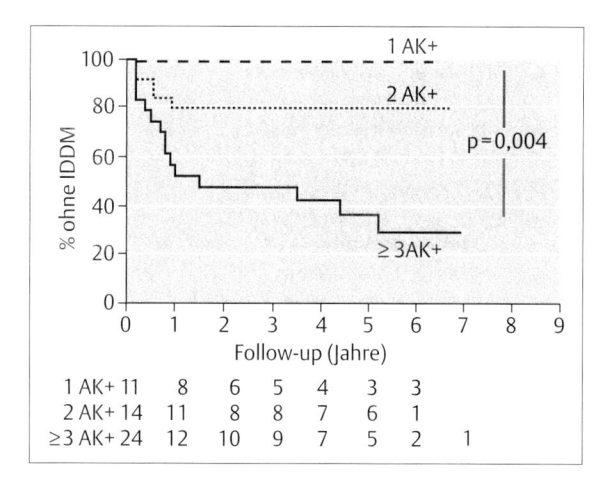

Abb. 3.11 Life-table-Analyse: Kumulatives Typ-1-Diabetesrisiko bei Verwandten von Typ-1-Diabetikern in Abhängigkeit von der Zahl der positiven Antikörper (AK). Verwandte mit 3 oder mehr Antikörpern hatten ein signifikant höheres Risiko (72%), Diabetes zu entwickeln, als Verwandte mit nur 1 oder 2 Antikörpern (0 und 20%).

zyten wurden in einem Kurzzeit-Proliferationstest gegen eine Gruppe verschiedener Antigene (Insulin, GAD, IA-2, Beta-Zellen) getestet (21). Dabei wiesen 89% der antikörperpositiven Verwandten im Vergleich zu 43% der neumanifesten Typ-1-Diabetiker und 0% der Kontrollpersonen eine positive Proliferation gegen mehr als ein Beta-Zellantigen auf. Reaktivitäten gegen nur ein Antigen traten sowohl bei Diabetikern als auch gelegentlich bei Normalpersonen auf. Die Schwierigkeit der T-Zellassays liegt darin, dass sich im peripheren Blut nur wenige inselspezifische Zellen finden und die gemessenen Stimulationsindizes insgesamt sehr niedrig liegen. Durch die Isolation und Auftrennung verschiedener Lymphozytensubpopulationen versucht man derzeit, inselreaktive Zellpopulationen anzureichern und dadurch den Test zu verbessern. Durch die Elispot-Technik ist die Bestimmung des Zytokinprofils peripherer Lymphozyten und somit eine genauere Charakterisierung der Immunantwort möglich. Standardisierte T-Zellassays bzw. Zytokinmessungen könnten zukünftig eine bedeutende Rolle in der Diagnostik von Veränderungen des zellulären Immunsystems und im Verlauf von Immuntherapien spielen.

steigt das Risiko auf 70% beim Vorhandensein von 3 oder 4 Antikörpern. Bemerkenswert ist auch, dass vor allem das Vorhandensein von IA-2A mit einer schnellen und hohen Diabetesprogressionsrate assoziiert ist. Zwar konnten die kürzlich veröffentlichten Daten der DPT-1-Studie keinen prophylaktischen Effekt für subkutan verabreichtes Insulin bei Risikopersonen belegen, aber sie unterstreichen, wie akkurat eine Diabetesprädiktion durch Antikörper möglich ist (19). Dies ist eine wichtige Voraussetzung für weitere Prophylaxestudien.

Allgemeinbevölkerung. Heute liegen aus Deutschland und anderen Ländern Antikörpertestungen der Allgemeinbevölkerung vor, die grundsätzlich den prädiktiven Wert der Immundiagnostik auch für „Nichtrisikogruppen" bestätigen (7, 10, 63, 69, 74). Deshalb muss diskutiert werden, ob in Deutschland eine Antikörpertestung zur Vorhersage des Typ-1-Diabetes nicht als allgemeine Routineuntersuchung bei allen Kindern eingeführt werden sollte. Da es im Moment keine gesicherte Therapie zur Prävention des Typ-1-Diabetes gibt, muss man einschränkend anmerken, dass Kinder von einer derartigen Vorsorgeuntersuchung gegenwärtig wenig profitieren. Vorstellbar wäre, ein Diabetesrisiko-Screening mit anderen Tests zu kombinieren (z. B. mit der Testung von Zöliakieantikörpern oder Schilddrüsenantikörpern), bei denen durch eine prophylaktische Therapie „Krankheit" heute schon rechtzeitig therapiert bzw. verhindert werden kann.

T-Zellassays. Da man annimmt, dass der Typ-1-Diabetes eine T-zellvermittelte Autoimmunerkrankung ist, haben sich einige Gruppen mit der Entwicklung von T-Zellassays beschäftigt. Dabei versucht man, die Proliferationsrate von peripheren Blutlymphozyten gegen verschiedene Inselzellantigene mittels Thymidineinbau zu messen. Eine Studie diesbezüglich wurde an Patienten mit Typ-1-Diabetes oder Prä-Typ-1-Diabetes im Krankenhaus München-Schwabing durchgeführt. Lympho-

Leitlinien für die Praxis

Antikörperdiagnostik bei Diabetesmanifestation

Ein Antikörperscreening ist *nur* bei einer zweifelhaften Typ-1-Diabetes-Diagnose sinnvoll, vor allem bei Erwachsenen mit einem neumanifestierten Diabetes ohne Ketoazidose. So sollten auch Kinder und Jugendliche mit einer milden Verlaufsformen und fehlender Ketose sowie Kinder mit Übergewicht zum Ausschluss eines Typ-1-Diabetes untersucht werden. Jüngere Typ-2-Diabetiker sollten häufiger als bisher hinsichtlich der Antikörper untersucht werden (77). Folgende Antikörper sollten bestimmt werden:
➤ vor dem 20. Lebensjahr: IAA, GADA (und IA-2A),
➤ nach dem 20. Lebensjahr ICA, GADA (und IA-2A).
Bei positivem Antikörpertestbefund ist ein Autoimmundiabetes wahrscheinlich und eine Insulinbehandlung sinnvoll.

Untersuchung von Risikogruppen zur Frühdiagnostik des Typ-1-Diabetes

Die folgenden Empfehlungen repräsentieren die Leitlinien der Immunology of Diabetes Society (IDS, 9).
➤ Ein Screening für immunologische oder genetische Risikomarker für Typ-1-Diabetes sollte im Allgemeinen nur im Rahmen von definierten Studien erfolgen.
➤ Benutzt man sensitive radioimmunologische Tests, können mehr als 85% der neumanifesten oder zukünftigen Typ-1-Diabetiker durch die kombinierte Testung von Antikörpern gegen GAD und IA-2 bzw. GAD-Antikörper und IAA mit einer Spezifität von 98% identifiziert werden. Deshalb soll ein Primärscree-

ning zur Identifizierung von Verwandten mit einem erhöhten Risiko zumindest Messungen der GAD-Antikörper und zusätzlich der IA-2-Antikörper oder der IAA einschließen.

➤ Das Auftreten von IAA kann dem von GAD- und/oder IA-2-Antikörpern vorausgehen, und IAA können bei sehr jungen Kindern die einzigen Antikörper sein, die bei der Diagnose des Diabetes entdeckt werden. So wird empfohlen, die Bestimmung von IAA in das Primärscreening von Kindern bis zum Alter von 10 Jahren einzuschließen, um die Sensitivität zu maximieren.

➤ Das Risiko, einen Typ-1-Diabetes zu entwickeln, ist stark mit der Anzahl der positiven Antikörper assoziiert, und nur Personen mit 2 oder mehr Antikörpern sollten als solche mit hohem Risiko betrachtet werden. Personen mit einem oder mehr positiven Antikörpern in der ersten Untersuchung sollten deshalb weiter beobachtet und auch andere Marker gemessen werden, um das Risiko präziser zu quantifizieren. Strategien zur vollständigen Beurteilung des Risikos sollten die Bestimmung von mindestens 3 der 4 am besten etablierten Marker (IAA, ICA, GAD- und IA-2-Antikörper) einschließen.

➤ In jedem Labor sollten die Ergebnisse der Antikörpertestung im Hinblick auf die Sensitivität und Spezifität der Tests bei neu diagnostizierten Typ-1-Diabetikern interpretiert werden.

➤ Eine genetische Untersuchung bei Familienmitgliedern, bei denen der Autoantikörperstatus bekannt ist, ist von begrenztem Wert. Eine HLA-Klasse-II-Typisierung kann jedoch als Primärscreening nützlich sein, um Kinder für die prospektive Nachverfolgung hinsichtlich des Auftretens von Inselautoantikörpern auszuwählen oder für die Rekrutierung für Interventionsstudien mit dem Ziel, die Entstehung von Autoimmunität zu verhindern.

➤ Metabolische Tests, die die frühe Insulinsekretion nach intravenöser Glucosebelastung evaluieren, können aus der Gruppe der Personen mit multiplen positiven Inselautoantikörpern eine Untergruppe identifizieren, die das höchste Risiko aufweist, in kurzer Zeit einen Diabetes zu entwickeln. Personen mit multiplen Inselautoantikörpern, bei denen die frühe Insulinsekretion erhalten ist, haben auch ein hohes Risiko, jedoch mit einem langsameren Verlauf, und die klinische Manifestation kann bis über 20 Jahre nach dem ersten positiven Antikörperbefund eintreten.

Ergebnisse von Studien bei erstgradigen Verwandten sollten nicht auf andere Populationen übertragen werden, bei denen das Risiko für Typ-1-Diabetes abgeschätzt werden soll (etwa die Allgemeinbevölkerung oder Patienten mit Gestations- oder Typ-2-Diabetes). Die bisherigen Ergebnisse legen nahe, dass der Nachweis multipler Antikörper bei Personen aus der Allgemeinbevölkerung mit einem erhöhten Diabetesrisiko assoziiert ist, doch ist die Anzahl an Individuen, die prospektiv beobachtet werden, ist derzeit für eine Quantifizierung des Risikos noch unzureichend.

Literatur

1 Aanstoot, H.J., E. Sigurdsson, M. Jaffe, Y. Shi, S. Christgau, D. Grobbee, G.J. Bruining, J.L. Molenaar, A. Hofman, S. Baekkeskov: Value of antibodies to GAD65 combined with islet cell cytoplasmic antibodies for predicting IDDM in a childhood population. Diabetologia 37 (1994) 917–924.
2 Aktinson MA, Eisenbarth GS. Type 1 diabetes: new perspectives on disease pathogenesis and treatment. Lancet 358 (2001) 221–229.
3 Baekkeskov, S., H.J. Aanstoot, S. Christgau, A. Reetz, M. Solimena, M. Cascalho, F. Folli, H. Richter-Olesen, P. DeCamilli: Identification of the 64k autoantigen in insulin-dependent diabetes as the GABA-synthesizing enzyme glutamic acid decarboxylase. Nature 347 (1990) 151–156.
4 Baum, H., H. Davies, M. Peakman: Molecular mimicry in the MHC: hidden clues to autoimmunity? Immunol. Today 17 (1996) 68–70.
5 Bendelac, A., C. Carnaud, C. Boitard, J.F. Bach: Syngeneic transfer of autoimmune diabetes from diabetic NOD mice to healthy neonates. Requirement for both L3T4+ and Lyt-2+ T cells. J. Exp. Med. 166 (1987) 823–832.
6 Bingley, P.J., E.A.M. Gale: Rising incidence of IDDM in Europe. Diabetes Care 12 (1989) 289–295.
7 Bingley, P.J., E. Bonifacio, M. Shattock, H.A. Gillmor, P.A. Sawtell, D.B. Dunger, R. Ascott, G.F. Bottazz, E. Gale: Can islet cell antibodies predict IDDM in the general population? Diabetes Care 16 (1993) 45–50.
8 Bingley, P.J., M.R. Christie, E. Bonifacio, R. Bonifanti, M. Shattock, M.T. Monte, G.F. Bottazzo, E.A.M. Gale: Combined analysis of autoantibodies improves prediction of IDDM in islet cell antibody-positive relatives. Diabetes 43 (1994) 1304–1310.
9 Bingley PJ, Bonifacio E, Ziegler AG, Schatz DA, Atkinson MA, Eisenbarth GS. Position Statement – Immunology of Diabetes Society. Diabetes Care 24 (2001) 398.
10 Boehm, B.O., B. Manfras, J. Seißler, K. Schöffling, M. Glück, G. Holzberger, S. Seidl, P. Kühnl, M. Trucco, W.A. Scherbaum: Epidemiology and immunogenetic background of islet cell antibody positive non-diabetic schoolchildren: the Ulm-Frankfurt Population Study. Diabetes 40 (1991) 1435–1439.
11 Bonifacio, E., S. Genovese, S. Braghi, E. Bazzigaluppi, V. Lampasona, P.J. Bingley, L. Rogge, M.R. Pastore, E. Bognetti, G.F. Bottazzo, E.A.M. Gale, E. Bosi: Islet autoantibody markers in IDDM: risk assessment strategies yielding high sensitivity. Diabetologia 38 (1995a) 816–822.
12 Bonifacio, E., V. Lampasona, S. Genovese, M. Ferrari, E. Bosi: Identification of protein tyrosine phosphatase-like IA2 (islet cell antigen 512) as the insulin-dependent diabetes-related 37/40k autoantigen and a target of islet-cell antibodies. J Immunol 155 (1995b) 5419–5426.
13 Borch-Johnsen, K., B. Zachau-Christiansen, T. Mandrup-Poulsen, G. Joner, M. Christy, K. Kastrup, J. Nerup: Relation between breast-feeding and incidence rates of insulin-dependent diabetes mellitus: a hypothesis Lancet 2 (1984) 1083–1086.
14 Castano, L., A.G. Ziegler, R. Ziegler, S. Shoelson, G.S. Eisenbarth: Characterization of insulin autoantibodies in relatives of patients with type 1 diabetes. Diabetes 42 (1993) 1202–1209.
15 Couper JJ, Steele C, Beresford S, Powell T, McCaul K, Pollard A, Gellert S, Tait B, Harrison LC, Colman PG: Lack of association between duration of breast-feeding or introduction of cow's milk and development of islet autoimmunity. Diabetes 48 (1999) 2145–9.
16 Degli Esposti, M., I.R. Mackay: The GABA network and the pathogenesis of IDDM. Diabetologia 40 (1997) 352–356.
17 DeStefano F, Mullooly JP, Okoro CA et al.: Childhood vaccinations, vaccination timing, and risk of type 1 diabetes mellitus. Pediatrics 108 (2001) E112.

18 Diabetes Epidemiology Research International Group: secular trends in incidence of childhood IDDM in 10 countries. Diabetes 39 (1990) 858–864.
19 Diabetes Prevention Trial-Type 1 Diabetes Study Group. Effects of insulin in relatives of patients with type 1 diabetes mellitus. N Engl J Med 346 (2002) 1685–91.
20 Durinovic-Bello, I., A. Steinle, A.G. ZieglerG, D.J. Schendel: HLA-DQ-restricted, islet-specific T-cell clones of a type I diabetic patient. T-cell receptor sequence similarities to insulitis-inducing T-cells of nonobese diabetic mice. Diabetes 43 (1994) 1318–1325.
21 Durinovic-Bello, I., M. Hummel, A.G. Ziegler: Cellular immune response to divers islet cell antigens. Diabetes 45 (1996) 795–801.
22 Endl, J., H, Otto, G. Jung, E. Meinl, M. Hummel, A.G. Ziegler, R. Wank, D.J. Schendel: Identification of naturally processed T cell epitopes from glutamic acid decarboxylase presented in the context of HLA-DR alleles by T lymphocytes of recent onset IDDM patients. J. Clin Invest 99 (1997) 2405–2415.
23 EURODIAB ACE Study Gruop. Variation and trends in incidence of childhood diabets in Europe. Lancet 355 (2000) 873–876.
24 Füchtenbusch, M., A.G. Ziegler: Umweltfaktoren in der Pathogenese des Typ-1-Diabetes. Diabetes und Stoffwechsel 4 (1995) 369–377.
25 Füchtenbusch M, Ferber K, Standl E, Ziegler AG. Prediction of type 1 diabetes postpartum in patients with gestational diabetes mellitus by combined islet cell autoantibody screening: a prospective multicenter study. Diabetes 46 (1997) 1459–67.
26 Funda DP, Kaas A, Troels B, et al: Gluten-free Diet Prevents Diabetes in NOD Mice. Diabetes Metab Res Rev 15 (1999) 323–327.
27 Gerstein, H.C.: Cow's milk exposure and type 1 diabetes mellitus Diabetes Care 17 (1994) 13–19.
28 Giordano, C., G. Stassi, M. Todaro, R. De Maria, P. Richiusa, A. Mattina, M. Giordano, A. Galluzzo: Insulin-dependent diabetes mellitus associated with CD95 expression defect. Diabetologia 38 (1995) A37.
29 Graves PM, Barriga KJ, Norris JM, Hoffman MR, Yu L, Eisenbarth GS, Rewers M. Lack of association between early childhood immunizations and beta-cell autoimmunity. Diabetes Care 22 (1999) 1694–7.
30 Green, A., E.A.M. Gale, C.C. Patterson for the EURODIAB ACE Study Group: Incidence of childhood-onset insulin-dependent diabetes mellitus: the EURODIAB ACE study. Lancet 339 (1992) 905–909.
31 Greenley, SAW et al. Elimination of marternally-transmitted autoantibodies prevents diabetes in nonobese diabetic mice. Nature Med. 8 (2002) 399–402.
32 Hummel, M., A.G. Ziegler and BABY-DIAB participants: Vaccines and the appearance of islet cell antibodies in offspring of diabetic parents: results from the BABY-DIAB study. Diabetes Care 19 (1996) 1456–1457.
33 Hummel M, Füchtenbusch M, Schenker M, Ziegler AG. No major association of breast feeding, vaccinations and common childhood viral disease with early islet autoimmunity in the German BABY-DIAB Study. Diabetes Care 23 (2000) 969–974.
34 Hummel M, Williams AJK, Norcross A, Standl E, Bonifacio E, Ziegler AG, Bingley PJ. Proinsulin specific autoantibodies are relatively infrequent in young offspring with pre type 1 diabetes. Diabetes Care 24 (2001) 1843–4.
35 Hypponen E, Laara E, Reunanen A, Jarvelin MR, Virtanen SM: Intake of vitamin D and risk of type 1 diabetes: a birth-cohort study. Lancet 358 (2001) 1500–3.
36 Itoh, A., T. Maki: Protection of nonobese diabetic mice from autoimmune diabetes by reduction of islet mass before insulitis. Proc nat. Acad Sci 93 (1996) 11053–11056.
37 Karvonen, M., J. Tuomilehto, I. Libman, R, LaPorte, for the World Health Organization DIAMOND Project Group. A review of the recent epidemiological data on the worldwide incidence of type 1 (insulin-dependent) diabetes mellitus. Diabetologia 36 (1993) 883–892.
38 Kröncke, K.D., J. Funda, B. Berschick, H. Kolb, V. Kolb Bachofen: Macrophage cytotoxicity towards isolated rat islet cells: neither lysis nor its protection by nicotinamide are beta-cell specific. Diabetologia 34 (1991) 232–238.
39 La Porte, R.E., T.J. Orchard, L.H. Kuller, D.K. Wagener, A.L. Drash, B.B. Schneider, H.A. Fishbein: The Pittsburgh insulin-dependent diabetes mellitus registry: the relationship of insulin-dependent diabetes mellitus incidence to social class. Amer. J. Epidemiol 114 (1991) 379–384.
40 Larger, E., C. Becourt, J.F. Bach, C. Boitard: Pancreatic islet beta cells drive T cell-immune responses in the nonobese diabetic mouse model. J. Exp. Med. 181 (1995) 1635–1642.
41 Levy-Marchal, C., C. Patterson, A. Green, EURODIAB ACE Study Group. Variation by age group and seasonality at diagnosis of childhood IDDM in Europe. Diebetologia 38 (1995) 823–830
42 Lohmann, T., H.J. Verlohren, S. Schröder, J. Seißler, N. Morgenthaler, J. Rötger, K. Dähn, W.A. Scherbaum:. Distinct genetic and immunological features in patients with insulin-dependent diabetes below and above 40 at onset. Diabetes Care 1997.
43 Lu, J., Q. Li, H. Xie, Z.J. Chen, A.E. Borovitskaya, N.K. MacLaren, A.L. Notkin, M. Lan: Identification of a second transmembrane protein tyrosine phosphatase, IA-2beta, as an autoantigen in insulin-dependent diabetes mellitus: Precursor of the 37-kDa tryptic fragment. Proc nat. Acad Sci 93 (1996) 2307–2311.
44 Mandrup-Poulsen, T.: The role of interleukin-1 in the pathogenesis of IDDM. Diabetologia 39 (1996) 1005–1029.
45 Martin, S et al: Development of Type 1 diabetes despite severe hereditary B-cell deficiency. N Engl J Med 345 (2001) 1036–1040
46 Menser, M.A., J.M. Forrest, R.D. Bransby: Rubella infection and diabetes mellitus. Lancet 1 1978/I, 57–60.
47 Michaelis, D., E. Jutzi, P. Heinke: Inzidenz- und Prävalenztrend der juvenilen Typ-I-Diabetes in der ostdeutschen Bevölkerung. Diabet. Stoffw. 2 (1993) 245–250.
48 Moriwaki M, Itoh N, Miyagawa J, et al. Fas and Fas ligand expression in inflamed islets in pancreas sections of patients with recent-onset type 1 diabetes mellitus. Diabetologia 42 (1999) 1332–1340.
49 Muntoni S, Fonte MT, Stoduto S et al.: Incidence of insulin-dependent diabetes mellitus among Sardinian-heritage children born in Lazio region, Italy. Lancet 349 (1997) 160–2.
50 Naserke HE, Bonifacio E, Ziegler AG. Prevalence, characteristics and diabetes risk associated with transient maternally aquired islet antibodies in offspring of parents with Type 1 diabetes. J Clin Endocrinol Metab 86 (2001) 4826–4833.
51 Norris, J.M., B.B. Beaty, G. Klingensmith, Y. Lipin, M. Hoffman, P. Chase, H, Erlich, R.F. Hamman, G.S. Eisenbarth, M. Rewers: Lack of association between early exposure to cow's milk protein and B-cell autoimmunity. J. Amer. med. Ass. 276 (1996) 609–614.
52 Onkamo P, Vonnen S, Karvonen M, Tuomilehto J. Worldwide increase in incidence of Type 1 diabetes – the analysis of the data on published incidence trends. Diabetologia 42 (1999) 1395–1403.
53 Padaiga, Z., J. Tuomilehto, M. Karvonen, T. Podar, G. Brigis, B. Urbonaite, K. Kohtamäki, R. Lounamaa, E. Tuomilehto-Wolf, A. Reunanen: Incidence trends in childhood onset IDDM in four countries around the Baltic Sea during 1983–1992. Diabetologia 40 (1997) 187–192.
54 Payton, M., C. Hawke, M.R. Christie: Relationship of the 37,000- and 40,000-Mr tryptic fragment of islet antigens in insulin-dependent diabetes to the protein tyrosine phosphatase-like molecule IA-2 (ICA512). J Clin Invest 96 (1995) 1506–1511.
55 Rabin, D.U., S.M. Pleasic, J.A. Shapiro, H. Yoo-Warren, J. Oles, J.M. Hicks, D.E. Goldstein, P.M.M. Rae: Islet cell antigen 512

is a diabetes-specific islet autoantigen related to protein tyrosine phosphatases. J Immunol 152 (1994) 3183–3188.
56. Richter, W., J. Endl, T.H. Eiermann, M. Brandt, R. Kientsch-Engel, C. Thivolet, R. Pujol-Borrell, H. Jungfer, W.A. Scherbaum: Human monoclonal antibodies from patients with type 1 diabetes reveal glutamate decarboxylase as the major cytoplasmatic islet cell antigen. Proc nat. Acad Sci. 89 (1992) 8467–8471.
57. Richter, W., T. Mertens, B. Schoel, S. Wolfart, P. Muir, A. Ritzkowsky, W.A. Scherbaum, B.O. Boehm: Sequence homology of the diabetes associated autoantigen gluatmate decarboxylase with coxsackie B4-2C protein and heat shock protein 60 mediates no molecular mimicry of autoantibodies. J Exp Med 180 (1994) 721–726.
58. Roep, B.O., A.A. Kallan, G. Duinkerken, S.D. Arden, J.C. Hutton, G.J. Bruining, R.R.P. De Vries: T-cell reactivity to beta-cell membrane antigens associated with beta-cell destruction in IDDM. Diabetes 44 (1995) 278–283.
59. Roll, U., M.R. Christie, M. Fuchtenbusch, M.A. Payton, C.J. Hawkes, A.G. Ziegler: Perinatal autoimmunity in offspring of diabetic parents. The German Multicenter BABY-DIAB study: detection of humoral immune responses to islet antigens in early childhood. Diabetes 45 (1996) 967–73.
60. Roll, U., A.G. Ziegler: Combined antibody screening for improved prediction of IDDM – recent strategies of the 90's. Exp Clin Endocrinol Diabetes 105 (1997) 1–14.
61. Rosenbauer J, Icks A, Schmitter D, Giani G. Incidence of childhood Type 1 diabetes mellitus is increasing at all ages in Germany. Diabetologia 45 (2002) 457–58.
62. Salmon, M., D. Scheel-Toellner, A.P. Hulssoon, D. Pilling, N. Shamsadeen, M. Hyde, A.D. D'Angeac, P.A. Bacon, P. Emery, A.N. Akbar: Inhibition of T cell apoptosis in the rheumatoid synovium. J. Clin Invest 99 (1997) 439–446.
63. Schatz, D., J. Krischer, G. Horne, W. Riley, R. Spillar, J. Silverstein, W. Winter, A. Muir, D. Derovanesian, S. Shah, J. Malone, N. MacLaren: Islet cell antibodies predict insulin-dependent diabetes in United States school age children as powerfully as in unaffected relatives. J. Clin Invest 93 (1994) 2403–2407.
64. Schenker, M., M. Hummel, K. Ferber, M. Walter, E. Keller, E. Albert, H.U. Janka, C. Kastendiek, M. Sorger, F. Louwen, G.S. Eisenbarth, A.G. Ziegler. Early Expression and High Prevalence of Anti-Islet Autoantibodies for DR3/4 Heterozygous and DR4/4 Homozygous Offspring of Parents with Type 1 Diabetes: The German BABY-DIAB Study. Diabetologia 42 (1999) 671–677.
65. Scherbaum, W.A., R. Mirakian, R. Pujol-Borrell, B.M. Dean, G.F. Bottazzo: Immunochemisty in the study and diagnosis of organ-specific autoimmune disease. In, Polak, J.M., S., Van Noorden: Immunocytochemistry. Modern Methods and Applications. Wright, Bristol 1986; 456–476.
66. Scherbaum W.A., W. Hampl, P. Muir, M. Glück, B.O. Boehm, J. Seißler, H. Egle, H. Hauner, E. Heinze, J.E. Banatvala, E.F. Pfeiffer: Association between islet cell antibodies and Coxsackie B, mumps and cytomegalo virus infections in non-diabetic individuals 7–19 years. The Ulm-Frankfurt Population Study. Diabetologia 34 (1991) 835–838.
67. Scott, FW: Cow's milk and insulin dependent diabetes mellitus: Is there a relationship? Amer. J. Clin Nutr 51 (1990) 489–491.
68. Scott, P.: Selective differentiation of CD4+ T-helper cell subsets. Curr Opin Immunol 5 (1993) 391–397.
69. Seißler, J, B. Hering, W. Richter, M. Glück, N. Yassin, R.G. Bretzel, B.O. Boehm, K. Federlin, W.A. Scherbaum: Antibodies to the Mr 64,000 (64k) protein in islet cell antibody positive non-diabetic individuals indicate high risk for impaired beta-cell function. Diabetologia 35 (1992) 550–554.
70. Seißler, J., J. Amann, L. Mauch, H. Haubruck, S. Wolfahrt, S. Bieg, W. Richter, R. Holl, E. Heinze, W. Northemann, W.A. Scherbaum: Prevalence of autoantibodies to the Mr 65,000 and Mr 67,000 isoforms of glutamate decarboxylase (GAD) in insulin-dependent diabetes mellitus. J. Clin Invest 92 (1993) 1394–1399.
71. Seißler, J., S. Bieg, N. Yassin, L. Mauch, W. Northemann, B.O. Boehm, W.A. Scherbaum: Association between antibodies to the Mr 67,000 isoform of glutamate decarboxylase (GAD) and type 1 diabetes mellitus with coexisting autoimmune polyendocrine syndrome type II. Autoimmunity 19 (1994) 231–238.
72. Shehadeh, N., F. Calcinaro, B. Bradley, I. Bruchlim, P. Vardi, K.L. Lafferty: Effect of adjuvant therapy on development of diabetes in mouse and man. Lancet 343 (1994) 706–707.
73. Sibley, R.K., D.E. Sutherland, F. Goet, A.F. Michael:. Recurrent diabetes mellitus in the pancreas iso- and allograft. A light and electron microscopic and immunohistochemical analysis of four cases. Lab. Invest. 53 (1985) 132–144.
74. Strebelow M, Schlosser M, Ziegler B, Rjasanowski I, Ziegler M. Karlsburg Type I diabetes risk study of a general population: frequencies and interactions of the four major Type I diabetes-associated autoantibodies studied in 9419 schoolchildren. Diabetologia 42 (1999) 661–70.
75. Tian, J., P.V. Lehmann, D.L. Kaufman: T cell cross-reactivity between coxsackievirus and glutamate decarboxylase is associated with a murine diabetes susceptibility allele. J. Exp. Med. 180 (1994) 1979–1984.
76. Tuomilehto-Wolf E., J. Tuomilehto, G. Vidgren and the DiMe study group. The HLA-A2,CW1,B56,DR4,DQ8 haplotype – a genetic contribution to the high and increasing incidence of IDDM in Finland. Diabetologia 39 (1996) 62.
77. Turner R, Stratton I, Horton V et al. UKPDS 25: autoantibodies to inslet-cell cytoplasm and glutamic acid decarboxylase for prediction of insulin requirement in type 2 diabetes. Lancet 350 (1997) 1288–93.
78. Vardi, P., A.G. Ziegler, J.H. Mathews, S. Dib, R.J. Keller, A.T. Ricker, J.I. Wolfsdorf, R.D. Herkowitz, A. Rabizadeh, G.S. Eisenbarth, J.S. Soeldner: Concentration of insulin autoantibodies at onset of type 1 diabetes: inverse log-linear correlation with age. Diabetes Care 11 (1988) 736–739.
79. Ventura A, Magazzu G, Greco L, SIGEP Study Group. Duration of exposure to gluten and risk for autoimmune disorders in patients with celiac disease. Gastroenterology 117 (1999) 297–303.
80. Verge, C.F., R. Gianani, E. Kawasaki, L. Yu, M. Pietropaolo, R.A. Jackson, H.P. Chase, G.S. Eisenbarth: Prediction of type 1 diabetes in first-degree relatives using a combination of Insulin, GAD, and ICA512bdc/IA-2 autoantibodies. Diabetes 45 (1996) 926–933.
81. Williams AJK, Bingley PJ, Bonifacio E, Palmer JP, Gale EAM. A novel micro-assay for insulin-autoantibodies. J Autoimmun 10 (1997) 473–478.
82. Yu L et al. Early expression of antiinsulin autoantibodies of humans and the NOD mouse: evience for a early determination of subsequent diabetes. Proc Natl Acad Sci 97 (2000) 1701–1706.
83. Ziegler, A.G., R. Ziegler, P. Vardi, R.A. Jackson, J.S. Soeldner, EG.S. Eisenbarth: Life-table analysis of progression to diabetes of anti-insulin autoantibody-positive relatives of individuals with type 1 diabetes. Diabetes 38 (1989) 1320–1325.
84. Ziegler, A.G., W. Rabl, E. Albert, E. Standl: Insulin-Autoantikörper und Inselzell-Antikörper in Abhängigkeit vom Manifestationsalter und HLA-Phänotyp bei Patienten mit neumanifestem Typ-1-Diabetes mellitus. Dtsch med Wschr 116 (1991) 1737–1741.

4 Epidemiologie, Klinik, Ätiologie und Pathogenese des Typ-2-Diabetes

M. Kellerer und H.-U. Häring

Das Wichtigste in Kürze

> Die Insulinresistenz primär insulinsensitiver Organe und eine Beta-Zelldysfunktion prädisponieren zur Entwicklung des Diabetes mellitus Typ 2. Insulinresistenz und Beta-Zellfunktionsstörungen entstehen durch ein Zusammenwirken von primär genetischen und sekundär erworbenen Faktoren. Zu den wichtigsten sekundären Faktoren gehört die zentrale Adipositas. Diabetespräventionsstudien haben gezeigt, dass Maßnahmen, die zur Insulinsensitivitätsverbesserung führen, den Typ-2-Diabetes um mindestens 50% verhindern können.

> Die genauen genetischen Störungen sind beim Typ-2-Diabetes noch nicht identifiziert. Es ist aber davon auszugehen, dass mehrere Gene zugleich betroffen sind (polygenetische Ursache). Die Störung der zellulären Insulinsignalübertragung führt u. a. zur Insulinresistenz. Dies kann durch ein vermehrtes Insulinangebot aus dem Pankreas (Hypersekretion) zunächst noch kompensiert werden. Hierauf folgen in der weiteren Krankheitsentwicklung ein relatives Sekretionsversagen und ein Beta-Zelluntergang, der zusammen mit der Insulinresistenz zur klinischen Manifestation des Diabetes mellitus Typ 2 führt.

Definition

Der Diabetes mellitus Typ 2 ist eine chronische Glucose-Stoffwechselstörung, bei der im Gegensatz zum Diabetes mellitus Typ 1 kein absoluter Insulinmangel besteht. Beim Typ-2-Diabetes kommt es aufgrund einer eingeschränkten Wirksamkeit des Insulins am Gewebe (Insulinresistenz) und einer gestörten Beta-Zellfunktion zu einer Dysbalance zwischen Insulinangebot und Insulinbedarf. Die klinische Manifestation der Erkrankung erfolgt in der Regel nicht vor dem 40. Lebensjahr. Eine sprunghafte Zunahme der Inzidenz wird um das 50. Lebensjahr beobachtet. Alarmierend sind auch neue Zahlen, die auf eine drastische Zunahme von Adipositas und Diabetes Typ 2 bei Jugendlichen hindeuten.

Klinik

Im Gegensatz zum Diabetes mellitus Typ 1, der sich klinisch mit akuter Symptomatik, u. a. bestehend aus Polydipsie, Polyurie, Abgeschlagenheit, Leistungsknick, Gewichtsverlust, Sehstörungen bei gleichzeitig vorliegender Hyperglykämie, Glucosurie und Acetonurie, darstellt, verläuft die klinische Manifestation des Typ-2-Diabetes eher schleichend. Obwohl ein Teil der Patienten durch eine diabetesspezifische Symptomatik (Polydipsie, Polyurie) auffällig wird, ist doch die Zufallsdiagnose „Typ-2-Diabetes" im Rahmen anderer Erkrankungen wie bei Infektionen, kardiovaskulären Ereignissen, arterieller Hypertonie und Adipositas üblich. Der Typ-2-Diabetes ist zu ca. 80% mit Adipositas, 60–70% mit Dyslipidämie und in etwa mit gleicher Häufigkeit mit arterieller Hypertonie assoziiert. Neben den für die Erkrankung charakteristischen mikrovaskulären Schäden kommen auch überproportional häufig makrovaskuläre Erkrankungen vor, die zusammen für 89% der Mortalität beim Typ-2-Diabetes verantwortlich sind. Auf Besonderheiten von Diagnostik, Therapie und klinischem Verlauf des Typ-2-Diabetes wird ausführlich in den Kap. 5 und 7 eingegangen.

Epidemiologie

Die Prävalenz für Diabetes mellitus liegt bei ca. 4% weltweit, wobei sich einzelne Länder und Bevölkerungsgruppen ganz erheblich unterscheiden (1, 2). Niedrigere Raten um 1% finden sich heute in manchen Teilen Afrikas und sehr viel höhere – nämlich über 50% – bei bestimmten Bevölkerungsgruppen wie etwa den Pima-Indianern in den USA, den Mikronesiern und Polynesiern im Pazifik, den Amerikanern mexikanischer Abstammung, den Kreolen auf Mauritius u. a. (1–6). In Deutschland lag die Zahl der Typ-2-Diabetiker mit ca. 600.000 nach dem 2. Weltkrieg sehr niedrig. Heute gehen wir von ca. 6 Millionen Typ-2-Diabetikern im Land aus. Die Zunahme des Diabetes mellitus in unserer Bevölkerung bestätigen auch epidemiologische Erhebungen der ehemaligen DDR im Zeitraum von 1960–1990. Abb. 4.**1** zeigt, dass die Diabeteshäufigkeit in der DDR 1960 nur 0,627% der Gesamtbevölkerung betrug und bis zum Jahre 1989 auf 4,13% anstieg. Diese Zunahme wurde zu 87% durch den Typ-2-Diabetes verursacht. Die Häufigkeit des Typ-2-Diabetes stieg demzufolge nahezu um das 8fache an, während die des Typ-1-Diabetes ca. um das 3,5fache zunahm. Weltweit zeigt sich ein ähnlicher Trend mit heute schon ca. 125 Millionen Typ-2-Diabetikern, die in den nächsten 10 Jahren wahrscheinlich nochmals um 50% zunehmen werden.

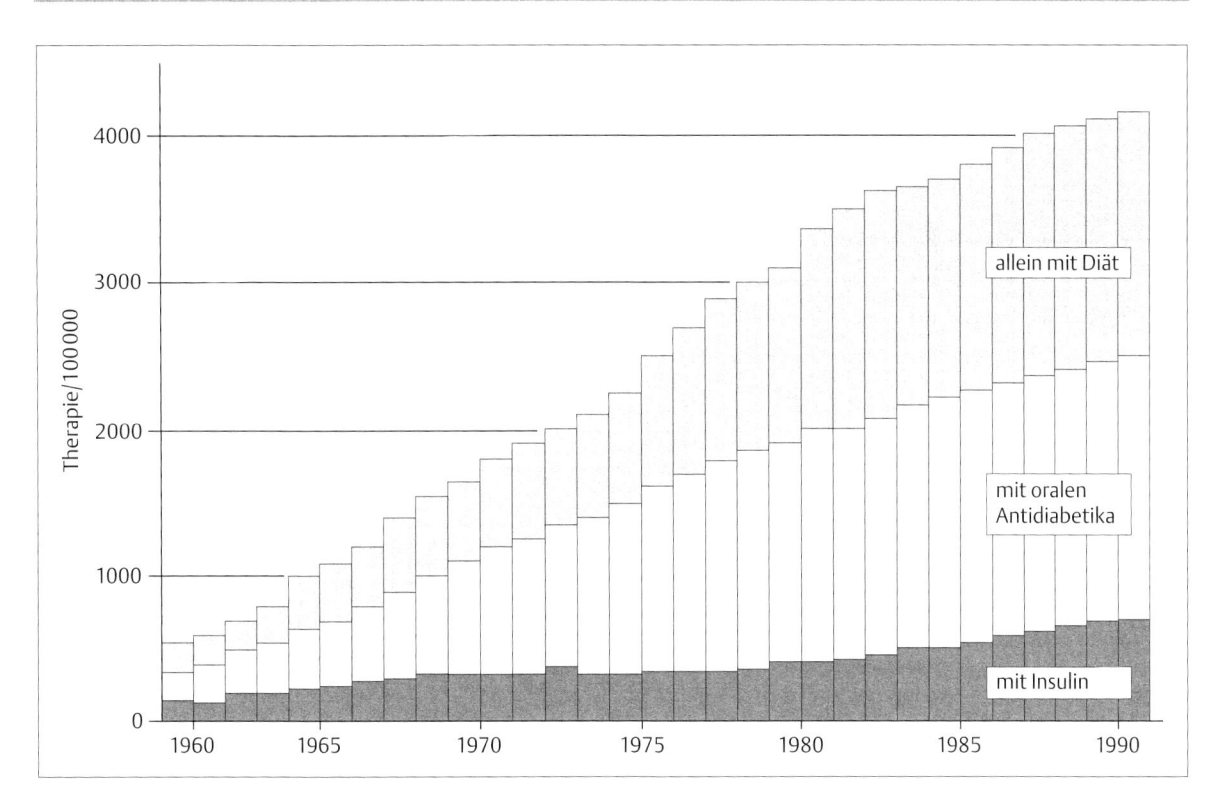

Abb. 4.1 30-jähriger Trend der Diabetesbestandsrate pro 100.000 der Bevölkerung in der ehemaligen DDR, aufgegliedert nach der Behandlung. (Michaelis, Jutzi. Diabet J. 1991:3)

Genetischer Hintergrund

Die in hohem Maße genetische Disposition des Typ-2-Diabetes haben Bevölkerungsstudien (z. B. Pima-Indianer) sowie Familien- und Zwillingsstudien eindeutig belegen können. Schon Pyke u. Nelson (7) sowie Köbberling (8) konnten in ihren Untersuchungen feststellen, dass die Genetik des Typ-2-Diabetes von der des Typ 1 so unterschiedlich ist, dass es sich um 2 verschiedene Krankheitsbilder handeln muss. Die Arbeiten haben auch gezeigt, dass ein Typ-2-Diabetiker nicht häufiger unter den Vorfahren von Typ-1-Diabetikern vorkommt als bei nichtdiabetischen Kindern (9). Köbberling beleuchtete ferner die Assoziation der Diabetestypen in den Familien (Tab. 4.1). So kam z. B. ein juveniler Typ-1-Diabetes unter Geschwistern mit Typ-1-Diabetes 25-mal häufiger vor als ein Typ-2-Diabetes. Die Absolutzahlen belegen, dass die genetische Belastung beim Typ-2-Diabetes sehr viel höher ist als beim Typ-1-Diabetes. Bei eineiigen Zwillingen ergab sich eine Konkordanz von über 90% für Typ-2- und von ca. 30% für Typ-1-Diabetes.

Im Gegensatz zum Typ-1-Diabetes sind für den Typ-2-Diabetes bisher noch keine praxisrelevanten genetischen Marker für die erbliche Belastung gefunden worden. Sowohl die Insulinresistenz als auch die Insulinsekretionsstörung beim Typ-2-Diabetes unterliegen genetischen Einflüssen (10, 11), die jedoch nicht mit einem bestimmten Gen assoziiert werden können (s. a. Kap. 2).

Tab. 4.1 Diabetesrisiko bei Verwandten von Diabetikern (Köbberling J. Diabetologia. 1969:5;392)

	Geschwister von Diabetikern	Kinder von einem diabetischen Elternteil
Typ-1-Diabetes	5–10%	2–4%
Typ-2-Diabetes	20–40%	25–50%

Ätiologie und Pathogenese

Überblick

Die erste allgemein akzeptierte Klassifikation des Diabetes mellitus entstand 1980 durch die WHO. Diese wurde 1985 etwas modifiziert, wobei der Typ-2-Diabetes und die pathologische Glucosetoleranz noch einer getrennten Krankheitsklassifikation zugeführt wurden. Nach den neuen WHO-Richtlinien von 1998 wird die Glucosetoleranzstörung nun als ein Entwicklungsstadium zu den verschiedenen Diabetesformen eingeordnet (12). Nach heutigem Verständnis ist der Typ-2-Diabetes eine multifaktorielle Erkrankung, die fast immer gemeinsam mit einer Beta-Zellfunktionsstörung und einer peripheren Insulinresistenz unterschiedlichen Ausmaßes einhergeht. Typ-2-Diabetes ist daneben auch in

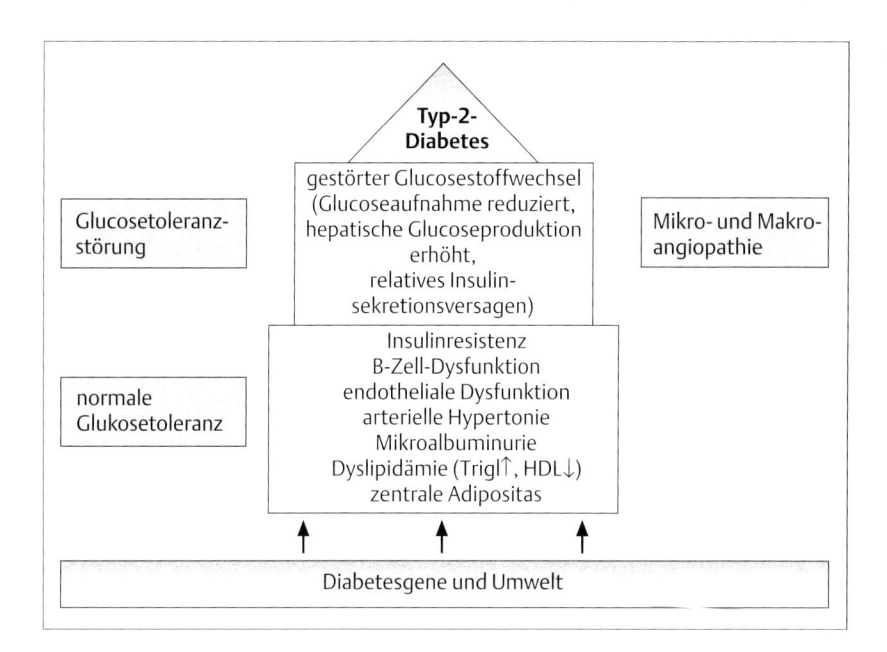

Abb. 4.2 Entstehung des Typ-2-Diabetes aus verschiedenen Krankheitsvorstufen.

```
                          Typ-2-
                         Diabetes
                  ┌──────────────────────┐
                  │ gestörter Glucose-   │
 ┌──────────────┐ │ stoffwechsel         │ ┌──────────────┐
 │ Glucose-     │ │ (Glucoseaufnahme     │ │ Mikro- und   │
 │ toleranz-    │ │ reduziert,           │ │ Makro-       │
 │ störung      │ │ hepatische Glucose-  │ │ angiopathie  │
 │              │ │ produktion erhöht,   │ │              │
 └──────────────┘ │ relatives Insulin-   │ └──────────────┘
                  │ sekretionsversagen)  │
                  ├──────────────────────┤
 ┌──────────────┐ │ Insulinresistenz     │
 │ normale      │ │ B-Zell-Dysfunktion   │
 │ Glukose-     │ │ endotheliale Dysfkt. │
 │ toleranz     │ │ arterielle Hypertonie│
 │              │ │ Mikroalbuminurie     │
 └──────────────┘ │ Dyslipidämie         │
                  │ (Trigl↑, HDL↓)       │
                  │ zentrale Adipositas  │
                  └──────────────────────┘
                      ↑      ↑      ↑
                  ┌──────────────────────┐
                  │ Diabetesgene und Umwelt│
                  └──────────────────────┘
```

Tab. 4.2 Charakteristika des metabolischen Syndroms

- Glucosetoleranzstörung
- Insulinresistenz
- Arterielle Hypertonie (systolisch und diastolisch)
- Adipositas
- Dyslipidämie (VLDL ↑, HDL ↓)
- Mikroalbuminurie
- Hyperurikämie
- Hyperkoagulabilität (PAI ↑)

den meisten Fällen mit zentraler Adipositas, arterieller Hypertonie, Dyslipidämie und anderen in Tab. 4.2 genannten Risikofaktoren für kardiovaskuläre Erkrankungen vergesellschaftet.

Das gemeinsame Auftreten dieser Risikofaktoren mit oder ohne manifesten Typ-2-Diabetes wird unter dem Begriff „metabolisches Syndrom" zusammengefasst, das als multifaktorielle Stoffwechselerkrankung ein erhöhtes mikro- und makrovaskuläres Risikoprofil darstellt. Etwa bis zum 40. Lebensjahr besteht bei den oben genannten Faktoren des metabolischen Syndroms noch eine normale Glucosetoleranz. Die Rate an Patienten mit Glucosetoleranzstörung sowie die Manifestation von mikro- und makroangiopathischen Erkrankungen nimmt in der 4. und 5. Lebensdekade deutlich zu und führt schließlich zur Diabetesmanifestation als Endergebnis einer vorher oft jahrzehntelang bestehenden Stoffwechselerkrankung (Abb. 4.2).

Insulinresistenz und -sekretionsstörung

Der klinisch manifeste Typ-2-Diabetes zeichnet sich durch eine Insulinresistenz der wichtigsten Zielgewebe des Insulins (Skelettmuskel, Leber und Fettgewebe) aus. Gleichzeitig findet man von der Norm abweichende Sekretionsmuster für Insulin und eine relative Verminderung der Beta-Zellmasse (Abb. 4.3) (13). Insulinresistenz und -sekretionsstörung beeinflussen sich gegenseitig, d. h. dass sowohl eine primäre Insulinresistenz eine Sekretionsstörung als auch umgekehrt eine primäre Sekretionsstörung eine Insulinresistenz hervorrufen kann. Die Entwicklung des Typ-2-Diabetes lässt sich daher im Wesentlichen als Circulus vitiosus zwischen Beta-Zelldysfunktion und Insulinresistenz der Zielgewebe verstehen. Prinzipiell kann der in Abb. 4.3 skizzierte Ablauf sowohl von einer peripheren Insulinresistenz als auch von einer Sekretionsanomalie des Pankreas ausgehen.

Gesunde Probanden reagieren auf Glucosereize mit einer starken Insulinsekretion. Erst bei Einschränkung dieser Insulinsekretionseigenschaften folgt die Manifestation der Hyperglykämie und damit auch meist die klinische Diagnose des Diabetes mellitus (14–16). Durch Glucose-Clamp-Untersuchungen konnte gezeigt werden, dass die Insulinresistenz häufig bereits Jahrzehnte vor der klinischen Manifestation des Typ-2-Diabetes besteht. Aber auch Insulinsekretionsdefekte können lange vor Diabetesmanifestation vorliegen. Charakteristisch ist in erster Linie eine gestörte oder fehlende erste Insulinsekretionsphase bei Prä-Typ-2-Diabetikern. Longitudinaluntersuchungen wurden bei Pima-Indianern, einer Bevölkerungsgruppe mit einem genetisch sehr hohen Typ-2-Diabetesrisiko von über 50%, durchgeführt. Insulinresistenz in Kombination mit einer gestörten ersten Phase der Insulinsekretion erwiesen sich als die stärksten Prädiktoren für die Entwicklung des Typ-2-Diabetes bei Pima-Indianern (17). Diese Kenntnisse über die Entwicklung des Typ-2-Diabetes bei Pima-Indianern, scheinen weitgehend auch auf Deutschland übertragbar zu sein. Im Rahmen der Tübinger Familien-Studie konnte in einer Querschnittsuntersuchung sowohl eine erhöhte Prävalenz für Insulinresistenz als

Ätiologie und Pathogenese

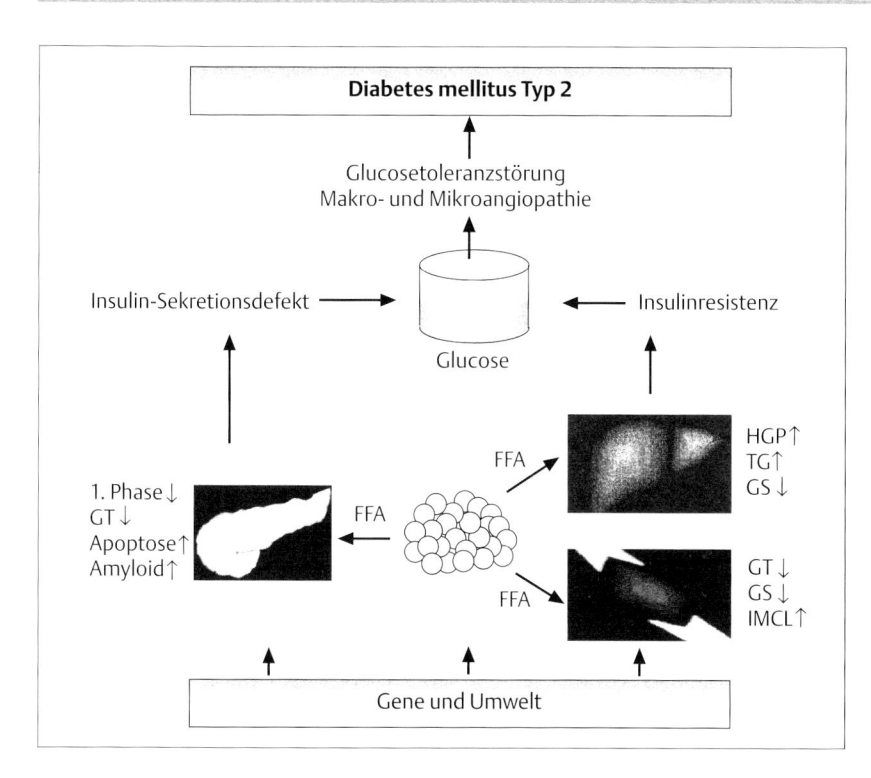

Abb. 4.3 Pathogenetisches Konzept zur Entwicklung des Typ-2-Diabetes aus einer Insulinresistenz und einer Beta-Zelldysfunktion. FFA = freie Fettsäuren, 1 Phase = 1. Phase der Insulinsekretion, GT = Glucosetransport, HGP = hepatische Glucoseproduktion, TG = Triglyceride, GS = Glykogensynthese, IMCL = intramyocellular lipid

Abb. 4.4 Betazellfunktion bei normaler Glucosetoleranz (NGT), Glucosetoleranzstörung (IGT) und bei Diabetes-Typ-2 (DM).

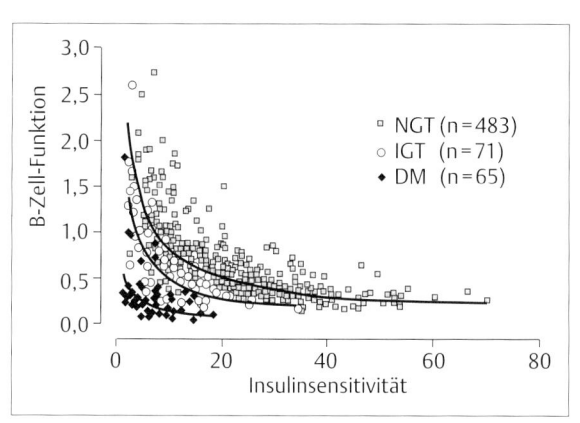

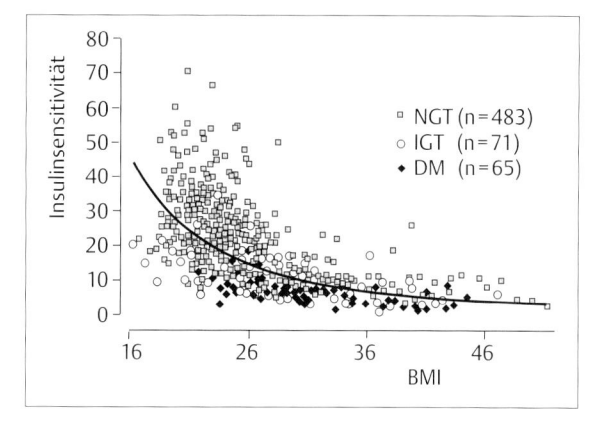

Abb. 4.5 Insulinsensivität bei normaler Glucosetoleranz (NGT), bei Glucosetoleranzstörung (IGT) und bei Diabetes-Typ-2 (DM). Abhängigkeit zum Body-Mass-Index (BMI).

auch für eine gestörte erste Phase der Insulinsekretion nachgewiesen werden (Abb. 4.4 und 4.5) (18). In welcher Weise diese beiden Hauptprädiktoren für Typ-2-Diabetes im zeitlichen Zusammenhang stehen, sollen Longitudinalstudien im Rahmen der Tübinger Familien-Früherfassung ergeben.

Messung der Insulinresistenz

Die exakte Bestimmung des Insulinresistenzgrades ist für die medizinische Praxis derzeit weder praktikabel noch notwendig. Im Gegensatz dazu hat die quantitative Erfassung der peripheren Insulinresistenz in wissenschaftlichen Projekten einen hohen Stellenwert.

Messprinzip. Insulinresistente Gewebe sind dadurch gekennzeichnet, dass zum Erreichen einer bestimmten Insulinwirkung mehr Insulin benötigt wird als bei gesunden Geweben. Bei manchen Formen der Insulinresistenz haben auch höchste Insulinkonzentrationen keine Wirkung. Die Beziehung zwischen der Gewebe-Glucoseaufnahme und der hierzu notwendigen Insulinmenge lässt sich mittels der „Glucose-Clamp-Technik" untersuchen.

Glucose-Clamp-Methode. Die Insulinresistenz des Skelettmuskels kann am zuverlässigsten durch die Glucose-Clamp-Messmethode bestimmt werden, da beim hyperinsulinämischen-euglykämischen Glucose-Clamp unter „Steady-state"-Bedingungen Glucose hauptsächlich in die Skelettmuskulatur aufgenommen wird. Hierbei verabreicht man intravenös unter standardisierten Bedingungen einen Insulinbolus und infundiert anschließend Glucose zur Aufrechterhaltung der Euglykämie. Aus der Glucoseinfusionsrate wird die Insulinsensitivität errechnet. Es werden aber auch verschiedene Insulinresistenz-Kalkulationsmodelle verwendet, die als Grundlage Insulin- und Glucosewerte im Rahmen eines oralen Glucosetoleranztestes einbeziehen.

Minimal-Modell. Das sog. Minimal-Modell basiert auf der Durchführung eines intravenösen Glucosetoleranztests und den dabei gemessenen Insulin- und Glucosespiegeln, aus denen der Grad der Insulinsensitivität errechnet wird. Dieses Modell erfordert einen relativ hohen Zeit- und Laboraufwand und eignet sich deshalb nicht für die Durchführung in der medizinischen Praxis.

HOMA-Modell. Das HOMA-Modell („homeostatic model assessment") erfordert nur eine einmalige Nüchternglucose- und Insulinabnahme. Aus diesen Werten wird anschließend ein relativer Insulinresistenzindex errechnet. Im Gegensatz zu den oben genannten Modellen wäre dieser Test in der klinischen Praxis noch am ehesten durchführbar. Da die Kalkulation der Insulinresistenz bei dem HOMA-Modell einerseits auch Fehlinterpretationen zulässt und Insulinresistenz andererseits auch relativ gut aus der klinischen Situation heraus abgeschätzt werden kann, hat die Quantifizierung der Insulinresistenz auch mit dem HOMA-Modell für die klinische Praxis keinen hohen Stellenwert.

Beteiligte Organe der Insulinresistenz

Die Insulinresistenz betrifft in Abhängigkeit vom Krankheitsstadium, aber vor allen Dingen auch von der Stoffwechseleinstellung sowohl den Skelettmuskel als auch das Fettgewebe und die Leber.

Skelettmuskel. Dieser hat die quantitativ führende Rolle für die postprandiale Glucoseverwertung, die mit ca. 75% zu Buche schlägt.

Leber. Der Leber kommt hingegen die führende Rolle während der Nüchternphase zu (13). Durch die hepatische Insulinresistenz kommt es zu einer vermehrten Glucoseproduktion in der Leber. Normalerweise führt Insulin zu einer Herabregulierung der hepatischen Glukoneogenese. Bei verminderter Insulinempfindlichkeit hingegen resultiert eine kontinuierlich vermehrte Glucosefreisetzung aus der Leber, die sich häufig auch an erhöhten Nüchternblutzuckerspiegeln zeigt.

Fettgewebe. Während die Effekte von Insulin auf die Glucoseaufnahme der Skelettmuskulatur und die Glucosefreisetzung aus der Leber erst bei höheren Insulinspiegeln nachweisbar sind, scheint das Fettgewebe insgesamt insulinempfindlicher zu sein. Das Fettgewebe zeigt bereits bei niedrigeren Insulinkonzentrationen eine Herabregulierung der Lipolyse, während hierbei noch keine wesentlichen Effekte auf die Leber und die Skelettmuskulatur nachweisbar sind (19). Da das Fettgewebe schon auf sehr niedrige Insulinspiegel reagiert, würde man – eine vergleichbare Insulinresistenz unterschiedlicher Gewebe vorausgesetzt – erwarten, dass sich bei abfallenden Insulinspiegeln eine Insulinmangelsituation zunächst im Skelettmuskel und in der Leber einstellt, bevor das Fettgewebe betroffen wäre.

Resistenzmechanismen

Als Ursache der Insulinresistenz wird eine Störung der Insulinsignalübertragung angenommen. Diese wiederum kann sowohl durch primär genetische Störungen als auch durch die veränderte Stoffwechselsituation selbst beeinflusst werden. Insulin löst in der Zelle hunderte von Teilschritten aus, an denen unterschiedliche Proteine und Enzyme beteiligt sind. Somit ergibt sich ein extrem breit verzweigtes Netzwerk in der intrazellulären Insulinsignalübertragung, das heute noch nicht in allen Einzelheiten bekannt ist. Prinzipiell können in allen Bereichen dieses Netzwerks einzelne genetische oder funktionelle Veränderungen zur Störung der Signalweiterleitung führen.

Primäre Resistenzmechanismen

Genomscreening nach Insulinresistenz- und Typ-2-Diabetes-Genen

Während der Kandidaten-Gen-Ansatz zur Identifizierung von Mutationen an bereits bekannten Genen geeignet ist, kann man mit der Methode des Genomscreenings noch unbekannte Typ-2-Diabetes-Gene auffinden. Hierbei werden in großen Familienstudien Teile des Genoms auf diabetesassoziierte Veränderungen untersucht. Mit statistischen Analysen werden Gen-Regionen (Loci) identifiziert, die mit Diabetes oder Insulinresistenz assoziiert sind (26, 52). Abschließend erfolgt eine weitere Eingrenzung und Identifizierung des vermeintlichen Diabetes-Gens in dieser Region.

Die bislang identifizierten Diabetes-Loci befinden sich auf verschiedenen Chromosomen und teilweise in der Nähe von bekannten Genen wie dem „hepatic nuclear factor 1α", dem Sulfonylharnstoff-Rezeptor, dem Apolipoprotein A2 u. a. Es bleibt an dieser Stelle anzumerken, dass die meisten dieser Genloci nur bei bestimmten ethnischen Gruppen gefunden wurden und offensichtlich nicht generell bei allen Typ-2-Diabetikerpopulationen vorkommen. Eine gewisse Ausnahme bildet ein Genlocus auf Chromosom 20 nahe dem Hepaticnuclear-factor-1-Gen, der inzwischen für mehrere Diabetespopulationen bestätigt wurde. Daher gibt es internationale Bestrebungen, die zur Bestätigung der Relevanz und zur Identifizierung dieses Gens führen sollen. Vor kurzem konnte auch ein weiteres populationsübergreifendes Diabetes-Gen, das Calpain, nachgewiesen werden. Bislang ist jedoch noch vollkommen unklar, auf welche Weise die Protease Calpain zur Diabetesentstehung beitragen kann.

Kandidaten-Gen-Ansatz

Die Untersuchung bestimmter Gene, die an der Insulinresistenzentstehung oder an den Sekretionsstörungen des Diabetes mellitus Typ 2 beteiligt sein können, hat interessante Einblicke in die Wechselwirkung verschiedener Gene und in die Gen/Phänotyp-Beziehung gebracht. Hierbei sind besonders solche Gene von Interesse, deren Produkte eine Rolle bei der Insulinsignalübertragung oder auch bei der Entwicklung der Adipositas spielen.

Mutationen am Insulinrezeptor. Mutationen am Insulinrezeptor selbst fand man nur in sehr seltenen Fällen. Bei homozygotem Vorkommen lösen sie meist schwere Krankheitsbilder wie beispielsweise den Leprechaunismus aus, an dem die Betroffenen meist im frühen Kindes- oder Säuglingsalter sterben. Andere Insulinrezeptormutationen, die lediglich 1 Allel betreffen, sind nicht lebensbedrohlich, verursachen aber meist ein starkes Insulinresistenzsyndrom (Typ-A-Insulinresistenz), das schon im Jungendalter zur Glucosestoffwechselstörung führen kann und häufig mit Acanthosis nigricans und Hyperandrogenämie bei jungen Frauen assoziiert ist. Während diese genetischen Untersuchungen eindeutig belegt haben, dass Insulinrezeptormutationen Insulinresistenz und Diabetes mellitus auslösen können, liegen für die meisten Patienten mit Typ-2-Diabetes solche Mutationen nicht vor (30). Zwar haben sich bei 1–5% der Typ-2-Diabetiker heterozygote Mutationen am Insulinrezeptor identifizieren lassen, die anschließenden funktionellen Untersuchungen deuten jedoch darauf hin, dass diese nur in geringem Maße die Weiterleitung des Insulinsignals stören und somit wahrscheinlich nicht nur quantitativ, sondern auch funktionell eine untergeordnete Rolle in der Pathogenese des Typ-2-Diabetes spielen (21).

Polymorphismen von IRS-1 und PI3-Kinase. Genpolymorphismen wurden für einige der Postrezeptor-Insulinsignalelemente beschrieben. Hierbei zeigte sich sowohl bei In-vitro- als auch In-vivo-Studien eine verminderte Insulinsekretion bei Vorliegen des Gly972Arg-Polymorphismus von Insulinrezeptorsubstrat 1 (IRS-1, 22–24). Ein weiteres wichtiges Protein für die zelluläre Insulinsignalübertragung und für den insulinstimulierten Glucosetransport ist die Phosphatidylinositol-3-Kinase (PI3-Kinase). Hier konnte ein Polymorphismus im Codon 326 nachgewiesen werden (25, 26). Diese Mutation wurde mit einer Häufigkeit von 30% in der heterozygoten und von 2% in der homozygoten Form in einer Gruppe insulinresistenter Skandinavier gefunden. Während die homozygote Form in dieser Gruppe mit einer signifikanten Verminderung der Insulinsensitivität assoziiert war, konnten analoge Studien in einer japanischen Population diese Ergebnisse nicht bestätigen. Darüber hinaus ist bei der Gruppe der Pima-Indianer diese Mutation ebenfalls nicht mit einer Insulinresistenz, sondern sogar mit einem verstärkten Insulinanstieg im Glucosetoleranztest verbunden. Es wird deshalb vermutet, dass bei Pima-Indianern die homozygote Met326Iso-Mutation möglicherweise sogar vor der Entwicklung des Typ-2-Diabetes schützt.

PPARγ-Polymorphismus. Im Rahmen der Tübinger Familienstudie für Diabetes mellitus Typ 2 wurden Untersuchungen zur Genotyp/Phänotyp-Wechselwirkung durchgeführt. Die Analyse der Co-Seggregation mehrerer Genotypen konnte am Beispiel von IRS-1 und PPARγ2, einem für Insulinsensitivität relevanten Transkriptionsfaktor, zeigen, dass der PPARγ-Pro12Ala-Polymorphismus alleine keine signifikante Insulinsensitivitätsänderung verursacht, in Kombination mit der Gly972Arg-Mutation von IRS-1 jedoch zur Verbesserung der Insulinsensitivität beiträgt (23,27). Anhand dieses Beispiels wird deutlich, dass heterozygote Mutationen, die häufig in Insulinsignalmolekülen vorkommen, alleine meistens noch keine wesentliche Veränderung der Insulinsensitivität oder der Insulinsekretion verursachen, jedoch in Kombination mit weiteren Mutationen anderer Gene der Insulinsignalproteine durchaus Stoffwechselveränderungen hervorrufen können.

Zusammengefasst zeigen diese Ergebnisse die Problematik bei der Analyse einer polygenetischen Erkrankung, nämlich dass eine bestimmte genetische Veränderung abhängig vom sonstigen genetischen Hintergrund ganz unterschiedliche Phänotypen hervorrufen kann. Dies erschwert die ohnehin schon komplizierte Situation bei einer polygenetischen Erkrankung wie dem Typ-2-Diabetes und erfordert daneben auch eine exakte phänotypische Subgruppenbildung vor der genetischen Analyse.

Glykogensynthase

Eine große Zahl von Studien hat sich mit der Rolle der Glykogensynthase für die Entstehung der Insulinresistenz des Skelettmuskels bei Typ-2-Diabetikern auseinander gesetzt. Die Glykogensynthaseaktivität wird durch Phosphorylierung und Dephosphorylierung reguliert. Die Insulinwirkung auf das Enzym scheint durch Aktivierung der Glykogensynthasephosphatasen zustande zu kommen. Ferner scheint die Hemmung einer der glykogensynthasespezifischen Kinasen, der cAMP-abhängigen Kinase, eine Rolle zu spielen. Alle Studien zu diesem Thema haben gefunden, dass der Insulineffekt auf die Glykogensynthase des Skelettmuskels bei Typ-2-Diabetes abgeschwächt ist (28–31). Auf der anderen Seite lässt sich die Glykogensynthase auch bei Typ-2-Diabetikern völlig normal mittels Glucose-6-phosphat aktivieren (29). Dies spricht dafür, dass kein Defekt auf der Stufe der Glykogensynthase selbst vorliegt.

Die Störung dürfte daher in der Transduktion des Insulinsignals vom Rezeptor auf das Enzym zu suchen sein. Die abgeschwächte Stimulation der Glykogensynthase durch Insulin ist physiologisch relevant. Hieraus resultiert in vivo eine reduzierte Glykogensynthese im Skelettmuskel von Typ-2-Diabetikern (32). Studien haben ergeben, dass bereits beim Prädiabetes bzw. metabolischen Syndrom eine gestörte Aktivierbarkeit der Glykogensynthase vorliegt (33, 34). Obwohl Polymorphismen gefunden wurden (35), scheinen funktionell relevante Mutationen im Glykogensynthase-Gen nicht die Ursache der reduzierten Aktivität zu sein (36).

Glucosetransporter

Neben der Glykogensynthase gehört vor allen Dingen das Glucosetransportsystem zu den Kandidaten für eine verminderte Insulinwirkung. Der Insulineffekt auf das Glucosetransportsystem erfolgt einerseits durch eine Translokation von Glucosetransportern vom Zellinneren in die Plasmamembran, andererseits aber auch durch Aktivierung von Transportern an der Plasmamembran (37, 38). Die Frage, ob ein Defekt des Glucosetransporters zur Entstehung der Insulinresistenz beim Typ-2-Diabetes beiträgt, wurde zunächst in Fettzellen von Typ-2-Diabetikern untersucht (39). In diesen Untersuchungen fand man sowohl eine erniedrigte Expression der relevanten Glucosetransporterisoform GLUT-4 als auch eine Störung in der Translokation und Aktivierung der Glucosetransporter (39).

Eine Reihe von Folgeuntersuchungen am Skelettmuskel von Typ-2-Diabetikern sind durchgeführt worden. Hierbei fanden sich widersprüchliche Ergebnisse bezüglich der Expression von GLUT-4 (40–42). Während in einigen Studien (40, 41) unauffällige GLUT-4-Spiegel im Skelettmuskel von Typ-2-Diabetikern gefunden wurden, haben wir eine Verteilungsstörung von GLUT-4 am Skelettmuskel von Typ-2-Diabetikern festgestellt (42). Eine kritische Wertung der Daten legt allerdings nahe, dass diese Störung wohl ein spätes Phänomen in der Krankheitsentwicklung ist. Im Moment liegen darüber hinaus keinerlei Daten über den Aktivierungs- und Translokationsmechanismus der Glucosetransporter bei Typ-2-Diabetikern vor. Bei Studien, in denen nach Mutationen des Glucosetransporters beim Typ-2-Diabetes gesucht wurde, ließ sich kein Defekt nachweisen (43, 44).

Zusammenfassend lassen die jetzt vorliegenden Daten über molekulare Defekte am Skelettmuskel von Typ-2-Diabetikern vermuten, dass wohl weder auf der Stufe des Insulinrezeptors noch auf der Stufe der Glykogensynthase oder der des Glucosetransporters der primäre zur Insulinresistenz führende Defekt zu suchen ist.

Peroxisomenproliferator-aktivierter Rezeptor γ (PPARγ)

Weitere Kandidatengene für Insulinresistenz haben sich aus den Studien zu den Insulinsensitizern aus der Thiazolidindion-Gruppe ergeben. Diese Thiazolodindione sind pharmakologische Substanzen, die die Insulinresistenz sowohl im prädiabetischen als auch diabetischen Stadium reduzieren. Man geht davon aus, dass ihre insulinsensitivierende Wirkung über die Bindung an den Kernrezeptor PPARγ2 vermittelt wird (45, 46). Dieser PPARγ2-Kernrezeptor ist hauptsächlich in Adipozyten, Intestinalzellen und Makrophagen, zu einem geringeren Anteil aber auch in der Skelettmuskulatur exprimiert.

Untersuchungen zu Polymorphismen an diesem PPARγ-Rezeptor, der an der Regulation zahlreicher Gene beteiligt ist, haben zu einer Beschreibung eines Genpolymorphismus an der Stelle Pro12Ala, der heterozygot bei ca. 30% der Menschen vorkommt, geführt (47). Diese PPARγ2-Mutation hat eine funktionelle Relevanz, da sie bei extremer Adipositas (BMI > 35 kg/m^2) offensichtlich eine insulinsensitivierende Wirkung hat, die bei Patienten gleichen Gewichts, aber ohne PPARγ2-Mutation nicht gefunden wird (48).

Neben diesem Effekt zeigt die Pro12Ala-Mutation auch noch Einflüsse auf die Beta-Zellen des Pankreas. Verglichen mit der Kontrollgruppe ergibt sich bei den Trägern der Pro12Ala-Mutation eine niedrigere Insulinsekretionsrate (49). Dies kann daran liegen, dass Träger der Pro12Ala-Mutation bei gleich hohem BMI insulinsensitiver waren. Andererseits gibt es Hinweise dafür, dass PPARγ-Agonisten eine direkte Wirkung auf Beta-Zellen haben, indem sie z. B. die Insulingranulation fördern und die Beta-Zellen vor Apoptose schützen (50). Obwohl direkte pankreatische Effekte der PPARγ2-Agonisten an Beta-Zellen beim Menschen noch sehr kontrovers diskutiert werden, erscheint es im Moment durchaus möglich, dass Thiazolidindione die Insulinsensitivität nicht nur über die Reduzierung der freien Fettsäuren und eine Reorganisation unterschiedlicher Fettdepots verbessern, sondern auch zur Optimierung der Beta-Zellfunktion beitragen.

Der Vollständigkeit halber sei erwähnt, dass in extrem seltenen Fällen auch andere Mutationen von PPARγ2 beschrieben wurden. Hierbei handelt es sich u. a. um eine konstitutiv-aktive Mutation an der Stelle Pro115Gln (51). Aufgrund der konstitutiven Aktivität dieser Mutation kommt es zu einer verstärkten Adipozytendifferenzierung. Weiter wurde eine dominant negative PPARγ-Mutationen im Bereich der Liganden-Bindungsdomäne beschrieben, die bei den betroffenen Patienten zu einer schweren Insulinresistenz sowie zu Diabetes mellitus und arterieller Hypertonie führte. Obgleich die molekularen Mechanismen, über welche PPARγ die insulinsensitivierenden Effekte vermittelt, bislang noch nicht genau geklärt sind, zeigt dies doch sehr deutlich die Relevanz von PPARγ für die Diabetesentwicklung.

Zusammenfassung

Obwohl noch eine große Anzahl von Genen auf ihre potenzielle Rolle für die Insulinresistenz nicht untersucht wurde, kann aus den bisher durchgeführten Studien geschlossen werden, dass heterozygote Mutationen in den Insulinsignalmolekülen mit relativ großer Häufigkeit in der Allgemeinbevölkerung gefunden werden. In den meisten Fällen reichen diese Mutationen allein nicht aus, um Insulinresistenz oder Typ-2-Diabetes hervorzurufen. Hierzu müssen häufig andere Mutationen an unterschiedlichen Signalproteinen und sekundäre Faktoren wie Übergewicht und Bewegungsmangel vorliegen.

Sekundäre Resistenzfaktoren

Adipositas und Lebensstil

Leider kennen wir noch nicht die genauen molekularen Zusammenhänge, die Adipositas und Typ-2-Diabetes als Stoffwechselkrankheiten miteinander verbinden. Häufig liegt eine Clusterung verschiedener Stoffwechselerkrankungen wie die der Dyslipidämie, der Hyperurikämie und verschiedener Gefäßerkrankungen wie die der arteriellen Hypertonie, der endothelialen Dysfunktion und der Veränderungen des Gerinnungssystems mit erhöhten PAI-Spiegeln im Rahmen des metabolischen Syndroms vor (Kap. 6).

Die Adipositas hat nicht nur einen entscheidenden Einfluss auf die Morbidität, sondern auch auf die Mortalität des betroffenen Individuums. Dies wurde erstmals von Bouchardat (52) während der Belagerung von Paris 1870/71 erkannt. Eine Studie von Himsworth (53), die die Veränderungen der Diabetesmortalität während der ersten Hälfte des 20. Jahrhunderts in England und Wales aufzeigt, konnte ebenfalls eine niedrigere Diabetesinzidenz zeigen, obwohl in Großbritannien während der beiden Weltkriege die Lebensmittelrationierung 1800 kcal/d nicht unterschritt. In Deutschland war die Zahl der Diabetiker nach dem Krieg mit 600.000 deutlich geringer als heute mit ca. 5 Millionen. Da von einer Veränderung der Erbsubstanz in diesem kurzen Zeitraum nicht auszugehen ist, verdeutlichen diese Zahlen den starken Zusammenhang zwischen Kalorien- und Fettzufuhr einerseits sowie Adipositas und Diabetes mellitus Typ 2 andererseits.

Die enge Beziehung zwischen der Adipositas und dem Typ-2-Diabetes ist seit langem bekannt. So konnte schon im Rahmen der Münchner Früherfassung 1967/68 die Bedeutung der Adipositas – sogar bei Kindern und Jugendlichen – als diabetogener Faktor gezeigt werden (54). Wir haben heute auch eindeutig Kenntnis darüber, dass Adipositas in enger Weise mit der Insulinresistenz korreliert (Abb. 4.**5**). Der hohe Anteil von übergewichtigen Patienten bei Manifestation des Typ-2-Diabetes mit ca. 80% unterstreicht ferner den Zusammenhang zwischen Adipositas und der Entwicklung eines Typ-2-Diabetes deutlich.

Einflussmechanismen des Fettgewebes

Gynoide und androide Fettverteilung. Der Fettverteilungstyp hat eine ganz entscheidende Rolle für das Risiko zur Entwicklung des Typ-2-Diabetes gespielt (55). Es konnte gezeigt werden, dass die gynoide (hüftbetonte) Fettverteilung ein wesentlich geringeres Risiko beinhaltet als die androide Adipositas (Bauchfettsucht). Die androide Fettsucht, die sich auch an einem erhöhten Taillen/Hüft-Umfangsverhältnis (waist/hip-ratio) darstellen lässt, ist gekennzeichnet durch eine vermehrte viszerale Fettmasse, die die diabetische Stoffwechsellage in besonderer Weise begünstigt. Die Ursache für den unterschiedlichen Einfluss einzelner Fettdepots liegt wahrscheinlich in der Stoffwechselaktivität der Adipozyten, die regional große Unterschiede aufweisen. Auch scheint sich viszerales Fett hinsichtlich der Adipozytokinfreisetzung von subkutanem Fett zu unterscheiden.

Fettgewebe als endokrines Organ. Zunehmend gewinnt man die Erkenntnis, dass das Fettgewebe ein endokrin aktives Gewebe ist, das zahlreiche Mediatoren freisetzt. So konnten Veränderungen in der Adipozytokinfreisetzung von abnorm vergrößertem Fettgewebe nachgewiesen werden. Der Zusammenhang zwischen diesen vom Fettgewebe freigesetzten Adipozytokinen und der Insulinresistenz wird derzeit in vielen Studien geprüft. Mögliche Mediatoren, die vom Fettgewebe freigesetzt werden und zur Veränderung der Insulinsensitivität führen, sind freie Fettsäuren, TNFα, Leptin, Resistin und Adiponectin. Am besten ist hierbei die Rolle der freien Fettsäuren als Mediator der adipositasassoziierten Insulinresistenz untersucht und belegt (55).

Einfluss freier Fettsäuren. Freie Fettsäuren (FFA) entstehen hauptsächlich durch Lipolyse in Fettzellen. Bei insulinresistenten und übergewichtigen Personen werden erhöhte FFA-Spiegel gemessen. Die Erhöhung der FFA bei diesem Kollektiv kommt u. a. durch die verminderte Insulinwirkung auf die Antilipolyse zustande. Ein weiterer Mechanismus, über den Übergewicht zu einer erhöhten FFA-Produktion führen kann, ist die Überaktivität des sympathischen Nervensystems, die bei übergewichtigen Personen und Typ-2-Diabetikern beobachtet wurde. Hier entstehen durch die katecholamininduzierte Lipolyse vermehrt FFA. Erhöhte FFA können zur Insulinresistenz führen. Hierzu werden sie zunächst von Leber- und Skelettmuskelzellen aufgenommen und wirken anschließend dem Insulineffekt durch eine Steigerung der hepatischen Glukoneogenese bzw. durch eine Hemmung der Glucoseaufnahme im Skelettmuskel entgegen. Man geht davon aus, dass diese durch FFA induzierte Insulinresistenz in der Leber und im Skelettmuskel ein Ergebnis der erhöhten Acetyl-CoA-Produktion und der Hemmung der Glucoseoxidation durch FFA ist (55). Dieses ursprünglich von Randle et al. (56) beschriebene Konzept wurde später von anderen Arbeitsgruppen weiterentwickelt. Während Randle et al. vermutet haben, dass erhöhte FFA und die Fettsäureoxidation die Glucoseoxidation regulieren, haben Wolfe et al. ein Konzept entwickelt, in dem die Glycolyserate selbst die Fettsäureoxidation reguliert (57). Nach Arbeiten dieser Autoren beeinflusst die Glucoseoxidationsrate direkt die Fettsäureoxidation durch eine Hemmung des Fettsäuretransports in die Mitochondrien. Der Effekt von Fettsäuren, nämlich eine Insulinresistenz hervorzurufen, könnte demnach primär die Hemmung der Glucoseaufnahme und nicht die Fettsäureoxidation sein.

Adipozyten-Gene. Neben der sicherlich unumstrittenen Rolle der FFA gehört auch die rasch wachsende Zahl von Adipozyten-Genen zu den Kandidaten für einen Fett-Muskel-Crosstalk. Spiegelman et al. (58) haben dabei erstmals vorgeschlagen, dass TNFα, das im Fettgewebe gebildet und dort freigesetzt werden kann, eine Insulinresistenz verursachen könnte. Während die Daten von isolierten Zellsystemen und Nagetieren ein plausibles Modell für die TNFα-induzierte Insulinresistenz darstellen, ließ sich beim Menschen bisher kein sicherer Zusammenhang zwischen zirkulierenden TNFα-Spiegeln und Insulinresistenz finden (59). Manche Ergebnisse sprechen jedoch dafür, dass lokale, in bestimmten Geweben freigesetzte TNFα-Spiegel zur Skelettmuskelinsulinresistenz beim Menschen beitragen können (60).

Leptin. Eine ähnliche Argumentation lässt sich auch für Leptin einen weiteren Botenstoff, der aus dem Fettgewebe freigesetzt wird, führen. Studien an isolierten Zellsystemen zeigen klar, dass das Leptinsignal mit dem Insulinsignal kommuniziert (61). Sowohl insulinähnliche Effekte als auch eine Inhibition der Insulinsignaltransduktion konnten dabei nachgewiesen werden. Aber auch hierbei ist beim Menschen bisher keine Korrelation zwischen zirkulierenden Leptinspiegeln und der Insulinresistenz nachweisbar (59).

Adiponectin. Ein weiteres, ausschließlich von Adipozyten gebildetes Sekretionsprodukt mit einer möglichen Auswirkung auf die Insulinsensitivität ist Adiponectin. Die Plasmaspiegel von Adiponectin zeigen eine negative Korrelation mit Adipositas, Insulinresistenz, Hyperinsulinämie und koronarer Herzerkrankung (62–64). Die anti-inflammatorischen Effekte von Adiponectin gehen vermutlich größtenteils auf die Beeinflussung der Makrophagenfunktion zurück. So hemmt Adiponectin einerseits das Wachstum von myelo-monozytischen Vorläuferzellen, andererseits die Phagozytenaktivität, die lipopolysaccharidabhängige TNFα-Produktion und die Lipidakkumulation von ausdifferenzierten Makrophagen. Ferner wurde eine Inhibierung der TNFα-induzierten Monozytenadhäsion an der Endothelwand durch Adiponectin beschrieben (65). Durch die inverse Wechselbeziehung von Adiponectin mit Adipositas, Insulinresistenz und koronarer Herzerkrankung scheint dieses Adipozytokin ein protektives Potenzial für die Stoffwechselstörungen beim metabolischen Syndrom zu haben. Insofern ist Adiponectin auch ein interessantes Kandidaten-Gen für die Entwicklung des metabolischen Syndroms, wenngleich hierzu noch keine Daten vorliegen.

Resistin. Weiter wurde ein neues durch die Insulinsensitizer Thiazolidindione reguliertes Adipozytengenprodukt – Resistin – beschrieben, das eine Insulinresistenz in isolierten Fettzellen sowie im Tiermodell auslösen kann (66). Die Bedeutung des Resistins für die Insulinresistenz beim Menschen ist umstritten. Eine Expression von Resistin im menschlichen Fettgewebe wird bezweifelt. Nur bei 4 von 42 Testpersonen konnte in einer Studie Resistin im Fettgewebe nachgewiesen werden. Daten zur Insulinresistenzentstehung durch den Resistingehalt im Fettgewebe liegen daher beim Menschen bislang nicht vor.

Auswirkungen einer Änderung der Lebensweise

Der Einfluss veränderter Nahrungsgewohnheiten und Lebensweisen zeigte sich besonders drastisch an verschiedenen Naturvölkern, z. B. den Pima-Indianern und den Maoris, bei denen durch Veränderung ihrer traditionellen Lebensgewohnheiten die Diabetesinzidenz sprunghaft auf bis zu über 50% anstieg.

Effekte einer Gewichtsreduktion. Obwohl die Beziehung zwischen Adipositas und Typ-2-Diabetes heute allgemein akzeptiert ist, war bis vor kurzem noch nicht in einer größeren prospektiven Studie geklärt, ob eine Gewichtsreduzierung auch die Typ-2-Diabetes Neumanifestationen verhindern bzw. verzögern kann. Dies ist nun durch mehrere prospektive Studien wissenschaftlich belegt worden (67–69). An mehr als 1000 Probanden mit einer Glucosetoleranzstörung und einem durchschnittlichen BMI von 29 kg/m^2 wurde eine nicht pharmakologische Intervention durch Umstellung auf eine fett- und kalorienreduzierte Ernährung sowie vermehrte körperliche Bewegung über ca. 4 Jahre durchgeführt. Hierdurch zeigte sich eine fast 60%ige Reduktion der Diabetesinzidenz in der Interventionsgruppe. Auch inzwischen durchgeführte und teilweise noch nicht abgeschlossene pharmakologische Interventionsstudien an Patienten mit einer pathologischen Glucosetoleranz konnten eine ca. 30–50%ige Reduktion der Diabetesinzidenz zeigen.

> Aufgrund dieser Zahlen wird deutlich, dass eine Veränderung der Ernährung und eine vermehrte Bewegung das primäre therapeutische Ziel sein sollten. Die pharmakologischen Interventionen ergeben geringere Effekte. Außerdem werden durch langfristige Medikamenteneinnahmen unnötigerweise Nebenwirkungen in Kauf genommen.

Insulinsekretion

Ursachen und Phasen verschiedener Sekretionsaktivität. Der Insulinresistenz steht eine relative Hyperinsulinämie gegenüber. Kurz vor der Diabetesmanifestation ist die Hyperinsulinämie so ausgeprägt, dass sie die Insulinresistenz kompensieren kann, sodass eine normale Glucosehomöostase gewährleistet ist. Akzeptiert man, dass der Übergang von einem Insulinresistenzsyndrom zu einem Typ-2-Diabetes durch den Verlust der Fähigkeit zur kompensatorischen Hypersekretion zustande kommt, so stellt sich die Frage, wodurch dieser Sekretionsdefekt bedingt ist. Hier wären sowohl ein primärer genetischer Defekt als auch eine sekundäre Störung als Folge einer jahrelangen kompensatorischen Hypersekretion denkbar.

Sekretionskinetik. Bei Gesunden erfolgt die Insulinsekretion auf einen Glucosestimulus biphasisch. Die erste Phase dauert nach oraler Glucoseaufnahme ungefähr 10 Minuten mit einem starken Anstieg zwischen der 3. und 5. Minute. Die zweite Phase der Sekretion hält solange an, wie eine Hyperglykämie besteht.

Bereits im Jahr 1959 wurde beim Typ-2-Diabetes eine veränderte Sekretionskinetik, die als „Sekretionsstarre" bezeichnet wurde, beschrieben (70). Bereits lange vor der klinischen Manifestation des Typ-2-Diabetes kann eine veränderte Insulinsekretionskinetik nachgewiesen werden. Diese ist durch das Fehlen der ersten Phase der Insulinsekretion auf einen Glucosereiz charakterisiert. Der initiale steile Anstieg tritt verzögert auf oder fehlt, es kommt lediglich zu einem langsamen, langanhaltenden Anstieg des Insulinspiegels mit einem erhöhten und verlängerten Plateau der postprandialen Glucosekonzentration. Da der initiale Anstieg des Insulinspiegels aber für eine effiziente Regulation des Glucosestoffwechsels wichtig ist, resultiert aus seiner Verzögerung eine verlängerte Phase der Hyperglykämie und Hyperinsulinämie.

Beim Übergang von Insulinresistenz mit noch normalen Blutzuckerwerten zum Typ-2-Diabetes geht die Fähigkeit der Beta-Zellen zur Hypersekretion verloren, es kommt zur dauerhaften Hyperglykämie. Die für die Steuerung der veränderten Insulinsekretion in den unterschiedlichen Phasen der Erkrankung verantwortlichen Mechanismen sind bislang nicht bekannt. Lediglich für einige wenige Patienten mit einer Sonderform eines Typ-2-Diabetes, dem MODY (maturity onset diabetes of young people), ließen sich Mutationen des Glucokinasegens und der Transkriptionsfaktoren HNF1α und HNF4α nachweisen (71). Wenngleich die bei MODY vorkommenden Mutationen wichtige Informationen über den genetischen Hintergrund des Typ-2-Diabetes liefern, liegt die Ursache der Erkrankung für den Großteil der spätmanifestierten Typ-2-Diabetiker nicht in diesem Bereich, da weniger als 5% der betroffenen Patienten Mutationen auf diesen Genen aufweisen. Möglicherweise können hier neue interessante Kandidaten im Rahmen der genetischen Untersuchungen identifiziert werden, die sowohl Insulinresistenz als auch Sekretionsdefekte auslösen können.

Beta-Zellproliferation und -apoptose

Veränderungen der Beta-Zellmasse. Die Proliferation von bereits differenzierten Beta-Zellen und die Differenzierung aus duktalen Vorläuferzellen führen zur Zunahme der Beta-Zellmasse, wohingegen die Apoptose als programmierter Beta-Zelltod zur Reduktion der Beta-Zellmasse führt. Im physiologischen Zustand liegen beide Prozesse im Gleichgewicht. Es gibt Hinweise dafür, dass beim Typ-2-Diabetes eine verminderte Neogenese von Beta-Zellen aus duktalen Vorläuferzellen und eine erhöhte Apoptoserate zu einer Reduktion der Beta-Zellmasse führen können (72–73). Die molekularen Grundlagen dieser Prozesse sind bislang wenig untersucht. Es konnte jedoch gezeigt werden, dass die mitogene Aktivität in vivo und in vitro durch eine Stimulation von Inselzellen mit Hormonen wie Prolaktin oder Growth Hormone (GH) ansteigt und dadurch beispielsweise in der Schwangerschaft zu einer Hyperplasie der Beta-Zellen führt (74). Als negative Regulatoren der Beta-Zelldifferenzierung konnten 4 inaktivierende Mutationen in Genen identifiziert werden, die für Transkriptionsfaktoren des Insulin-Gens kodieren. Dabei handelt es sich um Mutationen von HNF1α und HNF4α sowie um „Islet Duodenum Homeobox 1" (IDX-1, auch STF-1, IPF-1 oder PDX genannt; 75). Mutationen in diesen Genen verursachen auch unterschiedliche MODY-Diabetesformen.

Veränderungen der Beta-Zellfunktion. Über die Nahrung zugeführte oder durch Lipolyse endogen entstandene FFA sind wesentlich an der Beta-Zelldysfunktion beteiligt. Erhöhte FFA-Spiegel führen zu einer verminderten glucoseabhängigen Insulinsekretion (lipotoxischer Effekt der FFA; 76). In Untersuchungen an Beta-Zelllinien konnte gezeigt werden, dass erhöhte FFA-Spiegel zum programmierten Beta-Zelltod (Apoptose) führen (lipoapoptotischer Effekt der FFA; 76). Dies scheint nach eigenen Studien nur für gesättigte, jedoch nicht für ungesättigte Fettsäuren zu gelten. Exemplarisch ergab sich eine 20fach höhere Absterberate von Beta-Zellen durch die vorwiegend in tierischen Nahrungsfetten vorkommenden Fettsäuren Palmitat und Stearat, während die hauptsächlich in Pflanzenprodukten vorkommenden einfach und mehrfach ungesättigten Fettsäuren Oleat, Palmitoleat und Linoleat dies nicht zeigten. Die zellulären Signalwege, über welche FFA zur Beta-Zellapoptose führen, sind bisher kaum bekannt. Dies ist aber für das Verständnis der Fettsäurewirkung zum einen und für die Entwicklung präventiver und therapeutischer Strategien zum anderen von großer Bedeutung. In den von uns durchgeführten Untersuchungen erhielten wir Hinweise auf eine Beteiligung der Proteinkinase C bei der Übermittlung des Beta-Zelltods durch gesättigte Fettsäuren. Im Gegensatz zu ungesättigten Fettsäuren induzieren nur die gesättigten eine Aktivierung der Proteinkinase C. Die aktivierte Proteinkinase C wandert daraufhin in den Zellkern und aktiviert dort spezifische Signalwege, die den Beta-Zelltod hervorrufen (78, 79).

Auch in kürzlich publizierten Studien deutet sich der Einfluss der Nahrungsfettzusammensetzung auf die Beta-Zelle an. Sie haben einen positiven Zusammenhang zwischen der Aufnahme gesättigter Fettsäuren und dem Auftreten von Typ-2-Diabetes gezeigt (80, 81).

Literatur

1 Zimmet P, Alberti KG, Shaw J. Global and societal implications of the diabetes epidemic. Nature (2001) 414:782–7
2 King H, Aubert RE, Herman WH. Global burden of diabetes, 1995–2025: prevalence, numerical estimates, and projections. Diabetes Care (1998) 21:1414–31
3 Dowse GK, Zimmet PZ. The prevalence and incidence of non-insulin-dependent diabetes mellitus. In: Alberti KGMM, Mazze R. Frontiers in Diabetes Research: Current Trends in Non-insulin-dependent Diabetes Mellitus. Elsevier. Amsterdam 1989 (pp. 37–59)
4 Zimmet P, Dowse G, Finch C et al. The epidemiology and natural history of NIDDM – lessons from the South Pacific. Diabet. Metab. Rev. 6 (1990) 91–124
5 Zimmet P, Dowse G, Kriska A et al. Recent development in the epidemiology of non-insulin-dependent diabetes. Diabet. Nutr. Metab. 3 (1990) 3–15

6 Zimmet P. The epidemiology of diabetes mellitus and related conditions. In: Alberti KGMM, Krall LP. the Diabetes-Annual 6. Elsevier, Amsterdam 1991
7 Pyke DA, Nelson PG. Diabetes mellitus in identical twins. In: Creutzfeldt W, Köbberling J, Neel JV. The Genetics of Diabetes mellitus. Springer, Berlin 1976
8 Köbberling J. Untersuchungen zur Genetik des Diabetes mellitus. Diabetologia 5 (1969) 392
9 Mac Donald MJ. Equal incidence of adult-onset diabetes among ancestors of juvenile and non-diabetes. Diabetologia 10 (1974) 767
10 Bogardus C, Lillioja S, Nyomba BL et al. Distribution of in vivo insulin action in Pima Indians as mixture of three normal distributions. Diabetes 38 (1989) 1423
11 O'Rahilly S, Spivey RS, Holmann RR et al. Type 2 diabetes of early onset: a distinct clinical and genetic syndrome? Brit. Med. J. 294 (1987) 923
12 Alberti KG, Zimmet PZ. Definition, diagnosis and classification of diabetes mellitus and its complications. Part 1: diagnosis and classification of diabetes mellitus provisional report of a WHO consultation. Diabet Med. (1998) 15:539–53
13 De Fronzo RA. The triumvirate: beta-cell, muscle, liver: a collusion responsible for NIDDM. Diabetes 37 (1988) 667–687
14 Reaven GM. Pathophysiology of insulin resistance in human disease. Physiol Rev. (1995) 75:473–86.
15 Gerich JE. The genetic basis of type 2 diabetes mellitus: impaired insulin secretion versus impaired insulin sensitivity. Endocr Rev. (1998) 19: 491–503.
16 Ferrannini E. Insulin resistance versus insulin deficiency in non-insulin-dependent diabetes mellitus: problems and prospects. Endocr Rev. (1998)19:477–90.
17 Bogardus C, Tataranni PA. Reduced early insulin secretion in the etiology of type 2 diabetes mellitus in pima indians. Diabetes. (2002) 51 Suppl 1:S262–4
18 Stumvoll M, Fritsche A, Haring HU. Clinical characterization of insulin secretion as the basis for genetic analyses. Diabetes (2002) 51 Suppl 1:S122–9.
19 Stumvoll M, Wahl HG, Machicao F, Haring H. Insulin sensitivity of lipolysis. Diabetologia (2002) 45:651–6
20 Kahn CR, Vicent D, Doria A. Genetics of non-insulin-dependent (type-II) diabetes mellitus. Annu Rev Med. (1996) 47:509–31.
21 Strack V, Bossenmaier B, Stoyanov B, Mushack J, Haring HU. A 973 valine to methionine mutation of the human insulin receptor: interaction with insulin-receptor substrate-1 and Shc in HEK 293 cells. Diabetologia. (1997) 40: 1135–40
22 Marchetti P, Lupi R, Federici M et al. Insulin secretory function is impaired in isolated human islets carrying the Gly(972)->Arg IRS-1 polymorphism. Diabetes (2002) 51: 1419–24.
23 Stumvoll M, Stefan N, Fritsche A, Madaus A, Tschritter O, Koch M, Machicao F, Haring H. Interaction effect between common polymorphisms in PPARgamma(2) (Pro12Ala) and insulin receptor substrate 1 (Gly972Arg) on insulin sensitivity. J Mol Med. (2002) 80: 33–8.
24 't Hart LM, Nijpels G, Dekker JM, Maassen JA, Heine RJ, van Haeften TW. Variations in insulin secretion in carriers of gene variants in IRS-1 and -2. Diabetes (2002) 51: 884–7.
25 Pedersen O. Genetics of insulin resistance. Exp Clin Endocrinol Diabetes 1999;107(2):113–8
26 Matthaei S, Stumvoll M, Kellerer M, Haring HU. Pathophysiology and pharmacological treatment of insulin resistance. Endocr Rev. (2000) 21:585–618.
27 Stumvoll M, Häring HU. Insulin resistance and insulin sensitizers. Horm Res (2001) 55 Suppl 2:3–13
28 Campbell, P. J., L. J. Mandarino, J. E. Gerich. Quantification of the relative impairment in actions of insulin on hepatic glucose production and peripheral glucose uptake in non-insulin-dependent diabetes mellitus. Metabolism 37 (1988) 15–21
29 Damsbo P, Vaag A, Hother-Nielsen O, Beck-Nielsen H. Reduced glycogen synthase activity in skeletal muscle from obese patients with and without type 2 (non-insulin-dependent) diabetes mellitus. Diabetologia 34 (1991) 239–245
30 Freymond D, Bogardus C, Okubo M, Stone K, Mott D. Impaired insulin-stimulated muscle glycogen synthase activation in vivo in man is related to low fasting glycogen synthase phosphatase activity. J. clin. Invest. 82 (1988) 1503–1509
31 Nyomba BI, Freymond D, Raz I, Stone K, Mott DM, Bogardus C. Skeletal muscle glycogen synthase activity in subjects with non-insulin-dependent diabetes mellitus after glyburide therapy. Metabolism 39 (1990): 1204–1210
32 Shulman GI., Rothman DL, Jue T, Stein P, De Fronzo RA, R. Shulman G. Quantification of muscle glycogen synthesis in normal subjects and subjects with non-insulin-dependent diabetes by 13C nuclear magnetic resonance spectroscopy. New Engl. J. Med. 322 (1990) 223–228
33 Groop LC, Kankuri M, Nikula-Ijäs P, Schalin-Jäntti C, Ekstrand A, Koskimies S. Association between polymorphism of the human skeletal muscle glycogen synthase gene and glucose storage in man. Diabetologia 34 (1991) A71 (Abstr.)
34 Vaag A, Henriksen JE, Beck-Nielsen H. Defect insulin activation of glycogen synthase in skeletal muscles in first degree relatives to patients with type 2 (non-insulin-dependent) diabetes mellitus. Diabetologia 34 (1991) A70 (Abstr.)
35 Groop LC, Maija Kankurt RT, Schalin-Jäntti C et al. Association between polymorphism of the glycogen synthase gene and non-insulin-dependent diabetes mellitus. New Engl. J. Med. 328 (1993) 10–14
36 Groop LC. NIDDM an inherited disease of skeletal muscle energy metabolism? Exp. Clin. Endocrinol. 101 (1993) Suppl. 2, 294
37 Häring HU. The insulin receptor: signalling mechanism and contribution to the pathogenesis of insulin resistance. Diabetologia 34 (1991) 848–861
38 Kellerer M, Lammers R, Haring HU. Insulin signal transduction: possible mechanisms for insulin resistance. Exp Clin Endocrinol Diabetes. 1999;107(2):97–106.
39 Garvey WT, Huecksteadt TP, Matthei S, Olefsky JM. Role of glucose transporters in the cellular insulin resistance of the type 2 non-insulin-dependent diabetes mellitus. J. Clin. Invest. 81 (1988) 1528–1536
40 Hansen BC, Bodkin NL. Heterogeneity of insulin responses: phases leading to type 2 (non-insulin-dependent) diabetes in rhesus-monkey. Diabetologia 29 (1986) 713
41 Pedersen O, Bak JF, Andersen HP et al. Evidence against altered expression of GLUT1 or GLUT4 in skeletal muscle of patients with obesity or NIDDM. Diabetes 39 (1990) 865–870
42 Vogt B, Mühlbacher C, Carrascosa J, Obermaier-Kusser B, Seffer E, Mushack J, Pongratz D, Häring HU. Subcellular distribution of GLUT4 in the skeletal muscle of lean typ 2 (non-insulin-dependent) diabetes patients in the basal state. Diabetologia 35 (1992) 456–463
43 Kusari J, Verma US, Buse JB, Henry RR, Olefsky JM. Analysis of the gene sequences of the insulin receptor and the insu-

44 lin-sensitive glucose transporter (GLUT-1) in patients with common-type non-insulin-dependent diabetes mellitus. J. clin. Invest. 88 (1991) 1323–1330
44 O'Rahilly S, Choi WH, Morgan R et al. Detection of mutations in candidate genes in type 2 (non-insulin-dependent) diabetic patients by analysis of single-stranded conformation polymorphisms. Diabetologia 34 (1991) A71 (Abstr.)
45 Rosen ED, Spiegelman BM. PPARγ: a nuclear regulator of metabolism, differentiation, and cell growth. J Biol Chem (2001) 276(41):37731–4.
46 Picard F, Auwerx J. PPAR{gamma} and glucose homeostasis. Annu Rev Nutr. (2002) 22:167–197
47 Deeb SS, Fajas L, Nemoto M, Pihlajamaki J, Mykkanen L, Kusisto J, Laakso M, Fujimoto W, Auwerx J. A Pro12Ala substitution in PPARgamma2 associated with decreased receptor activity, lower body mass index and improved insulin sensitivity. Nat Genet. (1998) 20(3):284–7.
48 Koch M, Rett K, Maerker E, Volk A, Haist K, Deninger M, Renn W, Haring HU. The PPARgamma2 amino acid polymorphism Pro 12 Ala is prevalent in offspring of Type II diabetic patients and is associated to increased insulin sensitivity in a subgroup of obese subjects. Diabetologia (1999) 42(6):758–62.
49 Stefan N, Fritsche A, Haring H, Stumvoll M. Effect of experimental elevation of free fatty acids on insulin secretion and insulin sensitivity in healthy carriers of the Pro12Ala polymorphism of the peroxisome proliferator-activated receptor-gamma2 gene. Diabetes (2001) 50(5):1143–8
50 Jia DM, Otsuki M. Troglitazone stimulates pancreatic growth in normal rats. Pancreas (2002) 24(3):303–12
51 Ristow M, Muller-Wieland D, Pfeiffer A, Krone W, Kahn CR. Obesity associated with a mutation in a genetic regulator of adipocyte differentiation. N Engl J Med (1998) 339(14):953–9.
52 Bouchardat A. De la glycosurie ou diabète sucré. Germer & Bellierè, Paris 1875
53 Himsworth HP. Diet in the aetiology of human diabetes. Proc. roy. Soc. Med. 43 (1949) 323
54 Mehnert H, Sewering H, Reichstein W, Vogt H. Früherfassung von Diabetikern in München 1967/68. Dtsch. med. Wschr. 93 (1968) 2044
55 Boden G: Role of fatty acids in the pathogenesis of insulin resistance and NIDDM. Diabetes. 1997 Jan;46(1):3–10.
56 Randle PJ, Garland PB, Newsholme EA, Hales CN. The glucose fatty acid cycle in obesity and maturity onset diabetes mellitus. Ann N Y Acad Sci. (1965) 131(1):324–33.
57 Sidossis LS, Wolfe RR. Glucose and insulin-induced inhibition of fatty acid oxidation: the glucose-fatty acid cycle reversed. Am J Physiol. (1996) 270(4 Pt 1):E733–8.
58 Spiegelman BM, Hotamisligil GS. Through thick and thin: wasting, obesity, and TNF alpha. Cell. (1993) 73(4):625–7.
59 Kellerer M, Rett K, Renn W, Groop L, Haring HU. Circulating TNF-alpha and leptin levels in offspring of NIDDM patients do not correlate to individual insulin sensitivity. Horm Metab Res. (1996) 28(12):737–43
60 Xu H, Uysal KT, Becherer JD, Arner P, Hotamisligil GS. Altered tumor necrosis factor-alpha (TNF-alpha) processing in adipocytes and increased expression of transmembrane TNF-alpha in obesity. Diabetes. (2002) 51(6):1876–83.
61 Kellerer M, Lammers R, Fritsche A, Strack V, Machicao F, Borboni P, Ullrich A, Haring HU. Insulin inhibits leptin receptor signalling in HEK293 cells at the level of janus kinase-2: a potential mechanism for hyperinsulinaemia-associated leptin resistance. Diabetologia (2001) 44(9):1125–32
62 Weyer C, Funahashi T, Tanaka S, Hotta K, Matsuzawa Y, Pratley RE, Tataranni PA. Hypoadiponectinemia in obesity and type 2 diabetes: close association with insulin resistance and hyperinsulinemia. J Clin Endocrinol Metab. (2001) 86(5):1930–5
63 Hotta K, Funahashi T, Arita Y et al. Plasma concentrations of a novel, adipose-specific protein, adiponectin, in type 2 diabetic patients. Arterioscler Thromb Vasc Biol. (2000) 20(6):1595–9
64 Arita Y, Kihara S, Ouchi N et al. Paradoxical decrease of an adipose-specific protein, adiponectin, in obesity. Biochem Biophys Res Commun. (1999) 257(1):79–83.
65 Ouchi N, Kihara S, Arita Y et al. Novel modulator for endothelial adhesion molecules: adipocyte-derived plasma protein adiponectin. Circulation. (1999) 100(25):2473–6
66 Steppan CM, Lazar MA. Resistin and obesity-associated insulin resistance. Trends Endocrinol Metab. (2002) 13(1):18–23
67 Pan XR, Li GW, Hu YH et al. Effects of diet and exercise in preventing NIDDM in people with impaired glucose tolerance. The Da Qing IGT and Diabetes Study. Diabetes Care. (1997) 20(4):537–44.
68 Tuomilehto J, Lindstrom J, Eriksson JG et al. Prevention of type 2 diabetes mellitus by changes in lifestyle among subjects with impaired glucose tolerance. N Engl J Med (2001) 344(18):1343–50
69 Knowler WC, Barrett-Connor E, Fowler SE, Hamman RF, Lachin JM, Walker EA, Nathan DM. Reduction in the incidence of type 2 diabetes with lifestyle intervention or metformin. N Engl J Med. (2002) 346(6):393–403.
70 Pfeiffer EF. Statik und Dynamik der Insulinsekretion bei Diabetes. Protodiabetes und Adipositas. In Pfeiffer, E. F.: Handbuch des Diabetes mellitus. Lehmann, München 1979
71 Pearson ER, Velho G, Clark P et al. beta-cell genes and diabetes: quantitative and qualitative differences in the pathophysiology of hepatic nuclear factor-1alpha and glucokinase mutations. Diabetes. (2001) 50 Suppl 1:S101–7
72 Bonner-Weir S. beta-cell turnover: its assessment and implications. Diabetes. 2001 Feb;50 Suppl 1:S20–4.
73 Laybutt R, Hasenkamp W, Groff A, Grey S, Jonas JC, Kaneto H, Sharma A, Bonner-Weir S, Weir G. beta-cell adaptation to hyperglycemia. Diabetes. (2001) 50 Suppl 1:S180–1
74 Nielsen JH, Svensson C, Galsgaard ED, Moldrup A, Billestrup N. Beta cell proliferation and growth factors. J Mol Med. (1999) 77(1):62–6.
75 Hui H, Perfetti R. Pancreas duodenum homeobox-1 regulates pancreas development during embryogenesis and islet cell function in adulthood. Eur J Endocrinol. (2002) 146(2):129–41
76 Unger RH. Lipotoxic diseases. Annu Rev Med. (2002) 53:319–36.
77 Eitel K, Sobke A, Hennige A, Häring HU, Kellerer M. Evidence for a role of PKC delta in lipoapoptosis of bets cells. Diabetologia (2002) 44: (Suppl. 1) A143
78 Eitel K, Staiger H, Brendel MD, Brandhorst D, Bretzel RG, Haring HU, Kellerer M. Different role of saturated and unsaturated fatty acids in beta-cell apoptosis. Biochem. Biophys Res Commun (2002) 299:853–856
79 Eitel K, Staiger H, Rieger J, Mischak H, Brandhorst H, Brendel M, Bretzel R, Häring HU, Kellerer M. Protein kinase C-δ activation and translocation to the nucleus are required for fatty acid-induced apoptosis of insulin secreting cells. Diabetes (2003) 52:im Druck

80 Meyer KA, Kushi LH, Jacobs DR Jr, Folsom AR. Dietary fat and incidence of type 2 diabetes in older Iowa women. Diabetes Care. (2001) 24(9):1528–35
81 Salmeron J, Hu FB, Manson JE, Stampfer MJ, Colditz GA, Rimm EB, Willett WC. Dietary fat intake and risk of type 2 diabetes in women. Am J Clin Nutr. (2001) 73(6):1019–26.

5 Diagnose und Differenzialdiagnose

R. Landgraf und M. Haslbeck

Das Wichtigste in Kürze

- Eigen-, Fremd- und Familienanamnese und die gründliche klinische Untersuchung sind für Diagnose, Differenzialdiagnose sowie für akute und insbesondere chronische Komplikationen des Diabetes mellitus von entscheidender Bedeutung: Strukturierte Dokumentationen der Untersuchungen sind essenziell für die Qualität der Diabetesbetreuung.
- Zur Sicherung der Diagnose und zur Überwachung der Therapie ist die spezifische enzymatische Blutglucosemessung (klinisch-chemische Methoden für die Diagnostik und/oder Teststreifen für die Therapieüberwachung) zu definierten Zeitpunkten notwendig. Wegen der inter- und intraindividuellen Schwankungen der Nierenschwelle (normalerweise kommt es zwischen 160 und 180 mg/dl [8,9–10,0 mmol/l] Blutglucose zur Glukosurie) sind Uringlucosemessungen wenig geeignet für die Diagnose und Therapieüberwachung des Diabetes.
- Die Messung einer Ketonurie ist wichtig für den Nachweis eines schweren Insulinmangels. Die Analyse glykierter Proteine ist wichtig für die Therapieüberwachung. Das HbA_{1c} ist dem Fructosamin in seiner Aussagekraft überlegen. Die Messung glykosylierter Proteine alleine ist für die Diagnose eines Diabetes bisher ungeeignet.
- Bei grenzwertigen Blutglucose- und/oder HbA_{1c}-Werten, bei Risikopatienten (z. B. Alter über 45 Jahre, Hypertonus, Dyslipidämie, Adipositas) und bei Schwangeren im 3. Trimenon ist eine standardisierte orale Glucosebelastung mit 75 g zur Diagnose einer gestörten Glucosetoleranz oder eines klinisch manifesten Diabetes dringend ratsam.
- Hormonanalysen von C-Peptid, Insulin und Proinsulin basal und nach Stimulation (z. B. nach Glucagon oder Glucose) können hilfreich bei der Beurteilung der Restfunktion der Beta-Zellen sein. Bei den meisten Diabetikern ist die Messung von C-Peptid jedoch entbehrlich. Zur Diagnose und Differenzialdiagnose einer Hypoglykämie sind Stimulations- und Suppressionstests mit Messung von Blutglucose, Insulin und Proinsulin essenziell.
- Zum Nachweis eines Typ-1-Diabetes im prädiabetischen Stadium oder bei klinischer Manifestation (Hyperglykämie) ist insbesondere die Messung von Insulinautoantikörpern sowie Antikörpern gegen Inselgewebe (ICA, GAD, IA-2), sowie die Bestimmung der HLA-DR-Antigene bedeutsam.
- Zur Beurteilung des vaskulären Risikos des Diabetikers sind neben HbA_{1c} auch Gesamt-, HDL-, LDL-Cholesterin, Triglyceride und Fibrinogen wichtig. Eine herausragende Bedeutung hat der Nachweis einer Mikroalbuminurie. Sie ist nicht nur Indikator einer Nierenfunktionsstörung, sondern auch Prädiktor für weitere diabetesspezifische Komplikationen (Retino-, Neuropathie) und für diabetesassoziierte Komplikationen (kardiovaskuläre Erkrankungen).

Gemeinsames Kennzeichen und wichtigstes diagnostisches Merkmal des Syndroms „Diabetes mellitus" mit seinen sehr verschiedenen Krankheitsmanifestationen und Komplikationen ist die Hyperglykämie. Die Diagnose ist einfach, wenn klassische Symptome und Befunde vorliegen. Sie kann jedoch übersehen werden, wenn andere Erkrankungen im Vordergrund stehen und sie kann schwierig werden, wenn es sich um eine schleichende Diabetesmanifestation (typisch beim Typ-2-Diabetes) handelt oder wenn Frühstadien der Erkrankung erfasst werden sollen (82). Wichtigste Voraussetzung zur Diagnose ist, dass der Arzt „daran denkt".

Aktuelle Beschwerden

Der diagnostische Wert einer Anamnese ist davon abhängig, ob der Patient dauernd vom Arzt betreut wird oder erstmals den Arzt konsultiert. Die aktuellen Beschwerden sind häufig bedingt durch den Diabetestyp, den Schweregrad der Stoffwechseldekompensation, das Ausmaß der Sekundärkomplikationen und Organbeteiligungen sowie die Art der Therapie und deren mögliche Nebenwirkungen. Nur etwa 30–50% der Patienten mit unbehandeltem Typ-2-Diabetes zeigen die klassischen Symptome (Tab. 5.**1**).

Akute Beschwerden finden sich am häufigsten bei Kindern, Jugendlichen und jungen Erwachsenen im Rahmen einer hyperglykämischen, ketotischen oder ketoazidotischen Entgleisung, während bei Typ-2-Diabetikern uncharakteristische Symptome, wie Müdigkeit, Konzentrationsschwäche, Merkfähigkeitsstörungen, depressive Verstimmung, allgemeine Abgeschlagenheit, Antriebsarmut, Nykturie und diabetesassoziierte bzw.

Tab. 5.1 Anamnese und Symptomatologie bei Diabetes mellitus

Akute mit der Hyperglykämie zusammenhängende Probleme

- Polyurie, Polydipsie, Nykturie, Enuresis nocturna
- Gewichtsabnahme
- Müdigkeit, Leistungsschwäche
- depressive Verstimmungen
- Störungen der Merkfähigkeit und Konzentration
- Hunger, Polyphagie
- allgemeine Infektanfälligkeit (Haut, Schleimhäute, Harnwege)
- Pruritus
- transitorische Refraktionsanomalien
- Übelkeit, Erbrechen, andere gastrointestinale Beschwerden
- Muskelkrämpfe
- Bewusstseinsstörungen

Diabetesspezifische und -assoziierte Probleme

- Visusstörungen durch ophthalmologische Komplikationen
- neurologische Beschwerden (autonome und sensomotorische Probleme)
- Fuß- und Handprobleme (Cheiroarthropathie, nervale und zirkulatorische Probleme)
- erektile Dysfunktion
- Menstruations- und Schwangerschaftsprobleme
- Hypertonie
- Beschwerden durch manifeste Nephropathie
- vorzeitige Atherosklerose (peripher, zerebral, koronar)

diabetesspezifische Sekundärfolgen, im Vordergrund des Beschwerdebildes stehen. Bei langjähriger Diabetesdauer werden aktuelle Beschwerden häufig durch eine inadäquate Behandlung, durch Nebenwirkungen der Therapie und durch diabetesassoziierte vaskuläre Komplikationen verursacht. Wegen der Komplexität möglicher Beschwerden sollte deshalb jeder Arzt bei einer entsprechenden Symptom- und Befundkonstellation einen manifesten Diabetes mellitus ausschließen. Dies gilt insbesondere auch bei Beschwerden wie Neigung zu Harnwegs- und Hautinfektionen, Pilzinfektionen im Haut- und Schleimhautbereich (Balanitis und Vaginitis), bei Pruritus sine materia, bei Kopfschmerzen, Schwindelerscheinungen und unspezifischen gastrointestinalen Beschwerden sowie typischen oder atypischen Fußkomplikationen.

Anamnese

Eigenanamnese

Bisherige Krankheiten. Eine detaillierte Anamnese der bis zum Zeitpunkt der Untersuchung durchgemachten Krankheiten, Operationen und Therapien ist wichtig für eine Diabetes-Diagnose. Wegweisend sind Pankreaserkrankungen, Lebererkrankungen (Leberzirrhose, Hämochromatose, Mukoviszidose) und endokrine Störungen (z. B. Akromegalie, Phäochromozytom, Cushing-Syndrom, Hyperthyreose oder Hypothyreose). Eine Hypertonie, Dyslipoproteinämie, Hyperurikämie und natürlich eine Adipositas sind wichtige Manifestations- oder Risikofaktoren für sekundäre Diabetesformen bzw. einen Typ-2-Diabetes. Bei Frauen ist auch die gynäkologische Anamnese, insbesondere in Hinblick auf problematische Schwangerschaften und übergewichtige Kinder (mehr als 4–4,5 kg) verdächtig auf die Entwicklung eines Diabetes mellitus oder auf einen bis dahin nicht bekannten Gestationsdiabetes.

Diabetesdauer und Folgeerkrankungen. Bei bekanntem Diabetes gibt die Diabetesdauer wesentliche Informationen über die zu erwartenden Beschwerden und Symptome des Patienten. Bei einer Diabetesdauer von weniger als 5 Jahren sind Folgeschäden des Typ-1-Diabetes extrem unwahrscheinlich. Dagegen muss bei einer Diabetesdauer von 15–20 Jahren bei Typ-1-Diabetikern auch heute noch mit einem schweren diabetischen Spätsyndrom gerechnet werden. Da die Diabetesdauer bei Typ-2-Diabetikern nur sehr selten eindeutig bestimmbar ist und man deshalb von der klinisch bekannten Diabetesdauer spricht, muss auch bei der Erstdiagnose eines Typ-2-Diabetes bei ca. 20–30% der Patienten bereits mit diabetischen Folgeerkrankungen an Auge, Niere und Nervensystem gerechnet werden (79). Nicht selten führen auch Erkrankungen wie Apoplexie, koronare Herzerkrankung und Myokardinfarkt, Fußkomplikationen, Sehstörungen oder schwere Infektionen zur Erstdiagnose eines Typ-2-Diabetes.

Klassifizierung. Eine detaillierte Anamnese bezüglich der Diabetesbehandlung ist hilfreich bei der Klassifizierung einer Zuckerkrankheit. So ist es unwahrscheinlich, dass eine längere Initialtherapie mit Diät, gefolgt von einer Sulfonylharnstoffbehandlung und/oder Therapien mit anderen oralen Antidiabetika bei Typ-1-Diabetikern durchgeführt werden. Dagegen spricht für einen Typ-1-Diabetes eine in engem zeitlichen Zusammenhang mit dem Auftreten typischer Symptome eingeleitete Behandlung mit Insulin.

Bisherige Betreuung und Führung. Ob der Patient bereits an strukturierten Schulungsprogrammen teilgenommen hat, ist für die weitere Betreuung dieses Menschen von außerordentlicher Wichtigkeit und gibt Auskunft über die bisherige Betreuungsqualität des/der Betroffenen und auch des Interesses des Betroffenen und seiner betreuenden Therapeuten an seiner Krankheit.

Blutglucosewerte. Beim bekannten Diabetiker gibt die detaillierte Erfassung der Blutglucosewerte, z. B. durch langzeitige Protokollierung der Selbstkontrollen und die Dokumentation der Diabeteseinstellung mittels glykiertem Hämoglobin wichtige Informationen über die Qualität der Schulung des Patienten, seine Motivation und seine bisherige Therapie. Bei schlecht eingestelltem Diabetes über viele Jahre ist mit schwereren Komplikationen zu rechnen als bei gut eingestellten Diabetikern. Darüber hinaus geben auch die Anzahl, die tageszeitliche Häufung und die Schwere von Hypoglykämien Hinweise auf Fehler in der blutzuckersenkenden Therapie oder eine sich manifestierende Nephropathie. Bei schweren Hypoglykämien in der Anamnese ist immer zu fragen nach Fehlern in Schulung und Therapie, Ursachen für fehlende Gegenregulation wie z. B.

Nebennierenrindeninsuffizienz, Niereninsuffizienz, autonome Neuropathie oder schwere Leberfunktionsstörungen und Alkoholmissbrauch.

Ernährung. Fragen zur Ernährung sind meist zeitaufwendig, geben jedoch gute Hinweise auf die Kenntnisse des Diabetikers über gesunde Ernährung, Reduktionskost, Alkoholkonsum, Nicotinabusus, vermehrte Salzzufuhr etc. Detaillierte Angaben über die täglichen Essgewohnheiten sind auch wichtig für die Entscheidung einer eventuell notwendigen pharmakologischen blutglucosesenkenden Therapie. In diesem Zusammenhang ist auch das Gewichtsverhalten zu erfragen. Ein Typ-1-Diabetiker, der deutlich untergewichtig ist, wurde wahrscheinlich diätetisch falsch beraten oder leidet an einer Essstörung. Ein Typ-1-Diabetiker, der deutlich übergewichtig ist, leidet entweder ebenfalls an einer Essstörung oder ist überinsuliniert. Übergewichtige Typ-2-Diabetiker, die innerhalb weniger Wochen Gewicht abnehmen, sind verdächtig auf eine unzureichende Stoffwechselkontrolle mit chronischer, ausgeprägter Hyperglykämie, z. B. bei Versagen oraler Antidiabetika, oder auf eine konsumierende Erkrankung, die nicht unbedingt mit dem Diabetes im Zusammenhang stehen muss.

Sekundärkomplikationen. Ein wichtiger Teil im Gespräch mit dem Zuckerkranken sind bereits bekannte bzw. noch nicht realisierte Sekundärkomplikationen des Diabetes. Dazu zählen Fragen zur diabetischen Ophthalmopathie (Frequenz, Methode, Dokumentation und Art der Behandlung). Gleichzeitig umfasst die Anamnese auch Fragen nach Hinweisen auf Symptome einer Erkrankung des autonomen oder peripheren Nervensystems einschließlich Sexualstörungen, diabetische Fußkomplikationen, Hypertonie, Nephropathie und Zeichen für eine Makroangiopathie. Häufig können die Patienten keine Angaben über eine Organmanifestation ihres Diabetes machen, sind über die durchgeführten Untersuchungen nicht informiert, und es stehen ihnen keine schriftlichen Untersuchungsergebnisse zur Verfügung. Darüber hinaus erfolgten jahrelang keine wichtigen Untersuchungen, wie z. B. Inspektion der Füße, ophthalmologische Untersuchung, Blutdruckmessung oder Untersuchung des Urins auf Mikroalbuminurie (s. a. Gesundheits-Pass Diabetes).

Psychosoziale Anamnese. Die psychosoziale Anamnese wird meist vergessen oder bleibt häufig bei der Gesamtbeurteilung des Diabetikers unberücksichtigt. Dabei ist eine detaillierte Psychosozialanamnese, bei Frauen einschließlich Familienplanung, außerordentlich wichtig für die Intensität der Betreuung und die Planung der weiteren Behandlung. Depressive Verstimmungen sind bei Patienten mit Diabetes überdurchschnittlich häufig und bedürfen einer gezielten Anamnese (strukturierter Fragebogen) und einer entsprechenden Therapie.

Familienanamnese

Die Familienanamnese ist besonders wichtig bei der Klassifizierung der Zuckerkrankheit. So besteht der hochgradige Verdacht auf eine manifeste Typ-2-Diabeteserkrankung oder deren künftige Entwicklung, wenn diabetische Familienangehörige bekannt sind. Die hereditäre Diabetesbelastung ist beim Typ-2-Diabetes besonders hoch. Eine negative Familienanamnese schließt selbstverständlich eine Diabeteserkrankung nicht aus, da die Menschen häufig über die Krankengeschichte ihrer Familienangehörigen schlecht oder nicht informiert sind. Hinweise für die mögliche Entwicklung eines Diabetes mellitus, z. B. im Rahmen eines metabolischen Syndroms, sind in der Familienanamnese Adipositas, Fettstoffwechselstörung, Hypertonie und die frühzeitige klinische Manifestation einer Makroangiopathie. Zusätzlich spielen der genetische Hintergrund und Umwelteinflüsse für die Manifestation eines Typ-2-Diabetes eine wichtige Rolle. Ein rascher Verlust der Ansprechbarkeit eines Typ-2-Diabetikers auf orale Antidiabetika weist auf einen Typ-1-Diabetes im Erwachsenenalter hin (LADA).

Bei der **Typ-1-Erkrankung** ist die Familienanamnese typischerweise negativ, denn nur etwa 10% der Typ-1-Diabetiker haben diabetische Familienangehörige. 90% aller Typ-1-Diabetiker sind sporadische Fälle mit negativer Familienanamnese. Aber auch hier spielen geografische und genetische Faktoren eine wichtige Rolle. So findet man ein deutliches Nord-Süd- und West-Ost-Gefälle sowie eine Häufung des Typ-1-Diabetes bei Kaukasiern. Diese Bezeichnung wird im angloamerikanischen Schrifttum synonym für die weiße Rasse (Kaukasier) verwendet.

Klinische Untersuchung

Bei jedem Patienten, den der Arzt erstmalig sieht, sollte eine komplette internistische Untersuchung durchgeführt werden. Bei Primärmanifestation, insbesondere eines Typ-1-Diabetes, wird anhand akuter Komplikationen (Gewichtabnahme, Infektionen, starke Müdigkeit, Exsikkose, Bewusstseinsstörung) in Zusammenschau mit den Laborwerten die Diagnose eines Diabetes mellitus einfach sein. Bei älteren Menschen mit vielen uncharakteristischen Beschwerden (z. B. Merkfähigkeitsstörung, Konzentrationsschwäche, depressive Verstimmung, Antriebsarmut, Kopfschmerzen und Schwindel, Gelenkbeschwerden, Gewichtszu- oder -abnahme, Hypertonie) ist die Verdachtsdiagnose eines Diabetes mellitus schwierig zu stellen, und es bedarf dringend der weiterführenden laborchemischen Diagnostik. Bei bekanntem Diabetes mellitus und Erstuntersuchung ist ebenfalls eine regelmäßige gründliche internistische Untersuchung zu fordern. Besonderes Augenmerk ist dabei auf diabetesassoziierte und -spezifische Sekundärfolgen zu legen. Im Einzelnen müssen besonders folgende Punkte beachtet werden:

➤ ophthalmologische Untersuchung in Mydriasis von einem Spezialisten zum Nachweis diabetischer Veränderungen an Retina, Glaskörper, Iris, Pupille und Linse;
➤ internistisch-neurologische Untersuchung, insbesondere der unteren Extremitäten, einschließlich Temperaturdiskrimination und Testung sowie Graduierung des Vibrationsempfindens;

- ▶ Inspektion der Füße einschließlich einer angiologischen Untersuchung;
- ▶ Suche nach Hinweisen für eine autonome Neuropathie (z. B. trockene Füße, Gastroparese, Hell-Dunkel-Adaptation-, Blasenentleerungsstörungen, erektile Dysfunktion);
- ▶ Suche nach Veränderungen der Gelenke und der Haut im Sinne einer Cheiroarthropathie an den Händen und einer „Limited Joint Mobility" (LJM) an den Füßen;
- ▶ standardisierte Blutdruckmessung (im Sitzen, Liegen und Stehen) zum Nachweis einer Hypertonie, einer Orthostase und zur Überprüfung einer antihypertensiven Therapie;
- ▶ klinischer Nachweis makroangiopathischer Veränderungen im Sinne einer peripheren arteriellen Verschlusskrankheit, einer koronaren Herzerkrankung oder von Durchblutungsstörungen des Gehirns;
- ▶ Inspektion der Insulininjektionsstellen: Trotz intensiver Schulung kommt es häufig zu Fehlern bei der Insulinapplikation (ungünstiges Injektionsareal, intramuskuläre Injektionen, Injektion immer in die gleichen Areale mit der Folge von Lipohypertrophien oder Lipodystrophien);
- ▶ Inspektion der Stellen, aus denen Blut zur Blutzuckerselbstkontrolle entnommen wird (Fingerkuppen und Ohrläppchen, seltener andere Körperregionen wie Unterarm oder Bauch) mit der Frage nach einer Optimierung (z. B. Stechen in die Randzonen der Fingerkuppen).

Dokumentation

Bedeutung

Im Rahmen der Qualitätssicherung und Kontrolle einer so komplexen Erkrankung wie des Diabetes mellitus ist es wichtig, dass die Betroffenen optimal interdisziplinär betreut werden. Nichts ist schlimmer für den Patienten, zeitlich aufwendig und frustrierender für den betreuenden Arzt sowie teurer für die Kostenträger, wenn die Leistungen am Patienten nicht strukturiert dokumentiert, somit größtenteils verloren gehen oder ständig wiederholt werden. In den letzten Jahren wurden deshalb große Anstrengungen unternommen, um diabetesrelevante Daten zu definieren, strukturierte Dokumentationsbögen zu entwickeln und Systeme zu etablieren, um die Daten nicht nur der eigenen Institution, sondern auch dem Betroffenen zur Verfügung zu stellen. Diese qualitätsverbessernden bzw. -sichernden Aktivitäten sind wesentliche Voraussetzung für von der WHO und IDF 1989 eingeleitete Aktivitäten, die ihren Niederschlag in dem Aktionsprogramm der St.-Vincent-Deklaration gefunden haben (120). Fachgesellschaften, Berufsverbände, Krankenkassen und Gesundheitspolitiker versuchen derzeit in sog. Disease-Management-Programmen (DMPs) eine evidenzbasierte, intergrierte Versorgung von Menschen mit Diabetes aufzubauen und zu implementieren.

Dokumentationsinstrumente

Zu erwähnen sind hier insbesondere die DiabCare-Aktivität mit Entwicklung eines Basisinformationsblatts (158, 159), der Augenuntersuchungsbogen (118), der Schwangerschafts- und Nephropathiebogen, Fußuntersuchungsbogen und viele weitere im Moment in Erprobung und Entwicklung befindliche Dokumentationssysteme. Der „Gesundheits-Pass Diabetes" (160) für Erwachsene und Kinder ist darüber hinaus ein hervorragendes Instrument zur Dokumentation der wichtigsten Daten des Patienten und für dessen interdisziplinäre Betreuung. Er dient gleichzeitig zur Kommunikation zwischen Arzt und Patient wie auch zwischen Arzt und Arzt. Die Dokumentationsinstrumente werden derzeit in verschiedene durch Computer auswertbare Systeme modifiziert, sodass sowohl für das Zentrum als auch für die Region in regelmäßigen Abständen Datenaggregationen möglich werden und daraus Konsequenzen für die Betreuung des Patienten gezogen werden können. Ein erstes seit Jahren funktionierendes Disease-Management-Programm ist das PROSIT-Projekt, in dem Hochrisikopatienten interdisziplinär betreut, leitliniengestützt therapiert, qualitätsgesichert begleitet und die Befunde strukturiert dokumentiert werden (157; s. a. Kap. 41)

Differenzialdiagnostische Kriterien für Typ-1- und Typ-2-Diabetes bei Diagnosestellung sind in Tab. 5.**2** aufgelistet (mod. nach Leitlinien der Deutschen Diabetes-Gesellschaft; 46)

Laboruntersuchungen

Glucose

■ Probenmaterial

Bei der Glucosebestimmung werden unterschiedliche Probenmaterialien eingesetzt: Urin, venöses Blut, Kapillarblut, Serum und Plasma. Diese Materialien werden nativ, enteiweißt, hämolysiert oder stabilisiert (z. B. Glykolysehemmer) zur Analyse verwendet.

Kapillarblut vs. venöses Blut. Die Unterschiede zwischen Kapillarblut und venösem Blut sind nicht konstant, sondern hängen von einer Reihe von Faktoren ab (58, 178). Bei geeignetem Vorgehen (hyperämische Fingerbeere oder hyperämisches Ohrläppchen) entspricht die Glucosekonzentration im Kapillarblut weitgehend derjenigen im arteriellen Blut. Man bestimmt damit im Kapillarblut diejenige Glucosekonzentration, die auch für die Stimulation der Insulinsekretion im Pankreas ausschlaggebend ist.

Bei Verwendung von venösem Blut ist hingegen die periphere Verwertung der Glucose zu berücksichtigen. Dementsprechend ist die Glucosekonzentration im venösen Blut keine fixe Größe, sondern abhängig von der wechselnden peripheren Glucoseausschöpfung. Diese ist z. B. hoch bei allgemeiner Muskelarbeit oder bei starker Betätigung der Muskulatur am Ort der Blutabnahme sowie bei schweren Infektionen (insbesondere Sepsis); unter Grundumsatzbedingungen ist sie dagegen niedrig.

Tab. 5.2 Kriterien für die Unterscheidung zwischen Typ-1- und Typ-2-Diabetes

Parameter	Typ-1-Diabetes	Typ-2-Diabetes
Manifestationsalter	meist Kinder, Jugendliche und junge Erwachsene	meist mittleres und höheres Alter *
Auftreten/Beginn	akut bis subakut	meist schleichend
Symtome	häufig typische Symptome	häufig keine Beschwerden
Körpergewicht	meist norm- oder untergewichtig	meist übergewichtig
Ketoseneigung	ausgeprägt	fehlend oder gering
Insulinsekretion	vermindert bis fehlend	– subnormal bis hoch, – qualitativ immer gestört, – quantitativ hoch, normal oder niedrig
Insulinresistenz	keine (oder nur gering)	oft ausgeprägt
familiäre Häufung	gering	typisch
Konkordanz bei eineiigen Zwillingen	30–50%	weit über 50%
Erbgang	multifaktoriell (polygen)	multifaktoriell (polygen?, genetische Heterogenie möglich)
HLA-Assoziation	vorhanden	nicht vorhanden
diabetesassoziierte Antikörper	ca. 90–95% bei Manifestation (GAD, IA-2, IAA, ICA)	fehlen **
Stoffwechsel	labil	stabil
Ansprechen auf B-zytotrope Substanzen	meist fehlend	zunächst meist gut
Insulintherapie	erforderlich	meist erst im Verlauf der Erkrankung notwendig

* Inzidenz und Prävalenz des Typ-2-Diabetes steigt im Jugendalter dramatisch an.
** LADA ist mit einem langsameren Verlust der Beta-Zellfunktion verbunden. Beim LADA ist ein rasches Versagen auf orale Antidiabetika zu erwarten. Bei Verdacht auf LADA Analyse von GAD-Antikörpern empfehlenswert.

Die Unterschiede zwischen Kapillarblut und venösem Blut sind auch abhängig von der Höhe der Glucosekonzentration. Im Mittel liegen die Werte im Kapillarblut zwischen 5% im Fastenzustand und maximal 20% postprandial bzw. nach Glucosebelastung höher als die venösen Werte (59; Abb. 5.1, Tab. 5.3). Nach einer Belastung mit 100 g Glucose treten nach etwa 60 Minuten kapillarvenöse Differenzen der Blutglucose um 30 mg/dl (1,7 mmol/l) auf (59).

Serum/Plasma vs. venöses Blut. Zur quantitativen Glucosemessung sollte Plasma verwendet werden. Im Plasma oder Serum werden gegenüber Vollblut im Mittel 11% höhere Werte gemessen (Abb. 5.1). Die Glucose verteilt sich etwa gleichmäßig auf den Wasserverteilungsraum des Blutes und der Blutbestandteile. Der Wassergehalt jedoch beträgt für korpuskuläre Blutbestandteile ca. 73%, für Plasma ca. 92%. Aus diesem Grund sind die Plasmawerte unabhängig von der Glucosekonzentration höher als die Werte im Vollblut. Dementsprechend ist die Glucosekonzentration bei Messungen im Vollblut auch geringfügig abhängig vom Häma-

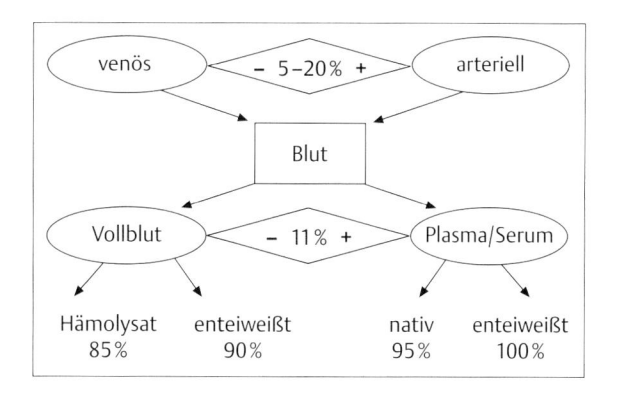

Abb. 5.1 Glucosekonzentration in unterschiedlichen Blutproben.

tokritwert (178, 209). Bei niedrigem Hämatokritwert ist die Glucosekonzentration scheinbar erhöht, da der Verteilungsraum vergrößert ist. Die effektive Glucosekonzentration ist also diejenige, die im Plasma gefunden

Tab. 5.3 Glucosekonzentration in Abhängigkeit vom Probenmaterial

Material	Unterschied zu venösem Blut	Abhängigkeit von der Glucosekonzentration
Kapillarblut	5–20% höher	ja
Serum/Plasma (nativ)	10–15% höher	nein
Serum/Plasma (enteiweißt)	15–20% höher	nein

wird. Diese durch den unterschiedlichen Hämatokrit bedingten Differenzen sind jedoch meist gering.

Bei der Bestimmung der Konzentration von Plasmaglucose (Serumglucose) ist zusätzlich von Bedeutung, ob die Analysen mit vorangehender Enteiweißung oder ohne Enteiweißung durchgeführt werden. Bei direkter Bestimmung ohne Enteiweißung entfällt bei einer Eiweißkonzentration von etwa 6 g/dl ein entsprechender Volumenanteil auf Eiweiß. Die gemessene Glucosekonzentration liegt dann etwa 5% niedriger. Als Faustregel für praktische Zwecke kann gelten:
➤ nüchtern: Kapillarblut = venöses Blut,
➤ postprandial: Kapillarblut = Serum/Plasma.

Die in Abb. 5.1 dargestellten Zusammenhänge müssen sich sowohl die Mitglieder des Diabetesteams als auch der Patient bewusst machen, damit beim Vergleich und bei der Interpretation der Messdaten zu unterschiedlichen Zeiten (z. B. nüchtern/postprandial) und von unterschiedlichen Messproben (z. B. Vollblut/kapillär/Plasma/deproteinisiert) sowie Messgeräten (z. B. Analyseautomat/Reflektometersystem/elektrochemische Messung) die richtigen Schlussfolgerungen gezogen werden können.

■ Probenstabilität

Infolge der glykolytischen Aktivität der Blutzellen, insbesondere der Leukozyten, nimmt die Glucosekonzentration im Vollblut sowohl bei Verwendung von Serum (auch nach Retraktion des Blutkuchens) als auch insbesondere bei Bestimmungen in heparinisiertem Blut ab. Man muss damit rechnen, dass in frisch entnommenem Blut bei Zimmertemperatur die Glucosekonzentration in der 1. Stunde um 10–15% abnimmt. Anschließend erfolgt die Verminderung der Glucose (bei koaguliertem Blut) langsamer, um ca. 70% in 24 h (58, 207). Eine besonders hohe Glykolyserate wird bei Leukozytose beobachtet. Bei Leukämien mit extrem hohen Leukozytenzahlen kann die Abnahme der Glucosekonzentration stündlich bis zu 100 mg/dl (5,6 mmol/dl) betragen.

Auch abgetrenntes Serum/Plasma zeigt bei Raumtemperatur noch eine Abnahme um etwa 15% in 24 h (207), wahrscheinlich bedingt durch Kontamination mit Leukozyten und/oder Mikroorganismen.

Dies gilt für Urinproben in noch größerem Ausmaß. Die Abnahme beträgt hierbei etwa 40% in 24 h, wenn kein Bakteriostatikum wie Natriumacid als Stabilisator zugesetzt wird (129). Bei Lagerung im Kühlschrank (+4 °C) ist die Abnahme wesentlich geringer, insbesondere für abgetrenntes Serum oder Plasma (207).

Zur **Vermeidung dieser Störungen** (Tab. 5.4) ergeben sich außer der sofortigen Analyse 2 Möglichkeiten der Probenstabilisierung. Enteiweißte Proben verändern ihre Konzentration praktisch nicht, insbesondere nach Abzentrifugieren und bei Lagerung im Kühlschrank. Zur Enteiweißung werden Perchlorsäure, Uranylacetat und Trichloressigsäure benutzt. Eine andere Möglichkeit ist der Zusatz von Glykolysehemmern zum Probenmaterial, wie Natriumiodacetat, Natriumfluorid, Natriumacid oder Maleinimid. Die Abnahme der Glucosekonzentration beträgt in stabilisierten Proben nur 3–5% in 24 h (133).

Für Analysen von venösem Blut oder Plasma sollten die Probenröhrchen zusätzlich EDTA zur Gerinnungshemmung enthalten. Kapillarblut wird für die manuelle Analyse sofort enteiweißt. Die Messung mit automatisierten Geräten erfolgt im Hämolysat (207).

■ Messverfahren

Bei der Analyse werden verschiedene Bestimmungsverfahren benutzt, die unterschiedliche Störanfälligkeiten besitzen. Diese Variablen muss der Arzt kennen und insbesondere bei der Interpretation von Grenzwerten berücksichtigen.

Die Glucosekonzentration kann entweder bezüglich der Masse in mg/dl (= mmol/l × 18,018) oder der Stoffmenge (SI-Einheit) in mmol/l (= mg/dl × 0,0555) angegeben werden.

Historische Labormethoden

Die früher fast ausschließlich zur Verfügung stehenden Oxidations-Reduktions-Methoden (Folin-Wu, Somoyi-Nelson, Benedict, Eisencyanid, o-Toluidin) wurden wegen des größeren analytischen Aufwands und insbesondere der mangelnden Spezifität sämtlich verlassen.

Physikalische Methoden

Physikalische Methoden der Glucosemessung spielen in der Forschung eine wichtige Rolle. So wird z. B. versucht, mithilfe der Infrarotspektroskopie den Glucosegehalt des Bluts unblutig zu messen. Isotopenverdünnungsmethoden und Massenspektrometrie unter Verwendung von ^{13}C- (nicht radioaktiv) und ^{14}C- (radioaktiv) markierter Glucose dienen zur Messung von Glucoseproduktions- und Eliminationsraten bei wissenschaftlichen Fragestellungen in vivo und in vitro.

Enzymatische Methoden

In Klinik und Praxis werden heute ausschließlich folgende enzymatische Glucosemessmethoden eingesetzt. Ein Vergleich der verschiedenen Methoden ist in Tab. 5.5 dargestellt. Eine generelle Empfehlung kann

Tab. 5.4 Stabilität der Glucose im Probenmaterial

Material	Abnahme der Glucosekonzentration in 24 h	
	Raumtemperatur	+4 °C
Vollblut	70%*	20%**
Serum/Plasma (abgetrennt)	15%	gering
Serum/Plasma (enteiweißt)	praktisch keine	praktisch keine
stabilisierte Probe (Glykolysehemmer)	3–5%	praktisch keine
Urin	40%	gering

* Ca. 10% in der 1. Stunde
** Geringe Abnahme in der 1. Stunde

nicht gegeben werden, da sich in jedem Labor unterschiedliche Bedingungen und Anforderungen ergeben (Probenmaterial, Probenzahl, Automatisationsgrad, Messgenauigkeit, Kostenkalkulation).

Glucoseoxidase/O_2-H_2O_2-Messung. Dieses Verfahren beruht auf dem folgenden Reaktionsprinzip:

$$\text{Glucose} + O_2 \xrightarrow{\text{Glucoseoxidase}} \text{Gluconolacton} + H_2O_2$$

Gemessen wird der Sauerstoffverbrauch oder das entstehende H_2O_2. Als Messgröße dient die Reaktionsgeschwindigkeit. Diese Methode ist sehr spezifisch. Störungen sind praktisch nicht bekannt. Die Handhabung ist sehr einfach. Eine Enteiweißung ist nicht erforderlich. Alle Probenmaterialien sind verwendbar. Das Ergebnis liegt nach ca. 1 Minute vor (Notfallanalysen). Allerdings ist die Anschaffung eines Gerätes mit Elektrode und Mikroprozessor teuer. Es gibt inzwischen Teststreifenmethoden auf amperometrischem Prinzip von verschiedenen Herstellern (z. B. Roche Diagnostics, LifeScan, Menarini).

Glucoseoxidase/Peroxidase. Der oben angeführten Glucoseoxidasereaktion wird zum Nachweis des entstandenen H_2O_2 eine Peroxidasereaktion nachgeschaltet (95):

$$H_2O_2 + \text{Donator-}H_2 \xrightarrow{\text{Peroxidase}} \text{Donator} + 2\, H_2O$$

Als H_2-Donatoren werden verschiedene Substanzen, die farbige Reaktionsprodukte ergeben, eingesetzt, z. B. Phenol/Aminophenazon (GOD-PAP-Methode; 213), ABTS (GOD-Perid-Methode; 227) und MBTH/DMA (71).

Die Peroxidasereaktion ist störanfällig gegenüber reduzierenden Substanzen wie z. B. Ascorbinsäure (236); es werden zu niedrige Glucosekonzentrationen vorgetäuscht. Die Reaktion läuft relativ langsam ab (ca. 30 Minuten) und ist lichtempfindlich. Als Probenmaterial eignen sich Vollblut, Serum und Plasma. Enteiweißung ist erforderlich. Die Glucoseoxidase-Peroxidase-Reaktion wird auch bei den Glucosebestimmungen mittels Teststreifen benutzt.

Hexokinase/Glucose-6-phosphatdehydrogenase. Das Reaktionsprinzip dieser Methode folgt dem Prinzip (Lit. bei Bergmeyer [18]):

$$\text{Glucose} + \text{ATP} \xrightarrow{\text{Hexokinase}} \text{Glucose-6-phosphat} + \text{ADP}$$

$$\text{Glucose-6-phosphat} + \text{NADP} \xrightarrow{\text{Glucose-6-phosphatdehydrogenase}} \text{6-Phosphogluconolacton} + \text{NADPH}_2$$

Die Reaktion ist sehr spezifisch. Die Hexokinase phosphoryliert neben Glucose auch Fructose und Mannose. Die entsprechenden Zuckerphosphate werden aber nicht von der Glucose-6-phosphatdehydrogenase umgesetzt. Fructose-6-phosphat wird allerdings durch die Phosphoglucoseisomerase (besonders der Erythrozyten) in Glucose-6-phosphat umgewandelt, sodass Fructose geringfügig miterfasst werden kann (185). Es wurde auch über eine geringe Störung durch Tetracycline

Tab. 5.5 Vergleich verschiedener Methoden zur Glucosebestimmung

Methode	Interferenzen	Messgerät	Probenmaterial	Enteiweißung	Reaktionszeit (Min.)
Glucoseoxidase/ O_2/ H_2O_2-Messung	keine	O_2/H_2O_2-Messgerät + Mikroprozessor	alle*	nein	1
Glucoseoxidase/ Peroxidase	reduzierende Substanzen	Photometer im sichtbaren Bereich	Vollblut, Serum/Plasma	ja	30
Hexokinase/Glucose-6-phosphatdehydrogenase	Fructose	UV-Photometer	alle*	(nein)	5
Glucosedehydrogenase	Xylose	UV-Photometer	alle*	ja	10
Teststreifen (quantitative Bestimmung)	reduzierende Substanzen	Reflexionsphotometer/ Amperemeter	Vollblut Serum	nein	max. 1

* venöses Vollblut, Kapillarblut, Hämolysat, Serum/Plasma, Harn, Liquor berichtet (142). Die Handhabung ist einfach; die Reaktion läuft sehr schnell ab (5 Minuten). Alle Probematerialien sind einsetzbar.

Es sind einige Modifikationen der Originalmethode beschrieben worden, so z. B. die Kopplung mit einer Farbreaktion (18, 236). Auch das bei der Hexokinasereaktion entstehende ADP kann als Messreaktion benutzt werden (18). Bei diesem Verfahren stört aber Fructose. Völlig unempfindlich gegenüber Fructose ist die durch Einsatz von Acylphosphatglucose-6-phosphotransferase modifizierte Methode (18).

Glucosedehydrogenase. Reaktionsprinzip (15):

$$\text{Glucose} + \text{NAD} \xrightarrow{\text{Glucosedehydrogenase}} \text{Gluconolacton} + \text{NADH}_2$$

Es reagiert nur β-Glucose. Um die Gleichgewichtseinstellung zwischen α- und β-Glucose zu beschleunigen, setzt man Mutarotase zu. Die Methode ist sehr spezifisch; nur Xylose wird miterfasst und kann in sehr seltenen Fällen stören (Xylosebelastung). Die Handhabung ist einfach, die Reaktion läuft schnell ab (10 Minuten). Alle Probematerialien sind einsetzbar. Enteiweißung ist erforderlich. Ein fertiges Reaktionsgemisch kann 4 Wochen bei Raumtemperatur gelagert werden.

Teststreifenmethoden

Mit der Einführung trockenchemischer Methoden zur Bestimmung der Glucosekonzentration in Körperflüssigkeiten, vorwiegend Blut und Urin, hat sich die Betreuung des Diabetikers grundsätzlich geändert. Nach entsprechendem Training des Betroffenen ist er imstande, die notwendigen metabolischen Kontrollen regelmäßig und selbstständig durchzuführen und die Therapie an die alltäglichen Gegebenheiten anzupassen. Auch in der Notfallmedizin sind mit diesen Methoden – bei adäquater Anwendung – hypo- und hyperglykämische Entgleisungen relativ zuverlässig zu diagnostizieren. Darüber hinaus ist die Blutglucoseüberwachung – unabhängig vom klinisch-chemischen Labor – bei vielen Diabetikern auf Station und Ambulanz durch den Arzt, das ärztliche Hilfspersonal und den Patienten selbst jederzeit (z. B. auch die Dokumentation der obligaten nächtlichen Blutglucosewerte auf Station) möglich.

Messvorgang. Die Glucosebestimmung erfolgt nach Auftragen von 2–50 µl Kapillarblut auf ein entsprechendes Feld des Teststreifens. Bei Teststreifen, die mit der Glucoseoxidasemethode arbeiten, wird das entstehende H_2O_2 so umgewandelt, dass aus einer reduzierten farblosen Form eines Chromogens ein oxidiertes Produkt entsteht, welches 1 oder 2 Reaktionsfelder des Teststreifens innerhalb kurzer Zeit verändert. Der Glucosewert wird abhängig von der je nach Glucosekonzentration abgestuften Farbskala entweder semiquantitativ durch visuellen Vergleich oder quantitativ mit einem Reflektometersystem abgelesen. Dabei kann die Blutglucosekonzentration im therapeutisch relevanten Bereich von 20–800 mg/dl (2,2–44,4 mmol/l) erfasst werden. Gemessen wird nicht die Blut-, sondern die Plasmakonzentration der Glucose, da die Reaktionszone der Teststreifen mit einer semipermeablen Membran überzogen ist, die nur niedermolekulare Substanzen passieren lässt. Das durchgelassene Volumen hängt von der Schichtdicke des Bluttropfens und nicht von dessen Größe ab. Deshalb ist es wichtig, dass der Patient eine ausreichende Menge Blut gleichmäßig auf dem Testfeld verteilt. Das Testfeld muss vollständig mit Blut bedeckt sein und der Bluttropfen muss bei einigen Teststreifen eine konvexe Wölbung aufweisen. Neuere Geräte signalisieren dem Anwender visuell und/oder akustisch, wenn das Auftragsfeld des Bluttropfens unzureichend benetzt ist. Andere Geräte lassen das Problem nicht mehr auftreten, da nur eine sehr geringe Menge Blut (2–5 µl) benötigt wird und das Blut durch Kapillarwirkung eingesaugt wird.

Störfaktoren. Es ist besonders wichtig, dass Patienten und Diabetesteam intensiv in die Handhabung eines Messgeräts eingewiesen werden, dass mit ihnen praktisch geübt wird und schließlich in regelmäßigen Abständen die Richtigkeit der Messung überprüft wird.

Es ist auch zu beachten, dass starke Änderungen des Hämatokrits (HK) falsch hohe (HK < 35%) oder falsch niedrige (HK > 55%) Glucosekonzentrationen ergeben. Dies kann insbesondere bei dialysepflichtigen Diabetikern und bei Patienten mit sehr hohen Glucosewerten im Blut (Exsikkose!) relevant werden. Weitere Störfaktoren können eine schwere Dyslipidämie sein. Darüber hinaus handelt es sich bei den Teststreifenmethoden um Enzymreaktionen, die somit physikalisch-chemischen Gesetzen (Temperaturabhängigkeit) unterliegen. Unter Extrembedingungen – große Hitze und Kälte – sind Teststreifen daher nicht verwendbar (208).

Die Erfolgsquote der richtigen Klassifizierung der Blutglucosekonzentration wird bei visueller Ablesung durch den Patienten zwischen 69 und 89% angegeben (183, 191, 203). Außer mangelhafter Handhabung und evtl. nicht erkannter Störung des Farbensehens ist die Ursache von Fehlbestimmungen im „Bias" des Patienten zu sehen. Naturgemäß tendieren viele Patienten zur Unterschätzung ihrer (zu hohen) Blutzuckerwerte. Statt einer Interpolation zweier Farbstufen wird dem tieferen Wert zugeordnet (191, 203).

Elektrochemische Verfahren. Die neuen elektrochemischen Testverfahren der Glucosemessung setzen sich immer mehr durch. Die Messung erfolgt innerhalb weniger Sekunden und für die neuesten Teststreifen sind nur noch 2–10 µl Probeflüssigkeit erforderlich. Ein gewisser Nachteil ist jedoch, dass für diese Methoden entsprechende Messgeräte zwingend notwendig sind und eine visuelle Ablösung nicht mehr möglich ist.

Genauigkeit und Richtigkeit. Die quantitative Auswertung im Messgerät ist objektiv. Die Genauigkeit der Teststreifen im Vergleich zu quantitativen Blutglucosebestimmungen im Labor ist in vielen Untersuchungen nachgewiesen (178, 191, 203, 230). Der entscheidende Faktor für die richtige Bestimmung ist das intensive Training des Anwenders in die exakte Handhabung der jeweiligen Methode. Der Variationskoeffizient liegt in verschiedenen Messbereichen meist nicht über 10%; die maximale Abweichung von der Richtigkeit nicht über ± 20%. Die Korrelationen zu den Laborbestimmungen sind mit einem Korrelationskoeffizienten zwischen r = 0,86 und 0,98 (meist um 0,95) als sehr gut zu bezeichnen.

Diese Daten gelten allerdings uneingeschränkt nur bis zu einer Glucosekonzentration von ca. 250 mg/dl (14 mmol/l). Bei höheren Konzentrationen weichen die ermittelten Werte stärker von den quantitativen Laborwerten ab (203), wobei für verschiedene Testsysteme uneinheitlich über Tendenzen zu niedrigeren oder höheren Werten berichtet wird (203, 230). Die Messbereichsgrenze liegt bei ca. 400 mg/dl (22 mmol/l). Blutglucosewerte unter 40 mg/dl (2 mmol/l) sind in den meisten Teststreifenverfahren relativ ungenau.

Kapillarblutentnahme. Leider ist nur das Kapillarbett der Fingerkuppen und der Ohrläppchen praktisch verfügbar. Daher sollte größter Wert auf das Training der Blutentnahme und die optimale Pflege dieser Körperstellen gelegt werden, denn die Anzahl der Messungen und damit die Verletzung der Haut kann auf Dauer enorm groß sein (z. B. beim jungen Typ-1-Diabetiker 4-mal/d entsprechend ca. 1500 Blutglucosemessungen jährlich). Die Benutzung von Hämostiletten sollte grundsätzlich verlassen werden (starke Traumatisierung). Man sollte besser sehr dünne Einmalkanülen oder die speziell für die kapilläre Blutabnahme zur Verfügung stehenden Lanzetten verwenden. Die Lanzetten können auch mit einer Stechhilfe (z. B. Softclix II, Autoclix, u. a.) mit der Möglichkeit der Einstellung einer individuellen Stechtiefe verwendet werden. Wegen der geringeren sensiblen Versorgung sollten die Seiten der Fingerbeeren zur Kapillarblutgewinnung verwendet werden; die Fingerkuppen selbst sollten möglichst geschont werden. Eine Desinfektion der Finger ist nicht notwendig, die Hände sollten jedoch vor der Blutgewinnung mit Seife gereinigt werden.

Neuere Messsysteme, bzw. Stechhilfen erlauben die Blutentnahme und die Blutglucosemessung auch an anderen Körperstellen (Unterarm, Bauch; 52, 103). Unter stabilen Bedingungen (z. B. Fastenzustand) korrelieren die an der Fingerkuppe gemessenen Werte gut mit den am Unterarm bestimmten Werten. Steigt die Blutglucose jedoch rasch an (z. B. nach einer kohlenhydratreichen Mahlzeit) oder fällt sie rasch ab, so kommt es zu falsch niedrigen (rascher Anstieg) oder falsch hohen (rascher Abfall) Messwerten.

Die Notwendigkeit für Messsysteme, die die Glucose (im Blut oder in der interstitiellen Flüssigkeit) kontinuierlich bestimmen, ist groß. Seit Jahren wird daher versucht, invasive und minimal-invasive Methoden zur Glucosemessung zu entwickeln (Tab. 5.6). Die bisher vorhandenen Systeme sind jedoch nicht für den routinemäßigen Einsatz geeignet (166, 178).

Messgeräte

Entwicklung. Die Messgeräteentwicklung war in den letzten Jahren erstaunlich, was Präzision, Leistungsfähigkeit und Handhabung der Geräte betrifft. Die Geräte werden immer kleiner, schneller und sind zum Teil mit einer Software versehen, die es ermöglicht, Messwerte

Tab. 5.6 Minimal invasive und nicht-invasive Methoden zur in vivo Messung von Glucose (Pickup 1999)

Transkutane Nadel-Typ-Enzym-Elektroden

– Implantierte Sensoren
  • Enzym-Elektroden
  • basierend auf Infrarot-Fluoreszenz
– Proben-Technologie
  • Mikrodialyse
  • reverse Iontophorese
– Nicht-invasive Technologien
  • Infrarot-Spektroskopie
  • Licht-Scattering
  • fotoakustische Spektroskopie

und andere Datensätze zu speichern, auf einen PC zu übertragen und Auswertungen über einen größeren Zeitraum vorzunehmen. Für Schwachsichtige ist das Display wesentlich verbessert worden, und selbst für Blinde werden Geräte mit Sprachausgabe der Mess- und Kontrollergebnisse angeboten. Die Handhabung dieser Geräte muss aber noch verbessert werden.

Vorteile. Umso erstaunlicher ist, dass der Wert der Testgeräte immer noch diskutiert wird und selbst von einigen Diabetologen die Ansicht vertreten wird, dass die Messgeräte für die Selbstmessung der Blutglucose meist überflüssig seien.

Dieser Meinung soll aus folgenden Gründen klar widersprochen werden:
➤ Die Messung verteuert sich nur unwesentlich.
➤ Die Messung ist bei exakter Durchführung quantitativ und mit einer Referenzmethode vergleichbar (Korrelation im üblichen Bereich über 95%).
➤ Die Messung ist unabhängig von der Aufmerksamkeit des Anwenders, von den Lichtverhältnissen und der Fähigkeit der Farbdiskriminierung (z. B. Retinopathie, Makulopathie, Katarakt).
➤ Die Messung ist häufig schneller und wird automatisch gespeichert (automatisches Protokoll).
➤ Die Daten sind optimal auswertbar und für den Anwender damit wertvoller.

Diese Argumente gelten sowohl für Typ-1- als auch für Typ-2-Diabetiker und sind weitgehend unabhängig vom Alter.

Schwankungen des Blutglucosespiegels

Eine Reihe von Berechnungen der Qualität der Glucosekontrolle wurden vor allem in den Jahren beschrieben, in denen die routinemäßige Messung glykierter Proteine (z. B. HbA_{1c} und/oder Fructosamin; s. u.) als Parameter der langfristigen Stoffwechseleinstellung noch nicht möglich war. Sie dienten zur Beurteilung der Therapie einerseits und gaben andrerseits Hinweise auf die Stabilität oder Instabilität des Stoffwechsels.

Die **mittlere Blutglucose** ist der einfachste Parameter, der gut mit dem HbA_{1c}-Wert korreliert (21, 151, 173), der jedoch keine Auskunft geben kann, ob die Glucose große Fluktuationen zeigt. Die Standardabweichung gibt zwar Hinweise auf die Variabilität der

Blutglucose. Die Beurteilbarkeit ist jedoch eingeschränkt, da die Blutglucosewerte meist nicht normal verteilt sind.

Deshalb wurde der **M-Wert** von Schlichtkrull (186) und von Service in modifizierter Form publiziert (194, 195). Der M-Wert ist eine einfache numerische Zahl, die aus der logarithmischen Transformation sowohl des mittleren Blutzuckers als auch der Glucoseoszillationen berechnet wird.

Andere Messeinheiten sind der **MAGE-Wert** (arithmetisches Mittel der großen, d. h. mehr als 1 Standardabweichung differierenden Glucosefluktuationen) (194), der eine gewisse Bedeutung in der täglichen Versorgung insbesondere des instabilen Typ-1-Diabetikers erlangt.

FAGE- (188), MIME- (195) und MODD-Wert (139) spielen praktisch keine Rolle, da jetzt **Computerprogramme** zur Verfügung stehen, die interessante und wichtige Parameter der Glucosekontrolle automatisch berechnen und grafisch darstellen (z. B. Camit-System).

Auch die Variabilität der Blutglucose – insbesondere hohe postprandiale Werte – spielen wahrscheinlich eine wichtige pathogenetische Rolle bei der Entwicklung und Progression diabetischer vaskulärer Komplikationen. Daher sind neben der Bestimmung der präprandialen Werte und der glykierten Proteine weitere Parameter der Glucosestabilität von Bedeutung (z. B. postprandiale Werte und Parameter wie SD, MAGE, etc.)

■ Besonderheiten der Glucosemessung im Urin

Qualitative und semiquantitaive Bestimmung. Zur Bestimmung der Glucoseausscheidung im Urin kommen heute Teststreifenmethoden zum Einsatz. Das Reaktionsprinzip ist die Glucoseoxidase-Peroxidase-Reaktion mit Tetramethylbenzidin als Redoxindikator. Die Farbreaktion wechselt von gelb nach grün mit ansteigender Glucosekonzentration im Urin. Wird kaliumiodidhaltiges Chromogen verwendet, wechselt die Reaktionsfarbe von grün nach braun. Die untere Nachweisgrenze der Teststreifen beträgt 30–50 mg/dl (1,7–2,8 mmol). Eine Differenzierung bei einer Glucosekonzentration > 250 mg/dl (14 mmol/l) ist nur bedingt möglich.

Die Fehlermöglichkeiten nach dem Glucoseoxidase-Prinzip sind bei den Teststreifenmethoden:
➤ Bei einem Urin-pH-Wert von unter 5 (z. B. Nalidixinsäuregabe, Acetessigsäure, b-Hydroxybuttersäure) läuft die Reaktion so langsam ab, dass ein falsch negativer Befund resultieren kann.
➤ Bei Einnahme von viel Vitamin C und Salicylsäure (> 2 g/d) treten Störungen der Reaktion mit der Möglichkeit eines falsch negativen Ergebnisses auf.
➤ Peroxide aus dem Reinigungsmittel im Sammelgefäß können falsch positive bzw. falsch hohe Werte vortäuschen.

Quantitative Bestimmung. Bei der quantitativen enzymatischen Bestimmung wird heute die Hexokinase- oder Glucoseoxidasemethode verwendet. Die Bestimmungen sind sehr spezifisch und werden durch natürliche, im Urin vorkommende Substanzen oder durch Medikamente nicht beeinflusst. Bei der Hexokinasemethode wird eine Glukosurie vorgetäuscht, wenn eine – sehr selten auftretende – Fructosurie vorliegt.

Untersuchungsmaterial. Verwendet wird Spontanurin oder Urin aus definierten Sammelperioden. Da ein exaktes Sammeln über 24 h zumeist nicht erfolgt oder für den Patienten lästig und inakzeptabel ist, werden heute häufig kürzere Zeitperioden (z. B. Übernachturin) bevorzugt. Kurzzeitige Sammelperioden vor oder die Urinanalysen ca. 2–3 h nach einer Hauptmahlzeit können wichtige Aufschlüsse über die prä- bzw. postprandialen Blutglucosewerte geben. Die Analyse kurzzeitiger Urinproben kann so eine wichtige Entscheidungshilfe bei der blutglucosesenkenden Pharmakotherapie sein, wenn ein Blutglucosemonitoring nicht möglich ist (200). Einen negativen Glukosurienachweis findet man bei Normo- und Hypoglykämie, sodass bei normnaher Stoffwechseleinstellung die Urinanalysen auf Glucose keinerlei Aussagen über die aktuellen Blutglucosewerte zulassen und damit meist wertlos sind.

Probenstabilität. Die Bestimmung sollte möglichst innerhalb von 2 h nach Urinsammeln erfolgen, da der Verlust an Glucose in 24 h bis 40% betragen kann, wenn der Urin keine stabilisierenden Zusätze (z. B. 0,5 g Natriumacid pro 12 Stunden Sammelperiode) enthält (129). Der Glucoseverlust ist noch größer bei Bakteriurie, Leukozyturie und Hämaturie (Tab. 5.**4**).

Klinische Aspekte der Glukosurie

Pathophysiologie. Die glomerulär filtrierte Glucose wird im proximalen Tubulus der Niere fast vollständig rückresorbiert. Die Rückresorption erfolgt zusammen mit Natrium aus dem Tubuluslumen über ein Na^+-abhängiges Carriersystem der Tubuluszelle. Die physiologische Glukosurie beträgt im Mittel 15 mg/dl = 0,8 mmol/l (2–30 mg/dl = 0,1–1,7 mmol/l). Sie verhält sich proportional zur Blutglucose bis zu einem Wert von ca. 150–180 mg/dl (8,3–10,0 mmol, Nierenschwelle). Bei höherer Blutglucose steigt die Glukosurie exponenziell an.

Die Nierenschwelle ist keine fixe Größe, sondern individuell unterschiedlich und selbst intraindividuell schwankend. Sie ist deutlich niedriger bei Kindern und Adoleszenten sowie Schwangeren (bis 100 mg/dl = 5,6 mmol/l) und ist höher bei älteren Menschen (um 200 mg/dl = 11 mmol/l bei 60-Jährigen und bis 250 mg/dl = 14 mmol/l bei über 80-Jährigen). Die maximale Glucoserückresorption kann reduziert sein bei hoher Flüssigkeitszufuhr und entsprechender Harnproduktion und bei Schädigung oder pharmakologischer Beeinflussung der Tubuluszellen.

Differenzialdiagnose der Glukosurie. Eine Glukosurie bedeutet nicht automatisch Diabetes mellitus. Andere Ursachen der Glukosurie beruhen auf Störungen der renalen Glucoserückresorption. Ursache der renalen Glukosurie (45) ist wahrscheinlich eine Störung des Glucose-Carriers im Tubulusepithel. Diese hereditäre Anomalie ist selten und besitzt keinen Krankheitswert, es sei denn, der renale Glucoseverlust ist sehr hoch (mehr als 100–200 g/24 h).

Bei Tubulopathien mit Krankheitswert (z. B. DeToni-Debré-Fanconi-Syndrom) treten Störungen der Rückresorption von Glucose, Aminosäuren und Phosphat auf oder es kommt zu erworbenen Tubulusschädigungen (z. B. Pyelonephritis, Nephrotoxizität von Pharmaka).

Ketonkörper

Physiologische Grundlagen

Die Ketonkörper Acetoacetat, β-Hydroxybutyrat und Azeton sind katabole Stoffwechselprodukte der freien Fettsäuren. Die Bestimmung der Ketone im Blut und vor allem im Urin sind sowohl für die Diagnose (insbesondere des Typ-1-Diabetes) als auch für das Management des Diabetes von großer Wichtigkeit.

Die Ketonkörper sind auch beim Gesunden in niedriger Konzentration (< 0,5 mmol/l) im Blut und Urin nachweisbar. Im katabolen Zustand kommt es unter dem Einfluss gegenregulatorischer Hormone (Katecholamine, Cortisol, Glucagon, Wachstumshormon) zur gesteigerten Lipolyse mit vermehrter Metabolisierung von Triglyceriden und Verminderung der Ketonutilisierung in der Leber. Es resultiert ein Anstieg der Ketonkörper, der je nach Länge und Schwere des Katabolismus gering oder deutlich (z.B leichte Ketonurie beim Übernachtfasten) und insbesondere beim absoluten Insulinmangel extrem hoch sein kann (Ketoazidose).

Die hauptsächlichen Ketonkörper sind β-Hydroxybutyrat (β-HOB) und Acetoacetat (AcAc), die in äquimolarer Konzentration vorkommen. Aceton als spontanes Decarboxylierungsprodukt von AcAc ist meist in sehr geringer Konzentration vorhanden. Bei geändertem Redoxstatus in der Leber (Steigerung von NADH) wie bei Hypoxie, Fasten, Insulinmangel und alkoholischer Ketoazidose kommt es zu einem Shift in Richtung β-HOB. Dies ist von Bedeutung, wenn Ketonkörpernachweismethoden eingesetzt werden, die β-HOB nicht erfassen, da dann die totale Ketonkörperproduktion falsch niedrig ist (178).

Laboranalytik

Indikation. Indikationen zur Bestimmung von Ketonkörpern sind:
▶ Bei Typ-1-Diabetikern sollte bei jeder schwereren Blutglucoseentgleisung (Blutglucose > 250 mg/dl) eine Ketonurie durch Selbstmonitoring ausgeschlossen werden. Eine entsprechende Schulung sollte der Messung vorausgehen, insbesondere um die notwendigen Konsequenzen bei manifester Ketonurie zu kennen.
▶ Auch bei Typ-2-Diabetikern ist bei schwerer Entgleisung des Stoffwechsels und in Abhängigkeit von der Therapie eine Ketose oder Ketoazidose möglich, sodass auch bei diesen Patienten das entsprechende Monitoring geschult werden sollte.
▶ Bei jeder schweren Stoffwechselentgleisung, insbesondere auch in der Schwangerschaft sollte der Arzt in Klinik und Praxis einen Ketonurie-Nachweis führen.
▶ Bei Erstmanifestation eines Diabetes ist der positive Nachweis einer höhergradigen Ketonurie ein relativ sicheres Zeichen eines Typ-1-Diabetes. Dies hat die unmittelbare therapeutische Konsequenz einer Insulintherapie.

Wegen der vielfältigen Probleme mit der Ketonurie-Testung (Nachweis von nur AcAc und nicht β-HOB) sollte die Ketonbestimmung im Urin nicht zur alleinigen Diagnose und Therapie einer diabetischen Ketoazidose verwendet werden.

Ketonkörperbestimmung im Urin. Die häufigste Messung ist eine kolorimetrische Methode zwischen Ketonen und Nitroprussid (Na-Nitroferricyanid). Diese Reaktion führt zu einer violetten Färbung von Teststreifen oder Testtabletten und wird sowohl für die Messung von Ketonkörpern im Urin als auch im Serum/Plasma verwendet. Die Nitroprussid-Methode misst ausschließlich AcAc, es sei denn, Glycin wäre dem Reaktionsgemisch zugesetzt. In diesem Fall wird gleichzeitig Aceton gemessen.

Falsch positive Resultate (34) finden sich bei stark verfärbtem Urin und bei Pharmaka, die Sulfhydrylgruppen tragen (z. B. ACE-Hemmer). Falsch negative Ergebnisse werden erhalten bei stark angesäuertem Urin (z. B. hohe Dosen Vitamin C), bei signifikanter Bakteriurie, und bei falscher Lagerung der Testmaterialien (175).

Ketonkörperbestimmung im Serum/Plasma. Ein semiquantitativer Nachweis ist mit den üblichen Teststreifen oder Testtabletten, die auch für die Urinanalyse verwendet werden, möglich. Eine Verdünnung der Probe mit physiologischer Kochsalzlösung ist eventuell notwendig. Blut kann in Heparin, EDTA, Fluorid, Citrat oder Oxalat gesammelt werden. Vitamin C in hoher Konzentration interferiert auch hier mit dem Assay. Ketonkörper sind in Vollblut bei 4 °C bis zu 24 h stabil; im Serum/Plasma sind die Proben bei 4 °C für ca. 1 Woche, bei −20 °C mehrere Wochen stabil.

Zur quantitativen Bestimmung der Ketone im Serum kommen enzymatische Tests zum Einsatz. Das Prinzip besteht darin, dass β-HOB in Anwesenheit von NAD und β-HOB-Dehydrogenase zu AcAc und NADH umgesetzt wird. Das entstandene NADH wird dann spekrophotometrisch bestimmt (18).

Glykierte Hämoglobine

Physiologische Grundlagen

Prinzip der Glykierung. Glucose in der offenen Aldehydform reagiert nichtenzymatisch mit Aminogruppen in Proteinen. (Abb. 5.**2**). Dieser Prozess, der Glykierung genannt wird, spielt wahrscheinlich eine wichtige pathogenetische Rolle bei der Entwicklung diabetischer Sekundärfolgen (Mikro- und Makroangiopathie; 25, 223). Die Reaktionsfähigkeit der Aminogruppen ist abhängig von einer Reihe von Faktoren wie pK-Wert,

Abb. 5.2 Glykierung von Hämoglobin. Die K-Werte geben die Geschwindigkeitskonstanten der einzelnen Schritte bei der nichtenzymatischen Glykierung an. (Reinauer H. Klin Lab. 1993:39;984)

$K_{+1} = 0.9 \cdot 10^{-3}$ mmol$^{-1} \cdot$ h^{-1}
$K_{-1} = 0.35$ h^{-1}
$K_2 = 0.0055$ h^{-1}

räumlicher Zugänglichkeit und Nachbargruppeneffekte (169). Der molare Quotient der Reaktionspartner Glucose (Aldehyd) : Aminogruppen entspricht 1 : > 1000. Mit steigender Glucosekonzentration werden also mehr Aminogruppen des gleichen Proteins sowie anderer Proteine glykosyliert (169). Da die Gesamtmenge von Aminogruppen relativ konstant ist, ist der Grad der Glykierung eines oder mehrerer Proteine vorwiegend vom Grad der Hyperglykämie abhängig. Er lässt sich in folgender Formel darstellen:

Grad der Glykierung = $C \times T \times t_{1/2} \times F$

C = Glucosekonzentration (mg/dl), T = Zeit der Hyperglykämie (h), $t_{1/2}$ = Halbwertszeit des Proteins, F = spezifischer Faktor (komplexer Faktor, der von der Temperatur, dem pH-Wert, der Phosphatkonzentration sowie der Umgebung und Art des Proteins abhängig ist)

Die kovalente Bindung zwischen Glucose und Aminogruppen erfolgt relativ langsam. Das entstandene Reaktionsprodukt wird Aldimin (Schiff-Base) genannt (Abb. 5.2). Die Dissoziation dieser Verbindung dagegen verläuft ziemlich schnell. Aus der Aldiminform des Proteins wird durch ein kompliziertes Rearrangement eine stabile irreversible Ketoaminform, die durch weitere, bis heute in allen Details noch nicht aufgeklärte Schritte in die „Advanced Glycosylation Endproducts" (AGE) umgewandelt wird (Abb. 5.2). Da der Prozess der Ketoaminbildung wesentlich langsamer (ca. 1/60) als die Dissoziation des Aldimins abläuft, können grundsätzlich nur die Proteine stabil glykiert werden, die eine längere Halbwertszeit haben, z. B. Albumin, Hämoglobin, Kollagen etc.

Glykierung von Hämoglobinen. Erstmals beschrieb Rahbar 1968 ein pathologisches Hämoglobin bei Diabetikern (167). Wie man heute weiß, handelte es sich dabei um glykiertes Hämoglobin. Da Hämoglobin eine lange Halbwertszeit hat – die Erythrozytenüberlebenszeit beträgt ca. 120 Tage –, ist es ein ideales Protein, den Glykierungsgrad beim Diabetiker zu messen und somit einen heute unverzichtbaren integrativen retrospektiven Parameter für die Güte der Stoffwechseleinstellung in den letzten ca. 8–12 Wochen zu erhalten. Hämoglobin besitzt wie viele andere Proteine eine Reihe freier Aminogruppen sowohl in den α- und β-Globinketten. Prinzipiell können alle diese Ketten glykosyliert werden, wobei die Aminosäuren Valin und Lysin jedoch bevorzugte Reaktionspunkte sind (an beiden α- und β-Globinketten insgesamt 4 Amino-Endgruppen von Valin und 44 Seitenketten-Aminogruppen von Lysin; 155; Abb. 5.3). Die Glykierung von Hämoglobin führt zu Änderungen der Struktur und der physikochemischen Eigenschaften von Hämoglobin, die schematisch in Abb. 5.4 dargestellt sind.

Die isoelektrische Fokussierung von gesundem Erwachsenenhämoglobin zeigt, dass die Hämoglobinfraktion zu 90% aus HbA_0 besteht. Die anderen Hb-Fraktionen sind HbA_2, die glykierten Hämoglobine und HbF (Abb. 5.5). Die Analysen zeigen außerdem, dass nicht nur Glucose, sondern auch andere Hexosen (Fructose, Mannose) und Hexosephosphate zur Glykierung von Proteinen fähig sind. Die Konzentration dieser Hexosen im Blut ist jedoch so gering, dass die Glykierungsprodukte keine Rolle spielen. Das glykierte Hämoglobin kann mit entsprechenden Methoden (z. B. Hochdruckflüssigkeits-Chromatographie) subfraktioniert werden, wodurch sich die in Tab. 5.7 aufgeführten Hämoglobine isolieren lassen (26).

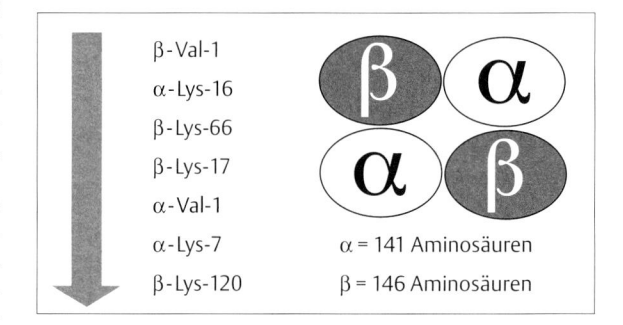

β-Val-1
α-Lys-16
β-Lys-66
β-Lys-17
α-Val-1
α-Lys-7
β-Lys-120

α = 141 Aminosäuren
β = 146 Aminosäuren

Abb. 5.3 Schematische Darstellung der α- und β-Ketten von Hämoglobin und der Präferenz der Valin- und Lysinglykierung in Abhängigkeit von der Zeit und der Höhe des Blutglucosespiegels. (Reinauer H. Klin Lab. 1993:39;984)

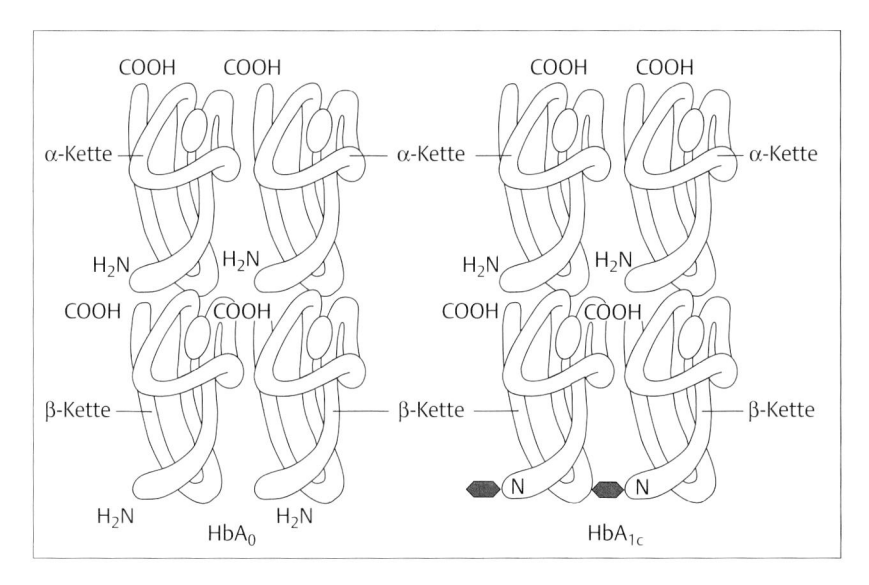

Abb. 5.4 Glykierung von Hämoglobin. (Hubbuch A. Laboratoriums-Med. 1985:9;243)
HbA_0 = Hauptkomponente des Erwachsenenhämoglobins, HbA_{1c} = Hauptkomponente der HbA_1-Fraktion des Hämoglobins mit kovalenter Bindung von 2 Glucosemolekülen an die beiden endständigen Aminogruppen der β-Ketten

Tab. 5.7 Zusammensetzung der glykierten Hämoglobine

Hämoglobin subfraktion	Struktur	Kohlenhydratrest	Anteil am Gesamthämoglobin (%)
HbA_{1a1}	$α_2(β\text{-}F\text{-}D\text{-}P)_2$	Fructose-1,6-diphosphat	< 1
HbA_{1a2}	$α_2(β\text{-}G\text{-}6\text{-}P)_2$	Glucose-6-phoshat	< 1
HbA_{1b}	Desamidierungsprodukt von A_0 oder Modifikation von A_{1c}	–	~ 1%
HbA_{1c}	$α(β\text{-}G)_2$	Glucose	4–6

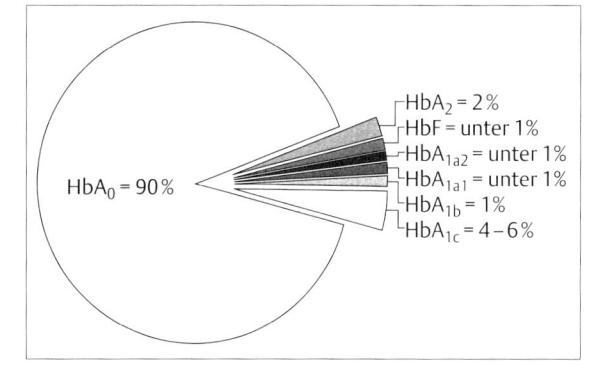

Abb. 5.5 Prozentuale Zusammensetzung des normalen Erwachsenenhämoglobins nach isoelektrischer Fokussierung.

HbA_0 = 90%
HbA_2 = 2%
HbF = unter 1%
HbA_{1a2} = unter 1%
HbA_{1a1} = unter 1%
HbA_{1b} = 1%
HbA_{1c} = 4–6%

Bestimmungsmethoden

Prinzip und Methodenwahl. In den letzten Jahren ist eine Vielzahl von Methoden zur Bestimmung glykierter Hämoglobine beschrieben worden, die sich in 2 Gruppen einteilen lassen:
- Verfahren, die auf den veränderten Eigenschaften der endständig blockierten β-Ketten des Hämoglobins beruhen, womit HbA_1 bzw. HbA_{1c} gemessen wird;
- Verfahren, die zwischen glykiertem und nicht glykiertem HbA unterscheiden.

Die Blockierung der beiden endständigen Aminogruppen des Lysins der β-Ketten führt zu Änderungen der Struktur und des isoelektrischen Punkts von Hämoglobin. Damit wird eine Abtrennung von anderen Hämoglobinen möglich (Abb. 5.**4**).

Da alle Methoden zum Nachweis glykierter Hämoglobine gut miteinander korrelieren, sind für die Routine Fragen der Praktikabilität, der Kosten und Störfaktoren entscheidend für die Wahl des Analyseverfahrens. Voraussetzung für die Vergleichbarkeit der gemessenen Werte ist, dass vor der Bestimmung die labile Aldiminform der glykierten Hämoglobine eliminiert wird. **Labiles HbA_1** bildet sich innerhalb weniger Stunden (vorübergehende stärkere Hyperglykämien), bildet sich jedoch ähnlich schnell zu freiem Hämoglobin (HbA_0) zurück. Der labile Anteil des HbA_1 liegt zwischen 3% (bei Gesunden), 10% (bei stabiler Stoffwechsellage) und 30% (bei stark schwankenden bzw. stark erhöhten Blutglucosewerten). Die Elimination dieses labilen Anteils ist einfach und erfolgt z. B. durch Ansäuern des Hämolysats auf einen pH-Wert 5 für 30 Minuten.

In der aktuellen Diskussion über die Wertigkeit einer postprandialen Hyperglykämie für die Enstehung vaskulärer Komplikationen gewinnt die postprandiale Bildung von labilem HbA_{1c} möglicherweise an Bedeutung.

Kationenaustauschchromatographie. Mithilfe von schwach sauren Ionenaustauschern erfolgt die Trennung von glykiertem (HbA_1) und nicht glykiertem Hämoglobin mittels Mikrosäulentechnik (3, 94). Obgleich Fertigsäulen in Testkombination zur Verfügung stehen, ist die Methode zeitaufwendig und damit kostspielig, temperaturempfindlich und störanfällig. Sie spielt heute keine Rolle mehr.

Hochdruckflüssigkeitschromatographie (HPLC).
Dieses Verfahren gilt heute als Referenzmethode zur Messung von HbA$_{1c}$ (143, 144). Wenngleich eine Reihe von Störmöglichkeiten bekannt sind, besitzt diese Methode eine hohe Präzision, ist automatisierbar, bedarf einer geringen Probenmenge (5–10 µl) und ist somit auch für kapilläre Messung von HbA$_{1c}$ geeignet. Der apparative Aufwand ist jedoch groß und die Methode somit relativ teuer (Abb. 5.**6**).

Andere Trennungsverfahren, wie z. B. isoelektrische Fokussierung oder Agarose-Gel-Elektrophorese, sind für die Routine ungeeignet.

Thiobarbituratmethode und Affinitätschromatographie. Diese Methoden basieren nicht auf Ladungsunterschieden der Hämoglobinmoleküle, sondern erfassen alle als Ketoamin gebundenen Glucosemoleküle.

Durch schwache Säurehydrolyse über längere Zeit bei 100 °C mit Oxalsäure wird die hämoglobingebundene Glucose als 5-Hydroxymethylfurfural (5-HMF) abgespalten. 5-HMF bildet mit Thiobarbitursäure einen Farbkomplex, dessen Absorption bei 443 nm photometrisch quantifiziert werden kann (56, 57). Da die Menge des gebildeten 5-HMF von den Reaktionsbedingungen abhängt, müssen Temperatur, Reaktionszeit und Hb-Konzentration strikt eingehalten werden. Nur unter diesen Bedingungen findet man eine sehr gute Korrelation zu den anderen Bestimmungsmethoden.

Die Affinitätschromatographie ist insbesondere in ihrer automatisierten Version als Routinemethode geeignet. Immobilisierte Borsäure als Affinitätsgel bindet selektiv glykiertes Hämoglobin, das dann durch Pufferwechsel eluiert und quantifiziert werden kann (94).

Weitere Methoden. Radioimmunoassay, die immunoturbidimetrische Methode (225), insbesondere in der automatisierten Version, und Enzymimmunoassay unter Verwendung monoklonaler Antikörper gegen HbA$_{1c}$ gewinnen zunehmend an Bedeutung. Insbesondere das als einfaches Tischgerät (DCA 2000) einsetzbare Messsystem unter Verwendung von monoklonalen Antikörpern ist für den ambulanten Bereich hilfreich, da innerhalb weniger Minuten (< 10 Minuten) HbA$_{1c}$ exakt messbar ist. Die Bestimmung ist leider relativ teuer und eignet sich nicht für einen hohen Probendurchsatz (107).

Eine Modifikation der immunoturbidimetrischen Methode (Tina-quant) ist insbesondere für klinische Studien und für eine zentrale Bestimmung von HbA$_{1c}$ sowie für ein Home-Monitoring (vor allem bei Kindern) geeignet. Bei dieser sog. HbA$_{1c}$ via-Post-Methode wird Kapillarblut auf einen Filter aufgetragen und getrocknet.

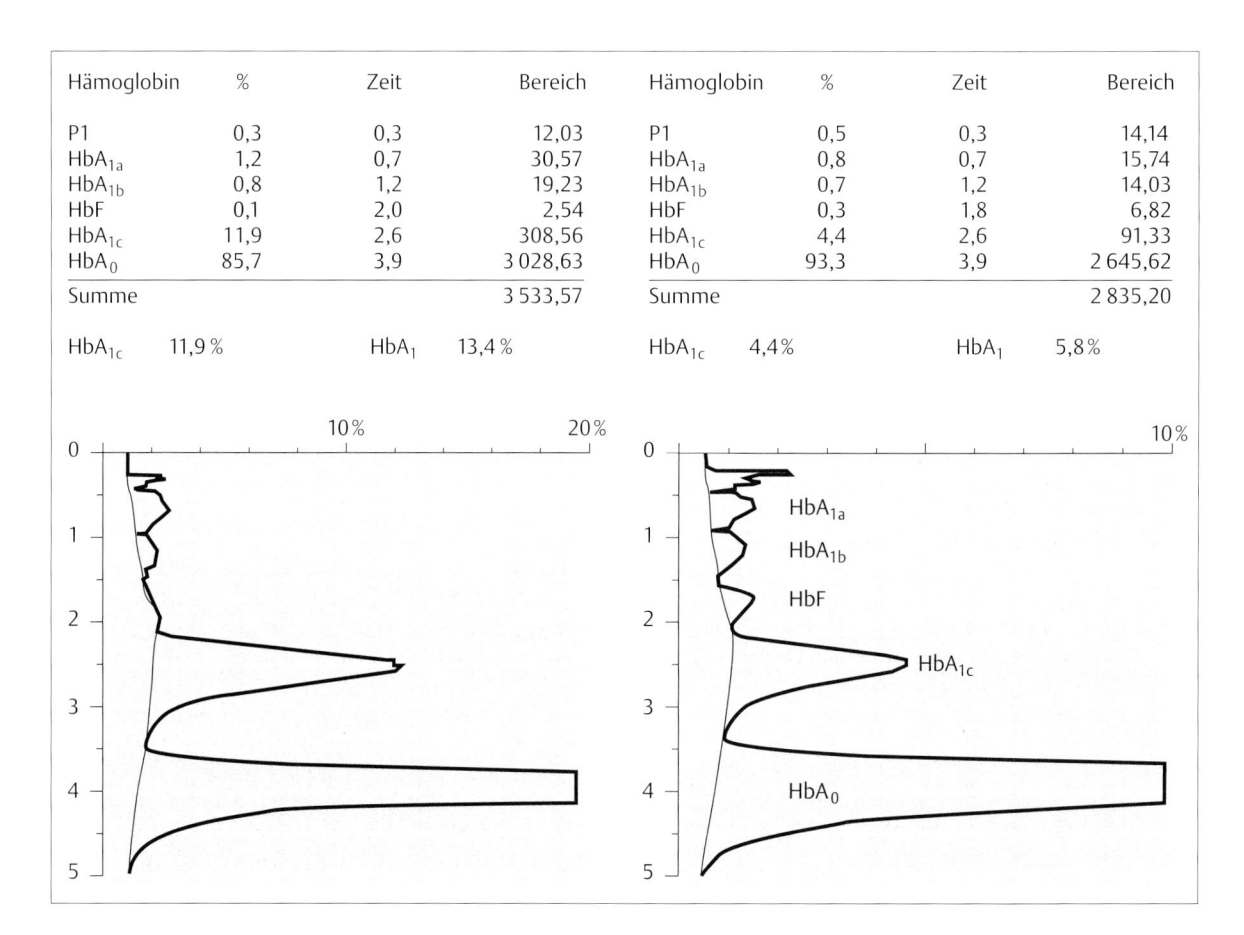

Hämoglobin	%	Zeit	Bereich	Hämoglobin	%	Zeit	Bereich
P1	0,3	0,3	12,03	P1	0,5	0,3	14,14
HbA$_{1a}$	1,2	0,7	30,57	HbA$_{1a}$	0,8	0,7	15,74
HbA$_{1b}$	0,8	1,2	19,23	HbA$_{1b}$	0,7	1,2	14,03
HbF	0,1	2,0	2,54	HbF	0,3	1,8	6,82
HbA$_{1c}$	11,9	2,6	308,56	HbA$_{1c}$	4,4	2,6	91,33
HbA$_0$	85,7	3,9	3 028,63	HbA$_0$	93,3	3,9	2 645,62
Summe			3 533,57	Summe			2 835,20
HbA$_{1c}$ 11,9 %		HbA$_1$ 13,4 %		HbA$_{1c}$ 4,4 %		HbA$_1$ 5,8 %	

Abb. 5.**6** HPLC-Analyse von Hämolysaten. Elutionsprofil bei einem Diabetiker (links) und bei einem Stoffwechselgesunden (rechts). Bei dieser Analyse kommt HbA$_2$ nicht zur Darstellung. Es würde nach dem HbA$_0$-Peak eluiert. P1 ist ein Peak, der z. B. Bilirubin und andere Stoffwechselprodukte von Hämoglobin enthält.

Die ausgestanzten, 4 mm großen Areale werden dann mit einem Hämolysierreagenz eluiert, und schließlich wird mit der vollautomatischen Tina-quant-Methode das HbA_{1c} gemessen. Eluiertes getrocknetes Blut, ergibt identische Werte wie venöses EDTA-Blut und der Variationskoeffizient liegt bei 1–3 % (101). Diese Methode ist jedoch zu wenig evaluiert und hat sich bisher nicht durchsetzen können.

Praktische Aspekte der Probennahme

Patientenvorbereitung und Probennahme. Eine besondere Vorbereitung der Patienten ist nicht nötig. Keinen Einfluss auf den HbA_1-Wert haben Tageszeit, Körperlänge, Körpergewicht, Alter (weitestgehend) und Geschlecht des Patienten, ebenso Stauung sowie der Ort der Blutabnahme (venös oder kapillär).

Probenstabilität. Das Probenmaterial (EDTA- oder Heparinblut) kann bei +2 bis +8 °C 12 Tage, bei Raumtemperatur 3–4 Tage gelagert werden, ohne dass sich die Konzentration von glykiertem Hämoglobin ändert. Ein Postversand ist somit möglich (s. a. Filtermethode).

Untersuchungsintervalle. Die rationale Basis für den kürzesten sinnvollen Messabstand liefert die Berechnung, nach der nach einem Absinken der mittleren Blutglucosekonzentration von ca. 300 mg/dl (16,6 mmol/l) auf 120 mg/dl (6,7 mmol/l) nach ca. 1 Woche ein Absinken des HbA_1 um 1 % und nach einem Monat um ca. 3 % zu erwarten ist. Eine Schwankung des HbA_1 um 1 % ist derzeit methodisch sicher zu erfassen (s. o.). Der Abstand der Messung richtet sich nach dem individuellen Therapieziel und der Zeit, in der dieses voraussichtliche Ziel erreicht werden soll.

Der Abstand zwischen 2 Messwerten sollte dann 2–4 Wochen betragen, wenn möglichst rasch eine möglichst normnahe Blutglucoseregulation angestrebt werden soll, wie z. B. bei der Neumanifestation eines Typ-1-Diabetes im Adoleszenten- und Erwachsenenalter oder bei Frauen prä- und postkonzeptionell. Normalerweise ist eine 3-monatige Kontrolle des HbA_{1c} ausreichend, sinnvoll, obligat und kosteneffizient.

Störfaktoren der HbA_{1c}-Messung (94)

Bei jeder Änderung der Überlebensdauer der Erythrozyten kommt es zu einer Verkürzung oder Verlängerung der Reaktionszeit der Glucose mit Hämoglobin und damit zu falsch niedrigen oder hohen HbA_{1c}-Werten.

Methodenunabhängige Einflüsse

➤ Erniedrigte Werte können sich ergeben:
  – nach starkem und chronischem Blutverlust mit rascher Erythrozytenneubildung,
  – bei hämolytischen Anämien,
  – bei chronischer Niereninsuffizienz und verkürzter Erythrozytenlebensdauer,
  – bei Leberzirrhose mit erhöhter Blutungsneigung und verstärktem Abbau der Erythrozyten.

➤ Erhöhte Werte können sich ergeben:
  – bei Eisenmangelanämie mit einem hohen Anteil älterer Erythrozyten,
  – nach Eisensubstitution.

Methodenabhängige Einflüsse

Hämoglobinopathien. Fetales Hämoglobin (HbF) wird bei der Ionenaustauschchromatographie und bei der Elektrophorese mit HbA_1 erfasst. Gleiches gilt auch für HbA_1 bei bestimmten HPLC-Verfahren. HbF spielt im Erwachsenenalter keine wesentliche Rolle als Störfaktor, jedoch bei Kleinkindern bis zu 4 Jahren und eventuell bei Graviden. Die Hämoglobine HbS und HbC führen zu erniedrigten, HbH zu erhöhten Werten in der Mikrosäulenmethode. Diese Hämoglobinopathien spielen lediglich bei Afroamerikanern eine Rolle: 8 % dieser Menschen sind heterozygot für HbS und 2–3 % für HbC (94, 178, 190).

Pharmaka. Bei Einnahme hoher Dosen von *Acetylsalicylsäure* (3–6 g/d) kommt es zu einer Azetylierung von Hämoglobin (144, 178), was in den meisten HbA_1-Bestimmungsmethoden zu falsch hohen Werten führt. Bei der immunoturbidimetrischen Bestimmung konnte dagegen kein Einfluss von Acetylsalicylsäure gefunden werden.

Dass *Penicilline* ebenfalls zu falsch hohen HbA_1-Werten führen, ist zwar beschrieben, aber nicht eindeutig bestätigt worden.

Alkohol. Nach Alkoholkonsum und bei chronischem Alkoholismus kommt es zu einem Anstieg von Acetaldehyd bis um das 25fache. Acetaldehyd führt zu stabilen Verbindungen mit dem N-terminalen Valin der β-Kette des Hämoglobins. Dies kann zu niedrigeren oder höheren HbA_1/HbA_{1c}-Werten führen in Abhängigkeit von der Acetaldehydkonzentration und der Bestimmungsmethode.

Niereninsuffizienz. Entsprechend folgendem Reaktionsschema kann Hämoglobin in Abhängigkeit von der Harnstoffkonzentration karbamyliert und mit den üblichen chromatografischen Tests zusammen mit HbA_1 bzw. HbA_{1c} eluiert werden (57, 144, 178).

$NH_2-CO-NH_2 \rightarrow NH_4 + -NCO$
Harnstoff   Cyanat

$Hb-NH_2 + HN-C=O \rightarrow Hb-NH-CO-NH_2$
Isocyansäure   karbamyliertes mHb

Daraus können falsch hohe Werte resultieren, insbesondere bei weit fortgeschrittener Niereninsuffizienz (Serumkreatinin > 5 mg/dl = 440 µmol/l). Zusätzlich können die gemessenen Werte von glykiertem Hämoglobin durch die renale Anämie (mehr ältere Erythrozyten, s. o.) und durch eine Erythropoetin- und Eisentherapie beeinflusst werden, was die Interpretation komplex und schwierig macht.

Beurteilungskriterien

Normalbereichsangaben sind schlecht möglich, da abhängig von der Bestimmungsmethode HbA_1 versus HbA_{1c} bzw. glykiertes Hämoglobin unterschiedliche Normalwerte gemessen werden und selbst bei der HPLC-Methode, die als Referenzmethode gilt, verschiedene Normalwerte erzielt werden (Tab. 5.**8**). Hinzu kommt, dass trotz der enormen Bedeutung von HbA_{1c} für die Betreuung des Diabetikers noch keine obligaten Ringversuche existieren, die die Qualität der unterschiedlichen Analysen sichern. Es wird jedoch gerade an einem internationalen HbA_{1c}-Standard gearbeitet (s. o.). Damit wird die Vergleichbarkeit der HbA_{1c}-Werte sicherlich besser werden.

Basierend auf einer massenspektroskopischen Methode wurde kürzlich eine neue Methode für die Bestimmung von glykiertem Hämoglobin entwickelt, bei der die Glykierung des N-Terminus Alanin der β-Kette des Hämoglobins bestimmt wird. Die International Federation of Clinical Chemists hat eine Referenzmethode entwickelt. Diese besitzt eine niedrige individuelle Varianz, die Präzision ist deutlich größer und Änderungen des HbA_{1c} um 0,35–0,5% werden als signifikant betrachtet. Der Variationskoeffizient beträgt 1–2%. Der Referenzbereich bei Nichtdiabetikern wird bei ca. 3–5% und damit deutlich unterhalb des derzeitigen Bereichs von 4–6% liegen. Eine Umstellung auf diesen neuen Bereich auf nationaler und internationaler Ebene wird problematisch, insbesondere in Hinblick auf Schlüsselpublikationen innerhalb der Diabetologie wie der DCCT und UKPDS und Therapieempfehlungen im Rahmen nationaler und internationaler Leitlinien (24, 72, 88, 112, 128). Sie sollte aber dennoch unbedingt durchgeführt werden, da es dann möglich sein wird, alle Labormethoden mit einem international gültigen HbA_{1c}-Standard zu kalibrieren und Studienergebnisse besser vergleichbar zu machen.

Umrechnungen. Es besteht eine enge Korrelation zwischen durchschnittlichen Blutglucosekonzentrationen und HbA_{1c}, sodass aus dieser engen Beziehung von einem HbA_{1c}-Wert ausgehend die mittlere Blutglucosekonzentration errechnet werden kann:

mittlere BG (mg/dl) = $36 \times HbA_{1c} - 100$

Eine Änderung des HbA_{1c} um 1% entspricht demnach einer Änderung des mittleren Glucosespiegels um 36 mg/dl (2,0 mmol/l).

Für die Umrechnung des HbA_1 in HbA_{1c} gilt:

HbA_1 (%) = $1,12 \times HbA_{1c} + 2,2$

Für den praktischen Gebrauch kann davon ausgegangen werden, dass HbA_1-Werte, die mehr als 3% über dem oberen Referenzbereich liegen, einer mittleren Blutglucosekonzentration von über 200 mg/dl (11,1 mmol/l) entsprechen. Ein HbA_1 im Referenzbereich besagt zwar, dass die mittlere Blutglucosekonzentration im Normalbereich liegt, bedeutet jedoch nicht, zu welchem Anteil dieser Wert aus wechselnden Hypo- und Hyperglykämiephasen resultiert.

Diskrepanzen zwischen Blutglucose- und HbA1c-Werten. Diskrepanzen zwischen dem Blutglucosespiegel und den HbA_{1c}-Werten sind z. B. denkbar unter folgenden Umständen:
➤ Analysefehler oder Störfaktoren bei der HbA_{1c}-Messung,
➤ systematische Messfehler der Blutglucose bei Selbstkontrolle,
➤ bewusste Fehldokumentation von Blutglucosewerten, z. B. bei gestörter Arzt-Patienten-Beziehung,
➤ in der Blutglucoseselbstkontrolle nicht erfasste Stoffwechseldekompensationen (z. B. zu seltene Messungen der Blutglucose).

Glykierte Plasmaproteine („Fructosamine")

Physiologische Grundlagen und Messprinzip. Plasmaproteine werden ähnlich wie Hämoglobine nichtenzymatisch glykiert. Der Glykierungsgrad ist wie beim Hämoglobin abhängig von Höhe und Dauer der Hyperglykämie und von der biologischen Halbwertszeit der Plasmaproteine. Die entstandenen Ketoamine werden auch als Fructosamine bezeichnet. Der Wert spiegelt hauptsächlich den Glykierungsgrad von Albumin und IgG (Hauptkomponente der Plasmaproteine) wider. Da Albumin und IgG im Mittel eine Halbwertszeit von etwa 20 Tagen haben, ist eine retrospektive Aussage über den Blutglucosespiegel in den letzten 1–3 Wochen möglich. Die Fructosaminbestimmung ist sicher kein Ersatz für die Messung von HbA_1/HbA_{1c}, sondern eventuell ein zusätzlicher Parameter der Stoffwechselkontrolle: kurzes Integral (1–3 Wochen) für Fructosamin, langes Integral (8–12 Wochen) für HbA_{1c} (10, 28, 93, 204).

Bestimmungsmethode. Nitroblautetrazolium wird im alkalischen Milieu von Ketoaminen zu Formazan re-

Tab. 5.**8** Richtwerte für HbA_1, HbA_{1c} und glykierte Hämoglobine (GHb)

Messgröße	Methode	Einheit	Mittelwert	Normalbereich*
HbA_{1c}	Ionenaustauscher	% am Gesamt-Hb	6,5	5–8
HbA_{1c}	HPLC	% am Gesamt-Hb	4,5	3,1–6,0
GHb**	TBA	% am Gesamt-Hb	6,4	5,3–7,5

* Diese Normalbereiche sollten in jedem Labor individuell erstellt werden
** Spielt in der klinisch-chemischen Routine keine Rolle mehr
HPLC = High Pressure Liquid Chromatography, TBA = Thiobarbituric Acid Colorimetry

duziert. Die Geschwindigkeit der Reduktion ist proportional zur Fructosaminkonzentration. Die Analyse kann vollautomatisiert durchgeführt werden und ist preiswert und schnell. Entsprechende Testkombinationen sind im Handel (z. B. Roche Diagnostics).

Probennahme. Körperlage und venöse Stauung sind von erheblichem Einfluss. Eine Erhöhung der Fructosaminkonzentration bis zu 10 % wurde bei längerer Orthostase und venöser Stauung (länger als 2 Minuten) beschrieben. Verwendet wird Serum. Die Stabilität beträgt ca. 2 Tage, tiefgefroren sehr lange.

Störfaktoren. Die durch Hyperurikämie, Hyperlipidämie und Proteinmatrixeffekte bedingten Störungen werden durch die Zugabe von Detergens und Uricase zum Reagens eliminiert.

Falsch hohe Werte werden bei Bilirubinwerten von über 2 mg/dl (34 µmol/l) und einer Hämolyse von mehr als 1 g Hb/l gemessen. Falsch niedrige Werte werden durch Heparin- und EDTA-Plasma, Calciumdobesilat, Dopamin und α-Methyldopa beobachtet. Auch bei Blut- und/oder Eiweißverlust über den Magen-Darm-Trakt, die Nieren und die Haut ergeben sich falsch niedrige Werte.

Da der Fructosaminwert stark von der Gesamteiweißkonzentration abhängt, muss der Messwert auf den Median der Proteinkonzentration korrigiert werden.

Referenzbereich: 205–285 µmol/l (2,5.–97,5. Perzentile)

Indikation. Eine Indikation zur Bestimmung von Fructosamin besteht dann, wenn
➤ eine HbA_1/HbA_{1c}-Messung nicht möglich ist,
➤ nicht eliminierbare Störfaktoren die HbA_{1c}-Bestimmung wertlos machen,
➤ kurzfristige Stoffwechseländerungen, z. B. über 2–3 Wochen, erfasst werden sollen,
➤ Blutglucoseprofile aus medizinischen oder psychischen Gründen vom Patienten nicht erstellt werden.

Die Fructosaminmessung ist billiger als die HbA_1/HbA_{1c}-Bestimmung. Die größere Zahl der notwendigen Fructosaminmessungen hebt dieses Argument jedoch auf. Die Fructosaminbestimmung ist dann wertlos, wenn albuminverlierende Krankheiten bestehen (z. B. nephrotisches Syndrom, Blutungen, Enteritis), da dann die Halbwertszeit von Albumin stark verkürzt ist und falsch niedrige Werte resultieren.

Die Bestimmung der Glykierungsrate hat sich praktisch nicht durchgesetzt:

$$\text{Glyc-R} = \frac{\text{Fructosamin} \times 2{,}2}{HbA_{1c}} (\%)$$

Glucosetoleranztests

Oraler Glucosetoleranztest (OGTT)

Zum Thema „Provokationstests zur Früherkennung des Diabetes mellitus" wurde in den letzten Jahrzehnten eine Vielzahl an Publikationen erstellt. Es ist deshalb notwendig, eine Beschränkung auf wesentliche Fakten vorzunehmen, die zum besseren Verständnis der praktisch-diagnostischen Möglichkeiten beitragen. Während der manifeste Diabetes durch eine auch unter Alltagsbedingungen bestehende Hyperglykämie und Glukosurie gekennzeichnet ist, kann das Stadium der pathologischen Glucosetoleranz nur mithilfe von Belastungsproben erkannt werden. Wichtigste Funktionsprobe ist der einzeitige OGTT, der allein eine vollständige Prüfung des gesamten Regulationssystems der Blutglucose einschließlich der Magenentleerung und intestinaler Faktoren der Insulinsekretion erlaubt.

Vorbedingungen und Vorbereitung

Da der OGTT zu den am häufigsten durchgeführten Funktionsproben in der Medizin zählt, wurde bereits 1965 von einem Expertenkommittee der WHO der Versuch unternommen, Standardbedingungen für den Test zu erarbeiten.

Standards. Im Jahre 1979 wurden detaillierte Empfehlungen zur Vorbereitung, Durchführung und Auswertung publiziert (141). Dabei wurde auch in allen Einzelheiten auf Faktoren und Umstände hingewiesen, die die Glucosetoleranz verändern und somit ein falsch pathologisches Ergebnis vortäuschen können. Hierzu zählen insbesondere kohlenhydratarme Ernährung, Immobilisation, schwere Erkrankungen (Stress) sowie eine Reihe von Medikamenten, die den Blutglucosespiegel beeinflussen können (Tab. 5.**9**). Auch neurovegetative Einflüsse können u. U. eine Rolle spielen. Die Nüchternperiode vor dem Test ist limitiert, da eine Abhängigkeit der Ergebnisse von der Dauer der Nüchternperiode gefunden wurde. Wegen zirkadianer Änderungen der Glucosetoleranz wird der Testbeginn zwischen 7 und 9 Uhr morgens festgelegt. Die praktisch wichtigsten Einzelheiten der Vorbereitung des Tests sind in Tab. 5.**9** zusammengefasst.

Praktische Durchführung

Glucosebelastung. Nach Abnahme der Nüchternglucose wird eine für eine Testdauer von 2 Stunden ausreichende Provokationsdosis von 75 g Glucose als etwa 25 %ige Lösung – also in 300 ml Wasser oder Tee – innerhalb von 5 Minuten oral verabreicht (5, 234, 235). Eine Berechnung der Glucosedosis in g/kg Körpergewicht oder in g/qm Körperfläche wird beim Erwachsenen als nicht erforderlich angesehen (105).

Anstelle einer reinen Glucoselösung kann auch ein Oligosaccharidgemisch verabreicht werden, das in seiner Zusammensetzung der Standardmenge von 75 g Glucose angeglichen ist und das eine bessere Verträglichkeit und einen angenehmeren Geschmack hat (135). Gastrointestinale Unverträglichkeitserscheinungen, die immer wieder als Grund für die Anwendung einer niedrigeren Glucosedosis angegeben wurden, sind relativ selten und bei einem Oligosaccharidgemisch praktisch zu vernachlässigen. Ein gebrauchsfertiges Glucose-Oligosaccharid-Gemisch ist unter dem Namen Dextro OGT im Handel erhältlich. Bei Kindern wird wegen der Gewichtsdifferenzen in den einzelnen Altersgruppen eine Glucosedosis von 1,75 g/kg Körpergewicht empfohlen,

Tab. 5.9 Medikamente mit potenziell verschlechternder Wirkung auf die Glucosetoleranz (modifiziert nach O'Bryne u. Feely 1990)

Diuretika und Antihypertensiva

- Chlortalidon
- Clonidin
- Diazoxid
- Thiazidderivate
- Furosemid
- Etacrynsäure

Hormone

- ACTH
- Glucagon
- Glucocorticoide
- orale Kontrazeptiva
- Wachstumshormon
- Schilddrüsenhormone in hohen Dosen
- D-Thyroxin

Psychopharmaka

- Chlorprothixen
- Haloperidol
- Lithiumcarbonat
- Phenothiazine (Chlorpromazin, Perphenazin)
- trizyklische Antidepressiva (Amitriptylin, Despramin, Doxepin, Imipramin, Nortriptylin)
- Serotonin-Re-uptake-Inhibitoren (z. B. Olanzapin, Paroxetin, Fluoxetin)

Catecholamine und andere neurologisch aktive Substanzen

- Adrenalin
- Isoproterenol
- Noradrenalin
- Diphenylhydantoin

Verschiedene

- L-Asparaginase
- Isoniazid
- Nicotinsäure
- Indometacin
- Amiodaron
- Pentamidin
- Proteaseinhibitoren zur Therapie bei HIV-Infizierten

Tab. 5.10 Vorbedingungen zur Durchführung des OGTT

- zumindest 3 Tage vor dem Test kohlenhydratreiche Kost mit ca. 150–250 g Kohlenhydraten täglich
- normale körperliche Aktivität; in der Regel Untersuchung ambulanter Patienten
- Ausheilung einer akuten Erkrankung möglichst 2 Wochen vor dem Test
- mindestens 3 Tage vor dem Test Absetzen oder genaue Protokollierung folgender Medikamente:
  - sämtliche Hormone (auch Kontrazeptiva), orale Antidiabetika, Diuretika vom Thiazidtyp, Salicylate
  - keine Testung 3 Tage vor, während und 3 Tage nach der Menstruation
- mindestens 8–12 Stunden vor dem Test Verbot von Rauchen, Kaffee und extremer körperlicher Aktivität
- Nüchternperiode vor dem Test mindestens 8 und höchstens 12 Stunden

wobei selbstverständlich ein Maximum von 75 g Glucose nicht überschritten werden darf (16, 234). Auch hier kann ein Oligosaccharidgemisch (7 ml Dextro OGT/kg Körpergewicht) verwendet werden.

Verhaltensmaßregeln für den Patienten. Während des Tests sollte der Proband halb aufgerichtet sein oder sitzen. Er kann dabei kurz aufstehen, jedoch müssen körperliche Belastungen und Rauchen während des Tests unbedingt unterbleiben. Die Messung der Testzeit setzt ein, wenn der Patient die Zuckerlösung zu trinken beginnt. Die Aufnahme der Testdosis sollte nicht länger als 5 Minuten dauern (108, 234).

Glucosebestimmung. Zusätzlich zum Nüchternwert wird der Blutglucosespiegel zum Nachweis einer gestörten Glucosetoleranz nach 60 und 120 Minuten bestimmt (bei Kindern zusätzlich auch nach 30 und 90 Minuten). Zum Nachweis einer reaktiven Hypoglykämie im Rahmen einer Hypoglykämie-Abklärung (s. u.) folgen weitere Glucosebestimmungen nach 180, 240 und 300 Minuten ab Testbeginn. Im Gegensatz zu amerikanischen Vorschlägen wird in Europa die Blutglucosebestimmung im Kapillarblut bevorzugt (s. o.). Zur Analyse sollten nur spezifische, enzymatische Testmethoden verwendet werden, die die „wahre Glucose" im Blut nachweisen und die qualitätsgesichert sind (Labormethode und keine Teststreifenmethode!). Am Ende des Toleranztests kann eine Analyse des Spontanurins auf Glucose (zur Differenzialdiagnose der renalen Glukosurie wichtig) durchgeführt werden.

Einflüsse und Störfaktoren

Eine Vielzahl von Ursachen und Umständen können die Glucosetoleranz beeinflussen, deren Detaildiskussionen hier zu weit führen würde (Tab. 5.9; 145, 146). Dennoch soll auf die praktisch wichtigsten Punkte hingewiesen werden.

Zu unterscheiden ist zwischen **Erkrankungen**, bei denen gehäuft ein Diabetes vorkommt, sowie Einwirkungen auf den Organismus bzw. eine Änderung der Resorptionsverhältnisse, die zu einer vorübergehenden oder dauerhaften Störung der Kohlenhydrathomöostase führen können, z. B. Magenentleerungsstörungen oder Operationen am oberen Gastrointestinaltrakt. Es ist auch bekannt, dass ein Diabetes im Rahmen von Endokrinopathien mit vermehrter Produktion diabetogener Hormone (z. B. Akromegalie, Cushing-Syndrom, Phäochromozytom) und auch bei der Leberzirrhose häufig vorkommt.

Viele **Medikamente** können zu einer nachteiligen Beeinflussung der Glucosetoleranz führen (145, 146). In Tab. 5.9 sind nur die Pharmaka mit nachgewiesener Wirkung beim Menschen angegeben. Weitere Arzneien, deren Effekte auf die Glucosetoleranz als fraglich gelten, wurden nicht erwähnt. Bei der Beurteilung einer Glucosebelastungskurve muss eine entsprechende Medikation in die Interpretation einbezogen werden. Es kann jedoch nicht immer entschieden werden, ob es sich bei einer Auffälligkeit nur um einen alleinigen pharmakologischen Effekt oder aber um eine Wechselwirkung mit einer ohnehin vorhandenen Prädisposition für eine abnormale Glucosetoleranz handelt. Wichtig ist, dass z. B. Glucocorticoide in höheren Dosierungen den Blutzuckerspiegel erhöhen, während andere Stoffe wie z. B. Salicylate oder Alkohol blutzuckersenkend wirken. Unselektiv wirkende β-Blocker können die Glucosetoleranz beim Diabetiker verschlechtern, aber auch kardioselektive β-Blocker mit geringer oder fehlender Lipophilie können einen negativen Einfluss haben (74). Bei den Diuretika sind insbesondere Thiazide und weniger Furosemid und Etacrynsäure betroffen, während für Triamteren und Spironolacton keine nachteiligen Wirkungen auf die Kohlenhydrattoleranz nachweisbar waren. Entsprechend ist das „diabetogene Risiko" einer langjährigen Behandlung mit Thiaziden in der Praxis gering (74, 134). Auch Kontrazeptiva können die Glucosetoleranz verschlechtern (232).

Eine Dokumentation aller Pharmaka, die zum Zeitpunkt des OGTT eingenommen werden, ist für die Befundinterpretation sehr wichtig und darf nicht vernachlässigt werden.

Beurteilungskriterien des Tests

Überblick über die Kriterien. Zumindest ebenso wichtig wie die korrekte technische Durchführung des OGTT ist die diagnostische Wertung der ermittelten Blutglucosekonzentrationen. Bisher wurden eine Vielzahl unterschiedlicher Kriterien publiziert, sodass dem nicht diabetologisch Erfahrenen beträchtliche Zweifel an der diagnostischen Relevanz dieser Funktionsprobe zugestanden werden müssen (83). Dies war einer der Punkte, warum der OGTT auch in neuerer Zeit kritisiert wurde (91). Neben der Bewertung der absoluten Blutglucosekonzentrationen wurde versucht, durch Summenbildung (114) und durch kompliziertere statistische Methoden (97) die diagnostische Aussagekraft des Tests zu verbessern.

In Tab. 5.**11** sind die von der WHO vorgeschlagenen Kriterien zur Diagnose einer pathologischen Glucosetoleranz für Kapillarblut, venöses Plasma und venöses Vollblut wiedergegeben (234, 235). Wichtigstes Testkriterium insbesondere für epidemiologische und Populations-Screening-Untersuchungen ist der 2-Stunden-Wert im OGTT (234, 235). Die Fastenglucose ist weniger zuverlässig, da die Fastendauer häufig unklar ist und weil ca. 1/3 aller Menschen mit einem Diabetes mellitus (vorwiegend Typ-2-Diabetes) zwar schon im 2-Stundenwert einen Diabetes mellitus haben, aber noch normale Fastenglucosewerte (13, 39–41)

Altersabhängigkeit. Es ist schon lange bekannt, dass sich die Glucosetoleranz altersabhängig verschlechtert (4, 40, 197). Altersadaptierte Kriterien in der Frühdiagnostik des Diabetes mellitus werden aber heute übereinstimmend als nicht notwendig angesehen.

Reproduzierbarkeit. Die mäßige Reproduzierbarkeit war immer schon einer der wesentlichen Kritikpunkte an der diagnostischen Relevanz des OGTT (105,

Tab. 5.**11** Kriterien für die Diagnose eines Diabetes mellitus (Expert Committee of Diagnosis and Classification of Diabetes mellitus. Diabetes Care. 1997:20;1183)

- Symptome plus ein aktueller Plasmaglucosewert von über 200 mg/dl (11,1 mol/l).
  Der aktuelle Plasmaglucosewert ist unabhängig von der Tageszeit und dem Abstand zur letzten Mahlzeit. Die klassischen Symptome umfassen Polyurie, Polydipsie und nicht geklärter Gewichtsverlust.
- Nüchternplasmaglucose über 126 mg/dl (7,0 mol/l). Nüchtern ist definiert als mindestens 8 Stunden nach der letzten Kalorienzufuhr.
- 2-Stunden-Plasmaglucose während einer oralen Glucosebelastung (75 g) höher als 200 mg/dl.

116). Eine Übersicht über die angloamerikanische Literatur findet sich bei West (228). Dies überrascht nicht, da das komplizierte Regulationssystem der Blutglucose mit einer Vielzahl von funktionellen, metabolischen und hormonellen Faktoren erheblichen individuellen Schwankungen unterliegt. Gründe dafür können u. a. die Variabilität der Insulinsekretion und der Glucoseaufnahme in der Peripherie sein (228). Die als ungenügend beurteilte Reproduzierbarkeit beruht also nicht nur auf dem Test als solchem, sondern auch auf der biologischen Variabilität des Individuums.

Hinzu kommt eine Vielzahl von exogenen Faktoren, die die Glucosetoleranz im Einzelfall beeinflussen können (s. o.). Die Reproduzierbarkeit ist aber zusätzlich noch methodenabhängig. So konnten z. B. Toeller u. Knussmann (211) zeigen, dass die Reproduzierbarkeit des OGTT mit steigender Provokationsdosis zunimmt. Hierbei wurden bei stoffwechselgesunden männlichen Probanden je 5-mal hintereinander unter kontrollierten Bedingungen orale Glucosebelastungen mit 50, 75 und 100 g Glucose durchgeführt. Der Variationskoeffizient beträgt nach 1 Stunde bei einer Testdosis von 100 g Glucose 20% (im Vergleich zu 30% nach Applikation von 50 g Glucose). Nach 2 Stunden sind die Unterschiede der 100-g-Dosis im Vergleich zur 50-g- und 75-g-Dosis signifikant. Der Variationskoeffizient fällt hier von 33% (bei 50 g Glucose) und 34% (bei 75 g Glucose) auf 20% (bei 100 g Glucose) signifikant ab. Offenbar führen Provokationsdosen unter 100 g Glucose zu einer schlechteren Reproduzierbarkeit (116). Der Variationskoeffizient lässt sich jedoch an allen Messpunkten des OGTT nicht unter 20% senken. Aus der Variabilität des OGTT ergibt sich insbesondere in diagnostischen Grenzfällen oder bei irgendwelchen Zweifeln an den Ergebnissen die Empfehlung, eine Wiederholung (frühestens nach 1 Woche) vorzunehmen.

Interpretation der Testbefunde

Diabetes-Diagnose. 3 Wege zur Diagnose eines Diabetes mellitus sind möglich, wobei jede Methode an einem folgenden Tag durch eine der in Tab. 5.**11** genannten Methoden bestätigt werden muss. Wenn also z. B. an einem Tag klassische Symptome plus eine Plasmaglucose von über 200 mg/dl (11 mmol/l) gefunden wer-

den, muss dies am folgenden Tag bestätigt werden durch:
- Nüchternplasmaglucose > 126 mg/dl (7 mmol/l) oder
- einen 2-Stunden-Plasmaglucosewert nach oraler Glucose > 200 mg/dl oder
- oder Symptome mit einem aktuellen Plasmaglucosewert von > 200 mg/dl.

In Tab. 5.**12** sind die von der WHO, der American Diabetes Association und der Deutschen Diabetes-Gesellschaft empfohlenen Kriterien zur Diagnose einer pathologischen Nüchternglucose, einer gestörten Glucosetoleranz oder eines Diabetes mellitus für Kapillarblut, venöses Plasma/Serum und venöses Vollblut wiedergegeben. (5, 6, 46, 47).

Die WHO empfiehlt zur Diagnose der gestörten Glucosetoleranz bei **Schwangeren** (75 g) und bei **Kindern** (1,75 g/kg bis zu einem Maximum von 75 g Glucose) grundsätzlich die gleiche Durchführung und Bewertung des OGTT wie bei Erwachsenen (234).

Gestationsdiabetes. Die Deutschen Diabetes-Gesellschaft empfiehlt in ihrer evidenz-basierten Leitlinie folgende Kriterien der Beurteilung einer OGT in der Schwangerschaft als pathologisch (Tab. 5.**13**; 46): Die Diagnose Gestationsdiabetes ist gesichert, wenn mindestens 2 Werte die Grenzen überschreiten. Bei nur einem pathologischen Wert soll der Test innerhalb von 2 Wochen wiederholt werden.

Für Screening-Untersuchungen auf Gestationsdiabetes hat sich das in Tab. 5.**14** angegebene Vorgehen bewährt.

Pathologischer OGTT ohne Diabetes. Eine gestörte Glucoseverwertung kann bei einem OGTT auch gemessen werden, ohne dass ein Diabetes vorliegt. Die wichtigsten Ursachen für ein solches falsch positives Ergebnis sind in Tab. 5.**15** zusammengefasst

Zusätzlich wurde eine Gruppe von Menschen definiert, deren Werte nicht die Kriterien eines Diabetes erfüllen, deren Nüchternglucosewerte aber höher sind als bei Normalpersonen. Dieser Status wird IFG (impaired fasting glucose) genannt (Tab. 5.**11**). Welche pathophysiologische Bedeutung diese Werte haben, ist sowohl in Hinblick auf die Progression zum manifesten Diabetes mellitus als hinsichtlich der Entwicklung vaskulärer Komplikationen ungeklärt (212). Eine gestörte Nüchternglucose sollte auf jeden fall durch einen OGTT weiter abgeklärt werden.

Minimaler Glucoseanstieg. Gelegentlich findet man bei Patienten einen nur minimalen Anstieg der Blutglucose nach oraler Glucosegabe. Diese „flachen Kurven" können ganz unterschiedliche Ursachen haben und müssen auf jeden Fall abgeklärt werden (Tab. 5.**16**).

Tab. 5.**12** Kriterien der Blutglucosewerte (mg/dl bzw. mmol/l) zur Diagnose einer gestörten Nüchternglucose, einer gestörten Glucosetoleranz und eines manifesten Diabetes mellitus im OGTT (75 g Glucose in 250–300 ml bei Erwachsenen und 1,75 g/kg Körpergewicht, max. 75 g Glucose für Kinder) (mod. nach Expert Committee of Diagnosis and Classification of Diabetes mellitus. Diabetes Care. 1997:20;1183)

	Vollblut		Plasma/Serum	
	venös	kapillär	venös	kapillär
Diabetes mellitus				
nüchtern	>=110 (>=6,1)	>=110 (>=6,1)	>=126 (>=7,0)	>=126 (>=7,0)
2 Stunden nach Glucose	>=180 (>=10,0)	>=200 (>=11,1)	>=200 (>=11,1)	>=220 (>=12,2)
Gestörte Nüchternglucose				
	>=100 (>=5,6)	>=100 (>=5,6)	>=110 (>=6,1)	>=110 (>=6,1)
Gestörte Glucosetoleranz				
nüchtern	>=110 (>=6,1)	>=110 (>=6,1)	>=126 (>=7,0)	>=126 (>=7,0)
2 Stunden nach Glucose	120–180 (6,7–10,0)	140–200 (7,8–11,1)	140–200 (7,8–11,1)	160–220 (8,9–12,2)

Tab. 5.13 Kriterien eines Gestationsdiabetes im oralen Glucosetoleranztest bei einer Glucosebelastung mit 75 g (Expert Committee of Diagnosis and Classification of Diabetes mellitus: Diabetes Care. 1997;20;1183)

Testzeitpunkt	Kapillares Vollblut mg/dl (mmol/l)	Venöses Vollblut mg/dl (mmol/l)
Nüchtern	> 85 (> 4,7)	> 85 (> 4,7)
60 Minuten	> 180 (> 10,0)	> 165 (> 9,2)
120 Minuten	> 155 (> 8,6)	> 140 (> 7,8)

Grenzwert der Nüchternblutglucose für venöses Plasma/Serum: 95 mg/dl (5,3 mmol/l; übrige Grenzwerte identisch mit denen für kapilläres Vollblut

Tab. 5.14 Screening auf Gestationsdiabetes

Ein Gestationsdiabetes kann ohne und mit Glukosurie vorkommen.
Verdacht auf einen Gestationsdiabetes besteht, wenn
– Nüchternglucose > 90 mg/dl (5,0 mmol/l) oder
– spontane Blutglucose > 140 mg/dl (7,8 mmol/l)
Screening bei jeder Schwangeren in der 24.–28. Schwangerschaftswoche!
Methodik des Screenings:
– orale Gabe von 50 g in 200 ml Wasser unabhängig von Tageszeit und vorangegangener Mahlzeit
– Glucose- oder Oligosaccharidgemisch in ca. 5 Minuten trinken lassen
– einmalige Blutglucosebestimmung 60 Minuten nach Glucosetrunk
– falls Blutglucose (kapillär) > 140 mg/dl (7,8 mmol/l): Verdacht auf Gestationsdiabetes → OGTT zwingend erforderlich!

Tab. 5.15 Wichtige Ursachen eines abnormen OGTT oder einer nur vorübergehenden Glucosetoleranzstörung ohne Vorliegen eines Diabetes mellitus

– Magenresektion, akute Magen-Darm-Erkrankungen
– Hunger, Unterernährung, körperliche Inaktivität
– Medikamente, z. B. Glucocorticoide, Diuretika, Sympathomimetika. β-Blocker in hohen Dosen
– akute Lebererkrankungen
– akute Stresssituationen (akute schwere Erkrankungen, Trauma, Operation)
– Kaliummangel, Hyperthyreose

Tab. 5.16 Ursachen für unzureichenden Anstieg der Blutglucose nach oraler Glucosegabe

– Erbrechen nach Glucosetrunk
– schwere Gastroparese
– gleichzeitige Gabe glucosesenkender Medikamente (Sulfonylharnstoffe, Insulin)
– schwere Malabsorption
– organischer Hyperinsulinismus (selten; hier meist pathologische Glucosetoleranz)
– Gabe von Di- und Oligosacchariden als Glucoseäquivalente (Dextro-OGT) bei gleichzeitiger Einnahme von α-Glucosidaseinhibitoren (Acarbose, Miglitol)
– Mangel an kontrainsulinären Hormonen, z. B. bei Hypophysenvorderlappen- oder primäre Nebennierenrindeninsuffizienz

Stufendiagnostik bei Verdacht auf Diabetes mellitus

Prinzipiell kann die Diabetesdiagnose durch Einzelbestimmungen der Blutglucose unter definierten Bedingungen (Nüchtern, 2-Stunden-Wert im OGTT, nicht nüchtern im Tagesverlauf) gestellt werden. Die Diagnose eines manifesten Diabetes mellitus wird gestellt, wenn Blutglucosewerte im Tagesablauf ohne Bezug zur letzten Mahlzeit 200 mg/dl (11,1 mmol/l) und mehr im venösen Plasma/Serum oder im kapillären Vollblut betragen. Diese Grenzwerte gelten unabhängig davon, ob klassische Symptome vorhanden sind oder nicht. Ein Glucosewert unter definierten Bedingungen (Nüchternperiode von mindestens 8 Stunden) von 126 mg/dl (7,0 mmol/l) und höher im venösen Plasma/Serum bzw. über 110 mg/dl im kapillären Vollblut bestätigen die Diagnose eines manifesten Diabetes. Dies gilt ebenso für einen 2-Stunden-Wert im OGTT von 200 mg/dl (11,1 mmol/l) und mehr im kapillären Vollblut oder im venösen Plasma/Serum (bei Belastung mit 75 g Glucose).

Prognose einer gestörten Glucosetoleranz

Prospektive Aussagekraft des OGTT. Der OGTT wurde als wenig geeignet bezeichnet, die Entwicklung eines manifesten Diabetes mit ausreichender Sicherheit vorauszusagen (105, 117, 141). Tatsächlich existieren relativ wenige Studien, die die Untersuchung des natürlichen Verlaufs einer gestörten Glucosetoleranz – und damit die Berechtigung der bisherigen klinischen Lehrmeinung eines kontinuierlichen Übergangs vom diabetischen Frühstadium zur manifesten Erkrankung – zum Ziel hatten (99, 100, 115, 150, 174, 182, 192). Offenbar hängt die spätere Entwicklung eines manifesten Diabetes neben den unterschiedlichen Auswahlkriterien der Patienten und der Durchführung des OGTT bei der Erstdiagnose von den später zum Beweis des manifesten Diabetes angewandten Kriterien und insbesondere von der Beobachtungsdauer ab.

Trotz der unterschiedlichen Anlage der vorliegenden Studien, aus denen klar hervorgeht, dass der Grad einer pathologischen Glucosetoleranz nicht zwangsläufig in einen manifesten Diabetes übergeht, kann man folgende wichtige Schlüsse ziehen:

▶ Unter den sehr heterogenen Bedingungen bisheriger Untersuchungen ist bei gestörter Glucosetoleranz (früher „subklinischer Diabetes") innerhalb einer Dekade mit einer Wahrscheinlichkeit von 20–60% (Mittelwert etwa 40%) mit einer Diabetesmanifestation zu rechnen. Dies entspricht etwa dem 8fachen der Häufigkeit manifester Diabetiker in der Durchschnittsbevölkerung (44) und bedeutet keine schlechte, sondern eine bemerkenswert gute Trefferquote, die bei längerer Beobachtungsdauer über 10 Jahre weiter zunehmen wird. Auch bei grenzwertig abnormer Glucosetoleranz muss offenbar mit einer progredienten Verschlechterung gerechnet werden (81). Eine neue große prospektive Bevölkerungsstudie bei Männern

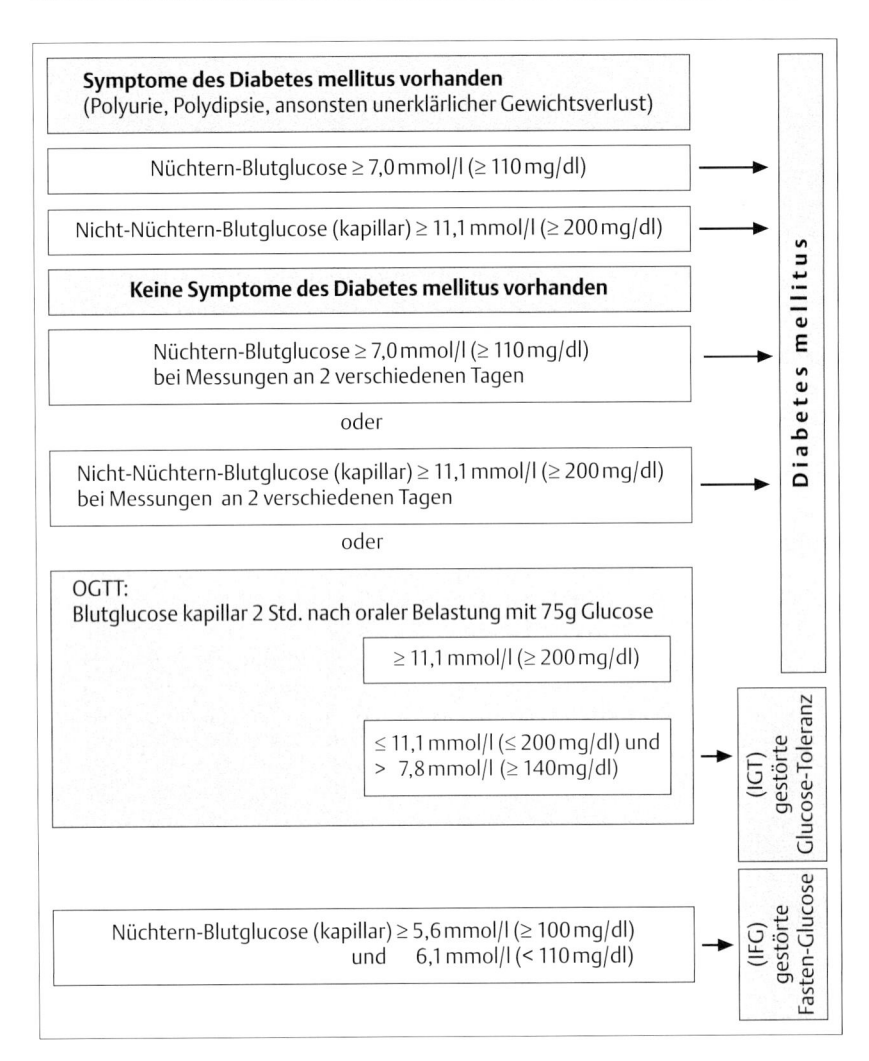

Abb. 5.7 Stufendiagnostik eines Diabetes mellitus oder einer gestörten Glucosetoleranz

```
Symptome des Diabetes mellitus vorhanden
(Polyurie, Polydipsie, ansonsten unerklärlicher Gewichtsverlust)

  Nüchtern-Blutglucose ≥ 7,0 mmol/l (≥ 110 mg/dl)                    ⎫
  Nicht-Nüchtern-Blutglucose (kapillar) ≥ 11,1 mmol/l (≥ 200 mg/dl)  ⎪
                                                                     ⎪
Keine Symptome des Diabetes mellitus vorhanden                       ⎪
                                                                     ⎬ Diabetes mellitus
  Nüchtern-Blutglucose ≥ 7,0 mmol/l (≥ 110 mg/dl)                    ⎪
  bei Messungen an 2 verschiedenen Tagen                             ⎪
                       oder                                          ⎪
  Nicht-Nüchtern-Blutglucose (kapillar) ≥ 11,1 mmol/l (≥ 200 mg/dl)  ⎪
  bei Messungen an 2 verschiedenen Tagen                             ⎭
                       oder
  OGTT:
  Blutglucose kapillar 2 Std. nach oraler Belastung mit 75 g Glucose

       ≥ 11,1 mmol/l (≥ 200 mg/dl)

       ≤ 11,1 mmol/l (≤ 200 mg/dl) und       → (IGT) gestörte Glucose-Toleranz
       > 7,8 mmol/l (≥ 140 mg/dl)

  Nüchtern-Blutglucose (kapillar) ≥ 5,6 mmol/l (≥ 100 mg/dl)
  und                              6,1 mmol/l (< 110 mg/dl)           → (IFG) gestörte Fasten-Glucose
```

im mittleren Alter zeigt das entsprechend den Blutglucosewerten im OGTT graduell ansteigende Risiko einer Diabetesmanifestation, das bei „gestörter Glucosetoleranz" (WHO-Kriterien) immerhin 5,4% in 3 Jahren beträgt (31).

▶ Kontrollgruppen mit normaler Glucosetoleranz, wie sie z. B. in einer schwedischen Studie (181) verfolgt wurden, zeigten dagegen keine oder nur eine geringe Progredienz in Richtung einer Verschlechterung der Kohlenhydrattoleranz.

▶ In einer Serie kürzlich publizierter Studien (29, 49, 50, 153, 215) wurden Menschen mit eindeutig nachgewiesener (2 × OGT!) gestörter Glucoseverwertung prospektiv über mehrere Jahre verfolgt und die kumulative Inzidenz eines manifesten Diabetes analysiert. In der Finnish Diabetes Prevention Study betrug diese 23% in knapp 4 Jahren (215), in der multizentrischen, multinationalen Stop-NIDDM-Studie war die Inzidenz bei 42% in dem Beobachtungszeitraum von 3,3 Jahren (29). Die Inzidenz eines Diabetes lag im Diabetes Prevention Program bei 11,0 Fällen/100 Personen-Jahre (49) und in der Da Qing IGT and Diabetes Study bei 67,7% in 6 Jahren (153). Damit kommt der gestörten Glucosetoleranz eine wichtige prognostische Bedeutung in Hinblick auf eine Manifestierung eines manifesten Diabetes zu.

Makroangiopathie. Eine chronische Hyperglykämie stellt einen wesentlichen Risikoindikator für Arteriosklerose, koronare Herzkrankheit und erhöhte Infarktletalität dar. Die Bedeutung der Hyperglykämie wird durch viele Daten untermauert (54, 60, 64, 65, 76, 100, 231). Aber nicht nur der manifeste Diabetes mellitus stellt ein hohes kardiovaskuläres Risiko dar, sondern bereits bei einer gestörten Glucosetoleranz ist die kardiovaskuläre Morbidität und Mortalität deutlich gesteigert (43, 69).

Mikroangiopathie. Die Beobachtung des vermehrten Auftretens diabetesspezifischer mikroangiopathischer Komplikationen ab einem kritischen Grenzwert der Hyperglykämie von 200 mg/dl (11 mmol/l) 2 Stunden nach Verabreichung von – allerdings nur 50 g – Glucose (98) war eine wesentliche Grundlage für die diagnostische Bewertung des OGTT. Bei Werten darunter sind mikroangiopathische Veränderungen wesentlich seltener. Andere Studien fanden nach 6 Jahren bei einem 2-Stunden-Blutglucosewert unter 220 mg/dl (12,2 mmol/l) in 0,5% eine Retinopathie. Bei Werten zwischen 220 und 239 mg/dl (12,2–13,3 mmol/l) zeigte sich bereits in 11,1% der Fälle eine Retinopathie (110).

Nach bisher vorliegenden Erfahrungen ist also ein 2-Stunden-Wert im OGTT von 200 mg/dl, der als Grenzwert zwischen dem diabetischen Frühstadium und dem manifesten Diabetes dienen soll (105, 141, 234) von großer Bedeutung.

Indikationen zur Durchführung eines OGTT

Klinische Verdachtsmomente. Indikationen für die Durchführung eines OGTT sind insbesondere Diskrepanzen zwischen der Blutglucosekonzentration und der Harnglucoseausscheidung, Blutglucosewerte im Verdachtsbereich, die diagnostische Abklärung einer Hypoglykämie sowie andere Verdachtsmomente (Tab. 5.17).

Fragebogengestützte Verdachtsmomente. Der Fragebogen der American Diabetes Association (Tabelle 5.18) bewertet das Risiko für Diabetes mellitus Typ 2. Wird ein solches Risiko gefunden, sollte es diagnostisch abgeklärt werden.

Ein weiterer Risikobogen fasst die Faktoren zusammen, bei deren Vorhandensein ein manifester Typ-2-Diabetes ausgeschlossen werden muss. (Tab. 5.19).

Intravenöser Glucosetoleranztest

Voraussetzungen. Für die Durchführung des intravenösen Glucosetoleranztests (IVGTT) gelten die gleichen Vorbedingungen wie beim OGTT (Tab. 5.9). Die Standardbedingungen für den IVGTT mit einer Glucosebelastung von 0,5 g/kg Körpergewicht sind in Tab. 5.20 aufgeführt (163).

Tab. 5.17 Indikationen für und Kontraindikationen gegen die Durchführung eines OGTT

Indikationen

– Abnormitäten des Kohlenhydratstoffwechsels

  konstante oder intermittierende Glukosurie ohne entsprechend erhöhte Blutglucosewerte (z. B. Schwangerschaftsglukosurie)
  eine oder mehrere Blutzuckerbestimmungen im Verdachtsbereich (als Stichprobe im Tagesverlauf; Grenzwerte für Kapillarblut: 1–2 h postprandial 130–180 mg/dl [7,2–10,0 mmol]; nüchtern: 100–110 mg/dl [5,6–6,1 mmol/l])
  Diagnostik einer reaktiven Hypoglykämie (5 Stunden!)

– Anamnestische Verdachtsmomente, Risikofaktoren und klinische Untersuchungsbefunde – familiäre Belastung

  Adipositas
  pathologische Schwangerschaft (Abort, Hydramnion, Totgeburt, kongenitale Fehlbildungen, Geburtsgewicht > 4,1 kg)
  kardiovaskuläre Erkrankungen (arterielle Gefäßerkrankungen, Hypertonie > 140/90 mm Hg)
  Infektionen, besonders im dermatologischen Bereich
  Dyslipidämie: HDL-Cholesterin < 35 mg/dl (0,9 mmol/l) und/oder Triglyceride > 250 mg/dl (2,8 mmol/l), Hyperurikämie
  unklare Fälle von Neuropathie und Retinopathie

Kontraindikationen

– manifester Diabetes
– nicht erfüllte Vorbedingungen (Tab. 5.7)
– Ursachen und Störfaktoren für eine verminderte Glucoseverwertung

Tab. 5.18 Risikobewertung für einen Typ-2-Diabetes. Für jedes der Items wird die entsprechende Punktzahl addiert. Ergeben sich 10 oder mehr Punkte, besteht ein Diabetes-Risiko.

Item	Bewertung	Punkte
Alter	45–65 Jahre	5
	> 65 Jahre	9
Gewicht	BMI > 27 kg/m^2	5
Körperliche Aktivität	gering	5
Verwandte mit Diabetes	ein Elternteil	1
	ein Geschwister	1
Bei Frauen: Geburtsgewicht eines Kindes	> 4100 g	1

Tab. 5.19 Komplexe Risikobewertung für einen Typ-2-Diabetes

Item	Bewertung
Alter	> 45 Jahre (Hinweis: alle 3 Jahre auf Diabetes untersuchen)
Gewicht	BMI > 27 kg/m^2 oder > 120% des Normalgewichts
Bei Frauen: Geburtsgewicht eines Kindes	> 4100 g
Hypertonus	> 140/> 90 mm Hg
Dyslipidämie	Triglyceride > 250 mg/dl
	HDL-Cholesterin < 35 mg/dl
Gestörte Nüchternglucose	s. Tab. 5.11
Gestörte Glucosetoleranz	s. Tab. 5.11

Tab. 5.**20** Standardbedingungen für die Durchführung eines intravenösen Glucosetoleranztests (Diabetes Care. 1990:13;1026)

Vorbereitung	3 Tage kohlenhydratreiche Ernährung (≥150 g/d), normale körperliche Aktivität
Fasten	10–16 h vor dem Test, kein Nicotin, kein Kaffee
Testbeginn	zwischen 7.30 und 10.00 h
Venöser Zugang	Ein einziger venöser Zugang ist ausreichend. Jedoch sollte das System nach der Glucoseinfusion mit Kochsalz durchgespült werden und vor der Blutabnahme die Flüssigkeit im Schlauchsystem verworfen werden.
Glucosedosierung	0,5 g/kg Körpergewicht, maximal 35 g
Glucosekonzentration	25% während der Infusion
Infusion	manuell oder Perfusorspritze
Dauer der Infusion	3 Minuten ± 15 Sekunden
Zeitpunkt Null	Ende der Infusion
Blutabnahmen	2-mal nüchtern; 1, 3, 5 und 10 Minuten nach Glucosegabe*

* Diese Blutabnahmen reichen für die Berechnung der Insulinreserve. Für die Ermittlung des KG-Wertes müssen die Blutglucosewerte und (Insulinwerte) alle 10 Minuten bis einschließlich der 60. Minute gemessen werden.

Indikationen. Indikationen für die Durchführung eines IVGTT sind dann gegeben, wenn ein OGTT nicht durchgeführt werden kann, z. B. bei Magenentleerungsstörungen, aber eine gestörte oder diabetische Glucosetoleranz beim Patienten ausgeschlossen werden soll.

Bedeutung. Als Prädiktor und diagnostisches Instrument für den Prä-Typ-1-Diabetes spielt der IVGTT in den letzten Jahren eine zunehmende Rolle. Dabei ist die Analyse der initialen Insulinsekretion (Werte in der 1. und 3. Minute nach i. v. Injektion von Glucose) von entscheidender Bedeutung (s. u.; 220).

Auswertung. Die Glucoseverwertung nach intravenöser Gabe folgt einer exponenzialen Funktion. Als Grundlage der Berechnung des Glucoseassimilationskoeffizienten (K_G-Wert) dient eine Graphik, indem die gemessenen Blutglucosewerte auf semilogarithmischem Papier eingezeichnet werden, auf der Abszisse die Zeit (linear), auf der Ordinate die Glucosewerte (logarithmisch). Die Berechnung des K_G-Werts folgt der Formel (hierfür gibt es auch Computerprogramme):

$$K_G = \frac{\ln 2}{t_{1/2}} \times 100 = \frac{0{,}693}{t_{1/2}} \times 100$$

($t_{1/2}$ ist die Zeit, in der die Blutglucosekonzentration *nach* Injektion auf die Hälfte des Ausgangswertes abgefallen ist)

K_G-Richtwerte:
➤ diabetisch: < 0,9%/min
➤ grenzwertig: 0,9–1,1%/min
➤ normal: > 1,1%/min

Insulin, C-Peptid und Proinsulin

Physiologische Grundlagen

Insulinsynthese. Das Hauptsekretionsprodukt der Langerhans-Inseln ist Insulin, das die Beta-Zellen über einen komplexen Weg synthetisieren, der mit der Transkription der DNA des auf dem kurzen Arm von Chromosom 11 gelegenen Insulin-Gens auf die entsprechende Messenger-RNA beginnt (92). Nach Translation der mRNA in das Präproinsulin (11,5-kDa-Polypeptid) innerhalb der Ribosomen des endoplasmatischen Retikulums wird dieses Peptid gespalten und das entstandene Proinsulin (9-kDa-Peptid; Abb. 5.**8**) in den Golgi-Apparat transportiert. In diesem wird Proinsulin in Sekretgranula verpackt und konzentriert. Die hydrolytische enzymatische Spaltung von Proinsulin ist hochspezifisch. Eine trypsinähnliche Protease (Convertase 3) spaltet Proinsulin an Position 32 des Moleküls, und es entsteht das Split-(32, 33-)Proinsulin. Dieser Prozess läuft in den Sekretgranula ab. Eine weitere spezifische proteolytische Spaltung (Convertase 2) an Position 65 erfolgt bereits im Golgi-Apparat. Diese führt zum Split-(65, 66-)Proinsulin. Durch Entfernung der an beiden Enden der Splitproinsuline befindlichen Aminosäuren Arginin-Arginin an Position 31 und 32 bzw. Lysin-Arginin an Position 64 und 65 durch Carboxypeptidasen entstehen die beiden Moleküle Des-(31, 32-) und Des-(64, 65-)Proinsulin, wobei bevorzugt das Des-(31, 32)-Proinsulin entsteht. Die endgültige Synthese von Insulin (51 Aminosäuren) und C-Peptid (30–35 Aminosäuren) erfolgt über eine trypsinähnliche Endopeptidase, welche die Verbindung zwischen A-Kette und C-Peptid bzw. zwischen B-Kette und C-Peptid spaltet.

Sekretion der Beta-Zellpeptide. Die Insulinfreisetzung wird hauptsächlich durch Glucose, aber auch durch andere Hexosen und vor allem durch Aminosäu-

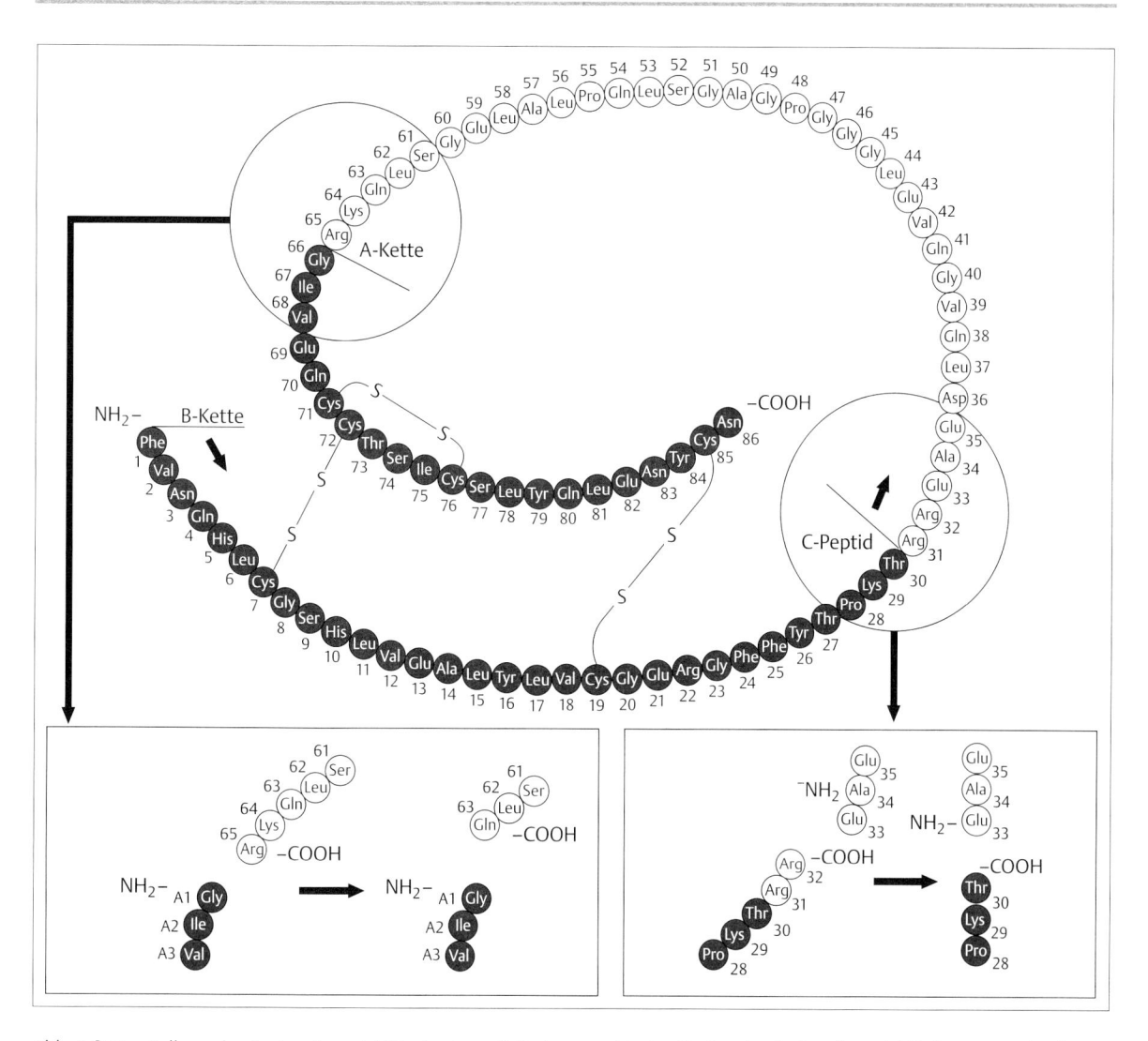

Abb. 5.8 Darstellung des Proinsulinmoleküls. An den mit Kreisen markierten Stellen des Proinsulinmoleküls kommt es durch spezifische proteolytische Spaltung zur Bildung von Intermediaten und Split-Produkten und schließlich zur Entstehung von Insulin (Galloway J.A. Diabetes Care. 1993:16[Suppl3];19).

ren wie Leucin, Arginin und Glycin stimuliert bzw. die glucoseinduzierte Insulinsekretion durch Aminosäuren/Fettsäuren potenziert und durch eine Reihe von Hormonen und Neurotransmittern modifiziert (92). Bei der Stimulierung der Insulinfreisetzung werden Insulin und C-Peptid in äquimolarer Menge sezerniert. Gleichzeitig werden Proinsulin und die Intermediärprodukte in geringer Konzentration (ca. 5–50%) in das Portalsystem freigesetzt. Die starken Schwankungen der Angaben über die Menge des freigesetzten Proinsulinanteils sind hauptsächlich bedingt durch Analyseprobleme mit Proinsulin und Splitprodukten (32, 149). Darüber hinaus scheinen größere Mengen Proinsulin bei maximaler Stimulation der Beta-Zellen sezerniert zu werden, und der Anteil des Proinsulins ist höher bei Typ-2-Diabetikern und pathologischen Zuständen wie beim organischen Hyperinsulinismus (Insulinom, Inselzellkarzinom) (37, 38, 75, 127, 171, 237), während Proinsulin im Serum bei der Nesidioblastose meist normal ist.

Biologische Bedeutung der Beta-Zellpeptide. Die biologische Bedeutung der freigesetzten Peptide (Proinsulin, Splitproinsuline und C-Peptid) ist bis heute weitgehend unbekannt. Proinsulin und die Splitprodukte besitzen Insulinwirkungen, wie z. B. einen blutglucosesenkenden Effekt, die jedoch im Vergleich zu Insulin wesentlich geringer sind (10% für Proinsulin, 10–30% für die Intermediärprodukte). C-Peptid hat keinen blutglucosesenkenden Effekt, spielt jedoch möglicherweise eine wichtige Rolle bei der Verhinderung der Entwicklung diabetesspezifischer Komplikationen (201, 224).

Einflussfaktoren auf die Sekretion. Alle Produkte der Beta-Zellen werden abhängig von der Höhe der Blutglucose, des Körpergewichts (z. B. führt Adipositas zur peripheren Insulinresistenz) und des Ernährungszustands (Zeitpunkt seit Einnahme der letzten Mahlzeit, sowie Zusammensetzung der Mahlzeit, Alkoholkonsum) sezerniert. Gleichzeitig hängt die Höhe der Peptidkonzentration auch davon ab, ob der Patient blutglucosesenkende Pharmaka wie Sulfonylharnstoffe oder Insulin erhält. Ohne genaue Angaben dieser Parameter zum Zeitpunkt der Blutabnahme für die Bestimmung dieser Peptidhormone sind die Ergebnisse der Analyse weitgehend wertlos! Im Übrigen haben Einzelanalysen eines oder mehrerer Hormone meist keine wesentliche diagnostische oder therapeutische Bedeutung. Deshalb sind Provokationstests bei Verdacht auf verminderte Beta-Zellfunktion bzw. Suppressionteste (z. B. Hungerversuch) bei Verdacht auf organischen Hyperinsulinismus (ungeklärte Hypoglykämien; Abb. 5.9) notwendig.

C-Peptid

Eigenschaften des C-Peptids und Fehlerquellen des Tests. C-Peptid (Molekulargewicht 3018) wird meist im Serum oder Plasma, seltener im Urin bestimmt. Es ist ein relativ stabiles Peptid und wird in hämolysiertem Blut nicht zerstört. Tiefgefroren sind die Serum- bzw. Plasmaproben lange haltbar, verschickt werden sie in Trockeneis. Die quantitative Bestimmung erfolgt meist mit hochspezifischen radioimmunologischen Testverfahren (84, 121). Kreuzreaktionen mit Insulin bestehen nicht, dagegen können Proinsulin und Splitproinsuline die Analyse verfälschen und zu falsch hohen Werten führen. Diese Interferenzmöglichkeit ist jedoch mit den neuesten Testausrüstungen weitgehend zu vernachlässigen. Bei Patienten mit einer hohen Konzentration von Insulinantikörpern, die nicht nur auf das Insulinmolekül gerichtet sind, sondern auch Proinsulin und Splitprodukte erkennen, besteht durch entsprechende Kreuzreaktionen die Möglichkeit falsch hoher C-Peptidwerte. Mit der Therapie von hochgereinigten Insulinen ist aber auch diese Fehlerquelle extrem selten geworden.

C-Peptid wird ausschließlich renal eliminiert. Dies bedeutet, dass jede Einschränkung der Nierenfunktion (verminderte Kreatinin-Clearance) zu einer verminderten Eliminierung von C-Peptid führt und somit falsch hohe Serumwerte resultieren. Aufgrund der längeren Halbwertszeit von C-Peptid im Vergleich zu Insulin finden sich auf molarer Basis 3–5fach höhere C-Peptidkonzentrationen im Serum.

Indikationen. Die C-Peptidbestimmung hat in den letzten Jahren erheblich an Bedeutung gewonnen, denn die Messung der Konzentration im Serum basal und nach Stimulation (s. u.) kann wertvolle Hinweise auf den Grad der Beta-Zellrestfunktion sowohl bei Typ-1- als auch Typ-2-Diabetikern liefern und kann in Zweifelsfällen die Differenzialdiagnose zwischen Typ 1 und Typ 2 (LADA) erleichtern.

Andere Indikationen für die Bestimmung von C-Peptid im Serum sind die Differenzierung der Hypoglycaemia factitia und die Suche nach einem organischen Hyperinsulinismus (s. o.). Neuerdings verlangen in den USA Krankenversicherer (Centers for Medicare and Medicaid Services), dass Patienten ein negatives C-Peptid haben müssen bevor die Kosten für eine Insulinpumpe übernommen werden (87).

Referenzwerte für C-Peptid sind jedoch kaum anzugeben, da diese von einer Reihe von Parametern (s. o.) und von der Testausrüstung abhängig sind (Referenzbereich für den Basalwert: 0,5–2,5 ng/ml).

Glucagontest. Dieser Test spielt für die Messung der Beta-Zellreserve eine wichtige Rolle. Basal sowie 6 Minuten nach Gabe von 1 mg Glucagon intravenös als Bolus wird Blut zur Bestimmung von C-Peptid abgenommen (4, 70, 132). Ein Anstieg des Serum-C-Peptids um 50% von normalen Ausgangswerten gilt als normal. Ausgangswerte unter 0,2 ng/ml und kein Anstieg nach Glucagongabe bedeuten keine Restfunktion der Beta-Zellen. Eine geringe Restfunktion liegt vor, wenn der basale C-Peptidspiegel unter der Nachweisgrenze liegt und nur eine geringe Stimulation erfolgt. Auch niedrig-normale Basalwerte und eine ungenügende Stimulation sprechen für einen partiellen Insulinmangel. Ein glucagonstimulierter C-Peptidwert von unter 0,6 nmol/l ist ein starker Indikator für die Notwendigkeit einer Insulintherapie (132), denn 100% aller Typ-1-Diabetiker zeigen nach Manifestation ihrer Erkrankung eine geringere Stimulierbarkeit, während nur 7% der Typ-2-Diabetiker einen stimulierten C-Peptidwert von unter 0,6 nmol/l aufweisen. Damit besteht nur eine geringe Überlappung der stimulierten Werte zwischen Typ-1- und Typ-2-Patienten – vorausgesetzt, die C-Peptid-Clearance ist normal.

Insulin und Proinsulin

Messmethoden. Die Beurteilung der Beta-Zellreserve mithilfe der Messung von Insulin hängt wesentlich davon ab, wie spezifisch die Insulinanalyse ist. Heute werden meist Radioimmunoassays (RIAs) verwendet. Die eingesetzten Insulinantiseren weisen im Gegensatz zu den Assays der früheren Jahren nur sehr geringe Kreuzreaktionen mit Insulinpräkursoren (Proinsulin, Splitprodukte) auf. Mithilfe monoklonaler Antikörper können die wahre Serum- bzw. Plasma-Insulinkonzentration sowie die Konzentration von Proinsulin und Splitprodukten bestimmt werden. Dafür stehen heute radioimmunometrische Methoden (IRMAs = immunradiometrische Assays; 32) zur Verfügung. Dabei zeigt sich, dass bei Gesunden meist weniger als 10% der Sekretionsprodukte der Beta-Zellen Insulinpräkursoren sind. Bei Typ-2-Patienten kann sich dieser Prozentsatz jedoch erheblich erhöhen und bis zu 30% betragen (32, 37, 75, 149, 171, 237). Insbesondere beim organischen Hyperinsulinismus (Insulinom und vor allem Inselzellkarzinom) werden viel bis sehr viel (> 50%) Proinsulin und Intermediärprodukte aus transformierten Beta-Zellen freigesetzt. Bei hochgradigem Verdacht auf einen organischen Hyperinsulinismus sollte deshalb Proinsulin insbesondere dann gemessen werden, wenn bei der üblichen radioimmunologischen Untersuchung des Serums normale oder nur geringe Erhöhungen des Insulins festgestellt wurden.

RIA und IRMA verwenden radioaktive Substanzen zur Messung von Beta-Zellpeptiden. Insulin ist jedoch auch mithilfe von ELISAs (enzyme-linked immunosorbent assays) nachweisbar, wobei jedoch Sensitivität und Spezifität etwas geringer sind als bei den anderen Verfahren.

Probengewinnung. Für die Messung von C-Peptid, Insulin und Proinsulin können Serum und Plasmaproben verwendet werden. Während C-Peptid auch in hämolysierten Proben stabil bleibt, kann selbst eine geringe Hämolyse (Freisetzung von Insulinasen) zu einem erheblichen Abbau von Insulin und Proinsulin führen. In diesen Fällen ergeben sich falsch niedrige Hormonkonzentrationen. Deshalb ist eine vorsichtige Blutabnahme und Handhabung der Blutprobe im Labor notwendig. In nicht hämolysiertem Serum und Plasma ist insbesondere Insulin sehr stabil und kann auch verschickt werden, ohne tiefgefroren werden zu müssen. Tiefgefroren sind die Proben lange Zeit haltbar und werden auch durch Auftauen nicht verändert.

Referenzbereiche. Die Konzentration von Insulin ist wie die von C-Peptid von einer Reihe von Faktoren abhängig, wie Ernährungszustand, Übergewicht, schwere Leber- und Nierenerkrankungen, Begleitmedikation und vor allem dem Blutglucosespiegel zum Zeitpunkt der Probengewinnung sowie dem verwendeten Testverfahren. Eine Niereninsuffizienz beeinflusst den Insulinspiegel im Serum deutlich geringer als den von C-Peptid, da die Insulin-Clearance vorwiegend hepatisch, die von C-Peptid jedoch ausschließlich renal erfolgt. Ein allgemein gültiger Referenzbereich ist aus den genannten Gründen nicht anzugeben.

Die Umrechnung von der üblichen Angabe von Insulin in µE/ml in SI-Einheiten und umgekehrt ist nach den folgenden Formeln möglich:

$$\mu E/ml \times 6 = pmol/l$$

$$pmol \times 0{,}1667 = \mu E/ml$$

Indikationen. Eine Messung von Insulin ist u. a. zur Ermittlung der Beta-Zellreserve indiziert. Durch die Messung der frühen Insulinsekretion (1 und 3 Minuten) nach intravenöser Glucosegabe (IVGTT) wird das Ausmaß der Beta-Zellzerstörung bei Typ-1-Prädiabetikern bestimmt. Ist die Insulinsekretion unter die 1. Perzentile der Insulinausschüttung von gesunden Kontrollen reduziert, muss von einer fortgeschrittenen autoimmunologischen Beta-Zelldestruktion ausgegangen werden. Das Risiko, einen klinisch manifesten Diabetes zu entwickeln, ist dann groß (50% nach 1 Jahr). Der Test eignet sich als Prädiktor jedoch nur in Verbindung mit immunologischen Parametern (s. u.).

Eine weitere Indikation für die Insuliunbestimmung ist die Errechung des Insulin-Glucose-Quotienten (I/G), der bei der Diagnostik des organischem Hyperinsulinismus eine Rolle spielt. Der I/G-Quotient errechnet sich nach der Formel:

$$I/G = \frac{Insulin\ (\mu E/ml)}{Glucose\ (mg/dl)}$$

Beim Fasten kommt es zu einem parallelen Abfall der Glucose und des Seruminsulins, wobei nach 24 Stunden der Insulin-Glucose-Quotient normalerweise unter 0,30 liegt. Patienten mit organischem Hyperinsulinismus weisen typischerweise einen deutlich höheren Wert auf, da der Glucoseabfall unter Fastenbedingungen meist rascher als normal ist. Dagegen bleibt die Insulinfreisetzung im Gegensatz zum Gesunden gleich, nimmt eventuell nur leicht ab oder steigt sogar paradox an.

Lediglich bei adipösen Menschen kann der I/G-Quotient fälschlicherweise erhöht sein. Dann muss die Fastenperiode verlängert werden (bis 72 Stunden; s. u.), bis die Blutglucose unter 60 mg/dl (3,3 mmol/l) gefallen ist.

Zunehmende Bedeutung gewinnt die Bestimmung der Insulinkonzentration im Rahmen einer oralen Glucosebelastung für die Evaluation und das Management von Frauen mit einem polyzystischen Ovar-Syndrom (PCO). Frauen mit PCO haben häufig eine komplexe Insulinresistenz (i.e Hyperinsulinämie), die auf eine Therapie mit Metformin oder Thiazolidendionen anspricht.

Insulinmessungen als Einzelbestimmungen zur exakten Abschätzung einer Insulinresistenz sind nicht besonders hilfreich. Eine akkurate Messung der Insulinsensitivität eines Patienten erfordert komplexere Methoden wie z. B. die hyperinsulinämische euglykämische Clamp-Methode.

Insulinantikörper und Antigene

Physiologische Grundlagen

Antikörperentstehung. Insulinantikörper entstehen entweder durch exogene Zufuhr von Insulin oder als Autoantikörper bei Prä-Typ-1-Diabetikern und neumanifesten Typ-1-Patienten vorwiegend im Kindes- und Jugendalter.

Mit Einführung hochgereinigter Insuline der Spezies Rind und Schwein und dem klinischen Einsatz reinen Humaninsulins ist die Zahl der Patienten stark zurückgegangen, bei denen Insulinantikörper nachweisbar sind und bei denen klinisch relevante Probleme wie z. B. eine Insulinallergie und immunogene Insulinresistenz beobachtet werden. Dennoch lassen sich selbst bei Einsatz von Humaninsulin bei einer Reihe von Patienten niedrigtitrige Antikörper nachweisen (102). Die Tatsache, dass selbst gentechnologisch modifizierte Insuline wie z. B. Insulin Lispro (55, 90), Insulin aspart und Glargine keine wesentliche Immunogenität besitzen, weist darauf hin, dass das Polypeptid Insulin auch in den genannten modifizierten Formen kein potentes Antigen ist und dass die früher häufig nachweisbaren hochtitrigen Insulinantikörper auf Verunreinigungen bei der Herstellung zurückgeführt werden müssen. Beimengungen zum Insulin wie Stabilisatoren, Zink, Konservierungsmittel und Verzögerungssubstanzen wie Protamin (NPH = neutrales Protamin Hagedorn) sind – wenn auch sehr selten – selbst Antigene oder können die immunogene Wirkung von Insulin verstärken.

Autoantikörper. Antikörper gegen Insuline verschiedener Spezies (Rind, Schwein, Mensch, modifizierte Insuline) sind streng genommen keine Autoantikörper. Insulinantikörper, die nur bei noch nie insulinbehandelten Personen nachgewiesen werden, nennt man IAA. Bei 20–100% neu entdeckter Typ-1-Diabetiker vor exogener Insulintherapie und bei Typ-1-Prädiabetikern findet man solche Insulinautoantikörper (IAA). Der IAA-Nachweis ist bei diesen Menschen extrem altersabhängig. So findet man bei praktisch allen diabetischen Kindern unter 5 Jahren, aber nur bei ca. 20% der Erwachsenen mit Typ-1-Diabetes IAAs (63, 80, 221, 239, 241).

Laboranalytik

Indikation. Eine Indikation zur Bestimmung der Insulinantikörper besteht bei einer subkutanen Insulinresistenz, einer kutanen Insulinallergie oder bei hohem Insulinbedarf (> 80–100 IE/d) ohne klinische Erklärung (z. B. Infekt). Ebenso sollten Insulinantikörper bestimmt werden bei extrem instabilem Glucosestoffwechsel trotz optimaler Schulung und intensivierter Insulintherapie.

Insulinbindende Antikörper (Insulinbindungskapazität) und IAA

Insbesondere in der Zeit, in der noch mit unzureichend gereinigten Insulinen von Rind und Schwein therapiert wurde, fanden sich in der Serumglobulinfraktion zum Teil hohe Titer insulinneutralisierender Immunglobuline. Daraus resultierte nicht selten eine immunologische Insulinresistenz mit hohem Insulinbedarf und eine instabile Stoffwechsellage mit unkontrollierbarer Dissoziation des Insulin-Antikörper-Komplexes und der damit verbundenen Gefahr schwerer, insulininduzierter Hypoglykämien.

Messmethode. Im Prinzip wird der Nachweis der Insulinantikörper mit einem kompetitiven Radioimmunoassay unter Verwendung von ^{125}I- markiertem Insulin durchgeführt (219). Meist wird das gebundene und das freie Insulin bestimmt. Das Probenblut wird rasch nach Abnahme zentrifugiert und Serum bzw. Plasma mit einem Aliquot 30%igem Polyethylenglykol (PEG) versetzt, gemischt und zentrifugiert. PEG fällt die Insulinantikörper aus. Durch die Bestimmung des Insulins im Überstand mithilfe z. B. eines RIA wird das freie Insulin gemessen. Die Behandlung des Serums mit Säurehydrolyse spaltet eventuell an Antikörper gebundenes Insulin. Durch die nachfolgende Antikörperfällung mittels PEG und anschließende Insulinmessung wird das totale Insulin bestimmt.

Durch die Inkubation von Serum mit radioaktiv markiertem Insulin mit anschließender Fällung des Komplexes von Insulin, ^{125}I-markiertem Insulin und Antikörpern wird die *Insulinbindungsfähigkeit* in Prozent gemessen. Ist die spezifische Aktivität des Insulintracers bekannt, kann auch die *Antikörperkonzentration* in nE/ml quantifiziert werden. Diese Messung wird heute vorwiegend verwendet, denn sie erlaubt genaue Angaben über die Höhe der IAA und somit wichtige Hinweise auf das relative Risiko zur Entwicklung eines Typ-1-Diabetes. Dabei gilt eine Konzentration der IAA von über 49 nE/ml (= IAA-Positivität) als prognostisch ungünstig (51, 126, 218).

Autoantikörper gegen Langerhans-Inselzellen

Der Nachweis von Autoantikörpern ist heute für die Prädiktion und Diagnose eines Typ-1-Diabetes von entscheidender Bedeutung.

Zytoplasmatische Inselzellantikörper (ICA). ICA sind IgG-Immunglobuline, die auf Gefrierschnitten mit humanem Inselgewebe reagieren und mittels direkter Immunfluoreszenz- oder Peroxidasefärbung nachgewiesen werden (23). ICA sind wie IAA lange Zeit (bis zu 8 Jahre [240]) vor der klinischen Manifestation eines Typ-1-Diabetes nachweisbar (Kap. 3). Die Messung sollte unbedingt internationalen Standards entsprechen und in JDF-Einheiten (Juvenile Diabetes Foundation Units) ausgedrückt werden (73). Als ICA-negativ gelten heute Werte unter 20 JDF-U, hochtitrige ICA-Positivität haben Werte über 80 JDF-U. Abhängig von der Höhe des ICA-Titers bedeutet ICA-Positivität bei Verwandten 1. Grades von Typ-1-Diabetikern ein Risiko von 34–100% (19), innerhalb der nächsten 10 Jahre einen Typ-1-Diabetes zu entwickeln. Die Bestimmungsmethode ist zeitaufwendig und nur wenigen Speziallabors vorbehalten. Die Bestimmung von ICA dient wissenschaftlichen Fragestellungen und kann bei der Differenzialdiagnose Typ-2-Diabetes oder LADA und bei der Differenzialdiagnose des Gestationsdiabetes von therapeutischer Relevanz sein.

Glutamatdecarboxylase-Antikörper (GADA). Antikörper gegen ein 64-kDa-Inselzellprotein wurden erstmals von Baekkeskov et al. beschrieben (12). Dieses Protein wurde als GABA-synthetisierendes Enzym Glutamatdecarboxylase (GAD) identifiziert und kloniert. Inzwischen sind eine Reihe von spezifischen Radioligandenassays entwickelt worden (187), die es im Gegensatz zu der Messung von ICA erlauben, in einer großen Serie (Screening-Untersuchungen bei Typ-1-Risikogruppen) GADA zu messen. Es konnte gezeigt werden, dass bei 75–84% neumanifester Typ-1-Diabetiker im Kindes- und Erwachsenenalter Antikörper gegen eine der 2 Isoformen der GAD, nämlich GAD 65, nachweisbar sind (77, 222). Die Spezifität liegt bei 98%, die Sensitivität zwischen 70 und 80%. Der prädiktive Wert von GAD-65-Antikörpern für die Entwicklung eines Typ-1-Diabetes ist immer noch niedrig, scheint jedoch höher zu sein als für ICA und IAA (1, 229). Hingegen haben Kombinationen von positiven Autoantikörpern eine höhere prädiktive Aussagekraft (s. a. Kap. 3; 63, 166, 178).

Für die Diagnose eines klassischen Typ-1-Diabetes ist die Bestimmung von Antikörpern nicht notwendig. Wegen der relativ einfachen Bestimmungsmöglichkeit sollte die Indikation zur GADA-Messung großzügiger gestellt werden. Bei einem begründeten Verdacht eines Autoimmundiabetes sollten die GADA bestimmt werden, so z. B. bei schlanken Typ-2-Diabetikern, die mit oralen Antidiabetika schlecht einstellbar sind (Differenzialdiagnose: LADA). In der United Kingdom Prospective Study waren bei bis zu 20% der unter 55-jährigen Typ-2-Diabetiker inselzellspezifische Autoantikörper nachweisbar (216). Bei Jugendlichen und jungen Erwachsenen mit deutlichem Übergewicht sollten ebenfalls häufiger Autoimmunmarker gemessen werden (Differenzialdiagnose: Typ-1-Diabetes, Typ-2-Diabetes, evtl. MODY), insbesondere in Hinblick auf die Zunahme des Diabetes im Kindes- und Jugendalter (8, 176, 198, 205).

Andere Autoantigene. In den letzten Jahren sind eine Reihe weiterer Autoantikörper in Seren von Typ-1-Diabetikern beschrieben worden. Einige Autoantigene sind inzwischen charakterisiert und als rekombinante Proteine verfügbar (ICA 69, Carboxypeptidase H), andere sind mittels Immunpräzipitation oder Western blotting identifiziert (37, 38).

Kürzlich konnte das 40-kDa-Antigen als die intrazytoplasmatische Domäne der Tyrosinphosphatase IA-2 identifiziert werden (11, 80, 240). Welche Rolle diese Proteine bei der Entstehung, der Diagnose und Prädiktion des Typ-1-Diabetes haben, ist bisher nicht zu beantworten (2, 138, 193).

Tab. 5.21 Lebenslanges Risiko für einen Blutsverwandten, einen Typ-1-Diabetes zu entwickeln (Harrison LC. Pediatr Diabetes. 2001:2;1)

Verwandtschaft	Risiko (%)
Eltern	2,2 ± 0,6
Kinder	5,6 ± 2,8
Geschwister	6,9 ± 1,3
nicht HLA-identisch	1,2
HLA-haploidentisch	4,9
HLA-identisch	15,9
Eineiige Zwilling	30–40
Allgemeinbevölkerung	0,3

Genetische Marker

Typ-1-Diabetes

Der Typ-1-Diabetes ist eine komplexe multifaktorielle Autoimmunerkrankung. Bei entsprechender genetischer Suszeptibilität reagiert der Organismus auf bisher weitgehend unbekannte Trigger mit einer Immunantwort gegen die Beta-Zellen. Genetische Marker sind bis heute für die Diagnostik und Früherkennung des Typ-1-Diabetes von untergeordneter Bedeutung, da die Methodik der genetischen Typisierung für groß angelegte Screening-Untersuchungen noch zu aufwendig und kostspielig ist. Erst seit kurzem sind spezifische genetische Marker bekannt, um ein relevantes Diabetesrisiko gegenüber einer Normalbevölkerung zu definieren. Seit vielen Jahren weiß man aus serologischen Untersuchungen, dass 90–95% der Typ-1-Diabetiker auf ihren Immunzellen die HLA-Antigene -DR3 und/oder -DR4 exprimieren (11, 80, 240). Allerdings besitzen auch etwa 50% der Normalbevölkerung diese HLA-Antigen-Konstellation. Wie neue Untersuchungen zeigen, sind HLA-DR4-DQ8 (DRB1*04-DQA1*0301-DQB1*0302) und -DR3-DQ2 (DRB1*0301-DQA1*0501-DQB1*0201) hochsignifikant mit dem Typ-1-Diabetes assoziiert (109, 113, 180). Eine HLA-Typisierung kann sowohl für wissenschaftliche Fragestellungen und praktisch-klinische Belange wichtig und sinnvoll sein (Tab. 5.**21**, s. a. Kap. 3).

Typ-2-Diabetes

Es gibt keine Indikation für genetische Untersuchungen bei Patienten mit einem Typ-2-Diabetes. Weniger als 5% aller Patienten mit einer Typ-2-Erkrankung werden durch ein spezifisches genetisches Screening als autosomal dominante Form des Diabetes oder als schwere Insulinresistenz-Syndrome identifiziert. Der Typ-2-Diabetes ist eine heterogene polygenetische Erkrankung, wobei die beteiligten Gene bei der Störung der Insulinsekretion und der gleichzeitig vorhandenen Insulinresistenz bisher nicht bekannt sind.

MODY-Diabetes

Mutationen bei MODY-Patienten und deren Blutsverwandten können heute prinzipiell entdeckt werden. Wegen der hohen Kosten der Gen-Analysen und der noch vorhandenen technischen Schwierigkeiten in der Bestimmung dieser Mutationen wird meist auf ein Screening verzichtet. Sobald eine automatisierte Gen-Sequenzierung klinische Routine geworden ist, wird dem Nachweis von Mutationen klinische Bedeutung zukommen:
➤ genetische Beratung,
➤ Prognose der Erkrankung,
➤ Therapieentscheidung insbesondere bei Jugendlichen,
➤ Differenzialdiagnose (MODY versus Typ-2-Diabetes bei Kindern und Jugendlichen).

Die aus diesen Mutationen (Tab. 2.**3**) resultierenden Erkrankungen können mild sein (z. B. einzelne Glucokinase-Mutationen) oder so schwer wie eine Typ-1-Diabeteserkrankung (z. B. HNF-Mutationen). In naher Zukunft werden sicherlich weitere Mutationen gefunden, die möglicherweise auch therapeutische Konsequenzen haben werden.

Insulinresistenz-Syndrome

Der Diabetes ist bei Insulinresistenz-Syndromen häufig sekundär, z. B. im Rahmen einer speziellen Adipositas (Prader-Willi-Syndrom: Chromosom 15q-Mutation) oder bei Fehlen von Fettgewebe (generalisierte Lipodystrophie, Seip-Berardinelli-Syndrom: Chromosom 9q34-Mutation). Darüber hinaus gibt es derzeit mehr als 60 genetische Erkrankungen, die mit einer Glucosetoleranzstörung verknüpft sind (s. a. Kap. 2).

Stufendiagnostik bei Verdacht auf Hypoglykämie

Details über Pathogenese und Differenzialdiagnose von Hypoglykämien werden diskutiert. Basierend auf Daten der Literatur und langen eigenen Erfahrungen hat sich eine Stufendiagnostik der Hypoglykämie praktisch sehr bewährt (Abb. 5.9). Sie erlaubt innerhalb kurzer Zeit (maximal 5 Tage), die wichtigsten Ursachen einer Unterzuckerung zu identifizieren. Auf die Calciumbelastung sollte bei Patienten mit Herzerkrankungen und/oder Rhythmusstörungen sowie zerebralem Krampfleiden verzichtet werden. Dieser Test ist jedoch insbesondere dann hilfreich, wenn mit den anderen Testverfahren die Diagnose eines organischen Hyperinsulinismus nicht mit absoluter Sicherheit möglich ist. Der Hungerversuch zum Beweis oder Ausschluss eines organischen Hyperinsulinismus ist nach wie vor der diagnostische Goldstandard.

Lipidstoffwechsel

Physiologische Grundlagen

Bedeutung. Lipid- und Kohlenhydratstoffwechsel sind eng miteinander verknüpft. Der Diabetes mellitus ist die häufigste Ursache einer sekundären Dyslipoproteinämie; andererseits liegt bei primären Lipidstoffwechselstörungen oft auch eine Beeinträchtigung des Kohlenhydratstoffwechsels vor. Der Lipidstoffwechsel spielt darüber hinaus eine entscheidende Rolle in der Pathogenese der Mikro- und Makroangiopathie.

Struktur und Klassifizierung der Lipide. Die hauptsächlichen Lipide – Triglyceride (Neutralfette),

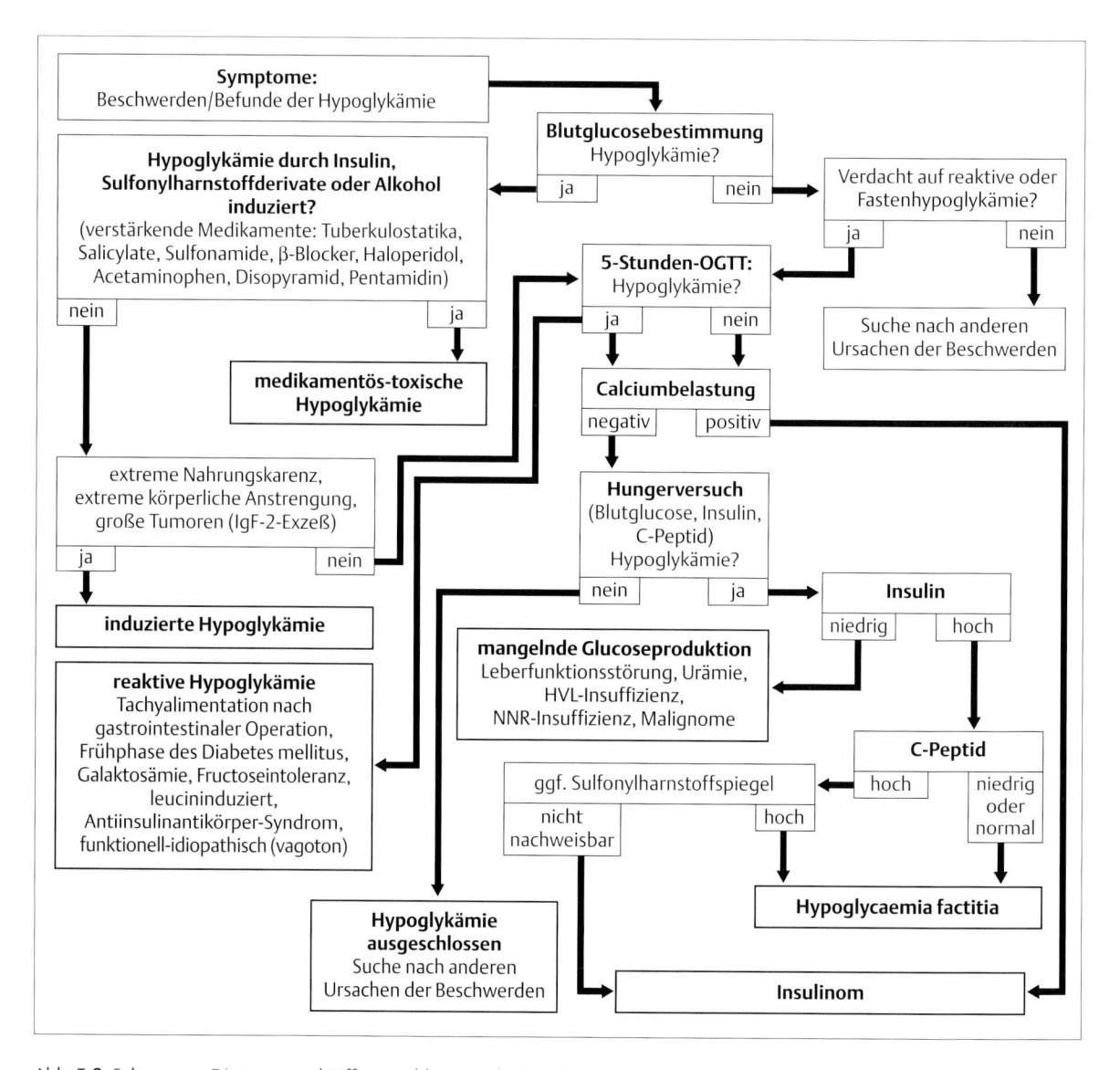

Abb. 5.9 Schema zur Diagnose und Differenzialdiagnose bei Verdacht auf Hypoglykämien.

Cholesterin, freie Fettsäuren – sind lipophil oder ambiphil (Phospholipide). Aufgrund der schlechten Wasserlöslichkeit werden die Lipide im Blut an ambiphile Proteine (Apolipoproteine) gebunden und als Lipoproteine transportiert. Alle Lipoproteine enthalten Triglyceride, Cholesterin und Phospholipide in einem charakteristischen Verhältnis sowie typische Apolipoproteine. Die Lipoproteine lassen sich aufgrund unterschiedlicher Dichte mittels Ultrazentrifugation und unterschiedlicher elektrischer Ladung mittels Elektrophorese trennen. Die Apolipoproteine lassen sich immunologisch bestimmen. Tab. 5.22 gibt einen Überblick über die Lipoproteine.

Tab. 5.22 Zusammensetzung und Klassifizierung der Lipoproteine

Dichte-klasse	Elektro-phorese	Haupt-protein	Funktion
HDL	α-Gruppe	Apo A-I, A-II	Cholesterintransport (peripher), VLDL-Abbau
LDL	β-Gruppe	Apo B	Cholesterintransport (peripher)
	Prä-β-Gruppe	Apo C, B, (A)	Transport endogener Triglyceride
VLDL	Chylomikronen	Apo C, B, A	Transport exogener Triglyceride

Bestimmungsmethoden. Das Basisprogramm zur Lipidstoffwechseldiagnostik ist die Bestimmung von Triglyceriden und Cholesterin. Die Indikation zu weiterführender Diagnostik hängt vom Ergebnis dieser Untersuchungen ab. Zur Abklärung erhöhter Triglyceridkonzentration kann eine Lipoproteinelektrophorese zur Typisierung nach Fredrickson (61) erfolgen. Zur Differenzierung eines möglichen Gefäßerkrankungsrisikos sollten die Bestimmung des HDL-Cholesterins und die Berechnung des LDL-Cholesterin/HDL-Cholesterin-Quotienten durchgeführt werden. Ähnliche Aussagen lassen sich auch durch die immunologische Messung von Apolipoprotein A und B erhalten. Die Bestimmung von Apolipoprotein E III ist bei Verdacht auf Typ-III-Hyperlipoproteinämie (Triglyceride und Cholesterin auf etwa gleiche Werte erhöht) indiziert. Lipoproteinanalysen mittels Ultrazentrifugation werden wegen des großen Aufwands nicht routinemäßig durchgeführt. Die Bestimmung von Gesamtlipiden, freiem und verestertem Cholesterin, freien Fettsäuren und Phospholipiden haben vorwiegend wissenschaftliche Bedeutung.

Patientenvorbereitung. Der Patient sollte sich vor der Blutabnahme eine Woche normal ernähren (standardisierte Ernährung wünschenswert) und keinen Alkohol trinken. Bei der Blutentnahme sollte er im Idealfall mindestens 10–12 Stunden nüchtern sein. Es ist jedoch auch ohne weiteres möglich, die Lipidstoffwechselparameter postprandial zu messen. Werden postprandial normale Triglyceride und normales Gesamtcholesterin gefunden, erübrigt sich die aufwendige Analyse nach entsprechend langem Fasten. Viele Pharmaka (238) sowie Leber- und Nierenfunktionsstörungen haben einen Einfluss auf den Lipidstoffwechsel.

Triglyceride

Prinzip der Laboranalyse (18, 207):

$$\text{Triglyceride} \xrightarrow{\text{Lipase, Esterase}} \text{Glycerin} + \text{Fettsäuren}$$

$$\text{Glycerin} + \text{ATP} \xrightarrow{\text{Glycerokinase}} \text{Glycerin-3-phosphat} + \text{ADP}$$

Diese beiden Reaktionsschritte werden bei den meisten Methoden benutzt (die Methode mit Glycerindehydrogenase ist unspezifischer). Danach bestehen 3 unterschiedliche Nachweismöglichkeiten für ADP bzw. Glycerin-3-phosphat:

1. $\text{ADP} + \text{Phosphoenolpyruvat} \xrightarrow{\text{Pyruvatkinase}} \text{Pyruvat} + \text{ATP}$

   $\text{Pyruvat} + \text{NADH} \xrightarrow{\text{Lactatdehydrogenase}} \text{Lactat} + \text{NAD}$

2. $\text{Glycerin-3-phosphat} + \text{NAD} \xrightarrow{\text{Glycerinphosphatdehydrogenase}} \text{Dehydroxyacetonphosphat} + \text{NADH}$

3. $\text{Glycerin-3-phosphat} + O_2 \xrightarrow{\text{Glycerinphosphatoxidase}} \text{Dihydroxyacetonphosphat} + H_2O_2$

   $H_2O_2 + \text{Donator-}H_2 \xrightarrow{\text{Peroxidase}} \text{Donator (Farbstoff)} + 2 H_2O$

Die 2. Nachweisreaktion kann mit einer Farbreaktion gekoppelt werden.

Alle 3 Methoden sind einfach, schnell durchführbar und spezifisch. Freies Glycerin im Serum wird zwar miterfasst, liegt aber nur in sehr niedriger und üblicherweise konstanter Konzentration vor (entsprechend ca. 10 mg/dl [0,1 mmol/l] Triglyceride), sodass sich eine Korrektur für klinische Zwecke erübrigt.

Cholesterin

Gesamtcholesterin und HDL/LDL

Bestimmungsmethode. Das Testprinzip besteht aus der folgenden chemischen Umsetzung (172):

$$\text{Cholesterinester} + H_2O \xrightarrow{\text{Cholesterinesterase}} \text{Cholesterin} + \text{Fettsäure}$$

$$\text{Cholesterin} + O_2 \xrightarrow{\text{Cholesterinesterase}} \text{Cholesterin} + H_2O_2$$

Das entstandene H_2O_2 kann mit einer Peroxidase- oder Katalasereaktion nachgewiesen werden. Sie ist spezifisch, durch Einsatz kleinster Probenmengen praktisch störungsfrei, schnell und einfach durchführbar. Bei Testdurchführung ohne Cholesterinesterase lässt sich die Konzentration des freien Cholesterins ermitteln. Auch der bei der Cholesterinoxidase-Reaktion verbrauchte Sauerstoff eignet sich als Messgröße.

Die HDL-Cholesterinbestimmung erfolgt nach Präzipitation und Abzentrifugation von LDL und VLDL im Überstand mit der vorstehend angegebenen Methode für Gesamtcholesterin. Zur Präzipitation eignen sich Phosphorwolframsäure/$MgCl_2$, Heparin/$MnCl_2$ und Dextransulfat, wobei ersteres am geeignetsten erscheint. Bei der Präzipitation ist darauf zu achten, dass die Zentrifuge die erforderliche Drehzahl erreicht und das Probenmaterial nicht zu warm wird. Bei Triglyceridkonzentrationen über 350 mg/dl (4 mmol/l) kann es zu ungenügender Präzipitation kommen. Die Berechnung des LDL-Cholesterins erfolgt dann nach der Friedewald-Formel (62):

LDL-Chol = Chol – TG/5 – HDL-Chol (mg/dl)

LDL-Chol = Chol – TG/2,2 – HDL-Chol (mmol/l)

Diese Formel darf jedoch nur angewandt werden, wenn es sich um Nüchternserum ohne Chylomikronen handelt und die Triglyceridkonzentration unter 500 mg/dl (6 mmol/l) liegt.

Indikation zur HDL-Bestimmung. Über die Indikation zur HDL-Cholesterinbestimmung aufgrund von Kriterien der Gesamtcholesterinkonzentration gehen die Meinungen auseinander. Notwendig ist sie auf jeden Fall innerhalb des Verdachtsbereichs (Gesamtcholesterin zwischen 200 und 260 mg/dl [5,2–6,7 mmol/l]). Bei jungen Frauen findet man gelegentlich Cholesterinwerte zwischen 260 und 300 mg/dl (6,7–7,8 mmol/l), die sich dann aufgrund extrem hoher HDL-Cholesterinkonzentrationen bis über 100 mg/dl (2,6 mmol/l) als risikoarm interpretieren lassen.

Eine Gesamtcholesterinkonzentration über 300 mg/dl (7,8 mmol/l) bedeutet auf jeden Fall ein hohes Risiko – eine HDL-Cholesterinbestimmung erübrigt sich damit. Nur wenige Daten liegen zur HDL-Cholesterinbestimmung bei Konzentrationen des Gesamtcholesterins unter 220 mg/dl (5,7 mmol/l) vor, die bisher als unverdächtig angesehen wurden.

Risikobewertung. Beim HDL-Cholesterin sind Geschlechtsunterschiede zu beachten:
➤ Bei Frauen gelten Werte unter 65 mg/dl (1,7 mmol/l) als mäßiges, unter 45 mg/dl (1,2 mmol/l) als hohes Risiko.
➤ Bei Männern liegen die entsprechenden Grenzwerte mit 55 mg/dl (1,5 mmol/l) bzw. 35 mg/dl (0,9 mmol/l) jeweils um 10 mg/dl (0,3 mmol/l) tiefer.

LDL-Cholesterinwerte über 150 mg/dl (3,9 mmol/l) gelten als mäßiges, über 190 mg/dl (4,9 mmol/l) als hohes Risiko.

Für den LDL-Cholesterin/HDL-Cholesterin-Quotienten gilt für Frauen ein Wert von 3,6 und für Männer von 3,2 als sog. „Standardrisiko". Darüber hinausgehende Werte sind mit entsprechend höherem Risiko für atherosklerotische Veränderungen verbunden.

Lipoproteinelektrophorese

Bestimmungsmethoden. Als Trägermaterialien kommen Celluloseacetat, Agarose und Polyacrylamidgel infrage. Zur Verminderung der Adsorption der Lipoproteine an das Trägermaterial und zur verbesserten Auftrennung setzt man Albumin zu. Nach der Elektrophorese werden die Lipoproteine mit Fettfarbstoffen (Sudanschwarz, Fettrot) angefärbt oder besser bei der Agarosetechnik mit Polyanionenpräzipitation ausgefällt (207). Die Auswertung erfolgt visuell oder densitometrisch.

Indikation. Die Indikation für die Lipoproteinelektrophorese ist die Klassifizierung nach Fredrickson (61). Diese ist jedoch bei Kenntnis von Cholesterin- und Triglyceridwerten und evtl. durch visuelle Betrachtung des Serums („Kühlschranktest") in den allermeisten Fällen auch ohne Lipoproteinelektrophorese eindeutig zu treffen. Das Verfahren erlaubt auch die Differenzierung des Typs III, jedoch sollte dies durch die Bestimmung von Apolipoprotein III bestätigt werden. Bei densitometrischer Auswertung der Lipoproteinelektrophorese auf Agarose nach Polyanionenpräzipitation (207) ist die quantitative Bestimmung von α- und β-Lipoprotein und damit (durch Umrechung) des LDL-Cholesterin/HDL-Cholesterin-Quotienten möglich.

Lipoprotein (a)

Lipoprotein (a) (Lp a) ist ein dem LDL verwandtes Lipoprotein, welches neben Apo B-100 ein weiteres Apoprotein, Apo (a), enthält. Apo (a) ist polymorph und weist eine außerordentliche Strukturhomologie mit Plasminogen auf. Lp (a) kommt in mindestens 6 verschiedenen, genetisch bedingten Isoformen vor, die sich im Molekulargewicht unterscheiden und mithilfe eines Immunoblottings oder einer SDS-Polyacrylamidelektrophorese bestimmt werden können (207).

Atherogene Wertigkeit. Lp (a) kann atherogen wirken und die Fibrinolyse hemmen. Es ist daher thrombogen. Lp (a) ist ein von den anderen Lipidparametern unabhängiger Risikofaktor für die koronare und zerebrale Makroangiopathie (35, 86, 184).

Bestimmungsmethoden. Die Bestimmung erfolgt mittels Immunoassays (RIA, ELISA), Elektroimmundiffusion, radiale Immundiffusion oder Immunnephelometrie. Da Lp (a) zu Aggregation neigt, sollte die Bestimmung in frischem oder rasch tiefgefrorenem Serum erfolgen.

Fibrinogen

Eine Reihe von epidemiologischen Studien hat gezeigt, dass Fibrinogen ein unabhängiger kardiovaskulärer Risikofaktor ist (130). Die zusätzliche Bestimmung von Fibrinogen zur Abschätzung des kardiovaskulären Risikoprofils sollte daher bei jedem Diabetiker erfolgen. Dabei ist selbstverständlich zu beachten, dass die Höhe des Fibrinogens von einer Vielzahl von Umständen abhängig ist:
➤ herabgesetzte Fibrinogenbildung (Lebererkrankung),
➤ vermehrter Fibrinogenverbrauch (Hämolyse, Schock),
➤ Hyperfibrinolyse (metastasierende Karzinome, Komplikationen in der Geburtshilfe),

- vermehrte Fibrinogenbildung (Akute-Phase-Reaktion: Entzündung, Trauma, Verbrennung, Tumoren),
- Ausgleich von Proteinverlusten (Albumin) bei nephrotischem Syndrom.

Bei Diabetikern findet man häufig auch erhöhte Fibrinogenspiegel, und zwar unabhängig von den oben aufgeführten Ursachen einer Hyperfibrinogenämie.

Neue kardiovaskuläre Risikofaktoren

Fragliche Risikofaktoren. Neben den klassischen vaskulären Risikofaktoren werden heute weitere Faktoren diskutiert, die zur Entwicklung und Progression der Makro- und Mikroangiopathie beitragen, wie C-reaktives Protein, bestimmte Lipidfraktionen (HDL2 und HDL3), Apolipoprotein (apo) A-1 und B, sowie Homocystein (78). Diese werden jedoch (noch) nicht für die routinemäßige vaskuläre Risikoabschätzung bei Diabetikern empfohlen. Bestätigt es sich jedoch, dass Folsäure das kardiovaskuläre Risiko durch Senkung der Homocysteinkonzentration vermindert, so muss die Palette der Risikomarker ergänzt werden, da sich daraus unmittelbar therapeutische Konsequenzen ergeben können (96).

Thrombophile Diathese. Eine thrombophile Diathese spielt insbesondere bei Diabetikern bei der Entwicklung und Progression der Arteriosklerose eine wichtige Rolle. Neben einer Hyperfibrinogenämie (s. o.) sind wahrscheinlich andere thrombogene Faktoren, wie Plaminogen-Aktivator-Inhibitor-1, Faktor VII und Plasminogenaktivator mit kardiovaskulären Erkrankungen assoziiert. Derzeit spielen diese jedoch in der klinischen Routinediagnostik ebenso wenig eine Rolle wie Plättchenfunktionsuntersuchungen.

Albumin und weitere Proteine im Urin

Physiologische Grundlagen

Bedeutung. Die Mikroalbuminurie wurde erstmals 1963 von Keen et al. (104) beschrieben und in Beziehung zum natürlichen Verlauf einer beginnenden diabetischen Nephropathie gesetzt. Wir wissen heute, dass die Mikroalbuminurie das früheste klinisch einfach nachzuweisende Zeichen einer diabetischen Nephropathie ist. Sie ist aber auch ein zuverlässiger Prädiktor für die Entwicklung einer klinisch manifesten Nephropathie (136, 189) und anderer diabetesspezifischer (Neuropathie und Retinopathie) und diabetesassoziierter Komplikationen (Makroangiopathie der Koronar- und Zerebralarterien sowie der Beinarterien).

Normale Albuminausscheidung. Die Albuminausscheidung liegt bei Gesunden zwischen 1,5 und 20 µg/min mit einem geometrischen Mittel von 6,5 µg/min. Die Albuminkonzentration wird von einer Reihe von Faktoren beeinflusst, die unbedingt berücksichtigt werden müssen:
- starke körperliche Aktivität,
- hohe Proteinzufuhr,
- Temperatur über 38 °C,
- Harnwegsinfekte,
- metabolische Entgleisung (Ketose/Ketoazidose),
- Menstruation,
- Gravidität,
- manifeste Nephropathie: Serumkreatinin > 1,5 mg/dl (130 µmol/l),
- Hypertonie,
- hohe Flüssigkeitszufuhr.

Die Albuminexkretionsrate ist tagsüber ca. 25% höher als nachts und zeigt auch von Tag zu Tag relativ starke Schwankungen (bis zu 40%).

Laboranalytik

Definition der Mikroalbuminurie. Eine Mikroalbuminurie liegt vor, wenn 2 von 3 Messungen innerhalb eines Zeitraums von einigen Wochen (aus praktikablen Gründen innerhalb von 1–2 Wochen) folgende Werte zeigen:
- 30–300 mg/24 h,
- 20–200 µg/min,
- 20–200 mg/l,
- 30–300 µg/mg Kreatinin.

Die Diagnose einer Mikroalbuminurie setzt standardisierte Bedingungen voraus. Eine Analyse im 24-Stunden-Urin hat den theoretischen Vorteil, einige „Störfaktoren" (s. o.) zu minimieren, wird aber aus bekannten Gründen von Patienten ungern akzeptiert und hat andere Fehlerquellen (Sammelfehler!). Am praktischsten und am besten standardisierbar ist der erste Morgenurin, wobei die Albuminurie als Konzentration oder Exkretionsrate bestimmt wird.

Albuminurie-Screening. Für praktische Belange und bei großen Patientenzahlen ist die Messung der Albuminurie im 1. Morgenurin zu empfehlen. Erhöhte Werte können dann durch Messung der Übernachtexkretionsrate ergänzt werden. Aus bisheriger praktisch-klinischer Erfahrung und aufgrund von Empfehlungen von Fachgesellschaften (46, 48) wird das in Abb. 5.**10** dargestellte Vorgehen empfohlen.

Probenaufbereitung. Die Urinproben können bei 4 °C bis zu 8 Wochen ohne signifikante Änderung der Albuminkonzentration aufbewahrt werden (134). Tieffrieren der Proben und unmittelbares Mischen nach dem Auftauen führt über 24 Wochen zu keiner Störung der Analyse (177).

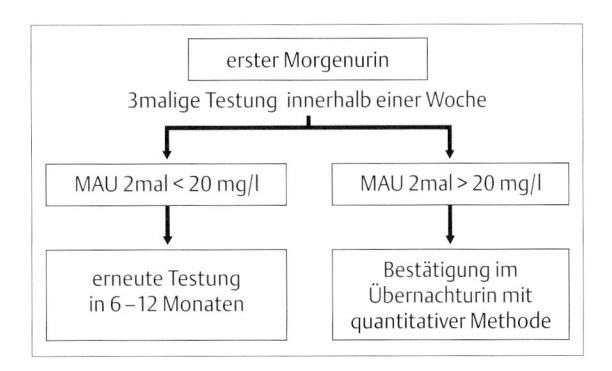

Abb. 5.**10** Messung der Mikroalbuminurie (MAU).

Sammelzeiten. Sammelurin über 24 Stunden ist der „Goldstandard", ist jedoch für Screeningverfahren ungeeignet und für die Patienten lästig. Die Patientencompliance ist gering und beträgt nicht mehr als 59% (67). Pro und kontra der 4 verschiedenen Sammelmöglichkeiten von Urinproben sind in Tab. 5.**23** zusammengefasst.

Quantitative Bestimmungsmethoden

1963 wurde erstmals über eine radioimmunologische Methode zur spezifischen Messung kleinster Mengen von Albumin im Urin berichtet (104). In der Zwischenzeit wurden eine Reihe weiterer Methoden zur Bestimmung der Mikroalbuminurie publiziert (177):
➤ enzymgekoppelter Immunoassay (199),
➤ radiale Immundiffusion,
➤ nephelometrische und immunoturbidimetrische Analysen (123).

Insbesondere letztere Methode ist für die klinische Routine geeignet, da sie sensitiv und spezifisch sowie schnell, automatisierbar, billig und gut reproduzierbar ist.

Semiquantitative Bestimmungsmethoden

Der Vorteil dieser Analyseverfahren ist, dass der Nachweis der Mikroalbuminurie bereits in der Praxis innerhalb weniger Minuten möglich ist und/oder der Patient selbst den Nachweis führen kann.

Micral-Test II. Der Micral-Test beruht auf einem immunologischen Nachweis von Humanalbumin (164). Der Harn durchläuft eine Teststreifenzone mit löslichem Albuminantikörper-Gold-Konjugat, das spezifisch Albumin bindet. Überschüssiges Konjugat wird von einer Abfangzone auf dem Teststreifen mit immobilisiertem Humanalbumin zurückgehalten, damit nur das mit Albumin beladene Goldkonjugat das Nachweisfeld erreicht. Dort entsteht in Abhängigkeit vom Albumingehalt eine Farbe zwischen weiß (Albuminkonzentration < 20 mg/l) und Rotabstufungen (Albuminkonzentrationen 20–50–100 mg/l), die mit einem Farbvergleich ablesbar ist.

Die Reaktionszeit beträgt etwa 1 Minute. Farbstabilität wird durch Abschneiden des Teststreifens zwischen dem Nachweisfeld und der Beschriftung „Micral" erreicht. Kreuzreaktionen mit anderen Humanproteinen wie Hämoglobin, Transferrin, Bence-Jones-Protein, α-Antitrypsin, α-Amylase, saurem α-Glykoprotein, Immunglobulinen sowie Leukozyten und Erythrozyten liegen unter 0,5%. Tab. 5.**24** zeigt wichtige analytische Daten des Micral-Test über Sensitivität, Spezifität und prädiktiven Wert.

RapiTex-Test. Dieser Test besteht aus an Latex gebundenen Partikeln, die spezifisch mit Albumin reagieren. Ab einer Albuminkonzentration von 18 mg/l kommt es zu einer Agglutinationsreaktion. Falsch negative Testergebnisse können durch hohe Albuminkonzentrationen (> 1 g/l) zustande kommen. Eine Abschätzung der Albuminkonzentration erfolgt durch Harnverdünnungsreihen.

Tab. 5.23 Pro und Kontra verschiedener Urinsammelperioden

	24-Stundenurin	Übernachturin	1. Morgenurin Albuminkonzentration oder Albumin/Kreatinin	Zufällige Probe Albuminkonzentration oder Albumin/Kreatinin
Einheiten	mg/24 h	µg/min	mg/l oder mg/mmol	mg/l oder mg/mmol
Cut off	30 mg/24 h	20 µg/min	20 mg/l oder 2–3,5 mg/mmol	20 mg/l oder 2–3,5 mg/mmol
Handhabung	schwierig	akzeptabel	leicht	leicht
körperliche Aktivität wichtig	ja	nein	nein	ja
intraindividuelle Variation	hoch	mäßig	mäßig	hoch
Bemerkungen	selten angewandt	praktisch für das Monitoring	ideal für Screening	für Screening brauchbar

Tab. 5.24 Ergebnisse des Micral-Tests in 3 verschiedenen Testsituationen (Poulsen. In: Mogensen CE. Microalbuminuria. London: Science Press; 1993)

	Praktischer Arzt (n = 563)	MTA (n = 239)	Diabetesschwester (n = 269)
Sensitivität	66%	91%	84%
Spezifität	92%	85%	96%
negativer prädiktiver Wert	83%	95%	97%
posisitiver prädiktiver Wert	81%	76%	76%
% korrekt klassifiziert	83%	87%	94%

AlbuSure-Test. Im Gegensatz zum RapiTex-Test wird bei diesem Test das Prinzip der Latexagglutinationshemmung angewandt, d. h. es kommt bei einer Albuminkonzentration von > 20 mg/l zu einer Hemmreaktion. Eine semiquantitative Albuminkonzentrationsbestimmung erfolgt ebenfalls durch Harnverdünnung.

MicroBumin-Test. Das Verfahren des MicroBumin-Tests beruht auf dem sog. Eiweißfehler von pH-Indikatoren. Im sauren Bereich ist der verwendete Farbindikator gelblich. Durch Zugabe von Aminogruppen, z. B. Proteinen, bildet sich ab einer Konzentration von ca. 30 mg/l eine salzähnliche, blaue Verbindung. Diese Reaktion ist nicht albuminspezifisch und kann auch bei alkalischem Urin mit normalem Albumingehalt auftreten. Eine semiquantitative Abschätzung des Albumingehalts in 2 Stufen ist möglich.

Weitere Proteine im Urin

Neben einer selektiven Störung der glomerulären Funktion mit erhöhter Albuminausscheidung im Urin kommt es bei Diabetikern auch zu nichtselektiven Glomerulumstörungen sowie zu tubulären Funktionseinschränkungen, die nicht unbedingt diabetesspezifisch oder diabetesassoziert sein müssen. Mithilfe spezifischer und empfindlicher immunchemischer Bestimmungen der Ausscheidung von Albumin, α_1-Mikroglobulin, IgG und α_2-Makroglobulin ist in fast allen Fällen die Einteilung einer Proteinurie in selektiv/glomerulär, nichtselektiv/glomerulär, tubulär und prä- bzw. postrenal möglich. Daher wurde eine Nephropathiestufendiagnostik entwickelt, die auch in der klinischen Routine rasch eine Differenzierung einer Proteinurie und Hämaturie erlaubt (Abb. 5.**11** und Tab. 5.**25**–5.**27**; 89).

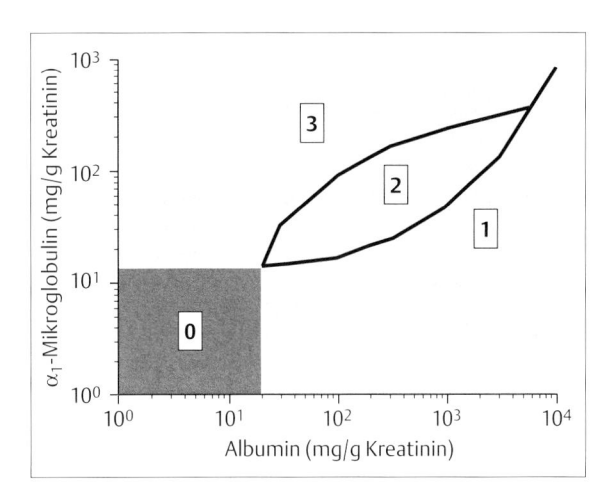

Abb. 5.**11** Bedeutung der Exkretion von Albumin und α_1-Mikroglobulin im Urin für die Differenzierung einer glomerulären, tubulären und interstitiellen Nephropathie. (nach Hofmann et al. und Bechtner [persönliche Mitteilung])
0 = Normalbefund, 1 = primäre Glomerulopathie, 2 = Überlappungsbereich glomerulärer und tubulärer Erkrankungen, 3 = interstitielle Nephropathie.

Tab. 5.**25** Nephropathiestufendiagnostik. Normalwerte wichtiger Analyseparameter

Methode	Parameter	Normalwert
Stix	Eiweiß	negativ
	Leukozyten	negativ
	Blut	negativ
Urin	Eiweiß	< 100 mg/g Kreatinin
	Mikroalbumin	< 20 mg/g Kreatinin
	α_1-Mikroglobulin	< 14 mg/g Kreatinin
	IgG	< 10 mg/g Kreatinin
	α_2-Makroglobulin	< 10 mg/g Kreatinin

Tab. 5.**26** Nephropathiestufendiagnostik. Bewertung einer glomerulären und tubulären Proteinurie

Glomeruläre Proteinurie: Mikroalbumin (mg)	Tubuläre Proteinurie: α_1-Mikroglobulin	Bewertung
> 20 bis < 30	> 14 bis < 20	grenzwertig
„glomeruläre Permeabilitätsstörung"	„tubuläre Dysfunktion" bei fehlender glomerulärer Proteinurie	
30–100	20–50	gering
100–1000	50–100	deutlich
1000–3000	> 100	ausgeprägt
> 3000		nephrotisch

Quotienten zur Bewertung:
- (Mikroalbumin + α_1-Microglobulin + IgG)/Gesamteiweiß > 0,3 → renale und postrenale Proteinurie
- Gesamteiweiß > 300 mg/g Kreatinin und (Mikroalbumin + α_1-Microglobulin + IgG)/Gesamteiweiß < 0,3 → Verdacht auf prärenale Proteinurie
- Mikroalbumin > 500 mg/g Kreatinin und IgG/Microalbumin < 0,03 → selektive glomeruläre Proteinurie
- Mikroalbumin > 500 mg/g Kreatinin und IgG/Mikroalbumin > 0,03 → nichtselektive glomeruläre Proteinurie

Tab. 5.27 Nephropathie-Stufendiagnostik. Differenzierung einer Hämaturie

Proteine	1	2	3
IgG/Albumin	> 0,2	< 0,2	> 0,2
α_2-Makroglobulin/Albumin	> 0,02	< 0,02	< 0,02
α_1-Mikroglobulin/Albumin	< 1,0	< 1,0	> 1,0

1 Mit großer Wahrscheinlichkeit postrenale Hämaturie.
2 Mit großer Wahrscheinlichkeit renale (glomeruläre) Hämaturie, zusätzliche Blutbeimengung aus postrenalen Quellen nicht auszuschließen.
3 Mit großer Wahrscheinlichkeit renale (tubulointerstitielle) Hämaturie, zusätzliche geringe postrenale Blutbeimengung nicht auszuschließen.

Messung der glomerulären Filtration

Die Höhe der Albuminurie korreliert nicht gut mit dem Grad der Nephropathie. Lediglich in den Frühstadien der Nephropathie (46) nimmt die Mikroalbuminurie zu und führt schließlich zur Makroalbuminurie, die jedoch bei Fortschreiten der Nephropathie bis zum terminalen Nierenversagen wieder abnimmt. Grund hierfür ist, dass mit der Zunahme der morphologischen Veränderungen die Zahl der funktionierenden Glomeruli und somit auch die glomeruläre Filtrationsfläche abnimmt.

Die Serum-Kreatininkonzentration gibt die Nierenfunktion aber nur ungenau wieder, da diese nicht nur von der renalen Kreatinin-Ausscheidung, sondern auch durch die endogene Kreatininproduktion beeinflusst wird. Daher ist die Bestimmung der Kreatinin-Clearance ein zuverlässigerer Parameter der Nierenfunktion als die Messung des Serum-Kreatinins.

Bestimmung der Kreatinin-Clearance. Neben der üblichen Messung (s. u.) kann die Kreatinin-Clearance nach der Formel von Cockroft u. Gault berechnet werden (33):

$$\text{Kreatinin-Clearcance (ml/min)}^* = \frac{(140 - \text{Alter}) \times \text{Körpergewicht (kg)}}{72 \times \text{Serum-Kreatinin (mg/dl)}}$$

oder

$$\text{Kreatinin-Clearance (ml/min)}^* = \frac{(140 - \text{Alter}) \times \text{Körpergewicht (kg)}}{0{,}82 \times \text{Serum-Kreatinin (µmol/l)}}$$

* (bei Frauen ist das Ergebnis jeweils mit 0,85 zu multiplizieren)

Diese Formel sollte nicht benutzt werden bei Patienten mit akutem Nierenversagen und/oder einer instabilen Nierenfunktion, bei sehr adipösen Menschen oder bei starken Ödemen (Überschätzung der Clearance!).

Die Messung der Kreatinin-Clearance als Parameter der glomerulären Filtrationsrate (GFR) hat sich bewährt. Fehler beim 24-Stunden-Urinsammeln sollten unbedingt bedacht werden, und im Zweifelsfall sollte die Analyse nach erneutem Sammeln wiederholt werden. Für wissenschaftliche Fragestellungen ist die Messung der GFR mittels Kreatinin-Clearance jedoch unzureichend. Dafür stehen heute Isotopenverfahren und die Messung der Inulin-Clearance zur Verfügung. Wenn das Serum-Kreatinin den Wert von 2 mg/dl überschritten hat, sind Clearance-Untersuchungen nicht mehr sinnvoll. Die Kreatinin-Clearance wird wie folgt berechnet:

$$\text{Kreatinin-Clearance (ml/Min./1,73 m}^2) = \frac{U \times U\text{ vol} \times 1{,}73}{S \times t \times KO}$$

U = Konzentration von Kreatinin (mg/dl) im Urin
S = Konzentration von Kreatinin (mg/dl) im Serum
U vol = Urinmenge (ml) pro Sammelzeit
t = Sammelzeit in Minuten
KO = Körperoberfläche des Patienten (Nomogramm!)
1,73 = Körperoberfläche einer 75 kg schweren Person in m^2

Literatur

1 Aanstoot, H. J., E.Sigurdsson, M. Jaffe et al.: Value of antibodies to GAD 65 combined with islet cell cytoplasmic antibodies for predicting IDDM in childhood population. Diabetologia 37 (1994) 917
2 Aanstot, H.J., S.M. Kang, J. Kim, L.A. Lindsay, U. Roll, M. Knip, et al.: Identification and characterization of glima 38, a glycosylated islet cell membrane antigen, which together with GAD65 and IA2 marks the early phases of autoimmune response in type 1 diabetes. J Clin Invest 97 (1996) 2772
3 Abraham, E. C., T. A. Huft, N. D. Cope,J. B.Wilson, E. D. Bransome, T. H. J. Huisman: Determination of the glycosylated hemoglobins (HbA1) with a new microcolumn procedure. Diabetes 27 (1978) 931
4 Agner, E., B. Thorsteinsson, M. Eriksson: Impaired glucose tolerance and diabetes mellitus in elderly subjects. Diabetes Care 5 (1982) 600
5 Alberti, K.G.M.M., P. Zimmet: Definition, diagnosis and classification of diabetes mellitus and its complications. Part 1. Diagnosis and classification of diabetes mellitus provisional report of a WHO consultation. Diabet Med 15 (1998) 539
6 American Diabetes Association: Report of the Expert Committee on the diagnosis and classification of diabetes mellitus. Diabetes Care 20 (1997) 1183
7 American Diabetes Association: Tests of glycemia in diabetes. Diabetes Care 22 (1999) S77
8 American Diabetes Association: Type 2 diabetes in children and adolescents. Diabetes Care 23 (2000) 381
9 Arnold-Larsen, S., S. Madsbad, C. Kühl: Reproducibility of the glucagon test. Diabet. Med. 4 (1987) 299
10 Ashby, J. P., B. M. Frier: Is serum fructosamine a clinically useful test? Diabet. Med. 5 (1988) 118
11 Atkinson, M.A., G.S. Eisenbarth: Type 1 diabetes: new perspectives on disease pathogenesis and treatment. Lancet 358 (2001) 221
12 Baekkeskov, S., H. J. Aanstoot, S. Christgau, A. Reetz, M. Solimena, M. Cascalho, F. Folli, H. Richter-Olesen, P. De Camilli: Identification of the 64K autoantigen in insulin dependent diabetes as the GABA-synthesising enzyme glutamic acid decarboxylase. Nature 347 (1990) 151
13 Balkau, B.: The DECODE study. Diabetes epidemiology: collaborative analysis of diagnostic criteria in Europe. Diabet Med 26 (2000) 282

14 Balkau, B., S. Bertrais, P. Ducimetiere, E. Eschwege: Is there a glycemic threshold for mortality risk? Diabetes Care 22 (1999) 696

15 Banauch, D., W. Brünner, W. Ebeling, H. Metz, H. Rindfrey, H. Lang, K. Leybold, W. Rick: Eine Glucose-Dehydrogenase für die Glucosebestimmung in Körperflüssigkeiten. J. Clin. Chem. Clin. Biochem. 13 (1975) 101

16 Bennett, P.: Recommendations on the standardization of methods and reporting of tests for diabetes and its microvascular complications in epidemiologic studies. Diabet. Care 2 (1979) 98

17 Berger, M.: Diabetes mellitus. Urban & Schwarzenberg, München 1995

18 Bergmeyer, H. U.: Methoden der enzymatischen Analyse, 3. Aufl. Verlag Chemie, Weinheim 1974

19 Bingley, P. J., M. R. Christie, E. Bonifacio, R. Bonfanti, M. Shattock, M. Fonte, G. Bottazzo, E. Gale: Combined analysis of autoantibodies improves prediction of IDDM in islet cell antibody-positive relatives. Diabetes 43 (1994) 1304

20 Bloomgarden, Z.T.:American Diabetes Association annual meeting 1999. New approaches to insulin treatment and glucose monitoring. Diabetes Care 22 (1999) 2078

21 Bonara, E., F. Calcaterra, S. Lombardi, N. Bonfante, G. Formentini, R.C. Bonadonna, M. Muggeo: Plasma glucose levels throughout the day and HbA$_{1c}$ interrelationsshiphs in type 2 diabetes. Implications for treatment and monitoring of metabolic control. Diabetes Care 24 (2001) 2033

22 Bonora, E., M. Muggeo: Postprandial blood glucose as a risk factor for cardiovascular disease in Type 2 diabetes: the epidemiological evidence. Diabetologia 44 (2001) 2107

23 Bonifacio, E., C. Boitard, H. Gleichmann, M. A. Shattock, L. J. Molenaar, G. F. Bottazzo: Assessment of precision, concordance, specificity and sensitivity of islet cell antibody measurement in 41 assays. Diabetologia 33 (1990) 731

24 Boulton A.J.M.: The need for standardisation of glycated haemoglobin measurements. Diabetologia News section 4 (2002)

25 Brownlee,M.: Negative consequences of glycation. Metabolism 49 (2000) 9

26 Bunn, H. F.: Non-enzymatic glycosylation of protein: a form of molecular aging. Schweiz. med. Wschr. 111 (1981) 1503

27 Burrin, J. M, K. G. M. M. Alberti: What is blood glucose: Can it be measured? Diabet. Med. 7 (1990) 199

28 Cefalu, W. T., A. D. Bell-Farrow, M. Petty, C. Izlar, J. A. Smith: Clinical validation of a second-generation fructosamine assay. Clin. Chem. 37 (1991) 1252

29 Chiasson, J.L., R.G. Josse, R. Gomis, M. Hanefeld, A. Karasik, M. Laakso for the STOP-NIDDM trail Research Group: Acarbose for prevention of type 2 diabetes mellitus: STOP-NIDDM randomised trial. Lancet 359 (2002) 2072

30 Coster, S., M.C. Gulliford, P.T. Seed, J.K. Powrie, R. Swaminathan: Self-monitoring in type 2 diabetes mellitus: a meta-analysis. Diabet Med 17 (2000) 755

31 Charks, M. A., A. Fontbonne, N. Thibault, J. M. Warnet, G. E. Roselin, E. Eschwege: Risk factors for NIDDM in white population. Diabetes 40 (1990) 796

32 Clark, P. M., J. C. Levy, L. Cox, M. Burnett, R. C. Turner, C. N. Hales: Immunoradiometric assay of insulin, intact proinsulin and 32,33 split proinsulin and radioimmunoassay of insulin in diet-treated type 2 (non-insulin dependent) diabetic patients. Diabetologia 35 (1992) 469

33 Cockroft, D.W., M.H.Gault: Prediction of creatinine clearance from serum creatinine. Nephron 16 (1976) 31

34 Csako, G.: Causes, consequences, and recognition of false-positive reactions for ketones. Clin Chem 36 (1990) 1388

35 Danesh, J., R. Collins, R. Petro: Lipoprotein(a) and coronary heart disease. Meta-analysis of prospective studies. Circulation 102 (2000) 1082

36 Davidson, M.: The effect of aging on carbohydrate metabolism. Metabolism 28 (1979) 688

37 Davies, M. J., J. Metcalfe, J. L. Day, I. P. Gray, C. N. Hales: Insulin deficiency rather than hyperinsulinaemia in newly diagnosed type 2 diabetes mellitus. Diabet. Med. 10 (1993) 305

38 Davies, M. J., J. Metcalfe, J. L. Day, A. Grenfell, C. N. Hales, I. P. Gray: Improved beta cell function, with reduction in secretion of intact and 32/33 split proinsulin, after dietary intervention in subjects with type 2 diabetes mellitus. Diabet. Med. 11 (1994) 71

39 DECODE Study Group on behalf of the European Diabetes Epidemiology Study Group: Will new diagnostic criteria for diabetes mellitus change phenotype of patients with diabetes? Reanalysis of European epidemiological data. BMJ 317 (1998) 371

40 DECODE Study Group: Glucose tolerance and mortality: comparison of WHO and American Diabetes association diagnostic criteria. The DECODE Study Group. European Diabetes Epidemiology Group.Diabetes Epidemiology: Collaborative analysis of diagnostic criteria in Europe. Lancet 354 (1999) 617

41 DECODE Study Group: Consequences of the new diagnostic criteria for diabetes in older men and women. DECODE (Diabetes Epidemiology: Collaborative Analysis of Diagnostic Criteria in Europe). Diabetes Care 22 (1999) 1667

42 DECODE Study Group: Is fasting glucose sufficient to define diabetes? Epidemiological data from 20 European studies. The DECODE Study Group. European Diabetes Epidemiology Group. Diabetes Epidemiology: Collaborative analysis of Diagnostic Criteria in Europe. Diabetologia 42 (1999) 647

43 DECODE Study Group on behalf of the European Diabetes Epidemiology Study Group: Glucose tolerance and cardiovascular mortality. Comparison of fasting and 2-h diagnostic criteria. Arch Intern Med 161 (2001) 397

44 De Courten, M., P. Zimmet: Screening for non-insulin-dependent diabetes mellitus: where to draw the line? Diabet. Med. 14 (1997) 95

45 Desjeux, J. F.: Congenital selective Na+, D-glucose co-transport defects leading to renal glucosuria and congenital selective intestinal malabsorption of glucose and galactose. In Shriver C. R., A. L. Bendet, W. S. Sly, D. Valle: The Metabolic Basis of Inherited Diseases. McGraw-Hill, New York 1989 (pp. 2463–2479)

46 Deutsche Diabetes-Gesellschaft: Praxis-Leitlinien. Diabetes und Stoffwechsel 11 (Suppl2) (2002) 1

47 Deutsche Diabetes-Gesellschaft: Nationale Versorgung-Leitlinie Diabetes mellitus Typ 2. www.deutsche-diabetes-gesellschaft.de 2002.

48 Deutsche Diabetes-Gesellschaft: Evidenz-basierte Leitlinien: Definition, Klassifikation und Diagnostik des Diabetes mellitus. Diabetische Retionpathie und Makulopathie. Diabetische Nephropathie. Hypertonie beim Diabetes mellitus. Diabetes mellitus und Herz. Hypertonie beim Diabetes mellitus. Diagnose und Therapie der sensomotorischen diabetischen Neuropathie. Diagnose und Therapie der autonomen Neuropathie. www.deutsche-diabetes-gesellschaft.de 2002

49 Diabetes Prevention Program Research Group. Reduction in the incidence of type 2 diabetes with lifestyle intervention or metformin. New Engl J Med 346 (2002) 393

50 Edelstein, S.L., W.C. Knowler, R.P. Bain, et al.: Predictors of progression from impaired glucose tolerance to NIDDM: an analysis of six prospective studies. Diabetes 46 (1997) 701

51 Eisenbarth, G., G. S. Jackson. Insulin autoimmunity: the rate limiting factor of pre-type 1 diabetes. J. Autoimmun 5 (1992) 214

52 Ellison, J.M., J.M. Stegmas, S.L. Colner, R.H. Michael, M.K. Sharma, K.R. Ervin, D.L. Horowitz. Rapid changes in postprandial blood glucose produce concentration differences at finger, forearm, and thigh sampling sites. Diabetes Care 25 (2002) 961

53 European NIDDM Policy Group: Leitfaden für die Behandlung des nicht-insulinabhängigen Diabetes mellitus (NIDDM, Typ 2). Kirchheim, Mainz 1994

54 Fidel, I., J. Jofat, A. Cohen: Twelve year follow-up of Yemenites with impaired glucose tolerance (IOGT). Diabetologia 21 (1981) 270
55 Fineberg, N. S., S. E. Fineberg, J. H. Anderson, M. A. Birkett, R. G. Gibson, S. Hufferd: Immunologic effects of insulin lispro (Lys(B28), Pro(B29) human insulin) in IDDM and NIDDM patients previously treated with insulin. Diabetes 45 (1996) 1750
56 Flückiger, R., K. H. Winterhalther: In vitro synthesis of hemoglobin A_{1c}. FEBS Lett. 71 (1976) 356
57 Flückiger, R., W. Harmon, W. Meier, S. Loo, K. H. Gabbay: Hemoglobin carbamylation in uremia. New Engl. J. Med. 304 (1981) 823
58 Förster, H, H. Mehnert, K. Stuhlfauth: Vergleich von Laboratoriumsmethoden zur Erkennung und Kontrolle des Diabetes mellitus. Münch. med. Wschr. 107 (1965) 1441
59 Förster, H., M. Haslbeck: Methodische Fehler bei der Diagnose von Störungen des Kohlenhydratstoffwechsels. Z. Diagn. 7 (1972) 311
60 Fontbonne, A. M., E. M. Eschwege: Insulin and cardiovascular disease. The Paris Prospective Study. Diabetes Care 14 (1991) 461
61 Fredrickson, D. S., R. J. Levy, R. S. Lee: Fat transport in lipoproteins – an integrated approach to mechanisms and disorders. New Engl. J. Med. 276 (1967) 215
62 Friedewald, W. T., R. J. Levy, D. S. Fredrickson: Estimation of the concentration of low-density-lipoprotein cholesterol in plasma without use of the preparative ultracentrifuge. Clin. Chem. 18 (1972) 499
63 Füchtenbusch, M., K. Ferber, E. Standl, A.G. Ziegler: Prediction of type 1 diabetes postpartum in patients with gestational diabetes mellitus by combined islet cell autoantibody screening: a prospective multicenter study. Diabetes 46 (1997) 1459
64 Fuller, J., M. Shipley, G. Rose, R. J. Jarrett, H. Keen: Coronary heart disease risk and impaired glucose tolerance. Lancet 1980/II, 1373
65 Fuller, J. H., M. J. Shipley, G. Rose, R. J. Jarrett, H. Keen: Mortality from coronary heart disease and stroke in relation to degree of hyperglycemia: the Whitehall Study. Brit. Med. J. 287 (1983) 867
66 Galloway, J. A.: New directions in drug development: mixtures, analogues, and modeling. Diabetes Care 16, Suppl. 3 (1993) 16
67 Gatling, W., C. Knight, R. D. Hill: Screening for early diabetic nephropathy: Which sample to detect microalbuminuria? Diabet. Med. 2 (1985) 451
68 Garg,S.K., R.O. Potts, N.R. Ackerman, S.J. Fermi, J.A. Tamada, H.P. Chase: Correlation of fingerstick blood glucose measurements with GlucoWatch Biographer glucose results in young subjects with type 1 diabetes. Diabetes Care 22 (1999) 1708
69 Gerstein,H.C. Glucose: a continuous risk for cardiovascular disease. Review. Diabetic Med 14 (Suppl 3) (1997) S25
70 Gjessing, H. J., L. E. Matzen, O. K. Faber: Fasting plasma C-peptide, glucagon-stimulated plasma C-peptide, and urinary C-peptide in relation to clinical type of diabetes. Diabetologia 32 (1989) 305
71 Gochman, N., J. M. Schmitz: Application of a new peroxide indicator reaction to the specific automated determination of glucose with glucose oxidase. Clin. Chem. 18 (1972) 943
72 Goldstein,D.E., R.R. Little, H.M. Wiedmeyer, J.D. England, E.M. McKenzie: Glycated hemoglobin: methodologies and clinical applications. Clin Chem 32 (1986) B64
73 Greenbaum, C. J., J. P. Palmer, S. Nagataki, Y. Yamaguchi, J. L. Molenaar, W. A. M. Van Beers, N. K. McLaren, A. Lernmark, and participating laboratories: Improved specificity of ICA assays in the Fourth International Immunology of Diabetes Serum Exchange Workshop. Diabetes 41 (1992) 1570
74 Gress,T.W., F.J.Nieto, E. Shahar, M.R. Wofford, F.L. Brancati: Hypertension and antihypertensive therapy as risk for type 2 diabetes mellitus. New Engl J Med 342 (2000) 905
75 Haffner, S. M., L. Mykkänen, R. A. Valdez, M. P. Stern, D. L. Holloway, A. Monterrosa, R. R. Bowsher: Disproportionately increased proinsulin levels are associated with the insulin resistance syndrome. J.Clin. Endocrinol. 79 (1994) 1806
76 Haffner, S.M., S. Letho, K. Ronnemaa, M. Pyorala, M. Laakso: Mortality from coronary heart disease in subjects with type 2 diabetes and in nondiabetic subjects with and without prior myocardial infarction. NEngl J Med 339 (1998) 229
77 Hagopian, W. A., C. B. Sanjeevi, I. Kockum, M. Landin-Olsson, A. E. Karlsen, G. Sundkvist, G. Dahlquist, J. Plamer, A. Lernmark: Glutamate decarboxylase-, insulin-, and islet-antibodies and HLA-typing to detect diabetes in a general population-based study of Swedish children. J. Clin. Invest. 95 (1995) 1505
78 Harja, K.J.: Potential new cardiovascular risk factors: left ventricular hypertrophy, homocysteine, lipoprotein(a), triglycerides, oxidative stress, and fibrinogen. Ann Intern Med 131 (1999) 376
79 Harris, M. I.: Undiagnosed NIDDM: clinical and public health issues. Diabetes Care 16 (1993) 642
80 Harrison, L.C.: Risk assessment, prediction and prevention of type 1 diabetes. Pediatr Diabetes 2 (2001) 71
81 Haslbeck, M., H. Silberhorn, B. Kraus, W. Bachmann: Prognostic value of OGTT: ten year follow-up of patients with impaired and equivocal glucose tolerance. Diabetologia 19 (1980) 281
82 Haslbeck, M.: Diagnose des Diabetes mellitus. Diabet. Stoffw. 2 (1993) 73
83 Haslbeck, M., H. Mehnert: Diagnose und Differentialdiagnose. In Mehnert H., K. Schöffling, E. Standl, K. H. Usadel: Diabetologie in Klinik und Praxis. Thieme, Stuttgart 1994
84 Heding, L. H.: Radioimmunological determination of human C-peptide in serum. Diabetologia 11 (1975) 541
85 Heinemann, L., G. Schmelzeisen – Redeker, on behalf of the Non-invasive task force (NITF): Non-invasive continuous glucose monitoring in type 1 diabetic patients with optical glucose sensors. Diabetologia 41 (1998) 848
86 Heller, F. R., J. Jasmart, P. Honore, G. Derue, V. Novik, L. Galanti, A. Parfonry, J. C. Hondekijn, M. Buysschaert: Serum lipoprotein (a) in patients with diabetes mellitus. Diabetes Care 16 (1993) 819
87 Health Care Financing Administration. C-peptide levels as a criterion for use of the insulin pump.htpp:/www.hcfa.gov/coverage/8b3-ss2.htm May 14,2001)
88 Hoelzel, W., K. Miedema: Development of a reference system for the international standardization of HbA1c/glyco-hemoglobin determinations. J Int Fed Clin Chem 9 (1996) 62
89 Hofmann, W., C. Sedlmeir-Hofmann, M. Ivandic, D. Schmidt, W. G. Guder, H. Edel: Befundung von Urin-Protein-Mustern auf der Basis klinisch gesicherter Patientenkollektive. Typische Beispiele mit Textbefunden. Labor-Medizin 17 (1993) 502
90 Holleman, F., J. B. L. Hoekstra: Insulin lispro. New Engl. J. Med. 337 (1997) 176
91 Home, P.: The OGTT: gold that does not shine. Diabet. Med. 5 (1988) 313
92 Howell, S. L.: The biosynthesis and secretion of insulin. In Pickup, J., G. Williams: Textbook of Diabetes, vol. I. Blackwell, Oxford 1997
93 Howey, J. E. A., W. M. Bennet, M. C. K.Browning, R. T. Jung, C. G. Fraser: Clinical utility of assays of glycosylated haemoglobin and serum fructosamine compared: use of data on biological variation. Diabet. Med. 6 (1989) 793
94 Hubbuch, A.: Die Bestimmung glykosylierter Hämoglobine. Labor-Medizin 9 (1985) 240
95 Hugget, A. S. G., D. A. Nixon: Enzymatic determination of blood glucose. Biochem. J. 66 (1957)12P
96 Jacques, P.F., J. Selhub, A.G. Bostom, P.W. Wilson, I.H. Rosenberg: The effect of folic acid fortification on plasma folate and total homocysteine concentrations. N Engl J Med 340 (1999) 1449

97 Jansson, L., L. Lindskog, N. Norden, S. Carlström, B. Schersten: Diagnostic value of the oral glucose tolerance test evaluated with a mathematical model. Comput. Biomed. Res. 13 (1980) 512
98 Jarrett, R. J., A. Al Sayegh: Impaired glucose tolerance: defining those at risk of diabetic complications. Diabetologia 15 (1978) 243
99 Jarrett, R., H. Keen, J. Fuller, M. McCartney: Worsening to diabetes in men with impaired glucose tolerance („borderline diabetes"). Diabetologia 16 (1979) 25
100 Jarrett, R. J., H. Keen, P. MacCartney: The Whitehall Study: ten-year follow-up report on men with impaired glucose tolerance with reference to worsening to diabetes and predictors of death. Diabet. Med. 1 (1984) 279
101 Jeppsson, J. O.: Determination of HbA_{1c} by Tina-quant a HbA_{1c} immunoassay using dried capillary blood on filter paper. Clin. Lab. Med. 39 (1993) 1080
102 Jovanovic, L., S. Ilic, D.J. Pettitt, K. Hugo, M. Gutierrez, R.R. Bowsher, E.J. Bastyr III. Metabolic and immunologic effects of insulin lispro in gestational diabetes. Diabetes Care 22 (1999) 1422
103 Jungheim K., T. Koschinsky.: Glucose monitoring at the arm. Diabetes Care 25 (2002) 956
104 Keen, H., C. Chlouverakis: An immunoassay method for urinary albumin at low concentrations. Lancet 1963/II, 913
105 Keen, H., J. Jarrett, K. G. M. M. Alberti: Diabetes mellitus: a new look at diagnostic criteria. Diabetologia 16 (1979) 283
106 Keller, H.: Klinisch-chemische Labordiagnostik für die Praxis, 2.Aufl. Thieme, Stuttgart 1991
107 Kiess, W., R. Past, B. Meiler, U. Kessler, B. Strasser-Vogel, R. Landgraf: Immediate HbA_{1c} measurements in paediatric diabetes. Reliability, limitations and practical evaluation. Horm. metab. Res. 26 (1994) 351
108 King, H., K. G. M. M. Alberti, H. Keen, P. H. Bennett: Diagnosis of diabetes mellitus:pitfalls in the glucose tolerance test. Brit. Med. J. 296 (1983) 357
109 Klein, J., A. Sato: The HLA system. First of two parts. N Engl J Med 343 (2000) 702
110 Knowler, W., D. Pettitt: Six-year incidence of microvascular complications confirms the need to reassess diagnostic criteria for diabetes. 10th Congress of the International Diabetes Federation, Vienna. Excerpta Medica, Amsterdam 1979
111 Koberstein, R., B. Sowodniok, Th. Ebinger: Methodische und klinische Aspekte zur Fructosaminbestimmung mit einem verbesserten Test. Labor Medizin 14 (1990) 460
112 Kobold, U., J.O.Jeppson, T. Dulffer, A. Finke, W. Hoelzel, K. Miedema: Candidate reference methods for hemoglobin A_{1c} based on peptide mapping. Clin Chem 43 (1997) 1944
113 Kockum, I., R. Wassmuth, E. Holmberg, E. Michelsen, A. Lernmark: HLA-DQ primarily confers protection and HLA-DR susceptibility in type I (insulin-dependent) diabetes studied in population-based affected families and controls. Amer. J. Hum. Genet. 53 (1993) 150
114 Köbberling, J., W. Creutzfeldt: Comparison of different methods for the evaluation of the oral glucose tolerance test. Diabetes 19 (1970) 870
115 Köbberling, J., R. Kattermann, A. Arnold: Follow-up of „non-diabetic" relatives of diabetics by retesting oral glucose tolerance after 5 years. Diabetologia 11 (1975) 451
116 Köbberling,J., A. Kerlin, W. Creutzfeldt: The reproducibility of the oral glucose tolerance test over long (5 years) and short periods (1 week). Klin. Wschr. 58 (1980) 527
117 Köbberling, J.: Zur Wertigkeit des oralen Glucosetoleranztests. Die Notwendigkeit einer Neubetrachtung. Internist 21 (1980) 213
118 Kohner, E. M., M. Porta: Screening for Diabetic Retinopathy in Europe: a Field Guide-Book. International Diabetes Federation, Brussels 1992
119 Koschinsky, T., L. Heinemann: Sensors for glucose monitoring: technical and clinical aspects. Diabetes Metab Res Rev 17 (2001) 113
120 Krans, H. M. J., M. Porta, H. Keen, K. Staehr-Johansen: Diabetes care and research in Europe: the St. Vincent Declaration Action Programme. G. Italiano Diabet. 1995
121 Kuzuya, H., P. M. Blix, D. L. Horowitz, D. F. Steiner, A. H. Rubenstein: Determination of free and total insulin and C-peptide in insulin-treated diabetics. Diabetes 26 (1977) 22
122 Lan, M.S., C. Wasserfall, N.K. MacLaren, A.L. Notkins: IA-2, a transmembrane protein of the protein tyrosine phosphatase family, is a major autoantigen in insulin-dependent diabetes mellitus. Proc Nat Acad Sci USA 93 (1996) 6367
123 Landgraf-Leurs, M. M. C., E. Modi, K. Horn, R. Landgraf: Immunoturbidimetric assay for the determination of microalbuminuria using the Hitachi analyser. J. clin. Chem. clin. Biochem. 25 (1987) 683
124 Landgraf, R., A. Schuon, R. Koberstein: Ein Kleinreflektometer zur Blutzuckermessung. Erprobung von Accutrend in einem Diabeteslabor. Labor-Medizin 19 (1995) 134
125 Landgraf R.: Approaches to the management of postprandial hyperglycemia. Exp Clin Endocrinol Diabetes 107 (Suppl 4) (1999) S 128
126 Landin-Olsson, M., J. P. Palmer, A. Lernmark, L. Blom, G. Sundkvist, L. Nyström, G. Dahlquist: Predictive value of islet cell and insulin autoantibodies for type 1 (insulin-dependent) diabetes mellitus in a population-based study of newly diagnosed diabetic and matched control children. Diabetologia 35 (1992) 1068
127 Leibovitz, G., N. Weintrob, A. Pikarsky, Z. Josefsberg, H. Landau, B. Glaser, C. N. Hales, E. Cerasi: Normal proinsulin processing despite beta-cell dysfunction in persistent hyperinsulinemic hypoglycaemia of infancy (nesidioblastosis). Diabetologia 39 (1996) 1338
128 Little, R.R., C.L. Rohlfing, H.M. Wiedmeyer, G.L. Myers, D.B. Sacks, D.E. Goldstein: The National Glyohemoglobin Standardization Program (NGSP): a five-year progress report. Clin Chem 47 (2001) 1985
129 Lott, J. A, K. Turner: Evaluation of Trinder's glucose oxidase method for measuring glucose in serum and urine. Clin. Chem. 21 (1975) 1754
130 Lowe, G. D. O.: The impact of fibrinogen on arterial disease. Excerpta Medica, Amsterdam 1993
131 Lu, J., H. Xie, Z.J. Chen, A.E. Borovitskaya, N.K. MacLaren, et al.: Identification of a second transmembrane protein tyrosine phosphatase, IA-2ß, as an autoantigen in insulin-dependent diabetes mellitus: precursor of the 37-kDa tryptic fragment. Proc nat Acad Sci USA 93 (1996) 2307
132 Madsbad, S., T. Krarup, P. McNair, C. Christiansen, O. K. Faber, I. Transbol, C. Binder: Practical clinical value of the C-peptide response to glucagon stimulation in the choice of treatment in diabetes mellitus. Acta med. scand. 210 (1981) 153
133 Marbach, E. P, M H McLean, M. Scharn, T. Jones: Preservation of blood glucose. Serum, fluoride or iodoacetate. Clin. Chem. 20 (1974) 876
134 Marks, P., A. Nimalasunya, J. Anderson: The glucose tolerance test in hypertensive patients treated long-term with thiazide diuretics. Practitioner 225 (1981) 451
135 Mehnert, H., M. Haslbeck, H. Förster: Zur Prüfung der oralen Glucosetoleranz. Dtsch. med. Wschr. 97 (1972) 1763
136 Messent, J. W. C., T. G. Elliott, R. D. Hill, R. J. Jarrett, H. Keen, G. C. Viberti: Prognostic significance of microalbuminuria in insulin-dependent diabetes. A twenty-three year follow-up. Kidney Int. 41 (1992) 836
137 Metzger, B.E., D.R. Coustan: Summary and recommendations of the Fourth International Workshop-Conference on Gestational Diabetes. The Organzing Committee. Diabetes Care 21 (1998) B 161
138 Mire-Sluis, A.R., R.D. Gaines, A. Lernmark: The World Health Organization InternationalCollaborative Study for islet cell antibodies. Diabetologia 43 (2000) 1282
139 Molnar, G., W. F. Taylor, M. M. Ho: Day-to-day variation of continuously monitored glycaemia: a further measure of diabetic instability. Diabetologia 8 (1972) 342

140 Mooy, J.M., P.A. Grotenhuis, H. de Vries, P.J. Kostense, C. Popp-Snijders, L.M. Bouter, et al: Intra-individual variation of glucose, specific insulin and proinsulin concentrations measured by two oral glucose tolerance tests in a general Caucasian population: the Hoorn Study. Diabetologia 39 (1996) 298

141 National Diabetes Data Group: Classification and diagnosis of diabetes mellitus and other categories of glucose intolerance. Diabetes 28 (1979) 1039

142 Neeley, W. E.: Simple automated determination of serum or plasma glucose by a hexokinase/G-6-PD method. Clin. Chem. 18 (1972) 509

143 Niederau, C. M., H. Reinauer: Analyseverfahren für glykosidierte Hämoglobine. Ein Methodenvergleich. J. Clin. Chem. Clin. Biochem. 19 (1981) 1097

144 Niederau, Ch. M., A. Coe, Y. Katayama: Interference of non-glucose-adducts on the determination of glycated hemoglobins. Clin. Lab. Med. 39 (1993) 1015

145 O'Bryne, S., J. Feely: Effects of drugs on glucose tolerance in non-insulin-dependent diabetes (part 1). Drugs 40 (1990) 6

146 O'Bryne, S., J. Feely: Effects of drugs on glucose tolerance in non-insulin-dependent diabetes (part 2). Drugs 40 (1990) 203

147 Ollerton, R.L., R.Playle, K. Ahmed, F.D. Dunstanh, S.D. Luzio, D.R. Owens. Day-to-day variability of fasting plasma glucose in newly diagnosed type 2 diabetic subjects. Diabetes Care 22 (1999) 394

148 Osberg, I., H. P. Chase, S. K. Garg, A. DeAndrea, S. Harris, R. Hamilton, G. Marshall: Effects of storage time and temperature on measurement of small concentrations of albumin in urine. Clin. Chem. 36 (1990) 1428

149 Ostrega, D., K. Polonsky, D. Nagi, J. Yudkin, L. J. Cox, P. M. S. Clark, C. N. Hales: Measurement of proinsulin and intermediates. Validation of immunoassay methods by high-performance liquid chromatography. Diabetes 44 (1995) 437

150 O'Sullivan, J.: Prevalence and course of diabetes modified by fasting blood glucose levels: implications for diagnostic criteria. Diabet. Care 2 (1979) 85

151 Paisey, R. B.: The relationship between blood glycosylated haemoglobin and home capillary blood glucose levels in diabetics. Diabetologia 19 (1980) 31

152 Palmer, J. P., T. J. Wilkin, A. B. Kurtz, E. Bonifacio: The Third International Workshop on the Standardisation of Insulin Autoantibody Measurement. Diabetologia 33 (1990) 60

153 Pan X.R., G.W.Li, Y.H. Hu, J.X. Wang, W.Y. Yang, Z.X. An, Z.X. Hu,j. Lin, J.Z. Xiao, H.B. Cao, et al.: Effects of diet and exercise in preventing NIDDM in people woth impaired glucose tolerance. Diabetes Care 20 (1997) 537

154 Payton, M. A., C. J. Hawkes, M. R. Christie: Relationship of the 37,000- and 40,000 Mr tryptic fragments of islet antigens in insulin-dependent diabetes to the protein tyrosine phosphatase-like molecule IA-2 (ICA 512). J. Clin. Invest. 96 (1995) 1506

155 Peters, A.L., M.B. Davidson, D.L. Schriger, V. Hasselblad: A clinical approach for the diagnosis of diabetes mellitus: an analysis using glycosylated hemoglobin levels. Meta-analysis Research group on the Diagnosis of Diabetes Using Glycated Hemoglobin Levels. JAMA 276 (1996) 1246

156 Pickup, J., O. Rolinski, D. Birch: In vivo glucose sensing for diabetes management: progress towards non-invasive monitoring. BMJ 319 (1999) 1289

157 Piehlmeier, W., R. Renner, W. Schramm, T. Kimmerling, S. Garbe, R. Proetzsch, J. Fahn, K. Piwernetz, R. Landgraf: Screening of diabetic patients for microalbuminuria in primary care: The PROSIT Project. Exp Clin Endocrinol Diabetes 107 (1999) 244

158 Piwernetz, K., P. D. Home, O. Snorgaard, M. Antisferov, K. Staehr-Johansen, M. Krans: Monitoring of targets of the St. Vincent Declaration and the implementation of quality management in diabetes care: the DiabCare Initiative. Diabet. Med. 10 (1993) 371

159 Piwernetz, K., M. Massi-Benedetti, D. Vermeij, A. deLeiva, C.M.Köck, R.Landgraf: DiabCare thinkshop: quality network in Europe. Diabet. Nutr. Metab. 6 (1993) 107

160 Piwernetz, K., W. Schramm: Verbesserte Versorgung durch den Gesundheitspaß-Paß-Diabetes. Forsch. Prax. 200 (1995) 6

161 Piwernetz, K., W. Piehlmeier, R. Landgraf, M. Haslbeck: Diabetes mellitus. Klassifikation, Früherkennung und Diagnostik. MMW-Fortschr Med 143 (2001) 49

162 Porter, W.H., H.H. Yao, D.G. Karounos: Laboratory and clinical evaluation of assays for ß-hydroxybutyrate. Am J Clin Pathol 107 (1997) 353

163 Position Statement: Prevention of type I diabetes mellitus. Diabetes Care 13 (1990) 1026

164 Poulsen, P. L.: Microalbuminuria – techniques of measurement. In Mogensen C. E.: Microalbuminuria. A Marker for Organ Damage. Science Press, London 1993 (p. 10)

165 Poulsen, P. L., C. E. Mogensen: Evaluation of a new semi-quantitative stix for microalbuminuria. Diabetes Care 18 (1995) 732

166 Pozzilli, P., U. Di Mario: Autoimmune diabetes not requiring insulin at diagnosis (Latent Autoimmune Diabetes of the Adult): definition, characterization, and potential prevention. Diabetes Care 24 (2001) 1460

167 Rahbar, S.: An abnormal hemoglobin in red cells of diabetics. Clin. Chim. Acta 22 (1968) 296

168 Redondo, M.J., E. Kawasaki, C.L. Mulgrew, J.A. Noble, H.A. Erlich, B.M. Fredd, et.al.: DR- and DQ-associated protection from type 1A diabetes: comparison of DRB1*1401 and DQA1*0102-DQB1*0602*. J Clin Endocrinol Metab 85 (2000) 3793

169 Reinauer, H.: Biochemistry of protein glycation in diabetes mellitus. Clin. Lab. Med. 39 (1993) 984

170 Richard, J.-L., A. Sultan, J.-P. Daures, D. Vannereau, C. Parer-Richard: Diagnosis of diabetes mellitus and intermediate glucose abnormalities in obese patients based on ADA (1997) and WHO (1985) criteria. Diabet Med 19 (2002) 292

171 Robbins, D. C., H. S. Tager, A. H. Rubenstein: Biologic and clinical importance of proinsulin. New Engl. J. Med. 310 (1984) 1165

172 Röschlau, P., E. Bernt, W. Gruber: Enzymatic determination of total cholesterol, in serum, using peroxidase as indicating enzyme. Clin. Chem. 21 (1975) 941

173 Rohlfing, C.L., R.R. Little, H.M. Wiedmeyer, J.D. England, R. Madsen, M.I. Harris, et la.: Use of GHb (HbA1c) in screening for undiagnosed diabetes in the U.S. population. Diabetes Care 23 (2000) 187

174 Rosenbloom, A., S. Hunt, E. Rosenbloom, N. MacLaren: Ten-year prognosis of impaired glucose tolerance in siblings of patients with insulin-dependent diabetes. Diabetes 31 (1982) 5

175 Rosenbloom, A.L., J.L. Malone: Recognition of impending ketoacidosis delayed by ketone reagent strip failure. JAMA 240 (1978) 2462

176 Rosenbloom A.L., J.R. Joe,Jr., N.E. Winter: Emerging epidemic of type 2 diabetes in youth. Diabetes Care 22 (1999) 345

177 Rowe, D. J. F., A. Dawnay, G. F. Watts: Microalbuminuria in diabetes mellitus: review and recommendations for the measurement of albumin in urine. Ann. clin. Biochem. 27 (1990) 297

178 Sacks, D.B., D.E. Bruns, D.E. Goldstein, N.K. MacLaren, J.M. McDonald, M. Parrott: Guidelines and recommendations for laboratory analysis in the diagnosis and management of diabetes mellitus. Diabetes Care 25 (2002) 436

179 Saito, I., A.R. Folsom, F.L. Brancati, B.B. Duncan, L.E. Chambless, P.G. McGovern: Nontraditional risk factors for coronary heart disease incidence among persons with diabetes: the Atherosclerosis Risk in Communities (ARIC) Study. Ann Intern Med 133 (2000) 81

180 Sanjeevi, C. B., I. Kockum, A. Lernmark et al.: Effects of the second HLA-DQ haplotype on the association with childhood insulin-dependent diabetes mellitus. Tiss. Antigens 45 (1995) 148

181 Sartor, G., B. Schersten, S. Carlström, A. Melander, Å. Norden, G. Persson: Ten years follow-up of subjects with impaired glucose tolerance. Prevention of diabetes by tolbutamide and diet regulation. Diabetes 29 (1980) 41

182 Sasaki, A., T. Suzuki, N. Horiuchi: Development of diabetes in Japanese subjects with impaired glucose tolerance. A seven year follow-up study. Diabetologia 22 (1982) 154

183 Sawicki, P. T., L. Karschny, V. Stolpe, E. Wolf, M. Berger: Color discrimination and accuracy of blood glucose self monitoring of blood glucose. Diabetes Care 14 (1991) 135

184 Scanu, A. M., G. M. Fless: Lipoprotein (a). Heterogeneity and biological relevance. J. Clin. Invest. 85 (1990) 1709

185 Schlehbusch, H., M. Sorger, E. Munz, A.-Ch. Kessler, W. Zwez: Glucosebestimmung in hämolysierten Blutproben. J. Clin. Chem. Clin. Biochem. 18 (1980) 885

186 Schlichtkrull, J., O. Munck, M. Jersild: The M-value: an index of blood sugar control in diabetics. Acta med. scand. 177 (1965) 95

187 Schmidli, R. S., P. G. Coleman, E. Bonifacio and participating laboratories: Disease sensitivity and specificity of 52 assays for glutamic acid decarboxylase antibodies. The Second International GADA Workshop. Diabetes 44 (1995) 636

188 Schmidt, M. I., A. Hadji-Georgopolous, M. Rendell, S. Margolis, A. Kowarski: The dawn phenomen, an early morning rise: implications for diabetic intraday blood glucose variation. Diabetes Care 4 (1981) 579

189 Schmitz, A., M. Veath: Microalbuminuria: A major risk factor in non-insulin-dependent diabetes. A 10-year follow-up study of 503 patients. Diabet. Med. 5 (1987) 126

190 Schnedl, W.J., R. Krause, G. Halwachs-Baumann, M. Trinker, R.W. Lipp, G.J. Krejs: Evaluation of HbA_{1c} determination methods in patients with hemoglobinopathies. Diabetes Care 23 (2000) 339

191 Schöffling, K., W. Bachmann, H. Drost, F. A. Gries, E. Haupt, B. Knick, D. Look, P. Petrides, B. Willms, R. Koberstein: Wie zuverlässig sind ambulante Blutzucker-Kontrollmethoden in der Hand des Patienten? Multizentrische Studie. Dtsch. med. Wschr. 107 (1982) 605

192 Schwalb, H., M. Haslbeck, H. Neroski, H. Brüininghaus: 10-Jahres-Studie zur prognostischen Wertigkeit des oralen Glucosetoleranztests. Akt. Endokrinol. Stoffw. 11 (1990) 153

193 Seißler, J., N. G. Morgenthaler, P. Achenbach, E. F. Lampeter, D. Glawe, M. Payton, M. Christie, W. A. Scherbaum and the DENIS Study Group: Combined screening for autoantibodies to IA-2 and antibodies to glutamic acid decarboxylase in first degree relatives of patients with IDDM. Diabetologia 39 (1996) 135

194 Service, F. J., G. D. Molnar, J. W. Rosenear, E. Ackerman, L. C. Gatewood, W. T. Taylor: Mean amplitude of glycemic excursions, a measure of diabetic stability. Diabetes 19 (1970) 644

195 Service, F. J., P. C. O'Brien, R. A. Rizza: Measurements of glucose control. Diabetes Care 10 (1987) 225

196 Shapiro, R., M. J. McManus, C. Zalut, H. F. Bunn: Sites of nonenzymatic glycosylation of human hemoglobin A. J. Biol. Chem. 255 (1980) 3120

197 Shimokata, H., D. C. Miller, J. L. Felg, J. Sorkin, A. W. Zienba, R. Andres: Age as independent determinant of glucose tolerance. Diabetes 40 (1991) 44

198 Sinha, R., G. Fisch, B. Teague, W.V. Tamborlane, B. Banyas, K. Allen, M. Savoye, V. Rieger, S. Taksali, G. Barbetta, R.S. Sherwin, S. Caprio: Prevalence of impaired glucose tolerance among children and adolescents with marked obesity. N Engl J Med 346 (2002) 802

199 Solomon, B., G. Fleminger, F. Schwartz: Micoralbuminuria immunoassay based on antibodies covalently conjugated to Eupergit C-coated beads. Diabetes Care 15 (1992) 1451

200 Starostina, E. G., M. Antsiferov, G. R. Galstyan, Ch. Trautner, V. Jörgens, U. Bott, I. Mühlhauser, M. Berger, I. I. Dedov: Effectiveness and cost-benefit analysis of intensive treatment and teaching programmes for type 1 (insulin-dependent) diabetes mellitus in Moscow-blood glucose versus urine glucose self-monitoring. Diabetologia 37 (1994) 170

201 Steiner, D. F., A. H. Rubenstein: Proinsulin C-peptide-biological activity? Science 277 (1997) 531

202 Swai, A. B. M., K. Harrison, L. M. Chuwa, W. Makene, D. McLarty, K. G. G. M. Alberti: Screening for diabetes: Does measurement of serum fructosamine help? Diabet. Med. 5 (1988) 648

203 Symposium on Blood Glucose Monitoring. Diabetes Care 4 (1981) 392

204 Tahara, Y., K. Shima: Kinetics of HbA_{1c}, glycated albumin, and fructosamine and analysis of their weight functions against preceding plasma glucose level. Diabetes Care 18 (1995) 440

205 The Expert Committee of the Diagnosis and Classification of Diabetes mellitus: Report of the Expert Committee of the Diagnosis and Classification of Diabetes mellitus. Diabetes Care 20 (1997) 1183

206 Taylor, S.I., E. Arioglu: Genetically defined forms of diabetes in children. J Clin Endocrinol Metab 84 (1999) 4390

207 Thomas, L.: Labor und Diagnose. TH-Books Verlagsgesellschaft mbH, Frankfurt am Main, 1998

208 Thurm, U., H. Hausmann, P. Hornig: Monte-Rosa-Tour 1996. Diabetes Schulungsprofi 1 (1997) 13

209 Titz, N. W.: Fundamentals of Clinical Chemistry. Saunders, Philadelphia 1970

210 Todd, J.A.: Genetics of type 1 diabetes. Pathol Biol 45 (1997) 219

211 Toeller, M., R. Knußmann: Reproducibility of oral glucose tolerance tests with three different loads. Diabetologia 9 (1973) 102

212 Tominagawa, M., H. Eguchi, H. Manaja, K. Igarashi, T. Kato, A. Sekkikawa: Impaired glucose tolerance is a risk factor for cardiovascular disease, but not impaired fasting glucose. The Funagata Diabetes Study. Diabetes Care 22 (1999) 920

213 Trinder, P.: Determination of glucose in blood using glucose oxidase with an alternative oxygen acceptor. Ann. Clin. Biochem. 6 (1969) 24

214 Troisi R.J., C.C. Cowie, M.I. Harris: Diurnal variation in fasting plasma glucose: implications for diagnosis of diabetes in patients examined in the afternoon. JAMA 284 (2000) 3157

215 Tuomiletho, J., J. Lindström, J.G. Eriksson, T.T. Valle, H. Hämäläinen, P. Ilanne-Parikka, S. Keinanen-Kiukaanniemi, M. Laakso, A. Louheranta, M. Rastas, V. Salminen, M. Uusitupa for the Finnish Diabetes Prevention Study Group. New Eng J Med 344 (2001) 1343

216 Turner,R., I. Stratton, V. Horton, S. Manley, P. Zimmet, I.R. Mackay, M. Shattock, G.F. Bottazzo, R. Holman: UKPDS 25: Autoantibodies to islet-cell cytoplasm and glutamic acid decarboxylase for prediction of insulin requirement in type 2 diabetes. Lancet 350 (1997) 1288

217 Umpierrez, G.E., N.B. Watts, L.S. Phillips: Clinical utility of ß-hydroxybutyrate determined by reflectance meter in the mangement of diabetic ketoacidosis. Diabetes Care 18 (1995) 137

218 Vandewalle, C. L., T. Decraene, F. C. Schuit, I. H. D. Leeuw, D. G. Pipeleers, F. K. Gorus: Insulin autoantibodies and high titre islet antibodies are preferentially associated with the HLA-DQ1 *0301-DQB1*0302 haplotype at clinical type 1 (insulin-dependent) diabetes mellitus before age 10 years, but not at onset between age 10 and 40 years. The Belgian Diabetes Registry. Diabetologia 36 (1993) 1155

219 Vardi, P., S. A. Dib, M. Tuttleman, J. E. Conelly, M. Grinbergs, A. Radizabeh, W. J. Riley, N. K. McLaren, G. S. Eisenbarth, J. S. Soeldner: Competitive insulin antibody RIA. Prospective

220 Vardi, P., L. Crisa, R. A. Jackson, R. D. Herskowitz, J. I. Wolfsdorf, D. Einhorn, L. Linarelli, R. Dolinar, S. Wentworth, S. J. Brink, H. Starkman, J. S. Soeldner, G. S. Eisenbarth: Predictive value of intravenous glucose tolerance test insulin secretion less or greater than the first percentile in islet cell antibody positive relatives of type I (insulin-dependent) diabetic patients. Diabetologia 34 (1991) 93 — evaluation of subjects at high risk for development of type I diabetes mellitus. Diabetes 36 (1987) 1286

221 Verge, C.F., D. Stenger, E. Bonifacio, et al.: Combined use of autoantibodies (IA-2 autoantibody, insulin autoantibody, cytoplasmatic islet cell antibodies) in type 1 diabetes: Combinatorial Islet Autoantibody Workshop. Diabetes 47 (1998) 1857

222 Verge, C. F., N. J. Howard, M. J. Rowley, I. R. Mackay, P. Z. Zimmet, M. Egan, H. Hulinska, I. Hulinsky, R. A. Silvestrini, A. Sharp, T. Arundel, M. Silink: Anti-glutamate decarboxylase and other antibodies at the onset of childhood IDDM: a population-based study. Diabetologia 37 (1994) 1113

223 Vlassara, H., M.R. Palace: Diabetes and advanced glycation endproducts. I Intern Med 251 (2002) 87

224 Wahren, J., K.Ekberg, J. Johansson, M. Henriksson, A. Pramanik, B.L. Johansson, R. Rigler, H. Jornvall: Role of C-peptide in human physiology. Am J Physiol Endocrinol Metab 278 (2000) E 759

225 Weets, I., F. K. Gorus, E. Gerlo: Evaluation of an immunoturbidimetric assay for hemoglobin A_{1c} on a Cobas Mira S Analyser. Europ. J. clin. Chem. clin. Biochem. 34 (1996) 449

226 Weitgasser, R., B. Gappmayer, M. Pichler: Newer portable glucose meters-analytical improvement compared with previous generation devices. Clin Chem 45 (1999) 1821

227 Werner, W., H. G. Rey, H. Wielinger: Über die Eigenschaften eines neuen Chromogens für die Blutzuckerbestimmung nach der GOD/POD-Methode. Z. anal. Chemie 252 (1970) 224

228 West, K.: Epidemiology of Diabetes and Its Vascular Lesions. Elsevier, Amsterdam 1978 (p. 91, 115, 137)

229 Wild, T., W. A. Scherbaum, H. Gleichmann, M. Landt, J. Santiago, J. Endl, R. Landgraf, M. G. Cavallo, M. Ganz, P. Pozzilli: Comparison of a new anti-glutamic acid decarboxylase (GAD) enzyme-linked immunosorbent assay (ELISA) with radioimmunoassay methods: a multicenter study. Horm. Metab. Res. 29, 1997

230 Willms, B., H. Unger: Blutzuckerselbstkontrolle. Dtsch. med. Wschr. 107 (1982) 290

231 Wilson, I. W. F., L. A. Cupples, W. B. Kannel: Is hyperglycemia associated with cardiovascular disease? The Framingham Study. Amer. Heart J. 121 (1991) 586

232 Wingard, J., T. Duffy: Oral contraceptive use and other factors in the standard glucose tolerance test. Diabetes 26 (1977) 1024

233 Woo, W., J.M. LaGasse, Z. Zhou, et al.: A novel high-throughput method for accurate, rapid, and economical measurement of multiple type 1 diabetes autoantibodies. J Immunol Methods 244 (2000) 91

234 World Health Organization Technical Report Series 844: Prevention of diabetes mellitus. Report of a WHO Study Group, Geneva 1994

235 World Health Organization: Definition, diagnosis, and classification of diabetes mellitus and ist complications: Report of a WHO consultation. Part I: Diagnosis and classification of diabetes mellitus. World Health Organization, Geneva 1999

236 Wright, W. R., J. C. Rainwater, L. D. Tolle: Glucose assay systems: evaluation of a colorimetric hexokinase procedure. Clin. Chem. 17 (1971) 1010

237 Yoshioka, N., T. Kuzuya, A. Matsuda, M. Taniguchi, Y. Iwamoto: Serum proinsulin levels at fasting and after oral glucose load in patients with type 2 (non-insulin-dependent) diabetes mellitus. Diabetologia 31 (1988) 355

238 Young, D. S., L. C. Pestaner, V. Gibberman: Effects of drugs on clinical laboratory tests. Clin. Chem. 21 (1975) 1D–432D

239 Ziegler, A. G., R. Ziegler, P. Vardi, R. A. Jackson, J. S. Soeldner, G. S. Eisenbarth: Life table analysis of progression to diabetes of anti-insulin-antibody positive relatives of type 1 diabetics. Diabetes 38 (1989) 1320

240 Ziegler, A. G., R. Herskowitz, R. A. Jackson, J. S. Soeldner, G. S. Eisenbarth: Predicting type 1 diabetes. Diabet. Care 13 (1990) 762

241 Ziegler, A. G., W. Rabl, E. Albert, E. Standl: Insulin-Autoantikörper und Inselzell-Antikörper in Abhängigkeit vom Manifestationsalter und HLA-Phänotyp bei Patienten mit neumanifestem Typ-I-Diabetes. Dtsch. med. Wschr. 116 (1991) 1737

6 Vorstadien des Typ-2-Diabetes: Bedeutung und Therapieansätze

E. Standl, H. Mehnert und K.-H. Usadel

Das Wichtigste in Kürze

- Wie mehrere prospektive Interventionsstudien unzweifelhaft ergeben haben, kann die Manifestation des Typ-2-Diabetes zumindest auf der Stufe der gestörten Glucosetoleranz erfolgreich verhindert werden. Eine Reduktion des Körpergewichts um 7% bzw. 5 kg vom Ausgangsgewicht sowie eine anhaltende Steigerung der körperlichen Aktivität auf mehr als 150 Minuten wöchentlich haben sich dabei als besonders wirksam erwiesen. Zur Ergänzung kommt der Einsatz von Medikamenten wie Acarbose, Metformin (in Zukunft eventuell auch Glitazone) in Betracht.
- Hochrisikopatienten sollten mit dem oralen Glucosetoleranztest gescreent werden. Zu dieser Patientengruppe zählen Personen mit Übergewicht (BMI > 25 kg/m^2) ab dem 45. Lebensjahr, insbesondere Verwandte 1. Grades von Typ-2-Diabetikern, Frauen mit vorangegangenem Gestationsdiabetes, Patienten mit Hypertonie, Dyslipidämie oder einer Häufung von arteriosklerotischen Komplikationen in der eigenen oder der familiären Anamnese.
- Zum jetzigen Zeitpunkt ist es noch nicht abzuschätzen, ob mit der erfolgreichen Diabetesprävention auch die mit Diabetes assoziierte Morbidität und Mortalität durch makrovaskuläre Komplikationen kosteneffektiv gesenkt werden kann. Aus der STOP-NIDDM-Studie mit Acarbose gibt es zumindest erste Hinweise hierfür.
- Eine gestörte Glucosetoleranz ist klassischer Bestandteil des metabolischen Insulin-Resistenz-Syndroms (MIR-Syndroms) und auch prospektiv mit einer exzessiven kardiovaskulären bzw. makrovaskulären Morbidität und Mortalität assoziiert. In multivarianten Analysen wird aber ein unabhängiger und eigenständiger Einfluss einer gestörten Glucosetoleranz als kardiovaskulärer Risikofaktor mit hoher Prädiktionskraft deutlich.

Einleitung

„Typ-2-Diabetes kann auf der Stufe der gestörten Glucosetoleranz verhindert werden", lautet eine Schlüsselbotschaft des Jahres 2002. Zumindest 3 unabhängige, prospektiv und randomisiert geplante Interventionsstudien belegen mittlerweile dieses Faktum mit höchster wissenschaftlicher Evidenz (1–3). Bereits seit einem halben Jahrhundert waren Vorstufen des Typ-2-Diabetes erörtert worden, insbesondere seit der breiteren Anwendung von oralen Glucosetoleranztests zur Diagnose eines Typ-2-Diabetes (s. a. Kap. 2 und 4). Dabei zeigte sich, dass der Blutglucoseanstieg von einer normalen Glucosetoleranz zum manifesten Diabetes mellitus nicht in Sprüngen, sondern kontinuierlich verläuft. Die Versuche, Vorstadien zur Vorhersage eines Typ-2-Diabetes zu definieren, wurden aber lange Zeit kontrovers beurteilt. In den letzten 25 Jahren häuften sich jedoch die Hinweise darauf, dass mit erhöhten Blutzuckerwerten nach oraler Glucosebelastung unterhalb der Schwelle eines manifesten Diabetes mellitus trotzdem ein fast gleich hohes (d. h. 2–3fach gesteigertes) Mortalitätsrisiko wie beim manifesten Typ-2-Diabetes verknüpft ist, vor allem infolge von kardiovaskulären Komplikationen (4–9). Die Kenntnis einer prinzipiell möglichen Prävention des Typ-2-Diabetes wirft daher eine Reihe von Fragen hinsichtlich Bedeutung und potenzieller Therapieansätze bei Vorstadien eines Typ-2-Diabetes auf, die in diesem Kapitel diskutiert werden sollen.

Definition und Epidemiologie

Glucosetoleranz. Die gestörte Glucosetoleranz (IGT, impaired glucose tolerance) wurde 1979 als Risikoprädiktor für Typ-2-Diabetes von der National Diabetes Data Group und der Welt-Gesundheits-Organisation (WHO) standardisiert. Sie ersetzte frühere Bezeichnungen wie „latenter", „subklinischer" oder „Grenzwert-Diabetes". Die Definition basiert auf prospektiven Langzeitstudien, die für eine Vielzahl von ethnischen Populationen gezeigt haben, dass der definierte IGT-Bereich weitgehend unter der Blutzuckerschwelle liegt, ab der beim manifesten Diabetes bei ungenügender Behandlung mit dem Auftreten der fast diabetesspezifischen Retinopathie zu rechnen ist. Diese Definition wurde 1985 und 1999 fortgeschrieben (10, 11). Eine IGT kann nur durch eine orale Glucosebelastung diagnostiziert werden (Kap. 5).

Nüchtern-Blutzucker. Analog zur IGT hat die Amerikanische Diabetes-Gesellschaft 1997 einen Bereich für einen gestörten Nüchtern-Blutzucker (IFG, impaired fasting glucose) definiert, der bislang jedoch nicht validiert ist (12). Ein gestörter Nüchtern-Blutzucker liegt vor bei einem kapillären Glucosewert von über 98 und unter 110 mg/dl (ab 5,5 und unter 6,1 mmol/l). Dies entspricht einem Nüchtern-Plasmaglucose-Bereich von 110–126 mg/dl (6,1–7,0 mmol/l).

> IFG und IGT überlappen sich nur bei einer Minderheit von Personen und dürfen keinesfalls synonym verwendet werden.

Epidemiologie. Die Prävalenz der IGT hängt vor allem vom Alter, aber auch von der ethnischen Zugehörigkeit ab (13, 14). Die zunehmende Überalterung der (weißen) westlichen Bevölkerung führt zu einer noch versteckten Epidemie von IGT, parallel zur Epidemie des Diabetes selbst. Die IGT ist sehr häufig. Erhebungen gehen von ca. 1/3 der über 50-jährigen Bevölkerung aus, weitere 10% leiden bereits an einem manifesten, aber noch nicht diagnostizierten Diabetes mellitus, zusätzlich zu den ca. 10% bekannten Diabetikern in diesem Altersbereich. In manchen ethnischen Gruppen sind IGT-Prävalenzen von 50% gefunden worden (13, 14).

Prädiktiver Wert für kardiovaskuläre Folgeerkrankungen. Bedeutung erlangen diese horrenden Prävalenzzahlen vor allem im Zusammenhang mit dem schon erwähnten erhöhten Mortalitätsrisiko bei IGT, insbesondere durch kardiovaskuläre Erkrankungen, aber auch durch Malignome (4–9). Zahllose epidemiologische Studien haben diesen Befund immer und immer wieder beobachtet. Sowohl die 10-Jahresstudie in Bedfort bei Männern und Frauen, als auch die Whitehall-Studie bei Zivilbediensteten über den gleichen Zeitraum haben eine Verdopplung der kardiovaskulären Mortalität bei IGT belegt (4, 5). Mehrere 1999 veröffentlichte Metaanalysen aus Europa und dem pazifischen Raum mit jeweils mehreren Zehntausend Datensätzen lassen keinen Zweifel an der Tatsache, dass erhöhte Blutzuckerwerte im IGT-Bereich nach Glucosebelastung, und zwar unabhängig vom Nüchtern-Blutzucker und auch nach Standardisierung für wichtige Covariablen wie Alter, Geschlecht, Blutdruck oder Lipide unabhängig ein erhöhtes kardiovaskuläres Risiko vorhersagen (6–9, 15). Ein ausschließliches Vorliegen von IFG scheint ein wesentlich geringeres Risiko anzuzeigen (7, 9). Ähnliche Befunde wurden z. B. in der Framingham-, der Paris Prospektive-, der Hoorn-, der Helsinki Policemen-, der Funagata-, der Tecumseh- und der Honolulu Heart-Studie erhoben (16–20).

In der Zwischenzeit gibt es auch eindeutige Belege für das Auftreten von frühen Zeichen der Arteriosklerose bei IGT im Sinne einer Verdickung der Intima-Media-Schicht der A. carotis, die sich mit Ultraschall nichtinvasiv messen lässt (21–23).

Pathophysiologische Aspekte

Insulinresistenz und frühe Insulinsekretionsphase. Beim Typ-2-Diabetes und seinen Vorstufen besteht eine enge Interaktion zwischen Insulinresistenz einerseits und einer Abnahme der frühen Insulinsekretionsphase andererseits (Kap. 4).

> Je stärker eine Insulinresistenz ausgeprägt ist, desto mehr muss die frühe Phase der Insulinsekretion leisten, um die Kurve der Normalität für die Glucosekonzentration zu wahren (Abb. 6.1; 24).

Die Progression zu IGT und Diabetes ist in der Regel einem Verlust an Sekretionsleistung in der frühen Phase

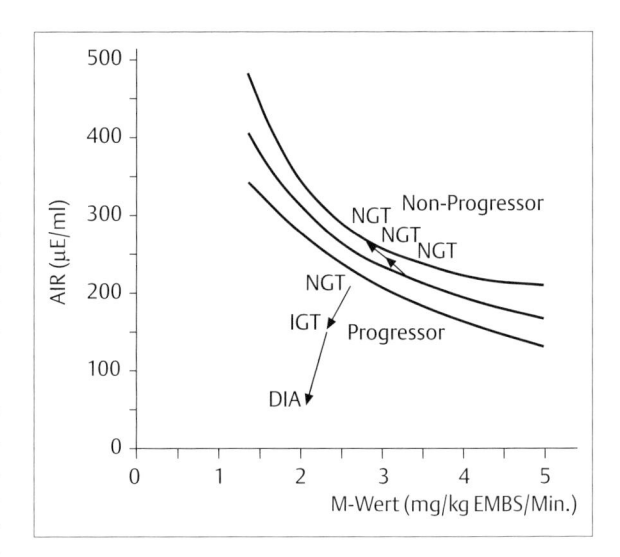

Abb. 6.1 Frühe Insulinsekretion und Insulinresistenz bei Typ-2-Diabetes. (Pratley RE, Weyer C. Diabetologia. 2001:44;929)

der Insulinsekretion auf einen Glucosestimulus zuzuordnen. Dies führt zu einer reduzierten Suppression der hepatischen Glucoseabgabe trotz exogener Glucosezufuhr, die Blutzuckerwerte nach Glucosebelastung steigen überschießend hoch an. Auf diese Weise determiniert die frühe Phase der Insulinsekretion den 2-Stunden-Wert des Blutzuckers nach Glucosebelastung. Umgekehrt kommt die Insulinresistenz zum Tragen, indem in Abhängigkeit vom 2-Stunden-Wert für Glucose immer mehr Insulin in der späten Phase der Insulinsekretion zur Speicherung der Glucose in Muskulatur und Fettgewebe mobilisiert werden muss (24).

Wie es zum fortschreitenden Verlust der Insulinsekretion kommt, der z. B. auch in der UKPDS so eindrücklich dokumentiert wurde (26), kann derzeit nur vermutet werden. Wahrscheinlich handelt es sich um ein heterogenes Geschehen. Nach den Daten der RIAD-Studie steht bei IFG der Insulinmangel stärker im Vordergrund, speziell auch im Nüchternzustand, wohingegen IGT deutlich durch die Insulinresistenz charakterisiert ist (21–23). Gleichzeitig war in der RIAD-Studie IGT, nicht aber IFG mit einer Verdickung der Intima und Media der A. carotis assoziiert (21–23). Auch bei der Insulinresistenz gibt es offensichtlich eine Vielzahl endogener Faktoren, die bislang nur ansatzweise bekannt sind (27, 28).

Gut bekannt sind hingegen die exogenen und teils beeinflussbaren Faktoren wie Übergewicht (vor allem in Form von viszeralem Fettgewebe), körperliche Inaktivität und Untrainiertheit sowie Alter (13, 28, 29). Diesbezüglich ergeben sich auch die effektivsten Ansätze für eine Intervention bei IGT.

Assoziierte Stoffwechselstörungen. Parallel zum Dysmetabolismus im Glucosestoffwechsel bei IGT stellt sich eine verzögerte postprandiale Klärung von triglyzeridreichen Lipoproteinen ein sowie eine Dysbalance im Gerinnungs- und Fibrinolyse-System, z. B. mit ein Ansteigen des Pasminogen-Aktivator- Inhibitors 1 (PAI-1). Solche und weitere Abnormalitäten sind vermutlich das

Bindeglied zur frühzeitig akzelerierten Atherothrombose. Jedenfalls weisen bereits ca. 50% aller Typ-2-Diabetiker zum Zeitpunkt der Diagnosestellung klinisch relevante Komplikationen der Arteriosklerose auf (Tab. 6.1; 18, 25). Eine frühere Intervention könnte daher präventiv erfolgreich sein.

Genetische Aspekte. In der Botnia-Studie wurde eine Vielzahl von Kandidatengenen für das Auftreten eines Typ-2-Diabetes untersucht. Eine abschließende Beurteilung konnte bislang nicht erreicht werden, vermutlich ist die Genetik auch ausgesprochen komplex und heterogen. Unter Anwendung des HOMA-Modells zur Messung der Insulinresistenz waren ca. 80% der Männer und ca. 60% der Frauen mit IGT insulinresistent (27). Die Entwicklung eines Typ-2-Diabetes war signifikant assoziiert (28) mit der HOMA-Insulinresistenz ($p < 0,001$), dem Taille-Hüft-Umfang ($p < 0,001$), Alter ($p = 0,003$) und dem Anstieg der Insulinsekretion ($p = 0,031$).

Progression zum manifesten Diabetes

Epidemiologie der Konversion. Mindestens 1/3 aller Personen mit IGT entwickelt innerhalb von 10 Jahren einen manifesten Diabetes (13). Dieser Anteil späterer Diabetesfälle liegt noch um ca. 50% höher, wenn bei der Basisbeobachtung 2 unabhängig voneinander durchgeführte orale Glucosebelastungen eine IGT ergeben. Eine gewisse Variabilität des Testausfalls (Kap. 5) macht die Zuordnung z. B. zur Kategorie von IGT nur beschränkt zuverlässig. Ein Drittel der eingangs genannten Personen mit IGT verharrt im Stadium der IGT, ein weiteres Drittel zeigt eine Regression zu einer normalen Glucosetoleranz.

Prädiktoren für die Konversion. Prädiktoren für die Konversion von IGT zum manifesten Diabetes sind vor allem Glucose- und Insulin-Parameter im Nüchternzustand und 2 Stunden nach Belastung (Tab. 6.2). In den IGT-Interventionsstudien (s.u.) wurden daher zusätzliche Schwellenwerte für die Nüchternglucose als Einschlusskriterien für die Studie herangezogen, um die Konversionsrate zum manifesten Diabetes zu steigern. Damit lagen letzten Endes die beobachteten jährlichen Konversionsraten deutlich über 10% in der Kontrollgruppe, die Regressionsrate war in einer ähnlichen Größenordnung.

Tab. 6.2 Risikofaktoren für die Konversion von IGT zum manifesten Typ-2-Diabetes

– Nüchternblutzucker
– 2-Stunden-Plasmaglucose
– Nüchterninsulin
– 2-Stunden-Plasmainsulin
– Nüchternproinsulin
– Triglyceride
– (Abdominelle) Adipositas
– Arterielle Hypertonie

IGT ist wesentlich häufiger als IFG (z. B. 11% vs. 4–5% in der RIAD-Studie, wobei nur ca. 3% sowohl die Kriterien für IGT, als auch für IFG erfüllten). IGT hat damit auch eine wesentlich größere Bedeutung für die Prädiktion neuer Diabetesfälle ebenso wie für vorzeitige arteriosklerotische Komplikationen. Im prospektiven Teil der RIAD-Studie entwickelten auch 3-mal mehr Personen eine IGT als einen IFG aus dem Stadium einer initialen normalen Glucosetoleranz heraus. Außerdem bestätigte sich eine 3- bis 4-mal so hohe Konversionsrate zum manifesten Diabetes für Personen mit gleichzeitiger IGT und IFG im Vergleich zu Individuen mit entweder IGT oder IFG (Tab. 6.3).

Tab. 6.1 Das Münchner Praxis-Projekt: Charakteristika einer Zufallsstichprobe kürzlich diagnostizierter Typ-2-Diabetiker (Standl et al. Diabetologia. 1993:36;1017–20)

Parameter	Wert bzw. Häufigkeit
Alter	61 Jahre
HbA_{1c}	6,9%
Nüchternblutzucker	140 mg/dl
Hyper-TG	78%
(Mikro-)Albuminurie	24%
Hypercholesterinämie	32%
Übergewicht	82%
Koronare Herzkrankheit (EGK)	41%
arterielle Verschlusskrankheit (Doppler)	35%
Karotisstenose (Doppler)	4%

Tab. 6.3 Konversionsrate zur Dysglykämie in der RIAD-Studie

	IFG	IGT	KGI*	Typ-2-Diabetes
NGT	1,3	3,9	0,5	0,6
IFG	–	3,7	6,5	2,4
IGT	–	–	0,9	2,7
KGI*	–	–	–	9,9

* KGI = kombinierte Glucoseintoleranz

Metabolisches Insulin-Resistenz-Syndrom (MIR-Syndrom)

IGT und Insulinresistenz. IGT ist klassischer Bestandteil des metabolischen Syndroms, wie es von einer Reihe von Autoren beschrieben worden ist (s. a. Kap. 4 und 20). Reaven kommt das Verdienst zu, dass er das „tödliche Quartett" aus Adipositas, Glucoseintoleranz, Hypertonie und Dyslipidämie in den Kontext mit Insulinresistenz (und konsekutiver Hyperinsulinämie) gestellt hat (31).

> Mehr als 2/3 aller IGT-Patienten sind eindeutig insulinresistent, aber IGT ist nicht synonym für Insulinresistenz.

Geht man vom manifesten Typ-2-Diabetes aus, sind wohl um die 90% der Patienten insulinresistent (32). Diese Insulinresistenz ist also eng verknüpft (31–33) mit dem Dysmetabolismus von Glucose und Lipiden, in Teilen auch mit der Hypertonie und einem prokoagulatorischen Zustand, sodass sich die Bezeichnung „metabolisches Insulin-Resistenz-Syndrom" (MIR-Syndrom) empfiehlt, um sowohl die Ursache als auch die ganze Bandbreite des metabolischen Risikonetzwerks zu kennzeichnen.

IGT und MIR-Syndrom. Die Einzelkomponenten des MIR-Syndroms determinieren im hohen Maß die exzessive makrovaskuläre Morbidität und Mortalität der betroffenen Patienten (31, 33, 34). Darüber hinaus lassen Studien wie DECODE und Honolulu Heart erkennen, dass auch nach Stratifizierung für die anderen Komponenten des MIR-Syndroms ein unabhängiger Effekt von IGT hinsichtlich des erhöhten Mortalitäts- bzw. Makroangiopathie-Risikos übrig bleibt (8, 20). In der MR.FIT-Studie verstärkt einerseits ein koexistenter Diabetes den Risikoeffekt der Risikofaktoren Hypertonie und Hypercholesterinämie, selbst von Rauchern (35), andererseits ist auch bei Abwesenheit dieser Risikofaktoren, aber Vorliegen eines Diabetes das kardiovaskuläre Mortalitätsrisiko um den Faktor 3 erhöht (35). Von den IGT-Patienten in der STOP-NIDDM-Studie hatten jeweils etwas über 50% eine vorbestehende Hypertonie oder eine Dyslipidämie und knapp 60% unter Verwendung eines entsprechenden Score-Systems eindeutig ein MIR-Syndrom (36). So ist es wohl nicht verwunderlich, dass bei Diagnosestellung eines Typ-2-Diabetes etwa 75% ein MIR-Syndrom und ca. 50% bereits signifikante Komplikationen der Arteriosklerose aufweisen (Tab. 6.1).

Zweifellos rührt ein Großteil der Bedeutung von IGT für vorzeitigen Tod von der Verknüpfung mit dem MIR-Syndrom her. IGT ist aber nicht gleichbedeutend mit Insulinresistenz oder mit MIR-Syndrom. IGT-Interventions-Studien mit Outcome-Messungen von Arteriosklerose-Endpunkten werden zeigen müssen, inwieweit eine Intervention der Hyperglykämie zu einer Reduktion der makrovaskulären Morbidität und Mortalität führt oder aber zu einer Reduktion des MIR-Syndroms. Erst danach wird man endgültig entscheiden können, ob Diabetes nicht mehr anhand mikrovaskulärer (d. h. retinopathischer) Endpunkte, sondern mit Absenken der Glucoseschwellen unter den IGT-Bereich als makro- (d. h. kardio-) vaskuläre Krankheit neu definiert werden sollte.

Diabetes-Präventionsstudien

Mitte 2002 gibt es zumindest 7 publizierte, prospektiv geplante und in der Regel randomisierte Diabetes-Präventionsstudien (1–3, 37–40) sowie mehrere kardiovaskuläre Interventionsstudien, bei denen unter der randomisierten Intervention, z. B. mit Statinen, ACE-Hemmern oder Angiotensin-1-Rezeptor-Blockern, auch Inzidenzzahlen für neu aufgetretenen Typ-2-Diabetes erhoben wurden (41–43). Die Diabetesprävention erfolgte fast ausschließlich auf der Stufe von IGT, Tab. 6.4 vermittelt einen Überblick.

Lifestyle-Änderungen

Gewichtsreduktion. Fraglos ist das Gesamtergebnis, dass sich Typ-2-Diabetes auf der Stufe von IGT verhin-

Tab. 6.4 Übersicht zu Präventionsstudien

Studie	Studienpopulation	n	Dauer	Intervention	Risikosenkung	NNT*
Da Quing IGT and Diabetes Study (38)	IGT BMI < 25 kg/m² BMI ≥ 25 kg/m²	530	6 Jahre	Diät und körperliche Aktivität	31%	4,6
Finnish Diabetes Prevention Study (1)	IGT durchschnittl. BMI = 31 kg/m²	523	2,3 Jahre	Diät und körperliche Aktivität	58%	8,3
Chinese IGT (39)	IGT durchschnittl. BMI = 25 kg/m²	321	3 Jahre	Acarbose	87,8%	10,4
				Metformin	76,8%	13,3
				Diät und körperliche Aktivität	30–50%	29,9
STOP-NIDDM (3)	IGT durchschnittl. BMI = 31 kg/m²	1429	3 Jahre	Acarbose	36%	11
Diabetes Prevention Program (DPP; 2)	IGT durchschnittl. BMI = 34 kg/m²	3234	3 Jahre	Diät und körperliche Aktivität	58%	6,9
				Metformin	31%	13,9

* NNT = number needed to treat

dern lässt, insbesondere durch Veränderungen des Lebensstils bedingt. Mit einer randomisiert erzielten und auch längerfristig anhaltenden Gewichtsabnahme von z. B. ca. 4 kg in der finnischen Präventionsstudie bzw. 7% und später 5% in der amerikanischen DPP-2-Studie, ließ sich eine Reduktion neuer Diabetesfälle von jeweils 58% über 4 bzw. 3 Jahre erreichen. Der Number-needed-to-treat-Index (NNT) lag bei 8 bzw. 7, d. h. in diesen Studien mussten 8 bzw. 7 Personen mit IGT über den genannten Zeitraum behandelt werden, um 1 Fall von manifestem Diabetes zu verhindern.

Körperliche Aktivität. Körperliche Aktivität und Aktivierung ist sicherlich weniger gut zu quantifizieren. Dennoch zeigten sich damit signifikante Präventionseffekte in der Malmö- und in der Da-Quing-Studie (37, 38).

Medikamentöse Intervention

Metformin, Acarbose und Troglitazon. Die randomisiert durchgeführte Intervention mit oralen Antidiabetika, insbesondere mit Metformin, Acarbose oder Troglitazon war hoch signifikant effektiv. Die Reduktion neuer Diabetesfälle betrug zwischen 25 und 50%. Die NNT für Metformin lag in DPP 2 bei 14, für Acarbose im STOP-NIDDM-Trial bei 11 (2, 3). Komplementär dazu war auch die Regressionshäufigkeit zu einer normalen Glucosetoleranz in den beiden Präventionsstudien sowohl unter Metformin als auch Acarbose signifikant höher.

Bei den post hoc Subgruppenanalysen zeigte sich Acarbose in allen Untergruppen von STOP-NIDDM gleichermaßen wirksam, Metformin hingegen war speziell bei jüngeren, stärker übergewichtigen IGT-Patienten mit höheren Nüchternblutzuckerwerten effektiv, in den anderen Untergruppen deutlich weniger. Die Interventionsergebnisse mit Troglitazon (TRIPOD-Studie) lassen bei den untersuchten Frauen mit ehemaligem Gestationsdiabetes möglicherweise eine Konservierung der Insulinsekretionsleistung erkennen (40). Allerdings ist Troglitazon aus den bekannten Gründen mit vereinzelter, aber auch letaler Lebertoxizität vom Markt genommen worden. Für die heute eingesetzten Thiazolidindione Pio- und Rosiglitazon müssen erst analoge Resultate erarbeitet werden.

Leider weisen fast alle Studien, bei denen orale Antidiabetika zur Prävention eingesetzt wurden, und insbesondere DPP 2 und STOP-NIDDM, eine Lücke auf, da diese Medikamente nicht „on top" von „Lifestyle-Änderungen", sondern alternativ zur Beeinflussung des Lebensstils bzw. zu Placebo gegeben wurden. Somit bleibt derzeit unklar, ob diese Medikamente zusätzlich zu den Lifestyle-Änderungen wie Gewichtsabnahme oder körperliche Aktivierung wirksam sind. Immerhin war in der Da-Quing-Studie die Kombination von Gewichtsreduktion und körperlicher Aktivität nicht stärker wirksam als jede dieser Einzelkomponenten allein (38). Ferner ist für alle Interventionsformen zu fragen, inwieweit sie nicht wirklich dauerhaft, sondern nur so lange wirksam sind, als sie durchgeführt werden. Beispielsweise zeigte sich in STOP-NIDDM am Ende der Studie nach Absetzen von Acarbose eine deutliche Zunahme neuer Diabetesfälle, jedoch war der diabetespräventive Effekt auch 3 Monate nach Absetzen von Acarbose immer noch hoch signifikant nachweisbar. Andere Präventionsstudien haben diesbezüglich bisher keine Ergebnisse publiziert.

Pravastatin, Ramipril und Losartan. In verschiedenen kardiovaskulären Interventionsstudien wie WOSCOPS, HOPE und LIFE wurde unter den randomisiert verwendeten Medikamenten Pravastatin, Ramipril und Losartan eine um ca. 30% niedrigere Häufigkeit neuer Diabetesfälle beobachtet (41–43). Dies ist zwar sicherlich von Interesse, es muss aber darauf hingewiesen werden, dass diese Studien eben nicht primär zur Prävention des Diabetes, sondern zur Sekundärintervention von makrovaskulären Komplikationen in Kohorten mit erhöhtem Gefäßrisiko durchgeführt wurden und sich die Aussagekraft hinsichtlich einer Diabetesprävention dadurch deutlich relativiert.

> Ebenso ist unstrittig, dass unter Therapie mit kardioselektiven β-Blockern bei nichtdiabetischen Hypertonikern die Rate neu auftretender Diabetiker um ca. 30% höher ist als unter anderen Hochdruckmedikamenten (44).

Ausblick. Tab. 6.**5** fasst die Studien zur erfolgreichen Diabetesprävention zusammen. Bislang muss aber offen bleiben, ob es konsekutiv zur erfolgreichen Diabetesprävention auch zu einer signifikanten Reduktion kardio- und anderer makrovaskulärer Komplikationen kommt. Immerhin ist das der entscheidende Punkt bei der dringend anstehenden Prognoseverbesserung von Patienten mit IGT bzw. Typ-2-Diabetes. Mit Blick darauf scheint es ein wesentlicher erster Schritt in die richtige Richtung zu sein, dass in STOP-NIDDM in dem mit Acarbose intervenierten Studienarm sowohl die Rate neuer Hypertoniefälle als auch kardiovaskulärer Ereignisse signifikant geringer ausfiel (3).

Tab. 6.5 Erfolgreiche Diabetesprävention

Erfolgreiche Diabetesprävention durch		
Antidiabetika	Lifestyle	MIR-Pharmaka
– DPP 2 – Chinese IGT – STOP-NIDDM – TRIPOD (ca. 25–50% Reduktion)	– Malmö – Da Quing – Finnish Diabetes Prevention Study – DPP 2 (ca. 50% Reduktion)	– WOSCOPS – HOPE – LIFE (ca. 30% Reduktion)

Derzeitige Empfehlungen zur Prävention oder Verzögerung des Typ-2-Diabetes?

Angesichts der enormen Komplikationen und Kosten des Typ-2-Diabetes und der jetzt vorhandenen Evidenz, diese Krankheit zu verhindern oder zu verzögern, ist man geneigt, Empfehlungen zur Prävention zu formulieren, wie es die Amerikanische Diabetes-Gesellschaft in einem Positionspapier getan hat (45). Aus wissenschaftlich-analytischer Sicht sind allerdings die relevanten Voraussetzungen dafür zu diskutieren, die in Tab. 6.**6** aufgeführt sind. Insgesamt wird man wohl alle diese Fragen mit gewissen Einschränkungen bejahen können, speziell auch, was sichere, effektive und zuverlässige Methoden für die Prävention anbelangt.

Screening mit Glucosetoleranztests. Die Begrenztheit des oralen Glucosetoleranztests wurde bereits angesprochen. Andererseits ergibt sich damit die Chance, in einer Hochrisikopopulation sowohl eine große Anzahl von bereits manifesten Diabetikern als auch von Risikopersonen mit IGT zu erkennen.

> Bei entsprechenden Querschnittsuntersuchungen leiden ca. 20% an einem bis dato unerkannten Typ-2-Diabetes, nach dem mit Blick auf die sonst jahrelang verpasste effektive Therapiechance ohnehin gefahndet werden muss.

Die weiteren ca. 20% von IGT-Patienten sind dabei eine ohne weitere Kosten anfallende „Dreingabe" für diesen Screeningansatz bei Personengruppen mit vaskulärer Hoch- bzw. Höchstrisikokonstellation.

Prä-Screening mit Fragebögen. Für ein Prä-Screening können einfache Fragebögen eingesetzt werden, wie sie in ähnlicher Form von der Amerikanischen Diabetes-Gesellschaft oder auch im Rahmen einer Diabetes-Früherfassungsaktion in München entwickelt und validiert worden sind (Tab. 6.**7**). Zur breiteren Erkennung einer Hochrisikokonstellation in der ärztlichen Praxis kann Tab. 6.**8** hilfreich sein.

Erweitertes Prä-Screening durch Laboruntersuchungen. Im Anschluss an dieses Prä-Screening per Anamnese oder Fragebogen kann eine kombinierte Blutglucose- und HbA_{1c}-Laborbestimmung im Nüchternzustand als ein weiterer Filterschritt beim praktischen Vorgehen die Anzahl der notwendigen Glucosetoleranztests reduzieren. Sowohl glykämisch weitgehend unverdächtige Personen als auch eindeutig bereits manifeste Diabetiker lassen sich damit erkennen. Die zugrunde liegende Entscheidungsmatrix gibt Tab. 6.**9** wieder. Ab einer kapillären Nüchternglucosekonzentration von 90 mg/dl (5 mmol/l) bzw. Nüchternplasmaglucosekonzentration von 100 mg/dl (5,6 mmol/l) sollte eine orale Glucosebelastung (unter den adäquaten Vorbedingungen, s. a. Kap. 5) durchgeführt werden.

Tab. 6.**6** Position statement (ADA & NIDDK) – „The Prevention or Delay of Type-2-Diabetes"

Relevante Diskussionspunkte für das Vorgehen:
- Sollen wir versuchen, Typ-2-Diabetes zu vermindern?
- Wer ist potenzieller Kandidat für Screening und Intervention?
- Wie sollte Diabetesprävention durchgeführt werden?
- Wie unterscheiden sich die Strategien zur Diabetesprävention von der Behandlung des Diabetes?
- Welche zusätzlichen Untersuchungen sind notwendig?

Tab. 6.**7** Fragebogen Risikotest für Diabetes

Parameter	Wert	Punktwert
Alter	45–65	5
Alter	66–79	9
Gewicht	BMI > 27 kg/m^2	5
Bewegung	sehr wenig	4
Verwandte mit Diabetes	Eltern, Geschwister	1
Geburtsgewicht eines Kindes	> 4100 g	1

Beträgt die Summe der Punkte 10 oder mehr, sollte eine weitere Abklärung durchgeführt werden.

Tab. 6.**8** Definition der Hochrisikogruppe

Definition der Hochrisikogruppe über
- Alter (> 45 Jahre)
- BMI: (abdominelle) Adipositas
- körperliche (In-)Aktivität
- Verwandter 1. Grades mit Typ-2-Diabetes
- arterielle Hypertonie
- Dyslipidämie
- vorangegangener Gestationsdiabetes bzw. Geburt eines Kindes mit einem Geburtsgewicht von mehr als 4100 g
- arteriosklerotische Komplikationen in eigener oder familiärer Anamnese

Therapeutische Ansätze

> Ausgehend von der eindrücklichen Evidenzlage sollten schon heute alle Personen mit hohem Risiko, einen Typ-2-Diabetes zu entwickeln – insbesondere Verwandte 1. Grades von Typ-2-Diabetikern und Frauen mit Gestationsdiabetes – wissen, dass dies kein unabänderliches Schicksal ist, sondern dass der Typ-2-Diabetes durch einen moderaten Gewichtsverlust von 5–7% vom Ausgangsgewicht sowie regelmäßige körperliche Aktivität (mehr als 150 Minuten pro Woche) verhindert oder zumindest verzögert werden kann.

Diabetesprävention als Case-Management. Diabetesprävention sollte Teil einer generellen Gesundheitsüberprüfung und Risikoerfassung durch den Arzt sein. Nur wenn gleichzeitig alle Probleme wie Rauchen, Hypertonie, Dyslipidämie etc. angegangen und bereits vorhandene vaskuläre Schäden diagnostiziert werden, kann eine individuelle Prognoseverbesserung erwartet werden. Das spezielle Risikoprofil erfordert dann wohl auch ein spezielles „Case-Management".

Metabolisches Therapieziel. Eine völlig offene Frage ist derzeit, was das metabolische Therapieziel der Intervention sein muss. Genügt es bei Personen mit IGT, nur auf der Stufe von IGT zu bleiben und die Manifestation

Tab. 6.9 Entscheidungsmatrix

		Nüchternwerte		
Blutglucose		< 90 mg/dl (< 5 mmol/l)	90–110 mg/dl (5,0–6,1 mmol/l)	> 110 mg/dl (> 6,1 mmol/l)
Plasmaglucose		< 100 mg/dl (< 5,6 mmol/l)	100–125 mg/dl (5,6–6,9 mmol/l)	> 125 mg/dl (> 6,9 mmol/l)
HbA_{1c}	normal	kein Diabetes	OGGT	Diabetes
	erhöht	Diabetes	Diabetes	Diabetes

von Typ-2-Diabetes zu verhindern, oder muss nicht vielmehr die Normalisierung der Glucosetoleranz das eigentliche Ziel sein? Immerhin sind bereits IGT-Patienten durch eine 2–3fach erhöhte (vor allem kardiovaskuläre) Mortalität gefährdet. Nach dieser Logik könnte tatsächlich die Normalisierung der Glucosetoleranz das notwendige Therapieziel sein. Outcome-Studien mit Erfassung kardiovaskulärer Endpunkte sind daher bei IGT-Patienten dringend notwendig, auch unter Einbeziehung des gesamten MIR-Syndroms. Einen ersten Anhalt könnten die Ergebnisse der Hypertonie- und Herzinfarkt-Häufigkeit in der STOP-NIDDM-Studie liefern. Möglicherweise hilft eine Metaanalyse der vorhandenen Diabetespräventionsstudien dabei weiter.

Lifestyle-Änderung. Der Aufwand hierfür ist größer, als es im ersten Augenblick scheint. In der finnischen Studie hatten die Teilnehmer in der Interventionsgruppe 7 Sitzungen mit einer Ernährungsberaterin im 1. Jahr und danach alle 3 Monate, in DPP 2 betrug der Aufwand 16 Sitzungen mit einem „Case-Manager" im ersten halben Jahr und anschließend in monatlichen Abständen (1, 2). Dennoch erreichten nur 40–50% der Teilnehmer in den Interventionsgruppen dieser beiden Studien das vorgegebene Gewichtsziel. Andererseits ist der medizinische Vorteil eines moderaten Gewichtsverlusts und einer ebensolchen körperlichen Aktivierung noch wesentlich größer und beinhaltet auch eine Verbesserung der kardiovaskulären Problematik und der Lebensqualität (46, 47).

> Gesundheitspolitiker und Krankenversicherungen („Gesundheitskassen") sind daher nachdrücklich gefordert, entsprechende Disease-Management-Programme aufzulegen, die diesen Namen wirklich verdienen und überdies auch den höchsten Ansprüchen in punkto Evidenz entsprechen.

Medikamentöse Diabetesprävention. Der Einsatz von Medikamenten wie Metformin oder Acarbose zur Diabetesprävention kann heute noch nicht generell empfohlen werden, zumal derzeit auch keine Zulassung dafür besteht. Das kann sich natürlich in Zukunft ändern. Geklärt werden muss, ob diese Medikamente, eventuell auch Glitazone, zusätzlich zu den Lifestyle-Änderungen wirksam sind – möglicherweise auch in Kombination – und ob sich auch der kardiovaskuläre Outcome dadurch verbessert.

> Derzeit sollte vermutlich der Maxime des großen jüdischen Arztes des Hochmittelalters, Maimonides, gefolgt werden, der konstatiert hat: „Jede Krankheit, die mit Diät geheilt werden kann, sollte nicht mit Drogen behandelt werden."

Hingegen scheint klar, dass im Rahmen der Sekudärintervention kardio- und anderer makrovaskulärer Komplikationen sowie bei Komponenten des MIR-Syndroms bevorzugt Medikamente verwendet werden sollten, die offensichtlich mit einer geringeren Progressionsrate zum manifesten Diabetes assoziiert sind, d. h. also Statine, ACE-Hemmer und Angiotensin-1-Rezeptor-Blocker.

Abb. 6.2 fasst unsere derzeitige Evidenzlage hinsichtlich Diabetesprävention mit einem Interventions-Algorithmus bei IGT zusammen. Ausdrücklich sei nochmals darauf hingewiesen, dass die primäre Intention die rechtzeitige Diagnose des behandlungsbedürftigen Typ-2-Diabetes ist und die Erfassung von IGT dabei als ein Nebenprodukt anfällt, das aber dann in der weiteren ärztlichen Betreuung und Therapiesteuerung des Betroffenen ein ganz wichtiges Moment darstellt.

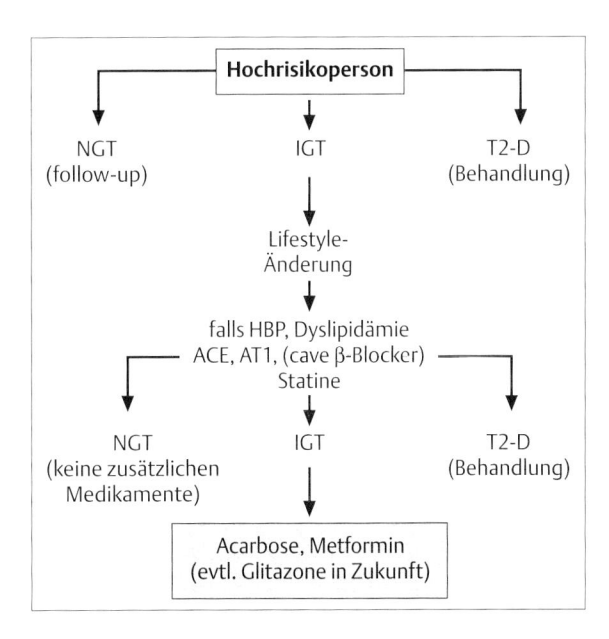

Abb. 6.2 IGT-Interventionsalgorithmus.

Ausblick

Es gibt heute eine gute substanzielle Evidenz, dass Typ-2-Diabetes auf der Stufe von IGT verhindert oder in seinem Auftreten verzögert werden kann. Individuen mit hohem Diabetesrisiko können relativ leicht identifiziert werden. Es ist zum heutigen Zeitpunkt jedoch noch nicht abzuschätzen, ob mit der erfolgreichen Diabetesprävention auch die mit Diabetes assoziierte Morbidität und Mortalität kosteneffektiv gesenkt werden kann. Strategien zur Diabetesprävention sollten vor allem auf Lifestyle-Änderungen mit moderatem Gewichtsverlust und auf eine körperliche Aktivierung abzielen. Zusätzliche medikamentöse Optionen, insbesondere mit oralen Antidiabetika, können in Zukunft durchaus eine wichtige Rolle spielen, wenn die entsprechende Evidenzbasis erarbeitet ist. Eine Intervention ist jedenfalls schon heute möglich.

Literatur

1. Tuomilehto, J., J. Lindstrom, J.G. Eriksson, T.T. Valle, H. Hamalainen, P. Ilanne-Parikka, S. Keinanen-Kiukaanniemi, M. Laakso, A. Louheranta, M. Rastas, V. Salminen, M. Uusitupa: Prevention of type 2 diabetes mellitus by changes in lifestyle among subjects with impaired glucose tolerance. N. Engl. J. Med. 344 (2001) 1343–1350
2. Diabetes Prevention Research Group: Reduction in the incidence of type 2 diabetes with life-style intervention or metformin. N. Engl. J. Med. 346 (2002) 393–403
3. Chiasson J.L., R.G. Josse, R. Gomis, M. Hanefeld, A. Karasik, M. Laakso for the STOP-NIDDM Trial Research Group: Acarbose can prevent the progression of impaired glucose tolerance to type 2 diabetes mellitus: the STOP-NIDDM Trial. Lancet 359 (2002) 2072–77
4. Fuller J.H., M.J. Shipley, G. Rose, R.J. Jarrett, H. Keen: Coronary-heart-disease risk and impaired glucose tolerance: the Whitehall Study. Lancet I (1980) 1373–1376
5. Jarrett R.J., P. MacCartney, H. Keen: The Bedford Study: ten-year mortality in newly diagnosed diabetics, borderline diabetics, and normoglycaemic controls and risk indices for coronary heart disease in borderline diabetics. Diabetologia 22 (1982) 79–84
6. Coutinho, M., H.C. Gerstein, Y. Wang, S. Yusuf: The relationship between glucose and incident cardiovascular events: a metaregression analysis of published data from 20 studies of 95, 783 individuals followed for 124 years. Diabetes Care 22 (1999) 233–240
7. The DECODE Study Group: Glucose tolerance and cardiovascular mortality: comparison of fasting and 2-hour diagnostic criteria. Arch. Intern. Med. 161 (2001) 397–405
8. The DECODE Study Group. European Diabetes Epidemiology Group. Diabetes Epidemiology: Collaborative analysis Of Diagnostic criteria in Europe: Glucose tolerance and mortality: comparison of WHO and American Diabetes Association diagnostic criteria. Lancet 354 (1999) 617–621
9. Shaw, J.E., Hodge AM, de Courten M, Chitson P, Zimmet PZ: Isolated post-challenge hyperglycaemia confirmed as a risk factor for mortality. Diabetologia 42 (1999) 1050–1054
10. World Health Organization (WHO): Diabetes Mellitus: Report of a WHO Study Group (1985) Tech. Report Ser., no. 727
11. World Health Organization (WHO): Definition, diagnosis and classification of diabetes mellitus and its complications: Report of WHO consultation (1999) Part 1
12. The Expert Committee on the Diagnosis and Classification of Diabetes Mellitus. Diabetes Care 20 (1997) 1183–1197
13. Harris M.I.: Impaired glucose tolerance – Prevalence and conversion to NIDDM. Diabetic Med. 13, Suppl. 2 (1996) 9–11
14. King, H., R.E. Aubert, W.H. Herman: Global burden of diabetes, 1995–2025. Prevalence, numerical estimates, and projections. Diabetes Care 21 (1998) 1414–1431
15. Saydah, S.H., C.M. Loria, M.S. Eberhardt, F.L. Brancati: Subclinical states of glucose intolerance and risk of death in the U.S. Diabetes Care 24 (2001) 447–453
16. Tominaga, M., Eguchi H, Manaka H, Igarashi K, Kato T, Sekikawa A: Impaired glucose tolerance is a risk factor for cardiovascular disease, but not impaired fasting glucose. The Funagata Diabetes Study. Diabetes Care 22 (1999) 920–924
17. Kannel, W.B., D.L. McGee: Diabetes and cardiovascular disease. The Framingham Study. J. Amer. Med. Ass. 241 (1978) 2035–2038
18. Balkau, B., M. Shipley, R.J. Jarrett, K. Pyörälä, M. Pyörälä, A. Forhan, E. Eschwege: High blood glucose concentration is a risk factor for mortality in middle-aged nondiabetic men: 20-year follow-up in the Whitehall Study, the Paris Prospective Study, and the Helsinki Policemen Study. Diabetes Care 21 (1998) 360–367
19. De Vegt, F., Dekker JM, Ruhe HG, Stehouwer CD, Nijpels G, Bouter LM, Heine RJ: Hyperglycaemia is associated with all-cause and cardiovascular mortality in the Hoorn population: the Hoorn Study. Diabetologia 42 (1999) 926–931
20. Donahue, R.P., Abbott RD, Reed DM, Yano K: Postchallenge glucose concentration and coronary heart disease in men of Japanese ancestry Honolulu Heart Program. Diabetes 36 (1987) 689–692
21. Temelkova-Kurktschiev, T.S., M. Hanefeld: Postprandiale Hyperglykämie als Determinante der Spätkomplikationen. Diabetes und Stoffwechsel 8 (1999) 8–12
22. Temelkova-Kurktschiev, T.S., Koehler C, Leonhardt W, Schaper F, Henkel E, Siegart G, Hanefeld M: Increased intimal-medial thickness in newly detected type diabetes: risk factors. Diabetes Care 22 (1999) 333–338
23. Temelkova-Kurktschiev, T.S., Koehler C, Henkel E. Leonhardt W, Fuecker K, Hanefeld M: Postchallenge plasma glucose and glycemic spikes are more stongly associated with atherosclerosis than fasting glucose of HbA1C level. Diabetes Care 23 (2000) 1830–1834
24. Pratley, R.E., C. Weyer: The role of impaired early insulin secretion in the pathogenesis of Type II diabetes mellitus. Diabetologia 44 (2001) 929–945
25. Standl, E., H. Stiegler: Microalbuminuria in a random cohort of recently diagnosed type 2 (non-insulin-dependent) diabetic patients living in the Greater Munich Area. Diabetologia 36 (1993) 1017–1020
26. UKPDS Group: Intensive blood glucose control with sulphonylureas or insulin compared with conventional treatment and risk of complications in patients with type 2 diabetes (UKPDS 33). Lancet 352 (1998) 837–853
27. Isomaa, B., P. Almgren, T. Tuomi, B. Forsen, K. Lahti, M. Nissen, M.R. Taskinen, L. Groop: Cardiovascular morbidity and mortality associated with the metabolic syndrome. Diabetes Care 24 (2001) 683–689
28. Tripathy, D., M. Carlsson, P.Almgren, B. Isomaa, M.R. Taskinen, T. Tuomi, L. Groop: Insulin secretion and insulin sensitivity in relation to glucose tolerance: lessons from the Botnia Study. Diabetes 49 (2000) 975–980
29. Heine, R.J., G. Nijpels, J.M. Mooy: New data on the rate of progression of impaired glucose tolerance to NIDDM and predicting factors. Diabetic Med. 13, Suppl. 2 (1996) 12–14
30. Köhler C, Henkel E, Temelkova-Kurktschiev T, Fuecker K, Hanefeld M: Incidence of impaired fasting glucose tolerance and type 2 diabetes in a German risk population: the RIAD study. Diabetologia 44, Suppl 1 (2001) A108
31. Reaven, G.M.: Banting Lecture: role of insulin resistance in human disease. Diabetes 37 (1988) 1595–1607
32. Rihl, J., E. Biermann, E. Standl: Insulinresistenz und Typ-2-Diabetes: Die IRIS-Studie. Diabetes und Stoffwechsel 11 (2002) 150–158

33 DeFronzo, R.A., E. Ferrannini: Insulin resistance: a multifaceted syndrome responsible for NIDDM, obesity, hypertension, dyslipidemia, and atherosclerotic cardiovascular disease. Diabetes Care 14 (1991) 173–194
34 Standl, E., O. Schnell: A new look at the heart in diabetes mellitus: from ailing to failing. Diabetologia 43 (2000) 1455–1469
35 Stamler J, Vaccaro O, Neaton JD, Wentworth D: Diabetes, other risk factorsm and 12-yr cardiovascular mortality for men screened in the Multiple Risk Factor Intervention Trial. Diabetes Care 16 (1993) 434–444
36 Chiasson, J.L., R. Gomis, M. Hanefeld, R.G. Josse, A. Karasik, M. Laakso: The STOP-NIDDM Trial: an international study on the efficacy of an alpha-glucosidase inhibitor to prevent type 2 diabetes in population with impaired glucose tolerance: rationale, design, and preliminary screening data.Diabetes Care 21 (1998) 1720–1725
37 Eriksson, K.F., F. Lindgarde: Prevention of type 2 (non-insulin-dependent) diabetes mellitus by diet and physical exercise: the 6-year Malmö feasability study. Diabetologia 34 (1991) 891–898
38 Pan, X.R., G.W. Li, Y.H. Hu, J.X. Wang, W.Y. Yang, Z.X. An, Z.X. Hu, J. Lin, J.Z. Xiao, H.B. Cao, P.A. Liu, X.G. Jiang, Y.Y. Jiang, J.P. Wang, H. Zheng, H. Zhang, P.H. Bennett, B.V. Howard: Effects of diet and exercise in preventing NIDDM in people with impaired glucose tolerance: the Da Quing IGT and Diabetes Study. Diabetes Care 20 (1997) 537–544
39 Yang, W., L. Lin, J. Qi, Z. Yu, H. Pei, G. He, Z. Yang, F. Wang, G. Li, X. Pan: The preventive effect of Acarbose and Metformin on the progression to diabetes mellitus in the IGT population: a 3-year multicenter prospective study. Chin. J. Endocrinol. Metab. 17 (2001) 131–136
40 Buchanan, T.A., A.H. Xiang, R.K. Peters, S.L. Kjos, A. Marroquin, J. Goico, C. Ochoa, S. Tan, K. Berkowitz, H.N. Hodis, S.P. Azen: Prevention of type 2 diabetes: the role of pancreatic B-cell rest. Diabetes (2002) 51:2796–2803
41 Freeman D J, Norrie J, Sattar N, Neely D G, Cobbe S M, Ford, Isles C, Lorimer A R, Macfarlane P W, McKillop J H, Packard D J, Sherperd J, Gaw A: Pravastatin and the development of diabetes mellitus. Evidence for a protective treatment effect in the West of Scotland Coronary Prevention Study. Circulation (2001); 103:357–362
42 HOPE Study Investigators. Effects or ramipril on cardiovascular and microvascular outcomes in people with diabetes mellitus: results of the HOPE study and MICRO-HOPE substudy. Lancet 355 (2000) 253–9
43 Dahlöf B, Devereux R B, Kjeldsen S E, Julius S, Beevers G, de Faire U, Fyhrquist F, Ibsen J, Kristiansson K, Lederballe-Pedersen O, Lindholm L H, Nieminen M A, Omvik P, Oparil S, Wedel H, for the LIFE study group: Cardiovascular morbidity and mortality in the Losartan Intervention For Endpoint reduction in hypertension study (LIFE): a randomised trial against atenolol. Lancet 359 (2002) 995–1003
44 Gress T W, Nieto F J, Shahar E, Wofford M R, Brancati F L: Hypertension and antihypertensive therapy as risk factors for type 2 diabetes mellitus. Atherosclerosis Risk in Communities Study. N. Engl. J. Med. 342 (2000) 905–912
45 American Diabetes Association and National Institute of Diabetes, Digestive and Kidney Diseases: The Prevention or Delay of Type 2 Diabetes. Diabetes Care 25 (2002) 742–749
46 National Institutes of Health: Clinical guidelines on the identification, evaluation, and treatment of overweight and obesity in adults: the evidence report. Obes. Res. 6, Suppl. 2 (1998) 51–209
47 NIH Consensus Development Panel on Physical Activity and Cardiovascular Health: JAMA 276 (1996) 241–246

7 Grundlagen des Diabetesmanagements

E. Standl, K.-H. Usadel und H. Mehnert

Das Wichtigste in Kürze

- Strukturierte Diabetestherapie inklusive Schulung durch ein Team von Diabetologe, Ernährungsberaterin und Diabetesberaterin ist Voraussetzung für ein sachgemäßes Diabetesmanagement.
- Stoffwechsel- (in der Regel: Blutzucker-) Selbstkontrolle ist für den Patienten der Schlüssel, mit Unterstützung seines Behandlungsteams seine Stoffwechselziele selbst zu verfolgen (Konzept des sog. Patienten-Empowerments).
- Niedrigere HbA_{1c}-Werte als bisher und eine (durchschnittlich) um Jahre frühere Diagnose und wirksame Therapie des Diabetes sind erforderlich zur Prävention von und effektiven Intervention bei Folgekrankheiten des Diabetes an Herz, Hirn, Extremitäten, Niere, Auge und Nerven.
- Für eine Normalisierung der Lebensprognose von durch Diabetes betroffenen Menschen sind neben der adäquaten medikamentösen Diabetesbehandlung sowohl das Ausschöpfen der nichtmedikamentösen Therapiemaßnahmen („Liftestyle-Änderungen") als auch das Monitoring (bzw. Therapieren) des individuellen Gesamtrisikoprofils und der potenziell auftretenden Folgekrankheiten (z. B. anhand des Gesundheitspasses Diabetes) essenziell.
- Die von der Deutschen Diabetes-Gesellschaft etablierten Qualitätsstandards und -richtlinien ermöglichen im Sinne einer dualen, aber kooperativen Versorgung durch gute hausärztliche Betreuung einerseits und rechtzeitige Einholung von Expertenwissen in Diabetes-Schwerpunkteinrichtungen in Praxis und Klinik andererseits ein flächendeckendes und qualitätsbasiertes Diabetesmanagement trotz einer epidemieartig ansteigenden Zahl von Patienten.

Einleitung

Strukturierte Informations- und Trainingsprogramme für die Patienten haben das Diabetesmanagement seit Ende der 70er Jahre revolutioniert und überhaupt ganz neue Behandlungsmöglichkeiten erschlossen (1, 2). Sie basieren auf den Möglichkeiten der Stoffwechselselbstkontrolle durch die Patienten einerseits und der Überprüfbarkeit des Therapieerfolgs anhand des HbA_{1c}-Werts und anderer „Outcome"-Parameter andererseits (21, 32, 77). Das moderne Management der chronischen, lebenslangen Krankheit Diabetes mellitus verlangt nicht nur eine sachgemäße Verordnung eines Ernährungs- und Medikamentenregimes durch den Arzt, sondern auch eine intensive Schulung und Beratung des Patienten und ist von vornherein auf Erfolgs-, d. h. Qualitätskontrolle angelegt – wie es im Grundsatz eine evidenzbasierte Medizin vorsieht (1, 2, 5, 6, 16, 25, 50, 64). Das Erreichen des individuellen Therapieziels hängt maßgeblich von der Überzeugung, Mitarbeit und Motivation des Patienten ab, während der behandelnde Arzt und sein Behandlungsteam im Sinne des sog. Patienten-Empowerments die Rolle des Förderers und kritischen Partners übernehmen (39, 80, 84).

> Letztlich muss der Patient die entscheidenden Dinge in der alltäglichen Therapieführung selbst tun. Strukturierte Informations- und Trainingsprogramme helfen ihm bei der Verwirklichung seiner persönlichen Therapieziele (Tab. 7.1).

Tab. 7.1 Troika des Diabetesmanagements zu Beginn des 21. Jahrhunderts

- strukturierte Information und praktisches Therapietraining des Patienten
- adäquate Therapie der Stoffwechselstörung
- Sicherstellung des Therapieerfolgs durch Selbstkontrolle des Patienten (Körpergewicht, Blutzucker, Urinzucker, Urinaceton) neben der Kontrolle beim Arzt

Rückschau und Entwicklung

Schon immer wurde bei der Behandlung der auch im Altertum bereits bekannten Krankheit Diabetes mellitus einer Schulung des Patienten große Bedeutung beigemessen (5, 6, 37). Auch aus heutiger Sicht wesentliche Maßnahmen und Ansätze der Therapie, speziell bei Typ-2-Diabetikern, sind vor über 125 Jahren von dem französischen Diabetologen Bouchardat beschrieben worden (13). Ebenso haben nach Einführung des Insulins in die Therapie – und damit der prinzipiellen Möglichkeit zur Behandlung des Typ-1-Diabetes – Anfang der 20er Jahre des 20. Jahrhunderts weitsichtige Ärzte wie Joslin in den USA und Lawrence in Großbritannien schon bald formuliert, dass der epochale Fortschritt, der mit der Verfügbarkeit des lebensrettenden Medikaments Insulin erzielt worden war, nur durch eine intensive Schulung der Patienten wirklich nutzbar werden würde (35, 42). Diese Überzeugung teilten auch von Noorden und Katsch in Deutschland und dann später Constam in der Schweiz (17, 37). Allerdings haben erst enorme Fortschritte bei den Messmethoden zur einfachen Blut- und Uringlucosemessung in den 70er Jahren die heutige Troika des Diabetesmanagements (Tab. 7.1) entscheidend vorangebracht. Die Erfolgsdokumentation dieses Therapiekonzepts durch die eindrucksvollen Pionierarbeiten von Davidson, Miller u. a. ließ erstmals an die Etablierung von Qualitätsstandards für das Diabetesmanagement denken (18, 47, 48, 51, 52). Zunehmend rückten auch Gesichtspunkte wie Flexibilität der Lebensführung, Liberalisierung allzu rigider Regeln und psychosoziales Wohlbefinden in den 80er Jahren immer mehr in den Mittelpunkt der Informations- und Behandlungskonzepte für Diabetiker (5, 31, 39, 82, 84, 85). In den 90er Jahren wird vom Recht der Diabetiker auf adäquate und flächendeckende Versorgung inklusive strukturierter Informations- und Trainingsprogramme (Empowerment) gesprochen, wie dies auch in der von der WHO und der Internationalen Diabetes-Federation proklamierten St.-Vincent-Deklaration zur Verbesserung der Diabetikerbetreuung in Europa zum Ausdruck kommt (25, 26, 34, 55, 69, 77, 90). Konsequenterweise ist an der Schwelle zum nächsten Jahrtausend die Ära zur Einführung von Qualitätsstandards für die Diabetestherapie und der entsprechenden Zertifizierungen angebrochen (11, 12, 32, 60, 61, 62, 63, 64). Als beispielhaft sind die Qualitätszertifizierungen von Therapieeinrichtungen für Typ-1-Diabetiker, Typ-2-Diabetiker, Diabeteszentren, Diabetologen, Diabetesberater, Diabetesassistenten und Podologen durch die Deutsche Diabetes-Gesellschaft zu nennen, auch wenn eine Bedarfsdeckung noch lange nicht erkennbar ist (12, 22, 63, 67, 86, 87).

Eine Weiterentwicklung des Qualitätsmanagementgedankens stellt die Ausformulierung von Disease-Management-Programmen (DMPs) dar (92). Diese müssen zwar erst noch den Weg aus der politischen Kontroverse finden, eröffnen aber die Chance auf eine vereinheitlichte und flächendeckende Versorgung von Diabetikern. Eine Voraussetzung dazu ist die Akzeptanz von evidenzbasierten Leitlinien, wie sie von der Deutschen Diabetes-Gesellschaft (93) und als Nationale Versorgungsleitlinie von der Arzneimittelkommission der Deutschen Ärzteschaft und allen relevanten wissenschaftlichen Fachgesellschaften (94) entwickelt wurden.

Ziele und Konzepte

Überblick über Hilfen und Versorgungsinstitutionen

Dem Patienten anzubietende Hilfen. Jeder Diabetiker bedarf eines therapeutischen Gesamtkonzepts, und zwar ab Diagnosestellung des Diabetes bzw. bei Neuaufnahme der Behandlung oder Einsetzen von Folgekrankheiten (9, 10, 32, 49, 50, 53, 61, 70). Während die persönlichen Ziele der Behandlung von Patient zu Patient sehr unterschiedlich sein können (s. u.), werden die grundsätzlichen Bemühungen eines jeden Diabetesmanagements immer darauf ausgerichtet sein, den Betroffenen dabei zu unterstützen, mit seiner Krankheit bestmöglich und unter Wahrung der Lebensqualität fertig zu werden. Das bedeutet vor allem, eine zufrieden stellende Stoffwechselkontrolle zu erlangen und diabetesbezogene Komplikationen zu vermeiden. Dazu kann die Einbindung von Angehörigen notwendig werden – es sollte jedenfalls immer ein solches Angebot gemacht werden. Folgende Punkte müssen vom Diabetesmanagement für den Patienten geleistet werden:

▶ ausreichende und regelmäßige Versorgung mit allgemein strukturierter, aber auch individueller Information,
▶ Erlernen und Langzeitanwendung eines Dokumentationssystems, das auf der Überwachung des Stoffwechsels durch den Patienten selbst basiert,
▶ Implementierung einer sachgemäßen Ernährung sowie ggf. einer adäquaten medikamentösen Therapie,
▶ Unterstützung zur Langzeit-Compliance,
▶ Mitverantwortung bei der adäquaten Anpassung der Diabetestherapie,
▶ Hilfe bei sozialen Fragen,
▶ Hilfe bei psychologischen Problemen,
▶ Schutz vor (und Behandlung von) diabetesbedingten Folgekrankheiten.

Duales Versorgungskonzept und Schwerpunkteinrichtungen. Schwierigkeiten in Praxis und Klinik resultieren oft daraus, dass eine Vielfalt von Anforderungen gestellt wird, speziell wenn das gesamte Spektrum von Subtypen und -stadien des Diabetes behandelt werden soll. Ein duales Versorgungskonzept mit dem Hausarzt bzw. dem niedergelassenen Arzt auf der einen Seite und der rechtzeitigen Einbindung eines Diabetologen und seines Teams auf der anderen Seite ist hier gefragt, wobei noch eine Reihe weiterer Fachgruppen eingebunden sein muss (34, 38, 41, 58, 61). Abb. 7.1 stellt dieses duale Versorgungsnetz unter Berücksichtigung zusätzlicher Spezialisten – das gemeinschaftliche Diabetesteam – dar. Für diabetologische Schwerpunkteinrichtungen auf den verschiedenen Versorgungsebenen – Schwerpunktpraxis, Klinikambulanz, teilstationäre Einheit, Krankenhaus, Rehabilitationsklinik – sind die Qualitätszertifizierungen durch die Deutsche Diabetes-Gesellschaft einzufordern (22, 62, 63).

Gestuftes Versorgungskonzept

Beteiligte Institutionen. Der einzelne niedergelassene Arzt muss entscheiden, wie viele der Aufgaben er in der Praxis mit seinen Mitarbeitern bei der Versorgung von Diabetikern übernehmen kann bzw. will. Dabei ist vor allem auch an die komplexen Untersuchungen im Rahmen der St.-Vincent-Initiative zur Prävention und rechtzeitigen Therapie von Folgekrankheiten zu denken (55, 61, 62). Jeder Diabetiker braucht seinen „Hausarzt", der die gesamtmedizinische Versorgung vor Ort sicherstellt, aber auch – je nach Zugehörigkeit zu den verschiedenen Diabetesuntergruppen in unterschiedlichen Abständen – den ausgewiesenen Diabetologen in der Schwerpunktpraxis, in der Klinikambulanz oder im Krankenhaus (62).

"Diabetologe" (in Zusammenarbeit mit Diabetesberaterin, Diätassistentin sowie Psychologen)	Ophthalmologe med. Fußpfleger Geburtshelfer Kardiologe Angiologe Neurologe Sozialarbeiter	niedergelassener Arzt Allgemeinarzt Internist (in Zusammenarbeit mit Arzthelferin bzw. Diätassistentin)

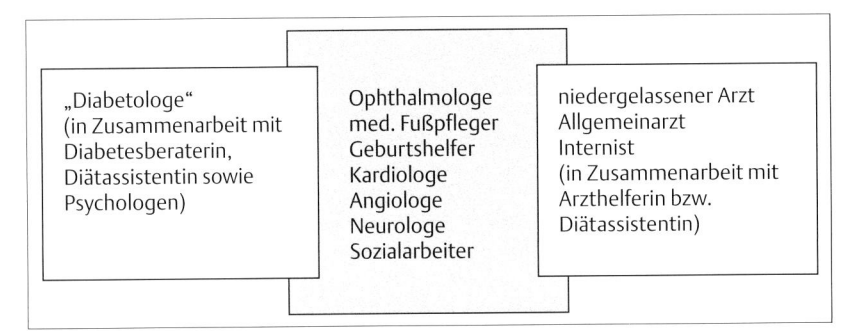

Abb. 7.1 Das gemeinschaftliche Diabetesteam.

> In jedem Fall ist angesichts der ca. 6 Millionen Diabetiker in Deutschland eine Aufgabenteilung zwischen Klinik und Praxis unerlässlich.

3 Gruppen von Diabetikern lassen sich unter diesen Gesichtspunkten der subsidiären Therapie unterscheiden:
➤ Typ-2-Diabetiker ohne Insulinbehandlung,
➤ Diabetiker mit Insulinbehandlung in fixer Dosis (vor allem Typ-2-Diabetiker),
➤ Diabetiker mit intensivierter Insulintherapie (vor allem Typ-1-Diabetiker).

Schwerpunkteinrichtungen. Trotz einer erklecklichen Anzahl von diabetologisch qualifizierten Hausärzten muss das eigentliche strukturierte Informations- und Trainingsprogramm in der Regel von den speziell eingerichteten Schwerpunkteinrichtungen in Praxis und Klinik geleistet werden (62, 63). In der Zwischenzeit gibt es ein kaum mehr übersehbares Gestrüpp von Vereinbarungen (60), die hoffentlich bald von bundeseinheitlichen DMPs abgelöst werden können. Speziell für die strukturierte Therapie von diabeteskranken Kindern und Jugendlichen, von Schwangeren mit Diabetes einschließlich Gestationsdiabetes sowie Patienten mit Insulininfusionspumpen ist unbedingt die Expertise einer entsprechend zertifizierten Diabeteseinrichtung mit einem qualifizierten Schulungs- und Behandlungsteam erforderlich. Spezielle Therapieprogramme für Patienten mit Hypoglykämieängsten, Essstörungen, Diabetes-Akzeptanzproblemen, Hypertonie, Nierenkrankheiten oder diabetischem Fußsyndrom können leider bislang nur an wenigen Diabetes-Schwerpunkteinrichtungen angeboten werden.

Duale Versorgung. Die Hinzuziehung bzw. Einschaltung des Diabetologen kann ganz generell bei Maßnahmen zur (Früh-)Diagnostik und Therapie der Folgekrankheiten äußerst sinnvoll sein. Umgekehrt ist die Integration des vor Ort behandelnden niedergelassenen Arztes in das therapeutische Gesamtkonzept auch deshalb so wichtig, weil jede Schulung und Therapie eines Diabetikers nicht mit einer einmaligen Maßnahme abgetan ist, sondern einen kontinuierlichen Prozess darstellt, zu dem auch der niedergelassene Arzt seinen Teil beisteuern muss.

Als Beispiel für ein solches duales qualitätsorientiertes Vorgehen ist in Tab. 7.2 das Versorgungskonzept wiedergegeben, wie es von der Fachkommission Diabetes in Bayern, dem Landesverband der Deutschen Diabetes-Gesellschaft, erarbeitet worden ist.

Festlegung des Therapieziels

Zweifellos hat sich jede Diabetestherapie vor Beginn bzw. Neubeginn – und dann auch von Zeit zu Zeit immer wieder – am individuellen Therapieziel des Patienten zu orientieren (9, 10, 19, 20). Leider lassen sich generell gültige Richtlinien, die für alle Diabetiker vom Kindes- bis zum Greisenalter gelten, nicht formulieren.

Ausrichtung nach dem Alter. Die in Tab. 7.3 dargestellten Vorschläge der Fachkommission Diabetes in Bayern orientieren sich an 3 Altersgruppen und einer Reihe von Sondersituationen. Für betagte Patienten im prognostisch-medizinischen Sinn haben noch andere Überlegungen zu gelten (Tab. 7.4).

> Bei jungen bzw. "jüngeren" Diabetikern muss unbedingt der Glucosestoffwechsel normalisiert oder nahezu normalisiert werden, um die Manifestation der diabetesbedingten Komplikationen zu verhüten (19, 78).

Mittlerweile ist klar, dass auch und gerade für Typ-2-Diabetiker zur Prävention von und Sekundärintervention bei makrovaskulären Komplikationen relativ rigide normnahe Glykämiewerte (mit HbA_{1c}-Werten ≤ 6,5%, Intervention erforderlich ab > 7%) erreicht werden sollten (8, 36, 40, 44, 56, 79, 93–97). Diesbezüglich sind noch in den 80er und frühen 90er Jahren auch von diabetologischer Seite wohl Versäumnisse begangen worden.

Individuelle Maßnahmen. Sinnvollerweise wird das Behandlungsziel für und mit jedem Patienten individuell unter Berücksichtigung seines biologischen Alters, seiner Begleiterkrankungen und seiner Beschwerden definiert und schriftlich festgehalten (9, 10). Die Prävention von Koma, Ketoazidose und des diabetischen Fußsyndroms gilt für alle Diabetiker als Therapieziel. Für insulin- und sulfonylharnstoffbehandelte Diabetiker kommt die Vermeidung von schweren Hypoglykämien mit Bewusstlosigkeit usw. hinzu. Unter Umständen müssen bei Patienten mit rezidivierenden Hypoglykämieproblemen HbA_{1c}-Werte aus dem Normbereich leicht nach oben angehoben werden. Auch eine vom Patienten nicht akzeptierte Zahl von leichten Hypoglykämien kann das Erreichen des Therapieziels schwierig machen. Fraglos spielen die subjektiv empfundene Lebensqualität, aber auch die individuelle Lebensphilosophie eine entscheidende Rolle, welches Therapieziel der Patient aus seiner Sicht erreichen möchte (23).

Tab. 7.2 Konzept der Versorgung der Diabetiker in Bayern, erstellt von der Fachkommission Diabetes in Bayern (verabschiedet vom Ausschuss Struktur- und Berufspolitik am 27.1.1997 in Nürnberg und vom Vorstand der FKDB am 21.3.1997)

▶ Das Qualitätsprinzip ist bei der Versorgung entscheidend.

▶ Die von der Deutschen Diabetes-Gesellschaft (DDG) definierten Qualitätsstandards werden angewandt:
  – Diabetologe DDG
  – Diabetesberater DDG (Diabetesassistentin DDG)
  – Schwerpunkteinrichtung zur Behandlung von Typ-1-Diabetikern DDG
  – Schwerpunkteinrichtung zur Behandlung von Typ-2-Diabetikern DDG
  – Diabeteszentrum DDG
  Die Diabetes-Schwerpunktpraxen sind im speziellen Versorgungsmodell zur qualitativen Verbesserung der ambulanten Diabetikerversorgung in Bayern definiert.

▶ Die Hausärzte bzw. niedergelassenen Ärzte in der Primärversorgung sind wesentlicher Bestandteil und gewährleisten die Grundversorgung. Insbesondere sind auch die im Gesundheitspass Diabetes vorgesehenen Überwachungsleistungen von den primärversorgenden Ärzten zu erbringen bzw. zu gewährleisten. Hausärzte und andere niedergelassene Ärzte in der Primärversorgung, die Diabetiker betreuen, müssen an einem Qualitätszirkel Diabetes teilnehmen.

▶ Drei Ebenen der Versorgung sind demnach zu unterscheiden:
  – Versorgung in einem Diabeteszentrum
  – Schwerpunktversorgung
    a) Schwerpunktpraxis
    b) Schwerpunktkrankenhaus (Ambulanz, teilstationär, vollstationär)
    c) Schwerpunktrehabilitation (evtl. Ambulanz)
  – Grundversorgung
    a) Hausarzt
    b) Akutkrankenhaus
  Bezüglich ambulant, teilstationär, vollstationär, Rehabilitation gelten die allgemeinen Regeln (ambulant vor stationär etc.). Nach Einführung von Sonderentgelten, differenzierten Fallpauschalen und ähnlichen Vereinbarungen gilt das Prinzip „gleicher Kostenersatz für gleiche Leistung".
  Die Schwerpunkteinrichtungen sind verpflichtet, für diabetologische Fortbildung in ihrem lokalen Bereich zu sorgen und Qualitätszirkel zu organisieren.

▶ Jeder Diabetiker braucht bei seiner Versorgung 2 Ärzte: seinen Hausarzt bzw. einen entsprechenden niedergelassenen Arzt und einen Diabetologen. Für den ambulanten und stationären Bereich sieht dieses duale Versorgungsprinzip wie folgt aus:
  – Ambulante Behandlung:
    Typ-1-Diabetiker sollten grundsätzlich zusammen mit einem niedergelassenen Diabetologen DDG, einem ermächtigten Diabetologen DDG eines Krankenhauses oder eines Diabeteszentrums oder einer Rehaklinik betreut werden.
    Typ-2-Diabetiker sollten mindestens einmal jährlich einem Diabetologen DDG vorgestellt werden.
  – Stationäre Behandlung:
    Krankenhäuser, die kein Diabetesteam haben, sind verpflichtet, zur Behandlung von Diabetikern konsiliarisch einen niedergelassenen Diabetologen DDG oder einen ermächtigten Krankenhausdiabetologen DDG beizuziehen.

▶ Das Problem der Schnittstellen zwischen den einzelnen Ebenen ist durch genau definierte Indikationen zu lösen. Eine Rückführung des Patienten auf die Grundversorgungsebene nach Erbringung (bzw. Erledigung) der Leistung ist essenziell.

▶ Derzeit gelten folgende Indikationen für die Einbindung von Schwerpunkteinrichtungen in Praxis und Klinik:
  – Manifestation
  – strukturiertes Gruppenprogramm
  – akute Entgleisung (Hypo-/Hyperglykämie, Ketoazidose)
  – chronische Entgleisung bzw. Nichterreichen des HbA_{1c}-Therapieziels
  – intensivierte Insulintherapie/Insulinpumpe
  – Insulintherapie bei Typ-2-Diabetes
  – Therapie bei schwerer Insulinresistenz
  – Diabetes in der Schwangerschaft
  – psychosoziale Diabetesprobleme
  – St.-Vincent-Überwachung (Gesundheitspass Diabetes), sofern die Leistungen vom niedergelassenen Arzt nicht erbracht werden können
  – beginnende Folgekrankheiten (Nephro-, Neuro-, Retinopathie, KHK, AVK, zerebrovaskuläre Folgen)
  – fortgeschrittene Folgekrankheiten
  – diabetischer Fuß

▶ Die Qualität der Versorgung muss begleitend erfasst werden (für ambulanten und stationären Bereich gelten die gleichen Qualitätsrichtlinien)
  – nach den Richtlinien der DDG
  – DiabCare
  – Arbeitsgemeinschaft strukturierte Diabetestherapie (ASD)
  – epidemiologische Erfassungen

Tab. 7.3 Altersgestufte Therapierichtwerte bei Diabetes

Anzustrebende HbA$_{1c}$-Werte nach Altersgruppen	
Alter (Jahre)	Therapieziel HbA$_{1c}$ (%)
< 50	< 6
50–75	< 7
> 75	< 8

Bei HbA$_{1c}$-Normbereich < 6%

Präproliferative oder proliferative Retinopathie
– langsamere Annäherung an das Therapieziel

Strengere Therapieziele speziell bei:
– sensomotorischer Neuropathie
– Schwangerschaft
– KHK, Z. n. Herzinfarkt (PTCA, Bypass)
– AVK, Z. n. PTA oder Lyse
– diabetischem Fuß
– beginnender Nephropathie (Stadium der Mikroalbuminurie)
– erektiler Dysfunktion

> Das Konzept des „Empowerments" trägt dem Rechnung und versucht, dem Patienten möglichst viel „Power" zur Verwirklichung seiner Therapieziele anzubieten (39).

Die Symptomfreiheit infolge einer ausreichend guten Stoffwechselkompensation sollte eigentlich immer als lohnendes Ziel ausgemacht werden, wobei speziell die schmerzhafte Polyneuropathie diesbezüglich Probleme machen kann.

Dass eigentlich alle mikroangiopathischen, makroangiopathischen und neuropathischen Folgen des Diabetes tatsächlich Folgen längerfristig überhöhter Glykämiewerte sind, wird in der Nach-DCCT- und Nach-UKPDS-Ära, aber auch in vielen weiteren Langzeitstudien an Typ-1- und Typ-2-Diabetikern nicht mehr weiter kontrovers beurteilt (8, 15, 36, 40, 44, 46, 56, 58, 78, 95, 96). Zur Prävention und Sekundärintervention zumindest bei mikro- und makrovaskulären Komplikationen müssen jedoch auch Ziele hinsichtlich des Blutdrucks, des Lipidprofils sowie des Rauchverhaltens umgesetzt und bei der Festlegung des Gesamttherapieziels berücksichtigt werden (54, 59, 65, 74, 75). Speziell bei Patienten nach Myokardinfarkt haben sich eine LDL-Cholesterinsenkung mit Statinen (Cholesterinsynthesehemmer), aber auch eine β-Blocker-Therapie als äußerst effektiv erwiesen (59, 65). Doch auch sonst geht es oft um eine individualisierte Therapie eines Hochrisikoprofils bei potenzieller Multimorbidität.

Grundlegendes hinsichtlich Patienten

Sicherung der Diagnose. Wie bei jeder Erkrankung, so ist auch bei Diabetes mellitus vor Einleitung der Therapie sicherzustellen, dass eine einwandfreie Diagnose vorliegt. Die Nationale Versorgungsleitlinie gibt diesbezüglich genau Auskunft (94). Die Amerikanische Diabetes-Gesellschaft hat 1997 die Kriterien für die Definition des Diabetes, speziell für die Nüchternblutzuckerwerte, verschärft (79). Von einem manifesten Diabetes ist demnach auszugehen, wenn die Glucosekonzentration im Blut (Kapillarblut) nüchtern an 2 Tagen über 110 mg/dl (6,1 mmol/l) gelegen hat oder wenn postprandiale Werte die Grenze von 200 mg/dl (11,1 mmol/l) übersteigen (Kriterien für venöses Plasma: nüchtern ≥ 126 mg/dl [7 mmol/l] bzw. postprandial ≥ 200 mg/dl [11,1 mmol/l]). Sind diese Kriterien bereits erfüllt, erübrigt sich eine orale Glucosebelastung. Zum weiteren Prozedere und zur Differenzialdiagnose sei auf Kap. 5 verwiesen.

Zuordnung zu einer Diabetesform und Therapiewahl. Sodann sollte der Versuch gemacht werden, den Patienten gemäß der in Kap. 2 genannten Richtlinien den verschiedenen Unterformen des Diabetes zuzuordnen, insbesondere dem Typ-1- bzw. dem Typ-2-Diabetes. Unter therapeutischen Gesichtspunkten ist dies besonders wichtig, weil bei Typ-1-Diabetes nach einigen Jahren von einem praktisch absoluten Insulinmangel auszugehen ist, der ganz spezielle therapeutische Konzepte erfordert, während beim Typ-2-Diabetes die lebenslange Insulinresistenz und eine kaum zum völligen Erliegen kommende endogene Insulinsekretion bei der Therapie in Rechnung zu stellen sind (s. u.). Patienten mit spät manifestem Typ-1-Diabetes, auch jenseits des 30. Lebensjahres (Typ-1-Diabetes kann vermutlich mit gleicher Häufigkeit wie zwischen dem 20. und 30. Lebensjahr bis in das höchste Lebensalter auftreten), können bei dieser Differenzierung zwischen Typ-1- und

Tab. 7.4 Problematik bei der Therapie multimorbider, betagter Typ-2-Diabetiker (> 80 Jahre)

– fehlende Bereitschaft oder Fähigkeit zur Ernährungsumstellung bei Adipositas
– limitierte Möglichkeiten körperlicher Bewegung wegen Adipositas, degenerativer Gelenkerkrankungen, eingeschränkter kardiopulmonaler Leistungsfähigkeit
– 2 oder mehr zusätzliche kardiovaskuläre Risikofaktoren neben dem Diabetes bei 2/3 der älteren Typ-2-Diabetiker
– schwer kalkulierbare Interaktionen multipler Begleit- und Diabetes-Folgeerkrankungen sowie der zahlreichen erforderlichen Medikamente untereinander (insbesondere Sulfonylharnstoffe)
– steigende Gefährlichkeit (Apoplex, Herzinfarkt, Tod) und Häufigkeit (pathologisch verminderte Kreatinin-Clearance bei 50% der älteren Diabetiker) von Hypoglykämien mit zunehmendem Alter
– therapeutischer Nihilismus vieler Ärzte bei betagten Patienten
– falsche Einschätzung einer verminderten körperlichen und geistigen Leistungsfähigkeit aufgrund schlechter Diabeteseinstellung als „normale Alterserscheinung": drastische Verbesserung durch Einstellungsoptimierung, falls erforderlich auch bei Betagten mit Insulin (Fertigspritzen!)
– Anpassung der Schulung an die Problematik des älteren Patienten

Typ-2-Diabetes eine besondere Problemgruppe darstellen. Diese Patienten benötigen frühzeitig Insulin, und es ist zu hoffen, dass diese als LADA-Diabetes (late onset autoimmunity diabetes in the adult) in die Literatur eingegangene Form von Diabetes in Zukunft einfacher erkannt wird. Umgekehrt ist bei Typ-2-Diabetikern immer zu prüfen, ob die Indikation auch für eine bereits implementierte Therapie mit oralen Antidiabetika oder sogar Insulin tatsächlich gegeben oder ob nicht eine alleinige Ernährungstherapie ausreichend ist (16). Stoffwechselentgleisungen sind immer hinsichtlich eines echten Therapie- bzw. Complianceversagens zu evaluieren (23).

> Die Qualität der erzielten Stoffwechseleinstellung ist am vorher fixierten individuellen Therapieziel zu messen.

Nur langsam setzt sich die Erkenntnis durch, dass tatsächlich 3/4 aller Typ-2-Diabetiker „zufällig" diagnostiziert werden und bis zu 25% bereits bei Diagnosestellung deutliche mikroangiopathische Schäden aufweisen (27, 60, 71, 75, 83). Diesbezüglich stimmen die Erfahrungen aus einer Untersuchung an einer repräsentativen Stichprobe von Typ-2-Diabetikern im Großraum München (Tab. 7.5) und dem Zentralregister in der ehemaligen DDR in hohem Maße überein. Durchschnittlich vergehen wohl ca. 5 Jahre bis zur Diagnose des Diabetes (66). Jeder zweite neu diagnostizierte Typ-2-Diabetiker zeigt zudem bereits deutliche Zeichen von atherosklerotischen, d. h. makrovaskulären Komplikationen (Tab. 6.1). Vor diesem Hintergrund wurden die Kriterien zur Diagnose des Diabetes verschärft. Zielsetzung muss eine wesentlich frühere Diagnose und Therapie sein (s.a. Kap. 6). Das spezielle Risikoprofil von besonders für Typ-2-Diabetes anfälligen Menschen verlangt erhöhte Aufmerksamkeit und eröffnet auch die notwendigen Ansätze für eine Prävention des Typ-2-Diabetes.

Einstellung des HbA1c-Werts. Hinsichtlich der in Deutschland erreichten durchschnittlichen Einstellungsqualität bei Typ-2-Diabetikern ist davon auszugehen, dass 40% der Patienten das Minimalziel eines HbA_{1c}-Wertes von < 8% nicht erreichen, wie aktuelle Erhebungen in der IRIS-Studie (Abb. 7.2) an fast 5000 Typ-2-Diabetikern belegen (98). Weniger als 20% der Patienten lagen im HbA_{1c}-Normbereich. Analoge Untersuchungen bei repräsentativen Gruppen von Typ-1-Diabetikern in Deutschland stehen zur Zeit nicht zur Verfügung. Ergebnisse der Wisconsin-Studie in den USA lassen vermuten, dass die durchschnittliche Einstellungsqualität nicht besser ist als bei Typ-2-Diabetikern (36).

Eingehen auf psychische Probleme. Bei der Schulung und Therapie von Diabetikern ist seitens der Patienten mit einer Vielzahl von Hindernissen zu rechnen. Im Einzelfall sind sie auf die Psychologie des Patienten und seinen soziokulturellen Hintergrund abzustimmen. Dabei ist es wichtig, das persönliche „Glaubensbekenntnis" (Health Beliefs) des Patienten über seinen Diabetes bzw. über (potenzielle) Folgekrankheiten zu ergründen (80). Letzten Endes muss die therapeutische Zielsetzung

Tab. 7.5 Münchner Praxisprogramm zur Behandlung des Typ-2-Diabetes: Charakteristika einer Zufallsstichprobe von Beginn an (n = 290, Mediane)

	Alle	Männer (103)	Frauen (187)
Alter	65	62	66
Diabetesdauer (Jahre)	7	6	7
„Zufallsdiagnose" (%)	74	77	72
Diättherapie (%)	35	40	30
orale Antidiabetika (%)	57	55	58
Kombinationstherapie (%)	1	1	1
Insulin (%)	8	4	11
Kreatinin (mg/dl)	1,0	1,1	1,0
Nüchtern-C-Peptid (pmol/ml)	1,33	1,37	1,29
Body mass index (kg/m²)	27,4	26,9	28,1

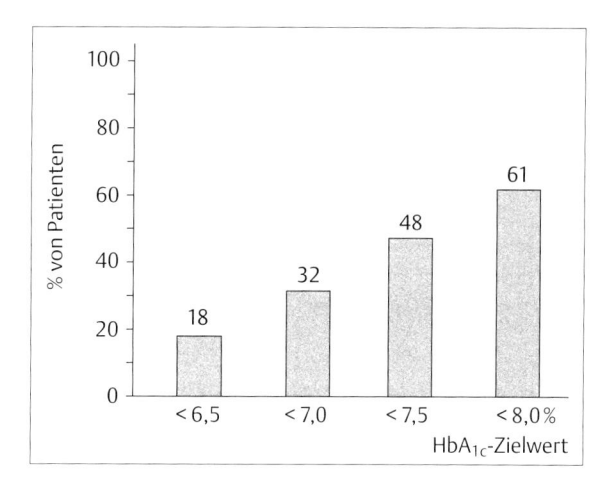

Abb. 7.2 HbA_{1c}-Werte in der IRIS-Studie. Anteil von Patienten, die bestimmte HbA_{1c}-Ziele erreichen. (Rihl et al. Diab und Stoffw. 2002:11;150–8)

des Arztes mit den Vorstellungen des Patienten übereinstimmen. Zudem kann es entscheidend sein, herauszufinden, wo beim individuellen Patienten der sog. Lokus der Kontrolle liegt. Ist es der Arzt mit seinem Team, der das Heft bei der Diabeteskontrolle in der Hand hat, fühlt sich der Patient hauptverantwortlich dafür, oder erlebt er das Problem der Stoffwechselführung als etwas Fatalistisch-Schicksalhaftes? Schließlich ist der Problemkreis von Akzeptanz bzw. Rebellion gegenüber der lebenslangen Krankheit Diabetes mellitus von wesentlicher Bedeutung (6). Der behandelnde Arzt und sein Team sollten wissen, in welcher Phase der Akzeptanz (s. a. Kap. 39) sich der Patient gerade befindet, und dabei in Rechnung stellen, dass sich die Akzeptanz jederzeit auch ändern kann.

> Ganz grundsätzlich sind notwendige Verhaltensänderungen schwierig, insbesondere auf dem Gebiet der Ernährung, und bei Erwachsenen – wenn überhaupt – nur langsam und partiell zu erreichen. Die Kontinuität bei den Bemühungen um solche Verhaltensänderungen kann nicht oft genug unterstrichen werden.

Hinzu kommt, dass das Gros der Typ-2-Diabetiker praktisch keinen Leidensdruck aufweist, d. h. bei entsprechenden Befragungen keine besondere Belastung durch den Diabetes erkennen lässt (81, 84, 85). Eine gravierende Ausnahme stellen allerdings die Insulin spritzenden Typ-2-Diabetiker dar, die in der Regel ein enormes Belastungsprofil aufweisen und dadurch an einer vernünftigen Compliance gehindert werden. Gemessen daran sind Typ-1-Diabetiker deutlich weniger belastet, auch wenn sie eine nicht unerhebliche Anzahl Ängste in Bezug auf Hypoglykämien, Essverhaltensstörungen und Komplikationen usw. erkennen lassen. Schließlich erliegen nicht wenige Patienten den Einflüssen ihrer Umgebung, insbesondere auch ihrer Angehörigen – eine Tatsache, die bei der Behandlung oft übersehen wird.

Unter Würdigung all dieser Schwierigkeiten wird heute vor allem das **Patienten-„Empowerment"** verfolgt, d. h., der Patient soll auf umfassende Weise gefördert, befähigt und bestärkt werden, seinen Diabetes selbst zu regeln und zu steuern. Letztlich muss der Patient die verschiedenen therapeutischen Maßnahmen Tag für Tag selbst umsetzen, muss seine Therapieziele selbst festlegen. Aufgabe des behandelnden Arztes und des Diabetesteams aber ist es, den Patienten bei der Verwirklichung seiner Therapieziele möglichst kompetent und ausdauernd zu unterstützen. Jeder Diabetiker müsse sein eigener Arzt werden, hat schon Joslin gesagt (35). Er sprach dabei aber nicht von „auf eigene Faust wursteln", sondern hielt gleichzeitig die partnerschaftliche Begleitung durch den Diabetesarzt und sein Team für unverzichtbar.

Grundlegendes zum behandelnden Arzt und zu den übrigen Mitgliedern des Therapieteams

Bedeutung des Teams. Zweifellos ist nach wie vor der behandelnde Arzt der hauptverantwortliche Therapeut. In manchen Bereichen aber – und dies betrifft besonders die Schulung – ist er nur Teil eines ganzen Teams (32, 70). Schon die diabetologischen Altmeister wie Joslin und Constam haben sich für ihre Tätigkeit der Mithilfe eines Teams versichert (17, 25). Heute ist das Diabetesteam mit einer Vielzahl von spezialisierten Mitgliedern aus der praktischen Diabetologie nicht mehr wegzudenken und bestimmt in hohem Maße die Qualität der praktischen Diabetikerbetreuung. In der Alltagsarbeit hat sich mittlerweile allgemein die Erfahrung durchgesetzt, dass trotz der zentralen Rolle des Arztes in der Behandlung und Schulung des Diabetikers die eigentliche Organisation und Durchführung der Schulung und praktischen Betreuung viel effektiver durch dafür ausgebildetes nichtärztliches Personal erfolgt. Die Deutsche Diabetes-Gesellschaft hat dafür das Berufsbild von Diabetesberatern(-innen) und Diabetesassistenten(-innen) geschaffen und genau definierte Ausbildungswege eingeführt (86, 87). Die Sprachbarrieren zwischen solchen Schulungsprofessionals und Patienten sind im Allgemeinen viel geringer als zwischen Ärzten und Patienten. Andererseits haben Ärzte viele Aufgaben zu erfüllen und auch von ihrem Arbeitsablauf her gar nicht die Möglichkeit, zu vorgegebenen Terminen umfangreiche Schulungen selbst zu übernehmen.

> Entscheidend ist aber, dass der Arzt hinter all den Schulungsmaßnahmen steht und der Patient die Gewissheit hat, dass diese Schulung Teil der ärztlichen Therapie ist.

Training und Aufgaben des behandelnden Diabetologen. Aber auch der behandelnde Arzt sollte ein spezifisches Training für die Behandlung und Schulung von Diabetikern absolviert haben. Für die Ebene von Diabetes-Schwerpunktpraxen und Diabeteszentren in Krankenhäusern hat die Diabetes-Gesellschaft 1994 die Qualifikation eines Diabetologen DDG eingeführt (22). Über 1800 Ärzte haben diese Qualifikation in der Zwischenzeit erworben.

Am besten beginnt man die ärztliche Beratung jeweils mit der Besprechung der Stoffwechselselbstkontrollen seit dem letzten Besuch anhand des vom Patienten geführten Protokollhefts. Außerdem hat der Arzt für ein regelmäßiges Screening der Hauptrisikofaktoren für Folgekrankheiten sowie für eine Frühdiagnostik dieser Folgekrankheiten im Sinne der St.-Vincent-Deklaration zu sorgen. Tab. 7.**6** gibt über diese Maßnahmen Auskunft. Gleichzeitig bedeutet dies auch, dass die in Tab. 7.**6** genannten Untersuchungsmethoden dem Diabetestherapeuten zur Verfügung stehen oder andernfalls entsprechend konsiliarärztlich in Auftrag gegeben werden müssen. Es erübrigt sich zu sagen, dass auch genügend qualitätsgesicherte Messmethoden zur Bestimmung von HbA_{1c}, Glucose im Blut und Urin sowie Aceton im Urin etabliert sein müssen.

Auch die **Qualität von Behandlungseinrichtungen** für Typ-1- sowie für Typ-2-Diabetiker ist seit Mitte der 90er Jahre durch die Deutsche Diabetes-Gesellschaft definiert (63, 67). Dabei geht es zum einen um eine genügend umfangreiche Expertise in der Behandlung von Diabetikern, zum anderen aber um eine Vielzahl von Qualitätsmerkmalen bis hin zur Dokumentation der Qualität.

> Herzstück einer hochqualitativen Diabetiker-Versorgung ist das Diabetestherapieteam, das aus einem Dreierteam mit Diätassistentin, Diabetesberater(in) DDG und Diabetologe DDG besteht. Eine wertvolle Ergänzung ist an größeren Zentren sicherlich ein Psychologe oder auch ein Sozialarbeiter (39).

Tab. 7.6 Untersuchungen, die bei Diabetikern im Hinblick auf Folgekrankheiten regelmäßig durchgeführt werden sollten. Eintragung der Daten und Therapieziele in den Gesundheitspass Diabetes

Bei jedem Arztkontakt
- Gewicht
- Blutdruck
- Blutzucker

Viertel- bis (halb)jährlich
- Blutzucker
- HbA_{1c}-Mikroalbuminurie
- Fußinspektion

Jährlich
- augenärztliche Untersuchung
- Nierenfunktionsuntersuchung (Blutdruck, Mikroalbuminurie, Urinstatus, Kreatinin, Kreatinin-Clearance)
- Untersuchung des peripheren Nervensystems inkl. des quantifizierten Stimmgabeltests, Thermästhesie und Mikrofilamente
- Gefäßstatus einschließlich Doppler-Untersuchung
- Ruhe-EKG, ggf. Belastungs-EKG, Echokardiographie usw.
- Lipidstatus*: Cholesterin, Trigylceride, HDL-, LDL-Cholesterin

* Abhängig vom individuellen Therapieziel.
Die Erfassung des Rauchverhaltens gehört ebenfalls zur Überwachung des kardiovaskulären Risikoprofils.

Die Arbeitsgemeinschaft Strukturierte Diabetes-Therapie (ASD) der Deutschen Diabetes-Gesellschaft bemüht sich vor allem, die Qualitätskriterien weiterzuentwickeln (12). Mittels Bench-Marking können sich die verschiedenen Diabeteseinrichtungen anhand von mittleren HbA_{1c}-Werten, Hypoglykämiehäufigkeit, notwendigen Krankenhaustagen u. Ä. ihrer Patienten untereinander vergleichen. Ganz wesentlich sind auch gegenseitige Hospitationen der Behandlungsteams, mit der Struktur und Prozessqualität gegenseitig evaluiert und mittels eines schriftlichen Abschlussberichts festgehalten werden. Die Mitglieder des Diabetestherapieteams müssen also auch bereit und fähig für kollegiale Qualitätsüberprüfungen sein.

Qualifikation von niedergelassenen Ärzten und Arzthelferinnen. Auch für den großen Bereich der niedergelassenen Ärzte wurden mittlerweile eine Reihe von Diabetesvereinbarungen abgeschlossen und fortgeschrieben (26, 34, 60). 2 Hauptrichtungen wurden dabei verfolgt, zum einen die Definition und Einbindung von Diabetes-Schwerpunktpraxen, z. B. im Rahmen des Brandenburger oder Sächsischen Versorgungsmodells (60, 62), zum anderen die Qualifizierung von hausärztlich tätigen Internisten und Allgemeinärzten zur Durchführung von einfacheren Schulungs- und Behandlungsprogrammen für Typ-2-Diabetiker mit und ohne Insulintherapie (ehemals Ziffer-15-Vereinbarung). Mehr als 10.000 niedergelassene Ärzte und insbesondere deren Arzthelferinnen haben in speziellen Ausbildungsseminaren entsprechende Kompetenzen erworben (25). Letzteres stellt eine weltweit einmalige Aktivität dar, die auf Initiative von 2 Schulungsgruppen in Düsseldorf und München, einem Pharmaunternehmen sowie den Kassenärztlichen Vereinigungen und unter Mithilfe von praktisch allen deutschen Diabeteszentren zustande gekommen ist. Die Richtlinien zur Qualifizierung von Arztpraxen unter Einschluss der Arzthelferin waren bereits 1988 vom Ausschuss „Schulung und Weiterbildung" der Deutschen Diabetes-Gesellschaft erstellt, von deren Vorstand verabschiedet und entsprechend publiziert worden (69). Neuen Rückenwind hat diese bundesweit ausgerichtete Aktion vor allem dadurch gewonnen, dass die Vergütung deutlich angehoben und die Schulungsprogramme auf insulinbehandelte Typ-2-Diabetiker ausgedehnt werden konnte (26). Es ist zu hoffen, dass die DMPs für Diabetes hier weitere Fortschritte bringen werden (92).

Grundlegendes zur Schulung

Unterrichtskurse

Vieles zur Schulung ist bereits in den vorhergehenden Abschnitten direkt oder indirekt geäußert worden.

Systematisch strukturierte Unterrichtskurse sind die Hauptaufgabe des Diabetesteams.

Teilnehmerzahl. Erwachsene Patienten sollten (oder könnten) in Gruppen von 4–10 Teilnehmern unterrichtet werden. Dies bringt nicht nur Zeitersparnis, sondern auch Informations- und Motivationsvorteile. An Diabetes erkrankte Kinder und deren Verwandte oder spezielle Themen wie „Schwangerschaft und Diabetes" werden dagegen normalerweise einen „Einzelpatientenansatz" erfordern. Im Falle von Gruppenunterricht sollten diese Gruppen homogen in Bezug auf Probleme, Bedürfnisse und Alter der Patienten sein. Vor allem sollten für Typ-1- und Typ-2-Patienten separate Kurse geboten werden.

Inhalt und Umfang des Kurses. Mittlerweile verlangt die Entwicklung noch weiter differenzierte Kurse:
▶ für intensivierte Insulintherapie,
▶ für konventionelle Insulinbehandlung (speziell auch für Typ-2-Diabetiker),
▶ für die Basisbehandlung ohne Insulin.

Diesen Kursen können dann Module zur Hypertonieschulung, zur Prävention von Hyperglykämien, für Fußprobleme, für Nierenprobleme usw. angehängt werden (54). Ein streng strukturiertes Programm mit einem festgelegten Lehrplan (Kurrikulum) sollte sicherstellen, dass alle wichtigen Themen in ausreichender Ausführlichkeit und Tiefe behandelt werden.

4- bis 5-Tageskurse haben sich als zeitliches Standardmaß erwiesen, um genügend Grundwissen zu vermitteln. 2 typische Beispiele für solche Kurse sind in den Tab. 7.**7** und 7.**8** dargestellt. Der Lernprozess sollte durch eine spezielle Beratung am Ende des Unterrichts individuell gestaltet werden.

Auch für die **Praxis niedergelassener Ärzte** sind für die Typ-2-Diabetiker ohne und mit Insulinbehandlung entsprechend strukturierte Schulungsprogramme entwickelt worden, die auf der Basis von 4 oder 5 Unterrichtseinheiten alles Notwendige erlernen lassen und Bestandteil vieler Diabetesvereinbarungen mit den Kassenärztlichen Vereinigungen und den Krankenkassen geworden sind.

Tab. 7.7 Intensivschulung für Typ-1-Diabetiker

Tag	Uhrzeit	Thema
Montag	8.45–9.00 Uhr	Begrüßung in der Diabetikerambulanz
	9.00–10.45 Uhr	Was ist Typ-1-Diabetes?
	10.45 Uhr	Gemeinsame Stoffwechselselbstkontrolle und Zuckervisite
	13.45–15.30 Uhr	Stoffwechselselbstkontrolle
	15.45 Uhr	Gemeinsame Stoffwechselselbstkontrolle und Zuckervisite
Dienstag	9.00–10.45 Uhr	Wirkungen der Insuline
	10.45 Uhr	Gemeinsame Stoffwechselselbstkontrolle und Zuckervisite
	12.30–13.30 Uhr	Insulininjektion mit Pen
	14.00–15.30 Uhr	Gesunde Ernährung
	15.45 Uhr	Gemeinsame Stoffwechselselbstkontrolle und Zuckervisite
Mittwoch	9.00–10.45 Uhr	Dosisanpassung I
	10.45 Uhr	Gemeinsame Stoffwechselselbstkontrolle und Zuckervisite
	12.30–13.30 Uhr	Unterzucker
	14.00–15.30 Uhr	Ernährung im Alltag
	15.45 Uhr	Gemeinsame Stoffwechselselbstkontrolle und Zuckervisite
Donnerstag	9.00–10.45 Uhr	Dosisanpassung II
	10.45 Uhr	Gemeinsame Stoffwechselselbstkontrolle und Zuckervisite
	12.30–13.30 Uhr	Folgeerkrankungen des Diabetes
	15.45 Uhr	Gemeinsame Stoffwechselselbstkontrolle und Zuckervisite
Freitag	9.00–10.45 Uhr	Diabetes in besonderen Situationen
	10.45 Uhr	Gemeinsame Stoffwechselselbstkontrolle und Zuckervisite
	12.30–13.30 Uhr	Diabetes im Alltag
	15.45 Uhr	Gemeinsame Stoffwechselselbstkontrolle und Zuckervisite

Voraussetzungen und Medien

Unterrichtsräumlichkeiten und Ausstattung. Die wichtigste Voraussetzung für die Arbeit des Diabetesteams sind geeignete Räumlichkeiten. Der Unterrichtsraum – wenn möglich getrennte Räume für Typ-1- und Typ-2-Patienten – sollte leicht zu erreichen sein, eine ausreichende Größe besitzen und eine angenehme Atmosphäre für das Lernen in Gruppen verbreiten, ebenso über genügend Licht zum Notizenmachen verfügen. Hinsichtlich der Ausstattung sollten bequeme Tische und Stühle zum Schreiben und Üben, z. B. der Selbstkontrolle, vorhanden sein. Eine Tafel oder/und ein Flipchart, Metaplantafeln und ein Overheadprojektor sind Ausstattungsgegenstände, die für den Lernprozess unentbehrlich sind. Zusätzlich sind Geräte wie Videorekorder und Diaprojektor sehr hilfreich.

Je nach Zielgruppe hat sich auch die **Akzentsetzung** der Schulung und ihre Ausrichtung anzupassen. Vor allem geht es um eine handlungsorientierte Schulung.

> Nur wenn die Informationen im wahrsten Sinne des Wortes „begriffen" werden und wenn die Handlungsabsichten der Betroffenen mit der Schulung übereinstimmen, wird es zu einem Schulungserfolg kommen.

Unterrichtsprogramm und -material. Das Festhalten an einem gut ausgearbeiteten Unterrichtsprogramm verdient oberste Priorität. Abweichungen davon durch einen Überfluss an technischen Hilfsmitteln und anderem Material sind nachteilig und sollten vermieden werden. Im Gegenteil: Eher sollte eine gute Zusammenarbeit

Tab. 7.8 Basisschulung „Vor dem Essen Insulin"

Tag	Uhrzeit	Thema	Raum
Montag	8.45–9.00 Uhr	Begrüßung	Haus 5 Diabetikerambulanz Erdgeschoss
	9.15–10.45 Uhr	Was ist Diabetes?	Haus 7 Station 7a Schulungsraum II
	13.30–15.00 Uhr	Stoffwechselselbstkontrolle	Haus 7 Station 7a Schulungsraum II
Dienstag	9.15–10.45 Uhr	Gesunde Ernährung	Haus 7 Station 7a Schulungsraum II
	13.00–14.30 Uhr	Insulinwirkung und Injektionstechnik	Haus 7 Station 7a Schulungsraum II
Mittwoch	9.15–10.45 Uhr	Insulindosisanpassung	Haus 7 Station 7a Schulungsraum II
	13.00–14.00 Uhr	Unterzucker	Haus 7 Station 7a Schulungsraum II
	14.30–15.30 Uhr	Pens	Haus 7 Station 7a Schulungsraum II
Donnerstag	9.15–10.45 Uhr	Folgeerkrankungen/Fußpflege	Haus 7 Station 7a Schulungsraum II
	13.00–14.30 Uhr	Hypertonieschulung	Haus 7 Station 7a Schulungsraum I
Freitag	9.15–10.45 Uhr	Insulinanpassung bei Sport/körperlicher Aktivität	Haus 7 Station 7a Schulungsraum II

zwischen den Patienten angestrebt und gefördert werden. Durchgängiger Frontalunterricht sollte so weit als möglich reduziert werden. Ein geschriebener Lehrplan aller Unterrichtsstunden (Kurrikulum), Checklisten und evtl. zusätzliche Unterrichtskarten erweisen sich als sehr sinnvoll für den Lehrer oder – besser – Moderator der Gruppe, um sicherzustellen, dass trotz des freien Ablaufs des Unterrichts und des kommunikativen Prozesses alle für ein bestimmtes Thema veranschlagten Punkte nicht nur ins Auge gefasst, sondern auch besprochen werden.

> Das Austeilen von Broschüren oder eines Skripts an die Patienten *am Ende* der Stunde erleichtert die Wiederholung der mündlichen Instruktionen.

Jeder Diabetiker sollte in diesem Rahmen auch mit einem Ernährungsplan ausgerüstet werden, der seinen individuellen Gegebenheiten und Neigungen Rechnung trägt. Außerdem ist der von der Deutschen Diabetes-Gesellschaft implementierte Gesundheitspass Diabetes zu erläutern und auszuhändigen, der dem Patienten die regelmäßige Dokumentation aller notwendigen Kontrolluntersuchungen ermöglicht.

Praktische Utensilien und optische Medienmittel. Praktische Utensilien wie Teststreifen und andere Materialien für die Selbstkontrolle, das Insulinspritzen oder die Fußpflege usw. müssen ebenso während oder nach der Stunde verteilt werden. Was die Medienmittel anbelangt, so ermöglichen Overheadfolien große Flexibilität während der Unterrichtsstunden. Es gibt dennoch Themen, die besser mittels Videovortrag erläutert und behandelt werden. Aspekte der Ernährung werden häufig sehr gut an großen Postern, mit Essensattrappen und echten Essensbeispielen oder an einem gefüllten Einkaufskorb demonstriert. Dieser Ansatz, der mit Postern, Attrappen und echtem Material arbeitet, kann auch für andere Themen übernommen werden.

Schriftenmaterial. Mit dem „Diabetes-Journal" steht ein monatlich erscheinendes Patientenmagazin zur Verfügung, das über die neuesten Trends und Entwicklungen informiert. Gleichzeitig ist das Diabetes-Journal auch ein exzellentes Forum, die Erfahrungen und Meinungen anderer Diabetiker kennen zu lernen und davon zu profitieren. Für die Mitarbeiter des Diabetesteams ist die spezielle Zeitschrift „Diabetes-Profi" für die regelmäßige Weiterbildung zu empfehlen. Die Zeitschrift für angewandte Diabetologie „Diabetes und Stoffwechsel" bietet allen Ärzten und Wissenschaftlern, die sich mit Diabetes und der Behandlung von Diabetikern beschäftigen, Originalarbeiten, Übersichtsartikel, Referate zu aktuellen Publikationen und sonstige Meldungen aus dem Bereich der gesamten Diabetologie und des metabolischen Syndroms.

Komplettiert wird das Schriftenmaterial für Diabetiker und das Diabetesteam durch eine Reihe von Büchern wie z. B. „Das große Handbuch für Diabetiker" u. a., die im Literaturverzeichnis aufgeführt sind (57, 74, 81, 88).

Erforderliche weitere Räumlichkeiten. Neben den Unterrichtsräumen sollten noch weitere Zimmer zur Verfügung stehen, um die Unterrichtsmaterialien, die Zeitschriften und Bücher aufzubewahren und/oder für Einzelsitzungen Raum zu bieten. Zusätzlicher Raum wird außerdem für die Unterrichtsvorbereitung, Schreibtischarbeit und vor allem für die regelmäßigen Treffen und Diskussionssitzungen des gesamten Diabetesteams benötigt.

Fakultative weitere Lehrmöglichkeiten. Zusätzlich zu den bisher genannten, mehr oder weniger minimalen Voraussetzungen für die Aktivitäten eines funktionierenden Diabetesteams tragen weitere Lehrmöglichkeiten zum Erfolg und zur Qualität der Versorgung in einem Diabeteszentrum bei. Besonders ein „Büfett-Training" für die adäquate Auswahl der Gerichte kann auf erstaunliche Art und Weise Situationen des täglichen Lebens imitieren und das Verständnis für gute Ernährungsregeln verbessern. Ebenso können Übungsmöglichkeiten für den Einkauf oder die Zubereitung von Gerichten in einer besonders dafür ausgestatteten Küche den Patienten helfen, neue und bessere Verhaltensregeln anzunehmen. Schließlich ist noch die Verwendung von Datenverarbeitung zu nennen, die immer mehr in den Bereich der Diabetesschulung hineindrängt. Fast alles kann mithilfe von Computerprogrammen simuliert und geübt werden, und Computer können auch dabei helfen, die Insulindosis genauer zu berechnen, das Kontrollprotokoll aufzunehmen oder die Inhaltsstoffe eines bestimmten Nahrungsmittels zu analysieren, um nur ein paar Anwendungsgebiete zu nennen. Vor allem aber sollte betont werden, dass der Erfolg eines Lernprogramms dennoch nicht eine Frage von Material und Räumlichkeit ist, sondern von dem persönlichen Engagement eines qualifizierten und vielfältig geschulten Personals abhängt.

Schließlich gibt es auch noch **organisatorische Voraussetzungen** für die gute und effektive Arbeit des Diabetesteams. Gute Kooperation und Koordination mit anderen funktionellen Einheiten und Abteilungen sind notwendig, um Überschneidungen zwischen Unterrichtsstunden, Routineuntersuchungen oder anderen Verpflichtungen der Patienten zu vermeiden.

> Mangelnde Kontinuität bei beiden, beim Patienten bezüglich der Unterrichtsanwesenheit und beim Lehrer bei der Durchführung des gesamten Wochenkurses, können das Ergebnis für den Patienten ernstlich behindern.

Dies bedeutet – und das ist ein weiterer sehr wichtiger Punkt für den Arbeitserfolg des Diabetesteams –, dass genügend Mitarbeiter für die notwendige und anfallende Arbeit zur Verfügung stehen.

Grundlegendes zur medikamentösen und nichtmedikamentösen Therapie

Obwohl auf Überlegungen, wie ein Diabetiker zu behandeln ist, in den nachfolgenden Kapiteln spezieller eingegangen werden wird, sollen im Folgenden die wichtigsten Grundsätze skizziert und ihre Durchführbarkeit erörtert werden. Wichtig ist, wie auch die Nationale Versorgungsleitlinie (Abb. 7.3) betont, dass die nichtmedikamentöse Therapie Voraussetzung einer sachgemäßen Behandlung der gesamten Bandbreite des metabolischen Risikosyndroms ist (94).

Indikation zur alleinigen Behandlung mit Diabeteskost

Gewichtsreduktion und deren Ergebnisse. Jeder Diabetiker benötigt eine individuell auf ihn zugeschnittene Ernährung (Kap. 8). Er muss entsprechend beraten und

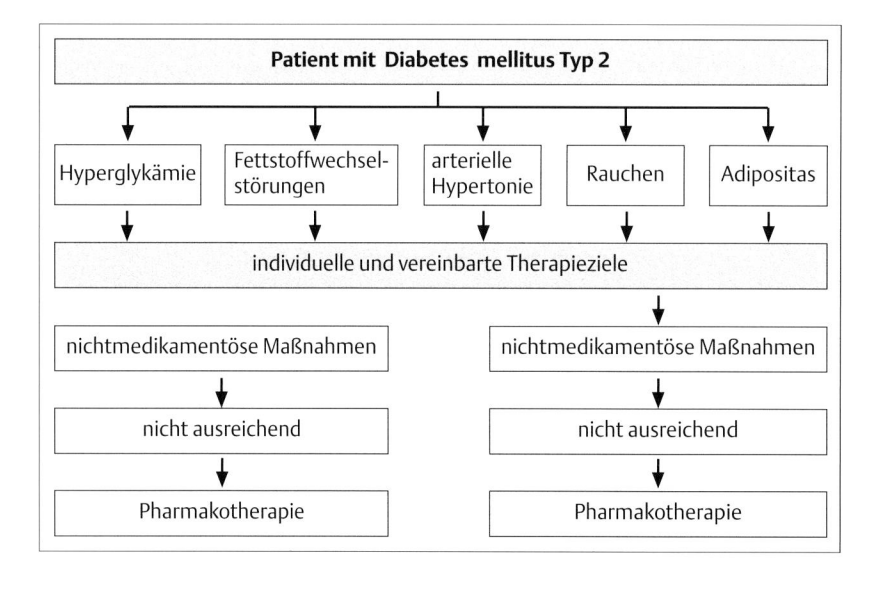

Abb. **7.3** Therapiestufen: Differenzierte Therapieplanung. Gemeinsam mit dem Patienten ist eine differenzierte Therapieplanung auf der Basis einer individuellen Risikoabschätzung vorzunehmen.

mit einem Kostplan sowie Ernährungstabellen ausgerüstet werden.

> Bei übergewichtigen Typ-2-Diabetikern ist die Gewichtsreduktion die erste und wichtigste therapeutische Maßnahme (83).

Unter pathogenetisch orientierten Gesichtspunkten, bei der heute die lebenslange Insulinresistenz als eine wesentliche Ursache in den Vordergrund geschoben wird (Abb. 7.**4**), sind Gewichtsreduktion und energiebegrenzte, ballaststoffreiche Kost als eine Art Kausaltherapie einzuschätzen (3, 4, 16, 89). Für übergewichtige Typ-2-Diabetiker ist eine kalorienreduzierte Mischkost mit ca. 1200–1400 kcal/d (5000–6000 kJ/d), je nach Kalorienbedarf des Patienten, zu empfehlen. Nebenwirkungen dieser Kost sind bei ausreichender Eiweißzufuhr nicht zu erwarten. Wie die britische UK-PDS-Studie auch über 9 Jahre demonstriert, lässt dieser Effekt der ausschließlichen Ernährungsbehandlung auch über 9 Jahre in den geeigneten Fällen nicht nach. Allerdings ist eine deutliche Gewichtsreduktion Voraussetzung (83). In dieser Studie wurde u. a. auch gezeigt, dass eine Gewichtsabnahme von ca. 5 kg eine Verbesserung des HbA_{1c}-Werts um ca. 1% erwarten lässt. Ferner wurde in einer schottischen Studie beobachtet, dass sich die im ersten Jahr nach Diagnosestellung erzielte Gewichtsabnahme direkt in einem Gewinn an Lebenserwartung auszahlt (43).

Problematik der allgemeinen Ernährungsbehandlung. Die eigentlich einfachste Behandlung des Diabetes mellitus, die Ernährungsbehandlung, ist zugleich aber auch die schwierigste und zeitraubendste für Arzt und Patient. Dieser scheinbare Widerspruch löst sich dadurch, dass diese wahrhaft physiologische Behandlungsmethode zwar keiner zusätzlichen Medikation bedarf, also in diesem Sinne „einfach" ist, andererseits aber erhebliche Anforderungen an das didaktische Geschick des Arztes und an die Bereitschaft des Patienten zur Mitarbeit stellt. Dabei ist der mit einer alleinigen Ernährungsbehandlung erzielte Therapieerfolg auch in psychologischer Hinsicht außerordentlich wertvoll. Wenn die Linderung der anfänglichen Symptome des manifesten Diabetes durch die Gabe von oralen Antidiabetika erreicht wird, ist es schwer, den Patienten davon zu überzeugen, dass die Ernährungstherapie die Grundlage der Behandlung darstellt. Im Kap. 8 über die Diätbehandlung wird mehr darauf einzugehen sein, wie man die Patienten schulen kann.

> In diesem Zusammenhang sei darauf hingewiesen, dass die Behandlung eines Diabetikers ohne Diät bzw. das Versäumnis, einen übergewichtigen Diabetiker zunächst mit Diät zu behandeln, einen schweren Fehler darstellt. Wer aus zeitlichen, räumlichen oder personellen Gründen nicht in der Lage ist, eine Beratung durchzuführen oder durchführen zu lassen, muss den Patienten vorübergehend an eine andere Stelle überweisen, die über solche Möglichkeiten verfügt.

Köperliche Bewegung. Bei Typ-2-Diabetikern ist unter dem Aspekt der pathogenetisch orientierten Therapie (Abb. 7.**4**) auch interessant, dass regelmäßige körperliche Bewegung bis hin zu körperlichem Training die herabgesetzte Insulinwirkung steigert (68, 91) und die

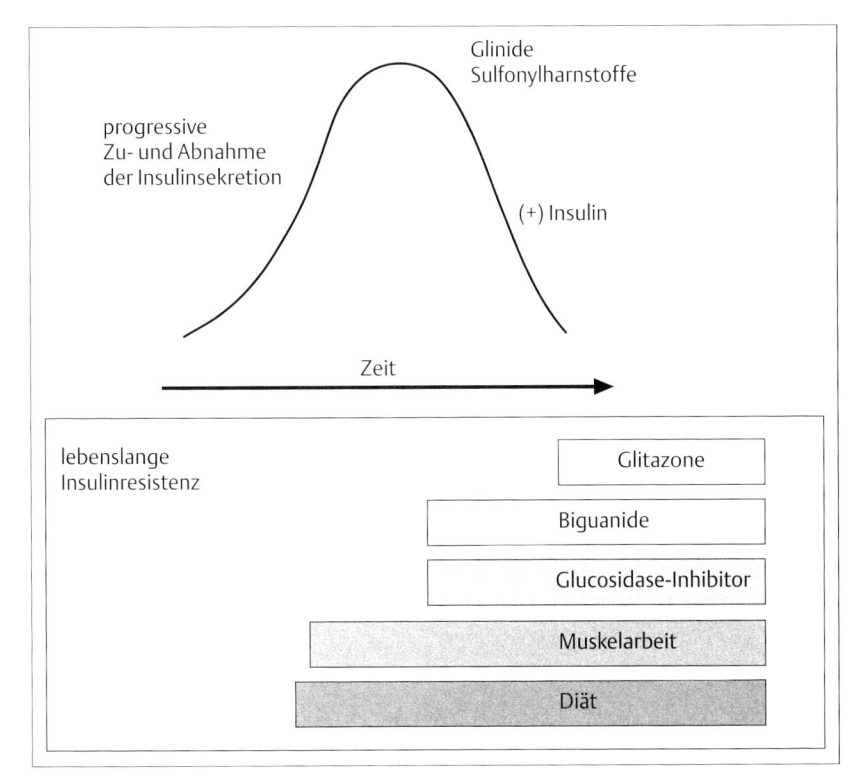

Abb. 7.**4** Stufenplan für die Therapie des Typ-2-Diabetes.

Insulinresistenz mindert (Kap. 18). Soweit kardiovaskulär vertretbar, soll Typ-2-Diabetikern zu körperlicher Bewegung geraten werden. Überdies konnte kürzlich sehr überzeugend gezeigt werden, dass regelmäßiges körperliches Training dem späteren Auftreten eines Typ-2-Diabetes in der Tat vorbeugen kann (45). Gerade Prä-Typ-2-Diabetiker können also besonders von einer rechtzeitigen Gewichtsreduktion und regelmäßiger körperlicher Bewegung profitieren.

Indikation zur Behandlung mit oralen Antidiabetika

Auswahl des Medikaments. Wenn die Ernährungsbehandlung allein bei Typ-2-Diabetikern nicht zu einem ausreichenden Erfolg führt, dann kommt der Einsatz oraler Antidiabetika in Betracht (3, 4). Bei der Auswahl sollten dabei sowohl Kriterien der evidenzbasierten Medizin (92–95, 99) als auch pathogenetisch orientierte Gesichtspunkte berücksichtigt werden. Hinsichtlich positiver Outcome-Ergebnisse stehen Metformin, Glibenclamin und Insulin ganz oben an (92–95, 99). Substanzen, welche die Insulinresistenz mindern bzw. die Insulinspiegel nicht erhöhen, stehen mit dem Biguanid Metformin und den α-Glucosidase-Hemmern, z. B. Acarbose, zur Verfügung (Tab. 7.9). β-zytotrop wirkende Sulfonylharnstoffe dagegen sollten eigentlich erst dann eingesetzt werden, wenn die endogene Insulinsekretionsleistung deutlich abgenommen hat (3, 4). Diese Marke ist in etwa bei Nüchternblutzuckerwerten von 150 mg/dl (8,3 mmol/l) bzw. postprandialen Werten von ca. 250 mg/dl (13,9 mmol/l) erreicht. Häufig ist es sinnvoll, mehrere Substanzen miteinander zu kombinieren, damit eine sachgerechte Ausschöpfung der beiden Therapieschienen „Minderung der Insulinresistenz" und „Verbesserung der Insulinsekretionsleistung" gewährleistet ist.

Die **Wirksamkeit** der 6 verschiedenen Therapieoptionen bei Typ-2-Diabetes hinsichtlich der HbA_{1c}-Senkung unterscheidet sich nicht sehr stark. Tab. 7.**10** gibt einen Überblick über anhand von prospektiven, randomisierten und zum Teil auch Doppelblindstudien gewonnene Erkenntnisse. Durchschnittlich ist ein knappes bis ein gutes Prozent HbA_{1c}-Absenkung zu erreichen.

Tab. 7.9 Differenzialtherapie mit oralen Antidiabetika

Symptom	Medikament
postprandiale Hyperglykämie	Glucosidase-Hemmer, kurz wirksamer Sulfonylharnstoff, Glitazone
Nüchternhyperglykämie	Biguanid, Glitazone, lang wirksamer Sulfonylharnstoff
Insulinresistenz	Biguanid, Glitazone, α-Glucosidase-Hemmer
Insulinmangel	Sulfonylharnstoffe oder Glitazone (in Kombination mit α-Glucosidase-Hemmer)

Tab. 7.10 Durchschnittliche Wirksamkeit von medikamentösen Therapieformen bei Typ-2-Diabetikern

Medikament	Mittlere Senkung des initialen HbA_{1c}-Werts (%)
α-Glucosidase-Hemmer	0,5–1,0
Biguanid	1,0–1,5
Glinide	1,0–1,5
Glitazone	1,0–1,5
Sulfonylharnstoffe	1,0–1,5
Insulin	1,0–2,0

Dies wird jedoch in vielen Fällen zum Erreichen des metabolischen Therapieziels nicht genügen. Glücklicherweise besteht eine ausgeprägte Synergie zwischen den verschiedenen nichtmedikamentösen und medikamentösen Therapieoptionen bei Typ-2-Diabetes, wie Abb. 7.**5** schematisch zeigt.

Kombinationstherapie. Vor diesem Hintergrund ist – ganz analog zur Hypertoniebehandlung – eine Strategie der frühzeitigen Kombination von 2 medikamentösen Therapieoptionen zu empfehlen. Führt eine Monotherapie mit der am besten geeignet erscheinenden Substanz nicht zum Ziel, z. B. wegen zu geringer Wirksamkeit oder auch wegen auftretender Nebenwirkungen, und ist auch eine alternative Monotherapie nicht erfolgreich, sollte eine frühe Kombination von 2 geeigneten Optionen begonnen werden zur
➤ Maximierung der Wirksamkeit und
➤ Minimierung von Nebenwirkungen.
Es hat sich nämlich gezeigt, dass keineswegs eine lineare Dosis-Wirkungs-Beziehung zwischen oralen Antidiabetika und HbA_{1c}-Senkung besteht. In der Regel werden bei einer mittleren Dosierung bereits mehr als 75% der maximalen Wirkung erreicht. Eine weitere Dosissteigerung bis zum Maximum führt nur zu einer relativ geringen weiteren Wirkungssteigerung, aber zu deutlich mehr Nebenwirkungen. Tab. 7.**11** gibt Anhaltspunkte für den „mittleren Dosierungsbereich", bei dem an eine frühe Kombinationstherapie gedacht werden sollte.

Praktisches Vorgehen. Anhand des positiven Wirkprofils (Tab. 7.**10**) wie auch des Profils der Nebenwirkungen und Einschränkungen (Tab. 7.**12**) lässt sich unschwer, auf den Einzelfall bezogen, jeweils eine sinnvolle Medikamentenauswahl treffen. Abschließend gibt das Flussschema, wie es für die Nationale Versorgungsleitlinie Diabetes mellitus Typ 2 erarbeitet worden ist, die verschiedenen Eskalationsschritte der nichtmedikamentösen und medikamentösen Diabetestherapie wieder (Abb. 7.**6**).

Kontraindikationen. Bei Typ-1-Diabetikern haben – bis auf Acarbose in sehr speziellen Fällen – orale Antidiabetika keinen Platz. Hier kann es nur um die frühzeitige, möglichst auf Normoglykämie zielende Insulinbehandlung gehen.

Indikationen und rechtzeitige Einleitung. Wenn eine Behandlung mit Diabetkost und oralen Antidia-

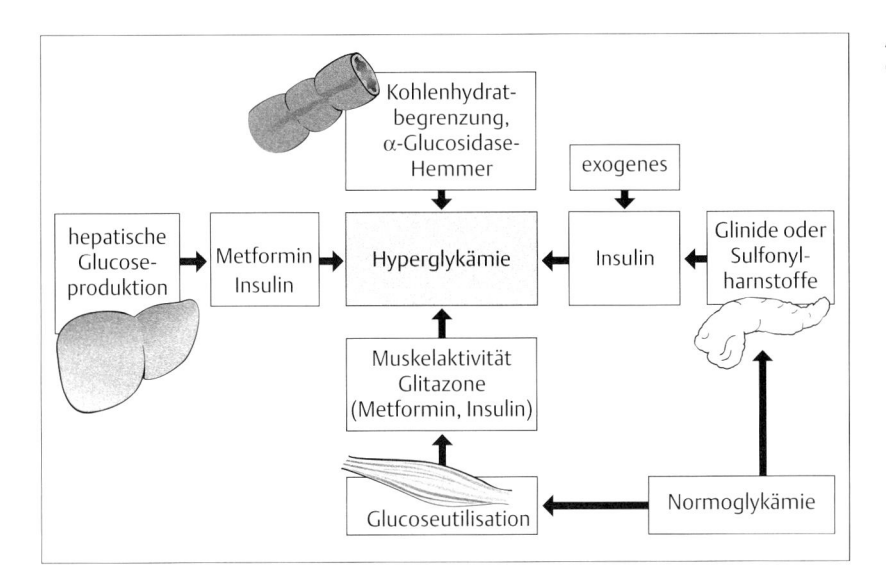

Abb. 7.5 Synergie der verschiedenen antidiabetischen Wirkprinzipien bei Typ-2-Diabetes.

Tab. 7.11 Richtlinien für die medikamentöse Therapie von Typ-2-Diabetikern: „Start low, go slow"

Medikament	Niedrige Dosierung	Mittlere Dosierung	Hohe Dosierung
Acarbose	1 × 50 mg	2 × 100 mg	3 × 200 mg
Metformin	1 × 500 mg	2 × 500–1000 mg	3 × 850 mg
Glimepirid	1 × 1 mg	1 × 2 mg	1 × 3 mg
Glitazone (Rosi-, Pio-)	1 × 4 bzw. 15 mg	1 × 8 bzw. 30 mg	2 × 4 bzw. 1 × 45 mg
Repaglinide	3 × 0,5 mg	3 × 1,0 mg	3 × 2,0 mg
Insulin	4–6 IE	12–24 IE	40–80 IE

NB: Eine Kombinationstherapie mit 2 Optionen sollte bei einer mittleren Dosierung überlegt werden.
Nateglinide ist z.Z. nur in Kombination mit Metformin zugelassen.

Tab. 7.12 Strategie zur Minimierung von Nebenwirkungen oraler Antidiabetika

Nebenwirkung	Strategie
unerwünschte Gewichtszunahme	Vermeiden von Sulfonylharnstoffen und Glitazonen
gastrointestinale Nebenwirkungen	Absetzen von Biguaniden, Reduktion von α-Glucosidase-Hemmern (Absetzen, wenn keine Toleranz erreichbar)
Kreatinin > 1,2 mg/dl (106 µmol/l)	Biguanide kontraindiziert
Hypoglykämien	Überdenken bzw. Absetzen von Sulfonylharnstoffen bzw. Gliniden
gestörte Nierenfunktion	Überdenken der Wahl des Sulfonylharnstoffs bzw. Glinids, in fortgeschrittenen Stadien Absetzen von Sulfonylharnstoffen/α-Glucosidase-Hemmern
gestörte Leberfunktion/ Alkoholismus	Überdenken/Absetzen aller oralen Antidiabetika
gestörte kardiopulmonale Funktion	Überdenken/Absetzen von Biguaniden/Sulfonylharnstoffen und insbesondere Glitazonen
Ödembildung	Überdenken von Glitazonen
betagte Patienten	Überdenken von Sulfonylharnstoffen/Biguaniden

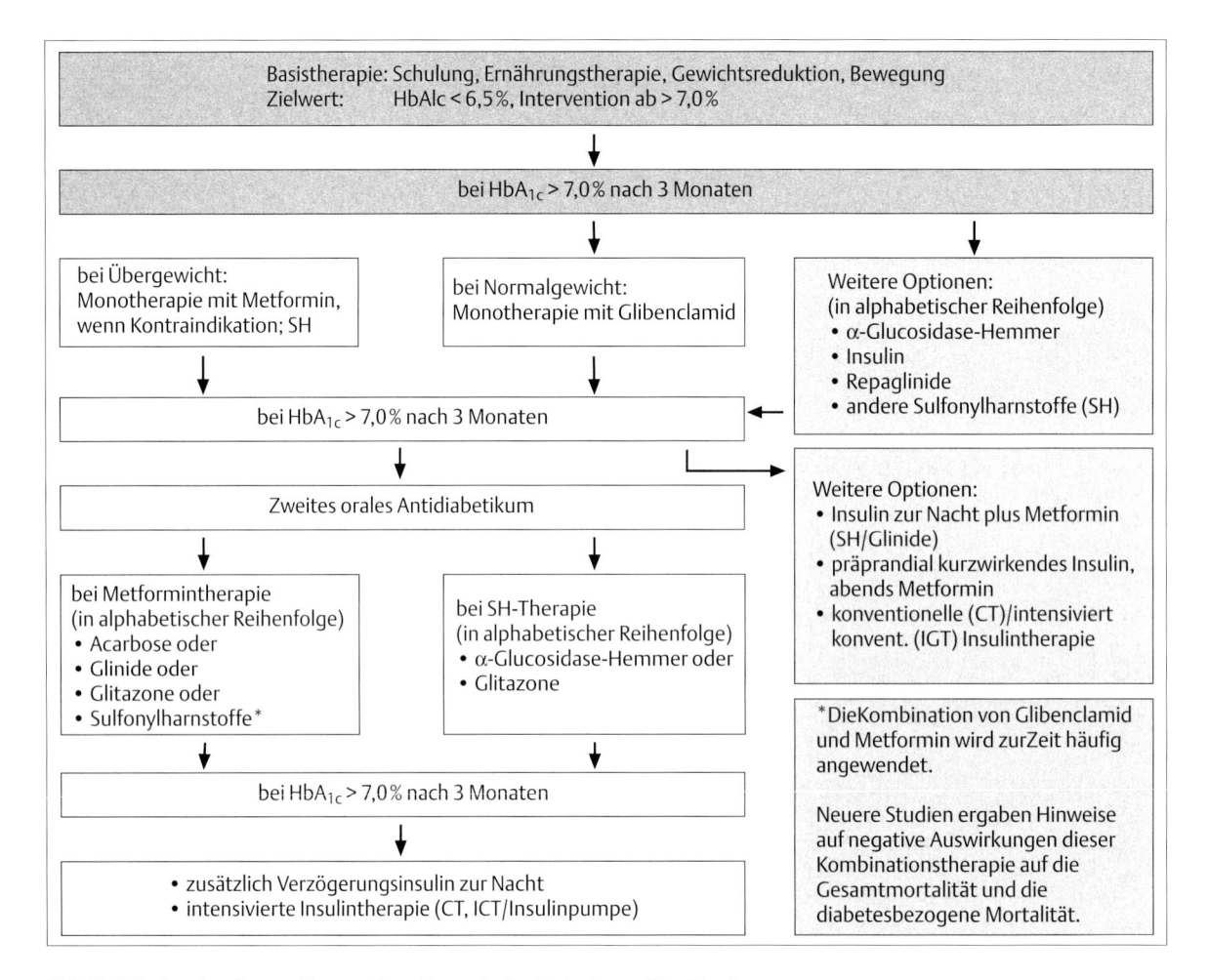

```
┌─────────────────────────────────────────────────────────────────────────────┐
│        Basistherapie: Schulung, Ernährungstherapie, Gewichtsreduktion, Bewegung │
│        Zielwert:      HbA1c < 6,5%, Intervention ab > 7,0%                  │
└─────────────────────────────────────────────────────────────────────────────┘
                                      ↓
┌─────────────────────────────────────────────────────────────────────────────┐
│                       bei HbA₁c > 7,0% nach 3 Monaten                       │
└─────────────────────────────────────────────────────────────────────────────┘
```

Abb. 7.6 Stufenplan der medikamentösen Therapie des Diabetes mellitus Typ 2.

Basistherapie: Schulung, Ernährungstherapie, Gewichtsreduktion, Bewegung
Zielwert: HbA1c < 6,5 %, Intervention ab > 7,0 %

bei HbA$_{1c}$ > 7,0 % nach 3 Monaten

- bei Übergewicht: Monotherapie mit Metformin, wenn Kontraindikation; SH
- bei Normalgewicht: Monotherapie mit Glibenclamid
- Weitere Optionen: (in alphabetischer Reihenfolge)
  - α-Glucosidase-Hemmer
  - Insulin
  - Repaglinide
  - andere Sulfonylharnstoffe (SH)

bei HbA$_{1c}$ > 7,0 % nach 3 Monaten

Zweites orales Antidiabetikum

- bei Metformintherapie (in alphabetischer Reihenfolge)
  - Acarbose oder
  - Glinide oder
  - Glitazone oder
  - Sulfonylharnstoffe*
- bei SH-Therapie (in alphabetischer Reihenfolge)
  - α-Glucosidase-Hemmer oder
  - Glitazone

Weitere Optionen:
- Insulin zur Nacht plus Metformin (SH/Glinide)
- präprandial kurzwirkendes Insulin, abends Metformin
- konventionelle (CT)/intensiviert konvent. (IGT) Insulintherapie

*Die Kombination von Glibenclamid und Metformin wird zurZeit häufig angewendet.

Neuere Studien ergaben Hinweise auf negative Auswirkungen dieser Kombinationstherapie auf die Gesamtmortalität und die diabetesbezogene Mortalität.

bei HbA$_{1c}$ > 7,0 % nach 3 Monaten

- zusätzlich Verzögerungsinsulin zur Nacht
- intensivierte Insulintherapie (CT, ICT/Insulinpumpe)

Abb. 7.6 Stufenplan der medikamentösen Therapie des Diabetes mellitus Typ 2.

betika nicht ausreicht, müssen auch Typ-2-Diabetiker Insulin spritzen, entweder in Form einer Insulinmonotherapie oder in einer Kombinationstherapie mit oralen Antidiabetika. Ein Sekundärversagen der oralen Diabetestherapie tritt bei ca. 10% der Typ-2-Diabetiker pro Jahr auf. Wenn dieses Sekundärversagen, also ein deutliches Nachlassen der endogenen Insulinsekretion, früh genug festgestellt wird, ist eine Fortführung der oralen Diabetestherapie mit Metformin oder Sulfonylharnstoffen sowie mit einer zusätzlichen, geringen, exogenen Insulinsubstitution oft besonders erfolgreich (s. a. Kap. 12).

Leider ist festzuhalten, dass eine dringend notwendige Insulintherapie bei nicht wenigen Typ-2-Diabetikern oft um Jahre hinausgezögert wird. Dabei kann die hinderliche Barriere nicht nur aufseiten des Patienten, sondern durchaus auch aufseiten behandelnder Ärzte bestehen. Hier ist ein fundamentales Umdenken zur rechtzeitigen Einleitung einer Insulintherapie auch bei Typ-2-Diabetes angezeigt, gerade auch unter dem Aspekt der verschärften HbA$_{1c}$-Zielkriterien zur Prävention von Folgekrankheiten.

Auch im höchsten Lebensalter finden sich immer wieder Diabetiker, die dem juvenilen Typ entsprechen, d. h. Insulinmangeldiabetiker mit Insulinbedürftigkeit und Neigung zur Ketoazidose. Selbstverständlich gilt für alle Fälle mit Ketoazidose, insbesondere für alle Patienten mit (immunmediiertem) Typ-1-Diabetes, dass sie mit Insulin behandelt werden müssen. Auch wird man sich bei neu entdeckten Diabetesfällen, vor Operationen und bei schweren Infektionen in Zweifelsfällen stets dazu entschließen, mit Insulin zu therapieren, anstatt einen unnötigen, womöglich ausgedehnten und dann erfolglosen Versuch mit oralen Antidiabetika zu machen.

Kontraindikationen und Nebenwirkungen. Andererseits ist nicht einzusehen, warum man Patienten, die auch in solchen Situationen gut auf orale Antidiabetika einzustellen sind, mit Insulin behandeln sollte.

Obwohl Insulin nach wie vor das wichtigste, weil allein lebensrettende Antidiabetikum ist, soll man nur dann davon Gebrauch machen, wenn es wirklich indiziert ist. Leider haben insulinbehandelte Typ-2-Diabetiker oft besonders hohe HbA$_{1c}$-Werte, hohes Körpergewicht, eine ausgeprägte Lipidstoffwechselstörung und einen schlecht eingestellten Hypertonus.

Grundlegendes zur Stoffwechselselbstkontrolle

Bedeutung, Richtlinien und Protokollierung. Ohne Übertreibung ist eine sachgemäße Stoffwechselkontrolle durch den Patienten als das Rückgrat der Diabetestherapie und des Behandlungserfolgs zu bezeichnen (7, 21, 74). In den Tab. 7.13 und 7.14 sind die Rahmenrichtlinien für die Stoffwechselkontrolle für die verschiedenen Untergruppen von Diabetikern dargestellt. Das vom Patienten geführte Protokollheft ist das ideale Vehikel für die Interaktion zwischen den Patienten und seinem behandelnden Arzt.

Mittlerweile stehen auch für die verschiedenen Untergruppen von Diabetikern (Typ-2-Diabetiker ohne Insulinbehandlung, insulinspritzende Typ-2-Diabetiker, Typ-1-Diabetiker) unterschiedliche Kontrollbücher zur Verfügung. Allerdings setzt dies eine Beherrschung der Therapie-Anpassungsregeln seitens des Patienten sowie eine regelmäßige „Schwachstellenanalytik" durch den behandelnden Arzt voraus.

Derzeit gängige Messmethoden für die **Blutzuckerselbstkontrolle** und entsprechende Messgeräte (Reflektometer und Sensoren) sind in Tab. 7.15 aufgeführt.

Aceton- und weitere Kontrollen. Besonders wichtig ist auch der regelmäßige Hinweis auf die Notwendigkeit zur Acetonkontrolle bei besonderen Situationen, die sowohl für Typ-1- als auch für Typ-2-Diabetiker infrage kommt. Gerade Typ-1-Diabetiker mit Insulinpumpenbehandlung sind gefährdet, rasch in eine Ketoazidose zu geraten, wenn infolge technischer Probleme die Insulinzufuhr unterbrochen wird. Aber auch sonst gilt, dass mit einer alleinigen Blutzuckermessung ein sich anbahnendes Koma nicht erkannt werden kann.

Schließlich gehört zur Selbstkontrolle auch die Überwachung des Körpergewichts, ggf. des Blutdrucks und in Einzelfällen auch der Mikroalbuminurie.

Tab. 7.13 Schema der Selbstkontrolle des Typ-1-Diabetikers

Behandlung	Was testen?	Wann testen?	Wie oft testen?
mit Insulin und Diabeteskost	**Tägliche Selbstkontrolle**		
	Blutzucker	vor jeder Injektion (bzw. vor je der Hauptmahlzeit) und vor dem Zubettgehen	mindestens 4-mal täglich
	In besonderen Situationen*		
	Blutzucker	bei Krankheit, Fieber bei Muskelarbeit bei Unterzuckeranzeichen	alle 2–3 h vor, während, danach
	Aceton	mehrere Testergebnisse Blutzucker ≥ 250 mg/dl (14 mmol/l) sowie bei Krankheit, Fieber, Komawarnzeichen	alle 2–3 h bis Acetonfreiheit

* Zusätzliche Messungen sind auf Reisen, bei Zeitverschiebung, vor jeder Autofahrt, bei geändertem Tagesrhythmus, im Urlaub sowie in der Schwangerschaft erforderlich.

Tab. 7.14 Schema der Selbstkontrolle je nach Ziel der Einstellung für Typ-2-Diabetiker

Behandlung	Was testen?*	Wann testen?	Wie oft testen?
mit Diabeteskost	**Regelmäßige Selbstkontrolle**		
	Harnzucker/Blutzucker	1–2 h nach dem Frühstück	täglich, mindestens 2- bis 3-mal pro Woche
mit Diabeteskost und BZ-senkenden Tabletten	Harnzucker/Blutzucker	1–2 h nach dem Frühstück	täglich, mindestens 2- bis 3-mal pro Woche
mit Diabeteskost und BZ-senkenden Tabletten plus Insulin	Blutzucker/Harnzucker	vor der Spritze sowie 1–2 h nach dem Frühstück	täglich
mit Diabeteskost und Insulin	Blutzucker	vor jeder Injektion	täglich
	In besonderen Situationen (wie für Typ-1-Diabetiker, s. Tab. 7.13)		

* Hängt vom Ziel der Einstellung ab. Patienten mit möglichst normalen Blutzuckerwerten Blutzucker. Patienten, die harnzuckerfrei sein sollen Harnzucker. Insulinspritzende Patienten sollten nach Möglichkeit Blutzucker messen.

Tab. 7.15 Derzeit gebräuchliche Blutzuckermessgeräte (Stand: August 2002)

Firma	Gerät
Bayer	– Glucometer Elite 2000* – Glucometer Elite XL* – Glucometer Dex2*
Roche	– Accu-Check Sensor Comfort* – Accu-Check Sensor Complete* – Accu-Check Sensor* – Accu-Check Compact
Lifescan	– One touch Basic Plus – One touch Profile – Gluco Touch – Euro Flash* – One touch Ultra* – Induo
Medisense	– Soft Sense* – Precision Xtra Plus* – Precision Xtra OK
Menarini	– GlucoMen* – GlucoMen PC*
Disetronic	– FreeStyle*
Geräte für Sehbehinderte:	
Lifescan	– One touch II talk
Caretech Österreich	– Gluki

* Diese Geräte arbeiten auf der Basis von Sensortechnik.

Grundlegendes zur Qualitätssicherung

Erfolgsparameter. Prinzipiell hat sich auch die Qualität bzw. der Erfolg einer Diabetestherapie als messbar erwiesen, wie die frühen Arbeiten von Leona Miller, Davidson, Mofitt, Berger u. a. zeigen (38, 18, 47, 48, 51, 52). Erfolgsparameter wie die Senkung von Fußamputationen, Komahäufigkeit, der notwendigen Krankenhaustage und der schweren Hypoglykämien haben sich dabei ebenso als geeignet erwiesen wie metabolische Quantifizierungen mittels HbA_{1c}-Bestimmungen. Gemessen an solchen Kriterien hat sich aber auch herausgestellt, dass nicht jede Schulung und Therapie per se bereits erfolgreich ist.

Speziell **Schulung** als Therapie muss sich, wie jede Therapieform, der Erfolgskontrolle stellen. Nur dann ist eine Optimierung der Qualität möglich (32). Grundsätzlich sind die Struktur der Schulung und ihre allgemeinen Voraussetzungen, die Durchführung der Schulung einschließlich der Schulungsprofessionals und der Erfolg der Schulung auf Patientenebene einer Qualitätsüberwachung zugänglich. Für eine Reihe von etablierten Schulungsprogrammen liegen auch entsprechende Evaluationsergebnisse vor. Dies war u. a. die Voraussetzung, dass die Kostenträger die Diabetes-Vereinbarung (Ziffer 15) mit der Kassenärztlichen Bundesvereinigung abgeschlossen haben (38, 80).

Erfolgsbestrebungen und -defizite. Allerdings ist auch klar, dass ein eigentlich erfolgreiches Programm nicht überall und unter allen Bedingungen zum Erfolg führen wird. Solche Ansätze werden auch von der St.-Vincent-Deklaration verfolgt, in der die Regierungen der europäischen Länder aufgefordert werden, mehr als bisher für eine erfolgsorientierte Diabetikerbetreuung zu unternehmen. Hier werden u. a. so ehrgeizige Erfolgskriterien genannt wie eine 50%ige Reduktion von Fußamputationen, eine 30%ige Reduktion von Erblindungen und Nierenversagen, eine deutliche Senkung der Morbidität und Mortalität infolge der ischämischen Herzkrankheit und eine Normalisierung des Mortalitäts- und Fehlbildungsrisikos von Kindern diabetischer Mütter (73, 76, 77, 90). Das DiabCare-System mit dem entsprechenden Erhebungsbogen (CareCard) und der Gesundheitspass Diabetes versuchen hier eine bessere Struktur zur Erfassung der Situation zu schaffen.

Bisher allerdings haben nur einige wenige Gruppierungen wie die Arbeitsgemeinschaft Strukturierte Diabetestherapie (ASD), die Arbeitsgemeinschaft der Diabeteskliniken (ADDK) oder auch einige Schwerpunktpraxen-Modelle Nachweise für eine breitere Effizienz erbringen können (12, 28, 60). Bis zu einer flächendeckend guten Versorgung und einer entsprechenden Dokumentation ist es noch ein sehr weiter Weg. Es wäre zu wünschen, dass die Einführung von wirklich gut durchdachten und funktionierenden DMPs Fortschritte bringen. Erhebungen zur Amputations- oder Erblindungshäufigkeit in definierten Populationen haben jedenfalls noch keinen Trend für eine wirksame Diabetesbehandlung in Deutschland im Gefolge der St.-Vincent-Deklaration erkennen lassen (73, 76).

Zu Beginn des neuen Jahrtausends sind die möglichst flächendeckende Ausdehnung einer adäquaten Diabetestherapie und die Qualitätssicherung und -verbesserung das große Thema. Dazu muss es zunächst zu einer Vereinheitlichung der vielen verschiedenen regionalen und krankenkassenbezogenen Modelle kommen. Bundeseinheitlich verbindliche Richtlinien für die Therapie, aber auch die Versorgungsnetze und die Honorierung stellen in der Zeit immer knapper werdender Kassen eine fast „herkulische" Herausforderung dar (67). Allein die Kontroverse um die DMPs Diabetes hat dies erneut gezeigt (92). Andererseits ist die strikte Verfolgung von Qualitätsprinzipien die einzige Chance, dass bei den epidemieartig zunehmenden Diabetikerzahlen und den riesigen Finanzproblemen in Deutschland eine sachgemäße Diabetikerversorgung gewährleistet werden kann (29, 30).

Die deutsche Diabetologie bzw. die Deutsche Diabetes-Gesellschaft haben bereits eine Vielzahl von Voraussetzungen für eine qualitätsgesicherte Diabetologie geschaffen: Behandlungseinrichtungen für Typ-1- und Typ-2-Diabetiker, die Diabetologen DDG, die Diabetesberater DDG, die Diabetesassistenten DDG, zertifizierte Schulungsprogramme und einiges mehr (22, 63, 67, 86, 87). Die nächsten Schritte müssen in der offiziellen Einbindung dieser Qualitätsmerkmale in Berufsweiterbildungsordnungen und kassenrelevante Vereinbarungen bestehen. Für Letzteres bedarf es wohl einer weiteren Differenzierung der Diabetespatienten in „Fallgruppen", der Definition fallgruppenspezifischer Leistungen („Fallpauschalen") und der Definierung der Schnittstellen im Versorgungssystem, wie es u. a. die Arbeitstagungen des Kirchheim-Forums Diabetes angegangen sind (60–62).

Kosten. Kostenschätzungen haben ergeben, dass derzeit jährlich ca. 15–20 Milliarden Euro für die Betreuung und Behandlung von Diabetikern aufgewendet werden müssen (14, 24, 33, 72, 100). 80% dieser Kosten sind dem Bereich der chronischen Folgekrankheiten zuzuordnen und stellen demnach ein enormes Potenzial für Kosteneinsparungen in der Zukunft dar. Herz-Kreislauf-Komplikationen, Nierenersatztherapien und Extremitätenamputationen sind aber nicht nur ein enormer Kostenfaktor, sondern beeinflussen auch in erheblichem Maße die Lebensqualität der von Diabetes betroffenen Menschen. Eine möglichst normale Lebensqualität ist aber das Ziel der allermeisten Diabetiker. Nur wenn sich eine qualitätsgesicherte Diabetologie möglichst flächendeckend durchsetzen kann, wird sich die Lebensqualität der von Diabetes betroffenen Menschen in Deutschland erhöhen, sich gleichzeitig aber auch eine deutliche Kostensenkung ergeben.

Literatur

1 Alberti, K. G. M., F. A. Gries: Management of non-insulin-dependent diabetes in Europe: a consensus view. Diabet. Med. 5 (1989) 275–281
2 Allen, B. T., E. R. De Long, J. R. Feussner: Impact of glucose self-monitoring on non-insulin-treated patients with type-2-diabetes mellitus. Diabet. Care 13 (1990) 1044–1050
3 American Diabetes Association, Consensus Statement: The pharmacological treatment of hyperglycemia in NIDDM. Diabet. Care 19, Suppl. 1 (1996) S 54–S 61
4 Ammon, H. P. T., H. Schatz für die Deutsche Diabetes-Gesellschaft: Zur klinischen Wirksamkeit und Zweckmäßigkeit von Acarbose und Metformin in der Therapie des Diabetes mellitus. Diabet. Stoffw. 4 (1995) 407–421
5 Assal, J. P., I. Mühlhauser, A. Pernet, R. Gfeller, V. Jörgens, M. Berger: Patients education as the basis for diabetes care in clinical practice and research. Diabetologia 28 (1985) 602–613
6 Assal, J. P.: Educating the diabetic patient: difficulties encountered by patients and health care providers who have to teach NIDDM and IDDM patients. In Mogensen, C.E., E. Standl: Concepts of the Ideal Diabetic Clinic. De Gruyter, Berlin 1992 (pp. 73–78)
7 Avignon, A., A. Radauceanu, L. Monnier: Nonfasting plasma glucose is a better marker of diabetic control than fasting plasma glucose in type 2 diabetes. Diabet. Care 20 (1997) 1822–1826
8 Balletshofer, B., E. Standl, B. Dahl, B. Weichenhain, H. Stiegler, A. Hörmann: Risikoprädiktoren für 10-Jahres-Herz-Kreislauf- und Gesamtmortalität bei Typ-2-Diabetikern. Das Münchner Praxis-Projekt. Diabet. Stoffw. 5 (1996) 71–72
9 Berger, M., M. Grüßer, V. Jörgens, P. Kronsbein, I. Mühlhauser, V. Scholz, A. Venhaus in Zusammenarbeit mit E. Standl und H. Mehnert sowie Boehringer Mannheim: Diabetesbehandlung in unserer Praxis: Behandlungs- und Schulungsprogramm für Typ-2-Diabetiker, die nicht Insulin spritzen, 2. Aufl. Deutscher Ärzte-Verlag, Köln 1994
10 Berger, M., M. Grüßer, V. Jörgens, P. Kronsbein, I. Mühlhauser, V. Scholz, A. Venhaus in Zusammenarbeit mit E. Standl und H. Mehnert sowie Boehringer Mannheim: Diabetesbehandlung in unserer Praxis: Behandlungs- und Schulungsprogramm für Typ-2-Diabetiker, die Insulin spritzen, 2. Aufl. Deutscher Ärzte-Verlag, Köln 1994
11 Berwick, D.: Continuous improvement as an ideal in health care. New Engl. J. Med. 320 (1989) 53–56
12 Biermann, E., A. Fritsche: Faktoren des Schulungsprozesses von Typ-1-Diabetikern. Eine Befragung von 59 Zentren der Arbeitsgemeinschaft strukturierte Diabetestherapie (ASD). Diabet. Stoffw. (1997) 71–77
13 Bouchardat, A.: De la glycosurie ou diabète sucré. Germer Baillière, Paris 1875
14 Bransome, E. D.: Improving the financing of diabetes care in the 1990s. Recommendations of the 1989 conference. Diabet. Care 15, Suppl. 1 (1992) 66–72
15 Charles, M. D., B. Balkau, F. Vauzelle-Kervroedan, N. Thibult, E. Eschwege: Revision of diagnostic criteria for diabetes. Lancet 348 (1996) 1657–1658
16 Campbell, L. V., R. Barth, J. K. Gosper, J. J. Jupp, L. A. Simons, D. J. Chisholm: Impact of intensive educational approach to dietary change in NIDDM. Diabet. Care 13 (1990) 841–847
17 Constam, G. R.: Leitfaden für Zuckerkranke, 8. Aufl. Schwabe, Basel 1970
18 Davidson, J. K.: The Grady Memorial Hospital diabetes programme. In Mann, J. I., et al.: Diabetes in Epidemiological Perspectives. Churchill-Livingstone, Edinburgh 1983 (pp. 332–341)
19 European IDDM Policy Group: Consensus Guide-Lines for the Management of Insulin-Dependent-(Type-1-)Diabetes. Meacom Europe, Bussum 1993
20 European NIDDM Policy Group: A desk-top guide for the management of non-insulin-dependent diabetes mellitus (NIDDM), 2nd ed. Kirchheim, Mainz 1993
21 Faas, A., F. G. Schellevis, J. T. M. van Eijk: The efficacy of self-monitoring of blood glucose in NIDDM subjects. Diabet. Care 20 (1997) 1482–1486
22 Fortbildung als Diabetologe DDG. Diabet. Stoffw. 6 (1997) 179
23 Garancini, M. P., A. Rossi, G. Gallus, G. Riccardi, D. Cucinotta for the SIEMTIC Group: Factors related to glycemic control in IDDM and insulin-treated NIDDM patients in current practice. Diabet. Care 20 (1997) 1659–1663
24 Gilmer, T. P., W. G. Manning, P. J. O'Connor, W. A. Rush: The cost to health plans of poor glycemic control. Diabet. Care 20 (1997) 1847–1853
25 Grüßer, M., U. Bott, V. Scholz, P. Kronsbein, V. Jörgens: Schulung nicht insulinpflichtiger Typ-2-Diabetiker in der Praxis des niedergelassenen Arztes. Diabet. Stoffw. 1 (1992) 229–234
26 Grüßer, M., C. Röger, V. Jörgens: Therapieprogramme bei Diabetes mellitus Typ 2: erweiterte Diabetes-Vereinbarung. Dtsch. Ärztebl. 94 (1997) A-1756–1757
27 Hanefeld, M., S. Fischer, J. Schmechel et al.: Diabetes intervention study. Multiintervention trial in newly diagnosed NIDDM. Diabet. Care 14 (1991) 309–317
28 Hasche, H., K. Flinger, M. Herbold, H.-J. Lembcke, H.-G. Ley, G.J. Schwinn, G. Spork, H. U. Janka: Multizentrische Studie zur Effektivität der diabetologischen Schwerpunktpraxis. Dtsch. Ärztebl. 94 (1997) A-2990–2995
29 Hauner, H., L. von Ferber: Qualität der Versorgung von Diabetikern. Eine Analyse von Krankenhausdaten. Diabet. Stoffw. 5 (1996) 27–30
30 Hauner H.: Versorgungsqualität des Diabetes mellitus. – Stand 1996. Med. Klin. 92, Suppl. 1 (1997) 9–12
31 Herschbach, P., G. Duran, S. Waadt, B. Marten-Mittag, M. von Rad, A. Attanasio, M. E. Trautmann, J. Schulze, K. P. Ratzmann: Psychosoziale Belastungen von Patienten mit

Diabetes mellitus. Ein Vergleich zwischen Ost- und Westdeutschland. Diabet. Stoffw. 6, 1998
32 Hillenbrand, H., H. Schmidbauer, E. Standl, B. Willms: Qualitätsmanagement in der Diabetologie. Kirchheim, Mainz 1995 (S. 1–351)
33 Huse, D. M., G. Oster, A. R. Killen, M. K. Lacey, G. A. Colditz: the economic costs in non-insulin-dependent diabetes mellitus. J. Amer. med. Ass. 262 (1989) 2708–2713
34 Jörgens, V., L. Krimmel, G. Flatten: Neue Möglichkeiten hausärztlicher Betreuung von Typ-2-Diabetikern. Dtsch. Ärztebl. 1991, 830–833
35 Joslin, E. P.: Diabetes Manual, 10th ed. Lea & Febiger, Philadelphia 1959
36 Klein, R.: Hyperglycemia and microvascular and macrovascular disease in diabetes. Diabet. Care 18 (1995) 258–268
37 Krall, L. P., D. M. Barnett: The history of diabetes care: an overview. In Mogensen, C.E., E. Standl: Concepts of the Ideal Diabetic Clinic. De Gruyter, Berlin 1992 (pp. 1–15)
38 Kronsbein, P., V. Jörgens, I. Mühlhauser, V. Scholz, A. Venhaus, M. Berger: Evaluation of structured treatment and teaching programme on non-insulin-dependent diabetes. Lancet 1988/II, 1407–1411
39 Kulzer, B.: Vom Mythos zur echten Hilfe: Diabetes und Psychologie. Diabetes 41, Suppl. (1991) 29–33
40 Kuusisto, J., L. Mykkänen, K. Pyörälä, M. Laakso: NIDDM and ist metabolic control predict coronary heart disease in elderly subjects. Diabetes 43 (1994) 960–967
41 Lauritzen, T., N. De Fine Olivarius: The diabetes team in general practice. In Mogensen, C.E., E. Standl: Concepts of the Ideal Diabetes Clinic. De Gruyter, Berlin 1992 (pp. 53–63)
42 Lawrence, R. D.: The Diabetic Life. Ist Control by Diet and Insulin. A Concise Practical Manual for Practitioners and Patients. Churchill, London 1947 (pp. 151–152)
43 Lean, M. E. J., J. K. Pourie, A. S. Anderson, P. H. Garthwaite: Obesity weight loss and prognosis in type 2 diabetes. Diabet. Med. 7 (1990) 228–233
44 Lehto, S., T. Rönnemaa, S. M. Haffner, K. Pyörälä, V. Kallio, M. Laakso: Dyslipidemia and hyperglycemia predict coronary heart disease events in middle-aged patients with NIDDM. Diabetes 46 (1997) 1354–1359
45 Manson, J. E., D. M. Nathan, A. S. Krolewski, M. J. Stampfer, H. W. C. Wille, C. H. Hennekens: A prospective study of exercise and incidence of diabetes among US male physicians. J. Amer. med. Ass. 268 (1992) 63–67
46 Marks, H. H., L. P. Krall: Onset, cource, prognosis and mortality in diabetes mellitus. In Marble, A., P. White, R.F. Bradly, L.P. Krall: Joslin's Diabetes Mellitus. Lea & Febiger, Philadelphia 1971 (pp. 209–254)
47 Miller, L. V., J. Goldstein: More efficient care of diabetic patients in a country-hospital setting. New Engl. J. Med. 286 (1972) 1388–1391
48 Mofitt, P., J. Fowler, G. Eather: Bed occupancy by diabetic patients. Med. J. Aust. 1 (1979) 244–245
49 Mogensen, C. E., E. Standl: Prevention and treatment of diabetic late complications. De Gruyter, Berlin 1989 (pp. 1–226)
50 Mogensen, C. E., E. Standl: Concepts of the Ideal Diabetes Clinic. De Gruyter, Berlin 1992
51 Mühlhauser, I. A. B. Klemm, B. Boos, V. Scholz, M. Berger: Krankenhausaufenthalts- und Arbeitsunfähigkeitszeiten bei Patienten mit Typ-1-Diabetes. Einfluß eines Diabetes-Behandlungs- und -Schulungsprogramms. Dtsch. med. Wschr. 111 (1986) 854–857
52 Mühlhauser, I., I. Bruckner, M. Berger, D. Cheta, V. Jörgens, C. Iones-cu-Tirgoviste, V. Scholz, I. Mincu: Evaluation of an intensified insulin treatment and teaching programme as routine management of type-1-(insulin-dependent)diabetes. The Bucharest-Düsseldorf-Study. Diabetologia 30 (1987) 681–690
53 Mühlhauser, I., U. Keim, D. Hemmann, M. Tölle, G. Gösseringer, I. Hansen, V. Scholz, V. Jörgens, M. Berger: Qualitätskontrolle der Langzeittherapie von älteren, insulinpflichtigen Diabetikern nach Teilnahme an einem stationären Diabetes-Behandlungs- und Schulungsprogramm. Z. klin. Med. 44 (1989) 1221–1227
54 Mühlhauser, I., P. Sawicki: Wie behandele ich meinen Hochdruck, 2. Aufl. Kirchheim, Mainz 1992
55 Neufassung der Diabetesvereinbarung vom 01.07.1997. Dtsch. Ärztebl. 94 (1997) A-1757–1759
56 Ohkubo, Y., H. Kishikawa, E. Araki, T. Miyata, S. Isami, S. Motoyoshi, Y. Kojma, N. Furnyoshi, M. Shichiri: Intensive insulin therapy prevents the prognosis of diabetic microvascular complications in Japanese patients with non-insulin-dependent diabetes mellitus: a randomized prospective 6-year-study. Diabet. Res. clin. Pract. 28 (1995) 103–117
57 Petzoldt, R.: Sprechstunde Diabetes. Gräfe & Unzer, München 1995
58 Pirart, J.: Diabetes mellitus and its degenerative complications. A prospective study of 4 400 patients observed between 1947 and 1973. Diabet. Care 1 (1978) 168–188; 252–263
59 Pyörälä, K., T. R. Pedersen, J. Kekshus, O. Gaergeman, A. G. Olsson, G. Thorgeirsson, the Scandinavian Simvastatin Survival Study (4 S) Group: Cholesterol lowering with simvastatin improves prognosis of diabetic patients with coronary heart disease. Diabet. Care 20 (1997) 614–620
60 Qualitätsmanagement in der Diabetologie: Vorstellung und Diskussion verschiedener Modelle einer effektiven und effizienten Diabetikerbetreuung in Deutschland. Kirchheim, Mainz 1995 (S. 1–36)
61 Qualitätsmanagement an der Schnittstelle: Die Verzahnung der Diabetikerversorgung zwischen Hausarzt, diabetologischer Schwerpunktpraxis und Diabetes-Zentrum. Kirchheim, Mainz 1997 (S. 1–40)
62 Qualitätsrichtlinien und Qualitätskontrolle von Behandlungseinrichtungen für Typ-1- bzw. Typ-2-Diabetiker. Richtlinien der Deutschen Diabetes-Gesellschaft. Diabet. Stoffw. 6 (1997) 40–44
63 Qualität und Kosten in der Diabetologie: Beschreibung und Berechnung von Fallpauschalen in der Diabetologie. Kirchheim, Mainz 1996 (S. 1–52)
64 Sackett, D. L., W. S. Richardson, W. Rosenberg, R.B. Haynes: Evidence-Based Medicine – how to Practice and Teach EBM. Churchill-Livingstone, Edinburgh 1997
65 Sawicki, P. T., I. Mühlhauser, U. Didjurgeit, M. Reimann, R. Bender, M. Berger: Mortality and morbidity in treated hypertensive type 2 diabetic patients with micro- or macroproteinuria. Diabet. Med. 12 (1995) 893–898
66 Scriba, P. C., M. Hanefeld: Das metabolische Syndrom. Internist 37 (1996) 679–730
67 Scherbaum, W.: Leitlinien und Standards in der Diabetologie. Diabet. Stoffw. 6 (1997) 135
68 Schneider, S. H.: Exercise and NIDDM. Diabet. Care 15, Suppl. 2 (1992) 50–54
69 Standl, E., V. Jörgens. Für den Ausschuß Laienarbeit der Deutschen Diabetes-Gesellschaft: Weiterbildung von niedergelassenen Ärzten und ihren Arzthelferinnen zur Schulung von nicht insulinbehandelten Typ-2-Diabetikern in der Praxis des niedergelassenen Arztes. Diabetol.-Inform. 10 (1988) 71
70 Standl, E., C. E. Mogensen: The diabetes team. In Mogensen, C.E., E. Standl: Concepts for the Ideal Diabetes Clinic. De Gruyter, Berlin 1992 (pp. 1–3)
71 Standl, E., H. Stiegler: Microalbuminuria in a random cohort of recently diagnosed type 2 diabetic patients in the Greater Munich Area. Diabetologia 36 (1993) 1017–1020
72 Standl, E.: Diabetes mellitus – a costly disease, or save now, play later. Some aspects of diabetes health economics. IDF-Bulletin 40 (1995) 6–25
73 Standl, E., D. Maurer: Neuerblindungen bei Diabetikern 1995 in Oberbayern. Diabet. Stoffw. 6, Suppl. 1 (1997) 16
74 Standl, E., H. Mehnert: Das große Handbuch für Diabetiker. Trias, Stuttgart 1998

75 Standl, R., H. Stiegler, B. Rebell et al.: Der Typ-2-Diabetes in der Praxis des niedergelassenen Arztes: Konzept einer zentrumsgestützten Betreuung und Ergebnisse einer Stichproben-Erhebung im Großraum München. Akt. Endokrinol. Stoffw. 11 (1990) 222–227

76 Stiegler, H., E. Standl, S. Frank, G. Mendler: Failure of reducing lower extremity amputations in diabetic patients: results of two subsequent population-based surveys 1990 and 1995 in Germany. Vasa 27 (1998) 10–14

77 The Acropolis Affirmation: Diabetes care – St. Vincent in progress. Diabet. Med. 12 (1995) 636

78 The Diabetes Control and Complications Trial Research Group: The effect of intensive treatment of diabetes on the development and progression of long-term complications in insulin-dependent diabetes mellitus. New Engl. J. Med. 329 /1993) 977–986

79 The Expert Committee on the Diagnosis and Classification of Diabetes mellitus: Report. Diabet. Care 20 (1997) 1183–1197

80 Toeller, M.: Diabetikerschulung. Internist 31 (1990) 208–217

81 Toeller, M., W. Schumacher, A. Ch. Groote: Kochen und Backen für Diabetiker. Falken, Niedernhausen 1990

82 Toeller, M.: Well-being in non-insulin-dependent diabetic patients (NIDDM) – a long-term follow-up. In Lefebvre, P.J., E. Standl: New Aspects in Diabetes. Treatment Strategies with Alpha-Glucosidase Inhibitors. De Gruyter, Berlin 1992 (pp. 127–143)

83 Turner, R., C. Cull, R. Holman: United Kingdom Prospective Diabetes Study 17. A 9-year update of a randomized, controlled trial on the effect of improved metabolic control of complications in non-insulin-dependent diabetes mellitus. Ann. intern. Med. 124 (1996) 136–145

84 Waadt, S., E. Standl, G. Duran, M. Waadt, F. Strian, A. Zettler, P. Herschbach: Wissen und Selbstbehandlungsverhalten im Zusammenhang mit psychosozialer Belastung und Stoffwechseleinstellung bei ambulanten, nicht insulinbehandelten Typ-2-Diabetikern. Akt. Endokrinol. Stoffw. 12 (1991) 290 A

85 Waadt, S., G. Duran, M. Waadt, P. Herschbach, F. Strian: Quality of life in patients with type 2 diabetes mellitus. In Lefebvre, P.J., E. Standl: New Aspects of Diabetes. Treatment Strategies with Alpha-Glucosidase Inhibitors. De Gruyter, Berlin 1992 (pp. 111–125)

86 Weiterbildungs- und Prüfungsordnung für Diabetesassistent/in DDG. Diabet. Stoffw. 6 (1997) 37–39

87 Willms, B., M. Berger, H. R. Henrichs et al.: Diabetesberater – ein neues Berufsbild entsteht. Diabet. J. 41, Suppl. (1991) 54–57

88 Willms, B.: Was ein Diabetiker alles wissen muß. Themen einer Diabetikerschulung, 7. Aufl. Kirchheim, Mainz 1992

89 Wing, R. R., M. D. Marcus, E. H. Blair, R. Watanabe, P. Bononi, R. N. Bergmann: Caloric restriction per se is a significant factor in improvements in glycemic control and insulin sensitivity during weight loss in obese NIDDM subjects. Diabet. Care 17 (1994) 30–36

90 World Health Organisation (Europe) and International Diabetes Federation (Europe): Diabetes care and research in Europe. The Saint Vincent Declaration. Diabet. Med. 7 (1990) 360

91 Yamanouchi, K., N. Ozawa, T. Shinozaki et al.: Daily walking combined with diet therapy is a useful means for obese NIDDM patients not only to reduce body weight but also to improve insulin sensitivity. Diabet. Care 18, 1995.

92 Rahmenbedingungen und Umsetzung der Diseasemanagement-Programme. Forum für Gesundheitspolitik 8 (2002) 317–379

93 Evidenz-basierte Leitlinien der Deutschen Diabetes-Gesellschaft (Kurzfassungen). Diabetes und Stoffwechsel 11 (2002) Suppl. 2

94 Nationale Versorgungs-Leitlinie Diabetes mellitus Typ 2. Diabetes und Stoffwechsel 11 (2002) 185–205

95 U K Prospective Study Group (UKPDS 33). Intensive blood-glucose control with sulphonylureas or insulin compared with conventional treatment and risk of complications in patients with type 2 diabetes. Lancet. 352 (1998) 837–853.

96 Stratton IM, Adler AI, Neil HA, Matthews DR, Manley SE, Cull CA, Hadden D, Turner RC, Holman RR. Association of glycemia with macrovascular and microvascular complications of type-2-diabetes (UKPDS 35): prospective observational study. Brit Med J. 321 (2000) 405–412.

97 Standl E, Schnell O. A new look at the heart in diabetes mellitus: from ailing to failing. Diabetologia. 43 (2000) 1455–1469.

98 Rihl J, Biermann E, Standl E. Insulinresistenz und Typ-2-Diabetes: Die IRIS-Studie. Diabetes und Stoffwechsel. 11 (2002) 150–158.

99 U K Prospective Study Group (UKPDS 34). Effect of intensive blood-glucose control with metformin on complications in overweight patients with type 2 diabetes. Lancet. 352 (1998) 854–865.

100 Liebl A, Neiß A, Spannheimer A, Reitberger U, Wagner T, Görtz A. Kosten des Typ-2-Diabetes in Deutschland: Ergebnisse der CODE-2-Studie. DMW. 126 (2001) 585–589.

Grundlagen des Diabetesmanagements vor dem Hintergrund der Studienergebnisse von DCCT und UKPDS

O. Schnell

Das Wichtigste in Kürze

- Eine intensivierte Insulintherapie vermindert das Auftreten und Fortschreiten von mikrovaskulären Komplikationen bei Typ-1-Diabetes. Dieses zentrale Ergebnis des DCC-Trials hat zur weiteren Etablierung der intensivierten Insulintherapie als Standard für die Behandlung des Typ-1-Diabetes geführt.
- In DCCT wurde deutlich, dass Hypoglykämie und Gewichtszunahme potenzielle Begleiterscheinungen der intensivierten Insulintherapie sind, die einer besonderen Beachtung bedürfen. Durch strukturierte Schulungsmaßnahmen und einer begleitenden Beratung kann diesen begegnet werden.
- Auch in der UKPDS, der „Landmark"-Studie zu Typ-2-Diabetes, konnte das Auftreten von mikrovaskulären Komplikationen durch eine Intensivierung der Therapie verringert werden. Die Studie machte deutlich, dass einer guten Stoffwechsellage und einer scharfen Blutdruckeinstellung eine vergleichbar wichtige Bedeutung mit Blick auf das Auftreten von diabetischen Komplikationen zukommt.
- Die Ergebnisse aus DCCT und UKPDS haben die Erstellung von Leitlinien zur Diabetestherapie wesentlich beeinflusst. Das Erreichen von dort festgelegten Zielbereichen für Stoffwechsellage, Blutdruck und Lipidprofil wird entscheidend dafür sein, neben mikrovaskulären Veränderungen auch makrovaskuläre Endpunkte zu verringern.

Der Diabetes Control and Complications Trial (DCCT)

DCCT ist eine amerikanische Mulicenter-Studie, die einen Meilenstein bei der Erforschung der Beziehung von diabetischen Komplikationen und Stoffwechsellage gesetzt hat (3–6). Ab 1993 wurden die Ergebnisse der längsten und größten prospektiven Studie zu Typ-1-Diabetes veröffentlicht. In DCCT wurden 1441 Typ-1-Diabetiker über einen mittleren Beobachtungszeitraum von 6,5 Jahren untersucht. Eine Gruppe von Typ-1-Diabetikern wurde mit einer intensivierten Insulintherapie (3 oder mehr tägliche Insulininjektionen nach dem Basis-Bolus-Konzept oder Insulinpumpentherapie) mit dem Ziel einer Stoffwechsellage nahe des Normbereichs und eine weitere Gruppe durch eine konventionelle Therapie (1- oder 2-tägliche Insulininjektionen) behandelt. Ziel der Studie war die Beantwortung der Frage, ob eine intensivierte Insulintherapie mit möglichst normnaher Diabeteseinstellung das Auftreten und Fortschreiten von Komplikationen bei Typ-1-Diabetikern verringern kann. Zur Beurteilung eines möglichen primär- und sekundärpräventiven Effekts wurden Typ-1-Diabetiker ohne und mit geringen mikrovaskulären Komplikationen eingeschlossen.

Zusammenfassung der wesentlichen Ergebnisse und Schlussfolgerungen

- Während des Beobachtungszeitraums lag das mittlere HbA_{1c} der intensiviert behandelten Gruppe bei 7,2%, das der konventionell behandelten Gruppe bei 9,0%. Es wurde damit während des gesamten Beobachtungszeitraums unter der intensivierten Insulintherapie eine signifikant bessere Stoffwechsellage als unter der konventionellen Insulintherapie erreicht.
- Die intensivierte Insulintherapie reduzierte das Auftreten einer Retinopathie um 76% (Abb. 7.**7**) (5), einer Mikroalbuminurie um 34% und einer Neuropathie um 60% (Abb. 7.**8**) (5). In der Gruppe der Sekundärprävention wurde das Fortschreiten einer Retinopathie um 47% sowie das Auftreten und Fortschreiten einer Nephropathie um 43% bzw. 56% verringert. Die Ergebnisse zeigen klar, dass eine intensivierte Insulintherapie das Auftreten und Fortschreiten von mikrovaskulären Komplikationen bei Typ-1-Diabetes vermindern kann.
- Intensiviert behandelte Typ-1-Diabetiker wiesen gegenüber konventionell behandelten Diabetikern ein 3fach erhöhtes Hypoglykämierisiko auf. Die Beobachtung gibt Ansporn, das Hypoglykämierisiko unter einer intensivierten Insulintherapie durch strukturierte Diabetesschulung einhergehend mit einer regelmäßigen Stoffwechselselbstkontrolle zu reduzieren. Insgesamt wird das Risiko von Hypoglykämien unter einer intensivierten Insulintherapie durch die Verminderung von mikrovaskulären Komplikationen bei Weitem aufgehoben.
- Ein Schwellenwert des HbA_{1c}-Werts mit Blick auf Primär- und Sekundärprävention von Komplikationen wurde nicht gefunden. Ziel bei Typ-1-Diabetes sollte sein, eine möglichst nahezu normoglykämische Stoffwechsellage zu erreichen, ohne ein inadäquates Risiko für Hypoglykämien einzugehen.
- In DCCT wird deutlich, dass eine intensivierte gegenüber einer konventionellen Insulintherapie zu einer Gewichtszunahme führt. Maßnahmen wie Schulung und flexible Anpassung der Dosierung des Insulins

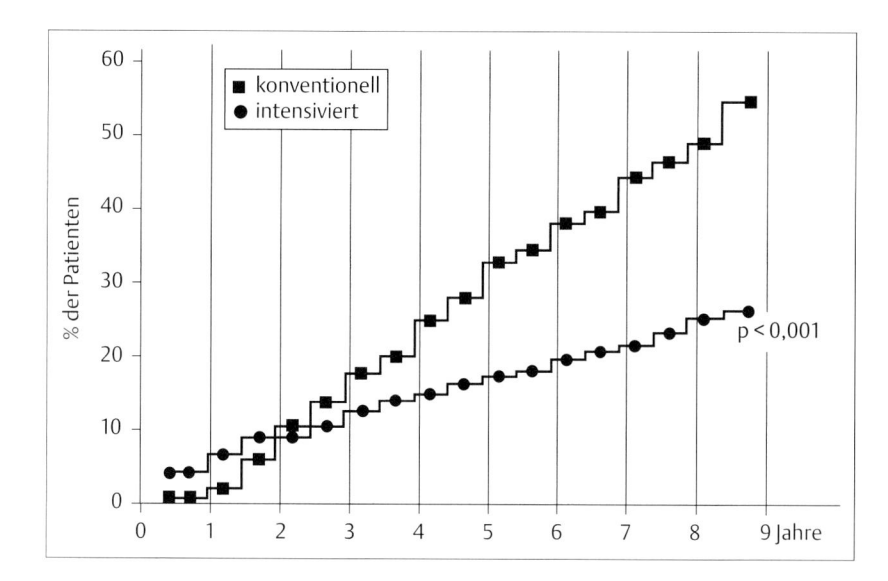

Abb. 7.7 Primärprävention der Retinopathie durch intensivierte Insulintherapie bei Typ-1-Diabetes in DCCT. Reduktion ihres Auftretens um 76% unter intensivierter Insulintherapie (5).

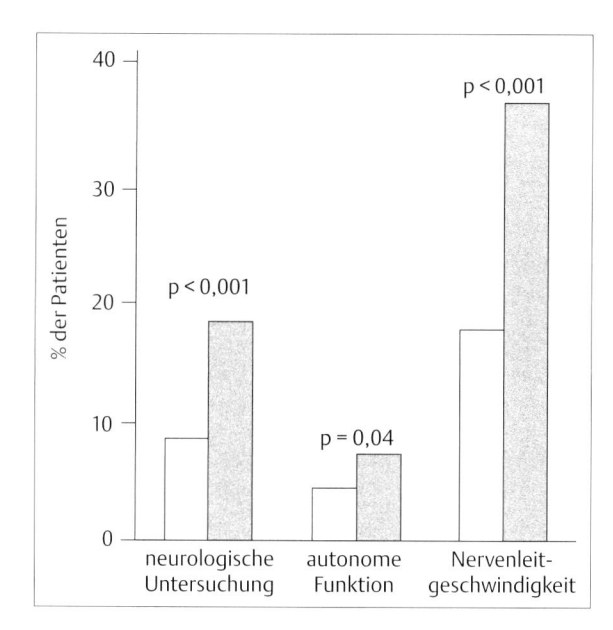

Abb. 7.8 Prävalenz von diabetischen Nervenveränderungen unter intensivierter Insulintherapie (helle Balken) und konventioneller Insulintherapie (dunkle Balken), 5-Jahres-Follow-up von DCCT (5).

sind auch hier notwendig, um diesem Effekt der intensivierten Insulintherapie zu begegnen.
➤ Durch Reduktion der Behandlungskosten von Komplikationen werden höhere Kosten der intensivierten gegenüber der konventionellen Insulintherapie langfristig mehr als aufgewogen.
➤ Die Ergebnisse des DCC-Trials haben die Wertigkeit der intensivierten Insulintherapie des Typ-1-Diabetes eindrucksvoll belegt. Sie haben dazu geführt, dass die intensivierte Insulintherapie heute Standard für die Behandlung des Typ-1-Diabetes ist. Potenzielle Begleiterscheinungen wie Hypoglykämie und Gewichtszunahme werden durch den Nutzen weit aufgewogen, bedürfen jedoch der besonderen Beachtung durch Patient und das behandelnde Diabetesteam. Gerade dann kann die Häufigkeit dieser Begleiterscheinungen reduziert werden.

Die United Kingdom Prospective Diabetes Study (UKPDS)

Ab 1998 wurden die Ergebnisse der größten und längsten Studie zu Typ-2-Diabetes, der UKPDS, veröffentlicht (1,2,7–11). In dieser Studie zwischen 1977 und 1991 wurden an 23 englischen Zentren 5102 neu entdeckte Typ-2-Diabetiker eingeschlossen (Median des Beobachtungszeitraums 10 Jahre). Folgende Fragestellungen sollten beantwortet werden:
➤ Führt eine Verbesserung der Diabeteseinstellung zu einem klinischen Nutzen mit Blick auf mikro- und makrovaskuläre Komplikationen?
➤ Hat die Behandlung mit verschiedenen oralen Antidiabetika oder Insulin Vor- oder Nachteile?
➤ Kann eine scharfe Blutdruckeinstellung (Hypertoniestudie mit 1148 Patienten, Median des Beobachtungszeitraums 8,4 Jahre) diabetische Folgeschäden verhindern?
➤ Hat die intiale Therapie mit dem ACE-Hemmer Captopril oder dem β-Blocker Atenolol Vor- oder Nachteile?

Zusammenfassung der wesentlichen Ergebnisse und Schlussfolgerungen

➤ Verringerung von Folgeschäden durch verbesserte Stoffwechsellage (HbA$_{1c}$-Median 7,0 vs. 7,9%, n = 2729 vs. 1138) und niedrige Blutdruckeinstellung (RR-Mittelwert 144/82 vs. 154/87 mm Hg, n = 758 vs. 390) (7–11).
➤ Niedrigere HbA$_{1c}$-Werte (Median 7,0% vs. 7,9%) verringerten bei Typ-2-Diabetikern das Auftreten von

Retinopathie und Neuropathie hochsignifikant. Insgesamt wurde das Auftreten von mikrovaskulären Komplikationen in der UKPDS durch eine Intensivierung der Therapie um 25% reduziert.
- ➤ Kardiovaskuläre Komplikationen wurden zwar um 16% verringert, die Reduktion war jedoch nicht statistisch signifikant. Die epidemiologische Auswertung zeigte jedoch eine kontinuierliche Beziehung zwischen kardiovaskulären Komplikationen und Stoffwechsellage. Ein um 1-Prozent-Punkt verbesserter HbA_{1c}-Wert (z. B. 9% nach 8%) verringerte die diabetesbezogene Mortalität um 25%, die Gesamtmortalität um 7% und das Auftreten eines Myokardinfarkts um 18%.
- ➤ Die UKPDS gibt den Auftrag, die Therapie von Diabetikern zu verbessern und HbA_{1c}-Werte von unter 7,0% anzustreben. Ein Schwellenwert von HbA_{1c} für das Auftreten von Komplikationen besteht nicht.
- ➤ Die Intitialtherapie mit Sulfonylharnstoffen oder Insulin zur intensivierten Therapie erbrachte gleich gute Ergebnisse. Hinweise aus der früheren UGDP-Studie zur erhöhten Mortalität unter Sulfonylharnstoffen wurden damit nicht bestätigt.
- ➤ Eine Untergruppe von übergewichtigen Patienten (Broca > 120%) profitierte unter der Behandlung mit Metformin mit Blick auf das Auftreten von Mikro- und Makroangiopathie sowie Mortalität. Eine in den letzten 3 Studienjahren randomisiert und plazebokontrolliert durchgeführte zusätzliche Behandlung mit Acarbose bei Diabetikern, die unter oralen Antidiabetika und/oder Insulin eine ungenügende Stoffwechsellage aufwiesen, verbesserte den HbA_{1c}-Wert während der gesamten Beobachtungszeit.
- ➤ Abzuleiten ist, medikamentöse Therapieoptionen zur Erreichung der HbA_{1c}-Ziele frühzeitig zu kombinieren und nichtmedikamentöse Maßnahmen voll auszuschöpfen. Nur dann wird es in Zukunft möglich sein, Typ-2-Diabetiker während der gesamten Diabetesdauer normoglykämie-nah zu behandeln.
- ➤ Die UKPDS hat gezeigt, dass eine Verbesserung der Stoffwechsellage die Häufigkeit von mikrovaskulären Komplikationen bei Typ-2-Diabetes in gleicher Weise wie bei Typ-1-Diabetes reduziert. Sie unterstützt das Konzept, dass die Hyperglykämie ein wesentlicher pathogenetischer Faktor bei der Entstehung von mikrovaskulären Komplikationen ist. Ein Schwellenwert zur Prävention von Folgeerkrankungen ergab sich in der UKPDS nicht.
- ➤ Aus der Blutdruck-Studie in der UKPDS ist zu folgern, dass eine agressive Blutdrucktherapie bei Typ-2-Diabetes zu einer Reduktion aller diabetesbezogenen Endpunkte führt. Insbesondere Schlaganfallhäufigkeit und Mortalität können gesenkt werden. Die Senkung des Blutdrucks in den Normalbereich, vorzugsweise unter 130/85 mm Hg, ist anzustreben.
- ➤ Unter dem ACE-Hemmer Captopril und dem β-Blocker Atenolol konnten gleich gute Ergebnisse erzielt werden. Beide sind effektive Medikamente und sicher bei der Primärbehandlung der Hypertonie des Typ-2-Diabetes. Um Blutdruckziele zu erreichen, ist neben nichtmedikamentösen Maßnahmen die frühzeitige Kombination von antihypertensiven Medikamenten notwendig.
- ➤ Die Kosten-Nutzen-Rechnung der UKPDS belegt, dass höhere Kosten für eine intensivere Diabetestherapie im Verlauf durch Reduktion der Kosten für die Behandlung von Komplikationen zu einem klaren Kostenvorteil führt.

Ausblick

Die Ergebnisse von DCCT für Typ-1- und UKPDS für Typ-2-Diabetes sind Meilensteine mit Blick auf die Bedeutung der Stoffwechseloptimierung bei der Langzeitprognose des Diabetikers. Die Studien haben entscheidend dazu beigetragen, den primär- und sekundärpräventiven Nutzen einer verbesserten Diabeteseinstellung hinsichtlich mikrovaskulärer Komplikationen aufzuzeigen. Zur Verminderung von makrovaskulären Komplikationen wird in Zukunft einer noch schärferen Stoffwechseloptimierung eine Schlüsselrolle zukommen. Um das Auftreten und Fortschreiten von Komplikationen zu vermeiden, muss noch stärker und frühzeitiger als bisher ein weiterer Fokus auf der Optimierung der Blutdruckeinstellung liegen.

Tab. 7.16 Verminderung von Folgeschäden bei Typ-2-Diabetes durch bessere Stoffwechsellage (HbA_{1c} Median 7,0 versus 7,9%) und scharfe Blutdruckeinstellung (RR-Mittelwert 142/82 versus 154/87 mmHg)

	Relatives Risiko bei besserer Diabeteseinstellung	Signifikanz (p-Wert)	Relatives Risiko bei besserer Blutdruckeinstellung	Signifikanz (p-Wert)
Diabetesbezogene Endpunkte	0,68	0,029	0,76	0,0046
Diabetesbezogene Mortalität	0,90	0,34	0,68	0,019
Herzinfarkte	0,84	0,052	0,79	0,13
Mikroangiopathie-Endpunkte	0,75	0,0099	0,63	0,0092

Literatur

101 Mogensen, CE: Combined high blood pressure and glucose in type 2 diabetes: double jeopardy. Brit Med J 317 (1998) 693–694
102 Nathan, DM: Some answers, more controversy, from UKPDS. Lancet 352 (1998) 832–833
103 The Diabetes Control and Complications Trial Research Group: Lifetime benefits and costs of intensive therapy as practiced in the Diabetes Control and Complications Trial. JAMA 276:1409–1415, 1996
104 The Diabetes Control and Complications Trial Research Group: The absence of a glycemic threshold for the development of long-term complications: the perspective of the Diabetes Control and Complications Trial. Diabetes 45:1289–1298, 1996
105 The Diabetes Control and Complications Trial Research Group: The effect of intensive treatment of diabetes on the development and progression of long-term complications in insulin-dependent diabetes mellitus. N Engl J Med 329:977–986, 1993
106 The Diabetes Control and Complications Trial Research Group: The relationship of glycemic exposure (Hba_{1c}) to the risk of development and progression of retinopathy in the Diabetes Control and Complications Trial. Diabetes 44:968–983, 1995
107 U K Prospective Study Group: Cost effectiveness analysis of improved blood pressure control in hypertensive patients with type 2 diabetes: UKPDS 40. Brit Med J 317 (1998) 720–726
108 U K Prospective Study Group: Effect of intensive blood-glucose control with metformin on complications in overweight patients with type 2 diabetes (UKPDS 34). Lancet 352:854–865, 1998
109 U K Prospective Study Group: Efficacy of atenolol and captopril in reducing risk of both macrovascular and microvascular complications in type 2 diabetes (UKPDS 39). BMJ 317:713–720, 1998
110 U K Prospective Study Group: Intensive blood-glucose control with sulphonylureas or insulin compared with conventional treatment and risk of complications in patients with type 2 diabetes (UKPDS 33). Lancet 352:837–853, 1998
111 U K Prospective Study Group: Tight blood pressure control and risk of macrovascular and microvascular complications in type 2 diabetes (UKPDS 38). BMJ 317:703–713, 1998

8 Ernährungstherapie

H. Laube und H. Mehnert

Das Wichtigste in Kürze

- Die richtige Ernährung ist die Grundlage jeder Diabetesbehandlung, um bei Typ-1-Diabetikern Normalgewicht zu erhalten und bei Typ-2-Diabetikern Normalgewicht zu erreichen sowie gleichzeitig Blutzucker- und Blutfettwerte zu normalisieren.
- Die Kost des Diabetikers soll vollwertig sein und – wie die Ernährung des Stoffwechselgesunden – kohlenhydrat- und ballaststoffreich, aber fettarm und eiweißbeschränkt. Kohlenhydrate und einfach ungesättigte Fettsäuren sollten 60–70% der Gesamtkalorien ausmachen.
- Die Ernährungstherapie muss medikamentenbezogen sein und sich individuell an der Stoffwechsellage sowie den diabetesspezifischen Organveränderungen orientieren.
- Viele kleine anstelle weniger großer Mahlzeiten dienen der Glättung des Blutzuckers, der Senkung der Blutfette und der Normalisierung des Körpergewichts.
- Erfolge der Ernährungstherapie gründen sich auf eine adäquate Schulung, die den Patienten zur aktiven Mitarbeit motiviert.
- Änderungen der Lebensumstände (life style changes) sind wirkungsvoll bei der Behandlung und Prävention des Diabetes mellitus.

Bedeutung, Ziele und Voraussetzungen

Bedeutung und Ziel. Ernährungstherapie ist die beste Form der oralen Diabetesbehandlung. Sie kann gleichzeitig andere mit dem Diabetes assoziierte Stoffwechselstörungen verbessern und ist vom Kosten-Nutzen-Aspekt besonders günstig. Ziel ist der Ausgleich des jeweiligen Stoffwechseldefekts (75). Dies schließt Blutzuckerspiegel, Serumlipide und Blutdruckwerte ein.

Monotherapie. Die Mehrzahl der Patienten mit Typ-2-Diabetes könnte mit einer individuellen Ernährungstherapie alleine ausreichend behandelt werden, wenn moderne Erkenntnisse der Schulung auch in der Praxis eingesetzt werden. Eine entsprechende Ernährungsempfehlung erfordert gute Kenntnisse der physiologischen Vorgänge und die Bereitschaft, die individuelle Situation jedes Patienten zu analysieren und darauf einzugehen.

Kombinationstherapie bei Typ-1-Diabetes. Bei Typ-1-Diabetes tritt die Ernährung in ihrer Bedeutung für die aktuelle Glucosehomöostase hinter die des Insulins zurück. Insulin ist zum Erhalt des Lebens und zur Verbesserung der Stoffwechsellage vorrangig notwendig. Dennoch müssen auch hier Empfehlungen im Sinne einer vernünftigen Nährstoffrelation und vollwertigen Kost ausgesprochen werden. Denn nur durch die Kombination einer optimalen Ernährung und einer Insulinbehandlung können Akut- und Spätfolgen des Diabetes auf ein Minimum reduziert werden. Eine völlig liberale Ernährung ist auch bei intensivierter Insulintherapie nicht akzeptabel. In der DCCT-Studie war es darunter zu einer Gewichtszunahme von nahezu 5 kg gekommen (12).

Die Ernährung bei Diabetes muss neben einer Verbesserung der Lebenserwartung aber auch die **Bedürfnisse für Lebensqualität** berücksichtigen. Die Mitarbeit eines Patienten bei einer notwendigen Ernährungsumstellung kann nur erreicht werden, wenn auch auf seine individuellen Bedürfnisse Rücksicht genommen wird.

> Essen und Trinken sind wichtige psychosoziale Verhaltensweisen im Alltag und Quelle für Freude, Spaß und Genuss.

Ernährungsempfehlungen müssen deshalb neben den metabolischen Bedürfnissen auch die individuellen, soziologischen, ökologischen und kulturellen Gegebenheiten berücksichtigen. Wer jedoch mit Nachdruck seine Lebensgewohnheiten zu ändern vermag, kann sein Diabetesrisiko im Laufe der nächsten 3 Jahre um 58% senken (78).

Ernährungsphysiologie

Nährstoffe

Formen. Für Wachstum, körperliche und geistige Leistungsfähigkeit und Gesundheit des Patienten werden Nährstoffe als kalorienliefernde Bestandteile der menschlichen Ernährung benötigt. Dazu gehören Kohlenhydrate, Eiweiß und Fette. Obwohl Alkohol nicht benötigt wird, muss er in diesem Zusammenhang ebenfalls erwähnt werden, da er in unserer Gesellschaft als ein oft unverzichtbarer Bestandteil im Zusammenhang mit der Lebensqualität angesehen wird. Hinzu kommen noch andere notwendige Nahrungsinhaltsstoffe wie Mineralien, Spurenelemente, Vitamine, Ballaststoffe und

Wasser. Während die 3 Grundnährstoffe Kohlenhydrate, Eiweiß und Fett sich in Bezug auf die Energiebereitstellung (Betriebsstoffwechsel) bis zu einem gewissen Grad vertreten und ergänzen können, lassen unterschiedliche Erfordernisse im Baustoffwechsel einen solchen Austausch kaum zu.

Der **physiologische Brennwert** beträgt für 1 g Kohlenhydrate 4,1 kcal (17 kJ), für 1 g Fett 9,3 kcal (39 kJ), für 1 g Eiweiß 4,1 kcal (17 kJ) und für 1 g Alkohol 7,1 kcal (29 kJ). Dabei liegt der physiologische Brennwert von Eiweiß unter dem des physikalischen Brennwerts, da der im Stoffwechsel anfallende Stickstoff in einem energieaufwendigen Prozess als Harnstoff entgiftet werden muss (Harnstoffzyklus).

Kohlenhydrate

Definition, Aufgaben und Formen. Kohlenhydrate sind primäre Dehydrierungsprodukte mehrwertiger aliphatischer Alkohole und schließen damit auch Aminozucker und Zuckeralkohole ein. Kohlenhydrate besitzen im Körper die Aufgabe der Energiebereitstellung und haben spezifische Aufgaben bei der Substanzerhaltung. Da sie stoffwechselmäßig oft nicht ineinander übergeführt werden können, sind sie auch ernährungstherapeutisch nicht voll austauschbar (42).

In einer normalen Mischkost sind Kohlenhydrate traditionell die vorherrschenden Energieträger. Sie werden fast ausschließlich in Form von pflanzlichen Nahrungsmitteln verzehrt. Am wichtigsten sind stärke- und zuckerhaltige Produkte wie Kartoffeln, Mehl und Reis sowie Obst, Gemüse, Zucker und Honig. Komplexe Kohlenhydrate, die von den Enzymsystemen des Pankreas und Dünndarms nicht abgebaut werden können, gelten als Ballaststoffe und sind vor allem Nichtstärkepolysaccharide, die als Substrat für den anaeroben, bakteriellen Kohlenhydratabbau im Kolon durch Fermentation dienen.

Monosaccharide (Zucker). D-Glucose ist die häufigste aller natürlich vorkommenden Zuckerarten. Sie ist zugleich die wichtigste organische Verbindung. Alle einfachen Zucker, die sich von einem mehrwertigen Alkohol ableiten (Glucose, Galactose, Fructose) werden als Monosaccharide bezeichnet. Freie Glucose ist aber nur in wenigen Nahrungsmitteln enthalten. Meist wird Glucose als Bestandteil von Stärke oder anderen Zuckern in der Nahrung zugeführt.

Für die menschliche Ernährung sind vor allem Monosaccharide mit 6 C-Atomen, die Hexosen, von Bedeutung, während die Pentosen (5 C-Atome) hauptsächlich als Bausteine des Körpers, wie etwa der Nucleinsäuresynthese, eine Rolle spielen.

Oligosaccharide. Diese sind glykosidisch miteinander verbundene Monosaccharide bis zu einer Länge von 8–10 Molekülen. Die wichtigsten Zucker in dieser Reihe sind die Disaccharide Saccharose, Maltose und Lactose. Saccharose kommt beinahe überall im Pflanzenreich vor und ist durch Gewinnung aus Zuckerrohr und -rüben zu einem der häufigsten Kohlenhydrate in unserer Ernährung geworden. Der weltweite Verbrauch liegt – insgesamt jedoch mit steigender Tendenz – zwischen 12 kg pro Kopf und Jahr in Asien und 46 kg in Australien.

Polysaccharide (Stärke). Komplexe Kohlenhydrate stellen den größten Teil unserer Nahrung dar. Sie bestehen aus der blutzuckerwirksamen Stärke und den nicht blutzuckerwirksamen Ballaststoffen. Stärke besteht aus Polysacchariden und ist das Reservekohlenhydrat des pflanzlichen Organismus. Für die menschliche Nahrungsverwertung sind 3 Formen von Bedeutung:

- Amylopectin (α-Amylose) macht mit 80% den Hauptteil der Stärke aus. Im Stärkekorn ist das Amylopectin um einen Kern aus Amylose gelagert. Im Verdauungstrakt des Menschen entsteht Amylopectin kurzfristig durch die enzymatische Aufspaltung der Stärke.
- Amylose macht etwa 20% des Stärkemoleküls aus. Es besteht aus linearen Ketten von Glucose und ist leicht wasserlöslich.
- Glykogen findet sich als komplexes Kohlenhydrat in fast allen tierischen Zellen und gilt als Reservekohlenhydrat des tierischen Organismus. Es wird vorrangig in der Leber gebildet und abgebaut und im Muskel gespeichert. Der Gesamtspeicher an Glykogen beträgt beim Menschen etwa 400 g. Ein Abbau beginnt im Nüchternzustand. Nach 18 Stunden Hunger sind diese Reserven durch den Ruhenüchternumsatz erschöpft, und die Glukoneogenese beginnt.

Fett

Aufgaben und Aufnahme. Fette haben im Körper vielseitige biologische Funktionen. Nahrungsfett dient als wichtiger Kalorienträger und als Lösungsmittel der Vitamine A, D, E und K. Außerdem enthält es die essenziellen Fettsäuren. Fast alle Organe können ihren Energiebedarf durch die Oxidation von Fettsäuren decken. Dabei hat die Leber eine zentrale Stellung im Stoffwechsel der Fette. Freie Fettsäuren werden auch von der Muskulatur aufgenommen, vom peripheren Fettgewebe jedoch nur abgegeben.

Formen. Nahrungsfette sind ein Gemisch von Triglyceriden, wobei Glycerin meist mit ungesättigten Fettsäuren mit einer unverzweigten Kohlenstoffkette und einer geraden Zahl C-Atomen verestert ist (Glycerinester). Dabei kommen kurz-, mittel-(6–12 C-Atome) und langkettige (18–20 C-Atome) Fettsäuren vor (42). Gesättigte Fettsäuren sind überwiegend in tierischen Produkten, ungesättigte in pflanzlichen Fetten und Fischfett enthalten. Ungesättigte Fettsäuren mit einer Doppelbindung sind einfach ungesättigt (MUFA = monounsaturated fatty acids), solche mit 2 und mehr Doppelbindungen mehrfach ungesättigte Fettsäuren (PUFA = polyunsaturated fatty acids). Einige der Letzteren sind essenzielle Fettsäuren (EFA), die vom Säugetierorganismus nicht synthetisiert werden und deren Fehlen in der Nahrung Mangelerscheinungen zur Folge hat. Dies sind die ω-6-Fettsäuren, z. B. als Linolsäure besonders reichlich in Kürbiskernöl, Sonnenblumenöl und Sojaöl vorhanden, und die ω-3-Fettsäuren die als Eicosapentaensäure mit Fisch und Wassersäugetieren verzehrt werden.

Eiweiß

Nahrungsproteine dienen in erster Linie dazu, Bausteine für die Synthese körpereigener Proteine zu liefern. Eiweiß besteht aus Biopolymeren, die aus zahlreichen Aminosäuren aufgebaut sind, wobei zwischen essenziellen und nicht essenziellen Aminosäuren unterschieden wird. Die essenziellen Aminosäuren, zu denen Valin, Leucin, Isoleucin, Threonin, Methionin, Phenylalanin, Tryptophan und Lysin gehören, können im Körper nicht synthetisiert werden. Die Menge an essenziellen Aminosäuren bestimmt die Qualität der Nahrungsproteine.

Aminosäuren bzw. Eiweiß können im Körper nicht gespeichert werden. Es müssen stets gewisse Eiweißmengen mit der Nahrung zugeführt werden, um den Verbrauch zu decken. Überschüssige Mengen werden in die Energiegewinnung weitergeleitet.

Tierisches Eiweiß enthält im Vergleich zum pflanzlichen mehr essenzielle Aminosäuren und sollte deshalb bevorzugt werden. In erster Linie kommen Fleisch, Milchprodukte, Eier und Fisch in Betracht. Die Proteinqualität wird bestimmt von der biologischen Wertigkeit von Eiweiß und beruht auf der Ermittlung, wie viel Gramm Körperstickstoff durch 100 g resorbierten Nahrungsstickstoff ersetzt oder gebildet werden können (61).

Nahrungsverwertung im Stoffwechsel

Kohlenhydrate

Verdauung und Resorption

Unter der Vorgabe, dass die Ernährungstherapie die beste Form der oralen Diabetesbehandlung ist (75), müssen sich entsprechende Behandlungsmaßnahmen am Verständnis der normalen- und beim Diabetes veränderten Stoffwechsel- und evtl. Verdauungsvorgänge orientieren. Da sich der Diabetes mellitus klinisch vorrangig durch erhöhte Blutzuckerwerte definiert, ist zur Erlangung einer Glucohomöostase eine normale Resorption von Kohlenhydraten wichtigste Voraussetzung.

Zusammensetzung der aufgenommenen Kohlenhydrate. Im Rahmen der täglichen Nahrungszufuhr werden in unseren westlichen Industrieländern im Durchschnitt etwa 300 g Kohlenhydrate verzehrt. Über 60% davon bestehen aus Stärke, 30% sind Saccharose, der Rest wird durch Lactose oder andere seltene Formen gedeckt. Mit Ausnahme der ballaststoffreichen Stärke besteht ein großer Teil der Nahrung damit aus schnell blutzuckerwirksamen Mono- und Oligosacchariden. Aber auch die handelsüblichen Stärkeprodukte enthalten nach dem Mahlen der Ausgangsprodukte Reis, Korn und Mais zusätzlich einen steigenden Anteil an Oligo- und Disacchariden, der von der Dauer und Intensität des Mahlvorgangs bestimmt wird.

Verdauung der Kohlenhydrate. Die Digestion beginnt bereits im Mund, wo Polysaccharide ausschließlich einer intraluminalen Verdauung durch die α-Amylase im Speichel ausgesetzt sind. Im Magen wird die Verdauung nach einer kräftigen Durchmischung der Speisen mit noch vorhandener Amylase fortgesetzt. Resorbiert werden nur geringe Mengen, vor allem Glucose. Nach der Entleerung aus dem Magen findet sich im Duodenum eine Mischung aus verschiedenen Degradationsstufen der Stärke (z. B. Dextrine) sowie Mono- und Disaccharide. Die Geschwindigkeit der Magenentleerung wird neben der Art und Zubereitung der Nahrung, der Menge, dem Ballaststoffanteil, der Flüssigkeit und der Temperatur auch vom osmotischen Druck bestimmt. Ein hoher osmotischer Druck verzögert, ein niedriger Druck beschleunigt die Magenentleerung. Niedermolekulare Lösungen aus Glucose und Maltose haben bei gleicher Konzentration einen höheren osmotischen Druck als Stärke und Dextrine. Aber auch Ballaststoffe tragen zu einer langsameren Magenentleerung bei.

Beim Diabetiker kann die Magenentleerung durch eine Gastroparese bei autonomer diabetischer Neuropathie verzögert sein. Auch Stoffwechselentgleisungen können die Verdauung beeinflussen. So führt eine Hyperglykämie ebenfalls zu einer verspäteten Magenentleerung.

Nach einer relativ langen Verweildauer im Magen nimmt die Restverdauung im Dünndarm nur wenige Minuten in Anspruch. Qualitative und quantitative Unterschiede im postprandialen Blutzuckerverlauf sind deshalb vorrangig durch die unterschiedliche Verweildauer der Nahrung im Magen bedingt.

Eine Beeinflussung der Kohlenhydratdigestion kann auf physiologische Weise durch die Kettenlänge der Stärke, Korngröße, Quellungszustand, Amylase- und Amylaseinhibitorgehalt sowie Fasergehalt erfolgen.

Im Duodenum verläuft die weitere Digestion der Stärke primär intraluminal. Gleichzeitig findet jedoch auch eine „Membranverdauung" statt, bei der Amylase an die Mukosaoberfläche gebunden wird und erst dort ihre volle Wirkung entfaltet. Nicht alle Stärkeformen sprechen gleichermaßen auf Amylase an. Während ungekochte Weizenstärke verdaut wird (Rohkostmüsli), kann rohe Kartoffelstärke nicht verwertet werden. Die Wirkung der Amylase wird dabei auch durch die Größe des Kohlenhydratmoleküls bestimmt. Mit schrumpfender Kettenlänge der Stärke wird die Affinität der Amylase geringer und erlischt auf Höhe der Disaccharide völlig.

Di- und Oligosaccharide werden durch spezifische Enzyme (Disaccharidasen) im Bürstensaum der Membranaußenseite in resorbierbare Monosaccharide hydrolysiert (enterische Verdauung). Je nach Menge und Zusammensetzung der Disaccharide besteht die Tendenz, die Hydrolyseprodukte entweder völlig in die Blutbahn zu übernehmen (Resorption) oder, bei Überforderung der Resorptionskapazität, einen Teil wieder in das Lumen abzugeben und erst weiter distal zu resorbieren.

Resorption der Kohlenhydrate. Unter Resorption verstehen wir einen Vorgang, der durch das Verschwinden einer Substanz aus dem Darmlumen, den Transport durch das Epithel sowie den anschließenden Eintritt in die Blutbahn charakterisiert ist. Unterschiedliche Zuckerarten unterliegen unterschiedlichen Resorptionsmechanismen. Neben einer aktiven, Energie verbrauchenden Resorption mit Michaelis-Menten-Kinetik (Glucose, Galactose) findet sich eine „erleichterte" Resorption (Fructose) sowie eine rein passive, konzentrationsabhängige Resorption (Xylit, Sorbit), die auch die unterschiedlichen Resorptionsgeschwindigkeiten bestimmt.

Hemmung der intestinalen Zuckerresorption: Eine medikamentöse Hemmung der intestinalen Digestion und Resorption von Kohlenhydraten kann durch Biguanide, α-Glucosidasehemmer, aber auch durch Ouabain erreicht werden. Biguanide bewirken eine primäre Hemmung der intestinalen Resorption, wahrscheinlich über eine Störung in „übergeordneten Energie liefernden Prozessen" der Mukosazelle, während der α-Glucosidaseinhibitor Acarbose, ein Pseudotetrasaccharid, die Disaccharidasewirkung kompetitiv hemmt. Eine Blockade der Natriumpumpe wird als Wirkungsmechanismus von Ouabain diskutiert.

Eine Steigerung der intestinalen Zuckerresorption wurde als Insulinwirkung bei Diabetes mellitus wiederholt beschrieben, muss aber nach wie vor als ungesichert gelten.

Wirkung von Hormonen. Eine beschleunigte Magenentleerung nach Insulin scheint hingegen bewiesen. Auch konnte eine Wirkung von Nebennierenrindenhormonen, Sexualhormonen und Schilddrüsenhormon auf die Kohlenhydratresorption nachgewiesen werden.

Besonders eindrucksvoll ist jedoch die Vermittlerrolle von gastrointestinalen Hormonen bei der enteralen Resorption und humoralen Verdauung. Ursprünglich hatte man die Summe aller insulinotropen Darmhormone für den sog. Inkretineffekt verantwortlich gemacht, wodurch verständlich wurde, warum eine enterale Glucosegabe zu höheren Insulin- und C-Peptidspiegeln führt als eine intravenöse Applikation. „Inkretin" bezog sich auf alle insulinotropen Substanzen im Darmtrakt, die, durch eine Mahlzeit stimuliert, das Pankreas für eine bevorstehende Glucosebelastung sensibilisieren. Nachdem Sekretin und Gastrin jedoch nur in pharmakologischen Dosen die Insulinsekretion zu potenzieren vermögen und Somatostatin eher in Opposition zum Inkretin in der Spätphase der Fettverdauung sezerniert wird, waren GIP (gastric inhibitory peptide) und GLP-1 (glucagon-like peptide) die Hormone, die die klassischen Kriterien des Inkretins am ehesten erfüllten.

GLP-1 wird im distalen Dünndarm und Kolon gebildet. Es ist insulinotrop und bewirkt in Abhängigkeit von der Glucosekonzentration im Darm auch eine Hemmung der pankreatischen Glucagonsekretion. Durch die Kombination von GIP und GLP-1 konnte ein additiver insulinotroper Effekt beobachtet werden. GLP-1 verzögert auch die Magenentleerung, was ein wichtiger Faktor für die physiologische Regulation der Glucosetoleranz ist.

Beim Typ-2-Diabetes wurde ein gestörter Inkretineffekt beschrieben. Während die diabetische Beta-Zelle auf GIP kaum anspricht und resistent erscheint, ist die insulinotrope und glucagonunterdrückende Wirkung von GLP-1 bei Typ-2-Diabetes voll erhalten. Bei Gabe von GLP-1 kann der postprandiale Glucoseanstieg deutlich vermindert werden. Insulinotroper Effekt und verzögerte Magenentleerung bieten sich als physiologisches Regulans deshalb zur Behandlung bei Diabetes mellitus an. Auf einen zusätzlichen extrapankreatischen Effekt von GLP-1 deutet eine insulinunabhängige periphere Glucoseaufnahme bei Typ-1-Diabetikern hin.

Für die Kohlenhydratverdauung erscheint es von Bedeutung, dass durch α-Glucosidasehemmer (Acarbose) die GLP-1-Sekretion verstärkt wird, die Glucosekompetenz der Beta-Zelle vermehrt und damit auf die prandiale Stoffwechselsituation vorbereitet wird.

Kohlenhydratstoffwechsel

Aufgabe der Ernährung ist die Erhaltung der Glucosehomöostase. Der dabei zugrunde liegende fundamentale Mechanismus ist jedoch komplex und wird sowohl vom Substratangebot in der Nahrung mit Verdauung und Resorption wie auch der Insulinsekretion, der hormonellen Gegenregulation und dem peripheren Glucoseumsatz bestimmt. All dies geht gleichzeitig vor sich und wird physiologischerweise koordiniert, um eine Hypo- oder Hyperglykämie zu vermeiden.

Postabsorptiver Kohlenhydratstoffwechsel. Im *postabsorptiven und Nüchternzustand* wird die Glucosehomöostase allein durch die hepatische Glucoseproduktion (Glukoneogenese und Glykogenolyse) aufrechterhalten, die nach längerem Hungern auch durch die Glukoneogenese der Niere unterstützt wird. Anfänglich, im postabsorptiven Zustand, 6–12 Stunden nach der letzten Nahrungszufuhr, dominiert die Glykogenolyse. Mit zunehmender Dauer des Fastens überwiegt die Bereitstellung von Glucose durch die Glukoneogenese aus Lactat und Alanin der peripheren Muskulatur und dem Glycerin aus der Lipolyse des Fettgewebes. In diesem Zustand werden etwa 80% der Glucose insulinunabhängig im Gehirn, im Splanchnikusbereich und in den Erythrozyten metabolisiert, während die periphere Muskulatur als insulinsensitives Gewebe im postabsorptiven und Nüchternzustand nur wenig Glucose aufnimmt. Muskulatur, Leber, Herz und Nieren metabolisieren zu diesem Zeitpunkt vorrangig freie Fettsäuren (FFS), die im Rahmen der Lipolyse durch Hydrolyse von Triglyceriden zu Glycerin und FFS entstehen. FFS bewirken dabei eine Verminderung von Glucoseaufnahme, -stoffwechsel und -verbrauch und verringern so den Glucoseverlust und die Gefahr einer Hypoglykämie (Glucose-Fettsäure-Zyklus). Eine hormonell gesteuerte Kontrolle erfolgt dabei vor allem durch Insulin und Glucagon.

Beim Diabetes mellitus ist die Nüchternhyperglykämie Folge einer durch Insulinmangel oder -resistenz gesteigerten Glukoneogenese, die durch das erhöhte Glucoseangebot auch die periphere Glucoseaufnahme steigert, aber im Verhältnis zur aktuellen Hyperglykämie dennoch relativ vermindert ist.

Postprandialer Kohlenhydratstoffwechsel. Post cenam beginnt der Blutzuckeranstieg innerhalb von 5–10 Minuten und erreicht nach etwa 60–90 Minuten den höchsten Wert, wobei das Ausmaß des Blutzuckeranstiegs durch Menge und Form der zugeführten Kohlenhydrate, durch den Anteil an Fett und Eiweiß sowie die Tageszeit variiert. In unserer Überflussgesellschaft mit regelmäßiger Nahrungsaufnahme besteht für über 14 Stunden täglich eine postprandiale Stoffwechsellage.

Mit dem postprandialen Anstieg von Blutzucker und Insulin wird die endogene hepatische Glucoseproduktion um etwa 60% reduziert und die Lipolyse gestoppt. 25–40% der resorbierten Glucose werden durch den Splanchnikusbereich (Leber) aufgenommen. Der Rest wird in das extrahepatische Gebiet transportiert und dort mithilfe von Insulin vor allem in die Skelettmuskulatur und das Fettgewebe aufgenommen. Nur die Hälfte wird dort vollständig verbrannt, 35% wird als Glykogen gespeichert und 15% als Lactat und Alanin wieder für die hepatische Gluconeogenese bereitgestellt.

Bei Diabetes mellitus ist der Zustand post cenam durch einen exzessiven und prolongierten Blutzuckeranstieg gekennzeichnet. Zusätzlich besteht eine unzureichende Unterdrückung der hepatischen Glukoneogenese und eine verminderte Glykogenspeicherung. Die Glucoseaufnahme in die Muskulatur ist absolut gesehen noch innerhalb der Norm, im Verhältnis zum erhöhten Blutzucker jedoch verringert.

Fett

Postabsorptiver Lipidstoffwechsel. Der postabsorptive und Nüchternzustand ist gekennzeichnet durch eine gesteigerte Ketogenese und durch hohe Spiegel an FFA im Blut mit einem Überangebot an die Leber als Folge der Lipolyse.

Postprandialer Lipidstoffwechsel. Postprandial kommt es zu einem völligen Lipolysestopp, sodass die FFA im Blut und deren Aufnahme und Verstoffwechslung durch peripheres Gewebe schnell zurückgehen. Die Lipidoxidation nimmt dabei in der Muskulatur in dem Maße ab, wie die Glucoseoxidation zunimmt.

Die mit der Nahrung zugeführten Fette sind vorrangig langkettige Triglyceride, die nach der Resorption der Hydrolyseprodukte in den Mukosazellen des Dünndarms zu Triglyceriden resynthetisiert werden. Zusammen mit Cholesterin, Phosphatiden und Protein bilden sie die Chylomikronen. Der Gipfel der postprandialen Lipämie liegt zwischen 2 und 7 Stunden nach einer fettreichen Mahlzeit. Die Hydrolyse der Chylomikronentriglyceride erfolgt vorwiegend im Bereich der Kapillaren des Fettgewebes, weniger in Herz, Leber und Intestinaltrakt. Bei Diabetes mellitus ist dieser Vorgang durch eine verminderte Aktivität der Lipoproteinlipaseaktivität gekennzeichnet.

Die freigesetzten Fettsäuren werden nach der Aufnahme in periphere Gewebe wieder verestert oder abgebaut. Für die Speicherung der Nahrungstriglyceride im Fettgewebe ist ein intakter Kohlenhydratstoffwechsel hilfreich. Endogene Triglyceride entstehen vor allem im Fettgewebe und in der Leber. Eine Freisetzung von intakten Triglyceriden kommt nur durch die Leber, nicht jedoch im Fettgewebe, und jeweils in Abhängigkeit von Menge und Art der zugeführten Nahrung vor. Dabei zeichnet sich eine verstärkte hypertriglyceridämische Wirkung von Fructose im Vergleich zu anderen Mono-, Di- und Polysacchariden ab, was nur zum Teil auf die geringere insulinotrope Wirkung der Fructose zurückzuführen ist. Eine Elimination von endogenen Triglyceriden aus dem Blut wird durch Insulin und Kohlenhydratzufuhr beschleunigt. Insulin steigert die Triglyceridsynthese und die Neubildung von Lipoproteinen in der Leber. Bei diabetischer Stoffwechsellage als Folge von Insulinmangel oder -resistenz ist die Elimination von Triglyceriden verzögert. Diese sekundäre Hypertriglyceridämie begünstigt ihrerseits die Insulinresistenz.

Eiweiß

Postabsorptiver Proteinstoffwechsel. Eiweiß gehört zu den nicht ersetzbaren Bestandteilen unserer Nahrung. Im Hungerzustand kommt es nach Erschöpfung der Glykogenreserven zur Proteolyse aus den Eiweißspeichern der peripheren Organe vor allem der Muskulatur. Dadurch können vermehrt Aminosäuren (Alanin) in die hepatische Gluconeogenese eingespeist werden.

Postprandialer Proteinstoffwechsel. Post cenam werden Aminosäuren vorwiegend im Jejunum resorbiert und zur Resynthese von Körpereiweiß verwendet. Insulin als anaboles Hormon unterstützt diesen Vorgang. Überschüssige Aminosäuren werden hingegen in der Leber desaminiert und im Citratzyklus für die Glukoneogenese verwendet. Dadurch besteht eine enge Verknüpfung zwischen den endogenen Bilanzen von Protein- und Kohlenhydratstoffwechsel, über die sowohl der Energiehaushalt aus den Proteinvorräten gespeist wird, als auch der Proteinhaushalt durch Glucose und Insulin beeinflusst werden kann (42).

Nährstoffbedarf

Der Nährstoffbedarf hängt vom Grundumsatz (Tab. 8.1) und vom Leistungszuwachs ab und wird zudem von individuellen Unterschieden und Interaktionen zwischen den Nährstoffen bestimmt. Bei einer energetisch bedarfsgerechten Ernährung wird der Kalorienbedarf entsprechend dem Sollgewicht eines Menschen festgelegt. Dabei korreliert aber die tägliche Energiezufuhr kaum mit dem täglichen Energieverbrauch. Eine ausgeglichene Bilanz stellt sich erst nach mehreren Tagen ein. Die Energieberechnung des Nährstoffbedarfs wird in Kilokalorien und seit 1978 auch in Kilojoule durchgeführt (1 kcal = 4,2 kJ).

Grundumsatz. Der Grundumsatz umfasst jene Stoffwechselvorgänge, die zur Aufrechterhaltung des Kreislaufs, der Atmung und der Wärmeregulation erforderlich sind. Er wird 12 Stunden nach der letzten Nahrungsaufnahme bestimmt. Der durchschnittliche Grundumsatz liegt bei ca. 25 kcal/kg Körpergewicht (105 kJ/kg) oder 910 kcal/m^2 (3810 kJ/m^2) Körperoberfläche. Stoffwechsellage, Alter, Geschlecht, Körpergröße und Gewicht sorgen für individuelle Unterschiede. So

Tab. 8.1 Anteil einzelner Organe und Gewebe am Grundumsatz (Förster H. Grundlagen von Ernährung und Diätetik. Frankfurt: Govi; 1978)

Organ/Gewebe	Anteil am Grundumsatz
Leber und Darm	25%
Zentralnervensystem	25%
Niere	10%
Muskulatur	20%
Rest	20%

Tab. 8.2 Steigerung des Energieumsatzes durch körperliche Tätigkeiten (Förster H. Grundlagen von Ernährung und Diätetik. Frankfurt: Govi; 1978)

Tätigkeit	kcal/h	kJ/h	Zunahme
Schlaf	70	290	–
wach, sitzend	80	330	14%
sitzende Arbeit	100	420	42%
leichte Tätigkeit	120	510	71%
Spazierengehen	200	840	185%
schwere Arbeit	500	2100	615%
Schwerstarbeit	700	2900	900%

liegt der Grundumsatz im Alter von 20–40 Jahren bei 1600–1800 kcal (6700–7540 kJ), bei 70- bis 80-Jährigen jedoch ca. 20–30% niedriger (1300–1400 kcal, 5440–5860 kJ). Bei Frauen ist der Grundumsatz in der gleichen Altersgruppe etwa 5–10% geringer als bei Männern.

Leistungszuwachs. Der Leistungszuwachs hängt ab von körperlicher Aktivität (Tab. 8.2), Nahrungszufuhr, Temperaturausgleich, Schwangerschaft (15–23%), Infektionen (je 13% pro 1 °C Fieber) und zehrenden Krankheiten. Der Energiebedarf beträgt:
- bei leichter Tätigkeit 32 kcal/kg Sollgewicht (134 kJ/kg),
- bei mittelschwerer Aktivität 35–40 kcal/kg (145–165 kJ/kg),
- bei schwerer Arbeit 40–50 kcal/kg (165–210 kJ/kg),
- bei Untergewicht (BMI < 22) Erhöhung der täglichen Energiezufuhr um ca. 300 kcal (1260 kJ),
- bei Normalgewicht (BMI 22–25) isokalorische Ernährung,
- bei Übergewicht (BMI 26–28) Verminderung der täglichen Energiezufuhr um ca. 300 kcal (1260 kJ),
- bei Adipositas (BMI > 28) Verminderung der täglichen Energiezufuhr um ca. 500 kcal (2090 kJ).

Das Sollgewicht ist das Normalgewicht – 10% und berechnet sich aus der Broca-Formel:

Körpergröße in cm – 10% (15% für Frauen).

Beispiel: Der Energiebedarf eines 55-jährigen Mannes (175 cm, 84 kg schwer) beträgt bei leichter Tätigkeit: 68 kg Sollgewicht × 32 kcal (134 kJ) = 2200 kcal (9210 kJ) täglich.

Die Berechnung des täglichen Energiebedarfs aufgrund des Leistungszuwachses durch leichte/schwere Arbeit ist jedoch in zunehmendem Maße unzureichend, da die Arbeitsverhältnisse in Berufsgruppen einem raschen Wandel unterworfen sind und bei einer 35-Arbeitsstunden-Woche die körperliche Betätigung in der Freizeit mehr und mehr an Bedeutung gewinnt. So ist der zusätzliche Energiebedarf beim Sport mit 100–600 kcal/h (420–2510 kJ/h) zusätzlich zu berücksichtigen:
- Rudern 600 kcal/h (2520 kJ/h)/Stunde,
- Fußballspielen 500 kcal/h (2100 kJ/h),
- Tennis 450 kcal/h (1890 kJ/h),
- Kegeln 250 kcal/h (1050 kJ/h),
- Gymnastik 200 kcal/h (840 kJ/h),
- Autofahren 110 kcal/h (460 kJ/h).

Die Gesamtenergiezufuhr hat für den Diabetiker eine zentrale diätetische Bedeutung. Anzustreben ist eine **ausgeglichene Energiebilanz** mit Normalgewicht. Für übergewichtige Diabetiker ist die Gewichtsreduktion das diätetische Schlüsselproblem, da Überernährung mit Gewichtszunahme und Fettleibigkeit diabetogen ist und die Insulinresistenz begünstigt, die für den Typ-2-Diabetes pathogenetische Bedeutung hat, die Beta-Zellfunktion überfordert, die Kohlenhydrattoleranz mindert und die Stoffwechseleinstellung erschwert.

Die **tatsächliche Energiezufuhr** bei Diabetikern in der mittleren Altersgruppe (30–40 Jahre) konnte in einer multinationalen Multicenter-Verzehrsstudie in Europa dokumentiert werden (64). Bei 2868 Patienten lag die durchschnittliche Kalorienaufnahme bei 2300 kcal = 9630 kJ (2064 kcal ± 545 [8642 kJ ± 2282] für Frauen und 2706 kcal ± 702 [13529 kJ ± 2939] für Männer). In Deutschland lag die Energiezufuhr durchschnittlich 100 kcal (420 kJ) über dem europäischen Mittelwert und damit 200 kcal (840 kJ) über den Empfehlungen der Deutschen Gesellschaft für Ernährung (DGE).

Besonderen Richtlinien unterliegt der Energiebedarf bei **Kindern und Jugendlichen** (Tab 8.3).

Nährstoffrelation

Individuelle Anpassung unter ernährungswissenschaftlichen Vorgaben

Empfehlungen zur Nährstoffrelation müssen sich beim Diabetes mellitus – unabhängig vom Krankheitstyp (Typ 1 oder 2) – primär an den allgemeinen Richtlinien für eine gesunde Ernährung orientieren. Die Ernährung muss qualitativ vollwertig sein und die Zufuhr aller Nährstoffe in wünschenswerter Höhe sichern. Sie soll überdies „kaloriengerecht" sein, d. h. eine dem Körpergewicht angepasste Nahrungsaufnahme bewirken.

Zusätzlich müssen aber folgende diabetesspezifische Therapieziele für die Ernährung definiert werden:

Tab. 8.3 Empfohlener Energie- und Nährstoffgehalt für die Tageskost bei Kindern und Jugendlichen (Ketz, HA, Möhr M. Ernährungsforschung. 1985:30;1–23)

	Alter	Nahrungsenergie		Eiweiß		Fett	
	(Jahre)	(kJ)	(kcal)	(g)	Energie (%)	(g)	Energie (%)
Kleinkinder	1–3	5000	1200	38	13	43	33
Vorschulkinder	3–6	6700	1600	50	13	55	33
Schulkinder und Jugendliche							
Jungen und Mädchen	6–9	7900	1900	60	13	65	33
Jungen	9–12	9600	2300	75	13	80	33
	12–15	11.700	2800	90	13	100	33
	15–18	13.000	3100	100	13	110	33
Mädchen	9–12	8800	2100	70	13	75	33
	12–15	10.500	2500	80	13	90	33
	15–18	10.500	2500	80	13	90	33

▶ Die Ernährung muss evtl. vorliegende Folgeerkrankungen des Diabetes mellitus berücksichtigen.
▶ Die Ernährung muss sich an den Therapiezielen für Blutzucker, Serumlipide, Harnsäure, Blutdruck und Körpergewicht (s. o.) orientieren.

Das heißt, Ernährungsprogramme sollten an die spezifische Situation und die Bedürfnisse eines Patienten individuell angepasst werden. Wichtig ist dabei, eine Kluft zwischen ernährungswissenschaftlichen Vorgaben und individuellen Verzehrsgewohnheiten zu vermeiden, um die Einhaltung der Empfehlung durch den Patienten zu verbessern (Diät-Compliance). Dies war auch das besondere Bestreben der 1995 herausgegebenen Diätrichtlinien der Amerikanischen Diabetes-Gesellschaft (ADA), wobei die Ernährungstherapie bei Diabetes mellitus noch immer als einer der herausforderndsten Aspekte in der Behandlung und Schulung von Patienten angesehen wurde (2).

Eiweiß

Eine **adäquate Proteinzufuhr** in der Nahrung ist notwendig, um Wachstum, Entwicklung und normale Organfunktion zu sichern. Entsprechend den Empfehlungen der Deutschen Gesellschaft für Ernährung sollen 10–15% der Nährstoffenergie aus Eiweiß bestehen. Der „Amerikanische National Research Council" empfiehlt 0,8 g/kg Körpergewicht (ca. 60 g) für Erwachsene, die Amerikanische Diabetes Gesellschaft 15–20% der Energiezufuhr (19). Die tatsächliche Proteinaufnahme kann in unserer westlichen Konsumgesellschaft jedoch höher liegen. Sie wurde in den USA mit 14–18% der Energiezufuhr für Typ-1-Diabetiker, in Europa mit 17,6%, in der UKPDS aber mit 21% registriert.

Grundsätzlich unterscheidet sich der Eiweißbedarf von Diabetikern nicht von demjenigen der Nichtdiabetiker. Bei schlechter, kataboler Stoffwechsellage kann der Eiweißbedarf jedoch ansteigen (18). Schon gering erhöhte Blutzuckerwerte führen zu einem deutlich erhöhten Proteinumsatz.

Hohe Eiweißzufuhr bedeutet durch eine gesteigerte glomeruläre Filtrationsrate eine zusätzliche Arbeitsbelastung für die Niere und beim Diabetes mellitus wahrscheinlich eine rasche Progression zur Glomerulosklerose. Umgekehrt kann dieser Prozess durch eine Eiweißrestriktion verzögert werden, wobei pflanzliches Eiweiß dem tierischen Ursprungs vorzuziehen ist. Es erscheint deshalb empfehlenswert, eine Ernergiezufuhr von mehr als 20% durch Eiweiß zu vermeiden. Langzeitstudien über die Wirkung einer solchen Kost liegen jedoch nicht vor.

Ein hoher Eiweißverbrauch fördert die Aufnahme von gesättigten Fettsäuren, führt zu erhöhtem Seruminsulin und steigert die Glukoneogenese, ohne jedoch den Blutzucker wesentlich zu erhöhen.

Im Tierversuch konnte gezeigt werden, dass bei eiweißreicher Ernährung die Diabetesmanifestation bei Insulitis früher auftritt, ohne aber gleichzeitig die Diabetesinzidenz zu erhöhen.

Mehrere Studien haben in den letzten Jahren Hinweise dafür geliefert, dass Kinder in den ersten 3 Lebensmonaten nach einer *kuhmilchreichen Ernährung*, im späteren Leben häufiger an einem Typ-1-Diabetes erkrankten. Eine kürzliche Untersuchung im Rahmen der deutschen BABYDIAB Studie konnte dies allerdings an 823 Kindern nicht bestätigen (28).

Kinder benötigen in der Wachstumsphase wesentlich mehr Eiweiß und auch *Schwangere* sollten die Eiweißzufuhr auf etwa 1,2 g/kg erhöhen.

Fett

Die Verteilung von Fett- und Kohlenhydraten in der Ernährung sollte erst nach Vorgabe der Eiweißmenge erfolgen. Kohlenhydrate und einfach ungesättigte Fettsäuren sollten zusammen 60–70% der Gesamtenergiezufuhr ausmachen.

Empfehlung zur Reduktion. Menge und Art des Fettkonsums stehen als kardiovaskuläre Risikofaktoren gegenwärtig besonders im Mittelpunkt der Diskussion zur diätetischen Prävention. Dabei gelten ein erhöhtes Gesamtcholesterin und LDL-Cholesterin, ein erniedrigtes HDL-Cholesterin sowie eine Hypertriglyceridämie als Risikofaktoren, die bei Diabetikern häufiger auftreten und stärker ausgeprägt sind als bei Nichtdiabetikern. Dies erfordert diätetische Maßnahmen, die zu einer ausreichenden Senkung der Lipide und zur Prävention kardiovaskulärer Komplikationen beitragen. Die Helsinki-Studie konnte zeigen, dass eine fettarme Ernährung die Entwicklung einer koronaren Herzkrankheit deutlich zu verzögern vermag.

Sowohl die Amerikanische Diabetes-Gesellschaft als auch das National Cholesterol Education Program's Adult Treament Panel III empfehlen, bei Diabetikern ein LDL-Cholesterin von < 100 mg/dl anzustreben, um das Risiko für koronare Herzkrankheiten zu senken. Die DGE empfiehlt, die Fettzufuhr auf 30–35% der Energiezufuhr zu beschränken. Eine amerikanische Konsenskonferenz hatte 1985 geraten, den Fettkonsum bei Diabetikern auf 30% und weniger der Gesamtenergiezufuhr zu senken und die Cholesterinaufnahme auf 250–300 mg zu verringern.

Gleichzeitig scheint eine Kost nach Belieben – solange sie fettarm ist – gegenüber einer üblichen Diabetesernährung das Körpergewicht zu senken und das Risiko für einen Typ-2-Diabetes bei Risikopatienten innerhalb von 5 Jahren signifikant zu vermindern. Tuomilehto konnte in der finnischen Lifestyle-Studie durch Fettreduktion und Fettmodifizierung in der Kost die Diabetesinzidenz gegenüber einer Kontrollgruppe in 3 Jahren um 58% senken (78).

Tatsächliche Fettzufuhr. Von der Allgemeinbevölkerung in Deutschland wird zur Zeit 40% des täglichen Energiebedarfs durch Fett gedeckt (Nationale Verzehrsstudie). Typ-1-Diabetiker verzehren 39% ihrer Kalorien in Form von Fett. Dabei werden 14% als gesättigte Fettsäuren und 6% als mehrfach ungesättigte Fettsäuren zugeführt (74, 76). Nur 14% der Typ-1-Diabetiker in Europa erreichen die Empfehlungen der Nutrition Study Group der EASD, sodass bei diesen durch kardiovaskuläre Krankheiten gefährdeten Patienten der Begriff einer liberalisierten Ernährung doch sehr restriktiv gehandhabt werden sollte.

Fettarme Kost. Eine fettarme (20–25% der Energiezufuhr) und daher kohlenhydratreiche Kost kann aber zu einer deutlichen Erhöhung der Serumtriglyceride und einer Erniedrigung des HDL-Cholesterins führen, wenn ein hoher Prozentsatz aus gesättigten Fettsäuren besteht. Durch den gleichzeitig hohen Kohlenhydratanteil treten auch erhöhte Blutzucker- und Seruminsulinspiegel auf.

Dieser Effekt kann vermieden werden, wenn der Kohlenhydratanteil auf 45% reduziert und der Fettanteil auf 40% angehoben wird unter der Vorgabe, die gesättigten Fettsäuren auf weniger als 10% des Gesamtkalorienanteils zu reduzieren (56). Bei einer Verringerung der gesättigten Fettsäuren und gleichzeitigen Erhöhung der mehrfach ungesättigten Fettsäuren liegt auch bei Nichtdiabetikern das HbA_{1c} signifikant niedriger.

> Die Richtlinien der Amerikanischen Diabetes-Gesellschaft (ADA) empfehlen bei Diabetikern deshalb eine individuelle Ernährung, die sich am Zustand des Patienten und am Therapieziel orientiert, aber insgesamt den Fettanteil auf 30% der Engergiezufuhr beschränkt.

Einfach ungesättigte Fettsäuren (MUFA) sind in der Lage, Serumtriglyceride und VLDL-Cholesterin zu senken, das HDL-Cholesterin zu erhöhen und die Insulinsensitivität zu verbessern. Als wichtigster Vertreter gilt die Ölsäure, die sich vor allem im Olivenöl, aber auch im Distel- und Rapsöl findet. Nur in wenigen Langzeitstudien wurden bei Typ-2-Diabetikern fettreiche Diäten mit wechselndem Kohlenhydratanteil verglichen, bei denen gesättigte durch ungesättigte Fettsäuren ersetzt wurden. Dabei erzielten Diäten mit 40–45% Kohlenhydratanteil und solche mit 32–34% der Energiezufuhr durch Fett eine ähnliche Verbesserung des LDL-Cholesterins und des HbA_{1c}.

Die Diabetesinzidenz wird durch eine an einfach ungesättigte Fettsäuren reiche Ernährung verringert. In einer prospektiven Kohortenstudie an 36.000 Frauen in den USA konnte eine signifikante negative Korrelation zwischen der Einnahme an Gemüsefetten (MUFA) und der Diabetesinzidenz innerhalb von 11 Jahren festgestellt werden (50). 10–20% der Gesamtenergie kann aus einfach ungesättigten Fettsäuren bestehen. Eine Aufnahme nach Belieben sollte allerdings wegen der erhöhten Energiezufuhr und der damit verbundenen Gefahr einer Gewichtszunahme vermieden werden (19).

Mehrfach ungesättigte Fettsäuren (PUFA) mit 2 und mehr Doppelbindungen enthalten unter anderem die ω-3- und ω-6-Fettsäuren, die als essenzielle Fettsäuren (ES) im Säugetierorganismus nicht synthetisiert werden können. Die Gesamtzufuhr sollte allerdings 10% der Energieaufnahme nicht übersteigen.

ω-6-Fettsäuren (z. B. Linolsäure) senken das Gesamt- und das LDL-Cholesterin sowie die Chylomikronen. Es bestehen auch Hinweise, dass sie in größeren Mengen die fibrinolytische Aktivität des Blutes verändern, die Oxidation von Lipoproteinen durch Sauerstoffradikale fördern und dadurch deren Atherogenität erhöhen. Auch der Nüchternblutzucker sowie die Insulinspiegel werden bei Typ-2-Diabetikern durch eine an Linolsäure (zweifach ungesättigt) reiche Kost im Vergleich zu Ölsäure (Olivenöl, einfach ungesättigt) erhöht (47).

ω-3 Fettsäuren (Fischöl) senken die Serumtriglyceride, den Anteil an Phospholipiden in der Zellmembran der Skelttmuskulatur und in einigen Studien auch die

Insulinresistenz (27, 80), haben jedoch keine Wirkung auf die Blutzuckerlage (52) und zeigen in einigen Studien auch eine Erhöhung des LDL-Cholesterins.

> Bei normalgewichtigen, normolipämischen Diabetikern sollten die Regeln einer vernünftigen (vollwertigen) Ernährung ohne extreme Restriktionen Anwendung finden. Bei Übergewicht und Dyslipoproteinämie sollte der Fettanteil unter 30% der Energiezufuhr gesenkt werden, wobei ein hoher Anteil an einfach ungesättigten Fettsäuren (15%) und ein nur geringer Anteil an gesättigten und mehrfach ungesättigten Fettsäuren (< 10%) verwendet werden sollte. Gleichzeitig sollte auf einen niedrigen Anteil an Transfettsäuren in der Nahrung geachtet werden.

Transfettsäuren sind Transisomere von ungesättigten Fettsäuren, bei denen wie bei gesättigten Fettsäuren eine erhöhte Atherogenität besteht. Sie kommen in der Natur nur in kleinen Mengen vor, werden aber durch hydrierte Öle in Margarinen (bis 55%), Salat- und Cocktailsaucen und in „fast food" im Allgemeinen angehäuft und häufig in diätetischen Lebensmitteln gefunden. Widersprüchlich sind die Befunde, inwieweit Transformen einfach ungesättigter Fettsäuren postprandial den Blutzucker und die Insulinspiegel beeinflussen. Eindrucksvoll erscheinen die Ergebnisse der Nurses Health Study (72), wo mit jeweils 2% mehr an Energie aus Transfettsäuren in der Nahrung das Diabetesrisiko um 39% anstieg!

In Deutschland werden durchschnittlich nur 3–4 g Tansfettsäuren täglich verzehrt, in den USA aber wesentlich mehr. Bei Risikopatienten mit Hyperlipidämie, Diabetes mellitus und koronarer Herzkrankheit sollten sie, falls möglich, ganz vermieden werden oder zumindest gegen gesättigte Fettsäuren aufgerechnet werden (5).

Stanole und Sterole sind Pflanzenester, die die intestinale Absorption von Cholesterin blockieren und in einer Menge von 2 g/d das Gesamt- und LDL-Cholesterin um 10–14% senken (19).

Fettersatzmittel können helfen, in einer fettreichen Kost die Zufuhr an Energie, gesättigten Fettsäuren und Cholesterin zu senken. Sie erscheinen sicher und sind als Nahrungsadditive zugelassen.

Kohlenhydrate

Komplexe Kohlenhydrate

Bei den komplexen Kohlenhydraten unterscheiden wir zwischen der verdaubaren Stärke und den unverdaubaren Ballaststoffen.

Stärke

Bedeutung und allgemeine Empfehlungen. Obwohl der Höhepunkt der Pro-Kohlenhydratwelle mit der Aufstockung der Wertigkeit einfach ungesättigter Fettsäuren überschritten scheint, ist die Stärke, auch beim Diabetes mellitus nach wie vor der wichtigste Energielieferant. Eine kohlenhydratreiche Kost bis 60% der Energiezufuhr war in den letzten Jahren besonders zur Verringerung des Fettanteils und zur Verbesserung der Glucosetoleranz empfohlen worden. Zur Vermeidung eines kohlenhydratinduzierten Anstiegs von Blutzucker und Serumtriglyceriden bei Diabetes mellitus waren gleichzeitig aber auch eine gute Stoffwechseleinstellung, eine normokalorische Kost und Kohlenhydrate mit geringer glykämischer Wirkung Voraussetzung.

Eine Kost mit 50% Energiezufuhr aus Kohlenhydraten wird heute als Mittelweg empfohlen, um die nach Eiweiß- und Fettrestriktion nötigen Kalorien zu liefern. Je nach individuellen, ökonomischen und kulturellen Bedürfnissen kann der Kohlenhydratanteil jedoch auch auf 60% und mehr aufgestockt werden.

Formen. 40% der in Deutschland verzehrten Kohlenhydrate sind Getreideprodukte (Weizen, Roggen), der Rest sind Stärke aus Mais, Reis und Hirse sowie Oligosaccharide.

3/4 der Getreideprodukte werden in Deutschland in Form von Brot verzehrt, wobei sich zum Backen aber nur Weizen und Roggen eignen. Dafür sollten Mehle verwendet werden, die mit einem hohen Ausmahlungsgrad neben dem Mehlkörperanteil noch hohe Anteile der Kornrandzone enthalten, die durch Eiweiß, Enzyme, Vitamine und Mineralien eine große biologische Wertigkeit besitzt. Bei niedrigem Ausmahlungsgrad besteht das Mehl fast nur noch aus reiner Stärke. Bei der Beurteilung der Blutzuckerwirksamkeit solcher Produkte muss unterschieden werden zwischen biologischer Herkunft, Ballaststoffanteil und physikalischer Struktur. Dabei konnte gezeigt werden, dass vor allem die physikalische Struktur den postprandialen Blutzuckeranstieg beeinflusst und dies vorrangig, wenn grobe Vollkornmehle (Schrotmehl) gegenüber feinkörnigen Mahlprodukten bei Typ-2-Diabetikern bevorzugt werden.

Ballaststoffe

Formen, Bedeutung und Abbau. Bei den Ballaststoffen unterscheiden wir zwischen unlöslichen und gelbildenden Substanzen. Beide sind essenzieller Bestandteil in der menschlichen Ernährung und spielen bei der Entstehung und Behandlung von Stoffwechselerkrankungen sowie bei Funktionsstörungen des Magen-Darm-Trakts eine wesentliche Rolle.

Nachdem die Hersteller von Lebensmitteln in den letzten Jahrzehnten bemüht waren, möglichst ballaststoffarme „leicht verdauliche" Nahrungsmittel auf den Markt zu bringen, wurde unter dem Eindruck, dass ein Mangel an Ballaststoffen für die Entstehung verschiedener Stoffwechsel- und gastroenterologischer Erkrankungen mitverantwortlich sein kann, ein Umdenken bemerkbar.

Der Name „Ballaststoff" stammt aus einer Zeit, in der diese Bestandteile der Nahrung lediglich als entbehrlicher Ballast angesehen wurden und im Gegensatz zu Nährstoffen überflüssig erschienen. Der Begriff erhielt dadurch einen negativen Beiklang und wurde anfänglich auch nur zur Beurteilung von Tiernahrung verwendet.

Heute werden als Ballaststoffe aber jene Nahrungbestandteile bezeichnet, die durch die Enzyme der menschlichen Verdauungssäfte nicht abgebaut werden und somit unverdaulich sind. Bei dieser Bezeichnung lässt man aber außer Acht, dass die meisten Ballaststoffe im Kolon dennoch, und zwar mithilfe von Bakterien, mehr oder weniger vollständig verstoffwechselt werden. Durch die dort stattfindende Vergärung werden Fettsäuren und Gärgase wie Methan, Wasserstoff und CO_2 frei, die dann z. T. wieder resorbiert und weiterverwertet werden.

Zusammensetzung. Ballaststoffe sind keine einheitliche Gruppe an Substanzen. Sie bestehen aus strukturbildenden Zellwandbestandteilen von Pflanzen, beispielsweise Cellulose, Pektin, Lignin, oder aus Schutz- und Füllstoffen wie Cutin, Wachs, Pflanzengummi und Pflanzenschleim (Guar). Ferner gibt es noch eine Reihe weiterer Substanzen, deren Rolle in der menschlichen Ernährung bisher nicht klar ist. Der Begriff „Ballaststoffe" darf nicht mit „Rohfasern" gleichgesetzt werden. Sie stellen den nach einer bestimmten chemischen Behandlung verbleibenden unlöslichen Rückstand eines Lebensmittels dar und machen nur einen Teil des Ballaststoffs aus.

Aus **klinischer Sicht** hat sich die Einteilung der Ballaststoffe in Faser- (unlösliche) und Quellstoffe (gelbildende) bewährt (Tab. 8.**4**). Faserstoffe, z. B. Weizenkleie, wirken vorrangig als Füllstoffe und beeinflussen vor allem die Funktion des Dickdarms. Visköse Quellstoffe wie Guar und Pektin führen auf unterschiedliche Weise zu einer Verzögerung der Kohlenhydratresorption im oberen Magen-Darm-Trakt. Sie verzögern die Magenentleerung, beeinflussen die intestinale Transitzeit, verringern so den postprandialen Blutzuckeranstieg und senken die Serumcholesterin- und -triglyceridwerte. Die Einnahme von 20 g „löslichen" Ballaststoffen wird deshalb auch zur Verringerung des KHK-Risikos empfohlen und zur Behandlung von Diabetes mellitus und Hyperlipidämie eingesetzt.

Bedarf. Der tatsächliche Bedarf an Ballaststoffen in der menschlichen Ernährung ist schwer einzuschätzen. Der Verbrauch hat in den letzten 100 Jahren wesentlich abgenommen. Während in Deutschland heute etwa 20–25 g/d mit der Nahrung aufgenommen werden, betrug die Menge vor 100 Jahren noch über 100 g. Es lag deshalb nahe, entsprechend der Ballaststoffhypothese nach Burkitt einen Zusammenhang zwischen Ballaststoffmenge und „Zivilisationskrankheiten" zu vermuten.

Ein besonderer klinischer Effekt der Quellballaststoffe ist die Verminderung der postprandialen Hyperglykämie. Das Ausmaß der postprandialen Blutzuckersenkung durch Ballaststoffe wird jedoch unterschiedlich beurteilt. Die größten Erfahrungen liegen dabei in der Behandlung des Diabetes mellitus mit Guar vor.

Guar wird aus der indischen Büschelbohne gewonnen und stellt in Indien und Pakistan als Guarbohne einen regelmäßigen Bestandteil in der Nahrung von Mensch und Tier dar. Bei nicht mit Insulin behandelten

Tab. 8.4 Einflüsse auf die Blutzuckerwirksamkeit von Kohlenhydraten in der Nahrung

Physikalische Beschaffenheit
- roh
- gekocht
- flüssig
- Temperatur

Ballaststoffe
- Quellballaststoffe
- Faserballaststoffe

Kombination mit anderen Nährstoffen
- Fett
- Eiweiß

Hemmstoffe der Kohlenhydratdigestion
- Enzyminhibitoren

Art der Kohlenhydrate
- Glucose
- Fructose
- Polysaccharide
- Zuckeralkohol

Mahlzeitenvolumen

Tageszeit

Typ-2-Diabetikern konnte durch 3×5 g Guar der Blutzucker um 10–15% gesenkt werden; die Glucoseausscheidung im Urin nahm bis zu 50% ab und eine signifikante Senkung der Cholesterin- und Serumtriglyceridwerte waren zu beobachten (38). In den meisten Studien mit signifikanten Stoffwechseleffekten waren bis zu 35 g Ballaststoffe/1000 kcal (35 g/4200 kJ) verwendet worden. Dabei war auch eine signifikante Erhöhung des HDL- und eine Senkung des LDL-Cholesterins aufgetreten. Hollenbeck hingegen konnte keinen Einfluss auf Blutzucker, Seruminsulin und Lipide erkennen, wenn der Ballaststoffanteil in der Nahrung bei Typ-2-Diabetikern von 11 auf nur 17 g/1000 kcal (17 g/4200 kJ) gesteigert wurde (25). Insgesamt beurteilt die Amerikanische Diabetes-Gesellschaft zwar die Beweise für eine Blutzuckerwirksamkeit von Ballaststoffen als wenig überzeugend, empfiehlt aber dennoch allgemein eine an natürlichen Ballaststoffen reiche Kost (19).

Bei Typ-1-Diabetikern ist die Wirkung eher gering, da hier vor allem Insulin die postprandialen Blutzuckerwerte dominiert. Das Blutzuckertagesprofil sowie HbA_{1c} werden aber dennoch auch bei Typ-1-Diabetikern signifikant erniedrigt, wenn eine an natürlichen Ballaststoffen reiche Kost mit einer ballaststoffarmen Ernährung verglichen wird. Gleichzeitig wird dadurch auch die Zahl der Hypoglykämien deutlich verringert (22).

Nebenwirkungen. Nebenwirkungen einer medikamentösen Behandlung mit Ballaststoffen treten vor allem in Form von Flatulenz, Meteorismus, Diarrhö, Völlegefühl und Übelkeit auf. Die Mehrzahl der Patienten zeigt nach einigen Wochen jedoch Zeichen einer Anpassung mit deutlicher Rückbildung der Beschwerden.

Indikationen. Der Einsatz von Ballaststoffen zur Prophylaxe und Behandlung von pathologischen Stoffwechselvorgängen erscheint dennoch sinnvoll, obwohl das Ausmaß der Blutzucker- und Serumlipidsenkung bescheiden ist und nur bei Typ-2-Diabetes mit größeren Ballaststoffmengen statistisch gesichert werden kann. Es kann aber keine Rede davon sein, dass die Empfehlung zu einer ballaststoffreichen Ernährung ein überholtes Dogma in der Diabetesdiät darstellt. Natürliche Ballaststoffe (20–35 g/d) sollten in Form von Obst, Gemüse, Hülsenfrüchten und Vollkornprodukten (Müsli) einer medikamentösen Ballaststoffgabe vorgezogen werden, was aber häufig scheitert, weil eingefahrene Ernährungsgewohnheiten nur ungern aufgegeben werden.

Glykämischer Index

Definition. Der glykämische Index definiert die Blutzuckerwirksamkeit einer chemisch äquivalenten Kohlenhydratmenge im Vergleich zu reiner Glucose und stellt damit einen Schritt von der biochemischen zur metabolischen Äquivalenz dar. Damit kann auch das Verständnis mahlzeiteninduzierter Stoffwechselreaktionen verbessert werden.

Der glykämische Index bezeichnet bei gesunden Probanden die Fläche unter der 2-Stunden-Blutzuckerkurve nach Verzehr verschiedener kohlenhydratreicher Nahrungsmittel im Vergleich zur Fläche nach Aufnahme der gleichen Menge Glucose.

Problematik der Berechnung der glykämischen Wirkung. Schon längere Zeit war bekannt, dass die glykämische Wirkung kohlenhydrathaltiger Nahrungsmittel bei Verzehr chemisch äquivalenter Mengen nicht identisch ist und auch durch den Berechnungsmaßstab BE (Broteinheit) unberücksichtigt bleibt.

Die Kohlenhydratverdauung wird in vivo durch eine Reihe von Faktoren gesteuert, die im diätetischen Alltag nur schwer zu berechnen sind. Dazu gehören eine unterschiedliche Menge und Art an blutzuckerwirksamen Quellballaststoffen und blutzuckerunwirksamen Füllballaststoffen, die Zubereitungsform der Kohlenhydrate, der Wassergehalt der Nahrung, die Temperatur (physikalische Beschaffenheit), die biologische Schwankungsbreite der einzelnen Kohlenhydratträger, die Kombination mit anderen Nahrungsmitteln wie Fett und Eiweiß, der Umfang einer Mahlzeit und die Tageszeit, zu der gegessen wird sowie eine individuelle Schwankung von Patient zu Patient.

Otto hatte bereits 1973 versucht, mit der Berechnung der biologischen Äquivalenz diese Situation besser zu würdigen und die unterschiedliche Blutzuckerwirksamkeit von Kohlenhydraten in der Nahrung zu berücksichtigen (54). Seine Ergebnisse wurden jedoch im englischsprachigen Raum nicht zur Kenntnis genommen und in Deutschland nicht akzeptiert, da es bei dieser Berechnungsweise zu starken Schwankungen in der Kalorienzufuhr kommen kann.

Erst als Jenkins (30) mit dem „glykämischen Index" ebenfalls darauf hinwies, dass die Blutzuckerwirksamkeit chemisch äquivalenter Kohlenhydratmengen nicht identisch ist, wurde man sich international dieser Problematik bewusst. Obwohl dadurch die Kenntnis der unterschiedlichen Blutzuckerwirksamkeit gleicher Mengen kohlenhydrathaltiger Nahrungsmittel wesentlich bereichert wurde, scheiterte die praktische Umsetzung vor allem daran, dass im Wesentlichen Mahlzeiten mit Mischkost und selten einzelne Nahrungsmittel isoliert verzehrt werden.

Bedeutung des glykämischen Index. Obwohl sich letztendlich die *Menge* der Kohlenhydrate als wichtiger erwies als die *Art*, bleibt die Grundempfehlung gültig, Nahrungsmittel mit niedrigem glykämischen Index grundsätzlich zu bevorzugen und solche mit hohem Index eher zu meiden, auch wenn dadurch die Auswahl an kohlenhydrathaltigen Mahlzeiten deutlich eingeschränkt wird. Eine Berechnung von Kohlenhydraten auf der Grundlage lebensmittelchemischer Analysen – wie mit den Kohlenhydrataustauschtabellen (BE) möglich – erscheint aber besonders für Patienten mit präprandialer Insulingabe (ICT) sinnvoll und für die Vorhersage der glykämischen Wirkung offensichtlich genauer (3) zu sein als der glykämische Index. Dennoch berichtete Gilbertson (23), dass bei englischen Kindern mit Typ-1-Diabetes eine flexible Kost mit niedrigem glykämischen Index gegenüber der Verwendung von Kohlenhydrat-Austauscheinheiten über einen Zeitraum von 12 Monaten zu einer besseren Stoffwechseleinstellung geführt habe.

Auch im Initialstadium des Typ-2-Diabetes mit vorwiegend postprandialer Hyperglykämie profitieren Patienten durchaus von einer Ernährung mit niedrigem glykämischen Index. Dennoch ist bei der Mehrzahl der übergewichtigen Typ-2-Diabetiker mit peripherer Insulinresistenz und erhöhtem Nüchternblutzucker als Folge einer gesteigerten hepatischen Gluconeogenese die Kalorienrestriktion von größerer Bedeutung.

Der glykämische Index ist damit zwar eine hilfreiche Größe im Verständnis der Verdauungsphysiologie und der Etablierung stabilerer Blutzuckerwerte. Er bleibt aber in der Ernährungspraxis nur für Patienten mit prandialer Insulingabe von gewisser Bedeutung. Aufgrund kontroverser Befunde, muss seine Wirkung vor allem in der Ernährung von Typ-1-Diabetikern weiterhin als ungesichert gelten. Bis heute gibt es keine ausreichenden Beweise für einen Langzeit-Vorteil bei der Anwendung des glykämischen Index (19).

Es kann deshalb keinesfalls die Rede davon sein, dass der glykämische Index dazu beigetragen habe, einer Ernährungsempfehlung bei Diabetes einen nachrangigen Platz unter den therapeutischen Optionen zugewiesen zu haben (7). Vielmehr muss die Ernährungstherapie auch weiterhin als die beste Form der oralen Diabetesbehandlung angesehen werden (75).

BE und KHE in der Diabetesdiät – heute noch eine zeitgemäße Verordnung?

Austausch von Kohlenhydraten. Für eine individuell bedarfsgerechte, vollwertige Ernährung des Diabetikers muss ein Austausch einzelner, sich quantitativ und qualitativ entsprechender Mahlzeiten und Nahrungsbestandteile möglich sein. Dieser Austausch kann unter verschiedenen Aspekten erfolgen. Bei übergewichtigen Diabetikern, meist vom Typ 2, ist die Restriktion der Energiezufuhr das wichtigste Therapieziel, um die Insulinresistenz zu bessern und die erhöhten Blutzuckerwerte zu senken. Deshalb sollte der Austausch von Nahrungsbestandteilen nur auf dem Boden des Kaloriengehalts vorgenommen werden.

Bei normalgewichtigen insulinabhängigen Diabetikern, meist vom Typ 1, ist die Brennwertberechnung der Nahrung hingegen zunächst von untergeordneter Bedeutung. Das Normalgewicht der Patienten weist bereits auf ein ausgewogenes Verhältnis von Energiezufuhr und -verbrauch hin, das im Augenblick keiner weiteren Regulierung bedarf. Hier gilt es vielmehr, die postprandialen Blutzuckerschwankungen unter Kontrolle zu halten. Hierüber entscheidet aber neben der Gesamtkalorienzufuhr auch die Menge und Art der Kohlenhydrate. Um eine ausgewogene und abwechslungsreiche Kost zu gewährleisten, sollten Kohlenhydratträger verschiedener Lebensmittelgruppen benutzt werden. Dazu gehören Brot und Getreideerzeugnisse, Kartoffeln, Obst, Gemüse und Milch. Der Austausch von Kohlenhydraten innerhalb dieser Gruppen kann auf der Basis der Brot- oder Berechnungseinheit BE erfolgen.

Die Berechnungseinheit BE. Während in der Schweiz und der ehemaligen DDR als Berechnungseinheit 10 g Kohlenhydrate (KHE bzw. KE) verwendet wurden, ist der Gebrauch von Kohlenhydrat-Austauscheinheiten in anderen Ländern eher unüblich. Im angelsächsischen Sprachraum wird gelegentlich mit variablen Schätzwerten wie „portion", „carbohydrate exchange" oder „diabetic exchange list" gerechnet, was sich im Diätalltag jedoch nicht durchsetzen konnte.

In Deutschland definiert die Diätverordnung 1 BE als die Menge eines Nahrungsmittels, die 12 g an Monosacchariden, verdaulichen Oligo- und Polysacchariden oder die Zuckeralkohole Sorbit und Xylit enthält. So möchte sie der Gesetzgeber auch heute noch angewendet wissen. Dabei kann 1 BE dem Kohlenhydratgehalt von 25 g Brot, 65 g Kartoffeln, 100 g Apfel oder 250 ml Milch entsprechen.

Die BE – eine Schätzgröße. Nachdem C. von Noorden bereits 1895 den Begriff der Weißbroteinheit verwendet hatte, hat sich die BE als Diätorientierung für insulinabhängige Diabetiker in Deutschland bis heute erhalten. Seine Anwendung wird jedoch vom Ausschuss Ernährung der Deutschen Diabetes-Gesellschaft nicht mehr als Berechnungsgröße, sondern nur noch als Schätzeinheit empfohlen (74).

Eine Festlegung auf die klassische Version der Broteinheit als Berechnungsgröße für 12 g Kohlenhydrate war so lange gerechtfertigt, wie durch eine differenzierte Lebensmittelanalytik der Gehalt an verdaulichen (blutzuckerwirksamen) Kohlenhydraten und an unverdaulichen (nicht blutzuckerwirksamen) Ballaststoffen nicht getrennt angegeben werden konnte. Durch methodische Fortschritte in den letzten Jahren ist diese Differenzierung jetzt aber möglich. In neueren Nährwerttabellen konnte dadurch erstmals der Ballaststoffanteil getrennt als unverdaulicher Nahrungsbestandteil und Rohfasergehalt angegeben werden, was eine Verminderung des verwertbaren Gesamtkaloriengehalts um ca. 5% bewirkte. Da gleichzeitig auch die biologische Schwankungsbreite der einzelnen Kohlenhydratträger mit 20–30% relativ groß ist, musste aus der Berechnungseinheit BE ein Schätzwert werden, der einen Bereich von 10–12 g verdauliche Kohlenhydrate einschließt. Dies kommt auch der Definition der Kohlenhydrateinheit KE/KHE nahe, trifft sich aber nicht mit Schätzwerten, wie sie in Italien und Frankreich verwendet werden.

Bei einer Neuordnung der Diätempfehlungen für Diabetiker im europäischen Markt wird deshalb dieser Begriff nicht übernommen werden (51). Auch die Stellungnahme der europäischen Studiengruppe für Diabetes und Ernährung der EASD (1995) sieht für austauschbare Kohlenhydratäquivalente in der Diätempfehlung für Diabetiker keine Notwendigkeit (15).

> Aufgrund einer bewährten langjährigen Tradition im deutschsprachigen Raum sollte die BE als Schätzgröße für 10–12 g verdaulicher Kohlenhydratäquivalente jedoch auch weiterhin beibehalten werden. Sie hat sich bei Diabetikern und Beratern in der Praxis nutzbringend durchgesetzt und bewährt. Sie darf jedoch in ihrer Genauigkeit nicht überschätzt werden, wenn es z. B. darum geht, einen individuellen BE-Faktor zu benutzen, der einem Patienten verständlich macht, wie viel Einheiten Insulin er benötigt, um 1 BE zu verstoffwechseln.

Glykämische Belastung. Das Produkt aus glykämischem Index und Kohlenhydratmenge wird als glykämische Belastung definiert (glycemic load, GL) und vor allem in epidemiologischen Studien verwendet (67). Dadurch kann gleichzeitig die Quantität und die Qualität der Kohlenhydrate in der Nahrung berücksichtigt werden. Eine Einheit entspricht 1 g Kohlenhydrate aus Weißbrot. Nahrungsmittel mit hohem glykämischen Index *und* hohem Kohlenhydratanteil haben den höchsten GL-Wert.

Saccharose

Stoffwechselwirkung. Empfehlungen zur Verwendung von Saccharose in der Diabetikerkost wurden in der Vergangenheit sehr widersprüchlich belegt und diskutiert. Die metabolische Situation nach Einnahme von Saccharose ist komplex. Der Fructoseanteil der Saccharose wird nahezu völlig und nur von der Leber verarbeitet und dort auch in Glucose und/oder Triglyceride umgewandelt. Durch Fructose wird die insulinsupprimierte Gluconeogenese der Leber stimuliert, führt jedoch zu keinem wesentlichen Blutzuckeranstieg, da gleichzeitig die insulinvermittelte periphere Glucoseaufnahme gesteigert wird.

Da Saccharose durch den 50%-Fructoseanteil nur halb so viel Glucose enthält wie Stärke, ist es verständlich, dass der glykämische Index von Saccharose niedriger ist als der von Spaghetti (64%) oder von Weißbrot (73%).

Yudkin (83) hatte aufgrund epidemiologischer Studien lange einen Zusammenhang von Saccharoseverbrauch und koronarer Herzkrankheit vermutet. Hollenbeck (25) konnte einen Anstieg von Blutzucker, Seruminsulin, Insulinsynthese (37) und Serumlipiden nach saccharosereicher Ernährung nachweisen, und auch Coulston konnte zeigen, dass bei Typ-2-Diabetikern trotz guter Stoffwechsellage beim Vergleich einer Kost mit 16% oder 1% Saccharose bei ersterer nach 2 Wochen deutlich höhere Blutzucker- und Serumtriglyceridwerte über den ganzen Tag aufgetreten waren. Dies konnte aber von anderen Autoren nicht bestätigt werden (71, 60). In einer von der brasilianischen Zuckerindustrie unterstützten Arbeit waren 80 g Saccharose täglich bei Typ-2-Diabetikern ohne nachhaltige Wirkung auf den Stoffwechsel geblieben.

Einschränkungsempfehlungen. Nachdem hinsichtlich der Ernährung von Diabetikern jahrzehntelang von isoliertem Industriezucker dringend abgeraten wurde, setzte sich Mitte der 60er Jahre die Überzeugung durch, dass mäßige Mengen an Saccharose nicht zu einer Verschlechterung der Blutzuckerwerte führen. Als die Zahl der diesbezüglichen Untersuchungen letztendlich überwog, schloss sich auch die Amerikanische Diabetes-Gesellschaft der Meinung an, dass keine ausreichenden wissenschaftlichen Daten vorlägen, die ein generelles Zuckerverbot bei Diabetes mellitus rechtfertigten.

Diese Empfehlungen wurden bis heute so verstanden, dass Saccharose in der Ernährung akzeptiert werden kann, wenn die Gesamtmenge unter 10% der Gesamtkalorien liegt oder besser nicht mehr als 30 g/d ausmacht, da weniger die Art der Kohlenhydrate, als vielmehr deren Verdaubarkeit (Ballaststoffanteil) sowie deren physikalische Beschaffenheit und andere Nahrungsbestandteile die glykämische Wirkung bestimmen. Dabei wird die Blutzuckerwirkung der Saccharose durch die Gesamtkalorienzufuhr, die begleitende körperliche Aktivität sowie andere Nahrungsbestandteile in der saccharosehaltigen Kost mitbestimmt.

Neueste Empfehlungen aus dem Jahr 2002, auch gestützt von den Amerikanischen Diabetes-Gesellschaft, begrenzen jetzt die Saccharosezufuhr bei Diabetikern aber nicht mehr. Eine durchschnittliche Aufnahme wie bei der amerikanischen Normalbevölkerung in Höhe von über 90 g/d oder über 20% der Gesamtkalorien wird heute als vertretbar angesehen (19).

Wenn Patienten aus geschmacklichen Gründen auf der Verwendung von Haushaltszucker bestehen, keine Süßstoffe benutzen wollen und aus Gewichtsgründen kein Einwand besteht, sollte Saccharose vorzugsweise in Mahlzeiten „verpackt" und nicht isoliert in Getränken zugeführt werden. Wegen des Fructoseanteils muss bei größeren Mengen auf eine unerwünschte Steigerung der Serumtriglyceride geachtet werden.

> Von einer „Empfehlung" von Saccharose für Diabetiker ist aber abzusehen. Eine Einschränkung der Zuckerzufuhr erscheint bei den durch eine Periodontopathia diabetica gefährdeten Diabetikern wegen der kariesfördernden Eigenschaften der Saccharose eher wünschenswert.

Fructose macht in der Ernährung der Normalbevölkerung etwa 9% der Gesamtenergiezufuhr aus. Sie hat ein hohes Süßungspotenzial und zeigte in mehreren Studien einen geringeren postprandialen Blutzuckeranstieg als Saccharose und Stärke. Größere Mengen an Fructose (15–20% der Energiezufuhr) können allerdings das Gesamt- und LDL-Cholesterin bei Diabetikern erhöhen. Auch die Serumtriglyceride steigen bei Nichtdiabetikern unter einer fructosereichen Kost deutlich an.

Zuckeraustauschstoffe

Stoffwechselwirkung. Unter Zuckeraustauschstoffen (Polyolen) versteht man langsam resorbierbare Kohlenhydrate und Zuckeralkohole, die in der Vergangenheit bei Diabetikern wegen des niedrigen glykämischen Index vor allem im Austausch mit Saccharose eingesetzt wurden. Die medizinische Forschung interessierte sich bereits in der Vorinsulinära für einen brauchbaren Zuckerersatz für Diabetiker.

Zuckeraustauschstoffe gelten als kalorienhaltige Süßstoffe, die nach enteraler Zufuhr nur zu einem geringen Blutzuckeranstieg mit niedrigem glykämischen Index führen und in kleinen Mengen insulinunabhängig verstoffwechselt werden. Sie gelten als sichere Nahrungsadditive, sind antiketogen und werden in größeren Mengen (> 30 g) teilweise in Glucose umgebaut, wodurch ein geringer insulinotroper Effekt ausgelöst werden kann.

> Wie wir heute wissen, unterscheidet sich jedoch die glykämische Wirkung von Saccharose nicht wesentlich von der anderer kohlenhydrathaltiger Lebensmittel, sodass mit dem Wegfall des generellen Saccharoseverbots auch die Bedeutung der Zuckeraustauschstoffe verlorenging.

Brennwert und Formen. Der kalorische Wert der Zuckeraustauschstoffe ist ähnlich wie der von Saccharose, sodass sie in die Kohlenhydratberechnung (KHE), auf jeden Fall aber in die Kalorienberechnung mit einbezogen werden müssen. Zu den Zuckeraustauschstoffen gehört das Monosaccharid Fructose, die Polyalkohole Sorbit, Xylit und Mannit sowie die Disaccharidalkohole Maltit und Palatinit, deren Süßungsgrad zwischen dem 0,5- und 1,4fachen der Saccharose liegt.

Entsprechende Lebensmittel, Vorteile und Nachteile. Bis heute sind Zuckeraustauschstoffe noch wesentlicher Bestandteil der „diätetischen Lebensmittel" für Diabetiker und finden vor allem in Gebäck, Konfitüre, Schokolade und Getränken anstelle von Saccharose

Anwendung. Diese zuckerersatzhaltigen Nahrungsmittel sind jedoch meist auch fett- und damit energiereich und vor allem bei übergewichtigen Diabetikern nicht indiziert. Auch enthalten sie oft die unerwünschten Transfettsäuren. Als Nebenwirkung treten ab 30–50 g Blähungen und Durchfälle auf. Bei Fructose kann es zu einer Erhöhung der Serumtriglyceride kommen. Als Bestandteil von Obst und Gemüse ist Fructose hingegen unproblematisch. Ein wesentlicher Vorteil beim Einsatz von Zuckeraustauschstoffen besteht in einer verminderten Kariesbildung.

Keine notwendigen Nahrungsbestandteile. Da kleine Mengen von Saccharose (bis 30 g) zu keiner signifikanten Stoffwechselverschlechterung bei Typ-1- und Typ-2-Diabetes führen, Lebensmittel mit Zuckeraustauschstoffen hingegen oft kalorien- und vor allem fettreich und teuer sind, hat die europäische Studiengruppe für Diabetes und Ernährung der Europäischen Diabetes-Gesellschaft bereits 1991 darauf hingewiesen, dass keine wissenschaftliche Absicherung besteht, die für irgendein spezielles Lebensmittel eine Kennzeichnung wie „gut" oder „empfehlenswert für Diabetiker" rechtfertigt.

> Zuckeraustauschstoffe sind deshalb kein notwendiger Bestandteil der Kost für Diabetiker. Eine entsprechende Änderungen der Diätrichtlinien im deutschen Lebensmittelrecht konnte jedoch trotz massiver Intervention des Ausschusses Ernährung der Deutschen Diabetes-Gesellschaft bisher nicht erreicht werden.

Süßstoffe

Bedeutung, Formen und Eigenschaften. Eine weitere Möglichkeit, das „Süßbedürfnis" zu befriedigen, bieten kalorienfreie chemische Süßstoffe, die wegen der weiten Verbreitung von Übergewicht und dessen enger Beziehung zum Diabetes mellitus und anderen Stoffwechselerkrankungen im Rahmen des metabolischen Syndroms besondere Bedeutung erlangt haben. Sämtliche Substanzen sind synthetisch hergestellt. Die wichtigsten Vertreter dieser Gruppe sind Saccharin, Sucralose, Cyclamat, Acesulfam und Aspartam. Ihre Süßkraft ist um ein Vielfaches höher als die von Saccharose, jedoch mitunter mit einem unangenehmen Eigengeschmack verbunden.

Süßstoffe haben keine direkte Wirkung auf die Insulinsekretion und lösen auch kein Hungergefühl aus. Hohe Dosen Acesulfam stimulieren jedoch das pankreatische Polypeptid und können so indirekt in den Stoffwechsel eingreifen.

Tierexperimentelle Befunde, die bei Saccharin und Cyclamat eine karzinogene Wirkung vermuten ließen, sind inzwischen glaubhaft widerlegt. Auch für Schwangere, Säuglinge und Kleinkinder wurde Saccharin inzwischen freigegeben. Dennoch wurden von der WHO für den täglichen Verbrauch Höchstdosen angegeben (ADI-Werte = acceptable daily intake), die nicht überschritten werden dürfen (Saccharin 2,5 mg/kg).

Kontrovers wurde lange Zeit die Sicherheit von *Aspartam* diskutiert. Aspartam ist ein Dipeptid, das im Stoffwechsel in Asparaginsäure und Phenylalanin zerlegt wird. Bei Phenylketonurie besteht deshalb Kontraindikation. Außerdem entsteht Methanol bzw. Tetrahydroisochinolin, dem ein Suchtverhalten nachgesagt wird. Auch neurotoxische Wirkungen sowie ein positiver Effekt auf das Hungergefühl wurden als Folge von Aspartam immer wieder diskutiert. Die normalerweise zugeführte Menge von weniger als 3 g/d (ADI) ist jedoch zu gering, um diesen Effekt auszulösen. Zum Backen und Kochen kann Aspartam wegen Hitzeinstabilität nicht verwendet werden.

Vorteile und Empfehlung. Süßstoffe haben keine kariesfördernde Wirkung. Sie befriedigen zwar das Süßbedürfnis, sollten aber ähnlich wie Saccharose und Alkohol nur als „Genussmittel" eingesetzt werden, um für den Patienten ein Stück Lebensqualität zu erhalten.

> Der Einsatz von Süßstoffen ist bei übergewichtigen Diabetikern durchaus zu empfehlen.

Unklar ist bisher aber, ob Süßstoffe auch zu einer Langzeit-Verbesserung des Stoffwechsels beitragen und eine Gewichtsabnahme tatsächlich fördern.

Im Januar 1998 wurde die Süßungsmittelrichtlinie der Europäischen Union auch im deutschen Recht umgesetzt. Ziel dieser Richtlinie ist es, unterschiedliche einzelstaatliche Rechtsvorschriften über Süßungsmittel (d. h. Süßstoffe und Zuckeraustauschstoffe) und deren Verwendung anzupassen. Die Zulassung der in Tab. 8.5 aufgeführten Süßungsmittel wird damit neu geregelt.

Der Gehalt an Süßstoffen und/oder Zuckeraustauschstoffen wird künftig durch die Angabe „mit Süßungsmittel(n)" kenntlich gemacht. Die Aussage „diätetische Lebensmittel mit Süßstoff", die bei vielen süßstoffgesüßten Produkten angegeben war, wird es daher zukünftig nicht mehr geben.

Tab. 8.5 Süßungsmittel

Zuckeraustauschstoffe
– Sorbit (E 420)
– Mannit (E 421)
– Isomaltit (E 953)
– Maltit (E 965)
– Lactit (E 966)
– Xylit (E 967)

Süßstoffe
– Acesulfam (E 950)
– Aspartam (E 951)
– Cyclamat (E 952)
– Saccharin (E 954)
– Thaumatin (E 957)
– Neohesperidin DC (E 959)

Honig

Bedeutung. Über viele Jahrtausende war Honig der einzige Süßstoff, den der Mensch zur Verfügung hatte. Vor dem Hintergrund der industriellen Zuckergewinnung aus Zuckerrohr und Zuckerrüben hat der Honig heute nur noch eine marginale Bedeutung. Als „Naturprodukt" und als „Heilmittel" genießt er inzwischen aber wieder eine steigende Nachfrage.

Bestandteile und Brennwert. Analytisch betrachtet besteht Honig vorwiegend aus Invertzucker (Glucose und Fructose) sowie einer Vielzahl von Enzymen, Aromastoffen, Wasser, Säuren, Hormonen, Vitaminen und Mineralstoffen, wobei Blütenhonig etwas mehr Fructose (38%) und Glucose (31%) enthält als Honigtauhonig (31% bzw. 26%). Der Energiegehalt entspricht mit 340 kcal/100 g (1420 kJ/100 g) unter Berücksichtigung von 17% Wasser dem der Saccharose.

Stoffwechselwirkung. Eine Sonderstellung wurde dem Honig insbesondere bei der diätetischen Behandlung des Diabetes mellitus nachgesagt, ohne dass dies bisher aber gesichert werden konnte. In eigenen Untersuchungen bei Typ-1- und Typ-2-Diabetikern haben wir isokalorische Frühstücksmahlzeiten mit 15 g Saccharose oder 18 g Honig oder 20 g Weizenfrischkorn-Müsli verglichen und fanden postprandial signifikant höhere Blutzuckeranstiege bei Saccharose und Honig als bei Müsli. Der Blutzuckeranstieg nach Honig entspricht dem von Saccharose. Eine besondere antidiabetische Wirkung der nicht zuckerhaltigen Komponente des Honigs war nicht zu dokumentieren. Honig sollte deshalb in der Ernährung von Diabetikern wie Saccharose gehandhabt werden.

Topinambur

Definition und Anwendung. Topinambur (Helianthus tuberosus) ist ein knollenbildendes, hochwüchsiges Sonnenblumengewächs aus Amerika, das etwa zur selben Zeit wie die Kartoffel nach Europa gebracht wurde, aber wegen der schlechten Lagerungsfähigkeit nur beschränkt verwendungsfähig ist. Topinambur (auch „challenger Jerusalem artichoke") wurde im Nachkriegsdeutschland zur Bekämpfung der Hungersnot weiträumig angepflanzt und in der menschlichen Ernährung eingesetzt. Heute wird es aber mehr als Viehfutter und zur Gewinnung von Ethanol verwendet. Nach dem Branntweingesetz wird Topinambur zu den Obstsorten gerechnet, in der Diätetik jedoch als Gemüse eingesetzt und dabei roh, gekocht und gebacken als Beigabe zu anderen Speisen oder als Saft angeboten.

Struktur und Nebenwirkungen. Im Gegensatz zur Stärke der Kartoffel besteht das Reservekohlenhydrat von Topinambur vorrangig aus Inulin, einem Polyfructosan mit niedrigem glykämischen Index, das in der Totalhydrolyse 97% Fructose und 3% Glucose ergibt, wobei größere Schwankungen je nach Jahreszeit und Standort auftreten können. Inulin ist für den Menschen nicht verdaulich, da er keine Inulasen besitzt. Es muss deshalb als Ballaststoff angesehen werden, der im Dickdarm allerdings einer geringen Hydrolyse durch Bakterien unterliegt. Meteorismus und Flatulenz sind dabei charakteristische Nebenwirkungen.

Empfehlung. Topinambur bietet sich in der diätetischen Behandlung des Diabetes mellitus vor allem wegen der Unverdaubarkeit des Inulins und des hohen Fructose-Glucose-Quotienten als Zuckeraustauschstoff auf natürlicher Basis an (41). Der Nestor der amerikanischen Diabetologie, E.P. Joslin, hatte Topinambur schon 1922 in diesem Zusammenhang erwähnt und als genießbares Gemüse empfohlen.

Alkohol

Historisches. Im 17. Jahrhundert wurde vermutet, dass Alkohol die Entstehung der Zuckerkrankheit fördert – andererseits wurde Alkohol in der Vorinsulinära aber auch benutzt, um bei Diabetes mellitus die Ketonkörperbildung zu verhindern. In den ersten Jahren nach der Entdeckung von Insulin trat vor allem die hypoglykämische Wirkung von Alkohol bei Diabetikern in den Vordergrund.

Pathophysiologische Wirkungen. 80 Jahre nach der Entdeckung von Insulin spielt bei Diabetikern heute vor allem die erhöhte Morbidität und Mortalität durch kardiovaskuläre Erkrankungen eine Rolle, die zusätzlich durch Hypertonie, Hyperlipoproteinämie und gesteigerte Thrombozytenaggregation bei Hyperinsulinämie und Insulinresistenz des Typ-2-Diabetes mit metabolischem Syndrom gefördert wird.

Mäßiger Alkoholkonsum (30 g/d) erhöht jedoch das HDL-Cholesterin sowie die fibrinolytische Aktivität und senkt gleichzeitig die Thrombozytenaggregation, die Insulinresistenz und durch einen vasodilatatorischen Effekt auch kurzfristig den Blutdruck. Dadurch kann die Gefahr einer koronaren Herzkrankheit und eines Herzinfarktes signifikant gesenkt werden. Langfristig wird der Blutdruck durch Alkohol jedoch eher erhöht, ebenso wie die Serumtriglyceride, die Blutzuckerspiegel und die Gefahr, an einem Diabetes zu erkranken. Aber auch Leberzirrhose, Pankreatitis, Gastritis und Neuropathien dürfen als Alkoholfolgen nicht unterschätzt werden.

Da Alkohol in unserer Gesellschaft einen festen Bestandteil der Ess- bzw. Trinkkultur darstellt und Deutschland mit einem Pro-Kopf-Verbrauch von 11,5 l reinen Alkohols jährlich weltweit eine Spitzenposition einnimmt, ist es vor allem für Diabetiker wichtig, die unterschiedlichen Stoffwechseleffekte des Alkohols genau zu kennen.

Alkohol unterdrückt die hepatische Glukoneogenese schon bei einem Blutalkoholspiegel von 0,45‰, was besonders bei gleichzeitiger Insulin- oder Sulfonylharnstofftherapie gefährlich wird. Intrazelluläre Pyruvatverarmung und gleichzeitiger Lactatanstieg verstärken die metabolische Entgleisung. Vor allem bei alkoholisierten Typ-1-Diabetikern kann so das Risiko schwerer Hypoglykämien erheblich sein.

Empfehlungen. Diabetikern wird daher empfohlen, grundsätzlich nicht mehr als 1–2 Drinks zu genießen, was jeweils einem kleinen Glas Bier oder einem Glas

Wein (150 ml) zu ca. 12 g Alkohol entspricht. Alkohol sollte wegen der Gefahr der Unterzuckerung grundsätzlich nur zusammen mit einer kohlenhydrathaltigen Mahlzeit getrunken werden. Bei starkem Alkoholkonsum ist die Gefahr, eine Hypoglykämie zu verkennen, besonders ausgeprägt. Hypoglykämien können 6–36 Stunden nach einer größeren Alkoholmenge auftreten und sind oft auch nicht durch Glucagon zu beherrschen, wenn die Glykogenspeicher entleert sind.

Bei einem glykämischen Index von 74% besteht für normales Bier nur eine geringe Hypoglykämiegefahr. Bei kohlenhydratreduziertem Leichtbier ist die Gefahr jedoch deutlich höher.

Bei übergewichtigen Diabetikern muss auch der hohe Kaloriengehalt von alkoholischen Getränken bedacht werden. Bei moderater Zufuhr ist eine Diätanpassung meist nicht notwendig, obwohl 2 Drinks zu 12 g Alkohol ca. 175 kcal (730 kJ) aus Alkohol freisetzen. Bei einer größeren Alkoholmenge bietet sich ein Austausch auf der Basis von „Fetteinheiten" (Fat Exchange) an. Alkohol in größeren Mengen sollte wegen der Gefahr einer Lactatämie vor allem auch von Diabetikern gemieden werden, die mit Biguaniden behandelt werden.

> Insgesamt kann der moderate Gebrauch von alkoholischen Getränken nach Ausschluss von Kontraindikationen wegen der kardioprotektiven Wirkung und einer von vielen Menschen empfundenen Verbesserung der Lebensqualität auch bei Diabetikern toleriert werden.

Dabei kommt *Rotwein* wegen der antioxidativen Wirkung wahrscheinlich ein gewisser Vorteil zu. Neueste Befunde weisen aber darauf hin, dass unabhängig davon Polyphenole im Rotwein auch durch Unterdrückung der Transkription des Endothelin-1-Gens, einem vasokonstriktivem Peptid, schon in geringer Menge die Entstehung der Koronarsklerose verzögern können.

Ein stärkerer Alkoholkonsum (> 30 g/d) sollte wegen der unerwünschten Stoffwechseleffekte und der Gefahr von chronischen Leber- und Pankreasschäden aber unbedingt vermieden werden. Ganz gemieden werden muss Alkohol von schwangeren Diabetikerinnen und Patienten mit Neigung zum Alkoholismus. Empfehlungen müssen sich deshalb immer an der individuellen Situation eines Patienten orientieren.

Kochsalz

Aufnahme und Gefahren. In der Allgemeinbevölkerung beträgt die tägliche Kochsalzaufnahme 12–15 g. Eine hohe Kochsalzzufuhr begünstigt die Entstehung einer arteriellen Hypertonie bei prädisponierten Patienten, wobei große individuelle und ethnische Unterschiede in der Kochsalzsensitivität bestehen.

Empfehlungen. Die Deutsche Gesellschaft für Ernährung empfiehlt ebenso wie die American Heart Association generell die Kochsalzaufnahme auf 5–7 g (2–3 g Natrium) zu reduzieren. Diese Einschränkung gilt besonders für Diabetiker. Da über 50% dieser Patienten einen erhöhten Blutdruck haben und über die Hälfte der hypertonen Diabetiker „kochsalzsensitiv" sind, sollte die Zufuhr bei allen Diabetikern 2,5 g (1,0 g Natrium) pro 1000 kcal oder maximal 7,0 g täglich nicht überschreiten. Durch Kochsalzrestriktion kann der systolische Blutdruck um etwa 20 mm Hg gesenkt werden.

> Hypertensive Diabetiker sollten neben einer Gewichtsnormalisierung die Kochsalzzufuhr einschränken, da gleichzeitig oft eine verringerte Natriumausscheidung der Niere vorliegt.

Mineralien und Spurenelemente

Bedarf. Unter Normalbedingungen benötigen Diabetiker bei ausgeglichener Stoffwechsellage weder eine qualitativ noch quantitativ veränderte Zufuhr von Mineralien und Spurenelementen. Ein erhöhter Bedarf bzw. eine Substitution kann jedoch bei strenger Reduktionskost, bei Vegetariern, im Alter, in der Schwangerschaft, während der Stillzeit sowie bei renalem Verlust durch Medikamente und bei schlechter Stoffwechsellage notwendig werden (40).

Kalium. Ein Kaliumverlust kann im Rahmen einer Ketoazidose zu dramatischen Folgen führen. Bei Stoffwechselentgleisung und Insulinmangel wird der renale Verlust mit Polyurie anfänglich noch durch intrazelluläres Kalium kompensiert, kann dann aber schnell auf Werte unter 3,0 mmol/l absinken und zu Adynamie und Herzrhythmusstörungen führen. Auch bei Langzeitdiuretikagabe (Schleifendiuretika) sowie bei Durchfällen, etwa als Folge einer autonomen Neuropathie des Darms, kann bei Diabetikern eine Kaliumverarmung auftreten, die einer entsprechenden Substitution bedarf.

Calcium. Die täglich notwendige Calciumzufuhr von 800–1000 mg wird mit einer ausgewogenen Mischkost erreicht. Dies entspricht auch den Bedürfnissen bei Diabetes. Regelmäßige Zulagen von Milch und Milchprodukten sind aber notwendig, um einen erhöhten Bedarf von 1200 mg täglich während Schwangerschaft und Stillzeit sowie bei Risikogruppen in der Menopause zu erreichen. Bei Älteren sollte die Calciumzufuhr täglich auf 1000–1500 mg erhöht werden (Institute of Medicine Food and Nutrition Board).

Magnesium ist ein essenzielles Element für den Menschen und muss in ausreichender Menge mit der Nahrung aufgenommen werden. Im Stoffwechsel kommt Magnesium eine zentrale Rolle zu. Der menschliche Organismus enthält etwa 25 g (1000 mmol) Magnesium; weniger als 1% davon findet sich im Plasma. Normalwerte werden durch die Nahrungsaufnahme und Resorptionsrate sowie die Eliminierung durch die Niere und die Ausscheidung im Schweiß bestimmt. Die täglich notwendige Magnesiummenge von 6–10 mg/kg kann über die regelmäßige Aufnahme von Vollkornprodukten, einigen Gemüsearten, Nüssen und Hülsenfrüchten befriedigend gedeckt werden (45).

Magnesiummangel im Plasma und vor allem intrazellulär (z. B. in Erythrozyten) tritt bei Diabetes mellitus mit schlechter Stoffwechsellage als Folge von Polyurie, aber auch bei Diuretikagabe auf und kann leicht laborchemisch diagnostiziert werden. Bei Magnesiummangel wird eine erhöhte muskuläre Krampfbereitschaft, aber auch eine Zunahme der Insulinresistenz beobachtet. Bei Mangelerscheinungen ist eine zusätzliche orale Substitution indiziert

Die Bedeutung von **Chrom** und seine Wirkung auf den Glucosestoffwechsel wird bis heute widersprüchlich gesehen. Chrom aktiviert die Insulinrezeptor-Tyrosinkinase (10). Eine entsprechende Verbesserung der Glucosetoleranz wurde vor allem bei älteren, insulinresistenten Typ-2-Diabetikern bei der Verwendung von Chrom-Picolinat beschrieben (53). Von anderen Autoren konnte bei einer Supplementierung mit Chromchlorid keine Wirkung auf die Glucosetoleranz bestätigt werden. Eine Lösung der kontroversen Datenlage ist daher wahrscheinlich erst von einer Diabetes-Präventionsstudie mit Chrom zu erwarten (46).

Die laborchemische Verifizierung eines Chrommangels ist aus methodischen Gründen schwierig. Der tägliche Bedarf liegt bei 20–30 µg. Chrommangel tritt bei normaler Mischkost kaum in Erscheinung. Eine routinemäßige Substitution ist bei Diabetes mellitus generell nicht gerechtfertigt. Endpunktstudien über die Wirkung einer Chromsupplementierung bei Diabetes mellitus liegen nicht vor. Bei älteren Patienten mit einer Insulinresistenz wurde nach Gabe von Bierhefe als chromhaltiger Substanz eine Verbesserung der Stoffwechsellage beschrieben. Substituiert werden muss Chrom bei längerer parenteraler Ernährung.

Zink. Zink findet sich vor allem in proteinhaltigen Lebensmitteln. Die tägliche Zufuhr sollte bei etwa 15 mg liegen. Es spielt bei Diabetes mellitus eine vielfältige Rolle. Zink ist ein zentraler Teil im Insulinmolekül. Nach einem spezifischen insulinotropen Reiz kommt es zu einem Abfall des Zinkgehalts der Inseln. Zink ist auch ein wesentlicher Bestandteil des Enzyms Carboxypeptidase B, das die Umwandlung von Proinsulin in Insulin katalysiert. Bei Zinkmangel sinkt diese Enzymaktivität. Zinkionen erhöhen die Löslichkeit von Proinsulin und erniedrigen die von Insulin: Fällungen und Kristallisation von Insulin sind zinkabhängig. Zink setzt die Antigenität von Insulin herab, erhöht die Rezeptorbindung und die Wirksamkeit am peripheren Gewebe. Eine verringerte biologische Insulinwirkung (Insulinresistenz) wurde unter Zinkmangel bei Typ-1- und Typ-2-Diabetes beschrieben (65). In Bezug auf einen effizienten Insulintransport ist die Bedeutung von Zink aber noch unklar.

Zinkmangel wird auch als Ursache einer Exazerbation eines zytokininduzierten Schadens der Beta-Zelle durch Autoimmunprozesse bei Typ-1-Diabetes diskutiert. Interessant sind deshalb Befunde aus Schweden, die erstmals eine Verbindung von Typ-1-Diabetes und erniedrigtem Zinkgehalt im Trinkwasser beschreiben (24).

Derzeit sind etwa 300 Enzyme bekannt, deren Aktivität durch Zink beeinflusst wird. Zinkhaltige Enzyme wie die Superoxid-Dismutase wirken als Fänger von Sauerstoffradikalen, die vermehrt bei diabetischer Stoffwechselentgleisung auftreten. Obwohl die genaue Bedeutung von zinkabhängigen antioxidativen Enzymen für die Pathogenese und Folgeerkrankungen bei Diabetes mellitus noch unklar ist, müssen Befunde erwähnt werden, die bei Zinkmangel eine beschleunigte Entwicklung der diabetischen Retinopathie beschreiben.

Der Zinkspiegel im Serum liegt bei Diabetikern meist niedriger als bei Kontrollpersonen. Auch in eigenen Untersuchungen waren die durchschnittlichen Serum-Zinkwerte bei Typ-2-Diabetikern geringfügig unterhalb der Normgrenze, wobei jedoch 30% der Patienten, unabhängig von der Stoffwechsellage, signifikant erniedrigte Spiegel aufwiesen. Andere Autoren beschreiben hingegen normale oder initial sogar erhöhte Serumzinkspiegel bei Typ-1- und Typ-2-Diabetes mellitus.

Insgesamt muss die Datenlage in Bezug auf den Zinkspiegel und dessen Bedeutung für die Pathogenese und Folgeerkrankungen bei Diabetes mellitus zur Zeit als unheitlich angesehen werden. Größere Endpunktstudien liegen dazu nicht vor. Eine Supplementierung ist deshalb nicht generell zu rechtfertigen. Im Einzelfall kann jedoch eine Zinkgabe durchaus sinnvoll sein. Therapieerfolge werden bei der Behandlung von Wundheilungsstörungen, insbesondere venösen Beinulzera gesehen.

Selen kann bei Diabetes mellitus initial zu erhöhten Werten in Erythrozyten führen, was auf seine Bedeutung im selenabhängigen Redoxsystem (GPX) hinweist. Eine Selensupplementierung verhindert den durch Diabetes induzierten oxidativen Stress des retinalen Stoffwechsels (34). Bei längerer Diabetesdauer, zunehmendem Alter sowie als Folge von renalen Schäden werden erniedrigte Plasmaspiegel beobachtet. Der Nutzen von Selenpräparaten in der Prävention und Therapie diabetischer Folgeerkrankungen gilt als umstritten, da bisher aus methodischen Gründen weder der „normale" Selenstatus bekannt ist, noch die Bioverfügbarkeit von unterschiedlichen Selenverbindungen für verschiedene Körperkompartimente definiert ist. Auch zeigt die Selenversorgung in Abhängigkeit vom Selengehalt des Bodens regional große Unterschiede. In Zeiten einer evidence based medicine ist deshalb eine generelle Selensupplementierung bei Diabetes mellitus nicht zu rechtfertigen. Im Einzelfall ist bei einem aggressiven Verlauf von diabetischen Folgeerkrankungen und nach Ausschöpfung aller bewährter Therapieformen ein Behandlungsversuch jedoch durchaus zu vertreten.

Der Bedarf an **Iod** (150–200 µg/d) und **Eisen** (20 mg/d) entspricht bei Diabetespatienten dem von Nichtdiabetikern. Eine Supplementierung mit Iodsalz ist in Anbetracht des endemischen Mangels in Deutschland generell zu empfehlen. Zusätzliche Gaben von Eisen sind bei strenger vegetarischer Ernährung und bei vermehrtem Bedarf, etwa in der Schwangerschaft, indiziert.

Vitamine

Bedarf. Für Diabetiker besteht kein grundsätzlicher Substitutionsbedarf für Vitamine, falls nicht durch Unterversorgung bei Reduktionskost, bei Älteren, durch eine Mangelernährung, durch eine schlechte Stoffwechsellage oder bei Schwangerschaft eine individuelle Anpassung notwendig wird (4).

Zusätzliche Vitaminzufuhr erfordernde Stoffwechselprozesse. Besondere Umstände könnten bei Diabetikern jedoch für eine Sonderstellung der Vitamine A, C und E sprechen. Lebenserwartung und Lebensqualität werden beim Patienten mit Diabetes mellitus vor allem durch die Folgeerkrankungen im Rahmen der Mikro- und Makroangiopathie bestimmt. Neuere Untersuchungen deuten darauf hin, dass die Entwicklung dieser Vaskulopathien auch Folge von Endothelschäden durch reaktive Sauerstoffradikale (oxidativer Stress) im Rahmen einer zytotoxischen Wirkung oxidierter Lipoproteine, einer gesteigerten Glucoseautoxidation und Glykosylierung sowie einer vermehrten AGE-Produktbildung (advanced glycosylation end products) bei Diabetes mellitus sein kann.

Vor allem bei schlechter Stoffwechsellage mit hohen Blutzuckerwerten kommt es zu einem vermehrten Auftreten solcher prooxidativer Faktoren mit einer Verarmung an endogenen antioxidativen Faktoren (Glutathion, Katalase, Superoxid-Dismutase), sodass die natürlichen Schutzsysteme durch exogene nutritive Substanzen ergänzt werden müssen. Dazu gehören die Vitamine α-Tocopherol (Vitamin E), Ascorbinsäure (Vitamin C) und β-Carotin (Provitamin A).

Während das fettlösliche Vitamin E als Elektronendonator das wesentliche radikalkettenunterbrechende Antioxidans in biologischen Membranen ist, ist das wasserlösliche Vitamin C das wichtigste Antioxidans im Blutplasma. Dabei regeneriert Vitamin C die Fähigkeit von Vitamin E, freie Radikale abzufangen. Vitamin E und C bilden so ein biologisch wichtiges Redoxpaar (Antistressfaktor).

Tab. 8.6 Plasmakonzentrationen und Substitutionsmengen für die Prävention von oxidativen Stressfolgen

Substanz	Plasma	Substitution
Vitamin E	30 µmol/l	15–30 mg/d
Vitamin C	50 µmol/l	75–150 mg/d
β-Carotin	0,4 µmol/l	24 mg/d

Vitamin E

Bedarf. Für die tägliche Zufuhr von Vitamin E liegen seitens der Deutschen Gesellschaft für Ernährung und der National Academy of Science detaillierte Empfehlungen vor. Der Grundbedarf für Erwachsene wird dabei mit 4 mg/d angegeben. Die „Recommended Daily Allowance" (RDA), also die Dosis, die ausreicht, um den Bedarf von 98% der gesunden Personen zu decken, beträgt 10–12 mg Vitamin E. Eine gesicherte Zufuhr in dieser Höhe ist bei normokalorischer Mischkost ohne Supplement möglich und kann leicht durch Weizenkeimöl (320 mg/dl) erhöht werden. Die Resorption ist jedoch dosisabhängig und liegt bei durchschnittlicher Fettzufuhr und bei Gaben von 12 mg/d Vitamin E bei 54%, sinkt aber bei 200 mg/d auf etwa 10%. Bei der Festlegung der höchsten „sicheren" täglichen Aufnahmemenge (NOAEL = no observed adverse effect level) kann man von 800 mg/d Vitamin E ausgehen.

Als Normalwerte im Plasma werden bei Erwachsenen 500–2000 µg/dl angenommen. In der VERA-Studie hatte sich ein statistischer Mittelwert von 1250 ± 8 µg/dl Plasma ergeben. Dies wird auch als wünschenswerter Spiegel angesehen.

Bei Diabetikern hatten wir in einer eigenen Untersuchung einen Mittelwert von 1347 ± 166 µg/dl gefunden (39). Nur 2% der Patienten hatte einen erniedrigten Wert. 7% der Diabetiker nehmen Vitamin E regelmäßig und in unterschiedlichen pharmakologischen Dosen und Kombinationen ein.

Studien zu Substitutionseffekten. Bei einer Substitution von Vitamin E müssen mögliche Effekte in Bezug auf die Prävention von Gefäßschäden sowie die Verringerung von Glykierungsprozessen und ein möglicher Einfluss auf die Diabetesinzidenz unterschieden werden.

Schon 1992 vermutete Gaziano (21), dass Substanzen mit antioxidativer Wirkung in der Nahrung zu einem verminderten Risiko für kardiovaskuläre Erkrankungen führen. Im Rahmen der Nurses Health Study (72) konnte gezeigt werden, dass Probanden ohne KHK, die im obersten Bereich der Vitamin-E-Einnahme lagen (> 80%), innerhalb von 8 Jahren ein signifikant geringeres Risiko (0,66) für Koronarerkrankungen aufwiesen. Eine Subgruppenanalyse für Diabetiker liegt dazu allerdings nicht vor. Auch die Physician Health Study konnte bei Männern im Alter von 40–75 Jahren und ohne Hinweis für eine KHK, innerhalb von 4 Jahren ein deutlich niedrigeres Risiko für KHK (0,64) bei höherer Vitamin-E-Zufuhr (> 60 IE/d) dokumentieren (64). Die Autoren waren aber vorsichtig genug, nicht von einer kausalen Korrelation zu sprechen, sondern nur von Hinweisen für eine Verknüpfung (association) und empfahlen das Abwarten von weiteren Studien, bevor allgemeine Empfehlung ausgesprochen werden.

Von den prospektiven Interventionsstudien zur Sekundärprävention von Gefäßerkrankungen konnte bisher nur die CHAOS-Studie zeigen, dass Dosierungen von 400 und 800 IE/d Vitamin E die Zahl nicht tödlicher Herzinfarkte um 36–66% verringert. Die Zahl der tödlichen Infarkte sowie die Gesamtmortalität wurde davon nicht beeinflusst. Eine gesonderte Analyse der KHK-Hochrisikopatienten mit Diabetes wurde nicht durchgeführt.

Keine Wirkung einer Vitamin-E-Supplementierung für die Sekundärprävention der koronaren Herzkrankheit ergab sich hingegen aus der GISSI-Studie sowie der ATBC- und der HOPE-Studie (1, 26). In einer Metaanalyse aller bis 1996 abgeschlossenen Untersuchungen und unter Einschluss der großen Interventionsstudien wurde die Wirkung von Vitamin E in der Sekundärprävention bei KHK-Patienten ebenfalls prinzipiell infrage gestellt (63). Gestützt wird diese Zurückhaltung jetzt auch durch die „Multiple Risk Factor Intervention Trail"

(MRFIT), wo im Rahmen einer prospektiven Studie kein Zusammenhang zwischen der Häufigkeit von Herzinfarkten und der Plasmakonzentration von Vitamin E dokumentiert werden konnte (16).

In Bezug auf die Vitaminversorgung bei Diabetikern mit Retinopathie ergab die „San Luis Valley Diabetes Study" sogar eine positive Korrelation der Vitamin-E-Aufnahme und der Prävalenz einer diabetischen Retinopathie.

Bei Diabetikern mit Nephropathie konnte hingegen durch zusätzliche Gaben von Vitamin E die Albuminurie verringert (31) und eine Neuropathie um bis zu 76% verbessert werden. Auch die Insulinresistenz nahm unter Vitamin E bei Typ-2-Diabetes ab und eine Verringerung der Eiweißglykierung wurde am Beispiel des Kollagens beobachtet. Im Tierversuch konnte gezeigt werden, dass durch Vitamin E auch der teratogene Effekt einer schlechten Stoffwechsellage bei Diabetes mellitus verbessert werden kann.

In einer finnischen Untersuchung bestand über eine Zeitraum von 3 Jahren bei Männern im Alter von 42–60 Jahren eine starke Korrelation zwischen einer niedrigen Vitamin-E-Versorgung und einer erhöhten Inzidenz von Typ-2-Diabetes (1). Eine Bestätigung dieser Befunde steht allerdings noch aus.

> Aufgrund der kontroversen und/oder unbestätigten Datenlage kann zur Zeit deshalb keine generelle Empfehlung zur Vitamin-E-Supplementierung bei Diabetes mellitus ausgesprochen werden. Die Versorgung erscheint ausreichend. Endpunktstudien liegen jedoch nicht vor oder sind in ihrer Aussage unsicher.

Vitamin C

Bedarf. Der Mensch als eine Vitamin-C-Mangelmutante kann, wie andere Primaten, kein Vitamin C synthetisieren und ist auf eine exogene Zufuhr angewiesen. Von der „League of National Health Organization" wurde der Tagesbedarf an Vitamin C mit 30 mg angegeben, wobei jedoch bereits 10 mg genügen, um Skorbut zu verhindern. Mit einer ausreichenden Sachkenntnis und einer gezielten Auswahl an Lebensmitteln kann diese Menge an Vitamin C leicht erreicht und sogar überschritten werden, was angesichts der evolutionären Entwicklung auch sinnvoll erscheint.

Diabetiker sind Hochrisikopatienten für die koronare Herzkrankheit und unterliegen einem erhöhten oxidativen Stress durch Sauerstoffradikale. Das Gesamt-Redoxpotenzial ist erniedrigt (8), was sich auch in Form einer endothelialen Dysfunktion und deren Beteiligung bei der diabetischen Angiopathie nachweisen lässt. Auch treten im Industriezeitalter durch „moderne" Ernährung, Zivilisationskrankheiten und Umweltgifte (Ozon, Stickoxid, Nicotin) vermehrt oxidative Noxen auf.

Studien zu Substitutionseffekten. In Einzelstudien konnte gezeigt werden, dass Vitamin C als Redoxsystem an zahlreichen enzymatischen Reaktionen beteiligt ist, Membranstrukturen zu schützen vermag und eine vasodilatierende Wirkung besitzt (58).

Ein Mangel an Vitamin C tritt bei normaler Mischkost nicht auf. Für Diabetiker wird aber angenommen, dass bei Nichterreichen einer optimalen Stoffwechsellage eine Supplementierung durch antioxidative Substanzen von Vorteil ist, obwohl diese Wirkung von Vitamin C lediglich 5% des Gesamt-Redoxpotenzials des Körpers ausmacht. Große Endpunktstudien, die eindeutig einen Zusammenhang zwischen der Vitamin-C-Zufuhr und dem kardiovaskulären Risiko zeigen konnten, gibt es aber bisher nicht. Positive Effekte, wie in der NHANES-I-Studie (14) oder der Physician Health Studie (64) beschrieben, sind nur marginal und nicht signifikant. Subgruppenanalysen für Diabetiker liegen nicht vor.

Genauso kritisch müssen aber auch Untersuchungen gesehen werden, die unter Vitamin C eine Zunahme der Kollagensynthese und Intima-Media-Dicke als Ausdruck einer gesteigerten Arteriosklerose beschreiben.

Vermutungen, dass bei neu entdecktem Diabetes niedrigere Vitamin-C-Spiegel vorliegen, dass Vitamin C die Glykierung von Proteinen (HbA$_{1c}$) verringert (69) oder gar die Insulinwirkung verbessert, konnten bisher nicht eindeutig bestätigt werden. In einer Metaanalyse von 10 Studien war in 6 Untersuchungen ein positiver Effekt von Vitamin C auf die Glykierung, in 4 Studien jedoch kein Zusammenhang zu finden.

> Die Datenlage bleibt auffällig kontrovers und rechtfertigt deshalb zum augenblicklichen Zeitpunkt nicht, Diabetiker generell mit Vitamin C zu supplementieren.

β-Carotin

β-Carotin zeigt wie Vitamin C widersprüchliche Ergebnisse in Bezug auf eine mögliche Prävention von Koronarerkrankungen. Während in der Physician Health Studie 44% weniger Ereignisse auftraten (64), nahm die Häufigkeit in der finnischen ATBC-Studie unter 50 mg/d β-Carotin zu (1). Subgruppenanalysen bei Diabetikern wurden nicht durchgeführt. Unbestätigt sind Befunde der San-Valley-Diabetes-Studie, die auf eine direkte Korrelation von diabetischer Retinopathie und der β-Carotin-Einnahme hinweisen. Dabei erschien der Zusammenhang in der 9. Und 10. Perzentile mehr als 3-mal höher als im unteren Bereich der Vitamineinnahme.

Bei einem Bedarf von 7000 IE/d ist die allgemeine Versorgung mit Vitamin A ausreichend. Bei Älteren liegt ein verzögerter Abbau vor, sodass mit einer zusätzlichen Substitution eher vorsichtig umgegangen werden sollte. Der natürliche Bedarf an β-Carotin kann durch Gemüse wie Karotten, Spinat und Grünkohl voll abgedeckt werden. Eine Überdosierung muss aber unbedingt vermieden werden. Da in einigen Studien unter β-Carotin auch eine Zunahme maligner Erkrankungen wie etwa das Bronchialkarzinom bei Rauchern beobachtet wurde, ist die Bedeutung einer zusätzlichen Gabe von β-Carotin bisher nicht geklärt.

Folsäure und B-Vitamine

Niedrige Spiegel von Folsäure und Vitamin B_6 werden, insbesondere in Zusammenhang mit erniedrigten Homocysteinwerten, als Risikofaktor für gefäßverschließende Prozesse genannt. Größere, insbesondere Endpunktstudien liegen jedoch nicht vor. Dies gilt besonders für Diabetiker. Die durchschnittliche Versorgungslage ist bei Diabetikern nicht defizitär. Ein erhöhter Bedarf konnte bisher nicht nachgewiesen werden. Eine Substitution mit Folsäure sollte deshalb auch nur bei nachgewiesenem Mangel und zur Vermeidung von Geburtsfehlern erfolgen.

Eine Rolle von Vitamin B_1, B_6 und B_{12} bei der Behandlung der diabetischen Neuropathie ist nicht gesichert. Eine Therapie kann daher nicht als Standard empfohlen werden (19).

Vitamin D

Vitamin D zur Therapie und Prophylaxe einer Osteoporose hat bei Risikopatienten durchaus eine Berechtigung. Bei Älteren wird weniger Vitamin D produziert. Andererseits muss eine Überdosierung jedoch unbedingt vermieden werden.

Im frühen Lebensalter führt eine Vitamin-D-Supplementierung offensichtlich zu einem Schutz vor Typ-1-Diabetes. Dahlquist (9) und Hyppönen (29) konnten zeigen, dass Vitamin D in einer Dosis von 2000 IE/d in sonnenarmen Ländern die Entwicklung eines Autoimmundiabetes signifikant verringert. Nach Bestätigung dieser Befunde wäre hier durchaus der Einsatz von Vitamin D als Immunmodulator zu befürworten, um die steigende Inzidenz an Typ-1-Diabetes zum Stillstand zu bringen.

Zusammenfassung

Die Datenlage lässt – entsprechend den Forderungen der Cochrane Foundation einer evidence based medicine – zur Zeit nicht den Schluss zu, dass Diabetiker von einer allgemeinen Supplementierung mit Vitaminen Vorteile haben.
Ausgewählte Populationen, wie Ältere, Schwangere und Stillende, strenge Vegetarier und bei längerer Kalorieneinschränkung, können jedoch durchaus von einer Supplementierung mit Vitaminen und Spurenelementen profitieren.

Sonderfall KHK-Patienten. Bei einer KHK-Hochrisikosituation, typisch für den älteren Patienten mit Diabetes mellitus, stehen wir vor einem ethischen Dilemma (73). Hier lassen theoretische Überlegungen, experimentelle Befunde sowie einige Studien vermuten, dass Patienten mit Diabetes mellitus von einer Supplementierung mit antioxidativen Vitaminen profitieren könnten. Viele dieser schwer kranken Patienten mit nur noch geringer Lebenserwartung haben aber nicht mehr die Zeit, große Endpunktstudien abzuwarten, die in Zukunft auch weiterhin dringend gefordert werden müssen. Falls jedoch keine diesbezüglichen evidenzbasierten Befunde vorliegen, erscheint es im Einzelfall deshalb durchaus gerechtfertigt, dass bis dahin auf „nächstbeste externe Evidenzen" zurückgegriffen wird, um den Betroffenen durch polyvalente Vitaminsupplemente jede nur mögliche Chance zur Verbesserung der Lebensqualität und Lebenserwartung zu sichern (47).

Moderne Diabetesdiät

Die Ernährungstherapie des Diabetes mellitus muss individuell an die Bedürfnisse des Patienten, die Stoffwechsellage und die diabetesspezifischen Organveränderungen angepasst werden, um einen optimalen Nutzen für den einzelnen Patienten zu erreichen. Für diesen Zweck stellt die Ernährungstherapie noch immer die beste Form der oralen Diabetesbehandlung dar (75).

Basierend auf den 3 klassischen Säulen der Diabetestherapie – Ernährung, körperliche Aktivität und Medikamente – kommt jedoch zu Interaktionen, auf die auch mit einer Anpassung durch Ernährung geantwortet werden muss.

Therapiebezogene Ernährung

Bei den **ausschließlich mit Diät behandelten Diabetikern** – zur Zeit etwa 20% aller Patienten – kann die Maxime einer vollwertigen Ernährung unter Berücksichtigung der individuellen quantitativen und qualitativen Aspekte verwirklicht werden.

Beim Einsatz von blutzuckersenkenden **Tabletten ohne insulinotrope Wirkung**, wie etwa Acarbose, Metformin und Guar, bestehen keine Wirkungen oder Nebenwirkungen, die eine Anpassung oder Änderung der

Ernährungsempfehlungen notwendig machen. Dennoch hängt das Ausmaß der Blutzuckersenkung durch Acarbose und Guar vom Anteil der Kohlenhydrate in der Nahrung ab.

Hypoglykämien entstehen nur in Kombination mit **insulinotropen Medikamenten**. Eine Gewichtszunahme ist bei adäquater Kalorienzufuhr nicht zu beobachten. Eine geringe Senkung der Serumlipoproteine ist zu begrüßen. Die Zahl der Mahlzeiten und Zwischenmahlzeiten sollte primär von den Wünschen und Bedürfnissen des einzelnen Patienten und erst danach vom Körpergewicht bestimmt werden. Je übergewichtiger und damit hyperinsulinämischer ein Patient ist, desto eher sollte durch mehrere kleine Mahlzeiten („nibbling") ein exzessiver Insulinanstieg nach dem Essen vermieden werden. Andererseits wird dadurch auch eine angestrebte Gewichtsreduktion erleichtert.

Beim Einsatz der insulinotropen **Sulfonylharnstoffe**, Sulfonylharnstoff-Analoga und/oder einer konventionellen **Insulintherapie** mit 1 oder 2 Gaben Verzögerungsinsulin täglich oder einer Sulfonylharnstoff-Insulin-Kombinationstherapie, wie sie vorrangig bei normalgewichtigen, unzureichend eingestellten und/oder sekundär versagenden Typ-2-Diabetikern angewandt wird, besteht durch den meist protrahierten insulinotropen Effekt die Gefahr einer Unterzuckerung zwischen den Hauptmahlzeiten. Bei starrem Medikamentenschema muss hier die Ernährung individuell und flexibel gestaltet werden und durch Zwischenmahlzeiten Unzulänglichkeiten der Medikamentenbehandlung ausgleichen.

Die Gefahr von Hypoglykämien wird auch durch **Alkohol**, vor allem in den Nachtstunden, noch verstärkt, wenn nicht zusätzlich noch eine Spätmahlzeit gegessen wird. Die Patienten müssen durch eine entsprechende Ernährungsschulung auf die möglichen Gefahren hingewiesen werden. Insulinotrope Medikamente stimulieren außerdem den Appetit und führen häufig zu einer unerwünschten Gewichtszunahme. In der UKPDS war es unter Sulfonylharnstoffen oder Insulinbehandlung zu einer Gewichtszunahme von 3–5 kg gekommen. Eine Ernährungsempfehlung muss hierauf hinweisen und eher durch eine leicht unterkalorische Diät ausgezeichnet sein.

Eine **konventionelle Insulintherapie** bei Typ-1-Diabetes mellitus sollte nach den Ergebnissen der DCCT-Studie heute eher die Ausnahme sein. Auch hier müssen stärkere Blutzuckerschwankungen zwischen den Mahlzeiten durch eine Änderung des Ernährungsplans verhindert werden. Je starrer ein medikamentöses Therapieschema ist, desto flexibler muss die Ernährung angepasst werden. Ballaststoffreiche Mahlzeiten (z. B. Müsli) helfen, die postprandialen Blutzuckerschwankungen zu verringern. Obwohl Typ-1-Diabetiker meist normalgewichtig sind, muss auch hier auf eine kaloriengerechte Ernährung Wert gelegt werden. Häufig kommt es bei Typ-1-Diabetikern durch „Wegspritzen von Diätsünden" zu einer Insulinüberdosierung mit unerwünschter Gewichtszunahme. In der DCCT Studie war eine durchschnittliche Gewichtszunahme von 5 kg aufgetreten (12).

Ernährungstherapie bei Typ-1-Diabetikern mit intensivierter konventioneller Therapie (ICT)

Die Ernährung des Typ-1-Diabetes unterscheidet sich von der des Typ-2-Diabetes nur unwesentlich. In wichtigen Teilen besteht kein Unterschied. So gilt die qualitativ vollwertige Ernährung für den Typ-1- wie für den Typ-2-Diabetes und dabei natürlich auch für den Patienten mit intensivierter Insulintherapie.

Stabilisierung des Stoffwechsels. Die bedarfsgerechte Energiezufuhr ist beim übergewichtigen Typ-2-Diabetiker wichtig zur Gewichtsreduktion und zur Besserung des Kohlenhydrat- und Fettstoffwechsels. Aber auch beim normal- und untergewichtigen Typ-1-Diabetiker muss darauf geachtet werden, dass er bei zu liberaler Ernährung nicht übergewichtig wird. Vor allem übergewichtige junge Mädchen mit Typ-1-Diabetes entwickeln nach der Pubertät häufig eine rasch proliferierende Retinopathie und eine Glomerulosklerose. Eine geregelte Ernährung zur Stabilisierung des Stoffwechsels ist für den Typ-1-Diabetiker und vor allem für Patienten mit intensivierter Therapie wichtig, um Hyper- und Hypoglykämien zu vermeiden. Insulin, körperliche Arbeit, Nahrungsaufnahme und Ergebnisse der Blutzuckerselbstkontrolle müssen aufeinander abgestimmt werden.

Ernährungsberatung. Dieses Ziel kann nur durch eine entsprechende Ernährungsberatung mit praktischen Übungen erreicht werden. Dabei sollte man den modernen Vorstellungen der Ernährungsberatung folgen, die weniger das „Verbot" als die „Ermunterung" in den Vordergrund stellen. Dies besagt aber keineswegs, dass der Diabetiker zu jeder Zeit alles essen kann, was er will. Unter Einbeziehung des Patienten und seiner individuellen Bedürfnisse in die Gesamttherapie und mit Verdeutlichung der Therapieziele gelingt es, die Compliance zu verbessern und dem Patienten die Mitarbeit zu erleichtern.

Aufteilung der Nährstoffe und individuelle Anpassung. Die Wege der Diabetesdiät beginnen mit der richtigen Aufteilung der Nährstoffe, ohne Unterschied zwischen Typ-1- und Typ-2-Diabetes. Hypo- und Hyperglykämien sind dadurch zu vermeiden, dass die medikamentöse Therapie an die körperliche Arbeit und Ernährung angepasst wird und dass der Patient mehrere kleine Mahlzeiten zu sich nimmt. Zu den Diäterleichterungen bei intensivierter Insulintherapie gehören das Weglassen von Zwischenmahlzeiten, die Verschiebung des Zeitpunkts der Mahlzeiten und die Anpassung der Insulinzufuhr an das gewünschte Ausmaß der Nahrungsaufnahme.

Im Prinzip besteht auch Einigkeit darüber, dass **Zucker vom Glucosetyp** für den Diabetiker nicht günstig ist. Saccharose bewirkt in kleinen Mengen aber keine Stoffwechselkatastrophe, wenn ein mit Haushaltszucker gesüßtes Stück Kuchen oder eine Portion Eis nach einer größeren Mahlzeit gegessen wird. Es ist jedoch unrealistisch zu glauben, dass man allen Patienten verlässlich klarmachen kann, sie könnten Zucker in kleinen

Mengen genießen, sollten aber in größeren Mengen lieber darauf verzichten. Nicht alle Patienten werden davon zu überzeugen sein, dass sie z. B. gesüßte Getränke, bei denen der zugeführte Zucker rasch resorbiert wird, nicht nehmen dürfen, Zucker aber in Form von Buttercremetorte erlaubt ist. Die neuen, sehr liberalen Empfehlungen der Amerikanischen Diabetes-Gesellschaft können (19) hier durchaus zu einem Dilemma führen.

Der Vorteil kalorienhaltiger und -freier **Süßstoffe** ist es, dass sie bei Patienten das Bedürfnis nach Süßigkeit stillen und damit die Lebensqualität erhöhen. Zucker vom Glucosetyp sollten von Übergewichtigen nur zurückhaltend, quasi als Gewürz benutzt werden. Dafür sollten vermehrt Ballaststoffen aufgenommen werden.

Die Berücksichtigung der blutzuckersenkenden Wirkung von **Alkohol** spielt bei den mit Insulin intensiviert behandelten, stoffwechselinstabilen Diabetikern – also Hypoglykämie-empfindlichen Patienten – eine große Rolle. Gewarnt werden muss vor dem abendlichen Konsum hochprozentiger alkoholischer Getränke – womöglich noch ohne gleichzeitige Kohlenhydratzufuhr. Deletäre, mitunter tödlich verlaufende Hypoglykämien in den frühen Morgenstunden sind die Folge dieser durch die Bremsung der Glukoneogenese bedingten Alkoholwirkung.

> Natürlich muss dem Patienten ausreichend **diätetisches Wissen** vermittelt werden, sodass er seine Kost selbst berechnen kann und genügend motiviert ist, die Diät auch einzuhalten. Hier gilt der Satz von Konrad Lorenz, der für die Diabetesberatung besonders zu beachten ist: „Gesagt ist nicht gehört, gehört ist nicht verstanden, verstanden ist nicht einverstanden, einverstanden ist nicht durchgeführt, und durchgeführt ist noch lange nicht beibehalten!"

Liberalisierung der Diät. Bei Patienten mit intensivierter Insulintherapie kann die Ernährungsbehandlung in Grenzen liberalisiert werden. Dabei gilt folgende Faustregel:

Wenn die Insulindosis mehr als 6 IE pro Injektion beträgt, sollten Zwischenmahlzeiten eingeführt werden, weil höher dosiertes Altinsulin eine Art Depoteffekt entfaltet. Die Wirkungsweise des Insulins ist nicht nur abhängig von der Art des Insulins, sondern vor allem auch von der gespritzten Menge. Patienten, die frühmorgens etwa 20 IE Altinsulin injizieren und nur ein erstes Frühstück einnehmen, geraten häufig am späten Vormittag in eine Hypoglykämie. Dies kann durch eine Zwischenmahlzeit oder durch kürzer wirksame Insulinanaloga vermieden werden (cave Hyperglykämie, wenn die Wirkung des neuen Insulins zwischen den Hauptmahlzeiten zu kurz ist).

Diabetiker mit intensivierter Insulintherapie bedürfen einer **qualitativ hochwertigen** Kost und zur Vermeidung von Übergewicht einer **kaloriengerechten Ernährung**. Patienten müssen über die Quantität der Ernährung informiert sein, denn mit fortschreitendem Alter nehmen auch sie – wie die meisten Menschen – an Körpergewicht zu. Dies ist auch eine direkte Folge des Insulins und seiner anabolen Wirkung, besonders wenn im Überschuss appliziert, und häufig gegen Hypoglykämien „angegessen" werden muss (12).

> Der Typ-1-Diabetiker hat mehrere Möglichkeiten, übergewichtig zu werden. Er muss daher mit den Erfordernissen einer kaloriengerechten Ernährung sehr genau vertraut sein.

Zusammenfassung. Die Forderungen an die Ernährung des Typ-1-Diabetikers bei intensivierter Insulintherapie sind wie folgt zusammenzufassen:
- qualitativ hochwertige Kost (kohlenhydratreich, fettarm, eiweißbeschränkt),
- kaloriengerechte Ernährung zur Vermeidung von Übergewicht, auch bei bestehendem Normal- oder Untergewicht,
- Stabilisierung des Stoffwechsels nicht nur durch mehrfache Insulininjektionen, sondern auch durch individuelle Ernährungsmaßnahmen:
  - weitgehender Verzicht auf Kohlenhydrate mit hohem glykämischen Index,
  - Bevorzugung langsam resorbierbarer Kohlenhydrate, ggf. mithilfe von Ballaststoffen,
  - Abstimmung von Nahrungsmenge und Insulinzufuhr auf körperliche Tätigkeit und Ergebnisse der Blutzuckerselbstkontrolle,
  - eher viele kleine als wenige große Mahlzeiten.

Insulinpumpen. Eine besondere Form der intensivierten Insulintherapie stellt die Behandlung mit Insulinpumpen dar, die in Deutschland derzeit von mehr als 15.000 Diabetikern benutzt werden. Die Pumpen sind qualitativ stark verbessert worden und ermöglichen inzwischen eine stabile Stoffwechselführung, wie sie selbst mit der üblichen intensivierten Insulintherapie mit 4 Injektionen nicht immer gewährleistet ist. Hinsichtlich der Anforderungen an die Ernährungstherapie gilt, dass die Liberalisierung noch konsequenter betrieben werden kann. So ist der Patient in der Lage – je nach Wunsch und Bedarf – den Zeitpunkt der Nahrungszufuhr und damit den Bolus der Insulingabe weitgehend zu variieren.

Vorteile der intensivierten Therapie. Die amerikanische DCCT-Studie, die über einen Zeitraum von 10 Jahren bei mehr als 1400 Patienten durchgeführt wurde, konnte zeigen, dass die intensivierte Insulintherapie einer Behandlung mit nur 1 oder 2 Spritzen täglich beim Typ-1-Diabetes in mehrfacher Hinsicht überlegen ist. Nicht nur die HbA_{1c}-Werte waren um 1–2% niedriger, sondern auch die Rate der diabetischen Folgeschäden war zugunsten der intensiviert behandelten Patienten deutlich niedriger (11). Wenig bekannt ist aber aus einer Subanalyse der DCCT-Studie, dass von den intensiviert behandelten Patienten jene, die strengere und spezifischere Diätmaßnahmen einhielten, noch einmal bessere HbA_{1c}-Werte aufwiesen als die Patienten, die ohne diätetische Richtlinien intensiviert behandelt wurden.

> Es kann also keine Rede davon sein, dass Ernährungsschulung und Ernährungsbehandlung bei Typ-1-Diabetikern mit intensivierter konventioneller Therapie überflüssig ist!

Diabetesdiät und körperliche Aktivität

Körperliche Aktivität als Störfaktor. Die Glucosehomöostase des Diabetikers kann durch sportliche Betätigung vielfach beeinflusst werden. Dabei ist körperliche Aktivität aber keineswegs nur ein Stabilisator des Blutzuckers, sondern unter bestimmten Umständen auch ein Störfaktor (21). Neben einer Medikamentenanpassung sollte zur Korrektur der entstehenden Blutzuckerschwankungen deshalb auch die 3. Therapiesäule, die Ernährung, mit herangezogen werden.

Akutbelastung. Grundsätzlich muss bei körperlicher Tätigkeit, sei es durch Arbeit oder Sport, zwischen den Akuteffekten und der Langzeitwirkung unterschieden werden. Bei akuter Belastung kommt es in Anwesenheit von genügend Insulin zu einem Blutzuckerabfall, der von Ausmaß, Dauer und Intensität der Betätigung und vom Trainingszustand des Patienten geprägt ist. Falls diese Belastung vorhersehbar ist, muss durch eine Verringerung der Dosis von insulinotropen Medikamenten eine Unterzuckerung vermieden werden. Falls dies nicht möglich ist, muss durch die Gabe von Kohlenhydraten vor der Belastung und bei Unterzuckerung während und nach der Belastung kompensiert werden.

Ausdauertraining führt vor allem zu einer größeren Insulinempfindlichkeit, deren Wirkung bis zu 72 Stunden nach der letzten Betätigung anhält. Auch hier muss primär eine Anpassung/Reduzierung von insulinotropen Medikamenten erfolgen. Da es beim Ausdauertraining auch zu einem vermehrten Kalorienverbrauch kommt, ist vor allem bei Normal- und Untergewicht eine Kalorienanpassung notwendig. Bei Übergewicht wird ein Gewichtsverlust gerne akzeptiert.

Stellenwert des Sports. Sportliche Aktivität ist sowohl beim insulinabhängigen Typ-1- als auch beim insulinresistenten Typ-2-Diabetiker eine wichtige Ergänzung der Therapie.

Therapieerfolge in Bezug auf die Glucohomöostase sind allerdings eher bescheiden. Da körperliche Aktivität meist auch zur Besserung der Lebensqualität beiträgt und die Herzinfarkthäufigkeit reduziert, sollte sie, wann immer möglich, eingesetzt und die Ernährung entsprechend angepasst werden. So können Diabetiker durchaus auch Leistungssport treiben und Höchstleistungen erreichen.

Diabetesdiät bei Folgeerkrankungen

Neben den Akutsymptomen ist der Verlauf des Diabetes mellitus gekennzeichnet durch Folgeerkrankungen, die vorrangig als Mikro- und Makroangiopathie in Erscheinung treten.

Mikroangiopathie

Die Mikroangiopathie stellt sich klinisch vor allem in Form der Retinopathie und der diabetischen Nephropathie dar. Die amerikanische DCCT-Studie hatte für Typ-1-Diabetiker noch einmal gezeigt, dass eine optimale Blutzuckereinstellung diese Folgen sehr wirkungsvoll hinauszögern kann, aber letztendlich auch nicht zu verhindern vermag (11).

35% aller Diabetiker entwickeln Symptome einer diabetischen Nierenschädigung, deren früheste klinische Zeichen durch eine Mikroalbuminurie, ein Nachlassen der glomerulären Filtrationsrate und einen erhöhten Blutdruck charakterisiert sind.

Eiweißrestriktion. Abhängig von der Qualität der Stoffwechseleinstellung wird die Niere des Diabetikers aber auch durch eine erhöhte nutritive Eiweißzufuhr belastet. Die glomeruläre Filtrationsrate kann durch 150 g Eiweiß pro Tag um 10% gesteigert, bei eiweißarmer Kost von 30 g aber um 10% gesenkt werden. Ein großes Steak steigert den renalen Blutfluss und die glomeruläre Filtration um 30–50%. Seit Anfang der 80er Jahre ist gesichert, dass eine Eiweißrestriktion eine fortschreitende Funktionsstörung der Niere zu bremsen vermag (2, 15).

> In Anbetracht der Empfehlung der DGE, die tägliche Eiweißaufnahme auf 0,8 g/kg zu beschränken, Typ-1-Diabetiker aber durchschnittlich 1,5 g/kg zu sich nehmen (76), ist zu fordern, dass alle Patienten zur Prävention einer diabetischen Nephropathie eine Eiweißrestriktion (ca. 60 g/d) im Rahmen einer vernünftigen Ernährung einhalten.

Bei **Mikroalbuminurie** und/oder einem Serumkreatinin von unter 3,0 mg/dl (270 µmol/l) sollte die tägliche Eiweißzufuhr auf 0,6–0,8 g/kg gesenkt werden. Bei **Makroalbuminurie** und/oder einem Serumkreatinin von 3–6 mg/dl (270–530 µmol/l) sollte die Eiweißmenge 0,6 g/kg nicht überschreiten, wobei Milch, Milchprodukte und Eier wegen der essenziellen Aminosäuren als biologisch hochwertiger bevorzugt werden. In einer schwedischen Untersuchung konnte gezeigt werden, dass eine vermehrte Aufnahme von Fischeiweiß das Risiko einer Mikroalbuminurie bei Typ-1-Diabetes deutlich senkt (50). Einer allgemeinen Diätliberalisierung sollte unter diesen Umständen zum Nutzen der Patienten enge Grenzen gesetzt werden. Fischöl (ω-3-Fettsäuren) hat bei der Verhinderung einer Progression der diabetischen Nephropathie hingegen keine Wirkung (66).

Makroangiopathie

Die Schädigung der großen Arterien (Makroangiopathie) ist vorrangig ein Problem des älteren Typ-2-Diabetikers. Hier finden sich in Form einer koronaren Herzkrankheit, einer peripheren arteriellen Verschlusskrankheit der Beine oder einer arteriellen Hypertonie die gravierendsten klinischen Symptome. Bei der Mehrzahl dieser Patienten besteht im Rahmen eines metabolischen Syndroms nicht nur eine Hyperglykämie, sondern auch eine Dyslipoproteinämie, Hyperurikämie, Hypertonie sowie eine Adipositas mit Hyperinsulinämie und Insulinresistenz.

Hypertonie. Mehr als 50% der Typ-2-Diabetiker leiden an einer arteriellen Hypertonie. Bei über der Hälfte dieser Patienten reagiert der Blutdruck sensitiv auf Kochsalzentzug, sodass die Salzzufuhr kontrolliert und reduziert werden muss. Die Adipositas sollte durch Kalorienrestriktion, eine Dyslipoproteinämie durch Minderung der gesättigten Fettsäuren (Hypercholesterinämie) und/oder Kohlenhydrate (Hypertriglyzeridämie) behandelt werden.

Hyperurikämie. Das gilt auch für die Hyperurikämie, die als möglicher Risikofaktor und Mitverursacher von Insulinresistenz und Hyperinsulinämie, durch Gewichtsreduktion, Alkoholverbot und Vermeidung von Innereien behandelt werden sollte. Auch hier kann von einer „liberalen" Diät kaum die Rede sein. Definierte Änderungen der Ernährung müssen individuell an die Situation jedes Patienten angepasst werden.

Arteriosklerose. Glucose greift über den akuten glukotoxischen Effekt sowie über die Glykierung und AGE-Bildung akut und chronisch in die Entstehung der Arteriosklerose ein. Neueste Befunde lassen vermuten, dass AGE-Produkte in der Nahrung, wie an verzuckertem Eiklareiweiß nachgewiesen (34), resorbiert und beim Diabetiker erst verzögert renal ausgeschieden werden. Falls sich der vermutete Zusammenhang zwischen AGE-haltigen Nahrungsbestandteilen und der Entstehung der Arteriosklerose bestätigt, könnte dies in Zukunft weit reichende Folgen für die Ernährungsempfehlung von Diabetikern haben, da AGE-Produkte in der Nahrung vor allem durch Erhitzen entstehen.

Unterschiedliche Kostformen bei Diabetes mellitus

Reduktionskost

Definition und Risiken von Fettleibigkeit. Überernährung mit Fettleibigkeit begünstigt die Ausbildung einer Insulinresistenz und Hyperinsulinämie, die für den Typ-2-Diabetes pathogenetische Bedeutung hat. Fettleibigkeit fördert die Ausbildung kardiovaskulärer Risikofaktoren wie Hypertonie und Hyperlipoproteinämie und hat dadurch einen ungünstigen Effekt auf Gesundheit, Langlebigkeit und Lebensqualität, sodass adipösen Diabetikern die diätetische Gewichtsreduktion dringend anzuraten ist.

Fettleibigkeit wird definiert als ein Übermaß an Körperfett, wozu vorrangig ein BMI von über 28–30 kg/m² herangezogen wird. Berücksichtigt werden sollte jedoch auch die Vorstellung, dass es davon abweichend ein „individuelles Normalgewicht" geben kann.

Formen und Fluktuationen der Fettsucht. Da die Risikokonstellation der Fettsucht und der Erfolg einer Gewichtsreduktion besonders von der anatomischen Fettverteilung bestimmt wird, muss die Stammfettsucht (viszerale oder androide Adipositas) von der peripheren Fettsucht (gynäkoide Adipositas) unterschieden werden. Während bei ersterer schon wenige Kilogramm Übergewicht genügen, das Risiko für alle Aspekte des metabolischen Syndroms deutlich zu steigern, bleibt Fettleibigkeit auf dem Boden der peripheren Fettsucht davon lange verschont.

Für die meisten Diabetiker bedeutet Übergewicht einen lebenslangen Kampf gegen Hunger und Appetit. Häufig kommt es nach einer vorübergehenden Gewichtsabnahme wieder zu einer Gewichtszunahme. Häufige Fluktuationen im Körpergewicht (Jo-Jo-Effekt) sind jedoch nicht nur psychisch und physiologisch schädlich, sondern erhöhen, wie die Framingham-Studie vermuten lässt, auch die Morbidität und Mortalität, vor allem durch koronare Herzkrankheit.

Ein idealer Weg zur Gewichtsreduktion ist jedoch bisher noch nicht gefunden. Eine **Kalorienrestriktion** bei Mischkost stellt, zumindest für die moderaten Formen der Fettleibigkeit, die Therapie der Wahl dar (Abb. 8.**1**). Eine erfolgreiche Behandlung der Fettsucht muss jedoch immer auch problembezogen sein und daher mit einer Verhaltenstherapie kombiniert werden.

Reduktionsdiäten. Eine moderate Kalorienrestriktion bedeutet eine Verringerung der Kalorienzufuhr um 250–500 kcal (1050–2090 kJ) täglich auf etwa 80% des

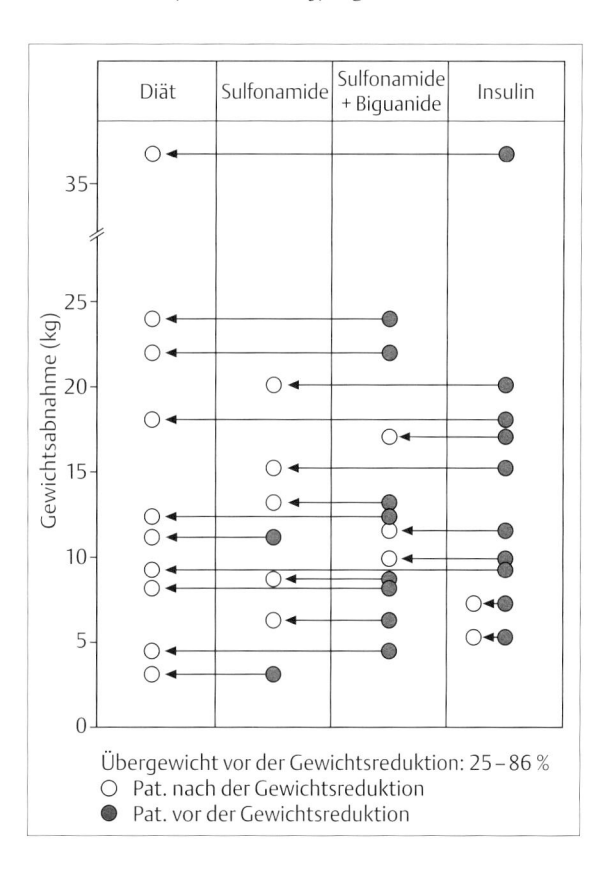

Abb. 8.1 Medikamentöse bzw. diätetische Behandlung von 20 übergewichtigen Diabetikern (14 Frauen und 6 Männer im Alter von 38–69 Jahren) in Abhängigkeit von der innerhalb eines Jahres erreichten Gewichtsreduktion.

Energiebedarfs. Dies kann vorrangig bereits durch Reduktion von Alkohol, Zucker und Fett erreicht werden, ohne dass die Kohlenhydrat- und Proteinzufuhr eingeschränkt wird. Kohlenhydrate werden kurzfristig schneller oxidiert und können über eine gesteigerte Sympathikusaktivität die Thermogenese wirkungsvoller steigern (20%) als Fett (4%).

Wasserreiche Lebensmittel (z. B. Gurken) können unbeschränkt gegessen werden.

Kohlenhydratreiche, fettarme Reduktionsdiäten können aber auch eine vorbestehende Hypertriglyceridämie verstärken und das HDL-Cholesterin senken. In diesem Falle sollte die Kost mit einfach ungesättigten Fettsäuren angereichert (20% der Energiezufuhr) und der Kohlenhydratanteil erniedrigt werden (20). Eine Gewichtszunahme tritt bei gleichzeitig strenger Kalorienkontrolle dabei nicht auf. Durch eine gleichzeitige körperliche Betätigung kann die Muskulatur auch bei Gewichtsabnahme weitgehend erhalten bleiben.

Reduktionsdiäten mit 700–1000 kcal (2930–4190 kJ) täglich müssen gemäß § 14a der Diätverordnung mindestens 50 g Protein, 90 g Kohlenhydrate und 7 g Linolsäure enthalten.

Diäten mit einem extrem niedrigen Energiegehalt von 450–700 kcal (VLCD, 1880–2930 kJ) sollten zusätzlich noch mit Mineralstoffen, Vitaminen und Spurenelementen ergänzt werden. Ihre Anwendung sollte auf 4–6 Wochen begrenzt sein (81).

Modifiziertes Fasten mit nicht mehr als 300 kcal (1260 kJ) täglich wird am wirkungsvollsten mit 50 g Eiweiß (Molkeeiweiß mit höchster biologischer Wertigkeit) und 25 g Kohlenhydraten durchgeführt (13), sollte jedoch einer exzessiven Fettleibigkeit mit einem BMI von > 35 vorbehalten bleiben.

> Stammfettsucht spricht auf eine Kalorienrestriktion deutlich besser an als eine gynäkoide, periphere Fettverteilung. Auch hier gilt aber, dass eine Gewichtsabnahme umso länger anhält, je langsamer, je länger und schonender sie erfolgte und gleichzeitig mit einer Änderung im Essverhalten verbunden ist.

Vollwertkost

Definition und Ziele. Die Nahrung sollte so natürlich wie möglich sein. Diese von Hippokrates geprägte und von Kollath aufgenommene Forderung wurde zum Zentralbegriff der Vollwerternährung. Die Nahrung sollte möglichst wenig verarbeitete Lebensmittel enthalten, da nur sie noch den annähernd vollen Wert des ursprünglichen Ausgangsproduktes besitzen. Demgegenüber wird unter „Vollwertigkeit" eine bedarfsgerechte Zusammensetzung einer Kostform (oder einer Mahlzeit) verstanden. Nach dieser Definition sind aber einzelne Lebensmittel nicht vollwertig, da in keinem alle essenziellen Nährstoffe in ausreichender Menge vorhanden sind.

Die Vollwertkost will jedoch mehr. Neben ernährungsphysiologischen und gesundheitlichen Aspekten sollen auch ökologische, soziale, ökonomische und damit gesundheitspolitische Aspekte berücksichtigt werden (Tab. 8.7). Viele Empfehlungen decken sich dabei mit Ernährungsempfehlungen der DGE sowie des amerikanischen Select Committee of Nutrition and Human Needs. Auch für Diabetiker haben die meisten Empfehlungen der Vollwertkost Gültigkeit (43).

Bestandteile. Die Vollwerternährung ist eine überwiegend laktovegetabile Ernährungsform, in der Lebensmittel bevorzugt werden, die möglichst wenig verarbeitet sind. Vorzugsweise werden Vollkornprodukte, Gemüse, Obst, Kartoffeln, Hülsenfrüchte sowie Milch und Milchprodukte verwendet. Daneben können auch geringe Mengen an Fleisch, Fisch und Eiern gegessen werden. Es wird empfohlen, etwa die Hälfte der Nahrungsmittel als unerhitzte Frischkost (Rohkost) zu verzehren. Lebensmittelersatzstoffe sollten gemieden werden.

Wenngleich die Vermischung von ernährungsphysiologischen und toxikologischen Gesichtspunkten mit sozialpolitischen Aspekten in der Literatur oft kritisch beurteilt wird, müssen die Bevorzugung von Lebensmitteln aus regionalem Anbau, die Vermeidung von aufwendigen Lebensmittelverpackungen sowie der Einsatz einer energiesparenden Lebensmittelverarbeitung begrüßt werden.

Auswahl und Werterhaltung. Aus den dargestellten Gründen wird verständlich, dass die Empfehlungen der Vollwertkost nicht die Mindest- und Höchstzufuhr ein-

Tab. 8.7 Grundsätze der Vollwerternährung (44)

Gesundheitsverträglichkeit
– Bevorzugung pflanzlicher Lebensmittel (überwiegend laktovegetabil)
– Vermeidung unnötiger Lebensmittelverarbeitung (Lebensmittel so natürlich wie möglich)
– etwa die Hälfte der Nahrungsmenge als unerhitzte Frischkost (Rohkost)
– Vermeidung von Lebensmittelzusatzstoffen

Umweltverträglichkeit
– Bevorzugung von Erzeugnissen aus kontrolliert-ökologischer (kontrolliert-biologischer) Landwirtschaft
– Bevorzugung von Gemüse und Obst aus regionalem Anbau und entsprechend der Jahreszeit
– Vermeidung aufwendiger Lebensmittelverpackung
– Einsatz umweltverträglicher Technologien in Industrie, Verkehr und Haushalt

Sozialverträglichkeit
– Verminderung von Veredelungsverlusten bei der Erzeugung tierischer Lebensmittel
– Verminderung des Imports von Futtermitteln aus Entwicklungsländern
– Verhinderung von Überschussproduktion und Lebensmittelvernichtung
– Existenzsicherung kleiner und mittlerer bäuerlicher Betriebe (weltweit)

zelner Nährstoffe vorgeben, sondern die Auswahl bestimmter Lebensmittel beinhalten. Dafür werden 4 Wertstufen formuliert, ohne Rücksicht auf deren Inhaltsstoffe und deren Schicksal im Stoffwechsel, sondern lediglich entsprechend der Naturbelassenheit. Sie reichen von sehr empfehlenswert bis nicht empfehlenswert, von unerhitzten bis zu isolierten Lebensmitteln.

Ein besonderes Anliegen der Vollwertkost ist die Werterhaltung von Lebensmitteln. Getreideerzeugnisse sollen aus dem vollen Kern hergestellt sein, da durch Ausmahlen eine starke Wertminderung mit Verlust von Vitaminen, Mineralstoffen, Ballaststoffen und sekundären Pflanzenstoffen erfolgt. Solche Auszugsmehle führen zu einer schnellen Verdauung und einem raschen Blutzuckeranstieg.

Praktische Durchführung. Gemüse und Obst sollen reichlich als Frischkost verzehrt werden. Fette und Öle sollten auf 70–80 g/d beschränkt werden, wobei kaltgepresste unraffinierte Öle bevorzugt werden. Weniger empfehlenswert sind Fleisch- und Wurstwaren. Hingegen sind Milch und Milchprodukte sowie Seefisch vorteilhaft.

Für den Diabetiker sind die meisten Regeln der Vollwertkost uneingeschränkt zu empfehlen. Die Bevorzugung kohlenhydratreicher Lebensmittel, ein hoher Ballaststoffgehalt durch Rohverzehr oder möglichst geringe Bearbeitung sowie die Begrenzung von tierischem Fett, Bevorzugung von ungesättigten Fettsäuren und die weitgehende Ablehnung von Alkohol, Zucker und Salz entsprechen auch den modernen Vorstellungen einer guten Diabetesdiät.

Nicht nachzuvollziehen ist die Ablehnung von chemischen Süßstoffen bei adipösen Diabetikern. Auch sollten kaltgepresste unraffinierte Pflanzenöle nur kritisch eingesetzt werden, da sie trotz eines ökologischen Anbaus Verunreinigungen und Schadstoffe aus Pflanzenschutzmitteln enthalten können. Lebensmittel mit der Bezeichnung „biologisch", „ökologisch" oder „naturgemäß" stammen nicht immer aus dem alternativen Landbau, da diese Bezeichnungen nicht gesetzlich geschützt sind.

Nutzen für den Diabetiker. Der Diabetiker zieht Nutzen aus der Vollwertkost durch den geringeren postprandialen Blutzuckeranstieg der ballaststoffreichen Lebensmittel und ein anhaltendes Sättigungsgefühl, das beim übergewichtigen Typ-2-Diabetiker auch eine Gewichtsabnahme erleichtert. Wir konnten zeigen (70), dass ein Frischkornmüsli mit einem niedrigen glykämischen Index zu einem deutlich geringeren Blutzuckeranstieg führt als ein isokalorisches Diabetikerfrühstück mit identischer Nährstoffrelation (Abb. 8.2). Die erheblich langsamere Verfügbarkeit der rohen Getreidestärke machte bei Typ-1-Diabetikern sogar eine Reduktion der Insulindosis notwendig, um Hypoglykämien zu vermeiden.

Hypertonie und Hyperlipoproteinämie sprechen ebenfalls günstig auf die Vollwertkost an.

Diese Ergebnisse zeigen, dass Frischkornmüsli mit unerhitztem Weizenvollkornschrot hervorragend für die Ernährung von Diabetikern geeignet ist. Der glykämische Index beträgt für Frischkornmüsli nur 17, für ein „Diabetikerfrühstück" aber 52. Damit kann der Kohlenhydratanteil unbedenklich erhöht werden, ohne den Blutzuckerspiegel zu belasten. Der damit verbundenen vermehrten Kalorienzufuhr muss aber Rechnung getragen werden.

Vegetarismus

Definition und Vorbereitung. Vegetarische Kostformen (lat. vegetare = leben) sind alternative Ernährungsweisen, bei denen aus weltanschaulichen, religiösen oder ernährungsmedizinischen Gründen Nahrungsmittel gemieden werden, die von toten Tieren stammen (Fleisch, Fleischprodukte, Fisch). Eier, Milch und Honig

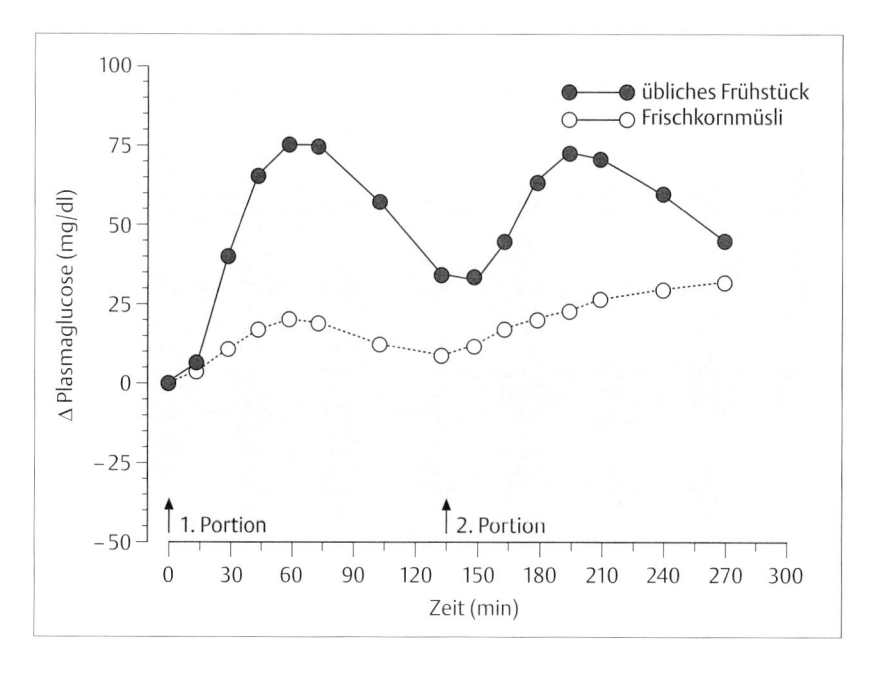

Abb. 8.2 Änderungen der Glucosekonzentrationen nach üblichem Diabetikerfrühstück und nach Frischkornmüsli bei Typ-2-Diabetikern (n = 7), Mittelwerte. (70)

hingegen werden verzehrt. Von diesen „Ovolaktovegetariern" grenzen sich die Veganer ab, die strikt eine reine Pflanzenkost einhalten.

Das Unvermögen des Menschen, Vitamin C zu synthetisieren und Harnsäure abzubauen, deutet auf eine überwiegend vegetarische Ernährungsgeschichte in der Evolution des Menschen hin. Heute rechnet man weltweit mit 500 Millionen Vegetariern; 500.000 davon leben in Deutschland. Die Zahl hat unter dem Eindruck des Rinderwahns (BSE) in den letzten Jahren aber deutlich zugenommen.

Vorteile. Große epidemiologische Studien konnten zeigen, dass sich Vegetarier in allen Altersgruppen eiweiß- und cholesterinärmer ernähren, der Fettanteil in der Nahrung durch einen höheren P/S-Quotienten (polyunsaturated/saturated fatty acids) gekennzeichnet ist und die Kost ballaststoffreicher aber ärmer an Zucker ist als bei der Normalbevölkerung. Daher besteht eine geringe Prävalenz an Zivilisationskrankheiten wie Übergewicht, Diabetes mellitus, Hyperlipoproteinämie und Hochdruck. Bei einer Umstellung auf vegetarische Ernährung ist ein beachtlicher therapeutischer Effekt zu beobachten.

Während in der Berliner Vegetarierstudie (1986) eine Verminderung der kardiovaskulären Risikofaktoren auffiel, zeigte sich in einer britischen Studie an mehr als 5000 Vegetariern (1994) in einem Zeitraum von 12 Jahren eine um 20% niedrigere Sterblichkeit als bei Fleischessern, dies aber vor allem als Folge eines Rückgangs von malignen Erkrankungen und weniger durch eine Mortalitätsminderung von Herz-Kreislauf-Erkrankungen.

Die vegetarische Ernährungsform bietet sich besonders zur Behandlung von übergewichtigen Typ-2-Diabetikern mit metabolischem Syndrom an. Grundsätzlich entspricht die vegetarische Ernährung den meisten Empfehlungen einer vernünftigen, vollwertigen Kost (prudent diet) und stellt nicht nur für den körperlich inaktiven Industriemenschen, sondern auch für Diabetiker in unserer Überflussgesellschaft eine zeitgemäße Alternative zur Durchschnittskost dar, die weiterhin noch immer zu reichlich, zu fett und zu süß ist.

Eine **Unterversorgung** mit essenziellen Nährstoffen ist nicht zu befürchten. Ein Engpass könnte aber unter besonderen Bedingungen in der Versorgung mit Eisen, Calcium, Vitamin D und B_{12} entstehen. Auch könnte die geringe Eiweißzufuhr bei Kindern zu einem Problem werden. Dies trifft in besonderem Maße für strenge Veganer zu, bei denen umfangreiche Kenntnisse auf dem Gebiet der Ernährung bestehen müssen, um sich und v. a. ihre Kinder ausreichend und vollwertig ernähren zu können.

Außenseiterdiäten

Zahlreiche alternative Kostformen werden als Wundermittel auch zur Behandlung des Diabetes mellitus angeboten. Soweit sie aus dem ovolaktovegetabilen Bereich kommen und/oder sich den allgemeinen Empfehlungen einer vernünftigen Ernährung annähern, werden zumindest keine größeren Schäden verursacht. Besonderen Nutzen haben sie aber auch nicht. Einige dieser Kostformen können jedoch auch Schäden verursachen.

Makrobiotik. Dies ist eine weltanschaulich begründete Ernährungslehre aus dem Zen-Buddhismus. Christoph Wilhelm Hufeland, Goethes behandelnder Arzt, schrieb schon 1798 ein Buch über „Makrobiotik oder die Kunst, das Leben zu verlängern". Die zentrale Aussage lautet, dass jedes Nahrungsmittel durch die richtige Anwendung zum Heilmittel werden kann und jedes Heilmittel zu einem schmackhaften Gericht zubereitet werden kann. Viele Empfehlungen sind jedoch für den Diabetiker gefährlich. Dies trifft einmal auf die Forderung zu, die tägliche Flüssigkeitszufuhr so niedrig wie möglich zu halten, täglich bis zu 30 g Kochsalz zu erlauben, aber auch sich extrem proteinarm zu ernähren, so wenig Obst wie möglich zu essen, auf Milch zu verzichten und medizinische Hilfe abzulehnen.

Atkins-Diät. Diese vor allem als Reduktionskost gedachte Ernährungsform beruht auf der falschen ernährungsphysiologischen Vorstellung, dass Fett ohne weiteres zu Glykogen oder Glucose umgewandelt werden kann. Folge einer extrem fettreichen Ernährung ist eine kompensatorische Ketose, eine hohe Cholesterinzufuhr und damit ein Risiko für die Entstehung von Herz-Kreislauf-Erkrankungen.

Hay-Trennkost. Bei dieser laktovegetabilen Ernährungsform möchte man durch Trennung von Eiweiß und Kohlenhydraten in der Nahrung eine Übersäuerung des Körpers als Krankheitsursache vermeiden. Dadurch soll verhindert werden, dass die Magensäure durch alkalische Enzyme des Speichels sowie das alkalische Milieu im Dünndarm durch Magensäure neutralisiert werden. Dies geht jedoch an den physiologischen Verhältnissen vorbei und ist weder nötig noch gerechtfertigt. Aufgrund effizienter Puffersysteme des Körpers ist eine Übersäuerung durch Ernährung (Weißmehl, Zucker) nicht gegeben. Zudem enthalten fast alle Lebensmittel sowohl Eiweiß als auch Kohlenhydrate gleichzeitig, sodass eine Trennung nicht möglich ist. Der einzige Vorteil der Trennkost liegt in der Empfehlung, weniger Fleisch, Zucker und weiße Mehle zu verzehren und mehr Rohkost und Salate aufzunehmen.

Die Trennkost ist ernährungsphysiologisch insgesamt nicht ausgewogen und kann zu Mangelerscheinungen führen. Sie ist für Diabetiker nicht geeignet.

Schroth-Kur. Diese Diätform mit Trockentagen, altbackenen Semmeln und Glühwein ist wegen der starken Flüssigkeitseinschränkung an den Trockentagen für Diabetiker in jedem Falle ungeeignet.

Anthroposophische Ernährungskunde nach Steiner. Diese Kostform ist wiederum weitgehend weltanschaulich geprägt und bringt aus ernährungsphysiologischer Sicht dem Diabetiker keine Vorteile.

„**Haus- und Wundermittel**" in der Behandlung des Diabetes mellitus (Abb. **8.3**) sind zahlreich (82). Sie reichen von Sauerkraut und Tees über Zwiebelsaft und Rohkaffee bis zu Eierschalen. Neben wirksamen Mitteln reicht das Spektrum von Pseudo- und unwirksamen Substanzen, aber auch zu evtl. gefährlichen Mitteln wie

Ethanol. Sie werden eingesetzt, um die oft als lästig empfundenen Diätvorschriften zu umgehen.

> Es ist die Aufgabe des behandelnden Arztes, durch aufklärende Gespräche dem Patienten Vorteile, Nachteile und Gefahren dieser Kost- und Diätformen klarzumachen und Vorurteile zu beseitigen.

Spezielle Probleme der Diabetesdiät

Ernährung bei Diabetes und Schwangerschaft

Die perinatale Sterblichkeit bei Kindern diabetischer Mütter liegt auch heute noch höher als bei Kindern nichtdiabetischer Frauen. Da dies mit der Stoffwechselstörung der Mutter zu erklären ist, ist eine Optimierung der Stoffwechsellage wichtigstes Therapieziel. Dieses muss neben einer evtl. notwendigen Insulinbehandlung mit ICT oder Pumpe auch durch eine differenzierte Ernährungsempfehlung erreicht werden. Ernährungsrichtlinien für die Schwangerschaft dienen dazu, den komplikationslosen Ablauf der Schwangerschaft zu fördern. Dazu gehört auch die Gewichtsentwicklung.

Gewichtsentwicklung. Die Gewichtszunahme in der Schwangerschaft muss auch bei Diabetes mellitus im normalen Rahmen erfolgen. Im 1. und 2. Trimenon sollte das Körpergewicht nicht mehr als 1 kg/Monat zunehmen und im 3. Trimenon bei 0,4 kg/Woche liegen. Eine Empfehlung der amerikanischen National Academy of Science orientiert sich dazu am BMI. Dabei schwankt die empfohlene Gewichtszunahme zwischen 12,5 und 18 kg bei einem BMI von weniger als 19 und einer Zunahme von weniger als 6 kg bei einem BMI von über 29. Dicke diabetische Schwangere sollten deutlich weniger zunehmen als Normalgewichtige. Während der Schwangerschaft werden von Normalgewichtigen im Mittel täglich zusätzlich 70–240 kcal (290–1010 kJ) mehr verzehrt, wobei im 1. Drittel kein Unterschied besteht, im 2. und 3. Drittel jedoch etwa 300 kcal (1260 kJ) mehr empfohlen werden, wenn die Gewichtsentwicklung dies erlaubt. Falls die Gewichtszunahme jedoch zu groß ist, kann auch eine milde Kalorienrestriktion notwendig sein.

> Eine Abmagerungskur während der Schwangerschaft ist auf jeden Fall kontraindiziert.

Mütterliche Überernährung und/oder Hyperinsulinämie führen zu einem *erhöhten Geburtsgewicht* des Kindes, was oft mit einer kindlichen Unreife bei der Geburt verbunden ist. Klinische Studien des National Institute of Health konnten zeigen, dass ein erhöhtes Geburtsgewicht direkt mit der mütterlichen Gewichtszunahme in der Schwangerschaft korreliert.

Praktische Durchführung der Ernährung. Eine Änderung der Nährstoffrelation ist während der Schwangerschaft grundsätzlich nicht notwendig. Jedoch sollte die Proteinzufuhr 0,8–1,2 g/kg nicht unterschreiten. Bei diabetischen Vegetarierinnen ist in der Schwangerschaft darauf zu achten, dass zur Erhöhung der biologischen Wertigkeit günstige Eiweißkombinationen ge-

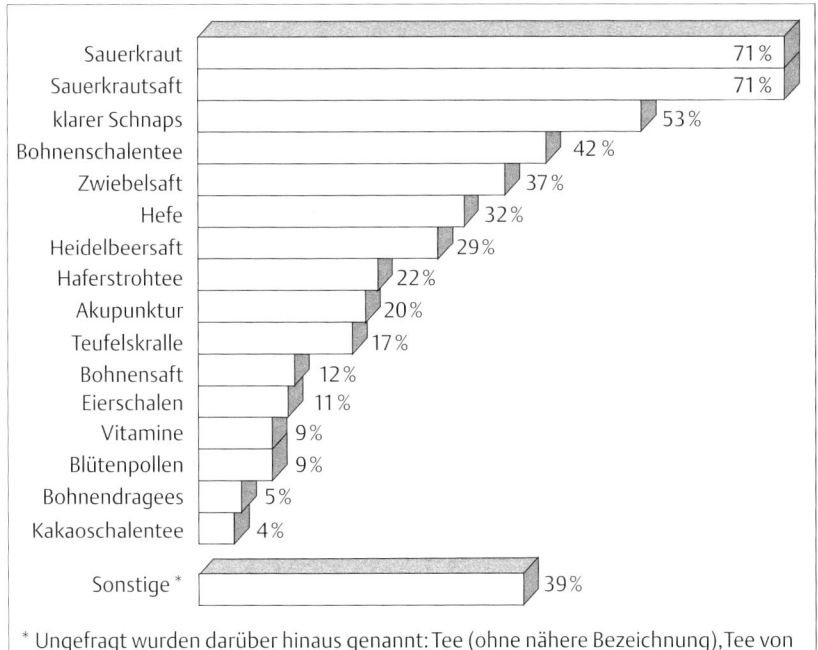

Abb. 8.3 Bekanntheitsgrad von Hausmitteln zur Behandlung von Diabetes mellitus bei einem Diabetikerkollektiv von 100 Patienten. (Wicklmayer M. Diabet Prax 1980:4;10)

Hausmittel	%
Sauerkraut	71%
Sauerkrautsaft	71%
klarer Schnaps	53%
Bohnenschalentee	42%
Zwiebelsaft	37%
Hefe	32%
Heidelbeersaft	29%
Haferstrohtee	22%
Akupunktur	20%
Teufelskralle	17%
Bohnensaft	12%
Eierschalen	11%
Vitamine	9%
Blütenpollen	9%
Bohnendragees	5%
Kakaoschalentee	4%
Sonstige*	39%

*Ungefragt wurden darüber hinaus genannt: Tee (ohne nähere Bezeichnung), Tee von Pfarrer Kratzer, Huflattichtee, Hopfenblütentee, Blaubeerblättertee, Kruziflorotee, Heidelbeertee, Römische Kamille, Haferschleim, Haferflocken, rohe Waldschnecken, Hafer, Weißbier, saurer Wein, Blütenhonig, Meerrettichsaft, Porree, Knoblauch, Ginseng, Gurkenschalen, Fleischbrühe mit gekochtem Pferdefleisch, geriebener Muskat, Rosmarin.

wählt werden. Beispielhaft seien an dieser Stelle genannt: Kartoffeln/Eier oder Milch, Kartoffelpüree, Pellkartoffeln und Quark, Getreide/Milch oder Milchprodukte (Müsli, Käsebrot), Weizen/Hefe (Brot), Hülsenfrüchte/Milchprodukte (45).

Die *Fettzufuhr* in der Schwangerschaft sollte wegen des Mehrbedarfs an Protein und der erhöhten Ketoseneigung 70 g/d (25–30% der Energiezufuhr) nicht überschreiten. Der durch die Schwangerschaft erhöhte Mineralstoffbedarf spiegelt sich in entsprechenden Empfehlungen wider. *Calcium* sollte von 800 auf 1200 mg, *Magnesium* von 300 auf 400 mg und *Eisen* auf 25 mg/d erhöht werden. Die niedrige Resorptionsrate von Eisen kann durch die gleichzeitige Zufuhr von Vitamin C gesteigert werden. Engpässe können bei der Versorgung mit Vitamin B_1 und B_6 sowie Folsäure entstehen.

> In jedem Fall sollte ein individueller Ernährungsplan erstellt werden, der sich an den Daten der Ernährungsanamnese, dem Gewichtsverhalten sowie der Stoffwechselsituation orientiert. Die Insulinzufuhr muss dann diesem Plan angepasst werden.

Verhinderung von Hyperglykämie, Hypoglykämie und Ketoazidose. Das mütterliche Blutzuckerprofil muss normoglykämisch sein. Mütterliche Hyperglykämien – auch zum Zeitpunkt der Empfängnis und im 1. Trimenon – erhöhen die Gefahr kindlicher Fehlbildungen und Fehlgeburten sowie der fetalen Hyperinsulinämie und Unreife.

> Daher muss eine durch Hunger oder Ketoazidose ausgelöste Ketonämie der Mutter unter allen Umständen verhindert werden, da sie zu einem erniedrigten Intelligenzquotienten des Kindes führen kann.

Eine Hyperemesis gravidarum erschwert oft die Nahrungszufuhr. Zur Vermeidung von Unterzuckerung oder Hungerketonämie muss mit kohlenhydrathaltigen Fruchtsäften oder im Extremfall auch einer intravenösen Ernährung begonnen werden.

Das Kind ist auch durch eine chronische **Unterernährung der Mutter** gefährdet. Ein erniedrigtes Geburtsgewicht von weniger als 2500 g führt im späteren Leben häufiger zur Insulinresistenz mit metabolischem Syndrom.

Gestationsdiabetes. Beim Gestationsdiabetes wird während der Schwangerschaft erstmals eine Störung der Kohlenhydrattoleranz beobachtet. Etwa 1–3% aller Schwangeren entwickeln, oft unerkannt, einen Gestationsdiabetes. Obwohl 90% dieser Frauen nach der Schwangerschaft zur Normoglykämie zurückkehren, entwickeln 2/3 von ihnen später einen Typ-2-Diabetes. Anders als die schwangere Diabetikerin kann die Patientin mit Gestationsdiabetes erst nach Diagnosestellung, also zumeist am Ende des 2. Trimenons, mit einer gezielten Therapie beginnen. Die Behandlung beinhaltet eine Verbesserung der Stoffwechselstörung durch Ernährungsumstellung, körperliche Aktivität und falls notwendig auch Insulin. Da ein Gestationsdiabetes ebenso häufig wie ein schon bekannter Diabetes mellitus makrosomale Kinder, kongenitale Fehlbildungen, Hydramnion sowie Fehl- und Totgeburten zur Folge hat, müssen Hyperglykämie und Ketonämie ebenso konsequent vermieden werden.

Bei Gestationsdiabetes werden oft noch normale Nüchternblutzuckerwerte, aber bereits erhöhte postprandiale Werte beobachtet. Neben einer mäßigen Kalorienrestriktion (ca. 1800 kcal = 7540 kJ) bei Übergewicht (BMI > 30) sind langsam verdaubare, ballaststoffreiche Kohlenhydrate zu bevorzugen. Dagegen ist eine fettreiche Ernährung nicht nur wegen der Kalorien, sondern auch wegen der erhöhten Ketoseneigung zu vermeiden. Individuell angepasste Ernährungspläne sind zu empfehlen. Vollkornprodukte wie Müsli, Vollkornbrot und -nudeln, Naturreis sowie Obst und Gemüse sind besonders günstig (45). Zwischenmahlzeiten helfen, die Kalorien zu verteilen und die Stoffwechselbelastung zu reduzieren. Zur Minderung des postprandialen Blutzuckeranstiegs hat sich die Kombination von Kohlenhydraten und Eiweiß wie etwa Obst/Joghurt oder Vollkornbrot mit Belag als vorteilhaft erwiesen.

Süßstoffe sind auch in der Schwangerschaft im üblichen Rahmen erlaubt. Eine strenge Gewichtskontrolle, auch nach Ende der Schwangerschaft, kann die Gefahr, später einen permanenten Diabetes mellitus zu entwickeln, deutlich reduzieren.

Ernährung bei gestörter Glucosetoleranz

Die gestörte Glucosetoleranz ist ein Hauptrisikofaktor für die Entstehung der Makroangiopathie und tritt mit einer Häufigkeit von 3–10% der Bevölkerung auf. Da etwa 1/3 dieser Patienten im Laufe der Zeit einen manifesten Typ-2-Diabetes entwickeln, ist es ein vorrangiges Therapieziel, das Fortschreiten zur manifesten Stoffwechselstörung zu verhindern und gleichzeitig die häufig assoziiert auftretenden Risikofaktoren Hypertonie und Hyperlipoproteinämie zu behandeln.

Im Vordergrund der Behandlung steht der Versuch, die externen Ursachen und Lebensumstände der Patienten zu ändern (life style changes). Bei der Ernährung sollte eine Gewichtsnormalisierung angestrebt werden, da die Mehrzahl der Betroffenen übergewichtig ist.

> Während eine fettreiche Ernährung die Entstehung eines manifesten Diabetes mellitus zu fördern scheint, hilft eine kohlenhydrat- und ballaststoffreiche Kost, die Insulinresistenz zu verbessern. Zur Entlastung einer durch Hyperinsulinämie überforderten Beta-Zellfunktion sind Zwischenmahlzeiten empfehlenswert. Körperliche Aktivität mindert das Risiko einer späteren Diabetesmanifestation.

Ernährung diabetischer Kinder

Die Ernährung diabetischer Kinder muss individuell so beschaffen sein, dass Gesundheit und Wachstum garantiert sind und eine optimale Stoffwechseleinstellung das spätere Risiko für Folgeerkrankungen auf ein Minimum reduziert.

Kalorienbedarf. Der Kalorienbedarf für Kinder ändert sich ständig und wird von Alter, Geschlecht, körperlicher Aktivität und Jahreszeit bestimmt (33). Eine einfache Regel zur Berechnung der Kaloriengesamtmenge lautet: Gesamtkalorien pro 24 Stunden = 1000 kcal (4200 kJ) plus 100 kcal (420 kJ) für jedes Lebensjahr. In der amerikanischen Bogalusa-Studie fand man für Kinder im Alter von 6 Monaten eine tägliche Kalorienzufuhr von 950 kcal (3980 kJ), im Alter von 4 Jahren von 2250 kcal (9420 kJ). Damit überschritten 60–90% der Kinder die empfohlenen Werte.

Die theoretische Einschätzung des Energiebedarfs ist aber nicht die Methode der Wahl und sollte eher durch eine 3-Tages-Ernährungsanamnese erfasst werden, die jedoch alle 3–6 Monate einer erneuten Evaluation bedarf.

> Bei Normalgewicht des diabetischen Kindes kann auf eine Kalorienkontrolle verzichtet werden. Das Prinzip einer freien („wilden") oder „normalen" Diät muss jedoch abgelehnt werden. Übergewicht sollte bei Kindern unter allen Umständen verhindert werden.

Nahrungszusammensetzung. Der Anteil an Fett, besonders an gesättigten Fettsäuren, sollte in der Kost des diabetischen Kindes nicht zu hoch sein. 2/3 der Kinder verzehren deutlich mehr gesättigte Fettsäuren, als es den Empfehlungen der amerikanischen Diabetes-Gesellschaft entspricht (62).

Die *Eiweißversorgung* sollte, je nach Lebensalter, bei 1,5–3,0 g/kg Körpergewicht liegen. Eine Einschränkung der *Kohlenhydratzufuhr* ist nicht zu vertreten. Gezuckerte Speisen (als Nachtisch) können auf Wunsch der Kinder und der Eltern im üblichen Rahmen geduldet werden. Saccharosehaltige Getränke sollten aber unbedingt vermieden werden.

Bis zu 40% der diabetischen Kinder im Alter von unter 10 Jahren leiden unter einem Mangel an Vitamin D, E und Zink (62).

Bei kleinen Kindern mit **konventioneller Insulintherapie** muss auf eine geregelte Ernährung geachtet werden. Je intensiver die Insulinbehandlung, desto flexibler kann aber die Ernährung gehandhabt werden. So können bei gestörter Glucosetoleranz die Ernährungsregeln des erwachsenen Diabetikers angewandt werden. *Zwischenmahlzeiten* sind jedoch auch bei intensivierter Insulintherapie älterer Kinder durchaus sinnvoll. In jedem Fall muss ein *stabiler Stoffwechsel* angestrebt werden, da Ausmaß und Beginn der Mikroangiopathie auch von der Gesamteinstellung des Stoffwechsels bestimmt wird.

Ernährung bei Diabetes im Alter

Alter als Diabetesrisiko. Mit zunehmendem Alter steigt das Risiko kontinuierlich an, an einem Diabetes mellitus zu erkranken. Alter ist neben Übergewicht damit ein wesentlicher Risikofaktor für eine gestörte Glucosetoleranz (36). Bei über 85-Jährigen findet sich in 25% ein manifester Diabetes mellitus. Dafür ist auch die Ernährungsumstellung im Alter sowie eine geringere körperliche Aktivität in diesem Lebensabschnitt verantwortlich.

Gefahr falscher Ernährung. Bei den heute zahlreichen allein stehenden älteren Personen kommt es, im Gegensatz zu früher im Kreise der Familie, zu einer oft qualitativ und quantitativ mangelhaften Ernährung, die durch Appetitmangel, Kauschwierigkeiten oder Abneigung gegen bestimmte Speisen weiter verstärkt wird. Alte Menschen neigen dazu, bei Mahlzeiten, die sie schlecht kauen können, ganz auf die Nahrungszufuhr zu verzichten. Deshalb ist das Risiko einer Unterzuckerung bei Sulfonylharnstoff- und Insulintherapie besonders groß.

Obwohl das **Körpergewicht** nach dem 60. Lebensjahr langsam abnimmt, hat 1/3 aller Patienten mit einem Typ-2-Diabetes Übergewicht, ein weiteres Drittel leidet unter Fettsucht. Bei über 80-Jährigen tritt Übergewicht aber nur noch bei 8–15% auf. Eine strenge Ernährungsempfehlung ist im Alter nicht gerechtfertigt, da die Regeln des Normalgewichts nicht mehr gelten. Kalorienrestriktion führt vielmehr leicht zur Fehlernährung und sollte nur bei einem Übergewicht von mehr als 20% durchgeführt werden. Die Gefahr einer Mangelernährung wird dabei auch vom Allgemeinzustand des Patienten bestimmt.

Praktische Durchführung. Eine Verteilung der Mahlzeiten auf viele kleine Portionen ist wünschenswert. Dabei kann der Kohlenhydratanteil eher angehoben werden, da bei älteren Menschen die gestörte Glucosetoleranz oft auch durch eine verminderte Kohlenhydratzufuhr bedingt ist. Der Fettanteil sollte reduziert werden (unter 30% der Energiezufuhr).

Da beim älteren Menschen die endogene Stickstoffausscheidung höher ist als beim jüngeren und die Proteinsyntheseleistung im Alter abnimmt, kann die Eiweißzufuhr, unter Bevorzugung von Milcheiweiß, auf 1,2–1,5 g/kg gesteigert werden. Eine ausreichende Zufuhr von Vitaminen, Mineralien und Spurenelementen ist im Alter wichtig, da Einkaufsfähigkeit sowie Koch- und Essmöglichkeiten in zunehmendem Maße beeinträchtigt werden. Sowohl Chrom- als auch Magnesiummangel können bei Fehlernährung zusätzlich die Glucosetoleranz verschlechtern.

> Eine grundsätzliche Umstellung der Essgewohnheiten im Alter sollten jedoch vermieden werden, da sie oft auch als Verlust von Lebensqualität empfunden wird.

Essstörungen bei Typ-1-Diabetes

Pathogenese und Epidemiologie. Essverhaltensstörungen bei Typ-1-Diabetes werden gelegentlich in Form einer Anorexia nervosa oder einer Bulimie beobachtet. Im Rahmen von strengen Diätempfehlungen und einer damit verbundenen Umstellung von Ernährungsgewohnheiten kann es bei dafür anfälligen Patienten zu dieser Verhaltensstörung kommen.

Bei der Auswertung mehrerer Vergleichsstudien zu diesem Thema lag die Koinzidenz von Anorexia nervosa und Typ-1-Diabetes mellitus zwischen 0 und 6,9%, während für nichtdiabetische Frauen 0,8–1% angegeben werden. Dabei waren die Stichproben für Männer nicht signifikant verschieden.

In 91% der Fälle war die Anorexie nach der Manifestation des Diabetes aufgetreten. Die Auswertung von physiologischen, psychologischen, sozialen und verhaltensorientierten Ursachen lassen vermuten, dass die Ernährungsberatung des Patienten damit kausal in Verbindung steht.

Klinik. Essgestörte Patienten zeichnen sich auch durch eine mangelnde Diabetes-Compliance aus. Sie sind nachlässig beim Blutzuckermessen und Insulinspritzen, sodass ihr HbA_{1c} höher liegt, häufiger Hyper- und Hypoglykämien sowie Ketoazidosen auftreten und sich Folgeerkrankungen früher manifestieren. Gleichzeitig wird der Diabetes als Druckmittel benutzt, anorektisches Verhalten zu rechtfertigen und dominierende Eltern zu beeinflussen. Unter diesen Umständen ist eine psychosomatische Behandlung unvermeidlich.

Ernährung bei labilem Diabetes mellitus

Da Patienten mit einer labilen Stoffwechsellage (brittle diabetes) stets insulinabhängig sind, ist das Hauptproblem, eine zweckmäßige Koordinierung von Insulinzufuhr, körperlicher Aktivität und Nahrungsaufnahme zu finden.

Primär ist es wichtig, das richtige Insulin in der optimalen Menge, zur besten Zeit und am richtigen Ort zu injizieren. Auch Veränderungen des Spritz-Ess-Abstandes können ein labiles Stoffwechselverhalten beeinflussen. Die Nahrungsaufnahme ist dabei die Hauptursache für kurzfristige Blutzuckerschwankungen und wird vorrangig von der Art und Menge der Kohlenhydrate bestimmt. Rasch resorbierbare Kohlenhydrate, vor allem in Getränken, fördern eine instabile Blutzuckerlage. Eine ballaststoffreiche Vollkornernährung wie Müsli (70) kann hingegen bei isokalorischer Ernährung zur Stabilisierung beitragen.

Auch Eiweiß und/oder Fettzugaben verzögern die Magenentleerung mit stabilisierender Wirkung für den Blutzucker. Eine Verteilung der Mahlzeiten auf viele kleine Portionen hilft, die prandialen Blutzuckerschwankungen zu verringern.

Wegen der physiologischen Insulinresistenz verursacht die gleiche Menge Kohlenhydrate morgens einen höheren postprandialen Blutzuckeranstieg als mittags oder abends. Eine Verschiebung von Mahlzeiten bzw. eine Veränderung des Nahrungsanteils helfen zusätzlich, Blutzuckerschwankungen zu mildern. Ein hohes Maß an diätetischem Schulungswissen ist seitens des Patienten notwendig, um bei instabiler Stoffwechsellage die Blutzuckerschwankungen befriedigend in den Griff zu bekommen.

Ernährung auf Reisen und im Urlaub

Bei **Flugreisen**, besonders in Ost-West-Richtung und umgekehrt, können durch den gestörten Tagesrhythmus erhebliche Schwankungen im Blutzuckerverhalten auftreten. Hinzu kommt die eingeschränkte Bewegungsfähigkeit an Bord sowie die Variabilität der Mahlzeiten. Ein Patentrezept kann für diese wechselnden Situationen nicht gegeben werden. Bei Insulinbehandlung sollte mit häufigen kleinen Dosen Altinsulin nach Maß reguliert werden. Eine Vorbestellung von Diabeteskost bei Fluggesellschaften ist zwar möglich, aber unter den Bedingungen einer intensivierten Insulinbehandlung heute eigentlich nicht mehr nötig. Bei oral behandeltem Typ-2-Diabetes sollte eher einmal eine Mahlzeit ausgelassen, aber gleichzeitig auch auf die orale Medikation verzichtet werden.

Urlaub ist auch eine günstige Zeit, bei **Übergewicht** abzunehmen. Der Stress des Alltags fällt weg, man hat mehr Zeit und Ruhe, auf sich zu achten und seinen Speiseplan nach persönlichen Wünschen und Absichten zu gestalten. Durch Weglassen von Alkohol und süßen Getränken sowie mehr Bewegung können überflüssige Pfunde abgebaut werden.

Bei **längeren Auto- und Zugreisen** sollte der instabile Diabetiker vorbereitete Lebensmittelpäckchen mit sich führen, deren Inhalt und Zusammensetzung definiert ist.

Wahl von Ort und Unterkunft. Bei der Wahl des Urlaubsorts ergeben sich für den diätetisch geschulten, intensiviert Insulin spritzenden Diabetiker eigentlich keine Einschränkungen. Von älteren, vor allem konventionell behandelten Diabetikern sollten aber Hotels und Unterkünfte bevorzugt werden, die eine geregelte Ernährung möglich machen. Anderenfalls ist es im Urlaub einfacher, die Speisen selbst zu besorgen und falls möglich auch zuzubereiten.

Bei einer **Magen-Darm-Verstimmung** im Urlaub, mit Erbrechen und Durchfall, muss bei Insulinbedürftigkeit weiterhin Insulin in kleinen Mengen, je nach Stoffwechsellage, gespritzt und ausreichend Flüssigkeit zugeführt werden. Hier ist früher ärztlicher Rat und Beistand hilfreich. Bei der Gabe von oralen Antidiabetika sollte auf die Tabletteneinnahme vorübergehend verzichtet werden. Häufige Blutzuckerkontrollen sind wichtig.

Parenterale Ernährung bei Diabetes

Eine **totale parenterale Ernährung** wird in der Regel nur in Extremsituationen bei schwer kranken Patienten vorgenommen, wenn der Patient nicht essen kann, darf oder will und dadurch eine ausreichende Zufuhr von Wasser, Elektrolyten, Vitaminen und Nährstoffen auf enteralem Wege nicht möglich ist. Dies kann der Fall sein bei schweren Verletzungen, Verbrennungen, postoperativ, bei diabetischer Stoffwechselentgleisung mit Ketoazidose, veränderter Verteilung der Körperflüssigkeit (Dehydrierung), Erbrechen, Schluckbeschwerden, entzündlichen Darmerkrankungen und längerer Bewusstlosigkeit, also bei allen Zuständen mit gesteigertem Katabolismus und negativer Energie- und Stickstoffbilanz.

Ausgleich von Stoffwechselstörungen. Vor Einleitung einer parenteralen Ernährung ist es empfehlenswert, akute Entgleisungen im Wasser- und Elektrolythaushalt und wesentliche Stoffwechselstörungen wie Hypo- oder Hyperglykämie, Ketonämie und massive Azidosen/Alkalosen auszugleichen.

Flüssigkeitsersatz. Bei osmotischer Diurese, Durchfällen und Erbrechen wird die Behandlung mit einer kohlenhydratfreien Elektrolytlösung begonnen. Dies gilt für die Ketoazidose wie auch für das hyperosmolare Koma des Diabetikers. Der Wasserbedarf kann zwischen 2 und 8 l betragen. Zur Berechnung ist eine strenge Ein- und Ausfuhrkontrolle der Flüssigkeit nötig.

Kohlenhydrate. Vorrangig in Form von 5–20%iger Glucoselösung sind Kohlenhydrate immer dann zu infundieren, wenn nach diabetischer Stoffwechselentgleisung die Hyperglykämie unter Insulingabe auf Werte von unter 200 mg/dl (11 mmol/l) absinkt, die Glykogenspeicher entleert sind und noch eine wesentliche Ketonämie besteht, aber auch bei Hypoglykämie oder zur allgemeinen Energieversorgung. In dieser „Glucosephase" sollten ca. 0,15 g/kg/h Glucose mit 4 IE Insulin/h infundiert werden.

Eine „Nährlösung" ist indiziert, wenn ein Gewichtsverlust von mehr als 20% besteht und/oder eine parenterale Ernährung über mehrere Tage notwendig wird (Erhaltungsphase). Der Gesamtenergiebedarf errechnet sich hier aus dem Grundumsatz plus 25% plus bedingter Zuschlag, der von den jeweiligen Begleitumständen abhängt, wobei insgesamt 50 kcal (210 kJ)/kg/d nicht überschritten werden sollten.

Die Nährstoffzusammensetzung sollte aus 20% Aminosäuren, 30% Fett und 50% Kohlenhydraten bestehen, dies am besten in Form von Fertiglösungen. Essenzielle Aminosäuren und möglichst Arginin sowie nichtessenzielle Aminosäuren als unspezifische Stickstoffquelle sollten im Verhältnis 1:1 bis 1:3 (0,8–1,6 g/kg) zugeführt werden. Wichtig ist eine ausreichende Versorgung mit Kalium, wobei 2–3 mmol/g Stickstoff zu empfehlen sind.

Spezielle Situationen. Bei bestimmten Organerkrankungen wie Leber- und Niereninsuffizienz sowie schweren Traumen und besonderen Situationen im Aminosäurestoffwechsel sind konventionelle Lösungen nicht geeignet und müssen durch spezielle Lösungen ersetzt werden. Intravenöse Fettemulsionen werden meist weniger gut vertragen als Aminosäuren/Kohlenhydrat-Lösungen und sollten auch wegen des möglichen **Overloading-Syndroms** mit Hyperlipidämie, Fieber und Ikterus nicht langfristig verabreicht werden.

Auch beim Diabetiker sind Kohlenhydrate in Form von Glucose am besten geeignet. Wegen lokaler Venenreizung sollten jedoch keine Glucosekonzentrationen von über 20% benutzt werden. Im **Postaggressionsstoffwechsel** liegt meist eine vorübergehende Insulinresistenz mit erhöhten kontrainsulinären Stresshormonen vor. Je nach Stoffwechsellage werden dafür 2–4 IE Insulin zusätzlich mit der Nährlösung verabreicht.

Bei längerer Gabe ist Sorge zu tragen, dass auch Vitamine und Spurenelemente in ausreichender Dosierung zugegeben werden.

> Eine stufenweise Umstellung auf eine orale (enterale) Ernährung oder evtl. Sondenkost ist so früh wie möglich anzustreben. Dies ist aus ernährungsphysiologischen und Kostengründen sowie für die Lebensqualität des Patienten von Bedeutung.

Sondenkost bei Diabetes

Generell ist eine künstliche enterale Ernährung auch bei Diabetikern meist nur aufgrund einer schweren Primärerkrankung indiziert. Eine diabetesspezifische Indikation besteht bei schwerer Gastroparese und der daraus resultierenden Problematik eines unberechenbaren postprandialen Blutzuckeranstiegs (55). Aufgabe muss es sein, eine bedarfsgerechte Nährstoffversorgung und eine längerfristige Optimierung der diabetischen Stoffwechsellage zu erreichen, wobei kein grundsätzlicher Unterschied im Therapieziel besteht zwischen Typ-1- und Typ-2-Diabetes und den dazu notwendigen Maßnahmen.

Nach Anlage einer perkutanen endoskopischen **Gastrostomie** (PEG) haben Diabetiker eine erhöhte Komplikations- und Mortalitätsrate. Prinzipiell besteht kein Unterschied in der Ernährung eines Diabetikers mit und ohne künstliche enterale Ernährung. Somit sollte sich auch die Zusammensetzung der Sondenkost an den Ernährungsempfehlungen der Deutschen Diabetes-Gesellschaft (75) orientieren.

Bei **duodenaler oder jejunaler Sondenlage** und Wegfall der Reservoirfunktion des Magens, ist jedoch auf eine kontinuierliche Gabe der Sondenkost zu achten, um Blutzuckerspitzen im Sinne eines Dumping-Syndroms zu vermeiden. Schon gering erhöhte Blutzuckerwerte bei intensiv behandelten schwer kranken Patienten zeigen eine deutlich erhöhte Mortalität (79). Hierbei kann ein vermehrter Austausch von Kohlenhydratkalorien durch Fett (MUFA), die Zugabe von Ballaststoffen und die Verwendung von komplexen Kohlenhydraten nützlich sein (68). Die zusätzliche Gabe von Fructose muss hingegen kritisch gesehen werden, obwohl eine niedrig dosierte, akute Fructosegabe bei Typ-2-Diabetes offensichtlich die Glucosetoleranz zu verbessern vermag (8).

Auch typische Folge- oder Begleitkrankheiten des Diabetes mellitus (außer bestimmten Dyslipidämien und die Nephropathie) ergeben keine Notwendigkeit zur Änderung der Nährstoffzusammensetzung (55). Allgemein gültige Empfehlungen für eine diabetesspezifische Sondenkost können deshalb zur Zeit nicht gegeben werden. Die Meinungen der Fachgesellschaften und Expertenausschüsse sind dazu widersprüchlich (61, 57, 59). Auch liegen keine ausreichende Langzeitstudien vor, die den Effekt auf diabetesspezifische Endpunkte belegen.

Ernährung im Berufsleben

Hypoglykämiegefahr. Im Berufsleben ergeben sich für den Diabetiker häufig Probleme, weil Essmöglichkeiten nicht regelmäßig zu planen und einzuhalten sind, was bei konventioneller Insulinbehandlung oder der Einnahme von Sulfonylharnstoffen zur Gefahr von Hypoglykämien führt. Mit einer intensivierten Insulinbehandlung und der hiermit verbundenen relativen Diätliberalisierung kann dies hingegen weitgehend vermieden werden und so wesentlich zur Sicherheit und zum Gewinn von Lebensqualität der Patienten beitragen.

Essen außer Haus. Beim Essen in Betriebskantinen, Restaurants oder auf Reisen besteht das Problem, die Mahlzeiten nicht ausreichend auf den Energie- und Kohlenhydratgehalt einschätzen zu können, sodass die Wahl der adäquaten Insulinmenge schwer fällt. Auch kann gelegentlich der gewohnte Spritz-Ess-Abstand nicht eingehalten werden, sodass präprandiale Hypoglykämien entstehen. Hier können kurz wirksame Insulinanaloga mit Wegfall des Spritz-Ess-Abstandes wesentlich zur Sicherheit beigetragen. Auch der Fettgehalt ist bei Kantinenessen oft schwer einzuschätzen („verborgene Fette"), was sich bei Patienten mit entsprechender Risikokonstellation als ungünstig erweisen kann. Hier hilft eine gute Ernährungsschulung oder auch die Möglichkeit, im Betrieb auf vorbereitete Mahlzeiten zurückzugreifen.

Selbstverpflegung. Im Übrigen sind viele berufstätige Diabetiker dazu übergegangen, sich bei der Arbeit kalt zu verpflegen und Brot, Wurst, Quark, Obst und Getränke an den Arbeitsplatz mitzubringen und dafür erst am Abend zu Hause eine warme Mahlzeit zu verzehren.

Schulung

Problematik bzw. Fehlen einer Schulung. Obwohl wahrscheinlich 80% der Typ-2-Diabetiker mittelfristig ohne Medikamente, nur mit Diät, erfolgreich behandelt werden können, sieht der diabetologische Alltag wesentlich anders aus. Nur 25–30% der Patienten werden mit Diät alleine behandelt; der Rest erhält zur Optimierung des Stoffwechsels Medikamente. Sicherlich entscheidet dabei die Qualität der Patientenschulung insgesamt und besonders das Wissen über Ernährung über Erfolg oder Misserfolg. Typ-2-Diabetiker, die in der Mehrzahl übergewichtig und älter als 70 Jahre sind und häufig an einer Multimorbidität leiden, stehen einer notwendigen Änderung im Essverhalten zurückhaltender gegenüber als junge Typ-1-Diabetiker. Viele Typ-2-Diabetiker erhalten jedoch nie eine Diätberatung oder zumindest keine individuelle Diätverordnung – eine Voraussetzung für gute Diät-Compliance. Zudem wird der Beginn des Typ-2-Diabetes von den Betroffenen oft nur als „milde Erkrankung" erlebt, sodass Veränderungen im Essverhalten, die zu einer ausreichenden Gewichtsreduktion führen, nicht akzeptiert werden.

> Patienteninformation und Verhalten werden auch durch die Motivation des behandelnden Arztes maßgeblich beeinflusst.

Rolle des Wissensstandes. In einer Untersuchung an 155 Diabetikern zum Wissensstand über Ernährungsfragen sowie Problemen bei der Durchführbarkeit der Ernährung im Alltag konnten wir feststellen, dass die Motivation des Patienten zur Mitarbeit und zur (Ess-)Verhaltensänderung allein durch das präsente Wissen im Gefolge gezielter Schulungsmaßnahmen zu beeinflussen war. Dennoch täuschen die Schulungserfolge nicht über eine Diskrepanz zwischen den angestrebten und den tatsächlichen Schulungserfolgen hinweg. Dabei war das Wissen zu Fragen der Ernährung bei Typ-1-Diabetikern deutlich besser als bei Typ-2-Diabetikern. Während ein Teil der Typ-1-Diabetiker Schwierigkeiten hat, vor allem blutzuckersteigernde Nahrungsmittel richtig zu benennen, und Unsicherheiten in der Beurteilung von BE-Mengen und der Zuckeraustauschstoffe auftreten, ist auch der Stand der Kenntnis der Wirkungsweise des Alkohols und der Ballaststoffe auf den Blutzucker lückenhaft. Das Wissen der Typ-2-Diabetiker ist vor allem ungenügend in Bezug auf die unterschiedliche Wirkung von kohlenhydrat- und fetthaltigen Nahrungsmitteln. So wissen nur 46% der Typ-2-Diabetiker richtig einzuschätzen, dass Kohlenhydrate blutzuckerwirksam sind. 38% kreuzen aber den Nährstoff „Fett" falsch an und 16% haben überhaupt keine Antwort dazu. Nach Beendigung eines strukturierten Schulungskurses, getrennt für Typ-1- und Typ-2-Diabetiker, ist das durchschnittliche Wissen deutlich verbessert. Dennoch ist unverkennbar, dass in einigen Themenschwerpunkten das Wissen lückenhaft bleibt, sodass einige Schulungsaspekte kritisch hinterfragt werden müssen.

Besonders schwer tun sich Typ-2-Diabetiker auch nach der Schulung damit, den Kaloriengehalt von Mahlzeiten einzuschätzen, während bei Typ-1-Diabetikern die Beurteilung des Kohlenhydratgehalts besonders geübt werden muss.

Probleme mit der Einhaltung von Empfehlungen. Probleme, eine empfohlene Diät einzuhalten, wird von der Mehrzahl der Patienten eingeräumt und erklären die insgesamt noch immer unbefriedigende Diät-Compliance und Gewichtsreduktion, insbesondere bei Typ-2-Diabetikern. Neben Stress, Urlaub und beruflichen Gründen sowie Diskriminierung durch Arbeitskollegen wird die eigene Familie am häufigsten als Hindernis erwähnt, die empfohlene Ernährung konsequent einzuhalten. Während die Mehrheit der Typ-1-Diabetiker von der Familie unterstützt wird, wird dies bei Typ-2-

Diabetikern oft durch Desinteresse oder Ablehnung erschwert.

Aktuelle Schulungssituation. Die Mehrzahl der Typ-2-Diabetiker wird heute in Praxen geschult. Dafür hat sich in den letzten Jahren ein zunehmendes Interesse der niedergelassenen Ärzte entwickelt. Wir konnten zeigen, dass der Anteil an „Schulungspraxen" in Mittelhessen in den letzten Jahren auf 34% anstieg. Nach einem anfänglichen Aufschwung in der Diabetikerschulung hat sich die Anzahl der tatsächlich durchgeführten Diabetiker-Gruppenschulungen inzwischen jedoch auf 1/3 der Höchstwerte im Jahre 1992 zurückentwickelt. Neben Zeitmangel und Organisationsschwierigkeiten (35%) wird mangelnde Patientenmotivation (40%) als häufigste Ursache dafür angegeben. Es erscheint deshalb wichtig, dass seitens der Diabetesschwerpunktkliniken wie auch der niedergelassenen Kollegen weiterhin alles unternommen wird, die rückläufige Tendenz aufzufangen, um das allgemeine Schulungswissen der Patienten zu verbessern und damit eine befriedigende Stoffwechseleinstellung zu erreichen. Wichtig erscheint, dass sich nahezu alle befragten Ärzte über die Effizienz der Diabetikerschulung und den positiven Einfluss auf die Patientenführung einig waren. 97% der schulenden Ärzte in der Praxis sehen die Durchführung des Typ-2-Schulungsprogramms als eine sinnvolle Maßnahme an, Patienten zu einem selbstbewussten Umgang mit ihrer Krankheit und der Therapie zu motivieren. Dokumentiert wird dies vor allem durch eine deutliche Verbesserung im Ernährungsverhalten (75%) sowie in der Blutzucker-Harnzucker-Selbstkontrolle der ambulant geschulten Diabetiker (60%), verbunden mit einer längerfristigen Verbesserung des Hb_{A1}.

Änderung der Lebensumstände (life style changes) bilden jetzt zum ersten Mal auch einen wesentlich Teil der modernen Ernährungsberatung. Unterschiedliches Vorgehen bei der Behandlung des Diabetes und der Prävention der Erkrankung sowie deren Folgen macht eine stärker modifizierte Ernährungsberatung in Bezug auf die Nahrungszufuhr sowie eine stärkere Anpassung an individuelle Aspekte im Leben des Patienten notwendig. Nicht nur wissenschaftliche Fakten, sondern auch individuelle Lebensumstände sowie kulturelle und ethnische Besonderheiten finden dabei vermehrt Berücksichtigung. Große Studien der letzten Jahre zeigen, dass dadurch die Mitarbeit des Patienten wesentlich verbessert und die Stoffwechselkontrolle optimiert werden kann.

Nach Jahren der Stagnation kann die Ernährung des Diabetikers so wieder eine zentrale Rolle in der Therapie übernehmen.

Literatur

1 Alpha-Tocopherol, Beta Carotene Cancer Prevention Study Group: The effect of vitamin E and beta carotene on the incidence of lung cancer and other cancers in male smokers. N.Engl.J.Med. 1994;.330:1029–35
2 American Diabetes Association: Nutritional recommendations and principles for people with diabetes mellitus. Diabet. Care. 1994; 17: 519–522
3 Bantle, I. P.: The glycemic effect of dietary carbohydrate. NHI-Consensus Development Conference on Diet and Exercise in non-insulin-dependent Diabetes Mellitus 1986: 67–74
4 Biesalski, H. K.: Vitamine. In Biesalski, H. K., P. Fürst, H. Kasper, R. Kluthe, W. Pölert, Ch. Puchstein, H. B. Stähelin: Ernährungsmedizin. Thieme, Stuttgart 1995; pp. 94–144
5 Brückner, J.: Trans-Fettsäuren: gesundheitliche Aspekte des Verzehrs. Ernähr.-Umsch. 1995; 42: 122–126
6 Ceriello, A., S. Lizzio, N. Bortolotti et al: Meal generated oxidative stress in type-2-diabetic patients. Diabetes Care. 1998; 14: 68–72
7 Chantelau, E.: Diät (?) bei Diabetes mellitus. In Berger, M.: Diabetes mellit. Urban & Fischer. 2. Auflage 2000: 150–180
8 Coutney Moore, M., SL. Mann, SN. Davis, AD. Cherrington: Acute fructose administration improves oral glucose tolerance in adults with type-2-diabetes. Diabetes Care. 2001; 24: 1882–7
9 Dahlquist, G., for the EURODIAB Substudy 2 Study Group: Vitamin D supplement in early childhood and risk for Type.1 diabetes mellitus. Diabetologia. 1999; 42: 51–4
10 Davis, CM., JB. Vincent: Chromium oligopeptide activates insulin receptor tyrosine kinase activity. Biochemistry. 1997; 36: 4382–85
11 Diabetes Control and Complication Trial Research Group: The effect of intensive treatment of diabetes on the development and progression of long-term complications in insulin-dependent diabetes mellitus. New Engl. J. Med. 1993; 329: 977–986
12 Diabetes Control and Complications Trial Research Group: Influence of intensive diabetes treatment on body weight and composition of adults with type-1-diabetes in the Diabetes Control and Complications Trial. Diabetes Care. 2001; 24: 1711–21
13 Ditschuneit, H. H., J. G. Wechsler, H. Ditschuneit: Welche Reduktionskost? Dtsch. Ärztebl. 1993; 90: 1393–1399
14 Enstrom, JE., LE. Kanim, MA. Klein: Vitamin C intake and mortality among sample of the United States Population (NHANES-I). Epidemiology. 1992; 3: 194–202
15 European Association for the Study of Diabetes (EASD): Diabetes and Nutrition Study Group (DNSG): Statement 1995: Recommendations for the nutritional management of patients with diabetes mellitus. Diabet. Nutr. Metab. 1995; 8: 186–189
16 Evans,RW., BJ. Shatenb, BW. Day, LH. Kuller: Prospective association between lipid soluble antioxidants and coronary heart disease in men. The Multiple Risk Factor Intervention Trial. MRFIT. Am.J.Epidemiol. 1998; 147: 180–6
17 Förster, H.: Grundlagen von Ernährung und Diätetik. Govi, Frankfurt 1978
18 Franz, J. M., E. S. Horton, J. P. Bantle, C. A. Beebe, J. D. Brunzell, A. M. Coulston, R. B. Henry, B. J. Hoogwerf, P. W. Stacpoole: Nutrition principles for the management of diabetes and related complications. Diabet. Care. 1994; 17: 490–518
19 Franz, J.M., L.A. Holzmeister, J.P. Bantle et al: Evidence-based nutrition principles and recommendations for the treatment and prevention of diabetes and related complications. Diabetes Care **2002**; 25:148–198
20 Garg, A., A. Bonanome, S. M. Grundy, A. J. Zhang, R. H. Unger: Comparison of a high carbohydrate diet with high mono unsaturated fat diet in patients with non-insulin-dependent diabetes mellitus. New Engl. J. Med. 1988; 391: 829–834
21 Gaziano JM., JE. Manson, JE Buring, CH Hennekens: Dietary antioxidants and cardiovascular disease. An. N.Y. Acad. Sci. 1992; 669: 249–59
22 Giacco, R., A. Giacco, M. Parillo et al: Long-term dietary treatment with increased amounts of fiber-rich low-glycemic index natural foods improves blood glucose control and reduces the number of hypoglycemic events in type-1-diabetic patients. Diabetes Care. 2000; 23: 1461–66

23 Gilbertson, HR., S. Evans, JC.Brand-Miller et al: The effect of flexible low glycemic index dietary advice versus measured carbohydrate exchange diets on glycemic control in children with type-1-diabetes. Diabetes Care. 2001; 24: 1137–43

24 Haglund, B., K. Ryckenberg, O. Selinus, G. Dalquist: Evidence of relationship between childhood onset type-1-diabetes and low ground water concentration of zinc. Diabetes Care. 1996; 19: 873–75

25 Hollenbeck, C. B., A. M. Coulston, G. M. Reaven: To what extent does increased dietary fiber improve glucose and lipid metabolism in patients with non-insulin-dependent diabetes mellitus? Amer. J. clin. Nutr. 1986; 43: 16–24

26 HOPE: The Heart Outcome Prevention Evaluation Study Investigators: Vitamine E supplementation and cardiovascular events in high risk patients. N.Engl.J.Med. 2001; 342:154–60

27 Hu, FB., RM. van Dam, S. Liu: Diet and risk of Type-2-Diabetes: the role of types of fat and carbohydrate. Diabetologia. 2001; 44: 805–17

28 Hummel, M., M. Schenker, M. Füchtenbusch, AG. Ziegler: No major association of breast-feeding, vaccinations, and childhood viral diseases with early islet autoimmunity in the german BABYDIAB study. Diabetes Care. 2000; 23: 969–74

29 Hyppönen, E., E. Läärä, A. Reunanen et al: Intake of vitamin D and risk of type-1-diabetes: a birth-cohort study. The Lancet. 2001; 358:1500–03

30 Jenkins, D. J. A., T. M. Wolever, A. C. Jenkins, R. G. Jesse, G. S. Wong: The glycemic response to carbohydrate foods. Lancet. 1984/II:338–391

31 Kähler, W., B. Kuklinski, C. Rühlmann, C. Plötz: Diabetes mellitus, eine mit freien Radikalen assoziierte Erkrankung. Zbl. Inn. Med. 1993;48: 223–232

32 Kemmer, F. W.: Körperliche Aktivität und Sport, keine Säule der Diabetesbehandlung. Diabet. Stoffw. 1996; 5:170–175

33 Ketz, H. A., M. Möhr: Energie und Nährstoffgehalt für Kinder und Jugendliche. Ernährungsforschung. 1985; 30:1–23

34 Kowluru, RA., RL. Engerman, TS. Kern: Selenium prevented diabetes induced retinal oxidative stress abnormalities of retinal metabolism in diabetes. Free Redic. Biol. Med.1996; 26:71–8Koschinsky, T., C. He, T. Mitsuhashi, C. Liu, C. Buenting, K. Heitmann, H. Vlassara: Impaired clearance of toxic food-derived advanced glycation end products as a risk for diabetic nephropathy. Diabetologia. 1996; 39, Suppl.1:A70

35 Laube. H.: Kohlenhydratstoffwechsel im Alter. In Platt, D.: Biologie des Alterns. De Gruyter, Berlin 1991 (S. 154–168)

36 Laube, H., H. Schatz, C. Nierle, R. Fußgänger, E. F. Pfeiffer: Insulin secretion and biosynthesis in sucrose-fed rats. Diabetologia. 1976; 12: 441–446

37 Laube, H., K. Federlin, B. Knick, K. Irsigler, C. Najemnik, P. Wahl, H. D. Klimm, J. Vollmar, Ch. Bräuning: Multicenterstudie zum Effekt von Guar auf den Kohlenhydrat-und Lipidstoffwechsel bei ambulanten Typ-II-Diabetikern. In Huth, K., Ch. Bräuning: Pflanzenfasern. Neue Wege in der Stoffwechsel-Therapie. Karger, Basel 1983 (S. 177–194)

38 Laube, H., KU. Finkentey: Serumkonzentration von Vitamin C/E bei Diabetes mellitus. Dtsch.Diab. Kongr. Frankfurt 1999.

39 Laube, H., D. Müller, E. Mäser, M. Fithal, S. Golf: Magnesiummangel bei Diabetes mellitus. Die Wirkung einer mittelfristigen Substitutionsbehandlung. Akt. Endokrinol. Stoffw. 1987; 8: 95

40 Laube, H., M. Rupp: Topinambur, Untersuchungen zum Insulingehalt. Akt. Endokrin. Stoffw. 1991;12: 162

41 Leitzmann, C.: Die Ernährung des Gesunden. In Huth, K., R. Kluthe: Lehrbuch der Ernährungstherapie. Thieme, Stuttgart 1986 (S. 1–40)

42 Leitzmann, C., H. Laube, H. Million: Vollwertküche für Diabetiker. Falken, Niedernhausen 1990

43 Leitzmann, C., K. von Koerber, T. Männle: Die Gießener Formel-Definition der Vollwerternährung. UGB-Forum, Gießen 1993; 10:109

44 Liersch, J., A. Kreutz: Ernährung bei Gestationsdiabetes. Med. Welt. 1992; 43: 697–700

45 Linday, LA.: Trivalent chromium and the diabetes prevention programm. Med. Hypotheses. 1997; 49: 47–49

46 Look, MP.: Multivitaminpräparate, ein Sakrileg?. Dtsch. Ärzteblatt. 2001; 98: 934

47 Madigan,C., P. Collins, M. Ryan et al: Dietary unsaturated fatty acids in type-2-diabetes. Diabetes Care. 2000; 23:1472–77

48 Mehnert, H.: Ernährungstherapie. In Mehnert, H., K. Schöffling, E. Standl: Diabetologie in Klinik und Praxis, 3. Aufl. Thieme, Stuttgart 1994 (S. 162–209)

49 Meyer, KA., DR. Jacobs, LH. Kushi, AR Folsom: Dietary fat and incidence of type-2-diabetes in older Iowa women. Diabetes Care. 2001; 24:1528–35

50 Möllstein, AV., EL. Stattin, GG. Dahlquist, S. Rudberg: Higher intakes of fish protein are related to a lower risk of microalbuminuria in young swedish type-1-diabetic patients. Diabetes Care. 2001; 24: 805–10

51 Montori, VM., PC Wollan, A. Farmer, SF Dinneen: Fish oil supplementation in type-2-diabetes. Diabetes Care. 2000; 23: 1407–15

52 Offenbacher, EG., FX. Pi-Sunyer: Beneficial effect of chromium-rich yeast on glucose tolerance and blood lipids in elderly subjects. Diabetes. 1980; 29: 919–25

53 Otto, H., G. Bleyer, M. Pennartz, G. Sabin, G. Schauberger, R. Spaethe: Kohlenhydrataustausch nach biologischen Äquivalenten. In Otto, H., R. Spaethe: Diätetik bei Diabetes mellitus. Huber, Bern 1973 (S. 41–50)

54 Parhofer, K.,B. Göke, H. Hauner, H. Laube, H. Lehnert, J. Schrzennmeir, M Toeller: „Konsensus-Leitlinien Enterale Ernährung" der Deutschen Gesellschaft für Ernährungsmedizin 2002.

55 Parillo, M., A. A. Rivellese, A. V. Ciardullo, B. Capalda, A. Giacco, S. Genovese, G. Ricardi: A high monounsaturated fatlow carbohydrate diet improves peripheral insulin sensitivity in noninsulin dependent diabetic patients. Metabolism. 1992; 41:1371–1378

56 Perez-Jimenez, F., J. Lopez-Miranda, MD. Pinillos et al: Mediterranean and high-carbohydrate diet improve glucose metabolism in healthy young persons. Diabetolgia. 2001; 44: 2038–43

57 Perticone, F., R. Ceravolo, M. Candigliota et al: Obesity and body fat distribution induce endothelial dysfunction by oxidative stress. Diabetes. 2001; 50: 159–65

58 Peters AL., MB Davidson, RM. Isaac: Lack of glucose elevation after stimulated tube feeding with a low-carbohydrate, high-fat enteral formula in patients with type I diabetes. Am. J. Med. 1989; 87: 178–82

59 Peterson, D. B., J. Lambert, S. Gerring, P. Darling: Sucrose in the diet of diabetic patients. Just another carbohydrate? Diabetologia. 1986; 29: 216–220

60 Printz H., B. Recke, HC Fehmann, B. Goke: No apparent benefit of liquid formula diet in NIDDM. Exp. Clin. Endocrinol. Diabetes. 1997; 195:134–39

61 Randecker, G. A., H. Smiciklas-Wright, J. M. McKenzie, B. M. Shannon, D. C. Mitchell, D. J. Becker, K. Kieselhorst: The dietary intake of children with IDDM. Diabet. Care. 1996; 19:1370–1373

62 Rapola, JM.: Should we prescribe antioxidants to patients with coronary heart disease? Eur.Hearet J. 1998; 19: 530–32

63 Rimm, EB., MJ. Stampfer, A. Ascherio et al: Vitamin E consumption and the risk of coronary heart disease in men. N.Engl.J.Med. 1993; 328: 1450–6

64 Ripa, S., R. Ripa: Zinc and diabetes. Minerva Med. 1995; 86: 414–21

65 Rossing, P., B. V. Hansen, F. S. Nielsen, B. Myrup, G. Holmer, H. H. Parving: Fish oil in diabetic nephropathy. Diabet. Care. 1996; 19: 1214–1219
66 Salmeron, J., A. Aschrio, EB. Rimm et al: Dietary fiber, glycemic load and risk of NIDDM in men. Diabetes Care. 1997; 20: 545–50
67 Sanz-Paris, A., L. Calvo, A. Guallard, I. Salazar, R. Albero: High-fat versus high-carbohydrate enteral formulae: effect on blood glucose, C-peptide and ketones in patients with type 2 diabetes treated with insulin or sulfonylureas. Nutrition. 1998; 14: 840–5
68 Sargeant, LA., RN. Luben, NJ. Wareham et al: Vitamin C and hyperglycaemia in the european prospective investigation into cancer. Norfolk. Diabetes Care. 2000; 23: 726–32
69 Sichert-Oevermann, W., K. v. Koerber, B. Bretthauer, C. Leitzmann, H. Laube: Blutglucose- und Insulinverlauf bei Gesunden und Diabetikern nach Gabe roher Vollkornzubereitungen, insbesondere Frischkornmüsli. Dtsch. med. Wschr. 1987; 112: 1977–1983
70 Slama, G.: The carbohydrate content of diabetic diet. Diabet. Nutr. Metab. 1988; 3: 247–252
71 Stampfer, MJ., CH. Hennekens, JE. Manson et al: Vitamin E consumption and the risk of coronary disease in women. N.Engl.J.Med. 1993; 328: 1444–9
72 Steinberg, D.: Antioxidant vitamins and coronary heart disease. N.Engl.J.Med. 1993; 238: 1487–89
73 Toeller, M.: Untersuchungen zum Eßverhalten von Diabetikern im Vergleich zur Allgemeinbevölkerung. Ernähr.-Umsch. 1985; 32: 240–241
74 Toeller, M.: Ernährungstherapie – die beste Form der oralen Diabetesbehandlung. Dtsch. Ärztebl. 1994; 91: (Suppl. 3): 3
75 Toeller, M., A. Klischan, G. Heitkamp, W. Schumacher, R. Milne, A. Buyke B. Karamanos, F. A. Gries: Nutritional intake of 2868 IDDM patients from 30 centres in Europe. Diabetologia. 1996; 39: 929–939
76 Toeller, M.: Keine Einzelrichtlinie für Spezialprodukte für Diabetiker. Diabetol.-Inform. 1996; 3: 210–211
77 Tuomilehto, J., J. Lindström, JG. Eriksson et al: Prevention of type-2-diabetes by changes in lifestyle among subjects with impaired glucose tolerance. N.Engl.J.Med. 2001; 344: 1343–50
78 Van den Berghe, G., P. Wouters, F. Weekers, C. Verwaest, F. Bruyninckx et al: Intensive insulin therapy in critically ill patients. N.Engl. J. Med. 2001; 345: 1359–67
79 Vessby, B., M. Uusitupa, K. Hermansen et al: Substituting dietary saturated for monounsaturated fat impairs insulin sensitivty in healthy men and women.: The KANWU study. Diabetologia. 2001; 44: 312–19
80 Wechsler, J. G., V. Schusdziarra, H. Hauner, F. A. Gries: Therapie der Adipositas. Dtsch. Ärztebl. 1996; 93: 1751–1753
81 Wicklmayer, M.: Haus- und Wundermittel in der Behandlung des Diabetes mellitus. Diabetesprax.1980; 4: 10–11
82 Yudkin, J.: Sucrose, coronary heart disease, diabetes and obesity. Am.Heart J. 1988; 115: 493–98

9 Behandlung mit insulinotropen oralen Antidiabetika

E. Haupt, E. Standl und H. Mehnert

Das Wichtigste in Kürze

➤ Langwirksame Sulfonylharnstoffe dürfen entgegen der Verordnungspraxis nicht mehr die erste Rolle bei der medikamentösen Behandlung des insulinresistenten, adipösen Typ-2-Diabetikers spielen.
➤ Der Einsatz von Glibenclamid fördert fatale Hypoglykämien, besonders bei älteren Typ-2-Diabetikern.
➤ Eine sinnvolle Differenzialtherapie mit Sulfonylharnstoffen unterschiedlicher Spezifität und Wirkungsintensität – insbesondere mit Glimepirid – ist angezeigt.

➤ Kurzwirksame Sulfonylharnstoff-Analoga (Repaglinide, Nateglinide) ermöglichen einen flexibleren Tagesablauf und reduzieren das Hypoglykämierisiko weiter.
➤ Frühzeitige Kombinationen von insulinotrop wirksamen Substanzen mit extrapankreatisch wirksamen Antidiabetika nutzen Synergieeffekte und vermindern die Risiken hoch dosierter Monotherapien.
➤ Mögliche Einflüssen auf das Herz-Kreislauf-Risiko von Typ-2-Diabetikern unter der Langzeitbehandlung mit langwirksamen Sulfonylharnstoffen sind nach der derzeitigen Studienlage eher unwahrscheinlich.

Einleitung und Historisches

Substanzen

Guanidine und IDPT. Die Kenntnis von oral wirksamen blutzuckersenkenden Substanzen reicht bis in die Zeit vor der Entdeckung des Insulins zurück. Sie beginnt 1918 mit der Feststellung, dass Guanidine beim Tier den Blutzucker senken. Auf die sich aus dieser Entdeckung ergebende Weiterentwicklung, die zu den Diguanidinen und Biguaniden geführt hat, wird im Kap. 10 näher eingegangen. 1930 beobachteten Ruiz et al. im Tierexperiment erstmalig eine Blutzuckersenkung nach der Gabe eines Sulfonamids. Sie war jedoch gering und schien daher so unbedeutend zu sein, dass der Mitteilung nur wenig Beachtung geschenkt wurde. Erst als Janbon et al. im Jahre 1942 sowohl über Blutzuckersenkungen als auch über Hypoglykämien mit voller neurologischer Symptomatik bei der Behandlung von Typhuskranken mit dem von Vonkennel u. Kimmig synthetisierten und erprobten Sulfonamid IPDT berichtet hatten, begannen erste systematische Untersuchungen über diesen zusätzlichen Effekt des Chemotherapeutikums.

Loubatières untersuchte das Sulfonamid im Tierversuch und beobachtete sowohl eine Abhängigkeit der Blutzuckersenkung als auch der Glykogenanreicherung in der Leber von der Höhe des Sulfonamidspiegels. Loubatières stellte außerdem fest, dass IPDT am pankreatektomierten Tier unwirksam ist (Abb. 8.**1** u. 8.**2**). Aufgrund der Ergebnisse dann folgender Anastomoseexperimente und der früheren Resultate stellte Loubatières die These auf, dass IPDT die Beta-Zellen des Pankreas stimuliert. Entgegen seinem Vorschlag kam es jedoch nicht zur therapeutischen Anwendung der Substanz bei Zuckerkranken.

Carbutamid. 1955 prüften Franke u. Fuchs den von Achelis u. Hardebeck synthetisierten Sulfanilylbutylharnstoff auf seine Wirksamkeit. Sie beobachteten bei

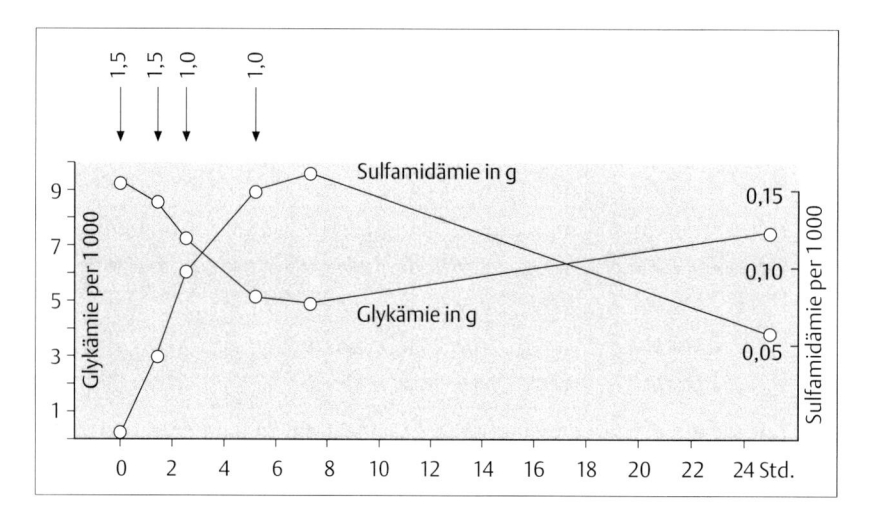

Abb. 9.1 Erste Beobachtung einer Blutzuckersenkung durch das Sulfonamid IDPT beim gesunden Hund. (Loubatières)

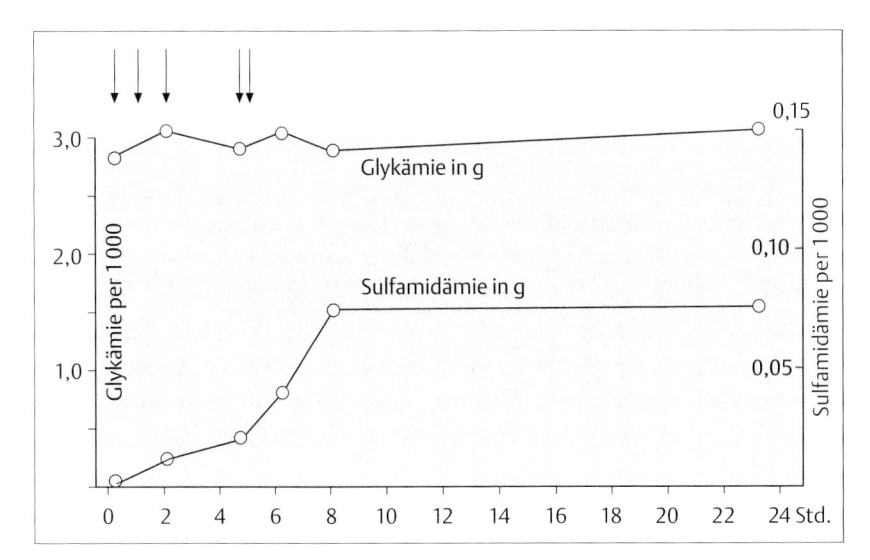

Abb. 9.2 Fehlende Blutzuckersenkung nach Gabe von IPDT beim pankreatektomierten Hund. (Loubatières)

der Anwendung dieser Substanz (Abb. 9.3), die den Freinamen „Carbutamid" erhielt, hypoglykämische Nebenerscheinungen. Es war das große Verdienst der beiden Berliner Forscher, das neue Präparat nicht wegen dieser „Nebenwirkung" verworfen zu haben. Sie waren vielmehr die ersten, die die besondere Bedeutung ihrer Beobachtung klar erkannten und den Versuch unternahmen, Carbutamid folgerichtig für die Therapie des Diabetes mellitus einzusetzen.

Gleichzeitig und unabhängig davon wurde bei der Bearbeitung dieser Stoffklasse von Ehrhart das **Tolbutamid** entdeckt (Abb. 9.3) und in einer großen Studie an 6 Kliniken erprobt. Diese Substanz entwickelte sich in den folgenden Jahren zum Standardpräparat der oralen antidiabetischen Therapie mit Sulfonamidderivaten. An diesen beiden ersten Substanzen zeigte sich, dass die blutzuckersenkende Komponente in der Sulfonylharnstoffkonstellation des Moleküls verankert ist.

Glibenclamid. Aus der großen Entwicklungsarbeit, die zur systematischen Überprüfung tausender blutzuckersenkender Sulfonamidderivate geführt hat, resultiert die klinische Erprobung und Anwendung von einem guten Dutzend von Präparaten (Abb. 9.3). Anfang der 70er Jahre sind aus der weiteren Forschung Substanzen hervorgegangen, die bereits im Milligrammbereich wirksam sind und die bei diesen niedrigen Dosen z. T. sogar eine bessere qualitative Wirksamkeit besitzen als die älteren Präparate.

Kennzeichnend für diese neue Sulfonylharnstoffära war die Einführung des Glibenclamids als Leitsubstanz der 2. Generation. Glibenclamid ist auch heute noch das Präparat mit dem vergleichsweise stärksten blutzuckersenkenden Effekt. Durch die Flut der Billigangebote und den ständig wachsenden Zwang zu einer möglichst wirtschaftlichen Verordnungsweise wird derzeit in Deutschland noch immer in hohem Maße auf Glibenclamid zurückgegriffen. Nach den Daten der Kissinger Diabetes-Interventionsstudie (26) entfielen 1996 sogar noch 97% aller Sulfonylharnstoffverordnungen auf Glibenclamid. Dies ist außerordentlich bedauerlich, weil die Differenzialtherapie bei der unterschiedlichen Pharmakokinetik und Pharmakodynamik der Sulfonylharnstoffderivate sinnvoll und auch notwendig ist.

Glimepirid. 1996 hat die Weiterentwicklung von Sulfonylharnstoffen mit dem Ziel, noch besser steuerbare Substanzen unter Reduzierung des Hypoglykämierisikos und mit evtl. verstärkten zusätzlichen extrapankreatischen Wirkungscharakteristiken in die Hand zu bekommen, zu der Einführung des Glimepirids geführt. Schon heute wird aufgrund günstiger klinischer Ergebnisse (13, 39) und experimenteller Befunde (Haupt et al. 2002) von einer „3. Sulfonylharnstoffgeneration" gesprochen.

Sulfonylharnstoff-Analoga. Seit kurzem stehen mit Repaglinide und Nateglinide 2 neue insulinsekretorische Substanzen zur Verfügung, die sich durch eine rasch einsetzende und nur kurz anhaltende, mahlzeitbezogene Wirkung auszeichnen und damit einen flexibleren Tagesablauf bei weiter reduzierter Hypoglykämiegefährdung ermöglichen.

Einsatzgebiete

Voraussetzungen, Grenzen, Indikationen und Kontraindikationen der Behandlung mit Sulfonylharnstoffen wurden in mehr als 40-jähriger klinischer Arbeit ermittelt und sind heute klar definiert (Tab. 9.1). Allerdings haben sich die Empfehlungen für die orale Therapie des Typ-2-Diabetes in den letzten Jahren gewandelt, was sich auch im Leitlinienentwurf der Deutschen Diabetes-Gesellschaft für die Behandlung des Typ-2-Diabetes niederschlägt (19). Ausgehend von den neuen pathogenetischen Erkenntnissen im Rahmen des metabolischen Syndroms können insulinotrope Substanzen heute nicht mehr als die Medikamente der 1. Wahl, vor allem bei adipösen Typ-2-Diabetikern in der Frühphase ihrer Erkrankung, gelten. Sulfonylharnstoffe verstärken die Hyperinsulinämie dieser Patienten und fördern damit die Adipositas. Hier ist ein primärer Behandlungsversuch mit extrapankreatisch wirksamen Medikamenten wie mit Biguaniden, Glitazonen oder Acarbose angezeigt.

Allgemeine Struktur	
Sulfonylharnstoffe	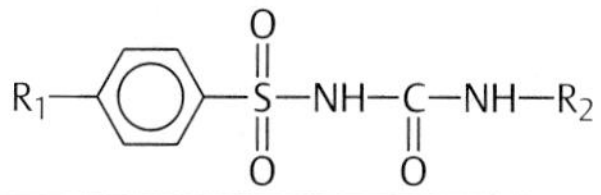 R$_1$–C$_6$H$_4$–SO$_2$–NH–CO–NH–R$_2$
Carbutamid	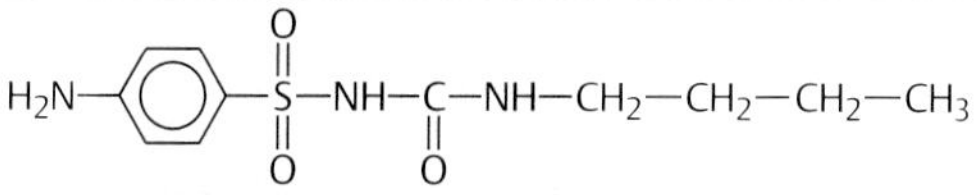 H$_2$N–C$_6$H$_4$–SO$_2$–NH–CO–NH–CH$_2$–CH$_2$–CH$_2$–CH$_3$
Tolbutamid	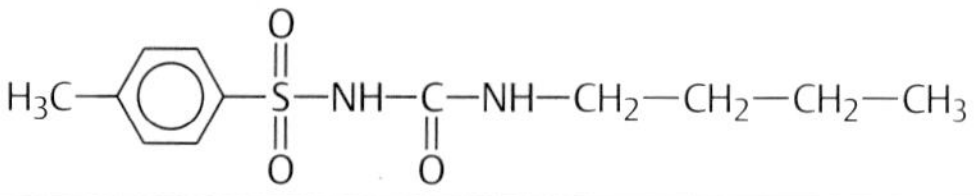 H$_3$C–C$_6$H$_4$–SO$_2$–NH–CO–NH–CH$_2$–CH$_2$–CH$_2$–CH$_3$
Chlorpropamid	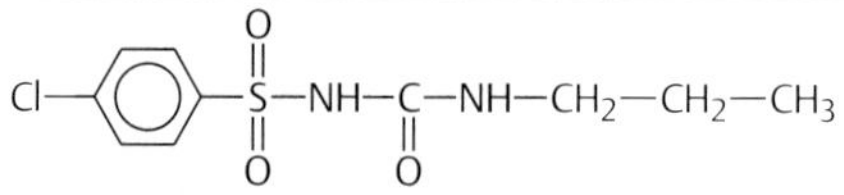 Cl–C$_6$H$_4$–SO$_2$–NH–CO–NH–CH$_2$–CH$_2$–CH$_3$
Tolazamid	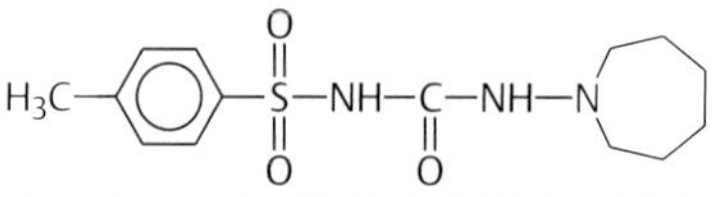 H$_3$C–C$_6$H$_4$–SO$_2$–NH–CO–NH–N(azepan)
Glibenclamid	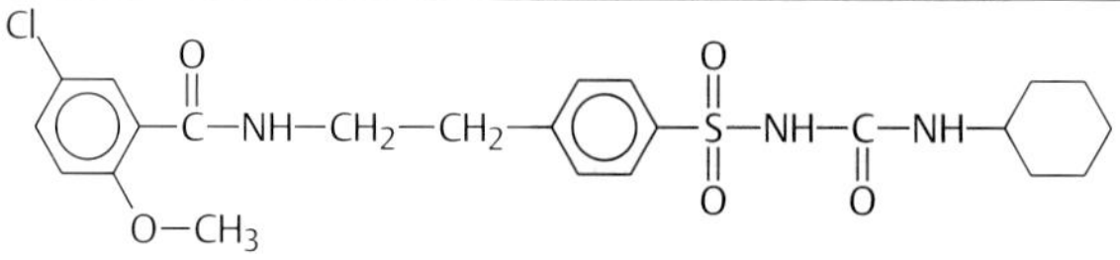 5-Chlor-2-methoxy-benzamid–CH$_2$–CH$_2$–C$_6$H$_4$–SO$_2$–NH–CO–NH–Cyclohexyl
Glibornurid	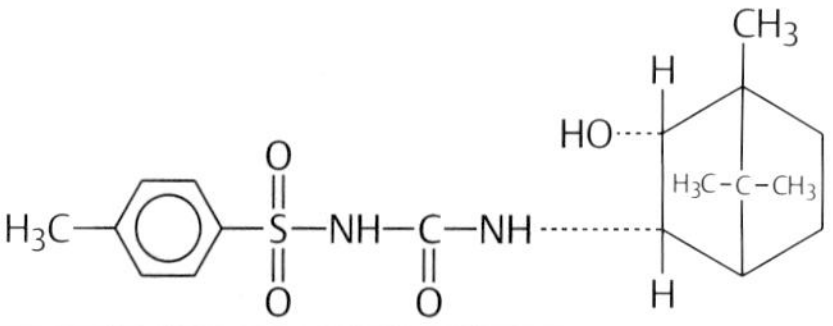 H$_3$C–C$_6$H$_4$–SO$_2$–NH–CO–NH–Bornyl(OH, CH$_3$)
Glisoxepid	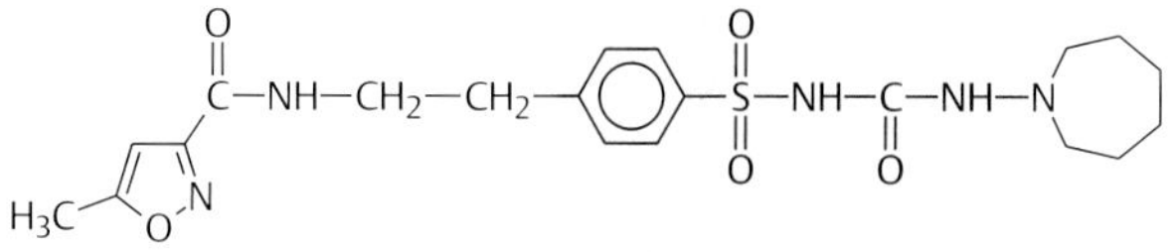 5-Methylisoxazol-3-carboxamid–CH$_2$–CH$_2$–C$_6$H$_4$–SO$_2$–NH–CO–NH–N(azepan)
Gliquidon	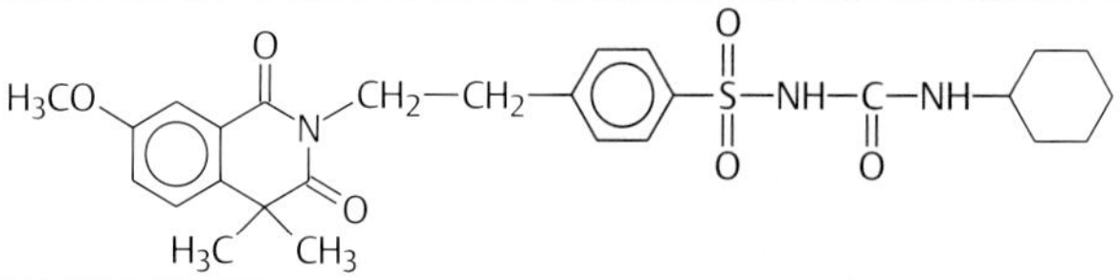 Isochinolindion-Derivat–CH$_2$–CH$_2$–C$_6$H$_4$–SO$_2$–NH–CO–NH–Cyclohexyl
Glipizid	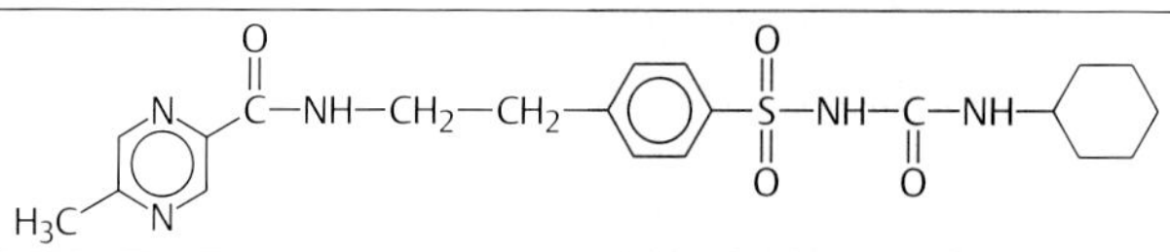 5-Methylpyrazin-2-carboxamid–CH$_2$–CH$_2$–C$_6$H$_4$–SO$_2$–NH–CO–NH–Cyclohexyl
Gliclazid	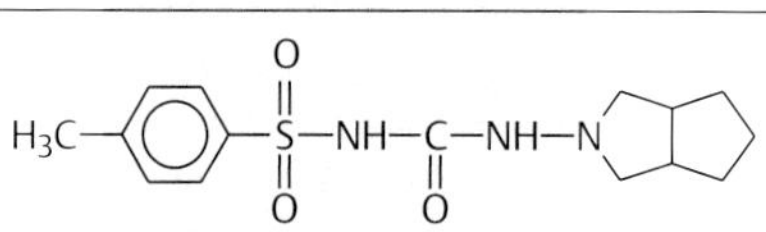 H$_3$C–C$_6$H$_4$–SO$_2$–NH–CO–NH–N(octahydrocyclopenta[c]pyrrol)
Glykodiazin, Sulfapyrimidin-derivat	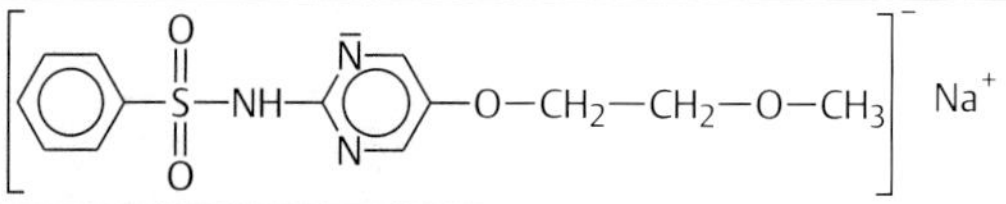 [C$_6$H$_5$–SO$_2$–NH–Pyrimidin–O–CH$_2$–CH$_2$–O–CH$_3$]$^-$ Na$^+$
Glimepirid	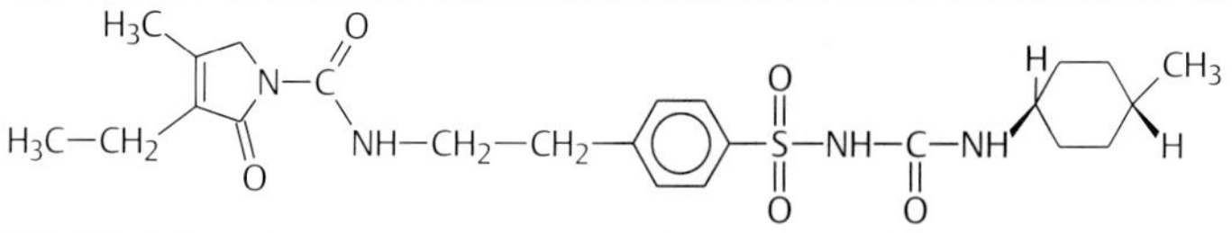 3-Ethyl-4-methyl-3-pyrrolin-2-on-1-carboxamid–NH–CH$_2$–CH$_2$–C$_6$H$_4$–SO$_2$–NH–CO–NH–trans-4-Methylcyclohexyl

Abb. 9.3 Strukturformeln langwirksamer Sulfonylharnstoffe. (38)

Allgemeine Struktur	
Tolbutamid	⟨Ph⟩–S(=O)₂–NH–C(=O)–NH–CH₂–CH₂–CH₂–CH₃ (SU-Anteil)
Glibenclamid	Cl-substituiertes, methoxy-substituiertes Phenyl–C(=O)–NH–CH₂–CH₂–⟨Ph⟩–SO₂–NH–C(=O)–NH–Cyclohexyl
Meglitinide	⟨Ph⟩–C(=O)–NH–CH₂–CH₂–⟨Ph⟩–C(=O)–OH
Repaglinide	(Cyclohexyl, Ethoxy-substituierter Ring)–CH₂–⟨Ph⟩–C(=O)–OH
D-Phenylalanin	H₂N–CH(COOH)–CH₂–⟨Ph⟩
Nateglinide	iPr-Cyclohexyl–C(=O)–NH–CH(COOH)–CH₂–⟨Ph⟩

Für den Gebrauch von oralen Antidiabetika in Deutschland steht fest, dass ihr Einsatz oft viel zu früh erfolgt und ohne den sicherlich sehr mühsamen Weg einer Motivation zur Ernährungsumstellung und zur körperlichen Aktivierung auszuschöpfen.

Medikamente sind der bequemere Weg, sowohl für den behandelnden Arzt als auch für seinen Patienten. Deshalb haftet den Sulfonylharnstoffderivaten und auch allen anderen oralen Antidiabetika häufig der Makel der „Therapie der Bequemlichkeit" an (24).

Charakterisierung der Derivate

Einteilung und chemische Struktur. Unter dem Oberbegriff der insulinotropen Substanzen werden nicht nur die Präparate eingeordnet, die eine Sulfonylharnstoffgruppe aufweisen, sondern auch jene, die sich entsprechend ihrer Entwicklungsgeschichte formal als reine Sulfonamide auffassen lassen. Sie haben jedoch nie die Bedeutung der Sulfonylharnstoffderivate erlangt (Abb. 9.3). Sulfonylharnstoffe zeichnen sich durch einen langfristigen insulinsekretorischen Effekt aus. Die kürzlich eingeführten Sulfonylharnstoffanaloga mit rascher einsetzender und nur kurz anhaltender Wirkung sind Benzoesäurederivate (Glinide), wobei *Repaglinide* noch eine an den Sulfonylharnstoff Glibenclamid erinnernde Seitenkette besitzt, während *Nateglinide* ein reines D-Phenylalanin-Derivat ist, sich also von einer Aminosäure ableitet (Abb. 8.4).

Die blutzuckersenkende Wirksamkeit der *langwirksamen Sulfonylharnstoffe* ist an die Gruppierung

$R_1\text{–SO}_2\text{–HN–CR}_3\text{=N–R}_2$

gebunden. Während die diese Konstellation enthaltenden Thiodiazole in Deutschland keine Anwendung fanden, wurde bis zur Entwicklung der Milligrammsubstanzen die Sulfamidopyrimidinvariante Glycodiazin in größerem Umfang eingesetzt.

Blutzuckersenkend wirksame *Sulfonamide des Sulfonylharnstofftyps* sind durch die Gruppierung

$R_1\text{–SO}_2\text{–NH–CO–}R_2$

Tab. 9.1 Voraussetzungen, Grenzen, Indikationen und Kontraindikationen der Diabetesbehandlung mit insulinotropen Antidiabetika

Voraussetzungen und Grenzen

- eher schlanke Typ-2-Diabeter mit einem BMI < 25 kg/m^2
- unzureichende Stoffwechselkompensation nach ausreichend langem Behandlungsversuch mit Diät, Gewichtsreduktion und körperlicher Aktivierung
- optimale Einstellbarkeit (Normoglykämie und Aglukosurie)
- regelmäßige Stoffwechsel-Kontrollmöglichkeiten
- Nachweis der Wirksamkeit und Notwendigkeit der Behandlung durch einen Auslassversuch nach mindestens 3-monatiger Anwendung

Indikationen

- erfolglose Behandlung mit Diät, Gewichtsreduktion und körperlicher Aktivierung
- Umstellung von einer Behandlung mit relativ geringen Mengen Insulin bei zumeist älteren Diabetikern
- Schwierigkeiten mit der Insulinapplikation (wie Katarakt, andere Sehstörungen, Zerebralsklerose), sofern nicht eine absolute Insulinabhängigkeit besteht (als Behandlungsversuch)
- diätetisch einstellbarer Diabetes unter interkurrenten Belastungen (wie Infektionen, Operationen)

Kontraindikationen

Absolute Kontraindikationen

- Typ-1-Diabetes (Insulinmangeldiabetes)
- diabetisches Koma, Stoffwechselentgleisung mit Ketoazidose
- Ketoazidose
- Schwangerschaft
- hochgradige Niereninsuffizienz

Relative Kontraindikationen

- Ersteinstellung übergewichtiger Typ-2-Diabetiker mit einem BMI > 25 kg/m^2
- Patienten unter schweren interkurrenten Belastungen (wie Infektionen, Operationen)
- allergische Reaktionen und Unverträglichkeiten gegenüber einer insulinotropen Substanz
- Hypoglykämiegefahrdung
- geringgradige Niereninsuffizienz, Leberinsuffizienz

---

charakterisiert. Chemische Veränderungen der Sulfonylcarbonamidstruktur führen zu völlig unwirksamen Verbindungen. Deshalb sind Variationen nur über die Substituenten R_1 und R_2 möglich. Abgesehen von der Forderung, dass R_1 mehr als 2 C-Atome und R_2 mehr als 1 C-Atom haben soll, können beide Reste in weiten Grenzen variieren. Als für die blutzuckersenkende Wirksamkeit günstige R_1-Substituenten haben sich aromatische Reste erwiesen. Sie bieten eine außerordentlich hohe Zahl von Substitutionsmöglichkeiten. Hierfür bewährten sich niedere Alkylgruppen, Acylgruppen sowie die Substitution von Halogenatomen, insbesondere von Chlor. Weniger wirksam und gebräuchlich sind Sulfonylharnstoffe mit aliphatischen, zykloaliphatischen und heterozyklischen Resten in der Stellung R_1.

Günstige R_2-Substituenten sind geradkettige, verzweigte und zyklische Alkylreste. Während die zyklischen oder mehrzyklischen aliphatischen Reste auch bei größerer Zahl der C-Atome noch eine gute Wirksamkeit besitzen, nimmt die Wirkung geradkettiger und verzweigter Alkylreste mit 7 oder mehr C-Atomen langsam ab. Aromatische oder heterozyklische Reste an der Position R_2 führen zu Verbindungen, die entweder weniger gut blutzuckersenkend oder aber stärker toxisch wirken.

Langwirksame Substanzen. Aus der großen Zahl der Sulfonamide und Sulfonylharnstoffe, die inzwischen synthetisiert und z. T. auch klinisch erprobt wurden, sind nur einige wenige Substanzen hervorgegangen, die in größerem Umfang therapeutisch angewandt werden. Hierzu gehören Carbutamid, Tolbutamid, Tolazamid und Glykodiazin. Sie sind dann durch die im Milligrammbereich wirksamen Derivate wie Glibenclamid, Glibornurid, Glisoxepid, Gliquidon und Glipizid verdrängt worden. Neuerdings nimmt die Anwendung von Glimepirid ständig zu. In Deutschland wurde bis vor kurzem fast ausschließlich Glibenclamid eingesetzt.

Kurzwirksame Substanzen. Entwicklungsgeschichtlich könnte man das Benzoesäurederivat Repaglinide noch in die Weiterentwicklung von Sulfonylharnstoffen einreihen, kenntlich an seiner glibenclamidartigen Seitenkette. Demgegenüber ist Nateglinide ein Benzoesäurederivat mit Aminosäureursprung. Damit sind auch pharmakodynamische Unterschiede verbunden. Nateglinide wirkt noch schneller und auch kürzer als Repaglinide.

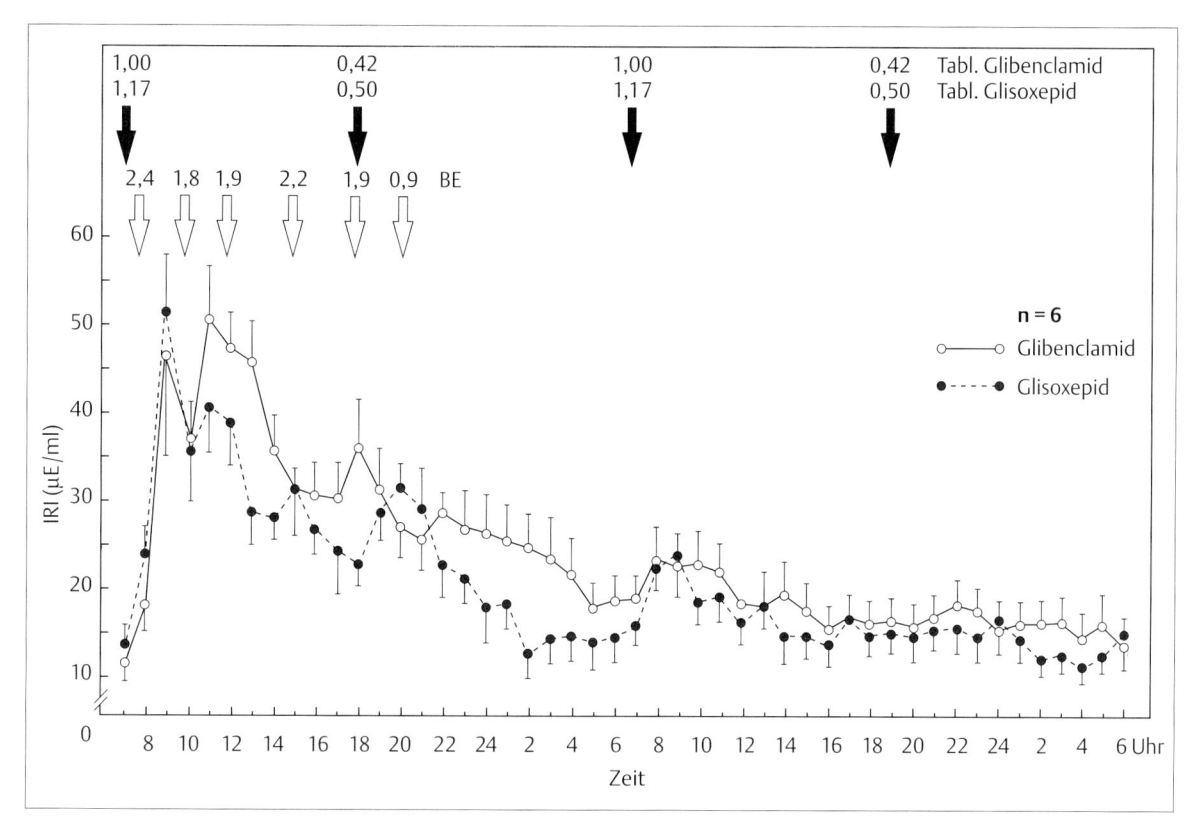

Abb. 9.4 Zirkadiane Veränderungen des Seruminsulins unter der Behandlung mit Glibenclamid bzw. Glisoxepid während einer 24-stündigen Phase mit einer standardisierten Diät und einer sich anschließenden 24-stündigen Hungerperiode. (Haupt et al. Med. Welt 1982:33;29) IRI = immunreaktives Insulin.

Wirkmechanismus

Insulinotroper Effekt

Insulinfreisetzung. Die primäre Wirkung der insulinotropen Substanzen ist die Freisetzung von Insulin aus den Beta-Zellen der Langerhans-Inseln. Sie sind demnach nur dann blutzuckersenkend wirksam, wenn die Insulinproduktion bei Typ-2-Diabetikern zumindest noch teilweise vorhanden ist. Ihre Wirkung ist also an die weitgehend intakte Biosynthese von Insulin gekoppelt. Daher sind sie beim Typ-1-Diabetiker wirkungslos.

Die Freisetzung von Insulin durch die *langwirksamen Sulfonylharnstoffe* aus der Beta-Zelle ist nicht an die Anwesenheit von Glucose oder andere insulinstimulierende Ernährungsbestandteile gebunden. *Kurzwirksame Sulfonylharnstoffanaloga* brauchen dagegen die Anwesenheit von Glucose, um ihre insulinsekretorische Aktivität entfalten zu können. Sie werden deshalb auch als „prandiale Glucoseregulatoren" bezeichnet. Alle Substanzen depolarisieren die Beta-Zelle über eine Verringerung der Permeabilität der Zellmembran für Kalium und öffnen spannungsabhängige Calciumkanäle. Der erhöhte Calciumeinstrom über die Zellmembran führt dann schließlich zu einer Stimulation der Insulinfreisetzung. Die ATP-abhängigen Kaliumkanäle werden auch durch Glucose oder bestimmte Aminosäuren beeinflusst. Beide Wirkungen, sowohl die medikamentöse Beeinflussung der Kaliumkanäle als auch die nahrungsmittelabhängigen, können sich gegenseitig verstärken. Aber sogar noch bei einem maximalen stimulatorischen Effekt durch Glucose sind die langwirksamen Substanzen immer noch eigenständig wirksam (Panten 1993).

Anhebung der Insulinspiegel und Stimulation der Proinsulinsekretion. Alte, Anfang der 80er Jahre durchgeführte kliniknahe Untersuchungen haben jedoch gezeigt, dass der Einfluss der glucosestimulierten Insulinsekretion im Vergleich zum alleinigen Effekt langwirksamer Sulfonylharnstoffe ohne gleichzeitigen Glucosestimulus nur zu einer sehr geringen Anhebung der Insulinspiegel führt (Abb. 9.4). Fehlt nämlich der Glucosereiz, wie dies bei einem über längere Zeit nüchternen Diabetiker der Fall ist, wird trotz der oralen Vorbehandlung des Patienten nur eine untergeordnete Erhöhung des Insulinspiegels festgestellt (22).

Der idiopathische Verlust der 1. Phase der Insulinsekretion wird durch langwirksame Sulfonylharnstoffe nicht wieder hergestellt. Hier scheinen die kurzwirksamen Benzoesäurederivate Vorteile zu haben. Der Effekt der Sulfonylharnstoffe auf die 2. Phase ist ein additiver, der Dosisabhängigkeiten folgt (40). Sulfonylharnstoffe stimulieren außerdem die Proinsulinsekretion (31), was sicherlich nicht als Vorteil angesehen werden kann, da

Proinsulin einen über die Plasminogenaktivator-Inhibitor-1-Aktivierung (PAI-1-Aktivierung) ungünstigen Einfluss auf thrombogene Prozesse hat (37). Auch hier haben die kurzwirksamen Insulinanaloga Vorteile, da sie nachgewiesenermaßen keine Anhebung der Proinsulinspiegel bewirken (16).

Rezeptor der Beta-Zelle für insulinotrope Substanzen

Lage und Aufbau. Viele Jahre wurden Diskussionen geführt, ob der K_{ATP}-Kanal und der Sulfonylharnstoffrezeptor die gleiche Proteinstruktur darstellen oder ob der Sulfonylharnstoffrezeptor ein eigenständiges Protein ist, das mit dem K_{ATP}-Kanal interagiert. Man weiß aber seit längerem, dass der ATP-sensitive K-Kanal aus einem Komplex von 2 Proteinstrukturen besteht, einer porenformenden (Kir6.2) und einer sulfonylharnstoffbindenden Untergruppierung (SUR 1), die als Sulfonylharnstoffrezeptor fungiert (2). Dieses Protein liegt bereits hochgereinigt vor. Seine Sequenz ist teilweise aufgeklärt und auch kloniert (3). Die Rezeptorbindungsstelle für Sulfonylharnstoffe befindet sich auf der zytoplasmatischen Seite der Beta-Zellmembran.

Funktion. Der Sulfonylharnstoffrezeptor hat mehrere strukturelle Untereinheiten und Orte hoher und niedrigerer Ligandenbindungsaktivität. Identifiziert ist ein 140-kDa-Glibenclamidprotein und ein 65-kDa-Glimepirid-Bindungsprotein, die sogar kooperativ interagieren können und die Dissoziationskonstanten des Rezeptors beeinflussen (30). Die Sulfonylharnstoffanaloga Repaglinide und Nateglinide als Benzoesäurederivate scheinen auch mit dieser Rezeporuntereinheit zu interagieren. Aufgrund solcher In-vitro-Befunde werden unterschiedliche Wirkungscharakteristika bei einzelnen langwirksamen Sulfonylharnstoffderivaten postuliert. Ob sie klinische Relevanz besitzen, muss allerdings noch erhärtet werden. Für die kurzwirksamen Insulinanaloga sind sie allerdings offensichtlich.

Hypoglykämiefördernde Effekte. Schwere rekurrierende Hypoglykämien sind gefürchtete Begleiterscheinungen besonders bei der Therapie mit langwirksamen Sulfonylharnstoffen älterer Typ-2-Diabetiker. Sie sind besonders unter Glibenclamid häufig beschrieben worden. Glibenclamid ist ein sehr lipophiles Sulfonylharnstoffderivat, das deshalb stärker als andere Sulfonylharnstoffe in der Beta-Zelle akkumuliert. Dadurch wird die insulinstimulatorische Wirkung über den auf der Innenseite der Zellmembran gelegenen Sulfonylharnstoffrezeptor in besonderem Maße verlängert. Glimepirid führt bei gleicher Blutzuckersenkung zu einer geringeren Hyperinsulinämie als Glibenclamid – ein sehr erwünschter Effekt, der auch die verminderte Hypoglykämieneigung unter Glimepirid erklärt (13).

Eine besonders geringe Hypoglykämiegefährdung ist mit der Therapie der kurzwirksamen Sulfonylharnstoffanaloga Repaglinide und Nateglinide verbunden.

Rezeptoren auf anderen Gewebsstrukturen

Der Rezeptor für Isulinotropica auf der Beta-Zelle ist ein Mitglied der weit verbreiteten Verkehrs-ATPase-Familie und somit auch auf vielerlei anderen Gewebestrukturen anzutreffen. So enthalten Neuronen K_{ATP}-Rezeptoren, aber auch der kardiale Myozyt oder die vaskuläre und nichtvaskulare glatte Muskelzelle (2).

Obwohl es bisher unklar ist, ob sich die Funktion der außerpankreatischen K_{ATP}-Kanäle während der antidiabetischen Therapie mit Insulinotropica verändert, wird eine mögliche Beeinflussung auch unter dem Aspekt der Ergebnisse alter, allerdings sehr fragwürdiger Studien (University Group Diabetes Program, UGDP) auf die Gesamtmortalität sulfonylharnstoffbehandelter Typ-2-Diabetiker erneut diskutiert. Man weiß nämlich, dass die K_{ATP}-Kanäle beim normalen Myozyten weitgehend geschlossen sind, sich aber unter ischämischen Konditionen sofort öffnen und dadurch Schutzeffekte des Myokards einleiten. Einige langwirksame Sulfonylharnstoffe, besonders Glibenclamid, stehen unter dem Verdacht, diese endogenen kardioprotektiven Mechanismen zu antagonisieren. Im Gegensatz zur Beta-Zelle enthalten die K_{ATP}-Kanäle des kardialen Monozyten aber nicht die Konstellation Kir 6.2/SUR 1, sondern die Untereinheit SUR 2A mit einer nur geringen (z. B. für Glibenclamid) bzw. sogar fehlenden (z. B. für Tolbutamid, Gliclazid) Affinität gegenüber Sulfonylharnstoffen. (18). Darüber hinaus hat die UKPD-Studie keine Unterschiede der kardialen Mortalität unter der Behandlung mit Insulin, Glibenclamid oder Chlorpropamid erkennen lassen (45).

Extrapankreatische Angriffspunkte

Diskussion der Problematik. Während das insulinotrope Wirkungsprinzip von Sulfonamidderivaten seit 1957 akzeptiert wird, ist es bis heute unklar, ob diese Substanzen zusätzliche, von der insulinstimulierenden Wirkung unabhängige Mechanismen der Blutzuckersenkung haben, die bei der therapeutischen Anwendung eine Rolle spielen könnten. Zahlreiche Untersuchungen haben sich mit den Problemen dieser extrapankreatischen Effekte befasst. Sie sind z. T. heftig diskutiert worden, was nicht verwundert, wenn man in Betracht zieht, dass die Substanzen in Abwesenheit eines funktionsfähigen Beta-Zellsystems keine blutzuckersenkende Wirkung besitzen. Dass sie dennoch eine gewisse klinische Bedeutung haben könnten, wird durch die Beobachtungen mehrerer Autoren belegt, die bei der Langzeittherapie mit verschiedenen Sulfonylharnstoffderivaten im Verlauf der Behandlung eine Verbesserung der Glucosetoleranz bei ihren Patienten gefunden hatten, obwohl die Insulinausschüttung gleich blieb oder sogar geringer wurde. Diese eindeutige Diskrepanz ließe sich am besten durch extrapankreatische blutzuckersenkende Mechanismen erklären.

Geht man andererseits von der Vorstellung aus, dass eine Hyperglykämie von sich aus die Insulinresistenz des Typ-2-Diabetikers verstärkt („glucose toxicity"), ist durchaus denkbar, dass durch die insulinotrope Sulfonylharnstoffwirkung zunächst die Hyperglykämie beseitigt wird und anschließend eine Normalisierung der Insulin- und Glucoseempfindlichkeit und somit sekundär eine Senkung des Blutzuckerspiegels erfolgt. Da Sulfonylharnstoffe die Sekretion von Insulin eigentlich nur bei Hyperglykämie wesentlich steigern und da sich nach einer längeren Behandlung mit Sulfonylharnstoffen eine Blutzuckersenkung bis zur Normoglykämie einstellen kann, ist eigentlich plausibel, warum zu dieser späteren Phase der Behandlung keine wesentliche Erhöhung des Plasmainsulinspiegels durch Sulfonylharnstoffe zu finden ist.

Wenn die Steigerung der Insulinempfindlichkeit ein allgemeines Wirkcharakteristikum der Sulfonylharnstoffe wäre, so sollten die Substanzen eigentlich auch beim Typ-1-Diabetes synergistisch mit einer Zufuhr von exogenem Insulin wirken. Dies ist jedoch nicht der Fall.

Effekte auf endogene Drüsen. Zahlreiche mögliche Angriffspunkte sind seit 1955 untersucht und beschrieben worden. Die ersten Untersuchungen stammen bereits aus den früheren Jahren der Sulfonylharnstoffforschung. Es wurden Einwirkungen der Sulfonamidderivate auf die Funktion verschiedener endokriner Drüsen untersucht und z. T. auch Effekte postuliert, so auf die Nebennierenrinde, das Nebennierenmark, die Hypophyse, die Schilddrüse und auf das glucagonproduzierende A-Zellensystem. 1954 wurde sogar vermutet, dass IPDT die A-Zellen zerstört, den Insulinantagonisten Glucagon beseitigt und auf diese Weise blutzuckersenkend wirkt. Diese Hypothesen haben sich allesamt nicht bestätigt.

Effekte auf Fettgewebe, Muskulatur und Leber. Aus der großen Zahl der früher mitgeteilten extrapankreatischen Angriffspunkte haben sich bis heute nur einige wenige Möglichkeiten in der Diskussion behaupten können. Hierzu zählt die schon 1956 von Houssay u. Migliori und später auch von anderen beschriebene Verstärkung der endogenen Insulinwirkung.

Relevante Gewebe für die Verstärkung der Insulinwirkung, aber auch für direkte Effekte von Sulfonylharnstoffen sind Fettgewebe, Muskulatur und die Leber. Insulin vermittelt seine Wirkungen über die Bindung an Insulinrezeptoren. Dabei ist vor allem die Rezeptorendichte der verschiedenen Gewebe ein wichtiger Punkt. Lange Zeit wurde diskutiert, dass eine Vermehrung von Insulinrezeptoren maßgeblich an der Verstärkung der Wirkung von Insulin durch Sulfonylharnstoffe beteiligt sei. Inzwischen ist diese Hypothese aber wieder verlassen worden.

Neuerdings wird wieder verstärkt über Einflüsse auf die insulinunabhängige Stimulierung der Glucoseutilisation in Muskel- und Fettzellen diskutiert. Die ersten mitgeteilten Effekte basierten auf In-vitro-Untersuchungen mit solch überhöhten Dosierungen, wie sie bei der klinischen Anwendung am Menschen niemals eine Rolle spielen. Neuere Untersuchungen vermeiden solche pharmakologischen Schwachpunkte (Haupt 2002).

Der Hauptstoffwechselweg der Glucoseutilisation läuft nichtoxidativ über die Stimulierung der Glykogen- und Lipidsynthese. Die Aufnahmerate von Glucose in Fett- und Muskelzellen wird durch die Zahl der Glucosetransportermoleküle GLUT-4 in der äußeren Zellmembran bestimmt. Insulin bewirkt eine Erhöhung der Zahl der GLUT-4-Moleküle in der Plasmamembran aus intrazellulären Depots. In insulinresistenten Zellen ist diese insulinstimulierende GLUT-4-Translokation gehemmt. Mit langwirksamen Sulfonylharnstoffen kann man wie mit Insulin die GLUT-4-Translokation stimulieren (35). Die Verteilung von GLUT-4 zwischen Plasmamembranen und den intrazellulären GLUT-4-Vesikeln wird durch den Phosphorylierungsgrad von GLUT-4 reguliert. In insulinresistenten Zellen ist die Phosphorylierung von GLUT-4 erhöht. Durch Inkubation von insulinresistenten Zellen mit Insulin oder einem Sulfonylharnstoff wird die Phosphorylierung von GLUT-4 vermindert, was eine geringere Internalisation von GLUT-4-Molekülen und damit eine Nettoerhöhung der GLUT-4-Expression auf der Zelloberfläche zur Folge hat. Die Schlüsselenzyme der Glykogensynthese – die Glykogensynthase – und der Lipogenese – die Glycerin-3-phosphatacyltransferase – werden ebenfalls durch Dephosphorylierung aktiviert. Beispielsweise aktiviert Glimepirid beide Enzyme, während andere Sulfonylharnstoffe wie Tolbutamid unwirksam sind. Die insulinunabhängigen Effekte sind bei verschiedenen Sulfonylharnstoffderivaten unterschiedlich stark ausgeprägt. Glimepirid hat den stärksten Effekt, gefolgt von Glipizid, dann Gliclazid und zum Schluss Glibenclamid.

Die in vitro nachgewiesene Steigerung der Lipogenese, die bei einzelnen Derivaten sogar unterschiedlich ausgeprägt sein kann, könnte zur Erklärung der in der UKPD-Studie gemachten Beobachtung einer nicht signifikanten Erhöhung der Insulinspiegel bei einer gleichzeitig signifikanten Zunahme des Körpergewichts unter Glibenclamid dienen (44). Die immer wieder gehörte Erklärung, das Phänomen der Gewichtszunahme unter der antidiabetischen Therapie mit langwirksamen Sulfonylharnstoffen sei in erster Linie auf einen kalorieneinsparenden Effekt durch die verminderte Glukosurie bei insgesamt verbesserter Stoffwechsellage zurückzuführen, greift sicherlich zu kurz.

Klinische Pharmakologie

Unterschiede der Wirkung. Der wichtigste klinisch-pharmakologische Befund gipfelt in der gesicherten Erkenntnis, dass alle insulinotropen Substanzen nur beim relativen Insulinmangel des Typ-2-Diabetikers, nicht aber beim absoluten Insulinmangel, wie er regelmäßig beim Typ-1-Diabetiker (auch bei den sich spät manifestierenden Verlaufsformen) gefunden wird, wirksam sind. Alle Derivate erzielen ihren insulinotropen Effekt durch Bindung an einen hochspezifischen Rezeptor der pankreatischen Beta-Zelle, wodurch ATP-sensitive Kaliumkanäle geschlossen werden und dadurch die Insulinfreisetzung bewirkt wird. Sie unterscheiden sich aber in der oben beschriebenen Affinität zum Rezeptor durch Bindung an Stellen hoher und niedriger Affinität, in der Rezeptordissoziation und damit in Stärke und Dauer ihrer Wirkung. Eine große Rolle spielt auch das Ausmaß der Lipophilie der einzelnen Derivate. Unterschiedliche Wirkungscharakteristiken müssen bei der Auswahl des Präparats beim heterogenen Krankheitsbild des Typ-2-Diabetes (Alter, Diabetesdauer, Ausmaß des Grades der Insulinresistenz und des Insulinsekretionsverhaltens) berücksichtigt werden und erfordern eine individuelle Differenzialtherapie.

Resorption. Insulinotrope Substanzen werden in der Regel rasch und ohne eine relevante Beeinträchtigung durch Nahrungsbestandteile resorbiert. Dies steht im Gegensatz zu Empfehlungen von Herstellern, dass z. B. Glibenclamid oder Glipizid bereits 30 Minuten vor dem Frühstück eingenommen werden sollte. Damit verbindet sich die Vorstellung, dass das Antidiabetikum die postprandiale Hyperglykämie besser vermindert. Ob solchen Empfehlungen tatsächlich klinische Bedeutung zukommt, steht angesichts der nur schwachen wissenschaftlichen Basis sehr stark im Zweifel. Will man pradiale Glucosegipfel günstig beeinflussen ist hier eher der Einsatz der kurzwirksamen Sulfonylharnstoffanaloga als „prandiale Glucoseregulatoren" angezeigt.

Bindung an Plasmaproteine. Langwirksame Sulfonylharnstoffe und auch die kurzwirksamen Sulfonylharnstoffanaloga gehören zu den Pharmaka, die sich in sehr hohem Maße an Plasmaeiweiße binden. So beträgt die Plasmaproteinbindung zwischen 90 und sogar 99% (Ausnahme Carbutamid mit nur 50–60%). Hauptsächliches Bindungsprotein ist das Albumin, aber auch Globuline können Sulfonylharnstoffe binden. Die polareren, hydrophileren Sulfonylharnstoffe der 1. Generation gehen ionische Bindungen mit Albumin ein, die apolaren, lipophileren Sulfonylharnstoffe der 2. Generation werden hauptsächlich durch nichtionische Valenzen an Albumin gebunden. Die Gefahr einer Verdrängung aus der Plasmaproteinbindung durch andere Arzneistoffe ist bei den Derivaten der 1. Generation größer als bei den Sulfonylharnstoffen der 2. Generation. Für diese besteht damit aber auch ein größeres „deep compartment", was wiederum Auswirkungen auf die Wirkungsdauer hat. Sulfonylharnstoffe reichern sich in den Ausscheidungsorganen Leber und Niere an.

Wirkungseintritt. Bei der Flut der Glibenclamid-Nachahmer waren Unterschiede bei der Bioverfügbarkeit einzelner Präparate zu erwarten. Sie gibt es sowohl bei unterschiedlichen Herstellern als auch sogar bei unterschiedlichen Chargen.

Im Unterschied zu anderen langwirksamen Sulfonylharnstoffen bindet sich *Glimepirid* spezifisch an ein Protein in der Membran der Beta-Zelle. Glimepirid hat eine hohe Bindungs- bzw. Dissoziationsgeschwindigkeit bezüglich seines Membranproteins. Man nimmt an, dass diese hohe Austauschrate für den ausgeprägten Effekt auf die Glucoseempfindlichkeit verantwortlich ist und die Beta-Zelle vor Verlust der Ansprechbarkeit und frühzeitiger Erschöpfung schützt. Hiermit im Zusammenhang steht die Beobachtung, dass Glimepirid sehr rasch wirksam ist (schneller als Glibenclamid) und dass die Ansprechbarkeit auf eine Einmalgabe über 24 Stunden anhält (länger als Glibenclamid).

Noch schneller setzt die Insulinsekretion nach Gabe der Sulfonylharnstoffanaloga Repaglinide und Nateglinide ein: Sie beginnt schon nach ca. 15–30 Minuten, erreicht ihr Maximum bereits nach 45–60 Minuten und ist nach 2–6 Stunden wieder abgeklungen. Nateglinide hat Vorteile gegenüber Repaglinide durch eine vergleichsweise schneller einsetzende Insulinsekretion, die dann auch rascher wieder abklingt.

Inaktivierung und Ausscheidung. Von nachhaltiger Bedeutung für den klinischen Einsatz sind Unterschiede der Inaktivierung und Eliminierung. Im Allgemeinen kann man davon ausgehen, dass langwirksame Sulfonylharnstoffe zu Metaboliten geringerer oder aufgehobener Wirkung in der Leber metabolisiert werden. Dies gilt auch für das kurzwirksame Benzoesäurederivat Repaglinide. Die Abbauprodukte werden über tubuläre Sekretion durch die Niere eliminiert. Bei Patienten mit Leber- und Nierenerkrankungen muss man über eine Beeinflussung der Inaktivierung und Eliminierung von einer Veränderung der Pharmakokinetik, z. B. einer Akkumulation der Wirkstoffe in der Zirkulation ausgehen. Die Unterschiede bezüglich der Inaktivierung und der Eliminationswege sind in Tab. 9.**2** dargestellt (38).

Anwendungspraxis

Indikationen

Voraussetzung für die Behandlung mit insulinotropen Substanzen ist eine noch vorhandene endogene Insulinproduktion (Tab. 9.**1**). Für die Therapie kommen daher nur Typ-2-Diabetiker infrage. Aber auch innerhalb dieser sehr heterogenen Krankheitsentität ist der Anwendungsbereich begrenzt. Der Typ-2-Diabetes reicht vom falsch diagnostizierten, weil im höheren Alter manifestierten, primär autoimmunen und damit insulinbedürftigen, in der Regel normalgewichtigen Typ-1-Diabetiker bis zum klassischen adipösen, insulinresistenten und hyperinsulinämischen, noch im Berufsleben stehenden Typ-2-Diabetiker. Er umfasst jüngere und ältere Patienten, Patienten mit langer Typ-2-Diabetes-Anamnese, die früher adipös und deshalb hyperinsulinämisch waren, mittlerweile aber ihr Körpergewicht reduzieren konnten, und Patienten bereits mit Folgeerkrankungen bei der Erstdiagnose, die sich in der Regel um 5–7 Jahre verzögert.

Kontraindikationen

Allgemeine Aspekte. Einerseits gilt als Kontraindikation das Kriterium der fehlenden oder unzureichenden Insulinproduktion bei Patienten, die aufgrund des Schweregrades ihrer Stoffwechselstörung als insulinbedürftig angesehen werden müssen. Andererseits scheiden jedoch auch die Patienten aus, deren Stoffwechsel allein durch diätetische Maßnahmen, d. h. zumeist über die Reduzierung bzw. Normalisierung des Körpergewichts, kompensiert werden kann (Abb. 9.**5**).

Tab. 9.2 Klinische Pharmakologie insulinotroper Substanzen (1986. Culy et al. 2001, Kalbag et al. 2001; Ammon u. Werning. Medizinisch-pharmakologisches Kompendium. Stuttgart: WVG)

Substanz	Biologisches Verhalten			Eliminierung	
	Wirkbeginn (Min.)	Maximale Wirkung (h)	Wirkdauer (h)	Metabolisierung Leber	Ausscheidung Niere
Carbutamid				30%	90% 50% unverändert
Tolbutamid	60	25	12–18	80% auch aktiver Metabolit (gering)	>75% <1% unverändert
Chlorpropramid			>24	80%	nahezu unvollständig 20% unverändert
Glykodiazin	30	0,5–1	6–12	99% Metabolit aktiv, relevant	83–95% nahezu unverändert 0% unverändert
Tolazamid	100	6	6–12 (–16)	93% 5 Metaboliten, davon 3 aktiv, relevant	85%
Glibenclamid		2–5	15	vollständig zu inaktiven Metaboliten	50% nahezu unverändert 0% unverändert
Glibornurid				100% 6 inaktive Metaboliten	60–72% 0% unverändert
Glisoxepid	30–45	1	5–10	50% inaktive Metaboliten	70–80% 50% unverändert
Gliquidon	60–90	2–3		100% inaktive Metaboliten	5% (!) 0% unverändert
Glipizid	30	1	8–10	>90% inaktive Metaboliten	64–87% 3–10% unverändert
Gliclazid		2	6	99% inaktive Metaboliten	60–70% nahezu unverändert 0% unverändert
Glimepirid	30	1	12–24	100% inaktive Metaboliten	58% 0% unverändert
Repalinde	30	1	4–6	90% inaktive Metaboliten	10% 2% unverändert
Nateglinide	15	0,75	2	85% inaktive Metaboliten	75% 10% unverändert

> Es ist falsch und verantwortungslos, diese Diabetiker oder sogar Zuckerkranke im latenten Stadium ohne vorherige Ausschöpfung sämtlicher diätetischen Maßnahmen insbesondere mit langwirksamen Sulfonylharnstoffen zu behandeln.

Im Übrigen ist zu berücksichtigen, dass angesichts der Erkenntnisse zum metabolischen Syndrom (Kap. 4) bei adipösen Patienten mit Insulinresistenz und Hypertriglyceridämie zuerst nichtinsulinotrope orale Antidiabetika (Acarbose, Metformin) eingesetzt werden sollten.

Unzureichende Stoffwechselkontrolle. Die Anwendung insulinotroper Antidiabetika ist außerdem nur begrenzt möglich bei unzureichender Stoffwechselkontrolle, da es ohne regelmäßige Untersuchungen nicht möglich ist, die Wirksamkeit der Therapie zu beurteilen und evtl. auftretende Nebenwirkungen rechtzeitig zu erkennen.

Patienten mit ungünstigen Diabetesformen. Die Anwendung der Substanzen ist kontraindiziert bei jugendlichen Patienten mit einem Insulinmangeldiabetes (Typ 1), bei älteren Zuckerkranken mit erheblicher Stoffwechselentgleisung und Azidoseneigung sowie bei Patienten im Präkoma oder im Coma diabeticum. Alle diese Diabetiker müssen mit Insulin behandelt werden. Die relativ kleine Gruppe älterer, eher schlanker Diabetiker ist hinsichtlich ihrer pathophysiologischen Voraus-

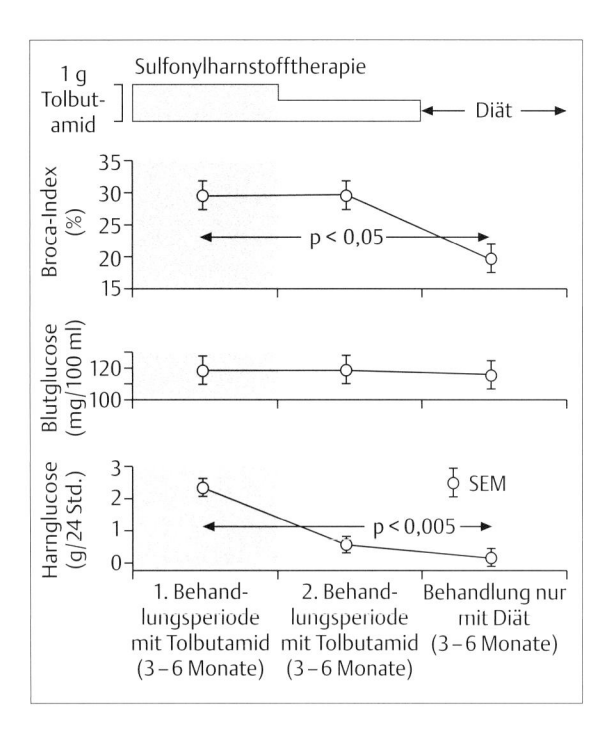

Abb. 9.5 Einfluss der Gewichtsreduktion auf die Stoffwechsellage und die Therapie von 27 übergewichtigen erwachsenen Diabetikern. (Kunkel et al. Med Welt. 1972:23)
SEM = standard error of the mean

setzungen besonders heterogen. Etwa 1/3 von ihnen hat einen latent beginnenden Autoimmundiabetes (LADA), der frühzeitig mit Insulin behandelt werden muss. Andererseits gibt es auch sehr insulinresistente, normgewichtige ältere Diabetiker, die an erhöhten C-Peptid-Spiegeln erkennbar sind und eher extrpankreatisch wirksame Subsanzen brauchen. Oft fällt die Differenzialdiagnose und -therapie bei dieser kleinen Untergruppierung von Diabetespatienten schwer.

Schwangerschaft. Auch die Schwangerschaft stellt nach wie vor eine Kontraindikation gegen die Behandlung dar (Kap. 17), obwohl beim Menschen bisher keine sichere teratogene Wirkung der Sulfonylharnstoffe festgestellt werden konnte. Hinweise im Tierversuch zwingen jedoch zur Vorsicht, obwohl bei der Abklärung dieser Effekte extrem hohe Dosen angewandt wurden.

Niereninsuffizienz. Bei ausgeprägter Niereninsuffizienz ist der Einsatz langwirksamer Substanzen problematisch, da die Gefahr der Wirkstoffkumulation besteht. Alle Grammsubstanzen sind kontraindiziert, da sie entweder vollständig oder überwiegend über die Niere eliminiert werden. Bei den Milligrammsubstanzen erfolgt die Ausscheidung etwa je zur Hälfte über die Niere und die Leber. Gliquidon wird praktisch vollständig mit der Galle eliminiert. Es empfiehlt sich daher, bei eingeschränkter Nierenfunktion nur noch solche Derivate einzusetzen oder auf Sulfonylharnstoffanaloga (Repaglinide, Nateglinide) zurückzugreifen.

Besondere Belastungen und Allergie. Bei besonderen Belastungen, schweren Infekten oder Operationen besteht häufig eine relative Kontraindikation gegen die orale Behandlung. Sie muss dann vorübergehend durch eine Insulintherapie ersetzt werden. Eine weitere relative Kontraindikation besteht bei allergischer Disposition. Ein Behandlungsversuch mit nebenwirkungsärmeren Sulfonylharnstoffderivaten kann jedoch auch bei diesen Patienten unternommen werden. Extrem selten muss bei allergischen Patienten ganz auf die orale Therapie verzichtet werden und nur dann, wenn Arzneimittelallergien auch nach dem Übergang zu einem anderen Präparat beobachtet werden.

Hypoglykämiegefährdung. Prinzipiell ist unter der oralen Diabetestherapie mit insulinotropen Substanzen mehr oder weniger jeder Patient in Abhängigkeit vom Schweregrad seiner Stoffwechselstörung hypoglykämiegefährdet. Unter der Sulfonylharnstofftherapie mit Grammsubstanzen ist dieses Phänomen jedoch nie zu einem Problem geworden. Erst nach der Einführung der neuen hochwirksamen Substanz Glibenclamid wurden schwere Hypoglykämien häufiger als sonst beobachtet. Deshalb muss eine relative Kontraindikation in der Anwendung des Glibenclamids bei hypoglykämiegefährdeten Diabetikern, d. h. bei Patienten mit einer nur leichten Stoffwechselstörung oder aber auch bei älteren Patienten mit ihrer im täglichen Alltag immer wieder zu beobachtenden geringen Bindung an die diätetischen Erfordernisse, die eine Einstellung auf ein solch hochwirksames Präparat erforderlich machen (Weglassen von Mahlzeiten, zusätzliche Einnahme als „Diätersatz" bei Feierlichkeiten usw.) gesehen werden. Diese Forderung gilt insbesondere dann, wenn der Arzt nicht über genügend eigene Erfahrungen verfügt und die Stoffwechselsituation seiner Diabetiker nicht ausreichend und häufig genug überprüfen kann. Hier sind dann eher die kurzwirksamen Sulfonylharnstoffanaloga angezeigt.

Differenzialtherapie und Therapieverlauf

Therapieziele. Die Therapieziele orientieren sich bei Typ-2-Diabetikern mit einer Manifestation der Zuckerkrankheit bis zum 60.–65. Lebensjahr an der Vermeidung der Folgeschäden. Man geht hier von der Normoglykämie und der Aglukosurie aus. Die Therapieziele sind für ältere Patienten weniger streng, da sie hinsichtlich ihrer Lebenserwartung nicht mehr von der Normoglykämie profitieren. Hier geht es in erster Linie um die Vermeidung von Akutkomplikationen und um Fragen der Lebensqualitätsverbesserung. Diese Kriterien erfordern eine optimale Einstellbarkeit, die einerseits durch den Schweregrad der Stoffwechselstörung und andererseits von den individuellen Problemen der diätetischen Führung beeinflusst werden.

> Es sollte grundsätzlich auf die Therapie zumindest mit langwirksamen insulinotropen Substanzen verzichtet werden, wenn infolge ungünstiger Voraussetzungen dieses Behandlungsziel nicht erreichbar erscheint. Hier haben die kurzwirksamen Sulfonylharnstoffanaloga (Repaglinide, Nateglinide) ihre Domäne.

Abbau einer Insulintherapie. Bei einer gewissen Zahl zumeist älterer, adipöser insulinbehandelter Diabetiker gelingt es, die Insulintherapie abzubauen und schrittweise durch eine orale Behandlung zu ersetzen. Feste Grenzen lassen sich nicht ziehen. Es ist jedoch anzunehmen, dass zumindest bei einem Insulinbedarf bis zu 20 IE die Umstellung auf eine orale Therapie ohne größere Schwierigkeiten möglich ist. Bei übergewichtigen insulinresistenten Patienten mit einem Insulinbedarf von 40 IE und mehr sollte ebenfalls der Versuch der Umstellung unternommen werden, der dann gelingt, wenn sie das Therapiekonzept durch eine Gewichtsreduktion unterstützen und dann einer Kombinationstherapie (Kap. 12) der Vorzug gegeben werden kann. Das schrittweise Absetzen auch einer hoch dosierten Insulintherapie mit präformierten Mischinsulinkombinationen erleichtert bei adipösen Typ-2-Diabetikern die Gewichtsreduktion und führt häufig zu einem Motivationsschub dieser oft frustrierenden Patienten. Eine grundlegende Voraussetzung hierfür ist jedoch die konsequente diätetische Mitarbeit, da der Erfolg ausschließlich durch die Verringerung des Körpergewichts bestimmt wird (Abb. 9.**6**).

Präparatewahl. In der Allgemeinpraxis hat es sich bei vielen Ärzten bewährt, zunächst oder auch ständig mit Tolbutamid, Glibornurid, Glisoxepid, Gliquidon, Glipizid oder Glimepirid zu behandeln, wenn langwirksame Sulfonylharnstoffe angezeigt erscheinen, da mit diesen Substanzen eine große Zahl der oral behandelbaren Diabetiker auch bei anfänglich unbefriedigender Stoffwechsellage gut und ohne unnötige Hypoglykämierisiken einzustellen ist. Es zeichnet sich immer mehr ab, dass von den Sulfonamidderivaten ganz bevorzugt *Glimepirid* für die Ersteinstellung schlankerer Typ-2-Diabetiker und die Umstellung (statt Glibenclamid!) zur Anwendung kommt. Schließlich weist diese Substanz den Vorteil der Einmalgabe, das geringere Hypoglykämierisiko, den günstigeren Wirkmechanismus und die verminderte Rate an Nebenwirkungen auf. Gegenüber den langwirksamen Sulfonylharnstoffen haben *Sulfonylharnstoffanaloga* (Repaglinide, Nateglinide) mit ihrer rasch einsetzenden und nur kurz anhaltenden insulinsekretorischen Wirkung den Vorteil der besseren Steuerbarkeit bedarfsgerecht zu den Hauptmahlzeiten und ermöglichen damit einen flexibleren Tagesablauf.

„Problemfall" Glibenclamid. Das anderen Substanzen in Bezug auf die quantitative (potency) Wirksamkeit überlegene Glibenclamid sollte in solchen Fällen nur in sehr niedrigen Dosen (z. B. 1,75 bzw. 3,5 mg/d) eingesetzt werden. Diabetologische Puristen sehen 3,5 mg Glibenclamid (d. h. 1 Tablette) bereits als Maximaldosis an. Sicherlich ist aber eine Wirkungsverstärkung durch eine zusätzliche Dosierung von 3,5 mg am Abend erreichbar. Sie wird aber bei nochmaliger Dosiserhöhung immer geringer. Eine 3. Tablette am Tag bringt nur noch einen sehr geringen weiteren Effekt, die 4. oder 5. hat keinerlei zusätzlichen blutzuckersenkenden Effekt. Dennoch wird praktisch die größte Zahl aller Typ-2-Diabetiker mit einer Standarddosis von 2 plus 1 Tablette täglich behandelt, und sie sind trotzdem schlecht eingestellt, weil Schulungs- und Motivationsmaßnahmen oft unterbleiben. Es kommt leider sogar vor, dass Glibenclamidpräparationen unterschiedlicher Hersteller sogar „kombiniert" mit bis zu 5 und mehr Tabletten verordnet werden. Der Arzneimittelmarkt mit der Vielzahl der Anbieter trägt anscheinend zu einer gewissen Verunsicherung bei. Billigpräparate sind aber auch der Grund, dass in 97% aller Sulfonylharnstoffverordnungen sofort und ohne individuelle Abwägung von Anwendungsnutzen und Anwendungsrisiko auf dieses am stärksten und längsten wirksame Derivat zurückgegriffen wird.

> Bei sachgemäßer Differenzialtherapie mit Sulfonylharnstoffen würden unnötige Hypoglykämierisiken, die bei falscher Indikationsstellung und Dosierung von Glibenclamid vielfach nachgewiesen wurden, weitgehend vermieden.

Häufigkeit der Applikation. Die Voraussetzungen und Grenzen der Therapie mit blutzuckersenkenden Sulfonamidderivaten sind im Verlauf der langjährigen Erfahrung bei der Anwendung dieser Substanzen erarbeitet worden. Insofern waren auch der Anwendungsbereich und somit die Zahl der mit diesen Substanzen einge-

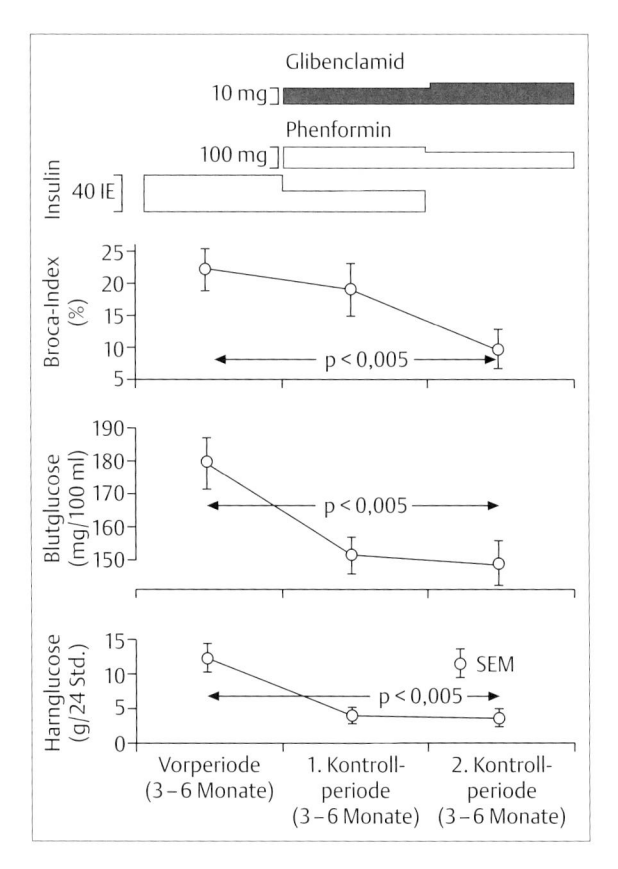

Abb. 9.**6** Verhalten des Körpergewichts und der Stoffwechsellage bei 23 übergewichtigen erwachsenen Diabetikern nach Umstellung der Insulinmonotherapie auf eine zusätzliche Kombination mit Glibenclamid und Phenformin und schließlich auf die alleinige Therapie mit Letzteren. (Kunkel et al. Med Welt. 1972:23)

stellten Diabetiker gewissen Schwankungen unterworfen. Heute kann als gesichert gelten, dass weniger als 1/4 aller Diabetiker mit langwirksamen insulinotropen Substanzen behandelt werden sollte. Leider wird diese Behandlungsform aber häufiger angewandt, d. h. an die Stelle der exakten diätetischen Einstellung und der Orientierung an der pathophysiologischen Voraussetzung des einzelnen Typ-2-Diabetikers tritt oft eine monomane „Therapie der Bequemlichkeit" in Form der eigentlich nicht notwendigen und vielleicht sogar falsch indizierten Tablette.

Wirkungseintritt. Eine große Zahl der Typ-2-Diabetiker spricht auf die orale Therapie rasch an. Innerhalb der ersten Tage nach Beginn der Behandlung sollte bereits eine deutliche Verbesserung der Stoffwechsellage feststellbar sein. Danach sind die Chancen für eine ausreichende Wirkung erfahrungsgemäß gering. Wird spätestens nach 1 Monat eine befriedigende Einstellung trotz maximaler Dosierung nicht erreicht, besteht die dringende Notwendigkeit, die Richtigkeit der Indikation zu überprüfen. Insbesondere bei jüngeren und oft normalgewichtigen vermeintlichen Typ-2-Diabetikern handelt es sich dann um eine atypische, sich spät manifestierende Typ-1-Diabetes-Verlaufsform (LADA) der Stoffwechselstörung, bei der Sulfonylharnstoffe kontraindiziert sind. Vor allem normalgewichtige Diabetiker sind zu diesem Zeitpunkt bereits schon als eindeutig insulinbedürftig zu erkennen und sollten ohne Verzug mit Insulin behandelt werden.

> Um unnötige und von vornherein aussichtslose Behandlungsversuche zu vermeiden, sollten möglichst strenge Kriterien an die Verwendung der Substanzen angelegt werden. Ein „Primärversagerproblem" sollte es also nicht geben.

Auslassversuche. Im Verlauf der Langzeittherapie müssen Auslassversuche unternommen werden, um den Nachweis der Wirksamkeit und die Notwendigkeit der Anwendung zu verifizieren. Diese Maßnahme ist insofern angebracht, als oft schon geringfügige Veränderungen des Körpergewichts von wenigen Kilogramm zu einer Umstellung der Behandlungsmaßnahmen zwingen. Außerdem zeigen plazebokontrollierte Auslassversuche, dass bei schlecht eingestellten, stabil übergewichtigen Typ-2-Diabetikern ohne Diät-Compliance das Absetzen von Sulfonylharnstoffen nicht zu einer weitergehenden Verschlechterung des Stoffwechsel führt (23).

Sekundärversagen

Definition. Im Allgemeinen sollte die Stoffwechsellage bei der Mehrzahl der Patienten unter der Therapie über Monate und Jahre hinaus konstant bleiben. Bei einem großen Teil kommt es aber nach zunächst guter Reaktion auf die Behandlung innerhalb einer gewissen Zeit wiederum zu einer schrittweisen Verschlechterung der Einstellung. Dieses Phänomen der nachlassenden Sulfonylharnstoffwirkung wurde erstmals von Heinsen u. Hagen beschrieben und in der Folgezeit als Spät- oder Sekundärversagen definiert. Ein Sekundärversagen der Sulfonylharnstofftherapie kann dann angenommen werden, wenn sich die Stoffwechsellage nach einem guten Ansprechen trotz Diät und optimaler Dosierung mit anhaltender Entgleisung der mittleren postprandialen Blutzuckerspiegel zu Werten über 200 mg/dl (11 mmol/l) verschlechtert und die Glukosurie bei normaler Nierenschwelle ständig 10 g/d überschreitet. Da Glibenclamid der potenteste blutzuckersenkende Sulfonylharnstoff ist, kann erst bei seinem erfolglosen Einsatz von Sekundärversagen gesprochen werden. Man muss damit rechnen, dass die Anzahl der Sekundärversager in Abhängigkeit von der Behandlungsdauer kontinuierlich zunimmt. Innerhalb eines Zeitraums von 10 Jahren muss mit einem Ausfall von mehr als 80% der Patienten gerechnet werden (Abb. 9.7).

Ursachen und Epidemiologie. Als gesichert kann gelten, dass bei der überwiegenden Zahl der Versager exogene Faktoren zugrunde liegen. Der Vernachlässigung der diätetischen Basistherapie kommt hierbei mit Abstand die größte Bedeutung zu. Weitere Faktoren, die jedoch sicher weniger ins Gewicht fallen, sind Infektionen, Traumen und Operationen, die über einen erhöhten Insulinbedarf zu einem Versagen der oralen Therapie führen. Auf das Sekundärversagerproblem bezogen bedeutet dies, dass für die Verschlechterung des Stoffwechsels in der Regel weniger ein Nachlassen der Wirksamkeit der oralen Antidiabetika als vielmehr äußere Umstände verantwortlich gemacht werden müssen.

Eine gewisse Häufung von Spätversagern findet sich bei Patienten mit einer Diabetesmanifestation im 4. Lebensjahrzehnt, während mit steigendem Manifestationsalter die Versagerhäufigkeit abnimmt. Dafür ist sicherlich die Tatsache verantwortlich, dass diese Grup-

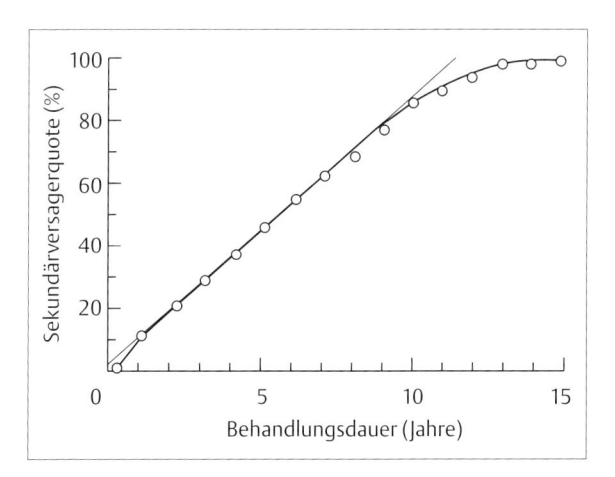

Abb. 9.7 Abhängigkeit der Sekundärversagerquote von der Behandlungsdauer, definiert als Verhältnis der kumulierten Sekundärversager [n = 306] bis zum Behandlungsjahr und der Gesamtheit der durchgehend Beobachteten. Die Regressionsgerade zeigt die Gleichmäßigkeit der Quote in Abhängigkeit von der Behandlungsdauer. (1977; Haupt E. Blutzuckersenkende Sulfonamide. Weinheim: VCH)

pierung von Typ-2-Diabetikern viele spät manifestierte Typ-1-Diabetiker mit absolutem Insulinmangel und ohne Insulinresistenz enthält (LADA).

Als eigentliche Ursache des Sekundärversagens der Sulfonylharnstofftherapie ist eine progressive Verminderung der Beta-Zellen trotz und nicht wegen der Sulfonylharnstoffbehandlung denkbar. Dafür könnte die klinische Erfahrung sprechen, dass die Mehrzahl dieser Diabetiker eindeutig insulinbedürftig wird.

Therapie beim Sekundärversagen. Einige Behandlungsverfahren haben sich beim Sekundärversagen bewährt. Hierbei kommt der erneuten und intensiven Bemühung um eine Verbesserung der Diabetesdiät die größte Bedeutung zu. Bei einer großen Zahl der Patienten ist eine Verbesserung der Stoffwechselsituation schon nach einer nur geringfügigen Gewichtsreduktion von wenigen Kilogramm festzustellen (Abb. 9.**6**).

Erst wenn die Bemühungen um eine bessere diätetische Führung nicht zu einem Erfolg geführt haben, wird eine orale Kombinationstherapie mit extrapankreatischen Antidiabetika, wie im Leitlinienentwurf der Deutschen Diabetes-Gesellschaft vorgesehen (19), oder die kombinierte Behandlung mit Insulin erforderlich. Sie sollte nicht durch aussichtslose Behandlungsversuche mit oralen Antidiabetika verzögert werden, wenn Zeichen einer echten Insulinbedürftigkeit vorliegen.

Kombinierte Behandlung mit Insulin oder anderen oralen Antidiabetika

Die Kombination von Sulfonylharnstoffen mit kleinen Dosen Insulin, die in der Regel 20 IE/d nicht übersteigen sollten, hat sich insbesondere bei älteren Typ-2-Diabetikern, bei denen die nachlassende Insulinsekretion und nicht so sehr die Insulinresistenz im Vordergrund steht, bewährt. Die Einzelheiten dieser Therapieform werden in Kap. 12 abgehandelt.

Nichtinsulinotrope orale Antidiabetika. Eine weitere Möglichkeit der Kombination besteht mit den extrapankreatisch wirksamen Biguaniden (Metformin), den Thiazolidindionen oder dem Glucosidaseninhibitor Acarbose (Kap. 10). Die orale Kombinationstherapie ist immer angezeigt bei einem drohenden oder bereits eingetretenen Sekundärversagen der Sulfonylharnstoffmonotherapie des vorwiegend insulinresistenten Typ-2-Diabetikers. Die Kombination von kleineren Sulfonylharnstoffdosen und der Normaldosis der extrapankreatisch wirksamen Substanz ist bei diesen Patienten aber bereits weit im Vorfeld des Sekundärversagens angezeigt und findet sich auch in dem Leitlinienentwurf der Deutschen Diabetes-Gesellschaft (19).

Nachteile der Sulfonylharnstoffmonotherapie. Die Kombinationstherapie mit Substanzen unterschiedlicher Wirkprinzipien hat sich bei anderen chronischen Erkrankungen, wie beispielsweise bei der Hypertonie, schon längst etabliert. Sie ist bei der Behandlung des Typ-2-Diabetes noch viel zu wenig genutzt, wie die Kissinger Diabetes-Interventionsstudie (KID) zeigt (25). Dagegen wird die Sulfonylharnstoffmonotherapie oft bis zur Höchstdosis oder sogar unsinnigerweise darüber hinaus ausgereizt, ohne dass sich dadurch die Therapieziele – gemessen an einer langfristig verbesserten HbA_{1c}-Konstellation – erreichen ließen. Viele Langzeituntersuchungen zeigen eine schrittweise Verschlechterung der HbA_{1c}-Ergebnisse trotz Dosisangleich (u. a. 44). Dies betrifft mehr als die Hälfte aller mit Sulfonylharnstoffderivaten behandelten Typ-2-Diabetiker und insbesondere die Übergewichtigen. Im Gegensatz zur Monotherapie mit extrapankreatisch wirksamen oralen Antidiabetika (Metformin, Acarbose) zeigen diese Untersuchungen darüber hinaus einen erheblichen Gewichtszuwachs der Patienten unter Sulfonylharnstoffen (wie übrigens auch unter Insulin), wofür der oben beschriebene Einfluss auf die Lipogenese sowie die Förderung der Polyphagie diätunwilliger Typ-2-Diabetiker verantwortlich zu machen ist.

Bei Typ-2-Diabetikern wird die Applikation von Insulin oder Sulfonylharnstoffen immer zu einem Gewichtszuwachs führen. Abgesehen von der individuellen motivationsabträglichen „Versagensmotivation" des adipösen, insulinresistenten Typ-2-Diabetikers wird über zusätzliche Risiken des Gewichtszuwachses unter solchen Therapieformen kontrovers diskutiert (41).

Vorteile der Kombinationstherapie. Demgegenüber hat die frühzeitige Kombinationstherapie mit möglichst geringen Sulfonylharnstoffdosen und extrapankreatisch wirksamen oralen Antidiabetika den Vorteil, dass sich die Stoffwechselsituation hierunter auch langfristig nachhaltig verbessert und kaum Gewichtszuwächse in Kauf genommen werden müssen. Dies ist mit dem Biguaniddderivat Metformin am ausgeprägtesten nachweisbar (u. a. 25). Auch die Kombination niedrig dosierter Sulfonylharnstoffpräparate mit Acarbose führt zu guten Langzeitergebnissen mit Niederschlag auf HbA_1 und Lipide (Kap. 10).

Nebenwirkungen und Unverträglichkeiten

Häufigkeit und Ausmaß der Nebenwirkungen

Im Verlauf der Jahre, in denen langwirksame Sulfonylharnstofe millionenfach angewandt wurden, hat sich mehr und mehr erwiesen, dass es sich bei diesen Präparaten nicht nur um bemerkenswert wirkungsvolle, sondern auch um ungewöhnlich sichere Substanzen handelt. Schwerwiegende allergisch-toxische Schäden, die Haut, Blut bildende Organe, Leber und Nervensystem betrafen, sind extrem selten beobachtet worden.

Häufigkeit und Ausmaß der Nebenwirkungen hängen von der Art des Präparats ab. So wurde aufgrund der Beobachtung einiger Patienten mit Agranulozytosen und Leberschäden Carbutamid in den USA nicht eingeführt, obwohl der Zusammenhang mit der Medikation nicht sicher geklärt werden konnte. Die Beobachtung von intrahepatischen Cholestasen bei einigen wenigen Kranken, vor allem unter der Therapie mit Chlorpropamid, hat dazu geführt, diese Substanzen vorsichtiger und nicht in den hohen Dosen zu verabreichen, unter denen solche Leberveränderungen aufgetreten waren.

Gegenüber diesen einzelnen Beobachtungen treten die Häufigkeit und das Ausmaß von Nebenwirkungen bei der Therapie mit den heute üblicherweise verwendeten Präparaten in den Hintergrund. Tolbutamid und Glykodiazin galten früher als die verträglichsten Substanzen. Die geringsten Nebenwirkungen scheinen jedoch die im Milligrammbereich wirksamen Derivate Glibenclamid, Glibornurid, Glisoxepid, Gliquidon, Glipizid und Glimepirid zu haben. Dies gilt insbesondere auch für die Sulfonylharnstoffanaloga Repaglinide und Nateglinide.

Allergische und toxische Nebenwirkungen

Die seltenen **allergischen Hauterscheinungen** äußern sich in Form makulopapulöser oder morbilliformer Exantheme der Extremitäten, die gewöhnlich innerhalb der ersten 3 Behandlungswochen auftreten, jedoch auch nach längerer Therapiedauer beobachtet werden können. In der Mehrzahl sind die Erscheinungen mild und verschwinden spontan, ohne dass ein Absetzen des Präparats nötig wird. Nur selten sind im Verlauf der Behandlung mit Carbutamid und Chlorpropamid schwerere Exantheme und exfoliative Dermatitiden beschrieben worden, wobei der ursächliche Zusammenhang mit der Therapie mitunter fraglich war. Zusammen mit einer Dermatitis können aber auch echte Photosensibilisierungen der belichteten Hautpartien auftreten, die dann sehr hartnäckig verlaufen und über mehrere Monate nach Absetzen des Präparats persistieren.

Patienten mit schweren allergischen Hautreaktionen müssen sofort auf eine verträglichere Substanz, in der Regel auf ein im Milligrammbereich wirksames Präparat, umgestellt werden. Die Erscheinungen verschwinden dann in der Regel rasch, da eine Kreuzallergie unter den blutzuckersenkenden Sulfonamiden extrem selten ist. Blutbildkontrollen sind in jedem Fall erforderlich, da Hautallergien oft erste Zeichen von Nebenwirkungen auf das hämatopoetische System sind.

Knochenmarkschädigungen durch langwirksame Sulfonylharnstoffe wurden auch früher äußerst selten beobachtet. Bei allen Mitteilungen über schwerere Störungen handelt es sich um Einzelbeobachtungen. Sie betrafen Chlorpropamid und Carbutamid, wobei der Zusammenhang ebenfalls fraglich war.

Der zu Beginn der Sulfonylharnstoffbehandlung mitunter auftretende transitorische **Leukozytenabfall** beruht in der Regel auf einer Normalisierung der Leukozytenzahl infolge der Kompensation der vorher entgleisten Stoffwechsellage. Abgesehen von diesem Mechanismus, führen Chlorpropamid und Carbutamid häufiger zu einem isolierten Leukozytenabfall als Tolbutamid und Glykodiazin. Unter Glibenclamid, Glibornurid, Glisoxepid und Glimepirid wurden die geringsten Veränderungen beobachtet. Trotz unverändert beibehaltener Therapie normalisieren sich die Leukozytenzahlen meist spontan. Noch seltener als die Auswirkungen auf das leukopoetische System sind **thrombozytopenische Störungen**. Irreversible Veränderungen sind bisher nicht bekanntgeworden.

Es kann heute als gesichert gelten, dass die z. Z. angewendeten insulinotropen Substanzen – bis auf die oben erwähnten Ausnahmen – keine **hepatotoxischen Nebenwirkungen** haben. Im Zusammenhang mit der Sulfonylharnstofftherapie sind auch **nephro- und neurotoxische Effekte** diskutiert worden. Bei diesen sehr seltenen Beobachtungen ist jedoch ein zufälliges Zusammentreffen mit anderen ätiologischen Faktoren äußerst wahrscheinlich. Die heute verwendeten Derivate haben diese Nebenwirkungen nie erkennen lassen.

Inkompatibilität und Wirkungsbeeinflussung

Gelegentlich wird bei Diabetikern unter der Sulfonylharnstofftherapie eine **verminderte Alkoholtoleranz** beobachtet. Dieser dem Disulfiram (Antabus) entsprechende Effekt äußert sich in Form von Flush-Erscheinungen, Tachykardie, Übelkeit und Kopfschmerzen und beruht auf der Hemmung der Acetaldehyddehydrogenase. Durch die Konzentrationssteigerung des Substrats kommt es zu Störungen des Serotoninstoffwechsels. Die Erscheinungen stellen sich sehr rasch und unmittelbar nach Alkoholgenuss ein und können über 1 Stunde und länger anhalten. Sie wurden am häufigsten unter der Chlorpropamidbehandlung beobachtet, sind aber auch nach Tolbutamid beschrieben worden. Beobachtungen eines Antabuseffekts nach Glibenclamid, Glibornurid, Glisoxepid und Glimepirid liegen nicht vor.

Arzneimittelinteraktionen. Kombinationseffekte und Beeinflussungen der spezifischen Sulfonylharnstoffwirkung sind von einer Reihe von Pharmaka bekannt. Diesen Einflüssen kommt bei der praktischen Anwendung jedoch nur eine geringe Bedeutung zu. Mit einer Minderung des blutzuckersenkenden Effekts muss bei einer gleichzeitigen antihypertensiven Therapie mit Saluretika vom Benzothiadiazintyp gerechnet werden. Auch Barbiturate und Chlorpromazin beeinträchtigen die Wirkung der Sulfonylharnstoffe. Eine Verstärkung des blutzuckersenkenden Effekts wird bei gleichzeitiger Verwendung von Salicylaten, Phenylbutazon, Sulfisoxazol und Dicumarol beobachtet. Diese Substanzen verlängern die Halbwertszeit der langwirksamen Sulfonylharnstoffe und führen über diesen Mechanismus zu einer Verstärkung der blutzuckersenkenden Wirkung. Außer durch Verlängerung der Halbwertszeit kann der Effekt auch durch Pharmaka verstärkt werden, die in bestimmten Stoffwechselsituationen selbst blutzuckersenkende Eigenschaften besitzen. Dies ist wiederum für die Salicylate, für bestimmte andere Sulfonamide sowie für Monoaminooxidasehemmer vom Hydrazintyp bekannt.

Für die kurzwirksamen Sulfonylharnstoffanaloga sind Arzneimittelinteraktionen bisher nie beschrieben worden, sie sind bei ihren kurzen Halbwertszeiten und der schnellen Elimination auch eher unwahrscheinlich.

Mögliche Einflüsse auf das Herz-Kreislauf-Risiko von Typ-2-Diabetikern

In der ersten Zeit der Anwendung von langwirksamen Sulfonylharnstoffen sind Nebenwirkungen auf das Herz-Kreislauf-System nie ernsthaft in Betracht gezogen worden. Die bei autoptischen Untersuchungen gelegentlich gefundenen Mikrogranulome im Herzmuskel von Diabetikern, wurden als Zeichen einer Überempfindlichkeitsreaktion gedeutet. Sie sind klinisch bedeutungslos.

Zweifelhafte Studienergebnisse. 1970 bzw. 1971 wurden aber Ergebnisse der UGDP-Studie (34, 11, 17) vorgelegt, die die Möglichkeit einer vermehrten kardiovaskulären Mortalität von Typ-2-Diabetikern durch Sulfonylharnstoffe und Biguanide nahelegten. Die UGDP-Studie war 1960 begonnen worden. Ihr wichtigstes Ziel war die Erforschung des Verlaufs von Gefäßkrankheiten bei nicht insulinabhängigen Typ-2-Diabetikern und die Wirksamkeit der blutzuckersenkenden Substanzen für die Verhütung von Gefäßkomplikationen.

Aus den Ergebnissen wurde die Schlussfolgerung gezogen, dass zur Lebensverlängerung eine Kombinationsbehandlung mit Diät und Tolbutamid oder Phenformin nicht wirksamer ist als Diät allein. Vielmehr legen die Ergebnisse die Schlussfolgerung nahe, dass in Bezug auf die kardiovaskuläre Mortalität Diät in Kombination mit Tolbutamid bzw. Phenformin möglicherweise weniger protektiv wirksam ist als Diät allein oder Diät in Kombination mit Insulin. Schließlich fanden die Autoren in ihrer Studie keine Anhaltspunkte für die Vorstellung, dass beim Typ-2-Diabetes durch eine ideale Stoffwechseleinstellung die Entwicklung von Gefäßkomplikationen verhindert bzw. vermindert wird oder die Mortalität günstig beeinflusst werden kann.

Gegen die Studie und gegen die daraus gezogenen Schlussfolgerungen ist reichlich Kritik vorgebracht worden (Feinstein 1988). Andere prospektive Studien haben zudem die Resultate der UGDP-Studie nicht bestätigt. Ganz besonders gilt dies für die viel aktuelleren Daten der UKPD-Studie (45). Später haben Mitglieder der UGDP-Studiengruppe sogar selbst die klinische Relevanz ihrer Ergebnisse in Abrede gestellt (29). Somit dürfte von allgemeinem Interesse lediglich die durch die Studie erneut erbrachte Bestätigung sein, dass eine fehlindizierte Behandlung mit oralen Antidiabetika eher schaden als nützen kann.

Übergewicht. Besonders der übergewichtige Typ-2-Diabetiker ist Träger eines hohen kardiovaskulären Risikopotenzials. Es ist vielfach belegt, dass die Langzeittherapie mit langwirksamen Sulfonylharnstoffen im Gegensatz zu der Behandlung mit extrapankreatisch wirksamen oralen Antidiabetika mit erheblichen Gewichtszuwächsen einhergeht. Bei sehr schlechter Blutzuckereinstellung und der damit sekundär verbundenen ungünstigen Lipidkonstellation kommt es über eine Verbesserung des Glucosestoffwechsels auch zu einer Verbesserung der Lipide. Dies ist aber keine intrinsische Sulfonylharnstoffwirkung, wie sie beispielsweise bei dem extrapankreatisch wirksamen Metformin beschrieben ist. Insulinotrope Pharmaka haben keinen eigenständigen Einfluss auf den Lipidstoffwechsel bzw. können diese sekundären Effekte eventuell durch die regelmäßig beobachtete Gewichtszunahme von Typ-2-Diabetikern besonders durch die Langzeitpräparate unter der Therapie wieder verspielen.

Thrombogenetische Prozesse. Das stark erhöhte kardiovaskuläre Risiko des Typ-2-Diabetikers bringt alle antidiabetischen Behandlungsformen auch immer mehr in das Licht von möglichen Einflüssen auf thrombogenetische Prozesse, die mit dem akuten Myokardinfarkt verbunden sind. Was die Sulfonylharnstoffe betrifft, stehen die Untersuchungen noch am Beginn und lassen keinesfalls Schlüsse auf klinische Einwirkungen zu. Allerdings unterliegt die Erhöhung auch der Proinsulinspiegel unter langwirksamen Sulfonylharnstoffen kritischer Beobachtung, da die PAI-1-Aktivität durch Proinsulin deutlich erhöht wird (37). Der Plasminogenaktivator-Inhibitor 1 (PAI-1) ist der hauptsächlichste Inhibitor des fibrinolytischen Systems, der bei Koronarkranken erhöht gefunden wird.

Hypoglykämien

Epidemiologie. Hypoglykämien können nicht als Nebenwirkung der Behandlung mit insulinotropen Substanzen angesehen werden. Sie sind primär Ausdruck ihrer gewünschten Wirkung. Die Häufung von Hypoglykämien in der Anfangszeit der oralen Diabetestherapie, die sich bei der Einführung des Glibenclamids wiederholt hat, zeigt, dass vor allem die geringe Erfahrung mit dieser Therapieform hierfür verantwortlich zu machen ist.

Unter dem sehr potenten Sulfonylharnstoffderivat Glibenclamid häuften sich die Mitteilungen über schwere Hypoglykämien, die teils sogar tödlich verliefen (4). Wenn man die beschriebenen Fälle kritisch beurteilt, zeigt sich, dass hierfür in erster Linie die Unterschätzung des Ausmaßes der blutzuckersenkenden Wirkung verantwortlich zu machen war.

Etwa 20% der Typ-2-Diabetiker haben hypoglykämische Episoden bereits in den ersten 6 Monaten nach Beginn der Therrapie mit langwirksamen Substanzen (27). Mit Glibenclamid behandelte Patienten erleiden häufiger solche Episoden als diejenigen, die Glimepirid, Gliclazid oder Chlorpropamid erhalten. Die vergleichsweise geringste Hypoglykämiegefährdung findet sich unter der Therapie mit den Sulfonylharnstoffanaloga Repaglinide und Nateglinide, was auf ihre nur kurze, mahlzeitbezogene Wirkung und damit auf eine exzellente Steuerbarkeit zurückzuführen ist. Hypoglykämiebedingte Krankenhausaufnahmen unter Behandlung mit langwirksamen Sulfonylharnstoffen betragen 42 von 1000 Patienten pro Jahr (15). Ihre Mortalität liegt bei etwa 10% (4).

Klinik. Das klinische Bild der sulfonylharnstoffinduzierten Hypoglykämie unterscheidet sich von dem der insulininduzierten Hypoglykämie vor allem durch den protrahierteren Verlauf. Insbesondere bei älteren Patienten können bei unregelmäßigen klinischen Kontrollen und gestörter Nahrungsaufnahme Phasen von niedrigen Blutzuckerspiegeln auftreten, die dann häufig als altersbedingte Wesensveränderung mit Abnahme der Gedächtnisleistung und Merkfähigkeit fehlinterpretiert werden. Es handelt sich dann um das Vorliegen eines neuroglukopenischen Syndroms, als dessen Ursache eine verminderte energetische Versorgung des Gehirns mit Glucose anzusehen ist.

Die neurologische Symptomatik der Hypoglykämien älterer Menschen unter der Therapie mit langwirksamen Substanzen, vor allem mit Glibenclamid, kann sich aber auch in Form eines apoplektischen Insults oder einer zerebralen Minderdurchblutung maskieren, die die Diagnosestellung einer Hypoglykämie und die rasch benötigte Therapie der Glucosesubstitution verzögern können. Dies unterstreicht die Notwendigkeit und Bedeutung der Medikamentenanamnese bei bewusstseinsgestörten Patienten oder deren Angehörigen sowie der Blutzuckermessung.

Therapie. Als wichtig für Therapie und Überwachung dieser protrahiert verlaufenden Hypoglykämien hat sich erwiesen, dass mit Rezidiven innerhalb von 72 Stunden und länger trotz fortlaufender intravenöser und oraler Glucosegaben gerechnet werden muss. Keinesfalls darf bei solchen Patienten die Glucoseinfusion zu früh abgesetzt werden. Ein Auslassversuch soll stets tagsüber unter Aufsicht und niemals während der Nacht vorgenommen werden.

Literatur

1. Ashcroft, F. M.: Mechanisms of the glycemic effects of sulfonylureas. Horm. metab. Res. 28 (1996) 456
2. Ashford, M. L. J., C. T. Bond, T. A. Blair, J. P. Adelman: Cloning and functional expression of a rat heart K_{ATP}-channel. Nature 370 (1994) 456
3. Aguilar-Bryan, L., C. G. Nichols, S. W. Wechsler, J. P. Clement, A. E. Boyd, G. Gonzalez, H. Herrera-Sosa, K. Nguy, J. Bryan, D. A. Nelson: Cloning of the β cell high-affinity sulfonylurea receptor: a regulator of insulin secretion. Science 268 (1995) 423
4. Bachmann, W., A. Löbe, F. Lacher: Medikamentös bedingte Hypoglämien bei Typ-2-Diabetes. Diabet. Stoffw. 4 (1995) 83
5. Bijlstra, P. J., J. A. Luttermann, F. G. M. Russel, T. Thien, P. Smits: Interaction of sulphonylurea derivatives with vascular ATP-sensitive potassium channels in humans. Diabetologia 39 (1996) 1083
6. Birkeland, K. I., K. Furuseth, A. Melander, P. Mowinckel, S. Vaaler: Long-term randomized placebo-controlled double-blind therapeutic comparison of glipizide and glyburide. Diabet. Care 17 (1994) 45
7. Bloodworth, J. M. B., G. J. Hamwi: Morphologic changes associated with sulfonylurea therapy. Metabolism 12 (1963) 287
8. Camerini-Davalos, R., A. Marble: Incidence and causes of secondary failure in treatment with tolbutamide. J. Amer. med. Ass. 181 (1962) 1
9. Carpentier, J-L., F. Sawano, M. Ravazzola, W. J. Malaisse: Internalization of 3H-glibenclamide in pancreatic islet cells. Diabetologia 29 (1986) 259
10. Chu, P., M. J. Conway, H. A. Krouse, C. J. Goodner: The pattern of response of plasma insulin and glucose to meals and fasting during
11. Cornfield, J.: The university group diabetes program. A further statistical analysis of the mortality findings. J. Amer. med. Ass. 217 (1971) 1676
12. Culy R., J. Blair: Repaglinide. A Review of ist therapeutic use. Drugs 61 (2001) 1626 -1660
13. Draeger, E.: Glimepiride: clinical profile of glimepiride. Diabet. Res. clin. Pract. 28 (1995) 139
14. Feinstein, A. R.: An analytic appraisal of the university group diabetes program (UGDP) study. Clin. Pharmacol. Ther. 12 (1971) 167
15. Ferner, R. E., H. A. W. Neil: Sulphonylureas and hypoglycaemia. Brit. med. J. 296 (1988) 949
16. Fuhlendorf J. R.D. Corr, H. Kofod: Repalginide: unigue mechanism of action in normal and metabolic stressed β-cells. Diabetologia 38 (1995) 195
17. Goldner, M. G., G. L. Knatterud, T. E. Prout: Effects of hypoglycemic agents on vascular complications in patients with adult-onset diabetes. III. Clinical implications of UGDP results. J. Amer. med. Ass. 218 (1971) 1400
18. Gribble F.M., S.J. Tucker, S.Seino, F.M. Ashcroft: Tissue specificity of sulfonylureas: Studies on cloned cardiac and 13-cell K_{ATP} channels. Diabetes 47 (1998) 1412 -1418
19. Häring, H.-U., H. Cr. Joost, H. Laube, S. Matthaei, H.P. Meissner, U.Panten, G.Schernthauer: Antihyperglykämische Therapie des Diabetes mellitus Typ 2. Diabetes und Stoffwechsel 10 (2001) 223 −235
20. Hasslacher, Ch., P. Wahl: Häufigkeit und Schwere therapiebedingter Hypoglykämien bei Diabetikern. Dtsch. med. Wschr. 96 (1971) 1787
21. Haupt, A., C. Kausch, J. Welsch, M. Sturmvoll, H.-U. Häring, S. Matthaei: Effect of glimepiride on insulin-stimulated Glucogen synthesis in cultured human sceletal muscle cells. Diabetes 50 (2002) A 116
22. Haupt, E., R. Petzoldt, J. Treiber, K. Schöffling: Sulfonylharnstoffinduzierte Veränderungen von Blutglucose, Insulin, Kortisol, Wachstumshormon und Glukagon bei Diabetikern unter einer standardisierten Ernährung und unter Nahrungskarenz. Med. Welt 33 (1982) 29
23. Haupt, E., H. Etti, E. Bamberg, J. Hilgenfeldt, K. Schöffling: Blutzuckersenkende Sulfonamide: eine Placebo-Auslassstudie zur Objektivierung der Wirksamkeit oraler Antidiabetika. Akt. Endokrinol. Stoffw. 5 (1984) 23
24. Haupt, E., R. Landgraf: Verordnen wir zuviel Sulfonylharnstoffe. Dtsch. med. Wschr. 112 (1987) 1727
25. Haupt, E., R. Hermann, A. Benecke-Timp, H. Vogel, J. Hilgenfeldt, A. Haupt, C. Walter: The KID study I: Structural baseline characteristics of the Federal Insurance for Salaried Employees Institution (BfA) diabetic patients in inpatient rehabilitation. Exp. clin. Endocrinol. Diabetes 104 (1996) 370
26. Haupt, E., R. Hermann, A. Benecke-Timp, H. Vogel, J. Hilgenfeldt, A. Haupt, C. Walter: The KID study III: impact of inpatient rehabilitation on the metabolic control of type I and type II diabetics − a one-year follow up. Exp. clin. Endocrinol. Diabet. 104 (1996) 420
27. Jennings, A. M., R. M. Wilson, J. D. Ward: Symptomatic hypoglycaemia in NIDDM patients treated with oral hypoglycaemic agents. Diabet. Care 12 (1989) 203
28. Kalbag J.B., Y.H. Walter, JR. Nedelmann, J.F. Mc Leod: Mealtime glucose regulation with nateglinide. Comparision with repaglinide and placebo. Diabetes Care 24 (2001) 73 −77
29. Kilo, C.: Controlling diabetes: Should you believe the UGDP? Mod. Med. 1978, 49
30. Kramer, W., G. Müller, K. Geisen: Characterization of the molecular mode of action of the sulfonylurea glimepirid at β-cells.: Horm. metab. Res. 28 (1996) 464
31. Luzio, S. D., N. J. Cannon, P. A. Coates, K. Srodzinski, D. R. Owens: The influence of diet and sulphonylurea treatment on postprandial insulin and proinsulin concentrations in NIDDM. Diabetologia 38 (1995) A196
32. Mehnert, H.: Differentialtherapie mit oralen Antidiabetika. Med. Klin. 86 (1991) 521
33. Mehnert, H.: Typ-2-Diabetes, Pathogenese − Diagnostik − Therapil − Folgeschäden. Medikon München 1998 (S. 55)

34 Meinert, C. L., G. L. Knatterud, T. E. Prout, C. R. Klimt: A study of the effects of hypoglycemic agents on vascular complications in patients with adult onset diabetes. Diabetes 19, Suppl. 2 (1970) 787
35 Müller, G., Y. Satoh, K. Geisen: Extrapancreatic effects of sulfonylureas – a comparison between glimepiride and conventional sulfonylureas. Diabet. Res. clin. Pract. 28 (1995) 155
36 Müller, G., K. Geisen: Characterization of the molecular mode of action of the sulfonylurea glimepiride at adipocytes. Horm. metab. Res. 28 (1996) 469
37 Panahloo, A., V. Mohammed-Ali, E. Denver, C. Andres, J. S. Yudkin: Effect of sulphonylurea versus insulin on fibrinolysis in type 2 diabetes: a crossover study. Diabetologia 38 (1995) A 256
38 Schatz, H., M. Mark, H. P. T. Ammon: Antidiabetika: Diabetes mellitus und Pharmakotherapie. In Ammon, H. P. T., C. Werning: Medizinisch-pharmakologisches Kompendium. Wissenschaftliche Verlagsgesellschaft, Stuttgart 1986
39 Schneider, J.: An overview of the safety and tolerance of glimepiride. Horm. metab. Res. 28 (1996) 413
40 Shapiro, E. T., E. van Cauter, H. Tillil, B. D. Given, L. Hirsch, C. Beebe, A. H. Rubenstein, K. S. Polonsky: Glyburide enhances the responsiveness of the b-cell to glucose but does not correct the abnormal patterns of insulin secretion in non insulin-dependent diabetes mellitus. J. clin. Endocrinol. 69 (1989) 571
41 Stout, R. W: Insulin and atherosclerosis. In Stout R. W.: Diabetes and Atherosclerosis. Kluver, Dordrecht 1992
42 Tessier, D., K. Dawson, J. P. Tetrault, G. Bravo, G. S. Menielly: Glibenclamide versus gliclazide in type 2 diabetes of the elderly. Diabet. Med. 11 (1994) 974
43 UK Prospective Diabetes Study Group (UKPDS) 13: Relative efficacy of randomly allocated diet, sulphonylurea, insulin, or metformin in patients with newly diagnosed non-insulin dependent diabetes followed for three years. Brit. med. J. 310 (1995) 83
44 UK Prospective Diabetes Study Group (UKPDS) 16: Overview of 6 years therapy of type II diabetes: a progressive disease. Diabetes 44 (1995) 1249
45 UK Prospective Diabetes Study Group (UKPDS) 33: Intensive bloodglucose control with sulfonylureas or insulin compared with conventional treatment and risk of complications in patients with type-2 diabetes. Lancet 352 (1998) 837 –853

10 Behandlung mit nichtinsulinotropen oralen Antidiabetika

E. Standl, H.-U. Janka und H. Mehnert

Das Wichtigste in Kürze

- Als „First-line"-Therapie bei Typ-2-Diabetikern in Ergänzung zu einer adäquaten Ernährung und körperlicher Aktivierung sind nichtinsulinotrope Antidiabetika wie α-Glucosidase-Hemmer und Biguanide gut geeignet.
- Die therapeutische Wirksamkeit beträgt – wie auch für die Behandlung mit Sulfonylharnstoffen oder mit Insulin bei Typ-2-Diabetikern – zwischen knapp 1–1,5% HbA_{1c}-Senkung.
- Auch wenn kein eigenständiges Risiko für Hypoglykämien oder Gewichtszunahme besteht, gilt die generelle Therapiestrategie für Typ-2-Diabetiker „start low, go slow", also einschleichende, niedrige Dosierung und nur langsame Dosissteigerung, je nach Erfordernis, ganz besonders für die Therapie mit α-Glucosidase-Hemmern bzw. Metformin, weil sonst – im Grunde harmlose – gastrointestinale Nebenwirkungen häufiger auftreten. Allerdings setzt die Behandlung mit Metformin einen normalen Serumkreatininwert vor und unter Therapie voraus (und die Beachtung einiger anderer, seltenerer Kontraindikationen).
- Sowohl Acarbose bzw. Miglitol als auch Metformin eignen sich für eine synergistisch wirksame Kombinationsbehandlung mit allen anderen medikamentösen Therapieoptionen bei Typ-2-Diabetes, wobei keine lineare Dosis-Wirkungs-Beziehung besteht und daher bereits bei einer mittleren Dosierung eine frühzeitige Kombinationsbehandlung zur Maximierung der Glykämiesenkung und Minimierung (Prävention) von Nebenwirkungen angestrebt werden sollte.
- Als weitere Substanzklasse sind die Insulinsensitizer vom „Glitazontyp" (Thiazolidindione, PPAR-Agonisten) für die Kombination mit Metformin bzw. mit Sulfonylharnstoffen, wenn Metformin kontraindiziert ist, in Deutschland zugelassen. Die beiden Vertreter Pio- und Rosiglitazon zeigen wie andere orale Antidiabetika eine HbA_{1c}-Wirksamkeit von 1,0–1,5%, haben keine erkennbare Lebertoxizität, führen aber zu einer gewissen Flüssigkeitsretention und Fettumverteilung mit dem Ergebnis einer Gewichtszunahme bei einigen Patienten.

Einleitung

Stellenwert der nichtinsulinotropen Antidiabetika. Zweifellos haben die Entdeckung und klinische Einführung der später als insulinotrop erkannten oralen Antidiabetika vom Typ der Sulfonylharnstoffe (SH) Mitte der 50er Jahre die diabetologische Forschung mehr als ein Vierteljahrhundert beflügelt und befruchtet. Die wissenschaftlichen Erkenntnisse über die Physiologie und Pathophysiologie der Insulinsekretion konnten durch die jederzeitige Verfügbarkeit der SH als insulinsekretagoge Agenzien wesentlich erweitert werden. Komplementär dazu – wenn auch bislang weniger bemerkt – haben die Einsatzmöglichkeiten nichtinsulinotroper oraler Antidiabetika die pathophysiologische Erforschung des Diabetes mellitus ebenfalls entscheidend vorangetrieben, insbesondere den Aspekt der Insulinresistenz, die bei der Entstehung des Typ-2-Diabetes ebenfalls eine zentrale Rolle spielt.

Pathogenese der Insulinresistenz. Komplexe Abnormitäten im Netzwerk der Insulinsignalübertragung, des transmembranösen Glucosetransports und der intrazellulären Glucoseverarbeitung wurden als Verursacher der Insulinresistenz erkannt und können der ersten fassbaren Glucosetoleranzstörung um Jahre, wenn nicht um Jahrzehnte vorausgehen. Zwar ist trotz großer Anstrengungen der Forschung ein primärer genetischer Defekt, der die Insulinresistenz verursacht, nicht gesichert, doch ist die Verknüpfung mit anderen kardiovaskulären Risikofaktoren wie der essenziellen Hypertonie und einer Dyslipoproteinämie im Sinne des metabolischen Syndroms (s. a. Kap. 4) überdeutlich geworden (37, 145).

Auswirkungen der Insulinresistenz. Insulinresistenz mit nachfolgender Hyperinsulinämie, Hypertonie, Dyslipoproteinämie mit erhöhten Triglycerid- und erniedrigten HDL-Cholesterin-Spiegeln und schließlich Typ-2-Diabetes wurden als „tödliches Quartett" apostrophiert und mit der Vielzahl von arteriosklerotischen Komplikationen in Zusammenhang gebracht, die beim Typ-2-Diabetiker auftreten bzw. bereits bei klinischer Diagnosestellung des Typ-2-Diabetes vorhanden sein können. Deutsche Diabetologen hatten diesen Sachverhalt bereits in den 60er Jahren als „Wohlstandssyndrom" beschrieben (106).

Substanzklassen. 2 Substanzklassen von nichtinsulinotropen oralen Antidiabetika stehen heute in Ergänzung zu diätetischen Maßnahmen, insbesondere auch einer ballaststoffreichen Ernährung, zur Verfügung: die seit 1990 eingeführten α-Glucosidase-Hemmer mit dem ersten Vertreter Acarbose und die älteren Biguanide, von denen seit Ende der 70er Jahre in Deutschland nur Metformin zugelassen ist.

Als 3. Substanzklasse wurden große Hoffnungen auf die Thiazolidindione („Insulinsensitizer") gesetzt. Allerdings sind unter dem ersten Verteter Troglitazon Ende der 90er Jahre in den USA und Japan in seltenen Fällen (vermutlich idiosynkratische) Lebertoxizitäten beobachtet worden, die in einer Größenordnung von ca. 1 : 30.000 Behandelten zu letalen Verläufen geführt und deshalb die Rücknahme der Substanz veranlasst haben (94). Die seit über 2 Jahren auch in Detuschland auf dem Markt befindlichen und in den USA bereits seit längerem millionenfach verordneten Pio- und Rosiglitazon lassen hingegen trotz eingehendem Monitoring keine Lebertoxizität erkennen (94, 107). Sie sind speziell für die Kombination mit Metformin zugelassen bzw. mit SH, wenn Kontraindikationen für die Behandlung mit Metformin vorliegen.

α-Glucosidase-Hemmer (Acarbose, Miglitol)

Einleitung

Bedeutung. Nach der Markteinführung im Oktober 1990 in Deutschland und der Zulassung in Österreich, der Schweiz, den USA, England und vielen anderen Ländern hat sich der intestinale Enzyminhibitor Acarbose rasch einen festen Platz in der praktischen Diabetestherapie erobert (1, 2, 4, 95, 107, 147). Die beobachtete Effizienz lag dabei im Bereich der Vorhersagen, die anhand umfangreicher und längerfristiger prospektiver Doppelblindstudien in einer Vielzahl von Ländern getroffen worden waren (11, 16, 24, 31, 32, 33, 34, 59, 67, 69, 75, 99, 129, 137, 70, 108, 62, 141).

Weitere Vertreter dieses Wirkprinzips stehen mittlerweile zur Verfügung. Vor allem Miglitol, ein Derivat von Desoxynojirimycin, das praktisch vollständig resorbiert, aber unverändert über die Niere eliminiert wird (83), und Voglibose (Abb. 10.**1**) sind ebenfalls vielfältig untersucht (91, 83). Miglitol ist seit 1998 in Deutschland und in einer Vielzahl anderer europäischer Länder (83), Voglibose bisher nur in Japan auf dem Markt.

Indikationen. Angesichts ihrer nichtinsulinotropen Wirkweise sind Acarbose und Miglitol ganz vornehmlich bei Typ-2-Diabetikern einzusetzen, insbesondere in Ergänzung zu den Maßnahmen der Ernährungstherapie und ohne Gefahr von Hypoglykämien (1, 2, 4, 105), gerade auch dann, wenn Metformin kontraindiziert ist, in speziellen Fällen aber auch bei Typ-1-Diabetikern (68, 148). Zudem eignen sich die α-Glucosidase-Inhibitoren für die kombinierte Therapie mit SH, Metformin sowie Insulin.

Therapieeinschränkungen. Die potenziellen und subjektiv nicht immer angenehmen gastrointestinalen Nebenwirkungen wie Meteorismus, Flatulenz und selten Diarrhö erfordern eine einschleichende Dosierung, fallen jedoch nach der vorliegenden Erfahrung nicht sehr ins Gewicht. Ansonsten ergeben sich gerade beim älteren Typ-2-Diabetiker keine Therapieeinschränkungen (94).

Historisches

Entdeckung der Acarbose und Tierversuche. In den 70er Jahren hatten Puls et al. vorgeschlagen, den postprandialen Blutzuckeranstieg bei Diabetikern durch Hemmung der intestinalen α-Glucosidase zu vermindern (113, 120, 121). Ergebnis der umfangreichen medikamentösen Forschung war u. a. Acarbose, ein Enzyminhibitor, der eine dosisabhängige Inhibition der intestinalen Digestionskapazität für Kohlenhydrate und so eine Reduktion der alimentären Hyperglykämie und Hyperinsulinämie bewirkte (20, 111, 118, 119). Der Anfang der 80er Jahre in Langzeitversuchen an Ratten aufgekommene Verdacht, Acarbose in sehr hohen Konzentrationen führe zu einer gesteigerten Rate maligner Tumoren in den ableitenden Harnwegen, konnte anhand weiterer umfangreicher Untersuchungen zu einer potenziellen Karzinogenität vollständig ausgeräumt werden (94). Als Ursache der gesteigerten Blasentumorrate im Rattenexperiment wurde eine extreme Mangelernährung mit drastischem Gewichtsverlust infolge fast vollständiger Blockade der Kohlenhydratresorption durch extrem hohe Dosierung von Acarbose erkannt. Eine entsprechende Zufütterung von Glucose, deren intestinale Resorption durch α-Glucosidase-Hemmung nicht behindert wird, erbrachte trotz gleich hoher Acarbosedosen ein über jeden Zweifel erhabenes, unauffälliges und unbedenkliches „Tumorergebnis".

Erprobung am Menschen. Die anschließend am Menschen wieder aufgenommene Erprobung zeigte in vielen großangelegten, kontrollierten Langzeitstudien (einschließlich prospektiver, plazebokontrollierter Doppelblinduntersuchungen an Hunderten von Diabetikern) die klinische Dauereffizienz und -akzeptanz von Acarbose (11, 16, 24, 31, 32, 33, 34, 59, 67, 69, 75, 99, 107, 129, 137, 70, 108, 62, 141). Speziell die postprandialen Blutglucoseanstiege sowie – als Parameter der mittelfristigen Diabeteseinstellung – die HbA_{1c}-Werte konnten sehr einheitlich signifikant abgesenkt werden. Auch in der UKPD-Studie, in der Acarbose in den letzten 3 Studienjahren randomisiert und placebokontrolliert zusätzlich zur bestehenden Therapie kombiniert wurde, zeigte sich eine voll erhaltene metabolische Wirksamkeit über diesen Zeitraum (71), ebenso über 5 Jahre in einer Beobachtungsstudie nach Zulassung (110). Besonders eindrucksvoll ist das Potenzial von Acarbose, auf der Stufe von IGT (gestörte Glucosetoleranz, Kap. 6) nicht nur die Manifestation von Typ-2-Diabetes zu verhindern, sondern auch von neuer Hypertonie und kardiovaskulären Ereignissen (23, 24).

Wirkmechanismus und klinische Pharmakologie

Chemie und Pharmakokinetik

Chemie. Acarbose ist ein stickstoffhaltiges Kohlenhydrat mikrobiellen Ursprungs von der Molekülgröße eines Tetrasaccharids (41, 111, 119). Sie ist in ihrer chemischen Struktur nach – wie auch die anderen α-Glucosidase-In-

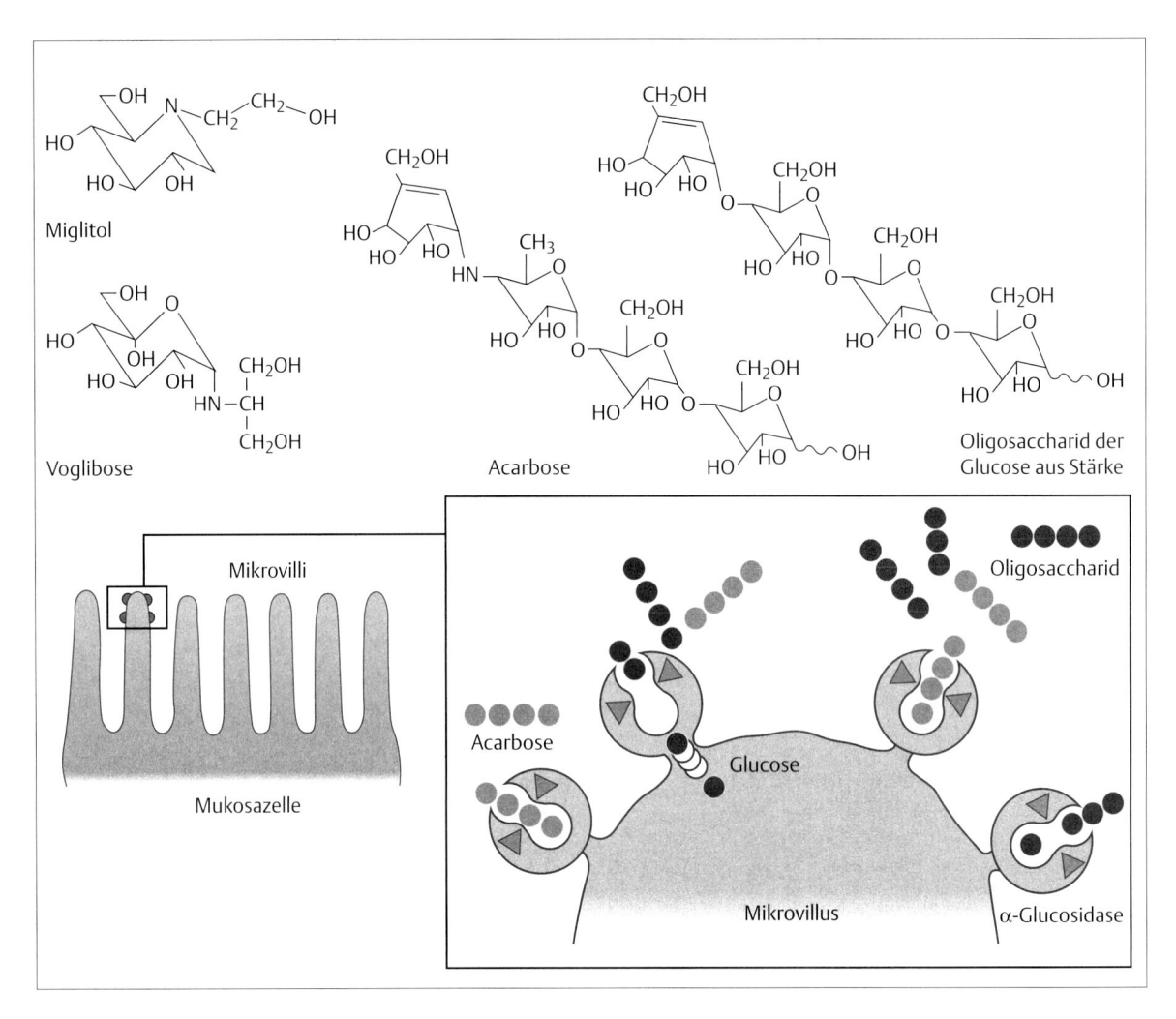

Abb. 10.1 Wirkmechanismus der α-Glucosidasehemmer am Beispiel der Acarbose. (Fölsch UR. Internist. 1991:32;699)

hibitoren Miglitol und Voglibose – den natürlichen Kohlenhydraten ähnlich (Abb. 10.1), weist allerdings charakteristische und für ihre pharmakologische Wirkung essenzielle Unterschiede auf (43).

Resorption und Ausscheidung. Acarbose in aktiver Form wird praktisch nicht resorbiert. Weniger als 2% intakte Acarbose werden aus dem Darm aufgenommen, aber unverändert und rasch vollständig über die Niere ausgeschieden (111). Jedoch werden bis zu 35% der oral zugeführten Acarbose im Darmlumen durch Glucosidasen und mikrobielle Fermentation zu Glucose, Maltose, Aminosäuren, kurzkettigen Fettsäuren, Pyroallolderivaten und Methan umgewandelt (20, 43, 94). Diese Metaboliten werden partiell absorbiert und konjugiert mit Sulfat oder Glucuronsäure renal eliminiert. Der überwiegende Teil der inaktiven Abbauprodukte wird in den Fäzes, ein geringer Teil im Urin ausgeschieden (111).

Toxikologie. Extensive tierexperimentelle Untersuchungen haben keine toxischen Effekte der absorbierten Acarbose bzw. Acarbosemetaboliten erkennen lassen (94). Überdies haben Studien am Menschen über 1 Jahr gezeigt, dass sich die Mikroumgebung des Kolons nicht ungünstig, d. h. nicht im Sinne einer erhöhten Karzinogenitätsgefahr, verändert (71).

■ Pharmakodynamik

Wirkprinzip. Die verschiedenen α-Glucosidasen sind im luminalen Bürstensaum lokalisiert, der von den Enterozyten im Dünndarm gebildet wird (43). Acarbose ist ein kompetitiver und reversibler Inhibitor dieser α-Glucosidasen mit einer Affinitätskonstanten (K_1) von 1,3 µmol Saccharaseaktivität in Homogenaten der Jejunalmukosa beim Menschen (20). Der Inhibitor weist demzufolge eine etwa 15.000fach höhere Affinität zum Enzym auf als das natürliche Substrat Saccharose selbst. Die inhibitorische Wirkung von Acarbose auf die einzelnen α-Glucosidasen ist unterschiedlich ausgeprägt (Abb. 10.2). Von praktischer Bedeutung ist, dass die Inhibitionswirkung von Acarbose gegenüber Glucoamylase 2,6fach und gegenüber Saccharase 2,2fach höher ist als gegenüber der Gesamtmaltaseaktivität (20).

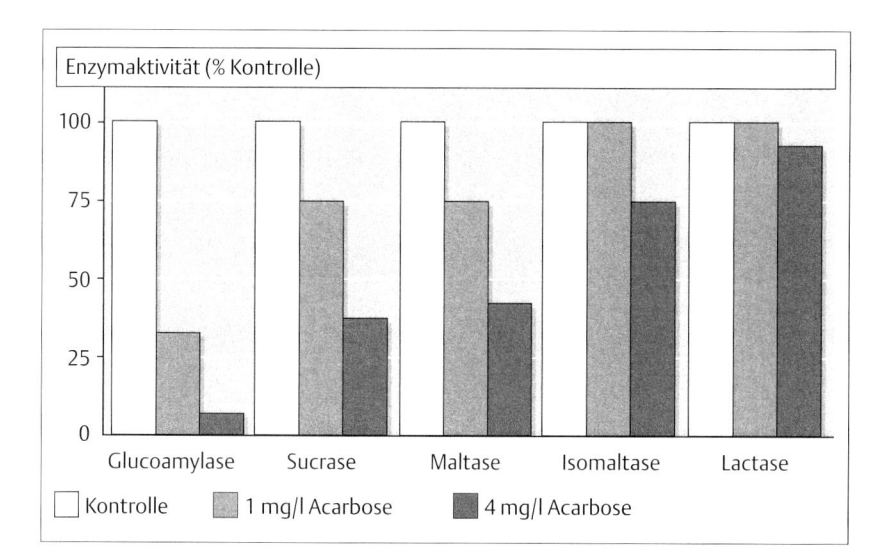

Abb. 10.2 Hemmung der Enzymaktivität unter Acarbose. (Caspary WF. Lancet 1978:1231)

Daneben hemmt Acarbose intestinale α-Amylasen nichtkompetitiv (119). Im Tierexperiment und beim Menschen liegt die ED_{50} für die Hemmung des postprandialen Blutglucose- und Insulinanstiegs durch Acarbose bei 0,5–1,5 mg/kg Körpergewicht (43, 111, 119).

Nicht beeinflusste Enzyme und Kohlenhydrate. Nicht gehemmt durch Acarbose oder Miglitol wird die Aktivität der Lactase, einer β-Glucosidase, noch wird die direkte Resorption von Monosacchariden und Zuckeralkoholen wie Glucose, Fructose und Sorbit beeinflusst (43, 111). Umgekehrt ist die Wirkung von α-Glucosidase-Inhibitoren auf den postprandialen Blutglucoseanstieg an eine Mindestmenge komplexer Kohlenhydrate in der Nahrung geknüpft. Der reine Glucoseanteil der Nahrung wird unverändert resorbiert (61, 149).

Kohlenhydrate, die ohnehin nicht resorbiert bzw. durch die Enzyme des Bürstensaums nicht gespalten werden können, wie z. B. Cellulose, Stachyose oder Lactulose, werden auch durch α-Glucosidase-Inhibitoren in ihrer Darmpassage nicht beeinflusst. Sie verbleiben im Darmlumen, werden im Kolon bakteriell hydrolysiert und können damit mengenabhängige Beschwerden im Sinne von Flatulenz usw. auslösen, welche die potenziellen Nebenwirkungen einer Therapie mit α-Glucosidase-Inhibitoren verstärken (43, 149).

Langzeitapplikation. Der Effekt von Acarbose auf die intestinalen α-Glucosidasen und damit auf den postprandialen Glucose- und Insulinanstieg bleibt auch bei längerer Anwendung erhalten (94). Im Tierversuch wurde bei langfristiger Acarboseapplikation ein Anstiegen der α-Glucosidase-Aktivitäten in tieferen Dünndarmabschnitten beobachtet, das jedoch die Wirksamkeit im Sinne einer verzögerten Kohlenhydratdigestion und -resorption nicht beeinträchtigt (111).

Auch unter praktischen Gesichtspunkten bedeutsam ist die hohe *interindividuelle Variabilität* der intestinalen α-Glucosidase-Aktivitäten (43). Prinzipiell ist daher bei gleicher Inhibitorkonzentration und Nahrungseinnahme von einer individuell unterschiedlichen Beeinflussung der Kohlenhydratresorption auszugehen.

Kohlenhydratmalabsorption. Gleichfalls individuell unterschiedlich könnten dosisabhängig unter höheren Acarbose- oder Miglitolmengen unverdaute Kohlenhydrate in das Kolon gelangen und – über den angestrebten Effekt der retardierten Kohlenhydratresorption hinaus – dort zu einer Kohlenhydratmalabsorption mit entsprechender Symptomatik führen (66). Energetisch kommt es dabei meist zu keinem Verlust, da diese Kohlenhydrate durch bakterielle Fermentation im Kolon zu kurzkettigen Fettsäuren wie Acetat, Butyrat und Propionat, z. T. auch in Lactat und andere organische Säuren überführt werden, aber auch zu Kohlendioxid, Methan und Wasserstoff (43, 162). Speziell die Fettsäuren werden resorbiert. Die Gasbildung hingegen führt zu Flatulenz (94). Gleichzeitig wird die Natrium- und Wasserresorption inhibiert, Diarrhöen können die Folge sein (66).

Eine Kohlenhydratmalabsorption tritt unabhängig von α-Glucosidase-Inhibitoren auch unter einer Ernährung auf, die besonders reich ist an unverdaulichen Fasern bzw. an Sorbit, aber auch an Fructose.

Wirkdauer und Therapie von Hypoglykämien. Die Wirkung einer einmaligen Acarbosegabe auf die intestinalen α-Glucosidasen hält durchschnittlich 4–6 Stunden an (75). Auch bei Überdosierung von Acarbose bzw. Überzufuhr von Poly-, Oligo- oder Disacchariden ist nach diesem Zeitraum keine relevante Acarbosewirkung zu erwarten. Zur Behandlung etwaiger Hypoglykämien, die bei gleichzeitiger Therapie mit Insulin oder SH auftreten können, wird jedoch die Gabe von Glucose und nicht von Saccharose oder Stärke empfohlen (2, 4).

Blutzuckersenkende Wirkung

Abb. 10.1 gibt den Wirkmechanismus des α-Glucosidase-Inhibitors Acarbose schematisch wieder. Acarbose ist ein α-Glucosidase-Inhibitor von beträchtlicher chemischer Stabilität und mit hochspezifischer Wirkungsweise, konkurriert als nicht spaltbares Substrat mit den aus der Kohlenhydratdigestion natürlich entstehenden Oligosacchariden, deren weiterer hydrolytischer Abbau zu Glucose – ebenso wie die Verdauung der Nahrungsdisaccharide – obligat an der Bürstensaummembran des Dünndarmepithels stattfindet. Dabei ist die hydrolytische Aktivität der intestinalen α-Glucosidasen (mit Ausnahmen der Isomaltase) im Überschuss vorhanden, d. h. unter physiologischen Bedingungen nicht geschwindigkeitsbestimmend für die Verdauung der Nahrungskohlenhydrate. Bindet Acarbose mit ihrer hohen Affinität an α-Glucosidasen, kann der chemische Prozess der Hydrolyse – vor allem wegen des positivierenden Stickstoffatoms in der Molekularstruktur von Glucose – nicht weiterlaufen, die enzymatische Reaktion kommt zum Stillstand (43). Das Enzym ist so lange blockiert, wie der Inhibitor gebunden bleibt. Erst nach Dissoziation des Inhibitorkomplexes kann der normale Prozess der Oligosaccharid- und Disaccharidverdauung weitergeführt werden. Der dosisabhängige Effekt von Acarbose auf den postprandialen Anstieg von Blutglucose und Seruminsulin ist vielfach demonstriert und exemplarisch in Abb. 10.**3** dargestellt. Bemerkenswerterweise besteht keine lineare Dosis-Wirkungs-Beziehung. Ein 50%iger Effekt der maximalen Wirkung wird mit relativ niedrigen Dosen von Acarbose erreicht (111).

Weitere Effekte

GLP-1. Acarbose und die anderen α-Glucosidase-Inhibitoren führen zu einem blutglucoseunabhängigen, verlängerten Ansteigen des Inkretinhormons GLP-1 nach einer Mahlzeit (52, 120). GLP-1 wiederum supprimiert die Glucagonsekretion und Magenentleerung.

Serumtriglyceride. Die weiteren unter Acarbose beobachteten Wirkungen hingegen sind wohl in erster Linie glucose- bzw. insulinmediiert. Dies gilt insbesondere für die Reduktion des postprandialen Anstiegs der Serumtriglyceride, die vor allem im Tierversuch, aber auch in Langzeitbeobachtungen am Menschen abgesichert werden konnte (111, 143).

GLUT-4. Großes Interesse hervorgerufen haben Untersuchungen mit Acarbose im Tiermodell der diabetischen, fettsüchtigen Zuckerratte, in denen sowohl eine Normalisierung des GLUT-4-Glucosetransporter-Proteins als auch der entsprechenden Messenger-RNA im M. gastrocnemius gezeigt werden konnte (47). Tatsächlich ließ sich auch eine Verbesserung der Insulinresistenz nachweisen, wie auch bei Patienten mit gestörter Glucosetoleranz (25).

Gefäß- und Nervensystem. Langzeituntersuchungen an diabetischen Tieren unter α-Glucosidase-Inhibition haben ergeben, dass sich auch die Langzeitkomplikationen am Gefäß- und Nervensystem günstig beeinflussen lassen (28, 29, 134). So kam es zu einer reduzierten nichtenzymatischen Glykosylierung der glomerulären Basalmembran (29), zu einer Verringerung von glomerulosklerotischen Läsionen (28) und zu einer Senkung von axonalen und axoglialen Veränderungen (134). Auch diesbezüglich spricht einiges dafür, diese Acarboseeffekte im Kontext mit einer verbesserten Diabeteseinstellung zu sehen. Inwieweit sich allerdings solche Befunde auf den Menschen übertragen lassen, ist bisher ungeklärt.

Gerinnungssystem. Darüber hinaus interessant sind Beobachtungen, dass sich eine postprandiale Aktivierung des Gerinnungssystems bei Typ-2-Diabetikern durch Acarbose verringern lässt (21).

Klinische Wirksamkeit

Langzeitstudien. Acarbose wurde in den vergangenen 20 Jahren in zahlreichen klinischen Studien an Diabetikern untersucht. Besonders wichtig sind die Ergebnisse von 12 prospektiven, plazebokontrollierten Doppelblindlangzeitstudien bei mehreren tausend Patienten (16, 24, 31, 32, 33, 34, 59, 76, 69, 74, 99). Viele dieser Untersuchungen wurden über ein halbes Jahr, eine kanadische Studie und die UKPD-Studie auch über ein ganzes Jahr bzw. 3 Jahre durchgeführt (25, 70, 71). In diesen Langzeitstudien hat sich ziemlich einheitlich gezeigt, dass sich unter Acarbose die HbA_1- bzw. HbA_{1c}-Werte durchschnittlich um ein knappes Prozent sowie die postprandialen Blutzuckerspiegel um 30–80 mg/dl (1,7–4,4 mmol/l) und – erstaunlicherweise – die Nüchternblutzuckerkonzentrationen um ca. 10–35 mg/dl (0,6–1,9 mmol/l) verbessern lassen. Tab. 10.**1** gibt einen Überblick. Eine vergleichbare Wirksamkeit wurde unabhängig davon erzielt, ob Acarbose als Monotherapie („first-line drug") eingesetzt wurde oder in Kombination mit SH, mit Metformin oder auch mit Insulin. Letzteres bezieht sich sowohl auf Untersuchungen von Typ-2- als auch von Typ-1-Diabetikern (68, 137, 157). Bei diesen lässt sich der Acarboseeffekt bei einzelnen, besonders instabilen Patienten mit Hypoglykämieproblemen dahingehend ausnutzen, dass die retardierte Kohlenhydratresorption unter Acarbose besser mit der Wirkkurve der heute zur Verfügung stehenden Kurzzeitinsuline abgeglichen werden kann (148). Der Spritz-Ess-Abstand lässt sich dadurch verkürzen oder auch das Problem von Hypoglykämien kurz nach Mitternacht reduzieren (127).

Anwendungsbeobachtungen. In verschiedenen Anwendungsbeobachtungen an über 10.000 Patienten in der freien Praxis waren die Acarboseeffekte auf Blutglucose- und HbA_{1c}-Werte noch deutlicher und bis zu 5 Jahren unverändert anhaltend (107, 137, 70, 108, 62). Hier muss natürlich ein zusätzlicher „neuer Therapieeffekt" in Rechnung gestellt werden. Immerhin sanken die HbA_1-Werte durchschnittlich um 1,5% bzw. die HbA_{1c}-Werte um 1,2%, und zwar sowohl bei Typ-1- als auch bei Typ-2-Diabetikern, wobei Patienten mit einem Ausgangs-HbA_{1c}-Wert von > 10% besonders stark profitierten (137). Bei dieser Untergruppe ergab sich eine HbA_1-Verbesserung von 2,3%. Ansonsten war die Therapieeffizienz weder abhängig vom Alter der Patienten noch von einer zusätzlichen antidiabetischen Medikation.

Vergleich mit anderen oralen Antidiabetika. Untersuchungen zur Effizienz von Acarbose im Vergleich zu SH oder Biguaniden sind noch nicht endgültig abgeschlossen (34, 67, 94). Vieles spricht dafür, dass – gemessen am Goldstandard der HbA_{1c}-Werte – die Wirk-

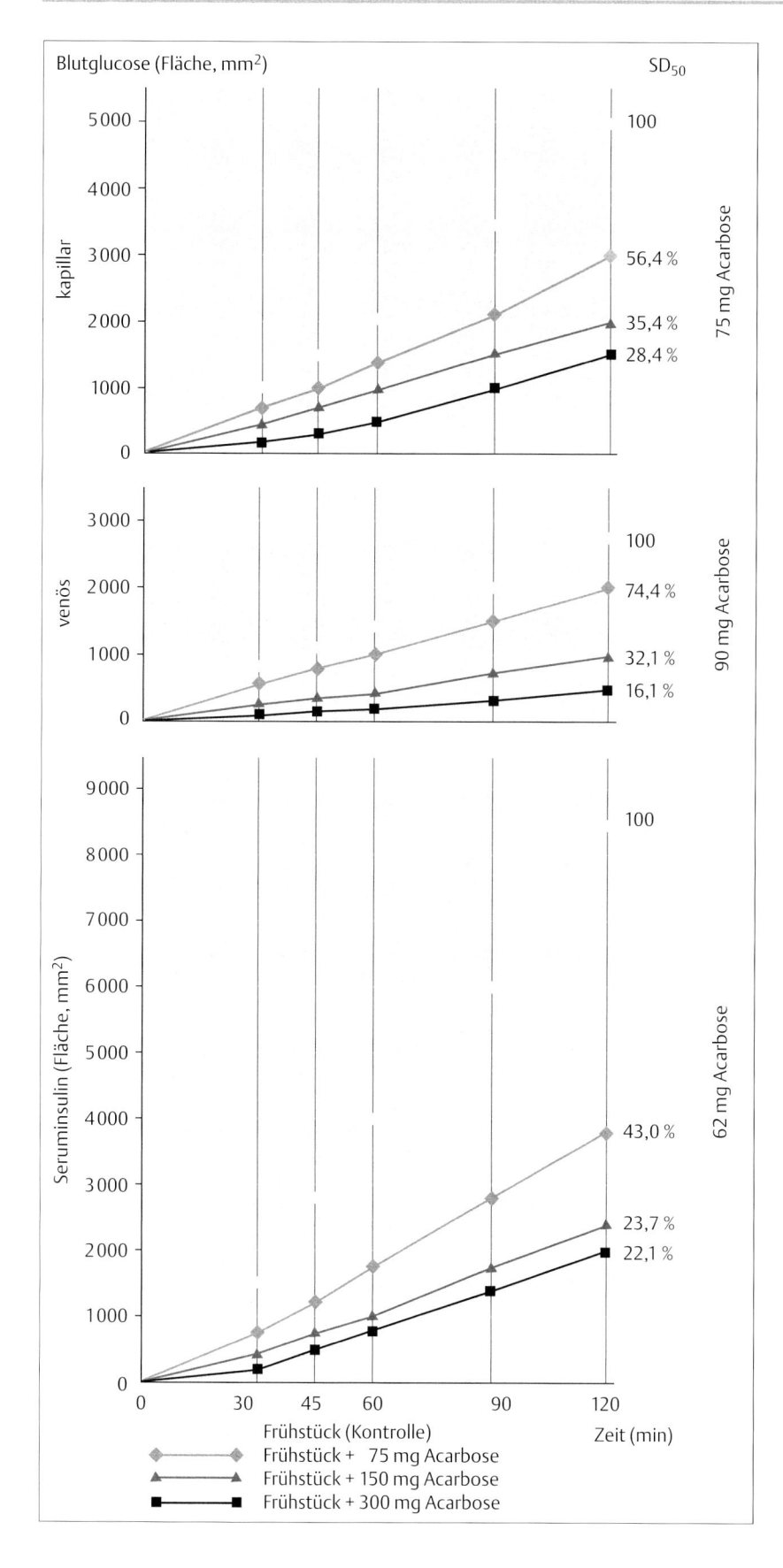

Abb. 10.3 Reduktion des postprandialen Anstiegs der Blutglucose- und Seruminsulin-Konzentration durch 75, 150 bzw. 300 mg Acarbose pro Person bei 6 gesunden Männern (Alter: 40 ± 5,2 Jahre, Gewicht: 83 ± 7,6 kg, Größe: 176 ± 7,7 cm) nach einem Testfrühstück (43 g gekochte Stärke, 67 g Saccharose, 37 g Butter). (Müller u. Puls. In: Caspary WF. Struktur und Funktion des Dünndarms. Amsterdam: Excerpta Medica; 1987)

Tab. 10.1 Prospektive, randomisierte, plazebokontrollierte Studien zur Wirksamkeit von Acarbose bei Typ-2-Diabetikern

	n	Dauer (Monate)	Dosis (mg/d)	Andere Medikamente	Änderungen des Blutzuckers		Änderung des HbA$_{1c}$-Werts (%)
					nüchtern (mg/dl)	postprandial (mg/dl)	
Hanefeld et al.	94	6	300		12	49	0,5[b]
Hotta et al.	37	6	300		12	45	1,6[b]
May	164	3	300	glib	36	51	1,2[b]
			300a	glib	28[a]	43[a]	0,9[a,b]
Santeusanio et al.	64	4	150		22	26	0,9
			300		24	50	1,0
Hoffmann et al.	96	6	300		25	39	1,1
				glib	29	32	0,9
Chiasson et al.	77	12	150.300		37	81	0,9
	83	12	150.300	met	27	63	0,8
	103	12	150.300	su	26	74	0,9
	91	12	150.300	ins	0	48	0,4
Coniff et al.	212	6	50.300		16	50	0,6
Coniff et al.	229	4	300.900		27–39	70–92	0,8–1,1
Coniff et al.	207	6	150.900	ins	16	47	0,5c
Holman et al.	785	12	150.300	G, M, S, I	13	d	0,6
Braun et al.	86	6	300		23	32	1,4
Coniff et al.	129	6	600		22	49	0,6

G = Glibenclamid, M = Metformin, S = Sulfonylharnstoff, I = Insulin
[a] Dosis-Titrations-Gruppe
[b] Hb$_{A1}$
[c] Zusätzlich signifikante Reduktion der Insulindosis (p < 0,002)
[d] nicht angegeben

samkeit von Acarbose kaum geringer ist als die anderer oraler Antidiabetika.

Therapeutische Praxis

Indikationen und Kombinationen. Acarbose und Miglitol sind nichtinsulinotrope orale Antidiabetika speziell zur Behandlung des Typ-2-Diabetes. Wenn beim einzelnen Patienten zusätzlich zu den Möglichkeiten einer Ernährungsbehandlung bzw. der bereits bestehenden Therapie eine weitere Blutzuckersenkung zum Erreichen des individuellen Therapieziels erforderlich ist, kommt der Einsatz von α-Glucosidase-Inhibitoren in Betracht. Acarbose z. B. ist zur Therapie des Typ-2-Diabetes speziell indiziert

- als Monotherapie, wenn der Diäteffekt allein nicht ausreicht,
- aber auch jede Kombination mit Biguaniden, SH und Insulin ist denkbar, z. B.
  - zur Glättung von postprandialen Blutzuckerspitzen,
  - zum Hinausschieben des SH-Sekundärversagens,
  - zur optimierten Effizienz einer SH-Insulin-Kombinationstherapie,
  - evtl. zur Prävention von Hypoglykämien.

Hinsichtlich des Einsatzes bei Typ-1-Diabetikern ist grundsätzlich festzuhalten, dass die heutigen Möglichkeiten der Insulinapplikation bis hin zur intensivierten Insulintherapie und Pumpenbehandlung unter Blutzuckerselbstkontrolle zur möglichst normnahen Einstellung dieser Patienten sehr ausgereift und effizient sind. Nur in speziellen Einzelfällen erscheint ein Versuch zur „Glättung" des postprandialen Blutzuckerprofils bzw. zur Prävention später postprandialer Hypoglykämien gerechtfertigt.

Dosierung. Die Dosierung hat einschleichend nach dem Motto „start low, go slow" zu erfolgen. Am besten verfährt man nach einem 2-stufigen Therapiekonzept: Der erste Schritt besteht im Erreichen der Akzeptanz, der zweite in der Annäherung an die gewünschte Effizienz. „Einschleichende Dosierung" meint 50 mg (eventuell sogar 25 mg) entweder 1-mal morgens oder 1-mal morgens und 1-mal abends, mit Einnahme unmittelbar zum Mahlzeitenbeginn. Eine weitere Steigerung sollte erst nach Ablauf von 1–2 Wochen vorgenommen werden, wobei zunächst jeweils die Morgendosis angehoben werden sollte. In vergleichenden Untersuchungen hat sich die morgendliche Dosierung von Acarbose als besonders effizient erwiesen. Erst wenn eine Dosis von 2×100 mg bzw. 200 mg morgens und 100 mg abends erreicht ist, sollte zusätzlich eine mittägliche Dosis in Betracht gezogen werden.

In den Anwendungsbeobachtungen lag die durchschnittliche Tagesdosis in der Regel zwischen 150 und 300 mg Acarbose. Ab einer Dosis von 200–300 mg/d und noch nicht ausreichender HbA_{1c}-Senkung sollte vor allem an eine frühzeitige Kombination mit einer zusätzlichen medikamentösen Alternative und nicht so sehr an eine weitere Steigerung von Acarbose gedacht werden (s. a. Kap. 7). Bei einer solchen mittleren Dosierung sind bereits mehr als 75% der maximalen Wirksamkeit ausgeschöpft. Weitere Dosissteigerungen bringen also nur wenig, begünstigen aber die Nebenwirkungen.

Therapie einer Hypoglykämie. Wichtig ist der Hinweis auf die spezielle Therapie einer eventuellen Hypoglykämie, die zwar unter, aber nicht infolge einer Acarbosetherapie auftreten kann, sondern nur durch eine gleichzeitige Behandlung mit SH oder Insulin. Diesbezüglich gilt, dass auch alle zugeführten Kohlenhydrate zur Beseitigung der Hypoglykämie der Acarbosewirkung auf die intestinalen α-Glucosidasen der Bürstensaummembran im Dünndarm unterliegen, dass also Disaccharide, Polysaccharide und Stärke nur verzögert wirksam werden. Reine Glucose ist das Kohlenhydrat der Wahl zur Therapie von Hypoglykämien unter Acarbose. Es muss Bestandteil der Diabetikerschulung sein, potenziell hypoglykämiegefährdete Diabetiker unter Acarbose stets zum Mitführen von Traubenzucker zu motivieren.

Kontraindikationen. Ins Gewicht fallende Kontraindikationen gegen die Therapie mit α-Glucosidase-Inhibitoren sind nicht bekannt. Da bisher keine ausreichenden Erfahrungen mit der Wirkung und Verträglichkeit bei Kindern und Jugendlichen sowie während der Schwangerschaft vorliegen, sollen sie weder bei Patienten unter 18 Jahren noch während der Schwangerschaft eingesetzt werden. Dies sind aber reine Vorsichtsmaßnahmen. Ähnliches gilt für die Stillzeit bei diabetischen Müttern. Bei chronischen Darmerkrankungen, die mit einer deutlichen Verdauungs- und Resorptionsstörung einhergehen, sowie Zuständen, die sich durch eine vermehrte Gasbildung im Darm verschlechtern können, soll Acarbose nicht eingesetzt werden.

Allergien gegen α-Glucosidase-Inhibitoren sind extrem selten und stellen – wie bei allen Medikamenten – eine strikte Kontraindikation dar.

Nebenwirkungen

Gastrointestinale Nebenwirkungen. Bei striktem Festhalten an einer einschleichenden Dosierung und entsprechender vorsorglicher Aufklärung des Patienten, dass er infolge der Wirksamkeit des Präparats möglicherweise eine vermehrte Darmgasbildung zu erwarten hat und wie er damit umgehen kann, liegt die Anzahl subjektiv unangenehmer gastrointestinaler Nebenwirkungen in einem akzeptablen Bereich (94, 107, 137). Ziemlich einheitlich wurde in den prospektiven und plazebokontrollierten Studien sowie in der Anwendungsbeobachtung gefunden, dass ca. 20% der Patienten unter Meteorismus und Flatulenz und 4% unter Diarrhöen leiden (Abb. 10.**4**) (94, 107, 137).

Therapieabbrüche wegen nicht tolerabler Nebenwirkungen sind jedoch insgesamt selten und liegen unter 4%. Die Verträglichkeit ist weitgehend abhängig von der antidiabetischen Begleittherapie und vom Alter des Patienten.

Hypothetisch diskutiert wurden bei Langzeiteinnahme von Acarbose auch Veränderungen der Darmflora. Tatsächliche Befunde zeigen aber eine günstige Beeinflussung der Mikroumgebung des Kolons mit einer Zunahme des Buttersäuregehalts (71).

In der Praxis ist bei den gastrointestinalen Nebenwirkungen die Dosis zu reduzieren, die Nahrungszufuhr hinsichtlich von Exzessen von kurzkettigen Kohlenhydraten (Bier!), Zuckeraustauschstoffen oder sonstigen unverdaulichen Kohlenhydraten zu explorieren und ansonsten abzuwarten. In der Regel bessern sich diese Nebenwirkungen rasch. Auch nimmt die Aktivität von α-Glucosidasen in tieferen Dünndarmabschnitten in den ersten Wochen einer Acarbosetherapie zu (111), sodass die Gefahr einer Malabsorption von Kohlenhydraten mit Fermentation im Kolon und der entsprechenden Symptomatik deutlich abnimmt.

Unverträglichkeiten. „Sicherheitslaboruntersuchungen" bei mehreren tausend Patienten in Deutschland ergaben keine Hinweise auf sonstige Unverträglichkeiten, wie z. B. auf erhöhte Werte für Transaminasen oder Kreatinin (107, 137). Es soll jedoch angemerkt werden, dass bei hohen Dosierungen von mehr als 600 mg/d Acarbose in Einzelfällen bei Patienten in den USA und in Israel Transaminasenanstiege beobachtet wurden (94). Die Ursache ist letztlich unklar; diskutiert wurden toxische Wirkungen kurzkettiger Fettsäuren oder auch ethnische Prädispositionen.

Vor- und Nachteile

Wie bei allen Therapieformen ist auch beim Einsatz von Acarbose das Für und Wider stets sorgfältig und im Einzelfall abzuwägen.

Vorteile. Für einen Einsatz von Acarbose spricht, dass sie
- keinen eigenständigen Hypoglykämieeffekt besitzt,
- zu keiner weiteren Hyperinsulinierung (speziell im Kontext mit dem metabolischen Syndrom) führt,
- keine Gefahr von Laktazidosen besteht,
- keine Einschränkungen, gerade beim alten Patienten mit Multimorbidität oder auch beim Adipösen mit Hyperinsulinämie, gegeben sind.

Insgesamt liegen die größeren Vorteile sicherlich bei der Behandlung des nur geringgradig insulindefizitären Typ-2-Diabetikers, wobei auch Langzeit-Typ-2-Diabetiker mit größer werdendem Insulinmangel – die zeitlebens insulinresistent bleiben – durchaus profitieren.

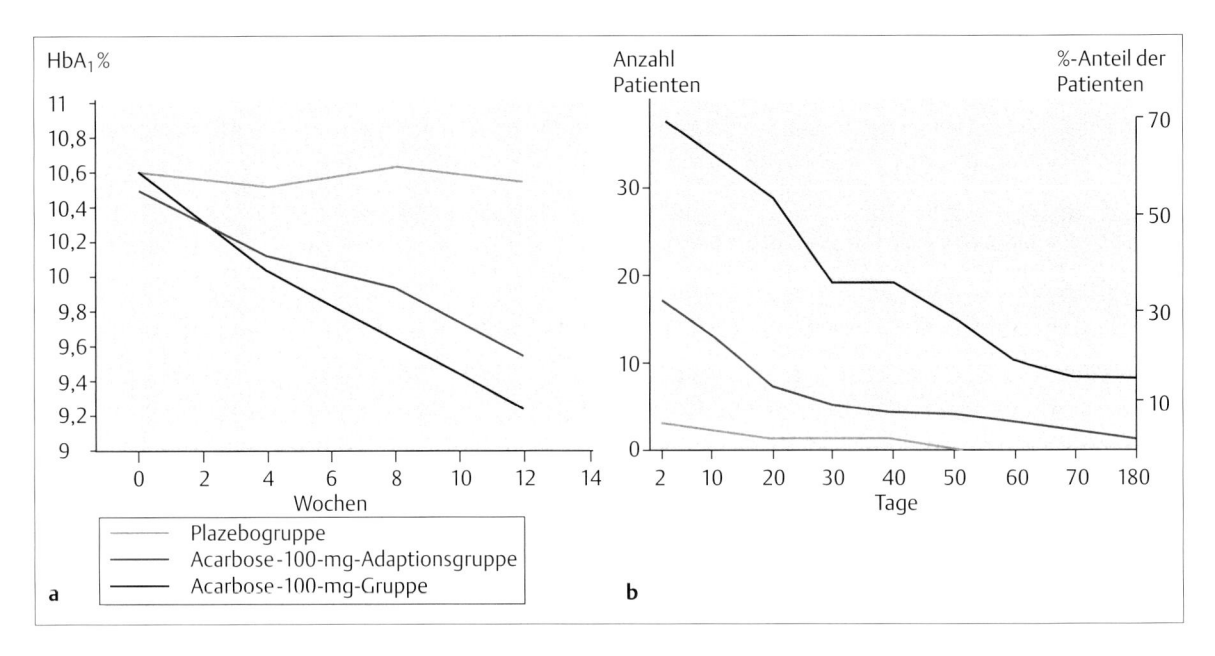

Abb. 10.4 HbA$_1$-Anteil und intestinale Symptome unter Acarbose in einer 12-wöchigen Studie. (May C. Diabet. Stoffw. 1995:4;3)
a Mittelwerte des HbA$_1$-Anteils in der Plazebogruppe (n = 55), in der Acarbose-100-mg-Gruppe (n = 54) und in der Acarbose-100-mg-Adaptionsgruppe (n = 55). **b** Anzahl der Patienten mit intestinalen Symptomen in der Plazebogruppe, in der Acarbose-100-mg-Gruppe und in der Acarbose-100-mg-Adaptionsgruppe.

Nachteile. Zweifellos nachteilig ist, dass
- gastrointestinale Nebenwirkungen bei ca. 1/4 aller Patienten auftreten (auch wenn dies selten zu einem Therapieabbruch führt),
- ein gewisses Mindestmaß von ca. 100 g/d Stärke Voraussetzung für eine therapeutische Wirksamkeit ist und die Resorption von Lactose, aber auch von Glucose, nicht beeinflusst wird,
- der positive Effekt auf die Blutlipide relativ gering ist,
- kein eigenständiger gewichtsreduzierender Effekt zu verzeichnen ist (was gegen eine große praktische Relevanz der Kohlenhydratmalabsorption spricht, eine Gewichtszunahme unter SH wird jedoch minimiert),
- die Langzeitauswirkungen über Jahrzehnte noch nicht endgültig abzusehen sind (auch wenn eine Reihe von Patienten bereits über ein Jahrzehnt unter Therapie steht),
- im Vergleich zu einigen anderen oralen Antidiabetika, speziell Generika, der Preis etwas höher ist.

Abschließend sei auf die Stufentherapie des Typ-2-Diabetes nach der Nationalen Versorgungsleitlinie (s. a. Kap. 7) hingewiesen.

Behandlung mit Metformin

Bedeutung und Wirkung

Die Substanz Metformin hat in den letzten 10 Jahren eine beispiellose Karriere gemacht. In den 70er und 80er Jahren, nach Bekanntwerden von Laktazidosen unter Biguaniden (vor allem unter Phenformin und Buformin), spielte Metformin auf dem Pharma-Markt nur noch eine sehr untergeordnete Rolle und stand kurz vor der Rücknahme. In den 90er Jahren kam es aber zu einer erstaunlichen Renaissance. Nach positiven Ergebnissen in großen klinischen Studien und der konsekutiven Einführung von Metformin in den USA, vor allem aber wegen der sensationell günstigen Ergebnisse in der UKPD-Studie (s. u.) avancierte die Substanz zum Medikament der ersten Wahl bei Typ-2-Diabetikern. In allen internationalen, evidenzbasierten Leitlinien zur Typ-2-Diabetes-Therapie wird Metformin als das „first-line-drug" bei übergewichtigen Zuckerkranken empfohlen (3, 42). Metformin ist heute in Deutschland, aber auch in den USA, das am häufigsten verordnete orale Antidiabetikum. Die Gründe liegen auf der Hand: Die Therapie mit Metformin ist nicht nur kosteneffektiv, sondern sogar kostensparend, d. h. die Metformin-Therapiekosten sind billiger als die Behandlung der Komplikationen, die ohne Einsatz des Medikaments entstehen (27).

Eine Erklärung wird in den vorteilhaften Effekten von Metformin auf gefäßprotektive Faktoren gesehen (12, 30, 35). Das Laktazidoserisiko ist sehr gering. Im Gegensatz zu SH senkt Metformin den erhöhten Blutzucker ohne Steigerung der Insulinspiegel, ohne Förderung einer Gewichtszunahme und ohne nennenswertes Risiko einer Hypoglykämie. Da darüber hinaus häufig eine Verbesserung der Serumlipide beobachtet wird, eignet sich Metformin besonders für den übergewichtigen Typ-2-Diabetiker mit dem Vollbild des metabolischen Syndroms. Die Ergebnisse des Diabetes Prevention Programs zeigten darüber hinaus, dass Metformin in der Primärprävention des Typ-2-Diabetes eingesetzt werden kann und die Diabetesinzidenz bei gefährdeten Personen um 31% verringern kann (19).

Historisches

Die Anfänge der Biguanide lassen sich bis ins Mittelalter verfolgen, als Galega officinalis (Geiß- oder Schafgarbe) traditionell in Süd- und Osteuropa zur Behandlung der Zuckerkrankheit eingesetzt wurde (9). Galega officinalis ist reich an Guanidin (Abb. 10.**5**), und 1918 erkannte Watanabe seine blutzuckersenkenden Wirkung (160). Guanidin war aber für die klinische Anwendung zu toxisch. Derivate wie die Alkyldiguanide (Synthalin A und B) wurden 1920 eingeführt. Ein Dauererfolg blieb diesen ersten oralen Antidiabetika aber versagt. Der Grund hierfür ist weniger in den vereinzelt beobachteten Leber- und Nierenschäden zu suchen, die einer strengen Kritik nicht standhalten konnten. Hohe Synthalindosen wurden wegen des Auftretens gastrointestinaler Nebenerscheinungen nicht toleriert. Als Insulin in den 20er Jahren zunehmend zur Anwendung kam, wurde die Therapie mit den Alkyldiguaniden eingestellt. Unter dem Eindruck des weitgehenden Versagens der Diguanide in der Therapie wurde von der klinischen Erprobung der 1929 synthetisierten Biguanide (65), deren blutzuckersenkende Wirkung im Tierversuch nachgewiesen wurde, abgesehen. Erst die klinische Bewährung der SH in den 50er Jahren veranlasste verschiedene Arbeitsgruppen, erneut experimentelle und erstmals auch klinische Untersuchungen mit Biguaniden aufzunehmen. 1957 wurde Dimethylbiguanid (Metformin) in Frankreich durch Sterne (146) und Butylbiguanid durch Mehnert in die Klinik eingeführt (103). Vor allem Phenformin kam in den 60er und 70er Jahren weit verbreitet zur Anwendung. Aufgrund der unter Phenformin und Buformin beobachteten Laktazidosen wurden diese Substanzen in den meisten Ländern vom Markt genommen (96). Da das Laktazidoserisiko unter Metformin sehr gering ist und bei richtiger Anwendung nicht beobachtet wird, steht heute nur noch dieses Biguanid zur Verfügung. Die sehr positive Therapiebilanz machte Metformin weltweit zur Standardbehandlung des übergewichtigen Typ-2-Diabetikers.

Wirkmechanismus und klinische Pharmakologie

Pharmakokinetik

Resorption. Die Resorption von Metformin findet hauptsächlich im Dünndarm statt. Die Bioverfügbarkeit liegt bei 50–60% (150). Die Konzentrationen von Metformin im Blutplasma erreichen ein Maximum von 2 µg/ml ca. 2 Stunden nach einer oralen Dosis von 1 g der Substanz. Hohe Konzentrationen von Metformin akkumulieren im Gastrointestinaltrakt. In der Niere, Leber und Speicheldrüsen liegen die Konzentrationen mehr als 2fach höher als im Plasma.

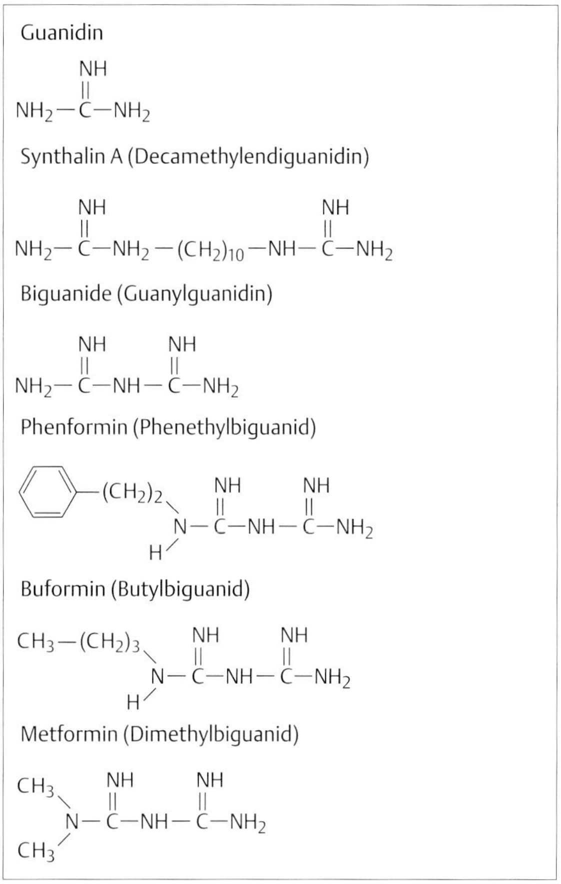

Abb. 10.**5** Strukturformel der Biguanide und verwandter Substanzen. (Mehnert H, Seitz W. Münch med Wschr. 1958:100;1849)

Ausscheidung. Metformin ist stabil, es bindet sich nicht an Plasmaproteine und wird unverändert in den Urin ausgeschieden. Die Eliminierung ist schnell (die Plasmahalbwertszeit liegt bei 1,7–4,5 h), wobei 90% der Substanz innerhalb von 12 Stunden ausgeschieden sind (150). Die renale Clearance von Metformin ist größer als die Glomerulumfiltrationsrate, d. h. die Substanz wird über die proximalen Nierentubuli sezerniert.

Blutzuckersenkende Wirkung

Metformin lässt sich statt als antihyperglykämische exakter als hypoglykämische Substanz bezeichnen. Im Gegensatz zu den SH verursacht Metformin sehr selten eine klinische Hypoglykämie, auch nicht nach Einnahme großer Dosen. Bei einer Metformintherapie fallen die Blutzuckerwerte in der Regel nicht unter den Normalbereich. Bei adipösen, aber auch bei nicht übergewichtigen Diabetikern findet sich unter der Metformin-Monotherapie eine Senkung der Nüchternblutglucose um ca. 25%, in der Regel 30–100 mg/dl, abhängig von der Ausgangslage (37). Die postprandialen Werte werden meist stärker gesenkt. Der blutzuckersenkende Ef-

fekt der Biguanide ist komplexer Natur und resultiert aus der Wirkung auf verschiedene Organsysteme. Metformin hat keine direkten Wirkungen auf die pankreatischen Beta-Zellen. Nach dem heutigen Wissenstand senkt Metformin die Blutglucose über eine
➤ Verzögerung der enteralen Glucoseresorption,
➤ Hemmung der hepatischen Glucosefreisetzung (Hemmung der Glukoneogenese) und
➤ Steigerung der peripheren Insulinwirkung (Erhöhung von Glucoseaufnahme und -verbrauch durch Muskulatur, Darm und Fettzellen).

Weitere Effekte auf den Glucosestoffwechsel

Verzögerung der Glucoseresorption. Es ist schon lange bekannt, dass Metformin in der Darmwand akkumuliert und zu einer Verzögerung der Glucoseresorption führt. Neuere Untersuchungen zeigen aber, dass Metformin die intestinale Glucoseutilisation steigert und somit zu einer Verminderung des Nettotransfers von Glucose durch die Darmwand führt (10). Bei einigen Patienten kommt es zu Beginn der Therapie zu gastrointestinalen Nebenwirkungen, gelegentlich auch Diarrhöen, unter längerfristiger Therapie fanden sich jedoch keine konsistenten Veränderungen der Nahrungstransitzeit. In einigen Berichten (98) wird der therapeutische Effekt von Metformin durch eine Veränderung der Nahrungszufuhr erklärt (anorexigener Effekt).

Hemmung der hepatischen Glucosefreisetzung. Eine vermehrte hepatische Glucoseproduktion induziert die basale Hyperglykämie des Typ-2-Diabetikers (36). Der Haupteffekt der blutzuckersenkenden Wirkung des Metformins liegt offenbar in der Reduktion der hepatischen Glucoseproduktion, und zwar durch Hemmung der Gluconeogenese (147). Die Konversionsrate von Lactat zu Glucose (Gluconeogenese) nimmt um fast 40% ab, während die Oxidation von Lactat um 25% zunimmt. Somit kommt es nicht zu einer Akkumulation von Lactat und Erhöhung der Plasma-Lactatspiegel, wie sie früher unter dem Biguanid Phenformin beobachtet wurde. Die Leberglycogenspiegel werden unter Metformin nicht verändert.

Insulinvermittelte Glucoseutilisation. Der antihyperglykämische Effekt von Metformin ist nach einer Glucosebelastung klar sichtbar (117). Die verbesserte Glucosetoleranz ohne Erhöhung der Insulinspiegel deutet darauf hin, dass Metformin die insulinvermittelte Glucoseutilisation verbessert (10). Diese Annahme wird durch Glucose-Clamp-Studien bestätigt (71), die einen Anstieg der Glucoseverwertung bei submaximalen Insulinkonzentrationen zeigten. Weitere Hinweise der verbesserten Insulinwirkung unter Metformin kommen von Berichten über eine deutliche Reduktion der Insulindosis bei insulinbehandelten Typ-2-Diabetikern (7).

Der Skelettmuskel ist der Hauptort der insulinvermittelten Glucoseutilisation. Eine Reihe von Tierexperimenten und Untersuchungen am Menschen haben eine vermehrte muskuläre Glucoseaufnahme unter Metformin gezeigt (10). Dabei wurden in Tierversuchen eine Normalisierung der Rezeptor-Tyrosinkinase-Aktivität und eine Erhöhung der Glucose-Transporter beobachtet. Intrazellulär findet sich Metformin vor allem im Zytosol (160). Wegen seiner geringen Lipophilie findet kaum eine Bindung an biologische Membranen statt, weshalb auch – im Gegensatz zu Phenformin – die Affinität von Metformin an die Mitochondrien sehr gering ist. In therapeutischen Dosen finden sich also für Metformin keine Hinweise auf eine verringerte Zellatmung.

Für *Phenformin* aber wurde eine Anreicherung der Substanz in der Mitochondrien-Membran mit Hemmung der oxidativen Phosphorylierung und als Folge davon einer Verminderung der ATP-Synthese postuliert (130). Über eine vermehrte anaerobe Glykolyse kommt es zu einem Lactatanstieg, der unter Phenformin deutlich, unter Metformin aber nur sehr gering nachweisbar ist. Dieses Verhalten erklärt auch die unterschiedlichen Raten dieser Biguanide hinsichtlich der Laktazidoseinzidenz.

Klinische Wirksamkeit

Allein zur antidiabetischen Wirksamkeit von Metformin sind in den Jahren 1959–1994 immerhin 180 kontrollierte Studien an vielen tausenden von Diabetikern durchgeführt worden (Übersicht bei 2). In allen Studien wurde übereinstimmend eine deutliche Blutzuckersenkung ohne Steigerung der basalen oder stimulierten Insulinsekretion nachgewiesen. In der Metaanalyse wurde dabei der Nüchternblutzuckerspiegel bei Typ-2-Diabetikern im Mittel um 25% gesenkt, der absolute Glucosewert um 49 mg/dl. Die placebokontrollierten Doppelblindstudien nach 1990 weisen eine mittlere HbA_{1c}-Senkung von 1,5% (0,8%–3,1%) auf. In der bisher größten publizierten placebokontrollierten Metformin-Monotherapie-Studie, die in den USA durchgeführt wurde, erhielten 112 diätetisch behandelte Patienten mit Typ-2-Diabetes Metformin für einen Zeitraum von 29 Wochen (37). Im Vergleich zum Ausgangswert wurden der Nüchternblutzucker um 52 mg/dl und das HbA_{1c} um 1,4% gesenkt (Abb. 10.**6**a).

Einfluss auf Mortalität und Herzinfarkt (UKPDS-Ergebnisse)

Die Ergebnisse der United Kingdom Prospective Diabetes Study (UKPDS) bedeuten einen Meilenstein in der klinischen Forschung. Die wichtigsten Schlussfolgerungen der UKPDS waren:

➤ intensivierte Einstellung der Blutzuckerwerte lohnt sich,
➤ Metformin ist hinsichtlich der Kardioprotektion das günstigste Antidiabetikum.

Das positive Abschneiden von Metformin in der UKPDS wurde allgemein als Sensation gewertet. Metformin bei übergewichtigen Diabetikern war die einzige Therapie, die einen Rückgang der makroangiopathischen Komplikationen zeigte, mit einer signifikanten Risikoreduktion für diabetesbezogene Todesfälle (42%), Gesamtmortalität (36%) und Herzinfarkte (39%), während bei vergleichbarer Senkung von Blutzucker und HbA_{1c}-Spiegel unter SH und Insulin diese Reduktion nicht nachweisbar war (48). Eine Erklärung wurde in den vorteilhaften Effekten von Metformin auf Gewicht, Serumlipide (35) und andere atherogene Faktoren gesehen (s. u.).

Der in der Subanalyse gesehene Unterschied von diabetesbezogenen Todesfällen unter der Kombination Metformin/SH vs. SH allein erwies sich als Zufallsbefund bei kleinen Fallzahlen (26 vs. 14), da die Patienten in der alleinigen SH-Behandlungsgruppe wider Erwarten besonders günstig abschnitten. Dazu hat der verstorbene Robert Turner, der Hauptstudienleiter der UKPDS, in The Lancet eindeutig Stellung bezogen (153): Nach den Ergebnissen der Hauptstudie mit SH waren 35 (anstelle der beobachten 14) Todesfälle in der Kontrollgruppe mit SH-Monotherapie erwartet worden. Die Interpretation mancher Diabetologen, dass es in der UKPDS unter der Kombination von SH und Metformin zu einem drastischen Anstieg der Todesfälle gekommen sei, ist also irreführend.

Auch Autoren einer dänischen Arbeit, die eine erhöhte Mortalität unter der Kombination von Metformin mit SH beobachteten, mussten zugestehen, dass nicht die Kombination der Medikamente das erhöhte Risiko darstellt, sondern die so behandelten Typ-2-Diabetiker eine „aggressivere" Diabeteserkrankung mit deutlich höheren Blutzucker- und HbA_{1c}-Werten – ganz abgesehen von anderen Risikofaktoren – aufwiesen (114). Weitere Klärung in diesem Sachverhalt hat eine kürzlich publizierte, große und populationsbasierte Erhebung in Kanada erbracht: Metformin allein und in Kombination mit SH ist mit einer deutlichen Reduktion der Gesamtmortaltät (OR 0,66; 0,58–0,75) und des kardiovaskulären Todes (OR 0,66; 0,58–0,75) im Vergleich zur SH-Monotherapie assoziiert (30). In ihrer jüngsten Verlautbarung sieht die Amerikanische Diabetes-Gesellschaft (ADA) deshalb auch keinen Beweis für ungünstige Effekte und macht folglich keine Einschränkungen in der Kombinationstherapie von Metformin und SH (1).

Günstige klinische Effekte

Gewichtsabnahme. Metformin verursacht keine Gewichtszunahme, sondern erleichtert die Gewichtsabnahme, insbesondere bei Patienten unter einer hypokalorischen Diät (37, 64). Die therapeutisch gewünschte Reduktion des Fettgewebes erklärt 90% des Gewichtsverlusts (147). In der UKPDS war bei neu diagnostizierten Typ-2-Diabetikern der unterschiedliche Einfluss der Antidiabetika auf das Gewicht nach 10-jähriger Beobachtung eindeutig nachweisbar (155). Unter Insulin- und SH-Therapie kam es zu einem Anstieg des Körpergewichts von 7 bzw. 5 kg im Gegensatz zu Metformin, worunter im Vergleich zur rein diätetisch behandelten Kontrollgruppe keine Gewichtszunahme (1 kg in 10 Jahren in beiden Gruppen) auftrat und eine Abnahme des Plasmainsulins bei gleicher blutzuckersenkender Wirkung auffiel. Ein Zusammenhang der Gewichtsreduk-

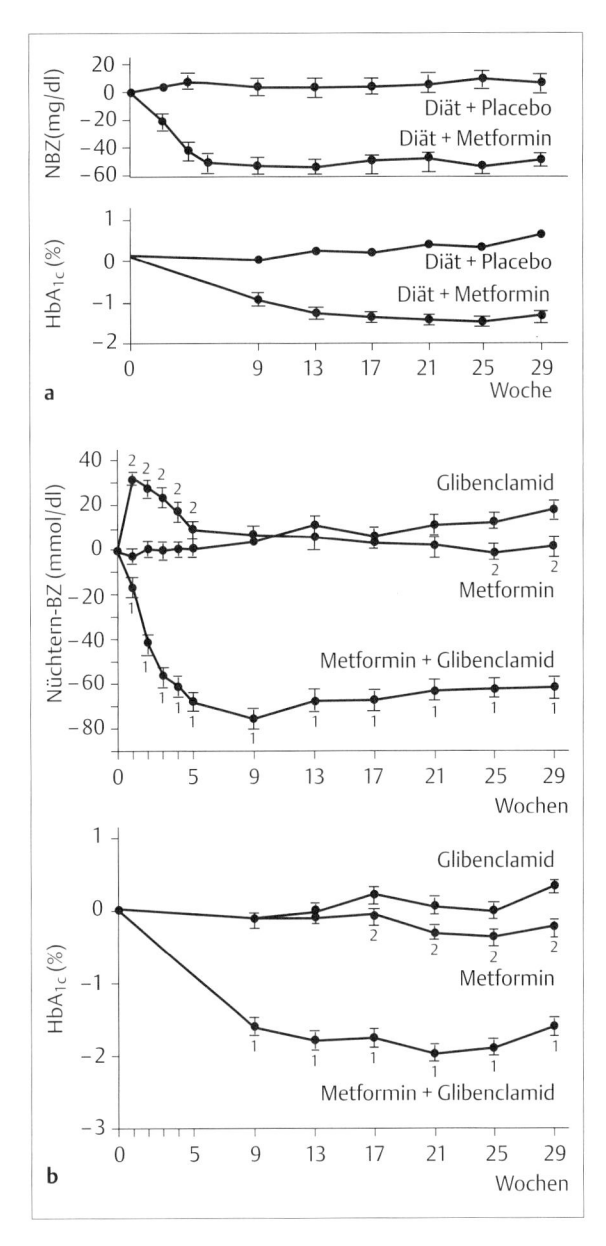

Abb. 10.6 Nüchternblutzucker und HbA_{1c}-Werte unter Metformin-Monotherapie und Metformin-Glibenclamid-Kombination. (DeFronzo RA, Goodman AM. N Engl J Med. 1995:333;541–9)
a Effekt der Metformin-Monotherapie auf Nüchternblutzucker und HbA_{1c}-Werte bei Patienten mit Typ-2-Diabetes und inadäquater Diätbehandlung.
b Veränderungen von Nüchternblutzucker (A) und HbA_{1c}-Werten (B) bei unbefriedigend eingestellten, mit SH behandelten Diabetikern, wenn Metformin in Kombination mit Glibenclamid über 29 Wochen eingesetzt wurde. (DeFronzo RA, Goodman AM. N Engl J Med. 1995:333;541–9)
[1] Differenz (p < 0,001) zwischen Kombination und Glibenclamid-Monotherapie.
[2] Differenz (p < 0,01) zwischen Metformin und Glibenclamid.

tion mit der Verminderung von Insulinresistenz und Hyperinsulinämie konnte dabei gezeigt werden.

Lipidsenkende Wirkungen. Eine Reihe von klinischen Studien zeigten günstige Auswirkungen einer Metformintherapie auf die Serumlipide (35, 37). Die Triglyceride konnten unter Metformin sowohl bei Diabetikern als auch Nichtdiabetikern in Abhängigkeit von der Ausgangshöhe um 20% bis zu 50% gesenkt werden (41). Dieser Effekt kommt hauptsächlich durch die Verminderung der VLDL-Lipoproteine zustande. Bei Typ-2-Diabetikern wurde ferner beobachtet, dass Metformin akut den Plasmaspiegel der freien Fettsäuren senken und die Lipidoxidation hemmen kann. Die gehemmte Lipidoxidation könnte die Ursache für die gleichzeitig beobachtete Hemmung der hepatischen Glucoseproduktion sein. Das Gesamtcholesterin nimmt in der Regel nur gering ab (um 10%) (41), obgleich ein konsistenter Effekt nicht in allen Studien gezeigt werden konnte (10).

Hämorrheologische und vaskuläre Effekte. Im Tierversuch konnte eine antiatherogene Wirkung von Metformin nachgewiesen werden. In-vitro-Untersuchungen mit humanen glatten Muskelzellen und Fibroblasten zeigten ein verzögertes Wachstum. In anderen, klinischen Studien wurden eine erhöhte fibrinolytische Aktivität und verminderte Thrombozytenreagibilität nachgewiesen (30, 76, 112). Der gefäßprotektive Effekt von Metformin wurde auch der verminderten Glykosilierung von Proteinen zugeschrieben. Neueste Studien zeigen nämlich, dass Metformin – ähnlich dem klassischen Inhibitor der Glykosilierung, Aminoguanidin, dem es chemisch sehr ähnlich ist – die Plasmakonzentration von Methylglyoxal absenkt, das ein Vorläufer der AGE-Produkte (advanced glycosylated endproducts) ist (12).

Trotz kontroverser Diskussion fanden sich in den letzten Jahren zunehmend Hinweise für das Konzept, dass Insulinresistenz und kompensatorisch erhöhte periphere Insulinspiegel wichtige Risikofaktoren für die Atherosklerose sind. Da Metformin in der Lage ist, die Hyperglykämie ohne Erhöhung der Insulinkonzentrationen zu senken und einen günstigen Effekt auf Blutfette, Gewicht und Hämorrheologie ausübt, kommt der Substanz in der Behandlung des metabolischen Syndroms und der assoziierten Makroangiopathie eine klinisch vorrangige Rolle zu (Tab. 10.2).

Therapeutische Praxis

Indikationen und Kontraindikationen

Indikationen. Nach den Vorschlägen der European NIDDM Policy Group und den Leitlinien DDG soll die Behandlung von Typ-2-Diabetikern Symptomfreiheit, Vermeidung und Besserung akuter und chronischer Begleiterkrankungen, Vermeidung von Faktoren, die zu erhöhter Mortalität prädisponieren und die Verbesserung der Lebensqualität beinhalten. In dem vorgeschlagenen Therapie-Flussschema hat Metformin seinen festen Platz: Wenn trotz allgemeiner Maßnahmen wie Diät und ausreichender körperlicher Bewegung beim über-

Tab. 10.2 Vor- und Nachteile der Metformintherapie

Vorteile

- Blutzuckersenkung ohne Hyperinsulinämie
- idealer Kombinationspartner für andere Antidiabetika
- geringe Hypoglykämiegefahr
- günstige Beeinflussung des Fettstoffwechsels (Senkung der Triglyceride)
- unter der Therapie keine Gewichtszunahme
- angioprotektiver Effekt
- praktisch keine Gefahr von Laktazidosen bei Einsatz von Metformin unter Beachtung der Kontraindikationen (Tab. 10.3)
- sehr günstige Kosten-Effektivitäts-Relation

Nachteile

- anfänglich und bei höherer Dosierung gastointestinale Nebenwirkungen, die zur Dosisreduktion oder zum Absetzen des Präparates zwingen
- bei schweren interkurrenten Infekten, Kontrastmitteluntersuchungen, Operationen usw. muss das Präparat abgesetzt werden
- regelmäßige (halbjährliche) Kreatinin- und Blutbildkontrollen erforderlich
- im Extremfall bei völliger Missachtung der Kontraindikationen (Niereninsuffizienz, Sepsis!) sind Laktazidosen auch unter Metformin möglich

gewichtigen Typ-2-Diabetiker keine befriedigende Stoffwechseleinstellung zu erzielen ist, sollte Metformin eingesetzt werden (Abb. 10.7). Voraussetzung für eine erfolgreiche Anwendung von Metformin in der Behandlung des Diabetes mellitus ist das Wissen um die besondere Wirkungsweise und um die Nebenwirkungen dieser Substanz. Nur mithilfe von – endogenem oder exogenem – Insulin kann Metformin seine extrapankreatischen, blutzuckersenkenden Effekte entfalten. Es liegt nahe, dass Metformin deshalb am vorteilhaftesten beim Typ-2-Diabetiker mit Übergewicht angewendet wird, bei dem in der Regel noch genügend Insulinreserven vorhanden sind.

Metformin wird weltweit als Monotherapie bei adipösen Typ-2-Diabetikern eingesetzt, die mit Diät allein keine befriedigenden Blutzuckerwerte erreichen. Da die günstigen klinischen Effekte von Metformin (Gewichtsreduktion, Lipidsenkung, hämorrheologische Verbesserung) auch in Verbindung mit anderen Antidiabetika erhalten bleiben, ist Metformin ein besonders effektiver Partner in der oralen Kombinationstherapie des Typ-2-Diabetes. Metformin lässt sich mit allen bekannten Antidiabetika vorteilhaft kombinieren. Aufgrund der Wirkungsweise der Substanz und nach den vorliegenden Studien bestehen auch für den normalgewichtigen Typ-2-Diabetiker und den Typ-1-Diabetiker mit Übergewicht keine Kontraindikationen als additives Therapeutikum.

Kontraindikationen. Insbesondere eine Metformingabe bei Niereninsuffizienz oder Sepsis beinhaltet das Risiko einer schweren Laktazidose. Einen Überblick über die für eine Metformintherapie bestehenden und strikt zu beachtenden Kontraindikationen gibt Tab. 10.3.

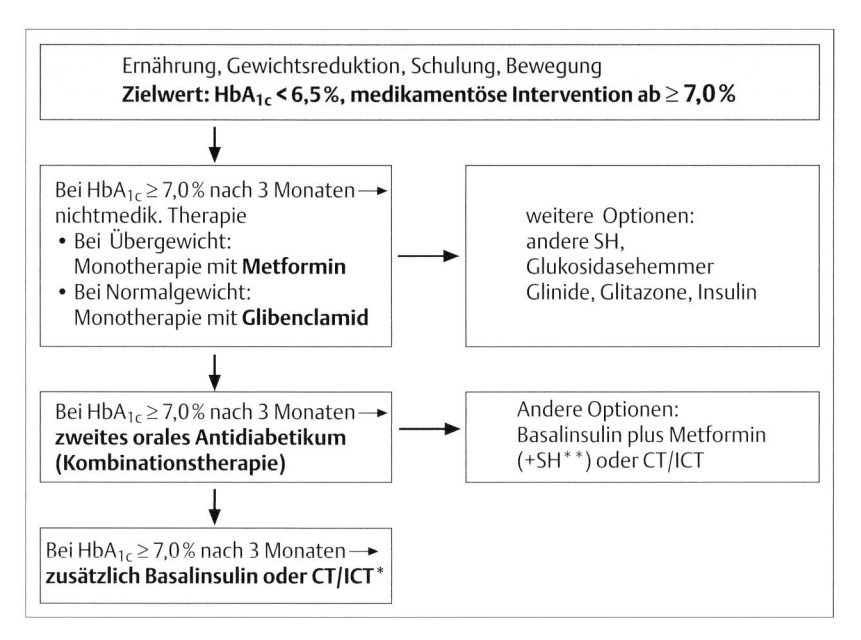

Abb. 10.7 Stufenplan der medikamentösen Therapie des Typ-2-Diabetes. (Scherbaum WA, Landgraf R. Praxisversion der Leitlinien DDG. 2001)
* konventionelle (CT) bzw. intensivierte Insulintherapie (ICT)
** SH = Sulfonylharnstoff

```
Ernährung, Gewichtsreduktion, Schulung, Bewegung
Zielwert: HbA₁c < 6,5 %, medikamentöse Intervention ab ≥ 7,0 %
                        ↓
Bei HbA₁c ≥ 7,0 % nach 3 Monaten →
nichtmedik. Therapie                        weitere Optionen:
• Bei Übergewicht:                          andere SH,
  Monotherapie mit Metformin                Glukosidasehemmer
• Bei Normalgewicht:                        Glinide, Glitazone, Insulin
  Monotherapie mit Glibenclamid
                        ↓
Bei HbA₁c ≥ 7,0 % nach 3 Monaten →
zweites orales Antidiabetikum               Andere Optionen:
(Kombinationstherapie)                      Basalinsulin plus Metformin
                                            (+SH**) oder CT/ICT
                        ↓
Bei HbA₁c ≥ 7,0 % nach 3 Monaten →
zusätzlich Basalinsulin oder CT/ICT*
```

Tab. 10.3 Kontraindikationen der Metformintherapie

- eingeschränkte Nierenfunktion
- schwere Infektionen
- schwere Lebererkrankung
- Alkoholismus
- Zustände mit schlechter Sauerstoffversorgung der Gewebe, z. B. respiratorische Insuffizienz, schwere Herzinsuffizienz, Kreislaufschock
- konsumierende Erkrankungen
- Zustand vor, während und nach einer Operation
- Abmagerungskuren (< 1000 kcal/d)
- Gabe von Röntgenkontrastmitteln

Kombinierte Sulfonylharnstoff-Metformin-Behandlung

Studienergebnisse. Die Kombination von Metformin mit SH kann den Blutzucker um ca. 20–30 % mehr senken als die Therapie mit SH allein (36, 50, 117). Die additive Wirkung erklärt sich aus dem unterschiedlichen Wirkmechanismus von Biguaniden und SH. DeFronzo et al. (37) randomisierten 423 Patienten mit einem SH-Sekundärversagen in einer 28-Wochen-Studie für die Gruppen Placebo/Metformin, Glibenclamid/Metformin und Glibenclamid/Placebo (Abb. 10.6b). Wenn Metformin der Glibenclamid-Therapie zugesetzt wurde, verminderte sich der Nüchternblutzucker um 63 mg/dl und das HbA₁c um 1,7 % im Vergleich zum Ausgangswert. Bei mit Glibenclamid behandelten Typ-2-Diabetikern, bei denen der SH abgesetzt und Metformin eingesetzt wurde, wurde nur eine minimale Verbesserung des HbA₁c-Wertes und des Nüchternblutzuckers gesehen. Dieser Befund zeigt, dass selbst bei Personen, die als „SH-Sekundärversager" eingestuft werden, der SH noch wirksam ist. Das zeigte sich besonders in der 1. Woche der Umstellung von Glibenclamid auf Metformin. In dieser Periode stieg der Nüchternblutzucker um 30 mg/dl (Effekt des Glibenclamid-Absetzens), bevor Metformin zu wirken begann. Deshalb sollte bei Patienten, die als „Sekundärversager" einer SH-Monotherapie angesehen werden, der SH nicht abgesetzt werden, da er durchaus noch wirksam ist, obgleich nicht in einem Ausmaß, um die Nüchternblutzucker-Werte zu normalisieren. Bei Patienten, die unter der Monotherapie mit SH oder Metformin nicht optimal eingestellt sind, kann eine Kombination beider Substanzen zufrieden stellende Ergebnisse bringen.

Frühzeitiger Beginn einer Kombinationstherapie. In den letzten Jahren wurden jedoch zunehmend Empfehlungen ausgesprochen, die Kombination mit kleinen Dosen der Einzelsubstanzen bereits in einem frühen Stadium der Erkrankung anzuwenden, da es bei suboptimaler Dosierung zu einer „Minimierung der Nebenwirkungen und Maximierung der Hauptwirkung kommt. Dieses therapeutische Vorgehen ist insbesondere bei älteren Patienten wegen der niedrigen Dosen vorteilhaft. Auch die Autoren der UKPDS haben aufgrund ihrer Daten ausdrücklich eine antidiabetische „Polypharmacy" empfohlen, da die Kombinationstherapie effizienter ist als die hoch dosierte Monotherapie (151). Die Verordnung von vielen Tabletten bei einer oralen Diabetestherapie wurde in der Vergangenheit häufig kritisiert („Therapie der Bequemlichkeit"). Die Ergebnisse der UKPDS zeigen aber, dass es sich beim Typ-2-Diabetes um ein kontinuierliches Versagen der Beta-Zellen handelt, das durch eine medikamentöse Therapie kompensiert werden muss. Epidemiologische Daten darüber hinaus belegen, dass die Qualität der Stoffwechseleinstellung von der Höhe der verordneten Antidiabetika abhängt (140).

Fixe Kombination Sulfonylharnstoff/Metformin. Der synergistische Effekt von 2 antidiabetischen Substanzen mit komplementären Wirkungsweisen führte in einigen Ländern zur Entwicklung von fixen Kombinationen (Tabletten zu 2,5 mg Glibenclamid und 500 mg

Metformin bzw. 5,0 mg Glibenclamid und 500 mg Metformin). Diese Kombinationstherapie kam in kontrollierten Studien bei einigen Tausend Typ-2-Diabetikern als „first-line" bzw. „second-line-Therapie" zum Einsatz. Ausgehend von HbA_{1c}-Werten von 9,37% und Nüchtern-Blutzucker(BZ)-Werten von 210 mg/dl wurden nach 1 Jahr Werte von 7,4% bzw. 149 mg/dl erreicht. 34% der Patienten erreichten sogar einen HbA_{1c}-Wert unter 7,0% (15). Verglichen mit der Monotherapie wurden sowohl die Nüchtern-BZ-Werte wie auch die postprandialen BZ-Werte deutlich besser gesenkt. Die eindeutige Senkung der Nüchtern-BZ- und HbA_{1c}-Werte zeigt, dass eine niedrige Kombinationsdosis von Metformin/Glibenclamid als initiale pharmakologische Behandlung bei Typ-2-Diabetikern wirksam ist. Auch aus Verträglichkeitsgründen sollte niedrigdosiert begonnen werden. Eine fixe antidiabetische Therapie hat darüber hinaus den Vorteil, dass die absolute Zahl an täglichen Tabletten reduziert werden kann. Bei der Vielzahl von Medikamenten, die Patienten mit Typ-2-Diabetes häufig benötigen (Antidiabetika, Antihypertensiva, Lipidsenker, Thrombozytenaggregationshemmer) haben fixe Kombinationspräparate aus Gründen der Compliance große Vorteile.

Kombination von Metformin mit anderen oralen Antidiabetika

Metformin gilt als idealer Partner für eine Kombination mit anderen Antidiabetika, da es unterschiedliche, aber komplementäre Wirkungsweisen zu SH, α-Glukosidasehemmer, Gliniden und Glitazonen aufweist. In Europa ist darüber hinaus die Therapie mit den Thiazolidindionen (Glitazonen) und den Gliniden (Nateglinide) sogar nur in Kombination mit Metformin gestattet, u. a. auch deshalb, um den Typ-2-Diabetikern die positiven kardiovaskulären Wirkungen von Metformin nicht vorzuenthalten. Die Blutzuckersenkung ist in der niedrigdosierten Kombination mit anderen oralen Antidiabetika effektiver als die hoch dosierte Monotherapie der Substanzen.

α-Glucosidase-Hemmer. Acarbose und Miglitol inhibieren die Aufspaltung von Poly- und Disacchariden im Dünndarm und verzögern dadurch die Resorption der intestinalen Glucose. Der primäre Effekt ist die Verminderung der postprandialen Blutglucose um ca. 40–50 mg/dl. Die Reduktion des Nüchternblutzuckers (ca. 20–30 mg/dl) und der HbA_{1c}-Werte (ca. 0,5–0,8%) ist geringer (14). Die eindeutige blutzuckersenkende Wirksamkeit der Kombination von Metformin mit α-Glucosidase-Hemmern wurde in einer Reihe von Studien dokumentiert (Übersicht bei 12, 60, 82, 130). In einer kanadischen placebokontrollierten 1-Jahres-Studie, in der metforminbehandelte Typ-2-Diabetiker zusätzlich Acarbose erhielten, wurde eine Verbesserung der HbA_{1c}-Werte (gegenüber Placebo) von 0,8% erreicht (14).

Glinide. Auch bei der Kombination von Metformin mit den Gliniden profitieren Typ-2-Diabetiker von den unterschiedlichen Wirkungsmechanismen beider Substanzen. Im Vergleich zu Metformin reduzieren die Glinide die mahlzeitenbezogenen Glucosespitzen deutlicher, während Metformin hauptsächlich die Nüchternblutzuckerwerte verbessert. In der Kombination ergänzen sich also beide Substanzen hervorragend und sind deshalb besonders im fortgeschrittenen Stadium des Typ-2-Diabetes (Anstieg der hepatischen Glucoseproduktion) eine sehr erfolgreiche Alternative (73). Die Vorteile gegenüber der Kombination von Metformin mit SH liegt in einer besseren Absenkung der postprandialen Blutzuckerspitzen mit minimaler Gewichtszunahme und einer eindeutig niedrigeren Hypoglykämieneigung.

Glitazone. Eine gezielte medikamentöse Therapie der Insulinresistenz – und damit eine pathosphysiologisch begründete Behandlung des Typ-2-Diabetes – scheint erstmalig mit der neuen Substanzklasse der Glitazone möglich (siehe weiter unten). Anstatt die Insulinspiegel weiter zu erhöhen, führen Glitazone über die bessere Nutzung des zirkulierenden Insulins zu einer Absenkung der Blutzuckerwerte. Gleichzeitig werden die bei der Insulinresistenz kompensatorisch erhöhten Insulinspiegel reduziert, womit sich auch eine Entlastung des Pankreas verbindet. Während Glitazone in den USA und in der Schweiz aufgrund der positiven Studienergebnisse ebenfalls in der Monotherapie und für die Kombination mit Insulin zugelassen sind, beschränkt sich der von der europäischen Zulassungsbehörde vorgegebene Indikationsbereich auf die Kombination eines Glitazones mit Metformin, und bei Unverträglichkeit auch auf die Kombination mit SH.

Die Kombination eines Glitazons mit Metformin ermöglicht eine Ergänzung beider Wirkprinzipien – die Hemmung der hepatischen Gluconeogenese vornehmlich unter Metformin einerseits und die Verbesserung der Insulinsensitivität in den peripheren Zielorganen unter den Glitazonen andererseits. Die Wirksamkeit der Kombination von Metformin mit einem Glitazon wurde im Rahmen klinischer Studien über 26–40 Wochen geprüft. Die Ergebnisse dieser Studien zeigen, dass im Vergleich zum Ausgangswert eine weitere deutliche Absenkung der Nüchternblutzuckerspiegel um im Mittel 62 mg/dl (Pioglitazon 1×30 mg/d, 40 Wochen) erreicht werden konnte. Entsprechend verbesserten sich auch die Werte für HbA_{1c} signifikant (1,7%) unter der Kombinationstherapie im Vergleich zur Monotherapie mit Metformin allein (60). In den Kombinationsstudien Metformin/Glitazone lagen die Nebenwirkungsraten auf Placeboniveau. Hypoglykämien traten nur vereinzelt in milder Form auf, sodass die Therapie problemlos fortgeführt werden konnte. Allerdings vermag Metformin nicht die bekannte Gewichtszunahme unter Glitazone zu neutralisieren. In einer 26-wöchigen Studie wurde unter 4 mg Rosiglitazone eine Gewichtszunahme von 1,9 kg und unter 8 mg Rosiglitazone von 3,1 kg beobachtet (44).

Kombinierte Meformin-Insulin-Therapie

Das Argument, man könne jeden Diabetiker auch mit Insulin einstellen und deswegen auf Metformin oder andere orale Antidiabetika verzichten, ist wenig stichhaltig. Von dem Aufwand, den Kosten und Unannehmlichkeiten häufiger Injektionen abgesehen, sind die Probleme bei den meist übergewichtigen, insulinresistenten Patienten evident: Der anfänglich rasche Effekt der Insulintherapie auf den Blutzucker wird häufig nach einigen Monaten der Insulintherapie durch eine Gewichtszunahme wieder aufgehoben oder gar ins Gegenteil verkehrt. Die mit der Gewichtszunahme induzierte Insulinresistenz zwingt zu einer Erhöhung der Insulindosis. Ein Circulus vitiosus stellt sich ein. Wie für alle Stufen der Differenzialtherapie des Diabetes mellitus hat zu gelten, dass Besserungen und Verschlechterungen durch eine Änderung der Therapie begegnet werden muss: Eine Verschlechterung der Stoffwechsellage bei einer oralen Kombinationtherapie („Tablettenversager") muss zwangsläufig eine Zugabe von Insulin nach sich ziehen. Andererseits sollten übergewichtigen Patienten, die trotz hypokalorischer Diät mit ihrem Gewicht unter der Insulintherapie weiter ansteigen („Insulinversager"), die erneute Chance der Kombinationstherapie von Insulin/Metformin erhalten.

Aus Gründen der Gewichtszunahme sollten beim Typ-2-Diabetiker möglichst geringe Insulindosen eingesetzt werden. Bei Behandlung von Typ-2-Diabetikern mit Insulin wird der tägliche Insulinbedarf bei gleichzeitiger Metformintherapie um 30% verringert, die HbA_{1c}-Werte um 10% verbessert (7). In einer finnischen Studie mit verschiedenen Antidiabetika-Konstellationen konnten die günstigsten Effekte auf Blutglucose, HbA_{1c} und Gewichtsverlauf mit der Kombination von Insulin und Metformin erreicht werden (166). Die Kombinationsbehandlung von Insulin mit Metformin wird heute als eine der bevorzugten Therapieformen des Typ-2-Diabetes angesehen (106).

Dosierung

Es wird allgemein anerkannt, dass die Metformintherapie mit kleinen Dosen beginnen und die Anfangsdosis allmählich bis zum gewünschten Effekt gesteigert werden soll. Der schon früh geprägte Slogan „start low, go slow" ist hinsichtlich Aussagekraft und Präzision unübertroffen geblieben: Es sollte mit 500 mg Metformin morgens nach dem Frühstück oder abends nach dem Abendessen begonnen werden und nach einigen Tagen auf eine Dosis von 2, höchstens auf 3 Tabletten Metformin (850 mg) oder 2 Tabletten Metformin (1000 mg) gesteigert werden. In einer Dosis/Wirkungs-Studie fand sich bei 2000 mg/d Metformin die ausgeprägteste Senkung von Nüchternblutglucose- und HbA_{1c}-Spiegel (50). Bei den im Handel befindlichen Metforminpräparaten handelt es sich u. a. um Gerüsttabletten, bei denen der Wirkstoff im Magen-Darm-Trakt langsam aus der Tablette diffundiert. Der Vorteil dieser pharmazeutischen Zubereitungsform liegt in der gleichmäßigeren Resorption des Wirkstoffs und in einer niedrigeren Nebenwirkungsquote bei relativ hoher Dosierung. Bei einer Tagesmenge von 2 oder 3 Tabletten Metformin sind die Tabletten über den Tag verteilt einzunehmen, am besten je 1 Tablette nach dem Frühstück, Mittagessen und Abendessen. Auf gastrointestinale Nebenwirkungen ist dabei zu achten.

Nachteile von Metformin

Nebenwirkungen. Als meist passagere Nebenwirkungen (Tab. 10.**2**) können zu Beginn einer Metforminbehandlung Übelkeit, Magendruck, Blähungen, weiche Stuhlkonsistenz, Durchfälle und metallischer Mundgeschmack auftreten. Magendruck ist am häufigsten; Durchfälle sind eher selten. In wenigen Fällen zwingen die gastrointestinalen Nebenwirkungen zum Absetzen des Präparats. Häufig lassen sich die abdominellen Beschwerden durch eine Dosisreduktion beherrschen. In einer breit angelegten Praxisstudie wurden über 1800 Typ-2-Diabetiker mit Diät und einer Kombination von Metformin mit SH über 12 Wochen behandelt (63). In den 1. Behandlungswochen traten bei 14,2% der Patienten gastrointestinale Nebenwirkungen auf, die sich bei Fortführung der Therapie in der Regel spontan zurückbildeten. Bei 4,2% der Patienten führten die Nebenwirkungen zu einem vorzeitigen Therapieabbruch. In sehr vereinzelten Fällen wurde über eine Störung des Vitamin-B_{12}-Stoffwechsels durch Metformin berichtet. Jährliche Kontrollen des Blutbilds werden deshalb empfohlen. Im Falle einer Störung lässt sich diese durch eine zusätzliche Vitamin-B_{12}-Therapie leicht beheben. Die schwerwiegendste Nebenwirkung der Metforminbehandlung ist die Laktazidose. Wenn sie auch sehr selten beobachtet wird und nur bei Missachtung der Kontraindikationen (Tab. 10.**3**, vor allem Niereninsuffizienz und Sepsis) auftritt, so sind genaue Kenntnisse darüber zwingend erforderlich.

Laktazidose. Diese Form einer Übersäuerung des Blutes mit arteriellen Lactatwerten über 5 mmol/l und einem pH-Wert unter 7,25 – die bis zum Koma führen kann – ist seit Jahrzehnten bekannt und erlangte in Verbindung mit der Biguanidtherapie (insbesondere Phenformin und Buformin) größte Aufmerksamkeit. Laktazidosen treten aber nicht selten ohne Einfluss von Medikamenten bei Sepsis, schweren Leber- und Nierenschäden, im hypotensiven Schock, nach Alkoholexzess usw. auf (89, 138). In vielen der beschriebenen metforminassoziierten Laktazidosefällen war deshalb die Induktion durch das Pharmakon nicht eindeutig zu belegen. Eine Überprüfung von 26 Fallberichten in 5 Jahren ergab nur in 12 Fällen eine Akkumulation von Metformin, wobei alle diese Fälle eine akute oder chronische Nierenfunktionsstörung aufwiesen (89). Nur ein einziger Todesfall trat unter diesen 12 Patienten auf, weil sich der Patient weigerte, eine Nierendialyse durchführen zu lassen.

Die berichtete Inzidenz der Laktazidose unter Metformin schwankt von 0,024–0,05 Fälle pro 1000 Patienten-Jahre, im Mittel der epidemiologischen Daten sind es 3–4 Fälle auf 100.000 Patienten-Jahre (13). Das Mortalitätsrisiko ist nochmals 3fach geringer. In den letzten Jahren wurde trotz der massiven Steigerung der Verordnungen von Metformin ein Rückgang beobachtet. Praktisch alle metforminassoziierten Laktazidosefälle traten bei Patienten mit eindeutigen Kontraindikationen auf. Niereninsuffizienz, hochfieberhafte Infektionen (Pyelonephritis) und schwere Formen des Sauerstoffmangels (schwere Ateminsuffizienz, dekompensierte Herzinsuffizienz, Kreislaufschock) sind die häufigsten übersehenen Kontraindikationen (Tab. 10.**3**).

Liegen keine schweren Begleiterkrankungen vor, so ist ein hohes Lebensalter keine absolute Kontraindikation für die Therapie mit Metformin (54). Bei älteren Patienten sollte jedoch generell eine geringere Tagesdosis gewählt werden. Alle Patienten mit schweren fieberhaften Infekten sollten die Therapie mit Metformin unterbrechen, ebenso bei Röntgen-Kontrastmittel-Untersuchungen. Die Bestimmung des Serumkreatininwertes ist halbjährlich erforderlich.

> Bei korrekter Indikation und Ausschluss der Kontraindikationen bringt Metformin keine Laktazidosegefährdung mit sich (13). Metformin kann deshalb als sicheres Arzneimittel bezeichnet werden.

> Das klinische Bild der Lactatazidoese ist symptomarm. Es beginnt meist uncharakteristisch mit Müdigkeit und Schwäche. Wichtig sind die gastrointestinalen Beschwerden oder Fieber, die Tage oder Wochen vor der Manifestation der Laktazidose bestehen und persistieren. Innerhalb weniger Stunden kann dann der Patient in ein stuporöses Stadium mit Kußmaul-Atmung kommen. Stets liegen eine ausgeprägte Azidose, stark erhöhte Blutlactatwerte und ein sog. Anionen-Gap vor. Der Blut-pH-Wert ist bei dieser Form der Azidose besonders stark erniedrigt (zumeist unter 7,0). Die Blutzuckerwerte sind in der Regel niedrig normal. Wenn es unter einer Metformintherapie zur Laktazidose kommt, stehen neben der Schockbekämpfung Insulin-Glucose-Infusionen sowie eine vorsichtige Azidosekorrektur mit Natriumbicarbonat im Vordergrund. Bei Niereninsuffizienz sollte hämodialysiert werden, um das akkumulierte Metformin zu eliminieren.

Schlussfolgerung

Die antihyperglykämische Wirkung von Metformin erweist sich als günstiger Effekt bei der Insulinresistenz des Typ-2-Diabetikers. Die blutzuckersenkende Wirkung erklärt sich in erster Linie durch eine Reduktion der hepatischen Glucoseproduktion und der erhöhten Glucoseutilisation im peripheren Gewebe. Die zusätzlich günstigen Effekte von Metformin auf das Körpergewicht, die Serumlipide und hämostasiologische Parameter machen diese Substanz zu einem sehr wertvollen Medikament in der Therapie des Typ-2-Diabetikers mit dem Vollbild des metabolischen Syndroms. Nach den Ergebnissen der UKPD-Studie ist Metformin Mittel der Wahl beim übergewichtigen Typ-2-Diabetiker. Metformin ist ein idealer Kombinationspartner für andere Antidiabetika einschließlich Insulin. Auch in der Kombination lassen sich die positiven Effekte von Metformin auf kardiovaskuläre Risiken nachweisen. Das Risiko einer Laktazidose erfordert aber eine strikte Beobachtung der bekannten Kontraindikationen, vor allem von schweren Infektionen, Nieren- und Leberstörungen.

Behandlung mit Insulinsensitizern vom Glitazontyp (Pio-, Rosiglitazon)

Insulinresistenz ist neben der gestörten Insulinsekretion mit fehlender Frühphase eine der kausalen Komponenten bei der Pathogenese des Typ-2-Diabetes, spielt bereits im Vorstadium des Typ-2-Diabetes im Rahmen des metabolischen Insulinresistenz-Syndroms (MIR-Syndrom) eine Schlüsselrolle und bleibt auch in den weiteren Stadien des Typ-2-Diabetes unverändert bestehen. Nach den Ergebnissen der IRIS-Studie leiden ca. 90% aller Typ-2-Diabetiker in Deutschland an einer Insulinresistenz (28). Sog. Insulinsensitizer vom Glitazontyp, die sich von den Thiazolidindionen ableiten (Abb. 10.**8**), gehören zur übergeordneten Klasse der PPAR-Agonisten (Abb. 10.**9**) und senken insbesondere über den PPAR-γ-Effekt auf komplexe Weise die Insulinresistenz (111, 130). Infolge multipler Gen-aktivierender bzw. -regulierender Einflüsse kommt es vor allem zu einer Umstimmung des Fettgewebes als endokrines Organ mit nachgeordneten Signalen auf weitere Insulinzielorgane wie Leber und Muskel (Abb. 10.**10**) und damit zur Senkung der Insulinresistenz (49, 59, 103, 112, 167).

Wirkmechanismus

Thiazolidindione vermindern die Insulinresistenz bzw. erhöhen die Insulinwirkung, ohne die Insulinsekretion zu stimulieren (85, 111, 115, 130). Mit anderen Worten: Thiazolidindione wirken nicht hypoglykämisierend, sondern antihyperglykämisch bei Insulinresistenz. Sie erhöhen die insulinstimulierte Insulin-Rezeptor-Kinase-Aktivität und -Phosphorylierung an Fettzellen, Skelettmuskel und Leber (40, 49, 130). Als PPAR-γ-Liganden aktivieren sie den Peroxisomen-Proliferator-aktivierenden Rezeptor-γ-Komplex (PPAR-γ) im Zellkern der Zielzellen (Abb. 10.**9**) und interagieren als Komplex mit dem Retinoic-acid-Rezeptor (RXR). Dieser Komplex wirkt nach Bindung an die DNS des Zellkerns als Transkriptionsfaktor und stimuliert die Expression insbesondere des Glucosetransporters Glut-4 und die Lipoproteinlipase sowie die Differenzierung von Präadipozyten zu adulten Fettzellen. Dabei scheint es auch zu einer Umverteilung von ektopem Fett in Leber und Skelettmuskel zu subkutanem Fettgewebe zu kommen (103). Die Expression der Insulinresistenz-Faktoren TNF, Leptin und Resistin im Fettgewebe wird inhibiert, die von Adiponectin stimuliert (Abb. 10.**10**). Ferner wird die Gluconeogenese der Leber gehemmt und damit insbe-

Klinische Wirksamkeit

Seit 1990 wurden speziell Troglitazon, später auch die weiteren Glitazone Rosi- und Pioglitazon in einer Serie von klinischen Studien an Typ-2-Diabetikern untersucht, meist im Doppelblindansatz und über eine Zeitdauer von 3-12 Monaten (6, 7, 41, 47, 73, 93, 111, 124, 125, 165).

Antihyperglykämischer Effekt und Einfluss auf den Lipidstoffwechsel. Dabei senken alle Glitazone nach einem langsam über mehrere Wochen einsetzenden Wirkungsbeginn dann aber konstant die Blutglucosekonzentrationen sowohl im Nüchternzustand als auch postprandial und führen gleichzeitig zu niedrigeren Insulinspiegeln im Blut. Die Abnahme der Hyperglykämie war assoziiert mit einer praktischen Normalisierung der hepatischen Gluconeogenese und einem ca. 50%igen Anstieg der insulinmediierten Glucoseaufnahme des Skelettmuskels, wie Untersuchungen mittels der Glucose-Clamp-Technik ergaben (115).

Gegenüber Plazebo sanken die Nüchtern- und postprandialen Blutglucosekonzentrationen durchschnittlich um 25-60 mg/dl (1,4-3,3 mmol/l) und der HbA_{1c}-Wert um 0,6-1,5%, Letzteres insbesondere in Kombination mit einer gleichzeitigen Therapie mit Insulin, aber auch mit SH (73, 124, 165). In den meisten Studien nahmen neben der Verringerung der Hyperglykämie auch die Triglyceride, die freien Fettsäuren und das Gesamtcholesterin ab und das HDL-Cholesterin zu. Diese Effekte liegen in der Größenordnung von 10-20% vom Ausgangswert.

Weitere, nicht-antihyperglykämische Effekte. Glitazone und andere PPAR-γ-Liganden haben eine Vielzahl von komplexen Effekten, von denen die Mehrzahl vielleicht noch nicht einmal bekannt sind. Neben den schon angesprochenen (Abb. 10.**10**) korrigierenden Effekten auf die Dyslipidämie und auf die ektope Fettablagerung sind dies vor allem eine in mehreren Studien beobachtete Blutdrucksenkung, eine Reduktion des Plasminogen-Aktivator-Inhibitors (PAI-I) und damit verbesserte Fibrinolyse sowie eine Normalisierung der

Abb. 10.**8** Strukturformeln verschiedener Thiazolidindione.

sondere der Nüchtern-Blutzucker gesenkt. Schließlich vermindert sich die Freisetzung von Fettsäuren aus dem Fettgewebe und damit die Produktion von triglyceridreichen VLDL, ein Effekt, der speziell unter Substanzen mit gleichzeitigem PPAR-α-Effekt wie Pioglitazon zu beobachten ist.

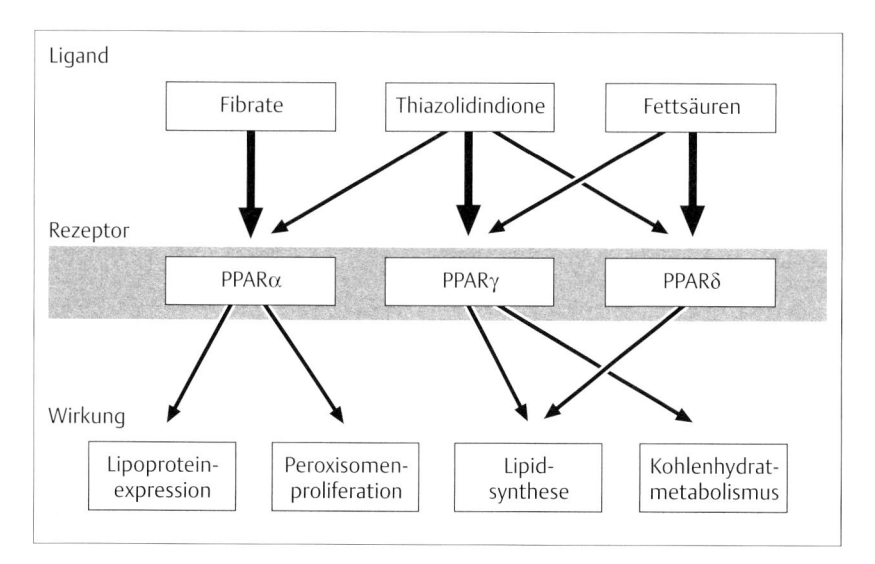

Abb. 10.**9** Die PPAR-Familie der nukleären Rezeptoren (Saltiel AR, Olefsky JM. Diabetes. 1996:45;1661)

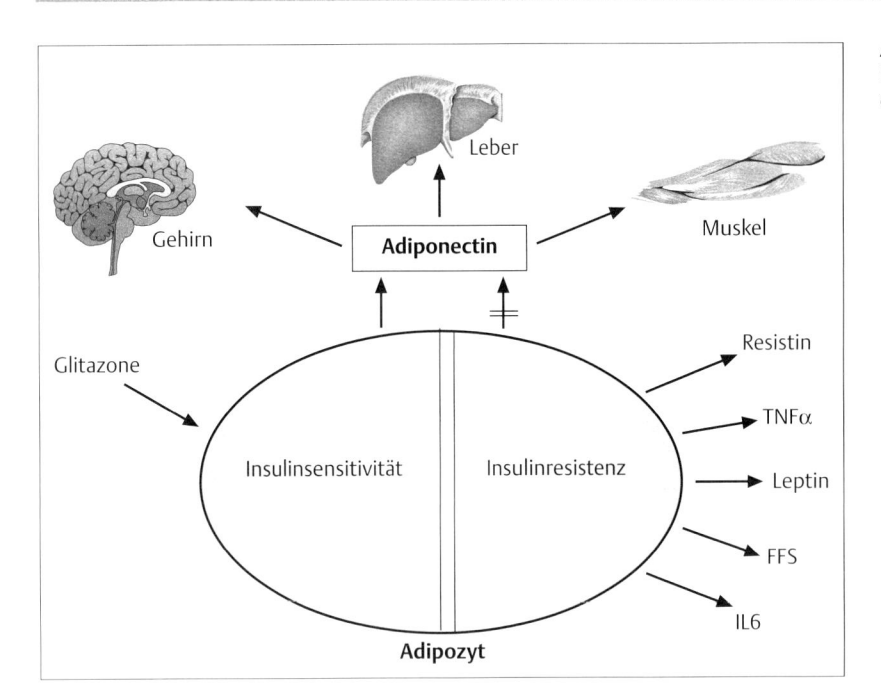

Abb. 10.10 Die zentrale Rolle des Fettgewebes für die Regulation der Insulinsensitivität.

endothelialen Dysfunktion und Vasodilatation, die aber gleichzeitig zu einer vermehrten Flüssigkeitsretention und in einigen Fällen zur Ödembildung führt (40, 49, 99). Offensichtlich haben Glitazone Wirkungen auf die Gefäße, die denen von Calciumantagnoisten ähneln, und interagieren auch z. B. mit dem lokalen insulinabhängigen RAS-System im Fettgewebe. Glitazone supprimieren die Expression von Adhäsionsmolekülen in Gefäßendothelzellen, hemmen die Th1-abhängige Produktion bestimmter Zytokine am Makrophagen in der Gefäßwand und haben vielfältige antiinflammatorische Effekte, die vermutlich dem atherothrombotischen Pathogeneseprozess entgegenwirken (59, 99). Tab. 10.4 fasst diese nicht-antihyperglykämischen Effekte zusammen.

Tab. 10.4 Nicht-antihyperglykämische Glitazon-Effekte

Fettverteilung
- subkutan ↑
- viszeral =
- intrahepatisch ↓
- intramuskulär ↓

Gefäße
- Blutdrucksenkung ↓
- Vasodilatation ↑
- Antiinflammation ↓
- Intima-Media-Dicke ↓
- intravasales Volumen ↑
- periphere Ödemneigung ↑

Blutgerinnung/Fibrinolyse
- PAI-I ↓
- Adhäsions-Expression ↓

Wirkdauer. Die orale Bioverfügbarkeit von Pio- und Rosiglitazon liegt bei ungefähr 99%, die Eliminationshalbwertszeit bei 3–4 Stunden, die Ausscheidung der stoffwechselinaktiven Metaboliten des in der Leber vollständig metabolisierten Rosiglitatzons erfolgt zu ca. 75% über die Niere und zu ca. 25% über den Darm. Bei Pioglitazon verlängern stoffwechselaktive Metaboliten die Wirkdauer.

Nebenwirkungen und Interferenzen

Fragliche Lebertoxizität. Nach den Erfahrungen mit einer vereinzelten, aber letalen Lebertoxizität unter Troglitazon haben die Zulassungsbehörden in Europa und den USA besonderes Augenmerk auf potenzielle hepatotoxische Probleme auch anderer Glitazone gelegt und ein regelmäßiges Monitoring von Leberenzymen verfügt. Allerdings hat sich eine solche hepatotoxische Gefährdung für die heute verfügbaren Substanzen Pio- und Rosiglitazon weder in den entsprechenden Zulassungsstudien noch in der Praxis unter der millionenfachen Verordnung gezeigt (40, 94, 169). Im Gegenteil, die Leberenzyme liegen im Vergleich mit anderen oralen Antidiabetika sogar niedriger und auch einige extrem seltene Einzelfallbeobachtungen nicht letaler Leberenzymerhöhungen haben sich nicht als konkludent im Sinne von glitazonverursacht erwiesen. Ein größeres Lebertoxizitätspotenzial scheint demnach für Rosi- und Pioglitazon nicht gegeben zu sein.

Flüssigkeitsretention. Infolge der vermutlich wirkungsimmanenten Flüssigkeitsretention wurde nach 26-wöchiger Behandlung sowohl mit Rosi- als auch mit Pioglitazon dosisabhängig ein Abfall des Hämoglobins bis zu 1 g/dl und des Hämatokrits bis zu 3% gesehen. Prätibiale Ödeme traten in den Zulassungsstudien in Mono- und Metformin-Kombinationstherapie in ca. 3–

4%, in Kombination mit SH in 5–7% und in Kombination mit Insulin in 14% auf, allerdings unter Insulin allein ebenfalls in 7%. Eine Herzinsuffizienz im eigentlichen Sinn wurde allerdings nur weit unter 1% beobachtet (7, 40, 41, 47, 73, 93, 124, 165).

Gewichtssteigerung. Das Körpergewicht nahm in den Halbjahresstudien durchschnittlich um 1,5–3,5 kg zu.

Wechselwirkungen. Ausscheidung Interferenzen mit Digoxin, Cumarinen und Östradiol gibt es weder für Pio- noch für Rosiglitazon.

Therapeutische Praxis

Echte Endpunktstudien zur Reduktion von diabetesassoziierten Komplikationen liegen bisher für die Glitazone nicht vor, sind aber im Rahmen der ProActive- und der DREAM-Studie in Arbeit. Für die Praxis wichtig ist, dass eine notwendige Insulintherapie zur Erreichung des individuellen metabolischen Therapieziels nicht verzögert werden darf.

Kombinationstherapie. Pioglitazon und Rosiglitazon sind innerhalb der EU und damit in Deutschland für die Kombination mit Metformin bei Typ-2-Diabetes bzw. mit SH zugelassen, falls Kontraindikationen oder Unverträglichkeit für Metformin vorliegen. Für beide Kombinationsmöglichkeiten liegen für beide Glitazone entsprechende placebokontrollierte Doppelblindstudien vor (41, 47, 73, 165). In der Schweiz und den USA sind zusätzlich sowohl die Monotherapie als auch eine Insulin-Kombinationstherapie mit Thiazolidindionen möglich.

Dosierung. Die Dosis beträgt für Pioglitazon 15 bzw. 30 mg, und zwar 1-mal täglich verabreicht, für Rosiglitazon 4 bzw. 8 mg, wobei eine 2-mal tägliche Dosierung die Effektivität steigert. Auch für die Glitazone gilt, dass die Dosis-Wirkungs-Beziehung nicht linear ist und eine Verdopplung der Dosis die HbA_{1c}-Wirksamkeit nicht verdoppelt. Der blutzuckersenkende Effekt stellt sich langsam über 2–3 Wochen ein. Eine Beurteilung der Therapie braucht daher etwas Zeit und sollte frühestens nach 3–4 Wochen erfolgen.

Kontrolluntersuchungen. Die Leberfunktion muss regelmäßig alle 2 Monate während des 1. Behandlungsjahres und danach in größeren Abständen überwacht werden, auch wenn sich bisher keine Hinweise für eine Hepatotoxizität von Pio- oder Rosiglitazon ergeben haben (94, 169). Ebenso ist auf das eventuelle Auftreten von prätibialen Ödemen bzw. auf Zeichen der Flüssigkeitsretention zu achten.

Kontraindikationen. Derzeit gilt für die EU, dass Glitazone bei Herzinsuffizienz (NYHA-Stadien I–IV) bzw. Herzinsuffizienz in der Anamnese nicht eingesetzt werden dürfen. Eine bis zu mittelgradige Nierenfunktionseinschränkung hingegen erfordert keine Dosisanpassung der Glitazontherapie. Während Schwangerschaft und Stillzeit sind Glitazone kontraindiziert.

Ausblick

Sowohl die TRIPOD-Studie bei Frauen mit vorausgegangenem Gestationsdiabetes als auch der vorzeitig abgebrochene Randomisierungsarm der DPP2-Studie legen nahe, dass zumindest dem vom Markt genommenem Troglitazon ein Beta-Zell-konservierendes Potenzial zum Erhalt der Insulinsekretionskapazität zukommt (18). Inwieweit dies ein Klasseneffekt ist und auch für Pio- und Rosiglitazon zutrifft, müssen Studien zeigen, z. B. im Rahmen der ProActive- und der DREAM-Studie, die beide unter anderem zur Prävention von Typ-2-Diabetes sowie von kardiovaskulären Komplikationen angelegt sind. Sollte sich ein Beta-Zell-konservierender Effekt bewahrheiten, wären die Glitazone die erste antidiabetische Medikamentenklasse mit diesem Potenzial. Weitere Glitazone, aber auch Nicht-Glitazon-PPAR-Agonisten, z. T. mit γ- und α-Wirkung, sind vielfach in der frühen klinischen Entwicklung. Ob sich damit auch weitere Fortschritte in den therapeutischen Optionen ergeben, bleibt aber abzuwarten.

Literatur

1 Alberti, K. G. M. M., F. A. Gries: Management of non-insulin-dependent diabetes mellitus in Europe: a consensus view. Diabet. Med. 5 (1988) 275–281; Desktop-Guide Update 1993
2 American Diabetes Association: The pharmacological treatment of hyperglycemia in NIDDM. Diabet. Care 19, Suppl. 1 (1996) 54–61
3 Ammon, H. P. T., H. Schatz: Zur klinischen Wirksamkeit und Zweckmäßigkeit von Acarbose und Metformin in der Therapie des Diabetes mellitus. Diabet. Stoffw. 4 (1995) 407–421
4 American Diabetes Association: Implications of the United Kingdom Prospective Diabetes Study. Diabetes Care. 1999; 22 (Suppl. 1):S27–S31,1999
5 Ammon HPT, Schatz H. Zur klinischen Wirksamkeit und Zweckmäßigkeit von Acarbose und Metformin in der Therapie des Diabetes mellitus. Diabet Stoffw. 1995;4:407–421
6 Antonucci, T., R. AcLain, R. Whitcomb, D. Lockwood: Impaired glucose tolerance is normalized by treatment with the thiazolidinedione troglitazone. Diabet. Care 20 (1997) 188–193
7 Aronoff, S., S. Rosenblatt, S. Braithwaite: Pioglitazone hydrochloride monotherapy improves glycogenic control in the treatment of patients with type 2 diabetes: a 6-month randomized placebo-controlled dose-response-study. Diabet. Care 83 (2000) 1605–1611
8 Aviles-Santa L, Sinding J, Raskin P. Effects of metformin in patients with poorly controlled insulin-treated type 2 diabetes mellitus. Ann Intern Med. 1999;131:182–8
9 Bader, S., R. Kiehm, H. U. Häring: Effect of CS-045 on the activity of insulin receptor kinase in the skeletal muscle of insulin resistant Zucker rats. Diabet. Stoffw. 2 (1993) 56–61
10 Bailey, C. J., C. Day: Traditional plant medicines as treatments for diabetes. Diabet. Care 12 (1989) 553–564
11 Bailey, C. J., R.C. Turner: Metformin. New Engl. J. Med. 334 (1996) 574–579
12 Bayraktar, M., N. Adalar, D.H. van Thiel: A comparison of acarbose versus metformin as an adjuvant therapy in sulfonylurea-treated NIDDM patients. Diabet. Care 19 (1996) 334–338

13 Beisswenger PJ, Howell SC, Touchette AD, Lal S, Swerzgold BS: Metformin reduces systemic methylglyoxal levels in type 2 diabetes. Diabetes. 1999; 48:198–202
14 Berger W: Nebenwirkungen und Kontraindikationen bei der Behandlung mit Metformin. In: Mehnert H, ed. Metformin in der Diabetestherapie. Bremen, Uni-Med;2001:75–82
15 Berkowitz, D., R. Peters, S. L. Kjos, J. Goico, A. Marroquin, M. E. Dunn, A. Xiang, S. Azen, T. A. Buchanau: Effect of troglitazone on insulin sensitivity and pancreatic ß-cell function in women at high risk for NIDDM. Diabetes 45 (1996) 1572–1579
16 Blonde L, Rosenstock J, Piper BA, Henry D. Durable antidiabetic effect of glyburide/metformin tablets as second-line therapy for type 2 diabetes. Diabetes. 2001;50 (Suppl.1):
17 Braun, D., U. Schönherr, H. Mitzkat: Efficacy of acarbose monotherapy with type 2 diabetes: a double-blind study conducted in general practice. Endocrinol. Metab. Clin. N. Amer. 3 (1996) 275–280
18 Buchanan, B. A., A. H. Xiang, R. K. Peters, S. L. Kjos, A. Marroquin, J. Goico, C. Ochoa, S. Tan, K. Berkowitz, H. N. Hodis, S. P. Azen: Preservation of pancreatic β-cell function and prevention of type 2 diabetes by pharmacological treatment of insulin resistance in high-risk hispanic women. Diabetes 51 (2002) 2796–2803
19 Campbell, I. W.: Metformin and the sulfonylureas: the comparative risk. Horm. metab. Res., Suppl. 15 (1985) 105–111
20 Charatan, F.: Exercise and diet reduce risk of diabetes, US study shows. BMJ. 2001;323:359
21 Caspary, W. F.: Sucrose malabsorption in man after ingestion of alpha-glucosidase hydrolyse inhibitor. Lancet 1978, 1231–1233
22 Ceriello, A., C. Taboga, L. Tonutti, R. Giacomello, L. Stel, E. Motz, M. Pirisi: Post-meal coagulation activation in diabetes mellitus: the effect of acarbose. Diabetologia 39 (1996) 469–73
23 Chiasson, J. L., R. G. Josse, R. Gomis, M. Hanefeld, A. Karasik, M. Laakso: Acarbose can prevent type 2 diabetes and cardiovascular disease in subjects with impaired glucose tolerance: the STOP-NIDDM Trial. Diabetologica 45 (2002) Suppl. 2: A 104
24 Chiasson J. L., R. G. Josse, R. Gomis, M. Hanefeld, A. Karassik, M. Laakso for the STOP-NIDDM Trial Research Group: Acarbose for prevention of type 2 diabetes mellitus: the STOP-NIDDM randomized trial. Lancet 359 (2002) 2072–2077
25 Chiasson, J. L., R.G. Josse, R. A. Hunt, C. Palmason, N. W. Rodger, S. A. Ross: The efficacy of acarbose in treatment of patients with non-insulin-dependent diabetes mellitus. Ann. intern. Med. 121 (1994) 928–935
26 Chiasson, J. L., R. Josse, L. Leiter, M. Mikic, D. Nathan, C. Palmason, R. Cohen, T. Wolever: The effect of acarbose on insulin-sensitivity in subjects with impaired glucose tolerance. Diabet. Care 19 (1996) 1190–1193
27 Clarke, B. F., I. W. Campbell: Comparisons of metformin and chlorpropamide in non obese maturity-onset diabetics uncontrolled by diet. Brit. med. J. 275 (1977) 1576–1578
28 Clarke P, Gray A, Adler A et al. Cost-effectiveness analysis of intensive blood-glucose control with metformin in overweight patients with type II diabetes (UKPDS No. 51). Diabetologia 2001;44:298–304
29 Cohen, A. M., E. Rosenmann: Acarbose treatment and diabetic nephropathy in the Cohen diabetic rat. Horm. metab. Res. 22 (1990) 511–515
30 Cohen, M. P., H. Klapser, V. K. Wu: Effect of alpha-glucosidase inhibition on the nonenymatic glycation of glomerular basement membrane. Gen. Pharmacol. 22 (1991) 607–610
31 Collier A, Watson HHK, Patrick AW et al. Effect of glycemic control, metformin and gliclazide on platelet density and aggregability in recently diagnosed type 2 (non-insulin-dependent) diabetic patients. Diabet Metab. 1989;15:420–5
32 Coniff, R. F., J. A. Shapiro, T. B. Seaton: Long-term efficacy and safety of acarbose in the treatment of obese subjects with non-insulin-dependent diabetes mellitus. Arch. intern. Med. 154 (1994) 2442–2448
33 Coniff, R. F., T. B. Seaton, J. A. Shapiro, P. Beisswenger, D. Robbins, J.B. McGill, R. Kleinfield: Reduction of glycosylated hemoglobin and postprandial hyperglycemia by acarbose in patients with NIDDM. Diabet. Care 18 (1995) 817–824
34 Coniff, R. F., B. J. Hoogwerf, J. A. Shapiro, J. A. Hunt, T. B. Seaton: A double blind placebo-controlled trial evaluating the safety and efficacy of acarbose for the treatment of patients with insulin-requiring type 2 diabetes. Diabet. Care 18 (1995) 928–932
35 Coniff, R. F., J. A. Shapiro, T. B. Seaton, G. A. Bray: Multicenter, placebocontrolled trial comparing acarbose (Bay g5421) with placebo, tolbutamide, and tolbutamide-plus-acarbose in non-insulin-dependent diabetes mellitus. Amer. J. Med. 98 (1995) 443–451
36 Cull CA, Neil HAW, Fright V, Manley SE, Holman RR, Turner RC for the UKPDS Group: Plasma lipids and hypoglycemic therapies over 6 years in Type 2 diabetic patients in the UKPDS. Diabetologia 1999;42 (Suppl. 1): A 18
37 DeFronzo, R. A., R. C. Bonadonna, E. Ferranini: Pathogenesis of NIDDM: a balanced overview. Diabet. Care 15 (1992) 318–368
38 DeFronzo RA, Goodman AM, and the Multicenter Metformin Study Group: Efficacy of metformin in patients with non-insulin-dependent diabetes mellitus. New Engl. J. Med.1995;333:541–9
39 DeFronzo, R. A., A. M. Goodman, and the Multicenter Metformin Study Group: Efficacy of metformin in patients with non-insulin-dependent diabetes mellitus. New Engl. J. Med. 333 (1995) 541–549
40 Eckland, D. A., M. Danhof: Clinical pharmacokinetics of pioglitazone. Exp. Clin. Endocrinol. Diabetes 108 (2000) Suppl 2: 234–242
41 Einhorn, D., M. Rendell, J. Rosenzweig, J. W. Egan: Pioglitazone hydrochloride in continuation with metformin in the treatment of type 2 diabetes mellitus: a randomized, placebo-controlled study. The Pioglitazone 027 Study Group. Clin. Ther. 22 (2000) 1395–1409
42 Elkeles, R. S.: The effect of oral hypoglycemic drugs on serum lipids and lipoproteins in non-insulin-dependent diabetes (NIDDM). Diabète et Metab. 17 (1991) 197–200
43 Evidenzbasierte Diabetes-Leitlinien DDG (Diskussionsentwurf): Diabetes mellitus Typ-2-Diabetes. Diabetes & Stoffw. 2001;10:223–36
44 Fölsch, U. R.: Inhibition der intestinalen Alpha-Glukosidasen in der Therapie des Diabetes mellitus. Internist 32 (1991) 699–707
45 Fonseca V, Rosenstock J, Patwardham R, Salzman A: Effect of metformin and rosiglitazone combination therapy in patients with type 2 diabetes mellitus: a randomized controlled trial. JAMA. 2000;283:1695–702
46 Fontbonne, A., M. A. Charles, I. Juhan-Vague, J.-M. Bard, E. Eschwege for the BIGPRO Study Group: The effect of metformin on the metabolic abnormalities associated with upper-body fat distribution. Diabet. Care 19 (1996) 920–926
47 Fouseca V., J. Rosenstock, R. Patwardhan, A. Salzman: Effect of metformin and rosiglitazone combination therapy in patients with type 2 diabetes mellitus. JAMA 283 (2000) 1695–1702
48 Friedmann, J. E., J. E. de Vente, R. G. Peterson, G. L. Dohm: Altered expression of muscle glucose transporter GLUT-4 in diabetic fatty Zucker rats. Amer. J. Physiol. 261 (Endocrinol. Metab. Clin. N. Amer. 24) (1991) E 782–788
49 Fuchtenbusch, M., E. Standl, H. Schatz: Clinical efficacy of new thiazolidinediones and glinides in the treatment of type 2 diabetes mellitus. Exp. Clin. Endocrinol. Diabetes 108 (2000) 151–163
50 Galuska, D., J. Zierath, A. Thörne, T. Sonnenfeld, H. Wallberg-Henriksson: Metformin increase insulin-stimulated glucose transport in insulin-resistant human skeletal muscle. Diabète et Metab. 17 (1991) 159–163

51 Garber AJ, Duncan TG, Goodman AM et al. Efficacy of metformin in type II diabetes: results of a double-blind, placebo-controlled, dose-response trial. Am J Med 1997;103:491–7

52 Ghazzi, M. N., J. E. Perez, T. K. Antonucci, J. H. Driscoll, S. M. Huang, B.W. Faja: the Troglitazone Study Group, and R.W. Whitcomb: Cardiac and glycemic benefits of troglitazone treatment in NIDDM. Diabetes 46 (1997) 433–439

53 Göke, B., C. Herrmann, R. Göke, H. C. Fehmann, P. Berghöfer, G. Richter, R. Arnold: Intestinal effects of alpha-glucosidase inhibitors: absorption of nutrients and enterohormonal changes. Europ. J. clin. Invest. 24, Suppl. 3 (1994) 25–30

54 Grant, P. J., M. H. Stickland, N. A. Booth, C. R. M. Prentice: Metformin causes a reduction in basal and post-venous occlusion plasminogen activator inhibitor-1 in type-2 diabetic patients. Diabet. Med. 8 (1991) 361–365

55 Gregorio, F., F. Ambrosi, P. Filipponi, S. Manfrini, I. Testa: Is metformin safe enough for aging type 2 diabetic patients? Diabète et Metab. 22 (1996) 43–50

56 Groop, L., E. Wilden: Treatment strategies for secondary sulfonylurea failure. Diabète et Metab. 17 (1991) 218–223

57 Hallakon, S., L. Doar, F. Fonfelle, M. Kergoat, M. Guerre-Millo, M. F. Berthault, I. Dugail, J. Morin, J. Anwerx, P. Ferr: Pioglitazone induces in vivo adipocyte differentiation in the obese Zucker fa/fa rat. Diabetes 46 (1997) 1393–1399

58 Giugliano, D., A. Quantraro, G. Consoli, A. Minei, A. Ceriello, N. DeRosa, F. D. Onofrio: Metformin for obese, insulin-treated diabetic patients: improvement in glycemic control and reduction of metabolic risk factors. Europ. J. clin. Pharmacol. 44 (1993) 107–112

59 Haffner, S. M., A. S. Greenberg, W. M. Weston, H. Chen, K. Williams, M. I. Freed: Effect of rosiglitazone treatment on nontraditional markers of cardiovascular disease in patients with type 2 diabetes mellitus. Circulation 106 (2002) 679–684

60 Hanefeld, M., S. Fischer, J. Schulze, M. Spengler, M. Wargenou et al.: Therapeutical potentials of acarbose as first line drug in non-insulin-dependent diabetes insufficiently treated with diet alone. Diabet. Care 14 (1991) 732–737

61 Hanefeld M, Göke B. Combining pioglitazone with a sulphonylurea or metformin in the management of type 2 diabetes. Exp Clin Endocrinol Diabetes. 2000;108 (Suppl.2): S256–S266

62 Hara, T., J. Nakamura, N. Koh, F. Sakakibara, N. Takeuchi, N. Hotta: An importance of carbohydrate ingestion for the expression of the effect of alpha-glucosidase inhibitor in NIDDM. Diabet. Care 19 (1996) 642–644

63 Hasche, H., G. Mertes, C. Bruns, R. Euglert, P. Genthner, D. Heim, P. Heyen, G. Mahla, C. Schmidt, B. Schulze-Schleppinghof, G. Steger-Johannsen: Effects of acarbose treatment in type 2 diabetic patients unter dietary training: a multicentre, double-blind, placebo-controlled, 2 year study. Diab. Nutr. Metab. 12 (1999) 277–285

64 Haupt, E., B. Knick, T. Koschinsky, H. Liebermeister, J. Schneider, H. Hirche: Orale antidiabetische Kombinationstherapie mit Sulfonylharnstoffen und Metformin. Med. Welt 40 (1989) 118–123

65 Hermann, L. S., B. Schersten, P.O. Bitzen, T. Kjellström, F. Lindegärde, A. Melander: Therapeutic comparison of metformin and sulfonylurea, alone and in various combinations: a double-blind controlled study. Diabet. Care 17 (1994) 1100–1109

66 Hesse, E., G. Taubmann: Die Wirkung des Biguanids und seiner Derivate auf den Zuckerstoffwechsel. Naunyn-Schmiedebergs Arch. exp. Pathol. Pharmacol. 142 (1929) 290

67 Hobler, H., M. Spengler, M. Cagatay: Verzögerte Kohlenhydrat-Absorption versus Kohlenhydrat-Malabsorption. Ausmaß und Bedeutung einer gesteigerten Fermentation im Kolon unter antidiabetischer Behandlung mit Acarbose. Akt. Endokrinol. Stoffw. 13 (1992) 5–11

68 Hoffmann, J., M. Spengler: Efficacy of 24-week monotherapy with acarbose, glibenclamide, or placebo in NIDDM patients. The Essen Study. Diabet. Care 17 (1994) 561–566

69 Hollander, P., X. Pi-Suyer, R.F. Coniff: Acarbose in the treatment of type 1 diabetes. Diabet. Care 20 (1997) 248–253

70 Holman, R. R., C. A. Cull, R. C. Turner: Glycaemic improvement over one year in a double-blind trial of acarbose in 1946 NIDDM patients. Diabetologia 39, Suppl. 1 (1996) A 44

71 Holman, R. R., C. A. Cull, R. C. Turner: A randomized double-blind trial of acarbose in type 2 diabetes shows improved glycogenic control over 3 years. Diabet. Care 22 (1999) 960–964

72 Holt, P. R., E. Atillasoy, J. Lindenbaum, S. B. Ho, J. R. Lupton, D. McMahon, S. F. Moss: Effects of acarbose on fecal nutrients, colonic pH, short-chain fatty acid and rectal proliferative indices. Metabolism 45 (1996) 1179–1187

73 Homefeld, M., B. Göke: Combining pioglitazone with a sulphonylurea or metformin in the management of type 2 diabetes. Exp. Clin. Endocrinol. Diabetes 108 (2000) Suppl 2: 256–266

74 Horton ES, Clinkingbeard C, Gatlin M, Foley J, Mallows S, Shen S: Nateglinide alone and in combination with metformin improves glycemic control by reducing mealtime glucose levels in Type 2 diabetes. Diabetes Care. 2000;23:1660–5

75 Hother-Nielsen, O., O. Schmitz, P. H. Andersen, H. Beck-Nielsen, O. Petersen: Metformin improves peripheral but not hepatic insulin action in obese patients with type 2 diabetes. Acta endocrinol. 120 (1989) 257–265

76 Hotta, N., H. Kakuta, T. Sano, H. Masumae, H. Yamada, S. Kitazawa, N. Sakamoto: Long-term effect of acarbose on glycemic conrol in non-insulin-dependent diabetes mellitus. A placebo-controlled double-blind study. Diabet. Med. 10 (1993) 134–138

77 Janka, H. U.: Platelet and endothelial function tests during metformin treatment in diabetes mellitus. Horm. metab. Res. Suppl 15 (1985) 120–122

78 Janka H. U.: Metformin-Behandlung – Bewährtes und moderne Konzepte. Dtsch. Ärztebl. 91, Suppl. zu Heft 7 (1994) 12–15

79 Janka HU. Glitazone: Profil einer neuen Substanzklasse: Internist. 2001;42:587–96

80 Janka HU. Orale Kombinationstherapie von Metformin. In: Mehnert H,ed.Metformin in der Diabetestherapie.Bremen, Uni-Med;2001:57–69

81 Jenkins, D. J. A., H. Ghafari, T. M. S. Wholever: Relationship between rate of digestion of foods and postprandial glycemia. Diabetologia 22 (1982) 450–455

82 Jeppesen, J., M.-Y. Zhou, Y.-D. I. Chen, G. M. Reaven: Effect of metformin on postprandial lipemia in patients with fairly to poorly controlled NIDDM. Diabet. Care 17 (1994) 1093–1099

83 Johnson JA, Majumdar S, Simpson SH, Toth E: Decreased mortality associatewd with the use of metformin compared to sulfonyurea monotherapy in type 2 diabetes. Diabetologia 2001; 44, Suppl.1:A112 (abstract)

84 Johnston, P. S., R. F. Coniff, B. J. Hoogwerf, J. V. Santiago, F. X. PiSunyer, A. Krol: Effects of the carbohydrate inhibitor miglitol in sulfonylurea treated NIDDM patients. Diabet. Care 17 (1994) 20–29

85 Kellerer, M., G. Kroder, S. Tippmer, L. Berti, R. Kiehn, L. Mosthaf, H.U. Häring: Troglitazone prevents glucose-induced insulin resistance of insulin receptor in rat-I fibroblasts. Diabetes 43 (1994) 447–453

86 Klip, A., L. A. Leiter: Cellular mechanism of action of metformin. Diabet. Care 13 (1990) 696–704

87 Knick, B., M. Dierich: Neuere Erkenntnisse zur Wirkung von Metformin und anderen Biguaniden. Akt. Endokrinol. Stoffw. 10 (1989) 149–156

88 Knick, B., H. Mehnert: Zur Geschichte der Biguanide: derzeitiger Stand der antidiabetischen Metformin-Therapie. Akt. Endokrinol. Stoffw. 13 (1992) 81–87

89 Koschinsky, T., C. E. Bunting, R. Rutter, F. A. Gries: Influence of metformin on vascular cell proliferation. Diabète et Metab. 14 (1988) 566–570
90 Lalau JD, Race JM. Lactic acidosis in metformin therapy. Drugs 1999;58 (Suppl 1):55–60
91 Leblanc, H., M. Marre, B. Billaut, P. H. Passa: Combined continuous subcutaneous insulin infusion in 10 overweight insulin requiring diabetic patients. Diabète et Metab. 13 (1987) 613–617
92 Lebowitz, H.: α-Glucosidase-Inhibitors as agents in the treatment of diabetes. Diabetes Reviews 6 (1998) 132–145
93 Lebowitz. H. E., J. F. Dole, R. Patwardhan, E. Rappaport, M. I. Freed: Rosiglitazone monotherapy is effective in patients with type 2 diabetes. J. Clin. Endocrinol. Metabol. 86 (2001) 280–288
94 Lebovitz, H. E., M. Kreider, M. I. Freed: Evaluation of liver function in type 2 diabetic patients during clinical trials. Evidence that rosiglitazone does not cause hepatic dysfunction. Diabet. Care 25 (2002) 815–821
95 Lefebvre, P. J., E. Standl: New Aspects in Diabetes. Treatment Strategies with Alpha-Glucosidase Inhibitors. De Gruyter, Berlin 1992
96 Leonhard, W., M. Hanefeld, S. Fischer, J. Schule: Efficacy of alpha-glucosidase inhibitors on lipids in NIDDM subjects with moderate hyperlipidemia. Europ. J. clin. Invest. 24, Suppl. 3 (1994) 45–49
97 Luft D, Schmülling RM, Eggstein M. Lactic acidosis in biguanide-treated diabetics: a review of 330 cases. Diabetologia.1978;14:75–87
98 Mäkimattila S, Nikkilä K, Yki-Järvinen H. Causes of weight gain during insulin therapy with and without metformin in patients with type II diabetes mellitus. Diabetologia. 1999;42:406–12
99 Marx, N., V. Hombach: Peroxisome proliferator-activated receptors (PPARs) in der Gefäßwand – neue Regulatoren der Genexpression in vaskulären Zellen. Z. Kardiol. 90 (2001) 470–477
100 Mäkimattila S, Nikkilä K, Yki-Järvinen H. Causes of weight gain during insulin therapy with and without metformin in patients with type II diabetes mellitus. Diabetologia. 1999;42:406–12
101 May, C.: Wirksamkeit und Verträglichkeit von einschleichend dosierter Acarbose bei Patienten mit einem nicht insulin-pflichtigen Diabetes mellitus unter Sulfonylharnstofftherapie. Diabet. Stoffw. 4 (1995) 3–8
102 Matthaei, S., A. Hamman, H. H. Klein, H. Benecke, G. Kreymann, J. S. Flier, H. Greten: Association of metformin's effect to increase insulin-stimulated glucose transport with potentiation of insulin-induced translocation of glucose transporters from intracellular pool to plasma membrane in rat adipocytes. Diabetes 40 (1991) 850–857
103 Mayerson, A. B., R. S. Hundal, S. Dufont, V. Lebon, D. Befroy, G. W. Cline, S. Enocksson, S. E. Inzucchi, G. I. Shulman, K. F. Petersen: The effects of rosiglitazone on insulin sensitivity, lipolysis, and hepatic and skeletal muscle triglyceride content in patients with type 2 diabetes. Diabetes 51 (2002) 797–802
104 McLelland, J.: Recovery from metformin overdose. Diabet. Med. 2 (1985) 410–411
105 Mehnert, H., W. Seitz: Weitere Ergebnisse der Diabetesbehandlung mit blutzuckersenkenden Biguaniden. Münch. med. Wschr. 100 (1958) 1849–1851
106 Mehnert, H., H. Kuhlmann: Hypertonie und Diabetes mellitus. Dtsch. med. J. 19 (1968) 567–571
107 Mehnert, H.: Differentialtherapie mit oralen Antidiabetika. Med. Klin. 86 (1991) 521–525
108 Menzel R, Kerner W, Meincke G, Schmohl M. Typ-2-Diabetes: Insulintherapie kombiniert mit Metformin im Vergleich zur Insulinmonotherapie: Eine Analyse klinischer Studien. Diab Stoffw 2002; [in press]
109 Mertes, G.: Efficacy and safety of acarbose in the treatment of type 2 diabetes: a 2-year surveillance study. Diabetologia 40, Suppl. 1 (1997) A 315
110 Mertes, G.: Sicherheit und Wirksamkeit von Acarbose bei der Behandlung des Typ-2-Diabetes: Ergebnisse einer 5-jährigen Anwendungsbeobachtung. Diab. Res. Clin. Pract. 52 (2001) 193–204
111 Mimura, K., F. Umeda, S. Hiramatsu, S. Taniguchi, Y. Ono, N. Nakashima: Effects of a new oral hypoglycemic agent (CS-045) on metabolic abnormalities and insulin resistance in type 2 diabetes. Diabet. Med. 11 (1994) 685–691
112 Miyazaki, Y., L. Glars, C. Triplitt, M. Matsuda, K. Cusi, A. Mahankali, S. Mahankali, L. J. Mandarino, R. A. DeFronzo: Effect of rosiglitazone on glucose and non-esterified fatty acid metabolism in type II diabetic patients. Diabetologica 44 (2001) 2210–2219
113 Müller, L., W. Puls: Pharmakologie der Alpha-Glukosidase-Inhibitoren. In Caspary, W.F.: Struktur und Funktion des Dünndarms. Excerpta Medica, Amsterdam 1987 (pp. 288–308)
114 Nagi, D. K., J. S. Yudkin: Effects of metformin on insulin resistance, risk factors for cardiovascular disease, and plasminogen activator inhibitor in NIDDM subjects. Diabet. Care 16 (1993) 621–629
115 Nolan, J. J., B. Ludvik, P. Beerdsen, M. Joyce, J. Olefsky: Improvement in glucose tolerance and insulin resistance in obese subjects treated with troglitazone. New Engl. J. Med. 331 (1994) 1188–1193
116 Olsson J, Lindberg G, Gottsäter M, Lindwall K, Sjöstrand A, Tisell A, Melander A: Increased mortality in Type II diabetic patients using sulphonylurea and metformin in combination: a population-based observational study. Diabetologia. 2000;43: 558–60
117 Periello, G. P. Misericordia, E. Volpi, A. Santucci, G.B. Bolli: Acute antihyperglycemic mechanisms of metformin in NIDDM. Diabetes 43 (1994) 920–924
118 Prager, R., G. Schernthaner: Insulin receptor binding to monocytes, insulin secretion and glucose tolerance following metformin treatment. Diabetes 32 (1983) 1083–1086
119 Prager, R., G. Schernthaner, H. Graf: Effect of metformin on peripheral insulin sensitivity in non-insulin-dependent diabetes mellitus. Diabet. Metab. Rev. 12 (1986) 346–350
120 Puls, W., U. Keup: Influence of an alpha-amylase inhibitor on blood glucose, serum insulin and NEFA in starch loading tests in rats, dogs and man. Diabetologia 9 (1973) 97–101
121 Puls, W., U. Keup, H. D. Kause, G. Thomas, F. Hoffmeister: Alpha-glucosidase inhibition: a new approach to the treatment of diabetes, obesity, and hyperlipoproteinemia. Naturwissenschaften 64 (1977) 536–537
122 Qualmann, C., M. A. Nauck, J. J. Holst, C. Orskov, W. Creutzfeldt: Glucagon-like peptide 1 (7–36 amide)secretion in response to luminal sucrose from the upper and lower gut. Scand. J. Gastroenterol. 30 (1995) 892–896
123 Rains, S. G. H., G. A. Wilson, W. Richmond, R. S. Elkeles: The effect of glibenclamide and metformin on serum lipoproteins in type 2 diabetes. Diabet. Med. 5 (199) 653–658
124 Raskin, P., M. I. Freed, M. Rendell, J. Rosenstock, M. C. Riddle, J. F. Dole: A randomized trial of rosiglitazone therapy in patients with inadequately controlled insulin-treated type 2 diabetes. Diabet. Care 24 (2001) 1226–1232
125 Raskin, P., E. B. Rappaport, S. T. Cole, Y. Yan: Rosiglitazone short-term monotherapy lowers fasting and postprandial glucose in patients with type 2 diabetes. Diabetologica 43 (2000) 278–284
126 Reaven, G. M., C. K. Lardinois, M. S. Greenfield, H. C. Schwartz, H. J. Vreman: Effect of acarbose on carbohydrate and lipid metabolism in NIDDM patients poorly controlled by sulfonylureas. Diabet. Care 13, Suppl. 3 (1990) 32–36
127 Reaven, G. M., P. Johnston, C. B. Hollenbeck, R. Skowronski, H.-C. Zhang, I. D. Goldfine, Y.-D.-I. Chen: Combined metformin-sulfonylurea treatment of patients with non-insu-

lin-dependent diabetes in fair to poor glycemic control. J. clin. Endocrinol. 74 (1992) 1020–1026

128 Rihl, J., E. Biermann, E. Standl: Insulinresistenz und Typ-2-Diabetes: Die IRIS-Studie. Diabetes und Stoffwechsel 11 (2002) 150–158

129 Rosak, C., G. Nitsche, P. König, U. Hofmann: The effect of the timing and the administration of acarbose on postprandial hyperglycemia. Diabet. Med. 12 (1995) 979–984

130 Saltiel, A. R., J. M. Olefsky: Thiazolidinediones in the treatment of insulin resistance and type 2 diabetes. Diabetes 45 (1996) 1661–1669

131 Santeusanio, F., M. M. Ventura, S. Contadini, P. Compagnucci, V. Moriconi, P. Zaccarini: Efficacy and safety of two different dosages of acarbose in non-insulin-dependent diabetic patients treated by diet alone. Diabet. nutr. Metab. 6 (1993) 147–154

132 Schäfer, G.: Biguanides: a review of history, pharmacodynamics and therapy. Diabet. Metab. Rev. 9 (1983) 148–163

133 Scherbaum WA, Landgraf: Leitlinien DDG-Praxisversion. Therapie des Diabetes Typ 2. 2001; [in press]

134 Schernthaner, G.: Kritische Analyse der antidiabetischen Therapie mit Metformin. Stoffwechselwirkungen, antiatherogene Effekte und Kontraindikationen. Akt. Endokrinol. Stoffw. 13 (1992) 44–50

135 Segal, P., J. Rybka, P. U. Feig, D. Petzinna, G. Schernthane, C. Berlin, K. P. Ratzmann: The efficacy and safety of miglitol therapy compared with glibenclamide in patients with NIDDM inadequately controlled by diet alone. Diabet. Care 20 (1997) 687–691

136 Sima, A. A. F., S. Chakrabarti: Long-term suppression of post-prandial hyperglycaemia with acarbose retards the development of neuropathies in the BB/W-rat. Diabetologia 35 (1992) 325–330

137 Sirtori, C. R., E. Tremoli, M. Sirtori, F. Conti, R. Paoletti: Treatment of hypertriglyceridemia with metformin. Atherosclerosis 26 (1977) 583–592

138 Slama, G: The insulin sparing effect of metformin in insulin-treated diabetic patients. Diabète et Metab. 17 (1991) 241–243

139 Spengler, M., M. Cagatay: Bewertung der Wirksamkeit und Verträglichkeit von Acarbose durch Anwendungsbeobachtung. Diabet. Stoffw. 1 (1992) 218–222

140 Stacpole PW, Wright EC,Baumgartner TG et al. Natural history and course of acquired lactic acidosis in adults. Amer J. Med. 1994;97:47–54

141 Stacpole, P. W., E. C. Wright, T.G. Baumgartner, R.M. Bersin, and the DCA-Lactic Acidosis Study Group: Natural history and course of acquired lactic acidosis in adults. Amer. J. Med. 97 (1994) 47–54

142 Stalhammer J, Bergman U, Boman K, Dahlen M. Metabolic control in diabetic subjects in three swedish areas with high, medium, and low sales of antidiabetic drugs. Diabetes Care.1991;14:12–9

143 Standl, E., H. J. Baumgartl, M. Fuchtenbusch, J. Stemplinger: Effect of acarbose on additional insulin therapy in type 2 diabetic patients with late failure of sulphonylurea therapy. Diabetes, Obesity, Metab. 1 (1999) 215–220

144 Standl, E., H. Mehnert: Indikationen und Kontraindikationen der Therapie mit Metformin. In Mehnert, H., E. Standl: Metformintherapie 1980. Schattauer, Stuttgart 1980 (S. 65–73)

145 Standl, E., H. U. Janka, H. Stiegler, H. Mehnert: Hyperinsulinemia and macrovascular complications in NIDDM. In Lefebvre, P.J., E. Standl: New Aspects in Diabetes. Treatment Strategies with Alpha-Glucosidase Inhibitors. De Gruyter, Berlin 1992 (pp. 87–95)

146 Standl, E.: New drugs for diabetes. In Marshall, S.M., P.D. Home, R.A. Rizza: The Diabetes Manual 10. Elsevier, Amsterdam 1996 (pp. 225–249)

147 Standl, E., H.J. Baumgartl, M. Füchtenbusch, J. Stemplinger: Effect of acarbose on additional insulin therapy of type 2 diabetics with late failure of sulphonylurea therapy. Diabetes 46, Suppl. 1 (1997) A 294

148 Sterne, J.: Du nouveau dans les antidiabétiques. N-N-dimethylguanylguanidine. Maroc méd. 36 (1957) 1295

149 Stumvoll, M., N. Nurjhan, G. Perriello, G. Dailey, J.E. Gerich: Metabolic effects of metformin in non-insulin-dependent diabetes mellitus. New Engl. J. Med. 333 (1995) 550–554

150 Tattersall, R.: Alpha-glucosidase inhibition as an adjunct to the treatment of type 1 diabetes. Diabet. Med. 10 (1993) 688–693

151 Toeller, M.: Modulation of intestinal glucose absorption: postponement of glucose absorption by alpha-glucosidase inhibitors. In Mogensen, C.E., E. Standl: Pharmacology of Diabetes. De Gruyter, Berlin 1991 (pp. 93–112)

152 Tucker, G. T., C. Casey, P. J. Philipps, H. Connor, J. D. Ward, H. F. Woods: Metformin kinetics in healthy subjects and in patients with diabetes mellitus. Brit. J. clin. Pharmacol. 12 (1981) 235–246

153 Turner RC, Cull CA, Frighi V, Holman RR. Glycemic control with diet, sulfonylurea, metformin, or insulin in patients with type 2 diabetes mellitus: progressive requirement for multiple therapies (UKPDS 49). UK Prospective Diabetes Study (UKPDS) Group. JAMA 1999;282:2005–12

154 Turner, R., C. Cull, R. Holman: United Kingdom Prospective Diabetes Study 17: A 9-year update of a randomized, controlled trial on the effect of improved metabolic control on complications in non-insulin-dependent diabetes mellitus. Ann. intern. Med. 124 (1996) 136–145

155 Turner RC, Holman R, Stratton I. Correspondence: The UK Prospective Diabetes Study. Lancet. 1998;352:1932–4

156 United Kingdom Prospective Diabetes Study Group 13: Relative efficacy of randomly allocated diet, sulfonylurea, insulin or metformin in patients with newly diagnosed type 2 diabetes followed for three years. Brit. med. J. 310 (1995) 83–88

157 United Kingdom Prospective Diabetes Study Group 34: Effect of intensive blood-glucose control with metformin on complications in overweight patients with type 2 diabetes (UKPDS 34). Lancet 1998;352:854–65

158 Vague, P., I. Juhan-Vague, M. C. Alessi, C. Badier, J. Valadier: Metformin decreases the high plasminogen activator inhibition capacity, plasma insulin and triglyceride levels in non-diabetic obese subjects. Thrombos. and Haemost. 57 (1987) 326–328

159 Walton, R. J., I. T. Sherit, G. A. Noy, K. G. M. M. Alberti: Improved metabolic profiles in insulin-treated diabetic patients given an alpha-glucosidase hydrolase inhibitor. Brit. med. J. 1979/I, 220–221

160 Watanabe, C. K.: Studies in the metabolic changes induced by administration of guanidine bases. I. Influence of injected guanidine hydrochloride upon blood sugar contents. J. biol. Chem. 33 (1918) 253–265

161 Widen, E. I. M., J. G. Eriskon, L. C. Groop: Metformin normalizes nonoxidative glucose metabolism in insulin-resistant normoglycemic first-degree relatives of patients with NIDDM. Diabetes 41 (1992) 354–358

162 Wilcock, C., N. Wyre, C. J. Bailey: Subcellular distribution of metformin in rat liver. J. Pharm. Pharmacol. 43 (1991) 442–444

163 Williams, R. H., J. P. Palmer: Farewell to phenformin for treating diabetes mellitus. Ann. intern. Med. 83 (1975) 567–568

164 Wolever, T. M. S., J.-L. Chiasson, R. G. Josse: Small weight loss on long-term acarbose therapy with no change in dietary pattern or nutrient intake of individuals with non-insulin-dependent diabetes. Int. J. Obesity 21 (1997) 756–762

165 Wolffenbuttel, B. H. R., R. Gomis, S. Squatrito, N. P. Jones, R. N. Patwardhan: Addition of low dose rosiglitazone to sulphonylurea therapy improves glycemic control in type 2 diabetes patients. Diabetic Med. 17 (2000) 40–47

166 Wu, M.-S., P. Johnston, W. W. H.-H. Sheu, C. B. Hollenbeck, C.-Y. Jeng, I. D. Goldfine, Y.-D. I. Chen, G. M. Reaven: Effect of metformin on carbohydrate and lipoprotein metabolism in NIDDM patients. Diabet. Care 13 (1990) 1–8

167 Yang, W. S., Y. Matsuzawa, C. Y. Jeng, J. P. Wang, T. J. Wu, C. L. Chen, S. Tanaka, T. Y. Tai, T. Funahasti, L. M. Chuang: Synthetic peroxisome proliferator-activated receptor-γ agonist, rosiglitazone, increases plasma levels of adiponectin in type 2 diabetic patients. Diabet. Care 25 (2002) 376–380

168 Yki-Järvinen, H., K. Nikkilä, L. Ryysy, T. Tulokas, R. Vanamo, M. Heikkilä: Comparison of bedtime insulin regimens in NIDDM: metformin prevents insulin-induced weight gain. Diabetologia 37, Suppl. 1 (1996) A 33

169 Zawadzki, A.: Thiazolidindione-associated 15 month-hepatotoxicity: a FDA-Medwatch-report. J. Clin. Endocrin. Metab. 86 (2001) Suppl 1: 415–418

11 Behandlung mit Insulin

C. Rosak und B. O. Böhm

Das Wichtigste in Kürze

➤ Das Ziel jeder Diabetes- und Insulintherapie ist es, nicht nur eine optimale Regulation des Stoffwechsels durch die möglichst physiologische Substitution des Therapeutikums Insulin zu erzielen, sondern auch eine verbesserte Lebensqualität und volle Integration im familiären, beruflichen und sozialen Umfeld des Patienten herbeizuführen. Die Ausbildung und Progression von diabetesbedingten Folgeerkrankungen soll verringert und dadurch eine höhere Lebenserwartung erreicht werden. Humaninsulin und Insulinanaloga sind heute die am häufigsten substituierten Insuline. Tierische Insuline spielen praktisch keine Rolle mehr.
Durch Zugabe bestimmter Substanzen, wie z. B. Protamin und/oder Zink, wurden Wirkdauer und Wirkcharakteristik von Normalinsulin verändert. Durch eine Modifikation der Aminosäurensequenz des Insulinmoleküls werden schneller resorbierbare und kürzer wirkende Normalinsulinäquivalente, aber auch Analoga mit im Vergleich zu NPH-Insulin längerer Wirkdauer hergestellt.

➤ Die Verfügbarkeit und Anwendung von kurz und lang wirksamen Insulinen, bzw. Insulinanaloga ist Voraussetzung für eine moderne Insulintherapie.

➤ Die Entwicklung von Insulin-Pens hat die Handhabung von Insulin im Alltag für den Patienten deutlich erleichtert. Auch ältere Patienten profitieren von der einfacheren Handhabung der Insulininjektion mit einem Pen. Pen-Insuline sind in ihrer Konzentration U-100-Insuline und damit 2,5-mal so stark konzentriert im Vergleich zu den konventionellen U-40-Insulinen. U-100-Insuline dürfen nicht mit U-40er-Spritzen injiziert werden.

➤ Unter konventioneller Insulintherapie versteht man die 1 oder 2-malige Anwendung eines reinen NPH- oder Mischinsulins. Es bedeutet, dass sich der Patient in seinem Tagesablauf in Bezug auf den Zeitpunkt der Mahlzeiten und die Mahlzeitenfrequenz strikt nach der entsprechenden Freisetzungskinetik des Insulins richten muss, um therapiebedingte Hypo- und Hyperglykämien zu vermeiden. Sie wird vorwiegend von älteren Typ-2-Diabetikern und Patienten angewendet, die Schwierigkeiten haben, diesen Erfordernissen einer intensivierten Insulintherapie nachzukommen.

➤ Die intensivierte Insulintherapie ist der Versuch, die physiologische Insulinsekretion des Nichtdiabetikers zu imitieren und somit auch einen Blutzuckerbereich im Tagesablauf zu erreichen, welcher dem des Nichtdiabetikers nahekommt. Normal- und Basalinsulin werden getrennt angewendet. Die Dosierung des Insulins basiert auf der Anwendung von Algorithmen. Auf dieser Basis ist es möglich, Mahlzeiten zu verschieben, wegzulassen und in ihrer Zusammensetzung und Menge zu verändern. Kurze und langwirkende Insulinanaloga sind von wechselnder Bedeutung bei der Umsetzung der intensivierten Insulintherapie.
Voraussetzung für den Patienten, eine intensivierte Insulintherapie umzusetzen, sind Schulung und Selbstkontrolle, die Fähigkeit der Dosisadaption an den gemessenen Blutzuckerwert und die Sicherheit, das erworbene Wissen umzusetzen.

➤ Hauptnebenwirkung der Insulintherapie ist die Hypoglykämie. Blutzuckerkonzentrationen unter 50 mg/dl (2,8 mmol/l) sind in der Regel mit definierten Symptomen verbunden. Die Ausprägung dieser Symptome und somit die Erkennung der Hypoglykämie können eingeschränkt sein. Zur frühzeitigen Erkennung von Hypoglykämien sind Blutzuckerselbstkontrollen erforderlich, um ein zu tiefes Absinken des Blutzuckers rechtzeitig objektivieren zu können. Patienten mit eingeschränkter Hypoglykämiewahrnehmung sollten im unteren Bereich ihres angestrebten Therapieziels höher liegen, um Hypoglykämien zu vermeiden.

Physiologie und Pathophysiologie des Insulinstoffwechsels – Problematik und Ziele der Insulintherapie

Physiologie. Die Insulinsekretion des Stoffwechselgesunden ist ein strikt kontrollierter Vorgang. Insulin wird bedarfsgerecht zur Aufrechterhaltung der Glucosehomöostase aus den Beta-Zellen des Pankreas in die Portalvene sezerniert. Es flutet in hoher Konzentration in der Leber an, wird dort bei der ersten Passage zu etwa 50% sequestriert und erreicht in geringerer Konzentration die Zellen der peripheren Organe (15, 91). Die erhöhte Insulinkonzentration in der Peripherie am Muskelgewebe ist primär für die Senkung der Blutzuckerkonzentration verantwortlich. Die fallenden Glucosekonzentrationen vermindern ihrerseits den Stimulus auf die Sekretion von Insulin und führen diese auf das basale Sekretionsniveau zurück. Es bestehen somit mahlzeitenbedingte Maxima sowie Minima der Insulinsekretion zwischen den Mahlzeiten, bei körperlicher Belastung und in der Nacht (67, 105). Diese Konzentrationsunterschiede sind, wie auch die Pulsatilität der Insulinsekretion (48, 73), wichtig für die optimale Insulinwirkung an den Insulinrezeptoren der Zielzellen.

Insulin supprimiert die hepatische Glukoneogenese und vermindert dadurch besonders in der späten Nacht und in den frühen Morgenstunden die Glucoseausschüttung aus der Leber.

Neben seiner blutzuckersenkenden Eigenschaft hat Insulin als anaboles Hormon Auswirkungen auf den Lipid- und Proteinmetabolismus sowie die Elektrolytbalance und ist vielfältig an der Aktivierung und Hemmung von Enzymsystemen beteiligt (124).

Diese natürlichen, dynamischen Regelmechanismen zwischen sich ändernden Blutzucker- und Insulinkonzentrationen und den Insulinwirkungen im Intermediärstoffwechsel sind aufgrund der nicht mehr vorhandenen endogenen Insulinsekretion beim *Typ-1-Diabetiker* massiv gestört (Kap. 3).

Die Stoffwechselstörung des *Typ-2-Diabetikers* beruht auf der genetisch bedingten Insulinresistenz, besonders der Skelettmuskulatur und der Leber sowie der gestörten Insulinsekretionsdynamik mit Verlust der Phase I der Insulinsekretion sowie nachfolgender starrer Sekretionsdynamik (verlängerte Phase II) und erhöhten Insulinkonzentrationen zwischen den Mahlzeiten. Letztlich bildet sich auch beim Typ-2-Diabetiker im Laufe der Erkrankung ein absoluter Insulinmangel aus, welcher dann mit Insulin substituiert, bzw. korrigiert werden muss.

Insulintherapie. Der „Ersatz" des fehlenden Insulins gelingt nicht immer problemlos und hängt von vielen Faktoren seitens des Patienten, aber auch von patientenunabhängigen Faktoren wie der pharmazeutischen Aufbereitung des zu injizierenden Insulins und seiner Anwendung durch Patient und Arzt ab. Das Ziel jeder Diabetes- und Insulintherapie ist es, nicht nur eine optimale Regulation des Stoffwechsels durch eine möglichst physiologische Substitution des Therapeutikums Insulin herbeizuführen, sondern auch eine verbesserte Lebensqualität des Patienten, eine geringere Ausbildung und Progression von diabetesbedingten Folgeerkrankungen und somit eine höhere Lebenserwartung zu erzielen.

Chemische Eigenschaften von Insulin. Insulin ist ein Proteohormon mit der Summenformel $C_{257}H_{383}O_{77}N_{65}S_6$. Es hat ein Molekulargewicht von 5807 Da (Humaninsulin) und besteht aus 2 Aminosäureketten mit jeweils 21 bzw. 30 Aminosäuren, welche über 2 Disulfidbrücken miteinander verbunden sind. Rinderinsulin unterscheidet sich in 3 Aminosäuren der Position 8 und 10 der A-Kette sowie Position 30 der B-Kette, Schweineinsulin in 1 Aminosäure in Position 30 der B-Kette von der Aminosäuresequenz des Humaninsulins.

Herstellungsverfahren

Tierische Insuline

Die Gewinnung der tierischen Insuline erfolgt durch Säure-Ethanol-Extraktion aus gefrorenen Tierpankreata sowie mehrfachen Kristallisations- und Präzipitationsverfahren zur weiteren Reinigung. Die Einführung der Gelfiltration und der zusätzlichen Ionenaustauschchromatographie führte zu den hochgereinigten Präparationen, welche nahezu frei von Insulinvorstufen, Insulindegradationsprodukten und anderen pankreatischen Proteinen sind.

Humaninsulin

Extraktion und Totalsynthese. Grundsätzlich lässt sich Humaninsulin über unterschiedliche Herstellungsverfahren gewinnen. Sowohl die Extraktion von Insulin aus menschlichen Leichenpankreata (85) als auch die End-zu-End-Totalsynthese aus Aminosäuren (114) ergeben keine relevanten Mengen, wie sie zur therapeutischen Anwendung bei Diabetikern notwendig sind. Beide Verfahren haben nur noch historische Bedeutung.

Semisynthese. Ausgangsmaterial bei der Semisynthese ist Schweineinsulin, welches sich in 1 Aminosäure in der Position B30 von Humaninsulin unterscheidet. Durch Transpeptidierung der Aminosäure Alanin gegen die Aminosäure Threonin wird Humaninsulin gebildet. Threonin weist eine Hydroxylgruppe mehr im Molekül auf und macht Humaninsulin somit insgesamt etwas hydrophiler als Schweineinsulin (80).

Dieses Herstellungsverfahren, welches die technische Herstellung größerer Mengen zulässt, hat immer noch zur Voraussetzung, dass Schweineinsulin aus Schweinepankreata als Ausgangsmaterial gewonnen wird. Wegen seiner hohen Kosten ist auch dieses Verfahren als historisch zu bezeichnen.

Biosynthese aus E.-coli-Bakterien (für den Menschen apathogener Stamm K 12). Hierbei werden mittels gentechnischer Verfahren der DNA-Rekombination die A- und die B-Kette des Insulinmoleküls getrennt synthetisiert und anschließend zu dem biologisch wirksamen Gesamtmolekül vereinigt, welches auch die entsprechende dreidimensionale Konformation annimmt (25, 26, 46).

Neben der getrennten Herstellung der A- und der B-Kette lässt sich Insulin auch über die Synthese von Proinsulin aus E.-coli-Bakterien gewinnen (42).

Biosynthese aus Saccharomyces cerevisiae (Brauerhefe). Ein weiteres Herstellungsverfahren geht über die Expression von Proinsulin mit verkürztem C-Peptid-Anteil in Hefen. Mithilfe spezifischer Expressionsvektoren wird Proinsulin von Hefen in die Kulturüberstandsätze sezerniert und kann daraus isoliert werden. Dieser Produktionsweg ist einfacher, da nach Gewinnung des Proinsulins zum Erhalt des intakten Humaninsulins nur noch der C-Peptid-Anteil eliminiert werden muss (79, 122).

Unabhängig von den Herstellungsverfahren unterscheiden sich nach heutiger Kenntnis die semisynthetisch und biosynthetisch gewonnenen Humaninsuline nicht von dem im menschlichen Organismus synthetisierten und sezernierten Hormon in Bezug auf Primär-, Sekundär- und Tertiärstruktur. In äquimolarem Verhältnis sind sie äquipotent.

Klinische Pharmakologie der Insulinpräparationen

Historisches

> Bei dem 1921 von Banting u. Best (7, 8, 9) aus Pankreasextrakten gewonnenen Insulin handelte es sich um verunreinigte Formulierungen, welche in saurer Lösung vorlagen und auch so injiziert wurden. Diese Extrakte entsprechen in ihrer Wirkdauer schnell wirkenden Insulinen und mussten mehrfach am Tag injiziert werden.

In der Folgezeit wurden neben den bereits erwähnten zusätzlichen Reinigungsverfahren auch die Pankreata unterschiedlicher Spezies zur Insulingewinnung herangezogen. Weiterhin gelang es, neben der Änderung des physikochemischen Zustands von Insulin auch Substanzen zu entwickeln, welche die Wirkdauer des Insulins verlängert haben. Aber nicht nur Wirkdauer und Wirkstärke wurden durch die Einführung der unterschiedlichen Verzögerungsprinzipien beeinflusst, auch Wirkeintritt und Wirkmaxima. Die verlängerte und verzögert einsetzende Insulinwirkung erhöhte die Insulinspiegel im Blut und hat dazu geführt, dass die Konstanz der Ernährung im Alltag des Patienten eine neue überdimensionale Bedeutung erhielt.

Erst mit der „Wiedereinführung" der intensivierten Insulinbehandlung und der Betonung der prandialen Insulingabe, welche konsequenterweise zu Lasten der basalen Insulinsubstitution ging, hat der Patient wieder neue Freiheiten und Unabhängigkeit von dem zeitlichen Mahlzeitenzwang erhalten.

Tab. 11.1 gibt eine Übersicht über die derzeit in Deutschland erhältlichen Insuline.

Tab. 11.1 Insuline

Insulin-präparat	Spezies	Reinigung	Lsg./Susp.	pH	Konservierungs-mittel/ml	Spritz-Ess-Abstand (Minuten)	Wirkungeintritt, Wirkdauer (Minuten) (Stunden) (nach Angaben der Hersteller)		Hersteller
Kurz wirksame Insuline: Normal-(Alt-)Insuline									
Insulin Actrapid HM (ge)	geH	C+IAC	Lsg.	7,0	1 mg Methyl-4-hydroxybenzoat	15–30	30	6–7	Novo Nordisk
Insuman Rapid	BHI	HPLC	Lsg.	7,0	2,7 mg m-Cresol	15–30	30	5–8	Aventis
Huminsulin Normal 40/100	BHI	IAC	Lsg.	7,0	2,5 mg m-Cresol	15–30	30	6–8	Lilly
Insulin S Berlin Chemie	S	IAC	Lsg.	3,0–3,5	1,0 mg Methyl-4-hydroxybenzoat	30	30	5–7	Berlin-Chemie
Insulin S.N.C. Berlin Chemie	S	IAC	Lsg.	7,0–7,8	2,7 mg m-Cresol	15–30	ca. 15	5–7	Berlin-Chemie
Berlinsulin H Normal U-40	BH	IEC RPC SEC	Lsg.	7,0–7,8	2,5 mg m-Cresol	15–30	10–15	6–8	Berlin-Chemie

BH: biosynthetisches Humaninsulin
BHI: biosynthetisches Humaninsulin
C: chromatografisch gereinigt
geH: gentechnologisch hergestelltes Humaninsulin
HPLC: mit High pressure liquid chromatography gereinigt
IAC: mit Ionenaustauschchromatograph gereinigt
IEC: Ion exchange chromatography

NI: Normalinsulin
R: Rinderinsulin
RPC: Reverse phase chromatography
S: Schweineinsulin
SEC: Size exclusion chromatography
SHI: semisynthetisches Humaninsulin

Tab. 11.1 Insuline *(Fortsetzung)*

Insulin-präparat	Spezies	Reinigung	Lsg./Susp.	pH	% NI-Anteile	Depot-träger/ml	Konservierungs-mittel/ml	Spritz-Ess-Abstand (Min.)	Wirkungseintritt, Wirkdauer (Minuten) (Stunden) (nach Angaben des Herstellers)		Hersteller
Verzögerungsinsuline: rein intermediär wirksame Insuline und Mischinsuline (NPH-Insuline)											
Insuman Basal	BHI	HPLC	Susp.	7,2		0,132 mg Protamin	0,6 mg Phenol 1,5 mg m-Cresol	30–60	60	11–20	Aventis
Insuman Comb 15	SHI	HPLC	Susp.	7,2	15	0,112 mg Protamin	1,5 mg m-Cresol 0,6 mg Phenol	30–45	30–45	11–20	Aventis
Insuman Comb 25	BHI	HPLC	Susp.	7,2	25	0,099 mg Protamin	0,6 mg Phenol 1,5 mg m-Cresol	30–45	30	12–18	Aventis
Huminsulin Basal 40/100	BHI	IAC	Susp.	7,0		0,144 mg Protamin	0,65 mg Phenol 1,6 mg m-Cresol	30–60	30–60	18–20	Lilly
Huminsulin Profil II 100	BHI	IAC	Susp.	7,0	20	0,115 mg Protamin	0,7 mg Phenol 1,6 mg m-Cresol	45–60	30	bis 16	Lilly
Huminsulin Profil III 40/100	BHI	IAC	Susp.	7,0	30	0,101 mg Protamin	0,65 mg Phenol 1,6 mg m-Cresol	30–45	30	bis 15	Lilly
Insulin Insulatard Human (ge)	SHI	IAC	Susp.	7,3		0,130 mg Protamin	1,5 mg m-Cresol	45–60	90	bis 24	Novo Nordisk
Insulin Mixtard 30/70	SHI	IAC	Susp.	7,3	30	0,90 mg Prota-min	0,7 mg Phenol	30–45	30	bis 24	Novo Nordisk
Insulin Protaphan HM (ge)	geH	C+IAC	Susp.	7,0		0,150 mg Protamin 0,006 mg Zink chlorid	0,65 mg Phenol 1,5 mg m-Cresol	30–45	90	bis 24	Novo Nordisk
Insulin Actraphane HM 30/70 (ge)	geH	C+IAC	Susp.	7,0	30	0,100 mg Protamin 0,005 mg Zink chlorid	0,65 mg Phenol 1,5 mg m-Cresol	30	30	bis 24	Novo Nordisk

Tab. 11.1 Insuline *(Fortsetzung)*

Insulin-präparat	Spezies	Reinigung	Lsg./Susp.	pH	% amorph	Depotträger/ml	Konservierungsmittel/ml	Spritz-Ess-Abstand (Minuten)	Wirkungseintritt, Wirkdauer (Minuten) (Stunden) (nach Angaben des Herstellers)		Hersteller
Verzögerungsinsuline III: Insulin-Zink-Suspensionen											
Insulin Semilente	S	C+IAC	Susp.	7,0	100	0,26 mg Zinkacetat	1 mg Methyl-4-hydroxybenzoat	45–60	60–90	bis 16	Novo Nordisk
Insulin Monotard HM (ge)	SHI	C+IAC	Susp.	7,0	30	0,11 mg Zink chlorid 0,09 mg Zink chlorid	1 mg Methyl-4-hydroxybenzoat	45–60	120–150	bis 22	Novo Nordisk

Tab. 11.1 Insuline *(Fortsetzung)*

Insulin-präparat	Spezies	Reinigung	Lsg./Susp.	pH	% NI-Anteile	Depotträger/ml	Konservierungsmittel/ml	Spritz-Ess-Abstand (Minuten)	Wirkungseintritt, Wirkdauer (Minuten) (Stunden) (nach Angaben des Herstellers)		Hersteller
Lang wirksame Insuline: Insulin-Zink-Suspensionen											
Insulin Ultratard HM (ge)	geH	C+IAC	Susp.	7,0		0,17 mg Zink chlorid	1 mg Methyl-4-hydroxybenzoat	*	180–240	bis 28	Novo Nordisk

* Ein Spritz-Ess-Abstand ist bei der langsamen Insulinfreisetzung der bis ca. 30 h wirksamen Präparate irrelevant. Ein solcher ist lediglich für das meist gleichzeitig injizierte Normalinsulin zu beachten.

Tab. 11.1 Insuline *(Fortsetzung)*

Insulin-präparat	Spezies	Reinigung	Lsg./Susp.	pH	% NI-Anteile	Depotträger/ml	Konservierungsmittel/ml	Spritz-Ess-Abstand (Minuten)	Wirkungseintritt, Wirkdauer (Minuten) (Stunden) (nach Angaben des Herstellers)		Hersteller
Besondere Insulinpräparationen (U 40 und U 100) für Pumpen, Pens und andere Injektionshilfen											
Insuman Infusat 100	BHI	HPLC	Lsg.	7,2	100		2,7 mg Phenol 0,01 mg Genapol	15–30	30	bis 8	Aventis
Insuman Infusat	BHI	HPLC	Lsg.	7,2	100		2,7 mg Phenol	15–30	30	bis 8	Aventis
Insuman Basal 100 IE/ml	BHI	HPLC	Susp.	7,2		0,318 mg Protamin	1,5 mg m-Cresol 0,6 mg Phenol	45–60	60	11–20	Aventis
Insuman Comb 15 100 IE/ml	BHI	HPLC	Susp.	7,2	15	0,272 mg Protamin	1,5 mg m-Cresol 0,6 mg Phenol	30–45	30–45	11–20	Aventis

Tab. 11.1 Insuline *(Fortsetzung)*

Insulin-präparat	Spezies	Reinigung	Lsg./Susp.	pH	% NI-Anteile	Depotträger/ml	Konservierungsmittel/ml	Spritz-Ess-Abstand (Minuten)	Wirkungseintritt, Wirkdauer (Minuten) (Stunden) (nach Angaben des Herstellers)		Hersteller
Insuman Comb 25	BHI	HPLC	Susp.	7,2	25	0,283 mg Protamin	1,5 mg m-Cresol 0,6 mg Phenol	30–45	30	12–18	Aventis
Insuman Comb 50	BHI	HPLC	Susp.	7,2	50	0,159 mg Protamin	1,5 mg m-Cresol 0,6 mg Phenol	20–30	30	10–16	Aventis
Insuman Rapid	BHI	HPLC	Lsg.	7,2	100		2,7 mg m-Cresol	15–20	30	58	Aventis
Insuman Basal OptiSet	BHI	HPLC	Susp.	7,2		0,318 mg Prota-min	1,5 mg m-Cresol 0,6 mg Phenol	45–60	60	11–20	Aventis
Insuman Comb 15 OptiSet	BHI	HPLC	Susp.	7,2	15	0,272 mg Protamin	1,5 mg m-Cresol 0,6 mg Phenol	30–45	30–45	11–20	Aventis
Insuman Comb 25 OptiSet	BHI	HPLC	Susp.	7,2	25	0,283 mg Protamin	1,5 mg m-Cresol 0,6 mg Phenol	30–45	30	12–18	Aventis
Insuman Comb 50 OptiSet	BHI	HPLC	Susp.	7,2	50	0,159 mg Protamin	1,5 mg m-Cresol 0,6 mg Phenol	20–30	30	10–16	Aventis
Insuman Rapid OptiSet	BHI	HPLC	Lösg.	7,2	100			15–20	30	5–8	Aventis
Insulin Actraphane (ge) HM 10/90 Penfill 3,0 ml	geH	C+IAC	Susp.	7,0	10	0,32 mg Protamin	1,5 mg m-Cresol 0,65 mg Phenol	30	30	bis 24	Novo Nordisk
Insulin Actraphane (ge) HM 20/80 Penfill 3,0 ml	geH	C+IAC	Susp.	7,0	20	0,28 mg Protamin	1,5 mg m-Cresol 0,65 mg Phenol	30	30	bis 24	Novo Nordisk
Insulin Actraphane (ge) HM 30/70 Penfill 3,0 ml	geH	C+IAC	Susp.	7,0	30	0,25 mg Protamin	1,5 mg m-Cresol 0,65 mg Phenol	30	30	bis 24	Novo Nordisk
Insulin Actraphane (ge) HM 40/60 Penfill 3,0 ml	geH	C+IAC	Susp.	7,0	40	0,21 mg Protamin	1,5 mg m-Cresol 0,65 mg Phenol	30	30	bis 24	Novo Nordisk

Tab. 11.1 Insuline *(Fortsetzung)*

Insulin-präparat	Spezies	Reinigung	Lsg./Susp.	pH	% NI-Anteile	Depotträger/ml	Konservierungsmittel/ml	Spritz-Ess-Abstand (Minuten)	Wirkungseintritt, Wirkdauer (Minuten) (Stunden) (nach Angaben des Herstellers)		Hersteller
Insulin Actraphane (ge) HM 50/50 Penfill 3,0 ml	geH	C+IAC	Susp.	7,0	50	0,18 mg Protamin	1,5 mg m-Cresol 0,65 mg Phenol	30	30	bis 24	Novo Nordisk
Insulin Actrapid HM Penfill (ge) 3,0 ml	geH	C+IAC	Lsg.	7,0	100		3 mg m-Cresol	15–30	30	bis 8	Novo Nordisk
Insulin Protaphan HM Penfill (ge) 3,0 ml	geH	C+IAC	Susp.	7,0		0,35 mg Protamin	1,5 mg m-Cresol 0,65 mg Phenol	30–45	90	bis 24	Novo Nordisk
Insulin Actrapid HM NovoLet (ge) 3,0 ml	geH	C+IAC	Lsg.	7,0	100		3,0 mg m-Cresol	15–30	30	bis 8	Novo Nordisk
Insulin Actraphane HM (ge) 30/70 NovoLet 3,0 ml	geH	C+IAC	Susp.	7,0	30	0,25 mg Protamin	1,5 mg m-Cresol 0,65 mg Phenol	30	30	bis 24	Novo Nordisk
Insulin Protaphan HM (ge) NovoLet 3,0 ml	geH	C+IAC	Susp.	7,0		0,35 mg Protamin	1,5 mg m-Cresol 0,65 mg Phenol	30–45	30	bis 24	Novo Nordisk
Huminsulin Normal für Pen	BHI	IAC	Lsg.	7,2	100		2,5 mg m-Cresol	10–15	10–15	68	Lilly
Huminsulin Basal für Pen	BHI	IAC	Susp.	7,2		0,35 mg Protamin	1,6 mg m-Cresol 0,65 mg Phenol	30–45	30–60	18–20	Lilly
Huminsulin Profil II für Pen	BHI	IAC	Susp.	7,2	20	0,28 mg Protamin	1,6 mg m-Cresol 0,65 mg Phenol	30–45	30	bis 16	Lilly
Huminsulin Profil III für Pen	BHI	IAC	Susp.	7,2	30	0,24 mg Protamin	1,6 mg m-Cresol 0,65 mg Phenol	30–45	30	bis 15	Lilly
Insulin Actraphane HM (ge) 10/90 NovoLet 3,0 ml	geH	C+IAC	Susp.	7,0	10	0,31 mg Protamin	1,5 mg m-Cresol 0,65 mg Phenol	30	30	bis 24	Novo Nordisk

Tab. 11.1 Insuline *(Fortsetzung)*

Insulin-präparat	Spezies	Reinigung	Lsg./Susp.	pH	% NI-Anteile	Depotträger/ml	Konservierungsmittel/ml	Spritz-Ess-Abstand (Minuten)	Wirkungseintritt, Wirkdauer (Minuten) (Stunden) (nach Angaben des Herstellers)		Hersteller
Insulin Actraphane HM (ge) 20/80 NovoLet 3,0 ml	geH	C+IAC	Susp.	7,0	20	0,28 mg Protamin	1,5 mg m-Cresol 0,65 mg Phenol	30	30	bis 24	Novo Nordisk
Insulin Actraphane HM (ge) 30/70 NovoLet 3,0 ml	geH	C+IAC	Susp.	7,0	30	0,24 mg Protamin	1,5 mg m-Cresol 0,65 mg Phenol	30	30	bis 24	Novo Nordisk
Insulin Actraphane HM (ge) 40/60 NovoLet 3,0 ml	geH	C+IAC	Susp.	7,0	40	0,21 mg Protamin	1,5 mg m-Cresol 0,65 mg Phenol	30	30	bis 24	Novo Nordisk
Insulin Actraphane HM (ge) 50/50 NovoLet 3,0 ml	geH	C+IAC	Susp.	7,0	50	0,18 mg Protamin	1,5 mg m-Cresol 0,65 mg Phenol	30	30	bis 24	Novo Nordisk
Berlinsulin H Normal Pen/ Berlinsulin H Normal 3 ml Pen	BH	IEC RPC SEC	Lsg.	7,0 7,8	100		2,5 mg m-Cresol	15–30	10–15	6–8	Berlin-Chemie
Berlinsulin H Basal Pen/ Berlinsulin H Basal 3 ml Pen	BH	IEC RPC SEC	Susp.	6,9 7,5		0,35 mg Protamin-sulfat	1,6 mg m-Cresol 0,65 mg Phenol	30–45	30–60	18–20	Berlin-Chemie
Berlinsulin H 20/80 Pen/ Berlinsulin H 20/80 3 ml Pen	BH	IEC RPC SEC	Susp.	6,9 7,5	20	0,28 mg Protamin sulfat	1,6 mg m-Cresol 0,65 mg Phenol	30–45	30	14–16	Berlin-Chemie
Berlinsulin H 30/70 Pen Berlinsulin H 30/70 3 ml Pen	BH	IEC RPC SEC	Susp.	6,9 7,5	30	0,24 mg Protamin sulfat	1,6 mg m-Cresol 0,65 mg Phenol	30–45	30	14–15	Berlin-Chemie
Huma Ject Normal 3ml	BHI	IAC	Lsg.	7,2	100		2,5 mg m-Cresol	10–15	10–15	6–8	Lilly
Huma Ject Basal 3ml	BHI	IAC	Susp.	7,2		0,35 mg Protamin	1,6 mg m-Cresol 0,65 mg Phenol	30–45	30–60	18–20	Lilly
Huma Ject Profil III 3 ml	BHI	IAC	Susp.	7,2	30	0,24 mg Protamin	1,6 mg m-Cresol 0,65 mg Phenol	30–45	30	bis 15	Lilly

Tab. 11.1 Insuline (Fortsetzung)

	Spezies	Reinigung	Lsg./Susp.	pH	% NI-Anteile	Depotträger/ml	Konservierungsmittel/ml	Spritz-Ess-Abstand (Minuten)	Wirkungseintritt (Minuten)	Wirkdauer (Stunden)	Hersteller
Kurzwirksame Insulinanaloga: Insulin Lispro + Aspart											
Humalog 100	geH	IAC	Lsg.	7,4–7,5	100	–	3,15 mg m-Cresol	0–15	10–15	2–5	Lilly
Humalog 100 für Pen	geH	IAC	Lsg.	7,4–7,5	100	–	3,15 mg m-Cresol	0–15	10–15	2–5	Lilly
Novo Rapid 100 IE/ml	geH	IAC	Lsg.	7,0	100	–	Cresol	0–15	10–15	2–5	Novo Nordisk
Langwirksame Insulinanaloga											
Lantus 100 IE/ml	geH	HPLC	Lsg.	4,0	0	–	m-Cresol 2,7 mg	–	90–180	24	Aventis
Lantus OptiSet	geH	HPLC	Lsg.	4,0	0	–	m-Cresol 2,7 mg	–	90–180	24	Aventis
Kombinationsanaloga											
Humalog Mix 25	geH.	iAC	Susp.	7,0	25	Protamin	1,76 mg/ml Cresol 0,80 mg/ml Phenol	0–15	15	10–14	Lilly
Humalog Mix 50	geH	iAC	Susp.	7,0	50	Protamin	1,76 mg/ml Cresol 0,80 mg/ml Phenol	0–15	15	8–12	Lilly
Novo Mix 30	geH.	iAC	Susp.	7,0	30	Protamin	1,5 mg Cresol 0,65mg Phenol	0–15	15	12–14	Novo Nordisk

BH: biosynthetisches Humaninsulin
BHI: biosynthetisches Humaninsulin
C: chromatografisch gereinigt
geH: gentechnologisch hergestelltes Humaninsulin
HPLC: mit High pressure liquid chromatography gereinigt
IAC: mit Ionenaustauschchromatograph gereinigt
IEC: Ion exchange chromatography

NI: Normalinsulin
R: Rinderinsulin
RPC: Reverse phase chromatography
S: Schweineinsulin
SEC: Size exclusion chromatography
SHI: semisynthetisches Humaninsulin

Kurz wirksame Insuline: Normal-(Alt-)Insulin

Wirkung. Bei Normalinsulin (Altinsulin) handelt es sich um ein zeitlich gesehen relativ kurz wirkendes Insulin, welches besonders in Bezug zu Mahlzeiten und als Korrekturinsulin angewendet wird. In der pharmazeutischen Konfektionierung, in der Insulinflasche, wie es auch vom Patienten verwendet wird, liegt Normal-Insulin in Hexameren vor. Nach der Injektion in das subkutane Fettgewebe findet die Dissoziation in Di- und Monomere statt. Dieser Vorgang geht mit einer Dilution einher und führt nach entsprechender Verdünnung letztlich zur Diffusion an und in die Kapillaren des subkutanen Fettgewebes. Den Zeitraum von der Injektion des Insulins bis zur beginnenden metabolischen Wirksamkeit bezeichnet man als „lag-phase"; diese dauert etwa 15–30 Minuten (24a).

In Abhängigkeit von der Höhe der Dosis beträgt die *Wirkdauer* 4–6 Stunden mit einem *Wirkmaximum* nach 2–3 Stunden. Normalinsulin ist in der Regel eine pH-neutrale, klare Lösung (nur die Normalinsuline der Firma Hoechst vom Rind und vom Schwein weisen einen sauren pH-Wert auf). Normalinsulin kann subkutan, intramuskulär, intraperitoneal und als einzige Insulinform auch intravenös angewendet werden. Dies ist z. B. bei der Komabehandlung erforderlich.

Anwendungsbereiche. Normalinsulin ist mit isophanem NPH-Insulin unter Erhalt seiner spezifischen

Wirkcharakteristik mischbar. Aufgrund seines schnellen Wirkungseintritts und seiner kurzen Wirkdauer wird Normalinsulin heute vor allem als mahlzeitenbezogenes (präprandiales) Insulin oder als Korrekturinsulin bei erhöhten Blutzuckerwerten angewendet. Weiterhin findet es sich als schnell wirkende Komponente in Mischinsulinen. In dieser Kombination erzielt man einen stärkeren initialen Effekt auf den Blutzucker im Vergleich zu reiner Basalinsulingabe.

Bei der *Insulinpumpenbehandlung* und zur Komabehandlung werden insbesondere Normalinsulin, aber auch schnellwirkende Insulinanaloga zur kontinuierlichen subkutanen Gabe mittels Insulinpumpe bzw. über Perfusor intravenös eingesetzt. Noch experimentelle Anwendungen sind der inhalative, orale, nasale (87) und rektale (135) Applikationsweg.

Insulinanaloga

Die zur Therapie zugelassenen Insulinanaloga sind als Substanzen definiert, bei welchen durch Veränderungen der Folge und/oder Anzahl der Aminosäuren des Humaninsulinmoleküls neue Eigenschaften implementiert werden. Das Ziel ist es, durch die Anwendung der Analoga Nachteile, die sich aus der peripheren subkutanen Insulinapplikation ergeben, zu kompensieren, den Gebrauch zu erleichtern und die Wirkung im Vergleich zu Humaninsulin zu verbessern.

Kurzwirkende Insulinanaloga

Die Tatsache, dass die biologische Verfügbarkeit von subkutan injiziertem Normalinsulin mit einer Verzögerung von ca. 15–30 Minuten beginnt, der Wirkgipfel nach etwa 2–3 Stunden nachweisbar ist und die Gesamtwirkdauer 5–6 Stunden anhält, kann für den Patienten den Nachteil haben, dass er je nach Höhe des Blutzuckerausgangswerts einen Spritz-Ess-Abstand einhalten bzw. wegen der langen Wirkdauer und in Abhängigkeit von der Bolusmenge eine Zwischenmahlzeit einnehmen muss.

Chemische Struktur. Bei *Insulin Lispro* und *Insulin Aspart* wurde in Kenntnis der Tatsache, dass das C-terminale Ende der B-Kette für die Assoziation der Insulinmoleküle von Bedeutung ist, bei Insulin Lispro die Umstellung der Aminosäuren Lysin und Prolin vorgenommen. Bei Insulin Aspart wurde die Aminosäure Prolin durch Aspargin (B28) am C-terminalen Ende der B-Kette ersetzt (35a, 57a, 27a, Home et al. 1998, Home et al. 1999)

Beide Moleküle haben nahezu identische biologische Eigenschaften wie Humaninsulin. Die Assoziationskräfte der einzelnen Analogonmoleküle im Dimer sind geringer, so dass die Hexameren der Analoga nach der Injektion in das subkutane Fettgewebe praktisch sofort als Monomere vorliegen (24b). Der klinische Vorteil ist, dass dadurch die bei den Normalinsulin-Hexameren notwendige Zeit für die Dissoziation entfällt und die Analogon-Moleküle post injectionem direkt in die Kapillaren diffundieren können, d. h., dass in der Regel der Spritz-Ess-Abstand entfallen kann.

Wirkung. Diese Eigenschaft bedeutet für den Patienten, dass er unmittelbar vor der Mahlzeit bzw. in „Angesicht der fertig servierten Mahlzeit" injizieren kann. Ein weiterer Vorteil ist die schnellere Bioverfügbarkeit höhere Konzentration im Blut. Die maximale Analogon-Konzentration liegt bei etwa 30 Minuten post injectionem, der maximale **Wirkgipfel** ca. 60–90 Minuten nach der Injektion. **Wirkdauer** ca. 3–4 Stunden. Diese am Biostator erhobenen Daten (35a) lassen sich mit Einschränkung auch auf die klinische Behandlungssituation übertragen und zeigen deutlich den Unterschied zur klassischen Normalinsulinwirkung. Es ist davon auszugehen, dass sich die Wirkung von Insulin Lispro und Insulin Aspart nicht voneinander unterscheiden (50b)

Nebenwirkungen. Toxizitätsstudien, Untersuchungen hinsichtlich einer Beeinträchtigung der Fertilität und Reproduktion sowie Studien zur Mitogenität erbrachten keine Ergebnisse, die einer Anwendung dieser Pharmaka beim Menschen entgegenstehen würden. Die Antikörperbildung ist der nach Humaninsulininjektion vergleichbar (24c). Grundsätzlich gilt für Insulin Lispro, Insulin Aspart sowie auch andere in Prüfung befindliche Analoga, dass entsprechende Langzeitstudien erforderlich sind, um negative Langzeiteffekte auszuschließen.

Langwirkende Insulinanaloga

Die Begrenzungen der klassischen NPH-Insuline als Basalinsuline haben die Entwicklung langwirkender Insulinanaloga mit dem Ziel verbesserter Eigenschaften stimuliert. Zu den Nachteilen der NPH-Insuline zählen:
► begrenzte dosisabhängige Wirkdauer (erfordert die mehrfache Injektion im Rahmen der ICT),
► ausgeprägtes dosisabhängiges Wirkmaximum (erhöhte Gefahr von Hypoglykämien),
► hohe Rate an Applikationsfehlern (bei nicht ausreichendem Durchmischen),
► Abhängigkeit der Wirkdauer von der Injektionsstelle.

Insulin Glargin. Bei Insulin Glargin wird die prolongierte Wirkdauer durch Strukturveränderungen und die Veränderung des isoelektrischen Punktes, bzw. der Löslichkeit erzielt. Die Substitution von 2 Arginin-Molekülen am C-terminalen Ende der B-Kette (30 Ba-L Arg 30 Bb L-Arg) erhöht die Löslichkeit im sauren Bereich und reduziert sie im nahen neutralen Subkutanbereich. Der Austausch von Arginin gegen Glycin in Position 21 der A-Kette (21-A-Gly) moduliert die Wirkdauer. Insulin Glargin wird als klare, leicht saure Lösung (pH 4,0) injiziert. Im subkutanen Fettgewebe bildet sich ein Präzipitat aus dem dann die einzelnen Analogonmoleküle absorbiert und verzögert in den Kreislauf freigesetzt werden. (19b, 45a). Die Wirkdauer beträgt 24 Stunden.

Insulin Detemir. Bei diesem noch in Entwicklung befindlichen, langwirkenden Insulinanalogon ist bei fehlender endständiger Aminosäure in Position B 30 eine 14-C-Fettsäure an die Aminosäure Lysin in Position B29 gekoppelt. Im subkutanen Fettgewebe bindet sich das in Monomere dissoziierte acylierte Insulin zunächst an Albumin und wird so in die Blutzirkulation aufgenommen. Nur das „freie" Detemir kann an den zellständigen Insulinrezeptor binden und biologisch aktiv werden. Im Vergleich zu Humaninsulin beträgt die metabolische Potenz nur etwa 27%, deshalb werden die zu injizierenden Mengen im Vergleich zu Humaninsulin etwa 4fach so hoch sein müssen. (55a, 71a).

Verzögerungsinsuline

Unter Verzögerungsinsulinen versteht man Insulinpräparationen, welche länger als Normalinsuline wirken. Die Prolongierung des Insulineffekts wird durch Änderung der physikochemischen Eigenschaften oder aber durch Bindung des Insulinmoleküls an Verzögerungssubstanzen erreicht.

Hinsichtlich ihrer Wirkdauer unterscheidet man *Intermediärinsuline* mit einer Wirkdauer von 12–18 Stunden von *Langzeitinsulinen* mit einer Wirkdauer von 20–36 Stunden. Die alleinige Anwendung von Langzeitinsulinen spielt heute klinisch keine Rolle mehr (71, 112).

Intermediär wirksame Insuline (NPH-Insuline)

Zusammensetzung. Die heute am häufigsten verwendeten Intermediärinsuline sind neutrale, protaminverzögerte Insuline (NPH = Neutral Protamin Hagedorn). Das Peptid Protamin ist eine stark basisch reagierende Substanz, welche ursprünglich aus Fischsperma gewonnen wurde und das sauer reagierende Insulin bindet. Das molare Insulin-Protamin-Verhältnis beträgt 5 : 1. Unter Anwesenheit geringer Mengen von Zinkionen bilden sich bei neutralem pH-Wert amorphe Präzipitate. Der Verzögerungseffekt entsteht dadurch, dass die Insulinmoleküle im subkutanen Fettgewebe von dem Protaminmolekül abdissoziieren. Das Protaminmolekül wird durch fibrinolytische Gewebsenzyme gespalten.

Isophanie. Unter Isophanie versteht man die Tatsache, dass sich Normalinsulin mit einem NPH-Insulin, unter Erhalt sowohl des charakteristischen Wirkprofils des Normalinsulins als auch des NPH-Insulins, mischen lässt. Voraussetzung dafür ist, dass an dem NPH-Insulin alle Bindungsstellen des Protamins mit Insulin gesättigt sind, d. h. keine freien Valenzen zur Bindung von zusätzlichen Normalinsulinmolekülen mehr frei sind und Protamin sich auch nicht im Überschuss in Lösung befindet.

Wirkung. Die Wirkung von NPH-Insulinen setzt bei subkutaner Gabe nach ca. 30–60 Minuten ein. Das *Wirkmaximum* liegt je nach injizierter Menge zwischen der 5. und 8. Stunde. Die maximale *Wirkdauer* beträgt 12–18 Stunden, wobei auch diese von der injizierten Menge abhängt.

Anwendung. NPH-Insuline sind Suspensionen, d. h., sie sind trüb und müssen vor dem Aufziehen in Mischung gebracht werden. Der Vorgang des Durchmischens durch Rollen zwischen den Handflächen bzw. ein Schwenken des Pens um 180° ist notwendig, um eine gleichmäßige Stoffwechselwirkung zu erzielen. Dies gilt besonders für die Anwendung mit dem Pen. Alle in Deutschland auf dem Markt befindlichen NPH-Insuline weisen den höchsten Reinheitsgrad auf.

Mischinsuline

Zusammensetzung. Nicht alle Patienten sind in der Lage, eine individuelle Mischung von Normal- und NPH-Insulin herzustellen. Dies kann bei älteren Patienten an verminderter Sehfähigkeit oder eingeschränkter Feinmotorik der Finger liegen. Von den Insulinherstellern werden daher feste Mischungen mit unterschiedlichen Anteilen von Normal- und NPH-Insulin angeboten, wobei der Normalinsulinanteil zwischen 10 und 50% liegt. Im Alltag haben sich bei einem großen Patientenkreis die Mischungen mit einem Anteil von 25% bzw. 30% Normalinsulin bewährt. Voraussetzung bei 2-maliger Gabe ist ein ausreichend hoher Normalinsulinanteil, um Frühstück bzw. Abendessen abzudecken.

Wirkung. Bei den angegebenen Wirkzeiten ist zu beachten, dass Mischinsuline mit geringem Normalinsulinanteil länger wirken als Mischinsuline mit hohem Normalinsulinanteil. Anders lautende Angaben von Herstellern, welche unabhängig von dem Normalinsulinanteil für unterschiedliche Mischungsverhältnisse eine gleich lange Wirkdauer angeben, sind weder plausibel noch nachvollziehbar.

Anwendung. Wie die reinen NPH-Insuline sind auch die Mischinsuline trübe Suspensionen, welche vor dem Aufziehen in Mischung gebracht werden müssen. Das richtige Durchmischen ist notwendig, damit die aufgezogene Insulinmenge auch das entsprechende Verhältnis von Normal- zu NPH-Insulin repräsentiert. Dieser Vorgang muss mit den Patienten zu Beginn der Insulintherapie eingeübt werden.

Kombinationsanaloga

Mittlerweile gibt es fertige Mischungen der kurzwirkenden Insulinanaloga mit NPH-Insulin (Humalog Mix 50/50, Humalog Mix 30/70, Novo Mix 30/70). Der Vorteil dieser Kombinationsanaloga liegt im Erhalt der schnellen Analogonwirkung, was diese Insuline für die Anwendung bei adipösen Patienten im Rahmen der konventionellen Insulintherapie prädestiniert.

Surfeninsuline

Zusammensetzung. 1,3-Bi-(4-amino-2-methyl-6-quinolyl)-Harnstoff (Surfen), ein synthetischer Harnstoffabkömmling, bildet mit Insulin in saurem Milieu einen löslichen Komplex. Im neutralen pH des Gewebes kommt es zur Ausfällung amorpher Insulin-Surfen-Partikel. Surfeninsuline sind nur chromatografisch gereinigt. Lipatrophien und Lipohypertrophien finden sich bei der Behandlung mit Surfeninsulinen in stärkerem Ausmaß als bei den hochgereinigten NPH-Insulinen.

Neben der Firma Aventis produziert auch die Firma Berlin-Chemie surfenverzögerte Insuline.

Wirkung. Surfeninsuline wirken etwas kürzer als NPH-Insuline. Bei längerer Anwendung kann es jedoch im Vergleich mit NPH-Insulinen zu verstärkter Antikörperbildung kommen, welche die Wirkdauer prolongieren kann (76).

Anwendung. Bei Mischung von surfenverzögertem Insulin mit dem entsprechenden Normalinsulin geht die charakteristische schnelle und kurze Wirkung von Normalinsulin verloren. Die Wirkdauer der Mischung ändert sich. Surfeninsuline sind somit nicht zum Mischen mit Normalinsulin geeignet.

Der Anteil der Patienten, welche diese Insuline injizieren, ist inzwischen verschwindend gering. Neueinstellungen auf Surfen-Insuline sollen nicht mehr durchgeführt werden und sind kontraindiziert.

Insulin-Zink-Suspensionen (Lente-Insuline)

Zinkionen und Insulinmoleküle bilden in neutralem Milieu in Verbindung mit Acetatpuffer Komplexe, welche im Gewebe löslich sind. Die Mischung unterschiedlicher physikalischer Zustandsformen des Insulins, wie amorphes (aggregiertes) und kristallines Insulin, führt zu einer unterschiedlich langen Wirkdauer (Lente-Verzögerungsprinzip) (47, 107). Von Bedeutung sind in Deutschland das Insulin Monotard HM, welches im Mischungsverhältnis 3 : 7 amorphes und kristallines Humaninsulin enthält, sowie Insulin Semilente. Für Monotard HM finden sich zur Mischbarkeit unterschiedliche Angaben (50, 86), weshalb Normalinsulin und Monotard HM aus Gründen der Therapiesicherheit getrennt gespritzt werden sollten.

Semilente-Insulin, ein amorphes Schweineinsulin, wird im Rahmen der intensivierten Insulintherapie als zu NPH-Insulin alternatives nächtliches Basalinsulin angewendet, wenn die Wirkung von NPH-Insulin zu kurz ist bzw. bei erforderlicher Dosiserhöhung nächtliche Hypoglykämien auftreten.

Eine schematisierte Übersicht der Wirkdauer der verschiedenen Insuline zeigt Abb. 11.**1**.

Additiva

Neben der Wirksubstanz Insulin und den oben genannten Verzögerungsstoffen Protamin, Surfen und Zink enthält die Insulinflasche bzw. Pen-Karpule noch weitere Substanzen, welche für die Haltbarkeit und optimale Wirkung des Wirkstoffs Insulin notwendig sind.

Je nach Präparat und Hersteller werden zur Konservierung m-Cresol und/oder Phenol sowie Methyl-4-hydroxybenzoat als bakterizide Substanzen eingesetzt. Zur Pufferung werden Zinkchlorid, Glycerin, Natriumhydrogenphosphat und Natriumdihydrogenphosphat verwendet.

Wichtig ist es zu wissen, dass eine allergische Reaktion im Rahmen einer Insulininjektion als Ursache nicht nur eine Allergie auf das Fremdeiweiß Insulin sein kann, sondern auch auf eine der Begleitsubstanzen, die sich zusätzlich in dem zu injizierenden Gemisch befinden.

Die Tatsache, dass sich in der Insulinflasche bakterizide Substanzen befinden, macht das Abwischen der Flaschen mit Alkohol bzw. die Verwendung von Alkoholtupfern auch auf der Haut überflüssig.

Gleichermaßen erübrigt sich bei Pen-Gebrauch der Wechsel der Injektionsnadel nach jeder Insulininjektion. Das gleiche gilt auch für die Insulinspritze, die mehrfach verwendet werden kann.

Insulinkonzentration U 40, U 100

Die Wirkstärke von Insulin in Bezug auf die Blutzuckersenkung wird in internationalen Einheiten (IE) gemessen.

In Deutschland sind Insuline mit der Wirkstärke U 40 (1 ml Insulin enthält 40 IE Insulin) und U 100 (1 ml Insulin enthält 100 IE Insulin) erhältlich. Die U-100-Insuline waren wegen des geringeren Injektionsvolumens eine notwendige Voraussetzung für die Anwendung von Insulinpumpen und besonders von Insulin-Pens.

> Wichtig ist, U-40-Insuline nur mit den entsprechenden U-40-Insulinspritzen und U-100-Insuline mit Insulin-Pens bzw. Insulinpumpen bzw. U-100-Insulinspritzen zu injizieren.

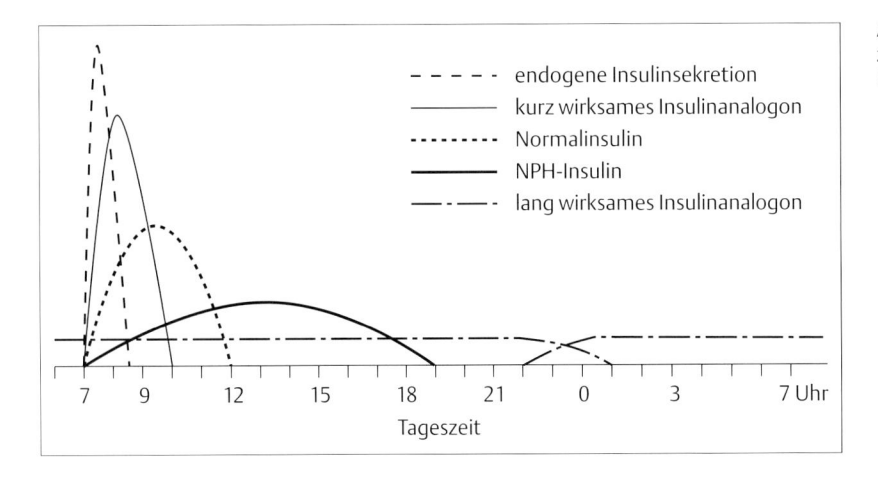

Abb. 11.1 Wirkzeiten und Konzentrationsmaxima verschiedener Insuline.

- - - - - endogene Insulinsekretion
───── kurz wirksames Insulinanalogon
·········· Normalinsulin
━━━━━ NPH-Insulin
─·─·─ lang wirksames Insulinanalogon

Wird U-100-Insulin mit U-40-Insulinspritzen ohne Umrechnung der Dosis injiziert (was von Patienten gelegentlich versehentlich getan wird, wenn z. B. der Insulin-Pen defekt ist), so spritzt sich der Patient eine 2,5-mal größere Insulinmenge mit der möglichen Folge einer schweren Hypoglykämie.

Tab. 11.1 zeigt, dass fast alle Normal- und NPH-Humaninsuline sowohl als U-40- als auch als U-100-Pen-Insuline verfügbar sind.

Die Resorption von U-40-Insulin kann im Einzelfall etwas schneller als die von U-100-Insulin sein. Beim Stoffwechselgesunden ließen sich bei diesen unterschiedlichen Insulinkonzentrationen aber keine unterschiedlichen Glucoseinfusionsraten am Biostator zuordnen (50a). Auch unter klinischen Alltagsbedingungen beim Patienten ist dieser Effekt zu vernachlässigen (53).

Es ist damit zu rechnen, dass es im Rahmen der EU-Harmonisierung auch in Deutschland zu einer generellen Umstellung auf U-100-Insuline kommen wird. Besonders für diejenigen Patienten, die größere Insulinmengen injizieren müssen, ist die U-100-Konzentration wegen des geringeren Injektionsvolumens von Vorteil.

Applikationsinstrumentarium

Konventionelle Insulinspritze

Bauformen. Insulineinmalspritzen, welche speziell zur Insulininjektion hergestellt werden, haben im Unterschied zur konventionellen Spritze keinen Konus. Die Nadel ist in die obere Begrenzung der Spritze eingeschweißt. Der fehlende Totraum ist die Voraussetzung dafür, dass in der Insulinspritze unterschiedliche Insuline gemischt werden können.

Insulineinmalspritzen sind in den Größen 0,3 ml, 0,5 ml, 1 ml und 2 ml erhältlich und somit zur Insulininjektion von 0–80 IE geeignet. Der Vorteil der 0,5-ml-Spritze liegt in der besser ablesbaren Skalierung und eignet sich somit für Patienten, deren Sehfähigkeit eingeschränkt ist, aber auch für solche Patienten, die ihre Dosis sehr differenziert anpassen, d. h. um halbe Einheiten ändern und als Gesamtmenge weniger als 20 IE injizieren.

Handhabung. Die „Einmalspritzen" können natürlich häufiger verwendet werden, soweit der Patient den erforderlichen hygienischen Auflagen Rechnung trägt (3, 29). Nebenwirkungen im Sinne von Fremdkörperreaktionen an den Spritzstellen können entstehen, wenn sich Siliconöl, welches als Gleitmittel in den Spritzen vorhanden ist, sich löst und bei zu häufigem Gebrauch der Spritze mit dem Insulin injiziert wird.

Beim Mischen von unterschiedlichen Insulinen (z. B. Normalinsulin und Verzögerungsinsulin) wird vor dem Aufziehen die entsprechende Menge an Luft zum Druckausgleich in die Insulinflasche gespritzt. Dann wird zunächst das Normalinsulin aufgezogen und danach die entsprechende Menge an Verzögerungsinsulin. In der Regel sind Verzögerungsinsuline Suspensionen. Sie müssen vor dem Aufziehen durch Rollen der Insulinflasche zwischen den Handinnenflächen in Mischung gebracht werden. Ein starkes Schütteln der Insulinflasche sollte vermieden werden.

Insulinlagerung. Die Stabilität der heute gebräuchlichen Insuline ist so groß, dass in unseren Breitengraden die in Gebrauch befindliche Insulinflasche nicht mehr im Kühlschrank aufbewahrt werden muss. Die Vorratsflaschen sollten jedoch im Gemüsefach des Kühlschranks gelagert werden. Versehentliches Einfrieren und Wiederauftauen von Insulinlösungen führt zu einem Aktivitätsverlust. Ein solches Insulin ist zum Gebrauch nicht mehr geeignet. Bei Aufenthalten in tropischen Regionen sollte das Insulin kühl gelagert werden.

Insulin-Pen

Bauformen. Seit einigen Jahren werden von den Insulinherstellern Insulin-Pens zur Injektion angeboten (10, 70, 88). Zu der konventionellen Insulinspritze bestehen wesentliche Unterschiede. Mit allen zur Zeit auf dem Markt befindlichen Pens kann nur das höher konzentrierte U-100-Insulin angewendet werden, welches in fertigen Karpulen vorliegt. Diese U-100-Insulinkarpulen enthalten 1,5 oder 3,0 ml entsprechend 150 bzw. 300 IE Insulin.

> Der Insulin-Pen ist eine Injektionshilfe, d. h., die Anwendung des Pens selbst führt noch zu keiner Änderung der Stoffwechseleinstellung, wie manche Patienten fälschlich glauben.

Vor- und Nachteile von Pens. Hauptnachteil der derzeit zur Verfügung stehenden Pens ist der Umstand, dass Normal- und Verzögerungsinsuline nicht gemischt werden können. Hauptvorteil der Pen-Injektion ist die einfache Handhabung. Das häufig lästige Hantieren mit Insulinflasche und -spritze entfällt, außerdem wird ein schneller und diskreter Insulingebrauch ermöglicht. Für ältere, sehbehinderte oder in der Feinmotorik eingeschränkte Patienten erleichtert der Pen-Gebrauch die Insulininjektion und macht diese Patienten somit von Drittpersonen unabhängig. Allerdings muss besonders bei diesem Patientenkollektiv eine gründliche Einweisung in die richtige Handhabung stattfinden, um fehlerhafte Anwendungen zu vermeiden (99).

Die einfachere Handhabung der Insulininjektion mittels Pen im Vergleich zur Insulineinmalspritze kann bei Typ-2-Diabetikern, welche auf Insulin eingestellt werden sollen, eine Motivationshilfe sein, früher in eine Behandlung mit Insulin einzuwilligen. Typ-1-Diabetiker können durch den Pen-Gebrauch zu häufigeren Normalinsulininjektionen im Rahmen der intensivierten Insulintherapie motiviert werden (56).

Handhabung. Ähnlich der Tintenpatrone in einem Füllfederhalter wird die Insulinkarpule in den Insulin-Pen eingelegt. Die Kanüle des Pens wird aufgeschraubt und kann auch mehrfach zur Injektion verwendet werden. Die Wahl der abzugebenden Insulindosis erfolgt durch Drehen einer Wahlscheibe am Ende des Geräts.

Die Dosierung kann, je nach Gerät, in Schritten von 0,5, 1 oder 2 IE eingestellt werden.

Trotz der einfacheren Handhabung muss vor der ersten Benutzung des Pens der Gesamtvorgang der Injektion und des Patronenwechsels mit dem Patienten geübt werden. Besonders ist hierbei auf die korrekte Dosiswahl, das Aufmischen des Insulins sowie die vollständige Applikation der vorgewählten Menge zu achten.

Insulinfertigspritzen

Neben den Insulin-Pens, bei welchen die Insulinpatrone gewechselt werden muss, gibt es auch Pens, in welchen die Insulinpatronen eingeschweißt sind (Huma-Ject, Fa. Lilly; Novolet-System, Flexpen, Fa. Novo; OptiSet, Fa. Aventis). Diese Pens sind reine Einmalartikel. Solche Insulinfertigspritzen eignen sich besonders für ältere Patienten, die Probleme mit dem Patronenwechsel haben.

Injektionstechnik und Injektionsareale

> Normalinsulin wird je nach klinischem Zustand und Therapieform des Patienten intravenös, intraperitoneal, intramuskulär oder subkutan angewendet. Verzögerungsinsuline müssen ausschließlich subkutan appliziert werden.

Intravenöse und intraperitoneale Applikation. Die intravenöse Gabe von Normalinsulin ist die Domäne der Komabehandlung (Kap. 20). Die intraperitoneale Anwendung findet ausschließlich bei bestimmten Insulinpumpen mit intraperitonealer Katheterplatzierung sowie bei der Peritonealdialyse statt.

Intramuskuläre Applikation. Die intramuskuläre Injektion von Normalinsulin kann im Einzelfall in Situationen notwendig und günstig sein, wenn eine schnellere Senkung erhöhter Blutzuckerwerte erforderlich ist, als sie mit der subkutanen Anwendung möglich ist (17), oder wenn eine schnelle Insulinanflutung gewünscht wird. Bei intramuskulärer Gabe zeigt sich die maximale Normalinsulinkonzentration bereits nach 60 Minuten, während dies nach subkutaner Injektion erst nach ca. 120 Minuten der Fall ist. Eine weitere Indikation können Patienten mit ausgeprägter Insulinresistenz und hohem exogenen Insulinbedarf sein. Die Umstellung von subkutaner auf intramuskuläre Injektion geht dann häufig mit einer deutlichen Dosisreduktion einher. Die intramuskuläre Insulininjektion kann eine der Erstmaßnahmen bei dekompensierten, präkomatösen Patienten sein. Sie kann auch zur Korrektur erhöhter Glucosewerte bei Patienten unter intensivierter Insulintherapie praktiziert werden.

Als Muskelareale bieten sich die Deltoideusregion der Oberarme sowie die Muskeln der Oberschenkel an. Natürlich müssen die sichtbaren Venen ausgespart werden!

Subkutane Applikation. Der Regelfall ist die Insulinapplikation durch den Patienten in das subkutane Fettgewebe des Abdomens. Wegen der unterschiedlichen Verteilung und Vaskularisierung, aber auch Ausprägung des Unterhautfettgewebes entsprechend dem Lebensalter und Ernährungszustand eines Patienten sind Ort und Technik der Insulininjektion von Bedeutung. Grundsätzlich stehen Abdomen, Oberschenkel, Hüft- und obere Glutäalregion und mit Einschränkung auch die Oberarme als Injektionsareale zur Verfügung (68).

Die schnellste und gleichmäßigste Absorption von subkutan gespritztem Insulin findet am ruhenden Organismus aus der *Abdominalregion* statt, wobei die Absorption aus dem kranialen Anteil des Abdomens noch schneller ist als aus dem kaudalen Anteil. Das Abdomen eignet sich daher besonders für präprandiale Normalinsulingaben (44).

Die Absorption aus der *Oberschenkelregion* ist im Vergleich dazu am ruhenden Organismus langsamer. Die Oberschenkelregion eignet sich somit besonders für die abendliche bzw. Nachtinjektion des NPH-Verzögerungsinsulins. Bei morgendlicher Injektion in den Oberschenkel muss bedacht werden, dass durch verstärkte körperliche Aktivität, das Muskelspiel und die stärkere Durchblutung eine schnellere Insulinfreisetzung mit entsprechend verstärkter initialer Wirkung möglich ist (17). Dies gilt nicht für Insulin Glargin; wie Studien gezeigt haben findet sich hier eine vom Injektionsort unabhängige gleichmäßige Resorption aus den verschiedenen Injektionsarealen.

Die Insulinfreisetzung aus der *Oberarmregion* liegt zeitlich gesehen zwischen der Abdominalregion und der der Oberschenkelregion. Bei körperlich gut trainierten Patienten mit geringem subkutanen Fettgewebe im Bereich der Oberarmmuskulatur kann es schwierig sein, die Injektion richtig subkutan zu platzieren (43). Wegen der topografischen Lage der Oberarmregion kann der selbstinjizierende Patient keine Hautfalte bilden. Die intramuskuläre statt subkutane Insulininjektion mit daraus resultierender geänderter Absorptionskinetik ist nicht selten die Folge (11, 43). Daher sollte in diese Körperregion nur in Ausnahmesituationen oder von Zweitpersonen injiziert werden.

Kinetik subkutan injizierten Insulins

Resorption und Elimination

Resorption. Unmittelbar nach der Injektion von Insulin in das subkutane Fettgewebe bildet sich am Injektionsort ein Depot. Bei Normalinsulin liegen die Insulinmoleküle in Hexameren vor (18, 95). Es findet zunächst eine Dissoziation in Di- bzw. Monomer-Insulinmoleküle statt, die mittels Diffusion an bzw. in die Kapillaren und letztlich in die Blutzirkulation gelangen (23). Aufgrund der abweichenden physikochemischen Eigenschaften der *Insulinanaloga* Lispro und Aspart, welche im subkutanen Fettgewebe als Monomere vorliegen, zeichnen sich diese durch eine schnellere Resorption und somit einen schnelleren Wirkeintritt aus (42a, 126). Bei *NPH-Insulinen* kommt es unter den physiologischen Bedingungen des Subkutangewebes zur Dissoziation des Insulins von den Protaminmolekülen, wobei das Protamin dann der Spaltung fibrinolytischer Enzyme unterliegt.

Der intraindividuelle *Variationskoeffizient* bei der Resorption von Normalinsulinen – aber auch NPH-Insulinen – beträgt bis zu 25%, der interindividuelle Variationskoeffizient bis zu 50%. Diese Variabilität der Resorption macht verständlich, dass eine kontinuierliche prospektive Planung der Insulinwirkung von Tag zu Tag durch den Patienten nur mit Einschränkungen möglich ist. Dieser Umstand kann das Verständnis des Patienten für den Blutzuckerverlauf erschweren, da bei gleicher Insulinmenge, gleicher Diät und gleicher körperlicher Bewegung mit nicht kalkulierbarer unterschiedlicher Insulinfreisetzung aus dem gespritzten Depot und somit unterschiedlichen Blutzuckerverläufen gerechnet werden muss.

Diese *Variabilität der Insulinmischung* wirkt sich natürlich in der klinischen Anwendung bei NPH-Insulinen stärker aus als bei den kürzer wirkenden Normalinsulinen. Daher sind geringe Dosisveränderungen bei NPH-Insulinen von zweifelhaftem Wert (16, 19). Auf die Bedeutung des ausreichenden Durchmischens von NPH-Insulin vor der Injektion wurde bereits hingewiesen.

Elimination. Die Elimination von Insulin aus der Blutbahn erfolgt nach Verteilung und Diffusion durch Spaltung der Disulfidbrücken mittels des Enzyms Insulinase. Dieses Enzym findet sich in höchster Konzentration in Leber (60–80%) und Niere (10–20%). Die restlichen 10–20% des Insulins werden in den peripheren Organen (Muskel- und Fettgewebe) inaktiviert (77). Es ist verständlich, dass bei eingeschränkter Nierenfunktion bzw. Urämie, wenn der renale Eliminationsweg vermindert ist oder entfällt und sich somit die Halbwertszeit von Insulin verlängert, die Insulindosis entsprechend reduziert werden muss.

Komplikationen bei zusätzlichen Erkrankungen. Weiterhin ist zu beachten, dass bei urämischen Patienten und bei Patienten mit Leberzirrhose die in diesen Organen ablaufende Glukoneogenese eingeschränkt ist und somit mit einer verminderten und verzögerten Gegenregulation in der Reaktion auf Hypoglykämien gerechnet werden muss.

Die Kinetik beeinflussende Faktoren

Injektionsort. Auf den Einfluss der Injektion in unterschiedliche Körperareale auf die Resorptionsgeschwindigkeit von Insulin wurde bereits hingewiesen (s. o.).

Injektionsausführung. Auch die Tiefe der Injektion innerhalb des subkutanen Fettgewebes ist von Bedeutung. Je tiefer injiziert wird, desto schneller findet aufgrund der dichteren Kapillarisierung die Resorption statt. Wichtig ist, dass das Insulin richtig subkutan platziert wird. Der Patient bildet in der Regel mit der linken Hand eine Hautfalte am Abdomen. Mit der rechten Hand sticht er die Nadel in einem Winkel von 45° zur Hautoberfläche mit leicht zunehmendem Winkel, um ein besseres Verschließen der Hautschichten nach Entfernen der Nadel zu gewährleisten. Bei Pen-Injektion muss nach der Auslösung ca. 5 Sekunden abgewartet werden, bis sich die gesamte Insulinmenge entleert hat. Bei zu flacher Injektion oder einer Injektion in Areale, die lipohypertrophe, lipatrophe oder aufgrund häufiger Injektionen narbig verändert sind, muss mit einer verzögerten und verminderten Resorption gerechnet werden. Auch hier liegt der Grund in der geringeren Kapillarisierung dieser Regionen.

Injektionsareal. Manche Patienten neigen dazu, sich immer in ein kleines, umschriebenes Areal zu injizieren. Die Folge kann eine Lipohypertrophie in Verbindung mit verstärkter Bindegewebsbildung sein. Die Resorption aus diesem Areal ist dann nicht kalkulierbar. Aus diesem Grunde ist es wichtig, besonders bei schwankender Stoffwechsellage die Injektionsstellen in regelmäßigen Abständen zu inspizieren.

Der Einfluss der Insulininjektion auf die Stoffwechsellage darf nicht unterschätzt werden. Es ist die Aufgabe des Therapeuten, sich von der richtigen Durchführung zu überzeugen, besonders aber auch regelmäßig die Injektionsstellen zu überprüfen, d. h. diese zu palpieren, um Gewebeveränderungen sowie Lipohypertrophien aufgrund der Bevorzugung bestimmter Injektionsstellen rechtzeitig zu erkennen.

Injektionsdosis. Festzuhalten ist weiterhin, dass Wirkstärke und Wirkdauer auch von der Dosis des injizierten Insulins abhängen. Die Rate des Verschwindens von NPH-Insulinen vom Injektionsort ist bei höheren Dosierungen langsamer. So führt eine Verdreifachung der Dosis nur zu einer Verdopplung des absorbierten Insulins (75a).

Massage und Temperatur. Eine Massage der Injektionsstelle beschleunigt die Bildung von Di- bzw. Monomeren aus Hexamer-Insulinmolekülen und verstärkt somit die Blutzuckersenkung (78). Das gleiche gilt für die Erhöhung der Außentemperatur, wie es bei starker Sonnenbestrahlung oder in der Sauna der Fall ist. Hierbei kommt die verstärkte Durchblutung zum Tragen (11, 69).

Körperliche Bewegung. Nicht ganz eindeutig ist die Wirkung einer verstärkten körperlichen Bewegung (z. B. Muskelarbeit im Haushalt und Garten etc. oder sportliche Betätigung). Bei gut eingestellten Patienten kommt es in der Regel zu einer verstärkten Senkung des Blutzuckerspiegels (63, 123). Bei ketotischen Patienten kann es im Rahmen der Konzentrationserhöhung der Insulinantagonisten Adrenalin, Glucagon, Wachstumshormon und Cortisol zum Blutzuckeranstieg, d. h. einer weiteren Verschlechterung der Stoffwechsellage kommen.

Ungewohnte körperliche Aktivität führt in der Regel zu rascher Blutzuckersenkung, während bei regelmäßiger körperlicher Aktivität die Blutzuckersenkung milder ausfällt und die Gefahr einer Hypoglykämie deutlich geringer ist. Dies hat Konsequenzen für die Dosisanpassung bzw. Dosisreduktion, die bei regelmäßiger körperlicher Aktivität nur marginal sein kann.

Hormonelle Einflüsse bei Frauen. Neben der Variation von Tag zu Tag spielen bei Frauen auch *zyklusabhängige Schwankungen* bei der Insulinwirkung eine Rolle. So kann prämenstruell eine deutlich höhere Insulindosis notwendig sein als in der ersten Zyklushälfte. Das gleiche gilt für den Insulinbedarf während der *Schwangerschaft* (Kap. 17), der gegen Ende deutlich zunimmt und post partum wieder drastisch absinkt (45, 62). Wichtig ist es weiterhin zu beachten, dass nach langen Zeiträumen schlechter Einstellung im Rahmen einer Neueinstellung der Insulinbedarf sich vorübergehend erhöhen kann, sich nach der Rekompensation jedoch wieder auf einem niedrigeren Niveau einpendelt.

Glucosetoxizität. Als Erklärung für dieses Phänomen kommt die Senkung der Glucosetoxizität infrage. Unter Glucosetoxizität versteht man die Tatsache, dass erhöhte Glucosespiegel per se insulinresistenzverstärkend wirken und es bei Senkung der mittleren Blutglucosekonzentration zu einer verbesserten Insulinwirkung kommt.

Indikationen für Insulin

Die Substitution mit Insulin ist bei den folgenden Krankheiten obligat bzw. je nach klinischem Zustand erforderlich:

Typ-1-Diabetes. In allen Phasen der Erkrankung ist die Insulinbehandlung obligat.
- Prä-Typ-1-Diabetes (derzeit noch experimentell),
- Erstmanifestation eines Typ-1-Diabetes mit/ohne ketotische Stoffwechselentgleisung,
- Honeymoon-Phase: Mit Einsetzen der Insulinsubstitution nach Erstmanifestation kann nach Überwindung der Ketose der Insulinbedarf bis auf wenige Einheiten zurückgehen (Kap. 16). Die Insulinsubstitution sollte jedoch trotz niedriger Mengen auch aus psychologischen Gründen beibehalten werden. Bei optimaler Einstellung ist die längere Erhaltung der Restsekretion bewiesen,
- Langzeittherapie des Typ-1-Diabetes,
- späte Manifestation des Typ-1-Diabetes jenseits des 40. Lebensjahres.

Typ-2-Diabetes:
- Schlanke, jüngere Typ-2-Diabetes-Patienten mit Neigung zu Ketose und/oder Autoimmunphänomene mit Nachweis von Inselzell- oder GAD-Antikörpern. Hier liegt in der Regel ein echter zu substituierender Insulinmangel vor. Die Insulinbehandlung sollte ohne einen Therapieversuch mit oralen Antidiabetika bei Diagnosestellung erfolgen.
- Bei Typ-2-Patienten nach Versagen einer oralen Therapie kann entweder auf Insulinmonotherapie umgestellt werden oder der Versuch einer Kombinationstherapie mit oralen Antidiabetika und Insulin unternommen werden (Kap. 12).
- Bei übergewichtigen Typ-2-Diabetikern können präprandial kleine Normalinsulindosen (3–5 IE) injiziert werden. Eventuell NPH-Gaben zur Nacht.
- Bei Typ-2-Diabetikern, deren Stoffwechsellage sich durch zusätzliche Erkrankungen wie Infektionen, Gangrän, Stress etc. verschlechtert hat, kann eine temporäre zusätzliche Insulingabe oder eine Umstellung auf Insulin notwendig sein.
- Bei Typ-2-Diabetikern mit schwerer, schmerzhafter Polyneuropathie dient die Insulintherapie der Stoffwechselnormalisierung.
- In der peri- und postoperativen sowie der Postinfarktphase eines mit oralen Antidiabetika eingestellten Typ-2-Diabetes ist der Einsatz von Insulin erforderlich.

Gestationsdiabetes:
- Während der Schwangerschaft aufgetretener Diabetes mellitus (Insulinbehandlung obligat).

Sekundäre Diabetesformen:
- Pankreaserkrankungen, insbesondere Patienten mit chronischer Pankreatitis, Pankreaskarzinom, zystischer Fibrose oder nach Pankreatektomie,
- Patienten mit Hämochromatose,
- Patienten mit fortgeschrittener Leberzirrhose,
- Diabetes als Folge anderer endokriner Erkrankungen (z. B. Morbus Cushing, Akromegalie u. a.),
- Diabetes bei bestimmten genetischen Syndromen,
- Diabetes bei Abnormitäten des Insulinrezeptors.

Einstellungskriterien und Einstellungsziele

Die klinische Erkenntnis, dass eine dem Stoffwechselgesunden gleiche oder angenäherte Stoffwechseleinstellung beim Diabetiker zu einer verminderten Ausbildung oder in manchen Stadien sogar zur Rückbildung von Begleit- und Folgeerkrankungen führen kann, ist seit vielen Jahren bekannt (20, 40, 84, 90). Auf die DCCT-Studie, welche an einem großen Kollektiv von Typ-1-Diabetikern durchgeführt wurde, wurde bereits verwiesen. Hier konnte erneut der Zusammenhang zwischen Entwicklung und Verminderung der mikrovaskulären Komplikationen sowie der Neuropathie und der Güte der Stoffwechseleinstellung bei Langzeitbehandlung von Typ-1-Diabetikern belegt werden.

Wegen der Heterogenität der Gruppe, welche mit Insulin behandelt wird – die Typ-1-Diabetiker, aber auch die sehr viel größere Anzahl von Typ-2-Diabetikern –, sollten bei der Wahl des angestrebten Bereichs der Stoffwechseleinstellung und der Insulintherapieform die Kriterien in Tab. 11.2 beachtet werden.

Tab. 11.2 Kriterien für die Festlegung von Therapieziel und Behandlungsform bei Diabetikern

- Typ-1-Diabetes, Typ-2-Diabetes
- Gestation
- sekundäre Diabetesformen
- Alter des Patienten
- Diabetesdauer
- Ausmaß der bereits vorhandenen diabetesbedingten Begleit- und Folgeerkrankungen
- diabetesunabhängige Erkrankungen
- Ausmaß der Selbstkontrolle und Fähigkeit der Therapieanpassung
- Hypoglykämieerkennung
- Hypoglykämieneigung
- Schulung und Schulbarkeit, psychische Stabilität sowie Compliance des Patienten

Lebensalter. Auf die Indikation für Insulin bei Typ-1- und Typ-2-Diabetikern wurde bereits hingewiesen (s. o.). In Bezug auf das Lebensalter ergibt sich, dass die zu erwartende Anzahl an Lebens- und Diabetesjahren in die Überlegungen des Therapieziels eingehen müssen: Je jünger der Patient ist, umso besser sollte die Stoffwechseleinstellung sein. Dies gilt für Typ-1-Diabetiker, besonders aber auch für jüngere Typ-2-Diabetiker unter dem 55. Lebensjahr, welche sich im Gegensatz zu älteren Typ-2-Diabetikern mit bereits manifesten Begleiterkrankungen an der Stoffwechsellage des Stoffwechselgesunden orientieren sollten.

Diabetesdauer. Die Diabetesdauer ist insofern von Bedeutung, als davon auszugehen ist, dass bei einem Teil der Typ-1-Diabetiker die Verminderung bzw. der Wegfall der Gegenregulationshormone Glucagon und Adrenalin nach 5–15 Jahren Diabetesdauer zu einer größeren Instabilität der Stoffwechseleinstellung führt. Diese zunehmende hormonelle Instabilität im Bereich der Gegenregulationshormone kann häufigere und tiefere Hypoglykämien bedingen, da die Feinregulation niedriger Blutzuckerspiegel erschwert ist und die Gegenregulation in diesen Fällen hauptsächlich auf der Sekretion von Cortisol und Wachstumshormon basiert. Diese Hormone wirken ihrerseits diabetogen und können für einen gewissen Zeitraum die Insulinsensitivität vermindern. Um dies zu verhindern, sollten diese Patienten Blutzuckerwerte unter 100 bzw. 120 mg/dl (5,6–6,7 mmol/l) vermeiden.

Hypoglykämie. Besonders vorsichtig bei der Wahl des unteren Blutzuckertherapiebereichs sollte vorgegangen werden, wenn die Erkennung niedriger Blutzuckerspiegel (gestörte bzw. fehlende Hypoglykämiewahrnehmung, „unawareness") eingeschränkt oder verloren gegangen ist. Auch hier sollte der angestrebte untere Therapiebereich nicht unter 100 mg/dl liegen.

Das Vermeiden von Hypoglykämien und somit das Auslösen der hormonellen Gegenregulation ist auch bei Patienten mit fortgeschrittener Retinopathie angezeigt. Hier können bei zu niedrigen Blutzuckerwerten retinale Blutungen auftreten. Das gleiche gilt für Patienten mit fortgeschrittenen Gefäßveränderungen (koronare Herzerkrankung, stenosierende Prozesse der hirnversorgenden Arterien) und Patienten mit arterieller Hypertonie. Im Rahmen von Hypoglykämien können – induziert durch die Katecholamine der Gegenregulation – sekundär hypertone Krisen, Myokardinfarkt, Herzrhythmusstörungen und apoplektische Insulte induziert werden. Betroffen sind dabei häufig Patienten mit lange bestehendem Typ-1-Diabetes, aber auch der große Anteil von älteren Typ-2-Diabetikern.

Therapiezielbereich. Die Bedeutung der Festlegung des Therapiezielbereichs hat also nicht nur praktische, sondern auch medizinische und psychologische Aspekte. Sie spiegelt sich im Diabetespass der Deutschen Diabetesgesellschaft wider. Neben anderen Zielgrößen – wie dem anzustrebenden Gewicht, dem Blutdruck, den Fettstoffwechselparametern Cholesterin und Triglyceride – steht der angestrebte Blutzuckerbereich an erster Stelle der Besprechung mit dem Patienten bei Behandlungsbeginn. Patient und Arzt müssen dieses Therapieziel gemeinsam absprechen, damit der Patient versteht, warum ein bestimmter Therapiebereich wichtig für ihn ist. Das festgelegte Therapieziel, welches realistischerweise durch den Patienten auch umsetzbar sein muss, ist ein Faktor bei der Festlegung, mit welchem Regime die notwendigen Insuline über den Tag verteilt gegeben werden sollen.

> Eine gute Stoffwechseleinstellung ist nur auf der Basis einer entsprechenden Schulung und intensiver Stoffwechselkontrolle zu erzielen.

Obligatorisch ist für *schwangere Diabetikerinnen* ein normnaher Zielbereich, also eine Blutzuckerstoffwechseleinstellung zwischen 70 und 120 mg/dl (3,9–6,7 mmol/l) im Tagesverlauf. Dies bedingt dann einen HbA_{1c}-Wert im Bereich der Nichtdiabetikerin. Hierzu ist die Einstellung auf intensivierte Insulintherapie erforderlich.

Typ-1-Diabetiker nach Diagnosestellung und solche mit relativ *kurzer Diabetesdauer* sowie junge Typ-2-Diabetiker, die initial auf Insulin eingestellt sind, sollten im Tagesverlauf einen Blutzuckerbereich zwischen 80 und 150 (bis 160) mg/dl (4,4–7,8 bzw. 8, 9 mmol/l) anstreben. Gelingt diese Einstellung, wird der HbA_{1c}-Wert im normalen oder allenfalls 0,5–1,0% über dem oberen Bereich des Nichtdiabetikers liegen.

Bei Patienten mit *längerer Diabetesdauer* und *eingeschränkter Hypoglykämieerkennung* und/oder *Folgeerkrankungen* sollten in jedem Fall Hypoglykämien vermieden werden und der untere Zielbereich auf 100–140 mg/dl (5,6–7,8 mmol/l) Blutzucker angehoben werden. Postprandiale Ausreißer nach oben mit Blutzuckerwerten bis 250 mg/dl (13,3 mmol/l) wird man in Kauf nehmen müssen, welche dann auch einen etwas höheren HbA_{1c}-Wert (1–1,5% über dem oberen Bereich des Nichtdiabetikers) bedingen können. Bei *älteren Typ-2-Diabetikern* wird man sich oft mit einem Therapiebereich zwischen 150 und 250 mg/dl (8,3–13,8 mmol/l) Blutzucker und entsprechend höheren HbA_{1c}-Werten zufriedengeben müssen.

Grundsätzlich ist festzustellen, dass sich Therapieziele und Überwachungsziele nicht nur auf die Blutzuckerkonzentrationen, sondern auch auf Blutdruck, Körpergewicht, Lipide, Herz-Kreislauf-Funktion, Nierenfunktion (Mikroalbumin), den Augenhintergrund und das Nervensystem beziehen müssen.

Klinische Anwendung von Insulin

Wahl des Substitutionsregimes und Patientenschulung

Wahl der Insulinbehandlungsregime. Die noch vor wenigen Jahren übliche Faustregel „Typ-1-Diabetes = intensiviertere Insulintherapieverfahren, Typ-2-Diabetes = konventionelle Insulintherapie" kann heute nicht mehr aufrechterhalten werden. Besonders bei der Frage der Insulinsubstitution des Typ-2-Diabetikers hat sich ein Wandel vollzogen. Unumstritten ist das Vorgehen bei jüngeren, schlanken Typ-2-Diabetikern, welche primär auf eine intensivierte Insulinsubstitution eingestellt werden sollen, z. B. präprandiale Analogon- oder Normalinsulingaben. Auch bei den übergewichtigen Typ-2-Diabetikern mit Verlust der Phase I der Insulinsekretion geht der Trend zur frühzeitigen Insulinsubstitution, besonders dann, wenn mit entsprechender Nahrungsumstellung und Gewichtsreduktion unter maximaler oraler Therapie das individuelle Therapieziel des Patienten nicht erreicht wird.

Beim Typ-1-Diabetiker und bei der schwangeren Diabetikerin ist die Situation klar. Hier ist die Insulinsubstitution von Beginn an obligatorisch.

Wie die Wahl des individuellen Therapieziels sollte auch die Wahl des Therapieregimes durch das Behandlungsteam und den Patienten festgelegt und besprochen werden. Je „intensivierter" die Therapieform wird, umso wichtiger werden häufigere *Blutzuckerselbstkontrollen* und die Fähigkeit des Patienten, die Insulindosis selbst anzupassen, zu korrigieren sowie den Tagesablauf prospektiv abzuschätzen und einteilen zu können.

Schulung. Unabhängig von dem Diabetestyp ist es bei der Initialisierung der Insulintherapie notwendig, dass der Patient parallel zu dieser Behandlung eine strukturierte Diabetikerschulung durchlaufen muss.

In jedem Fall aber sollte initial als Minimalprogramm eine spezielle Wissensvermittlung über Spritztechnik, Insulinwirkung und Wirkdauer, die Bedeutung der Nahrungsaufnahme, Stoffwechselselbstkontrolle, Hypoglykämieerkennung und Behandlung, körperliche Aktivität unter Insulinbehandlung und das Verhalten bei zusätzlich auftretenden Krankheiten stattfinden. Kann eine strukturierte Schulung nicht von der akut behandelnden Institution durchgeführt werden, sollte diese in jedem Fall durch den weiterbehandelnden Diabetologen oder durch eine nach den Richtlinien der Deutschen Diabetesgesellschaft arbeitende Klinik nachgeholt werden.

Konventionelle Insulintherapie

Patienten mit einer konventionellen Insulintherapie unterliegen einem relativ rigiden Tagesablauf, der durch die engen zeitlichen Vorgaben von Insulininjektion, Insulinwirkung und notwendiger Nahrungsaufnahme bestimmt wird.

Diese Therapieform kann per se keinen dynamischen Insulinersatz liefern. Phasen der Hyperinsulinämie und Phasen der Hypoinsulinämie mit entsprechenden metabolischen Konsequenzen wie Hypo- und Hyperglykämie sind vorprogrammiert.

Die Elemente der konventionellen Insulintherapie sind in Tab. 11.**3** wiedergegeben.

■ Grundsätzliches zur praktischen Durchführung

Einmalige Insulingabe. Die einmalige Anwendung von Insulin sollte heute nur noch speziellen Indikationen vorbehalten sein. Sie hat ihre Berechtigung beim mit oralen Antidiabetika kombiniert behandelten Typ-2-Patienten (Kap. 12). Ist beim Typ-2-Diabetiker die Insulinproduktion wesentlich vermindert, reicht die einmalige Gabe eines Verzögerungs- oder Mischinsulins nicht aus, um den Insulinbedarf über 24 Stunden abzudecken, dann muss Insulin mindestens 2-mal injiziert werden (Abb. 11.**1**).

Wird bei der Einmalinsulingabe die Morgendosis zu hoch gewählt, kann es zu Hypoglykämien um die Mittagszeit oder nachmittags kommen. Wegen der morgendlichen Dosisbegrenzung sind die Nüchternwerte des Folgetages meist erhöht. Selbst bei ambulant von Drittpersonen betreuten Patienten ist die Insulineinmalgabe häufig eine schlechte Kompromisslösung.

Die Einmalgabe (oder Zweimalgabe) von Insulin morgens (und abends) kann bei stationär oder ambulant behandelten Patienten vorübergehend notwendig sein, wenn beim mit oralen Antidiabetika behandelten Patienten zusätzliche Erkrankungen aufgetreten sind oder bestimmte zusätzliche Pharmakotherapien angewendet werden müssen. Dies gilt besonders für Steroidtherapie, parenterale Ernährung oder auch stressbedingt bei Postaggressionsstoffwechsel, z. B. während und nach Operationen.

Zweimalige Insulingabe. Mit der zweimaligen Gabe eines Intermediär- oder Mischinsulins besteht die Möglichkeit, den Insulinbedarf des Patienten über 24 Stunden voll abzudecken. Wie bereits oben ausgeführt, muss jedoch davon ausgegangen werden, dass der Patient bei der zweimaligen Anwendung eines Intermediärinsulins mit oder ohne Normalinsulinanteil entsprechend der Wirkkinetik des Insulins auf einen bestimmten Tageszeitplan hinsichtlich der Mahlzeiten festgelegt ist (Abb. 11.**2**).

Entsprechend den üblichen Ernährungsgewohnheiten (und der Resistenzlage des Typ-2-Diabetikers) kann als grobe Faustregel gelten, dass die Verteilung der Gesamtinsulindosis morgens 2/3 und abends 1/3 betragen sollte und sich die Mischung aus 30% Normalinsulin und 70% NPH-Insulin in der Morgenspritze bewährt hat. Abhängig sind diese Faktoren von dem Ausmaß der körperlichen Bewegung, der Diät, dem Körpergewicht und der noch vorhandenen endogenen Insulinsekretion. Je gewichtiger ein Patient ist, umso höher sollte der Normalinsulinanteil in der Morgenspritze sein. Zu be-

Tab. 11.**3** Elemente der konventionellen Insulintherapie

- fixierte Insulininjektion (1- oder 2-mal)
- fixierte Insulinart (Normal-, Intermediär- und/oder Mischinsulin)
- fixierte Diät in Bezug auf Kohlenhydratmenge und Zeitpunkt der Aufnahme
- fixierter, therapieabhängiger Tagesablauf
- häufig eingeschränkte Selbstkontrollmaßnahmen (Harnzucker-, Blutzuckerkontrolle durch den Patienten oder Drittpersonen)
- Schulung, Motivation, psychologische Hilfe durch den Hausarzt
- definiertes Therapieziel und Langzeitüberwachung (HbA_{1c}) sowie Organ- und Kreislaufkontrollen durch den Hausarzt

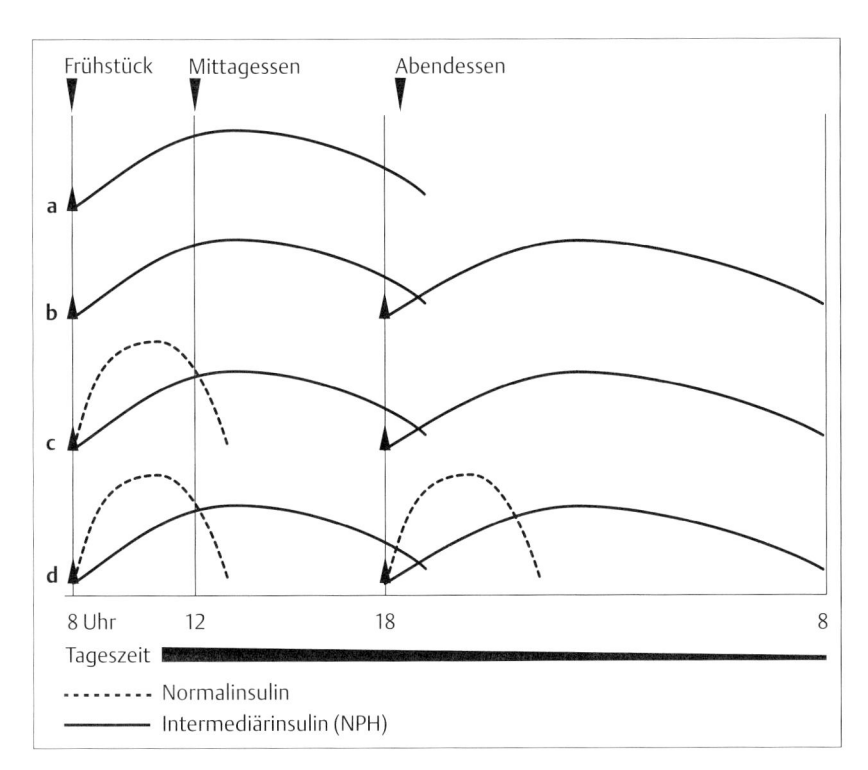

Abb. 11.2 Unterschiedliche Anwendung von Normal- und NPH-Insulin im Rahmen der konventionellen Insulintherapie.

achten ist bei diesem Regime jedoch, dass verstärkte körperliche Bewegung am Vormittag bei hohem Normalinsulinanteil in der Morgenspritze zu Unterzuckerungen führen kann, was die Bedeutung des zweiten Frühstücks bei dieser Patientengruppe unterstreicht.

Eine Schwäche der zweimaligen Insulingabe begründet sich dadurch, dass die abendlich injizierte Insulinmenge häufig nicht ausreicht, um der bei Dawn-Phänomenen morgendlichen Hyperglykämie entgegenzuwirken. Hier kann die Verminderung des Nomalinsulinanteils in der Abendspritze bzw. die Umstellung von Mischinsulin abends auf ein reines Intermediärinsulin hilfreich sein (Abb. 10.2c), da durch die längere Wirkdauer des Intermediärinsulins im Vergleich zum Mischinsulin die nächtliche Glukoneogenese der Leber in den frühen Morgenstunden besser supprimiert wird.

Einstellungsmöglichkeiten

Insgesamt sind die Einstellungsmöglichkeiten bei der konventionellen Insulintherapie begrenzt (127, 133, 35), was in der Regel an dem hohen, schwer steuerbaren Intermediärinsulinanteil liegt und an der fehlenden Möglichkeit, differenziert Normal- und Basalinsulin zu ändern bzw. anzupassen.

Variation der Insulinmischung. Wenn der Patient Blutzuckerselbstkontrollen durchführen kann, ist eine Modifikation der Mischinsulingabe morgens und abends möglich. Dann können Normal- und Intermediärinsulin je nach Blutzuckerhöhe und Mahlzeitengehalt gemischt werden. Man kann dem Patienten hierzu Anpassungshilfen bezüglich der Normalinsulinmenge in bestimmten Blutzuckerbereichen an die Hand geben. Diese „Dosierungsschemata" sind nicht unproblematisch, da sie einen geregelten Tagesablauf voraussetzen bzw. die Fähigkeit des Patienten, die Insulindosis je nach geänderten Gegebenheiten zu variieren.

Veränderung des Spritz-Ess-Abstandes. Eine weitere Möglichkeit, erhöhte bzw. niedrige Blutzuckerwerte zu den Spritzzeiten zu beeinflussen, besteht durch Veränderung des Spritz-Ess-Abstandes, der Nahrungsmenge sowie der Nahrungsqualität. Das Einhalten eines definierten Spritz-Ess-Abstandes von 30–45 Minuten ist bei Typ-2-Diabetikern unter konventioneller Insulintherapie nicht immer sinnvoll. Dies gilt z. B. für Patienten mit verzögerter Magenentleerung (Gastroparese), bei denen die mit der Nahrung aufgenommenen Kohlenhydrate verzögert resorbiert werden und, wie von Simon et al. (114a) für den Stoffwechselgesunden definiert, bei denen der Gipfelzeitpunkt der glykämischen Antwort nicht in dem Zeitraum zwischen 20 und 70 Minuten, sondern später nach dem Mahlzeitbeginn liegt.

Besonders bei Alten- und Pflegeheimbewohnern mit eingeschränkter Fähigkeit, selbst zu essen, oder der Notwendigkeit, gefüttert zu werden, kann es aus Sicherheitsgründen notwendig sein, unmittelbar nach der Insulininjektion mit dem Essen zu beginnen bzw. erst nach der Mahlzeit zu spritzen, wenn klar ist, welche Kohlenhydratmenge der Patient tatsächlich aufgenommen hat. Bei diesen Patienten muss der Normalinsulinanteil geringer dosiert und der Spritz-Ess-Abstand verkürzt werden oder ganz wegfallen, um Hypoglykämien zu vermeiden.

Gabe von Kombinationsanaloga. Eine Möglichkeit, bei adipösen Typ-2-Diabetikern die Insulinresistenz zu durchbrechen ist, die Gabe von Kombinationsanaloga. Mit einem Regime der Mischungen morgens 50/50 und abends 30/70 ist es aufgrund der besonderen Eigenschaften der Kombinationsanaloga möglich, mit niedriger Dosierung ein besseres Stoffwechselergebnis zu erzielen. Als Modifikation bei noch zu hohen Abendwerten bietet sich eine geringe Menge der 50/50-Analogonmischung vor dem Mittagessen an.

Intensivierte Insulintherapie

Grundsätzliches zur praktischen Durchführung

Grundidee und Definition. Die Grundidee dieser Therapieform basiert auf der Imitation der physiologischen Insulinsekretion und Blutzuckerregulation des Nichtdiabetikers. Mahlzeitenbezogenes Normalinsulin zur Abdeckung der Mahlzeiten und basales Verzögerungsinsulin zur Abdeckung des basalen Insulinbedarfs zwischen den Mahlzeiten und während der Nacht werden unabhängig voneinander verabreicht.

Per definitionem (54) beinhaltet die intensivierte Insulintherapie einen komplexen Vorgang, welcher nicht nur eine Erhöhung der Anzahl der Insulininjektionen, sondern auch eine auf der Basis von Blutzuckerselbstkontrollen therapiezielorientierte Insulinanpassung bei relativ freier Gestaltung der Diät und des Tagesablaufs umfasst. Die Elemente der intensivierten Insulintherapie sind in Tab. 11.4 zusammengefasst.

Mehr oder weniger synonyme Bezeichnungen für die intensivierte Insulintherapie, welche letztlich von den gleichen Inhalten und Zielvorstellungen ausgehen, sind „intensivierte, konventionelle Insulintherapie", „Basis-Bolus-Therapie" (100), „funktionelle Insulintherapie" (127, 132), „nahezu normoglykämische Insulinsubstitution" und andere.

Problematik und Umsetzungsregeln. Das Umsetzen der Idee der physiologischen Insulinsekretion in die Praxis der exogenen Insulinsubstitution ist deshalb schwierig, weil die Halbwertszeit und Wirkdauer von Normal- und Intermediärinsulinen im Vergleich zu endogenem Insulin andere Halbwertszeiten aufweisen. Der Wirkbeginn ist verzögert, die Wirkdauer verlängert. Die Anpassung der Insulindosis an den Bedarf geschieht nicht automatisch, sondern muss vom Patienten festgelegt werden.

Ausgehend von der Insulinsekretion des Stoffwechselgesunden, werden Regeln (Algorithmen) für den Insulinersatz des Diabetikers abgeleitet (Tab. 11.5). Diese allgemeinen Regeln müssen an den einzelnen Patienten adaptiert werden (58, 115, 116, 127, 129). Diese Algorithmen gelten auch für die kurz- und langwirkenden Insulinanaloga. Bei der Umstellung von Normal- bzw. NPH-Insulin auf die kurzwirkenden Analoga bzw. Insulin Glargin empfiehlt es sich jedoch, zu Beginn eine 10–20% geringere Menge des jeweiligen Analogons anzuwenden und die Dosierungen in der Folgezeit anzupassen.

Einfluss der Lebensführung und -phase. Diese Substitution richtet sich nach den zu verstoffwechselnden Kohlenhydratanteilen und dem Blutzuckerausgangswert. Die notwendige Insulinmenge pro BE ändert

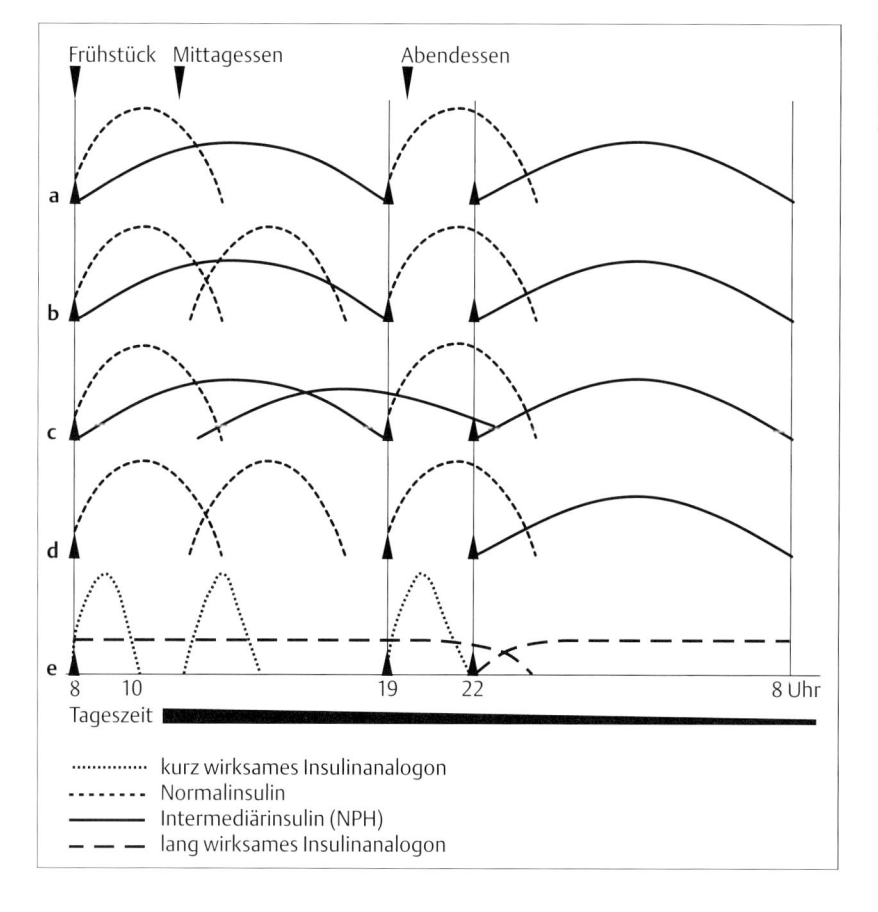

Abb. 11.3 Unterschiedliche Anwendung von Normal-, NPH- und langwirksamem Insulin im Rahmen der intensivierten Insulintherapie.

.... kurz wirksames Insulinanalogon
- - - - - Normalinsulin
——— Intermediärinsulin (NPH)
— — — lang wirksames Insulinanalogon

Tab. 11.4 Elemente der intensivierten Insulintherapie

- getrennte Substitution von prandialem und basalem Insulin
- an individuelle Regeln angepasste (algorithmenadaptierte) Insulinsubstitution und Blutzuckerkorrektur
- blutzucker- und insulinintegrierte „freie" Diät und Mahlzeitenfolge sowie körperliche Aktivität
- therapiezielorientierte Stoffwechseleinstellung
- mehrfache Blutzuckerselbstkontrollen über den Tag
- „diabetesunabhängige" Planung und Gestaltung des Tagesablaufs
- Schulung, Motivation und psychologische Betreuung durch das Diabetesteam
- Anbindung an ein Diabetesteam mit Langzeitbetreuung (HbA$_{1c}$ und Qualitätskontrolle) sowie Organ- und Kreislaufkontrollen

sich im Tagesablauf. Morgens ist sie am höchsten, mittags am niedrigsten und abends wiederum etwas höher als mittags.

Neben der Abhängigkeit von der Tageszeit sind Anzahl, Art und Freisetzungskinetik der Kohlenhydrate für die Berechnung der prandialen Insulindosis wichtig. Auch für reine Eiweißmahlzeiten muss eine geringe Insulinmenge berechnet werden (127, 128). Eine sekundäre Abhängigkeit der Dosis von unterschiedlichen Konzentrationen der katabolen Hormone im Tagesablauf, aber auch von bestimmten Lebensphasen wie Pubertät oder Schwangerschaft ist zu bedenken. Kurzdauernde körperliche Aktivität ist primär durch Änderungen der prandialen Insulinsubstitution bzw. zusätzliche Sport-BEs abzudecken (Tab. 11.6).

Basale Insulinversorgung. Bei der prandialen Insulingabe ist zu bedenken, dass in Abhängigkeit von der Dosis das prandiale Normalinsulin einen jeweils gewissen Beitrag zu der basalen Insulinversorgung leistet. Hier besteht ein Unterschied zu den Insulinanaloga: Ihr Beitrag zur Basalrate ist aufgrund der kürzeren Wirkdauer geringer. Der Vorteil, der sich daraus ergibt, ist die geringere Gefahr von Hypoglykämien wegen geringerer Überschneidungen mit dem Basalinsulin. Außerdem reduziert sich dadurch die Notwendigkeit von Zwischenmahlzeiten. Dies kommt dem modernen Arbeits- und Lebensstil deutlich entgegen und ist einer der Gründe, von Normalinsulin auf schnellwirkende Insulinanaloga umzusteigen. Die *Aufgabe des Basalinsulins* (NPH- oder Insulin Glargin) ist es, die Hormone und Enzyme des Glucose- und Fettstoffwechsels so zu stimulieren bzw. zu hemmen, dass durch eine ausreichende Insulinisierung eine ausgeglichene Intermediärstoffwechsellage entsteht. Nicht immer lassen sich prandiale und basale Insulinwirkung trennen. Sie sind jedoch bei der Anwen-

Tab. 11.5 Algorithmen und Richtgrößen bei der intensivierten Insulintherapie

Prandialer Insulinbedarf	
morgens	ca. 1,0–3,0 IE/BE
mittags	ca. 0,5–1,5 IE/BE
abends	ca. 1,0–2,0 IE/BE
ausschließlich eiweißhaltige Mahlzeiten	ca. 0,3 IE/50 kcal (210 kJ) Eiweiß
Basaler Insulinbedarf	0,3–0,5 IE/kg KG
	0,7–1,0 IE/h
Verhältnis von Normal- zu Basalinsulin	55 : 45 (50 : 50)
Blutglucosezielwert	
präprandial	80–120 mg/dl (4,4–6,7 mmol/l)
postprandial: 60 Minuten	< 160 mg/dl (8,9 mmol/l)
120 Minuten	< 140 mg/dl (7,8 mmol/l)
vor dem Zubettgehen:	110–130 mg/dl (6,1–7,2 mmol/l)
Korrekturfaktoren zur Beeinflussung der Blutzuckerkonzentration	
1 IE Normalinsulin senkt den Blutzucker um	ca. 30–50 (40) mg/dl (1,7–2,8 bzw. 2,2 mmol/l)
1 BE hebt den Blutzucker um	ca. 20–80 (40 mg/dl (1,1–4,4 bzw. 2,2 mmol/l)
Spritz-Ess-Abstand (in Abhängigkeit vom Ausgangswert)	
Normalinsulin	15–30 Minuten (in Abhängigkeit von dem gemessenen Blutzuckerausgangswert)
Insulin Lispro und Insulin Aspart	0–15 Minuten (negativer Spritz-Ess-Abstand bei niedrigem Blutzuckerausgangswert)

dung sowohl kurzwirkender Insulinanaloga als auch von Insulin Glargin geringer. Überschneidungen der in Tab. 11.**6** und 11.**7** angegebenen Kriterien sind möglich. Die Umstellung auf schnellwirkende Insulinanaloga kann es erforderlich machen, die Frequenz der Basalinsulinsubstitution von zwei auf drei zu erhöhen.

Tab. 11.**6** Bedeutung und Kriterien der prandialen Insulinsubstitution

- Verstoffwechselung der aufgenommenen Kohlenhydrate (abhängig von Art, Menge, aber auch Geschwindigkeit der Magenentleerung)
- Korrektur erhöhter präprandialer Blutzuckerkonzentrationen
- Suppression der Glucagonsekretion und des damit verbundenen Glucoseanstiegs
- Sekundäre Dosisabhängigkeit von der aktuellen Resistenz- bzw. Sensitivitätslage:
  • Tageszeit
  • körperliche Aktivität/Inaktivität
  • akute Erkrankung
  • Stoffwechseleinstellung
  • hormonelle Lebensphase (Pubertät, Schwangerschaft)

Tab. 11.**7** Bedeutung und Kriterien der basalen Insulinsubstitution

- Beeinflussung von Hormonen und Schlüsselenzymen der Glukoneogenese/Glykogenolyse sowie Lipogenese/Lipolyse
- Sekundäre Dosisabhängigkeit von der Resistenz- bzw. Sensitivitätslage:
  • Tageszeit (erste Nachthälfte gering, frühe Morgenstunden hoch)
  • körperliche Aktivität (besonders bei Langzeitsport)
  • Körpergewicht
  • Stoffwechseleinstellung (Glucosetoxizität)
  • Höhe der Triglyzeride und freien Fettsäuren
  • hormonelle Phase (Pubertät, Schwangerschaft)
  • Diabetesform, Typ-1-Diabetes, Manifestation – Remission – Langzeitdiabetes
  • Diabetesform, Typ-2-Diabetes: unterschiedliches Ausmaß von peripherer Insulinresistenz und endogener Insulinsekretionskapazität und -dynamik

Verhältnis von Normalinsulin/Basalinsulin. Das Verhältnis von Normalinsulin zu Basalinsulin sollte etwa 50:50% betragen. Von dem Basalinsulinanteil soll bei optimaler Verteilung keine eigene blutzuckersenkende Wirkung ausgehen, sondern nur die zur Aufrechterhaltung der basalen Stoffwechselerfordernisse notwendigen Prozesse beeinflusst werden. Diese Problematik ist bei Verwendung von Insulin Glargin geringer, da es aufgrund seiner flachen, peak-losen Freisetzungskinetik über 24 Stunden keine Konzentrationsmaxima bildet. Damit durch das NPH-Insulin keine Wirkmaxima entstehen, kann es erforderlich sein, dieses 2- bis 4-mal täglich zu injizieren. Dann können auch die Hauptmahlzeiten je nach Bedarf verschoben werden, da für deren Verstoffwechselung ja Normalinsulin injiziert werden muss.

Schnell- und langwirksame Insulinanaloga in der ICT. Die Einführung der schnell- und langwirksamen Insulinanaloga macht es erforderlich, sich bei jedem Patienten grundsätzlich Gedanken über deren Einsatz im Vergleich zu den konventionellen Insulinen zu machen. Auch die Insulinanaloga wirken nicht bei jedem, sondern nur einem Segment von Patienten optimal. Wesentliche Vor- und Nachteile der Analoga seien deshalb nochmal hervorgehoben, um eine Entscheidungshilfe bei ihrem Einsatz zu geben (Tab. 11.**8**).

Sicherheit der Insulinanaloga. Die Bewertung der Sicherheit der Insulinanaloga ist gegenwärtig Gegenstand kontroverser Diskussionen. Veränderungen am Insulinmolekül bergen potenzielle Gefahren einer erhöhten Proliferations- bzw. Mitoserate. Für Insulin Lispro, Insulin Aspart und Insulin Glargin liegen Langzeitstudien an Tieren in Bezug auf Toxizität und Kanzerogenität vor. Diese Studien ergeben keine negativen Ergebnisse. In Bezug auf die IGF-I-Bindung an humane Osteosarkomzellen weist Insulin Glargin eine höhere Affinität auf, die jedoch noch wesentlich unter der IGF-I-Bindung selbst liegt (19a, 71a, 18a, 45b, 119a). Zum gegenwärtigen Zeitpunkt liegen somit keine klinischen oder tierexperimentellen Daten vor, die eine Einschränkung der Anwendung nahelegen würden.

Wie bei allen neuen Arzneimitteln sollen zum gegenwärtigen Zeitpunkt Schwangeren Analoga nicht verabreicht werden.

Eine Frage von Langzeitstudien ist auch, inwieweit Analoga Mortalität und diabetesbedingte Folgeerkrankungen beeinflussen können. Eine Verbesserung der HbA_{1c}-Werte durch Analoga ist nicht in allen Studien gegeben.

Der behandelnde Arzt wird im Gespräch mit seinem Patienten entscheiden müssen, inwieweit die erkennbaren Vorteile der Analoga, wie etwa die geringere Hypoglykämiegefahr, die problemlosere Anwendung im Alltag und damit die Verminderung der täglichen „Diabetesbürde" ausschlaggebend für ihre Anwendung sind.

Blutzuckerzielwerte. Die im Tagesverlauf angestrebten Blutzuckerzielwerte vor den Mahlzeiten sollten zwischen 80 und 120 mg/dl (4,4–6,7 mmol/l) liegen. Dieser Zielwert sollte 3–5 Stunden nach einer Hauptmahlzeit wieder erreicht sein.

Korrekturfaktoren. Bei den Blutglucosekorrekturfaktoren ist zu bemerken, dass je nach Höhe des Blutzuckerspiegels 1 IE Insulin diesen mehr – d. h. ca. 40 mg/dl (2,2 mmol/l) bei niedrigeren Blutzuckerspiegeln unter 200 mg/dl (11,1 mmol/l) – senken kann oder aber weniger, wenn die Blutzuckerwerte über 200 mg/dl liegen. Bei höheren Blutzuckerkonzentrationen liegt die blutzuckersenkende Wirkung von 1 IE Normalinsulin nur 10–30 mg/dl (0,55–1,7 mmol/l).

> Besondere Vorsicht mit zusätzlichen Normalinsulinjektionen ist vor und während der Nacht geboten. Hier kann die blutzuckersenkende Wirkung von 1 IE Normalinsulin aufgrund der erhöhten Sensitivität deutlich höher bei 40–80 mg/dl liegen und Ursache für nachfolgende Hypoglykämien sein.

Tab. 11.8 Vor- und Nachteile von schnellwirkenden Insulinanaloga und Insulin Glargin

Vorteile	Nachteile
Kurzwirkende Insulinanaloga	
– Spritz-Ess-Abstand kann modifiziert werden, Entfällt bei normalem präprandialen BZ-Werten – post cenam Injektion bei Kindern möglich oder bei niedrigen präprandialen Ausgangswerten erforderlich – zeitliche Verschiebung der Mahlzeiten bei stimmigem Basalinsulin eher möglich – Mahlzeiten mit schnell aufschließbaren Kohlenhydraten eher möglich – Zwischenmahlzeiten eher nicht erforderlich – geringere Hypoglykämierate am Tag und während der Nacht – nur geringe Wirkverlängerung bei Dosissteigerung – frühere Nachkorrektur bei erhöhten Werten – bessere Steuerbarkeit als Pumpeninsulin – besseres präprandiales Insulin bei Typ-2-Diabetikern	– Basisinsulin muss stimmen! NPH-Insulin muss in der Regel 3- bis 4-mal injiziert werden – sofern überhaupt, nur geringe HbA_{1c}-Verbesserung – bei Gastroparese ungünstig – bei Benutzung als Pumpeninsulin frühere Azidoseentwicklung bei technischem Pumpendefekt
Insulin Glargin	
– ausgeglichenes, flaches Wirkprofil, in der Regel über 24 Stunden – geringe Absorptionsvarianz bei Injektion in unterschiedlichen Körperregionen – geringere Applikationsfehlerrate (klares Insulin) – geringere, besonders nächtliche Hypogykämieneigung – niedrigere Nüchternblutglucosekonzentrationen – (in der Regel) einmalige Injektion möglich – bei Typ-2-Diabetes ideal zum frühzeitigen Einstieg in die Kombinatuionsbehandlung mit OAD	– geringere Steuerbarkeit bei sportlichen Aktivitäten. – als klares Insulin Verwechslung mit Normalinsulin bzw. kurzwirkenden Insulinanaloga möglich – nicht immer über 24 Stunden wirksam, dann zweimalige Gabe erforderlich

Ähnliches gilt für die blutzuckersteigernde Wirkung von 1 BE. Bei sehr niedrigen Blutzuckerwerten kann es durch 1 BE zu keinem oder nur zu einem geringen Blutzuckeranstieg kommen, wenn wie z. B. in der Hypoglykämie zunächst der weitere Blutzuckerabfall abgebremst wird. Umgekehrt kann bei höherem Blutzuckerniveau 1 BE den Blutglucosespiegel deutlich höher – um z. B. 60–80 mg/dl (3,3–4,4 mmol/l) – anheben.

Zwischenmahlzeiten. Das Berufsleben, aber auch individuelle Ernährungsgewohnheiten führen dazu, dass manche Menschen Zwischenmahlzeiten zu sich nehmen wollen, andere diese aber als Zwang empfinden. Eigentlich sollten unter der intensivierten Insulintherapie keine Zwischenmahlzeiten notwendig sein. Sie können aber praktisch doch notwendig werden, wenn es z. B. aufgrund einer hohen Normalinsulindosis morgens (bei relativ kohlenhydratarmem Frühstück) zu einer verlängerten Wirkung und nachfolgend zur Überlappung mit dem NPH-Insulin kommt. Dann ist eine Zwischenmahlzeit erforderlich. Diese Gefahr der Wirkungsüberschneidung ist bei Verwendung kurzwirkender Insulinanaloga und Insulin Glargin geringer.

Zwangsläufig kann diese Situation entstehen, wenn der Patient zusätzlich zu der notwendigen Bolusgabe eine höhere Menge Normalinsulin als Korrektur eines zu hohen Ausgangswerts injizieren muss. Die höhere Gesamtinsulinmenge verschiebt das Wirkmaximum und die Wirkdauer, sodass dann eine Zwischenmahlzeit notwendig werden kann.

Bei körperlich schwer arbeitenden Menschen, welche z. B. bis zu 30 BE täglich zu sich nehmen, ist die Zwischenmahlzeit zur Auffüllung der Energiereserven notwendig. Die Normalinsulinmenge für die Zwischenmahlzeit wird in der Regel mit dem Insulin der vorangegangenen Hauptmahlzeit injiziert. Voraussetzung dabei ist, dass die Zwischenmahlzeit weniger als die Hälfte der Kohlenhydratmenge der Hauptmahlzeit beträgt und spätestens 3 Stunden nach der entsprechenden Insulininjektion eingenommen wird. Injiziert der Patient kurzwirkende Insulinanaloga, muss für die Zwischenmahlzeit separat injiziert werden.

Bei größeren BE-Mengen oder zusätzlichen Mahlzeiten, die außerhalb des 3-Stunden-Bereiches fallen, muss separat Normalinsulin injiziert werden.

Einstellungsmöglichkeiten

Grundeinstellung. Für Patienten, die von konventioneller auf intensivierte Insulintherapie umgestellt werden, eignet sich die Insulinfolge (Abb. 11.3a):
➤ morgens Normal- und Basalinsulin,
➤ abends Normalinsulin,
➤ nachts Basalinsulin.
Die Notwendigkeit der Aufteilung von Normalinsulin vor dem Abendessen und des Basalinsulins vor dem Zubettgehen (gegen 22.00 Uhr) ergibt sich aus erhöhten Nüchternblutzuckerwerten, welche durch eine zeitliche Verschiebung des Intermediärinsulins auf 22.00 Uhr

besser gesenkt werden können. Dies führt zu einer höheren Insulinkonzentration in den frühen Morgenstunden, gewährleistet eine bessere Suppression der Glukoneogenese und somit einen niedrigeren Nüchternwert.

Dieses Regime kommt auch dem gegenwärtigen Trend jüngerer Patienten entgegen, die Hauptmahlzeit nicht mittags, sondern als Abendessen einzunehmen. Ein weiterer Vorteil dieses Regimes liegt in der präprandialen Normalinsulingabe zum Frühstück und Abendessen, welche dann exakt dimensioniert werden können.

Hohe Nüchternblutzuckerwerte. Hohe Nüchternwerte können in den frühen Morgenstunden aufgrund einer erhöhten Insulinresistenz (Dawn-Phänomen, Phänomen der Morgenröte) vorliegen (109, 110, 111; Kap. 16). Wird in dieser Situation die Dosis des Intermediärinsulinanteils vor der Nacht zu stark erhöht, kann dies Hypoglykämien zwischen 2 und 4 Uhr zur Folge haben. Die dann ablaufende hormonelle Gegenregulation bedingt einen erhöhten morgendlichen Nüchternwert. In Unkenntnis der vorangegangenen Hypoglykämie wird dann wegen des hohen Nüchternwerts die Insulindosis abends und/oder morgens weiter erhöht, was die nächtliche Hypoglykämieneigung weiter verstärkt und einen Circulus vitiosus von Hypo-, Hyperglykämie und Dosiserhöhung in Gang setzt. Diesen Vorgang bezeichnet man als Somogyi-Effekt (118).

Es gilt es also zunächst abzuklären, ob
- ein erhöhter Nüchternblutzucker durch eine zu geringe Abenddosis an Intermediärinsulin bedingt ist (häufigere Ursache) und morgens aufgrund des dann auftretenden „Insulinmangels" der Blutzucker ansteigt,
- eine zu hohe Intermediärinsulindosis um 22.00 Uhr injiziert wurde und in der Folge eine frühmorgendliche Hypoglykämie mit nachfolgender Hyperglykämie abgelaufen ist,
- eine zu hohe Kohlenhydrataufnahme vor der Nacht vorlag,
- es durch eine Gastroparese zur nächtlichen Resorption des Abendessens kam.

In dieser Situation ist die nächtliche Blutzuckermessung hilfreich, da der Nachweis einer nächtlichen Hypoglykämie eine Verminderung der Intermediärinsulindosis und/oder Erhöhung der Nacht-BEs zur Folge hat. Der Nachweis hoher Blutzuckerwerte zwischen 2.00 und 4.00 Uhr morgens muss dagegen eine Erhöhung der Intermediärinsulindosis vor dem Zubettgehen nach sich ziehen.

Gelingt es trotz Dosisanpassung und Verschiebung der Injektionszeit nicht, stabile Nüchternblutzuckerwerte mit NPH-Insulin zu erzielen, kann die Umstellung von NPH-Insulin zur Nacht auf das länger wirkende Semilente-Insulin eine Verbesserung der Stoffwechseleinstellung herbeiführen. Besonders bei der nächtlichen Hypoglykämieproblematik bietet sich die Umstellung auf Insulin Glargin als Basalinsulin an.

Hoher Blutzuckerwert mittags. Manchmal gelingt es, das Mittagessen mit dem morgendlichen Basalinsulin abzudecken. Falls dies jedoch nicht möglich ist oder das Mittagessen durch einen zu hohen BE-Gehalt außerhalb des maximalen Wirkzeitpunkts des Intermediärinsulins liegt, ist mittags eine präprandiale Normalinsulingabe erforderlich (Abb. 11.3b):
- morgens Normal- und Basalinsulin,
- mittags Normalinsulin,
- abends Normalinsulin,
- nachts Basalinsulin.

Falls keine Zwischenmahlzeiten gefordert werden, kann die Umstellung auf kurzwirkende Insulinanaloga vorteilhaft sein.

Hoher Blutzuckerwert nachmittags. Neben der Problematik der erhöhten Nüchternblutzuckerkonzentration ergibt sich häufig auch die der erhöhten Blutzuckerkonzentrationen am späten Nachmittag bzw. vor dem Abendessen. Die Ursache ist in der nicht mehr ausreichenden Wirkung des morgendlichen Basalinsulins zu sehen. Dies kommt besonders bei Patienten vor, welche früh morgens um 5.00 oder 6.00 Uhr ihr Basalinsulin injizieren und relativ spät zu Abend essen (z. B. gegen 19.00–20.00 Uhr). Eine Dosiserhöhung des morgendlichen Basalinsulins führt, bedingt durch das Wirkmaximum um die Mittagszeit mit der Notwendigkeit einer erhöhten Kohlenhydrataufnahme, trotzdem häufig nicht zu dem gewünschten Ergebnis.

In dieser Situation kann die Einführung einer dritten Basalinsulininjektion um die Mittagszeit bzw. vor dem Nachmittagskaffee (13.00–16.00 Uhr) Abhilfe schaffen, um den späten Nachmittag bzw. frühen Abend optimal mit Insulin abzudecken (Abb. 11.3c):
- morgens Normal- und Basalinsulin,
- mittags Normal- und Basalinsulin,
- abends Normalinsulin,
- nachts Basalinsulin.

Dadurch kann diätetisch um die Mittagszeit freizügiger disponiert werden. Außerdem ist es möglich, das Abendessen tatsächlich später einzunehmen.

Insulinlücke am späten Abend. Anders ist es bei Patienten, welche sehr früh zu Abend essen und relativ spät zu Bett gehen. In diesem Fall reicht die Wirkung des präprandialen Normalinsulins vor dem Abendessen nicht bis 23.00 Uhr. Es entsteht eine Lücke der Insulinwirkung, da ja eine relevante Wirkung des nächtlichen Intermediärinsulins erst nach 45–60 Minuten post injectionem einsetzt. In diesem Fall sollte die zusätzliche Basalinjektion vorgezogen werden.

Häufige Basalinsulininjektionen sind nicht unproblematisch, da die Gefahr der Insulinakkumulation besteht und somit Hypoglykämien generiert werden können. Zu beachten ist, dass trotz mehrfacher Basalinsulininjektion das Verhältnis von Normal- und Basalinsulin = 50 : 50 nicht zugunsten einer höheren Basalinsulinmenge verändert wird. Auch bei dieser klinischen Problematik kann die Umstellung auf Insulin Glargin erfolgreich sein.

Basisinsulin nur nachts. Diese Variante der Insulinsubstitution, welche häufig in den Mittelmeerländern angewendet wird und wegen der dort üblichen Ernährungsgewohnheiten recht gut funktioniert, beinhaltet die dreimalige prandiale Normalinsulingabe in Kombination mit einer nächtlichen Basalinsulinsubstitution (Abb. 11.3d):
- morgens Normalinsulin,

- mittags Normalinsulin,
- abends Normalinsulin,
- nachts Basalinsulin.

Für Typ-1-Diabetiker unmittelbar nach der Diagnosestellung, welche nicht stark dekompensiert sind und für jüngere Typ-2-Diabetiker, die primär insulinisiert werden, ist dieses Injektionsschema der präprandialen Insulingaben mit oder ohne nächtliche Basalinsulinsubstitution gut anwendbar. Differenzialdiagnostisch kann die Gabe von Insulin Glargin als Basalinsulin erforderlich werden.

Kurzwirkende Insulinanaloga. Dieses Regime umfasst die kombinierte Anwendung von kurzwirkenden Insulinanaloga und Insulin Glargin (Abb. 11.**3**e):
- morgens kurzwirkendes Insulinanalogon,
- mittags kurzwirkendes Insulinanalogon,
- abends kurzwirkendes Insulinanalogon,
- nachts Insulin Glardin.

Der Zeitpunkt der Insulin-Glargin-Gabe kann morgens, zum Abendessen, vorwiegend jedoch als bed-time Insulin zur Nacht sein. Bei optimaler Wirkweise lassen sich die Mahlzeiten entsprechend dem Bedarf verschieben. Alternativ kann auch klassisches Normalinsulin angewendet werden.

Einstellung zu Beginn der Insulintherapie

Bei schwer dekompensierten Patienten mit Ketoazidose sind initial eine kontinuierliche intravenöse Insulinsubstitution, Flüssigkeits- und Elektrolytersatz sowie eine zusätzliche Behandlung der auslösenden bzw. Begleiterkrankungen erforderlich. Vor der Umstellung auf eine subkutane Insulingabe sollte der pH-Wert des Blutes normalisiert und der Flüssigkeits- und Elektrolythaushalt kompensiert sein. Ein normaler Blut-pH-Wert bedeutet nicht immer eine bereits vollständig kompensierte Stoffwechsellage. Zusätzliche Bestimmungen von Aceton im Urin sind hilfreich. Erst bei acetonfreiem Urin kann von einer relativ normalen Stoffwechselsituation ausgegangen werden.

Errechnung eines Grundschemas. Man kann sich an der Gesamtinsulindosis des Vortages unter intravenöser Therapie orientieren. Die Gesamtmenge wird zunächst je zur Hälfte auf Normal- und Basalinsulin aufgeteilt. Die errechnete Normalinsulinmenge wird dann gedrittelt. Dadurch ergibt sich eine ungefähre präprandiale Dosis, die dann an den aktuellen Blutzuckerwert angepasst werden muss. Die errechnete Basalinsulinmenge wird in eine Morgendosis und eine Dosis zur Nacht (22.00 Uhr) aufgeteilt. Auch hier erfolgt dann die Anpassung der Dosis je nach Hauptwirkung um die Mittagszeit bzw. bei tiefer Nacht und nach gesamter Wirkdauer gegen 18.00 Uhr und morgens nüchtern.

In den folgenden Tagen werden dann nach den aktuellen Blutzuckerwerten die individuellen Algorithmen des Patienten etabliert.

Geringe Dekompensation. Ist die Dekompensation des Patienten nicht so stark, wie dies bei zufälliger Erstdiagnosestellung ohne klinische Symptomatik der Fall sein kann, sollte man mit geringen präprandialen Insulingaben (2–5 IE) die Insulinwirkung und Insulinempfindlichkeit des Patienten testen und schrittweise den aktuellen Werten anpassen. Die Substitution des Basalinsulins um 22.00 Uhr (3–10 IE) ist in der Regel zur Unterdrückung der hepatischen Gluconeogenese erforderlich.

Der Beginn mit präprandialen Insulingaben hat für den Patienten den Vorteil, dass er die Physiologie der Insulin-Mahlzeiten-Relation nachempfinden kann. Wichtig ist die frühzeitige Blutzuckerselbstkontrolle, welche nicht nur zur Erkennung von Hyper- und Hypoglykämien, sondern auch zum „Erfühlen der Insulinwirkung" und zum eigenen Experimentieren mit der Insulindosis, den Mahlzeiten und der körperlichen Aktivität dient.

Voraussetzung für die Dosisänderungen sind prä- und postprandiale sowie abendliche und nächtliche Blutzuckerkontrollen. Diese Werte bilden die Basis für die nachfolgenden Diskussionen mit dem Therapeuten.

Je schneller beim Typ-1-Diabetiker nach der Diagnosestellung die Normalisierung der Stoffwechsellage mit Insulin gelingt, umso eher und anhaltender wird sich die Honeymoon-Phase mit relativ geringem Insulinbedarf einstellen.

Optimierung der Einstellung

Ursachen einer schwankenden Stoffwechsellage. Ein hoher HbA_{1c}-Wert und eine stark schwankende Stoffwechsellage sind häufig Gründe für die Vorstellung des Patienten beim Spezialisten. Die Ursachen können mannigfaltig sein (Tab. 11.**9**).

Neben Akzeptanz- und Verarbeitungsproblemen, welche durch mangelnde Zuwendung und Kompetenz des betreuenden Arztes sowie mangelndes Verständnis der Umgebung des Patienten verstärkt werden, sind es häufig Schulungsdefizite und nicht richtig verstandene Insulinsubstitutionsschemata. Vielfach werden Patienten von Therapeuten auf ein Insulinregime eingestellt, welches diese selbst nicht in letzter Konsequenz verstanden haben. „Starre Faktoren" bei der prandialen Insulingabe und unzulängliche Korrekturen bedingen dann Phasen der Hyper- und Hypoinsulinämie, die entsprechende Stoffwechselentgleisungen nach sich ziehen. Die Stoffwechsellage wird schwankend, der HbA_{1c}-Wert steigt oder sinkt, z. B. bei zahlreichen Hypoglykämien. Der Patient kann die Wirkung des Insulins nicht mehr abschätzen und steuern.

Tab. 11.**9** Ursachen schlechter und schwankender Stoffwechsellage bei Typ-1-Diabetikern

- „Null Bock auf Diabetes"
- mangelnde Blutzuckerselbstkontrollen
- falsche Injektionstechnik und subkutan veränderte Injektionsareale
- Insulinmangel/Überinsulinisierung durch sich überschneidende Insulinwirkung oder falsche Insulindosierung
- Überwiegen des Basalinsulinanteils in der Gesamtinsulindosis
- nicht verstandenes, zu kompliziertes Insulinregime und dadurch falsches Reagieren auf veränderte Blutzuckerwerte
- Magenentleerungsstörung

Suche nach den Störfaktoren. Grundlage für die Einschätzung der Stoffwechsellage sind die Blutzuckerselbstkontrollen des Patienten. Hat der Patient wenig Messungen vorzuweisen, ist dies der erste Ansatzpunkt, um zu einer Verbesserung der Einstellung zu gelangen.

Bei Durchsicht der protokollierten Werte steht zunächst die Suche nach systematischen Fehlern im Vordergrund, z. B. häufig zu hohe Blutzuckerwerte vor dem Abendessen oder morgens nüchtern, Hypoglykämien um die Mittagszeit u. a. Die Ursachen dieser Entgleisungen liegen entweder in einer zu niedrigen oder zu hohen Insulindosis, der falschen Einschätzung der Wirkkinetik von Normal- und/oder Basalinsulin, wobei die sich addierenden Konzentrationen an den Überschneidungsstellen beider Insuline vom Patienten in der Regel unterschätzt werden.

Auch die Tatsache, dass sich in Abhängigkeit von der Dosis Wirkmaximum und Wirkdauer eines Insulins ändern, ist vielen Patienten nicht bekannt. Zu bedenken ist weiterhin, dass sich die Algorithmen der Insulindosierung (z. B. in Abhängigkeit von der mittelfristigen Stoffwechsellage) ändern können. Viele Patienten halten strikt an den Einheiten/BE-Faktoren fest, welche einmal im Rahmen einer Einstellung etabliert wurden. An die Möglichkeit der verzögerten Freisetzung von Kohlenhydraten aus der aufgenommen Nahrung bei verzögerter Magenentleerung, wie sie bei Gastroparese vorkommt, muss besonders bei Langzeitdiabetikern im Rahmen einer autonomen Neuropathie gedacht werden. Solche Patienten haben dann erhöhte Nüchternwerte, weil sie ihr Abendessen über die gesamte Nacht resorbieren.

Bei Patienten mit unerklärbaren Hypoglykämien ergibt die Überprüfung des Verhältnisses von Normal- und Basalinsulin häufig eine zu hohe Basalinsulindosierung. Der Übergang zu häufigeren Normalinsulininjektionen kann in solchen Fällen eine ausgeglichenere Stoffwechsellage und besser kalkulierbare Insulinwirkung erbringen.

Lohnend ist bei der Suche nach Störfaktoren einer schlechten Einstellung auch, sich die Spritzstellen und die Injektionstechnik anzusehen. Bei täglicher Insulininjektion in den gleichen Hautbezirk können sich Lipohypertropien ausbilden. Besonders die langsamere und verminderte Insulinfreisetzung aus lipohypertrophen Spritzstellen wird vom Patienten häufig unterschätzt.

Umstellung auf einfacheres Regime. Es kann auch die Situation eintreten, dass der Patient von einem komplizierteren Regime bei intensivierter Insulintherapie auf ein „einfacheres Schema" zurückgeführt werden muss, wenn ersichtlich ist, dass er mit den komplizierteren Interaktionen zwischen Insulin, Ernährung, körperlicher Aktivität, den Erfordernissen des beruflichen Alltags und der Familie etc. nicht zurechtkommt und diese „Umweltfaktoren" nicht mit den Erfordernissen seines Diabetes in Übereinstimmung bringen kann. Hier kann der Ersatz mehrfacher NPH-Injektionen auf Insulin Glargin eine Besserung erbringen, oder aber die Umstellung auf konventionelle Insulintherapie bei geriatrischen Typ-1-Diabetikern.

Besonderheiten bei Zeitzonenverschiebungen

Patienten mit intensivierter Insulintherapie haben es leichter, auf Änderungen des persönlichen und Berufsalltags zu reagieren. Für sie stellen Interkontinentalreisen kein Problem dar. Bei USA-Flügen ergibt sich auf dem Hinflug (Frankfurt – New York) nur eine geringe Zeitdifferenz bezüglich Abendessen bzw. Nacht (Ankunft New York: deutsche Zeit 22.00 Uhr, amerikanische Zeit 16.00 Uhr), welche mit einer niedrigen Dosis Normalinsulin überbrückt werden kann. Vor dem Abendessen und Zubettgehen wird dann die übliche Normal- bzw. Intermediär- (oder Basal-) Insulindosis fällig.

Beim Rückflug ist es noch einfacher, die Ankunftszeit in Frankfurt ist in der Regel morgens gegen 8.00 Uhr (amerikanische Zeit 2.00 Uhr). Bei noch vorhandenen Intermediärinsulinspiegeln aus der Nachtdosis sollte der Patient vor dem Frühstück in Deutschland eine geringe Menge an Normalinsulin spritzen, die übrigen Mahlzeiten des Tages mit Normalinsulin abdecken und zur Nacht die übliche Intermediär- (oder Basal-) Insulindosis injizieren.

Bei Unklarheiten ist es immer günstig, Normalinsulin im Abstand von 4–6 Stunden zu injizieren und so die Zeit bis zum Eintritt in den normalen Rhythmus zu überbrücken.

Klinische Anwendung der kurz- und langwirkenden Insulinanaloga

Unterschiede gegenüber Normalinsulin. Die Entwicklung kurwirkender Insulinanaloga hat die prandiale Insulinsubstitution erweitert. Wie bereits ausgeführt, sind Wirkeintritt und Wirkmaximum im Vergleich zum Normalinsulin deutlich früher bei kürzerer Gesamtwirkdauer (57a, 123b, 120a).

Die kürzere Gesamtwirkdauer führt zu einer geringeren Überschneidung mit dem Basalinsulin (insbesondere am späten Vormittag). Neben der geringeren postprandialen Hyperglykämie wurden bei gleichen HbA$_{1c}$-Konzentrationen im Vergleich zu Normalinsulin weniger Hypoglykämien beobachtet (2a).

Die Unterschiede beider Substanzen sind in Tab. 11.**10** wiedergegeben.

■ Besonderheiten von kurzwirkenden Insulinanaloga

> Die bis jetzt veröffentlichten Studien über den klinischen Einsatz von Insulin Lispro wurden in der Regel im Vergleich zu Normalinsulin durchgeführt. Inwieweit eine primäre Einstellung eines Typ-1-Diabetikers auf Insulin Lispro vorteilhafter gegenüber Normalinsulin ist, kann zum gegenwärtigen Zeitpunkt nicht beantwortet werden.

Patienteninformation. Patienten, welche auf Insulin Lispro/Insulin Aspart umgestellt werden, sollten zu-

Tab. 11.10 Unterschiedliche Eigenschaften von Insulin Lispro und Normalinsulin

	Insulin Lispro, Insulin Aspart	Normalinsulin
Wirkeintritt	15 Minuten	ca. 30–45 Minuten
Wirkmaximum	1–1,5 h	nach 2–3 h
Wirkdauer	ca. 2–4 h	ca. 4–6 h
Spritz-Ess-Abstand	in der Regel: nein	in der Regel: 15–30 Minuten
Zwischenmahlzeit	separat berechnen und spritzen, falls sie nach der vorangegangenen Insulin-Lispro-Injektion eingenommen wird	in der Regel wegen der längeren Wirkdauer von Normalinsulin erforderlich
Blutzuckerkorrektur	bereits nach 2–3 h möglich	nach 4 h möglich
Dosiserhöhung	keine wesentliche Verlängerung der Wirkdauer	Verlängerung der Wirkdauer
Mischen mit NPH-Insulin	nein	ja
Mischen mit Insulin Glargin	nein	nein
Darreichungsform	Flaschen U 100 Patronen U 100	Flaschen U 40/U 100 Patronen U 100

nächst eine ausreichende Information über die neuen Substanzen und deren anderen Wirkmechanismus erhalten. Weiterhin sollten vor einer etwaigen Umstellung die Erwartungen des Patienten genau analysiert werden, um unrealistische Vorstellungen über das Insulinanalogon gleich von Beginn an korrigieren zu können.

Dosierung. Die Dosierung von Insulin Lispro/Insulin Aspart im Vergleich zu Normalinsulin ist in der Regel gleich, kann aber in der Umstellungsphase aus Sicherheitsgründen um 5–10% vermindert werden, bis der Patient den neuen Wirkablauf verinnerlicht hat.

Insulinwirkung und glykämischer Index. Wichtig in Bezug auf die blutzuckersenkende Wirkung von Insulin Lispro/Insulin Aspart ist die Verstoffwechselung von Nahrungsmitteln mit unterschiedlichem glykämischen Index. Schnell aufschließbare Kohlenhydrate kommen dem Wirkprofil eher entgegen. Bei fettreichen Mahlzeiten kann wegen der prolongierten Resorption die Injektion nach dem Essen von Vorteil sein.

Spritz-Ess-Abstand. Bei normoglykämischen Blutzuckerausgangswerten ist ein Spritz-Ess-Abstand nicht erforderlich (57b). Kohlenhydratreiche Mahlzeiten und solche mit schnell aufschließbaren Kohlenhydraten können dann problemlos gegessen werden. Bei niedrigen Blutzuckerausgangswerten kann es erforderlich sein, Insulin Lispro/Insulin Aspart erst während bzw. nach der Mahlzeit (negativer Spritz-Ess-Abstand) zu injizieren.

Zwischenmahlzeiten. Zwischenmahlzeiten sollen, wenn sie außerhalb der Wirkdauer der vorangegangenen Lispro-Aspart-injektion liegen, separat mit einer zusätzlichen Injektion des Analogons abgedeckt werden, während bei Normalinsulin die Zwischenmahlzeit häufig mit der vorangegangenen Insulininjektion abgedeckt ist.

Basale Insulinversorgung. Kurzwirkende Insulinanaloga tragen im Vergleich zu Normalinsulin weniger zur basalen Insulinversorgung bei. Daher muss, falls dies noch nicht der Fall ist, bei etwa 1/3 der Patienten eine 3. bzw. 4. Basalinjektion neu eingeführt werden, damit keine Lücken, aber auch keine Konzentrationsmaxima in der basalen Insulinversorgung entstehen. Eine Umstellung auf Insulin Glargin kann hier hilfreich sein.

Korrekturinsulin. Als Korrekturinsulin sind die kurzwirkenden Insulinanaloga wegen ihres schnellen Wirkeintritts und ihrer kürzeren Wirkdauer besonders gut geeignet. Dies veranlasst manchen Patienten, allein zur Korrektur erhöhter Werte und bei unvorhergesehenen Mahlzeiten die Analoga einzusetzen.

Geringes Hypoglykämierisiko. Der positive Aspekt der kurzen Analogonwirkung mit der geringen Überschneidung mit dem Basalinsulin kommt in einer geringeren Hypoglykämieneigung zum Tragen, d. h. die Hypoglykämierate unter den Analoga ist geringer. Signifikante Verbesserungen der HbA_{1c}-Konzentration konnten jedoch bei beiden Analoga im Vergleich zu Normalinsulin nur vereinzelt nachgewiesen werden (89a, 2a).

Soweit bis jetzt bekannt, besteht kein Unterschied in der hormonellen Gegenregulation bei Hypoglykämien und in der Hypoglykämiewahrnehmung (123a, 60a).

Sport. Sportliche Aktivitäten bei Verwendung von Lispro sollten erst 2–3 Stunden nach der Injektion vorgenommen werden, weil dann die Analogonkonzentration im Blut bereits geringer ist. Anders ist dies bei konventionellem Normalinsulin. Hier sollte wegen der längeren Insulinämie post injectionem ganz besonders auf die entsprechenden Vorkehrungen wie Blutzuckermessung und evtl. Einnahme notwendiger Sport-BEs etc. geachtet werden (124c).

Einsatz als Pumpeninsulin. Insulin Lispro hat auch als Pumpeninsulin Vorteile wie etwa die schnellere Wirksamkeit als Bolusinsulin. Zu bedenken ist, dass bei einem Pumpenausfall der Insulinmangel schneller manifest wird und sich somit früher eine Ketoazidose entwickeln kann.

Einsatz beim Typ-2-Diabetiker. Die kurzwirkenden Insulinanaloga können auch beim Typ-2-Diabetiker eingesetzt werden. Der Verlust der Phase I der Insulinsekretion bedingt die verzögerte Insulinausschüttung auf den entsprechenden Kohlenhydratreiz. Das führt u. a. zu den bekannten hohen Blutzuckerkonzentrationen unmittelbar nach den Mahlzeiten. Besonders bei jungen Typ-2-Diabetikern führt der präprandiale „Ersatz der Phase I" mit Insulin Lispro/Insulin Aspart zur verbesserten Einstellung. Kombinationen mit oralen Antidiabetika sind möglich. Die klinische Effektivität ist jedoch noch nicht durch entsprechende Studien belegt.

Besonderheiten von langwirkenden Insulinanaloga

Die Einführung von Insulin Glargin hat eine neue Ära der basalen Insulinsubstitution eröffnet. Der Wegfall der Konzentrationsmaxima nach NPH-Insulingabe in Kombination mit dem flachen Wirkprofil über 24 Stunden vereinfachen die Normal-, bzw. Analogongabe, da Konzentrations- und Wirkungsüberschneidungen geringer sind. Die Hypoglykämierate ist, wie in einigen Studien gezeigt werden konnte, über den Tag und besonders während der Nacht im Vergleich zu NPH-Insulin bei Typ-1- und Typ-2-Diabetikern geringer.

Bezüglich des Applikationszeitpunkts von Insulin Glargin weisen neuere Studien keine Abhängigkeit der Injektion von der Tageszeit auf. Bei den Zulassungsstudien war, da mit NPH-Gabe verglichen wurde, die Lantusgabe in der Regel um 22.00 Uhr als Bed-time-Insulin. Sowohl bei Typ-1- als auch bei Typ-2-Diabetikern konnte gezeigt werden, dass der Applikationszeitpunkt im Tagesverlauf keinen Einfluss auf die Wirkung hat (44a, 47a).

Insulinpumpentherapie und kontinuierliche intraperitoneale Insulininfusion

Insulinpumpentherapie. Mithilfe der kontinuierlichen subkutanen Applikationen von Insulin durch Insulinpumpen ist eine neue Ära der Insulinbehandlung angebrochen. Es handelt sich bei diesen Systemen um „Open-loop-Systeme". Mittels Insulinpumpe wird Normalinsulin kontinuierlich (Basalrate) sowie zu den Mahlzeiten als Bolus in das subkutane Gewebe abgegeben. Die Insulindosis muss durch Blutzuckerselbstkontrolle vom Patienten selbst angeglichen werden. Neben einer konstanten Infusionsrate an Insulin kann je nach Pumpentyp auch eine in Stundenabständen individuell programmierbare Basalrate appliziert werden. Der Ersatz von Normalinsulin durch kurzwirkende Insulinanaloga als Pumpeninsulin macht auch für die Pumpenträger den Vorteil der kurzwirkenden Insulinanaloga zugänglich. Die Boluswirkung setzt schneller ein und wirkt weniger lang nach. Allerdings muss bei einem Pumpendefekt mit der frühzeitigen Entwicklung einer Ketoazidose gerechnet werden. Ein kritischer Punkt dieses Therapiesystems ist das Insulinpumpenzubehör, insbesondere die Kathetermaterialien. Angeboten werden Katheter mit Metallkanülen und Kunststoffkanülen für die subkutane Applikation. Bei beiden Systemen können lokale Gewebereaktionen und Verstopfung der Kanülen auftreten, sodass ein regelmäßiger Wechsel der Injektionsstellen erforderlich ist.

Da jeweils nur ein kleines subkutanes Insulindepot zur Verfügung steht, kann es bei Katheterverstopfung, Diskonnektion oder Versagen der Pumpe rasch zu einer ketoazidotischen Stoffwechselentgleisung kommen.

Die Voraussetzungen für die Insulinpumpentherapie und die Anforderungen an den Patienten gleichen im Wesentlichen den Voraussetzungen für eine intensivierte Insulinsubstitution. Der Patient muss auch in der Lage sein, jederzeit wieder auf eine solche umsteigen zu können, z. B. wenn ein Pumpendefekt vorliegt.

Intraperitoneale Insulininfusion. Ein weiteres alternatives Therapieverfahren ist die kontinuierliche intraperitoneale Insulininfusion. Dieses Therapieverfahren bleibt speziellen Indikationen vorbehalten (75, 106, 117, 119, s. a. Kap. 13).

Nebenwirkungen

Hypoglykämie

Pathogenese, Klinik und Gegenregulation. Die Senkung des Blutzuckerspiegels ist sowohl Wirkung als auch Nebenwirkung von Insulin und seiner Analoga. Hypoglykämien sind definiert als das Absinken der Blutzuckerkonzentration unter 50 bzw. 40 mg/dl (2,5 bzw. 2,2 mmol/l), die mit neurogenen Symptomen wie Zittern, Tachykardie, Nervosität, Schwitzen, Hunger u. a. und neuroglykopenischen Symptomen wie Müdigkeit, Konfusion, Koordinationsstörungen, Verlangsamung von Denken und Sprechen, Krämpfen bis hin zur Bewusstlosigkeit (Kap. 20) einhergehen können.

Die hormonelle Gegenregulation bei niedrigen Werten setzt beim Nichtdiabetiker schon bei Blutzuckerwerten um 65–70 mg/dl (3,6–3,9 mmol/l) ein. Bei Diabetikern, deren Stoffwechsellage lange Zeit schlecht eingestellt war, können Hypoglykämiesymptome und Gegenregulation wesentlich früher, z. B. schon bei Blutzuckerwerten um 100–150 mg/dl (5,6 mmol/l), einsetzen. Als Faustregel gilt für den Diabetiker, Blutzuckerwerte unter 60 mg/dl (3,3 mmol/l) in jedem Fall zu vermeiden. Die Ausprägung der Hypoglykämiesymptome ist nicht immer so stark vorhanden, dass sie der Patient rechtzeitig wahrnehmen und entsprechend reagieren kann. Eine Einschränkung der Hypoglykämieerkennung bzw. nur schwache Ausprägung der Symptomatik ist insbesondere nach langer Diabetesdauer häufig anzutreffen.

Komplizierende Faktoren. Das Problem Hypoglykämie beim insulinbehandelten Diabetiker wird zusätzlich durch mehrere Faktoren kompliziert:
► Bereits bei Blutzuckerspiegeln von 50–70 mg/dl (2,8–3,9 mmol/l) kann die intellektuelle Leistungsfähigkeit eingeschränkt sein (93), obwohl die klassischen Symptome einer Unterzuckerung noch fehlen. Zeitgerechtes, adäquates Reagieren, z. B. im Straßenverkehr oder bei komplizierten Arbeitsabläufen, ist dann u. U. nicht mehr gewährleistet. Deshalb ist die Einstellung bei diesen Patienten auf ein höheres Blutzuckerniveau anzustreben.
► Je niedriger die Blutzuckerspiegel im Tagesverlauf eines Patienten sind, umso größer ist die „statistische" Wahrscheinlichkeit, dass Hypoglykämien auftreten und nach einiger Zeit schlechter bemerkt werden (2, 22, 33, 34, 74, 75).
► Je langsamer der Blutzuckerabfall in hypoglykämische Bereiche fortschreitet, umso geringer kann die Ausprägung hypoglykämischer Symptome sein, und umso kürzer wird die Zeitspanne, die dem Patienten zu einer adäquaten Reaktion auf den niedrigen Blutzuckerwert bleibt (1).
► Lange Diabetesdauer kann zu autonomer Neuropathie führen. Im Rahmen dieser autonomen Neuropathie können die Hypoglykämieerkennung bzw. Hypoglykämiewahrnehmung eingeschränkt sein oder fehlen, d. h. der Patient objektiviert z. B. einen Blutzuckerspiegel von 30 mg/dl (1,7 mmol/l) erst durch eine „zufällige" Blutzuckermessung im Rahmen der Selbstkontrolle und kann auch erst dann reagieren (51, 52, 55, 102, 120).
► Die hormonelle Gegenregulation auf einen hypoglykämischen Wert kann partiell sein oder total fehlen (31, 134). In praxi bedeutet dies, dass auf einen niedrigen Blutzuckerwert nicht mehr physiologischerweise Glucagon und nachfolgend Adrenalin als schnell wirkende Gegenregulationshormone in ausreichendem Maße ausgeschüttet werden, die Gegenregulation läuft vorwiegend nur noch über Wachstumshormon- und Cortisolsekretion.
► Der Mangel an autonomer bzw. hormoneller Gegenregulation ist jedoch nicht gleichzusetzen mit autonomer Neuropathie, da beide Erscheinungen unabhängig voneinander auftreten können (134, 102). Patienten mit autonomer Neuropathie müssen nicht unbedingt mit verminderter Gegenregulationshormonsekretion reagieren (51, 52).
► Cryer (30) sieht das Zusammenspiel von verminderter Glucagon- bzw. Adrenalinantwort auf niedrige Blutzuckerspiegel und nachfolgender inadäquater Insulingabe durch den Patienten als eine der Ursachen für das Induzieren weiterer Hypoglykämien an. Diese Folgehypoglykämien führen dann im Sinne einer „Down-Regulation" zu verminderter Wahrnehmung und verminderter neuroendokriner Gegenregulation einschließlich der verminderten Adrenalinausschüttung. So bedingen behandlungsbedingte Hypoglykämien im Zusammenspiel mit reduzierten Symptomen und defekten Gegenregulationsmechanismen einen Circulus vitiosus, der erneute Hypoglykämien induziert.
► Die Hypoglykämie ist bei dem Patienten mit Angst besetzt. Es ist die Angst, durch den Verlust der intellektuellen Steuerung über den eigenen Körper sozial auffällig zu werden und/oder von Mitmenschen Hilfe zu benötigen. Es besteht außerdem die Angst, dass im Rahmen von Unterzuckerungen Organschäden auftreten, wie die Zerstörung von Gehirnzellen oder Blutungen bei bestehender Retinopathie. Es ist auch die Angst vor dem hypoglykämischen Koma und dem Tod in der Hypoglykämie. Zu ihrer Sicherheit sollten alle Diabetiker, besonders die unter intensivierter Insulintherapie, neben dem Diabetikerausweis und/oder einer Notfallkapsel zur Identifikation als Diabetiker stets Traubenzucker bei sich verfügbar haben, damit im Notfall schnelle Hilfe möglich ist.
► Pramming et al. (92) fanden besonders solche Patienten für eine nächtliche Hypoglykämie gefährdet, welche mit einem Blutzuckerwert von unter 108 mg/dl (6,0 mmol/l) in die Nacht gingen. Shiffrin et al. (106) empfehlen schon 1 zusätzliche BE um 22.00 Uhr bei Blutzuckerwerten unter 120 mg/dl (6,7 mmol/l).
► Eine häufige Ursache für nächtliche Hypoglykämien liegt in der Überdosierung des abendlichen Intermediärinsulins (96). Auf die deutlichen Unterschiede der Wirkung zwischen NPH- und Semilente-Insulin in Bezug auf die morgendlichen Insulinspiegel haben Böhm et al. hingewiesen. Hier konnte gezeigt werden, dass nach NPH-Gabe morgens praktisch keine relevanten freien Insulinspiegel messbar waren, während nach Semilente-Insulin durchaus therapeutisch relevante Insulinkonzentrationen gemessen werden konnten. Eine völlig neue Situation ergibt sich jetzt, da Insulin Glargin verfügbar ist und, wie in mehreren Studien gezeigt, aufgrund seines Wirkmechanismus eine deutlich niedrigere Hypoglykämierate aufweist.

Therapie der Hypoglykämie. Bei Patienten mit eingeschränkter Hypoglykämiewahrnehmung sind häufige Blutzuckermessungen obligatorisch. Jede Hypoglykämie erfordert eine entsprechende Reaktion seitens des Patienten in Form von 1–2 BE schnell aufschließbarer Kohlenhydrate (Traubenzucker, zuckerhaltige Getränke). Wichtig ist es, dass der Patient nach jeder Hypoglykämie eine „Ursachenforschung" betreibt, um Wiederholungssituationen zu vermeiden.

Bei absehbaren körperlichen oder sportlichen Aktivitäten empfiehlt sich die Reduktion der Normal-, häufig auch der Intermediärinsulindosis. Diese Reduktion kann (z. B. im Skiurlaub) bis zu 40–50% der Gesamtdosis ausmachen.

Eine Anpassung der Insulindosis hat in der Regel nicht nur vor, sondern auch nach körperlicher Aktivität zu erfolgen, da dann die Insulinsensitivität der peripheren Organe erhöht sein kann.

Die oben erwähnten komplizierenden Faktoren gilt es vom Arzt zu bedenken, wenn er seinem Patienten einen therapeutischen Zielbereich und ein bestimmtes Insulinregime vorgibt. Aus Sicherheitsgründen sollten deshalb bei Blutzuckerkorrekturen nicht in jedem Fall normoglykämische Werte angestrebt werden, da es im hypoglykämischen Bereich zu überschießender Insulinwirkung kommen kann. Weiterhin sollte der Patient angewiesen werden, zwischen 2 Insulinkorrekturen ausreichend Zeit verstreichen zu lassen, da es sonst zu unberechenbarer Insulinakkumulation mit der Gefahr erneuter Hypoglykämien und entsprechender Instabilität kommen kann.

Die o.g. Faktoren unterstreichen die Wichtigkeit entsprechender Schulungsmaßnahmen, die Bedeutung der Blutzuckerselbstkontrolle (5, 12) und die Unterweisung von Patient und Angehörigen in der Handhabung der Glucagonfertigspritze (GlucaGen Hypokit) sowie des Einübens entsprechender Maßnahmen bei leichten und schweren Hypoglykämien. Bei einigen Patienten kann eine spezielle Hypoglykämieschulung zur besseren Erkennung und Prävention, aber auch zum Abbau irrationaler Ängste hilfreich sein. Voraussetzung für eine normale Blutzuckereinstellung ist es, dass der Patient auch entsprechend reagieren kann sowie eine entsprechende Langzeitmotivation und Compliance aufweist (54, 132). Die Umstellung auf kurz- und/oder langwirkende Insulinanaloga kann zu einer deutlichen Verbesserung besonders bei den mit diesen Problemen behafteten Patienten führen.

Überinsulinisierung, Insulinresistenz

Definition. Da die derzeit mögliche Insulintherapie letztlich immer unphysiologisch hohe Insulinspiegel erzeugt und die Pulsatilität der Beta-Zelle, welche für eine optimale Wirkung des Insulins am Rezeptor notwendig ist, nicht zu imitieren ist, kann es auch unter hohen Insulindosierungen zu starken Blutzuckerschwankungen und zur Entwicklung oder Verstärkung einer Insulinresistenz kommen (Kap. 4). Dies gilt grundsätzlich für beide Diabetesgruppen, besonders aber für den übergewichtigen Typ-2-Diabetiker.

Eine „physiologische" Insulinresistenz besteht während der Pubertät und der Schwangerschaft. In beiden Fällen muss mit einer Erhöhung der Insulindosis reagiert werden.

Ab einer notwendigen Insulinmenge von 1,0–1,3 IE/kg/d kann von Überinsulinisierung gesprochen und vom Vorliegen einer klinisch relevanten Insulinresistenz ausgegangen werden. Die Differenzierung der möglichen Ursachen einer trotz Dosiserhöhung weiter bestehenden chronischen Hyperglykämie kann bei Vorliegen einer Überinsulinisierung schwierig sein.

Klinik. Bei Typ-1-Diabetikern findet sich „Insulinresistenz" bei schlecht eingestellter, stark schwankender Stoffwechsellage sog. „Brittle-Diabetiker".

Bei Typ-2-Diabetikern verstärkt Adipositas das Problem. Klinisch ist die Anwendung bzw. die Notwendigkeit hoher Insulinmengen bei Typ-2-Diabetikern ein Problem. Diese Diabetikergruppe zeichnet sich in über 80% durch Übergewicht aus, welches per se insulinresistenzverstärkend bzw. -induzierend wirkt. Häufig ist die Glucosestoffwechselstörung mit erhöhten Plasmaspiegeln freier Fettsäuren, einem veränderten Glykogenstoffwechsel, Fettstoffwechselstörungen, insbesondere mit Hypertriglyceridämie, und Hypertonie vergesellschaftet (39). Auch Medikamente können im individuellen Fall insulinresistenzverstärkend wirken.

Therapie. Die Behandlung dieser Typ-2-Diabetiker Patienten und der Versuch der Dosisreduktion müssen primär darauf ausgerichtet sein, zunächst neben der Optimierung der Kost den Abbau von Übergewicht zu fördern und so zu einer Verbesserung der Stoffwechselsituation beizutragen. Parallel dazu kann die vorsichtige Reduktion der Insulindosis erfolgen.

Erfolg versprechend ist auch bei Überwiegen der Basalinsulinmenge in der Gesamtdosis die Umschichtung zugunsten von Normalinsulin.

Weiterhin ist gezielte Bewegungstherapie als präventive oder auch resistenzmindernde Maßnahme zu nennen (39). Zusätzlich bestehende Stoffwechselstörungen, besonders die Hypertriglyceridämie, aber auch Hyperurikämie und/oder Hypertonie, sind separat zu therapieren. Therapeutika, welche die Stoffwechseleinstellung negativ beeinflussen, sollten durch „stoffwechselneutrale" Substanzen ersetzt werden. Die vorübergehende intravenöse oder intramuskuläre Applikation von Insulin ist gelegentlich zur Senkung der Glucosetoxizität erfolgreich.

Bei einem großen Anteil dieser Gruppe führen „Gemüse- bzw. Hafer-Reis-Obst-Tage" zum Erfolg. Die Insulindosis kann bei diesen Patienten dann in der Regel schrittweise um 1/3 reduziert werden.

Zur Gruppe der nicht immunologisch bedingten Insulinresistenzsyndrome gehören Strukturdefekte des Insulinrezeptors. Immunologisch bedingte Resistenzen ergeben sich durch hohe Titer von zirkulierenden und hochaffinen Insulinantikörper. Während beim insulinbehandelten Patienten in einem Liter Plasma bis zu 10 IE Insulin an Insulinantikörpern gebunden vorliegen können, sind dies beim Auftreten von hochaffinen Antikörpern viele hundert Einheiten. Deshalb sind bei diesen Patienten bei der Therapie extrem hohe Insulinmengen von 200 bis teilweise 1000 IE/d erforderlich. Zum Erkennen einer bei subkutaner Insulingabe vorliegenden Insulinresistenz – hier werden lokale Gewebefaktoren als Ursache diskutiert – bietet sich die intravenöse Insulingabe mit einem Vergleich der blutzuckersenkenden Potenz intravenös versus subkutan an.

Praktisches Vorgehen bei Verdacht auf Insulinresistenz. Zunächst sind sekundäre Formen der Insulinresistenz auszuschließen und ggf. eine immunologische Diagnostik durchzuführen. Eine geplante Dosisreduktion beim Typ-2-Diabetiker sollte nach unserer Erfahrung in Schritten um 4–6 IE, maximal 10 IE Insulin pro Tag erfolgen.

Allergische Reaktionen

Durch den Einsatz hochgereinigter Insuline ist das Vorkommen von allergischen Reaktionen ein äußerst seltenes Phänomen geworden. Dies gilt insbesondere für die Reaktion vom Soforttyp (Typ 1 nach Coombs). Neben einer Reaktion gegenüber Insulin muss aber stets auch an eine immunologische Reaktion gegen einen der zahlreichen Hilfsstoffe gedacht werden.

Insulintherapie und Wasserhaushalt des Organismus

Wird Insulin erstmalig zur Stoffwechselrekompensation eingesetzt, kann es zu erheblichen Verschiebungen des Wasser- und Elektrolythaushalts bis zur Entwicklung von prätibialen Ödemen, wie sie gelegentlich bei erstbehandelten Typ-1-Diabetikern gesehen werden, kommen. Diese Ödeme stellen ein vorübergehendes Phänomen dar und bilden sich in der Regel von selbst zurück, ohne dass eine diuretische Therapie notwendig ist.

Bei älteren Typ-2-Diabetikern, welche z. B. nach Versagen der oralen Therapie lange Zeit bei Blutzuckerwerten zwischen 180 und 250 mg/dl (10,0–13,9 mmol/l) lagen, führt die Umstellung auf Insulin über die Rehydrierung des Gehirns zu besserer Reaktionsfähigkeit, höherer Leistungsfähigkeit und insgesamt weniger Müdigkeit, also zu einem besseren Wohlbefinden.

In der Linse des Auges kann es in der Phase der Insulineinstellung bei Typ-1- und Typ-2-Diabetikern zu transitorischen Refraktionsstörungen kommen (Dauer bis zu 6 Wochen). Insgesamt wird sich jedoch die Sehfähigkeit nach lange bestehenden hyperglykämischen Phasen nach der Umstellung auf Insulin bei Typ-2-Diabetikern bzw. Ersteinstellung bei Typ-1-Diabetikern verbessern (s. a. Kap. 26).

Literatur

1 Amiel, S., R. Pottinger, H. Archibald, G. Chusney, D. Cunnah, P. Priaor, E. Gale: Cerebral function during hypoglycaemia: the effect of antecedent glucose control. Diabet. Care 14 (1991) 109–118
2 Amiel, S., R. Sherwin, D. Simonson, W. Tamborlane: Effect of intensive insulin therapy on glyceamic thresholds for counterregulatory hormone release. Diabetes 37 (1988) 901–907
2a Anderson, J. H., J. R. Rocco, L. Brunelle, V. A. Koivisto, A. Pfützner, M. E. Trautmann, L. Vignati, R. DiMarchi and the Multicenter Insulin Lispro Study Group: Reduction of postprandial hyperglycemia and frequency of hypoglycemia in IDDM patients on insulin-analog treatment. Diabetes 46 (1997), 265–270
3 Anonymous: Re-use of disposable insulin syringes. Lancet 1983/I, 559–561
4 Arias, P., W. Kerner, J. Navascues, G. Schäfauer, E. F. Pfeiffer: Semisynthetic human insulin and purified pork insulin do not differ in their biological potency. Klin. Wschr. 62 (1984) 1145
5 Assal, J. Ph., I. Mühlhauser, A. Pernet, R. Gfeller, V. Jörgens, M. Berger: Patient education as the basic for diabetes care in clinical practice and research. Diabetologia 28 (1985) 602–613
6 Austenat, E., T. Stahl: Insulinpumpentherapie. De Gruyter, Berlin 1989
7 Banting F. G., C. H. Best, J. J. R. Macleod: Pancreatic extracts in the treatment of diabetes mellitus. Canad. med. Ass. J. 12 (1922) 141–146
8 Banting, F., C. H. Best, J. B. Collip, W. R. Campbell, A. A. Fletcher, J. J. R. Macleod, E. C. Noble: The effect produced on diabetes by extract of pancreas. Trans. Ass. Amer. Phycns. (1922) 1–11
9 Banting, F., W. R. Campbell, A. A. Fletcher: Further clinical experience with insulin (pancreatic extracts) in the treatment of diabetes mellitus. Brit. med. J. 1923/I, 8–12
9a Barnett, A. H., D. R. Owens: Insulin analogues. Lancet 349 (1997) 47–51
10 Berger, A. S., N. Saubrey, C. Kühl, J. Villumsen: Clinical experience with a new device that will simplify insulin injections. Diabet. Care 8 (1985) 73–76
11 Berger, M., H. J. Cüppers, H. Hegner, V. Jörgens, P. Berchtold: Absorption kinetics and biologic effects of subcutaneously injected insulin preparations. Diabet. Care 5 (1982) 77–91
12 Berger, M., V. Jörgens, I. Mühlhauser, H. Zimmermann: Die Bedeutung der Diabetikerschulung in der Therapie des Typ-I-Diabetes mellitus. Dtsch. med. Wschr. 108 (1983) 424–430
13 Berger, M., H. J. Cüppers, H. Hegner, V. Jörgens, P. Berchtold: Absorption kinetics and biologic effects of subcutaneously injected insulin preparations. Diabet. Care 5 (1982) 77–91
14 Berger, W., B. Althaus: Reduced awareness of hypoglycaemia after changing from porcine to human insulin in IDDM. Diabet. Care 10 (1987) 260–261
15 Berson, S. A., R. S. Yalow: Plasma insulin. In Ellenberg, M., H. Rifkin: Diabetes mellitus: Theory and Practice. McGraw-Hill, New York 1970 (p. 308)
16 Binder, C., T. Lauritzen, O. Faber, S. Pramming: Insulin pharmacokinetics. Diabet. Care 7 (1984) 188–199
17 Binder, C.: Absorption of injected insulin: a clinical-pharmacological study. Acta pharmacol. toxicol. 27, Suppl. 2 (1969) 1–84
18 Binder, C.: A theoretical model for the absorption of soluble insulin. In Brunetti, P., K. G. M. M. Alberti, A. M. Albisser, K. P. Hepp, M. Massi-Benedetti: Artificial Systems for Insulin Delivery. Raven, New York 1983 (pp. 53–57)
18a Berti I, Kellerer M, Bossenmaier B, Seffer EE, Seipke G, Häring HU: the long acting human insulin analog Hoe 901:characteristics of insulin signalling in comparisaon to Asp (B10) and regular insulin. Horm Met Res 1998; 30, 123–129
19 Binder, C.: Absorption of Injected Insulin. Thesis. Munksgaard, Copenhagen 1969
19a Bolli GB, Di Marchi RD, Park GD, Pramming S, Koivisto VA: insulin analogues and their potential in the management of diabetes mellitus. Diabetologia 1999;42, 1151–1167
19b Bolli GB, Owens DR: insulin glargine, 2000; Lancet 356, 443–445.
20 Borch-Johnsen, K., H. Nissen, N. Salling et al.: The natural history of insulin-dependent diabetes in Denmark. 2. Long-term survival – who and why. Diabet. Med. 4 (1987) 211–216
21 Borch-Johnsen, K., P. K. Andersen, T. Deckert: The effect of proteinuria on relative mortality in type 1 (insulin-dependent) diabetes. Diabetologia 28 (1985) 590–596
22 Boyle, P., N. Schwartz, S. Shan, W. Clutter, P. Cryer: Plasma glucose concentrations at the onset of hypoglycemic symptoms in patients with poorly controlled diabetes and in non-diabetics. New Engl. J. Med. 318 (1988) 1487–1492
23 Brange, J.: Galenics of Insulin. The Physico-chemical and Pharmaceutical Aspects of Insulin and Insulin Preparations. Springer, Berlin 1987
24 Brange, J., U. Ribel, J. F. Hansen et al.: Monomeric insulins obtained by protein engineering and their medical implications. Nature 333 (1988) 679–682
24a Brange, J., D. R. Owens, S. Kang, A. Volund: Monomeric insulins and their experimental and clinical implications. Diabet. Care 13 (1990) 923–954

24b Brems, D. N., L. A. Alter, M. J. Beckage, R. E. Chance, R. D. DiMarchi, L. K. Green, H. B. Long, A. H. Pekar, J. E. Shields, B. H. Frank: Altering the association properties of insulin by aminoacid replacement. Protein Engng 5 (1992) 527–533

24c Buelke-Sam, J., R. A. Byrd, J. A. Hoyt, J. L. Zimmermann: A reproductive and developmental toxicity study in CD rats on lispro human insulin. J. Amer. Coll. Toxicol. 13 (1994) 247–260

25 Chance, R. E., E. P. Kroeff, J. A. Hoffman, B. H. Frank: Chemical, physical and biologic properties of biosynthetic human insulin. Diabet. Care (1981) 147–154

26 Chance, R. E., J. A. Hoffman, E. P. Kroeff et al.: The production of human insulin using recombinant-DNA technology and a new chain combination procedure. In Rich, D.H., E. Gross: Peptides: Synthesis-Structure-Function Proceedings of the Seventh American Peptide Symposium, Rockford, I. L. Pierce Chemical Co. 1981 (pp. 721–728)

27 Chadwick, T.: Insulin manufacture and formulation. In Pickup, J. C., G. Williams: Textbook of Diabetes. Blackwell, Oxford 1991 (pp. 357–370)

27a Ciszak, E., J. M. Beals, B. H. Frank, J. C. Baker, N. C. Carter, G. D. Smith: Role of C-terminal B-chain residues in insulin assembly: the structure of hexameric lispro-human insulin. Structure 6 (1995,) 615–622

28 Colagiari, S., J. J. Miller, P. Pectocz: Double-blind crossover comparison of human and porcine insulins in patients reporting lack of hypoglycaemia awareness. Lancet 339 (1992) 1432–1435

29 Collins, B. J., S. G. Richardson, B. K. Spence, J. Hunter. J. K. Nelson: Safety of reusing disposable plastic insulin syringes. Lancet 1983/I, 559–561

30 Cryer, P. E.: Perspectives in diabetes: iatrogenic hypoglycemia as a cause of hypoglycemia-associated autonomic failure in IDDM; a vicious cycle. Diabetes 41 (1992) 255–260

31 Cryer, P., J. E. Gerich: Glucose counterregulation, hypoglycemia and intensive insulin therapy in diabetes mellitus. New Engl. J. Med. 313 (1985) 232–241

32 Czerwenka-Howorka, K., P. Bratusch-Marrain, W. Waldhäusl: Algorithmen der normoglykämischen Insulinsubstitution bei Typ-1-Diabetes. Erste Langzeitergebnisse. Wien. klin. Wschr. 96 (1984) 558–559

33 Daneman, D., M. Frank, K. Perlman, J. Tamm, R. Ehrlich: Severe hypoglycemia in children with insulin-dependent diabetes mellitus: frequency and predisposing factors. Pediatrics 115 (1989) 681–685

34 DCCT Research Group: Diabetes Control and Complications Trial (DCCT): results of feasibility study. Diabet. Care 10 (1987) 1–19

35 Derfler, K., W. Waldhäusl, H. J. Zyman, K. Howorka, C. Holler, H. Freyler: Diabetes care in a rural area: clinical and metabolic evaluation. Diabet. Care 9 (1986) 509–517

35a Dimarchi, R. D., M. E. Trautmann: Insulin Lispro: Molekularstruktur und biologische Wirkungen. Diabet. Stoffw. 5 (1996) 113–116

36 Ebihara, A., K. Kondo, K. Ohashi, K. Kosaka, T. Kuzuya, A. Matsuda: Comparative clinical pharmacology of human insulin (Novo) and porcine insulin in normal subjects. Diabet. Care 6, Suppl. 1 (1983) 17

37 Egger, M., A. Teuscher, W. Berger: Hypoglycaemia unawareness: human vs. animal insulin. Diabetologia 31 (1988) 453–454

38 Federlin, K., H. Laube, H. G. Velkovsky: Biologic and immunologic in vivo and in vitro studies with biosynthetic human insulin. Diabet. Care 4 (1981) 170

39 Felber, J. P., K. J. Acheson, L. Tappy: From Obesity to Diabetes. Wiley, Chicester 1992

40 Feldt-Rasmussen, B., E. R. Mathiesen, T. Deckert: Effect of two years strict metabolic control on progression of incipient nephropathy in insulin-dependent diabetes. Lancet 1986/II, 1300–1304

41 Francis, A. J., P. D. Home, I. Hanning, K. G. M. M. Alberti, W. M. G. Tunbridge: Intermediate acting insulin given at bedtime: effect on blood glucose concentrations before and after breakfast. Brit. med. J. 286 (1983) 1173–1176

42 Frank, B. H., J. M. Pettee, R. E. Zimmermann, P. J. Burck: The production of human proinsulin and its transformation to human insulin and C-peptide. In Rich, D.H., E. Gross: Peptides: Synthesis-Structure-Function. Proceedings of the Seventh American Peptide Symposium, Rockford, I. L. Pierce Chemical Co. 1981 (pp. 729–738)

42a Frank, B. H., D. N. Brems, R. E. Chance, R. D. Dimarchi, J. E. Shields: Manipulation of proline in the B-chain produces monomeric insulins. Diabetes 40, Suppl. 1 (1991) 423 A

43 Frid, A., B. Linde: Where do lean diabetics inject their insulin? A study using computed tomography. Brit. med. J. 292 (1986) 1638

44 Frid, A., B. Linde: Clinically important differences in insulin absorption rates within the abdomen IDDM. Diabetes 38, Suppl. 2 (1989) 144 A

44a Fritsche A, Schweitzer MA, Haring H: improved glycemic control and reduced nocturnal hypoglycemia in patients with type 2 diabetes with morning administration of insulin glargin compared with NPH-insulin, Diabetes Vol. 51 8 (suppl. 2),2002;A54, 220-OR

45 Fuhrmann, K., H. Reiher, K. Semmler, F. Fischer, M. Fischer, M. Glöckner: Prevention of congenital malformation in infants of insulin-dependent diabetic mothers. Diabet. Care 3 (1983) 219–233

45a Gillies PS, Figgitt DP, Lamb HM: Insulin Glargin, 2000; Drugs 59, 253–260

45b Glazer NB, Zalani S, Anderson JHJ, Bastyr EJ: safety of insulin lispro: pooled data from clinical trials. Am J Health Syst Pharm 1999; 56, 542–547

46 Goeddel, D. V., D. G. Kleid, F. Bolivar et al.: Expression in Escherichia coli of chemically synthesized genes for human insulin. Proc. nat. Acad. Sci. 76 (1979) 106–110

47 Hallas-Moeller, K., K. Petersen, J. Schlichtkrull: Crystalline and amorphous insulin-zinc compounds with prolonged action (in Danish). Ugeskr. Laeg. 113 (1951) 1761–1767

47a Hamann A: once daily insulin glargine (Lantus) is effective and safe regardless of whether injected before breakfast or dinner or at bedtime, 2002; Diabetes 51 (suppl. 2), A53, 215-OR

48 Hansen, B. C., K. L. C. Jen, S. B. Pek, R. A. Wolfe: Rapid oscillations in plasma insulin, glucagon and glucose in obese and normal weight humans. J. clin. Endocrinol. 54 (1982) 785–792

49 Haupt, E., M. Galle, E. Oerter: Symptoms of hypoglycaemia and counterregulatory effects with human and animal insulins. In Federlin, K., H. Keen, H. Mehnert: Hypoglycaemia and Human Insulin. Thieme, Stuttgart 1991

50 Heine, R. J., H. J. G. Bilo, A. C. Sikkenk, E. A. van der Veen: Mixing short and intermediate acting insulins in the syringe: effect on postprandial blood glucose concentrations in type 1 diabetics. Brit. med. J. 290 (1985) 204–205

50a Heinemann L., E. A. Chantelau, A. A. R. Starke: Pharmacokinetics and pharmacodynamics of subcutaneously administered U 40 and U 100 formulations of regular human insulin. Diabète et Metab. 18 (1992) 21–24

50b Heinemann L, Heise T: Clinical efficacy and pharmacodynamics of the insulin analogs lispro, aspart and glargin. Dtsch Med Wschrift 2001; 126, 597–604

51 Heller, S. R., I. A. Macdonald, M. Herbert, R. B. Tattersall: Influence of sympathetic nervous system on hypoglycaemic warning symptoms. Lancet 1987/II, 359–363

52 Hepburn, D., A. Patrick, D. Eadington, D. Ewing, B. Frier: Unawareness of hypoglycaemia in insulin-treated diabetic patients: prevalence and relationship to autonomic neuropathy. Diabet. Med. 7 (1990) 711–717

53 Hildebrandt, P., L. Sestoft, S. L. Nielsen: The absorption of subcutaneously injected short-acting soluble insulin: in-

fluence of injection technique and concentration. Diabet. Care 6 (1983) 459–462
54 Hirsch, I. B., R. Farkas-Hirsch, J. S. Skyler: Intensive insulin therapy for treatment of type I diabetes. Diabet. Care 13 (1990) 1265–1283
55 Hoeldtke, R., G. Boden, C. Shuman, O. Owen: Reduced epinephrine secretion and hypoglycemia unawareness in diabetic autonomic neuropathy. Ann. intern. Med. 96 (1982) 459–462
55a Hordern V, Wright J, Umpleby M, Jacobsen L, Russel-Jones D: stable isotope studies show effect of insulin detemir and NPH on hepatic glucose output and peripheral glucose uptake after subcutaneous administration in healthy subjects. Diabetes 50 (suppl.); 2001
56 Houtzagers, C. M. G. J., P. A. Berntzen, H. van der Sap et al.: Efficacy and acceptance of two intensified conventional insulin therapy regimens: a long-term crossover comparison. Diabet. Med. 6 (1989) 416–421
57 Howey, D. C., S. A. Hooper, R. R. Bowsher: <Lys (B28), Pro (B29)>-human insulin: an equipment analog of human insulin with rapid onset and short duration of action. Diabetes 40, Suppl. 1 (1991) 423 A
57a Howey, D. C., R. R. Browsher, R. L. Brunelle, F. J. Woodworth: Insulin lispro human insulin: a rapidly absorbed analogue of human insulin. Diabetes 43 (1994) 396–402
57b Howey, D. C., R. R. Bowsher, L. Rocco, M. S. Brunelle, H. M. Rowe, P. F. Santa, B. S. N. Downing-Shelton, J. R. Woodworth: Lispro human insulin: effect of injection time on postprandial glycemia. Clin. Pharmacol. Ther. 58 (1995) 459–469
58 Howorka, K.: Funktionelle, nahe normoglykämische Insulinsubstitution. Lehrinhalte, Praxis und Didaktik. Springer, Berlin 1988
59 Amicl, S.A.: Insulin Injection Treatment for Insulin-Dependent Diabetic Patients. In Pickup, J., Williams, G.: From Textbook of Diabetes. Blackwell, Oxford 1991
60 Jakober, B., U. W. Buettner, T. H. Lingenfelser, W. Renn, D. Overkamp, M. Maassen, C. H. Plonz, J. Steffen, M. Eggstein: Hypoglycaemia induced by human vs. porcine insulin: subjective symptoms, psychomotor performance auditory evoked brainstem potentials and somatosensory evoked potentials. In Federlin, K., H. Keen, H. Mehnert: Hypoglycaemia and Human Insulin. Thieme, Stuttgart 1991
60a Jacobs, M. A. J. M., B. Salobir, M. Aarsen, A. von Iperen, R. J. Heine: Hypoglycaemic thresholds for the glucose counter-regulatory responses to lispro human insulin analog. Horm. metab. Res. 26 (1994) 68–69
61 Jorgensen, S., A. Vaag, L. Jankjaer, P. Hougaard, J. Markussen: NovoSol Basal: pharmacokinetics of a novel soluble long acting insulin analogue. Brit. med. J. 299 (1989) 415–419
62 Jovanovic, L., C. M. Peterson: Management of the pregnant, insulin-dependent diabetic woman. Diabet. Care 1 (1980) 63–68
63 Kemmer, F. W., D. Berchthold, M. Berger, A. Starke, H. J. Cüppers, F. A. Gries, H. Zimmermann: Exercise-induced fall of blood glucose in insulin-treated diabetes unrelated to alteration of insulin mobilization. Diabetes 28 (1980) 1131–1137
64 Kern, W., J. Born, W. Kerner, H. Fehm: Counterregulatory hormone responses to human and porcine insulin-induced hypoglycemia. Lancet 335 (1990) 485
65 Kern, W., J. Born, W. Kerner, H. Fehm: Different effects of human and porcine insulin on hypoglycemia-induced abnormalities of brainstem sensory function. Clin. Physiol. Biochem. 8 (1990) 122–127
66 Kern, W., K. Lieb, W. Kerner, J. Born, H. Fehm: Differential effects of human and pork insulin-induced hypoglycemia on neuronal functions in humans. Diabetes 39 (1990) 1091–1098
67 Kipnis, D. M.: Insulin secretion in normal and diabetic individuals. Advanc. intern. Med. 19 (1970) 103–134
68 Koivisto, V., P. Feling: Alterations in insulin absorption and in blood glucose control associated with varying injection sites in diabetic patients. Ann. intern. Med. 92 (1980) 59–61
69 Koivisto, V. A.: Various influences on insulin absorption. Neth. J. Med. 28, Suppl. 1 (1985) 25–28
70 Kolendorf, K., H. Beck-Nielsen, B. Oxenoll: Clinical experience with NovoPen II and insulin Protaphane HM Penfill. Postgrad. med. J. 64, Suppl. 3 (1988) 14–16
71 Krayenbuhl, C., T. Rosenberg: Crystalline protamine insulin. Rep. Steno. Hosp. 1 (1946) 60–73
71a Kurtzhals P, Havelund S, Jonassen I, Markussen J: effect of fatty acids and selected drugs on the albumin binding of a long acting, acylated insulin analogue, 1997; Pharmaceut Sci 86, 1465–1368
71b Kurtzhals P, Schäffer L, Sörensen A, Kristensen C, Jonassen I, Schmid C, Trüb T: Correlations of receptor binding and metabolic and mitogenic potencies of insulin analogs designed to clinical use. Diabetes 2000;49, 999–1005.
72 Landgraf-Leurs, M., I. Brügelmann, S. Kammerer, R. Lorenz, R. Landgraf: Counterregulatory hormone release after human and porcine insulin and porcine insulin in healthy subjects and pa_tients with pituitary disorders. Klin. Wschtie 62 (1984) 659–668
73 Lang, A., D. R. Matthews, J. Pero, R. C. Turner: Cyclic oscillations of basal plasma glucose and insulin concentration in human beings. New Engl. J. Med. 301 (1979) 1023–1027
74 Lauritzen, T., K. Frost-Larsen, H. W. Larsen, T. Deckert: Steno Study Group: Effect of 1 year of near-normal blood glucose levels on retinopathy in insulin-dependent diabetes. Lancet 1983/I, 200–204
75 Lauritzen, T., S. Pramming, T. Deckert, C. Binder: Pharmacokinetics of continuous subcutaneous insulin infusion. Diabetologia 24 (1983) 326–329
75a Lauritzen,T. S. Pramming, E. A. M. Gale, T. Deckert, C. Binder: Absorption of isophane (NPH) insulin and its clinical implications. Brit. med. J. 285 (1992) 159–162
76 Lautenschlager, K. L., E. Dorzbach, O. Schaumann: Verfahren zur Herstellung von Präparaten aus dem blutzuckersenkenden Hormon der Bauchspeicheldrüse. D. R. Patent 727488/1937
77 Linde, B.: The pharmacokinetics of insulin. In Pickup, J. C., G. Williams: Textbook of Diabetes. Blackwell, Oxford 1991 (pp. 371–383)
78 Linde, B.: Dissociation of insulin absorption and blood flow during massage of a subcutaneous injection site. Diabet. Care 9 (1986) 570–574
79 Markussen, J., U. Dmagaard, I. Diers et al.: Biosynthesis of human insulin in yeast via single-chain precursors. In Theodoropoulos: Peptides. De Gruyter, Berlin 1987 (pp. 189–194)
80 Markussen, J., K. Schumburg: Reaction mechanism in trypsin-catalyzed synthesis of human insulin studies by NMR spectroscopy. In Blaha, K., P. Malon: Peptides 1982. Neue Insuline. Freiburger Graphische Betriebe, Freiburg 1982 (S.38–44)
81 Moses, A. C., G. S. Gordon, M. C. Carey, J. S. Flier: Insulin administered intranasally as an insulin-bile salt aerosol. Effectiveness and reproducibility in normal and diabetic subjects. Diabetes 32 (1983) 1040–1047
82 Mühlhauser, I., I. Bruckner, M. Berger, D. Cheta, V. Jörgens, C. Ionesco-Tirgoviste, V. Scholz, I. Mincu: Evaluation of an intensified insulin treatment and teaching programme as routine management of type I (insulin-dependent) diabetes. The Bucharest-Düsseldorf Study. Diabetologia 30 (1984) 681–690
83 Müller-Esch, G., P. Ball, U. Bekemeyer, K. Heidbüchel, E. Kraas, W. G. Wood, P. C. Scriba: Keine Wirkunterschiede zwischen biosynthetischem Humaninsulin (BHI) und Schweineinsulin (PI) im GCIIS-gesteuerten Insulinhypoglykämietest (IHI). Wien. med. Wschr. 133, Suppl. 76 (1983) 17

84 Nathan, D. M., D. E. Singer, J. E. Dogine et al.: Retinopathy in older type II diabetics. Association with glucose control. Diabetes 35 (1986) 797–901
85 Nicol, D. S., L. F. Smith: Amino-acid sequence of human insulin. Nature 187 (1960) 483–485
86 Owens, D. R., J. P. Vora, I. R. Jones et al.: Soluble and lente human insulin mixtures in normal man. Diabet. Res. 7 (1988) 35–40
87 Paquot, N., A. J. Scheen, P. Franchimont, P. I. Lefebvre: The intra-nasal administration of insulin induces significant hypoglycemia and classical counterregulatory hormonal responses in man. Diabète et Metab. 14 (1988) 31–36
88 Paton, J. S., M. Wilson, J. T. Ireland, S. B. M. Reith: Convenient pocket insulin syringe. Lancet 1981/I, 189–190
89 Petersen, K., K. Schlüter, L. Kerp: Less pronounced changes in serum potassium and epinephrine during hypoglycemia induced by human insulin (recombinant DNA). Diabet. Care 5, Suppl. 2 (1982) 90–92
89a Pfützner, A., E. Küstner, T. Forst, B. Schulze-Schleppinghoff, M. E. Trautmann, M. Haslbeck, H. Schatz, J. Beyer: Intensive insulin therapy with insulin lispro in patients with type I diabetes mellitus reduces the frequency of hypoglycemic episodes. Exp. clin. Endocrinol 104 (1996) 25–30
90 89bPickup, J. C., G. Williams: Insulin injection treatment for insulin-dependent diabetic patients. In Pickup, J. C., G. Williams: Textbook of Diabetes. Blackwell, Oxford 1991 (pp. 384–396)
91 Pirart, J.: Diabetes mellitus and its degenerative complications: a prospective study of 4400 patients observed between 1947 and 1973. Diabet. Care 1 (1978) 168–188
92 Polonsky, K. S., A. H. Rubenstein: C-peptide as a measure of the secretion and hepatic extraction of insulin: pitfalls and limitations. Diabetes 33 (1984) 486–496
93 Pramming, S., B. Thorsteinsson, I. Bendtson, B. Ronn, C. Binder: Nocturnal hypoglycemia in patients receiving conventional treatment with insulin. Brit. med. J. 291 (1985) 376–379
94 Pramming, S., B. Thorsteinsson, B. Stigsby, C. Binder: Glycaemic thresholds for changes in electroencephalograms during hypoglycaemia in patients with insulin-dependent diabetes. Brit. med. J. 296 (1988) 665–667
95 Raptis, S., C. Karaiskos, F. Enzmann, D. Hatzidakis, C. Zoupas, A. Souvatzoglou, E. Diamantopoulos, S. Moulopoulos: Biologic activities of biosynthetic human insulin in healthy volunteers and insulin-dependent diabetic patients monitored by the artificial endocrine pancreas. Diabet. Care 4 (1981) 155–162
96 Ribel, U., K. Jorgensen, J. Brange, U. Henriksen: The pig as a model for subcutaneous insulin absorption in man. In Serrano-Rios, M., P. J. Lefebvre: Diabetes 1985. Elsevier, Amsterdam 1986 (pp. 891–896)
97 Rosak, C.: Klinische und pharmakologische Untersuchungen zur Wirkung von Insulin, Humaninsulin und Humanproinsulin auf Intermediärstoffwechsel und hormonelle Gegenregulation bei Stoffwechselgesunden und Typ-I-Diabetikern. Habilitationsschrift, Frankfurt 1985
98 Rosak, C., P. H. Althoff, K. Schöffling: Reduced prolaction response to human insulin-induced hypoglycemia – a possible advantage over pork insulin? Diabetes, Suppl. 2 (1982) A 86
99 Rosak, C., P. H. Althoff, F. Enzmann, K. Schöffling: Comparative studies on intermediary metabolism and hormonal counterregulation following human insulin (recombinant DNA) and purified pork insulin in man. Diabet. Care 5, Suppl. 2 (1982) 82–89
100 Rosak, C., G. Burkard, J. A. Hoffmann, E. Humburg, D. Look, R. Landgraf: Metabolic effect and acceptance of an insulin pen treatment in 20262 diabetic patients. Diabet. Nutr. Metab. 6 (1993) 189–195
101 Rosak, C., P. H. Althoff: Kriterien der Diabeteseinstellung und -überwachung. Inn. Med. 9 (1982) 181–188Rosak, C., B. O. Böhm, P. H. Althoff, K. Schöffling: Das Basis-Bolus-Konzept: Renaissance eines alten Therapieschemas. Med. Klin. 10 (1986) 341–344
101a Rosak C: Insulinanaloga: Struktur, Eigenschaften und therapeutische Indikationen, Teil 1: kurzwirkende Insulinanaloga, 2001, Internist 42, 1523–1535.
101b Rosak C: Insulinanaloga: Struktur, Eigenschaften und therapeutische Indikationen Teil 2: Langwirkende Insulinanaloga, 2001: Internist, 42, 1692–1699
102 Ryder, D., D. Owens, T. Hayes, M. Ghatei, S. Bloom: Unawareness of hypoglycaemia and inadequate counterregulation: no causal relation with diabetic autonomic neuropathy. Brit. med. J. 2013 (1990) 783–787
103 Salzman, R., J. E. Manzon, G. T. Griffing et al.: Intranasal aerosolized insulin. Mixed-meal studies and long-term use in type I diabetes. New Engl. J. Med. 312 (1985) 1078–1084
104 Sauer, H.: Diabetestherapie, 2. Aufl. Kliniktaschenbücher. Springer, Berlin 1987
105 Schade, D. S., J. V. Santiago, J. S. Skyler, R. Rizza: Intensive Insulin Therapy. Excerpta medica, Amsterdam 1983
106 Schiffrin, A., M. Belmonte: Multiple daily self glucose monitoring: its essential role in long-term glucose control in insulin-dependent diabetic patients treated with pump and multiple subcutaneous injections. Diabet. Care 5 (1982) 479–484
107 Schlichtkrull, J.: New insulin crystal suspensions with various timings of action and containing no added zinc. In Oberdisse, K., K. Jahnke: Diabetes mellitus. III. Kongreß der International Diabetes Federation, Düsseldorf. Thieme, Stuttgart 1959 (S. 773–777)
108 Schlüter, K., K. Petersen, J. Sontheimer, F. Enzmann, L. Kerp: Different counterregulary responses to human insulin (recombinant DNA) and purified pork insulin. Diabet. Care 5, Suppl. 2 (1982) 78–81
109 Schmidt, M. I., A. Hadji-Georgopoulos, M. Rendell, S. Margolis, D. Kowarski, A. Kowarski: A fasting hypoglycemia and associated free insulin and cortisol changes in „somogyilike" patients. Diabet. Care 2 (1979) 457–464
110 Schmidt, M. I., A. Hadji-Georgopoulos, M. Rendell, S. Margolis, A. Kowarski: The dawn phenomenon, an early morning glucose rise: implications for diabetic intra day blood glucose variation. Diabet. Care 4 (1981) 579–585
111 Schmidt, M. I., Q. Xiong Lin, J. T. Gwynne, S. Jacobs: Fasting early morning rise in peripheral insulin: evidence of the dawn phenomenon in non-diabetes. Diabet. Care (1984) 32–35
112 Scott, D. A., A. M. Fischer: Studies on insulin with protamine. J. Pharmacol. exp. Ther. 58 (1936) 78–92
113 Shichiri, M., Y. Yamasaki, R. Kawamori, M. Kikuchi, N. Hakui, H. Abe: Increased intestinal suppository. J. Pharmacol. 30 (1978) 806–808
114 Sieber, R., B. Kamber, A. Hartmann, A. Johl, B. Riniker, W. Rittel: Totalsynthese von Humaninsulin. IV. Beschreibung der Endstufen. Helv. chim. Acta 60 (1977) 27–37
114a Simon, C., M. Gollenius, G. Brandenberger: Postprandial oscillations of plasma glucose, insulin, and C-peptide in man. Diabetologia 30 (1987) 769–737
115 Skyler, J. S., G. J. Ellis, D. L. Skyler, I. A. Lasky, F. L. Lebovitz: Instructing patients in making alterations in insulin dosage. Diabet. Care 2 (1997) 39–45
116 Skyler, J. S., D. L. Skyler, D. E. Seigler, M. J. O'Sullivan: Algorithms for adjustment of insulin dosage by patients who monitor blood glucose. Diabet. Care 4 (1981) 311–318
117 Skyler, J. S., D. E. Seigler, M. L. Reeves: Optimizing pumped insulin delivery. Diabet. Care 5 (1982) 135–139
118 Somogyi, M.: Exacerbation of diabetes by excess insulin action. Amer. J. Med. 26 (1959) 169–191
119 Sonnenberg, G. E.: Insulinpumpen. Die kontinuierliche subkutane Insulininfusion (CSII) in der Behandlung des Typ-I-Diabetes mellitus. Thieme, Stuttgart 1983
119a Standl, E: Insulin Analogues-State of the Art. Horm Res 2002; 57 (suppl) 40–50

120 Sussman, K., J. Crout, A. Marble: Failure of warning in insulin-induced hypoglycemic reactions. Diabetes 12 (1963) 38–45
121 Ter Braak, E. W. M. T., R. Bianchi, D. W. Erkelens: More suitable action profile for premeal treatment of lispro insulin analogue than regular insulin. Diabetologia Suppl. (1993) A30
122 Teuscher, A., W. Berger: Hypoglycaemia unawareness in diabetics transferred to human insulin. Lancet 1987/II, 382–385
123 Thim, L., M. T. Hansen, K. Norris et al.: Secretion and processing of insulin precursors in yeast. Proc. nat. Acad. Sci. 83 (1986) 6766–6770
124 Thow, J. C., A. B. Johnson, M. Antsoferov, P. D. Home: Exercise augments the absorption of isophane (NPH) insulin. Diabet. Med. 6 (1989) 342–345
124a Torlone, E., C. Fanelli, A. M. Rambotti, G. Kassi, F. Modarelli, A. Di Vincenzo, L. Epoifano, M. Ciofetta, S. Pampanelle, P. Brunetti, G. B. Bolli: Pharmacokinetics, pharmacodynamics and glucose counter regulation following subcutaneous injection of the monomeric insulin analogue lispro in IDDM. Diabetologia 37 (1994) 713–720
124b Trautmann, M. E.: Effect of the insulin analogue lispro in glycemic control. Horm. metab. Res. 26 (1994) 588–590
125 Trevisan, R., R. Nosadini, A. Avogaro, G. Lippe, E. Du Ner, P. Fioretto, R. Deana, P. Tessari, A. Tiengo, M. Velussi, A. Cernigoi, S. Del Prato, C. Crepaldi: Type I diabetes is characterized by insulin resistance not only with regard to glucose, but also to lipid and aminoacid metabolism. J. clin. Endocrinol. 62 (1986) 1155–1162
125a Tuominen, J. A., S. L. Karonen, L. Melamies, G. Bolli, V. A. Koivisto: Exercise-induced hypoglycemia in IDDM patients treated with a short-acting insulin analogue. Diabetologia 38 (1995) 106–111
126 Vora, J. P., D. R. Owens, J. Dolbien, J. A. Atiea, J. D. Dean, S. Kang, A. Burch, J. Brange: Recombinant DNA-derived monomeric insulin analogue: comparison with soluble human insulin in normal subjects. Brit. med. J. 29 (1988) 1236–1239
127 Vora, J. P., D. R. Owens, J. Dolbien, J. A. Atiea, J. D. Dean, S. Kang, A. Burch, J. Brange: Recombinant DNA-derived monomeric insulin analogue: comparison with soluble human insulin in normal subjects. Brit. med. J. 29 (1988) 1236–1239
128 Waldhäusl, W. K.: The physiological basis of insulin treatment – clinical aspects. Diabetologia 29 (1986) 837–849
129 Waldhäusl, W., K. Howorka, K. Derfler, P. R. Bratusch-Marrain, C. Holler, H. Zyman, H, Freyler: Failure an efficacy of insulin therapy in insulin-dependent (type 1) diabetic patients. Acta diabetol. lat. 22 (1985) 279–294
130 Waldhäusl, W., P. Bratusch-Marrain, S. Gasic, A. Korn, P. Nowotny: Insulin production rate following glucose ingestion estimated by splanchnic C-peptide output in normal man. Diabetologia 17 (1979) 221–227
131 Waldhäusl, W., P. Bratusch-Marrain: Pancreatic and hepatic response to carbohydrate ingestion. Neth. J. Med. 2 (1985) 15–19
132 Waldhäusl, W., P. R. Bratusch-Marrain, M. Francesconi, P. Nowotny, A. Kiss: Insulin production rate in normal man as an estimate for calibration of continous intravenous insulin infusion in insulin-dependent diabetic patients. Diabet. Care 5 (1982) 18–24
133 Waldhäusl, W.: Insulinsubstitution bei Insulinmangeldiabetes. Diabet. Stoffw. 2 (1993) 33–39
134 West, K. M.: Epidemiology of Diabetes and its Vascular Lesions. Elsevier, Amsterdam 1978 (pp. 153–158)
135 White, N. H., D. A. Skor, P. E. Cryer, L. Levandoski, D. M. Bier, J. V. Santiago: Identification of type I diabetic patients at increased risk for hypoglycemia during intensive therapy. New Engl. J. Med. 308 (1983) 485–491
136 Yamasaki, Y., M. Shishiri, R. Kawamori, M. Kikuchi, T. Yagi, S. Arai, R. Thodo, N. Hakni, H. Oji, H. Abe: The effectiveness of rectal administration of insulin suppository on normal and diabetic subjects. Diabet. Care 4 (1981) 454–558

12 Kombinationstherapie

N. Lotz und W. Bachmann

> **Das Wichtigste in Kürze**
>
> ➤ Da beim Typ-2-Diabetes primär eine Insulinresistenz im Vordergrund steht und erst später der zusätzliche Insulin-Sekretionsdefekt zu einem substitutionswürdigen Insulinmangel führt, beginnt die Therapie der Erkrankung mit der Verbesserung der peripheren Insulinsensitivität. In einem späteren Stadium folgt die Stimulation endogener Insulinreserven. Schließlich wird im „Sekundärversagen" der oralen Therapie exogenes Insulin zugeführt.
> ➤ Therapieänderungen bei Typ-2-Diabetes benötigen generell ausreichend Beobachtungszeit, weshalb nicht Einzelwerte, sondern Stoffwechseltrends für das therapeutische Handeln bedeutsam sind. Zu Beginn einer Insulintherapie sollte eine niedrige Dosis gewählt werden, die in kleinen Schritten erhöht wird, falls ein Trend zur Verbesserung der Glucosewerte nach mehreren Tagen ausbleibt.
> ➤ Die Insulingabe am Tag oder zur Nacht, zusätzlich zur individuell optimierten Dosis oraler Antidiabetika, führt gegenüber einer Insulinmonotherapie zur gleich guten oder besseren Kontrolle des Glucosestoffwechsels bei gleichzeitig deutlicher Einsparung exogenen Insulins ohne erhöhtes Hypoglykämierisiko.

Einleitung

Im Gegensatz zum Diabetes mellitus Typ 1 liegt dem Typ-2-Diabetes kein primärer Insulinmangel, sondern eine Kombination von Insulinresistenz und Insulin-Sekretionsdefekt zugrunde. Die zu Beginn der Erkrankung im Vordergrund stehende **Insulinresistenz** wird durch eine reaktive Hyperinsulinämie kompensiert. Sie stellt neben den klassischen Risikofaktoren möglicherweise einen zusätzlichen Risikofaktor für kardiovaskuläre Erkrankungen bei Typ-2-Diabetes dar (1). Deshalb besteht die rationale Therapie des Typ-2-Diabetes zunächst nicht in einer Applikation von Insulin, sondern in einer Verbesserung der peripheren Insulinsensitivität. Umgekehrt müssen Therapiemaßnahmen, die die periphere Insulinsensitivität verschlechtern, vermieden werden. Zu den bekannten Insulinresistenzfaktoren zählen neben der Adipositas und dem Bewegungsmangel die Hyperglykämie, die Hypertriglyceridämie und die Hyperinsulinämie.

Im Verlauf der Jahre spielt der **Insulin-Sekretionsdefekt** eine zunehmende Rolle, der sich in einer Abnahme der endogenen Insulinsekretion äußert und die exogene Insulinsubstitution zur Folge hat. Dieser Zeitpunkt im Verlauf eines Typ-2-Diabetes wird traditionell – sachlich allerdings falsch – als „Sekundärversagen" der Sulfonylharnstofftherapie oder allgemeiner als „Tablettenversagen" bezeichnet. Dessen Häufigkeit liegt bei jährlich 5–8% aller mit oralen Antidiabetika behandelten Patienten (74). Die Ursache der nachlassenden Insulinsekretion ist bisher nicht geklärt. Die chronische Glucosetoxizität gilt als ein möglicher Grund.

Da zum Zeitpunkt des „Sekundärversagens" (41) orale Antidiabetika in ihrer Wirkung therapeutisch relevant bleiben (37) und meist ein nur relatives Insulindefizit besteht (40) (Abb. 12.**1**), stellte die Kombinationstherapie Sulfonylharnstoff plus Insulin bisher die häufigste Alternative zur Insulinmonotherapie dar (4, 39). Unter Ausnutzung des körpereigenen Insulins, stimuliert durch betazytotrope Medikamente, wird das langsam zunehmende Insulindefizit durch adäquate Dosen exogenen Insulins ersetzt. Belege für eine beschleunigte Sekretionsminderung des endogenen Insulins durch den therapeutischen Einsatz von Sulfonylharnstoffen liegen in der Literatur nicht vor (13). In der United Kingdom Prospective Diabetes Study (UKPDS) konnte erstmals prospektiv gezeigt werden, dass die Abnahme der Beta-Zellfunktion unter Sulfonylharnstoffen auf höherem Niveau völlig parallel zu der unter einer alleinigen Ernährungstherapie oder einer Metformin-Monotherapie verläuft (76, Abb. 12.**2**a).

Da die Verbesserung der peripheren Insulinsensitivität eine hohe therapeutische Relevanz besitzt, erlangen weitere orale Antidiabetika, die direkt oder indirekt die periphere Insulinresistenz herabsetzen, auch in der Kombinationstherapie besondere Bedeutung. Der Nutzen von α-Glucosidase-Hemmern, Biguaniden und Glitazonen („Insulin-Sensitizer") in der Kombination mit Insulin konnte in klinischen Studien belegt werden.

Indikationen und Ziele

Wenn unter Ausschöpfung aller diätetischen und medikamentösen Maßnahmen mit oralen Antidiabetika – in Mono- oder Kombinationsbehandlung – der erforderliche, individuell definierte Glucosezielbereich nicht mehr erreicht werden kann, ergibt sich bei Typ-2-Diabetikern die Notwendigkeit der Insulinbehandlung.

Übergewicht. Bei korrekter Definition kann von einem „Sekundärversagen" nur bei normalgewichtigen Diabetikern gesprochen werden. Da Übergewicht selbst,

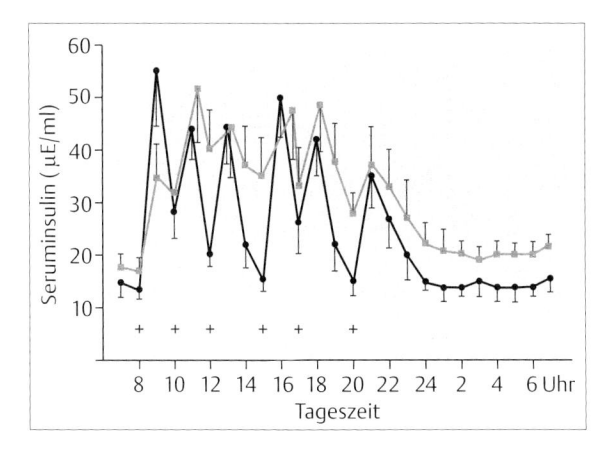

Abb. 12.1 24-Stunden-Insulinspiegel von übergewichtigen Typ-2a-Diabetikern im „Sekundärversagen der Sulfonylharnstofftherapie" (n = 8; Körpergewicht < 100% nach Broca-Formel, graue Kurve) im Vergleich zu alterskorrelierten Stoffwechselgesunden (± SEM; + = standardisierte Mahlzeit mit 2,5 BE, schwarze Kurve). (Lotz et al. Akt Endokrinol Stoffw. 1991:12;272)

unabhängig von der diabetischen Stoffwechsellage, eine Insulinresistenz verursacht (7), befinden sich übergewichtige Typ-2-Diabetiker eigentlich noch nicht im „Sekundärversagen". Deshalb sollten nochmals alle ernährungstherapeutischen Möglichkeiten ausgeschöpft werden, um eine weitgehende Gewichtsreduktion zu erreichen. Obwohl bei diesen Patienten sowohl die Insulinresistenz als auch die Hyperinsulinämie stark ausgeprägt sein können, kann bei chronisch schlechter Stoffwechselsituation eine Insulintherapie erforderlich werden, um akute Stoffwechselentgleisungen und langfristig gefäßbedingte Folgeerkrankungen zu verhindern. In diesem Fall sollte unter Beachtung der Kontraindikationen Metformin mit einem unstrittig günstigen Effekt auf den Gewichtsverlauf Teil der Kombinationstherapie sein.

Therapieziel. Das Therapieziel der Kombinationstherapie besteht darin, unter optimaler Ausnutzung der oralen Antidiabetika die periphere Insulinsensitivität zu verbessern oder zu erhalten und das langsam zunehmende Insulindefizit mit einer adäquat niedrigen sowie langsam steigenden exogenen Insulingabe auszugleichen (Abb. 12.2b). Damit soll die Verstärkung der Resistenzfaktoren Hyperglykämie, Hyperinsulinämie (19, 58, 71) und Adipositas, wie sie unter der Insulinmonotherapie häufig zu beobachten sind, vermieden werden.

Für das individuelle Therapieziel sind die möglichen Risiken der angewandten Therapie, Alter, Körpergewicht, bestehende Folgeerkrankungen des Diabetes und die Therapie zusätzlicher Erkrankungen zu berücksichtigen. Wenn auch die Primärprävention diabetischer Folgeschäden bei älteren Patienten häufig in den Hintergrund tritt, so lässt sich doch die aktuelle Lebensqualität in den meisten Fällen günstig beeinflussen.

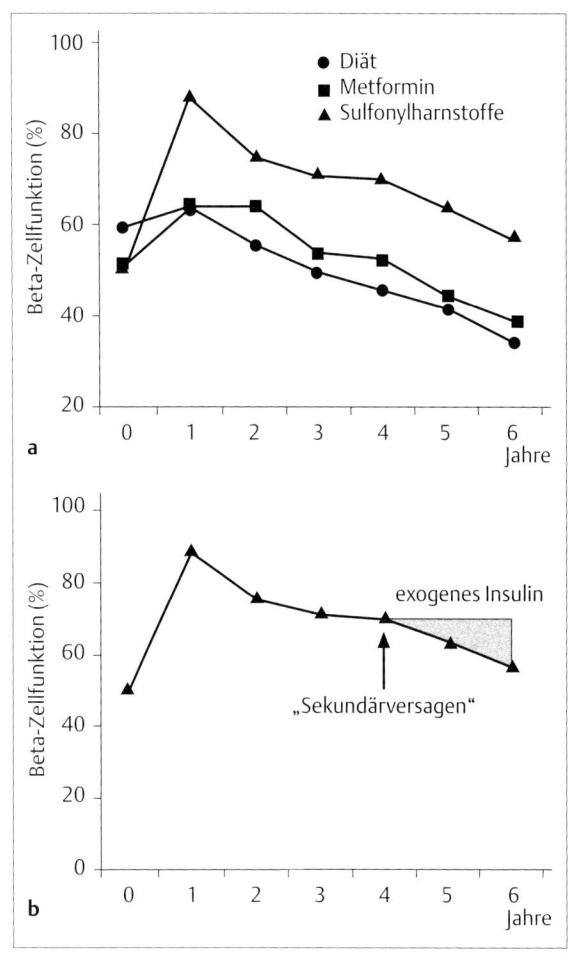

Abb. 12.2 Beta-Zellfunktion unter verschiedenen Therapieansätzen und „Sekundärversagen". (mod. nach UKPDS-Group: Diabetes. 1995:44;1249)
a Beta-Zellfunktion unter Diät, Metformin und Sulfonylharnstoffen.
b Abnahme der Beta-Zellfunktion, arbiträrer Zeitpunkt des „Sekundärversagens" und physiologische Anpassung der exogenen Insulindosis als Grundlage der Kombinationstherapie „Sulfonylharnstoff plus Insulin".

Therapie des „Sekundärversagens"

Normalgewichtige Typ-2-Diabetiker

Kombinationstherapie „Sulfonylharnstoff plus Insulin"

Die Kombinationstherapie mit einer diabetesgerechten Ernährung, oralen Antidiabetika und Insulin sollte unverzüglich begonnen werden, sobald ein Sekundärversagen eintritt.

Die medikamentöse Ausgangssituation bei normalgewichtigen Typ-2-Diabetikern besteht meist in der individuell optimierten Dosis eines Sulfonylharnstoffpräparates. Häufiger werden diese Patienten zusätzlich mit Acarbose, Glitazonen oder Metformin behandelt. Unabhängig davon, ob ein Sulfonylharnstoff allein oder in Verbindung mit weiteren oralen Antidiabetika verabreicht wird, sollte zum Zeitpunkt des Sekundärversagens die notwendige Insulintherapie bei schlanken Typ-2-Diabetikern unter Beibehaltung einer betazytotropen Substanz durchgeführt werden.

Praktisches Vorgehen. Die zusätzliche Gabe von Insulin zu oralen Antidiabetika bedeutet für die betroffenen Patienten die erstmalige Auseinandersetzung mit einer Injektionstherapie. Diese Therapie darf nur eingeleitet werden, wenn die Schulung des Patienten und/oder dessen Angehöriger bezüglich der Insulinbehandlung (Injektionstechnik, Handhabung von Injektionshilfen, Blutglucoseselbstkontrollen) gewährleistet ist. Unter Fortführung der Sulfonylharnstofftherapie (evtl. zusätzliche orale Antidiabetika) in individuell optimierter Dosis wird eine niedrige Einstiegsdosis des Insulins gewählt, z. B. 4–6 IE. Die Insulininjektionen erfolgen subkutan, tagsüber in das abdominelle Fettgewebe und vor dem Schlafengehen in den Oberschenkel.

Eine Erhöhung der Insulindosis sollte frühestens nach 3–5 Tagen und nur dann erfolgen, wenn tageszeitlich vergleichbare Blutglucosewerte keinen Trend zur Verbesserung zeigen.

Das Regime der Insulinsubstitution ist nach den im Folgenden genannten Modifikationen möglich oder überlegenswert.

Einmalinjektion von Insulin

Insulininjektion am Morgen. In der Regel wird die tägliche Blutglucosespitze bei Typ-2-Diabetes am Morgen nach dem Frühstück beobachtet. Die unzureichende endogene Insulinreserve wird deshalb am ehesten zu diesem Zeitpunkt erkannt. Bei einem frühen Beginn einer Kombinationstherapie reicht deshalb die einmalige morgendliche Gabe eines schnell wirkenden Insulins (Normalinsulin oder Insulinanalog) vor dem Frühstück zur Stoffwechselverbesserung aus (69). Bei Bedarf werden weitere Hauptmahlzeiten mit einer Insulininjektion abgedeckt.

Lassen sich hohe Blutglucosewerte über den gesamten Tag beobachten, empfiehlt sich wegen der besseren Handhabung bei älteren Menschen die Injektion einer fixen Insulinmischung aus einem Normal- (oder Analog-) und einem Intermediärinsulin mit einem bedarfsgerechten Mischungsverhältnis und einem 30- bis 45-minütigen Spritz-Ess-Abstand. Der Anteil des schnell wirkenden Insulins muss umso höher ausfallen, je höher die Blutglucosewerte nach dem Frühstück im Vergleich zu denen am Nachmittag liegen.

Insulininjektion am Abend. Unter der Vorstellung, die nächtliche hepatische Glucoseproduktion durch die Gabe von exogenem Insulin zu hemmen und damit gute Nüchternblutglucosewerte zu schaffen, hat sich die abendliche Gabe eines NPH-, eines zinkverzögerten Insulins oder eines langwirkenden Insulinanalogons vor dem Schlafengehen in der Kombination mit Sulfonylharnstoffen am Tag etabliert (57, 62, 73).

Indikation zur morgendlichen oder abendlichen Insulingabe zu Beginn der Kombinationstherapie. Die Beurteilungsgrundlage für den Zeitpunkt der Insulinapplikation ist das individuelle Blutglucosetagesprofil. Eine relativ kleine Differenz von erhöhten Nüchternglucosewerten zu dem 2-Stunden-Glucosewert nach dem Frühstück spricht eher für die spätabendliche Gabe des Insulins. Hohe Glucosewerte im Tagesverlauf bei akzeptablen Nüchternglucosewerten sprechen für die Insulingabe am Morgen oder zu den einzelnen Mahlzeiten. Bei diesen Überlegungen gilt es zu bedenken, dass eine Verbesserung des Nüchternglucosewerts mit einer Absenkung der postprandialen Tageswerte einhergehen und umgekehrt die Verbesserung der Glucosetagesprofile den Nüchternglucosewert absenken kann. Der direkte Vergleich von morgendlicher zu abendlicher Insulingabe zeigt gleich gute Ergebnisse hinsichtlich der Stoffwechselverbesserung (Tab. 12.**3**).

Zweimalinjektion von Insulin

Bei fortschreitendem Insulinmangel bedarf es einer zusätzlichen Insulininjektion.

Werden unter der morgendlichen Insulingabe steigende Nüchternglucosewerte bei guten Blutglucosewerten tagsüber beobachtet, kann zusätzlich Verzögerungsinsulin vor dem Schlafengehen (beginnend mit 3–4 IE) oder ein Kombinationsinsulin mit 10–20%igem Anteil schnell wirkenden Insulins vor dem Abendessen verabreicht werden. Eventuell muss die morgendliche Insulindosis in der Folge reduziert werden.

Tab. 12.1 Klinische Studien (Literaturstellen) zum Therapievergleich „Sulfonylharnstoff plus Tag-Insulin" versus „Insulin-Monotherapie"

Ergebnis*	HbA$_{1c}$	Körpergewicht	Hypoglykämien	Insulindosis
1	10, 21, 24, 28, 32, 42, 51	13	–	10, 13, 19, 21, 23, 28, 30, 32, 33, 38, 42, 45, 51, 79 (51% weniger Insulin)
2	13, 19, 23, 30, 31, 33, 38, 45, 61, 77, 79	10, 19, 21, 23, 30, 33, 38, 42, 45, 51, 77, 79	13, 19, 23, 33, 38, 45, 79	24, 31, 61, 77

* Ergebnis: 1 = Kombination SH + Tag-Insulin signifikant besser als Insulin-Monotherapie
2 = Kombination SH + Tag-Insulin ohne signifikanten Unterschied zur Insulin-Monotherapie

Tab. 12.2 Klinische Studien (Literaturstellen) zum Therapievergleich „Sulfonylharnstoff plus Nacht-Insulin" versus „Insulin-Monotherapie"

Ergebnis*	HbA$_{1c}$	Körpergewicht	Hypoglykämien	Insulindosis
1	7, 15, 22, 54, 55, 66	8, 12, 34, 79	–	2, 4, 8, 11, 12, 15, 26, 34, 55, 56, 79, 81 (51% weniger Insulin)
2	2, 4, 5, 8, 11, 12, 26, 34, 56, 77, 79, 81	2, 4, 5, 11, 15, 22, 26, 54, 55, 56, 77, 81	2, 7, 8, 11, 12, 15, 34, 55, 66, 79, 81	5, 7, 22, 54, 66, 77

* Ergebnis: 1 = Kombination SH + Nacht-Insulin signifikant besser als Insulin-Monotherapie
2 = Kombination SH + Nacht-Insulin ohne signifikanten Unterschied zur Insulin-Monotherapie

Tab. 12.3 Klinische Studien (Literaturstellen) zum Therapievergleich „Sulfonylharnstoff plus Nacht-Insulin" versus „Sulfonylharnstoff plus Tag-Insulin"

Ergebnis*	HbA$_{1c}$	Körpergewicht	Hypoglykämien	Insulindosis
1		37	34, 36	
2	5, 34, 35, 36, 37, 68, 72	5, 34, 35, 36, 68, 72	5	5, 34, 35, 36, 37, 68, 72

* Ergebnis: 1 = Nacht-Insulin signifikant besser als Tag-Insulin
2 = Nacht-Insulin ohne signifikanten Unterschied zu Tag-Insulin

Zeigen sich unter der abendlichen Insulingabe tagsüber steigende Glucosewerte bei guten Nüchternglucosewerten, sollte zusätzlich ein Kombinationsinsulin mit 10–30%igem Anteil schnell wirkenden Insulins 30–45 Minuten vor dem Frühstück verabreicht werden. Eventuell muss die nächtliche Insulindosis in der Folge reduziert werden.

Mehrfachinjektion von Insulin

Die Insulinprofile bei normalgewichtigen Typ-2-Diabetikern im Sekundärversagen legen die mahlzeitenbezogene Insulingabe bei noch erhöhten Basalinsulinspiegeln nahe (Abb. 12.**1**). Der Vergleich einer abendlichen NPH-Insulingabe mit einer 3-maligen Normalinsulingabe zu den Hauptmahlzeiten zeigt jedoch nach Untersuchungen von Landstedt-Hallein et al. keine Unterschiede bezüglich einer Verbesserung des HbA$_{1c}$-Werts oder bezüglich der Insulintagesdosis. Bei 3-maliger Normalinsulingabe kam es hingegen zu einer signifikant größeren Gewichtszunahme bis zum Studienende nach 4 Monaten (3,4 versus 1,9 kg; 33).

Bezüglich der theoretisch günstigeren präprandialen Applikation von schnell- und kurzwirkenden Insulinanaloga liegen nur wenige Vergleichsdaten vor (6, 23). Eine 8-wöchige Studie von Gudat et al. konnte bei Typ-2-Diabetikern im Sekundärversagen mit einem HbA$_{1c}$-Wert von 9,8% eine Verbesserung der Stoffwechsellage unter Lispro-Insulin vor den Mahlzeiten plus NPH-Insulin 1-mal täglich auf 8,1%, unter Lispro-Insulin plus Sulfonylharnstoff auf 7,7% und unter NPH-Insulin plus Sulfonylharnstoff auf 7,9% nachweisen (23).

Sulfonylharnstoff plus Insulin versus Insulinmonotherapie

In zahlreichen Übersichtsarbeiten und Metaanalysen wird die Studienlage zur Kombinationstherapie „orale Antidiabetika plus Insulin" im Vergleich zur Insulin-Monotherapie diskutiert. Hindernisse für eine einheitliche Therapiebeurteilung stellen die unterschiedlich charakterisierten Patientenkollektive der Studien, die unterschiedlichen Krankheitsstadien des Typ-2-Diabetes zum Zeitpunkt der Untersuchungen und die kleinen Kollektive bei kurzen Beobachtungszeiten dar. So stellt die zusätzliche Gabe eines Sulfonylharnstoffs zu einer seit 10 Jahren bestehenden Insulin-Monotherapie einen anderen Sachverhalt dar als die niedrig dosierte Insulin-Erstgabe zum Zeitpunkt des Sekundärversagens. Diesem Umstand trägt die Zusammenfassung der Studien Rechnung, die im Stadium des Sekundärversagens mit der zusätzlichen Insulintherapie beginnen und die eine Vergleichsgruppe unter Insulinmonotherapie mitführen (Tab. 12.**1** und 12.**2**). Hier wird klar ersichtlich, dass die Kombinationstherapie – und zwar unabhängig, ob Insulin morgens oder abends verabreicht wird – zu einer besseren Diabeteseinstellung im Vergleich zur Insulinmonotherapie führt (Beispiel Abb. 12.**5**). Dass dieses Ergebnis mit der Hälfte der Insulin-Tagesdosis im Vergleich zur Insulinmonotherapie erreicht werden kann, wenn alle vorliegenden Studien berücksichtigt werden, spricht eindeutig für die Empfehlung einer generellen Anwendung der Kombinationstherapie im Sekundärversagen (Beispiel Abb. 12.**3**).

Die Erfolgsquote der Kombinationstherapie im Sekundärversagen liegt zwischen 70 und 90%. Einheitlich akzeptierte Prädiktoren für einen langfristigen Therapieerfolg wurden bisher nicht gefunden.

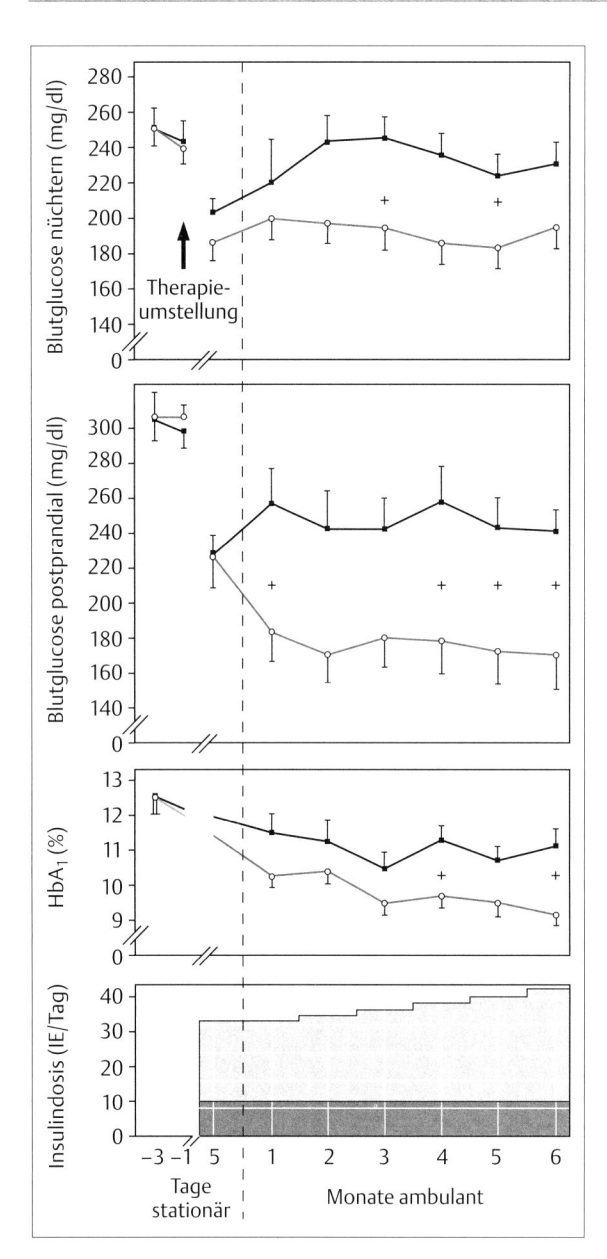

Abb. 12.**3** Blutglucose nüchtern und postprandial, HbA$_1$ und tägliche Insulindosis unter Insulinmonotherapie im Vergleich zur Kombinationstherapie „Insulin plus Sulfonylharnstoff" als Folgetherapie des „Sekundärversagens der Sulfonylharnstofftherapie" bei 28 Typ-2-Diabetikern. (Bachmann et al. Insulin/ Sulfonylharnstoff. Basel: Karger; 1988)
Insulinmonotherapie: •—• n = 14; Kombinationstherapie „Insulin plus Sulfonylharnstoff": ○—○ n = 14; ($\bar{x} \pm$ SEM; + = p < 0,05)

Das Risiko für Hypoglykämien ist nicht erhöht, da Sulfonylharnstoffe nach dem Sekundärversagen definitionsgemäß kaum mehr Hypoglykämien hervorrufen. Neuere Insulinsekretagoga (z. B. Glimepirid, Nateglinide oder Repaglinide) lassen darüber hinaus eine bessere Modulation der endogenen Insulinsekretion zu. Zusätzlich wirken die niedrigen Insulindosen ebenso wie die Wirkprofile der neuen Insulinanaloga (z. B. Aspart-Insulin, LisPro-Insulin oder Glargin-Insulin) der Hypoglykämiegefahr entgegen.

Übergewichtige Typ-2-Diabetiker

Übergewichtige Typ-2-Diabetiker, die unter einer Sulfonylharnstofftherapie unbefriedigend eingestellt sind, sollten vor weiteren medikamentösen Maßnahmen nochmals zu einer gesunden, kalorienreduzierte Ernährung motiviert werden. Nach Berücksichtigung der Kontraindikationen wäre die zusätzliche Therapie mit Biguaniden, zunächst ohne Insulin, indiziert, da vor allem übergewichtige Diabetiker von Metformin profitieren. In einer Studie von Schnack et al. (64) wurden Typ-2-Diabetiker mit einem BMI von 27 kg/m^2 und fortbestehender Sulfonylharnstofftherapie im Sekundärversagen zusätzlich mit Metformin (SM), zusätzlich mit Insulin (SI), mit Insulin alleine (I) oder mit Metformin plus Insulin ohne Sulfonylharnstoff (MI) behandelt. Der HbA$_{1c}$-Wert ließ sich jeweils um 0,6% (SM), 1,2% (SI), 1,7% (I) und 1,6% (MI) absenken. Die generelle Gewichtszunahme innerhalb der 6-monatigen Behandlungszeit betrug jeweils 1,5 kg (SM), 2,6 kg (SI), 2,3 kg (I) und 1,1 kg (MI). Die Insulintagesdosen lagen bei 14 IE (SI), 29 IE (I) und 22 IE (MI).

Zu gleichen Ergebnissen gelangen Yki-Järvinen et al. (80). Die Kombination von Metformin mit NPH-Insulin vor dem Schlafengehen benötigte zwar mit 34 IE die höchste Insulin-Tagesdosis, führte aber zu einer Gewichtsabnahme von durchschnittlich 0,5 kg im Gegensatz zur Insulinmonotherapie und zur Kombination mit Sulfonylharnstoffen (Gewichtszunahme: 1,7–2,1 kg). Weitere Untersuchungen zur Kombination „Insulin plus Metformin", vor allem bei hohem Insulinbedarf oder bei Adipositas, belegen den Nutzen dieser Therapieform (Tab. 12.**5**)

Zusätzliche Gabe oraler Antidiabetika bei bereits bestehender Insulintherapie

Bei unzureichender Stoffwechselsituation unter einer bereits bestehenden Insulinmonotherapie und/oder sehr hohem Insulinbedarf trotz guter Stoffwechseleinstellung sollte man die zusätzliche Verabreichung von oralen Antidiabetika in Erwägung ziehen. Abhängig vom Grad der endogenen Insulin-Restsekretion führt die zusätzliche Gabe von Sulfonylharnstoffen oft zu einer besseren Diabeteseinstellung mit vermindertem exogenen Insulinbedarf. Bei Adipositas sollte Metformin allein oder zusammen mit Sulfonylharnstoffen angewendet werden.

▪ Zugabe von Sulfonylharnstoffen

Bezogen auf die Therapieziele „Stoffwechselverbesserung" und „Reduktion der Insulindosis" ist die Kombination von Insulin mit einem Sulfonylharnstoff sicherlich effektiv. Die tägliche Insulindosis lässt sich in einzelnen Studien um 50–70% senken (5, 67; Abb. 12.**4**). In der Zusammenfassung veröffentlichter Studien beträgt die Verbesserung des HbA_1-Werts nach Zugabe von Sulfonylharnstoffen zur Insulinmonotherapie 10%, zusammen mit einer durchschnittlichen Einsparung von exogenem Insulin von etwa 20% der bisherigen Insulintagesdosis (Tab. 12.**4**). Allerdings ist die Gefahr von Hypoglykämien in der Umstellungsphase hoch. Deshalb empfiehlt es sich, die Umstellung im Zweifelsfall stationär durchzuführen.

Praktisches Vorgehen. Auch bei bestehender hoch dosierter Insulintherapie sollte in der Regel die maximale Sulfonylharnstoffdosis eingesetzt werden. Entscheidend ist die tägliche Reduktion der Insulindosis in den ersten 3–4 Tagen nach der Zugabe des Sulfonylharnstoffs. Die Verminderung der Insulin-Einzeldosen sollte unabhängig von dem aktuellen Blutglucoseverhalten 10–20% betragen. Meist kommt es unmittelbar zu einer deutlichen Stoffwechselverbesserung. Anschließend sollte die Insulindosis je nach Stoffwechselsituation vorsichtig austariert werden. Es gibt keine feste Regel, das Ausmaß der weiteren Insulindosisminderung und schließlich der Gesamtreduktion festzulegen. Erfolgt sie zu zaghaft, so ist der Patient hypoglykämiegefährdet. Wird die Insulindosis hingegen zu rasch reduziert, kann es zu einer Stoffwechselverschlechterung kommen.

Zugabe von Biguaniden (Metformin)

Biguanide wirken ohne Stimulation der endogenen Insulinsekretion blutglucosesenkend, indem sie unter anderem die hepatische Glukoneogenese hemmen und die Insulinsensitivität der peripheren Organe erhöhen. Deshalb empfiehlt sich die zusätzliche Gabe von Metformin bei schon bestehender Insulintherapie insbesondere dann, wenn eine ausgeprägte Insulinresistenz vorliegt. Dies kann bei stark übergewichtigen Patienten sowie bei solchen mit hoher Insulintagesdosis angenommen werden. Die Insulineinsparung tritt im Gegensatz zu den Sulfonylharnstoffen zugunsten einer Gewichtsstabilisierung oder -reduktion in den Hintergrund (64, 80; Tab. 12.**5**).

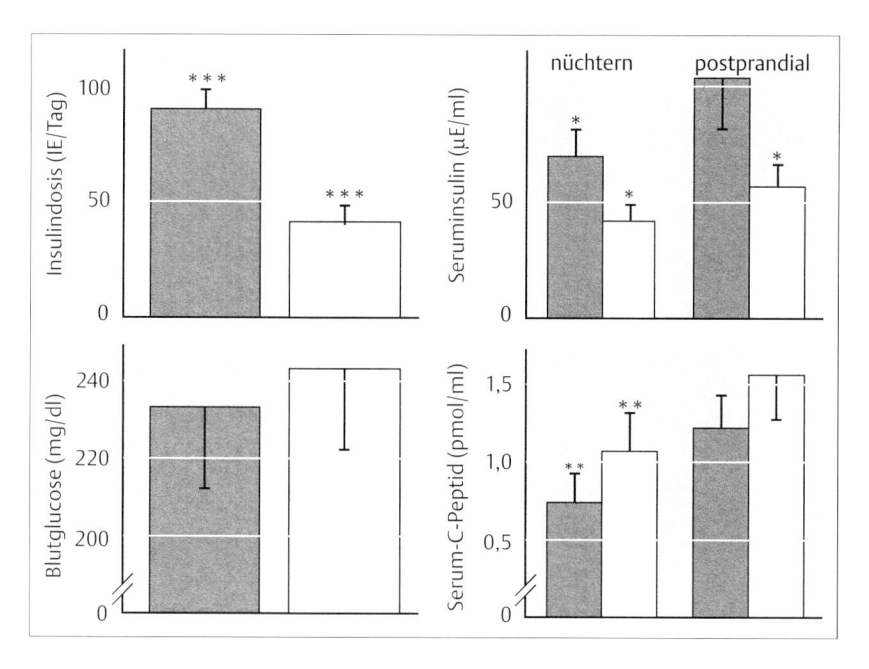

Abb. 12.**4** Tägliche Insulindosis, postprandiale Blutglucose, Seruminsulin und Serum-C-Peptid bei 10 Typ-2-Diabetikern unter Insulinmonotherapie vor und nach Umstellung auf Kombinationstherapie „Insulin plus Sulfonylharnstoff". (Bachmann et al. Insulin/Sulfonylharnstoff. Basel: Karger; 1988)
($\bar{x} \pm SEM$; * = $p < 0{,}05$; ** = $p < 0{,}025$; *** = $p < 0{,}001$)

Tab. 12.**4** Klinische Studien (Literaturstellen) zum Therapievergleich „Sulfonylharnstoff plus Insulin" versus „Insulin-Monotherapie" bei vorbestehender Insulin-Monotherapie

Ergebnis*	HbA_{1c}	Körpergewicht	Hypoglykämien	Insulindosis
1	11, 16, 17, 32, 34, 35, 44, 46, 48, 52, 63, 71	–	–	2, 11, 14, 17, 30, 32, 34, 35, 44, 48, 63, 71
2	2, 14, 21, 30, 36, 6	2, 11, 14, 17, 30, 32, 35, 36, 46, 48, 52, 71	11, 46	21, 36, 52, 67
3	–	21, 34, 44, 67	44, 71	–

* Ergebnis: 1 = Kombination SH + Insulin signifikant besser als Insulin-Monotherapie
2 = Kombination SH + Insulin ohne signifikanten Unterschied zur Insulin-Monotherapie
3 = Kombination SH + Insulin signifikant schlechter als Insulin-Monotherapie

Tab. 12.5 Klinische Studien (Literaturstellen) zum Therapievergleich „Insulin plus Metformin versus Insulin plus Placebo"

Ergebnis*	HbA$_{1c}$	Körpergewicht	Hypoglykämien	Insulindosis
1	3, 20, 25, 27, 47, 53, 59, 75	43, 53		3, 18, 20, 27, 43, 47, 53, 75 (24% weniger Insulin)
2	18, 43	3, 18, 20, 25, 27, 47, 59, 75	18, 25, 75	25, 59

* Ergebnis: 1 = Insulin + Metformin signifikant besser als Insulin + Placebo
2 = Insulin + Metformin ohne signifikanten Unterschied zu Insulin + Placebo

Praktisches Vorgehen. Metformin wird zur unverändert belassenen Insulindosis einschleichend (500 mg) hinzugegeben. Je nach Verträglichkeit und Stoffwechseleffekt kann die Dosis auf 2 × 1000 mg gesteigert werden. Die Insulindosis (meist 2-malige tägliche Injektion eines Mischinsulins) wird nur dann reduziert, wenn das blutglucosebezogene Therapieziel erreicht wird. Die Insulindosisverminderung fällt in der Regel nicht sehr deutlich aus. Eine erhöhte Hypoglykämiegefahr besteht nach Zugabe von Metformin nur hinsichtlich einer zu hoch gewählten Insulindosis. Zu beachten sind die Kontraindikationen von Metformin.

Zugabe von α-Glucosidase-Hemmern

Die Zugabe von α-Glucosidase-Hemmern zu einer Insulintherapie nach dem Sekundärversagen ist einfach und sicher. Sie ist immer dann indiziert, wenn man bei nicht effektiver Insulintherapie ohne weitere Dosissteigerung und mit möglichst geringer Gefährdung des Patienten den Versuch einer Stoffwechselverbesserung unternehmen möchte. Allerdings lässt Acarbose in der Kombinationstherapie keine ähnlich deutlichen Effekte auf HbA$_{1c}$-Wert und Insulineinsparung erwarten, wie dies bei Sulfonylharnstoffen oder Metformin der Fall ist. Nach Zugabe von Acarbose zu einer bestehenden Insulintherapie bei Typ-2-Diabetes fanden Coniff et al. (15) eine Verbesserung des HbA$_{1c}$-Werts um 0,4% und eine durchschnittliche Verminderung der Insulintagesdosis von 56,8 auf 49,7 IE. Calle-Pascual et al. (10) fanden bei bereits bestehender Sulfonylharnstofftherapie eine Absenkung des HbA$_{1c}$-Werts vom Ausgangswert bei zusätzlicher Gabe von Insulin von 17,9%, bei zusätzlicher Gabe von Metformin von 18,2% und bei zusätzlicher Gabe von Acarbose von 7,6%. Standl et al. (70) sahen keine signifikante Verbesserung der Stoffwechsellage (Senkung des HbA$_{1c}$-Werts um 2,4% unter Verum und Plazebo identisch) und eine lediglich statistisch auffällige Insulineinsparung (16 versus 22 IE), wenn Acarbose plazebokontrolliert in steigender Dosierung zu Insulin und Sulfonylharnstoffen verabreicht wurde. Kelley et al. (29) fanden eine signifikante Differenz des HbA$_{1c}$-Werts von 0,69% zugunsten einer plazebokontrollierten Acarbosetherapie in Verbindung mit der Gabe von Insulin. Die Insulintagesdosis wurde während der Studie bei ca. 60 IE stabil gehalten.

Praktisches Vorgehen. Acarbose wird mit dem ersten Bissen zu den Hauptmahlzeiten in einer Einstiegsdosis von 25–50 mg zusätzlich zur Insulintherapie verabreicht. Bei guter Verträglichkeit ist häufig eine Steigerung auf 3 × 100 mg angezeigt.

Zugabe von Glitazonen („Insulin-Sensitizer")

Glitazone (z. B. Pioglitazon, Rosiglitazon oder Troglitazon) senken die periphere Insulinresistenz hauptsächlich über die Beeinflussung des Lipidstoffwechsels im Fettgewebe und indirekt auf Postrezeptorebene über eine verbesserte Glucoseaufnahme der Muskelzellen.

Die zusätzliche Gabe von Plazebo, 200 oder 400 mg Troglitazon zu einer bestehenden Insulinmonotherapie erbrachte nach Raskin et al. (49) eine Absenkung des HbA$_{1c}$-Werts um 0,1% (Plazebo), 0,9% (200 mg Troglitazon) und 1,3% (400 mg Troglitazon). Bei gleich bleibender Insulintagesdosis unter Plazebo konnten unter Troglitazon durchschnittlich 10 bzw. 22 IE Insulin/d eingespart werden. Wegen ernsthafter hepatotoxischer Wirkungen wurde Troglitazon als Medikament in Deutschland nicht zugelassen. Pioglitazon wie auch Rosiglitazon führen in Kombination mit Insulin beim Typ-2-Diabetes zu einer dosisabhängigen, signifikanten Absenkung des HbA$_{1c}$-Werts gegenüber Placebo von 1,3% unter 30 mg Pioglitazone (60) bei vergleichbar hoher Insulintagesdosis und von 1,2% unter 8 mg Rosiglitazon (50) bei einer gleichzeitigen Absenkung der Insulintagesdosis um 12%. Eine signifikante Gewichtszunahme bis 5,3 kg wurde bei den Patienten unter Glitazontherapie beobachtet (50). Die Gewichtszunahme ist wahrscheinlich durch eine in ihrem Mechanismus nicht vollständig aufgeklärte Flüssigkeitsretention und insulin-sensitives, peripheres Fettgewebe bedingt. Glitazone sind deshalb in Kombination mit Insulin in Deutschland zur Zeit nicht zugelassen (s. a. Kap. 12). Die Kombination eines peripher resistenzsenkenden Medikaments mit Insulin entspricht andererseits einem sinnvollen Therapiekonzept und wurde in mehreren Studien erfolgreich angewendet (Tab. 12.**6**).

Praktisches Vorgehen. Glitazone sind in Deutschland derzeit in Kombination mit Insulin nicht zugelassen. Weitere Untersuchungen zur Sicherheit der Glitazone im klinischen Einsatz mit eventueller Ausweitung der Indikationen müssen abgewartet werden.

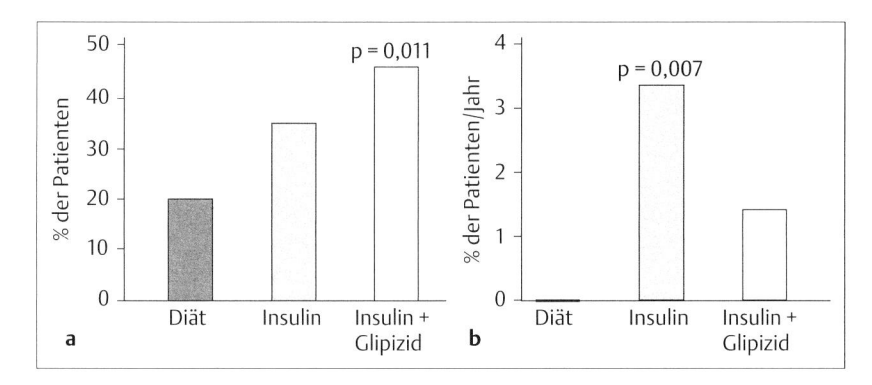

Abb. 12.5 Prozentualer Anteil der Patienten mit einem HbA$_{1c}$-Wert unter 7% (**a**) und Häufigkeit von schweren Hypoglykämien (**b**) unter Ernährungstherapie (n = 242), Insulintherapie (n = 245) und Kombinationstherapie „Glipizid plus Insulin" (n = 170) nach 6 Jahren. (78)

Tab. 12.**6** Klinische Studien (Literaturstellen) zum Therapievergleich „Insulin plus Glitazon" versus „Insulin plus Placebo"

Ergebnis*	HbA$_{1c}$	Körpergewicht	Hypoglykämien	Insulindosis
1	50, 60, 65	50, 65	50	9, 50, 65, 82
2	9, 82	9	–	60

* Ergebnis: 1 = Insulin + Glitazon signifikant besser als Insulin + Placebo
2 = Insulin +Glitazon ohne signifikanten Unterschied zu Insulin + Placebo

Zugabe von Kombinationen verschiedener oraler Antidiabetika

Theoretisch sinnvoll ist die Kombination von Medikamenten, die bei zunehmendem Insulindefizit mehr Insulin zur Verfügung stellen, also eine Kombination von Insulin selbst und betazytotropen Substanzen mit solchen, die direkt oder indirekt die periphere Insulinresistenz vermindern, also Biguanide, Glitazone oder α-Glucosidase-Hemmer. Tong et al. (75) konnten zeigen, dass bei einer vorbestehenden Kombinationstherapie aus Insulin plus Sulfonylharnstoff die zusätzliche Gabe von Metformin placebokontrolliert zu einer signifikanten Absenkung des HbA$_{1c}$-Werts um 1% bei gleichzeitiger signifikanter Absenkung der Insulintagesdosis um 40% führt. Die Frage bleibt offen, ob nur das potenteste der peripher wirkenden Antidiabetika der Kombination von Sulfonylharnstoff und Insulin zugefügt werden sollte oder ob eine erweiterte Kombination von Medikamenten mit verschiedenen pharmakologischen Angriffspunkten, wie z. B. in der Therapie der arteriellen Hypertonie, nützlich sein kann. Hierzu liegt noch kein aussagekräftiges Studienmaterial vor.

Zahllose Studien zur Kombination von oralen Antidiabetika mit Insulin zeigen jedoch eindeutig und beinahe ausnahmslos die Überlegenheit der Kombinationstherapie gegenüber einer Insulin-Monotherapie im Hinblick auf bessere HbA$_{1c}$-Werte, Hypoglykämiehäu-

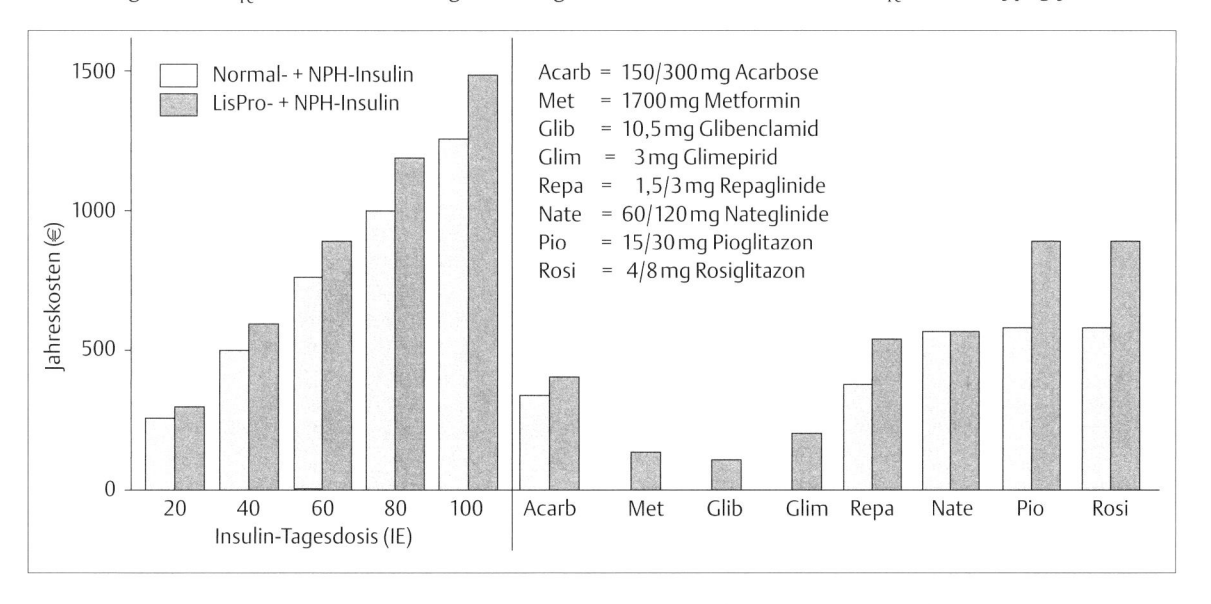

Abb. 12.**6** Jahreskosten (Stand 2002) verschiedener Antidiabetika im Vergleich (ohne Zusatzmaterialien wie Teststreifen, Injektionshilfen etc.).

figkeit, Gewichtsverlauf und/oder Einsparung exogenen Insulins.

Die Kosten der Kombinationstherapie richten sich nach der Art und Menge der eingesetzten Medikamente. Eine Orientierung hinsichtlich der ökonomischen Aspekte bietet Abb. 12.**6**.

Literatur

1 Arcaro, G., A. Cretti, S. Balzano, A. Lechi, M. Muggeo, E. Bonora, R.C. Bonadonna: Insulin causes endothelial dysfunction in humans – sites and mechanisms. Circulation 105 (2002) 576–582
2 Aschner, P., W. Kattah: Effects of the combination of insulin and gliclazide compared with insulin alone in type 2 diabetic patients with secondary failure to oral hypoglycemic agents. Diab. Res. Clin. Pract. 18 (1992) 23–30
3 Avilés-Santa, L., J. Sinding, P. Raskin: Effects of metformin in patients with poorly controlled, insulin-treated type 2 diabetes mellitus. Ann Int Med 131 (1999) 182–188
4 Bachmann, W., C. Sieger, M. Haslbeck, N. Lotz: Combination of insulin and glibenclamide in the treatment of adult-onset-diabetes (type 2). Diabetologia 21 (1981) 245
5 Bachmann, W., C. Sieger, N. Lotz: Kombinationstherapie Insulin/Glibenclamid bei Typ-II-Diabetikern mit relativer Insulinresistenz. In: W. Bachmann, H. Mehnert: Kombinationstherapie Insulin/Sulfonylharnstoff. Karger, Basel 1983 (S.145–150)
6 Bastyr, E.J., M.E. Johnson, M.E. Trautmann, J.H. Anderson, L. Vignati and the IOCE Study Group: Insulin Lispro in the treatment of patients with type 2 diabetes mellitus after oral agent failure. Clin Ther 21 (1999) 1703–1714
7 Bonadonna, R.C., L. Groop, N. Kraemer, E. Ferrannini, S. Del Prato, R.A. DeFronzo: Obesity and insulin resistance in humans: A dose-response study. Metabolism 39 (1990) 452–459
8 Bruns, W., M. Scheibe, G. Willkommen, R. Hildebrandt, E. Jutzi: Zur Behandlung von Diabetikern mit Sulfonylharnstoff-Sekundärversagen – Kombinationstherapie mit Glibenclamid und Insulin. Z. Klin. Med. 44 (1989) 1543–1549
9 Buse, J.B., B. Gumbiner, N.P. Mathias, D.M. Nelson, B.W. Faja, R.W. Whitcomb, The Troglitazone Insulin Study Group: Troglitazone use in insulin-treated type 2 diabetic patients. Diabetes Care 21 (1998) 1455–1461
10 Calle-Pascual, A.L., J. Garcia-Honduvilla, P.J. Martin-Alvarez, E. Vara, J.R. Calle, M.E. Munguira, J.P. Marañes: Comparison between acarbose, metformin, and insulin treatment in type 2 diabetic patients with secondary failure to sulfonylurea treatment. Diabete et Metabolisme 21 (1995) 256–260
11 Casner, P.R.: Insulin-glyburide combination therapy for non-insulin-dependent diabetes mellitus: A long-term double-blind, placebo-controlled trial. Clin. Pharmac. Ther. 44 (1988) 549–603
12 Chow, C.C., L.W.W. Tsang, J.P. Sorensen, C.S. Cockram: Comparison of insulin with or without continuation of oral hypoglycemic agents in the treatment of secondary failure in NIDDM patients. Diabetes Care 18 (1995) 307–314
13 Cignarelli, M., M.R. Cospite, G. Stefanelli, E. Guastamacchia, G. Nardelli, R. Giorgino: Duration of residual B-cell function in maturity-onset diabetes. Acta diabetol. lat. 21 (1984) 161–166
14 Clauson, P., S. Karlander, L. Steen, S. Efendic: Daytime glibenclamide and bedtime NPH insulin compared to intensive insulin treatment in secondary sulfonylurea failure: a 1-year follow-up. Diabetic Medicine 13 (1995) 471–477
15 Coniff, R.F., J.A. Shapiro, T.B. Seaton, B.J. Hoogwerf, J.A. Hunt: A double-blind placebo-controlled trial evaluating the safety and efficacy of acarbose for the treatment of patients with insulin-requiring type II diabetes. Diabetes Care 18 (1995) 928–932
16 Falko, J.M., K. Osei: Combination insulin/glyburide therapy in type II diabetes mellitus. Am. J. Med. 79 (1985) 92–101
17 Feinglos, M.N., C.R. Thacker, B. Lobaugh, D.D. DeAtkine, D.B.McNeill, J.S.English, D.L.Bursey: Combination insulin and sulfonylurea therapy in insulin-requiring type 2 diabetes mellitus. Diab Res Clin Pract 39 (1998) 193–199
18 Fritsche, A., R.-M. Schmüling, H.-U. Häring, M. Stumvoll: Intensive insulin therapy combined with metformin in obese type 3 diabetic patients. Acta Diabetol 37 (2000) 13–18
19 Garvey, W.T., J.M. Olefsky, S. Marshall: Insulin induces progressive insulin resistance in cultured rat adipocytes, sequential effects at receptor and post receptor sites. Diabetes 35 (1986) 258–267
20 Giuliano, D., A.Quatraro, G. Consoli, A. Minei, A. Ceriello, N. De Rosa, F. D'Onofrio: Metformin for obese, insulin-treated diabetic patients: improvement in glycaemic control and reduction of metabolic risk factors. Eur J Clin Pharm 44 (1993) 107–112
21 Groop, L., K. Harno, E.A. Nikkilä, R. Pelkonen, E.M. Tolppanen: Transient effect of the combination of insulin and sulfonylurea (glibenclamide) on glycemic control in non-insulin dependent diabetics poorly controlled with insulin alone. Acta Med. Scand. 217 (1985) 33–39
22 Groop, L.C., E. Widén, A. Ekstrand, C. Saloranta, A. Franssila-Kallunki, C. Schalin-Jäntti, J.G. Eriksson: Morning or bedtime NPH insulin combined with sulfonylurea in treatment of NIDDM. Diabetes Care 15 (1992) 831–834
23 Gudat, U., M. Trautmann, A. Pfützner, J. Anderson, L. Vignati: Combination therapies with insulin LISPRO in NIDDM patients at oral agent failure. Diabetologia 40, Suppl. 1 (1997) A363, 1429
24 Hamelbeck, H., W. Klein, M. Zoltobrocki, K. Schöffling: Glibenclamid-Insulin-Kombinationsbehandlung beim Sekundärversagen der Sulfonylharnstoff-Therapie. Dtsch. med. Wschr. 107 (1982) 1581–1583
25 Hermann, L.S., J. Kalén, P. Katzman, I. Lager, A. Nilsson, O. Norrhamn, G. Sartor, L. Ugander: Long-term glycaemic improvement after addition of metformin to insulin in insulin-treated obese type 2 diabetes patients. Diabetes, Obesity and Metabolism 3 (2001) 428–434
26 Holman, R.R., J. Steemson, R.C. Turner: Sulfonylurea failure in type 2 diabetes: Treatment with a basal insulin supplement. Diabetic Medicine 4 (1987) 457–462
27 Jaber, L.A., S.N. Nowak, R.R. Slaughter: Insulin-metformin combination therapy in obese patients with type 2 diabetes. J Clin Pharmacol 42 (2002) 89–94
28 Karlander, S.G., M.K.M. Gutniak, S. Efendic: Effects of combination therapy with glyburide and insulin on serum lipid levels in NIDDM patients with secondary sulfonylurea failure. Diabetes Care 14 (1991) 963–967
29 Kelley, D.E., P. Bidot, Z. Freedman et al.: Efficacy and safety of acarbose in insulin-treated patients with type 2 diabetes. Diabetes Care 21 (1998) 2056–2061
30 Kitabchi, A.E., A.G. Soria, A. Radparvar, V. Lawson-Grant: Combined therapy of insulin and tolazamide decreases insulin requirement and serum triglycerides in obese patients with noninsulin-dependent diabetes mellitus. Am. J. Med. Sci. 294 (1987) 10–14
31 Klein, W.: Abgrenzung der oralen Diabetestherapie zur Insulinbehandlung. Berliner Ärztekammer 19 (1982) 1054–1059
32 Kyllästinen, M., L.Groop: Combination of insulin and glibenclamide in the treatment of elderly non-insulin dependent (type 2) diabetic patients. Ann. Clin. Res. 17 (1995) 100–104
33 Landstedt-Hallin, L., U.Adamson, P.Arner, J. Bolinder, P.E. Lins: Comparison of bedtime NPH or preprandial regular insulin combined with glibenclamide in secondary sulfonylurea failure. Diabetes Care 18 (1995) 1183–1186
34 Lewitt, M.S., V.K.F. Yu, G.C. Rennie, J.N. Carter, G.M. Marel, D.K.S. Yu, M.J. Hooper: Effects of combined insulin-sulfony-

lurea therapy in type II patients. Diabetes Care 12 (1989) 379–383
35 Lins, P.E., S. Lundblad, E. Persson-Trotzig, U. Adamson: Glibenclamide improves the response to insulin treatment in non-insulin-dependent diabetes mellitus with second failure to sulfonylurea therapy. Acta Med. Scand. 223 (1988) 171–179
36 Longnecker, M.P., V.D. Elsenhaus, S.M. Leiman, O.E. Owen, G. Boden: Insulin and sulfonylurea agent in non-insulin-dependent diabetes mellitus. Arch. Intern. med. 146 (1986) 673–676
37 Lotz, N., W. Bachmann, M. Haslbeck, H. Mehnert: Haben Sulfonylharnstoffe bei Typ-II-Diabetikern im sogenannten Sekundärversagen noch einen therapeutischen Effekt? Verh. Dtsch. Ges. Inn. Med. 90 (1984) 475–477
38 Lotz, N., W. Bachmann, T. Ladik, H. Mehnert: Die Kombinationstherapie Insulin/Sulfonylharnstof in der Langzeittherapie des Typ-II-Diabetes nach „Sekundärversagen". Klin. Wschr. 66 (1988) 1079–1084
39 Lotz, N., W. Bachmann, H. Mehnert: Die Kombination von Sulfonylharnstoff und Insulin in der Langzeittherapie des „Sekundärversagens" bei Typ-II-Diabetes. In: W.Bachmann, N.Lotz, H.Mehnert: Insulin/Sulfonylharnstoff – Kombinationstherapie bei Typ-II-Diabetes. Karger, Basel 1988 (1988) (S.137–152)
40 Lotz, N., T. Ladik, R. Stiller, G. Fuderer, H. Mehnert: Die endogene Insulinsekretion bei normalgewichtigen Typ-II-Diabetikern im „Sekundärversagen einer Sulfonylharnstofftherapie". Akt. Endokrinol. Stoffw. 12 (1991) 272
41 Lotz, N., W. Bachmann: Das „Sekundärversagen der Sulfonylharnstofftherapie" bei Typ-II-Diabetes mellitus. Diabetes und Stoffwechsel 2 (1993) 92–97
42 Lundershausen, R., S. Orban, D. Pißarek, G. Panzram: Langzeiteffekt der Glibenclamid-Insulin-Kombinationsbehandlung beim Sekundärversagen der Sulfonylharnstofftherapie – Ergebnisse einer einjährigen Doppelblindstudie. Wiener Klin. Wschr. 99 (1987) 603–608
43 Mäkimattila, S., K. Nikkilä, H. Yki-Järvinen: Causes of weight gain during insulin therapy with and without metformin in patients with type 2 diabetes mellitus. Diabetologia 42 (1999) 406–412
44 Mauerhoff, T., J.M. Ketelslegers, A.E. Lambert: Effect of glibenclamide in insulin treated diabetic patients with a residual insulin secretion. Diabetes et Metabolisme 12 (1986) 34–38
45 Mohan, V., C.Snehalatha, A. Ramachandran, M. Viswanathan: Combination therapy of glibenclamide and insulin in NIDDM patients with secondary failure to oral drugs. JAPI 38 (1989) 537–541
46 Osei, K., T.M. O'Dorisio, J.M. Falko: Concomitant insulin and sulfonylurea therapy in patients with type II diabetes. Am. J. Med. 77 (1984) 1002–1009
47 Ponssen, H.H., J.W.F. Elte, P.Lehert, J.P. Schouten, D. Bets: Combined metformin and insulin therapy for patients with type 2 diabetes mellitus. Clin Ther 22 (2000) 709–718
48 Quatraro, A., G. Consoli, A. Ceriello, D. Giugliano: Combined insulin and sulfonylurea therapy in non-insulin-dependent diabetics with secondary failure to oral drugs: A one year follow up. Diabete et Metabolisme 12 (1986) 315–318
49 Raskin, P., J.F. Graveline: Efficacy of troglitazone in combination with insulin in NIDDM. Diabetes 46, Suppl.1 (1997) P44A, 0170
50 Raskin, P., M. Rendell, M.C. Riddle, J.F. Dole, M.I. Freed, J. Rosenstock for the Rosiglitazone Clinical Trials Study Group: A randomized trial of rosiglitazone therapy in patients with inadequately controlled insulin-treated type 2 diabetes. Diabetes Care 24 (2001) 1226–1232
51 Ravnik-Oblak, M., F. Mrevle: Insulin versus a combination of insulin and sulfonylurea in the treatment of NIDDM patients with secondary oral failure. Diab Res Clin Pract 30 (1995) 27–35
52 Reich, A., C. Abraira, A.M. Lawrence: Combined glyburide and insulin therapy in type II diabetes. Diab. Res. 6 (1987) 99–104
53 Relimpio, F., A. Pumar, F. Losada, M.A. Mangas, D. Acosta, R. Astorga: Adding metformin versus insulin dose increase in insulin-treated but poorly controlled type 2 diabetes mellitus: an open-label randomized trial. Diab Med 15 (1998) 997–1002
54 Riddle, M.C., J.S. Hart, D.J. Bouma, B.E. Phillipson, G. Youker: Efficacy of bedtime NPH insulin with daytime sulfonylurea for subpopulation of type II diabetic subjects. Diabetes Care 12 (1989) 623–629
55 Riddle, M., J. Hart, P. Bingham, C. Garrison, P. McDaniel: Combined therapy for obese type 2 diabetes: Suppertime mixed insulin with daytime sulfonylurea. Am. J. Med. Sci. 303 (1992) 151–156
56 Riddle, M., J. Schneider, the Glimepiride Combination Group: Beginning insulin treatment of obese patients with evening 70/30 insulin plus glimepiride versus insulin alone. Diabetes Care 21 (1998) 1052–1057
57 Riddle, M.C., J.Rosenstock, HOE901/4002 Study Group: Treatment to target study: Insulin Glargin vs NPH insulin added to oral therapy of type 2 diabetes. Successful control with less hypoglycemia. Diabetes 51 (Suppl. 2) (2002) 457-P
58 Rizza, R.A., L.J. Mandarino, J. Genest, B.A. Baker, E. Gerich: Production of insulin resistance by hyperinsulinaemia in man. Diabetologia 28 (1985) 70–75
59 Robinson, A.C., J. Burke, S. Robinson, D.G. Johnston, R.S. Elkeles: The effects of metformin on glycemic control and serum lipids in insulin-treated NIDDM patients with suboptimal metabolic control. Diabetes Care 21 (1998) 701–705
60 Rosenstock, J., D. Einhorn, K. Hershon, N.B. Glazer and the Pioglitazone 014 Study Group: Efficacy and safety of pioglitazone in type 2 diabetes: A randomised, placebo-controlled study in patients receiving stable insulin therapy. Int J Clin Pract 56 (2002) 251–257
61 Sachse, G., E. Mäser, K. Federlin: Kombinationstherapie mit Insulin und Sulfonylharnstoffen bei Sekundärversagen der Sulfonylharnstofftherapie? Dtsch. med. Wschr. 109 (1984) 419–421
62 Sane, T., E. Helve, H. Yvi-Järkinen, M.R. Taskinen: One-year response to evening insulin therapy in non-insulin-dependent diabetes. J. Int. Med. 231 (1992) 253–260
63 Schade, D.S., W.J. Mitchell, G. Griego: Addition of sulfonylurea to insulin treatment in poorly controlled type II diabetes – A double-blind, randomized clinical trial. JAMA 257 (1987) 2441–2445
64 Schnack, Ch., G. Biesenbach, G. Kacerovsky, R. Mihaljevic, I. Pecnik, Th. Pieber, G. Schernthaner: Evaluation of optimal therapy in type-2 diabetic patients insufficiently treated with sulfonylureas: The Austrian Insulin Intervention Study. Diabetologia 39, Suppl.1 (1996) A33, 116
65 Schwartz, S., P. Raskin, V. Fonseca, J.F. Graveline for The Troglitazone and Exogenous Insulin Study Group: Effect of troglitazone in insulin-treated patients with type II diabetes mellitus. N Engl J Med 338 (1998) 861–866
66 Shank, M.L., S. Del Prato, R.A. DeFronzo: Bedtime insulin/daytime glipizide – Effective therapy for sulfonylurea failures in NIDDM. Diabetes 44 (1995) 165–172
67 Simpson, H.C.R., R. Sturley, C.A. Stirling, J.P.D. Reckless: Combination of insulin with glipizide increases peripheral glucose disposal in secondary failure type 2 diabetic patients. Diab. Med. 7 (1990) 143–147
68 Soneru, I.L., L. Agrawal, J.C. Murphy, A.M. Lawrence, C. Abraira: Comparison of morning or bedtime insulin with and without glyburide in secondary sulfonylurea failure. Diabetes Care 16 (1993) 896–901
69 Stahl, T., U. Ahlert: Kombination von Normal-Insulin und Glibenclamid bei Typ-II-Diabetikern mit Sulfonylharnstoff-Versagen. Therapiewoche 38 (1988) 580–583

70 Standl, E., H.J. Baumgartl, M. Fuechtenbusch, J. Stemplinger: Effect of acarbose on additional insulin therapy in type 2 diabetic patients with late failure of sulfonylurea therapy. Diabetes, Obesity and Metabolism 1 (1999) 215–220
71 Stenman, S., P.H. Groop, C. Saloranta, K.J. Tötterman, L. Groop L: Effects of the combination of insulin and glibenclamide in type 2 (non-insulin-dependent) diabetic patients with secondary failure to oral hypoglycaemic agents. Diabetologia 31 (1988) 206–213
72 Strandner,F., Th. Pieber, H. Toplak, U. Schreiber, K.P. Pfeiffer: Insulin-Sulfonylharnstoff-Kombinationstherapie bei sekundärem Therapieversagen unter Sulfonylharnstoffen. Schweiz med Wschr 120 (1990) 989–994
73 Taskinen, M.R., T. Sane, E. Helve, S.L. Karonen, E.A. Nikkilä, H. Yki-Järvinen: Bedtime insulin for suppression of overnight free-fatty acid, blood glucose, and glucose production in NIDDM. Diabetes 38 (1989) 580–588
74 Thoelke, H., K.P. Ratzmann: Häufigkeit des Sekundärversagens einer Sulfonylharnstofftherapie. Dtsch. med. Wschr. 114 (1989) 580–583
75 Tong, P.C., C.C. Chow, L.N. Jorgensen, C.S. Cockram: The contribution of metformin to glycemic control in patients with type 2 diabetes mellitus receiving combination therapy with insulin. Diab Res Clin Pract 57 (2002) 93–98
76 U.K. Prospective Diabetes Study Group: U.K. Prospective Diabetes Study 16 – Overview of 6 years´ therapy of type II diabetes: A progressive disease. Diabetes 44 (1995) 1249–1258
77 Wolffenbuttel, B.H.R., J.-P.J.E. Sels, G.J.W.M. Rondas-Colbers, P.P.C.A. Menheere, A.C. Nieuwenhuijzen Kruseman: Comparison of different insulin regimens in elderly patients with NIDDM. Diabetes Care 19 (1996) 1326–1332
78 Wright, A., A.C.F. Burden, R.B. Paisy, C.A. Cull, R.R. Holman for the U.K. Prospective Diabetes Study Group: Sulfonylurea inadequacy – Efficacy of addition of insulin over 6 years in patients with type 2 diabetes in the U.K. Prospective Diabetes Study (UKPDS 57). Diabetes Care 25 (2002) 330–336
79 Yki-Järvinen, H., M.Kauppila, E.Kujansuu et al.: Comparison of insulin regimens in patients with non-insulin-dependent diabetes mellitus. N. Engl. J. Med. 327 (1992) 1426–1433
80 Yvi-Järkinen, H., K. Nikkilä, L. Ryysy, T. Tulokas, R. Vanamo, M. Heikkilä: Comparison of bedtime insulin regimens in NIDDM: Metformin prevents insulin-induced weight gain. Diabetologia 39, Suppl.1 (1996) A33, 115
81 Yvi-Järkinen, H., L. Ryysy, K. Nikkilä, T. Tulokas, R. Vanamo, M. Heikkilä: Comparison of bedtime insulin regimens in patients with type 2 diabetes mellitus. Ann Intern Med 130 (1999) 389–396
82 Yu, J.G., Y.T. Kruszynska, M.I. Mulford, J.M. Olefsky: A comparison of troglitazone and metformin on insulin requirements in euglycemic intensively insulin-treated type 2 diabetic patients. Diabetes 48 (1999) 2414–2421

13 Insulinpumpentherapie, Glucosesensor und künstliche Beta-Zelle

O. Schnell und H. Walter

Das Wichtigste in Kürze

- Die Zahl der Insulinpumpenträger wächst weltweit mit der technischen Weiterentwicklung der Insulininfusionspumpen und der Optimierung der Therapie.
- „Dämmerungs-Dawn-Phänomen", Blutzuckerschwankungen und Wunsch nach Flexibilität in der Diabetestherapie sind die häufigsten Indikationen der Insulinpumpentherapie auch bei Kindern, Jugendlichen und älteren Menschen.
- Strukturierte Schulungen für Insulinpumpenträger und die regelmäßige Betreuung an einem Diabeteszentrum tragen zur Therapiesicherheit und zum Behandlungserfolg bei.
- Systeme zur kontinuierlichen intraperitonealen Insulintherapie werden verbessert und können insbesondere bei subkutanen Aufnahmestörungen von Insulin sowie in Zukunft bei „Closed-Loop-Systemen" eingesetzt werden.
- Sensoren zum kontinuierlichen Glucosemonitoring können die Initiierung und Anpassung einer Diabetestherapie erleichtern. Sie werden eine weitere Säule einer zukünftigen künstlichen Beta-Zelle sein.

Kontinuierliche subkutane Insulintherapie

Einführung. Erstmals berichteten Pickup et al. aus England vor mehr als 25 Jahren über die Insulinpumpentherapie. Sie behandelten Typ-1-Diabetiker, um bei ihnen längerfristig eine nahe-normoglykämische Stoffwechsellage zu erreichen (28). Heute ist die kontinuierliche subkutane Insulintherapie mit Insulininfusionspumpen (continuous subcutaneous insulin infusion, CSII) Teil der intensivierten Insulintherapie und die Zahl der Insulinpumpenträger wächst. In Deutschland werden etwa 30000 Diabetiker, davon mehr als 90% Typ-1-Diabetiker, mit Insulininfusionspumpen behandelt. Weltweit tragen mindestens 130000 Diabetiker eine Insulinpumpe, davon allein mehr als 80000 in den USA (29). Mit der Weiterentwicklung der Insulinpumpen ist eine sehr hohe Therapiesicherheit erreicht worden, durch die potenzielle Komplikationen wie Hypoglykämie und Ketoazidose minimiert wurden (3, 4, 48). Der positive Effekt der Insulinpumpentherapie auf die Güte der Diabeteseinstellung und die Verringerung diabetischer Sekundärveränderungen wurde auch durch die DCCT-Studie belegt (7–9). Einhergehend mit der Optimierung der Therapieform werden, bei genauer Stellung der Indikation, zunehmend auch Kinder und Jugendliche sowie ältere Diabetiker erfolgreich behandelt (23, 33).

Therapieprinzip. Mit der Insulinpumpentherapie wird die physiologische Insulinsekretion nachgeahmt. Vor diesem Hintergrund beinhaltet sie 2 Komponenten der Insulininfusion: Basalrate und Bolus. Die *basale Infusionsrate* (Basalrate) deckt den zirkadianen basalen Insulinbedarf ab, wird dem jeweiligen Tagesbedarf angepasst und gilt als täglich wiederkehrende Konstante der Therapie (Abb. 13.1). Der Insulinbedarf zu den Mahlzeiten wird durch *Insulinboli*, die entsprechenden Korrekturregeln unterliegen und bedarfsgerecht abgerufen werden können, abgedeckt. Beide Komponenten der kontinuierlichen subkutanen Insulininfusion sind auch Basis der kontinuierlichen intraperitonealen Insulintherapie. Im Unterschied zur konventionellen intensivierten Insulintherapie durch 4 oder mehr Insulininjektionen wird nur ein Insulin verwendet. In Deutschland sind zur Therapie stabilisierte Normalinsuline (46) und 2 kurzwirksame Insulinanaloga zugelassen. Der Anteil der Insulinpumpenträger, die Analoga verwenden, wächst, nachdem Studien die Wirksamkeit und eine geringe Rate an Nebenwirkungen gezeigt haben (3, 4, 32, 48)

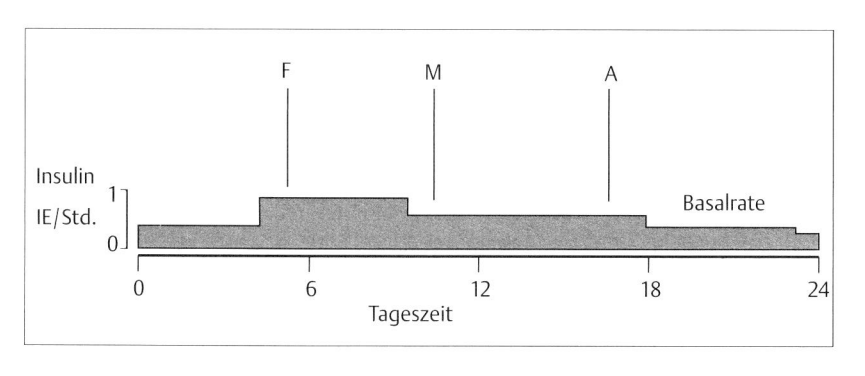

Abb. 13.1 Schematische Darstellung der gesteuerten Insulininfusion mit individuell programmierbarer Basalrate.
Bolus zu den Mahlzeiten:
F = Frühstück
M = Mittagessen
A = Abendessen

Technologie. Heute stehen vielfältig programmierbare, batteriebetriebene Insulindosiergeräte zur Verfügung, die eine differenzierte und an den zirkadianen Insulinbedarf angepasste Dosierung der Insulinmenge erlauben. Sie verfügen beispielsweise über Programme zur ernährungsangepassten Bolusabgabe und zur bedarfsgerechten temporären Erniedrigung oder Erhöhung der Basalrate, durch die die Anpassung der Insulindosis – z. B. bei vermehrter körperlicher Aktivität oder im akuten Krankheitsfall – erleichtert wird. Integrierte Alarmsysteme ermöglichen auch das frühzeitige Erkennen von Katheterobstruktionen oder zeigen die Notwendigkeit eines Insulinampullenwechsels an und erhöhen somit die Therapiesicherheit. Die derzeitige Generation der Insulinpumpen zeichnet sich durch ihre geringe Größe und ihr geringes Gewicht aus, verbunden mit einfacher Bedienbarkeit, hoher Dosiergenauigkeit und stabiler Elektronik. Die subkutane Insulinapplikation erfolgt über Kunststoffkatheter mit Metall- oder Teflonkanüle, welche im subkutanen Fettgewebe platziert und mit einem Pflaster befestigt werden.

Indikationen. Eine Übersicht über Indikationen zur Therapie mit Insulinpumpen ist in Tab. 13.**1** dargestellt. Insbesondere bei Vorliegen eines „Dawn-Phänomens" kann die Insulinpumpentherapie dazu beitragen, Blutzuckeranstiege in den Morgenstunden durch eine entsprechende Erhöhung der basalen Infusionsrate zu vermeiden.

Grundsätzlich ist jeder Diabetiker, der eine intensivierte Insulintherapie mit 4 oder mehr subkutanen Insulingaben selbstständig durchführen kann, zur Behandlung mit einer Insulinpumpe geeignet. Eine gute Kenntnis der konventionellen intensivierten Insulintherapie ist auch notwendig, damit der Diabetiker im Bedarfsfall selbstständig diese Behandlung wieder initiieren kann. Die Einstellung auf eine Insulinpumpe soll immer dem Wunsch des Diabetikers entsprechen und mit einer hohen Motivation und Fähigkeit zu verantwortungsvollem und gesundheitsbewusstem Handeln verbunden sein. Bei Kindern und Jugendlichen sind Entwicklungsphase und häusliches Umfeld besonders mit in die Entscheidung einzubeziehen. Gegen den Wunsch

Tab. 13.1 Indikationen für die Therapie mit Insulininfusionspumpen

- Unterstützung einer flexiblen Lebensweise in der Diabetestherapie des mit einer konventionellen intensivierten Insulintherapie behandelten Diabetikers
- ausgeprägte Blutzuckerschwankungen unter einer konventionellen intensivierten Insulintherapie
- Dawn-Phänomen (Abb. 13.**3**)
- nächtliche Hypoglykämien
- unregelmäßiger Tagesablauf
- beginnende diabetische Sekundärveränderungen, insbesondere schmerzhafte periphere sensomotorische Neuropathie oder Gastroparese
- Schwangerschaft und präkonzeptionelle Stoffwechselnormalisierung bei geplanter Schwangerschaft
- diabetische Gangrän, Wundheilungsstörung
- perioperative Stoffwechseleinstellung
- initiale Stoffwechselstabilisierung bei Neueinstellung, auch des neu entdeckten Typ-1-Diabetikers

des Diabetikers oder bei ausgeprägter Psycholabilität sollte eine Insulinpumpentherapie nicht begonnen werden (12).

Initiierung der Therapie

Basis einer optimalen und erfolgreichen Insulinpumpentherapie seitens der betreuenden Klinik bzw. der Praxis bildet ein mehrtägiges strukturiertes Schulungsprogramm, in dem nicht nur die Grundlagen der Therapie (Pumpen- und Kathetertechnik, Dosisanpassung), sondern ebenso Besonderheiten der Therapie (Verhalten bei Sport, akuter Krankheit, auf Reisen) Berücksichtigung finden (Tab. 13.**2**). Um den zirkadianen Insulinbedarf differenziert zu ermitteln, ist eine Ersteinstellung auf eine Insulinpumpentherapie unter stationären Bedingungen zu empfehlen. In der Einstellungsphase ist inbesondere die Findung der optimalen nächtlichen Basalrate von entscheidender Bedeutung. Hierzu sind regelmäßige nächtliche Blutzuckertestungen notwendig. Auch die Verwendung von Sensoren zur kontinuier-

Tab. 13.**2** Inhalte eines Insulinpumpen-Schulungsprogramms

- *Insulin:* Besonderheiten bei Verwendung von Normalinsulin oder Analogon (z. B. subkutanes Depot, Stabilität, Aufbewahrung, Bolus-Ess-Abstand)
- *Batterie:* Lagerung, Betriebsdauer, Wechsel
- *Alarme:* visuelle und akustische Alarme und ihre Bedeutung, Fehlersuche beim Auftreten einer Alarmanzeige
- *Sicherheitsprogramme:* Dosis-, Zeitbegrenzung
- *Katheter:* Typen, Hautdesinfektion, Einstichort, Fixierung, Hygiene, Hautpflege, Häufigkeit des Wechsels, Hinweise zu möglichen Verstopfungen
- *Blutzuckerselbstkontrolle:* Wann? Wie oft? Individuelle Zielbereiche
- Ketoazidoseschulung
- *Umstellung auf ICT*
- *Algorithmen:* tägliches Protokoll, Verhalten bei Krankheit, bei körperlicher Betätigung, unerwartet hoher Blutzucker, Ketonkörpertestung im Urin, Festlegung der Korrekturdosis
- *Hypoglykämie:* Glucagoninjektion, Kohlenhydratzufuhr, nächtliche Unterzuckerung, Auswirkung von Alkohol, Sport
- *Reisen:* Anpassung der Basalrate bei Zeitverschiebung, Vorbereitung der Reise, Reiseapotheke, Länderinformationen
- *Ablegen der Pumpe:* Duschen, Baden, Schwimmen, Sport, Sexualverkehr, Wechsel zur Injektion mit Pen oder Spritze
- *Adressen und Telefonnummern:* Notfallausweis, Bezugsfirmen
- *schriftliche Bestätigung* der Instruktion

lichen Glucosemessung kann die Einstellungsphase erleichtern und abkürzen. Wichtig ist, dass der langfristige Therapieerfolg durch eine qualifizierte ambulante Weiterbetreuung sichergestellt ist.

4- bis 6-tägliche Blutzuckerselbstkontrollen sind notwendig um bedarfsgerechte Anpassungen des Insulins und eine normnahe Stoffwechsellage zu erreichen.

Einstellung von Basalrate und Boli. Beim Wechsel auf eine Insulinpumpe wird der vorherige Insulinbedarf – sowohl der des gesamten Tages als auch der mahlzeitenabhängige – als Leitfaden für die initiale Programmierung der Basalrate und die Berechnung der jeweiligen Insulinboli herangezogen. Eine Vorgehensweise, die sich bei der Umstellung auf eine Insulinpumpentherapie bewährt hat, ist aus Tab. 13.3 ersichtlich (20).

> Es ist empfehlenswert, bei der Umstellung die initiale Tagesinsulindosis um 10% zu reduzieren und jeweils zu ca. 50% auf Basalrate und Insulinboli aufzuteilen. Der durchschnittliche basale Insulinbedarf eines Diabetikers liegt etwa bei 1 IE Insulin/h (43). Oft ist es notwendig, in der Zeit von 22.00–3.00 Uhr eine Absenkung der Basalrate um 25–50% vorzunehmen.

Um dem „Dawn-Phänomen" zu begegnen, ist in den frühen Morgenstunden häufig eine Erhöhung der Basalrate, die über der Basalrate des Tages liegt, erforderlich (Tab. 13.2 und Abb. 13.3). Bei modernen Insulinpumpen kann die Basalrate fein dosiert werden (0,1 IE/h), z. B. für jede Stunde unterschiedlich. Die Boli können meist in Schritten von 0,1 oder 2,0 IE/h programmiert werden. Meist ist mit 4–7 unterschiedlichen Basalraten, die über 24 Stunden verteilt werden, eine gute Stabilität des Blutzuckers zu erreichen.

Durch zu viele unterschiedliche Basalraten über den Tag und zu komplexe Schemata wird die Anpassung, die nach der initialen Einstellungsphase auch der Diabetiker selbst durchführen muss, erschwert.

Bewährt hat sich während der Einstellungsphase ein Basalratentest, der aus einem Auslassen von ein oder zwei Mahlzeiten bei regulärer körperlicher Aktivität besteht. Basierend auf dem Blutzuckerprofil wird dann die Basalrate modifiziert. Die kontinuierliche Messung der Glucose kann hierbei nützlich sein, um versteckte Blutzuckerschwankungen aufzudecken.

Wie bei der konventionellen intensivierten Insulintherapie werden für die Mahlzeiten ein individuelles Verhältnis zwischen Insulin- und Kohlenhydratmenge sowie entsprechende Korrekturregeln festgelegt. Anzustreben sind präprandiale Blutzuckerwerte zwischen 80 und 100 mg/dl (4,4–5,6 mmol/l) und bei schwangeren Diabetikerinnen um 60 mg/dl (3,3 mmol/l; 20).

Gewichtskontrolle. Eine Tendenz zur Gewichtszunahme besteht unter der Insulinpumpentherapie in gleichem Maße wie unter der konventionellen intensivierten Insulintherapie (7). Eine regelmäßige Gewichtskontrolle soll daher Bestandteil der nach der Einstellung auf eine Insulinpumpentherapie anzustrebenden regelmäßigen ambulanten Betreuung sein. Die Beratung hinsichtlich der Dosisanpassung des Insulins, die auf Modifikation der Basalrate und der Boli beruht, bildet dabei weiterhin den eigentlichen Schwerpunkt.

Probleme an der Injektionsstelle. In sehr seltenen Fällen können bei mehrtägiger Verweildauer der Teflon- bzw. Stahlkanülen im Unterhautfettgewebe Irritationen oder lokale Entzündungen bis hin zu Abszessen auftreten (6). Es ist daher unbedingt zu empfehlen, Katheter mit Stahlkanülen alle 2 Tage und Katheter mit Teflonkanülen alle 3–4 Tage zu wechseln. Die sorgfältige Hautdesinfektion unmittelbar vor dem Katheterwechsel hilft weiterhin, lokale Infektionen der Haut zu vermeiden. Transparente Fixationspflaster erleichtern die tägliche Inspektion der Einstichstelle. Die Verwendung von Teflonkathetersystemen eignet sich bei allergisch bedingten Reaktionen (z. B. Nickelallergie). Überempfindlichkeitsreaktionen nach längerem Gebrauch von Fixationspflastern können durch Wechsel derselben verhindert werden. Sollte dennoch ein lokaler Abszess auftreten, ist eine umgehende Behandlung mit gegebenenfalls chirurgischer Intervention angezeigt.

Unterbrechung der Insulinzufuhr. Zu beachten ist bei der Insulinpumpentherapie, dass aufgrund des geringen subkutanen Insulindepots unter basaler Insulininfusion (max. 1–2 IE) eine Unterbrechung der Insulin-

Tab. 13.3 Vorgehensweise bei Umstellung auf eine subkutane Insulinpumpentherapie

Tagesinsulinbedarf unter konventioneller intensivierter Insulintherapie	
Reduktion um 10% = Startdosis für Neueinstellung auf Insulinpumpentherapie	
50% Gesamtbasalrate/24 h	50% Insulinboli
Festlegung des individuellen Profils: Berücksichtigung des vorherigen zirkadianen Insulinbedarfs	Festlegung der Boli zu den Mahlzeiten: Berücksichtigung des vorherigen Insulin-BE-Verhältnisses
– Berechnung der Basalrate/h (Division durch 24) – ggf. Nachtabsenkung um 25–50% – ggf. Erhöhung um 25–75% in den frühen Morgenstunden – „Basalratentest"	– Frühstück: ca. 2–2,5 IE/BE – Mittagessen: ca. 1–1,5 IE/BE – Abendessen: ca. 1,5–2 IE/BE – Insulin Lispro: zusätzliche Abdeckung der Zwischenmahlzeiten – individueller prä- und postprandialer Zielblutzucker – Korrekturinsulin, z. B. 1 IE Insulin = Senkung des Blutzuckers um 30 g/dl (1,7 mol/l)

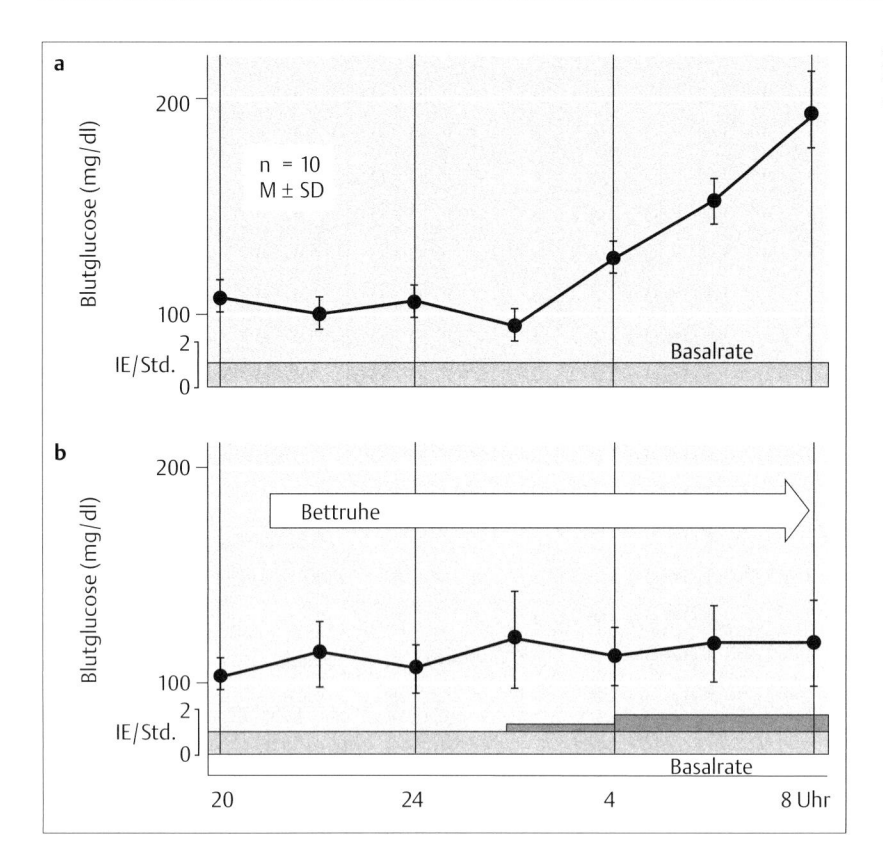

Abb. 13.2 Ausgleich des Dawn-Phänomens durch eine Erhöhung der basalen Infusionsrate.

zufuhr rasch zu einem Mangel an exogenem Insulin führt, verbunden mit einem Blutzuckeranstieg und dem Risiko einer ketoazidotischen Entgleisung (21). Es ist daher unbedingt zu empfehlen, die basale Insulininfusion nicht länger als 2 Stunden zu unterbrechen oder einen gegebenenfalls längeren Zeitraum durch zusätzliche subkutane Insulininjektionen zu überbrücken.

Sicherheit der Therapie. Die Verwendung von speziell stabilisierten Insulinen mit verbesserter Kompatibilität mit Reservoir und Kathetersystem hat die Sicherheit der Therapie deutlich verbessert (46). Belegt ist heute, dass unter Insulinpumpentherapie langfristig eine nahe-normoglykämische Stoffwechseleinstellung zu erreichen ist (3, 5, 7, 48). In der DCCT-Studie betrug der mittlere HbA_{1c}-Wert der im Mittel 6,5 Jahre beobachteten Patienten unter einer Insulinpumpentherapie 6,8% und lag damit sogar geringfügig niedriger als bei Patienten, die durch eine konventionelle intensivierte Insulintherapie behandelt wurden (mittlerer HbA_{1c}-Wert: 7,0%; 9).

Die Inzidenz von Ketoazidosen unter einer Insulinpumpentherapie ist mit 0,04 Ereignissen pro Jahr nicht höher als unter einer konventionellen intensivierten Insulintherapie, für die Häufigkeiten von 0,02–0,2 Ereignissen pro Jahr angegeben werden (3, 5, 44).

Schwere Hypoglykämien treten unter der Insulinpumpentherapie nicht häufiger als unter der herkömmlichen intensivierten Insulintherapie auf (3, 5, 9). In einer Studie mit Crossover-Design (Insulinpumpentherapie versus konventionelle intensivierte Insulintherapie) fand sich während des 1. Jahres nach Umstellung auf eine Insulinpumpentherapie sogar eine Verminderung schwerer Hypoglykämien von 138 auf 22 Ereignisse pro 10 Patientenjahre (3). Auch bei Verwendung der Humaninsulinanaloga Lispro und Apart in der Insulinpumpentherapie ist bei nahe-normoglykämischer Stoffwechsellage das Risiko schwerer Hypoglykämien nicht größer als bei Verwendung von Humaninsulin (4, 48).

Sonderfälle. Störungen der hormonellen Gegenregulation wie bei Morbus Addison, Zustand nach Hypophysektomie oder einer autonomen Neuropathie mit verminderter Hypoglykämiewahrnehmung können das Risiko von Hypoglykämien unter einer Insulinpumpentherapie in gleicher Weise wie unter einer konventionellen intensivierten Insulintherapie erhöhen und erfordern daher besonders differenzierte Therapieschemata.

Beim Vorliegen einer fortgeschrittenen diabetischen Retinopathie ist bei Umstellung auf eine Insulinpumpentherapie eine allmähliche Verbesserung der Stoffwechsellage anzustreben, da eine allzu rasche Senkung der mittleren Blutglucose zu einer Verschlechterung der Retinopathie führen kann (2).

Insgesamt ist mit der Insulinpumpentherapie bei Beachtung der zuvor genannten Voraussetzungen eine vergleichbare Therapiesicherheit wie unter einer konventionellen intensivierten Insulintherapie zu erreichen (9). Dies gilt insbesondere vor dem Hintergrund, dass ihr Nutzen bei der Verhinderung und Verlangsamung diabetischer Sekundärveränderungen heute gesichert ist (7–9).

Kontinuierliche intraperitoneale Insulintherapie

■ Einführung

Die kontinuierliche intraperitoneale Insulininfusion (CIPII) basiert auf der Applikation von Insulin in den Intraperitonealraum mittels eines Katheters. Insulin wird über das viszerale Peritoneum rasch resorbiert, gelangt von dort direkt in den Portalkreislauf und führt so zu einer direkten Insulinierung der Leber. Dort wird etwa 50% des Insulins während der ersten Passage extrahiert, sodass nur das verbleibende Insulin in die periphere Blutzirkulation gelangt. Tendenziell wird die bei subkutaner Insulintherapie auftretende periphere Hyperinsulinämie reduziert (36). Auch nach längerer CIPII verringert sich die Kapazität des Peritoneums zur Resorption von Insulin nicht (34). Nachdem gezeigt wurde, dass eine CIPII eine höhere Antigenität als eine CSII besitzt, ohne dass jedoch ein Wirkungsverlust von Insulin nachgewiesen werden konnte (17, 22), gibt es Hinweise dafür, dass die Antigenität nicht durch das verwendete Insulin hervorgerufen wird. Vielmehr wird die Modifikation des Insulins auf dem Weg zur intraperitonealen Applikation oder während der Speicherung im Insulinreservoir einer implantierten Insulinpumpe dafür verantwortlich gemacht (18).

Systeme. Für eine CIPII stehen heute Portsysteme mit Anschluss an eine externe Insulinpumpe und subkutan implantierbare Insulinpumpen zur Verfügung (Abb. 13.**3** und 13.**4**). Bei beiden Systemen wird durch eine kontinuierliche Insulinabgabe ein pulsierender Insulinfluss im intraperitonealen Katheter erzeugt, der Obstruktionen des Katheters vorbeugt (11, 38).

Indikationen. In jedem Fall ist die CIPII durch ein Portsystem oder eine implantierbare Insulinpumpe nur nach gut abgewogener Indikationsstellung zu befürworten, da die Behandlung in vielen Bereichen noch als experimentelle Behandlungsform anzusehen ist (11, 12, 13, 14, 26, 38, 45, 47). Empfohlen werden kann eine CIPII heute bei einer nachgewiesenen Störung der subkutanen Insulinaufnahme. Störungen der subkutanen Insulinresorption erfordern häufig eine alternative Therapie, da unter einer subkutanen Insulinapplikation häufig keine stabile Diabeteseinstellung erreicht werden kann. Von einer Störung der subkutanen Insulinaufnahme ist auszugehen, wenn nach subkutaner Injektion von 10 IE Normalinsulin ohne Nahrungsaufnahme der Blutzucker nach 2 Stunden nicht um mehr als 30% sinkt (37). Pathophysiologische Mechanismen des erstmals von Schade u. Duckworth beschriebenen „subkutanen Insulinresistenzsyndroms", welches durch eine mangelnde Wirksamkeit subkutan applizierten Insulins, aber eine normale Empfindlichkeit intravenös verabreichten Insulins definiert ist, sind jedoch bis heute in ihren einzelnen Schritten nicht bekannt (35). Ursächlich wird neben einer variablen Insulinaufnahme aus dem subkutanen Fettgewebe eine vermehrte Zerstörung von Insulin durch aktivierte Proteasen im subkutanen Fettgewebe vermutet (38).

Der CIPII ist dabei gegenüber der intravenösen Therapie der Vorzug zu geben, da sie eine größere Therapiesicherheit bietet und einen geringeren Therapieaufwand bedeutet. Während die chirurgische Implantation wenig Schwierigkeiten bereitet, sind es Nachoperationen aufgrund von Infektionen oder Katheterobstruktionen, welche die Behandlung noch immer komplizieren können (38, 41, 42).

Bei Störungen der subkutanen Insulinaufnahme könnte auch die subkutane Gabe eines Humaninsulin-Analogons eine Alternative zur kontinuierlichen intraperitonealen Insulintherapie darstellen. Aufgrund der Dissoziationskinetik des Insulinanalogons scheint hierbei keine verzögerte Insulinaufnahme aufzutreten und die Erreichung einer stabilen Stoffwechsellage möglich zu sein (Abb. 13.**5**, 24).

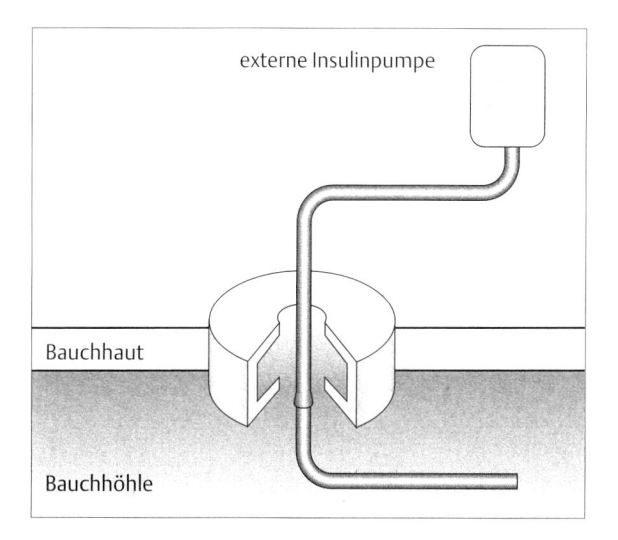

Abb. 13.**3** Schematische Darstellung eines Portsystems.

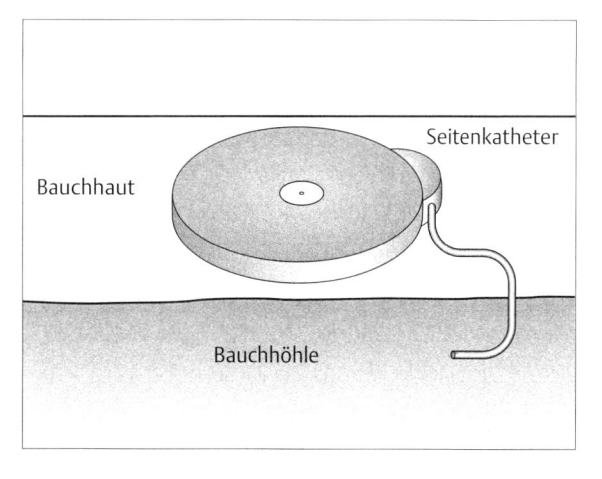

Abb. 13.**4** Schematische Darstellung einer implantierbaren Insulinpumpe.

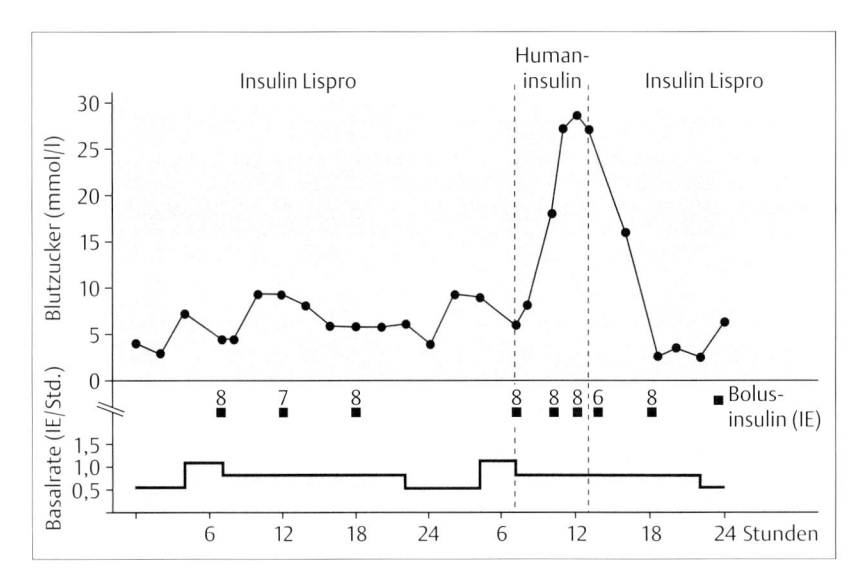

Abb. 13.5 Blutzuckerverlauf bei einem Typ-1-Diabetiker mit nachgewiesener Störung der subkutanen Aufnahme von Humaninsulin und häufigen Komplikationen unter einer kontinuierlichen intraperitonealen Insulintherapie mit Portsystem: Therapieversuch mit Lispro-Insulin vs. Humaninsulin zur kontinuierlichen subkutanen Insulinpumpentherapie. (Meier et al. Diabet Care. 1998:21)

Portsysteme

Portsysteme zur intraperitonealen Insulinapplikation werden in die Bauchhaut implantiert und über einen Katheter an eine externe Insulinpumpe angeschlossen. Der Port besteht aus Titan und wird an einen bis in den Intraperitonealraum verlaufenden Kunststoffkatheter zur kontinuierlichen Insulinapplikation angeschlossen (Abb. 13.3). Das System in der Bauchhaut wird mit einem Ring stabilisiert und ragt etwa 5 mm über das Hautniveau hinaus (38, 47).

Vorteile. Die Systeme wurden in den letzten Jahren weiterentwickelt und in ihrer Handhabbarkeit optimiert. Vorteil von Portsystemen ist, dass der intraperitoneal endende Katheter ambulant gewechselt werden kann. Bei Typ-1-Diabetikern mit nachgewiesener subkutaner Insulinaufnahmestörung führt das System zu einer langfristigen Verbesserung der Stoffwechseleinstellung und zu einer Reduktion des Bolus-Ess-Abstands um 75% (38). Sogar während der gesamten Länge einer Schwangerschaft konnte bei einer Diabetikern mit subkutaner Insulinaufnahmestörung komplikationslos eine gute Stoffwechseleinstellung erreicht werden (37).

Komplikationen. Komplikationen, wie Abriss des Katheters bei ambulantem Wechsel, Katheterverschlüsse und lokale Entzündungen, die eine chirurgische Revision notwendig machen, können jedoch auftreten (38).

Implantierbare Insulinpumpen

Implantierbare Insulinpumpen bestehen aus einem runden, flachen Titangehäuse, welches eine elektromechanische Pumpe, ein Insulinreservoir und eine Batterie beinhaltet (45). Seitlich am Gehäuse liegt ein Port, über den Insulin oder eine Lösung zum Spülen des Katheters appliziert werden kann (13). Auch kann Röntgenkontrastmittel appliziert werden, sodass die Lage des intraperitonealen Katheters und eventuelle Defekte beurteilt werden können (17). Die Miniaturisierung und Verbesserung der Elektronik, die Verlängerung der Batterie-Lebensdauer sowie die Weiterentwicklung der intraperitonealen Katheter haben der Implantation von Insulinpumpen neue Impulse gegeben (10). Insulinabgabe und Profile werden über ein externes Zusatzgerät, die Pumpenfernbedienung, programmiert.

Einsatzfelder. Der Einsatz von implantierbaren Insulinpumpen erfolgte bisher oft im Rahmen von Studienprogrammen (11, 13), hat aber zuletzt weltweit deutlich zugenommen. Die Gründe hierfür sind in der verbesserten Technik der Insulinpumpen zu sehen.

Komplikationen. Nicht selten ist innerhalb der ersten 3 Jahre nach Implantation einer Pumpe eine chirurgische Intervention aufgrund von Defekten im Bereich des intraperitonealen Katheters erforderlich (31). Bakterielle Ansiedlungen in der die Insulinpumpe umgebenden Hauttasche, Hautatrophien sowie Perforationen der Pumpe durch die Haut können auftreten (13, 31). Ist die Batterie erschöpft, wird der Austausch der Insulinpumpe notwendig.

Künstliche Beta-Zelle

Technisches Prinzip. Sensoren zum kontinuierlichen Glucosemonitoring tragen dazu bei, Blutzuckerverläufe zu charakterisieren und insbesondere unentdeckte Blutzuckerschwankungen aufzuzeigen. Die Messungen dienen als Entscheidungshilfe bei der Initiierung und Anpassung einer Diabetestherapie, die sie dadurch optimieren können. Einhergehend mit ihrer Minituarisierung und Anwendung in der Praxis werden Glucosesensoren zunehmend vor dem Hintergrund einer potenziellen Kopplung an Insulindosierpumpen gesehen (1). Über einen Regelkreis könnte bei einem solchen gekoppelten System die Insulinzufuhr in Abhängigkeit vom aktuellen Blutzuckerwert und seiner Veränderungsrichtung aus gesteuert werden.

Praktische Ansätze. Wegweisend war das früher verwendete „Biostator"-System, das auf der Messung der intravenösen Blutglucose und einem daraus konsekutiv berechneten und intravenös applizierten Insulinprofile basieren (27). Von diesem System gingen entscheidende Impulse für die Sensorforschung aus. Wegen seiner Größe und der Notwendigkeit einer andauernden Überwachung kam es jedoch zu keiner breiteren klinischen Anwendung.

Glucosesensoren

Zur kontinuierlichen Glucosemessung stehen enzymatische Verfahren zu Verfügung, optische Verfahren werden erprobt (16).

Enzymatische Sensoren. Enzymatische Sensoren basieren auf der Glucoseoxidasereaktion, bei der entstehendes H_2O_2, welches direkt proportional zum Glucosegehalt entsteht, mittels einer Elektrode gemessen wird (39). Insbesondere in den letzten Jahren wurden wichtige Fortschritte bezüglich der Miniaturisierung und der Messgenauigkeit enzymatischer Sensoren gemacht. Noch bestehen ungelöste Aufgaben bezüglich der Biokompatibilität der subkutan implantierbaren Sensoren. „Drifts" bei längerfristigen Messungen, welche eine Rekalibrierung erfordern, lokale Abstoßungsreaktionen und die verzögerte Messung von Änderungen der Blutglucose sind Faktoren, die eine Weiterentwicklung erforderlich machen, bevor der klinische Einsatz möglich wird (16).

Optische Sensoren. Der Vorteil optischer Sensoren, bei denen ein Lichtstrahl durch die Fingerbeere oder ein Blutgefäß gesendet wird, ist ihr nicht invasives Messverfahren. Es beruht darauf, dass die Absorption von Licht im Infrarotspektrum (700–1300 nm) in direkter Beziehung zur Glucosekonzentration steht. Da Wasser, Proteine und Hämoglobin ähnliche Absorptionsspektren besitzen wie Glucose, sind bei der Berechnung zur Elimination dieser Einflüsse komplexe mathematische Modelle notwendig. Schwierigkeiten bilden noch externe Einflüsse wie Temperatur, Lichtintensität und Sensorpositionierung. Hier sind weitere Entwicklungen notwendig.

Aktueller technischer Stand. Seit kurzem sind Systeme verfügbar, die auf der Glucosemessung im Dialysat interstitieller Flüssigkeit beruhen. Dabei wird ein Mikrodialysat über eine Mikrodialysenadel gewonnen und mittels eines Schlauchsystems kontinuierlich zum außerhalb gelegenen Glucosesensor weitergeleitet. Am weitesten entwickelt sind zur Zeit zugelassene Systeme, die mithilfe eines Sensors die Glucosekonzentration direkt im Interstitium messen. Eine subkutan applizierte Sensornadel kann bis zu drei Tage erfolgreiche Messungen aufnehmen (15). Änderungen des Blutzuckers werden mit zeitlich geringer Verzögerung erkannt (40). Unterschiede zwischen der Plasmaglucose und der Glucose in der interstitiellen Flüssigkeit sind mit 6% gering (30). Die Messung der Glucose erfolgt bei dem System elektrochemisch mittels Glucoseoxidase. Die Daten, welche alle 5 Minuten aufgezeichnet werden, können periodisch in einen Computer eingelesen, grafisch dargestellt und evaluiert werden. Glucoseprofile und insbesondere Blutzuckerschwankungen, die unter mehrmaliger täglicher Blutzuckermessung nicht entdeckt werden, werden so erkennbar und können bei der Therapie berücksichtigt werden (Abb. 13.**6**). Dass die kontinuierliche Glucosemessung die Diabetestherapie optimieren kann (25), wurde auch bei Kindern mit Typ-1-Diabetes, die eine intensivierte Insulintherapie mit mehrmaligen täglichen Insulingaben oder einer Insulinpumpe erhielten, gezeigt (19).

Ausblick. Nach der Einführung eines Glucosesensors in der Praxis werden Sensoren weiter entwickelt und optimiert. Auch ein Durchbruch im Bereich der nicht invasiven Glucosemessung ist zu erwarten. Die Technologie der Insulinpumpen hat ein Niveau erreicht, das eine erste Integration in ein „Closed-Loop"-System erlaubt. Erste positive Studienergebnisse zu einer künstlichen Beta-Zelle, die auf einer implantierbaren Insulinpumpe und einem Sensor, der Glucose intravenös misst, basiert, liegen bereits vor. Sie stellen einen wichtigen Schritt auf dem Weg zur künstlichen Beta-Zelle dar. Weiter wird die Entwicklung differenzierter und stabiler Kalibrationsmodelle zur automatischen Regulation der Blutglucose im Vordergrund stehen. Das Ziel ist letztlich, eine gut handhabbare und zuverlässige künstliche Beta-Zelle zu schaffen.

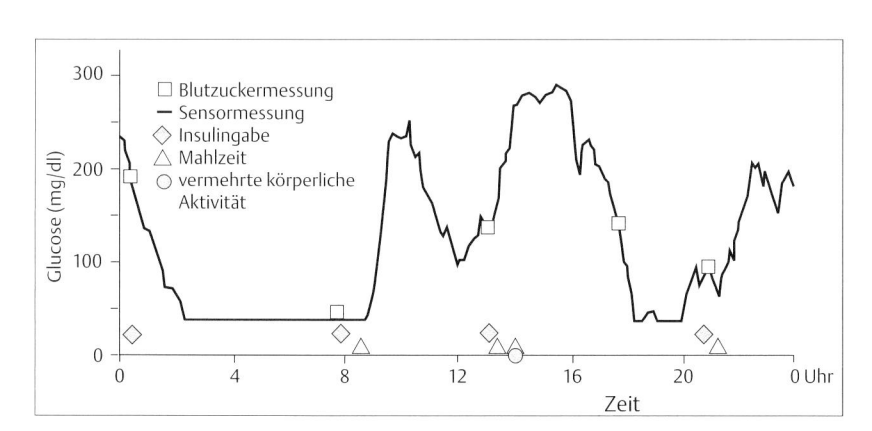

Abb. 13.**6** Kontinuierliches Glucosemonitoring mit Sensor: Detektion von nächtlicher Hypoglykämie und Hypoglykämie am frühen Abend unter einer intensivierten Insulintherapie bei einer 35-jährigen Typ-1-Diabetikerin.

Literatur

1 Arnold, M. A.: Non-invasive glucose monitoring. Curr. Opin. Biotechnol. 7 (1996) 46–49
2 van Ballegooie, E., J. M. M. Hooymans, Z. Timerman, W. D. Reitsma, W. J. Sluiter, N. M. J. Schweitzer, H. Doorenbos: Rapid deterioration of diabetic retinopathy during treatment with continuous subcutaneous insulin infusion. Diabet. Care 7 (1984) 236–242
3 Bode, B. W., R. D. Steed, P. C. Davidson: Reduction in severe hypoglycemia with longterm continuous subcutaneous insulin infusion in type 1 diabetes. Diabet. Care 19 (1996) 324–327
4 Bode B. W., P. Strange: Efficacy, safety, and pump compatibility of insulin aspart using continuous subcutaneous insulin infusion therapy in patients with type 1 diabetes. Diabetes Care 24 (2001) 69–72
5 Boland E. A., Grey M, Oesterle A, Frederickson L, Tamborlane W. V. Continuous subcutaneous insulin infusion: A new way to lower risk of severe hypoglycemia, improve metabolic control, and enhance coping in adolescents with type 1 diabetes. Diabetes Care 22 (1999) 1779–1784
6 Chantelau, E., G. Lange, G. E. Sonnenberg, M. Berger: Acute cutaneous complications and catheter needle colonization during insulin pump treatment. Diabet. Care 10 (1987) 478–482
7 DCCT Research Group: Weight gain associated with intensive therapy in the diabetes control and complication trial. Diabet. Care 11 (1988) 567–573
8 DCCT Research Group: Implementation of treatment protocols on the Diabetes Control and Complications Trial. Diabet. Care 18 (1995) 361–376
9 DCCT Research Group: The effect of intensive diabetes therapy on the development and progression of neuropathy. Ann. intern. Med. 122 (1995) 561–568
10 Duckworth W. C., Saudek C. D., Giobbie-Hurder A, Henderson W. G., Henry R. R., Kelley D. E., Edelman S. V., Zieve F. J., Adler R. A., Anderson J. W., Anderson R. J., Hamilton B. P., Donner T. W., Kirkman M. S., Morgan N. A. The Veterans Affairs Implantable Insulin Pump Study. Effects on cardiovascular risk factors. Diabetes Care 21 (1998) 1596–1602
11 Dunn, F. L., D. M. Nathan, M. Scavini, J.-L. Selam, T. G. Wingrove: The implantable plump trial study group. Diabet. Care 20 (1997) 59–63
12 Hanaire-Broutin, H., C. Brousolle, N. Jeandidier, E. Renard, B. Guerci, M.-J. Haardt, V. Lassmann-Vague: The EVADIAC study group. Feasibility of intraperitoneal insulin therapy with programmable implantable pumps in IDDM. Diabet. Care 18 (1995) 388–392
13 Floyd, J. C., R. G. Cornell, S. J. Jacober, L. E. Griffith, M. M. Funnell, L. L. Wolf, F. M. Wolf: A prospective study identifying risk factors for discontinuance of insulin pump therapy. Diabet. Care 16 (1993) 1470–1478
14 Gin H, Melki V, Guerci B, Catargi B. Clinical evaluation of a newly designed compliant side port catheter for an insulin implantable pump. The EVADIAC experience. Diabetes Care 24 (2001) 175
15 Gross TM, Mastrototaro JJ. Efficacy and reliability of the continuous glucose monitoring system. Diabetes Technol Ther 2 (2000) Suppl 1: S19–S26
16 Jaremko, J., O. Rorstad: Advances toward the implantable artificial pancreas for treatment of diabetes. Diabet. Care 21 (1998) 444–450
17 Jeandidier, N., S. Boivin, R. Sapin, F. Rosart-Ortega, B. Uring-Lambert, Ph. Réville, M. Pinget: Immunogenicity of intraperitoneal insulin infusion using programmable implantable devices. Diabetologia 38 (1995) 577–584
18 Jeandidier, N., Boullu S, Busch-Brafin MS, Chabrier MS, Sapin R, Gasser F, Pinget M. Comparison of antigenicity of Hoechst 21PH insulin using either implantable intraperitoneal pump or subcutaneous external pump infusion in type 1 diabetic patients. Diabetes Care 25 (2002) 84–88
19 Kaufman FR, Gibson LC, Halvorson M, Carpenter S, Fisher LK, Pitukcheewanout P. A pilot study of the continuous glucose monitoring system: clinical decisions and glycemic control after its use in pediatric type 1 diabetic subjects. Diabetes Care 24 (2001) 2030–2034
20 Kitzmiller, J. L., L. A. Gavin, S. Carter, L. Dang-Kilduff, K. L. Ehrlichman, T. Lambright, C. Lutz, L. Lyons: Design of integrated care of diabetes in pregnancy. In: Shafrir, E.: Diabetes in Pregnancy. Gordon & Breach, London 1992 (pp. 67–99)
21 Krzentowski, G., A. Scheen, M. Castillo, A. S. Luychx, P. J. Lefebre: A 6-hour nocturnal interruption of a continuous subcutaneous insulin infusion. 1. Metabolic and hormonal consequences and scheme of a prompt return to adequate control. Diabetologia 24 (1983) 314–318
22 Lassmann-Vague, V., P. Belicar, C. Alessis, D. Raccah, B. Vialettes, P. Vague: Insulin kinetics in type 1 diabetic patients treated by continuous intraperitoneal insulin infusion: influence of anti-insulin antibodies. Diabet. Med. 13 (1996) 1051–1055
23 Maniatis AK, Klingensmith GJ, Slover RH, Mowry CJ, Chase HP. Continuous subcutaneous insulin infusion therapy for children and adolescents: an option for routine diabetes care. Pediatrics 107 (2001) 351–356
24 Meier, M., H. Brand, E. Standl, O. Schnell: A case of successful treatment with insulin lyspro in IDDM with delayed absorption to subcutaneously applied human regular insulin and complicated intraperitoneal insulin infusion. Diabet. Care 21 (1998)
25 Melki V, Hanaire-Broutin H. Indication of CGMS (Continuous Glucose Monitoring System) in the functional investigations of adult type 1 diabetic patients. Diabetes Metabol 27 (2001) 618–623
26 Olsen, C. L., D. S. Turner, M. Iravani, K. Waxman, J.-L. Selam, M. A. Charles: Diagnostic procedures for catheter malfunction in programmable implantable intraperitoneal insulin infusion devices. Diabet. Care 18 (1995) 70–76
27 Pfeiffer, E. F.: Closed loop systems in research and clinical use. In Hepp, K. D., R. Renner: Continuous Insulin Infusion. Schattauer, Stuttgart 1985 (pp. 107–126)
28 Pickup JC, Keen H, Parsons JA, Alberti KGMM. Continuous subcutaneous insulin infusion: an approach to achieving normoglycemia. BMI I (1978) 204–207
29 Pickup JC, Keen H, 322 (2001) 1262–1263 Continuous subcutaneous insulin infusion in type 1 diabetes. BMJ 322 (2001) 1262–1263
30 Rebrin K, Steil GM. Can interstitial glucose assessment replace blood glucose measurements? Diabetes Technol Ther 2 (2000) 461–472
31 Renard E, Rostane T, Carriere C, Marchandin H, Jacques-Apostol D, Lauton D, Gibert-Boulet F, Bringer J. Implantable insulin pumps: infections most likely due to seeding from skin flora determine severe outcomes of pump-pocket seromas. Diabetes Metab 27 (2001) 62–65
32 Renner R, Pfützner A, Trautmann M, Harzer O, Sauter K, Landgraf R. Use of insulin lispro in continuous subcutaneous insulin infusion treatment. Results of a mulicenter trial. German Humalog Study Group. Diabetes Care 22 (1999) 784–788
33 Rivzi AA, Petry R, Arnold MB, Chakraborty M. Beneficial effects of continuous subcutaneous insulin infusion in older patients with long-standing type 1 diabetes. Endocr Pract 7 (2001) 364–369
34 Scavini, M., A. Pincelli, G. Petrella, G. Galimberti, P. G. Zager, M. Torri, G. Pozza: Intraperitoneal insulin absorption after long-term intraperitoneal insulin therapy. Diabet. Care 18 (1995) 56–59

35 Schade, D. S., W. C. Duckworth: In search of the subcutaneous-insulinresistance syndrome. New Engl. J. Med. 315 (1986) 147–155
36 Schade, D. S., R. P. Eaton, T. Davis, F. Akiya, E. Phiney, R. Kubica, E. A. Vaughn, P. W. Day: The kinetics of peritoneal insulin absorption. Metabolism 30 (1991) 149–155
37 Schnell, O., E. Gerlach, B. Hillebrand, H. Walter, E. Standl: A case of diabetic pregnancy controlled with a percutaneous access device for intraperitoneal insulin infusion. Diabet. Care 17 (1994) 1354–1355
38 Schnell, O., H. Walter, E. Gerlach, H. Rauch, T. Flaschenträger, H. Mehnert, E. Standl: Kontinuierliche intraperitoneale Insulintherapie mit Portsystem bei Typ-I-Diabetikern mit subkutaner Insulinaufnahmestörung. Diabet. Stoffw. 3 (1994) 38–42
39 Shults, M. C., R. K. Rhodes, S. J. Updike, B. J. Gilligan, W. N. Reining: A telemetry-instrumentation system for monitoring multiple subcutaneously implanted glucose sensors. IEEE Trans. Biotechnol. 11 (1994) 937–942
40 Sternberg, F., C. Meyerhoff, F. J. Mennel, F. Bischof, E. F. Pfeiffer: Subcutaneous glucose concentration in human: real estimation and continuous monitoring. Diabet. Care 18 (1995) 1266–1269
41 Thompson JS, Duckworth WC, Saudek CD, Giobbie-Hurder A. Surgical experience with implantable insulin pumps. Department of Veterans Affairs implantable Insulin Pump Study Group. Am J Surg 176 (1998) 622–626
42 Udelsman R, Chen H, Loman K, Pitt HA, Saudek CD. Implanted programmable insulin pumps: one hundred fifty-patient years of surgical experience. Surgery 122 (1997) 1005–1011
43 Waldhäusl, W. K.: The physiological basis of insulin treatment – clinical aspects. Diabetologia 29 (1986) 837–849
44 Walter, H., A. Günther, R. Timmler, H. Mehnert: Ketoacidosen unter Langzeittherapie mit Insulinpumpen – Häufigkeit, Ursachen, Umstände. Med. Klin. 84 (1989) 565–568
45 Walter, H., A. Günther, D. Kronski, T. Flaschenträger, H. Mehnert: Implantation of programmable infusion pumps for insulin delivery in type I diabetic patients. Klin. Wschr. 67 (1989) 583–587
46 Walter, H., R. Timmler, H. Mehnert: Stabilized human insulin prevents catheter occlusion during continuous subcutaneous insulin infusion. Diabet. Res. 13 (1990) 75–77
47 Wredling, R., U. Adamson, P. E. Lins, L. Backman, D. Lundgren: Experience of long-term intraperitoneal insulin treatment using a new percutaneous access device. Diabet. Med. 8 (1991) 597–900
48 Zinman, B., H. Tildesley, J.-L. Chiasson, E. Tsui, T. Strack: Insulin lispro in CSII – results of a double-blind crossover study. Diabetes 46 (1997) 440–443

14 Pankreastransplantation

R. Landgraf und W. Land

Das Wichtigste in Kürze

- Die Pankreastransplantation soll die hohe diabetesbedingte Morbidität und Übersterblichkeit des Diabetikers verbessern und seine Lebensqualität steigern. Mittlerweile sind weltweit mehr als 16.000 Pankreastransplantationen durchgeführt worden.
- Zur Pankreastransplantatation primär in Betracht kommen Typ-1-Diabetiker mit (prä)-terminaler Niereninsuffizienz. Auch bei jüngeren insulinpflichtigen Typ-2-Diabetikern ohne massive Insulinresistenz im Stadium der terminalen Niereninsuffizienz kann eine Doppeltransplantation von Niere und Pankreas erwogen werden.
- Nach Simultantransplantation ist das Organüberleben deutlich besser als nach alleiniger oder konsekutiver Organverpflanzung. Die Transplantation eines Pankreas nach einer Nierentransplantation erbringt zwar etwas schlechtere Ergebnisse als die simultane Doppeltransplantation, wird jedoch zunehmend wichtiger. Die Indikation zu einer alleinigen Pankreastransplantation in einem früheren Stadium der Diabeteserkrankung ist schwieriger zu stellen und nach wie vor strittig.
- Problematisch ist insbesondere der exokrine Pankreassaft mit seiner hohen autodigestiven Potenz. Hinsichtlich dieses Problems werden bei den Operationsverfahren grundsätzlich 3 Techniken unterschieden: Okklusionsmethode, Blasendrainage und enterale Drainage. Am verbreitetsten sind die Drainage in die Harnblase und das enterale Drainageverfahren.
- Immunologische Probleme bei der Pankreastransplantation sind durch neuere Immunsuppressiva und immunsuppressive Protokolle deutlich geringer geworden. Sowohl Inzidenz als auch Intensität akuter Abstoßungsreaktionen sind bei kombinierter Pankreas- und Nierentransplantation höher als bei alleiniger Nierentransplantation.
- Die Pankreastransplantation kann den diabetischen Stoffwechsel langfristig über bis zu 20 Jahre normalisieren. 10–40 % der Patienten entwickeln allerdings eine gestörte Glucosetoleranz. Hierfür werden vor allem ischämische und immunologische Prozesse im Transplantat verantwortlich gemacht. Zu den eindeutig positiven Effekten der Methode zählen die Normalisierung und Stabilisierung der Glucoseverwertung, die liberalisierte Ernährung, die Vermeidung von Hypoglykämien und die Besserung der Gegenregulationsstörung.

Einführung

Trotz der vielfältigen diagnostischen und therapeutischen Anstrengungen gelingt es selbst beim gut geschulten und hoch motivierten jungen Typ-1-Diabetiker nicht, den diabetischen Stoffwechsel auf Dauer zu normalisieren. Dies ist jedoch langfristig unabdingbare Voraussetzung dafür, Entwicklung und Fortschreiten diabetischer Komplikationen zu verhindern (1, 6, 28, 45, 46). Nach wie vor mündet bei langjähriger Diabetesdauer die Krankheit bei einer Vielzahl Betroffener in ein medizinisches und psychosoziales Desaster einschließlich Myokardinfarkt, Schlaganfall, Amputationen und Niereninsuffizienz. Daher wird seit langem nach Methoden gesucht, einen natürlichen oder künstlichen Ersatz der zerstörten Funktion der Langerhans-Inseln zu finden, um den Stoffwechsel des Diabetikers möglichst zu normalisieren und damit wesentlich zur Verbesserung der Lebensqualität der Betroffenen beizutragen. Die therapeutischen Bemühungen gehen daher in die folgenden Richtungen:

- Implantation eines künstlichen, mechanischen Pankreas, das zumindest die Funktion der insulinsezernierenden und glucosemessenden Beta-Zelle imitiert (36),
- Transplantation von adulten isolierten Langerhans-Inseln oder fetalem humanem Pankreasgewebe (autolog oder allogen) oder Pankreasgewebe vom Schwein (xenogen) als freies Transplantat mit oder ohne Immunbarriere (4, 19, 39),
- genmanipulierte körpereigene Zellen, die in die Lage versetzt werden, Glucosesensor und Insulinproduzent sowie -sezernierer zu sein,
- fetale oder adulte Stammzellen oder duktale Präkursorzellen, die in vitro oder in vivo zu voll funktionierenden Beta-Zellen differenzieren (44),
- Pankreastransplantation als Segment oder als Gesamtorgan mit Duodenalsegment (7, 10, 13, 15, 42).

Nur die Pankreastransplantation kann derzeit Erfolge vorweisen, die ihr einen festen Platz in der Therapie des Typ-1-Diabetikers sichert. Sie ist jedoch ebenso wie die Nierenverpflanzung im Gegensatz zur Herz-, Leber- oder Lungentransplantation keine unmittelbar lebenserhaltende Maßnahme, sondern sie soll vielmehr die hohe diabetesbedingte Morbidität und Übersterblichkeit des Diabetikers verbessern und seine Lebensqualität steigern. Seit dem ersten Bericht über die Implantation von Pankreasteilen unter die Haut eines Diabetikers 1894 (48) sowie der ersten klinischen Pankreastransplantation in Minneapolis 1966 und dem Beginn des deutschen

Pankreastransplantationsprogramms in München 1979 sind weltweit mehr als 16.000 Pankreastransplantationen durchgeführt worden (11).

Indikationen und Kontraindikationen

Indikationen

Die Indikation (14) zur Pankreastransplatatation sollte bei jedem Typ-1-Diabetiker mit (prä-)terminaler Niereninsuffizienz erwogen werden, falls nicht eine absolute Kontraindikation vorliegt (Tab. 14.**1**).

Simultane Pankreas- und Nierentransplantation. Die Doppeltransplantation von Niere und Pankreas von einem Verstorbenen auf einen Empfänger ist mittlerweile weltweit akzeptiert. Nach Simultantransplantation ist das Organüberleben deutlich besser als nach alleiniger oder konsekutiver (d. h. Pankreas- nach Nierentransplantation) Organverpflanzung (11). Außerdem müssen die Patienten im Rahmen einer Nierentransplantation die potenziell mit Komplikationen behaftete immunsuppressive Therapie ohnehin erhalten. Diese unterscheidet sich nach einer Doppeltransplantation jedoch nicht von derjenigen bei alleiniger Nierentransplantation. Wichtig ist also, dass man sich vor einer geplanten Nierentransplantation beim Diabetiker klar wird, ob der Patient potenziell auch für eine simultane Pankreas-/Nierentransplantation infrage kommt.

Zweizeitige Pankreas- und Nierentransplantation. Die Indikation zur Transplantation eines Pankreas nach einer erfolgreichen Nierentransplantation erbringt zwar etwas schlechtere Ergebnisse wie die simultane Doppeltransplantation (11), wird jedoch in Zukunft sicherlich häufiger gestellt werden, da die Frequenz der Lebendspende einer Niere größer wird und ein Patient nach erfolgreicher Lebendnierentransplantation für eine Pankreastransplantation infrage kommt.

Alleinige Pankreastransplantation. Die Indikation zu einer alleinigen Pankreastransplantation in einem früheren Stadium der Diabeteserkrankung ist schwieriger zu stellen und nach wie vor strittig, denn es bedarf der sorgfältigen Abwägung zweier Risiken:
➤ mit dem Fortschreiten des Diabetes verbundene Risiken, für die es bisher keine zuverlässigen frühzeitigen Prädiktoren gibt (Mikroalbuminurie?),
➤ Risiken der langfristigen immunsuppressiven Behandlung.

Die Entscheidung zur Pankreastransplantation wird zusätzlich dadurch erschwert, dass das Organüberleben bei alleiniger Pankreastransplantation signifikant schlechter ist, wenn auch in den letzten Jahren durch die Verbesserung der Immunsuppression die Erfolgsrate deutlich gesteigert wurde (11).

Die Indikation zur alleinigen Pankreastransplantation ist gegeben bei Diabetikern mit einem echten instabilen („Brittle") Diabetes mit schwersten metabolischen Entgleisungen, die immer wieder langfristige Krankenaufenthalte notwendig machen oder/und bei Patienten mit aufgehobener Hypoglykämiewahrnehmung, meist bei ausgeprägter autonomer Dysregulation und fehlender Gegenregulation.

Bei einer sehr schmerzhaften sensomotorischen Polyneuropathie oder einer beginnenden Nephropathie im Stadium der Mikroalbuminurie sollte nach Ausschöpfung der heute zur Verfügung stehenden therapeutischen Möglichkeiten eine Indikation zur Pankreasverpflanzung nur unter strikten Studienbedingungen erwogen werden.

Simultantransplantation bei Typ-2-Diabetes. Inzidenz und Prävalenz des Typ-2-Diabetes steigen nicht nur bei älteren Menschen, sondern auch bei Jugendlichen und jungen Erwachsenen. Daher erleben auch immer mehr jüngere Typ-2-Diabetiker schwerwiegende diabetesbedingte Komplikationen einschließlich einer dialysepflichtigen Niereninsuffizienz (37). Je nach Dialysezentrum sind 35–50% aller Dialysepatienten Diabetiker (meist Typ-2-Diabetiker!). Daher sollte auch bei jüngeren insulinpflichtigen Typ-2-Diabetikern ohne massive Insulinresistenz im Stadium der terminalen Niereninsuffzienz eine Doppeltransplantation von Niere und Pankreas erwogen werden. Da dies jedoch bisher keine etablierte Indikation zur Pankreastransplantation ist, sollte die Pankreastransplantation bei diesen Patienten nur im Rahmen einer kontrollierten klinischen Studie durchgeführt werden.

Kontraindikationen

Kontraindikationen zur Pankreastransplantation ergeben sich in der Frühphase der Diabeteserkrankung, wenn noch kein eindeutiger Hinweis für das Vorhandensein oder die Entwicklung diabetischer Komplikationen (Proteinurie) nachweisbar ist, sowie in der Spätphase der Erkrankung bei der es bereits zu schweren makroangiopathischen Komplikationen im Bereich der hirn- und herzversorgenden Arterien gekommen ist. Neben diesen speziellen Kontraindikationen sind koexistierende Krankheiten wie Malignome, psychiatrische Erkrankungen und andere Gründe für die Ablehnung einer Pankreastransplantation von Bedeutung (Tab. 14.**1**).

Transplantationstechnik

Präoperative Phase

Patientenauswahl. Eine wichtige Voraussetzung für eine erfolgreiche Transplantation ist die Kooperationsbereitschaft und -fähigkeit des Patienten bei allen notwendigen prä-, peri- und postoperativen Maßnahmen. Die psychosoziale Situation und die Stabilität des persönlichen Umfeldes spielen zusätzlich eine wichtige Rolle. Eine interdisziplinäre Beurteilung der Persönlichkeit und des physischen Zustands ist deshalb vor Transplantation von entscheidender Bedeutung.

Spezielle präoperative Untersuchungen. Neben den obligaten Vorbereitungsuntersuchungen zur Transplantation müssen beim Diabetiker zusätzliche Unter-

Tab. 14.1 Indikationen und Kontraindikationen zur Pankreastransplantation

Krankheitszustand		Transplantationsmodus
Indikationen		
Typ-1-Diabetes	– (Prä-)terminale Niereninsuffizienz	Niere und Pankreas oder Pankreas nach Niere
Diskutierte Indikationen		
Typ-1-Diabetes	– extrem instabiler Diabetes	Pankreas alleine
	– Verlust der Hypoglykämiewahrnehmung	Pankreas alleine
	– beginnende Nephropathie	Pankreas alleine
	– schwere Polyneuropathie	Pankreas alleine
	– schwere Diabetesprobleme nach Pankreatektomie	Pankreas alleine
	– junger Typ-2-Diabetiker mit schweren Komplikationen	Niere und Pankreas
Typ-2-Diabetes	– (Prä-) terminale Niereninsuffizienz (?)	Niere und Pankreas oder Pankreas nach Niere
Kontraindikationen		
– Patienten < 18 und > 50–55 (?) Jahre		Niere alleine
– schwere Makroangiopathie (KHK, Z.n. Myokardinfarkt)		Niere alleine?
– schwere Kardiomyopathie		Niere alleine?
– schwere respiratorische Insuffizienz		
– aktive Infektionen		
– psychiatrische Krankheiten		
– Drogen- oder Alkoholabusus		
– Krebserkrankung (innerhalb der ersten 3–5 Jahre nach kompletter Remission)		
– Adipositas (z. B. BMI > 30 kg/m^2)		
– mangelnde Kooperationsbereitschaft und -fähigkeit des Patienten		

suchungen zum Status der diabetischen Erkrankung durchgeführt werden:
➤ Ausmaß, Grad und Stabilität der Retinopathie,
➤ Neuropathie (peripheres, zentrales und autonomes Nervensystem),
➤ urologische Untersuchung,
➤ Gefäßstatus einschließlich Doppler-/Duplex-Sonographie der peripheren und hirnversorgenden Gefäße,
➤ Angiographie der Becken- und Beingefäße und der Koronararterien.

Diese Untersuchungen sind Voraussetzung für eine klare Indikationsstellung und für die Abschätzung des perioperativen Risikos dieser meist schwer kranken Menschen. Eine hämodynamisch wirksame koronare Herzerkrankung ist so lange eine Kontraindikation, bis die Hämodynamik des/der betroffenen Gefäße(s) verbessert wurde (Angioplastie, Rotablation, Brachythera-pie, Stentimplantation, und/oder koronarer Bypass) und die Verbesserung 3–6 Monate später klinisch und koronarangiografisch dokumentiert wurde. Von einer alleinigen echokardiografischen und/oder szintigrafischen Beurteilung der Koronararterien ohne Angiographie ist bei meist unzureichender Ausbelastung des Patienten (schwere Neuro- und Myopathie) dringend abzuraten.

Operative Technik

Die operative Technik der Pankreastransplantation hat in den letzten 20 Jahren einen erheblichen Wandel erlebt, ist aber bis heute nicht zufrieden stellend gelöst. Schwierigkeiten macht der exokrine Teil der Drüse mit seinem Pankreassaft, der eine hohe autodigestive Potenz besitzt. Hinsichtlich dieses Problems können bei den Operationsverfahren grundsätzlich 3 Techniken unterschieden werden (Okklusionsmethode, Blasendrainage, enterale Drainage).

Okklusionsmethode. Die Okklusionsmethode (13), bei der das Gangsystem verödet wird und langfristig eine völlige fibröse Umwandlung des exokrinen Teils der Drüse erfolgt, sodass schließlich nur noch funktionstüchtige Inseln erhalten bleiben (funktionelle Inseltransplantation; 13) wird heute nur noch selten angewendet, weil sie perioperativ mit einer hohen Morbidität verbunden ist und langfristig durch eingeschränkte Insulinsekretionsreserven zu einer schlechteren metabolischen Kontrolle führt.

Blasendrainage. Bei der Blasendrainage (Abb. 14.**1**), der bis vor kurzem am häufigsten angewandten Methode (42), zwingen die postoperativen Komplikationen – insbesondere schwere, rezidivierende Harnwegsinfekte – nicht selten (bis 25% der Fälle) zu einer Umwandlungsoperation in eine enterale Ableitung des Pankreassafts.

Enterale Drainage. Beim enteralen Drainageverfahren (Abb. 14.**1**) wird ein Teil des Duodenums und das Pankreas des Spenders mit einer Jejunumschlinge des Empfängers anastomosiert, was den physiologischen Gegebenheiten am besten entspricht (10).

Wertigkeit der Verfahren. Das enterale Drainageverfahren gewinnt insbesondere bei der Doppeltransplantation in den letzten Jahren wieder zunehmend an Bedeutung. Bei alleiniger Pankreastransplantation wird häufig noch der Blasendrainage der Vorzug gegeben, da mit dem Monitoring der exokrinen Pankreasfunktion (Urin-Amylase und Urin-Lipase) möglicherweise frühzeitig eine Pankreasschädigung erkannt werden kann.

Organplatzierung. Die Positionierung der transplantierten Organe erfolgt streng intraperitoneal mit Anschluss der Transplantatgefäße an die Iliakalgefäße des Empfängers (üblicherweise rechts Pankreas, links Niere; Abb. 14.**1**). Derzeit wird noch kontrovers diskutiert, ob die Drainage des Insulins in das Portalsystem (physiologischere Methode) metabolische Vorteile gegenüber der systemischen Drainage in die V. cava inferior besitzt (22). Das eigene Pankreas und die eigenen Nieren bleiben unberührt in situ, d. h. die transplantierten Organe werden heterotop platziert.

Komplikationen

Postoperative Komplikationen können auftreten, sind jedoch in der Regel – insbesondere bei erfahrenen Teams – beherrschbar und deutlich geringer. Zu den typischen speziellen Komplikationen zählen die Transplantatpankreatitis (entweder im Rahmen einer Abstoßungsreaktion oder eines Refluxes), die primäre Venenthrombose des Pankreastransplantats, Spender-Duodenum-/Empfänger-Harnblasenlecks, hämorrhagische Zystitiden, chronisch rekurrierende Harnwegsinfekte, selten Ulcera duodeni mit oder ohne Blutung aus dem Spenderduodenum, Nahtinsuffizienz an der Anastomose Spender-Duodenum mit Empfänger-Jejunum mit der Gefahr einer eitrigen Peritonitis oder Blutung und eine substitutionsbedürftige metabolische Azidose bei Bicarbonatverlust über das Spenderpankreas bei der Blasendrainage des hochalkalischen Pankreassaftes.

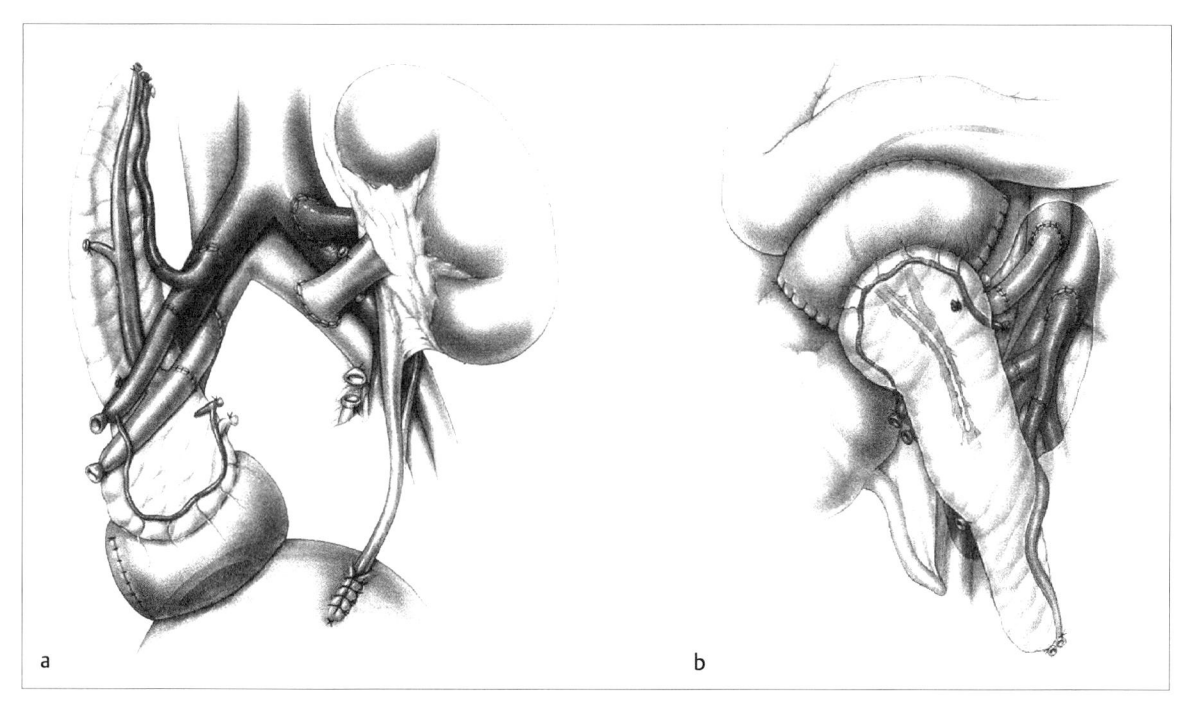

Abb. 14.**1** Operative Technik der Simultantransplantation von Niere (links) und Pankreas (rechts). Die Gefäßanastomosen sind die Aa. und Vv. iliacae communes des Empfängers mit den Gefäßen der Transplantate. Der Urin wird über den Spenderharnleiter, der Pankreassaft über das Spenderduodenum in die Harnblase (**a**) oder das Jejunum (**b**) des Empfängers abgeleitet. (Abendroth 2002)

Neben diesen vorwiegend durch die Operationstechnik bedingten Komplikationen können weitere Schwierigkeiten auftreten, die teils durch die Immunsuppression zu erklären sind. Hierzu zählen opportunistische Infektionen, vor allem Virusinfektionen wie die Zytomegalie (31). Weitere mögliche Komplikationen sind Abstoßungsreaktionen trotz hoher Immunsuppression sowie Malignome (24, 25). Auch vaskuläre Probleme durch die zum Zeitpunkt der Transplantation vorhandenen diabetischen Komplikationen können postoperativ Probleme bereiten (21, 30, 40).

Postoperative Phase

Immunsuppression

Abstoßungsrisiko. Die Rate an technisch bedingten Transaplantatverlusten ist an den spezialisierten Zentren kaum noch zu senken. Auch immunologische Probleme bei der Pankreastransplantation sind durch neuere Immunsuppressiva und immunsuppressive Protokolle deutlich geringer geworden. Sowohl Inzidenz als auch Intensität akuter Abstoßungsreaktionen sind bei kombinierter Pankreas-/Nierentransplantation höher als bei alleiniger Nierentransplantation. Dadurch gehen bis zu 10% der Pankreastransplantate im 1. Jahr verloren. Die Frequenz akuter Abstoßungsreaktionen nach Pankreas-/Nierentransplantation liegt derzeit zwischen 60 und 85%. Dabei ereignen sich etwa 70% aller Abstoßungsreaktionen innerhalb der ersten 3 Monate und bei fast jedem 2. Patienten muss mit steroidresistenten Abstoßungen gerechnet werden. Deshalb ist insbesondere in den ersten 3 Monaten nach Pankreastransplantation eine sehr starke Immunsuppression und ein intensives Monitoring notwendig (Tab. 14.2; 16).

Immunsuppressive Regime. Sie bestehen in einer Quadruple-Induktionstherapie bestehend aus ATG/ALG oder monoklonalen Antikörpern, Ciclosporin oder Tacrolimus, Azathioprin oder Mycophenolate Mofetil und Glucocorticoiden über 10–14 Tage, gefolgt von einer Triple-Therapie mit Ciclosporin oder Tacrolimus, Azathioprin oder Mycophenolate Mofetil und niedrig dosierten Steroiden über 6 Monate. Danach wird versucht die Steroide ganz zu eliminieren und mit einer Zweifachimmunsuppression (Ciclosporin/Tacrolimus und Azathioprin/Mycophenolate Mofetil) fortzufahren. Neben diesem weltweit anerkannten Verfahren werden derzeit neue Konzepte erprobt, z. B. eine präoperativ eingeleitete Induktionstherapie mit Steroidbolus plus ATG oder monoklonalen Antikörpern sowie neue Immunsuppressiva wie Tacrolimus, Mycophenolat Mofetil und Sirolimus (12, 23, 26, 43, 49), die derzeit in klinischen Studien getestet werden. Ursachen für die hohe Immunogenität des Spenderpankreas sind sicher multifaktoriell, wobei eine Zellschädigung durch Organkonservierung und pankreasspezifische (exokrin und/oder endokrin) Immunreaktionen wichtiger zu sein scheinen als ein HLA-Mismatch.

Weitere postoperative Betreuung

Anleitung zur Selbstkontrolle. Spätestens vor Entlassung aus der stationären Betreuung muss ein Training in Selbstkontrolle und Dokumentation von Blutglucose, Blutdruck, Körpergewicht, Flüssigkeitsbilanz, Temperatur und Medikamenteneinnahme erfolgen. Diese Daten sind anfänglich täglich zu messen und zu dokumentieren. Die intensive und vertrauensvolle Anbindung an eine Spezialambulanz mit 24-Stunden-Dienst ist eine absolute Notwendigkeit. Eine alleinige Weiterbetreuung durch ein Dialysezentrum oder gar durch einen Hausarzt ist unzureichend.

Kontrollen im Transplantationszentrum. Bei den regelmäßigen Kontrollen im Zentrum werden nicht nur die Organfunktionen (Niere und Pankreas) überprüft, sondern auch die Effektivität und potenziellen Komplikationen der Immunsuppression kontrolliert. Daneben müssen auch weiterhin die zum Zeitpunkt der Transplantation vorhandenen diabetischen Komplikationen überwacht und behandelt sowie das auch nach erfolgreicher Transplantation vorhandene vaskuläre Risiko minimiert werden. Mit diesem Monitoring können frühzeitig Fehler in der Immunsuppression, Abstoßungsreaktionen, lokale und diabetische Komplikationen (z. B. diabetische Fußsyndrom, koronare Herzerkrankung) entdeckt werden.

Mögliche Probleme. Mit der subjektiven Besserung des Allgemeinbefindens und der psychosozialen Rehabilitation werden eine Reihe von Patienten nicht nur nachlässiger in der Selbstkontrolle und Dokumentation der Messwerte, sondern auch in der Durchführung der notwendigen Therapie (chronisches Kooperationsproblem einschließlich einer unzuverlässigen Medikamenteneinnahme). Hinzu kommt häufig der Druck von Kostenträgern und die Fehleinschätzung bisher betreuender Ärzte und/oder des Medizinischen Dienstes der Krankenkassen, die eine langfristige Anbindung an das Spezialzentrum unverständlicherweise schwierig machen oder sogar ablehnen.

Ergebnisse der Pankreastransplantation

Die in den letzten Jahren erzielten Ergebnisse haben sich kontinuierlich gebessert (Tab. 14.2). Gemäß des in-

Tab. 14.2 Einjahres-Patienten- und Organtransplantatüberleben (11, 30)

Art der Transplantation	Überleben (%)		
	Patient	Pankreas	Niere
Niere und Pankreas simultan	95	84	92
Pankreas nach Niere	95	77	–
Pankreas alleine	96	49–74*	–

* extremer Zentrumseffekt

ternationalen Pankreastransplantationsregisters (11) betragen das 1-Jahres-Überleben der Patienten 95%, der Nieren 92% und der Pankreata 84%. Diese weltweiten Daten gelten für die Simultantransplantation von Niere und Pankreas. In einzelnen sehr erfahrenen Zentren sind diese Ergebnisse sogar noch besser mit einem Patientenüberleben von fast 100% und einem 1-Jahres-Überleben der Niere weit über 90% und auch des Pankreas über 90%. Dagegen sind die Ergebnisse der alleinigen Pankreastransplantation deutlich schlechter: 1-Jahres-Überleben des Pankreas 49 und 74%, je nach Erfahrung des Zentrums.

Auch die konsekutive Pankreasverpflanzung nach einer erfolgreichen Nierentransplantation zeigt schlechtere Überlebensraten (77%). Diese Ergebnisse zeigen, dass
➤ die Pankreastransplantation in Kombination mit einer Nierentransplantation vergleichbare oder deutlich bessere Resultate vorweisen kann wie andere Organtransplantationen (Leber, Herz und Lunge),
➤ die Pankreastransplantation relativ sicher und ungefährlich ist,
➤ die mittransplantierte Niere durch die zusätzliche Bauchspeicheldrüse nicht gefährdet wird.

Glucosehomöostase

Die Pankreastransplantation ist derzeit die einzige Therapie, um den diabetischen Stoffwechsel langfristig über viele Jahre (derzeit bis zu 20 Jahren) zu normalisieren, wie Untersuchungen von Blutglucose-Tagesprofilen und HbA_{1c}-Werten zeigen (5, 18, 20, 32, 38). Metabolische Untersuchungen zeigen jedoch auch, dass je nach Provokationstest (OGTT mit 75 oder 100 g Glucose; IVGGT mit unterschiedlicher Glucosegabe) trotz im Normbereich liegender HbA_{1c}-Werte die Glucoseutilisation nicht bei allen Patienten normal ist. 10–40% der Patienten zeigen oder entwickeln eine gestörte Glucosetoleranz (18). Die Ursachen der Verminderung der Glucoseutilisation sind ischämische und immunologische Prozesse im Transplantat mit einem partiellem Verlust der Beta-Zellmasse sowie eine pharmakologische Beeinflussung der Insulinsekretion und der peripheren Insulinwirkung. Neben der Normalisierung und Stabilisierung der Glucoseverwertung bei liberalisierter Ernährung und ohne exogene Insulinzufuhr kommt es nicht mehr zu den für den Patienten so unangenehmen und gefährlichen Hypoglykämien und auch die Störung der Gegenregulation (Glucagon und Adrenalinmangel), die häufig bei langjähriger Diabetesdauer zu beobachten ist, verbessert sich nach Pankreastransplantation (3, 38). Umfangreiche metabolische Untersuchungen bezüglich Lipid- und Proteinstoffwechsel sowie Blutviskosität und Blutgerinnung wurden kürzlich publiziert (5, 20).

Diabetische Komplikationen

Die ursprünglichen Erwartungen einer schnellen Rückbildung diabetesspezifischer Veränderungen an Augen, Nieren, Nervensystem sowie am Stütz- und Bindegewebe mussten in den letzten Jahren durch sorgfältig durchgeführte prospektive, kontrollierte Studien revidiert werden (17, 20). Zum Zeitpunkt der Pankreastransplantation beträgt die Diabetesdauer bei den Organempfängern im Mittel 22 Jahre und die Patienten wurden durchschnittlich bereits 22 Monate dialysiert. In diesem Stadium der Erkrankung haben die meisten Diabetiker schwere (irreversible?) vaskuläre und neurologische Störungen. Es ist schon aus pathogenetischen Gründen nicht zu erwarten, dass trotz der Beseitigung des diabetischen Stoffwechsels schnelle Verbesserungen der diabetischen Komplikationen beobachtet werden können.

Eine zusätzliche Schwierigkeit in der Beurteilung der Wirkung einer erfolgreichen Pankreastransplantation auf diabetische Folgeschäden ist die Tatsache, dass die meisten Patienten simultan transplantiert wurden und somit gleichzeitig der diabetische wie auch der urämische Stoffwechsel korrigiert wurden. Bei beobachteten positiven Veränderungen kann deshalb nur in Langzeituntersuchungen unter Einbeziehung adäquater Kontrollpatienten mit vergleichbarer Immunsuppression (nierentransplantierte Diabetiker) zwischen den Effekten nach Korrektur des Kohlenhydratstoffwechsels oder nach Beseitigung der Urämie unterschieden werden.

Die inzwischen zahlreich vorliegenden kontrollierten Studien lassen klar erkennen, dass zur Stabilisierung oder Rückbildung diabetischer Komplikationen eine langfristige (wahrscheinlich über 3 Jahre) Normalisierung des diabetischen Stoffwechsels notwendig ist.

In Tab. 14.3 sind die derzeit vorliegenden Ergebnisse nach erfolgreicher Pankreastransplantation zusammengefasst. Je nach Organsystem kommt es zu einer Prävention der Entwicklung, zu einer Stabilisierung oder einer Rückbildung diabetesspezifischer Folgeschäden (8, 20).

Tab. 14.3 Beeinflussung des diabetischen Spätsyndroms durch die Pankreas-/Nierentransplantation

Prävention	Verbesserung	Stabilisierung
– Nephropathie – Verhinderung der Progression der diabetischen Nephropathie	– periphere Polyneuropathie – periphere Mikrozirkulation – autonome Neuropathie – Cheiroarthropathie – Makroangiopathie – Morbidität – Lebensqualität – Mortalität	– Mikroangiopathie – Makroangiopathie – Neuropathie – Lebensqualität

Lebensqualität

Die Verbesserung der psychosozialen Situation der meist schwerstkranken Diabetiker ist eines der wichtigsten Ziele der Pankreastransplantation. Studien zur Lebensqualität sind nicht nur aus diesen, sondern auch aus sozio-ökonomischen (15a) Gründen außerordentlich wichtig. Sowohl die vorliegenden Querschnittsuntersuchungen als auch prospektive kontrollierte Studien zeigen, dass bei der Simultantransplantation von Niere und Pankreas zwar die Beseitigung der Urämie den größten positiven Einfluss auf die Lebensqualität besitzt, dass aber die Normalisierung des diabetischen Stoffwechsels durch die Pankreastransplantation viele Bereiche des Lebens zusätzlich signifikant verbessert (9, 27, 33–35).

Überlebensrate

Neben einer verbesserten Lebensqualität sowie einem günstigen Einfluss auf das vaskuläre Risiko und vorhandene diabetische Komplikationen mit der damit verbundenen Verringerung der Morbidität ist für den Patienten von entscheidender Bedeutung, ob sich durch diese eingreifenden therapeutischen Maßnahmen die Übersterblichkeit signifikant reduzieren lässt. Die zur Verfügung stehenden Publikationen weisen eindeutig auf eine drastische Verringerung der Mortalität nach Organtransplantation hin (Tab. 14.**4**; 2, 29, 30, 41, 47). Während die Prognose der Patienten an der Hämodialyse sehr schlecht ist, ist die Überlebenschance bei nierentransplantierten Diabetikern deutlich besser und bei Nieren- und Pankreastransplantierten am besten (30). Das 5-Jahre-Mortalitätsrisiko beträgt bei Patienten mit Hämodialyse 8, bei Nierenempfängern 12,9 und bei Nieren- und Pankreastrasnplantierten 23,4 Jahre.

Tab. 14.**4** Überlebensraten bei Nieren- bzw. Nieren-/Pankreas-Transplantation bei Typ-1-Diabetikern

Jahre nach Transplantaion	Niere allein (%)	Niere + Pankreas (%)	Autor/Jahr
10	15	70	Navarro 1996
8	60	80	Secchi 1998
10	20	80	Tyden 1999
13	35	80	Smets 1999
14	46	67*	Ojo 2001

* Es gab keinen Überlebensbenefit bei Patienten > 50 Jahre

Literatur

1 Bangstad H-J, Osterby R, Rudberg S, Hartmann A, Braband K, Hanssen KF. Kidney function and glomerulopathy over 8 years in young patients with Type 1 (insulin-dependent) diabetes mellitus and microalbuminuria. Diabetologia 45 (2002) 253
2 Becker BN, Brazy PC, Becker YT, Odorico JS, Pintar TJ, Collins BH, Pirsch JD, Leverson GE, Heisey DM, Sollinger HW. Simultaneous pancreas-kidney transplantation reduces excess mortality in type 1 diabetic patients with end-stage renal disease. Kidney Int 57 (2000) 2129
3 Bolinder J, Wahrenberg H, Linde B, Tyden G, Groth CG, Östman J:Improved glucose counterregulation after pancreas transplantation in diabetic patients with unawareness of hypoglycemia. Transplant Proc 23 (1991) 1667
4 Bretzel, RG Brendel MD, Eckhard M, Brandhorst D, Jaeger C, Hatziagelaki E, Federlin K. Islet transplantation: Present clinical situation and future aspects. Exp Clin Endocrinol Diabetes 109 (Suppl 2) (2001) 384
5 Christiansen E. Metabolic consequences of successful simultaneous pancreas-kidney transplantation in humans. Diabetes Reviews 7 (1999) 187
6 Dahl-Jørgensen K, Brinchmann-Hansen O, Bangstad H-J, Hanssen KF: Blood glucose control and microvascular complications – what do we now? Diabetologia 37 (1994) 1171
7 Dubernard JM, Sutherland DER (eds): International Handbook of Pancreas Transplantation. Kluwer Academic Publisher. Dordrecht Boston London 1989
8 Fioretto P, Steffes MW, Sutherland DER, Goetz FC, Mauer M. Reversal of lesions of diabetic nephropathy after pancreas transplantation. N Engl J Med 339 (1998) 69
9 Gross CR, Limwattananon C, Matthees BJ. Quality of life after pancreas transplantation: a review. Clin Transplant 12 (1999) 351
10 Groth CG (ed): Pancreatic transplantation. W B Saunders Co. Philadelphia London 1989
11 Gruessner AC, Sutherland DER. International Pancreas Transplant Registry 2002.www.surg.umn.edu/iptr
12 Kaufmann DB, Lebventhal JR, Koffron AJ, Gallon LG, Parker MA, Fryer JP, Abecassis MM. A prospective study of rapid corticosteroid elimination in simultaneous pancreas-kidney transplantation: comparison of two maintenance immunosuppression protocols: tacrolimus/mycophenolate mofetil versus tacrolimus/sirolimus. Transplantation 73 (2002) 169
13 Land W: Clinical pancreatic transplantation using the prolamine duct occlusion technique: The Munich experience. Transplant Rev 3 (1989) 163
14 Land W: Indikation zur Pankreastransplantation. In: Diskussionsforum: Indikation zur Pankreastransplantation. Langenbecks Arch Chir 375 (1990): 186
15 Land W, Illner WD, Theodorakis J, Stangl M, Mojto J, Scheuer R, Landgraf R: Typ-I-Diabetes: Heilung durch PankreastransplantationDer Bay Int 16 (1996) 15
15a Land W., Landgraf R. Zur Ökonomie der Pankreastransplantation bei Diabetikern. Transplantationsmedizin 13(2001):67
16 Landgraf R: Fortschritte der Pankreastransplantation unter Ciclosporin. Internist 26 (1985) 557
17 Landgraf R, Abendroth D, Land W, Bolinder J (eds):Secondary complications and quality of life after successful pancreatic transplantation in Type I (insulin-dependent) diabetes mellitus.Diabetologia 34 (suppl 1) (1991) 1
18 Landgraf R, Nusser J, Riepl RL, Fiedler F, Illner W-D, Abendroth D, Land W: Metabolic and hormonal studies of type 1 (insulin-dependent) diabetic patients after successful pancreas and kidney transplantation. Diabetologia 34 (Suppl 1) (1991) S61
19 Landgraf R: Fetal islet cell transplantation: state of the art. In:Land W, Dossetor JB (eds) Organ Replacement Therapy:

Ethics, Justice and Commerce. Springer Heidelberg (1991) pp 484
20 Landgraf R (1996) Impact of pancreas transplantation on diabetic secondary complications and quality of life. Diabetologia 39 (1996) 1415
21 La Rocca E, Fiorina P, DiCarlo V, Astorri E, Rossetti C, Lugignani G, Fazio F, Giudici D, Crstallo M, Bianchi G, Pozza G, Secchi A. Cardiovascular outcomes after kidney-pancreas and kidney-alone transplantation. Kidney Int 69 (2001) 1964
22 Martin X, Petruzzo P, Dawahra M, Feitosa Tajra LC, Da Silva M, Pibiri L, Chapuis F, Dubernard, Lesfrancois N. Effects of portal versus systemic venous drainage in kidney-pancreas recipients. Transplant Int 13 (2000) 64
23 Lo A, Stratta RJ, Alloway RR, Egidi MF, Shokouh-Amiri MH, Grewal H, Gaber LW, Gaber AO. Initial clinical experience with interleukin-2 receptor antagonist induction in combination with tacrolimus, mycophenolate mofetil and steroids in simultaneous kidney-pancreas transplantation. Transplant Int 14 (2001) 396
24 London NJ, Fermery SM, Will EJ, Davison AM, Lodge JPA: Risk of neoplasia in renal transplant patients.Lancet 346 (1995) 403
25 Danapich E, Kasiske BL. Risk factors for cancer in renal transplant recipients. Transplantation 68 (1999) 1859
26 Mc Alister VC, Gao Z, Peltikian K, Dominques J, Mahalati K, Mac Donald AS. Sirolimus-tacrolimus combination immunosupression. Lancet 355 (2000) 376
27 Nakache R, Tydén G, Groth CG: Long-term quality of life in diabetic patients after combined pancreas-kidney transplantation or kidney transplantation. Transplant Proc 26 (1994) 510
28 Nathan DM: Long-term complications of diabetes mellitus. N Engl J Med 328 (1993) 1676
29 Navarro X, Kennedy WR, Aeppli D, Sutherland DER. Neuropathy and mortality in diabetes: influence of pancreas transplantation. Muscle Nerve 19 (1996) 1009
30 Ojo AO, Meier-Kriesche H-U, Hanson JA, Leichtman A, Magee JC, Cibrik D, Wolfe RA, Port FK, Agoda L, Kaufman DB, Kaplan B. The impact of simultsaneous pancreas-kidney transplantation on long-term patient survival. Tranplantation 71 (2001) 82
31 Patel R, Wiesner RH, Paya CV: Prophylaxis and treatment of cytomegalovirus infection after solid organ transplantation. Clin Immunother 5 (1996) 13
32 Pfeffer F, Nauck MA, Benz S, Gwodzinski A, Zink R, Büsing M, Becker H D, Hopt UT: Determinants of a normal (versus impaired) oral glucose tolerance after combined pancreas-kidney transplantation in IDDM patients. Diabetologia 39 (1996) 462
33 Piehlmeier W, Bullinger M, Nusser J, König A, Illner WD, Abendroth D, Land W, Landgraf R: Quality of life in Type I (insulin-dependent) diabetic patients prior to and after-pancreas and kidney transplantation in relation to organ function. Diabetologia 34 (Suppl1) (1991)150
34 Piehlmeier W, Bullinger M, Kirchberger I, König A, Scheuer R, Illner WD, Land W, Landgraf R: Prospective study of the quality of life in Type I diabetic patients before and after organ Transplantation.Transplant Proc 26 (1994) 522
35 Piehlmeier W, Bullinger M, Kirchberger I, Land W, Landgraf R. Evaluation of quality of life of patients with insulin-dependent diabetes mellitus before and after organ transplanttaion with the SF-36 health survey. Eur J Surg 162 (1996) 933
36 Reach G: Artificial or bioartificial systems for the totally automatic treatment of diabetes mellitus: the gap between the dream and the reality. Diab Nutr Metab 2 (1989)165
37 Ritz E, Tarng D-C. Renal disease in type 2 diabetes. Nephrol Dial Transplant 16 (Suppl5) (2001) 11
38 Robertson RP: Pancreatic and islet transplantation for diabetes-cures or curiosities. N Engl J Med 327 (1992) 1861
39 Ryan EA, Lakey JRT, Rajotte RV, Korbutt GS, Kin T, Imes S, Rabinovitch A, Elliott JF, Bigam D, Kneteman NM, Warnock GL, Larsen I, Shapiro AMJ. Clinical outcomes and insulin secretion after islet transplantation with the Edmonton protocol. Diabetes 50 (2001) 710
40 Secchi A, Caldara R, DiCarlo V, Pozza G. Mortality of cadaveric kidney transplantation versus combined kidney-pancreas transplantation in diabetic patients. Lancet 347 (1996) 827
41 Smets YFC, Westendorp RGJ, van de Pijl JW, de Charro FT, Ringers J, de Fijter JW. Effect of simultaneous-kidney pancreas transplantation on mortality of patients with type 1 diabetes mellitus. Lancet 2 (1999) 1915
42 Sollinger HW, Knechtle SJ, Reed A, et al: Experience with 100 consecutive simultaneous kidney-pancreas transplants with bladder drainage. Ann Surg 214 (1991) 701
43 Sollinger HW for the the U.S. Renal Transplant Mycophenolate Mofetil Study Group: Mycophenolate mofetil for the prevention of acute rejection in primary cadaveric renal allograft recipients. Transplantation 60 (1995) 225
44 Soria B, Skoudy A, Martin F. From stem cells to beta cells: new strategies in cell therapy of diabetes mellitus. Diabetologia 44 (2001) 407
45 The Diabetes Control and Complications Trial Research Group:The effect of intensive treatment of diabetes on the development and progression of longterm complications in insulin-dependent diabetes mellitus. N Engl J Med 329 (1993) 977
46 The Diabetes Control and Complications Trial Research Group. Retinopathy and nephropathy in patients with Type 1 diabetes four years after a trial of intensive therapy. N Engl J Med 342 (2000) 381
47 Tyden G, Bolinder J, Solders G, Brattström C, Tibell A, Groth C-G. Improved survival in patients with insulin-dependent diabetes mellitus and end-stage diabetic nephropathy 10 years after combined pancreas nad kidney transplantation. Tranplantation 67 (1999) 645
48 Williams W: Notes on diabetes treated with extract and by grafts of sheep´s pancreas. Br Med J Dec 8 (1894) 1303
49 Williams R, Neuhaus P, Bismuth H, McMaster P, Pichlmayr R, Calne R Otto G, Groth C: Two-year data from the European multicentre tacrolimus (FK 505) liver study. Transpl Int 9 (Suppl 1) (1996) S144

15 Inselzelltransplantation

R. G. Bretzel

Das Wichtigste in Kürze

- Die Inselzelltransplantation ist gegenwärtig neben der Pankreasorgantransplantation das einzige Therapieverfahren, mit dem sich beim Typ-1-Diabetes eine Normoglykämie ohne exogene Insulingabe und Hypoglykämiegefahr erzielen lässt.
- Gegenüber der Pankreastransplantation ist die Inselzelltransplantation ein kleiner, nahezu risikoloser Eingriff, bei dem in Lokalanästhesie nach transkutaner/transhepatischer Katheterisierung der Pfortader eine Gewebemasse von etwa 2–3 ml intraportal in die Leber übertragen wird.
- Die Inselzelltransplantation bietet zudem den Vorteil, dass die Immunogenität und Antigenität der Inseln vor der Transplantation in vitro abgeschwächt werden kann, sodass eine Transplantation von allogenen und selbst xenogenen Inseln unter einer nur temporären Immunsuppression – nach Verkapselung oder Induktion einer Immuntoleranz – auch in der klinischen Situation denkbar ist.
- Tierexperimentell wurde die Richtigkeit und Praktikabilität dieses Konzeptes mehrfach bewiesen. Diabetische Sekundärkomplikationen konnten dabei verhindert, bereits bestehende Läsionen teilweise zurückgebildet werden.
- Nach autologer und allogener Inselzelltransplantation nach Pankreatektomie bei Patienten mit chronischer Pankreatitis bzw. Patienten mit Abdominalkrebs liegt die 1-Jahres-Rate – gemessen am Maximalziel „Insulinunabhängigkeit" – bei 80 bzw. 50%. Die Erfolgsrate der Inselzelltransplantation mit oder nach einer Nierentransplantation bei Typ-1-Diabetikern ist gegenwärtig international noch deutlich geringer mit 45% Funktionsrate, aber nur 14% Insulinunabhängigkeit nach 1 Jahr. Am Zentrum Gießen wurde der Eingriff bisher bei mehr als 80 Typ-1-Diabetikern unter Anwendung eines speziellen Protokolls vorgenommen. Dadurch konnte die 1-Jahres-Funktionsrate auf mehr als 50–85% gesteigert werden – je nach Empfängerkategorie. 10 Patienten wurden insulinunabhängig.
- Das Konzept der Inselzelltransplantation ist klinisch längst nicht gänzlich ausgeschöpft und bietet im Gegensatz zur Pankreastransplantation die Perspektive einer Anwendung lange vor der Entwicklung von diabetischen Sekundärkomplikationen und dem Nierenversagen. Am Gießener Zentrum wurden Ende der 90er Jahre erstmals 5 Patienten dieser präurämischen Empfängerkategorie mit einer Inselzelltransplantation alleine therapiert. Die Indikation waren Hypoglykämiewahrnehmungs- und/oder -gegenregulationsstörungen. Diese oft lebensbedrohlichen Störungen waren nach erfolgreicher Inselzelltransplantation behoben („Proof-of-Principle").
- Ein Meilenstein sind die im Jahre 2000 publizierten Studienergebnisse der Arbeitsgruppe in Edmonton. Mithilfe eines neuen steroidfreien Immunsuppressionsprotokolls und einer höheren Anzahl von Inseln aus mehreren Spenderpankreata, frisch isoliert und sequenziell transplantiert, wurde in allen Fällen eine Insulinunabhängigkeit bei präurämischen Typ-1-Diabetikern erreicht. Im Rahmen einer NIH-geförderten Multicenter-Studie in Nordamerika und Europa (Genf, Gießen, Mailand) wird dieses Edmonton-Protokoll gegenwärtig überprüft.

Einleitung

In Deutschland leiden nach Schätzungen anhand von Krankenkassendaten gegenwärtig mindestens 4 Millionen Menschen an Diabetes mellitus, wovon nach neueren Berechnungen etwa 175.000 Patienten an einem Typ-1-Diabetes erkrankt sind (28, 29). Morbidität und Mortalität der Diabetiker werden entscheidend von den Sekundärkomplikationen an Herz- und Gefäßsystem, Niere, Augen und Nervensystem beeinflusst, wobei die Zahl der Todesfälle bis zum 50. Lebensjahr bei Typ-1-Diabetikern 5-mal höher ist als bei Stoffwechselgesunden (20). Nach einer dänischen Untersuchung leben 40 Jahre nach Diagnosestellung nur noch 42% der Typ-1-Diabetiker und nur die Hälfte dieser Patienten bleibt von Sekundärkomplikationen verschont (10). Die Prävalenz der manifesten klinischen Nephropathie (Makroalbuminurie) nach 25 Jahren Erkrankung wurde für Typ-1-Diabetiker mit 48% angegeben (27), wobei dann die Mortalität gegenüber Nichtdiabetikern für männliche Patienten schon 11-mal und für weibliche Patienten 18-mal höher ist (59).

Eine prospektive Studie an 28 deutschen Dialysezentren ergab, dass 24,2% der in den Jahren 1985–87 neu in Dialyseprogramme eingetretenen Patienten Diabetiker waren, mit einem Anteil von 34% für Typ-1-Diabetes (34). Von diesen hämodialysierten Diabetikern verstarben in einem Beobachtungszeitraum von nur 45 Monaten bereits 43% der Typ-1-Diabetiker, mehrheitlich an kardiovaskulären Ereignissen (35). 5- bzw. 7-Jahresüberlebensraten von Diabetikern mit autonomer Neuropathie werden mit 43–60% angegeben (22, 45).

Diesem Szenario steht die Hoffnung entgegen, durch eine intensivierte Insulintherapie und verbesserte Stoffwechseleinstellung Manifestation und Verlauf von Sekundärkomplikationen günstig zu beeinflussen. Sowohl eine Meta-Analyse über verschiedene randomisierte europäische Studien als auch die Ergebnisse der prospektiven DCCT-Multicenterstudie in den USA und Kanada haben in der Tat gezeigt, dass durch intensivierte Insulintherapie, Schulung und Selbstkontrolle mit nachfolgend verbesserter Stoffwechseleinstellung das Auftreten und die Progression von Retinopathie, Nephropathie und Neuropathie signifikant beeinflusst werden (57, 58). Allerdings gilt dies nicht mehr für fortgeschrittenere Organläsionen. Im Mittel wurde auch nur eine Senkung, aber keine Normalisierung des glykosylierten Hämoglobins erreicht und die Zahl schwerer Hypoglykämien verdreifachte sich unter der intensivierten Insulintherapie bzw. nahm um durchschnittlich 9 Episoden pro 100 Patientenjahre zu. Außerdem traten vermehrt Ketoazidosen in den Fällen von kontinuierlicher subkutaner Insulininfusion auf. Das therapeutische Fenster zwischen ausreichend guter HbA_{1c}-Einstellung und gesteigertem Hypoglykämierisiko ist sehr eng (Abb. 15.1). Der biologische Ersatz des erkrankten Inselapparats durch eine Pankreasorgan- oder Inselzelltransplantation ist demgegenüber gegenwärtig das einzige Therapieverfahren, mit dem sich unabhängig von Insulininjektionen eine Normoglykämie und Normalisierung des glykosylierten Hämoglobins ohne die Gefahr einer Hypoglykämie erreichen lässt, solange das Transplantat funktioniert (15, 43).

Weltregister der Inselzelltransplantationen

Historisches. Vor mehr als 100 Jahren und nahezu 30 Jahre vor Entdeckung des Insulins wurde am 12. Dezember 1893 in Bristol die erste der wissenschaftlichen Welt mitgeteilte klinische (Xeno-) Transplantation von primär nicht vaskularisierten Pankreasfragmenten bei einem Diabetiker durchgeführt (61). 2 Jahre zuvor hatte

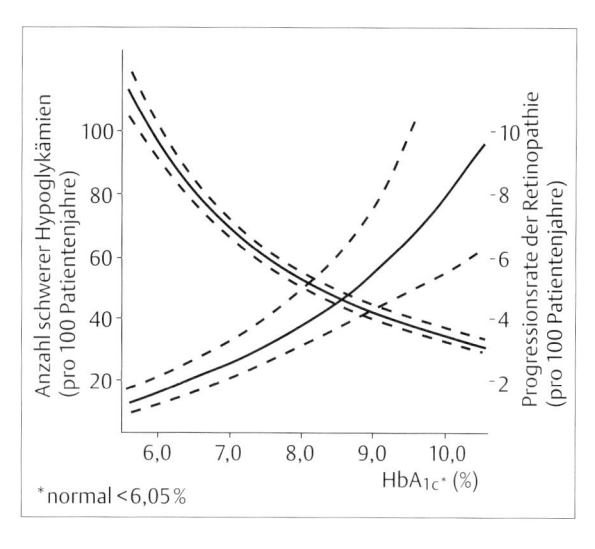

Abb. 15.1 Problematik der intensivierten Insulintherapie. Enges therapeutisches Fenster zwischen ausreichend guter HbA_{1c}-Einstellung und ansteigendem Hypoglykämierisiko. (The Diabetes Control and Complications Trial Research Group 1993)

Oskar Minkowski in der Berliner Klinischen Wochenschrift seinen am 18. Dezember 1891 im naturwissenschaftlich-medizinischen Verein zu Straßburg gehaltenen und heute noch interessant nachzulesenden Vortrag veröffentlicht, in dem er mitteilte, dass er bei Hunden erstmals durch die extraabdominale Transplantation von Pankreasteilen die Entstehung eines Diabetes nach Pankreatektomie verhindern konnte (42).

Neuere Erfahrungen. Die klinische Inselzelltransplantation (Abb. 15.2) hat sich daran zu messen, ob damit eine Stoffwechselnormalisierung und Insulinunabhängigkeit erreicht werden kann, günstige Effekte auf diabetische Sekundärkomplikationen zu erwarten sind, sich die Lebensqualität des Patienten verbessert und seine Lebenserwartung verlängert (2, 3). Seit der ersten erfolgreichen experimentellen Transplantation isolierter Pankreasinseln bei diabetischen Ratten (6) hat die-

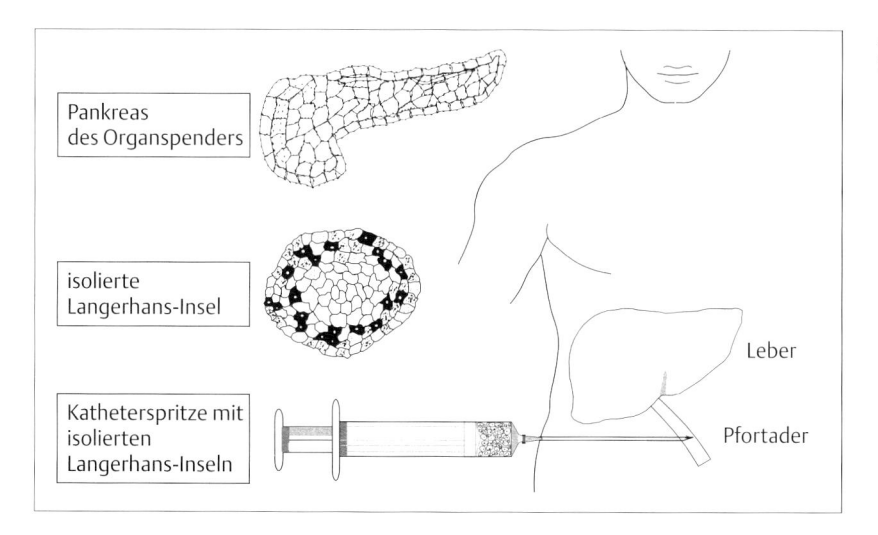

Abb. 15.2 Prinzip der Inselzelltransplantation.

ses Therapieverfahren in einer langen Beweisführung über 20 Jahre im Tierexperiment an Nagern und größeren Säugetieren eindrucksvoll diese Kriterien erfüllt (16, 60). Sekundärkomplikationen konnten nicht nur durch frühe Inselzelltransplantation verhindert, sondern bereits bestehende Läsionen teilweise zurückgebildet werden. In direkten experimentellen Vergleichsstudien war die konventionelle Insulintherapie trotz vergleichbarer Effekte auf die kurz- und mittelfristige Stoffwechseleinstellung im Hinblick auf den Verlauf von diabetischen Sekundärkomplikationen unterlegen (16, 55).

Die im gleichen Zeitraum parallel laufenden klinischen Versuche mit der Transplantation von isolierten Langerhans-Inseln bei diabetischen Patienten waren lange Zeit wenig überzeugend und sind erst jüngst von Erfolg im Sinne des Erreichens einer länger anhaltenden Insulinunabhängigkeit gekrönt worden. Gegenüber der Pankreasorgantransplantation hat dieses Verfahren mehrere prinzipielle Vorteile (Tab. 15.1). Auf verschiedene Übersichtsarbeiten und Berichte des von unserer Arbeitsgruppe in Gießen geführten International Islet Transplant Registry (ITR) darf verwiesen werden (30, 36, 56, 17).

Tab. 15.1 Prinzipielle Vorteile einer Inselzelltransplantation

- kleiner und ungefährlicher Eingriff
- Immunalteration in vitro vor Transplantation
- Verkapselung vor Transplantation
- Heterologe Transplantation von Pankreasinseln tierischer Herkunft möglich und in nahezu unbegrenzter Anzahl zur Verfügung

Technische Entwicklung der Inselzelltransplantation. Im Zeitraum von 1974 bis August 2002 sind im Inselzelltransplantationsregister (ITR) 583 Fälle von Transplantationen von Langerhans-Inseln aus adultem Spendergewebe – an 42 verschiedenen Institutionen bei Typ-1-Diabetikern durchgeführt – erfasst. Die 100-jährige Geschichte der klinischen Inselzelltransplantation lässt sich in 3 Abschnitte aufteilen.
➤ In den ersten Fällen bis 1968 erfolgte die Transplantation von ausschließlich mechanisch gewonnenen Pankreasfragmenten.
➤ Nach der im Tierexperiment erarbeiteten Isolierung von Langerhans-Inseln mithilfe des Enzyms Kollagenase (44) wurde in den nachfolgenden Jahren von 1974 bis etwa Mitte der 80er Jahre versucht, mithilfe der „End-point-Kollagenaseisolierung" Inseln aus humanen Pankreata zu isolieren. Doch die Ausbeute des Verfahrens war zunächst sehr begrenzt. Nur in 3 von 55 Fällen wurde eine meist nur kurzfristige Insulinunabhängigkeit erreicht. Anhaltende, exakt dokumentierte Transplantationserfolge ließen sich damit aber nicht erzielen.
➤ Durch die bahnbrechende Weiterentwicklung der Kollagenasemethode zu einem automatisierten, kontinuierlichen Digestions-Filtrationsverfahren durch eine Arbeitsgruppe in St. Louis (48) lassen sich heutzutage auch aus humanem Pankreas ausreichend Langerhans-Inseln isolieren. In der neuen Ära, 1990 bis August 2002 wurden dem Weltregister für Inselzelltransplantationen 493 Inselzelltransplantationen bei Typ-1-Diabetikern gemeldet. Nur 8 Zentren verfügen über eine Erfahrung von mehr als 10 Fällen (Tab. 15.2).

Tab. 15.2 Inselzelltransplantationen bei Typ-1-Diabetikern im Zeitraum 1990–2002 (ITR-Update, August 2002)

Zentrum	Zeitraum	Fallzahl
– Gießen	1991–2002	81
– Mailand	1990–2002	55
– Minneapolis	1990–2002	49
– Miami	1990–2002	47
– Edmonton	1990–2002	42
– Genf	1996–2002	26
– Pittsburgh	1990–2002	26
– St. Louis	1990–2002	17
29 weitere Zentren (≤ 10 Fälle)		150
Gesamtzahl der Fälle		493

Analyse der Registerdaten. In einer detaillierten Analyse von 270 vor der Inselzelltransplantation C-Peptid-negativen Typ-1-Diabetiker wurden 1-Jahres-Raten von 97% für das Patientenüberleben und von 45% für erhaltene endokrine Beta-Zellfunktion gefunden, sofern letztere definiert wurde als basale C-Peptid-Sekretion ≥ 1 ng/ml (Abb. 15.3). Die kumulierte 1-Jahres-Rate für Insulinunabhängigkeit betrug bei dieser Patientenklientel 14%.

Eine wichtige Erkenntnis konnte aus der sorgfältigen Analyse aller dem Register gemeldeten Fälle gewonnen werden. Danach sind günstige Voraussetzungen für eine erfolgreiche Inselzelltransplantation bei Typ-1-Diabetikern eine kalte Ischämiezeit des Spenderpankreas von unter 8 Stunden, eine Inselmasse von ≥ 6000 Inseläquivalenten pro Kilogramm Körpergewicht des Empfängers, die Leber als Implantationsort (via Portalvene) und eine Induktionsimmunsuppression mit ALG oder ATG. In diesen Fällen kann man mit bis zu 30% Insulinunabhängigkeit nach 1 Jahr rechnen. Der längste Fall von Insulinunabhängigkeit nach allogener Inselzelltransplantation bei Typ-1-Diabetikern erstreckt sich über bisher mehr als 6 Jahre, am eigenen Zentrum in Gießen bisher mehr als 5,5 Jahre.

Inselzelltransplantationen am Zentrum Gießen

Nach mehr als 20-jährigen experimentellen Vorarbeiten, unterstützt von der Deutschen Forschungsgemeinschaft und dem Bundesministerium für Forschung und Technologie, konnte an unserer Klinik mithilfe von

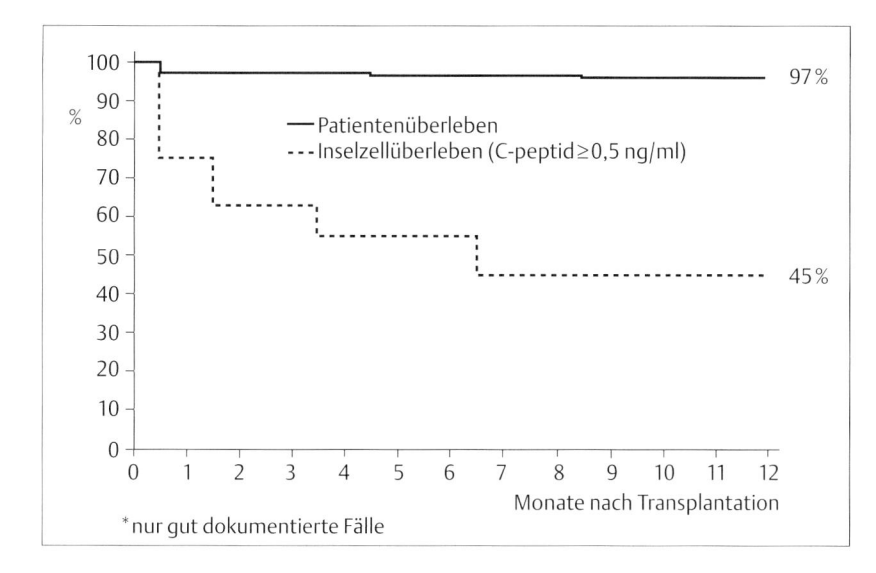

Abb. 15.3 1-Jahres-Überlebensrate der Patienten und des Inseltransplantats (basales C-Peptid ≥ 0,5 ng/ml) bei vor der Transplantation C-Peptid-negativen Typ-1-Diabetikern (1990–2000, n = 270). (ITR-Update, August 2002)

*nur gut dokumentierte Fälle

Eurotransplant in Leiden, der Deutschen Stiftung Organtransplantation (DSO) in Neu-Isenburg und dem Klinikum der Universität Gießen ein klinisches Inselzelltransplantationsprogramm etabliert werden. Hinzu kam in den letzten Jahren eine umfassende Forschungsförderung durch die Juvenile Diabetes Research Foundation (JDRF) und die National Institutes of Health (NIH) der USA. Wir sind das bisher einzige Inselzelltransplantationszentrum im deutschsprachigen Raum. Die Ein- und Ausschlusskriterien für eine Inselzelltransplantation an unserem Zentrum sind in Tab. 15.3 aufgeführt.

Tab. 15.3 Indikationen und Kontraindikationen für eine Inselzelltransplantation bei Typ-1-Diabetikern am Zentrum Gießen (Stand 2000)

Indikationen bei Typ-1-Diabetes

- vorausgegangene (> 6 Monate) Nierentransplantation (IAK)
- präterminale/terminale Niereninsuffizienz (SIK)
- vorausgegangene andere Organtransplantation (z. B. Leber) oder Immunsuppression aus anderer Indikation

Kontraindikationen

- Alter unter 18 Jahre oder über 65 Jahre
- Diabetesdauer unter 10 Jahren
- Diabetesmanifestation nach dem 35. Lebensjahr
- C-Peptid-Restsekretion (Plasma-C-Peptid 6 Minuten nach 1 mg Glucagon i. v. ≥ 0,2 ng/ml)
- Kreatinin-Clearance unter 45 ml/Minute (außer bei SIK)
- portale Hypertension
- floride Infektionen, insbesondere auch Hepatitis B und C
- florides Ulcus ventriculi oder duodeni
- Psychose
- Noncompliance
- Medikamenten- oder Drogenabusus
- Malignom, falls nicht geheilt und rezidivfrei für mindestens 5 Jahre

Relative Kontraindikationen

- Übergewicht (BMI > 28,0)
- Insulinresistenz (Insulintagesbedarf > 0,9 IE/kg Körpergewicht)

Wie lange bleibt die Funktion der transplantierten Inseln erhalten?

Aus Untersuchungen nach autologer Inseltransplantation bei pankreatektomierten Patienten sind Überlebenszeiten der Inseln nach Implantation in die Leber von mehr als 13 Jahren bekannt (12).

Funktionierende, allogene Inseltransplantate mit konsekutiver Insulinunabhängigkeit des Typ-1-diabetischen Empfängers wurden über einen Zeitraum von mehr als 6 Jahren beschrieben (12).

Bei dem an unserem Zentrum in Gießen mit bisher mehr als 5,5 Jahren Insulinunabhängigkeit längsten Fall, handelt es sich um eine zum Zeitpunkt der Inseltransplantation 41 Jahre alte Patientin mit einem seit dem 10. Lebensjahr bestehenden Typ-1-Diabetes. 1997 wurde bei der Patientin nach 1,5 Jahren Dialysebehandlung eine simultane Insel-Nieren-Transplantation vorgenommen (469.000 Inseln = 7900/kg Körpergewicht; Tab. 15.4). 200 Tage später konnte die Patientin auf jegliche Insulininjektion verzichten – ein Zustand, der bis heute anhält.

Tab. 15.4 Längster Fall von anhaltender Insulinunabhängigkeit nach Inselzelltransplantation bei Typ-1-Diabetes am Zentrum Gießen

Längster Fall von anhaltender Insulinunabhängigkeit	
Dauer der Insulinunabhängigkeit	> 5,5 Jahre
Geschlecht	weiblich
Alter	41 Jahre
Dauer des Typ-1-Diabetes (Erstdiagnose 1965)	31 Jahre
dialysepflichtig seit	November 1995
simultane Insel-Nieren-Transplantation (Inseln aus 1 Spenderpankreas)	6. April 1997

Insel-nach-Nieren-Transplantation (IAK) bei Typ-1-Diabetikern

Erfahrungsstand. Am 26. November 1992 konnten wir bei einer 37-jährigen Typ-1-Diabetikerin erstmals in Deutschland und im Bereich von Eurotransplant eine Transplantation isolierter Inseln aus einem Erwachsenenpankreas vornehmen. Die Inseln wurden nach perkutaner transhepatischer Punktion der V. portae durch den Radiologen in Lokalanästhesie innerhalb einer halben Stunde und unter Kontrolle des Pfortaderdrucks (keine Veränderung) in die Leber eingeschwemmt. Das Vorgehen im Gießener Protokoll ist in den Abb. 15.4 und 15.5 illustriert. Bis August 2002 sind insgesamt 24 nierentransplantierte Typ-1-Diabetiker in ähnlicher Weise inseltransplantiert worden. Bei etwa 2/3 der Transplantationen wurden Inseln aus nur einem Spenderorgan übertragen. Mit dem Gießener Protokoll konnten die bis dahin besten Inselüberlebensraten erreicht werden (18).

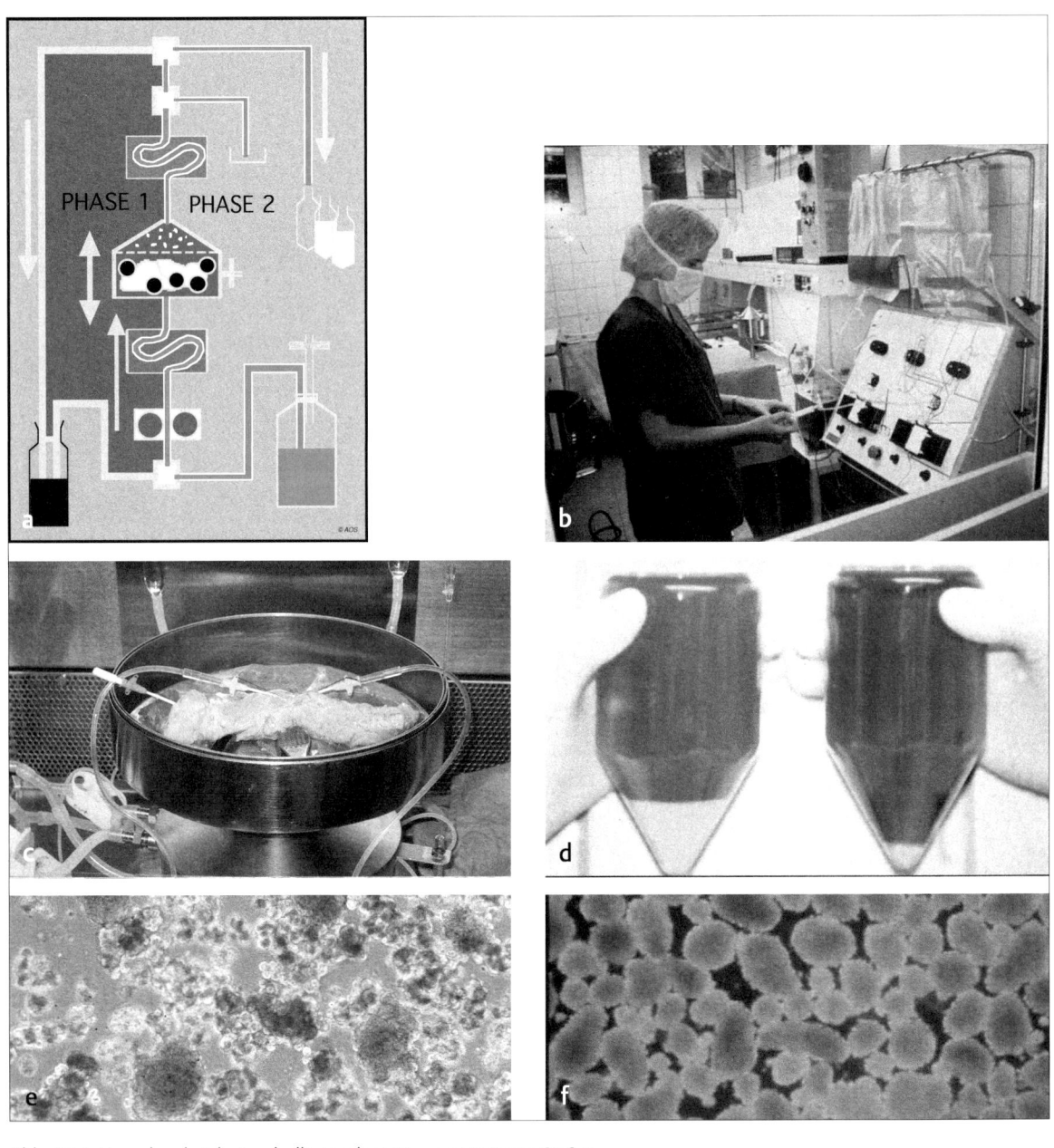

Abb. 15.4 Vorgehen bei der Inselzelltransplantation am Zentrum Gießen.
a   Schema der Collagenaseverdauungsanlage zur Isolierung von Langerhans-Inseln.
b   Reinigung der Inselpräparation mittels Dichtegradienten-Zentrifugation.
c   Distension des im Labor angekommenen Spenderpankreas über den Ductus pancreaticus.
d   Inselpräparation im Sediment des Zentrifugenglases vor (links) und nach (rechts) der Aufreinigung.
e   Zellsuspension mit Inseln unter dem Aufrichtmikroskop und noch kontaminiert durch exokrines Restgewebe.
f   Hochgereinigte Inselpräparation am Ende der Prozessierung.

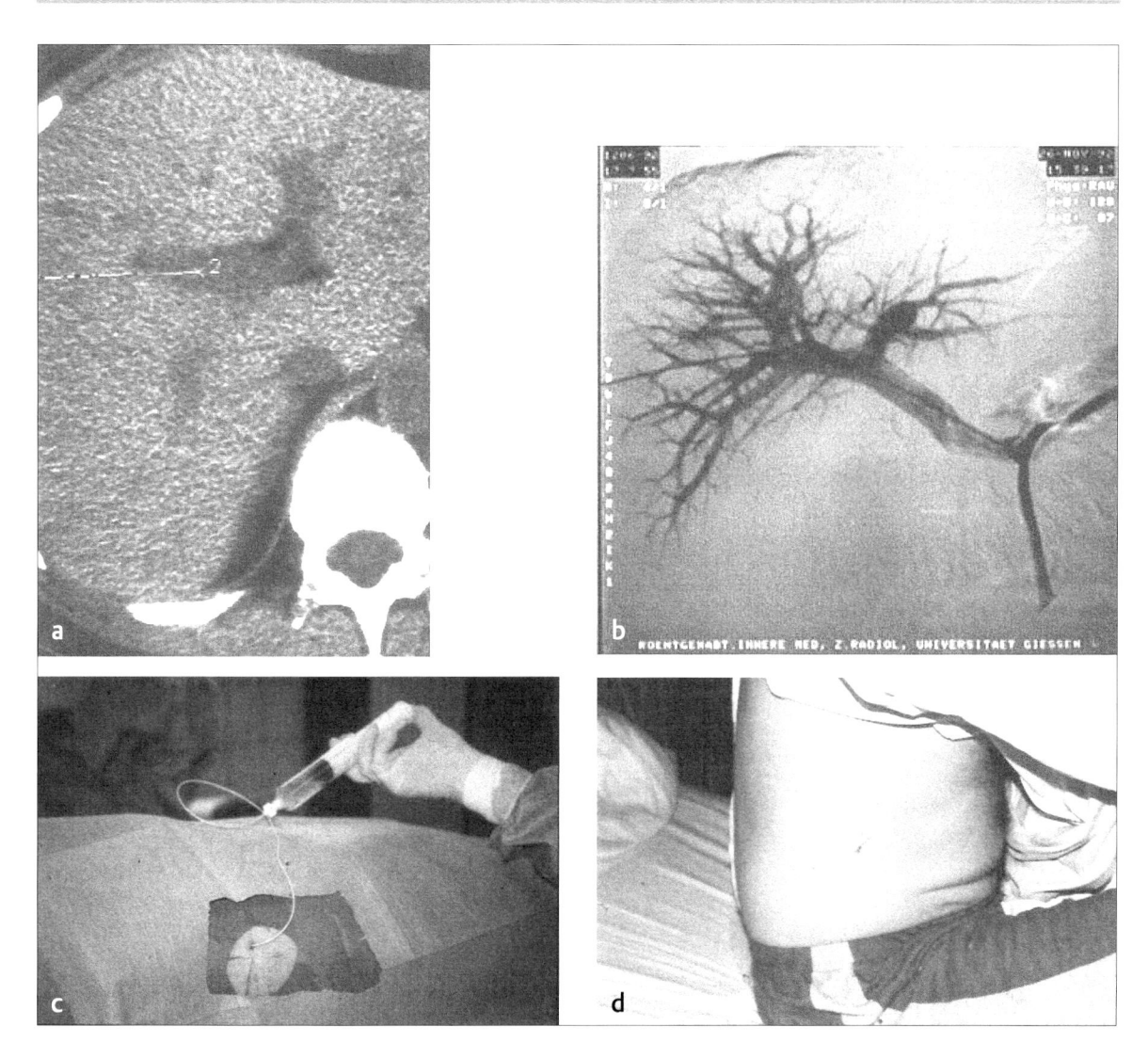

Abb. 15.5 Vorgehen bei der Inselzelltransplantation am Zentrum Gießen.
a Darstellung der Vena portae im Computertomogramm.
b Überprüfung der korrekten intraportalen Lage des Katheters durch Kontrastmittelgabe.
c Injektion der Inselsuspenion über Portalvenenkatheter in der Leber.
d Verschlossene kleine Hautinzision nach Beendigung des Eingriffes in Lokalanästhesie.

Ergebnisse. 2 dieser meist schwer gefäßkranken Patienten sind später verstorben. Bei 19 Patienten ist eine 1-Jahres-Analyse möglich und zeigt, dass in 4 Fällen (21%) Insulinunabhängigkeit erzielt wurde (Tab. 15.5). In insgesamt 9 Fällen (47%) zeigten die Inseln nach einem Jahr noch Funktion, in allen Fällen blieb die zuvor transplantierte Niere erhalten.

Simultane Insel-Nieren-Transplantation (SIK) bei Typ-1-Diabetikern

Erfahrungsstand. In dieser Empfängerkategorie haben wir im Zeitraum von 1992 bis August 2002 bei 43 Patienten zusammen mit einer Niere innerhalb von 2 Tagen Inseln vom gleichen Spender intraportal in die Leber transplantiert. In etwa 90% der Fälle stammten die Inseln aus nur einem Spenderpankreas.

Ergebnisse. Eine 1-Jahres-Verlaufsuntersuchung bei 35 der Empfänger zeigt, dass bei 6 Patienten (17%) Insulinunabhängigkeit erreicht wurde (Tab. 15.4). In 30 Fällen (86%) waren die Inseln noch funktionstüchtig. Nur bei einem Patienten musste die transplantierte Niere – da seit der frühen Posttransplantationsphase ohne ausreichende Funktion – wieder entfernt werden.

Selbst wenn das Maximalziel der Insulinunabhängigkeit nicht erreicht wird, der Patient also noch täglich (geringe Mengen) an Insulin injizieren muss, so übt die Funktion der Inseln sehr günstige Effekte aus. Wichtige Stoffwechselparameter wie die hepatische Glucoseproduktion, der Protein- und Lipidmetabolismus usw. werden normalisiert, wie in gemeinsamen Studien unserer Arbeitsgruppe mit der Mailänder Gruppe gezeigt wer-

Tab. 15.5 1-Jahres Ergebnisse der Simultanen Insel-Nierentransplantation (SIK) und Insel-Nach-Nierentransplantation (IAK) bei Typ-1-Diabetikern am Zentrum Gießen

	SIK n = 35 (%)	IAK n = 21 (%)
Patientenüberleben	35 (100)	19 (90)
Inselzellüberleben	30 (86)	9 (47)*
Insulinunabhängigkeit	6 (17)	4 (21)*
Nierenüberleben	34 (97)	19 (100)*

* Prozentsätze bei IAK-Empfängern errechnet auf Basis der länger als 1 Jahr überlebenden (19) Patienten.

den konnte (39, 40). Erste Untersuchungen im direkten Vergleich mit alleiniger Nierentransplantation weisen auch auf eine deutliche Verbesserung wichtiger Endorganfunktionen hin, wie die Myokard-Ejektionsfraktion, die diastolische Myokardfunktion, die basale NO-Freisetzung aus den Endothelien und die NO-abhängige Endotheldilatation, woraus sich möglicherweise die beobachtete höhere Überlebensrate inseltransplantierter Patienten erklären lässt (25). In eigenen Untersuchungen konnte zudem gezeigt werden, dass kombiniert Insel-Nieren-transplantierte Typ-1-Diabetiker praktisch keine Hypoglykämien mehr erleiden, wohingegen sich die Situation bei nur nierentransplantierten Typ-1-Diabetikern faktisch unverändert darstellt (Abb. 15.6).

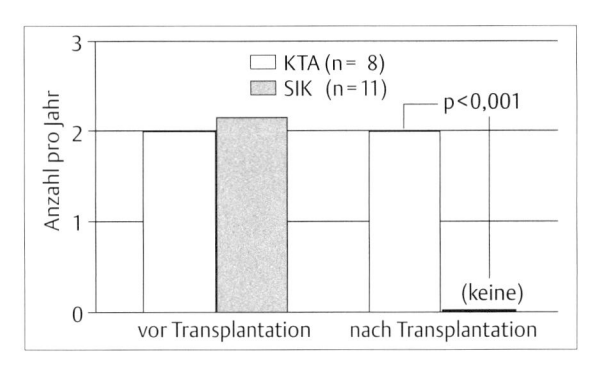

Abb. 15.6 Anzahl schwerer Hypoglykämien pro Jahr vor und nach Transplantation bei Typ-1-Diabetikern.
KTA (kidney transplant alone): alleinige Nierentransplantation; SIK (simultaneous islet-kidney transplant): simultane Insel-Nierentransplantation

Inselzelltransplantation alleine (ITA) bei Typ-1-Diabetikern

Erfahrungsstand. 1995 führten wir weltweit erstmals bei 5 nicht dialysepflichtigen oder nierentransplantierten Typ-1-Diabetikern mit schwerer Hypoglykämieneigung bzw. defekter Gegenregulation eine allogene Inselzelltransplantation durch. Unter Verwendung eines neuartigen Immunsuppressionsprotokolls konnte in allen Fällen eine endokrine Beta-Zellfunktion etabliert werden, ablesbar an der C-Peptidsekretion. Eine Patientin wurde für 14 Tage insulinunabhängig, 2 weitere Patienten hatten einen Restinsulinbedarf von 4 IE/d. Nach Absetzen jeglicher Immunsuppression 30 Tage nach der Transplantation, ging die Inselfunktion bei allen Patienten jedoch verloren. Interessant ist aber eine nach Inselzelltransplantation durch einen Hypoglykämie-Clamp-Test dokumentierte, wieder etablierte Erkennbarkeit von Hypoglykämien einschließlich des Wiederauftretens der gegenregulatorischen Katecholaminfreisetzung, nicht jedoch der Glucagonsekretion (Abb. 15.7; 41).

Inselzelltransplantationen nach dem Edmonton-Protokoll

Allgemein wird die Entwicklung eines neuen Behandlungsprotokolls durch die Arbeitsgruppe in Edmonton als Meilenstein der klinischen Inselzelltransplantation bezeichnet. Im Juli 2000 erschien die erste Publikation, wonach unter einer glucocorticoidfreien Immunsuppression mit dem Anti-IL2-Rezeptorantikörper Daclizumab (Zenapax) initial sowie Sirolimus (Rapamune) und Tacrolimus (Prograf) initial und in der Dauertherapie mehrfach frische Inselpräparationen (von wenigstens 2 Spenderpankreata pro Empfänger) sequenziell intraportal in die Leber transplantiert wurden. Von den ersten 7 auf diese Weise behandelten präurämischen Typ-1-Diabetikern mit schwer beherrschbaren Hypoglykämieproblemen („Brittle Diabetes") wurden alle Empfänger insulinunabhängig (51). In Folgearbeiten (49, 50) wurde über mehr erfolgreiche Fälle berichtet. Aktuell (August 2002, 19th International Congress of the Transplantation Society) sind im Zentrum Edmonton 37 Patienten nach diesem Protokoll inselzelltransplantiert. Dabei sind 23 von 28 mehr als 1 Jahr nachbeobachteten Patienten insulinunabhängig, woraus sich eine Insulinunabhängigkeitsrate von gegenwärtig 82% errechnet.

Dadurch ermutigt, haben sich die National Institutes of Health (NIH) der USA und die Juvenile Diabetes Research Foundation (JDRF) entschlossen, im Rahmen des großen nationalen Forschungsprogramms „Immune Tolerance Network" eine internationale Multicenter-Studie zur Überprüfung und breiteren Anwendung des Edmonton-Protokolls zu initiieren. Zielgruppe sind wiederum nicht-urämische Typ-1-Diabetiker mit schwer einstellbarem Diabetes („Brittle Diabetes"), bei denen eine alleinige Inselzelltransplantation vorgenommen werden soll. Neben 6 Zentren in Nordamerika haben 3 Zentren in Europa (Genf, Gießen, Mailand) die Auswahlkriterien des NIH und der FDA erfüllt und eine Erprobungsphase erfolgreich bestanden (Tab. 15.6). Der erste Patient wurde im Dezember 2001 transplantiert. Bis Oktober 2002 sind in dieser Studie 14 Empfänger insulinunabhängig geworden (Tab. 15.6).

Inzwischen haben mehrere Zentren mit mehr oder weniger ähnlichen Protokollen Inselzellen bei nicht-urämischen Typ-1-Diabetikern übertragen. Dem Weltregister wurden bis Mitte August 2002 insgesamt 120 derartige Inselzelltransplantationen gemeldet. In 74 Fäl-

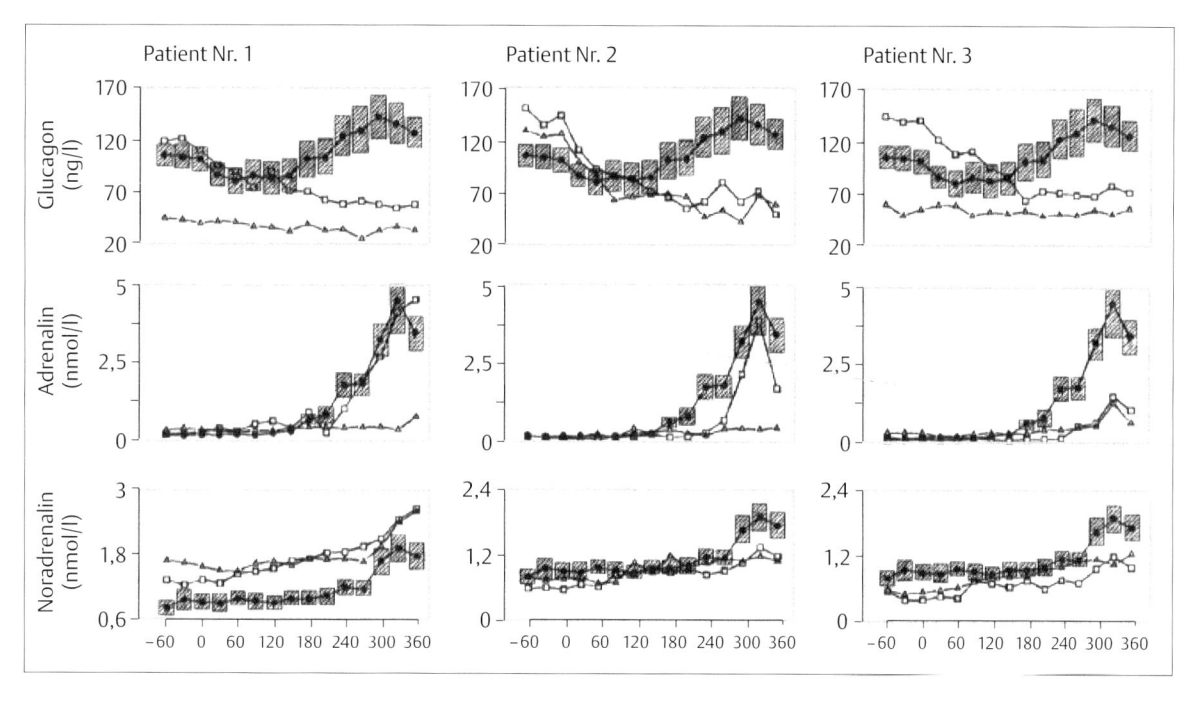

Abb. 15.7 Alleinige Inselzelltransplantation (ITA) bei 3 nicht urämischen Typ-1-Diabetikern mit Hypoglykämiewahrnehmungs- und Gegenregulationsstörungen. Hyperinsulinämisch-hypoglykämischer Clamp-Test über 360 Minuten mit Bestimmung der gegenregulatorischen Hormone Glucagon, Adrenalin (Epinephrine), und Noradrenalin (Norepinephrine). (Meyer et al. 1998)
schraffiert: Normalbereiche, ermittelt bei 10 stoffwechselgesunden Normalpersonen;
Dreiecke: Testergebnis bei Typ-1-Diabetikern vor Inselzelltransplantation;
Quadrate: Testergebnis bei Typ-1-Diabetikern nach Inselzelltransplantation

Tab. 15.6 Aktueller Stand (Oktober 2002) der NIH-Multicenterstudie zu Inselzelltransplantationen nach dem Edmonton-Protokoll

rekrutierte Patienten	170
eingeschlossene Patienten	50
Patienten nach 1. Transplantation	26
Patienten nach 2. Transplantation	12
Patienten nach 3. Transplantation	1
gesamt	39
insulinunabhängig	14

Multicenter-Trial (insgesamt 9 Zentren beteiligt)
Nordamerika: Boston, Edmonton, Miami, Minneapolis, Seattle, St. Louis
Europa: Genf, Gießen, Mailand

len (62%) wurde (zu irgendeinem Zeitpunkt post transplantationem und für wenigstens 1 Woche) Insulinunabhängigkeit erzielt. Damit ist eine nahezu völlige Neuorientierung der Zentren eingetreten: Wurden in der Ära 1990–99 überwiegend die Empfängerkategorien SIK und IAK transplantiert, so sind nun überwiegend nicht-urämische ITA-Patienten Zielgruppe von Inselzelltransplantationen (Abb. 15.**8**).

Probleme und Perspektiven

Die Hürden auf dem Weg zu einer breiten klinischen Anwendung der Inselzelltransplantation mit dem Ziel der Insulinunabhängigkeit sind vielfältig (Abb. 15.9):
➤ die Masse der dauerhaft implantierten Inseln ist möglicherweise nicht immer ausreichend (7),
➤ durch die Allogenität der Inseln kann es zur Inselabstoßung kommen,
➤ die Persistenz der Autoimmunität im Empfängerorganismus kann zum Beta-Zelluntergang im Transplantat beitragen (31),
➤ potenziell diabetogene Immunsuppressiva und die Insulinresistenz stellen ganz besondere Anforderungen an die Insulinsekretionskapazität der übertragenen Inseln,
➤ fehlende Marker als Frühzeichen einer etwaigen Inselabstoßung komplizieren die Situation zusätzlich.

Künftig Immunsuppression des Empfängers unnötig?

Neuere Immunsuppressionsregime. Der Kontakt zwischen antigenpräsentierenden Zellen im Transplantat (APC) und den T-Zellen des Empfängers vollzieht sich auf 3 Ebenen und wird vermittelt über Adhäsionsmoleküle, den T-Zellrezeptor (Signal 1) und ein ko-stimulatorisches Signal 2 (Abb. 15.**10**). Statt generell alle Kontaktebenen zu blockieren, erscheint es nach neueren

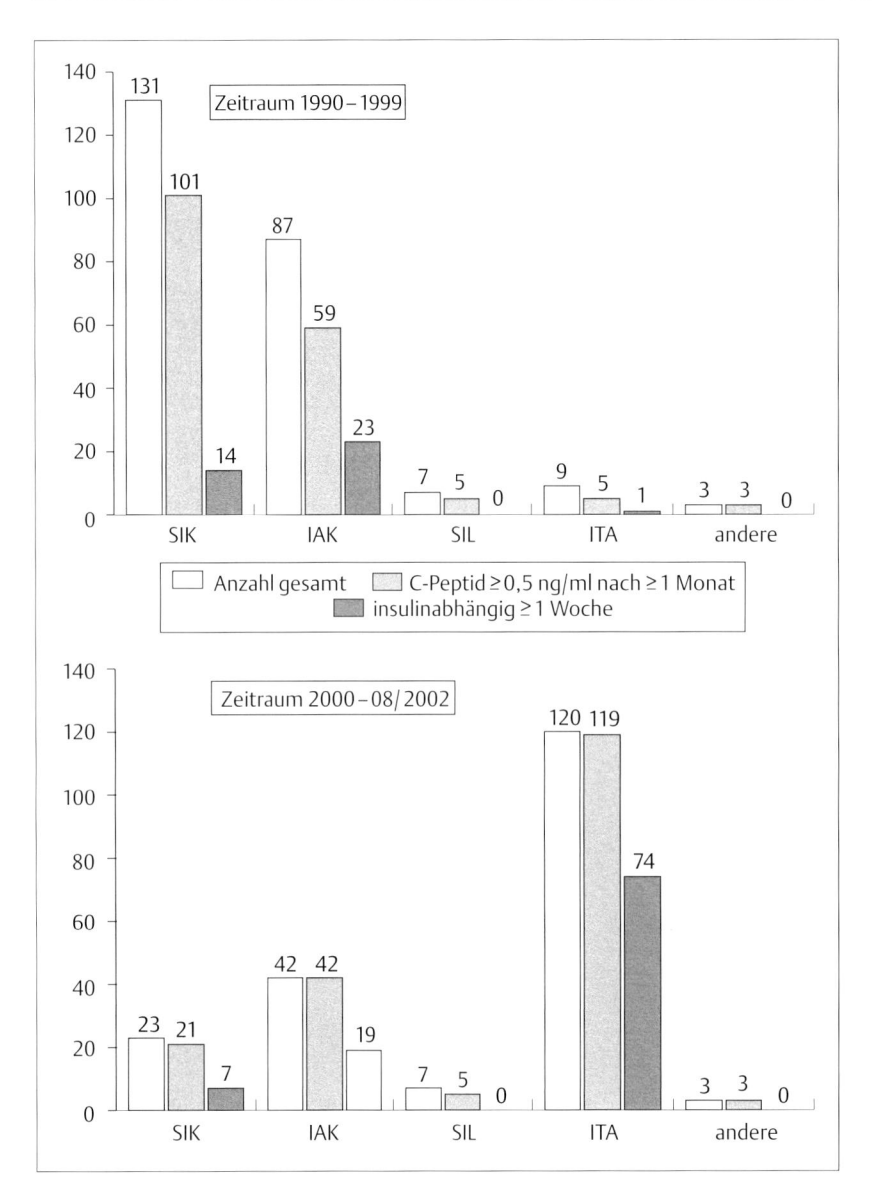

Abb. 15.**8** Insulinunabhängigkeit und normales basales C-Peptid nach adulter Inselzelltransplantation bei vor der Transplantation C-Peptid-negativen Typ-1-diabetischen Empfängern.

Erkenntnissen sinnvoll, selektiv und möglicherweise nur temporär Signal 1 oder evtl. besser Signal 2 zu blockieren, um auf diese Weise eine dauerhafte Immuntoleranz zu erzeugen. Im Tierexperiment erwiesen sich solche Strategien mit monoklonalen Anti-CD4- und Anti-CD8-Antikörpern (gegen Signal 1) oder Anti-CD40L und CTLA4Ig (gegen Signal 2) als effektiv. Speziell durch die Blockade der CD40-CD40L-Interaktion konnte kürzlich eine Immuntoleranz gegenüber Inselzellen nach intrahepatischer Transplantation bei Affen erreicht werden (32, 33). Diese Ergebnisse stimmen hoffnungsvoll, dass derartige Strategien auch bei der klinischen Inseltransplantation zum Erfolg führen könnten. Mehrere Arbeitsgruppen forschen gegenwärtig an der Entwicklung entsprechender klinischer Protokolle.

Begrenzte Verfügbarkeit humaner Spenderpankreata. Vorausgesetzt, eine lebenslange Immunsuppression kann durch die Etablierung einer Immuntoleranz vermieden werden, ließe sich die Inselzelltransplantation einer großen Zahl auch kindlicher und jugendlicher Typ-1-Diabetiker anbieten. Spätestens dann sind wir aber mit einem weiteren Problem, dem der begrenzten Verfügbarkeit von humanen Spenderpankreata konfrontiert, denn nur etwa 1200 Organe stehen im Bereich von EUROTRANSPLANT pro Jahr zur Verfügung. Wo sollen die Inselzellen herkommen – gibt es Alternativen zur Inselzelltransplantation?

Xenotransplantation – Stammzelltransplantation – Gentherapie?

Möglichkeiten der Xenotransplantation. Nahezu routinemäßig werden in Gießen etwa 1-mal pro Woche und bisher ausschließlich zu Forschungszwecken isolierte Langerhans-Inseln aus dem Pankreas adulter Schlachthofschweine gewonnen. Millionen von tiefge-

Probleme und Perspektiven

geringe Masse dauerhaft implantierter Inseln
- begrenzte Beta-Zellreserve
- Zellverlust durch Apoptose und andere nichtimmunologische, inflammatorische Mechanismen

hohe Stoffwechselanforderungen
- Insulinresistenz
- diabetogene Immunsuppressiva

Inseln

kein Marker für Inselabstoßung

immunologischer Transplantatverlust
- Autoimmunität
- Alloimmunität

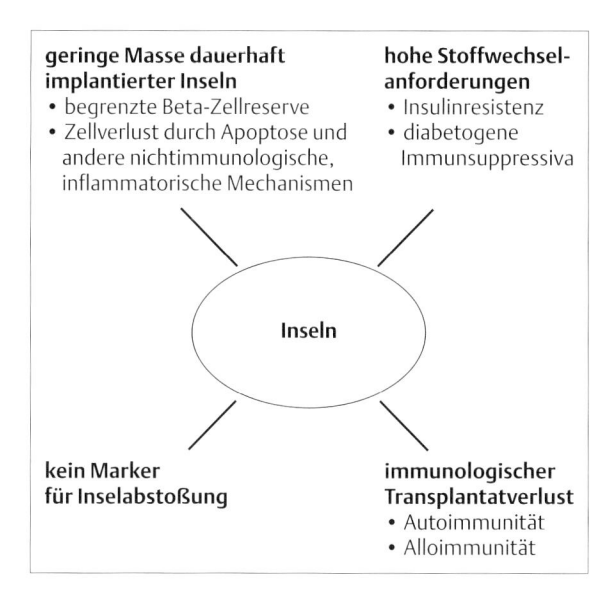

Abb. 15.9 Hürden auf dem Weg zur Insulinunabhängigkeit nach Inselzelltransplantation bei Typ-1-Diabetes.

frorenen Inseln stehen zur Verfügung und können aufgetaut ihre Funktion wieder aufnehmen – nach Transplantation in diabetische Empfänger den Diabetes anhaltend heilen (13, 11). Schweineinsulin ist beim Menschen wirksam, das Insulinmolekül des Schweins unterscheidet sich in nur 1 Aminosäure von dem des Menschen.

Gefahren. Diskutiert werden muss aber die Gefahr einer akzidentellen Übertragung porciner und für den Menschen möglicherweise pathogener Retroviren (PERV). Bei In-vitro-Versuchen und in vivo durch Transplantation von Schweineinseln in schwer immungeschwächte Empfängertiere (SCID-Mäuse) wurde eine massive Replikation von Schweineviren beobachtet. Bei Meta-Analysen über bisherige Transplantationen von Schweinezellen und -geweben beim Menschen wurden derartige Infektionen bisher aber nicht beobachtet. Dennoch ist zu fragen, ob potenzielle Empfänger inzwischen geforderte strenge Sicherheitsauflagen (Quarantäne vor evtl. Eingriffen, lebenslange Meldepflichten etc.) auf sich nehmen würden.

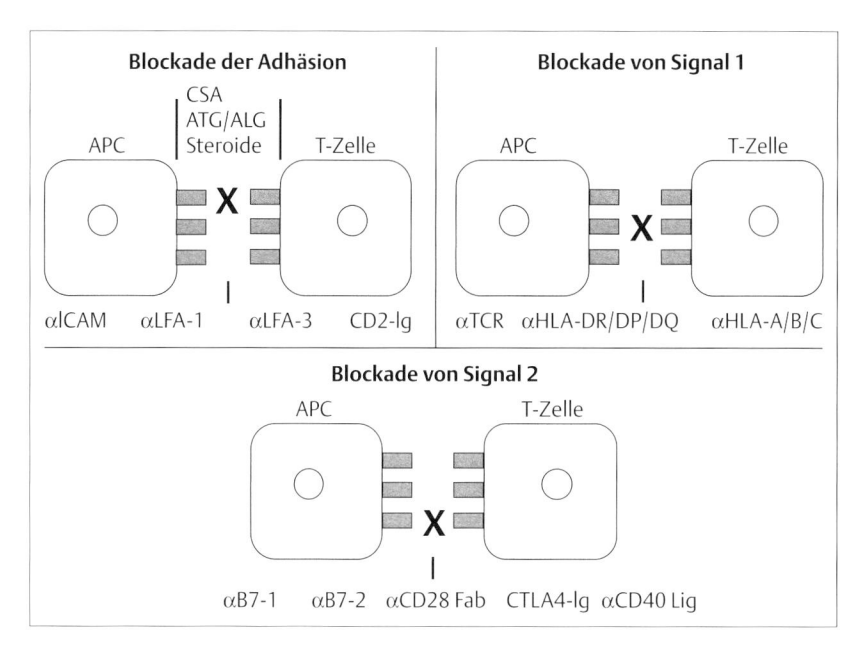

Blockade der Adhäsion
APC — CSA ATG/ALG Steroide — T-Zelle
αICAM αLFA-1 αLFA-3 CD2-Ig

Blockade von Signal 1
APC — T-Zelle
αTCR αHLA-DR/DP/DQ αHLA-A/B/C

Blockade von Signal 2
APC — T-Zelle
αB7-1 αB7-2 αCD28 Fab CTLA4-Ig αCD40 Lig

Abb. 15.10 Pathomechanismen der allogenen Abstoßungsreaktion und mögliche Blockadeebenen.
APC: Antigen-präsentierende Zelle

Alternative Quellen. Alternative Quellen für einen ständigen Nachschub an Beta-Zellen und Inseln könnten durch ein „genetic engineering" gewonnene, das Insulin-Gen tragende Zelllinien oder immortalisierte Beta-Zelllinien, aber auch expandierte und weiter differenzierte embryonale Stammzellen oder adulte somatische Stammzellen sein. Auf die faszinierenden Perspektiven der Stammzelltransplantation soll im Folgenden näher eingegangen werden.

Embryonale Entwicklung des Pankreas und Beta-Zelldifferenzierung

Das Pankreas entwickelt sich aus Vorläuferzellen im Bereich des primordialen Darmrohrs durch Verschmelzung einer dorsalen und ventralen Pankreasanlage. Die endokrinen Zellen gehen aus einer gemeinsamen pluripotenten Vorläuferzelle hervor, sind zunächst diffus im Gewebe verteilt und bilden später in der Nachbarschaft zu den Gangstrukturen des Exokriniums die Langerhans-Inseln.

Auf molekularer Ebene wird die Pankreasentwicklung durch eine Expression der Gene und Transkriptionsfaktoren Hb-9 und PDX-1 am 8. Tag der Embryonalentwicklung induziert (Abb. 15.11; 21). Die zentrale Bedeutung von PDX-1 zeigt sich auch beim Menschen in einer Pankreasagenesie bei betroffenen homozygoten Patienten (54). Von der zentralen Vorläuferpopulation an PDX-1-/Hb-9-positiven Zellen ausgehend erfolgt die weitere Differenzierung in endokrine und exokrine Vorläuferzellen. Dabei gelingt die Differenzierung in die endokrine Zelllinie durch eine Suppression des Notch-/RBP-Jk-Signalweges (in Richtung exokrine Zellen) und gleichzeitige Aktivierung der Neurogenin-3-Expression (4, 26; Abb. 15.11). Die weitere Differenzierung der ngn-3-positiven Vorläuferzellen zu den definitiven, nur für ein Hormon positiven Zellen der Langerhans-Inseln wird über komplexe Kaskaden der Aktivierung und Inhibition spezifischer Transkriptionsfaktoren gesteuert, wobei der Expression von PAX-4 eine Schlüsselrolle für die Differenzierung in Beta-Zellen zukommt (53).

Pankreas- und Beta-Zellregeneration im Tiermodell

Die Beta-Zellen der Langerhans-Inseln im Pankreas neugeborener Mäuse sind nach chemisch-toxischer Schädigung (Streptozotocin, Alloxan) regenerationsfähig. Gleiches gilt für das adulte Pankreas von Mäusen und Ratten nach partieller Pankreatektomie. Dabei geht die Neogenese endokriner Zellen in Pankreasgangepithelien vonstatten. Das molekulare Programm der embryonalen Pankreasentwicklung scheint hierbei reaktiviert zu werden (9). Möglicherweise haben duktale Zellen die Kapazität zur Rückdifferenzierung/Reprogrammierung in Vorläuferzellstadien. Prinzipiell können neue Beta-Zellen aber auch durch Teilung intrainsulärer Beta-Zellen entstehen. In der Tat haben wir bei unseren frühen Inseltransplantationsexperimenten im Streptozotocin-Diabetesmodell der Ratte nach Inseltransplantation im autochtonen Pankreas der Empfängertiere eine „intrainsuläre Beta-Zellregeneration" und „duktale Neoformation von Beta-Zellen" gefunden. Dies führt zu einer morphogenetisch erfassten Beta-Zellmasse von 26% der Norm nach Inseltransplantation, verglichen mit nur 3% der Norm bei nicht inseltransplantierten, weiterhin diabetischen Kontrolltieren (14, 47; Abb. 15.12).

Von der Stammzelle zur insulinproduzierenden Beta-Zelle

Die gegenwärtig attraktivste und am meisten favorisierte Methode zur Gewinnung einer ausreichend großen Masse von insulinproduzierenden Zellen zu Transplantationszwecken ist die Expansion einer Stammzellpopulation mit nachfolgender Differenzierung. Unter einer Stammzelle verstehen wir jede undifferenzierte Zelle eines Organismus, die sich einerseits selbst vermehren kann und andererseits reifere, differenziertere Tochterzellen hervorzubringen vermag. Dabei sind die prinzipiellen Vor- und Nachteile embryonaler Stammzellen auf der einen und den adulten, somatischen Stammzellen auf der anderen Seite evident (Tab. 15.7).

Embryonale Stammzellen sowohl der Maus als auch des Menschen konnten kürzlich in Zellkultur expandiert und zu Insulin produzierenden Beta-Zellen differenziert werden (52, 38, 5). In diabetische Tiere transplantiert, konnte der Blutzucker der Empfängertiere normalisiert werden (52, 38). Gegenwärtig bestehen aber insbesondere in Deutschland erhebliche Bedenken gegen eine Forschung an und den therapeutischen Einsatz von humanen embryonalen Stammzellen. Auf

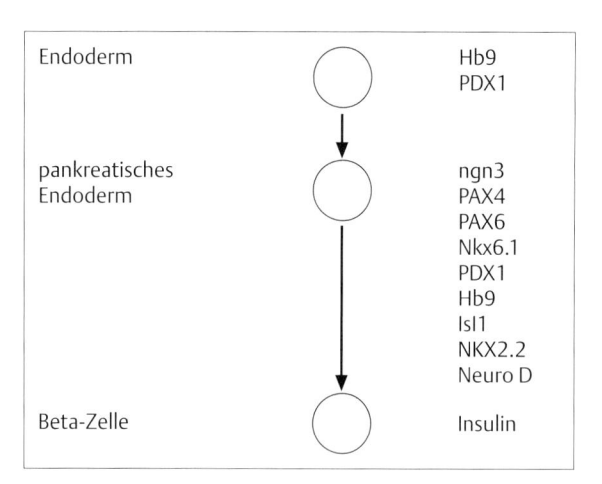

Abb. 15.11 Wichtige Gene und Transkriptionsfaktoren für die Beta-Zellentwicklung.

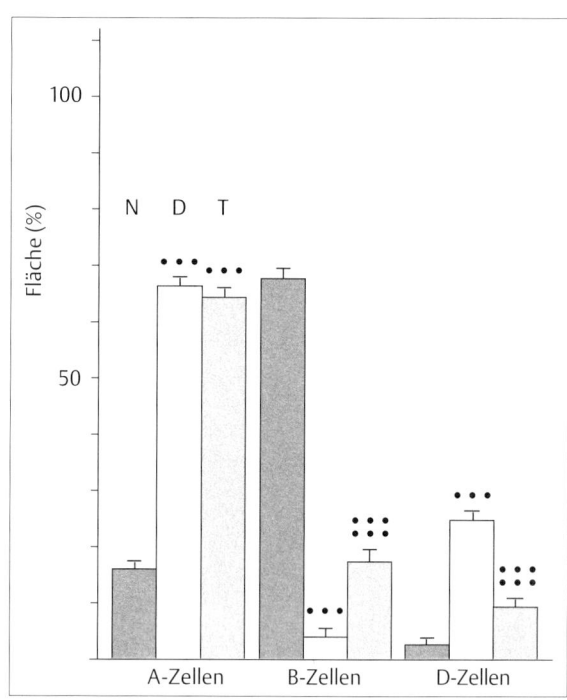

Abb. 15.12 Regeneration und Neoformation von Beta-Zellen im Pankreas diabetischer Ratten nach erfolgreicher Inselzelltransplantation in die Leber. Fläche der endokrinen Zellen in Inseln von normalen (N), diabetischen (D) und transplantierten (T) Ratten (14).

Tab. 15.7 Charakteristika embryonaler und adulter Stammzellen

- **Embryonale Stammzellen**
  - Permanente Zell-Linien
  - Undifferenziert
  - Pluripotent ("physiol. Programmierung")
- **Adulte Stammzellen**
  - Primärkulturen (nicht permanent)
  - Differenziert ("committed")
  - Multipotent (Reprogrammierung)
  - Autolog

aktuelle „Empfehlungen der Deutschen Forschungsgemeinschaft zur Forschung mit menschlichen Stammzellen" vom 3. Mai 2001 im Vorfeld der Bundestagsdebatte soll hier stellvertretend hingewiesen werden (http://www.dfg.de/aktuell/dokumentation.html).

Aus ethischer Sicht weniger problematisch gestalten sich die Forschung und etwaige Therapie mit (adulten) somatischen Stammzellen. Allerdings sind adulte pankreatische Stammzellen als Vorläuferzellen etwaiger Insulin produzierender Zellen noch nicht eindeutig identifiziert. So genannte Nestin-positive duktale Pankreaszellen könnten die relevanten Progenitorzellen sein (62). Eine erste Zellkulturmethode zur In-vitro-Expansion und Differenzierung humaner Pankreasgangzellen in Insulin produzierende Zellen wurde kürzlich beschrieben (9). Im Tierexperiment an diabetischen NOD-Mäusen konnte durch eine Transplantation adulter somatischer Pankreasstammzellen die Stoffwechsellage normalisiert werden (46).

Es besteht die berechtigte Hoffnung, dass auf der Grundlage unseres Wissens über die Embryonalentwicklung des Pankreas und die molekulare Kaskade mit den relevanten Genen und Transkriptionsfaktoren zur Beta-Zelldifferenzierung die Expansion und Differenzierung von Progenitor-Stammzellen soweit beeinflussen lässt, dass eine ausreichend große Masse Insulin produzierender Zellen und Zellverbände für die spätere klinische Transplantation gewonnen werden kann.

Somatische Gentherapie bei Typ-1-Diabetes

Im Tierexperiment wurden inzwischen erste Grundlagen zu einer Gentherapie erarbeitet. Diese in-vivo Transfektionsansätze würden alle immunologischen Probleme der Fremdgewebe- und Fremdzelltransplantation umgehen. So konnten Zellen des Hypophysenmittellappens und GIP-sezernierende K-Zellen des terminalen Ileums der Ratte, aber auch Hepatozyten durch gentechnische Transfektion mit dem Insulin-/Proinsulin-Gen mit Erfolg zur Insulinsekretion gebracht werden (19, 37).

Einen anderen Weg geht die Arbeitsgruppe von Frau Ferber in Israel. Diese Gruppe konnte durch Infektion von Mäuselebern mit einem Adenovirus, das für das PDX-1 Gen kodiert, Hepatozyten in Beta-Zellen mit nachfolgender Insulinproduktion differenzieren (24).

Allerdings erfolgt in allen bisherigen Modellen mit somatischer Gentherapie die Insulinsekretion der transfizierten Zellen nicht stoffwechselbedarfsgerecht. In der Regel versterben die Tiere in der Hypoglykämie. Der Weg zu einer klinischen Anwendung der In-vivo-Gentherapie erscheint in Anbetracht von Todesfällen bei ersten klinischen Anwendungen in den USA ebenso lange wie gefährlich.

Ausblick

Vorhersagen über die breite klinische Anwendung von Inselzelltransplantationen sind ein Wagnis. Schon in den 70er Jahren wurde die Ablösung der klinisch etablierten Pankreasorgantransplantation durch die Inselzelltransplantation unmittelbar erwartet. Die lange Durststrecke hat uns eines Besseren belehrt. Allerdings nahm die Forschung auf diesem Gebiet in den letzten Jahren rasch Fahrt auf, sodass eine routinemäßige 1 : 1-Inselzelltransplantation (1 Spenderorgan/1 Empfänger) nach allgemeiner Einschätzung demnächst zu erwarten ist. Die Lizensierung von Inselpräparationen nach GMP-Kriterien und der Nachweis einer günstigen Kosten-Nutzen-Relation dieses Verfahrens werden folgen. Binnen der nächsten 5 Jahre hofft man, effektive Protokolle zur Induktion einer Immuntoleranz gegenüber Inseln gefunden zu haben.

Auf eine erfolgreiche Stammzell-Inseltransplantation bei Typ-1-Diabetikern wird man wohl noch länger warten müssen. Das Faszinierende am Konzept der Stammzelltransplantation ist nicht nur der nahezu unbegrenzte Nachschub an transplantierbarem Zellmaterial. Mit einer vor der geplanten Zell- oder Organtransplantation vorgenommenen Spender-Stammzellübertragung gelingt offenbar die Etablierung eines „mixed chimerism" mit daraus resultierender Immuntoleranz. In der Folge können Spenderzellen oder Organe ohne immunsuppressive Behandlung des Empfängers transplantiert werden, wie kürzlich experimentell im Mausmodell nachgewiesen wurde (23, 1).

Literatur

1 Adler SH, Bensinger SJ, Turka LA. Stemming the tide of rejection. Nat Med. 2002;8:107–108
2 American Diabetes Association. Technical review on pancreas transplantation for patients with diabetes mellitus. Diabetes Care. 1992;15:1668–1672
3 American Diabetes Association. Pancreas transplantation for patients with diabetes mellitus. Diabetes Care. 1996;19(Suppl 1):S39
4 Apelqvist A, Li H, Sommer L et al. Notch signalling controls pancreatic cell differentiation. Nature. 1999;400:877–881
5 Assady S, Maor G, Amit M, Itskovitz-Eldor J, Skorecki KL, Tzuckerman M. Insulin production by human embryonic stem cells. Diabetes. 2001;50:1691–1697

6 Ballinger WF, Lacy PE: Transplantation of intact pancreatic islets in rats. Surgery. 1972;72:175–186
7 Bennet W, Sundberg B, Groth CG et al. Incompatibility between human blood and isolated islets of Langerhans. A finding with implications for clinical intraportal islet transplantation? Diabetes. 1999;48:1907–1914
8 Bonner-Weir S, Baxter LA, Schuppin GT, Smith FE. A second pathway for regeneration of adult exocrine and endocrine pancreas. A possible recapitulation of embryonic development. Diabetes. 1993;42:1715–1720
9 Bonner-Weir S, Taneja M, Weir GC et al. In vitro cultivation of human islets from expanded ductal tissue. Proc Natl Acad Sci USA. 2000;97:7999–8004
10 Borch-Johnsen K, Nissen H, Salling N. The natural history of insulin-dependent diabetes in Denmark. 2. Long-term survival – who and why. Diabetic Med. 1987;4:211–216
11 Brandhorst H, Brandhorst D, Hering BJ, Bretzel RG. Significant progress in porcine islet mass isolation utilizing Liberase HI for enzymatic low-temperature pancreas digestion. Transplantation. 1999;68:355–361
12 Brendel MD, Hering BJ, Schultz AO, Bretzel RG. International Islet Transplant Registry. Newsletter. 2001;8vol.9:1–20
13 Bretzel RG, Schneider J, Federlin K. Cryopreservation and transplantation of rat, porcine and human pancreatic islets in experimental diabetes mellitus. Horm Metabol Res. 1982;supplser12:78–80
14 Bretzel RG, Richardt M, Menden A, Federlin K. Pankreas-B-Zellregeneration nach Inseltransplantation beim experimentellen Diabetes mellitus. Verh Dtsch Ges Inn Med. 1984;90:1471–1477
15 Bretzel RG, Hering BJ, Federlin KF. Islet transplantation registry report 1991. Diab Nutr Metab. 1992;5(suppl 1):177–181
16 Bretzel RG, Hering BJ, Stroedter D, Zekorn T, Federlin KF. Experimental islet transplantation in small animals. In: Ricordi C, ed. Pancreatic Islet Cell Transplantation. Austin/Georgetown: R.G. Landes; 1992:249–260
17 Bretzel RG, Hering BJ, Schultz AO, Geier C, Federlin K. International Islet Transplant Registry Report. In: Lanza RP, Chick WL, eds. Yearbook of Cell and Tissue Transplantation. Amsterdam: Kluwer; 1996:153–160
18 Bretzel RG, Brandhorst D, Brandhorst H, Eckhard M, Ernst W, Friemann J, Rau W, Weimar B, Rauber K, Hering BJ, Brendel MD. Improved survival of intraportal pancreatic islet cell allografts in patients with type-1 diabetes mellitus by refined peritransplant management. J Mol Med. 1999;77:140–143
19 Cheung AT, Dayanandan B, Lewis JT et al. Glucose-dependent insulin release from genetically engineered K cells. Science. 2000;290:1959–1962
20 Drucksache des Deutschen Bundestages. 1993;12/4368
21 Edlund H. Transcribing the pancreas. Diabetes. 1958;47:1817–1823
22 Ewing DJ, Campbell IW, Clarke BF. The natural history of diabetic autonomic neuropathy. Q J Med. 1980;49:95–108
23 Fändrich F, Lin X, Chai GX et al. Preimplantation-stage stem cells induce long-term allogenic graft acceptance without supplementary host conditioning. Nat Med. 2002;8:171–178
24 Ferber S, Halkin A, Cohen H et al. Pancreatic and duodenal homeobox gene 1 induces expression of insulin genes in liver and ameliorates streptozotocin-induced hyperglycemia. Nat Med. 2000;6:568–572
25 Fiorina P, Maffi P, Bertuzzi F et al. [abstract]. Longterm islet function could improve actuarial survival and cardiovascular outcome in uremic IDDM kidney transplanted patients. Acta Diabetol. 2000;37:151
26 Gradwohl G, Dierich A, Le Meur M, Guillemot F. Neurogenin 3 is required for the development of the four endocrine cell lineages of the pancreas. Proc Natl Acad Sci USA. 2000;97:1607–1611
27 Hasslacher C, Ritz E, Wahl P, Michael C. Similar risks of nephropathy in patients with type 1 or type 2 diabetes mellitus. Nephrol Dial Transplant. 1989;4:859–863
28 Hauner H, von Ferber L, Köster I. Schätzung der Diabeteshäufigkeit in der Bundesrepublik Deutschland anhand von Krankenkassendaten. Dtsch Med Wochenschr. 1992;117:645–650
29 Hauner H, von Ferber L, Köster I. Prävalenz und ambulante Versorgung insulinbehandelter Diabetiker im Alter unter 40 Jahren. Eine Analyse von Krankenkassendaten der AOK Dortmund. Diab Stoffw. 1996;5:101–106
30 Hering BJ, Browatzki CC, Schultz A, Bretzel RG, Federlin KF. Clinical islet transplantation – Registry report, accomplishments in the past and future research needs. Cell Transplant. 1993;2:269–282
31 Jaeger C, Brendel MD, Hering BJ, Eckhard M, Bretzel RG. Progressive islet graft failure occurs significantly earlier in autoantibody-positive than in autoantibody-negative IDDM recipients of intrahepatic islet allografts. Diabetes. 1997;46:1907–1910
32 Kenyon NS, Chatzipetron M, Masetti M et al. [a] Long-term survival and function of intrahepatic islet allografts in rhesus monkeys treated with humanized anti-CD 154. Proc Natl Acad Sci USA. 1999;96:8132–8137
33 Kenyon NS, Fernandez LA, Lehmann R et al. [b] Long-term survival and function of intrahepatic islet allografts in baboons treated with humanized anti-CD 154. Diabetes. 1999;48:1473–1481
34 Koch M, Thomas B, Tschoepe W, Ritz E [letter]. Nephrol Dial Transplant. 1989;4:399
35 Koch M, Thomas B, Tschoepe W, Ritz E [abstract]. Risikofaktoren und Überlebensraten hämodialysierender Diabetiker – eine prospektive Studie. Nieren Hochdruck Krk. 1992;21:397
36 Lacy PE: Status of islet cell transplantation. Diab Rev. 1993;1:76–92
37 Lee HC, Kim SJ, Kim KS, Shin HC, Yoon JW. Remission in models of type 1 diabetes by gene therapy using a single-chain insulin analogue. Nature. 2000;408:483–488
38 Lumelsky N, Blondel O, Laeng P, Velasco I, Ravin R, McKay R. Differentiation of embryonic stem cells to insulin-secreting structures similar to pancreatic islets. Science. 2001;292:1389–1394
39 Luzi L, Hering BJ, Socci C et al. Metabolic effects of successful intraportal islet transplantation in IDDM. J Clin Invest. 1996;97:2611–2618
40 Luzi L, Perseghin G, Brendel MD et al. Metabolic effects of restoring partial β-cell function after islet allotransplantation in type 1 diabetic patients. Diabetes. 2001;50:277–282
41 Meyer C, Hering BJ, Grossmann R et al. Improved glucose counterregulation and autonomic symptoms after intraportal islet transplants alone in patients with long-standing type 1 diabetes mellitus. Transplantation. 1998;66:233–240
42 Minkowski O. Weitere Mittheilungen über den Diabetes mellitus nach Exstirpation des Pankreas. Berl Klin Wochenschr. 1892;29:90–94
43 Morel P, Goetz F, Moudry-Munns KC, Freier E, Sutherland DER. Long term metabolic control in patients with pancreatic transplants. Ann Intern Med. 1991;115:694–699
44 Moskalewski S. Isolation and culture of the islets of Langerhans of the guinea-pig. Gen Comp Endocrinol. 1965;5:342–353
45 Navarro X, Kennedy WR, Loewensen RB, Sutherland DER. Influence of pancreas transplantation on cardiorespiratory reflexes, nerve conduction, and mortality in diabetes mellitus. Diabetes. 1990;39:802–806
46 Ramiya VK, Maraist M, Arfors KE, Schatz DA, Peck AB, Cornelius JG. Reversal of insulin-dependent diabetes using islets generated in vitro from pancreatic stem cells. Nat Med. 2000;6:278–282

47 Richardt M, Menden A, Bretzel RG, Federlin K. Islet transplantation in experimental diabetes of the rat. VIII. B-cell restoration following islet transplantation. Preliminary results. Horm Metabol Res. 1984;16:551–552
48 Ricordi C, Lacy PE, Edward EH, Olack BJ, Scharp DW. Automated method for isolation of human pancreatic islets. Diabetes. 1988;37:413–420
49 Ryan EA, Lakey JR, Rajotte RV et al. Clinical outcomes and insulin secretion after islet transplantation with the Edmonton protocol. Diabetes. 2001;50:710–719
50 Ryan EA, Lakey JRT, Paty BW et al. Successful islet transplantation: continued insulin reserve provides long-term glycemic control. Diabetes. 2002;51:2148–2157
51 Shapiro AMJ, Lakey JRT, Ryan EA et al. Islet transplantation in seven patients with type 1 diabetes mellitus using a glucocorticoid-free immunosuppressive regimen. N Engl J Med. 2000;323:230–238
52 Soria B, Roche E, Berna G, Leon-Quinto T, Reig JA, Martin F. Insulin-secreting cells derived from embryonic stem cells normalize glycemia in streptozotocin-induced diabetic mice. Diabetes. 2000;49:157–162
53 Sosa-Pineda B, Chowdhury K, Torres M, Oliver G, Gruss P. The Pax 4 gene is essential for differentiation of insulin-producing beta cells in the mammalian pancreas. Nature. 1997;386:399–402
54 Stoffers DA, Zinkin NT, Stanojevic V, Clarke WL, Habener JF. Pancreatic agenesis attributable to a single nucleotide deletion in the human IPF1 gene coding sequence. Nat genet. 1997;15:106–110
55 Stroedter D, Mahler M, Bretzel RG, Federlin K. Long-term therapy with islet transplantation is more effective in regard to the reversibility of diabetes-induced hemodynamic and metabolic cardiac alterations. Transplant Proc. 1994;26:672
56 Sutherland DER, Kendall D. Clinical pancreas and islet transplantation registry report. Transplant Proc. 1985;17:307–311
57 The Diabetes Control and Complications Trial Research Group. The effect of intensive treatment of diabetes on the development and progression of long-term complications in insulin-dependent diabetes melllitus. N Engl J Med. 1993;329:977–986
58 Wang PH, Lau J, Chalmers TC. Meta-analysis of effects of intensive blood-glucose control on late complications of type I diabetes. Lancet. 1993;341:1306–1309
59 Wang SL, Head J, Stevens L, Fuller JH, World Health Organisation Multinational Study Group. Excess mortality and its relation to hypertension and proteinuria in diabetic patients. The World Health Organisation Multinational Study of Vascular Disease in Diabetes. Diabetes Care. 1996;19:305–312
60 Warnock GL, Ao Z, Cattral MS, Dabbs KD, Rajotte RV. Experimental islet transplantation in large animals. In: Ricordi C, ed. Pancreatic Islet Cell Transplantation. Austin/Georgetown: R.G. Landes; 1992:261–278
61 Williams PW. Notes on diabetes treated with extract and by grafts of sheep pancreas. Br Med J. 1894;2:1303
62 Zulewski H, Abraham EJ, Gerlach MJ et al. Multipotential nestin-positive stem cells isolated from adult pancreatic islets differentiate ex vivo into pancreatic endocrine, exocrine, and hepatic phenotypes. Diabetes. 2001;50:521–533

16 Diabetes mellitus im Kindes- und Jugendalter

J. Herwig und H.-J. Böhles

Das Wichtigste in Kürze

➤ Im Kindes- und Jugendalter ist der Diabetes mellitus in über 95% der Fälle eine Autoimmunerkrankung mit genetischer Disposition und erfordert wegen der Beta-Zellzerstörung immer eine Insulintherapie. Andere Diabetestypen wie MODY und genetische Defekte der Beta-Zellfunktion werden nur selten diagnostiziert. Ein Typ-2-Diabetes ist bei Kindern und Jugendlichen in Europa im Gegensatz zu Nordamerika zur Zeit noch eine seltene Erkrankung.

➤ Eine nahe-normoglykämische Stoffwechseleinstellung bei Vermeidung schwerer Hypoglykämien und Ketoazidosen kann als übergeordnetes Therapieziel gelten, weil nur so das Risiko des Auftretens diabetischer Folgeerkrankungen minimiert werden kann.

➤ Gleichzeitig müssen die altersabhängigen Besonderheiten der Behandlungs- und Schulungsmöglichkeiten berücksichtigt werden, um eine möglichst unbeeinträchtigte körperliche, psychointellektuelle und psychosoziale Entwicklung dieser Patienten zu gewährleisten.

➤ Eine Langzeitbetreuung durch ein pädiatrisch-diabetologisches Team ist deshalb grundsätzlich anzustreben.

Der Diabetes mellitus ist die häufigste endokrinologische Erkrankung im Kindes- und Jugendalter. Während der primär insulinpflichtige Typ-1-Diabetes lediglich 5–10% der diabetischen Gesamtpopulation ausmacht, erkranken Kinder und Jugendliche jedoch nahezu ausschließlich an einem Typ-1-Diabetes.

Klassifikation

Neben dem weit überwiegenden Typ-1-Diabetes sind speziell in der Pädiatrie auch andere Formen des Diabetes mellitus beschrieben. Dazu zählen v. a. der MODY (maturity-onset diabetes in the young) und der Typ-2-Diabetes. Zu den seltenen Diabetestypen gehören ein konnataler oder mitochondrialer Diabetes, ein Diabetes in Folge von Pankreaserkrankungen, Endokrinopathien und Insulinrezeptorabnormitäten sowie medikamentös bedingte Formen oder genetische Syndrome.

MODY

Der monogenetisch bedingte MODY lässt sich heute molekularbiologisch in mindestens 6 Formen untergliedern (16; Tab. 16.**1**) und betrifft etwa 1–5% aller Diabetiker in den industrialisierten Staaten. Ein MODY ist charakterisiert als ein nicht ketotischer Diabetes mellitus und durch einen Krankheitsbeginn meist vor dem 25. Lebensjahr, einen autosomal dominanten Erbgang und einen primären Defekt der Beta-Zellfunktion. Die häufigste Form, der MODY-2, beruht auf einer Mutation des Glukokinase-Gens und weist einen milden Verlauf auf, sodass häufig keine Therapie erforderlich ist. Auch mikrovaskuläre Folgeerkrankungen entwickeln sich üblicherweise nicht. Die zweithäufigste Form, der MODY-3, ist zunächst durch eine unzureichende Insulinsekretion bei hohen Blutzuckerwerten gekennzeichnet. Im Verlauf der Zeit wird die glucoseinduzierte Insulinsekretion um 1–4% weiter reduziert und die progrediente Hyperglykämie induziert dann mikrovaskuläre Komplikationen. Deshalb müssen diese Patienten mit oralen Antidiabetika und zu 30–40% sogar mit Insulin behandelt werden.

Typ-2-Diabetes

Epidemiologie. Aus Nordamerika wurde in den letzten Jahren über eine deutliche, fast epidemische Zunahme der Inzidenz und Prävalenz des polygenen Typ-2-Diabetes in der Altersgruppe der Kinder und Jugendlichen berichtet. Zwischen 8 und 45% aller erstmals diagnostizierten 10- bis 19-jährigen Diabetiker erkranken dort an einem Typ-2-Diabetes. Bevorzugt betroffen vom einem Typ-2-Diabetes sind ältere Kinder und Jugendliche mit Übergewicht oder Adipositas. Sie weisen bei Manifestation meist eine Glukosurie ohne Ketonurie auf und berichten von einer höchstens leichten Polyurie und Polydipsie bei fehlendem oder geringem Gewichtsverlust. Allerdings weisen bis zu 33% dieser Patienten bei Diagnosestellung eine Ketose und sogar 5–25% eine Ketoazidose auf. Eine familiäre Häufung des Diabetes ist festzustellen, bei 45–80% der betroffenen Kinder ist zumindest auch ein Elternteil erkrankt. Häufig lässt sich sogar eine Diabeteserkrankung über mehrere Generationen nachweisen. Vorwiegend wird ein solcher Typ-2-Diabetes bei nordamerikanischen Minderheiten wie den Afroamerikanern, Indianern, Eskimos sowie in den aus Mexiko und dem asiatischen Raum eingewanderten Bevölkerungskreisen beobachtet. Afroamerikaner reagieren im OGTT im Vergleich zur weißen Bevölkerung mit einer ausgeprägteren Insulinsekretion und zeigen eine um 30% verminderte Insulinsensitivität (4, 56).

Tab. 16.1 Charakterisierung des MODY (mod. nach 16)

MODY	Gen	Manifestationsalter/Vorkommen	Hyperglykämie	Folgeerkrankungen	Therapie	Charakteristika
MODY-1	HNF-4α (Chromosom 20)	– meist postpubertär – eher selten	ausgeprägt	häufig	– orale Antidiabetika – Insulin	
MODY-2	Glukokinase (Chromosom 7)	– Kinder – häufigste Form	mild	selten	Diät und Bewegung	– neonatale Hyperglykämie bei Homozygoten (insulinpflichtig) – hypotrophe Neugeborene – auf Arginin normale Insulinsekretion
MODY-3	HNF-1α (Chromosom 12)	– postpubertär – zweithäufigste Form	ausgeprägt	häufig	– orale Antidiabetika – Insulin	
MODY-4	IPF-1 (Chromosom 13)	sehr selten	mäßig		– orale Antidiabetika – Insulin	Pankreasagenesie bei Homozygoten
MODY-5	HNF-1β (Chromosom 17)	– Kinder – selten	ausgeprägt		Insulin	Nierenzysten Niereninsuffizienz Genitalanomalien
MODY-6	NeuroD1 oder Beta 2	sehr selten			Insulin	

HNF = hepatocyte nuclear factor; IPF = Insulin promotor factor; NeuroD1 = neurogenic differentiation factor; Beta2 = beta-cell E-box transactivator 2

Aber auch aus Japan und Libyen wird über eine Zunahme des Typ-2-Diabetes berichtet. Oft ist ein solcher Diabetes mit einer Akanthosis nigricans oder einem polyzystischen Ovarial-Syndrom (PCOS) vergesellschaftet. Üblicherweise sind diese Kinder bei Diagnosestellung über 10 Jahre alt oder im Pubertätsalter. Es besteht eine Prävalenz des weiblichen Geschlechts von etwa 1,5 : 1 (4, 15, 56). Die Inselzellantikörper sowie die anderen, gegen die Beta-Zellen gerichteten Antikörper sind bei diesen Patienten negativ, die Insulin- bzw. C-Peptidspiegel als Zeichen der Insulinresistenz dagegen erhöht.

Ätiologie und Pathogenese. Der Typ-2-Diabetes stellt eine komplexe metabolische Erkrankung heterogener Ätiologie mit sozialen, Verhaltens- und Umwelt-Risikofaktoren dar, die bei genetischer Disposition den Diabetes auslösen (Kap. 4). Es besteht eine Insulinresistenz, kombiniert mit einer inadäquaten Insulinsekretion. Auch die Pubertät mit erhöhter Insulinresistenz und der daraus folgenden Hyperinsulinämie spielt eine wichtige Rolle. Dadurch erklärt sich auch der Gipfel der Manifestationshäufigkeit des Typ-2-Diabetes bei genetischer Disposition in der Pubertät bei einem Tannerstadium 3 (50, 1). Selbstverständlich wirkt sich auch das Gewichtsproblem dieser Patienten aus: Übergewichtige Kinder weisen im Vergleich zu normgewichtigen Kindern einen Hyperinsulinismus und einen um 40% geringeren insulinstimulierbaren Glucosestoffwechsel auf. Insbesondere das viszerale Fett korreliert bei Jugendlichen direkt mit einer verminderten Insulinsensitivität. Insofern geht der Anstieg des BMI direkt mit einem Anstieg von Insulin und Glucosekonzentration einher.

Ebenso ist die „Thrifty-Phänotyp-Hypothese" nicht ohne Einfluss, die besagt, dass sich eine Mangelernährung in der Fetalzeit und frühen Kindheit ungünstig auf die Entwicklung und Funktion der Beta-Zellen sowie die insulinsensitiven Organe wie v. a. die Muskulatur auswirkt und eine Insulinresistenz verursacht. Mit einem Nahrungsüberangebot im Verlauf des weiteren Lebens und einer Übergewichtsentwicklung wird dann einem Typ-2-Diabetes Vorschub geleistet. Insgesamt müssen aber sowohl die genetischen Ursachen als auch die weiteren Risikofaktoren für die Manifestation des Typ-2-Diabetes als noch nicht geklärt eingestuft werden.

Therapie. Bei den meist deutlich übergewichtigen Kindern und Jugendlichen mit Typ-2-Diabetes und asymptomatischer Hyperglykämie steht natürlich die Gewichtsreduktion, unterstützt durch eine Ernährungsberatung, kombiniert mit der Aufforderung zu vermehrter körperlicher Aktivität im Vordergrund der therapeutischen Bemühungen. Wegen der drohenden diabetischen Folgeerkrankungen gilt als Therapieziel ein Nüchternblutzucker von unter 125 mg/dl sowie ein HbA_{1c}-Wert von unter 7,0% (4). Auch eine eventuelle Hypertonie oder Hyperlipidämie muss konsequent therapiert werden. Falls mit diesen Maßnahmen nicht der gewünschte Erfolg bezüglich der Gewichtsreduktion und Stoffwechseleinstellung erzielt werden kann, bleibt eine Therapie mit oralen Antidiabetika zu erwägen in Analogie zur Therapie erwachsener Typ-2-Diabetiker (vgl. Kap. 9 und 10). Allerdings sind alle bekannten oralen Antidiabetika bisher offiziell nicht für die Behandlung von Kindern und Jugendlichen zugelassen. Die

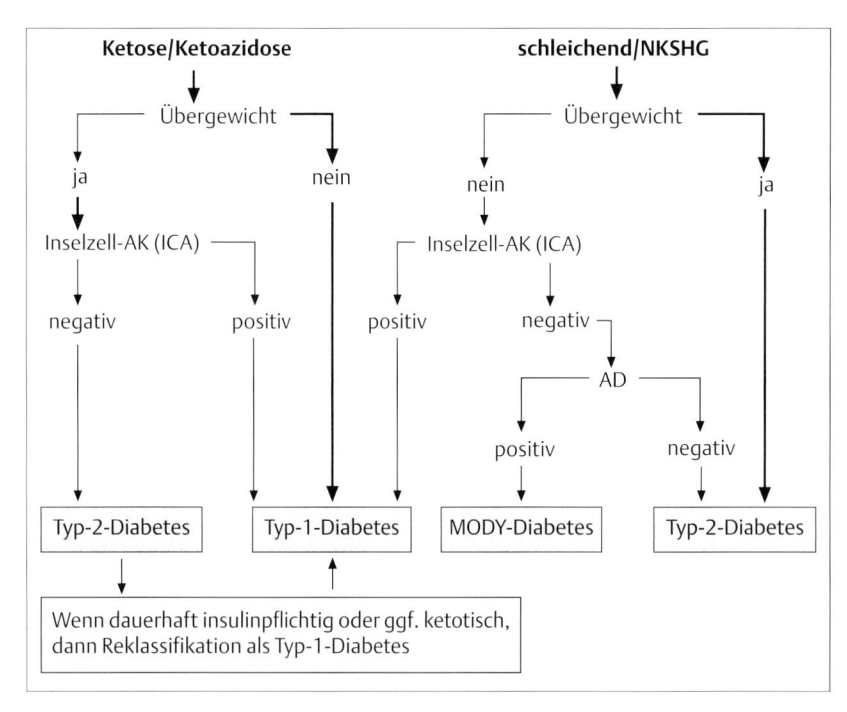

```
         Ketose/Ketoazidose                    schleichend/NKSHG
                  ↓                                    ↓
            ┌─ Übergewicht ─┐                   ┌─ Übergewicht ─┐
            ↓               ↓                   ↓               ↓
           ja              nein                nein             ja
            ↓               ↓                   ↓               ↓
     Inselzell-AK (ICA)               Inselzell-AK (ICA)
         ↓       ↓           ↓         ↓            ↓
      negativ  positiv    positiv   negativ ──┐
                                              ↓
                                             AD
                                          ↓      ↓
                                       positiv  negativ
         ↓        ↓           ↓           ↓        ↓
   Typ-2-Diabetes  Typ-1-Diabetes   MODY-Diabetes  Typ-2-Diabetes
         ↓                  ↑
   ┌──────────────────────────────────────────────┐
   │ Wenn dauerhaft insulinpflichtig oder ggf.    │
   │ ketotisch, dann Reklassifikation als Typ-1-  │
   │ Diabetes                                     │
   └──────────────────────────────────────────────┘
```

Abb. 16.1 Diagnostisches Vorgehen bei Diabetes. Entscheidungshilfe zur Klassifikation eines Diabetes: Einerseits akute Manifestation mit schweren Symptomen, andererseits schleichender Verlauf (evtl. ohne Symptome) oder lediglich Hyperglykämie ohne signifikante Ketose. (mod. nach 56)
NKSHG: nicht ketotische schwere Hyperglykämie.
AK: Antikörper
AD: autosomal dominante Form eines familiären Diabetes in mehr als 3 Generationen.

Tab. 16.2 Charakteristika der Diabetesformen (mod. nach 16)

	Typ-1-Diabetes	MODY	Typ-2-Diabetes
Manifestationsalter	alle Altersgruppen, meist Kinder und Jugendliche	Kinder, Jugendliche, junge Erwachsene < 25 Jahre	Erwachsene, selten auch übergewichtige Jugendliche
Ätiologie	Autoimmunerkrankung mit genetischer Disposition	monogen, autosomal dominant	polygen
familiärer Diabetes	ca. 6% der Verwandten 1. und 2. Grades betroffen	üblicherweise Diabetes in mehreren Generationen	selten mehrere Generationen betroffen, aber familiäre Häufung bei Verwandten 1. und 2. Grades
Penetranz		80–95%	variabel (möglicherweise 10–40%)
Habitus	normgewichtig	normgewichtig	übergewichtig
metabolisches Syndrom	nein	nein	üblicherweise vorhanden

meisten Erfahrungen liegen bisher aus Nordamerika mit Biguaniden (Metformin) und Sulfonylharnstoffen (z. B. Glipizid) vor (32). Biguanide werden wegen der gleichen Effektivität bezüglich der Blutzuckersenkung bei fehlendem Hypoglykämierisiko meist bevorzugt eingesetzt. Als Kontraindikationen sind anzuführen: eingeschränkte Nierenfunktion, bekannte Lebererkrankung, schwere Infektionen, Alkoholabusus und Schwangerschaft. Es existieren aber bisher noch keine Langzeitstudien, die die therapeutische Sicherheit und die Effizienz einer solchen Behandlung beweisen.

Die Initialbehandlung richtet sich selbstverständlich immer nach den klinischen Symptomen. Patienten mit Ketose oder Ketoazidose und ausgeprägter Diabetessymptomatik sollten anfangs mit Insulin behandelt werden (s. u.). Im weiteren Verlauf kann die Insulindosis dann oft reduziert und eventuell sogar beendet werden, ansonsten orientiert sich die Insulinbehandlung an den Prinzipien einer intensivierten konventionellen Insulintherapie. Die Weiterbehandlung ohne Insulin richtet sich ggf. nach den oben aufgeführten Prinzipien.

> Die Behandlung eines Kindes oder Jugendlichen mit einem Typ-2-Diabetes darf sich nicht allein auf eine medikamentöse Therapie reduzieren. Ein pädiatrisch-diabetologisches Team mit Erfahrungen in der Behandlung von Adipositas und Diabetes muss für die Schulung, Ernährungsberatung, medizinische Kontrolluntersuchungen wie HbA_{1c}-Bestimmung, Blutdruckkontrollen und Untersuchung auf diabetische Folgeerkrankungen inklusive psychologischer und sozialer Mitbetreuung sorgen.

Epidemiologie

> **Geografische Faktoren.** Prävalenz und Inzidenz des Typ-1-Diabetes variieren deutlich in den verschiedenen Regionen – sowohl weltweit als auch in Europa. Die Erkrankung zeigt bei Kindern und Jugendlichen in Europa ein ausgeprägtes Nord-Süd-Gefälle mit einer mehr als 10fachen Schwankungsbreite der Inzidenzraten (mit der regionalen Ausnahme der speziellen Situation auf Sardinien, Kap. 3). Bei Kindern bis 14 Jahre wird die höchste Inzidenz in Finnland mit 43,9 Erkrankungen/100.000/Jahr und die geringste Inzidenz in Mazedonien mit 3,6 Erkrankungen/100.000/Jahr beobachtet (22). Der Inzidenzanstieg ist in Zentral-Osteuropa am höchsten, hingegen konnte für Nordeuropa (mit Ausnahme von Finnland) und Sardinien keine weitere Zunahme des Diabetes gefunden werden.

Altersgruppen. Die Trendanalysen der Inzidenzraten in den letzten 10 Jahren zeigen für Europa eine kontinuierliche Zunahme des Typ-1-Diabetes von durchschnittlich 3,2% pro Jahr. Dabei zeigten die Kleinkinder in der Altersgruppe 0–4 Jahre mit 4,8% einen deutlich höheren Anstieg als die Kinder im Alter von 5–9 Jahren mit 3,7% oder diejenigen in der Altersgruppe von 10–14 Jahren mit 2,1%.

Als jüngste Patienten mit persistierendem Diabetes mellitus Typ 1 wurden Kinder der 2.–3. Lebenswoche beschrieben, wobei jedoch betont werden muss, dass die meisten in den ersten Lebenswochen auftretenden Erkrankungsfälle transitorisch sind (s. u.). Im 1. Lebensjahr manifestiert sich ein Diabetes nur selten, um dann mit zunehmendem Alter jedoch häufiger zu werden. Nach Neu et al. (51) beträgt die Inzidenzrate für die 0- bis 4-Jährigen 8,2 und für deutschstämmige 10- bis 14-Jährige 13,5.

Saisonale Faktoren. Insgesamt wurde auch eine saisonale Häufung der Manifestationen im Winterhalbjahr (in den Monaten September bis April) festgestellt. Allerdings war dieser jahreszeitenabhängige Effekt der Manifestationshäufung in der Gruppe der 10- bis 14-Jährigen am ausgeprägtesten (22).

Geschlechtsspezifische Unterschiede. Die Erkrankung betrifft mit etwa gleicher Häufigkeit beide Geschlechter, allerdings sind Jungen in der Altersgruppe von 0–4 Jahren und Mädchen im Alter von 7–11 Jahren vermehrt betroffen; dieser Unterschied ist allerdings nicht signifikant (51). Bereits um das 3.–4. Lebensjahr liegt ein kleiner Gipfel der Inzidenz, ansonsten besteht bei beiden Geschlechtern mit zunehmendem Alter eine steigende Inzidenz, welche in der Präpubertät kumuliert. Die höchste Inzidenzrate wird von Mädchen (11 Jahre) früher als von Jungen (12 Jahre) erreicht.

Situation in Deutschland. Die bisherigen Prävalenzdaten für Deutschland beruhten lediglich auf Hochrechnungen auf der Grundlage der Daten der früheren DDR bis 1989. Sie ließen bei einer Inzidenzrate von 7,38 Erkrankungen/100.00/Jahr für die 0- bis 14-jährigen Kinder auf eine Zahl von über 12.000 Kindern und Jugendlichen mit Typ-1-Diabetes im Alter unter 20 Jahren bei jährlich ca. 1400 Manifestationen schließen. Die Inzidenzrate der Kinder unter 5 Jahren wird seit 1992 durch die ESPED (Erhebungseinheit für seltene pädiatrische Erkrankungen in Deutschland) erfasst und betrug zuletzt 9,7 Manifestationen/100.000/Jahr. Für das Land Baden-Württemberg beträgt die Inzidenzrate der 0- bis 14-jährigen Kinder 12,9, wobei zusätzlich zu betonen ist, dass die ausländischen zugewanderten Kinder eher eine deutlich niedrigere Inzidenz von etwa 6,9 wie in ihren mediterranen Herkunftsländern aufweisen (51, 52). In der Region Düsseldorf besteht eine höhere Inzidenz bei den Kindern und Jugendlichen bis 15 Jahre mit 15,1 Manifestationen/100.00/Jahr. Dies ist auch als Hinweis auf ein in Deutschland bestehendes Nord-Süd-Gefälle der Diabeteshäufigkeit zu werten. Für Deutschland liegt somit die Prävalenz des Diabetes höher als früher erwartet und Trendanalysen lassen eine Verdoppelung der Inzidenzrate in den nächsten 20 Jahren erwarten.

Ätiologie und Pathogenese

Im Folgenden sollen lediglich die für das Kindesalter wichtigsten Gesichtspunkte der Ätiologie und Pathogenese des Typ-1-Diabetes zusammengefasst werden. Ansonsten sei auf die Kap. 2 und 3 verwiesen.

Genetische Grundlagen

> Die Häufigkeit eines Typ-1-Diabetes ist bei nahen Verwandten eines Diabetikers deutlich höher als in der allgemeinen Bevölkerung. Für Geschwister kann die Wahrscheinlichkeit, bis zum 30. Lebensjahr gleichfalls einen Diabetes zu entwickeln, mit etwa 6% angegeben werden. Somit ist ein Diabetes bei Geschwistern etwa 15-mal häufiger als in der Allgemeinbevölkerung, deren Risiko lediglich 0,4% beträgt. Das Erkrankungsrisiko von Kindern, deren Eltern an einem Typ-1-Diabetes leiden, beträgt 3–6%. Das durch den Vater vermittelte Risiko ist dabei mit 6–9% höher als das der Mutter mit 1–4%. Bei eineiigen Zwillingen liegt die Konkordanzrate für einen Typ-1-Diabetes bei 30–50% (17). Für die Entwicklung eines Typ-1-Diabetes kann offensichtlich eine starke genetische Komponente mitverantwortlich gemacht werden.

Es wurde in den letzten Jahren über mehr als 20 mögliche Typ-1-Diabetes-Gene berichtet, von denen aber die Gene der HLA-Region die beste Korrelation zum Diabetes zu haben scheinen. Die Gene des Haupthistokompatibilitätskomplexes (major histocompatibility complex, MHC) des Menschen auf dem kurzen Arm des Chromosoms 6 kodieren die HLA-Proteine, die eine Schlüsselfunktion bei der Antigenprozessierung und Antigenpräsentation an die T-Helfer-Zellen spielen. Eine gestörte immunologische Toleranzinduktion, reguliert durch die HLA-Gene, gilt als Grund für die Beta-Zellautoimmunität bei den meisten Autoimmunerkrankungen wie auch beim Diabetes. Die HLA-A-, -B- und -C-Antigene werden zur Klasse I gerechnet, HLA-DR, HLA-DP und HLA-DQ Antigene zur Klasse II (Kap. 2). Die ausgeprägteste Assoziation besteht offensichtlich zwischen den Klasse-II-Genen und dem Typ-1-Diabetes. Bei mindestens 95% der Patienten, die vor dem 16. Lebensjahr an einem Typ-1-Diabetes erkranken, zeigen die Klasse-II-Genprodukte HLA-DR3 und/oder -DR4. Der Genort HLA-DQ liegt dem des HLA-DR unmittelbar benachbart. Die beste Assoziation zum Diabetes konnte für die HLA-DR- und -DQ-Allele gezeigt werden. Die Allele dieser Genorte, vor allem HLA-DRB1*0401, HLA-DQA1*0301, HLA DQB1*0302, HLA DQA1*501 und HLA-DQB1*0201, machen den größten Teil des genetischen Risikos für den Typ-1-Diabetes aus. Hingegen bewirken die Haplotypen HLA-DQA1*0102 und HLA-DQB1*0602 sogar eine Diabetesprotektion.

Familienuntersuchungen konnten zeigen, dass bei Patientengeschwistern mit HLA-DR-Identität in 15–30%, mit Halbidentität in 8–12% und bei fehlender Identität nur in 1% mit dem Auftreten eines Typ-1-Diabetes vor dem Erreichen des 16. Lebensjahres zu rechnen ist. Besonders hoch ist das familiäre Diabetesrisiko für Geschwister oder Eltern, wenn der Indexpatient vor dem Erreichen des 5. Lebensjahres an einem Typ-1-Diabetes erkrankt. Die Wahrscheinlichkeit, Hochrisiko-HLA-Haplotypen nachweisen zu können, ist in dieser Altersgruppe am größten. Sie nimmt dann mit dem Manifestationsalter genauso wie die Erkrankungswahrscheinlichkeit der Familienmitglieder deutlich ab (19). Diese verdeutlicht, dass die spezifischen Allele der HLA-Antigene zwar notwendig, aber für die Entwicklung eines Diabetes mellitus allein nicht ausreichend sind.

> Der Typ-1-Diabetes ist eine genetisch komplexe Erkrankung. Neben der genetischen Disposition müssen jedoch zusätzliche multifaktorielle Faktoren wirksam werden, um die Erkrankung auszulösen.

Virusinfektionen und Immunologie

Als wichtige nichtgenetische Faktoren für die Entstehung eines Typ-1-Diabetes werden virale Infektionen verantwortlich gemacht. Sowohl die saisonale Häufung der Diabetesmanifestationen als auch ein zeitlicher Zusammenhang mit vorherigen Virusinfektionen sprechen für einen ätiologischen Effekt der Virusinfekte. Bisher wurden insgesamt 6 Virusarten im Zusammenhang mit der Manifestation eines Diabetes diskutiert: Coxsackie-B-, Röteln-, Mumps-, Zytomegalie-, Epstein-Barr- und Varicella-Zoster-Viren. Aufgrund von Tierversuchen können 2 mögliche pathogenetische Mechanismen zum Verlust der pankreatischen Beta-Zellen führen: Einerseits können Viren die Beta-Zellen direkt infizieren und zerstören, andererseits kann eine Infektion aber auch die fein abgestimmte Immunbalance zwischen Th1- und Th2-Zellen aufheben und eine selektive Aktivierung von β-zellzytotoxischen Effektor-T-Zellen verursachen (33).

Röteln. In utero mit Rubellavirus infizierte Kinder tragen ein erhöhtes Risiko von 20%, im späteren Leben an einem Typ-1-Diabetes zu erkranken. Die meisten dieser Kinder, die einen Typ-1-Diabetes entwickeln, sind Träger der Risiko-DR-Antigene und in 80% lassen sich ICA-Antikörper oder Antikörper gegen andere Oberflächenantigene nachweisen (s. u.). Eine postnatale Rötelninfektion zeigt andererseits keine Korrelation mit dem Typ-1-Diabetes.

Enteroviren. Vor allem Infektionen mit Enteroviren und ihre Assoziation mit einem Typ-1-Diabetes wurden in den letzten Jahren untersucht. Kinder von Müttern, bei denen bei der Geburt IgM-Antikörper gegen Coxsackie-B-Virus nachweisbar sind, haben ein erhöhtes Risiko, an einem Typ-1-Diabetes zu erkranken. Eine fetale Infektion mit Coxsackie-B-Virus scheint ähnlich wie eine Rubellainfektion einen Autoimmunprozess einzuleiten oder zu einer persistierenden Infektion mit einer progressiven Zerstörung der Beta-Zellen zu führen. Bei Geschwistern von Diabetikern gehen Enterovirusinfektionen, vor allem Coxsackie-B-Infektionen, mit vorübergehend erhöhten Antikörpertitern und einem erhöhten Diabetesrisiko einher. Auch konnte bei Kindern anlässlich der Manifestation eines Typ-1-Diabetes das Vorhandensein von Coxsackie-B-Viren mit einer signifikant höheren Frequenz von 64% im Vergleich zu 4% in der Kontrollgruppe gesichert werden. Kinder mit Prädiabetes – also einem klinisch noch nicht manifesten Diabetes – mit nachgewiesenen diabetesassoziierten Antikörpern hatten in den ersten 2 Lebensjahren höhere Enterovirus-Antikörper-Titer als die in der antikörpernegativen Kontrollgruppe (58). Insgesamt scheinen Enteroviren, speziell Coxsackie B, das Diabetesrisiko deutlich zu erhöhen. Ob sie aber eine wichtige Rolle bei der Auslösung und Beschleunigung des Immunprozesses spielen oder aber lediglich am Ausbruch der Erkrankung beteiligt sind, ist noch unklar.

Infekte im Kleinkindesalter. Häufigere Infekte im Jahr vor der Manifestation eines Typ-1-Diabetes sowie frühe perinatale Infekte konnten als Risikofaktor für die Entstehung eines Diabetes nachgewiesen werden. Die Kinderkrankheiten wie Röteln, Masern, Mumps, Varizellen oder Pertussis weisen jedoch genauso wie die üblichen Impfungen im Kindsalter keine Korrelation zum Diabetes auf (27). Wahrscheinlich sind gehäufte Infekte im Kleinkindesalter sogar eher protektiv zu werten, bedingt durch einen positiven Effekt auf das sich entwickelnde Immunsystem. Es existieren bisher keine evaluierten Daten, die häufige Infekte vor Diabetesmanifestation für die Entstehung eines Diabetes verantwortlich machen. Virusinfekte scheinen eher nicht direkt für die Zerstörung der Beta-Zellen verantwortlich zu sein, sondern durch einen gesteigerten Insulinbedarf den Ausbruch eines Diabetes auszulösen.

Antikörper. Der Manifestation eines Typ- 1-Diabetes geht ein meist langjähriger Autoimmunprozess mit kontinuierlicher oder schubweise verlaufender Zerstörung von Beta-Zellen voraus (s. a. Kap. 3). Zum Zeitpunkt der Manifestation sind nur noch 10–20% der Beta-Zellen im Pankreas vorhanden. Häufig sind bereits Monate oder Jahre vor der Manifestation des Typ-1-Diabetes Autoantikörper gegen Inselzellantigene im peripheren Blut nachweisbar. In der prädiabetischen Phase stehen mit dem Nachweis von Insulinautoantikörpern (IAA), Inselzellantikörpern (ICA), Glutamatdecarboxylase-Antikörpern (GADA) und Antikörpern gegen Tyrosinphosphatasen (IA-2) Marker für diesen Krankheitsprozess zur Verfügung:

➤ IAA sind gegen das körpereigene Insulin gerichtet und lange vor Beginn einer exogenen Insulintherapie nachweisbar.
➤ Bei den ICA handelt es sich um polyklonale IgG-Antikörper, die gegen verschiedene Determinanten der Inselzellen gerichtet sind. ICA sind bei etwa 60–90% der Patienten mit frisch manifestem Typ-1-Diabetes nachweisbar. Die Prävalenz in der Normalbevölkerung wird dagegen in verschiedenen Studien mit 0,1–3% angegeben.
➤ Antikörper gegen Glutamatdecarboxylase (GADA) sind ein Subtyp der Antikörper gegen das 64-kDa-Antigen und bei 60–80% der neu erkrankten Diabetiker nachweisbar.
➤ Die Antikörper gegen Tyrosinphosphatasen IA-2 (ICA 512) und IA-2β haben eine hohe Sequenzhomologie, gehören zur Gruppe der Tyrosinphosphatasen ohne bekannte Enzymaktivität, sind gegen transmembrane Proteine in den sekretorischen Insulingranula gerichtet und finden sich in 60–70% der Fälle.

Der Prozess der Zerstörung der Beta-Zellen läuft bei Kindern sehr viel schneller als bei Erwachsenen ab. Dementsprechend zeigt auch der Nachweis dieser Antikörper als Zeichen eines ausgeprägten, gegen Beta-Zellen gerichteten Autoimmunprozesses eine deutliche Altersabhängigkeit. Anlässlich der Diabetesmanifestation wurde bei Kindern unter 2 Jahren in 100%, im Alter von 2–5 Jahren in 99,2% und bei 5- bis 15-Jährigen in 97,4% der Fälle zumindest einer dieser Antikörper nachgewiesen (36). Auch hatten die jüngsten Kinder die höchsten IAA- und ICA-Titer, während die GADA-Titer in allen Altersgruppen in einer etwa gleichen Größenordnung lagen. Andererseits waren die Titer der IA-2-Antikörper bei den Kindern unter 2 Jahren am niedrigsten.

Relativ häufig wird auch mit dem Nachweis nur eines einzigen Antikörpers – meist IAA – eine transiente Inselautoimmunität beobachtet. Sie ist aber nicht als Zeichen eines erhöhten Erkrankungsrisikos bei erstgradig Verwandten zu werten (10). Der Nachweis von mehr als einem Antikörper beinhaltet aber eine deutliche Erhöhung des Risikos, einen Typ-1-Diabetes zu entwickeln, während der fehlende Nachweis dieser Antikörper bedeutet, dass kein signifikant erhöhtes Risiko für die erstgradig Verwandten im Vergleich zur Normalbevölkerung besteht. Der *prädiktive Wert* der genannten Marker ist im Kindesalter höher als im Erwachsenenalter und darum zur Einschätzung des potenziellen Diabetesrisikos besonders wertvoll.

Ernährungsgewohnheiten

Als Umweltfaktoren, die an der Pathogenese des Typ-1-Diabetes beteiligt sein können, wurden auch die Ernährungsgewohnheiten im Kindesalter untersucht. Die Analyse der Ernährungsgewohnheiten von 339 schwedischen Kindern, die im Alter von 0–14 Jahren einen Typ-1-Diabetes entwickelt hatten, zeigte im Vergleich zu 528 Kontrollkindern, dass 21 Nahrungsmittel als deutlich „diskriminierend" erkannt werden können. Das Risiko der Entwicklung eines Typ-1-Diabetes erschien umso höher, je häufiger Nahrungsmittel der folgenden Charakteristik aufgenommen worden waren:
➤ hoher Eiweißgehalt,
➤ hoher Fettgehalt,
➤ hoher Gehalt an Kohlenhydraten mit viel Mono- oder Disacchariden,
➤ Nahrungsmittel, die Nitrite, Nitrate oder Nitrosamine enthalten.

Eiweiß scheint dabei im Vergleich zum Fett der bedeutsamere Risikofaktor zu sein (14). In Finnland wurde jedoch nur eine Korrelation des Diabetes mit der diätetischen Nitrit-, nicht aber der Nitratzufuhr gefunden (71). Insgesamt steigt das Diabetesrisiko um den Faktor 2,3 bei erhöhter diätetischer Nitritzufuhr. Auch das Trinken von täglich 1 Tasse Tee oder 2 Tassen Kaffee vor dem 15. Lebensjahr bewirkt ein 2fach höheres Risiko, einen Diabetes zu entwickeln (3).

Die Auswertung retrospektiver multinationaler Studien erbrachte für die Inzidenz eines Typ-1-Diabetes in der Altersgruppe 0–14 Jahre zusätzlich eine signifikante Korrelation mit der frühen Beendigung der Muttermilchernährung. Die Muttermilch selbst ist jedoch nicht als protektiver Faktor anzusehen. Die frühe Einführung der Kuhmilchfütterung vor dem 3. Lebensmonat scheint das Risiko für die Entstehung eines Typ-1-Diabetes um den Faktor 1,5 zu erhöhen. Dieser Effekt wird kausal auf verschiedene Proteine der Kuhmilch, insbesondere auf Rinderserumalbumin zurückgeführt. Diese Proteine sollen durch direkte Induktion einer Beta-Zellautoimmunität oder durch das Auslösen einer Dysregulation im lymphatischen Gewebe der Mukosa diabetogen wirken (s. a. Kap. 3). Die ersten Zwischenergebnisse prospektiver Studien an Kindern mit hohem genetischen Diabetesrisiko und nachgewiesener Autoimmunität scheinen diese Ergebnisse jedoch zu widerlegen (11, 27, 35).

Klinik

Symptomatik

Im klassischen Fall sind die Erstsymptome einer Diabeteserkrankung Polyurie, Polydipsie sowie ein oft ausgeprägter Gewichtsverlust. Diese Zeichen stellen das klinische Korrelat der osmotischen Diurese und uneingeschränkten Lipolyse dar. Das Wiederauftreten einer Enurese bei einem Klein- oder Schulkind sollte immer auch an einen Diabetes mellitus denken lassen. Die diabetische Ketoazidose ist häufig Ursache weiterer eindrücklicher klinischer Auffälligkeiten. Ihre ersten Anzeichen können sehr mild sein und lediglich aus Erbrechen, Dehydratation und Bauchschmerzen bestehen. Im fortgeschrittenen Zustand bestehen die Zeichen einer ketoazidotischen, tiefen Atmung (Kußmaul-Atmung), fruchtiger Acetonfötor und abdominelle Beschwerden im Sinne eines akuten Abdomens. Differenzialdiagnostisch müssen sowohl eine Appendizitis als auch eine Peritonitis berücksichtigt werden („Pseudoappendicitis diabetica", „Pseudoperitonitis diabetica"). Diese differenzialdiagnostischen Erwägungen sind umso bedeutungsvoller, als das Blutbild durch eine Leukozytose mit Linksverschiebung charakterisiert ist. Die Schmerzen können sich jedoch auch auf den Thorakalbereich konzentrieren. Eine Bewusstseinsstörung des Patienten kann von Müdigkeit über eine Bewusstseinstrübung bis zum Koma reichen. In den letzten Jahren ist die Aufnahme von Patienten im diabetischen Koma bei Manifestation – sicherlich als Folge eines allgemein besseren ärztlichen Problembewusstseins – erfreulicherweise sehr selten geworden.

Verlauf

Der klinische Verlauf des Typ-1-Diabetes im Kindesalter ist durch 3 voraussehbare Phasen gekennzeichnet, die durch den Insulinbedarf gut charakterisiert werden können.

Initialphase. Sie beginnt mit dem ersten Auftreten klinischer Symptome, wie z. B. Polyurie, Polydipsie und Gewichtsverlust, und führt zur Diagnosestellung mit nachfolgender Insulinbehandlung. Das klinische Bild reicht von geringer klinischer Symptomatik bis zu diabetischer Ketoazidose mit Koma. Bei ca. 80% der Kinder vergehen vom Beginn der klinischen Auffälligkeiten bis zur Diagnosestellung durchschnittlich 3 Wochen.

Remissionsphase. Sie ist durch einen abnehmenden Insulinbedarf gekennzeichnet und führt im Rahmen einer erfolgreichen Insulinbehandlung zu einer Stabilisierung und Verbesserung der Stoffwechselsituation. Eine erste Insulindosisreduktion ist unmittelbar nach Korrektur der initialen Stoffwechselstörung, also 2–3 Tage nach dem Beginn der Behandlung erforderlich. Bei 80–90% der Patienten folgt ein zweiter Rückgang des Insulinbedarfs 1–3 Wochen nach Diagnosestellung und Therapieeinleitung. Sehr junge Kinder und solche mit schwerer Ketoazidose erreichen jedoch seltener eine ausgeprägte Remission als ältere Patienten mit noch kompensierten Stoffwechselverhältnissen. Die Grundlage dafür ist in der rascheren Zerstörung der Beta-Zellen bei Kindern unter 2 Jahren mit nur geringer Restfunktion zu sehen (36).

Stabile Remissionsphase. Der Bedarf der Insulinsubstitution geht bei älteren Kindern und Jugendlichen in der „stabilen Remissionsphase" meist auf ein Minimum von wenigen Einheiten (< 0,5 IE/kg/d) zurück. Sehr selten kann sogar vorübergehend – maximal wenige Wochen – auf eine Insulintherapie verzichtet werden. Diese Phase mit niedrigem Insulinbedarf, die auch als „Honeymoon"-Phase bezeichnet wird, hält unterschiedlich lange an. Ihre Dauer korreliert invers mit der Ausprägung der Stoffwechselentgleisung bei Diagnosestellung. Sie ist durch eine individuell variabel ausgeprägte Insulinrestsekretion, erkennbar durch den C-Peptid-Nachweis, gekennzeichnet. Diese Phase kann von wenigen Wochen und Monaten bei Klein- und Schulkindern bis zu 1–2 Jahren bei Jugendlichen andauern. Durchschnittlich beträgt sie 14 Monate. In dieser Zeit ist üblicherweise eine gute und nahezu normoglykämische Stoffwechseleinstellung problemlos zu erreichen. Gleichzeitig bietet diese Zeit die Gelegenheit, Patienten und Eltern eingehend zu schulen und ihnen Vertrauen in die künftige Lebensqualität zu geben.

Diabetische Dauerphase (Postremissionsphase). Das Ende der Remissionsphase kündigt sich durch den allmählichen Wiederanstieg des Insulinbedarfs an und damit kommt es zum Übergang zum vollständigen Insulinmangel. Es wird schließlich ein stabiles Plateau des Insulinbedarfs erreicht, der meist zwischen 0,8 und 1,0 IE/kg/d liegt. Eine Tagesinsulindosis von 1,2 IE/kg sollte möglichst nicht überschritten werden, ist aber manchmal bei Jugendlichen in der Pubertät erforderlich.

Diagnose

Laborbefunde

Das klinische Erscheinungsbild des Diabetes mellitus wird durch ein typisches Muster von Laborparametern gestützt:
- Hyperglykämie, Glukosurie und Azetonurie;
- metabolische Azidose;
- erhöhte Serumosmolarität: Ein Blutzuckeranstieg um 100 mg/dl (5,6 mmol/l) verursacht einen Anstieg der Serumosmolarität um 5,5 mosm/l;
- Elektrolytstörungen: Die osmotische Diurese bewirkt ausgeprägte Natriumverluste mit einer nachfolgenden Hyponatriämie. Die Serumcalcium- und -phosphatkonzentrationen sind ebenfalls meist erniedrigt. Die Serumkaliumkonzentration erscheint initial im Normbereich. Bei Behandlung der Azidose und der Hyperglykämie jedoch erfolgt ein Kaliumrückstrom in den Intrazellulärraum, und es kommt zur Demaskierung der Hypokaliämie;
- Blutbild: Meist besteht eine Leukozytose mit Linksverschiebung. Hämatokrit und Hämoglobin sind als Zeichen der Dehydratation erhöht.

Prädiktive Faktoren

Die epidemiologischen Studien weisen eine bisher noch nicht erklärbare steigende Inzidenz des Typ-1-Diabetes bei Kindern von über 3% pro Jahr auf. Insofern ist es absolut sinnvoll, Strategien für die Prädiktion und Prävention des Diabetes zu entwickeln. Die gedanklichen Ansätze einer Prävention des Typ-1-Diabetes durch Intervention im möglichst frühen Kindesalter machen es notwendig, nochmals etwas ausführlicher auf die gene-

Marker des MHC-Komplexes

Viele Autoimmunerkrankungen sind mit genetischen Markern des MHC-Komplexes auf dem kurzen Arm von Chromosom 6 assoziiert. Eine Verbindung zwischen HLA-System und Typ-1-Diabetes wurde zuerst für die Klasse-I-Antigene HLA B8 und/oder HLA B15 festgestellt. Für beide wurde ein Kopplungsungleichgewicht gegenüber HLA-DR3 und/oder -DR4 gefunden, d. h. die Häufigkeit, mit der 2 HLA-Typen zusammen auf dem gleichen Haplotyp vererbt werden, ist größer, als dies normalerweise zu erwarten wäre. Etwa 95% aller kaukasischen Patienten mit einem Erkrankungsalter von unter 30 Jahren weisen einen DR3/DR4-Haplotyp auf im Gegensatz zu nur 50% in der Bevölkerung ohne Diabetes. Die HLA-DQ-Haplotypen zeigen eine noch stärkere Assoziation zum Diabetes und sollen zu ca. 30–40% die Entstehung eines Diabetes determinieren. Dies betrifft vor allem die DQB1*0302-, DQB1*0201- und DQB1*0302/ DQB1*0201-Genotypen mit der besten Korrelation zum Diabetes. Bei 96% der Diabetiker und nur bei 19% der Nichtdiabetiker wird ein Phänotyp DQ NA/NA (NA = kein Aspartat an Position 57) nachgewiesen.

Für Geschwister von Kindern mit neu manifestiertem Diabetes im Alter unter 20 Jahren hat allein dieser DQB1*02/*0302-Genotyp einen prädiktiven Wert von 22,2% (41). Als Zeichen der ausgeprägten genetischen Disposition konnte bei Manifestation des Diabetes vor dem 5. Lebensjahr bei 31% der unter 2-Jährigen bzw. 35,6% der 2- bis 5-Jährigen DQB1*02/*0302 als Hochrisiko-Genotyp nachgewiesen werden, verglichen mit nur 21,8% bei den älteren Kindern im Alter von 5–15 Jahren (36). Bei den älteren Kindern war dagegen häufiger der protektive Genotyp DQB1x/x gefunden worden.

Den HLA-Typen DQB1*0302/x (x = 0302 oder nicht definiertes Allel) wird ein moderates und den HLA-Typen DQB1*0301/0302, DQB1*02/0301, DQB1*02/x (x = 02 oder nicht definiertes Allel) und DQB1*0302/0602-3 ein niedriges Diabetesrisiko zugeschrieben. Insofern kann man sich bei Kindern mit nachgewiesenen Antikörpern zur Differenzierung des Diabetesrisikos auf die Bestimmung dieser genetischen Marker beschränken.

Diabetesspezifische Antikörper

Prädiktiver Wert der einzelnen Antikörper

Inselzellantikörper (ICA). In prospektiven Studien konnte für erstgradig Verwandte von Typ-1-Diabetikern gezeigt werden, dass diabetesspezifische Antikörper bereits lange vor der Manifestation des Diabetes nachweisbar sind. Der ICA-Nachweis ist die Grundlage von Früherkennungsstrategien mehrerer prospektiver Familienstudien. Die älteste dieser Studien, die Barts-Windsor-Family-Study, umfasste 1991 einen Beobachtungszeitraum von über 11 Jahren. Von den ICA-positiven Verwandten 1. Grades der Typ-1-Diabetes-Patienten erkrankten 74% innerhalb von 9 Jahren an einem Typ- 1-Diabetes (ICA > 20 JDF-Units). Ähnliche Zahlen wurden auch in den anderen Familienstudien aus dem Joslin-Diabetes-Center und in Gainesville mitgeteilt. Eine Besonderheit der Barts-Windsor-Family-Study ist, dass auch die ICA-negativen erstgradigen Angehörigen über den gesamten Verlauf der Studie weiterverfolgt wurden, sodass Aussagen über den negativen prädiktiven Wert gemacht werden können. Das Risiko für Geschwister von Patienten mit Typ-1-Diabetes, die bei der ersten Testung ICA-negativ waren, beträgt danach 0,3% und geht somit nicht über das Risiko der Normalbevölkerung hinaus. Für Eltern wird das Risiko mit 0,27% angegeben.

Insulinautoantikörper (IAA) und IA-2. Die Prävalenz von IAA ist mit 3,7% unter den Verwandten 1. Grades der Typ-1-Diabetiker etwa so hoch wie die von ICA. Allerdings wurde in der Joslin-Family-Study nach 5 Jahren der prädiktive Wert einer IAA-Positivität mit 53% gegenüber ICA-Positivität mit 65% als deutlich geringer erkannt Die Häufigkeit der Nachweisbarkeit der Antikörper bei Patienten mit frisch manifestiertem Typ-1-Diabetes zeigt eine strenge Altersabhängigkeit, die einen unterschiedlichen prädiktiven Wert der Antikörperbestimmung auch in der prädiabetischen Phase nachweist: Bei Kindern unter 5 Jahren sind IAA vor der ersten Insulingabe zu 100% positiv, während ältere Kinder und Jugendliche in etwa 40–50% und Erwachsene über 20 Jahre in nur noch ca. 20% zum Manifestationszeitpunkt IAA aufweisen. Das gleiche gilt auch für die Autoantikörper gegen IA-2, die sich bei Manifestation eines Diabetes bei Kindern in 60–70% und bei Erwachsenen nur noch in 30–40% der Fälle nachweisen lassen.

Kombinierte Antikörperbestimmungen. Durch eine Kombination von IA-2-Antikörpern mit GADA lässt sich eine diagnostische Sensitivität und Spezifität erzielen, die mit den Ergebnissen der ICA-Bestimmung vergleichbar ist. Trotzdem gelten die ICA noch immer als der „Goldstandard" der serologischen Marker für die Prädiktion des Typ-1-Diabetes.

Screeninguntersuchungen bei erstgradig Verwandten von Diabetikern auf ICA, IAA, GADA und IA-2A zeigen eine recht hohe Prävalenz von mindestens 1 Autoantikörper in 10–13% und von 2 oder mehr Autoantikörpern in 2–6% der Fälle. In der Normalbevölkerung besteht eine Prävalenz für 1 Antikörper von etwa 1,0–9,4% und für 2 oder mehr Antikörper von 0,1–0,7%. GADA und ICA wurden am häufigsten nachgewiesen, etwas seltener IAA und IA-2A. Sensitivität und prädiktiver Stellenwert des Nachweises einer Kombinationen von Antikörpern schwanken insgesamt eher wenig, das Diabetesrisiko hängt primär von der Anzahl der positiv nachgewiesenen Antikörper ab. Das Risiko, an einem Typ-1-Diabetes zu erkranken, ist für einen erstgradig Verwandten, bei dem kein oder nur 1 Antikörper gefunden wurde, mit 0–1% sehr gering. Werden jedoch 2 oder mehr Antikörper nachgewiesen, beträgt das Erkrankungsrisiko in den folgenden 5–10 Jahren bereits 62–100%. Das kumulative Diabetesrisiko für Kinder kann aufgrund solcher prospektiven Familienuntersuchungen mit 0,2% bei 1 nachgewiesenen Antikörper, 9% bei 2, 59% bei 3 und sogar mit 61% bei 4 Antikörpern angegeben werden (vgl. 63). Interessanterweise werden Antikörper bei männlichen Familienmitgliedern von Diabetikern im Alter von 10–20 Jahren 2,5fach häufiger gefunden als bei weiblichen Probanden, passend zu der höheren Inzidenz des Diabetes bei Männern bei Manifestation ab dem 15. Lebensjahr (72).

Spezifische Autoantikörper im frühen Kindesalter. In prospektiven Studien wurde eine hohe Frequenz spezifischer Autoantikörper bereits in den ersten Lebensjahren bei Kindern von Eltern mit Diabetes gefunden (75). Zur Zeit werden über 2100 Kinder in der BABYDIAB-Studie von Geburt an regelmäßig auf genetische Risikomarker und das Auftreten der diabetesspezifischen Antikörper untersucht. Im Alter von 9 Monaten hatten 2,2% und mit 2 Jahren 4,8% der untersuchten Kinder zumindest 1 nachweisbaren Antikörper. Bei 0,6% der Säuglinge und 3,5% der 2-jährigen Kinder wurde sogar mehr als 1 positiver Antikörper gefunden. Von den bisher 13 an Diabetes erkrankten Kindern hatte die überwiegende Mehrzahl bereits in diesem frühen Kindesalter Antikörper. Das Diabetesrisiko vor dem Erreichen des 10. Lebensjahres betrug 100%, wenn im Alter von 2 Jahren bereits 2 oder mehr Antikörper nachweisbar waren. Die IAA gingen bei Kindern mit 2 oder mehr Antikörpern in 45% der Fälle der Entwicklung weiterer Antikörper voraus. In der 1. Blutprobe waren in 90% der Fälle IAA allein oder in Kombination mit anderen Antikörpern nachweisbar. Dies gilt für GADA nur in 10% der untersuchten Kinder.

> Insulin scheint somit bei der Entstehung eines Diabetes das pathogenetisch primäre Antigen zu sein. Diese Antikörperantwort ist aber allein nicht ausreichend für die Manifestation der Erkrankung. Für die Progression zum manifesten Diabetes muss ein Übergreifen auf andere Antigene wie GADA oder IA-2 hinzukommen. Dabei war zunächst eine Antikörperantwort gegen Insulin, gefolgt von der gegen GAD und zuletzt gegen IA-2 der häufigste Befund (43).

Studien zu prädiktiven Faktoren

Finnische Studien. Eine finnische Studie untersuchte die genetischen Marker und Autoantikörper bei Geschwistern von neu erkrankten Kindern. Der Nachweis von mindestens 2 Antikörpern bei jungen Kindern (< 6 Jahre) war mit einem Risiko von 76,5% für die Entstehung eines Diabetes vor dem 10. Lebensjahr verknüpft. Kinder mit nur einem positiven Antikörper vor dem 6. Lebensjahr entwickelten dagegen keinen Diabetes. Das größte Risiko für die Entwicklung eines Diabetes mit 74,1% hatten die Geschwisterkinder, bei denen 3 Antikörper nachgewiesen wurden. Der Nachweis von IA-2A oder multipler Antikörper hatte mit 57% den höchsten prädiktiven Wert, der durch die Kombination der Antikörper bei HLA-Identität, DR3/4-Phänotyp oder DQB1*02/0302-Genotyp sogar auf 80 bzw. 100% erhöht wurde (41). Durch ein alleiniges genetisches Screening-Programm für nicht selektierte Neugeborene auf die genetische Risikokonstellation HLA DQB1*02/*0302 und *0302/x (x = *02, *0301, *0602) konnten in Finnland bereits 75% aller Diabetesmanifestationen im frühen Kindesalter identifiziert werden (42).

DENIS. Die erste multizentrische placebokontrollierte Studie zur Prävention des Diabetes, die Deutsche und Österreichische Nicotinamid-Studie (DENIS), begann 1993. Bei ICA-positiven Geschwistern wurde über 3 Jahre bzw. bis zur Diabetesmanifestation eine Retard-Präparation von Nicotinamid verabreicht. Diese DENIS-Studie wurde im Frühjahr 1997 beendet, weil sich keine statistisch signifikante Prävention durch Nicotinamid auf die Diabetesentwicklung in der Hochrisikogruppe der 3- bis 12-Jährigen nachweisen ließ (45). Somit können von Nicotinamid möglicherweise nur Personen mit einem geringeren Risiko der Diabetesprogression profitieren (die Ergebnisse der ähnlich angelegten ENDIT-Studie bei älteren Probanden liegen noch nicht vor).

PRO-DIAB-Studie. Der DENIS-Studienverbund hat 1998 eine Folge-Studie, die PRO-DIAB-Studie, begonnen. Aufgrund neuer Erkenntnisse zur Pathogenese des Diabetes soll in dieser Studie durch Modulation des Immunsystems mit oralen Proteasen ein Effekt auf die T-Zellfunktion bewirkt werden. Bereits nach kurzfristiger Behandlung wird eine mögliche Wirksamkeit dieses Therapieversuchs durch Messung von Surrogatmarkern erfasst. Durch die Messung von Zytokinen auf Protein- und mRNA-Ebene im peripheren Blut und nach Stimulation in Vollblutkulturen kann eine „gutartige" Inselzellentzündung durch die Th2-Zytokine IL4 und IL10 von einer „destruktiven" Inselimmunität mit Th1-Zytokinen IL12 und TNF-α differenziert werden (s. a. 34). Die Erkenntnis der wesentlichen Bedeutung von Adhäsionsmolekülen bei Entzündungsvorgängen hat neue Möglichkeiten für eine adhäsionsmolekülspezifische Immuntherapie ergeben. Neben verschiedenen monoklonalen Antikörpern gegen Adhäsionsmoleküle, die jedoch das Risiko einer Sensibilisierung und bei wiederholter Verabreichung einer anaphylaktischen Reaktion beinhalten, könnte auch eine Therapie mit löslichen, rekombinant produzierten Adhäsionsmolekülen erfolgen. Diese Substanzen sind aber nicht oral verabreichbar. Daher soll die orale Gabe von Proteasen wie Trypsin, Bromelain und Rutosid getestet werden. Diese Proteasen bewirken eine enzymatische Abspaltung von membrangebundenen Adhäsionsmolekülen und sowohl in Zellkulturen wie im Tiermodell konnte eine immunmodulierende Wirkung nachgewiesen werden. Auch bei der physiologischen Produktion von löslichen Adhäsionsmolekülen sind Proteasen beteiligt. Somit wird bei dieser Studie ein physiologischer Mechanismus mit sehr geringem Nebenwirkungsprofil für therapeutische Zwecke genutzt. Als Probanden werden erstgradig Verwandte im Alter von 3–40 Jahren rekrutiert, bei denen ein Angehöriger einen Typ-1-Diabetes vor dem 35. Lebensjahr entwickelt hat. Bei den Probanden sollen mindestens 2 diabetesspezifische Autoantikörper nachweisbar sein, ihr Erkrankungsrisiko liegt also bei ca. 40%. In einer Pilotstudie wird zunächst bei 15 Probanden mRNA isoliert und mittels RT-PCR-Analyse auf verschiedene Zytokine untersucht. Bestimmt wird das Verhältnis von diabetesfördernden Th1-Zytokinen und diabetesinhibierenden Th2-Zytokinen. Auch werden Vollblutkulturen mit verschiedenen Substanzen wie PHA, Proinsulin und Hitzeschockprotein stimuliert und im Überstand die einzelnen Zytokine analysiert. Nachdem durch eine Zwischenauswertung der Surrogatmarker eine Wirksamkeit der Prüfsubstanz auf das Verhältnis der Th1/Th2-Immunität nachgewiesen wurde, kann die Hauptphase der randomisierten placebokontrollierten Studie beginnen. Das Studiendesign ist so angelegt, dass bei einer kumulativen 3-Jahres-Inzidenz von 40% in der Placebogruppe eine Halbierung der Inzidenz in der proteasebehandelten Gruppe gezeigt werden soll.

TRIGR-Studie. Ein anderer Ansatz liegt der multizentrischen TRIGR-Studie (Trial to Reduce IDDM in the Genetically at Risk) zugrunde. Es handelt sich um eine primäre Präventionsstudie, die den Einfluss der Kuhmilchproteine (enthalten in Milchprodukten, Rind- und Kalbfleisch) auf den Autoimmunprozess des Diabetes klären soll. Als Probanden werden Kinder von Eltern mit Diabetes oder Geschwisterkinder von Kindern mit Diabetes eingeschlossen. Nach einem genetischen Screening auf die Hochrisiko-HLA-Typen von 8000 Neugeborenen sollen insgesamt mindestens 1000 Neugeborene in die Interventionstudie bei gleich großer Kontrollgruppe randomisiert werden. Nach einer Stillphase erhalten die Kinder entweder normale Formulanahrung oder kuhmilchproteinfreie Hydrolysatprodukte. Die Intervention soll mindestens über die ersten 6 Lebensmonate des Säuglings durchgeführt werden. Nachuntersuchungen erfolgen anfangs alle 3 Monate, dann jährlich bis zum 6. Lebensjahr und nochmals mit 10 Jahren. Ziel der Studie ist es, bei Kindern mit hohem Diabetesrisiko eine Reduktion der Diabetesinzidenz zu erzielen.

Weitere Studien. Weitere Präventionsstudien mit prophylaktischen Insulininjektionen sowie oraler oder nasaler Insulingabe wurden eingeleitet.

Therapie

Altersabhängige Therapieprobleme

Kindesalter. Bei einem Kind eine wirklich stabile und gute Stoffwechseleinstellung zu erzielen, bereitet große Probleme und ist außerhalb der stabilen Remissionsphase fast unmöglich. Bei unzureichender Insulinsubstitution neigen alle Kinder grundsätzlich zur Ketoazidose. Die häufigsten Gründe einer labilen Stoffwechseleinstellung sind Zweiterkrankungen und nicht individuell angepasste Therapieformen. Aber auch Insulinüber- oder -unterdosierung, Unregelmäßigkeiten beim Essen, unzureichende, fehlende oder „geschummelte" Stoffwechselselbstkontrollen und ein wechselndes Ausmaß an körperlicher Aktivität müssen immer als Ursache einer labilen Stoffwechsellage überprüft werden. Speziell die Überdosierung des Verzögerungsinsulins ist für die Entstehung eines labilen Diabetes mit oft ausgeprägter Hypoglykämieneigung hauptverantwortlich. Ein „brittle diabetes" scheint lediglich dann vorzuliegen, wenn die Patienten sich nicht an die Therapieprinzipien halten oder der behandelnde Arzt zu wenig Erfahrung in der Betreuung von Kindern mit Diabetes hat.

Pubertät. Mit dem Pubertätsbeginn tritt in den meisten Fällen eine zunehmende Instabilität mit Verschlechterung der Stoffwechsellage ein. Der Insulinbedarf ist teils unerklärlichen Schwankungen unterworfen. Die notwendige Insulindosis erhöht sich in dieser Zeit um durchschnittlich 25%. Der tägliche Insulinbedarf liegt meist bei 1,0–1,2, häufig sogar bei 1,2–1,4 IE/kg/d. Ursache dieser labilen Stoffwechselphase und der damit verbundenen, meist deutlich schlechteren Stoffwechseleinstellung sind die endokrinologischen Veränderungen, die durch die Wirkung der antiinsulinären Hormone (z. B. Wachstumshormon, IGF-I) bedingt sind und eine verminderte Insulinsensitivität verursachen. Auch eine überschießende Antwort der gegenregulatorischen Hormone, besonders des Adrenalins, wurde nachgewiesen. Zusätzlich komplizierend wirken in der Pubertät ein wechselnder Appetit mit häufig zu beobachtender Hyperphagie (Fast Food, Süßigkeiten), eine abnehmende elterliche Supervision und eigenverantwortliche Betreuung des Diabetes sowie die psychische Unausgeglichenheit der Patienten. Die Jugendlichen erleben den Diabetes in oft krisenhafter Weise als deutliche Beeinträchtigung ihres Selbstwertgefühls. Nachlässigkeit und Ablehnung gefährden die notwendige Regelmäßigkeit der therapeutischen und diagnostischen Maßnahmen (23; s. a. Abschnitt „Psychologische Aspekte des Typ-1-Diabetes").

> Erst nach erfolgter Akzeptanz der Erkrankung können Jugendliche selbstverantwortlich die Therapie durchführen und sich häufig erfolgreich um eine gute Stoffwechseleinstellung bemühen.

Adoleszenz. Das Erreichen der somatischen Reife geht mit einer Stabilisierung des Stoffwechsels einher. Der Energie- und auch der Insulinbedarf gehen in der Adoleszenz schrittweise auf den Bedarf erwachsener Diabetiker zurück. In dieser Phase neigen die Patienten zur Entwicklung von Übergewicht, wenn die Insulindosis nicht adäquat auf 0,7–0,8 IE/kg/d reduziert wird und die tägliche Energiezufuhr dauerhaft oberhalb des Bedarfs liegt.

Diabetische Ketoazidose

Sicherung der Vitalfunktionen. Bei Schockzustand und Koma muss eine intensivmedizinische Betreuung mit Intubationsbeatmung (100% O_2) und Kreislaufstabilisierung (10 ml/kg 0,9% NaCl in 10–30 Minuten, ggf. wiederholt) erfolgen. Ein EKG-Monitoring ist indiziert zur Erkennung erhöher T-Wellen. Wärmeverluste sollten vermieden werden. Eine Infektionsprophylaxe ist zu überlegen.

> Bei Somnolenz oder Bewusstlosigkeit sollte immer eine Magensonde gelegt werden, weil bei bestehender Magenatonie die Gefahr einer Aspiration besteht.

Rehydratation. Trotz der erniedrigten Natriumkonzentrationen im Serum handelt es sich wegen der erhöhten Blutzuckerkonzentrationen um eine hypertone Dehydratation. Die Senkung der Serumosmolarität darf daher nur langsam erfolgen. Sie sollte 4 mosm/l/h (72 mg Glucose/dl/Stunde) nicht überschreiten. In den meisten Fällen kann von einer 10%igen Dehydratation ausgegangen werden.

Von der errechneten 24-Stunden-Infusionsmenge sollte zur raschen Kreislaufstabilisierung die erste Hälfte in den ersten 8 Stunden, die zweite Hälfte in den folgenden 16 Stunden ersetzt werden:
➤ 20 ml/kg in der 1. Stunde,
➤ 10 ml/kg in der 2.–8. Stunde,
➤ die Restmenge gleichmäßig über 16 Stunden verteilt.

Zur Rehydrierung geeignete Infusionslösungen sind eine 0,9%ige NaCl- bzw. eine Ringer-Lactatlösung. Wenn der Patient bei Bewusstsein ist und nicht erbricht, kann Flüssigkeit zusätzlich oral verabreicht werden. Wegen des Kaliumreichtums bieten sich dafür Obstsäfte an. Nach Erreichen einer Blutzuckerkonzentration um 250–300 mg/dl (14–17 mmol/l) erfolgt die Umstellung auf eine glucosehaltige Infusionslösung, z. B. eine Mischung aus gleichen Teilen 0,9%iger NaCl-Lösung und 5%iger Glucoselösung.

Insulinsubstitution. Eine kontinuierliche Insulinzufuhr erfolgt intravenös mit dem primären Ziel der Blockierung von Lipolyse, Ketogenese, Glukoneogenese und Glykogenolyse. Ein initialer Bolus wird nicht mehr empfohlen, weil der gewünschte Effekt durch eine kontinuierliche, niedrig dosierte Insulinsubstitution ausreichend eintritt. Eine Dosierung der Insulininfusion mit 0,05 IE Normalinsulin/kg/h ist meist – insbesondere bei Kleinkindern – ausreichend. Die Insulinzufuhr wird nach stündlichen Blutzuckerkontrollen angepasst. Sollte der Insulineffekt nicht ausreichen, werden 0,1 IE Normalinsulin/kg/h infundiert

Azidosebehandlung. Die wirksamste Behandlung der Azidose ist die Rehydratation und die Normalisierung des Stoffwechsels durch die Insulintherapie. Eine Pufferung mit Bicarbonat ist lediglich bei schwerster Azidose und drohender Herzinsuffizienz indiziert. Sie sollte extrem zurückhaltend nur bei pH-Werten unter 7,0 bzw. einer Bicarbonatkonzentration unter 5–10 mmol/l erwogen werden, weil das aus der Pufferungsreaktion entstehende CO_2 im Gegensatz zu HCO_3^- die Blut-Liquorschranke sehr schnell überwindet und daraus eine Verschlechterung der zerebralen Azidose entsteht („paradoxe Liquorazidose"). Klinisch macht sich diese Reaktion durch eine plötzliche Verschlechterung der Bewusstseinslage bemerkbar. Zusätzliche Faktoren, die eine sehr zurückhaltende Pufferung empfehlen, sind die Gefahr einer zunehmenden Hypokaliämie sowie Probleme der peripheren Sauerstoffdissoziation. Auch die glücklicherweise seltene Komplikation des Hirnödems, das besonders bei Kleinkindern beobachtet wird, hat eine hohe Letalität von etwa 21% und wird vor allem auf eine Bicarbonatpufferung zurückgeführt (21).

Elektrolytsubstitution. Bei der diabetischen Ketoazidose besteht im Mittel folgendes Elektrolytdefizit:
➤ Natrium: 5–8 mmol/kg,
➤ Chlorid: 3–5 mmol/kg,
➤ Kalium: 3–6 mmol/kg (Zufuhr erst nach Einsetzen der Diurese und entsprechendem Blutzuckerabfall).

Dauertherapie

Insulintherapie
(s. a. Kap. 11)

Insulinarten

➤ Kurzzeitinsuline (Normalinsulin, früher „Altinsulin" genannt) mit schnellem Wirkungseintritt und kurzer Wirkdauer von ca. 3–5 Stunden. Die Halbwertszeit beträgt bei intravenöser Applikation nur einige Minuten.
➤ Kurzwirkende Insulinanaloga (Lispro-Insulin, Aspart-Insulin) haben einen noch rascheren Wirkbeginn und eine Wirkdauer von etwa 2–3 Stunden.
➤ Verzögerungsinsuline mit langsamem Wirkungseintritt und langer Wirkdauer von ca. 10–12 Stunden. Dies gilt für die isophanen NPH-Insuline (neutrales Protamin Hagedorn), die wegen ihrer stabilen Mischbarkeit mit Normalinsulinen bevorzugt werden. Zinkverzögerte Insuline wirken ca. 2 Stunden länger, sind allerdings nicht mit Normalinsulin stabil mischbar.
➤ Langwirkende Insulinanaloga: Insulin Glargin hat einen Wirkbeginn ca. 5 Stunden nach Injektion und eine etwa 24-stündige Wirkdauer. Glargin ist das erste langwirkende Insulin ohne ausgeprägtes Wirkmaximum. Dieses Insulin ist bisher jedoch nur für die Insulinsubstitution bei Erwachsenen zugelassen und darf deshalb nur nach entsprechender Aufklärung über Nebenwirkungen wie die eventuelle, noch nicht endgültig geklärte mitogene Wirkung und Proliferationsproblematik eingesetzt werden. Die ersten Ergebnisse der pädiatrischen Studiengruppe sind als positiv zu werten, weil mit Insulin Glargin niedrigere Nüchternblutglucosewerte bei weniger schweren Hypoglykämien erzielt werden konnten (60). Ähnliche Eigenschaften wie Glargin – weitgehendes Fehlen eines Wirkpeaks bei allerdings kürzerer Wirkdauer von ca. 12 Stunden – weist auch das Insulin Detemir auf. Studien mit diesem Insulin, dessen Verzögerungsprinzip auf einer Acylierung der ε-Aminogruppe an Position LysB29 mit einer Fettsäure beruht, liegen für Kinder und Jugendliche bisher noch nicht vor, sind aber für die nächste Zeit geplant.

Anamnestische Befunde:	Klinische Befunde:	Laborbefunde:
Polyurie, Polydipsie, Gewichtsverlust, Bauchschmerzen, Müdigkeit, Erbrechen/Übelkeit, Verwirrtheit	Abschätzen der Dehydratation, Azidose-Atmung (Kußmaul), Ketongeruch, Lethargie/Schläfrigkeit/Erbrechen	Ketonkörper im Urin, erhöhte Blutzuckerwerte, Blutentnahme für: Blutgase, Elektrolyte, Harnstoff sowie evtl. weitere Laborwerte

Diagnose gesichert – Diabetische Ketoazidose

Schockzustand (periphere Pulse abgeschwächt) Bewusstseinseinschränkung Koma	Dehydratation > 5 % klinische Azidose (Hyperventilation) kein Schockzustand, Erbrechen	klinisch guter Allgemeinzustand orale Flüssigkeitszufuhr wird toleriert
Intensivtherapie Intubation/Magensonde Beatmung (100 % O₂) Kreislauf: (0,9 % NaCl 10 ml/kg über 10–30 Minuten, bis stabile Kreislaufverhältnisse erreicht sind, ggf. mehrfach wiederholen)	**i. v. Therapie** Flüssigkeitsbedarf festlegen und innerhalb von 48 Stunden Defizit ausgleichen physiologische NaCl-Lösung (Ringer-Lactat) EKG-Monitor (T-Wellen-Erhöhung) Zusatz von KCl 40 mmol/l Infusionslösung	**Therapie** Beginn mit s. c. Insulin-Gaben Fortsetzung der oralen Hydrierung

← keine Besserung

Niedrig dosierte kontinuierliche Insulininfusion 0,05–0,1 IE/kg/h (0,05 IE/kg/h bei Kleinkindern)

sorgfältige Überwachung:
stündliche Blutzuckermessungen
stündliche Ein- und Ausfuhrbilanzierung
Neurostatus mindestens stündlich
Elektrolytkontrolle 2 Stunden nach Start der i. v. Therapie
Monitor-Überwachung

keine Besserung der Azidose	Blutzucker 216–270 mg/dl oder Blutzuckerabfall > 90 mg/dl/h	neurologische Verschlechterung **Warnzeichen:** Kopfschmerzen, sinkende Herzfrequenz, Irritabilität, Verschlechterung der Bewusstseinslage, Inkontinenz, spezifische neurologische Zeichen
Überprüfung i. v. Volumen-Zufuhr korrekt? Insulindosierung korrekt? erneute Intensivtherapie notwendig? Sepsis-Ausschluss	**i. v. Therapie** Wechsel zu 0,45 % NaCl-Lösung + 5 % Glucoselösung Anpassen der Insulininfusion (nicht < 0,05 IE/kg/h) Anpassen der Na-Zufuhr wegen des erforderlichen Anstiegs der Serum-Na-Konzentration	**Ausschluss Hypoglykämie Hirnödem?**

Besserung
klinisch guter Allgemeinzustand, orale Flüssigkeitszufuhr wird toleriet

Übergang zur s. c. Insulintherapie Stopp der i. v. Insulingabe nach Wirkbeginn des s. c. verabreichten Insulins Insulindosis anhand des i. v. Insulinbedarfs kalkulieren		**Procedere** Mannitol i. v. mit 1 g/kg Reduktion der i. v. Zufuhr um 50 % Verlegung auf Intensivstation zerebrale Bildgebung erst nach Stabilisierung

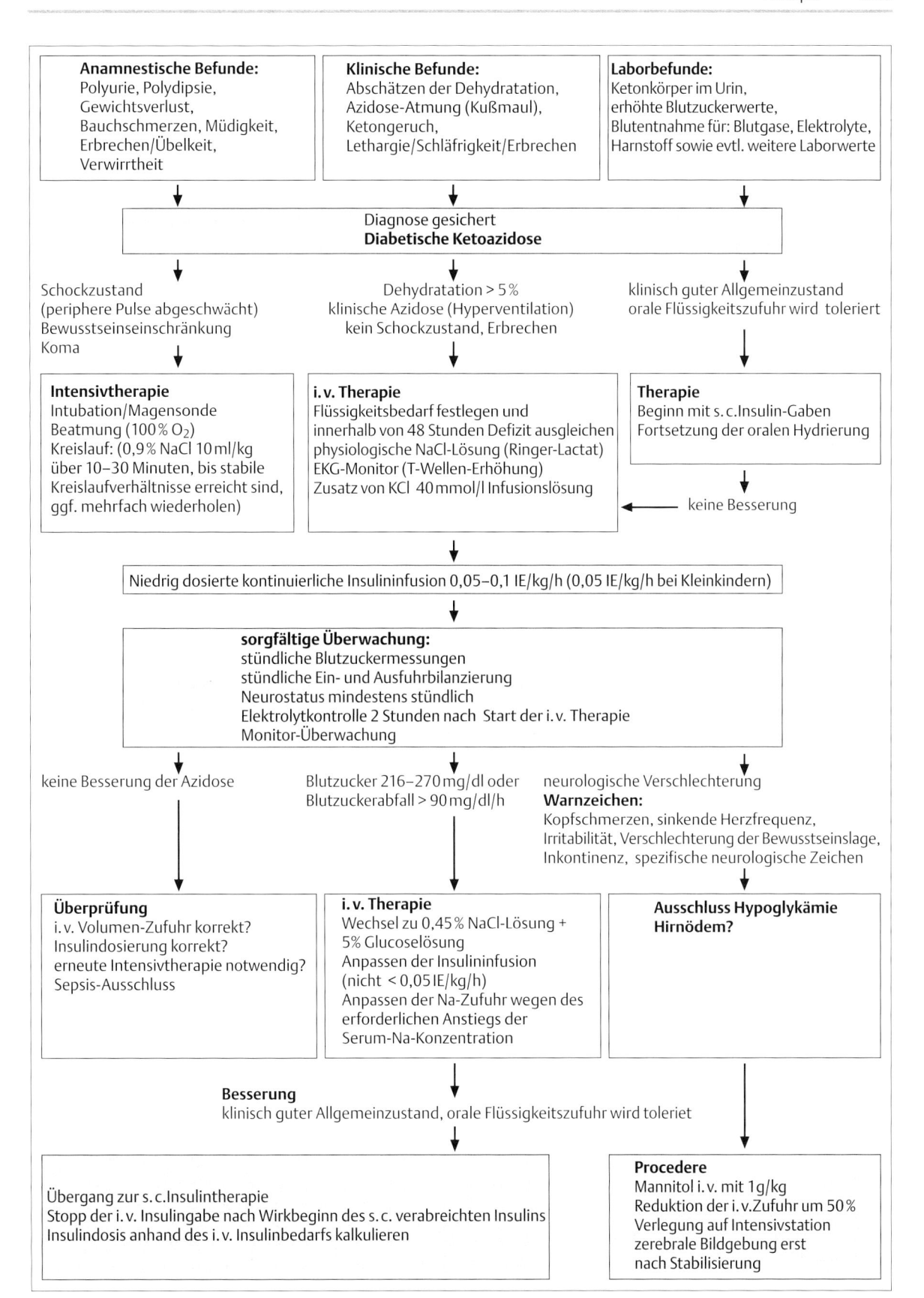

Abb. 16.**2** Flussdiagramm zur Behandlung der diabetischen Ketoazidose. (mod nach 29)

➤ Kombinationsinsuline enthalten eine konstante Mischung aus einem Kurzzeitinsulin und einem Verzögerungsinsulin. Der Anteil des Normalinsulins liegt bei 15, 25, 30 oder 50%.

> Üblicherweise werden heute initial Humaninsuline genutzt. Lediglich die zinkverzögerten und hochgereinigten Insuline vom Schwein kommen wegen ihrer längeren Wirkdauer vor allem bei Jugendlichen mit Dawn-Phänomen und dem Problem einer ungenügenden Insulinwirkung in den frühen Morgenstunden zum Einsatz.

Konventionelle Insulintherapie (CT)

Therapieziele. Gegenüber dem Erwachsenenalter stellt bei Kindern die emotionale Problematik der Häufigkeit von Insulininjektionen ein schwerwiegendes Problem dar. Jedoch müssen sich die Therapieempfehlungen an dem Ziel der Vermeidung diabetischer Folgeerkrankungen ausrichten. Daher soll sich die Wahl des Therapieregimes an der Stabilität und Regelmäßigkeit der Lebensführung einerseits und den Geboten einer möglichst optimalen, fast normoglykämischen Stoffwechseleinstellung andererseits orientieren.

Klein- und Grundschulkinder. In den mehr oder weniger regelmäßigen Tagesabläufen des Kleinkind- bzw. Grundschulalters ist eine CT unter Verwendung einer individuell ausgerichteten Mischung aus Normal- und Verzögerungsinsulin durchaus vertretbar, wenn das Therapieziel auf diese Weise erreicht werden kann.

Pubertätsalter. Auch bei Manifestation des Diabetes im Pubertätsalter sollte wegen der zu erwartenden Remissionsphase durchaus eine CT erwogen werden. Als klassische Verteilung können hierbei 2/3 der gesamten Tagesinsulindosis morgens und 1/3 abends gelten. Dabei werden je nach Alter und Insulinempfindlichkeit etwa 10–40% des Insulins als Normalinsulin benötigt. Im Kleinkindesalter oder bei Kindern in der stabilen Remissionsphase mit sehr geringem Insulinbedarf muss die Therapie häufig überwiegend mit Verzögerungsinsulin durchgeführt werden, weil schon geringe Dosen von Normalinsulin zu Hypoglykämien führen können. Andererseits benötigen ältere Kinder und Jugendliche in dieser Phase abends teilweise ausschließlich Normalinsulin für die Abendmahlzeiten und weisen nachts normoglykämische Blutzuckerwerte auf. Im Interesse einer guten Insulinadaptation muss Insulin häufig in 1/2- oder sogar 1/4-IE-Schritten dosiert werden.

Modifizierte konventionelle Insulintherapie (MCT)

Indikationen. Nach Ablauf der stabilen Remissionsphase ist ab dem Schulalter mit zunehmender Variabilität der Tagesabläufe und Ablehnung eines strikten Ernährungsplans eine frühzeitige Flexibilisierung der Insulintherapie notwendig. Gleiches gilt bei unbefriedigender Stoffwechseleinstellung bereits im Kleinkindesalter, vor allem wegen ansonsten unbefriedigender nächtlicher Blutzuckerverläufe. Dazu ist eine MCT mit 3 oder 4 Insulininjektionen erforderlich.

Injektionsverteilung. In praxi bedeutet das 1 Insulininjektion mit Normal- und Verzögerungsinsulin morgens, je 1 Injektion von Normalinsulin mittags und abends sowie ggf. die Injektion von Verzögerungsinsulin zusätzlich am späten Abend vor dem Zubettgehen. Durch die Mittagsinjektion erhalten die Kinder eine größere Freiheit bezüglich der Kohlenhydratmenge und Essenszeit mittags und die Möglichkeit einer durch Insulin abgedeckten Kaffeemahlzeit, die bei der CT sonst meist nur im Sinne von Sport-BE möglich ist. Auch kann durch Anpassung der morgendlichen Insulindosis die bei Schulkindern häufig unbeliebte 3. Zwischenmahlzeit entfallen.

Vorteile der „geteilten Abendspritze". Die „geteilte Abendspritze" ermöglicht durch die erst spätabendliche Injektion des Verzögerungsinsulins einen sonst häufig unvermeidlichen Blutzuckeranstieg in den frühen Morgenstunden zu verhindern oder zumindest dessen Ausprägung günstig zu beeinflussen. Sie reduziert auch das Risiko nächtlicher Hypoglykämien in der Zeit zwischen 24.00 und 3.00 Uhr. Die Dosis des abendlichen Verzögerungsinsulins muss deshalb wegen des Insulinwirkpeaks in der Nacht auf den basalen Insulinbedarf begrenzt werden. In der Postremissionsphase kann das Verzögerungsinsulin in den frühen Morgenstunden dann nicht mehr die erforderliche Wirkung aufweisen. Diesen Effekt der geteilten Abendspritze nutzen die Eltern nicht selten aus, indem sie ihren schlafenden Kindern das Verzögerungsinsulin erst gegen 23.00 Uhr spritzen. Als weitere Vorteile häufigerer Injektionen können die zusätzliche Möglichkeit weiterer Korrekturen von aktuell erhöhten Blutzuckerkonzentrationen mittags oder spätabends sowie die Vermeidung der Hyperinsulinämie des Verzögerungsinsulins angeführt werden.

Insulin-Pens. Ältere Kinder können bei der MCT ohne die Notwendigkeit des Mischens von Normal- und Verzögerungsinsulin vom Einsatz der Injektionshilfen (Insulin-Pens) profitieren, benötigen aber vor der Nutzung eine Schulung in der Handhabung des ausgewählten Pens. Diese Pens werden überwiegend als schmerzfreier, praktischer, einfacher zu handhaben und zeitsparender als der Umgang mit Insulinflaschen und Spritzen empfunden. Allerdings kann die Insulindosierung nur in 1/2-IE-Schritten erfolgen, weshalb ihr Einsatz bei Kleinkindern wegen der oft erforderlichen Dosierung des Insulins in 1/4-IE-Schritten meist nicht sinnvoll ist.

Intensivierte konventionelle Insulintherapie (ICT)

Therapieziele und Indikationen. Ab dem Pubertätsalter, aber möglichst nicht vor dem 12. Lebensjahr ist eine ICT, auch als „Basis-Bolus-Konzept" oder „fast normoglykämische" bzw. „funktionelle Insulinsubstitution" bezeichnet, als Therapieform zu bevorzugen. Durch die ICT wird versucht, das physiologische Prinzip der Blutzuckerregulation nachzuahmen: Um die hepatische Glucoseproduktionsrate von 3–4 mg/kg/Minute zu kontrollieren, ist ein konstanter basaler Insulinspiegel notwendig. Niedrige Insulinkonzentrationen führen aufgrund einer Entkopplung der hepatischen Glucoseproduktionsrate zu höheren, hohe Insulinspiegel dementsprechend zu niedrigeren Blutglucosespiegeln. Zum basalen Insulinbedarf kommt eine prandiale Insulinausschüttung während und nach der Nahrungsaufnahme hinzu, die für eine nur geringe Fluktuation der Blutglucosekonzentrationen in den engen physiologischen Grenzen sorgt.

> Die Akzeptanz einer ICT bei jugendlichen Diabetikern ist heutzutage recht groß. Etwa 80% der Patienten sind zur Durchführung einer ICT bereit. Bei nicht ausreichender Selbstständigkeit, fehlenden kognitiven Fähigkeiten und Ablehnung der ICT-Therapie sollte eine CT oder MCT beibehalten werden, weil einige Jugendliche eine einfachere Therapieform bevorzugen und andererseits eine Intensivierung der Therapie nicht gleichbedeutend mit einer besseren Stoffwechseleinstellung ist.

Basalratensubstitution. Zur Basalratensubstitution werden Verzögerungsinsuline eingesetzt. Neben dem üblicherweise verwendeten NPH-Insulin werden bei Jugendlichen nachts oft zinkverzögerte Insuline und in letzter Zeit auch Insulin Glargin eingesetzt. Der basale Insulinbedarf liegt bei Kindern und Jugendlichen erfahrungsgemäß bei ca. 0,35 IE/kg/d, bei Adoleszenten bei 0,28–0,30 IE/kg/d. Von der kalkulierten Dosis des Verzögerungsinsulins wird etwa die Hälfte morgens injiziert, ausgerichtet an den Blutzuckerkonzentrationen mittags und der Zahl der Hypoglykämien am späten Vormittag. Da tagsüber die Basalrate häufig auch durch das prandiale Normalinsulin mit abgedeckt wird, ist es besonders bei Jugendlichen mit hohem morgendlichen prandialen Insulinbedarf oft sinnvoll, die Basalrate erst mittags injizieren zu lassen und somit eine stabilere Insulinversorgung in den späten Abendstunden zu erzielen. Bei der ICT mit einem kurzwirkenden Insulinanalogon als prandialem Insulin ist eine exakt dosierte Basalrate wegen der kurzen Wirkzeiten besonders wichtig, um Blutzuckeranstiege durch unzureichende Insulinwirkung zu vermeiden. Ein Großteil dieser Patienten benötigt dann auch mittags noch eine 3. Injektion mit einer niedrigen Dosis von Verzögerungsinsulin (ca. 4–6 IE), um am späten Abend vor Wirkeintritt des nächtlichen Verzögerungsinsulins die Insulinversorgung sicherzustellen. Die nächtliche Basalrate wird möglichst spät vor dem Schlafengehen injiziert, um den vermehrten Insulinbedarf in den frühen Morgenstunden (Dawn-Phänomen) abzudecken. Sind auch mit der spätabendlichen NPH-Gabe keine akzeptablen Blutzuckerwerte am Morgen zu erzielen, kann bei nachgewiesenem nächtlichen „NPH-Versagen" (ausgeprägter Blutzuckeranstieg ab 3.00 oder 4.00 Uhr) ein Therapieversuch mit zinkverzögertem Insulin (z. B. Insulin Novo Semilente MC) oder Insulin Glargin (60) unternommen werden.

Das Ziel einer optimalen Basalratensubstitution besteht darin, den Blutzucker bei fehlender Nahrungszufuhr in einem Zielbereich von 80–120 mg/dl (4,5–6,7 mmol/l) konstant zu halten. Die Richtigkeit der individuellen Basalrate kann ggf. durch einen Fastentag getestet werden. Auch eine kontinuierliche Glucosemessung mittels CGMS (kontinuierliches Glucose-Monitoring-System, Firma Medtronic MiniMed) kann ggf. wichtige Informationen zur richtigen Insulindosierung liefern.

Prandiales Insulin und KE-Faktor. Die Substitution des prandial benötigten Insulins erfolgt vor den Hauptmahlzeiten durch die Injektion von Normalinsulin bzw. vor jeder Mahlzeit durch Gabe eines kurzwirkenden Insulinanalogons. Zwischenmahlzeiten (z. B. Schulfrühstück, Kaffee- oder Spätmahlzeit) im Abstand von 2 Stunden von den Hauptmahlzeiten können gleichzeitig bei der Normalinsulindosierung berücksichtigt werden, allerdings dürfen sie keinesfalls mehr Kohlenhydrate als die Hauptmahlzeiten beinhalten. Die benötigte Insulindosis hängt hauptsächlich von der geplanten Zufuhr an Kohlenhydraten (KE, s. u.) ab, deshalb ist es sinnvoll, die Insulindosis als Quotient Normalinsulin/KE anzugeben. Dieser Quotient wird auch als „Kenngröße" oder „KE-Faktor" bezeichnet. Variablen sind vor allem Alter, Größe, Gewicht, Geschlecht, Essgewohnheiten und Tageszeit. Außerdem beeinflussen zirkadiane Veränderungen der Insulinwirksamkeit diesen Faktor, sodass morgens höhere Insulindosen als abends benötigt werden, mittags ist meist ein niedriger Faktor ausreichend. Bei adoleszenten Diabetikern beträgt dieser KE-Faktor 1,5–2,5 IE/KE. Allerdings ist er individuell sehr variabel und muss ggf. vom Patienten jeweils neu ermittelt und angepasst werden. Erfahrungsgemäß können jugendliche Diabetiker mit folgenden KE-Faktoren die prandiale Insulinsubstitution durchführen:
➤ morgens: 2,0–3,0 (–4,0) IE/KE,
➤ mittags: 1,0–2,5 (–3,0) IE/KE,
➤ abends: 1,75–3,0 (–3,5) IE/KE.

Für zusätzliche Mahlzeiten sollte die Insulindosis zunächst mit dem niedrigsten KE-Faktor für die Tageszeit (z. B. nachmittags mit dem KE-Faktor der Mittagszeit) berechnet werden. Falls die prandiale Substitution mit einem Insulinanalogon erfolgt, muss wegen der kurzen Wirkdauer selbstverständlich für jede Mahlzeit erneut Insulin injiziert werden. Zwischenmahlzeiten sind mit einem kurzwirkenden Insulinanalogon vor der Hauptmahlzeit nicht ausreichend abzudecken. Mit Normalinsulin beträgt die maximale Kohlenhydratmenge 6 KE/Mahlzeit, um das Risiko postprandialer Hypoglykämien zu vermeiden. Hingegen können mit einem Insulinanalogon problemlos mehr als 6 KE zu einer Mahlzeit eingenommen und mit Insulin versorgt werden (8, 23).

Korrektur hyperglykämischer Blutzuckerwerte. Die prandiale Insulindosis hängt neben der geplanten KE-Zufuhr auch vom aktuellen Blutzucker ab. Bei jeder Insulininjektion sollte somit die aktuelle Stoffwechselsituation berücksichtigt und ggf. korrigiert werden. Der aktuelle Blutzucker kann durch eine zusätzliche Dosis Normalinsulin nach der individuellen Korrekturregel beeinflusst werden. Bei Adoleszenten kann meist davon ausgegangen werden, dass 1 IE Normalinsulin den Blutzucker um etwa 30 mg/dl (1,7 mmol/l) absenkt (30er-Regel). Jugendliche müssen individuell unterschiedlich

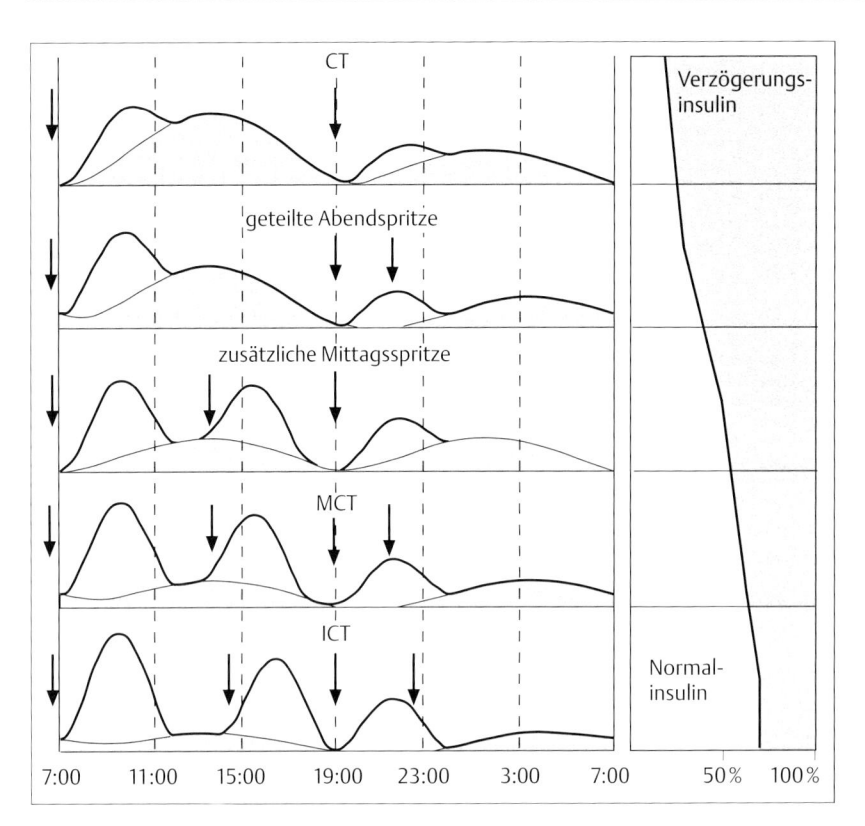

Abb. 16.3 Anteil von Normal- und Verzögerungsinsulin von einer CT in der Remissionsphase bis zur ICT in der Postremissionsphase.

nach einer 30er- bis 60er-Regel korrigieren. Wegen des glukosuriebedingten Blutzuckerabfalls bei Werten über 200 mg/dl (11 mmol/l) ist für die Anwendung der Korrekturregel eine obere Grenze von 3–5 IE Normalinsulin einzuplanen, weil anderenfalls überschießend bis zur Hypoglykämie korrigiert würde.

Eine Korrektur erhöhter Blutzuckerkonzentrationen kann auch bei der CT im Kleinkindes- oder Kindesalter erfolgen. Jedoch ist in dieser Altersgruppe vorsichtig nach einer 100er- bis 200er- (teilweise sogar 300er-) Regel zu korrigieren, meist in 1/2- bzw. sogar 1/4-IE-Schritten. Die Korrekturregel orientiert sich an der Normalinsulinempfindlichkeit des Kindes, dem Insulintagesbedarf und dem Körpergewicht. Natürlich können auch am späten Abend oder nachts, wenn anschließend keine Kohlenhydrate zugeführt werden, hyperglykämische Blutzuckerkonzentrationen korrigiert werden. Allerdings muss zu diesen Tageszeiten von einer fast doppelt so ausgeprägten Insulinwirkung ausgegangen werden, weshalb nur etwa die Hälfte der sonst zur Korrektur üblichen Insulindosis injiziert werden sollte. Eine derartige Insulindosisanpassung nach dem aktuellen Blutzuckerwert sollte nicht nur bei der ICT, sondern auch bei der CT von Beginn der Insulintherapie an konsequent erfolgen.

Korrektur hypoglykämischer Blutzuckerwerte. Eine Korrekturregel kann auch zur Korrektur bei erniedrigten Blutzuckerkonzentrationen im Sinne einer Insulindosisreduktion genutzt werden („negative Korrektur"). Allerdings bevorzugen Kinder und Jugendliche fast immer die Einnahme von zusätzlichen KE, um den Blutzucker auf das gewünschte Niveau anzuheben.

Spritz-Ess-Abstand. Während bei präprandial niedrigen Blutzuckerkonzentrationen (unter 70 mg/dl = 3,9 mmol/l) wegen der Hypoglykämiegefahr ein Spritz-Ess-Abstand nicht angezeigt ist, sollte bei „normalen" Blutzuckerkonzentrationen (> 70–140/160 mg/dl) ein Abstand von ca. 15, besser 30 Minuten eingehalten werden. Höhere Blutzuckerwerte (über 160 mg/dl) erfordern eine Verlängerung auf 45 bis mehr als 60 Minuten, um durch die Insulinwirkung vor dem Essen eine Absenkung des Blutzuckers auf Werte unter 160 mg/dl zu erreichen. Ein solcher Effekt könnte durch eine intramuskuläre Insulininjektion beschleunigt werden, die aber von Kindern und Jugendlichen eigentlich immer abgelehnt wird. Andererseits kann bei sehr niedrigen Blutzuckerwerten auch ein „negativer Spritz-Ess-Abstand" indiziert sein, was eine Injektion nach dem Essen bedeutet.

Einfluss der Injektionsstelle. Die Eltern wie auch das diabetische Kind müssen die Technik der Insulininjektion erlernen. Kinder können dies etwa ab dem Schulalter selbstständig durchführen. Zur Insulininjektion stehen Oberschenkel, Gesäß, Oberarme und Bauchregion zur Verfügung. Bei subkutaner Injektion in Oberschenkel bzw. Gesäß wird eine um bis zu 30 % längere Wirkdauer erzielt als bei Injektion in Oberarme oder Bauch. Mit der Injektion des Insulinbolus in die Bauchregion wird eine besonders schnelle Insulinwirkung erreicht. Erfahrungsgemäß haben Kinder jedoch meist eine Abneigung gegen die Injektionen in die Bauchregion. Gleichfalls beschleunigend wirken z. B. Erwärmen und Massieren der Injektionsstelle.

Lipohyper- und -atrophie. Es ist wichtig, die Injektionsstellen rasterförmig zu wechseln. Bei jeder ambulanten Vorstellung sollten diese Areale auf Indurationen und Lipodystrophien überprüft werden. Werden die Injektionsstellen nicht regelmäßig gewechselt – und dies stellt in der Praxis ein häufiges Problem dar –, besteht die Gefahr der Entwicklung einer Lipohypertrophie. Bei 3–4% der Patienten muss bereits nach 1-jähriger Insulintherapie mit einer Lipohypertrophie, die eine insulinbedingte Triglyceridanhäufung darstellt, gerechnet werden. Es kann jedoch auch eine Lipoatrophie auftreten, als deren Ursachen Insulinverunreinigungen mit lipolytischer Wirkung wie auch eine lokale allergische Insulinwirkung vermutet werden. Dieser erstmals im Bereich der Injektionsstellen im Jahre 1926 beschriebene Verlust des subkutanen Fettgewebes wurde mit der Verwendung hochgereinigter Insuline seltener. Die Behandlung besteht in der Ausnutzung des lipogenetischen Effekts des Insulins durch konsequentes Injizieren des Insulins in den Randbereich des lipoatrophischen Hautareals. Allerdings erfordert eine solche Therapie viel Geduld und dauert meist Monate bis Jahre.

Wichtige Komplikationen

Hypoglykämie. Das Auftreten von hypoglykämischen Reaktionen stellt die häufigste Nebenwirkung der Insulintherapie dar. Die heutzutage weitgehend akzeptierte Forderung nach einer fast normoglykämischen Einstellung des Diabetes mellitus bedingt eine höhere Frequenz von Hypoglykämien. Definitionsgemäß liegt eine Hypoglykämie bei Blutzuckerwerten unter ca. 50 mg/dl (2,8 mmol/l) vor. Das subjektive Empfinden einer Hypoglykämie kann jedoch auch bei einem raschen Abfall von erhöhten Blutzuckerkonzentrationen in den Normalbereich auftreten.

Im *Anfangsstadium* einer Hypoglykämie werden subjektive Zeichen wie Lustlosigkeit, Müdigkeit, Nachlassen der Konzentrationsfähigkeit, Herzklopfen, Unruhe, Zittern, Hungergefühl, eine auffällige Blässe sowie Schweißausbrüche und Angstzustände beobachtet. Eine auffällige, meist periorale Blässe ist bei sehr jungen Kindern ein häufiges Hypoglykämiezeichen. Kommt es im Rahmen der Unterzuckerung auch zu einer mehr oder weniger schweren Neuroglykopenie, dann setzt die *zerebrale Phase* der Hypoglykämie ein. Sie beginnt mit Wesensveränderungen wie Gereiztheit, Unleidlichkeit oder „Ungezogensein". Aber auch „Clownerien" oder unmotivierte Aggressionen werden häufig bemerkt. Bei einer stärkeren Hypoglykämie kommt es dann zum Bild des *hypoglykämischen Schocks*. Die Sprache wird lallend. Manche Kinder haben Halluzinationen oder handeln scheinbar sinnlos. Die Entwicklung einer Bewusstlosigkeit kann sehr rasch erfolgen. In dieser Phase sind tonische Streckkrämpfe oder generalisierte tonisch-klonische Krämpfe möglich. Es ist grundsätzlich zu bedenken, dass bei einer durch Insulin bedingten Hypoglykämie wegen der regulativen Suppression von Lipolyse und Ketogenese keine Ersatzsubstrate in Form von Ketonkörpern zur Verfügung stehen und sich diese Hypoglykämien schädigend auf das Zentralnervensystem auswirken können. Es kann schwierig sein, während der Nacht auftretende, „verschlafene" Hypoglykämien zu erkennen. Hinweise darauf können unruhiger Schlaf mit quälenden Träumen, ein zerwühltes Bett, anhaltende Kopfschmerzen und Zerschlagenheit am nächsten Morgen sein.

Zur Behandlung leichter Unterzuckerungen werden schnell resorbierbare Kohlenhydrate verabreicht. Ist jedoch bereits eine Bewusstseinstrübung eingetreten und insofern eine orale Kohlenhydratzufuhr kontraindiziert, wird 1 mg Glucagon (bei einem Körpergewicht unter 25 kg 0,5 mg), welches jedem Patienten mit Typ-1-Diabetes zu verordnen ist, intramuskulär injiziert. Hierdurch ist die Anhebung der Blutzuckerkonzentration durch Mobilisierung der hepatischen Glykogenreserven möglich. Wenn das Kind das Bewusstsein wiedererlangt hat, müssen unverzüglich ausreichend Kohlenhydrate oral zugeführt werden, um eine erneute schwere Hypoglykämie zu vermeiden. Dies kann sich wegen Übelkeit und Erbrechen als Nebenwirkung des Glucagons schwierig gestalten und evtl. eine Glucoseinfusion durch einen Notarzt oder im Krankenhaus erforderlich machen.

Somogyi-Effekt (posthypoglykämische Hyperglykämie). Auf Hypoglykämien, die sich nachts durch Schwitzen, Alpträume oder auch heftige, anhaltende Kopfschmerzen äußern, folgen Hyperglykämie, Glukosurie und Ketonurie. Der Verlauf der Blutzuckerkonzentration ist insgesamt schwankend. Diese Hypoglykämien führen im Rahmen einer hormonellen Gegenregulation (Katecholamine, Wachstumshormon und Cortisol) zu einer Insulinresistenz und einem reaktiven Blutzuckeranstieg. Es muss aber betont werden, dass vor allem jüngere Kinder nachts häufig keine derartige Gegenregulation aufweisen, sodass sie durch nächtliche Hypoglykämien über mehrere Stunden gefährdet sind. Dies konnte auch durch die kontinuierliche Glucosemessung mittels CGMS gezeigt werden. In den meisten Fällen ist die Problematik des Somogyi-Effekts, der bezüglich der klinischen Relevanz häufig überschätzt wird, auf eine überhöhte Dosierung des nächtlichen Verzögerungsinsulins zurückzuführen. Diese ist im Kindesalter sicherlich eine der häufigsten Ursachen für eine ausgeprägt instabile Stoffwechsellage. Sie erfolgt in dem Bemühen, die morgendlichen Hyperglykämien zu optimieren. Differenzialdiagnostisch muss ein Somogyi-Effekt bei erhöhten morgendlichen Blutzuckerkonzentrationen, die sowohl durch eine Insulinunter- als auch -überdosierung verursacht sein können, berücksichtigt werden. Eine adäquate Maßnahme ist die Reduktion des abendlichen Verzögerungsinsulins um zunächst ca. 10% mit evtl. weiteren Reduktionen im Abstand von ca. 3 Tagen. Bezüglich der Auswahl des Insulins gilt der Grundsatz: Je instabiler die Stoffwechselsituation, desto kürzer sollte die Wirkdauer des verwendeten Insulins sein, d. h. instabile Blutzuckerverläufe sollten zu häufigeren Insulininjektionen veranlassen.

Dawn-Phänomen. Dieses speziell in der Pubertätsphase häufige Problem beschreibt einen ausgeprägten Blutzuckeranstieg in den frühen Morgenstunden. Als Ursache wird u. a. eine vermehrte Wachstumshormonsekretion in den frühen Morgenstunden angenommen. Therapeutische Schwierigkeiten ergeben sich aus der inter- und intraindividuellen Variabilität der Neigung zu einer morgendlichen Hyperglykämie. Ein derartiger morgendlicher Blutzuckeranstieg kann evtl. durch eine spätere Injektion des Verzögerungsinsulins gegen 23.00 Uhr oder durch den Wechsel auf ein zinkverzögertes Schweineinsulin zumindest vermindert werden. Therapeutische Alternativen sind die Umstellung des Verzögerungsinsulins auf Insulin Glargin (60) oder aber der Einsatz einer Insulinpumpe.

Es soll aber betont werden, dass die wichtigste Ursache für morgendliche Hyperglykämien die nachlassende Wirkung des abendlich injizierten Insulins in den frühen Morgenstunden ist. Dies wirkt sich deshalb besonders stark aus, weil in der Zeit zwischen 4.00 und 8.00 Uhr der Insulinbedarf deutlich ansteigt.

Akute Stoffwechselentgleisungen bei interkurrenten Infekten. Bei jedem fieberhaften Infekt steigt der Insulinbedarf durch die entstehende Insulinresistenz und die Prädominanz der „Stresshormone" mit insulinantagonistischer Wirkung an. Deshalb muss selbst bei Erbrechen und reduzierter Nahrungszufuhr meist die übliche Insulindosierung beibehalten werden oder sogar anhand der aktuellen Blutzuckerwerte gesteigert werden. Nicht selten kommt es zur Ketonurie, auch bei nur mäßiger Hyperglykämie und Glukosurie. Oft ist dann eine Erhöhung der Insulindosierung um bis zu 20% der üblichen Dosis notwendig. Andererseits muss die Dosierung bei rezidivierendem und schwerem Erbrechen gelegentlich bis zu 50% reduziert werden; ggf. wird wegen der drohenden Dehydratation sogar eine parenterale Flüssigkeitszufuhr erforderlich.

Spezielle neurobiologische Auswirkungen. Die Meinung, diabetische Kinder seien intelligenter als ihre gesunden Klassenkameraden, ist weit verbreitet. Der Erfolg bezüglich der schulischen Leistungen beruht jedoch vorwiegend auf einem größeren Ehrgeiz. Es besteht aber zunehmende Gewissheit, dass der Typ-1-Diabetes mit kognitiven und verhaltensbezogenen Auffälligkeiten einhergeht. Im Vordergrund stehen dabei Lern- und Gedächtnisstörungen sowie Auffälligkeiten im Bereich der allgemeinen Intelligenz und der Geschwindigkeit motorischer Leistungen. Für die kognitive Entwicklung können 4 Risikofaktoren ausgemacht werden:
▶ Kinder mit Manifestation eines Typ-1-Diabetes vor dem 5. Lebensjahr haben einen niedrigeren IQ, größere Lernschwierigkeiten und eine höhere Fehlerrate bei visopraktischen Tests.
▶ Eine schlechte Stoffwechseleinstellung bewirkt leichte Einschränkungen der mentalen Effektivität.
▶ Die Häufigkeit hypoglykämischer Ereignisse beeinflusst das neuropsychologische Leistungsvermögen.
▶ Schulfehlzeiten korrelieren mit einem verminderten verbalen IQ.

Neuere Untersuchungen konnten jedoch zeigen, dass wahrscheinlich die schweren Hypoglykämien nicht oder nur partiell die Ursache solcher mentalen Defizite sind. Vielmehr konnten die Einschränkungen der intellektuellen Leistungsfähigkeit bei Jungen – insbesondere bei einer Diagnosestellung im Kleinkindalter – mit dem Ausmaß der Stoffwechselentgleisung, d. h. dem Schweregrad der initialen Ketoazidose, sowie der langzeitigen Stoffwechselqualität korreliert werden (61).

Ernährungsrichtlinien
(s. a. Kap. 8)

Diabetesgerechte Ernährung. Bei Eltern und Patienten sollte nicht das Gefühl einer erheblichen, ernährungsbedingten Benachteiligung erzeugt werden.

> Die Ernährung bei Diabetes mellitus ist keine „Diät" und sollte auch möglichst nicht so bezeichnet werden, denn sie erfordert lediglich die Einhaltung der allgemein gültigen Grundsätze einer gesunden Ernährung.

Daraus ergibt sich als wesentliche Aufgabe die Unterweisung von Patienten und Eltern in den Grundzügen der Ernährungslehre. Darüber hinaus müssen die Auswirkungen von Nahrungsmitteln auf die Blutzuckerkonzentration bekannt sein, um deren Schwankungen durch die Nahrungsaufnahme kalkulieren und ausgleichen zu können. Für das Kindesalter ist jedoch besonders wichtig, dass die Tatsachen einer gesunden Ernährung mit den Vorlieben des Kindes im Einklang stehen, um eine Ablehnung oder unerwünschte psychische Folgen zu vermeiden.

Bedarf und Aufteilung der Nährstoffe. Der Nährstoffbedarf der diabetischen Kinder weist im Vergleich zu gesunden Kindern keinerlei Unterschiede auf. Die Formel nach P. White kann daher als eine einfache Berechnungsgrundlage herangezogen werden:

Gesamtkalorienbedarf (kcal/d) = 1000 + (Lebensalter × 100)

Auf zusätzliche Energieverluste durch eine unerwünschte Glukosurie sollte geachtet werden. Die Gesamtkalorien sollten in folgender Weise aufgeteilt sein:
▶ Kohlenhydrate ca. 50–55%,
▶ Fett ca. 30–35%,
▶ Eiweiß ca. 15%.

Die zugeführten Fette sollten zu je 1/3 aus gesättigten, einfach ungesättigten und mehrfach ungesättigten Fettsäuren bestehen. Bei einer zu starken Absenkung des Fettanteils der Nahrung muss vor allem bei Kindern beachtet werden, dass diese damit wesentlich an Schmackhaftigkeit verliert. 70% der Kohlenhydrate sollten in möglichst komplexer und ballaststoffreicher Form verabreicht werden. Ihr blutzuckersteigernder Effekt kann unter Verwendung des „glykämischen Index (GI)" nach Jenkins beurteilt werden. Dieser vergleicht den postprandialen Blutzuckeranstieg eines Nahrungsmittels mit dem eines Nahrungsmittels mit äquivalenter Kohlenhydratmenge (Glucose oder Weißbrot als Referenzlebensmittel). Der GI erlaubt somit, den postprandialen Blutzuckeranstieg durch bestimmte Nahrungsmittel abzuschätzen. Leider weist der GI aber eine große interindividuelle Variabilität auf, sodass jeder Patient seine eigenen Erfahrungen bezüglich des Glucoseanstiegs durch die einzelnen Nahrungsmittel machen muss. Der GI liefert also keinen zuverlässigen Hinweis auf die physiologische Blutzuckerantwort. Insofern kann er lediglich als hilfreiche Größe bei der Lebensmittelauswahl dienen, ist aber als praktisches Maß nicht einsetzbar. Bei Kindern und Jugendlichen kann die Stoffwechseleinstellung durch eine optimierte Insulintherapie deutlicher verbessert werden als durch einen Wechsel zu Kohlenhydraten mit niedrigem GI. Durch eine bewusste Kombination verschiedener normaler Nahrungsmittel zu einer Mahlzeit kann deren Auswirkung auf den Blutzuckeranstieg als Folge der Resorptionsgeschwindigkeit beeinflusst werden. So wird bereits durch die Kombination eines Kohlenhydrats mit Fett bzw. Protein die Magenentleerung verlangsamt.

BE und KE. Der Kohlenhydratgehalt der Nahrung wurde in Deutschland traditionell in „Berechnungseinheiten" (BE, „Broteinheiten") angegeben. Inzwischen erfolgte in Deutschland mitunter im Rahmen der internationalen Anpassung eine Umstellung auf die „Kohlenhydrateinheiten" (KE). Eine KE gibt die Nahrungsmittelmengen mit einem Gehalt an verwertbaren Kohlenhydraten von 10–12 g an. Diese Daten können den „KE- (BE-) Austauschtabellen" entnommen werden. Da 1 g Kohlenhydrate knapp über 4 kcal (17 kJ) enthält, entsprechen 1 KE ca. 40–50 kcal (170–210 kJ) Kohlenhydrate. Bei Einhalten der Vorgabe einer kohlenhydratreichen, vielseitigen und ausgewogenen Ernährung beinhaltet eine Mahlzeit von 1 KE insgesamt etwa 80–100 kcal.

Um allerdings die Empfehlungen für eine gesunde Ernährung einhalten zu können, sollen maximal 10% der Gesamtenergie des Tages durch raffinierte Zucker, insbesondere Saccharose, gedeckt werden. Ein striktes Meiden von Saccharose ist nicht mehr erforderlich. Da im Kindes- und Jugendalter ein Verbot von Süßigkeiten und Limonade nicht akzeptiert wird, sollten zum Süßen von Speisen und Getränken systematisch Zuckerersatzstoffe verwendet werden. Für die Anwendung von Süßstoffen im Kindesalter gelten die von der WHO festgelegten Höchstwerte:
- Saccharin: 5,0 mg/kg/d,
- Cyclamat: 7,0 mg/kg/d,
- Acesulfam: 9,0 mg/kg/d,
- Aspartam: 40,0 mg/kg/d.

Empfehlung bestimmter Nahrungsmittel. Der Deckung des Calciumbedarfs sollte ebenso wie bei gesunden Kindern besonderes Augenmerk geschenkt werden. Milch und Milchprodukte sollten regelmäßig im Speiseplan berücksichtigt werden. Auch auf eine ausreichende Versorgung mit Iod ist zu achten, entweder durch regelmäßigen Verzehr von Seefisch – empfohlen 2-mal pro Woche – oder durch die Verwendung von Iodsalz, eventuell unterstützt durch die Einnahme von Iodtabletten. Außerdem beinhalten die aktuellen Ernährungsempfehlungen täglich 5 Portionen Obst und Gemüse. Eine ausreichende Versorgung mit Vitaminen und Spurenelementen ist bei einer ausgewogenen und diabetesgerechten Ernährung gewährleistet, sodass Mangelzustände nicht zu erwarten sind (29).

Durch eine entsprechende Schulung muss in der Familie das Bewusstsein aufgebaut werden, dass die Ernährung des Patienten mit bewusst aus dem normalen Angebot ausgewählten Nahrungsmitteln erfolgt und somit der Einkauf von „Diabetikerprodukten" überflüssig ist.

Regelmäßige und bedarfsgerechte Nahrungszufuhr. Bei der Ernährung im Kleinkindesalter und einer konventionellen Insulintherapie muss besonderer Wert auf eine regelmäßige Nahrungszufuhr mit möglichst konstantem Kohlenhydratanteil gelegt werden. Spezielle Ausnahmesituationen wie vermehrte oder verminderte körperliche Aktivität oder z. B. Familienfeiern und Kindergeburtstage erfordern eine bewusste Anpassung, sei es durch eine zusätzliche Insulininjektion oder durch eine veränderte Nahrungszusammensetzung an diesem Tag. Das Reduzieren einer übermäßigen Zufuhr von Süßigkeiten der Kinder muss ein wesentlicher Inhalt der Schulung von Eltern und Patienten sein (s. u.). Dies kann nur von Erfolg gekrönt sein, wenn das Ernährungsverhalten der gesamten Familie im Sinne einer gesunden Ernährung verändert wird.

Verteilung der Mahlzeiten. Der Verteilung der Mahlzeiten kommt in Abhängigkeit von körperlicher Aktivität und Insulinwirkprofil eine besondere Bedeutung zu. Wird morgens beispielsweise Insulin mit einem hohem Normalinsulinanteil injiziert, muss auch der Kohlenhydratgehalt der Frühstücke entsprechend hoch sein. Bei einem hohen morgendlichen Normalinsulinanteil ist besonders die Hypoglykämiegefahr auf dem Schulweg zu beachten, insbesondere wenn das Kind nicht ausreichend frühstücken konnte. An Schultagen ist bei konventioneller Insulintherapie erfahrungsgemäß die Zeit am späten Vormittag bis zum Mittagessen problematisch, weil zu dieser Zeit sowohl das Normal- als auch das Verzögerungsinsulin wirken und ohne ausreichende Kohlenhydratzufuhr Hypoglykämien verursachen können. Die Einnahme der Schulfrühstücke ist deshalb besonders wichtig.

Eine solche „zwanghafte" Form des Essens ist nach Übergang auf eine intensivierte Insulintherapie nicht mehr notwendig, weil dann die Insulinwirkung den geplanten Kohlenhydratmengen angepasst werden kann. Durch regelmäßige Insulininjektionen vor den Hauptmahlzeiten gewinnen die Patienten relative Freiheiten bezüglich des Zeitpunkts der Mahlzeiten und deren Kohlenhydratgehalt. Die Notwendigkeit vieler kleiner Mahlzeiten entfällt. Allerdings muss auch bei ICT-Patienten auf eine ausreichende Zufuhr von mindestens 15 KE/d im Durchschnitt mehrerer Tage geachtet werden. Anderenfalls könnte in der Vorstellung, seltener Insulin injizieren zu müssen, eine kohlenhydratarme, aber fett- und eiweißreiche Fehlernährung die Folge sein. Deshalb sollten Jugendliche dazu angehalten werden, sich Süßigkeiten und Fast-food-Lebensmittel nur in Maßen zu genehmigen. Dies ist aber in der Realität häufig nur schwer durchzusetzen.

Körperliche Aktivität
(s. a. Kap. 17)

Indikationen und Kontraindikationen. Grundsätzlich bewegen sich die meisten Kinder viel mehr als Erwachsene, weshalb sich Aufforderungen zu regelmäßiger sportlicher Aktivität überwiegend erübrigen.

> Regelmäßige körperliche Aktivität ist sehr zu begrüßen und stellt einen wesentlichen Teil der Therapie des Kindes oder Jugendlichen mit Diabetes mellitus dar. Die Diagnose „Typ-1-Diabetes" darf keinesfalls ein Hinderungsgrund sein, in einen Sportverein einzutreten. Selbst Leistungssport kann, wie durch viele Beispiele belegt ist, uneingeschränkt betrieben werden. Eine Befreiung vom Schulsport ist daher prinzipiell kontraindiziert.

Eine besondere Überwachung ist lediglich bei Schwimmunterricht notwendig. Das Lehrpersonal muss über die Symptome einer Hypoglykämie des Kindes und die Notwendigkeit von Zwischenmahlzeiten sowie Sport-KE informiert sein.

Körperliche Aktivität und Stoffwechsel. Im gesunden Organismus führt körperliche Aktivität zu einem vermehrten Muskelglykogenabbau. Nach Entleerung der muskulären Glykogenspeicher und Fortführung der Muskelaktivität kommt der insulinabhängigen Glucoseaufnahme in die Muskulatur sowie der gleichzeitig vermehrten hepatischen Glucoseproduktion eine zunehmende Bedeutung für die Glucosehomöostase zu. Hormonell ist körperliche Aktivität zunächst durch einen Insulinabfall bei gleichzeitigem Glucagon- und Katecholaminanstieg gekennzeichnet. Diese Veränderungen stimulieren die hepatische Glucoseproduktion durch eine Steigerung von Glykogenolyse und Glukoneogenese. Bei Patienten mit Typ-1-Diabetes kann sich körperliche Aktivität jedoch in Abhängigkeit von Glucosekonzentration und Insulinverfügbarkeit im Moment des Bewegungsbeginns unterschiedlich auswirken. Durch hohe Insulinkonzentrationen werden Glykogenolyse und Glukoneogenese gehemmt, und die Blutzuckerkonzentration fällt ab. Bei einem mit Insulin unterversorgten Diabetiker mit einer Blutzuckerkonzentration von über 300 mg/dl (> 17 mmol/l) vor Bewegungsbeginn sind dagegen Glykogenolyse und Glukoneogenese bei gleichzeitig verminderter muskulärer Glucosekonzentration ungehemmt, sodass ein weiterer Anstieg der Glucosekonzentration die Folge ist. In Abhängigkeit von der diabetischen Stoffwechsellage kann körperliche Aktivität bei Patienten mit Typ-1-Diabetes somit entweder zu einem Anstieg oder auch zu einem Abfall der Blutzuckerkonzentration führen.

Zusätzlicher Energiebedarf. Der individuell sehr unterschiedliche Bedarf an zusätzlich verbrauchter Energie ist u. a. abhängig von der Sportart, dem Trainingszustand des Patienten und der Intensität der körperlichen Belastung. Zum Ausgleich des vermehrten Glucoseverbrauchs sollten zusätzliche Kohlenhydrate, z. B. Obst oder Fruchtsäfte, zugeführt werden. Dieser außerplanmäßige Kohlenhydratbedarf wird in Form von Sport-KE gedeckt und muss von jedem Diabetiker durch konsequente Blutzuckerselbstkontrolle vor, während und nach sportlicher Aktivität selbst bestimmt werden. Initial empfiehlt es sich, mit zusätzlich ca. 1 KE/h Sport zu beginnen. Schulischer Sportunterricht erfordert allerdings meist keine Zusatz-KE. Bei Kindern und Jugendlichen sollte auch berücksichtigt werden, dass speziell der Schwimmbadbesuch im Vergleich zu erwachsenen Diabetikern, die mit 1–2 Sport-KE auskommen, häufig 2–3 Zusatz-KE/h notwendig macht. Bei Kleinkindern wird intensives Herumtoben oft unterschätzt, in solchen Fällen ist häufig die Gabe von zusätzlichen „Tobe-KE" angezeigt.

Die **blutzuckersenkende Wirkung** körperlicher Aktivität muss in verschiedenen Situationen berücksichtigt werden. Ist am Nachmittag eine sportliche Betätigung vorgesehen, muss dies in der Nahrungsmenge am Mittag bzw. bei der zum Mittagessen injizierten Insulindosis eingeplant werden. Es ist günstiger, die Aktivitätsphase auf die Zeit nach der Einnahme von Mahlzeiten zu legen und länger andauernde körperliche Aktivität durch eine kleine Zwischenmahlzeit zu unterbrechen (Sport-KE). Andererseits gilt es zu bedenken, dass die Auswirkungen körperlicher Aktivität auf die Blutzuckerkonzentration viele Stunden über den Aktivitätszeitraum hinausreichen können. Dies bedeutet in der Praxis, dass z. B. noch am Montagmorgen eine Reduktion der Insulindosis angebracht sein kann, wenn am Sonntag eine mehrstündige Wanderung oder Fahrradtour unternommen wurde. Bei Schulkindern werden insofern auch in den Ferienwochen mit einem höheren Ausmaß an körperlicher Aktivität und entspannter Atmosphäre meist bessere Ergebnisse der Stoffwechseleinstellung erzielt als während der Schulmonate.

Kriterien der Stoffwechselkontrolle

Eine alltagsnahe Stoffwechselüberwachung ist am besten zu erreichen, wenn Patient und/oder Eltern die Stoffwechselsituation zu Hause selbst regelmäßig überprüfen und die Befunde dokumentieren. Eine möglichst optimale Therapieempfehlung ist jedoch nur möglich, wenn die Ergebnisse konsequent protokolliert werden. Für die Stoffwechselkontrollen stehen verschiedene Parameter zur Verfügung: Die Ausscheidung von Glucose und Ketonkörpern im Urin sowie die Konzentrationen von Blutzucker und glykosyliertem Hämoglobin (Kap. 5).

Frequenz der Blutzuckerkontrollen. Die empfehlenswerte Frequenz der Blutzuckerkontrollen hängt vom Alter der Patienten, der Instabilität der Stoffwechseleinstellung und der Art der Insulintherapie ab. Im Gegensatz zu den Injektionen akzeptieren erfahrungsgemäß bereits Kleinkinder recht problemlos die täglichen Blutzuckerkontrollen. Eine Blutzuckerkonzentration unter 140 mg/dl (7,8 mmol/l) 2 Stunden nach einer Mahlzeit gilt als sehr gute Stoffwechseleinstellung. Nach sorgfältiger Abwägung von Risiko (Hypoglykämien) und Nutzen (Verhinderung der diabetischen Folgeerkrankungen) gilt es als Ziel, postprandiale Blutzuckerkonzentrationen von zumindest unter 180 mg/dl (10 mmol/l) anzustreben. Der fast normoglykämische Zielblutzucker sollte in der Remissionsphase mit 70–120 mg/dl (3,9–6,7 mmol/l), in der Postremissionsphase mit 70–140 mg/dl (max. 160; 3,9–7,8 bzw. 8,9 mmol/l) definiert werden. In der stabilen Remissionsphase können vorübergehend bei sehr ausgeglichener Stoffwechseleinstellung 2 Blutzuckermessungen vor den Insulininjektionen ausreichend sein. Sie sollten aber zumindest durch regelmäßige Uringlucosebestimmungen ergänzt werden. Ansonsten sind mindestens 4 Blutzuckerselbstkontrollen täglich (vor den 3 Hauptmahlzeiten und am späten Abend) anzuraten, weil dies den Eltern und Kindern ermöglicht, durch die Kenntnis des aktuellen Blutzuckers den Stoffwechsel durch zusätzliche Insulingabe oder Auslassen von KE zu beeinflussen. Weitere Blutzuckerkontrollen sind bei hypoglykämischer Symptomatik oder interkurrenten Infekten erforderlich.

Kinder und Jugendliche sind in der optischen Ablesung der Blutzuckerteststreifen unsicher und sollten deshalb mit einem handelsüblichen Reflektometer/Glucosesensor ausgerüstet werden. Die erhobenen Befunde müssen täglich in einem „Diabetikertagebuch" mit Erklärungen für Abweichungen vom Zielblutzucker dokumentiert werden.

> Frühestmöglich sollten die jungen Patienten an den Stoffwechselselbstkontrollen beteiligt werden. Urinzuckermessungen können bereits im Vorschulalter, Blutzuckerbestimmungen ab dem Schulalter von den Kindern weitgehend selbstständig vorgenommen werden.

Uringlucose. Eine Messung der Urinzuckerausscheidung sollte möglichst immer das Fehlen einer Glukosurie nachweisen. Die einfache und schmerzfreie Testung der Glucoseausscheidung im Urin ermöglicht einen Rückschluss auf längere Zeit erhöhte Blutzuckerwerte oberhalb der Nierenschwelle im Zeitraum der Urinproduktion. Deshalb kann trotz der guten und einfachen Möglichkeiten der Blutzuckermessung die Messung der Urinzuckerausscheidung zusätzliche Informationen liefern. Eine solche Testung kann vor allem morgens durch Messung des Nachturins Informationen über den nächtlichen Blutzuckerverlauf geben: Bei morgendlicher Hyperglykämie weist eine hohe Urinzuckerausscheidung auf ein hyperglykämisches Blutzuckerniveau nachts hin, während eine fehlende oder geringe Glukosurie Hinweise auf ein Dawn-Phänomen, eine unzureichende Langzeitwirkung des nächtlichen Verzögerungsinsulins oder auch auf nächtliche Hypoglykämien liefern kann.

Ketonkörper im Urin. Eine Testung der Ketonkörper im Urin sollte 1-mal pro Tag, möglichst im Morgenurin, durchgeführt werden. Bei akuten Erkrankungen, Bauchschmerzen oder Stresszuständen sollte diese Messung jedoch häufiger erfolgen. Liegt eine Ketonkörperausscheidung vor, sollte wegen der damit verbundenen Insulinresistenz eine höhere Insulindosierung appliziert werden.

Glykohämoglobine und Fructosamin. Die Messung der Glykohämoglobine (HbA_1, HbA_{1c}) (s. a. Kap. 5) ist eine verlässliche Möglichkeit der metabolischen Langzeitkontrolle. Erste, voneinander unabhängige Berichte, dass die HbA_{1c}-Werte bei Diabetikern erhöht seien, stammen aus den Jahren 1968 und 1971. Die Bindung von Glucose an Hämoglobin ist irreversibel und somit nur durch die erythrozytäre Lebensspanne von ca. 120 Tagen begrenzt. Die HbA_{1c}-Messung korreliert mit der durchschnittlichen Blutzuckerkonzentration während der vorausgegangenen 2–3 Monate.

Fructosamin ist ein festes Verbindungsprodukt zwischen Glucose und der Aminogruppe eines Proteins. Mit dieser Bezeichnung wird die Summe der glykosylierten Serumproteine beschrieben. Fructosamin spiegelt die integrierte Blutzuckerkonzentration der letzten 2–3 Wochen wider.

Bei der Beurteilung der glykosylierten Proteine bzw. Hämoglobine ist zu berücksichtigen, dass eine Überlappung mit dem Normalbereich besteht. Als Normalwerte können gelten:

- HbA_1: 4,5–10,5%,
- HbA_{1c}: 4,6–5,6%,
- Fructosamin: unter 285 mmol/l.

Als Therapieziel kann somit ein HbA_{1c}-Wert von unter 7,5% definiert werden. Dies entspricht etwa der HbA_{1c}-Konzentration unterhalb der 3fachen Standardabweichung und spiegelt eine gute Stoffwechselqualität wider. Mit Ausnahme der pubertierenden Diabetiker (aus den oben genannten Gründen) ist das Erreichen einer derartigen guten Stoffwechseleinstellung bei über 50% der Patienten erreichbar. Die gleichzeitige Bestimmung von HbA_{1c} und Fructosamin gibt in der Praxis die Möglichkeit, neben der Einstellung der vergangenen Wochen noch zusätzlich den Trend der Stoffwechselführung zu beurteilen. Ein Patient hatte z. B. bei der letzten Vorstellung vor 6 Wochen unbefriedigende HbA_{1c}- und Fructosaminwerte. Bei der erneuten Vorstellung ist die HbA_{1c}-Konzentration weiterhin stark erhöht, die Fructosaminkonzentration jedoch abgefallen. Aus dieser Konstellation kann geschlossen werden, dass der Patient in den letzten 2–3 Wochen eine Besserung der metabolischen Situation erzielt hat.

Diabetisches Kind bei Operationen
(s. a. Kap. 19)

Präoperative Planung. Operationen bei diabetischen Kindern und Jugendlichen sollten prinzipiell nur in pädiatrischen Zentren mit speziellen Kenntnissen in der Betreuung dieser Patienten durchgeführt werden. Die stationäre Aufnahme hat bereits am Vortag zu erfolgen, um das Ziel der präoperativen Behandlung, nämlich das Erreichen einer ausgeglichenen und stabilen Stoffwechsellage, zu gewährleisten. Dazu ist gegebenenfalls bei schlechter Stoffwechseleinstellung und Hyperglykämie bzw. Ketonämie eine präoperative nächtliche intravenöse Insulintherapie erforderlich. Eine Operation ist

grundsätzlich nur im Zustand des Coma diabeticum unmöglich. In diesem Fall muss zunächst die Stoffwechseldekompensation des Patienten behoben werden. Narkosekontraindikationen für Diabetiker sind:
➤ drohende oder manifeste Stoffwechseldekompensation,
➤ vorliegende oder vor kurzer Zeit überstandene Hypoglykämie,
➤ Schock.

Die Wahl des Operationszeitpunkts ist wichtig, weil die in vielen Fällen unvermeidlichen postoperativen Stoffwechselprobleme durch den vollen Einsatz von Labor-, Pflege- und ärztlichem Personal aufgefangen und ausgeglichen werden müssen. Elektiveingriffe sollten bei Diabetikern deshalb immer am frühen Morgen stattfinden.

Vorgehen am Operationstag. Zur Deckung des Flüssigkeitsbedarfs dient eine Infusionsbehandlung mit 10%iger Glucoselösung und bedarfsgerechten Elektrolytzusätzen (ca. 30 mmol/l NaCl und 20 mmol/l KCl). Als Infusionsraten sind zu empfehlen:
➤ Körpergewicht 3–9 kg: 100 ml/kg/d,
➤ pro kg zwischen 10–20 kg zusätzlich 50 ml/kg,
➤ pro kg über 20 kg zusätzlich 20 ml/kg.

Die maximale tägliche Infusionsmenge beträgt bei Mädchen 2000 ml und bei Jungen 2500 ml.

Eine notwendige intravenöse Insulintherapie sollte mit 0,05 IE/kg/h begonnen werden. Das Ziel ist es, den Blutzucker zwischen 90 und 200 mg/dl zu halten. Dazu müssen stündliche Blutglucosebestimmungen vorgenommen werden, um die Insulininfusionsrate anpassen zu können. Bei Blutzuckerwerten unter 90 mg/dl wird die Insulininfusionsrate reduziert, bei Werten unter 60 mg/dl für 15 Minuten unterbrochen (29).

Intraoperative Stoffwechselprobleme. Durch die Operation kommt es zur vermehrten Ausschüttung der stressinduzierten, antiinsulinär wirkenden Hormone wie Adrenalin, Cortisol, Glucagon und Wachstumshormon. In der Folge ist während der Operation ein Blutzuckeranstieg zu verzeichnen, der bei Diabetikern die mehrfache Höhe des Ausgangswerts erreichen kann.

Die infolge einer narkoseinduzierten Atemdepression eintretende Hypoventilation und Hyperkapnie fördert die Hyperglykämie. Bei Narkose mit Methoxyfluran und Halothan erfolgt durch Dämpfung des sympathikoadrenalen Systems kein Blutzuckeranstieg. Auch dem bei der Neuroleptanalgesie verwendeten Dehydrobenzperidol kommt eine starke adrenolytische Wirkung zu. Bei apparativer Narkosebeatmung bleibt wegen der besseren Beherrschung der Atemdepression das Maß möglicher Blutzuckersteigerungen in Grenzen. Die während der Beatmung fast immer entstehende respiratorische Alkalose übt häufig einen „insulinähnlichen" Effekt mit leichtem Blutzuckerabfall aus. Entschließt man sich zur Lokalanästhesie, so sollte auf die Adrenalinbeimischung zum Anästhetikum verzichtet werden. Schon geringe Adrenalindosen führen bereits beim Stoffwechselgesunden zu einem prompten Blutzuckeranstieg. Intraoperativ sollte die Blutzuckerkonzentration durch eine intravenöse Insulinzufuhr zwischen 90 und 200 mg/dl (5–12 mmol/l) gehalten werden.

Postoperative Überwachung. Die gut steuerbare intravenöse Insulinzufuhr und Infusionstherapie wird weitergeführt, bis der Patient postoperativ die orale Einnahme von Flüssigkeiten und kleinen Mahlzeiten toleriert. Bei größeren Eingriffen kann dafür durchaus ein Zeitbedarf von 24–48 Stunden kalkuliert werden. Anschließend kann der Wechsel auf eine subkutane Insulingabe vor der ersten Mahlzeit erfolgen. Der Insulinbedarf muss postoperativ individuell neu ermittelt werden. Bei gleicher Kohlenhydratzufuhr kann mit dem 1,5fachen präoperativen Bedarf gerechnet werden. Wie andere Patienten auch müssen Diabetiker frühzeitig mobilisiert werden.

Notfalloperationen bei schlechter Stoffwechseleinstellung. Im Rahmen von Notfallsituationen können operative Eingriffe auch bei schlechter Stoffwechseleinstellung mit Ketoazidose indiziert sein. Die Infusionstherapie orientiert sich an den aktuellen Blutzuckerkonzentrationen:
➤ Blutzucker über 300 mg/dl: 0,9%ige NaCl- oder Ringer-Lactat-Lösung,
➤ Blutzucker unter 300 mg/dl: 5–10%ige Glucoselösung mit Elektrolytzusätzen.

Normalinsulin sollte intravenös als kontinuierliche Infusion mit 0,05–0,1 IE/kg/h verabreicht werden. Es gelten die Grundsätze für die Behandlung der diabetischen Ketoazidose. Intraoperativ erfolgen anfangs 1/2-, später 1-stündliche Blutzuckerkontrollen; angestrebt werden Blutzuckerkonzentrationen zwischen 150 und 250 mg/dl (8,3–13,9 mmol/l).

Wachstum und Reifung

Vor der Entdeckung des Insulins im Jahre 1921 konnten Kinder mit einem Typ-1-Diabetes nur wenige Monate überleben und entwickelten in dieser Zeit eine ausgeprägte Dystrophie. In den ersten Jahren der Insulinbehandlung verstarben Kinder nicht mehr vorzeitig, jedoch war die Entwicklung eines ausgeprägten diabetischen Minderwuchses extrem häufig. In den vergangenen Jahrzehnten wurden hervorragende therapeutische Erfolge erzielt. Eine Verzögerung von Wachstum und Entwicklung stellt jedoch nach wie vor ein Problem dar.

Kinder und Jugendliche weisen bei der Manifestation des Diabetes häufig eine größere Körperlänge als die Probanden im Vergleichskollektiv auf. Bereits in den ersten 3 Jahren des Diabetes wurde jedoch bei Kindern ein vermindertes Längenwachstum beobachtet, unabhängig von der Stoffwechselqualität und der Gewichtsentwicklung (7). Andererseits konnte auch das Ausmaß des Pubertätswachstumsschubs mit der Qualität der Stoffwechsellage negativ korreliert werden, bei allerdings regelrechtem Zeitpunkt des Pubertätsbeginns. Ein verminderter Wachstumsschub in der Pubertät ließ sich aber nur bei Mädchen mit schlechter Stoffwechseleinstellung nachweisen – unabhängig von der bei beiden Geschlechtern reduzierten IGF-1-Konzentration. Eventuell bedingt aber ein fortgeschrittenes Knochenalter bei Pubertätsbeginn der Mädchen das resultierende verminderte Längenwachstum (2). Somit weisen diabetische Kinder statistisch gesehen ein im Vergleich zur genetischen Zielgröße etwas vermindertes Längenwachstum auf.

Der durchschnittliche Gewichtszuwachs im Kleinkindalter beträgt 2–3 kg/Jahr. Der jährliche Zuwachs des Insulinbedarfs liegt in dieser Zeit bei 2–3 IE. Mit der beginnenden Pubertätsentwicklung steigt der Insulinbedarf aber vorübergehend stark an (häufig über 1,0, teils bis 1,4 IE/kg/d).

Diabetische Folgeerkrankungen

Vorkommen und Problematik

Die schwerwiegenden Folgeerkrankungen des Diabetes mellitus werden im Kindes- und Jugendalter aufgrund der begrenzten Beobachtungszeit eher selten gesehen.

Während früher die Zeit bis zur Pubertät als relativ unproblematisch für die Entwicklung von Folgeerkrankungen angesehen wurde, wissen wir heute, dass bereits die Zeit vor der Pubertät wesentlich zur Entstehung der diabetischen Mikroangiopathien beiträgt. Die ersten, teils subklinischen Anzeichen diabetischer Folgeerkrankungen sind durchaus bereits im Kindes- bzw. Jugendalter feststellbar.

> Für den Kinderarzt liegt eine große Gefahr darin, die Patienten im vermeintlichen Bewusstsein der Problemlosigkeit nicht ausreichend zu einer guten oder zumindest besseren Stoffwechseleinstellung zu motivieren. Andererseits obliegt ihm aber die Verantwortung für eine möglichst optimale Prävention diabetischer Folgeerkrankungen.

Die DCCT-Studie hat eindeutig gezeigt, dass Frequenz und Zeitpunkt des Auftretens von Mikro- und Makroangiopathien direkt mit der Qualität der Stoffwechseleinstellung korrelieren. Diabetische Folgeerkrankungen können nach etwa 10- bis 15-jähriger Diabetesdauer und somit meist erst bei älteren Jugendlichen oder nach dem 20. Lebensjahr nachgewiesen werden. Trotzdem muss bereits im Kindesalter die individuell bestmögliche Stoffwechseleinstellung mit fast normoglykämischen Blutzucker- und niedrigen HbA_{1c}-Werten angestrebt werden, weil die Lebenserwartung der Diabetiker insbesondere durch die vaskulären Komplikationen bestimmt wird.

Vaskuläre Erkrankungen

Diabetische Retinopathie (s. a. Kap. 26). Bis Mitte der 30er Jahre war die diabetische Retinopathie selten, weil vor der Entdeckung und Einführung des Insulins nur wenige Patienten die Krankheitsjahre bis zur Entwicklung dieser Komplikation erreichten. Erst ungefähr ab 1940 nahm die Lebenserwartung und damit die Zahl der Diabetiker mit diabetischer Retinopathie rasch zu. Diese beruht auf einer Schädigung und erhöhten Durchlässigkeit der Blut-Retina-Schranke, die sich bereits frühzeitig durch eine fluoreszenzangiographische Untersuchung nachweisen lässt. Mit der diabetischen Retinopathie muss bei 20% der Patienten nach 10 und bei 50% nach 20 Erkrankungsjahren gerechnet werden. Zwischen der Qualität der Stoffwechselkontrolle und dem Auftreten dieser Form der Mikroangiopathie besteht ein eindeutiger Zusammenhang, wie die DCCT-Studie bewiesen hat. Über erste fluoreszenzangiographisch erkennbare Retinaveränderungen im Sinne einer Background-Retinopathie im Kindesalter wird bereits nach einer Krankheitsdauer von nur 5 Jahren berichtet.

Diabetische Nephropathie (s. a. Kap. 25). Wenn das erste klinische Zeichen der diabetischen Nephropathie, nämlich die Proteinurie, kontinuierlich nachgewiesen werden kann, muss bei 50–80% der Patienten innerhalb der nächsten 10 Jahre mit einem terminalen Nierenversagen gerechnet werden. Erst durch den Nachweis einer minimalen Albuminausscheidung (Mikroalbuminurie) sind mittels Nephelometrie bzw. Radioimmunassay neue Möglichkeiten der Früherkennung gegeben. Als *Mikroalbuminurie* wird eine Albuminausscheidung von 20–200 µg/Minute bezeichnet. Die kumulative Inzidenz einer Mikroalbuminurie beträgt bei Kindern nach 10-jähriger Diabetesdauer 39% (62). Bei metabolisch gut eingestellten Jugendlichen ist nach einer Diabetesdauer von 11 Jahren bei 5% und nach 14 Jahren bei 10% aller Patienten eine persistierende Mikroalbuminurie nachweisbar. Dabei tragen weibliche Jugendliche mit Langzeitdiabetes und schlechter Stoffwechseleinstellung das größte Risiko für eine Mikroalbuminurie (25). Die DCCT-Studie zeigt eine signifikant niedrigere Albuminausscheidung bei 100 Typ-1-Diabetes-Patienten mit einer mittleren Diabetesdauer von 12,1 Jahren und einem mittleren HbA_{1c} von unter 9,0% im Vergleich zu denjenigen mit einem HbA_{1c} über 9,0%. Zur Erkennung frühester nephropathischer Veränderungen wird von der AGPD (Arbeitsgemeinschaft für pädiatrische Diabetologie) vorgeschlagen, die Urinalbuminausscheidung bei allen Patienten ab dem 11. Lebensjahr und/oder einer 5-jährigen Diabetesdauer 1-mal im Jahr zu überprüfen.

> Hinsichtlich der Nierenfunktion ist zu bedenken, dass die ersten Auffälligkeiten der Nierenfunktion nicht mit einer erniedrigten, sondern mit einer erhöhten endogenen Kreatinin-Clearance im Sinne einer Hyperfiltration einhergehen.

Neben einer optimierten Stoffwechseleinstellung hat sich bei Mikroalbuminurie therapeutisch der frühzeitige Einsatz von ACE-Hemmern bewährt. Dadurch wird unabhängig von der Blutdruck senkenden Wirkung das Risiko der fortschreitenden Nephropathie reduziert. Da eine Blutdruckerhöhung den Krankheitsverlauf beschleunigt, muss ein arterieller Hypertonus frühzeitig und konsequent behandelt werden.

Diabetische Neuropathie (s. a. Kap. 27). Eine diabetische Neuropathie ist bei Kindern und Jugendlichen selten symptomatisch. Ihr Auftreten sollte jedoch auch im Kindes- und Jugendalter Anlass zu einer gründlichen neurologischen Untersuchung sein. Diese Patienten sollten regelmäßig neurologisch auf Sensibilität, 2-Punkt-Diskriminierung, Schmerzempfindung, Temperatur-Wahrnehmungsschwelle und Vibrationsempfinden (Riedel-Seiffer-Stimmgabel) untersucht werden. Nervenleitgeschwindigkeit und evozierte Potenziale können bei Verdacht auf manifeste Neuropathie zusätzlich gemessen werden. In 57% der Fälle wird eine frühzeitige Verminderungen der Nervenleitfähigkeit und der sensorischen Leitfähigkeit bei Kindern und Jugendlichen mit einer Diabetesdauer von über 3 Jahren in Abhängigkeit von zunehmender Körperlänge und Stoffwechselqualität beschrieben (26). Auch Zeichen einer autonomen Neuropathie wie Auffälligkeiten der Regulation von Herzfrequenz und Pupillenweite können bei Jugendlichen bereits nach 8- bis 10-jähriger Diabetesdauer gefunden werden (44).

Makroangiopathie (s. a. Kap. 21). Die Lebenserwartung der Patienten mit Typ-1-Diabetes hängt ganz wesentlich von der Entwicklung einer Makroangiopathie ab. Mithilfe der Doppler-Sonographie und Bestimmung der Pulswellengeschwindigkeit sind bereits im Kindes- und Jugendalter erste makroangiopathische Veränderungen nachweisbar. Bei 63 Diabetikern mit einem mittleren Alter von 16,2 Jahren und einer Diabetesdauer von 8,5 Jahren wurde in der A. femoralis eine höhere Pulswellengeschwindigkeit als in einem Vergleichskollektiv ohne Diabetes festgestellt. Damit bestehen bereits im Kindesalter die ersten Hinweise auf eine beginnende Makroangiopathie (39).

Eine arterielle Hypertonie, die das Risiko für Herz-Kreislaufkrankheiten signifikant erhöht, wird bei Diabetikern häufiger als in der Vergleichsbevölkerung gefunden. Meist weist die Hypertonie des Diabetikers eine enge Beziehung zu einer Nierenfunktionsstörung auf, deren Progression durch die Hypertonie gefördert wird. Bereits bei Jugendlichen mit subklinischen Zeichen einer autonomen Neuropathie lassen sich erhöhte Blutdruckwerte am Tage sowie nachts und eine erhöhte Herzfrequenz feststellen, noch bevor eine persistierende Mikroalbuminurie nachweisbar ist (44). Auch in einer schwedischen Studie werden bei normoalbuminurischen Jugendlichen mit über 5-jähriger Diabetesdauer bei 30% der Fälle erhöhte Blutdruckwerte oberhalb der 90er-Perzentile gefunden. Für die nachgewiesenen glomerulären Veränderungen wie Basalmembranverdickung und erhöhter Volumenanteil der mesangialen Matrix wird vor allem ein nächtlich erhöhter Blutdruck verantwortlich gemacht. Störungen der sympathikovagalen Balance scheinen für den pathogenetischen Effekt auf die Niere verantwortlich zu sein (70).

Gingivitis
(s. a. Kap. 38)

Eine Untersuchung an 43 Kindern mit Typ-1-Diabetes konnte zeigen, dass eine schlechte Stoffwechseleinstellung mit dem häufigen Auftreten von Zahnfleischentzündungen verbunden ist (20). Derartige Veränderungen waren vorher nur bei Erwachsenen bekannt. Bei guter Stoffwechselkontrolle lässt sich dagegen kein Unterschied zu Gesunden feststellen.

Skelett- und Gelenkveränderungen

Neuroarthropathie. Die diabetische Osteoarthropathie (Neuroarthropathie), die mit der Entwicklung von Charcot-Gelenken verbunden ist, wird bei ca. 1% der Patienten mit Typ-1-Diabetes angetroffen (64). Sie wird nur selten vor dem 20. Lebensjahr gesehen und auch dann nur bei Patienten mit sehr schlechter Stoffwechseleinstellung.

Osteopenie. Eine Verminderung der Knochenmineralisation (Osteopenie) wird bei Diabetikern aller Altersgruppen beschrieben (54, 59). Eine Untersuchung an 196 Patienten zwischen 6 und 26 Jahren zeigt, dass bei 48% der Mädchen und 29% der Jungen ein über 10% hinausgehender Verlust der Knochendichte zu verzeichnen ist. Der Knochendichteverlust ist bei Mädchen nicht nur häufiger, sondern er wird auch schneller erreicht und ist schwerer ausgeprägt. Zwischen dem Verlust der Knochenmineralisation und der Nüchternglucosekonzentration wie auch zwischen Calcium- und Phosphorausscheidung und dem Ausmaß der Hyperglykämie bestanden Korrelationen (49).

Eingeschränkte Gelenkbeweglichkeit. Unter den gelenkbezogenen Problemen wird im Kindes- und Jugendalter lediglich eine Einschränkung der Gelenkbeweglichkeit beobachtet. Nach ihrer Erstbeschreibung 1974 durch Rosenbloom wird eine eingeschränkte Gelenkbeweglichkeit auch zunehmend im Kindesalter diagnostiziert (5, 55). Die Veränderungen beginnen typischerweise an den Metakarpophalangeal- und proximalen Interphalangealgelenken des 5. Fingers, um sich dann nach medial auszudehnen. Die einfachste Methode, derartige Veränderungen zu erkennen, besteht darin, die Hand des Patienten mit gespreizten Fingern auf die Tischoberfläche legen zu lassen. Bei Befall von mehr als einem Finger war auch immer ein Minderwuchs erkennbar. Bei den Patienten mit dem ausgeprägtesten Minderwuchs lagen auch Kontrakturen der großen Gelenke vor. In über 90% treten die Gelenkseinschränkungen nach 10- bis 20-jähriger Erkrankungsdauer auf. Zwischen dem Auftreten der eingeschränkten Gelenkbeweglichkeit und einer Mikroangiopathie besteht eine Korrelation (55). Eine Life-table-Analyse ergab bei Vorliegen einer Gelenkkontraktur ein 83%iges Risiko für eine Mikroangiopathie nach 16-jähriger Diabetesdauer. Bei fehlenden Gelenkaffektionen betrug dieses Risiko lediglich 25%.

Psychologische Aspekte
(s. a. Kap. 40)

Verarbeitungsmuster und Akzeptanzproblematik

Verarbeitungsphasen. Die Diagnose eines Diabetes mellitus ist für Kind und Eltern ein traumatisches Erlebnis, das die Lebensverhältnisse der gesamten Familie verändert. Die Art und Weise, in der Patient und Familie diese Problematik verarbeiten, hängt einerseits von bekannten Faktoren wie Persönlichkeitsstruktur, psychischer Stabilität oder vorausgehenden einschneidenden Erlebnissen ab (31) und entspricht andererseits den von der Analyse allgemeiner Trauerarbeit bekannten Verarbeitungsphasen: Schock, Ablehnung, Auflehnung und Aggression, Schuld, Depression, Akzeptanz (40). Die Stadien dieser Trauerarbeit vollziehen sich nicht notwendigerweise konsekutiv. Nebeneinander können Anpassung an gewisse Aspekte der Wirklichkeit und gleichzeitig Leugnen von anderen Aspekten der Realität bestehen.

> Die Akzeptanz der Erkrankung ist ein dynamischer und nie abgeschlossener Prozess. Äußere Einflüsse können rasch zu einer Rückversetzung vom Stadium der Akzeptanz in das Überwiegen der Verleugnung oder Selbstzerstörung führen.

Verarbeitungsmuster. Eine Patientenanalyse zeigt, dass 2 wesentliche Verarbeitungsmuster bei den Patienten erkennbar sind. Bei 2/3 dominieren Trauer, Angst und soziale Abkapselung, und bei 1/3 sind durchaus psychiatrisch relevante Reaktionsmuster erkennbar. Am häufigsten sind dabei depressive Verstimmungen. Solche Reaktionsformen wurden häufiger bei Kindern aus Familien mit niedrigerem sozioökonomischem Status gefunden. In allen Fällen jedoch trat eine Normalisierung der Verhaltensweisen nach 7–9 Monaten ein (37, 38).

Relevanz für die klinische Praxis. Die Kenntnis dieser Abläufe ist für den klinisch tätigen Arzt von größter Wichtigkeit, um unnötige Konflikte mit dem Umfeld des Patienten zu vermeiden und Schulungsmaßnahmen zeitlich effektiv einplanen zu können. So ist es nachvollziehbar, dass unerfahrene Stationsärzte in der Phase von Auflehnung und Aggression mit den Eltern nicht zu kommunizieren wissen und dass eine Schulung in den Phasen von Ablehnung, Schuld oder Depression nicht effektiv sein kann (30). Erst wenn eine aktive Krankheitsakzeptanz erreicht ist, kann eine erfolgreiche Schulung stattfinden. Der richtige Verlauf der Problembewältigung lässt sich daran erkennen, dass der Patient die illusorische Erwartung einer „restitutio ad integrum" zugunsten einer „restitutio ad optimum" aufgibt (18).

Besondere Reaktionsmuster in Kindheit und Pubertät. Die Gefühle von Ablehnung und innerer Ausweglosigkeit äußern sich bei Kindern besonders in der Pubertätszeit teils in bewusster „Diät"-Missachtung oder absichtlicher Insulinüberdosierung. Beide Auffälligkeiten müssen als „verschlüsselte Hilferufe" der Patienten oder sogar als latente suizidale Gefährdung verstanden werden. Dies unterstreicht die Notwendigkeit eines Psychologen im Diabetes-Team, der in solchen Fällen hinzugezogen werden kann. Besonders für den pubertären und adoleszenten Patienten ist es wichtig, über die Flexibilität einer ICT Lebensqualität und Zukunftsperspektiven aufgezeigt zu bekommen, weil gerade in diesem Altersabschnitt das Gefühl von Verlassenheit und „Anderssein" stark ausgeprägt sein kann. Der Anschluss an Selbsthilfegruppen wie den „Bund diabetischer Kinder und Jugendlicher" und den „Deutschen Diabetikerbund" sowie an lokale Elterngruppen kann bei der Bewältigung dieser Probleme sehr hilfreich sein.

Essstörungen

Diabetes macht insbesondere bei Mädchen folgenden Widerspruch deutlich: Einerseits hat Insulin einen ausgeprägten Effekt auf den Fettstoffwechsel, auf der anderen Seite steht heute ein Selbstbild mit dem gesellschaftlich akzeptierten Ideal des Ideal- oder sogar Untergewichts. Hohe Dosen Insulin können aber die Kohlenhydrateinnahme und damit die Körperfettmasse erhöhen. Demzufolge ist Übergewicht speziell bei älteren weiblichen Jugendlichen ein allgemeines Problem. Bei der Untersuchung des Essverhaltens jugendlicher Typ-1-Diabetikerinnen zeigte sich, dass 50% der Patientinnen mit mittelmäßiger und 70% jener mit schlechter Stoffwechselkontrolle eine unkontrollierte Nahrungszufuhr durch Unterdosierung oder Auslassen von Insulin auszugleichen versuchen. *Anorexia nervosa*, *Bulimie* und subklinische Manifestationen von Essstörungen werden mit zunehmender Häufigkeit erkannt (66, 53). Insbesondere bulimische Tendenzen werden bei schlechter Stoffwechselkontrolle gesehen (73). Speziell bei Patientinnen mit bulimischer Persönlichkeitsstruktur kann ein Typ-1-Diabetes den gefährlichen, bewussten Kalorienverlust durch Erbrechen auslösen.

> Ein bulimisches Verhalten sollte bei jedem jungen Mädchen mit einer unerklärbar schlechten Stoffwechseleinstellung differenzialdiagnostisch berücksichtigt werden.

Psychosoziale Aspekte der Insulintherapie

Die erforderlichen häufigen Blutzuckermessungen und die offensichtliche Abhängigkeit von regelmäßigen Injektionen lassen die Frage nach den psychosozialen Auswirkungen des Typ-1-Diabetes aufkommen. Die im Rahmen der Erkrankung notwendige Erziehung zu Genauigkeit, Pünktlichkeit und Disziplin führt dazu, dass Kinder mit Typ-1-Diabetes im Vergleich zu ihren Altersgenossen eine größere Ernsthaftigkeit und Lernbereitschaft aufweisen. Insgesamt lassen sich jedoch bei

Kindern und Jugendlichen mit Typ-1-Diabetes keine psychologischen Auffälligkeiten im Vergleich zu stoffwechselgesunden Kontrollpersonen zeigen (57). Die Lebensqualität der jugendlichen Diabetiker wird nur wenig durch das Gefühl des Andersseins beeinträchtigt, aber deutlich durch die Sorgen bezüglich der Behandlungsergebnisse und ihres zukünftigen Gesundheitszustandes beeinflusst (6). Durch intensivierte Therapieformen mit häufigen Insulininjektionen oder durch den Einsatz einer Insulinpumpe wurden keine negativen Auswirkungen auf depressives und angstgetragenes Verhalten festgestellt (65).

Nach eigener Erfahrung wird eine *Insulinpumpentherapie* von Jugendlichen nicht immer bereitwillig akzeptiert, weil sie offensichtlich mit einem „Prothesengefühl" verbunden ist. Jüngere Kinder lassen auch spielerische Manipulationen an der Pumpe befürchten. Deshalb verhindert die Angst der Eltern vor schweren Hypoglykämien ihrer Kinder häufig die Übernahme der Verantwortung für eine solche Therapieform. Folglich verfügen nur wenige pädiatrische Diabeteszentren über ausreichende Erfahrungen mit einer Insulinpumpentherapie und halten die notwendige 24-Stunden-Rufbereitschaft vor. Multiple Injektionen im Rahmen einer ICT werden dagegen überwiegend problemlos akzeptiert.

Patientenschulung
(s. a. Kap. 7)

Zielsetzung. Eine erfolgreiche Diabetesbehandlung ist abhängig von einer kompetenten Durchführung der Therapie im täglichen Leben durch Eltern, Kinder und/ oder Jugendliche. Deshalb ist die Diabetesschulung heutzutage ein absolut notwendiger Teil der Behandlung. Das Ziel der Patientenschulung besteht darin, eine selbstständige und bewusst handelnde Persönlichkeit heranzubilden, die den Eventualitäten im Tagesablauf eines Typ-1-Diabetes-Patienten Rechnung tragen kann. Aus Patienten sollen Experten werden.

Eine Diabetesschulung lässt sich in folgende Abschnitte unterteilen:
➤ Erstinformation über das Krankheitsbild und initiale Motivation,
➤ Basisschulung mit dem Ziel, die Behandlung einschließlich der Selbstanpassung der Insulindosierung selbstständig übernehmen zu können,
➤ Folgeschulung mit Erlernen der intensivierten konventionellen Insulinbehandlung,
➤ Auffrischung der Schulungskenntnisse, Supervision und Selbstbehandlung mit regelmäßiger Aktualisierung des Wissensstandes, Diagnostik und ggf. Behandlung von Folgeerkrankungen im Rahmen der ambulanten Weiterbetreuung.

Wie bei der Behandlung anderer chronischer Erkrankungen ist die *aktive Mitarbeit* des Patienten bzw. der Eltern erforderlich, um ein optimales Funktionieren der notwendigen Abläufe zu erreichen. Voraussetzungen dafür sind:

➤ der Informationsstatus des Patienten (theoretisches Wissen),
➤ die nötigen praxisbezogenen Fertigkeiten (praktisches Wissen),
➤ Motivation,
➤ Krankheitsakzeptanz.

Schulungsgestaltung. Die Erstinformation über das Krankheitsbild sowie die Besprechung medizinischer Probleme sind primär ärztliche Aufgaben. Im Idealfall erfolgt die vollständige Diabetesschulung durch eine erfahrene Diabetesberaterin DDG, die von einer Diätassistentin unterstützt wird. Nach anfänglichen Einzelschulungen kann bei entsprechend großen Patientenzahlen im weiteren Verlauf zunehmend auf Gruppenunterricht übergegangen werden. Viele, wenn auch nicht alle Probleme können durch eine gründliche Schulung und durch mitfühlende Gespräche gelöst werden. In diesem Bereich liegt auch der besondere Nutzen von Selbsthilfegruppen.

Schulung bei Kleinkindern. Bei kleineren Kindern müssen vor allem die Eltern geschult werden. Kinder sind erst etwa ab dem 2.–3. Schuljahr in der Lage, ihre Krankheit zu verstehen. In dem Umfang der Zunahme ihres Verständnisses können sie nach und nach mit Teilaufgaben der Behandlung und Stoffwechselkontrolle betraut werden.

Schulung von Schulkindern. Für die Schulung von Kindern im Alter von 7–12 Jahren liegt ein spezielles Schulungsprogramm vor, das wie ein Kinderbuch aufgebaut ist (Hürter et al.: Diabetes-Buch für Kinder; Deutscher Ärzte-Verlag; 1998). Das gesamte Schulungsprogramm enthält darüber hinaus als 2 weitere zentrale Elemente einen „Leitfaden für Ärzte, Diabetesberaterinnen, Kinderkrankenschwestern und Diätassistentinnen" sowie eine Broschüre für Eltern neu erkrankter Kinder. Den 3 Hauptelementen sind Informationsblätter für Lehrer, eine aktuelle Kohlenhydrat-Austauschtabelle, ein Diabetikerausweis und ein Diabetestagebuch für die Aufzeichnung der Selbstkontrollwerte beigegeben. Das Buch zeigt vorbildhaft, aber realistisch, wie es gelingen kann, auch mit Diabetes gut, kindgerecht und durchaus selbstbewusst zu leben.

Schulung von Jugendlichen. Auch für Jugendliche mit Typ-1-Diabetes im Alter von 12–20 Jahren wurde ein Schulungsprogramm entwickelt (Lange et al.: Jugendliche mit Diabetes – Ein Schulungsprogramm. Kirchheim-Verlag; 1995). Neben einem didaktischen Leitfaden besteht das Programm aus insgesamt 11 Einzelheften, die alle diabetesrelevanten Themen für die Jugendlichen abhandeln. So sind die ersten 5 Hefte für die Initialschulung gedacht, während Heft 6 und 7 für Fortgeschrittene nochmals die theoretischen Grundlagen vertiefen und die verschiedenen Therapiekonzepte inklusive ICT beinhalten. Die Hefte 8–11 sind im Bedarfsfall jederzeit einzusetzen und beinhalten die Themen Sport, Reisen, Pubertät, Empfängnisverhütung, die gesetzlichen Regelungen bezüglich Beruf und Führerschein sowie die Problematik der diabetischen Folgeerkrankungen.

Eltern und Jugendliche können alternativ auch anhand des Schulungsbuches „Mein Buch über den Dia-

Tab. 16.3 Altersabhängigkeit von Insulintherapie und Schulungsfähigkeit

	Säuglinge	Kleinkinder	Schulkinder	Jugendliche	Adoleszenten
Therapieform	CSII	CT (MCT)	(CT) MCT	MCT/ICT	ICT
Injektionen/d	0	2 (–4)	(2–) 3–4	4	4–6
Kurzwirkendes Insulin	Normal 100%	Normal 5–30%	Normal 20–70%	Normal/Analogon 60–70%	Normal/Analogon 60–70%
Verzögerungsinsulin	0%	NPH 70–95%	NPH 30–80%	NPH/Semilente MC 30–40%	NPH/Glargin 30–40%
Korrekturregel		200–320er	50–100er	30–60er	30–50er
Diätetik		KE-Plan	KE-Plan	KE-Plan mit Variationsmöglichkeit	Flexibler KE-Plan
Schulung	Eltern	Eltern / prakt. Anleitung der Kinder	Eltern und Kinderschulungsprogramm	ICT-Kurs und Eltern	ICT-Kurs und Eltern
Verantwortlich für Therapie	Eltern	Eltern	Eltern und Kind	Jugendlicher und Eltern	Patient

betes mellitus" (Jörgens et al. Kirchheim-Verlag; 2001) geschult werden. In den letzten Jahren sind auch 2 Ratgeber speziell für Eltern von Kindern und Jugendlichen mit Diabetes erschienen, die zum Nachlesen und zur weiteren Information nach erfolgter Grundschulung gedacht sind (24, 28).

Ambulante Dauerbetreuung

Aufgaben der pädiatrischen Diabetesambulanz. Kinder und Jugendliche sollten zur ambulanten Dauerbetreuung möglichst in eine pädiatrische Diabetesambulanz an einem Zentrum mit großer Erfahrung in der Betreuung von Kindern überwiesen werden. Eine erste Kontrollvorstellung ist etwa 2–3 Wochen nach der Entlassung aus der Kinderklinik zu planen, um die Umsetzung der Therapie durch die Kinder und Jugendlichen unter den häuslichen Gegebenheiten zu überprüfen und ggf. korrigieren zu können. Ansonsten sind üblicherweise Ambulanztermine im Abstand von 8–10 Wochen ausreichend. Jeder Sprechstundentermin beinhaltet auch eine kontinuierliche Weiterschulung und vermittelt neue Inhalte und aktuelle Entwicklungen in der Diabetologie. Folgeschulungen können im Rahmen der ambulanten Betreuung vereinbart werden, bevor die Jugendlichen auf eine ICT umgestellt werden. Bei Bedarf sollten Diabetesberaterin, Diätassistentin, Psychologe oder Sozialarbeiterin hinzugezogen werden können.

> Das Ziel der ambulanten Betreuung besteht in einer möglichst unbeeinträchtigten körperlichen, psychointellektuellen und psychosozialen Entwicklung der Patienten bei einer möglichst nahezu normoglykämischen Stoffwechseleinstellung unter Vermeidung schwerer Hypoglykämien.

Ablauf der ambulanten Betreuung. Zu den Sprechstundenterminen sind die Diabetes-Tagebücher mit den Aufzeichnungen der Insulindosierungen, der KE-Verteilung und den gemessenen Blutzuckerwerten mitzubringen. Alle Probleme und die individuellen Erfahrungswerte können dann eingehend besprochen werden. Sehr wichtig ist dabei, dass auch diätetische Fragen praxisnah behandelt werden. Die KE-Verteilung und Insulindosierungsvorschläge können anhand der Eintragungen im Tagebuch gemeinsam mit den Patienten und Eltern erarbeitet werden. Auch eine eventuell sinnvolle Umstellung auf andere Insuline (zinkverzögerte Insuline, Insulinanaloga) sollte grundsätzlich ambulant erfolgen.

Beratung der Eltern. Die Erörterung der aktuellen Lebenssituation darf neben der Diskussion über die Stoffwechselqualität nicht vernachlässigt werden. Gerade die Mütter fühlen sich in der Betreuung ihres Kindes häufig allein gelassen. Das häufige Problem, dass sich die Geschwister der Patienten vernachlässigt vorkommen, ist anzusprechen und ggf. sollte in Kooperation mit dem Teampsychologen nach Lösungsmöglichkeiten gesucht werden. Insbesondere allein erziehende berufstätige Mütter oder Väter sind besonders oft überfordert und benötigen jede mögliche Unterstützung. Die Eltern müssen angehalten werden, ihre Kinder im Schulalter in die Therapie mit einzubeziehen.

Beratung der Kinder. Die Kinder akzeptieren ihren Diabetes weitgehend und sind nach erfolgter Schulung meist recht geschickt in der praktischen Umsetzung der Therapieerfordernisse wie Blutzuckermessungen, Injektionen und Dokumentation im Tagebuch. Die Verantwortung für die Therapie ruht aber letztendlich noch immer auf den Eltern.

Beratung von Jugendlichen. Jugendliche lernen den selbstverantwortlichen Umgang mit ihrem Diabetes, was jedoch eine vorherige erneute Schulung erforderlich macht. Eine andauernde Übernahme der Verantwortung für die Therapie durch die Eltern wird meist als ungewünschte Bevormundung erlebt. Gleichzeitig erleben sie den Diabetes in oft krisenhafter Weise als deutliche Beeinträchtigung ihres Selbstwertgefühls und müssen den Prozess der Akzeptanz neu durchleiden. Eine ICT mit den sich daraus ergebenden Freiheiten kann ihnen meist bei diesem Problem helfen. Die Entwicklung der weiteren Lebensperspektive bezüglich Ausbildung, Partnerschaft und die Auseinandersetzung mit den diabetischen Folgeerkrankungen führt dazu, dass sie schrittweise selbstverantwortlich die Therapieerfordernisse akzeptieren und sich häufig erfolgreich um eine gute Stoffwechseleinstellung bemühen. In dieser Phase sollte der betreuende Arzt die Möglichkeiten der Anerkennung des Jugendlichen als gleichberechtigten Diskussionspartner erkennen und nutzen. Mit der Ablösung vom Elternhaus folgt dann automatisch auch die Trennung vom Kinderarzt mit dem Übergang zum internistischen Diabetologen.

Diagnostische Maßnahmen in der Sprechstunde. Im Rahmen der Sprechstundentermine ist die *altersentsprechende Entwicklung* der Kinder zu überprüfen. Regelmäßige Bestimmungen bei jeder Vorstellung von Körperlänge, Körpergewicht, Blutdruck sowie die Untersuchung auf eine regelrechte Pubertätsentwicklung sind notwendig. Entsprechende Somatogramme sollten für jedes Kind geführt werden. Erhöhte *Blutdruckwerte* sind eine Indikation zu einer 24-Stunden-Blutdruckmessung und ggf. für eine konsequente antihypertensive Therapie. Auch ist bei jedem ambulanten Termin eine Kontrolle der *Injektionsareale* und der Blutentnahmestellen vorzunehmen.

Nach *Nicotin- und Alkoholabusus* muss bei jugendlichen Patienten prinzipiell gefragt werden. Eine *Kontrazeptionsberatung* sowie die Aufklärung über das Problem „Diabetes und Schwangerschaft" haben gleichfalls im Rahmen der Ambulanz stattzufinden.

Weitere diagnostische Maßnahmen in größeren Zeitabständen sind:
- Stoffwechseleinstellung: In mindestens 3-monatigen Abständen soll eine HbA_{1c}-Bestimmung zur Objektivierung der Stoffwechseleinstellung durchgeführt werden – wegen der besseren Akzeptanz möglichst aus Kapillarblut. Durch eine Blutzuckerparallelmessung des Laborgeräts mit dem eigenen Gerät des Patienten kann die Exaktheit der Blutglucosemessungen überprüft werden.
- Nierenfunktion und Lipidstoffwechsel: 1-mal jährlich ist eine venöse Blutentnahme zur Überprüfung von Harnstoff, Kreatinin, Cholesterin, HDL- und LDL-Cholesterin angezeigt. Weitere Laboruntersuchungen sind nur bei gegebener Indikation notwendig.
- Retino- und Neuropathie: Bei einer Diabetesdauer von mehr als 5 Jahren und/oder ab einem Alter von 11 Jahren bzw. ab dem 2. Jahr nach Diabetesmanifestation im Pubertätsalter wird eine Untersuchung auf diabetische Retino- bzw. Neuropathie empfohlen. Dazu ist die Albuminausscheidung im Urin (24-Stunden-Urin oder Nachturin) 1-mal jährlich zu messen. Gleichfalls ist dann eine Kontrolluntersuchung des Augenhintergrunds in Mydriasis 1-mal pro Jahr indiziert, nach einer Diabetesdauer von über 10 Jahren sogar 2-mal im Jahr.
- Fußinspektion: Eine neurologische Untersuchung mit Fußinspektion sollte gleichfalls 1-mal im Jahr erfolgen (häufigste Befunde in dieser Altersgruppe sind Panaritien oder Mykosen) und bei pathologischem Befund eine weitergehende Diagnostik zu veranlassen.

Alle erhobenen Befunde sind in dem „Gesundheits-Pass für Kinder und Jugendliche mit Diabetes" zu dokumentieren.

Kindergarten und Schule

Kindergarten. Kinder mit Typ-1-Diabetes sind durch die täglich erforderlichen diagnostischen und therapeutischen Notwendigkeiten in ihrer Lebensweise zwar eingeschränkt, der Besuch eines Kindergartens ist aber grundsätzlich möglich und empfehlenswert. Wichtig ist dabei – wie auch später in der Schule oder im Sportverein – dass die Erzieherinnen, Lehrer und Betreuer über das Wesen der Erkrankung informiert sind. Sie sollten über mögliche Eventualitäten aufgeklärt werden und über das Wissen verfügen, dass alle krankheitsbezogenen Vorkommnisse durch wenige, einfache Einzelmaßnahmen zu beherrschen sind. Kindergartenkinder mit Diabetes sollten wegen der häufig fehlenden Hypoglykämiewahrnehmung in den Kindergarten gebracht und abgeholt werden. Die Erzieherinnen müssen von den Eltern über die individuelle Hypoglykämiesymptomatik des Kindes informiert werden, damit sie in der Lage sind, diese zu erkennen und richtig zu reagieren. Außerdem sollten Zeitpunkt und die Notwendigkeit einer Zwischenmahlzeit abgesprochen werden. Die Erzieherinnen müssen auch über den Sinn und Zweck von Sport- bzw. „Tobe-KE" informiert werden.

Schule. In der Schule ist es wichtig, dass die Lehrer über die Notwendigkeit von Zwischenmahlzeiten informiert sind. Sie sollten darauf achten, dass bei konventioneller Insulintherapie zu festgelegten Zeiten die mitgebrachten Lebensmittel verzehrt werden. Für die Schule sollten Zwischenmahlzeiten grundsätzlich nur zu den Pausenzeiten geplant werden. Nur ausnahmsweise müssen Diabetiker auch während des Unterrichts KE zu sich nehmen (z. B. Hypoglykämie-KE). Lehrer und Mitschüler sollten die Symptomatik einer Hypoglykämie erkennen und darauf reagieren können. Der Aufbewahrungsort der Glucagonspritze für den Notfall einer schweren Hypoglykämie mit Bewusstlosigkeit sollte den Lehrern und engen Freunden bekannt sein. Zur Information eignen sich die Merkblätter der Diabetikerorganisationen oder die Erlasse der Kultusministerien der Bundesländer. Auch die Teilnahme an Schulausflügen und Klassenfahrten sollte den Kindern mit Diabetes ermöglicht werden, um eine Außenseiterrolle des Kindes zu verhindern. Möglicherweise kann die Mitfahrt eines Elternteils auf einer solchen Schulveranstaltung die unproblematische Teilnahme ermöglichen.

1/3 Kinder mit Diabetes durchläuft die Schule, ohne jemals besondere Aufmerksamkeit zu beanspruchen. Bei 2/3 ist seitens des Lehrers eine mehr oder minder starke Rücksichtnahme erforderlich, denn Stoffwechselschwankungen während des Schulvormittags ziehen meist auch Leistungsschwankungen nach sich. Oft machen sich während der letzten Unterrichtsstunden Konzentrationsschwäche und Müdigkeit bemerkbar. Bei regelmäßigem Vormittagsunterricht ist die Hypoglykämiehäufigkeit nur halb so groß wie bei unregelmäßig verteilten Unterrichtsstunden oder Nachmittagsunterricht.

Schulweg. Besonderer Berücksichtigung bedarf auch der Schulweg des Kindes wegen einer möglichen Hypoglykämiegefährdung. Diese tritt besonders leicht auf, wenn Kinder längere Wegstrecken zu Fuß oder mit dem Fahrrad zurücklegen müssen. Derartige Gedanken sind in dem Merkblatt „Hinweise für Erzieher diabetischer Kinder" des Deutschen Diabetikerbundes zusammengefasst.

Fehlzeiten. Sind Fehlzeiten in der Schule nicht zu vermeiden, sollten diese zumindest so kurz wie möglich sein. Entsprechendes gilt für stationäre Behandlungszeiten, die an einem Diabetes-Zentrum meist auf das notwendige Minimum reduziert werden können. „Neueinstellungen" sollten nicht im Rahmen eines langen stationären Aufenthalts, sondern ambulant, z. B. mittels regelmäßiger telefonischer Beratung durch Arzt oder Diabetesberaterin, erfolgen.

Berufswahl und Führerschein

Berufswahl. Ein Patient mit Typ-1-Diabetes muss in 20–30% der Fälle mit beruflichen Schwierigkeiten rechnen. Die Berufsberatung sollte immer Neigung, Begabung und Fähigkeiten des Patienten berücksichtigen. Grundsätzlich können Diabetiker ohne andere schwerwiegende Erkrankungen oder diabetische Folgeerkrankungen je nach ihren persönlichen Begabungen und Neigungen fast alle Berufe ausüben.

Eine Einschränkung der Berufswahl ergibt sich durch:
➤ Selbst- und Fremdgefährdung durch Hypoglykämien: z. B. Absturzgefahr (Dachdecker, Hochbau), berufliche Personenbeförderung (Busfahrer, Lokführer, Pilot), verantwortliche Überwachungsfunktion (Leitstände im Industriebereich), beruflich erforderlicher Waffengebrauch (Polizei);
➤ Beeinträchtigung der Kontrolle der Stoffwechselführung: Tag-Nacht-Wechselschicht, unregelmäßige Essenszeiten, stark wechselnde körperliche Belastung, Unmöglichkeit regelmäßiger Stoffwechselkontrollen;
➤ Auftreten anderer Erkrankungen.

Eine entsprechende, individuelle Beratung sollte in enger Kooperation des Patienten mit dem behandelnden Diabetologen und im Bedarfsfall mit einem Arbeitsmediziner erfolgen. In beruflichen Fragen stehen ansonsten auch andere Stellen wie Arbeitsämter, Berufsgenossenschaften, Medizinischer Dienst der Rentenversicherungen, Werks- und Betriebsärzte zur Verfügung.

Führerschein. Für alle Jugendlichen, natürlich auch für diejenigen mit Diabetes, hat der Erwerb des Führerscheins einen hohen Stellenwert. Nur bei mangelhafter Therapiecompliance sind bei Jugendlichen mit Typ-1-Diabetes akute Komplikationen wie Ketoazidose und Hypoglykämien zu erwarten, weshalb dem Erwerb des Führerscheins prinzipiell nichts im Wege steht. Kraftfahrzeuge der Klasse D und Fahrzeuge zur Personenbeförderung dürfen von Diabetikern grundsätzlich nicht geführt werden. Die Erteilung der Fahrerlaubnis wird somit letztendlich von der Therapiecompliance abhängig gemacht. Vorausgesetzt werden:
➤ regelmäßige Stoffwechselselbstkontrollen mit Dokumentation der Befunde,
➤ regelmäßige Stoffwechselkontrollen durch den Arzt,
➤ eine stabile und gute Stoffwechsellage,
➤ frühzeitige und sichere Wahrnehmung und Behandlung symptomatischer Hypoglykämien ohne Auftreten rezidivierender schwerer Hypoglykämien mit Bewusstlosigkeit,
➤ die Beachtung der Richtlinien für kraftfahrende Diabetiker.

Die Begutachtungsleitlinien zur Kraftfahreignung des gemeinsamen Beirates für Verkehrsmedizin beim Bundesministerium für Verkehr von 1999 verlangen nach einer gutachterlichen Einzelfallbegründung. Eine solche Begutachtung z. B. durch den behandelnden Diabetologen oder durch einen Arzt mit verkehrsmedizinischen Fachkenntnissen hat selbstverständlich die Fahrerlaubnisverordnung (FeV) zu berücksichtigen. Für mit Insulin behandelte Diabetiker wird eine gute Stoffwechselführung ohne schwere Unterzuckerung in den letzten 3 Monaten gefordert. Neben regelmäßigen ärztlichen Kontrollen sind Nachbegutachtungen im Abstand von 2 Jahren erforderlich. (Die „Begutachtungsrichtlinien zur Kraftfahreignung" kann über den Verlag für neue Wissenschaft GmbH, Postfach 10 11 10 in 27511 Bremerhaven kostenpflichtig bestellt werden). Aktuelle Informationen über die aktuellen gesetzlichen Regelungen bietet die Schriftenreihe „Krankheit und Verkehr", herausgegeben vom Bundesminister für Verkehr.

Begutachtung
(s. a. Kap. 39)

Für die Begutachtung Grades der Behinderung (GdB; früher „Minderung der Erwerbsfähigkeit", MdE) sind folgende Kriterien zu berücksichtigen:
➤ klinische Klassifizierung,
➤ Art der Therapie,
➤ Einstellbarkeit,
➤ Komplikationen.

Danach beträgt der GdB in der Regel:
- 20% bei Behandlung mit Diät und oralen Antidiabetika, keine Komplikationen;
- 30% bei Behandlung mit Diät, oralen Antidiabetika und ergänzenden Insulininjektionen;
- 40% bei Behandlung mit Insulin, gut einstellbar, keine Komplikationen;
- 50% bei Behandlung mit Insulin, schwer einstellbar (häufig bei Kindern), gelegentliche, ausgeprägte Hypoglykämien.

Die Feststellung der Behinderungen und des GdB muss immer individuell festgelegt werden und richtet sich nach den „Anhaltspunkten für die ärztliche Gutachtertätigkeit im sozialen Entschädigungsrecht und nach dem Schwerbehindertengesetz" (Köllen Druck & Verlag, Bonn). Grundsätzlich werden Kinder und Jugendliche zur Gruppe der mit Insulin schwer einstellbaren Diabetiker gezählt und mit 40–60% GdB eingestuft. Wer einen GdB von mindestens 50% aufweist, gilt als schwer behindert und erhält von den Ämtern für Versorgung und Soziales einen Schwerbehindertenausweis. Eine Einstufung ≥ 50% erbringt zwar steuerliche Vorteile, eine bevorzugte Vermittlung von Ausbildung oder Arbeitsplatz, einen erhöhten Kündigungsschutz und einen Sonderurlaub von 5 Tagen; jedoch sind nach praktischen Erfahrungen diese Jugendlichen sehr schwer wieder zu vermitteln, wenn ein Wechsel des Arbeitsplatzes notwendig wird.

> Die Beurteilung des GdB des jugendlichen Diabetikers erfordert also sehr viel Einfühlungsvermögen und Fingerspitzengefühl, weil vordergründige finanzielle Vorteile möglicherweise durch spätere berufliche Nachteile erkauft werden.

Bis zum 16. Lebensjahr steht allen Diabetikern der Eintrag des Merkzeichens „H" (Hilflosigkeit) im Schwerbehindertenausweis zu, der mit einem pauschalen Steuerfreibetrag von 3681,30 Euro (nach § 33b Abs. 3 EStG) verbunden ist. Nach dem vollendeten 16. Lebensjahr bis zum vollendeten 18. Lebensjahr wird die Hilflosigkeit nur mit besonderer Begründung anerkannt.

Weitere Hilfen sind nach den Bestimmungen des Bundessozialhilfegesetzes möglich und werden von den zuständigen Gesundheitsämtern vermittelt. Sie beinhalten Hilfen bei der Berufswahl sowie zur Förderung in geeigneten Berufsausbildungsstätten.

Neugeborenes einer diabetischen Mutter
(s. a. Kap. 17)

Pathophysiologie. Die fetale Glucosekonzentration beträgt ca. 75% des mütterlichen Glucosewertes. Bei einem suboptimal eingestellten mütterlichen Diabetes besteht ein chronisch überhöhter plazentarer Glucosetransfer, der zu einer Hyperplasie der fetalen Inselzellen und damit zu einer erhöhten Insulinproduktion mit Überhang in die Neugeborenenperiode führt. Paradoxerweise ist bei diesen Neugeborenen die Zahl der Insulinrezeptoren hochreguliert. Auch haben Neugeborene diabetischer Mütter in den ersten Lebensstunden einen inadäquaten Glucagonanstieg und erniedrigte Katecholaminkonzentrationen. Es ist noch nicht geklärt, ob die typische Makrosomie ausschließlich Folge der Hyperinsulinämie ist. Die Hypoglykämieneigung des Neugeborenen einer diabetischen Mutter ist somit Folge der Hyperinsulinämie, einer hohen Insulinempfindlichkeit und der Hypoglukagonämie nach abrupter Unterbrechung des plazentaren Glucosetransfers. Die niedrigsten Glucosekonzentrationen werden 1–3 Stunden post partum erreicht.

Die Steigerung von Normoblastämie, Erythrozytose und extramedullärer Blutbildung ist Folge erhöhter Erythropoetinkonzentrationen dieser Kinder.

Klinik. Die häufigsten klinischen Auffälligkeiten sind abhängig von der Stoffwechselgüte der Mutter und können auftreten als:
- Makrosomie (Gewicht > 90. Perzentile); Viszeromegalie (vor allem Leber und Herz);
- Erscheinungsbild des Chushingoids durch gesteigerte Fettsynthese;
- Hypoglykämien < 40 mg/dl (< 2,2 mmol/l), die bei den meisten Neugeborenen keine oder nur unspezifische Symptome wie Tachypnoe, Apnoe, Irritabilität, Hypotonie, Zyanoseanfälle auslösen;
- Hypokalzämie und Hypomagnesiämie;
- Polyglobulie;
- Nierenvenenthrombose;
- funktionelle segmentale Engstellung des Colon descendens („small left colon syndrome") mit Kalibersprung im Bereich der Flexura coli sinistra;
- erhöhtes Risiko für ein Atemnotsyndrom vor der 38. Schwangerschaftswoche;
- Hyperbilirubinämie;
- Kardiomyopathie: asymmetrische Septumhypertrophie mit Obstruktion des linksventrikulären Ausflusstrakts. In 10% liegt eine Herzinsuffizienz vor.

Therapie. Das diagnostische und therapeutische Vorgehen orientiert sich bei diesen Kindern an den Empfehlungen der Deutschen Diabetesgesellschaft mit Zustimmung der Deutschen Gesellschaft für Gynäkologie und Geburtshilfe sowie der Deutschen Gesellschaft für Perinatalmedizin und der Deutsch-Österreichischen Gesellschaft für Neonatologie und Pädiatrische Intensivmedizin. Eine Verlegung in eine Neugeborenen-Intensivpflege-Einheit ist bei Atemstörungen, Makrosomie mit Hypoglykämien und Fehlbildungen obligat. Eutrophe Neugeborene können bei sorgfältiger Überwachung auch in der Entbindungsabteilung verbleiben. Blutglucosemessungen sind postpartal nach 1, 3 und 12 Stunden sowie ggf. auch im weiteren Verlauf indiziert. Bei diabetischer Fetopathie sollte selbst ohne Auffälligkeiten die Bestimmung von Hämoglobin, Hämatokrit, Calcium und Magnesium am 2. und 3. Lebenstag erfolgen. Bilirubinkontrollen sind vom 3–5. Lebenstag anzuraten. Bei Nachweis von leichten Hypoglykämien ist zumindest die Frühfütterung eines Polysaccharidgemischs 2–3 Stunden postpartal in häufigen, kleinen Portionen indiziert. Schwere und symptomatische Hypoglykämien machen einen intravenösen Bolus von 2–4 ml 10%iger Glucoselösung mit anschließender Dauerinfusionsbehandlung erforderlich.

Fehlbildungen. Grundsätzlich wirken Neugeborene diabetischer Mütter reif, reagieren aber wie sehr unreife Frühgeborene. Die Angaben über die Fehlbildungshäufigkeit reichen von 4–18%. Es ist festzustellen, dass die mütterliche Hyperglykämie ein teratogener Faktor ist, wobei das Fehlbildungsrisiko mit der mütterlichen HbA_{1c}-Konzentration korreliert. Die Häufung von Fehlbildungen ist gegenüber der Normalbevölkerung nicht erhöht, wenn die Mutter bereits präkonzeptionell eine strenge Stoffwechseleinstellung aufweist. Die erhöhte Fehlbildungsrate betrifft u. a. Herz, Wirbelsäule, Darm und Urogenitaltrakt. Die Häufigkeit eines kaudalen Regressionssyndroms ist bei Kindern diabetischer Mütter auf 1% deutlich erhöht. Seine schwerste Form stellt die Sirenomelie dar.

Transienter Diabetes mellitus des Neugeborenen

Ätiologie. Selten werden Kinder geboren, die die Symptome eines Diabetes mellitus bereits in der 1. Lebenswoche entwickeln. In den meisten Fällen besteht dabei eine schwere intrauterine Malnutrition sowie eine Verzögerung des Wachstums und der Differenzierung von Beta-Zellen. Ein solcher Diabetes ist nicht immunologisch bedingt, diabetesspezifische Antikörper sind nicht nachweisbar. Diese Neugeborenen sind vielmehr aufgrund des temporären Funktionsausfalls der Beta-Zellen nicht in der Lage, adäquate Insulinmengen zu bilden und bedürfen einer Insulintherapie. Ein Anormalität des Chromosoms 6 kann in 70% der Fälle identifiziert werden (67). Ein transienter Diabetes mellitus entspricht somit in vielen Punkten eher einem Typ-2- als einem klassischen Typ-1-Diabetes.

Therapie und Prognose. Benötigt werden Insulindosierungen von 0,5–1,0 IE/kg/d. Für solche niedrigen Dosierungen sollten die handelsüblichen Insulinpräparationen verdünnt werden. Eine Verdünnung auf 10 IE/ml hat sich bewährt, am besten verabreicht über Insulinpumpe. Dadurch können die Blutzuckerschwankungen dieser Kinder am ehesten in Grenzen gehalten werden. Im Alter von 12 Wochen kann meist mit einer Normalisierung der Pankreasfunktion gerechnet werden. Allerdings wird berichtet, dass bei 11 von 18 Kindern nach Jahren der Therapiefreiheit mit durchschnittlich 14 Jahren erneut ein meist insulinpflichtiger Diabetes mellitus auftrat, der aber bei einigen Patienten auch mittels Diät und/oder oraler Antidiabetika therapierbar war.

Diabetesassoziierte Erkrankungen

Eine vollständige Liste von Erkrankungen, die mit einem Diabetes mellitus bzw. einer gestörten Glucosetoleranz einhergehen können, wurde von der National Diabetes Data Group zusammengestellt. Die wichtigsten Erkrankungen werden im Folgenden angesprochen.

Zöliakie. Zöliakiepatienten weisen mehrheitlich die HLA-Typen B8 und DR3 auf. Dies erklärt das gehäufte gemeinsame Auftreten mit einem Typ-1-Diabetes. Die Prävalenz einer Zöliakie bei Kindern mit Typ-1-Diabetes wird mit 1–7,8% angegeben (12, 48).

Die diätetische Therapie des Diabetes mellitus wird dadurch kompliziert, dass z. B. die sich günstig auf die Blutzuckerhomöostase auswirkenden Kohlenhydrate aus Vollkornprodukten aufgrund ihres Glutengehalts nichts verwendet werden können. Die Auswahl der kohlenhydrathaltigen Lebensmittel muss sich vielmehr an den Erfordernissen der Zöliakie orientieren; sie umfassen im Wesentlichen Reis, Mais und Kartoffeln sowie glutenfreie Grundnahrungsmittel.

Zystische Fibrose (Mukoviszidose). Die zystische Fibrose ist eine der häufigsten angeborenen Stoffwechselerkrankungen und beinhaltet eine generalisierte Störung der exokrinen Drüsen. Im Vergleich zu gesunden Kindern besteht ein 10fach höheres, mit dem Alter der Patienten zunehmendes Risiko für das Auftreten eines Diabetes mellitus. Etwa 75% der Patienten über 19 Jahre haben eine gestörte Glucosetoleranz. Die Ursache ist in der zunehmenden Fibrosierung des Pankreas und dem damit verbundenen Untergang der Inselzellen zu sehen. Die Charakteristika des Verlaufs sind der langsame Beginn wie bei Typ-2-Diabetikern und die nur geringe Ketonkörperbildung. Die mangelnde Ketogenese reflektiert möglicherweise die mangelnde Verfügbarkeit von Fettdepots und sollte somit als ein ungünstiges Zeichen gewertet werden. Mit den Jahren kommt es zum Übergang zum manifesten Diabetes mellitus. Obwohl zu Beginn der gestörten Glucosetoleranz die Therapie mit oralen Antidiabetika versucht werden kann, sollte frühzeitig auf eine Insulinsubstitution übergegangen werden, um die anabole Wirkung des Insulins zur allgemeinen Kräftigung der Muskulatur bewusst auszunützen. Diätetisch ist eine hochkalorische Ernährung zu empfehlen, die sowohl reich an komplexen Kohlenhydraten als auch an Fetten sein sollte (im Gegensatz zu den sonstigen Diätempfehlungen der Fettrestriktion bei Diabetes mellitus). Mukoviszidose-Patienten haben einen erstaunlich hohen prandialen Insulinbedarf und benötigen häufig kein oder nur wenig Verzögerungsinsulin.

Hämochromatose. Kinder mit schweren hämolytischen Anämien können ausgedehnte Eisenablagerungen in Pankreas und anderen Organen aufweisen. Besonders betrifft dies Patienten mit Thalassaemia major. Mit der Entwicklung eines Insulinmangel-Diabetes muss im fortgeschrittenen Jugendalter gerechnet werden. Die Glucosetoleranzstörung weist eine ausgeprägte Korrelation zu Dauer und Ausmaß der Eisenüberladung auf.

DIDMOAD- oder Wolfram-Syndrom. Das Akronym dieses Syndroms beschreibt das gemeinsame Auftreten von Diabetes insipidus, Diabetes mellitus, Optikusatrophie und Schwerhörigkeit (deafness). Über eine Verbindung mit dem HLA-Typ DR2 wurde berichtet.

Prader-Willi-Syndrom. Obwohl diese Patienten in den meisten Fällen wegen der Adipositas nur eine gestörte Glucosetoleranz aufweisen, kann diese zum klinisch manifesten Diabetes fortschreiten. Häufig ist ein Einsatz oraler Antidiabetika erforderlich.

Medikamentös ausgelöste Glucoseintoleranz

Obwohl viele Medikamente zu einer gestörten Glucosetoleranz führen können, sind im Kindesalter vor allem 2 Arzneimittel bedeutungsvoll: Glucocorticoide und L-Asparaginase. Normalerweise ist die durch diese Medikamente hervorgerufene Hyperglykämie transitorisch und verschwindet nach deren Absetzen wieder. Während der Behandlung kann jedoch der Einsatz von Insulin notwendig werden.

Evidenz-basierte Empfehlungen

(mod. nach 9, 13, 47, 74)

- ➤ Der positive Nachweis von Inselzell-Antikörpern hat die höchste Sensitivität von 81–95% bei der Erfassung von Probanden mit erhöhtem Diabetesrisiko. Die Spezifität aller Antikörper (ICA, IAA, GADA, IA-2) ist hoch mit 95–99%. Die Kombination von IAA, GADA und IA-2 hat einen besseren prädiktiven Wert zur Vorhersage einer Diabeteserkrankung als der Nachweis von ICA allein.
- ➤ Junge Kinder und ein neu manifestierter Diabetes prädisponieren zur Entwicklung eines Hirnödems im Rahmen der Therapie einer diabetischen Ketoazidose. Eine vorsichtige Rehydratation mit nicht-hypotonen Lösungen kann das Auftreten eines Hirnödems verhindern.
- ➤ Bei Typ-1-Diabetes kann im Vergleich zur konventionellen Insulintherapie mit 2 Insulininjektionen täglich eine intensivierte konventionelle Insulintherapie die HbA_{1c}-Werte erniedrigen und damit das Risiko für Folgeerkrankungen minimieren.
- ➤ Eine Insulintherapie mit kurzwirkenden Insulinanaloga kann eine bessere Stoffwechseleinstellung als eine Normalinsulintherapie ermöglichen, verbunden mit einem niedrigeren Hypoglykämierisiko.
- ➤ Eine ICT mit dem Ziel der Normoglykämie ist mit einer 3fach erhöhten Wahrscheinlichkeit für das Auftreten von Hypoglykämien verbunden im Vergleich zu einer CT mit höheren Zielblutzuckerwerten.
- ➤ Bei Kindern erhöht eine ICT das Risiko für schwere Hypoglykämien und kann zu neuropsychologischen Defiziten führen.
- ➤ Bei einer schweren Hypoglykämie mit Bewusstlosigkeit ist eine subkutane oder intramuskuläre Injektion von Glucagon zur Anhebung des Blutzuckers indiziert.
- ➤ Nahezu normoglykämische Blutglucosekonzentrationen verzögern das Auftreten oder mindern zumindest die Progression mikrovaskulärer Folgeerkrankungen.
- ➤ Eine ICT reduziert die Anzahl makrovaskulärer Komplikationen bei Typ-1-Diabetes, aber nicht die Zahl der Patienten, die von makrovaskulärer Mortalität betroffen sind.
- ➤ Typ-1-Diabetiker sollten möglichst einen HbA_{1c}-Wert unter 7,0% anstreben, um mikrovaskuläre Folgeerkrankungen wie Retino-, Nephro- und Neuropathie zu verhindern oder zumindest deren Auftreten zeitlich zu verzögern.
- ➤ Jugendliche, die psychische Störungen wie Depressionen oder Angstzustände entwickeln, weisen meist eine schlechte Stoffwechselqualität auf.
- ➤ Jugendliche aus Problemfamilien und solche mit hohem Konfliktpotenzial sind überwiegend schlecht eingestellt.
- ➤ Jugendliche, die rauchen oder Alkohol bzw. Drogen konsumieren, haben meist eine schlechte Stoffwechseleinstellung.
- ➤ Essstörungen sind häufiger bei weiblichen Jugendlichen mit Diabetes anzutreffen.

Literatur

1 Acerini CL, Cheetham TD, Edge JA, Dunger DB. Both insulin sensitivity and insulin clearance in children and young adults with Typ I (insulin-dependent) diabetes vary with growth hormone concentrations and with age. Diabetologia. 2000; 43:61–68.
2 Ahmed M, Connors MH, Drayer NM, Jones JS, Dunger DB. Pubertal growth in IDDM is determined by HbA_{1c} levels, sex, and bone age. Diabetes Care. 1998; 21:831–835.
3 Akerblom HK, Knip M. Putative environmental factors in Type 1 diabetes. Diabetes Metab Rev. 1998; 14: 31–67
4 American Diabetes Association. Type 2 diabetes in children and adolescents. Diabetes Care. 2000; 23:381–389.
5 Barta L: Flexion contractures in a diabetic child (Rosenbloom syndrome). Europ J Pediat. 1980; 135: 101–106
6 Bartus B und Studiengruppe, Schlottke PF, Kiess W. Erfassung der Lebensqualität von Jugendlichen mit Typ-1-Diabetes mellitus – eine multizentrische Studie. Kinder- und Jugendmedizin. 2001; 3: 72–81.
7 Bognetti E, Riva MC, Bonfanti R, Meschi F, Viscardi M, Chiumello G. Growth changes in children and adolescents with short-term diabetes. Diabetes care. 1998; 21: 1226–1229.
8 Bolli GB. Physiological insulin replacement in type 1 diabetes mellitus. Endocrin Diabet. 2001; 106 [Suppl 2]: S317–332.
9 Cheng AYYm Zinman B: Insulin for treating type 1 and type 2 diabetes. In: Gerstein HC, Haynes RB, eds. Evidence-based Diabetes Care. Hamilton, London: BC Decker; 2001: 323–343.
10 Colmann PG, Steele C, Couper JJ et al. Islet autoimmunity in infants with a Type I diabetic relative is common but is frequently restricted to one autoantibody. Diabetologia. 2000; 43: 203–209.
11 Couper JJ, Steele C, Beresford S et al. Lack of association between duration of breast-feeding or introduction of cow's milk and development of islet autoimmunity. Diabetes. 1999; 48: 2145–2149.
12 Cronin CC, Shanahan F. Insulin-dependent diabetes mellitus and coeliac disease. Lancet. 1997; 349: 1096–1097.
13 Curtis J, Hamilton J, Beck C, Frank M, Daneman D: Diagnosis and short-term clinical consequences of diabetes in children and adolescents. In: Gerstein HC, Haynes RB, eds. Evidence-based Diabetes Care. Hamilton, London: BC Decker; 2001: 107–123.
14 Dahlquist G, Blom LG, Persson L-A, Sandström AJM, Wall SGI. Dietary factors and the risk of developing insulin-de-

pendent diabetes in childhood. Brit Med J. 1990; 300:1302–1306
15 Fagot-Campagna A, Pettitt DJ, Engelgau MM et al. Type 2 diabetes among North American children and adolescents: an epidemiological review and a public health perspective. J Pediatr. 2000; 136: 664–672.
16 Fajans SS, Bell GI, Polonsky KS. Molecular mechanisms and clinical pathophysiology of Maturity-Onset Diabetes of the Young. N Engl J Med. 2001; 345: 971–980.
17 Field LL. Genetic linkage and association studies of Typ I diabetes: challenges and rewards. Diabetologia. 2002; 45: 21–35.
18 Gfeller R, Assal J: Das Krankheitserlebnis des Diabetespatienten. Folia psychopract. 10, 1979.
19 Gillespie KM, Gale EAM, Bingley PJ. High familial risk and genetic susceptibility in early onset childhood diabetes. Diabetes. 2002; 51: 210–214.
20 Gislen GK, Nilsson O, Matsson L: Gingival inflammation in diabetic children related to degree of metabolic control. Acta odontol. Scand. 1980; 38: 241–246
21 Glaser N, Barnett P, McCaslin I et al. Risk factors for cerebral edema in children with diabetic ketoacidosis. N Engl J Med. 2001, 344: 264–269.
22 Green A, Patterson CC on behalf of the EURODIAB TIGER Study Group. Trends in the incidence of childhood-onset diabetes in Europe 1989–1998. Diabetologia. 2001; 44 (Suppl 3): B3–B8.
23 Greene S. Is even moderate control of diabetes feasable in adolescents? In: Gill, GV, Pickup, JC, Williams, G. Difficult diabetes.Oxford: Blackwell Sciences; 2001: 135–150.
24 Herwig J, Scholl-Schilling G. Mein Kind hat Diabetes. Berlin: Urania-Ravensbuger, 2000.
25 Holl RW, Grabert M, Thon A, Heinze E. Urinary excretion of albumin in adolescents with Type 1 diabetes. Diabetes Care. 1999; 22: 1555–1560.
26 Hyllienmark L, Brismar T, Ludvigsson J: Subclinical nerve dysfunction in children and adolescents with IDDM. Diabetologia. 1995; 38: 685–692
27 Hummel M, Füchtenbusch M, Schenker M, Ziegler A-G. No major association of breast-feeding, vaccinations, and childhood viral diseases with early islet autoimmunityin the German BABYDIAB Study. Diabetes Care. 2000; 23: 969–974.
28 Hürter P, Lange K. Kinder und Jugendliche mit Diabetes: Medizinischer und psychologischer Ratgeber für Eltern. Berlin, Heidelberg: Springer, 2001.
29 ISPAD Guidelines 2000. Swift PGF, ed. ISPAD Consensus Guidelines for the Management of type 1 Diabetes Mellitus in Children and Adolescents. Zeist: Publ.Medforum; 2000.
30 Jacobson AM: The psychological care of patients with insulin-dependent diabetes mellitus. New Engl J Med. 1996; 334: 1249–1253.
31 Johnson SB: Psychosocial factors in juvenile diabetes: A review. J Behav Med. 1980; 3: 95–115.
32 Jones KL. Non-insulin dependent diabetes in children and adolescents: the therapeutic challenge. Clin Pediatr. 1998; 37: 103–110.
33 Jun HS, Yoon JW. The role of viruses in Type I diabetes: two distinct cellular and molecular pathogenetic mechanisms of virus-induced diabetes in animals. Diabetologia. 2001; 44: 271–285.
34 Karlsson MGE, Sederholm Lawesson S, Ludvigsson J. Th1-like dominance in high-risk first-degree relatives of Typ1 I diabetic patients. Diabetologia. 2000; 43: 742–749.
35 Karlsson MGE, Garcia J, Ludvigsson J. Cow' milk proteins cause similar Th1- and Th2-like immune response in diabetic and healthy children. Diabetologia. 2001; 44: 1140–1147.
36 Komulainen J, Kulmala P, Savola K et al. Clinical, autoimmune, and genetic characteristics of very young children with Type 1 diabetes. Diabetes Care. 1999; 22: 1950–1955.
37 Kovacs M, Feinberg T, Paulanskas S, Finkelstein R, Pollock M, Crouse-Novak M. Initial coping responses and psychological characteristics of children with insulin-dependent diabetes mellitus. J Pediat. 1985; 106: 827–834.
38 Kovacs M., Finkelstein R, Feinberg T, Crouse-Novak M, Paulanskas S, Pollack M. Initial psychologic responses of parents to the diagnosis of insulin-dependent diabetes mellitus in their children. Diabetes Care. 1985; 8: 568–575.
39 Krause M., Ederer G, Regling B, Hölker S, Bartels H. Früherkennung von Veränderungen peripherer Gefäße bei Kindern und Jugendlichen mit insulinpflichtigem Diabetes mellitus durch Doppler-Ultraschall. Mschr. Kinderheilk. 1991; 139: 282–286
40 Kübler-Ross, E: On Death and Dying. New York: Macmillan, 1969.
41 Kulmala P, Savola K, Reijonen H et al. Genetic markers, humoral autoimmunity, and prediction of Type 1 diabetes in siblings of affected children. Diabetes. 2000; 49: 48–58.
42 Kupila A, Muona P, Simell T et al. Feasibility of genetic and immunological prediction of Type 1 diabetes in a population-based birth cohort. Diabetologia. 2001; 44: 290–297.
43 Kupila A, Keskinen P, Simell T et al. Genetic risk determines the emergence of diabetes-associated autoantibodies in young children. Diabetes. 2002; 51: 646–651.
44 Lafferty AR, Werther GA, Clarke CF. Ambulatory blood pressure, microalbuminuria, and autonomic neuropathy in adolescents with Type 1 diabetes. Diabetes Care. 2000; 23: 533–538.
45 Lampeter E F, Klinghammer A, Scherbaum WA, Heinze E, Haastert B, Giani G, Kolb H for the DENIS Group: The Deutsche nicotinamide intervention. Diabetes. 1998; 47: 980–984
46 Lange K, Stachow R, Kurzinsky U, Holl R, Hürter P für die Arbeitsgemeinschaft für Pädiatrische Diabetologie (AGPD). Pädiatrische Betreuung von Kindern und Jugendlichen mit Diabetes. Diab Stoffw. 2002; 11: 14–22.
47 Lawson, ML, Muirhead SE: What is type 1 diabetes? In: Gerstein HC, Haynes RB, eds. Evidence-based Diabetes Care. Hamilton, London: BC Decker; 2001: 124–150.
48 Lin J, Cash J, Doyle S et al. Familial clustering of rheumatoid arthritis with other autoimmune diseases. Human Genet. 1998; 103: 475–482.
49 McNair P, Madsbad S, Christensen MS. Bone mineral loss in insulin-treated diabetes mellitus: studies on pathogenesis. Acta Endocrinol. 1979; 90: 463–467.
50 Moran A, Jacobs DR, Steinberger J et al. Insulin resistance during puberty. Results from clamp studies in 357 children. Diabetes Care. 1999; 48: 2039–2044.
51 Neu A, Willasch A, Ehehalt S, Kehrer S, Hub R, Ranke MB. Häufigkeit des Diabetes mellitus im Kindesalter in Deutschland. Mschr Kinderheilk. 2001; 149:636–640.
52 Neu A, Willasch A, Ehehalt S, Kehrer M, Hub R, Ranke MB. Diabetes incidence in children of different nationalities: an epidemiological approach to the pathogenesis of diabetes. Diabetologia. 2001; 44 (Suppl. 3): B21–B26.
53 Rodin GM, Daneman D: Eating disorders and IDDM: a problem association. Diabetes Care. 1992; 15: 1402–1412
54 Rosenbloom AL, Lezotte DC, Weber FT: Diminution of bone mass in childhood diabetes. Diabetes. 1977; 26: 1052–1056
55 Rosenbloom AL, Silverstein JH, Lezotte DC: Limited joint mobility in diabetes mellitus of childhood: natural history and relationship to growth impairment. J Pediat. 1982;101: 874–878
56 Rosenbloom AL, Joe JR, Young RS, Winter WE. Emerging epidemic of type 2 diabetes in Youth. Diabetes Care. 1999; 22: 345–354.
57 Rubin RR, Peyrot M: Psychosocial problems and intervention in diabetes. A review of the literature. Diabetes Care. 1992; 15: 1640–1657.
58 Sadeharju K, Lönnrot M, Kimpimäki T et al.Enterovirus antibody levels during the first two years of life in prediabetic

59 Santiago JV, McAlister WH, Ratzan SK: Decreased cortical thickness and osteopenia in children with diabetes mellitus. J. clin. Endocrinol. 1977; 45: 845–849
60 Schober E, Schoenle E, Van Dyk J and Wernicke-Panten K for the Pediatric Study Group of Insulin Glargine. Comparative trial between insulin glargine and NPH insulin in children and adolescents with Type 1 diabetes. Diabetes Care; 24:2005–2006.
61 Schoenle EJ, Schoenle D, Molinari L, Largo RH. Impaired intellectual development in children with Type I diabetes: association with HbA_{1c}, age at diagnosis and sex. Diabetologia. 2002: 108–114.
62 Schultz CJ, Konopelska-Bahu T, Dalton RN et al. Microalbuminuria prevalence varies with age, sex, and puberty in children with Type 1 diabetes followed from diagnosis in a longitudinal study. Diabetes Care. 1999; 22:495–502.
63 Seißler J, Hatziagelaki E, Scherbaum WA. Modern concepts for the prediction of typ1 1 diabetes. Endocrin Diabet. 2001; 106 [Suppl 2]:S304–316.
64 Shina S, Munichoodappa CS, Kozak GP: Neuroarthropathy (Charcot joints) in diabetes mellitus (clinical study of 101 cases). Medicine. 1972; 51: 191–201
65 Siegler DE, La Green A, Citrin WS, Reeves ML, Skyler JS: Psychological effects of intensification of diabetes control. Diabetes Care. 1982; 5: 19–23.
66 Steel JM, Young RJ, Lloyd GG, MacIntyre CCA. Abnormal eating attitudes in young insulin-dependent diabetics. Br J Psychiatry. 1989; 1555: 515–521.
67 Temple IK, Gardner RJ, Mackay DJG, Barber JCK, Robinson DO, Shield JPH. Transient neonatal diabetes. Widening the understanding of the etiopathogenesis of diabetes. Diabetes. 2000; 49: 1359–1366.
68 The EURODIAB Substudy 2 Study Group. Infections and vaccinations as risk factors for childhood Type I (insulin-dependent) diabetes mellitus: a multicentre case-control investigation. Diabetologia. 2000; 43: 47–53.
69 The Expert Committee on the Diagnosis and Classification of Diabetes Mellitus: Report of the Expert Committee on the Diagnosis and Classification of Diabetes. Diabetes Care. 1997; 20: 1183–1197.
70 Torbjörnsdotter TB, Jaremko GA, Berg UB. Ambulatory blood pressure and heart rate in relation to kidney structure and metabolic control in adolescents with Type I diabetes. Diabetologia. 2001; 44: 865–873.
71 Virtanen SM, Jaakkola L, Rasanen L. Nitrate and nitrite intake and the risk for type 1 diabetes in Finnish children. Diabet Med. 1994; 11: 656–662.
72 Williams AJK, Bingley PJ, Moore WPT, Gale EAM and the ENDIT Srenning Group. Islet autoantibodies, nationality and gender: a multinational screening study in first-degree relatives of patients with Type-I-diabetes. Diabetologia. 2002; 45: 217–223.
73 Wing RR, Nowalk MP, Marcus D, R. Koeske, Finegold D: Subclinical eating disorders and glycemic control in adolescents with type I diabetes. Diabetes Care. 1986; 9: 162–167.
74 Yale J-F: Hypoglycemia. In: Gerstein HC, Haynes RB, eds. Evidence-based Diabetes Care. Hamilton, London: BC Decker; 2001: 380–395.
75 Ziegler AG, Hummel M. Entstehung des Typ-1-Diabetes – Die ersten Lebensjahre sind entscheidend. Ergebnisse der deutschen Multicenterstudie BABYDIAB. Dtsch Ärztebl. 2001; 98: 1075–1080.

17 Schwangerschaft

K. D. Hepp und F. W. Dittmar

> **Das Wichtigste in Kürze**
>
> ▶ Bei 2–3% aller Schwangerschaften besteht ein Diabetes mellitus. 90% dieser Fälle entsprechen einem Gestationsdiabetes.
> ▶ Jede Schwangerschaft einer Diabetikerin ist als Risikoschwangerschaft anzusehen. Das Risiko betrifft vor allem das Kind, das eine größere Fehlbildungsrate aufweist und durch eine erhöhte perinatale Morbidität und Mortalität gefährdet ist.
> ▶ Durch eine optimale Stoffwechseleinstellung und eine intensive gynäkologisch-geburtshilfliche Überwachung während der Schwangerschaft können die erhöhte Mortalität und Morbidität des Kindes weitgehend verhindert werden.
> ▶ Die vermehrte Fehlbildungsrate bei den Kindern diabetischer Mütter kann durch eine präkonzeptionelle normoglykämische Stoffwechseleinstellung entscheidend reduziert werden.
> ▶ Voraussetzung für ein gutes Resultat ist eine frühzeitige enge Zusammenarbeit von Diabetologen und Gynäkologen in Zentren mit Erfahrung in der Behandlung gravider Diabetikerinnen.

Einleitung

Das Zusammentreffen von Diabetes mellitus und Schwangerschaft stellt Internisten, Geburtshelfer und Pädiater wegen der Schwierigkeiten der Stoffwechselführung und der Gefahren für Mutter und Kind während der Schwangerschaft und Geburt vor besondere Aufgaben. Diese werden heute am erfolgreichsten von spezialisierten Zentren wahrgenommen, denn die Senkung der perinatalen Mortalität und Morbidität der Kinder diabetischer Mütter in den Bereich stoffwechselgesunder Mütter ist weniger ein medizinisches als vielmehr ein organisatorisches Problem.

Vor der Entdeckung des Insulins war die Gravidität der Diabetikerin ein äußerst seltenes Ereignis. Nach seiner Einführung in die Klinik in den frühen 20er Jahren kam es zu einem stetigen Ansteigen der Frequenz von Schwangerschaften bei Diabetes. Auch die gestiegene Diabeteshäufigkeit bei Frauen zwischen dem 20. und 40. Lebensjahr hat zur Zunahme der Schwangerschaften bei Diabetikerinnen beigetragen.

Epidemiologie

Der Diabetes mellitus ist mit die am häufigsten auftretende Komplikation der Gravidität. Man rechnet mit einer Prävalenz des Diabetes (vorwiegend Typ 1, aber zunehmend auch Typ 2) von 0,3% bei Frauen im gebärfähigen Alter. Aufgrund von unterschiedlichen Bewertungskriterien und der großen Streuung der Häufigkeit des Typ-2-Diabetes bei verschiedenen Bevölkerungsgruppen schwanken die Angaben über die Prävalenz im Allgemeinen, insbesondere aber hinsichtlich der Prävalenz des Gestationsdiabetes. Für Westeuropa und die USA liegt die Prävalenz allgemein bei 2–3%; 90% dieser Fälle entsprechen einem Gestationsdiabetes (2, 30, 54).

Durch die laufende Verbesserung der Therapie gelang es, die mütterliche Sterblichkeit praktisch auf die bei Stoffwechselgesunden gefundene Quote zu senken, während die perinatale Sterblichkeit des Kindes heute zwar immer noch hoch ist, aber in spezialisierten Zentren auf Normalwerte gesenkt werden kann. Die erhöhte Morbidität und Mortalität können jedoch, soweit sie nicht auf Fehlbildungen beruhen, durch straffe Stoffwechselführung und intensive geburtshilfliche Überwachung weitgehend vermieden werden. Von besonderer Bedeutung ist hier vor allem die Erkenntnis, dass eine rechtzeitig begonnene „Normalisierung" der Blutglucose sowohl die Kindersterblichkeit als auch die Fehlbildungsrate vermindert (21, 49).

Ätiologie und Pathogenese

Hormonaler Insulinantagonismus

Aufgrund klinischer Beobachtungen wird seit langem ein hormonaler Insulinantagonismus während der Schwangerschaft angenommen.

HCS. Nach der Einführung der Bestimmungsmethoden für das plazentare Lactogen (human placental lactogen = HPL oder human chorionsomatomammotropin = HCS) konnte eine stetige Erhöhung dieses Hormons im Verlauf der Schwangerschaft nachgewiesen werden (43). Das HCS besitzt wahrscheinlich aufgrund seiner Ähnlichkeit mit dem Wachstumshormon (somatotropes Hormon = STH) eine diabetogene Wirkung. Es enthält 90 Aminosäuren, von denen 77 in der gleichen Position wie beim STH stehen. Das Hormon tritt nicht durch die plazentare Schranke. Durch intravenöse Infusion von HCS in physiologischen Mengen konnte bei stoffwechselgesunden Versuchspersonen der kontrainsulinäre Effekt klar nachgewiesen werden. Dabei kommt es trotz eines gleichzeitigen Insulinanstiegs zu einer Verschlechterung der Glucosetoleranz (5). Im Verlauf der Schwangerschaft nimmt die Insulinresistenz kontinuierlich zu, sodass bis zum Ende der Schwangerschaft nach einer oralen Glucosebelastung die Insulinsekretion um das 2–3fache ansteigt (20). Während des 3. Trimenons erreicht die Insulinresistenz einen Grad, der etwa dem Verlust von 60% der peripheren Insulinwirkung entspricht. Dieser Verlust muss durch die vermehrte Sekretion ausgeglichen werden (20). Bindungsstudien haben gezeigt, dass der Mechanismus dieser Insulinresistenz distal des Insulinrezeptors zu suchen ist (47, 56). Möglicherweise ist es primär die lipolytische Wirkung von HCS am Fettgewebe, die über einen Anstieg von freien Fettsäuren zur Insulinresistenz führt. Die bisherigen Ergebnisse sprechen dafür, dass die Insulinresistenz in der 2. Hälfte der Schwangerschaft auf der Postrezeptorebene entsteht.

Obwohl bekannt ist, dass die Plazenta Insulin vermehrt bindet und abbaut (18), spricht das Auftreten erhöhter Insulinspiegel während der Schwangerschaft gegen diesen Mechanismus als Ursache für die Verschlechterung der Glucosetoleranz. Dagegen ist eine Auswirkung des vermehrten Insulinabbaus bei der insulinbedürftigen Schwangeren nicht auszuschließen.

Cortisol und Schilddrüsenhormone. Neben dem HCS wird eine Reihe von Hormonen als Gegenspieler des Insulins diskutiert. So kommt es einmal zum Anstieg des Plasmacortisols, wobei jedoch die Erhöhung nur der biologisch inaktiven, gebundenen Fraktion entspricht, während das freie Cortisol nicht erhöht ist. Grund dafür ist die Vermehrung des Transcortins unter dem Einfluss der erhöhten Östrogenaktivität (8). Auch Tagesrhythmus, Plasmakonzentrationen und Harnausscheidung von Cortisol sind bei der schwangeren Diabetikerin gegenüber Stoffwechselgesunden nicht verändert. Damit ist ein wesentlicher Einfluss der Corticosteroide auf den Stoffwechsel der Schwangeren nicht wahrscheinlich (8). Ähnliche Verhältnisse finden sich bei den ebenfalls als Insulinantagonisten wirksamen Schilddrüsenhormonen, bei denen es auch zu einer Vermehrung des Bindungsproteins kommt, ohne dass die freien Spiegel und der Umsatz der Schilddrüsenhormone wesentlich verändert werden (7).

Sexualhormone. Dagegen scheinen das plazentare Östrogen und das Progesteron eine Rolle beim Insulinantagonismus zu spielen, da beide die Glucosetoleranz verschlechtern können. Progesteron vermindert die periphere Empfindlichkeit gegenüber Insulin und verstärkt die Insulinausschüttung nach Glucosereiz. Nach längerer Applikation finden sich Inselzellhypertrophie und Hyperinsulinismus. Injiziert man Progesteron in einer Dosis, die dem im letzten Schwangerschaftstrimenon auftretenden Spiegel vergleichbar ist, so kommt es zu einer deutlichen Erhöhung der Insulinspiegel, wobei aber die Glucosetoleranz noch nicht verändert wird (6).

Katabolie des mütterlichen Stoffwechsels

Tierversuche. Bei der Ratte bleibt die Zunahme des Fetalgewichts während des 17.–19. Tages der Schwangerschaft unverändert, gleichgültig, wie der Fütterungszustand des Muttertiers ist (24). Hungert die Ratte, so verliert nur sie zu diesem Zeitpunkt an Gewicht. Damit zeigt sich, dass der wachsende Fetus dem mütterlichen Organismus Substrate entnimmt, ungeachtet dessen, ob die Mutter nun hungert oder ernährt wird.

Umstellung auf die Bedürfnisse des Fetus. Bei der Schwangeren kommt es in den Pausen zwischen den Mahlzeiten in weit stärkerem Maße als bei der Nichtschwangeren zur Mobilisierung endogener Substrate, da die Substrataufnahme durch den Fetus konstant bleibt. Substrate des Fettabbaus wie freie Fettsäuren und Ketonkörper können den Bedarf des Fetus an Stickstoff, Aminosäuren und Kohlenhydraten allein nicht decken (Abb. 17.**1**). Die Mutter kann deshalb beim Fasten die Produktion von Glucose und Aminosäuren nicht im gleichen Maße drosseln wie die Nichtschwangere.

Beschleunigtes Fasten. Diese Überlegungen führten zum Begriff des „beschleunigten Fastens" („accelerated starvation"), welches Freinkel et al. detailliert dargestellt haben (18). Die Umstellung auf eine „katabole Stoffwechsellage" erfolgt mithilfe katabol wirksamer Hormone, vor allem des Glucagons, wobei vorwiegend das Verhältnis katabole Hormone/Insulin an der Zelle die Richtung des Substratflusses bestimmt. Kernpunkt ist dabei die Tatsache, dass der Übergang zur Mobilisierung endogener Substrate bei der Mutter schneller erfolgt, da sie nicht nur ihren eigenen Bedarf, sondern auch den der Frucht decken muss (Abb. 17.**2**).

Erleichterter Aufbau. Gleichzeitig muss aber auch die selektive und rasche Wiederauffüllung der Energiespeicher der Mutter bei gleich bleibender fetaler Extraktion während der Mahlzeiten gegeben sein. Auch

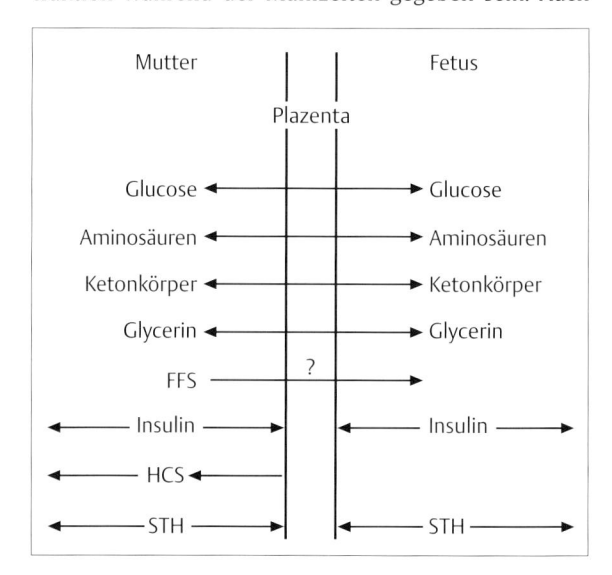

Abb. 17.**1** Plazentaschranke und Beziehungen zwischen mütterlichen und fetalen Substraten und Hormonen.
FFS = freie Fettsäuren, HCS = plazentares Lactogen, STH = Wachstumshormon

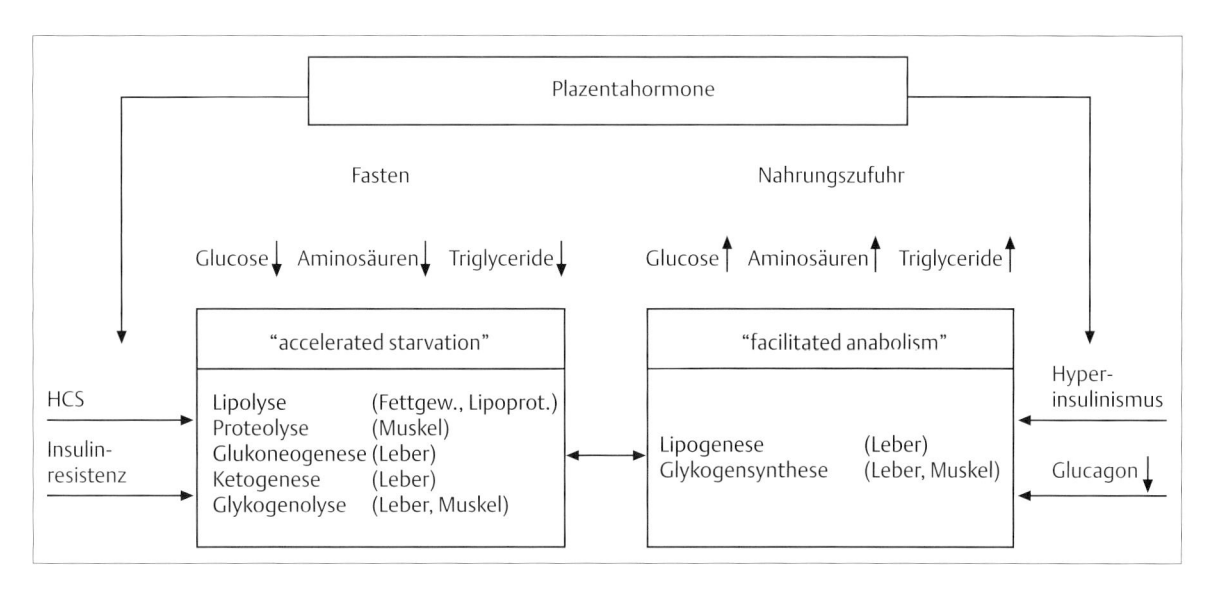

Abb. 17.2 Regulation des Stoffwechsels während der Schwangerschaft. Unter dem Einfluss der Plazentahormone kommt es während der Fastenperiode zu einem verstärkten Katabolismus („accelerated starvation"), der während der Nahrungszufuhr rasch in eine betont anabole Stoffwechsellage („facilitated anabolism") umgeschaltet wird. (nach Freinkel et al. aus Hepp et al. Schwangerschaft u. Diabetes mellitus. In: Döderlein G, Wulf KH. Klinik der Frauenheilkunde, Bd. IV. München: Urban u. Schwarzenberg; 1979)

dieser Mechanismus kann in seinen wichtigsten Grundlagen nachgewiesen werden. Er wurde von Freinkel als „facilitated anabolism" (erleichterter Aufbau) bezeichnet (19). Wichtigster Teilaspekt ist dabei der Einbau eines großen Teiles des resorbierten Glucosekohlenstoffs in den Triglyceridanteil der Lipoproteine. Nachdem die Triglyceride die Plazenta nicht passieren, kann hier Kohlenstoff in einer bei Bedarf leicht zu mobilisierenden Form konserviert werden. Theoretische Grundlage dafür bilden der beobachtete Hyperinsulinismus, die verstärkte Suppression der Glucagonsekretion und die erhöhten Glucosespiegel nach Glucosezufuhr. Diese Veränderungen begünstigen die Glykogenbildung und die Triglyceridsynthese in der Leber.

Stoffwechsel von Fettzellen und Leber

Fettgewebe. Sowohl das isolierte Fettgewebe als auch das intakte Tier zeigen während der Schwangerschaft eine gesteigerte Lipolyse (34). Dies kann auch nach der 12. Woche bei der schwangeren Frau nachgewiesen werden (44). Allerdings wurden die Ergebnisse beim Menschen von einigen Gruppen nicht voll bestätigt (43), wenn auch die bei der Schwangeren häufige Acetonurie für einen gesteigerten Fettstoffwechsel spricht. Unter Fastenbedingungen finden sich auch eine gesteigerte Glukoneogenese sowie eine verstärkte Stickstoffausscheidung im Harn. Als Lieferant für Vorläufer der Glukoneogenese steht vor allem die Muskulatur zur Verfügung, wobei die Stickstoffausscheidung ein Maß für den Abbau ist. Unter Fastenbedingungen zeigt sich dabei beim schwangeren Tier eine deutliche Steigerung der Harnstoffausscheidung (24).

Leber. Auch die isoliert perfundierte Rattenleber zeigt während der Schwangerschaft eine deutlich erhöhte Stickstoffproduktion mit Alanin als Substrat, wobei die Ammoniakproduktion relativ höher liegt als die Harnstoffproduktion. Damit würde ein größerer Teil des anfallenden Stickstoffs wieder der Proteinsynthese zugeführt. Nachdem in der Plazenta wie auch im fetalen Gewebe Transaminierungsreaktionen und Stickstoffeinbau im Zusammenhang mit der Pyrimidinbiosynthese nachgewiesen werden konnten, ergibt sich eine Möglichkeit der Wiederverwertung des bei der mütterlichen Glukoneogenese anfallenden Stickstoffs für das fetale Wachstum (20).

Insulin und Glucagon

In der 2. Schwangerschaftshälfte steigen die Nüchternspiegel des Plasmainsulins an, obwohl die Glucosespiegel zu diesem Zeitpunkt niedriger als bei der Nichtschwangeren liegen. Dagegen bleibt der Plasmaspiegel von Glucagon unverändert, sodass es nicht mit Sicherheit als „kataboles" Hormon wirksam wird (11). Nach einer Glucosebelastung fällt die Glucagonkonzentration in der 30.–40. Schwangerschaftswoche stärker ab als 5–8 Wochen post partum, was für eine erhöhte Empfindlichkeit der A-Zelle im Sinne eines „Abschaltens" der Glucagonsekretion spricht. Erhöhte Insulinausschüttung und betonteres Abstellen der Glucagonsekretion während der Schwangerschaft lassen sich gut in das Konzept eines „erleichterten Aufbaus" einordnen (19). Beides könnte für die verstärkte Produktion von Lipoproteinen durch die Leber verantwortlich sein. Damit käme es auch zu einer Verstärkung des Insulineffekts auf Glykogensynthese und Lipogenese bei verminderter

Aktivität von Glykogenolyse, Glukoneogenese und Lipolyse (19).

Insulinbedarf diabetischer Mütter

1. Trimenon. Die durch das Auftreten der Insulinantagonisten bedingte hormonale Insulinresistenz führt zu einer zusätzlichen Belastung für den Stoffwechsel der Diabetikerin. Dies zeigt sich schon an dem im Verlauf der Schwangerschaft ansteigenden Insulinbedarf (Abb. 17.**3**). Vielfach bessert sich die Stoffwechsellage zunächst während des 1. Trimenons, wobei auch der Insulinbedarf vermindert sein kann (28). Die Ursache einer solchen Verbesserung ist nicht bekannt; möglicherweise spielt dabei ein Absinken von Progesteron eine Rolle. Während dieser Zeit kommt es jedoch auch zu starken Schwankungen des Insulinbedarfs, sodass die Einstellung erschwert ist und Hypoglykämien auftreten können.

2. Trimenon. Mit Beginn des 2. Trimenon steigt das plazentare Lactogen (HPL, HCS) an, und es kommt zu einer Verschlechterung der Kohlenhydrattoleranz mit einer Zunahme des Insulinbedarfs. Diese Verschlechterung ist bei etwa 1/3 der Patientinnen nur gering oder gar nicht nachweisbar.

Geburt. Bereits während der Geburt sinkt der Insulinbedarf stark ab. Die durch die Wehen bedingte verstärkte Muskelaktivität trägt hierzu bei, doch der wichtigste Faktor ist die Ausstoßung der Plazenta, die zu einem raschen Abfall des Insulinbedarfs führt, der unmittelbar nach der Geburt wesentlich niedriger liegt als vor der Schwangerschaft und sich erst nach Tagen oder Wochen wieder in die Ausgangslage einpendelt.

Schwangerschaftsglukosurie

Normalerweise liegt die Nierenschwelle bei einer Glucosekonzentration von 160–200 mg/dl (8,9–11,1 mmol/l), die einer Tm$_G$ (maximale tubuläre Ausscheidungskapazität in der Gravidität) von ca. 300 mg/Minute entspricht. So hängt die Glucoseausscheidung von der glomerulären Filtration und von der Kapazität der tubulären Rückresorption ab. Während bereits unter normalen Bedingungen geringe Mengen von Glucose im Harn nachweisbar sind, kommt es bei der Gravidität zur vermehrten renalen Ausscheidung einer Reihe von Kohlenhydraten, darunter vor allem Glucose. Die Schwangerschaftsglukosurie als physiologisches Phänomen ist seit dem vorigen Jahrhundert bekannt. Welsh u. Sims beschrieben als Ursache eine Erhöhung der glomerulären Filtrationsrate infolge der veränderten renalen Hämodynamik bei inadäquater tubulärer Rückresorption (59). Mit einer mittleren Ausscheidung von 350 mg/d Glucose lag das Maximum im 9. Monat der Schwangerschaft im Vergleich zu einem Kontrollkollektiv mit 76 mg/d bei Nichtschwangeren. Allgemein lässt sich also die Glukosurie am besten mit einer Erniedrigung der Nierenschwelle umschreiben. Offenbar tritt die Schwangerschaftsglukosurie intermittierend auf und lässt sich mit empfindlichen Methoden bei einem größeren Teil der Frauen nachweisen. So wurde bei einer einmaligen Untersuchung von 1547 Schwangeren ein Wert von 9,3% gefunden. Dagegen wurde bei genauerer Untersuchung über 24 Stunden bei 40% eine Ausscheidung von mehr als 100 mg/d beobachtet. Unter diesen Bedingungen fand sich aber auch bei einer Kontrollgruppe in 20% eine höhere Ausscheidung (61).

Klinik und Diagnose

Schwangerschaft und diabetisches Spätsyndrom

Von erheblicher prognostischer Bedeutung ist die Frage der Entstehung bzw. Progression diabetestypischer Komplikationen während der Schwangerschaft – vor allem für die Retinopathie und die Nephropathie.

Retinopathie. Bei der Retinopathie muss man von einer Prävalenz von ca. 50% der Schwangeren mit Typ-1-Diabetes ausgehen. Dabei ist eine Progression der Retinopathie dokumentiert (40), aber auch ein Rückgang aller Stadien post partum. Klein et al. errechneten ein 2,3faches Risiko für die Progression einer bestehenden Retinopathie (31). Als wichtigster Risikofaktor für die Progression gilt die Dauer des Diabetes, wobei die Gefahr für solche Patientinnen gering zu sein scheint, die eine Krankheitsdauer von weniger als 15 Jahren aufweisen (9). Die Zahl der vorhergegangenen Schwangerschaften scheint das Risiko nicht zu erhöhen. Wichtig ist jedoch der Status der Retina vor Beginn der Schwangerschaft. Nur sehr wenige Patientinnen ohne nachweisbare Schäden am Augenhintergrund werden überhaupt eine Retinopathie entwickeln. 47% der Patientinnen mit Background-Retinopathie zeigen eine Progression, davon wiederum 5% in ein proliferatives Stadium. Die Prognose ist wesentlich besser, wenn die Retinopathie vor der Schwangerschaft behandelt wird (29).

Die Ursachen der Verschlechterung einer Retinopathie während der Schwangerschaft sind noch unklar. Offenbar kann die abrupte Senkung des mittleren Glu-

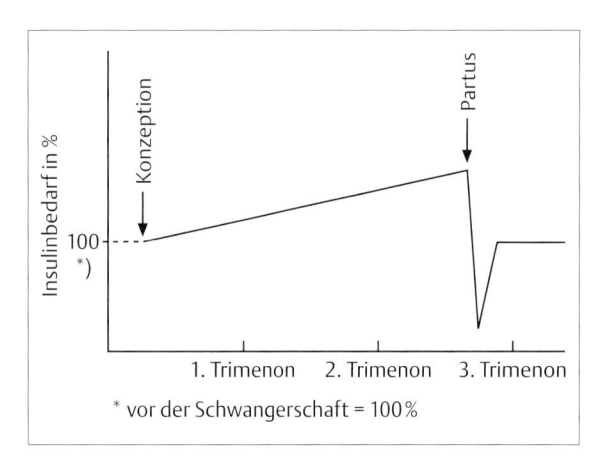

Abb. 17.**3** Mittlerer Insulinbedarf bei Diabetikerinnen während Schwangerschaft und Geburt.

coseniveaus im Rahmen einer Intensivierung der Therapie zu einer Progression beitragen, wie dies auch für nichtschwangere Patientinnen beschrieben ist (36). Dies wäre ein weiteres Argument für eine behutsame Optimierung der Blutzuckereinstellung vor der Planung einer Schwangerschaft.

Besteht keine Retinopathie, so ist eine Untersuchung des Augenhintergrundes in 3-monatigen Abständen indiziert. Besteht eine Retinopathie, so sollte eine Laserkoagulation möglichst vor, nötigenfalls aber auch während der Schwangerschaft durchgeführt werden. Die Patientin sollte dann in Abständen von 4–6 Wochen untersucht werden.

Nephropathie. Bei einem Teil der diabetischen Schwangeren muss man mit einem fortgeschrittenen Stadium der Nephropathie rechnen (23). Diese Situation kann sich durch einen Harnwegsinfekt sowie durch eine Pfropfgestose drastisch verschlechtern. Letztere ist wahrscheinlich am häufigsten für das Nierenversagen bei diabetischer Glomerulosklerose während der Schwangerschaft verantwortlich zu machen.

Eine bestehende Proteinurie kann sich im 3. Trimenon erheblich vermehren, um post partum wieder auf frühere Werte zurückzugehen. Die glomeruläre Filtrationsrate bleibt in ca. 70% der Fälle stabil. Nach den bisherigen Beobachtungen verläuft die Nephropathie nach einer Schwangerschaft mit der gleichen Progression wie bei Kontrollpersonen. Bei Typ-1-Diabetes und Nephropathie (Albuminurie > 300 mg/24 h) hatte die Schwangerschaft auch nach einer Beobachtungszeit von 16 Jahren keinen ungünstigen Einfluss (27, 48).

Gestationsdiabetes

Definition und Prognose. Der Gestationsdiabetes ist als Störung der Kohlenhydrattoleranz unterschiedlichen Schweregrades definiert, die erstmals während der Schwangerschaft auftritt (2,30,39). Dieser Begriff ist also für Schwangere bestimmt, bei denen der Beginn eines manifesten Diabetes oder das Auftreten einer pathologischen Glucosetoleranz während einer Schwangerschaft beobachtet wird (Kap. 2). Somit werden Diabetikerinnen, die schwanger werden, nicht unter diesem Begriff zusammengefasst. Nach der Schwangerschaft muss die Patientin wiederum einer neuen Gruppe zugeteilt werden, und zwar entweder unter der Diagnose „manifester Diabetes mellitus" oder „pathologische Glucosetoleranz", wenn die Blut- und Harnzuckerwerte oder die orale Glucosebelastung unter die Kriterien dieser beiden Gruppen fallen. Bei der Mehrzahl der Patientinnen mit Gestationsdiabetes kehrt die Glucosetoleranz jedoch post partum zur Norm zurück, sodass dann der Begriff „latenter Diabetes mellitus" zutreffend ist. Die Kinder von Schwangeren mit Gestationsdiabetes haben ein erhöhtes Risiko für eine Makrosomie mit der Gefahr der Schulterdystokie, der neonatalen Hypoglykämie, Hypokalzämie, Polyglobulie, Hyperbilirubinämie und des Atemnotsyndroms. Bei nicht behandeltem Gestationsdiabetes steigt auch das Risiko, dass sich beim Kind bereits in der Adoleszenz Übergewicht und eine diabetische Stoffwechselstörung entwickeln (2,30). Wird der Gestationsdiabetes nicht erkannt, so ist nicht nur die kindliche Morbidität, sondern auch die Mortalität erheblich vermehrt.

Auch bei der Mutter treten bei unbehandeltem Gestationsdiabetes vermehrt Schwangerschaftskomplikationen (EPH-Gestosen, Hydramnion, Harnwegsinfekte, operative Entbindung) auf. Dazu kommt ein erhöhtes Risiko, später einen manifesten Diabetes zu entwickeln; es beträgt nach 20 Jahren ca. 50% (41, 46). Dieses Risiko wird durch rechtzeitige Diagnose und Therapie erheblich verringert (53). Die Häufigkeit des Gestationsdiabetes liegt bei 2–12% der Schwangeren, je nach diagnostischen Kriterien (54). Ein hohes Risiko besteht bei früherem Auftreten eines Gestationsdiabetes, einer positiven Familienanamnese, Fettsucht, ungeklärtem intrauterinen Tod und bei einem hohen Geburtsgewicht früherer Kinder.

Diagnose. Angesichts der Häufigkeit des Gestationsdiabetes ist bei jeder Schwangeren eine Abklärung angezeigt (2). Diese erfolgt durch eine Voruntersuchung (Screening) in der 24.–28. Schwangerschaftswoche. Bei Schwangeren, bei denen sich anamnestisch ein erhöhtes Risiko ergibt, kann der Suchtest bereits im 1. Trimenon erfolgen; er sollte bei negativem Befund in der 24.–28. Woche wiederholt werden.

Zum *Suchtest* werden 50 g Glucose oder ein entsprechendes Oligosaccharidgemisch in 200 ml Wasser innerhalb von 5 Minuten getrunken. Dabei spielen Tageszeit oder vorausgegangene Mahlzeiten keine Rolle. Nach 60 Minuten wird die Glucose mit einer qualitätskontrollierten Methode im Blut (kapilläres Vollblut) bestimmt. Liegt die Konzentration über 140 mg/dl (7,8 mmol/l), so besteht der Verdacht auf einen Gestationsdiabetes. Die weitere Diagnostik erfolgt mit einer oralen Glucosebelastung (OGTT). Findet man im Suchtest einen Glucosewert von ≥ 200 mg/dl (11,1 mmol/l), so soll vor der Durchführung eines OGTT die Nüchternglucose bestimmt werden. Liegt sie ≥ 90 mg/dl (5 mmol/l) im kapillären Vollblut bzw. ≥ 95 mg/dl (5,3 mmol/l) im venösen Plasma, so kann auf den OGTT verzichtet und die Diagnose „Gestationsdiabetes" gestellt werden (2, 37).

> Die Bestimmung der Glucose im Harn als Suchtest ist obsolet.

Zur *oralen Glucosebelastung* erhält die Schwangere morgens nüchtern nach der ersten Blutentnahme 75 g Glucose, gelöst in 300 ml Wasser, oder ein entsprechendes Oligosaccharidgemisch, das innerhalb von 10 Minuten langsam getrunken werden soll. Weitere Blutentnahmen erfolgen 60 und 120 Minuten nach Trinkbeginn. Die diagnostischen Kriterien sind in Tab. 17.1 dargestellt.

Schwangerschaftsglukosurie. Wie bereits dargestellt, hat die Schwangerschaftsglukosurie einen intermittierenden Charakter und tritt nach wiederholten Untersuchungen eines Kollektivs bei ca. 16% auf. Obwohl sie bei der Stoffwechselgesunden als physiologi-

Tab. 17.1 Orale Glucosebelastung bei Verdacht auf Gestationsdiabetes. Kriterien der Deutschen Diabetesgesellschaft (2). Nach positivem Screening wird möglichst bald bei unveränderter Ernährung der Schwangeren ein OGTT mit 75 g Glucose durchgeführt. Die Diagnose „Gestationsdiabetes" wird gestellt, wenn 2 oder 3 Glucosewerte im kapillären Vollblut die genannten Grenzen überschreiten.

Zeitpunkt	Glucosewert	
	(mg/dl)	(mmol/l)
nüchtern	90	5,0
nach 60 Minuten	180	10,0
nach 120 Minuten	155	8,6

Tab. 17.2 Empfehlungen für die Diabetikerin vor Eintreten der Schwangerschaft (mod. nach Guidelines for Diabetes Care der European Diabetes Policy Group 1998)

- Schulung, Aufklärung, Blutglucoseselbstkontrolle
- Stoffwechseleinstellung optimieren
  Ziele:
  - präprandial 65–100 mg/dl (3,5–5,5 mmol/l)
  - postprandial 9–145 mg/dl (5,0–8,0 mmol/l)
- Einsatz von Normalinsulin/Basalinsulin
- Blutdruck einstellen, Ersatz von ACE-Hemmern durch Methyldopa, Nifedipin u. Ä.
- Retinopathie-Diagnostik, ggf. Therapie
- Medikamente:
  - Statine absetzen
  - Folsäure supplementieren
- Nicotin- und Alkoholkarenz

sches Phänomen angesehen werden muss, hat sich gezeigt, dass bei Schwangerschaftsglukosurie in erhöhtem Maße eine pathologische Glucosetoleranz auftritt (17), sodass es empfehlenswert ist, jede Frau mit Schwangerschaftsglukosurie nach der Schwangerschaft mit oralen Glucosebelastungen nachzuuntersuchen.

Der Nachweis einer Glukosurie sollte am besten durch eine quantitative Bestimmung der *Harnzuckerausscheidung* geführt werden. Meist liegt die Schwangerschaftsglukosurie unter 20 g/24 h. Die harmlose Störung bedarf in der Regel keiner speziellen Therapie. Tritt jedoch die Schwangerschaftsglukosurie, d. h. eine Senkung der Nierenschwelle während der Schwangerschaft, bei einem manifesten Diabetes auf, so kann dies zu Schwierigkeiten und Fehleinschätzungen bei der Stoffwechseleinstellung führen. Die Stoffwechselführung bei der Schwangeren sollte sich deshalb nach dem Blutzucker richten. Auch der Nüchternblutzucker unterliegt während der Schwangerschaft anderen Kriterien, da er in der Regel tiefer liegt und trotz einer bereits bestehenden Störung der Glucosetoleranz noch im Normbereich liegen kann.

Therapie

Prävention – Planung der Schwangerschaft

Die Diabetikerin sollte eine Schwangerschaft sorgfältig überlegen und planen. Bereits vor der Schwangerschaft sollte eine optimale Stoffwechseleinstellung erreicht werden (Tab. 17.2). Denn eine Reihe klinischer und experimenteller Untersuchungen sprechen dafür, dass fetale Fehlbildungen mit der Stoffwechselführung während der Organogenese zusammenhängen. So blieb zunächst trotz der allgemein praktizierten Optimierung der Stoffwechseleinstellung im Verlauf der Schwangerschaft die Fehlbildungsrate erhöht, wahrscheinlich weil die meisten Fehlbildungen bereits vor der Diagnose einer Schwangerschaft und vor der Einleitung entsprechender Maßnahmen entstanden waren. Erst Anfang der 80er Jahre wurde die präkonzeptionelle Stoffwechseleinstellung zum Bestandteil einer entsprechenden Planung. Damals konnte nachgewiesen werden, dass die Fehlbildungsrate bei Kindern diabetischer Mütter damit der üblichen Rate stoffwechselgesunder Mütter angeglichen werden kann (21). Daher sollte eine Schwangerschaft bei Diabetes möglichst geplant werden (Tab. 17.2). Die besten Voraussetzungen dafür werden durch eine euglykämische Stoffwechselführung bei intensivierter Insulintherapie mit einer entsprechenden Schulung erreicht.

> Eine wichtige Vorbedingung für die Betreuung einer Diabetikerin mit Kinderwunsch ist die sorgfältige Untersuchung bereits vor der geplanten Schwangerschaft. Die Überwachung erfolgt am besten in einem speziell für solche Fälle eingerichteten Zentrum, das auch eine intensive Betreuung während der Schwangerschaft erlaubt.

Betreuende Institutionen

Eine richtige Stoffwechselführung während der ganzen Schwangerschaft ist die Voraussetzung für die Geburt eines gesunden Kindes. Während der Schwangerschaft stützt sich die Therapie – die nur in einem erfahrenen Zentrum durchgeführt und überwacht werden sollte – im Wesentlichen auf die sinnvolle Kombination von Diät und Insulin. Insgesamt ist eine Zusammenarbeit von Internisten, Geburtshelfern, Kinderärzten und Anästhesisten wünschenswert.

Die Betreuung bis etwa zur 20. Schwangerschaftswoche ist die Aufgabe des Internisten. Eine Übersicht über die wünschenswerte internistische Überwachung gibt Tab. 17.3. Eine stationäre Aufnahme ist nicht unbedingt erforderlich, erleichtert jedoch die Schulung und Stoffwechseleinstellung.

Bei der weiteren Betreuung sind je nach Labilität des Stoffwechsels 1- bis 2-wöchige Kontrollen notwendig, die abwechselnd durch den Internisten und den Geburtshelfer durchgeführt werden sollten. Tab. 17.4 zeigt das geburtshilfliche Untersuchungsprogramm im Laufe der Schwangerschaft.

Tab. 17.3 Empfehlungen zur internistischen Überwachung während der Schwangerschaft (2)

- Schulung
- Blutglucoseselbstkontrolle:
  6 Werte: vor jeder Mahlzeit und 60 Minuten nach Beginn der Mahlzeit
- Blutglucose-Aufzeichnungen mindestens alle 2 Wochen besprechen
- alle oralen Antidiabetika absetzen
- Insulintherapie mit Humaninsulin nach dem intensivierten Schema
  Ziele: • präprandial 60–90 mg/dl (3,3–5,0 mmol/l)*
  • 60 Minuten postprandial ≤ 140 mg/dl (7,8 mmol/l)*
  • 120 Minuten postprandial ≤ 120 mg/dl (6,7 mmol/l)*

* Werte gemessen im kapillären Vollblut

Tab. 17.4 Empfehlungen zur geburtshilflichen Überwachung

2-wöchentliche Kontrollen

- Gewicht, Blutdruck
- Sonographie
- Kardiotokographie
- Urinanalyse

Schwerpunkte der Diagnostik im 1. Trimenon

- Sonographie
- Gestationsalter
- Länge des Feten
- Anomalien

Schwerpunkte der Diagnostik im 2. Trimenon

- Sonographie
- 18.–24. Woche: größere Fehlbildungen
- 20.–24. Woche: fetales Herz
- nach der 26. Woche: Wachstum, Liquorraum
- mögliche Komplikationen:
  • Präeklampsie
  • Polyhydramnion
  • Harnwegsinfekte
  • vaginale Candidiasis
  • Refluxösophagitis

Schwerpunkte der Diagnostik im 3. Trimenon

- Sonographie: Umfang von Abdomen und Kopf, Liquorraum
- Mögliche Komplikationen:
  • Präeklampsie
  • vorzeitiger Wehenbeginn

Fakultative Diagnostik

- Amniozetese (Fruchtwasserinsulin)
- Chorionbiopsie
- Oxytocinbelastung
- vaginale pH-Messung
- Serologie
- Bakteriologie

Diät

Die Diabetesdiät wird so gestaltet, dass die physiologische Gewichtszunahme in der Gravidität nicht überschritten wird. Im Prinzip kann die Diät nach den gleichen Vorschriften verordnet werden, wie sie für die Nichtschwangeren gelten.

Nahrungsmenge und -zusammensetzung. Die erforderliche Kalorienzahl richtet sich dabei nach der körperlichen Tätigkeit und liegt bei 30–40 kcal bzw. 126–168 kJ/kg Körpergewicht. Sie soll reich an Eiweiß (bis 2 g/kg Körpergewicht; Ausnahme: Nephropathie) und relativ fettarm (bis 1 g/kg Körpergewicht) sein und kann 150–200 g/d Kohlenhydrate enthalten. In den ersten 6 Monaten der Schwangerschaft soll das Körpergewicht nicht mehr als 1 kg/Monat zunehmen; vom 6. Monat an kann dies bis zu 1,5 kg betragen.

Kohlenhydrate. Ist die Schwangerschaft durch eine *renale Glukosurie* zusätzlich belastet, so sollten größere Verluste durch Kohlenhydratzulagen ausgeglichen werden. Wie bei der Nichtschwangeren werden schnell resorbierbare, lösliche Kohlenhydrate vermieden. Dagegen können Zuckeraustauschstoffe wie Fructose, Sorbit oder Xylit verwendet werden. Auch gegen die Verwendung von Süßstoffen, vor allem Cyclamat und Saccharin, in vernünftigen Mengen besteht keine Kontraindikation. Ein teratogener oder embryotoxischer Effekt von Cyclamat und Saccharin konnte bisher nicht beobachtet werden (33). Es ist aber bekannt, dass Cyclamat im 1. Trimenon die Plazenta frei passiert und in der fetalen Zirkulation und den fetalen Organen nachweisbar ist (45).

Kochsalz und Flüssigkeit. In der 2. Schwangerschaftshälfte empfiehlt eine Reihe von Autoren eine prophylaktische Restriktion der Kochsalz- und Flüssigkeitszufuhr zur Vermeidung einer Spätgestose. Allerdings ist hier Vorsicht geboten, denn eine zu weit gehende Salzrestriktion kann die Retention harnpflichtiger Substanzen bei einer Nephropathie begünstigen.

Orale Antidiabetika

Da es sich bei Diabetikerinnen in gebärfähigem Alter meist um einen Insulinmangeldiabetes handelt, kommt eine Therapie mit oralen Antidiabetika kaum infrage. Durch das Ansteigen des Insulinbedarfs während der Schwangerschaft kommt ein Teil der oral eingestellten jüngeren Diabetikerinnen ohnehin nicht ohne Insulin aus. Verschiedene Berichte über die Behandlung diabetischer Schwangerer mit Sulfonylharnstoffen oder Biguaniden weisen insgesamt keine höhere Inzidenz von Fehlbildungen auf als solche Fälle, die mit Insulin eingestellt wurden (4, 35). Dies steht im Gegensatz zu tierexperimentellen Hinweisen (Ratte) für eine teratogene Wirkung hoher Dosen von Sulfonylharnstoffen, vor allem von Carbutamid (4). Werden also vor dem Schwangerschaftsnachweis in den ersten Wochen Sulfonylharnstoffe verabreicht, so ist nach den derzeitigen Untersuchungen das Risiko nicht größer als das unter Insulintherapie allein. Trotzdem muss vom Einsatz von

Sulfonylharnstoffen wie auch von kurzwirksamen insulinotropen Substanzen wie Repaglinid oder Nateglinid abgeraten werden. Auch Biguanide, Disaccharidase-Hemmer und Thiazolindione (Glitazone) sind während der Schwangerschaft und Stillzeit kontraindiziert.

Insulin

Stoffwechseleinstellung. Aus einer Vielzahl von Statistiken in der internationalen Literatur geht hervor, dass nur eine *straffe Einstellung* günstige Resultate erzielt. Es besteht also weitgehend Übereinstimmung darüber, dass die Stoffwechselführung so gut wie möglich an die physiologische Regulation angepasst werden sollte (2, 21, 49). Die kapillären Blutglucosespiegel sollen möglichst zwischen 60 und 120 mg/dl (3,3–6,7 mmol/l) liegen. Gelegentliche postprandiale Spitzen bis 140 mg/dl (7,8 mmol/l) sind noch akzeptabel (Tab. 17.**3**). Das Glykohämoglobin (HbA_1 oder HbA_{1c}) soll im Normbereich liegen.

Insulinbedarf. Eine derartig straffe Stoffwechselführung kann nur durch die intensivierte Insulintherapie erreicht werden. Sie muss sich an den unterschiedlichen Insulinbedarf im Verlauf der Schwangerschaft anpassen (Abb. 17.**3**). Meist muss die Zahl der Injektionen auf 4–5 pro Tag erhöht werden. Bewährt haben sich Schemata mit morgens Alt-/NPH-, mittags Alt-/NPH-, abends Alt- und spät NPH-Insulin. Über Erfahrungen mit Insulinanaloga wie Insulin Lispro, Aspart und Glargin liegen noch keine ausreichenden Ergebnisse vor, sodass von ihrer Verwendung abgeraten werden muss (2). Im Falle von Insulin Lispro gibt es bereits Beobachtungen für die Dauer der Schwangerschaft, während der keine Risiken für Mutter und Kind festgestellt wurden, jedoch fehlen noch Langzeitbeobachtungen (29).

Wenn die Normalisierung des Stoffwechsels mit konventionellen Methoden nicht zu erzielen ist, kann der Einsatz von Insulinpumpen mit kontinuierlicher subkutaner oder intraperitonealer Insulinzufuhr notwendig werden. Bei einer straffen Einstellung können leichte Hypoglykämien in Kauf genommen werden. Eine Gefährdung des Fetus durch die Hypoglykämie ist auch in der Frühgravidität nicht bewiesen. Der stärkste Anstieg des Insulinbedarfs wird zwischen der 28. und 32. Woche beobachtet. Allerdings gibt es eine kleine Gruppe von Patientinnen, bei denen der Insulinbedarf unverändert bleibt oder sogar abfällt. Ein Abfall des Insulinbedarfs gegen Ende der Schwangerschaft kann auf eine rasch einsetzende Plazentainsuffizienz hindeuten.

Kontrolle der Stoffwechseleinstellung. Bei der Überwachung steht die Bestimmung des Blutzuckers – nach Möglichkeit im Tagesprofil – im Vordergrund. Unter allen Umständen muss das Auftreten einer Ketoazidose vermieden werden. Deshalb ist die Stoffwechselselbstkontrolle ein Muss für jede gravide diabetische Patientin. Dafür muss die Patientin lernen, sich selbst Blutproben zu entnehmen. Sie soll während der gesamten Schwangerschaft ein Blutzuckerprofil bestimmen, das 6 Werte umfasst: morgens nüchtern, 60 Minuten nach dem Frühstück, vor und 60 Minuten nach dem Mittagessen, vor und 60 Minuten nach dem Abendessen. Dieses Profil sollte bei stabilem Stoffwechsel 1- bis 2-mal wöchentlich, bei Typ-1-Diabetes bzw. Instabilität täglich bestimmt werden (s.a. Kap. 7).

Insulinbedarf während und nach der Geburt. Am Tag der Geburtseinleitung spritzt man in der Regel 1/3–1/2 der bisherigen morgendlichen Insulindosis als Altinsulin. Neuerdings hat sich die kontinuierliche intravenöse Zufuhr von Altinsulin in kleinen Dosen während der Geburt bewährt. Diese Art der Applikation kann bis zu 2 Tage post partum beibehalten werden. Während der Wehen kommt es durch die vermehrte Muskelarbeit zu einem Absinken des Insulinbedarfs, sodass sich zur Vermeidung von Hypoglykämien die Zufuhr von Kohlenhydraten empfiehlt, am besten in Form von 5%iger Glucoselösung. Wie auch während der Schwangerschaft muss eine länger dauernde Hyperglykämie der Mutter vermieden werden, um die vermehrte Inselzellaktivität des Fetus und damit die gefährliche neonatale Hypoglykämie zu verhindern.

Im Allgemeinen fällt der Insulinbedarf nach der Geburt weiter ab und beginnt erst etwa 1 Woche post partum wieder auf die Ausgangsdosis anzusteigen. Zur Überwachung während und nach der Geburt sind etwa 2-stündliche Blutzuckerkontrollen zu empfehlen.

Plazentastörungen und fetale Fehlbildungen

Unter dem Begriff Kyematopathia diabetica haben Kloos u. Vogel die Pathomorphologie des Fetus und der Plazenta bei mütterlichem Diabetes zusammengefasst (32). Dabei unterscheiden die Autoren Veränderungen im Sinne einer Embryopathia diabetica, einer Fetopathia diabetica sowie einer Placentopathia diabetica, welche speziell die Plazenta betrifft.

Placentopathia diabetica. Die Placentopathia diabetica zeigt ein vielfältiges mikroskopisches Erscheinungsbild, bei dem die verschiedenen Erscheinungsformen der Grundkrankheit selbst eine Rolle spielen. Das Gewicht der Plazenta ist bei einer diabetischen Schwangerschaft deutlich erhöht. Wenn jedoch gleichzeitig eine EPH-Gestose oder eine diabetische Angiopathie der Mutter vorliegt, dann ist das Gewicht erniedrigt. Der durchschnittliche *Plazentaquotient* liegt bei normaler reifer Plazenta bei 0,12 g und variiert bei diabetischen Müttern. Je unreifer die Plazenta, umso mehr weicht der Plazentaquotient nach oben ab (32). Als weitere Anomalien kommen vor: Abweichungen des Nabelschnuransatzes, Formanomalien der Plazenta, Zottenregenerate, Blutbildungsherde, Ödeme, Degeneration des synzytialen Deckepithels, vorzeitige Verkalkung, Verfilzung größerer und kleinerer Zottenkomplexe und eine mangelnde Ausbildung des fetalen Gefäßsystems.

Fetale Veränderungen. Beim Fetus finden sich neben einem erhöhten Körpergewicht meist eine Vermehrung des Leberglykogens, eine Vergrößerung des Herzens, eine Hypertrophie der Langerhans-Inseln und der Nebennieren, weitere kongenitale Fehlbildungen sowie eine Erythroblastose. Die Fehlbildungen können einen sehr unterschiedlichen Schweregrad aufweisen, der bis zum kaudalen Regressionssyndrom geht (55). Die Häufigkeit kongenitaler Fehlbildungen wird in der Literatur mit bis zu 15% angegeben. Day u. Insley errechneten in ihrer umfangreichen Studie eine Fehlbildungsrate von 12% im Vergleich zu 6% bei einem stoffwechselgesunden Kollektiv (12). Sie beobachteten vor allem kardiovaskuläre und ZNS-Fehlbildungen, gefolgt von Veränderungen am Skelett und am Urogenitaltrakt.

Komplikationen

Emesis. Eine Emesis bzw. Hyperemesis gravidarum tritt bei der Diabetikerin ebenso häufig wie bei der stoffwechselgesunden Frau auf. Auch dort führt sie nur in ihrer schweren Form zu Komplikationen. Dabei entstehen leicht Hypoglykämien; bei Fehlern in der Insulindosierung kann sich eine Ketoazidose entwickeln. Hier ist bei Stoffwechselentgleisung oder protrahiertem Erbrechen eine rechtzeitige Klinikaufnahme geboten.

Aborte. Die Zahl der spontanen Abgänge liegt auch bei der Diabetikerin bei etwa 10%. Andere Autoren beobachteten vermehrte Spontanabgänge und führen als Ursache vor allem Substratmangel im Implantationsbett an (57). Spätaborte werden häufiger beschrieben, wobei als Ursache Störungen der Zirkulation im Endometrium auf dem Boden einer Mikroangiopathie sowie starke Blutzuckerschwankungen diskutiert werden. Bei den Feten finden sich häufiger Anomalien (13).

Fetale Hypertrophie. Als Ursache der fetalen Hypertrophie wird die mütterliche Hyperglykämie angesehen. Dabei kommt es zu einer Hypertrophie der fetalen Langerhans-Inseln sowie zu einer Beschleunigung des Wachstums von der 28. Woche an (25). Durch den erhöhten fetalen Insulinspiegel werden die Lecithinbildung in der Lunge sowie die Sekretion des Parathormons gehemmt (51). Als Folge treten ein Hyalinmembransyndrom (IRDS) sowie eine Hypokalzämie auf.

Hydramnion. Wohl die häufigste Komplikation ist das Hydramnion (mehr als 2000 ml Fruchtwasser), das bei bis zu 40% der diabetischen Schwangerschaften beobachtet wird. Bei frühzeitigem Auftreten muss es als ungünstiges prognostisches Zeichen gewertet werden. Eine schlechte Prognose besteht auch bei frühzeitiger, therapieresistenter Wehentätigkeit sowie vorzeitigem Blasensprung mit Nabelschnurkomplikationen. Das Hydramnion wird auch als gestoseförderner Faktor angesehen, wobei die pathophysiologischen Zusammenhänge im Einzelnen noch nicht geklärt sind. Eine therapeutische Punktion ist wegen der Gefahr einer Wehenauslösung nach Entlastung der Uterusmuskulatur sowie der raschen Neubildung nur in seltenen Fällen indiziert. Entgegen früheren Feststellungen tritt eine vorzeitige Wehentätigkeit bei ausgeglichener Stoffwechsellage nicht häufiger auf als bei Nichtdiabetikerinnen (50).

Ist die Gabe von Beta-Mimetika notwendig, ist nach oraler (10) sowie bei intramuskulärer Applikation keine Änderung der Glucosekonzentration bei der Mutter zu erwarten. Eine bei intravenöser Gabe zu Beginn der Behandlung auftretende Hyperglykämie (26) kann durch eine kurzfristige Steigerung der zugeführten Insulindosis leicht ausgeglichen werden.

Die Ausbildung eines Hydramnions hängt von der Qualität der Stoffwechseleinstellung ab (49). Einerseits besteht also ein Zusammenhang zwischen der mütterlichen Hyperglykämie und der erhöhten Fruchtwassermenge, andererseits kommt es beim Fetus durch die vermehrte Glucoseaufnahme zur Glukosurie und Polyurie (25).

EPH-Gestose. Bei der Schwangerschaft von Diabetikerinnen tritt die EPH-Gestose wesentlich häufiger auf als bei Stoffwechselgesunden. Nach Pedersen finden sich bei 13% der diabetischen Schwangerschaften leichte und bei 19% schwere Gestosen (42).

Der schleichende Anfang ist dabei typisch für die Diabetikerin. Bereits wenige Tage nach dem ersten Auftreten einer minimalen Blutdruckerhöhung und einer leichten Proteinurie mit und ohne Ödeme kann der Tod des Fetus erfolgen. Nach Pedersen liegt die kindliche Mortalität bei leichter EPH-Gestose bei 24%, bei schwerer EPH-Gestose bei 38% (42). Hierbei ist es wichtig, zwischen einer echten Spätgestose und einer Gestose zu unterscheiden, deren Ursachen bereits vor der Schwangerschaft liegen oder die bereits vor der 20. Schwangerschaftswoche nachweisbar sind. So können vor allem die Glomerulosklerose, aber auch häufige Pyelonephritiden oder ein Hydramnion zur Gestose führen.

Als Ursachen für die echte Spätgestose werden eine Reihe von Faktoren diskutiert, darunter vor allem:
➤ die diabetische Angiopathie der uterinen Gefäße,
➤ das Hydramnion,
➤ die Plazentopathie.

Je länger ein Diabetes mellitus besteht, desto häufiger muss man mit einer Gestose rechnen. Dabei ist die Gestosefrequenz von der Qualität der Stoffwechselführung abhängig (42). Die Therapie einer Spätgestose ist immer schwierig. Bei der Behandlung sind Bettruhe, Kochsalzrestriktion, Saluretika und ggf. Antihypertonika notwendig.

Candidiasis. Im 1. und 2. Trimenon treten bei der Diabetikerin vermehrt *Infektionen des Genitales* mit Candida albicans auf. Sie lassen sich auch durch eine gute Stoffwechselführung nicht vermeiden. Daneben finden sich gehäuft *Harnwegsinfekte*, wobei symptomlose Bakteriurien etwa doppelt so häufig sind wie bei Stoffwechselgesunden. Neben der klinischen Symptomatik ist die Bestimmung der Keimzahl im Mittelstrahlurin ein wichtiges Kriterium. Harnwegsinfekte sollten früh antibiotisch behandelt werden. Eine Pyelonephritis fällt neben der Ketoazidose und der EPH-Gestose unter die prognostisch ungünstigen Zeichen (42).

Präpartale klinische Überwachung

Gestörte Glucosetoleranz, Gestationsdiabetes

Gestationsdiabetes. Bereits in diesen Stadien sollten alle derzeit verfügbaren physikalischen und biochemischen Methoden zur präpartalen Überwachung des Fetus eingesetzt werden. Bereits Baertsch u. Bass konnten

1975 die deutliche Unterschiede in der Letalität bei Kindern von Müttern mit bekanntem Gestationsdiabetes im Vergleich zu Kindern von Müttern, bei denen die Diagnose erst retrospektiv gestellt wurde, beobachten (3). So lag die perinatale Mortalität bei bekanntem Gestationsdiabetes bei 3,3%, bei den retrospektiv diagnostizierten Fällen bei 14,6%.

Gestörte Glucosetoleranz. Die praktische Konsequenz dieser Beobachtungen ist eine lückenlose Betreuung der Schwangeren bereits bei gestörter Glucosetoleranz. Nach Feststellung der Schwangerschaft sollte die rechtzeitige Betreuung durch den Diabetologen, wenn nötig auch stationär, einsetzen. Dabei kann eine Umstellung auf Insulin notwendig werden. Die geburtshilfliche Überwachung der Schwangeren sollte bis zur 28. Woche alle 2 Wochen, dann wöchentlich erfolgen. Die Entbindung erfolgt bei Einsatz der gesamten diagnostischen Möglichkeiten und bei komplikationslosem Schwangerschaftsverlauf zum Termin. Die Betreuung des Neugeborenen sollte vom Pädiater übernommen werden.

Manifester Diabetes mellitus

Stationäre Aufnahme. Neben der beschriebenen konsequenten Schwangerenbetreuung steht die intensive Überwachung des Fetus im Vordergrund (Tab. 17.**4**). Bei optimaler Stoffwechselführung und komplikationsfreiem Verlauf ist die stationäre Aufnahme heute nicht mehr obligatorisch. Sie kann jedoch in der 32. Schwangerschaftswoche, bei besonders stabiler Stoffwechsellage und ungestörtem Verlauf auch bis zur 34. Schwangerschaftswoche erfolgen.

CTG. Ein wichtiger und bewährter Parameter zur Überwachung der diabetischen Gravidität ist das Kardiotokogramm (CTG). Aufgrund der technischen Weiterentwicklung der Kadiotokographie und der Sonographie haben die biochemischen Überwachungsmethoden an Bedeutung verloren. Bei regelmäßigen Kontrollen erlaubt das CTG exakte Rückschlüsse auf den Zustand des Kindes. Im Zusammenhang mit dem Oxytocinbelastungstest kann die funktionelle Plazentareserve geprüft werden.

Bei der normal verlaufenden Schwangerschaft werden CTG-Kontrollen ab der 28. Schwangerschaftwoche durchgeführt, ab der 32. Woche 2-mal wöchentlich, ab der 35. Woche 3-mal wöchentlich, ab der 38. Woche bzw. beim stationären Aufenthalt mindestens 3-mal täglich, wenn notwendig auch in Kombination mit einem Oxytocinbelastungstest (z. B. Oxytocin Nasenspray). Dabei erweisen sich CTG-Veränderungen unter der Oxytocinbelastung als besonders ungünstig und zwingen zur vorzeitigen Entbindung (14).

α1-Fetoprotein. Die Bestimmung des α_1-Fetoproteins im Fruchtwasser kann zur Diagnostik fetaler Fehlbildungen in der Frühschwangerschaft eingesetzt werden (1).

Sonographie. Bei der Verlaufskontrolle kann heute auf die Ultraschalldiagnostik mit Kephalometrie, Thorakometrie und Größenbestimmung der Plazenta nicht mehr verzichtet werden. Zusätzlich erfolgt die Überwachung der arteriellen Durchblutung von Uterus, Plazenta und Fetus mithilfe der Doppler-Sonographie. Durch frühe Messungen lassen sich exakte Wachstumskurven erstellen; damit können falsche Rückschlüsse bei einer späteren intrauterinen Retardierung oder Hypertrophie vermieden werden. Fruchtwassermenge, Plazentadurchmesser (Hydrops placentae) sowie mögliche kindliche Fehlbildungen lassen sich durch die Ultraschalldiagnostik feststellen. Das Fehlen von Skelettanomalien schließt jedoch das Vorhandensein anderer Fehlbildungen nicht aus.

Entbindungsmodus und Anästhesie

Entbindungszeitpunkt. Die wichtigste Entscheidung des Geburtshelfers liegt in der richtigen Wahl von Zeitpunkt und Art der Entbindung. Dabei muss für jedes Kind der Entbindungstermin gefunden werden, der ihm die größten Überlebenschancen bietet, d. h. zu dem sich die Risiken der postpartalen Unreife und des intrauterinen Absterbens die Waage halten (15).

Die von White entwickelte Klassifizierung (60) diente ursprünglich der prophylaktischen Frühentbindung entsprechend der zunehmenden intrauterinen Gefährdung des Fetus ab der 35. Schwangerschaftswoche. Dieses Konzept ist jedoch heute zugunsten einer individuelleren Beurteilung verlassen, vor allem da es bei der vorzeitigen Entbindung wegen der „trügerischen Reife" (38) der Neonaten häufig zu einem Atemnotsyndrom kommt, an dem die Kinder nicht selten versterben. Falls bei der Überwachung keine Zeichen einer intrauterinen Notsituation auftreten, kann bis zum Entbindungstermin gewartet werden.

Beurteilung der fetalen Lungenreife. Vielfach wurde vor der geplanten Entbindung die Bestimmung des Lecithin-Sphingomyelin-Quotienten im Fruchtwasser zur Beurteilung der fetalen Lungenreife durchgeführt. Allerdings berichten Cruz et al. (10) von einem Hyalinmembransyndrom beim Neugeborenen einer insulinpflichtigen Diabetikerin mit einem L/S-Quotienten von über 2. Vielleicht ergibt sich aus der Bestimmung des Phosphatidylinosits und des Phosphatidylglycerins (22) sowie von Apoprotein im Fruchtwasser eine bessere Aussage (26). Wird eine Gabe hoher Corticosteroiddosen zur Förderung der Lungenreife notwendig, so sollte diese nur unter exakter Blutzuckerkontrolle und evtl. Umstellung auf mehrere Injektionen Altinsulin durchgeführt werden. Bei der Corticosteroidgabe kann auf die zusätzliche Gabe eines Antibiotikums verzichtet werden, da Infekte bei der Diabetikerin nicht häufiger auftreten. Von einigen Autoren wurde vermehrt auf die Beziehung von Fruchtwasserinsulin und Fetaldistress hingewiesen (58). Feten, die auf die Stoffwechsellage der Mutter reagieren, haben erhöhte Fruchtwasserinsulinwerte und postpartal auch eine erhöhte Insulinkonzentration im Nabelschnurblut. Die Insulinerhöhung im Fruchtwasser ist ein Hinweis für die diabetische Fetopathie (58).

CTG-Überwachung. Die Kardiotokographie ist der zuverlässigste Parameter bei der Überwachung der graviden Diabetikerin. Mindestens 3-mal (wenn notwendig auch häufiger) sollte über 30 Minuten eine kardiotokographische Überwachung durchgeführt werden. Bei Anzeichen einer Gefährdung des Fetus muss ein Oxytocinbelastungstest vorgenommen werden, der auch kurzfristig, ggf. im 2-tägigen Abstand, wiederholt wird.

Vorzeitige Entbindung und Sectio. Die ursprüngliche Tendenz zur generellen Indikation einer primären Sectio wurde fast vollständig aufgegeben. Bei ausgeglichener Stoffwechsellage bedeutet die Entbindung auf natürlichem Wege am Ende der Tragzeit auch für das Kind die verhältnismäßig geringste Belastung. Ausnahmen sind das zu kleine Kind der Diabetikerin bei Nephropathie, Angiopathie der Beckengefäße oder Mikroangiopathie der uterinen oder dezidualen Gefäße. Eine Entbindung kann auch hierbei bereits um die 36. Schwangerschaftswoche notwendig werden. Nur wenn sono- und kardiotokographische Hinweise sowie klinisch-chemische Parameter den Verdacht auf eine exzessive intrauterine Mangelernährung erbringen, sollte man sich für eine vorzeitige Entbindung entscheiden. Sind die geburtshilflichen Voraussetzungen günstig, so erfolgt – unter optimaler Überwachung – die Geburtseinleitung mittels Oxytocininfusion.

Wegen der Größe der Kinder und der Disproportion von Kopf und Becken kommt es bei der vaginalen Entbindung häufig zu Geburtsverletzungen. Dies trifft besonders dann zu, wenn das Geburtsgewicht 4000 g übersteigt und exzessive Fettbildungen an Schulter und Rumpf vorhanden sind. Wird ein großes Kind vermutet – jedenfalls bei einem Geburtsgewicht ab 4500 g –, muss unbedingt abdominal entbunden werden.

Für die Durchführung eines Kaiserschnitts bestehen folgende Indikationen: EPH-Gestose (Index 6), diabetische Mikroangiopathie (besonders mit fortgeschrittener Retinopathie und Glomerulosklerose), Hydramnion, ungünstige Kindslagen (Beckenendlage auch bei Mehrgebärenden), Übergröße des Kindes (Thoraxdurchmesser im Ultraschall > 10 cm). Dazu kommen eine seit vielen Jahren bestehende Infertilität oder Sterilität und ein höheres Alter von Erstgebärenden bei diabetischer Stoffwechsellage ab dem 28. Lebensjahr (15). Bei größeren geburtshilflichen Eingriffen und besonders bei der Schnittentbindung müssen vom Anästhesisten neben den üblichen Regeln die speziellen Probleme des Diabetes beachtet werden. In letzter Zeit hat sich die Durchführung einer Leitungsanästhesie bewährt. Die Schnittentbindung sollte für den frühen Morgen geplant werden.

Auch die Diabetikerin kann durchaus mehrmals durch Sectio entbunden werden. Hier sollte man sich jedoch bereits nach dem 2. Kaiserschnitt zur Sterilisierung entschließen.

> Für Entbindungszeitpunkt und Entbindungsmodus gelten bei Diabetikerinnen keine besonderen Empfehlungen. Es sollte immer versucht werden, nahe am errechneten Termin möglichst vaginal zu entbinden. Der Diabetes mellitus der Mutter ist keine Indikation zur vorzeitigen Entbindung. Die präpartale Überwachung des Feten sowie der Entbindungszeitpunkt und -modus unterscheiden sich bei Diabetikerinnen nicht vom Vorgehen bei anderen Risikoschwangeren, bei denen der Verdacht auf eine Fetopathie besteht.

Sterilisation. Bei der Tubensterilisation gelten die gleichen Kriterien wie bei der stoffwechselgesunden Frau: ausführliche Aufklärung, Alter möglichst über 30 Jahre. Auch kann man jungen insulinbedürftigen Diabetikerinnen zur Einnahme eines niedrig dosierten Ovulationshemmers raten (52).

Bei hinsichtlich des weiteren Kinderwunsches noch unentschlossenen Frauen sollte neben den allseits bekannten Kontrazeptionsmöglichkeiten auch zur Einlage eines Intrauterinpessars geraten werden.

Stillen. Die Diabetikerin kann normal stillen. Auch wird die postpartale Diabeteseinstellung nicht erschwert. Sollte eine Indikation zum Abstillen bestehen, so ist bei der Gabe von Bromocriptin (Pravidel) bzw. Lisurid (Dopergin) kein Einfluss auf den Kohlenhydratstoffwechsel zu erwarten.

Literatur

1 Anger, H., E. Merz, H. Gleissenberger, F. W. Dittmar: Maternes Serum-Alpha-I-Fetoprotein zur Überwachung der Risikoschwangerschaft. Z. Geburtsh. Perinatol. 179 (1975) 200
2 Arbeitsgemeinschaft Diabetes und Schwangerschaft der DDG. Diagnostik und Therapie des Gestationsdiabetes. Diabetologie Informationen. 23 (2001) 157
3 Baertsch, U., G. Bass: Die Bedeutung des latenten Diabetes in der Schwangerschaft. In Saling, E., J. W. Dudenhausen: Perinatale Medizin, Bd. IV. Thieme, Stuttgart 1975 (S. 26)
4 Bänder, A.: Zur Pharmakologie und Toxikologie der blutzuckersenkenden Sulfonamide. In Maske, H.: Oral wirksame Antidiabetika. Springer, Berlin 1971 (S. 369)
5 Beck, P., W. H. Daughaday: Human placental lactogen: studies of its acute metabolic effects and disposition in normal man. J. clin. Invest. 46 (1967) 103
6 Beck, P., S. A. Wells: Comparison of the mechanism underlying carbohydrate intolerance in subclinical diabetic women during pregnancy and during post partum oral contraceptive steroid treatment. J. clin. Endocrinol. 29 (1969) 807
7 Bibergeil, H.: Hypophyse und Schilddrüse. In Kyank, H., M. Gülzow: Erkrankungen während der Schwangerschaft. Thieme, Leipzig 1972 (S. 23)
8 Bibergeil, H., C. G. Dässler: Nebennierenrinde. In Kyank, H., M. Gülzow: Erkrankungen während der Schwangerschaft. Thieme, Leipzig 1972 (S. 50)
9 Cassar, J.: Diabetic retinopathy in pregnancy. Diabet. Med. 13 (1996) 605
10 Cruz, A. C., W. C. Buhi, S. A. Birk, W. N. Spellacy: Respiratory distress syndrome with mature lecithin/sphingomyelin ratios: diabetes mellitus and low Apgar scores. Amer. J. Obstet. Gynecol. 126 (1976) 78

11 Daniel, R. R., B. E. Metzger, N. Freinkel, G. R. Faloona, R. H. Unger, M. Nitzan: Carbohydrate metabolism during pregnancy. XI. Response of plasma glucagon to overnight fast and oral glucose during normal pregnancy and in gestational diabetes. Diabetes 23 (1974) 771
12 Day, R. E., J. Insley: Maternal diabetes mellitus and congenital malformation. Survey of 205 cases. Arch. Dis. Childh. 51 (1976) 935
13 Dietel, H., H. Bielefeldt: Geburtshilfliche Gesichtspunkte beim Diabetes in der Schwangerschaft. Geburtsh. u. Frauenheilk. 28 (1968) 513
14 Dittmar, F. W.: Diabetes mellitus und Schwangerschaft. In: Hickl, E. J., K. Riegel: Angewandte Perinatalogie. Urban & Schwarzenberg, München 1974
15 Dittmar, F. W., W. Penning: Sectio caesarea bei Diabetes mellitus. Med. Klin. 24 (1966) 966
16 Draisay, T. F., G. I. Gagneia, R. I. Thibert: Pulmonary surfactant and amniotic fluid insulin. Obstet. and Gynecol. 50 (1977) 197
17 Drury, M. I., F. J. Timoney: Glucose tolerance tests in pregnancy. Lancet 1971/II, 975
18 Freinkel, N.: Effect of the conceptus on maternal metabolism during pregnancy. In Leibel, B. S., G. A. Wrenshall: On the Nature and Treatment of Diabetes. Excerpta Medica, Amsterdam 1965 (p. 679)
19 Freinkel, N., B. E. Metzger, M. Nitzan, R. Daniel, B. U. Surmaczynska, T. C. Nagel: Facilitated anabolism in late pregnancy: some novel maternal compensations for accelerated starvation. In Malaisse, W. J., P. Pirart: Diabetes. Excerpta Medica, Amsterdam 1974 (p. 474)
20 Freinkel, N., R. L. Phelps, B. E. Metzger: The mother in pregnancies complicated by diabetes. In Rifkin, H., D. Porte: Diabetes Mellitus, Therapy and Practice. Elsevier, Amsterdam 1990 (p. 634)
21 Fuhrmann, K., H. Reiher, K. Semmler, F. Fischer, M. Fischer, E. Glöckner: Prevention of congenital malformation in infants of insulin-dependent diabetic mothers. Diabet. Care 6 (1983) 219
22 Hallmann, M., K. Teramo: Amniotic fluid phospholipid profile as a predictor of fetal maturity in diabetic pregnancies. Obstet. and Gynecol. 54 (1979), 703
23 Herre, H. D.: Die diabetischen Mikroangiopathien in der Schwangerschaft. Zbl. Gynäkol. 87 (1965) 1418
24 Herrera, E., R. H. Knopp, N. Freinkel: Carbohydrate metabolism in pregnancy. IV. Plasma fuels, insulin, liver composition, gluconeogenesis and nitrogen metabolism during late gestation in the fed and fasted rat. J. clin. Invest. 48 (1969) 2260
25 Hoet, J. J.: Gravidität und Diabetes. In Oberdisse, K.: Handbuch der Inneren Medizin, 5. Aufl., Bd. VII/2 A, Stoffwechselkrankheiten. Springer, Berlin 1975
26 James, D. K., M. L. Chiswisk, A. Harkes, M. Williams, V. R. Tindall: Maternal diabetes and neonatal respiratory distress. I. Maturation of fetal surfactant. Brit. J. Obstet. Gynaecol. 91 (1984) 316
27 Jones DC, Hayslett JP. Outcome of pregnancy in women with moderate or severe renal insufficiency. N Engl J Med. 1996;335:226
28 Jovanovic L, Knopp RH, Brown T et al. Declining insulin requirement in the late first trimester of diabetic pregnancy. Diabetes Care. 2001;24:1130–6
29 Jovanovic L, Ilic S, Pettit P et al. Metabolic and immunologic effects of insulin lispro in gestational diabetes. Diabetes Care. 1999;22:1422
30 Kjos S Buchanan T. Gestational Diabetes mellitus. N Engl J Med. 1999;341:1749
31 Klein, B.E.K., S. E. Moss, R. Klein: Effect of pregnancy on progression of diabetic retinopathy Diabet. Care 13 (1990) 34–40
32 Kloos, K., N. Vogel: Pathologie der Perinatalperiode. Thieme, Stuttgart 1974
33 Klotzsche, C.: Zur Frage der teratogenen und embryotoxischen Wirkung von Cyclamat, Saccharin und Saccharose. Arzneimittel-Forsch. 19 (1969) 925
34 Knopp, R. H., E. Herrera, N. Freinkel: Carbohydrate metabolism in pregnancy. VIII. Metabolism of adipose tissue isolated from fed and fasted pregnant rats during late gestation. J. clin. Invest. 49 (1970) 1438
35 Langer B, Conway D, Berkus M et al. A comparison of gliburide and insulin in women with gestational diabetes mellitus. N Engl J Med. 2000;343:1134
36 Lauritzen, T., K. Frost-Larsen, H. W. Larsen, T. Deckert and The Steno Study Group: Effect of one year of near-normal blood glucose levels on retinopathy in insulin-dependent diabetes. Lancet 1983/I, 200
37 Lind, T., P. R. Philips and The Diabetic Pregnancy Study Group of the EASD: Influence of pregnancy on the 75 g OGTT A prospective multicenter study. Diabetes 40, Suppl. 2 (1991) 8
38 Mestwerdt, G.: Die Lebensaussichten der Leibesfrucht bei Diabetes und Schwangerschaft. Münch. med. Wschr. 101 (1959) 1880
39 Metzger, B. E. and the Organizing Committee: Summary and recommendations of the Third International Workshop-Conference on Gestational Diabetes Mellitus. Diabetes 40, Suppl. 2 (1991) 197
40 Moloney, J. W., I. M. Drury: The effect of pregnancy on the natural course of diabetic retinopathy. Amer. J. Ophthalmol. 93 (1982) 745
41 O'Sullivan, J. B.: Gestational diabetes: factors influencing the rates of subsequent diabetes: In Sutherland, H. W., J. M. Stowers: Carbohydrate Metabolism in Pregnancy and the Newborn. Springer, Berlin 1979 (p. 425)
42 Pedersen, J.: The Pregnant Diabetic and her Newborn. Problems and Management. Munksgaard, Kopenhagen 1967
43 Persson, B., N. O. Lunell: Metabolic control in pregnancy. Variations in plasma concentrations of glucose, free fatty acids, glycerol, ketone bodies, insulin, and human chorionic somatomammotropin during the last trimester. Amer. J. Obstet. Gynecol. 122 (1975) 737
44 Picard, L.: Effect of normal pregnancy on glucose assimilation, insulin and non-esterified fatty acid levels. Diabetologia 4 (1968) 16
45 Pitkin, R. M., L. J. Reynolds, L. J. Filer: Placental transmission and fetal distribution of cyclamate in early human pregnancy. Amer. J. Obstet. Gynec. 118 (1970) 1044
46 Plagemann A, Harder T, Kohlhoff R et al. Glucose tolerance and insulin secretion in children of mothers with pregestational IDDM or gestational diabetes. Diabetologia. 1997;40:1094
47 Puarilai, G., E. C. Dribny, L. A. Domont, G. Baumann: Insulin receptors and insulin resistance in human pregnancy: evidence for a postreceptor defect in insulin action. J. clin. Endocrinol. 54 (1982) 247
48 Rossing K, Jacobsen P, Hommel E et al. Pregnancy and progression of diabetic nephropathy. Diabetologia. 2002;45:36
49 Roversi, G. D., V. Canussio, M. Gargiulo: New aspects of diabetic therapy during pregnancy. In Dudenhausen, J. W., E. Saling, E. Schmidt: Perinatale Medizin, Bd. VI. Thieme, Stuttgart 1975
50 Roversi, G. D., E. Pedretti, M. Gargiulo, G. Tronconi: Spontaneous preterm delivery in pregnant diabetics: a high risk hitherto „unrecognized". J. perinatal Med. 10 (1982) 249
51 Smith, B. T., C. P. J. Giroud: Insulin antagonism of cortisol action on lecithin synthesis by cultured fetal lung cells. J. Pediat. 87 (1975) 953
52 Spellacy, W. N.: Carbohydrate metabolism during treatment with estrogen, progestogen, and low-dose oral contraceptives. Amer. J. Obstet. Gynec. 142 (1982) 732
53 Stowers, J. M., H. W. Sutherland, D. F. Kerridge: Long-range implications for the mother. The Aberdeen experience. Diabetes 34 (1985) 106

54 Tamas G, Kerenyi Z. Screening for gestational diabetes – Epidemiological questions, problems, debate on methodologies and WHO/IDF recommendations. IDF Bulletin. 1995;40:14
55 Thalhammer, O., D. Lachmann, S. Scheibenreiter: Caudale Regression beim Kind einer 18jährigen Frau mit Prädiabetes. Z. Kinderheilk. 102 (1968) 346
56 Tsibris, J. C. M., L. O. Rainor, W. C. Duhi, J. Buggie, W. N. Spellacy: Insulin receptors on circulating erythrocytes and monocytes from women on oral contraceptives or pregnant women near term. J. clin. Endocrinol. 51 (1980) 711
57 Vogel, M., K. Kloos: Diabetes in der Schwangerschaft: neue morphologische Befunde an Plazenta und Fet. In Saling, E., J. W. Dudenhausen: Perinatal Medicine, Bd. IV. Thieme, Stuttgart 1975
58 Weiss PAM. Klinische Bedeutung des Geburtsgewichtes bei Diabetes mellitus. Gynäkologe. 1998;31
59 Welsh, G. W., E. A. Sims: The mechanism of renal glucosuria in pregnancy. Diabetes 9 (1960) 363
60 White, P.: Pregnancy and diabetes. In Marble, A., P. White, R. F. Bradley: Joslin's Diabetes Mellitus. Lea & Febiger, Philadelphia 1971 (p. 581)
61 Zarowitz, H., S. Newhouse: Renal glycosuria in normoglycemic glycosuric pregnancy: a quantitative study. Metabolism 22 (1973) 755

18 Muskelarbeit und Sport

E. Standl und M. Wicklmayr

Das Wichtigste in Kürze

- Sport bei Typ-1-Diabetes wird heute vor allem unter dem Aspekt der Lebensqualität gesehen. Für die Stoffwechselführung stellt er eher einen Störfaktor dar. Jedoch können und sollen Menschen mit Typ-1-Diabetes nach entsprechender Schulung – Selbstmessung des Blutzuckers, vermehrte Zufuhr von Broteinheiten, Reduktion der Insulindosis – genauso körperlich und sportlich aktiv sein wie ihre Mitmenschen.
- Bei Typ-2-Diabetes ist angesichts der Pathogenese mit Insulinresistenz körperliche Aktivität als kausales therapeutisches Prinzip einzuschätzen. Limitiert wird dies aber durch die bei diesen Patienten oft vorkommenden kardiovaskulären Begleiterkrankungen sowie häufig fehlende Compliance.
- Ermutigend sind Studien zur Prävention des Typ-2-Diabetes durch regelmäßige körperliche Aktivität bei Patienten mit metabolischem Syndrom.
- Unabdingbar sind Voruntersuchungen zur Beurteilung der Sporttauglichkeit. Bei einer Diabetesdauer über 10 Jahre bzw. einem Lebensalter über 40 Jahre sollten ein Belastungs-EKG und Untersuchungen zur Abklärung einer eventuell bestehenden Mikro- und Makroangiopathie vorgenommen werden.
- Bei Vorliegen einer relevanten Mikroangiopathie bzw. distal-sensiblen oder autonomen Neuropathie sind bestimmte Sportarten kontraindiziert sowie die Belastungsintensität eingeschränkt.

Stellenwert von Sport bei Diabetes

Muskelarbeit als hypoglykämisierendes Prinzip bei Diabetikern ist seit Jahrhunderten bekannt und wurde lange Zeit, so auch von Joslin, dem Vater der modernen Diabetologie, als eine der 3 Säulen der Diabetestherapie bezeichnet. Letztere Auffassung wird heute nicht mehr geteilt. Muskelarbeit und Sport sind beim Typ-1-Diabetiker eher ein Störfaktor für die Stabilität der Einstellung (34). Stattdessen wird nun der Aspekt der Lebensqualität – Sport macht Spaß, körperliche Aktivität gehört zur Fitness – hervorgehoben (29, 30, 31).

Anders ist die Situation beim Typ-2-Diabetes. Hier wird der Blutzucker durch Sport wesentlich weniger alteriert. Die pathogenetisch zugrunde liegende Insulinresistenz wird jedoch verbessert. Somit ist regelmäßige körperliche Aktivität als kausales therapeutisches Grundprinzip, vor allem der kardiovaskulären Risikofaktoren, anzusehen. Grenzen setzen jedoch oft vorhandene Begleiterkrankungen (55) und eine meist fehlende Compliance des Patienten (54).

Ermutigend dagegen sind Befunde, dass regelmäßige Bewegung zur Prävention des Typ-2-Diabetes führen kann (16, 41, 42, 43, 64b), dies vor allem bei Risikopatienten mit gestörter Glucosetoleranz (s.a. Kap. 6), positiver Familienanamnese, Übergewicht und Hypertonie (19). Schon eine relativ moderate körperliche Aktivität von forciertem Gehen bis Laufen (8 km/h) ab einer Dauer von über 40 Minuten pro Woche ist dafür ausreichend (41; Abb. 18.1).

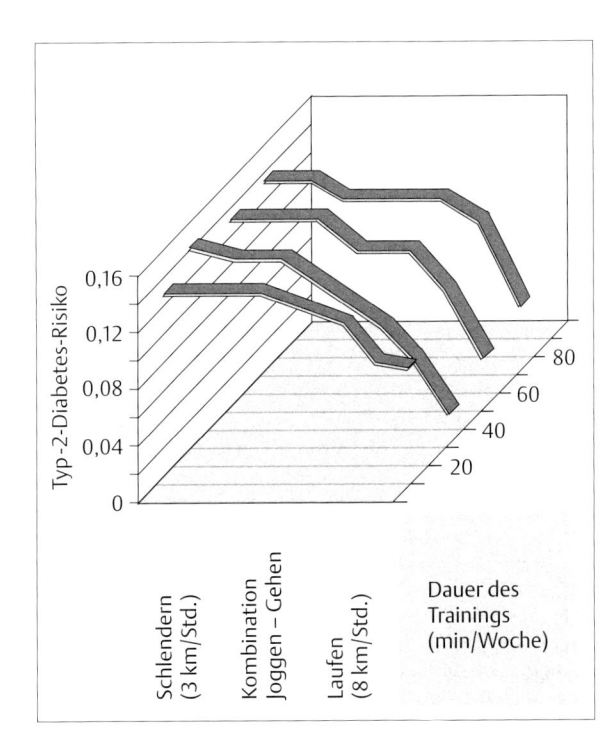

Abb. 18.1 Beziehung zwischen Intensität und Dauer einer körperlichen Aktivität und dem Risiko, einen Typ-2-Diabetes zu entwickeln. (41)

Beurteilung der Sporttauglichkeit von Diabetikern

Sport bzw. Muskelarbeit müssen individuell in den Therapieplan des einzelnen Patienten eingepasst werden, denn im konkreten Einzelfall kann sich hinter dem Begriff „Sport" ein weites Spektrum körperlicher Aktivitäten verbergen. In jedem Fall aber wird Sport eine körperliche Leistung beinhalten, die deutlich über den basalen Energiebedarf hinausgeht und besondere Anforderungen an den Stoffwechsel, aber auch an das Herz- und Kreislaufsystem stellt.

Bei Diabetes mellitus ergeben sich dadurch 2 spezielle Probleme:
➤ die Integration des Sports in die Stoffwechselführung, d. h. die Vermeidung von Hypoglykämien als auch einer massiven Beschleunigung der Ketogenese;
➤ unter Umständen eine Begrenzung der Belastbarkeit durch Angiopathie und Neuropathie.

Stoffwechselanpassung. Der erste Punkt betrifft vor allem Typ-1-Diabetiker mit absolutem Insulinmangel, der zweite zunächst den Typ-2-Diabetiker, aber mit dem Älterwerden auch den Typ-1-Diabetiker. Insgesamt ist die Anpassung des Stoffwechsels an eine körperliche Belastung bei Typ-2-Diabetikern weniger problematisch. Großes Augenmerk verlangen in diesem Fall allerdings die Folgekrankheiten.

Dem behandelnden Arzt von Sport treibenden Diabetikern kommt eine besondere Verantwortung zu. Zwar muss der Patient seine aktuelle Stoffwechselanpassung unbedingt selbst durchführen können. Anhand der protokollierten Erfahrungen sollte der Arzt aber in der Sprechstunde beratend und ggf. korrigierend zur Seite stehen. Die wichtigste Aufgabe des behandelnden Arztes ist die Kontrolle der Sporttauglichkeit eines Diabetikers, wobei etwaige Folgekrankheiten des Diabetes eine entscheidende Rolle spielen (58).

Notwendige Untersuchungen. Ein spezielles Checkup für Sport treibende Diabetiker umfasst die folgenden Untersuchungen (1):
➤ allgemeine Gefäßsituation, (Belastungs-)EKG, Blutdruck,
➤ Neuropathie des Herzens bzw. der Füße,
➤ Augenhintergrund,
➤ Nierenfunktion, insbesondere (Mikro-) Albuminurie,
➤ metabolische Kontrolle (jeweils vor Belastung durch den Patienten zu überprüfen: Blutzucker/Harnzucker und Harnaceton-Selbstkontrolle).

Kardiale Probleme. Etwa 50% aller Diabetiker zeigen im Ruhe-EKG Hinweise auf eine koronare Herzkrankheit – auch Typ-1-Diabetiker jenseits des 40. Lebensjahres (58, 60, 63). Nachdem gerade bei Diabetikern die stumme Myokardischämie ein besonderes Problem darstellt, sollte auch bei Patienten mit normalem Ruhe-EKG zur Überprüfung der Sporttauglichkeit ein Belastungs-EKG durchgeführt werden.

Besonders problematisch erscheint aber bei einer autonomen Neuropathie des Herzens die Möglichkeit akuter Herzrhythmusstörungen unter Belastung (22, 26). Die Überlebensrate von Diabetikern mit einer autonomen kardialen Neuropathie hat sich in den letzten Jahren als deutlich reduziert erwiesen. Besonders gefährdet für akuten Herztod scheinen Diabetiker mit einem „verlängerten QT-Syndrom" zu sein (17). In diesem Fall ist das Herz-Kreislauf-System nur ungenügend in der Lage, sich an höhere Belastungsstufen anzupassen. Keinesfalls sollten solche Patienten über eine 50%ige Belastung hinausgehen, da im höheren Leistungsbereich Herzfrequenz und Blutdruck nur sehr verzögert zunehmen und darunter ischämische Schädigungen vermutet werden müssen (22, 26).

Makrovaskuläre Probleme. Etwa 1/3 aller Diabetiker weist dopplersonographisch Zeichen einer arteriellen Verschlusskrankheit der Beine auf (59). Auch diesbezüglich sind entsprechende Voruntersuchungen vor Sport zu fordern.

Mikrovaskuläre Probleme. Auch für die weitere Progression einer Mikroangiopathie spielen Hypertonie und Ischämien eine wesentliche zusätzliche Rolle. Bei einer proliferativen Retinopathie der Stadien III und IV oder einer deutlichen Mikroalbuminurie sollten sportliche Aktivitäten vermieden werden, die zu einem wesentlichen Blutdruckanstieg führen, d. h. über 50% Belastung oder Valsalva-Manöver. Dies sind z. B. Gewichtheben, Boxen oder Joggen. Empfehlenswert sind hier Aktivitäten mit einer Belastungsintensität unter 50% wie z. B. Schwimmen, beschleunigtes Gehen oder Heimfahrradtraining.

Distale Neuropathie. Besteht eine distale sensible Polyneuropathie, ist der Warnmechanismus der Schmerzempfindung an den Füßen aufgehoben. Somit sollten Aktivitäten mit längerer Druckbelastung der Füße vermieden werden, also z. B. Joggen, sehr ausgedehnte Spaziergänge, Training auf dem Laufband. Zu bevorzugen sind Schwimmen, Fahrrad Fahren und Rudern. Komplizierend zu vaskulären Problemen können an den Beinen auch neuropathische Störungen hinzutreten. Die Entwicklung von diabetischen Fußkomplikationen kann dadurch begünstigt sein.

Physiologische Grundlagen

Stoffwechsel der arbeitenden Muskulatur beim Gesunden

Funktion und Struktur der Muskulatur. Die Muskulatur nimmt mit 25–30 kg bei einem 70 kg schweren Mann ca. 35–40% der Masse des Gesamtorganismus ein. Neben ihrer wichtigsten Aufgabe, der Arbeitsleistung, stellt sie auch das größte Eiweiß- und Elektrolytdepot im Körper dar. In den einzelnen Faserbündeln eines Muskels liegen weiße und rote Fasern nebeneinander. Die weißen sind wenig vaskularisiert, reich an energiereichen Phosphaten und Glykogen, enthalten vor allem die Enzyme der Glykolyse. Die Aktivität der Myosin-ATPase ist hoch. Die weißen Fasern aktivieren sehr schnell ihre Glykogenolyse, erschöpfen sich aber relativ rasch. Sie werden vor allem bei schweren, kurzdauernden Kraftleistungen benötigt, z. B. beim Gewichtheben. Die roten Fasern sind hochvaskularisiert, reich an Fett, Myoglobin und Mitochondrien, besitzen vor allem die Enzyme der Oxidation, aktivieren die Glykogenolyse langsam und können Dauerleistung vollbringen.

Energiequellen. Der ruhende Muskel verbraucht nur wenig Energie. Diese bezieht er etwa zu gleichen Teilen aus der Oxidation von Kohlenhydraten und Fettsäuren. Dabei stammt der größte Teil der Fettsäuren, nämlich ca. 80%, aus den Fettdepots des Körpers und wird mit dem Blutstrom antransportiert. Der Rest wird aus den muskulären Triglyceriddepots mobilisiert. Die benötigte Glucose wird zu 60% aus dem Blutstrom und zu 40% aus den muskulären Glykogendepots geliefert. Um sich dem gesteigerten Energieverbrauch bei Muskelarbeit anzupassen (bis 80fach), laufen hintereinander mehrere biochemische Prozesse und hormonelle Regulationen im Muskel selbst und im Gesamtorganismus ab. Man kann schematisch 6 verschiedene Phasen unterscheiden (Abb. 18.**2**).

Kohlenhydratstoffwechsel. Die ersten 2 Phasen sind sehr kurz – im Bereich einiger Minuten. Es arbeiten vor allem die weißen Fasern. Um den Energieverbrauch akut zu decken, wird intrazellulär ATP und Kreatinphosphat abgebaut sowie die Glykogenolyse und anaerobe Glykolyse gesteigert. Ab der 3. Phase arbeiten die roten Fasern. Die jetzt erfolgende Durchblutungssteigerung ermöglicht mit vermehrtem Sauerstoffangebot nun eine aerobe Glykolyse. Der muskuläre Glucoseverbrauch steigt stark, zum einen wegen des vermehrten Angebots über den gesteigerten Blutfluss, zum anderen wegen eines anschließend stimulierten Glucosetransports über die Zellmembran, da Muskelarbeit wie Insulin zu einer vermehrten Translokation des Glucosetransporters 4 (GLUT-4) von intrazellulär zur Plasmamembran führt (13, 14, 35, 73). Allerdings scheint dieser aus einem anderen intrazellulären Pool zu stammen als unter Insulin (14). Für einen unterschiedlichen Mechanismus (38) dieser GLUT-4-Mobilisierung spricht auch, dass die Steigerung des Glucosetransports unter Arbeit rascher eintritt (27) und länger anhält als unter Insulin (25, 69) und in vitro auch ohne Insulin erfolgt (46, 48, 49, 68, 69). In der In-vivo-Situation dagegen ist die vermehrte Glucoseaufnahme an das Vorhandensein geringer Mengen von Insulin gebunden (2, 36, 44, 56). Mediiert ist diese vermehrte GLUT-4-Translokation ebenso wie die Steigerung der Durchblutung über eine endotheliale Freisetzung von Stickstoffmonoxid durch eine lokale Aktivierung des Kallikrein-Kinin-Prostaglandin-Systems (10, 11, 12, 61b, 63b, 73).

Fettstoffwechsel. In Phase 3 und 4, etwa 10 Minuten nach Beginn der Arbeit, ist auch die Aufnahme von freien Fettsäuren aus der stimulierten intrazellulären Triglyceridlipolyse und dem durchblutungsabhängigen vermehrten Angebot aus dem Blut sowie deren Oxidation gesteigert. Über die Art und Weise, wie die intramuskuläre Lipolyse während Muskeltätigkeit reguliert wird, existieren widersprüchliche Ergebnisse (57, 61, 72). Möglicherweise spielt dabei neben einer substrat- auch eine hormongesteuerte Regulation eine Rolle. In Ruhe jedenfalls wirken Leptin und Insulin am Muskel antagonistisch auf die intramuskuläre Lipolyse und -genese (45).

Substratfluss zwischen den Organen

Mobilisierung von Substraten aus dem Blut. Bereits in der Phase 4 oxidiert der Muskel neben den Substraten aus seinen Glucose- und Triglyceriddepots auch ver-

Ruhe	Muskelarbeit					
	Phase 1	Phase 2	Phase 3	Phase 4	Phase 5	Phase 6
	weiße Fasern		rote Fasern			
Oxidation von 50% Glucose und 50% FFS	ATP- und Kreatinphosphatspaltung	ADP- und P_i-Anstieg: Glykogenolyse und anaerobe Glykolyse	Durchblutungsanstieg: aerobe Glykolyse	Oxidation aller endogenen und exogenen Substrate, Benutzung der Triglyceriddepots	Verminderung der endogenen Depots, Energie aus Leberglykogen und Fettkörpertriglyceriden	Entleerung des Leberglykogens, Zunahme der FFS- und Ketonoxidation, Einschränkung der Glucoseoxidation
				normale Substratspiegel	erhöhte FFS-Spiegel	stark erhöhte FFS- und Ketonspiegel
RQ 0,8			RQ 1,0	RQ 0,8	RQ 0,75	RQ 0,70

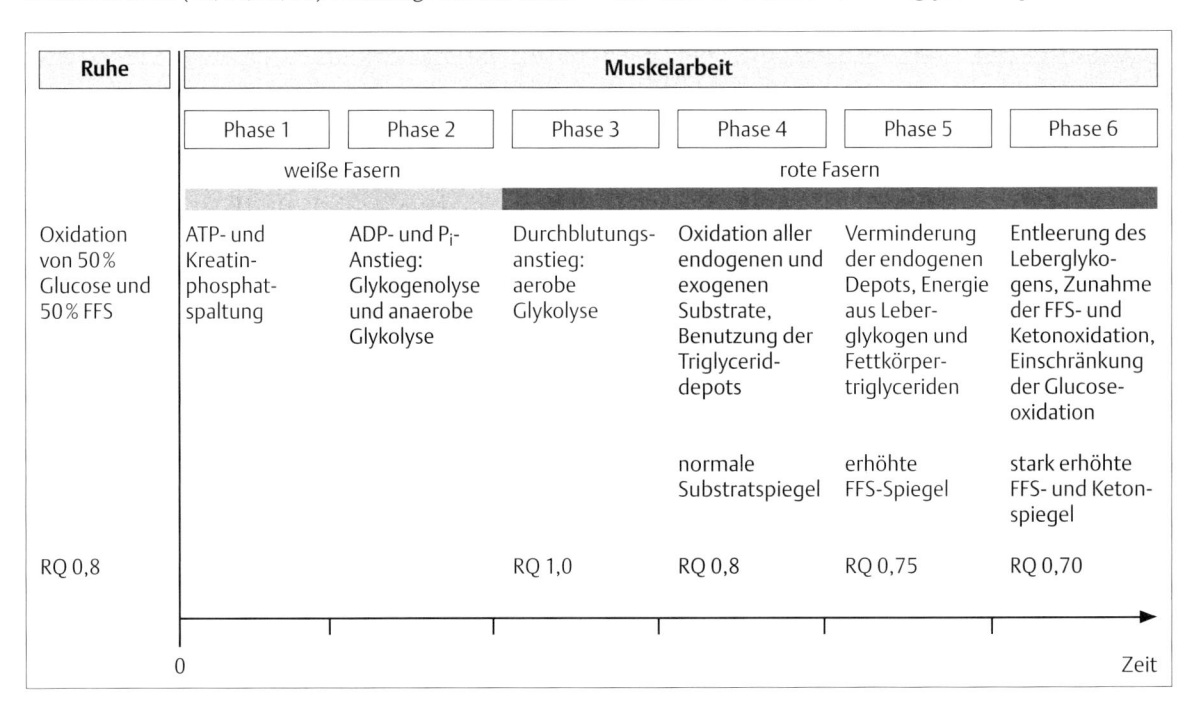

Abb. 18.**2** Effekte der Muskelarbeit auf den Muskelstoffwechsel.
FFS = freie Fettsäuren, Pi = anorganisches Phosphat, RQ = respiratorischer Quotient.

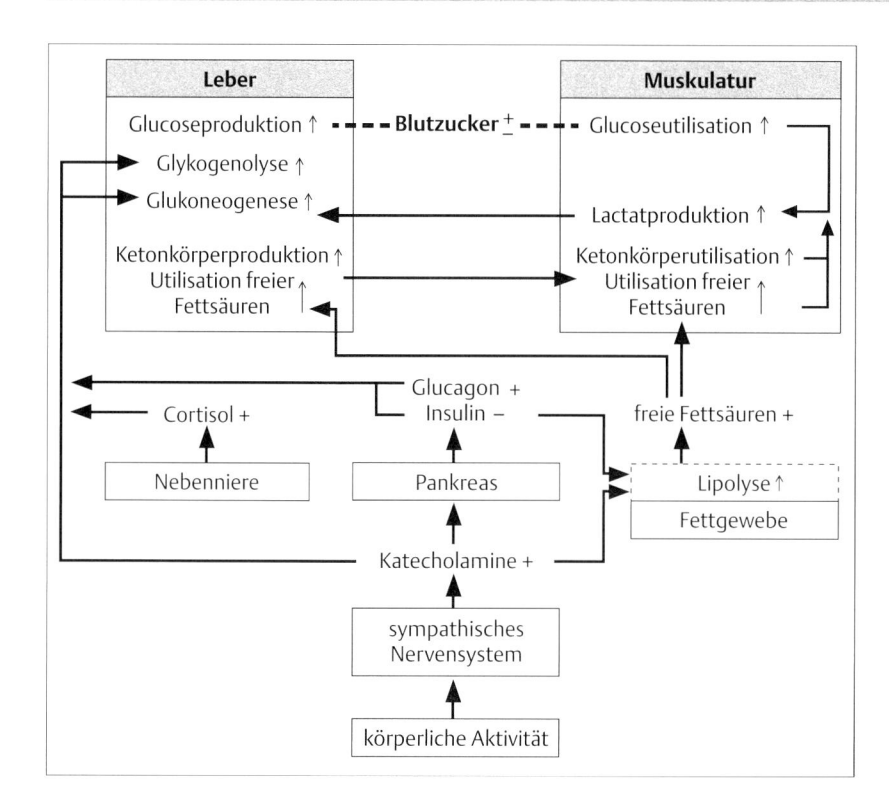

Abb. 18.3 Schematische Darstellung der hormonellen Veränderungen und des Substratflusses zwischen den Organen bei Stoffwechselgesunden unter körperlicher Aktivität.
+ bzw. − = Zu- bzw. Abnahme der arteriellen bzw. portalen Konzentration

mehrt Substrate aus dem Blut. Die Muskeldepots sind begrenzt und können nur vorübergehend energiereiches Substrat liefern. Auch die Entnahme von Substraten aus dem Blut ist begrenzt, wenn nicht genügend aus den Glucose- und Fettsäuredepots des Körpers nachgeliefert wird. Diese Mobilisierung von Substraten aus den Körperdepots wiederum geschieht genau nach den Erfordernissen, sodass es bis auf einige Ausnahmesituationen zu keinen gefährlichen Störungen der Substrathomöostase kommt.

Mobilisierung der hepatischen Glykogendepots. Zunächst steigt der Katecholaminspiegel, bei stärkerer Belastung auch der von Glucagon, Cortison und des Wachstumshormons (6, 23, 24, 70, 74). Dabei kommt der Hemmung der Insulinsekretion durch die Katecholamine wohl die größte Bedeutung für die Mobilisierung der hepatischen Glykogendepots zu. Der Insulinspiegel fällt mit Beginn der Muskelarbeit kontinuierlich ab (28, 33; Abb. 18.4). Für die hepatische Glykogenolyse sind die Katecholamine wohl weniger bedeutsam als für die muskuläre. Ihre wichtigste Aufgabe scheint jedoch die Mobilisierung der Fettsäuren aus den Triglyceriddepots des Körpers zu sein (67). Über den Anstieg der Fettsäurespiegel wird die hepatische Ketogenese gesteigert, sodass auch das Ketonkörperangebot an den Muskel langsam steigt. Für die Stimulation der hepatischen Glykogenolyse dürfte der Abfall des Insulins (21, 65) zunächst eine größere Rolle als der Anstieg des Glucagons spielen (23, 74), das zusammen mit Cortisol erst nach längerer und stärkerer Belastung anzusteigen beginnt und dann vermehrt die Gluconeogenese aktiviert (28). Dabei soll die Anregung der Glucagonausschüttung ebenfalls über das sympathische Nervensystem erfolgen. Bei der geschilderten hormonellen Regulation

nimmt die hepatische Glucoseabgabe belastungsabhängig zu (Abb. 18.5). Neben der Regulation durch den Hormonantrieb ist sie abhängig vom stark ansteigenden Lactatangebot an die Leber (9). Dabei entspricht die hepatische Abgabe der Glucose ihrer muskulären Oxidation (66). Entsprechend der genau nach dem peripheren Bedarf kalkulierten Glucosemobilisierung aus den hepatischen Depots ist deren Blutspiegel gleich bleibend.

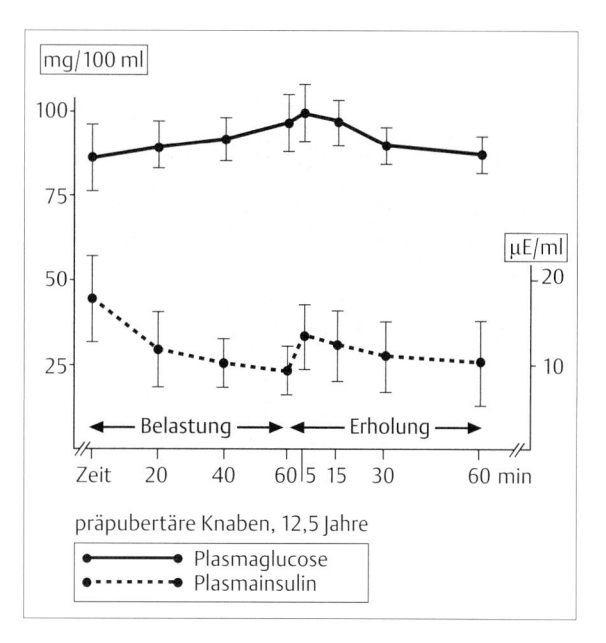

Abb. 18.4 Verhalten des Glucose- und Insulinspiegels während einer 70%igen Ausbelastung. (Oseid u. Hermansen. Acta paediat scand. 1970)

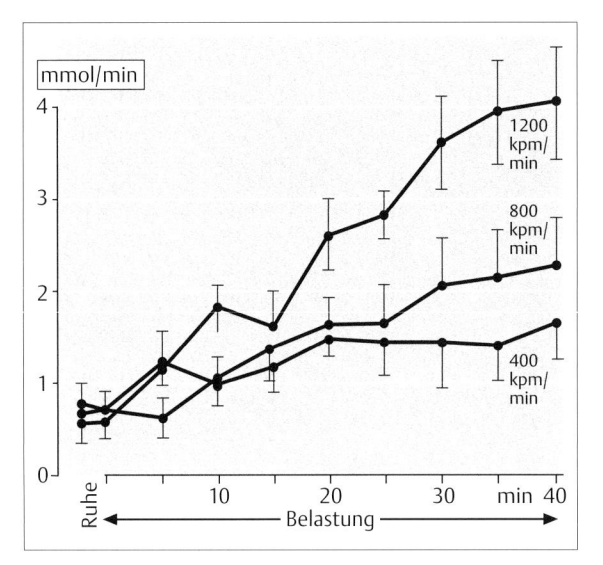

Abb. 18.5 Glucoseproduktion der menschlichen Leber während verschieden starker Muskelaktivität. (66)

Tab. 18.1 Effekte von Training

Am Muskel	Systemisch
Abnahme	**Abnahme**
– Glykolyseintermediate – P_{CO2} – respiratorischer Quotient – glykolytische Enzyme	– Glucose – Lactat – Insulin – Triglyceride
Zunahme	**Zunahme**
– Mitochondrien – Myoglobin – Sauerstoffextraktion – ATP- und Kreatinphosphatspeicher – Oxidation der freien Fettsäuren – GLUT-4 an der Plasmamembran – Vaskularisierung – Insulinsensitivität	– Energieverbrauch – Sauerstoffextraktion – Glucoseverwertung – HDL-Cholesterin

Mobilisierung von Fettsäuren. Der Fettsäurespiegel steigt etwa ab der 20. Minute langsam an, und der Muskel hat damit in der Phase 5 die Möglichkeit, neben Substraten aus den endogenen Depots und exogener Glucose auch vermehrt Fettsäuren zu oxidieren. Bis die Glykogenspeicher der Leber entleert sind, muss das Fettsäure- und Ketonkörperangebot an den Muskel so stark gestiegen sein (Phase 6), dass die Oxidation dieser Substrate die der Glucose weitgehend ersetzen kann. Zu diesem Zeitpunkt muss auch die Gluconeogenese aus den Substraten Lactat, Glycerin und Aminosäuren so weit gesteigert sein, dass der noch bestehende Glucoseverbrauch gedeckt ist und damit der Glucosespiegel aufrechterhalten werden kann (28).

Trainingseffekte und Belastbarkeitsgrenzen

Grenzen der Belastbarkeit. Die in Abb. 18.2 aus Gründen der Übersichtlichkeit in 6 Phasen aufgetrennten Effekte der Muskelarbeit gehen mehr oder minder ineinander über. Bei einer sehr kraftvollen Muskelkontraktion wie beim Gewichtheben werden im Wesentlichen die weißen Muskelfasern beansprucht, die mit energiereichen Phosphaten, Glykogen und den Enzymen der Glykolyse besonders reich ausgestattet sind. Dabei kann die geforderte Leistung so groß sein, dass die weißen Fasern erschöpft werden. Deswegen können solche kraftvollen Leistungen wie Gewichtheben nur kurzfristig durchgeführt werden. Ist die Muskelkontraktion eher auf Dauerleistung ausgerichtet, wie z. B. bei Langlauf, Schwimmen oder Radfahren, dann sind nach einer kurzen Phase der weißen Fasern im Wesentlichen die roten Fasern tätig. Aber auch der Dauerbelastung sind Grenzen gesetzt, wenn z. B. die Energie aus den endogenen Depots nicht ausreicht, bis das arterielle Angebot an Substraten erhöht wird. Eine Erschöpfung tritt auf, wenn die Lipolyse oder die Gluconeogenese nicht genügend aktiviert wurde, das hepatische Glykogendepot aber schon entleert ist. Mit anderen Worten: Es entwickelt sich eine Hypoglykämie. Ein weiteres Limit für die Belastung stellt die maximale Sauerstoffaufnahmekapazität des Sportlers dar, die vom Trainingszustand abhängt.

Trainierte Muskulatur. Das durch Training erreichte Wachstum und die Zunahme der Kraft der Muskulatur dürfte hauptsächlich durch eine lokale Aktivierung des Kallikrein-Kinin-Systems bedingt sein: Eine intraarterielle Infusion von Bradykinin bewirkt am Skelettmuskel wie Insulin eine Proteinanabolie (52b). Personen mit einem vermehrten Kininabbau infolge eines ACE-Genpolymorphismus (II-Typ) oder eine Therapie mit ACE-Hemmern haben bessere muskuläre Trainigseffekte (44b, 45b) bzw. im Alter einen verminderten Muskelabbau (46b). Auch die Verbesserung der Insulinsensitivität der Muskulatur und damit des Gesamtorganismus durch Ausdauertraining dürfte über eine Aktivierung des Kininsystems erfolgen (10, 11, 12, 61b, 63b, 73). Dieser positive Effekt nimmt jedoch nach Absetzen des Trainings wieder rasch ab. Im trainierten Muskel nehmen die Vaskularisierung sowie die Zahl der Mitochondrien pro Gramm Gewebe und die mitochondrialen Enzyme zu, d. h. die oxidative Kapazität steigt. Die freien Fettsäuren werden nicht nur vermehrt oxidiert, sondern auch ihre durchblutungsabhängige Aufnahme ist wegen der vermehrten Vaskularisation gesteigert. Dagegen sind die Enzyme der Glykogenolyse und Glykolyse vermindert (20). Zusätzlich zur Zunahme der oxidativen Kapazität verschiebt sich die Sauerstoff-Hämoglobin-Dissoziationskurve nach rechts, sodass die Durchblutung infolge einer leichteren Abgabe sowie durch eine verstärkte Ausschöpfung des Sauerstoffs aus dem Blut bei gleichem Sauerstoffbedarf sogar geringer werden kann. Damit haben Trainierte bei gleicher Leistung und gleichem Sauerstoffverbrauch einen geringeren ATP- und Kreatinphosphatabbau, da sie früher beginnen, Substrate in größerem Ausmaß zu oxidieren. Da im trainierten Muskel also die anaerobe Glykolyse weniger genutzt wird, werden die Glykogendepots geschont. Da der erschöpfte Muskel durch eine Entleerung der Glykogendepots und einen hohen Lactatgehalt gekennzeichnet ist, versteht man, warum der trainierte Muskel mit einer geringeren Glykolyse und einem höheren Glykogendepot eine bessere Leistung vollbringt. Auch der von Sportlern gefürchtete Abfall des Glucosespiegels ist beim Trainierten weniger wahrscheinlich, da der Muskel bereits früher und vermehrt auf Fettsäureoxidation eingestellt ist und deshalb vom Beginn der Arbeit an Glucose eingespart wird.

Pathophysiologie

Typ-1-Diabetes

Diabetesbedingte Muskelveränderungen. Abgesehen davon, dass ein Diabetiker bei schlechter Einstellung große Teile seines Muskelproteins einschmilzt, sind bis heute nur wenige Details über Änderungen der Struktur oder einen unterschiedlichen Ablauf des molekularen Mechanismus der Kontraktion bekannt. Dass hier wohl weit mehr Unterschiede vorliegen, als uns bis heute bekannt sind, geht aus Untersuchungen hervor, die eine unterschiedliche Ausstattung an Muskelfasern aufzeigen (52). So findet man beim Gesunden 3 nach der Aktivität der ATPase charakterisierte Muskelfasern:
➤ die sich langsam kontrahierende Faser (ST = slow twitch),
➤ 2 sich schnelle kontrahierende (fast twitch) Fasern (FTa, FTb).

Bei den genannten Untersuchungen zeigten juvenile Diabetiker größere Areale mit ST- und FTb-Fasern. Außerdem war das Kapillargefäßnetz kleiner und die Aktivität der Succinatdehydrogenase und der Hexokinase reduziert.

Muskelstoffwechsel und Grad der Insulinsubstitution. Der Substratstoffwechsel der Muskulatur bei Typ-1-Diabetes ist dadurch gekennzeichnet, ob und wie viel Insulin substituiert ist:
➤ Im Insulinmangel wird er bestimmt durch ein hohes Angebot an freien Fettsäuren und Ketonkörpern infolge der Stimulation der Fettgewebslipolyse und der hepatischen Ketogenese sowie durch eine trotz Hyperglykämie praktisch auf null reduzierte muskuläre Glucoseaufnahme (58).
➤ Bei Insulinsubstitution werden sich diese Veränderungen schrittweise je nach Effizienz der Insulintherapie in Richtung eines Stoffwechsels wie bei Nichtdiabetikern bewegen.

Somit ist der diabetische Muskel bereits in Ruhe mehr auf die Oxidation von Fettsäuren und Ketonkörpern eingestellt. Dies erklärt die reduzierte Oxidation von Glucose, die im Insulinmangel fast ausschließlich aus den endogenen Glykogendepots stammt: Die muskuläre Lactatproduktion ist trotz reduzierter Glykolyserate gesteigert. Die Glucoseabgabe der Leber ist beim Diabetiker deshalb bereits in Ruhe auf fast das Doppelte gesteigert, wobei der größte Teil aus der beschleunigten Gluconeogeneserate aus Lactat stammt (8). Die endogenen Substratdepots verhalten sich invers: Bereits in Ruhe ist das Muskelglykogen reduziert (50, 57) aufgrund eines gesteigerten Abbaus und des fehlenden Nachschubs an Glucose aus dem Blut bei Insulinmangel. Der Triglyceridgehalt dagegen ist erhöht (57). Dies ist damit erklärbar, dass deren substratregulierte Synthese durch das vermehrte Angebot an freien Fettsäuren aus dem Blut gesteigert ist (72). Zum anderen ist sie durch den Insulinmangel stimuliert. Der Triglyceridgehalt des Muskels korreliert wie beim Gesunden invers zur Insulinwirkung (47, 62).

Vergleich zwischen ruhendem und arbeitendem Muskel. Ein interessantes Phänomen ist der Befund, dass der ruhende Muskel im akuten Insulinmangel nicht nur keine Glucose aufnimmt, sondern sogar ins Blut abgibt (71). Dies ist erklärbar mit einer erheblich gesteigerten Glykogenolyse, die bei inhibierter Glykolyse zu einem intrazellulären Anstau von Glucose-6-phosphat führt. Die zu etwa 10% aus der Glykogenolyse entstehende freie Glucose wird nicht mehr phosphoryliert und, da frei permeabel, nach außen abgegeben (Abb. 18.**6**). Unter Arbeit nimmt diese muskuläre Glucoseproduktion als Folge der nun weiter gesteigerten Glykogenolyse bei insuffizient stimulierter Glykolyse zu (56). Dass sie zumindest nicht abnimmt, ist ein Hinweis dafür, dass ohne Insulin in vivo keine Stimulation des Glucosetransports in die Muskelzelle durch Arbeit erfolgt (2, 36, 44, 56).

Ausdauertraining führt bei Typ-1-Diabetikern wie bei Stoffwechselgesunden zu einer Verbesserung der muskulären Insulinsensitivität, wohl über einen vermehrten Besatz von GLUT-4 an der Plasmamembran. Wie beim Gesunden nehmen die Enzyme der Oxidation zu, die der Glykolyse ab. Die Vaskularisierung der Muskulatur bleibt jedoch im Wesentlichen unverändert (20). Auf die Veränderungen des Stoffwechsels unter Arbeit soll im praktischen Teil eingegangen werden.

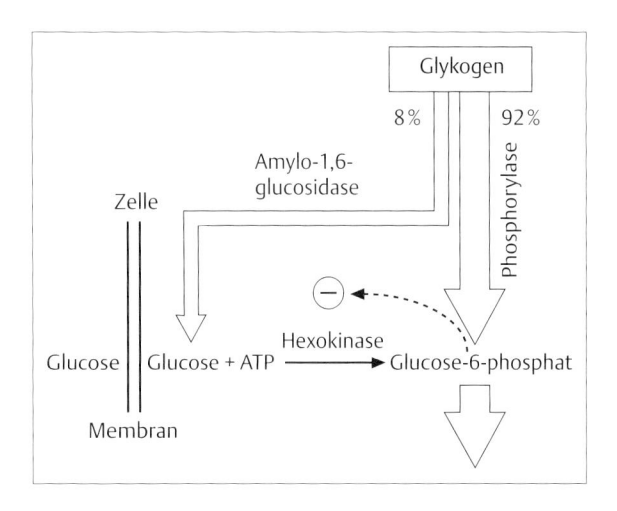

Abb. 18.**6** Regulation der muskulären Glucosephosphorylierung nach der Aktivität der Glykogenolyse (nach Field).

Typ-2-Diabetes

Wechselwirkung von Insulinresistenz und Muskelarbeit. Über die Pathogenese der diesem Diabetestyp zugrunde liegenden Insulinresistenz, die primär am Skelettmuskel wirksam ist, wurden in letzter Zeit viele grundlegende neue Erkenntnisse gewonnen. Die wichtigsten Mechanismen sind in Tab. 18.2 aufgeführt. Interessant ist, dass vor allem die Glykogensynthaseaktivität und damit die Glykogensynthese im Skelettmuskel herabgesetzt sind (7, 15, 18).

Tab. 18.2 (Prä-)Typ-2-Diabetes: diskutierte Defekte bei der Insulinsignalübertragung (Übersicht bei 18)

- Isoformen der Rezeptor-α-Untereinheit (A und B)
- Insulinrezeptorkinase-Aktivität
- Glykogensynthase-Aktivität
- Glucosetransporter

Ausdauertraining führt beim Typ-2-Diabetiker wie beim Gesunden zu einem Anstieg der mitochondrialen Enzyme; die glykolytischen nehmen aber nicht ab. Über das Verhalten der Vaskularisierung finden sich divergente Daten (20).

Bei Muskelarbeit finden sich wegen der bestehenden Insulinresistenz trotz meist erhöhter bzw. um den „Normbereich" liegender systemischer Insulinspiegel im Prinzip ähnliche Verhältnisse wie bei insuffizient mit Insulin therapierten Typ-1-Diabetikern: Es besteht ein erhöhtes Angebot von freien Fettsäuren an den Muskel bei gleichzeitig reduzierter muskulärer Glucoseaufnahme trotz Hyperglykämie. Bei körperlicher Aktivität ist – im Gegensatz zum Typ-1-Diabetes – kein weiterer Anstieg des Blutzuckers zu erwarten, da Insulin zwar weniger wirksam, aber immer vorhanden ist. Dadurch kommt es praktisch regelhaft zu einem Absinken des Blutzuckers, da die Glucoseaufnahme des Muskels immer gesteigert wird. Bei Behandlung mit Sulfonylharnstoffen kann es bei straffer Einstellung sogar zu einer Hypoglykämie kommen, da der Insulinspiegel unter Arbeit nicht absinkt, sondern bei vorheriger Einnahme des Medikaments ansteigt (32, 37).

Vorteile und Grenzen der Muskelarbeit. Die bei Typ-2-Diabetes zugrunde liegende Insulinresistenz wird durch Muskelarbeit verbessert. Bei Typ-2-Diabetikern konnte eine Verbesserung der Kohlenhydrat- und Lipidstoffwechsellage bei regelmäßigem Training nachgewiesen werden (3, 40, 51, 53, 64). Es finden sich noch andere positive Aspekte, wie eine allgemeine Stabilisierung des Stoffwechsels, eine Erleichterung einer Gewichtsabnahme und oft eine Senkung des meist erhöhten Blutdrucks.

> Somit ist körperliche Betätigung beim Typ-2-Diabetiker als therapeutisches Grundprinzip anzusehen und zu empfehlen.

Für eine körperliche Betätigung sind allerdings die bei Typ-2-Diabetikern oft vorhandene Makroangiopathie und die meist fehlende konsequente Compliance ein begrenzender Faktor (54). Dies zeigte sich auch in Langzeituntersuchungen über Jahre, in denen keine positiven Effekte auf die Diabeteseinstellung und das kardiovaskuläre Risikoprofil nachweisbar waren (55).

Praxis von Sport bei Diabetikern

Physiologische Grundlagen

Stoffwechselgesunde und normal insulinisierte Diabetiker. Beim Stoffwechselgesunden sinkt unmittelbar nach Beginn sportlicher Aktivität die endogene Insulinsekretion (28, 30, 33) auf 1/2–1/3 der normalen Basissekretionsrate von ca. 0,5–1 IE/h (Abb. 18.3). Dadurch wird sichergestellt, dass die Leber unter dem vermehrten Katecholamin- und Glucagonantrieb ein Mehrfaches an Glucose in die Zirkulation abgibt, und zwar ziemlich genau so viel, wie die gesteigerte Glucoseutilisation der arbeitenden Muskulatur ausmacht. Im Nettoergebnis bleibt die Blutzuckerkonzentration praktisch unverändert. Beim Insulin spritzenden Diabetiker hingegen geht die Insulinwirkung nach Einsetzen sportlicher Betätigung nicht zurück; sie hängt vielmehr vom Wirkprofil des injizierten Insulins ab (Abb. 18.7). Die Folge beim sonst normal insulinisierten Diabetiker ist, dass die hepatische Glucoseproduktion nur unzureichend ansteigt und die arbeitende Muskulatur mehr Glucose verbraucht, als nachgeliefert wird. In der Nettobilanz kommt es zu einem deutlich hypoglykämisierenden Effekt – trotz normaler Sekretion der kontrainsulinären Hormone (Abb. 18.8). Wegen der durch die Arbeit verbesserten Insulinsensitivität des Muskels sinkt der Blutzucker oft noch Stunden nach Beendigung der körperlichen Aktivität. Die entleerten muskulären Glykogendepots werden wieder aufgefüllt („Muskelauffülleffekt").

Diabetiker mit Insulinmangel. Im Gegensatz zur gerade geschilderten Situation beim einigermaßen gut eingestellten Diabetiker zeitigt Sport im Insulinmangel, d. h. bei ungenügender Diabeteseinstellung, eine Reihe von zunächst paradox anmutenden Auswirkungen (33). Im Insulinmangel ist die hepatische Glucoseproduktion ohnehin bereits etwa verdoppelt. Unter körperlicher Aktivität bewirkt die Sekretion der kontrainsulinären Hormone, die beim ketotischen Patienten sogar vermehrt erfolgt (4, 5), eine erhebliche weitere Steigerung. Diese exzessiv produzierte Glucose wird jedoch nicht verbrannt, da der Muskel auch unter Arbeit im Insulinmangel keine oder nur wenig Glucose aufnimmt. Die Folge ist ein oft relevanter Blutzuckeranstieg. Auch die Lipolyse ist schon in Ruhe gesteigert. Die Sekretion der kontrainsulinären Hormone unter Arbeit bewirkt eine weitere Stimulation. Der überschießende Anstieg der freien Fettsäuren kann dann bis zur Ketose führen.

Weitere den Blutzucker beeinflussende Faktoren. Im Weiteren wird das Verhalten des Blutzuckers beim Typ-1-Diabetiker unter körperlicher Aktivität oft quantitativ unkalkulierbar bestimmt durch Ausmaß und Dauer der Belastung (Tab. 18.3), den Trainingszustand, die Tagesform sowie zirkadiane Rhythmen.

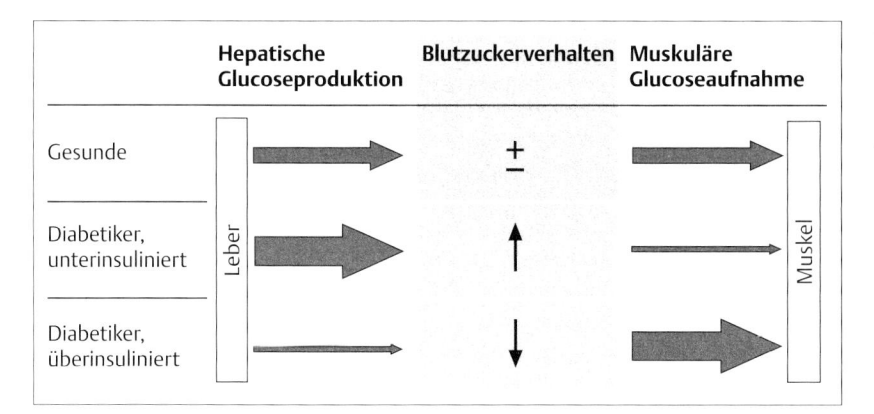

Abb. 18.7 Bilanz der Veränderungen der hepatischen Glucoseproduktion und der muskulären Glucoseaufnahme bei körperlicher Arbeit bei Gesunden und bei Typ-1-Diabetikern.

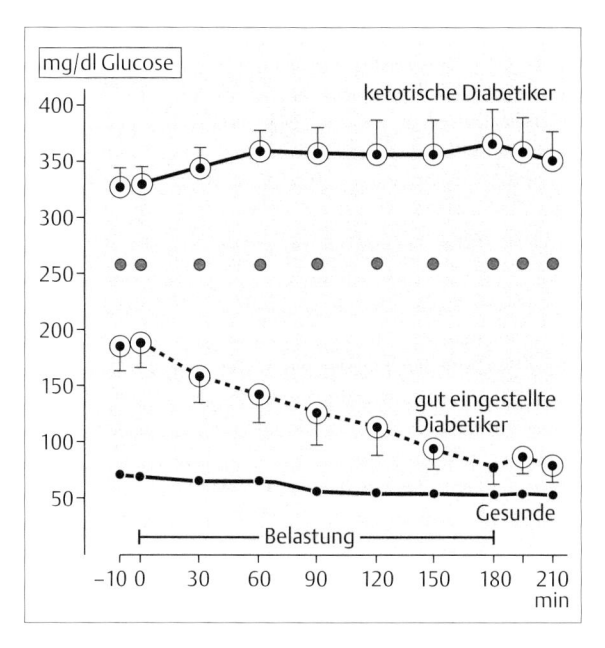

Abb. 18.8 Glucosespiegel während leichter muskulärer Dauerbelastung beim gut und beim schlecht eingestellten juvenilen Diabetiker. (Berger et al. Diabetologia. 1977:13;355)

> Körperliche Aktivität sollte beim Typ-1-Diabetiker also nicht mehr als integraler Bestandteil der Stoffwechseleinstellung angesehen werden.

Tab. 18.3 Kalorienverbrauch verschiedener körperlicher Tätigkeiten pro Stunde bei 70 kg Körpergewicht (Wöllzenmüller u. Grünewald)

Tätigkeit	Energieverbrauch (kcal/h)
Schlaf	65
Grundumsatz (liegend, nüchtern)	70
Grundumsatz plus Verdauung	77
Sitzen (Grundumsatz und Sitzaufwand)	73
Stehen, straff	96
theoretischer Unterricht	105
Gehen, 4,5 km/h	196
Morgengymnastik (leicht)	210
Gehen, 6 km/h	259
Reiten (Trab)	294
Schwimmen (Brust), 1,2 km/h	308
Tischtennis	315
Eislaufen, 12 km/h	351
Tanzen (Walzer)	357
Reiten (Galopp)	469
Kanufahren	490
Rudern (Rollsitz), 6 km/h	516
Paddeln, 7,5 km/h	567
Radfahren, 21 km/h	610
Skilauf, 9 km/h	630
Rudern (fester Sitz), 6 km/h	651
Laufen, 9 km/h	665
Eislaufen, 21 km/h	694
Laufen, 12 km/h	705
Radfahren, 30 km/h	840
Laufen, 15 km/h	847

Praxis der Stoffwechselanpassung

Vorbereitungen

Ausgangslage. Aus der Kenntnis der Stoffwechselphysiologie bei Sport ergibt sich als wichtigste Vorbedingung für Sport treibende Diabetiker der Nachweis einer ausreichenden metabolischen Kompensation vor dem Sport. Mit anderen Worten: Vor der Sportausübung ist die Blutglucose mittels Selbstmessung aktuell zu bestimmen, ggf. auch im Urin. Prinzipiell gilt: Bei
▶ Blutglucosewerten über 250–300 mg/dl (14–16,5 mmol/l) und

➤ Harnaceton über dem Normalbereich
darf Sport erst getrieben werden, wenn die Stoffwechsellage deutlich verbessert wurde. Ziel ist eine Blutglucose unter 250 mg/dl und Harnaceton im Normalbereich. Auch während (länger dauernder) sportlicher Betätigung und danach ist die Blutglucose zu kontrollieren.

Notfallvorsorge. Zur richtigen Vorsorge gehört die Bereitstellung zusätzlicher „Sport-BE" sowie von 50 g Traubenzucker für den Notfall. Als Sport-BE eignen sich Fruchtsäfte oder Bananen, aber auch übliche „Sportgetränke", die Glucose oder Saccharose enthalten. Außerdem ist es sinnvoll, einen Diabetikerausweis bei sich zu haben und ggf. auch eine Begleitperson, die weiß, wie bei schweren – wenn auch seltenen – Hypoglykämien zu reagieren ist, einschließlich der Applikation von Glucagon.

Stoffwechselanpassung während dem Sport

> Die Erhöhung der Kohlenhydratzufuhr und eine Verminderung der zu injizierenden Insulinmenge sind die beiden Maßnahmen für die Anpassung des Stoffwechsels an eine sportliche Betätigung des Diabetikers. Oft müssen beide Maßnahmen miteinander kombiniert werden.

Welcher Weg vorrangig beschritten werden soll, hängt maßgeblich ab vom Körpergewicht, von der Dauer der sportlichen Betätigung sowie von ihrer Planbarkeit und vom Therapieregime.

Reduktion der Medikation. Mit Sulfonlyharnstoffen behandelte Diabetiker müssen evtl. die Tablettendosis reduzieren. Übergewichtige Patienten, bei denen eine Gewichtsabnahme erwünscht ist, sollten bevorzugt versuchen, durch eine Verminderung der Insulin- oder Tablettendosis zum Ziel zu gelangen, während normalgewichtige Diabetiker vor allem den Ausgleich durch zusätzliche Kohlenhydrate anstreben sollten. Bei Langzeitleistungen sollen vorausplanend die Insulindosis (vor allem die basale Insulinzufuhr, aber auch der Bolus) auf etwa die Hälfte vermindert sowie gleichzeitig Kohlenhydrate zusätzlich zugeführt werden.

Zusätzliche Kohlenhydrate. Kurzdauernde Muskelarbeit kann verhältnismäßig einfach durch zusätzliche Kohlenhydrate ausgeglichen werden. Eine nicht vorgeplante, überraschend anfallende körperliche Betätigung kann nur durch zusätzliche Kohlenhydrate ausgeglichen werden.

Beim Ausgleich mit zusätzlichen Kohlenhydraten muss das Wirkprofil des jeweils gespritzten Insulins berücksichtigt werden. Für praktische Belange ist der Zeitraum der verstärkten Insulinämie und Insulinwirkung nach der Injektion und davon abgegrenzt die Phase der „normalen" Insulinämie und Insulinwirkung zu unterscheiden. Wann diese beiden Phasen auftreten und wie stark sie ausgeprägt sind, hängt vom verwendeten Insulinregime bzw. von den verwendeten Insulinzubereitungen ab. Bei einer konventionellen Insulintherapie besteht die Phase der verstärkten Insulinwirkung 2–6 Stunden nach Injektion eines Intermediärinsulins oder bis zu 2 Stunden nach Injektion eines Normalinsulins (1 Stunde nach Humalog/NovoRapid). Analoge Aussagen gelten auch, wenn das Insulin mithilfe eines Pens und damit als U-100-Insulin gespritzt wird. Auch bei der Verwendung von Insulininfusionspumpen ist der Zeitraum einer verstärkten Insulinämie mit bis zu 2 Stunden nach Abgabe eines Bolus anzusetzen. In der Phase der verstärkten Insulinämie ist die zuzuführende Menge zusätzlicher Kohlenhydrate etwa 50–100% höher zu veranschlagen als während der „normalen" Insulinämie.

In Tab. 18.4 sind ungefähre Erfahrungswerte für die Nahrungszufuhr während der Phase der verstärkten Insulinämie und ca. 40-minütigem schnellem Laufen, einstündigem sportlichem Schwimmen oder 2-stündigem, zügigem Fahrrad Fahren aufgelistet.

Bei Blutglucosewerten über 200 mg/dl (11,1 mmol/l) sind initial keine Extra-BE sinnvoll; bei solchen über 250 mg/dl (14 mmol/l) sollte zunächst/vorab eine Verbesserung der Stoffwechsellage erreicht werden. Blutglucosekonzentrationen unter 50 mg/dl (2,8 mmol/l) sind mit Sport unvereinbar und verlangen eine Behandlung der Hypoglykämie. Bei einer Blutglucose über 50 mg/dl kann unter Berücksichtigung der angegebenen Regeln Sport getrieben werden.

Blutglucoseselbstkontrolle. Unverzichtbar zur Anpassung der Therapie an sportliche Betätigung ist die Blutglucoseselbstkontrolle durch den Patienten. Die gemessenen Werte sollten unbedingt protokolliert werden und dienen als Grundlage für Modifikationen der Stoffwechselanpassung bei zukünftigen sportlichen Aktivitäten. Bei Ausdauersport muss auch die Insulindosis nach der körperlichen Betätigung noch reduziert bzw. müssen zusätzliche Kohlenhydrate zugeführt werden. Alkoholgenuss nach Sport kann die Hypoglykämietendenz noch verstärken. Liegt die aktuelle Blutglocose unter 50 mg/dl, sind 2 BE, bei einer Blutglucose zwischen 50 und 100 mg/dl (2,8–5,6 mmol/l) 1 BE zuzuführen. Bei darüber liegenden Werten erübrigt sich diese Maßnahme.

Insulinpumpe. Insulinpumpenträger können bei starker sportlicher Belastung die Pumpe für 1–2 Stunden abstellen bzw. ablegen. Ansonsten wird man eine Reduktion der Basalrate auf 50% empfehlen. Bei Aus-

Tab. 18.4 Erfahrungswerte für Nahrungszufuhr während verstärkter Insulinämie unter körperlicher Belastung

Ausgangsblutglucose	Kohlenhydrate/Sport-BE
50–100 mg/dl (2,8–5,6 mmol/l)	4,0 BE
100–150 mg/dl (5,6–8,3 mmol/l)	2,5 BE
150–200 mg/dl (8,3–11,1 mmol/l)	1,0 BE
> 200 mg/dl (> 11,1 mmol/l)	0

* 40 Minuten Laufen, 1 Stunde Schwimmen oder 2 Stunden Rad Fahren.

dauersport sollte diese Reduktion bereits 2 Stunden vor der Belastung erfolgen, weil die basalen Insulinspiegel nur verzögert abfallen. Nach dem Sport ist es meist sinnvoll, die übliche Basalrate noch für einige Stunden um 25% zu vermindern.

Praxisbeispiele

Kasuistik 1

Herr F. möchte mit seiner Familie am Sonntag eine ganztägige Radtour unternehmen und hat am Samstag alle Vorbereitungen für diesen Ausflug getroffen. Da die Radtour durch sehr hügelige Gegenden führt und darum mit starker körperlicher Belastung einhergeht, hat er sich ausreichend Proviant sowie schnell verdauliche Kohlenhydrate eingepackt. Die Blutglucoseteststreifen dürfen selbstverständlich ebenfalls nicht fehlen. Herr F. führt eine konventionelle intensivierte Insulintherapie durch und spritzt ohne große körperliche Anstrengung bei einer guten Blutglucoseeinstellung morgens 14 IE Normalinsulin und 8 IE Verzögerungsinsulin, abends 7 IE Normalinsulin und spät 12 IE Verzögerungsinsulin (Tab. 18.5). Am Sonntag morgen misst er vor dem Frühstück seine Blutglucose, die bei 130 mg/dl (7,2 mmol/l) liegt. Angesichts der ganztägigen Radtour entschließt er sich, seine Insulindosis zu reduzieren. Aber um wieviel?

Aus Erfahrung weiß er, dass eine Reduzierung von 2–3 IE wenig dazu beiträgt, einer Unterzuckerung vorzubeugen, und eine Verminderung der Insulindosis um ca. 50–60% sinnvoller wäre. Er spritzt an diesem Morgen 7 IE Normalinsulin und 4 IE Verzögerungsinsulin.

Bei einem Zwischenstopp und einer gemessenen Blutglucose von 120 mg/dl (6,7 mmol/l) nimmt er sein zweites Frühstück ein.

Für ca. 12.30 Uhr ist das Mittagessen vorgesehen, und die Familie kehrt in ein Gasthaus ein. Herr F. misst seine Blutglucose; der Wert beträgt 110 mg/dl (6,1 mmol/l). Da sich nach dem ersten Teilstück der Route großer Hunger eingestellt hat, will er sich mittags 2 BE zusätzlich genehmigen und spritzt zur Abdeckung 3 IE Normalinsulin.

Gegen Abend kommt die Familie glücklich wieder nach Hause. Herr F. vermindert bei einer Blutglucose von 100 mg/dl (5,6 mmol/l) vor dem Abendessen seine Normalinsulindosis auf 5 IE und später sein Verzögerungsinsulin auf 9 IE. Er tut dies, weil er aus Erfahrung weiß, dass auch nach der Beendigung einer lang dauernden Muskelarbeit die Muskeln verstärkt Traubenzucker aufnehmen und er durch die nachträgliche Dosisreduzierung einer nächtlichen Unterzuckerung vorbeugen will.

Kasuistik 2

Am nächsten Wochenende will Frau S. an einem Tennisturnier teilnehmen. Kurzfristig hat sie heute (Dienstag) für die Zeit nach dem Mittagessen Trainerstunden bekommen, um für den anstehenden Wettkampf zu trainieren. Sie hat morgens 12 IE Normalinsulin und 8 IE Verzögerungsinsulin gespritzt (Tab. 18.6). Für das Mittagessen benötigt sie normalerweise (s. Montag) bei einer Blutglucose von 120 mg/dl (6,7 mmol/l) 8 IE Normalinsulin. Abends spritzt sie 7 IE Normalinsulin und spät 10 IE Verzögerungsinsulin. Sie misst jetzt (Dienstag) vor dem Mittagessen eine Blutglucose von 100 mg/dl (5,6 mmol/l) und entschließt sich, das Normalinsulin zum Mittag wegzulassen. Die 2 Stunden Training haben sie körperlich geschafft. Die im Anschluss gemessene Blutglucose von 90 mg/dl (5 mmol/l) zeigt ihr, dass es richtig war, die Insulindosis von mittags ganz zu streichen. Zur Sicherheit nimmt sie noch 1 BE zu sich.

Trifft sie sich sonst mit ihren Freundinnen zum 1-stündigen Tennismatch am Nachmittag, wobei sie nicht immer die Spielstärke ihrer Gegnerinnen einzuschätzen weiß, beugt sie üblicherweise mit Zusatz-BE einer Unterzuckerung vor.

Sport gehört zum Leben

Die Einschätzung von Sport bei Diabetikern hat sich heute fundamental gewandelt. Nicht mehr die blutzuckersenkenden Effekte stehen im Vordergrund, sondern die allgemeinen Aspekte der Lebensqualität. Gerade weil die meisten im Alltag an weitgehend sitzende Tätigkeiten gebunden sind, gewinnen Sport und – ganz allgemein – körperliche Betätigung einen immer höhe-

Tab. 18.5 Dosisanpassung Beispiel 1

	Insulin					Blutzucker				Bemerkungen (z. B. Unterzucker, Ketonurie)
Datum	morgens		mittags	abends	spät	morg.	mittags	abends	spät	
Sa	14*	8**	6*	7*	12**	120*	140*	110*	130*	
So	7*	4**	3*	5*	9**	130*	110*	100*	–	Radtour ganzen Tag 10.00: 120 mg/dl 12.30: + 2 BE

* Normalinsulin
** Verzögerungsinsulin

Tab. 18.6 Dosisanpassung Beispiel 2

	Insulin					Blutzucker				Bemerkungen (z. B. Unterzucker, Ketonurie)
Datum	morgens		mittags	abends	spät	morg.	mittags	abends	spät	
Sa	12*	8**	8*	7*	10**	110*	120*	140*	130*	
So	12*	8**	–	7*	10**	120*	100*	130*	–	13.30: Training 15.30: 90 mg/dl, + 1 BE

* Normalinsulin
** Verzögerungsinsulin

ren Stellenwert in der Freizeit und im Urlaub. Sport und Bewegung sind gute Gelegenheiten, die Leistungsfähigkeit und Geschicklichkeit des eigenen Körpers zu erkunden, sich daran zu erfreuen und nebenbei auch noch Natur und Landschaft zu genießen – allein, aber auch gemeinsam mit anderen, eben gleichgesinnten Sportkameraden. Zudem stellt Sport eine fast selbstverständliche Möglichkeit des Kontakts mit anderen Menschen dar, und vielleicht ist auch das ein Grund dafür, warum oft von Sport als „der schönsten Nebensache" der Welt gesprochen wird. All diese positiven Eigenschaften von Sport sind gerade für Diabetiker, die von der Gesellschaft oft leicht in eine Außenseiterposition gedrängt werden, besonders wichtig.

Literatur

1 American Diabetes Association: Diabetes mellitus and exercise. Diabet. Care 20 (1997) 1908–1912
2 Berger, M., S. A. Hagg, N. B. Rudermann: Glucose metabolism in perfused skeletal muscle. Interaction of insulin and exercise on glucose uptake. Biochem. J. 158 (1976) 191–202
3 Bogardus, C., E. Ravussin, D. C. Robbins, R. R. Wolfe, E. D. Horton, E. A. H. Sims: Effects of physical training and diet therapy on carbohydrate metabolism in patients with glucose intolerance and non-insulin-dependent diabetes mellitus. Diabetes 33 (1984) 311–318
4 Christiansen, N. J.: Abnormally high plasma catecholamines at rest and during exercise in ketotic juvenile diabetes. Scand. J. clin. Lab. Invest. 26 (1970) 343–344
5 Cordes, U., C. J. Schuster, J. Beyer: Das Verhalten der Plasmakatecholamine und des Blutdrucks bei Diabetikern unter körperlicher Arbeit. In Jahnke, K., H. Mehnert, H.E. Reis: Muskelstoffwechsel, körperliche Leistungsfähigkeit und Diabetes mellitus. Schattauer, Stuttgart 1977 (S. 207–212)
6 DeFronzo, R. A., E. Ferrannini, Y. Sato et al.: Synergistic interaction between exercise and insulin on peripheral glucose uptake. J. clin. Invest. 68 (1981) 1468–1474
7 DeFronzo, R. A.: The triumvirate: B-cell, muscle, liver. A collusion responsible for NIDDM. Diabetes 37 (1988) 667–687
8 Dietze, G., M. Wicklmayr, K. D. Hepp, H. Dames, H. Mehnert: Die Glykogenolyse und Glukoneogenese der menschlichen Leber beim juvenilen Diabetes mellitus. In Behringer, A.: Diabetes mellitus. Maudrich, Wien 1973 (S. 619–622)
9 Dietze, G., M. Wicklmayr, K. D. Hepp, W. Bogner, H. Mehnert, H. Czempiel, H. G. Henftling: On gluconeogenesis of human liver. Accelerated hepatic glucose formation induced by increased precursor supply. Diabetologia 12 (1976) 555–561
10 Dietze, G., M. Wicklmayr: Evidence for a participation of the kallikrein-kinin system in the regulation of muscle metabolism during muscular work. FEBS Lett. 74 (1977) 205–208
11 Dietze, G., M. Wicklmayr, L. Mayer, I. Böttger, H. J. v. Funcke: Bradykinin and human forearm metabolism: inhibition of endogenous prostaglandin synthesis. Hoppe-Seylers Z. physiol. Chem. 359 (1978) 369–378
12 Dietze, G., M. Wicklmayr, B. Günther, E. Lichtneckert, I. Böttger, R. Geiger, S. L. Waczek, P. Janetschek, H. Mehnert, H. Czempiel, H.G. Henftling, H. Fritz, H. P. Pabst, G. Heberer: Kininsystem und Regulation des Muskelstoffwechsels. Verh. dtsch. Ges. inn. Med. 85 (1979) 1512–1525
13 Douen, A., T. Ramlal, A. Klip, D. A. Young, G. D. Cartee, I. O. Holloszy: Exercise- induced increase in glucose transporters in plasma membranes of rat skeletal muscle. Endocrinology 124 (1989) 449–454
14 Douen, A. G., T. Ramlal, S. Rastogi, P. J. Bilan, G. D. Cartee, M. Vranic, J. O. Holloszy, A. Klip: Exercise induces recruitment of the insulin-responsive glucose transporter. J. biol. Chem. 265 (1990) 13427–13430
15 Eriksson, J., A. Franssila-Kallunki, A. Eddstrand, C. Saloranta, E. Widen, C. Schalin, L. Groop: Early metabolism defects in persons at increased risk for non-insulin-dependent diabetes mellitus. New Engl. J. Med. 321 (1989) 337–343
16 Eriksson, K. E., F. Lingärde: Prevention of type 2 (non-insulin-dependent) diabetes mellitus and physical exercise: the 6-year Malmö feasibility study. Diabetologia 34 (1991) 891–898
17 Gonin, J. M., M. M. Kadroßke, S. Schmaltz, E. J. Bastyr, A. I. Vinik: Corrected Q-T interval prolongation as diagnostic tool for assessment of cardiac autonomic neuropathy in diabetes mellitus. Diabet. Care 13 (1990) 68–71
18 Häring, H. U., B. Obermaier-Kusser: The insulin receptor: its role in insulin action in the pathogenesis of insulin resistance. In Alberti, K. G. M. M., L. P. Krall: The Diabetes Annual, vol. V. Elsevier, Amsterdam 1989 (pp. 537–548)
19 Helmrich, S. P., D. R. Ragland, R. W. Leung, R. S. Paffenbarger: Physical activity and reduced occurrence of non-insulin-dependent diabetes mellitus. New Engl. J. Med. 325 (1991) 147–152
20 Henriksson, J.: Effects of physical training on the metabolism of skeletal muscle. Diabet. Care 15, Suppl. 4 (1992) 1701
21 Hermansen, L. E., D. R. Pruett, J. B. Cosnes, F. A. Giere: Blood glucose and plasma insulin in response to maximal exercise and glucose infusion. J. appl. Physiol. 29 (1970) 13–16
22 Hilstedt, J., H. Galbo, N. J. Christensen: Impaired cardiovascular responses to graded exercise in diabetic autonomic neuropathy. Diabetes 28 (1979) 313–319
23 Hoelzer, D., G. Dalsky, W. Clutter et al.: Glucoregulation during exercise: hypoglycemia is prevented by redundant glucoregulatory systems during exercise, sympathochromaffin activation, and changes in hormone secretion. J. clin. Invest. 77 (1986) 212–221

24 Issekutz, B., M. Vranic: Significance of glucagon in the control of glucose production during exercise. Amer. J. Pyhsiol. 238 (1980) E13–20
25 Ivy, J. L., J. O. Holloszy: Persistent increase in glucose uptake by rat skeletal muscle following exercise. Amer. J. Physiol. 241 (1981) C200–C203
26 Kahn, J. K., B. Zola, J. E. Juni, A. J. Vinik: Decreased exercise heart rate and blood pressure response in diabetic subjects with cardiac autonomic neuropathy. Diabet. Care 9 (1986) 389–394
27 Karnielli, E., M. J. Zarnowski, P. J. Hissin, I. A. Simpson, L. B. Salans, S. W. Cusham: Insulin-stimulated translocation of glucose transport systems in the isolated rat adipose cell. Time course, reversal, insulin concentration dependency, and relationship to glucose transport activity. J. biol. Chem. 256 (1981) 4772–4777
28 Kemmer, F. W., M. Vranic: The role of glucagon and its relationship to other glucoregulatory hormones in exercise. In Orci, L., R.H. Unger: Glucagon. Contemporary Endocrinology Series. Elsevier/North-Holland, Amsterdam 1981 (297–331)
29 Kemmer, F. W., M. Berger: Exercise and diabetes mellitus. Physical activity as a part of daily life and its role in the treatment of diabetic patients. Int. J. Sports Med. 4 (1983) 77–88
30 Kemmer, F. W., M. Berger: Exercise in therapy and the life of diabetic patients. Clin. Sci. 67 (1984) 279–283
31 Kemmer, F. W., M. Berger: Therapy and better quality of life: the dichotomous role of exercise in diabetes melllitus. Diabet. Metab. Rev. 3 (1986) 53–68
32 Kemmer, F. W., M. Tacken, M. Berger: On the mechanism of exercise-induced hypoclycemia during sulfonylurea treatment. Diabetes 36 (1987) 1178–1187
33 Kemmer, F. W., M. Berger: Exercise. In Alberti, K. G. M. M., R.A. DeFronzo, H. Keen, P. Zimmet: International Textbook of Diabetes Mellitus. Wiley, New York 1992 (pp. 725–743)
34 Kemmer, E. W.: Körperliche Aktivität und Sport, keine Säule der Diabetesbehandlung. Diabet. Stoffw. 5 (1996) 170–175
35 King, P. A., M. F. Hirshman, E. D. Horton, E.S. Horton: Glucose transport in skeletal muscle membrane vesicles form control and exercised rats. Amer. J. Physiol. 257 (1989) C1128–1134
36 Klip, A., A. Marette, D. Dimitrakoudis, T. Ramlal, A. Giacca, Z.Q. Shi, M. Vranic: Effect of diabetes on glucoregulation. From glucose transporters to glucose metabolism in vivo. Diabet. Care 15, Suppl. 4 (1992) 1747
37 Koivisto, A. A., R. A. DeFronzo: Exercise in the treatment of type-2-diabetes. Acta endocrinol. 107, Suppl. 1 (1984) 107–111
38 Kolbeck, R. C., H. M. Cavert, C. M. Wermers: Modifiers of sugar transport under the influence of muscular contraction. Proc. Soc. exp. Biol. 140 (1972) 1021–1024
39 Krogh, A.: The supply of oxygen to the tissues and the reagulation of the capillary circulation. J. Physiol. (Lond.) 52 (1936) 457–461
40 Krotkiewski, M., P. Lönnroth, K. Mandroukas et al.: The effects of physical training on insulin secretion and effectiveness and on glucose metabolism in obesity and type 2 (non-insulin-dependent) diabetes. Diabetes 28 (1985) 881–890
41 Lynch, J., S. P. Helmrich, T. A. Lakka et al.: Moderately intense physical activities and high levels of cardiorespiratory fitness reduce the risk of non- insulin-dependent diabetes mellitus in middle-aged men. Arch. intern. Med. 156 (1996) 1307–1314
42 Manson, J. E., D. M. Nathan, A. S. Krolewski, M. J. Stampfer, W. C. Willett, Ch. H. Hennekens: A prospective study of exercise and incidence of diabetes among US male physicians. J. Amer. med. Ass. 268 (1992) 63–67

43 Manson, J. E., E. B. Rimm, M. J. Stampfer et al.: Physical activity and incidence of non-insulin-dependent diabetes mellitus in women. Lancet 338 (1991) 774–778
44 Miles, P. D. G., K. Yamatani, H. L. A. Lickley, M. Vranic: Mechanisms of glucoregulatory responses to stress and their deficiency in diabetes. Proc. nat. Acad. Sci. 84 (1991) 1296–1300
44b Montgomery H, Clarkson P, Barnard M et al. Angiotensin-converting-enzyme gene insertion/deletion polymorphism and response to physical trainig. Lancet. 1999;353:541–5
45 Muoio, D. M., L. Dohn, T. F. T. Fiedorek jr., E. B. Tapscott, R. A. Coleman: Leptin directly alters lipid partitioning in skeletal muscle. Diabetes 46 (1997) 1360–1363
45b Myerson S, Hemingway H, Budget R, Martin J, Humphries S, Montgomery H. Human angiotensin-I-converting enzyme gene and endurance performace. J Appl Physiol. 1999;87(4):1313–6
46 Nesher, R., I. E. Karl, D.M. Kipnis: Dissociation of effects of insulin and contraction on glucose transport in rat epitrochlearis muscle. Amer. J. Physiol. 249 (1985) C226–C232
47 Pan, D. A., S. Lillioja, A. D. Kriketos, M. R. Milner, L. A. Baur, C. Bogardus, L. H. Storlien: Skeletal muscle triglyceride levels are inversely related to insulin action. Diabetes 46 (1997) 983
48 Ploug, T., H. Galbo, J. Vinten, M. Jorgensen, E. A. Richter: Kinetics of glucose transport in rat muscle: effects of insulin and contractions. Amer. J. Physiol. 253 (1987) E12–E20
49 Richter, E. A., T. Ploug, H. Galbo: Increased muscle glucose uptake after exercise. No need for insulin during exercise. Diabetes 34 (1985) 1041– 1048
50 Roch-Norlund, A. E., J. Bergström, H. Castenfors, E. Hulsman: Muscle glycogen in patients with diabetes mellitus: glycogen content before treatment and the effect of insulin. Acta med. scand. 187 (1970) 445–453
51 Rudermann, N. B., O. P. Ganda, K. Johansen: The effects of physical training on glucose tolerance and plasma lipids in maturity onset diabetes. Diabetes 28, Suppl. 1 (1979) 89–92
52 Saltin, B., M. Houston, E. Nygaard, T. Graham, J. Wahren: Muscle fiber characteristics in healthy men and patients with juvenile diabetes. Diabetes 28, Suppl. 1 (1979) 93–99
52b Schifman R, Wicklmayr M, Balkrishnan R et al. Relation between use of angiotensin-converting enzyme inhibitors and muscle strength and physical function in older women – an observational study. Lancet. 2002;359(9310):926–30
53 Schneider, S. H., L. F. Amorosa, A. K. Khachadurian, N. B. Ruderman: Studies on the mechanism of improved glucose control during regular exercise in type 2 (non-insulin-dependent) diabetes. Diabetologia 26 (1984) 355–360
54 Schneider, S. H., A. K. Khachadurian, L. F. Amorosa et al.: Ten-year experience with an exercise-based outpatient life-style modification program in the treatment of diabetes mellitus. Diabet. Care 15, Suppl. 4 (1991) 1800– 1810
55 Skarfors, E. T., T. A. Wegener, H. Lithell, I. Selinus: Physical training as treatment for type 2 (non-insulin-dependent) diabetes in elderly men. A feasibility study over 2 years. Diabetologia 30 (1987) 930–933
56 Standl, E., H. U. Janka, T. Dexel, H. J. Kolb: Muscle metabolism during rest and exercise: influence on the oxygen transport system of blood in normal and diabetic subjects. Diabetes 25, Suppl. (1976) 914–919
57 Standl, E., N. Lotz, T. Dexel, H. U. Janka, H. Kolb: Muscle triglycerides in diabetic subjects: effects of insulin deficiency and exercise. Diabetiologia 18 (1980) 463–469
58 Standl, E., H. Stiegler, H. U. Janka, H. Mehnert: Risk profile of macrovascular disease in diabetes mellitus. Diabète et Metab. 14 (1988) 505–511
59 Standl, E., H. Stiegler, H. U. Janka, H. Mehnert: Cerebral and peripheral vasuclar disease (with special emphasis on the diabetic foot). In Mogensen, C.E., E. Standl: Prevention and

Treatment of Diabetic Late Complications. De Gruyter, Berlin 1989 (pp. 169–198)
60 Standl, R., H. Stiegler, B. Rebell, A. G. Ziegler, G. Schauer, R. Rotz, K. Schulz, W. Lehmacher, E. Standl: Der Typ-2-Diabetes in der Praxis des niedergelassenen Arztes: Konzept einer zentrumsgesteuerten Betreuung und Ergebnisse einer Stichproben-Erhebung im Großraum München. Akt. Endokrinol. Stoffw. 11 (1990) 222–227
61 Stearns, S. B., H. M. Teppermann, J. Teppermann: Studies on the utilization and mobilization of lipid in skeletal muscles from streptozotocin-diabetic and control rats. J. Lipid Res. 20 (1979) 654–662
61b Stebbins CL, Carretero OA, Mindroiu T, Longhurst JC. Bradykinin release from contracting skeletal muscle of the cat. J Appl Physiol. 1990;69(4):1225–30
62 Stein, D. T., R. Dobbins, L. Szczepaniak, C. Malloy, J. D. McGarry: Skeletal muscle triglyceride stores are increased in insulin resistance. Diabetes 46, Suppl. 1 (1997) 23a, 0089
63 Stiegler, H., E. Standl, R. Standl, R. Mathies, K. Schulz, R. Roth, W. Lehmacher: Risikoprofil und Makroangiopathie bei Typ-2-Diabetikern in der ärztlichen Praxis. Vasa 19 (1990) 119–128
63b Taguchi T, Kishikawa H, Motoshima H e al. Involvement of bradykinin in acute exercise-induced increase of glucose uptake and GLUT-4 translocation in skeletal muscle – studies in normal and diabetic humans and rats. Metab. 2000;49(7):920–30
64 Trovati, M., O. Darta, F. Cavolot et al.: Influence of physical training on blood glucose control, glucose tolerance, insulin secretion, and insulin action in non-insulin-dependent diabetic patients. Diabet. Care 7 (1984) 416– 420
64b Tuomilehto J, Lindstrom J, Eriksson JG et al. Prevention of type 2 diabetes mellitus by changes in lifestyle among subjects with impaired glucose tolerance. N Engl J Med. 2001;344:1343–50
65 Wahren, J., P. Felig, G. Ahlborg, L. Jorfeldt: Glucose metabolism during leg exercise in man. J. clin. Invest. 50 (1971) 2715–2725
66 Wahren, J., G. Ahlborg, P. Fehlig, L. Jorfeldt: Glucose metabolism during exercise in man. In Pernow, B., B. Saltin: Muscle Metabolism. Plenum, New York 1971 (pp. 189–203)
67 Wahrenberg, H., P. Engfeldt, J. Bollinger et al.: Acute adaptation in adrenergic control of lipolysis during physical exercise in humans. Amer. J. Physiol. 253 (1987) E383–390
68 Wallberg-Henrikkson, H., J. O. Holloszy: Contractile activity increases glucose uptake by muscle in severely diabetic rats. Appl. Physiol. 57 (1984) 1045–1049
69 Wallberg-Henrikkson, H., J. O. Holloszy: Activation of glucose transport in diabetic muscle: responses to contraction and insulin. Amer. J. Physiol. 249 (1985) C233–237
70 Wassermann, d. h., H. L. A. Lickley, M. Vranic: Interactions between glucagon and other counterregulatory hormones during normoglycemic and hypoglycemic exercise. J. clin. Invest. 74 (1984) 1404–1413
71 Wicklmayr, M., G. Dietze: On the mechanism of glucose release from the muscle of juvenile diabetics in acute insulin deficiency. Europ. J. clin. Invest. 8 (1978) 81–86
72 Wicklmayr, M., G. Dietze: Effect of metaprotenol on ketone body metabolism of the forearm in healthy and diabetic subjects. Horm. metab. Res. 11 (1979) 1–6
73 Wicklmayr, M., K. Rett, E. Fink, W. Tschollar, G. Dietze, H. Mehnert: Local liberation of kinins by working skeletal muscle tissue in man. Horm. metab. Res. 20 (1988) 535–536
74 Wolfe, R. R., E. R. Nadel, J. H. F. Shal et al.: Role of changes in insulin and glucagon in glucose homeostasis in exercise. J. clin. Invest. 77 (1986) 900– 907
75 Zaninetti, D., R. Greco-Perotto, B. Jeanrenaud: Heart glucose transport and transporters in rat heart: regulation by insulin, workload and glucose. Diabetologia 31 (1988) 108–113

19 Operationen

R. Petzoldt

Das Wichtigste in Kürze

- Bei sorgfältiger Vorbereitung, Überwachung und Behandlung können sich Diabetiker jeder Operation unterziehen. Patienten mit Diabetes benötigen perioperativ aber wegen der Stoffwechselreaktionen und der Narkose besondere Beachtung.
- Über eine verminderte oder fehlende Anpassung der Insulinsekretion kann es perioperativ im Rahmen des Postaggressionssyndroms zu einer Stoffwechselstörung mit Hyperglykämie, Ketoazidose, Ketonämie und Laktazidose kommen.
- Intraoperativ auftretende Hypoglykämien sind aktuell gefährlicher und sollten deshalb ebenso konsequent vermieden werden wie intraoperativ auftretende, ausgeprägte Hyperglykämien. Als Zielbereiche für die perioperative Stoffwechselführung gelten Blutglucosewerte zwischen 120 und 250 mg/dl (6,7–13,9 mmol/l).
- Orale Antidiabetika müssen präoperativ abgesetzt werden. Typ-2-Diabetiker mit guter Stoffwechseleinstellung benötigen bei kleineren Operationen eine konsequente Stoffwechselüberwachung, um bei Bedarf kurzfristig mit Insulin behandelt zu werden.
- Typ-2-Diabetiker mit präoperativ schlechter Stoffwechseleinstellung oder vor großen Eingriffen erhalten ebenso wie insulinbehandelte Typ-2-Diabetiker und Typ-1-Diabetiker perioperativ Insulin in kontinuierlicher intravenöser Zufuhr. Die intravenöse Insulinzufuhr sollte unabhängig von der intravenösen Zufuhr von Glucose und Kalium erfolgen.
- Bei konsequenter perioperativer Vorbereitung, Überwachung und Stoffwechselführung ist das Operationsrisiko von Diabetikern auch bei großen Eingriffen, z. B. bei Operationen am offenen Herzen, nicht erhöht.
- Die perioperative Stoffwechselführung bei Diabetikern ist eine interdisziplinäre Aufgabe für ärztliche und pflegerische Dienste aus allen operativen Fachgebieten und aus Anästhesie und Innerer Medizin.

Einleitung

Viele Diabetiker werden irgendwann in ihrem Leben operiert. Wahrscheinlich müssen Diabetiker häufiger operiert werden als Nichtdiabetiker (10, 13). Perioperativ bedürfen Diabetiker immer besonderer Beachtung, denn Operation und Narkose führen nicht nur zu einer Unterbrechung der üblichen Behandlungsroutine und der therapeutisch erreichten Stoffwechselsituation, sie sind auch mit verschiedenen metabolischen Konsequenzen verbunden. Deshalb wurde und wird für Diabetiker ein erhöhtes Operationsrisiko angenommen (2, 10, 14, 23). Operationen bei Diabetikern zwingen deshalb stets zu besonders sorgfältiger Vorbereitung, Überwachung und Behandlung.

Übliche und typische Operationsindikationen. Für die erfolgreiche perioperative Betreuung von Diabetikern gibt es anerkannte, aktuell gültige Empfehlungen (1, 10, 13, 24). Diese Empfehlungen gelten für jede bei Diabetikern durchgeführte Operation und für alle operativen Fachgebiete. Mit den Empfehlungen werden besonders auch die bei Diabetikern gehäuft gegebenen typischen Operationsindikationen (3, 22, 24) berücksichtigt, z. B. koronare Bypass-Operationen (bei koronarer Herzkrankheit), periphere Bypass-Operationen (bei Karotisstenose, peripherer arterieller Verschlusskrankheit), Aneurysmaresektion (nach Myokardinfarkt), Resektion, Amputation und orthopädische Korrekturoperationen (bei Gangrän, Osteomyelitis, neuropathischem Fuß), arteriovenöse Fistel und Nierentransplantation (bei terminaler Niereninsuffizienz), Linsenoperation (bei Katarakt), Vitrektomie (bei Glaskörpereinblutung und proliferativer Retinopathie), Sectio caesarea (bei Gravidität) oder Insulinpumpenimplantation, Port-Implantation und Pankreastransplantation (im Rahmen einer hoch differenzierten Stoffwechseltherapie).

Metabolische Konsequenzen von Operation und Narkose

In der perioperativen und in der postoperativen Situation gibt es metabolische, hormonelle und hämorrheologische Veränderungen, die vom Stoffwechselgesunden ausgeglichen werden können, die beim Diabetiker jedoch besonderer Beachtung bedürfen (10, 13). Jede Operation ist mit einem Stressgeschehen verbunden. Zusätzlich können dabei Angst, vorübergehender Nahrungsentzug, Anästhetika, Infekte, Stoffwechselreaktionen, schwere Ausgangskrankheiten oder zusätzlich notwendige Pharmaka wie z. B. Steroide eine wichtige Rolle spielen.

Postaggressionsreaktion. Die Stressantwort des Organismus, die Postaggressionsreaktion, ist bei Stoffwechselgesunden mit der normalen Mobilisierung von Katecholaminen, Cortisol, Glucagon und Wachstumshormon verbunden. An der hormonellen Reaktion sind auch ACTH, Vasopressin, Prolactin, Aldosteron und Angiotensin beteiligt. Der wichtigste metabolische Effekt dieser hormonellen Stimulation ist eine *Steigerung der* *katabolen Prozesse* mit Steigerung der Glukoneogenese, der Glykogenolyse, der Proteolyse und der Lipolyse. Beim Stoffwechselgesunden werden diese hormonell-metabolischen Veränderungen, die zu einem erhöhten Insulinbedarf führen, durch eine angepasste endogene Insulinsekretion ausgeglichen, sodass die Entwicklung einer deutlicheren Hyperglykämie verhindert wird. Beim Diabetiker mit verminderter oder fehlender Anpassungsfähigkeit der Insulinsekretion an den Bedarf und dadurch einer relevanten Insulinresistenz kann in der Postaggressionsreaktion eine Stoffwechselstörung mit Hyperglykämie, Ketonämie, Ketoazidose und Laktazidose resultieren. Als weitere Aspekte der Postaggressionsreaktion können für Diabetiker eine aktivierte Hämostase mit erhöhter Thromboseneigung und eine gestörte Anpassung der Makrozirkulation und Mikrozirkulation mit konsekutiver Mangelversorgung der Gewebe und mit Wundheilungsstörungen bedeutsam werden.

Anästhesie. Der Einfluss der Anästhesie auf das hormonelle und metabolische Geschehen ist bei Einsatz der üblichen Inhalationsnarkotika geringer als unter der früher gebräuchlichen Äthernarkose. Spinale und epidurale Anästhesieverfahren sind noch weniger durch unerwünschte metabolische Konsequenzen belastet. Die Regionalanästhesie wird besonders bei gefäßchirurgischen Eingriffen in der Peripherie oder bei Amputationen empfohlen (13), während sie bei schwerer autonomer Neuropathie als kontraindiziert gilt. Diabetiker mit autonomer Neuropathie sind vermehrt durch intraoperativ auftretende kardiovaskuläre Schäden gefährdet (4, 17, 20).

Operationsrisiko

Grundsätzliche Überlegungen hatten dazu geführt, dass für Diabetiker ein erhöhtes Operationsrisiko angenommen wurde. Die Stoffwechselentgleisung unter Operationsbedingungen, die Makroangiopathie und Mikroangiopathie, die autonome Neuropathie, die gestörte zelluläre Infektabwehr und die aktivierte Hämostase sind denkbare Ursachen und waren Gründe für die Annahme eines erhöhten Operationsrisikos für Diabetiker (1, 2, 14, 23). Auch das Alter, die Ausprägung der Diabeteskomplikationen und Begleitkrankheiten sowie die Multimorbidität der Diabetiker können ein erhöhtes Operationsrisiko bedingen. Bei dem großen Engagement für eine erfolgreiche perioperative Betreuung von Diabetikern werden aber stets kontrollierte Studien fehlen, die diese möglichen Zusammenhänge belegen könnten.

> Viele klinische Beobachtungen und große Beobachtungszahlen zeigten dagegen, dass das Operationsrisiko von Diabetikern selbst bei großen Eingriffen wie Operationen am offenen Herzen nicht generell erhöht ist (5, 15, 16, 18, 21).

Ziele und Prinzipien der perioperativen Betreuung

Ziele. Es bleibt das Ziel bei der perioperativen Betreuung von Diabetikern, die Operationsrisiken durch frühzeitige Erkennung und Behandlung von gefährdenden Erkrankungen und durch eine erfolgreiche perioperative Stoffwechselführung zu verringern.

Bei der Organisation und Durchführung der perioperativen Betreuung von Diabetikern ist eine optimale Stoffwechselführung mit Vermeidung von Hypoglykämien, von gravierenden Hyperglykämien und von Ketoazidosen anzustreben. Andererseits gehören zu den Idealzielen der perioperativen Betreuung auch die normale Wundheilung und die Vermeidung einer erhöhten Mortalität, die Vermeidung von postoperativen Komplikationen – besonders von Infekten – und die Verkürzung der klinischen Behandlungsdauer.

Stoffwechselführung. Durch eine konsequent eingehaltene, systematisch durchgeführte perioperative Betreuung kann das Ausmaß der postoperativen Morbidität und Mortalität bei Diabetikern günstig beeinflusst werden (2, 3, 9, 10, 13, 22, 24). Wichtig ist die Definition von Zielwerten bei der Stoffwechselführung. Exzessive Hyperglykämien müssen wegen der unmittelbaren Konsequenzen wie Ketoazidose, Dehydratation und Elektrolytstörungen, aber auch wegen der dadurch gestörten zellulären Infektabwehr und der verzögerten Wundheilung vermieden werden (8, 10, 13). Andererseits könnten im Rahmen einer intraoperativ erreichten normoglykämischen Stoffwechselführung Hypoglykämien auftreten, die dann gefährlicher wären als erhöhte Blutglucosewerte. Die Beobachtung, dass Diabetiker mit postoperativen Komplikationen zuvor perioperativ niedrigere Blutglucosewerte hatten als Diabetiker ohne Komplikationen (16), konnte nicht durch weitere Untersuchungen bestätigt werden.

Zielwerte. Es ist also ein vernünftiger praktischer Kompromiss, für die perioperative Zeit bei Diabetikern bewusst und kontrolliert ein höheres Blutglucoseniveau anzustreben, z. B. zwischen 120 und 200 mg/dl (ca. 7–11 mmol/l; 9, 13) oder zwischen 150 und 250 mg/dl (ca. 8–14 mmol/l; 3). Um dies zu erreichen, ist für präoperativ mit Insulin behandelte Diabetiker immer und für Typ-2-Diabetiker ohne vorherige Insulintherapie zumindest bei großen und lang dauernden Eingriffen auch perioperativ eine kontinuierliche Insulinversorgung nötig. Gut eingestellte Typ-2-Diabetiker ohne vorherige Insulintherapie benötigen für kleine, kürzer dauernde Eingriffe eine konsequente Stoffwechselüberwachung, aber keine perioperative Insulingabe.

Interdisziplinäre Kooperation. Die perioperative Betreuung von Diabetikern ist eine interdisziplinäre Aufgabe für ärztliche und pflegerische Dienste aus den operativen Fachgebieten, aus Anästhesie und innerer Medizin. Eine gute Organisation dieser notwendigen interdisziplinären Kooperation sowie die Systematisierung der Stoffwechselüberwachung und der Therapie sind Voraussetzungen für eine erfolgreiche perioperative Betreuung von Diabetikern. Dabei führen praktische

Erfahrungen auch zu praktischen Empfehlungen: Wahloperationen sollten bei Diabetikern möglichst am frühen Morgen und am Wochenanfang durchgeführt werden, weil damit genügend Zeit für die personalintensive postoperative Versorgung unter optimalen Bedingungen bleibt (10, 13, 24).

> Ein Wechsel in der Therapie – z. B. von der kontinuierlichen Insulinzufuhr zur subkutanen Insulingabe – sollte nicht zur gleichen Zeit wie ein Wechsel des Betreuungsteams – z. B. von der Intensivstation zur chirurgischen Allgemeinstation – erfolgen, um jede längere Unterbrechung der Insulinversorgung zu vermeiden.

Präoperative Diagnostik und Therapie

Die präoperative Diagnostik muss bei Diabetikern neben der konzentrierten Stoffwechselkontrolle auch organbezogene Untersuchungen enthalten. Sie ist umso aufwendiger, je schwieriger und belastender die geplante Operation ist und je länger der Diabetes und weitere Krankheiten bekannt sind. Bei größeren Operationen können nur manche der Voruntersuchungen vor geplanten Eingriffen ambulant erfolgen. Sie müssen immer umfassend und vollständig sein. Auch deshalb wird empfohlen, Diabetiker besonders vor großen operativen Eingriffen 2–3 Tage vor dem Operationstermin in die Klinik aufzunehmen (10, 13).

Diagnostik. Die präoperativ notwendigen, organbezogenen Untersuchungen dienen zur Erkennung und eventuell zur notwendigen Behandlung von chronischen Diabeteskomplikationen und von Begleitkrankheiten. Auch ohne anamnestische Hinweise auf funktionelle Störungen sollten immer die kardiopulmonale Situation, die renale Funktion, der Gefäßstatus und der Fundusbefund untersucht werden. Als Untersuchungen können nach Bedarf EKG, Ergometrie, Echokardiographie, Herzfrequenzvariationsanalyse, Gefäßpalpation, Doppler-Kontrollen, Röntgen der Thoraxorgane, Kreatininbestimmung, Gerinnungsanalyse, Funduskontrolle und vieles andere nötig sein.

> Zur präoperativen Beurteilung der Stoffwechselsituation und als Grundlage der Diabetestherapie sind Untersuchungen des glykosylierten Hämoglobins (HbA_{1c} oder HbA_1), des Blutglucoseverhaltens im Tagesprofil, der Serumelektrolyte und der Ketonkörper im Urin erforderlich.

Therapie. Bei ungünstiger Stoffwechselsituation ist eine präoperative Korrektur nötig, um das Operationsrisiko zu senken. Zur raschen Stoffwechselkorrektur am besten geeignet ist die intensivierte Insulintherapie auf der Grundlage häufiger Blutglucosekontrollen mit Gabe kurzwirkenden Insulins zu den Hauptmahlzeiten und mit Injektion von Verzögerungsinsulin morgens und spät abends.

Ziel dieser Stoffwechselkorrektur sollten Blutglucosewerte in einem etwas erhöhten Niveau sein, z. B. zwischen 120 und 200 mg/dl (ca. 7–11 mmol/l) oder zwischen 150 und 250 mg/dl (ca. 8–14 mmol/l). Eventuell kann zu einer sehr rasch erforderlichen Stoffwechselkorrektur die kontinuierliche intravenöse Insulinzufuhr über einen Perfusor erfolgen.

Typ-2-Diabetiker, die diätetisch oder auch zusätzlich mit oralen Antidiabetika gut eingestellt sind, benötigen präoperativ keine Insulintherapie. Sie sollten in der Regel perioperativ auf alle oralen Antidiabetika verzichten und dabei eine vorherige Biguanidtherapie wegen der Gefahr einer Laktazidose rechtzeitig unterbrechen sowie bei einer perioperativ notwendigen parenteralen Ernährung wegen der fehlenden Indikation auf Enzyminhibitoren verzichten. Eine lange etablierte Behandlung mit Sulfonylharnstoffen kann nur bei sehr kleinen Eingriffen ununterbrochen fortgesetzt werden.

> Bei Typ-2-Diabetikern mit präoperativ schlechter Stoffwechselsituation oder vor größeren chirurgischen Eingriffen ist perioperativ immer eine Insulinbehandlung zu empfehlen.

Intraoperative Stoffwechselführung und Kontrolle

Intraoperative Stoffwechselführung. Es ist ein wichtiges Ziel der intraoperativen Stoffwechselführung und Teil der Aufgaben des Anästhesisten, Hypoglykämien und ausgeprägte Hyperglykämien zu vermeiden. Die Blutglucosewerte sollten immer in einem Bereich zwischen 120 und 200 mg/dl (ca. 7–11 mmol/l) oder zwischen 150 und 250 mg/dl (ca. 8–14 mmol/l) liegen (3, 9, 13). Die einfachste und erfolgreichste Möglichkeit dazu ist die intravenöse Insulinzufuhr als sicherste und gut steuerbare Hormonzufuhr (2, 10, 12, 23, 24). Diese in der Regel separat eingesetzte intravenöse Insulinzufuhr über einen Perfusor muss nur selten am Abend vor der Operation begonnen werden. In der Regel kann sie am Morgen des Operationstages eingesetzt werden. Eine gleichzeitig erforderliche kontinuierliche Glucosezufuhr sollte als getrennte Infusion oder zusammen mit einer fakultativ notwendigen Kaliumsubstitution erfolgen (13). Die alternativ besonders im angelsächsischen Sprachraum empfohlene gemeinsame Infusion von Glucose (G), Insulin (I) und Kalium (K) als sog. GIK-Schema (1, 2, 9, 10) erlaubt nicht die voneinander unabhängige Dosierung von Insulin und Glucose nach unterschiedlichem Bedarf; sie ist deshalb auch nicht allgemein zu empfehlen.

Insulinbedarf. Der Insulinbedarf in der perioperativen Phase ist nur grob abzuschätzen. Er ist bei schlanken Patienten geringer als bei adipösen und steigt mit der Schwere zusätzlicher Krankheiten und mit der Dauer und Schwere des operativen Eingriffs. Besonders hoch ist der Insulinbedarf bei großen Eingriffen am offenen Herzen, weil die notwendigen kardioplegischen Lösungen viel Glucose enthalten und weil die Hypothermie und die zugeführten adrenergen Substanzen eine Insulinresistenz fördern (11, 13).

Kontrolluntersuchungen. Zur bedarfsgerechten Steuerung und Absicherung der intraoperativen Insulintherapie ist eine regelmäßige Blutglucosekontrolle im Abstand von 30–90 Minuten während der gesamten Narkosezeit erforderlich. Das Serumkalium sollte in größeren Abständen, bei lang dauernden Operationen ebenfalls häufiger kontrolliert werden. Bei der intraoperativen Überwachung von Atmung, Herz und Kreislauf sollte man bei Diabetikern – besonders bei autonomer Neuropathie des kardiovaskulären Systems – die Möglichkeit eines labilen Blutdruckverhaltens beachten. Eine Hypotonieneigung betroffener Diabetiker wird zum Teil schon bei Einleitung der Narkose deutlich. Diabetiker mit autonomer Neuropathie benötigen häufiger auch intraoperativ vasoaktive Substanzen (4, 17).

Postoperative Betreuung

Mögliche Komplikationen. Postoperativ benötigen Diabetiker nicht prinzipiell eine längere und intensivere Überwachung als Nichtdiabetiker. Aber wegen der grundsätzlich möglichen Komplikationen, vor allem wegen Infektionen oder Myokardinfarkten, sollte die Indikation zur intensivmedizinischen Nachsorge bei Diabetikern großzügiger gestellt werden. Bei Diabetikern mit autonomer Neuropathie können auch kardiale Komplikationen auftreten. Ein plötzlicher kardiorespiratorischer Stillstand ist insgesamt selten, bei Diabetikern mit autonomer Neuropathie aber relativ häufiger (20).

Insulin und Ernährung. Die kontinuierliche intravenöse Insulinzufuhr sollte postoperativ so lange fortgesetzt werden, bis den Patienten eine normale Nahrungsaufnahme möglich ist. Beim Wechsel von der Insulininfusion zur subkutanen Insulingabe darf die notwendige kontinuierliche Insulinversorgung nicht unterbrochen werden. Die intravenöse Insulinzufuhr sollte deshalb nach der ersten subkutanen Gabe von Insulin noch mindestens 30–40 Minuten fortgesetzt werden. Dieser Übergang von der intravenösen zur subkutanen Insulintherapie sollte nicht zur gleichen Zeit wie ein Wechsel des Behandlungsteams, also zum Beispiel nicht zeitgleich mit der Verlegung von der Intensivstation auf die chirurgische Allgemeinstation, erfolgen.

> Solange die Diabetiker nichts essen können und die Insulininfusion fortgesetzt wird, sind häufige Blutglucosekontrollen, eine ausreichende Flüssigkeits- und Elektrolytzufuhr sowie die intravenöse Zufuhr von 120–240 g Glucose pro Tag notwendig.

Besondere chirurgische Situationen

Kaiserschnitt. Bei schwangeren Diabetikerinnen ist zwar nicht mehr so häufig wie früher, aber im Vergleich zu schwangeren Nichtdiabetikerinnen immer noch häufiger eine abdominale Entbindung indiziert. Hierbei ist die perioperative Betreuung meist unkompliziert. Die Diabetikerin erhält getrennt Insulin, Glucose und gegebenenfalls Kalium infundiert. Unmittelbar nach der Entbindung geht der mit der Insulinresistenz der Schwangerschaft verbundene erhöhte Insulinbedarf drastisch zurück (19). Nach dem meist kurz dauernden operativen Eingriff der ist bald wieder die normale Nahrungszufuhr möglich. Unter fortlaufender Blutglucosekontrolle muss die Insulinzufuhr deshalb nach der Entbindung wesentlich verringert werden. Sie kann bald subkutan erfolgen. Bei Frauen mit Gestationsdiabetes kann eine während der Schwangerschaft notwendige Insulinsubstitution postpartal oft sofort beendet werden.

Operationen am offenen Herzen. Die besondere Stoffwechselbelastung des Diabetikers bei Operationen am offenen Herzen wird mit der Dauer und Schwere des Eingriffs und mit der damit verbundenen ausgeprägten Insulinresistenz ebenso wie mit den Wirkungen glucosehaltiger Infusionslösungen und mit pharmakologischen Effekten, z. B. bei Gabe inotroper Substanzen, begründet (6, 11, 25, 26). Bei einer mit dem „künstlichen Pankreas", dem Biostator, kontrollierten Insulinzufuhr zeigte sich ein Anstieg des Insulinbedarfs mit der Operationsdauer von etwa 1,5 IE/h präoperativ auf rund 8 IE/h unmittelbar nach Bypass-Anlage und auf über 12 IE/h postoperativ (7). Die Erfahrungen am eigenen Herz- und Diabeteszentrum mit jährlich über 1000 Operationen am offenen Herzen bei Diabetikern machen aber deutlich, dass bei der üblichen intraoperativen Stoffwechselführung mit engmaschigen Blutglucosekontrollen und bedarfsgerechter getrennter Insulin-, Glucose- und Kaliumzufuhr im Rahmen einer intensiven anästhesiologischen Überwachung weder wesentliche Stoffwechselprobleme auftreten, noch eine erhöhte postoperative Morbidität oder Frühmortalität gegeben ist (18, 21).

Notfalloperationen. Nur wenige Diabetiker müssen sich Notfalloperationen unterziehen (10, 13). Wenn dabei wegen der Operationsdringlichkeit keine langfristige vorherige Stoffwechselkorrektur möglich ist, so müssen doch präoperativ der metabolische Status und die kardiovaskulären, pulmonalen und renalen Funktionen überprüft werden. Auch sollte präoperativ unbedingt versucht werden, die für den Noteingriff wichtigsten anamnestischen Angaben – bisherige und aktuelle Therapie des Diabetes, Zeitpunkt und Mengen der letzten Nahrungsaufnahme, Zeitpunkt und Menge der letzten Insulinzufuhr, Auftreten von Erbrechen – von den Angehörigen oder vom Hausarzt zu erfahren. Bei der Klinikaufnahme müssen umgehend Blutglucosekonzentration, Serumelektrolyte und pH-Wert untersucht und eine intravenöse Insulininfusion mit Perfusor begonnen werden. Bei entsprechenden Blutglucosebefunden oder bei Informationen zu einer noch anhaltenden Insulinwirkung einer kurz zurückliegenden Injektion sollte über eine separat gesteuerte intravenöse Glucosezufuhr die Blutglucosekonzentration reguliert werden.

Bei einem ketoazidotischen Koma steht die Komatherapie an erster Stelle. Die Operation sollte möglichst bis zur Behebung der Azidose verschoben werden. Auch bei der Entwicklung einer Ketoazidose in Form eines akuten Abdomens (10, 13) steht die Komatherapie an erster Stelle.

Literatur

1 Alberti, K. G. M. M., S. M. Marshall: Diabetes and surgery. In Alberti, K. G. M. M., L. P. Krall: The Diabetes Annual 4. Elsevier, Amsterdam 1988 (p. 248)
2 Alberti, K. G. M. M., T. J. B. Thomas: The management of diabetes during surgery. Brit. J. Anaesth. 51 (1979) 693
3 Berger, M., K. Rave: Die perioperative Betreuung des Diabetikers. In Berger, M.: Diabetes mellitus. Urban & Fischer, München-Jena- Baltimore,2000(S. 683–687)
4 Burgos, L. G., T. J. Ebert, C. Asiddao, L. A. Turner, C. Z. Pattison, R. Wang-Cheng, J. P. Kampine: Increased intraoperative cardiovascular morbidity in diabetics with autonomic neuropathy. Anesthesiology 70 (1989) 591
5 Clement, R., J. A. Rousou, R. M. Engelman, R. H. Breyer: Perioperative morbidity in diabetics requiring coronary artery bypass surgery. Ann. thorac. Surg. 46 (1988) 321
6 Crock, P. A., C. J. Ley, I. K. Martin, F. P. Alford, J. D. Best: Hormonal and metabolic changes during hypothermic coronary artery bypass surgery in diabetic and non-diabetic subjects. Diabet. Med. 5 (1988) 47–52
7 Elliott, M. J., G. V. Gill, P. D. Home, G. A. Noy, M. P. Holden, K. G. M. M. Alberti: A comparison of two regimens for the management of diabetes during open-heart surgery. Anaesthesia 60 (1984) 364–36
8 European Diabetes Policy Group: A Desktop Guide of Type 1 (Insulin-dependent) Diabetes Mellitus. International Diabetes Federation (Europe), Brüssel, 1998
9 Gill, G. V.: Surgery and diabetes mellitus. In Pickup, J., G. Williams: Textbook of Diabetes. Blackwell, Oxford 1991 (pp. 820–826)
10 Gill, G. V., K. G. M. M. Alberti: The care of diabetic patient during surgery. In Alberti K. G. M. M., R. A. DeFranzo, H. Keen, P. Zimmet: International Textbook of Diabetes Mellitus. Wiley, Chichester 1992 (pp. 1173–1183)
11 Gill, G. V., I. H. Sherif, K. G. M. M. Alberti: Management of diabetes during open heart surgery. Brit. J. Surg. 68 (1981) 171–172
12 Goldberg, N. J., T. D. Wingert, S. R. Levin, S. E. Wilson, J. F. Viljoen: Insulin therapy in the diabetic surgical patient: metabolic and hormonal response to low dose insulin infusion. Diabet. Care 4 (1981) 279
13 Hauner, H., F. A. Gries: Die perioperative Betreuung des Diabetikers. Internist 33 (1992) 387
14 Hirsch, I. B., J. B. Mc Gill: Role of insulin in management of surgical patients with diabetes mellitus. Diabet. Care 13 (1990) 980
15 Hjortrup, A., B. F. Rasmussen, I. I. Kehlet: Morbidity in diabetic and nondiabetic patients after major vascular surgery. Brit. med. J. 287 (1983) 1107
16 Hjortrup, A., C. Sorensen, E. Dyremose: Influence of diabetes mellitus on operative risk. Brit. J. Surg. 72 (1985) 783–785
17 Knüttgen, D., D. Weidemann, M. Doehn: Diabetic autonomic neuropathy: abnormal cardiovascular reactions under general anesthesia. Klin. Wschr 68 (1990) 1168
18 Körfer R.: Herztransplantationen bei Diabetikern. Vortrag auf der 26. Jahrestagung der Deutschen Diabetes-Gesellschaft, Salzburg, 9.–11. Mai 1991
19 Leiper, J. M., K. R. Paterson, C. B. Lunan, A. C. MacCuish: A comparison of biosynthetic human insulin with porcine insulin in the blood glucose control of diabetic pregnancy. Diabet. Med. 3 (1986) 49–51
20 Page, M. Mc. B., P. J. Watkins: Cardiorespiratory arrest with diabetic autonomic neuropathy. Lancet 1978/I, 14–16
21 Petzoldt, R.: Risiken und Prognose von Herzoperationen bei Diabetikern. Vortrag auf der 26. Jahrestagung der Deutschen Diabetes-Gesellschaft, Salzburg, 9.–11. Mai 1991
22 Pfohl, M.: Perioperative Betreuung bei Diabetes mellitus. In: Schatz, H. (Hrsg.): Diabetologie kompakt, Grundlagen und Praxis. Blackwell, Berlin-Wien, 2001
23 Schade, D. S.: Surgery and diabetes. Med. Clin. N. Amer. 72 (1988) 1531
24 Schifferdecker, E., P.-H. Althoff: Die perioperative Betreuung des Diabetikers. In: Böhm, B.O., Palitzsch, K.-D., Rosak, C., Spinas, G.A. (Hrsg.): Klinische Diabetologie. Springer, Berlin-Heidelberg-New York, 2001 (S. 381–386)
25 Stephens, J. W., A. H. Krause, C. A. Peterson, J. J. Bass, J. E. Hartman, N. W. Solomon, W. K. Ward: The effect of glucose priming solutions in diabetic patients undergoing coronary artery bypass grafting. Ann. thorac. Surg. 45 (1988) 544–547
26 Thomas, D. J. B., C. J. Hinds, G. M. Rees: The management of insulin dependent diabetes during cardiopulmonary bypass and general surgery. Anaesthesia 38 (1983) 1047–1052

20 Akute Stoffwechselentgleisungen

20.1 Diabetische Ketoazidose und hyperosmolares hyperglykämisches Syndrom

J. Bojunga, K. Badenhoop, P.-H. Althoff und K.-H. Usadel

Das Wichtigste in Kürze

➤ Die diabetische Ketoazidose und das hyperosmolare hyperglykämische Syndrom stellen 2 der schwerwiegendsten akuten Komplikationen des Diabetes mellitus dar. Beide resultieren aus einem absoluten bzw. relativen Mangel an Insulin. Dies führt zu Veränderungen im Kohlenhydrat-, Protein- und Fettstoffwechsel sowie zur osmotischen Diurese und Dehydratation, Ketonämie und Azidose unterschiedlichen Ausmaßes. Bei der diabetischen Ketoazidose stehen Ketoazidose und Insulinmangel im Vordergrund, beim hyperosmolaren hyperglykämischen Syndrom osmotische Diurese und Dehydratation. Etwa 30 % der Patienten weisen Merkmale sowohl der diabetischen Ketoazidose als auch des hyperosmolaren hyperglykämischen Syndroms auf.

➤ Die Grundzüge der Therapie bestehen in einer Flüssigkeits- und Elektrolytsubstitution, intravenöser Insulintherapie sowie Behandlung möglicher auslösender Faktoren und Erkrankungen. Dabei wird das bei diabetischer Ketoazidose und hyperosmolarem hyperglykämischen Syndrom prinzipiell vergleichbare therapeutische Vorgehen den klinisch im Vordergrund stehenden Problemen angepasst.

➤ Die Letalität der diabetischen Ketoazidose beträgt heute weniger als 5 %, die des hyperosmolaren hyperglykämischen Syndroms ist mit 15 % jedoch deutlich höher. Da diabetische Ketoazidosen und hyperosmolare hyperglykämische Syndrome grundsätzlich vermeidbar sind, steht die Prävention durch optimierte Schulung und Behandlung von Diabetikern im Vordergrund.

Einleitung

Obwohl schwere Stoffwechselentgleisungen durch intensive Patientenschulung und detailliertere Kenntnisse der pathophysiologischen Vorgänge mit den daraus abgeleiteten verbesserten Empfehlungen zur Diagnose und Therapie rückläufig sind, sind die diabetische Ketoazidose und das hyperosmolare hyperglykämische Syndrom weiterhin wichtige Ursachen für Morbidität und Mortalität bei Diabetikern und verursachen erhebliche Kosten im Gesundheitssystem (1). In diesem Kapitel werden Daten zu Epidemiologie und Pathophysiologie der diabetischen Ketoazidose und des hyperosmolaren hyperglykämischen Syndroms dargestellt sowie aktuelle Empfehlungen zur Diagnose, Behandlung und Prävention beider Krankheitsbilder zusammengefasst (19).

Diabetische Ketoazidose

Definition

Als diabetische Ketoazidose wird die laborchemische Trias von Hyperglykämie (Plasmaglucose > 250 mg/dl), metabolischer Azidose (arterieller pH < 7,3; Serum-Bicarbonat < 15 mmol/l) und Ketonämie bzw. Ketonurie (positiver Nachweis mit semiquantitativen Methoden) als Folge eines relativen oder absoluten Insulinmangels bezeichnet. Treten Bewusstseinsstörungen bis zum Bewusstseinsverlust hinzu, entwickelt sich die diabetische Ketoazidose zum ketoazidotischen Koma.

Epidemiologie

Die jährliche Inzidenz der diabetischen Ketoazidose wird auf 6,4–14 Fälle pro 100.000 Einwohner und 4,6–8 Fälle pro 1000 Patienten mit Diabetes mellitus geschätzt, wobei es sich in 20–30 % der Fälle um die Erstmanifestation eines Diabetes mellitus handelt (11, 23). Über eine saisonale Häufung in den Herbst- und Wintermonaten wurde berichtet. Obwohl es sich beim überwiegenden Teil der Patienten mit diabetischer Ketoazidose um Typ-1-Diabetiker handelt, wurde der Anteil der Patienten mit Typ-2-Diabetes und diabetischer Ketoazidose bisher unterschätzt; er wird mit 30–39 % angegeben (21). Zudem zeigt das Verhältnis von Typ-1-Diabetikern zu Typ-2-Diabetikern ethnische Unterschiede und beträgt in einer amerikanischen Studie für Afroamerikaner 5 : 4, für Asiaten 1 : 2 und für Weiße 5 : 1 (3).

Der Anteil der diabetischen Ketoazidose als Ursache für eine stationäre Behandlung von Diabetikern insgesamt beträgt 4–9 % (9, 30). Die Angaben zur Mortalität der diabetischen Ketoazidose liegen zwischen 2–14 %, allgemein wird jedoch eine Mortalität von unter 5 % angenommen (11). Die Mortalität ist nicht abhängig von der Art des Krankenhauses, in dem der Patient behandelt wird, und auch nicht von der Spezialisierung des behandelnden Arztes, wenn die bekannten Therapierichtlinien befolgt werden (15).

Ätiologie und Pathogenese

Ätiologie

In 20–30% wird im Rahmen einer Ketoazidose die Erstdiagnose eines Diabetes mellitus gestellt. Die wichtigsten auslösenden Faktoren bei bekanntem Diabetes mellitus sind mit 30–40% Infektionen – vor allem pulmonale Infektionen, Harnwegsinfektionen und Abszesse. Ein nicht geringer Teil der diabetischen Ketoazidosen (20–40%) ist auf eine Insulinunterdosierung oder das Auslassen von Insulinapplikationen zurückzuführen.

Weitere auslösende Faktoren sind Myokardinfarkt, Lungenembolie, zerebrale Ischämie, akute Pankreatitis, Traumen und Operationen, Alkoholabusus, Schwangerschaft sowie die Einnahme von Medikamenten mit hyperglykämischer Wirkung (z. B. Corticosteroide, Thiaziddiuretika, β-Sympathikomimetika). In 2–10% der Fälle kann kein auslösender Faktor der diabetischen Ketoazidose eruiert werden.

Pathogenese

Im Folgenden werden im Einzelnen die pathophysiologischen Vorgänge in der Leber, der Niere, dem Fettgewebe sowie dem peripheren Gewebe, die aus dem Insulinmangel mit Erhöhung der gegenregulatorischen Hormone resultieren, dargestellt.

Übersicht. Eine diabetische Ketoazidose entsteht durch einen relativen oder absoluten Mangel an Insulin, der mit einer Stimulation der gegenregulatorischen Stresshormone Glucagon, Cortisol, Adrenalin sowie Wachstumshormon einhergeht. Die metabolische Entgleisung der diabetischen Ketoazidose ist Folge
➤ einer verstärkten Ketogenese der Leber mit Entstehung einer metabolischen Azidose;
➤ einer verstärkten Lipolyse im Fettgewebe;
➤ einer verstärkten Glucoseproduktion der Leber und verminderten Glucoseaufnahme in der Peripherie;
➤ einer durch die Hyperglykämie induzierten osmotischen Diurese mit Flüssigkeits- und Elektrolytverlusten (Abb. 20.**1**).

Leber. Hauptursache der *Hyperglykämie* bei der diabetischen Ketoazidose ist die erhöhte Glucoseproduktion der Leber. In erster Linie hierfür verantwortlich ist eine verstärkte Gluconeogenese, in zweiter Linie eine verstärkte Glykogenolyse. Eine Ursache der verstärkten Gluconeogenese ist ein bei der diabetischen Ketoazidose erhöhtes Angebot an entsprechenden Substraten. Durch die verminderte Proteinsynthese bei gleichzeitig erhöhter Proteolyse stehen die Aminosäuren Alanin und Glutamin vermehrt als Substrat zur Verfügung. Als Folge der erhöhten Glykogenolyse in den Muskeln fällt verstärkt Lactat an, das im Cori-Zyklus zu Glucose metabolisiert werden kann. Zudem wird durch die erhöhte Lipolyse vermehrt Glycerol frei, das ebenfalls als Substrat der Gluconeogenese dient.

Daneben hat die verminderte Insulinkonzentration ein erhöhtes Verhältnis von Glucagon zu Insulin zur Folge. Dadurch kommt es zu einer verminderten Synthese von Fructose-2,6-Biphosphonat, dem wichtigsten metabolischen Regulator der Glykolyse. Dies führt zu einer vermehrten Aktivität der Fructose-1,6-Biphosphatase, die Fructose-1,6-Biphosphat in Fructose-6-Phosphat umwandelt, sowie zur Hemmung der Phosphofruktokinase, dem Schlüsselenzym der Glykolyse. Der letzte Schritt der Gluconeogenese ist die Konversion von Glucose-6-Phosphat zu Glucose, die durch die hepatische

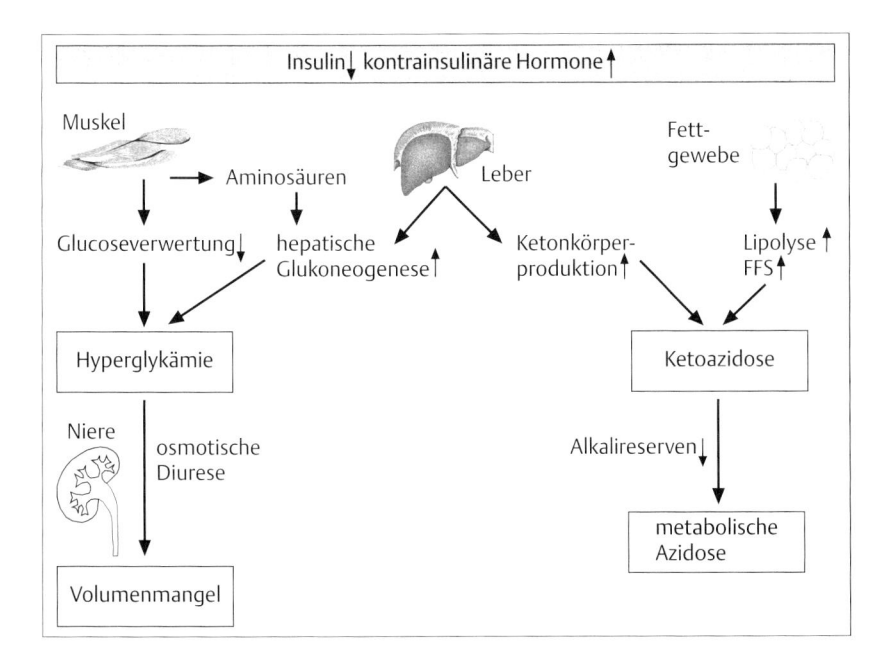

Abb. 20.**1** Pathogenese der akuten metabolischen Dekompensation eines Diabetes mellitus. (nach 29) FFS = freie Fettsäuren

Glucose-6-Phosphatase katalysiert wird. Die Aktivität der hepatischen Glucose-6-Phosphatase wird durch hohe Konzentrationen kataboler Hormone sowie niedrige Konzentrationen von Insulin stimuliert. Ein geringer Teil der Glukoneogenese findet außer in der Leber in der Niere statt.

Neben der verstärkten Glukoneogenese führt der Abfall der Insulinkonzentration im Serum durch Hemmung der Glykogensynthase zu einer Verminderung der Glykogensynthese bei gleichzeitiger Aktivierung der Glykogenolyse. Beide Mechanismen führen zu einer bis auf das Doppelte des Normalen erhöhten hepatischen Glucoseproduktion innerhalb der ersten 4 Stunden nach Insulinabfall.

Neben der erhöhten Glucoseproduktion ist die Leber auch das Organ der gesteigerten *Ketogenese* bei der diabetischen Ketoazidose. Freie Fettsäuren, deren Konzentration bei der diabetischen Ketoazidose durch die gesteigert Lipolyse erhöht ist, sind das Substrat der Ketogenese der Leber. Ketonkörper entstehen durch mitochondriale Oxidation freier Fettsäuren, ein Prozess, der physiologischerweise durch Insulin inhibiert und vor allem durch Glucagon gesteigert wird. Eine erhöhte Glucagonkonzentration führt zu einer Hemmung der Acetyl-Coenzym-A-Carboxylase, dem geschwindigkeitsbestimmenden Enzym in der Lipogenese. Dadurch kommt es zu einer Hemmung der Lipogenese durch verminderte Konversion von Acetyl-Coenzym A zu Malonyl-CoenzymA, dem Substrat der de novo Fettsäuresynthese. Die verminderte Konzentration von Malonyl-Coenzym A führt zudem zu einer gesteigerten Aktivität der Carnitin-Palmitoyl-Transferase-I (CPT-I), die für den Transport freier Fettsäuren vom Zytoplasma in die Mitochondrien, dem Ort der Fettsäureoxidation, notwendig ist. Als Resultat der Fettsäureoxidation (β-Oxidation) entsteht Acetyl-Coenzym A. Der Eintritt von Acetyl-Coenzym A in den Citratzyklus hängt von der Verfügbarkeit von Oxalacetat für die Citratsynthese ab. Bei der diabetischen Ketoazidose wird Oxalacetat jedoch verwendet, um Glucose zu synthetisieren und steht damit nicht für die Kondensation mit Acetyl-Coenzym A zur Verfügung. Unter diesen Bedingungen wird das Acetyl-Coenzym A zur Bildung von Ketonkörpern, die insbesondere von Herz und Nierenrinde als Energiequelle verwendet werden können, umgeleitet.

Ursachen der verstärkten Ketogenese bei der diabetischen Ketoazidose sind also zusammenfassend:
➤ durch gesteigert Lipolyse und verminderte Lipogenese erhöhte Konzentration freier Fettsäuren, dem Ausgangsprodukt der Ketogenese,
➤ verstärkter Transport freier Fettsäuren vom Zytoplasma in die Mitochondrien durch gesteigerte Aktivität der CPT-I sowie
➤ verminderter Eintritt von Acetyl-Coenzym A in den Citratzyklus durch verminderte Verfügbarkeit von Oxalacetat.

Endprodukte der Ketogenese in der Leber sind β-Hydroxybutyrat und Acetoacetat. Aceton, welches für den typischen Geruch der Ausatemluft bei der diabetischen Ketoazidose verantwortlich ist, entsteht schließlich durch eine spontane, nichtenzymatische Decarboxylierung von Acetoacetat. Die beiden wichtigsten Ketone, β-Hydroxybutyrat und Acetoacetat, sind schwache Säuren und dissoziieren bei physiologischem pH-Wert vollständig. Die in entsprechend großen Mengen entstehenden Wasserstoffionen werden zunächst von den physiologischen Puffern neutralisiert und durch renale Ausscheidung zusammen mit Phosphat und Ammonium renal eliminiert. Sind Pufferkapazität und renale Eliminationsmöglichkeiten erschöpft, entwickelt sich die für die diabetische Ketoazidose typische metabolische Azidose.

Fettgewebe. Insulin ist über die Inhibierung bzw. Aktivierung zweier wichtiger Enzyme, der Lipoprotein-Lipase und der Gewebslipase, an der Steuerung des Fettstoffwechsels im Fettgewebe beteiligt. In Gegenwart von Insulin spaltet die Lipoprotein-Lipase VLDL u. a. zu Triglyceriden, die von Adipozyten aufgenommen werden. Der Insulinmangel führt bei der diabetischen Ketoazidose über eine Inhibierung der Lipoprotein-Lipase zu einer erhöhten Lipidkonzentration. Zudem führt der Insulinmangel über eine Aktivierung vom Proteinkinasen zu einer erhöhten Aktivität der Gewebslipase. Diese spaltet vermehrt Triglyceride zu freien Fettsäuren und Glycerol. Neben dem Mangel an Insulin führt auch die erhöhte Konzentration von Katecholaminen, Cortisol und Glucagon zu einer Aktivierung der Gewebslipase mit verstärktem Freisetzen von freien Fettsäuren und Glycerol. Das Fettgewebe ist damit Hauptort der erhöhten *Lipolyse* bei der diabetischen Ketoazidose. Die beiden Produkte der Lipolyse im Fettgewebe, freie Fettsäuren und Glycerol, sind Ausgangsprodukte weiterer Stoffwechselvorgänge: freie Fettsäuren sind Präkursoren der Synthese von Ketonkörpern in der Leber, Glycerol ist Substrat der Glukoneogenese.

Niere. Die Niere spielt eine entscheidende Rolle bei der metabolischen Entgleisung im Rahmen einer diabetischen Ketoazidose. Die Nierenschwelle für eine Glucosereabsorption beträgt bei der gesunden Niere 180–240 mg/dl. Wird diese Grenze überschritten, kommt es zu einer Glucoseausscheidung mit dem Urin. Solange die Nierenfunktion normal und ein ausreichendes intravasales Volumen vorhanden ist, schützt dieser Mechanismus vor der Entstehung einer massiven Hyperglykämie. Die *Glukosurie* führt jedoch sekundär zu einem Verlust freien Wassers sowie von Natrium, Kalium, Magnesium und Phosphat. Folge dieser *osmotischen Diurese* ist ein Volumen- und Elektrolytverlust. Der fortschreitende Volumenverlust hat zudem einen Abfall des renalen Plasmaflusses sowie der glomerulären Filtrationsrate zur Folge. Dies führt über eine verminderte renale Glucoseexkretion zu einer Verstärkung der Hyperglykämie.

Eine weitere physiologische Funktion der Niere ist die Ausscheidung von Ketonkörpern, die beim Gesunden etwa 7% der Ketonkörperproduktion beträgt. In der Folge der erhöhten Ketonkörperproduktion bei der diabetischen Ketoazidose kommt es zu einer verstärkten renalen Elimination von Ketonkörpern und damit zu einer *Ketonurie*. Als nicht resorbierbare Anionen werden die Ketonkörper vor allem als Natrium- und Kaliumsalze ausgeschieden. Dies führt zu einem weiteren Verlust des Körpers an Kationen.

Muskelgewebe. Das Muskelgewebe trägt über 2 Mechanismen zur metabolischen Entgleisung bei der diabetischen Ketoazidose bei. Erstens vermindern der Insulinmangel und die erhöhten Konzentrationen von Glucagon, Adrenalin, Cortisol und Wachstumshormon die insulinabhängige Glucoseaufnahme in die Muskelzellen. Zweitens führen die verstärkte Proteolyse mit einem Freiwerden von Alanin und Glutamin sowie eine verstärkte Glykogenolyse mit einem Anfallen von Lactat zu einem vermehrten Angebot an Substraten für die Glukoneogenese.

Klinik

Allgemeine Symptome. Prodromalsymptome der diabetischen Ketoazidose sind Polyurie, Durstgefühl und Polydipsie. Patienten, bei denen die Ketoazidose bei Erstdiagnose des Diabetes entsteht, berichten deshalb über einen Gewichtsverlust. Häufig bestehen zudem Inappetenz, Übelkeit und Erbrechen, Abgeschlagenheit bis zur Kollapsneigung, gelegentlich auch Muskelschwäche. Bei der körperlichen Untersuchung finden sich als Zeichen der Exsikkose trockene Schleimhäute, ein geröteter Pharynx sowie bei ausgeprägter Exsikkose eingesunkene Augen mit weichen Bulbi und schlaffen, teils stehenden Hautfalten (Tab. 20.**1**).

Obwohl akute Infektionen in etwa 30% auslösendes Ereignis der diabetischen Ketoazidose sind, sind die meisten Patienten normotherm, häufig sogar hypotherm. Als Ursachen der Hypothermie werden die azidosebedingte periphere Vasodilatation sowie ein Mangel an Brennstoffsubstraten angenommen. Dabei korreliert die Hypothermie mit dem Ausmaß der Hypovolämie.

Abdominale Symptome. Auch berichten manche Patienten über Diarrhöen, die jedoch auch einen auslösender Faktor der Ketoazidose darstellen können. Nicht selten bestehen unbestimmte *Oberbauchbeschwerden*, die in ihrer Maximalausprägung dem Bild eines *akuten Abdomens* ähneln und mit diesem verwechselt werden können. Die Mechanismen der im Rahmen einer diabetischen Ketoazidose auffallend häufigen gastrointestinalen Beschwerden ohne Erkrankung im Abdominalbereich sind bisher nicht im Detail geklärt. Es wird vermutet, dass Elektrolytentgleisungen zu Störungen der gastrointestinalen Motilität mit verzögerter Magenentleerung bis zur Magenatonie und zum paralytischen Ileus führen können. Auch eine azidosebedingte vagale Neuropathie wird als Ursache diskutiert. Als klinische Folge der gastrointestinalen Beschwerden mit Appetitlosigkeit und verminderter oder fehlender Nahrungsaufnahme reduzieren oder beenden manche Patienten die Behandlung mit oralen Antidiabetika bzw. Insulin, was die Dekompensation der Ketoazidose beschleunigt.

Kardiovaskuläre Symptome. Hämodynamisch findet sich typischerweise eine arterielle *Hypotonie* und *Tachykardie*, in etwa der Hälfte der Fälle beträgt der systolische Blutdruck weniger als 90 mm Hg. Die durch den Volumenmangel bedingte Hypotonie wird primär durch eine periphere Vasokonstriktion kompensiert, die Extremitäten sind daher zunächst kühl und blass. In auffallendem Gegensatz dazu findet sich häufig eine *rote Gesichtsfarbe*. Bei zunehmender Azidose kommt es sekundär zur peripheren Vasodilatation, was zu *lividen Flecken* an den Extremitäten führen kann.

Respiratorische Symptome. Respiratorisch zeigt sich die klassische Kußmaul-Atmung – eine Hyperventilation mit tiefen und regelmäßigen Atemzügen – als respiratorischer Kompensationsversuch der metabolischen Azidose, die durch eine azidosebedingte Stimulation des Atemzentrums in der Medulla oblongata entsteht.

> Der an Fruchtaromen erinnernde Ketongeruch der Ausatemluft ist ein nützliches klinisches Zeichen der Ketoazidose. Er wird jedoch nicht von allen Menschen wahrgenommen.

Neurologische Symptome. Der neurologische Status ist variabel und reicht von einer ungestörten Vigilanz bis zum Koma. Bei Aufnahme im Krankenhaus sind 10–20% der Patienten im Koma, etwa 70% sind somnolent bis stuporös, 10–20% zeigen keine Störungen der Bewusstseinslage. Das Ausmaß der Bewusstseinsstörungen korreliert lediglich mit einer Erhöhung der Plasmaosmolalität. Dies macht einen intrazellulären Wassermangel im zentralen Nervensystem als Ursache der Bewusstseinsstörungen wahrscheinlich. Neben den Änderungen der Vigilanz findet man eine Verminderung der groben Kraft, einen herabgesetzter Muskeltonus sowie schwache bis fehlende Muskeleigenreflexe.

Diagnose

Schnelltests. Besteht aufgrund des klinischen Bildes der Verdacht einer diabetischen Ketozidose, sollten unmittelbar mittels Teststreifenmessung der Blutzuckers sowie semiquantitativ Glucose und Ketonkörper im Urin bestimmt werden. Damit kann die Zeit bis zum Vorliegen weiterer Laborparameter bereits für die Einleitung einer Therapie genutzt werden.

Tab. 20.1 Abschätzung des Flüssigkeitsdefizits nach dem klinischen Untersuchungsbefund (8)

Klinischer Befund	Geschätztes Flüssigkeitsdefizit
orthostatischer Anstieg des Pulses ohne Abfall des Blutdrucks	ca. 10% des extrazellulären Volumens oder ca. 2 l
orthostatischer Abfall des Blutdruckes um mehr als 10–15 mm Hg	ca. 20% des extrazellulären Volumens oder ca. 3–4 l
arterielle Hypotension im Liegen	> 20% des extrazellulären Volumens oder > 4 l

Notwendige Laboruntersuchungen. Laborparameter bei Aufnahme des Patienten sollten beinhalten: Blutglucose, Serumelektrolyte inklusive Phosphat, Kreatinin, Harnstoff, C-reaktives Protein, Amylase/Lipase, Transaminasen, LDH, CK/CK-MB, Lactat, Ketonkörper, Serumosmolalität, Differenzialblutbild, Gerinnungsanalyse sowie eine arterielle Blutgasanalyse. Aus oben genannten Parametern ableitbar und klinisch hilfreich sind Anionenlücke, Glucose-korrigiertes Serum-Natrium, Gesamtkörperwasserdefizit sowie effektive Serumosmolalität.

Weitere Untersuchungen sollten beinhalten: Blut- und Urinkulturen sowie ggf. einen Rachenabstrich, Urinstatus mit Sediment, ggf. Schwangerschaftstest, Röntgen des Thorax, Oberbauchsonographie sowie ein Elektrokardiogramm.

Glucose. Die Blutglucosekonzentration liegt üblicherweise über 250 mg/dl, selten jedoch höher als 350 mg/dl. Es sind aber auch zahlreiche Fälle einer Ketoazidose mit nur leicht erhöhten bzw. normalen Blutglucosekonzentrationen publiziert worden.

> Eine Blutglucosekonzentration von weniger als 250 mg/dl schließt also eine Ketoazidose aufgrund eines relativen oder absoluten Insulinmangels nicht aus.

BGA. In der Blutgasanalyse zeigt sich eine metabolische Azidose mit pH-Erniedrigung unterschiedlichen Ausmaßes, der pO_2 ist normal oder erhöht, der pCO_2 je nach Ausprägung der Hyperventilation normal oder erniedrigt. In manchen Fällen liegt jedoch eine kombinierte Störung des Säure-Basen-Haushalts vor, insbesondere wenn der Patient häufig erbrochen hat.

> Durch die dadurch entstehende metabolische Alkalose kann der pH-Wert im Normbereich liegen.

Elektrolyte. Die Serum-Kaliumkonzentration kann je nach Ausprägungsgrad der Azidose erhöht, normal oder erniedrigt sein. Insgesamt besteht jedoch immer eine Verarmung an Gesamtkörperkalium. Obwohl eine Exsikkose und ein Volumenmangel bestehen, ist die Serum-Natriumkonzentration häufig niedrig. Hierbei handelt es sich um eine hyperglykämieinduzierte Pseudohyponatriämie, die glucosekorrigierte Natriumkonzentration kann mithilfe einer einfachen Formel errechnet werden (Tab. 20.**2**). Aufgrund des vermehrten Anfalls organischer Säuren ist die Anionenlücke vergrößert, in der Realität ist jedoch die Anionenlücke lediglich bei weniger als 50% der Patienten mit diabetischer Ketoazidose erhöht (2).

Urinbefund. Der Anstieg harnpflichtiger Substanzen im Rahmen einer diabetischen Ketoazidose ist Folge der gesteigerten Glukoneogenese aus Aminosäuren sowie einer volumenmangelbedingten, prärenalen Verschlechterung der Nierenfunktion. Die Nierenfunktionsparameter normalisieren sich in der Regel rasch. Die bei einigen Patienten zu beobachtende anhaltende Niereninsuffizienz ist vermutlich auf eine akute Verschlechterung einer bereits vorbestehenden Niereninsuffizienz zurückzuführen („acute on chronic"). Im Urin und Plasma ist der Nachweis von Ketonkörpern positiv.

Blutbild. Das Blutbild zeigt in der Regel eine Leukozytose mit Neutrophilie, die mit dem Ausmaß der Ketonämie, nicht jedoch mit dem Vorhandensein akuter Infektionen korreliert.

> Die Leukozytose ist damit bei der diabetischen Ketoazidose kein verlässlicher Infektparameter.

Weitere Laborparameter dienen dem Nachweis bzw. Ausschluss auslösender Faktoren.

Differenzialdiagnose

Differenzialdiagnostisch abgegrenzt werden müssen metabolische Azidosen mit vergrößerter Anionenlücke anderer Ursache. Hierzu gehören insbesondere die Laktazidose, chronische Niereninsuffizienz sowie Intoxikationen (Salizylate, Methanol, Ethylenglykol).

Patienten mit chronischem Alkoholabusus und akuter Intoxikation können das Bild einer alkoholischen Ketoazidose zeigen. Die Ketonkörperkonzentrationen sind dabei vergleichbar denen, die bei der diabetischen Ketoazidose zu finden sind. Der Blutzucker ist bei der alkoholischen Ketoazidose jedoch normal bis erniedrigt. Wegweisend ist zudem die Anamnese. Auch weisen

Tab. 20.**2** Berechnungsformeln für diabetische Ketoazidose und hyperglykämisches hyperosmolares Syndrom

Parameter (Einheit)	Berechnungsformel
Anionenlücke (mmol/l)	$Na^+ - (Cl^- + HCO_3^-)$
glucosekorrigiertes Natrium (mmol/l)	$Na^+ + 1{,}6 \times (\text{Glucose in mg/dl} - 100)/100$
Gesamtkörperwasserdefizit (l)	Männer: $0{,}5 \times KG \times ((Na^+_{ist}/Na^+_{soll}) - 1)$
	Frauen: $0{,}4 \times KG \times ((Na^+_{ist}/Na^+_{soll}) - 1)$
Serumosmolalität (mOsm/kg)	$2 \times Na^+ \text{ (mmol/l)} + \text{Glucose (mg/dl)}/18 + \text{Hst (mg/dl)}/6$
effektive Serumosmolalität (mOsm/kg)	$2 \times Na^+ \text{ (mmol/l)} + \text{Glucose (mg/dl)}/18$

manche Patienten nach mehrtägigem Fasten (weniger als 500 kcal/d) eine geringe Ketoazidose auf, die jedoch durch renale Mechanismen meist kompensiert werden kann. In der Regel liegt die Bicarbonatkonzentration über 18 mmol/l und es besteht keine Hyperglykämie.

Therapie

Die Ziele der Therapie der diabetischen Ketoazidose bestehen nach Sicherung der vitalen Funktionen in:
➤ der Rekompensation des Glucosestoffwechsels,
➤ der Rekompensation des Säure-Basen-Haushalts,
➤ dem Ausgleich des Flüssigkeits- und Elektrolytdefizits,
➤ der Behandlung möglicher auslösender Erkrankungen.

Therapieempfehlungen zur diabetischen Ketoazidose sind in Tab. 20.3 zusammengefasst.

Indikationen zur Intensivbehandlung und Monitoring

Die diabetische Ketoazidose ist eine Indikation zur Intensivbehandlung. Alle Patienten mit hämodynamischer oder respiratorischer Instabilität, verminderter Vigilanz, schwerer Azidose (Serumbicarbonat < 10 mmol/l),

schwerer Blutzucker- und Elektrolytentgleisung sowie schweren zugrunde liegenden Erkrankungen (Myokardinfarkt, akute Pankreatitis, akutes/chronisches Nierenversagen) bedürfen intensivmedizinischer Behandlung, ebenso alle Schwangeren, alle älteren Patienten über 65 Jahre und Patienten mit ausgeprägter abdominaler Symptomatik.

Bis zur deutlichen Besserung der Stoffwechselsituation muss die Blutglucosekonzentration unter der initialen Therapie alle 1–2 Stunden gemessen werden. Je nach Ansprechen der therapeutischen Maßnahmen werden alle 2–6 Stunden venöse Blutgasanalysen durchgeführt und zusätzlich Serumelektrolyte und Phosphat bestimmt. Der Blutdruck sollte in den ersten 4 Stunden der Therapie mindestens halbstündlich, später 1- bis 2-stündlich kontrolliert werden. Zum optimalen Monitoring der Flüssigkeitsein- und -ausfuhr empfiehlt sich die Anlage eines zentralvenösen und eines Blasenkatheters.

Flüssigkeits- und Elektrolythaushalt

Das Defizit an Gesamtkörperwasser beträgt bei der diabetischen Ketoazidose in Abhängigkeit von der Dauer der Hyperglykämie, Nierenfunktion und Flüssigkeitsaufnahme des Patienten zwischen 5–8 l. Zur genaueren Bestimmung können sowohl klinische Parameter als auch Berechnungsformeln zuhilfe genommen werden (Tab. 20.1 und 20.2).

> Der Ausgleich des Flüssigkeitsdefizits ist die wichtigste Maßnahme in der Therapie der diabetischen Ketoazidose.

Allein durch die Flüssigkeitssubstitution lässt sich der Blutzucker aufgrund der Verbesserung der renalen Perfusion und der damit einhergehenden Erhöhung der renalen Glucoseausscheidung um bis zu 1/4 senken.

Trotz einiger unterschiedlicher Auffassungen zu der Frage, ob zur Flüssigkeitssubstitution hypo- oder isotone Kochsalzlösungen verwendet werden sollten, wird heute von den meisten Autoren die Verwendung isotoner (0,9%) Kochsalzlösung empfohlen (19). Ziel ist dabei, 50% des geschätzten Flüssigkeitsdefizits in den ersten 8 Stunden zu substituieren. Innerhalb der 1. Stunde wird 1 l NaCl 0,9% gegeben, danach wird die Infusionsrate je nach klinischem Bild auf 0,5 l/h für die nächsten 2–4 Stunden reduziert. Zeigt sich ein klinisches Ansprechen der Therapie – hämodynamische Stabilität, Senkung des Blutzuckers, Ansteigen der Serumbicarbonatkonzentration – kann die Infusionsrate auf 0,25–0,5 l/h reduziert werden. Steigt das Serum-Natrium auf Werte über 155 mmol/l oder fällt die Plasmaglucosekonzentration unter 250 mg/dl ab, werden je zur Hälfte NaCl 0,9% und Glucose 5% infundiert. Die Hinzunahme der Glucoseinfusion verringert die Gefahr eines durch zu rasche Senkung der Blutglucosekonzentration bedingten Hirnödems und ermöglicht zudem die Weiterführung der zur Hemmung der Lipolyse notwendigen Insulingabe.

Tab. 20.3 Therapieleitlinien diabetische Ketoazidose

Flüssigkeitssubstitution	– **Flüssigkeitsdefizit** 5–8 l **Ziel:** Substitution von 50% des Flüssigkeitsdefizits in 8 Stunden • **1. Stunde:** 1–2 l NaCl 0,9% (wenn Na > 155 mmol/l ggf. zur Hälfte Infusion von Glucose 5%) • **2.–4. Stunde:** 0,5 l/h NaCl 0,9% • **5.–24. Stunde:** 0,25–0,5 l/h NaCl 0,9% – **wenn BZ = 250 mg/dl:** Infusion von Glucose 5% und NaCl 0,9% je zur Hälfte
Insulintherapie	– **Bolus:** 0,15 IE/kg Altinsulin i. v., wenn Kalium > 3,3 mmol/l; sonst zunächst Kaliumsubstitution – **kontinuierliche Insulintherapie:** 0,1 IE/kg/h Altinsulin i. v. **Ziel:** BZ-Senkung 50–70 mg/dl/h • **BZ-Senkung < 50–70 mg/dl/h:** Verdopplung der Insulindosis • **BZ-Senkung > 50–70 mg/dl/h:** Halbierung der Insulindosis, ggf. Glucose 5% • **Ziel-BZ 250 mg/dl erreicht:** Halbierung der Insulindosis, Glucose 5%
Kaliumsubstitution	– **Serumkalium < 3,3 mmol/l:** vor Insulintherapie Kaliumsubstituion 40–60 mmol/h i.v., bis K⁺ > 3,3 mmol/l – **Serumkalium 3,5–5,5 mmol/l:** Kaliumsubstitution 20–30 mmol/h i.v. – **Serumkalium > 5,5 mmol/l:** keine Kaliumsubstitution, engmaschige K⁺-Kontrolle

Ist es zu einer Stabilisierung der klinischen Situation gekommen, kann der Rückgang der osmotischen Diurese zu einer Verminderung des Urinvolumens führen. In dieser Phase sollte man bei der Flüssigkeitsgabe – insbesondere bei Patienten mit reduzierter linksventrikulärer Funktion und/oder Einschränkung der Nierenfunktion – zur Vermeidung einer iatrogenen Überwässerung besonders vorsichtig sein. Ist eine orale Flüssigkeitssubstitution möglich, sollte dieser aufgrund der geringeren Gefahr der Überwässerung nach 48 Stunden intravenöser Flüssigkeitssubstitution der Vorzug gegeben werden.

Insulintherapie

Neben dem adäquaten Ausgleich des Flüssigkeitsdefizits stellt die Therapie mit Insulin die 2. wichtige Säule der Therapie der diabetischen Ketoazidose dar.

Die kontinuierliche, niedrig dosierte, intravenöse Gabe von Altinsulin hemmt die Glukoneogenese und Ketonkörperproduktion der Leber, verringert die Lipolyse im Fettgewebe und erhöht die Glucoseaufnahme in der Peripherie.

Beginn der Insulintherapie. Der Zeitpunkt des Beginns der Insulintherapie wird vom klinischen Zustand des Patienten sowie laborchemischen Parametern abhängig gemacht. Liegt initial bereits eine ausgeprägte Hypokaliämie (< 3,3 mmol/l) vor, sollte vor Gabe von Altinsulin Kalium substituiert werden und mit der Insulintherapie gewartet werden, bis die Serumkaliumkonzentration 3,3 mmol/l überschritten hat. Hiermit wird ein weiteres, insulininduziertes Abfallen der Serumkaliumkonzentration verhindert und damit die Wahrscheinlichkeit schwerer, hypokaliämiebedingter kardialer Nebenwirkungen verringert. Auch sollte mit dem Beginn einer Insulintherapie bei Patienten mit schwerer Hyperglykämie und gleichzeitiger arterieller Hypotension gewartet werden, bis sich der Blutdruck durch rasche Flüssigkeitssubstitution gebessert hat. Dieses Vorgehen vermeidet eine weitere hämodynamische Verschlechterung des Patienten durch eine sekundäre Verschiebung freier Flüssigkeit vom extra- in den intrazellulären Raum aufgrund eines raschen Abfalls der Blutglucosekonzentration nach Insulingabe.

Applikationsart und Dosierung. Obwohl grundsätzlich möglich, sollte die Altinsulin nicht subkutan oder intramuskulär, sondern stets intravenös gegeben werden. In der akuten Phase wird grundsätzlich kontinuierlich über Perfusor appliziertes Altinsulin zur Therapie der diabetischen Ketoazidose verwendet. Ein übliches Perfusorschema beinhaltet 50 IE Altinsulin in 50 ml NaCl 0,9%. Da Insulin an die Kunstoffmaterialien der Perfusorspritze und des Schlauchsystems adsorbiert, sollte das System zunächst mit der Hälfte der initial angesetzten Lösung durchspült werden. Eine Zugabe von Albumin zur Insulinlösung bringt bezüglich der Adsorption keinen Vorteil (28).

Die optimale Insulindosis führt zu einem adäquaten Abfall der Blutglucosekonzentration (50–70 mg/dl/h) sowie zu einer Eliminierung der Ketonkörper. Die übliche Dosis initialer Insulinboli beträgt 0,15 IE/kg Körpergewicht intravenös. In der Regel ist aber der Zeitraum bis zum Erreichen einer Normoglykämie unabhängig davon, ob vor der kontinuierlichen Insulingabe ein Insulinbolus appliziert wurde oder nicht. Die erwünschte hochnormale Insulinkonzentration wird auch durch eine kontinuierliche, niedrig dosierte Gabe von Insulin mit Raten von 0,1 IE/kg/h rasch erreicht (13). Insgesamt scheinen Komplikationen bei der Therapie der diabetischen Ketoazidose mit niedrigen Insulindosierungen seltener aufzutreten (33). Ein Insulinbolus zu Beginn der Therapie ist daher nicht unbedingt notwendig und sollte zumindest bei Hypokaliämie vermieden werden. Dagegen erscheint eine Bolusgabe von Insulin dann sinnvoll, wenn eine zeitliche Verzögerung bis zur kontinuierlichen Gabe von Insulin absehbar ist.

Therapiekontrolle. Nach Beginn der Insulintherapie wird eine stündliche Blutzuckerkontrolle und eine 2-stündliche Elektrolytkontrolle durchgeführt. Fällt der Blutzucker in der 1. Stunde um weniger als 50–70 mg/dl ab, wird die Infusionsrate des Insulins verdoppelt. Blutzuckersenkungen von mehr als 100 mg/dl/h müssen wegen der erhöhten Gefahr eines Hirnödems vermieden werden. Ist ein Blutzucker von 250 mg/dl erreicht, wird die Insulindosis auf 0,05–0,1 IE/kg/h reduziert und gleichzeitig zur kristalloiden Lösung 5%ige Glucoselösung infundiert. Dies vermeidet Hypoglykämien und ermöglicht die weitere Insulingabe zur Behandlung der Ketoazidose, deren Korrektur durchschnittlich ca. 6 Stunden länger dauert als die Behandlung der Hyperglykämie (35). Die intravenöse Insulingabe wird solange fortgeführt, bis die Ketoazidose weitgehend rekompensiert ist, d. h. bei einem pH > 7,3, Bicarbonat > 15 mmol/l und Anionenlücke < 12. Dann erfolgt der Übergang von intravenös auf subkutan appliziertes Insulin.

Die Neueinstellung mit Insulin bzw. die Optimierung einer vorbestehenden Insulintherapie erfolgt nach den üblichen Grundsätzen. Zu beachten ist jedoch, dass eine Unterbrechung der Insulintherapie rasch zu einer erneuten Hyperglykämie bzw. diabetischen Ketoazidose führen kann. Es ist daher wichtig, nach subkutaner Gabe von Altinsulin die intravenöse Insulingabe noch 30 Minuten bzw. nach subkutaner Gabe von NPH-Insulin noch 2–3 Stunden fortzuführen. Da die völlige Beseitigung der Ketonämie und Ketonurie einige Tage dauern kann, ist die weitere Behandlung auch ambulant möglich, wenn die Begleitumstände dies erlauben.

Kaliumsubstitution

Jede diabetische Ketoazidose führt zu einem Kaliumverlust. Das Gesamtkörperdefizit beträgt dabei zwischen 300 und 1000 mmol. Hypokaliämiebedingte kardiale Rhythmusstörungen sind ein Grund für letale Verläufe der diabetischen Ketoazidose. Ursache des Kaliumsdefizits ist ein durch die osmotische Diurese bedingter, renaler Kaliumverlust, der durch einen sekundären

Hyperaldosteronismus sowie die renale Exkretion von Ketonkörpern als Kaliumsalz verstärkt wird. Aufgrund der extrazellulären Hyperosmolalität, des Insulinmangels sowie der metabolischen Azidose kommt es zu einem Übertritt von Kalium aus dem intra- in der extrazellulären Raum.

> Trotz ausgeprägtem Gesamtkörperdefizit an Kalium liegen die initial gemessenen Serumkaliumkonzentrationen daher häufig im Normbereich. Unter Therapie mit Insulin kommt es jedoch rasch zu einem Abfall der Serumkaliumkonzentration. Daher sollte eine Insulintherapie nie ohne eine gleichzeitige Kaliumsubstitution begonnen werden, wenn die initial gemessene Serumkaliumkonzentration weniger als 5,5 mmol/l beträgt.

Liegt die initiale Serum-Kaliumkonzentration unter 3,3 mmol/l, sollte zunächst nur Kalium substituiert werden und mit der Insulintherapie gewartet werden, bis die Serumkaliumkonzentration 3,3 mmol/l überschritten hat.

Liegt der Kaliumwert über 5,5 mmol/l, sollte zunächst kein Kalium substituiert und eine stündliche Kaliumkontrolle durchgeführt werden. Liegt die Kaliumkonzentration zwischen 3,5 und 5,5 mmol/l, werden 30–40 mmol/l Kalium substituiert, die Ziel-Kaliumkonzentration im Serum beträgt 3,5–5 mmol/l. Bei Werten unter 3,5 mmol/l werden solange 40–60 mmol/l Kalium substituiert, bis die Konzentration über 3,5 mmol/l liegt. Im Allgemeinen sollte die intravenöse Kaliumgabe in der 1. Stunde 40 mmol nicht überschreiten, danach sind 20–30 mmol/h in der Regel ausreichend, um eine Serumkaliumkonzentration von 4–5 mmol/l aufrechtzuerhalten.

> Bei Patienten mit initialer Hypokaliämie und Patienten mit Rhythmusstörungen (außer Sinustachykardie) empfiehlt sich eine engmaschige EKG-Kontrolle unter Kaliumsubstitution.

Phosphatsubstitution

Jede schwere diabetische Ketoazidose führt auch zu einem Verlust des Organismus an Phosphat, der im Mittel 1 mmol/kg Körpergewicht beträgt. Schwere Hypophosphatämien führen zu einer Schwäche der Atem- und Skelettmuskulatur, Kardiomyopathie, hämolytischer Anämie sowie einem Mangel an 2,3-Diphosphoglycerat, der eine Linksverschiebung der Sauerstoffbindungskurve des Hämoglobins zur Folge hat. Ursache für den Mangel an Gesamtkörperphosphat ist ein durch die osmotische Diurese bedingter renaler Phosphatverlust. Hyperglykämie und Hyperosmolalität führen jedoch gleichzeitig zu einem „shift" von Phosphat aus dem intra- in den extrazellulären Bereich.

> Die bei diabetischer Ketoazidose gemessenen Serumphosphatkonzentrationen liegen daher typischerweise im Normbereich bzw. leicht darüber. Im Rahmen der Insulintherapie der diabetischen Ketoazidose kommt es zu einer Rückverschiebung von Phosphat aus dem extra- in den intrazellulären Bereich und damit zu einem Abfall der Phosphatkonzentrationen im Serum.

Indikation. Obwohl eine Phosphatsubstitution bei der diabetischen Ketoazidose damit sinnvoll erscheint, konnte auch in kontrollierten, randomisierten Studien kein positiver Effekt einer routinemäßigen Phosphatsubstitution bei der diabetischen Ketoazidose nachgewiesen werden (12, 36). Eine Phosphatsubstitution kann dennoch erwogen werden, wenn die initial gemessenen Phosphatkonzentrationen im Serum unter 1 mmol/l liegen, eine ausgeprägte Anämie vorliegt oder der Patient kardiorespiratorisch instabil ist.

Dosierung. Die Substitution erfolgt dabei als Kalium-Phosphatlösung über einen zentralvenösen Zugang oder als Zugabe von 20–30 mval Phosphat pro Liter substituierter Flüssigkeit (cave: aufgrund der Ausfällung von Calciumphosphat keine Zumischung von Phosphat zu calciumhaltigen Infusionslösungen wie Ringer). Eine übermäßige Phosphatsubstitution kann jedoch zur Hypokalzämie mit Tetanien und zerebralen Krampfanfällen führen, weshalb die Serumkonzentrationen von Calcium und Phosphat während der Substitution engmaschig kontrolliert werden sollten. Auch existieren evaluierte Protokolle für die Phosphatsubstitution auf Intensivstationen (26). Manche Autoren empfehlen, 1/3 der benötigten Kaliumsubstitution bei der diabetischen Ketoazidose als Kaliumphosphat zu infundieren (19).

Bicarbonattherapie

Obwohl eine Korrektur des erniedrigten pH-Werts durch eine Alkaligabe mit Bicarbonat zunächst sinnvoll erscheinen mag, ist die Indikation für eine Bicarbonattherapie bei der diabetischen Ketoazidose insgesamt umstritten und wird nicht mehr empfohlen (16, 18, 32). Mehrere Studien, sowohl retro- als auch prospektiv, konnten keinen Vorteil einer Bicarbonattherapie auf Management oder Prognose der diabetischen Ketoazidose nachweisen – selbst bei sehr schweren Azidosen mit pH-Werten von 6,73–7,0. Dem gegenüber stehen die zum Teil nicht unerheblichen unerwünschten Wirkungen einer Therapie mit Natriumbicarbonat. Hierzu zählen Hypervolämie, Hyperosmolalität, Hypernatriämie sowie eine paradoxe Azidose des Liquors. Zudem kann der rasche Anstieg des arteriellen pH-Werts zu gefährlichen Hypokaliämien sowie durch Linksverschiebung der Sauerstoffbindungskurve zu einer Verschlechterung der Sauerstoffabgabe im Gewebe führen.

In der Regel kommt es unter der etablierten Standardtherapie ohne Bicarbonatgabe rasch zu einer deutlichen Besserung der Azidose. Eine Bicarbonatgabe kann jedoch klinisch erwogen werden, wenn die Patienten bei einer schweren Azidose (pH < 7,0) trotz Standardtherapie hämodynamisch instabil werden oder bereits ein Schockzustand vorliegt. Hierfür können 50–100 mmol Natriumbicarbonat in 200–400 ml Glucose 5% verdünnt und mit einer Geschwindigkeit von 200 ml/h infundiert werden. Der Ziel-pH durch Bicarbonatsubstitution beträgt dabei maximal 7,0.

Komplikationen

Trotz verbesserter Möglichkeiten der intensivmedizinischen Behandlung stellt die diabetische Ketoazidose nach wie vor eine lebensbedrohliche Erkrankung mit einer Letalität von 5–10% dar. Die insgesamt seltenen, jedoch ernsthaften Komplikationen bei der Behandlung einer diabetischen Ketoazidose müssen daher umgehend erkannt und behandelt werden. Zu diesen Komplikationen gehören das Hirnödem, das akute Lungenversagen (ARDS), die Hypoglykämie und Hypokaliämie, die Flüssigkeitsüberladung sowie Thromboembolien.

Hirnödem

Das symptomatische Hirnödem ist eine der schwersten Komplikationen bei der Behandlung dar diabetischen Ketoazidose und mit einer sehr schlechten Prognose verbunden. Betroffen sind vor allem Kinder, insbesondere, wenn es sich um die Erstdiagnose eines Diabetes mellitus handelt. Klinisch kommt es typischerweise innerhalb der ersten 2–24 Stunden nach Beginn der Therapie zur Verschlechterung des initial unauffälligen neurologischen Status.

Klinik. Neu aufgetretenen Zephalgien folgen zunehmende Desorientierung und Minderung der Vigilanz. Bei weiterem Fortschreiten des Hirnödems kommt es zu Papillenödemen sowie zerebralen Krampfanfällen. Treten diese klinischen Zeichen erhöhten Hirndrucks auf, ist die Letalität trotz maximaler therapeutischer Bemühungen sehr hoch. Im Gegensatz zum sehr seltenen klinisch apparenten Hirnödem ist eine asymptomatische Schwellung des Gehirns bei der diabetischen Ketoazidose jedoch offenbar häufig. In verschiedenen Studien konnte eine Volumenabnahme der Seitenventrikel sowie eine Erhöhung des intrakraniellen Drucks während der Behandlung der diabetischen Ketoazidose nachgewiesen werden.

Pathogenese. Die Pathogenese des Hirnödems bei der diabetischen Ketoazidose ist nicht genau bekannt. Die Annahme eines unter Therapie entstehenden osmotischen Dysequilibriums erscheint plausibel: durch die Therapie mit Insulin und kristalloider Flüssigkeit kommt es zu einem raschen Abfall der extrazellulären Osmolalität. Bei jedoch deutlich langsamerem Abfall der intrazellulären Osmolalität entsteht ein osmotischer Gradient über der Zellmembran mit der Folge des Einströmens freien Wassers nach intrazellulär und zellulärem Ödem. Aber auch andere Theorien wurden beschrieben, darunter eine paradoxe intrazelluläre Azidose des zentralen Nervensystems als Folge der Erhöhung des extrazellulären pH-Werts, ein direkter Effekt des applizierten Insulins auf den transmembranösen Wassertransport von extra- nach intrazellulär sowie eine insulininduzierte Aktivierung der zellmembrangebundenen Na-K-ATPase mit Erhöhung der intrazellulären Natriumkonzentration und nachfolgender zellulärer Schwellung. Bisher konnte jedoch kein Einzelfaktor nachgewiesen werden, der eine Vorhersage eines Hirnödems ermöglichen würde. Es ist aber anzunehmen, dass eine zu rasche Senkung des Blutzuckers (> 70–100 mg/dl/h) sowie eine zu hohe Flüssigkeitszufuhr (> 4 l/m^2/d) die Wahrscheinlichkeit eines Hirnödems erhöhen können.

Therapie. Ist es zu einem klinisch manifesten Hirnödem gekommen, werden die üblichen Maßnahmen zur Senkung des Hirndrucks ergriffen, d. h. 30° Oberkörperhochlagerung, ausreichender arterieller Mitteldruck und ggf. intravenöse Therapie mit Mannitol.

Akutes Lungenversagen

Klinik. Eine ebenfalls sehr seltene, jedoch lebensbedrohliche Komplikation ist das akute Lungenversagen (ARDS). Klinisch kommt es zu plötzlichem Auftreten von Dyspnoe, die Blutgasanalyse zeigt eine zunehmende Hypoxämie mit Anstieg des alveolär-arteriellen Sauerstoffgradienten (AaO$_2$). Bei verminderter compliance der Lungen zeigt das Röntgenbild des Thorax je nach Schweregrad Veränderungen, die von perihilären, streifigen Verdichtungen über diffuse, bronchopneumonische Herde mit konfluierender Tendenz (evtl. in Schmetterlingsform) bis hin zu großflächigen Infiltrationen mit interstitiell-retikulären Zeichnungen reichen.

Pathogenetisch kommt es durch rasche Substitution mit kristalloider Flüssigkeit und Erhöhung der linksventrikulären Vorlast zu einem pulmonalen Ödem, das durch den unter Therapie abfallenden kolloidosmotischen Druck sowie eine azidosebedingte erhöhte Kapillarpermeabilität weiter begünstigt wird. Patienten, bei denen bei der körperlichen Untersuchung Rasselgeräusche über den Lungen auskultierbar sind oder bei denen ein erhöhter alveolär-arteriellen Sauerstoffgradient (AaO$_2$) nachweisbar ist, haben ein erhöhtes Risiko, ein ARDS zu entwickeln.

Hypoglykämie und Hypokaliämie

Seit dem Verlassen der in den 70er Jahren üblichen Therapieregimen mit hoch dosierter Insulinapplikation sind therapiebedingte Hypoglykämien und Hypokaliämien insgesamt seltener geworden. Sie stellen dennoch nach wie vor häufige Komplikationen der Therapie dar. Insbesondere ist zu beachten, dass die Insulinsensitivität mit der Verbesserung des Flüssigkeitshaushalts und dem Rückgang der Ketoazidose deutlich zunehmen kann. Zur Vermeidung therapiebedingter Hypoglykämien und Hypokaliämien sollten, neben engmaschigem Monitoring mit regelmäßiger Anpassung der benötigten Insulinmenge, nur Infusionsraten von 0,5–8 IE/h Insulin intravenös angewendet und bei Erreichen von Blutzuckerwerten von 250 mg/dl 5%ige Glucoselösung zusätzlich zur kristalloiden Flüssigkeit verwendet werden.

Hypervolämie

Zur Vermeidung einer iatrogenen Flüssigkeitsüberladung mit konsekutivem Lungenödem ist bei der initialen Behandlung der diabetischen Ketoazidose ein engmaschiges Monitoring der Flüssigkeitsbilanz – d. h. ZVD, Ein- und Ausfuhr – erforderlich. Eine initiale Schätzung des Defizits an Gesamtkörperwasser (Tab. 20.**1**) sollte daher durchgeführt und insbesondere bei älteren Menschen mit kardialen Grunderkrankungen eine zu rasche Flüssigkeitszufuhr (> 50 ml/kg in den ersten 4 Stunden) vermieden werden.

Thromboembolische Komplikationen

Die diabetische Ketoazidose stellt einen Zustand der Hyperkoagulabilität dar. Begünstigende Faktoren sind die Dehydratation mit verminderter Organperfusion und Stase, erhöhte Konzentrationen zahlreicher Gerinnungsfaktoren, Schädigungen des vaskulären Endothels sowie die Immobilisation des Patienten. Bestehen keine absoluten Kontraindikationen, benötigen alle Patienten mit diabetischer Ketoazidose eine Low-dose-Antikoagulation mit Heparin (niedermolekular oder unfraktioniert).

Besonderheiten der Diagnose und Therapie

Psychologische und soziale Faktoren. Wiederholte ketoazidotische Entgleisungen sollten die Suche nach ursächlichen Faktoren verstärken, insbesondere psychologische und soziale Faktoren sowie Non-Compliance müssen dabei in Betracht gezogen werden. Bei jungen Diabetikern, insbesondere Frauen, finden sich in bis zu 20% psychologische Probleme als Ursache wiederholter ketoazidotischer Entgleisungen, wobei das durch Essstörungen komplizierte Auslassen der Insulintherapie den Hauptauslöser darstellt. Angst vor Gewichtszunahme unter Insulintherapie, vor Hypoglykämien, Auflehnung gegen Autoritätspersonen wie Eltern und Ärzte sowie Stress durch die chronische Erkrankung stellen dabei die ursächlichen Faktoren dar (24, 27). Bei älteren Patienten mit häufig weiteren schweren, chronischen Erkrankungen stehen ungewollte Fehler bei der Therapiedurchführung aufgrund von Überforderung, Gedächtnisstörungen, Immobilisation etc. im Vordergrund. Hierbei kann die Wahrscheinlichkeit einer erneuten Ketoazidose durch eine verbesserte häusliche Versorgung verringert werden (6).

Pseudoperitonitis diabetica. Die klinischen Beschwerden können bei der diabetischen Ketoazidose dem Bild eines akuten Abdomens gleichen und haben nicht selten zu explorativen Laparatomien geführt. Diese „Pseudoperitonitis diabetica" wurde bereits in den 20er Jahren des letzten Jahrhunderts beschrieben, bezeichnenderweise von einem Chirurgen (31). Sie tritt bevorzugt bei insulinbedürftigen Diabetikern vor dem 40. Lebensjahr mit schwerer metabolischer Azidose mit Bicarbonatwerten unter 10 mmol/l auf und korreliert mit dem Schweregrad der Azidose, nicht jedoch mit Hyperglykämie oder Dehydratation.

Insbesondere bei älteren Patienten ohne schwere Azidose sollte die Diagnose einer „Pseudoperitonitis" jedoch nur mit großer Zurückhaltung und nur nach gewissenhaftem Ausschluss anderer Ursachen eines akuten Abdomens gestellt werden. Bei mehr als 30% der Patienten erbringt die weitere Diagnostik bei akuten Abdominalbeschwerden den Nachweis einer Erkrankung im Abdominalbereich, die einen möglichen Auslöser der diabetischen Entgleisung darstellt.

Euglykämische Ketoazidose. Eine nur leicht erhöhte Blutglucosekonzentration schließt eine diabetische Ketoazidose nicht aus. Diese „euglykämische Ketoazidose" ist definiert durch eine metabolische Azidose mit Bicarbonatkonzentrationen unter 10 mmol/l und einem Nachweis von Ketonkörpern im Urin/Serum sowie durch eine Blutglucosekonzentration unter 250 mg/dl. Die Häufigkeit der „euglykämischen Ketoazidose" wird mit 15%, in manchen Studien sogar mit bis zu 30% aller diabetischen Ketoazidose angegeben (22). Als Mechanismus wird eine der Ketoazidose vorausgehende verminderte Nahrungsaufnahme – ausgelöst durch Appetitlosigkeit, Übelkeit und Erbrechen – mit folgendem Glykogenmangel in der Leber und reduzierter Glukogenese angenommen (5). Einen weiteren Faktor stellt die Therapiesteuerung durch Patienten mit Blutzuckerselbstmessung und Anpassung der applizierten Insulinmenge dar, die im Falle einer Blutzuckerentgleisung zwar ausreichen kann, die Blutglucosekonzentration signifikant zu senken, nicht jedoch, die Lipolyse zu hemmen (4).

Ketonkörper. Eine wichtige Säule in der Diagnose der diabetischen Ketoazidose ist der semiquantitative Nachweis von Ketonkörpern im Urin und/oder Serum. Bei Verwendung von auf Nitroprussidnatriumreagenzien basierenden Schnellteststreifen kann die Schwere der Ketoazidose jedoch erheblich unterschätzt werden, da übliche Teststreifen (z. B. Ketostix, Ketur-Test) nur mit Acetoacetat und Aceton reagieren, nicht jedoch mit β-Hydroxybutyrat, das bei der diabetischen Ketoazidose die höchsten Serumkonzentrationen aufweist. Wenn möglich, sollte daher der direkten Messung von β-Hydroxybutyrat der Vorzug vor den genannten Teststreifen gegeben werden.

Kreatinin. Typischerweise kommt es durch den intravasalen Volumenmangel zu einer prärenal bedingten Einschränkung der Nierenfunktion mit möglichem Anstieg der Retentionsparameter. Ein erhöhtes Serumkreatinin kann jedoch auch durch falsch hohe Messung bei Verwendung nichtenzymatischer Kreatininbestimmungen (Methode nach Jaffé mit Pikrinsäure) auftreten, bei denen erhöhte Blutzucker- und Ketonkörperkonzentrationen als sog. Pseudokreatinin mitreagieren. Dies darf nicht als Einschränkung der Nierenfunktion gewertet werden (14).

Lactat. Aufgrund der Hypovolämie mit Gewebeminderperfusion und -oxygenierung findet sich häufig eine Lactaterhöhung. Die Lactatkonzentration liegt dabei selten höher als 5 mmol/l und sinkt nach adäquater Volumentherapie innerhalb weniger Stunden ab. Höhere, unter Therapie nicht abfallende oder ansteigende Lactatkonzentrationen lenken – insbesondere bei Vorliegen einer abdominellen Symptomatik – den Verdacht auf eine intestinale Ischämie oder andere Ursachen einer Lactaterhöhung.

Amylase. Nicht selten finden sich veränderte, diagnostisch jedoch nicht wegweisende Laborparameter. Sehr häufig ist eine zum Teil ausgeprägte Erhöhung der Amylase bei normaler Lipase und ohne Vorliegen einer akuten Pankreatitis. Als Ursache wird eine Erhöhung der Iso-Amylase der Speicheldrüsen angenommen.

CK. Gelegentlich zeigt sich eine Erhöhung der CK ohne signifikante Erhöhung der CK-MB, die im Zusammenhang mit dem intrazellulären Phosphatmangel sowie der erhöhten Osmolalität in der Initialphase der diabetischen Ketoazidose stehen soll.

EKG-Veränderungen. Auch über EKG-Veränderungen mit ST-Streckenhebungen wurde im Rahmen von diabetischen Ketoazidosen berichtet, ohne dass ein Anhalt für eine kardiale Ischämie vorlag.

Diabetische Ketoazidose und Schwangerschaft

Ätiologie und Pathogenese. Diabetische Ketoazidosen während der Schwangerschaft sind mit einer besonders hohen Letalität des Feten verbunden. Sie treten in 1–3% aller Schwangerschaften mit Diabetes mellitus auf. In der Mehrzahl der Fälle handelt es sich dabei um einen Gestationsdiabetes, der meist im 2. oder 3. Trimenon erstdiagnostiziert wird, da hier eine erhöhte Insulinresistenz auftritt. Die häufigsten auslösenden Faktoren sind anhaltendes Erbrechen mit verminderter Nahrungs- und Flüssigkeitsaufnahme, akute Infektionen (insbesondere Harnwegsinfektionen), Anwendungsfehler oder Non-Compliance bei bestehender Insulintherapie sowie insulinantagonistisch wirkende Medikamente. Schwangere mit vorbestehendem Diabetes mellitus oder Gestationsdiabetes, die β_2-Sympathikomimetika zur Tokolyse oder eine Therapie mit Glucocorticoiden erhalten, haben ein deutlich erhöhtes Risiko einer ketoazidotischen Entgleisung. Schwangeren Diabetikerinnen mit Insulinpumpentherapie (CSII) muss besondere Aufmerksamkeit gewidmet werden, da die ausschließliche Verwendung von Altinsulin bei Anwendungsproblemen rascher zur Stoffwechseldekompensation führen kann. Da in der Schwangerschaft kontrainsuläre Hormone erhöht sind, eine verminderter Pufferkapazität bei respiratorischer Alkalose sowie mehr Stress bestehen, kommt es leichter zu einer Ketoazidose.

Fetale Schäden. Die fetale Letalität ist sehr hoch und liegt zwischen 10 und 70%. Sie korreliert mit dem Schweregrad der diabetischen Ketoazidose. Die Mechanismen der Schädigung des Feten sind nicht im Detail bekannt. Es wird vermutet, dass ein durch Volumenmangel, Azidose und erhöhte Konzentrationen von Katecholaminen verminderter uteroplazentarer Blutfluss zur fetalen Hypoxämie führt. Zudem ist der fetale Sauerstoffverbrauch durch die hyperglykämieinduzierte Hyperinsulinämie des Feten mit vermehrtem oxidativen Stoffwechsel erhöht. Maternale Ketonkörper diffundieren diaplazentar und führen zur fetalen Ketoazidose mit Hyperlaktatämie, die eine Hypoxämie verstärken kann. Es wird zudem vermutet, dass ein mütterlicher Phosphatmangel zu einem fetalen Defizit von 2,3-Diphosphoglycerat und damit zu einer Linksverschiebung der Sauerstoffbindungskurve führt, was eine verminderte Sauerstoffabgabe im Gewebe zur Folge hat. Gefährdet ist der Fetus insbesondere auch durch Hypokaliämien, die zu letalen kardialen Rhythmusstörungen führen können.

Diagnose und Klinik. Die diagnostischen Kriterien für eine diabetische Ketoazidose sind identisch für Schwangere und Nicht-Schwangere. Der klinische Verlauf ist jedoch bei Schwangeren meist rascher als bei Nicht-Schwangeren. Zudem kommen euglykämische Ketoazidosen (Blutzucker < 250 mg/dl) in der Schwangerschaft mit über 30% der Fälle deutlich häufiger vor und erfordern besondere diagnostische Sorgsamkeit.

Therapie. Die Therapie einer diabetischen Ketoazidose in der Schwangerschaft erfolgt nach den üblichen Empfehlungen. Intensivmedizinische Behandlung und kontinuierliches Monitoring der fetalen Herztöne sind obligat. Bei Schwangeren mit diabetischer Ketoazidose wurde über das gehäufte Auftreten später Dezelerationen in der Kardiotokographie berichtet. Diese Veränderungen sollten unter adäquater Therapie vollständig reversibel sein (17, 25).

Prävention

Nimmt man Erstmanifestationen eines Diabetes mellitus als diabetische Ketoazidose aus, scheinen die meisten Fälle einer diabetischen Ketoazidose vermeidbar. Die beiden häufigsten Ursachen der diabetischen Ketoazidose sind Infektionen und Patientenfehler bei der Insulintherapie – Non-Compliance eingeschlossen. Von besonderer Wichtigkeit sind daher strukturierte Diabetikerschulungen sowie ärztliche Ansprechpartner in akuten Krankheitssituationen. Im Vordergrund stehen die Anweisung an den insulinpflichtigen Diabetiker, niemals die Insulintherapie eigenmächtig zu stoppen, immer für eine ausreichende Flüssigkeitsaufnahme zu sorgen, Selbstmessungen und Dokumentation von Blutzucker, Urinketonen, Insulinapplikationen, Körpertemperatur und -gewicht, Puls und Atemfrequenz durchzuführen und rasch ein Krankenhaus aufzusuchen, wenn der Blutzucker für mehr als 24 Stunden mehr als 300–350 mg/dl beträgt, im Urinteststreifen mehr als 2+ Ketonkörper nachweisbar sind, die Atemfrequenz anhaltend über 30–35/Minute liegt, ein ungewollter Gewichtsverlust von mehr als 5% aufgetreten ist, anhaltend Fieber oder Übelkeit und Erbrechen bestehen oder bereits eine Verminderung der Vigilanz aufgetreten ist (Angaben von Angehörigen!). Mit diesen Maßnahmen sollte das Auftreten der diabetischen Ketoazidose vermieden werden können.

Hyperglykämisches hyperosmolares Syndrom

Definition

Das hyperglykämische hyperosmolare Syndrom (HHS) wird synonym auch als hyperglykämisches hyperosmolares nichtketotisches Koma bezeichnet. Letzterer Terminus sollte vermieden werden, da

➤ bei einer hyperglykämischen hyperosmolaren Entgleisung eines Diabetes mellitus zwar meist neurologische Auffälligkeiten vorhanden sind, in der Regel jedoch kein Koma vorliegt und
➤ klinisch eine milde bis mäßige Ketonurie und Ketonämie durchaus nachweisbar sein kann.

Klassischerweise wird das HHS definiert durch eine ausgeprägte Hyperglykämie (Glucose > 600 mg/dl), Hyperosmolalität (Serum-Osmolalität > 320 mOsm/kg), schwere Dehydratation (Gesamtkörperwasserdefizit 9–12 l) sowie lediglich leichte Ketonämie und Azidose (pH > 7,3; HCO_3^- >15 mmol/l). Aufgrund einer Restsekretion von Insulin kann die Lipolyse beim HHS noch ausreichend inhibiert werden, sodass es nicht zu einer Ketoazidose kommt. Hyperglykämie und Dehydratation sind jedoch meist stärker ausgeprägt als bei der diabetischen Ketoazidose. Eine definitive Abgrenzung zur diabetischen Ketoazidose besteht letztlich jedoch nicht, beide Krankheitsbilder stellen Maximalformen im Spektrum der akuten Stoffwechselentgleisungen beim Diabetes mellitus dar. Differenzialdiagnostische Kriterien von diabetischer Ketoazidose und HHS sind in Tab. 20.**4** dargestellt.

Epidemiologie

Im Vergleich zur diabetischen Ketoazidose liegen für das HHS weniger epidemiologische Daten vor, die Inzidenz des HHS wird aber auf ca. 10–15% derjenigen der diabetischen Ketoazidose geschätzt (11). Der Anteil des HHS als Ursache für eine stationäre Behandlung von Diabetikern insgesamt beträgt weniger als 1% (bei der diabetischen Ketoazidose 4–9%). Dabei sind im Gegensatz zur diabetischen Ketoazidose Patienten mit HHS meist älter und an einem Diabetes mellitus Typ 2 erkrankt. Die Mortalität des HHS ist deutlich höher als bei der diabetischen Ketoazidose: Die Angaben schwanken zwischen 10–60%, allgemein wird jedoch eine Mortalität von etwa 15% angenommen (11, 19). Ursachen der häufigeren Frühletalität (< 72 h) sind Sepsis, Schock oder eine zugrunde liegende Erkrankung. Die Spätmortalität (≥ 72 h) ist meist Folge von thromboembolischen Ereignissen sowie Folge der Behandlung. Insgesamt versterben damit mehr Patienten an der Erkrankung, die Auslöser des HHS war, als am HHS selbst.

Ätiologie und Pathogenese

Ätiologie. Mit 30–40% ist das HHS häufiger als die diabetische Ketoazidose bei der Erstdiagnose eines Diabetes mellitus. Die wichtigsten auslösenden Faktoren bei bekanntem Diabetes sind vergleichbar der diabetischen Ketoazidose: akute Infektionen (Harnwegsinfektionen, Pneumonien), Anwendungsfehler oder Non-Compliance bei bestehender Insulintherapie sowie schwere Allgemeinerkrankungen. Aufgrund des in der Regel höheren Alters mit entsprechender Komorbidität sind auch potenziell diabetogene Medikamente, insbesondere Steroide und Thiaziddiuretika, ein wichtiger auslösender Faktor des HHS (Tab. 20.**5**).

Pathogenese. Das pathophysiologische Charakteristikum des HHS ist wie bei der diabetischen Ketoazidose ein Mangel an Insulin, der mit einer Erhöhung der Konzentration der gegenregulatorischen Stresshormone Glucagon, Cortisol, Adrenalin und Wachstumshormon einhergeht. Im Gegensatz zur diabetischen Ketoazidose besteht beim HHS eine Restsekretion an Insulin, die zwar ausreicht, die Entstehung einer schweren Ketoazidose durch Hemmung der Lipolyse und Ketogenese zu verhindern, die jedoch nicht in der Lage ist, eine Hyperglykämie abzuwenden. Studien haben gezeigt,

Tab. 20.**4** Diagnostische Kriterien für diabetische Ketoazidose und hyperglykämisches hyperosmolares Syndrom (HHS; 19)

	Diabetische Ketoazidose			HHS
	gering	mäßig	schwer	
Glucose (mg/dl)	> 250	> 250	> 250	> 600
arterieller pH	7,25–7,30	7,00–7,24	< 7,0	> 7,30
Bicarbonat (mmol/l)	15–18	10–<15	< 10	> 15
Ketonkörper	positiv	positiv	positiv	negativ
effektive Serumosmolalität (mOsm/kg)	variabel	variabel	variabel	> 320
Anionenlücke	> 10	> 12	> 12	< 12
Vigilanz	wach	wach/somnolent	stuporös/komatös	stuporös/komatös

Tab. 20.5 Auslösende Faktoren des hyperosmolaren hyperglykämischen Syndroms (10)

Akute Erkrankungen	Medikamente
– akute Infektionen (Harnwegsinfektionen, Pneumonien, Sepsis) – zerebrale Ischämie/Blutung – akuter Myokardinfarkt – akute Pankreatitis – akute Lungenembolie – intestinale Obstruktion – Mesenterialinfarkt – akutes Nierenversagen – Hitzschlag/Hypothermie – subdurales Hämatom – schwere Verbrennungen – endokrine Erkrankungen (Akromegalie, thyreotoxische Krise, Cushing-Syndrom)	– β-Blocker – Calciumantagonisten – Chlorpromazin – Cimetidin – Diazoxid – Ethacrynsäure – Immunsuppressiva – L-Asparaginase – Phenytoin – Steroide – Thiaziddiuretika – total parenterale Ernährung

dass die C-Peptid-Konzentrationen beim HHS mit durchschnittlich 1,45 nmol/l etwa 6-mal höher waren als bei der diabetischen Ketoazidose, bei der C-Peptid-Konzentrationen von 0,26 nmol/l gemessen wurden (7, 20). Zudem soll die Dehydratation sowie die Hyperosmolalität per se zu einer Hemmung der Lipolyse und Ketogenese beim HHS führen.

Hyperglykämie und Dehydratation sind beim HHS analog der diabetischen Ketoazidose Folge der verminderten peripheren Glucoseutilisation, der verstärkten hepatischen Gluconeogenese sowie der osmotischen Diurese mit Flüssigkeits- und Elektrolytverlusten. Gründe für die beim HHS stärker ausgeprägte Dehydratation sind der langsamere und längere Verlauf der Stoffwechseldekompensation unter der Insulinrestsekretion, die aufgrund der ausgeprägteren Hyperglykämie stärkeren osmotischen Diurese, das geringer ausgeprägte Durstgefühl älterer Menschen mit verminderter Flüssigkeitsaufnahme sowie häufiger bestehende Medikationen mit Diuretika. Bei vielen Patienten mit HHS existiert zudem bereits eine Einschränkung der Nierenfunktion. Eine schwere Dehydratation führt zu einer weiteren Reduzierung der glomerulären Filtrationsrate, wodurch über eine verminderte Kapazität der renalen Glucoseexkretion die vorbestehende Hyperglykämie verschlimmert wird. Die Hyperosmolalität korreliert eng mit dem Ausmaß der neurologischen Auffälligkeiten, insbesondere der Minderung der Vigilanz.

Die ausgeprägtere Dehydratation, das höhere Lebensalter der Patienten sowie deren höhere Komorbidität sind Ursachen der im Vergleich zur diabetischen Ketoazidose höheren Mortalität des HHS.

Klinik

Allgemeine Symptome. Die klinischen Symptome des HHS entwickeln sich meist langsam über Tage bis Wochen. Uncharakteristische Beschwerden wie Abgeschlagenheit und Schläfrigkeit sind häufig, aber auch über verschwommenes Sehen, Polyurie, Polydipsie, Wadenkrämpfe und Gewichtsverlust wird geklagt. Die körperliche Untersuchung zeigt eine schwere Dehydratation mit trockenen Schleimhäuten, schlaffen, teils stehenden Hautfalten, weichen Bulbi und arterieller Hypotension.

Neurologische Symptome. Sehr häufig finden sich fokale neurologische Zeichen mit Hemiparesen, Aphasien, Hirnstammsymptomatik, Dysphagie oder Hemianopsien. Auch können fokale oder generalisierte zerebrale Krampfanfälle auftreten. Häufiger als bei der diabetischen Ketoazidose tritt beim HHS aufgrund der Hyperosmolalität eine Vigilanzminderung auf, ein komatöser Zustand findet sich insgesamt jedoch bei weniger als 20% der Fälle. Ist der Patient komatös, so liegt die Serumosmolalität meist über 345–350 mOsm/kg; niedrigere Osmolalitäten machen andere Ursachen für das Koma wahrscheinlicher. Durch eine adäquate Therapie des HHS sind die neurologischen Veränderungen potenziell vollständig reversibel.

Gastrointestinale Symptome. Gastrointestinale Symptome sind beim HHS seltener als bei der diabetischen Ketoazidose. Liegt ein suspekter abdomineller Befund vor – z. B. Abwehrspannung und fehlende Darmgeräusche –, sollte nach einer intraabdominellen Erkrankung als Auslöser des HHS gesucht werden. In etwa 20% der Fälle findet sich eine das HHS auslösende oder begünstigende Erkrankung.

Diagnose

Das klinische Bild sowie die Blutglucosekonzentration legen die Diagnose eines HHS nahe. Der Verdacht wird durch weitere Laborparameter gestützt, wobei sich das diagnostische Vorgehen zwischen diabetischer Ketoazidose und hyperosmolarem hyperglykämischem Syndrom nicht grundsätzlich unterscheidet.

Elektrolyte und Säure-Basen-Haushalt. Die Serumkonzentration von Natrium ist beim HHS zum Zeitpunkt der Diagnosestellung im Mittel 5–10 mmol/l höher als bei der diabetischen Ketoazidose, die Serumkonzentrationen von Kalium, Magnesium und Phosphat sind normal oder leicht erhöht. Die Plasmaosmolalität liegt definitionsgemäß über 320 mOsm/kg, in der Regel meist über 350 mOsm/kg. Der arterielle pH-Wert beträgt definitionsgemäß mehr als 7,3, die Bicarbonatkonzentration über 15 mmol/l. Dennoch findet sich bei etwa 50% der Patienten eine leichte metabolische Azidose mit vergrößerter Anionenlücke.

Weitere Laborbefunde. Als Folge der ausgeprägten Dehydratation finden sich Zeichen der Hämokonzentration mit erhöhten Werten für Hämoglobin, Hämatokrit, Gesamteiweiß, Calcium, Harnstoff, Amylase, LDH und Kreatinphopsphokinase.

Differenzialdiagnose. Häufige Ursache einer leichten metabolischen Azidose ist – nach Ausschluss einer Ketoazidose – das akute Nierenversagen, das laborchemisch mit erhöhten Retentionsparametern einhergeht. Bei ausgeprägterer metabolischer Azidose muss jedoch eine Laktazidose ausgeschlossen werden. Metabolische Alkalosen sind meist Folge eines andauernden Diuretikagebrauchs.

Therapie

Die Prinzipien der Therapie des HHS entsprechen denen der diabetischen Ketoazidose, wobei die Flüssigkeitssubstitution die wichtigste Säule der Behandlung ist. Therapieempfehlungen des HHS sind in Tab. 20.**6** zusammengefasst.

Flüssigkeits- und Elektrolythaushalt

Das Flüssigkeitsdefizit mit Hypovolämie und Dehydratation ist das klinische Hauptmerkmal des HHS. Zur Abschätzung des Flüssigkeitsdefizits können sowohl klinische Parameter als auch Berechnungsformeln herangezogen werden (Tab. 20.**1** und 20.**2**). Typischerweise beträgt das Gesamtkörperwasserdefizit (TBW) beim HHS 20–25%, was ca. 12% des Körpergewichts und damit beim Normalgewichtigen ca. 9 l Flüssigkeit entspricht.

Die Flüssigkeitssubstitution erfolgt unter Berücksichtigung des geschätzten Flüssigkeitsdefizits, der berechneten Serumosmolalität sowie des klinischen Zustandes des Patienten. Hierbei sind insbesondere Begleiterkrankungen wie eine Herz- und Niereninsuffizienz zu beachten, die bei rascher Flüssigkeitssubstitution zu Komplikationen führen könnten.

Tab. 20.**6** Therapieleitlinien zum hyperglykämischen hyperosmolaren Syndrom

Flüssigkeits-substitution	– Flüssigkeitsdefizit 9–12 l Ziel: Substitution von 50% des Flüssigkeitsdefizits in 12 Stunden, 50% in den nächsten 24 Stunden • 1. Stunde: 1,5 l NaCl 0,9% (wenn Na > 155 mmol/l ggf. zur Hälfte Glucose 5%) • 2.–3. Stunde: 1 l/h NaCl 0,9% • 4. Stunde: 0,5 l NaCl 0,9% • 5–12. Stunde: 0,125 l/h NaCl 0,9%, danach 1 l alle 8 Stunden – wenn BZ = 300 mg/dl: Infusion von je zur Hälfte Glucose 5% und NaCl 0,9%
Insulintherapie	– Bolus: 0,15 IE/kg Altinsulin i. v., wenn Kalium > 3,3mmol/l; sonst zunächst Kaliumsubstitution Kontinuierliche Insulintherapie: 0,05–0,1 IE/kg/h Altinsulin i. v. Ziel: BZ-Senkung 50–70 mg/dl/h • BZ-Senkung < 50–70 mg/dl/h: Verdopplung der Insulindosis • BZ-Senkung > 50–70 mg/dl/h: Halbierung der Insulindosis, ggf. Glucose 5% • Ziel BZ = 300 mg/dl erreicht: Halbierung der Insulindosis, Glucose 5%
Kalium-substitution	– Serumkalium < 3,3 mmol/l: vor Insulintherapie Kaliumsubstituion 40–60 mmol/h i.v. bis K⁺ > 3,3 mmol/l – Serumkalium 3,5–5,5 mmol/l: Kaliumsubstitution 20–30 mmol/h i.v. – Serumkalium > 5,5 mmol/l: keine Kaliumsubstitution, engmaschige K⁺-Kontrolle

Ein Monitoring des zentralen Venendrucks, ggf. ein hämodynamisches Monitoring mittels Swan-Ganz-Katheter, sowie eine genaue Bilanzierung der Flüssigkeitsein- und -ausfuhr ist bei allen Patienten zu empfehlen. Allgemein werden in den ersten 12 Stunden der Therapie 50% des berechneten Flüssigkeitsdefizits substituiert, die verbleibenden 50% über die folgenden 24–36 Stunden. Die Substitution erfolgt in der Regel mit physiologischer (0,9%) Kochsalzlösung, besteht initial eine ausgeprägte Hypernatriämie, kann die Verwendung hypotoner (0,45%) Kochsalzlösung oder 5%iger Glucoselösung erwogen werden. Innerhalb der ersten 4 Stunden der Therapie werden insgesamt 3–4 l Flüssigkeit substituiert (z. B.: 1,5 l in der ersten, 1 l in der zweiten und dritten und 0,5 l in der vierten Stunde). Danach erfolgt eine Reduzierung und Anpassung der Flüssigkeitszufuhr an den klinischen Zustand des Patienten. Üblicherweise können weitere 2 l in den folgenden 8 Stunden, danach 1 l Flüssigkeit alle 8 Stunden substituiert werden. Besteht initial eine ausgeprägte arterielle Hypotension, werden 2 l Flüssigkeit innerhalb der 1. Stunde substituiert. Lässt sich hierdurch kein ausreichender arterieller Mitteldruck (> 60 mm Hg) erzielen, sollte die Verwendung vasopressorischer Substanzen erwogen werden. Fällt die Blutglucosekonzentration während der Therapie unter 300 mg/dl, werden je zur Hälfte NaCl 0,9% und Glucose 5% infundiert.

Insulintherapie

Die Therapie mit Insulin erfolgt nach den gleichen Grundsätzen wie bei der diabetischen Ketoazidose. Dabei ist zu beachten, dass Patienten mit HHS in der Regel auch auf geringe Insulindosen gut ansprechen. Daher ist generell die Verwendung niedrig dosierter Insulinschemata zu empfehlen. Wie bei der diabetischen Ketoazidose sollte die Insulintherapie stets intravenös erfolgen. Vor der kontinuierlichen Insulingabe kann ein intravenöser Insulinbolus von 0,15 IE/kg appliziert werden. Im Anschluss erfolgt die kontinuierliche Insulingabe in einer initialen Dosierung von 0,05–0,1 IE/kg/h. Ziel der Therapie ist eine Senkung der Blutglucosekonzentration von 50–70 mg/dl/h. Liegt der Abfall der Blutglucosekonzentration unter 50 mg/dl in der 1. Stunde, wird die Insulindosis stündlich solange verdoppelt, bis eine Senkung der Blutglucosekonzentration von 50–70 mg/dl/h erreicht wird. Liegt der Abfall der Blutglucosekonzentration über 100 mg/dl/h oder wird eine Blutglucosekonzentration von 250 mg/dl erreicht, sollte die Insulininfusionsrate um 50% reduziert werden.

Im Gegensatz zur diabetischen Ketoazidose benötigen die meisten Patienten nach überstandenem HHS keine dauerhafte Insulintherapie im Sinne einer Insulinabhängigkeit.

Elektrolytsubstitution

Jedes HHS führt zu einem ausgeprägten Verlust des Körpers an Elektrolyten, insbesondere Kalium. Initiale

Hyperkaliämien sind beim HHS selten, und unter adäquater Therapie kommt es zudem zu einem deutlichen Abfall der Serumkaliumkonzentration. Die Empfehlungen und das Vorgehen bei der Elektrolytsubstitution beim HHS entsprechen denjenigen bei der diabetischen Ketoazidose (s. o.). Eine Indikation für die Verwendung von Natriumbicarbonat bei der Therapie des HHS besteht nicht.

Weitere Maßnahmen

Aufgrund des Volumenverlusts mit Hämokonzentration, der Hyperglykämie und Hyperosmolalität, der Immobilisation sowie des meist höheren Alters sind Patienten mit HHS besonders gefährdet, thromboembolische Komplikationen zu entwickeln, welche eine Hauptursache der Spätletalität sind. Bestehen keine absoluten Kontraindikationen, sollte immer eine prophylaktische Low-dose-Behandlung mit Heparin durchgeführt werden.

Bei klinischem Verdacht auf ein thrombotisches Ereignis sollte eine therapeutische Antikoagulation mit Heparin (unfraktioniert oder vorzugsweise – wenn keine Niereninsuffizienz vorliegt – niedermolekular) durchgeführt werden.

Besteht der Verdacht oder der Nachweis einer akuten Infektion, sollte frühzeitig nach Abnahme von entsprechenden Kulturen eine empirische antibiotische Therapie eingeleitet werden.

Komplikationen

Komplikationen des HHS sowie dessen Behandlung stellen die Hauptursache der höheren Spätletalität der Erkrankung dar. Zu den Komplikationen zählen das Hirnödem, Thromboembolien und disseminierte intravasale Gerinnung sowie die Rhabdomyolyse.

Hirnödem. Trotz des starken Abfalls der Serumosmolalität während der Therapie des HHS ist das Auftreten eines Hirnödems deutlich seltener als bei der diabetischen Ketoazidose und klinisch eine Rarität. Bisher gibt es keinen Anhalt dafür, dass eine besonders langsame Senkung der Serumosmolalität prognostische Vorteile bringen könnte. Eine zu zurückhaltende Therapie des HHS birgt jedoch das Risiko einer erhöhten Mortalität. Ziel der initialen Therapie sind daher das Erreichen einer Serumosmolalität von unter 320 mOsm/kg und einer Blutglucosekonzentration von 250–300 mg/dl.

Thromboembolien und disseminierte intravasale Gerinnung. HHS-Patienten sind aufgrund der Volumendepletion mit Hämokonzentration, der Hyperglykämie und Hyperosmolalität, der Immobilisation sowie des meist höheren Alters besonders gefährdet, eine thromboembolische Komplikation zu entwickeln. Zu den häufigen thromboembolischen Komplikation zählen die tiefe Beinvenenthrombose und die akute Lungenembolie, aber auch zerebrale Ischämien, Mesenterialinfarkte und Myokardinfarkte können auftreten. Zudem besteht ein erhöhtes Risiko einer disseminierten intravasalen Gerinnung. Thromboembolien sind eine Hauptursache der Spätletalität beim HHS.

Rhabdomyolyse. Obwohl leichte Erhöhungen der CK beim HHS häufig nachweisbar sind, ist die akute nichttraumatische Rhabdomyolyse eine seltene Komplikation. Pathogenetisch kommt es zu einem Übertritt von Muskelzellinhalt in das Plasma. Als Risikofaktoren für die Entstehung einer Rhabdomyolyse bei dekompensiertem Diabetes mellitus wurden die initiale Hyperosmolalität und eingeschränkte Nierenfunktion mit erhöhten Kreatininwerten beschrieben (Wang 1994).

Laborchemisch liegen die Kreatin-Kinase-Konzentrationen im Serum über 1000 U/l. Andere Ursachen für CK-Erhöhungen wie akuter Myokardinfarkt oder zerebraler Insult müssen ausgeschlossen werden. Die Behandlung einer Rhabdomyolyse erfolgt nach den üblichen Grundsätzen mit hohem Flüssigkeitsumsatz und Harnalkalisierung (Ziel-pH-Wert: 7).

Prävention

Aufgrund der hohen Letalität des HHS ist die Prävention von besonderer Wichtigkeit. Dabei gilt in Grundzügen das zur diabetischen Ketoazidose Gesagte.

Literatur

1. ADA. Economic consequences of diabetes mellitus in the U.S. in 1997. American Diabetes Association. Diabetes Care 21: 296–309, 1998.
2. Adrogue, H. J., H. Wilson, A. E. Boyd, 3rd, W. N. Suki, G. Eknoyan. Plasma acid-base patterns in diabetic ketoacidosis. N Engl J Med 307: 1603–10, 1982.
3. Balasubramanyam, A., J. W. Zern, D. J. Hyman, V. Pavlik. New profiles of diabetic ketoacidosis: type 1 vs type 2 diabetes and the effect of ethnicity. Arch Intern Med 159: 2317–22, 1999.
4. Bell, P. M., D. R. Hadden. Ketoacidosis without hyperglycemia during self-monitoring of diabetes. Diabetes Care 6: 622–3, 1983.
5. Burge, M. R., K. J. Hardy, D. S. Schade. Short-term fasting is a mechanism for the development of euglycemic ketoacidosis during periods of insulin deficiency. J Clin Endocrinol Metab 76: 1192–8, 1993.
6. Chapman, J., A. D. Wright, M. Nattrass, M. G. FitzGerald. Recurrent diabetic ketoacidosis. Diabet Med 5: 659–61, 1988.
7. Chupin, M., B. Charbonnel, F. Chupin. C-peptide blood levels in keto-acidosis and in hyperosmolar non-ketotic diabetic coma. Acta Diabetol Lat 18: 123–8, 1981.
8. DeFronzo, R.A., Matsuda, M., Barret, E. Diabetic ketoacidosis: a combined metabolic-nephrologic approach to therapy. Diabetes Rev 2:209–238, 1994.
9. Ellemann, K., J. N. Soerensen, L. Pedersen, B. Edsberg, O. O. Andersen. Epidemiology and treatment of diabetic ketoacidosis in a community population. Diabetes Care 7: 528–32, 1984.
10. Ennis, E.D., Stahl, E.B., Kreisberg, R.A. The hyperosmolar hyperglycemic syndrome. Diabetes Rev 2:115–126, 1994.
11. Fishbein, H. P., PJ. Acute metabolic complications in diabetes. In: Diabetes in America National Diabetes Data Group, National Institutes of Health, 1995, p. 283–291 (NIH publ. no.:95–1468).
12. Fisher, J. N., A. E. Kitabchi. A randomized study of phosphate therapy in the treatment of diabetic ketoacidosis. J Clin Endocrinol Metab 57: 177–80, 1983.

13 Fort, P., S. M. Waters, F. Lifshitz. Low-dose insulin infusion in the treatment of diabetic ketoacidosis: bolus versus no bolus. J Pediatr 96: 36–40, 1980.
14 Gerard, S. K., H. Khayam-Bashi. Characterization of creatinine error in ketotic patients. A prospective comparison of alkaline picrate methods with an enzymatic method. Am J Clin Pathol 84: 659–64, 1985.
15 Gouin, P. E., V. V. Gossain, D. R. Rovner. Diabetic ketoacidosis: outcome in a community hospital. South Med J 78: 941–3, 1985.
16 Green, S. M., S. G. Rothrock, J. D. Ho, R. D. Gallant, R. Borger, T. L. Thomas, G. J. Zimmerman. Failure of adjunctive bicarbonate to improve outcome in severe pediatric diabetic ketoacidosis. Ann Emerg Med 31: 41–8, 1998.
17 Hagay, Z. J. Diabetic ketoacidosis in pregnancy: etiology, pathophysiology, management. Clin Obstet Gynecol 37: 39–49, 1994.
18 Kannan, C. R. Bicarbonate therapy in the management of severe diabetic ketoacidosis. Crit Care Med 27: 2833–4, 1999.
19 Kitabchi, A. E., G. E. Umpierrez, M. B. Murphy, E. J. Barrett, R. A. Kreisberg, J. I. Malone, B. M. Wall. Management of hyperglycemic crises in patients with diabetes. Diabetes Care 24: 131–53, 2001.
20 Lindsey, C. A., G. R. Faloona, R. H. Unger. Plasma glucagon in nonketotic hyperosmolar coma. Jama 229: 1771–3, 1974.
21 Marinac, J. S., L. Mesa. Using a severity of illness scoring system to assess intensive care unit admissions for diabetic ketoacidosis. Crit Care Med 28: 2238–41, 2000.
22 Munro, J. F., I. W. Campbell, A. C. McCuish, L. J. Duncan. Euglycaemic diabetic ketoacidosis. Br Med J 2: 578–80, 1973.
23 Panzram, G. Epidemiology of diabetic coma. Schweiz Med Wochenschr 103: 203–8, 1973.
24 Polonsky, W. H., B. J. Anderson, P. A. Lohrer, J. E. Aponte, A. M. Jacobson, C. F. Cole. Insulin omission in women with IDDM. Diabetes Care 17: 1178–85, 1994.
25 Ramin, K. D. Diabetic ketoacidosis in pregnancy. Obstet Gynecol Clin North Am 26: 481–8, viii, 1999.
26 Rosen, G. H., J. I. Boullata, E. A. O'Rangers, N. B. Enow, B. Shin. Intravenous phosphate repletion regimen for critically ill patients with moderate hypophosphatemia. Crit Care Med 23: 1204–10, 1995.
27 Rydall, A. C., G. M. Rodin, M. P. Olmsted, R. G. Devenyi, D. Daneman. Disordered eating behavior and microvascular complications in young women with insulin-dependent diabetes mellitus. N Engl J Med 336: 1849–54, 1997.
28 Sacks, H. S., M. Shahshahani, A. E. Kitabchi, J. N. Fisher, R. T. Young. Similar responsiveness of diabetic ketoacidosis to low-dose insulin by intramuscular injection and albumin-free infusion. Ann Intern Med 90: 36–42, 1979.
29 Umpierrez, G. E., Khajavi, M., Kitabchi, A.E. Diabetic ketoacidosis and hyperglycemic hyperosmolar nonketotic syndrome. Am J Med Sci 311:225–233, 1996.
30 Umpierrez, G. E., J. P. Kelly, J. E. Navarrete, M. M. Casals, A. E. Kitabchi. Hyperglycemic crises in urban blacks. Arch Intern Med 157: 669–75, 1997.
31 Usadel, W. Symptome der Perforationsperitonitis beim Diabetiker. Zentralblatt für Chirurgie 22: 1364–1365, 1927.
32 Viallon, A., F. Zeni, P. Lafond, C. Venet, B. Tardy, Y. Page, J. C. Bertrand. Does bicarbonate therapy improve the management of severe diabetic ketoacidosis? Crit Care Med 27: 2690–3, 1999.
33 Wagner, A., A. Risse, H. L. Brill, V. Wienhausen-Wilke, M. Rottmann, K. Sondern, B. Angelkort. Therapy of severe diabetic ketoacidosis. Zero-mortality under very-low- dose insulin application. Diabetes Care 22: 674–7, 1999.
34 Wang LM, Tsai ST, Ho LT, Hu SC, Lee CH. Rhabdomyolysis in diabetic emergencies. Diabetes Res Clin Pract 26(3): 209–14, 1994
35 Wiggam, M. I., M. J. O'Kane, R. Harper, A. B. Atkinson, D. R. Hadden, E. R. Trimble, P. M. Bell. Treatment of diabetic ketoacidosis using normalization of blood 3- hydroxybutyrate concentration as the endpoint of emergency management. A randomized controlled study. Diabetes Care 20: 1347–52, 1997.
36 Wilson, H. K., S. P. Keuer, A. S. Lea, A. E. Boyd, 3rd, G. Eknoyan. Phosphate therapy in diabetic ketoacidosis. Arch Intern Med 142: 517–20, 1982.

20.2 Metforminassoziierte Laktazidose

J. Bojunga, K. Badenhoop und K.-H. Usadel

Das Wichtigste in Kürze

➤ Die Laktazidose ist die gefürchtetste, insgesamt jedoch sehr seltene unerwünschte Wirkung einer oralen antidiabetischen Therapie mit Metformin. Obwohl die meisten in der Literatur berichteten Fälle einer Laktazidose unter Metformin wahrscheinlich koinzidenziell und nicht kausal mit dieser Therapie auftraten, verlangt die Verschreibung und Anwendung von Biguaniden besondere Vorsicht.
➤ Wird die Diagnose einer metforminassoziierten Laktazidose gestellt, bedarf der Patient aufgrund der hohen Letalität umgehender intensivmedizinischer Betreuung. Hauptsäule der Therapie ist die Elimination von Metformin aus dem Organismus mittels forcierter Diurese oder Hämodialyse.
➤ Da die meisten letalen Verläufe der Laktazidosen auf die Nichtberücksichtigung mindestens einer Kontraindikation von Metformin zurückzuführen waren, steht aufgrund der insgesamt sehr positiven Nutzen-Risiko-Relation von Metformin in der Therapie des Typ-2-Diabetes die Prävention dieser Komplikation durch strikte Anwendung der bekannten Kontraindikationen im Vordergrund, deren wichtigste eine Einschränkung der Nierenfunktion ist.

Einleitung

Die Verwendung oraler Antidiabetika ist eine wichtige Säule in der Behandlung des Diabetes mellitus Typ 2. Seit Mitte der 50er Jahre des letzten Jahrhunderts finden Substanzen aus der Stoffgruppe der Biguanide, insbesondere die beiden wichtigsten Vertreter Phenformin und Metformin, klinische Verwendung in der Therapie des Diabetes mellitus.

Nachdem vor allem unter Phenformin gehäuft über Laktazidosen mit hoher Letalität berichtet worden war, wurde dieser Substanz sowie Buformin in den meisten Ländern Ende der 70er Jahre die Zulassung entzogen (40). Das einzige in Deutschland zur Zeit erhältliche Biguanid ist das Metformin, bei dessen Verwendung ebenfalls – allerdings sehr selten – über Laktazidosen berichtet wurde (3, 11). Diese Laktazidosen sind mit hoher Letalität verbunden und bedürfen umgehender intensivmedizinischer Behandlung.

Definition

Eine einheitliche biochemische Definition der Laktazidose existiert bisher nicht, da metabolische Azidosen in Abhängigkeit der Pufferkapazität des Plasmas mit unterschiedlich starker Erhöhung des Lactats einhergehen können (12, 35). Eine weithin verwendete und anerkannte klinische Definition der Laktazidose beschreibt diese als
➤ metabolische Azidose
➤ mit einem pH-Wert ≤ 7,35
➤ einhergehend mit einer Blutlactatkonzentration über 5 mmol/l (26).

Nach pathogenetischen Gesichtspunkten wird die Laktazidose Typ A („anaerob") von der Laktazidose Typ B („aerob") unterschieden. Typ A ist assoziiert mit Störungen der Gewebeperfusion und -oxygenierung, wie sie beim septischen, hypovolämischen und kardiogenen Schock sowie bei präfinalen Zuständen zu finden sind. Typ B ist assoziiert mit einem verminderten Lactatabbau bzw. einer vermehrten Lactatproduktion ohne primäre Störungen der Gewebeperfusion und -oxygenierung. Ursachen hierfür sind Erkrankungen, die mit Leber- oder Niereninsuffizienz einhergehen, Neoplasien, Toxine, Medikamente (insbesondere Biguanide, Streptozotocin, antiretroviral wirksame Substanzen und Salizylate) sowie angeborene Stoffwechselstörungen. Obwohl diese Einteilung der Laktazidosen nach pathogenetischen Gesichtspunkten sinnvoll und berechtigt erscheint, muss beachtet werden, dass eine ausgeprägte Laktazidose Typ B im Verlauf ebenfalls zu einer Störung der Gewebeoxygenierung führen kann, sodass eine Unterscheidung der beiden Formen der Laktazidose klinisch nicht mehr möglich sein kann. Eine detaillierte Anamnese kann daher in diesen Fällen einzig wegweisend sein.

Eine einheitliche Definition der metforminassoziierten Laktazidose (MALA) existiert bisher nicht. Eine MALA ist jedoch anzunehmen, wenn die oben genannten Kriterien einer Laktazidose erfüllt sind, zumindest anamnestische Angaben zur Einnahme von Metformin vorliegen (besser: Messung von Metformin-Plasmakonzentration) und andere Gründe für eine Laktazidose sicher ausgeschlossen sind. Es ist davon auszugehen, dass zahlreiche in der Literatur beschriebenen MALA lediglich eine Koinzidenz von Metformineinnahme und Laktazidose aus anderer Ursache darstellen (8, 22). In anderen Fällen ist nicht auszuschließen, dass der Zusammenhang zwischen einer Laktazidose und einer Metformineinnahme klinisch nicht erkannt wurde.

Epidemiologie

Die Inzidenz der MALA wird auf 0,03 Fälle pro 1000 Patientenjahre geschätzt, verbunden mit einer Letalität von 0,015 pro 1000 Patientenjahre (5, 19, 27).

Diese Schätzungen stützen sich auf publizierte Daten aus unterschiedlichen Ländern: In Kanada wurde im Zeitraum von 1972–83 mit insgesamt 56.000 Patientenjahren über keinen einzigen Fall einer MALA berichtet (25). In einer neueren kanadischen Studie, die die Daten von 11.797 Patienten mit 22.296 Patientenjahren umfasste, wurde die Inzidenz der MALA mit 9/100.000 angegeben (36). In Schweden wurden im Zeitraum von 1977–91 insgesamt 16 Fälle einer MALA bekannt, die Inzidenz betrug damit 0,15 Fälle/1000 Patientenjahre zwischen 1977–81 und 0,024 Fälle/1000 Patientenjahre zwischen 1987–91 (39). Aus der Schweiz wurden über einen Zeitraum von 5 Jahren und 29.800 Patientenjahren 2 MALA bekannt, die beide nicht letal endeten, aus Frankreich wurden im Zeitraum von 1984–92 und insgesamt 2.476.061 Patientenjahren 73 Fälle einer MALA gemeldet, von denen 33 tödlich verliefen. Nach Wiedereinführung von Metformin in den USA im Mai 1995 wurde von der Food and Drug Administration (FDA) über insgesamt 47 Fälle von Laktazidosen berichtet (30). Die Inzidenz von MALA wird in dieser Untersuchung mit 5/100.000 beziffert.

Die besondere Bedeutung einer adäquaten Befunderhebung und Dokumentation zeigt eine Studie, in der 26 zwischen Mai 1995 und Januar 2000 publizierte Laktazidosen im Zusammenhang mit einer Metformintherapie analysiert wurden. In lediglich 4 Fällen wurde die Plasmakonzentration von Metformin bestimmt, davon befand sich ein Wert im Normbereich. 4 Fälle erfüllten nicht die biochemischen Kriterien einer Laktazidose, in 8 Fällen bestand eine zusätzliche prädisponierende Erkrankung, in 12 Fällen bestand keine zusätzliche prädisponierende Erkrankung, in 2 Fällen waren die Begleiterkrankungen unklar. Keiner der insgesamt 10 Todesfälle konnte in dieser Untersuchung auf eine alleinige Therapie mit Metformin – d. h. ohne weitere prädisponierende Begleiterkrankungen – zurückgeführt werden (22).

Insgesamt scheint damit die MALA eine zwar ernste, jedoch sehr seltene unerwünschte Wirkung einer Metformintherapie zu sein. Aufgrund der bisher vorliegenden Daten muss davon ausgegangen werden, dass die meisten unter Metformin beobachteten Laktazidosen, insbesondere diejenigen mit letalem Ausgang, auf die Nichtberücksichtigung mindestens einer Kontraindikation zurückzuführen sind. In einigen publizierten Fällen war die Therapie mit Metformin zudem wahrscheinlich koinzidenziell und nicht kausal mit der Entstehung einer Laktazidose verbunden (8).

Ätiologie und Pathogenese

Lactatmetabolismus

Lactat entsteht als Endprodukt der anaeroben Glykolyse durch Reduktion von Pyruvat. Diese Reaktion wird durch das Enzym Lactatdehydrogenase (LDH) katalysiert, hierbei wird NADH + H$^+$ zu NAD$^+$ oxidiert. Der Lactat-Pyruvat-Quotient liegt normalerweise bei 10 (Bereich 5–18). Das Reaktionsgleichgewicht ist damit zugunsten des Lactats verschoben. Der Energiegewinn durch Verstoffwechselung von Glucose beträgt bei der aeroben Glykolyse 673 kcal/mol, bei der anaeroben Glykolyse werden hingegen nur 47 kcal – etwa 7 % – pro Mol Glucose freigesetzt. Die Menge der Lactatproduktion des Gesunden beträgt 1 mmol/kg/h, dies entspricht bei einem 80 kg schweren Erwachsenen 1920 mmol/d. Skelettmuskulatur, Gehirn, Erythrozyten und Darmschleimhaut sind physiologischerweise die Hauptquellen der Lactatproduktion. Die Metabolisierung und Elimination von Lactat erfolgt zum überwiegenden Teil in der Leber, die Lactat im Cori-Zyklus zu Glucose resynthetisieren kann. 10–20 % des Lactats werden durch die Nieren durch Oxidation, Glukoneogenese und Exkretion eliminiert.

Entstehung von Laktazidosen

Beim Gesunden liegen die Nüchtern-Lactatwerte unter 2 mmol/l und bis zu 5 mmol/l bei körperlicher Belastung (35). Eine leichte Blutlactaterhöhung muss jedoch nicht mit einer Azidose einhergehen, eine Hyperlaktatämie ist deshalb nicht gleichzusetzen mit einer Laktazidose. Pathologische Hyperlaktatämien mit Azidose können auftreten bei vermehrter Lactatproduktion, verminderter Lactatelimination sowie der Kombination beider Mechanismen.

Laktazidose mit vermehrter Lactatproduktion. Hauptursache einer Laktazidose mit vermehrter Lactatproduktion ist eine unzureichende Zelloxygenierung im septischen, hypovolämischen und kardiogenen Schock. Der Mangel an Sauerstoff führt zu verminderter Oxidation von Pyruvat und damit verminderter aerober Glykolyse im Zitronensäurezyklus; Pyruvat wird stattdessen zu Lactat reduziert. Zudem kann eine Endotoxämie zu einer erhöhten Blutlactatkonzentration führen, ohne dass eine Hypoxämie vorliegt. Ursache hierfür ist eine endotoxinvermittelte Hemmung des Schlüsselenzyms der Pyruvatoxidation in den Mitochondrien, der Pyruvatdehydrogenase (14). Hierdurch ist eine Energiegewinnung durch aerobe Glykolyse mit Pyruvatoxidation im Zitronensäurezyklus ebenfalls nicht möglich. Zur Energiegewinnung wird Glucose anaerob zu Lactat umgewandelt, wobei durch die insgesamt geringere Energieausbeute überproportional viel Lactat gebildet wird. Ein vergleichbarer Mechanismus liegt der Laktazidose bei Mangel an Thiamin, einem Kofaktor der Pyruvatdehydrogenase, zugrunde (9).

Laktazidose mit verminderter Lactatelimination. Hauptursache einer Laktazidose mit verminderter Lactatelimination ist die ausgeprägte Leberinsuffizienz. Als Folge der verminderten metabolischen Kapazität der Leber wird Lactat aus dem peripheren Blut in geringerem Maße von der Leber aufgenommen und im Cori-Zyklus vermindert zu Glucose resynthetisiert.

Laktazidose durch kombinierte Störungen. Bei allen Formen des Schocks mit verminderter Leberperfusion und -oxygenierung kommt es nicht nur zu einem verminderten Abbau von Lactat durch die Leber, sondern die Leber selbst wird zum Produzenten erheblicher Mengen Lactat. Damit liegt eine kombinierte Störung mit verminderter Lactatelimination und erhöhter Lactatproduktion vor.

Metforminmetabolismus

Metformin (Dimethylbiguanid; Abb. 20.**2**) wird zum überwiegenden Teil im Dünndarm resorbiert, die Bioverfügbarkeit nach oraler Einnahme beträgt 50–60%, die maximale Plasmakonzentration 1–2 µg/ml 1–2 Stunden nach oraler Einnahme von 500–1000 mg. Eine Bindung an Plasmaproteine findet praktisch nicht statt. Metformin wird im Gegensatz zum in Deutschland nicht zugelassenen Phenformin nicht metabolisiert. Die geschätzte Plasmahalbwertszeit beträgt 1,5–4,9 Stunden, etwa 90% werden unverändert innerhalb von 12 Stunden durch glomeruläre Filtration und tubuläre Sekretion renal eliminiert. Die Gewebeverteilung entspricht in den meisten Geweben der Konzentration im Plasma, höhere Konzentrationen finden sich in Leber und Niere, die höchsten Konzentrationen weisen Speicheldrüsen und Darmwand auf (5). Zahlreiche Substanzen führen zu erhöhten Metformin-Plasmakonzentrationen: Amilorid, Cimetidin, Digoxin, Morphin, Nifedipin, Procainamid, Chinin, Chinidin, Ranitidin, Triamteren, Thrimethoprim, Vancomycin.

Entstehung der metforminassoziierten Laktazidose

Die Mechanismen der Entstehung einer Laktazidose unter Metformintherapie sind bisher nicht im Detail bekannt. Die meisten Daten zur Entstehung einer Laktazidose unter Biguaniden liegen für Phenformin vor und wurden – trotz einiger wichtiger pharmakologischer Unterschiede der Substanzen und eines 10–20fach höheren Risikos einer Laktazidose unter Phenformin (5, 21) – auf die MALA übertragen.

Mechanismen der MALA-Entstehung. Sowohl für gesunde Probanden als auch für Diabetiker wurde nachgewiesen, dass eine Behandlung mit Phenformin auch ohne weitere prädisponierende Faktoren zu einer deutlich erhöhten Lactatproduktion führen kann (15). Auch für Metformin wurden Laktazidosen bei Patienten ohne weitere bekannte prädisponierende Faktoren beschrieben (11, 33). Als Mechanismen der erhöhten Lactatproduktion wurden eine Hemmung der hepatischen Glukoneogenese mit verminderter Lactatelimination, Störungen der mitochondrialen aeroben Glykolyse sowie eine Steigerung der anaeroben Glykolyse beschrieben (5). Zumindest Phenformin soll zudem die renale Eliminierung organischer Säuren vermindern (3).

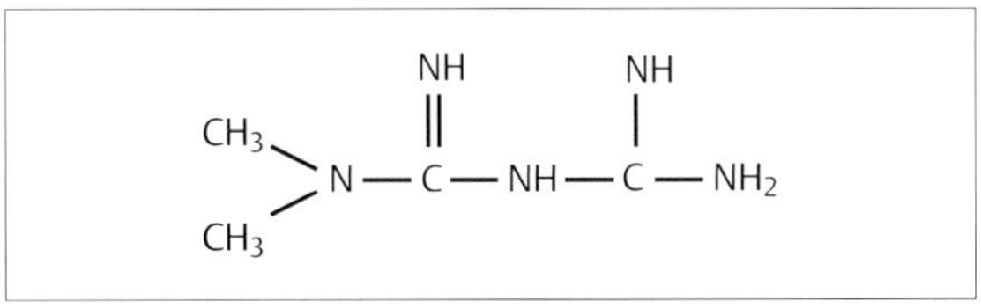

Akkumulation. Im Unterschied zu Metformin wird Phenformin vor der renalen Eliminierung hepatisch metabolisiert. Nach Marktrücknahme von Phenformin wurde nachgewiesen, dass etwa 10% der Bevölkerung einen Hydroxylierungsdefekt für Phenformin aufweisen (32). Aufgrund der verminderten Metabolisierung von Phenformin haben diese Personen ein höheres Risiko der Akkumulation von Phenformin. Die Akkumulation wird durch die im Vergleich zu Metformin längere Halbwertszeit von Phenformin (1,5–4,9 vs. 12 Stunden) bei Patienten mit normaler renaler und hepatischer Funktion begünstigt. Eine Akkumulation von Metformin tritt ausschließlich bei einer Verminderung der renalen Funktion auf, ohne dass dies jedoch Aussagen über die Wahrscheinlichkeit und den Verlauf einer Laktazidose zulassen würde (13, 22). Die verminderte Nierenfunktion – akut oder chronisch – ist die wichtigste Einschränkung für die Verwendung von Metformin.

Weitere begünstigende Faktoren. Entgegen einer häufig geäußerten Meinung ist das Alter der Patienten als alleiniger Risikofaktor für die Entstehung einer MALA bisher nicht nachgewiesen worden (20). Alle Erkrankungen hingegen, die per se mit einer erhöhten Wahrscheinlichkeit einer Laktazidose einhergehen, sind auch prädisponierende Faktoren für die Entstehung einer MALA. Hierzu zählen schwere Infektionen, Sepsis, Myokardinfarkt, kardiogener Schock, schwere Herzinsuffizienz, chronischer Alkoholabusus, akutes/chronisches Leberversagen, akute/chronische respiratorische Insuffizienz sowie fieberhafte Erkrankungen, Katabolie und Kalorienreduktion (< 1000 kcal/d; 11). MALAs mit weiteren prädisponierenden Faktoren wiesen in einer Analyse der publizierten Fälle die höchste Mortalität auf (22).

Klinik

Symptomatik

Das klinische Bild der schweren MALA ist unspezifisch wie bei anderen Formen der schweren metabolischen Azidose. Klinische Symptome im Prodromalstadium sind Appetitlosigkeit, Übelkeit, Erbrechen, Oberbauchschmerzen, Muskelschmerzen und -schwäche. Daneben bestehen zunehmende Verwirrtheit, Desorientierung und auffallende Unruhe. Hypothermie und zunehmende Adynamie leiten dann zum Vollbild über. In diesem Stadium ist der Patient häufig somnolent bis stuporös, jedoch selten komatös. Die Muskeleigenreflexe sind vermindert und können fehlen. Auch bei noch ansprechbaren Patienten wurde über lichtstarre und entrundete Pupillen berichtet. Aufgrund des Versuchs der respiratorischen Kompensation der metabolischen

Abb. 20.**2** Strukturformel von Metformin.

Azidose besteht eine Kußmaul-Atmung, jedoch mit meist fehlendem Acetongeruch. Hämodynamisch besteht primär meist eine Normotonie, aufgrund der mit der metabolischen Azidose einhergehenden peripheren Vasodilatation und verminderten myokardialen Kontraktilität besteht sekundär in der Regel eine Tachykardie und arterielle Hypotonie. Als Folge der hämodynamischen Veränderungen kommt es häufig zur Oligurie. Ausgeprägte Zeichen der Exsikkose, wie sie bei der diabetischen Ketoazidose häufig zu finden sind, fehlen in der Regel.

Laborparameter

Lactat- und Metforminbestimmung. Grundlage der laborchemischen Diagnose der Laktazidose ist die Bestimmung der Blutlactatkonzentration, die heute zur Standard-Laboruntersuchung in der Differenzialdiagnostik der metabolischen Azidose gehört. Die Lactatkonzentrationen liegen bei 6–35 mmol/l. Die Bestimmung von Metformin-Plasmakonzentrationen wäre erstrebenswert, insbesondere wenn anamnestische Angaben zur Einnahme von Metformin aufgrund der Bewusstseinslage des Patienten nicht verwertbar sind. Wenn eine Messung der Metformin-Plasmakonzentration nicht möglich ist, sollte zumindest Serum für eine eventuell spätere Spiegelmessung asserviert werden. Da Laktazidosen unter Metformintherapie ohne weitere prädisponierende Faktoren und Erkrankungen sehr selten sind, sollten immer auch gleichzeitig vorliegende andere Ursachen einer Laktazidose differenzialdiagnostisch in Betracht gezogen werden, in jedem Falle die Endotoxämie und Sepsis, Leberinsuffizienz, Intoxikation etc. Zudem sollte nach schweren Begleiterkrankungen als Auslöser der Laktazidose gefahndet werden.

Auch muss dabei an die diabetische Ketoazidose gedacht werden. Erhöhte Lactatkonzentrationen finden sich auch bei den meisten Patienten mit diabetischer Ketoazidose, die keine Biguanide eingenommen haben (38).

> Eine Ketoazidose kann bei Verwendung von auf Nitroprussidnatriumreagenzien basierenden Schnellteststreifen übersehen werden, da übliche Teststreifen (z. B. Acetest, Ketostix, Keturtest) nur mit Acetat und Aceton reagieren, nicht jedoch mit β-Hydroxybutyrat, das bei gleichzeitiger Laktazidose verstärkt auftreten kann (1).

Säure-Basen-Haushalt. Die Blutgasanalyse zeigt bei der Laktazidose eine metabolische Azidose mit einem pH-Wert von ≤ 7,35, einem negativen Basendefizit und erniedrigtem Bicarbonat. Bei 50% der Patienten mit MALA soll der pH-Wert bei Aufnahme unter 7,0 liegen. Durch den Versuch der respiratorischen Kompensation ist der pCO_2 meist stark erniedrigt. Eine vergrößerte Anionenlücke (Anionenlücke = $Na^+ - Cl^- - HCO_3^-$) kann als Hinweis auf den Überschuss organischer Säuren als Ursache der metabolischen Azidose dienen. Eine vergrößerte Anionenlücke sollte jedoch nicht als beweisend für eine Akkumulation organischer Säuren angesehen werden, solange sie nicht mehr als 30 mmol/l (Norm: 12 ± 4 mmol/l) beträgt (17). Andererseits schließt auch eine normale Anionenlücke eine Laktazidose keineswegs aus (7). Die Anionenlücke sollte deshalb nicht als Screening-Test für eine mögliche Laktazidose verwendet werden.

Andere, unspezifische oder sekundäre laborchemische Veränderungen wie Blutzuckererniedrigung oder -erhöhung, Erhöhung des Serumphosphats, erhöhte Harnstoff- und Kreatininkonzentrationen oder Änderungen des Serumnatriums tragen nicht wesentlich zur Diagnose der Laktazidose bei.

Therapie

Ist die Diagnose einer MALA gestellt, bedarf der Patient aufgrund der damit verbundenen hohen Letalität unmittelbarer intensivmedizinischer Behandlung.

> Der Schwerpunkt der Therapie besteht in erster Linie aus der möglichst raschen Eliminierung des Metformins aus dem Organismus. Unterstützend kommen symptomatische und additive Maßnahmen zum Einsatz.

Kausale Therapie

Als einzige kausale Maßnahme steht die möglichst rasche Elimination von Metformin therapeutisch im Vordergrund. Hierbei stehen grundsätzlich in Abhängigkeit von Schwere der Azidose, hämodynamischer und respiratorischer Stabilität sowie renaler Funktion des Patienten forcierte Diurese und Hämodialyseverfahren zur Verfügung.

Forcierte Diurese. Da Metformin renal unverändert eliminiert wird, muss bei nachgewiesener MALA umgehend eine forcierte Diurese mit großem Flüssigkeitsumsatz und Gabe von Schleifendiuretika unter entsprechendem intensivmedizinischen Monitoring des Flüssigkeitshaushalts (ZVK mit ZVD Messung, Blasenkatheter) eingeleitet werden.

Hämodialyse. Metformin ist durch Hämodialyse aus dem Plasma entfernbar (24). Gute Erfahrungen wurden mit kontinuierlichen, veno-venösen Hämodialyseverfahren unter Verwendung Bicarbonat-gepufferter Lösungen berichtet (1, 28, 34). Da Metformin auch nach Eliminierung aus dem Plasma zunächst kontinuierlich aus dem Gewebe, insbesondere der Leber, nachdiffundiert, zeigt sich in vivo ein erheblich langsamerer Abfall der Biguanidplasmakonzentrationen als in vitro (Abb. 20.**3**). Durch Hämodialysebehandlung von Patienten mit biguanidassoziierten Laktazidosen ließ sich die Biguanid-Serumhalbwertszeit von 29 Stunden bei nichtdialysierten Patienten auf 6 Stunden senken (1).

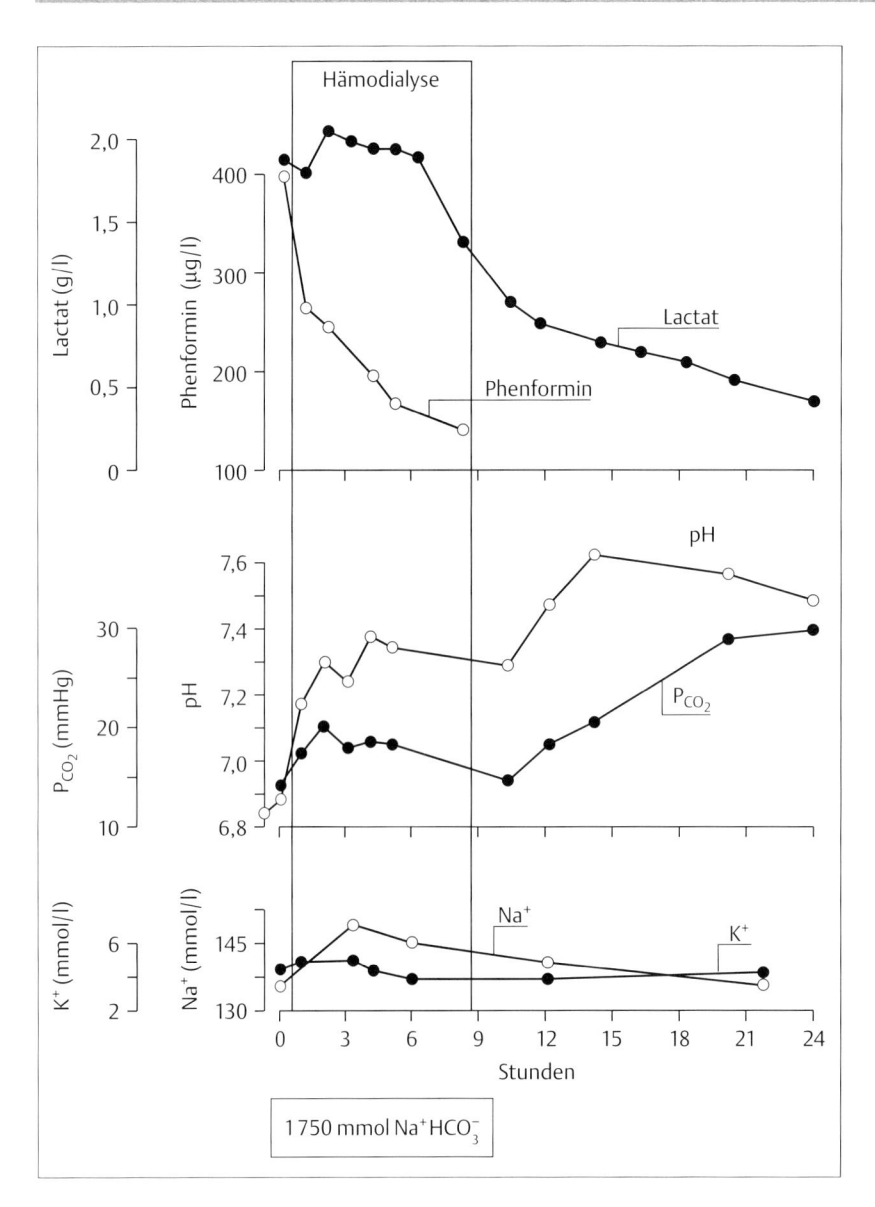

Abb. 20.3 Phenformininduzierte Laktazidose, Verhalten wichtiger Stoffwechselparameter sowie Serumphenforminspiegel vor, unter und nach Hämodialysetherapie. (1)

Die Indikation zur Hämodialyse sollte – trotz des Fehlens kontrollierter klinischer Studien zu dieser Therapieform – frühzeitig gestellt werden, wenn
▶ sich die metabolische Azidose mit konservativen Maßnahmen nicht adäquat therapieren lässt (keine Korrektur der Azidose, hämodynamische Instabilität),
▶ primär eine schwer dekompensierte metabolische Azidose mit pH-Werten unter 7,0 besteht,
▶ Lactatwerte über 10 mmol/l vorliegen oder
▶ aufgrund der renalen Situation eine Metforminelimination durch forcierte Diurese nicht adäquat möglich ist.

Symptomatische Therapie

Kreislaufstabilisierung. Im Vordergrund der symptomatischen Therapie steht die Aufrechterhaltung einer adäquaten Hämodynamik (mittlerer arterieller Druck > 60 mm Hg) und Bekämpfung einer Schocksymptomatik nach üblichen Grundsätzen mit zunächst großzügiger Volumensubstitution. Lässt sich durch entsprechende Volumensubstitution kein ausreichender Mitteldruck erreichen, ist eine Katecholamintherapie indiziert.

Natriumbicarbonat. Liegt eine schwere Azidose vor, ist die Nierenfunktion intakt und keine Hämodialyse geplant, kann zur Korrektur der Azidose eine symptomatische Behandlung mit Natriumbicarbonat erwogen werden. Dies geschieht insbesondere unter der Vorstellung der negativen kardiovaskulären Effekte einer schweren metabolischen Azidose sowie einer besseren Wirksamkeit einer Katecholamintherapie bei pH-Werten über 7,2. Dieses Konzept der Verbesserung der Hämodynamik durch eine Natriumbicarbonatgabe ist jedoch wissenschaftlich nicht erwiesen und wird zum Teil ablehnend bewertet (Forsythe 2000) (16).

Zudem ist die Therapie mit Natriumbicarbonat mit zum Teil nicht unerheblichen unerwünschten Wirkungen verbunden. Hierzu zählen Hypervolämie,

Hyperosmolalität und Hypernatriämie. Eine Natriumbicarbonatgabe führte bei einer experimentellen metabolischen Azidose bei gesunden Probanden zu einer höheren Sauerstoffbindung an Hämoglobin und damit zu einer Verschlechterung der Sauerstoffabgabe im Gewebe (6). Im Tierversuch kam es nach Natriumbicarbonat-Infusion in verschiedenen Modellen von Laktazidosen, insbesondere auch einer biguanidinduzierten (2), zu einem weiteren Anstieg der Lactatkonzentrationen, vermutlich als Folge der verschlechterten Gewebeoxygenierung.

> Ingesamt kann also unter intensivmedizinischen Bedingungen eine Natriumbicarbonattherapie als indiziert angesehen und durchgeführt werden. Die Substitution sollte jedoch langsam erfolgen und dabei ein Ziel-pH-Wert von nicht über 7,2 angestrebt werden.

Dazu kann zunächst eine Testdosis von Bicarbonat in Höhe der Hälfte des errechneten Bicarbonatdefizits gegeben werden. Tritt dadurch eine Verbesserung der hämodynamischen Situation ein, sollte die Bicarbonattherapie fortgeführt werden. Tritt keine Verbesserung oder eine Verschlechterung der Hämodynamik ein, ist eine weitere Bicarbonatzufuhr nicht gerechtfertigt. Bei schwerer MALA sollte aufgrund der zusätzlichen kausalen Therapie der Hämodialyse der Vorzug vor Natriumbicarbonatinfusionen gegeben werden.

Additive Maßnahmen. Zu den additiven Maßnahmen in der Therapie der MALA zählen neben den üblichen begleitenden intensivmedizinischen Maßnahmen die frühzeitige endotracheale Intubation und kontrollierte Beatmung, die möglichst vor Eintreten von Zeichen der respiratorischen Erschöpfung durchgeführt werden sollte. Eine Anämie sollte durch Substitution von Erythrozytenkonzentraten ausgeglichen werden, um ausreichende Mengen an Sauerstoffträgern zu gewährleisten (Ziel-Hb > 10 g/dl).

Prognose

Die Prognose der MALA ist ungünstig. Angaben zur Letalität schwanken zwischen 40 und 100%, allgemein wird eine Letalität von 50% angenommen. Liegt ein Schockgeschehen vor, liegt die Letalität mit 80% jedoch höher.

Prävention

Beachten der Kontraindikationen. Nach über 40 Jahren Erfahrung in der klinischen Anwendung von Metformin zur Behandlung des Diabetes mellitus Typ 2 ist die Nutzen-Risiko-Abwägung sehr positiv zu bewerten (19). Die meisten tödlich verlaufenen Komplikationen sind bei Patienten aufgetreten, bei denen mindestens eine Kontraindikation für eine Metformintherapie vorlag, insbesondere eine eingeschränkte Nierenfunktion.

Tab. 20.7 Kontraindikationen für Metformin

- eingeschränkte Nierenfunktion (Serum-Kreatinin > 1,3 mg/dl)
- akut oder chronisch eingeschränkte Leberfunktion
- akute oder chronische respiratorische Insuffizienz
- Myokardinfarkt
- Herzinsuffizienz (NYHA III–IV)
- pAVK
- Sepsis
- Acetonurie
- Kalorienrestriktion (< 1000 kcal/d)
- Schock
- Alkoholabusus
- akute oder chronische metabolische Azidosen
- Operationen
- Schwangerschaft
- Diabetes mellitus Typ 1
- vor und nach Operationen mit Vollnarkose
- bevorstehende Applikation von nierengängigem Röntgenkontrastmittel
- fieberhafte Erkrankungen

Damit sind schwere unerwünschte Wirkungen vermeidbar, wenn die Kontraindikationen von Metformin (Tab. 20.7) strikte Beachtung finden, was nach neueren Studien jedoch häufig nicht der Fall ist (18). Dies jedoch vorausgesetzt, deuteten die bisherigen Erkenntnisse darauf hin, dass Metformin – auch bei älteren Menschen – sicher und mit positiven Wirkungen auf den Glucosestoffwechsel angewendet werden kann. Eine engmaschigere Kontrolle der Nierenfunktion ist jedoch zu empfehlen.

Vorsicht bei Kombination mit nephrotoxischen Medikamenten. Besondere Vorsicht ist angezeigt bei der gleichzeitigen Anwendung von Metformin und potenziell nephrotoxischen Präparaten, insbesondere nichtsteroidalen Antiphlogistika. Eine MALA in Verbindung mit der Einnahme von Indometacin bei einem Patienten mit normaler Nierenfunktion wurde publiziert. Auch über eine MALA in Verbindung mit der Einnahme von ACE-Hemmern, die zu einer Verschlechterung der Nierenfunktion führen können, wurde berichtet. Bei diesen Patienten sollte eine engmaschigere Kontrolle der Nierenfunktion erfolgen, zumindest bei Neubeginn einer Therapie oder Dosissteigerung.

Vorsicht bei intravenöser Kontrastmittelgabe. Nachdem über MALA im Zusammenhang mit einer Verschlechterung der renalen Funktion nach intravenöser Kontrastmittelgabe berichtet wurde, wird empfohlen, eine Metformintherapie 2–3 Tage vor intravenöser Kontrastmittelgabe auszusetzen und eine Wiederaufnahme der Therapie erst nach Kontrolle der Nierenfunktionsparameter durchzuführen. Insgesamt existieren nur wenige Berichte über MALA nach intravenöser Kontrastmittelgabe (29). In allen dokumentierten Fällen bestand entweder bereits vor der Untersuchung eine eingeschränkte Nierenfunktion oder es lag ein weiterer prädisponierender Faktor vor. Die Letalität dieser Patienten war mit 50% sehr hoch (29, 31). Hingegen wurde in mehreren Studien kein Anhalt für ein erhöhtes Risiko einer MALA nach intravenöser Kontrastmittelapplikation bei Patienten mit normaler Nierenfunktion und ohne weitere prädisponierende Faktoren gefunden (29, 31). Die intravenöse Kontrastmittelapplikation bei Patienten unter Metformintherapie mit normaler Nierenfunktion und ohne weitere prädisponierende Faktoren wird daher von einigen Autoren als „sicher" eingestuft (29).

Im Einzelfall sollte daher zwischen Dringlichkeit, Informationsgewinn und therapeutischer Konsequenz der Kontrastmitteluntersuchung auf der einen und dem individuellen Risiko für den Patienten, eine Verschlechterung der Nierenfunktion zu erleiden auf der anderen Seite, abgewogen werden. Bei vorbestehender Einschränkung der Nierenfunktion liegt je nach deren Ausmaß bereits eine relative oder absolute Kontraindikation für eine Metformintherapie vor und eine Kontrastmitteluntersuchung ist ohne vorheriges Pausieren bzw. Absetzen der Metformintherapie nur als Notfallindikation gerechtfertigt. In jedem Falle sollte insbesondere bei Diabetikern zur Vermeidung einer Verschlechterung der Nierenfunktion vor intravenöser Kontrastmittelgabe Flüssigkeit substituiert und eine evtl. Hypovolämie ausgeglichen werden. Bei geplanter Kontrastmitteluntersuchung und bereits eingeschränkter Nierenfunktion kann die Gabe von N-Acetylcystein erwogen werden (37).

Perioperatives Aussetzen. Auch über MALA in der postoperativen Phase elektiver Operationen wurde berichtet. Obwohl in den publizierten Fällen andere Faktoren für die Entstehung einer Laktazidose vorlagen (Pneumonie, Sepsis, ARDS) und Metformin als auslösender Faktor unwahrscheinlich erscheint, sollte aus Gründen der Sicherheit eine Metformintherapie 24–48 Stunden Tage vor einer elektiven Operation pausiert werden (10).

Literatur

1. Althoff, P. H., W. Fassbinder, M. Neubauer, K. M. Koch, K. Schöffling. Haemodialysis in the treatment of biguanide-induced lactate acidosis. Dtsch Med Wochenschr 103: 61–8, 1978.
2. Arieff, A. I., R. Park, W. J. Leach, V. C. Lazarowitz. Pathophysiology of experimental lactic acidosis in dogs. Am J Physiol 239: F135–42, 1980.
3. Assan, R., C. Heuclin, D. Ganeval, C. Bismuth, J. George, J. R. Girard. Metformin-induced lactic acidosis in the presence of acute renal failure. Diabetologia 13: 211–7, 1977.
4. Bailey, C. J., M. Nattrass. Treatment–metformin. Baillieres Clin Endocrinol Metab 2: 455–76, 1988.
5. Bailey, C. J., R. C. Turner. Metformin. N Engl J Med 334: 574–9, 1996.
6. Bellingham, A. J., J. C. Detter, C. Lenfant. Regulatory mechanisms of hemoglobin oxygen affinity in acidosis and alkalosis. J Clin Invest 50: 700–6, 1971.
7. Brivet, F., M. Bernardin, P. Cherin, J. Chalas, P. Galanaud, J. Dormont. Hyperchloremic acidosis during grand mal seizure lactic acidosis. Intensive Care Med 20: 27–31, 1994.
8. Brown, J. B., K. Pedula, J. Barzilay, M. K. Herson, P. Latare. Lactic acidosis rates in type 2 diabetes. Diabetes Care 21: 1659–63, 1998.
9. Campbell, C. H. Lacticacidosis and thiamine deficiency. Lancet 2: 1282, 1984.
10. Chan, N. N., M. D. Feher. Metformin and perioperative risk. Br J Anaesth 83: 540–1, 1999.
11. Chan, N. N., H. P. Brain, M. D. Feher. Metformin-associated lactic acidosis: a rare or very rare clinical entity? Diabet Med 16: 273–81, 1999.
12. Cohen, R. D., H. F. Woods. Lactic acidosis revisited. Diabetes 32: 181–91, 1983.
13. Connolly, V., C. M. Kesson. Metformin treatment in NIDDM patients with mild renal impairment. Postgrad Med J 72: 352–4, 1996.
14. Curtis, S. E., S. M. Cain. Regional and systemic oxygen delivery/uptake relations and lactate flux in hyperdynamic, endotoxin-treated dogs. Am Rev Respir Dis 145: 348–54, 1992.
15. Czyzyk, A., B. Lao, W. Bartosiewicz, Z. Szczepanik, K. Orlowska. The effect of short-term administration of antidiabetic biguanide derivatives on the blood lactate levels in healthy subjects. Diabetologia 14: 89–94, 1978.
16. Forsythe SM, Schmidt GA. Sodium bicarbonate for the treatment of lactic acidosis. Chest 117(1):260–7, 2000.
17. Gabow, P. A., W. D. Kaehny, P. V. Fennessey, S. I. Goodman, P. A. Gross, R. W. Schrier. Diagnostic importance of an increased serum anion gap. N Engl J Med 303: 854–8, 1980.
18. Holstein, A., D. Nahrwold, S. Hinze, E. H. Egberts. Contra-indications to metformin therapy are largely disregarded. Diabet Med 16: 692–6, 1999.
19. Howlett, H. C., C. J. Bailey. A risk-benefit assessment of metformin in type 2 diabetes mellitus. Drug Saf 20: 489–503, 1999.
20. Josephkutty, S., J. M. Potter. Comparison of tolbutamide and metformin in elderly diabetic patients. Diabet Med 7: 510–4, 1990.
21. Krentz, A. J., R. E. Ferner, C. J. Bailey. Comparative tolerability profiles of oral antidiabetic agents. Drug Saf 11: 223–41, 1994.
22. Lalau, J. D., J. M. Race. Lactic acidosis in metformin therapy: searching for a link with metformin in reports of 'metformin-associated lactic acidosis'. Diabetes Obes Metab 3: 195–201, 2001.
23. Lalau, J. D., C. Lacroix, P. Compagnon, B. de Cagny, J. P. Rigaud, G. Bleichner, P. Chauveau, P. Dulbecco, P. Guerin, J. M. Haegy, et al. Role of metformin accumulation in metformin-associated lactic acidosis. Diabetes Care 18: 779–84, 1995.
24. Lalau, J. D., M. Andrejak, P. Moriniere, B. Coevoet, X. Debussche, P. F. Westeel, A. Fournier, J. Quichaud. Hemodialysis in the treatment of lactic acidosis in diabetics treated by metformin: a study of metformin elimination. Int J Clin Pharmacol Ther Toxicol 27: 285–8, 1989.
25. Lucis, O. J. The status of metformin in Canada. Can Med Assoc J 128: 24–6, 1983.
26. Luft, D., G. Deichsel, R. M. Schmulling, W. Stein, M. Eggstein. Definition of clinically relevant lactic acidosis in patients with internal diseases. Am J Clin Pathol 80: 484–9, 1983.
27. Luft, D., R. M. Schmulling, M. Eggstein. Lactic acidosis in biguanide-treated diabetics: a review of 330 cases. Diabetologia 14: 75–87, 1978.
28. Mariano, F., L. Benzi, P. Cecchetti, A. Rosatello, D. Merante, F. Goia, L. Capra, G. Lanza, V. Curto, P. L. Cavalli. Efficacy of continuous venovenous haemofiltration (CVVH) in the treatment of severe phenformin-induced lactic acidosis. Nephrol Dial Transplant 13: 1012–5, 1998.
29. McCartney, M. M., F. J. Gilbert, L. E. Murchison, D. Pearson, K. McHardy, A. D. Murray. Metformin and contrast media – a dangerous combination? Clin Radiol 54: 29–33, 1999.
30. Misbin, R. I., L. Green, B. V. Stadel, J. L. Gueriguian, A. Gubbi, G. A. Fleming. Lactic acidosis in patients with diabetes treated with metformin. N Engl J Med 338: 265–6, 1998.
31. Nawaz, S., T. Cleveland, P. A. Gaines, P. Chan. Clinical risk associated with contrast angiography in metformin treated patients: a clinical review. Clin Radiol 53: 342–4, 1998.
32. Oates, N. S., R. R. Shah, J. R. Idle, R. L. Smith. Influence of oxidation polymorphism on phenformin kinetics and dynamics. Clin Pharmacol Ther 34: 827–34, 1983.

33 Pepper, G. M., M. Schwartz. Lactic acidosis associated with Glucophage use in a man with normal renal and hepatic function. Diabetes Care 20: 232–3, 1997.
34 Reeker, W., G. Schneider, N. Felgenhauer, G. Tempel, E. Kochs. Metformin-induced lactic acidosis. Dtsch Med Wochenschr 125: 249–51, 2000.
35 Stacpoole, P. W. Lactic acidosis. Endocrinol Metab Clin North Am 22: 221–45, 1993.
36 Stang, M., D. K. Wysowski, D. Butler-Jones. Incidence of lactic acidosis in metformin users. Diabetes Care 22: 925–7, 1999.
37 Tepel, M., W. Zidek. Acetylcysteine for radiocontrast nephropathy. Curr Opin Crit Care 7: 390–2, 2001.
38 Watkins, P. J., J. S. Smith, M. G. Fitzgerald, J. M. Malins. Lactic acidosis in diabetes. Br Med J 1: 744–7, 1969.
39 Wiholm, B. E., M. Myrhed. Metformin-associated lactic acidosis in Sweden 1977–1991. Eur J Clin Pharmacol 44: 589–91, 1993.
40 Williams, R. H., J. P. Palmer. Farewell to phenformin for treating diabetes mellitus. Ann Intern Med 83: 567–8, 1975.

20.3 Hypoglykämie

K. Badenhoop, J. Bojunga und K.-H. Usadel

Das Wichtigste in Kürze

➤ Die Hypoglykämie ist die häufigste Komplikation der Insulinbehandlung des Diabetes mellitus. Hierbei führt die normnahe HbA_{1c}- und Blutzuckereinstellung – begründet mit einer besseren Prognose hinsichtlich mikrovaskulärer Komplikationen des Diabetes – zu einem signifikant höheren Hypoglykämierisiko. Oberste Priorität ist deshalb die optimierte Patientenschulung, wobei die Verwendung von kurzwirksamen Insulinanaloga und eines langwirkenden (24 Stunden) Insulinanalogons die normnahe Blutzuckereinstellung bei Vermeidung von Hypoglykämien erleichtert.

➤ Eine gestörte Hypoglykämiewahrnehmung ist durch konsequentes Vermeiden von Glucosewerten unter 60 mg/dl reversibel.

➤ Die Therapie der Hypoglykämie ist eine rasche Glucosezufuhr mit unmittelbarem Erfolg, während die Glucagoninjektion – auch von Laien ausführbar – erst mit einer Verzögerung von 10 Minuten wirkt.

Einleitung

Die Insulintherapie ist naturgemäß ein zweischneidiges Schwert. Während die Verhinderung der langfristigen Komplikationen und der frühzeitigen Mortalität des Diabetes mellitus eine normnahe Blutzuckereinstellung erfordert, beinhaltet die Insulintherapie die ständige Gefahr der Hypoglykämie. Die Hypoglykämie ist daher der wichtigste limitierende Faktor in der Erzielung der normnahen Glucosehomöostase.

Die Gefährdung durch Hypoglykämien wird von ärztlicher Seite oft unterschätzt. Aus der Perspektive der Patienten und ihrer Familien hingegen kann die Erfahrung wiederkehrender Hypoglykämien reale Ängste auslösen. Die daraus resultierende Einstellung reicht von nüchterner Akzeptanz des Unausweichlichen bis zur phobischen Vermeidung von normalen Blutzuckerwerten.

Bei Stoffwechselgesunden löst die Hypoglykämie eine normale Gegenregulation aus, die eine Suppression der endogenen Insulinproduktion, die Stimulation kontrainsulinärer Hormone und eine Aktivierung des autonomen Nervensystems beinhaltet. Das Gehirn ist das Schlüsselorgan in der Koordinierung dieser Gegenregulation, wobei den Neuronen in der ventro-medialen Kernregion des Hypothalamus eine essenzielle Rolle zugeschrieben wird (7, Übersicht in 4). Die Glucosespiegel, bei denen die jeweiligen Gegenregulationen einsetzen, reichen von 3,0 mmol/l für das autonome Nervensystem über 3,3 mmol/l für Cortisol bis zu 3,8 mmol/l für Adrenalin (20). Diese Gegenregulation kann bei Patienten mit Diabetes mellitus gestört sein: Gründe sind eine inadäquate kontrainsulinäre Hormonsekretion und eine veränderte Glucosesensitivität, d. h. eine Veränderung der Schwelle, ab welcher die jeweilige Stimulation erfolgt (Abb. 20.**4**).

Definition/Klassifikation

Eine Hypoglykämie ist definiert als ein Blutzuckerspiegel von unter 50 mg/dl (< 2,8 mmol/l; 24). Bereits bei einer Glucosekonzentration von < 60 mg/dl (3,3 mmol/l) liegt eine biochemische Hypoglykämie vor. Gegenregulatorische Reaktionen auf neurophysiologischer und hormoneller Ebene werden bereits unter einem Glucosespiegel von 72 mg/dl (4 mmol/l) verzeichnet. Viele Patienten erleben Hyoglykämien allerdings bei etwas höheren Blutzuckerwerten und bei raschem Absinken von wesentlich höheren Werten auf normale Werte (8). In der Regel ist die Hypoglykämie begleitet von neurologischen Symptomen, sie kann aber auch unbemerkt vorkommen. Es ist sinnvoll, nach dem klinischen Schweregrad einzuteilen in:

➤ die asymptomatische Hypoglykämie wird subjektiv nicht erlebt;
➤ die milde Hypoglykämie wird durch neurologische und vegetative Symptome bemerkt, beeinträchtigt aber die normale Aktivität nicht;
➤ die moderate Hypoglykämie verursacht eine ausgeprägte Symptomatik mit Störung der motorischen, kognitiven und psychischen Funktion, wobei der Patient aber ausreichend reagieren und sich noch selbst helfen kann;
➤ die schwere Hypoglykämie kann ein Koma, einen zerebralen Krampfanfall oder eine andere schwere neurologische Störung auslösen, die fremde Hilfe erfordert.

Episoden schwerer oder moderater Hypoglykämien können auch ohne vorhergehende Warnsymptome auftreten, insbesondere bei Patienten mit häufigen Hypoglykämien.

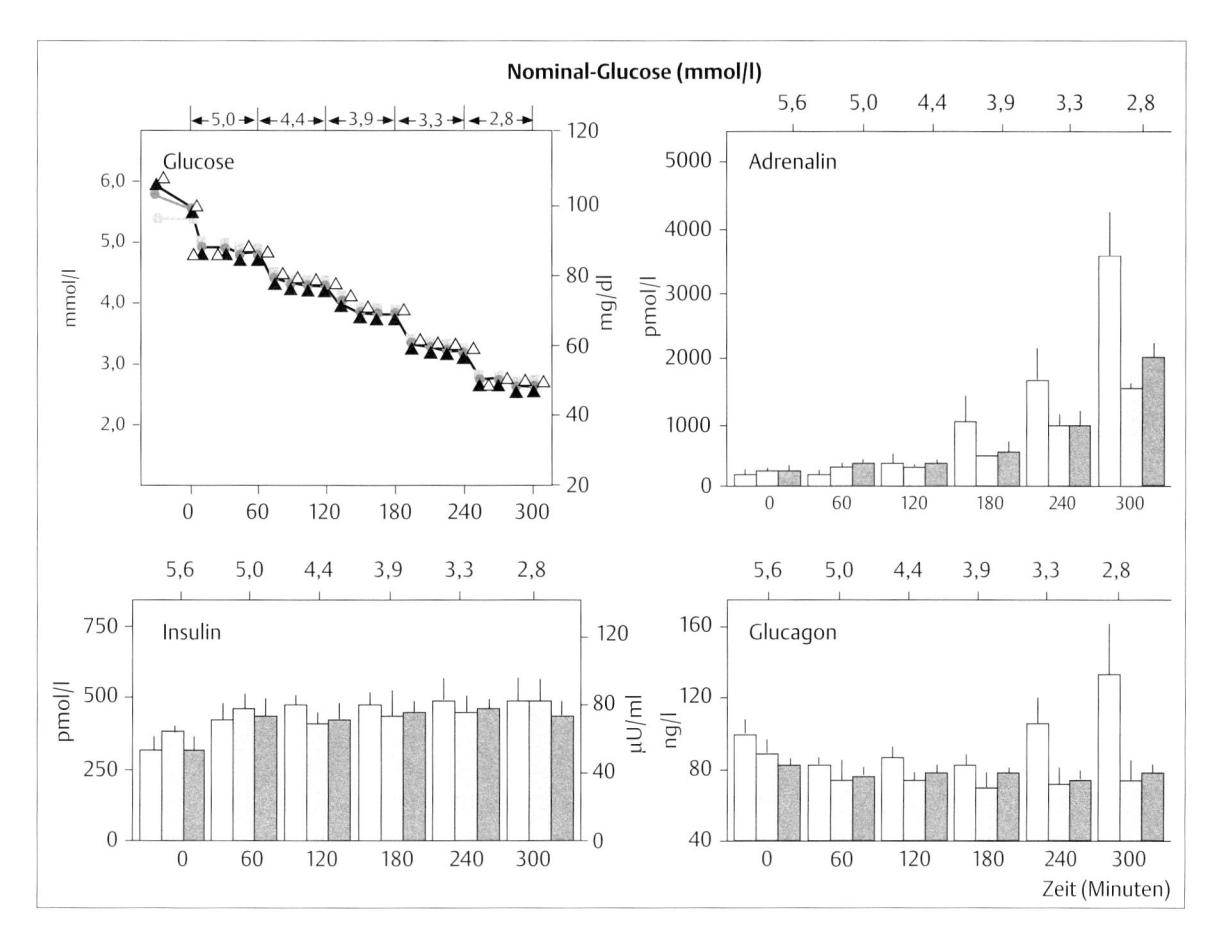

Abb. 20.4 Mittlere Glucose-, Insulin-, Adrenalin-, und Glucagonkonzentrationen während einer hyperinsulinämischen und abgestuft hypoglykämischen Clamp-Untersuchung bei nichtdiabetischen Personen (offene Karos und Säulen), bei Typ-1-Diabetes-Patienten mit klinisch diagnostizierter autonomer Neuropathie (offene Dreiecke und hellgraue Säulen), sowie Typ-1-Diabetikern ohne Neuropathie (schwarze Dreiecke und dunkelgraue Säulen). (12)

Es ist nicht notwendig, die Hypoglykämie in jedem Fall zu verifizieren. Jede neurologische Störung, die sich auf Glucosezufuhr bessert, kann als Hypoglykämie gewertet werden.

Epidemiologie

Nach allgemeinen Erfahrungen kommen milde Hypoglykämien ca. 1-mal wöchentlich bei konventionell und 2-mal wöchentlich bei intensiviert behandelten Diabetespatienten vor, was zu einer individuellen Zahl von 2000–4000 Episoden in einem Leben addiert werden kann (9).

Die Angaben über die Häufigkeit schwerer Hypoglykämien variieren. Während die DCCT-Studie gezeigt hat, dass unter einer intensivierten Insulintherapie die jährliche Rate (Inzidenz) mit 25% deutlich höher als erwartet liegen kann, konnten in deutschsprachigen Zentren in einem vergleichbaren Zeitraum nur 10% gefunden werden (22). Andere Arbeiten zeigen, dass bei optimaler Stoffwechselkontrolle Hypoglykämien von unter 60 mg/dl (< 3,3 mmol/l) in etwa 10% der Zeit vorkommen und im Durchschnitt 2-mal pro Woche symptomatisch werden können (9). Während die Häufigkeit schwerer Hypoglykämien bei Typ-1-Diabetes mit 62–170 Episoden in 100 Patientenjahren angegeben wurde (19), liegt diese bei der aggressiven Insulintherapie des Typ-2-Diabetes zwischen 3 und 73 Episoden in 100 Patientenjahren (3, 25).

Frühere Arbeiten weisen auf eine ernste Prognose, da 1–5% der Mortalität bei über viele Jahre beobachteten Patienten mit Typ-1-Diabetes auf eine Hypoglykämie zurückgeführt werden können (13). Etwa 4% der Typ-1-Diabetiker sterben im Zusammenhang mit einer Hypoglykämie (21).

Ätiologie und Pathogenese

Die Hauptursachen einer Hypoglykämie bei einem Diabetiker sind eine inadäquat hohe Insulinkonzentration (Tab. 20.**8**), Glucoseutilisation (Muskelarbeit), verspätete/geringe Nahrungsaufnahme oder Alkoholzufuhr (durch Hemmung der hepatischen Glukoneogenese). Änderungen des Insulinbedarfs durch die Erholung von einer Infektion, nach Gewichtsreduktion, Entbindung oder nach Operationen können mit häufigeren Hypoglykämien einhergehen. Seltener sind zusätzliche Erkrankungen wie eine Hypothyreose, Hypophysen- oder Nebenniereninsuffizienz.

Tab. 20.8 Ursachen einer Hypoglykämie bei Diabetes mellitus

- Fehler bei der Blutzuckerbestimmung
- Verwechslung der Insulindosen
- Injektion zu hoher Insulindosen
- vergessene oder verspätete Mahlzeiten
- geringerer Insulinbedarf (Gewichtsreduktion, mehr Muskelarbeit, Erholung von Erkrankungen oder Operationen)
- Alkoholzufuhr (Hemmung der hepatischen Glukoneogenese)
- Hypothyreose, Hypophysen- oder Nebenniereninsuffizienz

Klinik

Symptome der Hypoglykämie und ihre Modifikation. Leichte Störungen kognitiver Funktionen und auditorischer Potenziale sind bereits nachweisbar bei Glucosespiegeln von unter 60 mg/dl, also vor Entwicklung klinischer Symptome (10). Unter experimentellen Bedingungen konnte bei Patienten mit intensivierter Insulintherapie nachgewiesen werden, dass sie später Symptome zeigen und verzögert Katecholamine ausschütten im Vergleich zu schlecht eingestellten Diabetespatienten oder Kontrollpersonen (5). Das Gehirn scheint sich also an die vorherrschenden Glucosekonzentrationen zu adaptieren. Auch wirkt sich die Diabetesdauer (und Zahl der erfahrenen Hypoglykämien) auf die Symptomatologie aus: Etwa 30% der Patienten berichten nach 10 Jahren Diabetesdauer über Änderungen in der Symptomausbildung (19).

Die häufigsten Symptome bei Hypoglykämie sind Zittern, Herzklopfen und Hungergefühl. Je nach schwere der Hypoglykämie kann jedoch ein breites Symptomspektrum auftreten:

▶ Milde Hypoglykämien haben oft keine oder nur gering ausgeprägte klinische Symptome wie Konzentrationsstörungen, Schwindel, Verschwommensehen oder Hunger.
▶ Moderate Hypoglykämien treten mit spürbaren Symptomen auf, wobei die neuroglykopenischen am stärksten spürbar sind. Hierbei sind periorale Parästhesien, Sehstörungen, Verwirrungs- und Schwächezustände Symptome aus einem großen Komplex weiterer Manifestationsformen.
▶ Schwere Hyoglykämien können mit Krampfanfällen, Koma und Apoplex einhergehen.

Da die Serumkaliumkonzentration während einer Hypoglykämie fällt, sind besonders Patienten gefährdet, die zur Entwicklung von Herzrhythmusstörungen neigen sowie solche mit einer diuretischen Begleitmedikation.

Störung der Hypoglykämiewahrnehmung. Als Störung der Hypoglykämiewahrnehmung wird der Verlust der Warnsymptome des autonomen Nervensystems vor Auftreten der Neuroglykopenie verstanden (12). Es wird angenommen, dass nahezu 1/4 der insulinbehandelten Patienten eine solche Störung aufweist. Als Risikofaktoren einer solchen Störung gelten eine lange Diabetesdauer, ein niedriger HbA_{1c}, wiederholte Hypoglykämien und eine reduzierte β-adrenerge Sensitivität. Die Störung der Hypoglykämiewahrnehmung ist reversibel, wenn Hypoglykämien über einen Zeitraum von 2–3 Wochen konsequent vermieden werden (Abb. 20.5; 11). Dies ist nur durch eine intensive Schulung und bedarfsgerechte Insulindosierung möglich.

Nächtliche Hypoglykämie. Über die Hälfte aller Hypoglykämien kommen in der Nacht oder am frühen Morgen vor. Nächtliche Hypoglykämien werden im Schlaf nicht bemerkt (u. U. nur vom Partner durch auffälliges Schwitzen oder Alpträume). Da der nächtliche Insulinbedarf bis um 1/3 niedriger als am frühen Morgen ist, kommt es – je nach Langzeitinsulin – zu einer

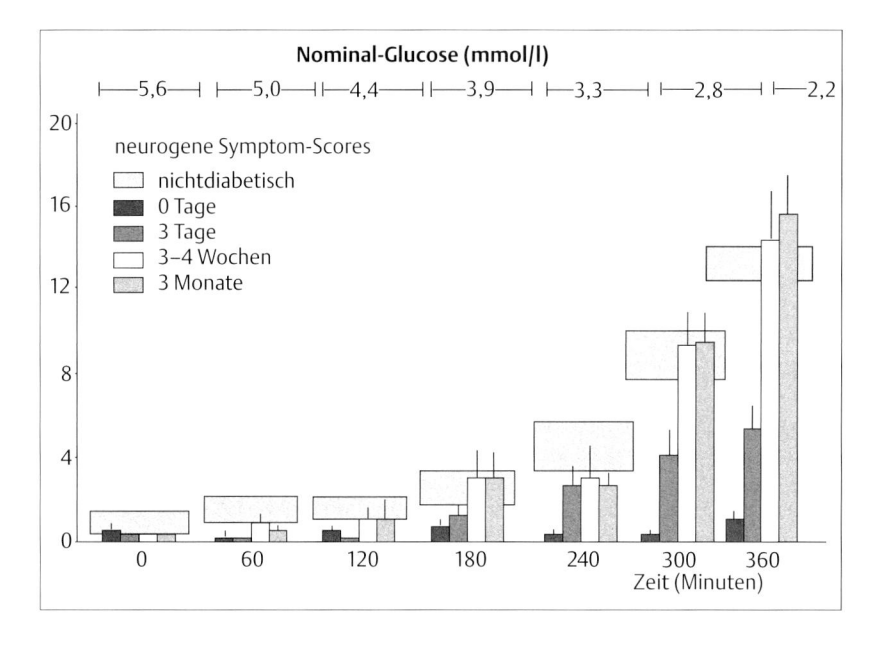

Abb. 20.5 Mittlere autonom-neurogene Symptom-Scores während einer hyperinsulinämischen und abgestuft hypoglykämischen Clamp-Untersuchung bei Stoffwechselgesunden (Rechtecke) und bei Patienten mit Typ-1-Diabetes mit klinischer Hypoglykämiewahrnehmungsstörung. (11)
offene Säulen: Beginn der Studie
1. Gruppe der dunkelgrauen Säulen: 3 Tage nach konsequenter Vermeidung von Hypoglykämien während eines stationären Aufenthalts
schwarze Säulen: 3–4 Wochen nach konsequenter Vermeidung von Hypoglykämien unter ambulanten Bedingungen
2. Gruppe der grauen Säulen: 3–4 Monate nach konsequenter Vermeidung von Hypoglykämien unter ambulanten Bedingungen

relativen Hyperinsulinämie in den Stunden zwischen 1 und 3 Uhr. Deshalb sollte in dieser Zeit bei gefährdeten Patienten der Blutzucker gemessen werden.

Diagnose

Eine Hypoglykämie kann leicht durch die Blutzuckertestung verifiziert werden. Ist dies jedoch nicht möglich, kann im Zweifelsfall durch Gabe eines kohlenhydrathaltigen Nahrungsmittels (mindestens 20 g Glucose) die weitere Absenkung des Blutzuckers verhindert bzw. die Stoffwechsellage normalisiert werden, was sich an einem Rückgang der Symptome erkennen lässt. Bei protrahiertem Koma bei Hypoglykämie sollte eine Computertomografie des Schädels veranlasst werden, um ein Hirnödem rechtzeitig zu diagnostizieren.

Therapie

Die Therapie der Hypoglykämie besteht in der raschen Zufuhr von rasch verstoffwechselbaren Kohlenhydraten. In der Regel nehmen die Patienten z. B. eine Traubenzuckertablette, einen Apfel oder ein Glas zuckerhaltigen Fruchtsafts, wenn sie sich selbst helfen können. Bei fehlender Selbstkontrolle können Angehörige oder Erste-Hilfe-Leistende 1 mg Glucagon intramuskulär oder 25 g Glucose intravenös applizieren. Während die intravenöse Glucosezufuhr sofort den Blutzuckerspiegel in normale oder supranormale Spiegel anhebt, wirkt die Glucagoninjektion erst nach ca. 10 Minuten durch die hepatische Glykogenolyse. Bei niedrigen Glykogenspeichern (Alkoholabusus, Kachexie) kann u.U. nur eine geringe Glucoseproduktion erfolgen. Die Glucagoninjektion wird deshalb nur bei einem Teil der schweren Hypoglykämien eingesetzt. Die intravenöse Zufuhr konzentrierter Glucose (20–50 ml 50%ige Glucoselösung) beendet ein hypoglykämisches Koma sofort. Mögliche Nebenwirkungen sind eine lokale Phlebitis oder Thrombose, weshalb Paravasate vermieden und im Anschluss 0,9% NaCl injiziert werden sollten.

Prävention

Bei jedem Patienten mit Insulintherapie sollte die Möglichkeit einer Hypoglykämie besprochen und durch gezielte Schulung vermieden werden. Insbesondere Patienten mit niedrigem HbA_{1c}, wiederholten Hypoglykämien, Alkoholabusus oder wiederholten ungeplanten starken körperlichen Belastungen sollte besondere Aufmerksamkeit zuteil werden. In Problemfällen werden der Ziel-HbA_{1c} und die angestrebten Nüchternglucosespiegel bewusst angehoben. Falls noch nicht erfolgt, bietet die Umstellung auf kurzwirksame Insulinanaloga und ein langwirksames Insulinanalogon eine optimale Vermeidung der Hypoglykämie im Vergleich zur Verwendung protamin- und zinkhaltiger Verzögerungs- und kurzwirksamer humaner Normalinsuline mit ihren relativ unphysiologischen Wirkungsspektren (26). Die strukturierte Diabetesschulung – eventuell wiederholt notwendig – bietet die beste Möglichkeit der Prävention. Bei schulungsrefraktären Hypoglykämien trotz guter Compliance sollte an die Möglichkeit einer – immer noch experimentellen – Inselzelltransplantation gedacht werden (23).

Hypoglykämiewirkung von Medikamenten

Neben Insulin und Sulfonylharnstoffen gibt es eine Reihe von Medikamenten mit etablierter oder möglicher Hypoglykämiewirkung (Tab. 20.**9**). Bei vielen der berichteten Hypoglykämien handelte es sich allerdings um ältere und multimorbide Patienten, bei denen eine gestörte Nieren- oder Leberfunktion die Hypoglykämie mit begünstigt haben dürfte. Die gelegentlich vermutete stärkere hypoglykämische Wirkung von Humaninsu-

Tab. 20.**9** Medikamente, die Hypoglykämien auslösen können (nach 17)

Gesicherte Hypoglykämiewirkung

– Insulin
– Sulfonylharnstoffe
– Chinidin
– Pentamidin
– Salicylate

Mögliche Hypoglykämiewirkung

Antibiotika
– Chloramphenicol
– Sulfonamide
– Methicillin
– Oxytetrazyklin
– Ketoconazol

Kardiovaskuläre Therapeutika
– Beta-Blocker
– ACE-Hemmer
– Lidocain

Zerebral wirksame Substanzen
– Monoaminooxidase-Hemmer
– Tryptophan
– Haloperidol
– Chlorpromazin
– Lithium
– Imipramin
– Doxepin

Antirheumatika
– Colchizin
– Azapropazone
– Phenylbutazone
– Paracetamol
– Indometacin
– Penicillamin

Andere
– Ranitidin
– Cimetidin
– Bezafibrat
– Clofibrat

linen im Vergleich zu porcinen oder bovinen Insulinen konnte nicht bestätigt werden (6, 14, 18). Auch konnten zwischen den beiden Substanzgruppen keine Unterschiede in der Hypoglykämiewahrnehmung oder im Auftreten zerebraler Symptome festgestellt werden.

Hypoglykämien durch andere Erkrankungen

Unerklärte Hypoglykämien bei insulinbehandelten Patienten können auch Anzeichen einer weiteren Erkrankung sein:
- ➤ Eine autoimmunbedingte Hypothyreose im Rahmen einer Hashimoto-Thyreoiditis kommt bei Patienten mit Typ-1-Diabetes häufiger als in der Normalbevölkerung vor.
- ➤ Ebenso – allerdings seltener – eine primäre Nebenniereninsuffizienz bei Morbus Addison.
- ➤ Auch die sekundäre Nebenniereninsuffizienz im Rahmen einer Hypophysenerkrankung (Cortisol- und Wachstumshormonmangel) kann eine Hypoglykämieneigung nach sich ziehen.
- ➤ Störungen der gastrointestinalen Resorption, z. B. sekundär bei autonomer Neuropathie mit Verzögerung der Magenentleerung (Einsetzen der Insulinwirkung vor Kohlenhydratresorption) oder durch andere Erkrankungen wie Sprue, können eine Hypoglykämie verursachen.

Evidenzbasierte Therapieempfehlungen

Jede Hypoglykämie sollte dokumentiert und ihre Ursache festgestellt werden. Bei festgestellter Ursache (meist inadäquate Insulindosierung/Kohlenhydratzufuhr) sollte die Insulindosierung bzw. Nahrungszufuhr modifiziert werden. Nach Möglichkeit sollte jeder insulinbehandelte Patient mit einer intensivierten Therapie nach dem Basis-/Bolusprinzip unter Verwendung kurzwirkender und eines über 24 Stunden wirkenden Insulinanalogons eingestellt werden.

Tab. 20.10 Behandlungsstrategien für Patienten mit gestörter Hypoglykämiewahrnehmung

- häufige BZ-Selbsttests, auch in der Nacht
- konsequente Vermeidung von BZ-Spiegeln < 60 mg/dl für mindestens 2–3 Wochen
- Anheben der Ziel BZ-Werte: präprandial 110–140 mg/dl, spät abends > 140 mg/dl
- Vermeiden von HbA$_{1c}$ Werten im „Normalbereich"
- Bevorzugen der kurzwirksamen Insuline und Insulinanaloga
- Gründliche Schulung in der Kohlenhydrataufnahme und Insulin/BE-Berechnung
- Gründliche Schulung in der Einschätzung von Sport/ körperlicher Tätigkeit
- Wahrnehmungsschulung für Frühsymptome einer Hypoglykämie

Eine strukturierte Schulung – auch in der Wahrnehmung der Frühsymptome einer Hypoglykämie – sollte das Rezidivrisiko senken. Bei wiederholten Hypoglykämien und gestörter Hypoglykämiewahrnehmung sollte über 2–3 Wochen jede Hypoglykämie streng vermieden werden (15, 16).

Literatur

1. DCCT Research Group. Diabetes Control and Complications Trial (DCCT): results of feasibility study. Diabetes Care (1987) 10:1–19
2. Diabetes Control and Complications Trial Research Group. The effect of intensive treatment of diabetes on the development and progression of long-term complications in insulin-dependent diabetes mellitus. N. Engl. J. Med. (1993) 329:977–86
3. Abraira C, Colwell JA, Nuttall FQ, Sawin CT, Nagel NJ, Comstock JP, Emanuele NV, Levin SR, Henderson W, Lee HS (1995) Veterans Affairs Cooperative Study on glycemic control and complications in type II diabetes (VA CSDM). Results of the feasibility trial. Veterans Affairs Cooperative Study in Type II Diabetes. Diabetes Care 18:1113–23
4. Amiel, S. A. Hypoglycemia unawareness and the brain. Diabetologia 45, 949–958; 2002.
5. Amiel SA, Tamborlane WV, Simonson DC, Sherwin RS (1987) Defective glucose counterregulation after strict glycemic control of insulin-dependent diabetes mellitus. N. Engl. J. Med. 316:1376–83
6. Berger W, Keller U, Honegger B, Jaeggi E (1989) Warning symptoms of hypoglycaemia during treatment with human and porcine insulin in diabetes mellitus. Lancet 1:1041–4
7. Borg WP, During MJ, Sherwin RS, Borg MA, Brines ml, Shulman GI (1994) Ventromedial hypothalamic lesions in rats suppress counterregulatory responses to hypoglycemia. J. Clin. Invest 93:1677–82
8. Cox DJ, Gonder-Frederick L, Antoun B, Cryer PE, Clarke WL (1993) Perceived symptoms in the recognition of hypoglycemia. Diabetes Care 16:519–27
9. Cryer, P. E. Hypoglycemia: The limiting factor in the glycemic management of type I and type II diabetes. Diabetologia 45, 937–948; 2002.
10. Cryer PE, Binder C, Bolli GB, Cherrington AD, Gale EA, Gerich JE, Sherwin RS (1989) Hypoglycemia in IDDM. Diabetes 38:1193–9
11. Dagogo-Jack S, Rattarasarn C, Cryer PE (1994) Reversal of hypoglycemia unawareness, but not defective glucose counterregulation in IDDM. Diabetes 43:1426–34
12. Dagogo-Jack SE, Craft S, Cryer PE (1993) Hypoglycemia-associated autonomic failure in insulin-dependent diabetes mellitus. Recent antecedent hypoglycemia reduces autonomic responses to, symptoms of and defense against subsequent hypoglycemia. J. Clin. Invest 91:819–28
13. Deckert T, Poulsen JE, Larsen M (1978) Prognosis of diabetics with diabetes onset before the age of thirty-one. I. Survival, causes of death and complications. Diabetologia 14:363–70
14. Egger, M., Smith, G.D., Teuscher, A.U., Teuscher, A. Influence of human insulin on symptoms and awareness of hypoglycemia: a randomised double blind crossover trial. British Medical Journal 303, 622–626; 1991.
15. Fanelli C, Pampanelli S, Epifano L, Rambotti AM, Di Vincenzo A, Modarelli F, Ciofetta M, Lepore M, Annibale B, Torlone E. (1994) Long-term recovery from unawareness, deficient counterregulation and lack of cognitive dysfunction during hypoglycaemia, following institution of rational, intensive insulin therapy in IDDM. Diabetologia 37:1265–76
16. Fanelli CG, Epifano L, Rambotti AM, Pampanelli S, Di Vincenzo A, Modarelli F, Lepore M, Annibale B, Ciofetta M, Bot-

tini P. (1993) Meticulous prevention of hypoglycemia normalizes the glycemic thresholds and magnitude of most of neuroendocrine responses to, symptoms of and cognitive function during hypoglycemia in intensively treated patients with short-term IDDM. Diabetes 42:1683–9
17. Kerr D (1999) Counterregulatory deficiencies in diabetes. In: Hypoglycemia in Clinical Diabetes. Frier BM, Fisher BM (eds) John Wiley & Sons Ltd., Chichester, pp 89–110
18. MacLeod, K. M., Gold, A. E., Frier, B. M. Frequency, severity and symptomatology of hypoglycemia of hypoglycaemia: a comparative trial of human and porcine insulins in type 1 diabetic patients. Diabetic Medicine 12, 134–141; 1995.
19. MacLeod KM, Hepburn DA, Frier BM (1993) Frequency and morbidity of severe hypoglycaemia in insulin-treated diabetic patients. Diabet. Med. 10:238–45
20. Mitrakou A, Ryan C, Veneman T, Mokan M, Jenssen T, Kiss I, Durrant J, Cryer P, Gerich J (1991) Hierarchy of glycemic thresholds for counterregulatory hormone secretion, symptoms and cerebral dysfunction. Am. J. Physiol 260:E67–E74
21. Mühlhauser I (1995) Hypoglykämie. In: Diabetes mellitus. Berger M (ed). Urban & Schwarzenberg, München, pp 319–35
22. Muhlhauser I, Berger M, Sonnenberg G, Koch J, Jorgens V, Schernthaner G, Scholz V, Padagogin D (1985) Incidence and management of severe hypoglycemia in 434 adults with insulin-dependent diabetes mellitus. Diabetes Care 8:268–73
23. Ryan EA, Lakey JR, Paty BW, Imes S, Korbutt GS, Kneteman NM, Bigam D, Rajotte RV, Shapiro AM (2002) Successful islet transplantation: continued insulin reserve provides long-term glycemic control. Diabetes 51:2148–57
24. Santiago JV, Levandosky LA (1998) Hypoglycemia in patients with type 1 diabetes. In: Therapy for Diabetes mellitus and Related Disorders. Lebovitz HE (ed) American Diabetes Association, Alexandria, Virginia, pp 241–51
25. Saudeck, C. D., Duckworth, W. C., Giobbie-Hurder, A. et al. Implantable insulin pump vs. multiple-dose insulin for non-insulin-dependent diabetes mellitus: a randomized clinical trial. Department of Veterans Affairs Implantable Insulin Pump Study Group. J.Am.Med.Ass. 276, 1322–1327; 1996.
26. Yki-Jarvinen H, Dressler A, Ziemen M (2000) Less nocturnal hypoglycemia and better post-dinner glucose control with bedtime insulin glargine compared with bedtime NPH insulin during insulin combination therapy in type 2 diabetes. HOE 901/3002 Study Group. Diabetes Care 23:1130–6

21 Allgemeiner Überblick über die Angiopathien

H.-U. Janka, E. Standl und R. Standl

> **Das Wichtigste in Kürze**
>
> ➤ Typ-1- und Typ-2-Diabetiker sind – bei ungenügender Diabeteseinstellung und abhängig vom sonstigen Risikoprofil – gleichermaßen mikro- und makroangiopathiegefährdet.
> ➤ Während die Bedeutung einer normnahen Diabeteseinstellung (gemessen am HbA_{1c}-Wert) für die Prävention mikroangiopathischer Schäden in der Nach-DCCT-/UKPDS-Ära außer Frage steht, wurden in den letzten Jahren auch hinsichtlich der Makroangiopathie anhand prospektiver Langzeitstudien überzeugende Hinweise gesammelt, die ebenfalls für eine enge Beziehung zwischen der Glykämie (schon im Stadium der gestörten Glucosetoleranz), aber auch der Insulinresistenz und dem Auftreten dieser atherosklerotischen Schäden sprechen.
> ➤ Der Cluster von weiteren Risikofaktoren ist für die weitgehend diabetesspezifische Mikroangiopathie an Auge und Niere sowie für die diabetestypische Makroangiopathie relativ ähnlich und besteht aus Hypertonie, Rauchen, Hypercholesterinämie und Dyslipoproteinämie mit Insulinresistenz. Der gleichzeitig bestehende Diabetes steigert die negativen Auswirkungen dieser Risikofaktoren auf das Gefäßsystem um ein Mehrfaches.
> ➤ Über 80% der in Deutschland jährlich für die Behandlung von Diabetikern anfallenden Kosten von ca. 20 Milliarden Euro gehen auf das Konto der Folgekrankheiten. Jeder 2. Diabetiker verstirbt an kardialen Komplikationen, und auch die letale Schlaganfallrate ist bei Diabetikern verdoppelt.
> ➤ Nachdem alle Folgekrankheiten bei Diabetes relativ früh auftreten können, empfiehlt sich eine regelmäßige Überwachung aller Diabetiker (Frühdiagnostik der Folgekrankheiten und ihrer Risikofaktoren) vom Zeitpunkt der Diagnosestellung an, wie sie im Rahmen des Gesundheitspasses Diabetes vorgesehen ist.

Einleitung

Angiopathien sind in erster Linie für die hohe Morbidität und Mortalität der Menschen mit Diabetes mellitus verantwortlich. Durch die Einführung des Insulins und der Antibiotika in die Therapie sind die akuten Komplikationen, an denen Diabetiker der Vorinsulinära starben, selten geworden. Im Verlauf der letzten Jahrzehnte vollzog sich ein grundlegender Wandel in der Häufigkeit der einzelnen Todesursachen. Durch die höhere Lebenserwartung werden heute die Angiopathien für das Schicksal des Diabetikers bestimmend: Sie sind mit über 75% die häufigste Todesursache bei Diabetikern. Klinische Ausprägung und Schwere der Gefäßveränderungen sind abhängig von ihrer Lokalisation (Retina, Niere, Koronararterien, Zerebralgefäße, periphere Gefäße der Extremitäten) und dem Ausmaß der beteiligten Gefäßareale.

Einteilung. Es hat sich als zweckmäßig erwiesen, die bei Diabetikern anzutreffenden Gefäßkrankheiten in *Mikroangiopathien* und *Makroangiopathien* zu unterteilen, obgleich bei ihrem klinischen Bild Wechselbeziehungen bestehen. Während bei der Mikroangiopathie spezifische Veränderungen an Arteriolen, Kapillaren und Venolen gefunden werden, handelt es sich bei der Makroangiopathie um nichtspezifische, vorwiegend atherosklerotische Gefäßkomplikationen, die jedoch bestimmte diabetestypische Besonderheiten aufweisen. Für die Mikroangiopathie (Retinopathie, Nephropathie) spielen die Dauer des manifesten Diabetes und die Qualität der Stoffwechseleinstellung die wichtigste pathogenetische Rolle. Hinsichtlich der Makroangiopathie (Herz-Kreislauf-Krankheiten) des Typ-1-Diabetikers haben Nierenfunktionsstörungen eine Schrittmacherrolle bei der Ausprägung des atherogenen Risikoprofils und der akzelerierten Atherogenese. Beim Typ-2-Diabetes scheint darüber hinaus das erst in den letzten Jahren als hoch pathogen erkannte metabolische Insulinresistenzsyndrom (MIR-Syndrom) besonders atherogen zu sein. Dieses metabolische Bündel aus Insulinresistenz, erhöhtem Blutdruck, Dyslipoproteinämie und Hyperglykämie aggraviert die Atherosklerose bereits in der prädiabetischen Phase, sodass bei Diagnosestellung eines Typ-2-Diabetes bereits ein großer Teil der Patienten deutliche Zeichen makroangiopathischer Veränderungen aufweist. Einen Gesamteindruck der enormen Belastungen bei Diabetes gibt Tab. 21.**1**.

Tab. 21.1 „Diabeteszoll" durch Folgeschäden

- fernere Lebenserwartung um ca. 1/3 reduziert
- jeder Zweite stirbt einen vorzeitigen Herztod (ca. 30% aller Herztoten haben einen Diabetes-Stoffwechselhintergrund)
- Schlaganfallrate verdoppelt
- 2 von 3 Amputierten sind Diabetiker
- ca. 40% aller Dialyseneuzugänge sind Diabetiker
- ca. 30% aller Neuerblindeten sind Diabetiker
- direkte Krankheitskosten in der Größenordnung von mindestens 20 Milliarden Euro pro Jahr in Deutschland

Makroangiopathie

Epidemiologie

Kardiovaskuläre Erkrankungen. Die Makroangiopathie (kardiovaskuläre Erkrankungen) ist die Hauptursache für die hohe Morbidität und Mortalität bei Diabetikern. Arteriosklerotische Gefäßveränderungen treten bei ihnen in einem früheren Alter auf als bei Nichtdiabetikern, zeigen rasche Progredienz und führen häufig zu so schweren und fatalen Komplikationen wie Myokardinfarkt, Schlaganfall und ischämischer Fußgangrän (189).

Diese besondere Anfälligkeit von Diabetikern für makroangiopathische Komplikationen wurde in zahlreichen klinischen und epidemiologischen Untersuchungen (51, 137, 139, 146, 197, 210, 214, 244), Todesursachenstatistiken (148, 212) und Autopsiestudien (17, 28, 36) in allen Populationen nachgewiesen. In allen Studien liegt die koronare Herzkrankheit an erster Stelle der Todesursachen (Abb. 21.**1**; s. a. Kap. 2 und 23).

Die rasche Progredienz der Atherosklerose findet sich bei allen Diabetesformen und -typen. In der Whitehall-Studie lag die altersangepasste Rate der Mortalität (pro 100 Männer und 10 Jahre) an koronarer Herzkrankheit bei 6,1 für Typ-1-Diabetiker und bei 8,3 für Typ-2- Diabetiker im Vergleich zu 3,9 bei Nichtdiabetikern (75). In einer finnischen Studie betrug die standardisierte kardiovaskuläre Mortalitätsrate bei Typ-2-Diabetikern ohne vorbekannte koronare Herzkrankheit über 10 Jahre ca. 20% und war damit genauso hoch wie bei Nichtdiabetikern nach einem ersten Myokardinfarkt (87a). Typ-2-Diabetiker sind also per se als ein Hochrisikokollektiv einzuschätzen. Nach einem ersten Myokardinfarkt lag die standardisierte 10-Jahres-Motralitätsrate der Typ-2-Diabetiker sogar bei 60%.

In Übersichtsarbeiten aller bislang durchgeführten epidemiologischen Studien war die Mortalität an Herz-Kreislauf-Krankheiten bei Typ-2-Diabetikern 3–4fach höher als bei Nichtdiabetikern (51, 198). Diabetische Frauen haben eine nahezu gleich hohe Inzidenz wie diabetische Männer, während nichtdiabetische Frauen beträchtlich weniger davon betroffen sind (122, 146, 156). Bei 50-jährigen Typ-1-Diabetikern beträgt die kumulative Inzidenz etwa 30% und ist gegenüber der Allgemeinbevölkerung beträchtlich gesteigert (Abb. 21.**2**; 146).

Arterielle Verschlusskrankheit. Seit langem ist auch die Anfälligkeit des Diabetikers für eine periphere arterielle Verschlusskrankheit der Extremitäten (pAVK) und eine ischämische Fußgangrän bekannt (s. a. Kap. 2 und 23). Im Münchner Praxisprojekt wurde dopplersonografisch bei etwa jedem 3. Typ-2-Diabetiker eine pAVK diagnostiziert (247).

Vor dem 40. Lebensjahr ist die pAVK eher selten, danach steigt die Prävalenz steil an (107). In der niederländischen Hoorn-Studie, einer Zufallsstichprobe von 50–74 Jahre alten Personen, betrug die pAVK 20,9% bei den Diabetikern und 7,0% bei den Nichtdiabetikern (16). Die erhöhte Atherogenese in den Extremitätenarterien tritt bei allen Diabetesformen auf (274), ist aber quantitativ ein Hauptproblem bei Typ-2-Diabetikern. Die Makroangiopathie ist deshalb in erster Linie für das Auftreten von ischämischen Fußläsionen und die dadurch oftmals erforderlichen Amputationen verantwortlich (197, 223, 234).

Zerebrovaskuläre Erkrankungen. Nicht zuletzt findet sich bei Diabetikern auch eine größere Häufigkeit von zerebrovaskulären Erkrankungen (189; s. a. Kap. 23). Im Münchner Praxisprojekt betrug die Häufigkeit der dopplersonografisch nachgewiesenen extrakraniellen Karotisstenosen bei unselektionierten Typ-2-Diabetikern ca. 5% (247, 248). Unabhängig von anderen Risikofaktoren haben Diabetiker ein erhöhtes Risiko für einen Schlaganfall; das relative Risiko wurde mit 1,8 für diabetische Männer und 3,0 für diabetische Frauen angegeben (28, 165). An den Folgen der zerebrovaskulären Insuffizienz sterben 3-mal so viele Diabetiker wie Nichtdiabetiker (28, 119, 165). Die Gesamtmortalität beträgt 12% und beruht in erster Linie auf ischämischen Hirninfarkten (165). Männer und Frauen erkranken etwa im gleichen Umfang. Autopsiestudien zeigten eine vorzeitige und ausgeprägtere Atherosklerose der Zerebralarterien. Dabei findet sich eine engere Beziehung zwischen Diabetes und zerebralen ischämischen Infarkten als zu Hämorrhagien (165).

Pathologische Anatomie

Die Arteriosklerose des Diabetikers weist nach Ansicht der meisten Autoren keine spezifischen Besonderheiten gegenüber den Gefäßveränderungen des Nichtdiabetikers auf. Jedoch finden sich z. T. quantitativ erhebliche

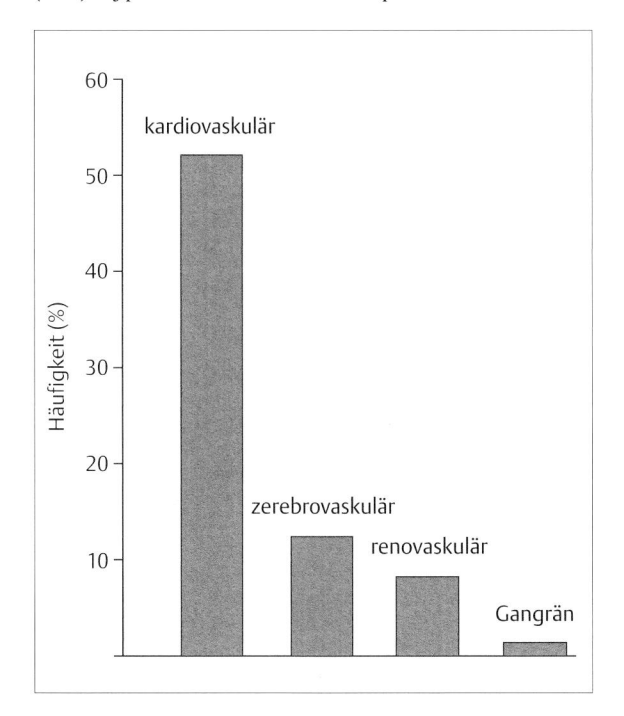

Abb. 21.1 Häufigkeit vaskulärer Erkrankungen als Todesursache von Diabetikern (Marks u. Krall. In: Marble A. et al. Joslin's Diabetes Mellitus. Philadelphia: Lea u. Febiger; 1971).

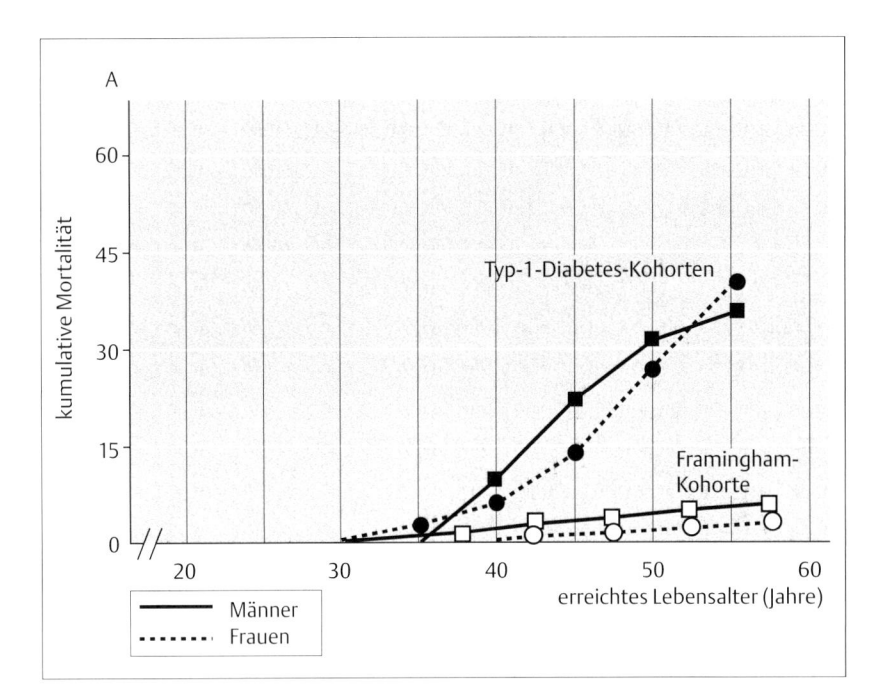

Abb. 21.2 Kumulative Mortalität infolge koronarer Herzkrankheit bei Typ-1-Diabetikern bis zum 55. Lebensjahr im Vergleich zur Population der Framingham Heart Study (Krolewski et al.).

Unterschiede. Die Arteriosklerose umfasst die *Atherosklerose*, charakterisiert durch die Bildung von Intimaplaques, die *Mediasklerose* (Mönckeberg) mit röhrenförmiger Verkalkung der muskulären Tunica media und die *diffuse Intimafibrose*. Alle 3 Formen der Arteriosklerose finden sich beim Diabetiker gehäuft. Die erhöhte Plaqueinstabilität mit Plaqueruptur führt zur ausgeprägten Atherothrombose. Eine endotheliale Dysfunktion und die Intima-Media-Verdickung der A. carotis sind auch beim Diabetiker frühe Surrogatmarker der Arteriosklerose (243a, 243b).

Atherosklerose. Die Atherosklerose setzt beim Diabetiker früher ein, schreitet rascher fort und breitet sich häufig diffus über die peripheren Gefäßabschnitte der Zerebral-, Koronar- und Extremitätenarterien aus, während das arterielle Gefäßsystem des nichtdiabetischen Arteriosklerotikers zumeist segmental betroffen ist. Tab. 21.2 fasst die wesentlichen Besonderheiten der Makroangiopathie bei Diabetikern im Vergleich zu Nichtdiabetikern zusammen. In einer großen multinationalen Studie war die Anzahl atheromatöser Veränderungen in der Aorta und den Koronararterien bei Diabetikern eindeutig größer als bei den Nichtdiabetikern (198). Crall u. Robert fanden bei jugendlichen Langzeitdiabetikern eine mehr als 50%ige Stenosierung über die gesamte Länge der extramuralen Koronararterien bei über 47% gegenüber 1% bei vergleichbaren Kontrollpersonen (36). Typ-1-Diabetiker weisen deshalb häufig eine höhergradige Stenosierung mit betont distaler Lokalisation auf. An den Extremitätenarterien des Diabetikers findet sich der atherosklerotische Prozess bevorzugt in den Unterschenkelarterien (107).

In verschiedenen Studien wurde eine unterschiedliche Zusammensetzung der Atherome beim Diabetiker gesehen. So wurde ein vermehrter Gehalt an Cholesterin, Calcium und PAS-positivem Material in den Koronararterien beschrieben (148). Daneben wurde eine Verschiebung in der Zusammensetzung der Glucosaminoglykane im Sinne eines verminderten Heparansulfatanteils in den atheromatösen Gefäßveränderungen und insbesondere in den Plaques diabetischer Patienten gefunden. Auch liegen Berichte über eine vermehrte Bildung von Kollagen der Typen IV bzw. VI und höhere Konzentrationen von Fibronectin vor (205). Weiterhin wurde an den Gefäßwandproteinen eine verstärkte nichtenzymatische Glykosylierung beobachtet und „advanced glycosylation end products" (AGE) in der Gefäßwand beschrieben (26).

Tab. 21.2 Besonderheiten der Makroangiopathie bei Diabetes

- Frauen ebenso häufig betroffen wie Männer
- oft initial geringe Symptomatik
- periphere Lokalisation
- Mediasklerose
- häufiger Befall der A. profunda femoris

Mediasklerose. Typisch für den Diabetiker ist auch das Auftreten einer Kalzifizierung der Tunica media der Arterienwand (Mönckeberg Mediasklerose). Sie ergibt ein charakteristisches Aussehen bei Weichteilröntgenaufnahmen mit linearen, röhrenförmigen Verkalkungen, die sich in der Regel leicht von den irregulären, fleckförmigen Plaques der Intimaverkalkung unterscheiden lassen. Ferrier fand die Mediasklerose ohne gleichzeitig vorhandene Atherosklerose vor allem beim Langzeitdiabetiker (65, 108). Auch eine eindeutige Beziehung zu fortgeschrittener Neuropathie und Niereninsuffizienz wurde wiederholt beschrieben (57, 181).

Biochemische Veränderungen in Aorta und Arterien von Diabetikern führen auch bei Fehlen von atheromatösen Plaques zu einer verminderten Elastizität und erhöhten Rigidität der Gefäße (196). In einer Reihenuntersuchung bei ambulanten Diabetikern wurde eine ausgeprägte Mediasklerose der Unterschenkelarterien bei 9% der Patienten erhoben, wobei sich eine eindeutige Korrelation mit der Diabetesdauer fand (Abb. 21.**3**; 108). Häufig ist die Mediasklerose der Unterschenkelarterien mit einer diffusen Intimaverdickung vergesellschaftet (65). Möglicherweise führen der Elastizitätsverlust der Arterien und die daraus resultierenden Blutströmungsveränderungen zu dieser Schädigung der Intima.

Intimafibrose. Das häufigere Auftreten einer diffusen Intimafibrose bei Diabetikern ist bei der großen Häufigkeit der Hypertonie bei diesen Patienten nicht verwunderlich, da diese Arterien- und Arteriolenveränderungen typischerweise beim Hypertoniker beobachtet werden. Die diffuse Intimafibrose läuft beim Diabetiker jedoch mehr generalisiert ab. Charakteristisch dafür ist der Befall sowohl des Vas afferens als auch des Vas efferens der Nierenarteriolen, während beim nichtdiabetischen Hypertoniker die Veränderungen lediglich am Vas afferens gesehen werden (17). Gesteigerte Intimafibrose und Intimahyperplasie sind auch für die erhöhte Rate an Restenosierung bei Diabetikern nach Koronarinterventionen verantwortlich (133).

Ätiologie und Pathogenese

Pathogenesetheorien und Risikofaktoren

Theorie der Endothelverletzung. Trotz einer Vielzahl von Daten zu den Pathomechanismen und dem Ablauf der Atherosklerose ist der zugrunde liegende Prozess bislang nicht eindeutig geklärt. Die derzeit am meisten favorisierte These ist die Theorie der Endothelverletzung („response to injury"; 212), in letzter Zeit auch die der niedriggradigen Inflammation (131a). Die meisten Befunde sprechen bei der Atherogenese für ein Ungleichgewicht von hormonellen, metabolischen und physikalischen Faktoren, die eine Verletzung oder Dysfunktion des Endothels bewirken und den atherosklerotischen Prozess initiieren. Dieser wird durch den Diabetes dramatisch gesteigert, sodass heute der manifeste Diabetes als einer der Hauptrisikofaktoren der Atherosklerose gilt.

Risikofaktor Nephropathie. Für den Typ-1-Diabetiker ist eine diabetische Nephropathie der Hauptschrittmacher arteriosklerotischer Gefäßveränderungen (43, 264, 273). Doch stellt eine konstante Proteinurie (Mikroalbuminurie) auch für den Typ-2-Diabetiker ein hohes kardiovaskuläres Risiko dar (171, 172, 180, 247, 248).

Theorie des metabolischen Insulinresistenzsyndroms

Klinische und experimentelle Befunde der letzten Jahre deuten in zunehmendem Maße auf ein metabolisches Syndrom von wichtigen kardiovaskulären Risikofaktoren hin, das häufig den Typ-2-Diabetes und seine Vorstadien charakterisiert (45, 207, 234). Reaven konnte plausibel machen, dass diesem atherogenen metabolischen Syndrom (MIR-Syndrom) aus Hyperglykämie, Fettstoffwechselstörungen, Hyperinsulinämie und Hypertonie eine Insulinresistenz zugrunde liegt, und wählte für die im Einzelnen noch aufzuklärenden Zusammenhänge den Begriff des „Syndroms X" (Tab. 21.**3**; 207). Ursache bzw. Folge der Insulinresistenz sind neben der kompensatorischen Hyperinsulinämie:
➤ Adipositas (insbesondere der androide Fettverteilungstyp),
➤ Glucoseintoleranz (Typ-2-Diabetes),
➤ Hypertriglyzeridämie und
➤ arterielle Hypertonie.

Diese Kombination von potenten kardiovaskulären Risikofaktoren bezeichnete Kaplan als das „tödliche Quartett" (120). Neben den von Reaven angegebenen Facetten wird heute eine Reihe weiterer Faktoren als integraler Bestandteil des metabolischen Syndroms angesehen, u. a. die Hyperurikämie (92), eine Mikroalbuminurie (81), erhöhte Konzentrationen des antifibrinolytischen Plasminogenaktivator-Inhibitors (PAI-1) (263) und die besonders atherogenen, kleinen, dichten LDL-Lipoproteine (82). Da die Insulinresistenz teilweise genetisch bedingt ist (Abb. 21.**4**), lässt sich das Vollbild des metabolischen Syndroms häufig bereits lange vor Manifestation des Diabetes mellitus in einem prädiabetischen bzw. subklinischen Stadium der Glucosetoleranz nachweisen (58, 85, 291). So ist es nicht verwunderlich, dass bereits bei Diagnose eines Typ-2-Diabetes durch diese Risikofaktoren-Akkumulation ein großer Prozentsatz der Patienten eindeutige Zeichen der Arteriosklerose aufweist (185, 238).

Unklarheiten des Insulinresistenzkonzepts. Allerdings ist das Konzept des metabolischen Insulinresistenzsyndroms noch nicht in jeder Hinsicht akzeptiert (234). Immer noch ist unklar, wie die Beziehungen zwischen Insulinämie bzw. Insulinresistenz und der beobachteten klinischen Symptomatologie einzuschätzen sind oder ob ein bis dato noch nicht erkannter „Faktor X" ein wesentliches kausales Moment darstellt

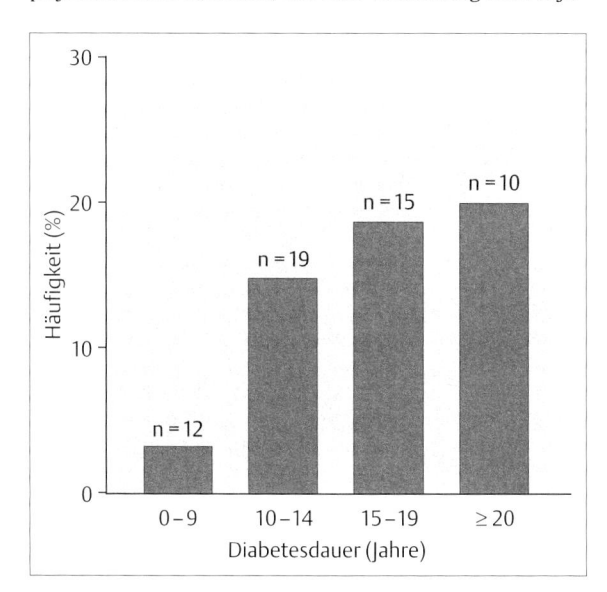

Abb. 21.**3** Diabetesdauer und prozentuale Häufigkeit von Mediasklerose. (nach Janka et al.)

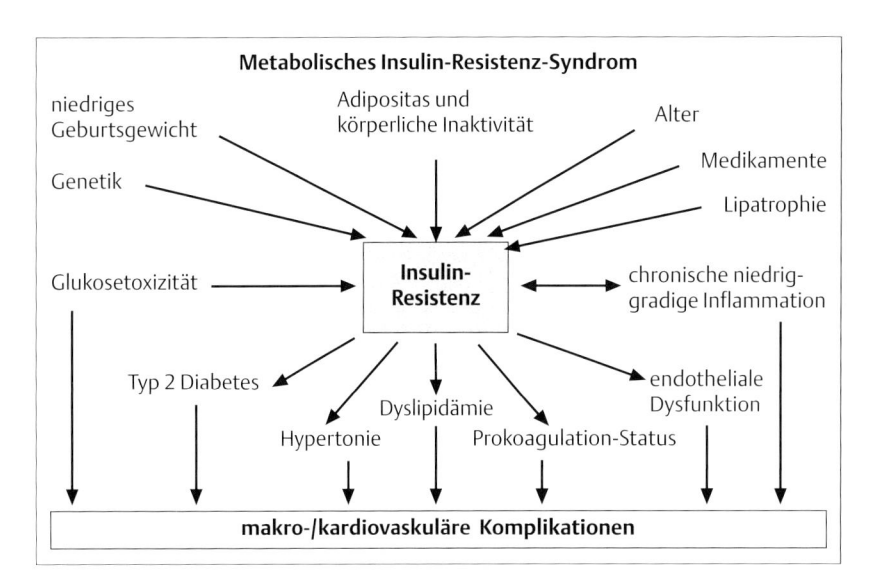

Abb. 21.4 Die Facetten des metabolischen Syndroms und die Beziehung zu kardiovaskulären Komplikationen.

```
                  Metabolisches Insulin-Resistenz-Syndrom
niedriges              Adipositas und
Geburtsgewicht    körperliche Inaktivität        Alter
                                                        Medikamente
   Genetik
                                                        Lipatrophie

Glukosetoxizität  ──→    Insulin-    ←──  chronische niedrig-
                         Resistenz          gradige Inflammation

     Typ 2 Diabetes                      endotheliale
                      Dyslipidämie       Dysfunktion
            Hypertonie    Prokoagulation-Status

                  makro-/kardiovaskuläre Komplikationen
```

Tab. 21.3 Atherogenes metabolisches Insulinresistenzsyndrom (MIR-Syndrom) (nach Reaven)

– Insulinresistenz/Hyperinsulinämie
– Glucoseintoleranz/Hyperglykämie
– Hypertriglyzeridämie
– niedriges HDL-Cholesterin
– kleine, dichte LDL
– Adipositas (androider Fettverteilungstyp)
– Hypertonie
– erhöhter Plasminogenaktivator-Inhibitor 1
– renale Dysfunktion (Mikroalbuminurie)
– endotheliale Dysfunktion

(Abb. 21.5). Vor allem ethnische Unterschiede sind auffällig (Tab. 21.4). So sind beispielsweise Pima-Indianer oder Amerikaner mexikanischer Abstammung deutlich insulinresistent, ohne dass bei ihnen eine exzessive kardiovaskuläre Morbidität und Mortalität festzustellen ist. Auch wird immer wieder als Gegenargument vorgebracht, dass Patienten mit Insulinom kein erhöhtes Makroangiopathierisiko aufweisen (234), wobei diesbezüglich wohl bedacht werden müsste, dass das Risikonetzwerk des metabolischen Syndroms seine ungünstigen Effekte in der Regel ein halbes Jahrhundert zeigen kann, ehe überhaupt ein Typ-2-Diabetes auftritt, Insulinome aber in der großen Mehrzahl spätestens innerhalb von 5 Jahren diagnostiziert werden. So ist das Konzept des metabolischen Syndroms in erster Linie auf weiße und asiatische Populationen zu beschränken.

Nachweisbarkeit und Theorien über die Ätiologie der Insulinresistenz. Die Insulinresistenz ist bereits früh nachweisbar. Zwar ist unklar, wann sie erstmals in Erscheinung tritt, sie ist aber bereits bei prädisponierten Personen (jungen Erwachsenen mit Typ-2-Diabetes) trotz ihres normalen Körpergewichts und trotz ihrer völlig normalen Glucosetoleranz nachweisbar (58, 291). Eine inaktive Lebensweise und fehlende körperliche Aktivität aggravieren das Problem. Ob die Insulinresistenz tatsächlich genetisch definiert ist, muss bislang offen bleiben (81).

Tab. 21.4 Ethnische Unterschiede hinsichtlich der verschiedenen Komponenten des metabolischen Syndroms. Die unterschiedlichen Häufigkeiten sind „semiquantitativ" mit 1+ bis 5+ dargestellt (nach Lebovitz)

Symptom	Kaukasier	Schwarze	Amerikaner mexikanischer Herkunft	Pima-Indianer
Insulinresistenz	++	+	+++	++++
Hyperinsulinämie	++	+	+++	++++
Glucoseintoleranz	++	+++	++++	+++++
erhöhte VLDL-Triglyceride	++	+	+++	+++
niedriges HDL-Cholesterin	++	?	+++	+++
Hypertonie	++	+++	+++	+
arterielle Verschlusskrankheit	+++	++	+	+
Fettleibigkeit	++	+++	++++	+++++

```
1. Defekt X  ──────►  Makroangiopathie
                 ►  Hyperlipidämie
                 ►  Insulinresistenz
                 ►  Hypertonie

2. Insulinresistenz ─►  Makroangiopathie
                    ►  Hyperlipidämie
                    ►  Hypertonie
                    ►  Hyperinsulinämie

3. Hyperinsulinämie ─►  Makroangiopathie
                    ►  Hyperlipidämie
                    ►  Hypertonie
```

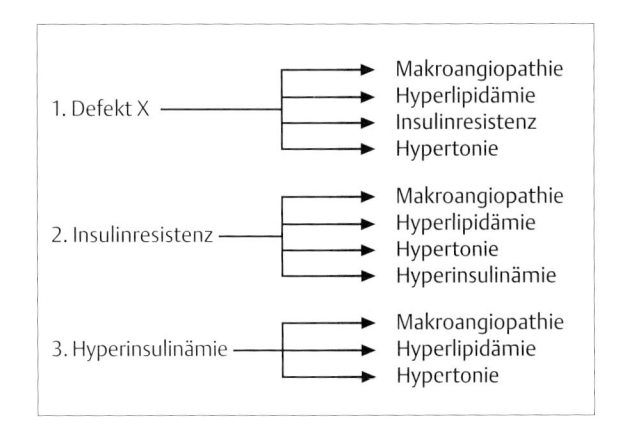

Abb. 21.5 Potenzielle pathogenetische Mechanismen beim metabolischen Syndrom.

Entsprechende Gendefekte sind – bis auf ganz wenige Ausnahmen – bisher nicht gefunden worden. Dabei hat man speziell die Gene für den Insulinrezeptor, Postrezeptor-Phosphorylierungsprodukte, Glucosetransporter und Glykogensynthese untersucht (153, 226). Neuerdings sind auch die Gene für Hexokinase, das Renin-Angiotensin-System, PPARγ, Adiponektin sowie mitochondriale Proteine in den Mittelpunkt des Interesses gerückt. Sicherlich wird man nicht fehlgehen, wenn man bei der großen Verbreitung des metabolischen Syndroms (ca. 1/4 der gesamten Bevölkerung) von einer komplexen polygenen Situation ausgeht.

Überraschenderweise haben sich in den letzten Jahren auch Hinweise ergeben, dass während der fetalen Entwicklung wirksame Faktoren ebenfalls von Bedeutung sein könnten (Abb. 21.4). So scheinen vor allem Personen mit einem niedrigen Geburtsgewicht besonders für das metabolische Syndroms prädestiniert zu sein (12, 154, 201).

Insulinresistenz als Prädiktor des metabolischen Syndroms. Insulinresistenz ist nicht nur in Querschnittuntersuchungen mit Hypertonie, Dyslipoproteinämie und Diabetes verknüpft, sondern geht auch prospektiv dem metabolischen Syndrom voraus. Diese prädiktive Bedeutung von Insulinresistenz und Hyperinsulinämie wurde in verschiedenen großen epidemiologischen Untersuchungen herausgearbeitet, insbesondere in der San-Antonio-Herz-Studie (85, 86). Selbst bei Personen mit Normalgewicht und ohne Diabetes in der Familienanamnese waren höhere Insulinspiegel bei der Eingangsuntersuchung signifikant über einen Zeitraum von 8 Jahren mit einer 2,5–3fach höheren Inzidenz für neu aufgetretene Hypertonie, neu aufgetretene Dyslipoproteinämie und neu aufgetretenen Typ-2-Diabetes assoziiert (86). Besonders eindrucksvoll ist, dass in der Regel nicht nur eine Komponente des metabolischen Syndroms in Abhängigkeit von Insulinresistenz und Hyperinsulinämie auftritt, sondern – mit einem auf das ca. 15fache erhöhten Wahrscheinlichkeitsrisiko – das gesamte Risikobündel („Cluster") des metabolischen Syndroms, auch wenn die pathophysiologischen Beziehungen komplex und für die Einzelkomponenten vermutlich unterschiedlich sind (86, 234).

Zum Zeitpunkt der klinischen Diagnosestellung eines Typ-2-Diabetes besteht bereits vielfach eine ausgeprägte Makroangiopathie (238, 260, 261), so z. B. eine koronare Herzkrankheit – sowohl bei Männern als auch bei Frauen sowie im Vergleich zu gesunden Kontrollpersonen – und zusätzlich eine periphere arterielle Verschlusskrankheit sowie Karotisstenosen, wie im Münchner Praxisprojekt ersichtlich wurde (Tab. 6.1). Neuerdings gibt es auch sehr überzeugende Ergebnisse großer Populationsstudien wie der Botnia- (105a) oder der IRIS-Studie (211c) mit einem bei Insulinresistenz auf das Doppelte erhöhten Risiko für makro-/kardiovaskuläre Komplikationen. Mit Blick darauf ist zu verstehen, dass bei Diagnosestellung des Typ-2-Diabetes jeder 2. Patient bereits eine Makroangiopathie mit einer Hypertonie in 75%, einer Hypertriglyzeridämie in 18% und einer Hyperinsulinämie in 50% aufweist.

Darüber hinaus scheinen auch die anderen Hauptfaktoren des metabolischen Syndroms ihre volle Wirkung zu entfalten. 75% aller kürzlich diagnostizierten Typ-2-Diabctiker weisen im Münchner Praxisprojekt zusätzlich eine Hypertonie, 78% eine Hypertriglyzeridämie und 50% eine Hyperinsulinämie mit unterschiedlicher Beziehung der einzelnen Parameter untereinander auf (238). Neuerdings wurden in mehreren Studien deutliche Hinweise gefunden, wonach eine Mikroalbuminurie mit dem metabolischen Syndrom bzw. Insulinresistenz bereits in der prädiabetischen Vorphase verknüpft zu sein scheint (85, 289).

■ Hyperglykämie

Stoffwechseleinstellung und vaskuläres Risiko. Die Bedeutung der Hyperglykämie für makrovaskuläre Komplikationen ist auch in der Nach-UKPDS-Ära nicht mit letzter Evidenz geklärt. Zwar hat sich im prospektiven epidemiologischen Ansatz einmal mehr die hohe prädiktive Aussagekraft des über die Jahre erreichten mittleren HbA_{1c}-Werts z. B. für Myokardinfarkte eindrucksvoll bestätigt (253a), im radomisiert interventiven Ansatz aber zeigte sich nur eine grenzwertig signifikante Reduktion der Infarkte durch eine bessere Stoffwechseleinstellung (262a). Allerdings fand sich in der UKPDS-Blutdruckstudie keinerlei Zusammenhang zwischen Blutdrucksenkung und Verminderung von Myokardinfarkten, wohl aber z. B. von Schlaganfällen oder Herzinsuffizienz (262b). Möglicherweise ist das bei Diabetikern für Herzinfarkte relevante Risikofaktorenprofil besonders komplex. Andererseits ließ bei der epidemiologischen Betrachtung bereits ein HbA_{1c}-Anstieg aus dem Normbereich auf 6,5% das Herzinfarktrisiko deutlich ansteigen (253a) und bereits bei gestörter Glucosetoleranz erwies sich das kardiovaskuläre Risiko als erhöht (43a, 227a).

Eine Reihe weiterer Studien habt einen erhöhten HbA_{1c}-Spiegel als signifikanten, unabhängigen Prädiktor für schwere Herz-Kreislauf-Komplikationen aufgezeigt (141, 150, 229, 235, 257). 3 finnische Studien fanden sowohl den Nüchternblutzucker als auch den HbA$_{1c}$-Wert als signifikante Indikatoren für die KHK-Mortalität bei Typ-2-Diabetikern (112, 141, 150, 202, 257). Bei einer Beobachtungszeit von 10 Jahren zeigte die Wisconsin-Studie überdies einen signifikanten Einfluss des glykosylierten Hämoglobins auf die ischämische Herzkrankheit – und zwar sowohl bei Typ-1- wie auch bei Typ-2-Diabetikern – sowie auf die Schlaganfallhäufigkeit und die Frequenz von Fußamputationen (129). Im Rahmen der longitudinalen Schwabinger Studie über 9 Jahre wurde ein eigenständiger signifikanter Einfluss des initialen HbA$_1$-Werts neben systolischem Blutdruck und erniedrigtem HDL-Cholesterin als Risikoprädiktor für Gesamtmortalität und schwere Herz-Kreislauf-Komplikationen beobachtet (112). Die Risikokonstellation von erhöhten Werten des systolischen Blutdrucks und des HbA$_{1c}$ sowie reduziertem HDL-Cholesterin wurde auch in den Publikationen der UKPDS berichtet (60). Schließlich konnte im Münchner Praxisprojekt nach 10-jähriger Beobachtungsdauer ein deutlicher und in der multivariaten Analyse unabhängiger Einfluss des initialen HbA$_{1c}$-Werts auf die Gesamtmortalität sowie die makrovaskuläre Mortalität nachgewiesen werden (Tab. 21.5 und Abb. 21.6; 235).

Auswirkung pathologischer Glucosetoleranz. Besonders deutlich ist die Beziehung von Hyperglykämie und KHK-Mortalität in Populationsstudien bei Personen im Stadium der pathologischen Glucosetoleranz (95, 113, 218). Die Metaanalysen der DECODE-Studie und Untersuchungen aus dem pazifischen Raum haben dies unmissverständlich gezeigt (43a, 227a). Dabei scheinen höhere Blutzuckerwerte nach Belastung eine stärkere

Tab. 21.5 Schrittweise logistische Regressionsanalyse von ausgewählten Risikovariablen für die Prädiktion der makrovaskulären Mortalität von Typ-2-Diabetikern (n = 223; 235)

Variable	B	SD	Wald-$\chi 2$	p-Wert
Alter (Jahre)	0,06	0,03	5,47	0,02
HbA$_{1c}$ (%)	0,19	9,09	4,37	0,04
Willebrand-Faktor-Protein (%)	0,003	0,002	4,53	0,03
Karotisveränderungen	1,63	0,58	7,87	0,005
Konstante	4,39	2,30	3,62	0,05

prädiktive Aussagekraft zu haben als höhere Nüchternblutzucker.

In der Whitehall-Studie wurde in der obersten Quartile der Blutzuckerverteilung eine Verdoppelung der „Koronartodesfälle" beobachtet (75). Auch in der 10-Jahres-Verlaufsbeobachtung der Bedford-Studie wiesen Patienten mit pathologischer Glucosetoleranz („borderline diabetics") unabhängig von anderen Risikofaktoren eine erhöhte koronare Todesrate auf (113).

> Die Autoren der Framingsham-Studie haben darauf hingewiesen, dass sich eine einmalige Bestimmung des sehr variablen Blutzuckers als Risikomarker nicht eignet. Bei wiederholten Messungen und der Verwendung des glykosylierten Hämoglobins (HbA$_{1c}$) als Langzeitparameter der Stoffwechseleinstellung ließ sich das Risiko der Hyperglykämie besser erkennen (229).

Die Höhe der Blutzucker- und HbA$_{1c}$-Werte hat nach Herzinfarkt hohe prognostische Bedeutung, wie mehrere Studien gezeigt haben (61a, 161), und zwar für das Überleben im Krankenhaus ebenso wie erstaunlicherweise auch für das Langzeitüberleben (243a, 243b). An einem Londoner Krankenhaus wurde für die konsekutiv aufgenommenen Infarktpatienten eine Mortalitätsrate bei eindeutig erhöhten HbA$_{1c}$-Werten (> 8,5%) von 63%, bei grenzwertigem HbA$_{1c}$ (7,5%–8,5%) von 33% und bei normalem HbA$_{1c}$ (< 7,5%) von 23% registriert (194). Ein kardiogener Schock war eindeutig häufiger in der Gruppe mit erhöhtem HbA$_{1c}$.

Therapeutische Risikoverminderung. In der DIGAMI-Studie wurde bei Diabetikern mit Herzinfarkt durch intensivierte Insulintherapie und dadurch bessere Stoffwechseleinstellung die Letalität in der Akut- und Folgezeit um 30% reduziert (161). Auch in der DCCT-Studie lag die Rate an kardiovaskulären Komplikationen in der Gruppe unter intensivierter Insulintherapie und bei besserer Stoffwechseleinstellung niedriger (48). Eine Metaanalyse aller Studien mit intensivierter Insulintherapie bei Typ-1-Diabetikern und einer Laufzeit von mindestens 2 Jahren hat bei besserer Diabeteseinstellung auch für die Anzahl der schweren Herz-Kreislauf-Kom-

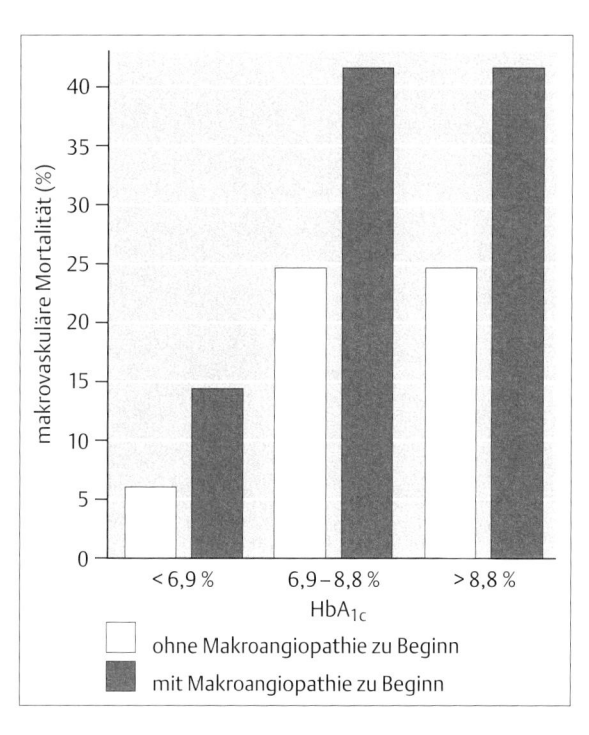

Abb. 21.6 10-Jahres-Mortalität infolge makroangiopathischer Komplikationen bei Typ-2-Diabetikern in Abhängigkeit vom initialen HbA$_{1c}$-Wert.

plikationen eine deutliche Risikoreduktion auf ca. 50% ergeben (146). Allerdings legen diese prospektiven epidemiologischen Befunde auch dringend nahe, dass das Risiko für schwere Herz-Kreislauf-Komplikationen bereits bei relativ niedrigen HbA_{1c}-Werten – im Vergleich niedriger als für die Mikroangiopathie – deutlich zunimmt.

> Zur Prävention der makrovaskulären Komplikationen sind also vermutlich Glykämiewerte nahe an der Norm erforderlich.

Auch die aus einer neueren Publikation der Pariser prospektiven Studie entnommene Tab. 21.6 belegt eindrucksvoll, dass auch für Patienten, die „nur" die neuen, abgesenkten Kriterien für den Nüchternblutzucker (125–140 mg/dl = 7,0–7,8 mmol/l im venösen Plasma) erfüllen, über 10 und 20 Jahre Beobachtungszeit das gleiche ca. 2,5fach erhöhte Risiko für schwere Herz-Kreislauf-Komplikationen besteht wie für Patienten, die die älteren Diabeteskriterien hinsichtlich des Nüchternblutzuckers erfüllen.

Pathophysiologische Vorgänge. Schon bei relativ kurzen Hyperglykämiephasen führt Glucose zu einer Reihe von Veränderungen an den Gefäßwandzellen und den Serum- und Gewebeproteinen. Abb. 21.7 gibt einen Überblick. Vor allem die nichtenzymatische Glykosylierung sowie die Aktivierung von Proteinkinase C sind zu nennen. Ersterer Mechanismus wurde bei Diabetikern vermehrt in allen Organen, u. a. in den Koronararterien und der Aorta, nachgewiesen (43, 160, 232, 269) und von Brownlee et al. als mögliche Ursache der vaskulären Komplikationen diskutiert (26, 27). Infolge weiterer chemischer Umlagerungen dieser glykosylierten Produkte an den extrazellulären Matrixproteinen entstehen „advanced glycosylation end products" (AGE), bilden sich Quervernetzungen („crosslinking") und entwickelt sich schließlich eine Dysfunktion der Gewebe. Auch Lipoproteine werden auf diese Weise modifiziert und gehen über die Quervernetzungen langfristige Bindungen mit den extrazellulären Matrixproteinen ein (27). Eine Interaktion mit Makrophagen durch spezifische AGE-Rezeptoren führt dabei zu einer Lymphokinfreisetzung an der Gefäßintima mit endothelialer Schädigung (17, 26, 269). Hier ergeben sich multiple Interaktionen mit den Folgen der aktivierten Proteinkinase C. Diese Aktivierung sowohl auf der Gen- als auch der Proteinebene induziert zum einen Veränderungen in der Synthese der extrazellulären Matrix und zum anderen Veränderungen in der Synthese und Freisetzung von endothelabhängigen Faktoren, wie VEGF (vascular endothelial growth factor), Willebrand-Faktor-Protein (3, 284, 285) u. a. Im Münchner Praxisprojekt (235) wurde u. a. die enorme prädiktive Bedeutung von erhöhten zirkulierenden Spiegeln des Willebrand-Faktor-Proteins für die makrovaskuläre Mortalität gezeigt (Tab. 21.6; bezüglich weiterer endothelabhängiger Veränderungen s. u).

Insulinresistenz/Hyperinsulinämie als kardiovaskulärer Risikofaktor

Physiologie. Die Gefäßwand, und hier besonders das Gefäßendothel, stellt metabolisch-endokrinologisch ein außerordentlich aktives Organsystem dar. Das Endothel ist mit einem Gesamtgewicht von 1,5 kg für die Integrität der Gefäßwand und der Bluthämostase verantwortlich. So produziert das Endothel nach Stimulation durch unterschiedliche Faktoren wie Insulin, Thrombin, Hypoxie oder Scherkräfte die potenten Vasokonstriktoren Endothelin I und Angiotensin II, die außer ihrem vasokonstriktiven Effekt auch in die Zellproliferation eingreifen. Als Gegenspieler werden vom Endothel NO und Prostaglandin I_2 synthetisiert (227, 237), die beide eine Vasodilatation und Hemmung der Zellprofileration vermitteln.

Tab. 21.6 Kardiovaskuläre Risikofaktoren und kardiovaskuläre Mortalität in Abhängigkeit von den neuen Kriterien für die Diagnose des Diabetes: Pariser prospektive Studie (6897 Männer im Alter zwischen 44 und 55 Jahren)

Nüchternblutzucker (venöses Plasma, mmol)					
	<6,1 (81%)	6,1–6,9 (16%)	7,0–7,7 (2%)	≥7,8 (1%)	p (Trend)
Cholesterin (mmol)*	5,5[a]	5,8	5,9	6,0	a
Trigylceride (mmol)*	1,2[a]	1,37[b]	1,54[a]	2,15	a
Nüchterninsulin (mE/l)*	9[a]	12,5[a]	16[a]	24	a
2-Stunden-Insulin (mE/l)*	30[a]	44[b]	53	59	a
Kardiovaskuläre Mortalität					
10 Jahre (%)	1,5	1,6[b]	5,4	4,4	a
20 Jahre (%)	4,3	5,2[b]	11,3	9,8	a

* = Mittelwert
a: p < 0,001
b: p < 0,01 (Vergleich benachbarter Gruppen und für Gesamttrend).

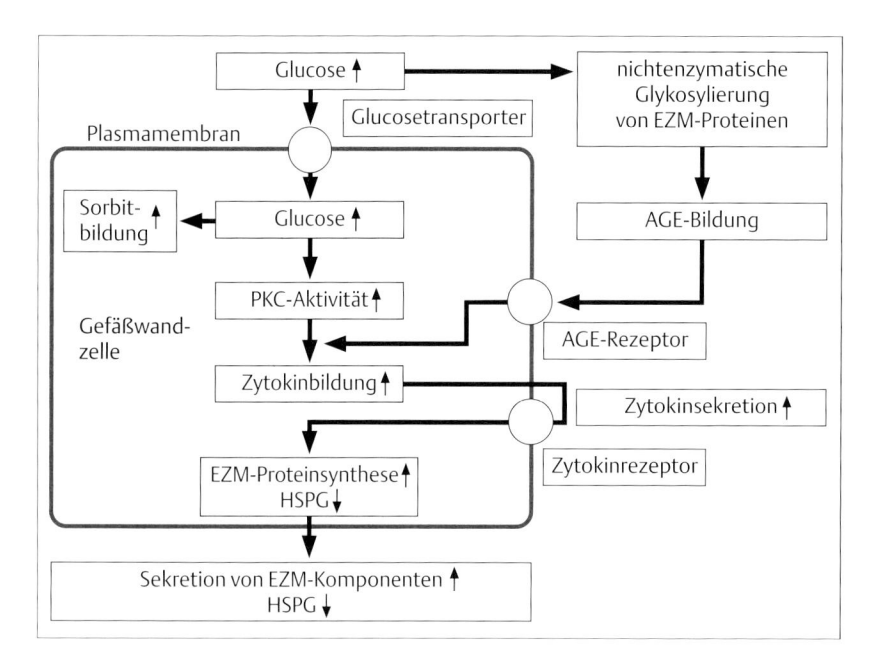

Abb. 21.7 Stoffwechselwege der Glucose und diabetische Makroangiopathie.
AGE = „advanced glycosylation end products", EZM = extrazelluläre Matrix, HSPG = Heparansulfat-Proteoglykan, PKC = Proteinkinase C.

Einfluss der Hyperinsulinämie. Die Rolle erhöhter Insulinspiegel als eigenständiger kardiovaskulärer Risikofaktor wurde in den letzten 20 Jahren äußerst kontrovers diskutiert (207, 208, 214, 234, 249, 252). Während auf der einen Seite die Hyperinsulinämie lediglich als Ausdruck einer Insulinresistenz ohne nennenswerten Einfluss auf den Gefäßwandstoffwechsel gesehen wurde („insulin an innocent bystander"), vertraten andere Autoren die Vorstellung, dass erhöhte Insulinspiegel den atherogenen Prozess besonders aktivieren („insulin a villain") (216). Ergebnisse epidemiologischer Studien ergeben kein konsistentes Bild. Ursprünglich wurden in 3 großen epidemiologischen Studien unabhängig voneinander erhöhte Plasmainsulinspiegel als Prädiktoren für das Auftreten von kardiovaskulären Ereignissen gefunden (52, 202, 281). Auch wenn in diesen Studien mit herkömmlichen Insulin-Assays neben dem Insulin auch Proinsulin und diverse „proinsulin split products" erfasst wurden (252), so haben neuere Studien die Beziehung des „wahren" Insulins zu atherosklerotischen Komplikationen bestätigen können (46, 67). Andere prospektive Studien haben bei multivariater Analyse jedoch keine Signifikanz dieser Beziehung finden können (287). Auf die Beziehung zum MIR-Syndrom wurde bereits hingewiesen.

Einfluss der Insulinresistenz. Auf zellulärer Ebene gibt eine Reihe von Befunden, die einen eigenständigen Effekt des Insulins auf die Atherogenese annehmen lassen. Bei physiologischen Konzentrationen vermag Insulin die Proliferation, Lipidaufnahme und -synthese von Gefäßwandzellen zu induzieren (124, 249). Insulin und der insulinähnliche Wachstumsfaktor IGF-I bewirken eine Vermehrung der glatten Muskelzellen in der Arterienwand, wobei IGF-I durch Insulin reguliert wird (62, 124). Die atherosklerotische Plaque ist durch exzessive Mengen an Lipiden und Kollagen, Schaumzellen, Makrophagen und proliferierten glatten Muskelzellen charakterisiert (212, 214). Diese Bestandteile werden alle von der Plasmainsulinkonzentration beeinflusst. Als antiatherogen wird allerdings die durch Insulin induzierte Vasodilatation angesehen. Dieser Effekt wird z. B. durch Stickstoffmonoxid (NO) mediert. Bei Insulinresistenz und Typ-2-Diabetes ist die insulinabhängige Vasodilatation jedoch deutlich eingeschränkt (241), was durch eine Beeinträchtigung der NO-Produktion erklärt wird. Somit gibt es eine Reihe von Hinweisen, dass der atherosklerotische Prozess primär mit der Insulinresistenz und nur sekundär mit der kompensatorischen Hyperinsulinämie assoziiert ist. Laakso et al. führten bei Patienten mit Karotis- und Femoralarterienstenosen hyperglykämische „Glucoseclamp"-Studien durch und konnten einen direkten Beweis für das Vorliegen der Insulinresistenz bei der Atherosklerose auch ohne signifikante Hyperinsulinämie führen (143). Mittels PET konnten sogar bei insulinresistenten Typ-2-Diabetikern ohne koronare Herzkrankheit eine erhebliche Einschränkung der endothelabhängigen Vasodilatation sowie eine paradoxe Vasokonstriktion unter Insulin beobachtet werden (Tab. 21.7; 178a).

Interessant ist, dass die initialen Insulinspiegel als Ausdruck der Insulinsensitivität bzw. -insensitivität auch bei normgewichtigen, nicht glucoseintoleranten Menschen das Auftreten einer Hypertonie sowie der weiteren Bestandteile des metabolischen Risikoclusters vorhersagen lassen (86).

Erfassung der Insulinresistenz. Das Konzept der Insulinresistenz/Hyperinsulinämie als kardiovaskulärer Risikofaktor beruht deshalb auf 2 Ansätzen, einem direkten Effekt auf die Gefäßwandzellen und einer indirekten Wirkung über die Beeinflussung von Blutdruck und Blutfetten im Rahmen des metabolischen Syndroms. In der Praxis kann eine Insulinresistenz anhand von einfachen Scores oder auch mit dem HOMA-Verfahren mit Insulin- und Glucosemessungen im Nüchternzustand erfasst werden (211c, 292a). Etwa 80–90% der Typ-2-Diabetiker und ca. 60% der Patienten mit ge-

Tab. 21.7 Der Effekt von Insulin auf die Myokardperfusion bei Typ-2-Diabetikern ohne koronare Herzkrankheit (181)

		MBF basal	MBF Insulin	p
Kontrollpersonen (n = 7, Euglykämie)	Ruhe	0,76 ±; 0,18	0,78 ± 0,09	n. s.
	Adenosin	4,70 ± 2,10	6,35 ± 2,10	0,05
Diabetiker (n = 9, Euglykämie)	Ruhe	0,86 ± 0,27	0,70 ± 0,20	n. s.
	Adenosin	2,29 ± 0,56	2,21 ± 0,49	n. s.
Diabetiker (n = 12, Hyperglykämie)	Ruhe	0,92 ± 0,27	0,87 ± 0,16	n. s.
	Adenosin	2,38 ± 0,58	1,95 ± 0,35	0,02

MBF = Myokardblutfluss, gemessen mit Photonenemissionstomographie.
n. s. = nicht signifikant.

störter Glucosetoleranz sind insulinresistent (105a, 211c, 22a).

Folgerungen für die Therapie. Aufgrund der theoretischen Zusammenhänge erscheint es vernünftig, bei Diabetikern eine ausgeglichene Stoffwechseleinstellung bei möglichst niedrigen Insulinspiegeln zu fordern. Eine kausale Therapie des Typ-2-Diabetikers mit Hyperinsulinämie ist deshalb die Behandlung der peripheren Insulinresistenz und nicht eine weitere Steigerung der Hyperinsulinämie durch hohe exogene Insulingaben oder β-zytotrope Medikamente, zumal eine undifferenzierte Insulinbehandlung bei Typ-2- Diabetikern in der Regel zu Gewichtszunahme mit allen ungünstigen Effekten auf Blutfette und Blutdruck führt (258).

Niedriggradige Inflammation. In letzter Zeit haben Untersuchungen über eine niedriggradige Inflammation – z. B. gemessen am CRP-Spiegel oder der Leukozytenzahl – große Aufmerksamkeit erregt. Dies nicht nur bezüglich ihrer prädiktiven Aussagekraft für kardiovaskuläre Komplikationen im Allgemeinen, sondern auch hinsichtlich eines Typ-2-Diabetes im Besonderen (131a, 211a, 211b). Möglicherweise bestehen enge Zusammenhänge mit dem MIR-Syndrom, in jedem Fall aber scheinen Signale aus dem Fettgewebe wie Interleukin 6, TNFα und Adiponektin eine wesentliche, steuernde Rolle zu spielen, speziell auch über die Produktion von inflammationsassoziierten Proteinen wie C-reaktives Protein (CRP) oder Fibrinogen in der Leber. Außerdem lassen sich auch Th1-abhängige Effekte von Makrophagen auf inflammatorische Reaktionen der Wand von Makrogefäßen verfolgen. Dem Fettgewebe kommt dabei offensichtlich neben der passiven Speicherfunktion von Fett – also momentan nicht benötigter Energie – eine derzeit nur im Ansatz erkennbare, aktive endokrine Schlüsselfunktion zur Beeinflussung von Leber, Skelettmuskel und Gefäßwand zu. Inwieweit diesbezüglich Unterschiede bestehen zwischen dem subkutanen Fettgewebe, dem „ektopen" Fett in der Leber, im Muskel und im Mesenterium muss derzeit noch offen bleiben.

Lipidstoffwechselstörungen

Die Heart-Protection-Studie ist für die Lipidtherapie von Diabetikern eine echte „Landmark"-Studie (99b). Im prospektiv geplanten, randominierten und doppelblinden Interventionsansatz mit Simvastatin bei ca. 6000 Diabetikern, davon über 700 Typ-1-Diabetiker, konnte sowohl für die Primärprävention von kardio- und anderen makrovaskulären Komplikationen, als auch für deren Sekundärintervention eine hoch signifikante Risikoreduktion (ca. 24%) über 5 Jahre nachgewiesen werden. Die Ausgangslipidwerte entsprechen in etwa den Durchschnittswerten westlicher Populationen und waren keineswegs überhöht. Relativ gesehen profitierten selbst Patienten mit einem basalen LDL-Cholesterinwert von unter 100 mg/dl genauso wie die übrigen Studienteilnehmer. Die Heart-Protection-Studie bestätigte damit sowohl die Hochrisikoeinschätzung von Diabetikern per se als auch die positiven Post-hoc-Analysen für Diabetiker in sekundären Interventionsstudien mit Statinen wie der 4S- oder der CARE-Studie. Jeder Diabetiker, der eine makrovaskuläre Gefährdung erkennen lässt, also nicht nur in der Sekundärintervention, sollte demnach mit einem entsprechenden Statin behandelt werden (99b, 87b, 77a, 60a).

Veränderte Serumlipoproteine gelten seit langem als wichtige Risikofaktoren für die Atherosklerose (8, 143, 242). Mehr als 70% aller Diabetiker weisen eine Dyslipoproteinämie (s. u.) oder eine Fettstoffwechselstörung auf (211c). Bei Typ-1-Diabetikern sind bei mangelhafter Stoffwechseleinstellung und bei Entwicklung einer diabetischen Nephropathie veränderte Lipoproteine regelmäßig nachweisbar (143, 214, 251). Charakteristischerweise werden bei Typ-2-Diabetikern erhöhte Triglycerid- und verminderte HDL-Cholesterin-Spiegel (diabetische Dyslipoproteinämie) gefunden (207). Diese Dyslipoproteinämie ist ein Marker des metabolischen Insulinresistenzsyndroms (207, 211c).

Hypertriglyzeridämie. Der Hypertriglyzeridämie bei Typ-2-Diabetikern liegt eine Vermehrung der VLDL zugrunde (82). Die Erhöhung dieser Lipoproteine wird einmal in der verminderten Aktivität der Lipoproteinlipase gesehen, zum anderen findet bei der Insulinresistenz eine verminderte Suppression der VLDL-Sekretion in der Leber statt (162). Die Lipoproteine bei Diabetikern mit einer Hypertriglyzeridämie sind darüber hinaus unterschiedlich zusammengesetzt, wobei ein erhöhter Anteil an Triglyceriden in den LDL und vermehrt Cholersterinester in den VLDL gefunden werden (103, 242). Durch diese Veränderungen der Lipoproteine kommt es zu einer Störung der Interaktion mit dem

LDL-Rezeptor (242). Dadurch wird der atherogene „scavenger pathway" bei Diabetikern um das 1,5- bis 3fache stärker beschritten als bei Nichtdiabetikern.

HDL-Cholesterin. Der Mechanismus, der der Verminderung von HDL-Cholesterin zugrunde liegt, ist noch nicht geklärt und könnte durch den reduzierten Katabolismus von triglyceridreichen Partikeln und den subsequenten verminderten Transfer von Oberflächenkomponenten dieser Partikel zu der HDL-Fraktion entstehen (Abb. 21.**8**). Ein konsistenter Befund ist die inverse Beziehung von HDL-Konzentration und Insulinresistenz (144).

Weitere Veränderungen der Lipoproteine. Weiterhin wurde eine vermehrte nichtenzymatische Glykosylierung der Lipoproteine (Apolipoprotein B) als Folge einer längerfristigen Blutzuckererhöhung beobachtet (27). Auch diese Veränderungen der Lipoproteinkonstellation führen zu einer Störung der „Clearance" von Lipoproteinen. Der verlangsamte Abbau der LDL erhöht die Chance der Oxidation der LDL, was den atherogenen Prozess beschleunigt (242). Auch auf die komplexen Zusammenhänge und die atherogene Bedeutung der heterogenen Apolipoproteine (A-I, A-II, B, E) und des Lp(a) wurde hingewiesen (73, 219, 251), das bei Diabetikern erhöht gefunden wurde und sich bei Verbesserung der Blutzuckereinstellung normalisieren kann (219).

Die diabetische Dyslipoproteinämie (erhöhte Triglyceride und vermindertes HDL-Cholesterin) ist häufig mit erhöhten Konzentrationen an kleinen, dichten LDL assoziiert (Abb. 21.**8**), da erhöhte Triglyceride einen wichtigen Einfluss auf die Partikelgröße der LDL haben (144). Diese kleinen, dichten LDL gelten als integraler Bestandteil des metabolischen Syndroms und als besonders atherogen (82). Diabetiker mit Dyslipoproteinämie weisen außerdem eine gesteigerte postprandiale Lipämie und Veränderungen der Blutkoagulation mit verminderter Fibrinolyse (erhöhter Plasminogenaktivator-Inhibitor PAI-1) und gesteigerter Gerinnungsneigung auf. Eine Hypertriglyzeridämie ist deshalb mit einer Vielzahl von Faktoren assoziiert, die separat oder im Verbund mit anderen Faktoren das Risiko für Angiopathien erhöhen (8, 9, 70, 82).

Eine Reihe von Interventionsstudien zur Triglyceridsenkung haben darüber hinaus Beweise dafür gefunden, dass eine Verbesserung der Lipoproteinkonzentrationen und -komposition zu einer Abnahme des atherogenen Risikos und gerade bei Diabetikern zu einer Reduktion von Herz-Kreislauf-Krankheiten führt (54, 164).

Adipositas

Die überwiegende Zahl von Typ-2-Diabetikern ist übergewichtig. Der Einfluss von Übergewicht per se auf das kardiovaskuläre Risiko wurde in der Literatur kontrovers diskutiert, obgleich die Assoziation von Adipositas mit einem ungünstigen Risikofaktorenprofil wohlbekannt ist (262, 288). Trotz der biologischen Plausibilität einer engen Beziehung von Übergewicht und Atherogenese konnten epidemiologische Studien die Assoziation nicht eindeutig erhärten (104, 132, 165).

Auswirkungen. Die Adipositas gilt als Leitsymptom des atherogenen MIR-Syndroms. Sie verstärkt die Insulinresistenz und führt zum klinisch manifesten Typ-2-Diabetes. Bereits eine geringe Zunahme des Körpergewichts kann markante Stoffwechselstörungen hervorrufen. Untersuchungen an Naturvölkern und Populationen in Entwicklungsländern, die innerhalb kurzer Zeit Lebensstil und Ernährung geändert haben, zeigten ein geradezu explosionsartiges Auftreten des „Wohlstandssyndroms" mit Adipositas, Typ-2-Diabetes und Herz-Kreislauf-Krankheiten (153, 293). Es wurde in diesem Zusammenhang von einer weltweiten Epidemie des Diabetes gesprochen (293).

Während bei den Männern eine sehr hohe Korrelation zwischen BMI und Bauchumfang/Hüftumfang (waist-to-hip ratio, WHR) besteht, wurde der Korrelationskoeffizient bei weißen Frauen nur mit 0,40 gemessen (68). Kohrt et al. konnten nachweisen, dass die im höheren Lebensalter beobachtete Zunahme der Insulin-

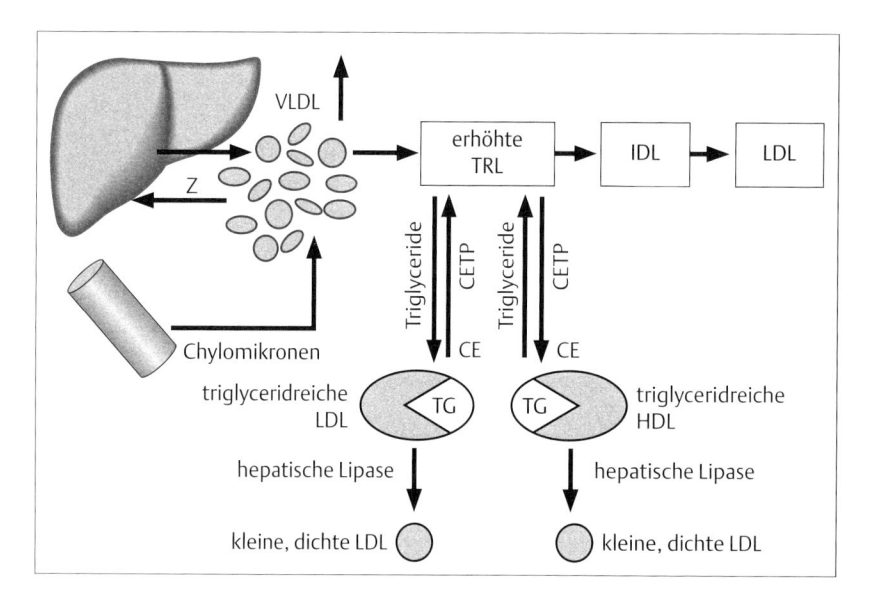

Abb. 21.**8** Bildung von kleinen, dichten LDL- und von HDL-Fraktionen. CE = Cholesterinester, CETP = Cholesterinester-Transportprotein, IDL = Interme diärlipoproteine, TRL = triglyceridreiche Lipoproteine.

resistenz eher Folge der abdominellen (viszeralen) Fettansammlung und weniger des Alters per se ist (132). Dieser Zusammenhang erklärt auch, dass in einer Reihe von Populationsstudien die im Alter häufige Glucoseintoleranz enger mit der WHR als dem BMI assoziiert war (68, 176).

Einfluss des Fettverteilungstyps. Aufgrund der kürzlich entdeckten endokrinen Funktion des Fettgewebes und der damit verbundenen Problematik von ektopem Fett (z. B. in der Leber), ist die Verteilung des Fettgewebes erneut in den Brennpunkt des Interesses gerückt. Bereits vor 40 Jahren hat Vague postuliert, dass nicht nur die Menge an Körperfett, sondern auch seine Verteilung einen wichtigen Einfluss auf die Komplikationen der Adipositas habe (262). Der androide Fettverteilungstyp mit der abdominellen Adipositas wurde in einer ganzen Reihe von kürzlich publizierten epidemiologischen Studien als unabhängiger Risikofaktor erkannt, sowohl bei Männern als auch bei Frauen (68, 132, 176). Die typisch weibliche (gynäkoide) Fettverteilung stellt offenbar kein Risiko dar. In den meisten Studien wurde ein 2fach höheres kardiovaskuläres Risiko in den oberen Quantilen der androiden Fettverteilung gefunden und war somit mit den traditionellen Risikofaktoren vergleichbar. Somit konnten die Widersprüche hinsichtlich des Adipositasrisikos zum Teil erklärt werden.

Androide Adipositas. Die exakte Pathogenese der androiden Adipositas ist unklar. Genetische und hormonelle Faktoren und ihre Interaktion bestimmen das hormonelle Gleichgewicht eines Individuums. Das Verhältnis von Geschlechtshormonen zu Cortison scheint sowohl die Fettverteilung als auch die Insulinsensitivität zu beeinflussen (153). Unklar ist bislang die Rolle der kürzlich entdeckten Fettgewebehormone Leptin, Resistin und Adiponektin. Während Leptin und Resistin beim Menschen eher keine Bedeutung haben, scheint Adiponektin ein zentraler Regulator der Insulinsensitivität zu sein.

Neben den hormonellen Signalen beeinflusst die Freisetzung von freien Fettsäuren aus den intraabdominellen Fettzellen in den Pfortaderkreislauf den hepatischen Insulinmetabolismus und die periphere Glucoseaufnahme (126). Darüber hinaus sind die hohen Konzentrationen an freien Fettsäuren Substrat für die gesteigerte VLDL-Triglyceridsynthese. Somit sind alle Voraussetzungen für das metabolische Syndrom gegeben. In der Londoner Studie an Südasiaten mit ausgeprägter androider Fettsucht konnte das ganze Syndrom von Glucoseintoleranz, Hyperinsulinämie, Hypertonie, niedrigem HDL-Cholesterin und hohen Trigylceridwerten ausdrücklich gezeigt werden (176). Diese Personen wiesen eine dramatisch gesteigerte Rate an koronarer Herzkrankheit auf.

Hypertonie

Epidemiologie. Zahlreiche Untersuchungen haben bestätigt, dass Diabetiker in den Industrieländern häufiger eine Hypertonie entwickeln als Nichtdiabetiker. In einer Reihenuntersuchung bei ambulanten Diabetikern in München unter Anwendung der damals von der WHO empfohlenen Hypertoniekriterien ($\geq$ 160/95 mm Hg) zeigte sich eine Häufigkeit von 50,4% (57% der Frauen, 41% der Männer; 106). Dabei fand sich eine enge Korrelation mit dem Alter (Abb. 21.9). Ähnlich hohe Prävalenzzahlen wurden aus Dresden berichtet. Typ-2-Diabetiker wiesen in 53% erhöhte Blutdruckwerte auf gegenüber 17,3% in der altersgleichen Allgemeinbevölkerung (91). In einer Erhebung bei Typ-2-Diabetikern in der Praxis niedergelassener Ärzte in Südbayern wurde fast bei 80% der älteren Patienten eine Hypertonie diagnostiziert (22). Auch in der 2001 abgeschlossenen IRIS-Studie wiesen ca. 80% dieser für Deutschland repräsentativen Kohorte von Typ-2-Diabetikern eine Hypertonie auf.

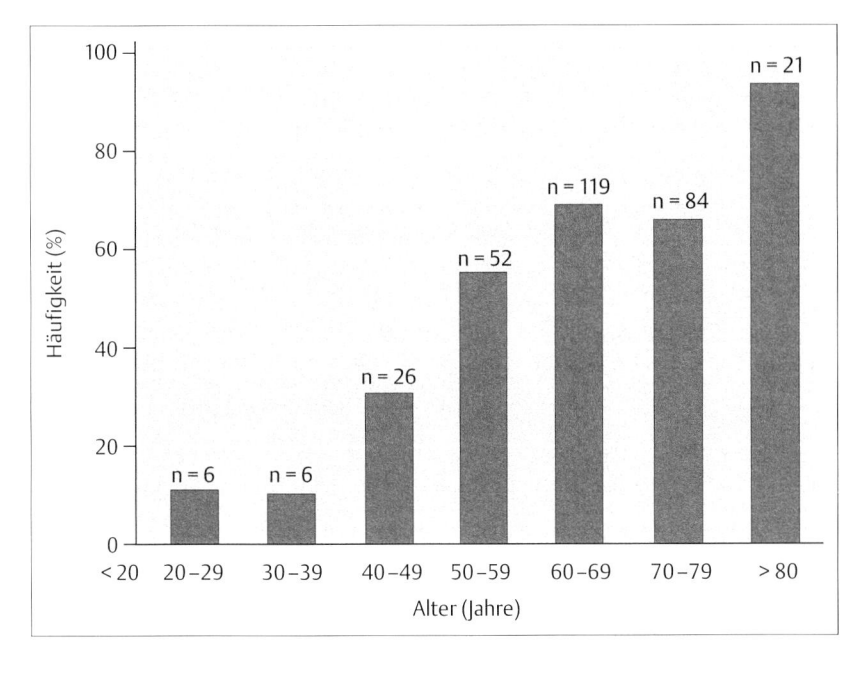

Abb. 21.9 Hypertonie bei Diabetikern: prozentuale Verteilung nach Altersgruppen (nach Janka et al.).

Einteilung. Im Wesentlichen können 3 typische Hypertonieformen bei Patienten mit Diabetes mellitus gefunden werden:
➤ die essenzielle Hypertonie (meist im Rahmen des metabolischen Syndroms),
➤ die renale Hypertonie,
➤ die isolierte systolische Hypertonie.

Sekundäre Hochdruckformen (z. B. bei Phäochromozytom, primärem Hyperaldosteronismus, wirksamen Nierenarterienstenosen usw.) sind insgesamt selten und bei Diabetikern vermutlich nicht häufiger als in der Allgemeinbevölkerung.

Essenzielle Hypertonie. Die überwiegende Mehrzahl der diabetischen Hochdruckkranken weist eine essenzielle Hypertonie auf, d. h.. die Ätiologie der Erkrankung ist weitgehend ungeklärt. In den letzten Jahren wurde die enge Beziehung von Hypertonie zum Typ-2-Diabetes im Rahmen des metabolischen Syndroms und der Insulinresistenz aufgezeigt (45). Aus der gestörten Insulinwirkung beim Glucosemetabolismus resultieren erhöhte Insulinspiegel (Hyperinsulinämie), die für die gesteigerte Natriumrückresorption in den proximalen Tubuli der Nieren und für eine erhöhte Empfindlichkeit der Gefäße gegenüber Catecholaminen verantwortlich gemacht werden (45, 230). Das bei Diabetikern erhöhte Gesamtkörpernatrium könnte erklären, weshalb im Rahmen des metabolischen Syndroms vor allem eine salzsensitive Hypertonie gefunden wurde (278).

Von den Faktoren des metabolischen Syndroms hat sich die Hypertonie als eines der wichtigsten pathogenetischen Prinzipien bei der Atherogenese des Diabetikers herausgestellt. In der multinationalen WHO-Studie wiesen hypertensive Diabetiker in den Untergruppen ein 2,2–5fach höheres Risiko für Herz-Kreislauf-Mortalität im Vergleich zu normotensiven Zuckerkranken auf (74).

Renale Hypertonie. Beim Typ-1-Diabetes findet sich eine essenzielle Hypertonie nicht häufiger als in der Allgemeinbevölkerung. Die größere Inzidenz eines Bluthochdrucks wird bei diesen Patienten in enger Beziehung mit der Entwicklung einer diabetischen Nephropathie gesehen, die bei 30–50% der Typ-1-Diabetiker auftritt. Oftmals geht der (anfänglich meist nur geringgradigen) Blutdruckerhöhung ein Stadium der Mikroalbuminurie („incipient diabetic nephropathy") voraus, das die Diagnose der renalen Hypertonieform sichert (181, 182). Offenbar spielen auch genetische Faktoren eine erhebliche Rolle, da Nephropathie und Hypertonie familiär gehäuft gefunden wurden (136, 222).

In den letzten Jahren mehren sich die Befunde einer engen Beziehung von Nierenfunktionsstörung, Hypertonie und Herz-Kreislauf-Komplikationen auch beim Typ-2-Diabetes. Da in großen Reihenuntersuchungen bei etwa 30% der Typ-2-Diabetiker eine Mikroalbuminurie gefunden wurde, dürfte ein beträchtlicher Teil der Diabetiker, die vormals als essenzielle Hypertoniker klassifiziert wurden, eher eine renale Form der Hypertonie aufweisen. Die konstante Mikroalbuminurie (> 20 µg/Minute) gilt heute als ein bedeutender Risikoindikator für Hypertonie und Herz-Kreislauf-Komplikationen (172, 180, 183, 221).

Isolierte systolische Hypertonie. Die Mehrzahl der Typ-2-Diabetiker sind ältere Menschen, bei denen die isolierte systolische Hypertonie die häufigste Form ist. Die Entstehung wird in der vermehrten Gefäßrigidität und dem Verlust der Windkesselfunktion der Arterien gesehen. Doch ganz abgesehen von der Ätiologie scheint das Risiko der systolischen Hypertonie für Herz-Kreislauf-Komplikationen erheblich zu sein. In der Schwabinger Studie war bei Typ-2-Diabetikern der systolische Blutdruck ein besserer Prädiktor für kardiovaskuläre Komplikationen als der diastolische und eine isolierte systolische Hypertonie war ein bedeutender Risikoindikator (111). Vergleichbare Ergebnisse wurden bei Nichtdiabetikern in Framingham und anderen Populationen erhoben (117, 266). Die Autoren der Framingham-Studie folgerten aus ihren Befunden, dass die alleinige Berücksichtigung der diastolischen Blutdruckwerte und das Außerachtlassen der isolierten systolischen Hypertonie zu einer groben Fehleinschätzung des kardiovaskulären Risikos führen (117). Eine Bestätigung dieser Zusammenhänge ergaben Interventionsstudien bei älteren Personen mit isolierter systolischer Hypertonie, bei denen es unter einer antihypertensiven Therapie zu einer signifikanten Abnahme von Schlaganfällen und anderen kardiovaskulären Komplikationen kam (5, 38, 225).

Veränderte Hämostase, Hämorrheologie und Endothelfunktion

Überblick über die pathophysiologischen Prozesse. Bei Diabetikern liegt eine gesteigerte Gerinnungsneigung vor. Diese gründet sich auf plasmatische Hyperkoagulabilität und verminderte Fibrinolyse sowie auf eine Abnahme der endothelialen Thromboseresistenz. Diese Faktoren sind häufig von der Qualität der Stoffwechseleinstellung und der Höhe der Insulinspiegel abhängig (263), stehen aber auch in engem Zusammenhang mit dem Risikokomplex der niedriggradigen Inflammation. Besonders erhöhte Fibrinogenspiegel, die als Risikofaktoren bei Nichtdiabetikern anerkannt sind und den Hauptanteil der erhöhten Blutviskosität ausmachen, lassen sich oftmals durch Besserung der Blutzuckerwerte senken. Neben erhöhten Fibrinogenspiegeln (118) wurden bei Diabetikern mehrere Aspekte der Koagulation verändert gefunden und mit der Genese von Mikroangiopathie und Makroangiopathie in Verbindung gebracht (78, 235). Diabetiker haben höhere Konzentrationen der Gerinnungsfaktoren VII, VIIIc, Faktor X und niedrigere Spiegel an Protein C und S als Nichtdiabetiker (105, 272). Daneben ist die fibrinolytische Aktivität durch hohe Konzentrationen an Plasminogenaktivator-Inhibitor (PAI) vermindert (263).

Am häufigsten wurde bei Diabetikern eine erhöhte Thrombozytenadhäsion und -aggregabilität nachgewiesen (105, 109, 188), die besonders bei Patienten mit Mikro- und Makroangiopathie gesehen wurde (134, 255). Eine Erklärung findet sich in der Tatsache, dass sich bei Diabetikern vermehrt große und aktivierte Formen der Thrombozyten in der Zirkulation befinden (256), die als

Risikofaktor für rezidivierende Herzinfarkte beschrieben wurden (167). Als Zeichen eines erhöhten Umsatzes haben Thrombozyten von Diabetikern eine verkürzte Überlebenszeit (105). Auch die thrombozytenvermittelte plasmatische Gerinnungsaktivierung wurde bei diesen Patienten als überschießend beschrieben (159).

Hyperkoagulabilität und erhöhte Thrombozytenadhäsion spielen eine wichtige Rolle in der Pathogenese der Atherosklerose und ihrer Komplikationen, insbesondere bei der Thrombusauflagerung atheromatöser Plaques (188, 212). Gerinnung und Fibrinolyse sind bei Diabetikern in einer für die Koronararterien ungünstigen Weise verändert (79). Dadurch wird möglicherweise erklärt, dass Diabetiker durch thrombolytische Therapie relativ mehr profitieren als Nichtdiabetiker (56, 77).

Beteiligung des Endothels. Eine zentrale Rolle für die Regulation des Blutflusses spielt das vaskuläre Endothel. Viele endotheliale Faktoren wurden in den letzten Jahren identifiziert, deren Funktion bei Diabetikern verändert sein kann. Besonders der „endothelium-derived relaxing factor" (EDRF = NO) und das Prostaglandin I_2 (Prostacyclin) wurden in subnormaler Konzentration gefunden (227, 255), sodass ein vermehrtes Anhaften der Plättchen am geschädigten Endothel angenommen werden kann. Beim Diabetiker scheint das Gleichgewicht von Vasokonstriktoren wie Endothelin und Angiotensin II und vasodilatatorischen Mediatoren durch die Inaktivierung des NO gestört zu sein, wobei Hyperglykämie und Hyperinsulinämie als Ursachen diskutiert werden (27, 157, 178a). Die eingeschränkte endothelabhängige Vasodilatation der Koronararterien kann zu Angina pectoris, Präinfarktsyndrom und schweren EKG-Veränderungen führen (191, 250).

Funktionell geschädigtes Endothel bildet auch die stark prokoagulatorischen Faktoren, wie den Willebrand-Faktor und den Plasminogenaktivator-Inhibitor (PAI-1). Sie gelten bei Diabetikern als unabhängige Risikoprädiktoren (69, 235). Interessanterweise sind erhöhte Spiegel dieses Fibrinolysehemmers bei allen Komponenten des metabolischen Insulinresistenzsyndroms gefunden worden; ein weiterer Mechanismus, weshalb dieses Syndrom als gravierendes kardiovaskuläres Risiko gilt.

Das lokale Gleichgewicht zwischen fibrinolytischen und koagulatorischen Eigenschaften hängt deshalb ganz entscheidend vom Funktions- und Regenerationszustand des Endothels ab (157, 175). Der Verlust der Athrombogenität des Endothels beruht unter hyperglykämischen Bedingungen wesentlich auf einer lokalen Hemmung der Fibrinolyse.

Bei der **erhöhten Aktivierung der Thrombozyten** ist die Acetylsalicylsäuretherapie zur Hemmung der Plättchenaggregation Standard geworden. Eine alternative medikamentöse Option bietet Clopidogrel. Darunter erleiden diabetische Patienten beträchtlich weniger Reinfarkte (7, 34). Thrombozyten und Leukozyten haften an der Arterienwand besonders an Stellen mit turbulentem Blutfluss und direktem Aufprall der Plättchen auf die Gefäßwand (185). Dies erklärt die Prädilektionsstellen der Arteriosklerose an Gefäßabgängen, z. B. der Karotisgabel oder der Trifurkation der Unterschenkelgefäße. Da bei Diabetikern – auch ohne sichere Arteriosklerose – eine erhöhte Rigidität der Blutgefäße mit Störungen des laminaren Blutflusses gefunden wurde (60, 196), könnten auch rein mechanische Faktoren bei der Makroangiopathie des Diabetikers eine bedeutende Rolle spielen.

Erhöhte Homocysteinspiegel im Blut wurden als weiterer wesentlicher Risikofaktor für eine akzelerierte Arteriosklerose erkannt (102). Homocystein wiederum hat profunde Auswirkungen auf die endotheliale Funktion. Auch eine nur geringfügig eingeschränkte Nierenfunktion scheint ein wesentlicher Mechanismus für einen Anstieg der Homocysteinspiegel im Blut zu sein (102). Speziell bei Typ-1-Diabetikern mit beginnender Nephropathie konnte gezeigt werden, dass diese fast regelhaft auch eine Hyperhomozysteinämie aufweisen. Dieser Befund könnte ein weiterer Baustein für das erhöhte Risiko von Typ-1-Diabetikern mit Nephropathie für kardiovaskuläre Komplikationen sein. Eine effektive Therapie erhöhter Homocysteinspiegel ist bislang allerdings nicht bekannt.

Klinik

Bezüglich der Klinik wird auch auf die nachfolgenden Kap. 22 und 23 verwiesen.

Koronare Herzkrankheit

Unter den verschiedenen klinischen Manifestationen der Makroangiopathie bei Diabetikern kommt der koronaren Herzkrankheit nach Häufigkeit und vitaler Bedrohung die größte Bedeutung zu.

Neben der erhöhten Häufigkeit sind folgende Befunde für die koronare Herzkrankheit bei Diabetikern typisch:

➤ Assoziation von Angina-pectoris-Beschwerden und/oder Myokardinfarkt mit einer höheren Rate an Zwei- oder Dreigefäßerkrankung bei symptomatischen Patienten,
➤ eine auffallende Zunahme der koronaren Herzkrankheit bei diabetischen Frauen,
➤ eine höhere Früh- und Spätmortalität nach einem Myokardinfarkt,
➤ eine höhere Anzahl von stummen Myokardischämien („silent ischemia") und Infarkten,
➤ eine Herzinsuffizienz als oftmals erstes Symptom, in der Regel mit signifikanten Koronarstenosen assoziiert.

Myokardinfarkt. Hinsichtlich der koronaren Herzkrankheit weisen Diabetiker in allen Aspekten eine ungünstigere Prognose auf (243a). Die Überlebensrate nach einem Myokardinfarkt ist bei Diabetikern deutlich reduziert (156, 232). Das kumulative Mortalitätsrisiko beträgt, wenn alle Todesfälle (auch vor der Krankenhausaufnahme) berücksichtigt werden, innerhalb des 1. Jahres bis zu 50% (179). Alle weiteren Details einschließlich der leitliniengestützten Therapie sind in Kap. 22 abgehandelt.

Zerebrovaskuläre Insuffizienz

Die Angiopathie der zerebralen Gefäße manifestiert sich am häufigsten bei älteren Diabetikern und spielt dann im Vergleich zu den anderen vaskulären Erkrankungen eine wichtige Rolle (139). Jedoch sind Apoplexien und Karotisstenosen auch bei jüngeren Patienten keine Seltenheit, zumal der arteriosklerotische Prozess generalisiert abläuft und keine Gefäßprovinz ausspart (236a, 238). So werden auch beim jugendlichen Diabetiker rezidivierende zerebrale Insulte gesehen.

Apoplektischer Insult. Es besteht eine positive Assoziation zwischen dem Grad der Glucoseintoleranz und einem apoplektischen Insult (28), wie auch Glucosewerte über 144 mg/dl (8 mmol/l) bei Schlaganfallpatienten mit einer ungünstigen Prognose einhergehen (279). Offenbar spielt für die Pathogenese, aber auch für die Prognose, die bei älteren Diabetikern so ungemein häufige Hypertonie eine wichtige Rolle (106, 239). Aus den Daten der Birmingham-Studie geht hervor, dass nur diejenigen Diabetiker einen Apoplex erlitten, die gleichzeitig Hypertoniker waren (Kap. 23). Für die zerebrale Ischämie ist gerade auch die isolierte systolische Hypertonie von großer Bedeutung (38, 111, 225). Begriffe wie „harmlose" Blutdruckerhöhung des älteren Menschen oder „Erfordernishochdruck" haben heute ihre Berechtigung verloren.

Bezüglich der Einzelheiten sei auf Kap. 23 verwiesen.

Arterielle Verschlusskrankheit der Extremitäten

Symptome, Pathogenese und Lokalisation. Das klinische Bild der Makroangiopathie der Extremitäten beim Diabetiker ist durch eine wesentlich höhere Inzidenz an ischämischen Fußläsionen (Gangrän), den bevorzugten Befall der peripheren Gefäßabschnitte (Unterschenkeltyp der arteriellen Verschlusskrankheit) und häufiges Fehlen einer Claudicatio intermittens gekennzeichnet.

Nach Untersuchungen von Widmer et al. bei 378 Patienten mit einer arteriellen Verschlusskrankheit der Extremitäten ließen sich bei 3/4 der diabetischen und nur bei 1/3 der nichtdiabetischen Verschlusskranken akrale Läsionen erheben (283). Die Ursachen hierfür sind in erster Linie in den vorwiegend peripheren Obliterationen der Beinarterien und der dort unzureichenden Kollateralisation zu sehen. Daneben spielen die Faktoren Mikroangiophatie, Polyneuropathie und Infektionsneigung eine wichtige Rolle. Die Kombination dieser Einzelfaktoren führt dann zu dem charakteristischen Bild des „diabetischen Fußes" (Kap. 28).

Einzelheiten der arterielen Verschlusskrankheit sind in Kap. 23 abgehandelt.

Therapie

Risikofaktoren zu vermeiden und zu beseitigen ist das konkrete Zeil der therapeutischen Maßnahmen zur Prävention der Arteriosklerose und ihrer Komplikation. Auch im fortgeschrittenen Stadium der Erkrankung bildet diese Therapie den wichtigsten Grundstock ärztlichen Bemühens. Das bedeutet vor allem:
- strikte Behandlung der Hyperglykämie (inklusive frühstemöglicher Diabetesdiagnose sowie Ausschöpfen des Potenzials zur Prävention des Typ-2-Diabetes,
- Normalisierung erhöhter Blutdruckwerte und konsequente Therapie der inzipienten Nephropathie (Stadium der Mikroalbuminurie),
- Behandlung der Fettstoffwechselstörungen,
- Thrombozytenfunktionshemmung zur Progressionsverlangsamung der Arteriosklerose.
- Daneben ist natürlich die konsequente organbezogene Therapie erforderlich, die in den nachfolgenden Kapiteln dargestellt ist.

Insgesamt und auch angesichts der häufigen anfänglichen Symptomarmut der makro- und mikrovaskulären Schäden ist es wichtig, dass alle Diabetiker von Beginn der Diagnosestellung an regelmäßig einem „Komplikations-Check-up" unterzogen werden, wie es im Gesundheitspass Diabetes vorgesehen ist (Tab. 21.**8**).

Normalisierung der Hyperglykämie

Die Normalisierung der Blutzuckerwerte ist seit der Vorinsulinära das logische, doch gewöhnlich nur schwer erreichbare Ziel der Diabetesbehandlung gewe-

Tab. 21.**8** Einfache klinische Maßnahmen, die bei Diabetikern in Hinblick auf die Gefäßkrankheiten jährlich durchgeführt werden sollten

Augenärztliche Untersuchung
Überprüfung der Nierenfunktion
- Urinstatus und Messung der Eiweißausscheidung (Mikroalbuminurie)
- Serumkreatinin
- Elektroylte

Erfassung der kardiovaskulären Risikofaktoren
- Hypertonie
- Rauchen
- Dyslipoproteinämie (einschließlich HDL-Cholesterin)
- Übergewicht
- konstante Hyperglykämie (HbA$_{1c}$)

EKG, evtl. mit Belastung
- Erfassung der respiratorischen Arrhythmie
- Bestimmung der QT-Zeit

Echokardiographische Bestimmung der linksventrikulären Hypertrophie
Angiologisches Check-up
- sorgfältige Inspektion der Füße
- Palpation und Auskultation der Beinarterien
- Ultraschall-Doppler-Untersuchung der peripheren Arterien
- duplexsonographische Untersuchung der extrakraniellen Hirnarterien

Untersuchung des peripheren Nervensystems
- Berührungs- und Vibrationssensibilität mit Mikrofilament und Stimmgabel
- Thermästesie mittels Tip-Therm

sen. Natürlich ist die Hyperglykämie nicht der einzige Faktor für die exzessive Morbidität und Mortalität durch makrovaskuläre Folgekrankheiten der Diabetiker. Dennoch haben die Amerikanische Diabetesgesellschaft und die WHO unter dem Eindruck der in den 90er Jahren aufgedeckten Zusammenhänge mit den verschiedenen Folgekrankheiten die Diagnosekriterien des Diabetes verschärft (Kap. 5). Außerdem wurden von vielen Fachgesellschaften niedrigere Zielwerte für die Diabeteseinstellung formuliert. Nachfolgend sind die altersbezogenen HbA_{1c}-Zielbereiche der Fachkommission Diabetes in Bayern, Landesverband der Deutschen Diabetes-Gesellschaft, dargestellt (Tab. 21.9). In der Nationalen Versorgungsleitlinie für Typ-2-Diabetes wird ein HbA_{1c}-Ziel ≤ 6,5% angestrebt und eine Therapieanpassung ab einem HbA_{1c} > 7% vorgeschlagen (41a). Für besonders betagte und multimorbide Patienten empfiehlt sich ein gesondertes Vorgehen.

Tab. 21.9 Metabolische Therapieziele für Diabetiker (nach Fachkommission Diabetes in Bayern, Landesverband der Deutschen Diabetes-Gesellschaft)

Alter	HbA_{1c}-Spiegel
unter 50-jährige Patienten	normnahes HbA_{1c} (unter Vermeidung schwerer Hypoglykämien [1]
50- bis 75-jährige Patienten	HbA_{1c} unter 7% [2,3]
über 75-jährige Patienten	HbA_{1c} unter 8% [2,3]

1 gilt für alle Therapieziele
2 gilt für HbA_{1c}-Normbereich unter 6,2%
3 zusätzliche Krankheiten können das individuelle Therapieziel modifizieren (aber auch verschärfen!)

Normalisierung des Blutdrucks

Studienergebnisse. Wirksam behandelte Hypertoniker haben signifikant weniger kardiale Beschwerden, Schlaganfälle und ischämische Durchblutungsstörungen der Extremitäten als unbehandelte Patienten. Dies gilt sowohl für Hypertoniker im höheren Lebensalter als auch für Patienten mit ausschließlich systolischer Hypertonie, wie die Ergebnisse der SHEP- sowie der STOP-Studie eindeutig gezeigt haben (5, 38, 117, 225, 266). Die SHEP-Studie umfasst in ihrer großen Patientenzahl ca. 10% Diabetiker, deren Komplikationsrate in der gleichen Weise wie in der Gesamtpopulation gesenkt werden konnte (225). Mittlerweile gibt es mit Blick auf die UKPDS-Hypertoniestudie, die HOT-, HOPE-, CAPPP-, IDNT,- Renaal-, LIFE- und andere Studien eine sehr gute und umfängliche Datenbasis für eine evidenzbasierte Therapie der Hypertonie bei Diabetes (262b, 262c, 45a, 99a, 95b, 202a, 23a, 155a).

DDG-Leitlinien. Die Blutdruckbehandlung des Diabetikers folgt im Wesentlichen den Richtlinien der allgemeinen antihypertensiven Therapie. Diesbezüglich hat die Deutsche Liga zur Bekämpfung des Bluthochdrucks in Zusammenarbeit mit der Deutschen Diabetes-Gesellschaft Richtlinien herausgegeben (243c). Nachfolgend sind daraus die wichtigsten Aussagen verkürzt wiedergegeben:

➤ Die unterschiedliche Genese und prognostische Bedeutung der Hypertonie bei Patienten mit Typ-1- und Typ-2-Diabetes erfordert unterschiedliche therapeutische Strategien. Im Zweifelsfall ist eine 24-stündige ambulante Blutdruckdauermessung durchzuführen (ABDM). Eine Verlängerung der Lebenserwartung erfordert eine konsequente Normalisierung des Blutdrucks auf Werte unter 140/85 mm Hg, wenn möglich unter 130/80 mm Hg.

➤ Dazu ist fast immer eine medikamentöse Therapie erforderlich. Bei deutlicher Mikroalbuminurie sollten die Blutdruckwerte möglichst vollständig im normalen Bereich angestrebt werden.

➤ Die Mehrheit der Typ-2-Diabetiker ist über 60 Jahre alt und übergewichtig. Im Vordergrund der therapeutischen Bemühungen stehen zunächst nichtmedikamentöse Maßnahmen. Sie umfassen vor allem eine Gewichtsreduktion, eine Beschränkung des Alkoholkonsums auf weniger als 30 g/d, eine Begrenzung der Kochsalzzufuhr auf etwa 6 g/d sowie – falls keine Kontraindikationen vorliegen – eine gewisse körperliche Aktivierung. Eine medikamentöse Therapie sollte niedrig dosiert begonnen werden und nur vorsichtig gesteigert werden. Bei Typ-2-Diabetikern ist die voraussichtliche Lebenserwartung in besonderem Maße zu berücksichtigen. Bei unter 60 Jahre alten Patienten mit progredienter diabetischer Nephropathie gelten die gleichen Grundsätze wie bei Typ-1-Diabetikern.

➤ Hinsichtlich der Wahl der medikamentösen Therapie konnte bislang noch keine generelle Überlegenheit eines bestimmten antihypertensiven Wirkstoffs bei allen Formen des Diabetes gezeigt werden. Von entscheidender Bedeutung ist sicher – medikamentenunabhängig – die Senkung des erhöhten Blutdrucks. In letzter Zeit haben sich allerdings die ACE-Hemmer mit ihren möglicherweise nephroprotektiven Effekten sehr in den Vordergrund geschoben. Die größte Evidenzbasis liegt sicherlich für ACE-Hemmer und für kardioselektive β-Blocker vor, in Abstufungen auch für AT1-Rezeptorblocker. Von kurzwirksamen Calciumantagonisten ist abzuraten, ebenso von α_1-Blockern in Monotherapie. Bei ungenügender Blutdrucksenkung können – unter Einbeziehung von Diuretika – alle Zweifach- oder Dreifachkombinationen mit den genannten Medikamentenklassen, auch mit langwirkenden Calciumantagonisten und α_1-Blockern in Betracht kommen.

➤ Allerdings müssen mögliche Einflüsse der Antihypertensiva auf die Stoffwechsellage, die Insulintherapie und die Folgekrankheiten bei Diabetes berücksichtigt werden. Dies gilt sowohl für Typ-1- als auch vor allem für Typ-2-Diabetiker, die infolge der ohnehin meist ausgeprägten Insulinresistenz durch Diabetesentgleisungen gefährdet sind und gleichzeitig oft bereits schwerwiegende Folgekrankheiten aufweisen. Bei koronarer Herzkrankheit, insbesondere bei Zuständen nach Herzinfarkt, sollte man früh an β_1-Blo-

cker (156) denken sowie an ACE-Hemmer bzw. Angiotensin-I-Rezeptorantagonisten.
Bezüglich der antihypertensiven Therapie bei Gravidität, Dyslipoproteinämie, Niereninsuffizienz, arterieller Verschlusskrankheit, obstruktiven Ventilationsstörungen und Gicht gelten die gleichen Richtlinien wie bei Nichtdiabetikern.

Diuretika und β-Blocker. Hinsichtlich einer Diabetesverschlechterung sind vor allem β-Blocker – auch $β_1$-selektive – und Diuretika zu bedenken. Diesbezüglich muss die Diabetestherapie entsprechend angepasst werden. Beide Substanzgruppen können auch eine Dyslipoproteinämie bei Insulinresistenz verstärken. β-Blocker einschließlich der $β_1$-Blocker können zusätzlich die Hypoglykämiesymptomatik, speziell die Tachykardie, maskieren. Nicht wenige Patienten mit Langzeitinsulintherapie haben ohnehin Schwierigkeiten, Hypoglykämien rechtzeitig wahrzunehmen. Ebenfalls Beachtung finden sollte, dass Diabetiker mit einer autonomen Neuropathie des Herzens unter β-Blockade ausgesprochen bradykard werden können.

Behandlung von Fettstoffwechselstörungen

Grundlagen und Leitlinien. Mit Blick auf das exzessive kardiovaskuläre Risiko von Diabetikern wird Diabetes heute von vielen internationalen Konsensus-Gremien als ein Äquivalent für Hochrisiko eingestuft (243b, 4a, 3a) und entsprechend behandelt. Dieses Vorgehen scheint auch nach den Ergebnissen der Heart Protection Study mit Diabetikern in der Primärprävention gerechtfertigt (99b). Nach den NCEPATP-III-Empfehlungen bedeutet dies, dass Diabetiker generell ein LDL-Cholesterin-Ziel von unter 100 mg/dl (2,6 mmol/l) haben. Es bedeutet auch, dass bei Diabetikern ab diesem Grenzwert bereits eine Änderung des Lebensstils einsetzen muss. Diese umfasst eine Gewichtsabnahme, gesteigerte körperliche Aktivität und eine Ernährungsanpassung: Gesättigte Fette sollten nicht mehr als 7% der Energiezufuhr ausmachen, die tägliche Cholesterinaufnahme sollte 200 mg nicht überschreiten. Als weitere Optionen für eine LDL-Senkung gelten eine Aufnahme löslicher Fasern von 10–25 g/d sowie die Zufuhr von pflanzlichen Stanolen bzw. Sterolen von 2 g/d.

Ab einem Wert von 130 mg/dl (3,4 mmol/l) LDL-Cholesterin sollte eine Statintherapie erwogen werden. Im Zwischenbereich kommt eine Pharmakotherapie in Betracht, die eventuell gleichzeitig auf eine Modifikation von Triglyceriden und HDL-Cholesterin abhebt. Die Lipidtherapie zielt also primär auf das Erreichen der LDL-Cholesterin-Ziele ab. Allerdings kann eine Dyslipidämie im Rahmen des MIR-Syndroms mit Serumtriglyceriden über 150 bzw. 200 mg/dl (1,7 bzw. 2,2 mmol/l) und/oder HDL-Cholesterinwerten unter 40 mg/dl (1,0 mmol/l) eine Anpassung des Vorgehens erfordern. So wichtig dabei die weitgehende Normalisierung der Glykämie ist, darf das Anstreben dieses Ziels aber nicht von der suffizienten Lipidtherapie abhalten, da selbst bei Erreichen eines nahezu normalen Blutglucosewerts mehr als 50% aller Diabetiker eine Dyslipoproteinämie aufweisen (211c).

Pharmakotherapie. Tab. 21.**10** gibt einen allgemeinen Überblick über die qualitativen und quantitaven Lipidveränderungen unter einer lipidsenkenden Pharmakotherapie. Angesichts der mittlerweile sehr eindrücklichen und konsistenten Evidenzlage (99b, 203, 215) steht eine Statintherapie – vornehmlich mit Simvastatin und Pravastin, aber auch mit Atorvastatin und Fluvastatin – im Vordergrund. Das primäre Therapieziel für Diabetiker in der Primär- wie auch der Sekundärprävention besteht im Erreichen eines LDL-Cholesterinwerts von maximal 100 mg/dl (2,6 mmol/l). Allerdings hat die Heart Protection Study gezeigt, dass es keinen wirklichen LDL-Cholesterin-Schwellenwert gibt und Diabetiker auch von einer weiteren Absenkung des Cholesterinwerts (z. B. von 100 auf 70 mg/dl) profitieren. Das absolute Risiko für kardiovaskuläre Komplikationen hängt natürlich auch vom Ausgangswert des LDL-Cholesterins ab. In diesem Kontext wird auch immer wieder ein von der LDL-Cholesterinsenkung abhängiger „pleiotroper" Effekt der Statine, z. B. bei der Plaquestabilisierung und Verbesserung der endothelialen Dysfunktion, diskutiert, der vermutlich über eine NO-Freisetzung vermittelt wird. Eine endgültige Klärung dieser Frage steht aber noch aus. Als zentraler Wirkmechanismus hemmen die Statine das Schlüsselenzym der Cholesterinsynthese, sodass die hepatische Cholesterinproduktion deutlich abnimmt und die LDL-Partikel-Rezeptoren etwa um das Doppelte gesteigert werden. Der Abbau des LDL-Cholesterins ist deshalb erhöht, und die LDL-Cholesterinspiegel nehmen nach 4- bis 8-wöchiger Therapie um 20–35% ab (203, 215, 282). Mit Blick auf die genannten Lipidziele, auch hinsichtlich der Triglyceride, muss die Dosis entsprechend angepasst werden.

Die Steigerung des HDL-Cholesterins ist relativ gering. Bei „therapieresistenten" Formen der LDL-Hypercholesterinämie empfiehlt sich eine Kombinationstherapie mit Ezetimibe eventuell auch mit gallensäurebindenden Ionenaustauschern (Colestyramin, Colestipol), wobei der Effekt deutlich gesteigert ist. HMG-CoA-Re-

Tab. 21.**10** Prozentuale Lipidveränderungen unter medikamentöser Lipidsenker-Therapie

Pharmaka	Triglyceride	HDL	LDL
Fibrate	↓ 35–50%	↑ 10–25%	↓ 10–15%
HMG-Reduktasehemmer	↓ 10–40%	↑ 2–10%	↓ 20–40%
Ezetimibe	–	–	↓ 10–30%
gallensäurebindende Ionenaustauscher (Colestyramin)	–	–	↓ 15–30%
Probucol	–	↓ 20–25%	↓ 10–15%
Nicotinsäure	↓ 25–30%	↑ 10–25%	↓ 10–25%

↓ = Abnahme, ↑ = Anstieg, – = keine Veränderung

duktase-Hemmer (Statine) und Ionenaustauscher haben keine negative Wirkung auf die diabetische Stoffwechsellage. Die gelegentlich empfohlene Kombination von CSE-Hemmern und Fibraten ist aufgrund mangelnder Erfahrung keine Standardtherapie. Mit einer erhöhten Rate an Myositiden muss gerechnet werden. Angesichts der negativen Erfahrungen mit Cerivastatin ist von einer Kombination mit Gemfibrocil eher abzuraten. Generell liegt das Risiko einer Rhabdomyolyse unter Statinen bei weit unter 1 pro 10.000 Behandlungsjahre.

Bei der bei Typ-2-Diabetes häufig bestehenden Dyslipidämie haben sich aber Fibrate als wirksame Medikamente erwiesen. Diese aktivieren die Lipoproteinlipase, reduzieren die VLDL-Triglyceride, erhöhen das HDL-Cholesterin und senken das LDL-Cholesterin geringgradig. In der Helsinki Heart Study konnte mit Gemfibrozil, einem Fibratderivat (s. o.), die Herzinfarktrate um 70% (jedoch nicht signifikant) reduziert werden (164). Das Risiko für Pankreatitiden bei massiver Hypertriglyzeridämie wird aber erheblich gesenkt. Ein ähnliches Wirkungsprofil zeigt Nicotinsäure (Niacin), doch ist wegen des Anstiegs des Nüchtern- und postprandialen Blutzuckers Zurückhaltung geboten. Nicotinsäure erhöht die Insulinresistenz und dürfte deshalb das dem Typ-2-Diabetes zugrunde liegende metabolische Syndrom eher noch betonen. Darüber hinaus ist wegen der Flush-Neigung unter Nicotinsäure die Akzeptanz dieser Therapie unter den Patienten gering.

Keine ausreichenden Erfahrungen bestehen bei Diabetikern mit einer Mono- bzw. Kombinationstherapie von Ionenaustauscherharzen, Nicotinsäure, ω-3-Fettsäuren. Die LDL-Apherese ist einem kleinen Kreis von Patienten mit extremer Hypercholesterinämie vorbehalten. Der Stellenwert einer Antioxidanzientherapie mit Probucol, das möglicherweise die Oxidierung der LDL verhindert und dadurch die Atherogenese verlangsamt, ist noch nicht geklärt. Es kann daher nicht empfohlen werden. Hingegen ist aus der Heart-Protection-, der HOPE- und anderen Studien klar geworden, dass eine zusätzliche Supplementierung mit Vitamin E, C und β-Carotin keinerlei Effekt auf die Prävention kardiovaskulärer Endpunkte hat (99a, 99b).

Thrombozytenfunktionshemmung

Pathophysiologische Aspekte. Hämorrheologische, hämostaseologische und endotheliale Veränderungen sind eine wichtige Komponente der Pathogenese makro- und mikrovuskulärer Folgekrankheiten des Diabetikers (31, 69, 105, 177, 255, 256). Die Integrität des Blutflusses resultiert aus Vasomotion, Plasmazusammensetzung, Eigenschaften zellulärer Blutelemente, der Gefäßstruktur sowie vor allem aus der ungestörten Interaktion dieser Komponenten an der endothelialen Grenzfläche. Die funktionale Thromboseresistenz der endothelialen Grenzschicht ist beim Diabetiker verändert. Neben gesteigerter intravasaler Thrombinbildung und verminderter reparativer Fibrinolyse führen vor allem primär funktionsgesteigerte Thrombozyten zu einem präthrombotischen Zustand (167, 256). Interessanterweise steigert eine auch nur postprandial ausgeprägte Hyperglykämie verschiedene Schlüsselparameter der Thrombogenese (32, 88).

Im Gegensatz zu den hämorheologischen Mechanismen kann die thrombotische Diathese zur akuten Strombahnobstruktion führen. Aktivierte Thrombozyten sind dabei 3fach schädigend:
- primäre Mikroembolisierung der Kapillarstrombahn,
- lokale Progression von Gefäßwandläsionen durch Sekretion vasokonstriktiver, mitogener und oxidativ wirksamer Substanzen,
- Auslösung einer arteriellen Akutthrombose.

Therapeutische Empfehlung. Aus diesen Gründen liegt bei Diabetikern eine thrombozytenfunktionshemmende Präventionsmedikation zusätzlich zur Stoffwechseltherapie nahe. Die Metaanalyse der Anti-Platelet-Trialist Collaboration und der American Physician Health Study weist den therapeutischen Effekt des Konzepts einer zusätzlichen, plättchenfunktionshemmenden Therapie auf die Inzidenz vaskulärer Endpunkte auch bei Diabetikern nach (7, 34). ASS ist in dieser Hinsicht bislang am besten untersucht. Als Dosierungen werden derzeit 100–300 mg ASS empfohlen, in der Regel für Patienten, die bereits eindeutig arteriosklerotische Veränderungen aufweisen. Tab. 21.**11** gibt einen Überblick.

Mit Blick auf die Hochrisikosituation sollte jeder Typ-2-Diabetiker zumindest eine thrombozytenfunktionshemmende Therapie erhalten. Ansonsten gelten die bewährten Grundsätze der Sekundärprävention. Allerdings muss jede zusätzliche Präventionsmedikation unter der individuellen Nutzen-Risiko-Abwägung für den einzelnen Patienten gesehen werden. Eine diagnostische Identifikation von Patienten mit einem aktivierten Plättchensystem könnte helfen, die Effektivität der Behandlung zu verbessern. Wenn nur Patienten mit einem aktivierten „Thrombozytensystem" behandelt werden, könnte die

Tab. 21.**11** Metaanalyse von 29 Studien zur Effektivität der Sekundärprävention mit Thrombozytenfunktionshemmern (TFH) (34)

	Patienten mit/ohne vaskuläre Ereignisse		Anzahl von verhinderten vaskulären Ereignissen/ 1000 Patienten	
	keine TFH	TFH	TFH	p
Nichtdiabetiker	3466/21197	2700/21136	36 ± 3 (SD)	0,00001
% der Patienten	16,4	12,4		
Diabetiker	502/2254	415/2248	38 ± 12 (SD)	0,002
% der Patienten	22,3	18,5		

Behandlung solcher Patienten, bei denen der Erfolg einer Aggregationshemmung fraglich ist, die also dem Risiko von Nebenwirkungen umsonst ausgesetzt werden, vermieden werden (256). Zur Zeit wird vor allem ASS generell zur Sekundärprophylaxe und Progressionshemmung der makrovaskulären Folgekrankheiten eingesetzt. Bei Unverträglichkeit steht Clopidogrel zur Verfügung.

Mikroangiopathie

Definition, Lokalisation und pathologische Anatomie

Der Begriff „diabetische Mikroangiopathie" bezeichnet das weitgehend diabetesspezifische „renal-retinale Syndrom" (181). Prinzipiell ist aber die diabetische Mikroangiopathie ein generalisierter Prozess, der eigentlich kein Kapillargebiet ausspart. Veränderungen können auch im Bereich der Konjunktivalgefäße, der Muskelkapillaren, der Vasa vasorum et nervorum oder der Nagelfalzkapillaren beobachtet werden (22, 49, 80). An den Folgen gemessen, dominieren aber die Kapillargebiete am Augenhintergrund und in den Nierenglomeruli (19, 48, 98, 209, 236a, 253). Wichtige Nebenschauplätze einer mehr funktionellen Mikroangiopathie sind die Füße und das Herz des Diabetikers (22, 151), doch spielen an diesen die Makroangiopathie wie auch die Neuropathie die entscheidende Rolle, wovon die Auswirkungen der reinen Mikroangiopathie nicht scharf zu trennen sind.

Die zentrale Abnormität, die der diabetischen Mikroangiopathie an allen ihren Erscheinungsorten trotz des unterschiedlichen Kapillaraufbaus gemeinsam ist, sind Kapillarverschlüsse (178, 181, 194). An der Retina beispielsweise wurden mithilfe der Fluoreszenzangiographie Bereiche der kapillaren Nichtperfusion als frühestes permanentes strukturelles Anzeichen der diabetischen Retinopathie erkannt (Kap. 26). An ihren Rändern prägen sich die ersten Mikroaneurysmen aus. Voraus gehen diesem Prozess eine deutliche und schließlich fixierte Dilatation der Kapillaren (49), eine Verdickung bzw. Vermehrung der Basalmembran (145, 285), ein Verschwinden der in die Basalmembran eingebetteten Perizyten und eine erhöhte Permeabilität der Kapillaren (3, 269, 285). Folgen der Kapillarverschlüsse sind Gewebsuntergang und der Versuch, neue Kapillaren zu bilden, die aber ihrerseits viele pathologische Merkmale aufweisen. Für Details sei auf die Kapitel über Nieren- bzw. Augenerkrankungen (Kap. 25 und 26) verwiesen. Funktionelle Störungen gehen strukturellen Kapillarveränderungen und schließlich klinisch relevanten Komplikationen voraus (49).

Epidemiologie

Die Mikroangiopathie kommt grundsätzlich bei allen Formen und Typen von Diabetes mellitus vor. Die Ausprägung und die klinische Relevanz sind allerdings unterschiedlich. Etwa 10% aller Diabetiker sterben in der terminalen Niereninsuffizienz (21, 23, 24, 98, 209).

Abhängigkeit vom Krankheitsbeginn und Diabetestyp. Bei Typ-1-Diabetikern mit Diabetesbeginn vor dem 20. Lebensjahr beläuft sich dieser Prozentsatz sogar auf ca. 20% (21, 23). Nach Erhebungen des Steno Memorial Hospital in Kopenhagen von 1978 hatten allerdings noch 48% von 264 Typ-1-Diabetikern mit Krankheitsbeginn vor dem 31. Lebensjahr im Verlauf von 40–50 Diabetesjahren eine persistierende Proteinurie und 22% eine Urämie entwickelt (42). Von diesen Patienten waren zum Zeitpunkt der Erhebung 30% stark sehbehindert und 15% erblindet. Insofern ist also durchaus ein Fortschritt zu verzeichnen. Zur Zeit stellen aber andererseits die Diabetiker ca. 1/3 aller Patienten unter einer Nierenersatztherapie in Deutschland, bei den Dialyseneuzugängen sogar ca. 50%, wobei 1/3 vom Typ-1-Diabetes und 2/3 dem Typ-2-Diabetes zuzuordnen sind (19, 98, 209).

Diabetische Retinopathie. Die diabetische Retinopathie ist heute mit ungefähr 15% eine der häufigsten Ursachen für nichtkongenitale Erblindung (127, 181), wie auch die populationsbezogene Untersuchung (237) für den Regierungsbezirk Oberbayern (ca. 4 Millionen Einwohner) ergeben hat (Abb. 21.**10**). Allerdings lag der Prozentsatz neuerblindeter Diabetiker (1/50 Sehvermögen auf dem besseren Auge) bei ca. 31%, d. h. jeder dritte Neuerblindete im Sinne des Gesetzes war Diabetiker (237). Abb. 21.**11** zeigt die altersdekaden- und geschlechtsbezogenen Häufigkeiten. Bis zum 70. Lebensjahr ist die weitgehend diabetischspezifische Retinopathie die häufigste Erblindungsursache bei Diabetikern. Jenseits dieser Altersgrenze nehmen die Makuladegeneration, aber auch das Glaukom die führende Stelle ein (237). Bemerkenswert ist, dass das Gros aller neuerblindeten Diabetiker an einem Typ-2-Diabetes litt und der Anteil der Typ-1-Diabetiker unter 5% lag (237).

Bei der größten zur Retinophathieproblematik durchgeführten Populationsuntersuchung in Wisconsin betrug der Prozentsatz visuseingeschränkter Patienten (20/40 oder schlechter im besseren Auge) bei Typ-2-Diabetikern mit Insulinbehandlung 18,4%, bei Typ-2-Diabetikern ohne Insulinbehandlung 12,5% und bei Typ-1-Diabetikern 7,9% (127). Die Prävalenz für Blindheit im Sinne des Gesetzes (20/200 oder schlechter im besseren Auge) lag bei 3,2% für Typ-1-Diabetiker, bei 2,7% für Typ-2-Diabetiker mit Insulinbehandlung und bei 2,3% für Typ-2-Diabetiker ohne Insulinbehandlung (127).

Wie auch schon bei den Neuerblindungen in Oberbayern angesprochen, ist entgegen der häufig gehörten Behauptung, die Mikroangiopathie sei für Typ-2-Diabetiker praktisch ohne Bedeutung, das Risiko fortgeschrittener mikroangiopathischer Komplikationen selbst bei Typ-2-Diabetikern im Greisenalter unvermindert hoch (292). Bei einer eigenen Untersuchung an 102 über 70-jährigen Typ-2-Diabetikern fand sich eine Prävalenz der Makroalbuminurie von etwas über 20% bei einer Mikroalbuminurierate von ca. 50%. Gleichzeitig wurde bei 42% aller untersuchten Augen eine deutliche Visusminderung (20/40 und schlechter) beobachtet, die in einem Drittel aller Fälle ausschließlich auf eine diabetische Retinopathie zurückzuführen war (292).

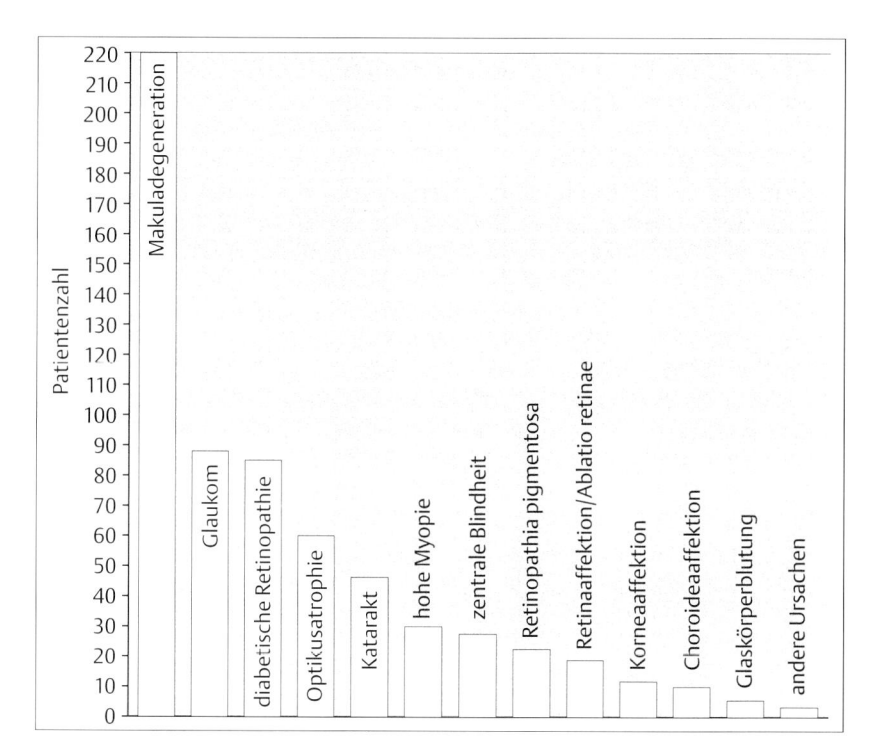

Abb. 21.10 Primäre Erblindungsursachen bei 646 Neuerblindeten 1995.

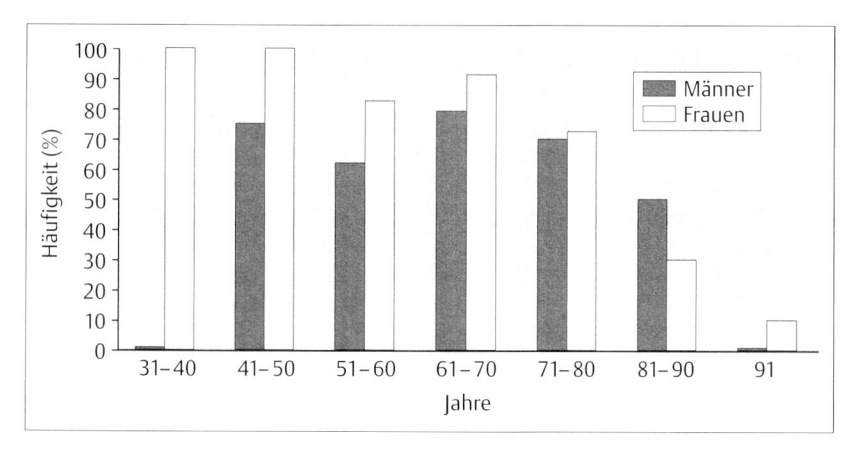

Abb. 21.11 Häufigkeit einer diabetischen Retinophathie als Erblindungsursache in Abhängigkeit von Alter und Geschlecht bei 1995 neu erblindeten Diabetikern.

Nephropathie und kardiovaskuläre Komplikationen. Außerdem ist die Mikroangiopathie der Niere eng mit einer Akzeleration der Arteriosklerose verknüpft, sowohl bei Typ-1- als auch bei Typ-2-Diabetikern (23, 114, 172, 180, 214, 247, 248). Bei Typ-1-Diabetikern bestimmt das Auftreten einer Nephropathie praktisch die Überlebensprognose dieser Patienten (23, 181). Ohne Nephropathie leben nach 40 Diabetesjahren noch 80%, dagegen nur noch 10% der Diabetiker, die eine Nephropathie entwickelt haben. Die Exzessmortalität von Typ-1-Diabetikern (Männer und Frauen) mit einer Nephropathie (bezogen auf das Vorliegen einer persistierenden Makroproteinurie) beträgt das 100fache im Vergleich zur allgemeinen Bevölkerung, wohingegen die Exzessmortalität für Typ-1-Diabetiker ohne persistierende Proteinurie „nur" das 2–5fache der Normalbevölkerung beträgt. Dabei sterben proteinurische Typ-1-Diabetiker zu einem hohen Prozentsatz nicht an terminalem Nierenversagen, sondern an kardiovaskulären Krankheiten (23, 40, 181). Man hat dies in Verbindung gebracht mit einer deutlichen Ausprägung eines multifaktoriellen kardiovaskulären Risikoprofils mit Beginn der (mikro-)albuminurischen Phase (43, 214, 234, 238, 348). Während nichtalbuminurische Typ-1-Diabetiker nur selten weitere kardiovaskuläre Risikofaktoren aufweisen, sind albuminurische Patienten in der Regel durch höhere Fibrinogenwerte, aber auch andere Zeichen des MIR-Syndroms und der niedriggradigen Inflammation charakterisiert. Viele dieser Risikofaktoren lassen sich bereits in der Phase der Mikroalbuminurie (inzipiente Nephropathie; s. a. Kap. 25) erstmals nachweisen, insbesondere das Ansteigen der Blutdruckwerte (169, 181, 182). In diesem Zusammenhang von besonderem Interesse ist, dass die Homocysteinspiegel im Blut – also ein weiterer Risikofaktor für Atherosklerose – bei Typ-1-Diabetikern mit geringfügig eingeschränkter Nierenfunktion ansteigen (102) und es zudem bei weiter fortgeschrittener Niereninsuffizienz auch zu einer Akkumulation von "advanced glycosylation end products" (AGE) kommt (18).

Noch bedeutsamer scheint aber beim Typ-2-Diabetes die prädiktive Aussagekraft der Mikroalbuminurie für Herz-Kreislauf-Mortalität zu sein: So waren 10 Jahre nach Feststellung einer Mikroalbuminurie nur noch 25% aller Typ-2-Diabetiker am Leben, im Vergleich zu 60% von primär nicht mikroalbuminurischen Patienten (180). Abb 21.**12** zeigt die Erfahrung unseres Praxisprojekts für Typ-2-Diabetiker im Großraum München: Nach 5 Jahren waren 22% aller initial mikroalbuminurischen und 50% aller makroalbuminurischen Patienten verstorben (248).

Ätiologie und Pathogenese

In der Ära nach der DCCT-Studie bei Typ-1- und Typ-2-Diabetikern ist es eigentlich unzweifelhaft, dass die Hyperglykämie bzw. deren Ausmaß die Mikroangiopathie des Diabetikers verursacht (262a, 48, 193). Die Ätiologie der pathalogisch-anatomischen Veränderungen an den kleinsten Gefäßen bleibt jedoch weiterhin ungeklärt. Die Beobachtung aber, dass bei sehr guter Stoffwechseleinstellung die meisten der frühen funktionellen Veränderungen reversibel sind, rückt die metabolische Theorie in den Vordergrund der pathogenetischen Betrachtungen (48, 193).

Abhängigkeit von der Diabetesdauer

Die Abhängigkeit der Mikroangiopathie von der Diabetesdauer gilt mehr oder weniger für alle Formen und für alle Lebensaltersstufen (Abb. 21.**13** und 21.**14**; 42, 98, 128, 129, 135, 181).

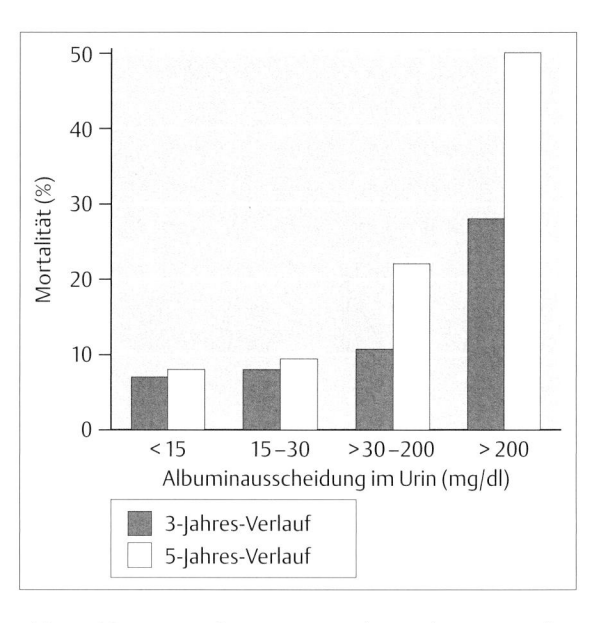

Abb. 21.**12** Das Münchner Praxisprojekt: Letalitätsrate nach 3- bzw. 5-jähriger Beobachtungszeit in Abhängigkeit vom Ausmaß der Albuminurie.

Die **nichtproliferative Retinopathie** ist – nach der von Herman et al. publizierten Zusammenstellung – in ihrer Prävalenz bei Typ-1- und Typ-2-Diabetikern nahezu identisch (100) und erreicht nach 20 Diabetesjahren etwa 80–90% (Abb. 21.**14**). Typ-2-Diabetiker jedoch – das belegt eine Vielzahl von Studien einschließlich der UKPDS (262a, 96, 100, 127, 257, 258) – weisen bereits bei Diagnosestellung des Diabetes in 10–20% eine nichtproliferative Retinopathie auf (s. a. Abb. 26.**1** und 26.**2**).

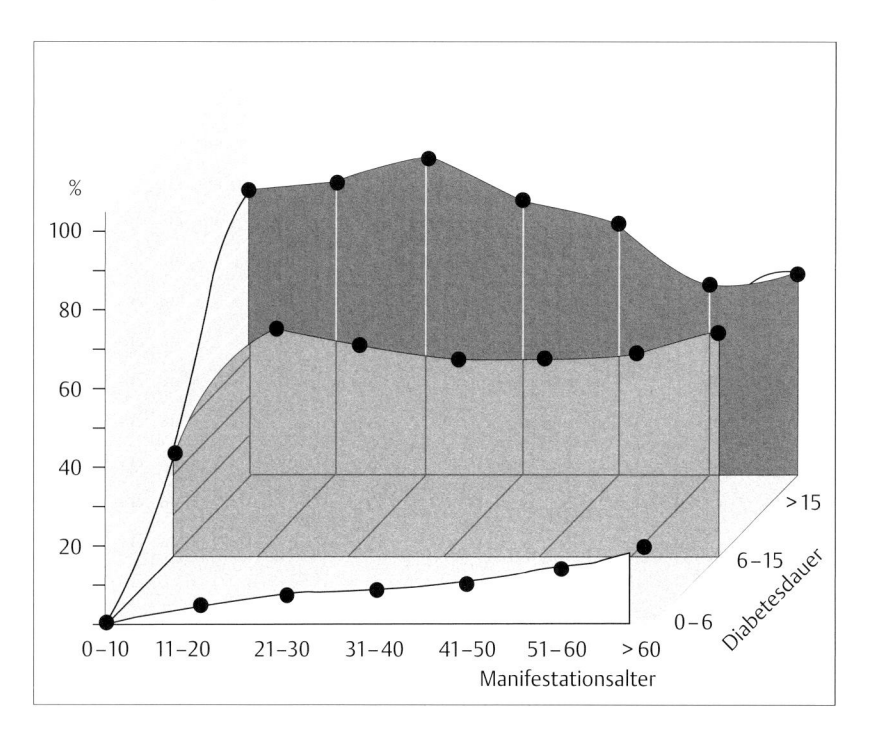

Abb. 21.**13** Retinopathiefrequenz bei Diabetikern unterschiedlicher Altersstufen und unterschiedlicher Diabetesdauer. (nach Mohnike)

Nach der bereits mehrfach zitierten Wisconsin-Studie steigt die kumulative Häufigkeit der Retinopathie bei Typ-1-Diabetikern nach 15 Diabetesjahren auf 90% (121, 129) und die der proliferativen Retinopathie nach Daten der Joslin-Klinik (139) nach 40 Diabetesjahren auf ca. 60% (Abb. 21.**15**). Dabei ist bemerkenswert, dass sich die kumulative Häufigkeit der proliferativen Retinopathie in den letzten Jahrzehnten nicht geändert hat. Bei eigenen fluoreszenzangiographischen Studien bei Typ-1-Diabetikern (236a) stieg der Anteil von Patienten mit Retinopathie bereits nach 11 Jahren auf über 90%. Nach 18 Jahren Diabetes war kein einziger Patient mehr frei von Retinopathie (Abb. 21.**16**). Bei Typ-2-Diabetikern zeigt sich nach der Wisconsin-Studie die Häufigkeit der Retinopathie in unterschiedlicher Ausprägung, je nachdem, ob die Patienten einer Insulintherapie bedurften oder nicht (127). Beide Gruppen wiesen bereits zu Beginn eine Gesamtretinopathiehäufigkeit von 20% für die Patienten ohne Insulin und von 30% für die Patienten mit Insulintherapie auf (96). Nach 20 Diabetesjahren betrug die Gesamthäufigkeit der Retinopathie bei den insulinisierten Patienten 90% und bei den nichtinsulinisierten etwa 60%. Auffällig war speziell der

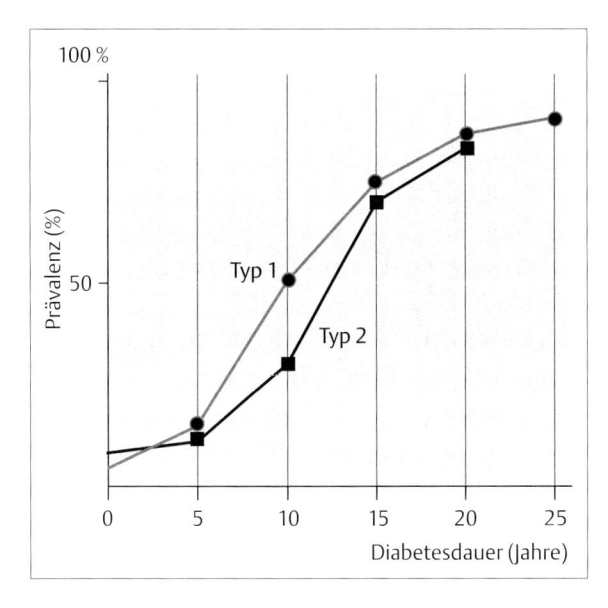

Abb. 21.14 Prävalenz der nichtproliferativen Retinopathie in Abhängigkeit von der Dauer und dem Typ des Diabetes. (101)

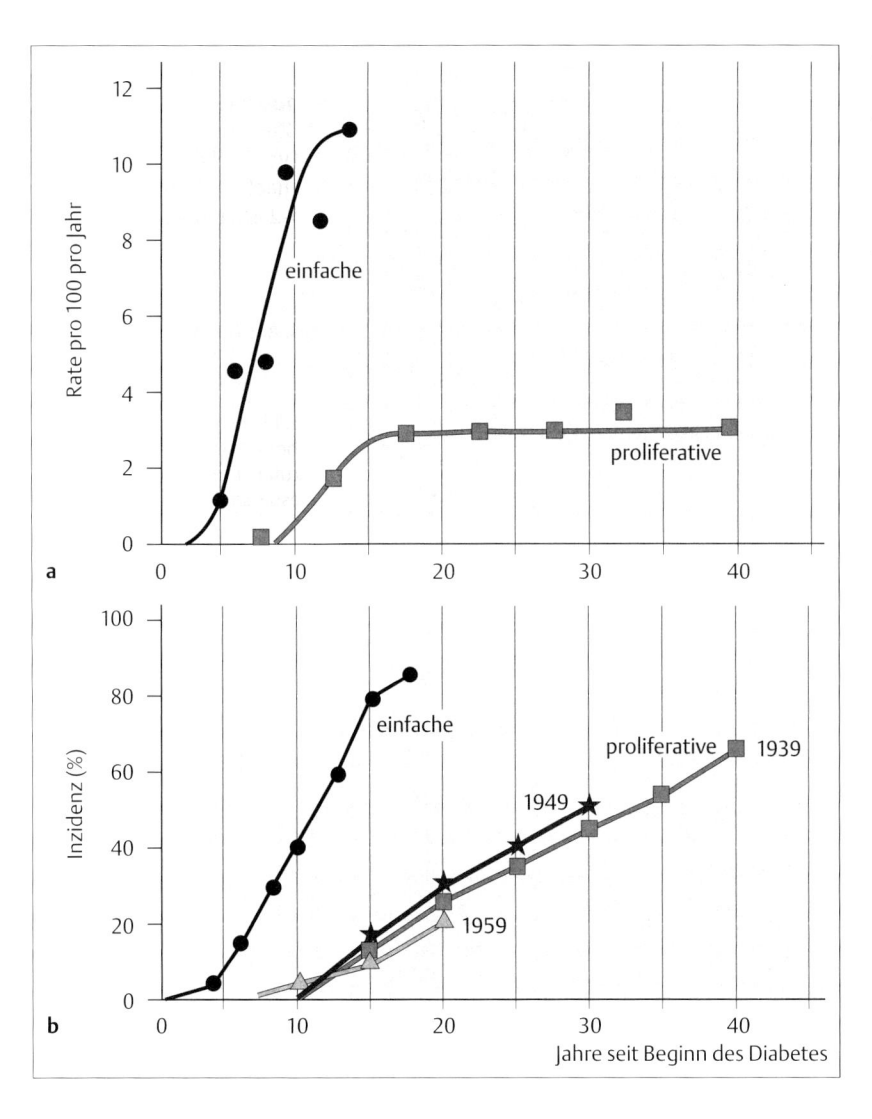

Abb. 21.15 Inzidenzrate und kumulatives Risiko für einfache und proliferative Retinopathie bei Typ-1-Diabetikern. (136)
a Inzidenzrate der einfachen und der proliferativen Retinopathie entsprechend der Diabetesdauer
b Kumulative Inzidenz der einfachen und der proliferativen Retinopathie entsprechend der Diabetesdauer

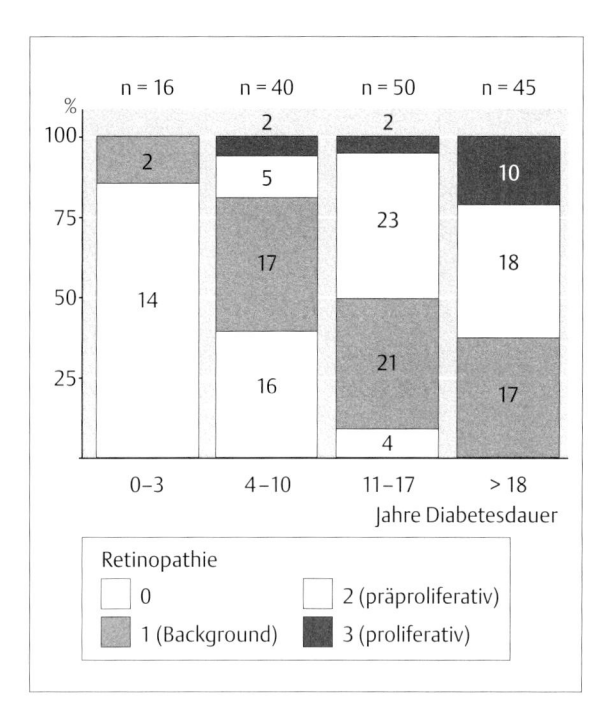

Abb. 21.16 Schweregrad der (fluoreszenzangiographisch nachgewiesenen) Retinopathie in Abhängigkeit von der Diabetesdauer bei 151 Typ-1-Diabetikern. (240)

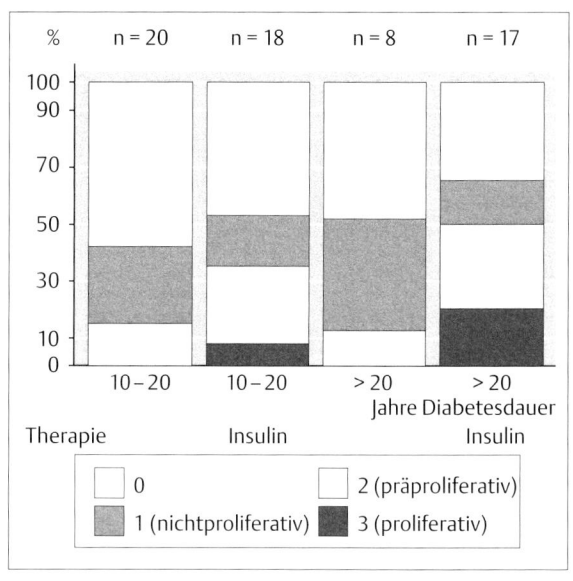

Abb. 21.17 Häufigkeitsverteilung des Schweregrads einer Retinopathie bei 63 Typ-2-Diabetikern über 70 Jahre in Abhängigkeit von Therapie und Dauer des Diabetes. (296)

Verlauf der proliferativen Retinopathie. Nach 20 Diabetesjahren wurde bei 20% der insulinisierten Patienten, aber nur bei 8% der nichtinsulinisierten Patienten eine proliferative Retinopathie beobachtet (127). Bei den geriatrischen Typ-2-Diabetikern in unserer Untersuchung lag der Anteil der Patienten mit diabetischer Retinopathie (Abb. 21.**17**) und einer Diabetesdauer von 20 Jahren und mehr bei ca. 65% für die insulinisierten Patienten und bei 50% für die nicht insulinbedürftigen Patienten (292). Bemerkenswert ist vor allem die Tatsache, dass in der Gruppe der Typ-2-Diabetiker ohne Insulinbehandlung keine proliferative Retinopathie vorkam, sondern nur ein Prozentsatz von 15% präproliferativer Veränderungen, wohingegen der Anteil der proliferativen Retinopathie bei den insulinpflichtigen Typ-2-Diabetikern im Greisenalter von 5% nach einer Diabetesdauer von über 20 Jahren, 10–20 Jahren auf 22%, anstieg.

Mit anderen Worten: Die Typ-2-Diabetiker im Greisenalter aus unserer Untersuchung hatten in etwa das gleiche Retinopathierisiko – einschließlich der Entwicklung von proliferativen Retinopathieformen – wie die jüngeren Typ-2-Diabetiker aus der Wisconsin-Studie.

Renale Mikroangiopathie bei Typ-1-Diabetikern. Bei Untersuchungen zur renalen Mikroangiopathie wird meist nicht die eigentliche mikrovaskuläre diabetische Glomerulosklerose, sondern – weniger begriffsspezifisch – die „diabetische Nephropathie" anhand von Mikroalbuminurie, Proteinurie und Retention harnpflichtiger Substanzen konstatiert (23, 180, 181). Abb. 21.**18** gibt die Inzidenzraten und das kumulative Risiko für Makroproteinurie bei Typ-1-Diabetikern anhand von Daten der Joslin-Klinik wieder (139). Dabei ist auffällig – wie auch in anderen Studien –, dass die Häufigkeit während der ersten 15 Jahre ansteigt und dann abnimmt. Mit einer Verzögerung von 5 Jahren zu Beginn klettert die Inzidenzrate während der 2. Diabetesdekade auf 2,5/100 Patienten pro Jahr und geht dann auf eine jährliche Rate von etwa 1/100 zurück. Dieses Muster unterstützt – im Gegensatz zu den Beobachtungen bei der Retinopathie – nicht die Hypothese, dass die Diabetesdauer die Hauptdeterminante aller mikrovaskulären Folgekrankheiten ist (42, 128). Vielmehr ist der Rückgang der jährlichen Nephropathieinzidenz nach der 2. Diabetesdekade dahingehend interpretiert worden, dass nur eine Untergruppe von Typ-1-Diabetikern für eine klinisch relevante Nephropathie anfällig ist. Außerdem belegt Abb. 21.**18** eindeutig, dass die kumulative Häufigkeit der Nephropathie bei Typ-1-Diabetikern in den letzten Jahrzehnten deutlich zurückgegangen ist (23, 43, 131) – im Gegensatz zu den Beobachtungen bei der proliferativen Retinopathie (135). Typ-1-Diabetiker mit besonders früher Diabetesmanifestation scheinen häufiger eine persistierende Proteinurie zu entwickeln als Patienten mit einer späteren Typ-1-Manifestation (135, 149). Außerdem wurde verschiedentlich gefunden, dass männliche Typ-1-Diabetiker relativ häufiger von einer Proteinurie betroffen sind (23).

Renale Mikroangiopathie bei Typ-2-Diabetikern. Mit Blick auf die Ergebnisse der UKPDS und anderer Studien liegen seit einiger Zeit auch recht aufschlussreiche Untersuchungen über die Nephropathie bei Typ-2-Diabetikern vor (262a, 40, 98, 221, 247, 248, 258). Sie unterstreichen eindrucksvoll, dass, ähnlich wie bei der Retinopathie, das Nephropathierisiko von Typ-2-Diabetikern keineswegs unterschätzt werden darf. Bei den Erhebungen von Hasslacher et al. an 506 Typ-2-Diabetikern zeigten diese ein praktisch identisches Nephro-

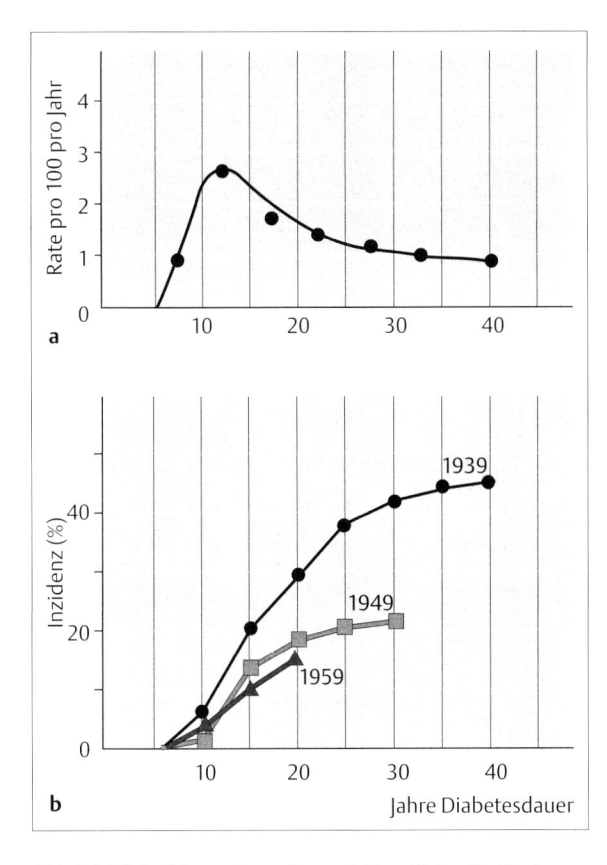

Abb. 21.**18** Inzidenzrate und kumulatives Risiko für Nephropathie entsprechend der Diabetesdauer bei Typ-1-Diabetikern. (137)
a Inzidenzrate der Nephropathie, gemessen an der Inzidenzrate der persistierenden Proteinurie entsprechend der Diabetesdauer
b Kumulative Inzidenz der Nephropathie, gemessen anhand der Inzidenzrate der persistierenden Proteinurie entsprechend der Diabetesdauer

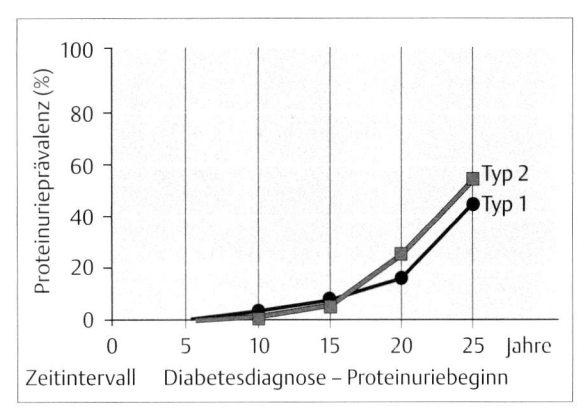

Abb. 21.**19** Diabetestyp und Nephropathierisiko. Kumulative Häufigkeit einer persistierenden Proteinurie bei 292 Typ-1- und 464 Typ-2-Diabetikern als Funktion der Diabetesdauer. (99)

Tab. 21.**12** Albuminausscheidung (in Prozent) bei der Eingangsuntersuchung in Abhängigkeit von Alter und Geschlecht (n – 216)

Albumin-ausscheidung (mg/l)	Männer		Frauen	
	64 J. (n = 57)	65–75 J. (n = 42)	64 J. (n = 65)	65–75 J. (n = 93)
< 15	52,6	45,2	66,2	59,1
15–30	21,1	16,7	15,4	15,1
> 30–200	19,3	23,8	16,9	20,4
> 200	7,0	14,3	1,5	5,4

pathierisiko in Abhängigkeit von der Diabetesdauer wie Typ-1-Diabetiker (Abb. 21.**19**; 98). Autoptische Untersuchungen bei Typ-2-Diabetikern der amerikanischen UGDP-Studie haben zudem ergeben, dass Typ-2-Diabetiker auch nach relativ kurzer Diabeteslaufzeit vielfach bereits typische Kimmelstiel-Wilson-Läsionen (125) an den Nieren aufweisen (139).

Im Praxisprojekt für Typ-2-Diabetiker im Großraum München fand sich ein deutlicher Einfluss des männlichen Geschlechts und des Lebensalters auf das Vorhandensein einer Makroalbuminurie (Tab. 21.**12**). Das Makroalbuminurierisiko der unter 65-Jährigen betrug dabei 7%, der 65–75-Jährigen 14,3%. Bei unserer Untersuchung an geriatrischen Patienten betrug die Prävalenz der Makroalbuminurie sogar etwas über 20% (292). Auch das Studium der Mikroalbuminurie ist in den letzten Jahren in Abhängigkeit von der Diabetesdauer eingehend untersucht worden (181, 267). Der prozentuale Anteil bei Typ-1- und Typ-2-Diabetikern liegt dabei jeweils ziemlich konstant um die 20%, ohne Abhängigkeit von der Diabetesdauer (181). Typ-2-Diabetiker zeigen diesen Prozentsatz bereits bei klinischer Diagnosestellung des Diabetes (238). Hingegen ist die Abhängigkeit der Verdickung der Basalmembran von Glomeruli sowie von Muskelkapillaren von der Diabetesdauer sehr überzeugend nachgewiesen worden (145, 194, 285).

Abhängigkeit von der Qualität der Diabeteseinstellung

DCCT- und UKPD-Studie. Dass eine möglichst gute, am besten euglykämische Diabeteseinstellung mikrovaskuläre Komplikationen verhindern kann, wird heute allgemein als Tatsache akzeptiert. Die Ergebnisse einer Reihe von gut geplanten Interventionsstudien, allen voran die DCCT-Studie für Typ-1- und die UKPDS für Typ-2-Diabetes, lassen daran keinen vernünftigen Zweifel übrig (262a, 48, 193).

In der DCCT-Studie wurden randomisiert und prospektiv 1441 Typ-1-Diabetiker über bis zu 9 Jahre in 2 verschiedenen Güteklassen der Diabeteseinstellung beobachtet. Dabei wurde eine möglichst normnahe Diabeteseinstellung durch intensivierte Insulintherapie bzw. Insulinpumpenbehandlung erreicht und diese Gruppe mit einer randomisierten Kontrollgruppe verglichen, bei der die Diabetesführung mit konventioneller Insulintherapie erfolgte. Gemessen an den HbA_{1c}-Werten lag die normnahe Gruppe mit 7,2% tatsächlich nahe am Normbereich und ca. 1,7% niedriger als die konventionelle Gruppe. Ein weiteres Merkmal der DCCT-Studie ist, dass die Hälfte anhand bestimmter Kriterien für frühe Mikroangiopathieveränderungen ausgewählt wurde. DCCT beinhaltet also sowohl einen primär- als auch einen sekundärpräventiven Interventionsansatz (48). Für beide Gruppen hat die DCCT-Studie unumstößliche Beweise erbracht, dass eine intensivierte Insulintherapie mit besserer Diabeteseinstellung das Auftreten bzw. Fortschreiten einer nichtproliferativen Retinopathie, einer (Mikro-)Albuminurie und einer Neuropathie entscheidend reduzieren lässt (Tab. 21.**13**, Abb. 21.**20**). Eine konventionelle Insulintherapie ist nach den Ergebnissen nicht mehr zu empfehlen, da kaum einer der so behandelten Patienten den normalen Glykämiebereich erreichte. Zudem verläuft die Beziehung zwischen Höhe des HbA_{1c}-Werts und Mikroangiopathie wohl streng linear, sodass jeder Patient so gut wie nur irgend möglich – unter Vermeidung von schweren Hypoglykämien – eingestellt werden sollte (Abb. 21.**21**). Eine HbA_{1c}-„Schutzzone" scheint es nicht zu geben (138).

In der UKPDS wurden über 5000 neu diagnostizierte, unter 65-jährige Typ-2-Diabetiker randomisiert prospektiv einer anfänglich nur diätetischen, weniger intensiven („konventionellen") bzw. einer – insbesondere mit Medikamenten – intensiveren Therapie unterzogen.

Die Kategorien „weniger intensiv" und „intensiver" haben allerdings mit den heutigen Therapievorstellungen nur noch wenig zu tun. Die durchschnittliche Beobachtungsdauer betrug ca. 11 Jahre, der mittlere HbA_{1c}-Unterschied zwischen den beiden Behandlungsgruppen

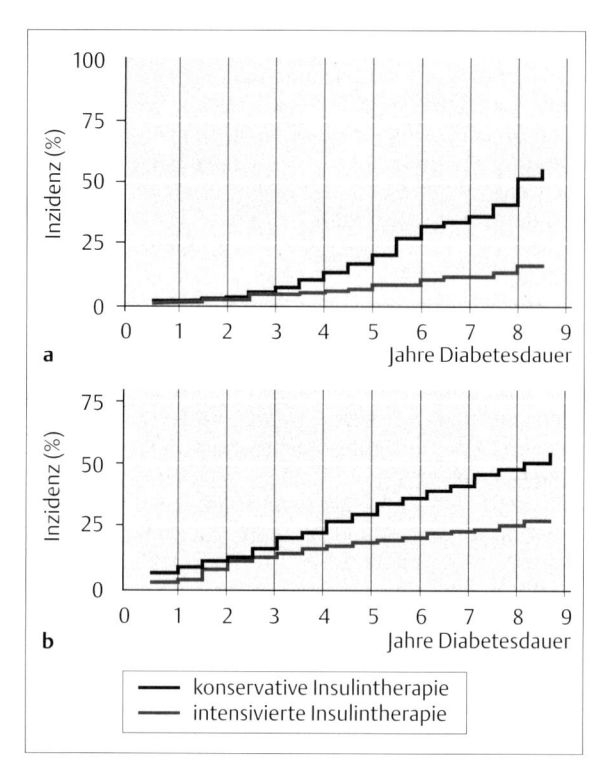

Abb. 21.20 Kumulative Inzidenz einer signifikanten Zunahme der diabetischen Retinopathie im Rahmen der DCCT-Studie (p=0,001). (48)
a primäre Prävention
b sekundäre Intervention

Tab. 21.13 Ergebnisse der amerikanischen DCCT-Studie bei 1441 Typ-1-Diabetikern (48)

Patienten mit intensivierter Insulintherapie schnitten erheblich besser ab als Diabetiker mit konventioneller Insulintherapie:
– Reduzierung der Retinopathierate um 76%
– Verhinderung oder Verzögerung von diabetischer Neuropathie um 35–56%
– Verminderung der diabetischen Neuropathie um 60%

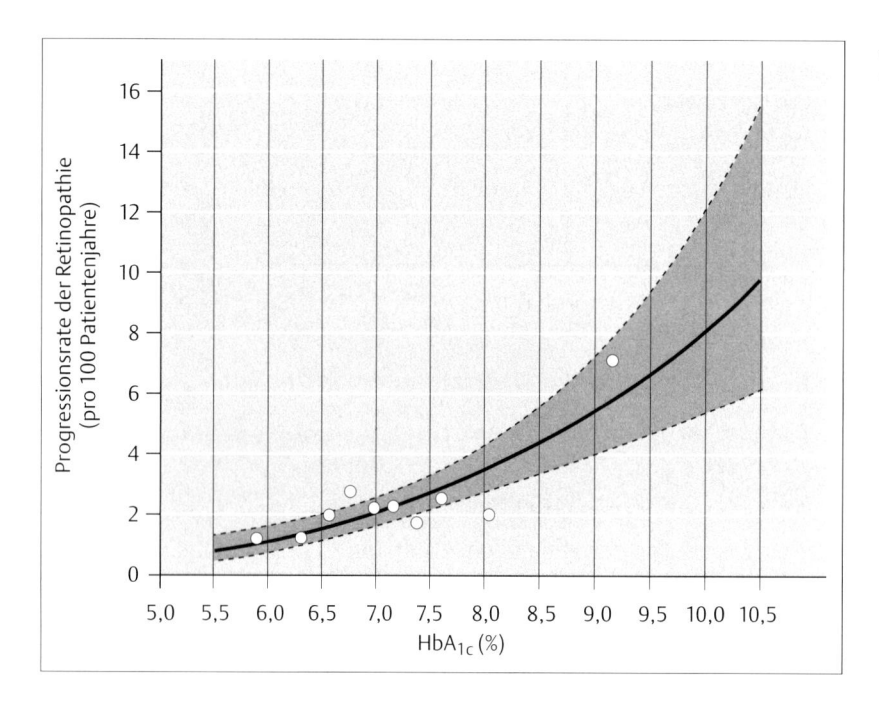

Abb. 21.21 Progressionsrate der diabetischen Retinopathie in Abhängigkeit vom HbA_{1c}-Wert. (48)

0,9% (7,9 vs. 7,0% HbA_{1c}). Dieser relativ geringe Unterschied führte in der intensiver behandelten Gruppe zu einer 35%igen Reduktion von vorher definierten mikrovaskulären Endpunkten an Niere und Auge. Immerhin lag auch in der intensiver behandelten Gruppe der HbA_{1c}-Wert am Ende der Beobachtungsdauer bei ca. 8% und damit deutlich über dem heute geforderten normnahen Bereich. Trotzdem sind die Erfolge einer Einstellung mit relativ niedrigen HbA_{1c}-Werten für die Prävention mikrovaskulärer Endpunkte sehr überzeugend. Ähnlich wie in der DCCT-Studie fand sich kein HbA_{1c}-Schwellenwert für mikrovaskuläre Komplikationen, sondern eine kontinuierliche, lineare Beziehung zwischen mittlerem HbA_{1c}-Wert und Mikroangiopathie (253a).

Historisches. Altmeister der Diabetologie wie Joslin in den USA (116) und Constam in der Schweiz (35) hatten anhand ihrer klinischen Erfahrungen schon bald nach der Einführung des Insulins in die Diabetestherapie in den 20er und 30er Jahren immer wieder darauf hingewiesen, dass die „gute Diabeteseinstellung", also eine möglichst weitgehende Beseitigung der Hyperglykämie, am ehesten geeignet ist, Gefäßkomplikationen im Gefolge des Diabetes zu verhindern oder doch wenigstens abzuschwächen bzw. zu verzögern. Es waren dann vor allem epidemiologische Untersuchungen, z. B. durch die Arbeitsgruppe um Kelly West oder Langzeitbeobachtungen an Typ-1-Diabetikern in Dänemark (23, 42), die auf der Basis auch heute noch gültiger wissenschaftlicher Kriterien deutliche Hinweise für die enorme Bedeutung einer möglichst guten Diabeteseinstellung erbrachten. So war in der dänischen Studie bei normoglykämischer Stoffwechselkompensation die Sterblichkeit von Typ-1-Diabetikern im Vergleich zu altersgleichen Nichtdiabetikern nur unwesentlich erhöht (42). Einen nächsten Meilenstein setzte die belgische Studie von Pirart. Er beobachtete insgesamt 4400 Diabetiker bis zu 25 Jahre lang prospektiv. Bei schlechter Diabeteseinstellung häufte sich mit zunehmender Diabetesdauer die Mikroangiopathie an Auge und Niere ganz massiv.

Tierversuche und epidemiologische Beobachtungen. Auch tierexperimentelle Untersuchungen bei diabetischen Hunden über eine Beobachtungszeit von 5 Jahren haben eindrucksvoll demonstriert, dass eine weitgehende Verhinderung der Mikroangiopathie durch gute Diabeteseinstellung möglich ist. Auch die verschiedenen epidemiologischen Verlaufsbeobachtungen bei Patienten mit unterschiedlich schwer gestörter Glucosetoleranz über 10 Jahre haben gezeigt, dass eine Retinopathie nur bei Personen auftritt, bei denen die Blutglucose 2 Stunden nach einer oralen Glucosebelastung auf mehr als 200 mg/dl (11 mmol/l) ansteigt (113).

Prospektive Langzeituntersuchungen. Im Zeitalter der HbA_{1c}-Messungen – seit Ende der 70er Jahre – konnten dann mehrere prospektive Langzeituntersuchungen, zumeist über 4 Jahre, manche über 10 Jahre, recht überzeugend den Zusammenhang zwischen Inzidenz und Progression der diabetischen Retinopathie und Nephropathie und der Konzentration des glykosylierten Hämoglobins unter Beweis stellen (37, 97, 128, 129, 236a). Insbesondere die Wisconsin-Studie hat diesen Befund sowohl am Auge als auch an der Niere an sehr großen Patientenzahlen erhoben (128, 129). In einer eigenen prospektiven Studie über 4 Jahre ohne Verwendung von Insulinpumpen wurden monatliche HbA_{1c}-Messungen bei 20 Typ-1-Diabetikern durchgeführt, die bereits eine – fluoreszenzangiographisch dokumentierte – nichtproliferative Retinopathie aufwiesen, intensiv geschult wurden, täglich mehrfach häusliche Selbstkontrollen vornahmen und das täglich in 2–4 Einzeldosen gespritzte Insulin entsprechend anpassten (236a). Nach 4 Jahren wurden 2 gleich große Patientengruppen miteinander verglichen, die sich nach Lebensalter und Diabetesdauer nicht voneinander unterschieden: Gruppe I ohne bzw. mit geringer Progredienz der Basisretinopathie, Gruppe II mit einer deutlichen Verschlechterung des Netzhautbefunds bis hin zur Laserbedürftigkeit. Tab. 21.**14** zeigt, dass die Patienten der Gruppe I – also mit günstigem Retinopathieverlauf – bei durchschnittlich 40–50 Einzelmessungen pro Patient deutlich niedrigere postprandiale Blutglucosewerte und insbesondere signifikant niedrigere HbA_{1c}-Werte erreichten als die Gruppe-II-Patienten. Ein recht ähnliches Ergebnis zeigte die Analyse an dem Kollektiv der nicht lasertherapierten Patienten der Joslin-Klinik im Rahmen der Early Diabetic Retinopathy Treatment Study (56).

Sekundärprävention. Wenig eindeutig waren zunächst die Ergebnisse einiger Versuche zur Sekundärprävention bei bereits manifesten mikroangiopathischen Komplikationen (37, 48, 93, 94). Sogar initial auftretende Verschlechterungen einer Retinopathie waren unter einer Intervention mit besserer Diabeteseinstellung beobachtet worden. Erst längerfristige Verlaufsstudien wie die Steno-, die Oslo- und insbesondere die DCCT- und UKPD-Studie zeigten, dass die anfänglich beobachteten Verschlechterungen der Mikroangiopathie meist vorübergehender Natur waren und sich eine

Tab. 21.**14** Prospektive Studie über 4 Jahre hinsichtlich der Progression einer bereits vorhandenen „Background"-Retinopathie bei Typ-1-Diabetikern: Vergleich der monatlich überwachten Diabeteseinstellung (Medianwerte) bei Patienten mit geringer und mit rascher Progression

	Geringe Progression	Rasche Progression	Signifikanz
Patientenzahl	8	8	
Blutglucose 1 h postprandial (mg/dl)	178	228	$p < 0,05$
HbA_1 (%, Normbereich < 8,5%)	10,3	12,1	$p < 0,05$
Diabetesdauer (Jahre, ± SEM)	15 ± 1	18 ± 3	nicht
Lebensalter (Jahre, ± SEM)	39 ± 3	33 ± 4	signifikant

möglichst normnahe Diabeteseinstellung zweifellos positiv im Sinne einer weiteren Progressionshemmung der Mikroangiopathie auszahlt.

Zusammenfassung. Aus der Zusammenschau der verschiedenen Studien zur Primär- und Sekundärprävention der Mikroangiopathie lässt sich heute konstatieren, dass die Diabeteseinstellung als Minimalziel zur Verhinderung der Mikroangiopathie keinesfalls mehr als 2 Prozentpunkte den Normbereich der jeweils verwendeten HbA_1- bzw. HbA_{1c}-Messung überschreiten darf und darüber hinaus eine Einstellung möglichst innerhalb des Normbereichs von Vorteil ist (48, 93, 138, 181). Nicht vergessen werden darf jedoch, dass alle heute verfügbaren Studien, gemessen an der Lebensperspektive von Typ-1-Diabetikern mit 50 und mehr Überlebensjahren, vergleichsweise kurz sind, sich die Aussagen aber über die Spanne eines ganzen Lebens als stichhaltig erweisen müssen.

Weitere Risikofaktoren

Hypertonie. Mittlerweile und insbesondere unter Einschluss der UKPDS-Ergebnisse ist gesichert, dass auch die klassischen kardiovaskulären Risikofaktoren Hypertonie und Rauchen auf die diabetische Mikroangiopathie einen Einfluss haben, sowohl im Hinblick auf die Häufigkeit als auch auf das Auftreten schwerer Formen (262b, 33, 97, 98, 128, 136, 174, 199, 236a). Auch die Erfahrungen der Schwabinger Arbeitsgruppe haben dies – wie andere epidemiologische Untersuchungen der letzten Jahre – durch entsprechende Korrelationen belegt und zusätzliches Augenmerk auf Parameter der Thrombozytenaggregation (105, 109), z. B. auf das von Endothelzellen produzierte, mit Faktor VIII assoziierte Willebrand-Faktor-Protein (235), gelenkt. Für die Hypertonie ist zudem gezeigt worden, dass eine möglichst normotone Blutdruckeinstellung die weitere Progression der Einschränkung der glomerulären Filtration bei bereits mäßig niereninsuffizienten Diabetikern signifikant verlangsamen kann (69, 152, 182, 206, 199, 200). Die Metaanalyse von Weidmann et al. unter Einschluss von mehr als 70 Studien belegt eindeutig diesen Zusammenhang (182). Parving et al. waren die ersten, die diesen Befund erhoben hatten (199). Anhand verschiedener Interventionsstudien ist mittlerweile auch unstrittig, dass ACE-Hemmer und wohl auch AT1-Blocker über den Effekt der Blutdrucksenkung hinaus eine zusätzliche protektive Wirkung an der Niere aufweisen (202a, 23a, 168, 183, 184, 268; s. a. Kap. 25).

Besonders erwähnt werden muss in diesem Zusammenhang, dass der Einfluss der arteriellen Hypertonie gerade bei Typ-2- Diabetikern von enormer Bedeutung ist (182, 206, 239). Dies war sicherlich einer der wesentlichen Befunde der UKPDS (262b). Besonders überzeugend konnte das bei den Verlaufsbeobachtungen von Teuscher et al. über 7 Jahre hinsichtlich der Retinopathie gezeigt werden (253). Auch unsere eigenen Untersuchungen bei 102 Typ-2-Diabetikern im Greisenalter (292) untermauern eindeutig die Abhängigkeit des Schweregrads einer Retinopathie von der Hypertonie bzw. von der Blutdruckeinstellung (Abb. 21.**22**).

Sonstige Faktoren. Interessanterweise wurde kürzlich gezeigt, dass eine sonographisch ermittelte große Nierengröße unabhängig von einer Mikroalbuminurie auf ein hohes Risiko für eine rasch fortschreitende glomeruläre Nierenfunktionsstörung bei Typ-1-Diabetikern hinweist (13). Ähnliche Befunde konnten auch für Typ-2-Diabetiker erhoben werden (14a).

Inwieweit die ebenfalls als Mikroangiopathierisiken diskutierten Hypercholesterinämie, Hypomagnesiämie und Alkoholabusus tatsächlich eine entscheidende Rolle spielen, ist noch nicht endgültig geklärt. Vieles spricht aber für eine Bedeutung des LDL-Cholesterins (186). In den verschiedenen Schwabinger Untersuchungen konnte eine Vergesellschaftung der Höhe des β_2-Mikroglobulinspiegels und des Willebrand-Faktor-Proteins im Serum nachgewiesen werden (239). Ein geringfügig erhöhtes β_2-Mikroglobulin bei normalem Serumkreatinin wie auch eine Mikroalbuminurie weisen vermutlich auf die bereits subklinisch vorhandene, glomeruläre Schädigung hin, eine erhöhte Freisetzung des mit Faktor VIII assoziierten Antigens (Willebrand-Faktor) auf die Zerstörung von Endothelzellen.

Schließlich wurden in einigen Studien der Einfluss einer Schwangerschaft, hohes Körpergewicht, hohe Insulindosis und seltene ärztliche Kontrolle als allgemeine Risiken definiert (145a).

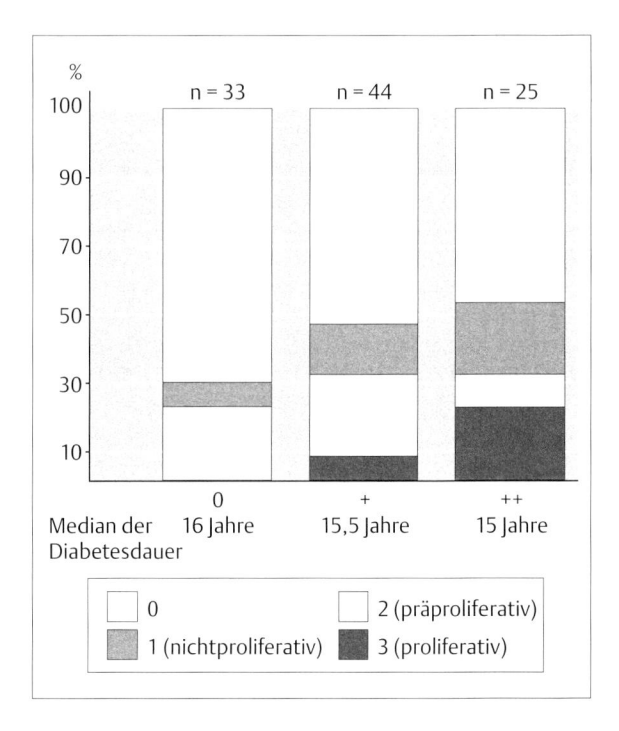

Abb. 21.**22** Häufigkeit (%) des Schweregrads einer Retinopathie bei 102 Typ-2-Diabetikern über 70 Jahre in Abhängigkeit von einer Hypertonie. (296)
+ = 160/95 mm Hg unter Therapie, ++ = > 160/95 mm Hg, 0 = keine Hypertonie

Genetische Einflüsse

Nach genetischen Einflüssen bei der diabetischen Mikroangiopathie ist immer wieder gesucht worden (43, 131, 136, 139, 222). Speziell der im Einzelfall nicht immer berechenbare Verlauf oder das Beispiel von „Langzeitüberlebern" trotz eigentlich ungenügender Stoffwechselführung bzw. die Feststellung, dass nur eine Subpopulation von Diabetikern für die Nephropathie anfällig zu sein scheint, haben in diese Richtung denken lassen (43, 222). Untersuchungen bei monozygoten diabetischen Zwillingen haben jedoch gezeigt, dass z. B. die Retinophatie trotz genetischer Gleichheit einen ganz unterschiedlichen Verlauf nehmen kann, dass also die Genetik – wenn überhaupt – keine besondere Rolle spielt (236a). Auch die Beobachtungen, dass das Nephropathierisiko besonders ausgeprägt bei solchen Typ-1-Diabetikern auftritt, die aus „Hypertoniker"-Familien stammen (136) oder aus Familien mit Abnormitäten im Natrium-Protonen-Stoffwechsel (136, 163, 273), sind bislang kontrovers geblieben (24, 115). Es mehren sich aber diesbezügliche Hinweise. Ein Polymorphismus im Bereich des G-Proteins, der offensichtlich etwas mit einem veränderten Natrium-Protonen-Austausch bei Hypertonikern und einer reduzierten Insulinsignaltransduktion zu tun hat, scheint auch bei Patienten mit diabetischer Nephropathie eine wesentliche Rolle zu spielen (226). Hingegen sind große Anstrengungen, im Bereich des ACE-Gens Abnormitäten zu finden, letzten Endes enttäuschend verlaufen. Im Detail sind diese Aspekte im Kap. 25 dargestellt. Wichtig scheint zu sein, dass Diabetiker mit Hypertonie, aber ohne Mikroalbuminurie eine deutlich bessere Prognose aufweisen als hypertone Diabetiker mit Mikroalbuminurie (43).

Pathophysiologie und -biochemie

Die genaue Sequenz der einzelnen biochemischen Schritte bei der Entstehung der diabetischen Mikroangiopathie ist nach wie vor unklar. Es gibt zahlreiche Gründe anzunehmen, dass sich die eigentliche pathologisch und anatomisch fassbare Mikroangiopathie erst nach einer längeren Periode aus frühen, variablen und reversiblen Prozessen entwickelt, die in der Zirkulation der kleinen Gefäße auftreten (28, 49, 285). Diese repräsentieren eine echte funktionelle diabetische Mikroangiopathie, die in der Regel zu keinen manifesten klinischen Symptomen führt, aber durch spezielle Funktionstests in allen Teilen des Körpers identifiziert werden kann.

Im **Frühstadium** des manifesten Diabetes mellitus wurden u. a. eine erhöhte kapilläre Durchlässigkeit, Basalmembranverdickungen, Veränderungen des Erythrozytenstoffwechsels mit Beeinträchtigung der Sauerstoffgabe, gesteigerte Thrombozytenaggregation und veränderte rheologische Parameter, Hormonsekretionsanomalien und immunologische Phänomene gesehen (49, 268, 285). Einige Autoren betrachten einzelne Störungen als die Hauptfaktoren für die Entstehung der diabetischen Mikroangiopathie und leiten daraus pathogenetische Konzepte und Theorien ab (Tab. 21.**15**).

Schlüsselmechanismen. 3 Schlüsselmechanismen werden im Zusammenhang mit der glucoseinduzierten Entwicklung der diabetischen Mikroangiopathie diskutiert:
- Aktivierung von Proteinkinasen C,
- nichtenzymatische Glykosylierung und AGE-Bildung,
- Aktivierung der Sorbitbildung und damit verbundene Pseudohypoxie.

Die wesentlichen, zum Teil recht gut belegten hypothetischen Vorstellungen wurden bereits in Tab. 21.**15** und Abb. 21.**7** dargestellt. Für weitere Details sei auch auf Kap. 1 verwiesen.

Nichtenzymatische Glykosylierung. Praktisch alle bisher untersuchten Proteine werden bei Diabetikern in Abhängigkeit von der Blut- bzw. Gewebeglucosekonzentration vermehrt glykosyliert (14, 26, 27, 269, 270). Die chemischen Vorgänge dieser nichtenzymatischen Glykosylierung sind in Abb. 21.**23** schematisch dargestellt. Als Paradebeispiel dafür ist nach wie vor die vermehrte Bildung von HbA_{1c} bei hohen Blutzuckerspiegeln zu nennen. Mit der Anlagerung des Schädlings „Glucose" ist im Falle des Hämoglobins auch eine Funktionsänderung nachgewiesen. Die Glykosylierung des Hämoglobins an den N-Terminalen der β-Ketten beeinträchtigt seine

Tab. 21.**15** Pathobiologische Mechanismen, die im Zusammenhang mit der Pathogenese der diabetischen Mikroangiopathie diskutiert werden

- vermehrte Aktivierung von Schlüsselenzymen der Endothelzellen (sowohl auf der Gen-Ebene als auch im Sinne einer gesteigerten Proteinsynthese), z. B. von Proteinkinasen C oder Plasminogenaktivator-Inibitor-1, vermehrte Freisetzung von „vascularendothelial growth factor", Willebrand-Faktor-Protein, „transforming growth factor β", Angiotensinogen u. Ä.

- vermehrte intrazelluläre Aktivierung der Aldosereduktase des Polyostoffwechselwegs, z. B. in der Retina oder im Nierenmesangium

- vermehrte nichtenzymatische Glykosylierung von Proteinen, z. B. der Basalmembran oder von Lipoproteinen einschließlich der Bildung von AGE („advenced glycosylation end products")

- erhöhte Extravasation von Plasmaproteinen und ihre Ablagerung in der Gefäßwand

- Veränderung der Hämorrheologie, z. B. erhöhte Viskosität

- präthrombotischer Zustand des Blutes, u. a. veränderte Thrombozytenfunktion

- verminderte Sauerstoffversorgung der Gefäßwand infolge einer gestörten Sauerstofftransportfunktion der Erythrozyten (hypoxische Theorie)

- Überschuss von Hormonen, z. B. von Wachstumshormonen, eine Vielzahl von Wuchsfaktoren und von Sexualsteroiden

- erhöhter oxidativer Stress

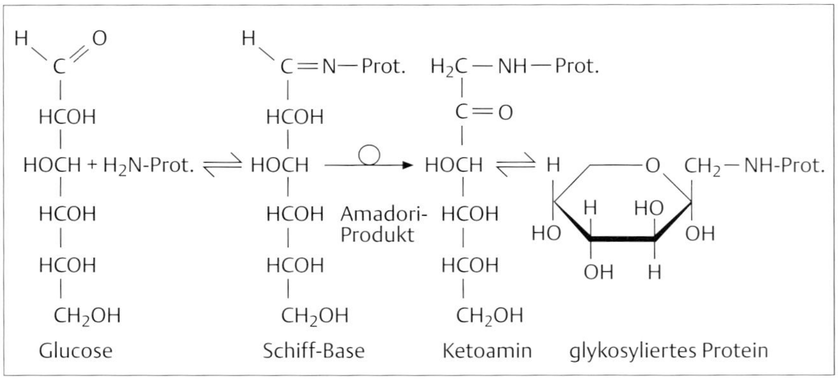

Abb. 21.23 Mechanismus der nichtenzymatischen Glykosylierung von Proteinen.

Funktion als Sauerstoffüberträger für die peripheren Gewebe. Auch bei anderen Proteinen wurden Funktionsänderungen durch die Glykosylierung vermutet bzw. wahrscheinlich gemacht. Besonderes Interesse haben die Möglichkeiten einer verstärkten Extravasation von Albumin und der Verlust der Rezeptorspezifität von LDL durch vermehrte Glykosylierung gefunden (26, 269).

AGE-Bildung. Abzugrenzen von den frühen Produkten der nichtenzymatischen Glykosylierung, die auch als Amadori-Produkte bezeichnet werden (Abb. 21.**23**), sind die „advanced glycosylation end products" (AGE). Während die frühen Glykosylierungsprodukte teilweise – wenn auch langsam – reversibel sind, entstehen durch weitere Umlagerung, größtenteils unter Anlagerung eines weiteren Glucosemoleküls an die NH_2-Gruppe, nicht mehr reversible AGE (26). Diese können mit weiteren NH_2-Gruppen Querverbindungen zwischen extrazellulären Matrixproteinen eingehen, aber auch zwischen Matrixproteinen und extravasalem glykosyliertem Albumin oder auch glykosylierten Lipoproteinen (26). Diese Vielzahl an Quervernetzungen führt z. B. zu einer Versteifung der Basalmembranproteine bzw. des Kollagens oder auch zu einer vermehrten Ansammlung und Fixierung von Lipoproteinen in den subendothelialen Gefäßwandabschnitten (26). Dabei ist von einer Vielzahl von verschiedenen AGE auszugehen, die bislang nur unzureichend charakterisiert sind. Etwas eingehender wurden heterozyklische Kondensierungsprodukte wie 2-Furoyl-4[5]-(2-furanyl)-L-H-imidazole u. Ä. sowie Pentosidin untersucht (224). Gegen solche Strukturen konnte ein plurivalenter Antikörpertest zur Quantifizierung entwickelt werden. Mit letzterem konnten AGE-Bildungen auch auf Lipidstrukturen nachgewiesen werden (14, 27). Nachdem diese Umwandlungsvorgänge auch mit oxidativen Veränderungen und Bildung von verschiedenen Sauerstoffradikalen einhergehen, hat man für den Gesamtvorgang auch den Begriff „Glykolipidoxidation" geprägt. Über einen Teil der damit verbundenen funktionellen Veränderungen gibt Tab. 21.**16** Auskunft. Interessant ist, dass AGE auch in der Nahrung und im Zigarettenrauch vorhanden zu sein scheinen, sodass bei verzögerter Elimination – z. B. bei beginnenden Nierenveränderungen – die AGE-abhängigen Prozesse auch durch eine exogene Zufuhr verstärkt werden können (14).

Weiterführend scheinen die Beobachtungen von Vlassara et al. zu sein, wonach Makrophagen spezifische AGE-Rezeptoren exprimieren, mit deren Hilfe AGE-Proteine spezifisch attackiert werden (26, 269). Im Gefolge der spezifischen Makrophagenbindung an AGE-Proteine wird eine Vielzahl von Lymphokinen freigesetzt, die ihrerseits Endothelzellen bzw. mesenchymale Zellen zur Liberierung von Wachstumsfaktoren und von Kollagenasen veranlassen (43). Auf diese Weise – so die Hypothese – können erste Gefäßwandläsionen entstehen, wobei der Vorgang des AGE-abhängigen Abbaus der extrazellulären Matrix einen physiologischerweise vorkommenden Prozess zur Abräumung gealterter Proteine darstellt, der aber bei exzessiver Glykosylierung verstärkt abläuft (26). Potenziell von großer therapeutischer Bedeutung ist die Möglichkeit, dass Aminoguanidine an den Amadori-Produkten binden und diese so stabilisieren, dass keine weitere Umlagerung zu AGE erfolgen kann. Tierversuche sind diesbezüglich bislang er-

Tab. 21.**16** AGE („advanced glycosylation end products") und pathobiochemische Folgen

Zirkulierende AGE	Extrazelluläre Matrix	Lipide, Apolipoproteine	Zelluläre Rezeptoren	Nukleäre Proteine, DNA
Inaktivierung von NO Endothelpermeabilität	Synthese ↑ Quervernetzung ↑ Abbau ↓ Basalmembranvernetzung mit LDL, Immunglobulinen usw. ↑	Lipidmodifikation und -peroxidation Vernetzung mit extrazellulärer Matrix ↑	integrinmediierte Zelladhäsion ↓ wuchsfördernde Zytokine, z. B. Interleukin 1, TNFα, PDGF ↑ prokoagulatorische Stimulation des Endothels ↑ Monozytenchemotaxis ↑	DNA-Brüche DNA-Protein-Bindung ↑ Aktivierung von Transkriptionsfaktoren ↑, z. B. NFχB (nuclear factor)

staunlich erfolgreich verlaufen (89). Allerdings sind Therapiestudien bei Diabetikern bislang noch nicht recht vorangekommen.

Aktivierungsvorgänge der Proteinkinasen C. Äußerst glucosesensitiv scheinen die Aktivierungsvorgänge der Proteinkinasen C zu sein (3, 88, 284). Insbesondere die β_1- und β_2-Unterformen lassen sich durch relativ kurzzeitige und nicht sehr ausgeprägte Glucose-„Peaks" stimulieren (284). Die Verfügbarkeit von spezifischen Inhibitoren gegen diese Unterformen der Proteinkinasen C haben die Forschung sehr befruchtet (3). Es zeigt sich, dass dieser glucoseabhängige Mechanismus zum einen mit Veränderungen der extrazellulären Matrixsynthese zu tun hat, zum anderen mit der Generierung von verschiedenen Endothelproteinen wie „vascular endothelial growth factor" (VEGF oder auch VPF), Willebrand-Faktor-Protein und „tansforming growth factor β" (TGF-β; Abb. 21.**24**). Gerade letzterer Effekt scheint eng mit der vermehrten mesangialen Matrixbildung in den Glomeruli verknüpft zu sein. TGF-β wurde auch vermehrt im Glaskörper bei Patienten mit deutlicher diabetischer Retinopathie gefunden (3). Ähnliches gilt auch für VEGF. Die schon länger bekannte Verminderung des Proteoglykans Heparansulfat und die vermehrte Bildung von Kollagen IV und VI sollen ebenfalls über eine Aktivierung der Proteinkinasen C vermittelt werden (43).

Steigerung der Sorbitbildung und Erniedrigung des Diphosphoglycerats. Hinsichtlich der Auswirkungen einer gesteigerten intrazellulären Sorbitbildung hat man lange Zeit die daraus resultierende osmotische Schwellung – Sorbit kann die Zellmembran nicht permeieren – als pathophysiologisch wichtig angesehen (80). Dieser Prozess ist wohl nur in der Augenlinse von Bedeutung und spielt sonst eine untergeordnete Rolle (285). Wesentlicher scheint zu sein, dass die vermehrte intrazelluläre Sorbitbildung mit einer Verminderung des intrazellulären Myoinosits und der Na-Ka-ATPase-Aktivität verknüpft ist (80). Myoinosit und Glucose konkurrieren vermutlich auch um den gleichen transmembranösen Carrier-Transportmechanismus. Interessanterweise hat der interventive Ansatz mit Aldosereduktasehemmern, die zu einer weitgehenden Normalisierung des intrazellulären Sorbitgehalts führen, im Tierversuch zu einer Vielzahl von wahrscheinlich wünschenswerten Veränderungen im Sinne der Mikroangiopathieverhinderung geführt. So wurde eine Normalisierung der Basalmembransynthese und auch der Glykosaminoglykansynthese beobachtet (182).

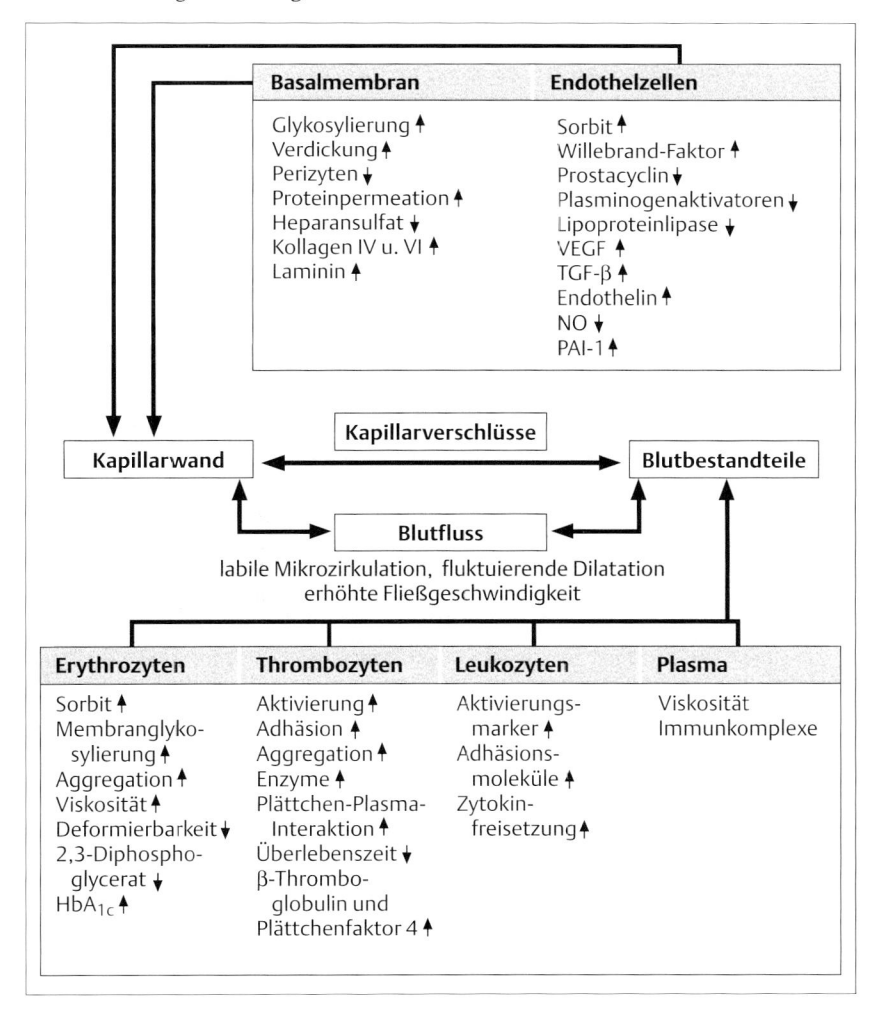

Abb. 21.**24** Funktionelle und frühe strukturelle Veränderungen bei der diabetischen Retinopathie. (236a)

Basalmembran	Endothelzellen
Glykosylierung ↑	Sorbit ↑
Verdickung ↑	Willebrand-Faktor ↑
Perizyten ↓	Prostacyclin ↓
Proteinpermeation ↑	Plasminogenaktivatoren ↓
Heparansulfat ↓	Lipoproteinlipase ↓
Kollagen IV u. VI ↑	VEGF ↑
Laminin ↑	TGF-β ↑
	Endothelin ↑
	NO ↓
	PAI-1 ↑

Kapillarverschlüsse: Kapillarwand ↔ Blutbestandteile ↔ Blutfluss

labile Mikrozirkulation, fluktuierende Dilatation erhöhte Fließgeschwindigkeit

Erythrozyten	Thrombozyten	Leukozyten	Plasma
Sorbit ↑	Aktivierung ↑	Aktivierungsmarker ↑	Viskosität
Membranglykosylierung ↑	Adhäsion ↑	Adhäsionsmoleküle ↑	Immunkomplexe
Aggregation ↑	Aggregation ↑	Zytokinfreisetzung ↑	
Viskosität ↑	Enzyme ↑		
Deformierbarkeit ↓	Plättchen-Plasma-Interaktion ↑		
2,3-Diphosphoglycerat ↓	Überlebenszeit ↓		
HbA$_{1c}$ ↑	β-Thromboglobulin und Plättchenfaktor 4 ↑		

Die Sauerstofftransportfunktion der Erythrozyten kann ferner durch eine transiente Erniedrigung des erythrozytären 2,3-Diphosphoglycerats gemindert sein (49).

Einflüsse auf die Hämostase wurden besonders intensiv untersucht (31, 34, 109, 177, 255, 256). Sozusagen komplementär spricht vieles für einen erhöhten Thrombozytenumsatz, der – wenn man von der β-Thromboglobulin-Bildung ausgeht – ebenso von Beginn des Diabetes an nachweisbar ist wie eine generelle Aktivierung der Thrombozyten – gemessen an spezifischen Aktivierungsmarkern bzw. -antigenen – im Sinne eines präthrombotischen Zustands. β-Thromboglobulin wird bei der Aggregation von Thrombozyten sezerniert, seine Konzentration im Blut ist ein guter Parameter für den Umsatz von Thrombozyten in vivo (105, 109). Gemesen an der Aggregation in vitro, wurde bei neu entdeckten Diabetikern ein normales Verhalten gefunden, aber bereits eine eindeutig erhöhte Aggregationsneigung bei Patienten mit etwas längerer Diabetesdauer, ohne dass eine Mikro- oder Makroangiopathie klinisch erfassbar gewesen wäre (109). Alle Parameter des gesteigerten Thrombozytenumsatzes nehmen jedoch mit fortschreitendem Ausmaß der Mikroangiopathie noch erheblich zu, wobei parallel dazu erhöhte Aktivitäten praktisch aller bisher in den Thrombozyten gemessenen Enzyme gefunden wurden (66, 109). Hinsichtlich rheologischer Parameter wurden Erhöhungen sowohl der Plasmaviskosität als auch der Viskoelastizität der Erythrozyten beobachtet (177).

Großes Interesse haben auch die **„insulin-like growth factors"** gefunden, vornehmlich IGF-I und IGF-II, aber auch PDGF (platelet-derived growth factor), EDGF (endothelium-derived growth factor), Endothelin, Stickoxid u. a. (10, 27, 83, 269). Zum Teil lassen sich Zusammenhänge mit dem Wachstumshormon darstellen (10). Klarheit hinsichtlich der Bedeutung im speziellen Fall der diabetischen Mikroangiopathie besteht bisher aber nicht. Vermutlich besteht aber ein Zusammenhang mit der Beobachtung, dass sonographisch festgestellte große Nieren prospektiv ein hohes Risiko für eine rasch progrediente Nierenfunktionsstörung bei Typ-1-Diabetikern anzeigen.

Zusammenfassung. Sicherlich ist es sinnvoll, diese verschiedenen Abnormitäten nicht isoliert oder statisch zu sehen, sondern in einem steten Wechselspiel, z. B. zwischen Blutfluss, Kapillarwand und Blutbestandteilen (121, 213, 269, 236a). Vermutlich ist auch die Wertigkeit der einzelnen Veränderungen für die Entstehung der Mikroangiopathie an ihren verschiedenen Schauplätzen, also z. B. an der Retina oder an der Niere, unterschiedlich, wie auch die Kapillaren der einzelnen Strombahngebiete selbst sich deutlich unterscheiden. Abb. 21.**24** gibt eine Zusammenschau in vielen der gerade diskutierten Veränderungen, Abb. 21.**25** einen Gesamtüberblick über die Evolution der Mikroangiopathie des Auges.

Prävention und Therapie

Hinsichtlich der organspezifischen Prävention und Therapie der diabetischen Mikroangiopathie wird Kap. 25 und 26 verwiesen.

Früherkennung. Entscheidend sind regelmäßige Routineuntersuchungen zur Erfassung von Risikoprofil

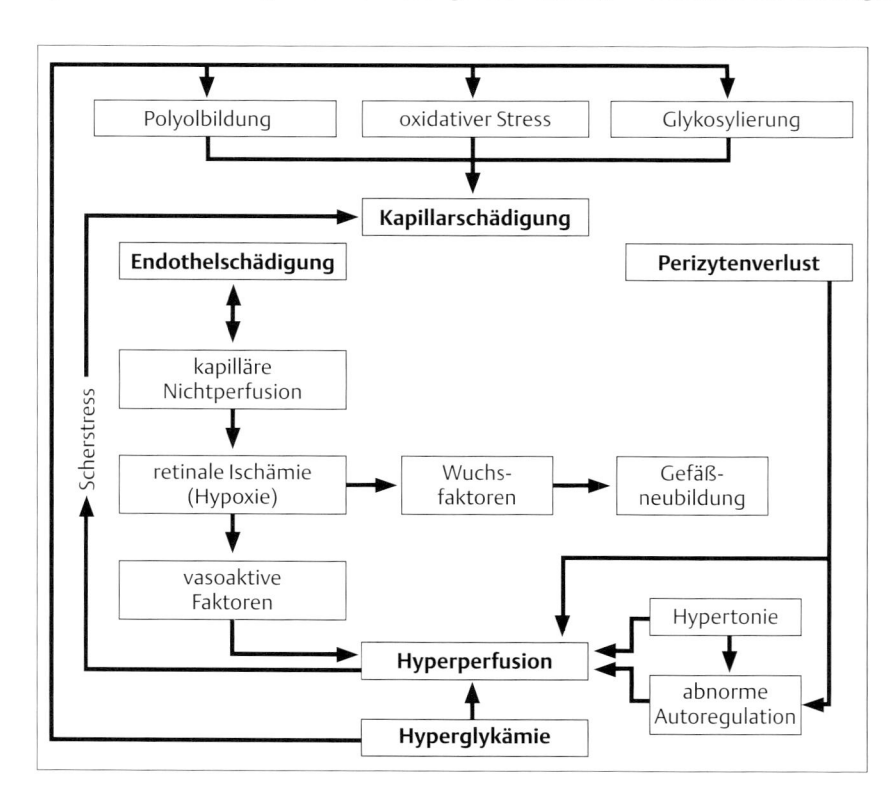

Abb. 21.**25** Diagramm der Entwicklung der diabetischen Retinopathie.

und Folgekrankheiten bei allen Diabetikern. Tab. 21.**10** enthält die Empfehlungen sowohl hinsichtlich der Mikro- als auch der Makroangiopathie. Abschließend seien noch ein paar generell gültige Richtlinien dargestellt. Die regelmäßige Bestimmung der Mikroalbuminurie hat sich als weiterer zusätzlicher Parameter fest etabliert. Sie erlaubt die Früherkennung der Nephropathie speziell bei Typ-1-Diabetikern, aber auch – bei entsprechender Differenzialdiagnose – bei Typ-2-Diabetikern. Ferner ermöglicht die Mikroalbuminuriebestimmung eine Früherkennung des Makroangiopathierisikos, insbesondere bei Typ-2-Diabetikern und beim metabolischen Syndrom. Aber auch Typ-1-Diabetiker entwickeln mit Beginn der Mikroalbuminurie ein deutlich ungünstiges kardiavaskuläres Risikoprofil (214).

HbA1-Senkung. Nicht mehr strittig ist die Bedeutung der HbA_1- bzw. HbA_{1c}-Senkung zur Primär- und Sekundärprävention der Mikroangiopathie. Ziel ist die möglichst normnahe HbA_1/HbA_{1c}-Einstellung, möglichst von Anfang an, mit einem gerade noch akzeptablen Bereich bis maximal 2% über der Norm. Gleichzeitig normalisiert sich in vielen Fällen durch eine normnahe Einstellung auch die Hämorrheologie, nicht aber die gestörte Hämostaseologie (177).

Blutdruck. Schließlich ist die Blutdruckeinstellung bzw. -senkung von weiterer überragender Bedeutung zur Primär- und Sekundärprävention der Mikroangiopathie an Auge und Niere. Ziel müssen nach allgemeiner Übereinkunft Blutdruckwerte unter 140/85 mm Hg sein, wenn möglichst eine vollständige Normalisierung. Bei älteren Patienten sollten in jedem Fall die Grenzwerte von 160/95 mm Hg unterschritten werden. Gleichzeitig ist die genannte Blutdrucksenkung auch primär- und sekundärpräventiv wirksam hinsichtlich der Makroangiopathie des Diabetikers.

Allgemeine Synopsis der Gefäßkrankheiten und Ausblick

Mikro- und Makroangiopathie entwickeln sich an ihren „Haupt- und Nebenschauplätzen" beim Diabetiker parallel, aber nicht in einem gesetzmäßigen Sinne, wobei bald die Mikroangiopathie, bald die Makroangiopathie als Vorreiter auftreten kann. Auch innerhalb der mikro- bzw. makrovaskulären Störungen kann der pathologische Prozess mit unterschiedlicher Geschwindigkeit verlaufen. Grundsätzlich ist man jedoch gut beraten, wenn man bei jedem – sogar bisher asymptomatischen – Diabetiker mit jeder mikro- oder makroangiopathischen Komplikation zu irgendeinem Zeitpunkt rechnet.

Regeln, wonach eine Komplikation vor der anderen komme oder nur einen Typ von Diabetes treffe, dürfen den praktisch tätigen Diabetologen nicht zu einer falschen Sicherheit verleiten. So ist beispielsweise die oft geäußerte Ansicht, die Retinopathie gehe in ihrem zeitlichen Ablauf der Glomerulosklerose voraus bzw. keine diabetische Nierenkrankheit ohne nachweisbare Retinopathie, seit der Messbarkeit der Mikroalbuminurie ins Wanken geraten. Die Meinung, die Mikroangiopathie sei nur ein Problem des Typ-1-Diabetikers, hat sich ebenfalls als Irrtum herausgestellt. Ferner muss bei schwer mikroangiopathisch geschädigten Diabetikern trotzdem auf die Makroangiopathie, vor allem des Herzens, geachtet werden: Sie sind besonders infarktgefährdet. Aber auch Patienten mit arterieller Verschlusskrankheit der Beine oder Karotisstenosen leiden praktisch immer zusätzlich an einer koronaren Herzkrankheit und sterben nicht selten daran. In der Schwabinger Studie, aber auch im Praxisprojekt im Großraum München entwickelten Diabetiker mit einer arteriellen Verschlusskrankheit, auch asymptomatischen Formen, etwa 10-mal häufiger schwere Herz-Kreislauf-Komplikationen als solche ohne arterielle Verschlusskrankheit. Nachdem die Beinarterien heute einfach zu untersuchen sind, sollte diese Chance der Früherkennung einer Gefährdung unbedingt genutzt werden.

Literatur

1 Abraira, C., J. Colwell, F. Nuttall, C.T. Sanoin, W. Henderson, J.P. Comstock, N. Emannele, S.R. L-evin, I. Pacold, H.S. Lee: The Veterans Affairs Cooperative Study on Glycemic Control and Complications in a Type 2 Diabetes Group. Cardiovascular events and correlates in the VA Feasibility Trial. Arch. intern. Med. 157 (1997) 181–188

2 Adachi, H., D.R. Jacobs, R. Hashimoto, R.S. Crow, M. Tsuruta, T. Imaizumi: Hyperinsulinemia and the development of ST-T elekctrographic abnormalities. Diabet. Care 20 (1997) 1688–1693

3 Aiello, L.P., S.E. Bursell, A. Clermont, E. Duh, H. Ishii, C. Takagi, F. Mori, T.A. Ciulla, K. Ways, M. Jironsek, L.E.H. Smith, G.L. King: Vascular endothelial growth factor-induced retinal permeability is mediated by protein kinase C in vivo and suppressed by an orally effective β-isoform-selective inhibitor. Diabetes 46 (1997) 1473–1480

3a Alexander CM, Antonello S, Heggan C, Calder RA. NCEP ATP III Guidelines: Cholesterolmanagement in the patient with diabetes. Pract Diabetology. 2000;21:March 1–8

4 American Diabetes Association: Detection and management of lipid disorders in diabetes: consensus statement. Diabet. Care 19, Suppl. 1 (1996) S96–102

4a American Diabetes Association; the National Heart, Lung and Blood Institute; the Juvenile Diabetes Foundation International; the National Institute of Diabetes and Digestive and Kidney Diseases and the American Heart Association: A joint editorial statement – Diabetes mellitus: a major risk factor for cardiovascular disease. Circulation. 1999;100:1132–3

5 Amery, A., W. Birkenhäger, P. Brixho: Mortality and morbidity results from the European Working Party on High Blood Pressure trial. Lancet 1985/I, 1349–1354

6 Andersson, D.K.G., K. Svardsudd: Long-term glycemic control relates to mortality in type II diabetes. Diabet. Care 18 (1995) 1534–1543

7 Antiplatelet Trialists' Collaboration: Collaborative overview of randomized trials of antiplatelet therapy I: prevention of death, myocardial infarction, and stroke by prolonged antiplatelet therapy in various categories of patients. Brit. med. J. 308 (1994) 81–106

8 Assmann, G., P. Cullen für die Nationale Cardiovaskuläre Initiative: Erkennung und Behandlung von Fettstoffwechselstörungen: aktuelle Empfehlungen für die Betreuung von Patienten in der Praxis. Dtsch. Ärztebl., Suppl. 5 (1996) 1–12

9 Assmann, E., H. Schulte: The prospective cardiovascular Münster (PROCAM) study: prevalence of hyperlipidaemia in persons with hypertension and/or diabetes mellitus and the relationship to coronary heart disease. Amer. Heart J. 116 (1988) 1713–1724

10 Bach, L.A., M.M. Rechler: Insulin-like growth factors and diabetes. Diabet. Metab. Rev. 8 (1992) 229–258

11 Banholzer, P., M. Haslbeck, E. Edelmann, P. Saer, K. Staudigl, H. Mehnert: Sonographische Größenänderungen der Nieren bei Typ-1-Diabetes als Früherkennungsmethode der diabetischen Nephropathie. Ultraschall 9 (1988) 255–259

12 Barker, D.J.P., C.N. Hales, D.H.D. Fall, C. Osmond, K. Phillips, P.M.S. Clark: Type 2 (non-insulin-dependent) diabetes mellitus, hypertension and hyperlipidaemia (syndrome X): relation to reduced fetal growth. Diabetologia 36 (1993) 62–67

13 Baumgartl, H.-J., G. Sigl, P. Banholzer, M. Haslbeck, E. Standl: On the prognosis of IDDM patients with large kidneys. Nephrol. Dialys. Transplant. 12 (1998)

14 Baumgartl, H.-J., E. Standl: „Avanced glycosylation end products" und deren Rolle für die diabetischen Folgeschäden. Diabet. Stoffw. 5 (1996) 177– 182

14a Baumgartl HJ, Winkler A, Standl E. Sonographische Nierenvolumina bei Typ-2-Diabetikern und ihre Beziehung zu Albuminurie und fortgeschrittenen Glykosylierungsprodukten (AGES). Diabetes und Stoffwechsel. 2001;10:67–73

15 Beckmann, S., T. Schirop, W. Boksch, C. Lekutat, C.v. Wissmann, M. Scharte: Beurteilung der linksventrikulären Pumpfunktion mittels Streßechocardiographie als Screening-Methode bei insulinpflichtigen Typ-1- und Typ-2-Diabetikern. Diabet. Stoffw. 6 (1997) 93–101

16 Beks, P.J., A.J.C. Mackaay, J.N.D. de Neeling, H. de Vries, L.M. Bouter, R.J. Heine: Peripheral arterial disease in relation to glycemic level in an elderly Causasian population: the Hoorn Study. Diabetologia 38 (1995) 86– 96

17 Bell, E.T.: A post-mortem study of vascular disease in diabetes. Arch. Pathol. 53 (1952) 444–462

18 Bierhaus, A., S. Chevion, M. Chevion, M. Hofmann, P. Quekenberger, T. Illmer, T. Luther, E. Berentshtein, H. Tritschler, M. Müller, P. Wahl, R. Ziegler, P.D. Nawroth: Advanced glycosylation end products-induced activation of NF-kB ist suppressed by α-lipoic acid in cultured endothelial cells. Diabetes 46 (1997) 1481–1490

19 Biesenbach, G., O. Janko, J. Zazgronik: Similar rate of progression in the predialysis phase in type 1 and type 2 diabetes mellitus. Nephrol. Dialys. Transplant. 9 (1994) 1097–1102

20 Bojestig, M., H.J. Arngvist, B.E. Karlsberg, J. Ludvigsson: Glycaemic control and prognosis in type 1 diabetes patients with microalbuminuria. Diabet. Care 19 (1996) 313–317

21 Bojestig, M., H.J. Honquist, G. Hermannson, B.E. Karlberg, J. Ludvigsson: Declining incidence of nephropathy in insulin-dependent diabetes mellitus. New Engl. J. Med. 330 (1994) 15–18

22 Bollinger, A., J. Frey, K. Jäger, J. Furrer, J. Seglias, W. Siegenthaler: Patterns of diffusion through skin capillaries in patients with long-term diabetes. New Engl. J. Med. 307 (1982) 1305–1308

22a Bonora E, Kiechl S, Willeit J, et al. Prevalence of insulin resistance in metabolic disorders. The Bruneck Study. Diabetes. 1998;47;1643–9

23 Borch-Johnsen, K., P.K. Andersen, T. Deckert: The effect of proteinuria on relative mortality in type 1 (insulin-dependent) diabetes mellitus. Diabetologia 28 (1985) 590–596

23a Brenner BM, Cooper ME, de Zeenew D, et al, for the RENAAL study investigators: Effects of losartan on renal and cardiovascular outcomes in patients with type 2 diabetes and nephropathy. N Engl J Med. 2001;345:861–9

24 Breyer, J.A.: Diabetic nephropathy in insulin-dependent patients. Amer. J. Kidney Dis. 20 (1992) 533–547

25 Brinckmann-Hansen, O., K. Dahl-Jörgensen, L. Sandvick, K.F. Hansen: Blood glucose concentrations and progression of diabetic retinopathy: the seven year results of the Oslo Study. Brit. med. J. 304 (1992) 19–22

26 Brownlee, M., A. Cerami, H. Vlassara: Advenced glycosylation and products in tissue and the biochemical basis of diabetic complications. New Engl. J. Med. 318 (1988) 1315–1321

27 Bucala, R., K. Tracey, A. Cerami: Advanced glycosylation products quench nitric oxide and mediate defective endothelium-dependent vasodilatation in experimental diabetes. J. clin. Invest. 87 (1991) 432–438

28 Burchfield, C.M., J.D. Curb, B.L. Rodriguez, R.D. Abboth, D. Chiu, K. Yano: Glucose intolerance and 22-year stroke incidence: the Honolulu Heart Program. Stroke 25 (1994) 951–957

29 Bypass Angioplasty Revascularization Investigation (BARI) Investigators: Comparison of coronary bypass surgery with angioplasty in patients with multivessel disease. New Engl. J. Med. 335 (1996) 217–225

30 Castelli, W.P.: The triglyceride issue: a view from Framingham. Amer. Heart J. 112 (1986) 432–440

31 Ceriello, A., E. Metz: Prevention of vascular events in diabetes mellitus: which „antithrombotic" therapy? Diabetologia 39 (1996) 1405–1406

32 Ceriello, A., P. Russo, P. Auntad, P.P. Cerrutti: High glucose induces anti- oxidant enzymes in human endothelial cells in culture: evidence linking hyperglycemia and oxidative stress. Diabetes 45 (1996) 471–477

33 Chaturvedi, N., J.M. Stevenson, J.H. Fuller: The relationship between smoking and microvascular complications in the Eurodiab IDDM Complications Study. Diabet. Care 18 (1995) 785–792

34 Colwell, J.A.: Aspirin therapy in diabetes. Diabet. Care 20 (1997) 1767– 1771

35 Constam, G.R.: Zur Spätprognose des Diabetes mellitus. Helv. med. Acta 32 (1965) 287

36 Crall, F.A., W.C. Roberts: The extramural and intramural coronary arteries in juvenile diabetes mellitus. Analysis of nine necropsy patients aged 19 to 38 years with onset of diabetes before age 15 years. Amer. J. Med. 64 (1978) 221–223

37 Dahl-Jørgensen, K., T. Bjøro, P. Kierulf, L. Sandvik, H.J. Bangstadt, K.F. Hanssen: Long-term glycemic control and kidney function in insulin-dependent diabetes mellitus. Kidney int. 41 (1992) 920–923

38 Dahlöf, B., L.H. Lindholm, L. Hansson, B. Schersten, T. Ekbom, P.-O. Wester: Morbidity and mortality in the Swedish trial in Old Patients with hypertension (STOP-Hypertension). Lancet 338 (1991) 1281–1285

39 The DAMAD Study Group: The effect of aspirin-dipyridamole in early diabetic retinopathy. Diabetes 38 (1989) 491–498

40 Damsgaard, E.M., A. Froland, O.D. Jørgensen et al.: Microalbuminuria as predictor of increased mortality in elderly people. Brit. med. J. 300 (1990) 297–300

41 Davies, M.J.: The composition of coronary artery plaques. Editorial. New Engl. J. Med. 336 (1997) 1312–1314

41a DDG. Nationale Versorgungsleitlinie Diabetes mellitus Typ 2. Diabetes und Stoffwechsel. 2002;II.185–205

42 Deckert, T., J.E. Poulsen, M. Larsen: Prognosis of diabetics with diabetes onset before the age of thirty-one. I. Survival, causes of death and complications. Diabetologia 14 (1978) 363–370

43 Deckert, T., B. Feldt-Rasmussen, K. Borch-Johnsen, T. Jensen, A. Enevoldsen-Kofoed: Albuminuria reflects widespread vascular damage. The Steno Hypothesis. Diabetologia 32 (1989) 219–226

43a DECODE Study Group. Glucose tolerance and mortality: comparison of WHO and ADA diagnostic criteria. Lancet. 1999;354:617–21

44 DeFronzo, R.A.: Diabetic nephropathy: etiology and therapeutic considerations. Diabetes Metab. Rev. 3 (1995) 540–564

45 DeFronzo, R.A., E. Ferrannini: Insulin resistence: a multifaceted syndrome responsible for NIDDM, obesity, hypertension, dylipidemia, and atherosclerotic cardiovascular disease. Diabet. Care 14 (1991) 173–194

46 Despres, J.-P., B. Lamarche, P. Mauriege, B. Cantin, G.R. Dagenais, S. Moorjani, P.-J. Lupien: Hyperinsulinemia as an independent risk factor ischemic heart disease. New Engl. J. Med. 334 (1996) 952–957

47 Devereux R.B., M.H. Aldermann: Role of preclinical cardiovascular disease in the evolution from risk factor exposure to development of morbid events. Circulation 88 (1993) 1444–1455

48 The Diabetes Control and Complications Trial Research Group: The effect of intensive treatment of diabetes on the development and progression of long-term complications in insulin-dependent diabetes mellitus. New Engl. J. Med. 329 (1993) 977–986

49 Ditzel, J.E., E. Standl: The problem of tissue oxygenation in diabetes mellitus. I. Its relation to the early functional

changes in the microcirculation of diabetic subjects. Acta med. scand., Suppl. 578 (1975) 49–58
50 Doi, T., H. Vlassara, M. Kirstein, Y. Yamada, G.E. Striker, L.J. Striker: Receptor-specific increase in extracellular matrix production in mouse mesangial cells by advanced glycosylation end products is mediated via platelet-derived growth factor. Proc. nat. Acad. Sci. 89 (1992) 2873–2877
51 Donahue, R.P., T.J. Orchard: Diabetes mellitus and macrovascular complications: an epidemiological perspective. Diabet. Care 15 (1992) 1141–1155
52 Ducimetiere, D., E. Eschwege, L. Papoz, J.L. Richard, J.R. Claude, G. Rosselin: Relationship of plasma insulin levels to the incidence of myocardial infarction and coronary heart disease mortality in middle-aged population. Diabetologia 19 (1980) 205–210
53 Dunn, F.L.: Plasma lipid and lipoprotein disorders in IDDM. Diabetes 41, Suppl. 2 (1992) 102–106
54 Durrington, P.: Statins and fibrates in the management of diabetic dyslipidaemia. Diabet. Med. 14 (1997) 513–516
55 Earle, K., J. Walker, C. Hill, G.C. Viberti: Familial clustering of cardiovascular disease in patients with insulin-dependent diabetes and nephropathy. New Engl. J. Med. 326 (1992) 673–677
56 Early Treatment of Diabetic Retinopathy Study Research Group: Photocoagulation for diabetic macular oedema. Arch. Opthalmol. 103 (1985) 1796–1806
57 Edmonds, M.E., N. Morrison, J.W. Laws, P.J. Watkins: Medial arterical calcification and diabetic neuropathy. Brit. med. J. 384 (1982) 928–930
58 Eriksson, J., A. Franssila-Kallunki, A. Ekstrand, C. Saloranta, E. Widen, C. Schalin, J. Groop: Early metabolic defects in persons at increased risk for non-insulin-dependent diabetes mellitus. New Engl. J. Med. 321 (1989) 337–343
59 Eurodiab IDDM Complications Study Group: Microvascular and acute complications in IDDM patients: the Eurodiab IDDM Complications Study. Diabetologia 37 (1994) 278–285
60 Everhart, J.E., D.J. Pettitt, W.C. Knowler, F.A. Rose, P.H. Bennett: Medial arterial calcification and ist association with mortality and complications of diabetes. Diabetologia 31 (1988) 16–23
60a Expert Panel of Detection, Evaluation and Treatment of High Blood Cholesterol in Adults. Executive summary of the third report of the National Cholesterol Education Program (NCEP) Expert Panel on detection, evaluation and treatment of high blood cholesterol in adults (ATP III). Jama. 2001;285;2486–97
61 Faerman, I. E. Faccio, J. Milei, R. Nunez, M. Jadzinsky, D. Fox, M. Rapaport: Autonomic neuropathy and painless myocardial infarction in diabetic patients. Diabetes 26 (1977) 1147–1158
61a Fava, S., O. Aquilina, J. Azzopardi, H.A. Muscat, F.F. Fenech: The prognostic value of blood glucose in diabetic patients with acute myocardial infarction. Diabet. Med. 13 (1996) 80–83
62 Feener, E.D., G.L. King: Vascular dysfunction in diabetes mellitus: Lancet 350, Suppl. 1 (1997) SI9–SI13
63 Feldt-Rasmussen, B., E.R. Mathiesen, T. Deckert: Effect of two years strict metabolic control on the progression of incipient nephropathy in insulin-dependent diabetes. Lancet 1986/II, 1300–1304
64 Ferraro, S., P. Perrone-Filardi, G. Maddalena, A. Desiderio, E. Gravina, S. Turco, M. Chiariello: Comparsion of left ventricular function in insulin- and non-insulin-dependent diabetes mellitus. Amer. J. Cardiol. 71 (1993) 409–414
65 Ferriere, T.M.: Radiologically demonstrable arterial calcifications in diabetes mellitus. Aust. Ann. Med. 13 (1964) 222–224
66 Fibrinolytic Therapy Trialists' (FTT) Collaborative Group: Indications for fibrinolytic therapy in suspected acute myocardial infarction: collaborative overview of early mortality results from all randomised trials of more than 1000 patients. Lancet 343 (1994) 311–322
67 Folsom, A.R., J.H. Eckfeldt, S. Weitzman, J. Ma, L.E. Chambless, R.W. Barnes, K.B. Cram, R.G. Hutchinson, for the Atherosclerosis Risk in Communities (ARIC) Study Investigators: Relation of carotid artery wall thickness to diabetes mellitus, fasting glucose and insulin, body size, and pyhsical activity. Stroke 25 (1994) 66–73
68 Folsom A.R., S.A. Kaye, T.A. Sellers, C.-P. Hong, J.R. Cerhan, J.D. Potter, R.J. Prineas: Body fat distribution and 5-year risk of death in older woman. J. Amer. med. Ass. 269 (1993) 483–487
69 Folsom, A.R., K.K. Wu, W.D. Rosamond, A.R. Sharett, L.E. Chambless: Prospective study of hemostatic factors and incidence of coronary heart disease: the Atherosclerosis Risk in Communities (ARIC) Study. Circulation 96 (1997) 1102–1108
70 Fontbonne, A., E. Eschwege, F. Cambien, J.-L. Richard, P. Ducimetiere, N. Thibult, J.-M. Warnet, J.-R. Claude, G.-E. Rosselin: Hypertriglyceridaemia as a risk factor for coronary heart disease mortality in subjects with impaired glucose tolerance or diabetes: results from the 11-year follow-up of the Paris Prospective Study. Diabetologia 32 (1989) 300–304
71 Frenzel, H., H. Kalbfleisch: Ruptur bei Herzmuskelinfarkt-Koronarbefunden. Herz Kreisl. 11 (1979) 417–419
72 Froesch, E.R., C. Schmid, J. Schwander, J. Zapf: Actions of insulin-like growth factors. Ann. Rev. Physiol. 47 (1985) 443–467
73 Fruchart, J.-C.: Insulin-restistance and lipoprotein abnormalities. Diabète et Metab. 17 (1991) 244–248
74 Fuller, J.H., J. Head and the WHO Multinational Study Group: Blood pressure, proteinuria and their relationship with circurlatory mortalitiy. Diabète et Metab. 15 (1989) 273–277
75 Fuller, J.H., M.J. Shipley, G. Rose, R.J. Jarrett, H. Keen: Coronary-heart- disease risk and impaired glucose tolerance: the Whitehall Study. Lancet 1980/I, 1373–1375
76 Gall, M.A., P. Rossing, P. Skott: Prevalence of micro- and macroalbuminuria, arterial hypertension, retinopathy, and large vessel disease in European type 2 (non-insulin-dependent) diabetic patients. Diabetologia 34 (1991) 655–661
77 Granger, C.B., R.M. Califf, S. Young: Outcome of patients with diabetes mellitus and acute myocardial infarction treated with thrombolytic agents. J. Amer. Coll. Cardiol. 21 (1993) 920–925
77a Goldberg RB, Mellies MJ, Sachs FM, et al. Cardiovascular events and their reduction with pravastatin in diabetic and glucose-intolerant myocardial infarction survivors with average cholesterol-levels: subgroup analyses in the cholesterol and recurrent events (CARE) trial: the Care Investigators. Circulation. 1998;98:2513–9
78 Graves, M., R.G. Malia, K. Goodfellow, M. Mattock, L.K. Stevens, J.M. Stephenson, J.H. Fuller and the Eurodiab IDDM Complications Study Group: Fibrinogen and von Willebrand factor in IDDM. Relationship to lipid vascular risk factors, load pressure, glycaemic control and urinary albumin excretion rate: the Eurodiab IDDM Complications Study. Diabetologia 40 (1997) 698–705
79 Gray, R., J.S. Yudkin, D.L.H. Patterson: Plasminogen activator inhibitor in plasma – a risk factor for myocardial infarction in diabetic subjects. Brit. Heart J. 69 (1993) 228–232
80 Greene, D.A., A. Sima, M.J. Stevens, E.L. Feldmann, S.A. Lattimer: Complications: neuropathy, pathogenetic considerations. Diabet. Care 15 (1992) 1902–1925
81 Groop, L., A. Ekstrand, C. Forsblom, E. Widen, P.-H. Groop, A.-P. Teppo: Insulin resistance, hypertension and microalbuminuria in patients with type 2 (non-insulin-dependent) diabetes mellitus. Diabetologia 36 (1993) 642–647
82 Grundy, A.M.: Small LDL, atherogenic dyslipidemia, and the metabolic syndrome. Circulation 95 (1997) 1–4
83 Haak, T., E. Jungmann, U. Hillmann, A. Felber, K.H. Usadel: Zur Bedeutung erhöhter Endothelinspiegel für die Entwicklung von Folgeerkrankungen des Diabetes mellitus. Med. Klein. 88 (1993) 291–296
84 Hach, W., U. Christ, H. Siefer: Befunde der Extremitäten-Angiopathie bei Diabetikern mit peripherer arterieller Verschlußkrankheit. Vasa 7 (1978) 27–30
85 Haffner, S.M., M.P. Stern, H.P. Hazuda, B.D. Mitchell, J.K. Patterson: Cardiovascular risk factors in confirmed prediabetics: Does the clock for coronary heart disease start ticking before the onset of clinical diabetes? J. Amer. med. Ass. 263 (1990) 2893–2898

86 Haffner, S.M., R.A. Valdez, H.P. Hazunda, B.D. Mitchell, P.A. Morales, M.P. Stern: Prospective analysis of the insulin resistance syndrome (syndrome X). Diabetes 41 (1992) 715–722

87 Haimovici, H.: Patterns of arteriosclerotic lesions of the lower extremity. Arch. Surg. 95 (1967) 918–921

87a Haffner SM, Lekto S, Ronnemaa T, Pyörälä K, Laakso M. Mortality from coronary heart disease in subjects with type 2 diabetes and in nondiabetic subjects with and without prior myocardial inarction. N. Engl. J. Med. 1998;339:229–4

87b Haffner SM, Alexander CM, Cook TJ, et al, the 4S Group: Reduced coronary events in simvastatin-treated subjects with coronary heart disease and diabetes or impaired fasting glucose: subgroup analyses in the Scandinavian Simvastatin Survival Study (4S). Arch Intern Med. 1999;159:2661–7

88 Haller, H.: The postprandial state: How glucose and lipids may affect atherosclerosis and cardiovascular disease. Diabet. Med. 14, Suppl. 13 (1997) 51–580

89 Hammes, H.P., S. Martin, K. Federlin, K. Geisen, M. Brownlee: Aminoguanidine treatment inhibits the development of experimental diabetic retinopathy. Proc. nat. Acad. Sci. 88 (1991) 11555–11558

90 Hanefeld, M., S. Fischer, U. Julius: Risk factor for myocardial infarction and death in newly diagnosed NIDDM: the Diabetes Intervention Study. Diabetologia 39 (1996) 1577–1583

91 Hanefeld, M., S. Fischer, J. Schmeckel, G. Rathe, J. Schulze, H. Dude, U. Schwarmbeck, U. Julius: Diabetes Intervention Study. Multiintervention trial in newly diagnosed NIDDM. Diabet. Care 14 (1991) 308–317

92 Hanefeld, M., W. Leonhardt: Das metabolische Syndrom. Dtsch. Gesundh.-Wes. 36 (1981) 545–551

93 Hansen, K.F.: How tight must blood glucose control be to prevent diabetic nephropathy. Nephrol. Dialys. Transplant. 9 (1994) 226–227

94 Hansen, K.F., H.J. Bangstad, O. Brinckmann-Hansen, K. Dahl-Jorgensen: Blood glucose control and diabetic microvascular complications: long- term effects of near-normoglycemia. Diabet. Med. 9 (1992) 697–705

95 Harris, M.I.: Impaired glucose tolerance in the U.S. population. Diabet. Care 12 (1989) 464–474

95a Hansson L, Zanchetti A, Carruthers SG, for the HOT study group: Effects of intensive blood pressure lowering an low dose aspirin in patients with hypertension: principal results of the Hypertension Optimal Treatment (HOT) randomised trial. Lancet. 1998;351:1755–62

95b Hansson L, Lindholm H, Niskanen L, for the Captopril Prevention Project (CAPPP) Study group. Effect of angiotensin converting-enzyme inhibition compared with conventional therapy on cardiovascular morbidity and mortality in hypertension: the Captopril Prevention Project (CAPPP) randomised trial. Lancet. 1999;353:611–6

96 Harris, M.I., R. Klein, T.A. Welborn, M.W. Knuiman: Onset of NIDDM occurs at least 4–7 years before clinical diagnosis. Diabet. Care 15 (1992) 815–819

97 Hasslacher, Ch., W. Steck, P. Wahl, E. Rith: Blood pressure and metabolic control as risk factors for nephropathy in type 1 (insulin-dependent) diabetes. Diabetologia 28 (1985) 6–11

98 Hasslacher, Ch., E. Ritz, P. Wahl, C. Michael: Similar risks of nephropathy in patients with type 1 or type 2 diabetes mellitus. Nephrol. Dialys. Transplant. 4 (1989) 859–863

99 Herlitz, J., G.B. Wognsen, H. Emanuelsson, M. Haglid, B.W. Karlson, T. Karlsson, P. Albertsson, S. Westberg: Mortality and morbidity in diabetic and nondiabetic patients during a 2-year period after coronary artery bypass grafting. Diabet. Care 19 (1996) 698–703

99a Heart Outcomes Prevention Evaluation (HOPE) Study Investigators: Effects of ramipril on cardiovascular and microvascular outcomes in people with diabetes mellitus: results of the HOPE-study and MICRO-HOPE substudy. Lancet. 2000;355:253–9

99b Heart Protection Study Collaborative Group: MRC/BHF heart protection study of cholesterol lowering with simvastatin in 20536 high-risk individuals: a randomised placebo-controlled trial. Lancet. 2000;360:7–22

100 Herman, W.H., S.M. Teutsch, S.J. Sepe, P. Sinnock, R. Klein: An approach to the prevention of blindness in diabetes. Diabet. Care 6 (1983) 608–613

101 Hillson, R.M., T.D.R. Hockaday, J.I. Mann, D.J. Newton: Hyperinsulinemia is associated with development of electrocardiographic abnormalities in diabetics. Diabet. Res. 1 (1984) 143–149

102 Hofmann, M.A., J. Amiral, B. Kohl, W. Fiehn, M.S. Zumbch, R. Ziegler, V. Barcea, P. Wahl, A. Bierhaus, P.P. Nawroth, M. Henkels: Hyperhomocyst(e)inemia and endothelial dysfunction in IDDM. Diabet. Care 20 (1997) 1880–1886

103 Howard, B.V., E.T. Lee, R.R. Fabsitz, D.C. Robbins, J.L. Yeh, L.D. Cowan, T.K. Welty: Diabetes and coronary heart disease in American Indians: the Strong Heart Study. Diabetes 45, Suppl. 3 (1996) S6–S13

104 Hubert, H.B., M. Feinleib, P.M. McNamara, W.P. Castelli: Obesity as an independent risk factor for cardiovascular disease: a 26-year follow-up of participants in the Framingham Heart Study. Circulation 67 (1983) 968– 977

105 Janka, H.U.: Thromboyztenfunktion bei diabetischer Angiopathie. Thieme, Stuttgart 1983

105a Isomaa B, Almgren P, Tuomi T, et al. Cardiovascular morbidity and mortality associatet with the metabolic syndrome. Diabetes Care. 2001;24:683–9

106 Janka, H.U., E. Standl, G. Bloss, F. Oberparleiter, H. Mehnert: Zur Epidemiologie der Hypertonie bei Diabetikern. Dtsch. med. Wschr. 103 (1978) 1549–1555

107 Janka, H.U., E. Standl, H. Mehnert: Peripheral vascular disease in diabetes mellitus and its relation to cardiovascular risk factor: screening with the Doppler-ultrasonic technique. Diabet. Care 3 (1980) 207–211

108 Janka, H.U., E. Standl, E.D. Albert, S. Scholz, H. Mehnert: Mediasklerose bei Diabetikern – eine Sonderform der Makroangiopathie. Vasa 9 (1980) 281–284

109 Janka, H.U., E. Standl, W. Schramm, H. Mehnert: Platelet enzyme activities in diabetes mellitus in relation to endothelial damage. Diabetes 32, Suppl. 2 (1983) 47–51

110 Janka, H.U., E. Standl: Hyperinsulinaemia as a possible risk factor of macrovascular disease in diabetes mellitus. Diabète et Metab. 13 (1987) 279–282

111 Janka, H.U., P. Dirschedl: Systolic blood pressure as a predictor for cardiovascular disease in diabetes: a 5-year longitudinal study. Hypertension 7, Suppl. 2 (1985) II-90–II-94

112 Janka, H.U., B. Balletshofer, A. Becker, M.R. Gick, J. Hartmann, D. Jung, S. Mäckelmann, A. Möltner: Das metabolische Syndrom als potenter kardiovaskulärer Risikofaktor für vorzeitigen Tod bei Typ-2-Diabetikern. Die Schwabinger Studie II. Untersuchung nach neun Jahren. Diabet. Stoffw. 1 (1992) 2–7

113 Jarrett, R.J., P. MacCartney, H. Keen: The Bedford Study: ten-year mortality in newly diagnosed diabetics, borderline diabetics and normoglycaemic controls and risk indices for coronary heart disease in borderline diabetics. Diabetologia 22 (1982) 79–84

114 Jarrett, R.J., C.G. Viberti, A. Argyropoulos: Microalbuminuria predicts mortality in non-insulin-dependent diabetes. Diabet. Med. 1 (1984) 17–19

115 Jensen, J.S., E.R. Mathiesen, K. Norgaard: Increased blood pressure and red cell sodium-lithium counter transport are not inherited in diabetic nephropathy. Diabetologia 33 (1990) 619–624

116 Joslin, E.P.: The Treatment of Diabetes Mellitus, 4th ed. Lea & Febiger, Philadelphia 1928

117 Kannel, W.B.: Hypertension and other risk factors in coronary heart disease. Amer. Heart J. 114 (1987) 918–925

118 Kannel, W.B., R.B. D'Agostino, P.W. Wilson, A.J. Belanger, D.R. Gagnon: Diabetes, fibrinogen, and risk of carciovascular disease: the Framingham experience. Amer. Heart J. 120 (1990) 672–676

119 Kannel, W.B., D.L. McGee: Diabetes and cardiovascular disease. The Framingham Study. J. Amer. med. Ass. 241 (1978) 2035–2038

120 Kaplan, N.: The deadly quartet: upper body obesity, glucose intolerance, hypertriglyceridemia, hypertension. Arch. intern. Med. 149 (1989) 1514– 1520

121 Katz, M.A., P. McCuskey, J.L. Beggs, P.C. Johnson, J.A. Gaines: Relationship between microvascular function and capillary structures in diabetic and nondiabetic human skin. Diabetes 38 (1989) 1245–1250
122 Keen, H., R.J. Jarrett: The WHO Multinational Study of Vascular Disease in Diabetes. 2. Macrovascular disease prevalence. Diabet. Care 2 (1979) 187–192
123 King, G.L., D. Goodman, S. Buzney, A. Moses, C.R. Kahn: Receptors and growth-promoting effects of insulin and insulin-like growth factors on cells from bovine retinal capillaries and aorta. J. clin. Invest. 75 (1985) 1028–1036
124 King, H., M. Rewers for the WHO Ad Hoc Diabetes Reporting Group: Global estimates for prevalence of diabetes mellitus and impaired glucose tolerance in adults. Diabet. Care 16 (1993) 157–177
125 Kimmelstiel, P., C. Wilson: Intercapillary lesions in the glomeruli of kidney. Amer. J. Pathol. 12 (1936) 83–97
126 Kissebah, A.H., N. Vydelingum, R. Murray: Relation of body fat distribution to metabolic complications of obesity. J. clin. Endocrinol. 54 (1982) 254–260
127 Klein, R., S.E. Moss: Visual impairment and diabetes. In: Alberti, K.G.M.M., R.A. DeFronzo, H. Keen, P. Zimmet: International Textbook of Diabetes Mellitus. Wiley, Chichester 1992 (pp. 1415–1431)
128 Klein, R., B.E. Klein, S.E. Moss: Incidence of gross proteinuria in older-onset diabetes. Diabetes 12 (1993) 381–389
129 Klein, R.: Hyperglycemia and microvascular and macrovascular disease in diabetes. Diabet. Care 18 (1995) 258–268
130 Klein, R., B.E.K. Klein, S.E. Moss: Is obesity related to microvascular and makrovascular complications in diabetes? The Wisconsin Epidemiologic Study of Diabetic Retinopathy. Arch. intern. Med. 157 (1997) 650–656
131 Kofoed-Enevolden, A., K. Borch-Johnsen, S. Kreineer, J. Nerup, T. Dekkert: Declining incidence of persistent proteinuria in type 1 (insulin-dependent) diabetic patients in Denmark. Diabetes 36 (1987) 205–209
131a Koenig W, Sund M, Fröhlich M, et al. C-reactive protein, a sensitive marker of inflammation, predicts future risk of coronary heart disease in initially healthy middle-aged men: results from the MONICA Augsburg Cohort Study. Circulation. 1999;99:237–42
132 Kohrt, W.M., J.H. Kirwan, M.A. Staten, R.E. Bourey, D.S. King, J.O. Holloszy: Insulin resistance in aging is related to abdominal obesity. Diabetes 42 (1993) 273–281
133 Kornowski, R., G.S. Mintz, K.M. Kent, A.D. Pichard, L.F. Satler, T.A. Bucher, M.K. Hong, J.J. Popma, M.B. Leon: Increased restenosis in diabetes mellitus after coronary interventions is due to exaggerated intimal hyperplasia: a serial intravascular ultrasound study. Circulation 95 (1997) 1366–1369
134 Kroc Collaborative Study Group: Blood glucose control and the evolution of diabetic retinopathy and albuminuria: a preliminary multicenter trial. New Engl. J. Med. 311 (1984) 365–372
135 Krolewski, A.S., J.H. Warram, L.I. Rand, A.R. Christlieb, E.J. Busick, C.R. Kahn: Risk of proliferative diabetic retinopathy in juvenile-onset type 1 diabetes. A 40-year follow-up study. Diabet. Care 9 (1986) 443–452
136 Krolewski, A.S., M. Canessa, J.H. Warram, L.M.B. Laffel, A.R. Christlieb, W.C. Knowler, L.I. Rand: Predisposition to hypertension and susceptibility to renal disease in insulin-dependent diabetes mellitus. New Engl. J. Med. 318 (1988) 140–145
137 Krolewski, A.S., E.J. Kosinski, J.H. Warram, O.S. Leland, E.J. Busick, A.C. Asmal, L.I. Rand, A.R. Christlieb, R.F. Bradley, C.R. Kahn: Magnitude and determinants of coronary artery disease in juvenile-onset, insulin-dependent diabetes mellitus. Amer. J. Cardiol. 59 (1987) 750–755
138 Krolewski, A.S., L.M.B. Laffel, M. Krolewski, M. Quinn, J.H. Warram: Glycosylated hemoglobin and the risk of microalbuminuria in patients with insulin-dependent diabetes mellitus. New Engl. J. Med. 332 (1995) 1251–1255
139 Krolewski, A.S., J.H. Warram, A.R. Christlieb: Onset, course, complications, and prognosis of diabetes mellitus. In Marble, A., L.P. Krall, R.F. Bradley, A.R. Christlieb, J.S. Soeldner: Joslin's Diabetes Mellitus. Lea & Febiger, Philadelphia 1984 (pp. 251–277)
140 Kunt, T., W. Omran, T. Forst, M. Engelbach, E. Küstner, J. Bens, A. Böhm, S. Gahr, A. Pfützner, J. Beyer: Mediasklerose vom Typ Mönckeberg bei Diabetikern – radiologisches Verteilungsmuster und Assoziation mit diabetischen Spätkomplikationen. Diabet. Stoffw. 6 (1997) 102–106
140a Kumanyika S, Jeftery RW, Morabia A, Ritenbough C, Antipatis VJ. Public Health Approaches to the Prevention of Obesity (PHAPO). Working Group of the International Obesity Task Force (IOTF): Obesity prevention: the case for action. Int J Obesity. 2002;26:425–36
141 Kuusisto, J., L. Mykönnen, K. Pyörälä, M. Laakso: NIDDM and its metabolic control predict coronary heart disease in elderly subjects. Diabetes 43 (1994) 960–967
142 Laakso, M., S. Lehto, I. Penttila, K. Pyörälä: Lipids and lipoproteins predicting coronary heart disease mortality and morbidity in patients with non-insulin-dependent diabetes. Circulation 88 (1993) 1421–1430
143 Laasko, M.: Epidemiology of diabetic dyslipidemia. Diabet. Rev. 3 (1995) 408–422
144 Lahdenperä, S., M. Syvänne, J. Kahri, M.-R. Taskinen: Regulation of low-density lipoprotein particle size distribution in NIDDM and coronary disease: importance of serum triglycerides. Diabetologia 39 (1996) 453–461
145 Lander, Th., E. Standl, H.E. Naethke, Th. Dexel, E.A. Siess, S. Scholz, E.D. Albert: Untersuchungen der Basalmembrandicke bei Patienten mit Typ-1-Diabetes unter Berücksichtigung der diabetischen Retinopathie, des Zigarettenkonsums und der HLA-Antigene. Verh. dtsch. Ges. inn. Med. 87 (1981) 110–113
145a Lander, Th., Th. Dexel, B. Kraus, E. Standl, H. Mehnert: Zum Einfluß einer Schwangerschaft auf die diabetische Retinopathie. Akt. Endokrinol. Stoffw. 4 (1982) 123–127
146 Lawson, E., B. Zinman: The effect of intensive insulin therapy on macrovascular disease in type 1 diabetes: a systematic review and metaanalysis. Diabet. Care 2 (1998) 82–87
147 Lean, M.E.J., J.K. Powrie, A.S. Anderson: Obesity, weight loss and prognosis in type 2 diabetes. Diabet. Med. 7 (1990) 228–233
148 Ledet, T.: Histological and histochemical changes in the coronary arteries of old diabetic patients. Diabetologia 4 (1968) 268–270
149 Lehsten, K., B. Becker, D. Miachaelis, H.J. Eggert, I. Rjansanowski, E. Salzsieder: Die prospektive Wertigkeit von Manifestationsalter, Stoffwechsellage und Hypertonie für die Entwicklung einer diabetischen Retinopathie bei Typ-1-Diabetikern. Diabet. Stoffw. 5 (1996) 18–25
150 Lehto, S., T. Rönneman, S.M. Haffner, K. Pyörälä, V. Kallio, M. Laakro: Dyslipidemia and hyperglycemia predict coronary heart disease in events in middle-aged patients with NIDDM. Diabetes 46 (1997) 1354–1359
151 Lemp, G.F., R. van der Zwang, J.P. Hughes, V. Maddock, F. Kroetz, K.B. Ramanathan, D.M. Mirvis, J.M. Sullivan: Association between the severity of diabetes mellitus and coronary arterial atherosclerosis. Amer. J. Cardiol. 60 (1987) 1015–1019
152 Lewis, E.J., L.G. Hunsicker, R.P. Bain, R.D. Rohde: The effect of angiotensin-converting enzyme inhibition on diabetic nephropathy. New Engl. J. Med. 329 (1993) 1456–1462
153 Lillioja, S., C. Bogardus: Insulin resistence in Pima Indians. A combined effect of genetic predisposition and obesity-related skeletal muscle cell hypertrophy. Acta med. scand., Suppl. 723 (1988) 103–119
154 Lithell, H.O., P.M. McKeigne, L. Berglund, R. Mohsen, U.-B. Lithell, D.A. Lean: Relation of size at birth to non-insulin-dependent diabetes and insulin concentrations in men aged 50–60 years. Brit. med. J. 312 (1996) 406–410
154a Lewis EJ, Hunsicker LG, Clarke WJ, et al, for the collaborative study group; Renoprotective effect of the angiotensin-receptor antagonist Irbesartan in patients with nephropathy due to type 2 diabetes. N Engl J Med. 2001;345:851–60
155 Liu, Q.Z., W.C. Knowler, R.G. Nelson, M.F. Saad, M.A. Charles, I.M. Liebow, P.H. Bennett, D.J. Pettitt: Insulin treatment endogenous insulin concentration, and ECG abnormalities in diabetic Pima Indians. Diabetes 41 (1992) 1141–1150

155a Lindholm LH, Ibsen H, Dahlöf B, et al, for the LIFE study group: Cardiovascular morbidity and mortality in patients with diabetes in the losartan intervention for endpoint reduction in hypertension study (LIFE): a randomised trial against atenolol. Lancet. 2002;359:1004–10

156 Löwel, H., R. Dinkel, A. Hörmann, J. Stieber, E. Görtler: Herzinfarkt und Diabetes: Ergebnisse der Augsburger Herzinfarkt-Follow-up-Studie 1985– 1993. Diabet. Stoffw. 5, Suppl. 1 (1996) 19–23

157 Lorenzi, M.: Glucose toxicity in the vascular complications of diabetes: the cellular perspective. Diabet. Metab. Rev. 8 (1992) 85–103

158 Lowe, L.P., K. Lin, P. Greenland: Diabetes, asymptomatic hyperglycemia, and 22-year mortality in black and white men. The Chicago Heart Association Detection Project in Industry Study. Diabet. Care 20 (1997) 163–169

159 Lupu, C., M. Calb, M. Ionescu, F. Lupu: Enhanced prothrombin and intrinsic factor X activation on blood platelets from diabetic patients. Thrombos. and Haemost. 70 (1993) 579–583

160 Makino, H., S. Ikeda, T. Haramoto, Z. Ota: Heparan sulfate proteoglycans are lost in patients with diabetic nephropathy. Nephron 61 (1992) 415–421

161 Malmberg, K., for the DIGAMI (Diabetes mellitus, Insulin Glucose Infusion in Acute Myocardial Infarction) Study Group: Prospec-tive randomized study of intensive insulin treatment on long-term survival after acute myocardial infarction in patients with diabetes mellitus. Brit. med. J. 314 (1997) 1512–1515

162 Malmström, R., C.J. Packard, M. Caslake, D. Bedford, P. Stewart, H. Yki-Järvinen, J. Shepherd, M.–R. Taskinen: Defective regulation of triglyceride metabolism by insulin in the liver in NIDDM. Diabetologia 40 (1997) 454– 462

163 Mangili, R., J.J. Bending, G. Scott, L.K. Lai, A. Gupta, G.C. Viberti: Increased sodium-lithium counter transport activity in red cells of patients with insulin-dependent diabetes and nephropathy. New Engl. J. Med. 318 (1988) 146–150

164 Manninen, V., L. Tenkanen, P. Koskinen, J.K. Huttunen, M. Mänttäri, O.P. Heinonen, H. Frick. Joint effects of serum triglyceride and LDL cholesterol and HDL cholesterol concentrations on coronary heart disease risk in Helsinki Heart Study: implications for treatment. Circulation 85 (1992) 37–45

165 Manson, J.A., G.A. Colditz, M.J. Stampfer, W.C. Willett, A.S. Krolewski, B. Rosner, R.A. Arky, F.E. Speizer, C.H. Hennekens: A prospective study of maturity onset diabetes mellitus and risk of coronary heart disease and stroke in women. Arch. intern. Med. 151 (1991) 1141–1147

166 Marre, M., P. Bernadet, Y. Gallois, F. Savagner, T.T. Guyene, M. Hallab, F. Cambien, D. Passa, F. Alhenc-Gulas: Relationship between angiotensin 1 converting enzyme gene polymorphism, plasma levels and diabetic retinal and renal complications. Diabetes 43 (1994) 384–388

167 Martin, J.F., P.M.W. Bath, M.L. Burr: Influence of platelet size on outcome after myocardial infarction. Lancet 338 (1991) 1409–1411

168 Maschio, G., D. Alberti, G. Janin, F. Locatelli, J.F.E. Mann, M. Motolese, C. Ponticelli, E. Ritz, P. Zuchelli, and the Angiotension-Converting-Enzyme Inhibition in Progressive Renal Insufficiency Study Group: New Engl. J. Med. 334 (1996) 939–945

169 Mathiesen, E.R., K. Borch-Johnsen, D.V. Jensen, T. Deckert: Improved survival in patients with diabetic nephropathy. Diabetologia 32 (1989) 884–886

170 Matson, C.A., M.F. Wiater, D.A. Weigle: Leptin and the regulation of body adiposity. Diabet. Rev. 4 (1996) 488–508

171 Mattock, M.B., H. Keen, G.C. Viberti, M.R. El-Gohari, T.J. Murrells, G.S. Scott, J.R. Wing, P.G. Jackson: Coronary heart disease and urinary albumin excretion rate in type 2 (non-insulin-dependent) diabetic patients. Diabetologia 31 (1988) 82–87

172 Mattock, M.B., N.J. Morrish, G.C. Viberti et al.: Prospective study of microalbuminuria as predictor of mortality in NIDDM. Diabetes 41 (1992) 736–741

173 Matsumoto, K., Y. Yamaguchi, S. Miayke, S. Akazawa, M. Yanoi, Y. Tominagai, Y. Ueki: Insulin restistence and arteriosclerosis obliterans in patients with NIDDM. Diabet. Care 20 (1997) 1738–1743

174 Mauer, S.M., D.E.R. Sutherland, M.W. Steffes: Relationship of systemic blood pressure to nephropathyology in insulin-dependent diabetes mellitus. Kidney int. 41 (1992) 736–740

175 McGorisk, G.M., C.B. Treasure: Endothelial dysfunction in coronary heart disease. Curr. Opin. Cardiol. 11 (1996) 341–350

176 McKeigue, P.M., B. Shah, M.g. Marmot: Relationship of central obesity and insulin resistance with high diabetes prevalence and cardiovascular risk in South Asians. Lancet 337 (1991) 382–386

177 McMillian, D.E.: Clotting disorders in diabetes. In Alberti, K.G.M.M., R.A. DeFronzo, H. Keen, P. Zimmet: International Textbook of Diabetes Mellitus. Wiley, Chichester 1992 (pp. 1447–1457)

178 Meyer-Schwickerath, G., K. Schott: Diabetische Retinopathie und Lichtkoagulation. Klin. Mbl. Augenheilk. 153 (1968) 173

178a Meyer, C., J. Knunti, C.S. Duvernoy, M. Meier, A. Israel, E. Standl, O.–P. Pitkänen, D. Nuntila, M. Schwaiger: The effect of insulin on myocardial perfusion in NIDDM patients without coronary artery disease. J. Amer. Coll. Card. 1997

179 Miettinen, H., M. Niemelä, S. Lehto, S.M. Haffner, V.V. Salomaa, M. Mähonen, J. Tuomilehto for the FINMONICA AMI Register Group: Short and long-term case fatality of myocardial infarction in diabetic and nondiabetic patients. Diabetologia 38, Suppl. 1 (1995) A20

180 Mogensen, C.E.: Microalbuminuria preditcts clinical proteinuria and early mortality in maturity- onset diabetes. New Engl. J. Med. 310 (1984) 356– 360

181 Mogensen, C.E., E. Standl: Prevention and Treatment of Diabetic Late Complications. De Gruyter, Berlin 1989

182 Mogensen, C.E., E. Standl: Pharmacology of Diabetes. De Gruyter, Berlin 1992

183 Mogensen, C.E.: Angiotension-converting enzyme inhibitors and diabetic nephropathy. Brit. med. J. 304 (1992) 327–328

184 Mogensen, C.E., W.F. Keane, P.H. Bennet, G. Jerums, H.H. Parving, P. Passa, M.W. Steffes, G.E. Striker, G.C. Viberti: Prevention of diabetic renal disease with special reference to microalbuminuria. Lancet 346 (1995) 1080–1084

185 Müller-Mohnsen, H., L. Scholtes: Auslösung der Thrombogenese durch strömungsmechanische Materialtransporte gegen die Gefäßwand. Hämostaseologie 2 (1982) 3–43

186 Mulec, H., S.A. Johnsen, O. Wiklund, S. Bjorck: Cholesterol: a renal risk factor in diabetic nephropathy? Amer. J. Kidney Dis. 22 (1993) 196–201

187 Munshi, N.N., A. Stone, L. Fink, V. Fonseca: Hyperhomocysteinemia following a methionine load in patients with non-insulin-dependent diabetes mellitus and macrovascular disease. Metabolism 45 (1996) 133–135

188 Mustard, J.F., M.A. Packham: Platelets and diabetes mellitus. New Engl. J. Med. 311 (1984) 665–666

189 Nathan, D.M., J. Meigs, D.E. Singer: The epidemiology of cardiovascular disease in type 2 diabetes mellitus: how sweet it is Ö or is it? Lancet 350, Suppl. 1 (1997) SI 4–SI 9

190 Niskanen, L., O. Siitonen, M. Sukonen, M. Uusitupa: Medial artery calcification predicts cardiovascular mortality in patients with NIDDM. Diabet. Care 17 (1994) 1252–1256

191 Nitenberg, A., P. Valensi, R. Sachs, M. Dali, E. Aptecar, J.–R. Attali: Impairment of coronary reserve and Ach-induced coronary vasodilatation in diabetic patients with angiographically normal coronary arteries and normal left ventricular systolic function. Diabetes 42 (1993) 1017–1025

192 Nosadini, R., A. Solini, E. Velussi, B. Muollo, F. Frigato, M. Sambataro, M.R. Cipollina, F. DeRiva, E. Brocco, G. Crepaldi: Impaired insulin-induced glucose uptake by extrahepatic tissue is hallmark of NIDDM patients who have or will develop hypertension and microalbumniuria. Diabetes 43 (1993) 491–499

193 Ohkubo, Y., H. Kishikawa, E. Araki, T. Miyata, S. Isami, S. Motoyoshi, Y. Kojima, N. Furukoshi, M. Shichiri N.: Intensive insulin therapy prevents the progression of diabetic microvascular complications in Japanese patients with non-insu-

lin-dependent diabetes mellitus: a randomized prospective 6-year study. Diabet. Res. clin. Pract. 28 (1995) 103–117
194 Østerby, R.: Glomerular structural changes in type 1 (insulin-dependent) diabetes mellitus: causes, consequences, and prevention. Diabetologia 35 (1992) 803–812
195 Oswald, G.A., S. Corcoran, J.S. Yudkin: Prevalence and risks of hyperglycemia and undiagnosed diabetes in patients with acute myocardial infarction. Lancet 1984/I, 1264–1267
196 Oxlund, H., L.M. Rasmussen, T.T. Andreassen, L. Heickendorff: Increased aortic stiffness in patients with type 1 (insulin-dependent) diabetes mellitus. Diabetologia 32 (1989) 748–752
197 Palumbo, P.J., L.J. Melton III: Peripheral vascular disease and diabetes. In: Diabetes in America. NIH Publication No. 95–1468, Bethesda 1995 (pp. 401–408)
198 Panzram, G.: Mortality and survival in type 2 (non-insulin-dependent) diabetes mellitus. Diabetologia 30 (1987) 123–131
199 Parving, H.H., A.R. Andersen, U.M. Smidt: Effect of antihypertensive treatment on kidney function in diabetic nephropathy. Brit. med. J. 294 (1987) 230–233
200 Patrick, A.W., P.J. Leslie, B.F. Clarke, B.M. Frier: The natural history and associations of microalbuminuria in type 2 diabetes during the first year after diagnosis. Diabet. Med. 7 (1990) 902–908
201 Phillips, D.I.W., D.J.P. Barker, C.N. Barker, S. Hirst, C. Ormond: Thinness at birth and insulin-resistance in adult life. Diabetologia 37 (1994) 150– 154
202 Pyörälä, K.: Relationship of glucose tolerance and plasma insulin to the incidence of coronary heart disease: results from two population studies in Finland. Diabet. Care 2 (1979) 131–141
202a Parving HH, Lehnert H, Bröckner-Mortensen J, Gomis R, Andersen S, Arner P, for the Irbesartan in patients with type 2 diabetes and microalbuminuria study group: The effect of Irbesartan on the development of diabetic nephropathy in patients with type 2 diabetes. N Engl J Med. 2000;345:870–8
203 Pyörälä, K., T.R. Pedersen, J. Kjekshus, O. Faergeman, A.G. Olsson, G. Thorgeirsson and the Scandinavian Simvastatin Survival Study (4S) Group: Cholesterol lowering with simvastatin improves prognosis of diabetic patients with coronary heart disease: a subgroup analysis of the Scandinavian Simvastastin Survival Study (4S). Diabet. Care 20 (1997) 614– 620
204 Raine, A.E.: Epidemiology, development and treatment of end stage renal failure in type 2 (non-insulin-dependent) diabetic patients in Europe. Diabetologia 36 (1993) 99–104
205 Rasmussen, L.M., L. Heickendorff, T.: Accumulation of fibronectin in aortae from diabetic patients: a quantiative immunohistologic and biochemical study. Lab. Invest. 61 (1989) 440–446
206 Ravid, M., H. Savin, I. Jurin, T. Bental, B. Katz, M. Lisker: Long-term stability effect of angiotensin-converting enzyme inhibition on plasma creatinine and on proteinuria in normotensive type 2 diabetic patients. Ann. intern. Med. 118 (1993) 577–581
207 Reaven, G.M.: Role of insulin resistance in human disease. Diabetes 37 (1988) 1595–1607
208 Reaven, P.D., E.L. Barrett-Connor, D.K. Browner: Abnormal glucose tolerance and hypertension. Diabet. Care 13 (1990) 119–125
209 Ritz, E., K. Bergis, K. Strojek, W. Grzeszczak: Verlauf und Therapie der Nephropathie bei Typ-2-Diabetes. Diabet. Stoffw. 6 (1997) 151–156
210 Robinson, J.G., A.R. Folsom, A.A. Nabulsi, R. Watson, F.L. Brancati, J. Cai for the Atherosclerosis Risk in Communities Study Investigators: Diabet. Care 19 (1996) 480–485
211 Rönnemaa, T., J. Marniemi, P. Puukka, T. Kuusi: Effects of long-term physical exercise on serum lipids, lipoproteins and lipid-metabolizing enzymes in type 2 (non-insulin-dependent) diabetic patients. Diabet. Res. 7 (1988) 79–84
211a Ridker PM, Hennekens CH, Buring JE, Rifai N. C-reactive protein and other markers of inflammation in the prediction of cardiovascular disease in women. N Engl J Med. 2000;342:836–43
211b Ridker PM, Rifai N, Stampfer MJ, Hennekens CH. Plasma concentration of interleukin-6 and the risk of future myocardial infarction among apparently healthy men. Circulation. 2000;101:1767–72
211c Rihl J, Biermann E, Standl E. Insulinresistenz und Typ-2-Diabetes: die IRIS-Studie. Diabetes und Stoffwechsel II. 2002:150–8
212 Ross, R.: The pathology of atherosclerosis: an update. New Engl. J. Med. 314 (1986) 488–500
213 Rudberg, S., B. Persson, G. Dahlquist: Increased glomerular filtration rate as a predictor of diabetic nephropathy – a 8-year prospective study. Kidney int. 41 (1991) 822–828
214 Ruderman, N.B., C. Haudenschild: Diabetes as an atherogenic factor. Progr. cardiovasc. Dis. 26 (1984) 373–412
215 Sacks, F.M., M.A. Pfeffer, L.A. Moye, J.L. Rouleau, J.D. Rutherford, T.G. Cole, L. Brown, J.W. Warnica, J.M.O. Arnold, C.-C. Wun, B.R. Davis, E. Braunwald: The effect of pravastatin on coronary events after myocardial infarction in patients with average cholesterol levels. New Engl. J. Med. 335 (1996) 1001–1009
216 Savage, P.J., M.F. Saad: Insulin and atherosclerosis: villain, accomplice, or innocent bystander? Editorial. Brit. Heart J. 69 (1993) 473–475
217 Sawicki, P.T., I. Mühlhauser, U. Didjurgeit, M. Reimann, P. Bender, M. Berger: Mortality and morbiditiy in treated hypertensive type 2 diabetic patients with micro- or macroproteninuria. Diabet. Med. 12 (1995) 893–898
218 Scheidt-Nave, C., E. Barrett-Connor, D.L. Wingard, B.A. Cohn, S.L. Edelstein: Sex differences in fasting glycemia as a risk factor for ischemic heart disease death. Amer. J. Epidemiol. 133 (1991) 565–576
219 Schernthaner, G., G.M. Kostner, H. Dieplinger, H. Prager, I. Mühlhauser: Apoliopproteines (A-I, A-II, B), Lp(a) lipoprotein and lecithin cholesterol acyltransferase activity in diabetes mellitus. Atherosclerosis 49 (1983) 277–293
220 Schmidt, S., N. Schöne, E. Ritz and Diabetic Nephropathy Study Group: Association of ACE gene polymorphism and diabetic nephropathy. Kidney int. 47 (1995) 1176–1181
221 Schmitz, A., M. Vaeth: Microalbuminuria: a major risk factor in non-insulin-dependent diabetes. A 10-year follow-up study of 503 patients. Diabet. Med. 5 (1988) 126–134
222 Seaquist, E.R., F.C. Goetz, S. Rich, J. Barbosa: Familial clustering of diabetic kidney disease. Evidence of genetic susceptibility to diabetic nephropathy. New Engl. J. Med. 320 (1989) 1161–1165
223 Selby J.V., D. Zhang: Risk factors for lower extremity amputation in persons with diabetes. Diabet. Care 18 (1995) 509–516
224 Sell, D.R., R.H. Nagaraj, S.K. Grandlee, P. Odetti, A. Laprolla, J. Fogarty, V.M. Monnier: Pentosidine: a molecular marker for the cumulative damage to proteins in diabetes, aging, and uremia. Diabet. Metab. Rev. 7 (1991) 239–251
225 SHEP Cooperative Research Group: Prevention of stroke by antihypertensive drug treatment in older patients with isolated systolic hypertension: final results of the Systolic Hypertension in the Elderly Program (SHEP). J. Amer. med. Ass. 265 (1991) 3255–3264
226 Siffert, W., R. Düsing: Sodium-proton exchange and primary hypertension 26 (1995) 649–655
227 Silberbauer, K., G. Schernthaner, H. Sinzinger, M. Winter, H. Piza-Katzer: Juveniler Diabetes mellitus: verminderte Prostacyclin-(PG12-)Synthese in der Gefäßwand. Vasa 8 (1979) 213–216
227a Shaw JE, Hodge AM, de Courten M, Chitson P, Zimmet PZ. Isolated post-challenge hyperglycemia confirmed as a risk factor for mortality. Diabetologia. 1999;42:1050–4
228 Silva, J.A., A. Escobar, T.J. Collins, S.R. Ramee, C.J. White: Unstable angina: a comparsion of angioscopic findings between diabetic and nondiabetic patients. Circulation 92 (1995) 1731–1736
229 Singer, D.E., D.M. Nathan, K.M. Anderson, P.W.F. Wilson, J.C. Evans: Association of HbA1c with prevalent cardiovascular disease in the original cohort of the Framingham Heart Study. Diabetes 41 (1992) 202–208
230 Skott, P., A. Vaag, N.E. Bruun, O. Hother-Nielsen, M.-A. Gall, H. Beck- Nielsen, H.-H. Parving: Effect of insulin on renal

sodium handling in hypersinulinaemic typ 2 (non-insulin-dependent) diabetic patients with peripheral insulin resistance. Diabetologia 34 (1991) 275–281
231 Smith, D.A.: Comparative approaches to risk reduction of coronary heart disease in Tecumseh non-insulin-dependent diabetic population. Diabet. Care 9 (1986) 601–608
232 Sprafka, J.M., G.L. Burke, A.R. Folsom, P.G. McGovern, L.P. Hahn: Trends in prevalence of diabetes mellitus in patients with myocardial infarction and effect of diabetes on survival. The Minnesota Heart Survey. Diabet. Care 14 (1991) 537–543
233 Stamler, J., O. Vaccaro, J.D. Neaton, D. Wentworth: Diabetes, other risk factors, and 12-year cardiovascular mortality for men screened in the Multiple Risk Factor Intervention Trial. Diabet. Care 16 (1993) 434–444
234 Standl, E.: Metabolisches Syndrom und tödliches Quartett. Internist 37 (1996) 698–704
235 Standl, E., B. Balletshofer, B. Dahl, B. Weichehain, H. Stiegler, A. Hörmann, R. Holle: Predictors of 10-year macrovascular and overall mortality in patients with NIDDM: the Munich General Practitioner Project. Diabetologia 39 (1996) 1540–1545
236 Standl, E., H.U. Janka: High serum insulin concentrations in relation to other cardiovascular risk factors in macrovascular disease of type 2 diabetics. Horm. metab. Res., Suppl. 15 (1985) 46–51
236a Standl, E., H.U. Janka, T. Lander, H. Stiegler: Diabetische Mikroangiopathie. Risikofaktoren und Möglichkeiten der Prävention durch gute Diabeteseinstellung. Akt. Endokrinol. Stoffw. 6 (1985) 121–128
237 Standl, E., D. Maurer: Neuerblindungen bei Diabetikern 1995 in Oberbayern. Diabet. Stoffw. 6, Suppl. 1 (1997) 16
238 Standl, E., H. Stiegler: Microalbuminuria in a random cohort of recently diagnosed type 2 (non-insulin-dependent) diabetic patients living in the greater Munich area. Diabetologia 36 (1993) 1017–1020
239 Standl, E., H. Stiegler, R. Roth, K. Schulz, W. Lehmacher: On the impact of hypertension on the prognosis of NIDDM. Results of the Schwabing GP- Program. Diabet. Metab. Rev. 15 (1989) 352–358
240 Stein, B., W.S. Weintraub, S.S.P. Gebhart, C.L. Cohen-Bernstein, R. Grosswald, H.A. Liberman, J.S. Douglas, D.C. Morris, S.B. King: Influence of diabetes mellitus on early and late outcome after percutaneous transluminal coronary angioplasty. Ciruculation 91 (1995) 979–989
241 Steinberg, H.O., H. Chaker, R. Leaming, A. Johnson, G. Brechtel, A.D. Baron: Obesity/insulin resistence is associated with endothelial dysfunction. J. clin. Invest. 97 (1996) 2601–2610
242 Steinberg, D., S. Parthasarathy, T.E. Carew, J.C. Khou, J.L. Witztum: Beyond cholesterol: modifications of low density lipoprotein that increase its atherogenicity. New Engl. J. Med. 320 (1989) 913–924
243 Stephenson, J.M., J.H. Fuller and the Eurodiab IDDM Complications Study: Microalbuminuria is not rare before 5 years of IDDM. J. diabet. Complic. 8 (1994) 166–173
243a Standl E, Schnell O. A new look at the heart in diabetes mellitus: from ailing to failing. Diabetologia. 2000;43:1455–69
243b Standl E, Eckert S, Fuchs C, et. al. Diabetes mellitus und Herz. Evidenzbonierte Diabetes-Leitlinien DDG. Hamburg, Bremen 2002:1–46
243c Standl E, Fuchs C, Janka HU, et al. Management der Hypertonie bei Patienten mit Diabetes mellitus. Evidenzbasierte Diabetes-Leitlinien DDG, Hamburg, Bremen. 2002:1–42
243d Stehouwer CD, Gall MA, Twisk JW, Knudsen E, Emeis JJ, Parring HH. Increased urinary albumin excretion, endothelial dysfunction and chronic low-grade inflammation in type 2 diabetes: progressive, interrelated and independently associatet with the risk of death. Diabetes. 2000;51:1157–65
244 Stern, M.P.: Do non-insulin-dependent diabetes mellitus and cardiovascular disease share common antecedents. Ann. intern. Med. 124 (1996) 110– 116
245 Stern, M.P., S.M. Haffner: Dyslipidemia in type 2 diabetes: implications for therapeutic intervention. Diabet. Care 14 (1991) 1144–1159

246 Stiegler, H., T. Forsmann, E. Standl: 5-Jahresverlauf nach Thrombendarteriektomie der A. carotis. Dtsch. med. Wschr. 113 (1988) 1987–1993
247 Stiegler, H., E. Standl, K. Schulz, R. Roth, W. Lehmacher: Morbidity, mortality, and albuminuria in type 2 diabetic patients: a 3-year prospective study of a random cohort in general practice. Diabet. Med. 9 (1992) 646–653
248 Stiegler, H., E. Standl, K. Schulz, R. Roth, W. Lehmacher: Häufigkeit, Risikoprofil und Letalitätsrate einer Stichprobe von Typ-2-Diabetikern mit Albuminurie in der ärztlichen Praxis. Eine prospektive 5-Jahres-Verlaufsuntersuchung. Diabet. Stoffw. 2 (1993) 62–67
249 Stout, R.W.: Insulin and atheroma: a 20-year perspective. Diabet. Care 13 (1990) 631–654
250 Strauer, B.E., W. Motz, M. Vogt, B. Schwartzkopff: Evidence for reduced coronary flow reserve in patients with insulin-dependent diabetes. A possible cause for diabetic herat disease in man. Exp. Clin. Endicrinol. Diabetes 105 (1997) 15–20
251 Taranov, L., P. Rossing, F.S. Nielsen, B.V. Hansen, J. Dyerberg, H.H. Parving: Increased plasma apolipoprotein (a) levels in IDDM patients with diabetic nephropathy. Diabet. Care 19 (1996) 1382–1387
252 Temple, R.C., P.M.S. Clark, D.K. Nagi, A.E. Schneider, J.S. Yudkin, C.N. Hales: Radioimmunoassay may overestimate insulin in non-insulin-dependent diabetics. Clin. Endocrinol. 32 (1990) 689–693
253 Teuscher, A., H. Schnell, P.W.F. Wilson: Incidence of diabetic retinopathy and relationship to baseline plasma glucose and blood pressure. Diabet. Care 11 (1988) 24–257
253a Stratton IM, Adler AI, Neil HA, et al. Association of glycemia with macrovascular and microvascular complications of type 2 diabetes (UKPDS 35): prospective observational study. Br Med J. 2000;321:405–12
254 Trautner, C., F. Plum, A. Icks, M. Berger, B. Haastert: Incidence of blindness in relation to diabetes. Diabet. Care 20 (1997) 1147–1151
255 Tschoepe, D., P. Roesen: Gerinnungsstörungen bei metabolischem Syndrom und Typ-2-Diabetes. In Mehnert, H.: Gefäße und Diabetes. Medikon, München 1997 (S. 117–132)
256 Tschoepe, D., P. Roesen, J. Esser, B. Schwippert, H.K. Nieuwenhuis, B. Kehrel, F.A. Gries: Large platelets circulate in an activated state in diabetes mellitus. Semin. Thrombos. Hemost. 17 (1991) 433–438
257 Turner, R.C., H. Millns, R.R. Holman: Coronary heart disease and risk factors in NIDDM – experience from the United Kingdom Prospective Diabetes Study. Diabetologia 40 (1997) S 121–S 122
258 Prospective Diabetes Study Group: U.K. Prospective Diabetes Study (UKPDS): VIII. Study design, progress and performance. Diabetologia 34 (1991) 877–890
259 Ulvenstam, G., A. Aberg, R. Bergstrand, S. Johansson, K. Pennert, A. Vedin, L. Wilhemsen, C. Wilhemsson: Long-term prognosis after myocardial infarction in men with diabetes. Diabetes 34 (1985) 787–792
260 Uusitupa, M.I.J., L.K. Niskanen, O. Siitonen, E. Voutilainen, K. Pyörälä: Ten-year cardiovascular mortality in relation to risk factors and abnormalities in lipoprotein composition in type 2 (non-insulin-dependent) diabetic and non-diabetic subjects. Diabetologia 36 (1993) 1175–1184
261 Uusitupa, M., O. Siitonen, A. Aro, K. Pyörälä: Prevalence of coronary heart disease, lefft ventricular failure and hypertension in middle-aged, newly diagnosed type 2 (non-insulin-dependent) diabetic subjects. Diabetologia 28 (1985) 22–27
262 Vague, J.: The degree of masculine differentation of obesities: a factor determining predisposition to diabetes, atherosclerosis, gout and uric calculous disease. Amer. J. clin. Nutr. 4 (1956) 20–34
262a UKPDS Group. Effect of intensive blood glucose control with sulphonylureas or insulin compared with conventional treatment and risk of complications in patients with type 2 diabetes (UKPDS 33). Lancet. 1998;352:837–53
262b UKPDS Group. Tight blood pressure control and risk of macrovascular and microvascular complications in type 2 diabetes (UKPDS 38). Br Med J. 1998;317:703–13

262c UKPDS Group. Efficacy of atenolol and captopril in reducing risk of macrovascular and microvascular complications in type 2 diabetes (UKPDS 39). Br Med J. 1998;317:713-20

263 Vague, P., I. Juhan-Vague, M.F. Aillaud, C. Badier, R. Viard, M.C. Alessi, D. Collen: Correlation between blood fibrinolytic acticity, plasminogen activator inhibitor level, plasma insulin level and relative body weight in normal and obese subjects. Metabolism 45 (1986) 250-253

264 Valsania, P., S.W. Zarich, G.J. Kowalchuk, E. Kosinski, J.H. Warram, A.S. Krolewski: Severity of coronary artery disease in young patients with insulin-dependent diabetes mellitus. Amer. Heart J. 122/3 (1991) 695-700

265 Van Belle, E., C. Bauters, E. Hubert, J.-C. Bodart, K. Abolmaali, T. Meurice, E.P. McFadden, J.-M. Lablanche, M.E. Bertrand: Restenosis rates in diabetic patients: a comparsion of coronary stenting and balloon angioplasty in native coronary vessels. Circulation 96 (1997) 1454-1460

266 Van der Ban, G.C., E. Kampman, E.G. Schouten, F.J. Kok, C. van der Heide-Wessel: Isolated systolic hypertension in Dutch middle-aged and all- cause mortality: a 25-year prospective study. Int. J. Epidemiol. 1 (1989) 95-99

267 Viberti, G.J., R.J. Jarrett, U. Mahmud, R.D. Hill, A. Argyropoulos, H. Keen: Microalbuminuria as a predictor of clinical nephropathy in insulin- dependent diabetes mellitus. Lancet 1982/I, 1430-1432

268 Viberti, G., C.E. Mogensen, L.C. Groop, J.F. Pauk and the European Microalbuminuria Study Group: Effect of captopril on progression to clinical proteinuria in patients with insulin-dependent diabetes mellitus and microalbuminuria. J. Amer. med. Ass. 271 (1994) 275-279

269 Vlassara, H.: Pathogenesis of diabetic nephropathy, advanced glycation and new therapy. Med. Klinik. 92, Suppl. 1 (1997) 29-34

270 Vogt, B.W., E.D. Schleicher, O.H Wieland: Epsilon-aminolysine-bound glucose in human tissue obtained at autopsy: increase in diabetes mellitus. Diabetes 31 (1982) 1123-1127

271 Vora, J.P., J. Dolben, J.d. Dean, D. Thomas, J.D. Williams, D.R. Owens, J.R. Peters: Renal hemodynamics in newly presenting non-insulin-dependent diabetes mellitus. Kidney int. 41 (1992) 829-835

272 Vukovich, T.C., G. Schernthaner: Decreased protein C levels in patients with insulin-dependent type 1 diabetes mellitus. Diabetes 35 (1986) 617- 619

273 Walker, J.D., T. Tarig, G.C. Viberti: Sodium-lithium counter transport activity in red cells of patients with insulin-dependent diabetes and nephropathy and their parents. Brit. med. J. 301 (1990) 635-638

274 Walters D.P., W. Gatling, M.A. Mullee, R.D. Hill: The prevalence, detection, and epidemiologic correlates of peripheral vascular disease: a comparsion of diabetic and non-diabetic subjects in an English community. Diabet. Med. 9 (1992) 710-715

275 Wautier, J.K., C. Zokourian, O. Chapper, M.P. Wauter, P.J. Guillaussea, R. Cao, O. Hori, D. Stern, A.M. Schmidt: Receptor-meciated endothelial dysfunction in diabetic vasculopathy - soluble receptor for advenced glycation end products blocks hyperpermeability in diabetic rats. Diabet. Care 20 (1997) 1880

276 Warram, J.H., J.E. Manson, A.S. Krolewski: Glycated hemoglobin and the risk of retinopathy in insulin-dependent diabetes mellitus. New Engl. J. Med. 332 (1995) 1305-1306

277 Weber, B., W. Burger, R. Hartmann: Risk factors for the development of retinopathy in children and adolescents with type 1 (insulin-dependent) diabetes mellitus. Diabetologia 29 (1986) 23-29

278 Weidmann, P., C. Beretta-Picolli, B.N. Trost: Pressor factors and responsiveness in hypertension accompanying diabetes mellitus. Hypertension 7, Suppl. 2 (1985) 33-42

279 Weir, C.J.: Is hyperglycaemia an independent predictor of poor outcome after acute stroke? Results of a long-term follow-up study. Brit. med. J. 314 (1997) 1303-1306

280 Weisswange, A., P. Betz, H. Roskamm: Spezielle Aspekte der koronaren Herzkrankheit bei Diabetikern. In Gleichmann, U., H. Sauer, R. Petzoldt, H. Mannebach: Diabetes und Herz. Steinkopff, Darmstadt 1986 (S. 41-52)

281 Welborn, T.A., K. Wearne: Coronary heart disease incidence and cardiovascular mortality in Busselton with reference to glucose and insulin concentrations. Diabet. Care 2 (1979) 154-160

282 West of Scotland Coronary Prevention Study: Identification of high-risk groups and comparison with other cardiovascular intervention trials: West of Scotland Coronary Prevention Group. Lancet 348 (1996) 1339-1343

283 Widmer, L., K. Waibel, R. Schaller, H. Reber: Läsionen der unteren Extremität bei Arterienverschluß. Schweiz. med. Wschr. 94 (1964) 1782-1785

284 Williams, B., B. Gallacher, H. Patel, C. Orme: Glucose-induced protein kinase C activation regulates vascular permeability, factor mRNA expression and peptide production by human vascular smooth muscle cells in vitro. Diabetes 46 (1997) 1497-1503

285 Williamson, J.R., C. Kilo: Basement membrane physiology and pathophysiology. In Alberti, K.G.M.M., R.A. DeFronzo, H. Keen, P. Zimmet: International Textbook of Diabetes Mellitus. Wiley, Chichester 1992 (pp. 1245- 1265)

286 Wingard, D.L., E. Barrett-Connor: Family history of diabetes and cardiovascular disease risk factors and mortality among euglycemic, borderline hyperglycemic, and diabetic adults. Amer. J. Epidemiol. 125 (1987) 948- 958

287 Wingard, D.L., A. Ferrara, E.L. Barrett-Connor: Is insulin really a heart disease risk factor. Diabet. Care 18 (1995) 1299-1304

288 Wood, P.D., M.L. Stefanick, P.T. Williams, W.L. Haskell: The effects on plasma lipoproteins of a prudent weight-reducing diet, with or without exercise, in overweight men and women. New Engl. J. Med. 325 (1991) 461-466

289 Yudkin, J.S., R.D. Forrest, C.A. Jackson: Microalbuminuria as predictor of vascular disease in non-diabetic subjects. Islington Diabetes Study. Lancet 1988/II, 580-583

290 Zander, E., P. Heinke, D. Gottodiling, U. Herrmann, D. Michaelis, W. Kerner: Die Beziehung der Albuminexkretion zur Mikro- und Makroangiopathie und zum kardiovaskulären Risikoprofil bei Typ-1- und Typ-2-Diabetes. Diabet. Stoffw. 6 (1997) 51-58

291 Zavaroni, I., S. Mazza, L. Luchetti, G. Buonanno, P.A. Bonati, M. Bergonzani, M. Passeri, G.M. Reaven: High plasma insulin and triglyceride concentrations and blood pressure in offspring of people with impaired glucose tolerance. Diabet. Med. 7 (1990) 494-498

292 Zeifang, B., R. Standl, E. Standl: Die Mikroangiopathie des älteren Diabetikers. In Schütz, R.M., H.J. Frercks: Praktische Geriatrie (Bd. XI.), Graphischen Werkstätten, Lübeck 1991 (S. 35-45)

292a World Health Organisation. Definition, diagnosis and classification of diabetes mellitus and its complications. Report of a WHO consultation, Part I: Diagnosis and classification of diabetes mellitus. Geneva: World Health Organisation; 1999

293 Zimmet, P.Z., V.R. Collins, G.K. Dowse, L.T. Knight: Hyperinsulinaemia in youth is a predictor of type 2 (non-insulin-dependent) diabetes mellitus. Diabetologia 35 (1992) 535-541

22 Herzkrankheiten

H.-U. Janka und E. Standl

Das Wichtigste in Kürze

- Unter den verschiedenen Herzkrankheiten bei Diabetikern kommt der koronaren Herzkrankheit nach Häufigkeit und vitaler Bedrohung die größte Bedeutung zu. Männliche Diabetiker haben ein 2fach, Diabetikerinnen ein 4fach höheres Risiko für einen Koronartod. Diabetiker ohne erkennbare makrovaskuläre Erkrankungen haben nach 8–15 Jahren Diabetesdauer ein ähnlich hohes Risiko für Herzinfarkt und Schlaganfall wie Nichtdiabetiker nach einem Herzinfarkt.
- Die erhöhte Inzidenz kardiovaskulärer Ereignisse ist bereits in den Vorstadien des manifesten Typ-2-Diabetes nachweisbar. Die Gefährdung wird neben den kardiovaskulären Risikofaktoren vor allem durch die Facetten des metabolischen Syndroms verursacht.
- Auch in der Thrombolyseära hat der Herzinfarkt bei Diabetes eine deutlich schlechtere Kurz- und Langzeitprognose. Weniger als die Hälfte der Diabetiker überlebt nach einem Herzinfarkt die 1-Jahres-Grenze. Angioskopische Untersuchungen zeigen eine höhere Rate an Plaqueulzerationen und intrakoronarer Thrombusbildung. Wenn immer möglich, ist die Akut-PTCA mit insgesamt höheren bzw. besseren Wiederöffnungsraten der alleinigen Lysetherapie vorzuziehen.
- Als Hochrisikopatienten können Diabetiker mit Zeichen von manifesten und subklinischen kardiovaskulären Krankheiten eingestuft und mit großer Genauigkeit erfasst werden.
- Die Verhinderung des Herzinfarkts ist die wichtigste Aufgabe in der Therapie der Patienten mit Typ-2-Diabetes und stellt eine große Herausforderung für Patienten und den betreuenden Arzt dar. Bei dem oftmals asymptomatischen Beschwerdebild sind regelmäßige Screening-Untersuchungen indiziert. Eine aggressive Risikofaktoren-Intervention und die Stoffwechselnormalisierung können die ungünstige Prognose der Diabetiker eindeutig verbessern.

Einleitung

Hinsichtlich der Erkrankungsformen, der Prävention und Therapie wurde erst in den letzten Jahren der Gruppe der Diabetiker besondere Aufmerksamkeit geschenkt. Interessant ist, dass in den großen Interventionsstudien mit Antihypertensiva und Lipidsenkern (z. B. HOPE, LIFE, 4-S-Studie) besonders Diabetiker profitierten (34, 78, 110). Diabetiker ohne erkennbare makrovaskuläre Erkrankungen haben nach 8–15 Jahren Diabetesdauer ein ähnlich hohes Risiko für Herzinfarkt und Schlaganfall wie Nichtdiabetiker nach einem Herzinfarkt (40, 45). In den Empfehlungen des amerikanischen National Cholesterol Education Program (NCEP) wurde deshalb Diabetes per se als ein Hochrisikozustand eingestuft (26). In der deutschen PROCAM-Studie erwies sich der Diabetes als gewichtiger Risikoprädiktor, der einen erheblichen Beitrag zum Hochrisikozustand leistet (8). Sekundäre Interventionsstrategien (ASS, Statine, ACE-Hemmer) sollten deshalb bei Personen mit Diabetes rechtzeitig, d. h. schon in der Primärprävention bei gefährdeten Personen zum Einsatz kommen.

Ätiologische Faktoren. Zu der hohen Rate an kardialen Komplikationen bei Diabetikern trägt eine Reihe von Faktoren bei:
- die häufig fortgeschrittene und mehr diffuse Koronarsklerose,
- das häufigere Auftreten eines Herzinfaktes mit ungünstiger Prognose,
- die diabetische Herzmuskelerkrankung (diabetische Kardiomyopathie) mit konsekutiver klinischer Herzinsuffizienz,
- das häufige Vorliegen einer autonomen Neuropathie des Herzens mit der Neigung zu Herzrhythmusstörungen und plötzlichem Herztod,
- ungünstige metabolische Faktoren.

Epidemiologie. Kardiovaskuläre Erkrankungen sind die häufigsten Folgeschäden bei Diabetikern und erklären die hohe Morbidität und Mortalität dieser Patienten (144). In den USA ist der Diabetes die vierthäufigste Todesursache, wobei kardiovaskuläre Erkrankungen bei Diabetikern für 75% der Gesamtmortalität verantwortlich sind (33). Aufgrund von Herzkrankheiten beträgt die jährliche Durchschnittsmortalität bei Personen mit Typ-2-Diabetes 5,4% und ist doppelt so hoch wie bei altersgleichen Nichtdiabetikern (153). Die Lebenserwartung für Typ-2-Diabetiker ist deshalb im Schnitt um 5–10 Jahre vermindert. Die koronare Herzkrankheit (KHK) liegt mit großem Abstand an erster Stelle der Todesursachen. Differenzialdiagnostisch sollte aber bei Diabetikern auch an andere Herzkrankheiten, u. a. die hypertensive Herzkrankheit, Herzhypertrophien bei Akromegalie, Kardiomyopathien bei Hämochromatose oder chronischem Alkoholismus gedacht werden, Erkrankungen, die häufig mit einer gestörten Glucosetoleranz einhergehen. Zahlenmäßig am häufigsten ist jedoch die KHK, und die zugrunde liegende Atherosklerose tritt bei Diabetikern in einem früheren Alter auf als bei Stoffwechselgesunden, zeigt eine rasche Progredienz und führt zu so schweren und fatalen Komplikationen wie Myokardinfarkt, Schlaganfall und ischämischer Fußgangrän (108).

In der multinationalen WHO-Studie bei über 6000 Diabetikern der Altersklasse 35–55 Jahre wurden bei 17,5% der Männer und 23,2% der Frauen koronartypische EKG-Veränderungen (Q-Wellen, ST-T-Veränderungen) nachgewiesen (59). In der Rancho-Bernardo-Studie wurden diese EKG-Zeichen fast doppelt so häufig bei den Diabetikern im Vergleich zur Normalbevölkerung gefunden (120).

Die hohe Rate an Herz-Kreislauf-Krankheiten findet sich bei allen Diabetestypen (50, 56). Besonders häufig sind ältere Typ-2-Diabetiker betroffen, doch liegt der Herzinfarkt auch beim Diabetiker vor dem 50. Lebensjahr an erster Stelle der Todesursachen (141). In der United Kingdom Prospective Diabetes Study (UKPDS) waren schwere kardiovaskuläre Komplikationen mit Todesfolge 70-mal häufiger als fatale mikrovaskuläre Folgeschäden (143). In allen bislang durchgeführten epidemiologischen Studien war die Mortalität an Herz-Kreislauf-Krankheiten bei Typ-2-Diabetikern 3–4fach höher als bei Nichtdiabetikern (24, 56). Die Inzidenz bei Frauen mit Diabetes ist nahezu gleich hoch wie bei diabetischen Männern, während nichtdiabetische Frauen deutlich weniger davon betroffen sind (24, 56, 81).

Geografische und ethnische Besonderheiten. In allen Populationen weisen Diabetiker eine deutlich höhere Rate an Infarkten und koronar-ischämischen EKG-Veränderungen auf als normoglykämische Personen, während Personen mit gestörter Glucosetoleranz („impaired glucose tolerance", IGT) eine Zwischenstellung einnehmen (118, 153). Dabei finden sich aber international beträchtliche Unterschiede. Während Herz-Kreislauf-Krankheiten bei Diabetikern in China, Japan und vielen Entwicklungsländern relativ seltene Todesursachen sind, stehen sie in den Industrienationen an erster Stelle der Statistiken. Die unterschiedliche Häufigkeit der makrovaskulären Erkrankungen bei Diabetikern deutet neben der Hyperglykämie auf eine Reihe von kulturellen, ethnischen, metabolischen oder genetischen Risikofaktoren hin, da die Prävalenz an mikrovaskulären Komplikationen in allen Ländern vergleichbar ist (138).

Geschlechtsverteilung. Der Diabetes mellitus ist insbesondere für Frauen im mittleren und höheren Lebensalter ein wichtiger Schrittmacher für den Herzinfarkt (45, 153). In der Nurses' Health Study hatten Typ-2-Diabetikerinnen ein 6,7fach gesteigertes, Typ-1-Patientinnen gar ein 12,2faches Risiko für Herzinfarkt im Vergleich zu Nichtdiabetikerinnen (85). Auch die Framingham-Daten zeigen klar, dass die bei Nichtdiabetikern bestehenden Geschlechtsunterschiede hinsichtlich der kardiovaskulären Erkrankungen bei Diabetikern nahezu aufgehoben ist. Der Einfluss des Diabetes auf die Herz-Kreislauf-Krankheiten ist deshalb unabhängig von anderen kardiovaskulären Risikofaktoren besonders deutlich bei den Frauen nachzuweisen (56).

Koronare Herzkrankheit

Unter den verschiedenen Herzkrankheiten bei Diabetikern kommt der koronaren Herzkrankheit (KHK) nach Häufigkeit und vitaler Bedrohung die größte Bedeutung zu. Die KHK wird als Manifestation der Atherosklerose mit über 50%iger Durchmessereinengung eines Hauptasts der Koronargefäße definiert. Sie manifestiert sich durch Angina pectoris, nicht-fatale und fatale Myokardinfarkte, Herzinsuffizienz und plötzlichen Herztod. Dabei weisen Diabetiker in allen Aspekten eine ungünstigere Prognose auf. In Langzeitstudien wurde für männliche Diabetiker ein 1,5–2,5fach höheres relatives Risiko für den Koronartod beobachtet, bei Diabetikerinnen gar ein 4fach höheres Risiko (108, 153). Entgegen dem allgemeinen Trend der letzten Jahrzehnte konnte bei Diabetikern keine deutliche Reduktion von Morbidität und Mortalität der KHK und deren Folgen beobachtet werden (38). Mindestens 50% aller Todesfälle bei Diabetikern sind der KHK zuzuschreiben (51, 33).

Ätiologie

Beeinflussbare Risikofaktoren. Die traditionellen, beeinflussbaren Risikofaktoren (vor allem Hypertonie, Fettstoffwechselstörungen und Rauchen) sind bedeutende Determinanten der morbiden Atherosklerose und hypertensiver Ereignisse (50), und die Behandlung (Ausschaltung) reduziert die Inzidenz von schweren Komplikationen besonders bei Diabetikern (154).

Metabolisches Syndrom. Neben den genannten Risikofaktoren deuten beim Typ-2-Diabetiker die Facetten des metabolischen Syndroms (Dyslipidämie mit erniedrigtem HDL-Cholesterin und erhöhten Triglyceriden, die abdominelle (androide) Adipositas, Insulinresistenz, Proteinurie, erhöhte Spiegel an CRP und Homocystein, sowie eine schlechte Stoffwechseleinstellung (hohe glykierte Hämoglobinspiegel) auf eine besondere kardiovaskuläre Gefährdung hin (19, 30, 41, 48, 88). Charakteristischerweise weist der Typ-2-Diabetiker mehrere dieser Risikofaktoren gleichzeitig auf und ihr pathogener Effekt wirkt sich potenzierend auf Herz und Gefäße aus (8, 56, 127). Diese Risikofaktoren sind bei den meisten Typ-2-Diabetikern lange vor der Manifestation des Diabetes nachweisbar, sodass ein beträchtlicher Anteil der Typ-2-Diabetiker bei der klinischen Diagnose deutliche Zeichen der KHK aufweist. In einer finnischen Studie hatten bereits 17% der männlichen Diabetiker bei Diabetesdiagnose einen Herzinfarkt durchgemacht im Vergleich zu 9% der altersgleichen Nichtdiabetiker (145). Die Prävalenz eines Herzinfarktes bei neu entdeckten Diabetikerinnen war vergleichbar mit den diabetischen Männern, jedoch 8-mal häufiger als bei nichtdiabetischen Frauen.

Endotheliale Dysfunktion. Große populationsbezogene Vergleichsstudien legen nahe, dass neben den traditionellen Risikofaktoren noch andere Faktoren, die mit der diabetischen Stoffwechsellage assoziiert sind, wirksam sein müssen (70, 94). Am häufigsten genannt werden neben den Facetten der Insulinresistenz die

Erhöhung der kleinen, dichten LDL, Gerinnungs- bzw. Fibrinolysestörungen (hohe PAI-1-Spiegel) und komplexe Mechanismen der endothelialen Dysfunktion, die sich z. B. als Hyperhomocysteinämie und an der Niere als Mikroalbuminurie manifestiert (27, 88). Die endothelvermittelte Vasodilatation ist ein wichtiger physiologischer Adaptationsmechanismus bei vermehrtem Blutstrom (Stress, körperliche Belastung). Die Vasodilatation, die überwiegend durch Prostazyklin und den „endothel derived relaxing factor" (EDRF) – NO – vermittelt wird, ist bei Patienten mit Insulinresistenz, arterieller Hypertonie, Hypercholesterinämie und Diabetes mellitus abgeschwächt (129). In Abhängigkeit von der Ausprägung kardiovaskulärer Risikofaktoren kommt es zu Permeabilitätsstörungen des Endothels, einer Invasion von mononukleären Leukozyten und der Initiierung von atherosklerotischen Plaques. Die funktionelle Störung des Endothels wir heute als Frühform der Atherosklerose betrachtet (zur ausführlichen Darstellung der kardiovaskulären Risikofaktoren s. Kap. 23). Das Risiko der Hyperglykämie, der spezifischen Stoffwechselstörung des Diabetes mellitus, soll schon hier besprochen werden.

Hyperglykämie. Während die Hyperglykämie als Hauptrisikofaktor der diabetischen Mikroangiopathie anerkannt ist, wird die Rolle erhöhter Blutzuckerwerte für die Makroangiopathie kontrovers diskutiert (9, 146). Unstritig ist aber, dass das makrovaskuläre Erkrankungsrisiko mit der Höhe der Blutzucker- bzw. HbA_{1c}-Konzentrationen ansteigt. Diese Beziehung wurde in einer Reihe von prospektiven Studien bei Typ-2-Diabetikern gefunden. Myokardinfarkt (69, 132), Schlaganfall (75), Herz-Kreislauf-Mortalität (128, 146) und Gesamtmortalität (21, 41, 48) sind bei schlecht eingestellten Diabetikern häufiger. In einem kürzlichen populationsbasierenden Survey war das Auftreten einer Herzinsuffizienz signifikant mit dem HbA_{1c}-Spiegel assoziiert (46). In der UKPD-Studie wurde besonders sorgfältig durch zahlreiche, über viele Jahre durchgeführte Messungen der Glykämie (und des HbA_{1c}-Werts) diese Beziehung dokumentiert (132). Eine Reduktion des mittleren HbA_{1c}-Werts von 1% (z. B. von 7,5% auf 6,5%) ging mit einer Risikoreduktion für Tod um 21% und für Myokardinfarkt um 14% einher. Diese Analysen sind in Übereinstimmung mit den Ergebnissen der UKPD-Interventionsstudien, bei denen unter Sulfonylharnstoffen oder Insulin eine 16%ige Risikoreduktion für Myokardinfarkt (p = 0,052) gefunden wurde (144).

Bedeutend ist auch der Befund der UKPDS, dass für Blutzucker- und HbA_{1c}-Werte bei den untersuchten Typ-2-Diabetikern kein Schwellenwert für das Herz-Kreiskauf-Risiko gesehen wurde (132). Das Risiko der Hyperglykämie besteht schon in der prädiabetischen Phase, d. h. bei Personen mit gestörter Glucosetoleranz (118) und bei normoglykämischen Personen mit HbA_{1c}-Werten über 5,0% (60). Dabei ist die postprandiale Hyperglykämie offenbar ein besserer Prädiktor für die Mortalität als der Nüchternblutzucker (18, 136) oder HbA_{1c}-Wert (21). Da in der UKPDS eine normnahe Stoffwechseleinstellung über die Jahre hin nicht gelang, konnte die Frage der Herzinfarktprävention durch eine Stoffwechselnormalisierung nicht beantwortet werden. Eine groß angelegte amerikanische Studie geht dieser Frage mit HbA_{1c}-Werten unter 6,5% nach (Action to Control Cardiovascular Risk in Diabetes [ACCORD]). Aufgrund der bisher vorliegenden, noch unvollständigen Ergebnisse erscheint es schon heute gerechtfertigt, eine möglichst normnahe Blutzuckereinstellung mit Berücksichtigung der postprandialen Werte anzustreben.

Klinik

Neben der größeren Häufigkeit sind folgende Befunde für die KHK bei Diabetikern typisch:
➤ Angina pectoris-Beschwerden und/oder Myokardinfarkt sind assoziiert mit einer höheren Rate an 2- oder 3-Gefäßerkrankung,
➤ eine auffallende Zunahme der KHK bei diabetischen Frauen, selbst vor der Menopause,
➤ eine höhere Anzahl von stummen Myokardischämien („silent ischemia") und Infarkten.
➤ eine höhere Früh- und Spätmortalität nach einem Myokardinfarkt,
➤ Die häufige Herzinsuffizienz ist oftmals erstes Symptom der KHK bei Diabetikern und ist in der Regel mit signifikanten Koronarstenosen assoziiert,
➤ eine ungünstigere Prognose nach Koronarangioplastien (PTCA) oder Bypass-Operationen.

Angiographische Befunde. Autopsie- und angiographische Studien legen nahe, dass Diabetiker eine mehr diffuse und schwerere Form der KHK aufweisen als Nichtdiabetiker (11, 93, 124, 150). Angioskopische Untersuchungen zeigen bei Diabetikern mit instabiler Angina eine höhere Rate an Plaqueulzerationen und intrakoronarer Thrombusbildung als bei Nichtdiabetikern, was auch das höhere Risiko für akute Koronarsyndrome erklärt (123). Darüber hinaus weisen Diabetiker höhergradige Stenosierungen mit betont distaler Lokalisation auf, die diese Patienten nicht selten für eine aortokoronare Bypass-Operation ungeeignet machen (148).

Doch auch bei Diabetikern mit angiographisch weitgehend normalen Koronararterien wurde ein verminderter koronarer Blutfluss beobachtet. Die verminderte Koronarreserve wird der eingeschränkten endothelabhängigen und -unabhängigen Vasodilatation zugeschrieben (99, 133). Sie kann zu Angina pectoris, Präinfarkt-Syndrom und schweren EKG-Veränderungen in Ruhe und bei Belastung führen. Häufig finden sich Strukturveränderungen an den präarteriolären Widerstandsgefäßen, insbesondere eine Verdickung der Tunica media und Tunica intima. Der verminderte myokardiale Blutfluss ist deshalb weniger auf Funktionsstörungen der Kapillaren als der präarteriolären myokardialen Widerstandsgefäße zurückzuführen und wird auch als mikrovaskuläre Angina (kardiologisches Syndrom X) bezeichnet (133). Da auch bei Hypertonie und Insulinresistenz eine verminderte Vasodilatation beschrieben ist, findet sich auch eine Assoziation von verminderter Koronarreserve mit dem metabolischen Syndrom.

Stumme Infarkte. Seit langem ist bekannt, dass KHK und Myokardinfarkt bei Diabetikern oft mit weniger schweren Allgemeinsymptomen einhergehen und häufiger schmerzarm ablaufen können („silent ischemia"; 12, 67, 120). Patienten mit bekannter KHK, die im Belastungs-EKG positiv sind, können in einem hohem Prozentsatz asymptomatisch sein (96). Da also starke Schmerzen häufig fehlen, kann der Infarkt übersehen und eine entsprechende Therapie verzögert werden.

> Deshalb sollte bei plötzlich auftretenden kardialen Dekompensationszeichen an die atypische Manifestation eines Myokardinfarkts gedacht werden.

Autonome Neuropathie. Die Ursache für das Fehlen von ischämischen Präkordialschmerzen bei Diabetikern ist unklar. Ein Zusammenhang mit der kardialen diabetischen Neuropathie wurde angenommen (2, 96). Störungen der autonomen Nervenfunktion mit resultierender Dominanz des Sympathikotonus steigen mit der Dauer des manifesten Diabetes und sind ein unabhängiger Risikofaktor für kardiovaskuläre Mortalität (2, 112, 139). Die diabetische autonome Neuropathie kann zu Herzfrequenzsteigerung und funktionellen Störungen des Herzmuskels führen und damit die systolische und diastolische Funktion verschlechtern oder den Gefäßtonus erhöhen. Die assoziierte schnellere Ruhe-Herzfrequenz erhöht den Sauerstoffbedarf und der erhöhte Gefäßtonus vermindert den myokardialen Blutfluss. Die KHK selbst ist mit Störungen des autonomen Nervensystems assoziiert. Eine große Zahl von plötzlichem Herztod wurde bei Patienten mit autonomer Neuropathie beobachtet (7). Über 90% der Personen mit plötzlichen Herztod haben aber auch eine fortgeschrittenen Atherosklerose der Koronargefäße. Ein diagnostisches Zeichen der autonomen Neuropathie ist eine verminderte respiratorische Herzfrequenzvariabilität und eine verminderte Pulsnormalisierung nach körperlicher Belastung (106). In den letzten Jahren wurde diese Störung auch bei nichtdiabetischen Infarktpatienten als bedeutendes kardiovaskuläres Risiko herausgestellt (156).

Herzrhythmusstörungen. Ein erhöhter Sympathikotonus und eine verminderte Parasympathikusaktivität können Ausdruck der diabetischen autonomen Neuropathie sein. Die resultierende fixierte Tachykardie ist ein Zeichen dieser nervalen Störungen und ein Prädiktor für Herzrhythmusstörungen und Herztod (25, 79). Bei der autonomen Neuropathie, aber auch bei der ischämischen Herzkrankheit wurde eine Prolongierung des QT-Intervalls beschrieben, eine Herzleitungsstörung, die mit einem erhöhten Risiko für ventrikuläre Arrhythmien und plötzlichen Herztod einhergeht (Abb. 22.**1**; 53, 79, 117). Im Rahmen einer QT-Verlängerung treten charakteristischerweise ventrikuläre Tachyarrhythmien vom Typ der Torsade de pointes auf (42). Oft liegen auch Elektrolytstörungen zugrunde. Das besondere Risiko der verlängerten QT-Zeit für den plötzlichen Herztod, besonders nach Herzinfarkt, kann mit der ventrikulären elektrischen Instabilität erklärt werden, die sich gerade bei hoher Sympathikusaktivität findet. Die Therapie der Wahl sind deshalb β-Blocker ohne intrinsische sympathomimetische Aktivität (7).

Besonderheiten beim Typ-1-Diabetes. Beim Typ-1-Diabetiker kann das Exzessrisiko für die KHK weitgehend mit der Dauer des Diabetes und dem Auftreten der diabetischen Nephropathie erklärt werden (65, 67). Schrittmacher der vorzeitigen Atherosklerose ist die eingeschränkte Nierenfunktion. Sie bildet auch den Boden für atherogene Lipoproteinveränderungen, insbesondere eine deutliche Steigerung der oxidierten LDL (77). Die diabetische Nephropathie entwickelt sich nach einer mehr oder weniger langen Phase des manifesten Diabetes und ist in der Regel mit einer unzureichenden Stoffwechseleinstellung assoziiert. Die Hyperglykämie, ausgedrückt in hohen HbA_{1c}-Werten, stellt also den Hauptrisikofaktor für die diabetische Nephropathie dar (s. a. Kap. 25). In einer großen, finnischen epidemiologischen Langzeitstudie war das Risiko für KHK und Schlaganfall bei Typ-1-Diabetikern mit Nephropathie 10fach höher als bei nierengesunden Typ-1-Diabetikern (142). Viele Typ-1-Diabetiker mit einer KHK weisen Facetten des metabolischen Syndroms (Hypertonie, androide Adipositas, Fettstoffwechselstörungen), also eine Insulinresistenz – ähnlich dem Typ-2-Diabetes – auf (65, 80).

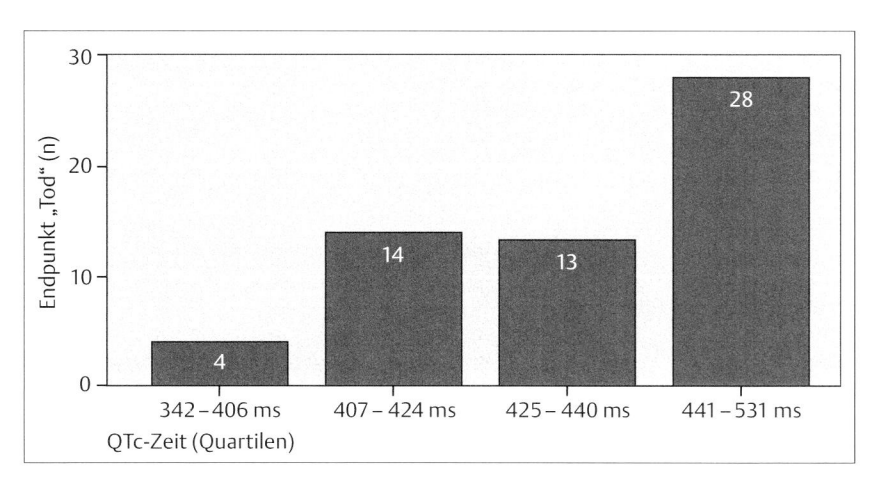

Abb. 22.1 Bremer Diabetes-Hochrisiko-Studie: Häufigkeit der Todesfälle im Zeitraum von 5 Jahren in Abhängigkeit von QTc-Zeit. (79)

Die Ergebnisse der DCCT- und anderer prospektiver Studien (17, 73) deuten darauf hin, dass das Risiko für Herz-Kreislauf-Komplikationen bei Typ-1-Diabetikern durch eine bessere Blutzuckereinstellung vermindert werden kann (Abb. 22.2; 73). In der DCCT-Studie bei Typ-1-Diabetikern konnte unter intensivierter Insulintherapie und verbesserten HbA_{1c}-Werten die Rate an makrovaskulären Komplikationen wegen der geringen Fallzahlen zwar nicht signifikant, im Trend jedoch eindeutig reduziert werden (17).

> Eine optimale Blutdruckeinstellung und lipidsenkende Therapie hat deshalb auch für die Typ-1-Diabetiker oberste Priorität.

Diagnose

Indikation zur kardialen Diagnostik. Die Verhinderung des Herzinfarkts ist die wichtigste Aufgabe in der Therapie der Patienten mit Typ-2-Diabetes und stellt eine große Herausforderung für den betreuenden Arzt dar. Die Diagnostik der KHK entspricht dem Vorgehen beim Nichtdiabetiker. Bei der hohen Rate an Myokardinfarkten bei Diabetikern, dem oftmals asymptomatischen Beschwerdebild sind regelmäßige Screening-Untersuchungen indiziert. Ein Ruhe-EKG sollte routinemäßig 1-mal jährlich bei allen Diabetikem ab dem 35. Lebensjahr durchgeführt werden. Nach den Empfehlungen der American Diabetes Association ist eine Reihe von Risikokonstellationen eine Indikation für weiterführende diagnostische Maßnahmen (Tab. 22.1; 3).

Diagnostische Verfahren. Für Patienten mit Diabetes mellitus gelten grundsätzlich die Kriterien der kardiologischen Stufendiagnostik mit den nichtinvasiven Untersuchungen (Belastungs-EKG, Echokardiographie, Myokardszintigraphie) im Vorfeld der invasiven Herzkatheteruntersuchung (ADA). Insgesamt gelten gerade für Diabetiker die formulierten Empfehlungen der American Heart Association (119). Bei der Indikation zur Koronarangiographie ist das Risiko des diagnostischen Eingriffs dem daraus zu erwartenden potenziellen therapeutischen Nutzen gegenüberzustellen. Abb. 22.3 beschreibt den Algorithmus zur kardialen Diagnostik bei asymptomatischen Diabetikern (ADA).

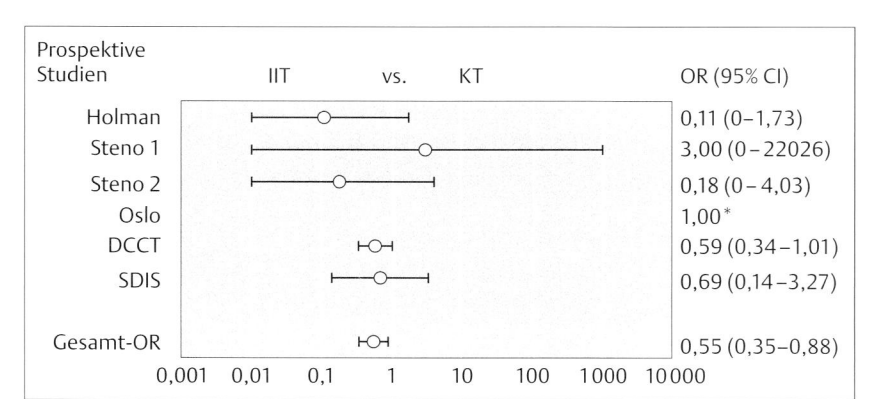

Tab. 22.1 Indikation für eine weiterführende kardiale Diagnostik bei Diabetikern (3)

- typische und atypische Angina pectoris
- Auffälligkeiten im Ruhe-EKG
- periphere arterielle Verschlusskrankheit
- arteriosklerotische Veränderungen der extrakraniellen Hirngefäße
- Beginn eines intensiven sportlichen Trainingsprogramms
- erhöhtes kardiovaskuläres Risiko durch 2 zusätzliche Risikofaktoren:
  - Dyslipoproteinämie
  - arterielle Hypertonie
  - Rauchen
  - vorzeitige KHK in der Familienanamnese
  - Mikroalbuminurie

Stellenwert der Belastungsuntersuchungen. Voraussetzung für ein aussagekräftiges *Belastungs-EKG* ist, dass eine eindeutige Interpretation der ST-Strecke möglich ist (z. B. im Ruhe-EKG sind kein Linksschenkelblock, Digitaliseffekt und keine ST-Streckensenkung von mehr als 1 mm vorhanden). Mit dieser Methodik kann ein großer Teil der Patienten mit signifikanter KHK im Hauptstamm der linken Koronararterie oder mit diffuser Mehrgefäßerkrankung erfasst werden. Diese Patienten werden in der Regel auch eine eingeschränkte Belastbarkeit aufweisen. Unter Ausbelastungsbedingungen ist ein unauffälliges Belastungs-EKG ein Hinweis für eine gute Prognose, trotz der eingeschränkten Aussagekraft bezüglich der Diagnose einer 1-Gefäßerkrankung (13). Die *Thallium-Myokardszintigraphie* erweist sich bei Diabetikem als sinnvolles diagnostisches Verfahren. Ihre Sensitivität bei der Diagnostik der koronaren 1-Gefäßerkrankung ist der des Belastungs-EKGs überlegen. Der Nutzen des *Stress-Echokardiogramms* liegt im Erfassen des myokardialen Funktionszustands und des Nachweises von Wandbewegungsstörungen als Ausdruck einer möglichen Myokardischämie. Ein aussagekräftiges Stress-Echokardiogramm erfordert allerdings einen erfahrenen Untersucher.

Assessment des Hochrisikopatienten. Das individuelle Risiko kann nicht mit einer hohen Aussagekraft aufgrund der traditionellen kardiovaskulären Risikofaktoren allein gemacht werden (109). Auch aus Gründen einer aggressiven und kostenintensiven Interventionstherapie muss deshalb nach zusätzlichen Markern des

Prospektive Studien	IIT vs. KT	OR (95% CI)
Holman		0,11 (0–1,73)
Steno 1		3,00 (0–22026)
Steno 2		0,18 (0–4,03)
Oslo		1,00*
DCCT		0,59 (0,34–1,01)
SDIS		0,69 (0,14–3,27)
Gesamt-OR		0,55 (0,35–0,88)

Abb. 22.2 Einfluss einer intensivierten Insulintherapie (IIT) im Vergleich zu einer konventionellen Insulintherapie (KT) auf die Anzahl makrovaskulärer Ereignisse bei Typ-1-Diabetikern. (Lawson u. Zinman. Diabet Care 1998;21:82) OR = odds ratio, CI = Konfidenzintervall, * = keine makrovaskulären Ereignisse

Koronare Herzkrankheit 451

Asymptomatische Patienten ohne weitere Risikofaktoren		Asymptomatische Patienten mit weiteren Risikofaktoren	
EKG: normal	EKG: spezifische Ischämie oder Infarktzeichen oder unspezifisch pathologisch	Zerbralsklerose/pAVK oder vor intensivem Trainingsvorhaben oder geringfügiger ST-Streckenveränderung	EKG: spezifische Ischämie oder Infarktzeichen oder unspezifisch pathologisch

↓ jährliche Routinekontrolle
- körperliche Untersuchng
- biochemische Parameter für kardiovaskuläre Risikofaktoren
- Ruhe-EKG

↓ Echokardiographie Belastungs-EKG → unauffällig / pathologisch

↓ Echokardiographie Belastungs-EKG

↓ Echokardiographie Belastungs-EKG → pathologisch → Stressechokardiogramm oder Myokardszintigraphie → unauffällig / pathologisch → Linksherzkatheter (Lävokardiogramm, Koronarangiographie)

↓ unauffällig → jährliche Routinekontrolle
- körperliche Untersuchng
- biochemische Parameter für kardiovaskuläre Risikofaktoren
- Ruhe-EKG

jährlich Echokardiographie Belastungs-EKG → unauffällig / pathologisch → Stressechokardiogramm oder Myokardszintigraphie

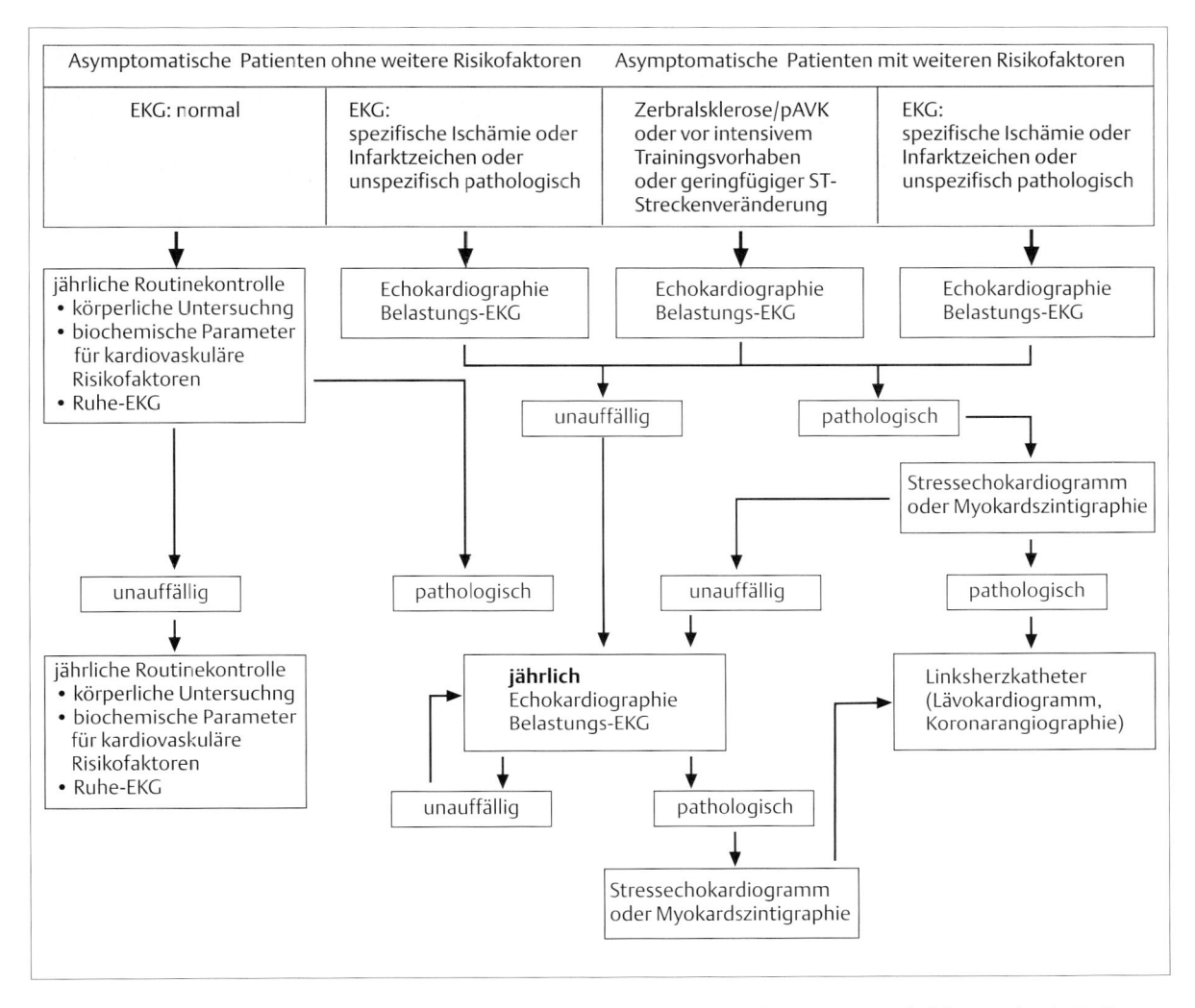

Abb. 22.3 Kardiologische Diagnostik bei asymptomatischen Diabetikern ohne und mit weitere Risikofaktoren. (nach ADA)

besonders gefährdeten Personenkreises, d. h. den Hochrisikopatienten, gefahndet werden. Dazu werden heute die Zeichen einer manifesten, präexistenten oder subklinischen (asymptomatischen) kardiovaskulären Erkrankung gezählt (22, 68, 97).

Mit nichtinvasiven Methoden lassen sich heute Zeichen von manifesten und subklinischen kardiovaskulären Krankheiten mit großer Genauigkeit erfassen. Dazu werden gezählt:
➤ koronartypische EKG-Veränderungen, manifeste KHK,
➤ linksventrikuläre Hypertrophie des Herzens (LVH),
➤ arterielle Verschlusskrankheit der peripheren Gefäße, einschließlich der Mediasklerose,
➤ Atherosklerose der Aorta und Karotisstenosen,
➤ eingeschränkte Nierenfunktion (Mikroalbuminurie),
➤ autonome Neuropathie des Herzens.

Das Vorliegen einer dieser Veränderungen bedeutet eine beträchtliche Risikosteigerung für symptomatische Morbidität und kardiovaskuläre Mortalität (45, 68, 152) und erfüllt die Voraussetzungen für weitere kardiologische Diagnostik. In der Nurses Health Study hatten Diabetikerinnen bei positiver KHK-Anamnese im Vergleich zu nichtdiabetischen Frauen ein relatives Risiko für Herz-Kreislauf-Tod von 25,8 und bei fehlender Anamnese von 8,7 (45). Diese Befunde zeigen, dass das letale Risiko vor allem durch die bestehenden Herz-Kreislauf-Veränderungen determiniert ist und in diesem Stadium durch die anerkannten Risikofaktoren nur noch modifiziert wird. Ähnlich der diabetischen Glomerulosklerose könnte man von einem „point of no return" sprechen. Selbst bei optimalen LDL-Cholesterin-, Blutdruck- und Blutglucosewerten kann bei vorbestehenden Gefäßveränderungen das erhöhte Risiko nur graduell vermindert werden (78, 110, 115).

> Diese Befunde machen die Notwendigkeit eines rechtzeitigen Risikoassessments und -intervention gerade bei Personen mit Diabetes deutlich.

Koronartypische EKG-Veränderungen. Da bei Diabetikern die Herzinfarkte oft symptomarm oder stumm verlaufen, gilt den spezifischen EKG-Veränderungen ein Hauptaugenmerk. Doch auch Angina pectoris oder ST-T-Veränderungen im EKG tragen ein Risiko, das dem durchgemachten Infarkt fast gleich kommt (128, 152). Ein bereits erlittener Herzinfarkt gilt als das höchste Risiko für den Reinfarkt und vorzeitigen Herztod (89). Mit neuen Technologien, wie der Elektronenstrahl-Computertomographie, lässt sich Koronarkalk als spezifischer Marker für atherosklerotische Plaques nichtinvasiv erfassen. Der errechnete Kalk-Score kann das Risiko künftiger Koronarereignisse zuverlässig erfassen (6). Aus Kostengründen wird der Einsatz computertomographischer Methoden als Screening jedoch auch künftig nur sehr begrenzt zum Einsatz kommen können.

Linksventrikuläre Hypertrophie (LVH). Die Autoren der Framingham-Studie wiesen als erste auf die epidemiologischen Implikationen der durch EKG erfassten LVH hin. Die Sensitivität dieser Methode ist allerdings eingeschränkt. Als zuverlässigere Methode wird heute die *echokardiographische Ventrikelstärkenmessung* des Herzens angesehen. Sie gibt eine bedeutende prognostische Information ab, die über die Erfassung der traditionellen kardiovaskulären Risikofaktoren hinausgeht (76, 78). In der Framingham-Studie betrug das relative Risiko für kardiovaskulären Tod im Beoabachtungszeitraum von 4 Jahren, nach Alters- und Risikofaktoren-Adjustierung, bei Männern mit LVH 1,73, bei Frauen mit LVH 2,12 – also eine Verdoppelung des Herz-Kreislauf-Risikos. Die Myokardhypertrophie wird als struktureller Anpassungsmechanismus des Herzens bei Hypertonie und Klappenvitien betrachtet. Doch spielen offenbar Alter, Körpergewicht, Diabetes, das Renin-Angiotensin-System, Plasmakatecholamine, Insulin und Insulinresistenz sowie Membran-Kationentransport eine bislang nicht eindeutig definierte Rolle (22, 116). Das kardiale Risiko nimmt proportional zum Ausmaß der Myokardhypertrophie zu. Die Messung der LVH sollte deshalb sowohl zur Beurteilung des Herz-Kreislauf-Risikos als auch des Therapieerfolgs bei der Blutdruckbehandlung bei möglichst vielen Diabetikern angewendet werden. Antihypertensive Medikamente haben einen unterschiedlichen Effekt auf die LVH. In der Veterans-Affair-Studie zeigten Patienten mit guter Blutdruckeinstellung unter Captopril, Hydrochlorothiazid und Atenolol eine Reduktion der LVH nach 1 Jahr Behandlung, während Diltiazem, Clonidin und Prazosin nicht erfolgreich waren (35). In der LIFE-Studie war Losartan dem β-Blocker Atenolol in der Rückbildung der LVH deutlich überlegen (78).

Atherosklerose der peripheren Arterien und Karotiden. Eine besonders starke und konsistente Assoziation besteht zwischen der peripheren arteriellen Verschlusskrankheit der Extremitäten (AVK) und der subsequenten kardiovaskulären Mortalität (10, 15, 49, 98). Auch die fortgeschrittene Mediasklerose geht mit einem erhöhten Risiko für Herz-Kreislauf-Krankheiten einher (98). Der prädiktive Wert für Herztod wurde für die Claudicatio intermittens ebenso hoch beschrieben wie ein positives Belastungs-EKG (15). Da die Diagnose der AVK selbst in den Frühstadien mit einfachen Ultraschall-Methoden zu stellen ist, sollten alle Diabetiker wegen der hohen Rate an AVK daraufhin untersucht werden (102). Stenosen in den Gefäßen oder sonographisch erfasste Plaques zeigen nämlich nicht nur die Gefährdung der Extremität an, sondern weisen auf eine generalisierte Atherosklerose und deshalb auch auf eine KHK hin. In der Münchner Praxis-Studie waren dopplersonographisch erfasste Karotisstenosen ein hochsignifikanter Prädiktor für den kardiovaskulären Tod (128). Das Herzinfarktrisiko nimmt mit der Anzahl der Plaques in den peripheren Gefäßen, den Karotiden und der Aorta deutlich zu (124). Eine Reihe von Surveys hat selbst die Intima-Media-Dicke der A. carotis communis als aussagekräftigen Prädiktor für kardiovaskuläre Komplikationen herausgestellt (100, 135). Zur Erfassung des Hochrisikopatienten sind deshalb diese einfachen, nichtinvasiven Methoden eine wichtige Hilfe.

Eingeschränkte glomeruläre Funktion. Für den Typ-1-Diabetiker ist eine bestehende diabetische Nephropathie der Hauptschrittmacher arteriosklerotischer Gefäßveränderungen (67, 142). Doch ist eine konstante Proteinurie auch für den Typ-2-Diabetiker ein hohes kardiovaskuläres Risiko (32, 34, 95). Schon die Mikroalbuminurie geht mit einer deutlich gesteigerten Herz-Kreislauf-Mortalitätsrate einher. In der HOPE-Studie waren geringste Albuminkonzentrationen im Urin (noch unterhalb der Schwelle einer Mikroalbuminurie) mit einem erhöhten Auftreten von Herz-Kreislauf-Komplikationen und Tod assoziiert (34). Der Mechanismus der Verbindung von Mikro- oder Makroalbuminurie mit einem subsequenten Herz-Kreislauf-Tod wird mit der endothelialen Dysfunktion und der Akkumulation kardiovaskulärer Risikofaktoren bei der Nephropathie erklärt. Auch wurde die Assoziation der Albuminurie mit der autonomen Neuropathie des Herzens gefunden (91), die ihrerseits eine erhebliche kardiovaskuläre Risikosteigerung verursacht. In der Steno-2-Studie konnte das kardiovaskuläre Risiko von Typ-2-Diabetikern mit Mikroalbuminurie durch multifaktorelle Intervention (Statine, Betablocker, ACE-Hemmer, ASS, Blutglucosenormalisierung) dramatisch (55%) reduziert werden (30a).

Therapie

Die rechtzeitige Diagnose und Therapie der KHK (105), sowie eine aggressive Risikofaktoren-Intervention können also die ungünstige Prognose der Diabetiker deutlich verbessern.

Medikamentöse Therapie

Ein klinischer Nutzen (Ereignis- oder Mortalitätsreduktion) ist nachgewiesen für:
➤ Lipidsenker (17, 110, 115),
➤ Antihypertensiva (1, 121),
➤ ACE-Hemmer und AT_1-Rezeptoren-Blocker (unabhängig vom blutdrucksenkenden Effekt; 43, 78),
➤ nach einem ersten ischämischen Koronarereignis kardioselektive β-Blocker (52),

▶ Thrombozytenfunktionshemmer (5),
▶ normnahe Blutglucoseeinstellung (83).

Die Symptome der Angina pectoris werden mit Nitraten, Calciumantagonisten und β-Blockern behandelt. Kardioselektive β-Betablocker sollten verwendet werden, um die Nebenwirkungen zu minimieren.

Herzinsuffizienz und Arrhythmien. Im Rahmen der KHK kommt es bei Diabetikern häufig zu Herzinsuffizienz und Rhythmusstörungen. Hypertonie, diabetische Kardiomyopathie und autonome Neuropathie leisten hierzu ihren Beitrag. Die Behandlung beinhaltet optimale Blutzuckereinstellung, die Normalisierung erhöhter Blutdruckwerte, Einsatz von ACE-Hemmern oder AT_1-Rezeptor-Blockern, Digitalis und Diuretika. Patienten mit Herzrhythmusstörungen bedürfen einer genauen Diagnostik, der Einsatz von Antiarrhythmika und/oder Antikoagulation muss individuell entschieden werden. Im fortgeschrittenem Stadium der Herzinsuffizienz sind die linksventrikuläre Stimulation, mechanische Unterstützungssysteme und die Herztransplantation als mögliche Therapieoptionen zu berücksichtigen.

Invasive Interventionen

Eine Angioplastie oder chirurgische Intervention sollte in Erwägung gezogen werden, wenn die medikamentöse Therapie nicht ausreicht, die Symptome zu lindern. Die operative Mortalität und die Verbesserung der Lebensqualität ist bei Diabetikern und Nichtdiabetikern vergleichbar. Deshalb ist die klinische Indikationsstellung für aortokoronare Venen-Bypass-Operationen (ACVB), koronare Angioplastie und Stent-Implantationen für Diabetiker identisch mit der allgemeinen Bevölkerung. Die Langzeitprognose nach der perkutanen, transluminalen Angioplastie (PTCA) der Koronarien und der ACVB-Operation sind bei Diabetikern jedoch etwas schlechter (44, 61, 130). Faktoren, die auch für die ungünstigere Überlebensrate bei Diabetikern nach Herzinfarkt genannt werden (s. u.), dürften hierfür verantwortlich sein.

Kathetergestützte Revaskularisierung (Ballondilatation und Stentimplantation). Die Koronarangioplastie (perkutane, transluminale Koronarangioplastie, PTCA) ist wegen des im Vergleich zur Bypass-Operation geringeren invasiven Charakters Therapie der Wahl bei Patienten mit Diabetes mellitus und hat einen zu Nichtdiabetikern ähnlich guten Primärerfolg von etwa 90% (134). PTCA-Verfahren haben im Unterschied zur koronare Bypass-Chirurgie auch die Vorteile, dass sie komplikationsärmer sind und mit weniger Aufwand wiederholt werden können. 6–12 Monate nach konventioneller Ballonangioplastie wurden bei Diabetikern jedoch im Vergleich zu Nichtdiabetikern eine erhöhte Restenoserate und eine erhöhte Anzahl von Gefäßverschlüssen beobachtet (130, 149). Besonders ungünstig schnitten insulinbehandelte Diabetiker ab (92, 130). Die Unterschiede scheinen nach einer zusätzlichen Stentimplantation im Vergleich zur alleinigen Angioplastie geringer zu sein (58, 149). Die erhöhte Rate an Restenosierung bei Diabetikern nach Koronarinterventionen erklärt sich durch die deutlich gesteigerte Intimahyperplasie (66) und die thrombozytäre Hyperreaktivität (64). In der EPISTENT-Studie konnte bei Diabetikern durch Anwendung der Abciximab-Antikörperfragmente mit Hemmung des thrombozytären GP-IIb/IIIa-Rezeptoren eine Prognoseverbesserung über 6 Monate nach Stentimplantation erzielt werden (86), die sich auch in der Kosten-Nutzen-Analyse als kostensparend erwies (157). Mit größtem Interesse werden die Erfolge mit beschichteten („coated") Stents (z. B. mit Rapamycin [Sirolismus]) verfolgt, die nach ersten Ergebnissen eine deutliche Reduktion der Restenosierung und eine Verbesserung der Überlebensraten gezeigt haben (54).

Operative Revaskularisierung (koronare Bypass-Operation). Die Bypasschirurgie kommt umso mehr in Betracht, je weiter fortgeschritten die Koronarveränderungen sind. Dies ist häufig bei Diabetikern der Fall. Eine Überlegenheit des Bypasses, speziell des Mammaria-interna-Bypasses, gegenüber der PTCA bei Diabetikern wurde in der BARI-Studie demonstriert (134). Allerdings ist bei der Bypass-Operation eine erhöhte Krankenhausmortalität zu verzeichnen. Diese wird durch die vorbestehende Linksherzinsuffizienz, den Schweregrad der KHK und eine erhöhte postoperative Komplikationsrate (u. a. Schlaganfallrate) erklärt (151).

Prävention

Die Erfassung des Herz-Kreislauf-Risikos und die erforderlichen Interventionsmaßnahmen bestehen in erster Linie in der systematischen Suche nach kardiovaskulären Risikofaktoren und der asymptomatischen Atherosklerose (Leitlinien DDG). Um die hohe kardiovaskuläre Morbidität und Mortalität der Diabetiker zu reduzieren, ist eine aggressive Behandlung der beeinflussbaren traditionellen Risikofaktoren erforderlich, d. h. Patienten und Ärzte müssen sich um die intensivierte Therapie der erhöhten Blutfette und Blutdruckwerte, Aufgabe des Rauchens, Thrombozytenaggregationshemmung und nicht zuletzt um die Senkung der Hyperglykämie be-

Tab. 22.2 Zielwerte der Diabeteseinstellung zur Prävention der koronaren Herzkrankheit (Leitlinien)

Parameter	Zielwert
BMI	< 25 kg/m²
Blutdruck	< 130/85 mm Hg

Cholesterin
  LDL-Cholesterin
  HDL-Cholesterin
	< 200 mg/dl
	< 100 mg/dl bei Herz-Kreislauf-Komplikationen
	> 40 mg/dl

Triglyceride	< 150 mg/dl
HbA_{1c}	< 6,5 % –7,0 %
Nicotin	nicht Rauchen
Niere	keine Albuminurie

mühen. Die konsequente Führung des Diabetikerpasses ist dabei behilflich. Es müssen alle Risiken ausreichend behandelt werden, wobei die Zielwerte in den letzten Jahren aufgrund neuer Erkenntnisse kontinuierlich gesenkt wurden. Bei Diabetikern mit erkennbarem Hochrisikoprofil ist es auch nicht sinnvoll, zwischen Primär- und Sekundärprävention zu unterscheiden, sondern die Identifikation des Hochrisikopatienten ist aus medizinischer und ökonomischer Sicht erforderlich.

Hinweise auf kardiovaskuläre Krankheiten sollten durch genaue Anamnese, sorgfältige körperliche Untersuchung und nichtinvasive Techniken wie EKG mit Herzfrequenz-Variabilität und Ultraschall-Doppler-Untersuchungen erhalten werden. Diabetiker mit bekannter KHK sollten koronarangiographiert und nach bestem Wissen behandelt werden, soweit sie für diese Maßnahmen infrage kommen.

> Da eine beträchtliche Zahl von Diabetikern atherosklerotische Veränderungen an den Gefäßen bereits zum Zeitpunkt der Diabetesdiagnose aufweist, sollten interventionelle Maßnahmen früh, wenn möglich schon in einem prädiabetischen Stadium beginnen.

Herzinfarkt

Therapie

Thrombolyse und PTCA

Die intensivmedizinische Therapie des Myokardinfarkts hat sich in den letzten Jahren mit Einführung von Monitoring, Thrombolytika und Akut-PTCA erheblich geändert. Dadurch konnte die Prognose der Patienten dramatisch verbessert werden, sofern sie das Krankenhaus erreichen. Das relative Risiko für den Koronartod im Krankenhaus, d. h. die Frühmortalität bleibt im Vergleich zu Nichtdiabetikern jedoch erhöht (1,6–2,1%) (36). Ein plötzlicher Herztod 24 Stunden nach Beginn der Symptome eines Herzinfarkts tritt bei Diabetikern im Vergleich zu den Nichtdiabetikern sogar 2,6fach häufiger auf (16).

Die Analysen der Fibrinolytic Therapy Trialist Collaborative Group bestätigten den Nutzen der Thrombolyse bei Diabetikern. Die absolute Reduktion der Mortalität war eher größer als bei den Nichtdiabetikern (3,7% vs. 1,5%) (28).

Retinale Blutungen sind bei Diabetikern unter thrombolytischer Therapie sehr selten. Eine Retinopathie ist deshalb keine Kontraindikation für eine Thrombolysebehandlung (36). Der derzeit immer noch deutlich geringere Einsatz von Thrombolytika bei Diabetikern mit Herzinfarkt sollte deshalb mit einer möglichen Erblindungsgefahr nicht begründet werden.

> Wann immer möglich, ist jedoch die Akut-PTCA mit insgesamt höheren bzw. besseren Wiedereröffnungsraten der alleinigen Lysetherapie vorzuziehen (131). Diabetiker profitieren davon genau so gut wie Nichtdiabetiker.

In Zentren mit großer Erfahrung sollte die Stent-Implantation (mit oder ohne Abciximab-Therapie) als Routine-Reperfusionsstrategie betrachtet werden. Die Akut-PTCA ist aber in der Mehrzahl der Akutkrankenhäuser noch nicht verfügbar. Neuere Strategien wie die prähospitale Lyse und wirksame Kombinationen mit niedermolekularem Heparin oder GP-IIb/IIIa-Antagonisten könnten eine Verkürzung der Wiedereröffnungszeit erreichen und auch mit einer „Rescue-PTCA" kombiniert werden.

ACE-Hemmer

Aufgrund der Auswirkungen des Myokardinfarkts auf die linksventrikuläre Funktion bei Diabetikern sind eine ACE-Hemmer-Therapie zur Unterstützung der Pumpfunktion und die Verhinderung eines negativen Remodelling zu empfehlen. Die Dosis der Medikamente sollte hoch gewählt werden (114). In einer Subgruppenanalyse der GISSI-3-Studie mit 2790 Diabetikern konnte eine Reduktion der 6-Wochen-Mortalität durch die Gabe eines ACE-Hemmers innerhalb der ersten 24 Stunden nach Infarktereignis signifikant von 44,1% auf 24,5% gesenkt werden, wobei dieser Nutzen deutlicher als bei Nichtdiabetikern ausfiel (156).

Störungen der Gerinnung und Fibrinolyse

Gerinnung und Fibrinolyse sind bei Diabetikern in ungünstiger Weise für die Koronararterien verändert (37). Dadurch profitieren Diabetiker durch thrombolytische Therapie relativ mehr als Nichtdiabetiker (28, 36). Bei Diabetikern wurden erhöhte Werte von Fibrinogen, Faktor VII, Faktor VIII, von-Willebrand-Faktor und der Thrombozyten-Aggregabilität gefunden und gelten als unabhängige Risikoprädiktoren (30). Plasminogen-Aktivator-Inhibitor 1 (PAI-1) scheint eine Schlüsselrolle bei der Hemmung der Fibrinolyse zu spielen. Interessanterweise sind erhöhte Spiegel dieses Fibrinolysehemmers bei allen Komponenten des Insulinresistenz-Syndroms gefunden worden, ein weiterer Mechanismus, weshalb dieses Syndrom als gravierendes kardiovaskuläres Risiko gilt.

Die biochemischen und molekularen Verknüpfungen zwischen Diabetes mellitus und der veränderten Thrombozytenfunktion wurden wiederholt untersucht. Erhöhte Spiegel an Oberflächen-Adhäsionsmolekülen einschließlich P-Selectin und Glykoprotein-IIb/IIIa-Rezeptoren wurden bei Typ-2-Diabetikern beschrieben (140). In einer Metaanalyse von 6 großen Interventionsstudien bei Patienten mit instabiler Angina und Nicht-ST-Hebungsinfarkten profitierten besonders Diabetiker von der GP-IIb/IIIa-Hemmung mit Abciximab und hatten eine 26%ige Reduktion der Mortalität (113). Auch der Plättchenhemmer Clopidogrel erwies sich in der CURE-Studie besonders bei Diabetikern mit einem akuten Koronarsyndrom als vorteilhaft (137). Bei der erhöhten Aktivierung der Thrombozyten ist die ASS-Therapie in der Sekundärprävention Standard geworden (5). Alternativ kann bei Unverträglichkeit Clopidogrel eingesetzt werden. Bei Hochrisikopatienten kommen die Plättchen-Aggregationshemmer auch in der Primärprävention zum Einsatz (s. u.).

Prognose

Der akute Myokardinfarkt ist eine der wesentlichen lebensbedrohlichen Komplikationen des Diabetes mellitus. Auch in der Thrombolyseära ist der Herzinfarkt bei Diabetes mit einer deutlich schlechteren Kurz- und Langzeitprognose behaftet (Abb. 22.**4**; 74, 82, 126). Das kumulative Mortalitätsrisiko beträgt, wenn alle Todesfälle (auch Patienten vor Krankenhausaufnahme) innerhalb des 1. Jahres erfasst werden, über 50% (90, 147). Also weniger als die Hälfte der Diabetiker überlebt nach einem Herzinfarkt die 1-Jahres-Grenze (57). Verglichen mit den Angaben für Nichtdiabetiker ergibt sich eine deutlich höhere Gefährdung für Diabetiker (87). Nach der Neudefinition des Myokardinfarkts im Jahr 2000 (4) hat sich die Zahl der Nicht-ST-Hebungsinfarkte (NST-Infarkte) auf Kosten der Fälle von instabiler Angina pectoris verdoppelt.

Nach der GUSTO-IIb-Studie hatten Diabetiker mit akutem Koronarsyndrom besonders in der Gruppe der NST-Infarkte eine ungünstigere 30-Tage- und 6-Monate-Prognose (87). Ein positiver Troponin-T-Test korreliert mit einer hohen Rate an Frühkomplikationen. Nach der OASIS-Studie haben Diabetiker mit instabiler Angina und NST-Infarkten die gleiche ungünstige 2-Jahres-Prognose wie Nichtdiabetiker mit bekannter kardiovaskulärer Erkrankung (84). Auch die Langzeitprognose ist unbefriedigend. Nach überstandenem Herzinfarkt beträgt die 5-Jahres-Überlebensrate für Diabetiker 54% im Vergleich zu 73% bei Nichtdiabetikern (147). Bei einem 2. Infarkt innerhalb der 5-Jahres-Grenze verringert sich die Überlebenschance auf weniger als 25%.

Das bevölkerungsbezogene Augsburger Herzinfarktregister bot die Möglichkeit, das Auftreten und Überleben nach Herzinfarkt an einer nicht selektierten Patientengruppe zu untersuchen. Typ-2-Diabetes war bei Männern mit einem 3fach höheren und bei Frauen mit einem 6fach höheren Herzinfarktrisiko assoziiert (Abb. 22.**5**; 82). 63% der diabetischen Herzinfarktpatienten waren Hypertoniker und 33% Raucher. Unabhängig vom Schweregrad des Akutinfarkts war die Überlebensrate bei Diabetikern nach Krankenhausentlassung deutlich eingeschränkt (Abb. 22.**4**).

Faktoren für die ungünstigere Prognose

Die ungünstigere Prognose der Diabetiker erklärt sich aus einer Reihe von Faktoren (Tab. 22.**3**).

Tab. 22.**3** Mögliche Ursachen für die schlechtere Prognose bei Diabetikern nach Herzinfarkt

- häufigeres Auftreten von kardiogenem Schock
- schmerzarme Infarkte, die eine sofortige Behandlung verzögern
- diffuse Atherosklerose der Koronararterien
- Störungen der Gerinnung und Fibrinolyse
- diabetische Herzmuskelerkrankung
- autonome Neuropathie
- Herzrhythmusstörungen
- unterschiedlicher Einsatz von Medikamenten
- metabolische Ursachen
- Infarktgröße

Die Mortalität nach einem Infarkt ist im Allgemeinen abhängig von der Größe des ischämischen Areals. Gemessen an EKG-Veränderungen und dem Anstieg der Herzmuskelenzyme im Blut sind die Herzinfarkte bei Diabetikern ähnlich groß wie Nichtdiabetikern (74). Die Ergebnisse des Augsburger Herzinfarkt-Registers zeigen, dass selbst Diabetiker mit kleinen und oftmals symptomarmen Infarkten eine erhöhte Früh- und Spätmortalität aufweisen. Unabhängig von der Infarktgröße

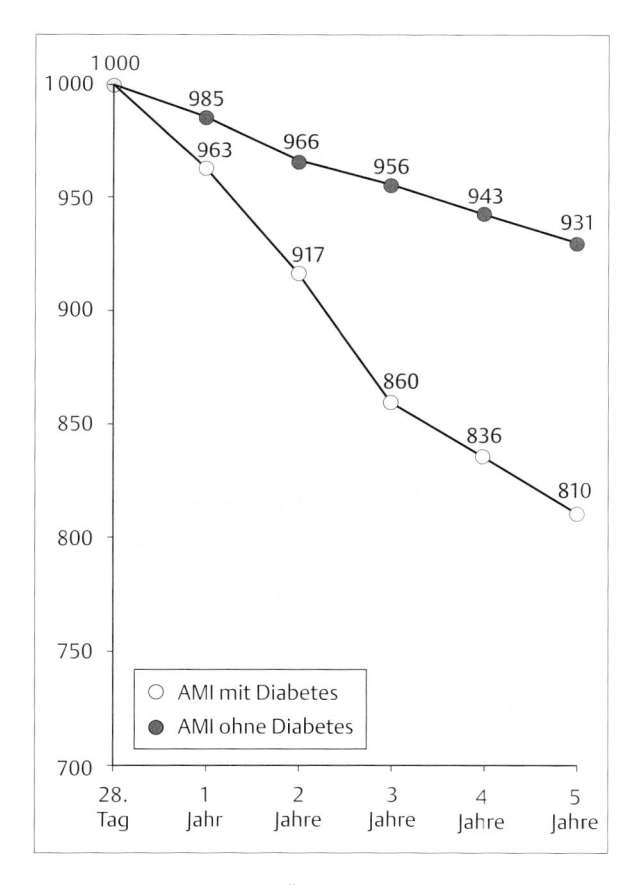

Abb. 22.**4** Herzinfarkt und Überleben im MONICA Augsburg Survey 1985–90. Relatives Überleben von Herzinfarktpatienten mit und ohne Diabetes.
AMI = akuter Myokardinfarkt

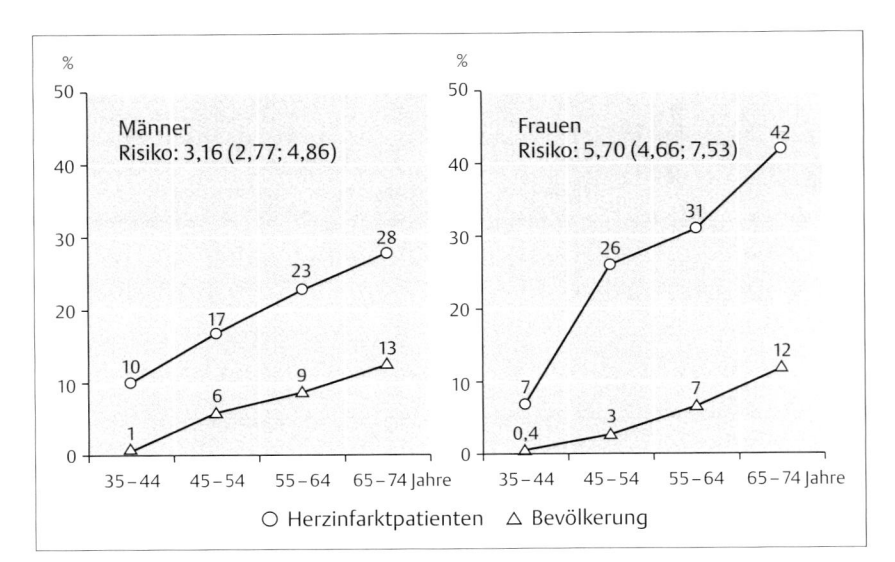

Abb. 22.5 Prävalenz von Diabetes mellitus (%) bei Herzinfarktpatienten im Vergleich zur Augsburger Bevölkerung. Augsburger Herzinfraktregister 1985/92 und MONICA Augsburg Survey 1984/85 und 1989/90.

wurden bei Diabetikern auch eine erhöhte Inzidenz an Myokardruptur, eine verminderte Ejektionsfraktion des Residualventrikels und ein häufigeres Auftreten eines kardiogenen Schocks beobachtet (103)

Medikamente

β-Blocker. Obgleich der Nutzen einer thrombolytischen Therapie insbesondere für den Diabetiker herausgestellt wurde (28), werden Diabetiker seltener damit behandelt. In der Untersuchung des Augsburger Herzinfarkt-Registers wurden nur 16% der diabetischen Herzinfarktpatienten thrombolysiert (82). Ähnliches gilt für die β-Blockertherapie (35%), obgleich der Langzeitnutzen mit kardioselektiven β-Blockern gerade bei Diabetikern nachgewiesen wurde (62). Für Patienten mit β-Blockern in der Entlassungsmedikation konnte ein positiver Effekt auf das Langzeitüberleben gezeigt werden, der für die häufiger eingesetzten Calciumantagonisten und Diuretika nicht bestand (82). Traditionell wurden β-Blocker als weniger geeignet für Diabetiker angesehen, weil eine Verschlechterung der metabolischen Einstellung, verringerte Warnsymptomen bei einer Hypoglykämie und verlängerte Unterzuckerzuständen befürchtet wurden. In Studien mit kardioselektiver β-Blockade haben sich diese Befürchtungen jedoch nicht betätigt (62). Theoretisch könnten β-Blocker von besonderem Nutzen sein aufgrund ihrer Fähigkeit, die Spiegel freier Fettsäuren zu senken und dadurch die Glucoseutilisation zu fördern (101).

Sulfonylharnstoffe. Hypothetisch haben manche Sulfonylharnstoffe (SH) Einfluss auf die ATP-abhängigen Kaliumkanäle des Herzmuskels und damit auf die Infarktgröße (14, 125). In Tierversuchen konnte demonstriert werden, dass bei Fehlen von „ischemic preconditioning", also der Anpassung des Myokards an einen Sauerstoffmangel, größere Infarkte resultieren (125). Während der Ischämie öffnen sich die ATP-abhängigen Kaliumkanäle, ein Mechanismus, der einen Schutz des Myokards gegenüber Ischämie und Reperfusionsschaden darstellt und von SH in unterschiedlichem Ausmaß blockiert werden kann. Die klinische Relevanz dieser Befunde ist unklar, zumal eine SH-Therapie kein Prädiktor für eine ungünstige Prognose nach Herzinfarkt ist (39, 63).

Diabetische Kardiomyopathie

Die erhöhte Todesrate bei Diabetikern nach Infarkt beruht auch auf einer vergleichsweise erhöhten Rate an Linksherzinsuffizienz. Lungenödem oder kardiogener Schock entwickeln sich häufiger, als es die Infarktgröße – gemessen am Verlauf der Herzenzymwerte – erwarten lassen würde (103) Klinische und epidemiologische Studien der letzten Jahre haben darauf hingewiesen, dass Diabetiker eine Herzinsuffizienz bei Fehlen einer signifikanten KHK, Hochdruck und Herzklappendefekten entwickeln können. In den Studies of Left Ventricular Dysfunction (SOLVD) erwies sich der Diabetes als ein unabhängiger Risikofaktor für Morbidität und Mortalität beim symptomatischen und asymptomatischen Herzversagen (122). Die Autoren der Framingham-Studie analysierten die Rolle des Diabetes bei kongestivem Herzversagen und fanden eine deutlich höhere Inzidenz der dekompensierten Herzinsuffizienz bei Diabetikern, wobei das Exzessrisiko unabhängig von Hypertonie und KHK gesehen wurde (Abb. 22.**6**; 55). Daraus wurde der Schluss gezogen, dass eine besondere Form der Kardiomyopathie bei Diabetikern auftrete, wobei als Ursache die diabetische Mikroangiopathie und Stoffwechselstörungen vermutet wurden. In den letzten Jahren wurde der Begriff der diabetischen Kardiomyopathie in der Literatur von Kardiologen und Diabetologen weitgehend akzeptiert.

Die diabetische Kardiomyopathie wurde sowohl bei Typ-2-Diabetikern als auch bei Langzeit-Typ-1-Diabetikern beschrieben (31, 107). Typisch ist die Kombination von vermindertem frühdiastolischen Füllungsfluss, reduziertem enddiastolischen Volumen und vermehrter linksventrikulärer Wanddicke, wobei die Hypertrophie

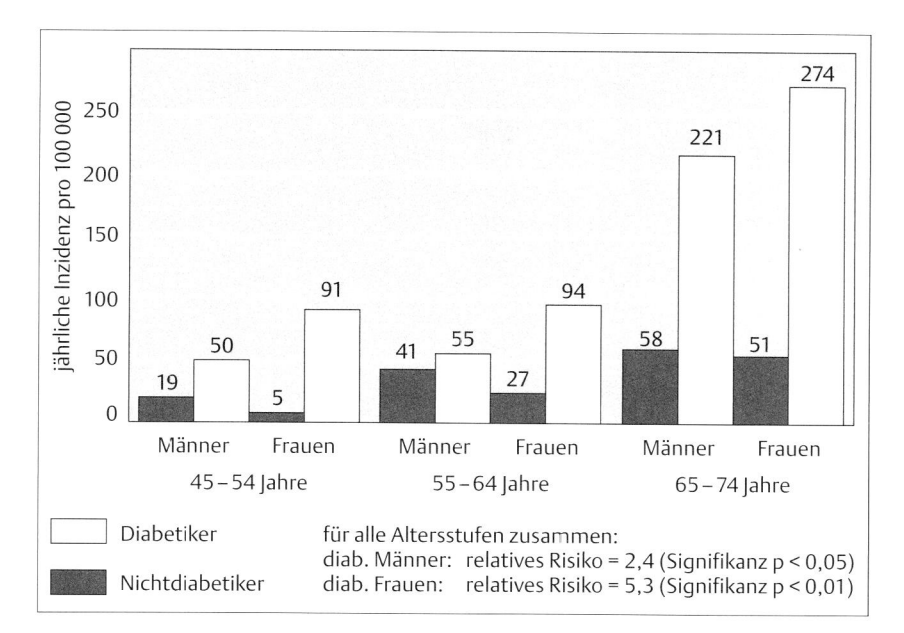

Abb. 22.6 Jährliche Inzidenz des Herzversagens bei männlichen und weiblichen Diabetikern und Nichtdiabetikern im Alter von 45–74 Jahren nach Alter. Ergebnisse von Nachuntersuchungen über 18 Jahre im Rahmen der Framingham-Studie.

für alle Altersstufen zusammen:
diab. Männer: relatives Risiko = 2,4 (Signifikanz p < 0,05)
diab. Frauen: relatives Risiko = 5,3 (Signifikanz p < 0,01)

des linken Ventrikels als Folge einer veränderten Wandstruktur angesehen werden könnte (111). Diese Veränderungen sind aber auch für Personen mit hypertonen Blutdruckwerten charakteristisch, sodass oftmals bei der häufigen Koexistenz von Diabetes und Hypertonie die genaue Zuordnung der pathogenen Mechanismen schwierig ist. Zweifellos prädestinieren aber diastolische Funktionsstörung und linksventrikuläre Hypertrophie zur Herzinsuffizienz.

Durch Myokardbiopsien konnte eine typische diabetische Mikroangiopathie mit Mikroaneurysmen der Kapillaren, Basalmembranverdickung, paravasaler Ablagerung von Glykoproteinen und interstitieller Fibrose tatsächlich nachgewiesen werden (29). Die Mikroangiopathie der Kapillaren dürfte aber für diabetische Herzmuskelerkrankung und Infarkt eine untergeordnete Rolle spielen, da keine Assoziation von Mikroangiopathie mit spezifischen ischämieinduzierten pathologischen Veränderungen des Herzmuskels gesehen wurde. Der bei Diabetikern wiederholt nachgewiesene verminderte myokardiale Blutfluss (bei Fehlen atheromatöser Veränderungen der Koronararterien) ist deshalb weniger auf Funktionsstörungen der Kapillaren als der präarteriolären myokardialen Widerstandsgefäße zurückzuführen.

Metabolische Faktoren

Blutzuckereinstellung. Diabetische Infarktpatienten mit niedrigeren HbA_{1c}-Werten haben eine bessere Prognose (104). Die Störung des myokardialen Stoffwechsels bei Diabetikern kann die Vulnerabilität des Herzmuskels erhöhen. Normalerweise verstoffwechselt das Myokard freie Fettsäuren als Hauptenergieträger. Unter ischämischen Bedingungen wird die anaerobe Glykolyse wichtigste Energiequelle in Form von Adenosintriphosphat (ATP; 104). Die Glucosetransporter GLUT-1 und GLUT-4 wandern zur Zellmembran und erleichtern die Glucoseaufnahme. Der gesteigerte Glucosestoffwechsel in der Ischämie hält die myokardiale Funktion aufrecht, und durch die Reduktion der freien Fettsäuren wird der Sauerstoffbedarf des Muskels vermindert. Diese tierexperimentellen Untersuchungen gaben Anlass zu einer vielbeachteten Studie über „Diabetes Insulin Glucose Infusion in Acute Myocardial Infarction" (DIGAMI), in der diabetische Herzinfarktpatienten mit einer Insulin/Glucose-Infusion über wenigstens 24 Stunden und anschließend mit einer Therapie mit multiplen täglichen Insulininjektionen über mindestens 3 Monate behandelt wurden (83). Die intensiviert behandelten Personen wurden mit einer Kontrollgruppe (die konventionell mit oralen Antidiabetika oder Insulin behandelt wurde) verglichen. Nach den Ergebnissen dieser Studie wurde durch intensivierte Insulintherapie in der Akut- und Folgezeit die Letalität des Myokardinfarkts bei Diabetikern um 11% reduziert. Die Mortalität betrug in der Insulin/Glucosegruppe nach 1 Jahr 18,6% und in der Kontrollgruppe 26,1%, eine relative Risikoreduktion von 30%.

> Die optimale Blutzuckereinstellung, häufig mit oder in Kombination mit Insulin, wird heute als Standard der Infarkttherapie betrachtet.

Hypertonie und Hyperlipidämie. Noch wichtiger scheint nach den Ergebnissen der Interventionsstudien die frühe und aggressive Senkung der Risikofaktoren Hypertonie und Hyperlipidämie zu sein. Die CARE- und 4-S-Studie haben gezeigt, dass gerade Diabetiker von der Senkung des LDL-Cholesterins profitieren (Abb. 22.7; 43, 110, 115). Dadurch kann die bei Diabetikern exzessiv gesteigerte Reinfarktrate auf das Niveau von Nichtdiabetikern gesenkt werden. Maßnahmen zur Sekundärprävention sind noch in einem Stadium der fortgeschrittenen Atherosklerose und nach Myokardinfarkt Erfolg versprechend.

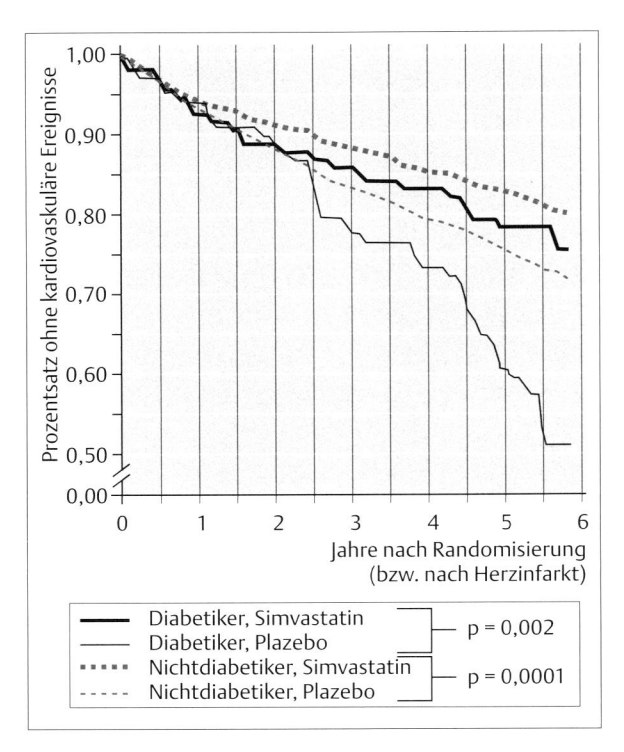

Abb. 22.7 Die 4-S-Studie: Einfluss einer LDL-senkenden Therapie mit Simvastatin auf die Anzahl kardiovaskulärer Ereignisse bei Diabetikern und Nichtdiabetikern mit Herzinfarkt. (110)

Literatur

1 Adler AI, Stratton IM, Neil HAW, et al. on behalf of the UK Prospective Diabetes Study Group: Association of systolic blood pressure with macrovascular and microvascular complications of type 2 diabetes (UKPDS 36): prospective observational study. BMJ 2000; 321:412–419
2 Airaksinen KE, Koistinen MJ, Ikäheimo MJ: Effect of coronary artery disease on parasympathetic cardiovascular reflexes in NIDDM patients. Diabetes Care 1990;13:83–6
3 American Diabetes Association (Consensus Statement): Diagnosis of coronary heart disease in people with diabetes. Diabetes Care 1998; 21:1551–1559
4 Anonymus: Myocardial infarction redefined – a consensus document of The Joint European Society of Cardiology/American College of Cardiology Committee for the redefinition of myocardial infarction. Eur Heart J 2000;21:1502–13
5 Antithrombotic Trialists' Collaboration. Collaborative meta-analysis of randomised trials of antiplatelet therapy for prevention of death, myocardial infarction, and stroke in high risk patients. BMJ. 2002;324:71–86
6 Arad Y, Spadaro LA, Goodman K, Newstein D, Guerci AD. Prediction of coronary events with electron beam computed tomography. J Am Coll Cardiol 2000;36:1253–60
7 Aronson D. Pharmacologic modulation of autonomic tone: implications for the diabetic patient. Diabetologia 1997;40:476–81
8 Assmann G, Cullen P, Schulte H. Simple scoring scheme for calculating the risk of acute coronary events based on the 10-year follow-up of the prospective cardiovascular Münster (PROCAM) study. Circulation 2002;105:310–5
9 Barrett-Connor E. Does hyperglycemia really cause coronary heart disease? Diabetes Care 1997; 20:1620–23
10 Brand FN, Abbott RD, Kannel WB. Diabetes, intermittent claudication, and risk of cardiovascular events: The Framingham Study. Diabetes 1989;38:504–9
11 Burchfield CM, Reed DM, Marcus EB: Association of diabetes mellitus with coronary atherosclerosis and myocardial lesions: an autopsy study from the Honolulu Heart Program. Am J Epidemiol 137 (1993) 1328–1340
12 Canto JG, Shlipak MG, Rogers WJ et al. Prevalence, clinical characteristics, and mortality among patients with myocardial infarction presenting without chest pain. JAMA 2000;283:3223–9
13 Caracciolo EA, Chaitman BR, Forman SA, et al. Diabetics with coronary disease have a prevalence of asymptomatic ischemia during exercise treadmill testing and ambulatory ischemia monitoring similar to that of nondiabetic patients. Circulation 1996;93:2097–105
14 Cole, W.C., C.D.McPherson, D.Sontag: ATP-regulated K+-channels protect the myocardium against ischemia/reperfusion damage. Circ. Res. 1991;69:571–81
15 Criqui MH, Langer RD, Fronek A, et al. Mortality over a period of 10 years in patients with peripheral arterial disease. N Engl J Med 1992;326:381–6
16 Curb JD, Rodriguez BL, Burchfield CM. Sudden death, impaired glucose tolerance, and diabetes in Japanese American men. Circulation 1995;91:2591–5
17 Diabetes Control and Complications Trial Research Group: The effect of intensive treatment of diabetes on the development and progression of long-term complications in insulin-dependent diabetes mellitus. N Engl J Med 1993;329:977–86
18 DECODE Study Group: Glucose tolerance and mortality: comparison of WHO and American Diabetes Association diagnostic criteria. Lancet 1999; 354:617–21
19 DeFronzo RA, Ferrannini E. Insulin resistance: a multifaceted syndrome responsible for NIDDM, obesity, hypertension, dyslipidemia, and atherosclerotic cardiovascular disease. Diabetes Care 1991;14:173–94
20 Dekker JM, Schouten EG, Klootwijk P, Pool J, Kromhout D: Association between QT interval and coronary heart disease in middle-aged and elderly men: The Zutphen Study. Circulation 1994;90:779–85
21 de Vegt F, Dekker JM, Ruhe HG, et al. Hyperglycaemia is associated with all-cause and cardiovascular mortality in the Hoorn population: the Hoorn Study. Diabetologia 1999; 42:926–31
22 Devereux RB, Roman MJ, Paranicas M, et al. Impact of diabetes on cardiac structure and function: the Strong Heart Study. Circulation 2000;101:2271–6
23 Diabetes Atherosclerosis Intervention Study Investigators: Effect of fenofibrate on progression of coronary-artery disease in type 2 diabetes: the Diabetes Atherosclerosis Intervention Study, a randomised study. Lancet 2001; 357:905–10
24 Donahue RP, Orchard TJ: Diabetes mellitus and macrovascular complications. An epidemiological perspective. Diabetes Care 1992;15:1141–55
25 Dyer AR, Persky V, Stamler J. Heart rate as prognostic factor for coronary heart disease and mortality: findings in three Chikago epidemiologic studies. Am J Epidemiol 1980;112:736–49
26 Expert Panel on Detection, Evaluation, and Treatment of High Blood Cholestrol in Adults. Executive Summary of the Third Report of the National Cholesterol Education Program (NCEP) Expert Panel on Detection, Evaluation, and Teatment of High Blood Cholesterol in Adults (Adult Treatment Panel III). JAMA. 2001;285:2486–97.
27 Feener ED, King GL. Vascular dysfunction in diabetes mellitus: Lancet 1997;350(Suppl.I)SI 9–13

28 Fibrinolytic Therapy Trialists' (FTT) Collaborative Group: Indications for fibrinolytic therapy in suspected acute myocardial infarction: collaborative overview of early mortality results from all randomised trials of more than 1000 patients. Lancet 1994;343:311–22
29 Fisher BM, Frier BM. Evidence for a specific heart disease of diabetes in humans. Diab Med 1990; 7:478–89
30 Folsom A.R, Wu KK, Rosamond WD, et al. Prospective study of hemostatic factors and incidence of coronary heart disease: The Atherosclerosis Risk in Communities (ARIC) Study. Circulation 1997;96:1102–8
30a Gaede P, Vedel P, Larsen N et al. Multifactorial intervention and cardiovascular disease in patients with type 2 diabetes. N Engl J Med 2003;348:383-93
31 Galderisi M, Anderson KM, Wilson PW, Levy D: Echocardiographic evidence for the existence of a distinct diabetic cardiomyopathy (The Framingham Heart Study). Am J Cardiol 1991;68:85–9
32 Gall M-A, Borch-Johnsen K, Hougaard P, et al. Albuminuria and poor glycemic control predict mortality in NIDDM. Diabetes 1995;44:1303–9
33 Geiss LS, Herman WH, Smith PJ. Mortality in non-insulin-dependent diabetes. In: Harris, M. (ed): Diabetes in America, 2nd ed. Bethesda, National Institutes of Health, 1995, pp 233–55
34 Gerstein H, Mann JFE, Yi Q, et al. Albuminuria and risk of cardiovascular events, death, and heart failure in diabetic and nondiabetic individuals. JAMA 2001;286:421–6
35 Gottdiener JS, Reda DJ, Massie BM, et al. Effect of single-drug therapy on reduction of left ventricular mass in mild to moderate hypertension: Comparison of six antihypertensive agents. The Department of Veterans Affairs Cooperative Study Group on Antihypertensive Agents. Circulation 1997;95:2007–14
36 Granger CB, Califf RM, Young S. Outcome of patients with diabetes mellitus and acute myocardial infarction treated with thrombolytic agents. J Am Coll Cardiol 1993; 21:920–5
37 Gray R, Yudkin JS, Patterson DLH. Plasminogen activator inhibitor in plasma – a risk factor for myocardial infarction in diabetic subjects. Br Heart J 1993;69:228–32
38 Gu K, Cowie CC, Harris MI. Diabetes and decline in heart disease mortality in US adults. JAMA 1999;281:1291–7
39 Gustafsson I, Hildebrandt P, Seibaek M, et al. Long-term prognosis of diabetic patients with myocardial infarction: relation to antidiabetic treatment regimen. The TRACE Study Group. Eur Heart J 2000;21:1937–43
40 Haffner SM, Lehto S, Rönnemaa T, et al. Mortality from coronary heart disease in subjects with and without prior myocardial infarction. N Engl J Med 1998;339:229–34
41 Hanefeld M., Fischer S, Schmechel H, et al. Diabetes Intervention Study: multi-intervention trial in newly diagnosed NIDDM. Diabetes Care 1991;14:308–17
42 Haverkamp W, Hördt M. Willems S, et al. Polymorphe ventrikuläre Tachykardie oder Torsade de pointes? Herz/Kreisl. 1994;26:311–6
43 Heart Outcomes Prevention Evaluation (HOPE) Study Investigators. Effects of ramipril on cardiovascular and microvascular outcomes in people with diabetes mellitus: results of the HOPE study and MICRO-HOPE substudy. Lancet 2000; 355: 253–259
44 Herlitz J, Wognsen GB, Emanuelsson E, et al. Mortality and morbidity in diabetic and nondiabetic patients during a 2-year period after coronary artery bypass grafting. Diabetes Care 1996;19:698–703
45 Hu FB, Stampfer MJ, Solomon CG, et al. The impact of diabetes mellitus on mortality from all causes and coronary heart disease in women: 20 years of follow-up. Arch Intern Med 2001;161:1717–23
46 Irribarren C, Karter AJ, Go AS, et al. Glycemic control and heart failure among adult patients with diabetes. Circulation 2001;103:2668–73
47 Isomaa B, Henricsson M, Almgren P., et al. The metabolic syndrome influences the risk of chronic complications in patients with Type II diabetes. Diabetologia 2001; 44:1148–54
48 Janka HU, Balletshofer B, Becker A, et al. Das metabolische Syndrom als potenter kardiovaskulärer Risikofaktor für vorzeitigen Tod bei Typ-II-Diabetikern. Diab/Stoffw 1992; 1:2–7
49 Janka HU, Becker A, Müller R: Arterielle Verschlußkrankheit der Extremitäten bei Diabetikern. Inzidenz und ihre Ursachen: Die Schwabinger Studie II. Diab/Stoffw 1993; 2:68–72
50 Jarrett RJ: Risk factors of macrovascular disease in diabetes mellitus. Horm Metab Res 1985;Suppl.15:1–3
51 Jarrett RJ: Risk factors for coronary heart disease in diabetes mellitus. Diabetes 1992;41 (Suppl. 2):1–3
52 Jonas M, Reicher-Reiss H, Boyko V, et al: Usefulness of beta-blocker therapy in patients with non-insulin-dependent diabetes mellitus and coronary artery disease. Asm J Cardiol 1996;77:1273–7
53 Kahn JK, Sisson JC, Vinik AI: QT interval prolongation and sudden cardiac death in diabetic autonomic neuropathy. J Clin Endocrinol Metab 1987;64:751–4
54 Kandzari DE, Kay J, O'Shea JC. Highlights from the American Heart Association annual scientific session 2001. Am Heart J 2002;143:217–28
55 Kannel WB, Hjortland M, Castelli WP: Role of diabetes in congestive heart failure. The Framingham Heart Study. Am J Cardiol 1974;34:29–34
56 Kannel WB, McGee DL: Diabetes and cardiovascular disease. The Framingham Study. JAMA 1978;241:2035–8
57 Karlson BW, Herlitz J, Hjalmarson A, et al. Prognosis of acute myocardial infarction in diabetic and non-diabetic patients. Diab Med 1993;10: 449–54
58 Kastrati A, Schömig A, Elezi S et al. Predictive factors of restenosis after coronary stent placement. J Am Coll Cardiol 1997;30:1428–36
59 Keen H, Jarrett RJ. The WHO multinational study of vascular disease in diabetes: 2. Macrovascular disease prevalence. Diabetes Care 1979;2:187–92
60 Khaw K-T, Wareham N, Luben R, et al. Glycated haemoglobin, diabetes, and mortality in men in Norfolk cohort of European Prospective Investigation of Cancer and Nutrition (EPIC-Norfolk). BMJ 2001; 322:15–18
61 Kip KE, Faxon DP, Detre KM, et al. Coronary angioplasty in diabetic patients. The National Heart, Lung, and Blood Institute Percutaneous Transluminal Coronary Angioplasty Registry. Circulation 1996;94:1818–25
62 Kjekshus J, Gilpin E, Cali G. Diabetic patients and beta-blockers after acute myocardial infarction. Eur Heart J 1990;11:43–50
63 Klamann A, Sarfert P, Launhardt V, Schulte G, Schmiegel WH, Nauck MA. Myocardial infarction in diabetic vs non-diabetic subjects. Survival and infarct size following therapy with sulfonylureas (glibenclamide). Eur Heart J 2000; 21:220–9
64 Kleiman NS, Linvoff AM, Kereiakes DJ, et al. Diabetes mellitus, glycoprotein IIb/IIIa blockade, and heparin: evidence for a complex interaction in a multicenter trial. EPILOG investigators. Circulation 1998;97:1912–20
65 Koivisto VA, Stevens LK, Mattock M, et al. for the EURODIAB IDDM Complications Study Group: Cardiovascular disease and its risk factors in IDDM in Europe. Diabetes Care 1996;19:689–697
66 Kornowski R., Mintz GS, Kent KM et al. Increased restenosis in diabetes mellitus after coronary interventions is due to exaggerated intimal hyperplasia: a serial intravascular ultrasound study. Circulation 1997;95:1366–9
67 Krolewski AS, Kosinski EJ, Warram JH, et al. Magnitude and determinants of coronary artery disease in juvenile-onset, insulin-dependent diabetes mellitus. Am J Cardiol 1987;59:750–5

68 Kuller LH, Velentgas P, Barzilay J, et al. Diabetes mellitus: subclinical cardiovascular disease and risk of incident cardiovascular disease and all-cause mortality. Arterioscler Thromb Vasc Biol 2000; 20:823–9

69 Kuusisto J, Mykkänen L, Pyörälä K, Laakso M: NIDDM and ist metabolic control predict coronary heart disease in elderly subjects. Diabetes 1994; 43: 63–68

70 Laakso M, Rönnemaa T, Lehto S, et al. Does NIDDM increase the risk for coronary heart disease similarly in both low- and high-risk populations? Diabetologia 1995; 38:487–93

71 Laskey WR. Assessment of cardiovascular risk: a return to basics. Ann Intern Med 1993;118:149–150

72 Lawrie GM, Morris GCjr, Glaeser DH: Influence of diabetes mellitus on the results of coronary bypass surgery: follow-up of 212 diabetic patients 10 to 15 years after surgery. JAMA 1986;256:2967–71

73 Lawson ML, Gerstein HC, Tsui E, Zinman B. Effect of intensive therapy on early macrovasczlar disease in young individuals with type 1 diabetes: a systematic review and meta-analysis. Diabetes Care 1999;22(Suppl. 2):B35–9

74 Lehto S, Pyörälä K, Miettinen H. Myocardial infarct size and mortality in patients with non-insulin-dependent diabetes mellitus. J.Intern Med 1994;236:291–297

75 Lehto S, Rönnemaa T, Pyörälä K, Laakso M: Predictors of stroke in middle-aged patients with non-insulin-dependent diabetes. Stroke 1996; 27: 63–68

76 Levy D, Garrison RJ, Savage DD: Prognostic implications of echocardiographically determined left ventricular mass in the Framingham Heart Study. N Engl J Med 1990; 322:1561–6

77 Liguori A, Abete P, Hayden JM, Cacciatore F, Rengo F, Ambrosio G, Bonaduce D, Condorelli M, Reaven PD, Napoli C. Effect of glycaemic control and age on low-density lipoprotein susceptibility to oxidation in diabetes mellitus type 1. Eur Heart J 2001;22:2075–84

78 Lindholm LH, Ibsen H, Dahlöf B, et al. for the LIFE Study Group: Cardiovascular morbidity and mortality in patients with diabetes in the Losartan Intervention For Endpoint reduction in hypertension study (LIFE): a randomised trial against atenolol. Lancet 2002;359:1004–10

79 Linnemann B, Janka HU: Prolonged QTc interval and elevated heart rate identify the type 2 diabetic patient at high risk for cardiovascular death: The Bremen Diabetes Study. Exp Clin Endocrinol Diabetes 2003;110 : in press

80 Lloyd, C.E., L.H.Kuller, D.J.Becker, D.Ellis, R.R.Wing, T.J. Orchard: Coronary artery disease in IDDM: Gender differences in risk factors, but not risk. Arterioscl Thromb Vasc Biol 1996;16:720–6

81 Löwel H, Dinkel R, Hörmann A, Stieber J, Görtler E: Herzinfarkt und Diabetes: Ergebnisse der Augsburger Herzinfarkt-Follow-up Studie 1985–1993. Diab/Stoffw 1996;5 (Suppl.1):19–23

82 Löwel H, Koenig W, Engel S, et al. The impact og diabetes mellitus on survival after myocardial infarction: can it be modified by drug treatment? Results of a population-based myocardial infarction register follow-up study. Diabetologia 2000;43:218–26

83 Malmberg, K.: Prospective randomized study of intensive insulin treatment on long term survival after acute myocardial infarction in patients with diabetes mellitus. DIGAMI (Diabetes Mellitus, Insulin Glucose Infusion in Acute Myocardial Infarction) Study Group. BMJ. 1997; 314:1512–15

84 Malmberg K, Yusuf S, Gerstein HC, et al. Impact of diabetes on long-term prognosis in patients with unstable angina and non-Q-wave myocardial infarction: results of the OASIS (Organization to Assess Strategies for Ischemic Syndromes) registry. Circulation 2000;102:1014–19

85 Manson JA, Colditz GA, Stampfer MJ, et al. A prospective study of maturity onset diabetes mellitus and risk of coronary heart disease and stroke in women. Arch Intern Med 1991;151:1141–7

86 Marso SP, Lincoff AM, Ellis SG et al. Optimizing the percutaneous interventional outcomes for patients with diabetes mellitus: results of the EPISTENT (Evaluation of platelet IIb/IIIa inhibitor for stenting trial) diabetic substudy. Circulation 1999;100:2477–84

87 McGuire DK, Emanuelsson H, Granger CB, Magnus Ohman E, Moliterno DJ, White HD, Ardissino D, Box JW, Califf RM, Topol EJ. Influence of diabetes mellitus on clinical outcomes across the spectrum of acute coronary syndromes. Findings from the GUSTO-IIb study. GUSTO IIb Investigators. Eur Heart J 2000;21:1750–8

88 Meigs JB, Jaques PF, Selhub J, et al. Fasting plasma homocystein levels in the insulin resistance syndrome: the Framingham Offspring Study. Diabetes Care 2001;24:1403–10

89 Meier IJ, Klamann A, Heimesaat M, et al. Prädiktoren eines letalen Verlaufs von Myokardinfarkten bei Typ-2-Diabetikern. Diab/Stoffw 2000;9:149–55

90 Miettinen H, Niemelä M, Lehto S, et al. for the FINMONICA AMI Register Group: Short and long-tern case fatality of myocardial infarction in diabetic and nondiabetic patients. Diabetologia 1995;38(Suppl. 1):A20

91 Mölgaard H, Christensen PD, Hermansen K. Early recognition of autonomic dysfunction in microalbuminuria: significance for cardiovascular mortality in diabetes mellitus. Diabetologia 1994;37:788–96

92 Mori Brooks M, Jones RH, Bach RG, et al. Predictors of mortality and mortality from cardiac causes in the Bypass Angioplasty Revascularisation Investigation (BARI) randomized trial and registry. Circulation 2000;101:2682–9

93 Natali A, Vichi S, Landi P et al. Coronary atherosclerosis in Type II diabetes: angiographic findings and clinical outcome. Diabetologia 2000;43:632–41

94 Nathan DM, Meigs J, Singer DE. The epidemiology of cardiovascular disease in type 2 diabetes mellitus: how sweet it is .. or is it? Lancet 1997;350 (Suppl.I):SI 4–9

95 Neil A, Thorogood M, Hawkins M, et al. A prospective population-based study of microalbuminuria as a predictor of mortality in NIDDM. Diabetes Care 1993;16:996–1000

96 Nesto RW, Phillips RT: Asymptomatic myocardial ischemia in diabetic patients. Am J Med 1986;80 (suppl 4c):40–7

97 Newman AB, Siscovick DS, Manolio TA, et al. for the Cardiovascular Health Study (CHS) Collaborative Research Group: Ankle-arm index as a marker of atherosclerosis in the Cardiovascular Health Study. Circulation 1993;88:837–45

98 Niskanen LK, Suhonen M, Siitonen O, Uusitupa MI: Medial artery calcification predicts cardiovascular mortality in patients with NIDDM. Diabetes Care 1994;17:1252–6

99 Nitenberg A, Valensi P, Sachs R, et al. Impairment of coronary reserve and Ach-induced coronary vasodilatation in diabetic patients with angiographically normal coronary arteries and normal left ventricular systolic function. Diabetes 1993;42:1017–25

100 O'Leary DH, Polak JF, Kronmal RA, et al. Carotid-artery intima and media thickness as a risk factor for myocardial infarction and stroke in older adults. N Engl J Med 1999; 340:14–22

101 Oliver MF, Opie LH: Effects of glucose and fatty acids on myocardial ischaemia and arrhythmias. Lancet 1994;343:155–8

102 Orchard TJ, Strandness DE: Assessment of peripheral vascular disease in diabetes: report and recommendations of an international workshop. Circulation 1993;88:819–28

103 Orlander PR, Goff DC, Morrissey M, et al. the relation of diabetes to the severity of acute myocardial infarction and post-myocardial infarction survival in Mexican-Americans and non-Hispanic whites. The Corpus Christi Heart Project. Diabetes 1994;43:897–902

104 Oswald GA, Corcoran S, Yudkin JS. Prevalence and risks of hyperglycemia and undiagnosed diabetes in patients with acute myocardial infarction. Lancet 1984;I:1264–67
105 Paillole C, Ruiz J, Juliard JM, et al. Detection of coronary artery disease in diabetic patients. Diabetologia 1995;38:726–31
106 Panzer C, Lauer MS, Brieke A, et al. Association of fasting plasma glucose with heart rate recovery in healthy adults: a population-based study. Diabetes 2002;51:803–7
107 Park J-W, Ziegler AG, Janka HU, et al. Left ventricular relaxation and filling pattern in diabetic heart muscle disease: an echocardiographic study. Klin Wschr 1988;66:773–8
108 Pyörälä K, Laakso M, Uusitupa M: Diabetes and atherosclerosis: an epidemiologic view. Diab Metab Rev 1987;3:463–524
109 Pyörälä K, DeBacker G, Graham I, et al. on behalf of the Task Force: Prevention of coronary heart disease in clinical practice: Recommendations of the Task Force of the European Society of Cardiology, European Atherosclerosis Society and European Society of Hypertension. Eur Heart J 1994;15:1300–31
110 Pyörälä K, Pedersen TR, Kjekshus J, et al. Cholesterol lowering with simvastatin improves prognosis of diabetic patients with coronary heart disease: a subgroup analysis of the Scandinavian Simvastatin Survival Study (4S). Diabetes Care 1997;20:614–20
111 Raev, C.R.: Which left ventricular function is impaired earlier in the evolution of diabetic cardiomyopathy? Diabetes Care 1994;7:633–9
112 Rathmann W, Ziegler D, Jahnke M, et al. Mortality in diabetic patients with cardiovascular autonomic neuropathy. Diab Med 1993;10:820–4
113 Roffi M, Chew DP, Mukherjee D, et al. Platelet glycoprotein IIb/IIIa inhibitors reduce mortality in diabetic patients with non-ST-segment-elevation acute coronary syndromes. Circulation. 2001;104:2767–70
114 Ryden L, Armstrong PW, Cleland JG, et al. Efficacy and safety of high-dose lisinopril in chronic heart failure patients at high cardiovascular risk, including those with diabetes mellitus. Results from the ATLAS trial. Eur Heart J 2000;21:1967–78
115 Sacks FM, Pfeffer MA, Moye L, et al. The effect of pravastatin on coronary events after myocardial infarction in patients with avarage cholesterol levels. N. Engl. J. Med. 1996;335:1001–9
116 Sasson Z, Rasooly Y, Bhesania T, Rasooly T: Insulin resistance is an important determinant of left ventricular mass in the obese. Circulation 1993;88:1431–1436
117 Sawicki PT, Dähne R, Bender R, Berger M. Prolonged QT interval as predictor of mortality in diabetic nephropathy. Diabetologia 1996;39:77–81
118 Saydah SH, Loria CM, Eberhardt MS, et al. Subclinical states of glucose intolerance and risk of death in th U.S. Diabetes Care 2001;24:447–53
119 Scanlon PJ, Faxon DP, Audet AM, et al. ACC/AHA Guidelines for coronary angiography: executive summary and recommendations. Circulation 1999;99:2345–57
120 Scheidt-Nave C, Barrett-Connor E, Wingard DL. Resting electrocardiographic abnormalities of asymptomatic ischemic heart disease associated with non-insulin-dependent diabetes mellitus in a defined population. Circulation 1990;81:899–906
121 SHEP Cooperative Research Group: Prevention of stroke by antihypertensive drug treatment in older persons with isolated systolic hypertension. Final results of the Systolic Hypertension in the Elderly Program (SHEP). JAMA 255 (1991) 3255–3264
122 Shindler DM, Kostis JB, Yusuf S, et al. Diabetes mellitus, a predictor of morbidity and mortality in the Studies of Left Ventricular Dysfunction /SOLVD) Trials and Registry. Am J Cardiol 1996;77:1017–20
123 Silva JA, Escobar A, Collins TJ, Ramee SR, White CJ. Unstable angina: a comparison of angioscopic findings between diabetic and nondiabetic patients. Circulation 1995;92:1731–6
124 Simon A, Giral P, Levenson J: Extracoronary atherosclerotic plaque at multiple sites and total coronary calcification deposit in asymptomatic men: association with coronary risk profile. Circulation 1995;92:1414–21
125 Smits, P, Thien T: Cardiovascular effects of sulphonylurea derivatives: Implications for the treatment of NIDDM. Diabetologia 1995;38:116–21
126 Sprafka JM, Burke GL, Folsom AR, et al. Trends in prevalence of diabetes mellitus in patients with myocardial infarction and effect of diabetes on survival. The Minnesota Heart Survey. Diabetes Care 1991;14:537–43
127 Stamler J: Epidemiology, established major risk factors, and the primary prevention of coronary heart disease. In: Cardiology, Parmley W, Chatterjee K, eds, Philadelphia, Lippincott, 1987, p. 1–41
128 Standl E, Balletshofer B, Dahl B, et al. Predictors of 10-year macrovascular and overall mortality in patients with NIDDM: the Munich General Practitioner Project. Diabetologia 1996;39:1540–5
129 Standl E, Schnell O. A new look at the heart in diabetes mellitus: from ailing to failing. Diabetologia 2000;43:1455–69
130 Stein B, Weintraub WS, Gebhart SSP, et al. Influence of diabetes mellitus on early and late outcome after percutaneous transluminal coronary angioplasty. Circulation 1995;91:979–89
131 Stone GW, Grines CL, Cox DA, et al. for the Controlled Abciximab and Device Investigation to Lower Late Angioplasty Complications (CADILLAC) Investigators. Comparison of angioplasty with stenting, with or without abciximab, in acute myocardial infarction. N Engl J Med 2002;346:957–66
132 Stratton IM, Adler AI, Neil HAW, Matthews DR, Manley SE, Cull CA, Hadden D, Turner RC, Holman RR, on behalf of the UK Prospective Diabetes Study Group: Association of glycaemia with macrovascular and microvascular complications of type 2 diabetes (UKPDS 35): prospective observational study. BMJ 2000; 321:405–412
133 Strauer BE, Motz W, Vogt M, et al. Evidence for reduced coronary flow reserve in patients with insulin-dependent diabetes. A possible cause for diabetic heart disease in man. Exp Clin Endicrinol Diabetes 1997;105:15–20
134 The Bypass Angioplasty Revascularization Investigation (BARI) Investigators: Comparison of coronary bypass surgery with angioplasty in patients with multivessel disease. New Engl J Med 1996;335:217–25
135 Temelkowa-Kurktschiev T, Koehler C, Schaper F et al. Relationship between fasting plasma glucose, atherosclerosis risk factors and carotid intima media thickness in non-diabetic individuals. Diabetologia 1998;41:706–12
136 The Cardiovascular Health Study. Fasting and 2-hour postchallenge serum glucose measures and risk of incident cardiovascular events in the elderly. Arch Intern Med 2002;162:209–16
137 The Clopidogrel in Unstable Angina to Prevent Recurrent Events Trial Investigators. Effects of clopidogrel in addition to aspirin in patients with acute coronary syndromes without ST-segment elevation. N Engl J Med 2001;345:494–502
138 The World Health Organization Multinational Study of Vascular Disease in Diabetics. Prevalence of small vessel and large vessel disease in diabetic patients from 14 centres. Diabetologia 1985;28 (Suppl):615–40
139 Töyry J, Niskanen L, Mäntysaari M, et al. Occurrence, predictors and clinical significance of autonomic neuropathy in NIDDM: 10-year follow-up from the diagnosis. Diabetes 1996;45:308–15
140 Tschoepe D, Roesen P, Kaufmann L, et al. Evidence for abnormal platelet glycoprotein expression in diabetes mellitus. Eur J Clin Invest. 1990; 20: 166–170

141 Tunbridge WMG: Factors contributing to deaths of diabetics under fifty years of age. Lancet 1981;II:569–71
142 Tuomilehto J, Borch-Johnsen K, Molarius A, et al. Incidence of cardiovascular disease in Type 1 (insulin-dependent) diabetic subjects with and without diabetic nephropathy in Finland. Diabetologia 1998;41:784–90
143 Turner R, Cull C, Holman R. United Kingdom Prospective Diabetes Study 17: a 9-year update of a randomized, controlled trial on the effect of improved metabolic control on complications in non-insulin-dependent diabetes mellitus. Ann Intern. Med 1996;124:136–145
144 U.K. Prospective Diabetes Study Group. Intensive blood glucose control with sulphonylureas or insulin compared with conventional treatment and risk of complications in patients with type 2 diabetes (UKPDS 33). Lancet 1998; 352:837–53
145 Uusitupa MIJ, Niskanen LK, Siitonen O, et al. Ten-year cardiovascular mortality in relation to risk factors and abnormalities in lipoprotein composition in Type 2 (non-insulin-dependent) diabetic and non-diabetic subjects. Diabetologia 1993;36:1175–84
146 Uusitupa MIJ, Niskanen LK: Hyperglycemia and cardiovascular risk in NIDDM. Diabetes Care 1995;18:884–5
147 Ulvenstam, G., Aberg A, Bergstrand R, et al. Long-term prognosis after myocardial infarction in men with diabetes. Diabetes 1985;34:787–92
148 Valsania P, Zarich SW, Kowalchuk GJ, et al. Severity of coronary artery disease in young patients with insulin-dependent diabetes mellitus. Am Heart J 1991:122/3:695–700
149 Van Belle E, Bauters, Hubert E, et al. Restenosis rates in diabetic patients: a comparison of coronary stenting and balloon angioplasty in native coronary vessels. Circulation 1997;96:1454–60
150 Waller BF, Palumbo PJ, Lie JT. Status of the coronary arteries at necropsy in diabetes mellitus with onset after age 30 years. Am J Med 1980;69:498–506
151 Weintraub WS, Jones EL, Craver JM et al. In-hospital and long-term outcome after reoperative coronary bypass graft surgery. Circulation 1995;92(Suppl 9):II50–7
152 West of Scotland Coronary Prevention Study: Identification of high-risk groups and comparison with other cardiovascular intervention trials. Lancet 1996;348:1339–42
153 Wingard DL, Barrett-Connor E. Heart disease and diabetes. In: Diabetes in America, Harris, M.I. ed., National Institutes of Health, Washington (NIH Publication No. 95-1468), 1995, pp 429–48
154 Yudkin JS. How can we best prolong life? Benefits of coronary risk factor reduction in non-diabetic and diabetic subjects. Brit Med J 1993;306:1313–18
155 Zuanetti G, Neilson JMM, Latini R, et al. on behalf of GISSI-2 investigators: Prognostic significance of heart rate variability in postmyocardial infarction patients in the fibrinolytic era: The GISSI-2 Results. Circulation 1996;94:432–6
156 Zuanetti G, Latini R, Maggioni AP, et al. Effect of the ACE inhibitor lisinopril on mortality in diabetic patients with acute myocardial infarction: data from the GISSI-3 study. Circulation 1997;96:4239–45
157 Zwart-van Rijkom JE, van Hout BA. Cost-efficacy in interventional cardiology; results from the EPISTENT study. Evaluation of Platelet IIb/IIIa Inhibitor For Stenting Trial. Eur Heart J 2001;22:1476–84

23 Hirn- und extremitätenversorgende Arterien

H. Stiegler, R. Standl und E. Standl

Das Wichtigste in Kürze

➤ Jeder Typ-2-Diabetiker sollte bei Diagnosestellung zur Erfassung des vaskulären Risikos auf Zeichen einer Makroangiopathie der hirn- und extremitätenversorgenden Arterien untersucht werden.
➤ Bei Vorliegen eines pathologischen Befundes empfehlen sich für die hirnversorgenden Arterien jährliche Kontrollen.
➤ Typ-1-Diabetiker sollten bei Nachweis eines atherogenen Risikofaktors – insbesondere Hypertonie – in gleicher Weise angiologisch untersucht werden.

➤ Die Gefäßwanddicke der Karotiden ist ein sensibles Maß zur Abschätzung des kardiovaskulären Risikos.
➤ Früh- und Langzeitverlauf einer Revaskularisierung weisen in Abhängigkeit von den prognostischen Faktoren keinen Unterschied zwischen Diabetikern und Nichtdiabetikern auf. Bei einer kritischen Ischämie sollten diese Maßnahmen ohne Verzug nach einem risikoorientierten Stufenplan zum Einsatz kommen.

Einleitung

Historisches

Der „Nebenschauplatz" der hirn- und besonders der extremitätenversorgenden Arterien stellt nur einen Bruchteil der epidemiologischen Arbeiten zur Makroangiopathie bei Diabetikern dar. Meist waren es Publikationen mit kardiologischer Ausrichtung, in denen bei Mitbeurteilung der übrigen Gefäßregionen wenig sensible Methoden wie Anamnese oder Pulstasten beschrieben wurden, die nicht selten auch für sich alleine zur Anwendung kamen, wie in der Whitehall-Study (98) oder der Framingham-Studie (77). Ganz ähnlich verhält es sich mit der Genese des Schlaganfalls – hier wurde nur selten differenziert zwischen lakunären oder Territorialinfarkten, deren Ursache und Prognose völlig unterschiedlich sind. Mit der Entwicklung neuer, nichtinvasiver Untersuchungstechniken wie der Doppler- und besonders der Farbduplex-Sonographie werden zunehmend – auch von Diabetologen – Aussagen zur Pathogenese, Progression und therapeutischen Beeinflussung von arteriosklerotischen Gefäßveränderungen peripherer und zerebraler Arterien gemacht. Anstoß hierzu waren unter anderem Arbeiten von Salonen et al., die bereits vor Jahren auf den hochsignifikanten Zusammenhang zwischen der sonographisch ermittelten Intima-Media-Dicke (IMD) und frühen arteriosklerotischen Wandveränderungen der A. carotis einerseits und einem kardialen Ereignis andererseits hinwiesen (107).

Allgemeine Pathogenese

Biochemische endotheliale Prozesse. Die Gefäßwand, und hier besonders das Gefäßendothel, stellt metabolisch-endokrinologisch ein außerordentlich aktives Organsystem dar. Das Endothel ist mit einem Gesamtgewicht von 1,5 kg für die Integrität der Gefäßwand und der Bluthämostase verantwortlich. Das intakte Endothel ist eine wirksame Barriere gegen oxidierte Lipide oder Entzündungszellen und erreicht diese Eigenschaft durch interendotheliale Junctions. Hierbei handelt es sich um extrazelluläre Matrixproteine – meist spezifische Rezeptoren der Integrin-Gruppe (36a). Diese regulieren die interzelluläre Permeabilität und Leukozytenmigration. Das Endothel produziert nach Stimulation durch unterschiedliche Faktoren wie Insulin, Thrombin, Hypoxie oder Scherkräfte u. a. die potenten Vasokonstriktoren Endothelin 1 und Angiotensin II, die außer ihrem vasokonstriktorischen Effekt auch in die Zellproliferation eingreifen (104). Als Gegenspieler werden vom Endothel Stickstoffmonoxid (NO) und Prostaglandin I_2 synthetisiert, die beide eine Vasodilatation und Hemmung der Zellproliferation vermitteln (33).

Als regulierendes Organ der Hämostase bildet das Endothel den für die Plättchenbindung wichtigen von-Willebrand-Faktor (vWF) sowie die Gerinnungsfaktoren V und VI, ferner das für die Thrombinwirkung und Fibrinolysesystem wichtige Thrombomodulin (148). Die Aktivatoren des Fibrinolysesystems („tissue" bzw. „urokinaselike plasminogen activator", tPA bzw. uPA) werden ebenso wie ihre Inaktivatoren (Plasminogenaktivator-Inhibitoren, PAI-1 und PAI-2) vom Endothel gebildet und an die Zelloberfläche abgegeben (148). Patienten mit metabolischem Syndrom weisen eine erhöhte PAI-1-Aktivität, erhöhte Konzentrationen von tPA-Antigen und eine verminderte tPA-Aktivität auf. Die Insulinsensitivität korreliert negativ mit der PAI-I- und positiv mit der tPA-Aktivität (1). Die Thrombozyten beeinflussen das Endothel über die Produktion von Thromboxan A_2, Prostaglandin I_2 und Stickstoffmonoxid (26). Durch den von-Willebrand-Faktor werden die Plättchen aktiviert, die ihrerseits den für die fibrinogenvermittelte Plättchenaggregation wichtigen Rezeptor Glykoprotein IIb/IIIa (GP IIb/IIIa) exprimieren und eine Reihe mitogener wie chemotaktischer Substanzen sezernieren („platelet-derived growth factor" und „transforming growth factor"). Damit die Aktivierung von Plättchen und Leukozyten ein lokaler Prozess bleibt, bedient sich das Endothel der Bildung von Adhäsionsmolekülen, die den 3 Gruppen der Selectine, der Immunglobuline und der Integrine zugeordnet werden (55). Durch die Selectine und Integrine erlangen Leukozyten unterschiedlichen Kontakt zum Endothel, das sie auf Vermittlung der Immunglobuline penetrieren können. Es folgt die der Arteriosklerose zugrunde liegende Umwandlung von Monozyten in Makrophagen, die Proliferation von glatten Muskelzellen und Speicherung von Lipiden sowie eine vermehrte Synthese von extrazellulären Matrixproteinen (55).

Ein interssantes Konzept zur Pathogenese der Arteriosklerose ist die von Bhakdi (15a) vorgeschlagene immunogene Genese, in der ausgehend von einer Anreicherung von LDL im subendothelialen Raum über eine enzymatische Modifizierung eine Aktivierung von Complement und Makrophagen erfolgt. Der Autor bezeichnet die arteriosklerotischen Plaques als Friedhöfe des Complements.

Die Makroangiopathie fördernde Faktoren. Die bekannten Faktoren des metabolischen Syndroms (Hyperglykämie, Hypertonie, Insulinresistenz, Hyperlipidämie, Adipositas und Veränderung der Hämostase) tragen in unterschiedlicher Ausprägung über zelluläre Mechanismen direkt zur Plaqueentwicklung bei. Dennoch erklären sie nicht restlos das Exzessrisiko des Diabetikers für das Auftreten der Makroangiopathie. Gegenwärtig weisen Befunde auf eine Reihe von komplexen Faktoren hin, wie die Schrittmacherfunktion der Nephropathie beim Typ-1-Diabetiker (35, 105) oder die Albuminurie als Indikator für vaskulären Tod oder periphere arterielle Verschlusskrankheit (pAVK; 131, 130), schließlich genetische Faktoren wie der Polymorphismus proteinkodierender Gene (142) und ethnische Einflüsse wie die fehlende makrovaskuläre Morbidität der Pima-Indianer (46).

Eine wesentliche Rolle spielt die Hyperglykämie, wobei bereits kurzfristigen postprandialen Blutzuckerspitzen eine pathogenetische Bedeutung zukommt. Glucose führt zu einer Reihe von Defekten am Endothel wie Störung der Stickstoffmonoxid- (73) und Prostacyclinfreisetzung, Stimulierung der Endothelinbildung (149), Steigerung der Endothelpermeabilität, Expression von Adhäsionsmolekülen am Gefäß und an den Leukozyten (55, 50) und schließlich gesteigerte Glykosylierung von Proteinen (Bildung von „advanced glycosylation end products", AGE). Die AGE führen zur Quervernetzung von Kollagen und anderen Matrixproteinen (10) und somit zum Elastizitätsverlust der Gefäßwand. Ferner führen AGE zur endothelialen Freisetzung von Sauerstoffradikalen, Interleukin-1 und TNF-α und induzieren die Oxidation von LDL-Verbindungen mit atherogenen Eigenschaften (10).

Hirnversorgende Arterien

Epidemiologie

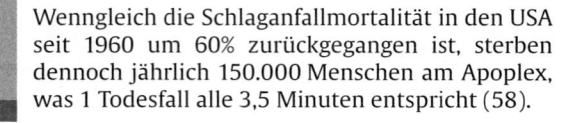

Wenngleich die Schlaganfallmortalität in den USA seit 1960 um 60% zurückgegangen ist, sterben dennoch jährlich 150.000 Menschen am Apoplex, was 1 Todesfall alle 3,5 Minuten entspricht (58).

Apoplexinzidenz und -mortalität. Die Apoplexinzidenz zeichnet sich für beide Geschlechter durch eine signifikante Altersabhängigkeit aus, wie aus Tab. 23.**1** zu entnehmen ist (137). Neben einer Reihe anderer Risikofaktoren (Tab. 23.**2**) erhöht sich das relative Risiko für einen Schlaganfall bei Patienten mit Diabetes um das 1,8–3fache, während nach der Framingham-Studie eine pathologische Glucosetoleranz dieses Risiko bereits verdoppelt (106). Dabei scheint der Einfluss des Diabetes vor allem bei jüngeren Patienten (< 55 Jahre) neben Hypertonie, Rauchen und Alkoholkonsum ganz wesentlich die Apoplexinzidenz zu beeinflussen (Odd's ratio 11,6) – bei allerdings weit streuendem Konfidenzintervall (150). Neben dem im Schnitt um 3,2 Jahre niedrigeren Alter diabetischer Patienten mit Erstapoplex war die Mortalitätsrate signifikant höher im Vergleich zum Nichtdiabetiker (74). Möglicherweise erklärt sich dieser Unterschied durch eine 6fach höhere zerebrale Blutungskomplikation. Nach einer englischen Studie versterben ca. 20% aller Erstapoplexpatienten innerhalb 1 Monats. Bei Nachweis einer intrazerebralen Blutung verschlechtert sich die Prognose um ein Vielfaches (Letalitätsrate 50% vs. 10%; 8). Während sich die Überlebensrate nach Krankenhausentlassung nicht vom Nichtdiabetiker unterscheidet, verlief die Rehabilitierung diabetischer Patienten deutlich langsamer (74). Mit der Kernspintomographie lassen sich Aussagen über die Häufigkeit stummer Hirninfarkte machen, die nach der Rotterdam-Studie altersabhängig in bis zu 24% nachzuweisen waren. Das Risiko stieg signifikant bei einer Hypertonie, war jedoch nicht assoziiert mit Diabetes mellitus oder Nicotinabusus (138b). Patienten mit

Tab. 23.1 Altersspezifische Rate des Apoplexereignisses pro 1000 Patienten pro Jahr (1988–1993)

Frauen	
Alter	Häufigkeitsrate (95% Konfidenzintervall)
45–54	0,99 (0,45–2,21)
55–64	2,96 (2,08–4,21)
65–74	5,56 (4,44–6,98)
75–84	12,50 (9,94–15,73)

Männer	
Alter	Häufigkeitsrate (95% Konfidenzintervall)
45–54	1,52 (0,79–2,91)
55–64	5,61 (4,23–7,46)
65–74	8,24 (6,53–10,4)
75–84	17,64 (13,75–22,63)

Tab. 23.2 Risikofaktoren des Schlaganfalls

Gut dokumentierte Risikofaktoren

- Alter
- männliches Geschlecht
- Erbfaktoren/Rasse
- Hypertonie
- Rauchen
- Diabetes
- Kardiale Ursachen Vorhofflimmern Mitralstenose frischer Vorderwandinfarkt
- Karotisstenose > 70%
- Progrediente Karotisstenose
- offenes Foramen ovale mit Septumaneurysma
- Hyperhomozysteinämie

Wahrscheinliche Risikofaktoren

- Hyperlipidämie
- kardiale Ursachen
- Kardiomyopathie
- Mitralringverkalkung
- Mitralklappenprolaps
- starker Alkoholkonsum
- Adipositas
- hoher Hämatokrit
- Migräne
- Hyperfibrinogenämie
- Anticardiolipin Antikörper
- Aortenplaques > 4 mm

Tab. 23.3 Ursachen des Schlaganfalls

intrakranielle Blutung	15%
ischämischer Insult davon:	85%
– arteriosklerotische Thrombose oder arterioarterielle Embolie	60–70%
– kardiale Embolie	10–15%
– lakunärer Infarkt	10–20%

stummen Infarkten wiesen nach einer Studie ein 10fach höheres Apoplexrisiko auf.

Nach einer Mortalitätsstudie waren 16% der Schlaganfälle bei Männern und 33% bei Frauen vor dem Hintergrund eines Diabetes mellitus aufgetreten (138). Dies unterstreicht die sozioökonomische Bedeutung des Diabetes mellitus in Bezug auf die schlaganfallbedingten Kosten von 0,7 Millionen Pfund/100.000 Einwohner (31).

Apoplexrezidivrate. In diesem Zusammenhang interessiert auch die Frage nach der Apoplexrezidivrate. Diese war nach der Oxfordshire-Studie für Diabetiker nicht signifikant mit einem relativen Risiko von 1,71 erhöht und entspricht hierin der 2-Jahres-Rezidivrate einer amerikanischen Studie von 13,6% für Diabetiker und 11,8% für Nichtdiabetiker (20, 3). Den fehlenden Unterschied in der letztgenannten Studie führte man auf die gute Stoffwechselführung der diabetischen Patienten zurück. Dabei lag der HbA$_{1c}$-Spiegel bei über 90% der Patienten unter 8% (20). In 2 weiteren Studien fand sich sowohl für die Frührezidivrate (4,8% vs. 2,65%) als auch für die 2-Jahres-Follow-up-Untersuchung (25,2% vs. 11,4%) ein signifikanter Unterschied zwischen Diabetikern und Nichtdiabetikern (117, 63).

Ätiologie und Pathogenese

Ätiologie. Das bevorzugte Interesse der Epidemiologen am Herzinfarkt erklärt sich durch die geringere Häufigkeit eines Schlaganfalls, das höhere Alter der Patienten und die Verschiedenheit der pathogenetisch relevanten Ursachen des Apoplex. So sind nach Tab. 23.3 15% der Schlaganfälle durch intrakranielle Blutungen bedingt. Ursachen des ischämischen Insults sind embolische Ereignisse, eine kritisch verminderte Perfusion sowie eine lokale Thrombose. Selbst bei einer asymptomatischen Stenose zwischen 60–99% erreichte die 5-Jahreshäufigkeit des lakunären Insults 2/3 der vaskulär bedingten Insulte (65a). Dennoch lässt sich nach Angaben der NINDS-Stroke-Databank trotz intensiver Diagnostik die Pathogenese ischämischer Insulte in bis zu 1/3 der Fälle nicht eindeutig klären.

Pathophysiologie. Eine ischämische Schädigung des Hirngewebes tritt ein, sobald der Blutfluss in einer umschriebenen Region 10–12 ml/100 g Hirngewebe pro Minute unterschreitet. Durch Unterbrechung der Zufuhr von Glucose und Sauerstoff kommt es zum Verlust der energieabhängigen Ionengradienten. In der Nervenzelle reichert sich Calcium, Natrium, Chlorid und Wasser an (zytotoxisches Ödem). Die hohen intrazellulären Calciumkonzentrationen führen zur Aktivierung proteolytischer Enzyme und zur Zerstörung der Strukturproteine. Radikale zerstören die Mitochondrienmembranen und führen zum Erliegen der ATP-Bildung. Durch Freisetzung von Entzündungsmediatoren wie TNFα, Interleukin, PAF etc. wandern Neutrophile, Makrophagen, Monozyten und Leukozyten in das Hirngewebe ein. In Abhängigkeit von den Blutglucosewerten fällt vermehrt Lactat durch anaerobe Glykolyse an, wodurch der Azidosegehalt in den Randbezirken steigt (101a). Hinzu kommt, dass erhöhte Blutzuckerspiegel über einen vom Endothel mediierten Mechanismus (Stickstoffmonoxid, Prostaglandine) zur Dilatation der Arterien und Verschlechterung der Autoregulation der intrazerebralen Arterien führen (25). Nach Tab. 23.3 ist die arteriosklerotische Thrombose als Ursache arterioarterieller Embolien die Hauptursache zerebraler Infarkte.

Veränderungen der Intima-Media-Dicke. Den Wegbereiter zerebraler Infarkte stellen die mittels hoch auflösender Ultraschalltechniken darstellbaren Verbreiterungen der Intima-Media-Schicht (IMD) dar (Abb. 23.1). Die Relevanz dieser frühen Gefäßwandveränderungen im Verlauf der A. carotis communis zeigt sich in einer Verdoppelung des kardialen Risikos bei alleiniger Wandverdickung und in einer Vervierfachung bei Vorliegen von Karotisplaques (107). In einer aktuellen Studie konnte für Männer und Frauen über eine Beobachtungszeit von 6–9 Jahren beim Vergleich unterschiedlicher IMD (< 0,6 mm vs. > 1 mm) eine 3,6- bzw. 8,5-mal höhere Schlaganfallrate nachgewiesen werden (23b). Das

Schlaganfallrisiko erhöht sich in einer weiteren 4-Jahres-Follow-up-Studie allerdings erst bei stenosierenden Wandveränderungen (14). Erwähnenswert ist die in dieser Studie gemessene Progression der Karotisplaques, die im Vergleich zum Normalbefund bei Patienten mit Wandverdickung ca. 8-mal häufiger ist (1,4 vs. 10,7%; 14).

Diabetische Patienten zeichnen sich durch eine signifikant höhere 4-Jahres-Progressionsrate aller 5 sonomorphologischer Schweregrade (14) aus. Nach einer finnischen Studie (108) war die Intima-Media-Dicke neben dem Alter, dem systolischen Blutdruck, der LDL-Konzentration und dem Vorliegen einer KHK ebenfalls hochsignifikant mit dem Nachweis eines Diabetes verknüpft. Vergleicht man die Intima-Media-Dicke von Typ-1- und Typ-2-Diabetikern, so weisen letztere wegen ihres höheren Alters eine breitere IMD auf (80). Für den Typ-1-Diabetes scheinen Alter und Diabetesdauer mit der IMD zu korrelieren, während beim Typ-2-Diabetes Alter, systolischer Blutdruck und Cholesterin die Gefäßwanddicke relevant beeinflussen. Nicht unerwähnt darf bleiben, dass in 2 Studien bei Typ-2-Diabetes kein Zusammenhang zwischen den kardiovaskulären Risikofaktoren und der IMD gezeigt werden konnte (49, 80). Aus Sektionsstudien ist bekannt, dass relevante arteriosklerotische Veränderungen der Karotisstrombahn vornehmlich im Bereich der Interna-Externa-Bifurkation, des Siphons und des M_1-Segments der A. cerebri media zu finden sind und in der vertebrobasilären Strombahn primär das V_1/V_4-Segment der A. vertebralis sowie den kaudalen Anteil der A. basilaris betreffen.

Zerebrale Mikroangiopathie. Veränderungen im Sinne einer zerebralen Mikroangiopathie sind gehäuft bei Diabetes mellitus, Hypertonie und Hyperhomozysteinämie zu finden. Diese degenerativen Gefäßwandveränderungen führen zu umschriebenen, subkortikal gelegenen, lakunären Infarkten oder zur subkortikalen Leukenzephalopathie. Eine Sonderform ist die autosomal dominant vererbte zerebrale Mikroangiopathie (CADASIL) mit elektronenmikrophischen Veränderungen der Basalmembran (101b)

Progression einer Stenose. Welche Faktoren aus einer asymptomatischen Läsion eine symptomatische machen, ist nicht geklärt. Nach der ACAS-Studie wiesen asymptomatische Läsionen ebenso wie symptomatische Wandhämatome, Ulzera, Verkalkungen und thrombotische Auflagerungen auf (41, 57). Neuere Untersuchungen zur Dignität von Karotisplaques bzw. -stenosen nach sonomorphologischen Kriterien erbrachten Hinweise für eine höhere zerebrale Insultrate bei echoarmen Wandveränderungen (133a). In echoarmen Plaques waren neben einem höheren Lipidgehalt signifikant mehr Makrophagen nachzuweisen, die laut der kardiologischen Plaqueforschung ein Maß für die Plaqueinstabilität sind (52a). Unstrittig ist der Zusammenhang zwischen Stenosegrad und neurologischer Symptomatik – der bei Stenosen über 70% linear verläuft – sowie der ungünstigen Prognose einer progredienten Stenose (59). Nach der NASCET-Studie lag die 2-Jahresinsultrate einer symptomatischen Stenose über

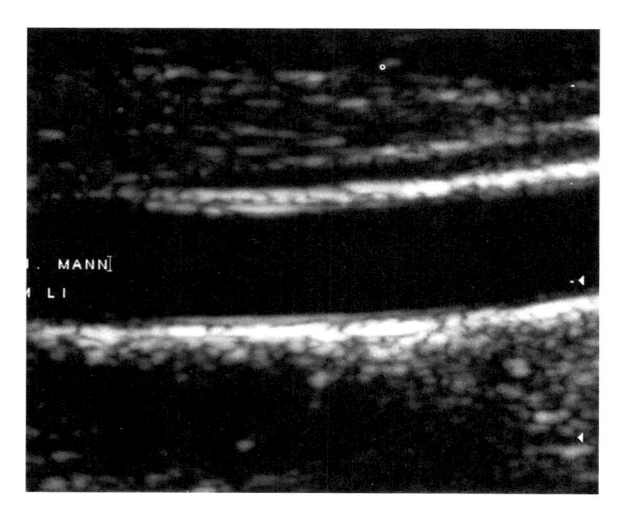

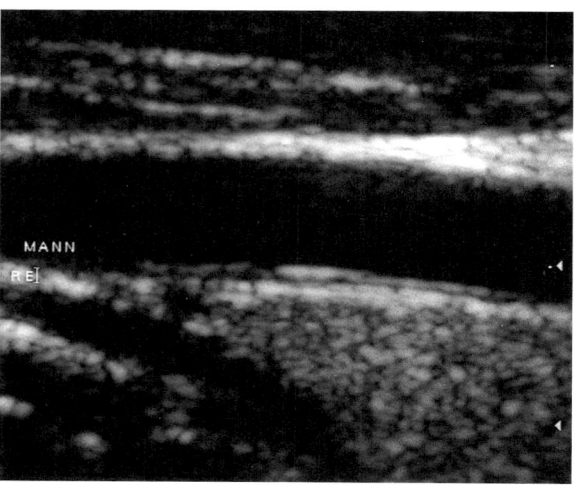

Abb. 23.1 Normale Intima-Media-Dicke einer A. carotis communis (a) und Verbreiterung der IMD > 1 mm als erster Hinweis auf eine Makroangiopathie (b).

70% bei 26%, während sie im gleichen Zeitraum für eine asymptomatische Stenose gleichen Stenosegrades mit 6,4% angegeben wird (105a). Nicht jede relevante Karotisstenose ist verantwortlich für das ipsilaterale neurologische Defizit. Nach Barnett el al. sind 20 bzw. 45% der Schlaganfälle symptomatischer oder asymptomatischer Stenosen zwischen 70–99% nicht auf die Stenose zurückzuführen, sondern z. B. auf einen lakunären oder kardialen Ursprung (6a). Dieses Ergebnis sollte einfließen in die therapeutischen Entscheidungen.

Neben der Arbeit von Belcaro et al. (14) unterstreicht eine mittels 3-dimensionaler Ultraschalltechnik messende Plaquestudie (36) die besondere Bedeutung des Diabetes für das Progressionsverhalten stenosierender Wandveränderungen. Hiervon zu trennen sind die mikrovaskulären Ursachen eines Schlaganfalls – die lakunären Insulte, die durch mikroatheromatöse Verschlüsse kleiner penetrierender Arterien entstehen. Autopsiestudien konnten zeigen, dass beim Diabetiker zumindest ein Teil der ischämischen Insulte auf diesen

Pathomechanismus zurückzuführen sind. Nicht selten handelt es sich um proliferative Läsionen, vergleichbar denen bei Retinopathie. Dies erklärt auch das 2,8fach höhere Risiko für einen Schlaganfall bei Patienten mit Retinopathie (94). Wenngleich der Zusammenhang zwischen Karotisstenose und kardioembolischen Ereignissen einerseits und lakunären Infarkten andererseits kontrovers diskutiert wird, ist die günstige 5-Jahres-Überlebensrate von 86% nach einem lakunären Ereignis hervorzuheben.

Klinik

Einteilung der Hirndurchblutungsstörungen. Klinisch lässt sich die symptomatische Hirndurchblutungsstörung wie folgt einteilen:
➤ transitorische ischämische Attacke (TIA): Symptome, die sich innerhalb von 24 Stunden in der Regel ohne bleibende morphologische und funktionelle Veränderung zurückbilden;
➤ reversibles ischämisches neurologisches Defizit (RIND): länger als 24 Stunden dauernde neurologische Symptomatik, die sich innerhalb von 3 Tagen völlig zurückbildet;
➤ prolongiertes reversibles neurologisches Defizit (PRIND = „minor stroke"): länger als 24 Stunden anhaltende neurologische Symptomatik, die sich innerhalb 1 Woche vollständig zurückbildet, wobei aber RIND und PRIND häufig bleibende Läsionen aufweisen;
➤ progredienter Schlaganfall („progressive stroke"): über 6–48 Stunden an Schwere und Ausmaß zunehmende neurologische Symptome mit inkompletter oder fehlender Rückbildungstendenz;
➤ vollendeter Schlaganfall („complete stroke"): stabilisierte neurologische Ausfälle, die länger als 2–3 Wochen persistieren; partielle Rückbildung mit substanziellem ischämischem Defekt.

Symptome. Der klassische Schlaganfall tritt meist aus völligem Wohlbefinden heraus auf und ist durch eine fokale Symptomatik, meist Hemiparese, charakterisiert. Je nach Versorgungsgebiet der betroffenen Arterie kommt es zu unterschiedlichen Ausfallsmustern:
➤ bei Verschluss des Hauptstamms der A. cerebri media kommt es zu einer brachiofazial betonten Hemisymptomatik mit Hemianopsie;
➤ bei Verschluss der A. cerebri anterior kommt es zu einer rein motorischen spastischen Parese ohne Bewusstseinsstörung;
➤ ist das vertebrobasiläre Stromgebiet betroffen, so können bilaterale Erblindung, bilaterale motorische und sensorische Symptome sowie die Kombination aus Ataxie, Schwindel, Doppelbildersehen und Dysphagie bestehen.

Neben der guten Kurz- und Langzeitprognose des lakunären Insults weisen folgende Symptome auf dieses Krankheitsbild hin: eine rein motorische (55%), eine rein sensorische (18%), die sensomotorische (5%), die ataktische Hemisymptomatik (3%) und das Dysarthrie-clumsy-hand-Syndrom (2%; 4).

Diagnose

Bei klinischem Verdacht auf eine TIA oder Schlaganfallsymptomatik sollten die in Abb. 23.**2** aufgeführten diagnostischen Maßnahmen ohne Zeitverzug zur Anwendung kommen.

Computertomographie (CT) und Kernspintomographie (MRT). Das kraniale CT schließt zwar mit großer Sicherheit eine relevante Blutung aus und gestattet im Idealfall eine Differenzierung zwischen Territorial- (Arterienstammverschlüsse), Grenzzonen- (hämodynamisch bedingt) und lakunären Infarkten, erlaubt jedoch keine eindeutige Zuordnung der Infarktursache. Es erlaubt aber Aussagen über die Häufigkeit stummer Infarkte, die nach der ACAS-Studie bei 30% asymptomatischer Patienten mit über 60%iger Karotisstenose nachzuweisen sind (19). Keiner der üblichen Risikofaktoren einschließlich Diabetes war mit dem Auftreten stummer Infarkte korreliert, die nach der NASCET-Studie ein signifikanter Marker für die Schlaganfallmortalität sind. Bei lakunären Infarkten zeichnet sich eine Überlegenheit der Kernspintomographie ab.

Als nichtinvasive Methode hat die MR-Angiographie einen der Duplex-Sonographie vergleichbaren Stellenwert in der Diagnostik der hirnversorgenden Arterien erreicht. Die Vorteile der Methoden liegen in der zusätzlichen Darstellung der Gefäßabgänge aus der Aorta sowie der schädelbasisnahen Gefäßareale. Schwierigkeiten ergeben sich bei der Differenzierung zwischen höchstgradigen Stenosen und Verschlüssen und der Erfassung von arteriosklerotischen Frühveränderungen. Bei dieser Fragestellung ist die MR-Angiographie der farbkodierten Duplex-Sonographie unterlegen (40b). Ferner ist die Methode nicht flächendeckend verfügbar und die Untersuchung zu teuer. Tab. 23.**4** stellt die nichtinvasiven Methoden zur Abklärung der Halsgefäße vergleichend gegenüber.

Farbkodierte Duplex-Sonographie. In der Beurteilung der extrakraniellen Hirngefäße zeigt die Farbduplex-Sonographie in der Hand des erfahrenen Untersuchers eine der Angiographie entsprechende Übereinstimmung im Erkennen von Stenosen (125). Gewisse Unsicherheiten bestehen bei der exakten Stenosegraduierung, wobei der Stenosegrad nach den angiographischen Kriterien der NASCET-Studie unterschätzt und nach der ECST-Studie überschätzt wurde (126). Die hämodynamische Wirksamkeit einer Karotisstenose lässt sich ermitteln durch (Tab. 23.**5**):
➤ die Bestimmung der Strömungsgeschwindigkeit im Bereich des Punctum maximum der Stenose,
➤ die Bildung eines Quotienten aus der maximalen Flussgeschwindigkeit in der A. carotis interna und der A. carotis communis,
➤ die indirekten Strömungsveränderungen an den vor- bzw. nachgeschalteten Gefäßsegmenten (A. carotis communis, A. carotis externa bzw. A. supratrochlearis).

Als zusätzliches Kriterium kann die im Power-Dopplerspektrum ermittelte planimetrische Stenosegraduierung herangezogen werden (126; Abb. 23.**3**). Neuere Ultraschalltechniken wie das auf Ultraschallsubtraktion

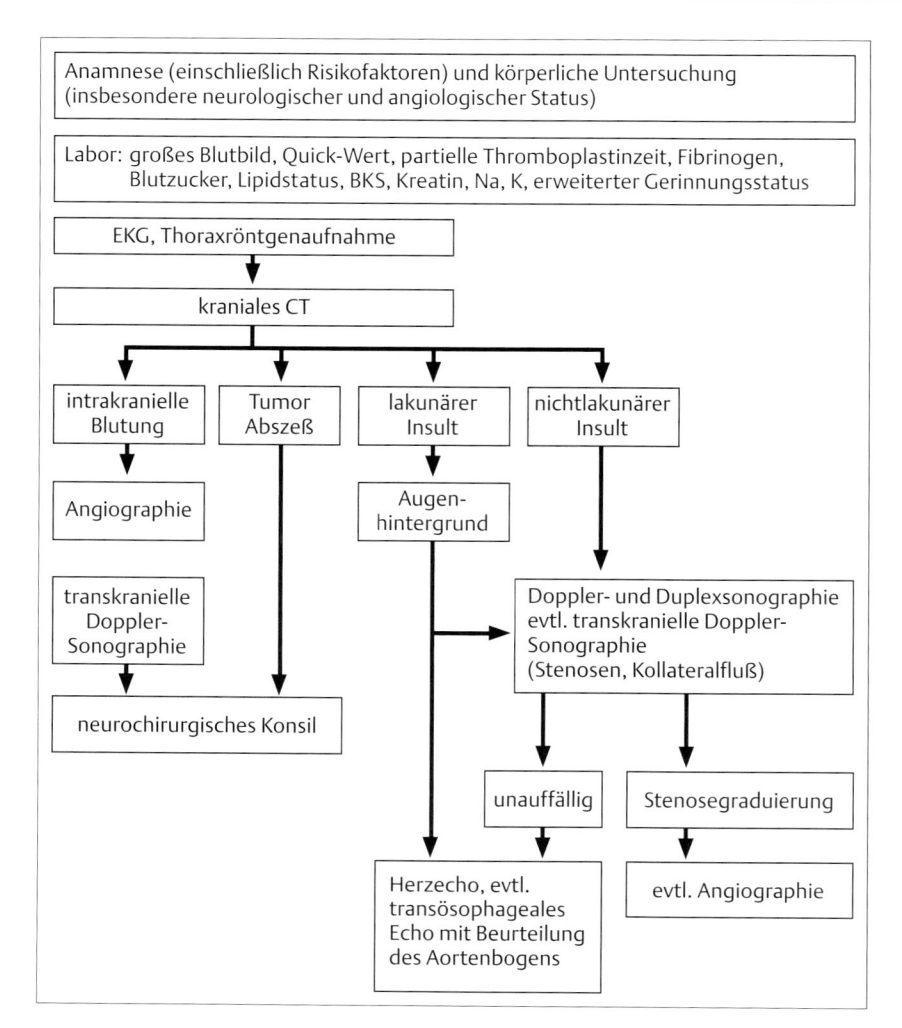

Abb. 23.2 Diagnostisches Vorgehen bei transitorischem ischämischem Anfall oder zerebralem Insult.

Tab. 23.4 Nichtinvasiver Methodenvergleich bei der Abklärung der Halsgefäße (Hahn et al. Dtsch. Ärzteblatt)

Methode	Sensitivität	Spezifität
CTA	60 – 92%	90 – 98%
MRA	84 – 98%	91 – 99%
FKDS	91 – 95%	86 – 97%

CTA = CT-Angiographie, MRA = MR-Angiographie, FKDS = farbkodierte Duplex-Sonographie

Tab. 23.5 Duplex-sonographische Stenosegradeinteilung

Stenose-grad (%)	PSV (cm/s)	EDV (cm/s)	PSVint/PSVcomm
< 50	< 150	< 50	< 1,0
50–70	150–250	50–90	> 1–1,7
70–90	250–400	90–150	> 1,8–3,7
> 90	> 400	> 150	> 3,7

PSV = systolische Maximalgeschwindigkeit,
EDV = enddiastolische Geschwindigkeit
PSVint/PSVcomm = Verhälnis der Maximalgeschwindigkeiten von A. carotis interna zu A. carotis communis

basierende B-Flow-Verfahren weisen auf eine noch exaktere Trennung zwischen Gefäßwand und durchströmtem Gefäßlumen hin (44a).

Zur Erfassung arteriosklerotischer Frühformen ist die Duplex-Sonographie die Methode der Wahl. Mit ihr lassen sich Aussagen zum kardiovaskulären Risiko eines Patienten machen (107) und es lassen sich Progression und Regression von Wandveränderungen unter dem Einfluss unterschiedlicher Risikofaktoren sowie der Verlauf unter medikamentöser Intervention ermitteln. Letztlich erlaubt die Farbduplex-Sonographie Aussagen über die Genese einer Gefäßwandverbreiterung, z. B. bei einer entzündlichen Gefäßerkrankung mit hoher diagnostischer Sicherheit (Abb. 23.4). Die Duplex-Sonographie eignet sich mit einem Auflösungsvermögen von 1/10 mm in idealer Weise als Screeninguntersuchung und erlaubt erstmalig nichtinvasiv exakte Angaben über die Verteilung arteriosklerotischer Veränderungen der großen Arterien. So zeigte eine Untersuchung an 373 pAVK-Patienten eine Mitbeteiligung der Karotiden (Stenosegrad über 30%) in 57% der Fälle (2). Die Indika-

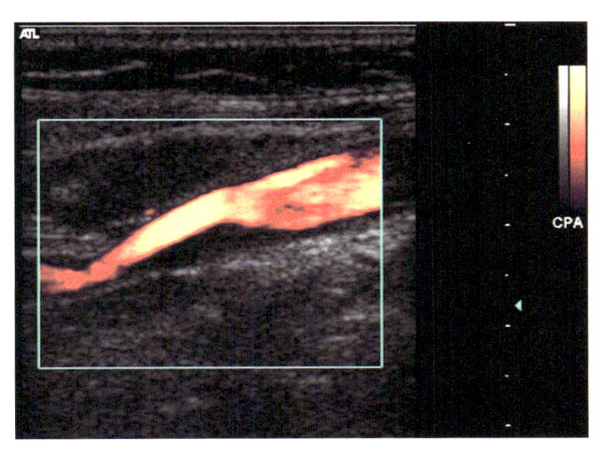

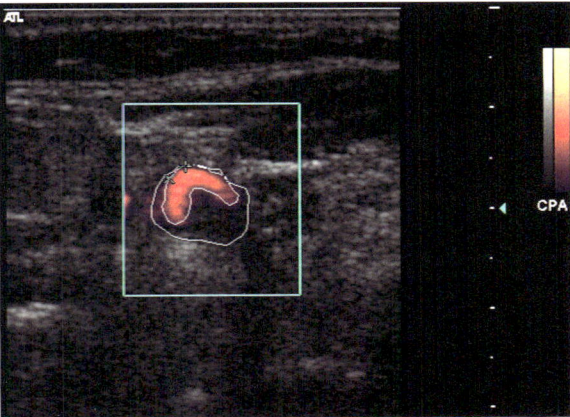

Abb. 23.3 Planimetrische Stenosegradbestimmung im Power-Mode.

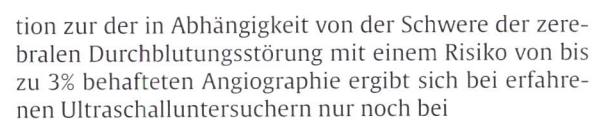

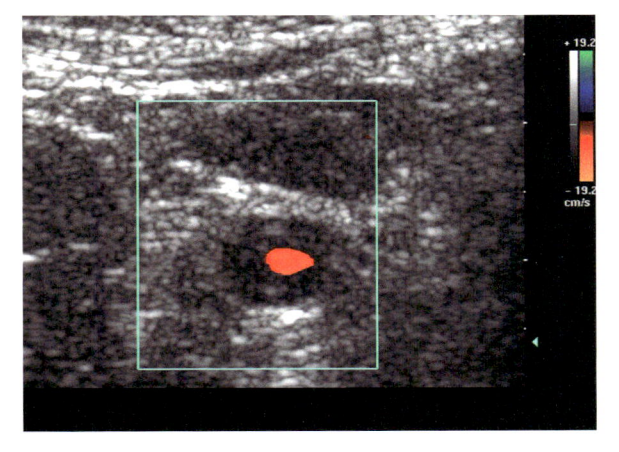

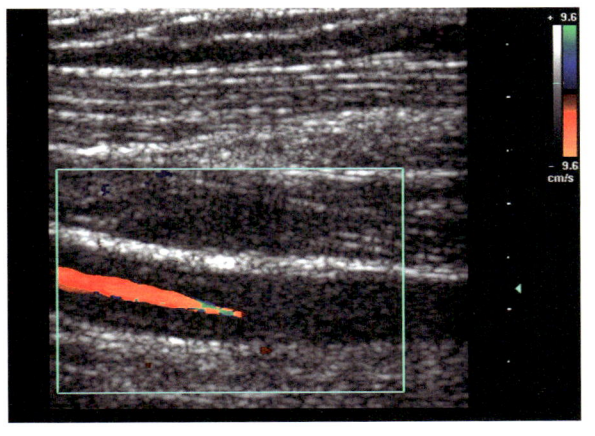

Abb. 23.4 Entzündliche Gefäßerkrankung mit typisch echoarmer Wandverbreiterung.

tion zur der in Abhängigkeit von der Schwere der zerebralen Durchblutungsstörung mit einem Risiko von bis zu 3% behafteten Angiographie ergibt sich bei erfahrenen Ultraschalluntersuchern nur noch bei
- intrazerebraler Blutung zum Ausschluss eines Aneurysmas,
- klinischem Verdacht auf intrazerebrale arteriovenöse Fistel,
- duplex-sonographisch fraglichem Verschluss,
- Verdacht auf intrazerebrale Gefäßfehlbildung,
- duplex-sonographischem Verdacht auf Basilarisverschluss.

Therapie und Prophylaxe

Primärprophylaxe

Blutdrucksenkung und Änderung des Lebensstils. Auch wenn die Zusammenhänge zwischen den in Tab. 23.2 aufgeführten kardiovaskulären Risikofaktoren und dem Schlaganfallrisiko als gesichert gelten, lässt sich der Umkehrschluss im Rahmen der Primärprävention nur für die Hypertonie und das Rauchen nachweisen. Nach einer Metaanalyse führte die Senkung des diastolischen Blutdrucks zu einer Reduktion der Apoplexinzidenz von 42%. Diese Risikoreduktion ließ sich über das gesamte Blutdruckniveau nachweisen (28). Selbst bei älteren Patienten (über 60 Jahre) beträgt die Reduktion des Hirninfarktrisikos bis 47% (32). Auch die Senkung des systolischen Blutdrucks um 11 mm Hg führt zu einer Risikominderung von 36% (114).

Nicotinkarenz. Ähnlich günstige Ergebnisse lassen sich durch das Einstellen des Rauchens nach 2–5 Jahren Nicotinkarenz erreichen (Risikoreduktion 30–40%) (146). Zu erwähnen ist in diesem Zusammenhang, dass Diabetiker genauso häufig rauchen wie Nichtdiabetiker und Rauchen als unabhängiger Risikofaktor für die Manifestation einer Nephropathie gilt. Letztere ist der entscheidende Marker für die Entwicklung makrovaskulärer Komplikationen beim Typ-1-Diabetiker.

Bewegung. Schließlich lässt sich eine 30%ige Reduktion der Schlaganfallinzidenz durch eine vermehrte sportliche Aktivität nachweisen (18). Empfohlen werden 30–60 Minuten Bewegung pro Woche. Daneben sollte exzessiver Alkoholgenuss vermieden werden (105a).

Cholesterinsenkung. Ähnlich der nicht ganz zweifelsfreien Bedeutung der Hypercholesterinämie für das Schlaganfallrisiko sind die Ergebnisse zur Primärprävention zu werten. Zwar konnte in einer Metaanalyse unter Clofibrat eine Senkung der ischämischen Schlaganfallrate nachgewiesen werden, jedoch fand sich eine Zunahme der tödlichen Ereignisse in der Interventionsgruppe (5). Patienten mit KHK wiesen unter Anwendung eines Statins in einer Interventionsstudie eine nicht signifikante Reduktion von Schlaganfällen auf (115), während in einer zweiten Studie erstmalig selbst bei milder Hypercholesterinämie eine signifikante Senkung der Gesamtmortalität um 30% und der zerebrovaskulären Ereignisse um 37% erzielt werden konnte (110). Vergleichbar sind die Ergebnisse der Pravastatinstudie bei Patienten mit Herzinfarkt oder instabiler Anina pectoris. Das relative Risiko für den nichthämorragischen Insult konnte um 23% (p = 0,02) gesenkt werden (142a).

Studienergebnisse. Zur Primärprävention der Makroangiopathie beim Diabetiker liegen entgegen den umfangreichen Aussagen zur Entwicklung der Mikroangiopathie (DCCT-Studie) keine verlässlichen Daten vor. Die in der DCCT-Studie behandelten Patienten waren zu jung, um bei entsprechender Häufigkeit der Ereignisse eine verlässliche Aussage machen zu können. In der 2. Studie (United Kingdom Prospective Diabetes Study, UKPDS) war die Trennung der Blutzuckereinstellung zwischen den Behandlungsgruppen zu gering, sodass eine verlässliche Aussage über den Nutzen einer verbesserten Blutzuckereinstellung nicht möglich war (48). Selbst die gut reproduzierbare Messung der Intima-Media-Dicke der Karotiden zeigte im 3-Jahres-Verlauf keine Plaquereduktion, und dies trotz einer Senkung der LDL (−9%), einer Nicotinkarenz (32%) und der Reduktion des HbA_{1c} (−17%) in der Interventionsgruppe. Hingegen zeigte sich eine signifikant stärkere Progression der Wandveränderungen bei Nachweis relevanter Plaques im Vergleich zu Patienten mit fehlenden oder nur geringen Wandläsionen vor Beginn der Studie (116). Die Forderung nach einer normnahen Stoffwechseleinstellung ergibt sich jedoch aus den überzeugenden Zusammenhängen zwischen metabolischem Syndrom und der Entwicklung einer Makroangiopathie (121, 129, 131, 118).

Antikoagulation. In der medikamentösen Primärprävention des Schlaganfalls ließ sich für Patienten mit absoluter Arrhythmie und Vorhofflimmern durch eine Antikoagulation das jährliche Risiko von 4,5 auf 1,4% senken (6). Darüber hinaus schnitt die Antikoagulation nach der SPAF-1-Studie signifikant besser als die Gabe von 325 mg Acetylsalicylsäure (ASS) ab (67 vs. 42% Risikoreduktion) (132). Wegen der altersabhängigen Blutungskomplikation empfiehlt sich bei Patienten mit idiopathischem Vorhofflimmern, die älter als 75 Jahre sind, in der Primärprophylaxe ASS (133). Diese Empfehlung kann für eine nichtkardiale Schlaganfallgenese unabhängig vom Patientenalter nicht gegeben werden. Weder in der amerikanischen noch in der britischen Studie zu Primärprävention unter ASS ließ sich eine Reduktion des Schlaganfalls oder vaskulären Todes nachweisen (124, 95).

Therapie und Prophylaxe beim symptomatischen Patienten

Akutbehandlung

Nutzen. Eine sofortige und umfassende Behandlung eines akuten Schlaganfalls ohne Lysetherapie (Blutdruck- und Stoffwechselkontrolle, Sauerstoffzufuhr, Temperaturkontrolle, antithrombotische Behandlung, frühe Mobilisation und Rehabilitation) auf einer „Stroke Unit" erbringt gegenüber der konventionellen Therapie deutlich bessere Ergebnisse (64). Die Frühletalitätsrate ließ sich von 17,3 auf 7,3% senken und war nach 5 Jahren mit 70,9 vs. 59,1% nahezu unverändert nachzuweisen. Die verbesserte Lebenserwartung nach Apoplex war gepaart mit einem signifikant höheren funktionellen Level bei Patienten, die auf einer Stroke Unit behandelt worden waren (64).

Antithrombotische Therapie. In der antithrombotischen Therapie der Frühphase eines Schlaganfalls zeichnet sich ein Nutzen zugunsten der frühen Gabe von ASS ab (24b). In 2 Studien ließ sich ein geringer, aber signifikanter Unterschied in der 6-Monate-Letalitäts- und Abhängigkeitsrate zugunsten von 300 mg ASS errechnen, während dies für unterschiedliche Heparindosierungen (2 × 5000 IE bzw. 2 × 12.500 IE) nicht der Fall war (135). Die erhöhte Komplikationsrate unter Heparin wird allerdings auf erhebliche Mängel im Studiendesign zurückgeführt, zumal die Wirksamkeit von niedermolekularem Heparin in der Frühphase des Schlaganfalls in einer weiteren Studie (81) im 6-Monate-Follow-up gezeigt werden konnte. Die Empfehlungen der antithrombotischen Behandlung in der Frühphase eines Schlaganfalls richten sich neben der Genese besonders nach dem initialen Befund des kranialen CT.

Thrombolyse. Die thrombolytische Behandlung des Schlaganfalls steht an der Schwelle zur Therapieempfehlung. Wegen der erhöhten zerebralen Blutungsgefahr sollte das Zeitfenster der neurologischen Symptomatik 3 Stunden nicht übersteigen. Hierdurch lassen sich symptomatische Hirnblutungen von 19,8% auf 6,5% reduzieren. Darüber hinaus bestand in den Studien mit 6-stündigem Zeitintervall hinsichtlich der neurologischen Besserung nach 3 Monaten kein Unterschied zwischen Placebo und Lysebehandlung. Betrachtet man die Ergebnisse innerhalb des 3-Stunden-Zeitintervalls, so betrug der Anteil der komplett bzw. partiell gebesserten Patienten 3 Monate nach Lyse 31 bzw. 50% verglichen mit 20 bzw. 38% der Placebogruppe. Kein Unterschied bestand in Mortalitätsrate zwischen beiden Gruppen (19a). Für die Indikation einer systemischen Thrombolyse sprechen:

➤ Infarktfrühzeichen < 1/3 des Mediastromgebiets (hyperdenses Mediazeichen),
➤ schwere Behinderung zu erwarten und/oder Aphasie,
➤ keine Blutung im kranialen CT,
➤ keine fixierte Blickdeviation,
➤ eindeutige Angabe zum Symptombeginn.

Nach der bisherigen Datenlage ist Streptokinase zur systemischen Thrombolyse wegen des hohen Blutungsrisikos (136) nicht zu empfehlen.

Die lokale intraarteielle Thrombolyse bietet im Vergleich zur systemischen Lyse den Vorteil einer höheren Konzentration des Thrombolytikums vor Ort, einer geringeren Gesamtdosis und somit auch geringeren systemischen Wirkung. Hierdurch zeichnet sich eine höhere und schnellere Rekanalisierungsrate ab, bei allerdings vergleichbarer Blutungsrate von 10–15%. Nach der PROACT-II-Studie betrug die Rekanalisierungsrate in der Verumgruppe 66% gegenüber 18% in der Placebogruppe. Allerdings ist auch durch die lokale Lyse kein Unterschied in der 3-Monate-Mortalitätsrate gegenüber Placebo zu erzielen.

Sekundärprophylaxe

Thrombozytenaggregationshemmer und TEA bei asymptomatischer Karotisstenose. Die jährliche Schlaganfallrate (ipsilateral) liegt bei einer über 75%igen Karotisstenose bei 2,5% (89), während sie bei Stenosen unter 75% mit ca. 1% angegeben wird (89, 59). Stenosen von mehr als 50% weisen bei progredientem Verlauf eine jährliche Inzidenz von 2,8 gegenüber 1,7% bei nichtprogredientem Stenosegrad auf (37, 59).

Nicht gesichert ist der Nutzen einer Prophylaxe mit Thrombozytenaggregationshemmern bei asymptomatischen Stenosen (41). Aber auch für die Karotisoperation lassen sich aus den beiden relevanten Studien noch keine endgültigen Schlüsse ziehen. Eine Studie an 444 Männern mit einer mehr als 50%igen, asymptomatischen Karotisstenose konnte eine Reduktion der Rate von TIA, Amaurosis fugax oder Apoplex in der chirurgischen Gruppe um 61%, d. h. von 20,6 auf 8% senken, während der Unterschied für den letalen und nichtletalen ipsilateralen Insult nicht signifikant von 9,4 auf 4,7% reduziert wurde (63a). Vergleichbar sind die Ergebnisse der ACAS-Studie für die Endpunkte ipsilateraler Infarkt, perioperativer Apoplex und Tod für die Thromboendarteriektomie (TEA) als prophylaktische Maßnahme bei einer asymptomatischen über 60%igen Internastenose. Die 5-Jahres-Ereignisrate konnte von 11 auf 5,1% gesenkt werden; allerdings ergaben sich keine Unterschiede hinsichtlich schwerem Apoplex und Tod zwischen medikamentöser und chirurgischer Behandlung (41).

TEA bei symptomatischer Karotisstenose. Der Stellenwert der Karotis-TEA bei symptomatischen Stenosen von über 70% im Vergleich zu asymptomatischen lässt sich anhand einer vergleichenden Analyse veranschaulichen. Bei einer symptomatischen Stenose müssen 6 Operationen zur Verhinderung eines Schlaganfalls innerhalb von 2 Jahren durchgeführt werden, während dies im Fall einer asymptomatischen 67 Operationen wären. In den beiden großen Studien (NASCET und ECST) konnte trotz einer perioperativen Komplikationsrate von 5 bzw. 7,5% bei Stenosen über 70% eine relevante Risikoreduktion gegenüber einer medikamentösen Behandlung von 52 bzw. 36% erzielt werden. Dabei war der Nutzen der TEA schon nach weniger als 1 Jahr erreicht (90). Patienten mit einer symptomatischen Stenose unter 30% profitieren von einer TEA gegenüber einer medikamentösen Prophylaxe ebenso wenig wie Patienten mit einer symptomatischen 30–70%igen Internastenose nach einer aktuellen Auswertung der ECST-Studie (42, 43).

Tab. 23.**6** fasst den Nettonutzen der Karotisthrombektomie bei symptomatischen und asymptomatischen Patienten zusammen.

Weder für die perioperative Mortalitätsrate noch noch für die zerebrale Langzeitkomplikationsrate ließ sich ein Unterschied zwischen Diabetikern und Nichtdiabetikern nachweisen. Auch die Restenoserate war für beide Gruppen gleich. Die Diabetiker wiesen lediglich eine signifikant höhere kardiale Letalitätsrate im Langzeitverlauf auf (7a).

Karotisdilatation. Mit der Verbesserung der Kathetertechniken werden Dilatationen von Karotisstenosen zunehmend in das Repertoire sog. „Interventionslisten" aufgenommen. Nach vorläufigen Ergebnissen lassen sich eine der TEA vergleichbare Rekanalisations- und Komplikationsrate erzielen (75), wobei die Restenose- und Emboliorate durch die Implantation von Stents weiter reduziert werden können. Vorteile der Stent-PTA einer Karotisstenose werden erwartet für die postoperative Rezidivstenose, die radiogene Stenose, die Stenose bei fibromuskulärer Dysplasie und bei einem hohen OP-Risiko. Eine endgültige Empfehlung dieser Methode wird man erst nach Vorliegen vergleichender Studien geben können. Wegen ihrer guten Ergebnisse bei Sub-

Tab. 23.**6** Netto-Nutzen der Karotisendarteriektomie in kontrollierten Studien mit jeweils über 500 Patienten

	Stenosegrad	symptomatisch	absolute Risikoreduktion(%)	p	OP-Komplikation (%)
NASCET	≥70%	ja	16,5 in 2 Jahren	<0,001	5,8
ECST	≥60%	ja	11,6 in 3 Jahren	0,001	4,8
NASCET	50–69%	ja	10,1 in 5 Jahren	0,005	6,7
NASCET	<50%	ja	0,8 in 5 Jahren	0,97	6,7
ECST	<50%	ja	TEA schlechter in 3 Jahren	−0,05	7,9
ACAS	≥60%	nein	5,9 in 5 Jahren	<0,05	2,3

clavian-steal-Syndrom auf dem Boden einer Subklaviastenose gilt die perkutane transluminale Angioplastie bei dieser Indikation als Methode der 1. Wahl (38). Tab. 23.**7** fasst die unterschiedlichen Empfehlungen zur Behandlung einer Karotisstenose zusammen.

Medikamentöse Prophylaxe

Unabhängig vom Befund der extrakraniellen Hirngefäße lässt sich bei Patienten mit abgelaufener TIA oder leichtem Insult durch ASS das Risiko eines erneuten Apoplexes um 11–15% und das Risiko eines Herzinfarkts oder vaskulären Todes um 15–25% senken. Nicht endgültig geklärt ist die Frage nach der optimalen Dosierung von ASS, das bei fraglicher Vergleichbarkeit der Studien, sowohl für 30 mg als auch für 1000 mg eine Wirksamkeit erkennen lässt (92, 9). Nach der NASCET-Studie scheinen Patienten von einer höheren Dosierung (650 vs. 325 mg) bis 1 Monat nach Karotisendarteriektomie hinsichtlich der Apoplexrate zu profitieren (9). Auch die Kombination von ASS (2×25 mg) und Dipyridamol (2×200 mg) zeigte sich der alleinigen Gabe von ASS in der Schlaganfallprophylaxe überlegen (38a). Als Thrombozytenaggregationshemmer konnte für Ticlopidin in der Sekundärprophylaxe des Schlaganfalls eine Wirksamkeit nachgewiesen werden, mit signifikanter Überlegenheit gegenüber ASS (56). Vergleichbar günstige Ergebnisse werden aufgrund der Caprie-Studie für das Nachfolgepräparat Clopidogrel erwartet (22). Neben einer geringeren medikamentösen Komplikationsrate (Neutropenie, thrombotisch thrombozytopenische Purpura) ließen sich die vaskulären Ereignisse nach Apoplex bzw. bei pAVK um 7,3 bzw. 23,8% senken. Tab. 23.**8** fasst die Empfehlungen zur Sekundärprophylaxe nach den Richtlinien führender deutscher Neurologen (38) zusammen.

Tab. 23.**7** Prävention eines Schlaganfalls bei Stenose der A. carotis interna

Voraussetzung	Empfohlene Maßnahme	Datensicherung
asymptomatische Stenose < 60%	Behandlung der Risikofaktoren + ASS (100–300 mg)	nein
asymptomatische Stenose > 60%	Operation bei progredienten Stenosen, Mehrgefäßerkrankung oder filiformer Stenose*	nicht endgültig gesichert oder Interimsanalyse
symptomatische Stenose < 30%	Thrombozytenfunktionshemmer	nicht endgültig gesichert oder Interimsanalyse
symptomatische Stenose 30–70%	Thrombozytenfunktionshemmer	ja
symptomatische Stenose > 70%	Endarteriektomie + Thrombozytenfunktionshemmer	ja
asymptomatische Stenose > 50% und geplante große Operation (z. B. aortokoronarer Bypass)	keine Endarteriektomie Thrombozytenfunktionshemmer	nein

* Voraussetzung: OP-Risiko < 3%

Tab. 23.**8** Medikamentöse Sekundärprophylaxe nach transitorischem ischämischem Anfall/leichtem Schlaganfall unterschiedlicher Genese (38)

Voraussetzung	Sekundärprävention	Relative Risikoreduktion (%)
Duplex-Sonographie o. B. oder Plaques	ASS 100–300 mg	20–30
	Clopidogrel (75 mg/d) (Ticlopidin 2×250 mg)	33
	ASS 50 mg + Dipyridamol 400 mg	37
Stenose der A. carotis > 70%	Endarteriektomie + ASS 100–600 mg	65
weitere TIA trotz ASS oder Kontraindikation gegen ASS	Clopidogrel (75 md/d) (Ticlopidin 2×250 mg)	35
	ASS 50 mg + Dipyridamol 400 mg	35
	Antikoagulation	?
kardiale Ursache	Antikoagulation	60

Extremitätenversorgende Arterien

Epidemiologie, Lokalisation und Verlauf

Epidemiologie. Das Auftreten einer AVK an den Becken- und Beinarterien wird bei Diabetikern überzufällig häufig beobachtet, und zwar 2,5- bis 6-mal häufiger als bei Nichtdiabetikern, sowie im Durchschnitt um 5–10 Jahre früher, wie verschiedene epidemiologische Erhebungen einschließlich Framingham-Studie und der Schwabinger Studie zur Makroangiopathie zeigen konnten (72, 71, 79, 121, 120).

In einer Durchsicht von über 52.000 Autopsien fand Bell eine ischämische Fußgangrän bei männlichen Diabetikern 53-mal häufiger und bei Diabetikerinnen 71-mal häufiger im Vergleich zu Nichtdiabetikern der gleichen Altersgruppen (15). Nach Untersuchungen von Widmer et al. an 376 Patienten mit einer AVK der Extremitäten fanden sich bei 3/4 der diabetischen und nur bei 1/3 der nichtdiabetischen Verschlusskranken akrale Läsionen (143). Die Ursachen hierfür sind in erster Linie in den vorwiegend peripheren Obliterationen der Beinarterien und der dort unzureichenden Kollateralisierung sowie im Kontext mit einer gleichzeitig bestehenden Neuropathie zu sehen. Die AVK der Extremitäten ist dabei ganz wesentlich abhängig vom Lebensalter, wobei sich zusätzlich Daten für das vorzeitige Auftreten beim Diabetiker finden (17, 78). Abb. 23.**5** demonstriert die beschriebene Altersabhängigkeit der AVK bei Diabetikern, wobei Frauen fast ebenso häufig betroffen sind wie Männer.

Lokalisation und assoziierte Angiopathien. Als Besonderheit der AVK bei Diabetes ist die bevorzugte periphere Lokalisation zu nennen (68, 120, 134, 74a). Charakteristischerweise ist bei 70% aller verschlusskranken Diabetiker das Unterschenkelsegment zumindest mitbefallen im Vergleich zu nur 20% bei Nichtdiabetikern (54). Diabetiker mit fortgeschrittener Makroangiopathie weisen mit großer Regelmäßigkeit kombinierte Verschlüsse, d. h. Mehretagenverschlüsse, auf. Zusätzliche stenosierende Wandveränderungen der Bauchaorta, aber auch der Abgänge der Nierenarterien sowie der Aa. iliacae und femorales sind bei Verschlüssen der Unterschenkelarterien nicht selten. In eigenen Untersuchungen konnte eine klare Abhängigkeit der Häufigkeit von Nierenarterienstenosen von der Ausprägung der peripheren Makroangiopathie gezeigt werden (103). Charakteristisch für den Diabetiker sind auch Stenosierungen im Stromgebiet der A. profunda femoris (53, 74a), einem wichtigen Kollateralgefäß bei Verschlüssen der A. femoralis superficialis.

Komplikationen. Relativ gesehen, zeigt die AVK von allen makrovaskulären Komplikationen die größte Risikosteigerung bei Diabetikern. Dies gilt in gleicher Weise auch für Nichtdiabetiker, wobei nach der Basler Studie 12% der Männer mit pAVK einen Schlaganfall innerhalb von 11 Jahren erlitten, verglichen mit nur 4% der Kontrollgruppe (144). Darüber hinaus weisen AVK-Patienten eine Prävalenz der KHK zwischen 20 und 52% auf, d. h. 2- bis 4-mal häufiger im Vergleich zu Normalpersonen. Diabetiker mit pAVK wiesen auch eine 5fach höhere Amputations- und 3fach höhere Mortalitätsrate auf als pAVK Patienten ohne Diabetes (74a). In dieser Vergleichsstudie waren die verstorbenen Diabetiker zudem im Mittel 7 Jahre jünger.

Progression und klinischer Verlauf. Die Progression der AVK ließ sich anhand angiographischer Studien belegen. Patienten mit zunächst unilateralem Femoralisverschluss hatten nach etwa 5 Jahren in 76% und nach 10 Jahren in 85% einen Verschluss auf der Gegenseite, wobei die Progression ganz wesentlich vom Ausgangsbefund der kontralateralen Arterie abhängig war. Bei einer ursprünglich unauffälligen kontralateralen Femoralarterie kam es nach 5 Jahren in 30% und bei einer bereits hämodynamisch wirksamen Stenose in 80% zu einem kompletten Verschluss (113). Im Bereich der Beckenarterien zeichnet sich eine weit geringere Progressionsneigung ab. Sind bei Patienten mit Femoralisobliterationen die Beckenarterien beider Seiten unauffällig, so ist innerhalb der nächsten 5 Jahre nur in 10% mit einer hämodynamisch bedeutsamen Stenose zu rechnen (101).

Obwohl die AVK in pathophysiologischer Hinsicht ein progredientes Geschehen ist (29), ist der klinische Verlauf meist überraschend gutartig. So zeigt sich bei 75% der Patienten mit Claudicatio intermittens im Verlauf von 5 Jahren eine Stabilisierung der Symptomatik (39). Diese ist zurückzuführen auf eine verbesserte Kollateralisierung und eine Optimierung der metabolischen Adaptation – besonders über eine Zunahme aerober Enzyme – und die vermehrte Inanspruchnahme nichtischämischer Muskelgruppen. Lediglich 25% der Patienten mit Claudicatio intermittens erfahren in den ersten Jahren eine Verschlechterung. Abb. 23.**6** fasst die extremitätenbezogene Prognose der pAVK zusammen.

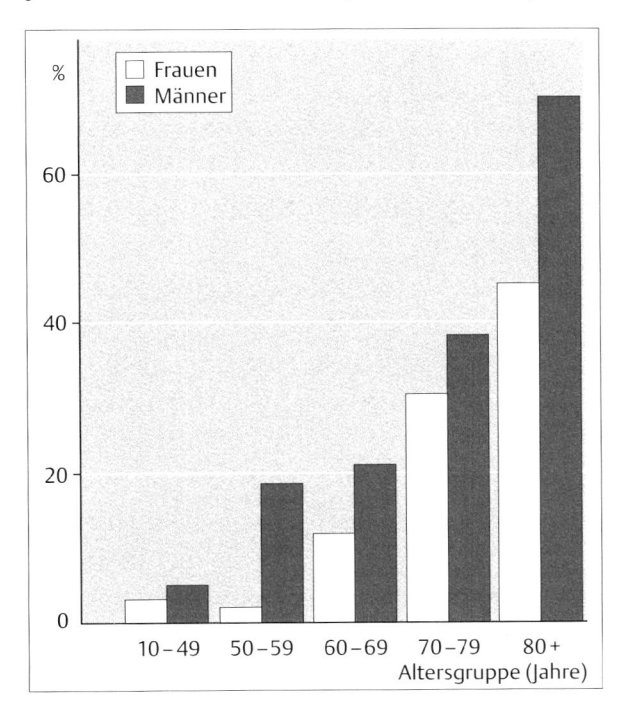

Abb. 23.5 Altersabhängige pAVK bei Diabetikern.

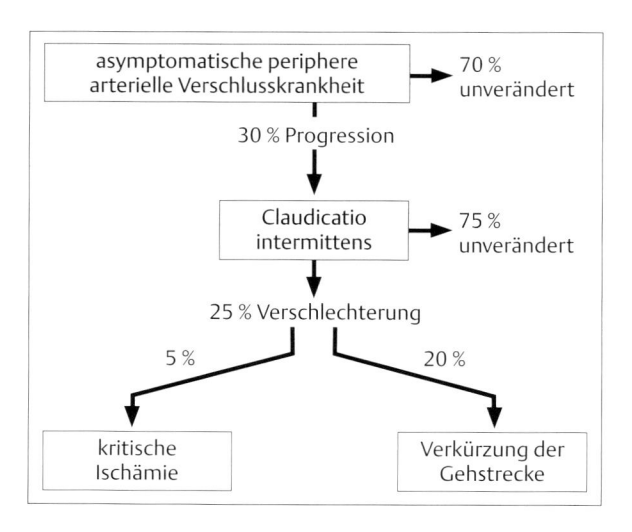

Abb. 23.**6** Prognose der pAVK (39).

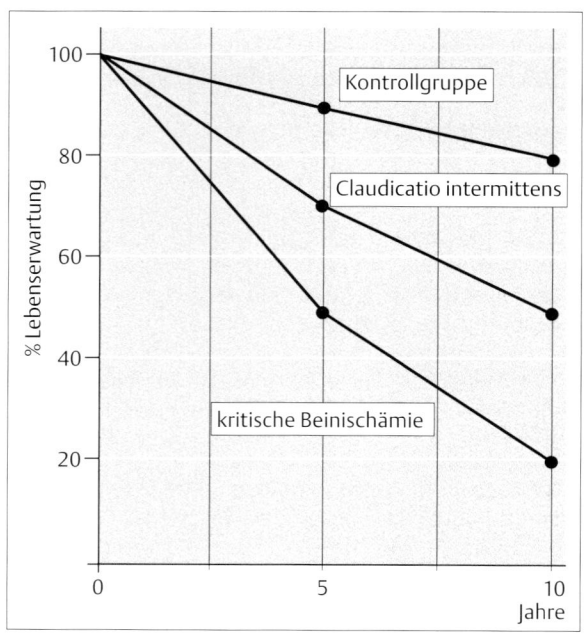

Abb. 23.**7** Lebenserwartung von Patienten mit symptomatischer pAVK.

Als wesentliche Prädiktoren für die Progression einer AVK konnte Dormandy (39) den Knöchel-Arm-Index von < 0,5, die chronische venöse Insuffizienz, das männliche Geschlecht, Rauchen und den Diabetes mellitus finden. Darüber hinaus besteht eine signifikante Korrelation zwischen der Verschlechterung der peripheren Blutdruckwerte und der Prävalenz einer schweren koronaren Herzkrankheit (93).

Kritische Beinischämie. Wie aus Abb. 23.6 zu ersehen, entwickelt 1/5 der Patienten mit progredienter Claudicatio intermittens eine kritische Beinischämie, die folgendermaßen definiert ist:
- Kriterium I: Ruheschmerzen, die einer regelmäßigen Schmerztherapie von mehr als 14-tägiger Dauer, kombiniert mit systolischen Knöchelarteriendrücken von weniger als 50 mm Hg und/oder Zehenarteriendrücken von weniger als 30 mm Hg;
- Kriterium II: Ulkus oder Gangrän der Zehen oder des Fußes mit denselben Knöchel- oder Zehenarteriendrücken.

Als zusätzliche Kriterien können transkutane Sauerstoffpartialdruckwerte unter 10 mm Hg (bei hängenden Beinen), fehlende plethysmographische Pulsationen der Großzehe sowie schwere morphologische Veränderungen des kapillarmikroskopischen Bildes herangezogen werden. Nach Abb. 23.7 zeichnen sich Patienten mit kritischer Ischämie im Vergleich zu Kontrollpersonen oder Patienten mit Claudicatio intermittens durch eine signifikant höhere 5- bzw. 10-Jahres-Sterblichkeit aus.

Nierenarterienstenose und Aortenaneurysmen. Dank der Entwicklung der farbkodierten Ultraschalltechniken konnten erstmalig nichtinvasiv auch Aussagen über die Häufigkeit von Nierenarterienstenosen bei einer AVK gemacht werden. In Abhängigkeit von der Lokalisation der AVK und der Schwere der Erkrankung ließen sich Stenosen bei bis zu 50% der Fälle nachweisen, wobei diese immerhin in 20% bilateral vorhanden waren (103). Auch das Aortenaneurysma zeigt neben dem Alter eine klare Abhängigkeit vom Vorliegen einer pAVK. Liegen die normalen Durchmesser im Alter zwischen 65 und 74 Jahren zwischen 1,5 und 2,2 cm, lag die Häufigkeit eines Aortenaneurysmas > 3 cm nach einer Studie an 1800 Patienten über 50 Jahre bei den Männern bei 8,8% und bei den Frauen bei 2,1% (1a). Nach einer Studie von Collin betrug die Prävalenz eines Aneurysmas > 4 cm 2,3% und erhöhte sich bei Vorliegen einer AVK auf 17,9% (27). Hieraus leitet sich die zwingende Forderung nach Mituntersuchung der Bauchaorta bei einer AVK ab.

Keine ursächlichen und histologischen Unterschiede gegenüber Nichtdiabetikern. Histologischqualitativ lassen sich die arteriosklerotischen Gefäßprozesse von Diabetikern und Nichtdiabetikern nicht unterscheiden, auch wenn quantitativ die Veränderungen besonders ausgeprägt sind. Von einer speziellen diabetischen Makroangiopathie sollte daher nicht gesprochen werden, vielmehr von einer Makroangiopathie bei Diabetes, für die das Lokalisationsmuster besonders typisch ist. Eine Spezifität ist auch deshalb nicht gegeben, weil verschlusskranke Diabetiker fast regelmäßig noch die genannten zusätzlichen Risikofaktoren aufweisen, die auch in der prädiabetischen Phase und bei Nichtdiabetikern pathogenetisch bedeutsam sind (119).

Ätiologie und Pathogenese

In den bisher durchgeführten epidemiologischen Studien konnte das Exzessrisiko des Diabetikers für das Auftreten der Makroangiopathie mit den anerkannten kardiovaskulären Risikofaktoren allein nicht erklärt werden. Gegenwärtig weisen einige Befunde auf eine Reihe von komplexen Faktoren hin, die für die auffallende Häufigkeit der pAVK bei Diabetes mellitus verantwortlich gemacht werden.

Nephropathie, Proteinurie und Diabetesdauer. Für den Typ-1-Diabetiker ist eine diabetische Nephropathie der Hauptschrittmacher arteriosklerotischer Gefäßveränderungen (35, 140). Doch ist eine konstante Proteinurie (Mikroalbuminurie) auch für den Typ-2-Diabetiker ein hohes kardiovaskuläres Risiko. In einer eigenen Studie war das Ausmaß der Albuminurie beim Typ-2-Diabetiker eng mit dem Vorhandensein einer AVK der unteren Extremität assoziiert (131, 130, 118). Ferner scheint zumindest für den Typ-1-Diabetiker die Diabetesdauer eine wichtige Rolle zu spielen (68, 134). Diese Beziehung wird für den Typ-2-Diabetiker infrage gestellt, da die im metabolischen Syndrom sich äußernden Risikofaktoren bereits vor der Manifestation des Diabetes wirksam sind (52, 119, 129). Bei klinischer Diagnosestellung des Typ-2-Diabetes findet sich bereits eine fast ebenso hohe Prävalenz einer AVK (ca. 30%) wie bei unausgewählten Typ-2-Diabetikern mit unterschiedlicher Diabetesdauer (123).

Hypertonie und Hypertriglyzeridämie sind es auch, die sich anhand von prospektiven Untersuchungen über 3 bzw. 5 Jahre als die herausragenden Risikoprädiktoren für eine neu auftretende AVK der Beine erwiesen haben (70, 121, 131). Darüber hinaus war die Hypertonie eng mit dem Auftreten einer Mikroalbuminurie verknüpft.

Blutzuckerspiegel. Eine Schlüsselrolle der Genese der Makroangiopathie kommt dabei dem Blutzuckerspiegel zu. Beks et al. konnten sowohl für das HbA_{1c} als auch für den 2 Stunden postprandial gemessenen Plasmaglucosewert eine signifikante Korrelation für das Auftreten einer AVK finden (13). Die Prävalenzrate für eine pAVK betrug
- bei Patienten mit manifestem Diabetes 41,8%,
- bei Patienten mit neu entdecktem Diabetes 29,2%,
- bei Patienten mit pathologischer Glucosetoleranz 22,4%,
- bei Normalpersonen 18,1%.

Bei insulinspritzenden Diabetikern hat sich auch die Höhe der täglichen Insulindosis als unabhängiger Prädiktor für eine sich neu manifestierende AVK erwiesen (69).

Unterschiede je nach Lokalisation. Bei einer differenzierten Betrachtung der distalen und proximalen Verschlusslokalisationen bei Diabetikern ergeben sich hinsichtlich der kardiovaskulären Risikofaktoren deutliche Unterschiede (68). Diabetiker mit Becken- und Oberschenkelarterienstenosen sind vermehrt Hypertoniker und Raucher und weisen eine Häufung von zusätzlichen Risikofaktoren auf. Ein Einfluss der Diabetesdauer ist nicht erkennbar. Die Häufigkeit dieser Verschlusslokalisation ist ähnlich wie in der allgemeinen Bevölkerung. Im Gegensatz dazu lässt sich bei Unterschenkelverschlusstyp zusätzlich zum Diabetes keine weitere Häufung von kardiovaskulären Risikofaktoren nachweisen. Diese Patienten sind vornehmlich insulinbedürftige Langzeitdiabetiker.

Selbst im höheren Alter ist der Diabetes – neben Rauchen und Hypertonie – für beide Geschlechter mit einem signifikant häufigeren Auftreten einer symptomatischen pAVK assoziiert (Odd's ratio 6/3,5, bzw. 2,5/4,6 bzw. 2,2/2,7 Männer vs. Frauen; 22).

Hämostase und Hämorrheologie. Eine veränderte Hämostase und Hämorrheologie beim diabetischen Patienten ist ganz wesentlich von der Qualität der Stoffwechseleinstellung abhängig. Diabetiker zeichnen sich durch erhöhte Fibrinogenspiegel, erhöhte Konzentrationen der Faktoren V, VIII (87) und des von-Willebrand-Faktors (118) sowie durch eine veränderte fibrinolytische Aktivität aus.

Mediasklerose. Eine Sonderform der Makroangiopathie – nicht gleichzusetzen mit der pAVK – ist die Mediasklerose peripherer Arterien vom Mönckeberg-Typ. Diese besonders bei Diabetikern nachweisbare Gefäßwandveränderung ist durch eine lineare (röhrenförmige) Kalzifizierung der Tunica media der Gefäßwand charakterisiert (Abb. 23.**8**), ohne dass es dabei zu stenosierenden Intimaveränderungen kommen muss. Allerdings liegt nach eigenen Untersuchungen bei etwa jedem zweiten Diabetiker mit Mediasklerose der Unterschenkelarterien auch eine signifikante AVK vor (67). Dies erklärt auch die mehr als 5fach höhere Amputationsrate von Pima-Indianern bei Vorliegen einer Mediasklerose (44). Wenn man die nichtinvasiven Untersuchungsergebnisse von amputierten Diabetiker mit denen amputierter Nichtdiabeitker vergleicht, ist lediglich bei den diabetischen Patienten eine Mediasklerose nachzuweisen. Ferner sind der transkutane Sauerstoffpartialdruck und die Funktion der α- und c-Nervenfasern signifikant reduziert – Eigenschaften, die sich im Wesentlichen auf die Folgen der Hyperglykämie bzw. nichtenzymatischen Glykosylierung zurückführen lassen (23a).

Neben der Diabetesdauer wird besonders der Neuropathie eine entscheidende Schrittmacherrolle für die Entwicklung der Mediasklerose zugeschrieben. Die im Tierexperiment nachweisbare Atrophie und Fragmentierung der glatten Muskelzellen nach Schädigung der autonomen Nervenfasern ließ sich eindeutig auch beim Menschen nach uni- oder bilateraler Sympathektomie nachweisen (51). Neben der mit einer Mediasklerose gepaarten pathologischen Vasomotion der Endstrombahn (24) liegt die besondere Bedeutung in der Maskierung einer kritischen peripheren Durchblutungssituation durch falsch zu hoch gemessene Doppler-Druckwerte.

Klinik

Die periphere Verschlusslokalisation, die in bis zu 50% gleichzeitig bestehende Neuropathie (7, 40, 54) und die in Verbindung mit dem Insulinmangel verminderte Bildung von Lactat erklärt die bei fast 2/3 der Diabetikern fehlende typische Claudicatio-intermittens-Symptomatik bei AVK. Berichtet der Patient jedoch über eine Claudicatio intermittens, so handelt es sich um belastungsabhängige, muskelkaterartige Ermüdungsschmerzen der abhängigen Muskulatur, die nach 1–3 Minuten Gehpause wieder verschwinden. Dabei bietet die nach

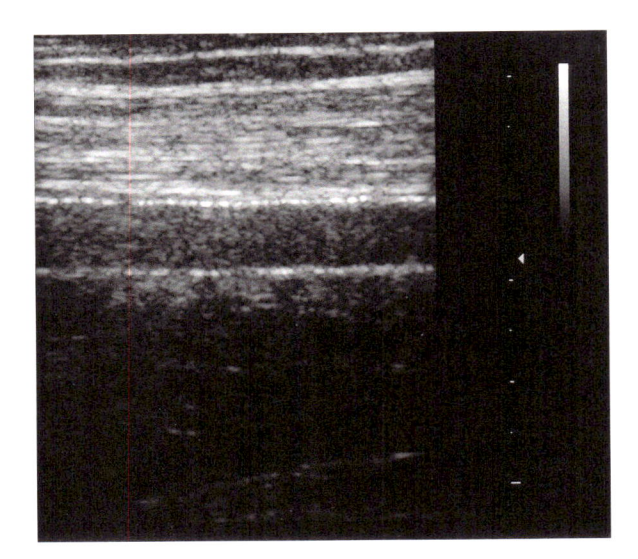

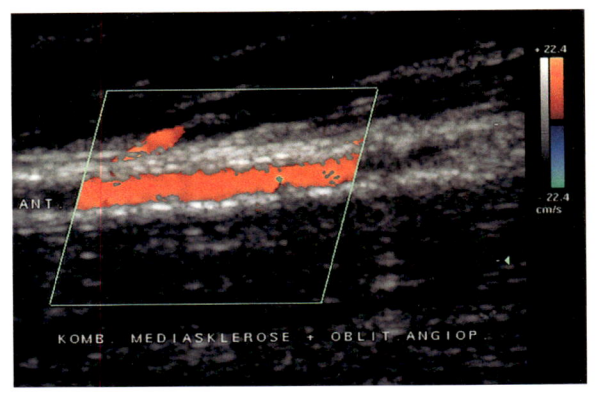

Abb. 23.8 Mediasklerose: Kalzifizierung der Tunica media.

Fontaine vorgeschlagene klinische Einteilung mit Einschränkungen auch heute noch die Grundlage diagnostischer und differenzialtherapeutischer Entscheidungen:

Stadium I: Im Stadium I liegen nachweisbare Gefäßwandveränderungen bis zu Verschlüssen der Extremitätenarterien vor, ohne dass der Patient über einschlägige Beschwerden berichtet.

Stadium II: Die in der Praxis gewählte Einteilung in das Stadium IIa (Gehstrecke > 200 m) bzw. Stadium IIb (Gehstrecke < 200 m) hat sich mit der Entwicklung risikoarmer, invasiver Therapiemaßnahmen (Kathetertechniken) von begrenztem Wert erwiesen, da die Therapieentscheidungen bei geringem therapeutischen Risiko vielmehr an den individuellen sozialanamnestischen Gegebenheiten orientiert sind. Wegen der peripheren Verschlusslokalisation können die Claudicatiointermittens-Beschwerden typischerweise auch gelegentlich in der Fußsohlenregion verspürt werden. Die typische Belastungsabhängigkeit des Stadiums II erlaubt eine klare Trennung von neuropathiebedingten Schmerzen der Beine.

Stadium III: Durch eine weitere Reduktion des Perfusionsdrucks kann es zum Auftreten von Ruheschmerzen kommen, die typischerweise an den Enden der Extremität auftreten, d. h. im Bereich von Vorfuß und Zehen. Die Durchblutungsinsuffizienz betrifft dabei nicht nur die Beinmuskulatur, sondern auch die Haut, die eine charakteristische Lageabhängigkeit aufweist. In Beintieflagerung lassen sich durch Anstieg des hydrostatischen Drucks die Beschwerden bessern. Angebliche Ruheschmerzen in Ober- und Unterschenkel haben jedoch mit einem Ischämieschmerz nichts zu tun. Inspektorisch spricht ein ausgeprägter Rubor der Zehen oder des Vorfußes für eine kritische Mangeldurchblutung, vor allem dann, wenn ein lageabhängiges Diversionsphänomen zu beobachten ist. Ruheschmerzen können jedoch bei einer peripheren Neuropathie und kritischer Ischämie trotz Dopplerdruckwerten unter 50 mm Hg fehlen. Als kritische Ischämie werden nach der Konsensus-Konferenz 1989 die Stadien III und IV zusammengefasst (s. o.).

Stadium IV: Das Stadium IV beschreibt ischämische, akral lokalisierte Gewebsdefekte. Dabei ist das Stadium IV als Weiterentwicklung des Stadiums III zu verstehen und somit klar vom „komplizierten Stadium II" zu trennen. Letzteres liegt vor, wenn ein Patient mit stabilem, also prognostisch günstigem Stadium II ein Bagatelltrauma erleidet (unsachgemäße Fußpflege, Drucktraumatisierung usw.), was vom Aspekt her einem Stadium IV gleichen kann. Selbstverständlich weisen Patienten mit einem komplizierten Stadium II eine wesentlich günstigere Prognose auf als Patienten im Stadium IV.

Weitere Unterteilung: Wünschenswert wäre nach Rieger (100) die differenzierte Sichtweise des Stadiums IV nach defektspezifischen (feuchte, trockene Gangrän), morphologischen (Granulation, Tiefe usw.) lokalisatorischen (Zehen, Vorfuß, Ferse usw.) und funktionellen Kriterien (Ausmaß der Funktionseinbuße durch Grenzzonen- bzw. ausgedehntere Amputationen). Diese Forderungen sind bedingt im Schema nach Wagner (139) und prognostisch aussagefähiger in der Klassifikation von Läsionen beim diabetischen Fuß nach Armstrong (3a) enthalten (Kap. 28).

Diagnose

Anamnese und körperliche Untersuchung

Anamnese. Neben der oben beschriebenen Symptomatik der obliterierenden Angiopathie sind in der Anamneseerhebung das Auftreten und die Dauer der Beschwerden für das weitere therapeutische Vorgehen von großer Wichtigkeit. Die Beschwerden können dabei akut (kardiale, arterio-arterielle Embolie, akuter thrombotischer Verschluss bei schon bestehender hochgradiger Stenose), subakut (z. B. Verschlüsse von Kollateralgefäßen) oder chronisch (Progression von stenosierenden Wandveränderungen) auftreten. Da die AVK der Beine sehr häufig mit ischämischen Erkrankungen in anderen Gefäßbezirken, z. B. des Herzens oder der hirnversorgenden Arterien, vergesellschaftet ist, sind neben der Erfassung der relevanten Risikofaktoren bzw. Indikatoren auch Symptome der anderen Gefäßprovinzen zu erfragen.

Palpation. Die Pulse sind beidseits im direkten Seitenvergleich an den Aa. radialis, ulnaris, femoralis communis, poplitea, dorsalis pedis und tibialis posterior zu tasten. Fehlende Pulse sind die wichtigsten klinischen Hinweise für eine Angiopathie, wenn auch bei einer Sensitivität (18%) und vergleichsweise hohen Spezifität (94%) viele Fälle unerkannt bleiben. Abgeschwächte Pulse in der Leiste oder der A. poplitea können auf vorgeschaltete Stenosen, aber auch gut kollateralisierte Verschlüsse hinweisen und bei schwerer Mediasklerose einen Verschluss vortäuschen.

Beurteilt werden muss auch die Hauttemperatur, die jedoch eine beschränkte diagnostische Aussagekraft besitzt. So können relevante Seitenunterschiede ein Hinweis auf eine Osteoarthropathie sein.

Auskultation. Strömungsgeräusche können ein frühes Symptom einer AVK sein und besitzen bei ungenügender Spezifität eine im Vergleich zur Palpation deutlich bessere Sensitivität von 80%. Ein Geräusch weist auf eine Stenose hin, kann aber auch durch eine Kollaterale bei Gefäßverschluss oder durch einen Gefäßteiler verursacht werden. Bei adipösen Patienten lässt sich das Strömungsgeräusch nach einigen Kniebeugen durch Zunahme der Strömungsturbulenzen verstärken und damit leichter auskultieren.

Funktionsprüfungen. Besonders bei Patienten mit akralen Läsionen empfiehlt sich die Ratschow-Lagerungsprobe, bei der der auf dem Rücken liegende Patient die Beine senkrecht in die Höhe streckt und für 2 Minuten Rollbewegungen im Sprunggelenk durchführt. Anschließend setzt er sich auf und lässt die Beine locker herabhängen. Eine einseitige Durchblutungsstörung zeigt sich durch einen anfänglich minderperfundierten, blassen Vorfuß, wobei neben der reaktiven Hyperämie (nach mehr als 15 Sekunden) auch die Venenfüllung (nach mehr als 20 Sekunden) verspätet einsetzt. Bei Digitalarterienverschlüssen zeigt sich vor allem die unterschiedliche reaktive Hyperämie an den minderperfundierten Zehen oder Fingern.

Gehprobe. Bei fehlendem Laufband geht der Patient mit 2 Schritten/s in der Ebene, was einem Gehtempo von 5 km/h entspricht. Neben dem Messen der schmerzfreien und absoluten Gehstrecke ergeben sich durch den Gehtest darüber hinaus wertvolle Hinweise auf zusätzliche kardiopulmonale oder arthrogene Erkrankungen.

Apparative angiologische Untersuchungsmethoden

Laufbanduntersuchung

Die schmerzfreie und die absolute Gehstrecke können am besten unter standardisierten Bedingungen am Laufband erfasst werden (3,2 km/h, 12% Steigung). Der Patient sollte vor der ersten Messung mit dem Gerät vertraut gemacht werden. Die konsequente Anwendung der Laufbandergometrie und die Bestimmung der physikalischen Leistungskapazität könnten die Vergleichbarkeit der Ergebnisse und damit die Klassifikation der Claudicatio intermittens erheblich verbessern (21).

Dopplersonographie und Sauerstoffpartialdruck

Dopplersonographie. Die dopplersonographische Druckmessung ist eine einfache und zugleich sehr sensitive Methode zur Erfassung von Durchblutungsstörungen. In einem angiographisch kontrollierten Normalkollektiv sind die gemessenen Doppler-Arteriendruckwerte der Fußarterien in 83% höher als der korrespondierende Druck der A. brachialis. Bei 15% sind die Druckwerte gleich, während sie bei 2% unter den Armarteriendruckwerten liegen. Wenn man eine Bein-Arm-Druckdifferenz von bis zu −5 mm Hg als normal definiert, so erreicht die Spezifität 98%, während ab einer Differenz von über −10 mm Hg kein falsch negativer Befund mehr zu finden ist (82).

Doppler-Frequenzspektrum. Zusätzlich kann die Beurteilung des Doppler-Frequenzspektrum zur Verifizierung von Durchblutungsstörungen herangezogen werden. Di- bzw. triphasische Kurvenverläufe weisen auf eine normale Durchblutungssituation hin, während monophasische Kurven als pathologisch zu werten sind. Bei Patienten mit mittelgradigem Strombahnhindernis kann der Druck in der Peripherie in Ruhe noch ausgeglichen sein und sollte durch Messung nach Belastung wiederholt werden. Nach Kniebeugen, Zehenständen oder schnellem Gehen deutet ein Druckabfall 30–60 Sekunden nach Belastung auf ein hämodynamisch wirksames Strombahnhindernis hin.

Probleme bei Mediasklerose. Diagnostische Schwierigkeiten ergeben sich bei der Abklärung einer AVK bei Diabetikern mit Mediasklerose. Durch eine zunehmende Inkompressibilität, besonders der distalen Beinarterien, kommt es zu einer charakteristischen Überhöhung der Knöchelarteriendruckwerte. Diese können 300 mm Hg übersteigen, ohne dass eine Änderung des Flusssignals zu registrieren ist. Um die Fehlermöglichkeit der Ultraschall-Doppler-Methode bei Mediasklerose zu minimieren, empfehlen sich, besonders bei Verdacht auf eine kritische Ischämie, die in Tab. 23.9 angegebenen Methoden. Bei der dort erwähnten hydrostatischen Knöchel- oder Zehendruckmessung kann durch Anheben des Fußes unter simultaner Ableitung des Strömungssignals ein kritischer Druckwert bis 70 mm Hg erfasst werden. Ein hydrostatisch gemessener Großzehenarteriendruck unter 50 mm Hg beschreibt beim Diabetiker mit einer Sensitivität von 87% und einer Spezifität von 94% eine kritische Ischämie trotz einer Mediasklerose (109).

Dopplerfrequenzspektren. Bislang nicht validiert, aber in der klinischen Praxis bewährt hat sich die Beurteilung der peripheren Dopplerfrequenzspektren. Eine bandförmige, durch Systole oder Diastole kaum veränderte Flusskurve (Abb. 23.9) spricht für eine kritische Ischämie.

Abschätzung des Amputationsrisikos. Zur Abschätzung des Amputationsrisikos eignet sich die Knöcheldruckmessung nur bedingt. So berichtet Scheffler für die kritischen Doppler-Druckwerte < 50 mm Hg von einer Sensitivität von 93% und einer Spezifität von nur 50% (111). Von einigen Autoren wird daher die zusätzliche Messung des arteriellen Zehendrucks empfohlen,

Tab. 23.9 Kritische Ischämie und Mediasklerose

- Anamnese und Inspektion
- Beurteilung der Flusskurve; je schwerer die Durchblutungsstörung, desto niederfrequenter die Signale
- hydrostatischer Knöchel- und Zehenarteriendruck
- Zehendruckmessung (< 30 mm Hg)
  Nachteile:
  abhängig von Vasomotion
  abhängig von Manschettengröße
  schwierig bei kurzen Zehen
- tcP_{O_2}
  < 10 mm Hg im Liegen
  < 45 mm Hg bei Beintieflagerung

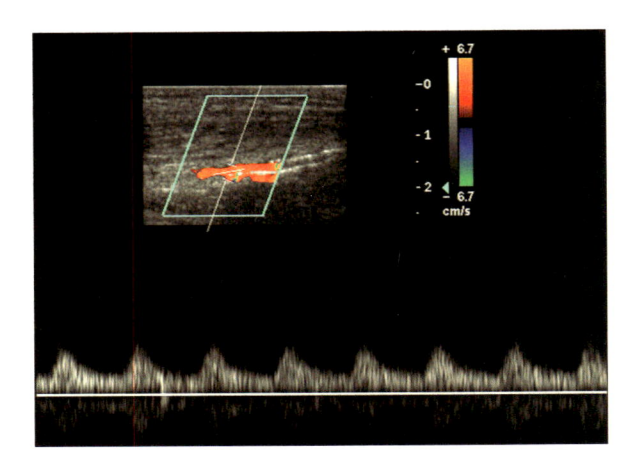

Abb. 23.9 Kritische Ischämie eines Diabetikers mit einem normalen Knöchel/Arm-Dopplerindex und hochpathologischem Dopplerfrequenzspektum.

wobei Zehenarteriendruckwerte über 30 mm Hg in den meisten Fällen mit einer Abheilung der peripheren Läsion gepaart waren.

Während die Messung des transkutanen Sauerstoffpartialdrucks (tcP_{O_2}) in der Beurteilung der Fontaine-Stadien unzureichende Ergebnisse lieferte, lässt sich mit dieser Methode das Amputationsrisiko wie folgt eingrenzen: Ein tcP_{O_2}-Wert von 10 mm Hg war mit einer Amputationsrate von 70%, ein tcP_{O_2} von 20 mm Hg mit einer Amputationsrate von 50% und ein tcP_{O_2} von 30 mm Hg mit einer Amputationsrate von 35% behaftet. Ungünstige Verhältnisse liegen dann vor, wenn sich der tcP_{O_2} durch Sauerstoffinhalation und Beintieflagerung nicht anheben lässt (111).

Kapillarmikroskopie und Laser-Doppler-Fluss

Neben der Messung des tcP_{O_2} dienen die Kapillarmikroskopie und die Messung des Laser-Doppler-Flusses der Beurteilung der Mikrozirkulation und sollen hier nur kurz erwähnt werden.

Die **Kapillarmikroskopie** gibt Aufschluss über morphologische und dynamische Veränderungen im Kapillarbereich. Allein die morphologischen Kriterien nach Fagrell lassen das Nekroserisiko über einen definierten Zeitraum abschätzen, das bei schweren Destruktionen der Kapillaren und fehlender Blutfüllung innerhalb von 3 Monaten bei fast 100% liegt.

Die **Laser-Doppler-Flussmessung** gibt primär Aufschluss über den nicht nutritiven, thermoregulatorischen Gefäßplexus der Haut und eignet sich nach den bisherigen Ergebnissen nicht zur Differenzierung zwischen den klinischen Stadien der pAVK. Zusammen mit der Messung des tcP_{O_2} aber lässt sich die Heilungschance von Vorfußulzera sowohl für Diabetiker als auch für Nichtdiabetiker signifikant besser abschätzen als durch die alleinige Knöckeldruckmessung.

Direktionale Doppler-Sonographie

Mithilfe der direktionalen Doppler-Sonographie lassen sich Frequenzspektren (Strömungsgeschwindigkeitskurven) oberflächennaher Gefäße im Verlauf ableiten. Durch die Beurteilung der Kurvenform erhält der Untersucher Rückschlüsse auf vor- oder nachgeschaltete Stenosen oder Verschlüsse. Ferner lässt die Ableitung der Flussgeschwindigkeit in einer Stenose Rückschlüsse auf den Stenosegrad zu (44a).

Sonstige nichtinvasive Messmethoden

Elektronische Oszillographie, Verschlussplethysmographie und akrale Photoplethysmographie werden bei besonderen Fragestellungen, vor allem bei akralen Durchblutungsstörungen, angewendet. Speziell beim Diabetiker liefert die Großzehenoszillographie zusätzliche interessante Befunde, wie die Ableitung übernormaler Pulskurven bei einer diabetischen Neuropathie aufgrund der weitgestellten Digitalgefäße zeigt. Ferner erlaubt die Großzehenoszillographie die Erfassung einer pAVK bei gleichzeitiger Mediasklerose.

Farbkodierte Duplex-Sonographie (FKDS)

Durch die Kombination von Doppler-Sonographie und 2-dimensionaler Real-time-B-mode-Sonographie eröffnete sich erstmals die Möglichkeit der nichtinvasiven morphologischen Beurteilung von Gefäßen. Mit einem Auflösungsvermögen von 0,1 mm eignet sich die Methode zur Erfassung von Frühformen der Angiopathie und zur sicheren Erkennung einer Mediasklerose. In der Hand des erfahrenen Untersuchers lassen sich Stenosen und Verschlüsse der Becken- und Beinarterien genau beschreiben, wobei die hohe Treffsicherheit durch eine Weiterentwicklung der konventionellen Duplex-Sonographie zur farbkodierten Duplex-Sonographie erzielt werden konnte. Das strömende Blut wird in Abhängigkeit von der Strömungsrichtung bzw. -geschwindigkeit entweder blau oder rot bzw. in unterschiedlicher Helligkeit dargestellt. Durch rechnergestützte Spektralanalysen können mithilfe der gepulsten Doppler-Sonographie Strömungsgeschwindigkeiten in genau definierten Gefäßarealen abgegriffen werden (96). Durch die sichere Beurteilung der Flussverhältnisse an Gefäßteilern und durch die Bestimmung der Länge von Verschlüssen sowie der Lokalisation von Stenosen im Verlauf der Becken- bzw. Beinarterien können Angiographien eingespart werden. Während sich der Entschluss zur konservativen Therapie mittels Farbduplex-Sonographie in Ergänzung zu obigen nichtinvasiven Untersuchungstechniken treffen lässt, konnte Jäger bei 280 Patienten in 78% ausschließlich mittels Duplex-Sonographie die Indikation zur Katheterdilatation stellen (66). Die Farbduplex-Sonographie ist der Angiographie in der Beurteilung der beim Diabetiker häufig stenosierten A. profunda femoris überlegen (Abb. 23.**10**). Gleiches gilt auch für den Ausschluss aneurysmatischer Veränderungen der Beinarterien und der Beurteilung paravasaler Strukturen wie Tumoren, Baker-Zysten, zystische Adventitiadegeneration etc. (44a).

Nicht selten hängt in unserem Hause die Indikationsstellung zum femorokruralen Bypass in Ergänzung zur Angiographie von der Beurteilung der distalen Unterschenkelarterien mit der Farbduplex-Sonographie ab. Bei schwieriger Darstellung der Unterschenkelgefä-

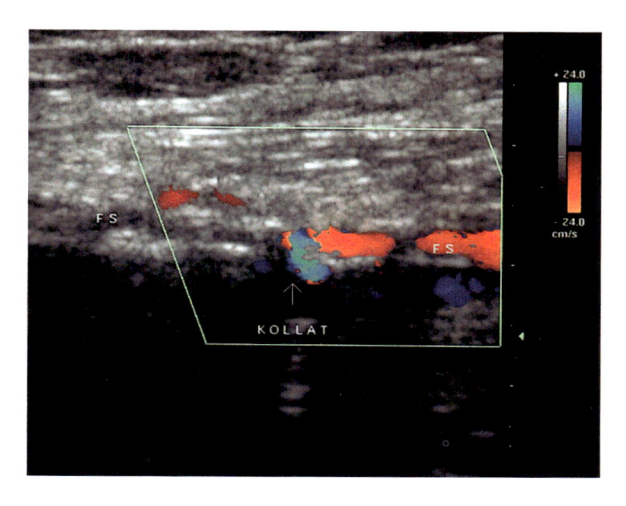

Abb. 23.**11** Femoralis-superficialis-Verschluss mit einmündender Kollaterale.

ße (ödematöse, dicke Beine) kann der Duplexbefund durch Verwendung spezieller Ultraschallkontrastmittel optimiert werden. Die Farbduplex-Sonographie erfordert für die Interpretation der Befunde ein hohes Maß an Erfahrung und ist somit für den Routinebetrieb des niedergelassenen Arztes ungeeignet. Die Duplex-Sonographie ist für die Beurteilung epidemiologischer Aspekte der AVK wegen ihrer großen Zuverlässigkeit als Methode der Wahl anzusehen und gestattet Einblicke in bislang angiographieblinde Bereiche der Gefäßwandstruktur (108).

Angiographie

Die Angiographie ist nicht in der Primärdiagnostik der arteriellen Durchblutungsstörung einzusetzen. Es sollte immer eine eingehende angiologische Untersuchung vorausgehen und stets der Befund einer Farbduplex-Sonographie durch einen erfahrenen Untersucher vorliegen. Eine Angiographie ist nur vor geplanter Rekonstruktion (gefäßchirurgischer Eingriff oder transluminale Kathetermaßnahme) und bei schwieriger Differenzialdiagnose indiziert. Dabei liegt der Vorteil der Angiographie besonders für den Gefäßchirurgen in der anatomischen Gesamtschau eines Gefäßabschnitts, wobei auch hier die Interpretation nicht immer eindeutig ist (66). Die Angiographie kann in konventioneller Blattfilmtechnik oder in digitaler Subtraktionstechnik (DSA) durchgeführt werden. Die intravenöse DSA zum Ausschluss von Veränderungen distal der Beckenstrombahn ist wegen ihres geringen Auflösungsvermögens obsolet. Die Angiographiefähigkeit eines Diabetikers kann bei eingeschränkter Nierenfunktion und gleichzeitiger Hämokonzentration erheblich eingeschränkt sein.

Mit der neuen, 3-dimensionalen kontrastmittelunterstützten MR-Angiographie lassen sich die Arterien des Vorfußes mit der Frage nach Bypassfähigkeit signifikant besser darstellen, als mit der konventionellen DSA (82a). Vergleichende Untersuchungen zwischen

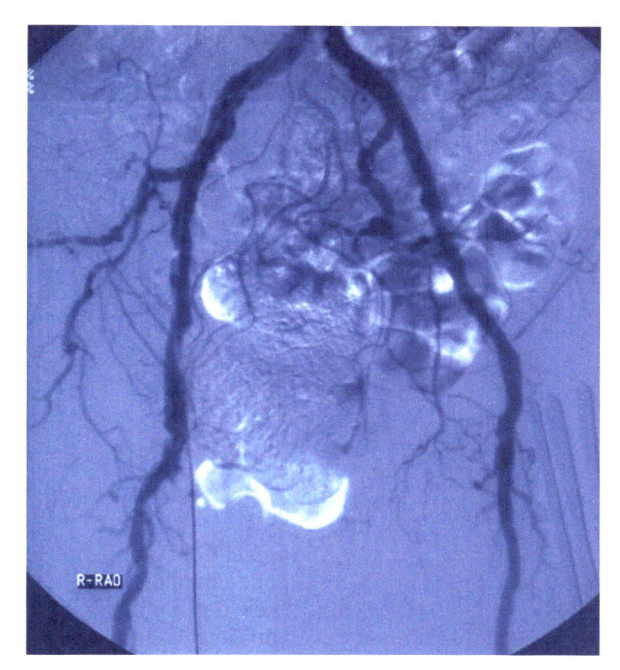

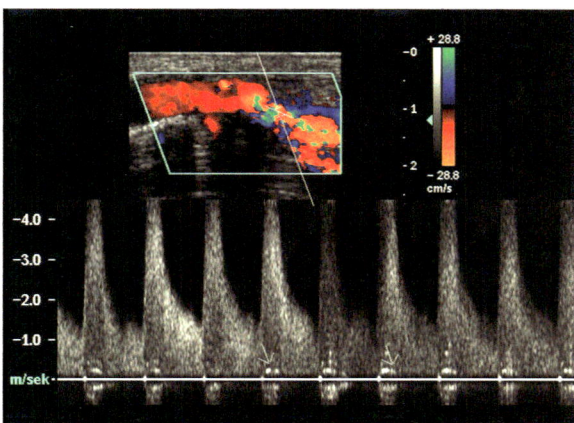

Abb. 23.**10** Angiographisch nicht darstellbare filiforme Stenose der linken A. profunda femoris.

MR-Angiographie und FKDS in der Darstellung der peripheren Unterschenkelarterien stehen aus.

Tab. 23.**10** fasst den Stufenplan für die Diagnose der pAVK zusammen.

Therapie

Behandlung asymptomatischer Gefäßstenosen oder -verschlüsse (Fontaine-Stadium I)

Die Therapie der asymptomatischen pAVK zielt vor allem auf die Progressionsverlangsamung bzw. Hemmung der Erkrankung ab – unter Berücksichtigung der erhöhten kardialen und zerebralen Mortalitätsrate dieser Patienten. Weder für die Behandlung der relevanten Risikofaktoren, insbesondere Rauchen und Diabetes, noch für die medikamentöse Behandlung mit Thrombozytenaggregationshemmern oder mit Antikoagulanzien liegen verlässliche Daten für das Stadium I der pAVK vor.

Therapie der Risikofaktoren. Bei zwingender Kausalität von Diabetes (Faktor 2,5–6) und Rauchen (Faktor 2,5–3) – und weniger eindrucksvoller Kausalität von pathologischen Werten der Blutfette, des Blutdrucks und der hämorrheologischen Faktoren – für das Neuauftreten einer AVK ergibt sich die Forderung nach einer konsequenten Behandlung der Risikofaktoren. Bereits nach 1-monatiger Ernährungsbehandlung frisch manifester Typ-2-Diabetiker ließen sich die Plasmaviskosität und der Hämatokrit signifikant senken (91). Die Bedeutung dieser Maßnahme lässt sich sowohl aus der Framingham- (76) als auch der Stockholm-Studie (23) ableiten, die beide den Hämatokritwert als Risikofaktor für die Makroangiopathie beschreiben.

Die Forderung nach der Behandlung der vaskulären Risikofaktoren ergibt sich vor allem bei der Kombination mehrerer Faktoren, wobei sich die 5-Jahres-Inzidenz der pAVK von 2,3 auf 11,1% erhöht, entsprechend einem Multiplikationsfaktor von 6. Dennoch scheint der Effekt der Eliminierung einzelner Risikofaktoren auf das Neuauftreten einer pAVK oder die Progression einer bereits bestehenden gering zu sein. Das Einstellen des Rauchens reduziert die Progression einer kritischen Ischämie und auch das Risiko, an einem vaskulären Tod zu versterben. In der 4-S-Studie konnte in einer Subgruppe das Risiko für das Neuauftreten einer Claudicatio bzw. einer Verschlechterung absolut um 1,3% gegenüber Placebo gesenkt werden (93a). Während die intensivierte Behandlung des Typ1-Diabetiker lediglich die mikrovaskulären Komplikationen signifikant reduzieren konnte, blieb ein Effekt auf die pAVK aus (40a). Zu ganz ähnlichen Ergebnissen kam die Langzeitstudie an 3867 Typ-2-Diabetikern: Das Herzinfarktrisiko ließ sich im Trend senken (p = 0,05), nicht jedoch die Amputationsrate auf dem Boden einer pAVK (138a). Hohe Homocysteinspiegel konnten über eine Störung der Endothelfunktion als unabhängiger Risikofaktor für die Entwicklung einer peripheren AVK beschrieben werden. Dennoch ließ sich in Interventionsstudien mit Vitaminsubstitution kein Einfluss auf die Entwicklung einer pAVK zeigen.

Tab. 23.10 Stufenplan der Diagnose der peripheren arteriellen Verschlusskrankheit

Stufe I	Stufe III. Beurteilung der Kompensation

Anamnese
– typische Claudicatio intermittens (Gesäß, Oberschenkel, Wade, Fußsohle)
– DD:
  enger Spinalkanal
  Entrapment-Syndrom
  chronisches Kompartmentsyndrom
– Beschwerdedauer (akut, subakut, chronisch)
– Risikofaktoren/Indikatoren
 	
Körperliche Untersuchung
– Inspektion
– Palpation
– Auskultation (evtl. nach Belastung)
– Ratschow-Probe (normal: Hyperämie 5–10 s, venöse Füllung nach 15–20 s)
 	
Apparative Untersuchung
– cw-Doppler-Methode (evtl. nach Belastung)
– Beurteilung des Hämotachogramms
– Großzehenoszillographie
	– Laufbandergometrie im Stadium II (3,0 km/h, 12% Steigung)
	– Doppler-Druck-Faustregel:
	  gute Kompensation: 90–100 mm Hg
	  wechselhaft: 50–90 mm Hg
	  unzureichend: < 50 mm Hg
	– als Bein-/Armquotient:
	  > 1 keine Beschwerden
	  0,8 leichte Beschwerden, besonders bergauf
	  0,6 Gehstrecke < 100 m
	  < 0,4 Ruheschmerz
	– Zehendruckmessung: kritisch < 50 mm Hg
	– hydrostatischer Knöchel- und Zehendruck:
	  obere Grenze: 60 bzw. 70 mm Hg
	  kritisch < 50 mm Hg
	– $tcPO_2$: kritisch: liegend < 10 mm Hg, Bein tief < 40 mm Hg
	– evtl. Kapillarmikroskopie (Fagrell-Stadien)

Stufe II. Differenzierung Stenose/Verschluss sowie Höhenlokalisation	**Stufe IV. Planung eines Eingriffs (Katheterbehandlung, Bypass, Amputation sowie die klinischen Stadien III–IV)**
– Palpation und Auskultation (evtl. mit Belastung. Cave: Gefäßteilung, stenosierte Kollaterale) – Farbduplex-Sonographie – evtl. Segmentoszillographie	– Farbduplex-Sonographie (Cave: schwere Mediaverkalkung) – DSA oder MR-Angiographie

Medikamentöse Therapie. Die Frage nach einer Behandlung des asymptomatischen Stadiums mit Thrombozytenaggregationshemmern, Antikoagulanzien, Gehtraining oder gar vasoaktiven Substanzen kann nach den bisher vorliegenden Studien nicht beantwortet werden. In der Physicians' Health Study zur Primärintervention ließ sich durch ASS die Notwendigkeit für einen peripheren arteriellen Bypass senken (51a). Die in Tab. 23.11 zusammengefassten Therapiemaßnahmen im Stadium I erscheinen zumindest plausibel und sind, was die intensive Fußpflege angeht, besonders bei zusätzlicher Neuropathie gesichert (86).

Tab. 23.11 Therapie der peripheren arteriellen Verschlusskrankheit im Stadium I

Behandlungsmaßnahmen	Gesichert
Behandlung der Risikofaktoren	nein, aber allgemein akzeptiert
Thrombozytenaggregationshemmer	nein, aber praktiziert
vasoaktive Substanzen (Pentoxifyllin, Naftidrofuryl, Buflomedil, Prostaglandine, Picotamid [Thromboxan A_2-Synthesehemmer])	nein, sinnvoll?
Vitamin-B-Komplex + Folsäure bei Hyperhomocystinämie	nein, sinnvoll?
Vitamin E	nein, sinnvoll?
Abklärung und ggf. Behandlung einer kardio- bzw. zerebrovaskulären Erkrankung	nein im Stadium I ja im Stadium II
intensivierte Fußpflege, besonders bei zusätzlichen Risikofaktoren wie Neuropathie, Fußdeformität, Hornschwielen usw.	ja!

Behandlung der Claudicatio intermittens (Stadium II nach Fontaine)

Prophylaxe

Für die symptomatischen Stadien der pAVK ist die Behandlung der Risikofaktoren (s. Stadium I) als Prophylaxe einer Progression der Erkrankung die Therapiegrundlage. Diese wird untersützt durch die medikamentöse Prophylaxe, für die es im Gegensatz zum Stadium I eine Reihe aussagekräftiger Studien gibt.

ASS und Dipyridamol. Für den Spontanverlauf des Stadiums II der pAVK liegen bislang nur 2 randomisierte, placebokontrollierte Studien für ASS in einer Dosierung bis 1500 mg mit und ohne Kombination mit Dipyridamol vor. Während Hess et al. im angiographisch kontrollierten 2-Jahresverlauf eine signifikant geringere Progression für die Kombinationsbehandlung gegenüber Placebo nachweisen konnten (62), sahen Schoop et al. sowohl für die Kombination als auch für die Monogabe von ASS einen signifikanten Unterschied in der Verschlussrate gegenüber Placebo (112). Nach Risikogruppen aufgeteilt, konnten Hess et al. besonders für Raucher und Hypertoniker den Nutzen einer Medikation darstellen, während Patienten mit Diabetes mellitus kaum Unterschiede aufwiesen (62).

Eine Analyse von 3295 Patienten mit Claudicatio intermittens der „Antiplatelet Trialists Collaboration" wies im Verlauf von 27 Monaten eine 18%ige Reduktion vaskulärer Komplikationen wie Herzinfarkt oder Apoplex auf.

Ticlopidin/Clopidogrel. Bei ASS-Unverträglichkeit oder Progression der Erkrankung unter ASS kann Ticlopidin zum Einsatz kommen. Durch diese Substanz ließ sich in einer angiographisch kontrollieren 1-Jahres-Follow-up-Studie die Progression der AVK gegenüber Placebo signifikant senken (127). Wegen der zwar seltenen, aber ernsten Nebenwirkung einer Knochenmarkssuppression sollte besonders in den ersten Wochen das Blutbild kontrolliert werden. Als Weiterentwicklung von Ticlopidin wurde Clopidogrel an fast 20.000 Patienten mit einer Makroangiopathie untersucht, wobei sich hinsichtlich der Blutbildveränderungen gegenüber ASS kein Unterschied zeigte. Während sich bezüglich der vaskulären Endpunkte Schlaganfall, Myokardinfarkt oder vaskulärer Tod eine relative Risikoreduktion von 8,7% (< 0,05) erzielen ließ, stehen Ergebnisse zum Progressionsverhalten der pAVK noch aus (61a). Interessanterweise scheinen insbesondere Patienten mit pAVK hinsichtlich der vaskulären Endpunkte zu profitieren (relative jährliche Risikoreduktion: 23,8%)

Thromboxan-Synthesehemmer. Diese Stoffgruppe befindet sich in der klinischen Erprobung. Durch Picotamide, einem Thromboxan-A_2-Synthesehemmer, ließ sich gegenüber Placebo an 2304 Patienten mit pAVK im Verlauf von 18 Monaten die Rate ischämischer Ereignisse allerdings nicht signifikant um 19% senken (147a).

Sekundärprophylaxe nach Katheterintervention

Auf die Frage nach der sinnvollen Therapie zur Sekundärprophylaxe nach Katheterintervention konnte in einer prospektiven Studie für das Gesamtkollektiv kein Unterschied zwischen 50 bzw. 900 mg ASS täglich gefunden werden. Lediglich Frauen zeigten in der 50-mg-Gruppe eine signifikant höhere Rezidivrate, die sich möglicherweise durch das höhere Alter der Patientinnen und das häufigere Vorkommen einer Hypertonie erklären lässt (97).

2 weitere Studien zur Frage der Sekundärprophylaxe nach Katheterintervention konnten weder für den Vergleich von 1000 mg vs. 100 mg an 216 Patienten im 2-Jahresverlauf noch für eine Dosierung von 1000 mg vs. 300 mg (n = 200) einen signifikanten Unterschied in der Wiederverschlussrate nachweisen (88, 141), sodass an unserem Hause zur Rezidivprophylaxe im Stadium I 100 mg ASS und nach erfolgter Katheterrekanalisation 300 mg ASS empfohlen werden. Zu ganz ähnlichen Ergebnissen kommt eine aktuelle Metaanalyse von 11 Studien zur Restenoseprophylaxe nach peripherer Angioplastie (138c).

In einer klinischen Studie konnten das Plasmafibrinogen und das C-reaktive Protein als relevante Risikofaktoren für die Entwicklung einer Restenose nach peripherer PTA beschrieben werden. Da neben dem von-Willebrand-Faktor insbesondere auch das Fibrinogen seine aggregierende Wirkung über die GPIIb/IIIa-Rezeptoren der Thrombozyten entfaltet (136a), erklärt sich auch die Wirksamkeit von Lotrafiban bei der instabilen Angina pectoris. Studien über GPIIIb/IIa-Rezeptorantagonisten zur Rezidivprophylaxe nach peripherer PTA stehen noch aus (84a).

Rezidivprophylaxe nach rekonstruktiven Gefäßeingriffen

Zur Rezidivprophylaxe nach rekonstruktiven Gefäßeingriffen konnte für den Verlauf nach Thrombendarteriektomie im femoropoplitealen Bereich eine signifikant höhere Durchgängigkeitsrate für die Hochdosis ASS-Gabe mit und ohne Kombination mit Dipyridamol gegenüber oralen Antikoagulanzien nachgewiesen werden (16). In einer Studie ließen sich für Ticlopidin signifikant höhere Offenheitsraten femoropoplitealer bzw. tibialer Venen-Bypässe im Vergleich zu Placebo nachweisen (11), sodass alternativ zur Antikoagulation bei peripheren Bypasses auch der Thrombozytenaggregationshemmer Ticlopidin zur Anwendung kommen kann.

Durch die aktuelle kontrollierte, randomisierte holländische Multicenterstudie an 2650 Patienten mit infraguinalem Bypass ließ sich erstmalig die Wirksamkeit von ASS gegenüber der oralen Antikoagulation untersuchen. Nach einer Beobachtungszeit von 21 Monaten wiesen venöse femoro-popliteale bzw. -krurale Bypässe eine Verschlussrate von 15 bzw. 24% auf, während diese für die Kunststofftransplantate bei 30 bzw. 52% lang. Lediglich für die femoro-poplitealen Bypässe ließ sich ein signifikanter Unterschied zwischen ASS und Warfarin zeigen: Patienten mit venösen Bypässen wiesen unter Warfarin signifikant weniger Verschlüsse auf, während Patienten mit prothetischem femoro-poplitealen Bypass unter ASS signifikant besser abschnitten (39a). Von den 2650 Patienten wiesen 26% einen Diabetes auf. Sowohl die Reverschlussrate Diabetiker vs. Nichtdiabetiker als auch die Verschlussrate unter ASS bzw. Warfarin beim Diabetiker ließ keinen signifikanten Unterschied erkennen (39a).

Bewegungstherapie

Kommen Kathetermaßnahmen nicht infrage, dann stellt die Bewegungstherapie vor allem bei Ober- und/oder Unterschenkel-Arterienverschlüssen ein wirksames Behandlungsprinzip dar. Dabei gilt es jedoch zu bedenken, dass nach einer Multicenterstudie (34) 1/3 der Patienten mit Claudicatio intermittens wegen kardiopulmonaler oder gelenkbedingter Erkrankungen am Bewegungstraining nicht teilnehmen können. Ein weiteres Drittel wäre zwar geeignet, möchte aber aus diversen Gründen nicht teilnehmen, sodass lediglich 1/3 aller Patienten für eine konsequente Trainingsbehandlung infrage kommen (Abb. 23.**12**).

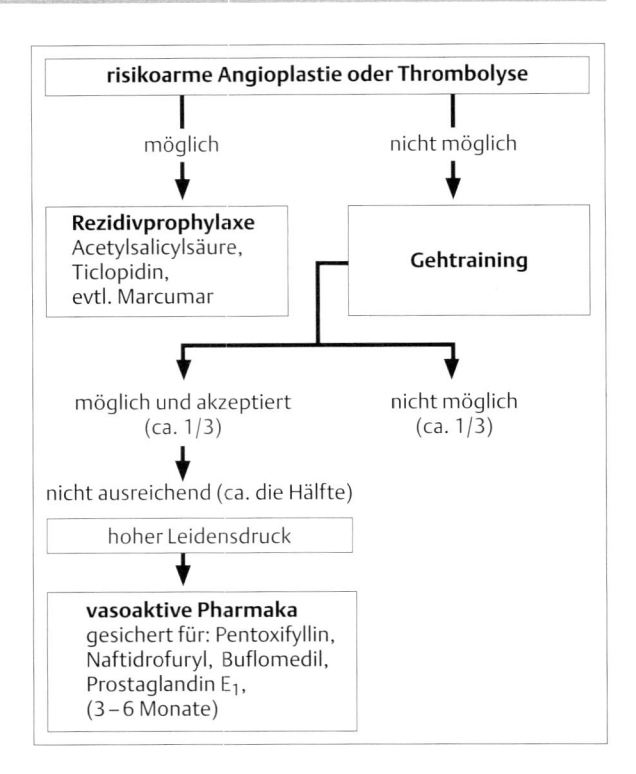

Abb. 23.**12** Therapie der pAVK im Stadium II.

Nimmt man nach Cachovan (21) das Soll der Gehstreckensteigerung nach 3 Wochen Training mit 65% an, so hat nur knapp die Hälfte aller Patienten dieses Ziel erreicht. Somit kann entgegen der bisherigen Auffassung das Gehtraining im Stadium II keineswegs als alleinige Basisbehandlung angesehen werden.

Medikamentöse Therapie

Unter der Maxime: „Ist statistische Signifikanz gleich klinische Relevanz?" gelten als Voraussetzung für den Einsatz vasoaktiver Pharmaka folgende Kriterien:
➤ unzureichendes Ergebnis durch Gehtraining,
➤ andere Therapiemaßnahmen (Kathetertechniken) kommen nicht infrage,
➤ Femoralis- und Unterschenkelarterienverschlüsse mit einem Knöchelarteriendruck über 60 mm Hg (bei Fehlen einer Mediasklerose),
➤ eine die Lebensqualität des Patienten beeinträchtigende schmerzfreie Gehstrecke unter 100 m.

Gegenwärtig gesichert ist die therapeutische Wirksamkeit für Pentoxifyllin, Buflomedil, Naftidrofuryl, Prostaglandin E_1 und den neuen Phosphodiesterasehemmer Cilostazol (Tab. 23.**12**). Allerdings stehen die Wirksamkeitsnachweise nach den neuen Prüfrichtlinien und GCP-Kriterien noch aus, die zu einer Neubewertung dieser Substanzen führen könnten.

Die in der Tabelle dargestellte Arbeit zur isovolämischen Dilution reicht trotz signifikantem Gehstreckenzuwachs für eine Therapieempfehlung nicht aus. Die neueren Substanzen wie Cilostazol, ein Phosphodiesterasehemmer III, oder Carnitin sind in Deutschland noch

Tab. 23.12 Medikamentöse Therapie der pAVK im Stadium II (36b)

Medikament/Autor	Patienten-zahl	Therapie-dauer (Wochen)	d-ACD (%) Placebo	d-ACD (%) Verum	p	WIQ/SF36*
Pentoxifyllin						
Porter 1982	128	24	38	56	0,19	nein
Lindgrade 1989	150	24	29	50	0,09	nein
Naftidrofuryl						
Moody 1984	180	24	25	31	0,045	ja
Kriessmann 1988	136	12	35	78	< 0,05	nein
Adhoute 1990	118	24	46	93	< 0,05	nein
Trübestein 1984	104	12	40	55	n. s.	nein
Adhoute 1986	94	24	28	60	< 0,001	ja
Buflomedil						
Trübestein 1984	113	14	43	97	< 0,01	nein
Diamantopoulos 1989	43	24	9	68	0,011	nein
Cilostazol						
Money 1998	239	16	13	47	< 0,001	ja
Dawson 1998	81	12	10	63	< 0,01	ja
Dextran						
Ernst 1990	20	6	0	39	< 0,001	nein
Verapamil						
Bagger 1997	44	2	−2	49	< 0,001	nein
Propionyl-L-Carnitin						
Brevetti 1995	245	24	46	73	< 0,05	nein
Brevetti 1999	485	52	50	64	< 0,05	nein
Beraprost						
Lievre 1996	83	12	41	91	n. s.	nein
PGE$_1$						
Diehm 1997	213	8	60	101	< 0,05	nein
Belch 1997	80	8	−14	53	< 0,01	ja

d-ACD: Änderung der absoluten Gehstrecke in Prozent
* funktionelle Beurteilung durch Walking Impairement Questionaire (WIQ) und SF36

nicht zugelassen. Carnitin und die acetylierte Form (Propionyl-L-Carnitin) greifen in den bei pAVK gestörten Muskelstoffwechsel ein und führten in großen Multicenterstudien zu einer signifikanten Gehstreckenverbesserung (93b).

Interventionelle und rekonstruktive Therapie

Methodenwahl. Im Gegensatz zur früheren Auffassung ist vor Beginn eines Bewegungstrainings oder Verordnung einer medikamentösen Behandlung stets zu prüfen, ob eine risikoarme Kathetermaßnahme (Angioplastie oder lokale Thrombolyse) zur Beseitigung einer kurzstreckigen Stenose oder eines Verschlusses infrage kommt. Dabei richtet sich die Wahl der Methode nach dem allgemeinen Zustand, dem Leidensdruck des Patienten und vor allem nach dem angiologischen Untersuchungsbefund. Bei einem für einen Kathetereingriff ungünstigen Verschlusstyp (z. B. langstreckiger Femoralisverschluss), einem für ein konservatives Verfahren günstigen Verschlusstyp (proximaler Femoralisverschluss) und geringem Leidensdruck ist den konservativen Möglichkeiten der Vorzug zu geben.

Lokale Thrombolyse. Bei Verschlüssen mit einer Länge von mehr als 8 cm und ungenügender Kollateralisation konnte mit Einführung der lokalen Thrombolyse die therapeutische Lücke zwischen Katheterdilatation und rekonstruktivem Gefäßeingriff geschlossen werden. Das Prinzip dieser Methode beruht auf der endogenen Thrombolyse durch sukzessive Infiltration des verschließenden Thrombus mit Streptokinase, Urokinase oder rtPA, wobei wegen der intensiveren Thrombolyse seit einigen Jahren in unserem Hause dem rtPA der Vorzug gegeben wird. Die hierfür notwendige Dosierung liegt für Streptokinase zwischen 30.000 und 60.000 IE, für Urokinase bei 150.000–200.000 IE und für rtPA bei 2,5–10 mg. Zur Durchführung eines primär als lokale Lyse angelegten Eingriffs gelten sowohl für den Diabetiker als auch für den Nichtdiabetiker folgende Indikationen (128):
- der akute und subakute Verschluss der A. femoralis superficialis, der A. poplitea und der Trifurkation,
- der chronische thrombotische Verschluss obiger Lokalisation bis zu einem Alter von maximal 6 Monaten, hoher Leidensdruck bzw. Gefährdung der Extremität,
- embolische Verschlüsse der distalen A. femoralis superficialis, der A. poplitea und der Trifurkation bis zu einem Alter von maximal 12 Wochen,
- embolische oder thrombotische Komplikationen nach Angioplastie oder einem gefäßchirurgischen Eingriff,
- der akute und auch ältere Bypass-Verschluss.

Sowohl für die Katheterdilatation als auch für die lokale Thrombolyse ließen sich für Diabetiker und Nichtdiabetiker vergleichbar gute Primär- und Langzeiterfolge erzielen (Tab. 23.**13** und 23.**14**), wobei sich die Ergebnisse nicht relevant von denen der Bypass-Operation unterscheiden (145).

Rekonstruktive Gefäßchirurgie. Die Indikation zur rekonstruktiven Gefäßchirurgie im Stadium II ist gegeben, wenn die in Abb. 23.**12** dargestellten Maßnahmen nicht einsetzbar sind bzw. die Lebensqualität des Patienten weiterhin erheblich eingeschränkt ist. Dies gilt besonders dann, wenn ein schlecht kollateralisierbarer Aorten- bzw. Beckenarterienverschluss oder Mehretagenverschlüsse, ein Aneurysma mit peripheren Embolien oder ein schlecht kollateralisierter Femoralisverschluss, besonders in Kombination mit einer Profundaabgangsstenose, nachzuweisen ist.

Behandlung der kritischen Extremitätenischämie (Stadien III–IV nach Fontaine)

Nach dem Bericht der Konsensus-Konferenz 1989 ergeben sich im Stadium der kritischen Ischämie Unterschiede bei der Therapieentscheidung zwischen Diabetikern und Nichtdiabetikern (Tab. 23.**15**), wobei die Gründe hierfür häufig in einer schweren distalen Angiopathie mit ungünstiger Ausstrombahn liegen (102, 128). Grundsätzlich besteht in den Stadien III und IV die Indikation zu lumeneröffnenden Maßnahmen, die in Kliniken mit spezifischen angiologischen, radiologischen und gefäßchirurgischen Kenntnissen durchgeführt werden sollten.

Katheterverfahren

Perkutane Angioplastie. Es hat sich gezeigt, dass sich die Primär- bzw. Langzeitergebnisse nach perkutaner Angioplastie zwischen Diabetikern und Nichtdiabetikern nicht relevant unterscheiden, vor allen Dingen dann, wenn die prognostischen Faktoren wie das klinische Stadium, der periphere Ausstrom sowie Verschlusslänge und -alter berücksichtigt werden (128). Durch die Verbesserung der Kathetertechniken wird bei kritischer Durchblutungsstörung zunehmend auch die Katheterdilatation im Unterschenkelbereich durchgeführt. Dabei werden Durchgängigkeitsraten zwischen 70 und 95% erreicht (Tab. 23.**16**; 45).

Tab. 23.13 Ergebnisse der perkutanen transluminalen Angioplastie

	Diabetiker		Nichtdiabetiker	
	n	Erfolg (%)	n	Erfolg (%)
A. iliaca	91	74	16	81
Femoropoplitealsegment	117	79	88	70

Tab. 23.14 Lyseergebnisse

	Primärerfolg		Langzeiterfolg	
	Thrombose	Embolie	Thrombose	Embolie
Diabetiker	75%	93%	79%	89%
Nichtdiabetiker	91%	96%	79%	96%

Tab. 23.15 Sofortmaßnahmen im Stadium der kritischen Ischämie

	Diabetiker	Nichtdiabetiker
Amputation	20%	20%
konservativ	45%	20%
perkutane transluminale Angioplastie/Lyse	20%	zusammen 60%
Bypass	15%	

Tab. 23.16 Infrapopliteale perkutane transluminale Angioplastie

Autoren	Jahr	Beine	Anteil mit kritischer Ischämie	Durchgängigkeit (%)	Beinerhaltung	Follow-up (Monate)
Bakal	1990	43	99	86	67	24
Schwarten	1991*	112	100	97	83	24
Bull	1992	168	76	80	85	26
Brown	1993	55	84	36		26
Matsi	1993	84	100	83	56	12
Wagner	1993	158	68	94	88	17
Wack	1994	30	100	83	82	10
Varty	1995	40	50	68	77	24

*63% Diabetiker

Neuere Verfahren und Stents. Die in den letzten Jahren entwickelten und in der Laienpresse häufig zitierten neuen Katheterverfahren wie Laser, Rotationsangioplastie, Endarteriektomie und Stent-Implantation zeigen nach aktuellen Arbeiten (85, 61) bis auf das letztgenannte Verfahren gegenüber der Angioplastie mit und ohne Thrombolyse vermutlich keine entscheidenden Vorteile und sind bei kritischer Indikationsstellung auch nur in ca. 5–10% der Fälle indiziert.

Die Stent-Implantation im Bereich der Beckenstrombahn ist eine im Primär- und Langzeiterfolg der alleinigen perkutanen transluminalen Angioplastie (PTA) überlegene Methode, vor allen Dingen dann, wenn es sich um unregelmäßig begrenzte, exzentrische und längerstreckige Stenosen handelt. Keine Vorteile sind jedoch bei Stenosen im Femoralis- und Popliteabereich zu erkennen. Letztere Region weist nach Stent-Implantation sogar eine höhere Wiederverschlussrate im Vergleich zur alleinigen PTA auf (61).

Gefäßchirurgische Rekonstruktion

Sind Kathetermaßnahmen primär nicht sinnvoll bzw. nicht möglich, steht die breite Palette der gefäßchirurgischen Rekonstruktionen zur Verfügung, wobei gerade beim diabetischen Patienten im Stadium IV durch die Anlage eines kruro-malleolaren Bypasses nach 5 Jahren eine Beinerhaltungsrate von 77% erreicht werden kann (147). Diese Bypass-Verfahren werden nur in großen, erfahrenen gefäßchirurgischen Zentren mit dem genannten Erfolg angeboten. Die Rekanalisation stellt zweifellos das wirksamste Therapieprinzip zur Vermeidung einer Amputation dar, wobei die Kathetertechniken und die gefäßchirurgischen Maßnahmen nicht in Konkurrenz zueinander stehen, sondern sich sinnvoll ergänzen können.

Medikamentöse Therapie

Hämodilution, Fibrinogensenkung und Prostaglandin. Sind weder Kathetertechniken noch Bypass-Verfahren sinnvoll oder von Misserfolg gekennzeichnet, bietet sich bei drohender Amputation neben der unerlässlichen lokalen Wundbehandlung der Versuch einer konservativen Behandlung an. Neben der Optimierung der hämorrheologischen Verhältnisse – d. h. Ausgleich einer Hämokonzentrierung, Senkung des Hämatokrits durch isovolämische Hämodilution auf Werte um 40% und Reduktion hochpathologischer Fibrinogenwerte (> 600 mg/dl), z. B. durch Arwin – bietet sich die intravenöse Gabe von Prostaglandin E_1/I_2 an. Während für den Wirksamkeitsnachweis der Hämodilution und der medikamentösen Fibrinogensenkung randomisierte Doppelblindstudien noch ausstehen, konnten für Prostaglandin E_1 und I_2 (intraarteriell und intravenös) signifikant höhere Abheilungsraten (30, 122) nachgewiesen werden (Tab. 23.**17**). In einer eigenen Multicenterstudie kam es bei Diabetikern mit ischämisch bedingten Ulzera im Vergleich zu Placebo zu einer signifikant schnelleren Verkleinerung der Ulkusfläche (Abb. 23.**13**), wobei für beide Gruppen die übliche Lokaltherapie beibehalten worden war. Nach einem halben Jahr konnte die Amputationsrate in der Verumgruppe deutlich gesenkt werden, erreichte aber wegen der relativ kleinen Fallzahl nicht das Signifikanzniveau. Interessanterweise schneiden Diabetiker gegenüber Nichtdiabetikern bei alleiniger konservativer Therapie im Stadium IV nicht schlechter ab. Entscheidend waren nach Arbeiten von Rieger (99) die peripher zu messenden Doppler-Druckwerte.

Antikoagulanzien stellen im Stadium III und IV keine primäre Therapieoption dar. Allenfalls bei dilatierender Angiopathie mit stark verzögertem Ausstrom erscheint ihr Einsatz trotz fehlender Studien sinnvoll.

Angiogenetische Wachstumsfaktoren. In den Anfangsstadien der klinischen Erprobung bei Patienten mit kritischer Ischämie steht die intramuskuläre Gabe von angiogenetischen Wachstumsfaktoren. Erste Pilotuntersuchungen am Menschen konnten ein vermehrtes Wachstum von Kollateralen zeigen. Eine Therapieempfehlung wird erst nach Abschluss placebokontrollierter Studien möglich sein. (65b).

Als **additive Maßnahmen** empfehlen sich in den Stadien III und IV eine relative Bettruhe, eine adäquate Extremitätenlagerung (Senkung des Fußendes, Wattepolsterung des Fußes mit freiliegender Ferse), eine Schmerzbehandlung (Periduralanästhesie, Analgetika) und evtl. eine CT-gesteuerte, lokale Sympathektomie, die in Einzelfällen auch bei Diabetikern zu einer beschleunigten Abheilung der Läsion führte.

Außenseitenmethoden

Sowohl für das Stadium II, wie auch für die Stadien III und IV werden vom Patienten immer wieder nachstehende Außenseitertherapien erwähnt:
- hyperbare Oxigenationstherapie,
- Ozontherapie,
- Sauerstoff-Mehrschritt-Therapie,
- Chelattherapie,
- Frischzellentherapie.

Da es weder gesicherte Studienergebnisse gibt, noch eine theorisch-pathogenetische Plausibilität, sind die Methoden auch wegen der potenziellen Nebenwirkungen und dem Verzögern medizinisch wirksamer Maßnahmen für die kritische Ischämie abzulehnen.

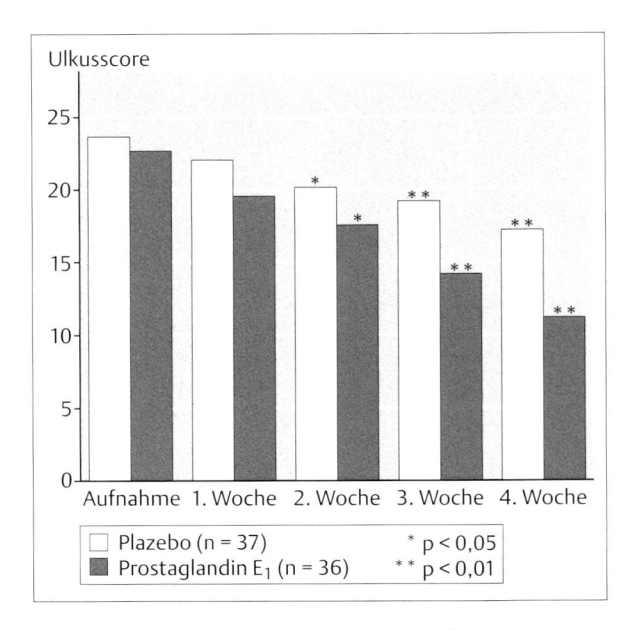

Abb. 23.13 Prostaglandin E_1 im Stadium IV, Änderungen des Ulkussummenscores.

Tab. 23.17 Prostanoidstudien zur Langzeitinfusionsbehandlung im Vergleich zu Placebo bei Patienten mit kritischer Extremitätenischämie im Stadium III und IV (mod. nach 36b)

Autor	n (% Diabetiker)	Medikament	Dosis	Follow-up	Endpunkte	Resultate	p	Studiendesign
Sakaguchi 1984	65	PGE_1 (i.a.)	0,05 oder 0,15 ng/kg/min × 24 h über 2–6 Wochen	Infusionsende	Ulkusgröße	reduziert durch höhere Dosis vs. Niacin + niedrige Dosis	0,036	DB
		Niacin oral	200 mg 6-mal täglich		Schmerzen			
Böhme 1987	34	PGE_1 (i.a.) vs. ATP	10–20 µg/h über 23 Tage	Infusionsende	Ulkusgröße	reduziert	n.s.	O
					Ruheschmerz	reduziert	n.s.	
Trübestein 1987	57	PGE_1 vs. 30 mg ATP (i.a.)	20 mg über 1 h/d für 3 Wochen	3 Wochen	Analgetikaverbrauch	reduziert	< 0,04	O
					Ulkusgröße	reduziert	0,02	
					Amputation	reduziert	0,02	
Diehm 1988	46	PGE_1 vs. Placebo (i.v.)	60 µg/4 h/d über 3 Wochen	1 Monat	Schmerzen	reduziert	< 0,04	DB
					Analgetikaverbrauch	reduziert	0,02	
					klinisches Stadium	verbessert	0,007	
Ciprostene Study Group 1991	211	PGE_1 vs. Placebo (i.v.)	120 ng/kg/min × 8 h/d für 7 Tage	4 Monate	Ulkusgröße	um 50% reduziert	< 0,005	DB

Tab. 23.17 *(Fortsetzung)* Prostanoidstudien zur Langzeitinfusionsbehandlung im Vergleich zu Placebo bei Patienten mit kritischer Extremitätenischämie im Stadium III und IV (mod. nach 36b)

Autor	n (% Diabetiker)	Medikament	Dosis	Follow-up	Endpunkte	Resultate	p	Studiendesign
ICAI Study Group 1998	1560	PGE_1 (i.v.) vs. Routinebehandlung	60 µg/d für 28 Tage	6 Monate	CLI	reduziert (Odds ratio 0,73)	0,002	O
Trübestein 1989	70	PGE_1 (i.v.) vs. Pentoxifyllin	2 × 40 µg über 2 h/d für 4 Wochen	6 Monate	Ruheschmerz	reduziert	n.s.	O
					Analgetikaverbrauch	reduziert	< 0,005	
					Ulkusgröße	reduziert	< 0,05	
Balzer 1987	113 (34%)	Iloprost vs. Placebo (i.v.)	0,5–2 ng/kg/min × 6 h für 14 Tage	Infusionsende	Analgetikaverbrauch	reduziert	< 0,05	DB
Diehm 1989	101	Iloprost vs. Placebo (i.v.)	0,5–2 ng/kg/min × 6 h für 28 Tage	Infusionsende	Ulkusgröße	reduziert	< 0,05	DB
Norgren 1990	103 (32%)	Iloprost vs. Placebo (i.v.)	0,5–2 ng/kg/min × 6 h für 14 Tage	6 Monate	Ulkusgröße	reduziert	n.s.	DB
Brock 1990	109 (100%)	Iloprost vs. Placebo (i.v.)	0,5–2 ng/kg/min × 6 h für 28 Tage	Infusionsende	Ulkusgröße	reduziert	< 0,05	DB
					Ruheschmerz	reduziert	< 0,05	
UK Study Group 1991	151 (31%)	Iloprost vs. Placebo (i.v.)	bis 2 ng/kg/min × 6 h für 28 Tage	1 Monat	Abheilen des Ulkus	reduziert	< 0,05	DB
				6 Monate		reduziert	< 0,01	
Guilmot 1991	128 (58%)	Iloprost vs. Placebo (i.v.)	bis 2 ng/kg/min × 6 h für 21 Tage	1 Monat	Ruheschmerz	reduziert	< 0,05	DB
				1 Monat	Ruheschmerz	reduziert	n.s.	
Stiegler 1992	117 (100%)	PGE_1 vs. Placebo	60 µg/d für 3 Wochen	1 Monat	Ulkusgröße	reduziert	< 0,01	DB

n.s. = statistisch nicht signifikant, PGE_1 = Prostaglandin E_1, CLI = kritische Extremitätenischämie (critical limb ischemia), O = offen, DB = doppelblind

Literatur

1 Agewall, S., Bokemark L., Wikstrand J., Lindahl A., Fagerber B.: Insulin sensitivity and hemostatic factors in clinically haelthy 58-year-old men. Thromb.haemost. 84: (2000), 571–575

1a Akkersdijk, G. J. M., J. B. C. M. Puylaert, A. Vries: Abdominal aortic aneurysm as an incidental finding in abdominal ultrasonography. Brit. J. Surg. 78 (1991) 1261–1263

2 Alexandrova, N. A., W. C. Gibson, J. W. Noris, R. Maggisano: Carotid artery stenosis in peripheral vascular disease. J. vasc. Surg. 23 (1996) 645–649

3 Alter, M., S. M. Lai, G. Friday, V. Singh, V. M. Kumar, E. Sobel: Stroke recurrence in diabetics. Stroke 28 (1997) 1153–1157

3a Armstrong DG, Lavery LA, Harkless LB, Validation of a diabetic wound classification system. Diabtes Care. 1998;21:855–9

4 Arboix, A., J. L. Marti-Vilalta, J. H. Garcia: Clinical study of 227 patients with lacunar infarcts. Stroke 21 (1990) 842–847

5 Atkins, D., B. M. Psaty, T. D. Koepsel, W. T. Longstreth, E. B. Larson: Cholesterol reduction and the risk of stroke in men. A metaanalysis of randomized, controlled trials. Ann. intern. Med. 119 (1993) 136–145

6 Atrial Fibrillation Investigators: Risk factors stroke and efficacy of antithrombotic therapy in atrial fibrillation: analysis of pooled data from five randomized controlled trials. Arch. intern. Med. 154 (1994) 1449–1457

6a Barnett H.J.M., Gunton R.W., Eliasziw M., Fleming L.,Sharpe B., Gates P., Meldrum H.: Causes and severity of ischemic stroke in patients with internal carotid artery stenosis. JAMA 283 (2000) 1429–1436

7 Bailey, T. S., H. Yu, E. J. Rayfield: Pattern of foot examination in a diabetic clinic. Amer. J. Med. 78 (1985) 371

7a Ballotta E., Da Giau G., Renon L.: Is diabetes mellitus a risk factor for carotid endarterectomy. A.prospective study. Surgery 129 (2001) 146–152

8 Bamford, J., M. Dennis, P. Sandercock: The frequency, causes and timing of death within days of a first stroke: the Oxfordshire Community Stroke Project. J. Neurol. Neurosurg. Psychiat. 53 (1990) 824–829

9 Barnett, H., M. Eliasziw, H. Meldrum: Drugs and surgery in the prevention of ischemic stroke. New Engl. J. Med. 332 (1995) 238–248
10 Baynes, J. W.: The role of oxidative stress in development of complications in diabetes. Diabetes 40 (1991) 405–412
11 Becquemin, J. P.: Effect of ticlopidine on the long-term patency of saphenous-vein bypass grafts in the legs. New Engl. J. Med. 11 (1997) 1726–1731
12 Begg, T. B., R. L. Richards: The prognosis of intermittent claudication. Scot. med. J. 7 (1962) 341–352
13 Beks, P. J., A. J. Mackaay, J. N. D. De Neeling, M. Bouter, R. I. Heine: Peripheral arterial disease in relation to glycaemic level in a causation population: the Hoorn Study. Diabetes 1995, 86–96
14 Belcaro, G., G. Laurora, M. R. Cesarone, A. Barsolti, G. P. Trevi, S. Renton, M. Veller, C. Fisher, G. Gernlakos, A. N. Nicolaides: Noninvasive ultrasonic biopsy: evaluation of early arteriosclerotic lesions progression in normal asymptomatic, hyperlipidemic and diabetic patients. Angiology 1993, 93–99
15 Bell, E. T.: Atherosclerosis gangrene of the lower extremities in diabetic and nondiabetic persons. Amer. J. clin. Pathol. 28 (1957) 27–34
15a Bhakdi S.: Pathogenesis of atherosclerosis: infectious vs. immune pathogenesis. A new concept. Herz 25 (2000) 84–86
16 Bollinger, A., U. Brunner: Antiplatelet drugs improve the long-term patency rates after femoro-popliteal endarterectomy. Vasa 14 (1985) 272
17 Bose, K.: A surgical approach for the infected diabetic foot. Int. Orthop. 3 (1979) 177
18 Bronner, L., D. Kanter, J. Manson: Primary prevention of stroke. New Engl. J. Med. 333 (1995) 1392–1400
19 Brott, T., T. Tomsick, W. Feinberg, C. Johnson, J. Biller, J. Broderick, M. Kelly, J. Frey et al.: Baseline silent cerebral infarction in the asymptomatic carotid atherosclerosis study. Stroke 25 (1994) 1122–1129
19a Brott T., Bogousslavsky J.: Treatment of acute ischemic stroke. N Engl J Med 343 (2000) 710–722
20 Burn, J., M. Dennis, J. Bamford, P. Sandercock, D. Wade, C. Warlav: Long-term risk of recurrent stroke after a first-ever stroke: the Oxfordshire Community Stroke Project. Stroke 25 (1994) 333–337
21 Cachovan, M.: Funktionelle Beurteilung der Claudicatio intermittens. Vasa 26 (1997) 185–189
22 Caprie Steering Committee: A randomised, blinded trial of clopidogrel versus aspirin in patients at risk of ischaemic events (CAPRIE). Lancet 348 (1996) 1329–1339
23 Carlson, L. A., L. E. Böttiger, P. E. Ahfeldt: Risk factors for myocardial infarction in the Stockholm Prospective Study. Acta med. scand. 206 (1979) 351
23a Carrington A.L., Abbott C.A., Griffiths J., Johnson S.R., Kulkarni J., van Ross E.R., Boulton A.J.: Peripheral vascular and nerve function associated with lower limb amputation in people with and without diabetes. Clin Sci 101 (2001) 261–266
23b Chambless L.E., Folsom A.R., Clegg L.X., Sharrett A.R., Shahar E., Nieto F.J., Rosamond W.D., Evans G.: Carotid wall thickness is predictive of incident clinical stroke: the ARIC Study. Am J Epidemiol 151 (2000) 478–487
24 Chantelau, E., X. Y. Ma, S. Herrnberger, C. Dohmen, P. Trappe, T. Baba: Effect of medial arterial calcification on O2 supply to exercising diabetes feet. Diabetes 39 (1990) 938–941
24a Chantelau E.: Does oral anticoagulation improve femoropedal graft patency. VASA Suppl. 58 (2001) 47–49
24b Chen Z., Sandercock P., Pan H., Counsall C., Collins R., Liu L., Xie J., Warlow C.: Indications for early aspirin use in acute ischemic stroke. Stroke 31 (2000) 1240–49
25 Cipolla, M. J., J. M. Porter, G. Oslo: High glucose concentrations dilate cerebral arteries and diminish myogenic tone through an endothelial mechanism. Stroke 28 (1997) 406–410
26 Cohen, R. A.: The role of nitric oxide and other endothelium-derived vasoactive substances in vascular disease. Prog. Cardiovas. Di. 38 (1995) 105–128
27 Collin, J., H. Aranjo, G. L. J. Sutton, D. Lindsell: Oxford screening programme for abdominal aortic aneurysm in men aged 65 to 74 years. Lancet 1988/II, 613–615
28 Collins, R., R. Peto, S. Mac Mahon, P. Herbert, N. H. Fiebach, K. A. Eberlein, J. Goldwin et al.: Blood pressure, stroke and coronary hart disease. 2. Short-term reduction in blood pressure: overview of randomized drug trials in their epidemiological context. Lancet 335 (1990) 827–838
29 Coran, A. G., R. Warren: Arteriographic changes in femoropopliteal arteriosclerosis obliterans. A five year follow-up study. New Engl. J. Med. 274 (1962) 643
30 Creutzig, A.: Therapie der arteriellen Verschlußkrankheit mit Prostanoiden. Dtsch. Ärztebl. 89 (1992) 1701–1704
31 Currie, C. J., C. L. Morgan, L. Gill, N. C. H. Stoll, J. R. Peters: Epidemiology and costs of acute hospital care for cerebrovascular disease in diabetic and nondiabetic populations. Stroke 28 (1997) 1142–1147
32 Dahlof, B., L. H. Lindholm, L. Hansson, B. Schersten, T. Ekbom, P. O. Wester: Morbidity and mortality in the Swedish Trial on old patients with hypertension. Lancet 338 (1991) 1281–1285
33 Davies, M.G., P.O. Hagen: The vascular endothelium. A new horizon. Ann. Surg. 218 (1993) 593–609
34 De la Haye, R., C. Diehm, J. Blume, K. Breddin, H. Gerlach, G. Kuntz, K. Rettig: Eine epidemiologische Untersuchung zum Einsatz von Gefäßsport bei der arteriellen Verschlußkrankheit. Vasa, Suppl. 32 (1991) 416
35 Deckert, T., J. E. Poulsen, M. Larsen: Prognosis of diabetics with diabetes onset before age of thirty-one. I. Survival, causes of death and complications. Diabetologia 14 (1978) 363–370
36 Delcker, A., H. C. Diener, H. Wilhelm: Influence of vascular risk factors for atherosclerotic carotid artery plaque progression. Stroke 26 (1995) 2016–2022
36a Dejana E., Spagnuolo R., Bazzoni G.: Interendothelial junctions and their role in the control of angiogenesis, vascular permeability and leukocyte transmigration. Thromb.Haemost 86 (2001) 309–315
36b Diehm C., Heidrich H., Spengel F., Schulte K.L., Theiss W.: Die medikamentöse Therapie der arteriellen Verschlußkrankheit. Internist 41 (2000) 1416–1422
37 Diener, H. C., W. Hacke: Thrombolyse beim Schlaganfall. Internist 37 (1996) 613–618
38 Diener, H. C.: Primär- und Sekundärprävention des ischämischen Insults. Dtsch. Ärztebl. 94 (1997) 2195–2201
38a Diener H.C., Ringleb P.: Antithrombotic secundary prevention after stroke. Curr Treat Options Neurol. 3 (2001) 451–462
39 Dormandy, J. A., G. D. Murray: The fate of the claudicant – a prospective study of 1969 claudicants. Europ. J. vasc. Surg. 5 (1991) 131–133
39a Dutch Bypass Oral anticoagulants or Aspirin Study Group. Efficacy of oral anticoagulants compared with aspirin after infrainguinal bypass surgery: A randomised trial. Lancet 355 (2000) 346–51
40 Edmonds, M. E., P. J. Watkins: The diabetic foot. In: Alberti, K. G. M. M., R. A. DeFronzo, H. Keen, P. Zimmer: International Textbook of Diabetes Mellitus. Wiley, Chichester 1992 (pp. 1535–1548)
40a Effect of intensive diabetes management on macrovascular events and risk factors in the Diabetes Control and Complication Trial. Am L Cardiol 284 (1995) 1263–70
40b El-Saden S.M., Grant E.G., Hathout G.M., Zimmermann P.T., Cohen S.N., Baker J.D.: Imaging of the internal carotid artery: The dilemma of total versus near total occlusion. Radiology 221 (2001) 301–308

41 Endarterectomy for asymptomatic carotid artery stenosis: Executive Commitee for ACAS-Study. J. Amer. med. Ass. 1421–1428

42 European Carotid Surgery Trialists' Collaborative Group: MRC European carotid surgery trial: interim results for symptomatic patients with severe carotid stenosis and with mild carotid stenosis. Lancet 337 (1991) 1235–1243

43 European Carotid Surgery Trialists' Collaborative Group: Randomized trial of endarterectomy for recently symptomatic carotid stenosis: final results of the MRC European Carotid Surgery Trial. Lancet 351 (1998) 1379–1387

44 Everhart, J. E., D. J. Pettit, W. C. Knowler, F. A. Rose, P. H. Bennett: Medial arterial calcification and its association with mortality and complications of diabetes. Diabetologia 31 (1988) 16–23

44a Farbkodierte Duplexsonographie: Interdisziplinärer vaskulärer Ultraschall (Kubale, R., Stiegler H. Hrsg.), Georg Thieme Verlag Stuttgart, New York (2002)

45 Fraser, S. C., M. Al-Kutoubi, J. H. Wolfe: Percutaneous transluminal angioplasty of the infrapopliteal vessels: the evidence. Radiology 200 (1996) 33–43

46 Fuller, J. H., M. J. Shipley, G. Rose, R. J. Jarrett, H. Keen: Coronary-heart- disease risk and impaired glucose tolerance. The Whitehall Study. Lancet 1980/I, 1373–1376

47 Generalized efficacy of t-PA for acute stroke: subgroup analysis of the NINDS t-PA Stroke trial. Stroke 28 (1997) 2119–2125

48 Genuth, S.: Exogenous insulin administration and cardiovascular risk in non-insulin-dependent and insulin-dependent diabetes mellitus. Ann. Intern. Med. 124 (1996) 104–109

49 Geronlakos, G., G. Ramaswami, M. G. Veller, G. M. Fisher, S. Renton, A. Nicolaides, H. A. Waldron, J. Diamond, R.S. Elkeles: Arterial wall changes in typ II diabetic subjects. Diabet. Med. 11 (1994) 692–695

50 Gilcrease, M. C., R.L. Hoover: Examination of monocyte adherence to endothelium under hyperglycemic conditions. Amer. J. Pathol. 130 (1991) 1087–1097

51 Goebel, F.D., H.S. Fuessl: Mönckeberg's, sclerosis after sympathetic denervation in diabetic and nondiabetic subjects. Diabetologia 24 (1984) 347–350

51a Goldhaber S.Z., Manson J.E., Stampfer M.J. et al.: Low-dose aspirin and subsequent peripheral arterial surgery in the Physicians' Health Study. Lanvet 340 (1992) 143–145

52 Gries, F.A., T.H. Koschinsky: Diabetes and arterial disease. Diabet. Med. 8 (1991) 82–87

52a Gronholdt M.L., Nordestgaard B.G., Bentzon J., Wiebe B.M., Zhou J., Falk E., Sillesen H.: Macrophages are associated with lipid-rich carotid artery plaque, echolucency on B-mode imaging and elevated plasma lipid levels. J Vasc Surg 35 (2002) 137–145

53 Hach, W., U. Christ, H. Siefer: Befunde der Extremitäten-Angiographie bei Diabetikern mit peripherer arterieller Verschlußkrankheit. Vasa 7 (1978) 27–30

54 Hach, W., J. Beule: Funktionsfähigkeit des Profunda-Kreislaufs bei Patienten mit peripherer arterieller Verschlußkrankheit. Med. Welt 31 (1980) 1814–1818

55 Haller, H., H. Knoblauch, H. Schuster, F. C. Luft: Metabolisches Syndrom und chronische Gefäßerkrankung. Internist 37 (1996) 687–698

56 Hass, W. K., J. D. Easton, H. P. Adams, W. Pryse-Phillips, B. A. Molony, S. Anderson, B. Kamm: A randomized trial comparing ticlopidine hydrochloride with aspirin for the prevention of stroke. New Engl. J. Med. 321 (1989) 501–507

57 Hatsukami, T. S., M. S. Ferguson, K. W. Beach, D. Gordon, P. Detmer, D. Burns, C. Alpers, E. Strandness: Carotid plaque morphology and clinical events. Stroke 28 (1997) 95–100

58 Heart and Stroke Feets, 1995. American Heart Association, Dallas/Tex. 1996

59 Hennerici, M., H. B. Hulsbomer, H. Hefter, D. Lammerts, W. Rautenberg: Natural history of asymptomatic extracranial arterial disease. Brain 110 (1987) 777–791

60 Henrich-Noak, P., J. Krieglstein: Pathophysiologische Prozesse nach cerebraler Ischämie. Durchblutungsstörungen im Bereich des Nervensystems. In: Hoffmann, G., H.J. Braune, B. Briewing. Einhorn-Presse, Reinbek, 1993 (44–65)

61 Henry, M. H., M. Amor, G. Ethevenot, I. Henry, C. Amicabile, R. Beron, B. Mentre, M. Allaoni, N. Touchot, Palmaz: Stent placement in iliac and femoropopliteal arteries: primary and secondary patency in 310 patients with 2–4-year follow-up. Radiology 197 (1995) 167–174

61a Hess J., Aronow W.S., Ahn C.: Risk factors for symptomatic peropheral arterial disease in older persons in an academic hospital-based geriatrics practice. J Am Geriatr Soc 48 (2000) 312–314

62 Hess, H., A. Mietaschk, G. Deichsel: Drug-induced inhibition of platelet function delays progression peripheral occlusive arterial disease. Lancet 1985; 415–419

63 Hier, D. B., M. A. Fonlkes, M. Swiontoniowski, R. L. Socco, P. B. Gorelich, J. P. Mohr, T. R. Puce, P. A. Wolf: Stroke recurrence within 2 years after ischemic infarction. Stroke 22 (1991) 155–161

63a Hobson R.W., Weiss D.G., Fields W.S., et al.: Efficacy of carotid endarterectomy for asymptomatic carotid stenosis. N Engl J Med. 328(1993) 221–227

64 Indredavik, B., S. Slordahl, F. Bakke, R. Rokseth, L. Haheim: Stroke unit treatment. Long-term effects. Stroke 28 (1997) 1861–1866

65 Intracerebral hemorrhage after intravenous t-PA therapy for ischemic stroke: The NINDS t-PA Stroke Study Group. Stroke 28 (1997) 2109–2118

65a Inzitari D., Eliaziw M., Gates P., Sharpe B., Chan R., Meldrum H., Barnett H.: The causes and risk of stroke in patients with asymptomatic internal carotid stenisis. N Engl J Med 342 (2000) 1673–1700

65b Isner J.M., Baumgartner I, Rauh G., Schainfeld R., Blair R., Manor O., Razvi S., Symes J.: Treatment of thromboangiitis obliterans by intramuscular gene transfer of vascular endothelial growth factor: preliminary clinical results. J.Vasc.Surg. 28 (1998) 964–973

66 Jäger, K., A. Bollinger, W. Siegenthaler: Duplexsonographie in der Gefäßdiagnostik. Dtsch. med. Wschr. 111 (1986) 1608

67 Janka, H. U., G. Bloss, F. Oberparleiter, E. Standl: Mediasklerose bei Diabetikern: Reihenuntersuchung ambulanter Patienten mit der Ultraschall- Doppler-Methode. In: Ehringer, E., E. Betz, A. Bollinger, E. Deutsch: Gefäßwand, Rezidivprophylaxe, Raynaud-Syndrom. Witzstrock, Baden-Baden 1979 (S. 573–575)

68 Janka, H. U., E. Standl, H. Mehnert: Peripheral vascular disease in diabetes mellitus and its relation to cardiovascular risk factors: screening with the Doppler-ultrasonic technique. Diabet. Care 3 (1980) 207–213

69 Janka, H. U., A. G. Ziegler, E. Standl: Daily insulin dose as a predictor of macrovascular disease in insulin-treated non-insulin-dependent diabetics. Diabète et Metab. 113 (1987) 359–364

70 Janka, H. U.: Five-year incidence of major macrovascular complications in diabetes mellitus. Horm. metab. Res. 15, Suppl. (1985) 15–19

71 Janka, H. U.: Epidemiology and clinical impact of diabetic late complications in NIDDM. In: Mogensen, C.E., E. Standl: Prevention and treatment of Diabetic Late Complications. De Gruyter, Berlin 1989 (29–39)

72 Janka, H. U.: Herz-Kreislaufkrankheiten bei Diabetikern. „Schwabinger Studie". Urban & Schwarzenberg, München 1986

73 Johnstone, M. T., S. J. Creager, K. M. Scales, J. A. Cusco, B. K. Lee, M. A. Creager: Impaired endothelium-dependent va-

sodilatation in patients with insulin-dependent diabetes mellitus. Circulation 88 (1993) 2510–2516
74 Jörgensen, H. S., H. Nakayama, H. O. Raaschon, T. S. Olsen: Stroke in patients with diabetes. The Copenhagen Stroke Study. Stroke 25 (1994) 1977–1984
74a Jude E.B., Oyibo S.O, Chalmers N., Boulton A.J.: Peripheral arterial disease in diabetic and nondiabetic patients: a comparison of severity and outcome. Diabetes Care 24 (2001) 1433–1437
75 Kachel, R.: Results of balloon angioplasty in the carotid arteries. J. endovasc. Surg. 3 (1996) 22–30
76 Kannel, W. B., T. Gordon, P. A. Wolf, P. McNamara: Haemoglobin and risk of cerebral infarction. The Framingham Study. Stroke 3 (1982) 490–493
77 Kannel, W. B., D. L. McGee: Update on some epidemiological feature of intermittent claudication. J. Amer. Geriat. Soc. 33 (1985) 13–18
78 Kannel, W. B., D. L. McGee: Diabetes and cardiovascular disease. The Framingham Study. J. Amer. med. Ass. 241 (1978) 2035–2038
79 Kannel, W. B., D. L. McGee: Diabetes and glucose tolerance as risk factors for cardiovascular disease. The Framingham Study. Diabetes Care 2 (1979) 120–126
80 Kanters, S. D. J. M., A. Algra, J. D. Banga: Carotid intima-media thickness in hyperlipidemic type I and type II diabetic patients. Diabet. Care 20 (1997) 276–280
81 Kay, R., K. Wong, Y. Yn, Y. Chan, T. Tsoi et al.: Low-molecular weight heparin for the treatment of acute ischemic stroke. New Engl. J. Med. 333 (1995) 1588–1593
82 Köhler, M., F. J. Roth, B. El-Manoum: Untersuchungen über die Spezifität der peripheren systolischen Druckmessung mit der Ultraschall-Doppler- Technik an gesunden angiographischen Extremitäten. Z. Kardiol. 71 (1982) 156
82a Kreitner K.F., Kalden P., Neufang A., Duber C., Krummenauer F., Kustner E., Laub G., Thelen M.: Diabetes and peripheral arterial acclusive disease: prospective of contrast-enhanced three-dimensional MR angiography with conventional digital subtraction angiography. Am J Roentgenol 174 (2000) 171–179
83 Kretschmer, G., E. Wenzl, F. Piza, P. Polterauer, H. Ehringer, E. Minar, M. Schemper: The influence of anticoagulant treatment on the probability of function in femoropopliteal vein bypass surgery: analysis of clinical series (1978 to 1985). An interim evaluation of a controlled clinical trial. Surgery 102 (1987) 1285
84 Larrne, V., R. von Kummer, G. del Zoppo, E. Bluhmki: Hemorrhagic transformation in acute ischemic stroke: potential contributing factors in the European Cooperative Acute Stroke Study. Stroke 28 (1997) 957–960
84a Liu F., Craft R.M., Morris S.A., Carroll R.C.: Lotrafiban: an oral platelet glycoprotein IIb/IIIa Blocker.Expert Opin Invest Drugs. 9 (2000) 2673–2687
85 Mahler, F., D. D. Do, J. Triller: Intravaskuläre Stents. Vasa 33 (1991) 47–50
86 Malone, J. M., M. Snyder, G. Anderson, V. M. Bernhard, G. A. Jolloway, T. J. Bunt: Prevention of amputation by diabetic education. Amer. J. Surg 158 (1989) 520–524
87 Mayne, E. E., J. M. Bridges, J. A. Weaver: Plateled adhesiveness, plasma fibrinogen, and factor VIII levels in diabetes mellitus. Diabetologia 6 (1970) 436–438
88 Minar, E., A. Ahmadi, R. Koppensteiner, T. Maca, A. Stumpflen, A. Ugurluoglu, H. Ehringer: Comparison of effects of high-dose and low-dose aspirin on restenosis after femoropopliteal percutaneous transluminal angioplasty. Circulation 91 (1995) 2167–2173
89 Norris, J. W., C. Z. Zhu, N. M. Bornstein, B. R. Chambers: Vascular risk of asymptomatic carotid stenosis. Stroke 22 (1991) 1485–1490
90 North American Symptomatic Carotid Endarterectomy Trial Collaborators: Beneficial effect of carotid endarterectomy in symptomatic patients with high-grade carotid stenosis. New Engl. J. Med. 325 (1991) 445–453
91 Oughton, J., A. J. Barnes, E. M. M. Kohner: Diabetes mellitus: its effect on the flow properties of blood. In: Standl, E., H. Mehnert: Pathogenetic Concept of Diabetic Microangiopathy. Thieme, Stuttgart 1981
92 Patrono, C.: Aspirin as an antiplatelet drug. New Engl. J. Med. 18 (1994) 1287–1294
93 Peabody, N. C., W. B. Kannel, P. M. McNamara: Intermittent claudication. Arch. Surg. 109 (1974) 693–697
93a Pedersen T.R., Kyekshus J., Pyorala K et al. Effect of simvastatin on ischemic signs and symptoms in the Scandinavian Survival Study. Am J Cardiol 81 (1998) 333–335
93b Perna G.S., Sabba C., Martone V.D., Condorelli M.: Propionyl-L-carnitine in intermittent claudication: Double-blind, placebo-controlled dose titration, multicenter study. J Am Coll Cardiol 26 (1995) 1411–1416
94 Petitti, D. B., H. Blatt: Retinopathy as a risk factor for nonembolic stroke in diabetic subjects. Stroke 26 (1995) 593–596
95 Peto, R., R. Gray, R. Collins et al.: Randomized trial of prophylactic daily aspirin in British male doctors. Brit. med. J. 296 (1988) 313–316
96 Ranke, C., A. Creutzig, C. Alexander: Duplex scanning of the peripheral arteries: correlation of the peak velocity ratio with angiographic diameter reduction. Ultrasound Med. Biol. 18 (1992) 433–440
97 Ranke, C., A. Creutzig, G. Luska, H. H. Wagner, M. Galanski, J. C. Frölich, H. J. Avenarius, H. Hecker, K. Alexander: Vergleich von 50 mg und 900 mg Acetylsalicysäure zur Rezidivprophylaxe nach perkutaner transluminaler Angioplastie (PTA) der unteren Extremitäten: Ergebnisse der LARA- Studie. Vasa, Suppl. 35 (1992) 42
98 Reid, D. D., G. J. Brett, P. J. S. Hamilton et al.: Cardiorespiratory disease and diabetes among middle-aged male civil servants. Lancet 1974/I, 469–473
99 Rieger, H., B. Reinecke: Früh- und Spätergebnisse konservativer Therapie bei Patienten mit peripheren arteriellen Durchblutungsstörungen im klinischen Stadium IV. In: Trübstein, G.: Conservative Therapy of Arterial Occlusive Disease. Thieme, Stuttgart 1986
100 Rieger, H.: Befundgraduierung und Stadieneinteilung in der Angiologie. Internist 33 (1992) 527–531
101 Rieger, H.: Risikoprädiktion und risikoadaptierte Prävention bei peripheren arteriellen Verschlußkrankheiten. Internist 36 (1995) 902–908
101a Ringelstein E.B.:Erkrankungen des Gehirns. Zirkulationsstörungen. In: Kunze K. (Hrsg.) Praxis der Neurologie. Thieme Verlag Stuttgart (1999), 515–545
101b Ringelstein E.B., Droste D.W.: Pathophysiologie des ischaemischen Insults. Klinikarzt 30 (2001) 5–9
102 Roth, F. J., B. Koppers, R. Rieser, A. Scheffler: Angioplastie in der unteren Extremität bei Diabetes mellitus. In: Schütz, R.M., H.P. Bruch: Der diabetische Patient. 12. Norddeutsche Angiologietage 1991
103 Rotter, G., B. Weichenhain, R. Standl, J. van Kooten, S. Mosavi, V. Hufen, H. Stiegler: Häufigkeit von Nierenarterienstenosen in Abhängigkeit von pAVK sowie dem Vorliegen einer diabetischen Stoffwechsellage. Vasa, Suppl. 41 (1993) 59
104 Rubanyi, G. M., M. A. Polokoff: Endothelins: molecular biology, biochemistry pharmacology, physiology, and pathophysiology. Pharmacol. Rev. 46 (1994) 325–415
105 Ruderman, N. B., C. Haudenschild: Diabetes as an atherogenic factor. Progr. Cardiovasc. Dis. 26 (1984) 373–412
105a Sacco R.L.: Extracranial carotid stenosis. N Engl J Med 15 (2001), 1113–1118
106 Sacco, R. L., E. J. Benjamin, J. P. Broderick, M. Easton: Risk factors. Stroke 28 (1997) 1507–1517
107 Salonen, J. T., R. Salonen: Ultrasonographically assessed carotid morphology and the risk of coronary heart disease Arterioscler. and Thromb. 5 (1991) 1245–1249
108 Salonen, R., J. T. Salonen: Determinants of carotid intima-media thickness: a population-based ultrasonography

study in eastern Finnish men. J. intern. Med. 229 (1991) 225–231
109 Sambraus, H. W.: Die hydrostatische Zehendruckmessung. Dtsch. med. Wschr. 121 (1996) 364–368
110 Scandinavian Simvastatin Survival Group: Randomized trial of cholesterol lowering in 4444 patients with coronary heart disease: the Scandinavian Simvastatin Survival Study. Lancet 344 (1994) 1383–1389
111 Scheffler, A., H. Rieger: O2-Inhalation und Beintieflagerung als Provokationstests für die transkutane Sauerstoffdruckmessung (tcPO$_2$) bei fortgeschrittener peripherer arterieller Verschlußkrankheit. Vasa 33 (1991) 269–270
112 Schoop, W., H. Levy, B. Schoop, A. Gaentzsch: Experimentelle und klinische Studien zu der sekundären Prävention der peripheren-Arteriosklerose. In: Bollinger, A., K. Rhyner: Thrombozytenfunktionshemmer. Thieme, Stuttgart 1983
113 Schoop, W.: Spontanverlauf der peripheren stenosierenden Arteriosklerose und Einfluß von Katheterinterventionen. Z. Kardiol. 80, Suppl. 9 (1991) 21
114 SHEP Cooperative Research Group: Prevention of stroke by antihypertensive drug treatment in older persons with isolated systolic hypertension: final results of the Systolic Hypertension in the Elderly Program. J. Amer. med. Ass. 265 (1991) 3255–3264
115 Sheperd, J., S. M. Cobbe, J. Ford, C. G. Isles, A. R. Coriner, P. W. Mac Farlane, J. H. McKillop, C. J. Packard: For the West of Scotland Coronary Prevention Study: Prevention of coronary heart disease with pravastatin in men with hypercholesterolemia. New Engl J. Med. 333 (1995) 1301–1307
116 Smerküla, M., S. Agewall, F. Fagerberg, J. Wendelhag, J. Wikstrand: Multiple risk intervention in high risk hypertensive patients. Arterioscler Thromb. Vasc. Biol. 16 (1996) 462–470
117 Socco, R. L., M. A. Fonlkes, J. P. Mohr, P. A. Wolf, D. B. Hier, T. R. Puce: Determinants of early of cerebral infarction: the Stroke Data Bank. Stroke 20 (1989) 983–989
118 Standl, E., B. Balletshofer, B. Dahl, B. Weichenhein, H. Stiegler, A. Hörmann, R. Holle: Predictors of 10-year macrovascular and overall mortality in patients with NIDDM: the Munich General Practitioner Project. Diabetologia 39 (1996) 1540–1545
119 Standl, E., H. U. Janka, H. Stiegler, H. Mehnert: Hyperinsulinemia and macrovascular complications in NIDDM. In: Lefebvre, P.J., E. Standl: New Aspects in Diabetes Mellitus. De Gruyter, Berlin 1992 (p. 86–95)
120 Standl, E., H. Stiegler, H.U. Janka, H. Mehnert: Erkrankungen zerebraler und peripherer Gefäße unter besonderer Berücksichtigung des diabetischen Fußes. In: Morgensen, C.E., E. Standl: Spätkomplikationen des Diabetes mellitus. Prophylaxe – Diagnostik – Therapie. De Gruyter, Berlin 1990 (S. 187–220)
121 Standl, E., H. Stiegler, H. U. Janka, H. Mehnert: Risk profile of macrovascular disease in diabetes mellitus. Diabet. Metab. Rev. 14 (1988) 505–511
122 Standl, E., H. Stiegler, R. Mathies, R. Standl, B. Weichenhain: Pharmacologic prevention and treatment of diabetic foot problems. In: Mogensen, C.E., E. Standl: Pharmacology of Diabetes. De Gruyter, Berlin 1991 (S. 221–238)
123 Standl, E., H. Stiegler: Microalbuminuria in a random cohort of recently diagnosed type 2 (non insulin-dependent) diabetic patients living in the Greater Munich Area. Diabetologia 36 (1993) 1017–1020
124 Steering Committee of the Physicians' Health Study Research Group: Final report on the aspirin component of the ongoing Physicians' Health Study. New Engl. J. Med. 321 (1989) 129–135
125 Steinke, W., C. Klötzsch, M. Hennerici: Carotid artery disease assessed by color Doppler flow imaging: correlation with standard Doppler sonography and angiography. Amer. J. Neuroradiol. 11 (1990) 259–266
126 Steinke, W., S. Ries, N. Artemis, A. Schwartz, M. Hennerici: Power-Doppler imaging of carotid artery stenosis. Stroke 28 (1997) 1981–1987
127 Stiegler, H., H. Hess, A. Mietaschk, H. J. Trampisch, H. Ingrisch: Einfluß von Ticlopidin auf die periphere obliterierende Arteriopathie. Dtsch. med. Wschr. 109 (1984) 1240–1243
128 Stiegler, H., V. Hufen, B. Weichenhain, E. Standl, H. Mehnert: Lokale Thrombolyse unter Berücksichtigung einer diabetischen Stoffwechsellage. Med. Klin. 85 (1990) 171–175
129 Stiegler, H., E. Standl, B. Rebell, A. G. Ziegler, H. U. Janka, K. Schulz, R. Roth, W. Lechmacher: Risikoprofile und Makroangiopathie bei Typ-II-Diabetikern in der ärztlichen Praxis. Vasa 19 (1990) 119–128
130 Stiegler, H., E. Standl, K. Schulz, R. Roth, W. Lehmacher: Häufigkeit, Risikoprofil und Letalitätsrate einer Stichprobe von Typ-II-Diabetikern mit Albuminurie in der ärztlichen Praxis. Eine prospektive 5-Jahres-Verlaufsuntersuchung. Diabet. Stoffw. 2 (1993) 62–67
131 Stiegler, H., E. Standl, K. Schulz, R. Roth, W. Lehmacher: Morbidity, mortality, and albuminuria in type 2 diabetic patients: a 3-year prospective study of a random cohort in general practice. Diabet. Med. 9 (1992) 646–653
132 Stroke Prevention in Atrial Fibrillation Investigators: Stroke prevention in atrial fibrillation: final results. Circulation 84 (1991) 527–539
133 Stroke Prevention in Atrial Fibrillation Investigators: Warfarin for prevention of thromboembolism in atrial fibrillation: Stroke Prevention in Atrial Fibrillation II Study. Lancet 343 (1994) 687–691
133a Tegos T.J., Stavropoulos P., Sabetai M.M., Khodabakhsh P., Sassano A., Nicolaides A.N.: Determinants of carotid plaque instability: echoicity versus heterogeneity. Eur J Vasc Endovasc Surg 22 (2001) 22–30
134 Teuscher, A., J. B. Hermann, P. P. Studer: Vaskuläre Erkrankungen bei 534 Schweizer Diabetikern im Rahmen einer multinationalen Studie. Klin. Wschr. 61 (1983) 139–149
135 The International Stroke Trial (IST): A randomized trial of aspirin, subcutaneous heparin, both or neither among 19.435 patients with acute ischaemic stroke. Lancet 349 (1997) 1569–1581
136 Thrombolytic therapy with streptokinase in acute ischemic stroke: The MAST-E Study Group. New Engl. J. Med. 335 (1996) 145–150
136a Tschopl M., Tsakiris D.A., Marbet G.A., Labs K.H., Jäger K.: Role of hemostatic risk factors in peripheral arterial occlusiv disease after transluminal angioplasty. Arteriosc Thromb Vasc Biol 17 (1997) 3208–3214
137 Truelsen, T., E. Prescott, M. Gronbek, P. Schnohr, G. Boysen: Trends in stroke incidence. Stroke 28 (1997) 1903–1907
138 Tuomilehto, J., D. Rasefuyte, D. Jonsiliahti, P. Sarti, E. Vartiainen: Diabetes mellitus as a risk factor for death from stroke: prospective study of the middle-age Finnish population. Stroke 27 (1996) 210–215
138a UK Prospective Diabetes Study (UKPDS) Group. Intensive blood-glucose control with sulphonylureas or insulin compared with conventional treatment and risk of complications in patients with type 2 diabetes. Lancet 352 (1998) 837–853
138b Vermeer S.E., Koudstaal P.J., Oudkerk M., Hofmann A., Breteler M.: Prevalence and risk factors of silent brain infarcs in the population-based Rotterdam scan study. Stroke 33(2002), 21–25
138c Watson H.R., Bergqvist D.: Antithrombotic agents after peripheral transluminal angioplasty: a review of studies, methods and evidence for their use. Eur J Endovasc Surg 19 (2000) 445–450

139 Wagner, F. W.: The dysvascular foot: a system for diagnosis and treatment. Foot and Ankle 2 (1981) 64–122
140 Waugh, N. R.: Amputations in diabetic patients – a review of rate, relative risks and resource use. Community Med. 10 (1988) 279–288
141 Weichert, W., H. Meents, K. Abt, H. Lieb, W. Hach, H. Kryzwanek, H. Breddin: Acetylsalicylic acid reocclusion-prophylaxis after angioplasty. A randomized double-trial of two different dosages of ASA in patients with peripheral occlusive arterial disease. Vasa 23 (1994) 57–65
142 Wenzel, K., R. Hanke, A. Speer: Polymorphism in the human E-selectin gene detected by PCR-SSCP. Hum. Genet. 94 (1994) 452–452
142a White H.D.,Simes R.J., Anderson N.E., Hankey G.J., Watson J.D., Hunt D., et al.: Pravastatin therapy and the risk of stroke. N Engl J Med 343 (2000) 317–326
143 Widmer, L., K. Waibel, R. Schaller, R. Reber: Läsionen der unteren Extremität bei Arterienverschluß. Schweiz. med. Wschr. 94 (1964) 1782–1785
144 Widmer, L. K., L. Biland, A. Da Silva: Risk profile and occlusive peripheral artery disease (OPAD). In: Proceedings of 13th International Congress of Angiology, Athens, June 9–14, 1985
145 Wolf, G. L., S. E. Wilson, A. P. Cross, R.H. Deupree, W.B. Stason: Surgery or balloon angioplast peripheral vascular disease: a randomized clinical trial. J. vasc. Intervent. Radiol. 4 (1993) 639
146 Wolf, P. A., R. B. D'Agostino, W. B. Kannel, R. Bonita, A. J. Belanger: Cigarette smoking as a risk factor for stroke: the Framingham Study. J. Amer. med. Ass. 259 (1988) 1025–1029
147 Wölfle, K. D., H. Loeprecht, H. Bruijnen: 5 Jahre Erfahrung mit kruromalleolären Bypassoperationen. Komplikationen und Ergebnisse. Angio Arch. 21 (1991) 109–112
147a Wood, A.J.: Medical treatment of peripheral arterial disease and claudication. N Engl J Med 21 (2001) 1608–1621
148 Wu, K. K., P. Thiagarajan: Role of endothelium in thrombosis and hemostasis. Ann. Rev. of Med. 46 (1996) 315–331
149 Yamouchi, T., K. Ohnaka, R. Takayanagi, F. Umeda, H. Nawata: Enhanced secretion of endothelin-1 by elevated glucose levels from cultured bovine aortic cells. FEBS lett. 267 (1990) 16–18
150 Yon, R. X., J. J. McNeil, H. M. O'Malley, S. M. Davis, A. G. Thrift, G. A. Donnan: Risk factors for stroke due to cerebral infarction in young adults. Stroke 28 (1997) 1913–1918

24 Hypertonie

M. Wicklmayr, K. Rett und E. Standl

Das Wichtigste in Kürze

- Prinzipiell sollte eine antihypertensive Therapie nicht bis zur Maximaldosierung eines Medikamentes ausgereizt werden. Eine Kombinationstherapie bringt oft eine bessere Blutdrucksenkung bei subjektiv geringeren Nebenwirkungen.
- Ein gesicherter hochnormaler Blutdruck (130–139/85–89 mm Hg) ist bei Diabetikern obligat medikamentös zu behandeln. Das Therapieziel ist systolisch unter 130, bei bestehender Mikroangiopathie unter 120 mm Hg.
- In der prädiabetischen Phase des metabolischen Syndroms sowie bei manifestem Typ-2-Diabetes mit essenzieller Hypertonie sind β-Blocker und Diuretika zur kardiovaskulären Primärprävention wegen ihrer metabolischen Nebenwirkungen nicht Mittel der 1. Wahl.
- Wegen der Interferenz von Wahrnehmung und Verlauf einer Hypoglykämie und einer im Verlauf der Hypoglykämie möglichen Induktion einer bedrohlichen Blutdrucksteigerung sind β-Blocker bei mit Sulfonylharnstoffen oder Insulin behandelten Patienten nicht Mittel der 1. Wahl.
- Diabetiker mit renaler Hypertonie müssen bis zu einem Kreatininspiegel von 3–4 mg/dl als Basisantihypertensivum einen ACE-Hemmer erhalten, bei Unverträglichkeit einen AT1-Rezeptorblocker. Dies gilt auch für Patienten mit Normotonie und inzipienter diabetischer Nephropathie mit gesicherter Mikroalbuminurie glomerulärer Genese.
- Für die Sekundärprävention nach Myokardinfarkt sind β-Blocker und ACE-Hemmer Mittel der 1. Wahl.

Einleitung

Diabetes mellitus Typ 1 und 2 sowie die arterielle Hypertonie sind klassische Risikofaktoren für die gehäufte Entwicklung kardiovaskulärer Komplikationen. Die Kombination von Hypertonie und Diabetes führt zu einer weiteren Risikopotenzierung. Damit sind Indikation, Wahl und Zielwerte der antihypertensiven Therapie nach anderen Kriterien zu formulieren als bei nichtdiabetischen Hypertonikern. Wegen der unterschiedlichen Entwicklung der Mikro- und Makroangiopathie bei Typ-1- und Typ-2-Diabetes sowie in der prädiabetischen Phase des metabolischen Syndroms, in der bereits überzufällig häufig eine Hypertonie besteht, sind weitere Differenzierungen erforderlich.

Allgemeines zur arteriellen Hypertonie

Ätiologie. Die Ursache der arteriellen Hypertonie bleibt trotz intensiver Diagnostik bei etwa 95% der Patienten unklar. Deshalb wird sie als primäre oder essenzielle Hypertonie bezeichnet. Nur bei 5% der Patienten ist sie sekundär, d. h. hormoneller bzw. reno-vaskulärer oder -parenchymatöser Genese.

Epidemiologie. Die Prävalenz der arteriellen Hypertonie in der mitteleuropäischen Bevölkerung liegt bei 20%. Sie nimmt mit höherem Alter bis auf knapp 40% zu.

Klassifizierung. Nach der Klassifizierung aus dem Jahre 1962 durch die WHO besteht eine Hypertonie ab einem Blutdruck über 160/95 mm Hg. Als Grenzwerthypertonie wurden Werte von 140–160/90–95 mm Hg bezeichnet.

1993 wurden die Nomenklatur modifiziert und die Grenzwerte enger festgelegt (30):
- der Blutdruck ist normal bei Werten unter 130/85 mm Hg,
- bei 130–139/85–89 mm Hg ist er hochnormal,
- oberhalb dieser Werte besteht eine Hypertonie.

Eine systolische Hypertonie liegt vor bei einem systolischen Druck über 140 bzw. 160 mm Hg bei Patienten über 65 Jahre und einem diastolischem Druck unter 90 mm Hg (79).

In diesen neuen Klassifikationen wurde der systolische gegenüber dem diastolischen Druck mehr berücksichtigt. Außerdem zeichnet sich ab, dass der Blutdruckamplitude eine wohl größere prognostische Bedeutung zukommt als isoliert den diastolischen oder systolischen Werten (4a). Auch wurden der hochnormale Blutdruck sowie das Stadium 1 differenzierter gesehen, die bei zusätzlichen kardiovaskulären Risikofaktoren prognostisch anders einzuschätzen sind. Eine weitere therapeutische Entscheidungshilfe bietet auch die Klassifizierung nach dem Ausmaß der Endorganschädigung.

Diagnose. Eine Hypertonie darf erst nach mehreren Messungen zu verschiedenen Zeitpunkten diagnostiziert werden. Zum Ausschluss einer Praxishypertonie sollten häusliche Kontrollen des Blutdrucks durch den Patienten selbst oder durch Angehörige vorgenommen werden. Eine wesentliche weitere Hilfe zur Sicherung der Diagnose einer Hypertonie, vor allem im Stadium 1, bringt die ambulante Blutdruckmessung über 24 Stunden (ABDM):

> Die Diagnose einer Hypertonie ist gesichert bei einem Mittelwert über 130/80 mm Hg, gemessen über 24 Stunden, sowie bei Mittelwerten untertags über 135/85.

90% der Patienten mit essenzieller sowie 40% der Patienten mit sekundärer Hypertonie zeigen wie Normotone einen nächtlichen Druckabfall („Dippen") über 15 mm Hg. Ist dieser kleiner als 10 mm Hg, ist eine sekundäre Hypertonie wahrscheinlich.

Folgeerkrankungen. Die arterielle Hypertonie ist der primäre Risikofaktor für die Entwicklung einer hypertensiven Herzerkrankung, eines zerebralen Insults, der schnelleren Progredienz einer schon bestehenden Nephropathie sowie in Verbindung mit anderen kardiovaskulären Risikofaktoren für die Entstehung der koronaren Herzkrankheit (KHK).

Dabei nimmt das relative Risiko für das Auftreten von zerebralem Insult und Myokardinfarkt linear mit der Höhe des Blutdrucks zu (Abb. 24.**1**). Damit ist die per definitionem gegebene Grenze von 140/90 mm Hg zwischen Normo- und Hypertonie arbiträr gewählt; sie ist lediglich an der statistischen Normalverteilung des Blutdrucks orientiert.

Therapie. Unbestritten einer der großen Erfolge der Präventivmedizin der letzten Jahrzehnte ist die Senkung kardiovaskulärer Komplikationen durch eine antihypertensive Therapie. Die Rate der Apoplexien kann um 42%, der Myokardinfarkte um 14% gesenkt werden (12), dies auch bei älteren Patienten mit vorwiegend isoliert systolischer Hypertonie (16, 43, 63). Auffällig ist der geringere Nutzen bei gleicher Blutdrucksenkung für die Reduktion der Inzidenz des Myokardinfarktes, das „Koronarparadoxon". Möglicherweise ist ein erhöhter Blutdruck ein primär größeres Risiko für das Auftreten eines Apoplexes als eines Myokardinfarktes. Damit könnte die methodisch bedingt relativ kurze Beobachtungsdauer der genannten Studien nicht ausreichend gewesen sein, um auch für die Inzidenz einer KHK gleichwertige Daten zu liefern. Im Weiteren ist die KHK nicht nur Folge der Hypertonie, sondern auch anderer Risikofaktoren. Unter diesem Blickwinkel könnte die Art der antihypertensiven Therapie – die genannten Studien wurden mit β-Blockern und/oder Diuretika vorgenommen – über deren negative metabolische Nebenwirkungen den Nutzen der Blutdrucksenkung reduziert haben.

Bei allen Stadien der primären Hypertonie sind nichtmedikamentöse Maßnahmen die Basistherapie:
➤ Normalisierung des Körpergewichts,
➤ Reduktion der Salzzufuhr,
➤ Einschränkung des Alkoholkonsums,
➤ Einstellen des inhalierenden Rauchens,
➤ vermehrte körperliche Aktivität,
➤ in entsprechend gelagerten Fällen psychotherapeutische Beeinflussung der mentalen Stressverarbeitung.

Die Indikation zur medikamentösen Therapie der Hypertonie ist bei Stadium 2 und 3 allgemein zwingend gegeben, bei Diabetikern oder bei Endorganschaden schon bei hochnormalem Druck (30a).

Mittel der 1. Wahl in der Monotherapie sind β-Blocker, Diuretika, ACE-Hemmer, AT1-Rezeptorblocker und Calciumantagonisten, dies unter Berücksichtigung der jeweils individuell bestehenden Begleiterkrankungen. In der Kombinationstherapie werden zum einen Diuretika, zum anderen Calciumantagonisten als Basis empfohlen (17).

Arterielle Hypertonie und Diabetes

Epidemiologie

Typ-1-Diabetiker. Bei Typ-1-Diabetikern aller Altersstufen ist die Prävalenz der essenziellen Hypertonie identisch mit der vergleichbarer Stoffwechselgesunder (Abb. 24.**2**). Allerdings besteht bei Messung des Blutdrucks über 24 Stunden ein Trend zu höheren, aber noch normotonen Werten (23). Dies fand sich auch in Geschwisterstudien: Die diabetischen Kinder hatten einen etwas höheren Blutdruck als ihre gesunden Geschwister (15). Auch bei Auftreten einer Mikroalbuminurie besteht in der Regel noch eine Normotonie. Mittels ABDM jedoch findet sich ein tendenziell höherer Wert als bei normalalbuminurischen Diabetikern, aber immer noch im normotonen Bereich (Abb. 24.**3**). Erst 3 Jahre nach Auftreten einer Mikroalbuminurie besteht statistisch – dagegen nicht individuell differenzierbar – ein etwas höherer Blutdruck (42).

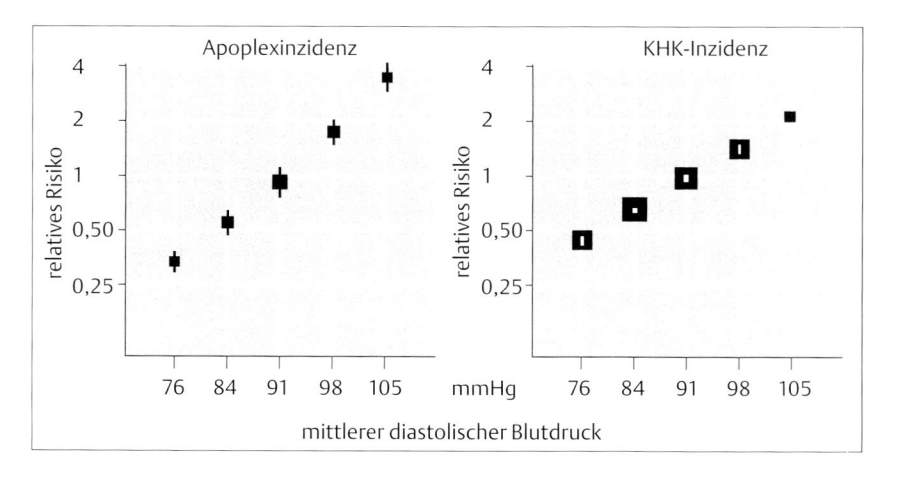

Abb. 24.**1** Relatives Risiko für das Auftreten eines Schlaganfalls oder einer koronaren Herzerkrankung in Abhängigkeit vom diastolischen Blutdruck. (39).

Nach den derzeit vorliegenden epidemiologischen Studien aus den Jahren 1940–1960 mit meist schlechter Stoffwechseleinstellung entwickeln etwa 40% der Typ-1-Diabetiker eine Mikroangiopathie, dies etwa 5–15 Jahre nach Manifestation des Diabetes (24). Ab diesem Zeitpunkt zeigt sich ein abbrupter Anstieg der Inzidenz der Hypertonie (Abb. 24.**4**). Insgesamt findet sich nun eine etwa 3fach höhere Häufigkeit einer Hypertonie als bei Gesunden (47). Im Stadium 4 der Nephropathie haben dann 60–70% dieser Patienten eine Hypertonie, im Stadium 5 90–100% (24).

Typ-2-Diabetiker. Die Prävalenz der Hypertonie bei Typ-2-Diabetikern – definiert nach den Kriterien der WHO – ist doppelt bis 3fach höher als bei altersvergleichbaren Stoffwechselgesunden (5, 26, 47, 65, 68). Entsprechend der Hypertonieklassifikation nach dem Joint National Committee V haben sogar 80% aller Typ-2-Diabetiker eine Hypertonie (68). Zum Zeitpunkt der Diagnose des Diabetes findet sich bereits bei mehr als der Hälfte der Patienten eine essenzielle Hypertonie (26, 65, 66). Dieses Phänomen der vor der Manifestation des Diabetes präexistenten Hypertonie wurde bereits 1922 beschrieben (41).

Abhängig von der Diabetesdauer entwickeln Typ-2-Diabetiker mit vergleichbarer Inzidenz wie Typ-1-Diabetiker etwa ab dem 15. Jahr des Diabetes eine Nephropathie (25) und somit eine renale Hypertonie, dies mit einer Prävalenz von 55% nach 25 Jahren Diabetes.

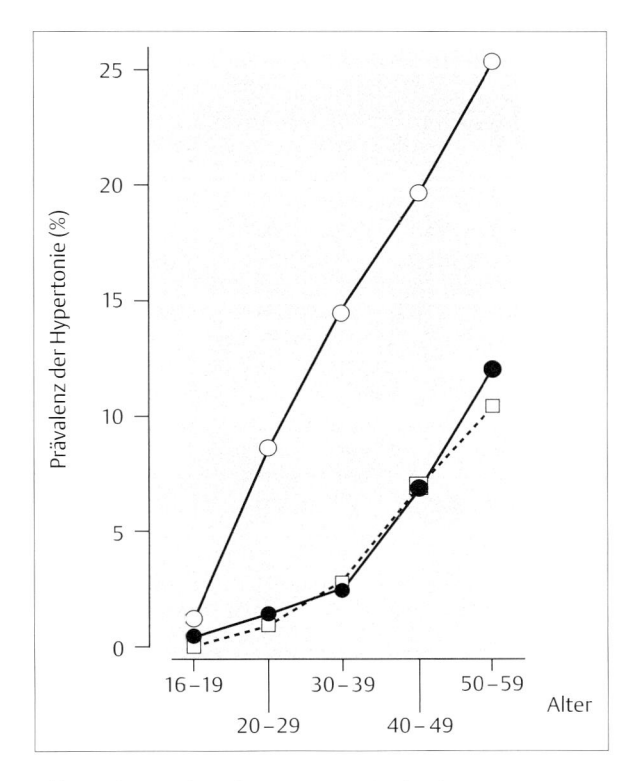

Abb. 24.**2** Prävalenz der Hypertonie in der Gesamtbevölkerung Dänemarks (•–•), aller Typ-1-Diabetiker (o–o) sowie in der Subgruppe normalalbuminurischer Typ-1-Diabetiker (□–□). (47)

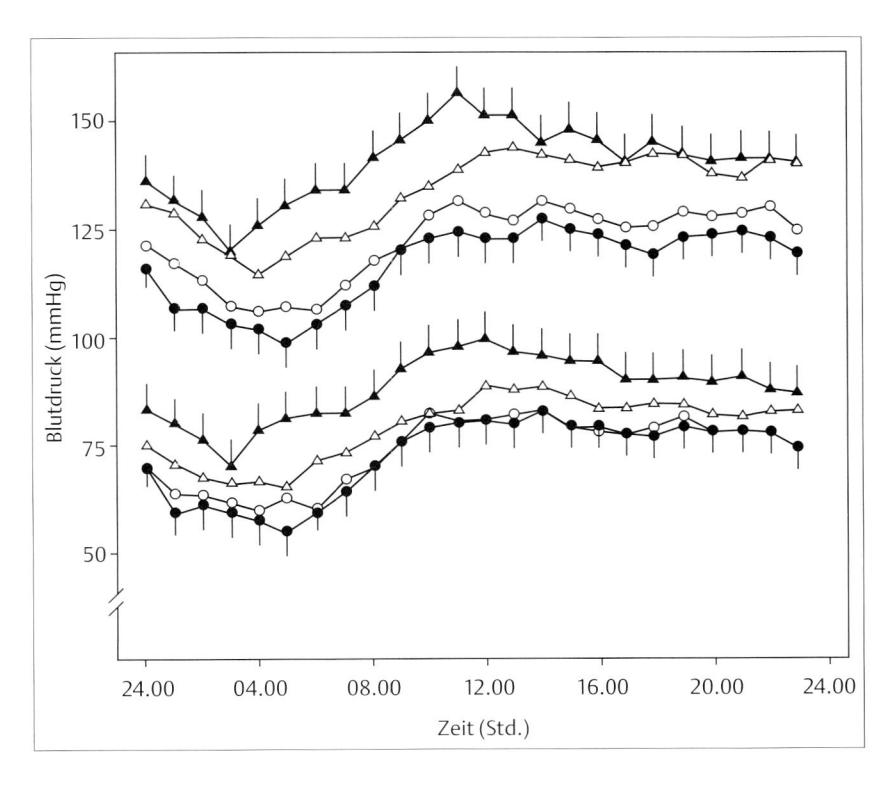

Abb. 24.**3** 24-Stunden-Blutdruckprofil bei Stoffwechselgesunden (•–•), normalalbuminurischen (o–o), mikroalbuminurischen (△–△) und albuminurischen (▲–▲) Typ-1-Diabetikern. (23)

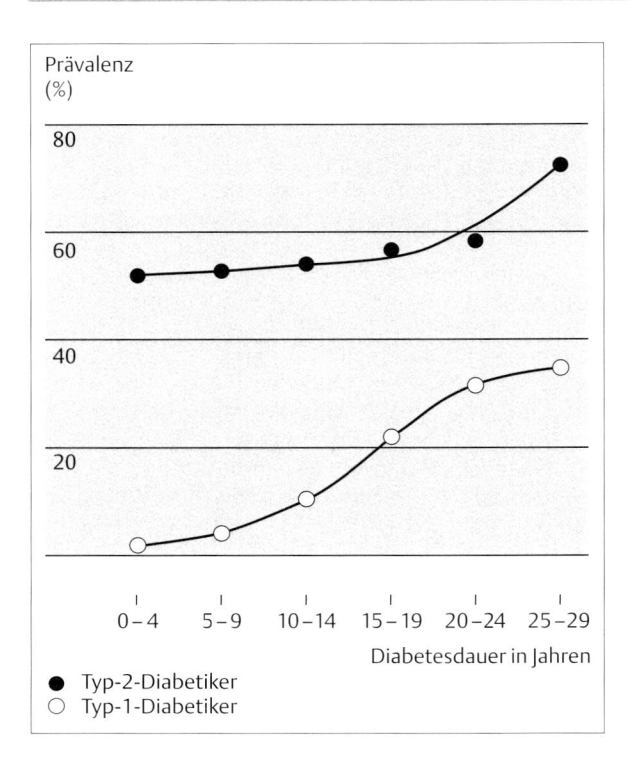

Abb. 24.4 Prävalenz der Hypertonie in Abhängigkeit von der Diabetesdauer bei Typ-1- und Typ-2-Diabetikern. (5)

Ätiologie und Pathogenese

Renale Hypertonie. Die Pathomechanismen der renalen Hypertonie bei Typ-1- und Typ- 2-Diabetikern entsprechen im Wesentlichen der bei Nichtdiabetikern mit Niereninsuffizienz: Sie sind gekennzeichnet durch ein stimuliertes Renin-Angiotensin-Aldosteron-(RAA-) System, ein gegenüber dem Blutdruckanstieg linear erhöhtes Extrazellulärvolumen und austauschbares Körpernatrium bei erniedrigtem Plasmavolumen (Übersicht: 40, 57). Letzteres ist bei Langzeitdiabetes zusätzlich reduziert durch eine erhöhte Permeabilität des Gefäßendothels. Die transkapilläre Verschwinderate von Albumin ist größer als bei nichtdiabetischen Hypertonikern (51).

Der oft disproportional hohe systolische Blutdruck bei Langzeitdiabetes ist Folge eines Elastizitätsverlusts der großen Gefäße: Zum einen ist dies bedingt durch die Bildung von „advanced glycosylation end products" (AGE) in der Gefäßwand als Folge der Hyperglykämie. Zum anderen führt der wachstumsstimulierende Effekt der chronischen Hyperinsulinämie zu einer Hypertrophie der Gefäßmuskulatur.

Essenzielle Hypertonie bei Typ-1-Diabetes. Zur Pathogenese der essenziellen Hypertonie bei Typ-1-Diabetikern findet sich zwar eine klare Datenlage. Zum Verständnis der Prävalenz trägt sie jedoch wenig bei: Sowohl unter normotonen wie unter hypertonen Verhältnissen ist das austauschbare Körpernatrium um 10–15 % erhöht, parallel dazu auch das extrazelluläre und interstitielle Volumen (Übersicht: 40, 57). Der Blutdruck ist dabei in beiden Kollektiven äußerst salzsensitiv. Auf akute Salzbelastung reagieren sie im Gegensatz zu hypertonen Stoffwechselgesunden mit einer protrahierten Natriurese. Dies wegen des fehlenden Anstiegs des atrialen natriuretischen Faktors, der schon basal reaktiv, aber natriuretisch ineffektiv erhöht ist (71). Wohl ebenfalls sekundär zur Erhöhung des Natrium-Pools ist bei normotonen Typ-1-Diabetikern ohne Nephropathie die Aktivität des RAA-Systems meist erniedrigt. Dazu im Widerspruch wurden auch normale bis erhöhte Plasmareninspiegel gemessen (Übersicht: 40, 57). Damit wäre das RAA-System relativ überstimuliert, da es reaktiv auf den erhöhten Natrium-Pool eigentlich erniedrigt sein müsste.

Ursächlich für die Erhöhung des Natrium-Pools bei Typ-1-Diabetikern mit rein essenzieller Hypertonie lassen sich folgende Theorien diskutieren:

➤ Bedingt durch die subkutane Applikation von Insulin besteht eine systemische Hyperinsulinämie. Diese könnte über eine Stimulation des Na^+-H^+-Antiports die Na^+-Reabsorption im proximalen und distalen Tubulus der Niere steigern und damit eine Antinatriurese induzieren. Im Akutversuch konnte diese Insulinwirkung sowohl bei Stoffwechselgesunden als auch bei Typ-1-Diabetikern gezeigt werden (71). Gegen diesen Mechanismus spricht allerdings der Nachweis, dass dieser Effekt durch Ausgleich des bei diesen Versuchsbedingungen (glucose-clamp) obligat auftretenden Abfalls des Kaliumspiegels aufgehoben werden kann (19). Auch tierexperimentelle Studien über 1 Woche mit kontinuierlicher Insulininfusion zeigten nach 2-tägiger Natriumretention ein Escape-Phänomen (22). Die Interpretation dieser Befunde ist allerdings schwierig: Zum einen bleibt der Kaliumspiegel zirkadian nicht konstant. 1-wöchige tierexperimentelle Studien sind außerdem nicht auf die chronisch hyperinsulinämische Situation des Diabetikers übertragbar.

➤ Glucose und Ketonkörper werden in den renalen Tubuli als Natriumsalze im Co-Transport reabsorbiert. Damit hat jeder Typ-1-Diabetiker – auch bei optimaler Stoffwechseleinstellung – eine geringere Natriurese als ein Stoffwechselgesunder.

Der Befund eines erhöhten Natrium-Pools bei Salzsensitivität des Blutdrucks normo- und hypertensiver Typ-1-Diabetiker ohne Nephropathie ist somit zwanglos erklärbar. Unverständlich bleibt aber die Tatsache, warum somit nicht mehr bzw. alle dieser Patienten eine Hypertonie haben. Sonstige in der Pathogenese der essenziellen Hypertonie bei Typ-2-Diabetikern diskutierte Mechanismen dürften bei Typ-1-Diabetikern nicht vorliegen (4, 11, 62). Somit müssen hier wie andere, bisher nicht identifizierte Faktoren dazukommen oder fehlen, damit die bestehende Natriumüberladung zu einer Hypertonie führt.

Essenzielle Hypertonie bei Typ-2-Diabetes. Wie bei Typ-1-Diabetikern ist bei Typ-2-Diabetikern mit essenzieller Hypertonie das Körpernatrium erhöht. Es besteht eine Expansion des Extrazellulärvolumens bei normalem bis erniedrigtem Plasmavolumen. Die Plasmareninaktivität ist normal bis relativ erhöht, (Übersicht: 40, 57). Der Blutdruck ist obligat salzempfindlich. Dies scheint pathogenetisch mit dem bestehenden Übergewicht und der Hyperinsulinämie verknüpft zu sein: Bei Gewichtsabnahme sinkt nicht nur der Blutdruck, sondern auch dessen Salzempfindlichkeit verschwindet (58).

Die erhöhten Insulinspiegel in der prädiabetischen Phase des metabolischen Syndroms und in den ersten Jahren des manifesten Diabetes könnten über eine vermehrte tubuläre Natriumreabsorption zur Entstehung der essenziellen Hypertonie führen. Auch eine Steigerung der Aktivität des sympathischen Nervensystems als Folge der Hyperinsulinämie wird ursächlich diskutiert. Die hierzu vorliegenden experimentellen Daten sind jedoch kontrovers (2, 6, 10, 38, 59, 60, 77).

Wohl am wichtigsten in der Pathogenese der essenziellen Hypertonie bei Typ-2-Diabetikern ist die verstärkte Reaktion der Gefäßmuskulatur auf vasopressorische Substanzen und mentalen Stress (9, 76). Dies könnte Folge der Insulinresistenz/Hyperinsulinämie sein: Normalerweise wirkt Insulin vasodilatierend. Dieser Effekt fehlt oder ist abgeschwächt bei Insulinresistenz (14, 22). Dies ist pathophysiologisch erklärbar: Insulin stimuliert die Na^+-K^+-ATPase, die Ca^{2+}-ATPase, den Na^+-Ca^{2+}-Austauscher, den Na^+-H^+-Antiport und hemmt die Ca^{2+}-Mg^{2+}-ATPase sowie den potenzial- und rezeptormediierten Ca^{2+}-Transport. In der Bilanz werden dabei intrazellulär Na^+ und Ca^{2-} gesenkt, Mg^{2+} und der pH-Wert angehoben, d. h. die Gefäßmuskelzelle ist weniger kontraktionsbereit. Bei Insulinresistenz/Hyperinsulinämie (Hypertonie, Typ-2-Diabetes, Adipositas) findet sich das Gegenteil: Intrazellulär sind die Konzentrationen von Na^+ und Ca^{2+} erhöht, Mg^{2+} erniedrigt und der pH-Wert saurer (56). Bei dieser Konstellation sind die Gefäßmuskelzellen vermehrt kontraktionsbereit. Somit muss das ursprüngliche Konzept der Hypertonieinduktion durch eine renale Na^+-Retention bei Insulinresistenz erweitert werden auf eine wahrscheinlich ubiquitäre Störung des Kationentransports an der Zellmembran.

Prognose und Komplikationen

Diabetische Nephropathie. Unbestritten ist der Circulus virtuosus zwischen renaler Hypertonie und Progression der diabetischen Nephropathie. Ungeklärt ist der Einfluss einer schon bestehenden essenziellen Hypertonie auf die Entwicklung der diabetischen Nephropathie: Nach Nogaard dürfte sie nicht involviert sein, da normalbuminurische Typ-1-Diabetiker in allen Altersgruppen die gleiche Inzidenz einer Hypertonie haben wie Stoffwechselgesunde (Abb. 24.**2**). Dagegen sprechen jedoch epidemiologische Daten, die ein erhöhtes Nephropathierisiko für Typ-1- Diabetiker schon bei anamnestischem Vorliegen einer essenziellen Hypertonie bei einem Elternteil zeigten (36, 74). Diese genetische Disposition wird untermauert durch den Nachweis eines erhöhten Li^+-Na^+-Antiports bei Typ-1-Diabetikern mit essenzieller Hypertonie (48), der als Marker der genetischen Disposition für eine essenzielle Hypertonie gilt. In diese Richtung könnten auch die Daten von Moore weisen, der bei normotonen, normalbuminurischen Typ-1-Diabetikern mittels ABDM 2 in den individuellen Blutdruckwerten unterschiedliche Kollektive differenzierte: eines mit etwas niedrigeren und eines mit etwas höheren Blutdruckwerten (44) Diese könnten somit die Risikogruppe für die Entstehung einer späteren Mikroangiopathie darstellen. Zunehmend werden Genompolymorphismen diskutiert: So soll der DD-Typ des ACE-Genoms – nach allerdings nicht unwidersprochenen Befunden – zur Inzidenz der diabetischen Nephropathie disponieren (32b, 41b).

Diabetische Retinopathie. Der deletäre Einfluss einer Hypertonie auf die Inzidenz und vor allem auf die Progredienz der diabetischen Retinopathie ist unbestritten, wobei der diastolische Druck eher bei Typ-1-Diabetikern, der systolische Druck eher bei Typ-2-Diabetikern der entscheidende Risikofaktor zu sein scheint (28). Eindrucksvoll unterstreichen Fallmitteilungen den Einfluss des Blutdrucks auf die diabetische Retinopathie: Hypertone Diabetiker mit unilateraler Karotisstenose haben auf dem von diesem Gefäß versorgten Auge weniger Veränderungen als auf dem anderen, welches dem arteriellen Druck voll ausgesetzt ist. Auch eine intraokuläre Drucksteigerung durch ein Glaukom, die dem vaskulären Druck in der Retina entgegenwirkt, reduziert das Risiko der Retinopathie (54).

Für die Entwicklung der Retinopathie und deren initiale Progredienz ist wohl mehr die Qualität der Stoffwechseleinstellung entscheidend, im Stadium der (prä-) proliferativen Retinopathie dagegen vornehmlich der Blutdruck (28).

KHK bei Typ-1-Diabetes. Bei Typ-1-Diabetes findet sich wie bei Stoffwechselgesunden eine lineare Beziehung zwischen der Höhe des Blutdrucks und der Entwicklung einer KHK (21). Auffällig ist aber, dass das relative Risiko vor allem bei niedrigen diastolischen Bereichen deutlich erhöht ist, jedoch weniger bei höheren. Hier scheint die Prädominanz des Diabetes für die Entwicklung der KHK gegenüber der des Blutdrucks abzunehmen.

Gesehen an der Gesamtmortalität besteht bei hypertonen gegenüber normotonen Typ-1-Diabetikern ein knapp doppelt höheres Risiko, das sich bei zusätzlicher Proteinurie verdreifacht (55). Ältere epidemiologische Studien ohne suffiziente Blutdruck- und Stoffwechseleinstellung zeigten eine Mortalität von 50–77% 10 Jahre nach Auftreten von Proteinurie und Hypertonie (1a, 35, 37).

KHK und Typ-2-Diabetes. Die relative kardiovaskuläre Mortalität von normotonen Typ-2-Diabetikern ist 4fach höher als bei Nichtdiabetikern. Eine koexistente Hypertonie führt zu einer weiteren Verdoppelung der absoluten Inzidenz der kardiovaskulären Mortalität (20, 27, 64). Überraschend ist hier der Befund, dass das relative Exzessrisiko wie bei Typ-1-Diabetikern paradoxerweise dabei mit Zunahme des Blutdrucks abnimmt (64).

Prinzipiell sind Typ-2-Diabetiker mit gesichertem metabolischen Syndrom in der prädiabetischen Phase sowie Typ-1-Diabetiker mit beginnenden Spätkomplikationen als koronare Hochrisikopatienten anzusehen. Für sie gelten prinzipiell die Regeln der Sekundärprävention, auch ohne bisheriges Infarktereignis (21a, 21b).

Warum ist die Hypertonie bei Diabetikern gefährlicher als bei Stoffwechselgesunden?

Die **renale Hypertonie** des Diabetikers ist ein exzessiver Risikofaktor für die kardiovaskuläre Mortalität. Dies ist erklärbar mit den sich addierenden und potenzierenden Risikofaktoren der Hyperglykämie, deren Folgen für die endotheliale Funktion sowie die strukturellen Veränderungen der Gefäßwand, und der sekundären renalen Hyperlipidämie.

Außerdem besteht ein zu wenig beachteter Circulus vitiosus: Bei diabetischer Mikroangiopathie ist die Autoregulation der Organdurchblutung gestört (32). Normalerweise bleibt die Organperfusion und damit auch der kapilläre Druck durch die reaktive Eng- oder Weitstellung der terminalen Widerstandsgefäße auch bei niedrigem oder zu hohem systemischem Druck innerhalb weiter Grenzen konstant. Diese Schutzfunktion ist bei der diabetischen Mikroangiopathie aufgehoben; die peripheren Gefäße sind dilatiert. Damit pflanzt sich jede Druckerhöhung in die kapilläre Endstrombahn fort. Akzentuiert wird dies durch die Laplace-Regel: Im dilatierten Gefäß nimmt die Wandspannung im Quadrat zu dessen Radius proportional zu.

Die Tatsache, dass eine Hypertonie bei **Typ-2-Diabetikern** das ohnehin massiv erhöhte kardiovaskuläre Risiko weiter verstärkt, ist nach epidemiologischer Datenlage unbestritten (20, 27, 64). Dabei konnte die für Stoffwechselgesunde bestehende lineare Beziehung zwischen diastolischem Blutdruck und KHK-Risiko auch für Typ-2-Diabetiker in einer großen Studie bestätigt werden (26), überraschenderweise jedoch nicht in einer anderen (21). Auch für die Inzidenz einer Apoplexie bei Typ-2-Diabetikern mit Hypertonie wurde das bisherige Dogma der absoluten Prädominanz des Blutdrucks (7, 18, 20) infrage gestellt: Nach einer Multivarianzanalyse verbleibt als unabhängiger Risikofaktor für das Auftreten eines Apoplexes bei diabetischen Männern nur das Alter, bei Frauen nur der Diabetes per se (72). Erklärbar ist dies nur damit, dass bei Typ-2-Diabetikern zusätzliche relevante kardiovaskuläre Risiken schon vor der Manifestation des Diabetes bestehen, die den Nachweis des Einflusses der Hypertonie später erschweren.

Etwa 40% der Typ-2-Diabetiker haben bereits zum Zeitpunkt der Diagnose des Diabetes eine Makroangiopathie (29, 53, 66, 67, 73). Dies ist erklärbar durch die Häufung der kardiovaskulären Risikofaktoren in der prädiabetischen Phase des metabolischen Syndroms: essenzielle Hypertonie, androides Übergewicht, Hypertriglyzeridämie bei erniedrigtem HDL-Cholesterin und eine vermehrte Prävalenz der Marker einer endothelialen Dysfunktion wie Mikroalbuminurie und erhöhte Spiegel von Faktor VIII und Plasminogenaktivator-Inhibitor 1. Vor diesem Hintergrund ist verständlich, warum in früheren Untersuchungen jüngere Typ-2-Diabetiker eine Mortalitätsrate von 45% innerhalb von 4 Jahren nach Manifestation des Diabetes aufwiesen (49). Bei Manifestation des Diabetes im Alter zwischen 40 und 49 Jahren reduziert sich die Lebenserwartung um 10 Jahre, im Alter von 60–69 Jahren nur noch um 5. Im höheren Alter unterscheidet sie sich aber nicht mehr von der von Nichtdiabetikern (50). Offensichtlich differenzieren sich hier 2 Kollektive: eine bei Manifestation des Diabetes im jüngeren Lebensalter maximal kardiovaskulär gefährdete Gruppe sowie eine zweite, charakterisierbar mit dem Begriff des „milden Altersdiabetes".

Diagnose

Das Vorgehen zur diagnostischen Abklärung einer Hypertonie bei Diabetikern unterscheidet sich nicht von dem bei Stoffwechselgesunden. Die Sicherung der Diagnose schon eines hochnormalen Blutdrucks ist hier jedoch wesentlich wichtiger, da dies weit reichende therapeutische Konsequenzen hat.

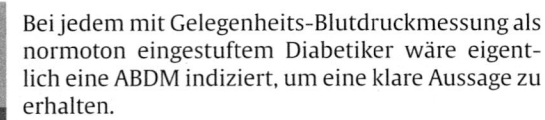

> Bei jedem mit Gelegenheits-Blutdruckmessung als normoton eingestuften Diabetiker wäre eigentlich eine ABDM indiziert, um eine klare Aussage zu erhalten.

Therapie

Therapie der verschiedenen Hypertoniestadien

In Anbetracht des kardiovaskulären Hochrisikoprofils muss schon der gesicherte hochnormale Blutdruck (130–139/85–89 mm Hg) bei Diabetikern medikamentös behandelt werden (30a). Dies gilt auch für die prädiabetische Phase des metabolischen Syndroms, da sich die Makroangiopathie in dieser Zeit bereits entwickelt.

In Interventionsstudien bei Patienten mit Hypertonie Stadium 2–3 korreliert die kardiovaskuläre Risikoreduktion mit dem Ausmaß der erzielten Blutdrucksenkung (12, 16, 63). Bei nichtdiabetischen Hypertonikem ist aber ab einer Senkung des diastolischen Blutdrucks unter 83 mm Hg kein weiterer Benefit mehr zu verzeichnen, jedoch bei Diabetikern (23a). Hier sind als Optimum mittlere Werte unter 120/80 mm Hg anzusehen (13). Somit ist als Zielpunkt der niedrigstmögliche, subjektiv tolerierte Wert anzustreben, dies natürlich unter Berücksichtigung des Alters des Patienten sowie der Nierenfunktion.

Welche Bedeutung der antihypertensiven Therapie bei Diabetikern zukommt, konnte in der UKPD-Studie gezeigt werden: Schon eine Senkung des Drucks von im Mittel 154/87 auf 144/82 mm Hg (!) war dem Effekt der Verbesserung des HbA_{1c}-Werts um 0,9% in der erzielten Risikoreduktion der mikro- und makroangiopathischen Komplikationen deutlich überlegen (72a, 72b).

Zur Wahl des jeweiligen Antihypertensivums gilt: Primär entscheidend ist das Erreichen einer effektiven Blutdrucksenkung mit möglichst wenig Nebenwirkungen. Die Frage, mit welchem Medikament, ist sekundär. Trotz interessenorientierter Diskussionen und scheinbarer Diskrepanzen sind hier jedoch klare Richtlinien vorgegeben:

Sekundärprävention nach Myokardinfarkt

β-Blocker. Gesichert ist die Situation bei der Sekundärprävention nach Myokardinfarkt: Hier ist der Nutzen einer antihypertensiven Therapie mit β-Blockern bei Diabetikern sogar größer als bei Nichtdiabetikern (31, 33; Abb. 24.**5**). Inwieweit dies auch für neuere, stoffwechselneutrale β-Blocker mit gleichzeitigem β$_2$-stimulierendem Effekt oder α$_1$-Hemmung (Celiprolol, Carvedilol) zutrifft, ist nicht geklärt.

ACE-Hemmer. Ebenfalls gesichert ist für ACE-Hemmer eine Reduktion sowohl der Reinfarktrate als auch der Entwicklung einer Herzinsuffizienz nach dem Infarkt (52, 69, 78). In diesen Studien wurde allerdings nicht zwischen Diabetikern und Nichtdiabetikern differenziert.

Nephropathie bei Typ-1- und Typ-2-Diabetes

In einer inzwischen klassischen Studie konnte Parving zeigen, dass eine Drucksenkung – damals in der Kombination von β-Blockern, Diuretika und Hydralazin – den jährlichen Rückgang des Glomerulusfiltrats bei Typ-1-Diabetikern mit Nephropathie reduziert (Literatur s. Kap. 25).

ACE-Hemmer. Wird in der Kombination der Antihypertensiva ein ACE-Hemmer eingesetzt, ist dieser Nutzen, gesehen am Endpunkt der terminalen Niereninsuffizienz und Tod, bei gleicher Senkung des systemischen Drucks weiter um etwa 50% zu verbessern. Somit sind ACE-Hemmer in der Therapie der renalen Hypertonie des Typ-1-Diabetikers Mittel der 1. Wahl. Nachdem die Pathogenese der Nephropathie bei Typ-2-Diabetikern zwar heterogener (chronische Pyelonephritis, Arteriolosklerose), jedoch prinzipiell bei entsprechend langer Dauer des Diabetes wie bei Typ-1-Diabetikern mikroangiopathischer Genese ist, dürften ACE-Hemmer hier ebenfalls Mittel der 1. Wahl sein.

Auch bei Normotonie ist eine reproduzierbar nachgewiesene Mikroalbuminurie glomerulärer Genese sowohl bei Typ-1- als auch bei Typ-2-Diabetikern eine zwingende Indikation zur Gabe eines ACE-Hemmers: Die Progression zum Stadium IV der Nephropathie kann damit nach gesicherter Datenlage reduziert werden. Inzwischen wurden auch mit AT1-Rezeptor-Blockern für die Stadien III und IV der diabetischen Nephropathie gleiche Ergebnisse erzielt (38a, 50a, 50b). Wegen der größeren Datenlage für die ACE-Hemmer, u. a. für die kardiovaskuläre Protektion, sollte diesen jedoch, zumindest zunächst, der Vorzug gegeben werden.

Calciumantagonisten. Mittel der 2. Wahl sind langsam anflutende Calciumantagonisten vom Dihydropyridintyp, für die ebenfalls eine nephroprotektive Wirkung, allerdings nur am Parameter der Mikroalbuminurie, nachgewiesen wurde (Literatur s. Kap. 25). Ähnliches gilt auch für Calciumantagonisten von Verapamil- und Diltiazemtyp.

Risikoreduktion des Auftretens eines Apoplexes

Überblick. Die großen Studien der Vergangenheit, in denen der Nutzen einer antihypertensiven Therapie für die Risikoreduktion des Auftretens eines Apoplexes, weniger der KHK, nachgewiesen wurde, sind ausschließlich mit β-Blockern und/oder Diuretika vorgenommen worden, wobei Diabetiker meist exkludiert oder nicht differenziert wurden. Einige Studien mit Di-

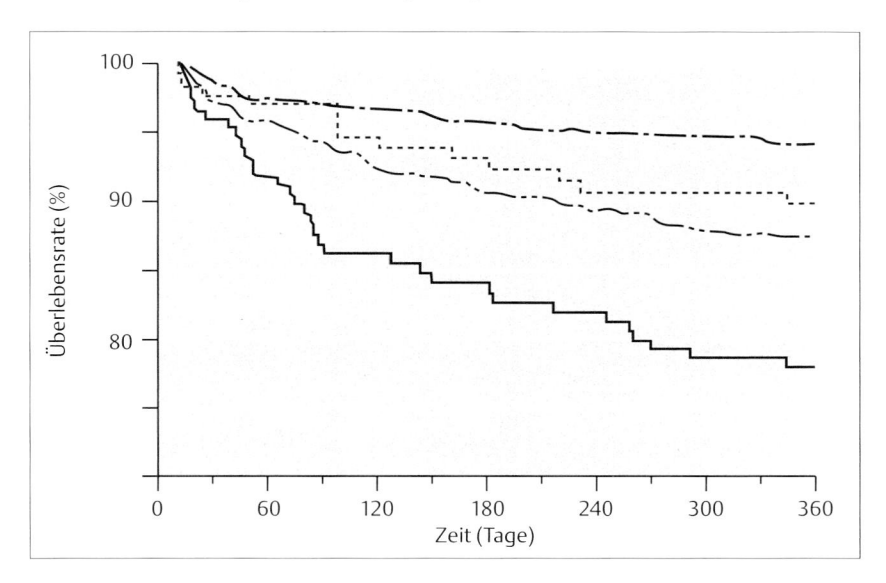

Abb. 24.**5** 1-Jahresüberlebensraten nach Myokardinfarkt bei Stoffwechselgesunden ohne (----) und mit (–·–··–) sowie bei Diabetikern ohne (——) und mit (–··–··–) β-Blocker-Behandlung. (33)

uretika, in denen Diabetiker als Subgruppen analysiert wurden, erbrachten widersprüchliche Befunde: gleiche protektive Effekte wie bei Stoffwechselgesunden (15a), keine Verbesserung des kardiovaskulären Risikos (46). In anderen fand sich sogar eine gesteigerte Mortalität (34, 75). Letzteres wäre wohl am ehesten mit einer Hypokaliämie, aber auch über eine sekundäre Aktivierung des RAA-Systems erklärbar.

Für alle anderen Antihypertensiva liegen keine gesicherten Daten bei Diabetikern vor. Somit ist die Orientierung zur Durchführung der Therapie der essenziellen Hypertonie nur nach Analogieschlüssen aus den großen Studien an Nichtdiabetikern möglich. Zur Wahl der möglichen Kombination zweier Antihypertensiva sei auf das Schema der Schweizer Hochdruckliga verwiesen (Abb. 24.**6**).

> Für Typ-2-Diabetiker sollte die Kombination von β-Blockern und Diuretika – außer bei spezifischen Zusatzindikationen – wohl nicht eingesetzt werden (8).

β-Blocker und Diuretika. Selektive β_1-Blocker und Diuretika vom Thiazidtyp – nicht Schleifendiuretika – aggravieren die primär bestehende Insulinresistenz und deshalb auch die schon bestehende Hyperlipidämie bei Typ-2-Diabetikern. Diese Verschlechterung der kardiovaskulären Risikofaktoren dürfte die Erklärung des „Koronarparadoxons" sein (s. o.). Die negative Beeinflussung der Insulinsensitivität ist wohl auch Ursache einer gehäuften Manifestation eines Typ-2-Diabetes bei übergewichtigen, hyperinsulinämischen Patientinnen unter antihypertensiver Therapie mit diesen Pharmaka (3). Dieser Befund ist jedoch nicht unwidersprochen geblieben (45). Dies gilt auch für die Verschlechterung des Lipidprofils, die zum einen sicher dosisabhängig ist und zum anderen in einigen Studien nicht zu verzeichnen war (Übersicht: 8, 61).

Vergleichende Untersuchungen zwischen β-Blockern und ACE-Hemmern erbrachten widersprüchliche Resultate: In einer Subgruppenanalyse erbrachten die ACE-Hemmer nur bei Diabetikern einen besseren kardiovaskulären Benefit (23b), während in der UKPD-Studie kein Unterschied für beide Antihypertensiva zu verzeichnen war (72c).

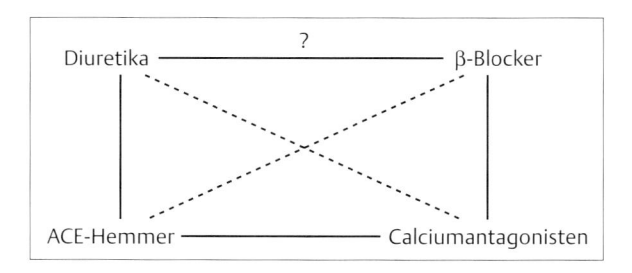

Abb. 24.**6** Durch die Schweizer Hochdruckliga empfohlene Kombination zweier Antihypertensiva. (8)
—— = sinnvoll, ---- = primär nicht empfehlenswert, ? = bei Diabetes nur bei Zusatzindikation

Unter Berücksichtigung der Gesamtdatenlage sollten β-Blocker und Diuretika eher nicht als Mittel der 1. Wahl bei der antihypertensiven Therapie von Patienten in der prädiabetischen Phase des metabolischen Syndroms sowie bei manifestem Typ-2-Diabetes ohne klinisch manifeste koronare Herzerkrankung eingesetzt werden. Wegen ihres negativen Einflusses auf die oft schon neurogen oder vaskulär vorgeschädigte Sexualfunktion kann zudem die Compliance der Patienten leiden. Weiterhin ist der Einsatz von β-Blockern bei Diabetikern wegen ihrer negativen Auswirkungen auf Wahrnehmung und Verlauf von Hypoglykämien nicht unproblematisch. Zudem kann die bei Hypoglykämie erfolgende Katecholaminsekretion über die nun überwiegende Stimulation der α_1-Rezeptoren zu einer massiven Blutdrucksteigerung mit eventuell deletären Konsequenzen führen (Abb. 24.**7**).

ACE-Hemmer. ACE-Hemmer haben einen positiven Einfluss auf die Insulinsensitivität, sind lipidneutral (Übersicht: 8, 61) und interferieren nicht mit Verlauf und Wahrnehmung einer Hypoglykämie.

> Somit sind ACE-Hemmer in der Therapie der essenziellen Hypertonie in der kardiovaskulären Primärprävention bei Diabetikern sicher Mittel der 1. Wahl.

Bei älteren Patienten, die wegen ihrer reduzierten Muskelmasse trotz eingeschränkter Nierenfunktion ein normales Serumkreatinin haben, muss dieses sowie der Kaliumspiegel bei Beginn einer Behandlung mit einem ACE-Hemmer nach einigen Tagen und nach 1 Woche kontrolliert werden. Dies ist eigentlich bei Einleitung einer antihypertensiven Therapie mit jedem Pharmakon erforderlich, unbedingt jedoch bei ACE-Hemmern wegen ihres dualen Effektes auf den glomerulären Perfusionsdruck. Bei ungenügendem Ansprechen des Blut-

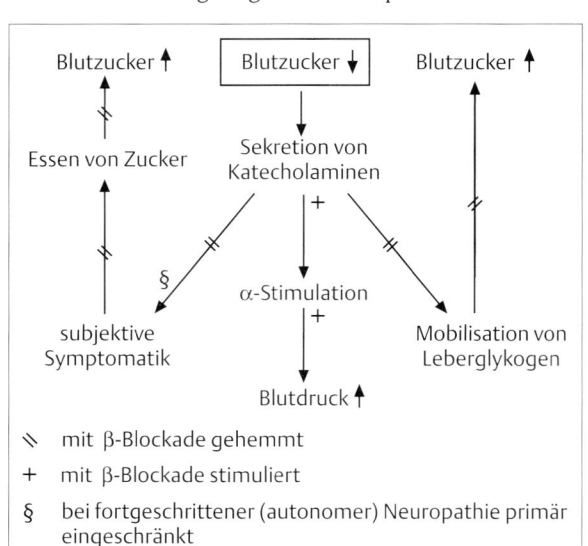

Abb. 24.**7** Interferenz einer β-Blockade mit dem Verlauf einer Hypoglykämie.

drucks kann zusätzlich ein Diuretikum in niedriger Dosierung versucht werden, da sich die Auswirkungen beider Medikamente auf den Stoffwechsel neutralisieren.

Calciumantagonisten. Calciumantagonisten sind in der kardiovaskulären Protektion bei hypertonen Diabetikern weniger effektiv als ACE-Hemmer (18a), jedoch bleiben Insulinsensitivität und Lipidspiegel unverändert (Übersicht: 8, 61). Somit sind sie bei ungenügendem Ansprechen des Blutdrucks auf ACE-Hemmer, bzw. Auftreten intolerabler Nebenwirkungen zusätzlich bzw. alternativ einzusetzen. Sie sollten galenisch gut retardiert aufgearbeitet sein, da eine zu rasche Anflutung zu einer sekundären, unerwünschten Aktivierung des Sympathikus und des RAA-Systems führt.

Calciumantagonisten vom Verapamiltyp müssen zum Erreichen einer Blutdrucksenkung relativ hoch dosiert werden. Erfolg versprechend erscheint die Kombination mit einem ACE-Hemmer. Sie ist stoffwechselneutral und erzielt oft eine ausreichende Drucksenkung.

α1-Blocker. α1-Blocker verbessern sowohl das Lipidprofil als auch die Insulinsensitivität (Übersicht: 8, 61). Daher sind sie eine Alternative bzw. können bei ungenügender Blutdrucksenkung unter ACE-Hemmern und Calciumantagonisten additiv eingesetzt werden. α1-Blocker sollten aber niemals als erste Monosubstanz in der antihypertensiven Therapie eingesetzt werden, da dies mit einer erhöhten Mortalität verbunden ist (1). Dabei ist Doxazosin dem Prazosin wegen der fehlenden Tachyphylaxie vorzuziehen. Limitierend für die Anwendung von Doxazosin bei Diabetikern kann jedoch die Neigung zu orthostatischer Hypotonie sein, gerade bei älteren Patienten oder autonomer Neuropathie.

AT1-Rezeptor-Antagonisten. Noch nicht berücksichtigt im aktuellen Schema der Hochdruckliga – und auch noch nicht abschließend zu bewerten – ist die neue Klasse der Antagonisten gegen den Rezeptor 1 des Angiotensins II (AT$_1$-Rezeptor-Antagonisten). Trotzdem haben diese Substanzen bereits breiten Eingang in die Praxis der antihypertensiven Therapie gefunden. Im Ansatz ähnlich wirkend wie ACE-Hemmer, aber auf einen „schmäleren" Wirkmechanismus fokussiert (keine Hemmung des AT$_2$-Rezeptors, keine Beeinflussung des Bradykininsystems), werden AT$_1$-Rezeptor-Antagonisten (Sartane) häufig bei Unverträglichkeitserscheinungen unter ACE-Hemmern (z. B. Husten) eingesetzt. Für Irbesartan und Losartan konnte die gleiche Progressionshemmung bei diabetischer Nephropathie Stadium III und IV wie für die ACE-Hemmer nachgewiesen werden (38a, 50a, 50b). Inwieweit dies für die Therapie der ischämischen bzw. zur Kongestion neigenden Herzkrankheiten gilt, ist noch ungeklärt.

Antisympathotonika. Zur Therapie der Hypertonie bei diabetischen Schwangeren ist α-Methyldopa nach wie vor Mittel der 1. Wahl. Abgesehen von dieser Indikation, ist es jedoch wie Reserpin seit Jahren obsolet, da im Vergleich zu anderen Antihypertensiva der Blutdruck nicht effektiver gesenkt wird, dafür aber erhebliche subjektive Nebenwirkungen auftreten. Letzteres gilt auch für das über eine Stimulation der zentralen α_2-Rezeptoren wirksame Clonidin. Da es aber das potenteste Antihypertensivum ist, wurde es bisher eingesetzt, wenn die Mittel der 1. Wahl in Kombination keine genügende Drucksenkung bewirkten. Moxonidin, ein zentral wirksames Sympatholytikum der 2. Generation, das im Wesentlichen über eine Stimulation der Imidazolinrezeptoren wirkt, sollte nun bevorzugt verwendet werden. Es ist verglichen mit Clonidin wesentlich besser verträglich bei gleich potenter Blutdruck senkender Wirkung. Auch das für Clonidin gefürchtete Rebound-Phänomen des Blutdrucks nach unterlassener Tabletteneinnahme ist bei Moxonidin nicht vorhanden. Unbedingt zu beachten ist die Notwendigkeit einer reduzierten Dosierung bei eingeschränkter Nierenfunktion.

Literatur

1 ALLHAT Collaborative Research Group. Major cardiovascular events in hypertensive patients randomized to doxazosin vs chlortalidon – the antihypertensive and lipid-lowering treatment to prevent heart attack trial (ALLHAT). JAMA 2000;283(15):1967–75

1a Andersen, A. R., J. S. Christiansen, J. K. Andersen, S. Kreiner, T. Deckert: Diabetic nephropathy in type 1 (insulin-dependent) diabetes: an epidemiological study. Diabetologia 25 (1983) 496

2 Anderson, E. A., R. P. Hoffmann, T. W. Balon, C. A. Sinkey, A. L. Mark: Hyperinsulinemia in humans increases muscle sympathetic nerve activity but reduces forearm vascular resistance (abstract). Hypertension 16 (1990) 319

3 Bengtsson, C., G. Blohme, L. Lapidus, L. Lissner, H. Lundgren: Diabetes incidence in users and non-users of antihypertensive drugs in relation to serum insulin, glucose tolerance and degree of adiposity: a 12 year prospective population study of women in Gothenburg, Sweden. J. intern. Med. 231 (1990) 583

4 Beretta-Piccoli, C., P. Weidmann: Exaggerated pressor responsiveness to norepinephrine in nonazotemic diabetes mellitus. Amer. J. Med. 71 (1981) 829

4a Blacher J, Staessen JA, Girerd X, Gasowski J, Fhijs L, Liu L, Wang JD, Fagard RH, Safar ME. Pulse pressure not mean pressure determines cardiovascular risk in older hypertensive patients. Arch Intern Med 2000;160(8):1085–9

5 Braun, D., J. J. Mitzkat, A. Wagner, E. Schone, H. Luger, H. R. Henrichs: Diabetes, Hypertonie und Nierenschädigung. Prävalenz- und Koinzidenzanalyse an 3588 Patienten am Diabetes-Zentrum Quakenbrück. Akt. Endokrinol. Stoffw. 12 (1991) 225

6 Berne, C., J. Fagiw: Sympathetic response to oral carbohydrate administration: evidence from microelectrode nerve recordings. J. clin. Invest. 84 (1989) 1403

7 Bild, D., S. M. Teutsch: The control of hypertension in persons with diabetes: a public health approach. Publ. Hlth Rep. 102 (1987) 522

8 Bretzel, R. G.: Hypertonie, Mikroalbuminurie und Insulinresistenz bei Diabetes mellitus. Wien. klin. Wschr. 106/24 (1994) 774

9 Bruce, D. G., D. J. Chisholm, L. H. Storlien, E. W. Kraegen, G.A. Smythe: The effects of sympathetic nervous system activation and physiological stress on glucose metabolism and blood pressure in subjects with type 2 (non-insulin-dependent) diabetes mellitus. Diabetologia 35 (1992) 835

10 Christensen, N. J., H. J. G. Gundersen, L. Hegedui, F. Jacobsen, C. E. Mogensen, R. Osterby, E. Vittinghus: Acute effects of insulin on plasma noradrenaline and the cardiovascular system. Metabolism 29 (1980) 1138

11 Christlieb, A. R., H. Janka, B. Kraus: Vascular reactivity to angiotensin II and to norepinephrine in diabetic subjects. Diabetes 25 (1976) 268
12 Collins, R., R. Peto, S. MacMahon, P. Hebert, N. Fiebach, K. A. Eberlein, J. Godwin, N. Qizilbasin, J. O. Taylor, C. Hennekens: Blood pressure, stroke, and coronary heart disease. Pt. 2. Short term reductions in blood pressure: overview of randomised drug trials in their epidemiological context. Lancet 335 (1990) 827
13 Consensus Statement: Treatment of hypertension in diabetes. Diabet. Care 16 (1993) 1394
14 Craeger, M. A., C.-S. Liang, Y. D. Coffman: Beta adrenergic-mediated vasodilator response to insulin in the human forearm. J. Pharmacol. exp. Ther. 235 (1985) 709
15 Cruickshanks, K. J., T. J. Orchard, D. J. Becker: The cardiovascular risk profile of adolescents with insulin-dependent diabetes mellitus. Diabet. Care 8 (1985) 1118
15a Curb JD, Pressel SL, CutlerJA. Effeet of diuretic-based antihypertensive treatment on cardiovascular disease risk in older diabetic patients with isolated systolic hypertension. Systolic Hypertension in the Elderly Prograin Cooperative Research Group. JAMA 1996;276(23):1886–2892
16 Dahlöf, B., L. H. Lidholm, L. Hansson: Morbidity and mortality in the Swedish Trials in Old Patients with hypertension (STOP-Hypertension). Lancet 338 (1991) 1281
17 Deutsche Liga zur Bekämpfung des hohen Blutdrucks e. V. und Deutsche Hypertonie-Gesellschaft: Empfehlungen zur Hochdruckbehandlung in der Praxis und zur Behandlung hypertensiver Notfälle 1994
18 Epstein, M., J. R. Sowers: Diabetes mellitus and hypertension. Hypertension 19 (1992) 403
18a Estacio RO, Jeffers BW, Hiatt WR, Biggerstaff SL, Gifford N, Schrier RW. The effect of nisoldipin as compared with enalapril on cardiovascular outcomes in patients with non-insulin-dependent diabetes and hypertension. N Engl J Med 1998;338:645–52
19 Ferrannini, E., A. Qinones Galvan, D. Santoro, A. Natali: Potassium as a link between insulin and the renin-angiotensin-aldosterone system. J. Hypertension 10, Suppl. 1 (1992) 5
20 Fuller, J. H.: Epidemiology of hypertension associated diabetes mellitus. Hypertension 7, Suppl. II (1985) 3
21 Fuller, J. H., L. K. Stevens: Epidemiology of hypertension in diabetic patients and implications for treatment. Diabet. Care 14, Suppl. 4 (1991) 8
21a Haffner SM. Epidemiology of insulin resistance and its relation to coronary artery disease. Am J Cardiol 1999;84(IA):11 J–14J
21b Haffner SM, Lehto S, Ronnemaa T, Pyorala K, Laasko M. Mortality from coronary heart disease in subjects with type 2 diabetes and in nondiabetic subjeets with and without prior myocardial infarction. New Engl J Med 1998;339(4):229–34
22 Hall, J. E., M. W. Brands, D. A. Hildebrandt, H. L. Mizelle: Obesity-associated hypertension. Hyperinsulinaemia and renal mechanisms. Hypertension 19, Suppl. 1 (1992) 45
23 Hansen, K. W., M. Mau Pedersen, S. M. Marshall, J. S. Christiansen, C. E. Mogensen: Circadian variation of blood pressure in patients with diabetic nephropathy. Diabetologia 35 (1992) 1074
23a Hansson L. The Hypertension Optimal Treatment study and the importance of lowering blood pressure. J of Hypertension 1999;17(suppl 1):S9–13
23b Hansson L, Lindholm LH, Niskanen L, Lanke J, Hedner T, Niklason A, Luomamnäki K, Dahlöf B, de Faire U, Mörlin C, Karlberg BE, Wester PO, Björck JE for the Captopril Prevention Project (CAPPP) study group. Effect of angiotensin-converting-enzyme inhibition compared with conventional therapy on cardiovascular morbidity and mortality in hypertension: the Captopril Prevention Projeet (CAPPP) randomised trial. Lancet 1999;353: 611–16

24 Hasslacher, C.: Diagnostische Überwachung und Therapie in den Stadien der diabetischen Nierenerkrankung. Akt. Endokrinol. Stoffw. 10, Suppl. 1 (1989) 60
25 Hasslacher, C., E. Ritz, P. Wahl, C. Michael: Similar risks of nephropathy in patients with type I or type II diabetes mellitus. Nephrol. Dialys. Transplant. 4 (1989) 859
26 Hypertension in Diabetes Study (UKPDS): Prevalence of hypertension in newly presenting type-2 diabetic patients and the association with risk factors for cardiovascular and diabetic complications. J. Hypertens. 11 (1983) 309
27 Janka, H. U., P. Dirschedl: Systolic blood pressure as a predictor for cardiovascular disease in diabetes. A 5-year longitudinal study. Hypertension 7, Suppl. II (1985) 90
28 Janka, H. U., A. G. Ziegler, P. Valsania, J. H. Warram, A. S. Krolewski: Impact of blood pressure on diabetic retinopathy. Diabète et Metab. 15 (1989) 333
29 Jarrett, R. J.: Type 2 (non-insulin-dependent) diabetes mellitus and coronary heart disease – chicken, egg or neither? Diabetologia 26 (1984) 99
30 Joint National Committee on Detection, Evaluation and Treatment of High Blood Pressure: The fifth report of the Joint National Committee on Detection, Evaluation and Treatment of High Blood Pressure (JNC-V) Arch. intern Med. 153 (1993) 154
30a Joint national committee on prevention, detection, evaluation and treatment of high blood pressure. The sixth report of the Joint National committee on prevention, detection, evaluation and treatment of high blood pressure. Arch Intem Med 1997;157:2413–2446
31 Jonas, M., H. Reicher-Reiss, V. Boyko, A. Shotan, L. Mandelzweig, U. Goldbourt, S. Behar: Usefulness of beta-blocker therapy in patients with non-insulin-dependent diabetes mellitus and coronary artery disease. Amer J. Cardiol. 77 (1996) 1273
32 Kastrup, J., T. Nørgaard, H.-H. Parving, O, Henriksen, N. A. Lassen: Impaired autoregulation of blood flow in subcutaneous tissue of long-term type 1 (insulin-dependent) diabetic patients with microangiopathy: an index of arteriolar dysfunction. Diabetologia 28 (1985) 711
32a Kennon B, Petrie JR, Small M, Connell JM Angiotensin-converting enzyme and diabetes mellitus. Diabet Med 1999;16(6):448–5 8
33 Kjekshus, J., E. Gilpin, G. Cali, A. R. Blackey, H. Henning, J. Ross jr.: Diabetic patients and beta-blockers after acute myocardial infarction. Europ. Heart J. 11 (1990) 43
34 Klein, R., S. E. Moss, B. E. K. Klein, D. L. de Meta: Relation of ocular and systemic factors to survival in diabetes. Arch. intern. Med. 149 (1989) 266
35 Knowles, H. C. Jr.: Long-term juvenile diabetes treated with unmeasured diet. Trans. Ass. Amer. Phycns. 84 (1971) 95
36 Krolewski, A. S., M. Canessa, J. H. Warram, L. M. B. Laffel, A. R. Christlieb, W. C. Knowler, L. I. Rand: Predisposition to hypertension and susceptibility to renal disease in insulin-dependent diabetes mellitus. New Engl. J. Med. 318 (1988) 140
37 Krolewski, A. S., J. H. Warram, A. R. Christlieb, E. J. Busick, C. R. Kahn: The changing natural history of nephropathy in type 1 diabetes. Amer. J. Med. 78 (1985) 785
38 Landsberg, L., J. B. Young: Insulin mediated glucose metabolism in the relationship between dietary intake and sympathetic nervous system activity. Int. J. Obesity 9, Suppl. 2 (1985) 63
38a Lewis EJ, Hunsicker LG, Clarke WR, Berl T, Pohl MA, Lewis JB, Ritz E, Atkins RC, Rohde R, Raz I. Renoprotective effect of the angiotensin-receptor antagonist irbesartan in patients with nephropathy due to type 2 diabetes. New Engl J Med 2001;345(12):851–60
39 MacMahon, S., R. Peto, J. Cutler, R. Collins, P. Sorlie, I. Neaton, R. Abbott, J. Godwin, A. Dyer, J. Stamler: Blood pressure, stroke, and coronary heart disease. Pt. 1. Prolonged differences in blood pressure: prospective observational

studies corrected for the regression dilution bias. Lancet 335 (1991) 764
40 Mann, J., E. Ritz: Renin-Angiotensin System beim diabetischen Patienten. Klin. Wschr. 66 (1988) 883
41 Marañon, G.: Über Hypertonie und Zuckerkrankheit. Zbl. inn. Med. 43 (1922) 169
41a Martin JK, Hayney MS. Angiotensin-converting enzyme gene polymorphism – is there a link to nephropathy in patients with type 1 diabetes? Ann Pharmakother 1999;33(4):474–9
42 Mathiesen, E. R., B. Rønn, T. Jensen, B. Storm, T. Deckert: Relationship between blood pressure and urinary albumin excretion in development of microalbumin-uria. Diabetes 39 (1990) 245
43 Medical Research Concil Working Party: MRC trial of treatment of hypertension in older adults: principal results. Brit. med. J. 304 (1992) 405
44 Moore, W. V., D. L. Donaldson, A. M. Chonko, P. Ideus, T. B. Wiegmann: Ambulatory blood pressure in type I diabetes mellitus. Comparison to presence of incipient nephropathy in adolescents and young adults. Diabetes 41 (1992) 1035
45 Morales, P. A., B. D. Mitchell, R. A. Valdez, H. P. Hazuda, M. P. Stern, S. M. Haffner: Incidence of NIDDM and impaired glucose tolerance in hypertensive subjects. The San Antonio Heart Study. Diabetes 42 (1993) 154
46 Multiple Risk Factor Intervention Trial Research Group: Relationship among baseline resting ECG abnormalities, antihypertensive treatment and mortality in the Multiple Risk Factor Intervention Trial. Amer. J. Cardiol. 55 (1985) 1
47 Nørgaard, K., B. Feldt-Rasmussen, K. Borch-Johnsen, H. Sælan, T. Dekkert: Prevalence of hypertension in type 1 (insulin-dependent) diabetes mellitus. Diabetologia 33 (1990) 407
48 Nosadini, R., P. Fioretto, R. Trevisan, G. Crepaldi: Insulin-dependent diabetes mellitus and hypertension. Diabet. Care 14 (1991) 210
49 Panzram, G., M. Marx, E. Frommhold, R. Barthel: Untersuchungen über Sterbealter, erlebte Diabetesdauer und Todesursachen unter den Verstorbenen einer geschlossenen Diabetespopulation. Wien. klin. Wschr. 85 (1977) 147
50 Panzram, G., R. Zabel-Langhennig: Prognosis of diabetes mellitus in a geographically defined population. Diabetologia 20 (1981) 587
50a Parving HH, Brenner BM, Cooper ME, de Zeeuw D, Keane WF, Mitch WE, Remuzzi G, Snapinn SM, Zhang Z, Shahinfar S. Effect of losartan on renal and cardiovascular complications of patients with type 2 diabetes and nephropathy. Ugeskr Laeger 2001;163(40):5514–9
50b Parving HH, Lehnert H, Brochner-Mortensen J, Gomis R, Andersen S, Arner P. The effect of irbesartan on the development of diabetic nephropathy in patients with type 2 diabetes. N Engl J Med 2001;345(12):870–8
51 Parving, H.-H., U. M. Smidt: Hypertensive therapy reduces microvascular albumin leakage in insulin-dependent diabetic patients with nephropathy. Diabet. Med. 3 (1986) 312
52 Pfeffer, M. A., E. Braunwald, L. A. Moye: Effect of captopril on mortality and morbidity in patients with left ventricular dysfunction after myocardial infarction. New Engl. J. Med. 327 (1992) 669
53 Pyörälä, K.: Diabetes and coronary heart disease. Acta. endocrinol. 110, Suppl. 272 (1985) 11
54 Rand, L. J., A. S. Krolewski, L. M. Aiello, J. A. Warram, R. S. Baker, T. Maki: Multiple factors in the prediction of risk of proliferative diabetic retinopathy. New Engl. J. Med. 313 (1985) 1433
55 Ratzmann, K. P., M. Raskovic, H. Thoelke: Bedeutung von Proteinurie und Hypertonie für die Prognose des Typ-I-Diabetes. Ergebnisse einer zehnjährigen Verlaufsstudie zur mikro- und makrovaskulären Letalität. Dtsch. med. Wschr. 114 (1989) 1311
56 Resnick, L. M. Calcium metabolism in the pathophysiology and treatment of clinical hypertension. Amer. J. Hypertens. 2 (1989) 1795
57 Ritz, E., C. Hasslacher, J. Mann, J.-Z. Guo: Hypertension and vascular disease as complications of diabetes. In Laragh, J. H., B. M. Brenner: Hypertensiion: Pathophysiology, Diagnosis, and Management. Raven, New York 1990 (p. 1703)
58 Rocchini, A. P., J. Key, D. Bondie, R. Chico, C. Moorehead, V. Katch, M. Martin: The effect of weight loss on the sensitivity of blood pressure to sodium in obese adolescents. New Engl. J. Med. 321 (1989) 580–585
59 Rooney, D. P., J. D. M. Edgar, B. Sheridan, A. B. Atkinson, P. M. Bell: The effects of low dose insulin infusions on the renin angiotensin and sympathetic nervous systems in normal man. Europ. J. clin. Invest. 21 (1991) 430
60 Rowe, J. W., J. B. Young, K. L. Minaker, A. L. Stevens, J. Pallotta, L. Landsberg: Effect of insulin and glucose infusions on sympathetic nervous system activity in normal man. Diabetes 30 (1981) 219
61 Schernthaner, G.: Arterielle Hypertonie und Diabetes mellitus. Teil 1. Interventionsstrategien zur kardiovaskulären Protektion. Diabet. Stoffw. 5 (1996) 223
62 Scobie, I. N., P. T. Rogers, P. M. Brown, H. Godfrey, P. H. Sönksen: Supersensitivity to both tyramine and noradrenaline in diabetic autonomic neuropathy. J. Neurol. Neurosurg. Psychiat. 50 (1987) 275
63 SHEP Cooperative Research Group: Prevention of stroke by antihypertensive drug treatment in older persons with isolated systolic hypertension: final results of the Systolic Hypertension in the Elderly Program (SHEP). J. Amer med. Ass. 265 (1991) 3255
64 Stamler, J., O. Vaccaro, J. D. Neaton, D. Wentworth: Diabetes, other risk factors and 12-yr cardiovascular mortality for men screened in the Multiple Risk Factor Intervention Trial. Diabet. Care 16 (1993) 434
65 Standl, E., H. Stiegler, R. Roth, K. Schulz, W. Lehmacher: On the impact of hypertension on the prognosis of NIDDM. Results of the Schwabing GP- program. Diabète et Metab. 15 (1989) 352
66 Standl, E., H. Stiegler: Microalbuminuria in a random cohort of recently diagnosed type 2 (non-insulin-dependent) diabetic patients living in the greater Munich area. Diabetologia 36 (1993) 1017
67 Stout, R. W.: Hyperinsulinaemia – a possible risk factor for cardiovascular disease in diabetes mellitus. Horm. metab. Res. 15, Suppl. (1985) 37
68 Tarnow, L, P. Rossing, M.-A. Gall, F. S. Nielsen, H.-H. Parving: Prevalence of arterial hypertension in diabetic patients before and after the JNC-V. Diabet. Care 17 (1994) 1247
69 The Acute Infarction Ramipril Efficacy (AIRE) Investigators: Effect of ramipril on mortality and morbidity of survivors of acute myocardial infarction with clinical evidence of heart failure. Lancet 342 (1993) 821
70 The Working Group on Hypertension in Diabetes: Statement on hypertension in diabetes mellitus. Arch. intern. Med. 147 (1987) 830
71 Trevisan, R., P. Fioretto, A. Semplicini, G. Opocher, F. Mantero, S. Rocco, G. Remuzzi, A. Morocutti, G. Zanette, V. Donadon, N. Perico, C. Giorato, R. Nosadini: Role of insulin and atrial natriuretic peptide in sodium retention in insulin-treated IDDM patients during isotonic volume expansion. Diabetes 39 (1990) 289
72 Tuomilehto, J., D. Rastenyte, P. Jousilahti, C. Sarti, E. Vartiainen: Diabetes mellitus as a risk factor for death from stroke. Prospective study of the middle aged Finnish population. Stroke 27 (1996) 210
72a UK Prospective Diabetes Study Group. Intensive blood-glucose control with sulphonylureas or insulin compared with conventional treatment and risk of complications in

patients with type 2 diabetes (UKPDS 33). Lancet 1998;352:837–53

72b UK Prospective Diabetes Study Group. Tight blood pressure control and risk of macrovascular and microvascular complications in type 2 diabetes (UKPDS 38). BMJ 1998;317:703–13

72c UK Prospective Diabetes Study Group. Efficacy of atenolol and captopril in reducing risk of macrovascular and microvascular complications in type 2 diabetes (UKPDS 39). BMJ 1998;317:713–20

73 Uusitupa, M., O. Siitonen, K. Pyörälä, A. Aro, K. Hersio, I. Penttilä, E. Voutilainen: The relationship of cardiovascular risk factors to the prevalence of coronary heart disease in newly diagnosed type 2 (non-insulin-dependent) diabetes. Diabetologia 28 (1985) 653

74 Viberti, G. C., H. Keen, M. J. Wiseman: Raised arterial pressure in parents of proteinuric insulin-dependent diabetics. Brit. med. J. 295 (1987) 515

75 Warram, J. H., L. M. B. Laffel, P. Valsania, A. R. Christlieb, A. S. Krolewski: Excess mortality associated with diuretic therapy in diabetes mellitus. Arch. intern. Med. 151 (1991) 1350

76 Weidmann, P.: Recent pathogenetic aspects in essential hypertension and hypertension associated with diabetes mellitus. Klin. Wschr. 58 (1991) 1071

77 Young, J. B., L. Landsberg: Diet-induced changes in sympathetic nervous system activity: possible implications for obesity and hypertension. J. chron. Dis. 35 (1982) 879

78 Yusuf, S., C. J. Pepine, C. Carces: Effect of enalapril on myocardial infarction and unstable angina in patients with low ejection fractions. Lancet 340 (1992) 1173

79 Zanchetti, A., J. Chalmers, K. Arakawa, I. Gyarfas, P. Hamet, L. Hansson, S. Julius, S. MacMahon, G. Mancia, J. Menard, T. Omae, J. Reid, M. Safar: Guidelines for the management of mild hypertension: memorandum from a WHO/ISH meeting. ISH Hypertens. News, Special Edition June (1993) 3

25 Nierenerkrankungen

R. Dikow, K.-H. Usadel und E. Ritz

Das Wichtigste in Kürze

- Die wichtigsten Faktoren für das Auftreten der diabetischen Nephropathie sind eine genetische Prädisposition und die Güte der Stoffwechselkontrolle. Für das Fortschreiten der etablierten diabetischen Nephropathie spielt zusätzlich die Hypertonie eine entscheidende Rolle.
- Aufgrund kontrollierter prospektiver Studien besteht kein Zweifel, dass eine normnahe Blutzuckereinstellung die wichtigste Maßnahme zur Prävention der diabetischen Nephropathie ist. Das Auftreten einer Mikroalbuminurie ist bei HbA_{1c}-Spiegeln unter 8% zumindest mittelfristig außerordentlich selten. Bei einer Mikroalbuminurie ist eine Therapie mit ACE-Hemmern oder Angiotensin-Rezeptorblockern indiziert, selbst wenn die Blutdruckwerte noch im Normbereich liegen.
- Entscheidend beim Suchtest ist der Nachweis einer Mikroalbuminurie, d. h. einer Albuminausscheidung von mehr als 20 μg/Minute in 2 von 3 unter Standardbedingungen gewonnenen Morgenurinproben. Die Mikroalbuminurie ist nicht nur ein Zeichen für ein höheres renales, sondern auch für ein höheres kardiovaskuläres Risiko.
- Die wichtigste Maßnahme zur Verzögerung der Progression einer manifesten diabetischen Nephropathie ist die Blutdrucksenkung, selbst bei Vorliegen von Blutdruckwerten im oberen normotensiven Bereich. ACE-Hemmer oder Angiotensin-Rezeptorblocker sind Mittel der 1. Wahl. Daneben spielen Stoffwechseleinstellung, Nicotinkarenz und Eiweißrestriktion (max. 0,8 g/kg/d) eine Rolle.
- Maßnahmen zur Behandlung des urämischen Diabetikers sind: Hämodialyse, CAPD, isolierte Nierentransplantation oder kombinierte Pankreas-Nieren-Transplantation. Der wichtigste Faktor, der den Einsatz und Erfolg dieser Verfahren begrenzt, sind kardiale Komplikationen.

Einleitung

Die diabetische Nephropathie stellt eine Facette der mikroangiopathischen Spätkomplikationen des Diabetes dar. Ihr Auftreten ist ein Wendepunkt im Leben des Diabetikers: Das Vorliegen einer Nephropathie erhöht nicht nur massiv das Risiko einer späteren Niereninsuffizienz, sondern auch das Risiko des kardiovaskulären Todes (vor allem das Risiko von Myokardinfarkt, Herzinsuffizienz und Schlaganfall). Die Lebenserwartung wird dramatisch begrenzt.

Mit der Verbesserung der Überlebensprognose von Diabetikern hat die Niereninsuffizienz als Spätkomplikation des Diabetes erschreckende epidemiologische Dimensionen angenommen, speziell beim Typ-2-Diabetes.

Im Gegensatz zu früher stützen sich die Therapieempfehlungen heute auf die Ergebnisse kontrollierter Therapiestudien („evidence based medicine"), auf die später noch näher eingegangen wird. Der epidemiologische Trend ist bedauerlich, da heute gut belegt ist, dass die renalen Komplikationen des Diabetes therapeutisch gut zu beeinflussen sind. Die Versorgung von Diabetikern mit Nephropathie ist heute in Deutschland noch suboptimal. Dies stellt für das Diabetesmanagement und die Strukturen im Gesundheitssystem eine große Herausforderung dar.

Neu sind heute die therapeutischen Möglichkeiten der Hämodialyse, der CAPD (kontinuierliche ambulante Peritonealdialyse), der isolierten Nierentransplantation bzw. der kombinierten Nieren-Pankreas-Transplantation. Kritisch bleibt jedoch anzumerken, dass wegen der hohen kardiovaskulären Mortalität die Prognose des terminal niereninsuffizienten Diabetikers deutlich schlechter ist als die des nichtdiabetischen niereninsuffizienten Patienten.

Definitionen

Der diabetischen Nephropathie liegt im Regelfall eine *diabetische Glomerulosklerose vom Typ Kimmelstiel Wilson* zugrunde. Bei Typ-1-Diabetikern findet man so gut wie immer das klassische Bild einer diffusen oder nodulären Glomerulosklerose. Bei Typ-2-Diabetikern ist das Bild variabler. In der Nierenmorphologie stehen häufig unspezifische, speziell ischämische Veränderungen im Vordergrund.

Klinisch entspricht der diabetischen Glomerulosklerose die Kombination von gesteigerter Eiweißausscheidung im Urin (zunächst isolierte Albuminurie, später nichtselektive Proteinurie), Hypertonie und fortschreitendem Filtratverlust mit Niereninsuffizienz.

Epidemiologie

Nicht jeder Diabetiker entwickelt eine diabetische Nephropathie. In der Vergangenheit wurde eine Nephropathie bei etwa 40% der Typ-1-Diabetiker gesehen, wobei der Anteil in den letzten Jahrzehnten wahrscheinlich wegen besserer Betreuung der Patienten in den meisten, aber nicht allen Studien kontinuierlich zurück ging (1).

Derzeit hat die Mehrzahl der Patienten, die in Deutschland zur Nierenersatztherapie angenommen werden, einen Diabetes mellitus, meist Typ 2. Der Anteil hat in allen westlichen Ländern in den letzten Jahren dramatisch zugenommen (2). Tab. 25.**1** zeigt, dass gegenwärtig etwa 100 Diabetiker pro Million Einwohner pro Jahr dialysepflichtig werden, etwa 90% davon sind Patienten mit Typ-2-Diabetes (3). Wahrscheinlich ist die Häufigkeitszunahme auf mehrere Faktoren zurückzuführen:

➤ eine gesteigerte Frequenz des Typ-2-Diabetes in der Bevölkerung,
➤ die Zunahme des mittleren Alters in der Bevölkerung,
➤ die häufigere Zuweisung älterer niereninsuffizienter Diabetiker zur Dialysebehandlung.

Der wichtigste Grund ist jedoch das immer bessere Überleben proteinurischer Typ-2-Diabetiker durch die heute effektivere Behandlung des arteriellen Hochdrucks und der koronaren Herzkrankheit, welche in früheren Jahren die Lebenserwartung des Typ-2-Diabetikers begrenzten, bevor dieser seine renalen Komplikationen erleben konnte. Infolge des medizinischen Fortschritts leben heute Typ-2-Diabetiker aber ausreichend lange, um die Spätkomplikation der diabetischen Nephropathie zu erleben. Hat der Patient dann eine diabetische Nephropathie entwickelt, ist die kardiovaskuläre Mortalität dramatisch gesteigert. Abb. 25.**1** belegt, dass auch die relative Sterblichkeit des Typ-1-Diabetikers mit persistierender Proteinurie um einen Faktor von etwa 50–200 gesteigert ist, während sie sich bei Diabetikern ohne Proteinurie kaum von der Sterblichkeit der Hintergrundsbevölkerung unterscheidet (4).

Tab. 25.1 Inzidenz der Dialysepflichtigkeit bei Patienten mit neu eingetretener terminaler Niereninsuffizienz von 1998–2000 im Einzugsgebiet der medizinischen Universitätsklinik Heidelberg

	Zahl der dialysepflichtigen Patienten (n = 227)	Absolute Häufigkeit pro Million Einwohner pro Jahr
Diabetiker	111/227 (48,9%)	98
Nichtdiabetiker	116/227 (51,1%)	129

Ätiologie und Pathogenese

Die diabetische Nephropathie läuft weitgehend gesetzmäßig als Aufeinanderfolge unterschiedlicher Stadien ab, die sich bezüglich renaler Hämodynamik, Blutdruck, Urinbefund und Therapie deutlich unterscheiden (Tab. 25.**2**). Die Kenntnis des Stadienverlaufs ist zum Verständnis von Ätiologie und Pathogenese unerlässlich.

Stadienverlauf. Initial wird eine renale Hyperfunktion gefunden, begleitend von einer Hypertrophie der Niere und der Glomeruli. Diese Veränderungen sind, allerdings nur teilweise, rückbildungsfähig, wenn eine Insulinbehandlung eingeleitet wird. Die Hyperperfusion der Niere ist im Gegensatz zu früheren Auffassungen kein sicherer Prädiktor des späteren Auftretens einer Nephropathie.

Der erste mit heutigen Methoden klinisch fassbare Hinweis auf das Vorliegen einer diabetischen Nephropathie ist eine geringfügige Erhöhung der Urin-Albuminausscheidungsrate (Mikroalbuminurie). Mit steigender Urin-Albuminausscheidungsrate nimmt das Risiko des Auftretens einer manifesten diabetischen Nephropathie kontinuierlich zu. Die Mikroalbuminurie ist ebenfalls auch mit einem exzessiv hohen kardiovasku-

Tab. 25.2 Stadien der diabetischen Nephropathie

Nephropathie-Stadium	Zeitverlauf (bei Typ-1-Diabetes)	Glomeruläre Filtrationsrate	Urinbefund	Blutchemische Befunde	Blutdruck	Morphologische Befunde
I = Hyperfunktion	bei Diabetesdiagnose	erhöht	Albuminurie (reversibel)	unauffällig	meist unauffällig	Hypertrophie der Glomeruli
II = Stadium der klinischen Latenz	unterschiedlich	normal oder erhöht	unauffällig	unauffällig	meist unauffällig	Verdickung der Basalmambran
III = beginnende Nephropathie	5–12 Jahre	normal oder erhöht	Mikroalbuminurie	unauffällig	Anstieg	Verbreiterung des Mesangiums
IV = klinisch manifeste Nephropathie	10–25 Jahre	abnehmend	persistierende Proteinurie	Anstieg des Kreatinins (initial im Normbereich)	Hypertonie in 60–70%	diffuse nodöse Glomerulosklerose
V = Niereninsuffizienz	15–30 Jahre	erniedrigt	persisitierende Proteinurie	Kreatinin erhöht	Hypertonie in 90–100%	Ausdehnung der Veränderungen, Kapillarverschlüsse

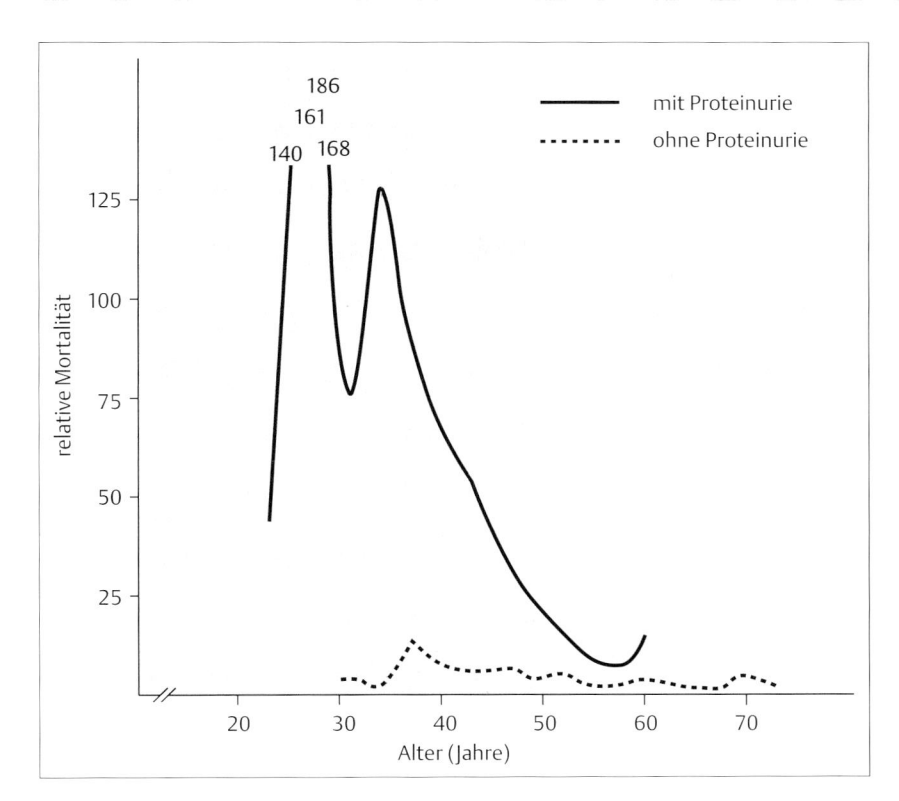

Abb. 25.1 Relative Mortalität aus kardiovaskulärer Ursache bei Typ-1-Diabetikern mit persistierender Proteinurie (——) und ohne Proteinurie (----) im Vergleich zur Normalbevölkerung. (4)

lären Risiko vergesellschaftet. Die Festlegung eines Grenzwerts der Urin-Albuminausscheidung zur Definition der Mikroalbuminurie ist praktisch nützlich, aber willkürlich. Schon im Bereich hochnormaler Urin-Albuminausscheidungsraten nimmt das renale Risiko mit steigenden Werten kontinuierlich zu. Im Stadium der Mikroalbuminurie steigt ferner der Blutdruck progredient an, zunächst im Bereich normotensiver Blutdruckwerte, wobei initial vor allem der nächtliche Blutdruckabfall ausbleibt. Im Laufe der Zeit kommt es dann zur manifesten Hypertonie. Im Stadium der Mikroalbuminurie ist die glomeruläre Filtrationsrate in der Regel noch nicht erniedrigt. Die Mikroalbuminurie stellt daher ein „window of therapeutic opportunity" dar, wo durch rechtzeitige Intervention eine Rückbildung noch möglich ist.

Bei höheren Urin-Albuminausscheidungsraten und vor allem beim Auftreten einer unselektiven Proteinurie kommt es rasch zu einem Abfall der glomerulären Filtrationsrate, weiter zum starkem Anstieg des Blutdrucks und zum rasch fortschreitendem Nierenfunktionsverlust mit Übergang in die terminale Niereninsuffizienz.

Histologische Veränderungen. Die primär geschädigte Struktur in der Niere ist wahrscheinlich der Podozyt, d. h. die der Basalmembran außen aufsitzende epithelähnliche Zelle, deren Fehlfunktion den Übertritt von Albumin in das Primärfiltrat ermöglicht. Führt die erhöhte Proteinkonzentration im Tubulusharn zur Proteinbeladung der proximalen Tubuluszellen, kommt es zur fortschreitenden *Aktivierung der Tubuluszellen*. Diese nehmen einen inflammatorischen Phänotyp an und führen durch Abgabe von Zytokinen und Chemokinen zur Aktivierung der Zellen im Interstitium. Eine interstitielle Fibrose schließt sich an (Proteinurie als „Nephrotoxin").

Ein Merkmal des Diabetes ist die *Verbreiterung der Basalmembran*. Die Schwere und das Fortschreiten der Nephropathie wird allerdings nicht durch die Dicke der Basalmembran, sondern durch das Ausmaß der Verbreiterung des glomerulären Zwischengewebes (Mesangiums) angezeigt. Typisch für die diabetische Nephropathie sind begleitende Veränderungen an den Gefäßen mit einer Hyalinose afferenter und efferenter Arteriolen. Die Autoregulation der Nierendurchblutung ist gestört, sodass bei Veränderungen des Perfusionsdrucks die renale Durchblutung nicht konstant gehalten werden kann.

Genetische Einflussfaktoren. Wie es scheint ist eine genetische Prädisposition Voraussetzung für deren Auftreten. Dies erklärt, weshalb nur ein gewisser Prozentsatz der Diabetiker eine diabetische Nephropathie entwickelt. Es besteht eine Wechselwirkung zwischen genetischer Veranlagung und Blutzuckerkontrolle (Tab. 25.**3**), weshalb die höchste Rate renaler Komplikationen bei genetisch prädisponierten Patienten mit schlechter Blutzuckereinstellung gefunden wird (5).

Sowohl bei Typ-1- als auch bei Typ-2-Diabetes kommt die diabetische Nephropathie familiär gehäuft vor. Sie wird bei 83% der Typ-1-Diabetiker gefunden, bei denen ein Verwandter 1. Grades an Diabetes mit Nephropathie leidet. Die Häufigkeit beträgt nur 17%, wenn ein Verwandter 1. Grades Diabetes ohne Nephropathie hat (6). Auch Nachkommen von Typ-2-Diabetikern mit Nephropathie zeigten bereits in jungen Jahren höhere 24-h-Blutdruckwerte und eine höhere Urin-Albuminausscheidung als Nachkommen von Typ-2-Diabetikern

Tab. 25.3 Häufigkeit der Mikroalbuminurie bei neu diagnostizierten Typ-2-Diabetikern. Zusammenspiel zwischen genetischen Faktoren und Blutzuckerhöhe (5)

	Mikroalbuminuriehäufigkeit (%)
negative Familienanamnese*, $HbA_1 < 8\%$	0%
positive Familienanamnese *oder* $HbA_1 > 8\%$	2%
positive Familienanamnese *und* $HbA_1 > 8\%$	48%

* kardiovaskuläre Zwischenfälle bei Verwandten 1. Grades

ohne Nephropathie (Tab. 25.4). Dies deutet auf bereits früh nachweisbare, dem Diabetes zeitlich vorangehende, subtile renale Funktionsänderungen hin, welche das Auftreten der diabetischen Nephropathie begünstigen (7).

Einfluss der Hyperglykämie. Es gibt keine diabetische Nephropathie ohne Hyperglykämie. Eine Hyperglykämie ist für gewisse Zielorgane toxisch (Glukotoxizität). Weshalb kommt es nun bei Hyperglykämie zu Zielorganschäden mit diabetischer Mikroangiopathie? In der Literatur wurden folgende biochemische Störungen für das Auftreten diabetischer Spätschäden an Organen mit insulinunabhängiger Glucoseaufnahme verantwortlich gemacht (8):
➤ Akkumulation von Sorbitol,
➤ Aktivierung der Proteinkinase C,
➤ Akkumulation von Hexosamin,
➤ Bildung von advanced glycation endproducts (AGE).

Neuere Untersuchungen zeigen, dass alle 4 Schritte gebunden sind an eine Steigerung des mitochondrialen Elektronentransports durch ein hohes Glucoseangebot, was zur Bildung von Methylglyoxal (als ein Präkursor von AGE) und Sorbitol sowie zur Aktivierung der Proteinkinase C führt. Die Zusammenhänge werden in den Kap. 2 und 3 näher abgehandelt.

Für die Schädigung der Niere scheint den AGE besondere Bedeutung zuzukommen. AGE-Epitope sind immunhistochemisch in hoher Konzentration in den Nieren nephropathischer Diabetiker nachweisbar. Im Experiment wirken AGE auf einen spezifischen Rezeptor (RAGE) ein und aktivieren so Nierenzellen, z. B. Mesangialzellen. Eine Transfektion mit RAGE steigert beim diabetischen Versuchstier die Schwere der diabetischen Nephropathie.

Der überzeugendste Hinweis, dass die renalen Folgen des Diabetes Folge der Hyperglykämie sind, stellen Befunde bei Nieren- und Pankreas-Transplantation dar. Beim diabetischen Tier kommt es nach einer Inselzelltransplantation zur Rückbildung glomerulärer Veränderungen. Werden Nieren nichtdiabetischer Spender in diabetische Empfänger transplantiert, tritt andererseits langfristig eine diabetische Glomerulosklerose im Transplantat auf.

Auch beim Menschen wurde nach isolierter Transplantation eines Pankreas und dauerhafter Normoglykämie langfristig über 10 Jahre eine teilweise Rückbildung der diabetischen Glomerulosklerose beobchtet (9). Umgekehrt kann es Jahre nach erfolgreicher Nierentransplantation beim diabetischen Empfänger mit einem Transplantat eines nichtdiabetischen Spenders zur diabetischen Glomerulosklerose kommen.

Weitere renale Veränderungen. Die diabetische Nephropathie ist eine Facette der diabetischen Mikroangiopathie. An der Nieren werden bei Diabetes noch folgende Besonderheiten beobachtet:
➤ Es kommt zu einem Nierenwachstum und einer Vergrößerung der Glomeruli (Glomerulomegalie), wobei der Wachstumsstimulus im Detail noch nicht sicher bekannt ist (insulin-like growth factor?). Klinisch ist in der Differenzialdiagnose wichtig, dass trotz terminaler Niereninsuffizienz die Nieren meist vergrößert bleiben.
➤ Neben der Nephromegalie kommt es noch zu typischen Störungen der renalen Hämodynamik. Diabetes geht mit einer generalisierten Vasodilatation einher. An Fundus oculi, Nagelfalz und Gesichtshaut (Rubeosis faciei) werden erhöhte Durchblutungsraten und höhere Kapillardrucke gefunden. Speziell kommt es an der Niere zu einer selektiven Vasodila-

Tab. 25.4 Blutdruck und Albuminausscheidung bei Nachkommen von Typ-2-Diabetikern mit diabetischer Nephropathie (7)

	Kontrollpersonen	Nachkommen von Typ-2-Diabetikern	
		ohne Nephropathie	mit Nephropathie
	(n = 30)	(n = 30)	(n = 30)
Alter (Jahre)	31,5 ± 5,4	33,0 ± 8,5	33,0 ± 6,5
BMI (kg/m^2)	25,5 ± 3,0	26,2 ± 5,1	26,6 ± 3,4
Systolischer 24-h-Blutdruck (mm Hg)	114 ± 8,5	117 ± 12,4	125 ± 16,9
Albuminurie (µg/Minute)	4,4 (0,16–18,4)	4,8 (0,36–17,5)	7,8 (1,04–19,5)
Albuminuriezuwachs unter submaximaler Ergometrie (x-fach)	4,8 (1,2–99)	6,3 (1,5–231)	16 (1,2–236)

tation der präglomerulären Gefäße, weshalb ein höherer Anteil des Blutdrucks aus der Aorta in die glomeruläre Mikrozirkulation weitergeleitet wird (glomeruläre Hypertonie). Dies erklärt, weshalb selbst normotensive Blutdruckwerte beim Diabetiker den Glomerulus schädigen können und umgekehrt, weshalb sich bei Blutdrucksenkung Albuminurie und glomeruläre Schäden zurückbilden (Abb. 25.2).

Weshalb kommt es bei diabetischer Nephropathie zur **Albuminurie**? In der normalen Niere trägt die Basalmembran infolge ihrer hohen Heparansulfatkonzentration negative Fixladungen, welche die polyanionischen, d. h. elektronegativ geladenen Albuminmoleküle am Übertritt in das primäre Filtrat hindern. Bei Diabetikern kommt es initial zu einem selektiven Verlust von Heparansulfat, weshalb Albumin durch Basalmembran und Filtrationsschlitze der Podozyten permeieren kann. Wird die Textur der Basalmembran grob gestört und kommt es zum Auftreten größerer Lücken, sodass dann auch höhermolekulare ungeladene Proteine, z. B. Immunglobuline, Lipoproteine etc., ins Primärfiltrat gelangen können. Dies erklärt die initiale selektive Albuminurie des Diabetikers, die gefolgt wird von einem Stadium der nichtselektiven Proteinurie (Abb. 25.3).

Klinik

Der Verlauf der diabetischen Nephropathie in 5 Stadien wurde bereits erwähnt (Tab. 25.2). Die klinisch manifeste diabetische Nephropathie tritt beim Typ-1-Diabetiker nicht vor dem 10. und meist zwischen dem 15. und 20. Jahr der diabetischen Erkrankung auf. Unter adäquater Therapie (intensivierte Blutzuckereinstellung) sind heute die Latenzzeiten oft deutlich länger. Bei Typ-2-Diabetikern ist der Zusammenhang mit der Diabetesdauer weniger streng, wahrscheinlich weil dem klinisch erkannten Diabetes ein oft jahrelanges Stadium einer symptomatischen Hyperglykämie vorangeht. So gibt es hier auch Fälle, in denen bei Diagnosestellung des Typ-2-Diabetes bereits eine manifeste Nephropathie vorliegt.

Das generelle Risiko eine diabetische Nephropathie zu entwickeln ist bei Typ-1- und Typ-2-Diabetikern identisch (10; Abb. 25.4).

Nachdem die diabetische Nephropathie eine Facette der diabetischen Mikroangiopathie darstellt, verwundert es nicht, dass sie zumindest bei Typ-1-Diabetikern fast obligatorisch vergesellschaftet ist mit einer diabetischen Retinopathie, in Spätstadien häufig mit proliferativer Retinopathie. Dieser Zusammenhang ist weniger eindeutig bei Typ-2-Diabetes, bei dem 30–40% der Patienten mit klinisch manifester Nephropathie keine diabetische Retinopathie aufweisen. Allerdings ist bei Typ-2-Diabetikern mit Retinopathie der Verlauf der Nephropathie schwerer.

Die diabetische Nephropathie ist klinisch im Wesentlichen gekennzeichnet durch 3 Befunde:
➤ Proteinurie,
➤ Hypertonie,
➤ Niereninsuffizienz.

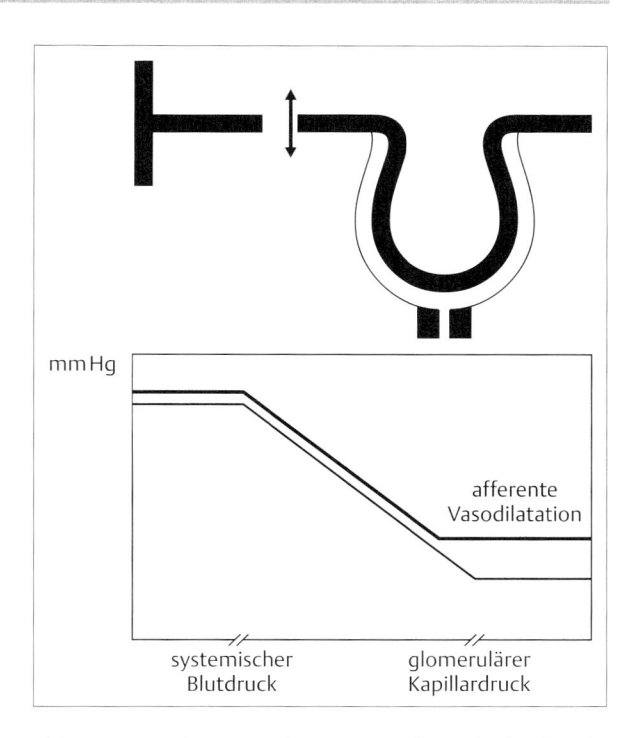

Abb. 25.2 Beziehung zwischen systemischem Blutdruck und glomerulärem Kapillardruck. Dargestellt sind die Zustände mit normalem Tonus der präglomerulären Gefäße (dünner Strich) und mit afferenter Vasodilatation (dicker Strich). Letzterer Zustand liegt bei Diabetes mellitus vor.

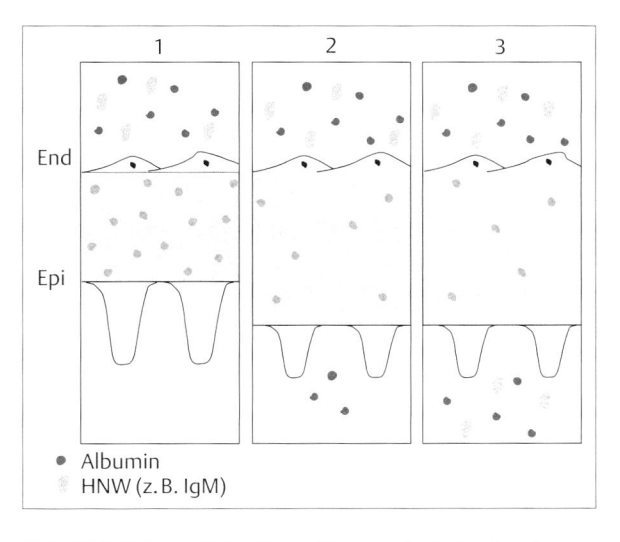

Abb. 25.3 Schematische Darstellung der fortschreitenden Störung der Basalmembran-Textur und des damit verbundenen zunehmenden, unselektiven Übertritts von Plasmaproteinen in das Primärfiltrat.

Proteinurie

Eine klinisch völlig asymptomatische Mikroalbuminurie kann über Jahre und Jahrzehnte bestehen. Ab dem Moment, wo eine ausgeprägte Proteinurie (konventi-

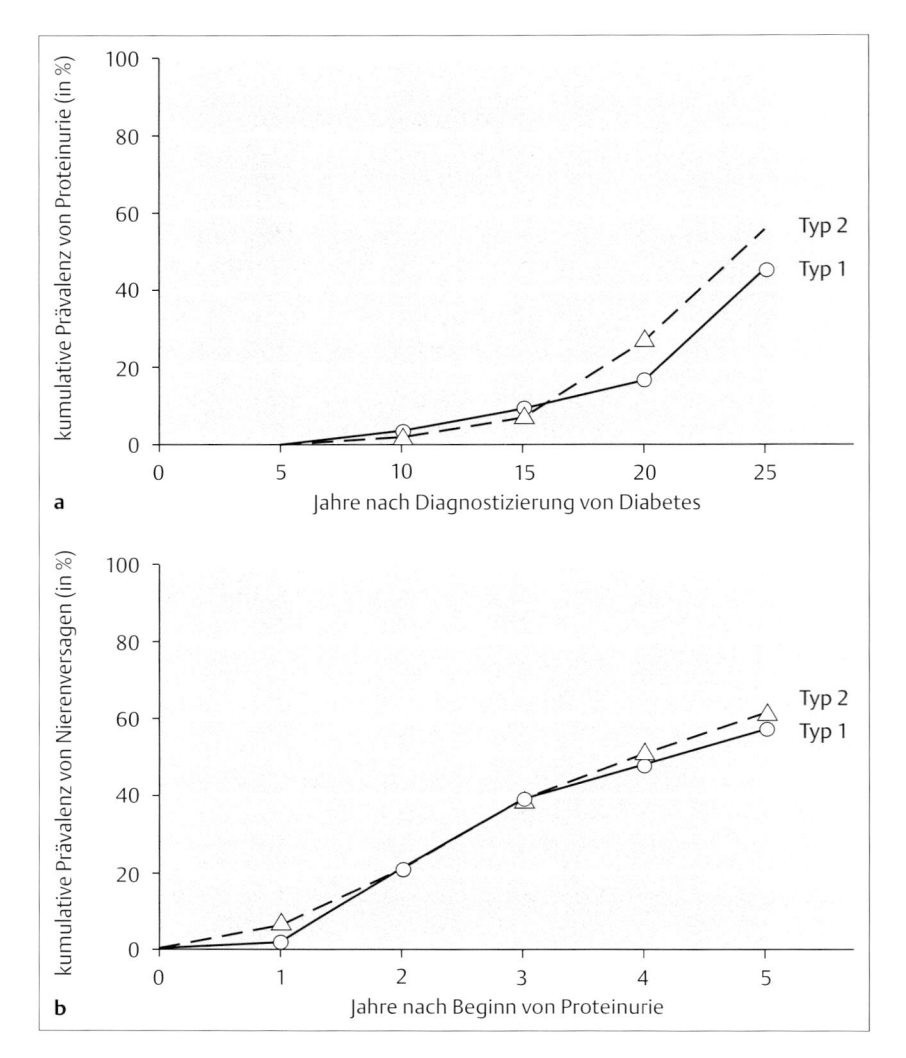

Abb. 25.4 Kumulative Inzidenz von persistierender Proteinurie und Niereninsuffizienz bei Typ-1- und Typ-2-Diabetikern. (10)
a kumulative Inzidenz der perisistierenden Proteinurie bei 292 Typ-1- und 474 Typ-2-Diabetikern
b Kumulative Prävalenz des Nierenversagens, d. h. Serumkreatinin > 1,4 mg/dl in Abhängigkeit von der Dauer der Proteinurie bei 48 proteinurischen Typ-1- und 46 Typ-2-Diabetikern

onelle Grenze 0,5 g/24 h) auftritt, ist mit einem raschen renalen Funktionsverlust zu rechnen. Das Zeitintervall bis zum Auftreten der terminalen Niereninsuffizienz beträgt dann im Mittel 7 Jahre. Das Ausmaß der Proteinurie erreicht vor allem bei gleichzeitiger Hypertonie und Niereninsuffizienz Werte, welche definitionsgemäß einem nephrotischen Syndrom entsprechen (≥ 3,5 g/24 h). Im Gegensatz zu einer großen Proteinurie bei primär nichtdiabetischen Nierenerkrankungen ist das Urinsediment bei Diabetikern mit großer Proteinurie auffällig blande mit wenig Entzündungszellen, nur spärlicher Mikrohämaturie und wenig Zylindern. Die Proteinurie ist ein Marker eines hohen renalen Risikos. Sie kann durch Blutdrucksenkung, spezifisch durch die Gabe von ACE-Hemmern oder Angiotensin-Rezeptorblockern deutlich vermindert werden.

Da sich die Proteinurie zumindest im Tierversuch wie ein Nephrotoxin verhält, d. h. den Nierenfunktionsverlust beschleunigt, kommt der therapeutischen Absenkung der Proteinurie große Bedeutung zu. Unter Therapie sind daher Verlaufskontrollen der Proteinurie unbedingt indiziert. Abgesehen vom Blutdruck wird die Proteinurie noch gesteigert durch schlechte Blutzuckerkontrolle, eiweißreiche Ernährung oder Rauchen.

Hypertonie

Die Hypertonie spielt eine Schlüsselrolle bei der diabetischen Nephropathie. Eltern von Typ-1-Diabetikern mit Nephropathie haben höhere Blutdruckwerte bei ambulanter 24-h-Blutdruckmessung (11), was offensichtlich bedeutet, dass gleiche oder ähnliche genetische Faktoren sowohl für Hochdruck als auch für renales Risiko kodieren. Bei Typ-2-Diabetikern mit Nephropathie spricht sowohl die familiäre Häufung erhöhter Blutdruckwerte (Tab. 25.4) als auch der Zusammenhang zwischen Blutdruck vor Diabetesbeginn und Auftreten einer Proteinurie nach Manifestation des Diabetes (prädiabetische Hypertonie) für einen ätiologischen Zusammenhang (Tab. 25.5; 7, 12).

Typ-1-Diabetes. Beim Typ-1-Diabetiker ist ein Hypertonus praktisch immer ein Hinweis auf eine Nephropathie (reno-parenchymale Hypertonie). Beim nicht mikroalbuminurischen Typ-1-Diabetiker ist die Häufigkeit der Hypertonie nicht größer als in der Allgemeinbevölkerung.

Typ-2-Diabetes. Im Gegensatz hierzu liegt zum Zeitpunkt der Diagnosestellung eines Typ-2-Diabetes bei der Mehrzahl der Patienten bereits eine Hypertonie vor (5; Tab. 25.**6**). Vor dem Auftreten des Diabetes haben diese Patienten häufig über Jahre und Jahrzehnte eine Hypertonie. Patienten, die im weiteren Verlauf eine Nephropathie entwickeln, haben höhere systolische Blutdruckwerte und sind häufiger hypertensiv als Patienten, die keine Nephropathie entwickeln (Tab. 25.**7**).

Beim Hinzutreten einer diabetischen Nephropathie kommt es auch beim Typ-2-Diabetiker zu einem weiteren Blutdruckanstieg. Wegen der verminderten Elastizität der zentralen Arterien, erkennbar an einer erhöhten Pulswellengeschwindigkeit infolge gestörter Gefäß-Compliance, kommt es typischerweise beim älteren Typ-2-Diabetiker zu einer vergrößerten Blutdruckamplitude und, zumindest initial, häufig zu einer isolierten systolischen Hypertonie. Differenzialdiagnostisch sind beim Typ-2-Diabetiker mit Hypertonie auch eine renovaskuläre Hypertonie im Rahmen einer Atherosklerose der Aorta abdominalis sowie eine vaskuläre Nierenschädigung durch intrarenale Gefäßveränderungen oder Cholesterin-Mikroembolien in Erwägung zu ziehen, vor allem wenn eine höhergradige Proteinurie fehlt.

Pathophysiologische Zusammenhänge. Pathophysiologische Überlegungen sind auch für die Auswahl der Antihypertensiva wichtig. Die Hypertonie des Diabetikers ist in der Regel ausgesprochen kochsalz- und volumenabhängig. Es ist belegt, dass bei Diabetikern das austauschbare Natrium erhöht ist (13). Dies scheint ganz besonders der Fall zu sein bei Diabetikern mit eingeschränkter Nierenfunktion. Skandinavische Studien belegten, dass bei gegebener Verminderung der glomerulären Filtrationsrate beim Diabetiker das austauschbare Natrium größer und der Blutdruck höher ist als bei nichtdiabetischen Patienten mit vergleichbarer Nierenfunktion. Für die gesteigerte Natriumrückresorption sind mehrere Ursachen verantwortlich zu machen: Insulin ist ein natriumretinierendes Hormon (14). Ferner kommt es bei höherer Glucosekonzentration im Primärfiltrat im proximalen Tubulus zu vermehrter Natriumrückresorption über den Natrium-Glucose-Co-Transporter. Beim übergewichtigen Typ-2-Diabetiker ist darüber hinaus die für eine Adipositas typische Tendenz zu Natriumretention und Hypervolämie nachweisbar. Weiter begünstigt eine Proteinurie wie beim nephrotischen Syndrom die Natriumrückresorption. Die gesteigerte Natriumrückresorption im terminalen Nephronabschnitt ist auf ein vermindertes Ansprechen auf natriuretische Hormone, speziell ANF zurückzuführen.

Diese und andere Mechanismen sind dafür verantwortlich, dass sowohl bei Typ-1-Diabetikern (15), als auch besonders bei Typ-2-Diabetikern (16) der Blutdruck häufig kochsalzabhängig ist. Daher sind Natriumrestriktion (17) und Diuretika so effektiv, um beim Diabetiker einen erhöhten Blutdruck senken.

Renin-Angiotensin-System. Ein weiterer Grund für die Hypertonie ist die unangemessene Aktivität des Renin-Angiotensin-Systems. Eine erhöhte Proreninkonzentration ist typisch für diabetische Mikroangiopathie (18). Ältere Arbeiten über die Reninkonzentration in der Zirkulation sind mit methodischen Problemen behaftet. Neuere Arbeiten zeigen, dass die Plasma-Reninaktivität oft unangemessen normal oder sogar erhöht ist.

Eine niedrige Plasma-Reninaktivität wird vor allem bei älteren Typ-2-Diabetikern mit erniedrigtem Aldosteron gefunden (hyporeninämischer Hypoaldosteronismus). Insbesondere unter Gabe von ACE-Hemmern neigen diese Patienten zur Entwicklung einer Hyperkaliämie; sie sind aber trotz Hypoaldosteronismus volumenexpandiert und sprechen auf Diuretikabehandlung an.

Tab. 25.**5** Prädiabetische Hypertonie und Häufigkeit der diabetischen Nephropathie bei Pima-Indianern (12)

Blutdruck 1 Jahr vor Auftreten des Diabetes	Häufigkeit der Albuminurie 5 Jahre nach Auftreten des Diabetes
untere Tertile	9%
mittlere Tertile	16%
obere Tertile	23%

Tab. 25.**6** Blutdruckverhalten zum Zeitpunkt der Stellung der Diagnose Typ-2-Diabetes (5)

a) ambulanter 24-h-Blutdruck ≥ 130/80 mm Hg	60%
b) nächtlicher Blutdruckabfall < 15% (non-dipper)	61%
a oder b pathologisch	79%

Tab. 25.**7** Hypertonie vor Auftreten einer klinisch manifesten Nephropathie bei Typ-2-Diabetikern – Befunde vor Auftreten der Nephropathie (Hasslacher et al. Dtsch Med Wschr. 1987;112:1445)

	Postprandialer Blutzucker (mg/dl)	Systolischer Blutdruck (mm Hg)	Hypertoniehäufigkeit (%)
spätere Entwicklung einer Proteinurie (n = 63)	208 (139–295)	164 (105–215)	70
keine Entwicklung einer Proteinurie	199 (104–272)	149 (122–183)	43

Lokales und intrarenales Reninsystems. Selbst wenn bei Typ-2-Diabetikern ohne Nephropathie die Plasma-Reninaktivität in der Zirkulation erniedrigt ist, weist das vermehrte Ansprechen der Nierendurchblutung auf ACE-Hemmer bzw. Angiotensin-Rezeptorblocker auf eine gesteigerte Aktivität des lokalen und intrarenalen Reninsystems hin (19). Bei der Untersuchung der angiotensinabhängigen Zunahme des renalen Plasmastroms unter Gabe von Angiotensin-Rezeptorblockern konnte Miller (20) zeigen, dass dieser Surrogatmarker einer erhöhten intrarenalen Angiotensin-II-Wirkung nur unter hyperglykämischen, nicht jedoch euglykämischen Bedingungen gefunden wird (Abb. 25.**5**). Der Effekt der Glucose auf das lokale Renin-Angiotensin-System in der Niere ist wahrscheinlich auf die vermehrte Bildung freier Sauerstoffradikale zurückzuführen. Bei Hinzutreten einer Proteinurie kommt es in den eiweißspeichernden proximalen Tubuluszellen zu einer besonders intensiven Aktivierung der Transkription des Angiotensinogen-Gens und damit zur Expression von Angiotensin II.

Diese Zusammenhänge machen verständlich, weshalb bei diabetischer Nephropathie der Einsatz von ACE-Hemmern bzw. Angiotensin-Rezeptorblockern heute als Mittel der 1. Wahl betrachtet werden.

Niereninsuffizienz

Kreatininerhöhung. Nach meist jahrelanger Mikroalbuminurie und später einer Proteinurie, tritt bei Patienten mit diabetischer Nephropathie eine Niereninsuffizienz auf. Der wichtigste Hinweis darauf ist eine erhöhte Serumkreatininkonzentration. Diese ist jedoch wenig sensitiv und bei Patienten mit geringer Muskelmasse häufig irreführend. Wie in Abb. 25.**6** ersichtlich, besteht eine hyperbolische Beziehung zwischen Glomerulumfiltrat (Ordinate) und Serumkreatininkonzentration (Abszisse). Bei niedrigem Ausgangskreatinin kann eine Einschränkung des Filtrats um 50% und mehr vorliegen, ohne dass der Serumkreatininspiegel erhöht sein muss. Dies ist besonders gravierend bei kachektischen Patienten mit verminderter Muskelmasse, bei denen die endogene Kreatininproduktion gering ist und bei normaler Nierenfunktion die Serumkreatininwerte niedrig sind. Selbst bei Werten von 2,5–3 mg/dl kann bei derartigen Patienten bereits eine fortgeschrittene Niereninsuffizienz vorliegen.

Hyperkaliämie. Je weiter die Niereninsuffizienz fortgeschritten ist, desto eher droht eine Hyperkaliämie, vor allem bei Patienten unter ACE-Hemmer-Behandlung und bei Gabe von Kalium sparenden Diuretika, β-Blockern oder nichtsteroidalen Entzündungshemmern. Besonders wird die Tendenz zur Hyperkaliämie begünstigt bei einem hyporeninämischen Hypoaldosteronismus.

Vaskuläre Komplikationen. Im Vergleich zum nichtdiabetischen Patienten mit Niereninsuffizienz sind Diabetiker gekennzeichnet durch eine hohe Komorbidität infolge mikrovaskulärer und makrovaskulärer Komplikationen. Da bei niereninsuffizienten Diabetikern meist die Diabetesdauer länger ist und die Blutdruckwerte höher liegen, erleiden diese Patienten in der Regel erheblich mehr Spätkomplikationen als Diabetiker ohne diabetische Nephropathie. Tab. 25.**8** fasst die wichtigsten mikrovaskulären und makrovaskulären Komplikationen bei diabetischer Nephropathie zusammen.

Weitere klinische Besonderheiten

Assoziierte klinische Probleme. Weitere klinische Besonderheiten des niereninsuffizienten Diabetikers sind Probleme der Blutzuckerkontrolle, Besonderheiten bei der antihypertensiven Therapie (s. u.), spezifisch die Salz-Volumen-Abhängigkeit, die ausgeprägte Dyslipidämie, die Häufigkeit kardiovaskulärer Komplikationen

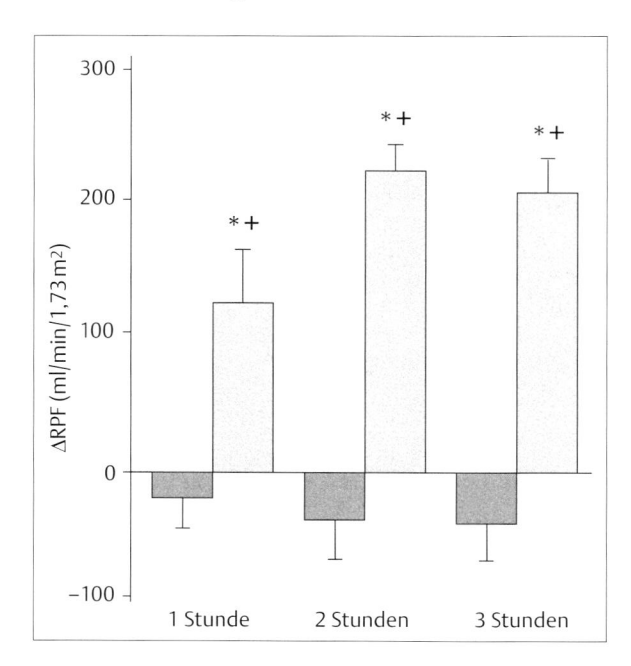

Abb. 25.**5** Verhalten des renalen Plasmaflusses (δRPF) nach Verabreichung eines Angiotensin-Rezeptorblockers 1, 2 und 3 Stunden unter Hyperglykämie (hell) und Euglykämie (dunkel). (20)

Tab. 25.**8** Wichtige mikrovaskuläre und makrovaskuläre Komplikationen bei diabetischer Nephropathie

makrovaskuläre Genese
– Retinopathie
– Polyneuropathie

mikrovaskuläre Genese
– koronare Herzkrankheit
– zerebrovaskuläre Komplikationen (Schlaganfall)
– periphere arterielle Verschlusskrankheit

gemischte Genese
– diabetischer Fuß (neuropathisch, vaskulär)

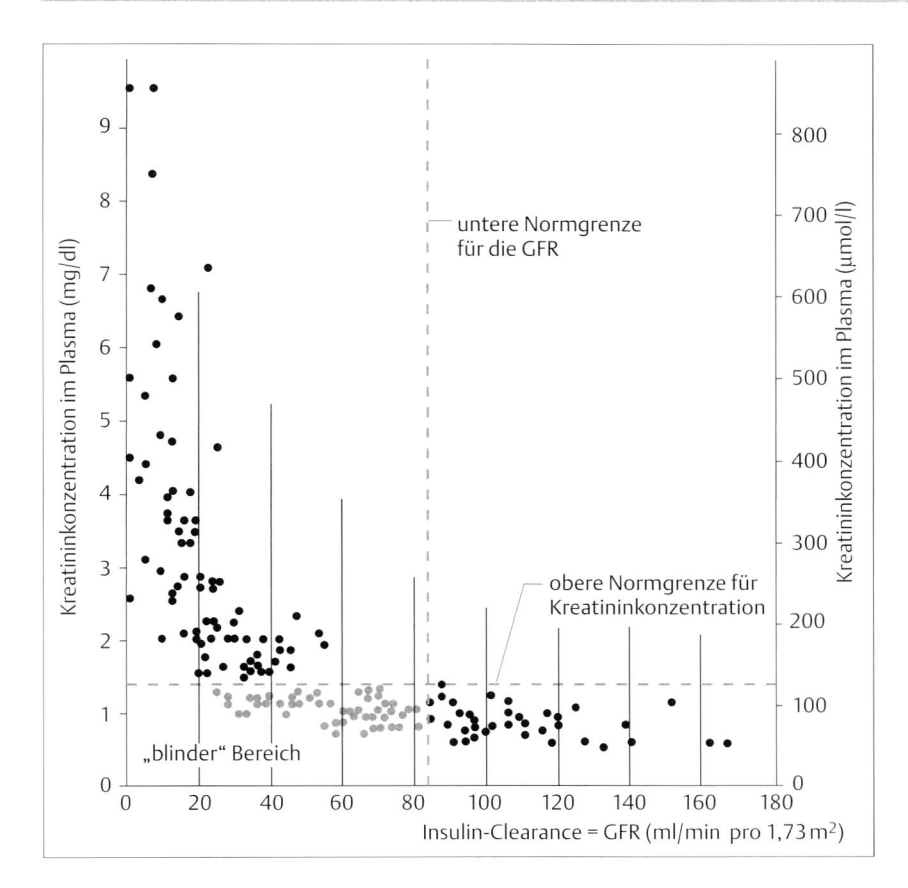

Abb. 25.6 Beziehung zwischen Serumkreatininkonzentration und glomerulärer Filtrationsrate (GFR). Es ist zu erkennen, dass erst mit einer ca. 50%igen Einschränkung der GFR das Serumkreatinin konsistent oberhalb des Normbereichs liegt und zuvor ein diagnostischer Graubereich besteht. Somit ist jede Serumkreatininerhöhung über den oberen Normwert ernst zu nehmen.

mit häufiger koronarer Herzkrankheit, schwerer linksventrikulärer Hypertrophie mit häufiger diastolischer Fehlfunktion und Neigung zu Lungenödemen sowie Pumpinsuffizienz durch ischämische Herzerkrankung oder möglicherweise eine spezifische diabetische Kardiomyopathie.

Besonderheiten des Glucosestoffwechsels. Bei Niereninsuffizienz tritt eine Insulinresistenz auf, d. h. eine Verminderung der insulinabhängigen Glucoseaufnahme, vor allem in die Skelettmuskulatur. Dies führt zur Steigerung des Insulinbedarfs. Andererseits ist bei Niereninsuffizienz der Insulinabbau verzögert. Bei Niereninsuffizienz ist vor allem der renale Insulinabbau (der normalerweise etwa 30% ausmacht), aber auch der extrarenale Insulinabbau in Leber und Muskulatur vermindert. Hierdurch wird der Insulinbedarf vermindert. Die Abschätzung des Insulinbedarfs wird zusätzlich erschwert durch Störfaktoren, welche den Insulinbedarf beeinflussen, wie Katabolismus, verminderte Nahrungsaufnahme infolge Anorexie und verminderte körperliche Aktivität. Der Insulinbedarf ist daher bei Niereninsuffizienz nicht exakt vorhersagbar, sodass engmaschige Blutzuckerkontrollen angezeigt sind.

Die meisten Sulfonylharnstoffe (bzw. deren zum Teil aktive Metaboliten) werden über die Niere ausgeschieden, sodass es bei Niereninsuffizienz zur Kumulation kommen kann. Da gleichzeitig die Insulin-Halbwertszeit verlängert ist, kann es zu schweren, oft Tage anhaltenden Hypoglykämieepisoden kommen. Von den klassischen Pharmaka wird nur Gliquidon (Glurenorm) nicht renal eliminiert. Die neueren Glinide und Thiazolidone kumulieren nicht bei Niereninsuffizienz.

Risiko hypoglykämischer Episoden. Bei niereninsuffizienten Diabetikern ist das Risiko hypoglykämischer Episoden gesteigert. Dies ist auf eine verlängerte Insulin-Halbwertszeit bei Zufuhr von exogenem Insulin oder von endogenem Insulin bei Typ-2-Diabetikern sowie auf die Kumulation von oralen Antidiabetika vom Sulfonylharnstofftyp zurückzuführen. Das Risiko der Hypoglykämie wird gesteigert durch weitere Faktoren wie β-Blockerbehandlung (speziell Kumulation nierengängiger β-Blocker), Unterernährung infolge von Anorexie, Hemmung der Glukogeonese durch Sepsis oder Alkohol.

Beurteilung der Stoffwechseleinstellung. Bei der Beurteilung der Güte der Blutzuckereinstellung anhand von HbA_1 bzw. HbA_{1c} muss man berücksichtigen, dass beim niereninsuffizienten Patienten carbamyliertes Hb entsteht, welches durch Reaktion von Hb mit dem aus Harnstoff entstehenden Zyanat gebildet wird. Carbamyliertes Hb reichert sich vorzugsweise in den Fraktionen HbA_{1a} und HbA_{1b} an. Die Verfälschung ist in der HbA_{1c}-Fraktion weniger ausgeprägt, aber immer noch nachweisbar.

Diagnose

Diabetische Nephropathie

Die Diagnose der diabetischen Nephropathie bzw. der Niereninsuffizienz, stützt sich auf folgende beiden Elemente:
➤ Nachweis einer Mikroalbuminurie, in späteren Stadien Proteinurie;
➤ Nachweis einer erhöhten Serumkreatininkonzentration bzw. einer verminderten glomerulären Filtrationsrate.

Auf die Fehlerquellen bei der Beurteilung des Serumkreatinins wurde bereits hingewiesen.

Differenzialdiagnostisch wichtige Überlegungen sind der Ausschluss nichtdiabetischer Nierenerkrankungen und die Erkennung einer akuten Nierenfunktionseinschränkung mit oder ohne vorbestehende diabetische Nephropathie („acute on chronic renal failure").

Akutes Nierenversagen. Ein besonders wichtiges Problem ist das Hinzutreten eines akuten Nierenversagens zur diabetischen Nephropathie. Wichtigste Ursachen sind Kontrastmittel, nichtsteroidale Entzündungshemmer sowie ACE-Hemmer oder Angiotensin-Rezeptorblocker, besonders wenn Patienten durch eine vorangehende Diuretikabehandlung hypovolämisch geworden sind. Das Risiko des kontrastmittelbedingten akuten Nierenversagens ist bei nichtionischen und ionischen Kontrastmitteln gleich hoch. Vorsichtsmaßnahmen vermindern das Risiko deutlich, d. h. ein befristetes Absetzen der Diuretika und ACE-Hemmer sowie die Hydrierung des Patienten. Umstritten ist die Entfernung des Kontrastmittels durch Dialyse. Besonders wichtig ist die Anpassung der Kontrastmitteldosis an das Serumkreatinin nach Cigarroa (21):

$$\text{Dosis} = \frac{5 \text{ ml/Körpergewicht (kg)}}{\text{Serumkreatinin (mg/dl)}}$$

Maximaldosis = 300 ml

Diabetische Nephropathie ohne Diabetes. Ein letztes diagnostisches Problem stellen terminal niereninsuffizient gewordene Typ-2-Diabetiker dar, bei denen nach massiver Gewichtsreduktion durch Anorexie eine diabetische Stoffwechsellage nicht mehr nachweisbar ist. Durch die verbesserte Insulinansprechbarkeit nach Gewichtsverlust und die verlängerte Insulinhalbwertszeit durch Niereninsuffizienz können diese Patienten wieder normoglykämisch werden. Hinweise auf eine diabetische Nephropathie trotz fehlender diabetischer Stoffwechsellage sind:
➤ diabetische Retinaveränderungen,
➤ sonographisch vergrößerte Nieren,
➤ ausgeprägte Gefäßverkalkungen.
In Zweifelsfällen ist eine Nierenbiopsie indiziert.

Primäre Nierenkrankungen

Bei 3–6% der Bevölkerung wird ein Diabetes mellitus gefunden. Es ist daher nicht überraschend, dass besonders bei älteren Menschen bei bekanntem Diabetes mellitus nicht selten eine primäre Nierenkrankung gefunden wird. Dies kommt bei etwa 20% der niereninsuffizienten Typ-2-Diabetiker vor.

An diese Möglichkeit ist vor allem zu denken, wenn
➤ Hinweise auf eine Nierenerkrankung beim Typ-1-Diabetiker schon nach weniger als 10 Jahren Krankheitsdauer vorliegen (beim Typ-2-Diabetikern kann eine Hyperglykämie der Diagnosestellung um Jahre vorangegangen sein, sodass bereits zum Zeitpunkt der Diagnosestellung eine Albuminurie bestehen kann);
➤ der Patient keine diabetische Retinopathie hat (beim Typ-1-Diabetiker – nicht so regelmäßig beim Typ-2-Diabetiker – ist eine Nephropathie meist mit einer Retinopathie vergesellschaftet);
➤ ein nephritisches Sediment mit Mikrohämaturie, Zellzylindern und Erythrozytenzylindern vorliegt;
➤ in der Nierensonographie eine Asymmetrie der Nierengröße, verkleinerte Nieren oder unregelmäßige Nierenaußenkonturen gefunden werden.

In Zweifelsfällen, besonders bei einem nephritischen Sediment, ist eine Nierenbiopsie angezeigt.

Andere Nierenkrankheiten

Bei Diabetes mellitus kommen einige andere Nierenkrankheiten überzufallsgemäß häufig vor: atherosklerotische Nierenarterienstenose, pyogene Papillennekrosen, neurogene Harntransportstörungen und kontrastmittelinduziertes akutes Nierenversagen.

Ischämische Nephropathie. Die ischämische Nephropathie durch eine atherosklerotische Nierenarterienstenose und/oder Cholesterinembolie wird vor allem beim älteren Typ-2-Diabetiker mit Raucheranamnese beobachtet.

Febriler Harnwegsinfekt. Bei febrilen Diabetikern mit Pyurie und Fieber sollte an die Möglichkeit einer septischen Papillennekrose gedacht werden. Bei einer Ureterobstruktion nach Ausstoßen der Papille muss der Harnstau beseitigt werden. Durch bildgebende Verfahren müssen beim Diabetiker mit febrilem Harnwegsinfekt intrarenale und perirenale Abszesse ausgeschlossen werden.

Restharnbildung. Als Folge der autonomen Polyneuropathie kann es zur fehlenden Wahrnehmung der Blasenfüllung und zur Detrusorparese mit Restharnbildung kommen, was durch Restharnbestimmung (Sonographie) bzw. Uroflow-Untersuchung erkannt werden kann. Beim älteren männlichen Diabetiker ist die Abgrenzung zwischen Prostatahypertrophie und diabetischer Detrusorparese (oder Kombination beider Störungen) ohne invasives Verfahren schwierig.

Prävention und Therapie

Blutzuckereinstellung

Die wirksamste Prävention der diabetischen Nephropathie ist die normnahe Blutzuckereinstellung. Auftreten und Fortschreiten einer Mikroalbuminurie werden sowohl beim Typ-1- (22) als auch beim Typ-2-Diabetes (23, 24) durch eine verbesserte Blutzuckereinstellung verzögert. Dies ist besonders wichtig bei Patienten, bei denen klinische Hinweise auf ein hohes Nephropathierisiko bestehen, also eine Nephropathie bei diabetischen Familienmitgliedern, eine positive Familienanamnese für Hypertonie oder kardiovaskuläre Zwischenfälle, männliches Geschlecht, Rauchen sowie Hypertonieanamnese (prädiabetischer Hypertonus).

Hochdruckbehandlung

Antihypertonika

ACE-Hemmer und Angiotensin-Rezeptorblocker. Bei nachgewiesener Mikroalbuminurie sollte der Patient mit ACE-Hemmern oder Angiotensin-Rezeptorblockern behandelt werden. Ob auch nicht mikroalbuminurische Patienten generell mit ACE-Hemmern oder Angiotensin-Rezeptorblockern behandelt werden sollen, ist gegenwärtig nicht sicher zu beantworten. Zur Prophylaxe kardiovaskulärer Komplikationen wäre aufgrund der HOPE-Studie (25) selbst bei Normotonie eine Behandlung mit ACE-Hemmern vertretbar. Nach den Daten der EUCLID- (26) und der Mikro-HOPE-Studie (27) tritt unter Lisinopril bzw. Ramipril eine Mikroalbuminurie möglicherweise seltener neu auf, allerdings sind die Daten biostatistisch nicht gesichert.

Bei normotensiven mikroalbuminurischen Typ-1-Diabetikern wurde das Risiko der Progredienz der Mikroalbuminurie unter Captopril deutlich gesenkt (28). Bei normotensiven Typ-2-Diabetikern mit Mikroalbuminurie wurde unter Enalapril die Zunahme der Albuminurie und Anstieg des Serumkreatinins verhindert (29). Die kürzlich vorgelegte IRMA-II-Studie (30) belegt, dass der Angiotensin-Rezeptorblocker Irbesartan dosisabhängig die Zunahme der Albuminurie vermindert und im Vergleich zu Placebo zu einer signifikanten Verringerung der Albuminausscheidung im Urin führte (24% Verringerung in der Gruppe, die täglich 150 mg Irbesartan erhielten gegenüber 38% Verringerung in der 300-mg-Gruppe; Abb. 25.**7**).

Bei mehreren direkten Wirkvergleichen („head on comparison") erwies sich der antialbuminurische Effekt der ACE-Hemmer dem alternativer Antihypertensiva überlegen. Weidmann et al. (31) zeigten, dass sich eine Reihe widersprüchlicher Befunde bezüglich des antiproteinurischen Effekts der ACE-Hemmer durch gleichzeitige Berücksichtigung des Ausmaßes der Blutdrucksenkung erklären lassen. Wird der Blutdruck nicht oder nur geringfügig gesenkt, führen ACE-Hemmer, nicht jedoch andere Antihypertensiva, zur Verminderung der Urin-Albuminausscheidung. Mit zunehmender Blutdrucksenkung verlieren ACE-Hemmer gegenüber anderen Antihypertensiva ihre antiproteinurische Überlegenheit.

ACE-Hemmer beeinflussen auch den Filtratverlust bei progredienter Nephropathie. In einer klassischen Studie zeigte die Gruppe um Parving (32) unter Caproptil bei Typ-1-Diabetikern mit Nephropathie einen verzögerten Filtratabfall. Dies wurde insbesondere durch die placebokontrollierte prospektive Untersuchung von Lewis et al. (33) bestätigt. Typ-1-Diabetiker, die entweder zu Beginn normotensiv waren oder durch alternative Antihypertensiva normotensiv gemacht worden waren, erhielten Captopril oder Placebo. Die Häufigkeit eines Endpunkts, d. h. die Verdopplung des Serumkreatinins oder eine Dialysepflichtigkeit wurde um etwa 50% reduziert.

Inzwischen liegen auch 2 Studien über den Effekt des Angiotensin-Rezeptorblockers Irbesartan (34) bzw. Losartan (35) auf die Progredienz der Nephropathie des Typ-2-Diabetikers vor. In der IDNT-Studie (Irbesartan Diabetic Nephropathy Trial) führte der Irbesartan im Vergleich zum Calciumantagonisten Amlodipin bzw. Placebo zu einer Reduzierung der Häufigkeit der Verdopplung der Serumkreatininkonzentration um 37 bzw. 33% (Abb. 25.**8**). Die Nebenwirkungsrate war gering (1,9% therapieresistente Hyperkaliämie über 6 mmol/l). Vergleichbare Ergebnisse wurden auch mit Losartan gefunden (35).

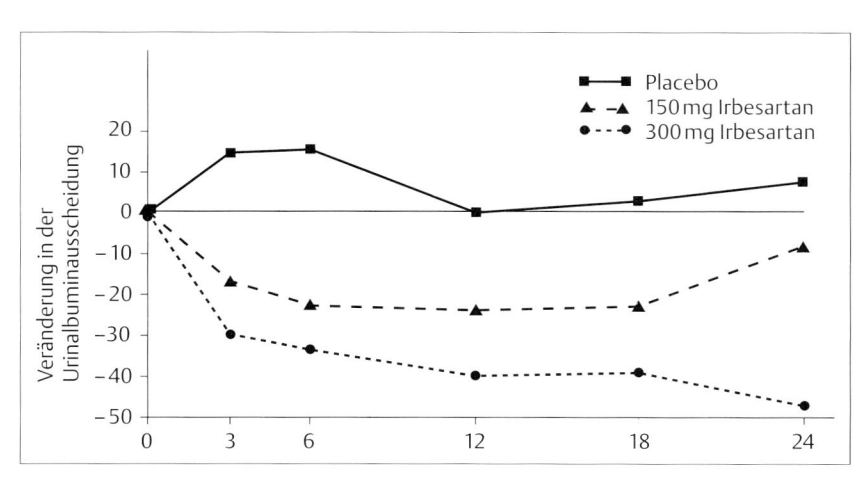

Abb. 25.**7** Die IRMA-Studie verglich Placebo und 2 verschiedene Dosen des Angiotensin-Rezeptorblockers Irbesartan bei Typ-2-Diabetikern mit Mikroalbuminurie. Im Verlauf nahm die Albuminausscheidung im Urin in beiden Irbesartangruppen signifikant ab. (30)

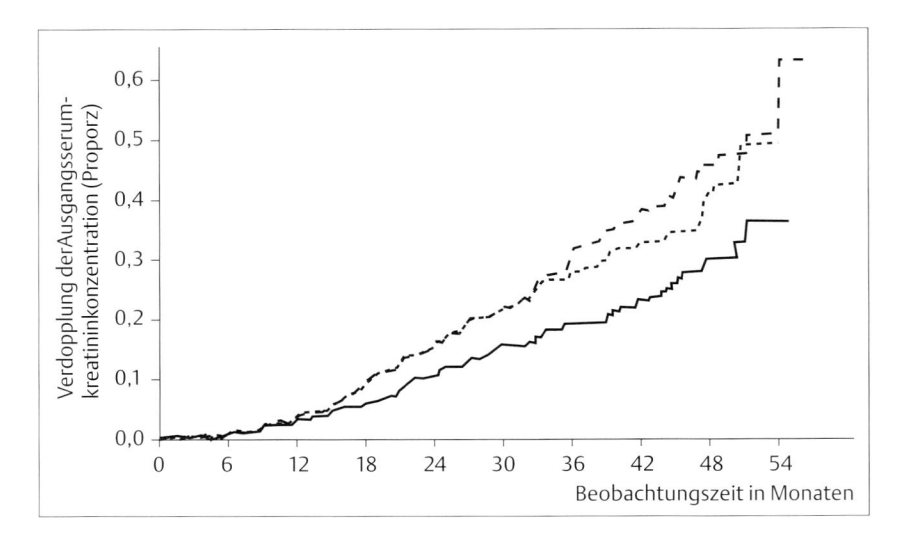

Abb. 25.8 Die IDNT-Studie verglich Irbesartan (——) mit dem Calciumantagonisten Amlodipin (– – –) und Placebo (····) (entspricht der Gabe alternativer Antihypertensiva) bei Typ-2-Diabetikern mit fortgeschrittener Nephropathie. Aufgetragen ist die kumulative Häufigkeit von Patienten mit dem renalen Endpunkt (Verdopplung der Serumkreatininkonzentration im Plasma). (34)

Nach Gabe von ACE-Hemmern kommt es initial zum überschießenden Abfall der glomerulären Filtrationsrate, die in erster Linie durch die erwünschte Dilatation des Vas efferens mit Abfall des intraglomerulären Drucks zu erklären ist. Ein initialer Filtratabfall ist ein klinischer Hinweis auf die Absenkung des glomerulären Kapillardrucks und ist, ebenso wie der Rückgang der Proteinurie, ein Prädiktor langfristiger Nephroprotektion. Nach pathologischen Ursachen des Kreatininanstiegs muss daher erst gefahndet werden, wenn das Serumkreatinin um mehr als 50% ansteigt.

> Da das Serumkreatinin nach Behandlungsbeginn akut ansteigen kann, sind ACE-Hemmer oder Angiotensin-Rezeptorblocker bei Patienten mit massiv erhöhten Kreatininwerten nicht mehr Mittel der 1. Wahl. Ein bislang noch nicht dialysepflichtiger Diabetiker könnte wegen eines eventuellen Kreatininanstieges akut dialysebedürftig werden.

Bei Patienten mit normaler Muskelmasse ist diese Möglichkeit etwa bei einem Serumkreatinin von 5–6 mg/dl zu bedenken; bei kachektischen Diabetikern kann jedoch bereits bei einem Wert von 3 mg/dl eine präterminale Niereninsuffizienz vorliegen.

Antihypertensive Mehrfachtherapie. Im Mittel ist bei Diabetikern mit fortgeschrittener Nephropathie der Einsatz von 4 Antihypertensiva-Klassen erforderlich. Wird der Patient aber unter antihypertensiver Mehrfachtherapie nicht normotensiv und sind erkennbare Ursachen (Volumenexzess, Nierenarterienstenose, Non-Compliance) ausgeschlossen, kann zusätzlich der Vasodilatator Minoxidil (Lonolox) eingesetzt werden, wegen der Gefahr des Hirsutismus allerdings nur bei Männern. Zu achten ist hier erstens auf vorherige β-Blockade, da wegen sympathischer Reflexaktivierung sonst eine kardiale Ischämie maskiert werden kann, und zweitens auf Intensivierung der Diuretikatherapie, da es unter Vasodilatatoren-Therapie zur Natriumeinlagerung kommt.

Calciumantagonisten. Bei antihypertensiver Mehrfachtherapie sind Calciumantagonisten oft unerlässlich. Der Effekt der Calciumantagonisten auf die Nephropathie ist weit weniger einheitlich als der von ACE-Hemmern. In einigen Akutstudien wurde z. B. unter Nifedipin sogar ein Anstieg der Albuminurie beobachtet. Es besteht jedoch kein Zweifel, dass Calciumantagonisten die Progression der diabetischen Nephropathie hemmen können, wenn der Blutdruck in den Zielbereich abgesenkt ist. Es ist gegenwärtig allerdings unklar, ob zwischen den einzelnen Klassen von Calciumantagonisten, z. B. Dihydropyridin vs. Phenylalkylamin bzw. Dilthiazem, prinzipielle Unterschiede bestehen. Calciumantagonisten wirken bevorzugt an der präglomerulären Gefäßstrecke vasodilatierend. Falls der systemische Blutdruck nicht normalisiert ist, besteht somit das Risiko der glomerulären Hypertonie.

> Calciumantagonisten sind daher nur unbedenklich, wenn der Blutdruck zuverlässig normalisiert wird. Sie sind nicht als Monotherapie zu empfehlen.

Es gibt einige Gesichtspunkte, die für eine Kombination von ACE-Hemmer oder Angiotensin-Rezeptorblocker mit Calciumantagonisten sprechen. So zeigte eine Untersuchung, dass bei proteinurischen Typ-2-Diabetikern bei gleich starker Blutdrucksenkung die Kombination von Lisinopril und Verapamil die Proteinurie ausgeprägter reduzierte als die jeweilige Monotherapie (36).

β-Blocker. β-Blocker führen zu einer Insulinresistenz und werden bei Diabetikern mit Nephropathie deshalb wahrscheinlich zu Unrecht selten eingesetzt. Nichtselektive β-Blocker vermindern die Hypoglykämiewahrnehmung und steigern das Risiko einer Hypoglykämie. Einige β-Blocker (z. B. Atenolol) kumulieren bei Niereninsuffizienz, und da Kardioselektivität eine Funktion der Serumkonzentration ist, geht die Kardioselektivität dann verloren. Beim Diabetiker mit ischämischer Herzerkrankung – die häufig asymptomatisch ist – sind β-Blocker aber unbeschadet ihrer metabolischen Effekte zwingend indiziert. Wir hatten in einer prospektiven Studie gezeigt, dass nur 2% der aus kardialer Ursache verstorbenen terminal niereninsuffizienten Diabetiker mit β-Blockern behandelt worden waren im Vergleich zu 18% der überlebenden Patienten (37, 38). Die Wirkung der β-Blocker auf Diabetiker mit Herzinsuffizienz ist in Kap. 23 abgehandelt.

Kochsalzbeschränkung und Diuretika

Das austauschbare Natrium ist beim Diabetiker, besonders beim nephropathischen Diabetiker, mit oder ohne Niereninsuffizienz erhöht (s. o.). Andererseits ist der volle renoprotektive Effekt der pharmakologischen Blockade des RAS nur dann zu erzielen, wenn das RAS durch eine negative Kochsalzbilanz stimuliert wurde. Es erscheint daher rational, den Diabetikern eine kochsalzarme Kost zu empfehlen und dies bei Patienten mit einem Serumkreatinin von über 2,5 mg/dl durch die Gabe von Thiazid-Diuretika in niederer Dosierung zu unterstützen. Zwar führen Thiazid-Diuretika zur Insulinresistenz – zum Teil ausgelöst durch eine Hypokaliämie –, und zur Dyslipidämie. Diese Nebenwirkung ist jedoch weitgehend eine Frage der verwendeten Dosis, da niedere Thiazid-Dosen, mit denen etwa 80% der maximalen antihypertensiven Wirkung erreicht werden, nur wenig metabolische Nebenwirkungen aufweisen. Die unerwünschten metabolischen Nebenwirkungen der Thiazid-Therapie werden durch die gleichzeitige Gabe von ACE-Hemmern erheblich gemildert.

> Es muss hier erwähnt werden, dass eine Proteinurie das Ansprechen auf Diuretika vermindert, weil weniger absolut freies Diuretikum in der aufsteigenden Schleife (für Schleifendiuretika) und im distalen Nephron (für Thiazide) verfügbar ist. Deshalb ist eine höhere Dosis notwendig.

Der Blutdruck des Diabetikers mit Niereninsuffizienz ist exquisit kochsalz- und volumenabhängig. Eine diätetische Kochsalzbeschränkung allein ist meist nicht ausreichend. Wegen des verminderten Ansprechens auf Thiazid-Diuretika müssen meist Schleifendiuretika (z. B. Furosemid oder Torasemid) eingesetzt werden. Durch die gleichzeitige Gabe von Schleifendiuretika und Thiaziden kann dann allerdings immer noch ein natriuretischer Wirkungszuwachs erzielt werden. Kalium sparende Diuretika sind wegen der Gefahr der Hyperkaliämie absolut kontraindiziert. Gelegentlich sind bei fortgeschrittener Niereninsuffizienz trotz hoch dosierter Diuretikatherapie sowohl Hypervolämie als auch Blutdruck schwer beherrschbar. Es empfiehlt sich dann, mit einer Hämodialyse zu beginnen, worunter sich die Hypervolämie und Hypertonie in der Regel rasch bessern.

Therapieziele und Problemfälle der antihypertensiven Therapie

Therapieziel. Als Therapieziel bei der Behandlung von Diabetikern ohne Spätkomplikationen wird von der WHO/ISH ein Blutdruckwert von 130/85 mm Hg angegeben. Bei Patienten mit Mikroalbuminurie wird ein Zielwert von 125/75 mm Hg, bei Proteinurie von 120/70 mm Hg empfohlen (39). Es ist sinnvoll, den Blutdruck so weit abzusenken, wie dies von dem Patienten ohne Nebenwirkungen toleriert wird. Gegen eine derart intensive Behandlung wurde eingewendet, dass nach epidemiologischen Studien bei Blutdruckwerten unter 80 mm Hg diastolisch eine höhere kardiovaskuläre Mortalität beobachtet wird (J-Kurve). Es ist jedoch fraglich, ob dieser Zusammenhang ursächlicher Natur ist. Allerdings sollte die Blutdrucksenkung, speziell bei älteren Typ-2-Diabetikern wegen gestörter Endothelfunktion und damit beeinträchtigter Autoregulation, nur langsam und vorsichtig unter Beobachtung erfolgen. Speziell gilt dies, wenn makroangiopathische Komplikationen vorliegen (KHK, Karotisstenose).

Die Empfehlung, bei Diabetikern mit Nephropathie zur optimalen Renoprotektion Blutdruckwerte um 120/70 mm Hg anzustreben, wird durch die Ergebnisse einer Beobachtungsstudie gestützt, in der sich gezeigt hat, dass die jährliche prozentuale Zunahme der Albuminausscheidung bei mikroalbuminurischen Typ-1-Diabetikern dann minimal wurde, wenn der mittlere arterielle Druck etwa 95 mm Hg betrug (Abb. 25.**9**). Bei nichtdiabetischen und diabetischen Patienten mit Niereninsuffizienz und Proteinurie belegte Petersen, dass der Filtratabfall dann minimal war, wenn der Druck weniger als 90 mm Hg betrug (40).

Orthostatische Hypotonie. Bei der antihypertensiven Therapie von Diabetikern mit fortgeschrittener Niereninsuffizienz ist zu beachten, dass häufig eine höhergradige Polyneuropathie vorliegt, die zur Unterbrechung des Barorezeptor-Reflexbogens führt und zu einer orthostatischen Hypotonie prädisponiert. Im Stehen kommt es dann in der Regel nicht mehr zur Reflex-Tachykardie. Die orthostatische Hypotonie ist ein therapeutisches Dilemma, da niereninsuffiziente Diabetiker wegen der Natriumretention einerseits einer intensiven diuretischen Therapie bedürfen, andererseits jedoch hierdurch wegen Hypovolämie vermehrt orthostatisch gefährdet sind. Diese Patienten haben oft im Liegen hohe („supine hypertension"), im Stehen jedoch niedrigere Blutdruckwerte („orthostatic hypotension"). In der Praxis muss man sich oft mit einer suboptimalen Einstellung der systolischen Hypertonie zufriedengeben. Empfehlenswert ist, die Hauptdosis der Antihypertensiva vor dem Zubettgehen einzunehmen und die Patienten in halb sitzender Körperhaltung schlafen zu lassen.

Gastroparese. Bei Patienten mit fortgeschrittener Polyneuropathie kann die antihypertensive Therapie durch weitere Probleme erschwert werden. Häufig kommt es durch diabetische Gastroparese zur unzuverlässigen und variablen Medikamentenresorption. Es empfiehlt sich in diesem Fall, Metroclopramid und ggf. Erythromycin zu geben.

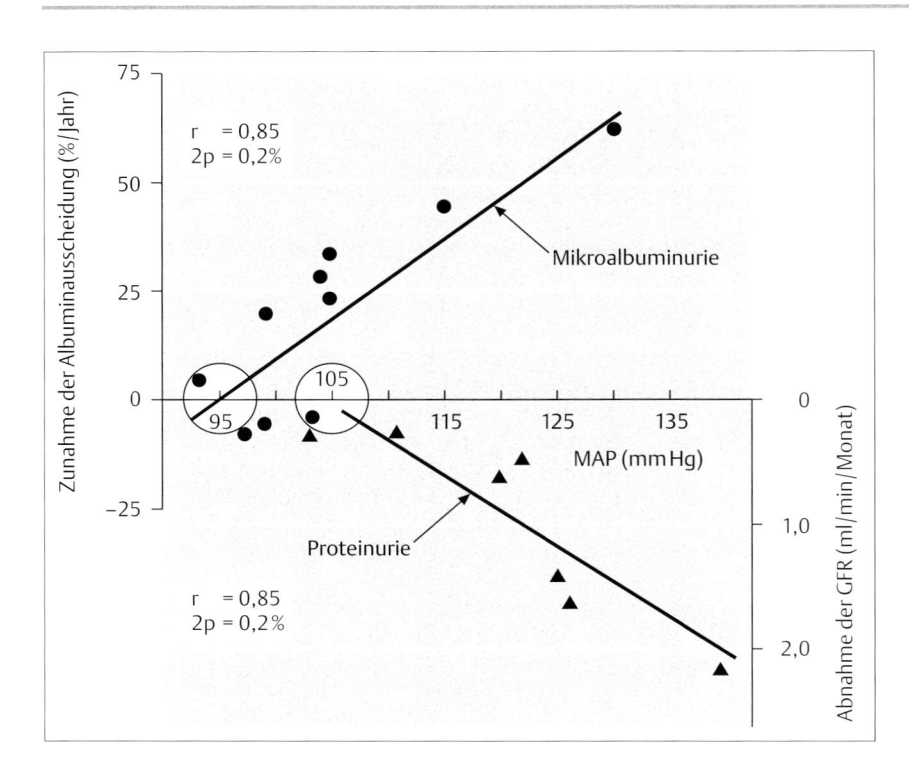

Abb. 25.9 Progression von Mikroalbuminurie (obere Bildhälfte) und Filtratverlust (untere Bildhälfte) als Funktion des mittleren arteriellen Blutdrucks (MAP) bei Typ-1-Diabetikern.

Ödeme. Zur Vermeidung einer Hypovolämie ist wichtig, dass neuropathisch bedingte prätibiale Ödeme nicht mit Ödemen bei positiver Natriumbilanz verwechselt werden dürfen.

Diät

Eiweißbeschränkung

Bei Patienten mit diabetischer Nephropathie ist nach einigen Untersuchungen, die allerdings nicht über alle biostatistischen Zweifel erhaben sind (41), die diätetische Eiweißzufuhr auf den Wert zu begrenzen, der auch für die Normalbevölkerung von der DGE (Deutsche Gesellschaft für Ernährung) empfohlen wird, d. h. 0,8 g/kg/d. Nach Tierexperimenten ist der Effekt der Eiweißbeschränkung umso eindrucksvoller, je früher im Verlauf sie durchgeführt wird. Proteine tierischen Ursprungs, speziell rotes Muskelfleisch, steigern die renale Durchblutung und Albuminausscheidung ausgeprägter als pflanzliches Protein, z. B. Sojaeiweiß. Es erscheint daher sinnvoll, Patienten 0,8 g Eiweiß/kg/d mit schwerpunktsmäßiger Beschränkung der Zufuhr tierischen Eiweißes zu empfehlen. Die Compliance lässt sich durch die Erfassung der Harnstoffausscheidung im 24-Stunden-Urin überprüfen. Die diätetische Eiweißzufuhr (g/24 h) kann wie folgt errechnet werden:

Harnstoffausscheidung (g/d) $\times$ 3 + 15

Kochsalzbeschränkung

Der Blutdruck des Diabetikers ist exquisit kochsalzempfindlich. Kochsalz spielt ferner, unabhängig vom Blutdruck, eine Rolle in der Genese der linksventrikulären Hypertrophie. Eine Begrenzung der diätetischen Kochsalzzufuhr auf 6 g/d ist daher sinnvoll. Diese Empfehlung wird durch die Ergebnisse der DASH-Studie (42) gestützt, die bei hypertensiven Patienten unter alleiniger Kochsalz-Restriktion einen Blutdruckabfall um 8–9 mm Hg beobachtet, ein Wert vergleichbar mit dem Effekt von Antihypertensiva wie β-Blockern.

Gewichtsregulierung

Adipositas beeinflusst nicht nur Insulinsensitivität, Lipidspiegel und Blutdruck. Extreme Adipositas („morbid obesity") kann auch per se zu Proteinurie und Glomerulosklerose führen. Neue tierexperimentelle Befunde sind vereinbar mit einer Rolle von Leptin bei dieser Beobachtung. All diese Aspekte sind ein Argument für die Gewichtsregulierung des übergewichtigen Typ-2-Diabetikers. Bei fortgeschrittener Niereninsuffizienz sollte allerdings von radikalen Versuchen der Gewichtsreduzierung Abstand genommen werden, da dann das Risiko des Katabolismus besonders hoch ist.

Weitere Faktoren

Auf die Bedeutung einer optimalen Blutzuckerkontrolle für die Progressionsverlangsamung der diabetischen Nephropathie wurde bereits eingegangen.

Selbstverständlich gehört zur Therapie der diabetischen Nephropathie auch eine Behandlung aller kardiovaskulären Risikofaktoren und Begleiterkrankungen (Hyperlipidämie, koronare Herzkrankheit, periphere arterielle Verschlusskrankheit, Retinopathie, diabetischer Fuß etc.). Entsprechende Therapiestrategien sind den jeweiligen Kapiteln zu entnehmen. Interessante Ergebnisse lieferte in diesem Zusammenhang eine dänische Studie, die zeigen konnte, dass eine intensivierte multifaktorielle Behandlung bei Typ-2-Diabetikern mit Mikroalbuminurie die Entwicklung speziell der mikrovaskulären Komplikationen deutlich verlangsamt. Dies betrifft auch eine Nephropathie (43). Um optimale Behandlungsergebnisse erzielen zu können, ist also einmal mehr die interdisziplinäre Zusammenarbeit zwischen Nephrologen, Kardiologen, Diabetologen und Diätassistenten einerseits, aber auch den betreuenden Allgemeinmedizinern und Hausärzten andererseits gefordert.

Praktisches Vorgehen

Stadium der Niereninsuffizienz

Beim diabetischen Patienten mit erhöhtem Serumkreatinin ist es nützlich, einige wichtige und klinisch häufige Probleme in Form eines standardisierten Vorgehens abzufragen:

➤ Ist die Serumkreatininerhöhung zumindest teilweise auf reversible Ursachen zurückzuführen (Röntgenkontrastmittel, ACE-Hemmer, Herzinsuffizienz, Detrusorparese, Harnwegsinfekt, Hypovolämie durch überschießende Diuretikatherapie)?
➤ Liegt eine (oft asymptomatische) ischämische Herzerkrankung mit oder ohne Herzinsuffizienz vor? Hat der Patient eine KHK, die eine PTCA mit Stent oder koronarem Bypass notwendig macht?
➤ Hat der Patient Zeichen des Lungenstaus? Könnte dies Folge von Hypervolämie, Linksherzinsuffizienz oder der Kombination von beidem sein?
➤ Treten gehäuft Hypoglykämien auf?
➤ Ist der Ernährungszustand adäquat oder liegt eine Kachexie vor?
➤ Liegen, wie häufig der Fall, begleitende mikroangiopathische oder makroangiopathische Komplikation vor? Ist eine augenärztliche Kontrolle erfolgt? Liegen Fußläsionen vor (neuropathischer Fuß, ischämischer Fuß, Ulzera, Infektionen)? Hat der Patient Restharn (Detrusorparese, Differenzialdiagnose Prostatahypertrophie, besonders unangenehm die Kombination von beiden)?
➤ Hat der Patient einen Harnwegsinfekt?
➤ Leidet der Patient an Erbrechen (Urämie bzw. Gastroparese. Letzteres stellt eine besondere Situation dar, da Erbrechen auch Ausdruck einer beginnenden Niereninsuffizienz sein kann)?

Bei diabetischen Patienten mit Niereninsuffizienz sollten frühzeitig einige für die Therapieplanung wichtige Punkte geklärt werden:

➤ Sind Risikofaktoren für die Progression (Tab. 25.**9**) adäquat behandelt, speziell Rauchen und hoher Blutdruck?
➤ Ist der Patient für eine Nierentransplantation geeignet (eventuell Lebendspender verfügbar) oder ist eine kombinierte Nieren-Pankreas-Transplantation möglich?
➤ Gibt es Gründe, die mehr für eine Hämodialyse oder CAPD sprechen?
➤ Muss bei dem Patienten wegen schlechter Gefäßverhältnisse schon frühzeitig eine subkutane AV-Fistel angelegt werden?

Aufklärung. Es ist wichtig, diese chronisch kranken und häufig misstrauischen Patienten unter Einbeziehung der Familie sorgfältig über den zu erwartenden Krankheitsverlauf und die Therapiemöglichkeiten im Falle einer Niereninsuffizienz aufzuklären.

Medikamentenkumulation. Ein weiterer wichtiger Punkt ist es, darauf zu achten, bei jeder Medikation eines niereninsuffizienten Diabetikers an die mögliche Medikamentenkumulation zu denken. Häufige Probleme entstehen z. B. durch Sulfonylharnstoffe oder Aminoglykoside.

Anämiebehandlung. Für den diabetischen Patienten mit Niereninsuffizienz ist die frühzeitige Behandlung seiner renalen Anämie von Nutzen. Es gibt Hinweise, dass bei Patienten mit diabetischer Nephropathie eine Anämie früher einsetzt als bei nichtdiabetischen Patienten mit Niereninsuffizienz. Allerdings fehlen derzeit noch kontrollierte Studien, ob eine frühzeitige Gabe von Erythropoietin die makro- oder mikrovaskuläre Prognose verbessern kann. Vor dem Einsatz von Erythropoietin ist ein Eisenmangel zu beheben.

Terminale Niereninsuffizienz

Dem diabetischen Patienten mit Niereninsuffizienz stehen prinzipiell die Verfahren der Hämodialyse, der CAPD, der isolierten Nierentransplantation und der kombinierten Nieren-Pankreas-Transplantation zur Verfügung.

Tab. 25.**9** Risikofaktoren

Entwicklung einer diabetischen Nephropathie
– Hyperglykämie
– Rauchen
– arterielle Hypertonie
– hohe Proteinzufuhr?
– Dyslipidämie?

Progression einer diabetischen Nephropathie
– arterielle Hypertonie
– Proteinurie
– Rauchen
– schlechte Blutzuckereinstellung
– Dyslipidämie?
– hohe Proteinzufuhr?

Gefäßzugang. Es ist unbedingt notwendig, rechtzeitig einen Gefäßzugang zu schaffen, um den Patienten bei Dialysebeginn nicht über einen zentralen Katheter dialysieren zu müssen, der komplikationsträchtig ist (speziell infektiöse Komplikationen). Wir empfehlen bei diabetischen Patienten die Anlage eines Gefäßzugangs, wenn die Kreatinin-Clearance einen Wert von 25 ml/Minute unterschreitet. Häufig ist wegen Atherosklerose der arterielle Zufluss und wegen vorangegangener Eingriffe oder Gefäßhypoplasie auch der venöse Abfluss gestört. In diesem Fall ist häufig die Anlage einer „hohen" Fistel im Ellenbogenbereich indiziert.

Beginn der Dialysebehandlung. Nicht selten ist die Festlegung des rechtzeitigen Beginns der Dialysebehandlung problematisch: Da die Patienten im Terminalstadium durch Hypervolämie, Hypertension und Katabolismus stark gefährdet sind, empfiehlt es sich, die Dialyse bei einer Kreatinin-Clearance von etwa 15 ml/Minute zu beginnen. Ein früherer Beginn ist gerechtfertigt, wenn die Beherrschung von Hypervolämie und Hypertonie problematisch wird, der Patient stark anorektisch und katabol ist, oder wenn starkes Erbrechen vorliegt (häufig kombinierte Folge von Urämie und diabetischer Gastroparese).

Nierenersatzverfahren. Die CAPD bringt im Gegensatz zu früheren Meinungen beim Diabetiker keinen spezifischen Vorteil. Sie ist jedoch – vor allem so lange noch eine gute Restausscheidung besteht und besonders bei Patienten mit Gefäßzugangsproblemen – eine durchaus lohnende Alternative zur Hämodialyse. Ein Vorteil der CAPD liegt gerade darin, dass kein Gefäßzugang erforderlich ist, ein weiterer ist der schonende Flüssigkeitsentzug, der hypotensive Episoden und eine medikamentenpflichtige Hypertonie vermeidet. Nachteilig sind das Peritonitisrisiko, die positive Kalorienbilanz infolge der hohen Dialysat-Glucosekonzentration, die für den osmotischen Wasserentzug erforderlich ist und die ständige Inanspruchnahme des Patienten durch die notwendige Selbstbehandlung. Der Versuch, durch eine intraperitoneale Insulingabe die physiologische intraportale Insulinsekretion zu imitieren, ist nur mit Einschränkungen erfolgreich, da der Abtransport von intraperitoneal verabreichtem Insulin auch über den Ductus thoracicus erfolgt. Der theoretische Vorteil der intraperitonealen Insulingabe wird durch zahlreiche Nachteile aufgewogen, sodass diese Art der Insulinzufuhr heute praktisch aufgegeben ist.

Solange die Restausscheidung über die Eigennieren noch vorhanden ist, ist die Lebenserwartung mit CAPD eher besser als bei Hämodialyse. Erlischt die Restdiurese, ist bei normalgewichtigen Patienten in der Regel die CAPD nicht mehr in der Lage, eine optimale Dialyseeffizienz und vor allem Normovolämie zu gewährleisten.

Sowohl bei CAPD als auch bei Hämodialyse ist die kardiovaskuläre Mortalität leider exzessiv hoch. Die 5-Jahres-Überlebensrate der Typ-2-Diabetiker liegen derzeit in Deutschland bei etwa 5–10% und der Typ-1-Diabetiker bei 20–35% (37), was der Mortalität eines metastasierenden gastrointestinalen Karzinoms entspricht.

Transplantation. Es besteht heute Konsens darüber, dass die beste Rehabilitation des Diabetikers durch eine Transplantation erzielt wird. Die Verbesserung der Prognose unter Transplantation wurde vor allem durch die steroidfreie oder -arme Immunsuppression nach Einführung von Ciclosporin erreicht (Gefahr der Verschlechterung der Zuckerstoffwechsellage durch Entwicklung eines Steroiddiabetes). Im Moment sind weitere Immunsuppressiva und spezielle Immunsuppressions-Protokolle in Erprobung. Die Mortalität des transplantierten Diabetikers ist deutlich höher als die des Nichtdiabetikers. Dennoch ist die Transplantation absolut gerechtfertigt, da das relative Sterberisiko beim Diabetiker durch Transplantation erheblich gebessert wird (d. h. das Risiko nach Transplantation im Vergleich zum Risiko auf der Transplantations-Warteliste; Abb. 25.**10**). Der Diabetiker profitiert sogar für das Überleben von der Transplantation mehr als der Nichtdiabetiker (44). Bei kombinierter Nieren-Pankreas-Transplantation werden beim Typ-1-Diabetiker Überlebensraten gesehen, die denen von Nichtdiabetikern vergleichbar sind (Abb. 25.**11**; 45).

Evidenzbasierte Empfehlungen

➤ Unbedingt notwendig ist die Optimierung der Blutzucker- und Blutdruckeinstellung, um das Risiko der Entstehung einer diabetischen Nephropathie bzw. das Voranschreiten einer solchen zu mindern (Evidenzlevel A).

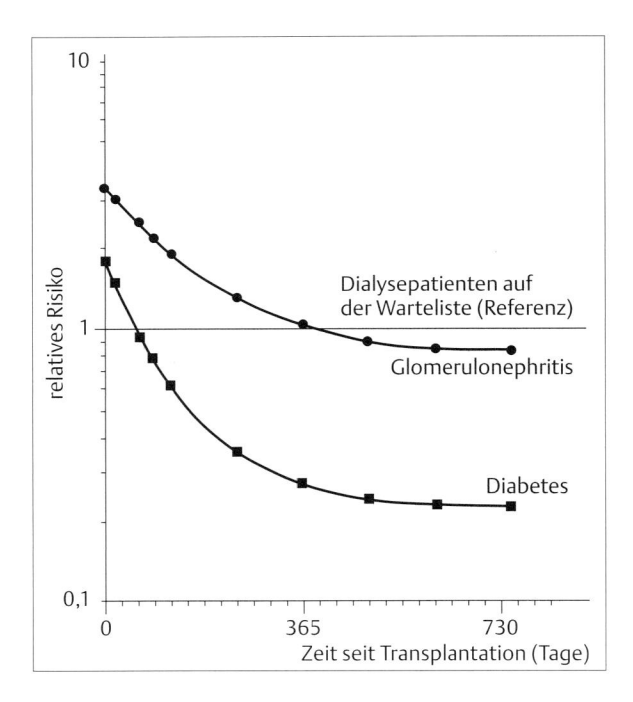

Abb. 25.**10** Das relative Mortalitätsrisiko für Leichennierenempfänger, die terminal niereninsuffizient wurden aufgrund einer Glomerulonephritis bzw. eines Diabetes mellitus im Vergleich zu Patienten auf der Transplantwarteliste. Speziell der diabetische Patient profitiert signifikant von einer Transplantation mit einer deutlichen Risikominderung. (44)

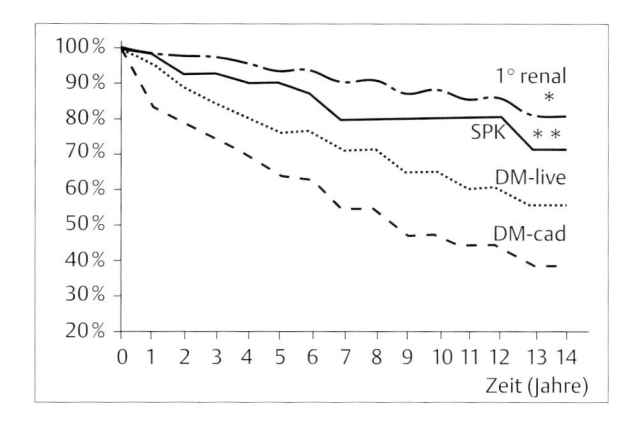

Abb. 25.11 Kaplan-Meier-Schätzungen für die Überlebenwahrscheinlichkeit von Transplantatsempfängern. (45) 1° renal = Patienten mit primärer Nierenerkrankung und Leichennierenempfänger, SPK = Patienten mit diabetischer Nephropathie und simultaner Nieren-Pankreas-Transplantation, DM-live = Patienten mit diabetischer Nephropathie und Lebendnierenspende, DM-cad = Patienten mit diabetischer Nephropathie und Leichennierenspende

➤ Das Screening auf eine diabetische Nephropathie sollte durch einen Test auf Mikroalbuminurie im Spontanharn erfolgen. Die Diagnose einer Mikroalbuminurie wird gestellt, wenn mindestens 2 im Abstand von 2–4 Wochen gemessene Urinproben positiv ausfallen. Untersucht werden sollten alle Typ-1-Diabetiker mit einer Krankheitsdauer von über 5 Jahren sowie alle Typ-2-Diabetiker vom Beginn der Krankheit an. Der Urin sollte mindestens 1-mal jährlich auf Mikroalbuminurie untersucht werden (Expertenkonsens).
➤ Zur Behandlung einer Albuminurie/Nephropathie können sowohl ACE-Hemmer als auch Angiotensin-Rezeptorblocker eingesetzt werden. Sie sind das Medikament der 1. Wahl und zeigen beide ihren Nutzen auch bei normotensiven Patienten mit Albuminurie (Evidenzlevel A).
➤ Mit dem Auftreten einer Nephropathie sollte die Eiweißzufuhr auf täglich 0,8 g/kg Körpergewicht gesenkt werden. Eine striktere Absenkung kann für ausgewählte Patienten von Nutzen sein, um den Verlust der Filtrationsrate zu begrenzen (Evidenzlevel B).

Literatur

1 Bojestig M, Arnquist HJ, Hermansson G, Karlberg BE, Ludvigsson J: Declining incidence of nephropathy in insulin-dependent diabetes mellitus. N Engl J Med. 1994;330:15–18.
2 Ritz E, Rychlik I, Locatelli F, Halimi S: End-stage renal failure in type 2 diabetes: a medical catastrophe of worldwide dimensions. Am J Kidney Dis. 1999;34:795–808.
3 Schwenger V, Müssig C, Hergesell O, Zeier M, Ritz E: Inzidenz und klinische Charakteristika von Niereninsuffizienz bei Diabetikern. Dtsch Med Wochenschr. 2001;126:1322–1326.
4 Borch-Johnsen K, Kreiner S: Proteinuria: value as predictor of cardiovascular mortality in insulin-dependent diabetes mellitus. BMJ 1987;294:1651–1654.
5 Keller C, Bergis KH, Fliser D, Ritz E: Renal findings in patients with short term type 2 diabetes. J Am Soc Nephrol. 1996:1636–1642.
6 Seaquist ER, Goetz FC, Rich S, Barbosa J: Familial clustering of diabetic kidney disease. Evidence for genetic suspectibility to diabetic nephropathy. N Engl J Med. 1989;320:1161–1165.
7 Strojek K, Grzeszczak W, Morawin E, Adamski M, Lacka B, Rudzki H, Schmidt S, Keller C, Ritz E: Nephropathy of type II diabetes: evidence for hereditary factors? Kidney Int. 1997;51:1602–1607.
8 Brownlee M: Biochemistry and molecular cell biology of diabetic complications. Nature 2001;414:813–820.
9 Fioretto P, Steffes MW, Sutherland DE, Goetz FC, Mauer M: Reversal of lesions of diabetic nephropathy after pancreas transplantation. N Engl J Med. 1998;339:69–75.
10 Hasslacher C, Ritz E, Wahl P, Michael C: Similar risks of nephropathy in patients with type I or type II diabetes mellitus. Nephrol Dial Transplant. 1989;4:859–863.
11 Fagerudd JA, Tarnow L, Jacobsen P, Stenman S, Nielsen FS, Pettersson-Fernholm KJ, Gronhagen-Riska C, Parving HH, Groop PH: Predisposition to essential hypertension and development of diabetic nephropathy in IDDM patients. Diabetes 1998;47:439–444.
12 Nelson RG, Pettin DJ, Baird HR, Charles MA, Liu QZ, Bennett PH, Knowler WC: Prediabetic blood pressure predicts urinary albumin secretion after the onset of type 2 (non-insulin dependent) diabetes mellitus in Pima Indians. Diabetologia 1993;36:998–1001.
13 Weidmann P, Berreta-Piccoli C, Keusch G: Sodium volume factor, cardiovascular reactivity and hypotensive mechanism of diuretic therapy in mild hypertension associated with diabetes mellitus. Am J Med. 1979;67:779–784.
14 DeFronzo RA, Cooke CR, Andres R, Faloona GR, Davis PJ: The effect of insulin on renal handling of sodium, potassium, calcium and phosphate in man. J Clin Invest. 1975;55:845–855.
15 Strojek K, Grzeszczak W, Lacka B, Gorska J, Keller C, Ritz E: Increased prevalence of salt sensitivity of blood pressure in IDDM with and without microalbuminuria. Diabetologia 1995;38:1443–1448.
16 Campese VM, Wurgaft A, Safa M, Bianchi S: Dietary salt intake, blood pressure and the kidney in hypertensive patients with non-insulin dependent diabetes mellitus. J Nephrol. 1998;11:289–95.
17 Gilleran G, O'Leary M, Bartlett WA, Vinall H, Jones AF, Dodson PM: Effects of dietary sodium substitution with potassium and magnesium in hypertensive type II diabetics: a randomised blind controlled parallel study. J Hum Hypertens. 1996;10:517–521.
18 Valabhji J, Donovan J, Kyd PA, Schachter M, Elkeles RS: The relationship between active renin concentration and plasma renin activity in type 1 diabetes. Diabet Med. 2001;18:451–458.
19 Price DA, Porter LE, Gordon M, Fisher ND, De'Oliveira JM, Laffel LM, Passan DR, Williams GH, Hollenberg NK: The paradox of the low-renin-state in diabetic nephropathy. J Am Soc Nephrol. 1999;10:2382–2391.
20 Miller JA: Impact of hyperglycemia on the renin angiotensin system in early human type 1 diabetes mellitus. J Am Soc Nephrol. 1999;10:1778–1785.
21 Cigarroa R, Lange R, Williams R, Willis D: Dosing of contrast media to prevent contrast nephropathy in patients with renal disease. Am J Med. 1989;86:649–652.
22 The Diabetes Control and Complications Trial Research Group: The effect of intensive treatment of diabetes on the development and progression of long-term complications in insulin-dependent diabetes mellitus. N Engl J Med. 1993;329:977–986.

23 Shichiri M, Kishikawa H, Ohkubo Y, Wake N: Long-term results of the Kumamoto Study on optimal diabetes control in type 2 diabetic patients. Diabetes Care 2000;23:S21–S29.
24 UK Prospective Diabetes Study Group: Intensive blood-glucose control with sulphonylureas or insulin compared with conventional treatment and risk of complications in patients with type 2 diabetes (UKPDS 33). Lancet 1998;352:837–853.
25 The Heart Outcomes Prevention Evaluation Study Group: Effects of an angiotensin-converting-enzyme inhibitor, ramipril, on cardiovascular events in high-risk patients. N Engl J Med. 2000;342:145–153.
26 The EUCLID Study Group: Randomised placebo-controlled trial of lisinopril in normotensive patients with insulin-dependent diabetes and normoalbuminuria or microalbuminuria. The EUCLID Study Group. Lancet 1997;349:1787–1792.
27 The Heart Outcomes Prevention Evaluation Study Investigators: Effects of ramipril on cardiovascular and microvascular outcomes in people with diabetes mellitus: results of the HOPE and MICRO-HOPE substudy. Lancet 2000;355:253–259.
28 Viberti GC, Mogensen CE, Groop L, Pauls JF: Effect of captopril on progression to clinical proteinuria in patients with insulin-dependent diabetes mellitus and microalbuminuria. J Am Med Ass. 1994;271:275–279.
29 Ravid M, Savin H, Jurin I, Bental T, Katz B, Lisher M: Long-term stability effect fo angiotensin converting enzyme inhibition on plasma creatinine and on proteinuria in normotensive type II diabetic patients. Ann intern Med. 1993;118:577–581.
30 Parving HH, Lehnert H, Bröchner-Mortensen JB, Gomis R, Andersen S, Arner P: The effect of irbesartan on the development of diabetic nephropathy in patients with type 2 diabetes. N Engl J Med. 2001;345:870–878.
31 Weidmann P, Boehlen LM, de Courten M: Effects of different antihypertensive drugs on human diabetic proteinuria. Nephrol Dial Transplant. 1993;8:582–584.
32 Mathiesen ER, Hommel E, Gise J, Parving HH: Efficacy of captopril in postponing nephropathy in normotensive insulin-dependent diabetic patients with microalbuminuria. BMJ 1991;303:81–87.
33 Lewis EJ, Hunsicker LG, Bain RP, Rohde RD: The effect of angiotensin-converting-enzyme inhibition on diabetic nephropathy. N Engl J Med. 1993;329:1456–1462.
34 Lewis EJ, Hunsicker LG, Clarke WR, Berl T, Pohl MA, Lewis JB, Ritz E, Atkins RC, Rohde R, Raz I: Renoprotective effect of the angiotensin-receptor antagonist irbesartan in patients with nephropathy due to type 2 diabetes. N Engl J Med. 2001;345:851–860.
35 Brenner BM, Cooper ME, De Zeeuw D, Keane WF, Mitch WE, Parving HH, Remuzzi G, Snapinn SM, Zhang Z, Shahinfar S: Effects of losartan on renal and cardiovascular outcomes in patients with type 2 diabetes and nephropathy. N Engl J Med. 2001;345:861–869.
36 Bakris GL: Effect of diltiazem or lisinopril on massive proteinuria associated with diabetes mellitus. Ann Intern Med. 1990;112:701–702.
37 Koch M, Thomas B, Tschöpe W, Ritz E: Survival and predictors of death in dialyzed diabetic patients. Diabetologia 1993;36:1113–1117.
38 Zuanetti G, Maggioni AP, Keane W, Ritz E: Nephrologists neglect administration of betablockers to dialysed diabetic patients. Nephrol Dial Transplant. 1997;12:2497–2500.
39 WHO ISH Guidelines Subcommitee: WHO-ISH guidelines for the management of hypertension. J Hypertens. 1999;17:151–183.
40 Petersen JC, Adler S, Burkart JM, Greene T, Hebert LA, Hunsicker LG, King AJ, Klahr S, Massry SG, Seifter JL: Blood pressure control, proteinuria, and the progression of renal disease. The Modification Diet in Renal Disease Study. Ann Intern Med. 1995;123:754–762.
41 Zeller K, Whittacker E, Sullivan L, Raskin P, Jacobson HR: Effects of restricting dietary protein and the progression of renal failure in patients with insulin-dependent diabetes mellitus. N Engl J Med. 1991;24:78–84.
42 Sacks FM, Svetkey LP, Vollmer WM, Appel LJ, Bray GA, Harsha D, Obarzanek E, Conlin PR, Miller ER 3rd, Simons-Morton DG, Karanja N, Lin PH: Effects on blood pressure of reduced dietary sodium and the Dietary Approaches to Stop Hypertension (DASH) diet. N Engl J Med. 2001;244:3–10.
43 Gaede P, Vedel P, Parving HH, Pedersen O: Intensified multifactorial intervention in patients with type 2 diabetes mellitus and microalbuminuria: the Steno type 2 randomized study. Lancet 1999;353:617–622.
44 Port FK, Wolfe RA, Mauger EA, Berling DP, Jiang K: Comparison of survival probabilities for dialysis patients vs cadaveric renal transplant recipients. JAMA 1993;270:1339–1343.
45 Becker BN, Brazy PC, Becker YT, Odorico JS, Pintar TJ, Collins BH, Pirsch JD, Leversen GE, Heisey DM, Sollinger HW: Simultaneous pancreas-kidney transplantation reduces excess mortality in type 1 diabetes patients with end-stage renal disease. Kidney Int. 2000;57:2129–2135.

26 Augenerkrankungen

N. Bornfeld, A. M. Joussen, H. Helbig, D. Pauleikhoff und K. D. Lemmen

---

Das Wichtigste in Kürze

- Der Diabetes mellitus ist immer noch eine der häufigsten Erblindungsursachen in den westlichen Ländern. Nahezu alle Typ-1-Diabetiker und der überwiegende Teil der Typ-2-Diabetiker erkranken im Laufe ihres Lebens an irgendeiner Form der diabetischen Retinopathie.
- Eine frühzeitige optimale Stoffwechselführung reduziert das individuelle Risiko einer diabetischen Retinopathie erheblich. Regelmäßige Kontrolluntersuchungen sind notwendig, da nur eine rechtzeitige Laserkoagulation das Erblindungsrisiko bei proliferativer diabetischer Retinopathie massiv reduzieren kann.
- Die diabetische Makulopathie ist eine besondere Manifestation der diabetischen Retinopathie. Auch hier kann das Risiko eines Visusverlusts erheblich reduziert werden. Bei gleichzeitigem Auftreten von diabetischer Makulopathie und diabetischer Retinopathie muss als erstes die Makulopathie behandelt werden.
- Katarakte bei Diabetikern sind häufig. Bei schon bestehender Retinopathie kann eine Kataraktoperation eine erhebliche Progression der Retinopathie induzieren, sodass eine rechtzeitige Therapie der Retinopathie essenziell ist.

Die Autoren danken Herrn Prof. Dr. E. Gerke, Klinikum Barmen, für wesentliche Hilfe bei der Erstellung des Manuskripts.

Einleitung

Die diabetische Retinopathie stellt die gefährlichste okuläre Komplikation des Diabetes mellitus dar. Während noch 1967 Duke-Elder schreiben musste: „Diabetic retinopathy is one of the major tragedies of ophthalmology in our present generation ... predictable but not preventable and relatively untreatable" und obwohl mehr als eine Generation später die diabetische Retinopathie immer noch zu den Erkrankungen gehört, die mit am häufigsten zur Erblindung führt (146), sind heute Auftreten und Verlauf der Erkrankung beeinflussbar wie nie zuvor. Intensive Bemühungen in der Grundlagenforschung und der Klinik haben unser Verständnis von Pathogenese und Verlauf der diabetischen Retinopathie und die Möglichkeiten der Therapie und Prävention so entscheidend verbessert, dass die Erblindung durch die diabetische Retinopathie bei adäquater Diabetesführung sowie rechtzeitiger Erkennung und Behandlung verhindert werden kann (93, 143). Neben der diabetischen Retinopathie können weitere okuläre Komplikationen des Diabetes wie Erkrankungen der Hornhaut, Katarakt oder neovaskuläres Glaukom das Sehvermögen bedrohen. Entsprechend ihrer klinischen Wertigkeit sollen diese okulären Komplikationen des Diabetes im Folgenden dargestellt werden.

Diabetische Retinopathie

Historisches. 1856 zum ersten Mal von Eduard von Jaeger beschrieben, erschienen 1890/1991 die klassischen Arbeiten Hirschbergs (61) über die diabetische Retinopathie, wobei zu diesem Zeitpunkt noch strittig war, ob die diabetische Retinopathie ein eigenständiges Krankheitsbild oder als „arteriosklerotische Retinopathie bei Diabetes" lediglich Endstadium von Hypertonie und Sklerose sei. Die grundlegenden Arbeiten von Ashton (12), Ballantyne (15) und Cogan et al. (25) haben den heutigen Wissensstand entscheidend begründet.

Kollaborative Studien. Die überwiegend in den USA und Großbritannien durchgeführten kollaborativen Studien stellen heute die Grundlage unseres Wissens zur Klinik der diabetischen Retinopathie dar. Die wesentlichsten Studien sind die „Diabetic Retinopathy Study" (DRS; 43) und die „Early Treatment Diabetic Retinopathy Study" (ETDRS) zur Photokoagulation bei diabetischer Retinopathie (122), die „Diabetic Retinopathy Vitrectomy Study" (DRVS) zur Vitrektomie (153) und die „Framingham Eye Study" (95) sowie insbesondere die „Wisconsin Epidemiologic Study of Diabetic Retinopathy" (WESDR; 76) zur Epidemiologie. Bei der letzteren Studie handelt es sich um eine Populationsstudie in 11 Landkreisen in Südwest-Wisconsin (USA) an Patienten mit einer Diabetesdiagnose in den Jahren 1979/80, die die Grundlage zahlreicher Publikationen zu Inzidenz und Prävalenz der diabetischen Retinopathie ist. Der „Diabetes Complications and Control Trial" (DCCT; 149) und die „United Kingdom Prospective Diabetes Study (UKPDS)" (1) lieferten Daten für den Zusammenhang zwischen Qualität der Blutzucker- und Blutdruckeinstellung und Progression der Retinopathie bei Typ-1- und Typ-2-Diabetikern.

Klassifikation

Im Rahmen der ETDRS ist, ausgehend von der in den 60er Jahren eingeführten Hammersmith-Airlie-House-Klassifikation, 1991 eine neue, sehr komplizierte Stadieneinteilung vorgestellt worden. Eine vereinfachte Einteilung ist heute allgemein akzeptiert und u. a. von der „Initiativgruppe Früherkennung diabetischer Augenerkrankungen" vorgeschlagen. Sie beruht auf rein morphologischen Kriterien auf der Basis einer standardisierten Photodokumentation (39). Eine wesentliche Neuerung besteht darin, dass die diabetische Retinopathie und die diabetische Makulopathie getrennt betrachtet und klassifiziert werden. Es werden die folgenden Formen unterschieden:
- Nichtproliferative diabetische Retinopathie (NPDR)
  - milde NPDR: Hierbei sind nur Mikroaneurysmen vorhanden;
  - mäßige NPDR: Es kommen einzelne intraretinale Hämorrhagien und/oder Cotton-wool-Herde, perlschnurartige Venen oder IRMA hinzu;
  - schwere NPDR (definiert nach der 4-2-1-Regel): Intraretinale Hämorrhagien finden sich in allen 4 Quadranten oder perlschnurartige Venen in 2 oder IRMA in mindestens 1 Quadranten. In früheren Arbeiten ist dieses Stadium als „präproliferative Retinopathie" bezeichnet worden.
- Proliferative diabetische Retinopathie (PDR)
  - frühe PDR: Es sind zwar Neovaskularisationen, aber keine Hochrisikofaktoren vorhanden;
  - Hochrisiko-PDR: Hochrisikofaktoren sind Neovaskularisationen an der Papille größer als 1/4–1/3 des Papillendurchmessers, präretinale Blutungen auch bei kleineren Papillenproliferationen, periphere Proliferationen, die größer als 1/2 Papillendurchmesser sind.

Epidemiologie

Die diabetische Retinopathie ist eine der häufigsten Ursachen für eine Erblindung. In den USA ist bei neu erblindeten Erwachsenen die diabetische Retinopathie neben der altersbedingten Makuladegeneration die wichtigste Erblindungsursache (71).

Häufigkeit allgemein. In der WESDR wurde im Wesentlichen zwischen Diabetikern mit einem Alter von mehr oder weniger als 30 Jahren sowie zwischen insulinpflichtigen bzw. nicht insulinpflichtigen Diabetikern unterschieden. Die Prävalenz der diabetischen Retinopathie, differenziert nach „irgendeiner" Retinopathie und proliferativer diabetischer Retinopathie, bei insulinpflichtigen Diabetikern mit einem Diagnosealter unter 30 Jahren ist Abb. 26.1 zu entnehmen. In der WESDR konnte gezeigt werden dass 98% aller Typ-1-Diabetiker nach mindestens 15 Jahren Diabetesdauer eine mehr oder weniger ausgeprägte diabetische Retinopathie aufweisen, wobei etwa die Hälfte dieser Patienten eine proliferative diabetische Retinopathie entwickelt. Bei Diabetikern mit einem Diagnosealter von über 30 Jahren findet sich ein deutlich anderes Bild (Abb. 26.2). Differenziert man in dieser Gruppe nach insulinpflichtigen und nicht insulinpflichtigen Diabetikern, so haben insulinpflichtige Diabetiker das höhere Erkrankungsrisiko mit einer Prävalenz von 84,5% mit „irgendeiner" Retinopathie sowie einer Prävalenz von 20,1% einer proliferativen Retinopathie nach einer Erkrankungsdauer von mehr als 15 Jahren (80, 81). In allen Gruppen ist die Dauer des Diabetes einer der wesentlichsten Faktoren für eine diabetische Retinopathie, wobei nach 15-jähriger Diabetesdauer die Prävalenz für die proliferative Retinopathie bei Typ-1-Diabetikern 5-mal höher ist als bei (nicht insulinpflichtigen) Typ-2-Diabetikern (80, 81). Die Langzeitergebnisse der WESDR haben diese Ergebnisse weitgehend bestätigt (77)

Knapp 3% aller neu entdeckten Diabetiker weisen zum Zeitpunkt der Erstdiagnose schon eine Retinopathie auf, wobei es sich in der Regel um Patienten mit Diabetesmanifestation im Erwachsenenalter handelt (31). Bei diabetischen Kindern werden dagegen zu Beginn des Diabetes auch mit fluoreszenzangiographischen Methoden nur sehr selten diabetische Fundusveränderungen gefunden (24, 93). Das Risiko der Entstehung einer proliferativen diabetischen Retinopa-

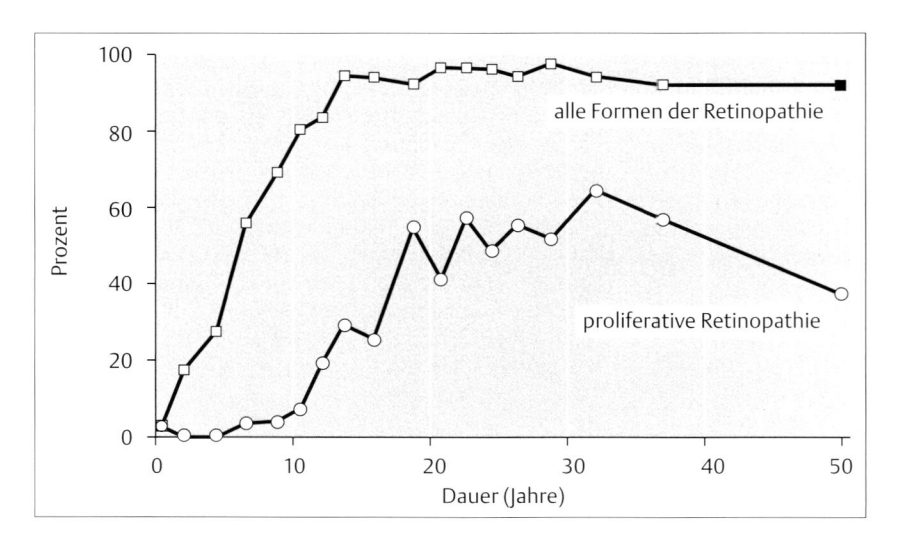

Abb. 26.1 Prävalenz der diabetischen Retinopathie bei einem Manifetstationsalter des Diabetes unter 30 Jahren. (80)

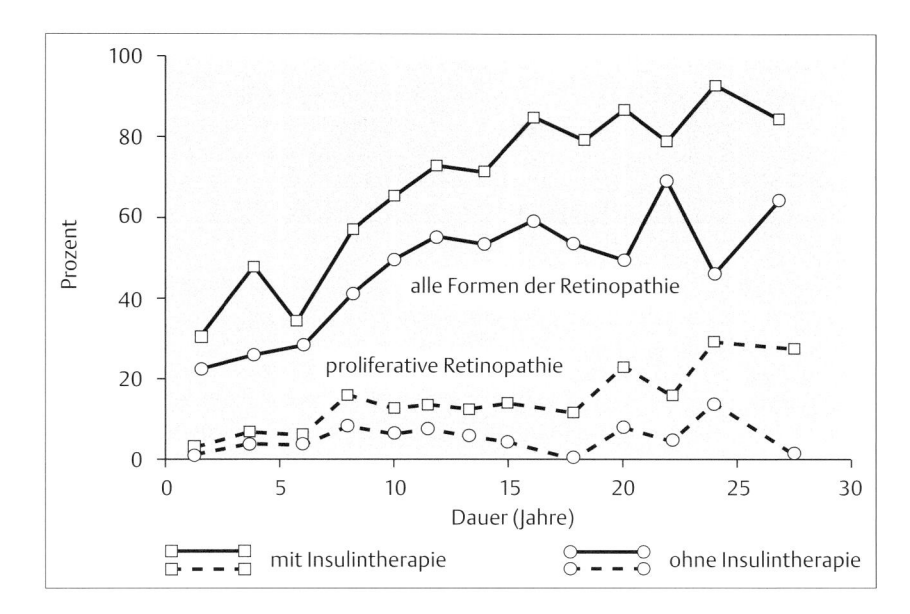

Abb. 26.2 Prävalenz der diabetischen Retinopathie bei einem Manifestationsalter des Diabetes über 30 Jahren. (differenziert nach insulinpflichtigen und nicht insulinpflichtigen Diabetikern nach 81)

thie steigt nach der Pubertät erheblich an (118). Zusätzlich erhöht der präpubertäre Beginn des Diabetes das Risiko der Entstehung einer proliferativen Retinopathie (7, 127, 139).

Makulaödem. Das Auftreten eines Makulaödems ist eine wesentliche visusbedrohende Komplikation im Verlauf der diabetischen Retinopathie. Innerhalb der WESDR hatten 29% der Typ-1-Diabetiker nach einer Diabetesdauer von mehr als 20 Jahren ein Makulaödem, während kein Diabetiker aus dieser Gruppe ein Makulaödem bei einer Diabetesdauer unter 5 Jahren aufwies. Wesentliche Risikofaktoren für das Auftreten eines Makulaödems bei Typ-1-Diabetikern waren neben der Diabetesdauer eine Proteinurie, die Einnahme von Diuretika, männliches Geschlecht und erhöhte HbA_{1c}-Werte (78). Erhöhte Serumscholesterinwerte waren dagegen kein Risikofaktor (73). Bei Diabetikern mit einem Alter von mehr als 30 Jahren bei der Diabetesdiagnose hatten 3% mit einer Diabetesdauer unter 5 Jahren und 28% nach einer Diabetesdauer von mehr als 20 Jahren ein Makulaödem. Risikofaktoren in dieser Gruppe waren neben der Diabetesdauer die Höhe des systolischen Blutdrucks, Insulinpflichtigkeit, erhöhte HbA_{1c}-Werte und das Vorhandensein einer Proteinurie (78, 82). Die 10-Jahres-Ergebnisse der WESDR haben diese Daten weiter erhärtet. 20,1% der Diabetiker unter 30 Jahren, 25,4% der insulinabhängigen Diabetiker über 30 Jahre sowie 13,9% der nicht insulinabhängigen Diabetiker über 30 Jahre entwickelten ein Makulaödem (78).

Übergang in eine proliferative Retinopathie. Innerhalb der WESDR fanden sich in den Untergruppen unterschiedliche Inzidenzen für die Konversion einer nichtproliferativen Retinopathie zur proliferativen Retinopathie (83, 84). Bei Typ-1-Diabetikern wiesen 11% der Patienten 4 Jahre nach Diagnose einer nichtproliferativen Retinopathie eine Progression zur proliferativen Retinopathie auf. Insgesamt hatte sich bei 41% der Befund verschlechtert, während bei nur 7% eine Besserung nachweisbar war. Bei insulinpflichtigen Diabetikern mit einem Alter von mehr als 30 Jahren bei Diabetesdiagnose war bei 7% eine Progression zur proliferativen Retinopathie aufgetreten, während dies nur bei 2% der nicht insulinpflichtigen Diabetiker der gleichen Altersgruppe der Fall war. Eine Verschlechterung des Befundes war in 34 bzw. 25% der Fälle aufgetreten. Bedingt durch ihr Studiendesign hat die DRS präzise Daten über den Spontanverlauf der proliferativen diabetischen Retinopathie geliefert. Waren alle in dieser Studie identifizierten Risikofaktoren vorhanden, betrug bei unbehandelten Augen das Risiko eines massiven Visusverlusts innerhalb von 2 Jahren 36,9% (151).

Ätiologie und Pathogenese

Pathologische Anatomie

Die diabetische Retinopathie ist eine kapilläre Mikroangiopathie mit Gefäßverschlüssen, Mikroinfarkten, Exsudaten, Ödemen und Neovaskularisationen.

Veränderungen der Basalmembran. Histologisch beginnt das Krankheitsgeschehen mit Veränderungen der kapillären Basalmembranen. Die Basalmembran ist verdickt und weist Strukturänderungen im Sinne einer vakuoligen Degeneration mit vermehrter Einlagerung von Mukopolysacchariden, Phospholipiden, Cholesterinestern und Neutralfetten auf. Ähnliche Kapillarveränderungen finden sich auch im Ziliarkörper sowie außerhalb des Auges in der Skelettmuskulatur und den renalen Glomeruli.

Perizytenverlust. Aufgrund histopathologischer Untersuchungen an Trypsinpräparaten der Netzhaut wird ein Verlust der Perizyten als Frühveränderung angesehen. Dieser selektive Verlust intramuraler Perizyten („Mural-" oder „Mantelzellen") scheint ein typisches Merkmal der retinalen Mikroangiopathie zu sein. In der normalen Netzhaut beträgt das Verhältnis von Perizyten zu Endothelzellen 1 : 1, während es beim Diabetiker bis auf 1 : 2 verschoben ist (Abb. 26.3; 25, 40). Ein Verlust intramuraler Perizyten von Netzhautgefäßen tritt nicht nur beim Diabetes, sondern z. B. auch bei der hypertensiven Retinopathie oder im höheren Lebensalter auf. Ein diabetesbedingter Perizytenverlust in anderen Organen ist allerdings selten. Retinale Perizyten haben Funktionen ähnlich denen der glatten Muskelzellen, wobei der Tonus der Perizyten durch ein vasoaktives Peptid der Endothelzellen (Endothelin) kontrolliert wird (145). Der Perizytenverlust führt folglich zur Schwächung der Kapillarwand und kann eine Erklärung für die spätere Entwicklung von Mikroaneurysmen sein (13). Durch den Perizytenverlust und die Verdickung der Basalmembran kommt es zu Störungen der Interaktion zwischen Perizyten und Endothelzellen (10, 133) und dadurch zunächst zur Endothelzellproliferation, und später zum Endothelzellverlust, sodass azelluläre Gefäßkanäle mit konsekutivem Gefäßverschluss entstehen.

Veränderte Leukozyten. In der jüngsten Zeit hat sich mit der Etablierung neuer physiologischer und molekularbiologischer Techniken das Wissen um die zellulären Interaktionen erweitert. Neben den Perizyten sind auch intravasale Blutbestandteile an der Endothelschädigung beteiligt. Insbesondere diabetisch veränderte Leukozyten scheinen kleinste Kapillaren zu verstopfen. Neben einer hypoxischen Schädigung der Endothelzellen in diesem Bereich durch den Kapillarverschluss vermögen die aktivieren Leukozyten auch direkt eine Apoptose in Endothelzellen zu induzieren (65, 67, 110, 111). Das Ausmaß der Gefäßverschlüsse bei der diabetischen Retinopathie ist in den frühen Arbeiten von Ashton in Tusche-Injektionspräparaten eindrucksvoll dargestellt worden (12) und konnte mit modernen In-vivo-Techniken bestätigt werden (65, 110). Gefäßverschlüsse treten zunächst ausschließlich fokal auf und können später zu ausgedehnten „non-perfusion"-Arealen werden. Pathologisch-anatomisch finden sich die beschriebenen Veränderungen der Gefäßwand sowie eine Invasion von Gliazellen in das ehemalige Gefäßlumen zusammen mit der Ablagerung von basalmembranähnlichem Material (13). Auf die Bedeutung von Störungen der Fließeigenschaft des Blutes für die Entstehung retinaler Gefäßverschlüsse wird später eingegangen.

Mikroaneurysmen. Mikroaneurysmen sind ein wesentliches Leitsymptom der diabetischen Retinopathie. Sie finden sich im Wesentlichen in den Kapillargebieten des hinteren Augenpols und entstehen aus Kapillarstrecken, in denen die Perizyten fehlen. Sie haben ein teils spindelartiges, teils kugelförmiges Aussehen und bevorzugen den venösen Kapillarabschnitt. Ihre Größe kann zwischen 10 und 100 µm variieren. In die Wand des Aneurysmas werden PAS-positive Substanzen eingelagert, welche schließlich zum völligen Verschluss des Aneurysmas führen können.

Störungen der Blut-Retina-Schranke. Die beschriebenen Veränderungen der Gefäßwand führen zu (klinisch mithilfe der Fluorophotometrie nachweisbaren) Störungen der Blut-Retina-Schranke. Dieser Zusammenbruch der Blut-Retina-Schranke scheint für den Verlauf einer diabetischen Retinopathie von entscheidender Bedeutung zu sein (46). Es entstehen intraretinale Ödeme, Ablagerungen von Lipoproteinen („harte Exsudate") und intraretinale Blutungen. Das Ödem entwickelt sich in der Umgebung des äußeren Kapillarplexus in der inneren plexiformen Netzhautschicht und führt zu einer mehr oder weniger ausgeprägten Verdickung der Netzhaut. Im Makulabereich können – durch den Zusammenbruch des Stützgerüsts der Müller-Zellen – zwischen den Henle-Fasern große zystoide Räume entstehen. Die intraretinalen Blutungen können verschiedene Formen zeigen. Sie können als kleine, runde Blutanlagerungen (Größe bis 200 µm) auftreten und sind meist im Bereich des inneren Kapillarplexus lokalisiert. Sie finden sich typischerweise im Bereich von Mikroaneurysmen und sind von diesen nur durch die Fluoreszenzangiographie zu

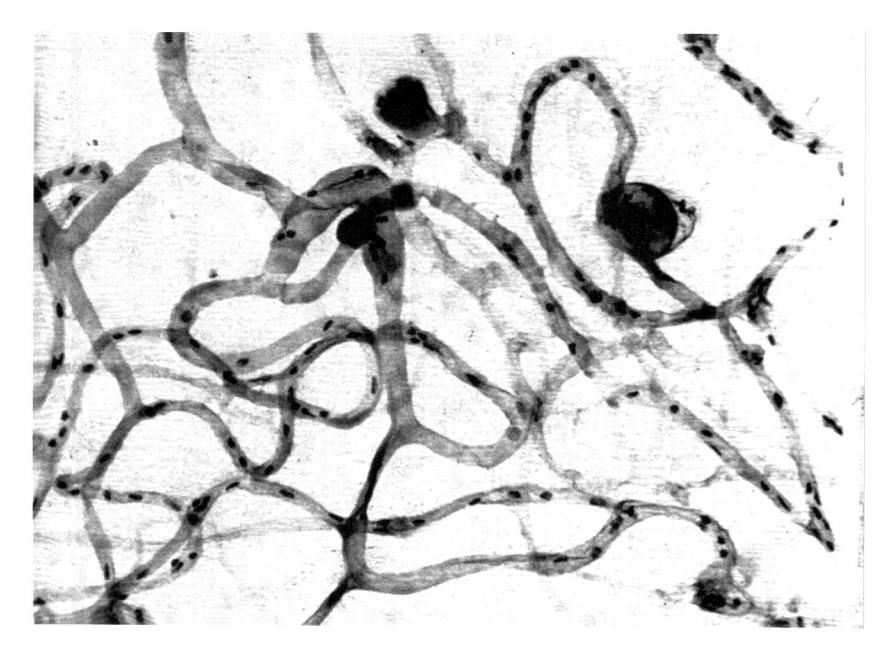

Abb. 26.3 Trypsindigestionspräparat von Netzhautkapillaren mit Mikroaneurysmen bei diabetischer Retinopathie. An einzelnen Gefäßen sind sämtliche Zellelemente zugrunde gegangen. (Abb. von Prof. Dr. M. Vogel, Göttingen)

unterscheiden. Darüber hinaus gibt es aber auch längliche, flammenartige Blutungen in der Netzhaut, welche in der Nervenfaserschicht lokalisiert sind und dem Verlauf der Nervenfasern folgen.

Durch den Zusammenbruch der Blut-Retina-Schranke kommt es nicht nur zum Austritt von Flüssigkeit. Je ausgeprägter die Schädigung der Kapillarpermeabilität ist, desto größer ist der Anteil von hochmolekularen Plasmabestandteilen in dieser Flüssigkeit. Die wässrige Komponente wird im weiteren Verlauf in benachbarten Netzhautarealen mit noch intakten retinalen Kapillaren absorbiert, während sich die in der Flüssigkeit gelösten Lipide und Proteine in der Netzhaut ablagern. Deshalb sind sie meist in den Randbereichen der ödematösen Netzhaut als Einlagerungen in den inneren Netzhautschichten („harte Exsudate") anzutreffen. Diese Einlagerung erfolgt in der äußeren plexiformen Schicht. Da sie dort relativ weit von den Gefäßstrukturen entfernt liegt, bedarf es langer Zeit zu ihrer Entstehung, aber auch zu ihrer Rückbildung.

Cotton-wool-Herde. Cotton-wool-Herde sind typische, aber nicht pathognomonische Veränderungen bei der diabetischen Retinopathie. Klinisch finden sich weiße, unscharf abgegrenzte, flauschige und in der Regel von einem Saum erweiterter Kapillaren umgebene Bezirke in der Nervenfaserschicht der Netzhaut, vorzugsweise am hinteren Augenpol. Silberimprägnationspräparate nach Cajal haben gezeigt, dass im Bereich solcher Cotton-wool-Herde kolbenartig aufgequollene axonale Strukturen („cytoid bodies") vorhanden sind. Lokalisierte Schädigungen des axonalen Transports in Zonen mit Kapillarokklusionen und ausgeprägter retinaler Ischämie sind wahrscheinlich die Ursache dieser Veränderungen.

Gefäßneubildungen. Eine erste Vorstufe der proliferativen Stadien ist die Ausbildung von als „intraretinale mikrovaskuläre Anomalien" (IRMA) bezeichneten arteriovenösen Anastomosen. Sie sind als im retinalen Niveau befindliche Gefäßneubildungen zu werten. Kennzeichen der proliferativen diabetischen Retinopathie sind Gefäßneubildungen, die zunächst auf der Netzhautoberfläche und später präretinal an der hinteren Glaskörpergrenzmembran in den Glaskörperraum vorwachsen. Solche Gefäßneubildungen können aber auch bei einer Reihe anderer Netzhauterkrankungen, denen die Ausbildung einer lokalen Ischämie in den Kapillargebieten gemeinsam ist, wie der Sichelzellretinopathie oder nach Netzhautvenenverschlüssen, auftreten. Pathologischanatomisch handelt es sich dabei um dünnwandige, fenestrierte, aus einer Matrix von proliferierten, „angiogenetischen" Zellen entstandene Blutgefäße (108). Ihre Ausbildung ist zunächst als „Wundheilungsreaktion" zu werten, denn diese neuen Gefäßbäumchen bilden sich an Grenzgebieten zu Ischämiezonen aus. Diese unreifen, neu gebildeten Gefäße vermögen jedoch die Perfusion der minderversorgten Netzhaut nicht wieder herzustellen. Zusammen mit der Gefäßneubildung kann es zu einer Proliferation von Fibroblasten und retinalen Gliazellen innerhalb einer Kollagenfasermatrix auf der Netzhautoberfläche kommen (fibrovaskuläre Membranen).

Fortgeschrittene Stadien der diabetischen Augenerkrankung („advanced diabetic eye disease ADED") entstehen, wenn die neu gebildeten Gefäße retrohyaloidal oder in den Glaskörper einbluten oder durch Kontraktion des fibrovaskulären Bindegewebes im Rahmen der hinteren Glaskörperabhebung eine traktive Netzhautablösung entsteht.

Pathophysiologie

Die genauen pathophysiologischen Abläufe, die zur Entstehung der diabetischen Retinopathie führen, sind weiterhin nicht eindeutig geklärt. Als gesichert kann aber gelten, dass die erhöhte Glucosekonzentration eine entscheidende Rolle spielt. Der erhöhte Glucosespiegel verändert eine Vielzahl von Stoffwechselvorgängen, und wahrscheinlich führt erst die Kombination der im Folgenden beschriebenen Alterationen zum klinischen Bild der diabetischen Retinopathie. Die intrazelluläre Reduktion von Glucose durch die Aldosereduktase führt zur intrazellulären Akkumulation von Sorbit, das in dieser Konzentration eine toxische Wirkung hat. Dies beeinflusst die Myoinositol-Konzentration und damit die Aktivität der Proteinkinase C, eines zentralen Enzyms der intrazellulären Signaltransduktion. Eine Hemmung der Aldosereduktase konnte im Tierexperiment die Entstehung von diabetischen Netzhautgefäßveränderungen günstig beeinflussen, konnte jedoch klinisch keine signifikante Verbesserung der diabetischen Retinopathie bewirken (47, 102).

Proteinkinase C. Die Proteinkinase C (PKC) gehört zur Familie der Serin/Threonin-Kinasen. Innerhalb der zellulären Signaltransduktion katalysiert PKC den Transfer der Phosphatgruppe von ATP auf Proteine. Man vermutet, dass die PKC-β-Isoform sowohl mit den frühen hyperglykämieinduzierten mikrovaskulären Schäden, als auch mit den späteren VEGF-gesteuerten Neovaskularisationen und Gefäßleckagen in Zusammenhang steht. Diese sind wiederum charakteristisch sowohl für die diabetische Retinopathie als auch für das diabetische Makulaödem. An diabetischen Ratten konnte gezeigt werden, dass durch eine PKC-β-Hemmung eine Verbesserung der diabetesinduzierten Abnormitäten der glomerulären Filtration, der Albuminexkretion, der Ausdehnung der Mesangialzellen sowie der retinalen Perfusion erzielt wird (91, 92, 162). Eine PKC-β-Hemmung durch den spezifischen PKC-Iβ-Inhibitor LY333531 im Rahmen einer klinischen Phase-I-Studie zeigte bei Patienten mit Typ-1- oder Typ-2-Diabetes eine gute Verträglichkeit von LY333531 bei einer Dosierung von bis zu 32 mg/d über 30 Tage. Signifikante Nebenwirkungen wurden im Zusammenhang mit der PKC-β-Hemmung nicht beobachtet. Die Behandlung mit LY333531 beeinflusste die glykämische Kontrolle nicht, scheint jedoch eine Verbesserung der mit der Diabeteserkrankung in Zusammenhang stehenden Störungen der retinalen Gefäßfunktionen zu bewirken (5) Langzeituntersuchungen müssen diese Wirkung erst bestätigen.

Vernetzung von Proteinen. Glucose kann ohne Vermittlung von Enzymen an die e-Aminogruppe von Lysin binden. Über diese Bindung kann es zur irreversiblen Quervernetzung von Proteinen kommen (Bildung von „advanced glycosylation end products", AGE). Dies kann grundsätzlich alle Proteine betreffen. An Proteinen kann es zur Verdickung und zu funktionellen Veränderungen der Basalmembran kommen. Proteine mit enzymatischen Eigenschaften können in ihrer Funktion verändert werden. Die irreversible Quervernetzung von Proteinen und die lange Lebensdauer der AGE kann die Progredienz von Gefäßveränderungen auch lange nach Normalisierung der Glucosespiegel plausibel erklären (102).

Zirkulationsveränderungen. Die Hyperglykämie verändert die Autoregulation der retinalen Zirkulation. Der Blutfluss ist erhöht und führt zusammen mit einer bei Diabetikern verminderten Fließfähigkeit des Blutes zu verstärkter Scherwirkung auf die retinalen Gefäßendothelzellen und so möglicherweise zu deren Schädigung. Bei arteriellem Hypertonus ist dieser Mechanismus noch verstärkt. Diese Phänomene könnten ebenfalls eine wichtige Rolle für die Entstehung der diabetischen Gefäßveränderungen spielen (90).

Veränderungen an Blutbestandteilen. Die Aktivierung von Blutbestandteilen wie Leukozyten und Thrombozyten scheint schon in frühen Phasen der diabetischen Retinopathie zu erfolgen (65, 101, 110). Die Aktivierung von Leukozytenadhäsionsmolekülen führt zu einer verstärkten Bindung von Leukozyten an die Endothelzellen und zu einer Verstopfung von kleinsten Kapillaren. Sekundär zu der Endothelzellschädigung durch die Leukozyten können sich dann Thrombozyten an die defekte Gefäßwand anlagern. Einfluss auf die retinale Zirkulation hat aber auch die Deformierbarkeit der Erythrozyten, also ihre Viskosität (156). Während die Leukozyenadhäsion zumindest experimentell spezifisch beeinflusst werden kann, scheinen die Erythrozyten im Wesentlichen indirekt von metabolischen Einflüssen wie AGEs reguliert zu werden.

Humorale Faktoren. Die Existenz eines erstmals von Michaelson 1948 (107) postulierten Angiogenesefaktors, der sowohl retinale Neovaskularisationen als auch Gefäßneubildungen im Bereich der Iris induziert und unterhält, galt lange Zeit als hypothetisch. Mit der Entdeckung des „vascular endothelial growth factor" (VEGF) scheint zumindest einer dieser hypothetischen Angiogenesefaktoren gefunden zu sein. VEGF ist ein endothelzellspezifischer Angiogenesefaktor, dessen Expression in vielen okulären Geweben durch Hypoxie erhöht wird. Endothelzellen, Pigmentepithelzellen und Perizyten exprimieren diesen Faktor, wobei retinale kapilläre Endothelzellen eine ungewöhnlich große Zahl von VEGF-Rezeptoren besitzen (154). In okulären Flüssigkeiten gemessene VEGF-Konzentrationen korrelieren eng mit ischämischen Netzhauterkrankungen. So ist die Konzentration in Glaskörperflüssigkeit und Kammerwasser bei aktiv proliferativen Stadien der diabetischen Retinopathie signifikant erhöht. Umgekehrt lassen sich niedrige Konzentrationen bei nichtproliferativen Stadien sowie bei Patienten messen, die sich einer panretinalen Laserbehandlung unterzogen haben. Gemäß einem Diffusionsgefälle sind die Konzentrationen im Kammerwasser niedriger als in der Glaskörperflüssigkeit (4). Die Teilungsrate retinaler Endothelzellen kann durch Glaskörperflüssigkeit mit hohen VEGF-Konzentrationen in vitro beschleunigt werden, ein Effekt, der sich durch spezifische Antikörper gegen VEGF blockieren lässt. Bei In-vivo-Versuchen mit Mäusen, bei denen okuläre Neovaskularisationen induziert worden waren, gelang es, diese Gefäßneubildungen durch intraokulare Injektion von blockierendem Anti-VEGF-IgG teilweise aufzuhalten. Interessanterweise finden sich relativ hohe Konzentrationen von VEGF in retinalen Gliazellen und im Bereich des prälaminaren Anteils des N. opticus, was mit der klinischen Lokalisation von Gefäßneubildungen bei proliferativer diabetischer Retinopathie korreliert (9). Eine Inhibition von VEGF vermag jedoch im Verlauf der Retinopathie auch bereits auf die frühen diabetischen Gefäßveränderungen zu wirken. So kann die Antagonisierung von VEGF durch Gabe eines löslichen Rezeptormoleküls im Tiermodell die diabetische Gefäßleckage aufhalten (69, 109, 130) sowie den durch Leukozyten vermittelten Endothelzellschaden verhindern.

Wachstumsfaktoren. Pathogenetisch, aber auch als potenzieller therapeutischer Ansatzpunkt interessant ist eine Gruppe von Wachstumsfaktoren, die die Stabilität von Gefäßen regulieren. Die bislang am genauesten untersuchten Faktoren Angiopoietin 1 und Angiopoietin 2 haben antagonistische Effekte und binden an einen gemeinsamen Rezeptor (99). Die bestehende Vorstellung geht davon aus, dass Angiopoietin 1 die Mantelzellen der Gefäßen, die Perizyten, gleichsam fester um die Endothelzellen bindet und diese dadurch stabilisiert, Angiopoietin 2 im Gegensatz die Gefäßstabilität reduziert, indem es zu einem Abrücken der Perizyten von den Gefäßen führt. Angiopoietin 1 induziert eine Endothelzellapoptose, also einen quasi suizidalen Zelltod von Endothelzellen, und verhindert damit das ungehinderte Aussprossen von Gefäßen. Angiopoietin 2 hingegen stimuliert gerade diese Neovaskularisationsbildung (99, 121, 144). In der Netzhaut finden sich sowohl Angiopoietin 1 als auch 2. Nahe liegend wäre also eine Anwendung von Angiopoietin 1 als Gefäßstabilisator bei der diabetischen Retinopathie. Es kann im Tiermodell erfolgreich die diabetische Leukozytenadhäsion sowie die retinale Gefäßpermeabilität reduzieren. Dabei reduziert es die Expression des wohl wichtigsten Adhäsionsmoleküls bei der diabetischen Retinopathie, des „intercellular adhesion molecule" (ICAM-1). Darüber hinaus reduziert Angiopoietin 1 die Expression des Wachstumsfaktors VEGF (68). Angiopoietin 1 befindet sich jedoch noch nicht in der klinischen Prüfung.

■ Systemische Einflussfaktoren und Prognose

Glucosespiegel. Nachdem längere Zeit umstritten war, inwieweit eine optimale Stoffwechselführung eine diabetische Retinopathie verhindert bzw. verzögert ist nunmehr gesichert, dass erhöhte Werte für glykosyliertes HbA_{1c} statistisch signifikant mit einer erhöhten Inzidenz der diabetischen Retinopathie korrelieren. Dabei beträgt für Typ-1-Diabetiker das relative Risiko für eine proliferative Retinopathie 58,5% zu 13,1% im Vergleich zwischen höchsten und niedrigsten HbA$_{1c}$-Werten (79). Wesentliche Befunde hat die DCCT erbracht, wo die Gruppe mit konventioneller Insulintherapie ein 4fach höheres Risiko der Progression einer diabetischen Retinopathie im Vergleich zu der Gruppe mit intensivierter Insulintherapie aufwies. Der größte Effekt ergab sich für die Prävention und weniger bei einer Beeinflussung der Progression einer schon vorhandenen Retinopathie (28, 136). Für Typ-2-Diabetiker zeigte die UKPDS ebenfalls den positiven Effekt einer verbesserten Blutzuckereinstellung, insbesondere mit Metformin, auf mikrovaskuläre Komplikationen (29, 30). Von kritischen Kommentatoren wurde jedoch darauf hingewiesen, dass keine Wirkung auf Erblindung oder Visus nachgewiesen werden konnten, und dass die Effekte einer intensiven Therapie mit Insulin oder Sulphonylurea auf die vaskulären Endpunkte der Studie minimal waren (100).

Die in der älteren Literatur publizierten Ergebnisse zum Einfluss einer plötzlichen Normoglykämie nach längerer Diabetesdauer durch eine Pankreastransplantation (64, 104, 159, 160) bzw. durch die kontinuierliche subkutane Insulininfusion (89) auf den Verlauf der diabetischen Retinopathie sind sehr widersprüchlich. Experimentelle Studien konnten jetzt belegen, dass eine intensivierte Insulinbehandlung (128) über spezifische Signaltransduktionskaskaden zu einer Erhöhung der Expression des Wachstumsfaktors VEGF führt und damit zu einer Verschlechterung der Netzhautsituation. Diese Mechanismen treffen bei längerer Insulintherapie und Normoglykämie nicht mehr zu. Klinisch hat die DCCT hier erheblich zur Klärung beigetragen, wobei selbst bei fortgeschrittenen Stadien einer nichtproliferativen Retinopathie eine weitgehende Normoglykämie einen positiven Einfluss auf den Verlauf der Retinopathie hatte (28). Das Risiko einer Konversion von nichtproliferativer Retinopathie zu proliferativer Retinopathie war bei den Patienten mit intensivierter Insulintherapie im Vergleich zu den konventionell therapierten um 48% reduziert.

> Ungeachtet der bisherigen Diskussion muss deshalb nach jetzigem Kenntnisstand davon ausgegangen werden, dass auch bei schon manifester Retinopathie eine optimale Stoffwechselkontrolle entscheidende Vorteile bringt.

Arterielle Hypertonie. Inwieweit eine arterielle Hypertonie den Verlauf einer diabetischen Retinopathie beeinflusst, ist umstritten. Den Ergebnissen einer Reihe von Arbeitsgruppen (87) stehen die Resultate der WESDR gegenüber, die einen solchen Zusammenhang nur für Typ-1- Diabetiker zeigen konnten (75). Dabei hat die WESDR nur zeigen können, dass ein Zusammenhang zwischen arteriellem Blutdruck bei der Erstuntersuchung und Inzidenz bzw. Progression der diabetischen Retinopathie bestand, nicht aber, inwieweit die medikamentöse Behandlung der arteriellen Hypertonie dieses Risiko bei Typ-1-Diabetikern verringert (75). Eine wesentliche Fragestellung der UKPDS war der Effekt der Blutdruckeinstellung auf mikrovaskuläre Komplikationen bei Typ-2-Diabetikern. Es fand sich eine signifikante Korrelation zwischen Blutdruck und Progression der Retinopathie mit dem niedrigsten Risiko für Komplikationen bei einem systolischen Blutdruck unter 120 mm Hg (3, 157, 158). Die Wahl der antihypertensiven Therapie (β-Blocker vs. ACE-Hemmer) hatte dabei keinen gesicherten Einfluss auf den Verlauf der Retinopathie (158). Rauchen und die Einnahme von oralen Kontrazeptiva stellen keine signifikanten Risikofaktoren dar (51, 117).

Viele Diabetiker mit einer Retinopathie haben weitere diabetische Spätkomplikationen, wobei insbesondere die Nierenschädigung von Bedeutung ist (88). Wie schon in der älteren Literatur beschrieben, sind Nephropathie und Retinopathie hochsignifikant korreliert (23). Die Lebenserwartung eines Diabetikers steht im Zusammenhang mit der Ausprägung der Retinopathie. Die WESDR hat zeigen können, dass die Lebenserwartung von Diabetikern mit einer Retinopathie signifikant schlechter ist als die vergleichbarer Diabetiker ohne Retinopathie (86), sodass auch unter diesem Gesichtspunkt regelmäßigen Kontrolluntersuchungen des Augenhintergrunds besondere Bedeutung zukommt. Weitere Arbeitsgruppen haben gezeigt, dass bei Diabetikern mit fortgeschrittener Retinopathie, bei denen eine Vitrektomie durchgeführt wurde, die Lebenserwartung mit einer 5-Jahres-Überlebensrate von 68% deutlich reduziert ist, wobei zusätzliche kardiovaskuläre Erkrankungen einen weiteren, signifikanten Risikofaktor darstellen (59).

Schwangerschaft. Nach heutigem Kenntnisstand muss ungeachtet einer kontroversen Diskussion in der älteren Literatur davon ausgegangen werden, dass die Schwangerschaft ein wesentlicher Risikofaktor für die Progression einer diabetischen Retinopathie ist (14, 74) Während das Risiko des Neuauftretens einer diabetischen Retinopathie durch die Schwangerschaft wahrscheinlich nicht erhöht wird, besteht offensichtlich ein erhebliches Risiko, dass sich eine schon bestehende Retinopathie verschlechtert (14). Dabei besteht offensichtlich eine zumindest partielle Reversibilität nach Ende der Schwangerschaft. Eine schlechte Stoffwechselkontrolle während der Schwangerschaft erhöht das individuelle Risiko signifikant (126).

Protektive Faktoren

Eine Reihe von lokalen und systemischen Faktoren können die Entstehung einer diabetischen Retinopathie verzögern oder verhindern. Zu den lokalen Faktoren gehören ausgedehnte chorioretinale Narben, wie sie z. B. nach einer Chorioretinitis disseminata zurückbleiben können und einem Zustand nach panretinaler Photokoagulation ähneln, eine hohe Myopie mit entsprechenden degenerativen Veränderungen der Aderhaut bzw. der Netzhaut sowie eine Atrophie des Sehnerven. Zu den protektiven systemischen Faktoren gehört die Hypophyseninsuffizienz, z. B. nach einer Schwangerschaft, was die Grundlage für die bis in die 70er Jahre durchgeführte Hypophysektomie zur Therapie der proliferativen diabetischen Retinopathie darstellte (140).

Diagnose

Ophthalmoskopie. Zur augenärztlichen Untersuchung bei diabetischer Retinopathie gehören die binokulare indirekte Ophthalmoskopie der Netzhautperipherie sowie die biomikroskopische Untersuchung des hinteren Augenpols. Die Untersuchung muss bei erweiterter Pupille durchgeführt werden. 27% der Netzhautveränderungen finden sich außerhalb der zentralen 45°Zone; bei nicht erweiterter Pupille werden somit nur in der Hälfte der Fälle diabetische Veränderungen adäquat klassifiziert (85, 116). Der hintere Augenpol und vor allem die Makula sollten mit Spaltlampe und Kontaktglas oder einer Ophthalmoskopierlupe biomikroskopisch untersucht werden. Nur ein stereoskopischer Bildeindruck und optischer Schnitt ermöglichen es, ein Makulaödem zu erkennen.

Nonmydriasis-Funduskamera. Die Nonmydriasis-Funduskamera ist von mehreren Arbeitsgruppen als geeignete Screening-Methode zur Erkennung einer diabetischen Retinopathie in einem großen Patientenkollektiv beschrieben worden. Die Vorteile einer solchen Kamera liegen in der Tatsache, dass Fotografien von 45°, 50° und ausnahmsweise auch 60° des Augenhintergrunds ohne medikamentöse Mydriasis angefertigt werden können (54, 85, 147). Erhebliche Nachteile liegen in der beschränkten Einsatzfähigkeit der Kamera bei älteren Patienten mit beginnender oder fortgeschrittener Katarakt und in der fehlenden Erkennbarkeit von diabetischen Fundusveränderungen außerhalb des von der Kamera dargestellten Areals (112). Bei beginnender peripherer Traktionsablatio der Netzhaut außerhalb des großen Gefäßbogens kann die korrekte Diagnose mit einer Nonmydriasis-Kamera verfehlt werden. Darüber hinaus können mit einer Nonmydriasis-Kamera andere bedrohliche okuläre Komplikationen wie z. B. ein Sekundärglaukom bei Rubeosis iridis (S. 544) nicht erfasst werden. Außerdem kann ein klinisch signifikantes Makulaödem (S. 533) und die damit verbundene Indikation zur Lasertherapie nur durch eine binokulare stereoskopische Untersuchung des hinteren Augenpols und nicht durch ein 2-dimensionales Foto erkannt werden.

Fluoreszenzangiographie. Detaillierte Einblicke in Gefäßarchitektur, hämodynamische Vorgänge und den Funktionszustand der Blut-Retina-Schranke vermittelt die Fluoreszenzangiographie. Das Verfahren benutzt zur Gefäßdarstellung Fluoresceinnatrium. Nach intravenöser Injektion des Farbstoffs wird der Durchstrom des Farbstoffs durch die Netzhaut mit Serienaufnahmen in 1–1,5 Sekunden Abstand aufgenommen. Durch Wahl geeigneter Filter wird lediglich das im Blut strömende Fluorescein dargestellt, sodass sozusagen ein Ausgussbild des Gefäßinnenraums entsteht. Die frühesten Veränderungen der diabetischen Retinopathie sind nur im Fluoreszenzangiogramm sichtbar. Das erste, was das Angiogramm zeigt, ist eine Dilatation des gesamten Kapillarsystems. Gleichzeitig treten erste Störungen der Blut-Retina-Schranke auf. Fluorescein kann sowohl aus den geschädigten Kapillaren als auch den Mikroaneurysmen austreten und sammelt sich im perivasalen Netzhautgewebe. Später entwickelt sich daraus eine diffuse Anfärbung der gesamten Netzhaut, entsprechend dem zunehmenden Ödem. Es folgen Kapillarverschlüsse, die das regelmäßige Gefäßmuster durchbrechen (Abb. 26.**10** und 26.**14**). Das ursprünglich feingliedrige Vaskularisationsschema wird gröber und ist von gefäßfreien Arealen durchsetzt. Der Obliterationsprozess beginnt in der Netzhautperipherie und setzt sich zur Netzhautmitte fort. Die Entwicklung von Gefäßproliferationen ist eng an die Kapillarverschlüsse gekoppelt. Die peripheren Gefäßobliterationen entstehen am Rand gefäßfreier Netzhautzonen (Abb. 26.**10**). Proliferationen an der Papille setzen immer ausgedehnte Gefäßobliterationen voraus. Das Fluoreszenzangiogramm zeigt auch die völlig andere Qualität der neu gebildeten Gefäße. Im Gegensatz zu den originären Netzhautgefäßen tritt aus den Proliferationen massiv Fluorescein aus (Abb. 26.**10**). Hier manifestiert sich in der Angiographie der histologische Befund, dass die neu gebildeten Gefäße ein fenestriertes Endothel haben, während in den ursprünglichen Netzhautgefäßen das Endothelrohr, bedingt durch die Zonulae occludentes, für Fluorescein praktisch nicht permeabel ist. Mit dem Fortschreiten der Retinopathie werden dann auch die Netzhautgefäße für Fluorescein durchlässig. Zu diesem Zeitpunkt ist eine Störung der Zonulae occludentes auch in den bestehenden retinalen Gefäßen anzunehmen (11). Dieser Unterschied im Permeabilitätsverhalten macht es möglich, auch sehr kleine Proliferationen schon zu einem frühen Zeitpunkt zu entdecken. Hauptanwendungsgebiet für die Fluoreszenzangiographie ist die Indikationsstellung für die Laserbehandlung der Makula.

Klinik

Nichtproliferative Retinopathie

Mikroaneurysmen sind das Leitsymptom der frühen diabetischen Retinopathie (Abb. 26.**4**). Man sieht sie als kleine rote Punkte, die teils vereinzelt über den hinteren Augenpol verstreut sind, teils wie Trauben zusammen liegen. Die Anzahl schwankt zwischen einigen wenigen und vielen hundert. In der Größe gibt es ebenfalls erhebliche Variationen.

Störungen der Blut-Retina-Schranke. Mit den Mikroaneurysmen kommt es zu Störungen in der Blut-Gewebe-Schranke. Es entwickelt sich ein Netzhautödem, wobei die Netzhaut weniger transparent wird und die Makulareflexe verschwinden. In Fortsetzung der Schrankenstörung entstehen erste intraretinale Blutungen. Soweit sie sich zwischen den Nervenfasern ausbreiten, haben sie ein streifenförmiges Aussehen. Liegen sie in den tieferen Netzhautschichten, sind sie kreisrund mit ausgefaserten Rändern. Gelegentlich können sie zu größeren flächigen Blutansammlungen unter der Membrana limitans interna der Retina zusammenfließen. Die Funktion ist in diesem Stadium meist gar nicht oder nur geringfügig beeinträchtigt. Die harten Exsudate sind gelbe, scharf begrenzte Herde, die der Ablagerung von Lipiden im Netzhautgewebe entsprechen (Abb. 26.**5**). Kleinfleckig beginnend, können sie später zu Sternfiguren oder groben Plaques zusammenfließen. Sie finden

Diabetische Retinopathie

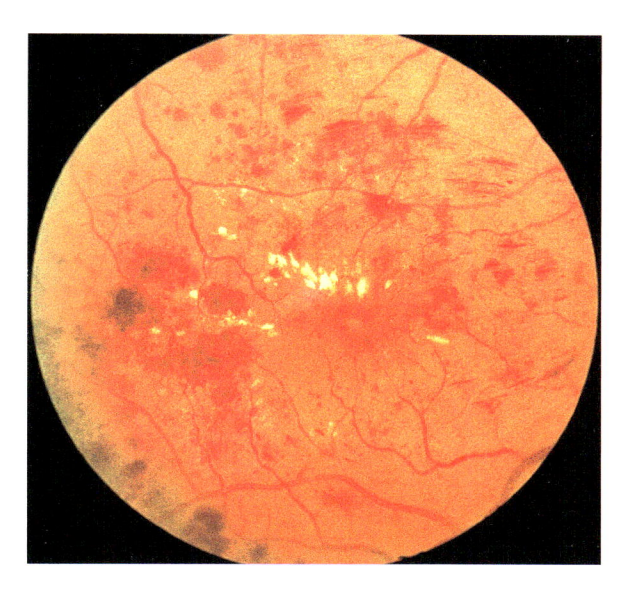

Abb. 26.**4** Mäßige nichtproliferative diabetische Retinopathie (NPDR) mit Makulaödem, Mikroaneurysmen und intraretinalen Blutungen.

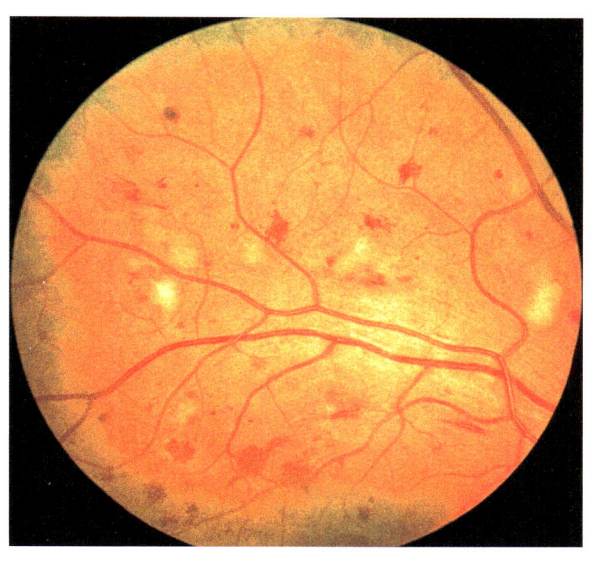

Abb. 26.**6** Cotton-wool-Herde bei nichtproliferativer diabetischer Retinopathie (NPDR).

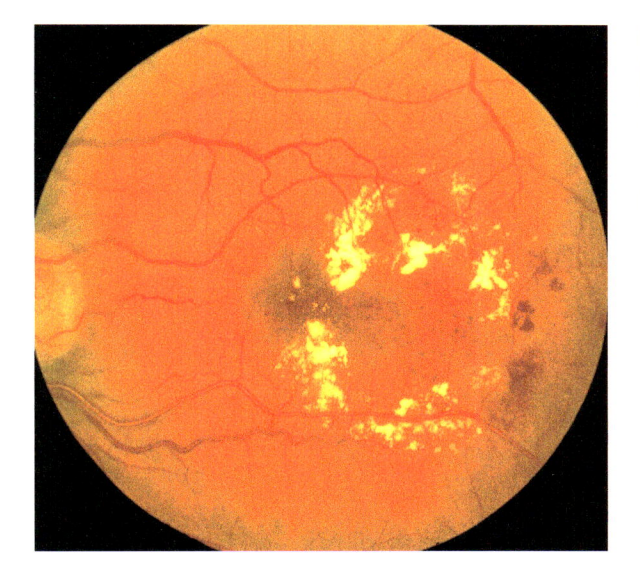

Abb. 26.**5** Klinisch signifikantes Makulaödem mit ausgedehnten Exsudaten am hinteren Augenpol.

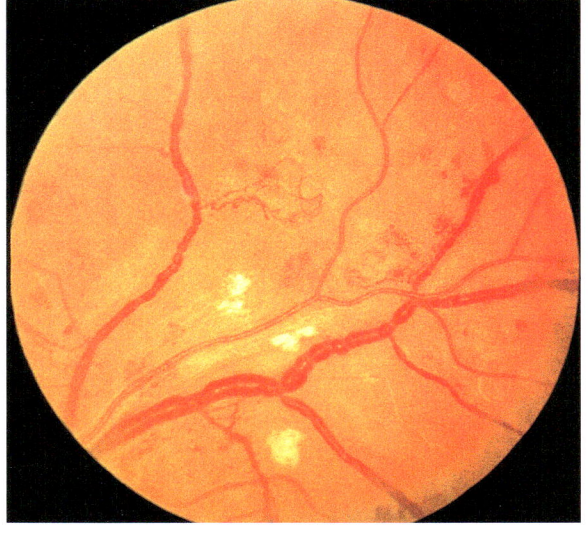

Abb. 26.**7** Intraretinale mikrovaskuläre Anomalien (IRMA) und perlschnurartige Venen („venous beading") bei nichtproliferativer diabetischer Retinopathie (NPDR).

sich vorwiegend im höheren Lebensalter. Ausgedehnte Lipidablagerungen im Netzhautzentrum reduzieren das Sehvermögen ganz erheblich. Zusätzlich können Cotton-wool-Herde auftreten (Abb. 26.**6**).

Gefäßdilatation. Im weiteren Verlauf kommt es zu einer deutlichen Dilatation von Arteriolen, Venolen und Kapillaren. Oft sind auch die großen Venen perlschnurartig erweitert. Die Kapillaren sind ebenfalls dilatiert und weisen erhebliche Kaliberschwankungen auf. Gefäßveränderungen dieser Art fasst man unter dem Begriff intraretinale mikrovaskuläre Anomalien (IRMA) zusammen (Abb. 26.**7**).

Proliferative Retinopathie

Gefäßproliferationen. Mit dem Erscheinen präretinaler Gefäßneubildungen ändert das Krankheitsbild seinen Charakter. Das bisher beschriebene pathologische Geschehen ist nicht mehr auf die Netzhaut beschränkt. 2 Ausgangssituationen sind zu unterscheiden:
➤ von der Papille proliferierende Gefäße sind besonders typisch (Abb. 26.**8**);
➤ proliferative diabetische Hochrisikoretinopathie mit Papillenproliferationen.

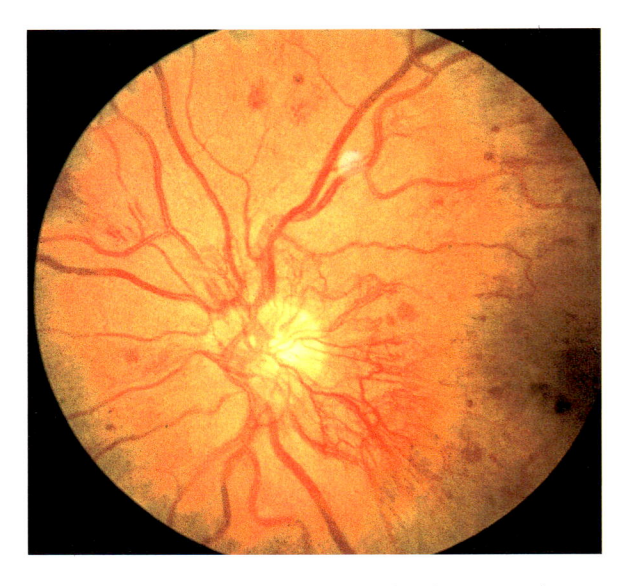

Abb. 26.**8** Proliferative diabetische Hochrisikoretinopathie mit Papillenproliferationen.

Gefäßproliferationen können aber auch in der Netzhautperipherie entstehen (Abb. 26.**9** und 26.**10**). Dort nehmen sie von den Teilungsstellen der großen Gefäße temporal ober- und unterhalb der Makula ihren Ursprung. Für das Wachstum der Gefäße ist der Zustand des Glaskörpers von erheblicher Bedeutung. Solange der Glaskörper anliegt, wachsen die Gefäße zwischen innerer Netzhautoberfläche und äußerer Grenzschicht des Glaskörpers. Tritt eine partielle Abhebung des Glaskörpers ein, benutzen die Gefäße die Glaskörperstrukturen als Leitschiene ins Augeninnere. Ist der Glaskörper total abgehoben und ohne Verbindung zur Netzhautoberfläche, verläuft der Proliferationsvorgang weit weniger aggressiv.

Blutungen. Die präretinalen Gefäßproliferationen sind Ausgangspunkt für Blutungen. Sie liegen als subhyaloidale Blutungen zwischen Netzhautoberfläche und Glaskörper oder brechen in diesen ein. Den Gefäßproliferationen folgt die Bindegewebsinvasion (Abb. 26.**11**). Mit der Fibrosierung nimmt das Gefäßwachstum ab. Die neuen Gefäße können schließlich vollständig obliterieren. Regressive Veränderungen dieser Art betreffen meist auch die ursprünglichen Netzhautgefäße. Verbunden damit ist eine Atrophie des N. opticus. Einzelne Augen verharren in diesem relativ vasoinaktiven Stadium und werden so vor einer vollständigen Erblindung bewahrt. Häufiger jedoch entstehen aus den fibrosierten Gefäßproliferationen präretinale Stränge und Membranen (Abb. 26.**12**). Deren Schrumpfung führt zur traktionsbedingten Netzhautablösung. Endzustand ist die fortgeschrittene diabetische Augenerkrankung (59) mit totaler Netzhautablösung und völliger Erblindung. Häufige Begleiterscheinung ist die Rubeosis iridis mit Sekundärglaukom.

Diabetische Makulopathie

Pathogenese. Die Netzhautmitte nimmt im Ablauf der Retinopathie eine besondere Stellung ein. Morphologische Störungen wie z. B. ein Netzhautödem manifestieren sich hier unmittelbar als Funktionsverlust (21). Die Makula muss durchaus nicht immer und notwendigerweise in den Krankheitsprozess mit einbezogen sein. Auch bei schwersten Proliferationen und ausgedehnter peripherer Traktionsablatio kann sie erstaunlich lange unberührt bleiben. Auf der anderen Seite aber finden sich Fälle, in denen die gesamte Pathologie ausnahmslos auf die Makulagegend beschränkt und die Funduspheripherie vollkommen intakt ist. Für den Visus entscheidend ist hierbei immer das Ausmaß des intraretinalen Makulaödems. Dieses ist eine Flüssigkeitseinlagerung in die zentrale Netzhaut und resultiert aus einem Zusammenbruch der Blut-Retina-Schranke. Ödematöse Verdickung der Netzhaut und sekundäre Lipidablagerungen sind die klinischen Korrelate. Okklusionen im Bereich der perifoveolären Kapillararkaden können zusätzlich eintreten. Wenn die Fovea centralis in dieses Geschehen involviert ist, kommt es zu einem langsamen Verlust des zentralen Sehvermögens. Entsprechend der Ausbreitung und der Art der retinalen Schädigung können verschiedene Varianten der diabetischen Makulopathie unterschieden werden (39).

Fokales Makulaödem. In Zusammenhang mit den Permeabilitätsstörungen an den retinalen Kapillaren wird vermehrt Flüssigkeit in die Netzhaut eingelagert. Um einzelne geschädigte Kapillaren und um Mikroaneurysmen entwickeln sich fokale Ödeme, zu erkennen an einer umschriebenen Auftreibung und Verdickung der zentralen Netzhaut. Im Randbereich dieser Bezirke finden sich häufig Lipidexsudate (Abb. 26.**5**).

Diffuses Makulaödem. Mit Zunahme der Gefäßschäden nimmt das Ödem zu. Fokale Herde fließen

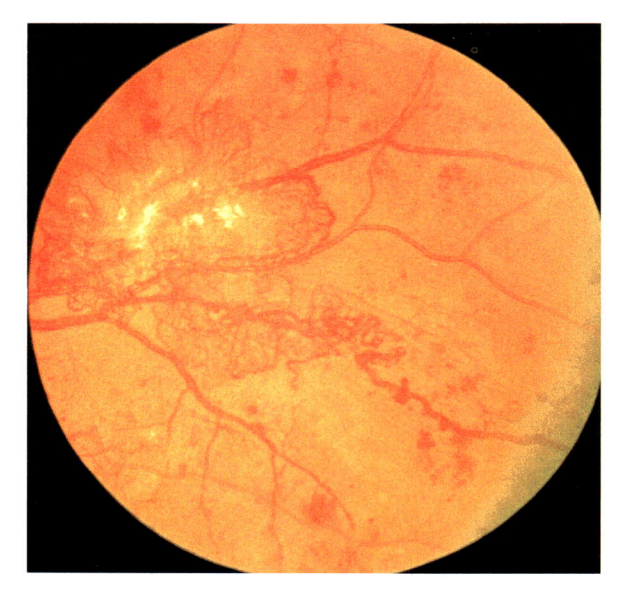

Abb. 26.**9** Proliferative diabetische Retinopathie mit papillenfernen Gefäßproliferationen.

Diabetische Retinopathie **533**

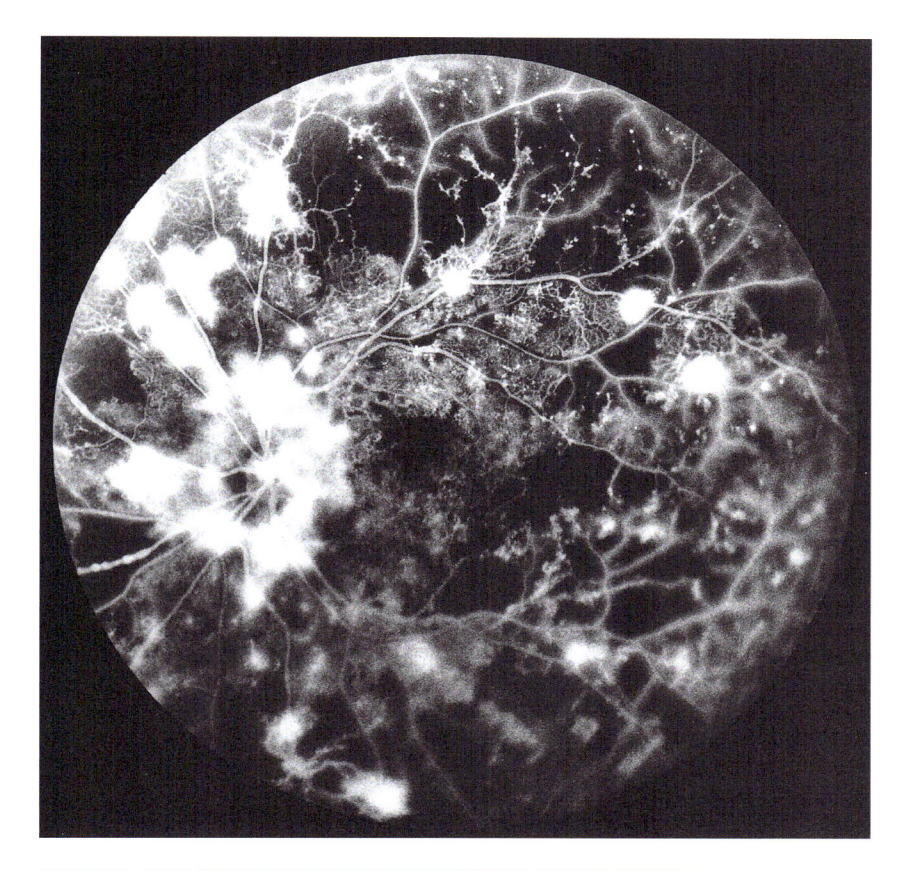

Abb. 26.**10** Fortgeschrittene proliferative diabetische Retinopathie (Weitwinkel-Fluoreszenzangiogramm) mit ausgedehnten Kapillarverschlüssen in der netzhaut sowie Papillenproliferationen mit ausgeprägter Farbstoffleckage. (Abb. von Prof. Dr. K. Shimizu, Maebashi, Japan)

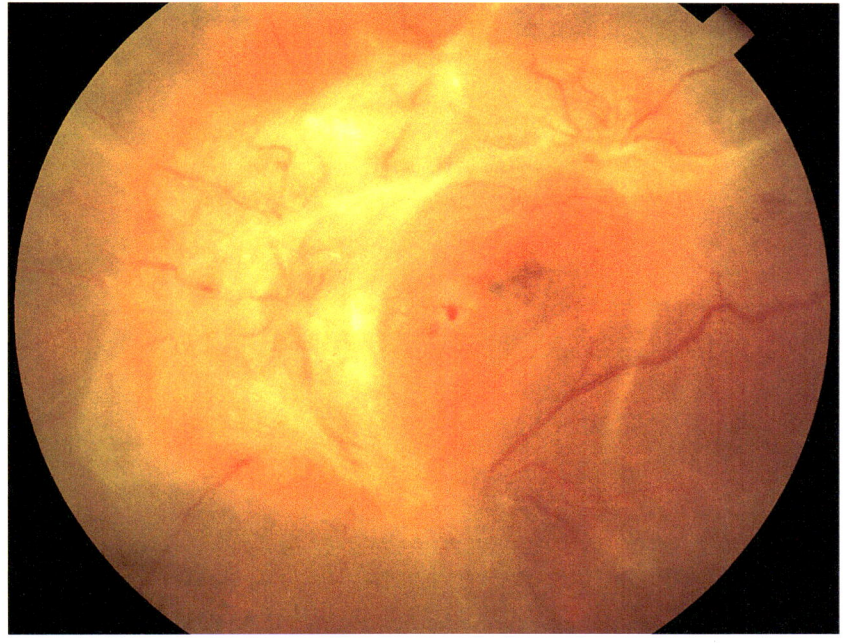

Abb. 26.**11** Fortgeschrittene proliferative diabetische Retinopathie mit ausgeprägter fibrovaskulärer Proliferation und traktiver Netzhautablösung.

großflächig zusammen. Der gesamte Makulabereich enthält seröse Flüssigkeit. Das Netzhautgewebe ist mitunter auf ein Vielfaches seiner ursprünglichen Dicke angeschwollen. Das Ausmaß der assoziierten Lipidablagerungen, die schließlich die gesamte Makularegion umfassen können, und funktionelle Störungen nehmen ebenfalls zu. Aus anfänglichem Verschwommen- und Nebelsehen entsteht mit der Zeit eine deutliche Visusreduktion. Ein lange Zeit bestehendes diffuses Makulaödem kann zudem zusätzlich das Bild eines zystoiden Ödems annehmen. Rund um die Fovea centralis entstehen zwischen den dort radiär verlaufenden Nervenfa-

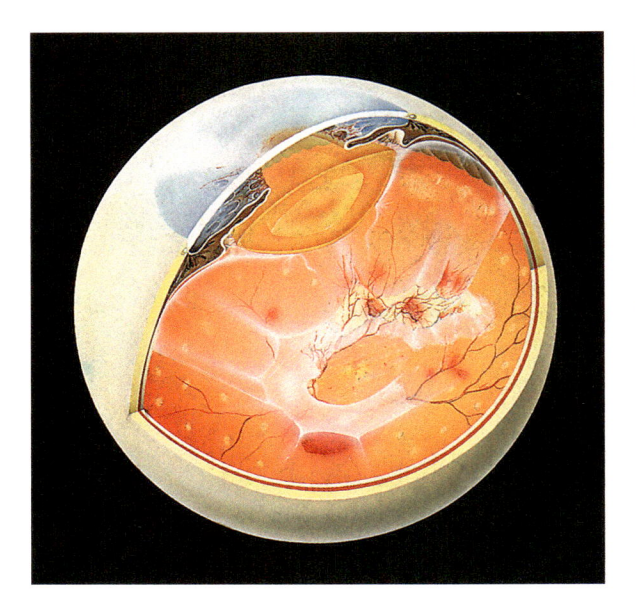

Abb. 26.12 Schemazeichnung: diabetische Traktionsablatio mit hinterer Glaskörperabhebung und präretinaler fibrovaskulärer Proliferation im Bereich der großen Gefäßbögen. (Abb. von Dr. M. Schrenk)

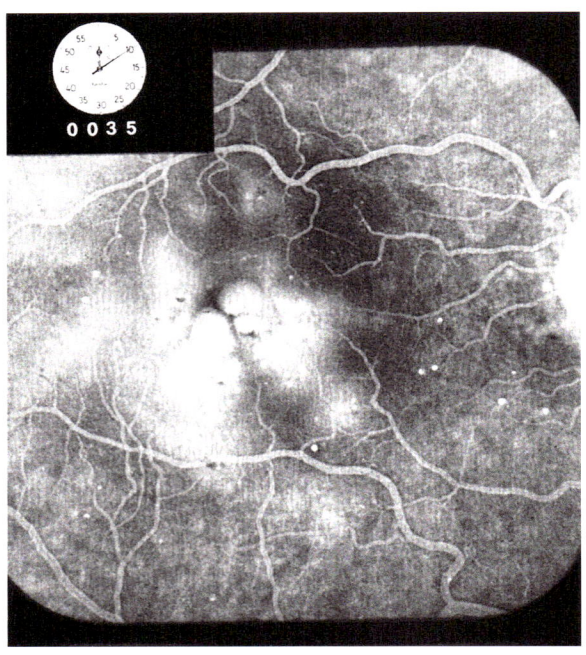

Abb. 26.13 Zystoides Makulaödem bei diabetischer Retinopathie mit typischem „sonnenblumenartigen" Anfärbemuster.

sern der Henle-Faserschicht zystenartige Hohlräume, die prall mit Ödemflüssigkeit gefüllt sind. Im Fluoreszenzangiogramm sind sie in Form eines blütenartigen Musters besonders gut zu sehen (Abb. 26.**13**). Auf Dauer bewirken sie irreversible morphologische Schäden mit Herabsetzung des Visus bis unter die Lesegrenze.

Ischämische Makulopathie. Die ischämische diabetische Makulopathie entsteht durch ausgedehnte Kapillarokklusionen in der Fovea centralis und ihrer Umgebung. Das physiologischerweise etwa 75 μm große, zentrale, gefäßfreie Areal wird durch den Verschluss der perifovealen Gefäßarkaden immer größer, bis schließlich der ganze hintere Augenpol ein zusammenhängendes gefäßfreies Feld bildet. Sichtbar machen lassen sich die Ausfälle nur mit der Fluoreszenzangiographie (Abb. 26.**14**). Die Prognose der ischämischen Makulopathie ist schlecht. Der zentrale Visus geht häufig vollständig verloren.

Klinisch signifikantes Makulaödem. Das diabetische Makulaödem wurde schon oben dargestellt. Wichtig ist die Diagnose des klinisch signifikanten Makulaödems, das definiert ist als ödematöse Verdickung der Netzhaut innerhalb von 500 μm vom Zentrum der Makula, harte Exsudate innerhalb der 500- μm-Zone in Kombination mit Netzhautverdickung, Zonen mit verdickter Netzhaut mit einer Größe von mindestens 1 Papillendurchmesser, die bis weniger als 1 Papillendurchmesser an die Makula heranreichen. Einige Stadien der Retinopathie können mit verschiedenen Stadien der Makulopathie kombiniert sein, wie z. B. eine frühe proliferative diabetische Retinopathie mit einem klinisch signifikanten Makulaödem (34, 37–39).

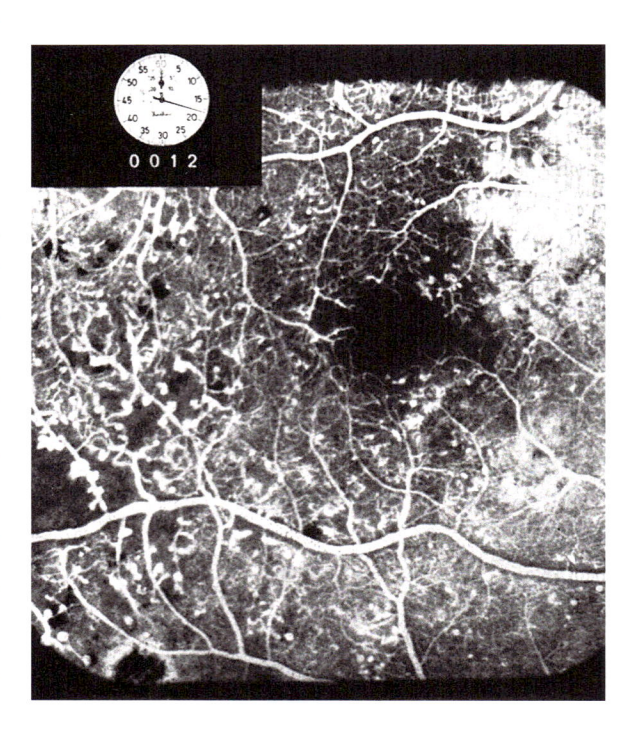

Abb. 26.14 Ischämische diabetische Makulopathie (Fluoreszenzangiogramm): Diffuse Kapillarerweiterung, Kapillarverschlüsse, Mikroaneurysmen und Defekte in der Foveaarkade sind deutlich sichtbar.

Differenzialdiagnose

Eine Reihe von Netzhautgefäßerkrankungen kann der diabetischen Retinopathie sehr ähneln. Da sie entweder auf anderen Grunderkrankungen basieren oder einer speziellen Behandlung bedürfen, ist ihre Kenntnis wichtig.

Zentralvenenverschluss. Der Zentralvenenverschluss ist in der Regel von der diabetischen Retinopathie leicht zu unterscheiden. Wesentliches Unterscheidungsmerkmal ist ein in der Regel vorhandenes Papillenödem. Daneben sind sämtliche Venen stark erweitert und die gesamte Netzhaut ist ödematös und von Blutungen durchsetzt.

Hypertensive Retinopathie. Die Symptome der hypertensiven Retinopathie können denen der diabetischen Retinopathie ähneln. Es finden sich intraretinale Hämorrhagien, Cotton-wool-Herde und harte Exsudate. Die Blutungen haben jedoch ein vorwiegend streifenförmiges Aussehen, da sie im Gegensatz zu den fleck- und punktförmigen Blutungen der diabetischen Retinopathie in den inneren Netzhautschichten liegen. Größere Cotton-wool-Herde sind häufig von einem Blutungssaum umgeben. Mikroaneurysmen sind selten. Harte Exsudate bilden in der Foveagegend eine Sternfigur. Das häufig zu sehende, massive Papillenödem kommt bei der diabetischen Retinopathie nicht vor. Differenzialdiagnostisch schwierig können Mischbilder aus diabetischer und hypertensiver Retinopathie sein. Charakteristisch sind neben den Symptomen der einzelnen Krankheitsbilder insbesondere zirkumpapilläre exsudative Veränderungen am hinteren Augenpol.

Strahlenretinopathie. Die Strahlenretinopathie sieht der diabetischen Retinopathie noch am ähnlichsten. Es finden sich Mikroaneurysmen, intraretinale Blutungen, harte Exsudate, Cotton-wool-Herde und ein Makulaödem. Im weiteren Verlauf kann es auch zu ausgedehnten Neovaskularisationen an der Papille und in der Netzhautperipherie kommen. Für die Diagnose ist die Anamnese mit einer Strahlenbehandlung im Augen- oder Kopfbereich entscheidend.

Okuläre Minderperfusion. Die okuläre Minderperfusion ist Folge von Verschlüssen im Karotisbereich. In der Regel ist eine 90%ige Stenose der gleichseitigen A. carotis communis oder interna notwendig, um entsprechende retinale Gefäßveränderungen auszulösen. Die Arterien sind enggestellt. Man sieht Mikroaneurysmen und intraretinale Blutungen, die im Gegensatz zur diabetischen Retinopathie den Makulabereich meist frei lassen. Periphere Gefäßproliferationen können sich entwickeln; harte Exsudate dagegen fehlen vollständig. Etwa 40% der Patienten mit einem okulären Ischämiesyndrom haben einen Diabetes mellitus.

Sichelzellretinopathie, Morbus Eales und Sarkoidose. Auch diese Erkrankungen sind mitunter Ursache retinaler Neovaskularisationen. In der Regel sind die Gefäßneubildungen auf die Netzhautperipherie beschränkt. Die Netzhautmitte bleibt lange Zeit intakt. Retinale Gefäßproliferationen und Hämorrhagien finden sich mitunter auch bei der chronischen myeloischen Leukämie und beim Lupus erythematodes.

Juxtafoveoläre retinale Teleangiektasien. Diese können einer diabetischen Makulopathie sehr ähnlich sein. Man sieht grobe Aneurysmen meist temporal der Fovea. Häufig sind sie von einem Ring harter Exsudate umgeben und bewirken ein erhebliches Netzhautödem.

Morbus Coats. Beim Morbus Coats liegen die Teleangiektasien in der Fundusperipherie und sind durch sehr ausgedehnte, massive, gelbe Exsudate gekennzeichnet.

Therapie

Allgemeine Therapie

Einstellung von Stoffwechsel und arterieller Hypertonie. Die wichtigste, zweifelsfrei nachgewiesene Therapie, die sowohl das Auftreten als auch die Progression der Retinopathie günstig beeinflussen kann, ist eine möglichst normoglykämische Stoffwechseleinstellung (27, 148, 157, 158). Das Risiko einer Progression der Retinopathie ist mit dem steigenden HbA_{1c} (als Maß für die Güte der Stoffwechseleinstellung) eng korreliert (Abb. 26.**15**). Dabei gilt es jedoch zu beachten, dass dies langfristige Effekte sind. Auf die Möglichkeit einer kurzfristigen, vorübergehenden Verschlechterung der Retinopathie bei rascher Normalisierung stark erhöhter Blutzuckerwerte wurde bereits hingewiesen (89).

Neben der Blutzuckereinstellung wirken sich auch eine Optimierung der Einstellung eines arteriellen Hypertonus und wahrscheinlich auch einer Hyperlipidämie günstig auf die Retinopathie aus (3, 157, 158).

> Alle Versuche, anders als mit einer Stoffwechsel- und Blutdruckverbesserung die Entwicklung der diabetischen Retinopathie positiv zu beeinflussen, waren bisher wenig erfolgreich. Für eine medikamentöse Behandlung konnte bisher klinisch kein sicherer Effekt nachgewiesen werden.

AldosereduktaseInhibitoren. Die bisher größte Hoffnung wurde auf die AldosereduktaseInhibitoren gesetzt. Während diese Medikamente im Tierexperiment das Entstehen der Retinopathie signifikant verzögern, konnte in einer groß angelegten klinischen Studie mit dem AldosereduktaseHemmer Sorbinil nach 2,5 Jahren kein eindeutiger Effekt nachgewiesen werden (141). Ob Sorbinil erst nach längerer Behandlungsdauer wirksam ist oder ob andere Substanzen wie Tolrestat effektiver sind, ist z.Z. noch offen.

Calciumdobesilat. Calciumdobesilat (Dexium) wird bei diabetischer Retinopathie in der Praxis häufig verwendet. Nachgewiesen sind Wirkungen auf die Fließfähigkeit des Blutes, auf die Blut-Retina-Schranke und als Hemmstoff vasoaktiver Kinine. Jedoch fehlt auch für dieses Medikament der Nachweis einer positiven Beeinflussung der diabetischen Retinopathie, sodass nach gegenwärtigem Kenntnisstand auch für Calciumdobesilat keine Indikation bei diabetischer Retinopathie gegeben ist. Die Ergebnisse einer randomisierten multizentrischen Studie werden in Kürze erwartet. (2, 142).

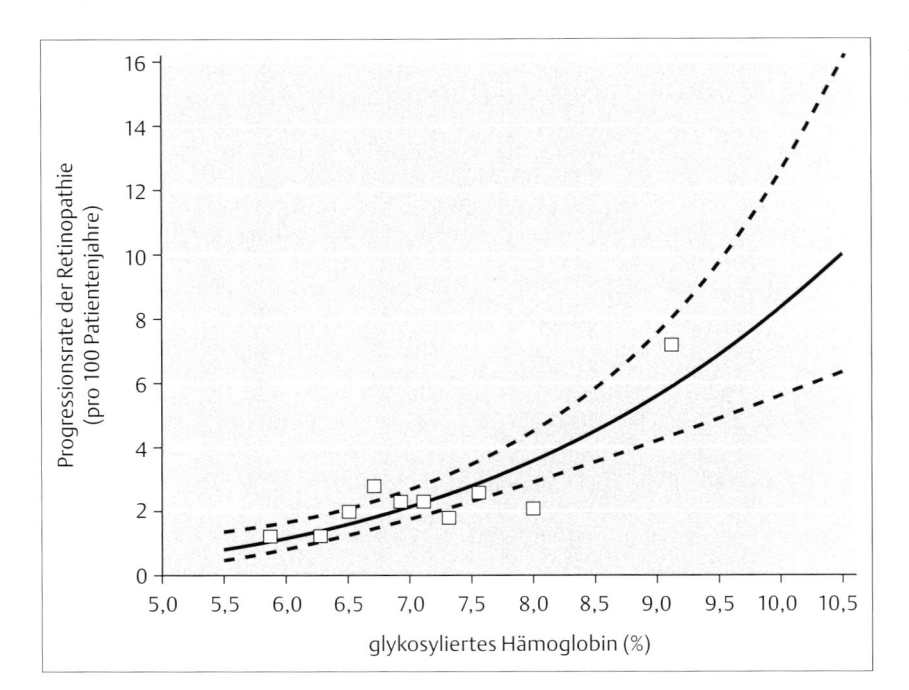

Abb. 26.15 Progression der diabetischen Retinopathie in Abhängigkeit vom HbA_{1c}-Wert. (26a)

Acetylsalicylsäure. Der Effekt von Acetylsalicylsäure (ASS) auf die diabetische Retinopathie wurde im Rahmen der ETDRS untersucht. ASS bewirkt eine Verbesserung der Fließfähigkeit des Blutes und kann die Lebenserwartung bei Patienten mit koronarer Herzerkrankung erhöhen. Auf den Verlauf der diabetischen Retinopathie ließ sich jedoch in der verwendeten Dosierung von rund 5 mg/kg Körpergewicht kein Effekt nachweisen. Interessanterweise fanden sich aber unter ASS keine vermehrten Netzhautblutungen, sodass es, trotz seiner Beeinträchtigung der Blutgerinnung, bei nichtproliferativer diabetischer Retinopathie bedenkenlos verordnet werden kann (36). Neueste experimentelle Untersuchungen könnten jedoch zu einer Wiederbelebung von ASS als therapeutische Substanz führen, denn es scheint in höheren Dosierungen (bis zu 200 mg/kg Körpergewicht) in den entzündlichen Prozess einzugreifen, der zu einer Leukozytenaktivierung und -adhäsion an die Endothelzellen und schließlich zu Kapillarverschlüssen und Endothelzelluntergang führt (66).

Neuere Antirheumatika. Ähnliche Wirkungsweisen finden sich bei neuen, in der Rheumatherapie bereits etablierten Substanzen wie Inhibitoren des Zytokins TNF-α oder selektiven COX-Inhibitoren. Problematisch ist bei allen diesen Substanzen die Dosierung. „Slow-Release"-Systeme für eine lokale transsklerale oder intravitreale Applikation könnten hier einer klinischen Anwendung den Weg bereiten.

PKC-Inhibitoren. Ein neuer Weg wird derzeitig mit Inhibitoren der Proteinkinase Cβ beschritten. In ihrer Wirkung sollen sie sowohl die Ausbildung des VEGF als auch den Zusammenbruch der Blut-Retina-Schranke hemmen (48).

Experimentelle Ansätze. Einige interessante experimentelle Ansätze sind klinisch noch nicht ausreichend erprobt. Hemmstoffe der nichtenzymatischen Glykosylierung wie Aminoguanidin konnten im Tierexperiment die Retinopathie günstig beeinflussen (52). Ebenso befindet sich derzeit der PKC-Inhibitor LY 333531 in einer klinischen Phase-II/III-Prüfung. Die Inhibition des „vascular endothelial growth factor" (VEGF) verhinderte die Ausbildung von Neovaskularisationen (6). Ein kleinmolekulares Peptid, das eine hohe Affinität für VEGF aufweist (VEGF Aptamer) und damit bioaktives VEGF bindet, wird derzeit in einer internationalen Doppelblind-Phase-II/III-Studie zur Therapie von chorioidalen Neovaskularisationen im Rahmen der altersbedingten Makuladegeneration untersucht. Eine Studie zur Therapie des diabetischen Makulaödems mit dem VEGF Aptamer ist in Planung. Welche dieser Ansätze langfristig Eingang in die klinische Praxis haben werden, bleibt abzuwarten.

Koagulationstherapie

Ziele und Ergebnisse. Meyer-Schwickerath hat 1959 zum ersten Mal über die Photokoagulation bei diabetischer Retinopathie berichtet (105). Die ursprüngliche Absicht der Behandlung war es, Blutungsquellen gezielt zu verschließen und durch die Bildung chorioretinaler Narben die Entstehung einer Netzhautablösung im Spätstadium des Leidens zu verhindern. Später kamen andere Gesichtspunkte hinzu (163). Durch die Zerstörung pathologisch veränderter Gefäße werden intraretinale Exsudationen, Ödembildungen und Lipidablagerungen verringert. Die Koagulation ischämischer Gebiete kann den Anreiz zur Proliferation vermindern. Die Durchbrechung der Permeabilitätsbarriere im retinalen Pigmentepithel bewirkt darüber hinaus eine Neuorientierung des chorioretinalen Stoffaustauschs.

Methoden und Technik. Die Photokoagulation wurde anfangs allein mit dem Xenonphotokoagulator der Firma Zeiss vorgenommen. Seit 1970 hat der Argonionenlaser zunehmend Eingang in die Therapie gefunden. Die Behandlung erfolgt entweder am sitzenden Patienten in Oberflächenanästhesie über ein Hornhautkontaktglas oder am liegenden Patienten mit einem in ein indirektes Ophthalmoskop eingeblendeten Laserstrahl. Mit dem Laser können sowohl große als auch sehr kleine „Brennflecke" erzeugt werden, die sich besonders für eine Behandlung in unmittelbarer Nähe der Fovea eignen. In den letzten Jahren wurden unterschiedliche Wellenlängen wie Argonblau, Argongrün, Kryptonrot bzw. Infrarot zur Koagulation verwendet. Es hat sich hierbei gezeigt, dass praktisch alle Wellenlängen die gewünschte Koagulationswirkung durch Absorption der Energie auf der Ebene des retinalen Pigmentepithels und der inneren Aderhautschichten erzeugen. Die absorbierte Energie wird in Hitze umgewandelt und führt zu einer koagulativen Zerstörung der inneren Aderhautschichten, des Pigmentepithels sowie der äußeren Netzhautschichten. Hierdurch wird ophthalmoskopisch ein weißlicher ödematöser Koagulationseffekt hervorgerufen, der nach einigen Tagen in eine chorioatrophische Narbe übergeht.

Eine zentrale Laserkoagulation mit einem Argonblaulaser (488 nm Wellenlänge) sollte nicht mehr durchgeführt werden, da es zur Absorption des emittierten Laserlichts im Xanthophyll der zentralen Netzhaut mit Schäden an den Bipolarzellen kommen kann.

Diabetische Makulopathie

Indikationen. Die ETDRS hat entscheidende neue Gesichtspunkte für die Behandlung des diabetischen Makulaödems erarbeiten können (32, 33, 35). Die Indikation zur Photokoagulation ist nach den Ergebnissen der ETDRS gegeben, wenn ein klinisch signifikantes Makulaödem (S. 533) vorliegt. Entscheidend ist, dass eine Photokoagulation nur den weiteren Visusverlust beeinflussen kann, eine Verbesserung der Funktion aber nur in Ausnahmefällen erwartet werden kann. Es ist deshalb wichtig, eine Photokoagulation bei gegebener Indikation dann durchzuführen, wenn noch eine gute Funktion vorhanden ist.

Eine Laserkoagulation sollte daher durchgeführt werden, bevor der Visus unter 0,1 abgesunken ist. Die Technik besteht in der Anwendung einer „Grid-Laser"-Koagulation, wobei Lasereffekte disseminiert außerhalb der Fovea innerhalb des großen Gefäßbogens gesetzt werden. Eine Wiederholung dieser Therapie bei Persistenz der behandlungsbedürftigen Veränderungen ist nur in Grenzen möglich.

Technik. Die Photokoagulation wird heute überwiegend mit dem Argongrünlaser oder mit einem Infrarotdiodenlaser mit einer Fleckgröße von 100–200 µm in Form einer fokalen Koagulation von leckenden Gefäßen und Mikroaneurysmen außerhalb der avaskulären Zone der Fovea durchgeführt (Abb. 26.**16**). Die Koagulation mit einem Infrarotlaser hat den Vorteil, dass das verwendete Laserlicht für den Patienten unsichtbar ist und der Herd mehr in den äußeren Netzhautschichten bzw. in der Aderhaut lokalisiert ist. Die Gefahr unerwünschter Blutungen ist aber gleichzeitig erhöht. Ob durch die Verwendung eines gepulsten Infrarotlasers mit sehr geringer Energie (multiple Mikrosekunden-Pulse) ein ähnlicher therapeutischer Effekt mit weniger Schäden in umgebenden Geweben erreicht werden kann (113), muss in weiteren Studien noch gezeigt werden.

Hilfreich, aber nicht unbedingt zwingend ist die gleichzeitige Vorlage eines rezenten Fluoreszenzangiogramms, um eine gezielte Laserkoagulation durchführen zu können. Bei Persistenz behandlungsbedürftiger Veränderungen kann die Laserkoagulation wiederholt werden.

Ergebnisse. Die positive Beeinflussbarkeit des klinischen Verlaufs diabetischer Makulaveränderungen und ihrer visusbedrohenden Auswirkungen durch eine parafoveoläre Koagulationstherapie wurde erstmals von Meyer-Schwickerath beschrieben (106). Hierbei war die Koagulation als fokale Photokoagulation vor allem gegen die Leckagestellen der Mikroaneurysmen gerichtet. In der Folge wurde über den positiven Effekt einer parafoveolären fokalen oder disseminierten Photokoagulation in mehreren klinischen Studien berichtet (120, 155). Therapeutisch konnte hierbei eine Besserung des morphologischen Befundes mit Rückgang von Leckagestellen, Netzhautödem und Lipidablagerungen erreicht werden, ein Anstieg des Visus war aber nur in Ausnahmefällen festzustellen. Das Risiko eines weiteren Visusverlustes konnte verringert werden, sodass die Regression der morphologischen Veränderungen mit einer Stabilisierung des Befundes verbunden war. Insbesondere die britische Studie von Townsend et al. (155) hat gezeigt, dass dieser positive therapeutische Effekt der Koagulation insbesondere vom Schweregrad der diabetischen Makulopathie und von der Art der visusmindernden Makulaveränderungen abhängig ist.

Die ETDRS hat zeigen können, dass durch eine frühzeitige fokale Photokoagulation innerhalb eines Jahres das Risiko eines Visusverlusts bei gleichzeitigem, klinisch signifikanten Makulaödem und mäßiger NPDR von 15,9% auf 5,3% reduziert werden kann (35). Bei einem diffusen Makulaödem ist die Visusprognose schlechter.

Kontraindikation. Bei einer ischämischen Makulopathie mit Beteiligung der Foveaarkade ist eine Laserkoagulation nicht sinnvoll. Eine Besserung der Situation kann hierbei nicht erreicht werden, da Gefäßverschlüsse und nicht leckende Gefäße die Ursache der Visusminderung sind.

Eine Besonderheit ist das Makulaödem mit gleichzeitiger präretinaler Traktion am hinteren Augenpol. In diesem Fall führt der Zug der epiretinalen Membranen auf die Gefäße zu Schrankenstörungen der Gefäßwand mit Netzhautödem. Eine alleinige Laserkoagulation reicht dann nicht aus, sodass eine Vitrektomie mit Entfernung der Membranen indiziert ist.

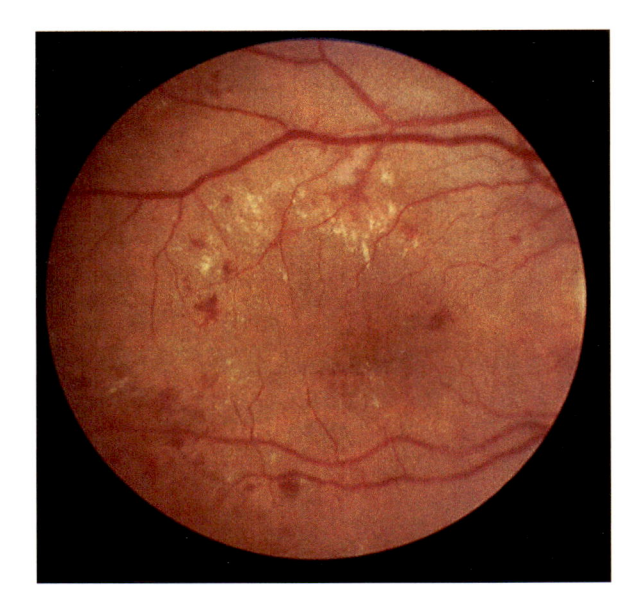

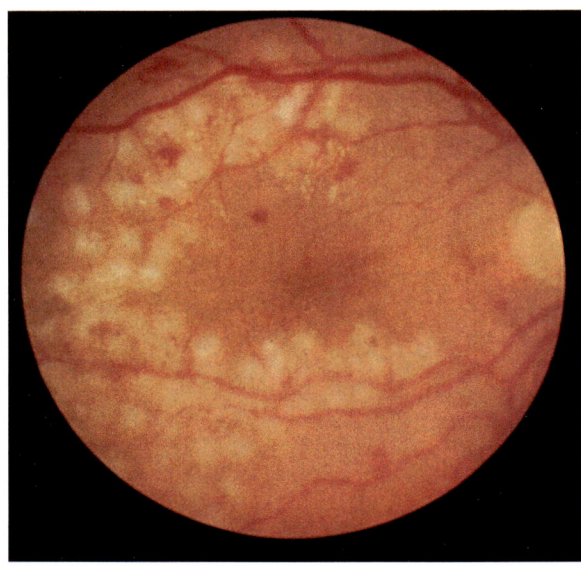

Abb. 26.16 Diabetische Makulopathie mit beginnendem klinisch signifikanten Makulaödem vor (a) und nach (b) fokaler Koagulation.

Proliferative Retinopathie

Technik. Bei der diabetischen Makulopathie werden durch die Koagulation in der Umgebung der Fovea parazentral kleine Herden gesetzt. Bei der Behandlung der proliferativen diabetischen Retinopathie dagegen werden die peripheren Netzhautareale mit größeren Laserherden koaguliert. Die Photokoagulation erfolgt im Allgemeinen mit etwa 1200–1400 Herden mit einer Fleckgröße von etwa 300 μm. Bei schweren Verlaufsformen können auch mehr Koagulationseffekte erforderlich sein. Die panretinale Photokoagulation erstreckt sich über die gesamte mittlere retinale Peripherie und sollte etwa 1/4–1/3 der gesamten Netzhautfläche umfassen.

Ergebnisse. Da sich die Kapillarokklusionen und die retinale Ischämie, die für die Bildung der Neovaskularisationen verantwortlich sind, vorwiegend in der mittleren Fundusperipherie befinden (137), kann die Ausschaltung dieser Netzhautbezirke eine Regression der Gefäßneubildungen sowohl im Bereich der großen Gefäßbögen als auch an der Papille bewirken. Dies konnte in mehreren klinischen Studien bestätigt werden (22, 150, 152). Besonders die DRS (152) zeigte, dass nach 3–5 Jahren etwa 3/4 der behandelten Augen eine brauchbare Sehschärfe behalten konnten, während dies beim unbehandelten Verlauf nur bei etwa 1/4 der Patienten der Fall war. Als besondere Faktoren, die das Behandlungsergebnis und somit das Risiko eines Visusverlusts beeinflussten, wurden Lage und Größe der Proliferationen sowie das Vorhandensein oder Nichtvorhandensein einer Glaskörperblutung identifiziert (151, 152). Waren lediglich kleine Proliferationen in der Fundusperipherie sichtbar, so war nach 2 Jahren unbehandelt in 6,8% und behandelt in 2,0% der Fälle eine weitgehende Erblindung des betroffenen Auges zu beobachten. Waren solche kleinen Proliferationen zusätzlich an der Papille sichtbar, erhöhte sich dieses Risiko auf unbehandelt 10,5% und behandelt 3,1%. War zudem eine Glaskörperblutung eingetreten, so betrug dieses Risiko unbehandelt 25,6% und behandelt 4,4%. War in einer solchen Situation zudem die Papillenproliferation sehr groß und zeigte eine beginnende Fibrosierung, erhöhte sich dieses Risiko unbehandelt auf 36,9% und behandelt auf 20,1%.

Indikation und Vergleich bei Makulaödem. Ist die Diagnose einer proliferativen Retinopathie gestellt, besteht nach den Daten der DRS die Indikation zur Koagulationstherapie. Bei schwerer nichtproliferativer diabetischer Retinopathie ist die panretinale Photokoagulation umstritten. Die ETDRS fand einen grenzwertig positiven Effekt der Laserkoagulation nur bei Typ-2-Diabetikern (42). Ist die proliferative diabetische Retinopathie mit einem klinisch signifikanten Makulaödem verbunden, so muss zunächst das Makulaödem fokal behandelt werden, um dann die disseminierte periphere Photokoagulation anzuschließen, da sonst die periphere Koagulation eine Zunahme des zentralen Ödems mit Visusverminderung bewirken kann. (Abb. 26.**17** und 26.**18**).

Nebenwirkungen. Akute Komplikationen der panretinalen Photokoagulation können eine vorübergehende exsudative Netzhautablösung bzw. eine Aderhautschwellung sein, die sich in der Regel ohne besondere Therapie zurückbilden. Regelmäßige Folgen einer panretinalen Koagulation sind eine konzentrische Einengung des Gesichtsfelds und eine u. U. erhebliche Beeinträchtigung der Dunkeladaptation. Beide Nebenwirkungen können dazu führen, dass die Fahrtauglichkeit nicht mehr gegeben ist, worüber der Patient aufgeklärt werden muss.

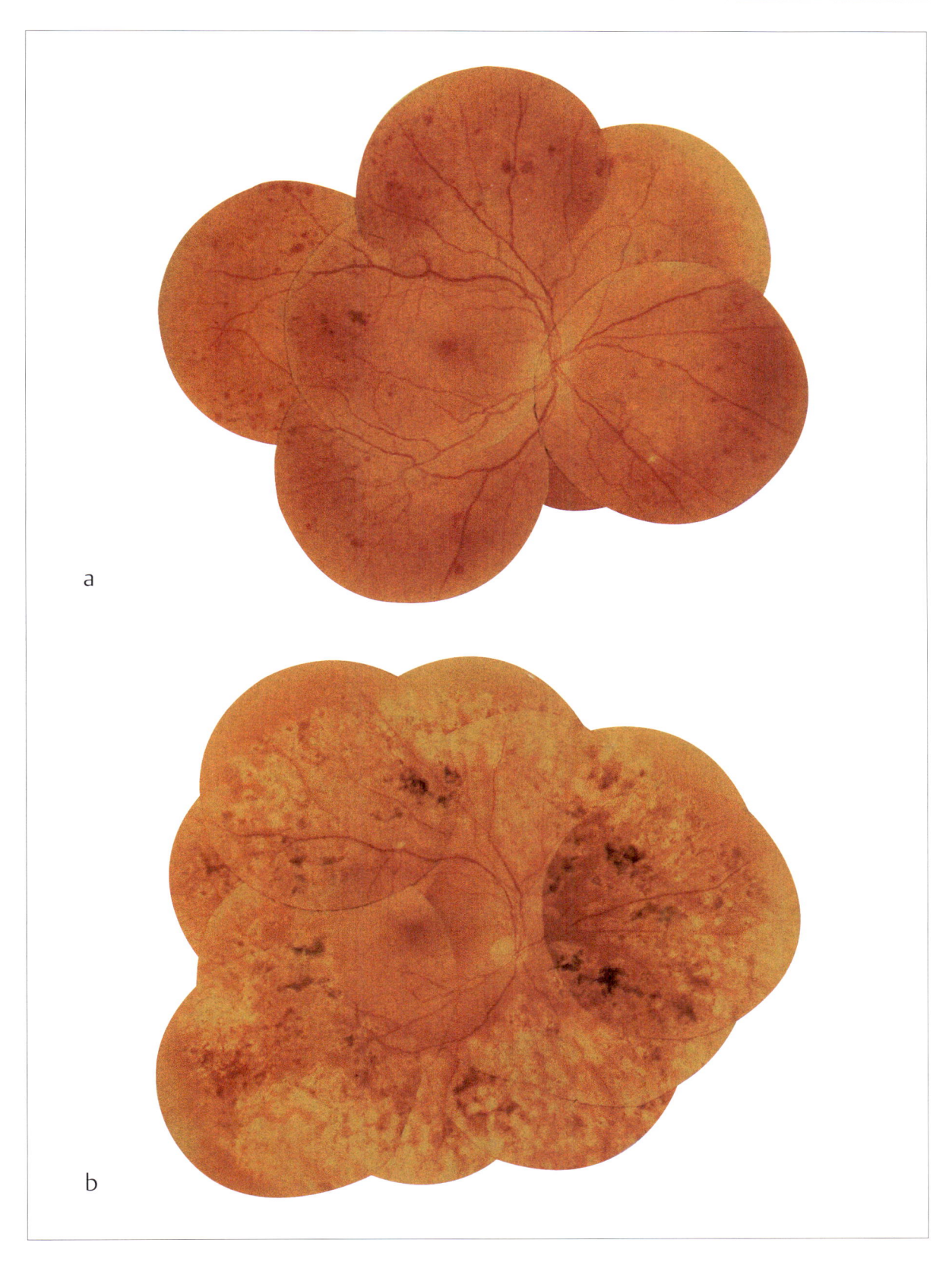

Abb. 26.**17** Proliferative diabetische Retinopathie mit papillenfernen Gefäßproliferationen vor (**a**) und nach (**b**) mittelperipherer disseminierter Photokoagulation mit deutlicher Remission der proliferativen Veränderungen.

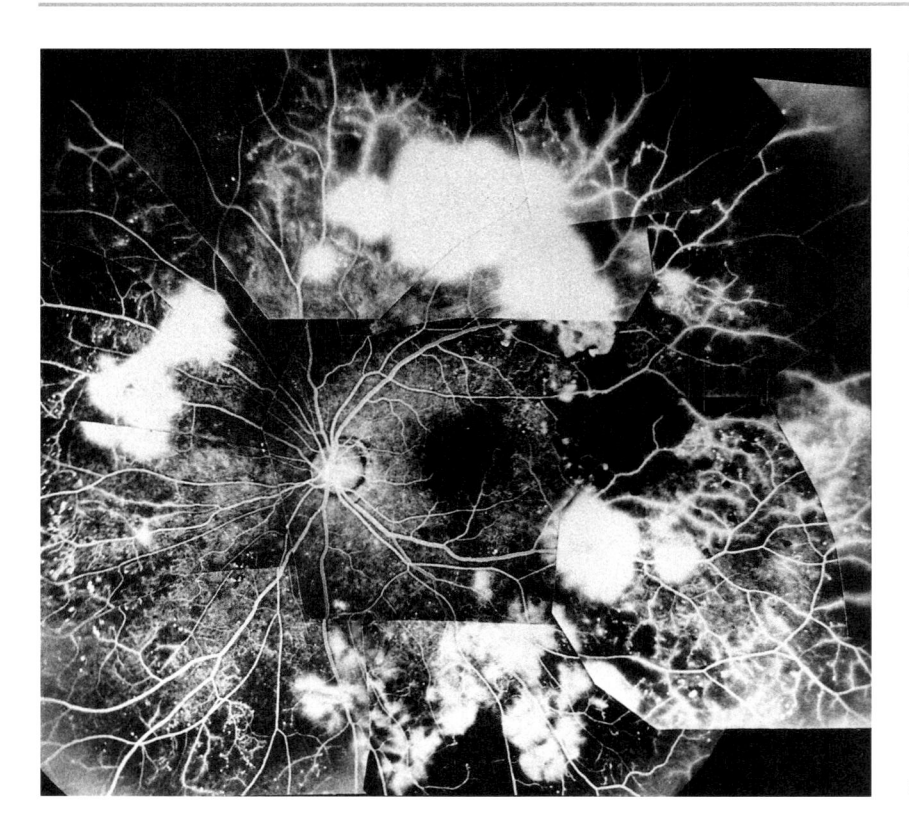

Abb. 26.**18** Proliferierende diabetische Retinopathie (Komposit-Fluoreszenzangiogramm) mit massiven papillenfernen Gefäßproliferationen und Farbstoffleckage sowie Gefäßobliterationen vorwiegend in der mittleren Fundusperipherie (**a**); weitgehende Remission der proliferativen Veränderungen nach panretinaler Photokoagulation (**b**).

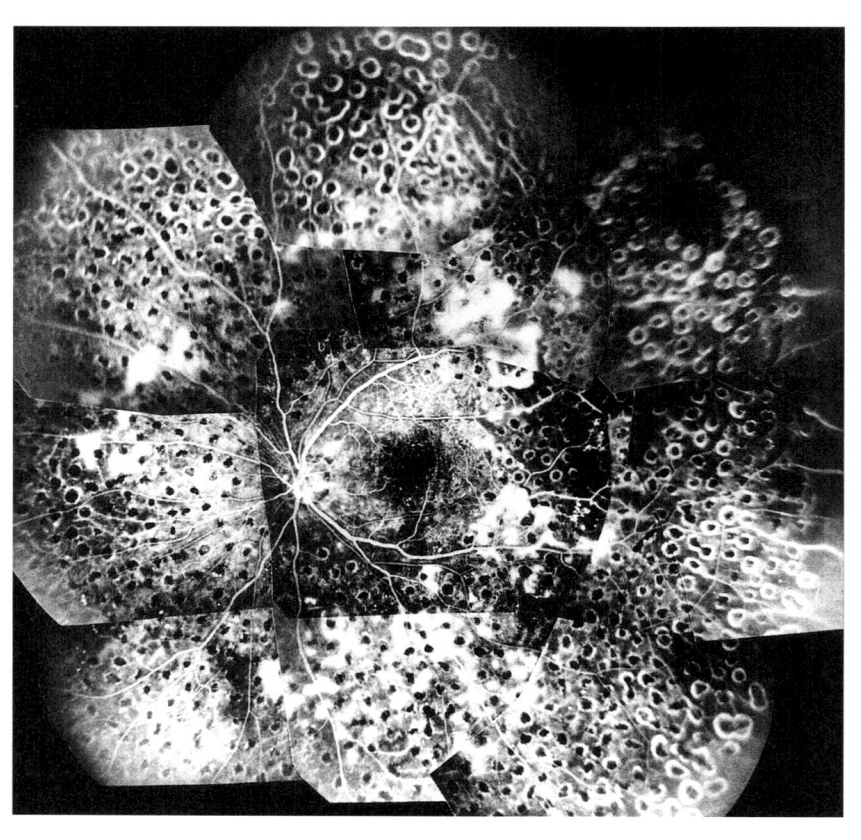

Kryotherapie

Liegen bereits Glaskörperblutungen vor, ist eine Photokoagulation nicht mehr möglich. Falls durch eine Ultraschalluntersuchung eine Netzhauttraktion sicher ausgeschlossen ist, kann eine transkonjunktivale Kryotherapie die panretinale Photokoagulation ergänzen (18, 115). Eine solche Behandlung ist auch bei reduziertem Funduseinblick möglich und bewirkt eine Verödung der peripheren ischämischen Netzhaut.

Operative Therapie

Indikationen. Die Einführung der Pars-plana-Vitrektomie in die Behandlung der komplizierten diabetischen Retinopathie durch Machemer (97) hat die Prognose fortgeschrittener Stadien der diabetischen Retinopathie entscheidend verbessert. Etablierte Indikationen zur Pars-plana-Vitrektomie bei diabetischer Retinopathie sind (62):
➤ Glaskörperblutungen ohne Aufhellungstendenz,
➤ traktive Ablösung der Makula,
➤ kombinierte traktive und rhegmatogene Netzhautablösung,
➤ progressive fibrovaskuläre Proliferationen trotz intensiver panretinaler Photokoagulation.

Etablierte relative Indikationen sind insbesondere persistierende retrohyaloidale Blutungen, die zu massiven Fibrosen im vitreoretinalen „interface" führen können (138).

Eine neuere Indikation für die Pars-plana-Vitrektomie könnte sich für die exsudative, besonders wohl für die diffus-exsudative diabetische Makulopathie abzeichnen (96, 125, 164). Dabei wird durch Induktion einer hinteren Glaskörperabhebung und Entfernung der Membrana limitans interna am hinteren Augenpol versucht, eine Rückbildung des Makulaödems zu erreichen.

Operationstechnik. Der wesentliche Fortschritt der Pars-plana-Vitrektomie besteht in einer geschlossenen Operation am tonisierten Auge. Standard ist heute die „3-Port"-Technik. Hierbei werden 3 sklerale Inzisionen von 0,9 mm Breite innerhalb der Pars plana benutzt, wobei eine Inzision für eine kontinuierliche Infusion und die beiden anderen Inzisionen als „Instrumentenkanäle" zur Einführung eines Vitrektoms, intraokularer Mikroinstrumente und eines Beleuchtungssystems benutzt werden (Abb. 26.**19**). Die operative Strategie besteht in der möglichst weitgehenden Entfernung des (eingebluteten) Glaskörpers einschließlich der Glaskörperbasis, der Eliminierung aller anterior-posterioren Narbenstränge und der möglichst radikalen Entfernung epiretinaler Membranen (Abb. 26.**20** und 26.**21**), sodass die Netzhaut traktionsfrei zur Anlage kommt (20). Die Verwendung von flüssigem Silikon zur Tamponade des Glaskörperraums hat die Prognose komplizierter diabetischer Retinopathien mit massiver epiretinaler Traktion erheblich verbessert (57). Silikon als Glaskörpertamponade kann nicht nur in schwerwiegenden Fällen zu einer postoperativen Sicherung der Netzhautanlage erforderlich sein, sondern führt auch zu einer Kompartimentierung. Wachstumsfaktoren können dann nicht

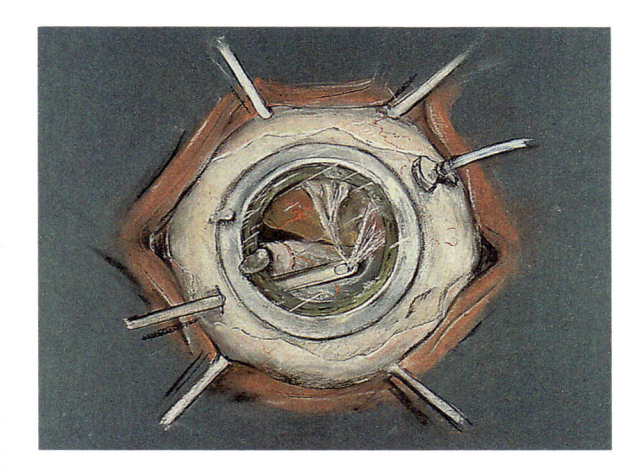

Abb. 26.**19** Pars-plana-Vitrektomie bei diabetischer Traktionsablatio; intraokulare Mikroinstrumente aus der Sicht des Operateurs.

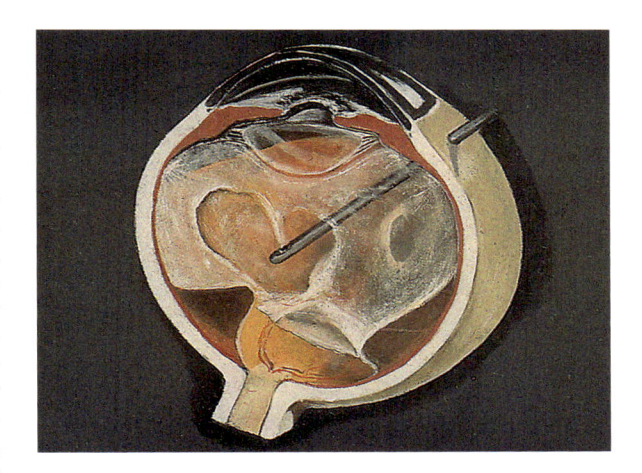

Abb. 26.**20** Operationszeichnung: operative Durchtrennung präretinaler Traktionsmembranen bei diabetischer Traktionsablatio.

mehr ungehindert und frei diffundieren. Man nimmt an, dass dies die Ausbildung oder das Fortschreiten von Gefäßneubildungen auf der Iris zumindest teilweise verhindert (17, 63).

Neben der zunehmenden Miniaturisierung der intraokularen Instrumente bestanden weitere wesentliche Fortschritte der letzten Jahre in der Verwendung schwerer Flüssigkeiten zur intraoperativen Manipulation der Netzhaut sowie in der Einführung von Weitwinkelbeobachtungssystemen, die erheblich sicherere und atraumatischere intraokulare Manipulationen ermöglichen (97). Eine intraoperative panretinale Photokoagulation mit einem Endolaser reduziert die Inzidenz der sonst häufigen postoperativen Nachblutungen.

Ergebnisse. Während die Pars-plana-Vitrektomie bei Glaskörperblutungen ohne Netzhautablösung für den Patienten in der Regel eine erhebliche funktionelle Verbesserung bewirkt, sind die funktionellen Ergebnisse bei komplizierter diabetischer Traktionsablatio un-

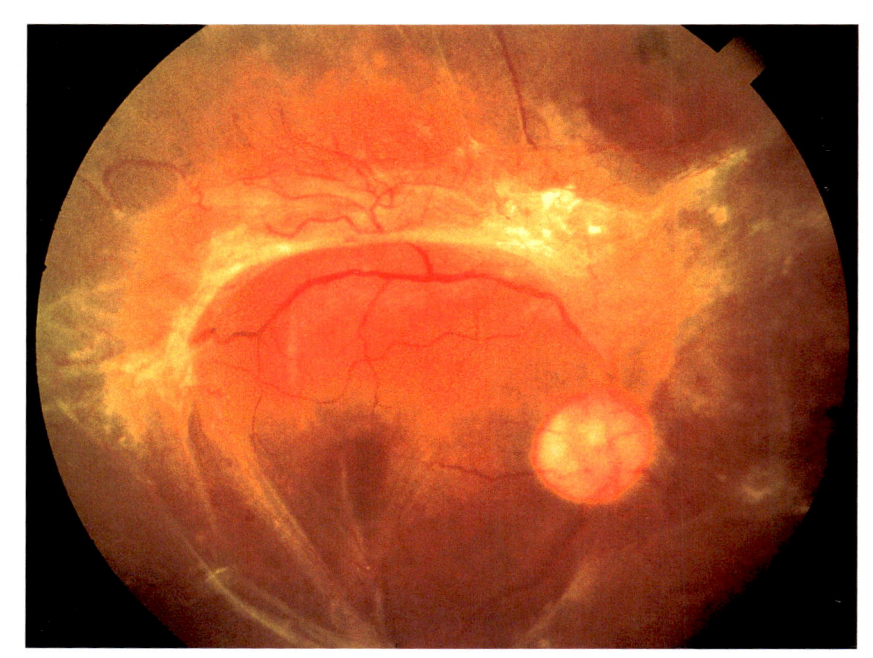

Abb. 26.21 Diabetische Traktionsablatio vor (**a**) und nach Pars-plana-Vitrektomie mit Siliconfüllung (**b**; Fundusfoto).

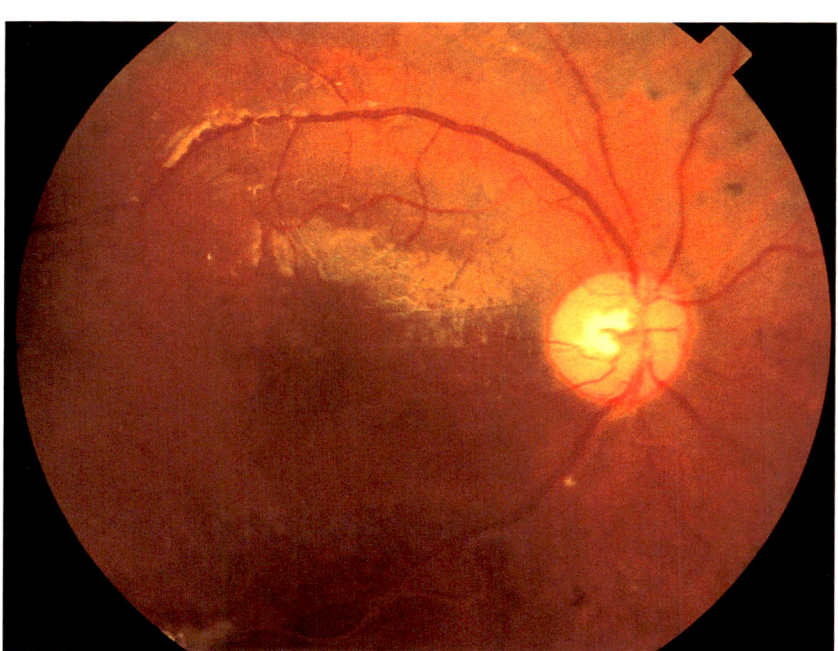

geachtet der operativ-technischen Erfolge auch bei „anatomischem Erfolg" nicht selten enttäuschend. Insbesondere bei Patienten, bei denen längere Zeit eine Netzhautablösung unter Einschluss der Makula bestanden hat, ist die Visusprognose schlecht. Ein nicht selten zusätzlich bestehendes Sekundärglaukom verschlechtert die Prognose weiter (58). Weitere Komplikationen können in einer periretinalen Reproliferation mit erneuter traktiver Netzhautablösung bestehen. Zusätzlich sind durch das zur Netzhauttamponade häufig verwendete flüssige Silikon Komplikationen wie die komplizierte Katarakt oder ein Sekundärglaukom möglich (103). Die gegenwärtige Diskussion zum Stellenwert der Pars-plana-Vitrektomie in der Behandlung der diabetischen Retinopathie bezieht sich deshalb im Wesentlichen auf den optimalen Operationszeitpunkt (58). Die DRVS konnte dabei zeigen, dass eine Frühvitrektomie bei massiver Glaskörperblutung auch ohne eindeutige Netzhautablösung die Langzeitprognose bei Typ-1-Diabetikern erheblich verbessert (153), wobei allerdings das unmittelbare Operationsrisiko in Kauf genommen werden muss. Zur Effektivität der Pars-plana-Vitrektomie bei diabetischem Makulaödem sind bisher kleinere

Serien veröffentlicht worden, sodass die Resultate größerer Studien abgewartet werden müssen (96).

Untersuchungsintervalle

Da die Initialstadien der diabetischen Retinopathie symptomlos verlaufen, sind regelmäßige Kontrolluntersuchungen des Augenhintergrunds zur Bestimmung des optimalen Interventionszeitpunkts erforderlich. Nach den Leitlinien der Deutschen Diabetesgesellschaft (52a) werden die in Tab. 26.1 aufgeführten Kontrollintervalle empfohlen.

Diese Ziele sind trotz intensiver Aufklärung über die Erblindungsrisiken bei diabetischer Retinopathie bei Weitem noch nicht erreicht. Basierend auf einer Auswertung von Krankenkassendaten muss davon ausgegangen werden, dass in Deutschland jährlich nur bei 15,8% der Diabetiker eine Untersuchung des Augenhintergrunds durchgeführt wird (55), sodass eine weitere intensive Aufklärungsarbeit notwendig ist.

Bei geplanter Schwangerschaft sollte aufgrund des erhöhten Retinopathierisikos (S. 529) wenn möglich präkonzeptionell eine Fundusuntersuchung stattfinden. Bei schon bestehender Retinopathie sollten Kontrollen alle 1–2 Monate während der Schwangerschaft durchgeführt werden. Eine Photokoagulation ist, falls indiziert, auch während der Schwangerschaft einfach durchzuführen, da lediglich eine Oberflächenanästhesie der Hornhaut erforderlich ist.

Veränderungen der Aderhaut

In erstaunlichem Gegensatz zur umfangreichen Literatur über die diabetischen Netzhauterkrankungen sind Untersuchungen über entsprechende Veränderungen an der Aderhaut, welche für die Versorgung des äußeren Drittels der Netzhaut verantwortlich ist, selten. Offensichtlich kommt es nach längerer Diabetesdauer parallel zur diabetischen Retinopathie zu einer deutlichen Verringerung des Blutflusses in der Aderhaut (94, 165), wobei ein erhöhter Gefäßwiderstand, ein erniedrigter intraarterieller Druck und die Hyperviskosität des Blutes entscheidende Ursachen sind. Gefäßausgusspräparate haben zeigen können, dass auch die Aderhautgefäße von Diabetikern deutliche morphologische Veränderungen wie Tortuositas, fokale Gefäßerweiterungen und -verengungen, Mikroaneurysmen, Kapillarverschlüsse und Sinusbildungen in den Aderhautlobuli aufweisen können (50). Auch ultrastrukturell zeigen Aderhautgefäße von Diabetikern ähnliche Veränderungen wie die Netzhautgefäße bei diabetischer Retinopathie (60).

Neuroophthalmologische Erkrankungen

Sehnerv und Papille

Das Vorkommen einer diabetischen Neuritis n. optici ist zwar in der älteren Literatur mehrfach beschrieben worden, allerdings ist eine solche eindeutige Zuordnung nach heutigem Kenntnisstand nicht zweifelsfrei möglich. Die diabetische Mikroangiopathie scheint aber ein wesentlicher Risikofaktor für die Entstehung einer „anterioren ischämischen Optikusneuropathie" (AION) zu sein, die in der Regel zu einem massiven Visusverlust führt (56, 114). Darüber hinaus lassen sich mithilfe elektrophysiologischer Untersuchungsmethoden bei Diabetikern deutliche Veränderungen in der Ableitung visuell evozierter kortikaler Reizantwortpotenziale nachweisen, die allerdings überwiegend asymptomatisch bleiben (129).

Von einigen Autoren ist eine „diabetische Papillopathie" beschrieben worden, die entgegen den Angaben in der älteren Literatur bei Typ-1- und Typ-2-Diabetes gleich häufig vorkommt (131). Charakteristisch sind ein hyperämisches Papillenödem, mäßiger Visusverlust und in 70% der Fälle ein zusätzliches Makulaödem (131). Die Visusprognose ist insbesondere bei Typ-1-Diabetikern gut. Eine abgrenzbares Krankheitsbild ist das Wolfram-Syndrom (44). Hierbei handelt es sich um ein genetisch determiniertes Syndrom mit Diabetes insipidus, Diabetes mellitus, Optikusatrophie und Innenohrschwerhörigkeit.

Augenmuskelparesen

Augenmuskelparesen sind bei Diabetikern signifikant häufiger als bei Nichtdiabetikern, wobei eine schlechte Stoffwechselführung als wesentlicher Risikofaktor angesehen wird (19, 161). Anhand großer Patientenserien ist geschätzt worden, dass bei 0,97% aller Diabetiker eine Augenmuskelparese auftritt. Demgegenüber scheint die Fazialisparese bei Diabetikern nicht gehäuft aufzutreten (161).

Tab. 26.1 Kontrollen zur Früherkennung diabetischer Augenerkrankungen

Typ-1-Diabetes	
mit Beginn der Pubertät	1-mal jährlich
ab dem 5. Erkrankungsjahr	1-mal jährlich
wenn Retinopathie festgestellt	nach Maßgabe des Augenarztes
Typ-2-Diabetes	
bei Diagnosestellung	sofort
dann bei fehlenden diabetischen Netzhautveränderungen	1-mal jährlich
bei Retinopathie/Makulopathie	nach Maßgabe des Augenarztes

Vorderer Augenabschnitt

Hornhaut

Störungen der Verankerung des Epithels in der Basalmembran mit nachfolgenden rezidivierenden Erosionen sind typische Hornhautkomplikationen beim Diabetes (49). Zusätzlich ist die Hornhautsensibilität bei Diabetikern deutlich herabgesetzt (132), wobei häufig gleichzeitig eine Polyneuropathie besteht, sodass Hornhauterosionen nicht selten asymptomatisch bleiben und sich im Extremfall bis zum Ulcus corneae entwickeln können (134). Therapeutisch ist der Einsatz von topischen AldosereduktaseInhibitoren versucht worden (119), deren Effekt aber noch nicht eindeutig geklärt ist. Neben den beschriebenen Veränderungen sollen bei Diabetikern auch Falten in der Descemet-Membran der Hornhaut vorkommen (49).

Rubeosis iridis und neovaskuläres Glaukom

Pathogenese und Klinik. Neben Gefäßneubildungen an der Netzhautoberfläche im Rahmen der proliferativen diabetischen Retinopathie können Neovaskularisationen auch an der Iris beobachtet werden. Als Ursache für diese Gefäßneubildungen wird ebenfalls die Ischämie in den peripheren Netzhautanteilen angesehen. Es bilden sich neue Gefäße am Pupillarsaum der Iris bzw. im Kammerwinkel. Diese können als fibrovaskuläres Gewebe auf der Vorderfläche der Iris weiterwachsen und schließlich die gesamte Iris bedecken sowie den Kammerwinkel verlegen. Der Verschluss des Kammerwinkels führt zu einem erheblichen Anstieg des Augeninnendrucks und ist als neovaskuläres Sekundärglaukom bei Diabetikern eine gefürchtete Komplikation. Findet sich eine Rubeosis iridis bei Patienten mit einer nichtproliferativen diabetischen Retinopathie in 5–10% der Fälle, so beträgt die Inzidenz bei einer unbehandelten proliferativen diabetischen Retinopathie etwa 50–60% (98).

Therapie. Bei der Behandlung der Rubeosis iridis und des neovaskulären Glaukoms stehen aufgrund der pathogenetischen Zusammenhänge die panretinale Photo- und Kryokoagulation im Vordergrund (123, 124). Ist der Kammerwinkel größtenteils oder vollständig verschlossen, kann eine zyklodestruktive Therapie durchgeführt werden. Die Zyklokryokoagulation hat zwar eine gute Erfolgsrate, aber auch ein hohes Risiko einer Phthisis (8).

Eine transsklerale Zyklophotokoagulation scheint bei ähnlicher Wirkung eine geringere Komplikationsrate zu haben. Fistulierende Operationen haben in Kombination mit der Verwendung von Antimetaboliten nur begrenzte Anwendung gefunden.

Transitorische Refraktionsstörungen

Transitorische Refraktionsstörungen sind häufig erstes Symptom eines Diabetes (41) und nicht selten Anlass zur Diagnose. In der Regel kommt es zu einer Hyperopisierung, deren Ursache in der Hyperglykämie, der damit verbundenen Störung des Sorbitstoffwechsels und einer Erhöhung des intralentikulären osmotischen Drucks zu suchen ist (41). Die Hyperopisierung verschwindet in der Regel mit der Normalisierung des Stoffwechsels.

Katarakt

Linsentrübungen sind bei Diabetikern häufig. Der Diabetes ist, neben dem Alter, einer der wichtigsten Risikofaktoren für die Entwicklung einer Katarakt (53, 72). Im Tierexperiment konnte eindrucksvoll gezeigt werden, dass die Hyperglykämie und der Aldosereduktase-Stoffwechsel mit der intrazellulären Akkumulation von Sorbit pathogenetisch für die Trübung der Linse verantwortlich ist (70). Ob die medikamentöse Hemmung der Aldosereduktase auch beim Patienten die Kataraktentwicklung aufhalten kann, ist zur Zeit noch offen. Einzelne Autoren haben zudem das Auftreten einer Katarakt mit der Lebenserwartung korreliert (26). Die einzige Behandlungsmöglichkeit der Katarakt ist die Operation (mit Ausnahme der Katarakt bei Galaktosämie). Immerhin 11% aller Kataraktoperationen werden bei Diabetikern durchgeführt (45).

Obwohl die Kataraktoperation mit der heute üblichen, schonenden, extrakapsulären Technik (die Linsenkapsel und damit die Barriere zwischen vorderem und hinterem Augenabschnitt bleibt erhalten) und Implantation einer Hinterkammerlinse die häufigste und eine der sichersten Operationen in der Medizin überhaupt ist, treten potenzielle intra- bzw. postoperative Komplikationen bei Diabetikern signifikant häufiger auf (16). Dabei steigt das Risiko in Abhängigkeit vom Schweregrad der Retinopathie. Während bei Diabetikern ohne Retinopathie keine erhöhte Komplikationsrate zu erwarten ist, ist das Risiko bei aktiver proliferativer Retinopathie, evtl. sogar mit Rubeosis iridis, deutlich erhöht. Zu den akuten Komplikationen gehören massive entzündliche Reaktionen im Bereich des Vorderabschnitts.

Von großer Bedeutung ist der potenzielle Einfluss der Kataraktoperation auch auf den Verlauf der diabetischen Retinopathie (45). Auch nach extrakapsulärer Kataraktoperation kann es zur Progression der Retinopathie, insbesondere zur Verschlechterung eines Makulaödems und zur Konversion einer nichtproliferativen zu einer proliferativen Retinopathie kommen (45). Bei schon bestehendem Makulaödem, insbesondere bei älteren Typ-2-Diabetikern, ist die Visusprognose auch nach unkomplizierter Kataraktoperation eingeschränkt. Entscheidend ist es, vor einer geplanten Operation auf eine ausreichende Laserkoagulation zu achten und postoperativ die Retinopathie engmaschig zu kontrollieren bzw. zu behandeln (45).

Sonstige okuläre Erkrankungen

Lider

Blepharitiden und Xanthelasmen sollen bei Diabetikern häufiger sein als bei Nichtdiabetikern. Eindeutige Hinweise fehlen allerdings in der neueren Literatur.

Orbita

Seltene Pilzinfektionen der Orbita (Mukormykose bzw. Phykomykose) sind bei Diabetes mellitus signifikant häufiger (135). Die Therapie besteht in fortgeschrittenen Fällen in der chirurgische Exzision der befallenen Gewebsanteile bis hin zur Exenteratio orbitae, ggf. auch in der systemischen Therapie mit Amphotericin B (135).

Literatur

1 UK Prospective Diabetes Study (UKPDS). VIII. Study design, progress and performance. Diabetologia 34 (1991) 877
2 Adank, C., F. Koerner: Calcium dobesilate in diabetic retinopathy. A retrospective controlled study. Ophthalmologica 190 (1985) 102
3 Adler, A. I., I. M. Stratton, H. A. Neil, et al.: Association of systolic blood pressure with macrovascular and microvascular complications of type 2 diabetes (UKPDS 36): prospective observational study. Bmj 321 (2000) 412
4 Aiello, L. P., R. L. Avery, P. G. Arrigg, et al.: Vascular endothelial growth factor in ocular fluid of patients with diabetic retinopathy and other retinal disorders (see comments). N Engl J Med 331 (1994) 1480
5 Aiello, L. P., S. E. Bursell, T. Devries, et al.: Amelioration of abnormal retinal hemoynemics by a protein kinase Cß selective inhibitor (LY 333531) in patients with diabetes: results of a phase 1 safety & pharmacodynamic clinical trial. Invest Ophthalmol Vis Sci 40 (1999) S192
6 Aiello, L. P., E. A. Pierce, E. D. Foley, et al.: Suppression of retinal neovascularization in vivo by inhibition of vascular endothelial growth factor (VEGF) using soluble VEGF-receptor chimeric proteins. Proc Natl Acad Sci U S A 92 (1995) 10457
7 Algvere, P.: Prepubertal diabetes duration increases the risk of retinopathy. Acta Paediatr 83 (1994) 341
8 Allen, R. C., A. R. Bellows, B. T. Hutchinson, et al.: Filtration surgery in the treatment of neovascular glaucoma. Ophthalmology 89 (1982) 1181
9 Amin, R. H., R. N. Frank, A. Kennedy, et al.: Vascular endothelial growth factor is present in glial cells of the retina and optic nerve of human subjects with nonproliferative diabetic retinopathy. Invest Ophthalmol Vis Sci 38 (1997) 36
10 Antonelli-Orlidge, A., K. B. Saunders, S. R. Smith, et al.: An activated form of transforming growth factor beta is produced by cocultures of endothelial cells and pericytes. Proc Natl Acad Sci U S A 86 (1989) 4544
11 Antonetti, D. A., A. J. Barber, S. Khin, et al.: Vascular permeability in experimental diabetes is associated with reduced endothelial occludin content: vascular endothelial growth factor decreases occludin in retinal endothelial cells. Penn State Retina Research Group. Diabetes 47 (1998) 1953
12 Ashton, N.: Vascular changes in diabetes with particular reference to the retinal vessels. Br J Ophthalmol 33 (1949) 407
13 Ashton, N.: Pathogenesis of diabetic retinopathy. In: Little HL, Jack RL, Patz A, Forsham PH (Hrsg.), Diabetic retinopathy. New York, Thieme Stratton Inc., (1983), 85
14 Axer-Siegel, R., M. Hod, S. Fink-Cohen, et al.: Diabetic retinopathy during pregnancy. Ophthalmology 103 (1996) 1815
15 Ballantyne, A. J., A. Leowenstein: The pathology of diabetic retinopathy. Trans Ophthal Soc U K 63 (1943) 95
16 Barrie, T.: Ocular complications of diabetes after cataract extraction (editorial). Br J Ophthalmol 77 (1993) 198
17 Bartz-Schmidt, K. U., G. Thumann, A. Psichias, et al.: Pars plana vitrectomy, endolaser coagulation of the retina and the ciliary body combined with silicone oil endotamponade in the treatment of uncontrolled neovascular glaucoma. Graefes Arch Clin Exp Ophthalmol 237 (1999) 969
18 Benedett, R., R. J. Olk, N. P. Arribas, et al.: Transconjunctival anterior retinal cryotherapy for proliferative diabetic retinopathy. Ophthalmology 94 (1987) 612
19 Berlit, P., J. Reinhardt-Eckstein, K. H. Krause: Die isolierte Abduzensparese – eine retrospektive Studie an 165 Patienten. Fortschr Neurol Psychiatr 57 (1989) 32
20 Blankenship, G. W., R. Machemer: Long-term diabetic vitrectomy results. Report of 10 year follow-up. Ophthalmology 92 (1985) 503
21 Bresnick, G. H.: Diabetic macular edema. A review. Ophthalmology 93 (1986) 989
22 British Multicentre Study Group: Proliferative diabetic retinopathy: treatment with xenon arc photocoagulation. Interim report of a multicentre randomised controlled trial. Br Med J 84 (1977) 739
23 Bulpitt, C. J., M. A. Sleightholm, B. Hunt, et al.: Causes of death and risk factors in young and old diabetic patients referred to a retinopathy clinic. J Diabetes Complications 10 (1996) 160
24 Burger, W., G. Hövener, R. Dusterhus, et al.: Prevalence and development of retinopathy in children and adolescents with type 1 (insulin-dependent) diabetes mellitus. A longitudinal study. Diabetologia 29 (1986) 17
25 Cogan, D. G., D. Toussaint, T. Kuwabara: Retinal vascular pattern IV. Diabetic retinopathy. Arch Ophthalmol 66 (1961) 107
26 Cohen, D. L., H. A. Neil, J. Sparrow, et al.: Lens opacity and mortality in diabetes. Diabetic Med 7 (1990) 615
26a Diabetes Control and Complications Trial Research Group. N Engl J Med 329 (1993) 397
27 Diabetes Control and Complications Trial Research Group: Effect of intensive diabetes treatment on the development and progression of long-term complications in adolescents with insulin-dependent diabetes mellitus: Diabetes Control and Complications Trial. Journal of Pediatrics 125 (1994) 177
28 Diabetes Control and Complications Trial Research Group: Progression of retinopathy with intensive versus conventional treatment in the Diabetes Control and Complications Trial. Ophthalmology 102 (1995) 647
29 Diabetes Control and Complications Trial Research Group: Progression of retinopathy with intensive versus conventional treatment in the Diabetes Control and Complications Trial. Diabetes Control and Complications Trial Research Group. Ophthalmology 102 (1995) 647
30 Diabetes Control and Complications Trial Research Group: The relationship of glycemic exposure (HbA1c) to the risk of development and progression of retinopathy in the diabetes control and complications trial. Diabetes 44 (1995) 968
31 Dwyer, M. S., L. J. d. Melton, D. J. Ballard, et al.: Incidence of diabetic retinopathy and blindness: a population-based study in Rochester, Minnesota. Diabetes Care 8 (1985) 316
32 Early Treatment Diabetic Retinopathy Study Research Group: Photocoagulation for diabetic macular edema. Early Treatment Diabetic Retinopathy Study report number 1. Arch Ophthalmol 103 (1985) 1796

33 Early Treatment Diabetic Retinopathy Study Research Group: Treatment techniques and clinical guidelines for photocoagulation of diabetic macular edema. Early Treatment Diabetic Retinopathy Study Report Number 2. Ophthalmology 94 (1987) 761
34 Early Treatment Diabetic Retinopathy Study Research Group: Classification of diabetic retinopathy from fluorescein angiograms. ETDRS report number 11. Ophthalmology 98 (1991) 807
35 Early Treatment Diabetic Retinopathy Study Research Group: Early photocoagulation for diabetic retinopathy. ETDRS report number 9. Ophthalmology 98 (1991) 766
36 Early Treatment Diabetic Retinopathy Study Research Group: Effects of aspirin treatment on diabetic retinopathy. ETDRS report number 8. Ophthalmology 98 (1991) 757
37 Early Treatment Diabetic Retinopathy Study Research Group: Fluorescein angiographic risk factors for progression of diabetic retinopathy. ETDRS report number 13. Ophthalmology 98 (1991) 834
38 Early Treatment Diabetic Retinopathy Study Research Group: Fundus photographic risk factors for progression of diabetic retinopathy. ETDRS report number 12. Ophthalmology 98 (1991) 823
39 Early Treatment Diabetic Retinopathy Study Research Group: Grading diabetic retinopathy from stereoscopic color fundus photographs–an extension of the modified Airlie House classification. ETDRS report number 10. Ophthalmology 98 (1991) 786
40 Engerman, R. L.: Pathogenesis of diabetic retinopathy. Diabetes 38 (1989) 1203
41 Eva, P. R., P. T. Pascoe, D. G. Vaughan: Refractive change in hyperglycaemia: hyperopia, not myopia. Br J Ophthalmol 66 (1982) 500
42 Ferris, F.: Early photocoagulation in patients with either type I or type II diabetes. Trans Am Ophthalmol Soc 94 (1996) 505
43 Fine, S. L., A. Patz: Ten years after the Diabetic Retinopathy Study. Ophthalmology 94 (1987) 739
44 Fishman, L., R. M. Ehrlich: Wolfram syndrome: report of four new cases and a review of literature. Diabetes Care 9 (1986) 405
45 Flanagan, D. W.: Progression of diabetic retinopathy following cataract surgery: can it be prevented? (editorial; comment). Br J Ophthalmol 80 (1996) 778
46 Frank, R. N.: The mechanism of blood-retinal barrier breakdown in diabetes (editorial). Arch Ophthalmol 103 (1985) 1303
47 Frank, R. N.: The aldose reductase controversy. Diabetes 43 (1994) 169
48 Frank, R. N.: Potential new medical therapies for diabetic retinopathy: protein kinase C inhibitors. Am J Ophthalmol 133 (2002) 693
49 Friend, J., R. A. Thoft: The diabetic cornea. Int Ophthalmol Clin 24 (1984) 111
50 Fryczkowski, A. W., B. L. Hodes, J. Walker: Diabetic choroidal and iris vasculature scanning electron microscopy findings. Int Ophthalmol 13 (1989) 269
51 Garg, S. K., H. P. Chase, G. Marshall, et al.: Oral contraceptives and renal and retinal complications in young women with insulin-dependent diabetes mellitus. JAMA 271 (1994) 1099
52 Hammes, H. P., M. Brownlee, D. Edelstein, et al.: Aminoguanidine inhibits the development of accelerated diabetic retinopathy in the spontaneous hypertensive rat. Diabetologia 37 (1994) 32
52a Hammes HP, Bertram B, Bornfeld N et al. Diagnostik, Therapie u. Verlaufskontrolle der diabetischen Retinopathie u. Makulopathie. In: Scherbaum AW et al. Evidenzbasierte Leitlinien der Deutschen Diabetesgesellschaft. Düsseldorf; 2000
53 Harding, J. J., R. S. Harding, M. Egerton: Risk factors for cataract in Oxfordshire: diabetes, peripheral neuropathy, myopia, glaucoma and diarrhoea. Acta Ophthalmol (Copenh) 67 (1989) 510
54 Harding, S. P., D. M. Broadbent, C. Neoh, et al.: Sensitivity and specificity of photography and direct ophthalmoscopy in screening for sight threatening eye disease: the Liverpool Diabetic Eye Study. BMJ 311 (1995) 1131
55 Hauner, H., L. von Ferber, I. Köster: Ambulante Versorgung von Diabetikern. Eine Analyse von Krankenkassendaten der AOK Dortmund. Dtsch med Wschr 119 (1994) 129
56 Hayreh, S. S., R. M. Zahoruk: Anterior ischemic optic neuropathy. VI. In juvenile diabetics. Ophthalmologica 182 (1981) 13
57 Heimann, K., B. Dahl, S. Dimopoulos, et al.: Pars plana vitrectomy and silicone oil injection in proliferative diabetic retinopathy. Graefes Arch Clin Exp Ophthalmol 227 (1989) 152
58 Helbig, H., U. Kellner, N. Bornfeld, et al.: Grenzen und Möglichkeiten der Glaskörperchirurgie bei diabetischer Retinopathie. Ophthalmologe 93 (1996) 647
59 Helbig, H., U. Kellner, N. Bornfeld, et al.: Life expectancy of diabetic patients undergoing vitreous surgery. Br J Ophthalmol 80 (1996) 640
60 Hidayat, A. A., B. S. Fine: Diabetic choroidopathy. Light and electron microscopic observations of seven cases. Ophthalmology 92 (1985) 512
61 Hirschberg, J.: Ueber diabetische Netzhautentzündung. Dtsch Med Wochenschr 16 (1890) 1181
62 Ho, T., W. E. Smiddy, H. W. J. Flynn: Vitrectomy in the management of diabetic eye disease. Surv Ophthalmol 37 (1992) 190
63 Hoerauf, H., J. Roider, S. Bopp, et al.: Endotamponade mit Silikonöl bei schwerer proliferativer Retinopathie mit anliegender Netzhaut. Ophthalmologe 92 (1995) 657
64 Hopt, U. T., O. Drognitz: Pancreas organ transplantation. Short and long-term results in terms of diabetes control. Langenbecks Arch Surg 385 (2000) 379
65 Joussen, A. M., T. Murata, A. Tsujikawa, et al.: Leukocyte-Mediated Endothelial Cell Injury and Death in the Diabetic Retina. Am J Pathol 158 (2001) 147
66 Joussen, A. M., V. Poulaki, N. Mitsiades, et al.: Potential use of non-steroidal anti-inflammatory drugs for prvention of diabetic vascular changes: Aspirin prevents diabetic leakage and leukocyte adhesion through inhibition of TNF-a. FASEB J 16 (2002) 438
67 Joussen, A. M., V. Poulaki, J. Pak, et al.: Diabetic leukocytes mediate cascular endothelial cell apoptosis via Fas-Fas ligand mediated pathway. FASEB J in print (2002)
68 Joussen, A. M., V. Poulaki, A. Tsujukawa, et al.: Angiopoietin-1 prevents early diabetic vascular changes. Am J Pathol 160 (2002) 501
69 Joussen, A. M., W. Qin, V. Poulaki, et al.: Endogenous VEGF induces retinal ICAM-1 and eNOS expression and initiates early diabetic retinal leukostasis. Am J Pathol 160 (2002) 501
70 Kinoshita, J. H.: A thirty year journey in the polyol pathway. Exp Eye Res 50 (1990) 567
71 Klein, B. E., R. Klein: Ocular problems in older Americans with diabetes. Clin Geriatr Med 6 (1990) 827
72 Klein, B. E., R. Klein, S. E. Moss: Incidence of cataract surgery in the Wisconsin Epidemiologic Study of Diabetic Retinopathy. Am J Ophthalmol 119 (1995) 295
73 Klein, B. E., R. Klein, S. E. Moss: Is serum cholesterol associated with progression of diabetic retinopathy or macular edema in persons with younger-onset diabetes of long duration? Am J Ophthalmol 128 (1999) 652
74 Klein, B. E., S. E. Moss, R. Klein: Effect of pregnancy on progression of diabetic retinopathy. Diabetes Care 13 (1990) 34
75 Klein, R., B. E. Klein: Blood pressure control and diabetic retinopathy. Br J Ophthalmol 86 (2002) 365

76 Klein, R., B. E. Klein, S. E. Moss: The Wisconsin epidemiological study of diabetic retinopathy: a review. Diabetes Metab Rev 5 (1989) 559
77 Klein, R., B. E. Klein, S. E. Moss, et al.: The Wisconsin Epidemiologic Study of diabetic retinopathy. XIV. Ten- year incidence and progression of diabetic retinopathy (see comments). Arch Ophthalmol 112 (1994) 1217
78 Klein, R., B. E. Klein, S. E. Moss, et al.: The Wisconsin Epidemiologic Study of Diabetic Retinopathy. XV. The long-term incidence of macular edema. Ophthalmology 102 (1995) 7
79 Klein, R., B. E. Klein, S. E. Moss, et al.: The Wisconsin Epidemiologic Study of Diabetic Retinopathy: XVII. The 14-year incidence and progression of diabetic retinopathy and associated risk factors in type 1 diabetes. Ophthalmology 105 (1998) 1801
80 Klein, R., B. E. Klein, S. E. Moss, et al.: The Wisconsin epidemiologic study of diabetic retinopathy. II. Prevalence and risk of diabetic retinopathy when age at diagnosis is less than 30 years. Arch Ophthalmol 102 (1984) 520
81 Klein, R., B. E. Klein, S. E. Moss, et al.: The Wisconsin epidemiologic study of diabetic retinopathy. III. Prevalence and risk of diabetic retinopathy when age at diagnosis is 30 or more years. Arch Ophthalmol 102 (1984) 527
82 Klein, R., B. E. Klein, S. E. Moss, et al.: The Wisconsin epidemiologic study of diabetic retinopathy. IV. Diabetic macular edema. Ophthalmology 91 (1984) 1464
83 Klein, R., B. E. Klein, S. E. Moss, et al.: The Wisconsin Epidemiologic Study of Diabetic Retinopathy. IX. Four-year incidence and progression of diabetic retinopathy when age at diagnosis is less than 30 years. Arch Ophthalmol 107 (1989) 237
84 Klein, R., B. E. Klein, S. E. Moss, et al.: The Wisconsin Epidemiologic Study of Diabetic Retinopathy. X. Four-year incidence and progression of diabetic retinopathy when age at diagnosis is 30 years or more. Arch Ophthalmol 107 (1989) 244
85 Klein, R., B. E. Klein, M. W. Neider, et al.: Diabetic retinopathy as detected using ophthalmoscopy, a nonmydriatic camera and a standard fundus camera. Ophthalmology 92 (1985) 485
86 Klein, R., S. E. Moss, B. E. Klein, et al.: Relation of ocular and systemic factors to survival in diabetes. Arch Intern Med 149 (1989) 266
87 Knowler, W. C., P. H. Bennett, E. J. Ballintine: Increased incidence of retinopathy in diabetics with elevated blood pressure. A six-year follow-up study in Pima Indians. N Engl J Med 302 (1980) 645
88 Kofoed-Enevoldsen, A., T. Jensen, K. Borch-Johnsen, et al.: Incidence of retinopathy in type I (insulin-dependent) diabetes: association with clinical nephropathy. J Diabetic Complications 1 (1987) 96
89 Kohner, E. M., P. M. Lawson, G. Ghosh, et al.: Conference on insulin pump therapy in diabetes. Multicenter study of effect on microvascular disease. Assessment of fluorescein angiograms. Diabetes 3 (1985) 56
90 Kohner, E. M., V. Patel, S. M. Rassam: Role of blood flow and impaired autoregulation in the pathogenesis of diabetic retinopathy. Diabetes 44 (1995) 603
91 Koya, D., M. Haneda, H. Nakagawa, et al.: Amelioration of accelerated diabetic mesangial expansion by treatment with a PKC beta inhibitor in diabetic db/db mice, a rodent model for type 2 diabetes. FASEB J 13 (2000) 439
92 Koya, D., G. L. King: Protein kinase C activation and the development of diabetic complications. Diabetes 47 (1998) 859
93 Kristinsson, J. K.: Diabetic retinopathy. Screening and prevention of blindness. A doctoral thesis. Acta Ophthalmol Scand Suppl (1997) 1
94 Langham, M. E., R. Grebe, S. Hopkins, et al.: Choroidal blood flow in diabetic retinopathy. Exp Eye Res 52 (1991) 167
95 Leibowitz, H. M., D. E. Krueger, L. R. Maunder, et al.: The Framingham Eye Study monograph: An ophthalmological and epidemiological study of cataract, glaucoma, diabetic retinopathy, macular degeneration, and visual acuity in a general population of 2631 adults, 1973–1975. Surv Ophthalmol 24 (1980) 335
96 Lewis, H.: The role of vitrectomy in the treatment of diabetic macular edema. Am J Ophthalmol 131 (2001) 123
97 Machemer, R.: Reminiscences after 25 years of pars plana vitrectomy (editorial). Am J Ophthalmol 119 (1995) 505
98 Madson, D. H.: Haemorrhagic glaucoma: comparative study in diabetic and non diabetic patients. Br J Ophthalmol 50 (1971) 444
99 Maisonpierre, P. C., C. Suri, P. F. Jones, et al.: Angiopoietin-2, a natural antagonist for Tie2 that disrupts in vivo angiogenesis (see comments). Science 277 (1997) 55
100 McCormack, J., T. Greenhalgh: Seeing what you want to see in randomised controlled trials: versions and perversions of UKPDS data. United Kingdom prospective diabetes study. Bmj 320 (2000) 1720
101 McLeod, D. S., D. J. Lefer, C. Merges, et al.: Enhanced expression of intracellular adhesion molecule-1 and P-selectin in the diabetic human retina and choroid. Am.J.Pathol. 147 (1995) 642
102 Merimee, T. J.: Diabetic retinopathy. A synthesis of perspectives. N Engl J Med 322 (1990) 978
103 Messmer, E., N. Bornfeld, U. Oehlschläger, et al.: Epiretinale Membranbildung nach Pars-Plana-Vitrektomie bei proliferativer diabetischer Retinopathie. Klin Monatsbl Augenheilkd 200 (1992) 267
104 Meyer-Schwickerath, E., A. Scheider, S. R. Thurau, et al.: Beeinflusst die kombinierte Pankreas-Nieren-Transplantation die diabetische Retinopathie bei Typ-1-Diabetikern? Ophthalmologe 90 (1993) 283
105 Meyer-Schwickerath, G.: Lichtkoagulation, 33., Stuttgart, Ferdinand Enke Verlag, 1959
106 Meyer-Schwickerath, G. R. E., K. Schott: Diabetic retinopathy and photocoagulation. Am J Ophthalmol 66 (1968) 597
107 Michaelson, I. C.: The mode of development of the vascular system of the retina, with some observations on its significance for certain retinal diseases. Trans Ophthalmol Soc U K 68 (1948) 137
108 Miller, H., B. Miller, S. Zonis, et al.: Diabetic neovascularization: permeability and ultrastructure. Invest Ophthalmol Vis Sci 25 (1984) 1338
109 Miyamoto, K., S. Khosrof, S.-E. Bursell, et al.: Vascular endothelial growth factor-induced retinal vascular permeability is nediated by intercellular adhesion molecule-1 (ICAM-1). Am J Pathol 156 (2000) 1733
110 Miyamoto, K., S. Khosrof, S.-E. Bursell, et al.: Prevention of leukostasis and vascular leakage in streptozotocin-induced diabetic retinopathy via intercellular adhesion molecule-1 inhibition. Proc Natl Acad Sci USA 96 (1999) 10836
111 Mizutani, M., T. S. Kern, M. Lorenzi: Accelerated death of retinal microvascular cells in human and experimental diabetic retinopathy. J Clin Invest 1996 97 (1996) 2883
112 Mohan, R., E. M. Kohner, S. J. Aldington, et al.: Evaluation of a non-mydriatic camera in Indian and European diabetic patients. Br J Ophthalmol 72 (1988) 841
113 Moorman, C. M., A. M. Hamilton: Clinical applications of the MicroPulse diode laser. Eye 13 (Pt 2) (1999) 145
114 Moro, F., D. Doro: Diabetic optic neuropathies: clinical features. Metab Pediatr Syst Ophthalmol 9 (1986) 65
115 Mosier, M. A., E. Del Piero, S. M. Gheewala: Anterior retinal cryotherapy in diabetic vitreous hemorrhage. Am J Ophthalmol 100 (1985) 440
116 Moss, S. E., R. Klein, S. D. Kessler, et al.: Comparison between ophthalmoscopy and fundus photography in determining severity of diabetic retinopathy. Ophthalmology 92 (1985) 62

117 Moss, S. E., R. Klein, B. E. Klein: Cigarette smoking and ten-year progression of diabetic retinopathy. Ophthalmology 103 (1996) 1438
118 Murphy, R. P., M. Nanda, L. Plotnick, et al.: The relationship of puberty to diabetic retinopathy. Arch Ophthalmol 108 (1990) 215
119 Ohashi, Y., M. Matsuda, H. Hosotani, et al.: Aldose reductase inhibitor (CT-112) eyedrops for diabetic corneal epitheliopathy. Am J Ophthalmol 105 (1988) 233
120 Olk, R. J.: Modified grid argon (blue-green) laser photocoagulation for diffuse diabetic macular edema. Ophthalmology 93 (1986) 938
121 Papapetropoulos, A., G. Garcia-Cardena, T. J. Dengler, et al.: Direct actions of angiopoietin-1 on human endothelium: evidence for network stabilization, cell survival, and interaction with other angiogenic growth factors. Lab Invest 79 (1999) 213
122 Patz, A., R. E. Smith: The ETDRS and Diabetes 2000 (editorial). Ophthalmology 98 (1991) 739
123 Pauleikhoff, D., E. Gerke: Photokoagulation bei diabetischer Rubeosis iridis und neovaskulärem Glaukom. Klin Monatsbl Augenheilkd 190 (1987) 11
124 Pavan, P. R., J. C. Volk, T. A. Weingeist, et al.: Diabetic rubeosis and panretinal photocoagulation. A prospective, controlled, masked trial using iris fluorescein angiography. Arch Ophthalmol 101 (1983) 882
125 Pendergast, S. D., T. S. Hassan, G. A. Williams, et al.: Vitrectomy for diffuse diabetic macular edema associated with a taut premacular posterior hyaloid. Am J Ophthalmol 130 (2000) 178
126 Phelps, R. L., P. Sakol, B. E. Metzger, et al.: Changes in diabetic retinopathy during pregnancy. Correlations with regulation of hyperglycemia. Arch Ophthalmol 104 (1986) 1806
127 Porta, M., A. K. Sjoelie, N. Chaturvedi, et al.: Risk factors for progression to proliferative diabetic retinopathy in the EURODIAB Prospective Complications Study. Diabetologia 44 (2001) 2203
128 Poulaki, V., W. Qin, A. M. Joussen, et al.: Intensive insulin treatment upregulates VEGF gene expression in vivo through hypoxia inducible factor HIF-1a. J Clin Invest 109 (2002) 805
129 Puvanendran, K., G. Devathasan, P. K. Wong: Visual evoked responses in diabetes. J Neurol Neurosurg Psychiatry 46 (1983) 643
130 Qaum, T., Q. Xu, A. M. Joussen, et al.: Early diabetic blood-retinal barrier breakdown is VEGF-dependent. Invest Ophthalmol Vis Sci 42 (2001) 2408
131 Regillo, C. D., G. C. Brown, P. J. Savino, et al.: Diabetic papillopathy. Patient characteristics and fundus findings. Arch Ophthalmol 113 (1995) 889
132 Riss, B., S. Binder: Die Hornhautsensibilität nach Lichtkoagulation bei diabetischer Retinopathie. Albrecht Von Graefes Arch Klin Exp Ophthalmol 217 (1981) 143
133 Robison, W. J., M. Nagata, T. N. Tillis, et al.: Aldose reductase and pericyte-endothelial cell contacts in retina and optic nerve. Invest Ophthalmol Vis Sci 30 (1989) 2293
134 Schultz, R. O., M. A. Peters, K. Sobocinski, et al.: Diabetic corneal neuropathy. Trans Am Ophthalmol Soc 81 (1983) 107
135 Schwartz, J. N., E. H. Donnelly, G. K. Klintworth: Ocular and orbital phycomycosis. Surv Ophthalmol 22 (1977) 3
136 Service, F. J., P. C. O"Brien: The relation of glycaemia to the risk of development and progression of retinopathy in the Diabetic Control and Complications Trial. Diabetologia 44 (2001) 1215
137 Shimizu, K., Y. Kobayashi, K. Muraoka: Midperipheral fundus involvement in diabetic retinopathy. Ophthalmology 88 (1981) 601
138 Smiddy, W. E., H. W. Flynn, Jr.: Vitrectomy in the management of diabetic retinopathy. Surv Ophthalmol 43 (1999) 491
139 Sochett, E., D. Daneman: Early diabetes-related complications in children and adolescents with type 1 diabetes. Implications for screening and intervention. Endocrinol Metab Clin North Am 28 (1999) 865
140 Sonksen, P. H., D. Russell-Jones, R. H. Jones: Growth hormone and diabetes mellitus. A review of sixty-three years of medical research and a glimpse into the future? Horm Res 40 (1993) 68
141 Sorbinil Retinopathy Trial Research Group: A randomized trial of sorbinil, an aldose reductase inhibitor, in diabetic retinopathy. Arch Ophthalmol 108 (1990) 1234
142 Stamper, R. L., M. E. Smith, S. B. Aronson, et al.: The effect of calcium dobesilate on nonproliferative diabetic retinopathy: a controlled study. Ophthalmology 85 (1978) 594
143 Stefansson, E., T. Bek, M. Porta, et al.: Screening and prevention of diabetic blindness. Acta Ophthalmol Scand 78 (2000) 374
144 Suri, C., P. F. Jones, S. Patan, et al.: Requisite role of angiopoietin-1, a ligand for the TIE2 receptor, during embryonic angiogenesis (see comments). Cell 87 (1996) 1171
145 Takahashi, K., R. A. Brooks, S. M. Kanse, et al.: Production of endothelin 1 by cultured bovine retinal endothelial cells and presence of endothelin receptors on associated pericytes. Diabetes 38 (1989) 1200
146 Taylor, H. R., J. E. Keeffe: World blindness: a 21st century perspective. Br J Ophthalmol 85 (2001) 261
147 Taylor, R., L. Lovelock, W. M. Tunbridge, et al.: Comparison of non-mydriatic retinal photography with ophthalmoscopy in 2159 patients: mobile retinal camera study. BMJ 301 (1990) 1243
148 The Diabetes Control and Complications Trial Research Group: The effect of intensive treatment of diabetes on the development and progression of long-term complications in insulin-dependent diabetes mellitus. N Engl J Med 329 (1993) 977
149 The Diabetes Control and Complications Trial/Epidemiology of Diabetes Interventions and Complications Research Group: Retinopathy and nephropathy in patients with type 1 diabetes four years after a trial of intensive therapy. N Engl J Med 342 (2000) 381
150 The Diabetic Retinopathy Study Research Group: Photocoagulation treatment of proliferative diabetic retinopathy. The second report of Diabetic Retinopathy Study findings. Ophthalmology 85 (1978)
151 The Diabetic Retinopathy Study Research Group: Four risk factors for severe visual loss in diabetic retinopathy. The third report from the diabetic retinopathy study. Arch Ophthalmol 97 (1979) 654
152 The Diabetic Retinopathy Study Research Group: Indications for photocoagulation treatment of diabetic retinopathy: Diabetic Retinopathy Study Report no. 14. Int Ophthalmol Clin 27 (1987) 239
153 The Diabetic Retinopathy Vitrectomy Study Research Group: Early vitrectomy for severe vitreous hemorrhage in diabetic retinopathy. Four-year results of a randomized trial: Diabetic Retinopathy Study Report 5. Arch Ophthalmol 108 (1990) 958
154 Thieme, H., L. P. Aiello, H. Takagi, et al.: Comparative analysis of vascular endothelial growth factor receptors on retinal and aortic vascular endothelial cells. Diabetes 44 (1995) 98
155 Townsend, C., J. Bailey, E. Kohner: Xenon arc photocoagulation for the treatment of diabetic maculopathy. Interim report of a multicentre controlled clinical study. Br J Ophthalmol 64 (1980) 385
156 Turitto, V. T., H. L. Goldsmith: Rheology, transport and thrombosis in the circulation, 2nd edn, Boston, Little, Brown, 1996
157 UK Prospective Diabetes Study Group: Efficacy of atenolol and captopril in reducing risk of macrovascular and microvascular complications in type 2 diabetes: UKPDS 39. BMJ 317 (1998) 713

158 UK Prospective Diabetes Study Group: Tight blood pressure control and risk of macrovascular and microvascular complications in type 2 diabetes: UKPDS 38. BMJ 317 (1998) 703

159 Ulbig, M., A. Kampik, S. Thurau, et al.: Long-term follow-up of diabetic retinopathy for up to 71 months after combined renal and pancreatic transplantation. Graefes Arch Clin Exp Ophthalmol 229 (1991) 242

160 Wang, Q., R. Klein, S. E. Moss, et al.: The influence of combined kidney-pancreas transplantation on the progression of diabetic retinopathy. A case series. Ophthalmology 101 (1994) 1071

161 Watanabe, K., R. Hagura, Y. Akanuma, et al.: Characteristics of cranial nerve palsies in diabetic patients. Diabetes Res Clin Pract 10 (1990) 19

162 Ways, D. K., M. J. Sheetz: The role of protein kinase C in the development of the complications of diabetes. Vitam Horm 60 (2000) 149

163 Wessing, A.: Über Technik und Indikation für die Lichtkoagulation der diabetischen Retinopathie. Klin Mbl Augenheilk 160 (1972) 274

164 Yamamoto, T., N. Akabane, S. Takeuchi: Vitrectomy for diabetic macular edema: the role of posterior vitreous detachment and epimacular membrane. Am J Ophthalmol 132 (2001) 369

165 Zaharia, M., P. Olivier, G. Lafond, et al.: Lobular delayed choroidal perfusion as an early angiographic sign of diabetic retinopathy: a preliminary report. Can J Ophthalmol 22 (1987) 257

27 Neurologische Erkrankungen

F. Strian und M. Haslbeck

Das Wichtigste in Kürze

- Unter den neurologischen Folgekrankheiten beim Diabetes dominieren die Störungen am peripheren Nervensystem (diabetische Neuropathien). Störungen am zentralen Nervensystem treten vorwiegend nach Diabeteskomplikationen wie hyoglykämischem Schock, diabetischem Koma und zerebraler Makroangiopathie auf.
- Diabetische Neuropathien sind häufig und kommen beim Typ-1- und Typ-2-Diabetes vor.
- Die meisten Neuropathieformen beim Diabetes treten in Beziehung zu Krankheitsdauer und ungünstiger Stoffwechseleinstellung auf.
- Distal-symmetrische Neuropathien, oft verbunden mit autonomer Neuropathie, herrschen vor. Besondere differenzialdiagnostische Schwierigkeiten werfen die fokalen und multifokalen Neuropathien sowie lokale Einflussfaktoren auf.
- In der Diagnostik (z. B. neue Messmethoden) und Einordnung der neurologischen Störungen beim Diabetes sind große Fortschritte erzielt worden. Wichtigste Therapie ist stets die optimierte Diabeteseinstellung. Neuropathiespezifische Behandlungsmöglichkeiten fehlen noch, jedoch sind viele effektive pharmakologische und andere Hilfen möglich.

Einleitung

Die diabetischen Neuropathien stellen ein Paradigma für die vielfältigen Verteilungsformen systemischer und umschriebener Nervenschädigungen dar (Tab. 27.1; 31c). Gleichzeitig bestehen jedoch einige differenzialdiagnostisch hilfreiche Charakteristiken:

- Die periphere somatische Polyneuropathie beim Diabetes ist vorwiegend eine sensible Polyneuropathie im Sinne des „sensiblen Kernsyndroms". Zugrunde liegt eine bevorzugte Schädigung afferenter, zuweilen auch markarmer und markloser Nervenfasern („afferent small fibres").
- Schwerwiegende motorische Beeinträchtigungen kommen im Allgemeinen nur bei der weniger häufigen proximalen, asymmetrischen Polyneuropathie vor („diabetische Amyotrophie"), die von manchen Autoren daher den multifokalen Neuropathien zugerechnet wird.
- Fokale und multifokale Erscheinungsbilder, also Mono- und Multiplexneuropathien, kommen im Hirnnervenbereich bevorzugt an den Augenmuskelnerven, im Rumpfbereich als selektive Radikulopathien und im Extremitätenbereich oft in Beziehung zu Engpasssyndromen vor.
- „Trophische Neuropathien" der Extremitäten mit vaso- und sudomotorischen Störungen stellen eine Mischform zwischen peripheren somatischen und autonomen (sympathischen) Neuropathien dar. Sie spielen eine wichtige Rolle bei diabetischem Fuß, Neuroarthropathie, Neuroosteopathie und möglicherweise auch bei der Cheiropathie.
- Die autonomen Neuropathien (80) können alle oder einzelne vegetativ innervierten Organe und Organsysteme betreffen und scheinen sich oft parallel zu den somatischen Neuropathien zu entwickeln. Sie stellen damit eine topische Variante der systemischen Polyneuropathie beim Diabetes dar.
- Therapieinduzierte und hypoglykämische Neuropathien kommen nur ausnahmsweise vor.

Klassifikation

Tab. 27.1 Klassifikation der Diabetesneuropathien

Distal-symmetrische Polyneuropathien (vorwiegend sensibel)

- sensible Polyneuropathie
- schmerzhafte Polyneuropathie („pseudotabischer" bzw. „hyperalgetischer" Typ
- sensomotorische Polyneuropathie
- motorische Polyneuropathie und andere atypische Verteilungsformen

Proximal-asymmetrische Polyneuropathien (vorwiegend motorisch)

- diabetische Amyotrophie

Fokale und multifokale Neuropathien (Mono- und Multiplexneuropathien)

- Neuropathie der Hirnnerven: vorwiegend okulomotorische Nerven (N. oculomotorius, abducens, trochlearis), N. opticus, pupillomotorische Störungen, N. facialis
- Neuropathie der peripheren Nerven: N. femoralis, Meralgie (des N. cutaneus femoris lateralis), N. ischiadicus, N. medianus, N. ulnaris, N. radialis,
- Enpasssyndrome im Bereich dieser Nerven und sonstige Syndrome (z. B. Phrenikusneuropathie)
- Neuropathie der Rumpfnerven: thorakale und abdominelle Radikulopathie

Trophische Neuropathien der Extremitäten

- Vaso- und Sudomotorenstörung
- Neuroarthropathie, Neuroosteopathie

Autonome Neuropathien

- kardiovaskuläre, respiratorische, gastrointestinale, urogenitale Neuropathie und Neuroendokrinopathien

Pathogenetische Sonderformen

- therapieinduzierte und hypoglykämische Neuropathien

Epidemiologie

Angaben über die Häufigkeit der diabetischen Nervenschädigungen variieren wegen unterschiedlicher Befund- und Diagnosekriterien erheblich.

Einfluss der Krankheitdauer. Alle diabetischen Neuropathieformen, insbesondere aber die diabetische Polyneuropathie, nehmen mit der Krankheitsdauer und mit dem Auftreten anderer Folgekrankheiten deutlich zu (17). Bei älteren Diabetespatienten muss auch die schon beim altersentsprechenden Vergleichskollektiv erhöhte Neuropathierate berücksichtigt werden. Man kann erwarten, dass annähernd jeder 2. Diabetiker nach langjährigem Krankheitsverlauf auch neuropathische Symptome entwickelt. In früheren Verlaufsstudien wurde bei Erstdiagnose (d. h. nicht bei Erkrankungsmanifestation) eine Neuropathieinzidenz zwischen 4 und 7,5% und nach 20 bzw. 25 Jahren zwischen 15 und 50% berichtet (62). In der Pittsburgh-Studie betrug die Neuropathieprävalenz beim jüngeren Diabetiker 34%, beim älteren 58% (54), und in der Oxford-Studie fanden sich bei 1/4 älterer Typ-2-Diabetiker sensible Defizite (57).

Periphere Neuropathien. In einer neueren großen multizentrischen Querschnittsstudie wurde bei 6487 Diabetikern eine Häufigkeit der peripheren sensomotorischen Neuropathie von 28,5% (22,7% Typ-1-Diabetes, 32,1% Typ-2-Diabetes) gefunden (82a, 6a, 16a, 93).

Autonome Neuropathien. Auch die klinisch manifesten autonomen Neuropathien treten in Abhängigkeit von der Diabetesdauer und häufig in Verbindung mit anderen diabetischen Langzeitkomplikationen auf. Bei Querschnittsuntersuchungen wurde eine Häufigkeit der kardiovaskulären Neuropathie bei insulinbedürftigen Diabetikern von etwa 20–40% gefunden. In einer neuen Multicenterstudie konnte bei einer großen Zahl von Diabetikern (647 Typ-1-, 524 Typ-2-Diabetiker) bei 17 bzw. 22% eine kardiovaskuläre Neuropathie (zumindest 3 von 6 Tests pathologisch) festgestellt werden, wobei Lebensalter, Diabetesdauer und Mikroangiopathie am stärksten mit der Neuropathie korrelierten (95). Diese Daten stimmen gut mit den Ergebnissen anderer, neuerer Querschnittsstudien überein (57). Die Häufigkeit autonomer Symptome war jedoch bei all diesen Diabetikergruppen sehr viel geringer. Die Vergleichbarkeit epidemiologischer Studien zur diabetischen Neuropathie und speziell zur autonomen Diabetesneuropathie wird offensichtlich durch eine Vielzahl unterschiedlicher Untersuchungsmethoden und Definitionen erschwert. Bei Diabetikern mit einer manifesten peripheren Neuropathie kann in 30–50% der Fälle mit einer asymptomatischen, kardialen Neuropathie gerechnet werden. Insbesondere bei einer Sonderform der peripheren Neuropathie, der sog. schmerzhaften Neuropathie, besteht häufig eine Mitbeteiligung des autonomen Nervensystems.

Ätiologie und Pathogenese

Übersicht. Unter den vielschichtigen pathogenetischen Ursachen der diabetischen Neuropathien sind nur einige Faktoren ansatzweise geklärt. Die verschiedenen Neuropathieformen dürften durch unterschiedliche Bedingungen zustande kommen. Bei den sensomotorischen und autonomen Polyneuropathien stehen die systemischen, metabolischen und vaskulären Faktoren im Vordergrund, bei den Mono- und Multiplexneuropathien kommen auch lokale, mechanische oder zentralnervöse Faktoren infrage. Eine vorherrschende Schädigung der kleinen, markarmen und marklosen Fasern (sensibles Kernsyndrom, autonome Neuropathien) weist auf eine primär axonale Schädigung hin. Als wesentlichste pathogenetische Mechanismen gelten heute Störungen des Polyol- und Myoinositolstoffwechsels, vaskuläre und hypoxische Schäden und Störungen des axonalen Transportsystems mit Beeinträchtigung verschiedener „neurotropher Faktoren", insbesondere des „nerve growth factor" (NGF). Zusätzlich werden heute weitere pathogenetische Faktoren wie nichtenzymatische Glykosylierung, Immunphänomene und freie Radikale bzw. oxidativer Stress diskutiert (58, 73).

Störungen des Polyol- und Myoinositstoffwechsels. Bei Hyperglykämie wird Glucose verstärkt über den Polyolweg verstoffwechselt. Glucose wird dabei durch Aldosereduktase in Sorbit (ein Polyol) überführt und durch Sorbitdehydrogenase in Fructose umgewandelt (Abb. 27.**10**). Eine Hyperglykämie führt damit zu vermehrter intrazellulärer Anreicherung von Sorbit und Fructose, die eine osmotische Flüssigkeitsanreicherung und damit Zellschädigung (z. B. der Schwann-Zellen) nach sich ziehen kann. Die deswegen postulierte primäre Demyelinisierung der Nerven ist aber experimentell nicht hinreichend gesichert.

Die Myoinositolmangelhypothese geht davon aus, dass sowohl die Hyperglykämie selbst als auch der vermehrt beanspruchte Polyolweg die natriumabhängige Myoinositolaufnahme hemmen. Auch bei dieser Hypothese steht die Myelinschädigung im Vordergrund. Weder das vermutete Myoinositoldefizit im Nerven selbst noch die zu erwartende therapeutische Effektivität von Myoinositol sind jedoch hinreichend belegt.

Vaskuläre und hypoxämische Faktoren. Eine vaskuläre Ursache der diabetischen Polyneuropathie wird seit langem wegen der häufig anzutreffenden verdickten und verbreiterten Basalmembran der endoneuralen Gefäße diskutiert. Dabei handelt es sich jedoch um einen relativ unspezifischen Befund, der auch im Alter, bei anderen Erkrankungen und bei Diabetikern ohne Neuropathie vorkommt. Andererseits könnte die diabetische Mikroangiopathie – trotz der dichten Gefäßversorgung des Nerven mit einem inneren und äußeren Gefäßnetz – zusammen mit anderen Faktoren (verzögerte kapilläre Blutströmung, verminderte Sauerstoffsättigung, erhöhte Blut- und Plasmaviskosität, erhöhte Erythrozytenaggregabilität, verminderte Erythrozytendeformierbarkeit) zu einer endoneuralen Mikrohypoxie und damit zu funktionellen und strukturellen Änderungen auch an den Nervenfasern führen (9a, 78). Als Bestätigungen können z. B. verminderte Sauerstoffspannung im diabetischen Nerven und verstärkte Shuntbildung am Fuß gewertet werden.

Störungen des axonalen Transports. Ein gestörter axonaler Transport für Glucosemetaboliten, Neurotransmitter und Neuropeptide wird ebenfalls schon seit längerem diskutiert. Besonderes Interesse finden neuere Ergebnisse zum NGF beim experimentellen Diabetes, da dieses neurotrophe Protein eine wesentliche Rolle gerade für die sympathischen und sensorischen Neurone des peripheren Nervensystems, also der Präferenz der diabetischen Polyneuropathie, spielen. Beim streptozotocininduzierten Diabetes der Ratte ist NGF im N. ischiadicus und im sympathischen Halsganglion schon nach 3 Wochen drastisch reduziert. Die NGF-Verminderung korreliert negativ mit dem Blutzuckerspiegel (33) und ist durch Inselzelltransplantation reversibel (34). Erniedrigte NGF-Serumspiegel bei Patienten mit diabetischer Neuropathie waren mit der Verlangsamung der motorischen Nervenleitgeschwindigkeit korreliert (20). Zukünftige Forschungen lassen hier weitere wichtige Ergebnisse erwarten (74a, 44b).

Klinik

Periphere somatische Neuropathien

Die peripheren Neuropathien beim Diabetes können als Mono-, Multiplex- und Polyneuropathieform mit distalem und proximalem, sensiblem und motorischem Akzent und mit akutem und chronischem Verlauf angetroffen werden – jedoch unter den eingangs genannten Präferenztypen. Die Einteilung der somatischen Neuropathien beim Diabetes kann sich somit am allgemeinen Klassifikationsschema peripherer Neuropathien orientieren – mit besonderen differenzialdiagnostischen Schwierigkeiten bei der Abgrenzung von Mono- und Multiplexneuropathien und proximalen Erscheinungsbildern. Die Diagnostik der peripheren Neuropathien gehört vorwiegend in die Hand des Neurologen, jene der autonomen Neuropathien vorwiegend in die des Internisten. Jedoch bestehen für alle diabetischen Neuropathieformen hinreichende klinische Kriterien, um diese auch in der Praxis erkennen und erforderliche Zusatzuntersuchungen veranlassen zu können.

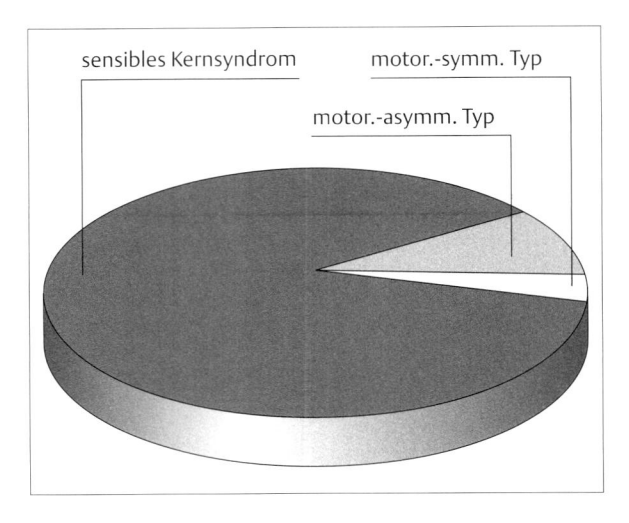

Abb. 27.1 Verteilung sensibler und motorischer Präferenztypen bei diabetischer Polyneuropathie. (59)

Distal-symmetrische Polyneuropathie

Bei der distal-symmetrischen Polyneuropathie herrschen sensible oder solche sensomotorische Formen vor, bei denen die motorischen Beeinträchtigungen (Lähmungen, Muskelatrophien) eher gering ausgeprägt sind. Die Patienten sind daher zwar oft schwer beeinträchtigt und gequält, aber meist nicht bewegungsbehindert oder gar immobilisiert.

Verteilungsmuster. Vom Verteilungsmuster her dominiert die distale, bilaterale Anordnung mit Befall zuerst der längsten Nervenfasern, d. h. die klinischen Störungen treten zunächst an Füßen bzw. Beinen und erst sehr viel später an Händen bzw. Armen und selten an der Rumpfvorderseite auf. Die periphere Neuropathie an den unteren Extremitäten soll daher bei großen Diabetikern früher als bei kleinwüchsigen angetroffen werden. Das Erlernen der Braille-Schrift bei Erblindung durch eine Retinopathie wird glücklicherweise zumeist nicht durch eine neuropathische Empfindungsstörung an den Händen behindert.

Sensible Störungen. Die im Vordergrund stehenden sensiblen Störungen (sensibles Kernsyndrom, Abb. 27.1) sind teils durch Missempfindungen, teils durch Empfindungsstörungen (ebenfalls zuerst an Zehen und Füßen, dann an Unterschenkeln) charakterisiert. Die subjektiv u.U. stärker beeinträchtigenden Missempfindungen wie Kribbelparästhesien oder Brennschmerzen müssen aber nicht mit dem Schweregrad der Neuropathie korrelieren, da sie als Irritationszeichen sowohl im Frühstadium wie in der Remission vorkommen können. Zumeist herrscht eine Mischform aus sensiblen Reiz- und Defizitsymptomen vor (Kribbeln, Ameisenlaufen, brennende und stechende Missempfindungen, Kälteparästhesien, Taubheit, Pelzigkeit, zuweilen auch motorische Reizerscheinungen wie Muskelkrämpfe). Die genaue Sensibilitätsprüfung ergibt keine regelmäßige, „terrassenförmige", sondern unregelmäßige Anordnung der Störung der verschiedenen Sinnesmodalitäten, z. B. für Berührungs-,

Tab. 27.2 Physiologische Bedeutung verschiedener Fasertypen des peripheren Nervensystems

Fasertyp	Myelinscheide	Faserdurchmesser (μm)	Leitungsgeschwindigkeit (m/s)	Funktion
Aα	dick	12–20	70–120	motorische Propriozeption
Aβ	dick	7–15	40–90	Berührung, Druck, Vibration
Aγ	dünn	4–8	30–45	Kontrolle des Muskeltonus
Aδ	dünn	2,5–5	12–25	Oberflächenschmerz und Temperatur (kalt)
B	dünn	1–3	3–15	autonomes Nervensystem
C	dünn	0,3–1,5	0,3–2	Tiefenschmerz und Temperatur (warm)

Lage- und Temperaturempfinden (Abb. 27.2). Quantitative Sensibilitätsprüfungen haben gezeigt, dass diese Beschwerdevielfalt durch eine Schädigung sowohl der stark bemarkten, rasch leitenden wie auch der schwach bemarkten und marklosen, langsam leitenden Nervenfasern zustande kommt (Tab. 27.2; 66). Bei fortgeschrittener diabetischer Neuropathie kommt es durch sensible Deafferentierung, möglicherweise auch durch zentrale Faktoren, zu Stand- und Gangunsicherheit (16b).

Motorische Störungen beschränken sich auf die fast regelhaft abgeschwächten oder fehlenden Achillessehnen-, später auch Patellarsehnenreflexe und eine eher diskrete, distal betonte Muskelverschmächtigung und Kraftminderung (z. B. der Zehenextension).

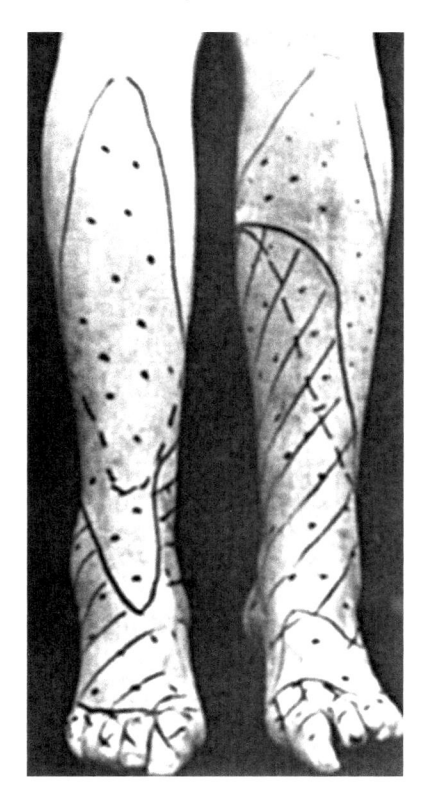

Abb. 27.2 Unterschiedliche Betroffenheit verschiedener sensibler Modalitäten bei diabetischer Polyneuropathie.

Schmerzen. Die akute schmerzhafte Neuropathie lässt sich als hyperalgetische Variante des sensiblen Kernsyndroms und als Gegenpol zum „pseudotabischen Typ" verstehen. Vermutlich liegt ersterer eine Schädigung vorwiegend dünner, letzterem eine der dicken Nervenfasern zugrunde (68). Allerdings sind auch zentralnervöse Sensitivierungsmechanismen bei schmerzhafter Neuropathie denkbar (3, 74c, 74b, 16b, 84). Bei schmerzhafter Neuropathie ungeklärter Ursache wurde bei etwa jedem dritten Patienten eine gestörte Glucosetoleranz (IGT) gefunden. Die Patienten sind durch heftige, oft quälende Schmerzen beeinträchtigt, die sie als dumpf, brennend, tief sitzend, von den Knochen kommend beschreiben und die häufig auch proximal in Leistenregion und Oberschenkelvorderseite lokalisiert sind. Auch distale Hitze- und Kältemissempfindungen oder plötzlich einschießende neuralgische Schmerzen kommen vor. Die Schmerzen treten vorwiegend in Ruhe oder nachts auf, erfahren oft Besserung mit Bewegung. Proximale Schmerzen sind auch Leitsymptom bei diabetischer Kachexie (93a) und diabetischer Amyotrophie. Obwohl bei der schmerzhaften Diabetesneuropathie alle Nervenfasertypen beteiligt sein dürften (74c), scheinen auch hier besonders dünne Fasern betroffen zu sein (49), und die Leitgeschwindigkeit sensibler Nerven bleibt häufig ungestört. Möglicherweise spielt bei der schmerzhaften Diabetesneuropathie auch eine Hemmung antinozizeptiver Opioidmechanismen eine Rolle.

Proximal-asymmetrische motorische Polyneuropathie

Diese auch heute noch im klinischen Sprachgebrauch als diabetische Amyotrophie oder Bruns-Garland-Syndrom bezeichnete Neuropathieform ist eine Schwerpunktpolyneuropathie im Bereich des Plexus lumbosacralis (extrem selten des Plexus brachialis) vor dem Hintergrund einer meist diskreten diffusen Nervenschädigung. Die Erkrankung beginnt mit heftigen, teils neuralgischen Schmerzen in der Leisten- und proximalen Oberschenkelregion. Rasch entwickeln sich Paresen und ausgeprägte Muskelatrophien besonders von M. iliopsoas, M. quadriceps und der Adduktorengruppe.

Einseitiges Auftreten oder zumindest asymmetrische Akzentuierung ist die Regel (Abb. 27.3). Insoweit bestehen Überschneidungen zwischen fokaler und systemischer Neuropathie und von der Akuität des Verlaufs her auch bezüglich der „diabetischen Kachexie". Die Patellarsehnenreflexe – nicht aber die Achillessehnenreflexe – sind entsprechend abgeschwächt oder fehlen. Die Sensibilitätsausfälle bleiben oft eher gering. Die Schultergürtelform ist die Ausnahme.

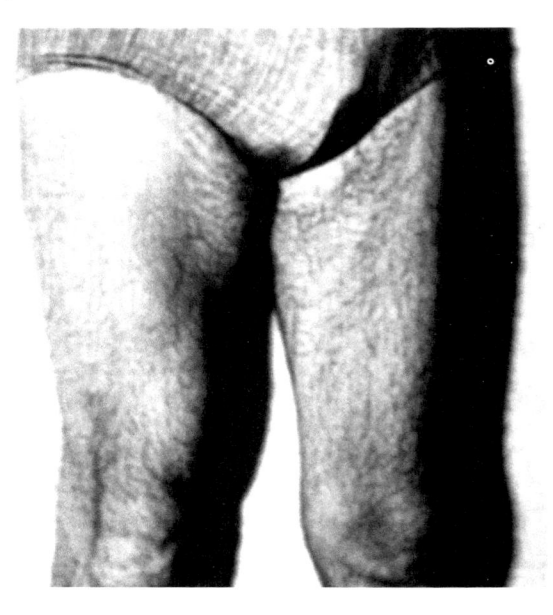

Abb. 27.3 Verschmächtigte Oberschenkelmuskulatur links bei diabetischer Amyotrophie.

Die diabetische Amyotrophie tritt vorwiegend im späteren Lebensalter und bei schlechter Stoffwechseleinstellung auf, kann aber auch beim jüngeren Typ-1-Diabetiker vorkommen. Primär asymmetrische Formen können in symmetrische übergehen, wobei besonders vaskuläre, aber auch metabolische Faktoren diskutiert werden. Bei guter Stoffwechseleinstellung und physikalischer Therapie kann mit einer allerdings oft über Monate verlaufenden Besserung, nicht selten unter Defektbildung, gerechnet werden.

Mono- und Multiplexneuropathien von Hirnnerven

Die Hirnnerven-Mononeuropathien kommen ganz überwiegend beim älteren Diabetiker vor. Zumeist sind der N. oculomotorius oder der N. abducens, gelegentlich auch beide betroffen. Die Pupillomotorik bleibt oft ausgespart.
Diabetische Ophthalmoplegie. Die diabetische Ophthalmoplegie tritt akut, einseitig oder stark asymmetrisch, mit oder ohne Ptose auf. Nach 6–12 Wochen kann eine Remission erwartet werden. Vor oder mit Auftreten der Lähmung bestehen fast obligat neuralgische Gesichtsschmerzen im zugeordneten Orbitabereich. Ursächlich könnte übertragener Schmerz („referred pain") oder ein von Hopf u. Gutmann (36) diskutierter Hirnstamminsult, bei dem auch der ipsi- oder bilaterale Masseterreflex pathologisch ist, infrage kommen.
Fazialisparese. Bei der nächsthäufigen Fazialisparese fehlen entgegen den Augenmuskellähmungen meist anderweitige Diabeteskomplikationen, sodass eine diabetische Ursache oft zweifelhaft ist. Auch visuelle und akustische Beeinträchtigungen beim Diabetes scheinen sich eher auf zentralnervöse Projektionen – nachgewiesen an gestörten evozierten Potenzialen – zu beziehen. Als peripheres Neuropathiesymptom wird dagegen gelegentlich eine diabetische Hypogeusie angetroffen.

Mononeuropathien von Rumpfnerven (Radikulopathien)

Die meist einseitigen thorakalen und abdominellen Radikulopathien sind differenzialdiagnostisch schwer abzugrenzen. Am Abdomen fällt eine einseitige Protrusion der Bauchdecke auf, die als abdominelle Hernie imponieren kann. Außer einer umschriebenen Parese mit Denervationszeichen im EMG können auch segmentär Schmerz, Hyperpathie, Sensibilitätsstörungen und Schwitzen auftreten. Auch eine polysegmentäre und kontralaterale Ausbreitung ist möglich (Abb. 27.4).

Mononeuropathien von Extremitätennerven, Engpasssyndrome

Die Zuordnung von Extremitätennerven-Mononeuropathien zum Diabetes ist besonders kritisch zu prüfen. Als die am häufigsten betroffenen Nerven werden der N. femoralis, N. cutaneus femoris lateralis (Meralgie), N. fibularis, N. medianus und N. ulnaris beschrieben. Plötzlicher Beginn und oft neuralgischer Schmerz gel-

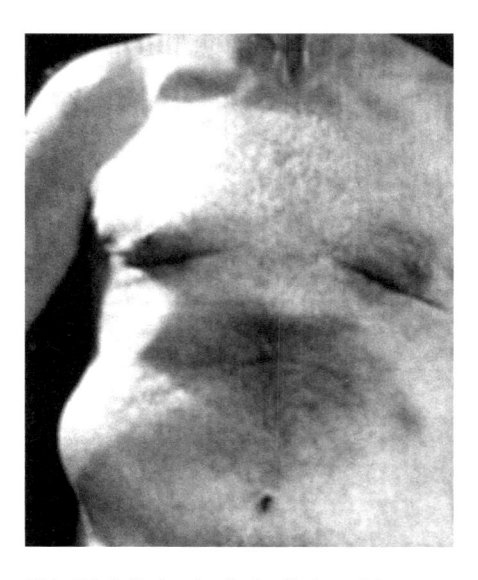

Abb. 27.4 Abdominelle Radikulopathie.

ten als Hinweis auf die diabetische Ursache. Häufig liegt ein Engpasssyndrom zugrunde, für das die diabetische Polyneuropathie wohl eine zusätzliche Disposition darstellt. Besonders häufig wird das Karpaltunnelsyndrom angetroffen. Eine Nervenwurzelkompression in den Foramina intervertebralia bei Radikulopathien und den Schwerpunktneuropathien gilt als nicht gesichert.

Trophische Neuropathie, diabetisch-neuropathischer Fuß, Neuroarthropathie und Neuroosteopathie des Fußes

Neurotrophische Störungen. Als neurotrophische Störungen werden die Gewebsänderungen nach gestörter Innervation bezeichnet, die nicht auf eine unmittelbare Organ- bzw. Gewebserkrankung zurückgeführt werden können. Mit dem Begriff der „trophischen Neuropathie" lassen sich daher die unter Beteiligung neurogener Faktoren zustande gekommenen diabetischen Gewebsstörungen zusammenfassen. Es handelt sich vermutlich vorwiegend um Wechselwirkungen zwischen gestörter sensorischer Afferenz und sympathischer Efferenz.

Vaso- und sudomotorische Störungen. Die periphere Sympathikusneuropathie verursacht eine – in aller Regel gemeinsame – Vaso- und Sudomotorenstörung. Die Vasomotorenlähmung führt zu abnormer Vasodilatation, Verlust der reflektorischen Vasokonstriktion und zumeist auch verstärkter arteriovenöser Shuntbildung. Die Sudomotorenlähmung führt zum Verlust der Schweißsekretion. Die Sympathikusstörung korreliert zumeist auch mit anderen autonomen und sensomotorischen Innervationsstörungen. Vorstufen zu den Trophikstörungen sind Rubeosis plantaris an Zehen und Vorfuß beim Stehen, erhöhte Hauttemperatur mit verminderter Thermoregulation und trockene Haut an Füßen und Unterschenkeln. Kompensatorisch tritt oft vermehrtes Schwitzen im Bereich der oberen Körperhälfte auf, manchmal als „gustatorisches Schwitzen" nach Provokation durch scharfe Speisen und/oder Alkohol.

Neuere Beobachtungen bei verletzungsbedingten trophischen Störungen und beim Kausalgieschmerz (sympathische Reflexdystrophie, Sudeck-Syndrom) sprechen für einen Circulus vitiosus zwischen neuropathisch ausgelösten, abnormen spinalen Verarbeitungsmechanismen und sympathisch induzierten, peripheren Gewebeänderungen (6, 44). Dies könnte erklären, dass bei trophischen Störungen und bei schmerzhafter Diabetesneuropathie zuweilen klinische und elektrophysiologische Hinweise für eine sensomotorische Polyneuropathie fehlen.

Diabetisch-neuropathisches Fußsyndrom. Die pathogenetisch wichtigste Ursache des Syndroms „diabetischer Fuß" bildet die periphere diabetische Polyneuropathie. In neueren Einteilungen, wie sie aufgrund der praktisch-klinischen Gesichtspunkte vorgeschlagen wurden, stellt der „neuropathische Fuß" eine eigenständige Krankheitsmanifestation dar (1a, 54a, 28). Die periphere diabetische Neuropathie ist zugleich der wichtigste Bedingungsfaktor des Fußsyndroms. Hier sollen nur kurz die trophischen Störungen an den unteren Extremitäten erwähnt werden, da Klinik und Therapie bei diabetischem Fuß an anderer Stelle ausführlich dargestellt werden (Kap. 28). Autonome Störungen bei diabetischem neuropathischen Fuß manifestieren sich in einer nachlassenden oder fehlenden Schweißsekretion und in einer gestörten Gefäßregulation. Hinzu kommen Ernährungsstörungen der Gewebe, die zu Haut-, Knochen- und Bindegewebsveränderungen führen, sowie das trophische Ödem. Charakteristisch für die Risikokonstellation des neuropathischen diabetischen Fußsyndroms ist der warme, trockene und unempfindliche Fuß. Aufgrund der sympathischen Vaso- und Sudomotorenstörung kann sich aus den typischerweise warmen, trockenen und hyperkeratotischen Hautveränderungen an den Prädilektionsstellen über den Metatarsalknochenköpfchen des medialen und lateralen Fußstrahls das diabetische Fußulkus entwickeln. Dieses ist meist rund, scharf demarkiert, von einem hyperkeratotischen Wall begrenzt und (soweit nicht infiziert) trocken (Abb. 27.**5**).

Trophisches Ödem. An Unterschenkel und Fußrücken kann gelegentlich ein trophisches Ödem mit glatter, gespannter Haut und derber Konsistenz auftreten, das nach Remission manchmal in eine Hautatrophie übergeht (Abb. 27.**6**). Wesentliche Ursachen sind Störungen der Mikrozirkulation, insbesondere mit vermehrten kapillar- venösen Shuntbildungen. Ob bei anderen trophischen Störungen („limited joint mobility", diabetische Cheiropathie u. a.) ebenfalls neurogene Faktoren beteiligt sind, ist noch nicht hinreichend geklärt.

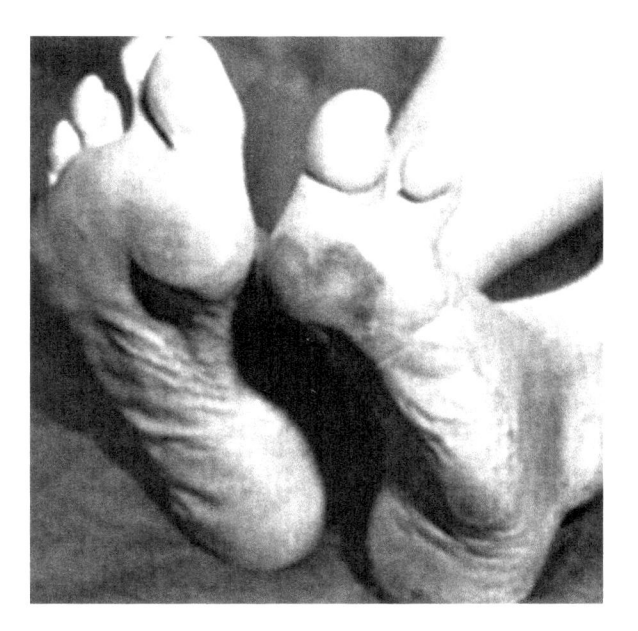

Abb. 27.**5** Schwere trophische Störungen bei langjährigem Typ-2-Diabetes mit Neuropathie, Mikroangiopathie (proliferative Retinopathie), Mediasklerose der Unterschenkelgefäße und Strahlresektion Digiti III–V linker Fuß und Digitus III rechter Fuß. Deutliche Hyperkeratosen, teilweise mit Einblutung unter die Hornhaut, feinlamelläre Schuppung und diffuses Erythem der Haut (80).

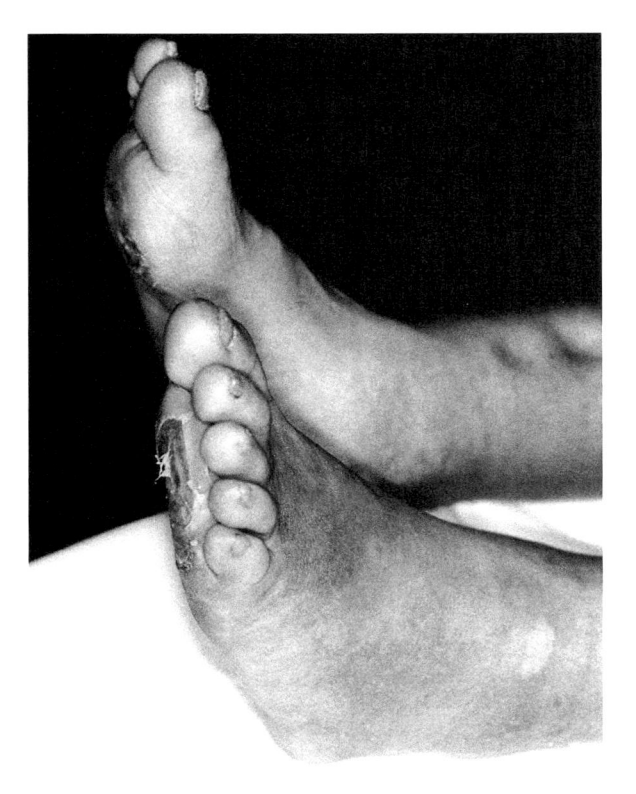

Abb. 27.6 Trophisches Unterschenkelödem bei einem 66-jährigen Patienten mit neuropathischem Fußulkus und schwerer autonomer und somatischer Polyneuropathie bei Langzeitdiabetes.

Neuroarthropathie und Neuroosteopathie. Die neurotrophischen Störungen tiefer Fußstrukturen betreffen die Gelenke und Knochen im Fuß- und Knöchelbereich, insbesondere die distalen Abschnitte der Phalangeal- und Metatarsalknochen bzw. der Tarsometatarsal- und Metatarsophalangealgelenke (Abb. 27.**7 a, b**). Die als Charcot-Fuß bezeichnete Neuroosteopathie führt zu Osteolysen und Knochendestruktion, sodass schmerzlose Spontanfrakturen, Destruktion der Gelenkoberfläche und Sequesterbildung auftreten können. Besonders wichtig ist wegen der unmittelbar notwendigen, völligen Druckentlastung die Diagnose einer akuten Neuro-Osteo-Arthropathie (akuter Charcot-Fuß), der bei zugrunde liegender peripherer Neuropathie mit oder ohne vorhergehendes Trauma als akut geschwollener und überwärmter Fuß mit oder ohne Spontanschmerz imponiert. Die Diagnose ist im Akutstadium bei fehlenden röntgenologischen Veränderungen nur durch eine Kernspintomographie mit Kontrastmittel (Gadoliniumsulfat) zu stellen. Diagnostisch beweisend ist dabei ein Knochenödem im Bereich des Mittelfußes (44a). Zusätzlich kann eine sekundäre Osteomyelitis bestehen. Sie ist differenzialdiagnostisch schwierig abzugrenzen. Besonders bei der medialen plantaren Fußdeformität können Subluxationen und Luxationen hinzutreten. Das Fußgewölbe ist dann eingesunken, Tarsus und Kuboid sind disloziert. Durch die Dorsalverschiebung des Os naviculare kann eine Weichteilschwellung am Fußrücken auftreten. Die Prognose von Neuroarthropathie und Neuroosteopathie ist abhängig von einer entsprechenden zielgerichteten Therapie unterschiedlich. Funktionelle Verbesserungen sind möglich. Zumeist bleibt ein stabiler Defekt, allerdings mit dem Risiko einer erhöhten Rezidivgefährdung durch Traumen und Infektionen.

Behandlungsinduzierte und hypoglykämische Neuropathie

Ausnahmsweise kann eine Neuropathie akut beim Behandlungsbeginn und während rascher Normalisierung der diabetischen Stoffwechsellage eintreten (16, 30). Dies wurde bei Insulin- („Insulinneuritis") und Sulfonylharnstoff-, aber auch unter Diätbehandlung beobachtet. Zumeist geht ein lang dauernder, schlecht eingestellter Diabetes mit hohen Blutzuckerwerten voraus. Das klinische Erscheinungsbild entspricht der akuten schmerzhaften Neuropathie, oft mit stark reduziertem Allgemeinbefinden und Muskelschwäche. Als Ursache werden beeinträchtigte axonale Transportmechanismen diskutiert. Die Diagnose ist sehr gut.

Schließlich scheinen auch schwere rezidivierende Hypoglykämien (z. B. bei Insulinom) manchmal zu peripheren neuropathischen Schädigungen zu führen, die jedoch von den Autoren nie beobachtet wurden.

Autonome Neuropathien

Allgemeines

Einteilung. Die Einteilung der autonomen Neuropathien erfolgt anhand der betroffenen Organ- und Funktionssysteme, also nach klinisch-phänomenologischen Kriterien (31b, 16, 28, 80). Danach kann man als klinisch wichtige Manifestationen eine Neuropathie am kardiovaskulären, gastrointestinalen, urogenitalen und endokrinen System unterscheiden (Tab. 27.3). Trophische Störungen nehmen eine Zwischenstellung zwischen somatischer und autonomer Neuropathie ein.

Entwicklungsformen. Klinisch liegt zumeist eine große Anzahl und ein sehr buntes Diagramm von Funktionsstörungen und Symptomen an verschiedenen Organsystemen vor. Die Symptome einer autonomen Neuropathie entwickeln sich oft schleichend über einen langen Zeitraum und werden häufig von Patient und Arzt nicht richtig gedeutet bzw. auf andere Erkrankungen bezogen (Tab. 27.3). Wie bei der somatischen Neuropathie kann man auch bei der autonomen Neuropathie zwischen einer subklinischen (nur durch Funktionstests diagnostizierbaren) und einer klinisch manifesten Form mit Symptomen und entsprechenden Untersuchungsbefunden differenzieren. Nur selten tritt das Vollbild einer autonomen Dysfunktion mit Multiorganbefall auf. Es ist daher immer eine systematische Anamnese notwendig. Für die Praxis hilfreich kann deshalb ein Selbstbeurteilungsbogen zur autonomen Neu-

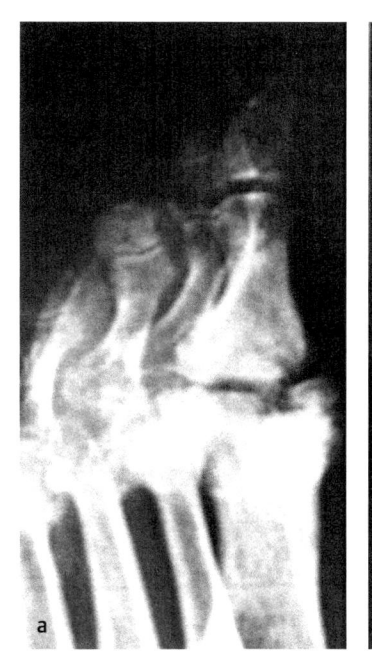

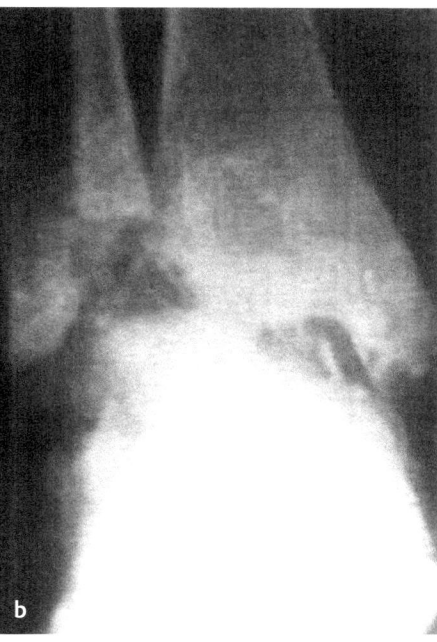

Abb. 27.7 Neuroarthropathien. (80)
a Diabetische Neuroarthropathie im Bereich des Metatarsalköpfchens I mit ins Gelenk hineinreichender Frakturlinie und Osteolyse bei langjährigem Diabetes mit peripherer Neuropathie, Hintergrundsretinopathie, deutlichen trophischen Störungen der Haut sowie neuropathischem Ödem
b Schwere diabetische Neuroarthropathie (diabetischer Fuß) bei Typ-1-Diabetes mit ausgeprägter Polyneuropathie und proliferierender Retinopathie, Osteolysen und Frakturen mit weitgehender Destruktion des oberen und unteren Sprunggelenks.

Tab. 27.3 Autonome Diabetesneuropathie: wichtige Störungen und Symptome

Kardovaskuläres System
- Ruhetachykardie
- gestörte Frequenzvariation
- orthostatische Hypotonie
- verminderte/fehlende Wahrnehmung von Schmerzen
- Tachykardien
- Arrhythmien

Gastrointestinales System
- Gastroparese
- dyseptische Symptome
- „labiler Diabetes"
- Diarrhö
- Obstipation
- Stuhlinkontinenz

Urogenitales System
- diabetische Zystopathie
- große Harnmengen
- gestörte Wahrnehmung der Blasenfüllung
- Restharn
- Harninkontinenz
- erektile Impotenz

Extremitätentrophik
- Anhidrose
- Hyperkeratose
- Ödem
- verminderte fehlende Sensibilität
- abnorme Druckbelastung
- Ulkus
- Osteopathie
- Osteoarthropathie
- Gangrän

Endokrines System
- fehlende/eingeschränkte Hypoglykämiewahrnehmung

ropathie sein. Auch für die autonome Neuropathie gilt, dass Nervenfasern mit einem langen Verlauf am frühesten geschädigt werden. Entsprechend kann am Herzen zuerst eine vagale, am Auge zuerst eine sympathische Störung auftreten. Bezüglich einer eingehenden Beschreibung der klinischen Erscheinungsbilder wird auf einschlägige Monographien (1, 27, 80) verwiesen.

Kardiovaskuläre Neuropathie

Die kardiale autonome Diabetesneuropathie mit dem Hauptkriterium einer eingeschränkten Herzfrequenzvariabilität wird üblicherweise als Leiterkrankung der autonomen Diabetesneuropathie betrachtet. Der Stellenwert, der insbesondere der kardialen Diabetesneuropathie zugemessen wird, dürfte aber nicht zuletzt auf der relativ einfachen Messbarkeit von Frequenzänderungen beruhen (98a), wogegen die unmittelbaren klinischen Auswirkungen und die prognostische Bedeutung bei leichteren Formen noch keineswegs völlig geklärt erscheinen. Dies gilt insbesondere für Wechselwirkungen bei diabetischer Herzerkrankung oder plötzlichem Herztod. Möglicherweise spielt auch eine beeinträchtigte Herzwahrnehmung für die asymptomatische Myokardischämie bzw. den „stummen Myokardinfarkt" eine wesentliche Rolle.

Vagusläsion. Frühmanifestationen einer kardialen Neuropathie sind im Allgemeinen die Folge einer Vagusläsion. Sie führt zu Störungen der Herzfrequenz (beeinträchtigte respiratorische Sinusarrhythmie, Sinustachykardie), die vom Patienten subjektiv nur selten bemerkt werden und ihn zumeist nicht beeinträchtigen.

Sympathische Läsion. Klinische Symptome treten vor allem dann auf, wenn im Verlauf der autonomen Neuropathie zu der parasympathischen auch eine sym-

Tab. 27.4 Klinisch wichtige Befunde bei kardiovaskulärer Diabetesneuropathie (1)

- reduzierte HRV-Ruhetachykardie
- gestörte zirkadiane Rhythmik von Herzfrequenz und Blutdruck
- stummer Myokardinfarkt und Myokardischämie
- orthostatische Hypotonie
- Denervierungshypersensitivität
- Belastungsintoleranz
- Assoziation mit linksventrikulärer Dysfunktion
- perioperative Instabilität
- abnorme Regulation kreislaufwirksamer Hormone
- Verlängerung der QTc-Dauer

Tab. 27.5 Klinisch wichtige Störungen am Gastrointestinaltrakt bei autonomer Diabetesneuropathie

- diabetische Gastroparese (diabetisches Gastroparesesyndrom)
- diabetische Diarrhö
- diabetische Obstipation
- diabetische Stuhlinkontinenz (anorektale Dysfunktion)

pathische Läsion hinzukommt (18). Schwächegefühl, Augenflimmern, Schwindel beim Aufstehen und nicht selten Ohnmachtsanfälle führen den Diabetiker zum Arzt. Die orthostatische Hypotonie verursacht praktisch immer eine erhebliche subjektive Beeinträchtigung mit ausgeprägtem Krankheitsgefühl.

Koronare Herzerkrankung und Herzinfarkt. Das bei Diabetikern erhöhte Risiko für eine koronare Herzerkrankung und Herzinfarkt wird wahrscheinlich durch eine autonome Neuropathie noch zusätzlich verstärkt. Bei schmerzlosem Myokardinfarkt erhöht sich – zumeist durch eine verzögerte Diagnosestellung – die Letalität im Vergleich zum schmerzhaften Infarkt. Da der Patient keinen Schmerz verspürt, wird der „stumme Infarkt" häufig erst aufgrund von Komplikationen wie Herzinsuffizienz, Lungenödem, Kollaps oder Rhythmusstörungen vermutet.

Die kardiovaskuläre Neuropathie ist besonders wichtig zur Frühdiagnose des Syndroms der autonomen Diabetesneuropathie und für die Beurteilung entsprechender Krankheitsrisiken beim Diabetiker.

Gastrointestinale Neuropathie

Hauptsymptome der gastrointestinalen Neuropathie sind Motilitätsstörungen am Magen, Dünndarm und Kolon mit den klinischen Manifestationen diabetische Gastroparese, Diarrhö und Obstipation – also eine „diabetische Darmtrias" (Tab. 27.5). Das Auftreten von gastrointestinalen Symptomen beim Diabetiker erfordert stets eine gründliche differenzialdiagnostische Abklärung. Neben den klinischen Krankheitsbildern mit oft unspezifischer Symptomatik sind besonders am oberen Gastrointestinaltrakt subklinische Manifestationen der autonomen Diabetesneuropathie häufig. Eine entsprechende Verdachtsdiagnose sollte gestellt werden, wenn beim Patienten eine lange Diabetesdauer, eindeutige sensomotorische Neuropathie, Hinweise für kardiale autonome Neuropathie und/oder sonstige autonome Störungen bzw. erektile Dysfunktion und ferner Hypoglykämien und Stoffwechselschwankungen mit schlechter Diabeteseinstellung nach Ausschluss anderer Ursachen vorliegen.

Diabetische Gastroparese, diabetisches Gastroparesesyndrom. Für die Entwicklung der diabetischen Gastroparese scheint ein verminderter Vagotonus ausschlaggebend zu sein (85). Die Symptome sind unspezifisch und treten zumeist nach Nahrungsaufnahme, aber auch nüchtern auf. Im Vordergrund stehen anhaltendes Völlegefühl, Übelkeit, Brechreiz und seltener Erbrechen, die häufig in Verbindung mit unbestimmten Oberbauchbeschwerden vorkommen. Weiterhin können dyspeptische Symptome wie frühzeitiges Sättigungsgefühl, häufiges Aufstoßen und Blähungen bestehen. Alle genannten Beschwerden können insbesondere zu Beginn der Erkrankung intermittierend vorkommen. Außerdem ist wichtig, dass die diabetische Gastroparese durchaus auch klinisch stumm verlaufen kann. Bei Typ-1- und Typ-2-Diabetikern wurde mit der heute üblichen Standarduntersuchung der Magenfunktionsszintigraphie gezeigt, dass subklinische Manifestationen in 30–50% der Fälle bei unausgewählten Diabetikern vorkommen (22, 37). Hier kann eine sonst nicht erklärbare Stoffwechsellabilität ein wichtiges Leitsymptom sein. Durch das inkonstante Nahrungsangebot an den Darm und die damit unkalkulierbare Resorption von Nährstoffen können schwere Hypoglykämien, häufig ohne oder mit abgeschwächten Warnsymptomen, auftreten. Weitere Folgen von inkonstanter Nahrungszufuhr sowie Übelkeit und Erbrechen können Entgleisungen des Kohlenhydrat- und Säure-Basen-Haushalts bis hin zum diabetischen Präkoma oder Koma sein.

Diabetische Diarrhö. Charakteristisch für die diabetische Diarrhö sind intermittierende, braune, wässrige, voluminöse Stühle, die insbesondere auch nachts auftreten und mit plötzlichem Stuhldrang und Tenesmen verbunden sein können. Auch episodische Verläufe mit Perioden einer normalen Darmfunktion oder mit Obstipation können vorkommen. Die diabetische Diarrhö tritt typischerweise im mittleren Lebensalter und in Verbindung mit einem länger manifesten, zumeist schlecht eingestellten, insulinbedürftigen (Typ-I-) Diabetes auf. Häufig besteht zusätzlich eine sensomotorische und autonome Neuropathie (Tab. 27.1). Gleichzeitig können weitere Bereiche des Gastrointestinaltrakts, insbesondere auch der Magen, befallen sein. Beziehungen zur Manifestation anderer autonomer Neuropathien am Gastrointestinaltrakt und anderen Organen sind noch nicht ausreichend bekannt. Auch die Pathogenese der diabetischen Diarrhö ist erst unzureichend geklärt. Als wichtigste Ursachen kommen diabetische Langzeitkomplikationen, metabolische Veränderungen oder zusätzliche nicht diabetesspezifische Ursachen infrage.

Diabetische Obstipation. Die diabetische Obstipation gleicht in ihrem Beschwerdebild am ehesten der häufigen habituellen Obstipation mit Völlegefühl, Meteorismus, Flatulenz und abdominellen Missempfindungen. Spezielle Hinweissymptome sind nicht bekannt. Offenbar kann es auch sehr selten zu massiven Koteinklemmungen sowie Ulzerationen und Perforation des Kolons kommen (80).

Diabetische Stuhlinkontinenz. Die seltene diabetische Stuhlinkontinenz zählt zu den weitgehend unbekannten gastrointestinalen Komplikationen bei Diabetes mellitus. Sie ist meist mit einer Diarrhö assoziiert und tritt besonders nachts auf. Als Hauptursachen werden eine Tonusschwäche des Sphincter ani internus und gestörte rektale Afferenzen für Dehnungsreize diskutiert (47). Das wesentliche Symptom ist der unwillkürliche Abgang von meist flüssigem Stuhl. Die Diagnose kann durch Testung der statischen und dynamischen Kontinenzmechanismen abgesichert werden.

Urogenitale Neuropathie und Sexualstörungen

Dysfunktion der Harnblase. Frühzeitig und häufig schleichend treten ein Wahrnehmungsverlust des Füllungszustandes der Harnblase, ein verspätet einsetzender Harndrang, lange Zeitintervalle zwischen einzelnen Miktionen, später eine große Blasenkapazität mit großen Harnmengen, verlängerter Miktionszeit und reduziertem maximalen Harnfluss auf. Mit allmählich abnehmender Detrusoraktivität nimmt die Blasenwandüberdehnung zu, der Restharn steigt, und die Blasenentleerung gelingt nur noch über die Bauchpresse. Subjektiv führt dies zu einer vermehrten Anstrengung beim Harnlassen, einem abgeschwächten Harnstrahl und einer Neigung zum Harnträufeln. Es besteht eine erhöhte Anfälligkeit für Harnwegsinfekte. Mehr als 2 Harnwegsinfektionen pro Jahr weisen insbesondere bei männlichen Diabetikern auf eine diabetische Zystopathie hin und sollten zu weiterer Diagnostik Anlass geben. Bei bestehender Infektion können zusätzliche Symptome wie vermehrtes Harnlassen und gesteigerter Harndrang auftreten.

Sexuelle Dysfunktion. Sexualstörungen können bei diabetischen Männern bis zu 50%, bei diabetischen Frauen bis zu 30% der Fälle vorkommen. Sowohl Erektion wie auch Vaginalsekretion werden durch den Parasympathikus gesteuert. Das sympathische Nervensystem beeinflusst Ejakulation und Orgasmus. Klinisch wichtigste Krankheitsmanifestation ist die erektile Dysfunktion, die eine gründliche differenzialdiagnostische, multidisziplinäre Abklärung – insbesondere gegenüber vaskulären Ursachen – erfordert (16, 28). Klinik, Diagnostik und Therapie dieser Neuropathiemanifestation werden an anderer Stelle ausführlich dargestellt (Kap. 30).

Neuroendokrine Dysfunktionen

Da das vegetative Nervensystem ein wichtiger Faktor der hormonellen Regulation ist, kann die autonome Neuropathie auch die Hormonsekretion an einzelnen Organsystemen beeinflussen und zu Störungen von intestinalen Hormonen (z. B. pankreatisches Polypeptid, Gastrin, Motilin u. a.) und Hormonen der Nebennieren (Katecholamine) oder des Pankreas (Glucagon) führen. Außerdem sind neben den bekannten Neurotransmittern Acetylcholin, Noradrenalin und Adrenalin heute auch Neuropeptide wie z. B. Substanz P, pankreatisches Polypeptid (PP), Neuropeptid K, „calcitonin-gene-related peptide" (CGRP) u. a. in Betracht zu ziehen. Eine Hypoglykämie führt immer zur Sekretion gegenregulatorisch wirksamer Hormone (Katecholamine, Glucagon, Cortisol, Wachstumshormon) und bildet zudem einen starken Stimulus für das gesamte autonome Nervensystem.

Hypoglykämieassoziierte autonome Dysfunktion. Es ist bekannt, dass Diabetiker im Langzeitverlauf adrenerg ausgelöste Warnsymptome einer Hypoglykämie wie Tachykardie und Schweißsekretion abgeschwächt, verspätet oder überhaupt nicht mehr bemerken. Das Krankheitsbild wird heute als Syndrom der „hypoglykämieassoziierten autonomen Dysfunktion" bezeichnet und kann neben den klassischen autonomen Neuropathien als eigenständige Krankheitsmanifestation vorkommen. Dabei können z. B. iatrogene Hypoglykämien auch ohne bestehende autonome Neuropathie den Auslöser eines circulus vitiosus darstellen.

Hypoglykämische Wahrnehmungsstörungen

Pathogenese. Pathogenetisch stehen eine gestörte hormonelle Gegenregulation mit verminderter Katecholamin- und Glucagonausschüttung, beeinträchtigter hepatischer Glykogenolyse sowie ein schnellerer Abfall der Blutglucosekonzentration im Vordergrund. Ein Zusammenhang der gestörten Hypoglykämiewahrnehmung mit autonomer Neuropathie ist jedoch nicht zwingend, da eine neuroendokrine Dysfunktion insbesondere bei Langzeitdiabetes auch als eigenständige Krankheitsmanifestation (z. B. im Rahmen einer gestörten hypothalamischen Kontrollfunktion) vorkommen kann. Hier wird eine Änderung der Glucoseschwelle als Stimulus für die zentrale Steuerung des autonomen Nervensystems vermutet. Auch die gegenregulatorische Glucagonausschüttung ist autonom kontrolliert (29, 32).

Klinik. Eine gestörte Hypoglykämiewahrnehmung („hypoglycemic unawareness") ist von großer Bedeutung für Therapieplanung und Risiken im Krankheitsverlauf des Diabetikers. Im Vordergrund stehen plötzlich auftretende Symptome einer Neuroglukopenie, die rasch zu unterschiedlich ausgeprägten Bewusstseinsstörungen führen kann. Wegen dieser verminderten und/oder verspäteten Warnsymptome werden häufig entsprechende Gegenmaßnahmen durch den Patienten entweder überhaupt nicht oder nicht mehr rechtzeitig eingeleitet.

Beeinflussung. Es konnte mit Clamp-Versuchen gezeigt werden, dass man die Hypoglykämiewahrnehmung bei Diabetikern verändern kann. Diese kann bereits bei rezidivierenden Hypoglykämien (z. B. unbemerktes nächtliches Absinken der Blutglucosekonzentrationen in den hypoglykämischen Bereich bei Typ-1-Diabetikern) ohne autonome Neuropathie auftreten.

Durch eine verbesserte Diabeteseinstellung mit Prophylaxe hypoglykämischer Reaktionen kann die gestörte Hypoglykämiewahrnehmung wieder verbessert werden, wobei sich auch die beeinträchtigte Katecholamin- und Glucagonsekretion erholen kann.

Respiratorische Störungen

Störungen des autonomen Nervensystems im Bereich des Respirationstrakts sind, obwohl sie zweifelsohne vorkommen, in ihrer klinischen Relevanz noch nicht endgültig gesichert. Untersuchungen zur Lungenfunktion und zum Auftreten der Schlafapnoe zeigten bisher widersprüchliche Ergebnisse. Praktisch wichtig ist, dass offenbar infolge der vagalen Dysfunktion bei autonomer Neuropathie abnorme Reaktionen unter Hypoxie auftreten können, die möglicherweise zu Komplikationen bei Narkose, bei schweren Infektionen des Respirationstrakts, aber auch zu plötzlichen, ungeklärten Todesfällen ("sudden death") beitragen können.

Pupillomotorisches System

Als Symptom der autonomen Neuropathie kann auch eine verminderte Fähigkeit der Pupillen auftreten, sich bei Dunkelheit zu erweitern. Die beeinträchtigte Mydriase scheint dabei ein Frühsymptom der sympathischen Innervation (mit einem längeren Faserverlauf) zu sein. Es finden sich also beim Diabetiker oft relativ enge, gelegentlich auch ovale Pupillen und eine beeinträchtigte Dunkeladaptation (39, 76). Eine überwiegend parasympathische Funktionsstörung scheint dagegen für die später anzutreffende gestörte Pupillenverengung auf Lichteinfall verantwortlich zu sein.

Zentralnervöse Störungen

Bedeutung. Gegenüber den peripheren Neuropathien treten zentralnervöse Störungen bei Diabetes mellitus in den Hintergrund. Die insgesamt eher selten vorkommenden schwerwiegenden zerebralen Krankheitsbilder beziehen sich auch weniger auf die diabetische Stoffwechsellage selbst als auf Akutkomplikationen und die Folgekrankheiten beim Diabetes, wie schwere Hyper- und Hypoglykämien und die Makroangiopathie der Hirngefäße.

Bei **schweren Stoffwechselentgleisungen** sind Störungen des zentralen Nervensystems obligat und häufig diagnostisch richtungsweisend. Die dabei vorkommenden vielfältigen neuropsychologischen, psychopathologischen, neurologischen, vegetativen und endokrinen Symptome sind in den betreffenden Spezialkapiteln dargestellt.

Bei **schweren, länger dauernden Komata** kann es darüber hinaus zu zerebralen Dauerschäden kommen. Während das hyperosmolare nichtketoazidotische Koma ebenso wie das diabetische ketoazidotische Koma oft erstaunlich geringe zerebrale Schäden hinterlassen, führt der schwere hypoglykämische Schock oft zu schweren zerebralen Schädigungen, die in ihrem Verteilungsmuster an diffuse hypoxische oder toxische Hirnschädigungen erinnern. Mögliche topografische Prädilektionen sind Schädigungen des mediobasalen Schläfenlappens (Leitsymptom Gedächtnisstörung), des – vorwiegend visuellen – Kortex (Leitsymptom Sehstörung) und der Stammganglien (Leitsymptom extrapyramidales Syndrom). Daneben – zuweilen auch vorherrschend – werden diffuse kognitive Leistungsminderungen angetroffen, die allerdings manchmal erst nach genauer neuropsychologischer Testung sichtbar werden. Schwerwiegende neurologische Defizite als Folge eines hypoglykämischen Schocks, wie Hemi- oder Paraparesen und demenzielle Formen, dürften heute kaum noch vorkommen.

Makroangiopathie der Hirngefäße. Dagegen kann die bei Diabetikern 2- bis 3-mal häufigere Makroangiopathie der Hirngefäße klinisch zu denselben passageren oder irreversiblen neurologischen Syndromen führen wie zerebrale Durchblutungsstörungen anderer Genese (z. B. Folgen einer Hypertonie). Es kann also zu herdförmigen oder diffusen, passageren oder irreversiblen neurologischen Defiziten kommen. Es bestehen Hinweise, dass die zerebrale Makroangiopathie (Arteriosklerose) beim Diabetes vielleicht weniger häufig ist als die periphere arterielle Verschlusskrankheit und die koronare Herzkrankheit (9).

Neuropsychologische Störungen. Die Frage nach anderen, allein durch die diabetischen Stoffwechselschwankungen bedingten neuropsychologischen Störungen ist eher zurückhaltend zu beantworten. Soweit neuropsychologische Beeinträchtigungen überhaupt nachgewiesen werden können, sind diese eher gering ausgeprägt und keineswegs regelhaft. Die berichteten Leistungsbeeinträchtigungen (z. B. von Wahrnehmung, Motorik, Lernen und Gedächtnis, komplexer Problemlösung) weisen starke Inkonsistenzen zwischen verschiedenen Studien auf und lassen kein spezielles Schädigungsmuster erkennen. Auch bei spontaner oder experimentell induzierter Hypo- und Hyperglykämie ergaben sich inkonsistente neuropsychologische Befunde (35). Bei erhöhten Blutzuckerspiegeln wurden sogar verbesserte Gedächtnisleistungen beschrieben (24). Bemerkenswerterweise scheinen auch die Hirnleistungsstörungen nach wiederholter Hypoglykämie weder mit der Krankheitsdauer noch mit der Diabeteseinstellung zu korrelieren (63). Eine hirnorganische Ursache erscheint somit zumindest beim Typ-1-Diabetes zweifelhaft. Eine neuere Studie berichtet allerdings eine asymmetrische zerebrale Durchblutung bereits bei leichteren Hypoglykämien (43). Kognitive Störungen sollen auch häufiger bei fehlender Hypoglykämiewahrnehmung vorkommen (25).

Bei Lern- und Gedächtnisstörungen spielt der mediobasale Schläfenlappen eine besondere Rolle, insbesondere der Hippocampus, der u. a. für diese kognitiven Funktionen wesentlich ist und eine gewisse Prädilektion für hypoxische und hypoglykämische Schädigungen aufweist (7). Bei älteren Typ-2-Diabetikern wurden auch im Vergleich zu altersentsprechenden Kontrollpersonen vermehrte Lern- und Gedächtnisstörungen nachgewiesen (65). Diese Gedächtnisstörungen beim Typ-2-Diabetiker waren auch korreliert mit der Güte der diabetischen Stoffwechseleinstellung. Es erscheint daher denkbar, dass hippokampale Alterungsprozesse, die auch durch nichtvaskuläre Faktoren auftreten können, beim Typ-2-Diabetes beschleunigt sind.

Diagnose

Somatische Neuropathie

Stufendiagnostisches Vorgehen

Überblick über die Methoden. Der Nachweis der diabetischen Nervenstörungen stützt sich auf die Grundpfeiler der klinischen, elektro- und wahrnehmungsphysiologischen Untersuchungen sowie auf autonome und laborchemische Funktionstests (10, 11; Tab. 27.**6**). Nur ausnahmsweise sind dagegen auch Nervenbiopsie, Liquordiagnostik und andere spezielle Verfahren zur Abgrenzung spinaler und zerebraler Prozesse notwendig. Für Diabetologie und Neurologie, Praxis und Klinik, Such- und Spezialdiagnostik müssen dabei die jeweils angemessenen Untersuchungen ausgewählt werden. Diese Entscheidung ist besonders wegen der großen Anzahl und der teilweise fehlenden Validierung der verfügbaren Untersuchungsmethoden notwendig.

Für die Routineuntersuchung empfiehlt sich ein 2-stufiges Vorgehen mit Suchdiagnostik (Vorsorgeuntersuchung) und Spezialdiagnostik (Tab. 27.**6**).

Suchdiagnostik. Die Suchdiagnostik umfasst einfache neurologische und wahrnehmungsphysiologische Untersuchungen, wie sie von jedem Arzt durchgeführt werden können. Sie sind auch als Wiederholungsuntersuchungen zur Verlaufsdiagnostik geeignet. Zu unterscheiden ist ferner zwischen manifesten Neuropathien

Tab. 27.**6** Verlaufs- und symptomorientierte Neuropathiediagnostik beim Diabetes

Suchdiagnostik
- Neuropathiefragebogen
- syndromorientierte neurologische Untersuchung
- Vibrations-, Temperatur- (Schmerz-) Schwellen
- kardiovaskuläre und selektive andere autonome Funktionstests

Spezialdiagnostik
- Neuropathiefragebogen
- neurologische Untersuchung
- Nervenleitgeschwindigkeiten (sensible, motorisch, distale Latenz, evtl. F-Welle)
- Elektromyographie
- Temperatur-, Schmerz-, Vibrationsschwellen
- evtl. somatosensorisch evozierte Potenziale
- autonome Funktionstests (kardiovaskuläre Tests, ggf. gezielte, organbezogene Testverfahren wie gastrointestinale oder urogenitale Funktionstests)
- Vaso- und Sudomotorentests
- ggf. weitere Zusatzdiagnostik (Röntgenaufnahmen, Szintigraphie, Pedographie u. a.)

mit typischen klinischen Symptomen und subklinischen Formen, bei denen lediglich (leicht) pathologische Funktionstests vorliegen. Eine orientierende Sensibilitätsprüfung ist z. B. mit so einfachen Hilfsmitteln wie Wattestäbchen und Zahnstocher, evtl. Eis- und Warmwasserröhrchen und einer 128-Hz-Stimmgabel mit qualitativer oder besser semiquantitativer Auswertung (z. B. Stimmgabel nach Riedel-Seiffer) möglich. Messverfahren, mit denen die Funktion großer und kleiner Nervenfasern überprüft wird (z. B. quantitative Messung von Vibrations- und Temperaturempfinden), erlauben auch Aussagen zu Verlaufsänderungen der Neuropathie. Geeignete Messgeräte stehen zur Verfügung (Abb. 27.**8**; 23). Als Suchtests zum Nachweis einer autonomen Neuropathie werden vor allem respiratorische Sinusarrhythmie und Orthostasereaktion geprüft (Tab. 27.**9**).

Spezialdiagnostik. Die Spezialdiagnostik zum Nachweis der somatischen Diabetesneuropathie ist im Allgemeinen dem Neurologen vorbehalten und umfasst klinische, elektro- und wahrnehmungsphysiologische Untersuchungen, z. B. motorische und sensible Nervenleitgeschwindigkeit (NLG), Elektromyographie (EMG) sowie Temperatur- und Vibrationsschwellenmessung, in der Klinik ggf. auch Bestimmung der F-Welle (bei proximalem Schädigungsakzent) und somatosensorisch evozierte Potenziale. Die Spezialdiagnostik sollte im Allgemeinen nur in bestimmten Verlaufsabschnitten (z. B. Erstdiagnose einer Neuropathie, Auftreten von anderen diabetischen Spätschäden) erfolgen.

Bezüglich der ebenfalls vom Spezialisten durchzuführenden autonomen Funktionstests wird auf Tab. 27.**7** verwiesen.

Methoden der Such- und Spezialdiagnostik

Klinische Untersuchung. Bei der neurologischen Untersuchung sollten möglichst mehrere sensible Modalitäten (z. B. Berührungs-, Vibrations-, Kalt- und Warmempfinden, Lagesinn) sowie die wichtigsten motorischen Funktionen (Muskeltonus, Muskeltrophik, Kraftentfaltung bzw. Paresegrade, Muskeldehnungsreflexe) geprüft werden. Aufgrund des sensiblen Kernsyndroms kommt der Erfassung der subjektiven Beschwerden und der genauen Sensibilitätsprüfung besondere Bedeutung zu. Hier können Diabetes-, Neuropathie-, Schmerz- und Befindlichkeitsfragebögen eingesetzt werden. Mithilfe von Dokumentationsbögen (59) kann zusammen mit anderen Untersuchungsverfahren der Schweregrad der Neuropathie skaliert werden (15, 17).

Elektrophysiologische Untersuchung. Mit der Bestimmung der Nervenleitgeschwindigkeit kann nur die Störung der großen, schnell leitenden Nervenfasern (Tab. 27.**2**) zuverlässig ermittelt werden. Mit der Anzahl der Messmethoden und der untersuchten Nerven verdeutlichen sich pathologische Befunde. Als Frühzeichen wird häufig eine verzögerte Leitgeschwindigkeit der motorischen und/oder sensiblen Nerven angetroffen, die als Ausdruck der Demyelinisierung gedeutet wird.

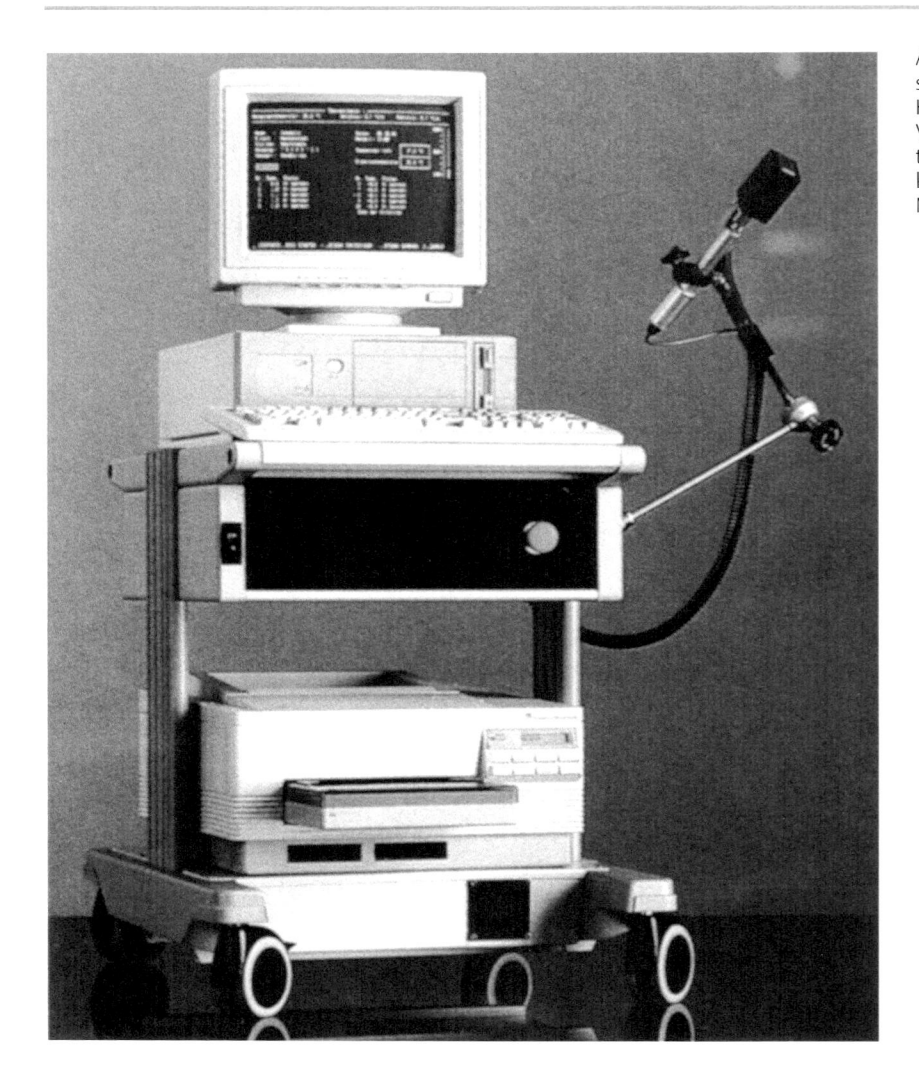

Abb. 27.8 Path-Tester-Gerät: Bestimmung der Kalt-, Warm- und Hitzeschmerzschwellen sowie der Vibrationsschwellen zur Funktionsprüfung der marklosen/markarmen bzw. der stark bemarkten Nervenfasern. (79)

Tab. 27.7 Vorgehen bei der Diagnostik autonomer Diabetesneuropathien

Gezielte Anamnese
1. Neurologische Symptome
   - vegetatives Nervensystem
   - peripheres Nervensystem
2. Diabetes mellitus
   - Krankheitsdauer
   - Behandlungsart
   - Einstellungsqualität

Wichtige Befunde
- aktuelle Stoffwechsellage (Blut- und Harnzucker, HbA1c)
- diabetische Langzeitkomplikationen (Augen, Nieren, Arteriosklerose)

Neurologische Untersuchung
- quantitative Thermästhesie
- einfache kardiovaskuläre Tests: respiratorische Sinusarrhythmie, Orthostasetest

Organspezifische Spezialuntersuchungen

Interdisziplinäre Zusammenarbeit

Die Dispersion oder der Verlust des Nervenaktionspotenzials des N. suralis weist darüber hinaus auf eine überwiegend sensorische Neuropathie hin. Die Dispersion und die Amplitudenminderung des Muskelantwortpotenzials (MAP) der motorischen Neurographie des N. fibularis hingegen ist entweder als Zeichen einer überwiegend axonalen oder einer weit fortgeschrittenen demyelinisierenden Neuropathie zu werten. Dabei erlaubt die Durchführung des EMG der distalen Muskulatur (M. tibialis anterior) eine Unterscheidung der verschiedenen Neuropathieformen und gibt Aufschlüsse über das Ausmaß der neurogenen Muskelveränderungen.

Bei Vorherrschen von Markscheidenläsion und proximaler Akzentuierung kann die Messung der F-Wellen-Latenzen dank „doppelter" Laufzeitbestimmung aussagekräftiger sein als konventionelle Neurographietechniken. Ähnliches gilt für den H-Reflex. Die Registrierung evozierter Potenziale, insbesondere des somatosensibel evozierten Potenzials (SEP), ist ebenfalls bei proximalen demyelinisierenden Neuropathieformen (und evtl. gleichzeitiger Myelopathie) indiziert. Der Nachweis der segmentalen Demyelinisierung erfordert dabei die aufwendige Untersuchung in mehreren Etagen. Axonale Schädigung führt vorwiegend zur Amplitudenreduktion, Demyelinisierung zu verzögerten Nervenaktionspotenzialen. Möglicherweise können künftig auch laserevozierte Potenziale, z. B. bei schmerzhafter Neuropathie, die klinische Diagnostik erweitern.

Wahrnehmungsphysiologische Untersuchung. Mithilfe der Wahrnehmungsschwellen für Druck-, Vibrations- und Temperaturempfinden kann die neuropathische Störung afferenter großer und kleiner Nervenfasern hinreichend zuverlässig und mit ähnlicher Genauigkeit wie mit der Leitgeschwindigkeit sensibler Nerven erfasst werden. Zum Beispiel kann die Druckwahrnehmung an der Fußsohle beim Diabetiker in einfacher Weise durch ein Neurofilament mit definiertem Auflagedruck untersucht werden (45). Mit langsamer oder rascher Druckstimulation werden Berührungs-, Druck- und Vibrationsempfinden geprüft. Eine weitere Differenzierung nach Rezeptortypen (RA- bzw. SA-I- und SA-II-Typus) wird klinisch kaum genutzt. Als Variante wurde die Schwellenbestimmung für einen sinusförmigen Schwachstrom (6-V-Wechselstrom) vorgeschlagen. Für Vibrationsschwellen wird über zufrieden stellende methodische Reliabilität und gute Korrelation mit der Leitgeschwindigkeit sensibler Nerven berichtet (82).

Die Bestimmung der Temperaturschwellen zum Nachweis der Neuropathie der kleinen Nervenfasern erfolgt vorwiegend mit Kontaktthermoden (Peltier-Elementen). Die zeitaufwendigen operanten Methoden („forced choice"; 51) haben sich den Grenzwertverfahren („method of limits"; 48) als nicht überlegen erwiesen. Möglicherweise ist bei der diabetischen Neuropathie die Kaltschwelle relevanter als die Warmschwelle. Bei Normwerterhebungen der Temperaturschwellen fand sich eine zur sensiblen Nervenleitgeschwindigkeit reziproke Schwellenzunahme mit dem Alter. Der Wert der quantitativen Thermästhesie ist vor allem als Verlaufsindikator der diabetischen Polyneuropathie gut belegt, so z. B. bei Therapie mit Insulindosiergeräten oder nach Pankreastransplantation und unter konventionellen Therapiemaßnahmen.

Entsprechende Korrelationen wurden auch mit anderen Indikatoren wie z. B. Leitgeschwindigkeit sensibler Nerven, Vibrationsschwellen und klinischen Befunden berichtet. Temperatur- und Vibrationsschwellen werden zur Neuropathiediagnostik für die Praxis empfohlen (2).

Untersuchung der peripheren trophischen Störungen (Vaso- und Sudomotorenstörung). Die gestörte Sudomotorenfunktion kann durch thermisch oder chemisch induziertes Schwitzen, z. B. mithilfe von Farbumschlagtests (Iod-Stärke-Test nach Minor, Ninhydrintest nach Moberg) überprüft werden. Die Verfahren sind, obschon auch von der San-Antonio-Konferenz empfohlen, zeitaufwendig. Dies gilt umso mehr für quantitative Testverfahren wie z. B. dem sudomotorischen Axonreflextest (Q-SART), bei dem die lokale Schweißsekretion durch Acetylcholin stimuliert wird (13). Die Vasomotorenfunktion wird durch verschiedene indirekte Nachweismethoden überprüft, so z. B. die Reaktionen auf thermische Reize (Abkühlung) durch Bestimmung der Hauttemperatur und die Venenverschlussplethysmographie oder durch Messung der psychogalvanischen Reaktion mit akustischen oder somatosensorischen bzw. elektrischen Reizen.

Die mikroneurographische Einzelfaserableitung von sympathischen Nervenfasern kommt für die Routinediagnostik nicht in Betracht (4). Ähnliches gilt auch für den Nachweis von Störungen der Vasomotorenregulation und der Mikrozirkulation. In neuerer Zeit werden Laser-Doppler-Verfahren mit pharmakologischen Provokationstests verwendet. Vasodilatorische Störungen korrelieren außerdem mit erhöhter Mikroalbuminurie (94).

Zusatzdiagnostik

Nervenbiopsie. Obwohl Histologie und Morphometrie der Nervenschädigung beim Diabetes von großem pathogenetischem Interesse sind, erscheint der klinische Nutzen der Nervenbiopsie (zumeist des N. suralis) beschränkt. Die Diagnose kann im Allgemeinen durch die Spezialdiagnostik (Tab. 27.**6**) mit hinreichender Sicherheit gestellt werden. Die Nervenbiopsie ist daher nur bei sonst nicht zu klärenden Fällen indiziert.

Die neuropathologischen Befunde bei diabetischen Polyneuropathien lassen jedoch kaum spezifische Veränderungen erwarten. Im Vordergrund stehen der Axon- und der Markscheidenschwund. Dagegen lässt sich die Frage des Primärprozesses der Nervenschädigung noch immer nicht eindeutig beantworten, obwohl morphometrische Untersuchungen häufig Hinweise für einen primären Befall der markarmen und marklosen Nervenfasern geben. Möglicherweise ist die primäre axonale Nervenschädigung auf bestimmte Krankheitsmerkmale (z. B. frühe Krankheitsstadien, sensibles Kernsyndrom und schmerzhafte Neuropathien) konzentriert. Bei fortgeschrittenen Formen der diabetischen Polyneuropathie scheint dagegen mehr oder weniger jede Zellkomponente des peripheren Nerven betroffen zu sein (49), und Demyelinisierungsprozesse können in den Vordergrund treten.

Bei der Gewebeuntersuchung eines Nerven muss ferner berücksichtigt werden, dass manche Aspekte der Nervenschädigung durch unterschiedliche Untersuchungsmethoden am besten erfasst werden. Beispielsweise können remyelinisierte Internodien in sog. Zupfpräparaten mit absoluter Treffsicherheit, dagegen im elektronenmikroskopischen Bild keineswegs stets zweifelsfrei erkannt werden. Morphometrische Studien, bei denen die vorherrschende Schädigung eines Nervenfasertyps ermittelt wird, beschränken sich weitgehend auf wissenschaftliche Fragestellungen, die allerdings für pathogenetische Gesichtspunkte (wie Fasertyp und klinische Symptomatik) von größtem Interesse sind. Weitere Aufschlüsse sind hier auch durch immunzytochemische Untersuchungen möglich.

Liquoruntersuchung. Die Liquoruntersuchung bei diabetischen Neuropathien ist ebenfalls nur unter differenzialdiagnostischen Gesichtspunkten erforderlich. Bei diabetischer Polyneuropathie ist der Liquorzuckerwert dann in Relation zur Hyperglykämie erhöht, das Gesamteiweiß leicht- bis allenfalls mittelgradig vermehrt, der α_2-Globulinanteil der Elektrophorese manchmal relativ erhöht. Stärkere Liquoreiweißvermehrung ist verdächtig auf Radikulopathie bzw. Guillain-Barré-Syndrom. Die Zellzahl im Liquor ist normal. Sorbit ist erhöht, Myoinositol erniedrigt; spezifische Liquoränderungen sind nicht bekannt.

Pedographie. Ein weiterer wesentlicher Ansatzpunkt der Diagnostik bei Neuropathie und diabetischem Fuß ist die Früherfassung einer Gangstörung mit abnormer Druckbelastung bei gefährdeten Patienten. Das Messverfahren, Pedographie genannt, dient zur dynamischen Druckverteilungsmessung und Ganganalyse mit speziellen Messsystemen unter den unbekleideten Fußsohlen sowie im Schuh (z. B. EmedSF-System, Emed-Pedar-System, Paromed-System). Während der Messung werden die Druckverteilungsmuster an den Fußsohlen auf einem Bildschirm dargestellt, wobei einzelne Druckstufen wie bei Szintigrammen in Farbwerte umgesetzt werden (70). Beim Diabetiker können die Folgen einer peripheren Neuropathie mit Störung der sensiblen Rückmeldung, abnormer Fußbelastung und Schäden am Fußskelett erkannt werden. Selbstverständlich werden auch unspezifische, orthopädische, nicht diabetesbezogene Veränderungen erfasst. Die relativ kostenaufwendigen Geräte erlauben daher nur die Diagnose abnormer Druckprofile. Eine detaillierte Aussage über die Pathogenese dieser Veränderungen ist nicht möglich. Die Pedographie stellt eine wertvolle Ergänzung zur Früherkennung diabetischer Fußkomplikationen dar, kann jedoch keinesfalls eine gründliche neurologische (und auch angiologische) Untersuchung ersetzen. Neuere Untersuchungen haben gezeigt, dass bei pathologischer Druckverteilung nur bei etwa 40% der Diabetiker auch eine periphere Neuropathie nachweisbar war, wobei die C-Faser-Schädigung vorherrscht (21). Eine erhöhte Druckbelastung bildet aber offenbar einen Risikofaktor für die spätere Entstehung von Fußläsionen (Tab. 27.**8**).

Sonstige Untersuchungen. Außer der speziellen Neuropathiediagnostik sind manchmal weitere Untersuchungsverfahren zur differenzialdiagnostischen Abgrenzung spinaler, zerebraler, vertebragener, vaskulärer, endokriner usw. Prozesse erforderlich (z. B. bei Hirnnervenstörungen bezüglich Schädelbasis- und Hirnstammprozesse, bei Radikulopathien bezüglich Rückenmarks-, Wirbel- und Bandscheibenprozesse und bei peripheren Neuropathien bezüglich arterieller Verschlusskrankheit).

Autonome Neuropathie

Allgemeindiagnostisches Vorgehen

Die wichtigsten Punkte zur praktischen Diagnostik autonomer Neuropathien bei Diabetes mellitus sind in Tab. 27.7 zusammengefasst. Die Diagnose kann in der Allgemeinpraxis und der internistischen Praxis durch Angaben und Befunde zur Stoffwechselerkrankung selbst sowie durch neurologische Anamnese und Untersuchung, Testung von Wahrnehmungsschwellen (quantitative Thermästhesie) sowie einfache kardiovaskuläre Tests, besonders bei längerem Diabetesverlauf (ab 5 und gehäuft nach 10 Jahren), wahrscheinlich gemacht werden. Bei weiteren Organmanifestationen sind Spezialuntersuchungen und häufig eine interdisziplinäre Zusammenarbeit erforderlich (28).

Vereinheitlichung der Methodik. Ein allgemein akzeptiertes diagnostisches Vorgehen liegt wegen der heterogenen Organmanifestationen und der daraus resultierenden vielfältigen diagnostischen Untersuchungsverfahren nicht vor. Deshalb fand in den USA 1988 eine erste Konsensuskonferenz zwischen Diabetologen und Neurologen statt (12). Hierbei wurden als Methoden zur Diagnose und Verlaufskontrolle der autonomen Neuropathien vor allem Tests der Herzfrequenz und der Blutdruckreaktion empfohlen, wobei die definitive Diagnose einer autonomen Neuropathie nur bei zumindest 2 pathologischen Tests zu verschiedenen Zeiten gestellt werden sollte. Dieses Statement, das sicherlich ein wichtiger Ansatzpunkt zur Vereinheitlichung der Diagnostik autonomer Neuropathien darstellt, wurde kürzlich in Empfehlungen der Amerikanischen Diabetesgesellschaft zur klinischen Praxis der Diabetesbehandlung unverändert wiederholt (13) und hat sicherlich zu einer weltweiten Vereinheitlichung des diagnostischen Vorgehens beigetragen. Deshalb seien die wichtigsten Punkte bezüglich der Diagnostik der autonomen Diabetesneuropathien kurz wiedergegeben.

Kontraindizierte Methoden. Invasive Tests der kardiovaskulären Funktion, der gastrointestinalen Motilität und der Blasenfunktion können derzeit für die Praxis zur Erstdiagnostik und zur Beurteilung des Krankheitsverlaufs noch nicht empfohlen werden. Für die Praxis ungeeignet sind auch die Testverfahren zur Untersuchung der Vasomotorenreflexe an der Haut, die Bestimmung der Katecholamine im Plasma (z. B. nach dem Aufstehen) und des pankreatischen Polypeptids im Blut nach Hypoglykämie oder Mahlzeiten sowie quantitative pupillomotorische Methoden.

Die Diagnostik von neuropathischen Schädigungen einzelner Organsysteme im Rahmen einer autonomen Diabetesneuropathie erfordert also spezielle, teilweise aufwendige Untersuchungsmethoden, die vor allem aus dem Diagnoseschatz der inneren Medizin stammen.

Tab. 27.8 Dynamische elektronische Druckverteilungsmessung (Pedographie) beim Diabetiker

- Die Erfassung einer Gangstörung ist eine wichtige Ergänzung zur Frühdiagnostik des „diabetischen Fußes".
- Die Methode ersetzt nicht eine neurologische Untersuchung und erlaubt nicht die Diagnose einer peripheren Neuropathie.
- Ein erhöhter Druckwert (über 80 N/cm²) kann multifaktoriell bedingt sein und ist offenbar ein zusätzlicher Risikofaktor für diabetisch bedingte Fußläsionen.
- Weitere prospektive Untersuchungen zur Validierung der Methode sind notwendig.

Kardiovaskuläre Neuropathie. Die kardiovaskuläre Neuropathie ist eine häufige, einfach zu erfassende Organmanifestation, die durch die gestörte Regulation von Herzfrequenz und Blutdruck zu diagnostizieren ist (Tab. 27.**9**). Aufgrund der einfachen Testmöglichkeiten beziehen sich die weitaus meisten epidemiologischen und klinischen Untersuchungen auf diese Neuropathieform, die nach den bisherigen Erfahrungen eine Art „Leitschädigung" für Manifestationen an anderen Organsystemen darstellt. Auch das verlängerte, frequenzkorrigierte QT-Intervall im Routine-EKG (über 430–440 ms) wurde als Indikator der kardialen Neuropathie diskutiert. Neuere Untersuchungen haben jedoch ergeben, dass nur bei etwa 1/3 von Typ-1-Diabetikern mit autonomer kardialer Neuropathie (nach zumindest 2 Diagnosekriterien) auch ein verlangsamtes QT-Intervall vorkommt (74). Die diagnostische Beurteilung des QT-Intervalls in Hinblick auf die autonome kardiale Funktion ist auch heute noch unklar.

Bei den in Tab. 27.**9** dargestellten nichtinvasiven Herzfrequenztests besteht offenbar eine Hierarchie des diagnostischen Ansprechens. Eine Beeinträchtigung der Herzfrequenzvariabilität stellt das früheste Stadium einer autonomen kardialen Schädigung dar. Ein pathologisches Ergebnis des Valsalva-Manövers repräsentiert ein Intermediärstadium, während pathologische Tests der Blutdruckregulation bereits auf ein fortgeschrittenes Stadium der kardiovaskulären autonomen Neuropathie mit zusätzlicher sympathischer Schädigung hinweisen. Entsprechende autonome Störungen können durch andere Erkrankungen der jeweils betroffenen Endorgane überlagert werden. Ferner müssen zusätzliche Medikamenteneinnahme und das Lebensalter bei der diagnostischen Beurteilung in Betracht gezogen werden.

Sonstige autonome Neuropathien. Relativ einfach zu erfassen ist heute auch die diabetische Zystopathie, bei der neben großen morgendlichen Harnvolumina (über 800 ml) ein vergrößertes Blasenvolumen und ein Restharn sonographisch erfasst werden können (Abb. 27.**9**). Andere autonome Neuropathieformen erfordern aufwendigere Untersuchungen. Dies gilt besonders für das gastrointestinale System und die diabetische Impotenz. Das Hauptproblem ist hier eine sorgfältige differenzialdiagnostische Abklärung, die vor allem vaskuläre, neurologische und psychische Ursachen berücksichtigen muss (16, 80).

Kardiovaskuläre Tests

Eine Ruhetachykardie über 95–100 Herzschläge/Minute ist als pathologisch anzusehen. Von Ewing wurden 5 einfach durchzuführende Funktionstests vorgeschlagen, die heute weltweite Anerkennung und Verbreitung gefunden haben (19, 80; Tab. 27.**9**). Diese Tests sind in jeder Praxis durchführbar. Benötigt werden nur ein EKG-Gerät, eine Stoppuhr und ein Blutdruckapparat. Wegen der praktischen Wichtigkeit werden die Untersuchungen kurz beschrieben:

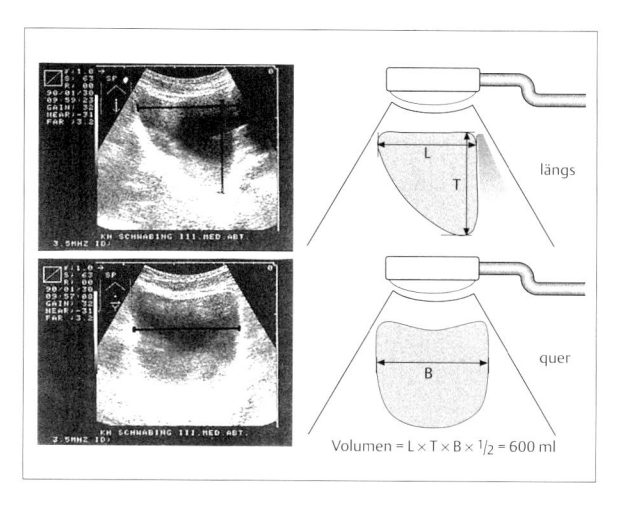

Abb. 27.**9** Sonographische Bestimmung des Blasenvolumens. (Städtisches Krankenhaus München-Schwabing, Zentrale Sonographie, Dr. P. Banholzer)

▶ Bestimmung der Herzfrequenzvariabilität unter Taktatmung bzw. respiratorische Sinusarrhythmie (RSA-Test): Nach Anlegen von Extremitätenelektroden wird dem Patienten die Taktatmung erklärt, die er über 60 Sekunden durchführen soll (5 Sekunden einatmen, 5 ausatmen). Nach 60 Sekunden EKG-Lauf wird die Taktatmung beendet und am EKG markiert. Bei der Auswertung wird das längste und kürzeste RR-Intervall in jedem Atemzyklus aufgesucht und die Differenz zwischen maximaler und minimaler Herzfrequenz gebildet.
▶ Verhalten der Herzfrequenz nach dem Aufstehen: Unter kontinuierlicher EKG-Aufzeichnung soll der Patient nach vorherigem Liegen schnell aufstehen. Das Verhalten der Herzfrequenz wird durch den sog. 30/15-Quotienten gebildet, der aus dem kürzesten RR-Intervall um den 15. Herzschlag und dem längsten RR-Intervall um den 30. Herzschlag nach dem Aufstehen berechnet wird. Normal ist eine Tachykardie um den 15. und eine Bradykardie um den 30. Herzschlag.
▶ Herzfrequenzverhalten während des Valsalva-Manövers: Der Test wird durchgeführt, indem der Patient für 15 Sekunden durch Pressen einen Druck von etwa 40 mm Hg in einem Manometer aufrechterhält. Der Herzfrequenzanstieg während und nach Beendigung des Pressvorgangs wird durch eine reflektorische Bradykardie abgelöst. Das Verhältnis des längsten RR-Intervalls kurz nach dem Valsalva-Manöver zum kürzesten RR-Intervall während des Manövers wird ermittelt („Valsalva-Verhältnis").
▶ Blutdruckverhalten nach dem Aufstehen: Der Blutdruck wird im Liegen und 1 Minute nach dem Aufstehen gemessen. Die Differenz des systolischen Blutdrucks wird ermittelt. Zur genaueren Analyse wird das (geräteaufwendige) Kipptischverfahren eingesetzt.

Tab. 27.9 Diagnostische Kriterien für einfache kardiovaskuläre Reflextests. Testbatterie nach Ewing

Test	Testwert	Normwert	Verdachts-bereich	Pathologischer Bereich
Herzfrequenzvariation (respiratorische Arrhythmie)	δ Herzfrequenz/Minute (EKG)	≥ 15	11–14	≤ 10
Herzfrequenzänderung beim Aufstehen	30/15-Herzschlag (RR-Intervall, ms)	≥ 1,04	1,01–1,03	< 1,00
Valsalva-Test	längstes: kürzestes RR-Intervall (EKG, ms)	≥ 1,21	–	≤ 1,20
Orthostasetest des Blutdrucks	δ RR systolisch (mm Hg)	10	11–29	≥ 30
Handgrip-Test (isometrische Muskelkontraktion)	δ RR diastolisch (mm Hg)	≥ 16	11–15	≤ 10

▶ Blutdruckverhalten beim „Handgrip-Test": Bei dem Test wird ein Dynamometer mit 30% der vorher ermittelten maximalen Kontraktionskraft über einen Zeitraum von 5 Minuten gedrückt. Der Blutdruck wird vorher und im Abstand von 1 Minute gemessen. Die Differenz des diastolischen Blutdrucks vor Beendigung der isometrischen Kontraktion und vor Beginn des Tests wird als Ergebnis ermittelt. Dieser Test wird heute als wenig aussagekräftig angesehen (96).

Pathologische Testergebnisse. Die Normalwerte der angegebenen Frequenz- und Blutdrucktests sind aus Tab. 27.9 zu ersehen. Pathologisch sind eine eingeschränkte Herzfrequenzvariation während einer Taktatmung von 10 Schlägen/Minute und weniger, ein 30/15-Quotient von 1 oder weniger, ein Abfall des systolischen Blutdrucks von 30 mm Hg oder mehr sowie ein Anstieg des diastolischen Blutdrucks im „Handgrip-Test" von 10 mm Hg und weniger.

Bedeutung der Tests und technische Hilfsmittel. Testbedingungen, Einflussgrößen, Reproduzierbarkeit und prognostischer Wert verschiedener Untersuchungsmethoden der Herzfrequenzvariation zur Diagnose einer autonomen kardiovaskulären Neuropathie bei Diabetes mellitus wurden eingehend überprüft (96). Die genannten diagnostischen Parameter erwiesen sich dabei als sensitive, reproduzierbare und nichtinvasive Indikatoren zur Erfassung einer autonomen Neuropathie des Herzens, die für die klinische Routinediagnostik und für klinisch-wissenschaftliche Untersuchungen empfohlen werden können. In verschiedenen Studien wurde für die Herzfrequenzvariation bei Diabetikern ein Quotient von Tag zu Tag von 9–20% gefunden. Von O'Brien et al. (60) wurde eine modifizierte und vereinfachte Testbatterie vorgeschlagen, die z. B. die Ermittlung der Herzfrequenzvariation während eines einzigen Atemzugs, eine vermehrte Berücksichtigung altersabhängiger Kriterien sowie die computergestützte Auswertung der Frequenzintervalle während der In- und Exspiration in Ruhe umfasst (67).

Weitere kardiale Funktionsprüfungen. Neben den besprochenen Tests wurden eine Reihe weiterer kardialer Funktionsprüfungen vorgeschlagen, die sich z. B. auf die Langzeituntersuchung der Herzfrequenz im 24-h-EKG oder auf komplexe Methoden der Analyse der Herzfrequenz mit spektralanalytischen Techniken beziehen. So kann man z. B. im 24-h-Holter-EKG zeigen, dass die Tag-Nacht-Variation der Herzfrequenz bei Typ-1-Diabetikern mit autonomer Neuropathie eingeschränkt bzw. gänzlich aufgehoben ist. Einige der beschriebenen Verfahren sind auch einfach mit computergestützten Geräten (z. B. PROsci-CARD-Gerät) durchzuführen (96, 97).

QTc-Intervall. Ein weiterer kardialer Funktionstest, der in seiner diagnostischen Bedeutung eher vorsichtig interpretiert werden muss, ist die Messung des QT- bzw. QTc-Intervalls im Routine-EKG. In Querschnittsstudien wurde bei Typ-1-Diabetikern in 26–30% der Fälle ein verlängertes frequenzadaptiertes QT-Intervall (QTc-Intervall) gefunden. Jedoch hat nur etwa 1/3 der Typ-1-Diabetiker mit kardialer autonomer Neuropathie (CAN) auch ein verlängertes QTc-Intervall (74). Außerdem waren bei Vergleich von QTc-Intervall und szintigraphisch nachgewiesener kardialer sympathischer Dysinnervation bei Typ-1-Diabetikern keine statistischen Beziehungen nachweisbar. Da neben einer niedrigen Sensitivität von 15% auch Verkürzungen des QTc-Intervalls im 24-h-EKG bei CAN beschrieben wurden und Hinweise auf eine zirkadiane Abhängigkeit bestehen, kann ein Zusammenhang zwischen CAN und QTc-Intervall nach dem heutigen Wissensstand als nicht bewiesen angesehen werden.

Herzszintigraphie. Die sympathische Denervation bei CAN konnte in neuerer Zeit auch mit einer speziellen herzszintigraphischen Methode (^{123}I-Metaiodobenzylguanidin [^{123}I-MIBG]) nachgewiesen werden (72, 73). Dabei kann das kardiale sympathische Nervensystem direkt beurteilt und mithilfe der SPECT-Methode („single photon emission computed tomography") dargestellt werden (72, 73, 97). Bei Typ-1-Diabetikern konnte gezeigt werden, dass bei Diabetikern durch die MIGB-Szintigraphie eine kardiale Dysinnervation im Vergleich zu bekannten Funktionstests (Ewing-Batterie, 19) früher erkannt werden kann. Zudem ist mit dieser Methode bei langjährigen Typ-1-Diabetikern am Herzen eine regionale Unterscheidung mit dem Nachweis einer präferenziellen neuronalen Schädigung im Hinterwandbereich möglich (72). Untersuchungen bei neu manifestem Typ-1-Diabetes zeigten, dass Zeichen einer sympathischen Innervationsstörung im Gegensatz zur EKG-gestützten autonomen Diagnostik deutlich häufiger (77% im Vergleich zu 9%) auftreten (72). Nachuntersuchungen nach 1 Jahr ergaben unter intensivierter Insulintherapie in etwa 50% der Fälle eine Verbesserung des regionalen und des globalen Aufnahme-Scores des Guanethidinanalogons MIBG. Das aufwendige und teure nuklearmedizinische Verfahren wird derzeit ausschließlich in Spezialkliniken für Forschungszwecke angewendet.

Autoantikörper. Autoantikörper gegen sympathische Ganglien (CF-SG- Autoantikörper) kommen bei Typ-1-Diabetikern mit langem Krankheitsverlauf im Vergleich zu einer nichtdiabetischen Kontrollgruppe wesentlich häufiger vor. Während andere in der Pathogenese des Typ-1-Diabetes involvierte Autoantikörper (z. B. gegen die Antigene GAD oder Tyrosinphosphatase) bei der kardialen autonomen Neuropathie keine Rolle spielen, kommen offenbar GF-SG-(complement-fixing sympathetic ganglia-) Autoantikörper bei kardialer Neuropathie vermehrt vor und tragen damit möglicherweise zur Pathogenese bei (56). Auch dieser Test wird derzeit nur in der Forschung eingesetzt.

Gastrointestinale Tests

Magen

Bei Hinweisen für eine autonome kardiale Neuropathie sollte auch nach anderen autonomen Neuropathieformen, wie der diabetischen Gastroparese, gefahndet werden, da zwischen Magenentleerung und autonomer kardialer Neuropathie einige Beziehungen zu bestehen scheinen (37).

Basisdiagnostik. Differenzialdiagnostisch ist wichtig, dass bei Diabetikern – ebenso wie bei Stoffwechselgesunden – das gesamte Spektrum von Erkrankungen des Magen-Darm-Trakts, also auch ein Reizmagensyndrom (nichtulzeröse Dyspepsie) auftreten kann. Bei etwa 60% dieser Patienten werden die Symptome durch eine verzögerte Magenentleerung verursacht. Die Diagnose ist daher ebenso wie bei autonomer Neuropathie als Ausschlussdiagnose nach gastrointestinaler (insbesondere endoskopischer) Abklärung zu stellen. Bei den genannten Symptomen und Befunden sollte also zunächst eine *Ösophagogastroduodenoskopie* erfolgen, um anderweitige Ursachen der Entleerungsverzögerungen des Magens auszuschließen. Hierzu zählt insbesondere das Ulkus im Bereich des Magenausgangs, das chronisch rezidivierende Ulcus duodeni sowie Karzinome im Antrum- und Pylorusbereich. Hinzukommen muss eine genaue *Medikamentenanamnese*, da z. B. Anticholinergika, Antidepressiva oder Phenothiazine ebenso wie eine akute Stoffwechseldekompensation mit Ketose oder Ketoazidose die gastrische Motilität nachteilig beeinflussen können. Bezüglich weiterer Manifestationen gastrointestinaler Erkrankungen beim Diabetiker sei auf Kap. 34 verwiesen.

Diagnosesicherung. Methode der Wahl zur Diagnosesicherung einer diabetischen Gastroparese ist heute die nuklearmedizinische Untersuchung der Magenentleerung mit Isotopenmarkierung fester und flüssiger oder semiliquider Testmahlzeiten, die allerdings nur in Kliniken mit nuklearmedizinischen Abteilungen durchgeführt werden kann. Wegen der diagnostischen Bedeutung seien 2 Testmodifikationen der Magenfunktionsszintigraphie angegeben:

➤ Bei der Doppelisotopenmethode wird in der festen Nahrungsphase in vivo mit 99m-Technetium markierte Hühnerleber (1,0–1,5 mCi = 37–56 MBq) zusammen mit 150 ml einer 10%igen Glucoselösung mit 113m-Indium-DTPA (0,75–1 mCi = 28–37 MBq) verabreicht. Die Magenentleerung für beide Isotope wird mit einer Szintillationskamera hinter dem Patienten über einen Zeitraum von 2 Stunden aufgezeichnet (22, 37). Diese Methode erlaubt eine differenzierte Beurteilung der Magenentleerung, da bereits normalerweise feste Nahrungsbestandteile langsamer als flüssige entleert werden und offenbar bei Diabetikern Funktionsstörungen am ehesten bei der Magenpassage konsistenter Mahlzeiten auftreten.

➤ Einfacher durchzuführen und für praktisch-klinische Zwecke ausreichend ist die Magenfunktionsszintigraphie einer mit dem Radionukleid Technetium markierten, semiliquiden Testmahlzeit (71). Hierbei wird 99m-Technetiumsulfat (ca. 1 mCi = 37 MBq) zusammen mit 90 g Instanthaferflocken in 250–300 ml Flüssigkeit verabreicht und die Magenentleerung mit einer Szintillationskamera über einen Zeitraum von 1 Stunde beobachtet.

Klassische röntgenologische Methoden. Die auch heute noch häufig eingesetzte klassische Form der Entleerungsmessung, die röntgenologische Beobachtung des Transports von Bariumbrei, erlaubt nur in fortgeschrittenen Erkrankungsstadien eine qualitative bzw. höchstens semiquantitative Aussage über Magenmotilität und Magenentleerung. Bei einer Magenbreipassage zeigt sich bei einer diabetischen Gastroparese eine träge bzw. fehlende Peristaltik bis zur Atonie, eine Dilatation nach Hypersekretion sowie eine Retention fester Nahrungsbestandteile. Das Kontrastmittel wird nicht zeitgerecht entleert und verbleibt in schweren Fällen länger als 2–3 Stunden im Magen.

Ähnliche Argumente gelten auch für die Entleerung röntgendichter Partikel aus dem Magen, die keinesfalls eine Frühdiagnostik erlaubt. Neuerdings konnte gezeigt werden, dass trotz normaler Passage des Bariumbreis bei einer Röntgenuntersuchung die Entleerung einer isotopenmarkierten Testmahlzeit um das 5fache verzögert sein kann. Eine ausführliche Schilderung der heute verfügbaren Funktionsuntersuchungen findet sich bei Lautenbacher et al. (47).

Sonographie. Ist eine nuklearmedizinische Untersuchung nicht verfügbar, bleibt die Diagnose einer diabetischen Gastroparese auch heute noch eine Ausschlussdiagnose. Relativ einfach und ohne großen apparativen Aufwand durchzuführen ist die sonographische Beurteilung der Magenkontraktionen im Nüchternzustand bzw. die Entleerung einer flüssigen Testmahlzeit (86). Diese Methode ist jedoch noch nicht allgemein validiert und verbreitet und bedarf großer untersuchungstechnischer Erfahrung.

Elektro- und Magnetogastrographie. Methoden zur Aufzeichnung der Magenmotilität wie Elektro- und Magnetogastrographie sind nach wie vor Spezialabteilungen vorbehalten und noch nicht zur allgemeinen klinischen Anwendungsreife gelangt.

Darm

Die Diagnose der diabetischen Diarrhö ist im Wesentlichen eine Ausschlussdiagnose (61). Differenzialdiagnostisch kommen alle Ursachen chronischer Diarrhöen infrage wie Entzündung, Neoplasmen, Malassimilationssyndrom, Enzymopathien, Zuckeraustauschstoffe, Laxanzien sowie insbesondere auch primäre oder sekundäre funktionelle Störungen (47). Hierzu gehören insbesondere auch die funktionellen gastrointestinalen Beschwerden, die entweder idiopathisch als Reizmagensyndrom, als Reizkolon (Colon irritabile), aber auch als Folgen verschiedener Primärerkrankungen auftreten können (Tab. 27.**10**). In Betracht zu ziehen sind außerdem neuromuskuläre Erkrankungen, die zu Motilitätsstörungen am Gastrointestinaltrakt führen können und die ausgedehnte differenzialdiagnostische Überlegungen und Maßnahmen erfordern, die Anamnese und Symptome, eine eventuelle Begleitmedikation und zusätzliche Untersuchungen betreffen.

Die Diagnose einer diabetischen Diarrhö sollte keinesfalls ohne gründliche differenzialdiagnostische Abklärung gestellt werden. Die Schwierigkeiten beruhen insbesondere darauf, dass offenbar viele pathogenetische Faktoren eine Rolle spielen. Weiterhin können wichtige Differenzialdiagnosen wie z. B. die exokrine Pankreasinsuffizienz oder der bakterielle Überwuchs selbst einen Teil des Syndroms der diabetischen Diarrhö darstellen.

H2-Atemtest. Funktionsuntersuchungen am Darmtrakt sind nur in speziellen Zentren verfügbar. Der nichtinvasive H_2-Exhalationstest (H_2-Atemtest) wurde in den letzten Jahren zunehmend insbesondere auch bei Diabetikern eingesetzt, um den orozäkalen oder jejunozäkalen Transit zu untersuchen. So wurde bei Diabetikern mit Diarrhö oder Obstipation, also unabhängig vom Beschwerdebild, eine normale jejunozäkale Transitzeit gefunden, während bei Diabetikern ohne diese Symptome der Transit signifikant verlängert war. Häufig war ein bakterieller Überwuchs zu beobachten. Ebenso wie andere konnten auch wir bei Typ-1-Dia-

Tab. 27.**10** Primärerkrankungen mit möglichen funktionellen gastrointestinalen Symptomen (55)

- endokrine Erkrankungen (z. B. Diabetes mellitus, Hyperthyreose, Morbus Addison)
- neurologische Erkrankungen (z. B. Parkinson-Syndrom, Polyneuropathien mit autonomer Beteiligung)
- Herz-, Lungen-, Nierenerkrankungen
- rheumatische Erkrankungen (z. B. Sklerodermie, Lupus erythematodes)
- Virusinfektionen
- psychische Einflüsse

betikern ohne gastrointestinale Symptome eine verlängerte orozäkale Transitzeit finden, wobei keine deutlichen Beziehungen zu Neuropathie- und Stoffwechselindikatoren feststellbar waren. Zur Feststellung der Wasserstoffkonzentration in der Atemluft nach Aufnahme einer Testmahlzeit (Lactulose) stehen kommerzielle Geräte zur Verfügung.

Kolon. Da auch die diabetische Obstipation im Wesentlichen eine Ausschlussdiagnose ist, kommen eine Vielzahl von differenzialdiagnostischen Möglichkeiten infrage, die sich auf das Kolon selbst und andere Ursachen wie endokrin-metabolische Störungen, chronische Langzeitmedikamenteneinnahme, Intoxikationen sowie Erkrankungen des zentralen und peripheren Nervensystems beziehen. Neben digitaler rektaler Untersuchung und der Suche nach okkultem Blut im Stuhl steht immer die Endoskopie als Grundlage aller diagnostischer Maßnahmen und weiterer Überlegungen im Vordergrund. Spezielle Untersuchungen der Kolonmotilität mit Bestimmung des Kolontransits (z. B. Mund-Anus-Transitzeit mit röntgendichten Markern) oder die Messung der myoelektrischen Aktivitäten im Kolonbereich können nur in Spezialllaboratorien bzw. Spezialkliniken durchgeführt werden. Bezüglich methodischer Einzelheiten sei auf die Literatur verwiesen (92). Im Hinblick auf die Diagnostik der autonomen Diabetesneuropathie am Gastrointestinaltrakt haben aber diese Methoden derzeit noch keine praktisch-klinische Bedeutung erlangt.

Rektosigmoid. Zur Untersuchung der kontraktilen Aktivität der Sphincteres ani internus und externus eignen sich Druckmessungen durch Perfusions- und Ballonkatheter sowie angepasste EMG-Techniken (47). Differenzialdiagnostisch können Defäkationsstörungen bei neurologischen Erkrankungen, endokrinen Störungen (als Overflow-Inkontinenz), entzündlichen Darmerkrankungen, Anomalien im Enddarmbereich sowie bei chronischem Laxanzienabusus auftreten.

Mit einer neuen, von Hölzl et al. weiterentwickelten Spezialsonde können heute Dehnungstoleranz und Schmerzschwellen im Rektosigmoidalbereich gemessen werden (38). Auch ein Behandlungsverfahren durch ein Wahrnehmungstraining für rektale Füllungsdrücke (Sondenmethode) wurde entwickelt.

Urogenitale Tests

Diagnostisch werden zur Erfassung diabetischer Blasenstörungen urologische Untersuchungsmethoden wie die Uroflowmetrie (zur Feststellung von Blasenentleerungsstörungen), die Zystomanometrie (zur Beurteilung von Blasensensibilität und Blasenmotorik) sowie ein intravenöses Urogramm (zur Feststellung von Blasenfüllung und Restharn) eingesetzt. Zusätzlich können elektrophysiologische Untersuchungsmethoden (z. B. Sphinkter-EMG urethral-anal nach elektrischer Stimulation der proximalen Urethra, Beckenboden-EMG) angewendet werden.

Einfach durchzuführen und als Screeningmethode zu empfehlen ist die sonographische Bestimmung des

Blasenvolumens (nach Flüssigkeitszufuhr und bei einsetzendem maximalem Harndrang), wobei ein Volumen über 800–1000 ml als pathologisch anzusehen ist (Abb. 27.**9**). Zusätzlich kann der Restharn nach Miktion (pathologisch über 150 ml) festgestellt werden.

Neuroendokrine Tests

Die verminderte Sekretion des aus dem Pankreas stammenden pankreatischen Polypetids (PP), z. B. während einer Hypoglykämie bei Diabetikern mit autonomer kardiovaskulärer Neuropathie, kann als Test eingesetzt werden (50). Da der Anstieg von PP im Blut bei verschiedenen Untersuchungsbedingungen (z. B. Hypoglykämie, Testmahlzeit, „Scheinfütterung") durch eine autonome Dysfunktion beeinträchtigt sein kann, wurde dieser Test zur Diagnose vorgeschlagen. Eine signifikante Korrelation zur kardiovaskulären Neuropathie wurde beschrieben. Der allgemeinen Verbreiterung dieses Tests steht jedoch entgegen, dass das PP nur in Speziallaboratorien bestimmt werden kann.

Dies gilt auch für die Messung der Katecholaminkonzentration im Blut unter verschiedenen Testbedingungen wie z. B. Stehen oder körperliche Belastung, die bei autonomer Diabetesneuropathie ebenfalls gestört sein können.

Hypoglykämische Wahrnehmungstests

Da heute noch keine allgemein anerkannten, eindeutig interpretierbaren Testverfahren zum Nachweis einer hormonell-autonomen Funktionsstörung verfügbar sind, ist man bei der Diagnose einer gestörten Hypoglykämiewahrnehmung auf eine sorgfältige Anamnese angewiesen. Hier müssen die Symptome einer Hypoglykämie insbesondere im Hinblick auf Häufigkeit und Ausmaß sowie in ihrer zeitlichen Veränderung genau erfragt werden.

Nach der Manifestation von autonomen Neuropathien muss außerdem an anderen Organsystemen gefahndet werden. Dabei sollte insbesondere nach einer kardialen Neuropathie mithilfe der einfach durchzuführenden Funktionstests gefahndet werden (Tab. 27.**9**).

Differenzialdiagnostisch ist wichtig, dass eine hypoglykämische Wahrnehmungsstörung ausnahmsweise auch nach Änderung der Insulinart, nämlich nach Umsetzen von tierischem Insulin auf Humaninsulin, vorkommen kann.

Pupillomotorische Tests

Funktionsstörungen des Sehapparats haben eine diagnostische Bedeutung zur Frühdiagnostik einer sympathisch-autonomen Schädigung. Ein wichtiges und einfaches Untersuchungsverfahren ist die verminderte Dunkeladaptation der Pupillen. Der Pupillendurchmesser in der Dunkelheit kann einfach durch eine Polaroidfotografie des Auges bestimmt werden (76). Da mit zunehmendem Alter die Pupillen normalerweise kleiner werden, muss eine altersabhängige Auswertung erfolgen. Der Pupillendurchmesser wird entweder absolut oder in Prozent des Irisdurchmessers angegeben. Es konnte gezeigt werden, dass etwa 20% der unausgewählten Diabetiker in der Dunkelheit keine ausreichende Dilatation der Pupillen aufweisen. Der Variationskoeffizient dieser Methode ist mit 3% sehr gering (75). Es bestehen Beziehungen zu autonomen Störungen am kardiovaskulären System.

Andere Verfahren sind die verzögerte Redilatation nach Lichtreiz oder eine beeinträchtigte Amplitude der Pupillenkontraktion nach Lichtreiz (76). Nach den bisher vorliegenden Erfahrungen haben aber die angegebenen Untersuchungsmethoden in Deutschland und in Europa bisher keine wesentliche Verbreitung in der praktischen Diagnostik der autonomen Diabetesneuropathien gefunden.

Therapie

Nach heutigem Wissensstand muss man davon ausgehen, dass kontrollierte, objektive, pathologische Tests am vegetativen oder peripheren Nervensystem immer zu therapeutischen Überlegungen Anlass geben müssen. Dabei gilt insbesondere für alle autonomen Neuropathieformen, dass die Frühdiagnostik den ersten und entscheidenden Schritt zu einer erfolgreichen Therapie bildet (s. o.).

Verbesserung der Diabeteseinstellung

Die Verbesserung bzw. Optimierung der Diabeteseinstellung steht im Zentrum der Behandlung aller Neuropathieformen. Heute ist gesichert, dass zwischen Einstellungsqualität und Nervenfunktion direkte Verbindungen bestehen.

Wichtig ist, dass der Zusammenhang zwischen Diabeteseinstellung und Komplikationen kontinuierlich ist, d. h. eine Verbesserung der Einstellung bedeutet, unabhängig vom erreichten HbA_{1c}-Wert, immer auch eine individuelle Verbesserung des Komplikationsrisikos (geringe Verbesserung der Diabeteseinstellung – geringe Risikoreduktion, starke Verbesserung der Diabeteseinstellung – erhebliche Risikoverminderung). Dies bedeutet also für die diabetischen Neuropathien eine möglichst frühzeitige Diagnose und eine unter Einbeziehung der individuellen klinischen Situation und therapeutischer Risiken (insbesondere Hypoglykämien) anzustrebende, möglichst weitgehende Verbesserung der Diabeteseinstellung.

Voraussetzung für eine Verbesserung der Einstellung sind die heute existierenden, von Fachgesellschaften und in europäischen Konsensuskonferenzen erarbeiteten Einstellungskriterien für Typ-1- und Typ-2-Diabetes. Wesentlich ist dabei, dass zur Bewertung der Stoffwechselsituation nicht nur Blut- und Harnzuckerwerte, sondern auch Parameter des Fettstoffwechsels, das Körpergewicht und glykosylierte Blutproteine (HbA_{1c},

Fructosamin) herangezogen werden (29). Selbstverständlich müssen die Therapieziele vom behandelnden Arzt immer der individuellen Patientensituation angepasst werden.

Erfahrungsgemäß sprechen viele Diabetiker mit leichteren Symptomen einer peripheren Neuropathie gut auf die Stoffwechselrekompensation an, sodass Medikamente weitgehend vermieden werden können. Es entspricht jedoch auch der praktisch-klinischen Erfahrung, dass diese therapeutischen Möglichkeiten nach wie vor viel zu wenig genutzt werden. Wichtig ist auch, dass eine Verbesserung der Stoffwechseleinstellung in erster Linie im Stadium der funktionell-metabolischen Störung, also im klinischen Frühstadium oder im subklinischen Stadium einer Diabetesneuropathie (s. o.), Erfolg versprechend ist.

DCCT-Studie. Nachdem bereits frühere Studien mit intensivierter Insulintherapie und nach Pankreastransplantation entsprechende Zusammenhänge nahegelegt hatten, konnte die enge Beziehung zwischen Stoffwechseleinstellung und diabetischer Neuropathie in der DCCT-Studie gezeigt werden (83). Nach einer im Mittel 7-jährigen Beobachtungsdauer bei 2 Patientengruppen mit herkömmlicher Insulintherapie (Behandlungsziel: klinisches Wohlbefinden) und intensivierter Insulintherapie (Behandlungsziel: möglichst normnahe Diabeteseinstellung) ergaben sich im Studienverlauf deutliche Unterschiede der Blutglucosekonzentrationen und des HbA_{1c}. Die Behandlungsgruppe mit intensivierter Insulintherapie wies deutlich bessere Werte von im Mittel 155 mg/dl (8,6 mmol/l) Blutglucose und 7,2% HbA_{1c} im Vergleich zur anderen Gruppe mit etwa 9% HbA_{1c} und mittleren Blutglucosewerten von 210–220 mg/dl (11,8–12,2 mmol/l) auf. Parallel dazu zeigte sich – unabhängig von Lebensalter, Diabetesdauer und Geschlecht – eine Verminderung des Komplikationsrisikos für Retinopathie, Nephropathie und Neuropathie um etwa 60%. Dies bezieht sich sowohl auf ein verzögertes Auftreten dieser Komplikationen – bei der Neuropathie um 69% in 5 Jahren – als auch eine verlangsamte Progression – bei der Neuropathie um 57% in 5 Jahren.

Hypertonietherapie. Von besonderer Bedeutung ist heute auch – ähnlich wie bei der diabetischen Nephropathie – die adäquate Behandlung einer Hypertonie mit Normalisierung der Blutdruckwerte. Grund hierfür ist, dass epidemiologische Untersuchungen und klinische Beobachtungen signifikante Zusammenhänge von Funktionsstörungen des peripheren und autonomen Nervensystems mit den Blutdruckwerten und günstige therapeutische Wirkungen bei manifester Neuropathie nach Korrektur des Blutdrucks ergeben haben. Realistisch wurden diese Therapieziele erst dadurch, dass heute zusätzliche und verbesserte Möglichkeiten der Therapie und Überwachung des Diabetes mellitus existieren. Dies betrifft hauptsächlich die Patientenschulung, verbesserte Selbstkontrollen und ärztliche Kontrollen sowie die intensivierte Insulintherapie (28).

Symptomatische Therapie

Schmerzen und Missempfindungen

Schmerzhaften Missempfindungen und den oft lang dauernden und quälenden Schmerzen (Brennschmerz, Neuralgieschmerz usw.) sollte mit einem zeitlich abgestimmten Stufenplan begegnet werden, der von peripher wirksamen Analgetika über Antikonvulsiva bis zu Thymo- und Neuroleptika reichen kann (30, 52, 53, 79, 81).

Als Analgetika sollten im Allgemeinen nur Monosubstanzen mit möglichst geringen Nebenwirkungen gegeben werden. Das Prinzip des „nil nocere" ist nicht zuletzt deswegen von besonderer Bedeutung, da Patienten mit Neuropathieschmerzen häufig auch an anderen diabetischen Komplikationen leiden (z. B. Mikro- und Makroangiopathie).

ASS. Empfohlen wird z. B. ASS in einer Einzeldosis von 250–500 mg alle 4–6 Stunden über den Tag hinweg. Auf gastrointestinale Nebenwirkungen ist zu achten. Besondere Vorsicht ist bei Gastritis und Ulkuskrankheiten in der Vorgeschichte sowie bei gastrointestinaler Neuropathie geboten. Bei Oberbauchbeschwerden unter ASS-Behandlung muss eine endoskopische Abklärung erfolgen. Bei schmerzhafter Diabetesneuropathie kann Paracetamol oder Flupirtin versucht werden. Eine Kombination unterschiedlicher Schmerzmittel erscheint generell nicht empfehlenswert.

Antikonvulsive Medikamente kommen besonders bei neuralgischen Schmerzformen infrage. Am häufigsten empfohlen wird Carbamazepin in einer Dosis von ca. 3×200 mg am Tag bzw. in der entsprechenden Retardform. Vegetative Nebenwirkungen sind zu beachten. In neuerer Zeit wird empfohlen Gabapentin, einschleichend mit 300 mg abends. Steigerung täglich um 300 mg, bis zur Zieldosis von etwa 1200 mg/d, bei ausgeprägter Schmerzsymptomatik bis 1800 mg/d.

Thymoleptika und Neuroleptika. Die analgetischen Effekte von Thymoleptika und Neuroleptika sind in ihren pathogenetischen Mechanismen noch nicht hinreichend geklärt, ihre analgetische Wirksamkeit beim Neuropathieschmerz jedoch vielfach erwiesen. Möglicherweise beeinflussen besonders trizyklische Antidepressiva mit serotonerger Komponente das deszendierende nozizeptive inhibitorische Kontrollsystem (DNIC) und hemmen damit den nozizeptiven Zustrom aus den neuropathisch geschädigten peripheren Nervenfasern. Es gibt weder bei der schmerzhaften Diabetesneuropathie noch bei anderen peripheren Schmerzzuständen eindeutige Entscheidungskriterien zur Auswahl eines bestimmten Neuro- oder Thymoleptikums in der analgetischen Indikation. Als allgemeine Richtlinie kann die in der Psychiatrie übliche Differenzierung nach der vorherrschenden Wirkrichtung, nämlich des eher psychomotorisch aktivierenden Desipramintyps und des eher dämpfenden Amitriptylintyps zugrunde gelegt werden.

Die Dosierung der zur Schmerzhemmung verordneten Thymoleptika sollte im Allgemeinen eher niedrig sein. Für die schmerzlindernde Amitriptylinwirkung wurde beispielsweise ein „therapeutisches Fenster" beschrieben, d. h. die Schmerzhemmung ist in einem mittleren Dosisbereich am stärksten und nimmt mit höheren (aber auch zu niedrigen) Dosen wieder ab. Bei Amitriptylin wird besonders bei älteren Patienten eine einschleichende Dosierung von 10–25 mg am 1. Tag und eine allmähliche Steigerung auf 50–75 mg/d empfohlen. Eine vorsichtige Dosierung ist besonders bei Patienten mit diabetischen Spätkomplikationen ratsam. Umgekehrt muss bei einer primär depressiven Störung eine ausreichend hohe Dosierung gewährleistet sein. Einige Antidepressiva können auch im Rahmen einer Infusionsbehandlung verabreicht werden (z. B. Clomipramin-Infusionen mit nachfolgender oraler Medikation). Analgetische Wirkungen sind bei den meisten Neuroleptika unsicher, mögliche kurz- und langfristige Nebenwirkungen besonders kritisch. Die Anwendung vorwiegend der schwachpotenten Neuroleptika wie Promethazin und Thioridazin beschränkt sich daher meist auf die Kombination mit einfachen Analgetika.

Tranquilizer und stark wirksame Analgetika. Narkotika und Tranquilizer sollten wegen ihrer geringen analgetischen Wirksamkeit und der Gefahr der Abhängigkeitsentwicklung allenfalls bedarfsweise (z. B. bei Muskelkrämpfen) verwendet werden. Umgekehrt ist aber auch darauf hinzuweisen, dass die lange Zeit vorherrschende Zurückhaltung bei der Verordnung stark wirksamer Analgetika und Morphinderivate bei schwersten, therapieresistenten Schmerzzuständen heute nicht mehr aufrechterhalten wird. Unseres Erachtens ist es gerechtfertigt, bei sehr starken Schmerzen und unzureichender Wirksamkeit üblicher Analgetika stark wirksame Analgetika wie Opioide, z. B. Tramadol – vorübergehend auch Morphinderivate – zu verabreichen. Die Indikation muss aber besonders gewissenhaft gestellt und mit dem Therapieplan abgestimmt werden. Ferner ist darauf zu achten, dass bei Symptombesserung eine baldige Dosisreduktion bzw. Absetzen erfolgt.

Chinin, Magnesium und Mexiletin. Die bei diabetischer und insbesondere schmerzhafter Neuropathie nicht seltenen nächtlichen Wadenkrämpfe können mit chininhaltigen Präparaten und/oder einem Benzodiazepin (z. B. Tetrazepam), evtl. auch Tizanidin behandelt werden. Bei Dialysepatienten und Diuretikabehandlung ist auch an Magnesiummangel zu denken, der entsprechend substituiert werden muss.

Neueste Beobachtungen sprechen dafür, dass auch Medikamente mit lidocainähnlichen Effekten (z. B. Mexiletin) ähnliche analgetische Effekte wie Carbamazepin entfalten. Ausreichende Erfahrungen liegen aber nicht vor. Insbesondere sind die Beziehungen zwischen analgetischer Dosierung und (kardialen) Nebenwirkungen noch weiter zu klären.

α-Liponsäure. Die oft schwer beeinträchtigenden Missempfindungen und Schmerzen bei manchen diabetischen Neuropathien erfordern wegen der oft längeren Beschwerdedauer einen individuellen Behandlungsplan mit gezielter Abfolge schmerzstillender Maßnahmen. Ein Versuch mit α-Liponsäure (Thioctacid) ist – wie in einer neueren Multicenterstudie (ALADIN-Studie) nachgewiesen – bei manchen Patienten symptomatisch hilfreich und wegen geringer und seltener Nebenwirkungen vertretbar (98). Besserungen werden besonders für Missempfindungen berichtet. Anfänglich sollte eine parenterale Applikation, am besten als Infusion, erfolgen, z. B. 600 mg/d α-Liponsäure in 250 ml 0,9%iger Kochsalzlösung über ca. 30 Minuten. Falls in etwa 2 Wochen eine Besserung erzielt wird, kann die Fortführung mit einer oralen Therapie von 600 mg/d α-Liponsäure erfolgen, obwohl hier noch kein allgemein anerkannter, ausreichender Wirkungsnachweis vorliegt.

Medikamente mit eingeschränkter Indikation. Vitamin-B-Gaben (Thiamin, Riboflavin, Pyridoxin, Cyanocobalamin) sind nur dort indiziert, wo ein Vitamin-B-Defizit tatsächlich nachgewiesen ist oder ein Malassimilationssyndrom durch klinische Symptomatik und objektive Untersuchungen wahrscheinlich gemacht werden konnte. Wirksamkeit und Nebenwirkungen der derzeit diskutierten essenziellen Fettsäuren (γ-Linolensäure), Ganglioside und Prostaglandinderivate erscheinen ebenfalls noch nicht hinreichend gesichert.

Bei lokaler Anwendung von Capsaicin, das nach etwa 3 Wochen bei regelmäßiger Applikation zu einer lokalen Hautanalgesie führt, sollte wegen der nur bei etwa jedem 2. Patienten mit schmerzhafter Neuropathie gesicherten Wirksamkeit und den Unklarheiten über die Langzeitprognose auf die vorübergehende Behandlung örtlicher umschriebener Schmerzzustände im Bereich intakter Hautbezirke beschränkt bleiben (29).

Nervenblockade und -stimulation. Bei umschriebenen peripheren Neuralgien (z. B. Meralgie des N. cutaneus femoris lateralis, thorakale und andere schmerzhafte Mononeuropathien) kommen ggf. auch pharmakologische und elektrische Nervenblockaden infrage. Auch die transkutane elektrische Nervenstimulation (TENS) kann bei sensiblen Reizerscheinungen und Schmerzen der diabetischen distal-symmetrischen Polyneuropathien versucht werden.

Physikalische Therapie. Schließlich sollten auch bei den peripheren Diabetesneuropathien die Möglichkeiten physikalischer Behandlungsmethoden genutzt werden, wobei u. a. hydrotherapeutische Maßnahmen (Teilgüsse, Extremitätentauchbäder), „stabile Gleichstromapplikation" (Stanger-Bäder) und bei trophischen Störungen Kohlensäureteilbäder infrage kommen.

Trophische Störungen (trophische Neuropathie)

Voraussetzung für eine effektive Behandlung trophischer Veränderungen an den unteren Extremitäten, die zum neuropathischen und diabetischen Fuß führen können, ist eine möglichst frühe Diagnose der neurologischen und angiopathischen Störungen sowie der lokalen oberflächlichen Veränderungen an den unteren Extremitäten.

Die **Prophylaxe**, wie sie heute in Form des Fußpflegeunterrichts für Diabetiker erfolgt, ist besonders wichtig. Schwere Komplikationen an den unteren Extremitäten (Fußulzera und Infektionen, Knochen- und Gelenksveränderungen) sind in den meisten Fällen Endstadien einer langen Krankheitsentwicklung, die durch alle therapeutischen Maßnahmen häufig nur an der weiteren Progredienz gehindert werden können.

Spezifische Maßnahmen. Die Therapie, die an anderer Stelle ausführlich dargestellt wird (Kap. 28), besteht in orthopädischen und chirurgischen Maßnahmen, Infektionsbekämpfung, Druckentlastung sowie ggf. im Versuch der Verbesserung der Makro- und Mikrozirkulation (Tab. 27.**11**; 1). Es sei noch erwähnt, dass heute nach den Druckverhältnissen am Fuß individuell Schuhe und Einlagen gefertigt werden können. So kann man z. B. mit einem Vorfußentlastungsschuh, speziell konstruierten Einlagen und der Versorgung mit orthopädischen Schuhen die veränderte Fußstatik günstig beeinflussen und eine Druckentlastung gefährdeter Hautbezirke herbeiführen.

Anomalien der Schweißsekretion (sudomotorische Dysfunktion) manifestieren sich am häufigsten an den unteren Extremitäten und tragen wesentlich zur Entstehung des „neuropathischen Fußes" bei. Wegen der Temperatur- und Schweißregulationsstörung, die bei entsprechenden Verdachtsmomenten immer anamnestisch hinterfragt werden muss, sind Vorsichtsmaßnahmen erforderlich (z. B. Vermeidung starker Hitzeexposition, körperliche Anstrengung bei hoher Luftfeuchtigkeit). Bei abnormer Schweißsekretion im Zusammenhang mit Nahrungsaufnahme (gustatorisches Schwitzen) können anticholinergisch wirksame Medikamente sowie Clonidin in niedriger Dosierung eingesetzt werden. Hier ist allerdings sorgfältig auf Nebenwirkungen wie Harnretention, eine mögliche Hemmung der Magen-Darm-Motorik sowie ein Absinken des Blutdrucks zu achten.

Herz-Kreislauf-System

Die symptomatische Behandlung autonomer Diabetesneuropathien richtet sich nach dem jeweilig betroffenen Organsystem. Die kardiovaskuläre autonome Neuropathie (CAN) hat eine erhebliche diagnostische und prognostische Bedeutung und kann im fortgeschrittenen Stadium zum sog. Denervationssyndrom des Herzens führen.

Fehlende Indikation zur Therapie. Autonome Störungen am Herz-Kreislauf-System sind häufig symptomlos und erfordern in der Regel keine spezielle Therapie (Tab. 27.**12**). Dies gilt sowohl für die fixiert erhöhte Pulsfrequenz (80–90 Minuten) als auch für eine Ruhetachykardie, die sich unter verschiedenen Bedingungen wie z. B. körperliche Belastung, Schlaf oder Positionswechsel nicht verändert. Differenzialdiagnostisch wichtig ist die Abgrenzung der beim Diabetes nicht selten symptomarmen oder symptomlosen koronaren Herzkrankheit und einer Herzinsuffizienz.

Koronare Herzkrankheit. Bei der koronaren Herzkrankheit sind die rechtzeitige Erfassung von Risikofaktoren der Arteriosklerose, ein Belastungs-EKG, die Testung der Thalliumaufnahme in den Herzmuskel, eine Koronarangiographie und ggf. eine entsprechende pharmakotherapeutische Behandlung (Nitrate, β-Blocker, Calciumantagonisten) oder eine koronar-chirurgi-

Tab. 27.11 Spezielle Therapiemöglichkeiten bei trophischen Diabetesneuropathien und solchen des Urogenitaltrakts und des endokrinen und pupillomotorischen Systems

Urogenitaltrakt
1. Diabetische Zystopathie
   - Blasentraining
   - Bauchpresse
   - Selbstkatheterisierung
   - Parasympathikomimetika (z. B. Carbachol, Distigmin)
   - Diagnose und Therapie einer Prostatahyperplasie („bladder-outlet obstruction"): konservative (z. B. Hyperthermie, Ballondilatation, α-Blocker) oder operative urologische Maßnahmen (Prostataresektion)
   - ggf. antibiotische Therapie

2. Erektile Dysfunktion
   - 5-Phosphodiesterase-Inhibitoren (Sildenafil o. ä.)
   - Vermeidung medikamentöser Nebenwirkungen (Antihypertonika, Tranquilizer, Antidepressiva)
   - intrakavernöse Injektion von Prostaglandin (SKAT-Methode)
   - Vakuummethode, Penisprothese

Trophische Neuropathie
1. Neuropathischer Fuß (neuropathisches Ulkus, Neuroarthropathie und -osteopathie)
   - Fußpflege (Schulung)
   - Druckentlastung (Vorfußentlastungsschuh, orthopädische Einlagen und Schuhversorgung)
   - Infektionsbekämpfung (Antibiotika, Desinfektion)
   - Ödembehandlung (Saluretika)

2. Neuropathisches Ödem
   - lokale chirurgische Maßnahmen (Abtragen von Nekrosen, Kallus und Granulationsgewebe, Strahlresektion, Endgliedamputation)
   - ggf. Therapie bei Makro- und Mikroangiopathie

3. Sudomotorische Dysfunktion (diabetische Anhidrose, gustatorisches Schwitzen)
   - Fußpflege
   - fetthaltige Externa
   - Vermeidung stärkerer Hitzeexposition
   - Prophylaxe bei identifizierter Ursache des Schwitzens (Nahrungsbestandteile)
   - Anticholinergika
   - Clonidin (niedrige Dosis)

Endokrines System: gestörte Hypoglykämiewahrnehmung
- häufige Blutzuckerselbstkontrollen und ärztliche Kontrollen
- Therapie mit (kurz wirksamen) Normalinsulinen?

Pupillenstörungen
- Hinweis des Patienten auf verminderte Dunkeladaptation und Gefährdung bei Nachtblindheit
- Glaukomgefährdung (Kontrolle des Augendrucks)

sche Therapie in Betracht zu ziehen. Diabetiker mit pathologischen kardialen Funktionstests (Tab. 27.**9**) sollen also immer einer weiteren kardiologischen Abklärung unterzogen werden. Insbesondere bei zusätzlicher koronarer Herzkrankheit sollte man heute wegen des offenbar vermehrten Risikos eines plötzlichen Herztodes ein 24-h-EKG (Holter-EKG) durchführen und eine rechtzeitige Schrittmacherimplantation in Erwägung ziehen (46).

Orthostasesyndrom. Bei einem gesicherten diabetischen Orthostasesyndrom mit mehr oder weniger ausgeprägten Symptomen sind allgemeintherapeutische Aspekte wie z. B. die Vermeidung von Medikamenten, die eine Orthostase verstärken können (z. B. Diuretika, trizyklische Antidepressiva, Phenothiazine, Nitrate), eine Liberalisierung der Kochsalzzufuhr, körperliches Training, hoch sitzende Kompressionsstrümpfe, Verhinderung einer nächtlichen Diurese (hochgestelltes Kopfteil des Betts) erforderlich. Gegebenenfalls können tagsüber Mineralocorticoide unter sorgfältiger Kontrolle möglicher Nebenwirkungen (Ödeme, Gewichtszunahme, Hypokaliämie, Hypotonie im Liegen) sowie kurzzeitig pressorisch wirkende Pharmaka vom Katecholamintyp (z. B. Midodrin, Etilefrin, Noradrenalin) verabreicht werden (27, 29, 30).

Gastrointestinales System

Gastroparese. Eine diabetische Gastroparese kann ein wichtiges Leitsymptom einer sonst nicht erklärbaren Stoffwechsellabilität sein. Grund hierfür ist, dass eine wichtige Grundvoraussetzung einer guten Diabetestherapie – nämlich der geregelte Transport und eine ungestörte Resorption von Nährstoffen – nicht mehr ausreichend gewährleistet ist. Folgen dieser intestinalen Dysfunktion können akute Stoffwechselentgleisungen, insbesondere Hypoglykämien, aber auch eine langzeitige schlechte Stoffwechseleinstellung mit entsprechenden Komplikationen sein. Eine effektive therapeutische Strategie ist schwierig. Die Optimierung der Diabeteseinstellung ist wegen des inkonstanten Nahrungsangebots häufig nicht mehr möglich. Übrig bleibt also nur der Versuch einer medikamentösen Therapie, durch die es gelingen kann, die intestinale Dysfunktion günstig zu beeinflussen (Tab. 27.**12**; 31a). Dabei haben die seit vielen Jahren therapeutisch eingesetzten Dopaminantagonisten Metoclopramid und Domperidon neben Einschränkungen durch Nebenwirkungen keine ausreichende therapeutische Langzeitwirkung. Cisaprid, ein neuer Wirkstoff aus der Gruppe der indirekten Cholinergika mit selektiver Wirksamkeit am Gastrointestinaltrakt, ermöglicht heute eine verbesserte Therapiemöglichkeit. Bisherige Erfahrungen verschiedener Arbeitsgruppen haben im Akutversuch und in der Dauertherapie eine deutliche Besserung von Symptomen und Funktionstests ergeben (31). Eigene Erfahrungen bei Patienten mit ausgeprägtem Gastroparesesyndrom zeigten über Monate und in schweren symptomatischen Fällen bis zu 1 Jahr eine deutliche Verbesserung der Magenfunktionsszintigraphie und der dyspeptischen Beschwerden.

Ein neuer therapeutischer Ansatz ergibt sich aus der Entdeckung, dass Erythromycin wahrscheinlich über die Beeinflussung der Motilinrezeptoren die Magenentleerung günstig beeinflusst (42). Wenn schwere Symptome nicht oder nicht mehr auf eine pharmakologische Behandlung ansprechen, kann eine Ernährungssonde über eine Jejunostomie erforderlich werden (40). Die selten durchgeführten chirurgischen Eingriffe (Pyloroplastik, Magenteilresektion) haben in ihren Ergebnissen enttäuscht.

Diarrhö. Bei der diabetischen Diarrhö (Tab. 27.**12**) können nach eingehender diagnostischer Abklärung symptomatische Maßnahmen, der α-Agonist Clonidin, Antibiotika und versuchsweise Metoclopramid, eingesetzt werden (61).

Obstipation. Die medikamentöse Behandlung der diabetischen Obstipation umfasst Laxanzien, Prokinetika und Opiatantagonisten. Die Problematik einer erhöhten Ballaststoffzufuhr bei diabetischer Obstipation und gleichzeitiger Gastroparese mit Entleerungsstörung fester Nahrungsbestandteile muss beachtet werden.

Anorektale Dysfunktion. Bei der anorektalen Dysfunktion gewinnt neben der notwendigen symptomatischen Behandlung der bei über 50% der betroffenen Diabetiker bestehenden Diarrhö die Biofeedback-Therapie eine zunehmende Bedeutung.

Tab. 27.12 Spezielle Therapiemöglichkeiten bei kardialen und gastrointestinalen Diabetesneuropathien

Herz-Kreislauf-System

1. Kardiovaskuläre Neuropathie (CAN)
   – im Allgemeinen keine spezielle Behandlung notwendig (wichtig: Diagnose und Therapie von koronarer Herzkrankheit und Herzinsuffizienz)

2. Orthostasesyndrom
   – allgemeine Maßnahmen, z. B. liberalisierte Kochsalzzufuhr, körperliches Training, Schlafen mit erhöhtem Kopfteil (Verminderung der Diurese), Kompressionsstrümpfe, Beachtung hypoton wirkender Pharmaka
   – Fludrocortison, 0,1–0,2 (–0,4) mg/d
   – Blutdruck steigernd wirksame Medikamente mit kurzer Halbwertszeit

Gastrointestinaltrakt

1. Gastroparese
   – Pharmakotherapie: Metoclopramid, 10 mg (3- bis 4-mal tgl.) Domperidon, 20 mg (3- bis 4-mal tgl.) Cisaprid, 10 mg (3- bis 4-mal tgl.)
   – Jejunostomie/Ernährungssonde (nur in Ausnahmefällen)

2. Diarrhö
   – synthetische Opioide: Loperamid, Diphenoxylat; Clonidin ($α_2$-Blocker)
   – Antibiotika: Tetracycline, Ampicillin
   – andere Substanzen (nach spezieller Ätiologie der Diarrhö): Colestyramin, Kaolin und Pektin, Pankreasenzyme

3. Obstipation
   – volumenfördernde Maßnahmen: Flüssigkeit (1,5 l/d), Ballaststoffe (Psyllium-Samen)
   – Bewegung
   – osmotisch wirksame Laxanzien: Lactulose, Magnesiumsulfat, Natriumsulfat
   – motilitäts- und sekretionswirksame Laxanzien: Bisacodyl, Antrachinone
   – Prokinetika: Metoclopramid, Cisaprid?

4. Stuhlinkontinenz
   – Antidiarrhoika
   – Biofeedback-Techniken

Urogenitaltrakt

Diabetische Zystopathie. Bei der diabetischen Zystopathie ist die sorgfältige differenzialdiagnostische Abklärung und ggf. die Therapie einer mechanisch bedingten Entleerungsstörung bei einer Prostatahypertrophie von großer Bedeutung (Tab. 27.**11**). Bei der asymptomatischen Form stehen zunächst physikalische Maßnahmen, wie insbesondere Harnlassen in regelmäßigen Zeitintervallen von 3–4 Stunden, im Vordergrund. Weiterhin können Parasympathikomimetika und in fortgeschrittenen Stadien die Selbstkatheterisierung sowie operative Maßnahmen angewendet werden.

Erektile Dysfunktion. Die erektile Dysfunktion, die bei diabetischen Männern in bis zu 50% vorkommen kann, erfordert ebenso wie die diabetische Zystopathie eine sorgfältige differenzialdiagnostische und multidisziplinäre Abklärung, da eine Vielzahl von Ursachen eine Rolle spielen können (Kap. 30). Das Hauptproblem ist hier die Differenzierung bzw. das Zusammenspiel vaskulärer, neurologischer, endokriner und psychischer Ursachen. Medikamentöse Nebenwirkungen – z. B. von Antihypertonika wie Clonidin oder Reserpin, β-Blockern, Neuroleptika und Antidepressiva, Tranquilizern, Anti-Parkinson-Mitteln u. a. – sind stets in Betracht zu ziehen.

Zur Behandlung der diabetischen erektilen Dysfunktion stehen zwischenzeitlich verschiedene wirksame Verfahren zur Verfügung, wogegen sexuellen Dysfunktionen der Frau beim Diabetes noch wenig beachtet werden und noch keine spezifischen Behandlungsmethoden zur Verfügung stehen. Vorherrschende psychogene Bedingungsfaktoren für eine erektile Dysfunktion sollen durch geeignete psycho- oder verhaltenstherapeutische Verfahren behandelt werden.

Bei erektiler Dysfunktion aufgrund vorwiegend somatischer Faktoren (mit Einschränkung der arteriovaskulären Vorsichtsmaßnahmen) steht dagegen heute die Behandlung mit 5-Phosphodiesterase-Inhibitoren (Sildenafil) im Vordergrund. Kontrollierte Studien ergaben Erfolgsraten von annähernd 65%. Die wirksamen Sildenafildosen lagen in den meisten Fällen bei 100 mg. Die Kontraindikationen müssen jedoch strikt beachtet werden, so insbesondere eine Behandlung mit nitrat- oder molsidominhaltigen Medikamenten, schwere kardiovaskuläre Erkrankungen sowie eine Hypotonie, schwere Leberinsuffizienz oder Retinitis pigmentosa. Über die keineswegs seltenen Nebenwirkungen (Kopfschmerzen, Flush, Sehstörungen etc.) muss eine angemessene Aufklärung erfolgen. Zwischenzeitlich liegen auch neue 5-Phosphodiesterase-Hemmer vor, wie Vardenafil und Tadalafil mit prinzipiell gleichartigen Indikationen und Kontraindikationen. Das seit kurzem bei diabetischer erektiler Dysfunktion eingeführte Apomorphin mit sublingualer Applikation scheint nach bisherigen Erkenntnissen bei Diabetikern weniger wirksam zu sein.

Die Schwellkörperautoinjektionstherapie (SKAT) kommt bei unwirksamer oder kontraindizierter Sildenafilbehandlung infrage. Am häufigsten wird heute Prostaglandin E1 verwendet. Sofortige Gegenmaßnahmen erfordert die dabei mögliche prolongierte Erektion.

Kausale Therapie am Neuron

Versuche einer kausalen medikamentösen Therapie am Neuron selbst haben trotz zwischenzeitlicher Rückschläge eine große Aktualität in Forschung und Klinik (26, 89).

In der Diskussion um die komplexe Pathogenese diabetischer Neuropathien ist heute – nicht zuletzt wegen der möglichen therapeutischen Perspektiven – die beschleunigte Aktivität des „Polyolumwegs" mit seinem wie in vielen Geweben, so auch am Nervengewebe vorkommenden Schlüsselenzym Aldosereduktase in den Vordergrund getreten (64). Dabei wird Glucose entsprechend dem bei Diabetes nicht mehr normal verwertbaren erhöhten Angebot zu Sorbit und Fructose umgewandelt und in den Zellen gespeichert (Abb. 27.**10**).

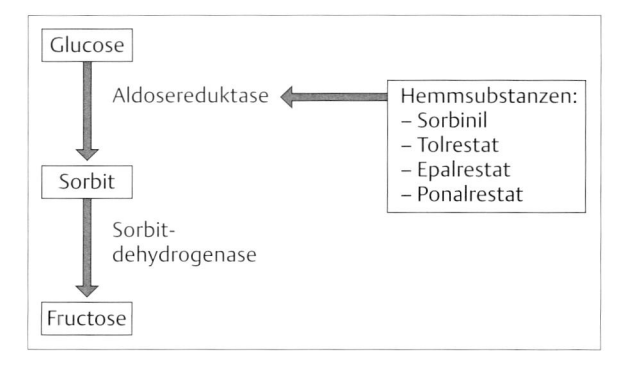

```
Glucose
   │
   │   Aldosereduktase  ←  Hemmsubstanzen:
   ↓                        – Sorbinil
Sorbit                      – Tolrestat
   │                        – Epalrestat
   │   Sorbit-              – Ponalrestat
   ↓   dehydrogenase
Fructose
```

Abb. 27.**10** Polyolumweg („Polyol-Pathway").

Aldosereduktasehemmer. Mit zunehmenden Hinweisen auf eine praktisch-therapeutische Bedeutung nicht nur am Nervengewebe, sondern auch bei anderen diabetischen Langzeitkomplikationen, wurden Aldosereduktasehemmer (z. B. Sorbinil, Tolrestat, Ponalrestat) seit Ende der 60er Jahre entwickelt und in Tierexperimenten sowie klinisch getestet. Bei Sorbinil, einem Hydantoinderivat, konnte in placebokontrollierten prospektiven Behandlungsstudien am Menschen eine Verminderung des intraneuronalen Sorbitgehalts und eine signifikante Zunahme der Regeneration und Remyelinisation von Nervenfasern gefunden werden. Obwohl Multicenterstudien aus den USA und Europa eine günstige, teilweise signifikante Beeinflussung von Symptomen und neurophysiologischen Tests ergeben haben, kann die Nutzen-Risiko-Relation dieser Präparate heute als noch nicht befriedigend angesehen werden (91). Besonders gilt dies für die therapeutischen Wirkungen am autonomen Nervensystem. Die Gründe für die mangelnde klinische Wirksamkeit sind vielfältig und können z. B. den heterogenen Verlauf der Neuropathie selbst, die Pathogenese am Menschen, unzureichende Diagnosemethoden und die im fortgeschrittenen Stadium irreversiblen therapieresistenten neuronalen Schäden betreffen. Möglicherweise ist eine prophylaktische Behandlung zur Prävention der Neuropathie und anderer diabetischer Langzeitkomplikationen erfolgreich. Sorbinil wurde wegen allergisch-toxischer Nebenwirkungen 1987/88 von der Herstellerfirma zurückgezogen. Tolrestat befand sich in einigen europäischen Ländern (Handelsname Alredase) im Handel (14), wurde aber vor kurzem wegen schwerer hepatotoxischer Nebenwirkungen zurückgezogen.

Weitere Substanzen. Andere bei peripheren Neuropathien eingesetzte Substanzen, die auch am Neuron als Substrate oder Metaboliten eine Rolle spielen, wie z. B. Myoinositol, Ganglioside und Prostaglandinderivate, sind am autonomen Nervensystem nicht wirksam bzw. nicht ausreichend untersucht (90). Ähnliches gilt auch für die neuerdings aktuellen und neurophysiologisch objektiv wirksamen essenziellen Fettsäuren (γ-Linolensäure; 41). Medikamente aus der Gruppe der B-Vitamine (z. B. Methylcobalamin) weisen bei der somatischen und autonomen Diabetesneuropathie keine gesicherten humantherapeutischen Wirkungen auf (27).

Aus gegenwärtiger klinischer Sicht sollten kausal am Nervengewebe wirksame Medikamente weiterentwickelt und in ihrer Nutzen-Risiko-Relation verbessert werden.

Prognose und Risiken autonomer Neuropathien

Bei allen diagnostischen und insbesondere auch therapeutischen Überlegungen stellt sich immer wieder die Frage, ob es sich überhaupt lohnt, bei autonomen Diabetesneuropathien spezielle Maßnahmen durchzuführen, oder ob es nicht besser wäre, den natürlichen Verlauf abzuwarten. Es besteht heute Einigkeit darüber, dass es sich insbesondere bei den symptomatischen autonomen Diabetesneuropathien um klinisch sehr bedeutsame Krankheitsbilder handelt (16, 27, 28, 80). Wichtigste Gründe hierfür sind, dass klinisch manifeste autonome Störungen für den Diabetiker erhebliche Konsequenzen im Hinblick auf Risikoabschätzung und Prognose haben. Zweifellos können Krankheitsverlauf, Organerkrankungen, Lebenserwartung sowie nicht zuletzt auch die Lebensqualität durch eine autonome Neuropathie nachteilig beeinflusst werden.

Prognose. Nach einer nun schon klassischen und immer wieder zitierten Studie aus dem Jahre 1980 über den natürlichen Verlauf der autonomen Neuropathie bei Diabetes wurde deutlich, dass bei Diabetikern mit autonomen Symptomen und pathologischen kardiovaskulären Funktionstests nach 2 1/2 Jahren bereits 44% und nach 5 Jahren 56% der Patienten verstorben waren. Die Sterberaten lagen 2–3fach über denen von Kontrollgruppen. Andere Autoren fanden eine ähnlich schlechte Prognose. In einer neueren Verlaufsstudie konnte gezeigt werden, dass eine symptomatische autonome Diabetesneuropathie, z. B. mit Orthostasesyndrom, Diarrhö und gustatorischem Schwitzen, innerhalb von 10 Jahren zu einer deutlich erhöhten Letalität (27%) im Vergleich zu einer Kontrollgruppe (11,5%) führt (69). Wichtigste Todesursachen waren Nierenversagen, Folgen der Arteriosklerose (Herzinfarkt, Schlaganfall) und plötzlicher Herztod. Die Unterschiede zwischen beiden Studien sind sicherlich durch die Charakteristika der untersuchten Patienten (Lebensalter, bereits bestehende Niereninsuffizienz) erklärbar. Bei einer manifesten diabetischen Gastroparese waren in einer anderen Beobachtung 35% der Patienten innerhalb von 3 Jahren verstorben, wobei die Aspirationspneumonie eine wesentliche Todesursache war.

Risiken. Erst in neuerer Zeit hat man sich Gedanken über die klinische Bedeutung autonomer Diabetesneuropathien gemacht. Unerklärte „plötzliche" Todesfälle („sudden death"), stummer Myokardinfarkt und Nierenversagen sind bei Diabetikern mit autonomer Neuropathie häufig (69). Wichtige Akut- und Langzeitrisiken sind außerdem mögliche Komplikationen bei Anästhesie, Operationen und schweren Infektionen des Respirationstrakts (abnorme Reaktion bei Hypoxie), Gefahr von schweren Stoffwechselentgleisungen mit Hypo- und Hyperglykämie, unerklärliche Stoffwechsellabilität, fehlende Hypoglykämiewahrnehmung, schlechte Diabeteseinstellung (gastrointestinales und endokrines System) sowie Probleme an den unteren Extremitäten bei gestörter Extremitätentrophik. Es sei erwähnt, dass Amputationen an den unteren Extremitäten bei Diabetikern im Vergleich zur Allgemeinbevölkerung etwa 15-mal häufiger durchgeführt werden müssen. Hierbei bildet die periphere Neuropathie mit entsprechenden autonomen Störungen einen wesentlichen pathogenetischen Faktor.

Kardiale Neuropathie. Neuerdings ist man sich auch über die klinischen Konsequenzen einer autonomen kardialen Neuropathie klarer geworden (97). Es wurde bereits darauf hingewiesen, dass eine kardiale Neuropathie zur unmittelbaren Gefahr für den Patienten werden kann, wenn eine Angina pectoris oder ein Herzinfarkt symptomarm oder symptomlos verlaufen. Neben einer verminderten kardialen Schmerzwahrnehmung ist bei diesen Diabetikern auch die Frequenzanpassung des Herzens nach körperlicher Belastung eingeschränkt. Außerdem kommen pathologische Belastungsreaktionen mit entsprechenden Veränderungen im EKG bei diesen Patienten häufiger vor. Hinzu kommt eine mögliche Beeinträchtigung der subjektiven Wahrnehmung von Frequenzanstiegen und Arrhythmien als Warnzeichen einer kardialen Dysfunktion. Besonders wichtig sind hier auch die vor kurzem erst systematisch untersuchten intraoperativen abnormen Blutdruck- und Frequenzreaktionen bei Diabetikern mit einer autonomen kardialen Neuropathie. Konsequenz hieraus ist, dass vor jedem chirurgischen Eingriff eine eventuell bestehende autonome kardiale Neuropathie (CAN) abzuklären ist und eine entsprechende Information an den Anästhesisten weitergegeben werden muss. Außerdem ist Vorsicht bei der Verabreichung von Katecholaminen und Atropin geboten, da unerwartete Reaktionen auftreten können.

Konsequenzen. Aus den eingangs beschriebenen Symptomen und Störungen wird deutlich, dass eine manifeste autonome Neuropathie zu subjektiven Beschwerden und häufig zu einer erheblichen Beeinträchtigung der Lebensqualität des Diabetikers führt.

Es ist zu folgern, dass es heute wesentliche Aufgabe eines jeden diabetologisch tätigen Arztes ist, die Bedeutung autonomer Neuropathien, die Krankheitsmanifestationen und schließlich die diagnostischen und möglichen therapeutischen Maßnahmen zu kennen. Nur so kann subjektiven Beeinträchtigungen und objektiven Gefährdungen für den Patienten rechtzeitig begegnet werden.

Literatur

1 American Diabetes Association: Diabetic foot care. American Diabetes Association Inc., Alexandria/Va. 1990
1a American Diabetes Association: Preventive foot care in people with diabetes. Positions Statement. Diabetes care 25 Suppl (2002): 569–570
2 Assal, J.P., U. Lindblom: Consensus conference on diabetic peripheral neuropathy, February 8–10, 1988, San Antonio, Texas. Muscle and Nerve 12 (1989) 246
3 Baron, R., C. Maier: Painful neuropathy: C-nociceptor activity may not be necessary to maintain central mechanisms accounting for dynamic mechanical allodynia. Clin. J. Pain 11 (1995) 63–69
4 Berne, C., J. Fagius: Skin nerve sympathetic activity during insulin-induced hypoglycaemia. Diabetologia 29 (1986) 855–860
5 Bischoff, A.: Neurologische Erkrankungen. In: Mehnert, H., K. Schöfflin: Diabetologie in Klinik und Praxis. Thieme, Stuttgart 1984 (S.470–487)
6 Blumberg, H., H.J. Griesser, M. Hornyak: Neurologische Aspekte der Klinik, Pathophysiologie und Therapie der sympathischen Reflexdystrophie (Kausalgie, Morbus Sudeck). Nervenarzt 62 (1991) 205–211
6a Boulton AJ, Gries FA, Jervell JA: Guidelines for the diagnosis and outpatient management of diabetic peripheral neuropathy. Diabet Med, 15 1998: 508–514
7 Brierley, J.B.: Brain damage due to hypoglycaemia. In: Marks, V., F.C. Rose: Hypoglycaemia, 2nd ed. Blackwell, Oxford 1981
8 Britland, S.T., R.J. Young, A.K. Sharma, B.F. Clarke: Association of painful and painless diabetic polyneuropathy with different patterns of nerve fiber degeneration and regeneration. Diabetes 39 (1990) 898–908
9 Bundo-Vidiella, M., X. Mundet-Tuduri, J.L. Rodriguez-Alvarez, M. Trilla- Soler: Macroangiopathy in 297 type 2 diabetic patients: prevalence and risk factors. Aten Primaria 6 (1989) 32–36
9a Cameron NE, Eaton SE, Cotter MA, Tesfaye S. Vascular factors and metabolic interactions in the pathogenesis of diabetic neuropathy. Diabetologia 44 (2001): 1973–88
10 Consensus report: Quantitative sensory testing: a consensus report from the Peripheral Neuropathy Association. Neurology 43 (1993) 1050–1052
11 Consensus report: Diabetic polyneuropathy in controlled clinical trials: consensus report of the Peripheral Nerve Society. Ann. Neurol. 38 (1995) 478–482
12 Consensus statement: Report and recommendations of the San Antonio Conference on Diabetic Neuropathy. Diabet. Care 11 (1988) 592–597
13 Consensus statement: Diabetic neuropathy. Diabet. Care 14 (Suppl. 2) (1991) 63–68
14 Donk, A.F., T.J.C. Faes, D. Broere, E.A. van der Veen, F.W. Bertelsmann: Quantitation of skin vasomotor control in abnormal subjects and in diabetic patients with autonomic neuropathy. J. Neurol. 237 (1990) 457–460
15 Dyck, P.J.: Small-fiber neuropathy determination. Muscle and Nerve 11 (1988) 998–999
16 Dyck, P.J., P.K. Thomas, A.K. Asbury, A.I. Winegrad, D. Porte jr.: Diabetic Neuropathy. Saunders, Philadelphia 1987
16a Dyck PJ, Kratz KM, Karnes JL, Litchy WJ, Klein R, Pach JM, et al. The Prevalence by staged severity of various types of diabetic neuropathy, retinopathy, and nephropathy in a population-based cohort: the Rochester Diabetic Neuropathy Study Neurology 43 (1993): 817–824
16b Dyck PJ, Novell JE. Non-diabetic lumbosacral radiculoplexus neuropathy; natural history, outcome and comparison with the diabetic variety. Brain 124 (2001): 1197–1207
17 Dyck, P.J., W.J. Litchy, K.A. Lehman, J.L. Hokanson, P.A. Low, P.C. O'Brien: Variables influencing neuropathic end points: the Rochester Diabetic Neuropathy Study of Healthy Subjects. Neurology 45 (1995) 1115–1121
18 Edmonds, M.E., P.J. Watkins: Clinical presentations of diabetic autonomic failure. In Bannister, R.: Autonomic Failure, 2nd ed. Oxford University Press, London 1988
19 Ewing, D.J., B.F. Clarke: Autonomic neuropathy: its diagnosis and prognosis. Clin. Endocrinol. Metab. 15 (1986) 855–888
20 Faradji, V., J. Sotelo: Low serum levels of nerve growth factor in diabetic neuropathy. Acta neurol. scand. 81 (1990) 402–406
21 Forst, T., A. Pfutzner, P. Kann, R. Lobmann, H. Schafer, J. Beyer: Association between diabetic-autonomic-C-fibre-neuropathy and medial wall calcification and the significance in the outcome of trophic foot lesions. Exp. clin. Endocrinol. Diabet. 103 (1995) 94–98
22 Fraser, R.J., A.F. Horowitz, A.F. Maddox, P.E. Harding, B.E. Chatterton, J. Dent: Hyperglycaemia slows gastric emptying in type I (insulin-dependent) diabetes mellitus. Diabetologia 33 (1990) 675–680
23 Galfe, G., S. Lautenbacher, R. Hölzl, F. Strian: Diagnosis of small-fibre neuropathy: computer-assisted methods of combined pain and thermal sensitivity determination. Hospimedica 8 (1990) 38–48
24 Gold, P.E., J.A. Vogt, J.L. Hall: Glucose effects on memory: behavioral and pharmacological characteristics. Behav. neural Biol. 46 (1986) 145–155
25 Gold, A.E., K.M. MacLeod, I.J. Deary, B.M. Frier: Hypoglycemia-induced cognitive dysfunction in diabetes mellitus: effect of hypoglycemia unawareness. Physiol. and Behav. 58 (1995) 501–511
26 Greene, D.A., D. Porte, V. Bril, R.S. Clements, H. Shamoon, A. Ziedler, M.J. Peterson, E. Munster, M.A. Pfeifer, the Sorbinil Neuropathy Study Group: Clinical response to sorbinil treatment in diabetic neuropathy. Diabetologia 38 (1989) 493A
27 Greene, D.A., A.A.F. Sima, J.W. Albers, M.A. Pfeifer: Diabetic neuropathy. In Rifkin, H., D. Porte jr: Diabetes Mellitus, Theory and Practice, 4th ed. Elsevier, Amsterdam 1990 (p. 710–755)
28 Haslbeck, M.: Autonome Neuropathie bei Diabetes mellitus: Diagnostik – Therapie – Risiken. Inn. Med. 48 (1993) 162–176
29 Haslbeck, M.: Therapie der diabetischen Polyneuropathien. Therapiewoche 28 (1996) 1554–1562
30 Haslbeck, M., F. Strian, A. Pilger, F. Lachner: Behandlung der autonomen Diabetesneuropathien. In Strian, F., M. Haslbeck: Autonome Neuropathie bei Diabetes mellitus. Springer, Berlin 1986 (S.271–292)
31 Haslbeck, M., F. Schweisz, K. Kempken, O. Schnell, H. Mehnert: Gastroparesesyndrom, autonome Neuropathie und Stoffwechseleinstellung bei Typ-1-Diabetes: Konsequenzen einer Therapie mit dem Gastroprokinetikum Cisaprid. Akt. Endokrinol. Stoffw. 12 (1991) 146
31a Haslbeck M. Behandlung der diabetischen Gastroparese. Z. Gastroenterol. 28 (Suppl.) 1990: 39–42
31b Haslbeck M, Luft D, Neundörfer B, Stracke H, Redaelli M, Ziegler D: Diagnose und Therapie der autonomen diabetischen Neuropathien (Diskussionsentwurf). Diabetes und Stoffwechsel 10 (2001): 113–132
31c Haslbeck M, D. Luft, B. Neundörfer, M. Redaelli, H. Stracke, D. Ziegler, M. Wienbeck, S. Corvin: Diagnose, Therapie und Verlaufskontrolle der autonomen diabetischen Neuropathie. In: Scherbaum WA, Landgraf R. Evidenzbasierte Diabetes-Leitlinien DDG, 2002

32 Havel, P.J., C. Valverde: Autonomic mediation of glucagon secretion during insulin-induced hypoglycemia in rhesus monkeys. Diabetes 45 (1996) 960–966
33 Hellweg, R., H.-D. Hartung, C. Hock, M. Wöhrle, G. Raivich: Nerve growth factor (NGF) changes in rat experimental diabetic neuropathy. Soc. Neurosci. Abstr., New Orleans (1991)
34 Hellweg, R., M. Wöhrle, H.-D. Hartung, H. Stracke, C. Hock, K. Federlin: Diabetic mellitus-associated decrease in nerve growth factor levels is reversed by allogeneic pancreatic islet transplantation. Neurosci. Lett. 125 (1991) 1–4
35 Hoffmann, R.G., D.J. Speelman, D.A. Hinnen, K.L. Conley, R.A. Guthrie, R.K. Knapp: Changes in cortical functioning with acute hypoglycemia and hyperglycemia in type I diabetes. Diabet. Care 12 (1989) 193–197
36 Hopf, H.C., L. Gutmann: Diabetic 3rd nerve palsy: evidence for a mesencephalic lesion. Neurology 40 (1990) 1041–1045
37 Horowitz, M., P.E. Harding, A.F. Maddox, J.M. Wishart, L.M.A. Akkermanns, B.E. Chatterton, D.J.C. Shearman: Gastric and oesophagal emptying in patients with type II (non-insulin-dependent) diabetes mellitus. Diabetologia 32 (1989) 151–159
38 Hölzl, R., F. Schweisz, L.P. Erasmus, O. Püll, M. Haslbeck: Rectosigmoidale Sensibilitätsbestimmungen in der Diagnostik der diabetischen Neuropathie visceraler Afferenzen. Akt. Endokrinol. Stoffw. 12 (1991) 147
39 Isotani, H., Y. Fukumoto, H. Kitaoka, K. Furukawa, N. Ohsawa, T. Utsumi: Oval pupil in patients with diabetes mellitus: examination by measurement of the dark-adapted pupillary area and pupillary light reflex. Diabet. Res. clin. Pract. 29 (1995) 43–48
40 Jacober, S.J., A.I. Vinik, A. Narayan, W.E. Strodel: Jejunostomy feeding in the management of gastroparesis. Diabetes 9 (1985) 217–219
41 Jamal, G.A.: Pathogenesis of diabetic neuropathy. The role of the n-6 essential fatty acids and their eicosanoid derivatives. Diabet. Med. 7 (1990) 574–579
42 Janssens, J., T.L. Peeters, G. Vantrappen, J. Tack, J.L. Urbain, M. de Roo, E. Muls, R. Bouillon: Improvement of gastric emptying in diabetic gastroparesis by erythromycin. New Engl. J. Med. 322 (1990) 1028–1031
43 Jarjour, I.T., C.M. Ryan, D.J. Becker: Regional cerebral blood flow during hypoglycaemia in children with IDDM. Diabetologia 38 (1995) 1090–1095
44 Jänig, W.: Causalgia and reflex sympathetic dystrophy: In: which way is the sympathetic nervous system involved? TINS 8 (1985) 471–477
44a Jeffcoate W, Lima L, Nobrega L: The Charcot foot. Diabetic Medicine 17 (2000): 253–258
44b King RH. The role of glycation in the pathogenesis of diabetic polyneuropathy. Mol Pathol 54 (2001): 400–408
45 Kumar, S., D.J.S. Fernando, F.A. Veves, M.J. Young, A.J. M. Boulton: Semmes-Weinstein monofilaments: a simple, effective and inexpensive screening device to identifying diabetic patients at risk of foot ulcera. Diabet. Res. clin. Pract. 13 (1991) 63–68
46 Krone, A., P. Reuther, U. Fuhrmeister: Autonomic dysfunction in polyneuropathies: a report of 106 cases. J. Neurol. 230 (1983) 111–121
47 Lautenbacher, S., R. Hölzl, M. Haslbeck: Gastrointestinale Störungen. In: Strian, F., M. Haslbeck: Autonome Neuropathie bei Diabetes mellitus. Springer, Berlin 1986 (S. 86–127)
48 Lautenbacher, S., G. Galfe, R. Hölzl, F. Strian: Threshold tracking for assessment of long-term adaptation and sensitization in pain perception. Percept. Mot. Skills 69 (1989) 579–589
49 Le Quesne, P.M., C.J. Fowler, N. Parkhouse: Peripheral neuropathy profile in various groups of diabetics. J. Neurol. Neurosurg. Psychiat. 53 (1990) 558–563

50 Levitt, N.S., A.I. Vinik, A.A. Sive, S. Van Tonder, A. Lund: Impaired pancreatic polypeptide responses to insulin-induced hypoglycemia in diabetic autonomic neuropathy. J. clin. Endocrinol. 50 (1980) 445–449
51 Levy, D., R. Abraham, G. Reid: A comparison of two methods for measuring thermal thresholds in diabetic neuropathy. J. Neurol. Neurosurg. Psychiat. 52 (1989) 1072–1077
52 Luft, D.: Symptomatische Therapie bei diabetischen Neuropathien. Akt. Endokrinol. Stoffw. 10 (1989) 23
53 Luft, D.: Therapeutische Strategien bei der diabetischen Neuropathie. Med. Klin. 91 (1996) 295–301
54 Maser, R.E., A.R. Steenkiste, J.S. Dorman, V.K. Nielsen, E.B. Bass, Q. Manjoo, A.L. Drash, D.J. Becker, L.H. Kuller, D.A. Greene et al: Epidemiological correlates of diabetic neuropathy. Report from Pittsburgh Epidemiology of Diabetes Complications Study. Diabetes 38 (1989) 1456–1461
54a Mayfield JA, Reiber GE, Sanders LJ, Janisse D, Pogach LM: Preventive foot care in poeople with diabetes mellitus, Technical Review Diabetes Care 21 (1998): 2161–2177
55 Müller-Lissner, S.: Funktionelle Magen-Darm-Beschwerden als Begleiterkrankung. In Tympher, E.: Funktionelle Beschwerden im Gastrointestinaltrakt. Thieme, Stuttgart 1990 (S. 127–133)
56 Muhr, D., U. Mollenhauer, A. Ziegler, M. Haslbeck, E. Standl, O. Schnell: Autoantibodies to sympathetic ganglia, GAD, or tyrosine phosphatase in long-term IDDM with and without ECG-based cardiac autonomic neuropathy. Diabet. Care 20 (1997) 1009–1012
57 Neil, H.A., A.V. Thompson, S. John, S.T. McCarthy, J.I. Mann: Diabetic autonomic neuropathy: the prevalence of impaired heart rate variability in a geographically defined population. Diabet. Med. 6 (1989) 20–24
58 Neundörfer, B.: Diabetische Polyneuropathie sicher diagnostizieren. Therapiewoche 11 (1996) 576–581
59 Neundörfer, B., D. Sailer: Interdisziplinäre Bestandsaufnahme der Polyneuropathien. perimed, Erlangen 1986
60 O'Brien, I.A.D., J.P. O'Hare, I.G. Lewing, R.J.M. Corrall: The prevalence of autonomic neuropathy in insulin-dependent diabetes mellitus: a controlled study based on heart rate variability. Quart. J. Med. 61 (1986) 957–967
61 Ogbonnaya, K.I., R. Arem: Diabetic diarrhoea. Pathophysiology, diagnosis, and management. Arch. intern. Med. 150 (1990) 262–267
62 Pirart, J.: Diabetes mellitus and its degenerative complications: a prospective study of 4.400 patients observed between 1947 and 1973. Diabet. Care 1 (1978) 252
63 Prescott, J.H., J.T.E. Richardson, C.R. Hillespie: Cognitive function in diabetes mellitus: the effects of duration of illness and glycaemic control. Brit. J. clin. Psychol. 29 (1990) 167–175
64 Raskin, R., J. Rosenstock: Aldose reductase inhibitors and diabetic complications. Amer. J. Med. 83 (1987) 298–306
65 Reaven, G.M., L.W. Thompson, D. Nahum, E. Haskins: Relationship between hyperglycemia and cognitive function in older NIDDM patients. Diabet. Care 13 (1990) 16–21
66 Rendell, M.S., J.J. Katims, R. Richter, F. Rowland: A comparison of nerve conduction velocities and current perception thresholds as correlates of clinical severity of diabetic sensory neuropathy. J. Neurol. Neurosurg. Psychiat. 52 (1989) 502–511
67 Ryder, R.E.J., C.A. Hardisty: Which battery of cardiovascular autonomic function tests? Diabetologia 33 (1990) 177–179
68 Said, G., G. Slama, J. Selva: Progressive centripetal degeneration of axons in small fibre diabetic polyneuropathy – a clinical and pathological study. Brain 106 (1983) 791–807
69 Sampson, M.J., S. Wilson, P. Karagiannis, M. Edmonds, P.J. Watkins: Progression of diabetic autonomic neuropathy over a decade in insulin-dependent diabetics. Quart. J. Med. 75 (1990) 635–646
70 Schaff, P., D. Kirsch, S. Frey, H. Mehnert: Dynamische Druckverteilungsmessungen unter der Fußsohle. Stand-

ardisierung der Pedographie. Akt. Endokrinol. Stoffw. 8 (1987) 127–131
71 Schmid, R., V. Schusdsiarra, F.D. Allescher, G. Buttermann, I. Bofilias, M. Classen: Effect of motilin on gastric emptying in patients with diabetic gastroparesis. Diabet. Care 14 (1991) 65–68
72 Schnell, O., C.-M. Kirsch, J. Stemplinger, M. Haslbeck, E. Standl: Scintigraphic evidence for cardiac sympathetic dysinnervation in long-term type 1 diabetic patients with and without ECG-based autonomic neuropathy. Diabetologia 38 (1995) 1345–1352
73 Schnell, O., D. Muhr, M. Weiss, S. Dresel, M. Haslbeck, E. Standl: Reduced myocardial 123J-metaiodobenzylguanidine uptake in newly diagnosed IDDM patients. Diabetes 45 (1996) 801–805
74 Schnell, O., T. Stenner, E. Standl, M. Haslbeck: Diagnostischer Wert des frequenzkorrigierten QT-Intervalls bei langjährigem Diabetes mellitus Typ I. Dtsch. med. Wschr. 121 (1996) 819–822
74a Sima AAF, Sugimoto K: Experimental diabetic neuropathy: an update. Diabetologia 42 (1999): 773–788
74b Simmons RW, Richardson C. The effects of muscle activation on postural stability in diabetes mellitus patients with cutaneous sensory deficit in the foot. Diabetes Res Clin Pract 53 (2001): 25–32
74c Singleton JR, Smith AG, Bromberg MB. Increased prevalence of impaired glucose tolerance in patients with painful sensory neuropathy. Diabetes Care 24 (2001): 1448–1453
75 Smith, S.A., R.R. Dewhirst: A simple diagnostic test for pupillary abnormality in diabetic autonomic neuropathy. Diabet. Med. 3 (1986) 38–41
76 Smith, S.A.: Pupillary function in autonomic failure. In Bannister, R.: Autonomic Failure, 2nd ed. Oxford University Press, London 1988 (p. 393– 412)
77 Special report: Diabetic polyneuropathy in controlled clinical trials: consensus report of the Peripheral Nerve Society. Ann. Neurol. 38 (1995) 478– 482
78 Stevens, M.J., E.L. Feldman, D.A. Greene: The aetiology of diabetic neuropathy: the combined roles of metabolic and vascular defects. Diabet. Med. 12 (1995) 566–579
79 Strian, F.: Schmerz – Ursachen Symptome Therapien. Beck, München 1996
80 Strian, F., M. Haslbeck: Autonome Neuropathie bei Diabetes mellitus. Springer, Berlin 1986
81 Strian, F., M. Haslbeck, E. Standl: Behandlung schmerzhafter Diabetesneuropathien. Internist 35 (1994) 32–40
82 Tchen, P.H., H.C. Chiu, C.C. Fu: Vibratory perception threshold in diabetic neuropathy. Taiwan I Hsueh Hui Tsa Chih 89 (1990) 23–29
82a Tesfaye S, Stevens LK, Stephenson JM, Fuller JH, Plater M, Ionescu-Tirgoviste C, et al. Prevalence of diabetic peripheral neuropathy and its relation to glycaemic control and potential risk factors: the EURODIAB IDDM Complications Study. Diabetologia 1996; 39, (11): 1377–84
83 The Diabetes Control and Complications Trial Reasearch Group: The effect of intensive treatment of diabetes on the development and progression of long-term complications in insulin-dependent diabetes mellitus. New Engl. J. Med. 329 (1993) 977–986
84 Tsigos, C., S. Gibson, S.R. Crosby, A. White, R.J. Young: Cerebrospinal fluid levels of beta endorphin in painful and painless diabetic polyneuropathy. J. diabet. Complic. 9 (1995) 92–96
85 Undeland, K.A., T. Hausken, S. Svebak, S. Aanerud, A. Berstad: Wide gastric antrum and low vagal tone in patients with diabetes mellitus type 1 compared to patients with functional dyspepsia and healthy individuals. Dig. Dis. Sci. 41 (1996) 9–16
86 Vogelberg, K.H., A. Dalügge: Sonographische Untersuchungen bei der medikamentösen Behandlung der diabetischen Gastroparese. Dtsch. med. Wschr. 113 (1988) 967–971
87 Ward, J.D.: Clinical features of diabetic peripheral neuropathies. In Ward, J.D., Y. Goto: Diabetic Neuropathy. Wiley, New York 1990 (p.281–296)
88 Ward, J.D.: Biochemical and vascular factors in the pathogenesis of diabetic neuropathy. Clin. invest. Med. 18 (1995) 267–274
89 Ward, J.D., Y. Goto: Diabetic Neuropathy. Aldose reductase. Wiley, New York 1990
90 Ward, J.D., Y. Goto: Diabetic Neuropathy. Other Potential Treatments of Diabetic Neuropathy. Wiley, New York 1990
91 Watkins, P.J.: Clinical observations and experiments in diabetic neuropathy. Diabetologia 35 (1992) 2–11
92 Wienbeck, M., M. Karaus: Colonic motility in humans – a growing understanding. Baillieres clin. Gastroenterol. 5 (1991) 453–478
93 Young, M.J., A.J.M. Boulton, A.F. Maclead, D.R.R. Wiliams, P.H. Souksen: A multicentre study of the prevalence of diabetic peripheral neuropathy in the United Kingdom hospital clinic population. Diabetologia 96 (1993) 150–154
93a Yuen KC, Day JL, Flannagan DW, Rayman G. Diabetic neuropathic cachexia and acute bilateral cataract formation following rapid glycaemic control in a newly diagnosed type 1 diabetic patient. Diabetic Med. 18 (2001): 854–857
94 Zenere, B.M., G. Arcaro, F. Saggiani, L. Rossi, M. Muggeo, A. Lechi: Noninvasive detection of functional alterations of the arterial wall in IDDM patients and without microalbuminuria. Diabetes Care 18 (1995) 975–982
95 Ziegler, D., F.A. Gries, M. Spüler, F. Leßmann: The epidemiology of diabetic neuropathy. J. diabet. Complic. 6 (1992) 49–57
96 Ziegler, D., G. Laux, K. Dannehl, M. Spüler, H. Mühlen, P. Mayer, F.A. Gries: Assessment of cardiovascular autonomic function: age related normal ranges and reproducibility of spectral analysis, vector analysis and standard tests of heart rate variation and blood pressure responses. Diabet. Med. 9 (1992) 166–175
97 Ziegler, D., F.A. Gries: Diagnostik und Therapie der kardiovaskulären autonomen diabetischen Neuropathie. Diabet. Stoffw. 3 (1994) 22–31
98 Ziegler, D., M. Hanefeld, M.Z. Ruhnau, H.P. Meißner, M. Lobisch, K. Schütte, F.A. Gries: The ALADIN Study Group: treatment of symptomatic diabetic peripheral neuropathy with anti-oxidant a-lipoic acid. A 3-week multicentre randomized controlled trial (ALADIN Study). Diabetologia 38 (1995) 1425–1433
98a Ziegler D. Cardiovascular autonomic neuropathy: Clinical manifestations and measurement. Diabetic Reviews 7 (1999): 342–357

# 28 Das diabetische Fußsyndrom

E. Standl, H. Stiegler, H.-U. Janka und B. Hillebrand

> **Das Wichtigste in Kürze**
>
> - Der ätiologisch wichtigste Faktor beim diabetischen Fußsyndrom (DFS) ist in mehr als 40% der Fälle die Neuropathie, in ca. 20% eine Angiopathie. Kombinationen aus neuropathischen und ischämischen Schädigungen sind häufig.
> - Die Prognose verschlechtert sich zäsurartig durch das Hinzutreten einer kritischen Durchblutungsstörung (Knöchelarteriendruck unter 50 mm Hg), wobei unabhängig von der Genese eine exogene Traumatisierung (enges Schuhwerk, unsachgemäße Fußpflege, Fremdkörper) insbesondere bei bestehender Fußdeformität das kompensierte Gleichgewicht zwischen präventiven und schädigenden Faktoren zerstört.
> - Zur rechtzeitigen Diagnostik des DFS ist neben der unerlässlichen, regelmäßigen und routinemäßigen Inspektion (Fußform, Hyperkeratosen, Läsionen, Fußpilz usw.) die jährliche Erhebung des neurologischen und angiologischen Status essenziell (quantifizierter Stimmgabeltest, Neurofilament, Tip-Therm, Knöchelarteriendruck mittels Doppler-Sonographie).
> - Die Therapie erfordert die Einbeziehung einer DFS-Schwerpunkteinrichtung: Während eine neuropathische Läsion unter konsequenter Druckentlastung und großzügiger Lokalbehandlung nahezu immer ausheilt, ist beim Patienten mit kritischer Ischämie stets die Frage nach revaskularisierenden Maßnahmen zu stellen. Eine bakterielle Infektion erfordert neben einer systemischen Antibiose nach Erregertestung (häufig 5–6 verschiedene Keime, in bis zu 80% auch Anaerobier) eine konsequente, phasengerechte lokale Wundbehandlung.
> - Die Prophylaxe des DFS durch die Schulung von Hausärzten und Diabetikern muss dringlich verbessert werden. Vorrangige Lernziele müssen die tägliche Inspektion der Füße, die richtige Fußhygiene, die adäquate Pflege der Fußnägel und die sachgemäße Schuh- und Einlagenversorgung sein.

Einleitung

Das diabetische Fußsyndrom (DFS) ist eine der am meisten gefürchteten Folgekrankheiten des Diabetes mellitus. Der Begriff drückt einen komplexen Sachverhalt aus: die Entstehung eines Ulkus, einer Gangrän oder einer ähnlichen Läsion der Füße, für die der Diabetiker durch eine Reihe von für seine Krankheit typischen Faktoren geradezu prädestiniert ist. Trotz der Initiative der St.-Vincent-Deklaration (29) hat die Häufigkeit der Amputationen an den unteren Extremitäten von Diabetikern bei entsprechenden populationsbezogenen Erhebungen in Deutschland in den letzten Jahren nicht abgenommen (108, 116, 124, 125, 108a). Für 1995 muss von einer Zahl von ca. 25.000 Amputationen an Diabetikern ausgegangen werden. Tab. 28.1 gibt einen Überblick über die Epidemiologie des Problems (58, 91, 108, 108a).

Ca. 15% aller Diabetiker – dies gilt für Typ-1- wie Typ-2-Diabetiker gleichermaßen – werden im Laufe ihres Lebens amputiert (Abb. 28.1), wie z. B. die Wisconsin-Studie ausweist (27, 80). Diese Thematik ist für die Menschen mit Diabetes mit horrenden Ängsten besetzt und führt zu enormen psychosozialen Belastungen bei Betroffenen, gerade auch bei den älteren, d. h. über 65-jährigen Patienten, die 3/4 aller Kranken mit Gangrän ausmachen (52, 53, 108, 116). Andererseits ist das DFS eines der am meisten vernachlässigten Folgeprobleme des Diabetikers. So wurde verschiedentlich berichtet, dass selbst in Diabeteskliniken nur eine Minderheit der Patienten mit 1-tägigem Aufenthalt und nur ca. 50% der „Langlieger" an den Füßen untersucht wurden (2, 15).

Ziel dieses Kapitels muss es daher sein, neben der Information über Ursachen, Entstehung und Therapie des DFS insbesondere auch das Problembewusstsein für diese Komplikation zu wecken. Darüber hinaus sollen praktische Ratschläge gegeben werden zur Prophylaxe von Ulzerationen, für die Therapie bestehender Ulzera und für eine bessere Kooperation zwischen den auf diesem Gebiet involvierten Berufsgruppen.

Klassifikation

Auch bei der pAVK des Diabetikers werden die 4 Stadien nach Fontaine unterschieden (Kap. 23). Danach entspricht das Auftreten eines Ulkus, einer Nekrose oder einer Gangrän bei schon bestehender Verschlusskrankheit im Stadium II einem Stadium IV. Als kritische Ischämie werden die Stadien III und IV bezeichnet,

Tab. 28.1 Jährlicher Krankheits-„Zoll" des DFS in Deutschland

- Ca. 240.000 Diabetiker sind aktuell von einer Fußverletzung betroffen
- Ca. 120.000 erleiden eine neue Läsion
- Ca. 25.000 (Tendenz steigend) werden amputiert (2 von 3 Amputierten sind Diabetiker)
- Ca. 1,8 Milliarden Euro Kosten

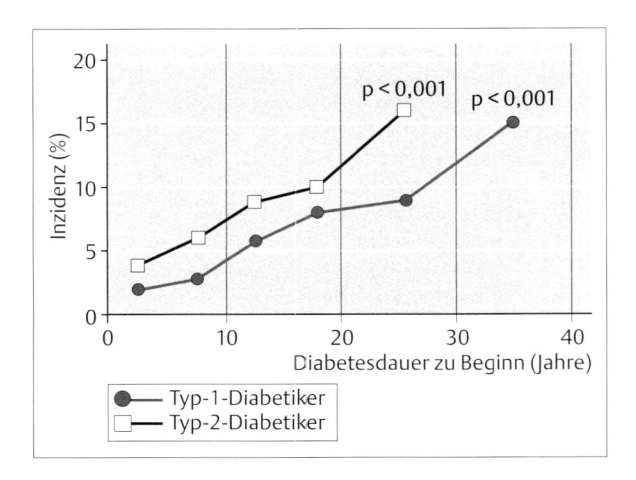

Abb. 28.1 Kumulative 10-Jahres-Inzidenz von Amputationen an den unteren Extremitäten in Abhängigkeit von der Diabetesdauer zu Beginn bei Typ-1- und Typ-2-Diabetikern.

Tab. 28.2 Häufigkeit und Amputationshäufigkeit nach Stadium und Ausmaß des DFS (1b)

Stadium**	Ausmaß (Tiefe)*			
	0	1	2	3
Häufigkeit nach Stadium und Ausmaß				
A	4,2%	25,8%	10%	5,6%
B	2,2%	13,%	7,8%	20,8%
C	1,1%	2,8%	1,1%	0,8%
D	0,6%	0,6%	0,6%	3,1%
Amputationshäufigkeit innerhalb der Wundkategorien				
A	0%	0%	0%	0%
B	12,5%	8,5%	28,6%	92%
C	25%	20%	25%	100%
D	50%	50%	100%	100%

* 0 = präoperativ postulzerative Läsion vollständig epithelialisiert, 1 = oberflächliche Wunde ohne Beteiligung von Sehnen, Gelenkkapsel oder Knochen, 2 = Wunde mit Penetration zu Sehnen oder Gelenkkapsel, 3 = Wunde mit Penetration in Knochen oder Gelenk
** A = Wunde ohne Infektion oder Ischämie, B = Wunde mit Infektion, C = Wunde mit Ischämie, D = Wunde mit Infektion und Ischämie

wenn gleichzeitig der systolische Knöchelarteriendruck bei 50 mm Hg und darunter liegt (1a, 30, 77, 83). Besteht eine diabetestypische Mediasklerose, so genügt bei Vorliegen einer Gangrän das Fehlen der peripheren Pulse für die Definition „kritische Ischämie". Als B-Kriterium werden zusätzlich ein systolischer Zehendruck von 30 mm Hg und darunter, ein transkutaner Sauerstoffpartialdruck von 10 mm Hg und darunter sowie fehlende plethysmographische Pulsationen an der Großzehe und schwerwiegende morphologische Veränderungen des kapillarmikroskopischen Bildes herangezogen (1a, 12, 38, 50, 59, 63, 90, 97).

Besteht eine Läsion, hat sich das Schema nach Wagner (126) in der Modifikation nach Armstrong (1b) zur Abschätzung des Risikos bewährt (Tab. 28.2). Solange weder Infektion noch Ischämie hinzukommen, ist die Prognose bei sachgemäßer Therapie relativ günstig. Liegen hingegen sowohl eine Infektion als auch eine kritische Ischämie vor, betragen selbst bei oberflächlichen Läsionen die Amputationsraten ca. 50% und nähern sich bei Penetration zu Sehnen und Gelenkkapsel oder gar in den Knochen bzw. ein Gelenk der 100%-Marke.

Epidemiologie

Amputationen. Tab. 28.1 hat die Größe des Problems bereits umrissen. Das Risiko, eine Fußgangrän zu entwickeln, ist beim Diabetiker zwischen 20- und 50-mal höher als beim Nichtdiabetiker (7, 8, 28, 32, 41, 51, 91, 100, 108, 116, 121, 129). Hinsichtlich der Zahl der Amputationen liegen für Deutschland mittlerweile recht verlässliche Daten vor. Die Erhebungen 1990/91 in der Stadt Leverkusen und 2 süddeutschen Landkreisen stimmen erstaunlich genau überein und erlauben auch eine Schätzung für ganz Deutschland (108, 124, 125).

Eine Nachuntersuchung 1995 in den beiden süddeutschen Landkreisen ergab leider keine Reduktion der Amputationshäufigkeit, im Gegenteil war ein leichter Anstieg der Gesamtzahl an Amputationen zu verzeichnen (116). Tab. 28.3 bietet einen Vergleich der verschiedenen Erhebungen in Deutschland und gibt jährliche Inzidenzzahlen für Amputationen pro 10.000 Diabetiker bzw. der nichtdiabetischen Bevölkerung auch im internationalen Vergleich (8, 31, 60, 70, 81, 121). Bemerkenswert ist, dass in Schweden durch die Implementierung einer zentralen Versorgung mit Fußkliniken für Diabetiker die Häufigkeit von Majoramputationen (Amputationen oberhalb des Knöchels) drastisch und auch weit unter die für Deutschland festgestellten Zahlen reduziert werden konnte (70). Auch der Vergleich von 1990 mit 1995 in den beiden Landkreisen zeigt einen signifikanten Trend zu mehr peripheren Amputationen, allerdings ohne eindeutige Verminderung der Majoramputationen (Tab. 28.4)

Die Prognose von Amputierten hängt entscheidend von der Amputationshöhe ab. Tab. 28.5 dokumentiert eine enorm hohe perioperative Mortalität von mehr als 20% bei Majoramputationen und eine nicht minder exzessive Pflegebedürftigkeit von mehr als 1/3 aller ober- bzw. unterschenkelamputierten Patienten (91).

Sonstige Komplikationen. Zweifellos ist die Amputation nur die Spitze des Eisbergs DFS. Basierend auf kürzlich veröffentlichten epidemiologischen Erhebungen aus einem Unterbereich der Allgemeinen Ortskrankenkasse Deutschland (39, 47) ist davon auszugehen, dass ca. 14% aller Diabetiker jährlich wegen Fußkomplikationen in ärztlicher Behandlung stehen (Tab. 28.6). Diese Daten weisen außerdem bereits auf die häufigsten ätiopathogenetischen Probleme hin: die periphere Neuropathie und die periphere arterielle Verschlusskrankheit (pAVK) (16, 18, 53, 85, 120).

Tab. 28.3 Jährliche Amputationsrate pro 10000 im Vergleich: Diabetiker vs. Nichtdiabetiker

	Süddeutschland		Leverkusen	Dänemark[1]	USA	Schweden	
	1990	1995	1990/1991			1982	1993
Diabetiker	61	66	57	30	60	79	41
Nichtdiabetiker	1,4	2,0	0,9	2,8	2,0	–	–

[1] Nur Majoramputationen

Tab. 28.4 Populationsbezogene Erhebungen über Amputationen bei Diabetikern und Nichtdiabetikern 1990 und 1995 in Süddeutschland: Vergleich der Amputationshöhe

Lokalisation	1990		1995	
	Diabetiker	Nichtdiabetiker	Diabetiker	Nichtdiabetiker
Zehen	43,9%	28,6%	58,5%[3]	41,0%[1]
Vorfuß	14,9%	7,1%	8,8%	8,2%
Unterschenkel	17,8%	11,9%	12,9%	14,7%
Oberschenkel	23,5%	52,4%[2]	19,8%	36,1%

1 p < 0,05: Diabetiker vs. Nichtdiabetiker
2 p < 0,05: Diabetiker vs. Nichtdiabetiker
3 p < 0,05: Diabetiker 1990 vs. Diabetiker 1995

Tab. 28.5 Prognose von Amputierten

„Pflegefall"
4,9% nach Zehenamputation
4,8% nach Vorfußamputation
35,8% nach Unterschenkelamputation
35,5% nach Oberschenkelamputation

Perioperative Mortalität
2,9% nach Zehenamputation
22,1% nach Unter- bzw. Oberschenkelamputation

Amputationsrisiko für das 2. Bein
11,9% (12 Monate) bis 52,6% (48 Monate)

Tab. 28.6 Fußkomplikationen (39)

Fußkomplikationen	Patientenzahl	
symptomatische peripher-vaskuläre Erkrankungen	47[1]	(9,0%)
davon Gangrän	9[2]	(1,7%)
symptomatische Polyneuropathie	33[1]	(6,3%)
davon sind neuropathische Fußulzera	3[2]	(0,6%)
prädisponierende Fußveränderungen (z. B. Rhagaden, Furunkel)	8	(1,5%)
Fußkomplikationen gesamt	74	(14%)
Diabetiker gesamt	522	(100%)

[1] 10 Patienten mit beiden
[2] 2 Patienten mit beiden

Ätiologie und Pathogenese

Überblick

Komplexität der verursachenden Faktoren. Das DFS ist kein einheitliches Krankheitsbild und lässt sich demzufolge nicht mit einem Satz definieren (10, 16, 18, 21, 36, 48, 71). Ein komplexes Zusammenwirken unterschiedlicher krankheitsverursachender Faktoren ergibt variable Zustandsbilder und Schweregrade des diabetischen Fußes, wobei meist der eine oder andere Faktor im Krankheitsgeschehen führt und den Verlauf beeinflusst, ein anderer möglicherweise als Auslöser verantwortlich ist. Abb. 28.2 versucht, diese multifaktorielle Genese auszudrücken. Bei allen zugrunde liegenden Faktoren ist häufig die Traumatisierung das auslösende Moment für die Entstehung des DFS. Ätiologisch wirken sich sonst im Wesentlichen die Folgekrankheiten eines über Jahre ungenügend eingestellten Diabetes aus sowie äußere, auf den Fuß einwirkende Belastungen und vor allem die sich daraus ergebende Infektionsbereitschaft (13, 16, 56, 129, 130). Obwohl im Bewusstsein von Ärzten und Patienten die arterielle Verschlusskrankheit als führender Entstehungsfaktor dominiert (Tab. 28.6), haben im Gegensatz dazu mehrere Erhebungen die Neuropathie, d. h. die sensiblen und autonomen Nervenstörungen, als den zahlenmäßig häufigsten ätiologischen Faktor herausgearbeitet (16, 18, 21, 78, 122, 70a). Allerdings liegen häufiger auch Mischbilder vor. Bei einer neueren Erhebung (91) ergab sich ein Prozentsatz von 34,5 für neuropathische, von 40,1 für neuropathisch-ischämische und von nur 20,6 für rein ischämische Krankheitsbilder (Abb. 28.3). Die begleitende vaskuläre Komorbidität im Sinne von Mikro- und Makroangiopathie ist aber praktisch in jedem Fall enorm hoch. Die Abb. 28.4 und 28.5 zeigen, dass z. B. ca. 50% je eine Nephropathie und koronare Herzkrankheit aufweisen und mehr als jeder Fünfte deutliche Veränderungen an der extrakraniellen Strombahn der Karotis (91).

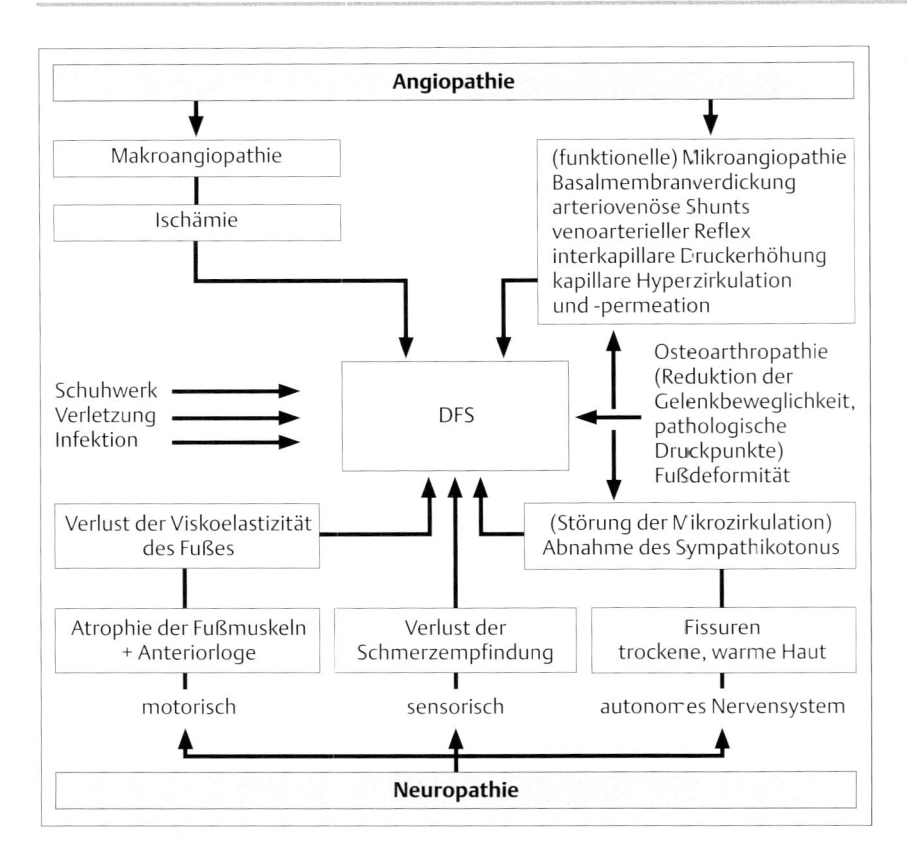

Abb. 28.2 Pathogenetisches Netzwerk bei DFS.

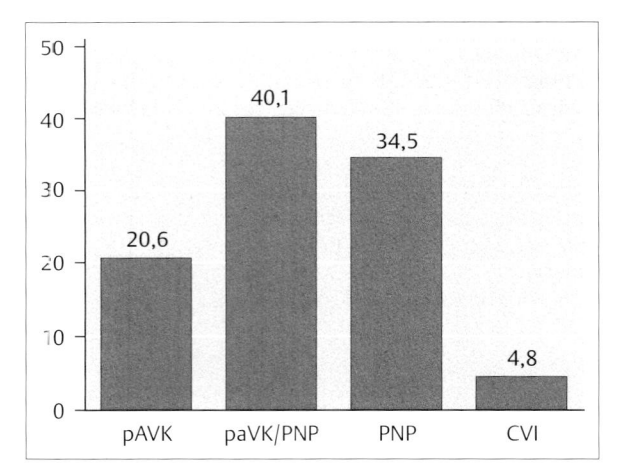

Abb. 28.3 Anteil der Grunderkrankungen (%) am DFS. (92)
pAVK = periphere arterielle Verschlusskrankheit, PNP = diabetische Polyneuropathie, CVI = chronische venöse Insuffizienz

Gewichtung der Faktoren. Angesichts der ätiopathogenetischen Komplexität des DFS ist es für die Therapie des individuellen Patienten entscheidend wichtig, die verschiedenen infrage kommenden pathogenetischen Komponenten in ihrem Ausmaß zu quantifizieren (48). Auch im Schema von Boulton spielt dabei die Differenzierung in Neuropathie und Angiopathie die bedeutsamste Rolle (Abb. 28.**6**). Eine eingeschränkte Gelenkbeweglichkeit und weitere intrinsische Druckbelastungsabnormitäten im Fußbereich sind als zusätzliches Problem ebenfalls zu berücksichtigen (15, 16, 40, 94).

Neuropathischer Fuß

Fehlender Schmerz. Durch die chronische sensomotorische Neuropathie kommt es oft zu einer besonders eindrucksvollen Herabsetzung der Schmerzempfindung (101, 128, 134). „Der neuropathische Fuß schweigt, also schweigt auch der Patient", hat man dieses Problem auf den Punkt gebracht, wobei infolge der fehlenden Schmerzsymptomatik sowohl der Patient als auch sein behandelnder Arzt zu einer deletären Fehleinschätzung bei bereits gravierenden Fußläsionen neigen (44). Der fehlende Schmerz ist wohl das charakteristischste Symptom bei neuropathischen Fußläsionen (16, 18, 21, 22, 57). Die betroffenen Patienten nehmen Verletzungen oft wochenlang nicht wahr. Fast regelhaft ist bei der sensomotorischen Polyneuropathie auch das Temperaturempfinden herabgesetzt (57). Der meist symmetrische, socken- oder strumpfförmige Gefühlsverlust wird begleitet von einem Verlust der Achilles-, nicht selten auch der Patellarsehnenreflexe (128).

Muskuläre Dysfunktion. Weiterhin besteht oft eine Imbalance des muskulären Gleichgewichts zwischen Agonisten und Antagonisten im Bereich des Unterschenkels und des Fußes (48). Die muskuläre Dysfunktion kann zu einer Atrophie der anterioren Muskelgruppe des Unterschenkels führen mit der Folge eines

Ätiologie und Pathogenese

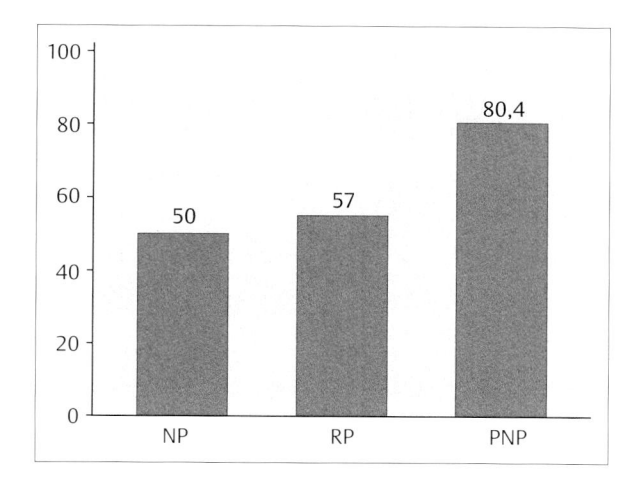

Abb. 28.4 Mikroangiopathische Begleitkrankheiten (%) bei DFS. (92)
NP = diabetische Nephropathie, RP = diabetische Retinopathie, PNP = diabetische Polyneuropathie.

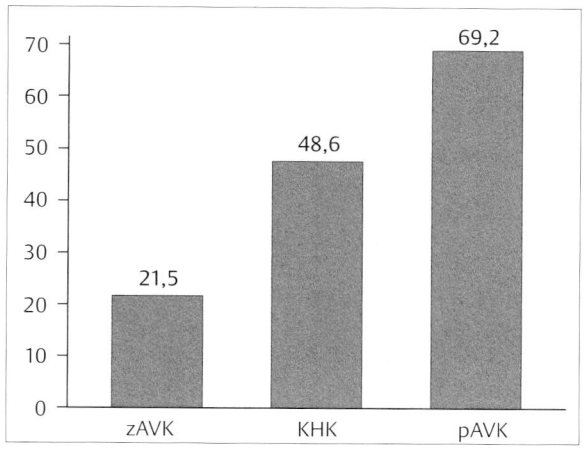

Abb. 28.5 Makroangiopathische Begleitkrankheiten (%) bei DFS. (92)
zAVK = zerebrale arterielle Verschlusskrankheit, KHK = koronare Herzkrankheit, pAVK = periphere arterielle Verschlusskrankheit.

ungebremsten Abrollvorgangs und einer konsekutiven Belastungszunahme des Vorfußes (15, 65, 105, 128). Diese Druckbelastung wird ganz entscheidend durch die Adduktovarusstellung der Zehen verstärkt, wie sie typischerweise bei Atrophie der Mm. lumbricales und interossei anzutreffen ist. Zusätzlich führt die Muskelatrophie, beschleunigt durch den Verlust der Tiefensensibiliät, zur Instabilisierung der Metatarsophangealgelenke mit nachfolgender Mikrotraumatisierung (26).

Elastizitätsverlust. Daneben wird die Viskoelastizität des Fußes durch die Neuropathie (autonome und motorische Nervenfasern) sowie durch die nichtenzymatische Glykosylierung mit gesteigerter Quervernetzung der extrazellulären Matrix und dadurch entstehender Rigidisierung (eingeschränkte Gelenkbeweglichkeit u. a.) ganz entscheidend gestört (6, 26, 40, 94). Während normalerweise das Fettgewebe, die Grundsubstanz sowie Kollagen- und Elastinfasern durch die Vergrößerung der Kontaktfläche eine zeitgerechte Adaptation des Fußgewölbes an die Unterlage ermöglichen, führen Fettgewebsschwund, vermehrte Wassereinlagerung und erhöhte Kollagenquervernetzung durch AGE („advanced glycosylation endproducts") zu dem beschriebenen Elastizitätsverlust des Fußes. Dieser lässt sich als Cheiroarthropathie umschreiben, eine Steifigkeit von Hand- und Fußgelenken, die bei über 40% beim Diabetiker anzutreffen ist (6, 94). Dabei ist die Kombination aus Neuropathie und eingeschränkter Gelenkbeweglichkeit besonders komplikationsträchtig. Immerhin weisen 2/3 dieser Patienten eine Ulkusanamnese auf – im Gegensatz zu 5% bei alleiniger Neuropathie (40).

Autonome Neuropathie. Die Störungen der vegetativen Anteile des peripheren Nervensystems führen zu einer Vasodilatation und Anhidrose im unteren Körper-

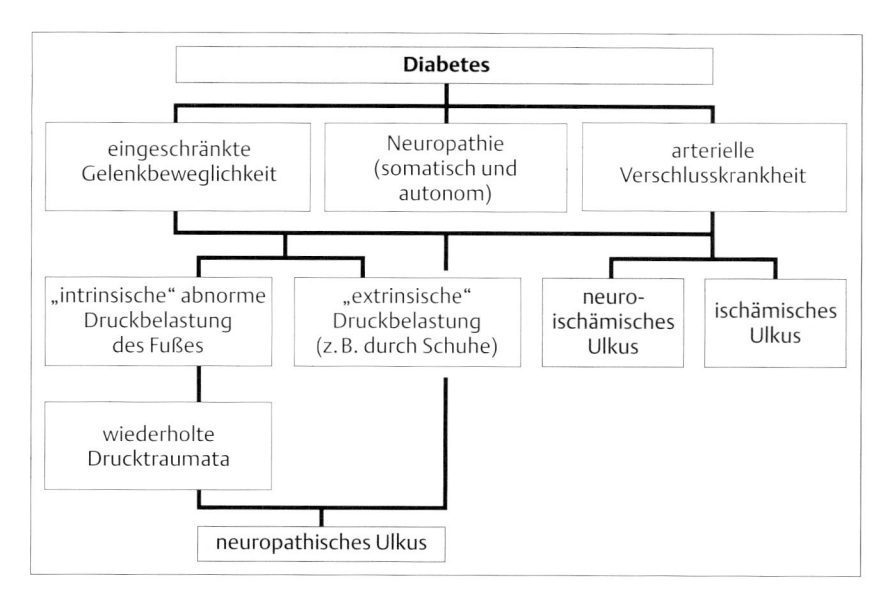

Abb. 28.6 Differenzialdiagnostische Überlegungen beim DFS. (16)

bereich sowie kompensatorisch zu einer Vasokonstriktion und Hyperhidrose im Bereich der oberen Körperhälfte. Für den Fuß bedeutet dies eine verminderte Schweißsekretion mit erhöhter Austrocknungsgefahr der Haut sowie Rhagaden- und Schrundenbildung, außerdem trophische Veränderungen an Haut, Nägeln, Bändern und Gelenken (44). Die sympathische Denervierung drückt sich klinisch auch häufig dadurch aus, dass die Füße überwärmt sind, selbst wenn die arterielle Blutzufuhr gestört ist (37, 55). Diese erhöhte Ruhedurchblutung der Haut kontrastiert mit einer deutlich verringerten Durchblutungssteigerung unter Belastung (112, 114, 127). Im Kapillarbereich besteht eine hypertone Situation und damit eine vermehrte Neigung zur Ödembildung durch Flüssigkeitsaustritt in die Umgebung (11, 12, 42, 43, 49, 59, 90). Gleichzeitig ist der venöse Sauerstoffpartialdruck im Fußbereich – vermutlich infolge arteriovenöser Shuntgefäße – oft erstaunlich hoch (16, 17, 38, 97, 128).

Druckstellen. An den infolge der pathologischen Fußstatik sich ausbildenden Druckstellen am Groß- und Kleinzehenballen sowie unter den Metatarsalköpfchen entstehen ausgeprägte Hornschwielen (16), unter denen das Gewebe einschmelzen kann (57) und dann Ulzera zurückbleiben (Malum pedis perforans). Die Nägel an den Zehen endlich können zu dicken Hornplatten hypertrophieren (44, 71).

Neuroarthropathie. Eine Sonderform des neuropathischen Fußes ist die Neuroarthropathie, die in Analogie zu den zuerst von Charcot beschriebenen Gelenkveränderungen beim Syphilitiker auch Charcot-Deformierung genannt wird (57, 71, 102, 120, 129a). Etwa jeder 500. Diabetiker soll diese Komplikation erleiden. 2/3 dieser auch als „Akroosteolysen" oder auch „aseptische Knochennekrosen" bezeichneten Komplikationen betreffen den Metatarsophalangealbereich, knapp 1/3 den Tarsometatarsalbereich und relativ wenige Fälle auch den Sprunggelenkbereich (102). Bei fehlender Schmerzempfindung und gestörter Trophik der Knochen kann die gesamte Architektur des Fußskeletts unter einem geringfügigen Trauma, das meist nicht einmal bemerkt wird, zusammenbrechen und der Fuß sich vor allem nach medial und plantar deformieren (Abb. 28.7). Analoge Krankheitsbilder sind auch bei familiären Polyneuropathien, Syringomyelie und insbesondere Lepra bekannt (57, 88).

Angiopathischer Fuß

Epidemiologie. Wie bereits in Kap. 23 ausführlich dargelegt, ist das Auftreten einer arteriellen Verschlusskrankheit an den Becken- und Beinarterien bei Diabetikern überzufällig häufig zu beobachten, und zwar 2,5- bis 6-mal häufiger als bei Nichtdiabetikern (53, 54, 55, 62, 85). Abb. 28.8 belegt dies an den Daten der Schwabinger Studie (53, 54, 55). Mit auch in der Praxis anwendbaren, einfachen doppler-sonographischen Techniken lässt sich bei ca. 1/3 aller Diabetiker eine pAVK nachweisen (53). Abb. 28.9 demonstriert die deutliche Altersabhängigkeit der pAVK bei Diabetikern. Frauen sind fast ebenso häufig betroffen wie Männer. Die weiteren Besonderheiten der pAVK bei Diabetikern sind in Tab. 28.7 zusammengestellt.

Klinik. Sowohl für die klinische Symptomatologie als auch die Prognose gleichermaßen von Bedeutung ist die Tatsache, dass bei 70% aller verschlusskranken Diabetiker das Unterschenkelsegment zumindest mitbefallen ist – im Vergleich zu nur 20% bei Nichtdiabetikern (24, 105). 2/3 geben keine typische Claudicatio-Symptomatik an (Abb. 28.10). Erwähnt werden sollen in diesem Kontext auch angiographische Untersuchungen, bei denen Gefäßveränderungen in mittleren Strecken der A. profunda femoris fast ausschließlich bei Diabetikern festgestellt wurden (46).

Tab. 28.7 Besonderheiten der arteriellen Verschlusskrankheit bei Diabetikern

- akzelerierter Verlauf
- Frauen gleich häufig betroffen
- Unterschenkelgefäße weit häufiger mitbetroffen (ca. 70%)
- A. profunda femoris oft beteiligt
- Mediasklerose bei ca. 10%
- anfängliche Symptomarmut

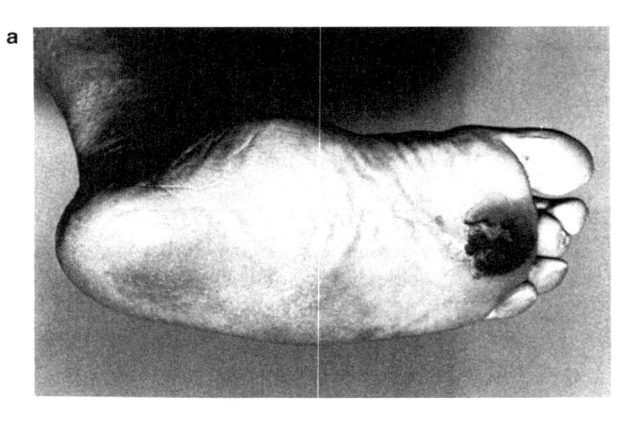

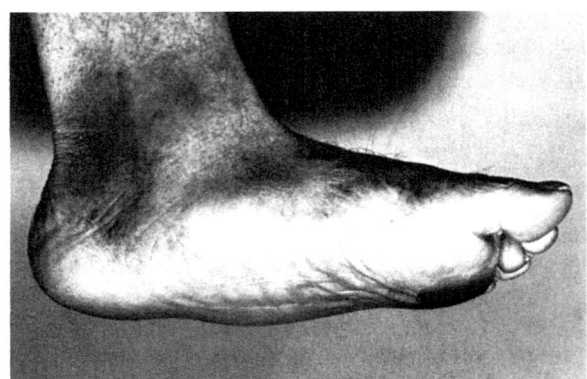

Abb. 28.7 Mediale (**a**) und plantare (**b**) Deformierung bei chronischer Neuroarthropathie.

Ätiologie und Pathogenese **585**

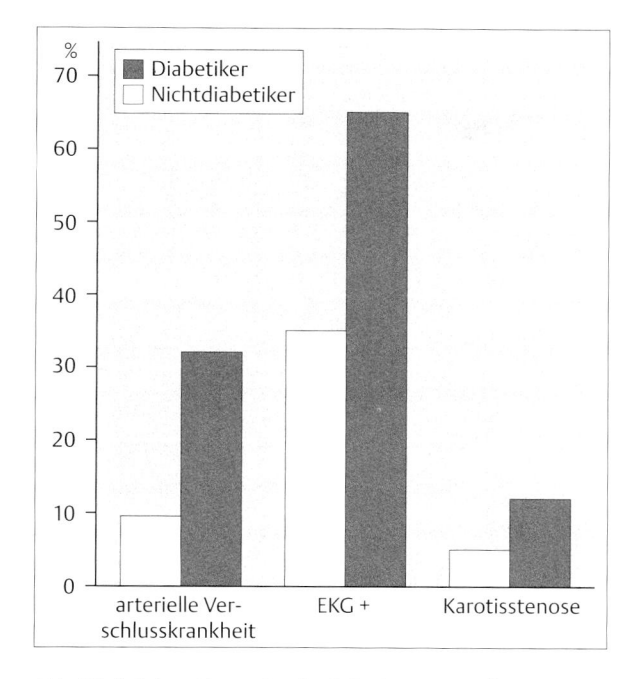

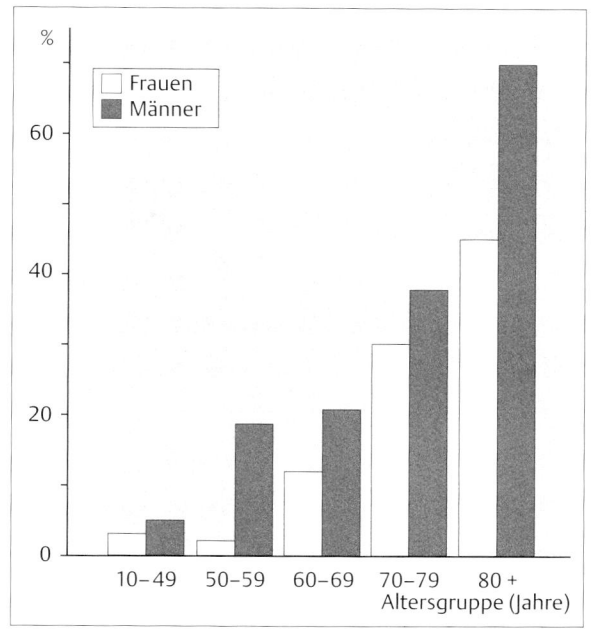

Abb. 28.**8** Schwabinger Studie: Prävalenz von makroangiopathischen Komplikationen bei über 50-jährigen Diabetikern.

Abb. 28.**9** Schwabinger Studie: Prävalenz der arteriellen Verschlusskrankheit bei Diabetikern.

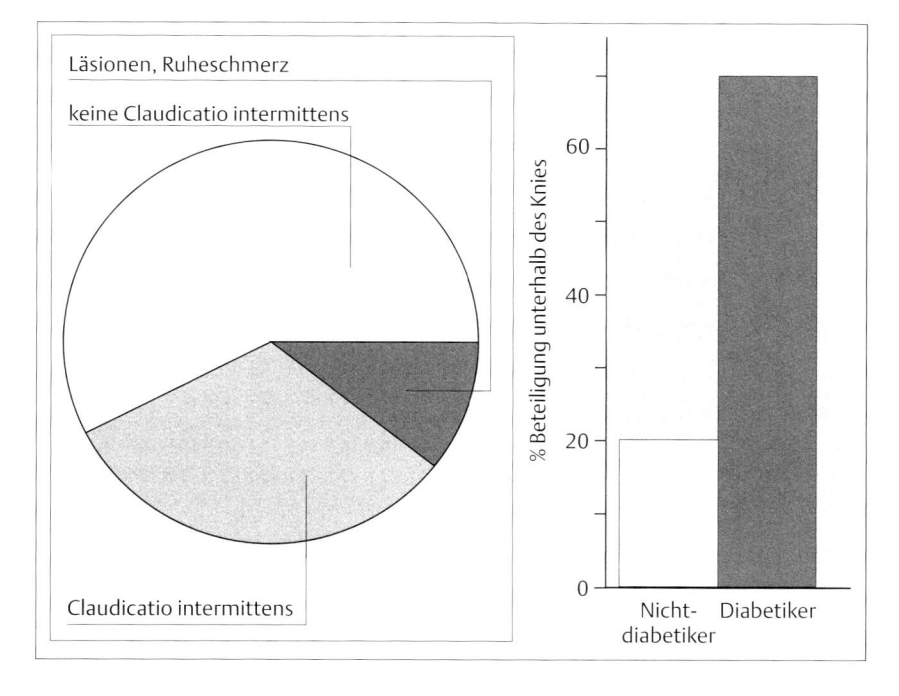

Abb. 28.**10** Arterielle Verschlusskrankheit der unteren Extremität bei 240 konsekutiven diabetischen Patienten: klinische Stadien und Beteiligung der Arterien unterhalb des Knies im Vergleich zu Nichtdiabetikern.

Für weitere Details, z. B. hinsichtlich Risikoprofil, Mediasklerose (Abb. 28.**11**), besonders periphere Lokalisation in Digital- und Segmentarterien (Abb. 28.**12**) und Mikroangiopathie sei auf die speziellen Kap. 21 und 23 verwiesen (17, 33, 41, 52, 61, 68, 103, 104, 107, 110, 113)

Traumatische und infektiöse Läsionen

Traumen. Es ist eine wohlbekannte Tatsache, dass sowohl ischämisches als auch neuropathisch-dystrophisches Gewebe anfällig ist für Infektionen und Verletzungen, die dann den letzten Anstoß für das Auftreten von Gangrän und Ulzera bedeuten (16, 36, 44, 71, 73, 96). Auslösender Faktor ist oft eine triviale Hautverletzung, z. B. durch Schuhwerk, die bei gleichzeitiger Polyneuro-

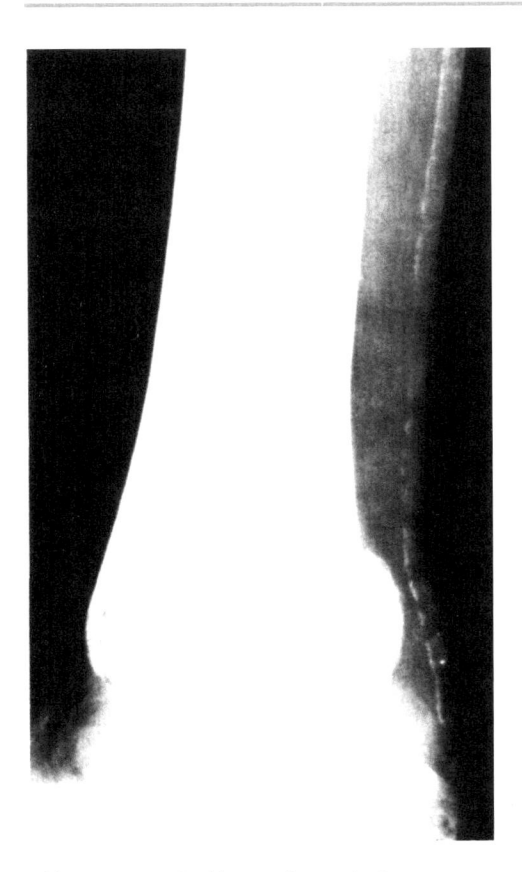

Abb. 28.11 Mediasklerose der A. tibialis posterior.

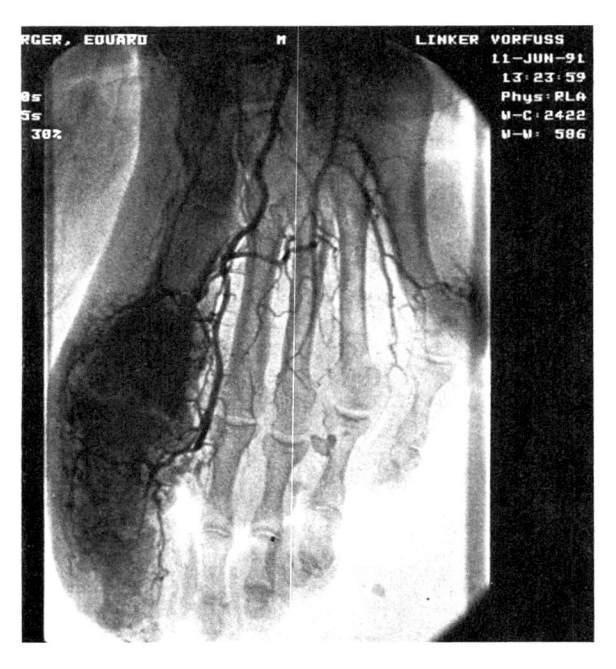

Abb. 28.12 Verschlüsse von Digital- und Segmentarterien sowie hypervaskularisierte Areale: Vergrößerungsangiographie eines diabetischen Fußes.

pathie stunden- bis tagelang unbemerkt und unbehandelt bleiben kann (48). Ähnliches kann auch zutreffen für an sich harmlose Verletzungen beim Barfußlaufen oder beim Schneiden der Nägel, wobei besonders ältere Menschen mit nachlassender Sehkraft gefährdet sind.

Einen Überblick über die häufigsten Lokalisationen von Läsionen an diabetischen Füßen gibt Abb. 28.13. Zu enges Schuhwerk und Verletzungen bei der Fußpflege sind in 3/4 aller Fälle die Auslöser (21, 35, 48, 69). Während bei neuropathischen Läsionen die Hyperkeratose mit darunter liegender Gewebseinschmelzung ganz im Vordergrund steht, waren bei den ischämischen Oberflächenulzera oberflächliche Hautläsionen oder Blasen der Ausgangspunkt eines späteren Ulkus. Die Neuropathie verändert auch die Gewichtsbelastung des Fußes. Wegen des Sensitivitätsverlusts bleibt das sensorische „Feedback" aus, sodass der Patient keine Entlastung der gefährdeten Partien beim Gehen oder Stehen vornehmen kann (16, 105). Der unsensible Fuß ist in dreierlei Weise durch auf ihn einwirkende Kräfte verletzbar:

➤ Konstanter Druck über mehrere Stunden verursacht eine ischämische Nekrose (z. B. neue, drückende Schuhe werden nicht gewechselt, weil der Druckschmerz fehlt).
➤ Hoher Druck über kürzere Zeit schädigt den Fuß direkt. Gemessen an der Gleichung „Druck = Kraft : Fläche" rufen Gegenstände mit kleiner Oberfläche (Nagel, Nadel, spitzer Stein usw.) einen raschen mechanischen Schaden hervor.

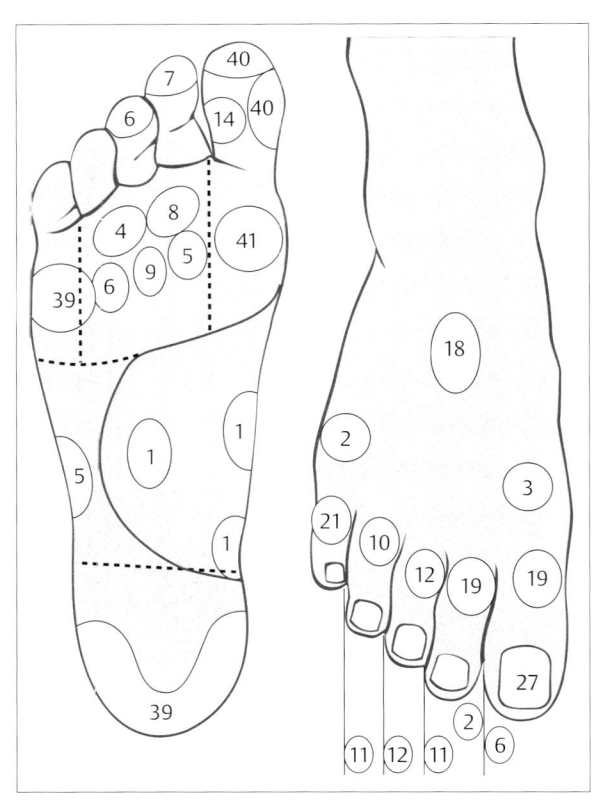

Abb. 28.13 Lokalisation von 439 Läsionen an diabetischen Füßen. (69)

➤ Wiederholter mäßiger Druck führt zur entzündlichen Gewebsautolyse. Die Einwirkung von erhöhtem Druck auf Gewebe, die entweder entzündlich oder strukturell verändert sind, begünstigt die Ulzeration. Nicht selten beginnt eine Gangrän mit Verbrennungen durch heiße Wärmflaschen, übermäßige Sonnenbestrahlung, Verätzungen, unsachgemäße Anwendung von Desinfektionsmitteln oder Traumata, die infolge der Neuropathie nicht rechtzeitig wahrgenommen werden (21, 44).

Infektionen – meist im Kontext mit Verletzungen – spielen eine weitere, äußerst gewichtige Rolle als auslösender Faktor diabetischer Fußschäden (36, 44, 56, 73, 130). Eingewachsene Zehennägel, Paronychien, die sich rasch zu Lymphangitis, Phlegmonen oder Osteomyelitis weiterentwickeln können, und Interdigitalmykosen sind oft die Eintrittspforte für bakterielle Infektionen und sind nach einer Arbeit von Boose (14) mit 60% der häufigste Ausgangspunkt einer Infektion, gefolgt von Läsionen an den Zehen (30%) und der Fußsohle (10%). Häufig auch kommt es erst dadurch zu einer tief greifenden Gewebsentzündung, weil zwischen dem unterschätzten, weil schmerzlosen Trauma und dem Einleiten einer sachgemäßen Therapie viele Tage bis Wochen vergehen (21, 48). In dieser Zeit findet eine zunehmende bakterielle Besiedelung der Weichteile mit rascher Ausdehnung auf Bandapparat und Knochen statt. Im weiteren Verlauf kann dadurch auch die Zirkulation in den Akren akut bedroht sein. Es entwickelt sich eine diabetische Gangrän trotz weitgehend erhaltener Makrozirkulation (Abb. 28.**14**). Im Rahmen der Sepsis freigesetzte Gewebsfaktoren führen letztlich zur Gefäßokklusion (88).

Die meisten Ulzera und infizierten Läsionen beim Diabetiker weisen eine Besiedelung mit durchschnittlich 5 verschiedenen Keimen auf, in bis zu 80% auch eine Beteiligung anaerober Keime (3, 13, 73, 96, 130). Zu deren Nachweis ist allerdings die Gewinnung einer Gewebeprobe unter geeigneten Kautelen Voraussetzung. Meist handelt es sich beim DFS um eine Mischflora aus gewöhnlichen Eitererregern, insbesondere aus Staphylokokken, häufig auch hämolysierenden und nicht hämolysierenden Streptokokken sowie gramnegativen Kolibakterien (48, 89, 130).

Diagnose

Körperliche Untersuchung und Anamnese

Inspektion. Die Früherkennung des DFS verlangt die regelmäßige und routinemäßige Inspektion der Füße. Erst danach folgt die mündliche Erhebung der Anamnese, deren Angabe wegen der so häufig vorkommenden Gefühlsstörung oft inadäquat ist. Es ist daher eine wichtige Aufgabe des betreuenden Arztes, durch regelmäßige Inspektion das Problembewusstsein des Patienten zu schärfen, das Gefährdungsausmaß zu prüfen und mit ihm zu besprechen. Dazu notwendige Maßnahmen sind die systematische Untersuchung und Inspektion der Füße (Tab. 28.**8**) mit dem Ziel einer raschen und sicheren Information über

➤ eine arterielle Durchblutungsstörung und das Ausmaß des Gefühlsverlusts für Schmerz und Temperatur;
➤ lokale Traumata, z. B. an Zonen erhöhten Drucks, gekennzeichnet durch vermehrte Hornbildung, interdigitale Mykosen, kleine Verletzungen;
➤ den Zustand der Strümpfe und des Schuhwerks;
➤ die Möglichkeiten des Patienten, seine Füße zu sehen, zu berühren und zu pflegen.

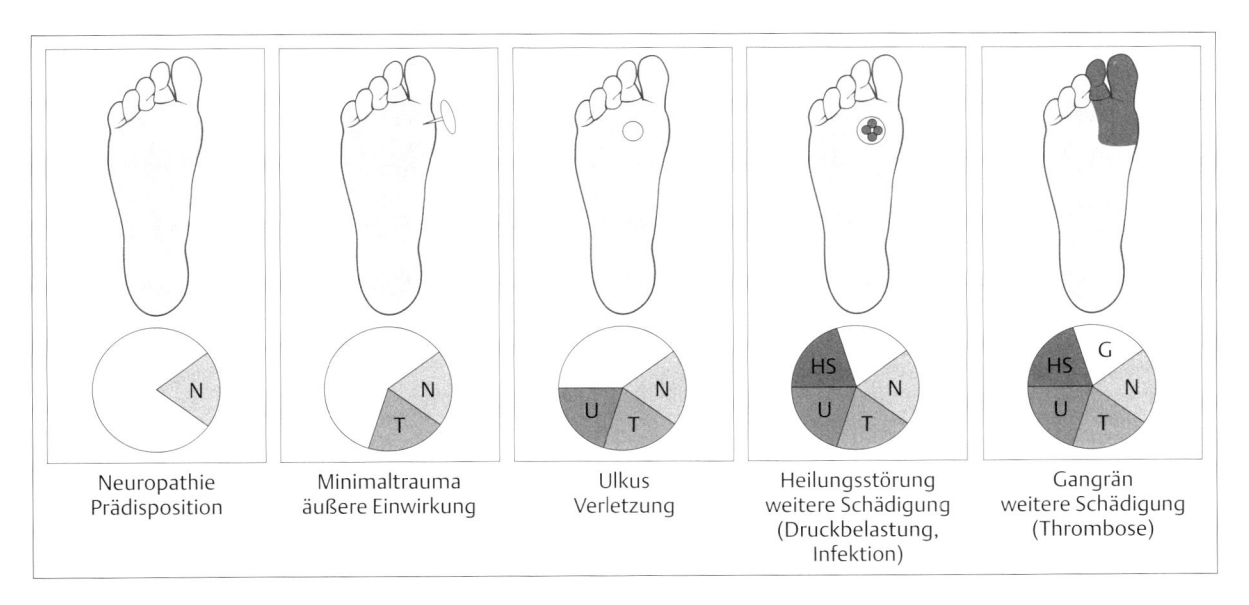

| Neuropathie Prädisposition | Minimaltrauma äußere Einwirkung | Ulkus Verletzung | Heilungsstörung weitere Schädigung (Druckbelastung, Infektion) | Gangrän weitere Schädigung (Thrombose) |

Abb. 28.**14** Entwicklung einer diabetischen Gangrän am neuropathischen Fuß bei erhaltender Makrozirkulation. Bei Vorschädigung durch Neuropathie/Sensibilitätsstörung bleiben kleine Hautläsionen unbemerkt und ulzerieren schmerzlos. Eine Infektion breitet sich – ohne entsprechende Schonung – unbemerkt in den Weichteilen aus und erfasst Gelenke und Gefäße. Es kommt zur septischen Thrombose mit Gangrän (88).

Tab. 28.8 Inspektion und Palpation bei DFS

	Befunde bei arterieller Durchblutungsstörung	Neuropathie
Hautdurchblutung		
Farbe	dünn, glänzend trocken, rissig, unterschiedliche Farbe; kalte Füße nach Hochlagerung	häufig normale Farbe, warme Füße, vermehrte Füllung der Fußrückenvenen auch bei Hochlagerung bis 30°
Beurteilung der – Temperatur mit Handrücken	→ verzögerte Wiederauffüllung der Gefäße	
– Temperatur jeder einzelnen Zehe	→ blasse Haut über 20 s, danach verstärkte Rötung der Zehen	
Ödeme		
Welche Ursache? (DD: kardial, venös, nephrotisch, Lipödem, entzündlich)	Häufig an Zehen und Fuß erhöhte Gefäßpermeabilität	häufig
Hyperkeratosen		
Verhornungen an Hammerzehen, Ferse, Fußsohle Hühneraugen Ursachen: – Reibungszonen – Fehlstellungen	sandartige Hyperkeratose mit Neigung zur Desquamation → verlangsamtes Hautwachstum	ausgeprägte Hyperkeratosen → Hypoxie im darunter liegenden Gewebe → Blasenbildung → Mal perforans Hühneraugen über Zehengelenken (besonders bei Hammerzehen) und zwischen den Zehen, ausgeprägte Hornbildung an den Fersen und unter den Metatarsaleköpfchen 1–5
Fissuren im Bereich der Hyperkeratosen, als Ausgangspunkt für Infektionen		häufig tiefe Risse im Bereich verstärkter Hornhautbildung, besonders der Ferse
Narben		
Nekrosezonen (häufig sehr distal und klein)	Nekrosen im distalen Bereich (Zehen und Ferse)	
Zehen		
Mykosen Haare	Haare sind meist verschwunden	häufig Interdigitalmykosen, Mazeration der Haut infolge mangelnder Fußhygiene, zu langem Baden
Nägel		
verformt? eingewachsen? Nagelbett Länge	meist verdickt, wachsen in die Höhe; Hyperonychie bei arteriovenöser Insuffizienz	Blutungen subungual, im Nagelbettbereich, bei zu langen Nägeln
Subkutanes Bindegewebe		
Fußrücken und Vorfuß Suche nach Atrophie der Mm. interossei	allgemeine Atrophie des subkutanen Gewebes, oft vom Ödem maskiert	speziell Atrophie der Mm. interossei
Fußsohle		
Mal perforans	Atrophie des subkutanen Gewebes der Sohle; Haut kann in Falten abgehoben werden; die Knochen der Fußsohle lassen sich leicht abtasten, sie liegen nahezu direkt unter der Fußsohle	Atrophie der Fußgewölbemuskulatur mit dem Aspekt einer verkehrten Fußvertiefung; Zusammenbruch des langen Fußgewölbes wie beim Charcot-Fuß

Tab. 28.8 Inspektion und Palpation bei DFS *(Fortsetzung)*

	Befunde bei	
	arterieller Durchblutungsstörung	Neuropathie
Zehenköpfchen		
	Nekrosezonen	Hyperkeratosen, Hühneraugen, Mal perforans
Ferse		
	Nekrosezonen nach Dekubitus	Hyperkeratosen, Fissuren, Blasen
Knochen		
Palpation	Zehendeformation	Osteoarthropathie Hammerzehen, Hallux valgus, Hallux rigidus

Die systematische Untersuchung beginnt bei den Fußknöcheln, wendet sich dann dem Fußrücken, den Zehen und den Zehenzwischenräumen zu und endet an der Fußsohle und der Ferse (Tab. 28.8):

➤ **Durchblutung:** Eine Blässe des Fußes bzw. blasse, fleckige Zyanose deutet mehr auf einen relativ akuten Arterienverschluss. Ausgeprägter Rubor der Zehen oder des Vorfußes spricht für eine längere Zeit bestehende, chronische Mangeldurchblutung, vor allem dann, wenn ein lageabhängiges Diversionsphänomen zu beobachten ist (10).

➤ **Infektion:** Bezüglich einer infektiösen Komponente interessiert die Frage, ob der entzündliche Prozess hochakut ist oder mehr chronisch ohne unmittelbare Gefahr einer weiteren Ausbreitung. Ebenso gilt es, eine tiefe Infektion, durch die Knochen, Gelenke und Sehnenapparat gefährdet sind, frühzeitig festzustellen.

➤ **Neuropathie:** Eine Charcot-Neuroarthropathie kann im akuten Stadium hochrot und stark geschwollen sein (102). Das Krankheitsgeschehen kann so schnell einsetzen, dass es mit Gichtanfällen, akuter Thrombophlebitis, Phlegmone oder septischer Arthritis verwechselt wird. Darüber hinaus ist bei fehlendem Ulkus inspektorisch eine Differenzierung zwischen einer Osteomyelitis und einer Osteoarthropathie nicht möglich. Beide können zu einer lokalen Überwärmung und Rötung führen, nicht erst bei Ausbildung einer Charcot-Arthropathie. Bei chronisch gewordenen Neuroarthropathien ist der Fuß vor allem nach medial und plantar deformiert (Abb. 28.7), ferner kommt es durch Atrophie der kleinen Fußmuskeln zum Tiefertreten der Metatarsaleköpfchen und zur Ausbildung von Hammerzehen (48).

➤ **Trophik:** Die trophischen Hautveränderungen bei Neuropathie wurden bereits erwähnt (s. a. Kap. 29). Verlust der Haare im Zehen- und Fußbereich, atrophisch dünne Haut sowie Schwund des subkutanen Fettgewebes, evtl. auch der Muskeln, im Fuß- und Unterschenkelbereich können auf chronische ischämische Schädigungen hinweisen (30, 48).

Die Diagnostik zur gezielten Therapie des DFS ist in Tab. 28.9 zusammengefasst.

Tab. 28.9 Diagnostik zur gezielten Therapie des DFS

- klinische Untersuchung inklusive
- neurologische Untersuchung (Reflexe, quantifizierte Vibration, Filament, ggf. Thermästhesie, Pedographie)
- klinische angiologische Untersuchung und Doppler-Druckmessung, ggf. Duplexsonographie oder Angiographie
- mikrobiologische Testung
- Röntgen beider Füße in 2 Ebenen
- ggf. Knochenszintigraphie
- ggf. Magnetresonanz- oder Computertomographie

Anamnese. Differenzialdiagnostisch von großer Bedeutung ist der Schmerz (16, 28). Erträgt der Patient Gangrän oder Ulzera praktisch ohne Schmerzen und lässt er auch die lokale Wundsäuberung mit Schere, Skalpell und Pinzette ohne Schmerzäußerung über sich ergehen, deutet dies auf die neuropathische Genese hin. Im Gegensatz hierzu kennzeichnen Ruheschmerzen im Zehen- bzw. Fußbereich die Ischämie mit oder ohne lokale Infektion. Schmerzen im Ober- und Unterschenkel, die in Ruhe angegeben werden, haben meist nichts mit einem Ischämieschmerz zu tun. Da bei mehr als 1/3 der Patienten mit einem diabetischen Fuß eine Kombination aus Neuropathie und Ischämie besteht, können kritische Doppler-Druckwerte unter 50 mm Hg durchaus symptomlos bleiben. Anamnestisch eindeutige Claudicatio-Beschwerden sind ein sicherer Hinweis auf eine Angiopathie (131).

Zusätzlich zur Schmerzanamnese charakterisieren die Vorgeschichte der Entstehung, die Lokalisation und die Dauer die Natur einer Läsion:

➤ eine rasch progrediente Gangrän spricht für Ischämie;
➤ bereits lange Zeit bestehende kallöse Ulzera an druckexponierten Stellen finden sich häufig bei neuropathischer Genese (30, 77).;
➤ hinter jahrelang vorhandenen Ulzera an den Zehen, die weder fortschreiten noch abheilen, verbirgt sich häufig eine Osteomyelitis bei Neuropathie (3, 34, 82);
➤ im Fall einer Charcot-Neuroarthropathie können die Patienten oft genau den Tag angeben, an dem sich ihr Fuß unter einer stärkeren Belastung spontan und ohne Trauma schmerzlos deformiert hat (102).

Differenzialdiagnose. Hinsichtlich der so wichtigen Differenzialdiagnose zur Unterscheidung des neuropathischen und des ischämischen Fußes gibt Tab. 28.**10** Auskunft, die kürzlich von der Fachkommission Diabetes in Bayern überarbeitet worden ist.

Zur **Risikoabschätzung** bei Patienten ohne aktuelle Fußläsion hilft Tab. 28.**11**. Dabei werden neben der Sensibilität und der Durchblutung auch Fußdeformierungen und die frühere Anamnese berücksichtigt (115).

Apparative Untersuchungsmethoden

Die Methoden zur gezielten Diagnostik des DFS wurden bereits in Tab. 28.**9** genannt. Ausführlich sind die diagnostischen Möglichkeiten zur Erfassung von Neuropathie und Angiopathie in den Kap. 23 und 27 geschildert. An dieser Stelle seien nur einige wenige Anmerkungen gemacht.

Doppler-Sonographie. Das Messen der Knöchelarteriendruckwerte mit der Doppler-Sonographie ist eine sehr sensitive Methode zur Erfassung von Durchblutungsstörungen an der unteren Extremität (1a, 10, 45, 48, 53, 112, 114). Jeder Arzt der Diabetiker betreut, sollte darüber kompetent verfügen können. Pathologisch sind Werte, die 10 mm Hg und mehr unter dem gleichzeitig gemessenen Oberarmarteriendruck liegen. Knöchelarteriendruckwerte über 100 mm Hg zeigen eine gute Kompensation an. Druckwerte über 50 mm Hg kennzeichnen eine fortgeschrittene, in der Regel kritische ischämische Verschlusskrankheit (10, 30). Eine dopplersonographische Abklärung ist auch bei tastbaren Fußpulsen notwendig, da bei 1/3 der Patienten trotzdem bereits eindeutig erniedrigte Druckwerte im Sinne einer pAVK bestehen (83). Immer sollte auch die Analyse der Pulskurve zur Bewertung herangezogen werden (10, 114), insbesondere bei Verdacht auf Mediasklerose (Kap. 23).

Zur Abschätzung des Amputationsrisikos eignet sich die Knöcheldruckmessung nur bedingt. So berichtet Scheffler (97) für den kritischen Doppler-Druckwert von unter 50 mm Hg von einer Sensitivität von 93% und einer Spezifität von nur 50%. Von einigen Autoren wird daher die zusätzliche Messung des Arterienzehendrucks empfohlen (1a, 50, 50a, 135). Nach Holstein heilten bei Zehndruckwerten über 30 mm Hg die meisten peripheren Läsionen ab (50). Außerdem können zur Abschätzung des Amputationsrisikos die Messung des transkutanen Sauerstoffpartialdrucks (97) und – mit deutlichen Einschränkungen aus Gründen der Praktikabilität und der Spezifität (70a, 50a, 135) – die Laser-Doppler-Flussmessung (63) sowie die Kapillarmikroskopie (12, 38, 59) herangezogen werden (Kap. 22).

(Farbkodierte) Duplexsonographie. Mit der farbkodierten Duplexsonographie können sowohl die morphologischen als auch die hämodynamischen Verhältnisse der Makrozirkulation der gesamten unteren Extremität beurteilt werden (112, 114). Diese Untersuchung ist nach der Knöchelarteriendruckmessung mittels Doppler-Sonographie der nächste – und in der Regel abschließende – diagnostische Schritt zur Abklärung einer pAVK. Im Rahmen der Versorgung von Patienten mit DFS müssen duplexsonographische Untersuchungen jederzeit verfügbar sein (105).

Radiologische und nuklearmedizinische Methoden, Kernspintomographie. Nur wenn ein interventioneller Eingriff geplant ist (z. B. Angioplastie, lokale Lyse, gefäßchirurgisches Vorgehen), ist heute noch eine Angi-

Tab. 28.**10** Differenzialdiagnose neuropathischer vs. angiopathischer Fuß

Untersuchungsmethode bzw. Lokalisation	Neuropathischer Fuß	Angiopathischer Fuß
Anamnese	schmerzlose Läsion	Claudicatio intermittens
Inspektion	rosige Haut, Hyperkeratosen, Risse, Einblutungen (an druckexponierten Stellen), evtl. Ödem	blasse, atrophische Haut
Palpation	warme, trockene Haut, häufig Fußdeformität, tastbare Fußpulse	kühle Haut, normale Schweißsekretion, nicht tastbare Fußpulse
neurologische Untersuchung	Reflexe abgeschwächt, reduziertes Schmerz-, Temperatur- und Berührungsempfinden	Reflexe normal, schmerzhafte Läsion
Lokalisation der Läsion	druckbelastete Stellen	Akren
radiologischer Knochenbefund	evtl. Spontanfrakturen, Osteomyelitis	geringe Osteoporose
technische Untersuchungen	Schwelle des Vibrationsempfindens auf 5/8[1] bzw. 4/8[2] und weniger reduziert, transkutaner Sauerstoffpartialdruck > 60 mm Hg	arterielle Doppler-Druckwerte im Knöchel- bzw. Zehenbereich pathologisch vermindert (z.B. Doppler-Index < 0,9), transkutaner Sauerstoffpartialdruck < 30 mm Hg

[1] bei jüngeren Patienten.
[2] bei älteren Patienten.

Tab. 28.11 Risikoklassifikation des diabetischen Fußes

Risiko-klasse	Kennzeichen
0	normale Sensibilität, ungestörte Durchblutung, keine Fußdeformierung
1	normale Sensibilität, ungestörte Durchblutung, bestehende Fußdeformierung
2	gestörte Sensibilität, ungestörte Durchblutung, keine Fußdeformierung
3	gestörte Sensibilität, ungestörte Durchblutung, bestehende Fußdeformierung
4	gestörte Sensibilität, ungestörte Durchblutung, frühere Ulkusanamnese
5	gestörte Sensibilität, eingeschränkte Durchblutung, keine Fußdeformierung
6	gestörte Sensibilität, eingeschränkte Durchblutung, bestehende Fußdeformierung, reduzierte Gelenkbeweglichkeit, frühere Ulkusanamnese

ographie indiziert, die ja neben der Exposition gegenüber Röntgenstrahlen immer auch eine Belastung durch Röntgenkontrastmittel darstellt. Unabhängig davon sollen bei einer Läsion am Fuß zur Abklärung einer Osteomyelitis oder auch einer Neuroarthropathie stets beide Füße in 2 Ebenen geröntgt werden (48, 71). Nicht selten werden dabei Zufallsbefunde erhoben, wie eine Neuroarthropathie im Metatarsophalangealbereich, die bisher stumm verlaufen ist. Gerade in diesem Bereich kann die Differenzierung zwischen einer Osteomyelitis und einer Neuroarthropathie schwierig sein, da diese ebenfalls mit Osteolysen, Fragmentierung, osteoartikulärer Zerstörung und Osteophyten einhergeht (Abb. 28.15). Zu beachten ist, dass eine Osteomyelitis erst nach einiger Zeit röntgenologisch fassbare Veränderungen hervorruft. Sie lässt sich also durch eine Röntgenaufnahme nicht eindeutig ausschließen. Dazu ist eine Knochenszintigraphie wesentlich besser geeignet (3, 82). Sie sollte immer dann durchgeführt werden, wenn auch nur der geringste Verdacht einer Knochenbeteiligung besteht. Computertomographische Untersuchungen von speziellen Knochen-, aber auch Weichteilbezirken sowie die Kernspintomographie sind nicht selten zur weiteren Abklärung von entzündlichen oder arthropathischen Prozessen von Vorteil (44, 48).

Neurologische Untersuchungen

Standarduntersuchungen. Eine eingehende neurologische Untersuchung ist ebenso wesentlich wie die angiologische Untersuchung (22, 43). Neben der sorgfältigen Anamnese sollte sie eine Prüfung der Reflexe sowie der Funktion der kleinen und marklosen Nervenfasern mit Bestimmung der Thermästhesieschwellen (Tip-Therm) und des Vibrations- (quantifizierter Stimmgabeltest), Berührungs- (mittels standardisiertem Neurofilament) und Schmerzempfindens umfassen (48, 128, 132). Dieses Vorgehen ist eine adäquate Methode zur Früherkennung einer peripheren Neuropathie und lässt auch Rückschlüsse auf eine bestehende autonome Neuropathie zu. Die Überprüfung des Vibrationsempfindens mit-

Abb. 28.15 Röntgenbilder einer Charcot-Neuroarthropathie.

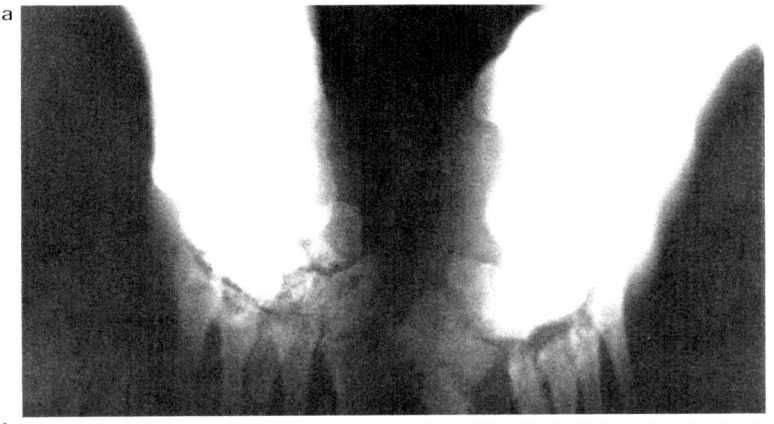

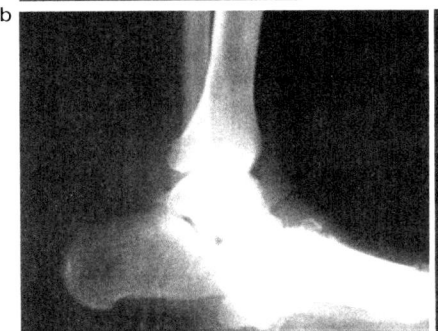

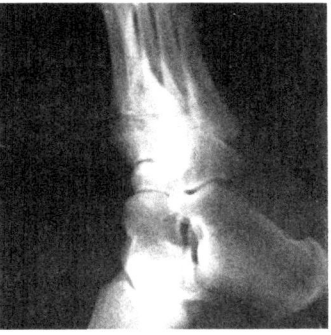

tels Stimmgabel erfolgt quantifiziert unter Berücksichtigung des Alterseinflusses. Pathologisch ist, wenn bei jüngeren Patienten die Schwelle des Vibrationsempfindens auf 5/8 und bei älteren Patienten auf 4/8 und weniger reduziert ist (21, 22, 128, 134).

Nervenleitgeschwindigkeit. Die Messung der Nervenleitgeschwindigkeit sensibler motorischer Nerven ist weniger bedeutungsvoll, da die Nervenleitgeschwindigkeit im Wesentlichen vom Zustand der markhaltigen „schnellen" Fasern bestimmt wird (128).

Druckverteilung am Fuß. Eine pedographische Messung der dynamischen Druckverteilung am Fuß zeigt bei Diabetikern eine verstärkte Belastung des Vorfußes und eine verminderte Zehenfunktion (Abb. 28.**16**). Sie erlaubt es, das Risiko für die Entwicklung eines neuropathischen Ulkus abzuschätzen (15, 65, 105). Diese Methode, speziell wenn sie im Schuh ausgeführt werden kann, ist auch Voraussetzung für eine individuelle Zurichtung einer Einlagenversorgung.

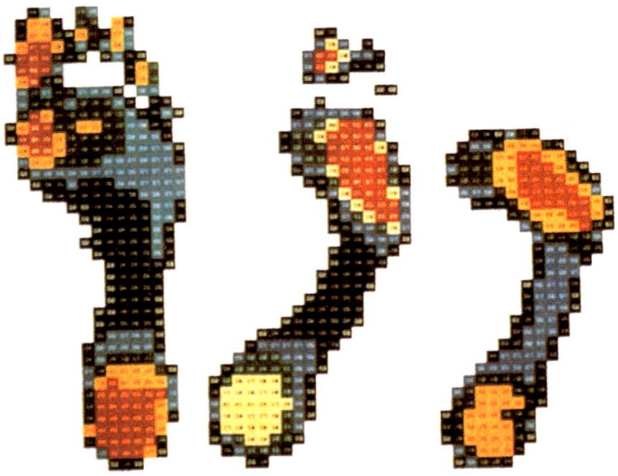

Abb. 28.16 Pedographische Druckmuster (rot = höchste Druckwerte) einer Normalperson (**a**) sowie von 2 Diabetikern mit deutlicher Druckverlagerung auf den Vorfußbereich (**b** und **c**) und abgeschwächter (**b**) bzw. fehlender (**c**) Zehenfunktion, d. h. die Zehen werden beim Abrollvorgang des Gehens abgeschwächt (**b**) bzw. nicht eingesetzt (**c**).

Therapie und Prävention

Die Behandlung verlangt Maßnahmen der Vorbeugung und der akuten Therapie. Hinsichtlich der Mitarbeit und Schulung des Patienten ist auf 3 Punkte besonders Wert zu legen:
➤ Verhinderung von Mikrotraumen,
➤ Anleitung zur täglichen adäquaten Fußhygiene,
➤ frühzeitige Kontaktaufnahme und Beratung bei Läsionen, auch wenn sie „benigne" aussehen.

Die Therapie lässt sich einteilen in die primäre und sekundäre Prophylaxe sowie in die symptomatische Therapie, die sowohl konservativ als auch invasiv sein kann. Tab. 28.**12** macht das komplexe prophylaktische und therapeutische Vorgehen in Abhängigkeit vom klinischen Stadium und Schweregrad deutlich.

Tab. 28.**12** Prophylaktisches und therapeutisches Vorgehen bei DFS

Keine Erkrankung	Arterielle Verschlusskrankheit		
I	II A und B	III	IV
Elimination von Risikofaktoren, sachgemäße Fußpflege			
regelmäßige muskuläre Aktivität Gefäßtraining	Durchblutungsübungen		
	Angioplastie, lokale Thrombolyse, Endarteriektomie		
		Bypass	
	adjuvante Verbesserung der Hämorrheologie, Aggregationshemmung (Hämodilution, „vasoaktive" Substanzen, ASS, Antikoagulation)		
			systemische Antibiotikagabe
			lokale Wundbehandlung
			chirurgisches Wunddébridement
			Resektion, Amputation
sachgemäße Fußpflege	Vermeidung von Druck, Hornschwielen, Trauma		drastische Druckentlastung, Orthesen usw.
keine Erkrankung	**periphere Neuropathie**		**Malum perforans pedis oder Osteoarthropathie**

Generelle Strategie

Primäre Prophylaxe

Stoffwechseleinstellung. Die primäre Prophylaxe der Neuropathie des DFS besteht in der euglykämischen Diabeteseinstellung. Diese ist auch hinsichtlich der Primärprophylaxe der Angiopathie von großer Bedeutung. Sie wirkt der pathogenetisch ungünstigen Hämokonzentration entgegen (62). Bereits nach 1-monatiger Ernährungsbehandlung frisch manifester Typ-2-Diabetiker ließen sich die Plasmaviskosität und der Hämatokrit signifikant senken (84). Die Bedeutung dieser Maßnahme lässt sich sowohl aus der Framingham- als auch der Stockholm-Studie ableiten, die beide den Hämatokritwert als Risikoindikator für die Makroangiopathie beschreiben (55, 62). Die enorme Bedeutung der guten Diabeteseinstellung für das DSF zeigt sich auch in verschiedenen prospektiven Langzeitstudien, in denen sehr eindrucksvoll eine exzessiv steigende Amputationsrate in Abhängigkeit von steigenden Blutzuckerwerten (80, 99) demonstriert wurde (Abb. 28.**17**). Mit anderen Worten: Auch der ältere Diabetiker braucht unter dem Aspekt der Prävention des diabetischen Fußsyndroms eine ausreichende Diabeteseinstellung, deren Kriterien in Kap. 7 erörtert werden.

Makrovaskuläre Risikofaktoren. Abb. 28.17 belegt auch den großen Einfluss der Hypertonie auf die Amputationsrate (89). Vernünftigerweise sollten möglichst alle eruierbaren makrovaskulären Risikofaktoren (Kap. 21) gezielt eliminiert werden. Schließlich ist regelmäßige Fuß- und Beingymnastik oder analoge sportliche Betätigung zur Prophylaxe angiopathischer Fußprobleme zu empfehlen (10, 106).

Fußpflege und -hygiene. Die wichtigsten Maßnahme zur Prävention diabetischer Fußprobleme ist jedoch die sachgemäße Fußpflege und -hygiene sowie die entsprechende Schulung des Patienten (21, 115). Tab. 28.**13** fasst die Ergebnisse strukturierter Schulungen zusammen, durch die die Amputationsrate bei Diabetikern um 50% und mehr gesenkt werden konnte (35, 66, 70, 76, 91). Im Wesentlichen geht es bei der Schulung um die Prävention von Verletzungen und – insbesondere beim neuropathischen Fuß – um die Vermeidung von Druckstellen, Hornschwielen und unbemerkter Traumatisierung. Für den Patienten bedeutet dies die Beachtung der folgenden 5 Punkte:

▶ Gib deinem Fuß gute präventive Pflege.
▶ Inspiziere deine Füße täglich oder lasse dies einen Angehörigen tun.
▶ Vermeide Verletzungen an deinen Füßen.
▶ Trage gut passende und geeignete Schuhe und Strümpfe.
▶ Sorge für eine gute Durchblutung durch regelmäßige Übungen.

Die Vermittlung der Lehrinhalte ist Aufgabe des Arztes bzw. des ihn unterstützenden paramedizinischen Personals (s. u.).

Sekundäre Prophylaxe

Die sekundäre Prophylaxe sowohl des neuropathischen als auch des ischämischen Fußes basiert auf der kontinuierlichen und regelmäßigen guten Fußpflege und -hygiene sowie der Elimination der makrovaskulären Risikofaktoren und hinsichtlich der Neuropathie auch auf der Vermeidung anderer neurotropher Noxen wie übermäßiger Alkoholgenuss (106, 115, 128).

Für die pAVK kommt zusätzlich die Ausnutzung des die Thrombozytenfunktion hemmenden Effekts von Acetylsalicylsäure (ASS) infrage, vor allem zur Progressionshemmung in den Stadien I und II der manifestierten Arteriosklerose (10, 23, 98, 133). Eine Dosierung zwischen 100 und 300 mg/d ASS ist zu empfehlen. Als Alternative steht mittlerweile Clopidogrel als Thrombozyten-Funktionshemmer zur Verfügung. Marcumar hat zwar nach wie vor in der peripheren Bypass-Chirurgie einen festen Platz in der sekundären Prophylaxe, bei der pAVK hingegen findet es lediglich bei einer dilatierenden Angiopathie Anwendung (10).

Tab. 28.**13** Reduktion der Amputationsrate diabetischer Patienten durch interdisziplinäre Versorgung und strukturierte Schulung

Reduktion der Amputationen
– 50% (Davidson 1981)
– 45% (Edmonds 1984)
– 85% (Assal et al. 1985)
– 67% (Malone et al. 1989)
– 66% (Falkenberg 1990)
– 60% (Kleinfeldt 1991)

Reduktion der Majoramputationen
– 80% (Larsson et al. 1995)*
– 72% (Reike 1997)

* Majoramputationsrate 12 pro 10000 Diabetiker und Jahr (Larsson et al. 1995) vs. 25,2 (1990) und 21,6 (1995) in Deutschland (Standl 1996).

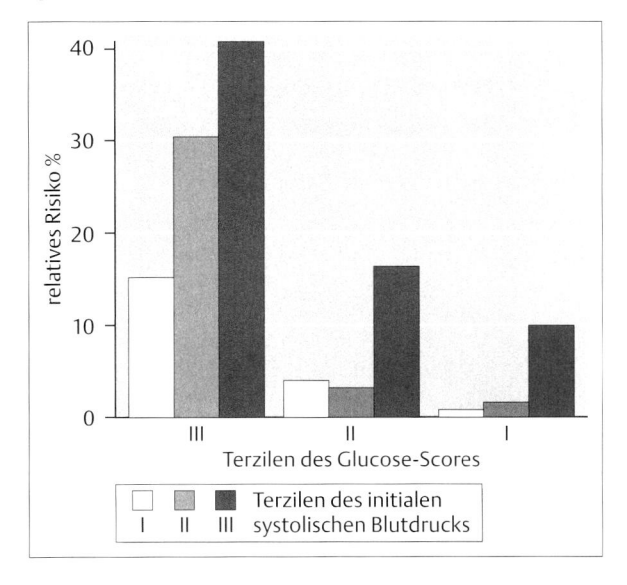

Abb. 28.**17** Risikofaktoren für Amputationen bei Diabetikern. Eine Beobachtung über 12 Jahre. (99)

Sekundärprophylaxe nach Gefäßeingriffen. Besondere Bedeutung hat die Pharmakotherapie zur Sekundärprophylaxe nach arteriellen lumenrekonstruktiven Maßnahmen, z. B. nach Endarteriektomie, Bypass, Angioplastie oder lokaler Thrombolyse. Im Allgemeinen zeitigt bei dieser Indikationsstellung die ASS-Therapie die besten Ergebnisse, während die Antikoagulation mit Marcumar nach Bypass-Operationen günstiger abschneidet (10).

Symptomatische Therapie

Symptomatische Therapie der pAVK. Hinsichtlich der symptomatischen Therapie geht es vorwiegend um die pAVK. Das Ziel liegt in der Verbesserung der ischämiebedingten Symptome, sei es die Verlängerung der schmerzfreien Gehstrecke im Stadium II oder die Beseitigung einer extremitätenbedrohenden Ischämie (10, 106, 1). Die Wahl der Methoden richtet sich neben dem allgemeinen Zustand und dem Leidensdruck des Patienten vor allem nach dem angiologischen Untersuchungsbefund (112, 1). So würde man auch im Stadium II bei einem kurzstreckigen Femoralisverschluss oder einer Stenose eine Gefäßdilatation vornehmen, wenn hierdurch eine Verbesserung der Lebensqualität zu erwarten ist. Hinsichtlich der Eskalation konservativer und interventioneller angiologischer Maßnahmen einschließlich gefäßchirurgischer Eingriffe (Tab. 28.**12**) sei auf Kap. 23 verwiesen. Gleiches gilt bezüglich des Gehtrainings und der kontrovers diskutierten Verabreichung von Rheologika und vasoaktiven Substanzen (10, 25, 64, 79, 93, 106).

Diabetische Gangrän. Von überragender Bedeutung ist die sachgemäße Behandlungsstrategie bei einer diabetischen Gangrän. Tab. 28.**14** fasst das IRAS-Prinzip zusammen:

➤ Dabei geht es zunächst um die Diagnostik und Kontrolle der infektiösen Komponente (48).
➤ Sodann wird das Augenmerk auf die Notwendigkeit und Durchführung revaskularisierender Maßnahmen gelegt (30, 69, 74, 75, 95, 111, 112).

Erst wenn die Behandlungspotenziale der ersten beiden Maßnahmen ausgeschöpft sind, sollte die Frage einer eventuellen Amputation erörtert werden (5, 48). In jedem Fall ist eine entsprechende Schuhversorgung zur weiteren Prophylaxe vonnöten (4, 19, 20, 48, 72, 92, 117, 118, 119, 123). Tab. 28.**15** schildert diese Behandlungsstrategie in weiteren Details.

Bei der Erstversorgung eines Patienten mit diabetischer Gangrän steht die Entscheidung zur Hospitalisierung ganz oben an. Für den Einzelfall sind die jeweiligen Rahmenbedingungen entscheidend. Häufig kann aber nur eine Hospitalisierung die konsequente Anwendung

Tab. 28.**14** Das IRAS-Prinzip bei Vorliegen einer diabetischen Gangrän

- Infektion
- Revaskularisierung
- Amputation
- Schuhversorgung

Tab. 28.**15** Behandlungsstrategie bei diabetischer Gangrän

- Hospitalisierung
- Bettruhe (Druckentlastung)
- Kontrolle des Diabetes
- chirurgisches Wunddébridement
- Kallusentfernung, lokale Therapie
- systemische Antibiotikagabe nach Testung
- ggf. Revaskularisierung
- Optimierung der Hämorrheologie
- ggf. adjuvanter Einsatz von „Vasoaktiva"
- ggf. Resektion von Knochenexostosen, Metatarsalköpfchen usw. (reduzierter intrinsischer Druck)
- ggf. Abzielen auf distale Demarkation bzw. distale Amputation
- Schuhversorgung und weitere Prophylaxe

der therapeutischen Möglichkeiten gewährleisten, auch wenn heutzutage die Therapie in Diabetesfußkliniken sehr erfolgreich ist (35, 66, 70, 91). Damit klingt auch bereits an, dass wesentlich wichtiger als der Gegensatz stationär versus ambulant die Frage ist, an welchen Einrichtungen Patienten mit DFS bzw. diabetischer Gangrän behandelt werden sollen. Angesichts der Komplexität sind dafür möglichst flächendeckend Schwerpunkteinrichtungen zu fordern bzw. eine qualitätsevaluierte Versorgungskette, die je nach Sachlage einen fließenden Übergang zwischen stationär und ambulant ermöglicht (70, 87, 91). Tab. 28.**16** fasst dieses Konzept zur Verbesserung der Versorgungslage von Patienten mit DFS zusammen.

Tab. 28.**16** Ansätze zur Verbesserung der Versorgungslage der DFS-Patienten

- interdisziplinäre Versorgung stationär (evtl. DFS-Schwerpunktstation)
- interdisziplinäre Versorgung ambulant („Fußambulanz" in Kooperation mit Hausärzten)
- funktionierendes Versorgungsnetz vor- und nachstationär
- Prävention (strukturierte Diabetestherapie)

Integrierte Behandlung durch DFS-Schwerpunkteinrichtungen

Allgemeine Voraussetzungen

Im Hinblick auf die unverändert exzessiv hohen Amputationszahlen bei Diabetikern sollten Patienten mit DFS in Kooperation mit den Hausärzten und integriert stationär/ambulant durch DFS-Schwerpunkteinrichtungen versorgt werden (18, 21, 35, 66, 91). Wichtig ist der interdisziplinäre Ansatz dieser Einrichtungen sowie die Verfügbarkeit von speziell ausgebildeten Podologen. Tab. 28.**17** vermittelt einen Überblick über die erforderlichen Fachrichtungen und die Aufgabenverteilung.

➤ Die Basistherapie inklusive der normnahen Diabeteseinstellung und die Behandlung der komplexen Komorbidität sind internistischerseits zu gewährleisten (115). Dazu wird die Expertise eines Endokrinologen/Diabetologen und eines Angiologen/Kardiologen benötigt.

- Auch bei der strukturierten lokalen Wundtherapie sollte kombiniert internistisch und chirurgisch vorgegangen werden (91). Die lokale Wundtherapie erfordert ein hohes Engagement, große Erfahrung und die Einbeziehung von entsprechend geschultem Pflegepersonal und insbesondere von Podologen.
- Bei der Diagnostik und Therapie der Gefäßprobleme ist angiologisches, radiologisches und gefäßchirurgisches Wissen gefragt (48, 105, 106).
- Das Diabetesschulungsteam hat wichtige Aufgaben im Bereich der allgemeinen Patientenführung, der Stoffwechseltherapie und auch im Rahmen der Einweisung der ambulanten Pflegedienste.
- Orthopädietechniker, orthopädischer Schuhmachermeister und Fußpfleger sind für die Prävention weiterer Komplikationen essenziell (21, 117, 118, 119, 123).

Tab. 28.17 DFS-Schwerpunkteinrichtung (Fußambulanz bzw. Schwerpunktstation): Konzept einer interdisziplinären Versorgung

- internistische (angiologisch/diabetologisch/endokrinologische) Basistherapie
- strukturierte (internistisch/chirurgische) lokale Wundversorgung
- nahezu normoglykämische Diabeteskompensation
- angiologische Diagnostik, ggf. Therapie (angiologisch/radiologisch/gefäßchirurgisch)
- Kooperation mit Podologen, Orthopädietechniker bzw. -schuhmacher sowie Fußpfleger
- Einweisung der ambulanten Pflegedienste
- strukturierte Patientenschulung

Infektionsbekämpfung

Druckentlastung. Die konsequente Druckentlastung durch Vorfußentlastungsschuh, Rollstuhl, Entlastungsorthese oder Bettruhe ist ein ganz wesentlicher erster Schritt zur Eindämmung der Infektion (36, 48). Diese Maßnahme ist meist erstaunlich effektiv – nicht nur bei deutlich sichtbaren Ödemen oder Phlegmonen. Fast immer bestehen im Rahmen der Inflammation eine gewisse Hyperzirkulation und eine interstitielle Flüssigkeitsansammlung, die durch die konsequente Druckentlastung verringert werden. Außerdem verhindert die Druckentlastung die weitere Traumatisierung der lokalen Läsion.

Bettruhe. Muss Bettruhe verordnet werden, geht es auch um die entsprechende Lagerung des Patienten und insbesondere um die Dekubitusprophylaxe im Fersen- und Steißbeinbereich. Je nach Verlaufsentwicklung kann der Patient bei plantaren neuropathischen Ulzera, bei denen es vorrangig um eine Entlastung der betroffenen Region von Druck- und Scherkräften geht, innerhalb von 2–3 Tagen mithilfe eines Vorfußentlastungsschuhs in einem gewissen Umfang mobilisiert werden (21, 48, 118, 119). Wenn jedoch eine deutliche Infektion besteht, vor allem bei einer ischämisch vorgeschädigten Extremität, sollte die strikte Bettruhe auf 7–10 Tage ausgedehnt werden. Tab. 28.18 schildert die weiteren Maßnahmen zur Infektionsbekämpfung.

Tab. 28.18 Therapie des DFS

- konsequente Druckentlastung/Vorfußentlastungsschuh, Rollstuhl, Entlastungsorthese; Bettruhe bei Ödem, Phlegmone usw.
- phasengerechte lokale Wundtherapie (Nekrosektomie, Débridement, Hornentfernung, Granulationsförderung, epithelaufbauend)
- systemische Antibiotikagabe (gegen Gram-negative und Gram-positive Keime, Aerobier, Anaerobier)
- nahezu normoglykämische Diabeteseinstellung

Neuroarthropathie. Hinsichtlich der konsequenten Druckentlastung liegen die Verhältnisse bei der nicht infektionsbedingten Neuroarthropathie im aktiven Stadium noch ein wenig anders. Oft länger als 3–4 Monate muss der von der Deformierung bedrohte Fuß druckentlastet werden, bis das Röntgenbild wieder eine stabile Knochenstruktur anzeigt (35, 102). Dies bedeutet Bettlägerigkeit mit zusätzlicher Rollstuhlversorgung oder Gehen an Krücken bzw. eine orthetische Versorgung (48). Die beiden letzteren Möglichkeiten setzen allerdings voraus, dass der scheinbar nicht betroffene Fuß, der nun verstärkt belastet wird, auch tatsächlich frei von einer aktiven Neuroarthropathie ist.

Phasengerechte lokale Wundtherapie

Ischämische Ulzera. Die strukturierte lokale Wundversorgung ist in Tab. 28.19 zusammengefasst. Unterschieden werden die 3 Phasen Entzündung, Granulation und Epithelisierung (91). Bei allen lokalen Maßnahmen geht es vorrangig auch um das „nil nocere". Die lokale Auftragung von Puder oder auch Salben ist kontraindiziert.

In der akuten entzündlichen Phase muss vor allem für ein gutes lokales Débridement gesorgt werden (21, 48, 91). Dazu ist entweder eine chirurgische Nekrosektomie oder eine mechanische Wundreinigung erforderlich. Bei inertem Granulationsgewebe kann der Einsatz von Varidase zur enzymatischen Wundreinigung sinnvoll sein. Außerdem sind lokale antiseptische Maßnahmen angezeigt.

In der zweiten Phase geht es dann um eine Anregung der Fibroblastentätigkeit und Förderung der Granulation durch eine feuchte Wundbehandlung (91). Zur abschließenden Epithelisierung dient oft der Einsatz von Fettgaze (48, 91).

Die Akzentsetzung bei ischämischen im Vergleich zu neuropathischen Läsionen ist unterschiedlich. Ischämisch-gangränöse Zehen müssen trocken und die umgebende Haut sauber gehalten bleiben (47, 71). Ist die Nekrosezone klein und auf die Zehen begrenzt, ist es meist sinnvoll, das abgestorbene Gewebe zu belassen, bis es sich spontan demarkiert und abfällt (48). Es kann auch eine lokale Resektion durchgeführt werden, wobei besondere Sorge dafür getragen werden muss, das umgebende Gewebe möglichst wenig zu traumatisieren. Die Wunde muss offen bleiben, da Nähte die Blutzufuhr für die Wundränder weiter beeinträchtigen (48).

Tab. 28.19 Phasengerechte lokale Wundversorgung

Wundheilungsphase	Therapieziel	Therapie
Entzündung	nekrotisches und infiziertes Gewebe entfernen, Eiter und Sekret ableiten	operative Nekrosektomie, mechanisch-medikamentöse Wundreinigung, lokale Antiseptik
Granulation	Fibroblastenproliferation, Kollagensynthese, Angiogenese	feuchte Wundbehandlung
Epithelisierung, Kontraktion	Proliferation und Migration der Epithelzellen	Fettgaze

Wundrandnekrosen verhindern sehr oft den Heilungsprozess. Voraussetzungen für den Erfolg sind:
➤ ein systolischer Knöchelarteriendruck von mindestens 50 mm Hg,
➤ ein befriedigender Hautzustand,
➤ ein gutes Ansprechen auf die systemische Antibiotikagabe.

Neuropathische Ulzera. Im Gegensatz zu den ischämischen ist die lokale Wundtherapie bei neuropathischen Ulzera durchaus aggressiv (48, 91). Stets sind perifokale Wundränder von schnell überwuchernder Hornhaut zu befreien, um eine gute Vaskularisation derselben zu erhalten. Lokale, möglichst farblose Antiseptika sowie sterile Verbände erleichtern bei konsequenter Druckentlastung die Heilung (44, 71). Besteht bereits eine ausgedehnte eitrige Infektion, muss diese – nachdem sie durch systemische Antibiotika auf den Lokalbereich eingegrenzt wurde – breit inzidiert werden (48). Sind Sehnen und Knochen oder Gelenke mit in den Prozess einbezogen, wobei dies gewöhnlich die Metatarsaleköpfchen und proximalen Phalangen betrifft, wird ohne Knochenentfernung keine Heilung eintreten. Klassischerweise geschieht dies in Form einer Strahlamputation, indem die Zehe und das Metatarsaleköpfchen entfernt werden (48).

Systemische Antibiotikatherapie

Ausgehend von der Erfahrung, dass in der Mehrzahl Mischinfektionen mit durchschnittlich 5 Keimen einschließlich Anaerobiern (13, 36, 56, 73, 130) vorliegen, ist eine breite antibiotische Abdeckung indiziert. Auf die Problematik der Keimtestung wurde bereits hingewiesen (13, 130). Chinolone bzw. Gyrasehemmer, Breitspektrum-β-Lactam-Antibiotika – z. T. zusätzlich kombiniert mit Clavulansäure – sowie Clindamycin stehen heute im Vordergrund (89). In der Regel ist eine Kombination von 2, teils auch mehr Substanzen erforderlich, die das ganze Spektrum unter Einschluss von Gram-negativen und Gram-positiven Keimen, fakultativen Anaerobiern und streng anaeroben Keimen von ihrem Wirkmechanismus her im Visier haben. Cephalosporine der neuen Generation und Metronidazol haben diesbezüglich ebenfalls einen großen Stellenwert (48).

Revaskularisierung

Diesbezüglich sei auch auf Kap. 23 verwiesen. Tab. 28.20 gibt einen Überblick über revaskularisierende Maßnahmen bezüglich des späteren Outcomes. Offensichtlich haben die heutigen Verfahren der kruralen und pedalen Bypass-Chirurgie und des In-situ-Bypasses auch die Unterschiede zwischen Diabetikern und Nichtdiabetikern deutlich verringert (48). Dennoch fällt in Tab. 28.20 auf, dass nur bei etwa jedem zweiten Patienten mit Ischämie bei DFS überhaupt eine Möglichkeit zur Revaskularisierung gefunden werden konnte.

Extremitätenerhaltende Resektionen und Amputationen

Minoramputationen. Amputationen sind speziell bei neuropathischen Läsionen nur äußerst sparsam indiziert (21, 1b). Hier haben die letzten Jahre ein tief greifendes Umdenken gebracht. Ziel muss hier immer der Extremitätenerhalt im Sinne einer „Minoramputation" unterhalb des Knöchels sein (48, 91). Die Chirurgie

Tab. 28.20 Ätiologie und Therapie bei DFS (70a)

	Minoramputation	Majoramputation	Bypass	PTA
Neuropathie (n = 34; 43,6%)	14 (41%)	0	0	0
AVK (n = 23; 29,5%)	4 (17%)	5 (22%)	6	5**
beides (n = 21; 26,9%)	7 (33%)	6 (28%)	4**	4*

* 2 Fälle mit zusätzlicher Fibrinolyse
** je 1 Fall mit Majoramputation

kennt mittlerweile mindestens 10 verschiedene Varianten zum Extremitätenerhalt. Sie sind in Tab. 28.21 zusammengestellt (48, 91).

Tab. 28.21 Extremitätenerhaltende Resektions- und Amputationstechniken bei DFS

- Zehenamputationen
- Mittelfußknochenamputation
- transmetatarsale Amputation
- Amputation im Lisfranc-Bereich
- Amputation nach Bona-Jaeger
- Amputation im Chopart-Gelenk
- Pirogoff-Amputation
- Syme-Amputation
- Rückfußresektion
- Hemikalkanektomie

Folgen des chirurgischen Eingriffs. Es kann nicht genügend darauf hingewiesen werden, dass sich mit einem chirurgischen Eingriff die Grundsituation des neuropathisch vorgeschädigten Patienten nicht ändert. Im Gegenteil, nach einer Amputation kann die Umverteilung des Drucks und der auf den Fuß wirkenden Scherkräfte zu einer erneuten Ulkusbildung an anderer Stelle führen. Weiterhin bleibt zu bedenken, dass der nicht betroffene Fuß in der Zeit der therapeutischen Druckentlastung des anderen Fußes häufig einer vermehrten Belastung ausgesetzt ist. Eine diesbezügliche Überwachung und vor allem Prophylaxe nach erfolgreicher Abheilung eines neuropathischen Ulkus ist von eminenter Wichtigkeit (5, 20, 117).

Majoramputation. Bei ischämischen Läsionen und fehlender Revaskularisierungsmöglichkeit sind größere Amputationen oft nicht zu umgehen. Die Entscheidung über eine Unter- oder Oberschenkelamputation hängt in erster Linie von der arteriellen Versorgung ab (5, 48). Selbstverständlich ist die Unterschenkelamputation zu bevorzugen, wenn eine Heilung möglich erscheint, da sie dem Patienten eine größere Mobilität und Gehfähigkeit erlaubt.

Schuhversorgung

Die sachgemäße Schuh- und Einlagenversorgung ist sowohl zur primären Prävention als auch zur sekundären Prophylaxe von eminenter Bedeutung (4, 21, 92, 117, 118, 119, 123). Die Integration dieser Maßnahme in die Arbeit eines DFS- Schwerpunkteinrichtung wurde schon mehrfach als unverzichtbare Notwendigkeit betont (19, 20). Es wird entsprechend der jeweiligen Risikokategorie vorgegangen (119). Die Fachkommission Diabetes in Bayern hat hierzu 6 Abstufungen des Vorgehens erarbeitet, die in Abb. 28.18 dargestellt sind. Einige generelle Details sind im abschließenden Abschnitt „Präventive Behandlung" unter den Aufgaben der Orthopädieschuhtechniker dargestellt.

Präventive Behandlung

Die Prophylaxe (115) des DFS ist eine Aufgabe des Patienten und seines Betreuungsteams (Tab. 28.22).

Aufgaben des Arztes

Dem Arzt obliegt es, Risikopatienten durch Voruntersuchungen zu identifizieren, obgleich der neuropathische Fuß und demzufolge auch der Patient „schweigen". Nur der Arzt kann den Patienten rechtzeitig auf die drohenden Gefahren hinweisen und muss sich dafür ausreichend Zeit nehmen. Er muss beurteilen, ob der Kranke die ihm dann zugewiesenen Vorsorgemaßnahmen al-

Tab. 28.22 Prophylaxe des DFS

Ärzte	Medizinische Hilfsberufe			Patient
	Diabetesberater	Fußpfleger	Orthopädietechniker	
regelmäßige Vorsorgeuntersuchungen Identifikation von Risikopatienten Schulung und Unterweisung Verordnung von – druckentlastenden Einlegesohlen – orthopädischen Schuhen – Fußpflege Behandlung von Ulzera – in stationärer Therapie – in poststationärer Phase Unterweisung und Zusammenarbeit mit Personen in medizinischen Hilfsberufen Hypertoniebehandlung therapiezielorientierte optimale Diabeteseinstellung	Schulung und Unterweisung des Patienten in Vorsorgemaßnahmen	regelmäßige richtige Fußpflege	individuelle Zurichtung von Einlegesohlen, druckentlastenden orthopädischen Schuhen und Therapieschuhen; Vorfußentlastungsschuhe, Ausgleichsschuhe	tägliche Fußinspektion richtige Fußhygiene und -pflege Tragen bequemer, passender Schuhe bzw. orthopädischer Schuhe mit weich gepolsterten Einlagen kein Barfußlaufen Vermeiden jeglicher, auch kleinster Verletzungen Vermeiden von Verbrennungen, Druck und Erfrierungen regelmäßiges Vorzeigen der Füße beim Arzt Nicotinabstinenz optimale Diabetesführung (spezielles Gefäßtraining bei AVK)

Kategorie I:

Diabetes ohne Neuropathie oder AVK. Vorschädigung durch leichte Deformitäten wie Spreiz- oder Senkfüße, Krallenzehen, Hammerzehen oder ähnliches

Verordnungsvorschlag:
- Fußgesundheitsschuhe (fußgerecht für Diabetiker)*
- Diabetesfußbettung (unter evtl. Verwendung von Modulteilen)
- orthopädische Einlagen, diabetesadaptiert zur Prophylaxe von Fußschäden in geeigneten Konfektionsschuhen

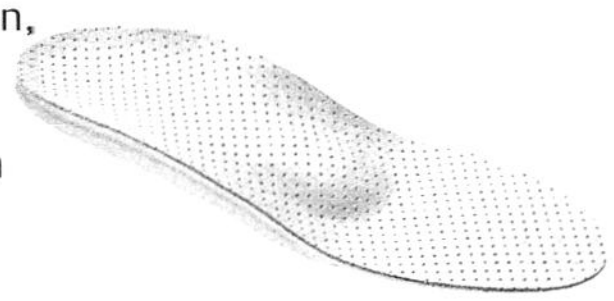

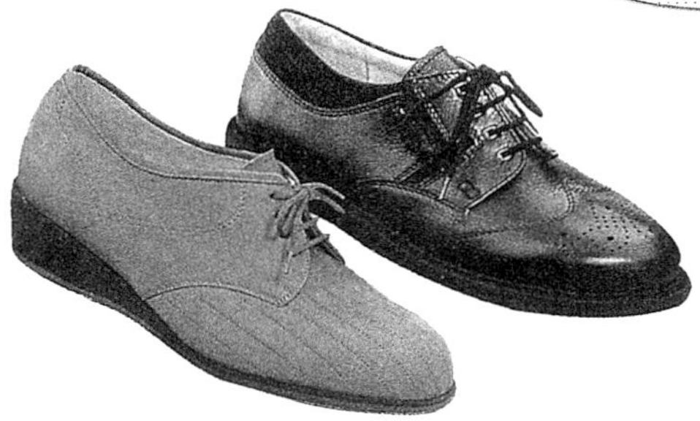

a: fußgerechter Konfektionsschuh für Diabetiker
- auswechselbares Fußbett
- komplettes Innenfutter
- breiter Zehenraum
- wenig Innennähte

b: Diabetesfußbettung, Kopie- oder Bettungseinlage
- langsohlig
- weiche Bettung/Polsterung

c: diabetesadaptierte Fußbettung
- individuell gefertigt
- tiefgezogen über Fußmodell, zur Prophylaxe von Fußschäden

* momentan keine Kassenleistung

Kategorie II:

Diabetes mit Neuropathie und/oder AVK ohne Hautläsion mit oder ohne Fußdeformität

Verordnungsvorschlag:
- orthopädische Einlagen diabetesadaptiert
- individuelle Diabetesfußbettungen nach Formabdruck
- Modulschuhe für angio- und/oder neuropathische Füße*
- orthopädische Zurichtungen am Schuh
- plantare elektronische Druckmessung im Schuh zur Qualitätssicherung

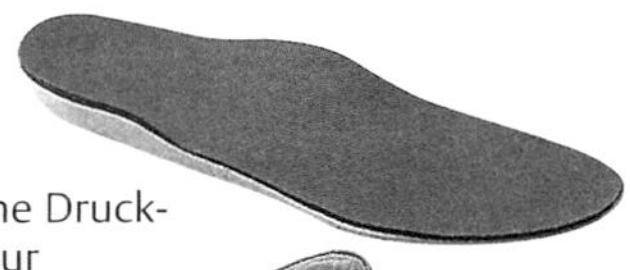

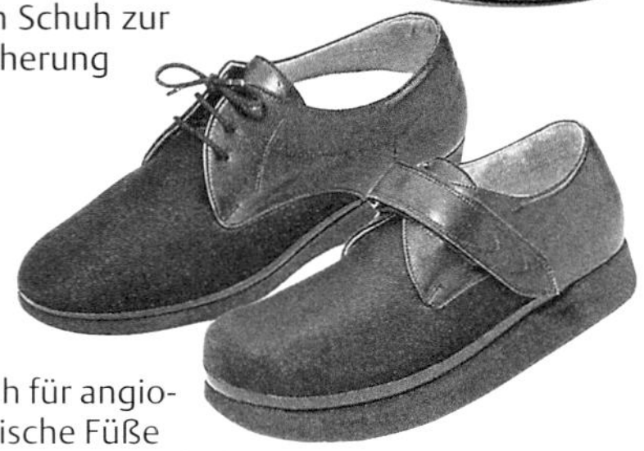

a: Therapieschuh für angio- oder neuropathische Füße
- industriell hergestellte Schuhe, mit speziellem Innenfutter, viel Platz im Innenraum, abgepolsterte Schaftränder, Sohle elastisch federnd
- immer in Verbindung mit einer Abrollhilfe (orthop. Schuhzurichtung: Sohlen- und Absatzrollen)
- ohne Fußdeformität/ohne stärkere Hornhautbildung
- mit Fußdeformität/mit stärkerer Hornhautbildung

b: Diabetesfußbettung, Kopie- oder Bettungseinlage
- langsohlig
- weiche Bettung/Polsterung

c: diabetesadaptierte Fußbettung
- individuell gefertigte Fußbettung, in den Schuh eingepasst, evtl. in Verbindung mit orthop. Schuhzurichtung, z. B. Sohlen- und Absatzrolle

d: plantare elektronische Druckmessung im Schuh zur Qualitätssicherung (für Patienten mit Neuropathie sinnvoll)

* momentan keine Kassenleistung

Abb. 28.18 Schuhversorgung nach den Richtlinien der Fachkommission Diabetes in Bayern, Arbeitskreis „Diabetischer Fuß"

lein durchführen kann oder ob er auf die Hilfe von Angehörigen angewiesen ist. Die Schulung des Patienten (und seiner Angehörigen) sowie die Unterweisung in praktischen Fertigkeiten (richtige Fußhygiene, Fußpflege, Vermeidung und Behandlung von Mikrotraumata, Auswahl von Schuhen und Strümpfen sowie tägliche Fußinspektion) können an Diabetesberater oder speziell geschulte Fußpfleger delegiert werden.

Darüber hinaus ist die Verordnung von Fußpflege für Personen, die sie selbst nicht mehr durchführen können, sowie die Verordnung entsprechender Schuhe mit weich gepolsterten, druckentlastenden Sohlen unumgänglich (21, 115).

Schließlich hat der Arzt neben der Behandlung des Diabetes und seiner Begleitkrankheiten auch die Aufgabe, Personen medizinischer Hilfsberufe über die Belange diabetischer Patienten zu unterrichten.

Aufgaben der Diabetesberater

Die Diabetesberater haben in diesem Zusammenspiel den Part der Schulung des Patienten zu übernehmen.

Kategorie III:

Zustand nach Ulkus und Druckläsion wie Kategorie II

Verordnungsvorschlag:
- Im Prinzip werden die gleichen Hilfsmittel wie in Kategorie II eingesetzt. Nur sollten hier in der Regel immer diabetesgerechte orthopädische Schuhzurichtungen angefertigt werden. Außerdem sind häufigere Qualitätskontrollen insbesondere der Bettung notwendig.

a: Therapieschuhe für angio- oder neuropathische Füße*
- industriell hergestellte Schuhe, mit speziellem Innenfutter, viel Platz im Innenraum, abgepolsterte Schaftränder, Sohle elastisch federnd
- immer in Verbindung mit einer Abrollhilfe (orthop. Schuhzurichtung: Sohlen- und Absatzrollen)

b: diabetesadaptierte Fußbettung
- industriell hergestellte Schuhe, mit speziellem Innenfutter, viel Platz im Innenraum, abgepolsterte Schaftränder, Sohle elastisch federnd
- immer in Verbindung mit einer Abrollhilfe (orthop. Schuhzurichtung: Sohlen- und Absatzrollen)

c: plantare elektronische Druckmessung im Schuh zur Qualitätssicherung (insbesondere der diabetesadaptierten Fußbettung) notwendig. Regelmäßige Kontrolle der Füße und Schuhe durch Arzt und Orthopädie-Schuhtechniker ist zweckmäßig.

* momentan keine Kassenleistung

Kategorie IV:

Vorhandene größere Fußdeformität bei Neuropathie und/oder AVK sowie Osteoarthropatie

Verordnungsvorschlag:
- orthopädische Schuhe nach hautschonendem Formabdruck
- orthopädische Innenschuhe nach hautschonendem Formabdruck
- plantare elektronische Druckmessung im Schuh

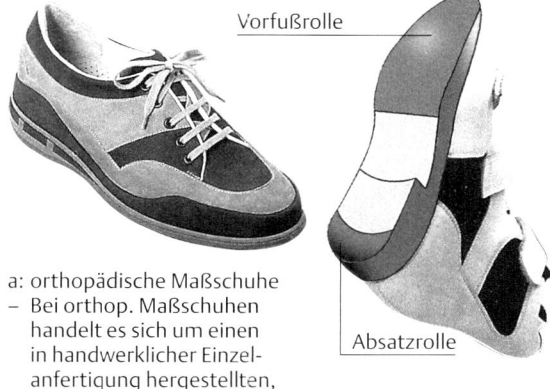

a: orthopädische Maßschuhe
- Bei orthop. Maßschuhen handelt es sich um einen in handwerklicher Einzelanfertigung hergestellten, individuellen Maßschuh, der mit evtl. erforderlichen Zusatzarbeiten zum orthop. Maßschuh wird.

Er zeichnet sich aus durch:
- breiten Zehenraum
- geeignetes Innenfutter
- Schaftpolsterungen
- diabetesadaptierte Fußbettung
- Sohlen- und Absatzrolle
- bei Osteoarthropathie unbedingt Sohlenversteifungen und massive Sohlen- und Absatzrollen einsetzen

b: plantare elektronische Druckmessung im Schuh notwendig

Abb. 28.18 Schuhversorgung nach den Richtlinien der Fachkommission Diabetes in Bayern, Arbeitskreis „Diabetischer Fuß"

Ein Fußpflegeunterricht sollte folgende Punkte berücksichtigen:
- Tägliche Inspektion der Füße: Achten auf Risse, Druckstellen, Rötungen, Blasen, blutunterlaufene Stellen, Nagelveränderungen, Hornhautstellen.
- Tägliches Fußbad: Wassertemperatur maximal 37,5 °C, Dauer ca. 5 Minuten. Benutzung hautschonender Seifen ohne allergene Zusatzstoffe. Gutes Trocknen der Füße, speziell der Zehenzwischenräume. Hautpflege mit fetthaltigen Cremes, speziell der Hornhautstellen; Zehenzwischenräume von Creme und Puder aussparen.
- Regelmäßige Nagelpflege (1-mal wöchentlich): Nägel nicht schneiden, sondern mit langen Feilen feilen. Kein Schneiden des Nagelhäutchens, Nägel sollen nicht über den Zehenballen hinausstehen.
- Regelmäßige Hornhautpflege: tägliches Abschleifen der Hornhautpartien im Bereich der Ferse und der Zonen erhöhter Bildung (Vorfußbereich) mittels Bimsstein oder speziellem Schleifgerät. Verboten sind Hornhautmesser, Rasierklingen, Hornhauthobel, Salicylpflaster sowie alle Hühneraugenmittel.
- Strümpfe, Socken: täglich wechseln, bei 60 °C waschen, möglichst Baumwolle, keine einengenden Gummizüge.

Kategorie V:

Zustand nach Teilamputation

Verordnungsvorschlag:
- orthopädischer Maßschuh
- individuelle Diabetesfußbettung
- diabetesfußgerechte orthopädische Zurichtung der Konfektionsschuhe
- Zehen- und Vorfußersatzprothesen
- diabetische Innenschuhe nach hautschonendem Formabdruck
- plantare elektronische Druckmessung im Schuh

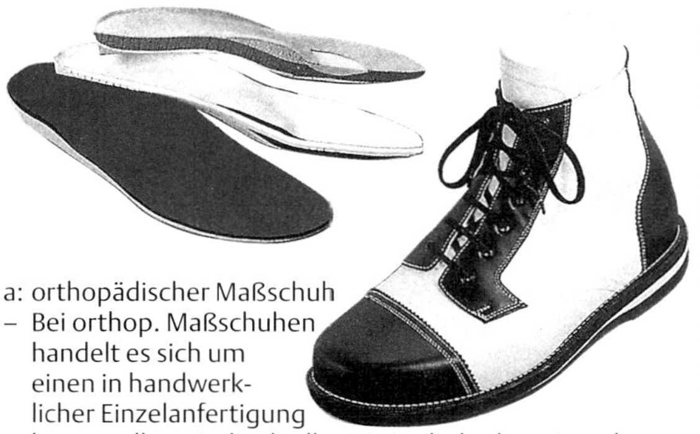

a: orthopädischer Maßschuh
- Bei orthop. Maßschuhen handelt es sich um einen in handwerklicher Einzelanfertigung hergestellten, individuellen Maßschuh, der mit evtl. erforderlichen Zusatzarbeiten zum orthop. Maßschuh wird.

Er zeichnet sich aus durch:
- breiten Zehenraum
- geeignetes Innenfutter- Schaftpolsterungen
- diabetesadaptierte Fußbettung
- Sohlen- und Absatzrolle

b: diabetische Fußbettung
- bei Osteoarthropathie unbedingt Sohlenversteifungen und massive Sohlen- und Absatzrolle einsetzen

c: Zehen- und Vorfußersatzprothesen
Gehfunktion wird erhalten und normalisiert.
Kann im Therapieschuh oder im orthop. Maßschuh getragen werden – nicht mehr im Konfektionsschuh!

d: plantare elektronische Druckmessung im Schuh ist notwendig

Abb. 28.18 Schuhversorgung nach den Richtlinien der Fachkommission Diabetes in Bayern, Arbeitskreis „Diabetischer Fuß"

- Schuhe: Sie müssen ausreichend groß sein (Länge, Breite und Höhe). Die Sohle sollte aus Leder bestehen. Mindestens 2-mal je Woche Schuhe wechseln, nicht barfuß laufen, keine offenen Schuhe tragen, am Strand und beim Baden stets Badeschuhe tragen. Austasten des Schuhinneren vor dem Tragen.
- Einlagen: Sie sollten aus Leder bestehen und nicht drücken. Nachts aus dem Schuh herausnehmen. Keine Einlagen aus Metall oder Plastik. Erkennen von Fußpilzbefall: Schuppende Haut; verdickte, splitternde Zehennägel.
- Kalte Füße: nicht mit Wärmflaschen oder Heizkissen wärmen, sondern Wollsocken und wollgefütterte, genügend große Schuhe tragen.
- Verletzungen: keine Iodtinktur, Alkohol oder Antibiotikapuder zur Desinfektion verwenden.
- Kleine Verletzungen: Verbände mit luftdurchlässigem Pflaster verwenden, nicht aber Okklusiv- und wasserdichte Pflaster.

Die Lerninhalte richten sich nach dem Ausmaß der Schädigung. Die Diabetesberater haben aber die vordringliche Aufgabe, nicht nur die Lerninhalte zu vermitteln, sondern auch durch Art und Weise der Unterrichtsgestaltung die Motivation und Bereitschaft der Patienten zu steigern, damit sie die gewünschten Maßnahmen in die Tat umsetzen.

Die Aufklärung über die Erfordernisse täglicher Fußpflege sollte bereits zu Beginn der Diabeteserkrankung erfolgen und individuell in der Auswahl der Lerninhalte sein.

Aufgaben der Fußpfleger

Dem Fußpfleger kommt die wichtigste Stellung in der Prophylaxe zu. Viele der betroffenen Diabetiker sind aufgrund körperlicher Unbeweglichkeit und verminderten Sehvermögens nicht mehr in der Lage, ihre Füße selbst zu pflegen. Außerdem lassen sich die krankheitsbedingten Nagel- und Hornhautveränderungen mit den im Haushalt verwendeten Hilfsmitteln nicht ausreichend versorgen. Fußpfleger müssen dann Sorge tragen für die
- Abtragung verhornter Partien,
- Behandlung von Hühneraugen,
- Nagelpflege einschließlich der Behandlung eingewachsener Nägel.

Wichtig ist, dass jede Wunde vermieden wird und dass bei Verwendung maschineller Geräte zur Hornhautabschleifung niedrige Drehzahlen verwendet werden, um eine Überhitzung und Verbrennung der betroffenen Hautstellen zu vermeiden. Weiterhin sind die Applikation von Druckentlastungspolstern (Hühneraugenringe, Ballenpolster usw.) und hornhautlösender Tinkturen und Salben unangebracht. In der Patientenberatung sollten Fußpfleger und Diabetesberater zusammenarbeiten.

Aufgaben der Orthopädieschuhtechniker

Die Rolle des Orthopädieschuhtechnikers bei der Prävention umfasst die Versorgung
- „unkomplizierter" diabetischer Füße, die lediglich orthopädische Fehlstellungen aufweisen,
- von Füßen, die bereits Ulzerationen oder Läsionen in der Anamnese hatten,
- diabetischer Patienten mit noch bestehenden Wunden.

Kategorie VI:

diabetischer Fuß, z. B. mit akut aufgetretenem Ulkus. Zuordnung der zur Zeit bekannten bzw. bewährten Hilfsmittel für den diabetischen Fuß.

Verordnungsvorschlag:
- Fußteil-Entlastungsschuhe
- Verbandschuhe
- Interimschuh
- individuelle Entlastungsschuhe
- Entlastungsorthesen
- Verbandwechsel und regelmäßige Kontrollen
- plantare elektronische Druckmessung im Schuh

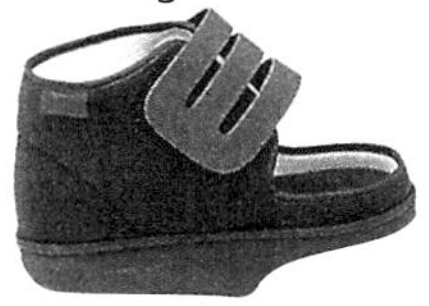

a: Fußteil-Entlastungsschuh
Der Fußentlastungsschuh umschließt Ferse und Fußwurzel und wird mit einer Befestigungsvorrichtung angepasst.
Durch Vergrößerung der Absatzhöhe und Absatzneigung nach hinten zur Ferse hin lässt er den Vorfuß in der Schrittfolge nicht in Bodenkontakt kommen. Ein erhöhter Rand begrenzt die vergrößerte Fußform und schützt den Vorfußbereich gegen ungewolltes Anstoßen.

b: Verbandschuh
Verbandschuhe sind meist textile oder Schaumstofffußbekleidungen, die ausreichend weit zu öffnen sind und ausreichendes Volumen zur Aufnahme des mit einem Wund-/Polsterverband versehenen Fußes und auch eventueller Bettungen besitzen.

c: Interimschuh
Bei Füßen, deren Schwellungszustände sich schnell verändern bzw. der Heilungszustand schnell fortschreitet.

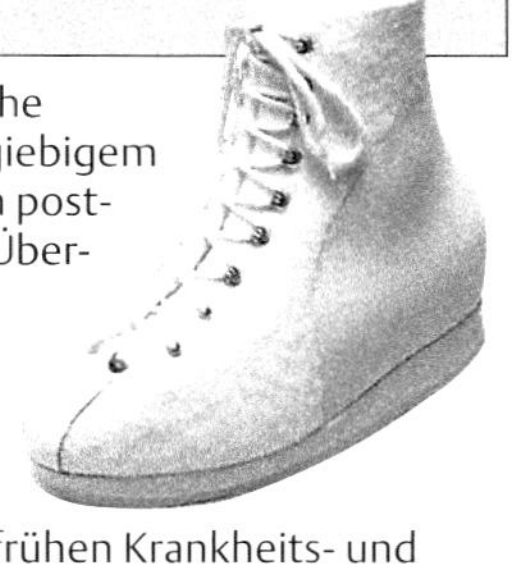

Interimschuhe sind orthopädische Maßschuhe aus leichtem, nachgiebigem Schaftmaterial, die in der frühen postoperativen/posttraumatischen Übergangsphase die schnelle Mobilisation eines sonst nicht gehfähigen Patienten ermöglichen. Die Versorgung erfolgt nur für den versorgungsbedürftigen Fuß und nur während der frühen Krankheits- und Rehabilitationsphase.

d: Orthesen
Orthesen sind orthopädische Hilfsmittel nach Maß und über einen Kopieleisten gefertigt. Sie dienen der Totalentlastung problematischer Fußbereiche.
Es handelt sich dabei um eine 2-schalige Orthese aus Kunststoff, kondylenumfassend mit Innenpolsterung und festfixierendem Verschluss nach Kopieleisten über Knie.

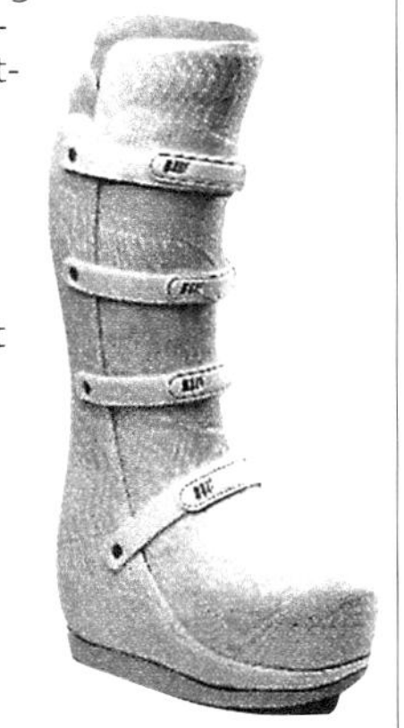

e: diabetesadaptierte Fußbettung mit Ulkus-Einbettung
Individuell gefertigte Fußbettung mit Ulkus-Einbettung, Ausarbeitung und Polsterung der Entlastungszonen, in den Schuh eingepasst.

f: plantare elektronische Druckmessung im Schuh
Nur wenn möglich und bei aussagekräftigen Ergebnissen (bei Polster-Verbänden keine Aussagekraft!)

Abb. 28.18 Schuhversorgung nach den Richtlinien der Fachkommission Diabetes in Bayern, Arbeitskreis „Diabetischer Fuß"

Einlagen. Um bei erworbenen orthopädischen Fehlstellungen des Fußes (Senk-, Spreiz-, Knick-, Plattfuß, Hallux rigidus usw.) die Hornbildung an bestimmten Partien zu mildern, bedarf es einer speziellen Einlagenversorgung für geeignete Konfektionsschuhe oder der speziellen Zurichtung der Schuhe (118). Die Einlagen dienen der Druckentlastung besonders betroffener Fußpartien (z. B. Metatarsaleköpfchen), indem der Druck großflächig auf die weniger belasteten Partien verteilt wird. Verwendung finden verschiedene Polstermaterialien (Plastazote, Tepifoam, PPTT), die aufgrund ihrer unterschiedlichen Materialeigenschaften übereinander liegend in „Sandwich-Bauweise" verarbeitet werden. Als Überzug eignen sich Filzersatzstoffe wie Velon oder Alcantara, aber auch Leder. Als Füllmaterial werden im Vorfußbereich gummiartige Stoffe wie Poro oder EVA und im Rückfuß Kunst- oder Naturkork verwendet.

Orthopädische Schuhe. Bei Patienten mit abgeheiltem Ulkus sind Schuhe nach Maß erforderlich (119, 123), wobei zur Abformung und Leistenerstellung das Siliconverfahren angewendet werden sollte, da dies auch empfindlichste Hautpartien nicht schädigt (keine Hitzeentwicklung wie bei Gips). Die Schuhe dürfen keine Innennähte und Rauigkeiten aufweisen und müssen in besonderen Fällen auch seitlich gepolstert werden. Sie bedürfen aber zumeist einer besonderen Versteifung (Thermit RX), um Fußwurzel und Ferse zu führen. So wird die übermäßige Pro- und Supination bei Gehen vermindert und ein sicherer Stand gewährleistet. Übermäßiges Einwirken von Scherkräften auf die Metatarsaleköpfchen und Zehen kann durch die Versteifung des Schuhs im Sinne einer „Schaukelstuhlkurve" begegnet werden. Der Fuß kippt so nach vorne ab, und die Ferse kann dabei nicht hochrutschen. Bei besonders druckbelasteten Partien können auch Löcher ausgeschnitten werden, um die Entlastung zu verstärken („Solor-Patent").

Therapieschuh. Dieser auch Intermediärschuh genannte Schuh dient der Sofortbehandlung und hat das Ziel der frühestmöglichen Mobilisierung eines sonst bettlägerigen Patienten (117). Das Prinzip besteht in der totalen Druckentlastung des durch ein Ulkus betroffenen Fußteils, z. B. in Form eines Vorfußentlastungsschuhs. Der nicht befallene andere Fuß bedarf dabei der Anpassung eines Ausgleichsschuhs mit entsprechender individuell gefertigter Einlegesohle. Seitliche Wunden können durch speziell geformte Filzschuhe vom Druck entlastet werden. Da die Heilung von Ulzera Monate bis Jahre beansprucht, ist gerade die Erstellung adäquater Therapieschuhe eine wichtige Übergangsmaßnahme (117, 118).

Schlussbemerkung

Die sachgemäße Behandlung des DFS ist eine multidisziplinäre Aufgabe, die nur durch eine Kooperation verschiedener Ärzte und Heilberufe gelöst werden kann (91). Sie ist wohl nur durch DFS-Schwerpunkteinrichtungen zu verwirklichen, die als 2. Versorgungsebene als Anlaufstelle für die Hausärzte dienen (35, 44, 66, 91). Angesichts der unverändert hohen Amputationszahlen in Deutschland (ca. 25.000 Amputationen pro Jahr) müssen auch neue versorgende Netzwerke entwickelt werden (87). Jedem Diabetiker sollte vor einer Amputation das Recht eingeräumt werden, eine 2. Meinung von einer ausgewiesenen DFS-Einrichtung einzuholen (21). Verbindliche Qualitätsmerkmale und Parameter zur Qualitätsmessung solcher Einrichtungen müssen erst noch erarbeitet werden. Sie sind aber unverzichtbar, wenn das St.-Vincent-Ziel einer mindestens 50%igen Reduktion von Fußamputationen bei Diabetikern erreicht werden soll (29).

Literatur

1 Amendt K. Stadien- und morphologiegerechte Therapie des peripheren arteriellen Verschlusskrankheit. Klinikarzt. 2002;31:177–83
1a Apelquist, J., J. Castenfors, J. Larsson, A. Stenström, C. D. Agrath: Prognostic value of systolic ankle and toe blood pressure levels in outcome of diabetic foot ulcer. Diabetes Care 12 (1989) 373–378
1b Armstrong DG, Lavery LA Harkless LB. Validation of a diabetic wound classification system. Diabtes Care. 1998;21:855–9
2 Bailey, T. S., H. Yu, E. J. Rayfield: Pattern of foot examination in a diabetic clinic. Amer. J. Med. 78 (1985) 371
3 Bamberger, D. M., G. P. Danks, D. N. Gerding: Osteomyelitis in the feet of diabetic patients. Long-term results, prognostic factors, and the role of antimicrobal and surgical therapy. Amer. J. Med. 83 (1987) 653–660
4 Baumann, R.: Industriell gefertigte Spezialschuhe für den „diabetischen Fuß". Eine Anwendungsbeobachtung. Diabet. Stoffw. 5 (1996) 107–112
5 Baumgartner, R., P. Botta: Amputation und Prothesenversorgung der unteren Extremität. Enke, Stuttgart (1995) (S. 1–206)
6 Beacom, K, E. L. Gillespie, D. Middleton et al.: Limited joint mobility in insulin-dependent diabetes mellitus: relationship to retinopathy, peripheral nerve function and HLA status. J. Med. 219 (1985) 337
7 Bell, E. T.: Atherosclerotic gangrene of the lower extremities in diabetic and nondiabetic persons. Amer. J. clin. Pathol. 28 (1957) 27–34
8 Bild, D. E., J. V. Selby, P. Sinnock, W. S. Browner, P. Braverman, J. A. Showstack: Lower-extremity amputation in people with diabetes. Epidemiology and prevention. Diabetes Care 12 (1989) 24–31
9 Blair, V. P., D. A. Drury, S. J. Rose: Total contact casting in treatment of diabetic plantar ulcers. Controlled clinical trial. Diabet. Care 12 (1989) 384–388
10 Bollinger, A.: Funktionelle Angiologie. Thieme, Stuttgart 1979
11 Bollinger, A., J. Frey, K. Jäger et al.: Pattern of diffusion through skin capillaries in patients with long-term diabetes. New Engl. J. Med. 307 (1982) 1305–1308
12 Bollinger, A., B. Fagrell: Clinical Capillaroscopy. Hogrefe & Huber, Toronto 1990
13 Borrero E., M. Rossini: Bacteriology of 100 consecutive diabetic foot infections and in vitro susceptibility to ampicillin/sulbactam versus cefoxitin. Angiology 43 (1992) 357–361
14 Bose, K.: A surgical approach for the infected diabetic foot. Int. Orthop. 3 (1979) 177
15 Boulton, A. J. M., R. P. Betts, C. I. Franks: Abnormalities of foot pressure in early diabetic neuropathy. Diabet. Med. 4 (1987) 225–228
16 Boulton, A.J.M.: The diabetic foot: neuropathic in aetiology? Diabet. Med. 7 (1990) 852–858
17 Chantelau, E., X. Y. Ma, S. Herrnberger, C. Dohmen, P. Trappe, T. Baba: Effect of medial arterial calcification on O2 Supply to exercising diabetes feet. Diabetes 39 (1990) 938–941
18 Chantelau, E., H. Kleinfeld, P. Paetow: Das Syndrom des „diabetischen Fußes". Diabet. Stoffw. 1 (1992) 18–23
19 Chantelau, E., P. Hage: An audit to cushioned diabetic footwear: relation to patient compliance. Diabet. Med. 11 (1994) 114–116
20 Chantelau, E., V. Jung: Qualitätskontrolle und Qualitätssicherung bei der Schuhversorgung des diabetischen Fußes. Rehabilitation 33 (1994) 35–38
21 Chantelau, E.: Amputation? Nein danke! Kirchheim, Mainz (1995)
22 Claus, D., A. Spitzer, M.J. Hilz: Diagnose der peripheren diabetischen Neuropathie. Diabet. Stoffw. 1 (1992) 34–41
23 Clarke, R. J., G. Mayo, P. Price, G. A. Fitzgerald: Suppresion of thromboxane A2 but not of systemic prostacyclin by controlled-release aspirin. New Engl. J. Med. 325 (1991) 1137–1141
24 Conrad, M. C.: Large and small artery occlusion in diabetics and non-diabetics with severe vascular disease. Circulation 36 (1967) 83–91
25 Creutzig, A.: Therapie der arteriellen Verschlußkrankheit mit Prostanoiden. Dtsch. Ärztebl. 89 (1992) 1701–1704
26 Crisp, A. J., J. G. Heathcoate: Connective tissue abnormalities in diabetes mellitus. J. roy. Coll. Phycns Lond. 18 (1984) 132–140
27 Deckert, T., J. E. Poulsen, M. Larsen: Prognosis of diabetes with diabetes onset before the age of thirty-one. I. Survival, causes of death, and complications. Diabetologia 14 (1978) 363–370
28 Deerodianawong, C., P. D. Home, K. G. M. M. Alberti: A survey of lower limb amputation in diabetic patients. Diabet. Med. 9 (1992) 942–946
29 Diabetes Care and Research in Europe: The St. Vincent Declaration. Diabet. Med. 7 (1990) 360–362
30 Dormandy, J. A., G. Stock: Critical Leg Ischemia. Its Pathophysiology and Management. Springer, Berlin 1989
31 Ebskov, L. B.: Epidemiology of lower limb amputations in diabetics in Denmark (1980–1989). Int. Orthop. (SICOT) 15 (1991) 285–288
32 Ecker, M. L., B. S. Jacobs: Lower extremity amputation in diabetic patients. Diabetes 19 (1970) 189–195
33 Edmonds, M. E., N. Morrison, P. J. Watkins: Medial arterial calcification – does neuropathy play a role? Diabetologia 21 (1981) 267
34 Edmonds, M. E., M. B. Clarke, S. Newton, J. Barrett: Increased uptake of bone radiopharmaceutical in diabetic neuropathy. Quart. J. Med. 57 (1985) 843

35 Edmonds, M. E., M. P. Blundell, M. E. Morris et al.: Improved survival of the diabetic foot: the role of a specialised foot clinic. Quart. J. Med. 232 (1986) 763
36 Edmonds, M. E., P. J. Watkins: The diabetic foot. In: Alberti, K.G.M.M., R.A. DeFronzo, H. Keen, P. Zimmet: International Textbook of Diabetes Mellitus. Wiley, Chichester 1992 (pp. 1535–1548)
37 Emanuele, M. A., B.. Buchmann, C. Abraira: Elevated leg systolic pressure and arterial calcification in diabetic occlusive vascular disease. Diabetes Care 4 (1981) 289–292
38 Fagrell, B.: Objektive Beurteilung therapeutischer Effekte bei ischämischen Erkrankungen. In: Meßmer, K.: Ischämische Gefäßerkrankungen und Mikrozirkulation. Zuckschwerdt, München 1989 (S. 68–76)
39 von Ferber, L., W. Rathmann, I. Köster, M. König: Diabetespatienten und ihre primärärztliche Versorgung. Komplikationen und Mortalität anhand der Daten einer AOK
40 Fernando, D. J. S., E. A. Masson, A. Veves, A. J.-M. Boulton: Relationship of limited joint mobility to abnormal foot pressures and diabetic foot ulceration. Diabet. Care 14 (1991) 8–12
41 Ferrier, T. M.: Comparative study of arterial disease in amputated lower limbs from diabetics and nondiabetics (with special reference to feet arteries). Med. J. Aust. 1 (1967) 5–8
42 Flynn, M. D., J. E. Tooke: Aetiology of diabetic foot ulceration: a role for the microcirculation. Diabet. Med. 8 (1992) 320–329
43 Forst, T., J. Beyer, T. Knut, E. Küstner, A. Pfützner: Die Bedeutung der diabetischen Neuropathie und neurovaskulärer Funktionsstörungen in der Pathogenese trophischer Störungen an der unteren Extremität. Diabetes Stoffw. 6 (1997) 115–120
44 Frykberg, R. G.: The high risk foot in diabetes mellitus. Livingstone, Edinburgh 1991 (pp. 1–569)
45 Gries, F. A., Th. Koschinsky: Diabetes and arterial disease. Diabet. Med. 8 82–87
46 Hach, W., J. Beule: Funktionsfähigkeit des Profunda-Kreislaufs bei Patienten mit peripherer arterieller Verschlußkrankheit. Med. Welt 31 (1980) 1814–1818
47 Hauner, H., L.v. Ferber: Qualität der Versorgung von Diabetikern. Eine Analyse von Krankenkassendaten. Diabet. Stoffw. 5 (1996) 27–30
48 Hepp, W. W.: Der diabetische Fuß. Blackwell, Oxford (1996) 1–195
49 Hoffmann, U., U. K. Franzeck, A. Bollinger: Gibt es eine kutane Mikroangiopathie bei Diabetes mellitus? Dtsch. med. Wschr. 119 (1994) 36–40
50 Holstein, P., N. A. Lassen: Healing of ulcers on the feet correlated with distal blood pressure measurements in occlusive arterial disease. Acta orthop. scand. 51 (1980) 995–1006
50a Hsu E. PAVK-Diagnostik – Welche anamnestischen und klinischen Maßnahmen sind adäquat? Klinikarzt. 2002;31:170–6
51 Humphrey, L. L., P. J. Palumbo, M. A. Butters: The contribution of non-insulin-dependent diabetes to lower extremity amputation in the community. Arch. intern. Med. 154 (1994) 885–892
52 Janka, H. U., G. Bloss, F. Oberparleiter, E. Standl: Mediaskilerose bei Diabetikern: Reihenuntersuchung ambulanter Patienten mit der Ultraschall- Doppler-Methode. In: Ehringer, H., E. Betz, A. Bollinger, E. Deutsch: Gefäßwand, Rezidivprophylaxe, Raynaud-Syndrom. Witzstrock, Baden-Baden 1979 (S. 573–575)
53 Janka, H. U., E. Standl, H. Mehnert: Peripheral vascular disease in diabetes mellitus and its relation to cardiovascular risk factors: screening with the Doppler-ultrasonic technique. Diabet. Care 3 (1980) 207–213
54 Janka, H. U.: Herz-Kreislaufkrankheiten bei Diabetikern. „Schwabinger Studie". Urban & Schwarzenberg, München 1986
55 Janka, H. U.: Epidemiology and clinical impact of diabetic late complications in NIDDM. In: Mogensen, C. E., E. Standl: Prevention and Treatment of Diabetic Late Complications. De Gruyter Berlin 1989 (S. 29–39)
56 Jeffcoate, W. J.: The significance of infection in diabetic foot lesions. In: Connor, H., A.J.M. Boulton, J.D. Ward: The Foot in Diabetes. Wiley, Chichester 1987 (pp. 59–67)
57 Jochmann, W., H. Partsch: Mal perforant du pied-Folge einer neurologischen Grundkrankheit. Phlebol. u. Proktol. 19 (1990) 143–146
58 Jönsson, B., U. Persson: Diabetes – eine gesundheitsökonomische Studie. Swedish Institute for Health Economics, Kopenhagen 1981 (S. 1–114)
59 Jörneskog, G., K. Brismar, B. Fagrell: Skin capillary circulation is more impaired in the toes of diabetic than nondiabetic patients with peripheral vascular disease. Diabet. Med. 12 (1995) 36–41
60 Kald, A., R. Carlsson, E. Nilsson: Major amputations in a defined population: incidence, mortality and results of treatment. Brit. J. Surg. 76 (1990) 308–310
61 Kampmann, B., H. Berger, K. H. Vogelberg, E. Zeitler: Arteriographische Befunde bei Vergrößerungsangiographie der Beine bei Diabetikern. In: Alexander, K., M. Cachovan: Diabetische Angiopathien. Witzstrock, Baden-Baden 1977 (pp. 248–252)
62 Kannel, W. B., T. Gordon, P. A. Wolf, P. McNamara: Haemoglobin and risk of cerebral infarction. The Framingham Study. Stroke 3 (1982) 490–493
63 Karanfilian, R. G., T. G. Lynch, V. T. Zirul, F. T. Padberg, Z. Jamil, R. V. Hobson: The value of laser Doppler velocimetry and transcutaneous oxygen tension determination in predicting healing of ischemic forefoot ulcerations and amputations in diabetic and nondiabetic patients. J. vasc. Surg. 4 (1986) 511–516
64 Katz, M. A., G. McNeill: Defective vasodilatation response to exercise in cutaneous precapillary vessels in diabetic humans. Diabetes 34 (1985) 333–336
65 Kirsch, D., S. Frey, D. Schuh et al.: Dynamische Druckverteilungsmessung unter dem Fuß an Patienten mit diabetischen Ulcera. Akt. Endokrinol. Stoffw. 6 (1985) 133–142
66 Kleinfeldt, H.: Der „diabetische Fuß". Senkung der Amputationsrate durch spezialisierte Versorgung in Diabetes-Fuß-Ambulanzen. Münch. med. Wschr. 133 (1991) 711–715
67 Knowles, E. A., A. J. M. Boulton: Do people with diabetes wear their prescribed footwear? Diabet. Med. 13 (1996) 1064–1068
68 Knut, T., W. Omran, T. Forst, M. Engelbach, E. Küstner, J. Bens, A. Böhm, S. Gahr, A. Pfützner, J. Beyer: Mediasklerose vom Typ Mönckeberg bei Diabetikern – radiologische Verteilungsmuster und Assoziation mit diabetischen Spätkomplikationen. Diabet. Stoffw. 6 (1997) 102–106
69 Larsen, K., P. Holstein, T. Deckert: Limb salvage in diabetics with foot, ulcers. Prosthet. Orthot. int. 13 (1989) 100–103
70 Larsson, J., J. Apfelquist, C. D. Agardh, A. Stenström: Decreasing incidence of major amputation in diabetic patients: a consequence of a multidisciplinary foot care team approach. Diabet. Med. 12 (1995) 770–776
70a Lawall H, Amann B, Rottmann M, Angelkort B. The role of microcirculatory techniques in patients with diabetic foot syndrome. VASA. 2000;29:191–7
71 Levin, M. D., L. W. O'Neal: The Diabetic Foot, 4th ed. Mosby, St.Louis 1988
72 Litzelman, D. K., D. J. Marriott, F. Vinocor: The role of footwear in the prevention of foot lesions in patients with NIDDM. Conventional wisdom or evidence – based practice. Diabet. Care 20 (1997) 156–162
73 Louie, T. J., J. G. Bartlett, F. P. Tally, S. L. Gorbach: Aerobic and anaerobic bacteria in diabetic foot ulcers. Ann. intern. Med. 85 (1976) 461

74 Lugmayr, H., M. Deutsch, O.Pachinger: Leisten moderne lumenöffnende Verfahren mehr als die konventionelle PTA? Vasa, Suppl. 33 (1991) 44–46
75 Mahler, F., D. D. Do, J. Triller: Intravaskuläre Stents. Vasa, Suppl. 33 (1991) 47–50
76 Malone, J. M., M. Snyder, G. Anderson, V. M. Bernhard, G. A. Holloway, T. J. Bunt: Prevention of amputation by diabetic education. Amer. J. Surg. 158 (1989) 520–524
77 Martin, M., L. Tenbült: Behandlungsergebnis bei 118 Vorfußnekrosen in Abhängigkeit von Knöcheldruck und Diabetes. Dtsch. med. Wschr. 110 (1985) 989–993
78 Mc Neely, M. J., E. J. Boyko, J. H. Ahroni: The independent contributions of diabetic neuropathy and vasculopathy in foot ulceration. Diabet. Care 18 (1995) 216–219
79 Morris, S. J., A. C. Shore, J. E. Tooke: Responses of the skin microcirculation to acetylcholine and sodium nitroprusside in patients with NIDDM. Diabetologia 38 (1995) 1337–1344
80 Moss, S. E., R. Klein, B. E. K. Klein: Long-term incidence of lower-extremity amputations in a diabetic population. Arch. Fam. Med. 5 (1996) 391–398
81 Most, R. S., P. Sinnock: The epidemiology of lower extremity amputation in diabetic individuals. Diabet. Care 6 (1983) 87–91
82 Newman, L. G., J. Waller, C. J. Palestro, M. Schwartz, M. J. Klein, G. Hermann, E. Harrington, M. Harrington, S. H. Roman, A. Stagnaro-Green: Unsuspected osteomyelitis in diabetic foot ulcers. Diagnosis and monitoring by leukocyte scanning with indium 111 oxiquinoline. J. Amer. med. Ass. 266 (1991) 1246–1251
83 Nicolaides, A. N.: Assessment of leg ischemia. Brit. med. J. 303 (1991) 1323–1326
84 Oughton, J., A. J. Barnes, E. M. Kohner: Diabetes mellitus: its effect on the flow properties of blood. In: Standl, E., H. Mehnert: Pathogenetic Concept of Diabetic Microangiopathy. Thieme, Stuttgart 1981
85 Palumbo, P. J., L. J. Melton: Peripheral vascular disease in diabetes. In: Diabetes in America. NIH Publication No. 85–1468 (1985) XV-1–21
86 Panzram, G.: Mortality and survival in type 2 (non-insulin-dependent) diabetes mellitus. Diabetologia 30 (1987) 123–131
87 Partl, M.: Nachsorge von Patienten mit diabetischem Fuß durch Hausärzte oder Spezialambulanz – Auswirkungen auf die Amputationsrate. Öff. Gesundh.-Wes. 56 (1994) 215–219
88 Pecoraro, R.E., G.E. Reiber, E.M. Burgess: Pathways to diabetic limb amputation. Basis for prevention. Diabet. Care 13 (1990) 513–521
89 Petersen, L.R., L.M. Lissack, K. Canter: Therapy of lower extremity infections with ciprofloxacin in patients with diabetes mellitus, peripheral vascular disease, or both. Amer. J. Med. 86 (1989) 801–807
90 Rayman, G., A. Hassan, J. E. Tooke: Blood flow in the skin of the foot related to the posture in diabetes mellitus. Brit. med. J. 292 (1986) 87–90
91 Reike, H.: Schwerpunkt Fußklinik – Qualitätsstandards verhindern Amputationen. Schulungsprofi Diabetes 3 (1997) 14–20
92 Reike, H., A. Brüning, E. Rischbieter, F. Vogler, B. Angelkort: Rezidive von Fußläsionen bei Patienten mit dem Syndrom des diabetischen Fußes: Einfluß von orthopädischen Maßschuhen. Diabet. Stoffw. 6 (1997) 107–113
93 Rieger, H., B. Reinecke: Früh- und Spätergebnisse konservativer Therapie bei Patienten mit peripheren arteriellen Durchblutungsstörungen im klinischen Stadium IV. In: Trübestein, G.: Conservative Therapy of Arterial Occlusive Disease. Thieme, Stuttgart 1986
94 Rosenbloom, A. L.: Connective tissue disorders in diabetes. In: Alberti, K. G. M. M., R. A. DeFronzo, H. Keen, P. Zimmet: International Textbook of Diabetes Mellitus. Wiley, Chichester 1992 (pp. 1415–1434)
95 Roth, F. J., B. Koppers, R. Rieser, A. Scheffler: Angioplastie in der unteren Extremität bei Diabetes mellitus. In: Schütz, R.M., H.P. Bruch: Der diabetische Patient. 12. Norddeutsche Angiologietage 1991
96 Sapiro, F. L., J. L. Witte, H. N. Canawati et al.: The infected foot of the diabetic patient: quantitative microbiology and analysis of clinical features. Rev. infect. Dis., Suppl. 1 (1984) 171
97 Scheffler, A., H. Rieger: O_2-Inhalation und Beintieflagerung als Provokationstests für die transkutane Sauerstoffdruckmessung ($tcpO_2$) bei fortgeschrittener peripherer arterieller Verschlußkrankheit. Vasa, Suppl. 33 (1991) 269–270
98 Schoop, W., H. Levy, B. Schoop, A. Gaentzsch: Experimentelle und klinische Studien zu der sekundären Prävention der peripheren Arteriosklerose. In: Bollinger, A., K. Rhyner: Thrombozytenfunktionshemmer. Thieme, Stuttgart 1983
99 Selby, J. V., D. Zhang: Risk factors for lower extremity amputation in persons with diabetes. Diabet. Care 18 (1995) 509–516
100 Siitonen, O. I., L. K. Niskanen, M. Laakso, J. T. Siitonen, K. Pyörälä: Lower extremity amputation in diabetic and nondiabetic patients. Diabet. Care 16 (1993) 16–20
101 Sima, A. A. F., D. A. Greene: Morphologie der peripheren diabetischen Neuropathie und ihre Korrelation mit Funktionstesten. Diabet. Stoffw. 1 (1992) 29–33
102 Sinha S., N. Munichoodappa, G. P. Kozak: Neuroarthropathy (Charcot joints) in diabetes mellitus. Medicine 51 (1972) 191–210
103 Standl, E., H. Stiegler, H. U. Janka, H. Mehnert: Risk profile of macrovascular disease in diabetes mellitus. Diabet. Metab. Rev. 14 (1988) 505–511
104 Standl, E., H. Stiegler, R. Roth, K. Schulz, W. Lehmacher: On the impact of hypertension on the prognosis of NIDDM. Results of the Schwabing GP- Program. Diabet. Metab. Rev. 15 (1989) 352–238
105 Standl, E., H. Stiegler, H. U. Janka, H. Mehnert: Erkrankungen zerebraler und peripherer Gefäße unter besonderer Berücksichtigung des diabetischen Fußes. In: Mogensen, C.E., E. Standl: Spätkomplikationen des Diabetes mellitus. Prophylaxe – Diagnostik – Therapie. De Gruyter, Berlin 1990 (pp. 87–220)
106 Standl, E., H. Stiegler, R. Mathies, R. Standl, B. Weichenhain: Pharmacologic prevention and treatment of diabetic foot problems. In: Mogensen, C.E., E. Standl: Pharmacology of Diabetes. De Gruyter, Berlin 1991 (pp. 221–238)
107 Standl, E., H. Stiegler: Microalbuminuria in a random cohort of recently diagnosed/type 2 diabetic patients in the Greater Munich Area. Diabetologia 36 (1993) 1017–1020
108 Standl, E., G. Mendler, R. Zimmermann, H. Stiegler: Zur Amputationshäufigkeit von Diabetikern in Deutschland. Ergebnisse einer Erhebung in zwei Landkreisen. Diabet. Stoffw. 5 (1996) 29–32
108a Standl E. Zur Epidemiologie des diabetischen Fußsyndroms. Diabetes u Stoffw. 2000;9:339–42
109 Stiegler, H. Hess, A. Mietaschk, H. J. Trampisch, H. Ingrisch: Einfluß von Ticlopidin auf die periphere obliterierende Arteriopathie. Dtsch. med. Wschr. 109 (1984) 1240–1243
110 Stiegler, H., E. Standl, R. Standl, B. Rebell, A. G. Ziegler, H. U. Janka, K. Schulz, R. Roth, W. Lehmacher: Risikoprofil und Makroangiopathie bei Typ-II-Diabetikern in der ärztlichen Praxis. Vasa 19 (1990) 119–128
111 Stiegler, H., V. Hufen, B. Weichenhain, E. Standl, H. Mehnert: Lokale Thrombolyse unter Berücksichtigung einer diabetischen Stoffwechsellage. Med. Klin. 85 (1190) 171–175
112 Stiegler, H., E. Standl: Gefäß-Sprechstunden. In: Mehnert, H.: Internistische Sprechstunden. Thieme, Stuttgart 1991 (S. 116–158)

113 Stiegler, H., E. Standl, K. Schulz, R. Roth, W. Lehmacher: Morbidity, mortality and albuminuria in type 2 diabetic patients. A 3-year prospective study of a random cohort in general practice. Diabet. Med. 9 (1992) 646–653

114 Stiegler, H., F. X. Kleber, E. Standl: Standard methods for detecting early macrovascular disease. In: Mogensen, C.E., E. Standl: Concepts for the Ideal Diabetes Clinic. Diabetes Forum IV. De Gruyter, Berlin 1992 (pp. 333–346)

115 Stiegler, H., R. Standl, E. Standl, B. Hillebrand: Der diabetische Fuß: Die wesentliche Rolle spielt die Prävention. Dtsch. Ärztebl. 92 (1995) 591–595

116 Stiegler, H., E. Standl, S. Frank, G. Mendler: Failure of reducing lower extremity amputations in diabetic patients: results of two subsequent population-based surveys 1990 and 1995 in Germany. Vasa 27 (1998) 10–14

117 Stumpf, J.: Gesamtkonzept der Behandlung zur Entlastung des diabetischen Fußes. Orthopädie-Schuhtechnik 7/8 (1992)

118 Stumpf, J.: Einlagen und Schuhzurichtung zur Entlastung des diabetischen Fußes. Orthopädie-Schuhtechnik 10 (1992)

119 Stumpf, J.: Kategorisierung von orthopädieschuhtechnischen Maßnahmen nach Druckreduktionswirkung. Med.-orthop. Techn. (1994) 38–42

120 Teuscher, A., J. B. Hermann, P. P. Studer: Vaskuläre Erkrankungen bei 534 Schweizer Diabetikern im Rahmen einer multinationalen Studie. Klin. Wschr. 61 (1983) 139–149

121 The LEA Study Group: Comparing the incidence of lower extremity amputations across the world: the global lower extremity amputation study. Diabet. Med. 12 (1995) 14–18

122 Thomson, F., E. A. Masson, A. Veves et al.: The impact of a multidisciplinary approach to diabetic foot problems. Diabetologia (1990) 33

123 Tovey, F. I., M. J. Moss: Specialist shoes for the diabetic foot. In: Connor, H., A.J.M. Boulton, J.D. Ward: The Foot in Diabetes. Wiley, Chichester 1987 (pp. 97–108)

124 Trautner, C., B. Haastert, G. Giani, M. Berger: Incidence of lower limb amputations and diabetes. Diabet. Care 19 (1996) 1006–1009

125 Trautner, C., E. Standl, B. Haastert, G. Giani, M. Berger: Geschätzte Anzahl von Amputationen in Deutschland. Diabet. Stoffw. 6 (1997) 199–202

126 Wagner, F.W.: The dysvascular foot: a system for diagnosis and treatment. Foot and Ankle 2 (1981) 64–122

127 Wahlberg, E., G. Jörneskog, P. Olofson, J. Swedenborg, B. Fagrell: The influence of reactive hyperaemia and leg dependency on skin microcirculation in patients with peripheral arterial occlusive disease (PAOD), with and without diabetes. Vasa 19 (1990) 301–306

128 Ward, J.D.: Diabetic neuropathy. In: Alberti, K. G. M. M., R. A. DeFronzo, H. Keen, P. Zimmet: International Textbook of Diabetes Mellitus. Wiley, Chichester 1992 (pp. 1385–1414)

129 Waugh, NK: Amputations in diabetic patients – a review of rates, relative risks and resource use. Community Med. 10 (1988) 279–288

129a Wetz HH. Diabetisch-neuropathische Osteoarthropathie. Dt Ärzteblatt. 1998;95:A2701–5

130 Wheat, J. L., S. D. Allen, M. Henry et al.: Diabetic foot infections: bacteriologic analysis. Arch. itern Med. 146 (1986) 1935

131 Widmer, L. K., M. Cikes, P. Kolb, M. Ludin, M. Gike, H. E. Schmitt: Zur Häufigkeit des Gliedmaßen-Arterienverschlusses bei 1964 berufstätigen Männern. Basler Studie II. Schweiz. med. Wschr. 97 (1967) 102

132 Young, M. J., J. L. Breddy, A. Veves, A. J. M. Boulton: The prediction of neuropathic foot ulceration using vibration perception thresholds. Diabet. Care 17 (1994) 557–561

133 Yudkin, J. S.: Which diabetic patients should be taking aspirin? Brit. med. J. (1995) 641–642

134 Ziegler, D., F. A. Gries: Epidemiologie der peripheren diabetischen Neuropathie. Diabet. Stoffw. 1 (1992) 24–28

135 Zwicky S, Mahler F, Baumgartner I. Evaluation of clinical tests to access perfusion in chronic critical limb ischemia. VASA. 2002;31:173–8

29 Hautkrankheiten

R. Kaufmann

Das Wichtigste in Kürze

- Hautkrankheiten bei Diabetikern sind aufgrund ihrer Häufigkeit und potenziellen Markerfunktion von großer Relevanz.
- Keine assoziierte Dermatose ist spezifisch für die Grunderkrankung. Dennoch kann die Kenntnis charakteristischer Veränderungen im Haut- und Übergangsschleimhautbereich zur Erstdiagnose führen.
- Die diabetische Stoffwechselstörung bewirkt an der Haut Störungen der zellvermittelten Immunabwehr, der kutanen Innervation, der nutritiv-vaskulären Versorgung und der extrazellulären Matrix.
- Funktionelle Defizite resultieren in vielseitigen kutanen Komplikationen, vor allem im Rahmen der diabetischen Neuro- und Angiopathie. Darüber hinaus finden sich zahlreiche dermatologische Krankheitsbilder fakultativ mit einem Diabetes mellitus vergesellschaftet.
- Insuline, orale Antidiabetika und künstliche Süßstoffe können zu lokalen und systemischen Unverträglichkeitsreaktionen führen. Diese sind differenzialdiagnostisch in der Palette diabetesassoziierter Dermatosen zu berücksichtigen.

Epidemiologie und diagnostische Bedeutung

Hautkrankheiten bei Diabetikern haben aufgrund ihrer Häufigkeit, der potenziellen Markerfunktion, aber auch wegen besonderer therapeutischer Aspekte in der täglichen Praxis eine große Bedeutung. Wenngleich die Prävalenz der verschiedenen Formen des Diabetes mellitus bei Hautkranken generell etwa diejenige in der Allgemeinbevölkerung reflektieren dürfte (ca. 0,3% für Typ-1-Diabetes; ca. 5% für Typ-2-Diabetes), werden umgekehrt etwa 1/3 aller Diabetiker zum Zeitpunkt der Erstdiagnose und die Mehrzahl der Betroffenen im Verlaufe ihrer Erkrankung mit dermatologischen Komplikationen oder Begleiterscheinungen konfrontiert (51, 63, 93, 126, 136, 154). So bietet die Haut als Spiegel innerer Erkrankungen gerade bei Diabetikern ein facettenreiches Ausdrucksmuster. Zwar ist keine der diabetesassoziierten Dermatosen spezifisch für die Grunderkrankung; dennoch wird der Diabetes bei einigen Patienten nicht anhand der klassischen Symptomentrias, sondern vielmehr aufgrund begleitender Veränderungen im Haut- und Übergangsschleimhautbereich erstmalig diagnostiziert.

Ätiologie und Pathogenese

Die Haut als multifunktionelles Organ mit ihren zahlreichen zellulären und extrazellulären Komponenten wird bei metabolischen Störungen in entsprechend komplexer Weise in Mitleidenschaft gezogen. Im Zentrum stehen hier die Folgen des dekompensierten Insulinstoffwechsels (Hyperglykämie, Hyperlipoproteinämie, erhöhter Glucosegewebespiegel, Azidose, Dehydratation) infolge Insulinmangels mit ketotischer Hyperglykämie bei Typ-1-Diabetes oder Hyperinsulinämie mit Insulinresistenz bei Typ-2-Diabetes (136). Erhöhte Glucosekonzentrationen bewirken u. a. eine vermehrte Glykosylierung und Glykoxidierung von Proteinen, einen Kollagenabbau durch erhöhte proteolytische Aktivität bei gleichzeitig verminderter Kollagensynthese, eine Aktivierung des bei zahlreichen Regulationsprozessen zentral beteiligten Enzyms Proteinkinase C, eine intrazelluläre Sorbitanreicherung mit vermehrtem oxidativem Stress und eine reduzierte Glykolyse mit beispielsweise beeinträchtigter Granulozytenfunktion (16, 29, 85, 89, 103, 104, 109, 128, 152). Betroffen hiervon sind Mechanismen der zellvermittelten Immunabwehr (114, 160), das Netzwerk der kutanen Innervation (79), das nutritiv-vaskuläre Versorgungssystem der Haut und von deren Anhangsgebilde (2, 117, 138), sudomotorische Funktionen (13) und vor allem das Gerüst extrazellulärer Matrixbausteine (24, 68, 127, 150). Hierdurch werden auch Prozesse der Hautalterung (Ablagerung von Endprodukten der nichtenzymatischen Glykosylierung und Glykoxidation von Kollagen) beschleunigt (29). Bedingt durch die vielschichtigen funktionellen Defizite können beim Diabetiker verschiedene Dermatosen im Sinne sekundärer Folgeerkrankungen oder kutaner Komplikationen entstehen. Darüber hinaus findet sich eine Vielzahl weiterer dermatologischer Krankheitsbilder in unterschiedlicher Häufigkeit fakultativ mit einem Diabetes mellitus vergesellschaftet. Zudem können sich Unverträglichkeitsreaktionen der Behandlung, insbesondere medikamentös bedingte Arzneireaktionen, an Haut und Schleimhaut entwickeln.

Zusammengefasst resultieren 4 Kategorien kutaner Erkrankungsmöglichkeiten beim Diabetiker:
- kutane Folgekomplikationen diabetischer Angio- und Neuropathien,
- kutane Infektionen bei diabetesinduzierter Immundefizienz,

▶ Dermatosen in Assoziation mit Diabetes mellitus
▶ kutane Reaktionen als Folge der Diabetestherapie.
Begleiterkrankungen können in unterschiedlicher Lokalisation, aber auch disseminiert am gesamten Integument in Erscheinung treten. Typische Krankheitsbilder und Hautveränderungen finden sich entsprechend in Abb. 29.1 zusammengefasst. In den nachfolgenden Abschnitten werden die speziellen Aspekte der einzelnen Krankheitsgruppen jeweils gesondert abgehandelt.

Klinik

Die diabetische Makro- und Mikroangiopathie sowie die diabetische Polyneuropathie können sensorische und konsekutiv trophische Störungen am Hautorgan, bevorzugt im distalen Extremitätenbereich, hervorrufen (61, 137). Oft unterliegt die klinische Symptomatik einem multifaktoriellen Geschehen, sodass angio- und neuropathische Kausalmechanismen gleichermaßen am Krankheitsgeschehen beteiligt sein können. Klinisch wichtig ist die Differenzierung der vor allem im Rahmen einer diabetischen Makroangiopathie (meist distale Formen) auftretenden akrolokalisierten Gangrän vom infolge der Neuropathie entstehenden Malum perforans im druckbelasteten plantaren Fußbereich (Kap. 28). Bei fortschreitender Ischämie und sensorisch-trophischen Störungen gehen die Folgen meist über die rein kutane Nekrosenbildung hinaus und bedrohen gleichermaßen den stützenden Bewegungsapparat oder die befallene Extremität. Hier können in der Diagnostik neben Internisten speziell auch Angiologen, Neurologen, Dermatologen, Radiologen und in der Therapie dieser Komplikationen zusätzlich Orthopäden und Chirurgen involviert sein. Die Gefäß- und Nervenerkrankungen werden im Detail in den entsprechenden neurologischen und angiologischen Kapiteln abgehandelt, ebenso ist dem diabetischen Fuß ein gesondertes Kapitel gewidmet.

Diabetische Mikro- und Makroangiopathie

Mikroangiopathie. Von spezifischer Relevanz für die häufigsten kutanen Störungen ist die mit Endothelproliferation und Basalmembranschädigung einhergehende Mikroangiopathie. Mikroangiopathische Störungen führen im Verlauf des Diabetes nicht nur zu Folgen an Auge und Niere, sondern auch zur peripheren Minderversorgung der Haut (65) und werden für die Entwicklung der Nervenschädigung mitverantwortlich gemacht. Organspezifische Unterschiede in der enzymatischen Ausstattung matrixdegradierender Enzymsysteme oder im Rezeptorbesatz für Wachstumsfaktoren (105, 96) könnten die bevorzugte Ausprägung der Mikroangiopathie in bestimmten Organsystemen erklären. Morphologische und funktionelle Veränderungen finden sich auch an kutanen Gefäßen (12, 116). Pathologische Kapillarneubildungen werden im Nagelfalzbereich sichtbar, und Aneurysmata sind fluoreszenzoptisch darstellbar (57, 157). Möglicherweise werden hierbei u. a. hypoxieinduzierte Wachstumsfaktoren wie der „vascular endothelial growth factor" (VEGF) (15, 78) als Trigger der Angiogenese wirksam. Die Hyperglykämie führt über eine nichtenzymatische Proteinglykosylierung zu Einlagerungen von Endprodukten („advanced glycosylation end products" [AGE], z. B. Pentosidin bei Typ-1-Diabetes [128]) in die Gefäßwände, und erhöhte Konzentrationen der freien intrazellulären Glucose begünstigen vermutlich über eine Aktivierung des Polyol-Inositol-Metabolismus die Neuropathie (57). Störungen der autonomen Regulation der Hautdurchblutung können dann wiederum einen Einfluss auf die mikrovaskuläre Hämodynamik haben.

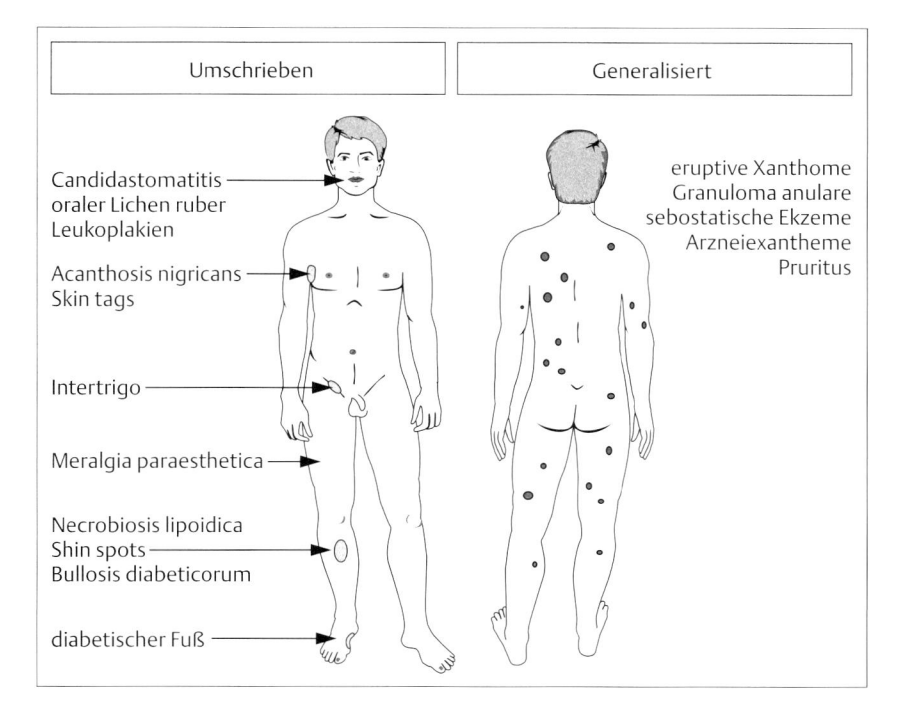

Abb. 29.1 Lokalisationsbezogene Differenzialdiagnose diabetesassoziierter Hautveränderungen.

Umschrieben	Generalisiert
Candidastomatitis oraler Lichen ruber Leukoplakien Acanthosis nigricans Skin tags Intertrigo Meralgia paraesthetica Necrobiosis lipoidica Shin spots Bullosis diabeticorum diabetischer Fuß	eruptive Xanthome Granuloma anulare sebostatische Ekzeme Arzneiexantheme Pruritus

Nichtenzymatische Glykosylierungen wichtiger Basalmembran-Matrixproteine (Kollagen Typ IV, Laminin, Heparansulfat) bewirken möglicherweise auch ein gestörtes Matrixbindungsverhalten und veränderte Filtrationsverhältnisse (11, 16, 23, 128). Studien an der Haut von Patienten mit Typ-2-Diabetes zeigen verminderte mRNA-Spiegel für Pro-α_1-(IV-)Kollagen, Fibronectin und γ-Actin als Hinweis dafür, dass Basalmembranverdickungen eher infolge eines verminderten Matrixabbaus als aufgrund einer verstärkten Synthese entstehen (68). Auch eine veränderte Expression des Vasokonstriktorpeptids Endothelin durch Hautkapillaren signalisieren eine Alteration der endothelialen Funktion (110).

Einige der unten angeführten diabetesassoziierten Dermatosen wurden pathogenetisch teils auf die kombinierten mikroangiopathisch-neurotrophischen Störungen der kutanen Versorgung zurückgeführt. Hierzu zählen die Necrobiosis lipoidica, die diabetische Dermopathie, sklerodermiforme Hautveränderungen und die Pigmentpurpura.

Makroangiopathie. Während die Mikroangiopathie zwar auch zu kleineren kutanen Infarkten führen kann, ist die Hautgangrän mit akrolokalisierter Nekrosenbildung Hauptkomplikation der peripheren diabetischen Makroangiopathie. Symptome sind aufgrund der begleitenden Neuropathie im Vergleich zur nicht diabetesassoziierten arteriellen Verschlusskrankheit meist nur gering ausgeprägt. Im Gegensatz zum neuropathischen Ulkus sind infolge der fortgeschrittenen peripheren Durchblutungsstörung die Fußpulse nicht zu tasten. Die Peripherie ist blass und palpatorisch kühl. Die arteriellen Doppler-Drücke und der Doppler-Index sind pathologisch erniedrigt. Besonders groß ist bei diabetischer Hautgangrän die Neigung zu Sekundärinfektionen, wobei meist mehrere aerobe und anaerobe Keime beteiligt sein können. Eine Sonderform ist die durch Gram-negative Erreger hervorgerufene Vorfußinfektion („Gram-negativer Fußinfekt") mit intensivem süßlichen Fötor, ödematöser Verquellung der Zwischenzehenräume und lividroter phlegmonöser Auftreibung des Fußrückens.

Diabetische Neuropathie

Die Haut des Diabetikers kann im Rahmen von subjektiven mono- oder polyneuropathischen Beschwerden, aber auch von trophisch-neuropathischen Störungen betroffen sein (Kap. 27).

Im Gegensatz zur diabetischen Gangrän sind bei fehlender diabetischer Makroangiopathie die Fußpulse in der Regel vorhanden, die peripheren Doppler-Drücke im Normbereich, und die Peripherie imponiert palpatorisch warm (40). Wundheilungsstörungen bei Diabetikern erklären sich aber nicht nur durch eine Angio- und Neuropathie, sondern möglicherweise wirkt sich auch eine gestörte Glucoseutilisation epidermaler Keratinozyten proliferations- und differenzierungshemmend auf die Reepithelisierungsphase aus (135).

Mononeuropathie. Beschwerden im Bereich der Haut und der Weichteile (neuralgiforme Schmerzen, Parästhesien) sind isoliert am Oberschenkel (N. cutaneus femoris lateralis) bei diabetesassoziierter mononeuropathischer Meralgia paraesthetica möglich, die auch von ekzematös-entzündlichen Veränderungen im Versorgungsgebiet des Nerven begleitet sein kann. Frühe Irritationszeichen der distalen Polyneuropathie können sich durch Brennen der Füße und Kribbelparästhesien der Haut ankündigen (141). Auch die mit brennenden Sensationen und Erythemen der Füße einhergehende, temperaturabhängig auslösbare Erythromelalgie wird gehäuft bei Diabetikern beobachtet und mit einer veränderten Reizschwelle neuropathisch geschädigter C-Faser in Verbindung gebracht (76).

Trophische Neuropathie. Im Rahmen der trophischen Neuropathie und der vaso- bzw. sudomotorischen Sympathikusstörung kommt es zur vasomotorischen Fehlregulation, zu sekretorischen Defiziten (Hypohidrose), zu dystrophischem Nagelwuchs und zu kallösen Hyperkeratosen an druckbelasteten Stellen (22, 48).

Infektionen. Eine schlechte Heilungstendenz nach Bagatelltraumen begünstigt im Zusammenspiel mit der diabetischen Mikroangiopathie Eintrittspforten für Infekte, insbesondere Erysipele mit dem Risiko eines konsekutiven Lymphödems. In fortgeschrittenen Stadien kann sich ein Mal perforans entwickeln. Dieses u. a. auch bei Neuropathien im Rahmen der Lepra oder Neurolues auftretende anästhetische Ulkus entsteht als neurotrophische Defektbildung an druckbelasteter Haut, beim Diabetiker in der Regel an der Fußsohle und an den Zehenballen oder im Fersenbereich am Ort der kallösen Hornmassen, die randständig das Mal perforans umsäumen. Der schmerzlose Ulkusgrund zeigt häufig keine Granulationstendenz, und eine Mitbeteiligung unterliegender ossärer Strukturen (Osteolyse, Osteomyelitis) muss radiologisch ausgeschlossen werden.

Kutane Infektionen

Die Häufigkeit kutaner Infektionen bei Diabetikern ist eng assoziiert mit der Höhe der Blutzuckerspiegel. Begünstigend wirken Milieufaktoren (Hypohidrose), die gestörte Mikrozirkulation und eine supprimierte zelluläre Immunantwort. Die insbesondere im Rahmen der ketoazidotischen Stoffwechselentgleisung beim Typ-1-Diabetes alterierte zelluläre Funktion (Chemotaxis, Phagozytose) begünstigt in erster Linie bakterielle und mykotische Infektionen (93, 104).

■ Bakterielle Infektionen

Staphylogene Pyodermien. Bei Diabetikern treten vor allem staphylogene Pyodermien (Follikulitis, Furunkel, Karbunkel, Impetigo) gehäuft auf. Insbesondere bei Patienten mit rezidivierenden staphylokokkenbedingten Follikulitiden, Furunkulose und ausgedehnten Karbunkeln sollte an Diabetes gedacht werden. Zum Ausschluss eines Erregerreservoirs empfiehlt sich beim Diabetiker mit staphylogenen Pyodermien die Untersuchung von Nasenabstrichen (132). Früher waren gangräneszierende Karbunkel gefürchtet. Aber auch heute werden bei

Diabetikern ungewöhnliche staphylogene Hautinfektionen gesehen (80). Dank entsprechender Antibiotika, konsequenter Blutzuckerkontrolle und hygienischer Maßnahmen sind Pyodermien bei Diabetikern heute seltener und besser beherrschbar.

Erythrasma. Zudem leiden Diabetiker in den intertriginösen Räumen häufig an Erythrasma (94). Diese mit einer bräunlichen, scheibenförmigen Erythembildung und allenfalls diskreten feinlamellaren Schuppung einhergehende Dermatose wird durch Corynebacterium minutissimum ausgelöst (ziegelrote Fluoreszenz der Erreger im Wood-Licht).

Erysipel und ähnliche Erscheinungen. Die diabetische Mikroangiopathie und die begleitende Polyneuropathie begünstigen schlecht heilende Bagatellverletzungen mit Rhagaden an den Füßen als potenzielle Eintrittspforten für Streptokokken als Auslöser von Erysipelen (21). Insbesondere bei gangräneszierendem Erysipel ist an Diabetes mellitus zu denken (Abb. 29.**2**). Abzugrenzen sind erysipelartige Erytheme an Unterschenkeln und Füßen bei älteren Diabetikern (13). Diese wohl auch im Rahmen der autonomen Neuropathie mit gestörter Vasomotorik und Verlust der reflektorischen Vasokonstriktion (138) begünstigten hyperämischen Rötungen sind im Gegensatz zur nahezu stets unilateral lokalisierten Wundrose proximalwärts aufgrund der fehlenden Lymphangitis scharf begrenzt. Auch fehlen Fieber, Hyperthermie der betroffenen Hautareale, Krankheitsgefühl und Schüttelfrost und entsprechende laborchemische Entzündungsparameter.

Mykosen

Faden- und Hefepilze. Tineaerkrankungen durch Fadenpilzinfektionen (Dermatophyten) sind bei Diabetikern insgesamt statistisch nicht signifikant häufiger, allenfalls im Rahmen mikroangiopathisch ausgelöster trophischer Störungen der Zwischenzehenräume (Tinea pedis) oder bei dystrophem Nagelwuchs (Tinea unguium) begünstigt (19, 46, 83, 120). Allerdings prädisponieren die diabetische Stoffwechsellage und insbesondere bei Typ-2-Diabetes eine zusätzliche Adipositas zu Hefepilzinfektionen.

Candidiasis. Im Rattenmodell für Typ-2-Diabetes ist die Infektion verschiedener Gewebe mit pathogenen Candidastämmen begünstigt und die unspezifische Immunantwort durch Makrophagen und Granulozyten herabgesetzt (109). So finden sich bei Diabetikern gehäuft Erkrankungen durch Candida albicans im Haut- und Übergangsschleimhautbereich (134). Entsprechende Krankheitsbilder sind die orale Kandidose (Soor, Abb. 29.**3**), die Candidabalanitis bzw. Candidavulvitis, die Candidaintertrigo und die Candidafollikulitis (13, 18).

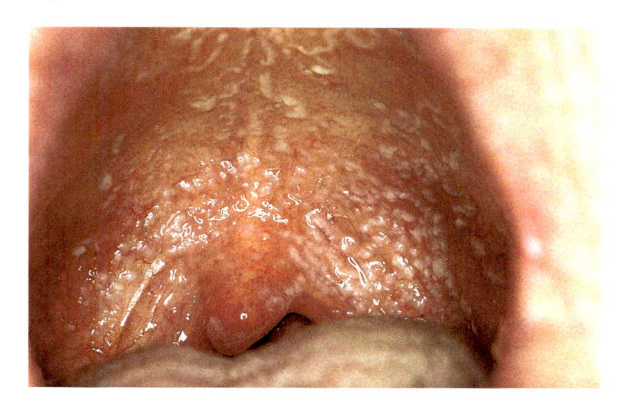

Abb. 29.**3** Orale Kandidose (Soor).

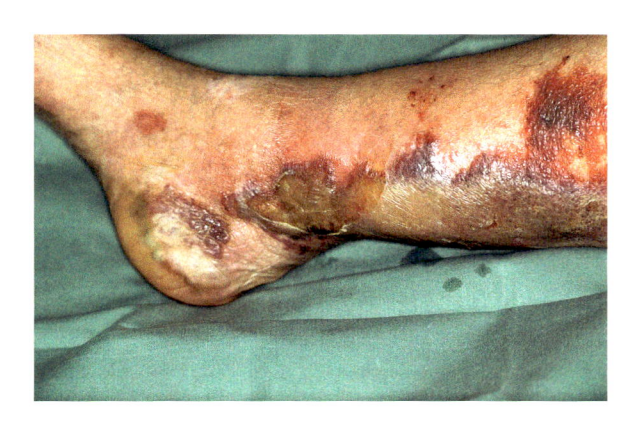

Abb. 29.**2** Ausgedehntes hämorrhagisch-bullöses Erysipel am Unterschenkel bei Diabetes mellitus.

Assoziierte Dermatosen

Überblick

Bei einigen Dermatosen wird ein überzufällig gehäuftes Auftreten bei Diabetikern beobachtet, und sie lassen sich zum Teil pathogenetisch mit der diabetischen Stoffwechselstörung oder deren Folgen am Gefäß- und/oder Nervensystem in Zusammenhang bringen (Tab. 29.**1**). Zudem können im Rahmen von Autoimmunerkrankungen unterschiedliche Endokrinopathien, so auch der Typ-1-Diabetes, zusammen mit einer Vitiligo auftreten (44). Ebenso sind der Diabetes und eine Reihe von Dermatosen als gemeinsame Bestandteile verschiedener Syndrome vergesellschaftet (Tab. 29.**2**). Schließlich sei hier noch das Erythema necroticans migrans (Glukagonomsyndrom, Staphylodermia superficialis circinata) als obligate kutane Paraneoplasie erwähnt, die in nahezu allen Fällen auf einen zugrunde liegenden glucagonproduzierenden Inselzelltumor des Pankreas hinweist und klinisch ebenfalls zunächst als unklare Dermatose im Zusammenhang mit einer neu entdeckten diabetischen Stoffwechselentgleisung imponieren kann. Die sich bevorzugt an Beinen und inguinal zentrifugal ausbreitenden, zirzinären, pustulierenden Erytheme sind weder durch die erhöhten Glucagonwerte noch durch die diabetische Stoffwechsellage oder einen begleitenden Aminosäuremangel erklärbar und bilden sich nach Tumorresektion zurück (1, 77).

Tab. 29.1 Diabetesassoziierte Dermatosen

Erkrankung	Vermutete Pathogenese	Prävalenz (%) bei Diabektikern	Prädilektionsstellen	Besonderheiten
Exsikkations ekzematide/ Pruritus	Hypohidrose, sudomotorische Störungen	häufig	generalisiert	häufig bei Älteren mit zusätzlicher Sebostase
diabetische Dermopathie	Mikroangiopathie	> 50	Unterschenkel	
Necrobiosis lipoidica	Mikroangiopathie Neuropathie	ca. 0,7	Unterschenkel	ca. 2/3 Diabetiker
generalisiertes Granuloma anulare	?		disseminiert	
Acanthosis nigricans	Hyperinsulinämie, insulin-like growth faktor receptor (Keratinozyten), Adipositas	häufig		Typ-2-Diabetes
sklerodermiforme Hautveränderungen	Mikroangiopathie, Neuropathie	ca. 30		Typ-1-Diabetes
Scleroedema adultorum	?	3	disseminiert	
„thick skin"	Mikroangiopathie	20–30	disseminiert	
Aurantiasis cutis	glykosyliertes Kollagen, Karotinämie			
eruptive Xanthome	Hyperlipidämie		gluteäl, Extremitätenstreckseiten	Auftreten akut- exanthematisch
Porphyria cutanea tarda	Hepatopathie, Porphyrinablagerung	ca. 0,3	lichtexponierte Areale	DD: phototoxische Reaktionen bei oralen Antidiabetika
Bullosis diabeticorum	gestörte Adhäsivität der dermoepidermalen Junktion	selten	Unterschenkel, Füße	
Pigmentpurpura	Mikroangiopathie			DD: Arzneireaktionen
perforierende Dermatosen	leukozytäre matrix-degradierende Proteasen (Elastin-, Kollagenabbau)			
Lichen ruber mucosae	?	ca. 1	Mundschleimhaut	fakultative Präkanzerose
Leukoplakien	?	ca. 5	Mundschleimhaut	fakultative Präkanzerose

Tab. 29.2 Kombinationssyndrome: Haut und Diabetes

Syndrom	Hautsymptomatik	Zusatzsymptomatik	Literatur
Bloom	– poikilodermatische Veränderungen	– Kleinwuchs – Immundefizienz – Karzinome – Diabetes	38
Cushing	– Vollmondgesicht – Stammfettsucht – Hirsutismus – Steroidakne	– Hypertonus – Hypogonadismus – Polyglobulie – Diabetes	88

Tab. 29.2 Kombinationssyndrome: Haut und Diabetes

Syndrom	Hautsymptomatik	Zusatzsymptomatik	Literatur
Rabson-Mendelhall	– mukokutane Papillomatose – Acanthosis nigricans	– Makroglossie – Zahndysplasie – Macrogenitosomia praecox – insulinresistenter Diabetes	
Lawrence-Seip	– Lipodystrophie – Acanthosis nigricans – Hirsutismus	– Wachstumsbeschleunigung – Genitalhypertrophie – Hepatomegalie – akromegaloide Züge – insulinresistenter Diabetes	75
Mauriac	– Stammfettsucht – Vollmondgesicht	– Hepatomegalie – Wachstumshemmung – Hypogonadismus – Diabetes	153
Morgagni	– Hirsutismus – Virilismus – Adipositas	– Hyperostosis frontalis interna – Diabetes	55
Prader-Willi	– Acanthosis nigricans – Stammfettsucht	– Kleinwuchs – Myohypotonie – Diabetes – geistige Retardierung – Hypogonadismus	113
progressive Lipodystrophie	– zephalothorakale Lipodystrophie	– Otosklerose – Nierenfehlbildungen – Knochenzysten – Debilität – Diabetes	145
Werner	– sklerodermiforme Atrophie – vorzeitiges Ergrauen der Haare – diffuse Alopezie	– juvenile Katarakte – Kleinwuchs – Hypogonadismus – Fußdeformität – Diabetes	13

Pruritus und Dermatitis

Pathogenese. Pruritus und Dermatitiden sind bei Diabetikern durch verschiedene Faktoren begünstigt. Die infolge der Exsikkose und Hypohidrose hervorgerufene Hauttrockenheit des Diabetikers prädisponiert zu Juckreiz und Austrocknungsekzematiden (97). Letztere unterhalten wiederum den Pruritus und induzieren nicht selten einen Circulus vitiosus mit der Ausbildung lichenifizierter Hautareale und exkoriierter Knötchen im Sinne einer Prurigo simplex subacuta oder chronica, die bei Diabetikern auch als Prurigo diabeticorum bezeichnet wird. Eine insbesondere bei Japanern beschriebene Variante ist die ebenfalls bei Diabetikern gehäufte Prurigo pigmentosa mit einem retikulären Pigmentierungsmuster, die im Gegensatz zur Prurigo simplex die Extremitäten ausspart und auf eine Behandlung mit Minozyklin oder Dapsone anspricht (4).

Exsikkationsekzematide. Diese sind bevorzugt an den Extremitäten ausgeprägt. Bei älteren Patienten kommen eine zusätzliche Sebostase und im Unterschenkelbereich fakultativ auch eine Stauungsdermatose im Rahmen kardialer, venöser oder hypalbuminämischer Ödeme als potenzielle Kofaktoren hinzu. Klinisch imponiert die Haut spröde mit feinsten Einrissen im Stratum corneum, feinlamellarer Schuppung und diskreten Erythemen (État craquelé, Eczema canalé; Abb. 29.**4**). Therapeutisch sind harnstoffhaltige Externa, vorübergehend auch in Kombination mit Hydrocortisonzusatz indiziert. Unterstützend helfen Wasser-in-Öl-Emulsionen und rückfettende Ölbäder.

Intertrigo. Bei adipösen Typ-2-Diabetikern finden sich in den intertriginösen Räumen (inguinal, anogenital, submammär, Hautfalten im Bereich der Fettschürze) infolge der Okklusion und Mazeration gehäuft irritative Dermatitiden (Intertrigo). Superinfektionen mit Candida albicans (Satelliteneffloreszenzen, Pilznachweis) oder ein Erythrasma (Corynebakterien) sind differenzialdiagnostisch abzugrenzen. Therapeutisch sind hier neben Gewichtsreduktion lokal austrocknende Maßnahmen (Sitzbäder in Eichenrindenextrakt, Streifeneinlagen, Farbstoffpinselungen, Zinkölpinselungen) hilfreich.

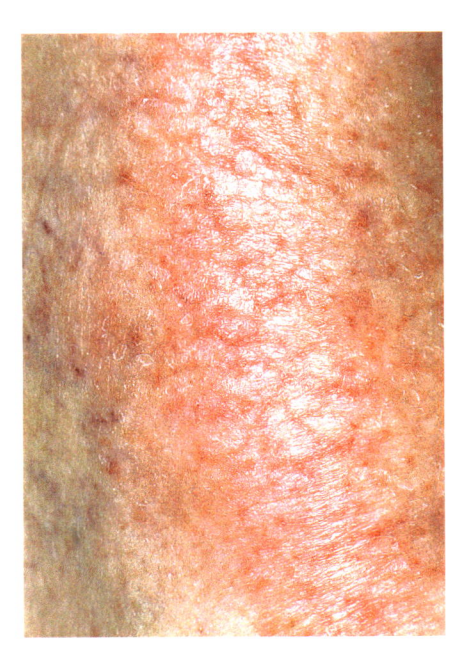

Abb. 29.4 Exsikkationsekzematid (Eczéma craquelé).

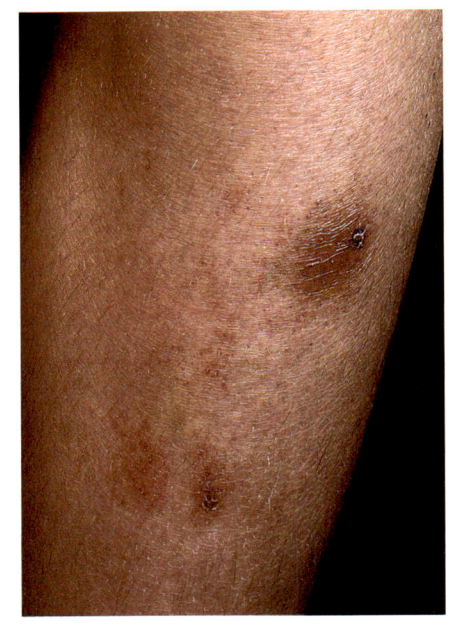

Abb. 29.5 Diabetische Dermopathie („shin spots") prätibial.

Nekrobiotische und atrophisierende Dermatosen

Bei Diabetikern finden sich gehäuft Dermatosen, die histopathologisch durch eine nekrobiotische Kollagendestruktion charakterisiert sind und/oder mit atrophischer Narbenbildung einhergehen. Hierzu zählen die Necrobiosis lipoidica und das Granuloma anulare disseminatum, die in verschiedenen klinischen Manifestationsformen und Lokalisationsmustern auftreten können (34, 87). Zu atrophischen Herden führt auch die diabetische Dermopathie (8). Auch eine Assoziation mit Lichen sclerosus et atrophicus wurde postuliert (37).

Diabetische Dermopathie („shin spots"). Diese Dermatose findet sich bevorzugt im prätibialen Unterschenkelbereich und ist die häufigste Hautveränderung bei Diabetikern (bis zu 60%; 66). Klinisch imponieren atrophe hyperpigmentierte Flecken (Abb. 29.**5**). Histologisch zeigen initiale Läsionen Ödeme der papillären Dermis mit Erythrozytenextravasaten und lymphozytären Infiltraten. Später finden sich Kapillarwandverdickungen, die als Hinweis für mikroangiopathische Veränderungen an anderen Organen aufgefasst wurden (diabetische Dermangiopathie) (5). Zum Teil dürften „shin spots" auch Narben als Traumafolgen mit postinflammatorischer Hyperpigmentierung verkörpern (57).

Necrobiosis lipoidica. Die Necrobiosis lipoidica ist bei etwa 2/3 der Erkrankten mit einem Diabetes mellitus vergesellschaftet. Umgekehrt entwickeln aber nur etwa 0,7% aller Diabetiker eine Necrobiosis lipoidica (63, 130). Das Krankheitsbild zeigt eine Gynäkotropie (3 : 1), wird bei Asiaten und Schwarzen kaum beobachtet, findet sich gleichermaßen bei Typ-1- und Typ-2-Diabetes und kann diesem in 15% der Fälle um bis zu 2 Jahre vorausgehen (93). Wie bei der diabetischen Dermopathie werden bevorzugt die prätibialen Unterschenkelareale befallen. Nur in Einzelfällen sind andere Hautregionen erkrankt, so das Abdomen oder die Skalpregion (47, 86). Die Erkrankung kann nach mehrjährigem Verlauf eine Spontanremission erfahren und ist in ihrer Ausprägung von der Diabeteseinstellung unabhängig. Initial finden sich klinisch scharf begrenzte braunrote Plaques, die später in gelblich-bräunliche, wachsartig glänzende, atrophische Maculae übergehen (Abb. 29.**6**a,b). Bei 1/3 der Patienten entwickeln sich intraläsionale Ulzerationen (141; Abb. 29.**6**c). Histopathologisch durchlaufen die Herde granulomatös-nekrobiotische und sklerosierende Stadien auf dem Boden einer initialen neutrophilen nekrotisierenden Vaskulitis und konsekutiver obliterierender Endarteriitis. Immunhistologisch finden sich Niederschläge von Immunglobulinen (IgG, IgM, IgA) und Komplement (C3; 111). Die Pathogenese der nekrobiotischen Kollagendegeneration bleibt umstritten. Eine Verursachung im Rahmen der Mikroangiopathie ist nicht gesichert, ebenso wenig die Hypothese einer immunologisch über endotheliale Zytokine getriggerten Entzündungskaskade mit extrazellulärer Matrixschädigung und verminderter fibroblastärer Kollagenneosynthese (10, 100, 111). Unklar ist auch die Rolle von Zytoskelett-Autoantikörpern (50). Therapeutisch kommen in aktiven Stadien topische Steroide (extern unter Okklusion, intraläsional) zur Anwendung. Der Nutzen einer systemischen Behandlung mit Dipyridamol, Acetylsalicylsäure, Ticlopidin oder Clofazimin bleibt fraglich (33, 102, 140). Insbesondere Clofazimin ist wegen der renalen Komplikationen bei Diabetikern kaum vertretbar. Der Thrombozytenaggregationshemmer Ticlopidin sollte nicht zusammen mit

Acetylsalicylsäure, Heparin oder nichtsteroidalen Antiphlogistika verabreicht werden (102).

Granuloma anulare. Die Assoziation des Diabetes mit Granuloma anulare, einer weiteren nekrobiotischen Dermatose, wird kontrovers betrachtet und betrifft allenfalls die generalisierte Variante der Erkrankung (43). Im Gegensatz zu den typischen scheibenförmig indurierten Plaques des Granuloma anulare mit randständig ringförmig angeordneten hautfarbenen Papeln manifestiert sich die disseminierte Sonderform eher durch das eruptive Auftreten atypischer livider Papeln und nur zum Teil mit anulären Effloreszenzen, die histologisch als Palisadengranulome imponieren (palisadenartig angeordnete histiozytäre Inflitrate um zentrale nekrobiotische Herde). Hier können auch Faszien und Sehnen befallen sein. Bei disseminiertem Granuloma anulare erscheint unter den verschiedenen kasuistisch mitgeteilten systemischen Therapieempfehlungen (u. a. Kaliumiodid, Vitamin E, Chloroquin, Niacinamid, Gold, Clofazimin, Chlorpropamid, Sulfone, Corticosteroide, Ciclosporin A, Retinoide, Photochemotherapie; 13, 102) bei Diabetikern eingeschränkt nur ein Versuch mit Photochemotherapie, Retinoiden oder Sulfonen (DADPS = Diaminodiphenylsulfon; cave: allergologische Kreuzreaktionen bei Unverträglichkeit gegenüber sulfonylharnstoffhaltigen Antidiabetika und Diuretika auf Sulfonamidbasis; Wirkungsverstärkung bei gleichzeitiger Gabe oraler Antidiabetika) vertretbar.

Hautveränderungen mit dermaler Induration und/oder Sklerosierung

Formen und Pathogenese. Zu dieser Erkrankungsgruppe zählen sklerodermieartige Hauterscheinungen bei Diabetikern: das Scleroedema adultorum, die Dupuytren-Kontraktur, aber auch Verdickungen und Verhärtungen der Haut an Handrücken („diabetic thick skin") und Fingern („Huntley's papules", „fingers pebbles"), die einige Autoren als Frühmarker bei Diabetes ansehen (20, 59, 148). Pathogenetisch werden die nichtenzymatische Glykosylierung von Kollagenmolülen oder Albumin sowie eine Kollagenhydratation infolge Polyolakkumulation erwogen (17, 31), wofür auch eine teilweise Beeinflussbarkeit im Gefolge einer konsequenten Diabetestherapie zu sprechen scheint (81).

Sklerodermiforme Hautveränderungen wurden bei Typ-1-Diabetikern in bis zu 30% in Verbindung mit diabetischer Mikroangio- und Neuropathie gefunden (14, 123) und ursprünglich im Zusammenhang mit Minderwuchs, Gelenksteife und periartikulärer Hautverdickung beschrieben (122). Ihre Prävalenz steigt mit der Erkrankungsdauer. Eingeschränkte Hautmobilität und Retinopathie sollen invers mit der Expression von HLA-DQ1 korrelieren (39). Bei diabetischen Kindern mit Gelenk- und Hautmanifestationen wurden erniedrigte zirkulierende Kollagen- und Laminspiegel als Hinweis auf einen reduzierten Basalmembran-Turnover in den Geweben gefunden (150).

Das Scleroedema adultorum (Buschke) ist charakterisiert durch Verdickung und Verhärtung der blasser

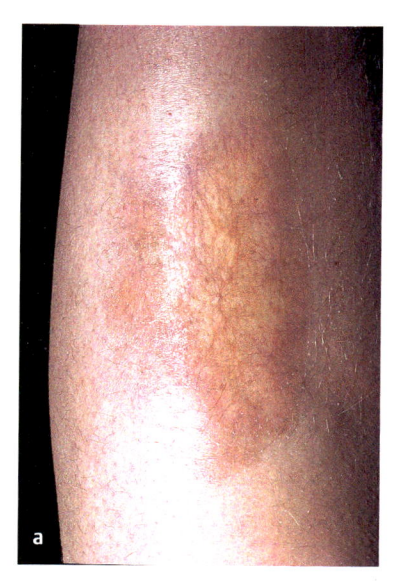

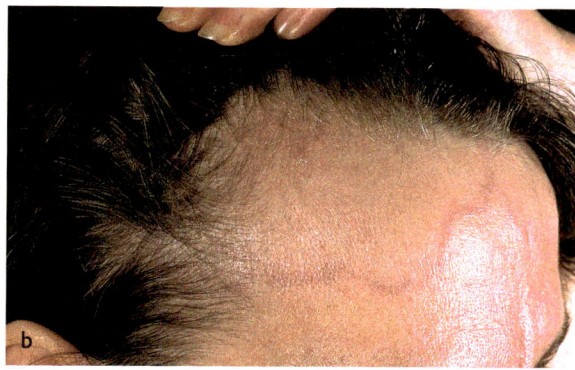

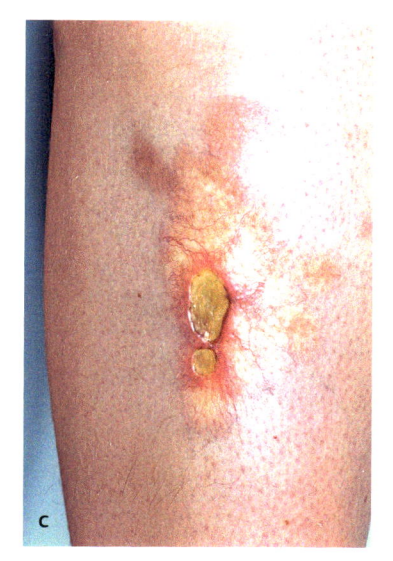

Abb. 29.**6** Necrobiosis lipoidica.
a Typischer Befund prätibial.
b Befall der Stirn-Haar-Grenze mit drohender narbig-atrophisierenden Alopezie. Differenzialdiagnostisch muss in erster Linie eine anuläre Form der kutanen Sarkoidose ausgeschlossen werden.
c Necrobiosis lipoidica unter dem Bild eines Ulcus cruris.

wirkenden, nicht eindrückbaren Haut im oberen Rücken- und Nackenbereich bei etwa 3% der übergewichtigen Typ-2-Diabetiker (Skleroedema diabeticorum; 72; Abb. 29.**7**). Es tritt allerdings vorwiegend nicht diabetesassoziiert, typischerweise postinfektiös auf (144). Bei starker Ausprägung können auch die Arme betroffen sein und werden mit ballonartig aufgetriebener Haut flektiert und vom Körper abduziert gehalten. Histopathologisch finden sich hyaluronsäure- und mastzellreiche Ödemzonen zwischen aufgelockerten dermalen Kollagenfasern (26). Experimentell konnte eine vermehrte Syntheseleistung für Matrixproteine (Kollagene, Fibronectin) in Fibroblasten nachgewiesen werden (149). Bei initialen Formen ist differenzialdiagnostisch das ödematöse Stadium einer Sklerodermie und die eosinophile Fasziitis abzugrenzen. Die Therapie ist schwierig. Empfohlen werden Antibiotika analog der systemischen Sklerodermie oder Glucocorticoide. Aber auch eine Spontanheilung der panzerartigen Hautverdickung mit Restitutio ad integrum ist noch nach Jahren möglich (13).

Ablagerungsdermatosen

Hierzu zählen die bei Diabetes gehäuft zu beobachtenden eruptiven Xanthome, im weiteren Sinne aber auch die Porphyria cutanea tarda mit kutaner Anreicherung von Porphyrinen und die infolge der Hyperkarotinämie auftretende Aurantiasis cutis (88).

Eruptive Xanthome können sich bei Hyperlipoproteinämie Typ IV (Hyperpräbetalipoproteinämie, VLDL) als gelbrote Papeln und Knoten, z. T. mit entzündlich gerötetem Randsaum, in wenigen Wochen über das gesamte Integument mit Bevorzugung der Extremitätenstreckseiten und der Glutäalregion ausbreiten (13; Abb. 29.**8**a). Histopathologisch finden sich in den Effloreszenzen typische lipidspeichernde Makrophagen (vakuolenreiche Schaumzellen). Im Gegensatz zu Xanthelasmen oder tuberösen Xanthomen treten sie assoziiert mit latentem Diabetes mellitus auf, aber auch im Rahmen der diabetischen Fettstoffwechselstörung. Eine Rückbildung wird bereits durch die alleinige Kontrolle des Blutzuckers beobachtet (Abb. 29.**8**b).

Aurantiasis cutis. Die bei Diabetikern vorkommende Gelbfärbung der Haut („yellow skin") ist nur bei einem Teil der Betroffenen als Aurantiasis cutis im Sinne einer Carotinablagerung (Karotinose) zu erklären (107). Typisch sind farbliche Änderungen im Bereich der Nasenspitze und palmoplantar. Die Skleren bleiben weiß. Der Bilirubinspiegel ist im Normbereich. Zu den Erkrankungen, bei denen nicht nutritiv induzierte Aurantiasis cutis auftreten kann, zählen Hyperlipidämien, gestörte Vitamin-A-Synthese, Hypothyreose, chronische Nephritis und Diabetes mellitus (13, 88). Bei Diabetikern wird auch eine Gelbtingierung von nichtenzymatisch glykosylierten Proteinen ursächlich diskutiert (58).

Die **erworbene Porphyria cutanea tarda** ist möglicherweise indirekt über die Hepatopathie (verminderte katalytische Aktivität der hepatischen Uroporphyrinogendecarboxylase) mit dem Diabetes assoziiert, der sich bei etwa 17% der Erkrankten nachweisen lässt (69). Durch Ablagerung hochkarboxylierter Porphyrine in der Haut kommt es an lichtexponierten Stellen zu der Epidermolysis bullosaähnlichen Reaktionen mit hämorrhagischen subepidermalen Blasenbildungen und nachfolgenden Erosionen, Narben und Milien sowie leichter Verletzbarkeit (Abb. 29.**9**). Eine Hypertrichose in der Jochbeingegend, sklerodermiforme Veränderungen der betroffenen Gesichtshaut und eine ausgeprägte aktinische Elastose sind ebenfalls typische Manifestationen (42). Bei Patienten unter Langzeithämodialyse sind analoge Veränderungen als Pseudoporphyrie mit allerdings normalen Porphyrinwerten abzugrenzen. Als klassische Behandlung gilt die Aderlasstherapie nach Ippen (500 ml alle 14 Tage über 2 Monate und nachfolgend monatlich bis zur Normalisierung der Porphyrinausscheidung) und die Gabe von Chloroquin (2 × 125 mg/ Woche), deren Indikation allerdings bei Diabetikern aufgrund der möglichen Augenkomplikationen und strenger Überwachung zu stellen ist (102).

Bullosis diabeticorum

Klinik. Das Auftreten von Blasen kennzeichnet auch die Bullosis diabeticorum, die allerdings im Gegensatz zur Porphyria cutanea tarda nicht die lichtexponierten Handrücken und Gesichtspartien, sondern generell die distalen Extremitätenabschnitte bevorzugt (101). Es handelt sich um keine einheitliche Entität, sondern um eine heterogene Manifestation bullöser Reaktionen (147). Sie beginnen in der Regel als pralle, wasserklare Blasen, können mehrere Zentimeter groß sein, werden im weiteren Verlauf zunehmend schlaff oder hinterlassen Erosionen (Abb. 29.**10**a). Die Blasen sollen sowohl

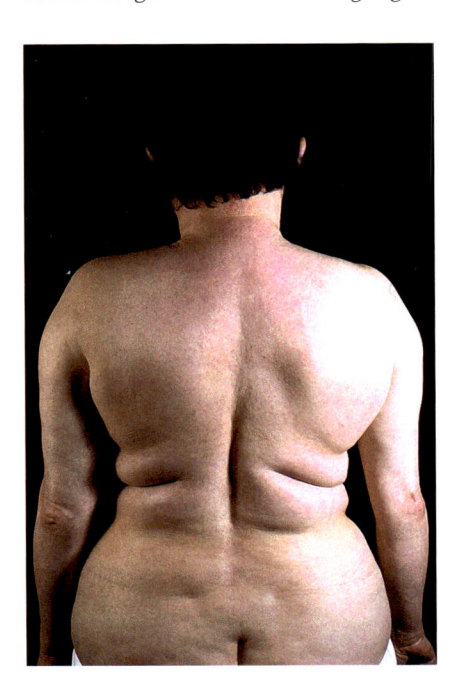

Abb. 29.**7** Scleroedema diabeticorum bei adipöser Patientin.

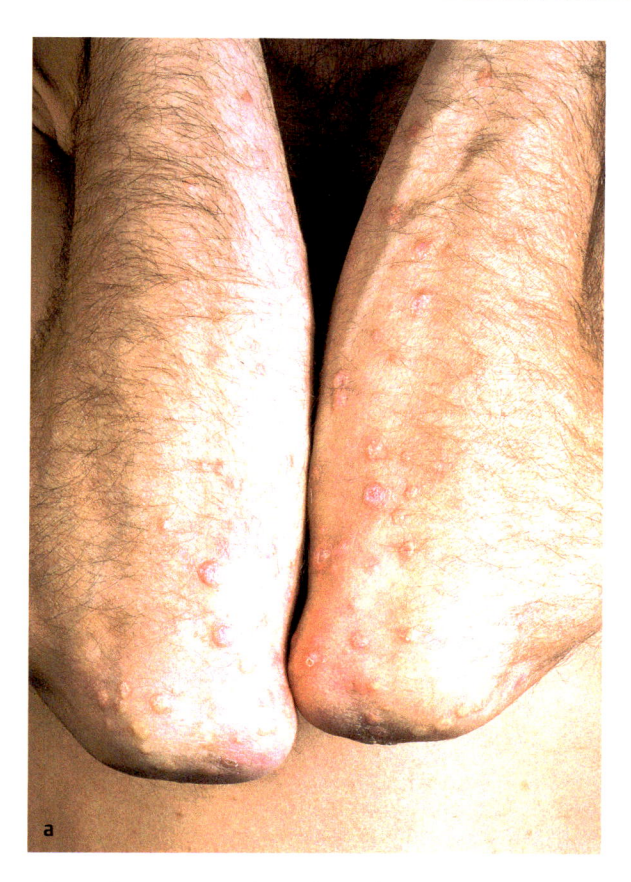

Abb. 29.8 Eruptive Xanthome bei Diabetes mellitus.
a Ausgangsbefund.

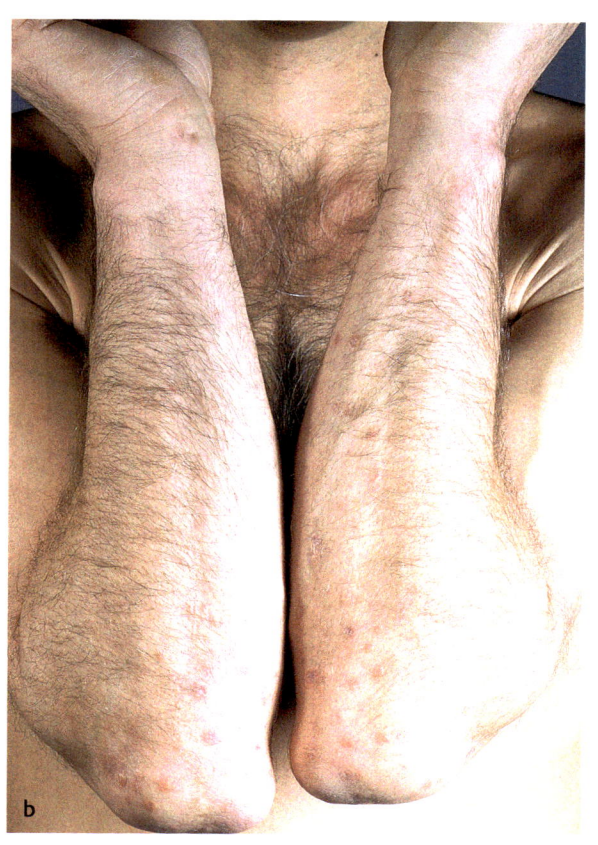

b Befund nach Einstellung der Blutzuckerspiegel mit Rückbildung der Papeln.

Die **Pathogenese** ist entsprechend der unterschiedlichen Lokalisation unklar. Immunglobulinablagerungen werden nur in Einzelfällen berichtet (60). Allerdings ist die Schwelle zur experimentellen Induktion von Saugblasen bei Typ-1-Diabetikern erniedrigt (6), sodass analog der Epidermolysis bullosa eine erhöhte Neigung zur Blasenbildung bereits nach geringeren Traumata erklärbar wäre. Gehäuft sind Patienten mit lange bestehendem Typ-1-Diabetes und peripherer Neuropathie betroffen.

Acanthosis nigricans

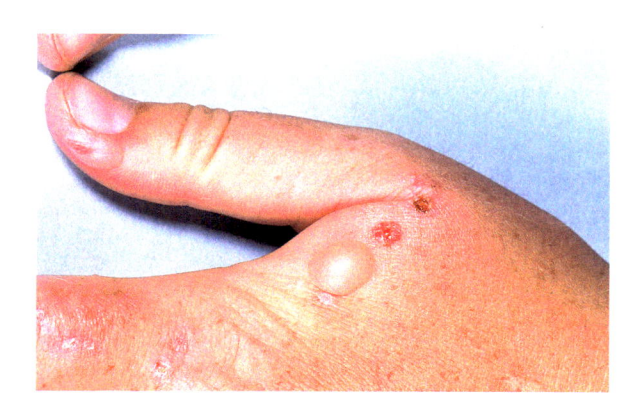

Abb. 29.9 Porphyria cutanea tarda mit Vesikeln, Erosionen und Krusten am Handrücken.

Pathogenese. Bei Diabetikern kommt sowohl die Acanthosis nigricans benigna im Rahmen der Endokrinopathie, aber auch die sog. Pseudoakanthose im Rahmen der Adipositas vor (13, 139). Insulin selbst kann eine pathogenetische Rolle spielen, da Rezeptoren für „insulinlike growth factor" (IGF-I) von Keratinozyten exprimiert werden und hohe Insulinspiegel bei insulinresistentem Diabetes mellitus die epidermale Zellproliferation anregen (28, 118). So wird das Auftreten einer Acanthosis nigricans auch im Rahmen des mit einer Insulinrezeptorstörung verbundenen Rabson-Mendelhall-Syndroms (13) und weiterer diabetesassoziierter erblicher Syndrome gesehen (Tab. 29.2).

intra- als auch subepidermal (dann meist hämorrhagisch) in Erscheinung treten können (Abb. 29.10b). Bei intraepidermaler Ausprägung besteht keine Akantholyse, und es ist zu klären, ob hier nicht nach zunächst subepidermaler Kontinuitätstrennung bereits eine Reepithelisierung am Grund stattgefunden hat. Bei subepidermaler Spaltbildung wurden Formen mit Sitz in der Lamina lucida und tiefer gelegene im Bereich der Verankerungsfibrillen der Basalmembran gefunden.

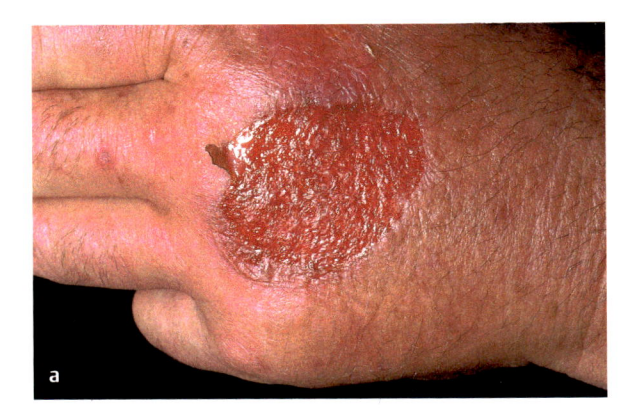

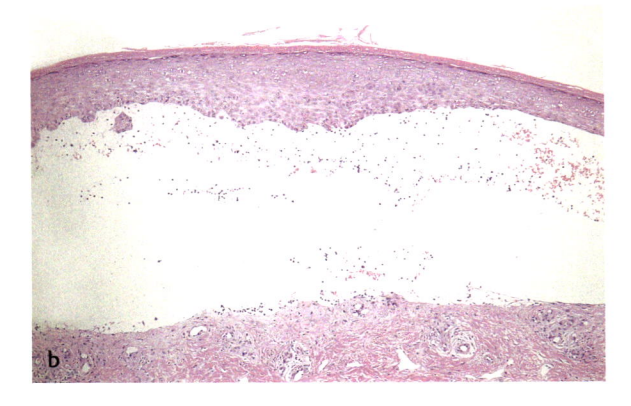

Abb. 29.10 Bullosis diabeticorum.
a Klinisches Bild mit postbullöser großflächiger Erosion.
b Feingeweblich Nachweis einer subepidermalen Spaltbildung im Randbereich.

Klinik. Bei Acanthosis nigricans benigna sind vor allem die Achselhöhlen und die seitlichen Hals- und Nackenpartien symmetrisch betroffen. Es finden sich verruciforme Epithelhyperplasien mit schmutzig-graubraunen Hyperkeratosen. Bei Pseudoakanthose im Rahmen der Adipositas sind die Veränderungen unscheinbarer. Eine Pigmentierung mit diskreter samtartiger Verdickung des Hautreliefs ist hierbei häufig mit kleinen gestielten Fibromen vergesellschaftet (Abb. 29.11).

■ Perforierende Dermatosen

Formen und Pathogenese. Die Gruppe der perforierenden Dermatosen umfasst seltene Erkrankungen, bei denen als gemeinsames Merkmal dermale zelluläre (z. B. Entzündungszellen, Erythrozyten) oder extrazelluläre Komponenten (Mucin, alterierte Matrixbestandteile, Kollagen, Elastin, Nucleinsäuren) transepithelial eliminiert werden (112, 158). Neben Dermatosen mit sekundärer Perforation (perforierendes Granuloma anulare, Pseudoxanthoma elasticum) zählen hierzu der Morbus Kyrle, die perforierende Follikulitis, die reaktive perforierende Kollagenose und die Elastosis perforans serpiginosa. In den vergangenen Jahren mehren sich Berichte über das Auftreten dieser Erkrankungen bei Diabetikern

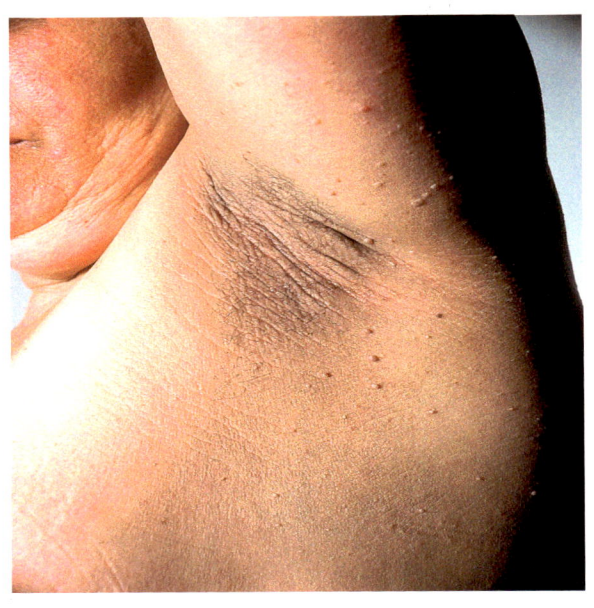

Abb. 29.11 Pseudoacanthosis nigricans bei Adipositas und Typ-2- Diabetes mit gleichzeitig bestehenden multiplen gestielten Fibromen („skin tags").

und Patienten mit Niereninsuffizienz, speziell unter Hämodialyse (25, 49, 133). Da in diesen Fällen fließende Übergänge im klinischen Bild bestehen, werden die diabetesassoziierten Formen auch unter dem Begriff der erworbenen reaktiven perforierenden Dermatosen zusammengefasst.

Klinik und pathologische Anatomie. Klinisch imponieren keratotische juckende Papeln an Stamm und Extremitäten (Abb. 29.12a), die typischerweise trotz des Pruritus im Gegensatz zur Prurigo keine Kratzexkoriationen aufweisen. Histologisch können kollagene, aber auch elastische Bindegewebebestandteile im zentralen keratotischen Pfropf nachgewiesen werden (Abb. 29.12c). Ultrastrukturell wurden bei einem niereninsuffizenten Diabetiker Ablagerungen von Mikrokristallisationskeimen (Urate, Hydroxylapatit?), umgeben von Makrophagen, nachgewiesen, die möglicherweise hierdurch aktiviert den Matrixabbau induzieren (49).

■ Sonstige Veränderungen im Haut- und Schleimhautbereich

Weitere Haut- und Schleimhautveränderungen, bei denen eine Assoziation mit Diabetes postuliert wird, betreffen u. a. die bei älteren Patienten ohnehin häufigen gestielten Fibrome („skin tags"; 146), die Pigmentpurpura und Nagelverfärbungen (82), orale Leukoplakien, den Lichen ruber mucosae (Abb. 29.13; 3) und die Psoriasis (54). Bei Pigmentpurpura ist eine Arzneireaktion und Stasisdermatitis differenzialdiagnostisch zu berücksichtigen, Leukoplakien und ein Lichen ruber mucosae sind bei Diabetikern von entsprechenden Formen der Kandidose (auch erosiv) abzugrenzen.

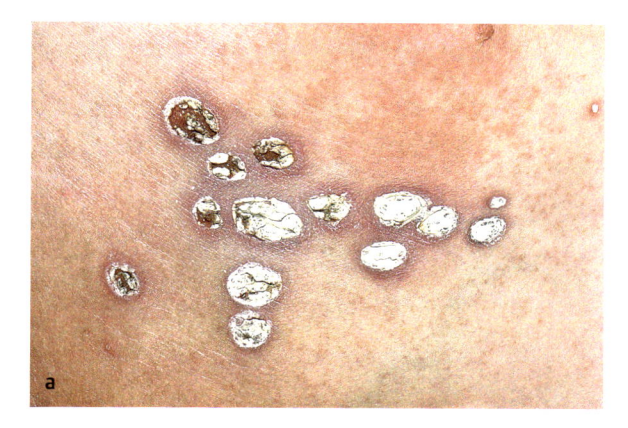

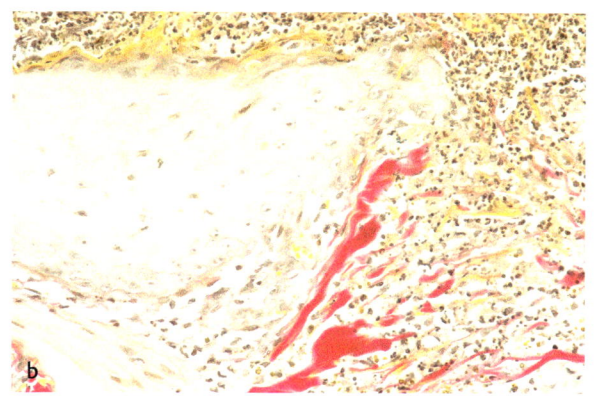

Abb. 29.12 Perforierende Kollagenose bei Typ-2-Diabetes.
a Keratotische Papeln am oberen Stamm.
b Histologisch Ausschleusung von kollagenen Faserbündeln.

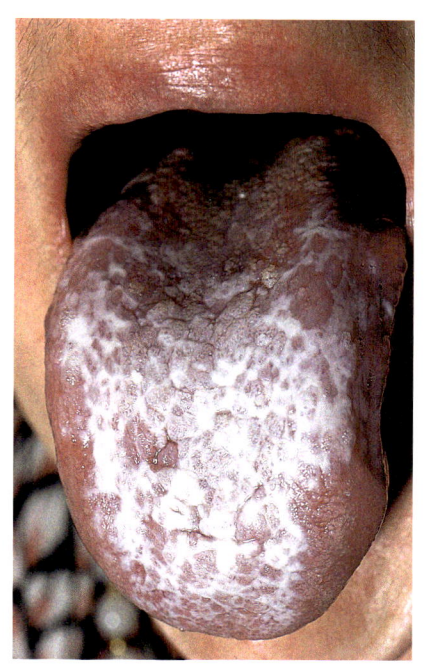

Abb. 29.13 Lichen ruber mucosae mit Zungenbefall („Zuckerplätzchenzunge").

Im Zusammenhang mit Diabetes umstrittene oder gar in ihrer Existenz angezweifelte Hauterscheinungen wie z. B. die Rubeosis diabetica (41) bleiben hier unberücksichtigt. Auf die verschiedenen einzelkasuistischen Mitteilungen über das assoziierte Auftreten von Hauterkrankungen und Diabetes mellitus – z. B. Alopezia areata universalis (143), Dermatitis herpetiformis (115), eruptive Klarzellsyringome (71) – auch im Rahmen seltener Syndrome und Stoffwechseldefekte – z. B. Allesandrini-Syndrom (56), Adenosindesaminasemangel (99), Insulinresistenz und Lipatrophie (131) – wird hier ebenfalls nicht eingegangen, zumal eine zufällige Koinzidenz in diesen Fällen nicht immer ausgeschlossen werden kann.

Möglicherweise ist der diabetische Genotyp vergesellschaftet mit einer „hellen Komplexion" (helle Haut-, Haar- und Augenfarbe; 159). Annahmen, wonach Diabetiker eine geringere Prävalenz für atopische Haut- und Schleimhauterkrankungen zeigen, haben sich nicht bestätigt (142).

Therapieassoziierte kutane Reaktionen

Diese treten infolge der oralen Therapie, im Rahmen der Insulininjektionen oder bedingt durch die Einnahme künstlicher Süßstoffe auf und können sich als lokale oder systemische Unverträglichkeitsreaktionen manifestieren (7). Bei Verdacht auf eine immunologisch vermittelte Reaktion ist das auslösende Allergen durch sorgfältige allergologische Anamnese und ggf. geeignete Testverfahren möglichst zu identifizieren und auch die Frage der Kreuzreaktionen bei der Auswahl therapeutischer Alternativen zu bedenken.

Lokale Reaktionen

Neben den üblicherweise bei repetitiven Injektionen möglichen Komplikationen (Weichteilinfektion, Keloidbildung, Nekrosen) waren bei insulinpflichtigen Diabetikern früher speziell die Lipatrophie und die Lipohypertrophie am Ort der subkutanen Injektionen häufiger (53, 92, 136).

Lipatrophie. Die vermutlich immunologisch (Immunkomplexe?) oder durch lipolytisch wirksame Präparatebestandteile getriggerte Lipatrophie entwickelt sich über ein anfängliches entzündliches Lipogranulom. Es tritt häufiger bei tierischem Insulin auf und wurde seit Verwendung gereinigter Präparationen seltener. Typischerweise erscheint es etwa 4–6 Monate nach Therapiebeginn und persistiert in den meisten Fällen (108).

Lipohypertrophie. Demgegenüber wird die seltenere Hypertrophie des subkutanen Fettgewebes („Insulinlipom") eher durch lipogene Insulineffekte erklärt und daher auch bei neuen Insulinprodukten gesehen.

Granulomatöse Reaktionen wurden auf Bestandteile von Kunststoffspritzen (74), aber auch auf zinkhaltige Insuline (Zinkgranulome) zurückgeführt (64).

Arthus-Phänomen. Als relativ häufig galt früher auch das Arthus-Phänomen mit hämorrhagischem Erythem und Tendenz zur Nekrosebildung an der Injektionsstelle (67). Bei subkutaner Insulininfusionstherapie wurden neben Infektionen und Reaktionen auf Bestandteile des Infusionssystems auch allergische und pseudoallergische Reaktionen in Form lokaler Eritheme und Induration gesehen, die nach Wechsel des Insulinpräparates verschwanden (106).

Weitere lokale Störungen. Zudem wurde u. a. über lokale Hyperpigmentierungen, der Acanthosis nigricans ähnliche Veränderungen, hyperkeratotische Papeln, Kalzinose oder Ödeme berichtet (32, 62, 125, 161). Zellvermittelte lokale Spättypreaktionen äußern sich durch entzündliche Infiltrationen und Juckreiz nach 24–48 Stunden, IgG-vermittelte Soforttypreaktionen durch urtikarielle Schwellungen oder juckende Indurationen kurz nach der Injektion (62). Selbst bei gentechnisch gewonnenen rekombinanten Humaninsulinen sind derartige Reaktionen – wenn auch extrem selten – möglich, die auch auf veränderte Tertiärstrukturen der Moleküle zurückgeführt wurden (45, 129).

Systemische Reaktionen

Formen. Allergien können als Dermatitiden und Exantheme, Soforttypreaktionen (Urtikaria, Angioödeme), Vaskulitiden oder Purpura in Erscheinung treten (Tab. 29.**3**). Im Gefolge der IgG-vermittelten Soforttypreaktionen entwickeln sich in Ausnahmefällen auch noch verzögert serumkrankheitsartige Reaktionen (30).

Insulin und weitere Allergene. Systemische allergische Reaktionen auf Insuline sind insgesamt selten (häufiger bei Rinder- als bei Schweineinsulin, sehr selten bei gereinigten oder gentechnologisch gewonnenen Produkten; 30, 84, 108, 155). Neben den verschiedenen Insulinpräparationen kommen als Allergene auch Produktverunreinigungen, Fremdproteine tierischen Ursprungs und bei Depotinsulinen die Resorptionsverzögerer (Surfen, Protamin) in Betracht. Eine erfolgreiche Hyposensibilisierung wurde mit humanem rDNA-Insulin nach einer Soforttyp-Allergie beschrieben (121). Auch sind die humanen Insulinanaloga gentechnologischen Ursprungs (Insulin Aspartat) eine therapeutische Alternative beim Auftreten allergischer Reaktionen gegen Humaninsuline (156).

Orale Antidiabetika. Beim Typ-2-Diabetiker werden allergische Reaktionen in erster Linie durch die oralen Antidiabetika hervorgerufen (52). Hier können sich neben den oben genannten Reaktionen auch dem Erythema exsudativum multiforme ähnliche Verlaufsformen bis zur vital bedrohlichen, toxischen epidermalen Nekrolyse (Lyell-Syndrom) entwickeln (Tab. 29.**4**).

Für zahlreiche orale Antidiabetika ist die Auslösung photoallergischer Reaktionen typisch, die in eine chronisch persistierende Lichtreaktion übergehen können (Abb. 29.**14**; 36). Die verschiedenartigsten Reaktionen sind vor allem bei Sulfonylharnstoffpräparaten der Anfangsjahre bekannt (Kap. 9), wobei neben den photoallergischen Dermatitiden makulopapulöse oder urtikarielle Exantheme dominieren. Die Möglichkeit allergischer Kreuzreaktionen mit Sulfonamiden ist zu beachten.

Zusätzlich zu den in der Tab. 29.**4** aufgelisteten Hautreaktionen sei auch der Alkohol-Flush (Rötung, Tachykardie, Kopfschmerz, Dyspnoe) erwähnt, der sich am häufigsten (auf autosomal dominanter Basis bis zu 30%, durch endogene Opioide mediiert?) und stärksten ausgeprägt bei Chlorpropamid findet (151). Auch das Hydantoinderivat Sorbinil kann entsprechend dem Diphenylhydantoin zu verschiedenen allergischen Reaktionen Anlass geben und wurde daher nicht auf den Markt gebracht.

Künstliche Süßstoffe. Von Allergien auf die antidiabetische Therapie abzugrenzen sind entsprechende Manifestationen auf künstliche Süßstoffe (Tab. 29.**5**), die ebenfalls unterschiedliche Hautreaktionen hervorrufen können (9, 73). Bei Benzosulfimid und Cyclamat sind Kreuzallergien bezüglich Sulfonamiden möglich, Aspartam kann zusätzlich zu Pannikulitiden im Bereich der Beine führen (91, 98, 161).

Tab. 29.**3** Insulininduzierte systemische Hautreaktionen (161)

Insulintyp	Pruritus	Exanthem/Dermatitis	Urtikaria	Angioödem	Vaskulitis	Purpura
Insulin, Schwein	+	+	+	+	+	+
Protamin-Zink-Insulin, Schwein	+	+	+	+		+
Isophaninsulin, Schwein	+		+	+		+
Isophaninsulin, Rind			+			
Monokomponenten-Insulin		+	+	+	+	
Insulin, Humanes	+		+	+		

Tab. 29.4 Systemische Hautreaktionen durch orale Antidiabetika

Medikament	Exanthem/ Dermatitis Pruritus	Urtikaria Angioödem	EEM/TEN	Fixe toxische Arzneireaktion	Vaskulitis	Purpura	Photosensibilisierung	LE
Metformin	+	+			+	+		
Acarbose								
Sorbinil	+		+			+		
Tolbutamid	+	+	+	+	+	+	+	+
Chlorpropamid	+	+	+		+	+	+	+
Carbutamid	+	+	+		+	+	+	+
Acetohexamid	+	+				+	+	
Tolazamid	+	+				+	+	
Glymidine	+	+				+		
Glibenclamid	+	+		+		+	+	
Glibornurid	+	+				+		
Glipizid	+	+					+	
Glisoxepid	+	+					+	
Chlorpentazid								
Gliclazid	+							

LE = Lupus erythematodes (arzneiinduziert oder aggraviert), EEM = Erythema exsudativum multiforme, TEN = toxische epidermale Nekrolyse (Lyell-Syndrom).

Tab. 29.5 Systemische Hautreaktionen durch künstliche Süßstoffe

Süßstoff	Pruritus	Exanthem/ Dermatitis	Urtikaria	Angioödem	Fixe toxische Arzneireaktion	Photosensibilisierung
Benzosulfimid	+	+	+		+	+
Cyclamat	+	+	+	+		+
Aspartam		+	+			

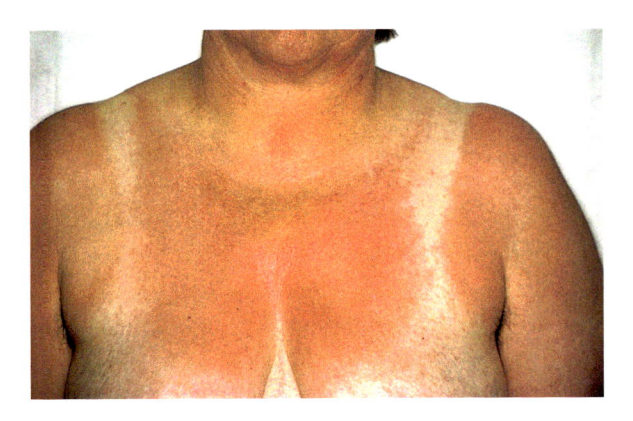

Abb. 29.14 Photoallergische Dermatitis mit typischem Ekzembild an den lichtexponierten Hautarealen.

Literatur

1. Abreira, C., M. DeBartolo, R. Katzen, A. M. Lawrence: Disappearance of glucagonoma rash after surgical resection but not during dietary normalization of serum amino acids. Amer. J. clin. Nutr. 39 (1984) 351–351
2. Ajam, Z., S. Barton, R. Marks: Characterization of abnormalities in the cutaneous microvasculature of diabetic subjects. Brit. J. Dermatol. 107, Suppl. 22 (1982) 22–23
3. Albrecht, M., J. Banoczy, E. Dinya et al.: Occurrence of oral leukoplakia and lichen planus in diabetes mellitus. J. oral. Pathol. 21 (1992) 364–366
4. Aramaki, J., R. Happle: Prurigo pigmentosa. Hautarzt 52 (2001) 111–115
5. Bauer, M., N. E. Levan: Diabetic dermangiopathy: a spectrum including pretibial pigmented patches and necrobiosis lipoidica diabeticorum. Brit. J. Dermatol. 83 (1970) 528–535
6. Bernstein, J. E., L. E. Levine, M. M. Medenica et al.: Reduced threshold to suction-induced blister formation in insulin-epidermolysis bullosa without immunoreactants. J. Amer. Acad. Dermatol. 8 (1983) 790–791
7. Bigby, M., S. Jick, H. Jick, K. Arndt: Drug-induced cutaneous reactions: a report from the Boston Collaborative Drug Surveillance Program on 15,438 consecutive inpatients, 1975 to 1982. J. Amer. med. Ass. 256 (1986) 3358–3363
8. Binkley, G. W.: Dermatopathy in the diabetic syndrome. Arch. Dermatol. 92 (1965) 625–634
9. Birkbeck, J.: Saccharin-induced skin rashes. N. Z. med. J. (1989) 102:24
10. Boulton, A. J. M., R. G. Cutfield, D. Abouganem et al.: Necrobiosis lipoidica diabeticorum: a clinicopathologic study. J. Amer. Acad. Dermatol. 18 (1988) 530–537
11. Boyd-White, J., J. C. Williams jr.: Effect of cross-linking on matrix permeability. A model for AGE-modified basement membranes. Diabetes 45 (1996) 348–353
12. Braverman, I. M., J. Sibley, A. Keh-Yan: Ultrastructural analysis of the endothelial-pericyte relationship in diabetic cutaneous vessels. J. invest. Dermatol. 95 (1990) 147–153
13. Braun-Falco, O., P. Plewig, H. H. Wolff: Dermatologie und Venerologie, 4. Aufl. Springer, Berlin 1996
14. Brik, R., M. Berant, P. Vardi: The scleroderma-like syndrome of insulin- dependent diabetes mellitus. Diabet. Metab. Rev. 7 (1991) 121–128
15. Brogi, E., G. Schatterman, T. Wu, E. A. Kim, L. Varticovski, B. Keyt, J. M. Isner: Hypoxia-induced paracrine regulation of vascular endothelial growth factor receptor expression. J. clin. Invest. 97 (1996) 469–476
16. Brownlee, M.: Advanced protein glycosylation in diabetes and aging. Ann. Rev. Med. 46 (1995) 223–234
17. Buckingham, B. A., J. Uitto, C. Sandborg et al.: Scleredema-like changes in insulin dependent diabetes mellitus: clinical and biochemical studies. Diabet. Care 7 (1984) 163–169
18. Budayr, A., K. R. Feingold: Dermatologic complications of diabetes IX. Candida infections. Clin. Diabet. 8 (1990) 12–13
19. Buxton, P. K., L. J. Milne, R. J. Prescott, M. C. Proudfoot, F. M. Stuart: The prevalence of dermatophyte infection in well-controlled diabetics and the response to Trichophyton antigen. Brit. J. Dermatol. 134 (1996) 900–903
20. Cabo, H., A. Woscoff, J. G. Casas: Empedrado digital: marcador temprano de engrosamiento cutaneo en pacientes diabeticos. Arch. argent. Dermatol. 43 (1993) 185–192
21. Calhoun, J. H., J. T. Mader: Infection in the diabetic foot. Hosp. Pract. 30 (1992) 81–104
22. Caputo, G. M., P. R. Cavanagh, J. S. Ulbrecht et al.: Assessment and management of foot disease in patients with diabetes. New Engl. J. Med. 331 (1994) 854–860
23. Cavolet, F., G. Anfossi, I. Russo et al.: Nonenzymatic glycation of fibronectin impairs adhesive and proliferative properties of human vascular smooth muscle. Metab. clin. Exp. 45 (1996) 285–292
24. Cechowska-Pasko, M., J. Palka, E. Bankowski: Decrease in the glycosaminoglycan content in the skin of diabetic rats. The role of IGF-I, IGF-binding proteins and proteolytic activity. Molec. cell. Biochem. 154 (1996) 1– 8
25. Cochran, R. J., S. B. Tucker, J. K. Wilkin: Reactive perforating collagenosis of diabetes mellitus and renal failure. Cutis 31 (1983) 55–58
26. Cohn, B. A., C. E. Wheeler, R. A. Briggaman: Scleredema adultorum of Buschke and diabetes mellitus. Arch. Dermatol. 101 (1970) 27–35
27. Cooley, B. C., D. P. Hanel, H. Lan et al.: The influence of diabetes on free flap transfer. II. The effect of ischemia on flap survival. Ann. plast. Surg. 29 (1992) 65–69
28. Cruz, P. D. jr., J. A. Hud jr.: Excess insulin binding to insulin-like growth factor receptors: proposed mechanism for acanthosis nigricans. J. invest. Dermatol. 98 (1992) 82S–85S
29. Dyer, D. G., J. A. Dunn, S. R. Thorpe et al.: Accumulation of Maillard reaction products in skin collagen in diabetes and aging. J. clin. Invest. 91 (1993) 2463–2469
30. Dykewicz, M. S., H. W. Kim, N. Orfan, T. J. Yoo, P. Lieberman: Immunologic analysis of anaphylaxis to protamine component in neutral protamine Hagedorn human insulin. J. Allergy 93 (1994) 117–125
31. Eaton, P. R.: The collagen hydration hypothesis: a new paradigm for the secondary complications of diabetes mellitus. J. chron. Dis. 39 (1986) 753–766
32. Edidin, D. V.: Cutaneous insulin reaction resembling acanthosis nigricans. Pediatr Dermatol 2 (1985) 161–179
33. Eldor, A., E. G. Diaz, E. Napastek: Treatment of diabetic necrobiosis with aspirin and dipyridamole. New Engl. J. Med. 298 (1978) 1033
34. Erkek, E., A. Karaduman, G. Bukulmez, N. Senturek, O. Ozkaya: An unusual form of generalized granuloma annulare in a patient with insulin-dependent diabetes mellitus. Acta Derm Venereol 81 (2001) 48–50
35. Feingold, K. R., P. H. Elias: Skin problems in the diabetes clinic. In: Mogensen, C. E., Staindl: Concepts for the Ideal Diabetes Clinic. De Gruyter, Berlin 1993 (p. 215–233)
36. Feuermann, E., A. Frumkin: Photodermatitis induced by chlorpropamide: a report of five cases. Dermatologica 176 (1973) 25–29
37. Garcia-Bravo, B., P. Sanchez-Pedreno, A. Rodriguez-Pichardo, F. Camacho: Lichen sclerosus et atrophicus. A study of 76 cases and their relation to diabetes. J. Amer. Acad. Dermatol. 19 (1988) 482–485
38. German, J.: Bloom's syndrome. Dermatol. Clin. 13 (1995) 7–18
39. Gertner, E., S. Sukenik, D. D. Gladman: HLA antigens and nailfold capillary microscopy studies in patients with insulin dependent and noninsulin dependent diabetes mellitus and limited joint mobility. J. Rheumatol. 17 (1990) 1375–1379
40. Gfesser, M., W. I. Worret, J. Schneider et al.: Das diabetische Fußsyndrom. Z. Hautkr. 69 (1994) 581–584
41. Gitelson, S., N. Wertheimer-Kaplinski: Color of the face in diabetes mellitus: observations on a group of patients in Jerusalem. Diabetes 14 (1965) 201–208
42. Goerz, G., S. Korda: Porphyria cutanea tarda (PCT) und Diabetes mellitus. Z. Hautkr. 52 (1977) 1165–1174
43. Goodfield, M. J. D., L. G. Millard: The skin in diabetes mellitus. Diabetologia 31 (1988) 567–575
44. Gould, I. M., R. S. Gray, S. J. Urbaniak, R. A. Elton, L. J. P. Duncan: Vitiligo in diabetes mellitus. Brit. J. Dermatol. 113 (1985) 153–155
45. Grammer, L. C., B. E. Metzger, R. Patterson: Cutaneous allergy to human (recombinant DNA) insulin. J. Amer. med. Ass. 251 (1984) 1459–1460
46. Greene, R. A., R. K. Scher: Nail changes associated with diabetes mellitus. J. Amer. Acad. Dermatol. 16 (1987) 1015–1021
47. Grots, I. A., J. S. Strauss, M. Mescon: Necrobiosis lipoidica diabeticorum of the abdomen. Arch. Dermatol. 83 (1961) 505–507

48 Grunfeld, C.: Diabetic foot ulcers: etiology, treatment, and prevention. Advanc. intern. Med. 37 (1991) 103–132
49 Haftek, M., S. Euvrad, J. Kanitakis, E. Delawari, D. Schmitt: Acquired perforating dermatosis of diabetes mellitus and renal failure: further ultrastructural clues to its pathogenesis. J. cutan. Pathol. 20 (1993) 350–355
50 Haralambous, S., C. Blackwell, D. G. Mappouras et al.: Increased natural autoantibody activity to cytoskeleton proteins in sera from patients with necrobiosis lipoidica, with or without insulin-dependent diabetes mellitus. Autoimmunity 20 (1995) 267–275
51 Haroon, T. S.: Diabetes and skin: a review. Scot. Med. J. 19 (1974) 257–267
52 Harris, E. L.: Adverse reactions to oral antidiabetic agents. Brit. med. J. 1971/III, 29–30
53 Hauner, H., B. Stockkamp, B. Haastert: Prevalence of lipohypertrophy in insulin-treated diabetic patients and predisposing factors. Exp. clin. Endocrinol. 104 (1996) 106–110
54 Henseler, T., E. Christophers: Disease concomitance in psoriasis. J. Amer. Acad. Dermatol. 32 (1995) 982–986
55 Herzberg, J. J.: Hauterscheinungen bei Diabetes mellitus. Hautarzt 25 (1974) 579–584
56 Hoffman, M. D., C. Dudley: Suspected Alezzandrini's Syndrome in a diabetic patient with unilateral retinal detachment and ipsilateral vitiligo and poliosis. J. Amer. Acad. Dermatol. 26 (1992) 496–497
57 Hoffmann, U., U. K. Franzeck, A. Bollinger: Gibt es eine kutane Mikroangiopathie bei Diabetes mellitus? Dtsch. med. Wschr. 119 (1994) 36–40
58 Huntley, A. C.: The cutaneous manifestations of diabetes mellitus. J. Amer. Acad. Dermatol. 7 (1982) 427–455
59 Huntley, A. C.: Finger pebbles: a common finding in diabetes mellitus. J. Amer. Acad. Dermatol. 14 (1986) 612–617
60 James, W. D., R. B. Odom, D. K. Goette: Bullous eruption of diabetes mellitus: a case with positive immunofluorescence microscopy findings. Arch. Dermatol. 116 (1980) 1191–1192
61 Janka, H. U., E. Standl, H. Stiegler, R. Standl: Angiopathien bei Diabetes mellitus. In Mehnert, H., K. Schöffling, E. Standl, K. H. Usadel: Diabetologie in Klinik und Praxis, 3. Aufl. Thieme, Stuttgart 1994 S. 418–460
62 Jegasothy, B. V.: Allergic reactions to insulin. Int. J. Dermatol. 19 (1980) 139–141
63 Jelinek, J. E.: Cutaneous manifestations of diabetes mellitus. Int. J. Dermatol. 33 (1994) 605–617
64 Jordaan, H. F., M. Sandler: Zink-induced granuloma – a unique complication of insulin therapy. Clin. exp. Dermatol. 14 (1989) 227–229
65 Jorneskog, G., K. Brismar, B. Fagrell: Skin capillary circulation severely impaired in toes of patients with IDDM, with and without late diabetic complications. Diabetologia 38 (1995) 474–480
66 Kerl, H., H. Kresbach: Prätibiale atrophische Pigmentflecke. Ein mikrovasculär bedingtes Hautsymptom des Diabetes mellitus. Hautarzt 23 (1972) 59–66
67 Kimmig, J.: Hautmanifestationen bei Arzneimittelallergie. Internist 3 (1962) 697–705
68 Kolbe, M., J. L. Kaufman, J. Friedman et al.: Changes in steady-state levels of mRNAs coding for type IV collagen, laminin and fibronectin following capillary basement membrane thickening in human adult onset diabetes. Connect. Tiss. Res. 25 (1990) 77–85
69 Köstler, E.: Porphyria cutanea tarda und Diabetes mellitus. Dermatol. Mschr. 172 (1986) 481–484
70 Krakowski, A., J. Covo, C. Berlin: Diabetic scleroedema. Dermatologica 146 (1973) 193–198
71 Kudo, H., I. Yonezawa, A. Ieka et al.: Generalized eruptive clear-cell syringoma. Arch. Dermatol. 125 (1989) 1716–1717
72 Kunzelmann, V., C. Schnelle, H. Audring, A. Brenke, K. Harnack: Scleroedema diabeticorum. Ein Bericht über vier Fälle. Hautarzt 47 (1996) 214–217
73 Lamberg, S. I.: A new photosensitizer: the artificial sweetener cyclamate, J. Amer. med. Ass. 201 (1967) 747–750
74 Lapiere, C. M., G. E. Pierarda, J. F. Hermanns et al.: Unusual extensive granulomatosis after long-term use of plastic syringes for insulin injections. Dermatologica 165 (1982) 580–590
75 Lawrence, R. D.: Lipodystrophy and hepatomegaly with diabetes, lipidaemia and other metabolic disturbances. Lancet 1946/I, 724–731
76 Layzer, R.B.: Hot feet: erythromelalgia and related disorders. J Child Neurol 16 (2001) 199–202
77 Leichter, S. B.: Glucagonoma: an endocrine neoplasm with a unique dermatosis – necrolytic migratory erythema. In Jelinek, J. E.: The Skin in Diabetes. Lea & Febiger, Philadelphia 1986 (p. 143–153)
78 Levy, A. P., N. S. Levy, M. A. Golberg: Post-transcriptional regulation of vascular endothelial growth factor by hypoxia. J. biol. Chem. 271 (1996) 2746–2753
79 Levy, D. M., G. Terenghi, X. H. Gu: Immunohistochemical measurement of nerves and neuropeptides in diabetic skin: relationship to tests of neurological function. Diabetologia 35 (1992) 889–897
80 Liebermann, A. A., M. E. Grossman, D. Bloomgarden: Sporotrichoid lymphangitis due to Staphylococcus aureus in a diabetic patient. Clin. infect. Dis. 21 (1995) 433–444
81 Lieberman, L. S., A. L. Rosenbloom, W. J. Riley el al.: Reduced skin thickness with pump administration of insulin. New Engl. J. Med. 303 (1980) 940–941
82 Lithner, F.: Purpura, pigmentation and yellow nails of the lower extremities in diabetes. Acta med. scand. 199 (1976) 203–208
83 Lugo-Somolinos, A., J. L. Sánchez: Prevalence of dermatophytosis in patients with diabetes. J. Amer. Acad. Dermatol. 26 (1991) 408–410
84 Lynfield, Y., P. Rosman: Insulin allergy. Arch. Dermatol. 115 (1979) 591–592
85 Lyons, T., K. E. Bailie, D. G. Dyer et al.: Decrease in skin collagen glycation with improved glycemic control in patients with insulin-dependent diabetes mellitus. J. clin. Invest. 87 (1991) 1910–1915
86 Mackey, J. P.: Necrobiosis lipoidica diabeticorum involving the scalp. Brit. J. Dermatol. 93 (1975) 729
87 Magro, C. M., A. N. Crowson, S. Regauer: Granuloma annulare and necrobiosis lipoidica tissue reactions as a manifestation of systemic disease. Hum. Pathol. 27 (1996) 50–56
88 Marghescu, S.: Hautkrankheiten. In Mehnert, H., K. Schöffling, E. Standl, K. H. Usadel: Diabetologie in Klinik und Praxis, 3. Aufl. Thieme, Stuttgart 1994 (S. 544–560)
89 Marova, I., J. Zahejsky, H. Sehnalova: Non-enzymatic glycation of epidermal proteins of the stratum corneum in diabetic patients. Acta diabetol. 32 (1995) 38–43
90 Mazer, J. M., S. Belaich: Bullose idiopathique des diabétiques. Ann. Dermatol. Vénéréol. 114 (1987) 593–597
91 McCauliffe, D. P., K. Poitras: Aspartam-induced lobular panniculitis. J. Amer. Acad. Dermatol. 24 (1991) 298–300
92 McNally, P. G., N. I. Jowett, J. J. Kurinczuk, R. W. Peck, J. R. Hearnshaw: Lipohypertrophy and lipoatrophy complicating treatment with highly purified bovine and porcine insulins. Postgrad. med. J. 64 (1988) 850–853
93 Meurer, M., R. M. Szeimies: Diabetes mellitus and skin diseases. Curr. Probl. Dermatol. 20 (1991) 11–23
94 Montes, L. F., H. Dobson, B. G. Dodge, W. R. Knowles: Erythrasma and diabetes mellitus. Arch. Dermatol. 99 (1969) 674–680
95 Muller, S. A., R. K. Winkelmann: Necrobiosis lipoidica diabeticorum: a clinical and pathological investigation of 171 cases. Arch. Dermatol. 93 (1966) 272–281
96 Nakamura, T., M. Fukui, I. Ebihara, S. Osada, Y. Tomino, H. Koide: Abnormal gene expression of matrix metalloproteinases and their inhibitor in glomeruli from diabetic rats. Renal Physiol. Biochem. 17 (1994) 316–325

97 Neilly, J. B., A. Martin, N. Simpson, A. C. MacCuish: Pruritus in diabetes mellitus: investigation of prevalence and correlation with diabetes control. Diabet. Care 9 (1986) 273–275

98 Novick, N. L.: Aspartame-induced granulomatous panniculitis. Ann. intern. Med. 102 (1985) 206–207

99 Notarangelo, L. D., G. Stoppoloni, R. Toraldo et al.: Insulin-dependent diabetes mellitus and severe atopic dermatitis in a child with adenosine deaminase deficiency. Europ. J. Pediat. 151 (1992) 811–814

100 Oikarien, A., M. Mortenhumer, M. Kallioinen et al.: Necrobiosis lipoidica: ultrastructural and biochemical demonstration of a collagen defect. J. invest. Dermatol. 88 (1987) 227–232

101 Oursler, J. R., O. M. Goldblum: Blistering eruption in a diabetic bullosis diabeticorum. Arch. Dermatol. 127 (1991) 247–250

102 Orfanos, C. E., C. Garbe: Therapie der Hautkrankheiten. Springer, Berlin 1995

103 Palka, J., E. Bankowski, M. Wolanska: Changes in IGF-binding proteins in rats with experimental diabetes. Ann. Biol. clin. 51 (1993) 701–706

104 Perschel, W. T., M. Yildiz, K. Federlin: Comparison of granulocyte function in diabetes mellitus type 1 and type 2. Immun. u. Infekt. 22 (1994) 222–226

105 Pfeiffer, A., H. Schatz: Diabetic microvascular complications and growth factors. Exp. clin. Endocrinol. Diabet. 103 (1995) 7–14

106 Pietri, A., P. Raskin: Cutaneous complications of chronic continuous subcutaneous insulin infusion therapy. Diabet. Care 4 (1981) 624–626

107 Pietzker, F., V. Kuner: Aurantiasis cutis Baelz – ein wieder modernes Krankheitsbild. Hautarzt 26 (1975) 137–139

108 Plantin, P., B. Sassolas, M. H. Guileet, D. Tater, G. Guillet: Accidents cutanés allergiques aux insulines. Ann. Dermatol. Vénéréol 115 (1988) 813–817

109 Plotkin, B. J., D. Paulsen, A. Chelich et al.: Immune responsiveness in a rat model for type II diabetes (Zucker rat, fa/fa): susceptibility to Candida albicans infection and leukocyte function. J. med. Microbiol. 44 (1996) 277–283

110 Properzi, G., G. Terenghi, X. H. Gu, G. Poccia, R. Pasqua et al.: Early increase precedes a depletion of endothelin-1 but not of von Willebrand factor in cutaneous microvessels of diabetic patients. A quantitative immunohistochemical study. J. Pathol. 175 (1995) 243–252

111 Quimby, S. R., S. A. Muller, A L. Schroeter: The cutaneous immunopathology of necrobiosis lipoidica diabeticorum. Arch. Dermatol. 124 (1988) 1364–1371

112 Rapini, R. P., A. A. Hebert, C. R. Drucker: Acquired perforating dermatosis: evidence for combined elimination of both collagen and elastic fibers. Arch. Dermatol. 125 (1989) 1074–1078

113 Reed, W. B., W. Ragsdale jr, A. S. Curtis, H. J. Richards: Acanthosis nigricans in association with various genodermatoses with emphasis on lipodystrophic diabetes and Prader Willi syndrome. Acta derm.-venereol. 48 (1968) 465–473

114 Reeves, W. G., R. M. Wilson: Infection, immunity and diabetes. In Alberti, K. G. M. M., R. A. DeFronzo, H. Keen, P. Zimmet: International Textbook of Diabetes Mellitus. Wiley, Chichester 1992 (p. 1165–1171)

115 Reijonen, H., J. Ilonen, M. Knip et al.: Insulin-dependent diabetes mellitus associated with dermatitis herpetiformis: evidence for heterogeneity of HLA-associated genes. Tiss. Antigens 37 (1991) 94–96

116 Rendell, M., T. Bergman, G. O'Donnell et al.: Microvascular blood flow, volume, and velocity measured by laser Doppler techniques in IDDM. Diabetes 38 (1989) 819–824

117 Rendell, M., O. Bamisedun: Diabetic cutaneous mircroangiopathy. Amer. J. Med. 93 (1992) 611–618

118 Rendon, M. L., P. D. Cruz, R. D. Sontheimer et al.: Acanthosis nigricans: a cutaneous marker of tissue resistance to insulin. J. Amer. Acad. Dermatol. 21 (1989) 461–469

119 Rocca, F., E. Pereya: Phlyctenular lesions in the feet of diabetic patients. Diabetes 12 (1963) 220–222

120 Romano, C., L. Massai, F. Asta, A.M. Signorini: Prevalence of dermatophytic skin and nail infections in diabetic patients. Mycoses (2001) 83–86

121 Rosas Vargas, M.A., M. Alvarez Amador, L.M. Alvarez Amador et al.: Desensitization to human recombinant DNA insulin in an adolescent with insulin-dependent diabetes mellitus. Rev. Alerg. Mex. 48 (2001) 129 - 1232

122 Rosenbloom, A. L., J. L. Frias: Diabetes mellitus, short stature and joint stiffness – a new syndrome (abstract) Clin. Res. 22 (1974) 92A

123 Rosenbloom, A. L., J. H. Silverstein, D. C. Lezzotte et al.: Limited joint mobility in childhood diabetes mellitus indicates increased risk for microvascular disease. New Engl. J. Med. 305 (1981) 191–194

124 Savin, J. A.: Bacterial infections in diabetes mellitus. Brit. J. Dermatol. 91 (1974) 481–487

125 Shaper, A. G.: Parotid gland enlargement and the insulin-oedema syndrome. Brit med. J. 1966/I, 803–804

126 Schmidt, W.: Über die Häufigkeit und zunehmende Bedeutung der beim Diabetes mellitus zu beobachtenden Hauterkrankungen. Z. Hautkr. 37 (1964) 4–13

127 Schnider, S. L., R. R. Kohn: Effects of age and diabetes mellitus of the solubility and nonenzymatic glycosylation of human skin collagen. J. clin. Invest. 67 (1981) 1630

128 Sell, D. R., E. C. Carlson, V. M. Monnier: Differential effects of type 2 diabetes mellitus on pentosidine formation in skin and glomerular basement membrane. Diabetologia 36 (1993) 936–941

129 Small, P., S. Lerman: Human insulin allergy. Ann. Allergy 53 (1984) 39–41

130 Small, L., L. G. Millard, A. Stevens et al.: Necrobiosis lipoidica: the footprint not the footstep. Brit. J. Dermatol. 123 (Suppl.) (1990) 47

131 Smith, J. P., T. W. Burns, C. C. Leigh: Diabetes mellitus and lipatrophy. Sth. med. J. 83 (1990) 573–576

132 Smith, J. A., J. J. O'Connor, A. T. Willis: Nasal carriage of Staphylococcus aureus in diabetes mellitus. Lancet 1966/II, 776–777

133 Sollberg, S., O. Wehrenberg, P. Altmeyer, H. Holzmann: Morbus Kyrle bei Diabetes mellitus und chronisch-terminaler Niereninsuffizienz. Z. Hautkr. 61 (1986) 767–772

134 Sonek, C. E., O. Somersalo: The yeast flora of the anogenital region in diabetic girls. Arch. Dermatol. 88 (1963) 846–852

135 Spravchikov, N., G. Sizyakov, M. Gartsbein et al: Glucose effects on skin keratinocytes: implications for diabetes skin complications. Diabetes 50 (2001) 1627–1635

136 Standl, E., A. G. Ziegler, H. J. Vogt: Haut und Diabetes. In Macher, E. G. Kolde, E. B. Bröcker: Jahrbuch der Dermatologie. Biermann, Zülpich 1995 (S. 57–74)

137 Standl, E., H. Stiegler, H. U. Janka, B. Hillebrand: Der diabetische Fuß. In Mehnert, H., K. Schöffling, E. Standl, K. H. Usadel: Diabetologie in Klinik und Praxis, 3. Aufl. Thieme, Stuttgart 1994 (S. 561–588)

138 Stevens, M. J., M. E. Edmonds, S. L. Douglas et al.: Influence of neuropathy on the microvasculature response to local heating in the human diabetic foot. Clin. Sci. 80 (1991) 249–256

139 Stone, O. J.: Acanthosis nigricans – decreased extracellular matrix viscosity: cancer, obesity, diabetes, corticosteroids, somatotropin. Med. Hypotheses. 40 (1993) 154–157

140 Stratham, B., A. Y. Finlay, R. Marks: A randomized double-blind comparison of aspirin and dipyridamole combination versus a placebo in the treatment of necrobiosis lipoidica. Acta derm.-venereol. 61 (1981) 270–271

141 Strian, F., M. Haslbeck: Neurologische Erkrankungen. In Mehnert, H., K. Schöffling, E. Standl, K. H. Usadel: Diabetol-

ogie in Klinik und Praxis, 3. Aufl. Thieme, Stuttgart 1994 (S. 510–543)
142 Stromberg, L. G., G. J. Ludviggson, B. Bjorksten: Atopic allergy and delayed hypersensitivity in children with diabetes. J. Allergy 96 (1995) 188–192
143 Taniyama, M., K. Kushima, Y. Ben et al.: Simultaneous development of insulin dependent diabetes mellitus and alopecia areata universalis. Amer. J. med. Sci. 301 (1991) 269–271
144 Tate, B. J., J. W. Kelly, H. Rotstein: Scleredema of Buschke: a report of seven cases. Aust. J. Dermatol. 37 (1996) 139–142
145 Taylor, W. B., W. M. Honeycutt: Progressive lipodystrophy and lipoatrophic diabetes: review of the literature and case reports. Arch. Dermatol. 84 (1961) 31–36
146 Thappa, D. M.: Skin tags as markers for diabetes mellitus: an epidemiological study in India. J. Dermatol. 22 (1995) 729–731
147 Toonstra, J.: Bullosis diabeticorum. J. Amer. Acad. Dermatol. 13 (1985) 799–805
148 Tuzun, B., Y. Tuzun, N. Dinccag et al.: Diabetic sclerodactyly. Diabet. Res. clin. Pract. 27 (1995) 153–157
149 Varga, J., S. Gotta, L. Li, S. Sollberg, M. Di Leonardo: Scleroderma adultorum: case report and demonstration of abnormal expression of extracellular matrix genes in skin fibroblasts in vivo and in vitro. Brit. J. Dermatol. 132 (1995) 992–999
150 Veijola, R., M. Knip, L. Risteli et al.: Clinical characteristics and circulating collagen and laminin metabolites in insulin-dependent diabetic children with joint and skin manifestations. Pediat. Res. 33 (1993) 501–505
151 Wilkin, J. K.: Flushing reactions: consequences and mechanisms. Ann. intern. Med. 95 (1981) 468–476
152 Wilson, R. M., D. R. Tomlinson, W. G. Reeves: Neutrophil sorbitol production impairs oxidative killing in diabetes. Diabet. Med. 4 (1987) 37–40
153 Windorfer, A.: Das Syndrom Mauriac. Ergebn. inn. Med. Kinderheilk. 4 (1953) 398–462
154 Wozniak, K. D.: Dermatologische Erkrankungen bei Diabetes mellitus. In Bibergeil, H.: Diabetes mellitus, 3. Aufl. Fischer, Jena 1989 (S. 576–591)
155 Yamagishi, S., T. Abe, T. Sawada: A case of newly diagnosed non-insulin-dependent diabetes associated with immediate-type allergy against human insulin. Horm. Res. 43 (1995) 300–302
156 Yasuda, H., M. Nagata, H. Moriyama et al: Human insulin analog insulin aspartat does not cause insulin allergy. Diabetes Care 24 (2001) 2008–2009
157 Zaugg-Vesti, B. R., U. K. Franzeck, C. von Ziegler et al.: Skin capillary aneurysms detected by indocyanine green in type I diabetes with and without retinal microaneurysms. Int. J. Microcirc. 15 (1995) 193–198
158 Zelger, H., H. Hintner, J. Aubock et al.: Acquired perforating dermatosis: transepidermal elimination of DNA material and possible role of leukocytes in pathogenesis. Arch. Dermatol. 127 (1991) 695–700
159 Ziegler, A. G., H. J. Baumgartl, G. Ede et al.: Low pigment skin type and predisposition for development of type 1 diabetes? Diabet. Care 13 (1990) 529–531
160 Ziegler, A. G., E. Staindl: Loss of Ia-positive epidermal Langerhans cells at the onset of type 1 (insulin-dependent) diabetes mellitus. Diabetologica 31 (1988) 632–635
161 Zürcher, K., A. Krebs: Cutaneous drug reactions, 2nd ed. Karger, Basel 1992 (p. 236–241, 290–291)

30 Sexuelle Dysfunktion

J. E. Altwein und U. Keuler

Das Wichtigste in Kürze

- Die Ätiologie der sexuellen Dysfunktion ist komplex. Sie wird bestimmt vor physiologischen, psychologischen, sozio-kulturellen und/oder beziehungsbedingten Faktoren. Beim Diabetiker spielen zusätzlich neurologische, vaskuläre und biochemische Veränderungen eine Rolle.
- Die wichtigste Form der sexuellen Störung beim diabetischen Mann ist die erektile Dysfunktion. Mit einem Diabetes assoziierte sexuelle Störungen bei Frauen sind bislang wenig untersucht.
- Präventiv ist beim Diabetiker eine optimale Stoffwechselführung wichtig sowie die konsequente Behandlung einer arteiellen Hypertonie und diabetesassoziierter Störungen des Lipidstoffwechsels.
- Das therapeutische Regime muss immer individuell auf den Einzelfall bezogen werden. Die Therapieentscheidung hängt nicht nur von der zugrunde liegenden Störung und den pathophysilogischen Gegebenheiten ab, sondern auch von psychologischen Aspekten und der Therapieakzeptanz durch den Patienten und seinen Partner.

Einleitung

Die sexuelle Funktion ist ein komplexes Phänomen, das nicht nur biologische, sondern auch sozio-kulturelle Aspekte umfasst. Daher kann eine sexuelle Dysfunktion auch durch psychologische und/oder beziehungsbedingte Faktoren provoziert werden. Männer fokussieren das sexuelle Problem auf die physiologische Funktion (Erektion, Ejakulation, bedingt auch Libido), Frauen ist die subjektive Qualität der sexuellen Beziehung wesentlich. Bei der diabetischen Frau werden geringe physiologische Beeinträchtigungen (z. B. vaginale Lubrikation) bei adäquater Konditionierung (Zärtlichkeit, Gefühl geliebt zu sein) überdeckt (60). Diabetische Männer leiden unter 2 Hauptarten der sexuellen Dysfunktion: sexuelle Inappetenz (bei Hyperglykämie) und erektile Dysfunktion (ED). Während sexuelle Funktionsstörungen bei der diabetischen Frau nur gelegentlich registriert werden, wird beim betroffenen Mann die ED, eine Hauptdomäne der Sexualität, als typische Folge des Diabetes im Rahmen der Qualitätssicherung erfragt.

Definition und Klassifikation

Weibliche sexuelle Dysfunktion. Bei der Frau werden folgende Domänen der sexuellen Dysfunktion unterschieden:
- Störung der Libido: wiederholt oder dauerhaft besteht ein Defizit oder ein Verlust der sexuellen Phantasie und des sexuellen Verlangens (ICD 10: F52.0);
- Störung der sexuellen Erregbarkeit bzw. der vaginalen Lubrikation (vergleichbar der Erektion beim Mann): wiederholt oder dauerhaft besteht keine angepasste Lubrikation und kavernöse Schwellung als Antwort auf sexuelle Stimulation (ICD 10: F52.2);
- Störung des Orgasmus (Dysorgasmie): wiederholt oder dauerhaft fehlt der Orgasmus trotz normaler sexueller Erregungsphase (ICD 10: F52.3);
- Dyspareunie: wiederholt oder dauerhaft Schmerzen in der Genitalregion beim Geschlechtsverkehr (ICD 10: F52.6).

Männliche sexuelle Dysfunktion. Beim Mann wurde 1990 die sexuelle Dysfunktion von der amerikanischen urologischen Gesellschaft als nosologische Einheit anerkannt. Die Domänen der sexuellen Funktion des Mannes sind:
- erektile Dysfunktion (ED): 1992 wurde im Rahmen einer Konsensus-Konferenz an den National Institutes of Health die erektile Dysfunktion definiert als das Unvermögen, eine Erektion zu bekommen oder aufrechtzuerhalten, die für beide Partner einen befriedigenden Geschlechtsverkehr ermöglicht (ICD 10: organisch N48.4, psychisch F52.2);
- Störungen der Intensität der Sexualität (ICD 10: F52.0);
- Störungen des Orgasmus: wiederholt oder dauerhaft fehlt der Orgasmus trotz normaler sexueller Erregungsphase (ICD 10: F52.3);
- Störungen der Libido: wiederholt oder dauerhaft besteht ein Defizit oder ein Verlust der sexuellen Phantasie und des sexuellen Verlangens (ICD 10: F52.0);
- Störungen der sexuellen Zufriedenheit (ICD 10: F52.1).

Diese Bereiche lassen sich mit ausreichender Zuverlässigkeit anhand des Internationalen Index für die erektile Funktion (IIEF; 55) differenzieren (Tab. 30.1).

Ein häufiges Problem ist die gestörte Ejakulation:
- Ejaculatio praecox (ICD 10: F52.4),
- Ejaculatio tarda,
- Ejaculatio deficiens,
- retrograde Ejakulation.

Eine nützliche Klassifikation der ED beruht auf deren Ursachen (Abb. 30.1).

Tab. 30.1 Beurteilungskriterien des IIEF und Vergleich der Ergebnisse mit der ED-Diagnostik (51)

Fragenkomplex	Abgefragtes Kriterium				
Fragen 1–5 und 15	Erektionsfunktion				
Fragen 6–8	Intensität der Sexualität				
Fragen 9–10	Orgasmus				
Fragen 11–12	Libido				
Fragen 13–14	sexuelle Zufriedenheit				
Ergebnis des IIEF	Ergebnis der ED-Diagnostik				
	psychogen	arteriell	venös	gemischt	neurogen
Punkte 1–6	29%	28%	69%	38%	83%
Punkte 13–18	25%	39%	0%	13%	17%
Punkte 24–30	8%	0%	0%	0%	0%

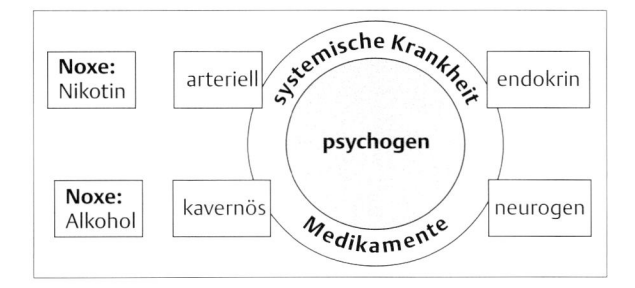

Abb. 30.1 Klassifikation der erektilen Dysfunktion: Die Ursachen stehen in einer Wechselbeziehung.

Epidemiologie

Weibliche sexuelle Dysfunktion

Bei der Diabetikerin (Typ 1 und 2) wurde bei 0–45% eine gestörte Libido beklagt (20). Vereinzelt wurde bei Typ-2-Diabetes und peripherer Neuropathie eine ausgeprägtere Beeinträchtigung von Libido und Erregbarkeit bewertet. Letztere mit reduzierter vaginaler Lubrikation oder Sensibilität wurde von 14–45% der Frauen mitgeteilt; lediglich 1 Autor konnte dies nicht bestätigen. In vergleichbarer Prävalenz (1–36%) wurde eine Dysorgasmie beobachtet. Wiederum waren Frauen mit Typ-2-Diabetes und Neuropathie besonders betroffen. Dyspareunie tritt seltener (3–21%) auf.

Männliche sexuelle Dysfunktion

Libidostörungen. Die sexuelle Dysfunktion beim männlichen Diabetiker wurde in der Vergangenheit häufig mit der ED gleichgesetzt. Trotz Störung der erektilen Funktion ist das sexuelle Interesse anfangs nicht vermindert. Untersucht man aber größere Patientenkollektive, dann berichten doch 28–63% über eine Verminderung der Libido. Die Häufigkeit scheint davon abzuhängen, wie viele Patienten mit längerem Bestehen der sexuellen Störungen in die Untersuchungen eingeschlossen sind. Dieses lässt vermuten, dass die Verminderung der Libido zum Teil als sekundäre psychische Reaktion auf die erektilen Funktionsstörungen zustande kommt. Eine isolierte Verminderung oder ein völliger Verlust des sexuellen Interesses wird bei 13–20% angenommen. Dieser Anteil liegt höher als bei Diabetikern ohne sexuelle Dysfunktion, der mit 8% angegeben wird. Parallel mit dem Rückgang des sexuellen Interesses sinkt auch die Koitusfrequenz, sodass sich innerhalb von 5 Jahren die wöchentliche Koitusfrequenz von 1,9 auf 0,1 reduziert.

Retrograde Ejakulation. Eine retrograde Ejakulation tritt bei weniger als 1% der männlichen Diabetiker auf. Ihr liegt eine Tonusstörung des inneren Blasensphinkters zugrunde, sodass bei der Ejakulation wegen des dann fehlenden Verschlusses des Blasenhalses ein Teil oder die gesamte Samenflüssigkeit retrograd in die Harnblase ejakuliert wird. Der Urin der ersten postkoitalen Miktion enthält dann massenhaft, teilweise noch motile Spermien. Libido, Erektion und Orgasmus können ungestört sein.

Orgasmusstörungen. Bei den Diabetikern mit erektiler Dysfunktion im Alter unter 65 Jahren ist die Orgasmusfähigkeit erhalten. Die sexuelle Satisfaktion ist allerdings reduziert. Über 1/3 der Diabetiker gibt das Fehlen oder eine Verminderung des Pumpgefühls bei Ejakulation an. Das Ejakulat wird nicht pulsartig ausgestoßen, sondern sickert während oder manchmal auch vor dem Orgasmus aus der Harnröhre heraus. Eine Ejaculatio praecox kommt bei 33% der Diabetiker mit Potenzstörungen gegenüber 10% bei Gesunden vor, während bei primärer Ejaculatio praecox kein Diabetes gefunden wurde (18).

Erektile Dysfunktion. Die umfangreichen epidemiologischen Studien zur ED sind durch die gesicherte Altersabhängigkeit „kontaminiert": Die „vollständige"

ED verdreifacht sich zwischen dem 40. und 70. Lebensjahr auf 15% (22; Massachussetts Male Aging Study). In Japan steigt sie von 10% bei den 45- bis 59-Jährigen, auf 30% bei den 60- bis 64-Jährigen (58), in China von 33% bei den 40- bis 49-Jährigen auf 74,2% bei den 60- bis 69-Jährigen (70). In Deutschland (Köln) sind 4% der 30-Jährigen und 29% der unter 80-Jährigen impotent (13). Tatsächlich zeigte sich in einer Regressionsanalyse bei 326 Typ -1- und Typ-2-Diabetikern, dass das Alter im Vergleich zu Begleiterkrankungen der stärkste unabhängige Risikofaktor für die ED ist (67).

In einer italienischen Studie bei 1383 Typ-1-Diabetikern hatten 13% der unter 45-Jährigen und 66% der über 66-Jährigen eine ED, bei 8373 Typ-2-Diabetikern beklagten 16% bzw. 49% im gleichen Alter diese Störung, auf die auch die Erkrankungsdauer Einfluss nahm (21). In der MSAM-7 (Multinational Survey of the Aging Male – 7 Länder; LANCET 2002 im Druck) wurde bei 12.000 Männern die Erektionsstärke in Beziehung zum Schweregrad der Symptome des unteren Harntrakts (LUTS) erfragt: Je stärker die LUTS, umso ausgeprägter die ED bei Männern mit Diabetes.

In einer differenzierteren Studie aus Japan wurden die Domänen der sexuellen Funktion von Diabetikern in der 6. Lebensdekade mit dem IIEF geprüft. In allen 5 Domänen wiesen die Kranken eine ausgeprägte Störung auf. Beispielsweise war die Erektionsfunktion im Mittel auf 9,6 ± 8,1 Punkte – der gesunde junge Mann erreichte 30 Punkte – reduziert (39).

Tab. 30.2 IIEF-Scores für Diabetiker in der 5. Lebensdekade (vgl. Abb. 30.1; 39)

Tab. 30.2 IIEF-Scores für Diabetiker in der 5. Lebensdekade

IIEF-Domäne	Diabetiker MW ± SD	Kontrollen MW ± SD
Erektionsfunktion	9,6 ± 8,1	21,3 ± 9,5
Intensität der Sexualität	3,8 ± 4,0	7,4 ± 3,5
Orgasmus	4,7 ± 2,0	6,4 ± 2,2
Libido	2,3 ± 3,9	7,4 ± 4,4
Zufriedenheit	5,6 ± 1,6	6,8 ± 2,3

Man kann die Frage auch umgekehrt stellen: Wie viele ED-Patienten haben Diabetes? In einer Umfrage verbinden 21% der Befragten eine ED mit der Zuckerkrankheit, aber nur 16% mit Hochdruck (Mori Survey 1998, unveröffentlicht). Die Fahndung nach einem bislang unbekannten Diabetes bei 58 ED-Patienten war in 12,1% fündig (18). In der Massachusetts Male Aging Study hatten von 1290 Männern (40–70 Jahre) 52% eine ED (minimal, mäßig oder vollständig). Eine Assoziation zwischen vollständiger ED und behandeltem Diabetes bestand in 28% oder 26%, bezogen auf orale Antidiabetika. Schließlich zeigte eine britische Studie, dass bei Männern mit ED (n = 129) von 17% bereits ein Diabetes bekannt war, bei 4,7% wurde erstmalig diese Diagnose gestellt und 3,7% hatten einen pathologischen GTT oder Nüchternblutzuckerspiegel (57).

Ein besonderes ED-Risiko ist dann gegeben, wenn Diabetes und Komorbidität (kardiovaskulär, Hyperlipidämie) oder Noxen (Nikotin, Alkohol) gemeinsam auftreten (Tab. 30.3; 21, 22, 59).

Tab. 30.3 Diabetes mellitus und ED

Typ-1-Diabetes	Prävalenz der ED: 50–60% Risikosteigerung bei: – Diabetesdauer von über 5 Jahren – schlechte Compliance – Alkohol – Retino- und Polyneuropathie
Typ-2-Diabetes mit Hypertonie, Diuretika- und β-Blocker-Einnahme	Prävalenz der ED: 80%
Ursachen	– Mikroangiopathie – Polyneuropathie – fibröse Knoten der kavernösen Muskulatur – Schädigung der K_{ATP}-Kanäle durch Glibenclamid

Ätiologie und Pathogenese

Weibliche sexuelle Dysfunktion

Bei Diabetikerinnen sind die ätiologischen Zusammenhänge zwischen Diabetes und sexueller Dysfunktion nicht schlüssig geklärt. Die periphere Neuropathie soll zu reduzierter vaginaler Lubrikation, Sensibilitätsstörungen der Genitalregion und Innervationsstörungen der Klitoris führen (20). Psychologische Faktoren bis zu reaktiver Depression – besonders bei gestörter Partnerschaft – scheinen bei der Frau zu dominieren (60).

Männliche sexuelle Dysfunktion

Physiologie der Erektion

Auf einen erotischen Reiz wird an den Nervenendigungen und am Endothel NO freigesetzt. Eine schwächere Rolle spielt das vasoaktive intestinale Polypetid (VIP; Abb. 30.2), das vorübergehend zur medikamentösen ED-Therapie verwendet wurde. Acetylcholin ist bei der Steuerung des adrenergen bzw. α-agonistischen erektionshemmenden Effekts beteiligt (44). Im Prinzip stehen NO und VIP als relaxierende Neurotransmitter im Wettstreit mit den konstringierenden Neurotransmittern Noradrenalin und Endothelin 1.

Die Erektion setzt ein, wenn die glatte Muskulatur der Arteriolen und Sinus erschlafft (Abb. 30.3). In dieser Relaxationsphase pumpen die erweiterten Arteriolen vermehrt Blut in die schlaffen Sinus, diese expandieren und aktivieren den venösen Verschlussmechanismus (subtunikale Venolen und Vv. emissariae).

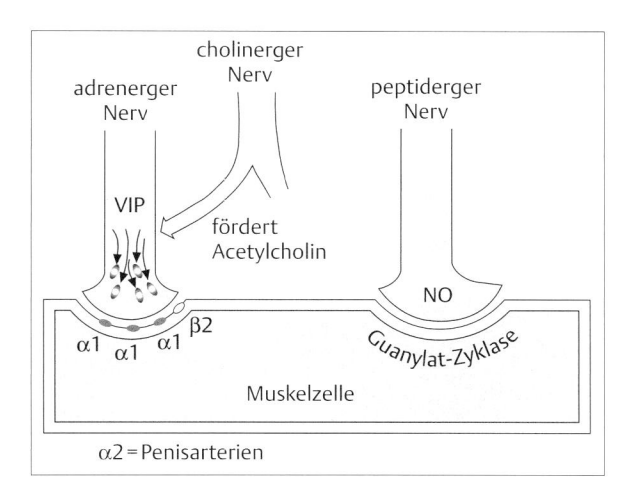

Abb. 30.2 Nervaler Angriff am Schwellkörper.

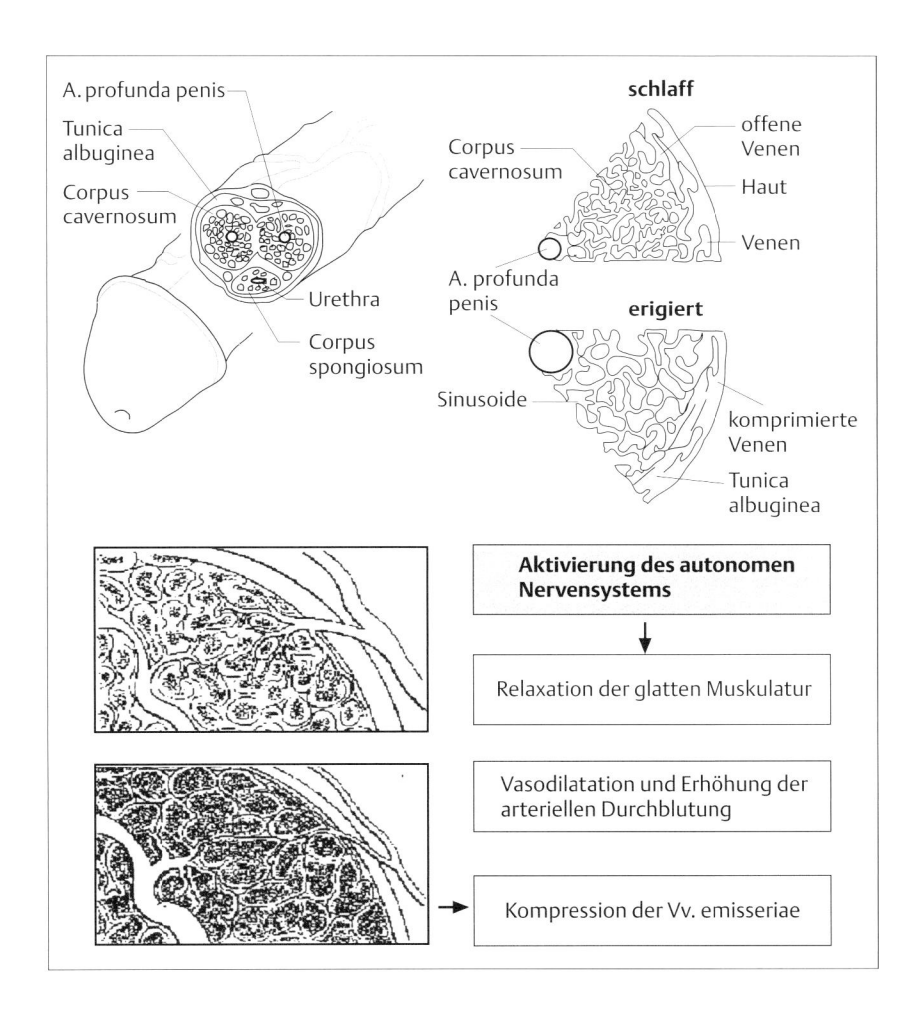

Abb. 30.3 Bei der Erektion kommt es zu einer Dilatation der penilen Arterien und einer Erschlaffung der glatten Muskulatur mit Weitstellung der Sinusoide der Corpora cavernosa. Gleichzeitig wird hierdurch eine Kompression der subtunikalen Venolen und der Vv. emissariae erreicht.

Diabetogene Erektionsstörung

Biochemische und neurovaskuläre Effekte. Beim Diabetes scheint zunächst die kavernöse glatte Muskulatur noch nicht geschädigt zu sein. Experimentell treten hingegen die folgenden biochemischen Effekte auf, die konstrigierend auf die glatte Muskulatur der Arteriolen und Schwellkörper wirken (25, 44, 64):

- Abnahme der NO-Neubildung, da zu wenig Arginin (NO-Vorläufer) zur Verfügung steht, und die NO-Aktivität durch das Glykosilierungsendprodukt Pentosidin blockiert wird;
- Rückbildung peptiderger Nerven (s. a. Abb. 30.**3**);
- mangelhafte Bildung von Azetylcholin an den penilen cholinergen Nerven (s. a. Abb. 30.**3**);
- Endothelin 1 steigt im Plasma und im Interstitium des kavernösen Gewebes. In einer molekularbiologischen Kettenreaktion nimmt der Ca^{2+}-Influx zu und die glatte Muskulatur bleibt kontrahiert – der Penis bleibt flakzid.

Ischämische Neuropathie. Diese neurovaskulären Phänomene bei der diabetischen ED werden von einer ischämischen Neuropathie begleitet. Dabei leidet vor allem die autonom-neuronal vermittelte Relaxation des Schwellkörpergewebes, aber offenbar nicht die Konstriktion (ED-fördernd; 56). Die diabetische autonome Neuropathie scheint den venösen Verschlussmechanismus zu stören (= venöse Leckage) und begünstigt die schnelle Detumeszenz nach beginnender Erektion (17).

Eine diabetesassoziierte autonome Neuropathie kann auch Folge einer zentralen Dysregulation sein. Beispielsweise wurden pathologische Veränderungen der Area preoptica dorsomedialis gefunden (vide infra: Apomorphin-SL-Angriffspunkt; 48). Außerdem werden aufgrund von Messergebnissen periphere (somato-afferent) und zentrale sensorische Nervenschäden postuliert (34).

Makrovaskuläre Faktoren. Bei der Pathogenese der ED von Diabetikern nimmt auch die Komorbidität Einfluss (Tab. 30.**4**). Der häufigste vaskuläre Risikofaktor ist die Arteriosklerose, die in der Regel altersabhängig den arteriellen Inflow in die Corpora cavernosa drosselt. Eine Faustregel lautet, dass eine ED resultiert, wenn arteriographisch mehr als die Hälfte der Lumina der Aa. pudendae internae et cavernosae verlegt ist. Atherogene Faktoren sind u. a. die diabetische Stoffwechselstörung und Hyperlipämie.

Mikrovaskuläre Faktoren. Das ED-Risiko ist beim Typ-1-Diabetes wegen der kavernösen Mikroangiopathie größer als beim Typ 2 (43). Das relative Risiko einer Erektionsstörung verdoppelt sich nach 5-jähriger Diabetesdauer, steigt danach aber nicht weiter (2). Beim Typ-1-Diabetes tritt eine mögliche ED in jüngerem Alter (46 ± 8 Jahre) auf als beim Typ 2 (57 ± 9 Jahre; 3).

Hyperglykämie. Die Blutzuckereinstellung spielt erwartungsgemäß bei beiden Diabetestypen eine Rolle für die Erektionsqualität. Sinngemäß gilt dies gilt für HbA_{1c} (54). Das glykosilierte Hämoglobin hemmt die Wirkung von Stickoxid (NO) über freie Radikale wie Superoxid-Anionen, sodass die Relaxation der glatten Schwellkörpermuskulatur blockiert wird (16).

Rauchen. Rauchen und Diabetes erhöhen das ED-Risiko um den Faktor 1,4 bzw. bei Ex-Rauchern 1,5 (Odds Ratio). Ungünstig wirken Dauer und Intensität des Rauchens, günstig die Zahl der Jahre seit Beendigung des Rauchens (11). Unmittelbar resultiert beim Rauchen eine nikotininduzierte Kontraktion der Arteriolen und glatten Muskulatur des Penis, mittelbar entwickelt sich eine Pudenda-interna-Arteriosklerose (Risiko 1,31 für 10-Zigarettenschachtel-Jahre als Raucher). Schließlich nimmt die Aktivität der NO-Synthese im Endothel und neuronal ab. Hierfür ist nicht das Nikotin verantwortlich, sondern möglicherweise Kohlenmonoxid (26, 64).

Arterielle Hypertonie. Die ED-Prävalenz beim unbehandelten Bluthochdruck plus Diabetes erreicht 10%. In einer Feldstudie an 7469 Patienten (32% Diabetes, 52% Hochdruck, 15,8% beides) hielten sich 67,4%, 60,9% bzw. 77,9% für erektil impotent. Die mittleren IIEF-5-Scores (IIEF 5 = auf 5 Fragen verkürzter IIEF, 0–25 Punkte) bei den gleichen Kategorien waren auf 12, 11,5 bzw. 10,5 erniedrigt. Bemerkenswert sind zwei weitere Angaben der Befragten: 58% wünschten sich, ärztlicherseits nach einer eventuellen ED befragt zu werden und 69% wünschten eine Therapie (27). Für die Entstehung einer ED infolge Diabetes plus Hypertonie wird Angiotensin II angeschuldigt (26, 64). Man könnte daraus ableiten, bei der Auswahl der Antihypertonika ACE-Hemmer zu berücksichtigen. Praktisch wird aber die Intensität der ED durch die Art der Antihypertonika – allein oder in Kombination – nicht entscheidend beeinflusst (14). Wesentlich scheint die Grunderkrankung zu sein.

Hyperlipidämie. Ursprünglich wurde für die Entstehung der ED eine Arteriosklerose der hypogastrischen

Tab. 30.**4** Diabetische Komplikationen bei männlichen Patienten mit sexueller Dysfunktion (3)

	KHK	Hypertonie	pAVK	Neuropathie		Retinopathie	Nephropathie
				peripher	autonom		
Typ-1-Diabetes	13,8	17,2	6,9	18,5	15,4	29,6	11,5
Typ-2-Diabetes	27,9	47,6	27,9	29,3	18,9	13,5	8,3
p	0,16	0,0008	0,027	nicht signifikant	nicht signifikant	0,11	nicht signifikant

und kavernösen Arterien verantwortlich gemacht (z. B. peniles Steal-Phänomen bei Bewegung der Beine). Gegenwärtig wird die verminderte Bildung von neuronalem und endothelialem NO verantwortlich gemacht, wodurch die endothelabhängige Relaxation der glatten Muskulatur der Arteriolen und Sinusoide abgeschwächt wird. Elektronenoptische Untersuchungen fanden als Beleg hierzu arteriosklerotische Herde in der Wand der Sinusoide (64). Darüber hinaus wurden bei Patienten mit Hyperlipoproteinämie erhöhte Endothelin-1-Spiegel gemessen. Wird Endothelin 1 an die ET_B-Rezeptoren im Schwellkörper gebunden, dann entspannen sich diese – als Mediator dient wiederum NO. Dieser Effekt unterbleibt, da bei der Fettstoffwechselstörung zu wenig ET_B-Rezeptoren gebildet werden (64). Gelingt es, die Hyperlipidämie diätetisch zu bessern, dann geht die ED zurück. Statine hingegen sind nicht im gleichen Maße wirksam.

Hypogonadismus. Während beim Typ-1-Diabetes der vereinzelt beobachtete Hypogonadismus mit einer besseren Blutzuckereinstellung abklingt, ist dies beim sekundären Hypogonadismus, assoziiert mit dem Typ 2, nicht der Fall (69). Betroffen zu sein scheinen Typ-2-Diabetiker mit Stammfettsucht, da im Fettgewebe vermehrt Aromatase vorkommt und Testosteron zu Östrogen metabolisiert. Östron und Östradiol-17β hemmen die Gonadotropin-Sekretion (Abb. 30.**4**). Guay (26) beobachtete allerdings beim Diabetiker hypogonadale Effekte in gleicher Häufigkeit wie bei anderen chronischen Erkrankungen in Kombination mit Diabetes: 5% primärer, 25% sekundärer (= kennzeichnend für das partielle Androgendefizit des alternden Mannes oder PADAM-Syndrom) und 6% grenzwertiger Hypogonadismus.

Psychologische Faktoren. Bei stoffwechselgesunden Männern tritt eine psychologische ED in weniger als 15% auf (61). Allerdings ist eine psychische Verarbeitungsstörung (Erwartungsangst, Frustration und Stress) auch bei vermeintlich rein organischer ED beteiligt. Dies erklärt den deutlichen Placeboeffekt einer medikamentösen Therapie. Daher reichen auch Schätzungen über eine psychologische Ursache der diabetischen ED von 50–66%. Kockott (37) fand, dass Diabetiker mit organischer ED häufiger als gleichaltrige Stoffwechselgesunde mit ED unter Erwartungsangst vor sexuellem Kontakt leiden. Beim Diabetiker ist nur in 1,1% eine psychologische Ursache alleiniger, bei 24% ein wesentlicher und bei 17% ein Co-Faktor. Diese Aussage ist nachvollziehbar, wenn man sich die Kaskade der ED-Entstehung mit sich selbst verstärkendem Effekt vor Augen führt (Abb. 30.**5**).

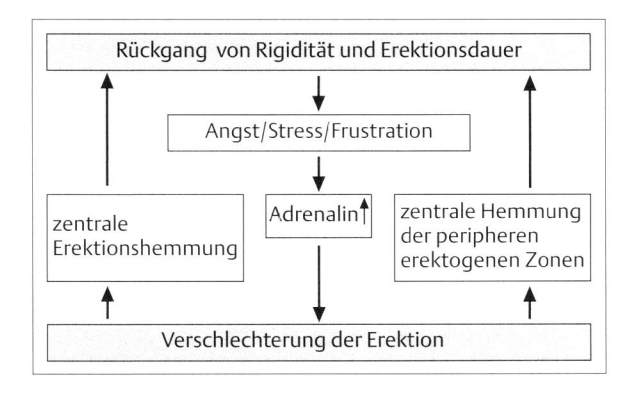

Abb. 30.**5** Circulus vitiosus der erektilen Dysfunktion: gemischte Verursachung.

Zusammenfassung. Die penile Erektion ist ein neurovaskuläres Phänomen, das über eine Relaxation der arteriolären und sinusoidalen glatten Muskulatur des Penis zur Erektion führt. NO via zyklisches Guanosinmonophosphat senkt die elektrische Spannung der Myozyten-Membran (Ca^{2+}, K^+), es resultiert eine Relaxation. Beim Diabetiker – so eine aktuelle Hypothese – ist die Funktion der K^+-Kanäle und seiner Verbindungen zwischen 2 benachbarten Myozyten gestört (41).

Klinik

Die sexuelle Dysfunktion ist eine typische Komplikation des Diabetes bei Frau und Mann. Bei der Betreuung der Betroffenen ist die Bereitschaft des Untersuchers, das Problem zu thematisieren, wenn überhaupt, dann auf die „Potenz" fokussiert. Die sexuelle Dysfunktion bei Diabetikerinnen ist in der Regel nur dann Anamnesebestandteil, wenn das Problem spontan geäußert wird. Die Öffnung des diabetologisch Tätigen – von Merfort et al. (42) als Denkstilhintergrund apostrophiert – für das Problem sexuelle Funktion wird dann erleichtert, wenn seine Bedeutung als nosologische Einheit und als Domäne der gesundheitsbezogenen Lebensqualität akzeptiert werden.

Der Zugang zum Patienten kann zielgerichtet erfolgen, wenn sein Profil (z. B. „Typ-1-Diabetes, Stammfettsucht, jüngerer Patient" bzw. „älterer Patient mit Typ-2-Diabetes mit klinischen Symptomen der autonomen di-

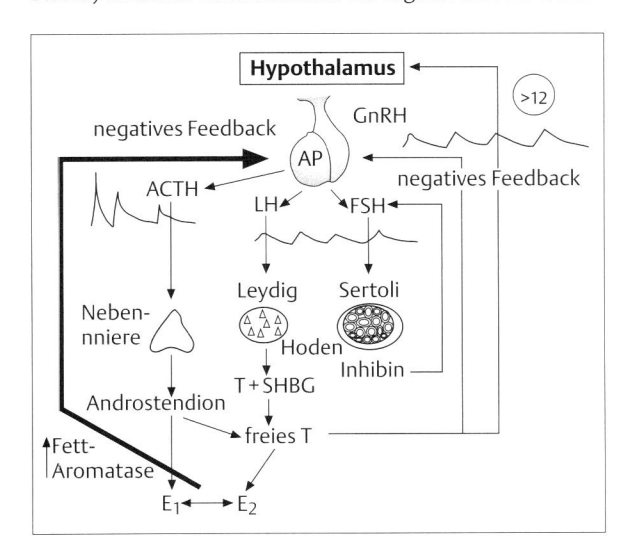

Abb. 30.**4** Pathophysiologie des hypogonadotropen Hypogonadismus bei Adipositas und Typ-2-Diabetes.

abetischen Neuropathie, in Begleitung seiner Partnerin") beachtet wird (74). Die klärende Frage sollte geschickt und allgemein gehalten sein. Alternativ kann dem männlichen Patienten ein validierter Fragebogen (IIEF) angeboten werden. Im Anschluss lassen sich spezielle Probleme wie Ejakulationsstörungen oder Libido verbalisieren.

2 Fallbeispiele aus der klinischen Praxis:
➤ Fallbeispiel 1:
  – 35-jähriger Mann kommt zur Vorstellung beim Allgemeinarzt,
  – klagt seit 6 Monaten über erektile Dysfunktion,
  – in der Familie Hypercholesterinämie,
  – kurze Zeit zuvor arbeitslos und von seiner Frau verlassen,
  – Nichtraucher,
  – bisher unbekannter Diabetes.
➤ Fallbeispiel 2:
  – 55-jähriger Mann,
  – koronarer Bypass, Operation 5 Jahre zuvor,
  – seit der Bypass-Operation leichte Herzschwäche, aber keine Angina pectoris,
  – Einnahme eines Thiazid-Diuretikums und eines ACE-Hemmers,
  – ED seit 5 Jahren,
  – glücklich verheiratet (Ehefrau 54 Jahre),
  – ehemaliger Raucher,
  – seit 3 Jahren Diabetes Typ 2.

Diagnostik

Die Klärung der individuellen sexuellen Funktionsstörung beim Diabetiker und Stoffwechselgesunden unterscheidet sich nicht. Bei Patientinnen sollte in der Regel eine Frau die Untersuchung vornehmen (60). Von männlichen Patienten werden weibliche Untersucherinnen meist akzeptiert. Das praktische Vorgehen sollte zielgerichtet, ohne Zeitdruck (ggf. Spezialsprechstunde) und emphatisch sein. Die Einbeziehung des Partners ist aufschlussreich, erfordert aber Geschick. Die meisten Patienten geben ohne Hemmung eine ED zu – zumindest auf Nachfrage, da der Leidensdruck entsprechend groß ist. Die Ejaculatio praecox ist zwar altersadjustiert gleich häufig, wird aber erst beim vertiefenden Dialog erwähnt. Entsprechend sollte das sexuelle Problem in der Anamnese identifiziert werden.

1. Schritt – Sexualanamnese. Die Sexualanamnese bei ED wird zweckmäßigerweise strukturiert (51). Im Folgenden ein Beispiel zur Befragung eines männlichen Patienten:
➤ Wie lange besteht die Erektions-/Sexualstörung schon?
➤ Ist die Erektion unvollständig, wird der Penis nicht hart genug?
➤ Tritt die Erektion noch vollständig ein, hält aber nicht durch?
➤ Wann konnten Sie das letzte Mal in die Scheide eindringen?
➤ Wann zuletzt war der Geschlechtsverkehr für beide zufrieden stellend?
➤ Wann war der letzte Koitusversuch überhaupt?
➤ Wann zuletzt waren Sie mit Ihrer Partnerin intim?
➤ Wie häufig haben Sie noch Sex pro Woche/Monat?
➤ Wie häufig hatten Sie Sex vor Ihrer Erektionsstörung?
➤ Liegt auch eine Störung des Samengusses bzw. Orgasmus vor?
➤ Kommt der Samenerguss zu früh oder zu spät oder bleibt er aus?
➤ Liegt eine Störung der Libido vor?
➤ Leidet Ihre Partnerin unter der jetzigen Situation oder ist es ihr egal?
➤ Haben Sie mit Ihrer Partnerin darüber gesprochen und wenn ja, was meint sie dazu?
➤ Weiß Ihre Partnerin von dem jetzigen Arztbesuch?
➤ Hat Ihre Partnerin auch Sexualprobleme?
➤ Haben Sie mehrere Partnerinnen? Wenn ja, sind die Probleme immer gleich vorhanden oder abhängig von der jeweiligen Partnerin?
➤ Haben Sie bestimmte sexuelle Neigungen?
➤ Was haben Sie bislang gegen Ihre Störung unternommen?

2. Schritt – Psychische Anamnese. Im nächsten Schritt kann die psychische Komponente gezielt eruiert werden:
➤ Symptomdauer – permanent/intermittierend?
➤ Schwierigkeit zu erigieren oder der Intromissio?
➤ Erektion zu kurz?
➤ Nächtliche penile Tumeszenzen (NPT) – morgendliche Erektion?
➤ Erektionsstärke bei Masturbation?
➤ Allmähliche oder plötzliche ED (Ereignis?)
➤ Libido – Depression – Selbstbewertung des Problems?

3. Schritt – Risikofaktoren. Im dritten Schritt werden Risikofaktoren abgefragt: kardiovaskulär,
➤ neurogen,
➤ operativ (Beckenchirurgie, Beckentrauma),
➤ PADAM-Symptome,
➤ Medikamente.

Selbst wenn vom Patienten bei guter Stoffwechselkontrolle kardiovaskuläre Risiken verneint werden, ist an die Möglichkeit zu denken, dass die ED Erstsymptom einer koronaren Herzkrankheit sein kann (25). Anschließend füllt der Patient den IIEF-Fragebogen aus.

Urologische Untersuchung. Wichtig ist eine urologische Untersuchung nebst Anal-Tonus-Registrierung und Bulbocavernosus-Reflex, um den S_{2-4}-Reflexbogen zu prüfen (Tab. 30.**5**). Strittig ist gegenwärtig der Umfang der urologischen Untersuchung (45). Komplizierte Algorithmen verwirren (36). Schlankere Programme wurden von Vinik et al. (69) und Weiske (71) entwickelt (Abb. 30.**6**).

Das diagnostische Grundgerüst umfasst somit die strukturierte Anamnese plus IIEF, die neuro-urologische Untersuchung und den Sildenafil- (Viagra-) Test zu Hause unter Beachtung der Kontraindikationen (Beginn mit 50 mg, falls positiv 25 mg, sonst 100 mg). Die zielgerichtete Diagnostik wird bei Nichtansprechen der oralen Medikamente fortgeführt.

Nächtliche penile Tumeszenzen (NPT). Die Idee der NPT-Messung (Schlaflabor oder RigiScan) ging von der Annahme aus, dass die NPTs die physiologische erektile

Diagnostik **631**

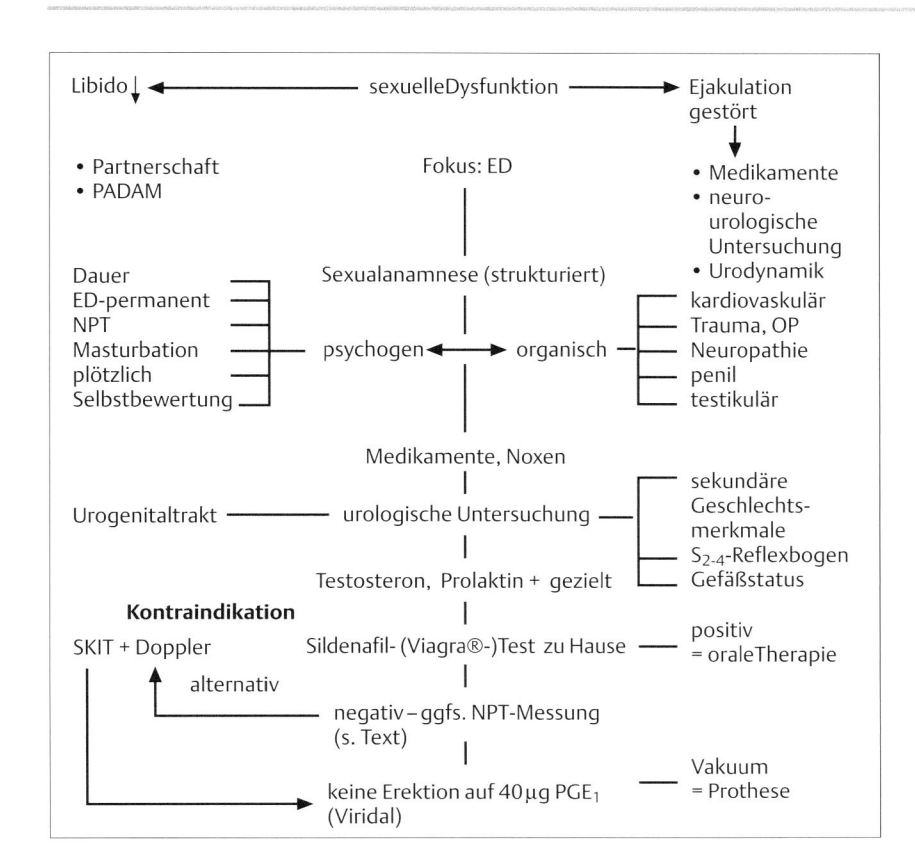

Abb. 30.**6** Flussdiagramme der Diagnostik bei diabetischen Patienten mit erektiler Dysfunktion

```
Libido ↓ ←——————— sexuelleDysfunktion ——————→ Ejakulation
                                                 gestört
                                                    ↓
• Partnerschaft        Fokus: ED                • Medikamente
• PADAM                                         • neuro-
                                                  urologische
                                                  Untersuchung
                                                • Urodynamik
Dauer ┐         Sexualanamnese (strukturiert)
ED-permanent ┤                                      ┌ kardiovaskulär
NPT          ┤                                      ├ Trauma, OP
Masturbation ├── psychogen ←——→ organisch ──────────┼ Neuropathie
plötzlich    ┤                                      ├ penil
Selbstbewertung ┘                                   └ testikulär

                    Medikamente, Noxen
                                                    ┌ sekundäre
Urogenitaltrakt ——— urologische Untersuchung ───────┤ Geschlechts-
                                                    │ merkmale
                                                    ├ S₂₋₄-Reflexbogen
                Testosteron, Prolaktin + gezielt    └ Gefäßstatus

Kontraindikation
SKIT + Doppler    Sildenafil- (Viagra®-)Test zu Hause ─── positiv
       ↑                                                  = oraleTherapie
   alternativ     negativ – ggfs. NPT-Messung
                  (s. Text)
                                                    Vakuum
                  keine Erektion auf 40 µg PGE₁ ─── = Prothese
                  (Viridal)
```

Tab. 30.**5** Ergebnis der urologischen Untersuchung zur Abklärung einer ED

Patientenzahl	n = 207
Durchschnittsalter	60 Jahre
Prostatakarzinom (PSA 4,1–14,5)	7,7 %
superfizielles Blasenkarzinom	5,8 %
Nierenzellkarzinom	1,0 %
Peniskarzinom	0,5 %

Kapazität wiederspiegeln sollen. Untersuchungen über mehrere Nächte im Schlaflabor zeigten allerdings, dass bei der diabetischen ED die NPT vermindert ist, obwohl die berichtete sexuelle Funktion am Tage normal war (47). Auch bei normaler NPT unter RigiScan-Registrierung hatten 31 % der Patienten mit diabetischer ED keine psychogene Ursache (3). Daher wird die NPT bei Diabetikern nicht mehr akzeptiert (62). Es dürfte ausreichen, die Angaben der Patienten zu den NPTs und morgendlichen penilen Tumeszenzen zu notieren.

Schwellkörperinjektions-Testung (SKIT). Es liegt auf der Hand, dass sich die SKIT erübrigt, wenn der Sildenafil- (Viagra-) Test positiv ist, da die SKIT dann keine therapeutische Konsequenz hat. Die SKIT informiert über die kavernöse Funktion (arterielle Versorgung, Suffizienz der glatten Muskulatur und die Venookklusion) und ist in Verbindung mit der Doppler-Duplexsonographie auch beim Diabetiker gut geeignet (61, Moreno et al. 1996).

Bei der SKIT werden vasoaktive Substanzen in ein Corpus cavernosum injiziert. Von den 3 Substanzen Papaverin, Papaverin/Phentolamin und Prostaglandin E_1 (PGE_1, Viridal®) ist PGE_1 diagnostisch am geeignetsten mit einer richtig positiven Rate von 74 % und prolongierten Erektionen von 2,4 % (nach Austestung in der Therapie 0,1 %), während bei Papaverin der Wert 9,5 % und bei Papaverin/Phentolamin 5,3 % beträgt (Jünemann et al. 1989). Die PGE_1- (Viridal-) Dosis wird empirisch möglichst niedrig (z. B. 5 µg/l beim jugendlichen Typ-1-Diabetiker) gewählt. Eine schriftliche Aufklärung über Expansionsschmerzen und eine prolongierte Erektion (Antidot: 5–20 mg Effortil intrakavernös) wird empfohlen. Die SKIT-Antwort wird visuell-palpatorisch bestimmt:
▶ E_0 = keine Reaktion,
▶ E_3 = volle Tumeszenz, keine Rigidität („Gummibaum"),
▶ E_5 = komplette Erektion.

Patienten mit psychogener ED haben in der Regel eine E_{4-5}, auch bei neurogener ED ist in 95 % die gleiche Erektionsstärke zu erwarten (69). Eine Erektion unter E_4 ohne verstärkenden Effekt beim Nachinjizieren (z. B. Redosierung auf 20 µg/l) ist ein Indiz für eine arterielle oder venookklusive Inzuffizienz, die duplexsonographisch (systolischer Peak-Flow < 35 cm/s, Resistenz-Index < 0,9 und Kaliberzunahme der Aa. cavernosae < 75 %; Abb. 30.**7**) gesichert werden sollte.

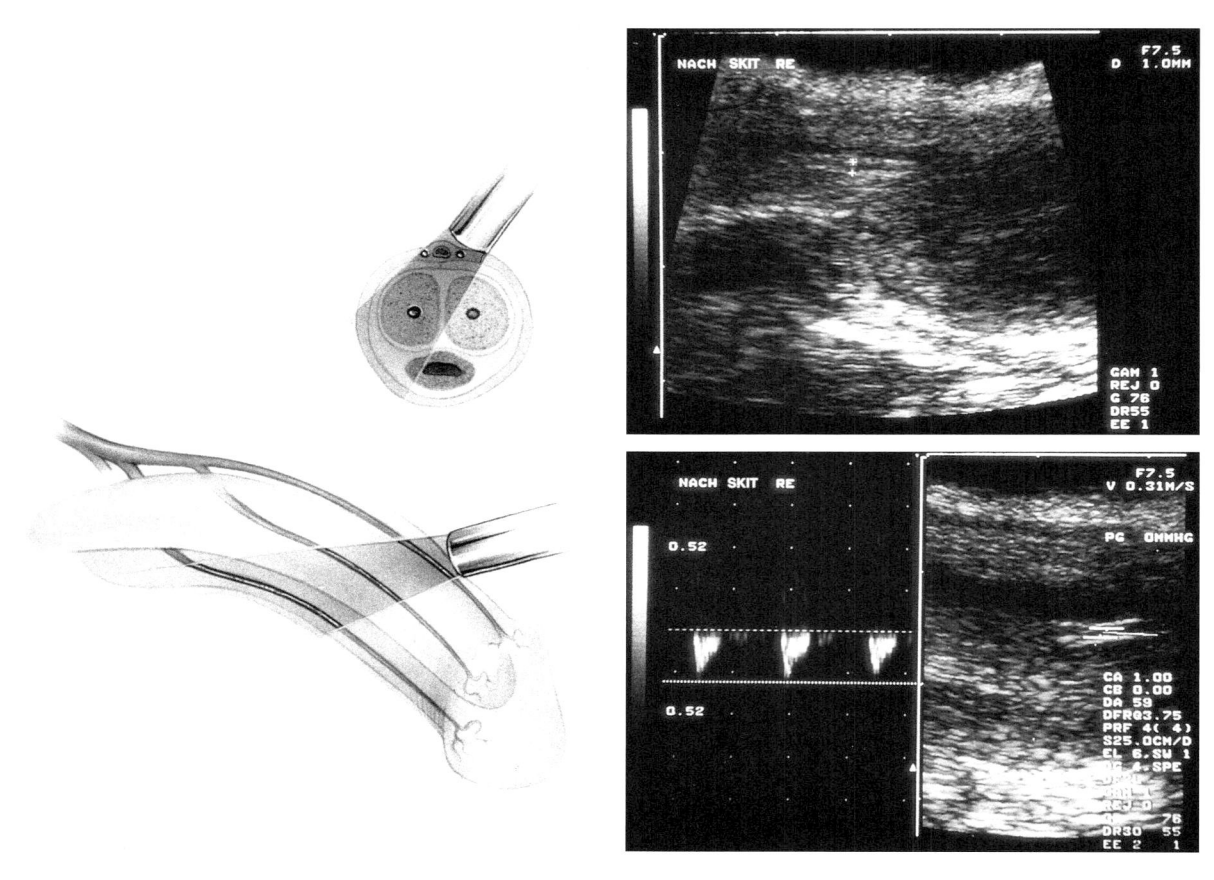

Abb. 30.7 Pathologische Duplex-Sonographie nach Schwellkörperinjektionstestung.

Die SKIT kann zur Sicherung mit 40 µg/l PGE_1 oder Trimix (15 mg Papaverin, 0,5 mg Phentolamin, 20 µg PGE_1) wiederholt werden. Kommt es erneut zu keiner Erektion über E_3, dann ist die arterio-kavernöse Insuffizienz so ausgeprägt, dass in der Folge die Venenokklusion unterbleibt. Die Therapiemöglichkeiten beschränken sich auf die Vakuumpumpe oder die Implantation einer Penisprothese. In diesem Fall ist die Caversonographie und -metrie indiziert.

Therapie und Prävention

Präventive Maßnahmen

Zwar werden vorbeugende Maßnahmen der ED beim Diabetiker nicht studienmäßig geprüft, dennoch erscheinen folgende Maßnahmen plausibel.

Kontrolle vaskulärer Risikofaktoren. Dies bedeutet für den betreuenden Arzt, den ganzen Patienten zu betrachten und gegen die ischämische Herzerkrankung, periphere AVK und zerebrovaskuläre Erkrankung anzugehen. Es ist aber zu bedenken, dass Lipidsenker (z. B. Clofibrat) und Antihypertensiva (z. B. β-Blocker wie Propranolol, Thiazide, Chinidin) die Erektion beeinträchtigen können (39). Bei der Hochdruckbehandlung sollte sich die Auswahl der Pharmaka danach richten (Tab. 30.**6**). Im Medikamentenmenü der Typ-2-Diabetiker finden sich ab der 6. Lebensdekade häufig α_1-Blocker zur Therapie der benignen Prostataobstruktion. Da α_1-Rezeptoren bei der Kontraktion der Samenblasen und des Blasenhalses beteiligt sind, können Ejakulationsstörungen auftreten. Das ist vor allem nach Tamsulosin der Fall, aber nicht nach Alfuzosin (Uroxatral) oder Doxazosin (Cardular).

Ausschalten von Noxen. Wünschenswert, aber selten realisierbar, ist die Bekämpfung des metabolischen Syndroms. Ähnliches gilt im Einklang mit dem Konzept „Beseitung reversibler Ursachen" für Noxen: Die Zusammenhänge zwischen Zigarettenrauchen und ED sind pathophysiologisch genau untersucht, dennoch ist die Bereitschaft zur Aufgabe des Rauchens im Rahmen der ED-Prävention noch schwieriger als in der ED-Therapie. Ein besonderes Problem ist der Alkoholkonsum, der im weitesten Sinn die Sexualfunktion stört (65). Beim Diabetiker mit ED ist die Prävalenz des Alkoholkonsums mehr als 4-mal so hoch wie beim Stoffwechselgesunden mit ED (3).

Optimale Blutzuckereinstellung. Aus dem Letztgesagten ergibt sich, dass eine optimale Blutzuckereinstellung wesentlich für die Prävention und auch Therapie der ED ist. HbA_{1c} gilt als „Prädikator der erektilen Funk-

Tab. 30.**6** Erektile Dysfunktion bei ausgewählten Antihypertensiva (69)

Medikament	ED-Rate (%)	Kommentar
Sympatholytika (Methyldopa, Clonidin, Reserpin, Guanethidin)	8–80	Libidoabnahme
β-Blocker	0–43	dosisabhängig, am geringsten mit spezifischen $β_1$-Blockern (Pindolol, Nadolol, Atenolol); gelegentlich mit Augentropfen
Thiazide	4–30	
Spironolakton	3–20	
α-Blocker	minimal	kann zum Priapismus führen
Labetolol	minimal	Ejakulationsstörungen
ACE-Hemmer, Angiotensin-Antagonisten	minimal	
Vasodilatoren (Hydrolazin, Minoxidil)	minimal	Aphrodisiakum
Calciumkanal-Blocker	minimal	

tion", dessen individuelle Werte korrelieren mit dem IIEF-5-Score (54). Aus andrologischer Sicht ist eine frühzeitige Diagnose einer Insulinresistenz (HbA_{1c} > 6,5%, BMI > 25, HDL-Cholesterin ≤ 46 mg/dl etc.) zur Prävention und Therapie der ED beim Typ-2-Diabetiker wichtig. Seit dem 01.11.2000 ist Pioglitazon (Actos) bei unzureichender Blutzuckerkontrolle unter Metformin oder Sulfonyl-Wirkstoffen zugelassen in Kombination mit Metformin bei adipösen Patienten oder bei Metformin-Unverträglichkeit in Kombination mit Sulfonyl-Wirkstoff (66). In beiden Kombinationen senkt Pioglitazon (Actos) HbA_{1c} signifikant (28). Keine ED-Therapie beim Typ-2-Diabetiker ohne optimale Glucoseeinstellung.

Abschließend sollte vor jeder speziellen ED-Therapie ein sekundärer Hypogonadismus durch eine geeignete Testosteronsubstitution korrigiert werden, zumal sich eine Hyperlipidämie bessern lässt.

Therapie der weiblichen sexuellen Dysfunktion

Eine aktive Therapie sexueller Funktionsstörungen bei Diabetikerinnen wird erst vereinzelt versucht. Eine praktische Voraussetzung ist die Validierung des „Female Intervention Efficacy Index", eines Fragebogens zur Messung des Behandlungserfolgs (5). Sildenafil (Viagra) war in einer Studie aus Boston geeignet, die subjektiven und physiologischen Parameter der sexuellen Reaktion der stoffwechselgesunden Frau signifikant zu bessern (5). Bei den Patientinnen ist allerdings mit einem hohen Placeboeffekt zu rechnen, der in einer noch unveröffentlichten Studie mit demselben Phosphodiesterase-5-Hemmer (10–100 mg) 44,5% (somatische Reaktion) bzw. 33,3% (sexuelle Aktivität) erreichte (nicht signifikant versus Verum; 4).

Ein anderer Ansatz ist der Einsatz der Vakuum-Therapie („Clitoral Therapy Device") die von der Food and Drug Administration zugelassen wurde (6). Es sei daran erinnert, dass bei der weiblichen sexuellen Dysfunktion und Diabetes die psychische Hemmung eine wesentliche Rolle spielt (60).

Therapie der männlichen sexuellen Dysfunktion

Ejaculatio praecox. Ein therapeutisches Spektrum wurde von Wiese et al. (73) zusammengestellt, am wirksamsten sind selektive Serotonin-Reuptake-Inhibitoren.

Erektile Dysfunktion. Die Impotenz selbst kann – etwa wegen der Versagensangst – zur psychologischen Dysfunktion führen. Die Psychotherapie alleine beseitigt allerdings selten die ED (McCulloch et al. 1986). 50 mg Sildenafil ist bei nicht-organischer ED in 88% wirksam. Unterstützend kann die Schwellkörper-Autoinjektions-Therapie (SKAT) mit Prostaglandin E_1 (Viridal) als „pharmakologische Krücke" verordnet werden, da die SKAT eine „pharmakologische" Erektion auslöst.

Orale Medikation

Die orale Medikation dominiert bei der Behandlung der ED (Abb. 30.**8**). Die zahllosen alternativ-medizinischen Aphrodisiaka sind nicht wirksamer als Placebo. In der klinischen Prüfung befinden sich Phentolamin ($α_1$-, $α_2$-Blocker) und Vardenafil (5-Phosphodiesterase-Blocker). Padalafil (Cialis) ist zugelassen.

Trazodon (Thombran), ein Serotonin-Re-Uptake-Inhibitor, der als Antidepressivum verwendet wird. Diese schwach wirksame Substanz hat sich zur ED-Therapie in der Praxis nicht durchsetzen können. Erfahrungen bei der diabetogenen ED von depressiven Patienten fehlen.

Yohimbin (Yocon) ist ein $α_2$-Blocker, der in der Vergangenheit bei der psychogenen ED (14–30% Besserung) zumeist als Dauermedikation (3 × 5,4 mg/d) eingesetzt wurde. Die praktische Bedeutung ist gering,

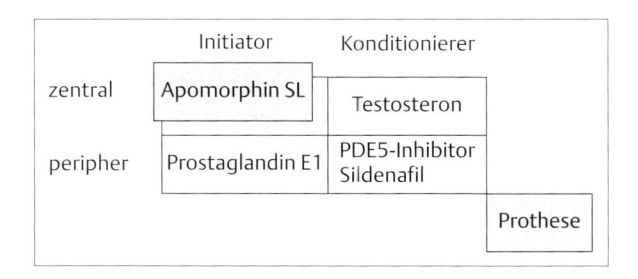

Abb. 30.**8** Kategorien der Therapie der erektilen Dysfunktion.

obwohl in einer Metaanalyse besser als Placebo (Spollett 1999).

Apomorphin SL (Ixense) ist ein Dopaminrezeptor-Agonist, der über den Nucleus paraventricularis und die Area preoptica medialis des Hypothalamus die Erektion zentral initiiert. Voraussetzung sind imaginatorische, visuelle, olfaktorische oder neural afferente erotische Stimuli, die durch Apomorphin SL verstärkt werden. Die Libido wird allerdings nicht beeinflusst (1). Bei ausreichender Androgenisierung wird das supraspinal ausgelöste Signal nach Verstärkung durch Oxytocin im spinalen Erektionszentrum (S_{2-4}) umgeschaltet und via Plexus pelvicus und Nn. pudendi zum Penis geleitet.

Nach sublingualer oder oraler Resorption von 2 oder 3 mg Apomorphin SL kann die Erektion nach 20 Minuten eintreten. Die Wirkung hält etwa 3 Stunden an. In Phase-III-Studien erreichten 68% der Patienten bei „leichter" ED (die Einteilung wurde anhand des IIEF vorgenommen) eine kohabitationstaugliche Erektion, bei „mäßiger" ED 53,9% und bei „schwerer" ED 28,0% (30). Die Unterschiede im Vergleich zu Placebo waren statistisch signifikant. Diabetogene ED: 4 mg Apomorphin SL führt in 24,6% vs 14,5% zur festen Erektion (p<0,02; Studie M97–804). Heaton et al. (30) fanden eine GV-taugliche Erektion bei 38,3% vs 25,6 für Plazebo.

Nebenwirkungen: Bei einer Dosis von 2 mg und 3 mg berichteten 4,5% der Patienten über Nausea, 6,5% über Kopfschmerzen und 4,4% über Schwindel. Der systolische Blutdruck kann im Stehen nach 2–4 mg um bis zu 10 mm Hg absinken und unterscheidet sich nicht von Plazebo. Bei über 5000 Patienten, die über 120000 Einzeldosen protokollierten, kam es zu keinen schweren Nebenwirkungen (1).

Sildenafil (Viagra) ist ein oraler Inhibitor der Phosphodiesterase-5 (Abb. 30.**9**). Wenn durch sexuelle Stimulation NO von den noradrenergen, noncholinergen Nervenendigungen und dem Endothel der penilen Arteriolen und Sinusoide (vgl. Abb. 30.**2**) freigesetzt wird, verstärkt Sildenafil den relaxierenden NO-Effekt dadurch, dass zyklisches Guanosinmonophosphat (cGMP) nicht mehr hydrolisiert wird. Bei fortgesetzter sexueller Stimulation steigt cGMP solange weiter an, bis seine Konzentration zur Erektion ausreicht (10). Die Hydrolyse von cGMP wird von der Phosphodiesterase 5 katalysiert, die somit die zelluläre Konzentration der Funktion (Relaxation oder Kontraktion) anpasst. Sildenafil ist ein Hemmstoff der Phosphodiesterase 5 mit vergleichsweise geringer Kreuzreaktivität mit dem Typ 6 der Retina (daher vereinzelt

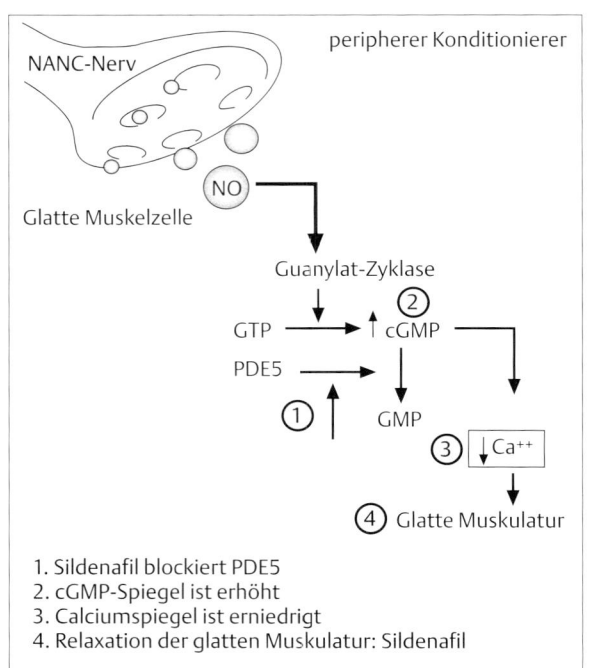

1. Sildenafil blockiert PDE5
2. cGMP-Spiegel ist erhöht
3. Calciumspiegel ist erniedrigt
4. Relaxation der glatten Muskulatur: Sildenafil

Abb. 30.**9** Periphere Konditionierer der erektilen Kapazität: Wirkung unter Sildenafil (Viagra)

„blauumrandetes" Sehen). Sildenafil hat eine ähnliche Struktur wie das cGMP und kann daher kompetitiv an die Phosphodiesterase 5 gebunden werden. Es kann nur wirken, wenn durch sexuelle Stimulation genügend NO im Targetgewebe gebildet wird, die gleichsinnig wirkenden Nitrate (Glyzeroltrinitrat) sind daher in Verbindung mit Sildenafil kontraindiziert (Lin et al. 2001).

Nach Einnahme von 25, 50 oder 100 mg Sildenafil auf leeren Magen wird das Medikament schnell resorbiert. Die volle Wirkung setzt nach etwa 60 Minuten ein, die Plasmahalbwertszeit beträgt 4–5 Stunden (10).

Die globale „Satisfaktion" der ED-Patienten beträgt ca. 70% und erreicht immerhin noch 41% bei „schwerer" ED, dabei wurde eine ED-Dauer von 4,1 ± 3 Jahren angegeben. Die Ätiologie beeinflusste die Sildenafil-Ansprechrate, die bei der neurogenen ED geringer war als bei der psychogenen oder vaskulären. Es lassen sich aber keine Patienten-Charakteristika finden, die ein Therapieversagen ankündigen (33).

Mit Sildenafil zur Therapie der ED von Typ-1- und Typ-2-Diabetikern wurden umfangreiche Erfahrungen gemacht (Tab. 30.**7**). Im Vergleich zum Stoffwechselgesunden mit ED ist die Effizienz von Sildenafil bei Diabetes etwa 20% geringer. Der Unterschied gegen Placebo beträgt ca. 40%, lediglich bei Diabetikern mit HbA_{1c}-Werten unter 8% sind die Wirkdifferenzen nur ca. 25%. Bemerkenswert ist, dass Sildenafil bei Typ-1- und Typ-2-Diabetes, HbA_1-Werten um 8% oder aber den ED-Risikofaktoren Hochdruck, Hyperlipämie oder Rauchen keine unterschiedlichen Ansprechraten aufweist (Tab. 30.**7**). Die SKAT mit PGE_1 war nicht wirksamer als Sildenafil (24). Die Ergebnisse der Behandlung der diabetogenen ED wurden in Partner-Protokollen bestätigt (9).

Nebenwirkungen: Sildenafil wurde sowohl von Patienten mit Typ-1- als auch Typ-2-Diabetes gut vertragen. Bei keinem dieser ED-Patienten kam es zum Herzinfarkt, synkopalen Zuständen oder Blutdruckabfall im Stehen. Gesichtsrötung bzw. Flush sind die häufigste Nebenwirkung (Tab. 30.**8**). Eine vorübergehende Sehstörung (Veränderung der Helligkeit) wurde von 1% unter Placebo und 4% unter Sildenafil angegeben (53). In der urologischen Praxis ist die Verschreibung von initial 4 Tabletten zweckmäßig. Man beginnt mit 2 Versuchen à 50 mg und fährt fort mit 25 mg oder 100 mg, je nach dem Ergebnis. Über die Nebenwirkungen (Tab. 30.**8**) und Kontraindikationen ist wie bei jedem Medikament genau aufzuklären (Tab. 30.**9**).

α_1-**Blocker.** Da α-Rezeptoren auch bei der Erektionssteuerung beteiligt sind (s. a. Abb. 30.2) ist der Gedanke nahe liegend, selektive α_1-Blocker quasi als medikamentöse Basis einzusetzen. Unter dieser Frage wurde Alfuzosin (Uroxatral) in einer Dosierung von 10 mg/d in 3 Studien geprüft (35). Bei keinem Patienten traten Erektionsstörungen auf. Die Besserung der obstruktiv-irritativen Miktionsbeschwerden unter dieser Medikation war von einer signifikanten Zunahme der messbaren sexuellen Funktion begleitet.

Tab. 30.**7** Therapieergebnisse mit Sildenafil bei der ED bei Diabetes Typ 1 und 2

Autor/Jahr	Patientenzahl	Wirksamkeit		
		Sildenafil	Placebo	PGE_1
Price 1998	21	52%	10%	–
Rendell 1999	268	56%	10%	–
Hirsch 1999	252	51%	13%	–
Gentile 2000	140	57,5%	–	55,6%
Blonde 2000	152 (Typ 1)	59%	18%	–
	822 (Typ 2)	63%	17%	–
	1693 (kein DM)	83%	26%	–
Blonde 2001	927			
	$HbA_{1c} < 8$	51%	25,5%	–
	$HbA_{1c} \geq 8$	54,7%	19,6%	–
Hymbaugh 2001	429 (Hochdruck)	52,6%	20,5%	–
	226 (Hyperlipidämie)	60,7%	19,4%	–
	568 (Raucher)	57,9%	25,7%	–
Murphy 2001	188 (Typ 1)	66,6%	28,6%	–
Boulton 2001	219 (Typ 2)	64,6%	10,5%	–
Boulton 2001	407			
	$HbA_{1c} < 8$	58,2%	34,9%	–
	$HbA_{1c} \geq 8$	59,4%	21,2%	–

Tab. 30.**8** Sicherheit und Verträglichkeit von Sildenafil bei diabetischer ED (25)

Symptom	kein Diabetes		Typ-1-Diabetes		Typ 2-Diabetes	
	Placebo (n = 847)	Sildenafil (n = 846)	Placebo (n = 78)	Sildenafil (n = 74)	Placebo (n = 404)	Sildenafil (n = 418)
Kopfschmerzen	4,7%	14,8%	1,3%	9,5%	4,7%	7,2%
Wallungen	2,0%	16,2%	0%	13,5%	2,0%	5,5%
Dyspepsie	1,5%	5,9%	1,3%	6,8%	0,2%	5,0%
Schwindel	2,1%	4,6%	1,3%	2,7%	2,2%	1,2%

Tab. 30.9 Kontraindikationen für Sildenafil (vgl. die Fachinformation)

absolut	Herzinfarkt, Schlaganfall vor weniger als 6 Monaten
	schwere koronare Herzkrankheit
	nitrathaltige Medikamente und NO-Donatoren: – Amylnitrit – Isosorbiddinitrat – Isosorbidmononitrat – Molsidonin – Nitroglyzerin – Nitroprussid – Pentaerythritoltetranitrat
relativ	Pharmaka mit Phosphodiesterase-Ähnlichkeit
	Theophyllin, Dipyridamol, Trapidil
	Retinopathie

Schwellkörperinjektions-Therapie

Indikation. Die Schwellkörperinjektions-Therapie (SKAT; Abb. 30.**10**) mit den gefäßaktiven Substanzen Papaverin, Phentolamin und PGE_1 (Viridal) hat sich bei der diabetischen ED bewährt (30. 49). In der Praxis kommen die Tabletten-Non-Responder (vgl. Tab. 30.**7**) für die SKAT mit PGE_1 (Viridal) in Betracht.

Ergebnisse. In einer Studie mit 336 Patienten mit diabetischer ED (89% Typ 2, 11% Typ 1) reagierten 94% mit einer partiellen kompletten Erektion.

Bei 292 Patienten, die die Titrationsphase abschlossen, betrug die mediane Wirkdosis von PGE_1 (Viridal) 20 µg (2,5–50 µg), bei 90% lag die benötigte Dosis bei 2,5–40 µg. Die Latenzzeit bis zur Erektion dauerte median 7 Minuten (3–44 Minuten), die Erektion dauerte median 55 Minuten (3–390 Minuten). Von 277 Männern, die die SKAT zu Hause fortsetzten, beklagten nur 6% eine mangelhafte Wirkung und 4% Nebenwirkungen. Nach 6 Monaten waren 92% der Patienten und 93% der Partner mit der SKAT zufrieden (30). Die Ansprechraten zwischen Typ-1- und Typ-2-Diabetikern unterscheiden sich nicht signifikant, lediglich die mediane Wirkdosis war beim Typ 1 höher (20 µg versus 15 µg für Typ 2).

Nebenwirkungen. Schmerzen nach der Injektion von PGE_1 in das Corpus cavernosum traten bei 24% auf, Ekchymosen bei 2%, alle sonstigen Nebenwirkungen (z. B. Penisödem) betrafen weniger 1% der Patienten. Zu beachten ist die Therapie der prolongierten Erektion (Tab. 30.**10**). In einer Langzeit-Studie verwendeten nach 7 Jahren noch 16 von 18 Patienten mit Diabetes die SKAT, während von 22 Stoffwechselgesunden nur noch 7 Patienten die SKAT praktizierten. Im 1. Jahr wurden 50 und im 7. Jahr noch 28,7 (Mittelwert) SKAT ausgeführt (49). Die Dosis musste allerdings erhöht werden.

Komplikationen. Die potenziellen Nachteile sind Nadelphobie (1%), prolongierte Erektion (< 1%), Priapismus (< 1%), Fibrose (< 1%, meist als kavernöser Knoten) und Non-Compliance (initial < 1%, später 4%). Aufgrund des seltenen Auftretens haben diese Probleme eine nur nachrangige Bedeutung im Vergleich zur primären Entscheidung für eine orale Therapie (30).

Tab. 30.10 Prävention und Behandlung der prolongierten Erektion bei intrakavernöser Injektion

Prävention	– intrakavernöse Injektion mit der minimal wirksamen Dosis – Reduzierung der Folgedosis, falls Erektion über 1 Stunde dauert – minimales Intervall zwischen 2 Injektionen: 24 Stunden
Behandlung	– α-Sympathomimetikum, z. B. Etilefrin, Phenylephrin, Adrenalin – Aspiration des Blutes aus dem Schwellkörper mit einer Butterfly-Kanüle

Tertiäre Behandlungsmöglichkeiten

Vakuum-Apparat. Eine externe Erektionshilfe ist der Vakuum-Apparat (Abb. 30.**11**). Dabei wird der Penis in einen Plastikzylinder eingeführt; mit einer Handpumpe wird ein Vakuum erzeugt und die Corpora cavernosa füllen sich mit Blut und mit einem Gummiring auf Höhe der Peniswurzel wird die Erektion aufrechterhalten.
➤ Vorteile: Wirksamkeit, Preis, einfache Handhabung.
➤ Nachteile: Ejakulationshemmnis, Kältegefühl, Ekchymosen, geringe Akkzeptanz.

„Medicated urethral system for erections" (MUSE). Nach der Miktion wird ein Pellet MUSE in die Urethra eingeführt und manuell verrieben. Der Erfolg hängt von dem Schweregrad der ED, der Dauer des Diabetes und der Dosis ab – 65% der Patienten benötigen 1000 µg MUSE. Die Erfolgsrate schwankt zwischen 46% und 65% bei über 1000 Patienten. 69% der MUSE-Anwender konnten kohabitieren (23).

Nebenwirkungen sind Penisschmerzen (30%), Brennen in der Urethra (12%), Urethralblutungen (5%), Synkopen wegen der hohen PGE_1-Dosis und Schmerzen in Beinvarizen.

Mikrochirurgische Bypass-Verfahren. Sowohl der epigastriko-penile Bypass als auch die dorsale Venenligatur zur Beseitigung venöser Lecks wurden weitge-

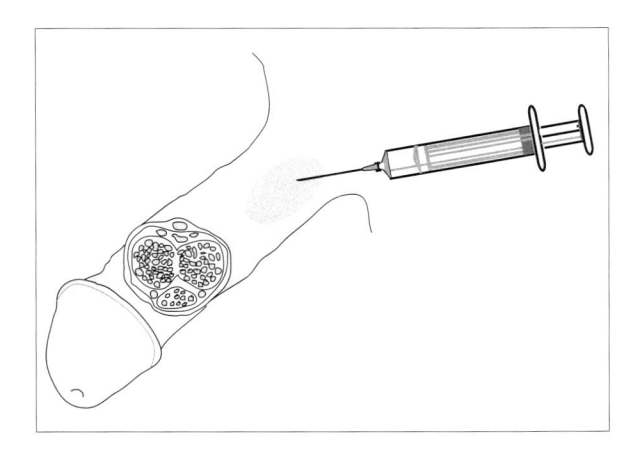

Abb. 30.**10** Schwellkörperinjektions-Therapie (SKAT).

hend aufgegeben. Nebenwirkungen sind Glanshyperämie, Sensibilitätsstörungen und Anastomosenstenosen.

Penile Implantate. Die sog. Penisprothese hat einen unverdient schlechten Ruf bei den ED-Kranken und Ärzten. Unter den nicht-oralen Behandlungsvarianten ist die Satisfaktion von Patient und Partner am höchsten. Das Implantat verändert das Aussehen des Penis nicht (Abb. 30.**12**), das Empfinden ist nicht wesentlich beeinträchtigt und ist praktischer als externe Manipulationen. Dennoch handelt es sich um die ultima ratio unter den Therapieformen der ED. Nachteile sind das Infektionsrisiko beim Diabetiker (> 5%) und mechanische Defekte.

Leitlinien

Diagnostik und Therapie der sexuellen Dysfunktion, insbesondere der erektilen Dysfunktion sind in Einklang mit der Leitlinien der Deutschen Gesellschaft für Urologie (63) sowie der Leitlinie der Europäischen Gesellschaft für Urologie zur erektilen Dysfunktion (72) geschildert worden.

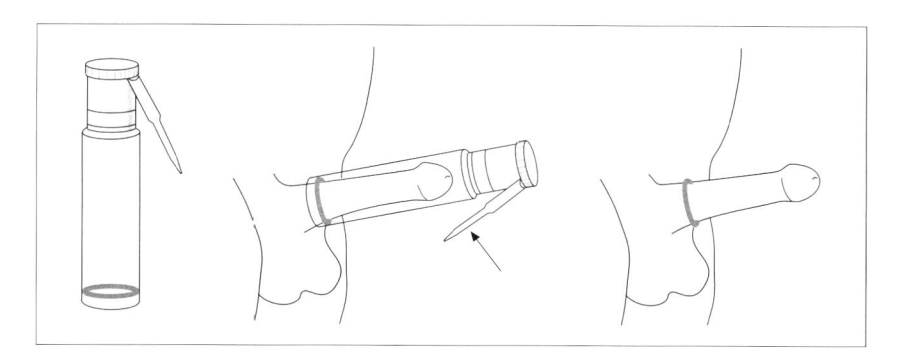

Abb. 30.**11** Vakuumgerät zur Behandlung der erektilen Dysfunktion.

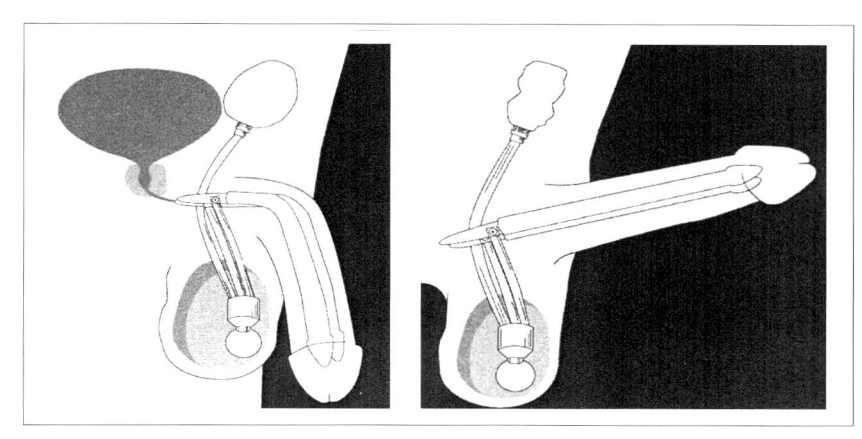

Abb. 30.**12** Behandlung der erektilen Dysfunktion mit Penisprothesen.

Literatur

1 Altwein TE, Keuler UF. Oral treatment of erectile dysfunction with apomorphine SL. Urol Int. 2001;67:257-63.
2 Bacon CG, Hu F, Glasser D, Mittleman MA, Rimm EB. Duration of diabetes and risk of erectile dysfunction among older men. Diabetes. 2001;50(Suppl 2):A93.
3 Bancroft J, Gutierrez P. Erectile dysfunction im with and without diabetes mellitus: A comparative study. Diabet Med. 1996;13:84-9.
4 Basson R, McInnes R, Smith MC, Hodgson G, Koppiker N. Efficacy and safety of sildenafil citrate in women with sexual dysfunction associated female sexual arousal disorder [in press].
5 Berman JR, Berman LA, Lin H, Flaherty E, Nlahey, Goldstein I, Cantey-Kiser J. Effect of sildenafil on subjective and physiologic parameters of the female sexual response in women with sexual arousal disorder. J Sex Marital Ther. 2001;27:411-20.
6 Billups KL, Berman JA, Berman JR, Metz ME, Glennon ME, Goldstein I. A new non-pharmacological vacuum therapy for female sexual dysfunction. J Sex Marital Ther. 2001;27:435-41.
7 Blonde L, Feiner C; Siegel R. Partners' evaluation of the efficacy of Viagra (sildenafil citrate). For the treatment of erectile dysfunction in men with diabetes, Diabetes. 1999;48(Suppl 1):A89.
8 Blonde L, Korenman SG, Siegel RL, Orazem J. Sildenafil citrate for treatment of erectile dysfunction is similarly effective in men with type 1 and type 2 diabetes mellitus. Diabetes. 2000;49(Suppl 1):A88.
9 Blonde L, Wohluter C, Siegel R, Orazem J. Sildenafil citrate for the treatment of erectile dysfunction in men with diabetes mellitus: Stratification by glycemic control. Diabetes. 2001;50(Suppl 2):A90.

10 Boolell M, Gepi-Attee S, Gingell JC, Allen MJ. Sildenafil, a novel for male erectile dysfunction. Br J Urol. 1996;78:257–61.
11 Bortolotti A, Fedele D, Chatenoud L, Colli E, Coscelli C, Landoni M, et al. Cigarette smoking: A risk factor for erectile dysfunction in diabetics. Eur Urol. 2001;40:392–7.
12 Boulton AJM, Selam JL, Sweeney M, Ziegler D. Sildenafil citrate for the treatment of erectile dysfunction in men with type 2 diabetes mellitus. Diabetologia. 2001;44:1296–301.
13 Braun M, Wassmer, Klotz T, Reifenrath M, Mathers M, Engelmann U. Epidemiology of erectile dysfunction. Results of the Cologne Male Survey. Int J Impot Res. 2000;12:305–11.
14 Burchardt M, Burchardt T, Baer L, Kiss AJ, Pawar RV, Shabsigh A, et al. Hypertension is associated with severe erectile dysfunction. J Urol. 2000;164:1188–91.
15 Carbone DJ, Harrison LH, McCullough DL. Incidence of previously undiagnosed urologic malignancies in a population presenting solely with the complaint of erectile dysfunction. J Urol. 1999;161(Suppl):A 180.
16 Cartledge JJ, Eardley I. Morrison JFB. Dose dependent impairment of corpus cavernosal smooth muscle relaxation by HbA_{1C} in vitro. J Urol. 1999 161(Suppl):A 218.
17 Colakoglu Z, Kutluay F, Ertekin C, Altay B, Killi R, Alkis A. Autonomic nerve involvement and venous leakage in diabetic men with impotence. BJU Internat. 1999;83:453–6.
18 Deutsch S, Sherman L. Previously unrecognised diabetes mellius in sexually impotent men. JAMA. 1980;244:2430–2.
19 DSM IV: Diagnostic and Statistical Manual of Mental Disorders, 4. Aufl. Washington DC. American Psychiatric Association. 1994.
20 Enzlin P, C Mathieu C, Vanderschueren D, Demyttenaere K. Diabetes mellitus and female sexuality: A review of 25 years' research. Diabet Med J. 1998;5:809–15.
21 Fedele D, Bortolotti A, Coscelli C, Santeusanio F, Chetenoud L, Colli E, et al. Erectile dysfunction in type 1 and type 2 diabetics in Italy. Int J Epidemiol. 2000;29:524–31.
22 Feldman HA, Goldwin I, Hatzichristou DG, Krane RJ, McKinlay JB. Impotence and its medical and psychosocial correlates : Results of the Massachusetts Male Aging Study. J Urol. 1994;151:54–61.
23 Freeman MS, Bodansky HJ. Effectiveness of treatment for impotence in diabetic men. Diabet Med. 1999;16:1048–9.
24 Gentile S, Turco S, Gurarino G, Corigliano G, Sasso FC, Turco AA, et al. Quality of life in diabetic men with erectile dysfunction: Sildenafil versus Alprostadil. Diabetes. 2000;49(Suppl 1):A108.
25 Guay AT, Blonde L, Siegel RL, Orazem J. Safety and tolerability of sildenafil citrate for treatment of erectile dysfunction in men with type 1 and type 2 diabetes mellitus. Diabetes. 2000;49(Suppl 1):A 90.
26 Guay AT. Sexual dysfunction in the diabetic patient. Int J Impot. Res. 2001;13(Suppl 5):47–50.
27 Guiliano F, Leriche A, Jaudinot EO, de Gendre AS. Erectile dysfunction in patients with diabetes and/or hypertension. Essir 2001;30 Sept–3 Oct, Rom.
28 Hanefeld M, Göke B. Combining pioglitazone with a sulphonylurea or metformin in the management of type 2 diabetes. Exp Clin Endocrinol Diabetes. 2000;108(Suppl 2):256–66.
29 Heaton JPW, Altwein JE. The role of apomorphine SL in the treatment of male erectile dysfunction. BJU Internat. 2001;88(Suppl 3):36–8.
30 Heaton JPW, Dlording, Liu SN, Litonja AD, Guangwei L, Kim SC. Intracavernosal alprostadil is effective for the treatment of erectile dysfunction in diabetic men. Int J Impot Res. 2001;13:317–21.
31 Hirsch IB, Korenman SG, Stecher V, Diuguid C. Viagra (sildenafil citrate): Efficacy and safety in the treatment of erectile dysfunction in men with diabetes. Diabetes. 1999;48(Suppl 1):A 92.
32 Hymbaugh M, Blonde L, Wohlhuter C, Siegel R, Orazem J. Efficacy of sildenafil citrate in men with diabetes who have concomitant cardiovascular disease risk factors. Diabetes. 2000;50(Suppl 2):A 87.
33 Jarow JP, Burnett AL, Geringer AM. Clinical efficacy of sildenafil citrate based on etiology and response to prior treatment. J Urol. 1999;162:722–5.
34 Kadioglu A, Memisoglu K, Osazova, Erdogru T, Karsidag K, Tellaloglu S. The effects of diabetes on penile somato-afferent system. Arch Esp Urol. 1994;47:100–3.
35 van Kerrebroeck P, Jardin A, Laval KU, van Cangh P. Efficacy and safety of a new prolonged release formulation of alfuzosin 10 mg once daily versus alfuzosin 2,5 mg thrice daily and placebo in patients with symptomatic benign prostatic hyperplasia. Eur Urol. 2000;37:306–13.
36 Kim YC. Algorithm for diagnosis and treatment of erectile dysfunction in the of sildenafil citrate. Int J Androl. 2000;23(Suppl 2):85–6.
37 Kockott G. Sexuelle Funktionsstörungen des Mannes. Stuttgart; Enke; 1981
38 Lin CS, Lue TF. Biology of phosphodiesterases. AUA today. 2000:pp6–7.
39 Marumo K, Murai M. Aging and erectile dysfunction: The role of aging and concomitant chronic illness. Int J Urol. 2001;8:50–7.
40 McCulloch, Campbell IW, Wu FC, Prescott RJ, Clarke BF. The prevalence of diabetic impotence. Diabetologia. 1980;18:279–83.
41 Melman A, Christ GJ. Integrative erectile biology. Urol Clin N Am. 2001;28:217–25.
42 Merfort F, Lau KT, Risse A. Häufigkeit der erektilen Dysfunktion in Krankenhäusern und Praxen mit unterschiedlichem Versorgungsschwerpunkt. Diabet Stoffwechsel. 1997;6 (Suppl 3):25.
43 Metro MJ, Broderick GA. Diabetes and vascular impotence: Does insulin dependence increase the relative severity? Int J Impot Res. 1999;11:87–9.
44 Mills TM, Chitaley K, Lewis RW: Vasoconstrictors in erectile physiology. Int J Impot Res. 2001;13(Suppl 5):29–34
45 Morgentaler A. Male Impotence. Lancet. 1999;354:1713–8.
46 Murphy L, Stuckey B, Jadzinsky MN, Montorsi F, Kaioglu A. Sildenafil citrate for erectile dysfunction in men with type 1 diabetes mellitus. Diabetes. 2001;50(Suppl 2):A92.
47 Nofzinger EA, Reynolds III CF, Jennings JR, Thase ME, Frank E, Yeager A, et al. Results of nocturnal penile tumescence studies are abnormal in sexually functional diabetic men. Arch Intern Med. 1992;152:114–8.
48 Nofzinger EA. Sexual dysfunction in patients with diabetes mellitus: The role of a "central" neuropathy. Sem Clin Neuropsychiatr. 1997;2:31–9.
49 Perimenis P, Gyftopoulos K, Athanasopoulos A, Barbalias G. Diabetic impotence treated by intracavernosal injections: High treatment compliance and increasing dosage of vasoactive drugs. Eur Urol. 2001;40:398–403.
50 Porst H. Comparison of the International Index of Erectile Function (IIEF) with the diagnostic outcome in male impotence. Int J Impot Res. 1998;10(Suppl 3):67–70.
51 Porst H. Manual der Impotenz. Bremen; Uni Med; 2000.
52 Price DE, Boolell M, Gepi-Attee S, Wareham K, Kates P, Gingell JC. Sildenafil: Study of a novel oral treatment for erectile dysfunction in diabetic men. Diabet Med. 1998;15:821–5.
53 Rendell MS, Rajfer J, Wicker PA, Smith MD. Sildenafil for treatment of erectile dysfunction in men with diabetes. A randomised controlled trial. JAMA. 1999;281:421–6.
54 Romeo JH, Seftel A, Madhun ZT, Aron DC. Sexual dysfunction in diabetic men: Associated with poor glycemic control. Int J Impot Res. 1998;10(Suppl 3):S27.
55 Rosen RC, Riley A, Wagner G. The international index of erectile function (IIEF): A multidimensional scale for assessment of erectile dysfunction. Urology. 1997;49:822–830.
56 Saenz de Tejada I, Goldstein I, Azadoi K, Krane RJ, Cohen RA. Impaired neurogenic and endothelium-mediated relaxa-

tion of penile smooth muscle from diabetic men with impotence. N Engl J Med. 1989;320:1025-30.
57 Sairam K, Kulinskaya E, Boustead GB, Hanbury DC, McNicholas TY. Prevalence of undiagnosed diabetes mellitus in male erectile dysfunction. BJU Internat. 2001;88:68-71.
58 Sato Y, Horita H, Kumamoto Y, Tsukamoto T. Aging and sexual function. Impotence. 1995;10:273-80.
59 Siu SC, Lo SK, Wong KW, Ip KM, Wong YS. Prevalence of and risk factors for erectile dysfunction in Hong Kong diabetic patients. Diabet Med. 2001;18:732-8.
60 Steel JM. Diabetes and female sexuality. Diabet Med. 1998;15:807-8.
61 Stief CG, Altwein JE. Erektile Dysfunktion. Dt Ärztebl. 1987;84:862-8.
62 Stief CG, Thon W, Truss M, Staubesand J, Jonas U. Blasenfunktionsstörungen und erektile Dysfunktion bei Diabetes mellitus. Dt Ärztebl. 1996;93:1640-6.
63 Stief CG, Jüneman KP, et al. Leitlinie zu Diagnostik und Therapie von Libido- und Erektionsstörungen. Leitlinien der Deutschen Gesellschaft für Urologie. Urologie A. 2001;40:331-9.
64 Sullivan ME, Keoghane SR, Miller MAW. Vascular risk factors and erectile dysfunction. BJU Internat. 2001;87:838-45.
65 Taniguchi N, Kaneko S. Alcoholic effect on male sexual function. Nipopon Rinsho. 1997;55:3040-4.
66 Therapiehinweis gemäß Nr. 14 der Arzneimittel-Richtlinien: Thiazolidindione („Glitazone"). Dt Ärztebl. 2001;98:B2118
67 Vibe-Petersen J, Behrend L, Jörgensen T, Perrild H. The prevalence of erectile dysfunction in a male diabetic population. Diabetologia. 1999;42:S1.
68 Vidal-Moreno JF, Moremo BP, Jimenez Cruz JF. Echo-Doppler in diabetic erectile dysfunction. Actas Urol Esp. 1996;20:247-54.
69 Vinik A, Richardson D. Erectile dysfunction in diabetics. Diabet Revies. 1998;6:16-33.
70 Wang YX, Leng J, Chen B, Huang XY. The prevalence of erectile dysfunction in older adults in Shanghai: An analysis of 1582 cases. Int J Impot Res. 1997;9(Suppl 1):S45.
71 Weiske WH. Invasive diagnosis and therapy – are they still reasonable in the age of sildenafil? Andrologia. 1999;31(Suppl 31):95-7.
72 Wespes E, Amar E, Hatzichristou D, Montorsi F, Pryor J, Vardi Y. Guidelines of erectile dysfunction. Eur Urol. 2002;41:1-5.
73 Wiese AC, McGoal S. Abakong for premature ejaculation. smcgoal@med.abakong.org. 2001.
74 Ziegler D. Klinik, Diagnostik und Therapie der diabetischen Neuropathie. Ther Umschau. 1996;53:948-57.

31 Gerinnungssystem

D. Tschöpe

Das Wichtigste in Kürze

- Die Mehrzahl der Diabetiker verstirbt an thrombotischen Komplikationen degenerativer Gefäßkrankheiten, d. h. Gerinnungsmechanismen bestimmen die letztliche Prognose.
- Beim Diabetiker bilden gesteigerte Thrombingenerierung und verminderte Fibrinolyse neben endothelialer Dysfunktion und korpuskulärer Hyperreaktivität die Grundlage eines präthrombotischen Zustands, vor allem in der arteriellen Strombahn.
- Eine optimale Stoffwechselkontrolle (Blutzucker und Fette) vermag diesen positiven Verstärkerkreislauf nur teilweise zu neutralisieren.
- Neben Allgemeinmaßnahmen wie Nikotinkarenz, körperlicher Bewegung und Ernährungsumstellung ist eine aktive Pharmakotherapie mindestens in der Sekundär- und Tertiärprävention, bei Typ-2-Patienten auch in der Primärprävention angezeigt.
- In der Dauertherapie ist der Wert von Thrombozytenfunktionshemmern („Low-dose"-Acetylsalicylsäure, Thienopyridine) klinisch dokumentiert. Die plasmatische Antikoagulation sowie die Beeinflussung einzelner plasmatischer Faktoren, z. B. Fibrinogen und PAI-1 werden als Therapieprinzip derzeit noch unterschiedlich eingeschätzt.
- In der Akutherapie profitieren Diabetiker sogar stärker als Stoffwechselgesunde von parenteraler Fibrinolyse und Plättchenhemmung mit Glykoprotein-IIbIIIa-Rezeptorantagonisten.

Einleitung

Epidemiologie. Mit fortschreitender Überalterung der Bevölkerung nimmt die vaskuläre Morbidität zu, obwohl dank einer besseren Akuttherapie die Mortalität rückläufig ist (9, 66). Die vaskuläre Morbidität betrifft in besonderem Maß die Diabetiker, die in der Mehrzahl unverändert an akuten, d. h. thrombotischen Komplikationen vorbestehender Gefäßläsionen versterben (12, 24, 29, 119) – in zunehmenden Maße diabetische Frauen. Damit gewinnen die hämostaseologischen Kontrollmechanismen der Thrombogenese eine überragende Bedeutung gerade für die klinische Prognose der Diabetespatienten, deren Therapiekosten heute ganz überwiegend durch das Management dieser ischämischen Gefäßkomplikationen bestimmt werden (52, 122).

Klinische Bedeutung. Die Entwicklung von thrombotischen Akutereignissen ist beim Diabetiker an exponierten Läsionsstellen beschleunigt. Die Fulminanz und der Verlauf solcher Akutereignisse, z. B. des Myokardinfarkts, sind beim Diabetiker verstärkt (35, 53). Die Letalität ist dementsprechend wesentlich erhöht und spiegelt die Kombination fortgeschrittener, struktureller (mikroangiopathischer) Einschränkung der Organreserve mit überschießenden rheologischen und hämostaseologischen Ischämiemechanismen wider (46, 92, 98). Dies manifestiert sich besonders auch in der schlechten kurz- und vor allem längerfristigen Erfolgs- und Komplikationsrate nach spezifischen angiologisch-kardiologischen Interventionen wie Thrombolyse, Bypass-Grafting und Katheterangioplastie (45, 48, 64). Strömungsbehinderung oder Strombahnstop, d. h. Minderdurchblutung oder akute Ischämie, sind gerade auch beim Diabetiker über hämorrheologische und hämostaseologische Mechanismen zu verstehen. Umgekehrt sind metabolische Notfälle wie die diabetische Ketoazidose mit einer funktionellen Hyperkoagulabilität vergesellschaftet (51).

Systematik der Blutgerinnung. Das System der Blutgerinnung ist durch 4 funktionelle Regelkreise organisiert:
- plasmatische Flüssigphase-Gerinnung,
- Fibrinolyse,
- korpuskuläre Blutphase,
- die Gefäßwand.

Die lebenswichtige Hauptfunktion des Gesamtsystems besteht in der adäquaten Blutstillung im Bedarfsfall, z. B. bei Verletzung („Reparatur") bei gleichzeitiger Vermeidung überschüssiger Gerinnungsaktivität. Während die Flüssigphase-Gerinnung und Fibrinolyse im Wesentlichen die Substrate der autoreaktiven enzymatischen Gerinnungs- und Fibrinolysekaskade beinhaltet („Tool-Box"), steuert der zelluläre Anteil das bedarfsgerechte Zusammenspiel zwischen Pro- und Antikoagulatoren sowie zwischen pro- und antifibrinolytischen Faktoren der Flüssigphasegerinnung am Ort der lokalen Gerinnungsaktivierung („Trigger und Interface").

Beim Diabetes tragen zelluläre und plasmatische Blutgerinnung nicht nur pathogenetisch zu den spezifischen Gefäßkomplikationen und deren Akutkomplikationen bei, sondern bestimmen auch den natürlichen Verlauf sowie den Erfolg von Interventionsstrategien (44, 45, 64).

Ätiologie und Pathophysiologie

Flüssigphase-Gerinnung und Fibrinolyse

Beim Diabetes besteht in vitro und in vivo eine gesteigerte Gerinnungsneigung des Blutes. Diese gründet sich auf plasmatische Hyperkoagulabilität und Hypofibrinolyse sowie einen Verlust der endothelialen Thromboresistenz bei gesteigerter Thrombogenität der subendothelialen Matrix und Hyperreaktivität der Thrombozyten („präthrombotischer Zustand; 16, 27, 68, 76, 86, 117; Abb. 31.1). Besonders betroffen ist die arterielle bzw. kapilläre Perfusionsstrecke, wo die Auslöseschwelle für einen Gerinnungsvorgang herabgesetzt bzw. der Gerinnungsverlauf beschleunigt ist und es damit zur schicksalhaften klinischen Manifestation (ischämische Schädigung eines parenchymatösen Organs) kommen kann.

Plasmatische Hyperkoagulabilität

Veränderung pro- und antikoagulatorischer Faktoren. Die zugrunde liegende Veränderung der Hämostase des Diabetikers ist komplex und noch längst nicht in allen Aspekten verstanden. Die durchgängig gesteigerte intravasale Thrombingenerierung gründet sich auf eine erhöhte Verfügbarkeit und Aktivierung prokoagulatorischer Faktoren wie beispielsweise Faktor VII, VIIIc, X, Fibrinogen oder Thromboplastin (5, 18, 31, 33, 47). Hierin wird eine denkbare Erklärung in der aufgehobenen Geschlechterdifferenz kardiovaskulärer Endpunkte bei Diabetikern vermutet (21, 74). Zusätzlich ist eine Reduktion antikoagulatorischer Faktoren wie Antithrombin, Thrombomodulin bzw. Protein C/S beschrieben worden (18, 46, 86), allerdings können solche Befunde aus Querschnittsstudien hinsichtlich ihrer funktionellen Bedeutung noch nicht abschließend bewertet werden. Für Faktor VIIa und VIII ist eine kardiovaskuläre Risikoassoziation in der Allgemeinbevölkerung beschrieben (27, 78). Dieses Konzept ist auch für Diabetiker als risikoprädiktiv evaluiert (60, 102).

Polymorphismen. Eine neue Betrachtungsweise entsteht durch den molekularbiologischen und epidemiologischen Befund einer prospektiven Risikoassoziation zwischen kardiovaskulären Endpunkten und dem 455G/A-Polymorphismus des Gens für die β-Kette des Fibrinogenmoleküls bei Typ-2-Diabetikern. Obwohl eine Beziehung zur Höhe des Fibrinogenspiegels nicht gesichert wurde, kann der Genotyp über sterische Veränderungen des Fibrinogenmoleküls neben einer Veränderung der Ligand-Rezeptorinteraktion im Gerinnungsgeschehen zu einem stabileren Fibrin führen, das gegenüber der lytischen Plasminwirkung resistenter ist (17, 56). Interessanterweise konnte in der Allgemeinbevölkerung auch eine entsprechende kardiovaskuläre Risikoassoziation für eine genomische Variation des Fibrinogenrezeptors (GPIIb/IIIa) auf Thrombozyten gefunden werden (PI^{A1}/PI^{A2}-Polymorphismus; 121). Phänotypisch wurde dieser Rezeptor verschiedentlich als bei Diabetikern quantitativ und qualitativ verändert beschrieben (115). Möglicherweise begründen solche genetischen Polymorphismen die Grundlage einer gesteigerten Fibrinogen-GPIIb/IIIa-Rezeptorinteraktion, die sich klinisch in den Ergebnissen der frühen PARD-Studie spiegeln (13, 16).

Plasmatische Fibrinolyse

Die abgeschwächte fribrinolytische Reserve des Diabetikerblutes kommt vor allem durch eine Zunahme antifibrinolytischer Faktoren zustande. Besonders auffällig ist die durchgängige Erhöhung des Plasminogen-Aktivator-Inhibitors (PAI-1). Die Rolle des Gewebetyp-Plasminogen-Aktivators ist weniger klar, doch geht man von einer reduzierten Synthese aus (43). Welcher der o. g. Einzelfaktoren bei welchem Patienten und welchem

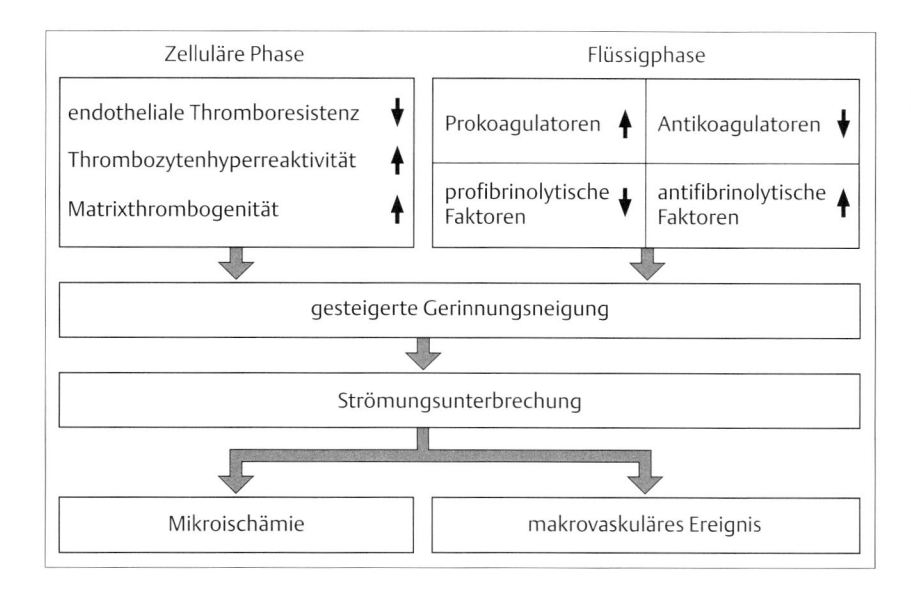

Abb. 31.1 Faktoren der zellulären und plasmatischen Hämostase und Fibrinolyse, die einen präthrombotischen Zustand begründen. „Funktionelle Konsequenzen".

Strombahnabschnitt von besonderer Bedeutung ist, kann derzeit nicht abschließend beantwortet werden, doch scheint die antifibrinolytische Potenz des Bluts in einem besonderen Zusammenhang zu klinisch relevanten, vaskulären Endpunkten zu stehen (71). Während bei Typ-1-Diabetikern die endotheliale fibrinolytische Reserve aus einer gesteigerten „Turn-over"-Situation mit zunehmender mikro- und makroangiopathischer Schädigung zusammenbricht (42, 85), findet sich bei Typ-2 Diabetikern konstant besonders eine Erhöhung der plasmatischen PAI-1-Aktivität (32, 42, 58).

Neben der Bedeutung dieses antifibrinolytischen Parameters für die kardiovaskuläre Mortalität muss bedacht werden, dass ein erhöhtes intrinsisches antifibrinolytisches Potenzial auch den Erfolg und die Offenheitsraten von Diabetikern unter iatrogen-fibrinolytischer Behandlung negativ beeinflussen kann (43, 45). Eine genetische Disposition im Bereich des PAI-1-Promotor-Gens scheint zu einer besonders engen Korrelation zwischen Parametern des metabolischen Syndroms, vor allem der Serumtriglyceride und der Höhe der antifibrinolytischen PAI-1-Aktivität zu führen (87).

Ein solcher Zusammenhang zur Insulinresistenz wurde mit Blick auf die hepatische PAI-1-Synthese bereits früh als charakteristisch für das metabolische Syndrom formuliert (58, 71). Dabei scheinen Insulin bzw. Hormonpräkursoren und -analoga wie IGF-1 die PAI-1-Synthese zumindestens in vitro zu stimulieren, die Hyperinsulinämie folglich eine negative Rolle zu spielen (97). Zusammenfassend ist der Typ-2-Diabetes besonders bei gleichzeitig bestehender Adipositas im Rahmen des metabolischen Syndroms mit einer vermehrten Bildung von PAI-1 assoziiert, was vor dem oben dargelegten pathophysiologischen Hintergrund eine starke Prädisposition zur lokalen Thrombusbildung vor allem im arteriellen System begründet.

Die Relevanz dieser Beobachtungen spiegelt sich in der aktuell erstmals gesicherten inversen Beziehung zwischen Insulinsensitivität und struktureller Gefäßpathologie nicht nur bei Stoffwechselgesunden wider (14). Allerdings scheint die Risikoassoziation der präthrombotischen Deregulierung auch für mikrovaskuläre Endpunkte wie z. B. die Neuropathie oder die Nephropathie zu bestehen und könnte so die nochmals gesteigerte kardiovaskuläre Exzessmorbidität und Mortalität dieser Patienten erklären helfen (37, 65, 80, 109).

Zelluläre Hämostase

Thrombozyten

Thrombozyten sind als „first responsive elements" zusammen mit endothelialen Mechanismen für die Kontinuität des Blutstroms vor allem im arteriellen Kompartiment verantwortlich. Dabei ist ihre Aktivierung Ausdruck der Bilanz zwischen stimulatorischen und inhibitorischen Agonisten, wobei dieses Gleichgewicht bei Diabetes mit einem insgesamt veränderten Agonistenprofil insgesamt proaggregatorisch verstellt ist (86, 100, 115). Leptinkonzentrationen, wie sie bei adipösen Diabetikern gefunden werden, verstärken die funktionelle Aggregationsantwort auf bekannte Agonisten wie ADP massiv und könnten damit zur Diathese für arteriell-ischämische Ereignisse beitragen (75).

Ablauf der thrombozytären Gerinnung. Nach dem Aktivierungsreiz kommt es auf Thrombozyten zu einer Expression von Adhäsionsmolekülen. So wird beispiels-

Tab. 31.1 Zusammenstellung veränderter Faktoren der plasmatischen Gerinnung/Fibrinolyse bzw. der Thrombozyten- und Endothelfunktion hinsichtlich ihrer Bedeutung für die arterielle bzw. venöse Thromboseneigung sowie die Möglichkeit der therapeutischen Einflussnahme

Faktorenbezeichnung	Bedeutung für		Deskriptiv/prädiktiv	Therapiemöglichkeit
	Atherosklerose	Thrombose		
Faktor VIIc/a	?	+	+/+	denkbar
Faktor VIIIc	?	+	+/–	denkbar
Faktor VIII: AG	+	(+)	+/+	denkbar
Fibrinogen	+	+	+/+	möglich
Thrombin	+	+	+/–	möglich
Antithrombin III	–	–	–/–	denkbar
Lp(a)	+	(+)	+/+	möglich
PAI-1	(+)	+	+/+	denkbar
t-PA	(+)	+	+/+	gesichert (nur akutmedizinisch)
Thrombozyten-hyperreaktivität	+	+	+/+	gesichert

weise Fibrinogen an den aktivierten Glykoprotein-IIb/IIIa-Komplex gebunden. Diese Reaktion ist für die Aggregation der Thrombozyten untereinander essenziell. Im weiteren Aktivierungsverlauf kommt es zu einer Induktion des Prostanoidstoffwechsels mit erhöhter Bildung von Thromboxan A_2, das die initiale Aktivierungsreaktion auf einen eventuell noch unterschwelligen Agonistenreiz massiv bis zur Auslösung der arteriellen Vollgerinnung verstärkt und darüber hinaus die lokale Gefäßwandspannung erhöht (28).

Bei der Entleerung intrathrombozytärer Organellen (z. B. der α-Granula) freigesetzter Plättchenfaktor 4, PDGF oder TGF-β können durch ihre mitogene Aktivität lokale Gefäßwandveränderungen verstärken (39). Die Abspaltung aktivierter Thrombozyten-Membranfragmente (Mikropartikel, „platelet-dust") generiert katalytische Oberflächen für aktivierte Gerinnungsproteinasen und begünstigt die intravasale Thrombingenerierung. Die plättchenvermittelte Gerinnungsaktivierung ist bei Diabetikern überschießend (73).

Besonderheiten unter diabetischen Bedingungen. Thrombozyten sind kernlose Abschnürungen von Megakaryozyten im Knochenmark. Sie können ihre Konstitution nicht aktiv regulieren und unterliegen daher passiv ihrem äußeren Milieu, das unter den Bedingungen des Diabetes mellitus stark proaggregatorisch verändert ist. Vermehrte Thromboxanbildung, erhöhte Glykoproteinrezeptorexpression, vermehrter Gehalt an Speicherproteinen oder erhöhtes Thrombozytenvolumen repräsentieren überwiegend primär-konstitutive Veränderungen, die darauf hindeuten, dass bereits die megakaryozytäre Thrombopoese verändert ist („diabetische Thrombozytopathie"; 115). Daraus resultiert die Freisetzung von größeren Thrombozyten mit einem erhöhten Rezeptorbesatz und einer vermehrten intrinsischen Protein- bzw. Enzymaustattung, z. B. an Proteinkinase Cβ, deren Aktivierung andererseits sensibel auf eine Hyperglykämie reagiert (6, 63, 113). Das von den Thrombozyten kontrollierte, funktionelle thrombotische Potenzial ist beim Diabetiker a priori erhöht und die Aktivierungsschwelle erniedrigt. In Situationen eines pathologischen Gefäßwandsubstrats, wie es bei Diabetikern häufiger vorliegt (Abb. 31.**2**; 98), kann es daher zu einer leichteren Aktivierbarkeit der zellulären Hämostase kommen, die bei offensichtlicher Beeinträchtigung schützender, antiaggregatorischer Mechanismen den finalen Okklusivthrombus triggert (39). Diese theoretische Schlussfolgerung ist durch den prädiktiven Wert der Thrombozytenaggregation für das Auftreten arterieller Gefäßereignisse bestätigt (13, 44). Zusammenfassend können Thrombozyten daher beim Diabetiker als Thromboseauslöser, Atheroskleroseebeschleuniger und als Kapillaremboli schädigend wirken (115).

Die naheliegende Vermutung, dass es bei Diabetikern tatsächlich auch zu einer gesteigerten intravasalen Thrombozytenaktivierung kommt, konnte trotz zahlreicher gleichsinniger Studienergebnisse erst mit der Technik der durchflusszytometrischen Thrombozyten-Aktivierungsmarkeranalyse nachgewiesen werden: Bei Diabetikern zirkulieren vor allem große Thrombozyten in einem aktivierten Zustand (113). Die funktionelle Bedeutung dieses Befundes wird heute prothrombotisch und proinflammatorisch verstanden, nachdem gerade unter diabetischen Bedingungen eine gesteigerte Interaktion aktivierter Thrombozyten mit weißen Blutzellen nachgewiesen wurde (61, 116).

Leukozyten

Diabetesassoziierte Veränderungen. Die Bedeutung von Leukozyten für die Mikrozirkulation bei Diabetikern wurde lange Zeit unterschätzt und ist längst noch nicht verstanden. Eine größere und steifere Membranarchitektur birgt wie bei Nichtdiabetikern aufgrund der Gefahr der Kapillarobstruktion ein höheres ischämisches Risiko. Neu ist hingegen das Verständnis des Leu-

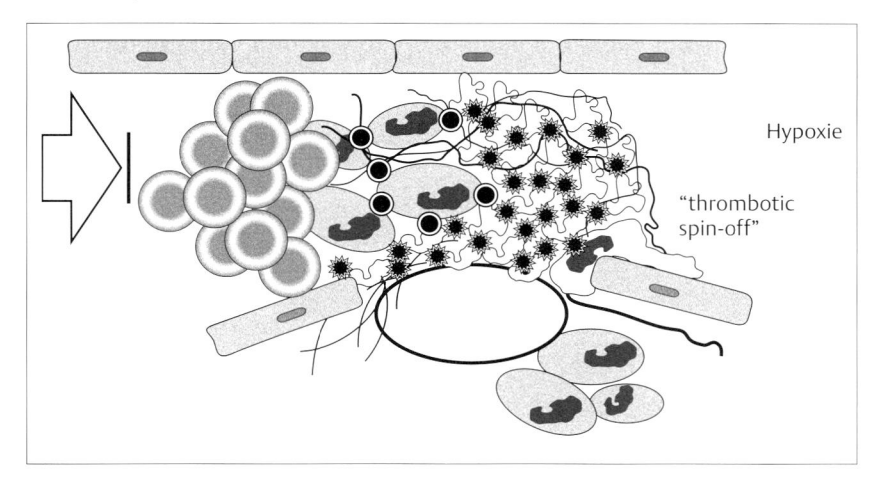

Abb. 31.**2** Physiologie des finalen Gefäßverschlusses. Aktivierte Thrombozyten generieren durch die zusätzliche Rekrutierung von neutrophilen Granulozyten und besonders Monozyten eine besonders thrombogene Oberfläche. Neben der membrankatalytischen Wirkung der Thrombozyten auf plasmatische Gerinnungsproteasen („Tenasekomplex") kommt es so zu einer direkten Gewebethromboplastinexpression („tissue factor") direkt in der Läsion. Dies führt zu einem „thrombotic spin-off", wodurch der primär zellreiche weiße Thrombus durch Fibrinpräzipitation, Erythrozyteneinlagerung und konsekutive Retraktion in einen stabilen roten Mischthrombus konvertiert, der den Hauptblutstrom unterbricht und über die konsekutive Gewebshypoxie den Organinfarkt auslöst.

kozyten als regulierende Zelle in engem Austausch mit anderen korpuskulären und Gefäßwandzellen. Leukozyten von Diabetikern sind überschießend reaktiv (1, 57). Die Bedeutung der Leukozytenaktivierung ist für die Reperfusionsschädigung nach passagerem Gefäßverschluss bekannt (34). Dabei führt die thrombozytäre Expression von Adhäsionsmolekülen („thrombogene Membrantransformation"), z. B. P-Selektin, ICAM-2, PE-CAM-1 bzw. gebundenes Fibrinogen („communication checkpoints"), vor allem bei Patienten mit metabolischem Syndrom bzw. mit kardiovaskulärer autonomer Neuropathie zu einer Aktivierung von Leukozyten (116). Adhärierende und transmigrierende Leukozyten werden über spezifische Mediatoren, z. B. Leukotriene oder auch Sauerstoffradikale, besonders atherogen und thrombogen. Sie tragen so zu einem frühen Umbau der Gefäß- und Bindegewebsstruktur des Organismus bei („Remodelling").

Molekulare Rezeptormechanismen. Es existieren zahlreiche molekulare Rezeptormechanismen, über die Leukozyten mit Thrombozyten bzw. der Gefäßwand interagieren. Besondere Bedeutung verdient der Befund, dass aktivierte Thrombozyten über solche Interaktionen (z. B. CD40L-CD40R) zur massiven Induktion von Chemokinen (z. B. IL-6) in Leukozyten führen und die zelluläre Hämostase unterschwellig immunstimulierend zu der proinflammatorischen Dysregulation dieser Patienten beiträgt (61, 82).

Interessanterweise findet sich in großen epidemiologischen Endpunktstudien eine hohe unabhängige Risikoassoziation mit der einfach zu erhebenden Gesamtleukozytenzahl des Blutes. Funktionell konnte eine Beziehung zwischen monozytärer Gerinnungsaktivität und Mikroalbuminurie gezeigt werden (10).

Endothel

Bedeutung. Das Endothel spielt eine zentrale Rolle für die Regulation des Butflusses. Humorale, neuronale und mechanische Stimuli modulieren die Synthese und die Freisetzung zahlreicher vasoaktiver Faktoren, die letztlich entscheidend Thrombozytenaktivierung, Thrombusbildung, Entzündungsprozesse und die Atheroseentstehung bestimmen. Umgekehrt wirken thrombozytäre Mediatoren, z. B. Serotonin und Thromboxan, auf den lokalen Vasotonus konstriktorisch, wodurch Endothel und Thrombozyten eine untrennbare biochemische und funktionelle Einheit bilden (23).

Neben vasomotorischen, d. h. dilatierenden Mechanismen wirkt das Endothel bei Gesunden auch durch direkte Beeinflussung des lokalen Gerinnungsstoffwechsels als antikoagulante Barriere. Es produziert den Gewebetyp-Plasminogenaktivator (t-PA), der Plasmin aktiviert und damit die lokale Thrombolyse beschleunigt. Auf der Endotheloberfläche ist Thrombomodulin als hochaffiner Rezeptor für Thrombin exprimiert, der die thrombinabhängige Aktivierung von Protein C stimuliert, das wiederum die aktivierten Koagulationsfaktoren Va und VIIIa inhibiert. Zusätzlich synthetisiert das Endothel Protein S, das als Kofaktor für die Protein-C-Aktivierung wirkt (105).

Veränderungen der Endothelfunktion bei Diabetes. Die funktionelle Anpassung des Blutflusses wird ebenso wie die Thromboresistenz, d. h. die antikoagulatorische und fibrinolytische Reserve vermindert, sodass eine vermehrte Wechselwirkung zwischen Blutzellen und Gefäßwand möglich wird. Die Atherosklerose des Diabetikers manifestiert sich durch Veränderungen in der Gefäßstrombahn, die von einer normalen Endothelfunktion über den Zustand der endothelialen Dysfunktion (funktionelle Atherosklerose) bis zur manifesten atherosklerotischen Läsion mit einem Verlust der endothelialen Oberfläche reichen.

Prokoagulatorische Dysregulation. Aktiviertes bzw. funktionell geschädigtes Endothel wird bei Diabetes prokoagulant durch Synthese, Freisetzung und Expression des von-Willebrand-Faktors, des Plasminogen-Aktivator-Inhibitors (PAI-1) oder von Gewebethromboplastin („tissue factor"), wogegen die Synthese des profibrinolytischen Gewebetyp-Plasminogen-Aktivators (TPA) wie auch des Urokinasetyp-Plasminogen-Aktivators (UPA) reduziert ist (68). Der Verlust der physiologischen Athrombogenität des Endothels beruht daher unter hyperglykämischen Bedingungen wesentlich auf einer lokalen Hemmung der Fibrinolyse (bzw. des fibrinolytischen Potenzials). Das lokale Gleichgewicht zwischen fibrinolytischen und koagulatorischen Eigenschaften hängt somit unmittelbar vom Funktions- bzw. Regenerationszustand des Endothels ab (72).

Endothelspezifische Adhäsionsmoleküle. Über die endotheliale Prostazyklin- und NO-Bildung wird die Anhaftung und damit die Aktivierung von Thrombozyten gehemmt. Die Bildung intravasaler Thromben auf einem kontinuierlichen, nicht denudierten Endothel belegt nachdrücklich, dass es bei Diabetes zur Abschwächung der antithrombogenen Eigenschaften kommt, lange bevor morphologische Läsionen erkennbar sind. Entsprechend fanden sich bei Diabetikern beider Typen erhöhte Spiegel endothelspezifischer Adhäsionsmoleküle (104). Funktionelle Kriterien einer frühen endothelialen Dysfunktion gehen einer pathologisch veränderten Organfunktion wie z. B. der Mikroalbuminurie voraus und sind eindeutig mit der prospektiven kardiovaskulären Gesamtprognose vergesellschaftet (103).

Rolle der AGE. Endotheliales „Thrombomodulin" terminiert durch lokale Komplexbildung das prokoagulante Thrombinsignal. Der Thrombomodulin-Plasmaspiegel ist als indirekter Marker von Endothelschädigungen beschrieben und wurde bei Patienten mit Typ-1- und Typ-2-Diabetes erhöht gefunden (108). Der Zusammenhang zwischen Hyperglykämie und prokoagulanten Endotheleigenschaften lässt sich vor allem auch unter dem Einfluss von „advanced glycation endproducts" (AGE) auf die Endothelzelle zeigen. AGE können die endotheliale Oberflächenexpression von Thrombomodulin funktionell vermindern und gleichzeitig die Thromboplastinfreisetzung („tissue factor") stimulieren (62, 70, 105). Als neuer Befund konnte gezeigt werden, dass ex- und intrinsische AGE-Substrate einen thrombinähnlichen Aktivierungseffekt auf die Thrombozyten ausüben können (15). Darüber hinaus verändert sich der zytoadhäsive Zusammenhalt („Integrität") von Endothelzellen durch eine veränderte Ligand-Rezeptorinteraktion mit glykierten Matrixmolekülen, z. B. Vitronektin (11).

PAI-1. Beim Typ-2-Diabetiker wurden auch erhöhte intrathrombozytäre PAI-1-Konzentrationen beschrieben, die bei gesteigerter Freisetzung durch Thrombozytenaktivierung die lokale Thrombogenese dadurch aggravieren, dass hohe lokale antifibrinolytische Aktivität zu besonders raschem Wachstum eines besonders rigiden Thrombus führt (55, 56).

Verbindung von zellulärer und plasmatischer Gerinnung. Diese Befunde verdeutlichen die untrennbare Verbindung von zellulärer und Flüssigphase-Gerinnung: Endothelzellen und Gefäßwandmatrix einerseits sowie die im strömenden Blut suspendierten korpuskulären Elemente wie Thrombozyten und Leukozyten führen die unterschiedlichen pro- und antikoagulatorischen Funktionskreise balanciert zusammen. Die Gerinnungsaktivierung funktioniert als enzymatische Aktivierungskaskade, deren einzelne Komponenten an zellulären Membranen lokalisiert sind und die daher lokalisiert abläuft. Nicht die Erhöhung der plasmatischen Faktorenkonzentration, sondern deren lokale Aktivierung bestimmt die funktionelle Wirksamkeit. Das Verständnis der lokalen Gerinnungsaktivierung ist insbesondere beim Diabetes mellitus wichtig, da hier neben einer reaktiven Gerinnungsaktivierung unter Bedingungen der Hyperglykämie und des gesteigerten „oxidativen Stresses" primäre Veränderungen der oben genannten Zelltypen vorhanden sind und unmittelbare Auswirkungen auf dieses feine Regulationssystem haben, was bereits für die funktionellen Veränderungen des postprandialen Zustands gilt, die eindeutig zu einem erhöhten Gerinnungsdurchsatz/-aktivierung führen und so die Auslösung eines Okklusivthrombus begünstigen können (18, 41, 115).

Therapie und Prävention

Metabolische Kontrolle

Blutzuckereinstellung. Experimentelle Daten weisen nach, dass sich mit einer normnahen Blutzuckereinstellung manche, bei weitem aber nicht alle Aspekte des präthrombotischen Zustands von Diabetikern normalisieren lassen (4, 28, 54, 66, 77, 95, 96). Dabei haben sich die veränderte, vom „tissue factor" abhängige extrinsische Kaskade sowie die überschießende plättchenabhängige Thromboxanbildung als glucoseempfindlich erwiesen (83, 84, 90). Intensivierte Behandlungsstrategien mit dem Ziel einer lang dauernden Normoglykämie haben aktuell in der DCCT-Studie beim Typ-1-Diabetes zu einer deutlichen Senkung der mikroangiopathischen Morbidität, nicht jedoch der vaskulären Mortalität geführt (110). Dies mag an der letztlich unzureichenden Zielglykämie in diesen Studien gelegen haben. In der UKPD-Studie, die in den Interventionsgruppen eine nur moderate Stoffwechselverbesserung außerhalb des Normbereichs um 0,9% HbA_{1c} erreichte, hat Metformin gegenüber der Standardtherapie mit den anderen Antidiabetika einschließlich Insulin eine Reduktion diabetesbezogener Endpunkte, insbesondere aber auch eine verringerte Inzidenz von Schlaganfall und Gesamtmortalität bei adipösen Diabetikern erreicht. Die wahrscheinlichste Erklärung dieses Studienergebnisses dürfte in pleiotropen Effekten auf das Fibrinolysesystem mit einer Senkung der PAI-1-Spiegel liegen (118).

Ob eine funktionelle Normalisierung postprandialer Blutzuckerspitzen bereits im Stadium der gestörten Glucosetoleranz über den beschriebenen Effekt auf die postprandiale Gerinnungsaktivierung und die Endotheldysfunktion möglich ist, wird derzeit in großen prospektiven Studien untersucht (z. B. NAVIGATOR).

Angesichts der multifaktoriellen Beeinflussung des Gefäßstatus, der letztlich für die meisten Diabetiker prognoseweisend ist, ist einer Blutzuckernormalisierung „um jeden Preis" eine individualisierte Intervention auf allen Risikofaktorebenen – also auch unter Einbeziehung des Gerinnungssystems – vorzuziehen („risc-factor-management"). Die normnahe Blutzuckereinstellung repräsentiert – wenn risikoarm erreichbar – die Basistherapie.

Insulinwirkung auf das Gerinnungssystem. Mit Blick auf die o. g. Einschränkungen einer intensivierten Insulinbehandlung muss darauf hingewiesen werden, dass der Einfluss von Insulin auf die verschiedenen Komponenten des präthrombotischen Zustands bei Diabetikern unterschiedlich eingeschätzt wird. Günstige Effekte auf das aktivierungsabhängige Signalverhalten von Thrombozyten und das damit verbundene funktionelle Aggregationsverhalten sind nicht unwidersprochen (112, 123). Parameter des Gerinnungs- bzw. Fibrinolysesystems hingegen scheinen weder kurz- noch langfristig auf eine Insulinbehandlung günstig anzusprechen (69, 120). Demgegenüber wird eine negative Wirkung von Insulin auf die Synthese von Plasminogen-Aktivator-Inhibitor-1 bei Patienten mit metabolischem Syndrom diskutiert, wobei der Zusammenhang aber am ehesten zur Insulinresistenz dieser Patienten zu bestehen scheint. Eine pathophysiologische Verbindung könnte über die mit der Insulinresistenz vergesellschaftete Hypertriglyceridämie bestehen, da VLDL-Lipoproteine bei diesen Patienten in vitro zu einer stimulierten endothelialen PAI-1-Synthese führen können (71). Auch für die Plasmaspiegel von endothelspezifischen Adhäsionsmolekülen bzw. deren thrombozytäre Expression konnte kein positiver Effekt durch normnahe Blutzuckereinstellung bzw. intensivierte Insulintherapie gefunden werden (104, 114).

Lebensführung

Obligat sollte eine Schulung, gegebenenfalls auch eine verhaltenstherapeutische Anleitung zur Vermeidung gewohnheitsbedingter Risikofaktoren wie z. B. Rauchen sein, oder auch die Verstärkung erwünschter, d. h. schützender Verhaltensmuster, von denen eine günstige Beeinflussung von zellulären und plasmatischen Gerinnungsfaktoren nachgewiesen ist, wie z. B. Ernährungsumstellung oder nicht erschöpfende Bewegung (49, 50, 79).

Die besondere Bedeutung der Blutlipidfraktionen für das Gerinnungssystem soll hier nur kursorisch angesprochen werden: Von einer Triglycerid- und Cholesterinsenkung, insbesondere aber einer Normalisierung des qualitativen Lipoproteinmusters dürfen sicher positive Effekte auf den präthrombotischen Zustand gerade des Diabetikers erwartet werden. Hieraus leitet sich ein klarer stoffwechselmedizinischer Behandlungsauftrag ab (2, 111).

Antioxidanzien

Nachdem beim Diabetes die Generierung reaktiver Sauerstoffmoleküle („oxidativer Stress") gesteigert ist und zu einer deutlichen Gerinnunsaktivierung führt, liegt eine Supplementierung antioxidativer Äquivalente nahe (41, 91). Der günstige Einfluss auf die kardiovaskuläre Morbidität einer hoch dosierten Vitamin-E-Therapie – wahrscheinlich über die günstige Beeinflussung atherogenetischer und thrombogenetischer Zellreaktionen – wurde für die nichtdiabetische Bevölkerung in der CHAOS-Studie vermutet (106). Mit Vitamin E zusätzlich zur Cholesterinsenkung scheint eine verlangsamte Progression der Intima-Media-Dicke in der A. carotis erreichbar zu sein (7). Gerade einer erhöhte Intima-Media-Dicke klinischen Indikator der Frühatherosklerose mit besonderem Bezug zur Insulinresistenz und evaluierter Risikoprädiktivität für ischämische Endpunkte findet man bei Diabetikern häufig (81, 107).

Bei Diabetikern wurde nachgewiesen, dass eine thrombozytäre Vitamin-E-Verarmung durch eine entsprechende Supplementierung korrigiert werden kann und zu einer deutlichen Reduktion des Aggregationsverhaltens und der Thromboxanbildung führt (40). Die hocheffektive Hemmung des von der Proteinkinase-C abhängigen Stimulationssignals auf Thrombozyten durch Vitamin E wurde beschrieben (38). Allerdings müssen die Effekte auf das Gerinnungssystem insgesamt doch differenzierter bewertet werden (36).

In den großen prospektiven klinischen Studien HOPE und HPS, die auch Diabetiker als a priori rekrutierte Studienpopulation beinhalten, haben sich keine Vorteile für das Konzept einer Supplementierung antioxidativer Vitamine ergeben (125). Demgegenüber haben Ceriello et al. zeigen können, dass sich bei Diabetikern die oxidationsabhängige postprandiale Gerinnungsaktivierung durch einen zeitgleichen Genuss von Rotwein vermindern lässt (20). Dieser Befund hilft, das Konzept der kardioprotektiven Wirkung von Rotwein zu interpretieren und weist daraufhin, dass gerade die postprandiale Phase bei Diabetespatienten als Trigger für akute Koronarsyndrome verstanden werden kann, der durch antioxidative Äquivalente beträchtlich entschärft werden kann (2). Allerdings erlaubt die Datenlage keine abschließende Stellungnahme ob über eine physiologische Ernährungsempfehlung hinaus therapeutische Strategien sinnvoll sind.

Antithrombotische Effekte – Pleiotropie

Eine günstige Veränderung laborchemischer Parameter des Gerinnungssysems wurde für alle antidiabetischen Interventionen berichtet. Aufgrund solcher Einzelbeobachtungen ist bislang keine sichere Bewertung möglich. Aus multifaktoriellen Analysen erscheint dies bei Typ-2 Diabetikern mit metabolischem Syndrom am ehesten mit der globalen Verbesserung der Insulinresistenz erklärbar. Ceriello et al. zeigten, dass es unter Glucosebelastung zu einer Aktivierung des Gerinnungs- und Fibrinolysesystems mit einem erhöhten Fibrinogenumsatz kommt (19). Die klinische Bewertung des postprandialen „thrombotic load" ist derzeit noch widersprüchlich (99), wie auch die Ergebnisse der ECAT-Studie auf die Schwierigkeit der klinischen Bewertung eines so weit reichenden Regulationssystems aus einem einzigen Parameter – nicht zuletzt unter methodenkritischen Aspekten – hinweisen (71). Allerdings macht die epidemiologische Datenlage das postprandiale Gefährdungskonzept plausibel.

Für die pharmakodynamischen Wirkungen oraler Antidiabetika sind antithrombotische Effekte für Sulfonylharnstoffe, α-Glukosidaseinhibitoren, Metformin und Glitazone beschrieben. Die Assoziation des oben beschriebenen profibrinolytischen Effekts von Metformin mit dem blutzuckerunabhängigen Outcome-Ergebnis der UKPDS-Studie führt zu der offenen Frage, welche Effekte der oralen Antidiabetika für den klinischen Nutzen wesentlich sind: Blutzuckersenkung oder Gerinnungshemmung?

Jedenfalls profiliert sich die neue Wirkklasse der Thiazolidindione analog zu Statinen und Hemmstoffen des RAAS-Systems hinsichtlich endothelprotektiver, plaquestabilsierender, antiproliferativer und antithrombotischer Effekte, deren organ- (herz-) schützende Wirkungen sich im Tierexperiment erwiesen haben (89).

Thrombozytenfunktionshemmer

Nachdem die beschriebenen Veränderungen des Megakaryozyten-/Thrombozytensystems im Rahmen des präthrombotischen Zustands wesentlich für die vaskuläre Morbidität mitverantwortlich sind und sich durch die therapeutisch induzierte Normoglykämie nicht hinreichend neutralisieren lassen (114, 115), ergibt sich mindestens für ältere Typ-2-Diabetiker eine besonders nahe liegende Indikation zur ergänzenden Behandlung mit Hemmprinzipien der Thrombozytenfunktion, z. B. Thromboxansynthesehemmung oder ADP- bzw. Fibrinogenrezeptorblockade (22, 88). Die Mehrheit der bislang vorliegenden Studien zeigt einen günstigen Einfluss der Behandlung mit aggregationshemmenden Substanzen auf klinische Endpunkte sowohl im Bereich der Makro- als auch der Mikrozirkulation (25). Die prothrombotischen Veränderungen des Diabetikers rechtfertigen eine forcierte Thrombozytenfunktionshemmung dann, wenn die Bedeutung der thrombozytären Komponente für klinische Endpunkte gesichert ist, d. h. in der Sekundär- und Tertiärprävention sowie vor und nach interventionellen Revaskularisierungsmaßnahmen (3, 8, 93).

Allerdings muss der Sekundärpräventionsbegriff mindestens beim Typ-2-Diabetiker angesichts der klaren präthrombotischen Deregulierung des Hämostasesystems sowie der bereits häufig bestehenden strukturellen, jedoch subklinischen Gefäßpathologie erweitert werden: Es empfiehlt sich eine möglichst frühe Sekundärprävention noch vor einem ischämischen Ereignis (24, 94).

Letztlich sollte eine angemessene antithrombotische Therapie Diabetikern weder in der Prävention noch in der akutmedizinischen Behandlung thrombotisch-ischämischer Ereignisse vorenthalten werden (124).

Literatur

1 Alexiewicz, J.M., D.Kumar, M.Smogorzewski, M.Klein, S.G.Massry: Ploymorphonuclear Leukocytes in Non-Insulin-Dependent Diabetes Mellitus: Abnormalities in Metabolism and Function. Ann.Intern.Med. 123 (1995) 919–924

2 Anderson R.A., Jones C.J., Goodfellow J.: Is the fatty meal a trigger for acute coronary syndromes? Atherosclerosis 159 (2001) 9–15

3 Antiplatelet Trialist Collaboration: Collaborative overview of randomised trials of antiplatelet therapy-I: Prevention of death, myocardial infarction, and stroke by prolonged antiplatelet therapy in various categories of patients. Br Med J 308 (1994) 81–106

4 Aoki, I., K.Shimoyama, N.Aoki, M.Homori, A.Yanagisawa, K.Nakahara, Y.Kawai, S.I.Kitamura, K.Ishikawa: Platelet-dependent thrombin generation in patients with diabetes mellitus: effects of glycemic control in coagulability in diabetes. J Am Coll Cardiol 27 (1996) 560–566

5 Asakawa H., Tokunaga K., Kawakami F.: Elevation of ibrinogen and thrombin-antithrombin III complex levels of type-2 diabetes mellitus patients with retinopathy and nephropathy. J Diabetes Complications 14 (2000) 121–126

6 Assert R., Scherk G., Bumbure A., Pirags V., Schatz H., Pfeiffer A.F.: Regulation of proteinkinase C by short term hyperglycaemia in human platelets in vivo and in vitro. Diabetologia 44 (2001) 188–195

7 Azen, S.A., D.Qian, W.J.Mack, A.Sevanian, R.H.Selzer, C.-R.Liu, C.-H.Liu, H.N.Hodis: Effect of Supplementary Antioxidant Vitamin Intake on Carotid Arterial Wall Intima-Media Thickness in a Controlled Clinical Trial of Cholesterol Lowering. Circulation 94 (1996) 2369–2372

8 Bhatt D.L., Marso S.P., Lincoff A.M., Wolski K.E., Ellis S.G., Topol E.J.: Abciximab reduces mortality in diabetics following percutaneous coronary intervention. J Am Coll Cardiol 35 (2000):922–928

9 Barinas, E. for the BERI investigators: International Analysis of Insulin-dependent Diabetes mellitus Mortality: a preventable Mortality Perspective. Am.J.Epidemiol 142 (1995) 612–618

10 Bazzan M., Gruden G., Vaccarino A., Tamponi G., Olivetti C., Giunti S., Cavallo-Perin P.: Microalbuminuria in IDDM is associated with increased expression of monocyte procoagulant activity. Diabetologia 41 (1998) 767–771

11 Bobbink, I.W.G., H.C.DeBoer, W.L.H.Tekelenburg, J.D.Banga, Ph.G.DeGroot: Effect of Extracellular Matrix Glycation on Endothelial Cell Adhesion and Spreading. Diabetes 46 (1996) 87–93

12 Brand, F.N., R.D.Abbott, W.B.Kannel: Diabetes, intermittent claudication, and risk of cardiovascular events. The Framingham Study. Diabetes 38 (1989) 504–509

13 Breddin, H.K., H.J.Krzywanek, P.Althoff, C.M.Kirchmaier, C.Rosak, M.Schepping, W.Weichert, M.Ziemen, K.Schoffling, K.Uberla: Spontaneous platelet aggregation and coagulation parameters as risk factors for arterial occlusions in diabetics. Results of the PARD-study. Int Angiol 5 (1986) 181–95

14 Bressler, P., S.R.Bailey, M.Matsuda, R.A.DeFronzo. Insulin Resistance and Coronary Artery Disease. Diabetologia 39 (1996) 1345–1350

15 Buenting CE, Koschinsky T, Schwippert B, Ruetter R, Weiss J, Roesen P, Tschoepe D Food Advanced Glycation Endproducts induce activation of platelets by increasing expression of receptors for AGE. Diabetologia 44 (2001) 123 Suppl.1

16 Carr, ME.: Diabetes mellitus: a hypercoagulable state. J Diabetes Complications 15 (2001) 44–54

17 Carter, M., M.H.Stickland, M.W.Mansfield, P.J.Grant: ß-Fibrinogen Gene-455 G/A Polymorphism and Fibrinogen Levels. Risk Factors for Coronary Artery Disease in Subjects with NIDDM. Dia.Care 19 (1996) 1265–1268

18 Ceriello, A.: Coagulation activation in diabetes mellitus: the role of hyperglycaemia and therapeutic prospects. Diabetologia 36 (1993) 1119–25

19 Ceriello, A., C.Taboga, L.Tonutti, R.Giacomello, L.Stel, E.Motz, M.Pirisi: Post-meal Coagulation Activation in Diabetes mellitus: the Effect of Acarbose. Diabetologia 39 (1996) 469–473

20 Ceriello A., Bortolotti N., Motz E., Lizzio S., Catone B., Assaloni R., Ton L., Toboga C.: Red wine protects diabetic patients from meal-induced oxidative stress and thrombosis activation: a pleasant approach to the prevention of cardiovascular disease in diabetes. Eur J Clin Invest 31 (2001) 322–328

21 Chan, P., W.H.Pan: Coagulation activation in type 2 diabetes mellitus: the higher coronary risk of female diabetic patients. Diabetes Med 12 (1995) 504–7

22 Cocozza, M., T.Picano, U.Oliviero, N.Russo, V.Coto, M.Milani: Effects of Picotamid, an Antithromboxane Agent, on Carotid Atherosclerotic Evolution. Stroke 26 (1996) 597–601

23 Cohen, R.A.: Dysfunction of vascular endothelium in diabetes mellitus. Circulation 87(Suppl.5) (1993) 67–76

24 Colwell, J.A. for the ADA: Consensus Statement. Role of cardiovascular risk factors in prevention and treatment of macrovascular disease in diabetes. Diab Care 12 (1989) 573–579

25 Colwell, J.A.: Antiplatelet Drug and Prevention of Macrovascular Disease in Diabetes mellitus. Metabolism 41 (1992) 7–10

26 Colwell, J.A.: Vascular thrombosis in type II diabetes mellitus. Diabetes 42 (1993) 8–11

27 Conlan, M.G., A.R.Folsom, A.Finch, C.E.Davis, P.Sorlie, G.Marcucci, K.K.Wu: Associations of factor VIII and von Willebrand factor with age, race, sex, and risk factors for atherosclerosis. The Atherosclerosis Risk in Communities (ARIC) Study. Thromb Haemost 70 (1993) 380–385

28 Davi, G., M.Belvedere, S.Vigneri, I.Catalano, C.Giammarresi, S.Roccaforte, A.Consoli, A.Mezzetti: Influence of Metabolic Control on Thromboxane Biosynthesis and Plasma Plasminogen Activator Inhibitor Type-1 in Non-insulin-dependent Diabetes mellitus. Thromb Haemostas 76 (1996) 34–37

29 Diabetes Epidemiology Research International Mortality Study Group: International evaluation of cause-specific mortality and IDDM. Diabetes Care 14 (1991) 55–60

30 DiMinno, G., M.J.Silver, A.M.Cerbone, G.Riccardi, A.Rivellese, M.Mancini: Platelet Fibrinogen Binding in Diabetes Mellitus. Differences Between Binding to Platelets from Nonretinopathic and Retinopathic Diabetic Patients. Diabetes 35 (1986) 182–185

31 Duncan B.B., Schmidt M.I., Offenbacher S., Wu K.K., Savage P.J., Heiss G for the ARIC Investigators: Factor VIII and other hemostasis variables are related to incident Diabetes in adults. Diab Care 22 (1999) 767–772

32 Eliasson, M., K.Asplund, P.E.Evrin, B.Lindahl, D.Lundblad: Hyperinsulinemia predicts low tissue plasminogen activa-

tor activity in a healthy population: the Northern Sweden MONICA Study. Metabolism 43 (1994) 1579–1586
33 El Khawand, C., J.Jamart, J.Donckier, B.Chatelain, E.Lavenne, M.Moriau, M.Buysschaert: Hemsotasis variables in type I diabetic Patients without Demonstrable Vascular Complications. Diab.Care 16 (1993) 1137–1145
34 Entman, M.L., W.C.Smith: Postreperfusion inflammation: a model for reaction to injury in cardiovascular disease. Cardiovasc Res 28 (1994)1301–1311
35 Fava, S., J.Azzopardi, H.A.Muscat, F.F.Fenech: Factors That Influence Outcome in Diabetic Subjects With Myocardial Infarction. Diabetes Care 16 (1993) 1615–18
36 Ferber P, Moll K, Koschinsky T, Rösen P, Susanto F, Schwippert B, Tschöpe D (1999) High Dose Supplementation of RRR-a-Tocopherol Decreases Cellular Hemostasis but Accelerates Plasmatic Coagulation in Type-2 Diabetes Mellitus. Horm Metab Res 31: 665–671
37 Ford, I., R.A.Malik, P.G.Newrick, F.E.Preston, J.D.Ward, M.Greaves: Relationships between haemostatic factors and capillary morphology in human diabetic neuropathy. Thromb Haemost 68 (1992) 628–633
38 Freedman, J.E., J.H.Farhat, J.Loscalzo, J.F.Keney: α-Tocopherol Inhibits Aggregation of Human Platelets by a Protein Kinase Mechanism. Circulation 94 (1996) 2434–2440
39 Fuster, V., L.Badimon, J.J.Badimon, J.H.Chesebro: The Pathogenesis of Coronary Artery Disease and the Acute Coronary Syndromes. N.Engl.J.Med. 326 (1992) 242–250
40 Giesinger, C., J.Jeremy, D.Mikhailidis, P.Dandona, G.Schernthaner: Effect of Vitamin E Supplementation on Platelet Thromboxane A2 Production in Type I Diabetic Patients. Diabetes 37 (1988) 1260–1264
41 Giugliano, D., A.Ceriello, G.Paolisso: Oxidative Stress and Diabetic Vascular Complications. Diabetes Care 19 (1996) 257–267
42 Gough, S.C., P.J.Grant. The fibrinolytic system in diabetes mellitus. Diabet Med 8 (1991) 898–905
43 Gray, R.P., D.L.Patterson, J.S.Yudkin: Plasminogen activator inhibitor activity in diabetic and nondiabetic survivors of mycardial infarction. Arterioscler Thromb 13 (1993) 415–20
44 Gray, R.P., T.J.Hendra, D.L.H.Patterson, J.S.Yudkin: „Spontaneous" Platelet Aggregation in Whole Blood in Diabetic and Non Diabetic Survivors of Acute Myocardial Infarction. Thromb Haemostas 70 (1993) 932–936
45 Gray, R.P., J.S.Yudkin, D.L.Patterson: Enzymatic evidence of impaired reperfusion in diabetic patients after thrombolytic therapy for acute myocardial infarction: A role for plasminogen activator inhibitor? Br Heart J 70 (1993) 530–536
46 Gries, F.A., M.Petersen Braun, D.Tschoepe, J.van de Loo: Haemostasis and Diabetic Angiopathy. Pathophysiology and Therapeutic Concepts. Georg Thieme Verlag, Stuttgart-New York, 1993
47 Gruden, G., P.Cavallo, P.Perin, R.Romagnoli, C.Olivetti, D.Frezet, G.Pagano: Prothrombin fragment 1 + 2 and antithrombin III-thrombin complex in microalbuminuric type 2 diabetic patients. Diabetic Med 11(1994) 485–8
48 Herlitz, J., G.B.Wognsen, H.Emanuelsson, M.Haglid, B.W. Karlson, T.Karlsson, A.Albertsson, S.Westberg: Mortality and Morbidity in Diabetic and Nondiabetic Patients During a 2-Year Period After Coronary Artery Bypass Grafting. Diabetes Care 19 (1996) 698–703
49 Hornsby, W.G., K.A.Boggess, T.J.Lyons, W.H.Barnwell, J.Lazarchick, J.A.Colwell: Hemostatic alterations with exercise conditioning in NIDDM. Diabetes Care 13 (1990) 87–92
50 Ibbotson, S.H., S.C.Gough, P.J.Rice, J.A.Davies, P.J.Grant: The effect of short-term exercise on plasma procoagulant activity in patients with type II (non-insulin-dependent) diabetes and healthy volunteers. Thromb Res 71 (1993) 149–58
51 Ileri N.S., Büyükasik Y., Karaahmetoglu S, Özath D., Sayinalp N., Özcebe O.I., Kirazli S., Müftüoglu O., Dündar S.V.: Evaluation of the Haemostatic System during Ketoacidotic Deteriaration of Diabetes mellitus. Haemostasis 29 (1999) 318–325
52 Jacobs, J., M.Sena, N.Fox: The cost of hospitalization for the late complications of diabetes in the United States. Diab Med 8 (1990) 523–529
53 Jacoby, R.M., R.W.Nesto: Acute Myocardial Infarction in the Diabetic Patient: Pathophysiology, Clinical Course and Prognosis. J Am Coll Cardiol 20 (1992) 736–44
54 Jennings, A.M., I.Ford, S.Murdoch, M.Greaves, F.E.Preston, J.D.Ward: The effects of diet and insulin therapy on coagulation factor VII, blood viscosity, and platelet release proteins in diabetic patients with secondary sulphonylurea failure. Diabet Med 8 (1991) 346–53
55 Jokl, R., M.Laimins, R.L.Klein, T.J.Lyons, M.F.Lopes-Virella, J.A.Colwell: Platelet Plasminogen Activator Inhibitor 1 in Patients With Type II Diabetes. Diabetes Care 17 (1994) 818–823
56 Jörneskog, G., N.Egberg, B.Fagrell, K.Fatah, B.Hessel, H.Johnsson, K.Brismar, M.Blombäck: Altered properties of the fibrin gel structure in patients with IDDM. Diabetologia 39 (1996) 1519–1523
57 Jude, B., A.Watel, O.Fontaine, A.Cosson: Distinctive Features of Procoagulant Response of Monocytes from Diabetic Patients. Haemostasis 19 (1989) 65–73
58 Juhan-Vague, I., M.C.Alessi, P.Vague: Increased plasma plasminogen activator inhibitor 1 levels. A possible link between insulin resistance and atherothrombosis. Diabetologia 34 (1991) 457–62
59 Kajita K., Ishizuka T., Miura A., Kanoh Y., Ishizawa M., Kimura M.: Increases platelet aggregation in diabetic patients with macroangiopathy despite good glycemic control. Platelets 12 (2001) 343–351
60 Kannel, W.B., R.B.D'Agostino, P.W.Wilson, A.J.Belanger, D.R.Gagnon: Diabetes, fibrinogen, and risk of cardiovascular disease: the Framingham experience. Am Heart J 120 (1990) 672–6
61 Kaplar M., Kappelmayer J., Veszpremi A., Szabo K., Udvardy M.; The possible association of in vivo leukocyte-platelet heterotopic aggregate formation and the development of diabetic angiopathy. Platelets 12 (2001) 419–422
62 Kario, K., T.Matsuo, H.Kobayashi, M.Matsuo, T.Sakata, T.Miyata: Activation of tissue factor-induced coagulation and endothelial cell dysfunction in non-insulin-dependent diabetic patients with microalbuminuria. Arterioscler Thromb Vasc Biol 15 (1995) 1114–20
63 Kimura M., Ishizawa M., Miura A., Itaya S., Kanoh Y., Yasuda K., Morita H., Ishizuka T.: Platelet protein kinase C isoform content in type-2 diabetes mellitus complicated with retinopathy and nephropathy. Platelets 12 (2001) 138–143
64 Kip, K.E., D.P.Faxxon, K.M.Detre, W.Yeh, S.F.Kelsey, J.W.Currier for the NHLBI PTCA Registry. Coronary Angioplasty in Diabetic Patients. The National Heart, Lung and Blood Institute Percutaneous Transluminal Coronary Angioplasty Registry. Circulation 94 (1996) 1818–1825
65 Knobl, P., G.Schernthaner, C.Schnack, P.Pietschmann, A.Griesmacher, R.Prager, M.Muller: Thrombogenic factors are related to urinary albumin excretion rate in type 1 (insulin-dependent) and type 2 (non-insulin-dependent) diabetic patients. Diabetologia 36 (1993) 1045–50
66 Knobl, P., G.Schernthaner, C.Schnack, P.Pietschmann, S.Proidl, R.Prager, T.Vukovich: Haemostatic abnormalities persist despite glycaemic improvement by insulin therapy in lean type 2 diabetic patients. Thromb Haemost 73: 165–6 (1995).
67 Kuller, L.H.: Magnitude of the Problem. In: Proceedings of the National Heart, Lung, and Blood Institute. Symosium on Rapid Identification and Treatment of Acute Myocardial Infarction. Issues and Answers. NIH Publication No. 91-3035 (1991) 3–24
68 Kwaan, H.C.: Changes in blood coagulation, platelet function, and plasminogen-plasmin system in diabetes. Diabetes 41 Suppl 2 (1992): 32–5
69 Landin, K., L.Tengborn, J.Chmielewska, H.von Schenck, U.Smith: The Acute Effect of Insulin on Tissue Plasminogen

70 Leurs, P.B., R.vanOerle, K.Hamulyak, B.H.Wolfenbuttel: Tissue Factor Pathway Inhibitor Activity in Patients with IDDM. Diabetes 44 (1995) 80–84
71 Lijnen, H.R., D.Collen: Impaired Fibrinolysis and the Risk for Coronary heart Disease. Circulation 94:2052–2054 (1996)
72 Lorenzi, M., Cagliero, E.: Pathobiology of endothelial and other vascular cells in diabetes mellitus. Call for Data. Diabetes 40 (1991) 653–659
73 Lupu, C., M.Calb, M.Ionescu, F.Lupu: Enhanced prothrombin and intrinsic factor X activation on blood platelets from diabetic patients. Thromb Haemost 70 (1993) 579–83
74 Mansfield, M.W., D.M.Heywood, P.J.Grant: Sex Differences in Coagulation and Fibrinolysis in White Subjects with Non-Insulin-Dependent Diabetes Mellitus. Art.Thromb.Vasc.Biol. 16(1996) 160–164
75 Masanori N., Toshihiko Y., Noriko S., Ikuro M.: Leptin promotes aggregation of human paltelets via the long form of its receptor. Diabetes 48 (1999) 426–429
76 Matsuda, T., E.Morishita, H.Jokaji, H.Asakura, M.Saito, T.Yoshida, K.-I.Takemoto: Mechanism on Disorders of Coagulation and Fibrinolysis in Diabetes. In: Proceedings of the 15th International Diabetes Federation Satellite Symposium on „Diabetes and Macrovascular Complications". Diabetes 45 Suppl. 3 (1996) S109–111
77 Mayfield, R.K., P.V.Halushka, H.J.Wohltmann, M.Lopes-Virella, J.K.Chambers, C.B.Loadholt, J.A.Colwell: Platelet function during continuous insulin infusion treatment in insulin-dependent diabetic patients. Diabetes 34 (1985) 1127–1133
78 Meade, T.W.: Thrombosis and Cardiovascular Disease. Ann Epidemiol 2 (1992) 353–364
79 Mehrabjian, M., J.B.Peter, R.J.Barnard, A.J.Lusis: Dietary regulation of fibrinolytic factors. Atherosclerosis 84 (1990) 25–32
80 Meigs J.B.,Mittleman M.A., Nathan D.M., Tofler G.H., Singer D.E., Murp Sheehy P.M., Lipinska I., D'Agostino R.B., Wilson P.W.: Hyperinsulinemia, hyperglycemia and impaired hemostasis: Framingham Offspring Study. JAMA 283 (2000) 221–228
81 Niskanen, L., R.Rauramaa, H.Miettinen, S.Haffner, M.Mercur, M.Uusitupa: Carotid Artery Intima-Media Thickness in Elderly Patients with NIDDM and in Nondiabetic Subjects. Stroke 27 (1996) 1986–1992
82 Nomura S., Shouzu A., Omoto S., Nishikawa M, Fukuhara S.: Significance of chemokines and activated platelets in patients with diabetes. Clin Exp Immunol 121 (2001) 437–443
83 Rigla M., Mateo J., Fontcuberta J., Souto J.C., deLeiva A., Perez A.: Normalisation of tissue factor pathway inhibitor activity after glycaemic control optimisation in type-1 diabetic patients. Thromb Haemostas 84 (2000) 223–227
84 Osende J.I., Badimon J.J., Fuster V., Herson P., Rabito P., Vidhun R., Rodriguez O.J., Lev E.I., Rauch U., Heflt G., Fallon J.T., Crandall J.P.: Blood thrombogenicity in type-2 diabetes mellitus patients is associated with glycemic control. J Am Coll Cardiol 38 (2001) 1307–1312
85 Ostermann, H., D.Tschoepe, W.Greber, H.W.Meyer-Rusenberg, J.van de Loo. Enhancement of spontaneous fibrinolytic activity in diabetic retinopathy. Thromb Haemost 68 (1992) 400–403
86 Ostermann, H., J.van de Loo: Factors of the hemostatic system in diabetic patients. A survey of controlled studies. Haemostasis 16 (1986) 386–416
87 Panahloo, A., V.Mohamed-Ali, A.Lane, F.Green, S.E.Humphries, J.S.Yudkin: Determinants of Plasminogen Activator Inhibitor 1 Activity in Treated NIDDM and Its Relation to a Polymorphism in the Plasminogen Activator Inhibitor 1 Gene. Diabetes 44 (1995) 37–42
88 Patrono, C., G.Davi: Antiplatelet Agents in the Prevention of Diabetic Vascular Complications. Diab Metab Rev 9 (1993) 177–188
89 Plutzky J.: Peroxisome proliferator-activated receptors in vascular biology and atherosclerosis: emerging insights for evolving paradigms. Curr Atherosclerosis Reports 2 (2000) 327–335
90 Rao A.K., Chouhan V., Chen X., Sun L., Boden G.: Activation of the tissue factor pathway of blood coagulation during prolonged hyperglycemia in young healthy men. Diabetes 48 (1999) 1156–1161
91 Rösen, P., D.Tschöpe: Vitamin E and diabetes. Fat Sci Technol 93 (1991) 425–431
92 Rösen, P., G.Pogatsa, D.Tschöpe, K.Addicks, H.Reinauer: Diabetische Kardiopathie. Pathophysiologische Konzepte und therapeutische Ansätze. Klin Wochenschr 69 (Suppl XXIX) (1992) 3–15
93 Roffi M., Chew D.P., Mukherjee D., Bhatt D.L., White J.A., Heeschen C., Hamm C.W., Moliterno D.J., Califf R.M., White H.D., Kleiman N.K., Théroux P., Topol E.J.: Platelet Glycoprotein IIb/IIIa Inhibitors Reduce Mortality in Diabetic Patients With Non–ST-Segment-Elevation Acute Coronary Syndromes. Circulation 104 (2002) 2767–2771
94 Rolka D.B., Fagot-Campagna A., Venkat Narayan K.M.: Aspirin Use among Adults with Diabetes. Estmates from the Third National Health and Nutrition Examination Survey. Diab Care 24 (2001) 197–201
95 Roshan B., Tofler G.H., Weinrauch L.A., Gleason R.E., Keough J.A., Lipi I., Lee A.T., Delia J.A.: Improved glycemic control and platelet function abnormalities in diabetic patients with microvascular disease. Metabolism 49 (2000) 88–91
96 Schernthaner, G., T.Vukovich, P.Knobl, U.Hay, M.M.Muller: The Effect of Near-Normoglycaemic Control on Plasma Levels of Coagulation Factor VII and the Anticoagulant Proteins C and S in Insulin-Dependent Diabetic patients. Br.J.Haematol. 73 (1989) 356–359
97 Schneider, D.J., B.E.Sobel: Augmentation of synthesis of plasminogen activator inhibitor type 1 by insulin and insulin-like growth factor type I: implications for vascular disease in hyperinsulinemic. Proc Natl Acad Sci USA 88 (1991) 9959–63
98 Silva, J.A., A.Escobar. T.J.Collins, S.R.Ramee, C.J.White: Unstable Angina. A Comparison of Angioscopic Findings Between Diabetic and Nondiabetic Patients. Circulation 92 (1995) 1731–1736
99 Silveira, A., F.Karpe, H.Johnsson, K.A.Bauer, A.Hamsten: In Vivo Demonstration in Humans That large Postprandial Triglyceride-Rich Lipoproteins Activate Coagulation Factor VII Through the Intrinsic Coagulation Pathway. Art.Thromb.Vasc.Biol. 16 (1996) 1333–1339
100 Sobol A.B., Watala C.: The role of platelets in diabetes-related vascular complications. Diabetes Res Clin Pract 50 (2000) 1–16
101 Sowers J.R.: Diabetes mellitus and cardiovascular disease in women. Arch Intern Med 23 (1998) 617–621
102 Standl, E., B.Balletshofer, B.Dahl, B.Weichenhain, H.Stiegler, A.Hörmann, R.Hohle: Predictors of 10-year macrovascular and overall mortality in patients with NIDDM: the Munich General Prctitioner Project. Diabetologia 39 (1996) 1540–1541
103 Stehouwer, C.D., H.R. Fischer, A.W.van Kuijk, B.C. Polak, A.J. Donker: Endothelial Dysfunction precedes the Development of Microalbuminuria in IDDM. Diabetes 44 (1995) 561–564
104 Steiner, M., K.M.Reinhardt, B.Krammer, B.Ernst, D.Blann: Increased Levels of Soluble Adhesion Molecules in type-2 diabetic patients. Thromb Haemostas 72 (1994) 979–984
105 Stern, D.M., C.Esposito, H.Gerlach, M.Gerlach, J.Ryan, D.Handley, P.Nawroth: Endothelium and regulation of coagulation. Diabetes Care 14 (1991) 160–6
106 Stephens, N.G., A. Parsons, P.M.M. Schofield, F. Kelly, K. Cheeseman, M.J. Mitchinson, M.J. Brown: Randomised controlled trial of vitamin E in patients with coronary ar-

tery disease: Cambridge Heart Antioxidant Study (CHAOS). Lancet 347 (1996) 781–786
107 Suzuki, M., K.Shinozaki, A.Kanazawa, Y.Hara, Y.Y.Hatori, M.Tsushima, Y.Harano: Insulin Resistance as an Independent Risk Factor for Carotid Wall Thickening. Hypertension 28 (1996) 593–598
108 Takahashi, H., S.Ito, M.Hanano, K.Wada, H.Niwano, Y.Seki, A.Shibata: Circulating thrombomodulin as a novel endothelial cell marker: comparison of its behavior with von Willebrand factor and tissue-type plasminogen activator. Am J Hematol 41 (1992) 32–39
109 Tesfaye, S., R.Malik, J.D.Ward: Vascular Risk Factors in Diabetic Neuropathy. Diabetologia 37 (1994) 847–854
110 The Diabetes Control and Complications Trial Research Group: The Effect of Intensive Treatment of Diabetes on the Development and Progression of Long-Term Complications in Insulin Dependent Diabetes Mellitus. N Engl. J. Med 329 (1993) 977–986
111 Tracy R.P.: Diet and Hemostatic Factors. Curr Atherosclerosis Reports 1 (1999) 243–248
112 Trovati, M., G.Anfossi, F.Cavalot, P.Massucco, E.Mularoni, G.Emanuelli: Insulin directly reduces platelet sensitivity to aggregating agents. Studies in vitro and in vivo. Diabetes 37 (1988) 780–6
113 Tschoepe, D., J.Esser, B.Schwippert, P.Roesen, B.Kehrel, H.K.Nieuwenhuis, F.A.Gries: Large platelets circulate in an activated state in diabetes mellitus. Sem Thromb Haemostas 17 (1991) 433–439
114 Tschoepe, D., E.Driesch, B.Schwippert, H.K.Nieuwenhuis, F.A.Gries: Exposure of Adhesion Molecules on Activated Platelets in Patients with Newly Diagnosed IDDM is not Normalized by Near-Normoglycemia. Diabetes 44 (1995) 890–894
115 Tschoepe, D., E.F.Lampeter, B.Schwippert: Megakaryocytes and Platelets in Diabetes mellitus. Hämostaseologie 16 (1996) 144–150
116 Tschoepe, D., U.Rauch, B.Schwippert: Platelet-Leukocyte-Cross-Talk. In, S.Baumgartner-Parzer, D.Tschoepe: Role of Adhesion Molecules in Diabetes Mellitus, Horm.Metab.Res. Suppl. 1997 (im Druck)
117 Tschöpe, D.: Gerinnungsstörungen bei metabolischem Syndrom und Typ II Diabetes. In Mehnert H.: Herz, Gefäße und Diabetes, Medikon Verlag, München 1997 (im Druck)
118 Tschöpe D Metformin und Gerinnungssystem. In Mehnert H (edt.) Metformin in der Diabetestherapie. Uni-Med Verlag Bremen, London, Boston (2001)
119 Prospective Diabetes Study Group: Perspectives in Diabetes. U.K. Prospective Diabetes Study 16. Overview of 6 Years' Therapy of Type II Diabetes: A Progressive Disease. Diabetes 44 (1995) 1249–1258
120 Vukovich, T., S.Proidl, P.Knobl, H.Teufelsbauer, C.Schnack, G.Schernthaner: The effect of insulin treatment on the balance between tissue plasminogen activator and plasminogen activator inhibitor-1 in type 2 diabetic patients. Thromb Haemost 68 (1992) 253–6
121 Weiss, E.J., P.F.Bray, M.Tayback, S.P.Schulman, T.S.Kickler, L.C.becker, J.L.Weiss, G.Gerstenblith, P.J.Goldschmidt-Clermont: A Polymorphism of a Platelet Glycoprotein receptor as an Inherited Risk factor for Coronary Thrombosis. N.Engl.J.Med. 17 (1996) 1090–1094
122 Yamada, T., Sato A., Nishimori T., Mitsuhashi T., Sagai H., Komatsu M., Aizawa T., Hashizume K.: Importance of hypercoagulability over hyperglycemia for vascular complications in type-2 diabetes. Diabetes Res Clin Pract 49 (2000) 23–31
123 Yngen M., Li N., Hjemdahl P., Wallen N.H.: Insulin enhances paltelet activation in vitro. Thromb Res 104 (2001) 85–91
124 Yudkin, J.: How can we best prolong Life? Benefits of Coronary Risk Factor Reduction in non-diabetic and diabetic subjects. BMJ 306 (1993) 1313–1318
125 Yusuf S., Sleight P., Pogue J., Bosch J., Davies R., Dagenais G.: Effects of an angiotensin-converting-enzyme inhibitor, ramipril, on cardiovascular events in high-risk patients. The Heart Outcomes Prevention Evaluation Study Investigators. N Engl J Med. 342 (2000) 145–53

32 Diabetes mellitus und Infektionskrankheiten

E. Haupt und J. Bojunga

Das Wichtigste in Kürze

- Die vielgestaltigen Wechselwirkungen zwischen Diabetes mellitus und Infektionskrankheiten (schlechte Stoffwechsellage prädisponiert zu Infekten, diese führen zu Stoffwechselentgleisungen) ergeben im klinischen Alltag einen fatalen Circulus vitiosus.
- Eine gute Stoffwechseleinstellung bietet den besten Schutz gegen eine Infektion.
- Bei diabetischen Patienten muss immer an atypische klinische Konstellationen und symptomarme Verläufe von Infektionen gedacht werden.
- Die diabetische Neuropathie, die Mikro- und die Makroangiopathie begünstigen Wunden als Keimeintrittspforten.
- Präventivmaßnahmen (Patientenschulung, verstärkte Stoffwechselkontrolle, häufigere Routinediagnostik, großzügigere Vakzinierung) helfen, Infektionen vorzubeugen und lassen gravierende Folgen (z. B. Fußamputationen) vermeiden.

Einleitung

Historisches und Epidemiologie. Vor der therapeutischen Anwendung von Insulin und bis zur Entwicklung moderner antibakterieller Behandlungsverfahren haben Infektionskrankheiten als Todesursache von Diabetikern eine bedeutende Rolle gespielt. So weist eine große Statistik aus der Zeit der frühen Insulinära eine Mortalität von 16,2% aller Zuckerkranken durch nichttuberkulöse Infektionen auf (Tab. 32.1). Auch unter den heutigen Bedingungen beträgt das Mortalitätsrisiko für nichttuberkulöse Infektionen noch etwa 5% (7).

Die Tatsache, dass Diabetiker in Gebieten der sog. 3. Welt, die über keine ausreichende ärztliche und sanitäre Versorgung verfügen, auch heute noch unter einem gleich hohen bzw. sogar höheren Mortalitätsrisiko bei Infektionskrankheiten leiden als die Zuckerkranken in den Vereinigten Staaten oder Europa während der frühen Insulinära, unterstreicht die Bedeutung der Stoffwechselführung sowie der antibakteriellen Therapie.

Die Frage des Zusammenhanges zwischen erhöhter Infektionsmorbidität und Stoffwechselstörungen ist seit langer Zeit Anlass zu wissenschaftlichen Untersuchungen gewesen. Die pathogenetischen Zusammenhänge sind jedoch auch heute noch wenig geklärt. Die Fortschritte auf dem Gebiet der antidiabetischen Behandlung auf der einen und der antibakteriellen Therapie auf der anderen Seite haben das Problem aber immer weiter reduziert.

Auswirkungen. Es besteht Klarheit darüber, dass die Auswirkungen einer Infektionskrankheit den Diabetiker schwerer treffen als den Stoffwechselgesunden. Dies äußert sich in einer Verschlechterung der Stoffwechsellage, einem erhöhten Bedarf an Insulin oder oralen antidiabetischen Substanzen sowie in einer erschwerten Behandlungsführung. Trotzdem ist die früher oft geäußerte Vermutung, dass Diabetiker generell infektionsanfälliger seien als Stoffwechselgesunde, heute überholt (Übersicht bei 9). Somit scheint sich die erhöhte Infektionsgefährdung vorwiegend auf unkon-

Tab. 32.1 Hauptsächliche Todesursachen bei Diabetikern der Joslin Clinic (19)

Todesursache	1922–1929 (%)	1930–1936 (%)	1937–1943 (%)	1944–1949 (%)	1950–1955 (%)	1956–1965 (%)	1966–1968 (%)
Coma diabeticum	14,5	5,0	2,8	1,7	1,1	0,9	1,0
Herz-Nieren-Gefäß-Störungen	46,8	58,3	65,8	71,3	76,9	76,6	74,2
Infektionen außer Tuberkulose	16,2	12,3	10,4	5,9	5,2	5,2	5,9
Tuberkulose	5,5	3,4	2,2	1,7	0,7	0,3	
Malignome	7,4	9,4	9,0	9,7	10,1	10,7	12,8
Zahl der Todesfälle	1457	2696	3639	4148	5646	8302	912

trollierte diabetische Stoffwechselstörungen mit deutlicher Hyperglykämie und Ketoazidose zu beschränken.

In neuerer Zeit spielen Infektionskrankheiten wieder eine gewisse Rolle in der Diskussion über die Genese des Diabetes mellitus. Das schon früher in Einzelfällen beobachtete spontane Auftreten der Erkrankung bei Mensch und Tier nach Virusinfekten hat Anlass gegeben, der Frage erneut nachzugehen (Kap. 2).

Pathogenese

Einfluss der Hyperglykämie

Über die Rolle der Hyperglykämie im Mechanismus der gestörten Infektabwehr bei Diabetikern wird im Schrifttum des vergangenen Jahrhunderts immer wieder diskutiert. Einige Autoren schreiben diesem Faktor nur eine untergeordnete Bedeutung zu. Dennoch sind insbesondere Veränderungen der polymorphkernigen Granulozyten beschrieben worden, die reduzierte chemotaktische, phagozytäre und bakterizide Aktivitäten aufweisen (9, 14, 18). Die Ausprägung der eingeschränkten Phagozytose scheint dabei von der Stärke der Stoffwechselentgleisung abzuhängen. Im Allgemeinen sind diese Funktionsstörungen allerdings moderat und können in vielen Fällen durch eine Verbesserung der Stoffwechselsituation gemildert oder sogar aufgehoben werden. Ob die für jeden Kliniker bekannte Tatsache der Zunahme von Candidainfektionen im Genitalbereich schlecht eingestellter diabetischer Frauen mit starker Glukosurie auf solche Funktionsstörungen zurückzuführen sind oder aber auf evtl. verbesserte Wachstumsbedingungen von Keimen im glucosereichen Milieu, ist unklar.

Einfluss der Ketoazidose

Während der alleinige Einfluss der Hyperglykämie auf die gestörte Infektabwehr des Diabetikers zumindest umstritten ist, besteht Einigkeit darüber, dass die Ketoazidose eine Reihe von Funktionen vorwiegend des zellulären Abwehrsystems zu hemmen vermag. Neben der noch deutlicher eingeschränkten phagozytären Aktivität der Granulozyten fällt in der Frühphase der entzündlichen Abwehr eine verminderte Mobilisierung der Zellen am Ort der Läsion auf (9). Dies gilt gleichermaßen für ketoazidotische wie für urämische Patienten und ist nach der Behandlung des azidotischen Zustands reversibel. Durch die verringerte granulozytäre Antwort auf den Infektionsreiz wird die Balance zugunsten eindringender Mikroorganismen verschoben. Schließlich gibt es Hinweise für Veränderungen enzymatischer Aktivitäten in den Granulozyten ketoazidotischer Diabetiker, die die eingeschränkte Funktion dieser Zellen erklären könnten. Eine Vielzahl von Veränderungen der Immunantwort von Diabetikern sind beschrieben worden, so bei phagozytosefähigen Monozyten oder bei den Lymphozyten (Übersicht bei 11). Ob diese Veränderungen Ausdruck einer gestörten nichtadaptiven Abwehrreaktion gegen Infektionen ist, bleibt unklar. Zudem ist letztlich ungeklärt, inwieweit Funktionsanalysen an isolierten Zellen deren physiologische Funktion in vivo widerspiegeln.

Einfluss der Dehydratation

Ältere Untersuchungen streichen die Bedeutung der durch die Hyperglykämie und Polyurie verursachten Dehydratation des Diabetikers vor allem für das erhöhte Risiko von infektiösen Erkrankungen der Haut heraus. Unter experimentellen Bedingungen wurde eine deutliche Häufung von Staphylokokkeninfekten beobachtet.

Einfluss der diabetischen Gefäßveränderungen

Bedeutung. Für die Entwicklung infektiöser Erkrankungen der Extremitäten spielen die vaskulären Veränderungen des Diabetikers eine große Rolle. Gangränöse Veränderungen werden bei männlichen Diabetikern 53-mal und bei diabetischen Frauen 71-mal häufiger gefunden als bei Stoffwechselgesunden (2).

Pathogenese. Während bei einem Infektionsreiz auf gut durchblutetes Gewebe die normalen antientzündlichen Mechanismen wirksam werden können, reagieren die Gewebe des Diabetikers bei vaskulärer Insuffizienz häufig nur mit Thrombophlebitiden und Nekrosen. Durch die Basalmembranveränderungen der kleinen Gefäße ist die Mikrozirkulation deutlich eingeschränkt. Hierdurch sind die Granulozytenemigration sowie die Diffusion spezifischer Antikörper und anderer Plasmafaktoren erschwert. Zudem bietet das minderdurchblutete und sauerstoffverarmte Gewebe ideale Bedingungen für die Proliferation anaerober Mikroorganismen. Aus großen Statistiken geht hervor, dass Infektionen besonders häufig bei jugendlichen Diabetikern mit jahrzehntelanger Krankheitsanamnese und deutlichen Gefäßveränderungen auftreten (17).

Lokalisation. Entzündliche Erkrankungen der Haut überwiegen bei weitem. Jedoch wurden bei etwa 1/3 der Patienten auch Harnwegsinfekte und bei einem geringeren Prozentsatz pulmonale Infektionen und Osteomyelitiden gefunden. Es lässt sich aber nicht sicher abgrenzen, ob hierfür primär die Gefäßveränderungen verantwortlich zu machen sind oder ob diese Häufung mehr zu Lasten anderer begünstigender Faktoren wie beispielsweise langanhaltender Phasen schlechter Stoffwechselführung mit Ketoazidosen geht.

Einfluss der diabetischen Neuropathie

Traumen. Sensibilitätsausfälle, besonders an den unteren Extremitäten, führen häufig dazu, dass Diabetiker geringfügige Traumen oder den Druck zu engen Schuhwerks weniger bemerken als Personen mit intakter Schmerzleitung. Eine sofortige Behandlung der Druckstellen bleibt aus. Das durch die vaskuläre Insuffizienz schon vorgeschädigte Gewebe wird schnell infiziert und nekrotisch. Es kommt zur Ausbildung von Ulzera (Kap. 21, 27, 28, 29).

Veränderungen autonomer Nerven. Diabetische Veränderungen autonomer Nerven können zu Blasenatonien und Sphinkterschwächen mit mangelhafter Blasenentleerung und Restharnbildung führen. Oft fehlen schmerzhafte Begleitsymptome. Mit diesen Veränderungen muss nahezu bei allen Patienten mit autonomer diabetischer Neuropathie gerechnet werden. Durch die Harnretention wird das Wachstum von Mikroorganismen im Urin begünstigt und der Grundstein für aufsteigende Harnwegsinfektionen gelegt (Kap. 25).

Humorale Faktoren

Auf der Suche nach den Gründen für die geschwächte Infektabwehr des Diabetikers sind auch Veränderungen bei den humoralen Mechanismen in Betracht gezogen worden. Der Mangel an der Komplementkomponente C3 scheint aber in vivo keinen Einfluss auf die Komplementaktivierung zu haben (4). Obwohl die nichtenzymatische Glykosylierung von Immunglobulinen als Mechanismus einer gestörten humoralen Infektabwehr denkbar ist und erhöhte Anteile glykosylierter Antikörper der Klassen IgM, IgG und IgA nachgewiesen wurden (3), ist die klinische Bedeutung solcher Befunde noch vollkommen unklar. Diabetiker haben normale Antikörperspiegel und reagieren auf Impfungen mit gleichen Titeranstiegen wie Stoffwechselgesunde (1, 6).

Klinik

Erkrankungsrisiken, Komplikationen und Formen

Erkrankungsrisiken und Komplikationen. Durch die Anwendung der heute zur Verfügung stehenden Möglichkeiten zur Behandlung und Führung des Diabetikers ist das Risiko der Erkrankung an Infektionen erheblich geringer geworden. Neuere Untersuchungsergebnisse lassen darüber hinaus Zweifel aufkommen, ob beim gut eingestellten Diabetiker überhaupt noch eine verminderte Infektabwehr besteht (s. o.). Gesicherter ist, dass durch eine Infektionskrankheit der vorher gut eingestellte Diabetes verschlechtert wird und dass sich dann die Entwicklung von Sekundärkomplikationen beschleunigt. Eine größere Infektanfälligkeit besteht aber sicherlich beim unkontrollierten oder schlecht geführten Diabetiker in ketoazidotischen Phasen und nach der Entwicklung vaskulärer und neurologischer Begleiterkrankungen.

Formen. Der Diabetes mellitus kann mit einer Reihe von Infektionskrankheiten einhergehen, die sich einerseits vom Erregertyp und andererseits von der Lokalisation der Entzündung her als recht kennzeichnend erweisen. Oft gestalten atypische klinische Konstellationen und symptomarme Verläufe aber die Diagnostik und Therapie schwierig. In einer Zusammenstellung le-

taler Infektionen aus dem Jahre 1966 (Tab. 32.2) rangiert die Pneumonie an erster Stelle. Dies entspricht keinesfalls klinischer Erfahrung und zeigt, dass pathologisch-anatomische Mortalitätsstudien bei falscher Interpretation ein verzerrtes Bild geben können. Durch sie wird nicht erfasst, dass Infektionen zu den häufigsten Auslösern eines diabetischen Komas gehören und speziell Pneumonien an erster Stelle hierfür zu nennen sind.

Harnwegserkrankungen

Harnwegsinfekte sind sicherlich neben den infektiösen Hauterkrankungen die häufigsten und wichtigsten entzündlichen Erkrankungen des Diabetikers. Oft fehlen klinische Symptome, wodurch Diagnostik und Therapie erschwert und verzögert werden (Kap. 25). Ansonsten zeigt das klinische Bild akuter oder chronischer Harnwegsinfektionen des Diabetikers keine Abweichungen von dem des Stoffwechselgesunden. Auffällig sind jedoch hartnäckige Verläufe und die Tendenz zu chronischen Krankheitsbildern. Bei Diabetikern mit neurologischen Symptomen ist der Hauptteil von aszendierenden Harnwegsinfektionen auf die Restharnbildung wegen Sphinkterschwäche und Blasenatonie zurückzuführen. Eine seltene, aber ernste Komplikation der chronischen Pyelonephritis des Diabetikers ist die Papillennekrose, deren Entstehung durch die mit der Grunderkrankung vergesellschafteten vaskulären Veränderungen der Tubulus- und Papillengefäße begünstigt wird (Kap. 25).

Infektionen von Haut und Weichteilgeweben

Pilzerkrankungen. Für den Diabetologen sind die Auswirkungen von Pilzerkrankungen ein tägliches Problem. Sie betreffen vorwiegend Frauen, bei denen ein Pruritus vulvae eine superfizielle Candidamykose an-

Tab. 32.2 Zusammenstellung der Infektionen aus 779 Todesfällen von Diabetikern (16)

lobäre Pneumonie	27
bronchiale Pneumonie	64
aktive Tuberkulose	1
Harnwegsinfektionen	36
akute und chronische Cholezystitis	4
Cholelithiasis	16
Appendizitis	1
Karbunkel	4
Abszess	8
bakterielle Endokarditis	8
Meningitis	1
Gesamtzahl	170

zeigt (Kap. 29). Diese Erkrankung korreliert häufig mit der Höhe der Harnglucosespiegel und verschwindet oft ohne spezielle Therapie durch eine bessere Einstellung der diabetischen Stoffwechsellage. Ansonsten muss lokal mit einem Polyen- (Nystatin) oder Imidazolderivat (z. B. Clotrimazol, Miconazol) behandelt werden. Systematisch wirksame Triazole (z. B. Fluconazol, Itraconazol) sind nur bei den ca. 20% rezedivierenden Candidosen mit quälendem Juckreiz und flockigem Ausfluss angezeigt.

Bakterielle Infektionen. Pyodermien treten häufig vor der Diagnosestellung eines manifesten Diabetes oder bei unkontrollierter Stoffwechselstörung in Form einer Furunkulose auf. Sie bieten somit allein aufgrund des morphologischen Substrats den Verdacht auf einen Diabetes (Kap. 29). Bei einer ausgeglichenen Stoffwechsellage hingegen liegt das Morbiditätsrisiko von Staphylokokkeninfekten im Bereich der Norm.

Durch B-Streptokokken hervorgerufene Weichteilinfektionen können bei Diabetikern in Form einer nekrotisierenden Fasziitis auftreten. Ausgedehntere, lebensbedrohliche Weichteilinfektionen sind in der Regel Mischinfektionen, an denen auch häufig Staphylococcus aureus, Streptokokken, Anaerobier sowie Enterobakterienarten beteiligt sind.

Die bakterielle Fußinfektion des Diabetikers ist gewöhnlich eine aerob-anaerobe Mischinfektion, an der in der Regel 2–5 verschiedene Erreger beteiligt sind. In abnehmender Häufigkeit gehören dazu Enterobakter, Staphylococcus aureus, koagulasenegative Staphylokokken, Streptokokken, Enterokokken, Bacteroidesarten und Pseudomonas aeruginosa.

Infektionen des Nasen-Rachen-Raums und des Gastrointestinaltrakts

Nasen-Rachen-Raum. Die Inzidenz von Mundsoor ist bei Diabetikern in schlechtem Stoffwechselzustand signifikant erhöht. Die heute sehr seltene, rapid progressive nekrotisierende Mukormykose des Nasen-Rachen-Raums und der Nasennebenhöhlen kann gelegentlich zuerst in der Mundhöhle in Form von dunklen, nekrotisierenden Schleimhautbezirken diagnostiziert werden.

Gastrointestinaltrakt. Motilitätsstörungen des Ösophagus bei autonomer Neuropathie sind für die Prädisposition von Diabetikern für ösophagealen Soor verantwortlich. Die Atonie des Magens erleichtert in gleicher Weise die gastrale Kandidose.

Bei Diabetikern besteht ein 3fach erhöhtes Risiko einer Gastroenteritis (oft Salmonella enteritidis), was möglicherweise auf die Hypochlorhydrie des Magens, die verlängerte intestinale Passagezeit und die eingeschränkte Funktion phagozytärer Zellen zurückzuführen ist (13).

Infektionen intensivmedizinischer Patienten

Kritisch kranke Patienten, die für mehr als 5 Tage einer Intensivtherapie bedürfen, weisen mit bis zu 20% eine hohe Letalität auf. Ursache hierfür ist neben anderen Faktoren eine hohe Rate schwerer Infektionen.

Die Insulinresistenz auf Rezeptor- und Postrezeptorebene, die Therapie mit Katecholaminen sowie eine Erhöhung der endogenen, kontrainsulinär wirkenden Hormone führen bei kritisch kranken Patienten zur Hyperglykämie, selbst wenn bisher kein Diabetes mellitus bekannt war. Eine länger dauernde Hyperglykämie wiederum führt zu einer Verminderung der antimikrobiellen Abwehr und Wundheilung. Der Effekt einer normnahen Blutzuckereinstellung (Ziel-Blutzucker 80–110 mg/dl) im Vergleich zu einer „konventionellen" Blutzuckereinstellung (Ziel-Blutzucker 180–200 mg/dl) auf die Überlebensrate von Patienten auf einer kardiochirurgisch ausgerichteten Intensivstation wurde daher in einer Studie untersucht (15). Bei insgesamt 1548 untersuchten Patienten lag die Letalität der Patienten, die länger als 5 Tage auf der Intensivstation behandelt wurden, in der Gruppe der normnahen Blutzuckereinstellung mit 10,6% um 47,5% niedriger im Vergleich zur Gruppe der Patienten mit nicht normnaher Blutzuckereinstellung, bei denen die Letalität 20,2% betrug. Von einer normnahen Einstellung des Blutzuckers profitierten dabei Diabetiker und Nichtdiabetiker sowie auch Patienten, die weniger als 5 Tage auf der Intensivstation verweilten, gleichermaßen. Die erhöhte Letalität der Patienten ohne normnahe Blutzuckereinstellung ist, wie die Autoren der Studie folgern, möglicherweise u. a. die Folge der negativen Effekte der Hyperglykämie auf die Funktion von Makrophagen und Neutrophilen sowie der Haut- und Mukosabarriere. Auch wenn es sich in der Studie um kardiochirurgische Patienten handelte und die erhobenen Daten nicht ohne Weiteres auf alle Intensivpatienten übertragbar sind, sind die Ergebnisse viel versprechend.

Eine normnahe Blutzuckereinstellung scheint daher eine einfache und kostengünstige präventive Maßnahme zu sein, die die Letalität sowohl von Diabetikern als auch Nichtdiabetikern auf der Intensivstation insbesondere durch Senkung der Rate von Multiorganversagen und septischem Fokus signifikant zu senken vermag (15, 5). Ob eine normnahe Blutzuckereinstellung auch die Letalität von Patienten, die primär aufgrund einer Sepsis intensivpflichtig werden, zu senken in der Lage ist, müssen zukünftige Studien zeigen.

Seltenere Infektionen

Sepsis. Diabetiker entwickeln 3fach häufiger eine Sepsis als Stoffwechselgesunde. Oft ist Escherichia coli die Ursache einer Infektion der Harnwege. Septikämien ohne ersichtlichen Ursprung werden gehäuft von Staphylococcus aureus verursacht.

Otitis. Die invasive (maligne) Otitis ist fast ausschließlich eine Erkrankung des Diabetikers. Sie wird nahezu ausnahmslos durch Pseudomonas aeruginosa verursacht. Risikofaktoren sind neben einer schlechten Stoffwechselsituation Schwimmen, hohes Alter sowie die Verwendung von Hörhilfen (10).

Mukormykose. Die bereits erwähnte rhinozerebrale Mukormykose ist eine lebensbedrohliche Infektion, für die Diabetiker mit ketoazidotischer Stoffwechsellage besonders prädisponiert sind (2). Ausgangspunkte sind Nasennebenhöhlen und Gaumen. Die Ausbreitung erfolgt über die angrenzenden Sinus durch die Schädelbasis in den Retroorbitalraum und die vordere Schädelgrube.

Therapie

Therapiebeginn, Stoffwechselkontrolle und allgemeine Maßnahmen. Da ein unkontrollierter oder schlecht geführter Diabetes zu Infektionserkrankungen prädisponiert, ist die gute Einstellung unter Vermeidung ketoazidotischer Phasen der wichtigste Faktor der Prophylaxe und Therapie. Eine Infektion beim Diabetiker sollte möglichst prompt und energisch behandelt werden, um gröbere Störungen des Stoffwechsels schon im Initialstadium zu unterdrücken und die Gefahr der Beschleunigung von diabetischen Sekundärerkrankungen zu verringern. Routinekontrolluntersuchungen, z. B. des Harnsediments, führen bei den klinisch häufig stummen Infektionen der ableitenden Harnwege zur schnelleren Diagnosestellung, sodass die Therapie bereits im Anfangsstadium der Krankheit einsetzen kann. Zur konstruktiven Präventivmedizin des den Diabetiker führenden Arztes gehört auch die Aufklärung des Patienten über die Gefahr banaler Hautverletzungen und die Ermahnung zu richtiger Körperhygiene (Kap. 7, 28).

Antibiotische Therapie. Die antibiotische Therapie von Infektionserkrankungen des Diabetikers unterscheidet sich nicht von der des Stoffwechselgesunden. Mit der Möglichkeit einer eingeschränkten Nierenfunktion bei diabetischer Nephropathie muss jedoch gerechnet werden. Deshalb werden potenziell nephrotoxische Antibiotika wie z. B. Amphotericin B, das für die systemische Therapie benötigt wird, beim Diabetiker nur mit größter Vorsicht und nach Prüfung der Nierenfunktion eingesetzt. Cephalosporine der 2. und 3. Generation, β-Lactam-Antibiotika in Kombination mit β-Lactamase-Hemmern oder Imipenem sind die Antibiotika der Wahl (12). Tetracycline werden nach oraler Gabe normalerweise zu 1/3 mit dem Harn ausgeschieden. Wenn eine Niereninsuffizienz vorliegt, kommt es bei unvorsichtiger Dosierung zu Kumulationen, die toxische Leberschädigungen nach sich ziehen können.

Stoffwechselkontrolle. Die während einer Infektion regelmäßig verschlechterte Stoffwechsellage des Diabetikers erfordert eine intensivere Überwachung. Häufige Kontrollen des Stoffwechsels sind meist unumgänglich, da die Dosierung von Insulin und antidiabetischen Substanzen den speziellen und wechselnden Bedingungen angepasst werden muss. Ein generelles Therapieschema für die Ausnahmesituation einer Infektion lässt sich nicht erstellen. Während sich die initiale empirische Antibiotikatherapie nach der mikroskopischen Gewebediagnostik richten soll, muss die definitive, ausreichend lang dauernde Antibiose auf Antibiogrammen basieren, die aus geeigneten Proben isoliert wurden.

Präventivmaßnahmen durch Patientenschulung, verstärkte Stoffwechselkontrolle sowie großzügigere Vakzinierungen helfen, bei Diabetikern Infektionen vorzubeugen.

Literatur

1 Beam, T. R. jr., E. D. Crigler, J. K. Goldmann, G. Schiffman: Antibody response to polyvalent pneumococcal polysaccharide vaccine in diabetics. J. Amer. med. Ass. 244 (1980) 2621
2 Bodenstein, N. P., W. A. McIntosh, A. C. Vlantis, A. C. Urquhart: Clinical signs of orbital ischemia in rhino-orbitocerebral mucormycosis. Laryngoscope 103 (1993) 1357
3 Hammes, H. P., V. Kiefel, H. Laube, K. Federlin: Impaired agglutination of IgM resulting from non-enzymatic glycation in diabetes mellitus. Diabet. Res. clin. Pract. 9 (1990) 37
4 Deresinski, S.: Infections in the diabetic patient: strategies for the clinician. Infect. Dis. Rep. 1 (1995) 1
5 Groeneveld, A.B.J., Beishuizen A., and Visser F.C., Insulin: a wonder drug in the critically ill? Crit Care 6(2): 102–5, 2002
6 Ledermann, M. M., G. Schiffman, H. M. Rodman: Pneumococcal immunization in adult diabetics. Diabetes 30 (1981) 119
7 Marks, H. H.: Longevity and mortality of diabetics. Amer. J. publ. Hlth. 55 (1965) 416
8 Perschel, W. Th., M. Yildiz, K. Federlin: Granulozytenfunktion im Vergleich zwischen Diabetes mellitus Typ I und Typ 2. Immun. u. Infekt. 22 (1994) 222
9 Perschel, W. T., T. W. Langefeld, K. Federlin: Infektanfälligkeit bei Diabetes – Einflüsse auf den Stoffwechsel. Immun. u. Infekt 23 (1995) 196
10 Rubin, J., V. L. Yu: Malignant external otitis: insights into pathogenesis, clinical manifestations, diagnosis and therapy. Amer. J. Med. 85 (1988) 391
11 Schubert, S., J. Heesemann: Infektionen bei Diabetes mellitus. Immun. u. Infekt. 23 (1995) 200
12 Simon, C., W. Stille: Antibiotika-Therapie in Klinik und Praxis. Schattauer, Stuttgart 1995
13 Telzak, E. E., M. S. Greenberg, L. D. Budnick, T. Singh et al.: Diabetes mellitus – a newly described risk factor for infection from Salmonella enteritidis. J. infect. Dis. 164 (1991) 538
14 Ueta, E., T. Osaki, K. Yoneda, T. Yamamoto: Prevalence of diabetes mellitus in odontogenic infections and oral candidiasis: an analysis of neutrophil suppression. J. oral Pathol. 22 (1993) 168
15 van den Berghe, G., Wouters P., Weekers F., Verwaest C., Bruyninckx F., Schetz M., Vlasselaers D., Ferdinande P., Lauwers P., Bouillon R.: Intensive insulin therapy in the critically ill patients. N Engl J Med 345(19): 1359–67, 2001.
16 Warren, S., P. M. Lecompte, M. A. Legg: The pathology of diabetes mellitus. In Joslin, E.P.: Diabetes mellitus, 4th ed. Lea & Febiger, Philadelphia 1966 (p. 167)
17 White, P.: Childhood diabetes. Diabetes 9 (1960) 345
18 Wykretowicz, A., B. Wierusz-Wysocka, J. Wysocki, A. Szczepanik: Impairment of the oxygen-dependent microbicidal mechanisms of polymorphonuclear neutrophils in patients with type 2 diabetes is not associated with increased susceptibility to infection. Diabet. Res. clin. Pract. 19 (1993) 195
19 Younger D., W.B. Hadley: Infections and diabetes. Lea and Febiger, Philadelphia 1972

33 Andere Stoffwechselkrankheiten

K. Rett und H.-U. Häring

Das Wichtigste in Kürze

➤ Eine Reihe prospektiver Studien der letzten Jahre hat gezeigt, dass eine medikamentöse Lipidsenkung die Gesamtmortalität und die koronare Mortalität in der Primär- und Sekundärprävention der koronaren Herzkrankheit reduziert. Post-hoc-Subgruppenanalysen schienen zunächst anzudeuten, dass dies auch für Typ-2-Diabetiker gelten dürfte. Dies ist mittlerweile auch belegt, da neuerdings an Diabetikern durchgeführte Studien vorliegen. Allerdings sind nach den aktuellen Leitlinien des National Cholesterol Education Program (NCEP III) zur Lipidsenkung die Kategorien Primär- und Sekundärprävention sowie das alte Risikofaktorenkonzept für Diabetiker überholt.

➤ NCEP III orientiert sich nicht mehr nur am Vorliegen einer koronaren oder peripheren arteriellen Verschlusskrankheit bzw. von Risikofaktoren, sondern stellt Patienten mit Diabetes im Hinblick auf ihr Gefäßrisiko denjenigen mit koronarer Herzerkrankung gleich. Damit ist ein Diabetespatient unabhängig von weiteren Risikofaktoren grundsätzlich als Hochrisikopatient (im Sinne eines 10-Jahres-Herzinfarktrisikos ≥ 20%) zu betrachten und bei einem LDL-Cholesterin über 130 mg/dl (3,4 mmol/l) medikamentös zu behandeln. Als primäres Therapieziel sind LDL-Zielwerte unter 100 mg/dl (2,6 mmol/l) anzustreben, die in der Regel nur durch eine kombiniert nichtmedikamentöse und medikamentöse lipidsenkende Strategie erreichbar sind. Sekundäre Therapieziele sind die Behandlung des metabolischen Syndroms sowie eine kombinierte HDL-Anhebung und Triglyceridsenkung. Die Triglyceride verdienen bei Diabetespatienten in noch stärkerem Ausmaß, als das in den NCEP-III-Leitlinien zum Ausdruck kommt, besondere Aufmerksamkeit. Triglyceride determinieren die Partikelgröße der LDL. Kleine dichte und damit atherogene LDL nehmen bereits ab einer Triglyceridkonzentration von 150 mg/dl (1,7 mmol/l) zu. Daraus folgt, dass bereits leichte Hypertriglyzeridämien beim Diabetiker behandlungsbedürftig sind und nicht erst ab Triglyceridwerten über 200 mg/dl (2,3 mmol/l), wie in NCEP angegeben.

➤ Bei Patienten mit Glucoseintoleranz/Diabetes sollten LDL-Cholesterin, Triglyceride und HDL-Cholesterin in 3- bis 6-monatigen Abständen kontrolliert werden.

➤ Lipodystrophien haben neuerdings außerordentliches Interesse hervorgerufen. Einerseits haben Lipodystrophien Modellcharakter für monogene Insulinresistenz- und Diabetesformen sowie die Rolle der Fettverteilung. Andererseits wurden sowohl im Hinblick auf molekulare Mechanismen der Adipozytendifferenzierung, Dedifferenzierung und Apoptose sowie der Rolle der Adipozytokine und der medikamentösen Behandlungsmöglichkeit der Fettverteilung aktuell grundlegende neue Erkenntnisse gewonnen.

Störungen des Lipidstoffwechsels

Einleitung

Dass zwischen den 3 häufigsten Stoffwechselerkrankungen Diabetes mellitus, Hyperlipoproteinämie und Gicht enge Beziehungen bestehen, ist seit langem bekannt. So gehen beide Diabetestypen häufig mit einer Fettstoffwechselstörung einher, die Hyperlipoproteinämie ist ihrerseits häufig mit einer Störung des Kohlenhydratstoffwechsels und schließlich die Gicht mit Störungen im Kohlenhydrat- und Fettstoffwechsel assoziiert. Tab. 33.1 zeigt die Häufigkeit von Lipiderhöhungen in einem Kollektiv von frisch diagnostizierten Typ-2-Diabetikern. Übergewicht, vor allem in Verbindung mit einer stammbetonten Fettverteilung, ist dabei für die Ausprägung aller 3 Stoffwechselveränderungen von großer Bedeutung.

Schließlich erregt das vormals außerordentlich seltene Krankheitsbild der Lipodystrophie in letzter Zeit zunehmendes Interesse. Kongenitale Formen mit iden-

Tab. 33.1 Häufigkeit von Lipiderhöhungen bei frisch diagnostizierten Typ-2-Diabetikern (606 Männer, mittleres Alter 45,9 Jahre; 479 Frauen, mittleres Alter 47,6 Jahre) 6 Wochen nach Einleitung einer Ernährungstherapie (52). Kategorisierung gemäß den Kriterien der Europäischen Atherosklerose-Gesellschaft (58)

Kategorie	Gesamtcholesterin (mg/dl)	Triglyceride (mg/dl)	Männer (%)	Frauen (%)
A	200–250	< 200	30	31
B	250–300	< 200	12	13
C	< 200	200–500	4	4
D	200–300	200–500	16	16
E	> 300 und/oder	> 500	8	6
gesamt			68	70

tifizierten Genpolymorphismen haben Modellcharakter für monogene Formen der Insulinresistenz und des Diabetes erlangt. Das gehäufte Auftreten erworbener Formen im Rahmen der HIV-Infektion bzw. der antiretroviralen Therapie hat enormes Interesse hervorgerufen, Ressourcen freigesetzt und Hypothesen zum molekularen Mechanismus der Adipozytendifferenzierung und der adipozytären Apoptose generiert.

Physiologie und Pathophysiologie des Fettstoffwechsels

Zusammensetzung und Einteilung der Lipoproteine

Eigenschaften und Komposition. Lipide sind aufgrund ihrer hydrophoben Eigenschaften nicht im Plasma löslich. Sie werden deshalb zunächst durch die Bindung an Apolipoproteine wasserlöslich gemacht und als Lipoproteinkomplexe transportiert. Lipoproteine sind hochmolekulare Fett-Eiweiß-Aggregate. Sie beinhalten im Kern einen hydrophoben Fettanteil aus Triglyceriden, Cholesterinestern und Phospholipiden in unterschiedlicher Relation sowie an der Oberfläche einen hydrophilen Eiweißanteil, der sich aus den Apolipoproteinen und Phosphatiden zusammensetzt.

Einteilung. In Abhängigkeit von ihrem Lipid- und Apoproteingehalt lassen sich die Lipoproteine des Plasmas im Schwerefeld der Ultrazentrifuge in 4 Dichteklassen auftrennen. In der Elektrophorese werden die Lipoproteine nach dem Verhalten der Apolipoproteine im elektrischen Feld und ihrer Beladung mit Lipiden in Fraktionen separiert, die als β-, Prä-β- und α-Lipoproteine bezeichnet werden. Man unterscheidet die folgenden Lipoproteinklassen (Tab. 33.2):
➤ die nur postprandial auftretenden sehr triglyceridreichen Chylomikronen als Transporter exogener Fette,
➤ die ebenfalls triglyceridreichen VLDL („very low density lipoproteins")
➤ die cholesterinreichen LDL („low density lipoproteins")
➤ die protein- und phospholipidreichen HDL („high density lipoproteins")

➤ das cholesterinester- und triglyceridreiche Lp(a) (Lipoprotein (a)).

Apolipoproteine

Eigenschaften und Formen. Apolipoproteine werden im Wesentlichen in Leber und Darmmukosa synthetisiert. Sie finden sich als lösungsvermittelnde Strukturproteine auf der Oberfläche von Lipoproteinen. Über Apoproteine werden zelluläre Rezeptoren erkannt. Einige Apolipoproteine wirken als Cofaktoren von Enzymen wie der Lecithin-Cholesterin-Acyltransferase (LCAT) und der Lipoproteinlipase (LPL).
➤ Apo B: Apo B-48 (265 kDa) wird beim Menschen praktisch nur in der Darmmukosa synthetisiert. Es ist charakteristischer Bestandteil der Chylomikronen und spielt für deren intestinale Synthese und Sekretion eine wesentliche Rolle (44). Apo B-48 enthält keine Bindungsdomäne für den LDL-Rezeptor.
➤ Apo B-100 ist das größte Apolipoprotein (550 kDa), wird in der Leber gebildet und ist mit einem jeweiligen Anteil von ca. 30, 60 und 95% der Proteinmasse das wesentliche Apolipoprotein von VLDL, IDL und LDL. Apo B-100 fungiert als Bindungsprotein am LDL-Rezeptor (13).
➤ C-Apolipoproteine sind niedermolekulare Proteine (7–10 kDa), die ebenfalls in der Leber synthetisiert werden. Apo C-I findet sich in VLDL, IDL und LDL und reguliert möglicherweise die Apo-E-Bindung an Chylomikronen und VLDL, während deren Bindung an den LRP-Rezeptor („LDL-related protein", LRP) gehemmt wird. Apo C-III und C-II hemmen bzw. stimulieren die LPL, weshalb ein Apo-C-II-Mangel mit schweren Hypertriglyzeridämien einhergeht (5).
➤ Apo E (34 kDa) wird ebenfalls in der Leber synthetisiert. Es ist Bestandteil von VLDL, IDL, HDL und Chylomikronen-Remnants (69). Apo E wird vom LDL-Rezeptor, aber auch von anderen hepatischen Rezeptoren erkannt und spielt eine wesentliche Rolle bei der Plasmaklärung von IDL und Remnant-Partikeln.
➤ Apo A: Apo A-I (28 kDa) wird sowohl in der Leber als auch in der Darmmukosa synthetisiert. Es ist mit ei-

Tab. 33.2 Lipoproteinklassen

	Chylomikronen	VLDL	IDL	LDL	HDL	Lp(a)
Dichte-Intervall (g/ml)	< 1,006	< 1,006	1,006–1,019	1,019–1,063	1,063–1,25	1,05–1,1
elektrophoretische Mobilität	bleibt am Auftragsort	Prä-β-Fraktion	β-Fraktion	β-Fraktion	α-Fraktion	Prä-β-Fraktion
Durchmesser (nm)	60–500	30–100	25–30	21,5	7,5–10,5	21–30
Apolipoproteine	B-48, C, E, A-1, A-II, A-IV	B-100, C, E	B-100, C, E	B-100	A-1, A-II, C, E, D	B-100, Lp(a)
Syntheseort	Intestinum	Leber	aus VLDL	aus IDL	Leber, Intestinum	Leber

nem Anteil von 70–80% der Proteinmasse das wichtigste HDL-Apolipoprotein. Apo A-I aktiviert LCAT, welches freies Cholesterin in der kleinen und dichten HDL$_3$-Subklasse verestert. Apo A-II (17 kDa), das ebenfalls (zu 10–15% der Proteinmasse) Bestandteil der HDL-Fraktion ist, stimuliert die hepatische Triglyceridlipase (HTGL), während Apo D (A-III; 19 kDa) als LCAT-Cofaktor fungiert und Apo A-IV (46 kDa) vor allem mit Chylomikronen assoziiert ist.

▶ Apo(a) ist ein über eine Disulfidbrücke an Apo B-100 gebundenes, kohlenhydratreiches Protein, das in mehreren Isoformen mit außerordentlich großer Variation hinsichtlich des Molekulargewichts (200–750 kDa) vorkommt. Lp(a) ist eine Klasse heterogener Lipoproteinpartikel niedriger Dichte (LDL), die durch den genannten Apo-B-100/Apo(a)-Komplex sowie elektrophoretische Prä-β-Motilität charakterisiert ist. Lp(a) ist eng mit dem vorzeitigen Auftreten einer Atherosklerose assoziiert (107).

Lipoproteinstoffwechsel

Transport exogener Lipide – Chylomikronen

Chylomikronen als Transporter exogener Fette sind die größten triglyceridreichen Lipoproteine. Sie enthalten im Kern neben Cholesterinestern zu 90% der Gewichtsanteile Triglyceride. Die Triglyceride aus der Nahrung werden nach intestinaler Spaltung und Reveresterung in den Mukosazellen des Darms zusammen mit Phospholipiden und Cholesterin sowie den Apoproteien A-I, A-II, A-IV und B-48 in sog. naszierende Chylomikronen inkorporiert (45; Abb. 33.**1**). Nach der Sekretion aus der Mukosazelle gelangen die Chylomikronen über den Ductus thoracicus in die Blutbahn, wo sie bei gleichzeitiger Abgabe der A-Proteine aus der HDL-Fraktion Apo C-II, Apo C-III und später Apo E aufnehmen (53). Chylomikronen treten postprandial mit einer Halbwertszeit von 5–8 Minuten im Plasma auf. Ihr Abbau findet durch Hydrolyse des Triglyceridanteils durch die LPL statt. Dieses Enzym ist an die Kapillarendothelien im Fettgewebe, in der Lunge, im Muskel und in anderen Organen gebunden, liegt aber auch in freier Form im Plasma vor. LPL wird durch Apo C-II aktiviert und durch Apo C-III inhibiert (40). Nach Abgabe der C-Apoproteine an HDL sowie des Triglyceridanteils an Fett- und andere Gewebe entstehen die Restpartikel der Chylomikronen, die cholesterinreichen Chylomikronen-Remnants, die hauptsächlich Cholesterinester, Sphingomyelin sowie die Apolipoproteine B-48 und E enthalten. Chylomikronen-Remnants werden am Apo E von einem hepatischen Remnant-Rezeptor erkannt, in die Leber aufgenommen und dort abgebaut (13; Abb. 33.**1**). Das über die Remnants aufgenommene Nahrungscholesterin hemmt die endogene Cholesterinsynthese der Leber (1), ein Mechanismus, der der Erhaltung der Cholesterinhomöostase des Organismus dient.

Apo-B-100-System (VLDL, IDL, LDL)

VLDL. Endogen gebildete Lipide werden hauptsächlich in der Fraktion der VLDL oder Prä-β-Lipoproteine transportiert (Abb. 33.**2**). Hauptbildungsort der VLDL ist die Leber. Der Triglyceridanteil stammt aus der hepatischen Fettsäuresynthese und aus freien Fettsäuren, die in der Leber zu Triglyceriden verestert werden. Der Cholesterinanteil stammt aus der hepatischen Cholesterinsynthese, von Chylomikronen-Remnants oder anderen Lipoproteinen. Hauptbestandteile des Proteinanteils sind B-100, C-I, C-II und C-III sowie E (44). Bildung und Abgabe von VLDL werden durch Insulin gesteigert (74), aller-

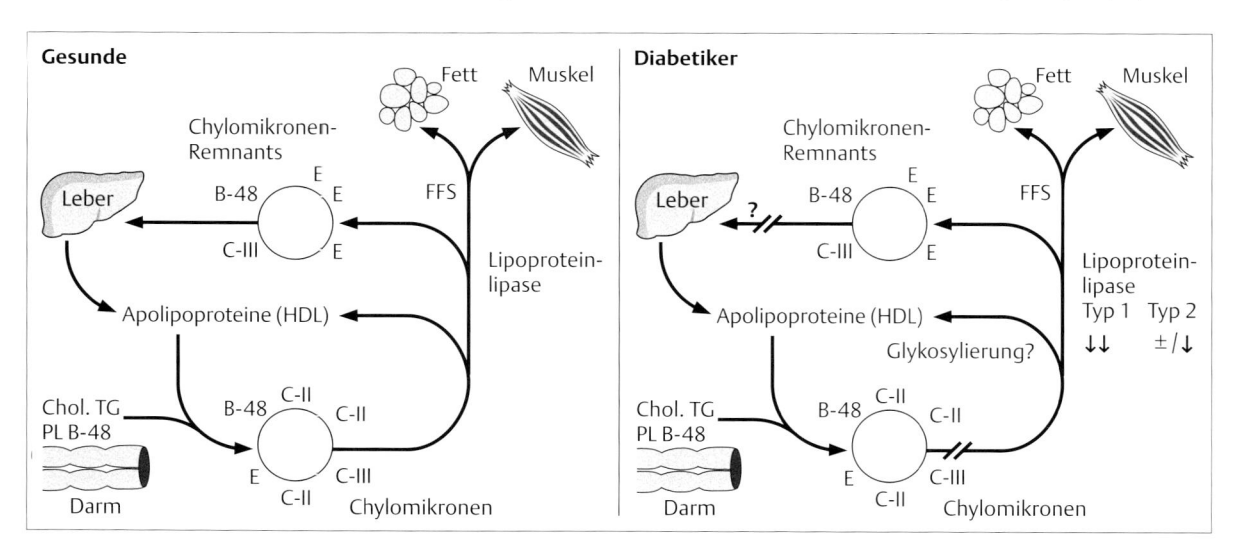

Abb. 33.1 Schematische Darstellung des Chylomikronen- und Chylomikronen-Remnant-Stoffwechsels bei Gesunden und Diabetikern. Erhöhte Konzentrationen von Chylomikronen und deren Remnants können bei beiden Diabetestypen auftreten. Ursächlich ist eine mehr oder weniger stark ausgeprägte Störung der Lipoproteinlipase. (39)
? = fragliche Störung, FFS = freie Fettsäuren, HDL = High density lipoproteins, TG = Triglyceride, Chol. = Cholesterin, PL = Phospholipide

Störungen des Lipidstoffwechsels   659

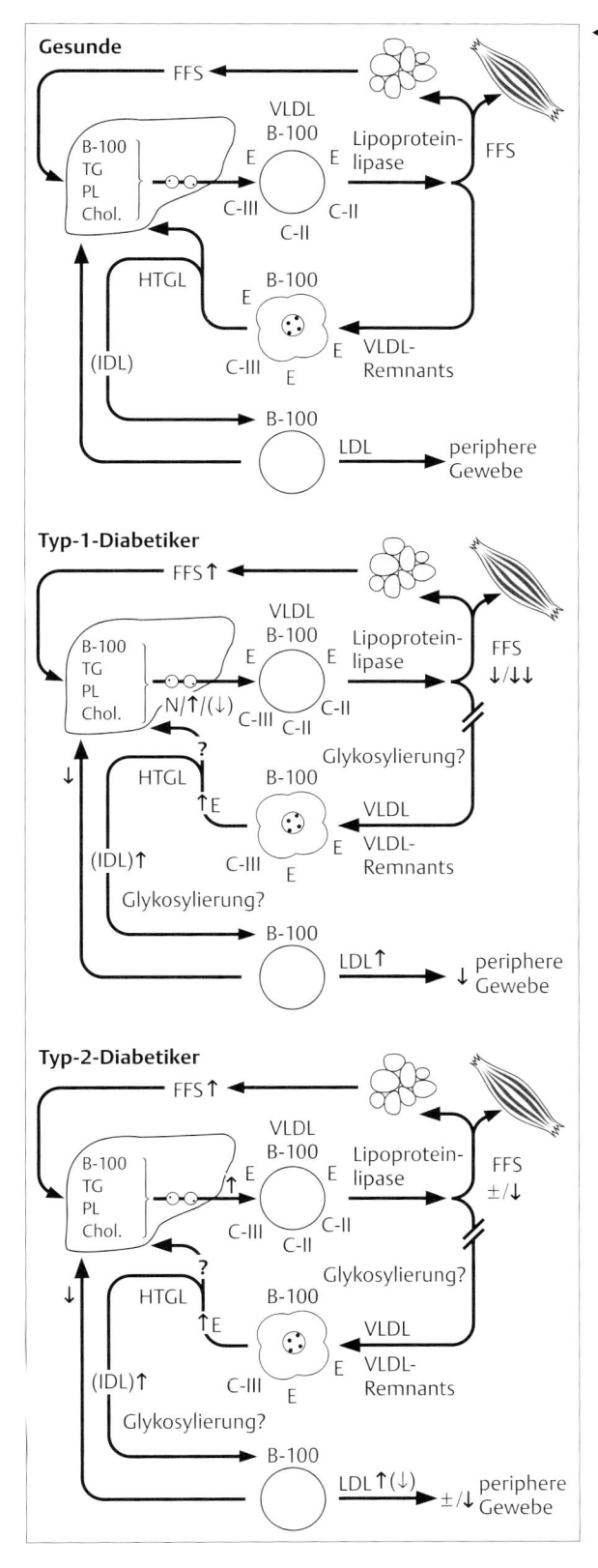

Abb. 33.2 Schematische Darstellung des VLDL-, IDL- und LDL-Stoffwechsels bei Gesunden und Diabetikern. Bei schlecht eingestellten Typ-1-Diabetikern steigen die VLDL aufgrund einer gesteigerten VLDL-Freisetzung bei gleichzeitig reduzierter Lipoproteinlipase-Aktivität. Bei Typ-2-Diabetikern liegt in der Regel eine gesteigerte Synthese und Sekretion von Apo-B-haltigen Lipoproteinen vor. LDL werden bei beiden Diabetestypen durch Glykosylierung und Oxidation atherogener und zudem in geringerem Maße abgebaut. IDL (VLDL-Remnants) sind bei beiden Diabetestypen erhöht. (39)
? = fragliche Störung, FFS = freie Fettsäuren, TG = Triglyceride, PL = Phospholipide, HTGL = hepatische Triglyceridlipase, ± = unverändert

dings konnte in Leberzellkulturen nachgewiesen werden, dass Insulin bei Akutgabe die Apo-B-Sekretion und damit die VLDL-Sekretion über einen gesteigerten intrazellulären Apo-B-Abbau supprimiert (93). VLDL werden durch die LPL abgebaut, unter deren Einfluss Fettsäuren aus dem Triglyceridanteil gespalten und in Fett- und andere Gewebe aufgenommen werden.

IDL. Cholesterinreiche Lipoproteine intermediärer Dichte (IDL) sind Zwischenprodukte auf dem Weg zu LDL. Weiterhin erfolgt eine Übertragung von Cholesterin, Phospholipiden und Apo C-II auf HDL. IDL werden vom LDL-Rezeptor in die Leber aufgenommen.

LDL. Durch Abspaltung von Apo E und C sowie durch Hydrolyse des Triglyceridanteils entstehen die LDL. Deren Lipidanteil besteht etwa zur Hälfte aus Cholesterin. Einziges Protein ist das Apo B-100. Ungefähr 2/3 des Gesamtcholesterins im Plasma entfallen normalerweise auf die LDL-Fraktion. Entsprechend ihrem Entstehungsmechanismus wird in dieser Fraktion vorwiegend endogen gebildetes Cholesterin transportiert. LDL werden zu 60–70% über vorwiegend hepatische Rezeptoren, der Rest nicht rezeptormediiert in die peripheren Gewebe aufgenommen (13). Apo B-100 bindet spezifisch an den membranständigen LDL-Rezeptor. Das LDL-Partikel wird in der Folge als Lingand-Rezeptor-Komplex in die Zelle eingeschleust. Das aufgenommene LDL-Partikel wird lysosomal abgebaut, und die Abbauprodukte erfüllen schließlich 3 wichtige regulatorische Funktionen:
➤ Das Schlüsselenzym der Cholesterinsynthese, die HMG-CoA-Reduktase (HMG-CoA = Hydroxymethylglutaryl-Coenzym A) wird gehemmt, d. h. die endogene Cholesterinsynthese der Zelle wird supprimiert.
➤ Die Überführung von Cholesterin in eine von der Zelle speicherbare Esterform wird beschleunigt.
➤ Über einen Rückkopplungsmechanismus wird die rezeptormediierte LDL-Aufnahme gebremst und damit die Zelle vor einem Überangebot an Cholesterin geschützt.

Die Transkription des LDL-Rezeptor-Gens wird durch die intrazelluläre Cholesterinkonzentration sowie Hormone und Wachstumsfaktoren reguliert. So stimuliert Insulin die Promotor-Aktivität des LDL-Rezeptorgens, wobei das Bindungsprotein des „sterol regulatory element 1" (SREBP-1) sowohl spezifisch in die Insulin-Signaltransduktionskaskade als auch in die LDL-Rezeptoraktivierung eingreift (97).

Neben der rezeptormediierten LDL-Aufnahme gibt es noch einen 2. Weg, den „Scavenger-Zell-Abbauweg" (scavenger = Straßenkehrer), der unter anderem aus Makrophagen besteht, die rezeptorunabhängig LDL-Cholesterin aufnehmen und speichern. Bei normalem LDL-Spiegel werden über den LDL-Rezeptor täglich etwa 30% des umgesetzten Cholesterins in Zellen aufgenommen, über den Scavenger-Zell-Abbauweg etwa 15%. Bei erhöhten LDL-Spiegeln sowie chemisch modifizierten LDL-Partikeln, wie sie bei Diabetikern gefunden werden (88), nimmt die Bedeutung des Scavenger-Zell-Abbauwegs zu. Eine rückgekoppelte Hemmung der zellulären Cholesterinaufnahme, durch die die Zelle vor einer Cholesterinüberflutung geschützt wird, gibt es bei diesem Stoffwechselweg nicht. Der Scavenger-Zell-Abbauweg spielt damit vermutlich eine entscheidende Rolle in der Pathogenese der Atherosklerose.

Apo-A-I-System (HDL)

HDL. Die kleinsten Lipoproteine mit dem größten Proteinanteil sind die HDL oder α-Lipoproteine (Abb. 33.3). Die Plasma-HDL-Fraktion lässt sich in 4 Untergruppen auftrennen, von denen HDL_2 und HDL_3 quantitativ bedeutend sind. HDL_2 besteht zu 60% aus Lipiden und zu 40% aus Proteinen. Die kleinere HDL_3-Fraktion besteht zu 45% aus Lipiden und zu 55% aus Proteinen. Möglicherweise ist das HDL_3 eine Vorstufe des HDL_2. Die Plasma-HDL entstammen der Leber und der Darmmukosa, wo sie als naszierende HDL gebildet werden. Darüber hinaus entstehen sie beim Abbau der triglyceridreichen Lipoproteine (VLDL, Chylomikronen). Die naszierenden HDL sind scheibenförmig, noch unbeladene Transportvehikel. Sie bestehen nur zu 4% aus Cholesterin und Phospholipiden und zum übrigen Teil aus Apolipoproteinen. Im Plasma nehmen die naszierenden HDL Cholesterin und Apolipoproteine von anderen Lipoproteinen und Cholesterin aus Zellmembranen auf. HDL dienen somit dem Rücktransport von Cholesterin aus peripheren Geweben zur Leber. Bei der Beladung der HDL mit Cholesterin spielt das Enzym Lecithin-Cholesterin-Acyltransferase (LCAT), das durch die Apolipoproteine A-I und C-I aktiviert wird, eine wichtige Rolle. LCAT überführt freies Cholesterin in die lipophilere Esterform (41). Das Molekül kann sich dadurch in den Kern des HDL-Partikels verlagern, wodurch an der Oberfläche Platz für ein neues Cholesterinmolekül entsteht.

Freie Fettsäuren. Diese werden im Plasma an Albumin gebunden transportiert. Sie entstammen der Fettgewebslipolyse und dem Abbau triglyceridreicher Lipoproteine (Chylomikronen, VLDL). Insulin hemmt die Fettgewebslipolyse. Fettsäuren werden von der Leber aufgenommen, reverestert und in VLDL eingebaut oder oxidativ abgebaut. Für den Skelettmuskel und das Myokard sind Fettsäuren ein eminent wichtiges, Energie lieferndes Substrat (82). Die Konzentration der freien Fettsäuren im Plasma ist mit 0,3–0,7 mmol/l vergleichsweise gering, ihr Anteil an den Gesamtlipiden des Plasmas ist unbedeutend. Aufgrund ihrer hohen Umsatzrate mit einer Halbwertszeit von 2–3 Minuten stellen die freien Fettsäuren jedoch die stoffwechselaktivste Lipidfraktion dar.

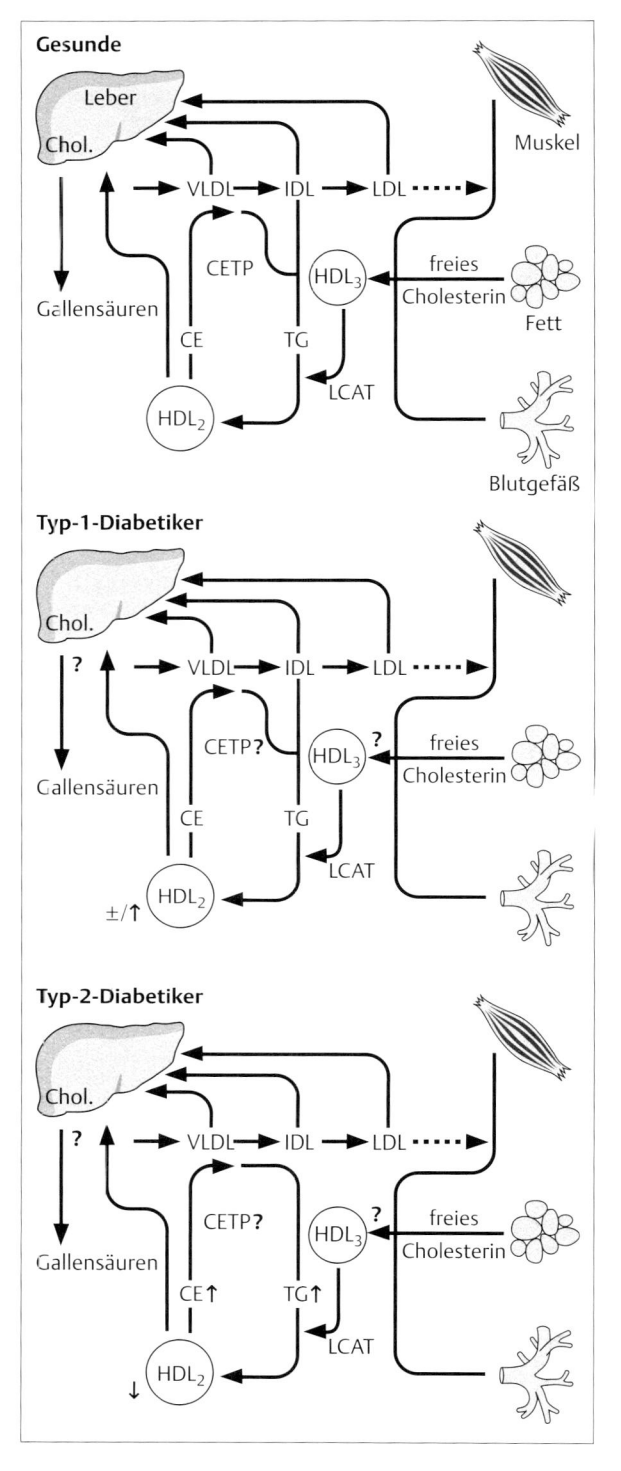

Abb. 33.**3** Schematische Darstellung von Transport und Stoffwechsel der HDL bei Gesunden und Diabetikern. Bei Typ-1-Diabetikern ist das HDL-Cholesterin bei guter Diabeteseinstellung oft normal oder gar erhöht. Dagegen haben Typ-2-Diabetiker häufig auch bei guter Stoffwechsellage erniedrigte HDL-Konzentrationen. (39)
? = fragliche Störung, CE = Cholesterinester, CETP = Cholesterinester-Transferprotein, HDL = high density lipoproteins, TG = Triglyceride, LCAT = Lecithin-Cholesterin-Acyltransferase

Ätiologie und Pathogenese

Hyperlipoproteinämien

Die Vermehrung der Lipidbestandteile des Plasmas geht immer auch mit einer Vermehrung der Transportproteine einher, weshalb man von Hyperlipoproteinämien (HLP) spricht. Als primäre HLP werden genetisch bedingte Erkrankungen des Fettstoffwechsels bezeichnet. Besteht ein Kausalzusammenhang mit einer Grundkrankheit oder einem Medikament, ist von sekundären HLP die Rede (Tab. 33.**3**). Die HLP wurden von Fredrickson (29) nach dem Lipoproteinmuster im Plasma in 5 Typen unterteilt (Tab. 33.**4**). Diese rein deskriptive Einteilung nach laborchemischen Kriterien berücksichtigt nicht die Ätiologie und Pathogenese der Erkrankungen. Die Lipoproteinmuster Typ I–V beschreiben vielmehr als Phänotypen die jeweilige Situation im Lipoproteinstoffwechsel, nicht aber einen zugrunde liegenden Genotyp.

Tab. 33.4 Lipoproteinmuster nach Fredrickson

Typ	Führende Lipoproteinfraktion	Führende Lipidfraktion
I	Chylomikronen	Triglyceride
IIa	LDL	Cholesterin
IIb	LDL, VLDL	Cholesterin und Triglyceride
III	Chylomikronen und VLDL-Remnants	Triglyceride und Cholesterin
IV	VLDL	Triglyceride
V	VLDL und Chylomikronen	Triglyceride und Cholesterin

Tab. 33.3 Ursachen und Lipoproteinveränderungen sekundärer Hyperlipoproteinämien

Ursachen	Chylomikronämie	VLDL	LDL	HDL
Nahrungsbestandteile				
Kalorien	x	+	(+)	
Kohlenhydrate	x	+		
Cholesterin			+	
gesättigte Fettsäuren	x	(+)	+	
einfach ungesättigte Fettsäuren			+	
mehrfach ungesättigte Fettsäuren				
Alkohol	x	+		+
Hormonelle Einflüsse				
Hypothyreose	x	+	+	+
Östrogen	x	+		+
Gestagen			+	
Glucocorticoide	x	+	+	
Medikamente				
Diuretika (Thiazide)	x	+	+	
β-Blocker (ohne ISA)	x	+		
Diabetes				
Typ 2	x	+		
Typ 1 (Insulinmangel)	x	+	+	
Typ 1 (Euglykämie)				+

+ erhöht; – erniedrigt, ISA = Blocker mit intrinsischer sympathikomimetischer Aktivität

Primäre Hyperlipoproteinämien

Familiärer Lipoproteinlipasemangel. Dem außerordentlich seltenen familiären Lipoproteinlipasemangel (Typ I, Hyperchylomikronämie, exogene Hypertriglyzeridämie) liegt ein autosomal rezessiv vererbter Defekt des LPL-Systems zugrunde. Chylomikronen als Transportform exogener Triglyceride werden dabei stark verzögert aus dem Plasma entfernt, sodass sie selbst nach 12-stündiger Nahrungskarenz noch nachgewiesen werden können. Laborchemisch finden sich z. T. exzessive Triglyceriderhöhungen bei nur mäßig erhöhtem Gesamtcholesterin. LDL und HDL sind erniedrigt, VLDL dagegen normal oder leicht erhöht. Die Typ-I-Hyperlipoproteinämie manifestiert sich im Kindesalter. Eruptive Xanthome am Stamm und an den Streckseiten der Extremitäten sind typisch. Chylomikronen sind weniger atherogen als VLDL oder IDL, weshalb als Hauptkomplikation nicht die Atherosklerose, sondern rezidivierende Abdominalkoliken (Leber- und Milzkapselschwellung, Pankreatitiden) gefürchtet sind.

Familiäre Hypercholesterinämie. Bei der familiären Hypercholesterinämie (FHC) findet sich vorwiegend eine Erhöhung des Cholesterins bei normalen Triglyceriden. Der FHC liegt eine Mutation des für die Expression des LDL-Rezeptors zuständigen Gens zugrunde. Die Erkrankung wird autosomal vererbt und manifestiert sich bei homozygoter Anlage bereits im Kindesalter, bei heterozygoter Anlage im frühen Erwachsenenalter. Beim homozygoten Genotyp fehlen die LDL-Rezeptoren völlig. Daher erfolgt die gesamte Cholesterinaufnahme über den Scavenger-Zell-Abbauweg. Die Rückkopplungshemmung der hepatischen Cholesterinbiosynthese fehlt, und es kommt zu einem extremen Anstieg des Liganden LDL. Der heterozygote Genotyp ist durch eine etwa 50%ige Verminderung der Rezeptorgenausstattung charakterisiert. Eine normale Aufnahme von LDL und eine entsprechende Regulation der Cholesterinsynthese wird bei diesen Patienten erst bei deutlich erhöhten LDL-Konzentrationen erreicht. Pathognomonisch sind die bei den heterozygoten Genträgern fakultativ und bei homozygoten Trägern obligat auftretenden tuberösen Xanthome in Sehnen und Haut. Homozygote Patienten sterben meist schon vor Erreichen des 30. Lebensjahres am Herzinfarkt. Heterozygote Männer erleiden in etwa 50% der Fälle vor dem 45. Lebensjahr einen Infarkt.

Familiäre kombinierte Hyperlipidämie. Die familiäre kombinierte Hyperlipidämie (FCHL, Typen IIa, IIb, IV) ist bei einer Prävalenz von 1 : 300 eine sehr häufige Stoffwechselstörung, die sich typischerweise im Erwachsenenalter manifestiert. Charakteristisch ist die familiäre Häufung von Herzinfarkten und verschiedenen HLP-Phänotpyen, wobei die Cholesterin- und Triglyceridspiegel in der Regel nur mäßiggradig erhöht gefunden werden (43). Die VLDL-Erhöhung beruht auf einer Zunahme von kleinen und eher triglyceridarmen Partikeln. Ursache hierfür ist eine gesteigerte hepatische Apo-B-Synthese (92). Die metabolischen Risikofaktoren Hypertonie, Übergewicht und Glucoseintoleranz treten überzufällig häufig hinzu.

Familiäre Dysbetalipoproteinämie. Bei der seltenen familiären Dysbetalipoproteinämie (Typ III, Remnant-Hyperlipidämie) sind Cholesterin und Triglyceride etwa gleichermaßen deutlich erhöht. Es finden sich cholesterinreiche VLDL-Partikel, die in der Elektrophorese eine verbreiterte β-Bande bedingen, die mit der Prä-β-Bande verschmilzt („broad beta-disease"). Ursache ist eine zumeist autosomal vererbte Punktmutation im Apo E (70). Den Hauptisoformen von Apo E liegen 3 verschiedene Allele (E-2, E-3, E-4) zugrunde. Folglich sind 6 verschiedene Genotypen zu erwarten, die in unterschiedlicher Häufigkeit in der Bevölkerung gefunden werden. Dabei geht die Normalform Apo E-3 mit einem normalen VLDL- und LDL-Stoffwechsel einher. Apo E-2 bindet dagegen nicht an den LDL-Rezeptor und den Remnant-Rezeptor. Homozygote Merkmalsträger für Apo E-2 zeigen daher meist eine Akkumulation cholesterinester- und apo-E-reicher Chylomikronen und VLDL. Allerdings führt selbst Homozygotie nicht obligat zu einer HLP, vielmehr bedarf es dazu weiterer Manifestationsfaktoren wie Übergewicht, Alter, Östrogenmangel, Hypothyreose und Diabetes. Im Gegensatz zum Rezeptordefekt bei der FHC liegt hier ein Ligandendefekt vor. Die Typ-III-Hyperlipoproteinämie tritt meist nach dem 20. Lebensjahr auf und ist häufig mit einer Störung der Glucosetoleranz und einer Hyperurikämie sowie koronaren, peripheren und zerebrovaskulären Atherosklerosekomplikationen vergesellschaftet.

Familiäre Hypertriglyzeridämie. Bei der familiären Hypertriglyzeridämie (FHTG, Typen I, IV oder V) besteht eine Erhöhung des Triglyceridspiegels bei normalem oder mäßig erhöhtem Gesamtcholesterin. Die Erhöhung des Lipidspiegel beruht auf einer isolierten Vermehrung der VLDL-Triglyceridsynthese bei im Gegensatz zu FCHL normaler Apo-B-Bildung (16). Die LDL-Spiegel sind meist normal oder erniedrigt, die HDL werden erniedrigt gefunden. Wahrscheinlich bilden die unter Typ IV erfassten HLP eine pathogenetisch inhomogene Gruppe. Die FHTG ist mit 40–60% die häufigste der primären Hyperlipidämien. Sie wird autosomal dominant vererbt, tritt erst im Erwachsenenalter auf und ist häufig mit einem Übergewicht, einer Hyperurikämie sowie in 60–80% der Fälle mit einem Typ-2-Diabetes vergesellschaftet.

Endogene und exogene Hypertriglyzeridämie. Bei der endogenen und exogenen Hypertriglyzeridämie (Typ V) als 2. Form des familiären Chylomikronämiesyndroms sind neben den Chylomikronen auch die VLDL vermehrt. Gesamtcholesterin und Triglyceride sind ebenfalls erhöht, letztere z. T. sogar exzessiv, bei erniedrigtem HDL. Ursache ist eine stark verminderte Lipoproteinlipase-Aktivität bei erhaltener hepatischer Triglyceridlipase. Beim seltenen Apo-C-II-Mangel führt das Fehlen des Lipoproteinlipase-Cofaktors zu analogen Veränderungen (10). Der Anteil der Typ-V-Hyperlipoproteinämie an den primären Hyperlipidämien liegt unter 5%. Das Lipidmuster kann gelegentlich auch bei Patienten mit familiärer Hypertriglyzeridämie oder kombinierter Hyperlipidämie beobachtet werden und durch Insulinmangel, Nierenerkrankungen, Alkohol sowie Kontrazeptiva induziert sein. Die klinische Symptomatik entspricht der bei Typ I. Eine massive Hyperlipidämie bei kompensierter diabetischer Stoffwechsellage lässt an eine primäre Form des Typs V denken. Diese Fettstoffwechselstörung geht in über 80% mit einer pathologischen Glucosetoleranz und in 40% mit einer Hyperurikämie einher. Entgegen der früheren Auffassung ist eine koronare Herzerkrankung mit etwa 10% nicht so selten.

Sekundäre Hyperlipoproteinämie bei Typ-1-Diabetes

Ein Insulinmangel ruft Lipidveränderungen hervor, wie sie bei der Typ-IV- sowie der Typ-V-Hyperlipoproteinämie auftreten. Während Erstere im Wesentlichen in der akuten ketoazidotischen Stoffwechseldekompensation auftritt, wird Letztere vor allem beim chronisch schlecht eingestellten Typ-1-Diabetes gefunden. Dies beruht auf den unterschiedlichsten Mechanismen, die während akuter und chronischer Hyperglykämie zum Tragen kommen:

Akuter Insulinmangel. Als Folge des akuten Insulinmangels kommt es zu einer verstärkten Lipolyse im Fettgewebe mit konsekutiver Hyperlipazidämie. Die Leber nimmt freie Fettsäuren entsprechend dem arteriellen Angebot auf und reverestert sie, sofern der Energiebedarf oxidativ gedeckt ist. Da die VLDL-Synthese im Wesentlichen von der Reveresterungsrate abhängt, führt die Hyperlipazidämie obligat zu einer gesteigerten VLDL-Synthese. Gleichzeitig induziert ein akuter Insulinmangel nicht nur eine Zunahme der hepatischen Gluconeogenese aus Lactat und Aminosäuren, sondern auch eine Stimulation der Proteolyse, wobei die frei werdenden Aminosäuren wiederum als Gluconeogenese- Präkursoren fungieren (83). Da die Aktivierung der LPL insulinreguliert ist, ist bei Insulinmangel einerseits der Abbau von Triglyceriden, Chylomikronen und Chylomikronen-Remnants, andererseits die Aufnahme freier Fettsäuren in das Fettgewebe gestört (Abb. 33.**1** und 33.**2**; 100). Trotz reduzierter LPL-Aktivität entstehen korrespondierend zum vermehrten Anfall von VLDL auch verstärkt LDL und HDL. Die aus der Hydrolyse der VLDL entstehenden Fettsäuren rezirkulieren z. T. zur Leber und führen zu einer weiteren Erhöhung des Fettsäureangebots. Als Summe dieser Effekte liegt beim akuten Insulinmangel sowohl eine VLDL-Vermehrung als auch eine Chylomikronämie vor. Eine Insulintherapie normalisiert LPL-Aktivität und VLDL-Produktion rasch und klärt die Chylomikronen (100).

Chronischer Insulinmangel. Bei länger dauerndem Insulinmangel bedingt die protrahierte Proteolyse eine Verarmung an für die VLDL-Synthese wichtigen Proteinen, was trotz weiterhin vermehrter Trigylceridbildung die hepatische VLDL-Abgabe beeinträchtigt (39). Daneben kommt es zu einer Synthesehemmung der LPL (124), sodass die VLDL – trotz reduzierter Bildung – durch die Abbauhemmung im Serum ansteigen. Durch den LPL-Mangel werden auch hier Chylomikronen länger als 12 Stunden postprandial im Serum beobachtet. Darüber hinaus führt der chronische Insulinmangel zu einer verminderten LDL- Aufnahme in die peripheren Zellen (13). Somit kann der LDL-Spiegel, obwohl weniger Apo B-100 entsteht, im Verhältnis zu VLDL ansteigen, was zu einem Phänotypenwandel von Typ IV zu Typ IIb führt. Als Folge des gestörten Abbaus von VLDL und Chylomikronen finden sich häufig niedrige HDL-Konzentrationen.

Insulinsubstitution. Bei ausreichender Insulinsubstitution werden in der Regel normale oder gar erniedrigte Triglycerid- und VLDL-Konzentrationen gefunden (79). Auch erniedrigte HDL sind durch adäquate Insulinzufuhr steigerbar und liegen aufgrund der reduzierten Aktivitäten der hepatischen Triglyceridlipase häufig eher im oberen Bereich der Norm (Abb. 33.**3**).

Sekundäre Hyperlipoproteinämie bei Typ-2-Diabetes

Im Gegensatz zum Typ-1-Diabetes liegt beim Typ-2-Diabetes im Rahmen des metabolischen Syndroms kein dauernder Insulinmangel vor, sondern bis in fortgeschrittene Krankheitsstadien eine Kombination aus prandialem Mangel und post- bzw. interprandialem Exzess. Die antilipolytische Wirkung von Insulin ist trotz der pankreatischen Sekretionsstörung obligat erhalten, allerdings vielfach herabgesetzt. Weitere simultan vorhandene Defekte beim Typ-2-Diabetes betreffen die frühe Insulinsekretion und die insulinstimulierte Aufnahme und Speicherung von Glucose in der Muskulatur. Diese Defekte werden bereits in der prädiabetischen Phase der Erkrankung gefunden, wobei die Sekretionsstörung über die Progression zum manifesten Diabetes entscheidet (109). Neben dem erhöhten Insulinangebot führt die Hyperglykämie an der Leber zu einer Steigerung der Glucoseaufnahme. Damit wird der Acetyl-CoA-Pool auch aus Glucose gespeist, und freie Fettsäuren werden für die Reveresterung aufgespart. Bei hohen Insulinspiegeln werden aus dem Acetyl-CoA-Pool größere Mengen an Fettsäuren gebildet, die sofort wieder der Reveresterung zur Verfügung stehen.

VLDL. Durch die vermehrte Triglyceridproduktion kommt es zu einer Steigerung der Abgabe von VLDL, die dann normal in den peripheren Geweben abgebaut werden. Dabei werden viele Fettsäuren freigesetzt, sodass trotz erhöhtem Insulinspiegel auch durch Rezirkulation ständig ein vermehrtes Fettsäureangebot an die Leber besteht. Demgemäß steigt die Aktivität der Reveresterung und damit die VLDL-Abgabe aus der Leber. Darüber hinaus ist die LPL entweder normal oder gering herabgesetzt, woraus insgesamt eine relativ verminderte VLDL-Hydrolyse resultieren dürfte. Schließlich ist die Aktivität der hepatischen Triglyceridlipase offenbar obligat gesteigert (101). Als Folge tritt neben der VLDL-Vermehrung im Plasma eine Störung der Chylomikronen- und Chylomikronen-Remnant-Klärung auf (16). Die Hypertriglyzeridämie beim Typ-2-Diabetiker wird durch das häufig gleichzeitige Vorhandensein von Übergewicht, Insulinresistenz Hyperglykämie sowie erhöhter Umsatzrate und Konzentration freier Fettsäuren (Hyperlipidazidämie) im Rahmen des metabolischen Syndroms akzentuiert. Damit besteht auch die Voraussetzung für eine gesteigerte Synthese der Apo B enthaltenden Partikel VLDL, IDL und LDL (Abb. 33.**2**). VLDL-Partikel bei Typ-2-Diabetikern sind triglyceridreich, reich an Cholesterinestern und damit besonders atherogen (56, 39). Im Gegensatz zu Typ-1-Diabetikern, deren erhöhte Triglyceridspiegel durch eine intensivierte Insulintherapie in aller Regel optimal oder sogar überoptimal korrigierbar sind, können erhöhte VLDL-Spiegel bei Typ-2-Diabetikern häufig weder mit Insulin noch mit oralen Antidiabetika normalisiert werden (4).

HDL. Typ- 2-Diabetiker haben zudem in aller Regel erniedrigte HDL-Spiegel (108), die von der Qualität der Stoffwechselkontrolle unabhängig zu sein scheinen (4). Ursächlich ist wahrscheinlich einerseits die reduzierte LPL-Aktivität und damit der verzögerte Abbau triglyceridreicher Lipoproteine (Abb. 33.**3**), andererseits korrelieren HDL-Spiegel obligat invers mit dem Grad der körperlichen Aktivität, der Insulinresistenz (108) und den Triglyceridspiegeln. Eine Ursache des letzteren Phänomens dürfte darin liegen, dass Cholesterinester und Apo A-1 beschleunigt auf triglyceridreiche Lipoproteine übertragen werden und nicht mehr für HDL zur Verfügung stehen (98). Andererseits findet aber ein durch das Cholesterinester-Transferprotein (CETP) mediierter Transfer von HDL-Cholesterinestern auf diese Lipoproteine statt.

LDL. Der CETP-mediierte Neutralfetttransfer spielt zusammen mit der durch die hepatische Lipase mediierten Triglyceridhydrolyse auch für die Entstehung kleiner, dichter LDL eine wesentliche Rolle. Sie sind als Partikel mit einem mittleren Durchmesser von unter 25,5 nm definiert und unterscheiden sich nicht nur hinsichtlich Dichte, Größe und chemischer Zusammensetzung, sondern vor allem ihrer Atherogenität. Wenn beispielsweise ein Triglyceridmolekül aus VLDL gegen ein Cholesterinestermolekül aus LDL ausgetauscht wird, sinkt im VLDL-Partikel der Triglyceridanteil, während sich Cholesterinester anreichern. LDL-Partikel werden analog triglyceridreicher und verarmen an Cholesterinestern. Dieser erste CETP-mediierte Schritt verändert die Größe oder Dichte der LDL-Partikel noch nicht. Sobald aber deren Triglyceridanteil durch die Lipoprotein-Lipase oder die hepatische Lipase hydrolysiert wird, resultiert daraus ein kleineres und dichteres LDL-Partikel. Dieser im angloamerikanischen Schrifttum als „remodeling" bezeichnete Umbau hängt vom Triglyceridgehalt des Ausgangspartikels und von der Zahl der Ausgangs- und Endproduktpartikel ab und wird durch Hyperlipazidämie stimuliert. Eine gesteigerte VLDL-Sekretion führt also neben erhöhten Konzentrationen von Triglyceriden und Apo-B auch zur vermehrten Bildung kleiner, dichter LDL-Partikel (92).

Nichtenzymatische Glykosylierung. Für beide Diabetestypen relevant ist die Frage, ob die nichtenzymatische Glykosylierung von Apolipoproteinen und damit Dauer und Ausmaß einer Hyperglykämie deren Funktion beeinträchtigt. Durch die Glykosylierung von Apo C-I, C-III und E ist eine gestörte Regulation der LPL bzw. eine gestörte hepatische Aufnahme von Chylomykronen-Remnants denkbar (18).

Diagnose

Suche nach Risikofaktoren. Prinzipiell ist bei Patienten mit metabolischem Syndrom/Glucoseintoleranz/Diabetes gezielt nach Fettstoffwechselstörungen zu fahnden, da diese Kombination besonders gefährlich ist. Diese Erkenntnis und die Ergebnisse aus Untergruppenanalysen mehrerer Lipidstudien (s. u.) haben zu der aktuellen Empfehlung des National Institute of Health (25) geführt, die eine Reihe von weit reichenden Neuerungen beinhaltet. Zum einen ist nach NCEP III nach wie vor nach Hauptrisikofaktoren zu fahnden (Tab. 33.**5**). Sofern 2 oder mehr Hauptrisikofaktoren vorliegen, ist anhand der Framingham-Tabellen (Tab. 33.**8**–33.**9**) das 10-Jahres-Herzinfarkt-Risiko zu ermitteln (111), da davon die LDL-Interventionsgrenzen und LDL-Therapieziele abhängen (Tab. 33.**13** und 33.**14**).

Erkennen von KHK-Äquivalenten. Diabetes wird erstmalig nicht mehr als Hauptrisikofaktor eingestuft, sondern als gleichrangiges Risiko wie bei einer bestehenden Atherosklerose. Demzufolge gelten die gleichen Interventionsgrenzen und Zielwerte, wie bei Patienten

Tab. 33.5 Für die Indikation zur lipidsenkenden Therapie relevante Risikofaktoren (33).

Beeinflussbare Hauptrisikofaktoren	Andere Hauptrisikofaktoren
Hypertonie oder Blutdrucksenkende Therapie	familiäre Belastung für vorzeitige KHK (i.e. KHK bei erstgradigem ♂ Verwandten < 55. LJ ♀ Verwandten < 65. LJ)
Zigarettenrauchen (aktuell)	Alter (♂ ≥ 45. LJ, ♀ ≥ 55. LJ)
HDL-Cholesterin < 40 mg/dl	

Protektiver Faktor (neutralisiert einen Hauptrisikofaktor):
HDL-Cholesterin > 60 mg/dl

Tab. 33.6 Relevante Parameter und Punktwerte der Framingham-Risikobewertung für Frauen/Männer

1. Alter (Jahre)	Punkte	
	Frauen	Männer
30–34	–9	–1
35–39	–4	0
40–44	0	1
45–49	3	2
50–54	6	3
55–59	7	4
60–64	8	5
65–69	8	6
70–74	8	7

2. Cholesterin			
LDL-Cholesterin			
(mg/dl)	(mmol/l)	Frauen	Männer
< 100	< 2,59	–2	–3
100–129	2,60–3,36	0	0
130–159	3,37–4,14	0	0
160–189	4,15–4,92	2	1
≥ 190	≥ 4,92	2	2
Gesamt-Cholesterin			
(mg/dl)	(mmol/l)	Frauen	Männer
< 160	< 4,14	–3	–2
160–199	4,15–5,17	0	0
200–239	5,18–6,21	1	1
240–279	6,22–7,24	2	1
≥ 280	≥ 7,25	3	3

3. HDL-Cholesterin					
(mg/dl)	(mmol/l)	LDL-Punkte		Chol.-Punkte	
		Frauen	Männer	Frauen	Männer
< 35	< 0,90	5	2	5	2
35–44	0,91–1,16	2	1	2	1
45–49	1,17–1,29	1	0	1	0
50–59	1,30–1,55	0	0	0	0
≥ 60	≥ 1,56	2	–1	–3	–2

Tab. 33.6 Relevante Parameter und Punktwerte der Framingham-Risikobewertung für Frauen/Männer

4. Blutdruck (mmHg)

Systolisch	Diastolisch				
	< 80	80–84	85–89	90–99	≥ 100
< 120	0 Punkte				
120–129	0 Punkte				
130–139			1 Punkt		
140–159				2 Punkte	
≥ 160					3 Punkte

Falls der systolische und diastolische Druck in unterschiedlichen Kategorien liegen, gilt die höhere Punktzahl

5. Diabetes

nein	0
ja	2

6. Rauchen

nein	0
ja	2

Tab. 33.7 Risikoeinstufung nach der Framingham-Risikobewertung für Frauen/Männer

Gesamtpunktzahl	10-Jahres-Risiko (%)	
	Frauen	Männer
< –3	1	1
–2	1	2
–1	2	2
0	2	3
1	2	4
2	3	4
3	3	6
4	4	7
5	5	9
6	6	11
7	7	14
8	8	18
9	9	22
10	11	27
11	13	33
12	15	40
13	17	47
14	20	≥ 56
15	24	
16	27	
≥ 17	≥ 32	

Tab. 33.7 Risikoeinstufung nach der Framingham-Risikobewertung für Frauen/Männer

Durchschnittliches Risiko (%) nach Alter und Geschlecht		
Alter	Frauen	Männer
30–34	< 1	3
35–39	< 1	5
40–44	2	7
45–49	5	11
50–54	8	14
55–59	12	16
60–64	12	21
65–69	13	25
70–74	14	30

Tab. 33.8 Relevante Parameter und Punktwerte der PROCAM-Risikobewertung (Männer)

Parameter	Punkte
Alter (Jahre)	
30–34	–
35–39	0
40–44	6
45–49	11
50–54	16
55–59	21
60–65	26
65–69	–
70–74	–
75–79	–
LDL-Cholesterin (mg/dl)	
< 100	0
100–129	5
130–159	10
160–189	14
≥ 190	20
HDL-Cholesterin (mg/dl)	
≥ 55	0
45–54	5
35–44	8
< 35	11
Triglyceride (mg/dl)	
< 100	0
100–149	2
150–199	3
≥ 200	4

Tab. 33.8 Relevante Parameter und Punktwerte der PROCAM-Risikobewertung (Männer)

weitere Parameter	ja	nein
Rauchen	8	0
Diabetes	6	0
Myokardinfarkt in Familienanamnese	4	0
systolischer Blutdruck (mm Hg)		
< 120		0
120–129		2
130–139		3
140–159		5
≥ 160		8

Tab. 33.9 Risikoeinstufung nach der PROCAM-Risikobewertung (Männer)

Gesamtpunktzahl	10-Jahres-Risiko
≤ 20	< 1
21	1,1
22	1,2
23	1,3
24	1,4
25	1,6
26	1,7
27	1,8
28	1,9
29	2,3
30	2,4
31	2,8
32	2,9
33	3,3
34	3,5
35	4,0
36	4,2
37	4,8
38	5,1
39	5,7
40	6,1
41	7,0
42	7,4
43	8,0
44	8,8
45	10,2

Tab. 33.9 Risikoeinstufung nach der PROCAM-Risikobewertung (Männer)

Gesamtpunktzahl	10-Jahres-Risiko
46	10,5
47	10,7
48	12,8
49	13,2
50	15,5
51	16,8
52	17,5
53	19,6
54	21,7
55	22,2
56	23,8
57	25,1
58	28,0
59	29,4
≥ 60	≥ 30,0

Tab. 33.10 Wesentliche Neuheiten der NCEP-III-Leitlinien

Abschätzung des 10-Jahres-KHK-Risikos mittels eines modifizierten Framingham-Auswertungssystems*

Einführung des Begriffs „KHK-Risikoäquivalent" für:
- periphere arterielle Verschlusskrankheit,
- Aneurysma der Bauchaorta
- symptomatische Karotisstenose
- Diabetes (d. h. Neubewertung des Diabetes vom Haupt-KHK-Risikofaktor zum KHK-Risikoäquivalent)
- ≥ 2 KHK-Risikofaktoren bei einem 10-Jahres-Infarktrisiko > 20%

Einführung von 3 Risikokategorien anstelle von Primär- oder Sekundärprävention:
- hohes Risiko: KHK oder KHK-Risikoäquivalent
- mittleres Risiko: mehr als 2 KHK-Hauptrisikofaktoren bei einem 10-Jahres-Infarktrisiko ≥ 20%
- geringes Risiko: 0–1 KHK-Hauptrisikofaktor bei einem 10-Jahres-Infarktrisiko < 10%
- weitere Stratifizierung innerhalb dieser Kategorien

Absenkung des Therapieziels für LDL-Cholesterin für Patienten mit KHK (oder KHK-Äquivalenten) von ≤ 100 mg/dl auf < 100 mg/dl

* siehe Tab. 33.6–33.9

mit Atherosklerose (arterielle Verschlusskrankheit, Aortenaneurysma, symptomatische Karotisstenosen). Ebenfalls erstmalig werden Individuen, die 2 oder mehr Risikofaktoren haben und in der Risikokalkulation ein 10-Jahres-Herzinfarkt-Risiko ≥ 20% aufweisen als KHK-Äquivalent eingestuft.

Weitere Risikofaktoren. Neben den Hauptrisikofaktoren werden in NCEP III weitere Risikofaktoren genannt, die einer Lebensstiländerung zugänglich sind, wie Adipo-

sitas, Bewegungsmangel und atherogene Ernährung. In der Kategorie „aufkommende Risikofaktoren" erscheinen Lipoprotein(a), Homocystein, prothrombotische/proinflammatorische Faktoren, ein erhöhter Nüchternblutzucker (108–126 mg/dl) sowie die subklinische Atherosklerose. Die Datenlage zu dieser Kategorie ist allerdings schwach bis kontrovers, zudem fehlt mit dem erhöhten postprandialen Blutzucker der wahrscheinlich wichtigste „aufkommende Risikofaktor". Bemerkenswert ist, dass NCEP III die Behandlung des metabolischen Syndroms (Kap. 6) als sekundäres Therapieziel nach der Senkung des LDL-Cholesterins nennt. Das metabolische Syndrom wird nach NCEP als ≥ 3 der folgenden Faktoren definiert:
➤ Taillenumfang: Frauen > 88,9 cm, Männer > 101,6 cm,
➤ Triglyceride ≥ 150 mg/dl,
➤ HDL-Cholesterin: Frauen < 50 mg/dl, Männer < 40 mg/dl,
➤ Blutdruck ≥ 130/≥ 85 mm Hg;,
➤ Nüchternplasmaglucose ≥ 110 mg/dl.

Körperliche Untersuchung. Bei der körperlichen Untersuchung ist neben der Erfassung des Gewichts, der Körperfettverteilung, des Blutdrucks und des Gefäßstatus auf Veränderungen zu achten, die für eine HLP sprechen. So tritt eine Hepatosplenomegalie bei den Phänotpyen I, IV und V auf, Xanthelasmen sind bei allen HLP mit Ausnahme der kombinierten Hyperlipidämie möglich. Ein Arcus lipoides corneae ist bei Patienten unter 40 Jahren ein wertvoller Hinweis auf eine Hypercholesterinämie. Xanthome treten nur bei weniger als 10% der Patienten mit HLP auf (meist familiäre Hypercholesterinämie). Prädilektionsstellen sind die Streckseite des Ellbogens, Hand- und Kniegelenke sowie Patellar- und Achillessehnen sowie Strecksehnen der Finger. Palmare Xanthome (entlang der Handlinien) kommen praktisch nur beim Typ IIa und vor allem III vor. Selten lässt sich die Vermehrung von Chylomikronen im Blut bei Typ I und V an den Gefäßen der Netzhaut als Lipaemia retinalis beobachten.

Laboruntersuchung. Als initiale Laboruntersuchung ist bei Patienten mit metabolischem Syndrom/Glucoseintoleranz/Diabetes ein komplettes Lipidprofil (Gesamt-Cholesterin, LDL-Cholesterin, HDL-Cholesterin und Triglyceride) obligat, welches je nach Ergebnis vierteljährlich oder jährlich kontrolliert werden sollte. Dabei ist zu beachten, dass der Patient nüchtern ist (nach Übernachtfasten), in den zurückliegenden Tagen nicht an Gewicht zu- oder abgenommen hat und seine Ess- und Trinkgewohnheiten beibehalten hat.

Für die Patienten mit Cholesterinspiegeln über 300 mg/dl (8 mmol/l) und/oder Triglyceriden über 500 mg/dl (6 mmol/l) wird empfohlen, weiterführende Spezialuntersuchungen durchzuführen, die in der Regel an ein Speziallabor gebunden sind. Die Bestimmung des Lp (a) als nicht beeinflussbarer Risikofaktor spielt eher als Entscheidungshilfe bei geringem bis grenzwertigem Gesamtrisiko eine Rolle.

Therapie und Prävention

Indikationen und Ziele

Die Amerikanische Fachgesellschaft hat auf dem Boden der aktuellen Datenlage Richtlinien für die Behandlung von Hyperlipidämien im Erwachsenenalter vorgegeben (25), mit denen sie neue Wege beschreitet. So wird nicht mehr in Primär- und Sekundärprävention differenziert. Vielmehr werden in Abhängigkeit vom Risiko, innerhalb der nächsten 10 Jahre einen Herzinfarkt zu erleiden, klare Interventionsgrenzen und Therapieziele angegeben. Die Indikation zur Therapie sowie Therapieform und -intensität hängen im Einzelfall also vom Herzinfarktrisiko ab, dessen Quantifizierung somit zur zentralen ärztlichen Aufgabe wird. Grundgedanke für die Behandlungsstrategie ist zwar immer noch die risikogesteuerte Prävention, allerdings wird Diabetes nicht mehr als Hauptrisikofaktor für die KHK angesehen, sondern als KHK-Risiko-Äquivalent. Die Tendenz geht dahin, die Lipide mit steigendem koronaren Risiko nicht nur aggressiv, d. h. zusätzlich zur Basistherapie medikamentös zu senken, sondern möglichst zu normalisieren (Tab. 33.**11**).

Da Diabetes nicht mehr nur als Risikofaktor zählt, besteht bei manifestem Diabetes und einem LDL-Cholesterin ≥ 130 mg/dl (3,4 mmol/l) die Indikation zur medikamentösen Lipidsenkung mit einem Therapieziel von unter 100 mg/dl (2,6 mmol/l). NCEP III differenziert

Tab. 33.11 Risikoadaptierte Interventionsgrenzen bei Hyperlipidämien (NCEP III; 25)

Haupt-KHK-Risikofaktoren[1] oder KHK-Äquivalente[2]	10-Jahres-Herzinfarktrisiko	Risikokategorie	Therapie obligat medikamentös	Therapiewahlweise medikamentös
			LDL-Cholesterin (mg/dl)	LDL-Cholesterin (mg/dl)
< 2	–	gering	≥ 190	160–189
≥ 2	< 10%	gering	≥ 160	–
≥ 2	≥ 10–20%	mittel	≥ 130	–
≥ 2	≥ 20%	hoch	≥ 130	–
manifeste KHK oder KHK-Risikoäquivalent[2]	–	hoch	< 100	100–129

[1] s. a. Tab. 33.**5**
[2] periphere arterielle Verschlusskrankheit, symptomatische Karotisstenose, Aortenaneurysma, Diabetes, mehr als 2 Rikofaktoren mit 10-Jahres-Herzinfarktrisiko > 20%

je nach dem Erfolg nichtmedikamentöser Maßnahmen in eine agressivere („conservative") und eine weniger agressive („liberal") Strategie mit ggf. etwas höheren Therapiezielen (Therapie wahlweise medikamentös; Tab. 33.**11**). Triglyceride über 200 mg/dl (2,3 mmol/l) werden als behandlungsbedürftig angesehen. Hier liegt das Therapieziel bei Diabetikern auch ohne bekannte koronare Herzerkrankung unter 150 mg/dl (1,7 mmol/l). Der LDL/HDL-Quotient wird in NCEP nicht vorgegeben, sollte nach unserer Meinung aber unter 3 liegen. Zahlreiche epidemiologische Studien haben gezeigt, dass Diabetes den gefäßprotektiven Effekt des weiblichen Geschlechts prämenopausal eliminiert (55, 111). Es gibt somit keinen vernünftigen Grund, bei Diabetikerinnen hinsichtlich der Interventionsgrenzen und der Lipidzielwerte weniger harte Maßstäbe anzulegen

Nach einer Compliance-Überprüfung und einer Intensivierung der Diabetestherapie einschließlich nichtmedikamentöser Maßnahmen über einen Zeitraum von maximal 6 Monaten kann nach erneuter Lipidanalytik eine Anpassung der medikamentösen Lipidsenkung erwogen werden. Bei Patienten mit Glucoseintoleranz bzw. metabolischem Syndrom entscheidet die ermittelte Höhe des 10-Jahres-Infarktrisikos über das weitere Vorgehen (Tab. 33.**11**).

Evidenzbasierte Therapieempfehlungen

Diabetes allgemein

Ziele und Maßnahmen. Diabetiker beiden Typs sind Hochrisikopatienten für die Entwicklung der Atherosklerose. Sie sind im Hinblick auf die o. g. Interventionsgrenzen und Zielwerte Personen mit manifester KHK gleichzusetzen, was zum einen in aller Regel zur medikamentösen Lipidsenkung führt, zum anderen mit Kontrolluntersuchungen in kürzeren Abständen einhergeht. In der Praxis war dagegen erstaunlicherweise bisher oft das Gegenteil der Fall (96). Fettstoffwechselstörungen sind bei Typ-2-Diabetikern wesentlich häufiger als bei Typ-1-Diabetikern. Da die führende Störung in dieser Gruppe nicht die Erhöhung des Gesamt- oder LDL-Cholesterins ist, muss auch die Senkung der VLDL und die Steigerung der HDL-Konzentrationen angestrebt werden. Dabei sind nichtmedikamentöse Therapieprinzipien wie Ernährung, körperliche Bewegung und Gewichtsabnahme, die bei der Behandlung des Diabetes mellitus ohnehin von zentraler Bedeutung sind, die ersten und wichtigsten therapeutischen Maßnahmen.

Adipositas und Bewegungsmangel. Da 80% der Typ-2-Diabetiker übergewichtig sind, wird zuerst eine kalorien- und fettreduzierte, unter neuesten Aspekten aber auch fettmodifizierte („mediterrane") Ernährung verordnet (Kap. 9). Gleichzeitig wird durch körperliche Aktivität eine HDL-Steigerung bei gleichzeitiger LDL-Abnahme induziert. Unter körperlicher Aktivität ist dabei bereits kumulativ pro Woche über eine 1/2 Stunde mindestens strammes Gehen oder Ähnliches zu verstehen. Eine Reduzierung und Modifikation des Nahrungsangebots, eine Steigerung des Umsatzes durch körperliche Belastung sowie eine Gewichtsabnahme werden bei einem hohen Prozentsatz der Patienten nicht nur zu einer Besserung der Glucosetoleranz, der Hyperurikämie sowie der häufig begleitenden Hypertonie, sondern auch zur Besserung besonders der Fettstoffwechselstörungen vom Phänotyp IIb, III und IV führen.

Chylomikronämie. Eine Chylomikronämie spricht generell gut auf eine Diät an. Die Verminderung der Energie- und Alkoholzufuhr ist die wirksamste Maßnahme zur Behandlung der Typ-V-HLP. In der Therapie der Typ-I-HLP steht der Austausch langkettiger Nahrungstriglyceride durch mittelkettige Triglyceride im Vordergrund, der durch Verzicht auf sichtbares Fett und die Verwendung von Koch- und Streichfett aus mittelkettigen Fettsäuren erfolgt (32).

Hypertriglyzeridämie. Hypertriglyzeridämien aller Phäno- und Genotypen sprechen gut auf ernährungstherapeutische Maßnahmen an. An erster Stelle ist Gewichtsabnahme zu nennen. Der Konsum von Alkohol mit seiner unerwünschten Stimulation der VLDL-Synthese bei gleichzeitiger Hemmung der LPL sollte ebenfalls reduziert werden (99). ω-3-Fettsäuren senken bei Diabetikern ebenso wie bei Nichtdiabetikern besonders die Triglyceridkonzentrationen. Die früher diskutierte Verschlechterung der Glucosetoleranz scheint sich nach neueren Studien nicht zu bewahrheiten (31, 60). Darüber hinaus wurde über eine Zunahme von LDL-Cholesterin und Apo B berichtet, die allerdings dosisabhängig sein könnte (54). Zum gegenwärtigen Zeitpunkt bleibt daher abzuwarten, ob Fischölsupplementierung in der Ernährung von Diabetikern mit Dyslipidämie künftig breiteren Raum einnehmen wird.

Hypercholesterinämie. Zu den spezifischen, den Cholesterinspiegel senkenden diätetischen Maßnahmen gehören (47):
- weitgehende Reduzierung (bis 10% der Kalorien) von gesättigten Nahrungsfetten (tierisches Streich- und Kochfett, z. B. in Fleisch, Wurst, Käse usw.) und der Ersatz der Kalorien durch Eiweiß,
- Verwendung (bis 10% der Kalorien) einfach (Olivenöl) und mehrfach ungesättigter Fette (Raps-, Lein-, und Distelöl und entsprechende Margarinen),
- Einschränkung des Nahrungscholesterins (bis 300 mg/d) aus tierischen Fetten, Eiern und Innereien.

Durch die Ernährungstherapie wird obligat der LDL-Rezeptor aktiviert (21). Mit Ausnahme der homozygoten Formen der familiären Hypercholesterinämie reagieren folglich alle Hyperlipoproteinämien auf diätetische Maßnahmen. Wie bei der Behandlung des Diabetes mellitus hat sich auch bei der Behandlung der Fettstoffwechselstörungen gezeigt, dass der Erfolg der diätetischen Maßnahmen von einer intensiven Schulung und konstanter Überwachung und Ermunterung durch den Hausarzt abhängig ist.

Die medikamentösen Möglichkeiten, Hyper- und Dyslipidämie bei Diabetikern zu beeinflussen, sind in Tab. 33.**12** aufgeführt.

Tab. 33.12 Medikamentöse Behandlung von Hyperlipidämien

Präparat	Dosis	Wirkungsweise	Nebenwirkungen	Studien mit Diabetespatienten
Anionenaustauscher				
Colestyramin	4–32 g	– Bindung von Gallensäuren im Austausch gegen Chloridionen – Unterbrechung des entero-hepatischen Kreislaufs	– Völlegefühl – Obstipation – Steatorrhö – Bindung von Antikoagulanzien u. a. Substanzen – Triglyceridanstieg	keine
Colestipol	5–30 g			
Pflanzliche Sterine				
Sitosterin	2–6 (–18) g	Hemmung der intestinalen Cholesterinresorption durch kompetitive Verdrängung von Cholesterin aus Mizellen	sehr vereinzelt – Völlegefühl – Obstipation – Durchfall	keine
Fibrate				
Bezafibrat	3 × 200 mg oder 1 × 400 mg retard	– PPAR-α-Agonisten – β-Oxidation ↑ – LPL-Aktivität ↑ (Apo-C-III-Genexpression ↓) – hepatische VLDL-Produktion ↓ – intravasaler Abbau triglyceridreicher Lipoproteine ↑ – endogene Cholesterinsynthese ↓ – LDL-Abbau ↑ – Cholesterinsekretion über die Galle ↑	– Myositis – Gallensteinbildung – Verstärkung der Antikoagulanzienwirkung – Verbesserung der Glucosetoleranz – Kumulationsgefahr bei Niereninsuffizienz – Potenzstörungen	– BIP
Fenofibrat	3 × 100 mg oder 1 × 200 mg mikronisiert			– DAIS
Gemfibrozil	2 × 450–600 mg oder 1 × 900 mg retard			– VA-HIT
Etofibrat	1–2 × 500 mg			
Nicotinsäure und ihre Derivate				
Nicotinsäure	1–7 g	– Hemmung der VLDL-Triglyceridsynthese – verstärkter Abbau von VLDL und Chylomikronen durch Förderung der LPL – Hemmung der Lipolyse im Fettgewebe und Förderung der Aufnahme von Fettsäuren ins Fettgewebe	– Hautrötung – Blutdruckabfall – gastrointestinale Beschwerden – Harnsäureanstieg – Verringerung der Glucosetoleranz	
Acipimox	500–750 mg			
HMG-CoA-Reduktase-Hemmer				
Pravastatin[3]	10–80 g	– Hemmung der Cholesterinbiosynthese auf der Stufe der Mevalonsäure durch kompetitive Hemmung der 3-HMG-CoA-Reduktase	– gastrointestinale Störungen – Mundtrockenheit – Myolyse – reversible Augenmuskelparesen – Transaminasenerhöhung – Müdigkeit – Schlafstörungen	CARE, LIPID
Fluvastatin[1]	5–40 mg			
Lovastatin[2,4]	5–40 mg			AFCAPS/TexCAPS
Simvastatin[2]	20–40 mg			4-S, MRC/BHF
Atorvastatin[2,4]	10–80 mg			
Probucol				
Probucol	2 × 500 mg	Antioxidans, gesteigerte LDL-Clearance	– Völlegefühl – Diarrhö – HDL-Abfall	keine

[1] hepatische Metabolisierung: CYP 450 2C9
[2] hepatische Metabolisierung: CYP 450 3A4
[3] hepatische Metabolisierung: Sulfatierung
[4] Fibrinogenerhöhung beschrieben (110)
↑ = gesteigert, ↓ = vermindert

Typ-1-Diabetes

Gute Stoffwechseleinstellung. Beim Typ-1-Diabetiker mit einer guten – im Sinne von nahe-normoglykämischen – Stoffwechseleinstellung sind normale oder sogar leicht erniedrigte Konzentrationen von Lipiden und Lipoproteinen zu erwarten.

Hyperlipidämie. Falls eine Hyperlipidämie besteht, muss zunächst versucht werden, die diabetische Stoffwechsellage zu verbessern. Persistiert das LDL-Cholesterin zwischen 100 und 130 mg/dl, muss „wahlweise" medikamentös therapiert werden (Tab. 33.**11**). Keinesfalls sollte aber auf den vermeintlichen Effekt einer verbesserten Diabeteseinstellung zu lange gewartet werden.

Typ-2-Diabetes

Lipidsenkung durch gute Stoffwechseleinstellung. Die Situation des Lipidstoffwechsels bei Typ-2-Diabetikern wird durch ein häufig gleichzeitiges Übergewicht, eine Insulinresistenz und die Unmöglichkeit, Blutzucker, Gewicht und Insulinwirkung zu normalisieren, erschwert. Im Gegensatz zum Typ-1-Diabetes führt eine Verbesserung der diabetischen Stoffwechsellage nicht notwendig zu einem verbesserten Lipidprofil (4, 98). Trotzdem sollte grundsätzlich der Versuch einer verbesserten Diabeteseinstellung unternommen werden, aber die risiko- und zielwertgesteuerte Verordnung von Lipidsenkern keineswegs ersetzen (Tab. 33.**11**).

HMG-CoA-Reduktase-Hemmer. Diese Substanzen führen zu einer partiellen kompetitiven und reversiblen Hemmung des Schlüsselenzyms der Cholesterinsynthese. Das bedingt eine verminderte De-novo-Synthese des Cholesterins in den Zellen, einen kompensatorischen Anstieg der hepatischen LDL-Rezeptorsynthese (8) und damit eine gesteigerte rezeptorvermittelte Aufnahme von LDL und VLDL-Remnants. Daraus resultiert ein Abfall des Serumcholesterins in der Größenordnung zwischen 30 und 50%. Bei Typ-2-Diabetikern mit mäßiger Hypercholesterinämie konnten Garg u. Grundy (34) das Gesamtcholesterin um 26%, das LDL-Cholesterin um 28%, das LDL-Apo B um 26%, die Triglyceride um 31% und das VLDL-Cholesterin um 42% senken. Alle Effekte waren bei Patienten mit erhöhten Triglyceriden deutlicher ausgeprägt (33). Ein Anstieg der HDL-Cholesterinfraktion war allerdings im Gegensatz zu Daten von Nichtdiabetikern nicht zu beobachten. Die diabetische Stoffwechsellage wird durch HMG-CoA-Reduktase-Hemmer nicht beeinflusst (57). Ein möglicher diabetespräventiver Effekt, der in einer Post-hoc-Analyse der WOSCOPS-Studie behauptet worden war (30), hat sich in der MRC/BHF-Studie bei einer Diabetesinzidenz von 4,6% unter Simvastatin gegenüber 4,0% mit Placebo nicht bestätigt (73).

Die beweisgestützte Datenlage dieser Substanzklasse ist hinsichtlich harter klinischer Endpunkte bei Weitem die beste. Von den neueren Substanzen liegen zum Atorvastatin erste Daten aus kontrollierten Studien vor, die einen günstigen Effekt auf die Dyslipidämie zu zeigen scheinen (105), Endpunktdaten an Diabetespatienten stehen aber noch aus. Ob die unter Lovastatin und Atorvastatin beobachteten Fibrinogensteigerungen klinisch relevant sind, müssen weitere Studien erweisen (110).

Fibrate. Fibrate stimulieren die hepatische Aufnahme von Fettsäuren, deren Umbau zu Acyl-CoA und die mitochondriale β-Oxidation. Dies führt über eine reduzierte Fettsäuren- und Triglyceridsynthese zur verminderten VLDL-Produktion. Darüber hinaus steigern Fibrate die Lipolyse triglyceridreicher Lipoproteine. Sie simulieren sowohl die hepatische Triglyceridlipase als auch die LPL, letzteres durch Hemmung der Apolipoprotein C-III (ApoC-III) Genexpression, während die hormonsensitive Lipase im Fettgewebe gehemmt wird. Die Synthesesteigerung der Haupt-HDL-Apolipoproteine A-I und A-II führt zum Anstieg der HDL-Cholesterinfraktion. Schließlich nimmt die Klärung von LDL-Partikeln zu (95). Fibrate wirken zumindest teilweise durch veränderte Transkription von Genen, die den Lipoproteinstoffwechsel beeinflussen. So aktivieren Fibrate den Peroxisom-Proliferator aktivierten Rezeptor-α (PPAR-α; 26), einen Transkriptionsfaktor aus der Gruppe der nukleären Steroidhormonrezeptoren, was zu der veränderten Expression von Apolipoproteinen führt. Daraus resultiert neben einer mäßiggradigen Cholesterinsenkung eine deutliche Senkung erhöhter Triglyceridspiegel und ein Anstieg der HDL-Cholesterinfraktion (23). Die Wirkung von oralen Antidiabetika wird unter einer Fibrattherapie eher verbessert (61). Die Neben- und Wechselwirkungen (Tab. 33.**12**) machen neben der Aufklärung des Patienten auch regelmäßige Kontrollen erforderlich.

Nicotinsäure. Die Nicotinsäure und ihre Abkömmlinge senken die hepatische Produktion von VLDL und Triglyceriden. Die LPL wird stimuliert, während die Lipolyse im Fettgewebe zurückgeht. Damit sinken die VLDL- und die LDL-Spiegel leicht, die Triglyceridspiegel deutlich ab (48), während die HDL-Spiegel und das Verhältnis HDL_2/HDL_3 ansteigen. Nicotinsäure wäre damit im Hinblick auf die Veränderung des Lipidprofils die ideale Substanz bei Diabetikern mit Dyslipidämie. Dem steht entgegen, dass die Glucosetoleranz abnimmt, die Harnsäure ansteigt und dass bei praktisch allen Patienten eine Hautrötung auftritt, die zwar im Laufe von Wochen an Intensität abnimmt und durch Prostaglandin-Synthesehemmer gut beeinflussbar ist, häufig aber nicht toleriert wird (35). Vor allem aber konnte in der einzigen kontrollierte Studie mit Niacin die Mortalität nicht gesenkt werden (14). Aus diesen Gründen spielt die Substanzklasse aus beweisgestützter Sicht keine Rolle. Der Lipolysehemmer Acipimox als neuerer Vertreter dieser Gruppe scheint ein günstigeres Wirkungs- und Nebenwirkungsprofil aufzuweisen (19), allerdings liegen auch keine Endpunktstudien vor.

Ionenaustauscherharze. Gallensäurebindende Ionenaustauscherharze unterbrechen den enterohepatischen Kreislauf der Gallensäuren. Dementsprechend wird in der Leber vermehrt Cholesterin in Gallensäuren umgewandelt. Durch die daraus resultierende Abnahme des hepatischen Cholesteringehalts wird die LDL-Rezeptorsynthese stimuliert, was wiederum zu einer gesteigerten Eliminierung von LDL aus dem Plasma führt (8). Die nicht resorbierbaren Lipidsenker führen im Falle des Colestyramins zu einer deutlichen, im Falle des β-Sitosterins zu einer geringen Cholesterinsenkung. Allerdings muss mit einer Zunahme der Triglyceridspiegel gerechnet werden, was ihren Einsatz bei Typ-2-Diabetikern, die ohnehin zu erhöhten Triglyceriden neigen, stark einschränkt (6). Die nicht resorbierbaren Lipidsenker sind insgesamt nur mäßig verträglich, wobei vor allem gastrointestinale Beschwerden im Vordergrund stehen. Evidenzbasierte Daten liegen nicht vor.

Probucol. Probucol reduziert den LDL-Cholesterinspiegel über eine gesteigerte LDL-Clearance. Triglyceride werden nicht beeinflusst, während HDL_2 sogar abfällt. Probucol ist ein potentes Antioxidans mit außerordentlich langer Halbwertszeit. Unter der Vorstellung, dass oxidativ modifizierte LDL in der Atherogenese eine möglicherweise zentrale Rolle spielen, könnte die Substanz künftig zu einer breiteren therapeutischen Anwendung kommen, die derzeit allerdings auf der Basis klinischer Daten nicht gerechtfertigt ist. Außer einer kleinen, im Hinblick auf den Endpunkt femoraler Atherosklerose-Regression negativen skandinavischen Studie (59) liegen keine evidenzbasierten Daten vor.

Kombinationstherapie. Jede medikamentöse Behandlung mit einem Lipidsenker ist streng genommen eine Kombinationstherapie, da sie stets zusammen mit der Ernährungstherapie erfolgt, wobei die Effekte auf das Lipidprofil unabhängig und additiv sind (60). Eine Kombination zweier oder mehrerer Medikamente ist dann zu erwägen, wenn der Effekt der Monotherapie nicht ausreicht oder unterschiedliche Wirkmechanismen unter dem Gesichtspunkt des Synergieeffekts bei mittlerer Dosierung kombiniert werden sollen. Da Fibratderivate neben der Dyslipidämie auch die Hyperglykämie positiv beeinflussen, erscheinen sie zunächst als idealer Kombinationspartner bei Diabetikern. In Kombination mit HMG-CoA-Reduktase-Hemmern wäre zudem ein idealer Einfluss auf die Lipoproteinspiegel (VLDL, LDL, geringer auch HDL) zu erwarten. Allerdings muss in der Kombination mit einem erhöhten Risiko von Myopathien gerechnet werden. Unter sorgfältiger Patientenführung (vorzugsweise an einem Zentrum), striktem Verzicht auf Gemfibrozil als Kombinationspartner und Vermeidung von HMG-CoA-Reduktase-Hemmern, die über CYP 450 3A4 metabolisiert werden, erschiene diese Kombination nach wie vor tolerabel. Die aus diabetologischer Sicht hochinteressante britische Endpunktstudie wurde aus bekannten Gründen abgebrochen, sodass hierzu keine evidenzbasierten Daten vorliegen.

Eine Kombination aus Fibrat und Nicotinsäurederivat ist vorwiegend in Situationen mit Hypertriglyzeridämie oder kombinierter Hyperlipidämie angezeigt. Für die Kombination von Ionenaustauscherharzen mit Nicotinsäure sind relevante HDL-Anstiege beschrieben (9). Nicotinsäure und HMG-CoA-Reduktase-Hemmer sind bei Typ-IIb-HLP eine sinnvolle Kombination, erste angiographische Studien an KHK-Patienten mit 16% Diabetikeranteil sind viel versprechend (12). Die Kombination von Ionenaustauscherharzen mit HMG-CoA-Reduktase-Hemmern kommt theoretisch dann infrage, wenn die Hypertriglyzeridämie nicht im Vordergrund steht, praktisch liegen aber keine evidenzbasierten Daten vor (106).

Aktuelle Studienlage

Nachdem die Rolle der Serumlipide in der Primär- und Sekundärprävention kardiovaskulärer Erkrankungen lange heftig umstritten war, haben prospektive Studien der letzten Jahre eine weitgehende Klärung bisher strittiger Punkte herbeigeführt. Auch aus diabetologischer Sicht wird die Datenlage in jüngster Zeit immer brauchbarer. So wurde mit der DAIS-Studie (20), erstmalig eine Interventionsstudie gezielt mit Typ-2-Diabetikern durchgeführt und die Progression der Koronarsklerose angiographisch erfasst. Mit der MRC/BHF Heart Protection Study (73) ist die erste prospektive Interventionsstudie veröffentlicht, in der gezielt Hochrisikopatienten und dadurch eine ausreichende Anzahl von Diabetikern untersucht wurden. Schließlich hat eine Fibrat-Interventionsstudie gezielt Koronarpatienten mit Dyslipidämie bzw. niedrigem HDL-Cholesterin eingeschlossen und damit im Gegensatz zu früheren Studien eine adäquate Zahl von Diabetikern erfasst (85). Somit beruhen die aktuellen Empfehlungen zur Therapie von Dys- und Hyperlipoproteinämien bei Diabetes nicht mehr nur auf pathophysiologischen Überlegungen sowie Analogieschlüssen aus Studien, in denen primär Nichtdiabetiker erfasst wurden. Auch muss nicht mehr auf retrospektive Subgruppenanalysen mit kleinen Ereigniszahlen zurückgegriffen werden, um Rückschlüsse auf Personen mit Typ-2-Diabetes zu ziehen.

Die **4-S-Studie** (Scandinavian Simvastatin Survival Study) war die erste prospektive Interventionsstudie, die in der Sekundärprävention nach einem Myokardinfarkt (mittleres Alter 58 Jahre, 82% Männer; Cholesterin 270 mg/dl [7 mmol/l], LDL-Cholesterin 190 mg/dl [4,9 mmol/l], HDL-Cholesterin 40 mg/dl [1 mmol/l], Triglyceride 131 mg/dl [1,5 mmol/l]) eine Reduzierung der koronaren und Gesamtmortalität durch eine medikamentöse Lipidsenkung (20–40 mg Simvastatin) plus Basistherapie gezeigt hat. In der 4-S-Studie haben Patienten mit Diabetes und gestörter Glucosetoleranz (IGT) unter Simvastatin weniger koronare Ereignisse erlitten, als unter Placebo (81, 50; Abb. 33.**7**). Allerdings handelt es sich bei den Daten um Post-hoc-Subgruppenanalysen, bei denen jeweils nicht repräsentative Subguppen von Patienten ohne die typische Dyslipoproteinämie untersucht wurden: So waren Plasmatriglyceride über 218 mg/dl (2,5 mmol/l) ein Ausschlusskriterium, was die ungewöhnlich geringe „Diabetesprävalenz" von 4% erklärt. Bei genauer Betrachtung der prozentualen Reduzierung des relativen Risikos fällt zudem auf, dass weder die Gesamtmortalität, noch die koronare Mortalität signifikant reduziert waren, sondern – wie oben erwähnt – lediglich die Gesamtzahl der koronaren Ereignisse und die schweren koronaren Ereignisse (Abb. 33.**4**).

	Anzahl Patienten mit Ereignis		Simvastatin besser	Placebo besser
	P	S		
Gesamtmortalität	232	167		
	24	15		
koronare Mortalität	172	99		
	17	12		
schwerwiegende koronare Ereignisse	578	407		
	44	24		
alle koronaren Ereignisse	871	667		
	56	41		
Bypass oder PTCA	363	238		
	20	15		
zerebrovaskuläre Ereignisse	90	70		
	12	5		
alle atherosklerotischen Ereignisse	961	750		
	61	46		

● Nichtdiabetiker
○ Diabetiker

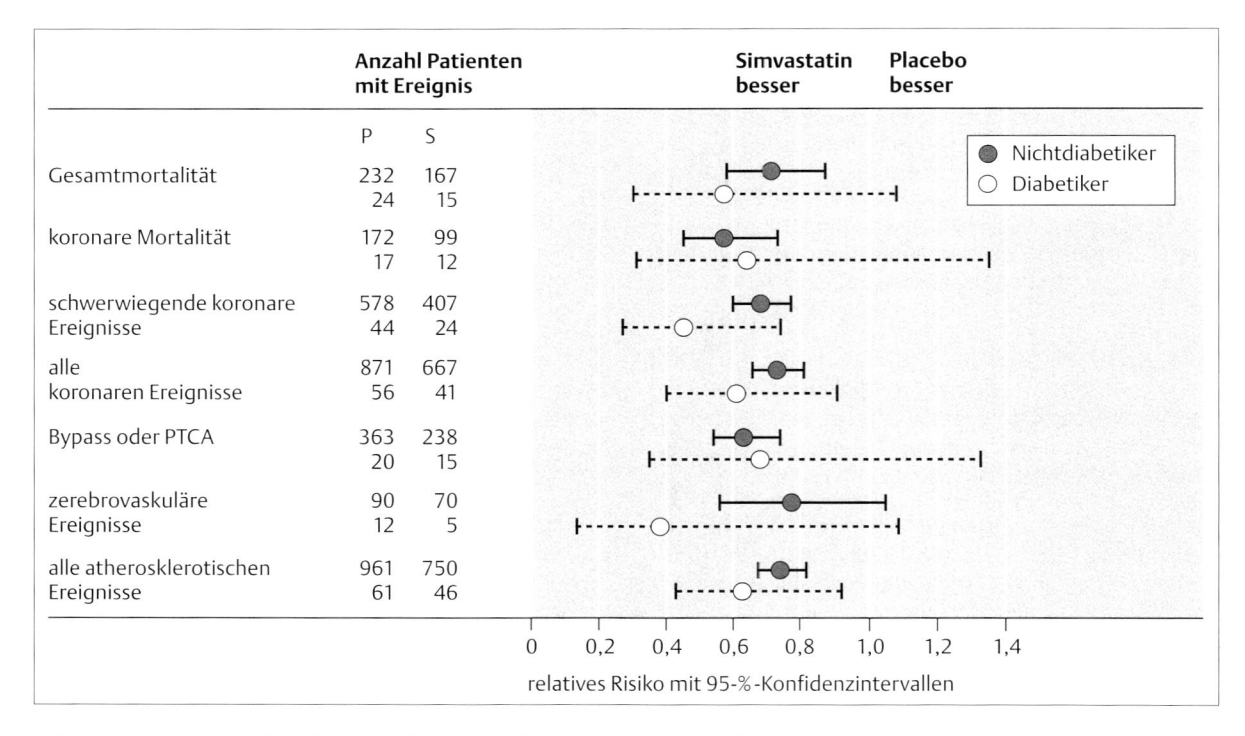

relatives Risiko mit 95-%-Konfidenzintervallen

Abb. 33.**4** Reduzierung des relativen Risikos für verschiedene Endpunkte. Subgruppenanalyse der 4-S-Studie. Simvastatin (S) versus Placebo (P). (81)

In der **CARE-Studie** (Cholesterol And Recurrent Events; 86) wurden 4159 Patienten ebenfalls in der Sekundärprävention nach einem Myokardinfarkt (mittleres Alter 59 Jahre, 86% Männer), allerdings mit unverdächtigem Ausgangslipidprofil (Cholesterin 209 mg/dl [5,4 mmol/l], LDL-Cholesterin 139 mg/dl [3,6 mmol/l], HDL-Cholesterin 39 mg/dl [1 mmol/l], Triglyceride 156 mg/dl [1,8 mmol/l]) beobachtet. Nach einer mittleren Behandlungsdauer von 5 Jahren mit 40 mg Pravastatin zeigte sich gegenüber Placebo eine Reduzierung der (geringen) Gesamtmortalität um 8%, der tödlichen Infarkte um 37%, der nichttödlichen Infarkte um 24% und der Revaskularisierungsmaßnahmen (Bypass, PTCA) um 27%. Die 5-Jahres-NNT (number needed to treat) im Hinblick auf tödliche und nichttödliche Infarkte betrug 33. Diese Studie beinhaltet immerhin 586 Personen (14%) mit bekanntem Diabetes sowie 342 Personen (8%) mit abnormer Nüchternplasmaglucose (IFG; 100–125 mg/dl). Die Subgruppenanalyse zeigt, dass beide Subgruppen nach Herzinfarkt unter Pravastatin weniger koronare Zweitereignisse erlitten als unter Placebo (42). Allerdings wurden Patienten mit gestörter Glucosetoleranz mit bekannten Diabetikern oder solchen, bei denen der Diabetes anlässlich einer oralen Glucosetoleranztestung (OGTT) diagnostiziert worden war, gepoolt. Auch war der OGTT nicht bei allen Patienten durchgeführt worden.

Nach Daten des Augsburger Herzinfarktregisters ist die Diabetesprävalenz in der Altersgruppe der 59-jährigen Infarktpatienten bei Männern um 30%, bei Frauen um 23% zu erwarten (68). Die Diabetesprävalenz ist also auch in der CARE-Studie erheblich unterschätzt worden.

LIPID (Longterm Invervention with Pravastatin in Ischemic Disease Study Group 105a) hat an 9014 Patienten mit koronarer Herzkrankheit (64% nach Infarkt, 36% mit instabiler Angina pectoris, mittleres Alter 61 Jahre, 83% Männer) gezeigt, dass nach einer mittleren Behandlungsdauer von 5 Jahren mit 40 mg Pravastatin die koronaren Zweitereignisse und die Gesamtmortalität signifikant abnehmen. Ausschlussgrenzen waren für Gesamtcholesterin 270 mg/dl (7 mmol/l) und für Triglyceride 445 mg/dl (5,0 mmol/ l). Die 5-Jahres-NNT im Hinblick auf tödliche und nichttödliche Infarkte betrug 28. Auch in der LIPID-Studie ist die Diabetesprävalenz mit 9% ohne Zweifel falsch niedrig und die Subgruppenanalyse daher ebenso wie in 4-S und CARE streng genommen wertlos.

In der **VA-HIT-Studie** (Veterans Affairs High-Density Lipoprotein Cholesterol Intervention Trial Study; 85) wurden 2531 Patienten mit koronarer Herzerkrankung (mittleres Alter 64 Jahre, 100% Männer) mit niedrigem HDL- (32 mg/dl = 0,8 mmol/l) und LDL-Cholesterin (113 mg/dl [2,9 mmol/l]) sowie leicht erhöhten Triglyceriden (161 mg/dl [1,9 mmol/l]) untersucht. Nach einer mittleren Behandlungsdauer von 5,1 Jahren mit Gemfibrocil 1200 mg/d zeigte sich gegenüber Placebo eine signifikante Reduzierung tödlicher und nichttödlicher Infarkte sowie der Schlaganfälle um 22, 23 und 24%, während die Gesamtmortalität um 11% nicht signifikant abnahm. Diese Studie ist in mehrerlei Hinsicht bemerkenswert: Zum einen kam eine mit den großen Statin-Studien vergleichbare Endpunktreduzierung auf dem

Boden einer fibrattypisch ausgeprägten Triglyceridabnahme zustande (−31%) bei gleichzeitig geringem HDL-Anstieg (6%) und praktisch fehlender Abnahme des Gesamt- (−4%) und LDL-Cholesterins (± 0%). Zum anderen wurden gezielt KHK-Patienten mit Dyslipidämie selektiert. Es überrascht daher nicht, dass VA-HIT als erste Interventionsstudie einen plausiblen Anteil von 24% (d. h. 620 Personen) von Patienten mit bekanntem Diabetes beinhaltet. In der Diabetiker-Subgruppenanalyse nahm das o. g. kombinierte Ereignisrisikos um 24% ab und damit ebenso stark, wie bei den Nichtdiabetikern. Tatsächlich beträgt aber die absolute Risikoreduzierung in der Gruppe der Diabetiker 8% (von 36,5 auf 28,5%) gegenüber 4,8% bei den Nichtdiabetikern (von 22,6 auf 17,8%). Daraus ergibt sich eine 5-Jahres-NNT von 13 mit und 21 ohne Diabetes. Demzufolge wären in einer vergleichbaren Population lediglich 13 Personen mit Diabetes 5 Jahre lang mit Gemfibozil zu behandeln, um ein Ereignis zu verhindern. VA-HIT relativiert zum einen die Rolle der LDL-Cholesterinsenkung und unterstreicht zum anderen die Wichtigkeit der Triglyceridsenkung und HDL-Zunahme bei Patienten mit diabetischer Dyslipidämie.

Die multizentrische **DAIS-Studie** (20) ist eine koronarangiographische Regressionsstudie, die gezielt an Typ-2-Diabetikern mit KHK den Einfluss von mikronisiertem Fenofibrat (200 mg; n =207/Placebo; n=211) auf die Progression koronarangiographischer Läsionen untersucht hat (mittleres Alter 57 Jahre, 72% Männer). Bei akzeptabler Stoffwechsellage (HbA$_{1c}$ 7,5%) war das Lipidprofil durch leicht bis massiv erhöhte Triglycerid- (150–458 mg/dl [1,7–5,2 mmol/l]), grenzwertig bis leicht erhöhte LDL-Cholesterinwerte (135–174 mg/dl [3,5–4,5 mmol/l]) sowie einen erhöhten atherogenen Index (Gesamt-/HDL-Cholesterin > 4) gekennzeichnet. Nach einer mittleren Behandlungsdauer von 39 Monaten war die Progression fokaler Läsionen mit Fenofibrat gegenüber Placebo signifikant verlangsamt (um 40% geringere Abnahme des minimalen Lumendurchmessers, um 42% geringere Zunahme des prozentualen Stenosegrads). Dagegen war der Therapieeffekt auf den primären Endpunkt, nämlich die Progression der diffusen Koronarsklerose (um 25% geringere Abnahme des mittleren Segmentduchmessers) geringer und nicht signifikant. Gerade der diffuse Befall der Koronarsklerose wurde in der Vergangenheit als diabetestypisch angesehen, weshalb auch der Kalkulation der Gruppengröße in DAIS der zu erwartende Effekt auf den mittleren Segmentduchmesser zugrunde lag. Nach neueren Daten gilt dies aber offenbar nur für Patienten mit Typ-1-Diabetes (78), während das Befallsmuster bei Koronarpatienten mit und ohne Typ-2-Diabetes identisch ist (77). Außerdem war die Hälfte der DAIS-Patienten asymptomatisch, sodass hier möglicherweise ein besonders frühes Erkrankungsstadium behandelt wurde. Die Ereignisrate erschien mit Fenofibrat durchweg geringer, allerdings war DAIS nicht als Endpunktstudie geplant, sodass aus der geringen Zahl an Beobachtungen Schlussfolgerungen nicht gerechtfertigt sind. Dennoch hat diese Studie erstmalig an einem rein diabetischen Kollektiv einen relevanten Therapieeffekt auf die Atheroskleroseprogression mit einem Fibrat belegt. Auch dieser Effekt ging im Wesentlichen mit einer ausgeprägten Triglyceridabnahme (−29%) einher, während die Abnahme des Gesamt- (−10%) und LDL-Cholesterins (−6%) bei gleichzeitig geringem HDL-Anstieg (6%) gering ausfiel.

In der **BIP-Studie** (Bezafibrate Infarction Prevention; 104) wurden 3090 Patienten mit koronarer Herzerkrankung (mittleres Alter 60 Jahre, 91% Männer; Cholesterin 212 mg/dl [5,5 mmol/l], LDL-Cholesterin 148 mg/dl [3,8 mmol/l], HDL- Cholesterin 35 mg/dl [0,9 mmol/l], Triglyceride 147 mg/dl [1,6 mmol/l]) untersucht. Nach einer mittleren Behandlungsdauer von 6,2 Jahren mit Bezafibrat (400 mg/d) zeigte sich gegenüber Placebo nur in der Untergruppe der Patienten mit Ausgangs-Triglyceridwerten ≥ 200 mg/dl (Bezafibrat: n =234; Placebo: n =255) eine signifikante Reduzierung des primären Endpunkts (tödliche und nichttödliche Infarkte) um 39,5%, während in der Gesamtgruppe nur die nichttödlichen Infarkte um 9,4% reduziert waren. BIP weist gegenüber VA-HIT deutlich höhere Ausgangs-LDL-Cholesterin-Spiegel (148 vs. 111 mg/dl) auf. Dagegen war der Diabetikeranteil wesentlich (10% vs. 24%) und der Ausgangs-Triglyceridspiegel deutlich geringer (147 vs. 161 mg/dl), was die gegenüber VA-HIT geringere Ereignisreduzierung trotz günstigerer Lipidveränderungen (Triglyceride − 21%, LDL, −6.5%; HDL +18%) erklären könnte. Schließlich ist die Frage weitgehend offen, ob es innerhalb der Gruppe der Fibrate substanzspezifische Unterschiede gibt.

In der **MRC/BHF-Heart Protection Studie** (73) hatten von 20536 Risikopatienten 5348 einen Typ-2-Diabetes (mittleres Alter 63 Jahre, Cholesterin 220 mg/dl = 5,68 mmol/l, LDL-Cholesterin 125 mg/dl = 3,24 mmol/l, HDL-Cholesterin 39 mg/dl = 1,02 mmol/l, Triglyceride 209 mg/dl = 2,38 mmol/l).

Nach einer mittleren Behandlungsdauer von 3 Jahren mit Simvastatin 40 mg/Tag zeigte sich in der Gesamtpopulation gegenüber Plazebo eine relative Reduzierung der Gesamtmortalität um 13% (NNT 30) und der schwerwiegenden kardiovaskulären Ereignisse (koronarer Tod, nicht tödlicher Herzinfarkt, Apoplex, Revaskularisation) um 24% (NNT 19). Der Therapieeffekt auf die schwerwiegenden kardiovaskulären Ereignisse war bei den Teilnehmern mit Typ-2-Diabetes nicht stärker. Allerdings steht die ausführliche Publikation der Subgruppenanalysen noch aus (Tab. 33.**13**).

In der **Helsinki-Herz-Studie**, einer Primärpräventionsstudie an 4081 Männern (mittleres Alter 47 Jahre, Cholesterin 270 mg/dl [7 mmol/l], LDL-Cholesterin 189 mg/dl [4,9 mmol/l], HDL-Cholesterin 47 mg/dl [1,2 mmol/l], Triglyceride 175 mg/dl [2 mmol/l]) fand sich nach 5 Jahren Behandlung mit 2-mal täglich 600 mg Gemfibrozil gegenüber Placebo eine 34%ige Reduzierung kardialer Endpunkte, während der Effekt auf die Gesamtmortalität unklar war. Triglyceride (−35%) und LDL-Cholesterin (−11%) waren dabei signifikant abgefallen, das HDL-Cholesterin (+11%) deutlich angestiegen. Nachträgliche Auswertungen mittels epidemiologischer Modellrechnungen haben klar gezeigt, dass besonders die Personen mit entweder manifestem Typ-2-Diabetes (3,3%) oder mit Übergewicht und weiteren Teilsymptomen des metabolischen Syndroms – also

Tab. 33.13 MRC/BHF-Heart Protection Studie: Reduzierung des relativen und absoluten Ereignisrisikos sowie NNT (numbers needed to treat) für verschiedene Endpunkte (73)

Gesamtpopulation (n = 20536)					
	absolutes Risiko (%)		Risikoreduzierung (%)		
	Placebo	Simvastatin	relativ	absolut	NNT
Gesamtmortalität	14,7	12,9	13	3,3	30
vaskuläre Mortalität	9,1	7,6	17	1,5	67
schwerwiegende vaskuläre Ereignisse*	25,2	19,8	24	5,4	19
Diabetiker (n = 5963)					
	absolutes Risiko (%)		Risikoreduzierung (%)		
	Placebo	Simvastatin	relativ	absolut	NNT
schwerwiegende vaskuläre Ereignisse*	25,1	20,2	19	4,9	20

* koronarer Tod, nichttödlicher Herzinfarkt, Apoplex, Revaskularisation

Prädiabetiker und Diabetiker – vom Fibrat profitieren. So lag die Inzidenz koronarer Ereignisse bei den mit Gemfibrozil behandelten Typ-2-Diabetikern (n = 59) bei 3,4% gegenüber 10,5% in der Placebogruppe (n = 76). Die Risikoreduzierung bei übergewichtigen Männern (BMI > 26 kg/m^2) mit zusätzlicher Dyslipidämie (HDL-Cholesterin < 42 mg/dl [1,1 mmol/l], Triglyceride > 204 mg/dl [2,3 mmol/l]) betrug 78%, mit zusätzlich 3 oder 4 der Faktoren Rauchen, Hypertonie (> 140/60 mm Hg), Bewegungsmangel und Nüchternblutzucker > 80 mg/dl (4,4 mmol/l) 68% (103).

Die **AFCAPS/TexCAPS** (Air Force-/Texas Coronary Atherosclerosis Prevention Study; 22) ist eine Primärpräventionsstudie an 6605 asymptomatischen Teilnehmern beiderlei Geschlechts (85% Männern, mittleres Alter 47 Jahre). Es wurden gezielt Personen mit durchschnittlichen Cholesterinwerten (Cholesterin 221 mg/dl [5,71 mmol/l], LDL-Cholesterin 150 mg/dl [3,9 mmol/l]), aber erniedrigtem HDL-Cholesterin (Männer: 36 mg/dl [0,94 mmol/l], Frauen: 40 mg/dl [1,03 mmol/l]) und grenzwertig erhöhten Triglyceriden (Median 158 mg/dl [1,78 mmol/l]) – also einer Dyslipidämie-Konstellation – untersucht. Nach 5,2 Jahren Behandlung mit Lovastatin 20–40 mg/d fand sich gegenüber Placebo eine 37%ige Reduzierung kardialer Endpunkte (5,5–3,5) bei um 25% reduziertem LDL-Cholesterin und um 6% erhöhtem HDL-Cholesterin.

Wertigkeit der Triglyceride im Licht der Studienergebnisse. Nachdem sowohl die Helsinki-Herz-Studie als auch die PROCAM-Studie (63, 3) auf die besondere prognostische Bedeutung erhöhter Triglyceride bei gleichzeitig erniedrigtem HDL-Cholesterinspiegel hingewiesen haben, haben neuere Ergebnisse an Typ-2-Diabetikern zudem gezeigt, dass die Triglyceridnormgrenzwerte vermutlich neu zu definieren sind. Bereits im hochnormalen Bereich determinieren Triglyceridspiegel die Partikelgröße der LDL (65). In diesem Zusammenhang ist die Konstellation aus Hypertriglyceridämie und erhöhtem Apo B wichtig (92).

Kleine, dichte LDL entstehen aus einer konzertierten Aktion aus CETP-mediiertem Neutralfetttransfer und HL-mediierter Triglyceridhydrolyse. Sie sind als Partikel mit einem mittleren Durchmesser von unter 25,5 nm definiert und unterscheiden sich nicht nur hinsichtlich Dichte, Größe und chemischer Zusammensetzung, sondern vor allem ihrer Atherogenität. Kleine, dichte LDL sind mit einem erhöhten koronaren Risiko assoziiert und gelten als die atherogenste LDL-Subklasse. Mögliche Erklärungen hierfür sind, dass kleine, dichte LDL leichter oxidiert und peroxidiert werden, leichter von Makrophagen aufgenommen werden und eine geringere Affinität zum LDL-Rezeptor haben. Mehrere Gruppen haben übereinstimmend einen Grenzwert postuliert, ab dem Triglyceride die Bildung kleiner, dichter LDL determinieren. Dieser liegt im Bereich von 150 mg/dl (1,7 mmol/l). Da die meisten Diabetiker diesen Grenzwert überschreiten, ist die Konsequenz für die Praxis, dass Triglyceride so niedrig wie möglich sein sollten, um die unerwünschten Einflüsse auf die LDL-Subklassenverteilung zu minimieren. Dieses Konzept passt zu der Beobachtung der Dresdener Interventionsstudie, wonach im Verlauf von 5 Jahren die Typ-2-Diabetiker mit den niedrigsten Triglyceridwerten die geringste Myokardinfarktrate hatten (52). Er passt auch zu den günstigen Effekten der Fibratbehandlung auf die koronare Morbidität von Personen mit metabolischem Syndrom aus der Helsinki-Herz-Studie (63) sowie den aktuellen Fibrat-Interventionsstudien VA-HIT und DAIS, die jeweils ohne wesentliche LDL-Cholesterinsenkung relevante Therapieeffekte demonstriert haben.

In keiner der alten Studien wurde die nach der Diabetesprävalenz in der Altersgruppe zu erwartende Diabetikerzahl erreicht, zumal es sich um Koronar- bzw. sogar Postinfarktpatienten handelte, deren Diabetesprävalenz wesentlich höher liegt, als in der herzgesunden Bevölkerung. In keiner der alten Studien wurde schließlich eine gegenüber den nichtdiabetischen Vergleichsgruppen höhere Risikoreduzierung erzielt – was doch angesichts der um den Faktor 2–4 erhöhten Morbidität und Mortalität der Diabetiker zu erwarten gewesen wäre. Das gelang erstmalig in VA-HIT (24% Diabetikeranteil) mit Gemfibrocil – bemerkenswerterweise mit einer Triglyceridsenkung – aber ohne LDL-Senkung – und in der MRC/BHF-Studie (26% Diabetikeranteil) mit Simvastatin und der statinüblichen LDL-Senkung. DAIS hat schließlich an einem Kollektiv von ausschließlich Typ-2-Diabetikern eine eindrucksvolle Progressionsverlangsamung fokaler koronarer Läsionen gezeigt und gleichzeitig das Dogma von der diffusen Koronarsklerose der Diabetespatienten relativiert.

Lipodystrophien – lipoatrophischer Diabetes mellitus

Einleitung

Nachdem das 1946 (66) erstmals beschriebene, seltene Krankheitsbild des lipoatrophischen Diabetes jahrelang als schwer einzuordnende Rarität galt, haben neue molekularbiologische und bildgebende Techniken einerseits und das Auftauchen der HIV-assoziierten Lipodystrophie andererseits dazu geführt, dass die Lipodystrophien zuletzt in wesentlich größeren Kreisen Aufmerksamkeit erregten. So haben kongenitale Lipodystrophien Modellcharakter für monogene Formen der Insulinresistenz und des Diabetes. Kongenitale und erworbene Formen der Lipodystrophien sind hochinteressante Schlüsselerkrankungen zum Verständnis der Differenzierung, Dedifferenzierung und Apoptose von Adipozyten. Zudem kann hier modellhaft die Rolle des Fettgewebes unterschiedlicher Lokalisation im Hinblick auf die Insulinresistenz erforscht werden.

Definition/Klassifikation

Die aktuelle Klassifikation der Lipodystrophien unterscheidet nach kongenitalen und erworbenen Formen bzw. regionalem und generalisiertem Verlust von Fettgewebe.

Epidemiologie

Lipodystrophien sind auch heute noch seltene Erkrankungen. Dies gilt allerdings nicht für die HIV-assoziierten Lipodystrophien, nachdem allein in Deutschland alljährlich 2000–2500 Personen neu erkranken und bis zu 80% der antiretroviral behandelten Patienten lipodystroph werden.

Ätiologie und Klinik

Kongenitale Formen der Lipodystrophie

Zu den monogenen Störungen der Fettgewebsverteilung gehören die familiäre generalisierte Lipodystrophie (Seip-Berardinelli-Syndrom) und die familiäre partielle Lipodystrophie (FPLD; Köbberling-Dunnigan-Syndrom).

Ätiologie. Die Ätiologie ist weitgehend unklar. Bereits Lawrence hatte im Fehlen des Fettgewebes selbst die Ursache der Erkrankung gesehen. Eine hypothalamische Funktionsstörung (90) wurde ebenso wie ein primärer Zielgewebedefekt der Insulinwirkung diskutiert. Da der Fettverlust bei FPLD-Patienten in der Pubertät auftritt, ist zu vermuten, dass ein geschlechtshormonresponsives Protein des Fettgewebes gestört ist, das sowohl in das postpubertale Wachstum, als auch in die Differenzierung von Unterhautfettgewebe eingreift. Eine kausale Rolle könnte dem therapeutisch angehbaren Mangel an Leptin und möglicherweise anderen adipozytären Zytokinen und Hormonen zukommen (112) sowie einem Adipozyten-Differenzierungsstop, der durch Liganden des PPARγ-Rezeptors behandelbar wäre.

Lipodystrophien vom Typ Köbberling-Dunnigan zeichnen sich durch eine Abnahme bzw. das völlige Fehlen von subkutanem Fettgewebe aus. Die Fettverteilung verändert sich mit Beginn der Pubertät: Während das Fettgewebe im Bereich der Extremitäten, der Glutealregion und des Rumpfs zurückgeht, nimmt es im Gesicht und Nacken zu. Betroffene entwickeln häufig bereits als junge Erwachsene auf dem Boden einer Insulinresistenz einen Diabetes mit Dyslipidämie. Durch Linkage-Analysen konnte der Genlokus 1q21-22 identifiziert werden. Ein Kandidaten-Gen in diesem Bereich ist das LMNA (38), das für Lamin A und C kodiert. Lamine sind Strukturproteine der Kernhülle aus der Familie der intermediären Filamente, einer Klasse zytoplasmatischer Filamente, die sich durch hohe Gewebespezifität auszeichnen und für die normale Zellfunktion von zentraler Bedeutung sind (64). Mutationen im LMNA-Gen gehen in der Tat unter anderem mit dem Phänotyp einer familiären partiellen Lipodystrophie einher (91, 15, 27).

Einteilung. Köbberling und Dunnigan haben in einen umfassenden Übersichtsartikel 2 Arten der FPLD unterschieden (62):

➤ den Typ 1 mit einem auf die Extremitäten beschränkten Verlust subcutanen Fetts,
➤ den Typ 2, der auch den Stamm betrifft.

Klinik. Diabetes, Dyslipidämie und Acanthosis nigricans sind in unterschiedlicher Ausprägung bei einigen, allerdings nicht allen Patienten vorhanden. Beide Typen wurden ausschließlich bei Frauen beobachtet. Aus den Stammbäumen vermuteten die Autoren einen X-chromosomal dominanten Erbgang mit Letalität männlicher hemizygoter Feten. Männliche Patienten werden möglicherweise aber nicht etwa als dysmorph sondern als muskulös betrachtet und damit übersehen. Neuere MRT-Untersuchungen (36) haben den klinischen Eindruck bestätigt, dass bei FPLD-Patienten im Bereich der Extremitäten praktisch kein subkutanes Fett vorhanden ist. Interessanterweise zeigte sich aber, dass die intermuskulären Fettdepots erhalten bleiben. Die gleiche Gruppe (37) hat an 17 männlichen und 22 weiblichen, genotypisch eindeutig charakterisierten FPLD-Patienten aus 8 Familien geschlechtsspezifische phänotypische Unterschiede untersucht.

Hypertonieprävalenz, Fettverteilung und Fettverlustmuster sowie Nüchtern-Insulinkonzentrationen (die Insulinwirkung wurde nicht direkt gemessen) waren bei Männern und Frauen gleich. Dagegen hatten die – deutlich älteren und schlankeren – Frauen (48 vs. 37 Jahre; BMI 23 vs. 27 kg/m^2) häufiger einen Diabetes (50% vs. 18%) sowie eine Atherosklerose (45% vs. 12%). Die medianen Triglyceridkonzentrationen waren noch höher (374 vs. 200 mg/dl [4,25 vs. 2,27 mmol/l]) und die HDL-Cholesterin-Konzentrationen (27 vs. 36 mg/dl [0,70 vs. 0,94 mmol/l]) noch niedriger als bei den Männern. Trotz methodischer Mängel in der Phänotypisierung kommen somit offenbar auch die metabolischen Störungen der Insulinresistenz bei Frauen mit FPLD deutlicher zur Ausprägung, als bei Männern.

Erworbene Formen der Lipodystrophie

Sowohl die generalisierte (Lawrence-Syndrom) als auch die partielle (Barraquer-Simmons-Syndrom) Form der erworbenen Lipodystrophie beginnen – häufig nach fieberhaften Infekten – in der Kindheit. Befallen sind hauptsächlich Mädchen. Der Fettgewebsverlust beginnt im Gesicht und breitet sich über den Hals, die oberen Extremitäten und den Stamm aus. Bei dieser Form wurde wiederholt ein Mangel an C3-Komplement beschrieben.

HIV-1-, proteaseinhibitorinduzierte Lipodystrophie. Bereits kurz nach Einführung der Proteinaseinhibitoren in die antiretrovirale Therapie bei HIV fielen Patienten mit Büffelnacken und normalem Serumcortisol auf (67). Während eine Zunahme des viszeralen Fettgewebes sowie bei Frauen des Brustfetts zu beobachten ist, nimmt das Fettgewebe im Gesicht und an den Extremitäten ab (72). Gleichzeitig tritt gehäuft eine Dyslipidämie auf, die im Gegensatz zur Lipodystrophie offenbar durch einen Wechsel auf nichtnukleosidale Inhibitoren der reversen Transkriptase besserbar ist. Die Ursachen sind weitgehend unklar, insbesondere ist nicht bekannt, ob die Lipodystrophie mit der Grunderkrankung oder der Therapie assoziiert ist. Mögliche Mechanismen werden derzeit in großer Zahl untersucht. Grundsätzlich wird die Zahl der Adipozyten durch Insulin, Steroide und durch PPARγ-Liganden gesteigert und durch Zytokine wie TNF-α reduziert. Konsumierende Prozesse wie HIV gehen mit einer Abnahme der Adipozytenzahl und der Leptinspiegel einher (24), wobei adipozytäre Dedifferenzierung durch Apoptose-Auslösung durch TNF-α eine Rolle spielen dürfte (80). TNF-α ist außerdem in der Lage, die Differenzierung von Präadipozyten zu stoppen, während PPARγ ebenso wie Insulin für die Adipozytendifferenzierung eine zentrale Rolle spielt (84). Insulin greift zudem in die hypothalamische Steuerung von Fettdepots ein. Im Hinblick auf die antiretrovirale Therapie wurde zunächst vermutet, dass die Proteaseinhibitoren aufgrund von Strukturhomologien mit fettstoffwechselrelevanten Enzymen zur Entstehung der Lipodystrophie beitragen. Mittlerweile geht man aber von einer Synergie zwischen Proteaseinhibitoren und nukleosidalen Transcriptaseinhibitoren aus, die im Rahmen ihrer mitochondralen Toxizität zur Lipodystrophie beitragen. (11). Ein weiterer möglicher Mechanismus betrifft die Adipozytokine im Rahmen der Immunrekonstitution.

Diagnose

Klinisches Bild und Verlauf sind für die Diagnose ausschlaggebend: Das fehlende subkutane Fettgewebe lässt Muskulatur und Venen plastischer hervortreten und verleiht den Patienten ein charakteristisches athletisches Aussehen, zumal Körperwachstum und Knochenalterung beschleunigt sind (akromegaloider Gigantismus). Das beschleunigte Wachstum endet jedoch im Gegensatz zur Akromegalie mit der Pubertät. Weiterhin werden Hepatomegalie, Muskelhypertrophie, hypertrophe Kardiomyopathie, vergrößerte Genitalien, Acanthosis nigricans, zentralnervöse Störungen und dichte, lockige Haare als charakteristisch beschrieben.

Unter den laborchemischen Befunden fällt vor allem eine konstante HLP mit vorwiegender Triglyceriderhöhung auf. Auch Cholesterin und Chylomikronen werden vermehrt gefunden. Wohl begünstigt durch die Hyperlipidämie entwickelt sich eine Fettleber, welche später oft in eine Zirrhose übergeht. Der Diabetes weist zahlreiche Charakteristika eines Insulinresistenzsyndroms auf. Die Patienten versterben typischerweise an einem zirrhosebedingten Leberversagen.

Therapie

Eine kausale Therapie war in der Vergangenheit nicht möglich. Vor allem die Insulinresistenz und die Hypertriglyceridämie waren bisher therapierefraktär, sodass sich die Behandlung auf die glykämische Kontrolle und den Versuch einer Lipidsenkung – vorzugsweise mit Fibraten – beschränkte. Zu einer akzeptablen Einstellung der diabetischen Stoffwechsellage sind infolge der massiven Insulinresistenz oft mehrere hundert Einheiten Insulin notwendig, in manchen Fällen sogar 2000–3000 IE. Empfohlen wurde weiterhin eine fettreduzierte Ernährung und eine Ergänzung mittelkettiger Triglyceride. Nach neueren Daten scheinen Thiazolidindione (2) noch die effektivste Therapie zu sein. In einer ersten Studie konnte an 9 jungen Patientinnen (mittleres Alter 26 Jahre; 5 Patienten mit Seip-Berardinelli-Syndrom, 3 mit erworbener generalisierter Lipodystrophie, 1 mit Köbberling-Dunnigan-Syndrom) durch Substitution des Adipozytenhormons Leptin eine dramatische Reduzierung von HbA$_{1c}$ (−1,9% absolut bei gleichzeitiger z. T. massiver Insulindosisreduzierung), Triglyceriden (−60%) und Lebervolumen (−28%) erzielt werden (92). Auch hormonelle Therapien (u. a. Testosteron und Anabolika) scheinen einen günstigen Einfluss auf das Auftreten der Lipodystrophien zu haben. Eine Behandlung mit rekombinantem Wachstumshormon scheint die Stoffwechsel-

und Fettverteilungsstörung ebenfalls günstig beinflussen (89).

Hyperurikämie und Gicht

Definition/Klassifikation

Gicht umfasst eine Reihe von Störungen, die isoliert oder gemeinsam in unterschiedlichen Kombinationen auftreten können. Die typische zeitliche Abfolge beginnt mit der asymptomatischen Hyperurikämie. Eine Hyperurikämie zusammen mit einer anfallsweisen hochakuten Entzündung eines Gelenks (Arthritis urica) markiert ebenso wie die artikuläre und periartikuläre Ansammlung von Uratkristallen in Tophi, die interstitielle Ablagerung von Uratkristallen im Nierenparenchym und die Urolithiasis eine symptomatische Gicht.

Hyperurikämie ist definiert als Plasmaharnsäure über 7,0 mg/dl (420 µmol/l). Dieser Grenzwert ist durch klinische, physikochemische und epidemiologische Daten gestützt. Er wird in der epidemiologischen Literatur von 95% der nicht selektierten Personen unterschritten. Die Löslichkeitsgrenze der Harnsäure im Blut beträgt 6,8 mg/dl (415 µmol/l). Und schließlich steigt das Risiko, an einer symptomatischen Gicht zu erkranken mit der Plasmaharnsäure, während Gichtanfälle bei Werten unter 6,5 mg/dl eine Rarität sind.

Eine Hyperurikämie hat per se keinen Krankheitswert, ist aber der Indikator eines erhöhten Gesamtkörper-Harnsäurebestands, eines erhöhten kardiovaskulären Risikos sowie Hauptmerkmal und Voraussetzung für die Gicht. Damit ist beim Nachweis einer Hyperurikämie zunächst die Suche nach der Ursache angezeigt.

Epidemiologie

Die Häufigkeit der Gicht in der Gesamtbevölkerung wird zwischen 1% und 4% angegeben. Die Häufigkeit der Hyperurikämie als Vorläufer der Gicht liegt bei Männern bei fast 30%, bei Frauen um den Faktor 10 darunter. Die durchschnittliche Harnsäurekonzentration in der Bevölkerung nahm nach dem 2. Weltkrieg bis in die 70er Jahre des vorigen Jahrhunderts stetig zu und bleibt offenbar seither konstant (46).

Ätiologie und Pathogenese

Physiologie des Purinstoffwechsels. Die Harnsäurebildung beträgt etwa 500–700 mg/d. Die anfallende Menge wird durch die Purinsyntheserate, die Reutilisationsrate endogen produzierter Purine sowie Nahrungspurine und die Purinabbaurate bestimmt. Das wesentliche regulatorische Enzym der Purinsynthese ist die Glutamin-Phosphoribosylpyrophosphat(PRPP)-Amidotransferase (GPAT), die die Bildung von 5-Phosphoribosylamin aus PRPP und Glutamin bewirkt (Abb. 33.5). Purinnucleotide (GMP, IMP und AMP) hemmen die GPAT-Aktivität allosterisch, während ein Anstieg des Sub-

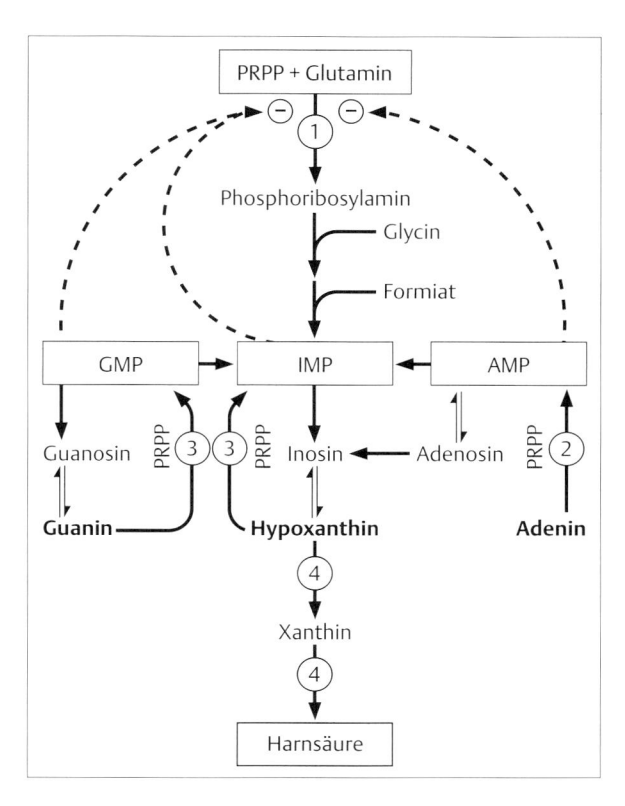

Abb. 33.5 Steuerung des Purinstoffwechsels beim Menschen.
1 = Phosphoribosylpyrophosphat Synthetase (PRPS; EC 2.7.6.1)
2 = Glutamin-Phosphoribosylpyrophosphat-Amidotransferase (GPAT; EC 2.4.2.14)
3 = Adeninphosphoribosyltransferase (APRT; EC 2.4.2.7)
4 = Hypoxanthin-Guanin-Phosphoribosyltransferase (HPRT)
5 = Xanthinoxidase
PRPP = Phosphoribosylpyrophosphat

strats PRPP stimulierend wirkt. Letzteres kann z. B. bei vermehrter Tätigkeit des Pentosephosphatweges wie etwa im Rahmen einer Glykogenose Typ 1 der Fall sein. Die aus dem intrazellulären Abbau sowie durch enterale Resorption anfallenden Purinbasen (Adenin, Guanin, Hypoxanthin) können einerseits zu Harnsäure abgebaut werden, anderseits aber in bestimmten Geweben, in denen wie im Erythrozyten und im Gehirn keine Purinsynthese abläuft, reutilisiert werden. Für die Reutilisation („salvage") stehen 2 Enzyme zur Verfügung:
▶ die Adeninphosphoribosyltransferase (APRT), die unter PRPP-Verbrauch Adenin in AMP umwandelt und durch Adeninnucleotide gehemmt wird,
▶ die Hypoxanthin-Guanin-Phosphoribosyltransferase (PRT), die ebenfalls unter Verbrauch von PRPP Hypoxanthin und Guanin wieder in den Nucleotidstoffwechsel einführt.

Der biologische Purinabbau, an dem alle Organe beteiligt sind, beginnt mit der Umwandlung von Adenosin, Inosin, Hypoxanthin und Guanosin in Xanthin. Dabei wird Adenosin durch Adenosindesaminase in Inosin, Inosin durch Nucleosidphosphorylase in Hypoxanthin und Hypoxanthin wiederum durch Xanthinoxidase in

Xanthin umgewandelt. Durch erneute Oxidation mittels Xanthinoxidase entsteht aus Xanthin schließlich Harnsäure. Guanosin wird durch Einwirkung der Nucleosidpyrophosphorylase in Guanin und Guanin durch die Guanase in Xanthin übergeführt.

Pathogenese der Hyperurikämie. Ein vermehrter Anfall von Harnsäure kann somit auf folgenden Wegen zustande kommen:
- durch eine gesteigerte Purinsynthese aufgrund einer gesteigerten Phosphoribosylpyrophosphat-Synthetase- (PRPS-) Aktivität (z. B. bei angeborener primärer Hyperurikämie, hereditärem Glucose-6-Phosphatase-Mangel bzw. Glykogenose Typ I),
- aufgrund einer Zunahme der PRPP-Amidotransferase-Aktivität (z. B. durch eine angeborene Enzymopathie),
- durch eine verminderte Reutilisation infolge Aktivitätsabnahme bzw. Fehlens der HPRT bzw. APRT (z. B. beim Lesch-Nyhan-Syndrom),
- durch eine Überproduktion von Purinen bei gesteigertem Abbau von Nucleotiden (z. B. bei vermehrtem Zelluntergang im Rahmen einer Leukose, Hämolyse oder Rhabdomyolyse).

Auch bei der durch Fructose und Alkohol induzierten Hyperurikämie liegt ein vermehrter Abbau von präformierten Nucleotiden in der Leber vor, sodass die hepatische Harnsäureproduktion zunimmt (28).

Harnsäureausscheidung. Die Harnsäureausscheidung beträgt täglich etwa 400–500 mg. Das ist etwa 5–10 % der glomerulär filtrierten Harnsäure. Nach der Filtration wird sie im proximalen Tubulus fast vollständig reabsorbiert und gleichzeitig sezerniert (bidirektionaler Urattransport). 80 % der ausgeschiedenen Menge stammen aus der tubulären Sekretion und 20 % aus der glomerulären Filtration (2 % der filtrierten Menge), wobei die Reabsorption konstant ist (49). Eine Harnsäureretention kann deshalb über folgende Mechanismen zustande kommen:
- durch Hemmung der tubulären Sekretion (z. B. durch eine angeborene epitheliale Insuffizienz der Harnsäureelimination),
- durch eine Niereninsuffizienz (87),
- durch Hyperlaktatämie,
- durch eine vermehrte Reabsorption (z. B. im Rahmen von Schwangerschaftstoxikosen; 51),
- durch eine Diuretikatherapie.

Hyperurikämie-Formen. Man unterscheidet eine primäre sowie eine sekundäre Form der Hyperurikämie. Die Letztere liegt bei etwa 5 % aller Hyperurikämien vor. Sie ist meist auf eine Hypoexkretion oder einen vermehrten Abbau endogen anfallender Purine zurückzuführen (Tab. 33.14). Die häufigere primäre Form der Hyperurikämie gehört zu den genetischen Stoffwechselanomalien. Exogene Faktoren fördern die Manifestation. Dabei spielt die Zufuhr purinreicher Nahrung eine wichtige, aber nicht entscheidende Rolle. 75 bis über 90 % der primären Formen sind auf eine Störung der tubulären Harnsäuresekretion (49), der Rest auf eine Steigerung der Purinsynthese zurückzuführen. Tab. 33.15 zeigt die heute bekannten Enzymdefekte bei primärer Hyperurikämie.

Tab. 33.14 Ursachen der sekundären Hyperurikämie

Überproduktion durch Nucleinsäureumsatz ↑	– Psoriasis – Zytostatika – Leukosen – hämolytische Anämien
Überproduktion durch De-novo-Biosynthese ↑	– Glucose-6-phosphatase-Mangel
Ausscheidungshemmung	– Niereninsuffizienz – Blei-, Berylliumvergiftung – Alkohol, Schwangerschaftstoxikose – Ketose – Diuretika – Salicylat

Tab. 33.15 Ursachen der primären Hyperurikämie

Hyperurikämie durch	Ursachen
Überproduktion (20–25 %)	– Phosphoribosylpyrophosphat-Synthetase (PRPS) ↑ – Glutamin-Phosphoribosylpyrophosphat Amidotransferase (GPAT) ↑ – Xanthinoxidase ↑ – Hypoxanthin-Guanin-Phosphoribosyl-Transferase ↓ – Adenin-6-phosphoribosyltransferase ↓ (Lesch-Nyhan) – tubuläre Sekretion ↓
Ausscheidungshemmung (75–80 %)	

Klinik

Bei vielen Patienten mit einer primären Hyperurikämie findet sich eine Kohlenhydratstoffwechselstörung, bei 10 % ein manifester Diabetes mellitus. Daneben besteht bei über 50 % ein Übergewicht und bei 15–25 % eine HLP. 70 % der Gichtpatienten sind übergewichtig, 50 % haben eine Fettstoffwechselstörung, 30 % eine Kohlenhydratstoffwechselstörung und davon die Mehrzahl einen manifesten Typ-2-Diabetes. In zahlreichen epidemiologischen Untersuchungen korreliert das Gewicht mit der Harnsäurekonzentration im Serum. Noch stärker als mit dem Gewicht ist die Hyperurikämie jedoch mit der stammbetonten Fettverteilung, den Triglyceriden und dem Blutdruck vergesellschaftet (17).

Wegen der häufigen Kombination koronarer Risikofaktoren – in 40–80 % kommt noch eine arterielle Hypertonie hinzu – haben Patienten mit Hyperurikämie oder Gicht gegenüber gesunden Gleichaltrigen ein 9–11fach höheres Risiko, an einer koronaren Herzerkrankung, und ein 10fach höheres Risiko, an einem Schlaganfall zu erkranken. Tatsächlich tritt der Tod in 60 % der Fälle durch Komplikationen einer Atherosklerose ein. Darüber hinaus wird der Gichtkranke auch häufiger von renalen Komplikationen betroffen. So treten Uratablagerungen in der Niere bei 80%, interstitielle Entzündungen bei 75%, vaskuläre Veränderungen bei 50% und Nephrolithiasis bei ca. 40% aller Gichtpatienten auf. Da sehr viele Gichtpatienten auch gleichzeitig einen Diabetes und eine Hypertonie haben, dürften auch diese Nierenerkrankungen nur teilweise durch die Gicht bedingt sein.

Diagnose

Anamnese. Eine Hyperurikämie bzw. eine sich entwickelnde Gicht sollte so frühzeitig wie möglich diagnostiziert werden. Bei der Anamneseerhebung ist das familiäre Auftreten von Gicht, Nierensteinen, Hypertonie, Herzinfarkt, Schlaganfall, Typ-2-Diabetes und Hyperlipidämie zu erfragen. Ist der Patient selbst übergewichtig oder von einer der genannten Erkrankungen betroffen, ist dies ein weiterer Grund, die Plasmaharnsäurewerte zu bestimmen. Im Weiteren ist nach Faktoren zu fahnden, die eine sekundäre Hyperurikämie auslösen können (Nierenerkrankungen, Alkoholabusus, Einnahme von Diuretika).

Körperlicher Befund. Gesichert ist die Diagnose, wenn der Patient den typischen Schmerzanfall mit Rötung und Schwellung eines Gelenks schildert (bevorzugt Großzehengrundgelenk, ferner Sprunggelenk, Kniegelenk oder Handgelenk). Dabei beginnt die Gicht immer als Monarthritis. Selten kommt nach einem Intervall ein 2. Gelenk hinzu. Ansprechen des Anfalls auf Colchicin ist ebenfalls für eine Gicht beweisend. Da ein Gichtanfall nicht immer typisch verläuft, sollte stets nach schmerzarmen Gelenkschwellungen und dem vorübergehenden Auftreten von „Rheuma" gefragt werden. Neben einem Übergewicht, dem Blutdruck, dem Herz- und Gefäßstatus sowie einer etwaigen Pyelonephritis sind beim Erheben des körperlichen Befundes besonders Gelenkveränderungen zu beachten. Pathognomonisch sind subkutane Harnsäureablagerungen in Form von Gichttophi, besonders an der Helix des Ohres und in Schleimbeuteln.

Labor. Wichtigste Laboruntersuchung ist die Bestimmung der Plasmaharnsäure. Dabei ist zu berücksichtigen, dass Medikamente und diätetische Maßnahmen den Messwert beeinflussen können. Dauermedikation, Ess- und Trinkgewohnheiten sollten jedoch beibehalten werden. Die an einem großen Kollektiv erhobenen Normalwerte für die Plasmaharnsäure liegen für Männer bei 4,9 ± 1,4 mg/dl (290 ± 80 µmol/l), für Frauen bei 4,2 ± 1,2 mg/dl (250 ± 70 µmol/l; 71). Beweisend für die Gicht sind Kristalle in der Synovialflüssigkeit eines befallenen Gelenks oder im Punktat eines Tophus, die mit einem Tropfen Salpetersäure erhitzt eine charakteristische Rotfärbung (positive Murexidprobe) zeigen. Da bei einem relevanten Prozentsatz der Gichtkranken eine Nephropathie auftritt, muss auch die Nierenfunktion und der Harnstatus überprüft und ggf. eine Bakterientestung durchgeführt werden. Zum Ausschluss einer begleitenden Fett- bzw. Kohlenhydratstoffwechselstörung ist eine Lipidanalytik sowie ein oraler Glucosetoleranztest indiziert.

Therapie und Prävention

Ernährungstherapie. Ziel der Therapie ist die Beschwerdefreiheit, andererseits aber auch die Vermeidung von Organschäden. Jede Hyperurikämie sollte mit ernährungstherapeutischen Maßnahmen behandelt weren. Dies ist umso mehr erforderlich, wenn eine familiäre Disposition zur Gicht besteht und gleichzeitig eine Glucoseintoleranz, ein Diabetes mellitus oder eine Dyslipidämie vorliegt, was im Rahmen des metabolischen Syndroms sehr häufig der Fall ist. Da die meisten Patienten mit Hyperurikämie übergewichtig sind, ist die ideale Ernährung eine leicht hypokalorische Kost. Die Ernährung sollte aber vor allem purinarm sein, wobei der Puringehalt pro Portion entscheidend ist und nicht derjenige pro Gewichtseinheit (Tab. 33.**16**). Es wird in „streng purinarme" (< 150 mg Harnsäure/d) und „purinarme" (< 300 mg Harnsäure/d) Ernährungsregime unterschieden, wobei die Verwendung von Tabellen und eine kompetente Aufklärung und Schulung unverzichtbar ist. Auf Innereien und bestimmte Fischarten wie Ölsardinen, Sardellen und Hering sollte verzichtet, der mittlere Fleischverzehr auf 150 g/d beschränkt werden. Auch Alkohol als häufigster Auslöser eines Gichtanfalls ist auf ein Mindestmaß zu beschränken. Alkohol steigert die Pro-

Tab. 33.16 Harnsäuregehalt verschiedener Nahrungsmittel

Nahrungsmittel	Harnsäure (mg)		
	pro 100 g	pro 100 kcal (420 kJ)	pro Portion
Innereien z. B. Leber, Niere, Kalbsbries	200–1200	185–910	250–1500
Fleisch, z. B. Rind-, Schweine-, Kalbfleisch, Geflügel	90–140	40–80	112–210
Fleischextrakt	3500	950	350
Fisch purinarm: z. B. Forelle, Kabeljau	120–170	150–210	180–255
purinreich: z. B. Anchovis, Ölsardinen	210–350	90–280	270–438
Gemüse und Obst purinarm: z. B. Kopfsalat, Rosenkohl	10–30	30–100	20–60
purinreich: z. B. Spinat, Spargel	30–185	50–350	60–435
Zucker, Reis und Mehlprodukte	0–40	0–15	0–12,5
Molkereiprodukte	0–1	0–1	0–1
Getränke Vollbier	15	34	75 (500 ml)
Wein/Kaffee	0	0	0

duktion und hemmt die Ausscheidung der Harnsäure. Bier ist zudem reich an Purinen, während ein Glas Wein zur Hauptmahlzeit gestattet werden kann. Milch und Eier sind praktisch purinfrei, deren Verzehr unterliegt allerdings durch den Fett- und Cholesteringehalt evidenten Beschränkungen. Purine in Kaffee und Tee brauchen nicht berücksichtigt zu werden, da sie nicht zu Harnsäure abgebaut werden können. Wird eine Reduktionskost mit weniger als 1000 kcal (4200 kJ) eingehalten, sollte die Harnsäure regelmäßig kontrolliert und evtl. vorübergehend medikamentös gesenkt werden.

Medikamentöse Therapie. Eine zusätzliche medikamentöse Therapie ist im Sinne einer Sekundärprävention bei symptomatischer Gicht mit Arthritis urica oder Uratnephrolithiasis obligat. Auch in der asymptomatischen („interkritischen") Phase nach dem akuten Gichtanfall ist eine medikamentöse Dauerbehandlung in der Regel angezeigt, spätestens aber nach dem ersten Gichtanfall-Rezidiv, bei chronisch tophöser Gicht sowie bei Arthritis und Nephrolithiasis. Der Nutzen einer medikamentösen Primärprävention der asymptomatischen Hyperurikämie ist dagegen nur im Hinblick auf die akute Uratnephropathie gesichert. Die meisten Personen mit Hyperurikämie entwickeln nie eine Gicht. Vor dem ersten Anfall sind weder strukturelle Nierenveränderungen noch Tophi nachweisbar. Das Risiko einer Nephrolithiasis oder einer Niereninsuffizienz ist nicht eindeutig mit der Hyperurikämie verknüpft. Und schließlich ist Hyperurikämie kein etablierter kardiovaskulärer Risikofaktor, sondern allenfalls ein Indikator. Daraus folgt, dass die Indikation zur medikamentösen Primärprävention der asymptomatischen Hyperurikämie zurückhaltend und individuell zu stellen ist. Sie kann ab einer wiederholt gemessenen Harnsäure über 9 mg/dl (540 μmol/l), vor allem bei zusätzlicher familiärer Belastung erwogen werden.

Mittel der Wahl sind der Xanthinoxidasehemmer Allopurinol und/oder das Urikosurikum Benzbromaron (Tab. 33.17). Probenecid und Sulfinpyrazon spielen heute keine Rolle mehr. Therapieziel ist ein dauerhafter Plasmaspiegel von etwa 5,5 mg/dl (330 μmol/l), um bei einem Konzentrationsgradienten zwischen Blut und Gewebe von 5 : 1 die im Gewebe bereits ausgefallene Harnsäure zu mobilisieren. Es sind eine Reihe von Nebenwirkungen, Wechselwirkungen und Gegenanzeigen zu berücksichtigen, wobei gastrointestinale Störungen und Hautreaktionen im Vordergrund stehen. Besonders zu beachten ist, dass die Urikosurika bei Nierenfunktionsstörungen, Nephrolithiasis oder einer Gichtniere nicht verwendet werden dürfen. Um eine große Harnsäureausscheidung mit Ausfall von Uraten in der Niere zu umgehen, wird der Harnsäurespiegel zunächst mit Xanthinoxidasehemmern gesenkt, bevor die Therapie mit einem Urikosurikum eingeleitet wird. Ist bei mangelndem Erfolg zusätzlich ein Urikosurikum erforderlich, muss auf eine ausreichende Trinkmenge (mindestens 2 l/d) geachtet und der Urin-pH mit einem Citratgemisch auf einen Wert zwischen 6,4 und 6,8 eingestellt werden. Bei der handelsüblichen Kombination aus 100 mg Allopurinol und 20 mg Benzbromaron kann die gesteigerte Flüssigkeitszufuhr sowie die Alkalisierung des Urins entfallen, was die Behandlung vereinfacht und die Compliance steigert, ansonsten aber keine Vorzüge gegenüber der Monotherapie bietet. Der akute Gichtanfall wird entweder mit Colchicin oder mit nichtsteroidalen Antirheumatika behandelt. In den ersten 4 Stunden wird stündlich 1 mg Colchicin verabreicht, dann alle 2 Stunden 0,5–1 mg bis zu einer Maximaldosis von 8 mg/d. Sistieren die Beschwerden nicht innerhalb von 24 Stunden, können Corticosteroide (30–50 mg Prednisolon für 2–3 Tage) gegeben werden. Anschließend an die Behandlung eines Anfalls sollte im-

Tab. 33.17 Medikamentöse Therapie der Hyperurikämie und der Gicht

Medikament	Wirkung	Dosierung	Nebenwirkung	Wechselwirkung	Gegenanzeige
Allopurinol	Harnsäurebildung ↓	300 mg/d	Magen-Darm-Beschwerden, Hypersensitivitätsreaktionen, Vaskulitis, Hautreaktionen	Toxizität von Azathioprin ↑; Wirkung von Cumarinen ↑	Gravidität, Stillperiode, Allopirinol-Allergie
Benzobromaron	Harnsäureausscheidung ↑	100 mg/d	Durchfälle, Nausea, Harndrang		Nierenfunktionsstörung, Nephrolithiasis, Gichtniere
Colchicin	Kupierung des Anfalls ab Anfallsbeseitigung	anfangs 1 mg/h, dann alle 2 h 0,5–1 mg bis max. 8 mg/d 1–4 mg/d	Übelkeit, Durchfälle, Muskellähmung, Tenesmen, Oligurie, Leukopenie, Hautveränderungen		gebärfähige Frauen, Schwangerschaft
Indometacin	Kupierung des Anfalls, allein oder unterstützend	100 mg in 4 h, max. 300 mg/d	Magen-Darm-Beschwerden, Kopfschmerzen, Schwindel, psychische Störungen, Retinaveränderungen	Wirkung von Cumarinen ↑	Magen-Darm-Geschwüre, unter 14 Jahren, Allergie

mer eine Anfallsprophylaxe mit 2- bis 3-mal täglich 0,5 mg Colchicin durchgeführt werden. Dies gilt auch während des Übergangs auf die oben beschriebene Dauertherapie.

Der Gichtanfall kann auch mit nichtsteroidalen Antirheumatika, vorzugsweise Indometacin kupiert werden, wobei meist 100 mg 4-stündlich bis maximal 400 mg/d ausreichen (Tab. 33.**17**). Unter konsequenter Behandlung werden Gichtpatienten schnell beschwerdefrei; es gibt praktisch keine Therapieversager. Leider unterbrechen viele Patienten ihre medikamentöse Behandlung, sobald sie beschwerdefrei sind, und nach wenigen Jahren ist erneut so viel Harnsäure abgelagert, dass es wieder zu Gichtanfällen kommt. Nach häufigeren Gichtanfällen entwickelt sich eine chronische Gicht mit Gelenkveränderungen, Gichtniere sowie Gichtgeschwüren, wobei die letzteren gerade in Kombination mit einem Diabetes mellitus größte therapeutische Schwierigkeiten bereiten können.

Literatur

1 Andersen JM, Turley SD, Dietschy JM. Low and high density lipoproteins and chylomicrons as regulators of rate of cholesterol synthesis in rat liver in vivo. Proc. nat. Acad. Sci. 1979; 67: 163.
2 Arioglu E, Duncan-Morin J, Sebring N,et al. Efficacy and safety of troglitazone in the treatment of lipodystrophy syndromes. Ann Intern Med. 2000;133:263–74.
3 Assmann G, Cullen P, Schulte H. Simple scoring scheme for calculating the risk of acute coronary events based on the 10-year follow-up of the prospective cardiovascular Munster (PROCAM) study. Circulation. 2002;105:310–5.
4 Bagdade JD, Buchanan WE, Kuusi T, et al. Persistent abnormalities in lipoprotein composition in non-insulin-dependent diabetes after intensive insulin therapy. Arteriosclerosis 1990;10: 232–39.
5 Baggio, A., E. Manzato, C. Gabelli, et al. Apolipoprotein C-II deficiency syndrome. Clinical features, lipoprotein characterization, lipase activity and correction of hypertriglyceridemia after apolipoprotein C-II. Administration in two affected patients. J. clin. Invest. 1986; 77: 520–527.
6 Bandisode MS, Boshell BR: Hypocholesterolemic activity of colestipol in diabetes. Curr. ther. Res. 1987; 18: 276–284.
7 Bernstein RM, Davis BM, Olefsky GM et al. Hepatic insulin responsiveness in patients with endogenous hypertriglyceridaemia. Diabetologia 1978;142–49.
8 Bilheimer DW, Grundy SM, Brown MS, et al. Mevinolin and colestipol stimulate receptor-mediated clearance of low density lipoprotein from plasma in familial hypercholesterolemia heterozygotes. Proc. nat. Acad. Sci. 1983; 80: 142–128.
9 Blankenhorn DH, Nessim SA, Johnson RL, et al. Beneficial effects of combined colestipol-niacin therapy on coronary atherosclerosis and coronary venous bypass grafts. J. Amer. med. Ass. 1987;257: 3233–40.
10 Breckenridge WC, Connelly PW, Little JA. Apolipoprotein C-II variants in apolipoprotein C-II-deficiency. Atherosclerosis 1986; 7: 235–238.
11 Brinkmann K, Smeitink JA, Romijn JA et al. Mitochondrial toxicity induced by nucleosid-analogue reverse-transcriptase inhibitors is a key factor in the pathogenesis of antiretroviral-therapy-related lipodystrophy. Lancet 1999;354: 1112–15.
12 Brown BG, Zhao XQ, Chait A, et al. Simvastatin and niacin, antioxidant vitamins, or the combination for the prevention of coronary disease. N Engl J Med 2001;345:1583–92.
13 Brown MS, Kovanen PT, Goldstein JL. Regulation of plasma cholesterol by lipoprotein receptors. Science 1981;212: 628–635.
14 Canner PL, Berge KG, Wenger NK, et al. Fifteen year mortality in Coronary Drug Project patients: long-term benefit with niacin. J Am Coll Cardiol. 1986; 8: 1245–55.
15 Cao H, Hegele RA. Nuclear lamin A/C R482Q mutation in Canadian kindreds with Dunnigan-type familial partial lipodystrophy. Hum. Molec. Genet. 2000; 9:109–112
16 Chait A, Robertson HT, Brunzell JD. Chylomicronemia syndrome in diabetes mellitus. Diabet. Care 1979;4:343–353.
17 Cigolini M, Targher G, Tonoli M, et al. Hyperuricaemia: relationships to body fat distribution and other components of the insulin resistance syndrome in 38-year-old healthy men and women.Int J Obes Relat Metab Disord. 1995;19:92–6.
18 Curtiss LK, Witztum JL. Plasma apolipoproteins A-I, A-II, B, C-I and E are glycosylated in hyperglycaemic diabetic subjects. Diabetes 1985;34:452–461.
19 Davoren PM, Kelly W, Gries FA, et al. Long-term effects of a sustained-release preparation of acipimox on dyslipidemia and glucose metabolism in non-insulin-dependent diabetes mellitus. Metabolism 1998;47:250–6.
20 Diabetes Atherosclerosis Study Investgiators: Effect of fenofibrate on progression of coronary-artery disease in type 2 diabetes. The Diabetes Atherosclerosis Intervention Study, a randomized study. Lancet. 2001;357:905–10.
21 Dietschy JM. LDL cholesterol: its regulation and manipulation. Hosp. Pract. 1990;33:67–68.
22 Downs JR, Clearfield M, Weis S, et al. Primary prevention of acute coronary events with lovastatin in men and women with average cholesterol levels: results of AFCAPS/TexCAPS. Air Force/Texas Coronary Atherosclerosis Prevention Study. JAMA. 1998;279:1615–22.
23 Eisenberg S. Role of fibric acids in the management of hyperlipidemia. Curr. Opin. Lipidol. 1990;1:34–38.
24 Estrada V, Serrano-Rios M, Martinez Larrad MT, et al. Leptin and adipose tissue maldistribution in HIV-infected male patients with predominant fat loss treated with antiretroviral therapy. J Acquir Immune Defic Syndr 2002;29:32–40.
25 Expert Panel on detection, evaluation, and treatment of high blood cholesterol in adults. (Adult treatment panel III). Third report of the National Cholesterol Education Program (NCEP). Final Report. Circulation 2002;106:3143–3421.
26 Forman BM, Chen J, Evans AM. Hypolipidemic drugs, polyunsaturated fatty acids, and eicosanoids are ligands for peroxisome proliferator-activated receptors alpha and delta. Proc Natl Acad Sci. 1997;94:4312–17.
27 Flier JS. Pushing the envelope on lipodystrophy. Nature Genet. 2000;24:103–104.
28 Fox IH. Purine ribonucleotide catabolism: clinical and biochemical significance. Nutr. Metabol. 1974;16:65.
29 Fredrickson DS, Goldstein JL, Brown MS. In: Stanbury JB, Wyngarden T, Fredrickson DS, eds. The Metabolic Basis of Inherited Disease. McGraw-Hill, New York 1972:604.
30 Freeman DJ, Norrie J, Sattar N, et al. Pravastatin and the development of diabetes mellitus: evidence for a protective treatment effect in the West of Scotland Coronary Prevention Study. Circulation. 2001;103:357–62.
31 Friday KE, Childs MT, Tsunehara CH, et al. Elevated plasma glucose and lowered triglyceride levels from omega-3 fatty acid supplementation in type-2-diabetes. Diabet. Care 1989;12: 276–81.
32 Furman RH, Howard RP, Brusco OJ, et al. Effects of medium chain length triglyceride (MCT) on serum lipids and lipoproteins in familial hyperchylomicronemia (dietary fat-in-

duced lipemia) and dietary carbohydrate-accentuated lipemia. J. Lab. clin. Med. 1965;66:912–926.
33 Garg A, Grundy SM. Lovastatin for lowering cholesterol levels in non- insulin-dependent diabetes mellitus. New Engl. J. Med. 1988;318:81–86.
34 Garg A, Grundy SM. Treatment of dyslipidemia in patients with NIDDM. Diabet. Metab. Rev. 1995;3:433–455.
35 Garg A, Grundy SM. Nicotinic acid may not be first line therapy for dyslipidemia in non-insulin-dependent diabetes mellitus (NIDDM). Clin. Res. 1989;37:449A.
36 Garg A, Peshock RM, Fleckenstein JL. Adipose tissue distribution pattern in patients with familial partial lipodystrophy (Dunnigan variety).J Clin Endocrinol Metab. 1999;84:170–4.
37 Garg A, Vinaitheerthan M, Weatherall PT, et al. Phenotypic heterogeneity in patients with familial partial lipodystrophy (Dunnigan variety) related to the site of missense mutations in lamin A/C gene. J. Clin. Endocr. Metab. 2001;86:59–65.
38 Genschel J, Schmidt HH. Mutations in the LMNA gene encoding lamin A/C. Hum. Mutat. 2000;16:451–59.
39 Ginsberg HN. Lipoprotein physiology in nondiabetic and diabetic states. Diabet. Care 1991;14:839–855.
40 Ginsberg HN, Le NA, Goldberg IJ, et al. Apolipoprotein B metabolism in subjects with deficiency of apolipoprotein C-III and A-I: evidence that apolipoprotein C-III inhibits catabolism of triglyceride-rich lipoproteins by lipoprotein lipase in vivo. J. clin. Invest. 1986;78:1287–1295.
41 Glomset JA, Norum KR. The metabolic role of lecithin: cholesterol- acyltransferase: perspectives from pathology. Adv. Lipid Res. 1973;11: 1
42 Goldberg RB, Mellies MJ, Sacks FM,et al. Cardiovascular events and their reduction with pravastatin in diabetic and glucose-intolerant myocardial infarction survivors with average cholesterol levels: subgroup analyses in the cholesterol and recurrent events (CARE) trial.The Care Investigators. Circulation. 1998;98:2513–9.
43 Goldstein JL, Hazzard WR, Schrott HG, et al. Hyperlipidemia in coronary heart disease. III. Evaluation of lipoprotein phenotypes of 156 genetically defined survivors of myocardial infarction. J. clin. Invest. 1973;52:1533–1543.
44 Gotto AM, Pownall HJ, Havel RA. Introduction to the plasma lipoproteins. Meth. in Enzymol. 1986;128:3–40.
45 Green PHR, Glickman RM. Intestinal lipoprotein metabolism. J. Lipid Res. 1981;22:1153–1573.
46 Gresser U, Gathof B, Zönner N. Uric acid levels in Southern Germany 1989. A comparison with studies from 1962, 1971 and 1984. Klin Wochenschr 1990;68:1222–28.
47 Grundy SM, Denke MA. Dietary influences on serum lipids and lipoproteins. J. Lipid Res. 1990;31:1149–1172.
48 Grundy SM, Mok HYI, Zech L, Berman M. Influence of nicotinic acid on metabolism of cholesterol and triglycerides in man. J. Lipid Res. 1982;22:24–36.
49 Gutman AB, Yü TF, Berger L. Tubular secretion of urate in man. J. clin. Invest. 1959;38:177–8.
50 Haffner SM, Alexander CM, Cook TJ et al. Reduced coronary events in simvastatin-treated patients with coronary heart disease and diabetes or impaired fasting glucose levels: subgroup analyses in the Scandinavian Simvastatin Survival Study. Arch Intern Med. 1999;159:2661–7.
51 Handler JS. The role of lactid acid in the reduced excretion of uric acid in toxemia of pregnancy. J. clin. Invest. 1960;39:1526.
52 Hanefeld M, Schmechel H, Julius U, et al. The DIS Group: Five-year incidence of coronary heart disease related to major risk factors and metabolic control in newly-diagnosed non-insulin-dependent diabetes. The Diabetes Intervention Study (DIS). Nutr. Metab. cardiovasc. Dis. 1991;1:135–140.
53 Havel RJ, Kane JP, Balasse EO, et al. Splanchnic metabolism of free fatty acids and production of triglycerides of very low density lipoproteins in normoglyceridaemic and hypertriglyceridaemic humans. J. clin. Invest. 1970;49:2017.
54 Herrmann W, Biermann J, Ratzmann KP, et al. Zur Wirkung von Fischölkonzentrat auf das Lipoproteinprofil bei Patienten mit Diabetes mellitus Typ 2. Med. Klin. 1992;87:12–15.
55 Heyden S, Heiss G, Bartel AG, et al. Sex differences in coronary mortality among diabetics in Evans County, Georgia. J. chron. Dis. 1980;33: 265–273.
56 Howard BV, Reitman JS, B. Vasquez B, et al. Very-low-density lipoprotein triglyceride metabolism in non-insulin-dependent diabetes mellitus: relationship to plasma insulin and free fatty acids. Diabetes 1983;32:271–276.
57 Hwu CM, Kwok CF, Chen HS et al.Lack of effect of simvastatin on insulin sensitivity in Type 2 diabetic patients with hypercholesterolaemia: results from a double-blind, randomized, placebo-controlled crossover study. Diabet Med. 1999;16:749–54.
58 International Task Force for Prevention of Coronary Heart Disease: Scientific background and new guidelines. Recommendations of the European Atherosclerosis Society. Nutr. Metab. cardiovasc. Dis. 1992;2:113–156.
59 Johansson J, Olsson AG, Bergstrand L,et al. Lowering of HDL_{2b} by probucol partly explains the failure of the drug to affect femoral atherosclerosis in subjects with hypercholesterolemia. A Probucol Quantitative Regression Swedish Trial (PQRST) Report. Arterioscler Thromb Vasc Biol 1995;15:1049–56.
60 Jula A, Marniemi J, Huupponen R, et al. Effects of diet and simvastatin on serum lipids, insulin, and antioxidants in hypercholesterolemic men: a randomized controlled trial. JAMA 2002;287:598–605.
61 Kobayashi M, Shigeta Y, Hirata Y, et al. Improvement of glucose tolerance in NIDDM by clofibrate: randomized double-blind study. Diabet. Care 1988;11:495–499.
62 Köbberling J, Dunnigan mg. Familial partial lipodystrophy: two types of an X linked dominant syndrome, lethal in the hemizygous state. J. Med. Genet.1986; 23:120–7.
63 Koskinen P, Mänttäri M, Manninen V, Huttunen JK, Heinonen OP, Frick MH. Coronary heart disease incidence in NIDDM patients in the Helsinki Heart Study. Diabet. Care 1992;15:820–825.
64 Krohne G, Benavente R. The nuclear lamins: a multigene family of proteins in evolution and differentiation. Exp. Cell Res. 1986;162:1–10
65 Lahdenperä S, Syvänne M, Kahri J, Taskinen MR. Regulation of low- density lipoprotein particle size distribution in NIDDM and coronary disease: importance of serum triglycerides. Diabetologia 1996;39:453–461.
66 Lawrence RD. Lipodystrophy and hepatomegaly with diabetes, lipemia, and other metabolic disturbances. A case throwing new light on the action of insulin. Lancet 1946/I, 724–733.
67 Lo JC, Mulligan K, Tai VW, et al. „Buffalo hump" in men with HIV-1 infection. Lancet 1998;351:867–70.
68 Löwel H, Dinkel R, Hörmann A, Stieber J, Görtler E. Herzinfarkt und Diabetes. Diabet. Stoffw. 1996;5:19–33.
69 Mahley RW. Apolipoprotein E: cholesterol transport protein with expanding role in cell biology. Science 1988;240:622–630.
70 Mann WA, Gregg RE, Sprecher DL, Brewser HB. Apolipoprotein E1-Harrisburg: a new variant of apolipoprotein E dominantly associated with type III hyperlipoproteinemia. Biochim. biophys. Acta 1989;1005:239.
71 Mikkelsen WM, Drage HJ, Valkenburg H. The distribution of serum uric acid values in a population unselected as to gout

or hyperuricaemia: Tecumseh, Michigan 1959–1960. Amer. J. Med. 1965;39:242.
72 Miller KD, Jones E, Yanovski JA, et al. Visceral abdominal-fat accumulation associated with use of indinavir. Lancet 1998;351:871–75.
73 MRC/BHF Heart Protection Study of cholesterol-lowering with simvastatin in 20536 high-risk individuals: a randomised placebo-controlled trial. Lancet 2002;360:7–22.
74 Olefsky JM, Farquhar JW, Reaven GM. Reappraisal of the role of insulin in hypertriglyceridaemia. Amer. J. Med. 1974;57:551.
75 Oral EA, Shima V, Ruiz E, et al. Leptin replacement therapy for lipodystrophy. New Engl. J. Med. 2002;346:570–78.
76 Orchard T J. Dyslipoproteinemia and diabetes. Endocrinol. Metab. Clin. N. Amer. 1990;90:361–380.
77 Pajunen P, Nieminen MS, Taskinen MR, et al. Quantitative comparison of angiographic characteristics of coronary artery disease in patients with noninsulin-dependent diabetes mellitus compared with matched nondiabetic control subjects. Am J Cardiol. 1997;80:550–6.
78 Pajunen P, Taskinen MR, Nieminen MS, et al. Angiographic severity and extent of coronary artery disease in patients with type 1 diabetes mellitus. Am J Cardiol. 2000;86:1080–5.
79 Pietri A, Dunn F, Raskin P. The effect of improved diabetic control on plasma lipid and lipoprotein levels: a comparision of conventional therapy and continuous subcutaneous insulin infusion. Diabetes 1980; 29,1001–5.
80 Prins JB, Walker NI, Winterford CM, et al. Human adipocyte apoptosis occurs in malignancy. Biochem Biophys Res Commun 1994;205:625–30.
81 Pyörälä K, Petersen TR, Kjekshus J, Faergmann O, Olsson AG, Thorgeirsson G. Cholesterol lowering with simvastatin improves prognosis of diabetic patients with coronary heart disease. A subgroup analysis of the Scandinavian Simvastatin Survival Study (4S). Diabet. Care 1997;20: 614–620.
82 Randle PJ, Garland PB, Hales CN. The glucose fatty-acid cycle. Its role in insulin sensitivity and the metabolic disturbances of diabetes mellitus. Lancet 1963;I:785–789
83 Reaven GM, Chen YD. Role of insulin in regulation of lipoprotein metabolism in diabetes. Diabet. Metab. Rev. 1988;4:639–652.
84 Rosen ED, Sarraf P, Troy AE, et al. PPARgamma is required for the differentiation of adipose tissue in vivo and in vitro. Mol Cell 1999;4:611–17.
85 Rubins HB, Robins SJ, Collins D, et al. Gemfibrozil for the secondary prevention of coronary heart disease in men with low levels of high-density lipoprotein cholesterol. New Engl. J. Med. 1999; 341:410–8.
86 Sacks FM, Rouleau JL, Moye LA, Pfeffer MA, Warnica JW, Arnold MO. Cholesterol and recurrent events (CARE) trial of secondary prevention in patients with average serum cholesterol levels. Amer. J. Cardiol. 1996;75:621–623.
87 Sarre H, Mertz DP. Sekundäre Gicht bei Niereninsuffizienz. Klin. Wschr. 1965;43:1134
88 Schleicher, E., T. Deufel, O. W. Wieland: Non-enzymatic glycosylation of human serum lipoproteins. FEBS Letters 129 (1981) 1–4.
89 Schwarz JM, Mulligan K, Lee J, et al. Effects of recombinant human growth hormone on hepatic lipid and carbohydrate metabolism in HIV-infected patients with fat accumulation. J Clin Endocrinol Metab. 2002;87:942.
90 Seip M. Lipodystrophy and gigantism with associated endocrine manifestations: a new diencephalic syndrome? Acta paediat. 1959;48:555.
91 Shackleton S, Lloyd DJ, Jackson SNJ, et al. LMNA, encoding lamin A/C, is mutated in partial lipodystrophy. Nature Genet. 2000;24:153–156.
92 Sniderman AD, Scantlebury T, Cianflone K. Hypertriglyceridemic hyperapoB: the unappreciated atherogenic dyslipoproteinemia in type 2 diabetes mellitus. Ann Intern Med. 2001;135:447–59.
93 Sparks CE, Sparks JD, Bolognino M, et al. Insulin effects on apolipoprotein B lipoprotein synthesis and secretion by primary cultures of rat hepatocytes. Metabolism 1986;35:1128–1135.
94 Speckman RA, Garg A, Du F, et al. Mutational and haplotype analyses of families with familial partial lipodystrophy (Dunnigan variety) reveal recurrent missense mutations in the globular C-terminal domain of lamin A/C. Am. J. Hum. Genet. 2000;66:1192–1198.
95 Staels B, Dallongeville J, Auwerx J, et al. Mechanism of action of fibrates on lipid and lipoprotein metabolism. Circulation. 1998;98:2088–93.
96 Stern MP, Patterson JK, Haffner SM, Hazuda HP, Mitchell BD. Lack of awareness and treatment of hyperlipidemia in type 2 diabetes in a community survey. J. Amer. med. Ass. 1989;262:360–4.
97 Streicher R, Kotzka J, Müller-Wieland D, et al. SREBP-1 mediates activation of the low density lipoprotein receptor promoter by insulin and insulin-like growth factor-I. J Biol Chem. 1996;271:7128–33.
98 Tall AR. Plasma high density lipoproteins. Metabolism and relationship to atherogenesis. J. clint. Invest. 1990;86:379–384.
99 Taskinen MR, Nikkilä EA. Nocturnal hypertriglyceridemia and hyperinsulinemia following moderate evening intake of alcohol. Acta med. scand. 1977;202:173–7.
100 Taskinen MR, Nikkilä EA. Lipoprotein lipase activity of adipose tissue and skeletal muscle in insulin-deficient human diabetes: relation to high-density and very-low-density lipoproteins and response to treatment. Diabetologia 1979;17:351–6.
101 Taskinen MR. Lipoprotein lipase in diabetes. Diabet. Metab. Rev. 1987;3:551–570.
102 Taskinen MR. Pathogenesis of dyslipidemia in type 2 diabetes. Exp Clin Endocrinol Diabetes 2001;109:180–8.
103 Tenkanen L, Mänttäri M, Manninen V. Some coronary risk factors related to the insulin resistance syndrome and treatment with gemfibrocil – experience from the Helsinki Heart Study. Circulation 1995;92:1779–85.
104 The BIP Study Group. Secondary prevention by raising HDL cholesterol and reducing triglycerides in patients with coronary artery disease: the Bezafibrate Infarction Prevention (BIP) study. Circulation. 2000;102:21–7.
105 The Diabetes Atorvastin Lipid Intervention (DALI) Study Group. The effect of aggressive versus standard lipid lowering by atorvastatin on diabetic dyslipidemia: the DALI study: a double-blind, randomized, placebo-controlled trial in patients with type 2 diabetes and diabetic dyslipidemia. Diabetes Care. 2001;24:1335–41.
105a The Long-Term Intervention with Pravastatin in Ischaemic Disease (LIPID) Study Group. Prevention of cardiovascular events and death with pravastatin in patients with coronary heart disease and a broad range of initial cholesterol levels. N Engl J Med 1998;339:1349-57
106 The Pravastatin Multicenter Study Group II. Comparative efficacy and safety of pravastatin and cholestyramine alone and combined in patients with hypercholesterolemia. Arch Intern Med. 1993;153:1321–9.
107 Utermann G, Menzel HJ, Kraft HG, Duba CH, Kemmler HG, Seitz C. Lp(a) glycoprotein phenotype. Inheritance and relation to Lp(a)- lipoprotein concentration in plasma. J. clin. Invest. 1987;80:458–65.
108 Uusitupa M, Siitonen O, Voutilainen E, et al. Serum lipids and lipoproteins in newly diagnosed non-insulin-de-

pendent (type II) diabetic patients with special reference to factors influencing HDL-cholesterol and triglyceride levels. Diabet. Care 1986;9:17–22.
109 Weyer C, Bogardus C, Mott DM, Pratley RE. The natural history of insulin secretory dysfunction and insulin resistance in the pathogenesis of type 2 diabetes mellitus.J Clin Invest. 1999;104:787–94.
110 Wierzbicki AS, Lumb PJ, Semra YK, Crook MA. Effect of atorvastatin on plasma fibrinogen. Lancet 1998;331:351.
111 Wilson PWF, D`Àgostino RB, Levy D, Belanger AM, Silbershatz H, Kannel WB. Prediction of coronary heart disease using risk factor categories. Circulation. 1998;97:1837–47.
112 Yamauchi T, Kamon J, Waki H, et al. The fat-derived hormone adiponectin reverses insulin resistance associated with both lipoatrophy and obesity. Nature Medicine 2001;7:941–7.

34 Erkrankungen und endokrine Wechselwirkungen im Gastrointestinaltrakt

B. Gallwitz und U. R. Fölsch

Das Wichtigste in Kürze

- Die diabetische autonome Neuropathie führt im Gastrointestinaltrakt zu Motilitäts-, Sekretions-, Resorptions- und Perzeptionsstörungen, deren Symptome nicht spezifisch sind. Andere Erkrankungsursachen sind auszuschließen. Eine spezifische Therapie ist nicht bekannt. Zur Prävention und zur Verhinderung des Fortschreitens der autonomen Neuropathie ist eine gute Stoffwechsellage entscheidend.
- Bei Leberzirrhose können sich eine Insulinresistenz und eine gesteigerte Glukoneogenese entwickeln, die mit einem nicht insulinpflichtigen Diabetes mellitus einhergehen („hepatogener Diabetes").
- Chronische entzündliche Veränderungen des Pankreas können zu einem Untergang der Langerhans-Inseln führen bis zu einem insulinpflichtigen Diabetes mellitus mit absolutem Insulinmangel („pankreopriver Diabetes").
- Bei der Hämochromatose tritt ein Diabetes mellitus auf. Er ist zum einen durch eine Fibrose des Pankreas, zum anderen durch die Insulinresistenz bei Leberzirrhose bedingt. Der Gen-Defekt und der Mechanismus, der zu pathologischen Eisenablagerungen führt, wurde identifiziert.
- Die postprandiale Insulinsekretion wird durch gastrointestinale Hormone, besonders durch „glucagon-like peptide-1" (GLP-1), stimuliert. GLP-1 könnte als Therapieoption zur Behandlung des Typ-2-Diabetes mellitus mit noch vorhandener Insulinrestsekretion genutzt werden.

Störungen der gastrointestinalen Motilität

Einleitung

Gastrointestinale Beschwerden sind bei Diabetes mellitus häufig. Am häufigsten werden Übelkeit, Erbrechen, Diarrhö, Obstipation sowie Stuhlinkontinenz angegeben (20). Neuere technische Untersuchungsmöglichkeiten konnten zeigen, dass die Funktion der glatten Muskulatur aufgrund einer autonomen Neuropathie beeinträchtigt ist und sich häufig eine Motilitätsstörung im gesamten Gastrointestinaltrakt nachweisen lässt. Meistens sind die Beschwerden, die vom Patienten angegeben werden, intermittierend und nicht stark ausgeprägt. Bei einigen Patienten, besonders bei langer Diabetesdauer, können sie jedoch zu einer deutlichen Einschränkung der Lebensqualität führen. Typischerweise korrelieren starke Symptome mit einer ausgeprägten peripheren diabetischen Neuropathie (26). Zur exakten Diagnosestellung einer diabetischen gastrointestinalen Motilitätsstörung müssen andere Ursachen, die nicht diabetesspezifisch sind, zuerst ausgeschlossen werden.

Epidemiologie

Die Prävalenz der gastrointestinalen Motilitätsstörungen bei Diabetes mellitus ist nicht genau bekannt. In einer älteren Studie bei unselektierten Typ-1-Diabetikern lag die szintigraphisch gemessene Häufigkeit der Motilitätsstörungen im Ösophagus bei ca. 40%, die der diabetischen Gastroparese bei ca. 55% (51). Gastrointestinale Symptome kommen jedoch bei Typ-1-Diabetikern nicht häufiger vor als bei Normalpersonen. Da jedoch Störungen der gastrointestinalen Motilität aufgrund einer Schädigung afferenter viszeraler Nerven auch asymptomatisch bleiben können, spiegelt die beschriebene Prävalenz gastrointestinaler Beschwerden auf keinen Fall die Prävalenz gastrointestinaler Funktionsstörungen bei Diabetes mellitus wider (89, 27).

Ätiologie und Pathogenese

Im Rahmen der Entwicklung einer autonomen Neuropathie beim Diabetes mellitus kommt es zu einer funktionellen Schädigung der gastrointestinalen afferenten und efferenten Fasern des sympathischen und parasympathischen Nervensystems. Ungeklärt ist bislang, inwieweit morphologische Veränderungen wie Axondegeneration, Myelinscheidenverluste und Vakuolenbildung, die auch beim Nichtdiabetiker beobachtet werden, für die funktionelle Störung alleine verantwortlich sind (97). Eine Mikroangiopathie oder die diabetestypischen metabolischen Veränderungen kommen ebenfalls ursächlich in Betracht (69). Auf jeden Fall führt die Dysfunktion des autonomen Nervensystems zu einem Verlust der Kontrolle von Motilität, Resorption und Perzeption im Gastrointestinaltrakt. Diese Störungen können jedes Organ des Magen-Darm-Trakts betreffen.

Klinik

Ösophagusmotilitätsstörungen

Nur selten geben Diabetiker Symptome wie Sodbrennen oder Dysphagie an (7). Deshalb müssen bei starker Symptomatik andere Ursachen, z. B. eine Refluxösophagitis, eine Hiatushernie, ein Divertikel oder ein Tumor endoskopisch oder mit anderen Mitteln ausgeschlossen werden. Bei ungefähr 60% der untersuchten Diabetiker können jedoch manometrisch Motilitätsstörungen im Ösophagus registriert werden (69). Diese äußern sich in einer Abnahme der Kontraktionsamplituden, vermehrten spontanen Kontraktionen und einem erniedrigten Druck im unteren Ösophagussphinkter, vergleichbar mit Veränderungen nach einer Vagotomie (68). Mit szintigraphischen Methoden, die nicht mit den manometrischen Befunden korrelieren, kann bei 40–80% der Diabetiker eine verzögerte Transitzeit für Flüssigkeiten und feste Speisen gemessen werden.

Magenmotilitätsstörungen

Die Magenentleerungsstörung mit den Symptomen Übelkeit, Erbrechen, postprandialem Völlegefühl, epigastrischem Schmerz und Gewichtsverlust tritt sehr häufig auf und lässt sich bei ca. der Hälfte der Diabetiker nachweisen (50). Selbstverständlich müssen andere Ursachen für die Beschwerden zunächst ausgeschlossen werden. Da durch die Magenentleerungsstörung die Kohlenhydratresorption und die Insulinwirkung nicht mehr synchronisiert sind, kommt es häufig zu einer sehr labilen Stoffwechsellage mit postprandialen Hypoglykämien. Verursacht wird die Magenentleerungsstörung durch eine postprandiale antrale Hypomotilität, die zur Folge hat, dass feste Nahrungsbestandteile ungenügend zersetzt werden und somit im Magen zurückbleiben (31). Dies gilt insbesondere auch für Medikamente in Tabletten-, Kapsel- oder Drageeform. Auch eine gehäufte Bezoarbildung bei diabetischer Gastroparese ist beschrieben. Die Magenentleerungsstörung ist für Flüssigkeiten weniger stark ausgeprägt. Zusätzlich treten tonisch-phasische Kontraktionen des Pylorus auf, die die Passage behindern (71). Im Frühstadium des Typ-2-Diabetes mellitus kann die Magenentleerung beschleunigt sein (87). Unabhängig von diabetestypischen Veränderungen am enteralen Nervensystem wird die Magenentleerung durch hohe Blutzuckerwerte deutlich verlangsamt (48, 100).

Motilitätsstörungen des Dünn- und Dickdarms

Diarrhö. Diabetiker leiden öfter als Gesunde an chronischen intermittierenden, auch nächtlichen Diarrhöen, die von Phasen normalen Stuhlverhaltens oder von Obstipation abgelöst werden. Da bei Diabetes mellitus auch andere Erkrankungen vorliegen können, die zu einer chronischen Diarrhö führen, wie z. B. eine chronische Pankreatitis oder eine glutensensitive Enteropathie, ist unklar, welche Rolle die autonome Neuropathie bei der Pathogenese der Diarrhöen spielt (26). Die wichtigsten Hinweise für eine autonome Neuropathie sind einerseits eine lange Diabetesdauer und eine sensomotorische Neuropathie, zum anderen der Nachweis einer kardialen autonomen Neuropathie. Durch die neuropathiebedingte Hypomotilität mit verminderter phasischer Kontraktionstätigkeit kann zusätzlich eine bakterielle Überbesiedelung des Dünndarms auftreten, die die Diarrhöen unterhält. Ein Verlust von α_2-Adrenozeptoren, der zu einer Störung des Ionentransports führt, ist bei der Entstehung der Diarrhöen mitbeteiligt. Diese Befunde erklären, dass sich die Durchfälle in vielen Fällen nach Gabe von Clonidin bessern (24).

Obstipation. Die Ursache der bei Diabetikern auftretenden Obstipation ist noch nicht ausreichend geklärt. Es wurde eine verminderte Auslösbarkeit des gastrokolischen Reflexes beschrieben. Wahrscheinlich ist die verminderte propulsive Aktivität des Kolons in Analogie zu den anderen Abschnitten des Magen-Darm-Kanals dafür verantwortlich (26).

Stuhlinkontinenz. An der oft aus Schamgefühl nicht angesprochenen Stuhlinkontinenz sind ein herabgesetzter Ruhetonus des internen Sphinkters bei autonomer Neuropathie, eine verminderte Willkürkontraktion des externen Sphinkters sowie eine gestörte rektale Perzeption beteiligt (21).

Diagnose und Therapie

Die diabetische autonome Neuropathie des Gastrointestinaltrakts kann derzeit leider nur in Ansätzen spezifisch durch technische Untersuchungen erfasst werden (89). Daher ist die Diagnostik hauptsächlich auf die Erfassung von Folgeerscheinungen der autonomen Neuropathie, die sich in o. g. Störungen der Physiologie äußern, beschränkt (27).

Da die autonome Neuropathie des Gastrointestinaltrakts nicht spezifisch therapiert werden kann, hat die optimale Stoffwechseleinstellung als Prävention diabetischer Folgeerkrankungen höchste Priorität. Die therapeutischen Möglichkeiten zur Behandlung der einmal manifestierten Neuropathie beschränken sich auf symptomatische Maßnahmen (27).

Ösophagus

Diagnose. Bei Motilitätsstörungen im Ösophagus mit Dysphagie als Leitsymptom ist primär eine endoskopische Abklärung und ggf. Endosonographie zum Ausschluss einer organischen Störung sinnvoll. Als weitere spezielle Diagnostik sind eine Manometrie und eine pH-Metrie indiziert. Für eine diabetesbedingte Motilitätsstörung spricht neben einer autonomen Neuropathie anderer Organsysteme (z. B. autonome Kardiopathie) eine erhöhte Anzahl mehrgipfliger, niedrigamplitudiger Ösophaguskontraktionen.

Therapie. Bei Sodbrennen kann zunächst ein symptomatischer, zeitlich begrenzter Behandlungsversuch

Tab. 34.1 Pathophysiologie und klinische Symptome bei diabetesbedingten gastrointestinalen Erkrankungen (26)

Organ	Pathophysiologie	Symptome
Ösophagus	– veränderte Kontraktilität – unkoordinierte Spontankontraktionen	– Reflux
	– verminderter Tonus im unteren Ösophagussphinkter – Strikturen	– Dysphagie
Magen	– Hypomotilität – verminderte antepylorische Relaxation – tonische Pyloruskontraktionen	– Frühes Sättigungs-/Völlegefühl – Erbrechen – epigastrische Schmerzen – schlechte Stoffwechselkontrolle
Dünndarm	– Hypomotilität – bakterielle Überbesiedelung – gestörte Wasser- und Elektrolytaufnahme – Gallensäuremalabsorption – veränderte Freisetzung von gastrointestinalen Hormonen	– Diarrhö – schlechte Stoffwechselkontrolle
Kolon und Anorektum	– Hypomotilität	– Verstopfung
	– Tonusbeeinträchtigung des internen und externen Sphinkters – veränderte anale Perzeption	– Inkontinenz
Pankreas	– exokrine Insuffizienz	– Steatorrhö – Gewichtsverlust
Gallenwege und Gallenblase	– vermehrtes Gallenblasen-Nüchternvolumen – veränderte postprandiale Kontraktilität	– Cholelithiasis – epigstrische Schmerzen – Ikterus

mit einem Protonenpumpenhemmer unternommen werden. Bei Motilitätstörungen kann ein Versuch mit motilitätsstimulierenden Prokinetika (z. B. Metoclopramid, Domperidon) gemacht werden.

Magen

Diagnose. Der Nachweis einer Magenentleerungsstörung für feste Nahrungsbestandteile mittels Szintigraphie oder ^{13}C-Atemtest stellt die Untersuchung der Wahl zur Diagnose einer diabetischen Gastroparese dar. Die Magenentleerung für Flüssigkeiten, die variabler ist, kann sonographisch durch Antrumplanimetrie bestimmt werden. Zusätzlich liefert die Sonographie Aussagen über die Frequenz und Intensität antroduodenaler Kontraktionen, dopplersonographisch ist der transpylorische Fluss gleichzeitig bestimmbar (58). Da hohe Blutzuckerwerte die Magenentleerung hemmen (90), müssen diese Untersuchungen unter normoglykämischen Bedingungen durchgeführt werden.

Therapie. Bei symptomatischen Patienten ist die Behandlung mit Korrektur der antralen Hypomotilität indiziert. Voraussetzung einer optimalen Therapie ist eine normoglykämische Stoffwechseleinstellung, die sich aufgrund der Hypoglykämieneigung durch die verzögerte Magenentleerung oft schwierig erreichen lässt und die sich im Streben nach Normoglykämie anfangs oft verstärkt. Wichtigstes Prinzip hier ist die Berücksichtigung der verzögerten Magenentleerung für die Insulingabe. Der Spritz-Ess-Abstand muss deutlich verkürzt werden. Manchmal ist sogar eine postprandiale Insulingabe nötig.

Als medikamentöse Therapie kommen vor allem Metoclopramid und Domperidon als Prokinetika sowie Erythromycin infrage. Metoclopramid wirkt vor allem über eine vermehrte Freisetzung von Acetylcholin. Erythromycin bindet, wie andere Macrolidantibiotika auch, an Rezeptoren des Hormons Motilin, wodurch die Magenentleerung für Flüssigkeiten und feste Speisen erheblich beschleunigt wird (53). Erythromycinanaloga mit motilinagonistischer aber fehlender antibiotischer Wirkung sind in Entwicklung. Langzeiterfahrungen der Therapie mit Motilinagonisten wie Erythromycin liegen nicht vor (108).

Dünn- und Dickdarm

Diagnose. Bei der Abklärung einer Diarrhö beim Diabetiker müssen zunächst von der diabetischen Neuropathie unabhängige Ursachen ausgeschlossen werden. Die durch die Hypomotilität bei diabetesbedingter Motilitätsstörung verursachte bakterielle Überbesiedelung des Dünndarms sollte durch einen H_2-Glucose-Atemtest primär ausgeschlossen werden (27).

Bei der Obstipation muss unterschieden werden, ob es sich um eine Obstipation durch zu langsame Kolonpassage handelt oder ob eine anorektale Ursache vorliegt. Bei letzterer hilft eine Rektummanometrie und eine Bestimmung der rektalen Perzeptionsschwelle weiter. Diese Untersuchungen sind auch bei der Diagnostik der anorektalen Inkontinenz wichtig.

Therapie. Die Standardtherapie der diabetesbedingten Diarrhö nach Ausschluss anderer Ursachen besteht in der Gabe von Loperamid. Wenn eine neuropathiebedingte Flüssigkeitssekretion in das Darmlumen mit Ionentransportstörung vermutet wird, kann ein Therapieversuch mit dem α_2-Sympathikomimetikum Clonidin unternommen werden. Auch Somatostatinanaloga (z. B. Octreotid) können bei der diabetesbedingten Diarrhö eingesetzt werden (27).

Patienten mit einer Obstipation durch Transportstörung im Dickdarm sollten mit motilitätsfördernden Laxanzien behandelt werden. Bei der anorektalen Form der Obstipation ist in einigen Fällen eine Dehnungsbehandlung oder ein Biofeedback-Training wirksam (27).

Leber

Pathophysiologie

Hyperinsulinämie und Insulinresistenz. Die Leber ist das wichtigste Organ für den Abbau von Insulin, das durch periphere Gewebe nur wenig degradiert wird.

Tab. 34.2 Sinnvolle diagnostische Maßnahmen bei diabetesbedingten gastrointestinalen Erkrankungen (mod. nach 27)

Organ	Diagnostische Maßnahme	Indikation
Ösophagus	– Endoskopie	– Refluxkrankheit – Ösophagitis – Dysphagie
	– pH-Metrie	– Refluxkrankheit
	– Manometrie	– Refluxkrankheit – Dysphagie
	– radiologische Darstellung	– Hypomotilität – Stenose
Magen	– Szintigraphie	– Gastroparese
	– ^{13}C-Oktanoat-Atemtest	– Gastroparese – veränderte interdigistive Magenentleerung
Dünndarm	– Lactulose-H$_2$-Atemtest	– Hypomotilität
	– Glucose-H$_2$-Atemtest	– bakterielle Überbesiedelung
	– Aspiration von Jejunuminhalt – Jejunalbiopsie	– bakterielle Überbesiedelung
Kolon	– röntgendichte Marker	– Obstipation
	– Metallmarker (Hinton-Test)	– Obstipation
Anorektum	– Manometrie	– Inkontinenz

Eine Hyperinsulinämie ist charakteristischerweise bei einer Leberzirrhose nachweisbar. Sie resultiert aus einem Versagen des Insulinabbaus in der Leber und führt zu einer verminderten Insulin-Clearance. Portosystemische Shunts und ein verminderter First-pass-Effekt spielen keine Rolle in der Pathogenese der Hyperinsulinämie bei Leberzirrhose (105). In den meisten Fällen findet sich bei einer Leberzirrhose neben der Hyperinsulinämie eine ausgeprägte Insulinresistenz (6, 52). Diese zeigt sich darin, dass nach Glucosegabe die Insulinspiegel inadäquat ansteigen und zugeführtes Insulin einen im Vergleich zu Gesunden geringeren Glucoseabfall im Blut bewirkt (Abb. 34.1). Die Insulinresistenz wird durch einen verminderten Abbau des kontrainsulinär wirkenden Glucagons in der Leber begünstigt. Bei ca. 20% der Zirrhosepatienten ist die Insulinresistenz trotz der bestehenden Hyperinsulinämie mit einem manifesten Diabetes verbunden (86).

Glucose-6-phosphatase. Beim Diabetes mellitus ist die Enzymaktivität der Glucose-6-phosphatase in der Leber gesteigert. Dieses Enzym ist ein Schlüsselenzym der Glukoneogenese, durch deren Zunahme mehr Glucose in die Blutbahn abgegeben wird. Die glucosephosphorylierenden Enzyme Hexokinase und Glucokinase, die die Glykolyse katalysieren und auch die Bereitstellung von Glucose zur Glykogensynthese begünstigen, weisen insgesamt eine geringere Aktivität auf. Die Glucokinase wird in der Leber durch Insulin induziert. Bei Insulinresistenz nimmt die Induktion der Glucokinase folglich stark ab. Aufgrund dieser enzymatischen Veränderungen produziert die Leber auch bei schon bestehender ausgeprägter Hyperglykämie immer noch mehr Glucose, wohingegen beim Nichtdiabetiker die Leber unter diesen Umständen Glykogen synthetisieren würde. Eine weitere Steigerung der Glukoneogenese wird durch hohe Glucagonspiegel bei chronischen Lebererkrankungen hervorgerufen, da die Aktivität der bei der Glukoneogenese beteiligten Enzyme durch Glucagon gesteigert wird.

Pathologische Anatomie. Diabetestypische, aber nicht diabetesspezifische Veränderungen der Leber sind eine vermehrte Glykogen- und Fettspeicherung, die zur Hepatomegalie führen können. Die vermehrte Glykogeneinlagerung entsteht bei instabiler oder ketotischer Stoffwechsellage und kann auch durch exogene Hyperinsulinämie verstärkt werden (47). Typisch ist vor allem die Speicherung von Glykogen in den Zellkernen, die zum morphologischen Korrelat der sog. „Lochkerne" führt. Die zentrale Speicherung von Glykogen lässt sich durch die Kompartimentierung der Enzyme im Hepatozyten erklären: Die Enzyme der Glukoneogenese, vor allem die Glucose-6-phosphatase, sind peripher, im rauen endoplasmatischen Retikulum lokalisiert, wohingegen die Enzyme der Glykogensynthese zentral angesiedelt sind. Die Zahl der Lochkerne korreliert nicht mit der Diabetesdauer oder mit der Güte der Stoffwechseleinstellung. Ebenso ist beim Diabetes mellitus eine Leberzellverfettung bis zur Fettleber häufig. Diese wird durch eine schlechte Stoffwechseleinstellung, vor allem aber auch durch eine Hypertriglyzidämie verursacht (41).

Leberzirrhose

Glucoseintoleranz. Bereits Ende des letzten Jahrhunderts wurde von Naunyn (80) der Begriff des „Leberdiabetes" geprägt. Er hatte beobachtet, dass viele Patienten mit Leberzirrhose diabetische Veränderungen, wie z. B. eine Glukosurie oder pathologische Glucosetoleranz, aufwiesen. Abb. 34.**1** (60) zeigt Ergebnisse von oralen Glucosetoleranztests bei Zirrhosepatienten und normalen Kontrollpersonen. Epidemiologische Untersuchungen von Creutzfeldt et al. (11) bewiesen, dass es sich bei diesem „Leberdiabetes" um eine Folge der Lebererkrankung handelt. Die bei den meisten Zirrhosepatienten beobachtete Glucoseintoleranz beruht nicht auf einer verminderten First-pass-Extraktion der aufgenommenen Glucose – basierend auf portosystemischen Shunts und hepatozellulärer Dysfunktion (105).

Insulinresistenz. Die Leberzirrhose geht in den meisten Fällen mit einer ausgeprägten Insulinresistenz einher (6, 52). Bei ca. 20% der Zirrhosepatienten ist die Insulinresistenz mit einem manifesten Diabetes verbunden (86). Tierexperimentelle Studien und klinische Untersuchungen mithilfe der hyperinsulinämischen Clamp-Technik (60) zeigten, dass bei Leberzirrhose die Insulinresistenz hauptsächlich durch eine verminderte Insulinsensitivität peripherer Gewebe, besonders des Skelettmuskels, bedingt ist.

Insulinsekretion. Die Insulinsensitivität ist jedoch nicht der einzige Faktor, der die Glucoseaufnahme in periphere Gewebe beeinflusst. Eine weitere entscheidende Rolle bei der bei Patienten mit Leberzirrhose beobachteten Glucoseintoleranz spielt die Insulinsekretion. Eine Störung der Insulinsekretion zeigt sich an unterschiedlichen basalen C-Peptid-Konzentrationen (3, 55), die bei oraler Glucosebelastung deutlich erhöht sind. Bei noch glucosetoleranten Patienten ist die Insulinsekretion kompensatorisch bei schon vorhandener Insulinresistenz der peripheren Gewebe gesteigert (3). Bei fortschreitender Zirrhose versagt dieser Kompensationsmechanismus schließlich, sodass es zu einer Glucoseintoleranz trotz erhöhter Insulinsekretion und letztendlich zu einem manifesten Diabetes kommt, dem „hepatogenen Diabetes" bei dann versiegender Insulinsekretion. Anfänglich sind die Nüchternglucosewerte noch normal (101).

Therapie. Zur Therapie des Diabetes mellitus bei Leberzirrhose sollten Sulfonylharnstoffe nur eingesetzt werden, wenn Präparate mit kurzer Halbwertszeit gewählt werden. Durch den verminderten hepatischen Abbau der Sulfonylharnstoffe können sonst protrahierte Hypoglykämien auftreten (101, 102). Biguanide sind wegen des Laktazidoserisikos bei Patienten mit Leberzirrhose kontraindiziert. Gaben von kurzwirksamem Insulin zu den Mahlzeiten bessern die postprandiale Hyperglykämie und implizieren eine geringere Hypoglykämiegefahr. Bei noch erhaltener Insulinrestsekretion und ausgeprägter Insulinresistenz wird die Hyperinsulinämie nur wenig verstärkt.

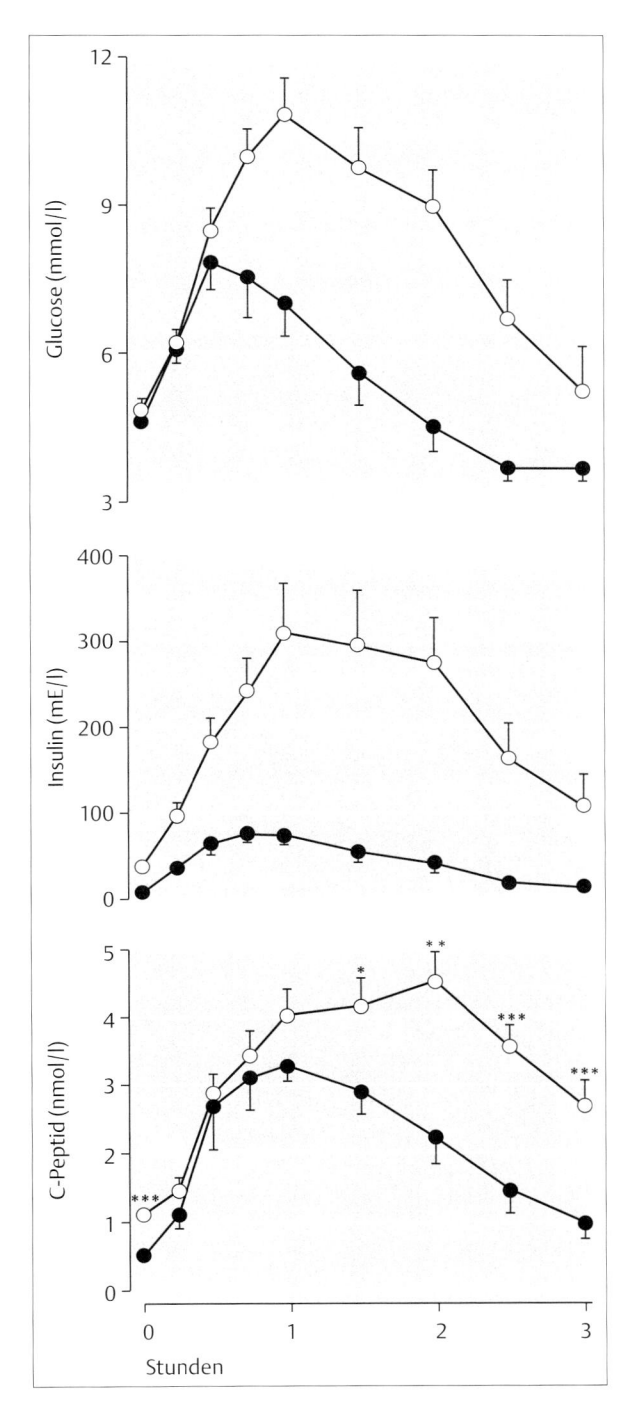

Abb. 34.**1** Blutglucose, Seruminsulin und C-Peptid-Konzentrationen bei einem oralen Glucosetoleranztest (75 g Glucose) bei Patienten mit Leberzirrhose (n = 10, weiße Kreise) und Normalpersonen (n = 9, schwarze Kreise). Man beachte die normalen Nüchternglucosewerte bei Zirrhosepatienten, denen trotz höherer Insulinspiegel eine ausgeprägte Hyperglykämie folgt. Die C-Peptid-Konzentration steigt weniger an und erreicht erst nach 90 Minuten signifikant höhere Werte als bei den Kontrollpersonen. (60)
* $p < 0{,}05$; ** $p < 0{,}01$; *** $p < 0{,}001$

Hämochromatose

Ätiologie und Pathogenese. Diese Erkrankung wurde 1886 erstmals als „Bronzediabetes" beschrieben (43). Es ist eine autosomal rezessive Stoffwechselstörung, bei der durch eine gesteigerte Eisenresorption eine vermehrte Eisenablagerung mit Fibrose im Gewebe entsteht.

Bei der Hämochromatose findet sich eine gesteigerte intestinale Eisenresorption, durch die es zu einer pathologischen Eisenakkumulation kommt. Der genetische Defekt besteht in einer Mutation des 1996 entdeckten HFE-Gens auf Chromosom 6. Das Gen gehört zur Genfamilie, die für MHC-Klasse-I-Proteine („major histocompatibility complex") kodieren (9, 23). Bei 85% der Patienten mit Hämochromatose liegt eine Punktmutation vor, die bewirkt, dass das Genprodukt, das HFE-Protein, einen Aminosäureaustausch in Position 282 von Cystein gegen Tyrosin aufweist. Dieser bewirkt, dass das HFE-Protein aufgrund einer sterischen Moleküländerung mit β_2-Mikroglobulin und dem Transferrinrezeptor nicht mehr in eine normale Wechselwirkung treten kann. Diese beiden Proteine sind entscheidend an der Regulation und der Kontrolle der Eisenaufnahme des Enterozyten beteiligt. Der Gendefekt bei der heriditären Hämochromatose führt so zur vermehrten intestinalen Eisenaufnahme und letztendlich zur Eisenüberladung einzelner Organe (84).

Klinik. Das klinische Bild wird bestimmt durch den Befall der Leber, des Pankreas und der Haut mit der Symptomentrias Hepatomegalie, Diabetes mellitus und Hautpigmentation (45). Die klinische Manifestation erfolgt meist durch das Auftreten einer Kohlenhydratstoffwechselstörung. In ungefähr 2/3 der Fälle geht der Diabetes anderen Organerkrankungen um Jahre voraus. Die Ursache des Diabetes mellitus ist einerseits eine Verminderung der Insulinsekretion durch Untergang der Inselzellmasse, andererseits die zirrhosebedingte Insulinresistenz.

Diagnose und Therapie. Eine frühzeitige Diagnosestellung ist sehr wichtig, um die Entwicklung fibrotischer Gewebeveränderungen durch Aderlässe aufzuhalten (1, 81). Bei verdächtig hohen Ferritinwerten im Serum oder einer deutlich erhöhten Transferrinsättigung bringt eine genetische Untersuchung Klarheit, die im positiven Fall auch blutsverwandten Familienmitgliedern angeboten werden sollte. Der bei Hämochromatose bestehende Diabetes sollte mit Insulin behandelt werden. Aufgrund der Insulinresistenz sind oft hohe Insulindosen notwendig.

Virale Hepatitiden

Eine geringe Erhöhung der Transaminasen wird bei Diabetikern meistens mit einer Leberzellverfettung, bedingt durch den Diabetes, in Verbindung gebracht und nicht weiter abgeklärt. Da sich Diabetiker häufiger als Normalpersonen medizinischen Prozeduren unterziehen, wurde postuliert, dass das Risiko einer Hepatitis-C-Virusinfektion bei Patienten mit Diabetes mellitus erhöht ist. Auch die Infektion mit Hepatitis B und anderen viralen Hepatitiden ist bei Patienten mit Diabetes häufiger (95). Bei Diabetikern mit Leberzirrhose wurde tatsächlich eine höhere Rate der HCV-Infektion beobachtet (2, 5, 70). In einer Studie wurden Blutspender mit Diabetikern bezüglich einer HCV-Infektion verglichen (104). In dieser Studie kam die Hepatitis C bei Diabetikern gehäuft vor (11,5% im Vergleich zu 2,5% bei Kontrollen) und ging mit einer Erhöhung der Transaminasen einher. Neuere Studien fanden eine ungefähr 4fach erhöhte Prävalenz der Hepatitis C bei Patienten mit Typ-2-Diabetes (5, 70). Bei retrospektiven Untersuchungen zeigte sich jedoch, dass sicher ein Teil der Diabeteserkrankungen als „hepatogener Diabetes" bei infektionsbedingter Leberzirrhose anzusehen sind (5). Eine HCV-Infektion sollte daher bei Diabetikern mit Transaminasenerhöhung in Betracht gezogen werden. In einzelnen Fallberichten wurde das Auftreten eines Typ-1-Diabetes unter Interferontherapie einer Hepatitis C dokumentiert, wobei hier eine genetische Prädisposition bei Vorliegen bestimmter HLA-Klasse-II-Typen eine Rolle zu spielen scheint (17, 22). Hier sind jedoch weitere Studien notwendig, um diesen Sachverhalt sicher zu klären.

Hepatobiliäre Erkrankungen

Autoimmunhepatitiden. Chronisch aktive Autoimmunhepatitiden und Diabetes mellitus können gemeinsam auftreten. Beide Erkrankungen werden mit dem Vorliegen der Histokompatibilitätsantigene HLA-B8 und -DR3 in Verbindung gebracht.

Cholelithiasis. Gallensteine sind bei nicht insulinpflichtigen Diabetikern häufig. Die Ursache hierfür ist aber eher in der Adipositas zu sehen als im Diabetes mellitus selbst. Die oft dabei beobachtete Gallenblasenkontraktilitätsstörung wird durch die autonome Neuropathie bedingt. Bei elektiven Cholezystektomien ist das Operationsrisiko nicht erhöht. Notfalloperationen bergen jedoch bei Diabetikern ein erhöhtes Wundinfektions- und Mortalitätsrisiko.

Pankreas

Diabetes als Ursache der Erkrankung des exokrinen Pankreas

Pankreasatrophie. Bei vielen Patienten mit insulinpflichtigem Diabetes mellitus ist das Pankreas kleiner und oft atrophisch (29). Dies wird durch den Insulinmangel erklärt, wobei die trophische Wirkung des Insulins in der lokalen Zirkulation, der „insulinär-azinären Achse", wegfällt (117).

Pankreasinsuffizienz. Bei Typ-1-Diabetikern wird in ca. 40% eine verminderte exokrine Pankreasfunktion beobachtet, die sich im Sekretintest quantifizieren lässt (32, 62). Bei Diabetikern mit chronischer Diarrhö sollte immer eine Stuhlgewichts- und Stuhlfettbestimmung durchgeführt werden, um eine exokrine Pankreasinsuffizienz nicht zu übersehen. Bei länger bestehendem Diabetes wurde auch eine Störung der exokrinen Funktion durch die autonome Neuropathie beschrieben (19). Da die Sekretionskapazität des exokrinen Pankreas groß ist, ist eine klinisch apparente Pankreasinsuffizienz selten allein durch den Diabetes verursacht. Bei der hyperlipidämiebedingten akuten Pankreatitis weisen 77% der Patienten einen Diabetes mellitus auf (28).

Diabetes als Folge von Pankreaserkrankungen

Akute Pankreatitis

Die akute Pankreatitis geht nicht nur mit einer entzündungsbedingten Schädigung des exokrinen Pankreas einher, sondern betrifft auch die Langerhans-Inseln. Eine Glucosetoleranzstörung, die durch eine relative Hypoinsulinämie und Hyperglukagonämie bedingt ist, wird daher bei akuter Pankreatitis bei ca. 50% der Patienten beobachtet (14, 106). Diese Glucosetoleranzstörung ist meist transient und bedarf nur in ca. 5% der Fälle einer vorübergehenden Insulintherapie.

Chronische Pankreatitis

Pathogenese. Die Insulinantwort auf einen Glucosereiz ist bei chronischer Pankreatitis oft schon im Anfangsstadium vermindert, da endokriner und exokriner Funktionsverlust parallel verlaufen. Es entwickelt sich eine gestörte Glucosetoleranz. Im Verlauf der Erkrankung findet man bei ca. 45% der Patienten einen Diabetes, 70% dieser Patienten weisen eine kalzifizierende Pankreatitis auf (107). Die Genese der chronischen Pankreatitis hat keinen wesentlichen Einfluss auf das Auftreten des Diabetes. Lediglich bei alkoholbedingter chronischer Pankreatitis tritt der Diabetes früher auf (56).

Therapie. Der „pankreoprive Diabetes" macht eine Insulintherapie bei 40% der Patienten erforderlich (33, 62). Diese sollte wie beim Typ-1-Diabetes als intensivierte Therapie durchgeführt werden (88). Die Insulinempfindlichkeit ist meist noch sehr gut, was sich an niedrigen benötigten Insulindosen zeigt. Häufig sind Gaben von kurzwirksamem Insulin zu den Mahlzeiten und zur Korrektur erhöhter Blutzuckerwerte ausreichend (102). Wegen des zusätzlichen Fehlens des kontrainsulinären Hormons Glucagon muss bei diesen Patienten das Hypoglykämierisiko besonders beachtet werden.

Folgeerkrankungen des Diabetes sind allein abhängig von der Güte der Stoffwechseleinstellung. 15% der chronischen Pankreatitiden werden nach dem Auftreten eines Diabetes, einer Maldigestion oder eines Ikterus entdeckt.

Pankreaskarzinom

Bei ca. 20% der Patienten mit einem Pankreaskarzinom findet sich eine Glucosetoleranzstörung, die bei 80% dieser Patienten weniger als 1 Jahr besteht (57). Hieraus lässt sich schließen, dass der Diabetes Folge des bereits bestehenden, vorher nicht nachgewiesenen Karzinoms ist. Patienten mit einem Pankreaskarzinom zeigen eine verminderte Insulinantwort nach intravenöser Glucagongabe, auch wenn die dadurch erzielte Hyperglykämie der von Normalpersonen gleicht und klinisch kein Diabetes vorliegt (30). In einer großangelegten Followup-Studie konnte jedoch gezeigt werden, dass das relative Risiko, an einem Pankreaskarzinom zu erkranken, bei Diabetikern leicht erhöht ist (1,27 bei Männern und 1,82 bei Frauen). Die Ursachen sind unbekannt. Wegen dieser Risikoerhöhung sollte bei jedem älteren Patienten mit Diabetes bei unerklärtem Gewichtsverlust oder abdomineller Symptomatik ein Pankreaskarzinom ausgeschlossen werden (93).

Mukoviszidose

Ätiologie, Pathogenese und Epidemiologie. Durch das Neugeborenenscreening und vor allem durch die effektivere Therapie ist die Lebenserwartung bei dieser relativ häufigen, autosomal rezessiv vererbten Erkrankung deutlich gestiegen. Damit erleben mehr Patienten die zunehmende Destruktion des exokrinen und später auch des endokrinen Pankreas (67) mit Zystenbildung, Fibrose und Lipidablagerungen. Die Inzidenz des Diabetes mellitus bei erwachsenen Patienten mit Mukoviszidose beträgt 75% mit einem jährlichen Neuauftreten des Diabetes bei 4–9% (44, 65).

Therapie und Prognose. Da es sich wie bei der chronischen Pankreatitis um einen „pankreopriven Diabetes" handelt, ist eine Insulintherapie indiziert, wobei die anabolen Eigenschaften von Insulin einen günstigen Einfluss auf den Verlauf der zystischen Fibrose haben (82, 92). Die Stoffwechseleinstellung ist problemlos und die Stoffwechsellage meist stabil (92). Lediglich in einer retrospektiven Untersuchung bei 45 Patienten konnte ein Nutzen einer passageren Sulfonylharnstofftherapie gezeigt werden (94). Bei adäquater Diabetesbehandlung wird die Prognose der Erkrankung durch das Auftreten des Diabetes per se nicht verschlechtert (64). Lebenserwartung und -qualität der Mukoviszidosepatienten werden ausschließlich vom Fortschreiten der zystischen Fibrose der Lunge bestimmt.

Gastrointestinale Hormone

Historischer Überblick. Bereits Anfang dieses Jahrhunderts wurde postuliert, dass Hormone des Gastrointestinaltrakts die Insulinsekretion nach einer kohlenhydratreichen Mahlzeit beeinflussen (75). Heller (46) wies in Extrakten aus Dünndarmschleimhaut eine Substanz („Duodenin") nach, die erhöhte Blutzuckerspiegel zu senken vermochte. In den 60er Jahren wurden funktionelle humorale Verbindungen zwischen Dünndarm und endokrinem Pankreas mithilfe der damals neuen und exakten radioimmunologischen Bestimmung von Insulin abgeleitet (112). Klassische Stoffwechselexperimente zeigten, dass die Insulinantwort nach oraler Glucosegabe stärker ausgeprägt ist als nach intravenöser Applikation, auch wenn die Blutzuckerspiegel identisch sind.

Die „enteroinsuläre Achse". Dieser Effekt wurde „Inkretineffekt" genannt, und das humorale Zusammenspiel von Dünndarm und endokrinem Pankreas wurde als „enteroinsuläre Achse" bezeichnet (10, 112). Die humoralen Faktoren, die postprandial die glucoseinduzierte Insulinsekretion verstärken, wurden „Inkretine" genannt. Der Inkretineffekt macht bei Normalpersonen in Abhängigkeit von der aufgenommenen Glucosemenge etwa 20–60% der C-Peptid-Antwort aus (12).

Gastrointestinale Hormone als Inkretinkandidaten. Verschiedene Hormone (z. B. Cholecystokinin, Gastrin, Sekretin, gastric inhibitory polypeptide und glucagon-like peptide-1) stimulieren unter unterschiedlichen experimentellen Bedingungen die Insulinsekretion und wurden als Inkretinhormone vorgeschlagen. Da einige jedoch nur bei supraphysiologischen Plasmakonzentrationen die Insulinsekretion stimulieren bzw. in vivo ihre Serumkonzentrationen postprandial nicht mit dem Verlauf der nahrungsabhängigen Insulinsekretion korrelieren, schieden sie als physiologisch relevante Inkretinhormone aus. Das zuerst als eindeutiges Inkretinhormon identifizierte Peptid war „gastric inhibitory polypeptide" (GIP; wegen seiner Inkretinwirkung auch „glucose-dependent insulinotropic peptide" genannt; 4). GIP ist für ca. 30–50% des Gesamtinkretineffekts verantwortlich (16). Lange Zeit blieben die übrigen Faktoren, die den Inkretineffekt ausmachen, unbekannt, bis 1985 erstmals die biologische Wirkung eines gerade neu entdeckten Hormons der Glucagonfamilie, des „glucagon-like peptide-1" (GLP-1), beschrieben wurde (98). Kurz darauf konnte gezeigt werden, dass GLP-1 ein physiologisches Inkretin beim Menschen ist (59).

Gastric inhibitory polypeptide

Bei Typ-2-Diabetikern ist die Wirkung von GIP auf die Insulinsekretion nahezu verloren gegangen (54, 77). Dies haben mehrere Studien einhellig gezeigt, die mit GIP der porcinen bzw. menschlichen Sequenz durchgeführt wurden. Diese Befunde könnten die verminderte Insulinsekretionskapazität der Typ-2-Diabetiker mit erklären und somit von pathophysiologischer Bedeutung sein.

In einer Studie konnte gezeigt werden, dass die insulinotrope Wirkung von exogenem GIP bei etwa 50% der erstgradigen Verwandten von Typ-2-Diabetikern im Vergleich zu stoffwechselgesunden Kontrollpersonen ebenfalls bereits deutlich vermindert ist (73). Dies konnte mithilfe eines hyperglykämischen „Clamp"-Experiments (Blutzucker: 140 mg/dl) nachgewiesen werden, bei welchem über einen Zeitraum von 1 Stunde GIP infundiert wurde. In Anbetracht epidemiologischer Daten, welche für den Typ-2-Diabetes eine Vererblichkeit von 40–50% zeigen konnten, werten wir daher die Verminderung des GIP-Effekts als Frühmarker für die Entwicklung dieser Erkrankung. Theoretisch könnte somit das Design der oben erwähnten „Clamp"-Studie ein großes Potenzial für die Früherkennung eines Typ-2-Diabetes in sich bergen. Für den klinischen Alltag hingegen sind „Clamp"-Untersuchungen zu aufwendig für Patienten und Untersucher und müssen somit ausgewählten wissenschaftlichen und klinischen Fragestellungen vorbehalten bleiben. Daher erscheint es sinnvoll, nach einer Möglichkeit zu suchen, das diagnostische Potenzial des GIP unter weniger aufwendigen Rahmenbedingungen einzusetzen (34). Für die Früherkennung eines Diabetes mellitus Typ 2 lange vor Veränderungen in der Glucosetoleranz hingegen existiert noch kein adäquater Test.

Glucagon-like peptide-1

Bildung. Mitte der 80er Jahre wurde im Darm GLP-1 entdeckt, das durch gewebespezifisches posttranslationales Processing von Proglucagon entsteht (15, 74, 85). Das Proglucagon-Gen wird in den A-Zellen des Pankreas, den neuroendokrinen L-Zellen des Dünndarms und im Hirnstamm exprimiert. Zunächst wird ein Vorläuferpeptid mit 156 Aminosäuren gebildet. Durch gewebespezifischen posttranslationalen Umbau entstehen in unterschiedlichen Geweben unterschiedliche Hormone. Im Darm wird vor allem GLP-1 gebildet, im Pankreas hingegen Glucagon. Das posttranslationale Processing des Proglucagons ist in Abb. 34.2 gezeigt.

Stimulation der Insulinsekretion. GLP-1(1-36)amid stimuliert in isolierten Langerhans-Inseln bei hoher Glucosekonzentration die Insulinfreisetzung (98). Später konnte gezeigt werden, dass im Darm durch N-terminale Spaltung und α-Amidierung des C-Terminus GLP-1(7-36)amid entsteht, das biologisch aktiver ist als das N-terminal ungekürzte Peptid (49). GLP-1(7-36)amid (im Folgenden GLP-1 genannt), das in hoher Konzentration im menschlichen Darm nachgewiesen wurde, ist der stärkste bekannte Stimulator der glucoseinduzierten Insulinfreisetzung (85). GLP-1 ist maßgeblich am „Inkretineffekt" beteiligt. Nach einer kohlenhydratreichen Mahlzeit steigt der Plasmaspiegel von GLP-1 um das 6–8fache an (40, 59, 83).

Freisetzung. Der molekulare Mechanismus der GLP-1-Freisetzung ist noch nicht bekannt. L-Zellen, die GLP-1 freisetzen, kommen in größeren Mengen erst in distalen Darmabschnitten vor, die im Zeitraum, zu denen GLP-1-Plasmaspiegel schon ansteigen, noch längst nicht von Nahrungssubstraten erreicht werden (18). Neuere Untersuchungen zeigen jedoch, dass GLP-1 auch bereits in proximalen Abschnitten des Dünndarms freigesetzt wird (76).

Rezeptormechanismus am Pankreas. Viele Untersuchungen zur Wirkung von GLP-1 auf die Insulinsekretion wurden an der isolierten pankreatischen Insel der Ratte durchgeführt (98, 103). Die Bedingungen, unter denen GLP-1 in vitro die Insulinfreisetzung stimuliert, sind genau charakterisiert (49, 103). Der GLP-1-Rezeptor ist ein adenylatcyclasegekoppelter Rezeptor (37, 38,

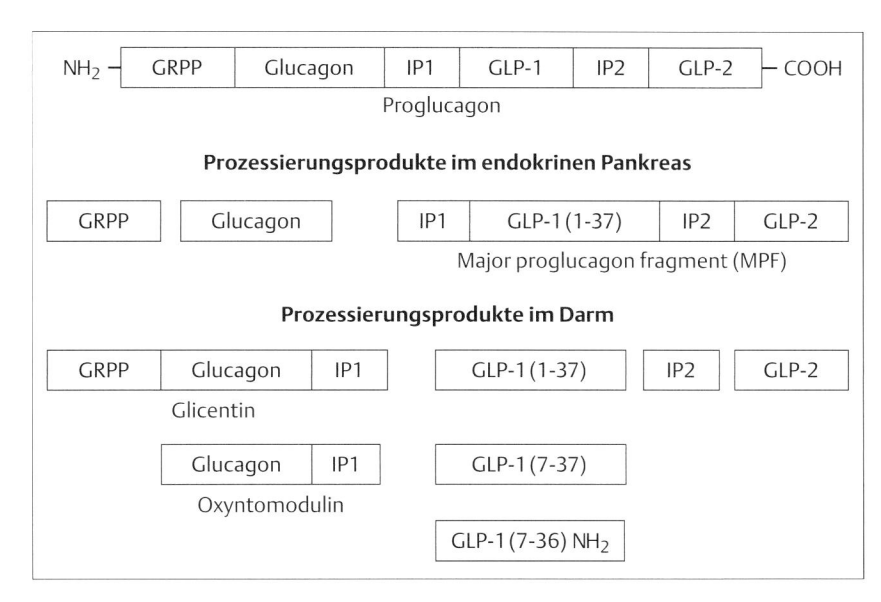

Abb. 34.2 Gewebespezifische posttranslationale Prozessierung von Proglucagon. (39)
GRPP = Glicentin-related pancreatic polypeptide, IP = intervening peptide. NH$_2$ kennzeichnet den Aminoterminus, COOH den Carboxyterminus von Proglucagon

NH$_2$ – | GRPP | Glucagon | IP1 | GLP-1 | IP2 | GLP-2 | – COOH
Proglucagon

Prozessierungsprodukte im endokrinen Pankreas

| GRPP | Glucagon | | IP1 | GLP-1 (1-37) | IP2 | GLP-2 |

Major proglucagon fragment (MPF)

Prozessierungsprodukte im Darm

| GRPP | Glucagon | IP1 | GLP-1 (1-37) | IP2 | GLP-2 |
Glicentin

| Glucagon | IP1 | GLP-1 (7-37) |
Oxyntomodulin

GLP-1 (7-36) NH$_2$

110) mit hoher Spezifität für GLP-1. Andere sequenzhomologe Peptide der Glucagonfamilie zeigen kaum Affinität zum GLP-1-Rezeptor (36). Zur Interaktion von Rezeptor und Ligand sind vor allem N-terminale GLP-1-Anteile notwendig (37). Als einziger GLP-1-Agonist mit sogar stärkerer biologischer Wirkung als GLP-1 selbst ist derzeit das Hormon Exendin-4, das zur Glucagonfamilie gehört, bekannt. Das C-terminale Fragment Exendin-4(9-39) ist ein GLP-1-Rezeptorantagonist (39). Diese Daten können als Grundlage zur Synthese von therapeutisch einsetzbaren GLP-1-Agonisten dienen.

Wirkung in anderen Organen. GLP-1 wirkt auch als physiologischer Mediator auf andere gastrointestinale Funktionen (96). Hierbei spielen besonders eine hemmende Wirkung auf die Magenentleerung (79, 96) nach flüssigen und festen Mahlzeiten sowie eine Hemmung der mahlzeiten- oder pentagastrininduzierten Magensäuresekretion eine Rolle (115). Ferner spielt GLP-1 als zentraler Mediator der Sättigung eine wichtige physiologische Rolle (72, 99, 111). Ein mögliches Modell der GLP-1-vermittelten Regulation der Energiebilanz und des Körpergewichts ist in Abb. 34.3 gezeigt.

Therapeutische Verwertbarkeit der Eigenschaften von GLP-1. GLP-1 entfaltet als klassisches Inkretinhormon seine Wirkung an der Beta-Zelle nur in Gegenwart erhöhter Blutglucosespiegel. Es interagiert mit insulin-

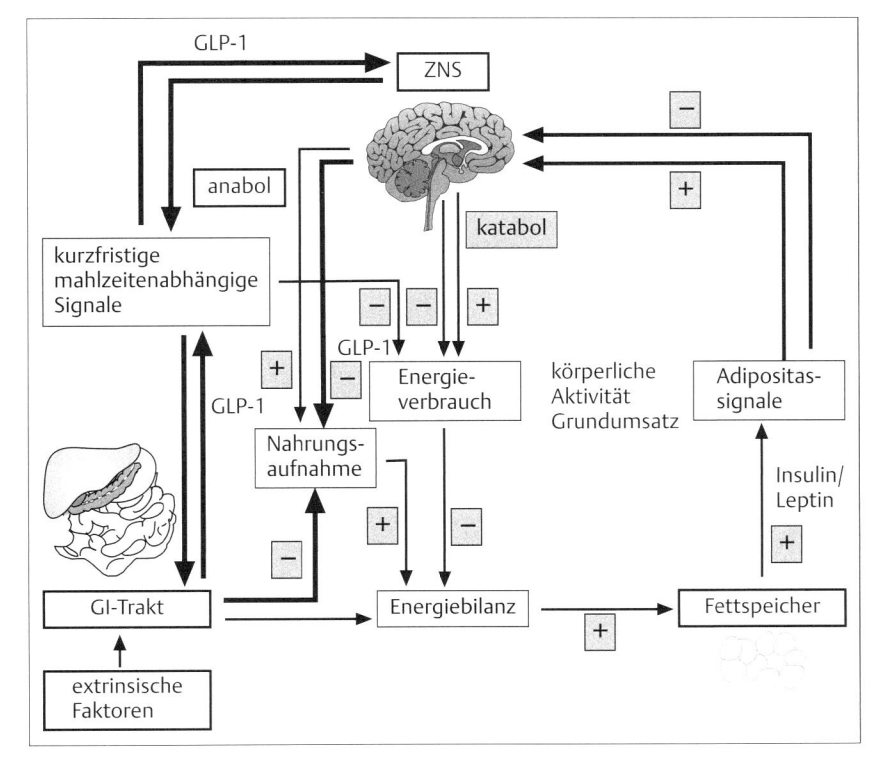

Abb. 34.3 Regulation der Energiebilanz und des Körpergewichts: Neuronale Systeme und hormonelle Signale steuern die Nahrungsaufnahme. Anabole Effektorwege fördern die Nahrungsaufnahme und vermindern den Energieverbrauch, katabole Effektorwege haben den gegenteiligen Effekt. Kurzzeitige, mahlzeitenabhängige hormonelle (z. B. GLP-1, CCK) und neuronale (z. B. Afferenzen über die Magendehnung) Signale vom Gastrointestinaltrakt beeinflussen die zentrale Regulation der Nahrungsaufnahme und Energieverwertung. Außerdem existieren verschiedene hormonelle Interaktionswege zwischen dem Fettgewebe und dem ZNS (z. B. über Leptin, Insulin). Die physiologisch nachgewiesenen Effekte von GLP-1 sind durch die fetten Pfeile gekennzeichnet. (mod. nach 72)

inhibitorischen Hormonen und wirkt additiv mit anderen insulinotropen Hormonen. GLP-1-Infusionen führen in Gegenwart von postprandialen Glucosekonzentrationen zu einer deutlichen Stimulierung der Insulinsekretion. Beim Typ-2-Diabetes ist GLP-1 ein Stimulator der Insulinsekretion (12, 77). Eine solche Wirkung lässt sich für das Inkretinhormon GIP nicht nachweisen (77). Da die GLP-1 abhängige Stimulation der Insulinsekretion bei normalen Blutzuckerwerten sistiert, besteht keine Gefahr der Hypoglykämie (113). Gutniak et al. (42) zeigten erstmals, dass kurzfristige intravenöse Gaben von GLP-1 den exogenen Insulinbedarf bei Adipösen und Typ-2-Diabetikern senken. Ebenso kann bei schlecht eingestellten Typ-2-Diabetikern durch intravenöse GLP-1-Gaben die Nüchternhyperglykämie beseitigt werden (78). Abb. 34.4 zeigt die blutzuckernormalisierende und glucagonostatische Wirkung bei Patienten mit Diabetes mellitus Typ 2 (78).

GLP-1 senkt außerdem die hepatische Glucoseproduktion nicht nur durch Stimulierung der Insulinsekretion, sondern besonders durch die Hemmung der Glucagonsekretion (83). Die insulinotrope und die glucagonostatische Wirkung sind für die Behandlung des Diabetes mellitus Typ 2 aus 2 Gründen von Interesse: Zum einen wird durch die vermehrte Insulinsekretion Glucose vermehrt in periphere Gewebe aufgenommen, zum anderen wird durch die Hemmung der Glucagonsekretion die ohnehin pathologisch gesteigerte Gluconeogenese gehemmt. Bei Untersuchungen mit subkutanen GLP-1-Gaben zeigte sich jedoch, dass diese nur sehr kurz (ca.

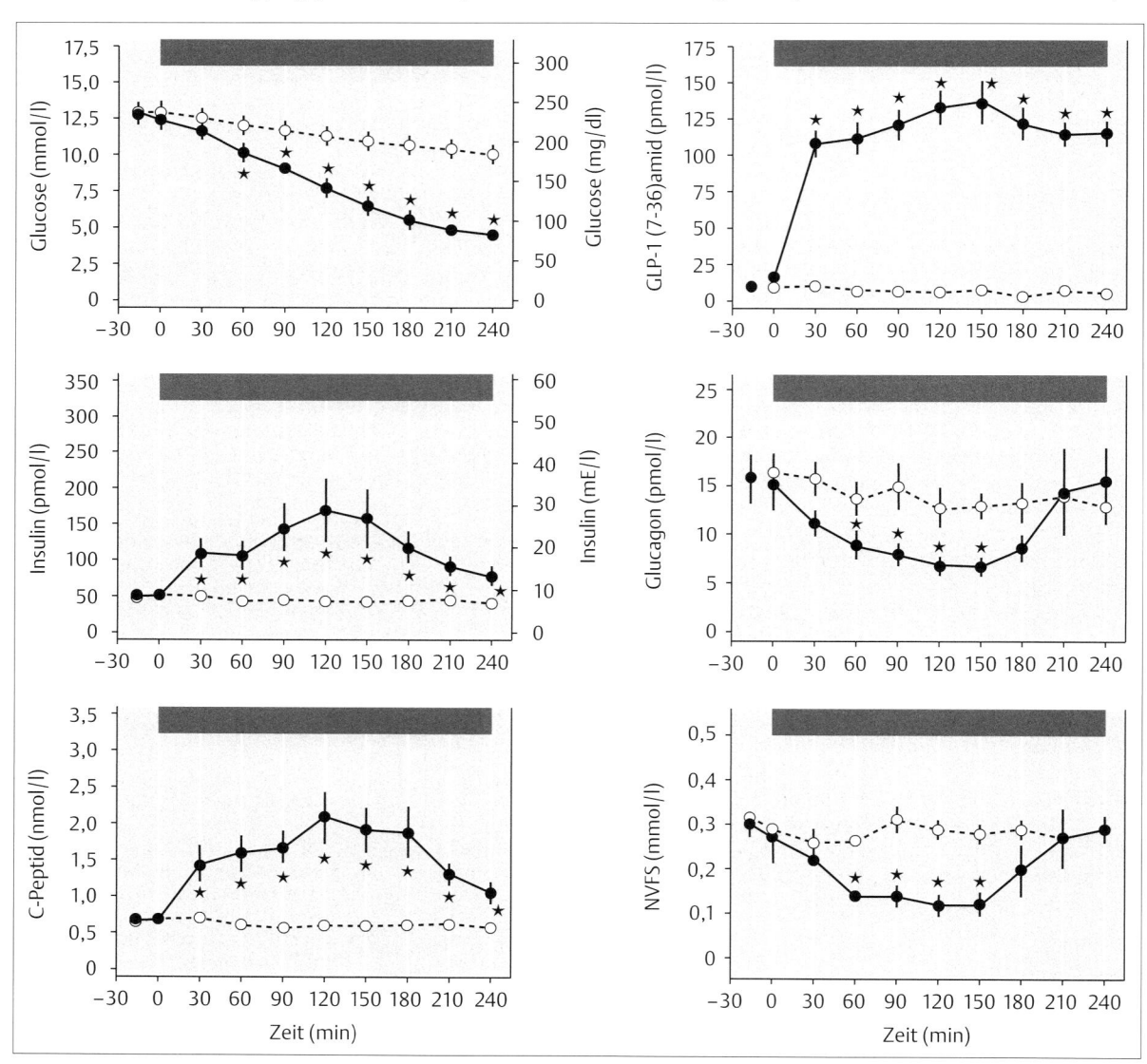

Abb. 34.4 Verhalten von Plasmaglucose, Insulin, C-Peptid, GLP-1, Glucagon und nichtveresterten Fettsäuren (NVFS) nach intravenöser GLP-1-Gabe bei Typ-2-Diabetikern. Der Balken über den Diagrammen gibt den Zeitraum der GLP-1-Infusion (1,2 pmol/kg/min, schwarze Kreise) oder der Placebogabe (weiße Kreise) an (Mittelwerte ± SEM). Untersucht wurden 10 Typ-2-Diabetiker. Die Sternchen kennzeichnen signifikante Unterschiede zwischen GLP-1- und Placebogabe für einen Zeitpunkt (* = $p < 0,05$). (78).

30–60 Minuten) wirksam sind (91). Aus therapeutischer Sicht ist daher die Synthese stabiler und wirkungsstarker GLP-1-Analoga wünschenswert (35). Erste tierexperimentelle Daten mit peptidergen GLP-1-Analoga liegen jetzt vor (13, 66). Besonders attraktiv zur Diabetestherapie wären jedoch nicht-peptiderge GLP-1-Analoga, die oral eingenommen werden können. Eine kontinuierliche subkutane GLP-1-Gabe per Infusionspumpe über einen Zeitraum von 6 Wochen führte bei Patienten mit Typ-2 Diabetes zu keinem Wirkungsverlust und bewirkte eine eindeutige Stoffwechselverbesserung der postprandialen Glucose und des Nüchternblutzuckers sowie zu einem Absinken der Glucagonspiegel. Der HbA_{1c} fiel bei den so behandelten Patienten um 1,3%. Ferner nahmen sie gegenüber der Kontrollgruppe 2 kg an Gewicht ab (119). Die therapeutische Gabe von GLP-1 bei Typ-2-Diabetikern könnte so nicht nur die postprandiale Stoffwechselsituation verbessern, sondern damit auch ein neues, attraktives Prinzip in der Therapie des Typ-2-Diabetes darstellen.

Amylin

Pathophysiologie: Destruktion und Dysfunktion der pankreatischen Beta-Zelle mit absolutem oder relativem Insulinmangel charakterisieren wesentliche pathophysiologische Merkmale des Typ-1 und des Typ-2-Diabetes. 1987 wurde Amylin entdeckt, ein zweites Peptidhormon der Beta-Zelle, das zusammen mit Insulin mahlzeitenabhängig sezerniert wird (8, 114). Es wurde postuliert, dass der Diabetes mellitus eine bihormonelle Beta-Zell-Störung sei und dass der Amylinmangel die abnorme Glucosehomöostase mit unterhält. Experimentelle Untersuchungen in vivo und in vitro zeigen, dass Amylin als neuroendokrines Hormon wirkt, wobei es postprandial die Glucagonsekretion hemmt, die vagal vermittelte Magenentleerung ebenfalls hemmt und durch diese Effekte die postprandiale Stoffwechselsituation verbessert. In tierexperimentellen Untersuchungen führte die Gabe von Amylin zu verminderter Nahrungsaufnahme und einer Gewichtsabnahme. Diese Effekte bieten ein attraktives therapeutisches Potenzial für den Einsatz von Amylin oder langwirkenden Amylinanaloga zur Diabetestherapie. Derzeit ist Pramlintide, ein langwirkendes Amylinanalog in klinischer Erprobung, bei der eine HbA_{1c}-Senkung, eine Gewichtsreduktion, geringerer exogener Insulinbedarf und eine postprandiale Stoffwechselverbesserung erreicht werden konnte (116).

Literatur

1 Adams PC, Speechley M, Kertesz AE. Long-term survival analysis in hereditary hemochromatosis. Gastroenterology. 1991;101:368–72
2 Allison ME, Wreghitt T, Palmer CR, Alexander GJ. Evidence for a link between hepatitis C virus infection and diabetes mellitus in a cirrhotic population. J Hepatol. 1994;21:1135–9
3 Ballmann M., Deacon CF, Schmidt WE, Conlon JM, Creutzfeldt W. Hypersecretion of proinsulin does not explain the hyperinsulinemia of patients with liver cirrhosis. Clin Endocrinol. 1986;25:351–61
4 Brown JC, Dryburgh JR. A gastric inhibitory polypeptide. II. The complete amino acid sequence. Canad J Biochem. 1971;49:867–72
5 Carinia S, Taylor K, Pagliaro L, et al. Further evidence for an association between non-insulin-dependent diabetes mellitus and chronic hepatitis C virus infection. Hepatology. 1999;30:1059–63
6 Cavallo-Perin P, Cassader M, Bozzo C, et al. Mechanism of insulin resistance in human liver cirrhosis. J Clin Invest. 1985;75:1659–65
7 Clouse RE, Lustmann PJ, Reidel WL. Correlation of oesophageal motility abnormalities with neuropsychiatric status in diabetics. Gastroenterology. 1986;90:1146–54
8 Cooper GJ, Willis AC, Clark A, Turner RC, Sim RB, Reid KB. Purification and characterization of a peptide from amyloid-rich pancreases of type 2 diabetic patients. Proc Natl Acad Sci. 1987;84:8628–32
9 Cox T. Haemochromatosis: Strike while the iron is hot. Nature Genet. 1996;13:386–8
10 Creutzfeldt W, Ebert R. New developments in the incretin concept. Diabetologia. 1985;28:565–73
11 Creutzfeldt W, Hartmann H, Nauck M, Stöckmann F. Liver disease and glucose homeostasis. In: Bianchi, L., W. Gerok, L. Landmann K. Sickinger G, Stalder A. Liver in Metabolic diseases. MTP Press., Boston 1983
12 Creutzfeldt W, Nauck M. Gut hormones and diabetes mellitus. Diabet Metab Rev. 1992;8:149–77
13 Deacon C, Knudsen LB, Madsen K, Wiberg FC, Jacobsen O, Holst JJ. Dipeptidyl peptidase IV resistant analogues of glucagon-like peptide-1 which have extended metabolic stability and improved biological activity. Diabetologia. 1998;41:271–8
14 Drew SI, Joffe B, Vinik A, Seftel H, Singer F. The first 24 hours of acute pancreatitis. Changes in biochemical and endocrine homeostasis in patients with pancreatitis compared with those in control subjects undergoing stress for reasons other than pancreatitis. Am J Med. 1978;64:795–803
15 Drucker DJ. Glucagon-like peptides. Diabetes. 1998;47:159–69
16 Ebert R, Creutzfeldt W. Influence of gastric inhibitory polypeptide antiserum on glucose-induced insulin secretion in rats. Endocrinology. 1982;111:1601–6
17 Eibl N, Gschwantler M, Ferenci P, Eibl MM, Weiss W, Scherntthaner G. Development of insulin-dependent diabetes mellitus in a patient with chronic hepatitis C during therapy with interferon-alpha. Eur J Gastroenterol Hepatol. 2001;13:295–8
18 Eissele R, Göke R, Willemer S, et al. Glucagon-like peptide-1 cells in the gastrointestinal tract of rat, pig and man. Eur J Clin Invest. 1992;22:283–91
19 El Ne Wihi H, Dooley CP, Saad C, Staples J, Zeidler A, Valenzuela JE. Impaired exocrine pancreatic function in diabetics with diarrhoea and peripheral neuropathy. Dig Dis Sci. 1988;33:705–10
20 Enck P, Rathmann W, Spiekermann M, et al. Prevalence of gastrointestinal symptoms in diabetic patients and non-diabetic subjects. Z Gastroenterol. 1994;32:637–41
21 Erckenbrecht JF, Winter HJ, Cicmir I, Wienbeck M. Faecal incontinence in diabetes mellitus: Is it correlated to diabetic autonomic or peripheral neuropathy? Z Gastroenterol. 1988;26:731–6
22 Fabris P, Betterle C, Greggio NA, et al. Insulin-dependent diabetes mellitus using alpha-interferon therapy for chronic viral hepatitis. J Hepatol. 1998;28:514–7
23 Feder JN, Gnirke A, Thomas W, et al. A novel MHC class I-like gene is mutated in patients with hereditary haemochromatosis. Nature Genet. 1996;13:399–408
24 Fedorak RN, Field M, Chang EB. Treatment of diabetic diarrhea with clonidine. Ann Intern Med. 1985;102:197–9

25 Finkelstein SM, Wielinski CL, Elliot CL, et al. Diabetes mellitus associated with cystic fibrosis. J Pediat. 1988;112:373–7
26 Folwaczny C, Riepl R, Tschöp M, Landgraf R. Gastrointestinal involvement in patients with diabetes mellitus: Part I (first of two parts) – Epidemiology, pathophysiology, clinical findings. Z Gastroenterol. 1999;37:803–15
27 Folwaczny C, Riepl R, Tschöp M, Landgraf R. Gastrointestinal involvement in patients with diabetes mellitus: Part II (second of two parts) – Diagnostic procedures, pharmacological and nonpharmacological therapy. Z Gastroenterol. 1999;37:817–26
28 Fortson MR, Freedman SN, Webster III PD. Clinical assessment of hyperlipidemic pancreatitis. Am J Gastroenterol. 1995;90:2134–9
29 Foulis AK, Stewart JA. The pancreas in recent-onset type I (insulin-dependent) diabetes mellitus: insulin content of islets, insulitis and associated changes in the exocrine acinar tissue. Diabetologia. 1984;26:456–61
30 Fox JN, Frier BM, Armitage M, Ashby JP. Abnormal insulin secretion in carcinoma of the pancreas: response to glucagon stimulation. Diabet Med. 1985;2:113–6
31 Fraser R, Horowitz M., Maddox A, Dent J. Organization of antral, pyloric, and duodenal motility in patients with gastroparesis. J Gastrointest Motil. 1993;5:167
32 Frier BM, Saunders JBH, Wormsley KG, Bouchier IAD. Exocrine pancreatic function in juvenile-onset diabetes mellitus. Gut. 1976;17:685–91
33 Gallwitz B, Fölsch UR. Der pankroprive Diabetes. Diabet Stoffw. 1997;6:203–9
34 Gallwitz B, Meier JJ, Siepmann N,Schmidt WE, Holst JJ, Nauck MA. A fast GIP bolus injection test to charcterize insulin secretory defects in first degree relatives of type 2 diabetic patients. Diabetologia. 2001;44 Suppl. 1:A194:745
35 Gallwitz B, Ropeter T, Morys-Wortmann C, Mentlein R, Siegel EG, Schmidt WE. GLP-1-analogues resistant to degradation by dipeptidyl-peptidase IV in vitro. Regul Pept. 2000;86:103–11
36 Gallwitz B, Witt M, Morys-Wortmann C, Fölsch UR, Schmidt WE. GLP-1/GIP chimeric peptides define the structural requirements for specific ligand-receptor interaction of GLP-1. Regul Peptides. 1996;63:17–22
37 Gallwitz B, Witt M, Paetzold G, et al. Structure-activity characterization of glucagon-like peptide-1. Eur J Biochem. 1994;225:1151–6
38 Göke R, Conlon JM. Receptors for glucagon-like peptide-1(7–36)amide on rat insulinoma-derived cells. J Endocrinol. 1988;116:357–62
39 Göke R, Fehmann HC, Linn T, Eng J, Göke B. Exendin-4 is a super-agonist and truncated exendin(9–39)amide a potent antagonist at the GLP-1(7–36)amide receptor of insulin-secreting β-cells. J Biol Chem. 1993;268:19650–5
40 Göke B, Göke R, Fehmann HC, Arnold R. Inkretinforschung zur Entwicklung neuer Strategien bei der Diabetestherapie. Internist. 1995;36:343–9
41 Grove A, Vyberg B, Vyberg M. Focal fatty change of the liver. A review and a case associated with continuous ambulatory peritoneal dialysis. Virchows Arch Abt A. 1991;419:69–75
42 Gutniak M, Orskov C, Holst JJ, Ahren B, Efendic S. Antidiabetogenic effect of glucagon-like peptide-1(7–36)amide in normal subjects and patients with diabetes mellitus. New Engl J Med. 1992;326:1316–22
43 Hanot V, Schachmann M. Sur le cirrhose pigmentaire dans le diabète sucré. Arch Physiol Norm Path. 1886;7:50
44 Hardin DS, Moran A. Diabetes mellitus in cystic fibrosis. Endocrinol Metab Clin North Am. 1999;28:787–800
45 Heilmeyer L. Die Eisenspeicherkrankheit. Münch Med Wschr. 1967;109:677–84
46 Heller H. Über das insulinotrope Hormon der Darmschleimhaut (Duodenin). Naunyn Schmiedeberg's Arch Pharmacol. 1935;177:127

47 Hildes JA, Sherlock S, Walsh V. Liver and muscle glycogen in normal subjects, in diabetes mellitus and in acute hepatitis. Clin Sci. 1949;7:287
48 Hornbuckle K, Barnett JL. The diagnosis and work-up of the patient with gastroparesis. J Clin Gastroenterol. 2000;30:117–24
49 Holst JJ, Orskov C, Vagn Nielsen O, Schwartz TW. Truncated glucagon-like peptide-1, an insulin-releasing hormone from the distal gut. FEBS Letters. 1987;211:169–74
50 Horowitz M, Fraser R. Disordered gastric motor function in diabetes mellitus. Diabetologia. 1994;37:543–51
51 Horowitz M, Harding PE, Maddox A, et al. Gastric and oesophageal emptying in insulin-dependent diabetes mellitus. J Gastroenterol Hepatol. 1986;1:97
52 Iversen J, Vilstrup H, Tygstrup N. Kinetics of glucose metabolism in relation to insulin concentrations in patients with alcoholic cirrhosis and in healthy persons. Gastroenterology. 1984;87:1138–43
53 Janssens J, Peeters TL, Vantrappen G, et al. Improvement of gastric emptying in diabetic gastroparesis by erythromycin. New Engl J Med. 1990;322:1028–31
54 Jones IR, Owens DR, Moody AJ, Luzio SD, Morris T, Hayes TM. The effects of glucose-dependent insulinotropic polypeptide infused at physiological concentrations in normal subjects and Type 2 (non-insulin-dependent) diabetic patients on glucose tolerance and B-cell secretion. Diabetologia. (1987);30:707–12.
55 Johnston DG, Alberti KGGM, Wright R. C-peptide and insulin in liver disease. Diabetes. 1978;27 Suppl. 1:201–6
56 Kalthoff L, Layer P, Clain JE, DiMagno EP. The course of alcoholic and non-alcoholic pancreatitis. Dig Dis Sci. 1984;29:953
57 Karmody AJ, Kyle J. The association between carcinoma of the pancreas and diabetes mellitus. Brit J Surg. 1969;56:362–4
58 Kawagishi T, Nishizawa Y, Okuno Y, et al. Antroduodenal motility and transpyloric fluid movement in patients with diabetes. Studies using duplex sonography. Gastroenterology. 1994;107:403–9
59 Kreymann B, Williams G, Ghattei MA, Bloom SR. Glucagon-like peptide 1 7–36: a physiological incretin in man. Lancet 1987/II:1300–4
60 Kruszynska YT, Harry DS, Bergman RN, McIntyre N. Insulin sensitivity, insulin secretion and glucose effectiveness in diabetic and non-diabetic cirrhotic patients. Diabetologia. 1993;36:121–8
61 Kruszynska YT. Glucose control in liver disease. Curr Med Lit Gastroenterol. 1992;11:9
62 Lankisch PG, Manthey G, Otto J, Koop H, et al. Exocrine pancreatic function in insulin-dependent diabetes mellitus. Digestion. 1982;25:211–6
63 Lankisch PG, Lohr-Hoppe A, Otto J, Creutzfeldt W. Natürlicher Verlauf der chronischen Pankreatitis – Schmerz, exokrine und endokrine Pankreasinsuffizienz und Prognose der Erkrankung Zbl Chir. 1995;120:278–86
64 Lanng S.: Diabetes mellitus in cystic fibrosis. Eur J Gastroenterol Hepatol. 1996;8:744–7
65 Lanng S, Hansen A, Thorsteinsson B, Nerup J, Koch C. Glucose tolerance in patients with cystic fibrosis: five-year prospective study. Brit Med J. 1995;311:655–9
66 Larsen PJ, Fledelius C, Knudsen LB, Tang-Christensen M. Systemic administration of the long-acting GLP-1 derivative NN2211 induces lasting and reversible weight loss in both normal and obese rats. Diabetes. 2001;50:2530–9
67 Löhr M, Goertchen P, Nizze H, et al. Cystic fibrosis-associated islet changes may provide a basis for diabetes. An immunocytochemical and morphometrical study. Virchows Arch Abt A 1989;414:179–85
68 Loo FD, Dodds WJ, Soergl KH, Arndorfer RC, Helm JF, Hogan WJ. Multipeaked esophageal peristaltic pressure waves in patients with diabetic neuropathy. Gastroenterology. 1985;88:485–91

69 Lübke HJ, Frieling T. Störungen der gastrointestinalen Motilität bei Diabetes mellitus. Verdauungskrankheiten. 1993;11:51
70 Mason AL, Lau JY, Hoang N, et al. Association of diabetes mellitus and chronic hepatitis C virus infection. Hepatology. 1999;29:328–33
71 Mearin F, Malagelada JR. Gastroparesis and dyspepsia in patients with diabetes millitus. Eur J Gastroenterol Hepatol. 1995;7:717–23
72 Meier JJ, Gallwitz B, Schmidt WE, Nauck MA. Glucagon-like peptide 1 (GLP-1) as a regulator of food intake and body weight: therapeutic perspectives. Eur J Pharmacol. 2002; 440:269–79
73 Meier JJ, Hucking K, Holst JJ, Deacon CF, Schmiegel WH, Nauck MA. Reduced insulinotropic effect of gastric inhibitory polypeptide in first-degree relatives of patients with type 2 diabetes. Diabetes 2001;50:2497–504
74 Mojsov S, Heinrich G, Wilson IB, Ravazzola M, Orci L, Habener JF. Preproglucagon gene expression diversifies at the level of posttranslational processing. J Biol Chem. 1986;261:11880–9
75 Moore B, Edie ES, Abram JH. On the treatment of diabetes mellitus by acid extraction of duodenal mucous membrane. Biochem J 1906;1:28–38
76 Mortensen K, Petersen LL, Orskov C. Colocalization of GLP-1 and GIP in human and porcine intestine. Ann N Y Acad Sci. 2000;921:469–72
77 Nauck MA, Heimesaat MM, Orskov C, Holst JJ, Ebert R, Creutzfeldt W. Preserved incretin activity of glucagon-like peptide-1-(7–36)amide but not of synthetic human gastric inhibitory polypeptide in patients with type-2 diabetes mellitus. J Clin Invest. 1993;91:301–7
78 Nauck MA, Kleine N, Orskov C, Holst JJ, Wilms B, Creutzfeldt W. Normalization of fasting hyperglycaemia by exogenous glucagon-like peptide 1(7–36)amide in type 2 (non-insulin-dependent) diabetic patients. Diabetologia. 1993;36:741–4
79 Nauck MA, Niedereichholz U, Ettler R, et al. Glucagon-like peptide 1 inhibition of gastric emptying outweighs its insulinotropic effects in healthy humans. Am J Physiol. 1997;273:E981–8
80 Naunyn B. Der Diabetes mellitus. In Nothnagels Handbuch-Spez. Path. Ther., 1. Aufl., Bd. VII. Wien 1898
81 Niederau C, Fischer R, Pürschel A, Stremmel W, Häussinger D, Strohmeyer G. Long-term survival in patients with hereditary hemochromatosis. Gastroenterology. 1996;110:1107–19
82 Nousia-Arvanitakis S, Galli-Tsinopoulou A, Karamouzis M. Insulin improves clinical status of patients with cystic-fibrosis-related diabetes mellitus. Acta Pediatr. 2001;90:515–9
83 Orskov C. Glucagon-like peptide-1, a new hormone of the entero-insular axis. Diabetologia. 1992;35:701–11
84 Parkkila S, Niemelä O, Britton RS, et al. Molecular aspects of iron absorption and HFE expression. Gastroenterology. 2001;121:1489–96
85 Patzelt C, Schiltz E. Conversion of proglucagon in pancreatic alpha cells: the major end products are glucagon and a single peptide, the major proglucagon fragment, that contains two glucagon-like sequences. Proc Natl Acad Sci. 1984;81:5007–11
86 Petrides AS, Vogt C, Schulze-Berge D, Matthews D, Strohmeyer G. Pathogenesis of glucose intolerance and diabetes mellitus in cirrhosis. Hepatology. 1994;19:616–27
87 Phillips WT, Schwartz JG, McMahon CA. Rapid gastric emptying of an oral glucose solution in type 2 diabetic patients. J Nucl Med. 1992;33:1496–500
88 Radun D, Malfertheiner P. Chronische Pankreatitis: konservative Therapie. Ther Umsch. 1996;53:359–64
89 Rathmann W, Enck P, Frieling T, Gries FA. Visceral afferent neuropathy in diabetic gastroparesis. Diabetes Care. 1991;14:1086–9
90 Rayner CK, Samsom M, Jones KL, Horowitz M. Relationship of upper gastrointestinal motor and sensory function with glycemic control. Diabetes Care. 2001;24:371–81
91 Ritzel R, Orskov C, Holst JJ, Nauck MA. Pharmacokinetic, insulinotropic, and glucagonostatic properties of GLP-1(7–36)amide after subcutaneous injection in healthy volunteers. Dose response relationships. Diabetologia. 1995;38:720–5
92 Rolon, Benali K, Munck A, et al. Cysic fibrosis-related diabetes mellitus: clinical impact of prediabetes and effects of insulin therapy. Acta Pediatr. 2001;90:860–7
93 Rosa JA, Van Linda BM, Abourizk NN. New onset diabetes mellitus as a harbinger of pancreatic carcinoma. A case report and literature review. J Clin Gastroenterol. 1989;11:211–5
94 Rosenecker J, Eichler I, Barmeier H, von der Hardt H. Pediatr Pulmonol. 2001;32:351–5
95 Sangiorgio L, Attardo T, Gangemi R, Rubino C, Barone M, Lunetta M. Increased frequency of HCV and HBV infection in type 2 diabetic patients. Diabetes Res Clin Pract. 2000;48:147–51
96 Schirra J, Houck P, Wank U, Arnold R, Goke B, Katschinski M. Effects of glucagon-like peptide-1(7-36)amide on antro-pyloro-duodenal motility in the interdigestive state and with duodenal lipid perfusion in humans. Gut 2000;46:622–31
97 Schmidt H, Riemann JF, Schmid A, Sailer D. Ultrastruktur der diabetischen autonomen Neuropathie des Gastrointestinaltraktes. Klin Wschr. 1984;62:399–405
98 Schmidt WE, Siegel EG, Creutzfeldt W. Glucagon-like peptide-1 but not glucagon-like peptide-2 stimulates insulin release from isolated rat pancreatic islets. Diabetologia. 1985;28:704–7
99 Scrocchi LA, Brown TJ, MacLusky N, et al. Glucose intolerance but normal satiety in mice with a null mutation in the glucagon-like peptide-1 receptor gene. Nature Med. 1996;2:1254–8
100 Shen B, Soffer EE. A review of diabetic gastropathy. Compr Ther. 2001;27:56–9
101 Siegel EG, Gallwitz B, Fölsch UR. Der hepatogene Diabetes – Aktuelle Konzepte zu Pathophysiologie und Therapie. Dtsch Med Wschr. 1999;124:1530–5
102 Siegel EG, Jakobs R, Riemann JF. Pankreopriver und hepatogener Diabetes. Spezielle Aspekte in Pathophysiologie und Behandlung. Internist 2001;42:S8–19
103 Siegel EG, Schulze A, Schmidt WE, Creutzfeldt W. Comparison of the effect of GIP and GLP-1(7–36)amide on insulin release from rat pancreatic islets. Eur J Clin Invest 1992;22:154–7
104 Simó R, Hernandez C, Genesca J, Jardí R, Mesa J. High prevalence of hepatitis C virus infection in diabetic patients. Diabetes Care. 1996;19:998–1000
105 Smith-Laing G, Sherlock S, Faber OK. Effects of spontaneous portal- systemic shunting on insulin metabolism. Gastroenterology. 1979;76:685–90
106 Solomon SS, Duckworth WC, Jallepalli P, Bobal MA, Iyer R. The glucose tolerance of acute pancreatitis. Hormonal response to arginine. Diabetes. 1980;29:22–6
107 Stasiewicz J, Adler M, Delcourt A. Pancreatic and gastrointestinal hormones in chronic pancreatitis. Hepatogastroenterology. 1980;27:152–60
108 Talley NJ, Verlinden M, Greenen DJ, Hogan RB, Riff D, McCallum RW, Mack RJ. Effects of a motilin receptor agonist (ABT-229) on upper gastrointestinal symptoms in type 1 diabetes mellitus: a randomised, double blind, placebo controlled trial. Gut. 2001;49:395–401
109 Teichmann R, Stremmel W. Iron uptake by human upper small intestine microvillous membrane vesicles: indication for a facilitated transport mechanism mediated by a membrane iron-binding protein. J Clin Invest. 1990;86:2145–53

110 Thorens B. Expression cloning of the pancreatic β-cell receptor for the gluco-incretin hormone glucagon-like peptide-1. Proc Natl Acad Sci. 1992;89:8641–5
111 Turton MD, O'Shea D, Gunn I, et al. A role for glucagon-like peptide-1 in the central regulation of feeding. Nature. 1996;379:69–72
112 Unger RH, Eisentraut AM. Entero-insular axis. Arch Intern Med. 1969;123:261–6
113 Vilsboll T, Krarup T, Madsbad S, Holst JJ. No reactive hypoglycaemia in Type 2 diabetic patients after subcutaneous administration of GLP-1 and intravenous glucose. Diabet Med 2001;18:144–9
114 Westermark P, Wernstedt C, O'Brien TD, Hayden DW, Johnson KH Islet amyloid in type 2 human diabetes mellitus and adult diabetic cats contains a novel putative polypeptide hormone. Am J Pathol. 1987;127:414–7
115 Wettergren A, Schjoldager B, Mortensen PE, Myhre J, Christiansen J, Holst JJ. Truncated GLP-1 (proglucagon 78-107-amide) inhibits gastric and pancreatic functions in man. Dig Dis Sci. 1993;38:665–73
116 Weyer C, Maggs DG, Young AA, Kolterman OG. Amylin replacement with pramlintide as an adjunct to insulin therapy in type 1 and type 2 diabetes mellitus: a physiological approach toward improved metabolic control. Curr Pharm Des. 2001;7:1353–73
117 Williams JA., Goldfine ID. The insulin-pancreatic acinar axis. Diabetes. 1985;34:980–6
118 Willms B, Werner J, Holst JJ, Orskov C, Creutzfeldt W, Nauck MA. Gastric emptying, glucose responses, and insulin secretion after a liquid test meal: effects fo exogenous (GLP-1)-(7–36) amide in type 2 (noninsulin-dependent) diabetic patients. J Clin Endocrinol. 1996;81:327–32
119 Zander M, Madsbad S, Holst JJ. Glucagon-like peptide-1 for 6 weeks improves glycemic control, insulinssensitivity and b-cell function in type 2 diabetic patients. Diabetologia. 2001;44 Suppl. 1:A18:64

＃ 35 Diabetes mellitus bei anderen endokrinen Erkrankungen

P.-M. Schumm-Draeger

Das Wichtigste in Kürze

- Während eine chronisch schlechte Stoffwechselführung des Typ-1- und Typ-2-Diabetikers endokrine Parameter verändert, kann eine akute Stoffwechselentgleisung des Diabetikers auf eine sich neu manifestierende endokrine Erkrankung hindeuten und muss Anlass zur entsprechenden Diagnostik und Therapie sein.
- Erhöhte Wachstumshormonspiegel führen bei Typ-1- und Typ-2-Diabetikern durch eine verstärkte Insulinresistenz zur Verschlechterung der Stoffwechselkontrolle und dem „Dawn-Phänomen". Während Patienten mit Akromegalie eine gestörte Glucosetoleranz bzw. einen manifesten Diabetes mellitus entwickeln, können bei einem hypophysären Wachstumshormonmangel schwere Hypoglykämien auftreten.
- Der bei Nebennierenrindeninsuffizienz (Morbus Addison) aufgrund einer erhöhten Insulinsensitivität stärkeren Hypoglykämiegefahr steht der Hyperkortizismus mit gesteigerter Glukoneogenese und einem meist nicht insulinpflichtigen Diabetes mellitus dieser Patienten gegenüber. Auch Patienten mit einem Conn-Syndrom bzw. einem Phäochromozytom weisen Glucosetoleranzstörungen auf. Die Manifestation des metabolischen Syndroms wird durch eine erhöhte Cortisolproduktion bei Menschen mit unbehandelter abdomineller Adipositas begünstigt.
- Während eine chronisch schlechte Stoffwechselsituation des Typ-1- und Typ-2-Diabetikers mit einem „Niedrig-T_3-Syndrom" einhergeht, kommt es als Folge einer Hyperthyreose durch verstärkte Insulinresistenz und Hemmung der Insulinsekretion zu Störungen der Glucosetoleranz bzw. Stoffwechselentgleisungen bei schon bestehendem Diabetes mellitus. Eine hypothyreote Stoffwechsellage führt zu sinkendem Insulinbedarf des Diabetikers und verstärkt die Hypoglykämieneigung. Auch drastische Gewichtsreduktionen bei Menschen mit Adipositas führen zu Veränderungen der Schilddrüsenfunktionswerte wie beim „Niedrig-T_3-Syndrom".
- Aufgrund der häufigen Assoziation des Typ-1-Diabetes mit verschiedenen organspezifischen Autoimmunerkrankungen ist ein Screening für andere Immunendokrinopathien (vor allem Autoimmunthyreoiditis, Morbus Addison) bei Typ-1-Diabetikern und näheren Familienangehörigen 1-mal jährlich wünschenswert.

Einleitung

Das gleichzeitige Vorkommen eines Diabetes mellitus sowohl des Typ-1- als auch des Typ-2-Diabetes mit verschiedenen endokrinologischen Krankheitsbildern (wie z. B. von Hypophyse, Nebenniere, Schilddrüse, Gonaden) wird häufig beobachtet (60).

Dabei können bei bestehendem Diabetes mellitus als Folge von Stoffwechselentgleisung, autonomer Neuropathie und/oder Gefäßerkrankung Veränderungen endokriner Funktionen auftreten. Ein schon bestehender Diabetes mellitus kann die Bioverfügbarkeit bzw. Aktivität bestimmter Hormone beeinflussen und ihren peripheren Metabolismus, ihr Ausscheidungsmuster, die Bindung an zirkulierende Proteine sowie die Signalübertragung über Rezeptor- und Postrezeptorveränderung am Erfolgsorgan dieser Hormone verändern.

Andererseits haben bestimmte endokrine Funktionsstörungen erhebliche Auswirkungen auf die Qualität der Stoffwechseleinstellung des Diabetikers sowie auf den Kohlenhydratstoffwechsel bei zuvor nicht diabetischen Personen.

Schließlich werden dem autoimmunologischen Formenkreis zugehörige endokrine Funktionsstörungen vermehrt bei Patienten mit Typ-1-Diabetes mellitus gefunden (70).

Im Folgenden sollen Veränderungen der endokrinen Funktion bei bestehendem Diabetes mellitus und umgekehrt Auswirkungen endokrinologischer Funktionsstörungen auf den Kohlenhydratstoffwechsel bei Diabetikern und zuvor stoffwechselgesunden Personen dargestellt werden. Bezüglich detaillierter Ausführungen zu aktuellen Aspekten der Diagnostik und Therapie endokriner Erkrankungen wird an dieser Stelle auf die entsprechenden Übersichtsarbeiten und Lehrbücher der Endokrinologie verwiesen (3, 11, 90, 124, 74a), da diese Darstellung nicht Gegenstand des vorliegenden Kapitels ist.

Wachstumshormon

Verstärkte Wachstumshormonsekretion

Der Wachstumshormonsekretion ist bei Patienten mit Diabetes mellitus eine besondere Bedeutung beizumessen: Nicht nur die neuroendokrine Gegenregulation bei Hypoglykämien (Kap. 20), sondern auch ständige Einflüsse auf die Stoffwechsellage des Diabetikers, wie die morgendliche Erhöhung der Blutzuckerwerte beim „Dawn-Phänomen" werden entscheidend durch das Wachstumshormon gesteuert. Darüber hinaus wird ein begünstigender Effekt der Wachstumshormonsekretion bei der Entstehung der Mikroangiopathie, vor allem der diabetischen Retinopathie, diskutiert.

Wachstumshormon-IGF-I-Achse

Während einerseits die Wachstumshormonsekretion den Metabolismus und das Wachstum entscheidend beeinflusst, kommt es bei diabetischer Stoffwechsellage zu verschiedenen Interaktionen mit der Wachstumshormonsekretion und -wirkung (64, 112). Die Regulation der Wachstumshormonsekretion wird von verschiedenen Faktoren stimulierend bzw. hemmend beeinflusst:
- Stimulation: „growth hormone releasing hormone" = GHRH, Acetylcholin über Muscarinrezeptoren;
- Inhibition: Somatostatin, IGF-I („insulin-like growth factor" = Somatomedin C) als Wachstumshormonprodukt der Peripherie (negative Feedbackkontrolle).

Rezeptoren. Ein Teil des zirkulierenden Wachstumhormons ist an wachstumshormonbindendes Protein (IGF-BP-I) gebunden, das identisch mit der extrazellulären Komponente des Wachstumshormonrezeptors ist. Diese Fraktion ist biologisch inaktiv. Wachstumshormonrezeptoren werden von verschiedenen Geweben, vor allem Leber-, Muskel- und Fettgewebe exprimiert. Ihre Aktivität kann durch Insulin stimuliert werden.

Stoffwechseleffekte. Die wesentlichen Stoffwechseleffekte des Wachstumshormons sind eine Insulinresistenz, die sich in Leber- und Skelettmuskel manifestiert. Darüber hinaus wird durch Wachstumshormon die Lipolyse verstärkt und damit die Insulinresistenz von Leber und Muskelgewebe noch weiter gesteigert.

Als Gegenregulationshormon wirkt Wachstumshormon bei Hypoglykämien zwar blutzuckerstabilisierend, der maximale blutzuckersteigernde Effekt tritt jedoch erst nach mehreren Stunden ein, sodass die Gegenregulationshormone Glucagon und die Katecholamine für die akute Stabilisierung der hypoglykämischen Situation im Vordergrund stehen. Die verstärkte Wachstumshormonsekretion während der Schlafphase und in den frühen Morgenstunden führt über eine verstärkte Insulinresistenz zu morgendlich präprandial erhöhten Blutzuckerwerten, die das „Dawn-Phänomen" ausmachen. Dieser Effekt ist auch bei stoffwechselgesunden Personen nachweisbar, aber sehr stark bei Patienten mit Diabetes mellitus ausgeprägt (insbesondere Typ 1) und fehlt völlig bei Patienten mit Wachstumshormonmangel. Die verstärkte Wachstumshormonsekretion in der Pubertät ist ein wesentlicher Grund für die in dieser Phase verstärkte Insulinresistenz und schlechtere Stoffwechselkontrolle bei schon bestehendem Diabetes mellitus.

Störungen der Wachstumshormon-IGF-I-Achse

Eine im gesamten Tagesverlauf deutlich gegenüber gesunden Kontrollpersonen gesteigerte Wachstumshormonsekretion wird sowohl bei Patienten mit Typ-1- als auch mit Typ-2-Diabetes gefunden (36; Abb. 35.**1**). Insbesondere in Phasen einer sehr schlechten Stoffwechselkontrolle werden ausgeprägt hohe Wachstumshormonwerte gemessen, die nach Stabilisierung der Stoffwechsellage entsprechend rückläufig, jedoch im Vergleich zum Gesunden weiter auf erhöhtem Niveau nachweisbar sind (36, 37).

Ätiologie. Bereits physiologische Stimuli wie Schlaf, Stress oder körperliche Anstrengung lösen bei Diabetikern einen überschießenden Wachstumshormonanstieg aus, aber auch nach Gabe von Dopamin, Arginin, Clonidin, LHRH, TRH und GHRH erfolgt ein überschießender bzw. nach TRH-Gabe ein paradoxer Anstieg der Wachstumshormonwerte (38, 86, 121), der bei schlechter Kohlenhydratstoffwechsellage besonders ausgeprägt ist (110, 125). Es kann sicher von einer vermehrten hypophysären Wachstumshormonsekretion ausgegangen werden, da die Abbaurate von Wachstumshormon bei Patienten mit Diabetes mellitus normal ist (60).

Als wesentliche Ursache für eine erhöhte Wachstumshormonsekretion bei Diabetikern sind nicht die herabgesetzten IGF-I-Spiegel bzw. Störungen des Regelkreises Wachstumshormon/IGF-I anzusehen, sondern die Stoffwechselerkrankung per se (4, 38, 116). Auch ein vermindertes hypophysäres Ansprechen auf Somatostatin scheint bei Diabetikern für die vermehrte Wachstumshormonsekretion eine Bedeutung zu haben (28).

Betroffene Patientengruppen. Zusammenfassend haben offensichtlich Patienten mit Typ-1- bzw. Typ-2-Diabetes, vor allem erwachsene Typ-1-Diabetiker mit schlechter Stoffwechselkontrolle, hohe und gehäuft auftretende Anstiege des zirkulierenden Wachstumshormons über den Tages- und Nachtverlauf, wobei die Wachstumshormonausscheidung im 24-Stunden-Urin (gesamte Wachstumshormonproduktion) im Vergleich zu nichtdiabetischen Kontrollpersonen signifikant höher liegt (9, 87, 92). Im Vergleich zu nichtdiabetischen Kindern nimmt während der Pubertät die Höhe und Anzahl der Wachstumshormonausschüttungen zu. Bei diabetischen pubertierenden Kindern liegen diese Wachstumshormonpeaks signifikant höher und treten häufiger zu allen Zeitpunkten der Pubertät auf. Bei schlechter Stoffwechselkontrolle, d. h. Insulinmangel, geht der inhibitorische Effekt des Insulins auf die IGFBP-I-Produktion verloren, sodass die Bindungsproteinspiegel proportional zur Insulinmangelsituation und zu den Blutzuckerkonzentrationen steigen, gefolgt von einem Absinken der biologisch aktiven Komponente IGF-I (39, 55), wobei die herabgesetzten IGF-I- Spiegel schließlich über eine hypothalamo-hypophysäre Stimulation zur weiteren Steigerung der Wachstumshormonsekretion und damit der Insulinresistenz und Verschlechterung der Glucosestoffwechsellage führen.

Konsequenzen der gesteigerten Wachstumshormonsekretion für den Patienten mit Diabetes mellitus sind:
- die Verschlechterung der Stoffwechsellage über eine gesteigerte Insulinresistenz (86),
- das durch nächtliche Wachstumshormonsekretion hervorgerufene „Dawn-Phänomen".

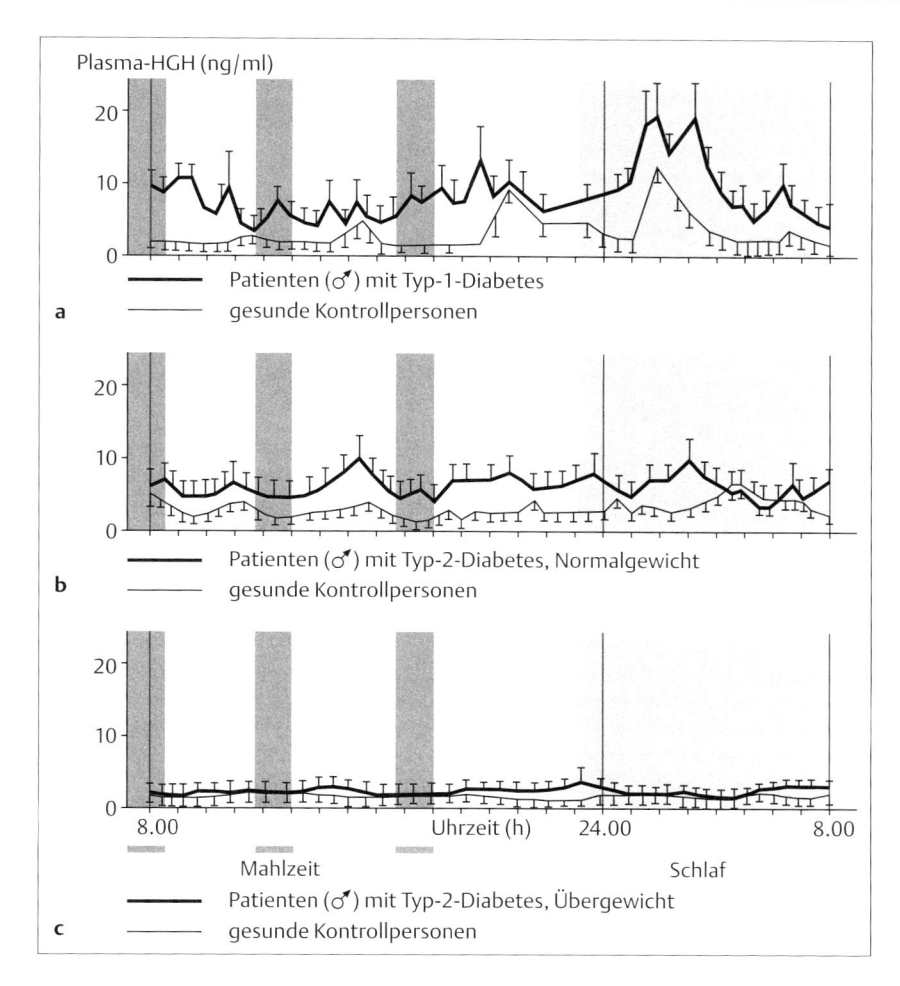

Abb. 35.1 Tagesprofil der Wachstumshormonsekretion (HGH, ng/ml; x ± SEM) bei Patienten mit Typ-1-Diabetes (**a**), normalgewichtigen Patienten mit Typ-2-Diabetes (**b**) und übergewichtigen Patienten mit Typ-2-Diabetes (**c**) im Vergleich zu gesunden Kontrollpersonen (36).

Wachstum und Pubertät

Klinik. Eine wesentliche Konsequenz der niedrigen Spiegel an IGF-I ist ein gestörtes Wachstum im Rahmen der Pubertät. Ein verändertes Wachstumsverhalten ist besonders bei den Kindern auffällig, deren Diabetes sich vor dem 10. Lebensjahr manifestiert und bei denen eine unzureichende, schlechte Stoffwechselkontrolle besteht.

Therapie. Hingegen kann durch eine normnahe Blutzuckereinstellung mittels einer intensivierten Insulintherapie die Stoffwechselsituation und damit die Pubertäts- und Wachstumsentwicklung stabilisiert bzw. normalisiert werden. Allerdings ist aufgrund der durch die stärkere Wachstumshormonsekretion zunehmenden Insulinresistenz eine besonders sorgfältige Stoffwechselkontrolle notwendig, um eine normnahe Blutzuckereinstellung zu gewährleisten.

Wachstumshormon, IGF-I und diabetische Spätkomplikationen

Wachstumshormon und IGF-I scheinen die Entwicklung vor allem der proliferativen Retinopathie zu begünstigen. Dieser Zusammenhang zwischen Wachstumshormonsekretion und Retinopathie wird unter anderem durch die Beobachtung gestützt, dass Diabetiker mit chronischem Wachstumshormonmangel selten eine Retinopathie entwickeln oder es nach Hypophysektomie bei Diabetikern zur Besserung einer schweren Retinopathie kam (107) und dass umgekehrt vor allem schlecht eingestellte Diabetiker mit Retinopathie höhere Wachstumshormon- und IGF-I-Spiegel (46, 66) mit möglicherweise höherer biologischer Aktivität aufweisen (59) als diabetische Patienten ohne Retinopathie. Sichere Beweise für einen ursächlichen Zusammenhang zwischen Wachstumshormonsekretion und Retinopathieentwicklung gibt es nicht. Als alleiniger Auslöser der Retinopathie kann Wachstumshormon schon deshalb nicht betrachtet werden, da Patienten mit einer Akromegalie keine Retinopathie aufweisen (105). Eine Studie zeigte erhöhte Konzentrationen von IGF-I in der Linse bei Patienten mit Retinopathie (109). Es wird davon ausgegangen, dass unter dem Einfluss erhöhter regionaler IGF-I-Konzentrationen das Netzhautendothel zur Proliferation und Bildung neuer Gefäße stimuliert werden kann. Neben der lokalen Produktion von Wachstumsfaktoren im Bereich ischämischer Netzhaut kann der periphere Hyperinsulinismus ebenfalls die Gefäßneubildung begünstigen (109).

Pharmakologische Beeinflussung der Wachstumshormonspiegel

Versuche, den morgendlichen Wachstumshormonanstieg, das „Dawn-Phänomen", mit Somatostatin zu hemmen, waren therapeutisch nicht erfolgreich (51), vor allem, da erhebliche Nebenwirkungen wie z. B. steigende Hypoglykämiegefahr, Magenbeschwerden und Durchfälle auftraten und bisher diesbezüglich selektive Somatostatinanaloga nicht zur Verfügung stehen (29, 105). Alternativ werden in diesem Zusammenhang die Möglichkeiten einer cholinergen Muscarinblockade noch untersucht (5, 84).

Das seit mittlerweile verfügbare rekombinante humane IGF-I (rhIGF-I) kann die Wachstumshormonsekretion insbesondere bei jungen Typ-1-Diabetikern supprimieren und die Stoffwechselkontrolle damit verbessern. Auch wurde es zur Therapie der schweren Insulinresistenz eingesetzt.

Akromegalie

Ätiologie. Ursache des chronischen Wachstumshormonüberschusses bei Patienten mit einer Akromegalie ist im Allgemeinen ein Wachstumshormon (HGH = „human growth hormone") produzierendes Hypophysenvorderlappenadenom, extrem selten eine paraneoplastische Bildung von HGH oder GHRH bzw. eine eutope GHRH-Bildung im Bereich des Hypothalamus (13). Erhöhte IGF-I-Spiegel vermitteln die krankheitstypischen wachstumsstimulierenden und metabolischen Effekte des Wachstumshormons.

Pathophysiologie. Bei Patienten mit Akromegalie werden im Erkrankungsverlauf pathologische Veränderungen der Glucosetoleranz häufig gefunden. Bei 15–30% der Patienten besteht lediglich eine gestörte Glucosetoleranz. Nach 5- bis 10-jährigem Bestehen der Akromegalie entwickelt sich allerdings ein manifester Diabetes mellitus auch bei 15–30% der Patienten, zumeist in Form eines Typ-2-Diabetes. Dieser zeigt einen Verlauf wie bei nicht akromegalen Patienten, wobei sich diabetische Folgeerkrankungen im Sinne einer Mikroangiopathie durchaus entwickeln können (10, 43, 60).

Der Wachstumshormonüberschuss ist noch stärker ausgeprägt bei akromegalen Patienten mit gestörter Glucosetoleranz als bei solchen mit Normoglykämie (43).

Wesentlich für die Manifestation des Diabetes bei Akromegalie ist die durch den Wachstumshormonüberschuss ausgelöste periphere Insulinresistenz. So haben akromegale Patienten mit gestörter Glucosetoleranz bereits nüchtern stark erhöhte, nach Stimulation (i.v. Glucosebelastung) weiter überschießend ansteigende Insulinwerte (60, 115).

Therapie. Bei nahezu allen Patienten mit Akromegalie führt eine Senkung der Wachstumshormonwerte durch Hypophysenoperation, Bestrahlung oder eine medikamentöse Behandlung mit z. B. Bromocriptin oder das Somatostatinanalogon Octreotid zu einer Normalisierung des Glucosestoffwechsels (60, 56, 73).

Differenzialdiagnose. Abschließend soll darauf hingewiesen werden, dass die bei Diabetikern vor allem im Rahmen einer entgleisten Stoffwechsellage gefundenen basal erhöhten und im oralen Glucosetoleranztest nicht supprimierbaren Wachstumshormonwerte nicht zu der Fehldiagnose einer Akromegalie führen dürfen. Die ergänzende Bestimmung des IGF-I, das bei erwachsenen Diabetikern im Gegensatz zu akromegalen Patienten nicht erhöht gemessen wird, kann hier differenzialdiagnostisch weiterhelfen.

Wachstumshormonmangel

Pathophysiologie. Im Vordergrund der klinischen Problematik vor allem des mit Insulin eingestellten Diabetikers, der einen Wachstumshormonmangel aufweist, steht der Aktivitätsverlust eines wesentlichen Hormons der körpereigenen Gegenregulation bei Hypoglykämien. Insbesondere, wenn sich ein Hypopituitarismus mit zusätzlicher sekundärer Nebennierenrindeninsuffizienz entwickelt hat, kann es bei diesen Patienten zu schweren Hypoglykämien kommen. Ischämische Nekrosen im Hypophysenbereich sollen bei Patienten mit Diabetes mellitus aufgrund von Gefäßschäden häufiger auftreten als bei gesunden Kontrollpersonen (52, 81) und müssen bei entsprechenden klinischen Zeichen differenzialdiagnostisch bedacht werden.

Iatrogener Diabetes durch Wachstumshormonbehandlung. Im Zusammenhang mit dem Einsatz einer Wachstumshormonbehandlung bei Patienten mit Wachstumshormonmangel bzw. einem Turner-Syndrom muss abgewartet werden, inwieweit im Rahmen dieser Therapie eine diabetische Stoffwechsellage ausgelöst werden kann bzw. sich ein vorbestehender Diabetes mellitus verschlechtert. Die bisher vorliegenden klinischen Studien zur Wachstumshormonsubstitutionstherapie bei Patienten mit Hypophysenvorderlappeninsuffizienz und Wachstumshormonmangel zeigten nur marginale Änderungen der Nüchternblutzucker- und Plasmainsulinwerte. In Abhängigkeit von den zum Einsatz kommenden Wachstumshormondosen in der Therapie wird, vor allem bei Patienten mit Turner-Syndrom, zukünftig das Risiko der Diabetesentwicklung einzustufen sein (108).

Nebenniere

Erkrankungen der Nebennierenrinde (Morbus Addison, Hyperkortizismus, Conn-Syndrom) sowie des Nebennierenmarks (Phäochromozytom) sind insgesamt selten, führen jedoch bei klinischer Manifestation durch die veränderten Konzentrationen ihrer spezifisch gebildeten Gegenregulationshormone vor allem bei Diabetikern zu erheblichen metabolischen Veränderungen. Die Rolle der Cortisol- und Katecholaminsekretion für die physiologische Gegenregulation bei Hypoglykämien wird im Kap. 20 ausführlich dargestellt.

Es ist nicht bekannt, inwieweit der Diabetes mellitus selbst die Entwicklung eines Morbus Addison, eines Hyperkortizismus oder Hyperaldosteronismus bzw. eines Katecholaminüberschusses modifizieren kann. Umgekehrt jedoch ergeben sich erhebliche Einflussnahmen.

Morbus Addison

Ätiologie und Pathogenese. Als Ursache der primären Nebennierenrindeninsuffizienz ist bei etwa 80% der Patienten von einem Autoimmunprozess auszugehen. 5–18% dieser Patienten weisen zusätzlich einen Typ-1-Diabetes mellitus auf (32, 60, 75). Histologische Untersuchungen zeigten ein sogar noch häufigeres Zusammentreffen von Typ-1-Diabetes und Autoimmunadrenalitis, wobei oft klinische Zeichen fehlten: 20% der Patienten mit Typ-1-Diabetes weisen post mortem eine Adrenalitis mit lymphozytärer Infiltration auf, im Gegensatz zu nur 3% bei nichtdiabetischen Kontrollpersonen (21). Bei Patienten, die kombiniert einen insulinpflichtigen Typ-1-Diabetes und eine primäre Nebennierenrindeninsuffizienz, einen Morbus Addison, aufweisen, ist ein autoimmunes polyglanduläres Syndrom (APS) anzunehmen (17, 70, 97, 117). 40–50% der Patienten mit Morbus Addison haben weitere, überwiegend endokrine, autoimmunologisch ausgelöste Funktionsstörungen wie z. B. eine Hashimoto-Thyreoiditis, eine Hyperthyreose vom Basedow-Typ, einen Diabetes mellitus Typ 1, Hypogonadismus, Hypoparathyreoidismus, Vitiligo oder eine perniziöse Anämie, die in ihrer Gesamtheit auch mit dem Terminus polyglanduläre Autoimmuninsuffizienz (auch MEDAC = „multiple endocrine deficiency autoimmune candidiasis") zusammengefasst werden. Eine Übersicht der verschiedenen Erscheinungsformen des APS vom Typ I und II (auch Schmidt-Syndrom) gibt Tab. 35.1. Etwa die Hälfte der Patienten entwickelt als Erstmanifestation eines APS Typ II eine Nebennierenrindeninsuffizienz und erst Jahre später weitere Autoimmunerkrankungen, wie vor allem einen insulinpflichtigen Typ-1-Diabetes oder eine chronische Thyreoiditis (78). Zirkulierende Autoantikörper gegen die betroffenen endokrinen Drüsen bzw. Gewebe sind in der Regel nachweisbar (76, 111, 117, 126). Wie Bottazzo et al. (17) sowie MacCuish et al. (57) 1974 erstmals zeigen konnten, ist das Vorkommen von Inselzellantikörpern (ICA) deutlich höher bei Patienten mit Typ-1-Diabetes im Rahmen eines APS Typ II als bei solchen mit Typ-1-Diabetes ohne Zusammenhang mit einem APS, und auch die Persistenz von ICA scheint bei den zuerst genannten Patienten wesentlich länger zu sein (20). Während das APS Typ I als sporadische Erkrankung, aber auch als autosomal rezessive Form auftritt, sind für das APS Typ II Assoziationen mit HLA-B8 und -DR3 nachgewiesen. Ein erhöhtes Erkrankungsrisiko für das APS Typ II wird auch bei Expression von HLA-DR4 beschrieben (70). Die HLA-Spezifitäten DR2, DR5 und DR7 hingegen sind protektiv vor allem für das Auftreten eines Morbus Addison. Insbesondere Untersuchungen der DQ-Allele haben die Einschätzung des Erkrankungsrisikos nicht nur für den Typ-1-Diabetes selbst, sondern vor allem auch in Kombination mit anderen endokrinen Autoimmunerkrankungen des APS Typ II besser bewerten lassen. So konnte gezeigt werden, dass Patienten mit einem Morbus Addison und Typ-1-Diabetes das Hochrisikoallel HLA-DQB1*0302 tragen. Dieses Allel ist ein typisches Merkmal des Typ-1-Diabetes (14, 15; s. a. Kap. 2).

Als Hochrisiko-HLA-Genotyp für den Morbus Addison, als alleinige Erkrankung oder im Rahmen eines APS Typ II, sind zu bewerten: DR3/4, DQ2/DQ8, DRB1*0404. Eine verbesserte genetische Diagnostik sowie die Bestimmung von 21-Hydroxylase-Antikörpern sollte die Identifikation einer Hochrisiko-Population ermöglichen (91a).

Screening-Untersuchungen zum Nachweis verschiedener organspezifischer Autoimmunerkrankungen sollten bei APS Typ II durch serologische Labortests (z. B. Antikörper gegen 21-Hydroxylase, P450scc, Schilddrüsenperoxidase, Thyreoglobulin, H^+/K^+-ATPase, GAD65; 32a).

Epidemiologie. Von der autoimmunologisch bedingten Form des Morbus Addison mit einem Manifestationsalter von 30–50 Jahren sind bevorzugt Frauen betroffen (13). Bei gleichzeitigem Bestehen eines Morbus Addison mit einem Typ-1-Diabetes ist die Geschlechtsverteilung allerdings gleich (60).

Tab. 35.1 Häufigkeit der verschiedenen klinischen Manifestationen bei Typ I und II des autoimmunen polyglandulären Syndroms (APS) (78)

Erkrankung	APS I (n = 106)		APS II (n = 224)	
	n	%	n	%
Morbus Addison	71	67	224	100
chronische mukokutane Kandidose	82	78	0	0
Hypoparathyreoidismus	87	82	0	0
Immunthyreopathie	11	10	154	69
Typ-I-Diabetes	2	2	117	52
Vitiligo	10	9	10	4,5
Hypogonadismus	13	12	8	3,5
Alopezie	28	26	1	0,5
perniziöse Anämie	16	15	1	0,5
Malabsorption	26	24	0	0
chronische aktive Hepatitis	12	11	0	0
autoimmune Hypophysitis	+	+	+	+
Myasthenia gravis	0	0	+	+
Erkrankungsalter	Kindheit		Erwachsene	
HLA-Assoziation	keine		B8, DR3, DR4	
Geschlechtsverhältnis (weiblich/männlich)	61/45 (1,35/1)		145/79 (1,83/1)	

+ Inzidenz nicht bekannt

Klinik. Aus klinischer Sicht steht bei Diabetikern, die einen Morbus Addison entwickeln, eine ausgeprägte Neigung zu teilweise schweren Hypoglykämien im Vordergrund. Hierfür ist vor allem eine gesteigerte Insulinsensitivität verantwortlich, die wiederum durch eine als Folge des Hypokortizismus verminderte Glukoneogenese ausgelöst wird. Gleichzeitig ist der Insulinbedarf der Patienten deutlich geringer.

Therapie. Nach suffizienter Substitutionsbehandlung mit Glucocorticoiden besteht bei den Patienten eine vermehrte Hypoglykämieneigung nicht mehr, und der tägliche Insulinbedarf entspricht in der Regel den vor Beginn der Nebennierenerkrankung eingesetzten Dosierungen (60).

Hyperkortizismus

Pathogenese und Klinik. Die klinischen Folgen eines chronischen Glucocorticoidüberschusses für den Kohlenhydratstoffwechsel sind, unabhängig von der jeweiligen Genese des Hyperkortizismus, immer gleichartig. Sowohl die hypophysäre ACTH-Überproduktion beim Morbus Cushing als auch das Cushing-Syndrom bei ektoper ACTH-Produktion bzw. Cortisolüberproduktion der Nebennierenrinde oder exogen zugeführte Glucocorticoide verursachen eine pathologische Glucosetoleranz bei bis zu 85% und einen manifesten, zumeist nicht insulinpflichtigen Diabetes mellitus, bei etwa 25% der Patienten (91).

Bei Patienten mit einem bereits bestehenden Diabetes mellitus kommt es zu einer deutlichen Verschlechterung der Stoffwechseleinstellung, wenn zusätzlich ein Hyperkortizismus auftritt. Der tägliche Insulinbedarf der Patienten steigt erheblich. Ursachen der gestörten Glucosetoleranz bei Hyperkortizismus sind eine durch die Corticoide gesteigerte Glukoneogenese und zunehmende Insulinresistenz mit entsprechend nachweisbarer Hyperinsulinämie (60, 91, 115).

Therapie. Bei zuvor diätetisch oder mit oralen Antidiabetika behandelten Patienten ist die Umstellung auf eine Insulintherapie fast immer unumgänglich. Eine Normalisierung des Kohlenhydratstoffwechsels bzw. eine Stabilisierung der Stoffwechseleinstellung bei Patienten mit schon bestehendem Diabetes lässt sich durch die entsprechende, zumeist operative Therapie des Hyperkortizismus bzw. Reduktion der exogen zugeführten Cortiocoidtherapie nahezu immer erreichen (Abb. 35.2).

Bei Menschen mit abdomineller Adipositas begünstigt eine verstärkte Cortisolproduktion (vor allem nachweisbar mit erhöhten Werten des freien Urincortisol) wahrscheinlich die Manifestation eines metabolischen Syndroms (31a). Die erhöhte Cortisolproduktion in dieser Patientengruppe muss differenzialdiagnostisch von einem Cushing-Syndrom abgegrenzt werden.

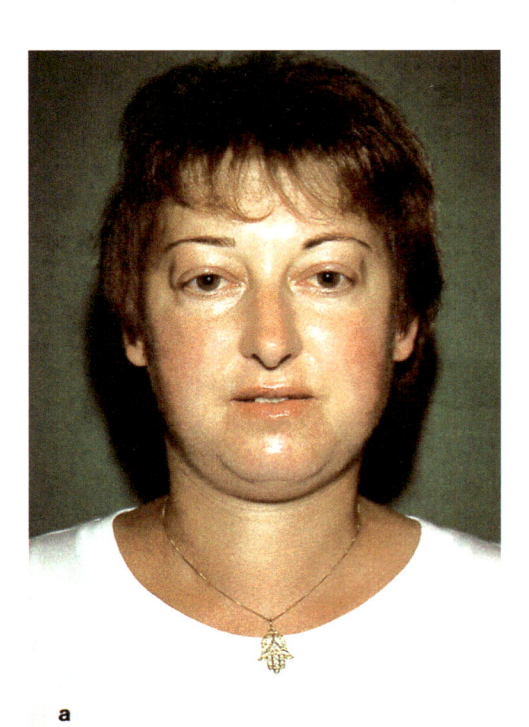

Abb. 35.2 35-jährige Patientin mit gestörter Glucosetoleranz und typischem klinischen Erscheinungsbild im Rahmen eines Cushing-Syndroms (**a**) mit Cortisol produzierendem Nebennierenrindentumor, der erfolgreich operativ entfernt werden konnte (**b**). (fotografische Dokumentation des Operationspräparats: Prof. Encke und Prof. Dr. Wenisch, Zentrum der Chirurgie, Klinikum Frankfurt)

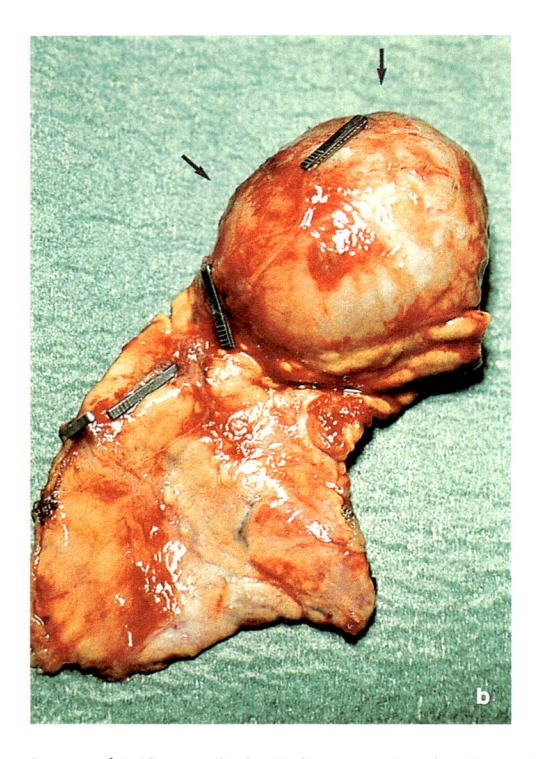

Conn-Syndrom

Klinik. Leitsymptome des primären Hyperaldosteronismus aufgrund eines Nebennierenadenoms der Zona glomerulosa oder bei bilateraler Hyperplasie der Nebennieren sind die Hypertonie und Hypokaliämie. Ein typisches Erscheinungsbild der Erkrankung darüber hinaus existiert nicht (13). Etwa 50% der Patienten mit einem primären Hyperaldosteronismus haben eine leichte Störung der Glucosetoleranz, wobei ein manifester Diabetes mellitus sehr selten auftritt und in der Regel keine Insulinbehandlung notwendig macht. Die charakteristische Hypokaliämie ist wahrscheinlich die Ursache einer verminderten Insulinausschüttung und Störung der Glucosetoleranz (41, 60) bei Patienten mit Hyperaldosteronismus.

Therapie. Die Glucosetoleranzstörung lässt sich nach ausreichender Kaliumsubstitution und erfolgreicher Behandlung des Hyperaldosteronismus vollständig normalisieren.

Phäochromozytom

Pathogenese und Klinik. Den Katecholaminen ist bei Patienten mit Diabetes mellitus als wichtigen Hormonen der körpereigenen Gegenregulation bei einer Hypoglykämie eine große Bedeutung beizumessen (Kap. 20).

Das sich aus den chromaffinen Zellen des Nebennierenmarks oder selten aus den sympathischen paravertebralen Ganglien entwickelnde Phäochromozytom bzw. -blastom mit einer Überproduktion von Adrenalin und/oder Noradrenalin, selten Dopamin, stellt eine zwar seltene, jedoch bei den benignen Formen eine heilbare Ursache des Hochdrucks dar. Bis zu 75% der Patienten mit einem Phäochromozytom haben eine Störung der Glucosetoleranz, gehäuft auch einen meist nicht insulinpflichtigen Diabetes mellitus. Ursächlich hierfür sind sowohl eine durch die Katecholamine verstärkte Glykogenolyse als auch eine Hemmung der Insulinsekretion durch die ständige Erregung der α-Rezeptoren (42, 60).

Therapie. Auch hier lässt sich die Störung des Glucosestoffwechsels durch die suffiziente Therapie des hormonproduzierenden Tumors beseitigen.

Schilddrüse

Pathologische Schilddrüsenfunktion

Pathogenese. Eine sehr schlechte Stoffwechseleinstellung bzw. Entgleisung des Patienten mit Typ-1- und Typ-2-Diabetes führt, wie auch andere schwere Krankheitszustände, zu Veränderungen des Schilddrüsenhormonstoffwechsels im Sinne eines „Niedrig-T_3-Syndroms" (48, 58). Dabei finden sich typischerweise erniedrigte Werte für das Serum-T_3 (Triiodthyronin) und erhöhte Werte für das biologisch inaktive rT_3 (reverses T_3), während Serum-T_4 (Thyroxin) und basales sowie im TRH-Test stimuliertes TSH in aller Regel im Normalbereich liegen. Nur bei Patienten mit einer Ketoazidose sowie bei neu entdeckten Typ-2-Diabetikern wurde auch ein verminderter TSH-Anstieg nach TRH-Gabe beschrieben (48, 74). Offenbar ist eine verminderte Aktivität der 5'-Monodeiodinase verantwortlich für die charakteristischen Hormonveränderungen des „Niedrig-T_3-Syndroms", dessen Bedeutung heute noch nicht endgültig geklärt ist, das aber nicht als Hypothyreose, sondern viel eher im Sinne eines Schutzmechanismus eingestuft werden sollte.

Therapie. Die Schilddrüsenhormonwerte normalisieren sich nach Stabilisierung der Stoffwechsellage der Diabetiker vollständig (26, 49, 98). Eigene Untersuchungen bei Typ-1-Diabetikern bestätigten diese Daten und sind zusammenfassend in Abb. 35.**3** dargestellt.

Es ist davon auszugehen, dass eine spezifische Behandlung nicht sinnvoll ist. Bei Normalisierung bzw. Verbesserung der Stoffwechselsituation normalisieren sich gleichzeitig die zuvor veränderten Schilddrüsenfunktionswerte in den Normalbereich (118).

Drastische Gewichtsreduktionen im Rahmen von diätetischen Maßnahmen bei Menschen mit Adipositas führen zu Veränderungen der Schilddrüsenfunkton, die denen des „Niedrig-T_3-Syndroms" gleichen (31a).

Hyperthyreose

Pathogenese und Epidemiologie. Eine gestörte Glucosetoleranz wird bei bis zu 57% der Patienten mit unbehandelter Hyperthyreose, ein manifester Diabetes mellitus bei 2–3,3% gefunden (68). Die Störung des Glucosestoffwechsels bei Hyperthyreose wird sowohl durch eine vermehrte intestinale Glucoseaufnahme als auch durch eine verminderte Insulinsekretion und herabgesetzte Insulinsensitivität in der Peripherie erklärt (35, 68). Darüber hinaus verstärken eine pathologische Glucagonfreisetzung und vermehrte Glykogenolyse in der Leber die Glucosetoleranzstörung (52, 89). Nach Erreichen einer euthyreoten Stoffwechsellage durch suffiziente Therapie der Hyperthyreose normalisiert sich der Kohlenhydratstoffwechsel der Patienten vollständig. Die Häufigkeit des Auftretens einer Hyperthyreose bei bestehendem Diabetes mellitus liegt insgesamt etwa vergleichbar hoch bzw. geringgradig höher als bei nicht diabetischen Kontrollpersonen (35, 60). Eine erhöhte Inzidenz des gemeinsamen Auftretens eines Typ-1-Diabetes mit der immunologisch ausgelösten Hyperthyreose vom Typ des Morbus Basedow mit und ohne endokrine Ophthalmopathie (Abb. 35.**4**) wird aus den bereits oben aufgeführten Zusammenhängen des APS Typ II verständlich (Tab. 35.**1**; 7, 50, 70) und ist für die Postpartum-Periode von Patientinnen mit Typ-1-Diabetes beschrieben (34).

Klinik und Diagnose. Das Auftreten einer Hyperthyreose bei schon bestehendem Diabetes mellitus ist problematisch, da es vor allem in Abhängigkeit von der Dauer der Hyperthyreose (88) zu einer meist ausgeprägten Verschlechterung der Stoffwechsellage kommt. Da die klinischen Symptome der Hyperthyreose und der entgleisenden diabetischen Stoffwechsellage (wie z. B.

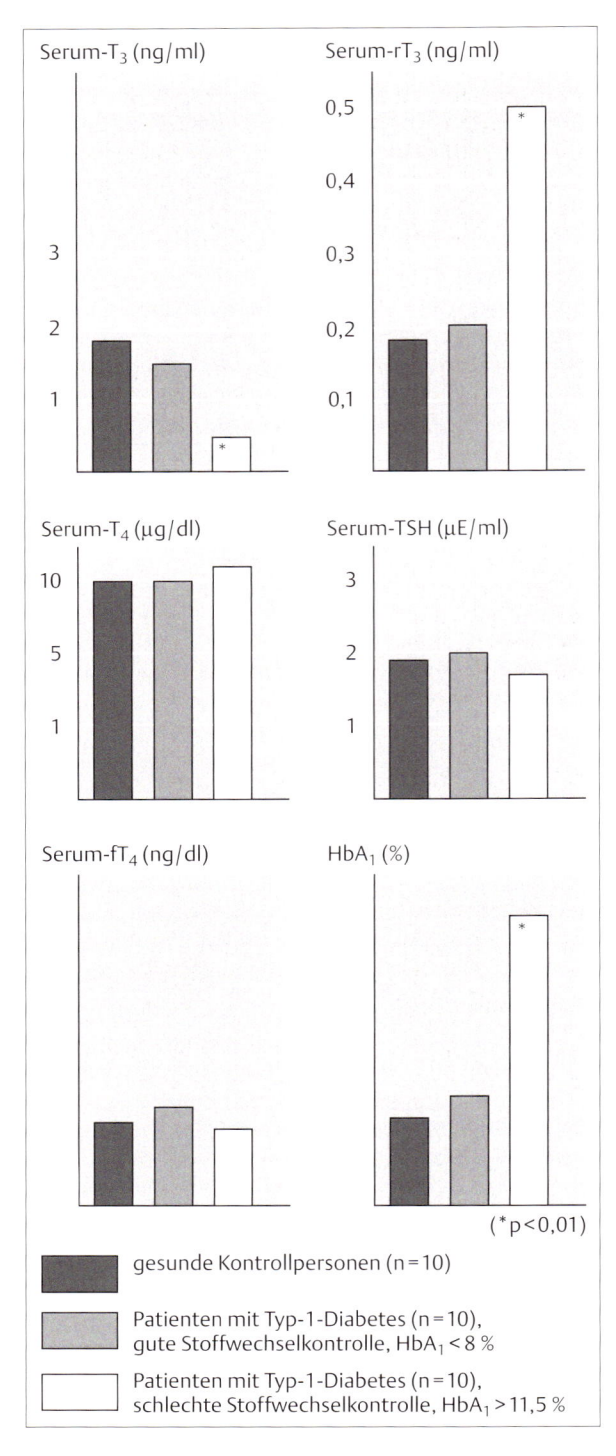

Abb. 35.3 Einfluss der Qualität der Stoffwechseleinstellung auf verschiedene Parameter der Schilddrüsenfunktion bei Patienten mit Typ-1-Diabetes.
rT_3 = reverses T_3, $fT3$ = freies T_3.

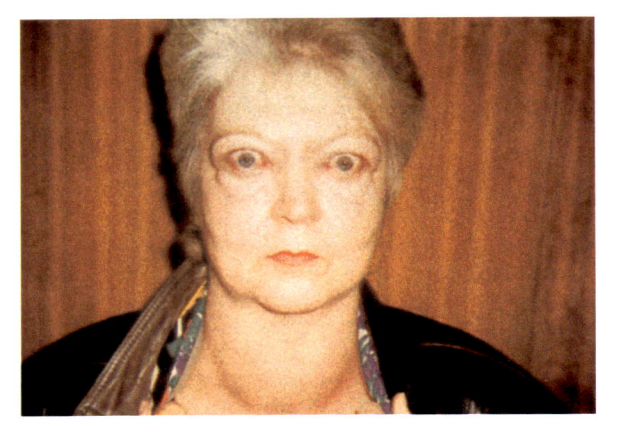

Abb. 35.4 44-jährige Patientin mit Hyperthyreose vom Typ des Morbus Basedow, Struma diffusa Grad II und endokriner Ophthalmopathie Stadium IV.

Gewichtsverlust, Unruhe und Abgeschlagenheit) zum Teil ähnlich sind und laborchemisch ein „Niedrig-T_3-Syndrom" die an sich hohen Serum-T_3-Werte der Hyperthyreose „maskieren" kann, sind schwerwiegende Fehlinterpretationen der akuten Situation des Patienten denkbar. Die Kontrolle der Stoffwechseleinstellung des Diabetikers mit der Fructosaminbestimmung kann falsch normale Werte zeigen, da es als Folge der Hyperthyreose zum Absinken der Fructosaminwerte kommt (27, 94; Kap. 5).

Therapie. Die entgleiste Stoffwechselsituation, die eine stark erhöhte Insulinzufuhr des Diabetikers mit unbehandelter Hyperthyreose notwendig macht, lässt sich nach erfolgreicher Therapie der Schilddrüsenüberfunktion mit medikamentösen und/oder definitiven Behandlungsmaßnahmen (Schilddrüsenoperation/Radioiodbehandlung) wieder völlig stabilisieren (60, 79). Dabei sollten diejenigen Patienten, die ihre Hyperthyreose aufgrund einer Schilddrüsenautonomie entwickeln, wegen der hier immer fehlenden Remission der Erkrankung grundsätzlich definitiv behandelt werden, während Patienten mit einer immunologisch ausgelösten Hyperthyreose vom Typ Basedow bei der Erstmanifestation der Schilddrüsenüberfunktion einer konservativen Langzeittherapie bis zum Erreichen der bei etwa 50% der Patienten möglichen Remission zugeführt werden können (19, 90, 96, 101–103).

Hypothyreose

Pathogenese und Therapie. Patienten mit manifester Hypothyreose (Abb. 35.5) weisen im oralen Glucosetoleranztest geringgradig verminderte Serumglucosewerte auf. In der Regel kommt es klinisch nicht zur Hypoglykämieentwicklung. Bei Patienten mit schon bestehendem Diabetes mellitus und sich neu entwickelnder Hypothyreose sinkt der Insulinbedarf bei gleichzeitig vermehrter Hypoglykämieneigung. Ursächlich hierfür ist eine gesteigerte Insulinsensitivität bei hypothyreoter Stoffwechsellage sowie eine herabgesetzte

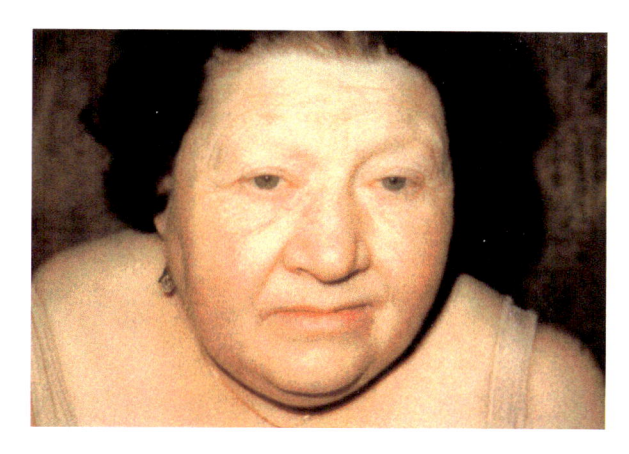

Abb. 35.5 64-jährige Patientin mit manifester Hypothyreose aufgrund einer Hashimoto-Thyreoiditis.

gastrointestinale Motilität und Glucoseaufnahme (52, 54, 60). Die Substitution mit einem Schilddrüsenhormonpräparat führt zur völligen Stabilisierung der Stoffwechsellage.

Epidemiologie. Auf die hohe Prävalenz pathologischer Befunde in der Schilddrüsendiagnostik bei Typ-1-Diabetikern wird von verschiedenen Autoren hingewiesen. So weisen etwa 3% der Typ-1-Diabetiker eine manifeste Hypothyreose auf. 13–34% der Patienten mit Typ-1-Diabetes mellitus, vor allem Kinder und Jugendliche, haben positive Befunde für mikrosomale Schilddrüsenantikörper bzw. gegen die Schilddrüsenperoxidase bei gleichzeitig erhöhten TSH-Werten (35, 60, 63, 68, 104). McKenna et al. (61) fanden bei Kindern mit Typ-1-Diabetes mellitus in 7% eine Schilddrüsenfunktionsstörung.

Diagnose. Aufgrund des gehäuften gemeinsamen Auftretens eines Typ-1-Diabetes mit anderen Autoimmunerkrankungen im Rahmen des APS (Tab. 35.1) sollte eine autoimmunologisch ausgelöste Hypothyreose wie z. B. die Hashimoto-Thyreoiditis rechtzeitig erkannt und bei der Erstdiagnose des Typ-1-Diabetes immer auch die Schilddrüsenfunktion untersucht werden. Diese Kontrollen, die die Bestimmung des basalen Serum-TSH-Werts sowie der Autoantikörper gegen Schilddrüsenmikrosomen bzw. gegen Schilddrüsenperoxidase einschließen sollten, sind bei Patienten mit einem Typ-1-Diabetes jährlich 1-mal zu wiederholen.

Die Bedeutung solcher Kontrollen wird dadurch unterstrichen, dass z. B. die Wachstumsrate bei diabetischen und bisher klinisch euthyreoten Kindern mit Struma und basal erhöhten TSH-Werten signifikant erniedrigt ist und erst nach Substitution mit Schilddrüsenhormon auf ein Normalmaß im Vergleich zu gesunden gleichaltrigen Kindern ansteigt (25).

Auch bei Familienangehörigen ist ein Screening auf Autoimmunerkrankungen angezeigt, da Untersuchungen bei Typ-1-Diabetikern, ihren Familienmitgliedern und Kontrollpersonen eine klinische Relevanz bzw. einen prädiktiven Wert der Antikörperbestimmung (z. B. Antikörper gegen Schilddrüsenmikrosomen, Nebennierenrindengewebe, Parietalzellen) für eine Dysfunktion der entsprechenden Organe zeigten (24, 62).

Besondere Aufmerksamkeit und entsprechende Kontrollen der Schilddrüsenfunktion und Autoantikörper sollten auch Typ-1-Diabetikerinnen im Verlauf der Gravidität und Stillperiode gewidmet werden, da aktuelle Untersuchungen auf ein vermehrtes Auftreten autoimmunologisch ausgelöster Schilddrüsenveränderungen wie z. B. einer Post-partum- Thyreoiditis bei diesen Patientinnen hinweisen (11, 44, 67).

Gonaden

Die bei ungefähr 50% der Männer mit einem Diabetes mellitus auftretenden sexuellen Störungen – 75% davon betreffen Erektionsstörungen – sind in der Regel nicht Ausdruck einer hormonellen Dysregulation, sondern durch eine autonome Neuropathie im Bereich des Plexus pelvicus und vaskuläre Veränderungen bedingt (2, 7, 60; s. a. Kap. 30). Obwohl die Fertilität diabetischer Männer grundsätzlich nicht vermindert ist, so wird doch eine herabgesetzte Konzeptionsrate auch bei nicht diabetischen Frauen aufgrund einer beeinträchtigten Kopulationsfähigkeit gefunden (99, 100). Im Folgenden sollen Veränderungen der Gonadotropinsekretion bei Patienten mit Diabetes beschrieben werden.

Pathologische Gonadotropinsekretion

Frauen. Obwohl Störungen der Menstruation im Sinne einer Amenorrhö, Oligomenorrhö und anovulatorische Zyklen bei Diabetikerinnen gehäuft auftreten und eine Beeinträchtigung des Regelkreises Hypothalamus-Hypophysenvorderlappen-Gonaden damit wahrscheinlich wird, liegen hierzu keine umfassenden klinischen Untersuchungen vor (31, 80, 112).

Die basale Gonadotropinsekretion liegt bei diesen Frauen im Normbereich bis leicht erniedrigt – bei zum Teil vermindertem Anstieg von LH (luteinisierendem Hormon) nach LHRH-Gabe („luteinizing hormone releasing hormone"). Die Werte von FSH (follikelstimulierendem Hormon) hingegen werden basal und stimuliert im Testverlauf regelrecht gefunden. Auch durch eine Stabilisierung der diabetischen Stoffwechsellage konnte bei einem Kollektiv von Typ-1-Diabetikerinnen mit hypogonadotroper sekundärer Amenorrhö weder eine normale Menstruation noch eine Normalisierung der LH-Werte erreicht werden (80). Experimentelle Untersuchungen zeigten bei weiblichen diabetischen Ratten deutlich verminderte Werte von GnRH („gonadotropin releasing hormone") bei noch intakter Hypophysenvorderlappenfunktion und weisen somit eher auf eine ursächliche Störung der Gonadenfunktion auf hypothalamischer Ebene bei Diabetes mellitus hin (119), die durch eine Substitutionsbehandlung mit Östrogenpräparaten nicht normalisiert wird (120). Allerdings finden sich Zyklusstörungen bei Diabetikerinnen gehäuft bei Stoffwechselentgleisungen, sodass als Therapieziel eine möglichst stabile, normnahe Blutzuckereinstellung angestrebt werden sollte, vor allem im Hinblick auf eine geplante Konzeption (105). Eine hohe Inzidenz polyzystischer Ovarien wird bei jungen Typ-1-Diabetikerinnen mit Menstruationsstörungen, einem erhöhten BMI und erhöhten HbA_{1c}-Werten gefunden, die gleichzeitig ein erniedrigtes sexhormon-bindendes Globulin sowie erniedrigte IGF-I- und erhöhte IGFBP-Spiegel aufweisen (4, 33). Einige dieser Patienten haben eine Acanthosis nigricans. Möglicherweise stimuliert der Hyperinsulinismus dieser Patientinnen die Androgenproduktion durch die Ovarien.

Männer. Bei Männern mit insulinpflichtigem Diabetes scheinen kurzzeitige Stoffwechselschwankungen die Gonadotropinsekretion nicht zu beeinflussen (122). Allerdings ergaben bisher Untersuchungen der Gonadotropinsekretion bei diabetischen Männern mit Impotenz uneinheitliche, nicht weiterführende Daten.

Prolactinsekretion. Die basal und mit TRH bzw. Metoclopramid stimulierte Prolactinsekretion liegt bei Kindern, Männern und regelmäßig menstruierenden Frauen mit einem Typ-1-Diabetes mellitus meist im Normbereich (31). Lediglich Diabetikerinnen mit einer Amenorrhö weisen zu niedrige basale und stimulierte Prolactinwerte auf, möglicherweise als Ausdruck einer erhöhten zentralen dopaminergen Aktivität als Ursache der Menstruationsstörung (31).

Hypogonadismus. Murray et al. (72) fanden bei Männern mit Typ-1-Diabetes mellitus und Impotenz trotz guter Stoffwechselkontrolle die Konstellation eines primären Hypogonadismus mit basal erhöhten LH-Werten bei gleichzeitig niedrigen Testosteronbefunden, sodass eine entsprechende Substitutionstherapie eingeleitet wurde. In weiteren umfassenderen Studien muss die Wertigkeit der beschriebenen Befunde geklärt werden. Insbesondere ergibt sich aufgrund des spärlichen Datenmaterials derzeit keine Möglichkeit, die dargestellten Veränderungen der Gonadotropinsekretion bei Diabetikerinnen verlässlich zu deuten und gegebenenfalls eine therapeutische Konsequenz zu ziehen.

Auf das vermehrte Auftreten eines primären oder – als Folge einer autoimmunen Hypophysitis – sekundären Hypogonadismus bei Typ-1-Diabetikern im Rahmen eines APS wurde bereits hingewiesen (Tab. 35.**1**).

Andere, diabetesunabhängige Ursachen eines primären oder sekundären Hypogonadismus sind selbstverständlich entsprechend der jeweiligen Grunderkrankung zu behandeln wie bei nichtdiabetischen Personen.

HANP und Endothelin

HANP. Zur Frage, welche Rolle das humane atriale natriuretische Peptid (HANP) bei Patienten mit Diabetes mellitus für die Pathogenese von Hypertonie und Nephropathie spielt sowie welchen Stellenwert erhöhte HANP-Spiegel als diagnostischer Parameter zur Früherkennung einer sich entwickelnden diabetischen Nephropathie haben, wurden Plasmakonzentrationen von HANP bei Typ-1- und Typ-2-Diabetikern untersucht (45, 82, 95). Patienten mit beginnender und manifester Nephropathie hatten höhere HANP-Konzentrationen als Normalpersonen bzw. Patienten mit normaler Nierenfunktion, wenn sich bereits erhöhte Blutdruckwerte zeigten (82).

Die HANP-Konzentrationen scheinen bei Diabetikern sehr viel empfindlicher mit einem Anstieg der Werte auf eine sich entwickelnde Hypertonie zu reagieren (45). Eine Korrelation zwischen den HANP-Konzentrationen, dem Alter der Patienten, der Diabetesdauer oder den Stoffwechselparametern wird verneint (45, 95).

Erhöhte HANP-Spiegel im Plasma sind keine essenzielle Voraussetzung für die Entwicklung einer Nephropathie bei Typ-1-Diabetikern, sondern vielmehr Folge des im Zusammenhang mit der Albuminurie auftretenden Blutdruckanstiegs (47).

Endothelin. Verschiedene Studien zeigen, dass Endothelin, ein von Endothelzellen produziertes, vasokonstriktiv wirkendes Peptid (6, 114), mit erhöhten Spiegeln häufiger bei Typ-1-Diabetikern mit langer Krankheitsdauer und gleichzeitig bestehender Hypertonie gefunden wird, wobei erhöhte Endothelinspiegel bei Patienten mit Diabetes mellitus ein Risikofaktor für die Entwicklung von Folgeerkrankungen des Diabetes zu sein scheinen (114).

Knochenstoffwechsel

Typ-1-Diabetes. Eine verminderte Knochendichte, eine Osteopenie, wird in tierexperimentellen Untersuchungen (18) und bei Patienten mit einem Typ-1-Diabetes beschrieben (40, 69, 106). Bei teilweise widersprüchlichen Literaturangaben ist dabei für die Entwicklung der Knochenveränderungen vor allem die Erkrankungsdauer und weniger die Qualität der Stoffwechseleinstellung entscheidend. (22, 71, 106). Allerdings wurde bei den untersuchten Patienten keine Zunahme der Frakturrate festgestellt (65).

Typ-2-Diabetes. Repräsentative prospektive Studien zur Frage der Osteopenie bei Typ-2-Diabetikern liegen nicht vor und sind insbesondere dadurch erschwert, dass bei diesem Patientenkollektiv aufgrund des höheren Manifestationsalters der Erkrankung auch andere Ursachen einer Osteopenie wie z. B. die Postmenopause eine erhebliche Rolle spielen (18, 106). Inwieweit hohe Insulinspiegel von Patienten mit Adipositas und Typ-2-Diabetes für die hier offensichtlich gesteigerte Knochendichte verantwortlich sind, muss in weiteren Studien untersucht werden (18, 106).

Endokrin aktive enteropankreatische Tumoren

Sezernierte Substanzen. Enteropankreatische Tumoren, die sich aus den Zellen des APUD-Systems („amine and precursor uptake and decarboxylation") zusammensetzen, können Hormone wie z. B. Glucagon, Gastrin, Cholecystokinin, „gastric inhibitory polypeptide" (GIP), neurokrine Faktoren wie „vasoactive intestinal polypeptide" (VIP) oder parakrine Faktoren (Somatostatin) sezernieren (85, 90). Die entsprechenden Erkrankungen sind sehr selten, können zum Teil jedoch mittels ihrer spezifischen Sekretionsprodukte zu erheblichen Störungen des Kohlenhydratstoffwechsels führen (23).

Glukagonom. Die vermehrte Glucagonsekretion von A-Zellen des Pankreas bei einem häufig maligne entarteten Glukagonom führt neben zahlreichen schweren klinischen Symptomen meist zu einem manifesten Diabetes mellitus. Dieser wird überwiegend von einer durch die Hypersekretion von Glucagon gesteigerten Gluconeogenese verursacht und zeigt zumeist einen milden Verlauf ohne ketoazidotische Entgleisung (53).

Somatostatinom. Bei dem äußerst seltenen Somatostatinom kommt es als Folge der erhöhten Somatostatinkonzentration zu einer Hemmung der Insulinsekretion und oft zu einem manifesten, milde verlaufenden Diabetes mellitus, der bei suffizienter Therapie des Grundleidens völlig reversibel ist (30).

VIP. Auch im Rahmen eines Verner-Morrison-Syndroms mit VIP-produzierendem Pankreastumor besteht als Ausdruck einer aktivierten Glykogenolyse in der Leber bei etwa 50% der Patienten eine diabetische Stoffwechsellage, die sich, wie bei den anderen endokrin aktiven enteropankreatischen Tumoren, im Fall einer erfolgreichen Therapie normalisiert (90, 93, 123).

Zur Problematik des GLP-1 („glucagon-like peptide 1") s. Kap. 10 und 34.

Weitere endokrine Erkrankungen

DIDMOAD-Syndrom. In diesem Zusammenhang soll das seltene, autosomal rezessiv vererbte DIDMOAD-Syndrom (Diabetes insipidus, Diabetes mellitus Typ 1, optic atrophy, deafness) erwähnt werden. Hierbei entwickelt sich bereits in der Kindheit der Diabetes mellitus Typ 1 und erst zu einem späteren Krankheitszeitpunkt zusätzlich ein Diabetes insipidus. Grundsätzlich können gleichartige klinische Symptome wie z. B. Polydipsie oder Polyurie die Diagnostik bei kombiniertem Auftreten von Diabetes mellitus und Diabetes insipidus erschweren (83).

POEMS-Syndrom. Zweitens soll auf das POEMS-Syndrom (Polyneuropathie, Organomegalie, Endokrinopathie, Myelom, Protein und Hautveränderungen [skin]) hingewiesen werden, das unter anderem durch einen primären Hypogonadismus und Diabetes mellitus auf nicht autoimmunologischer Basis charakterisiert wird (8).

Folgerungen

Bei Patienten mit Diabetes mellitus Typ 1 und Typ 2 können **verschiedene endokrine Erkrankungen** durch Veränderungen der Sekretion, des Metabolismus, der Ausscheidung oder Bioverfügbarkeit von Hormonen ausgelöst werden sowie durch diabetische Folgeerkrankungen wie eine autonome Neuropathie oder eine Makro- und Mikroangiopathie auftreten. Typ-1-Diabetiker weisen gehäuft weitere Immunendokrinopathien auf. Zahlreiche endokrine Erkrankungen beeinflussen Stoffwechselvorgänge und können eine gestörte Glucosetoleranz verursachen.

Erhöhte Wachstumshormonkonzentrationen (HGH) werden bei Patienten mit Typ-1- und Typ-2-Diabetes mellitus, vor allem bei pubertierenden Kindern im Zusammenhang mit einer schlechten Stoffwechsellage, gefunden. Die sekretorischen HGH-Peaks sind stärker ausgeprägt und häufiger, da eine verminderte negative Rückkopplungshemmung von Hypothalamus und Hypophyse durch IGF-I besteht. Diese erhöhten HGH-Konzentrationen tragen zu einer weiteren Verschlechterung der Blutzuckereinstellung bei, verstärken die Insulinresistenz, sind maßgeblich für das Auftreten des „Dawn-Phänomens" verantwortlich und spielen möglicherweise auch eine Rolle in der Pathogenese der diabetischen Retinopathie.

Der Diabetes mellitus beeinflusst die Wachstumshormon-IGF-I-Achse auf verschiedenen Ebenen: Insulin reguliert die Wachstumshormonrezeptoren und die Bildung von IGF-I, es inhibiert die Produktion von IGF-I bindendem Protein (IGFBP-I). Daher kommt es beim Typ-1-Diabetes zu einer Reduzierung des biologisch aktiven IGF-I-Spiegels und damit zu Wachstumsstörungen.

30% der Patienten mit einer **Akromegalie** haben aufgrund der Insulinresistenz eine Störung der Glucosetoleranz oder einen Typ-2-Diabetes mellitus, die nach effektiver Therapie verschwinden.

Ein Wachstumshormonmangel kann vor allem in Kombination mit einem Ausfall der adrenokortikotropen Achse bei insulinpflichtigen Diabetikern zu schweren rezidivierenden Hypoglykämien führen.

Eine Assoziation des Typ-1-Diabetes mit **verschiedenen anderen organspezifischen Autoimmunerkrankungen** ist bekannt (Morbus Addison, Hypothyreose bei Autoimmunthyreoiditis, Hypoparathyreoidismus, primärer Hypogonadismus, perniziöse Anämie, Vitiligo, APS Typ II). Typisch sind humorale (zirkulierende Autoantikörper) sowie zelluläre (zellvermittelte Zelldestruktion) Autoimmunphänomene.

5–18% der Patienten mit **Morbus Addison** haben gleichzeitig einen Typ-1-Diabetes. Die Manifestation einer Nebennierenrindeninsuffizienz führt beim Diabetiker zu einer erhöhten Insulinsensitivität, sinkendem Insulinbedarf und vermehrt auftretenden Hypoglykämien.

25% der Patienten mit **Hyperkortizismus** weisen vor allem aufgrund der gesteigerten Gluconeogenese einen meist nicht insulinpflichtigen Diabetes mellitus auf. Nach erfolgreicher Behandlung normalisiert sich der Kohlenhydratstoffwechsel. Bei schon bestehendem Diabetes führt der Hyperkortizismus zu einer ausgeprägten Verschlechterung der Blutzuckereinstellung der Patienten.

Bei Menschen mit unbehandelter abdomineller Adipositas begünstigt eine erhöhte Cortisolproduktion wahrscheinlich die Entwicklung eines metabolischen Syndroms.

Etwa 50% der Patienten mit einem **Conn-Syndrom** haben eine reversible Störung der Glucosetoleranz, nur wenige einen Typ-2-Diabetes, wobei die Hypokaliämie der Patienten Störungen der Insulinsekretion bedingt.

Bei 75% der Patienten mit **Phäochromozytom** ist die Glucosetoleranz reversibel gestört, als Ausdruck der durch Katecholamine verstärkten Glykogenolyse und Hemmung der Insulinsekretion.

Eine schlechte Stoffwechselkontrolle ist bei Patienten mit Typ-1- sowie Typ-2-Diabetes Ursache eines gestörten Schilddrüsenhormonmetabolismus im Sinne des **„Niedrig-T$_3$-Syndroms"** (Serum-T$_3$ erniedrigt, reverses-T$_3$ erhöht, Serum-T$_4$ normal). Eine spezifische Therapie ist nicht erforderlich. Die Werte normalisieren sich nach Stabilisierung der Blutzuckereinstellung.

Eine drastische Gewichtsabnahme bei Menschen mit Adipositas führt zu Veränderungen der Schilddrüsenfunktionswerte, die vergleichbar dem „Niedrig-T$_3$-Syndrom" sind. Der Einfluss von Adipositas oder Fastenzuständen auf endokrine Funktionen kann die Diagnose der primären endokrinen Erkrankung erschweren.

Die **Hyperthyreose** löst bei nicht diabetischen Personen nur geringgradige, nach effektiver Therapie reversible Störungen der Glucosetoleranz aus, führt bei Patienten mit schon bestehendem Diabetes mellitus durch zunehmende Insulinresistenz und gehemmte Insulinsekretion jedoch zu einer erheblichen Verschlechterung der Stoffwechselkontrolle.

Bei Manifestation einer **Hypothyreose** sinkt der tägliche Insulinbedarf des Diabetikers. Die Autoimmunthyreoiditis ist häufiger vor allem bei Patienten mit Typ-1-Diabetes anzutreffen. Ein Screening auf andere Immunendokrinopathien – vor allem der Schilddrüse und der Nebennierenrinde – bei Typ-1-Diabetikern und deren näheren Familienmitgliedern in jährlichen Intervallen ist zu empfehlen.

Störungen der hypothalamisch-hypophysär-gonadalen Achse sind bei Patienten mit Diabetes mellitus beiden Geschlechts häufig Ursache klinischer Beschwerden wie Zyklusirregularitäten, Anovulationen sowie erektile Dysfunktion und Impotenz, vor allem aufgrund einer autonomen Neuropathie und vaskulärer Störungen. Mädchen mit Typ-1-Diabetes haben oft eine späte Menarche, im späteren Verlauf anovulatorische Zyklen und eine Oligo- bzw. Amenorrhö. Die Prävalenz von polyzystischen Ovarien ist vor allem bei adipösen jungen Frauen mit Insulinresistenz erhöht. Der Hyperinsulinismus kann hier die ovarielle Androgenproduktion verstärken.

Bei Patienten mit Typ-1-Diabetes mellitus wird häufiger eine **Osteopenie** in Abhängigkeit von der Erkrankungsdauer gefunden.

Erhöhte **HANP-Plasmaspiegel** sind Folge des Blutdruckanstiegs bei Typ-1-Diabetikern mit Albuminurie, jedoch keine essenzielle Voraussetzung für die Nephropathieentwicklung.

Störungen der Glucosetoleranz mit manifestem Diabetes mellitus werden auch bei Patienten mit endokrin aktiven **enteropankreatischen Tumoren** gefunden.

Konsequenzen für die Praxis. Sowohl der Typ-1- als auch der Typ-2-Diabetes mellitus finden sich häufig in Kombination mit verschiedenen endokrinen Erkrankungen. Eine schlechte Stoffwechseleinstellung des Diabetikers kann Veränderungen endokriner Parameter auslösen, die dann nicht als primäre endokrine Erkrankung gedeutet werden dürfen. Andererseits können unerwartete Stoffwechselentgleisungen auch Ausdruck einer sich neu manifestierenden endokrinen Erkrankung des Diabetikers sein und sollten zu den entsprechenden diagnostischen und therapeutischen Maßnahmen Anlass geben. Jährliche Kontrollen zum Nachweis möglicher weiterer sich manifestierender Immunendokrinopathien im Rahmen eines APS sind bei Patienten mit einem Typ-1-Diabetes sowie auch bei ihren nahen Familienangehörigen unbedingt zu empfehlen. Besondere Aufmerksamkeit gilt hierbei autoimmunologisch ausgelösten Funktionsstörungen von Schilddrüse und Nebennierenrinde. Ebenso ist es notwendig, bei zahlreichen endokrinologischen Funktionsstörungen immer auch eine sorgfältige Kontrolle des Glucosestoffwechsels durchzuführen. Auch wenn endokrine Ursachen einer gestörten Glucosetoleranz wie z. B. die Akromegalie oder das Cushing-Syndrom eher selten anzutreffen sind, so handelt es sich doch um Erkrankungen, die in der Regel erfolgreich im Sinne einer völligen Normalisierung des Kohlenhydratstoffwechsels behandelt werden können.

Literatur

1 Adock, C. J., L. A. Perry, D. R. M. Lindsell el al.: Menstrual irregularities are more common in adolescents with type 1 diabetes: association with poor glyaemic control and weight gain. Diabet. Med. 11 (1994) 465–70
2 Alexander, W. D.: Sexual function in diabetic men. In Pickup, J. C., G. Williams: Textbook of Diabetes, 2nd ed. Blackwell, Oxford 1997 (pp. 59.1)
3 Allolio, B., H. M. Schulte: Praktische Endokrinologie. Urban & Schwarzenberg München 1996
4 Amiel, S. A., R. S. Sherwin, R. L. Hintz, J. M. Gertner, M. Press, W. V. Tamborlane: Effect of diabetes and its control on insulin-like growth factor in the young subject with type 1 diabetes. Diabetes 33 (1984) 1175
5 Arends, J., M. L. Wagner, B. L. Willms: Cholinergic muscarinic receptor blockade suppresses arginine and exercise-induced growth hormone secretion in type 1 diabetic subjects. J. clin. Endocrinol. 66 (1988) 389
6 Arendt, R. M., U. Wilbert-Lampen, K. Suhler: Immunoreaktives Endothelin zirkuliert im menschlichen Plasma und ist deutlich erhöht bei Patienten mit familiärer Hypercholesterinämie, nicht aber bei Patienten mit insulinabhängigem Diabetes mellitus. Klin. Wschr. 68, (Suppl. 29) (1990) 85
7 Armitage, M., J. Franklyn, L. Scott-Morgan, J. Pfarr, D. Q. Borsey, M. Sheppard, T. J. Wilkin: Insulin autoantibodies in Graves' disease – before and after carbimazole therapy. Diabet. Res. clin. Pract. 8 (1990) 169
8 Bardwick, P. A., N.J. Zvaifler, G. N. Gill, D. Newman, G. D. Greenway, D. L. Resnick: Plasma cell dyscrasias with polyneuropathy, organomegaly, endocrinopathy, M protein and skin changes: the POEMS syndrome. Medicine 59 (1980) 311
9 Batch, J. A., G. A. Werther: Changes in growth hormone concentrations during puberty in adolescents with insulin dependent diabetes. Clin. Endocrinol. 36 (1992) 411–416
10 Baumann, G.: Acromegaly. Endocrinol. Metab. Clin. N. Amer. 16 (1987) 685
11 Bech, K., M. Hoier-Madsen, U. Feldt-Rasmussen, B. Moller-Jensen, L. Molsted-Pedersen, C. Kuhl: Thyroid function and autoimmune manifestations in insulin-dependent diabe-

tes mellitus during and after pregnancy. Acta endocrinol. 134 (1991) 534
12. Becker, K. L.: Prinicples and Practice of Endocrinology and Metabolism. Lippincott, Philadelphia 1990
13. Benker, G., R. Windeck, B. P. Hauffa: Nebennieren. In Reinwein, D., G. Benker: Klinische Endokrinologie und Diabetologie, 2. Aufl. Schattauer, Stuttgart 1992 (S. 181)
14. Boehm, B. O., B. Manfras, C. Rosak, K. Schöffling, M. Trucco: Aspartic acid at position 57 of the HLA-DQa-chain is protective against future development of insulin-dependent (type 1) diabetes mellitus. Klin. Wschr. 69 (1991) 146
15. Boehm, B. O., B. Manfras, S. Seidl, G. Holzberger, P. Kühnl. C. Rosak, K. Schöffling, M. Trucco: The HLA DQβ non-Asp-57 allele: a predictor of future insulin-dependent diabetes mellitus in patients with autoimmune Addison's disease. Tiss. Antigens 37 (1991) 130
16. Bottazzo, G. F., A. Florin-Christensen, D. Doniach: Islet-cell antibodies in diabetes mellitus with autoimmune polyendocrine deficiencies. Lancet 1974/II, 1279
17. Bottazzo, G. F., A. Pujol-Borell: Prinzipien und Erkrankungen durch pathologische Antigenverarbeitung. In Hesch, R.D.: Endokrinologie. Urban & Schwarzenberg, München 1989 (S. 771)
18. Boullion, R.: Diabetic bone disease. Calcif. Tiss. int. 49 (1991) 155
19. Braverman, L. F.: Werner's the Thyroid, 7th ed. Lippincott, Philadelphia 1996
20. Brogren, C. H., A. Lernmark: Islet cell antibodies in diabetes. Clin. Endocrinol. 11 (1982) 409
21. Brown, F. M., A. M. Smith, S. Longway, S. L. Rabinowe: Adrenal medullits in type I diabetes. J. clin. Endocrinol. 71 (1990) 1491
22. Bruce, R., J. C. Stevenson: Bone and mineral metabolism in diabetes. In Pickup, J., G. Williams: Textbook of Diabetes. Blackwell, Oxford 1991 (p. 771)
23. Buckanan, K. D.: APUDomas and diabetes mellitus. Baillières clin. Endocrinol. Metab. 6 (1992) 899–909
24. Burek, C. L., N. R. Rose, K. E. Guire, W. H. Hoffman: Thyroid autoantibodies in black and in white children and adolescents with type 1 diabetes mellitus and their first degree relatives. Autoimmunity 7 (1990) 157
25. Chase, H. P., S. K. Garg, R. S. Cockerham, W. D. Wilcox, P. A. Walravens: Thyroid hormone replacement and growth of children with sublinical hypothyroidism and diabetes. Diabet. Med. 7 (1990) 299
26. Chiarelli, F., S. Tumini, A. Verotti, G. Morgese: Effects of ketoacidosis and puberty on basal and TRH-stimulated thyroid hormones and TSH in children with diabetes mellitus. Horm. metab. Res. 21 (1989) 494
27. Cirillo, R., S. Balzano, E. Cossu, L. Bartalena, M. P. Solinas, M. Falcone, A. Balestrieri, E. Martino: The effect of altered thyroid function on serum fructosamine concentrations. Clin. Biochem. 21 (1988) 179
28. Cohen, R. M., W. A. Abplanalp: Resistance of growth hormone secretion to somatostatin in men with type 1 diabetes mellitus. Diabetes 40 (1991) 1251
29. Davies, R. R., S. J. Turner, K. G. M. M. Alberti, D. G. Johnston: Somatostatin analogues in diabetes mellitus. Diabet. Med. 6 (1989) 103
30. Delvalle, J., T. Yamada: Secretory tumors of the pancreas. In Sleisenger, M. H., J. S. Fordtran: Gastrointestinal Disease, 2nd ed. Saunders, Philadelphia 1988 (p. 1884)
31. Djursing, H., C. Hagen, H. C. Nyholm, J. Carstensen, A. N. Andersen: Gonadotropin responses to gonadotropin releasing hormone and prolactin responses to thyrotropin releasing hormone and metoclopramide in women with amenorrhea and insulin-treated diabetes mellitus. J. clin. Endocrinol. 38 (1983) 471
31a Douyon, L., Schteingart, D.E.: Effect of obesity and starvation on thyroid hormone, growth.
32. Eisenbarth, G. S., R. A. Jackson: The immunoendocrinopathy syndromes. In Wilson, J. D., D. W. Foster et al: Williams' Textbook of Endocrinology, 8th ed. Saunders, Philadelphia 1992 (pp. 1555–1566)
32a Falorni, A., Laureti, S., Santeusanio, F.: Autoantibodies in autoimmune polyendocrine syndrome type II. In:
33. Franks, S.: Polycystic ovary syndrome. New Engl. J. Med. 333 (1995) 853–861
34. Gerstein, H. C.: Incidence of postpartum thyroid dysfunction in patients with type 1 diabetes mellitus. Ann. intern. Med. 118 (1993) 419–423
35. Haak, T., E. Jungmann, A. Felber, U. Hillmann, K. H. Usadel: Increased plasma levels of endothelin in diabetic patients with hypertension. Amer. J. Hypertens. 5 (1992) 161
36. Hansen, A. P., T. Ledet, K. Lundbaek: Growth hormone and diabetes. In Brown, M.: Handbook of Diabetes Mellitus, Biochemical Pathology. Wiley, Chichester 1981 (p. 231)
37. Hayford, J. T., M. M. Danney, J. A. Hendrix, R. G. Thomson: Integrated concentrations of growth hormone in juvenile onset diabetes. Diabetes 29 (1980) 391
38. Holly, J. M. P., S. A. Amiel, R. R. Sandhu, L. H. Rees, J. A. H. Wass: The role of growth hormone in diabetes mellitus. J. Endocrinol. 118 (1988) 353
39. Holly, J. M. P.: Insulin-like growth factor binding proteins in diabetic and non-diabetic states. In Flyvbjerg, A., H. Orskov. K.G.M.M. Alberti: Growth Hormone and Insulin-like Growth Factor 1 in Human and Experimental Diabetes. Wiley, Chichester 1993 (pp. 47–76)
40. Hordon, L. D., V. Wright: Endocrine disorders. Curr. Opin. Rheumatol. 3 (1991) 139
41. Howell, S. L.: The biosynthesis and secretion of insulin. In Pickup, J. C., G. Williams: Textbook of Diabetes, 2nd ed. Blackwell, Oxford 1997 (p. 81)
42. Isles, C. G., J. K. Johnson: Phaechromocytoma and diabetes mellitus: further evidence that 2 receptors inhibit insulin release in man. Clin. Endocrinol. 18 (1983) 37
43. Jadresic, A., L. M. Banks, D. F. Child, L. Diamant, F. H. Doyle, T. R. Fraser, G. F. Joplin: The acromegaly syndrome. Relation between clinical features, growth hormone values and radiological characteristics of the pituitary tumours. Quart. J. Med. 202 (1982) 189
44. Jovanovic-Petersen, L., C. M. Peterson: De novo clinical hypothyroidism in pregnancies complicated by type 1 diabetes, subclinical hypothyroidism, and proteinuria: a new syndrome. Amer. J. Obstet. Gynecol. 159 (1988) 442
45. Jungmann, E., E. Höll, C. Konzok, W. Fassbinder, K. Schöffling: Welchen pathophysiologischen Stellenwert haben erhöhte Plasmaspiegel des humanen atrialen natriuretischen Peptids bei Patienten mit Diabetes mellitus? Z. Kardiol. 77 (Suppl.) (1988) 114
46. Jungmann, E., A. Galette, B. Hopfenmüller, K.-D. Palitzsch, J. Scherberich, K. H. Usadel: Einfluß der Stoffwechseleinstellung auf renale Wirkungen des humanen atrialen natriuretischen Peptides-(95-126) (Urodilatin) bei normotensiven Patienten mit Typ-1-Diabetes mellitus. Med. Klin. 87 (1991) 242
47. Jungmann, E., S. Graeber, J. Scherberich, K. H. Usadel: Zum Einfluß des humanen atrialen natriuretischen Peptides auf die Pathogenese der Nephropathie bei Patienten mit Typ-1-Diabetes mellitus. Med. Klin. 87 (1992) 622
48. Kabadi, U. M.: Impaired pituitary thyrotroph function in uncontrolled type 2 diabetes mellitus: normalisation on recovery. J. clin. Endocrinol. 59 (1984) 521
49. Kabadi, U. M.: Serum T3 and reverse T3 concentrations: indices of metabolic control in diabetes mellitus. Diabet. Res. 3 (1986) 417
50. Kaino, Y., K. Kida, Y. Goto, T. Ito, H. Matsuda, T. Kohno, E. Ishikawa: Thyroglobulin antibodies in type 1 diabetic patients and their relatives- measurement with highly sensitive assay. Diabet. Res. clin. Pract. 22 (1994) 147–154
51. Kirkegaard, C., K. Norgaard, O. Snorgaard, T. Bek, M. Larsen, H. Lund-Andersen: Effect of one year continuous subcutaneous infusion of a somatostatin analogue, octreotide, on early retinopathy, metabolic control and thyroid function

52 Kozak, G. P., R. Cooppan: Diabetes and other endocrinologic disorders. In Marble, A., L. P. Krall, R. F. Bradley, A. R. Christlieb, J. S. Soeldner: Joslin's Diabetes Mellitus, 12th ed. Lea & Febiger, Philadelphia 1985
53 Kreymann, B., S. R. Bloom: Glucagon and gut hormones in diabetes mellitus. In Pickup, J. C., G. Williams: Textbook of Diabetes. Blackwell, Oxford 1991 (p. 313)
54 Kung, A. M. C., K. S. L. Lam, K. K. Pun, C. Wang, R. T. T Yeung: Circulating somatostatin after oral glucose in hypothyroidism. J. endocrinol. Invest. 13 (1990) 401
55 Langford, K. S., J. P. Miell: The insulin-like growth factor-1/binding protein axis: physiology, pathophysiology and therapeutic manipulation. Europ. J. Clin. Invest. 23 (1993) 503–516
56 Luizzi, A., D. Dallabonzana, G. Oppizzi, M. M. Petroncini, R. Cozzi, P. G. Chiodini: Treatment of acromegaly with sandostatin. Akt. Endokrinol. Stoffw. 11 (1990) 17
57 MacCuish, A. C., E.W. Barnes, W. J. Irvine, L. J. P. Duncan: Antibodies to pancreatic islet cells in insulin-dependent diabetics with coexistent autoimmune disease. Lancet 1974/II, 1529
58 MacFarlane, I. A., M. C. Sheppard, E. G. Black, S. Gilbey, A. D. Wright: The hypothalamic-pituitary-thyroid axis in type 1 diabetes: influence of diabetic metabolic control. Acta endocrinol. 106 (1984) 92
59 MacFarlane, I. A., S. Stafford, A. D. Wright: Increased circulating radioreceptor-active growth hormone in insulin-dependent diabetics. Clin. Endocrinol. 25 (1986) 607
60 MacFarlane, I. A.: Endocrine diseases and diabetes mellitus. In Pickup, J. C., G. Williams: Textbook of Diabetes 2nd ed., vol. II. Blackwell, Oxford 1997 (p. 64.1)
61 McKenna, M. J., R. Herskowitz, J. I. Wolfsdorf: Screening for thyroid disease in children with IDDM. Diabet. Care 13 (1990) 801
62 MacLaren, N. K., W. J. Riley: Thyroid, gastric and adrenal autoimmunities associated with insulin-dependent diabetes mellitus. Diabet. Care 8, Suppl. 1 (1985) 34
63 Mariotti, S., P. Caturegli, G. Barbesino, A. Pinchera: Serum anti-thyroid peroxidase autoantibody in autoimmune thyroid disease. In Carayon, P., J. Ruf: Thyroperoxidase and Thyroid Autoimmunity. Colloquys INSERM Libbey Eurotext, London 1990 (p. 275)
64 Marshall, S. M., K. G. M. M. Alberti: Alterations in the growth hormone/ insulin-like growth factor 1 axis in human and experimental diabetes: differences and similarities. In Flyvbjerg, A., H. Orskov, K. G. M. M. Alberti: Growth Hormone and Insulin-like Growth Factor 1 Human and Experimental Diabetes. Wiley, Chichester 1993 (pp. 23–46)
65 Melchior, T. M., H. Sorensen, C. Torp-Pedersen, T. Deckert: Fracture rates in postmenopausal insulin-treated diabetic females. Diabetologia 34, Suppl. 2 (1991) A 163
66 Merimee, T. J., J. Zapf, E. R. Froesch: Insulin-like growth factors. Studies in diabetics with and without retinopathy. New Engl. J. Med. 309 (1983) 526
67 Miyake, A., M. Tahara, K. Koike, O. Tanizawa: Decrease in neonatal suckled milk volume in diabetic women. Europ. J. Obstet. Gynecol. 33 (1989) 49
68 Mouradian, M., N. Abouriz: Diabetes mellitus and thyroid disease. Diabet. Care 6 (1983) 512
69 Mrevlye, F., B. Salobir: Bone mineral density in women with type 2 diabetes (NIDDM). Diabetologia 34, Suppl. 2 (1991) A 163
70 Muir, A., N. K. MacLaren: Autoimmune diseases of the adrenal glands, parathyroid glands, gonads, and hypothalamic-pituitary axis. Endocrinol. Metab. Clin. N. Amer. 20 (1991) 619
71 Munoz-Torres, M., J. Diaz-Perez de Madrid, F. Escobar-Jimenez, N. Ortego, A. Gonzales, C. Garcia-Calvente: Alterations of mineral metabolism in type 1 (insulin-dependent) diabetic patients. Diabetologia 34, Suppl. 2 (1991) A 164
72 Murray, F. T., H. U. Wyss, R. G. Thomas, M. Spevack, A. G. Glaros: Gonadal dysfunction in diabetic men with organic impotence. J. clin. Endocrinol. 65 (1987) 127
73 Nabarro, J. D. N.: Acromegaly. Clin. Endocrinol. 26 (1987) 481
74 Naeije, R., J. Goldstein, N. Clumeck, M. Meinhold, K. Wenzel, L. Van Haelst: A low T3 syndrome in diabetic ketoacidosis. Clin. Endocrinol. 8 (1978) 467
74a Nawroth, P.P., Ziegler, R.: Klinische Endokrinologie und Stoffwechsel. Springer Berlin, Heidelberg, New York (2001)
75 Nerup, J.: Addison's disease – clinical studies. A report of 108 cases. Acta endocrinol. 76 (1974) 127
76 Nerup, J.: Addison's disease – serological studies. Acta endocrinol. 76 (1974) 142
77 Neufeld, M., N. K. MacLaren, R. M. Blizzard: Autoimmune polyglandular syndromes. Pediat. Ann. 9 (1980) 154
78 Neufeld, M., N. K. MacLaren, R. M. Blizzard: Two types of autoimmune Addison's disease associated with different polyglandular autoimmune (PGA) syndromes. Medicine 60 (1981) 355
79 Nijs, H. G. T., J. K. Radder, M. Frolich, H. M. J. Krans: Increased insulin action and clearance in hyperthyroid newly diagnosed IDDM patients. Diabet. Care 12 (1989) 319
80 O'Hare, J. A., B. H. Eichhold, L. Vignati: Hypogonadotropic secondary amenorrhea in diabetes: effects of central opiate blockade and improved metabolic control. Amer. J. Med. 83 (1987) 1080
81 Olsen, L. D., W. W. Winternitz: Hypopituitarism: a complication of diabetes. 5th med. J 70 (1977) 411
82 Ortalo, F. V., B. J. Ballermann, S. Anderson, R.E. Mendez, B.M. Brenner: Elevated plasma natriuretic peptide levels in diabetic rats. Potential mediator of hyperfiltration. J. clin. Invest. 80 (1987) 670
83 Page, M. M. J., A. C. Asmal, C. R. W. Edwards: Recessive inheritance of diabetes: the syndrome of diabetes insipidus, diabetes mellitus, optic atrophy and deafness. Quart. J. Med. 45 (1976) 505
84 Pietschmann, P., G. Schernthaner, A. Luger: Effect of cholinergic muscarinic receptor blockade on human growth hormone (GH)-releasing hormone-(1-44) induced GH secretion in acromegaly and type 1 diabetes mellitus. J. clin. Endocrinol. 63 (1986) 389
85 Polak, J. M., S.R. Bloom: Endocrine Tumours. The Pathobiology of Regulatory Peptide-Producing Tumours. Churchill-Livingstone, Edinburgh 1985
86 Press, M., W. V. Tamborlane, R. S. Sherwin: Importance of raised growth hormone levels in mediating the metabolic derangements of diabetes. New Engl. J. Med. 310 (1984) 810
87 Press, M., W. V. Tamborlane, M. O. Thorner et al.: Pituitary response to growth hormone releasing factor in diabetes failure of glucose-mediated suppression. Diabetes 33 (1984) 804–806
88 Raboudi, N., R. Arem, R. H. Jones, Z. Chap, J. Pena, J. Chou, J. B. Field: Fasting and postabsorptive hepatic glucose and insulin metabolism in hyperthyroidism. Amer. J. Physiol. Endocrinol. Metab. 256 (1989) 159
89 Randin, J.-P., L. Tappy, B. Scazziga: Insulin sensitivity and exogenous insulin clearance in Graves' disease. Measurement by the glucose clamp technique and continuous indirect calorimetry. Diabetes 35 (1986) 178
90 Reinwein, D., G. Benker: Klinische Endokrinologie und Diabetologie. Schattauer, Stuttgart 1992
91 Rizza, R.A., L. J. Mandarino, J. E. Gerich: Cortisol-induced insulin resistance in man: impaired suppression of glucose production and stimulation of glucose utilisation due to a postreceptor deficit of insulinisation. J. clin. Endocrinol. 54 (1982) 131

91a Robles, D.T., Fain, P.R., Eisenbarth, G.S.: The genetics of autoimmune polyendocrine syndrome type II. In: Eisenbarth, G.S.:Autoimmune polyendocrine syndromes. Endocrinology and Metabolism Clinics of North America. (2002), 353–368
92 Rother, K. I., L. L. Levitsky: Diabetes mellitus during adolescence. Endocrinol. Metab. Clin. N. Amer. 22 (1993) 553–572
93 Said, S. I.: Vasoactive Intestinal Peptide. Advances in Peptide Hormone Research Series. Raven, New York 1982
94 Sako, Y., F. Umeda, T. Hashimoto, M. Haji, H. Nawata: Serum fructosamine in assessment of diabetic control and relation to thyroid function. Horm. metab. Res. 21 (1989) 669
95 Sawicki, P., L. Heinemann, K. Rave, M. Berger: Atrialer natriuretischer Faktor bei Patienten mit Typ-1-Diabetes mellitus in verschiedenen Stadien der diabetischen Nephropathie. Z. Kardiol. 77, Suppl. 2 (1988) 111
96 Schleusener, H., J. Schwander, C. Fischer, R. Holle, G. Holl, K. Badenhoop, J. Hensen, R. Finke, U. Bogner, W. R. Mayr, G. Schernthaner, H. Schatz, C. R. Pickardt, P. Kotulla: Prospective multicentre study on the prediction of relapse after antithyroid drug treatment in patients with Graves' disease. Acta endocrinol. 120 (1989) 689
97 Schmidt, M. B.: Eine biglanduläre Erkrankung (Nebennieren und Schilddrüse) bei Morbus Addisonii. Verh. dtsch. Ges. Pathol. 21 (1926) 212
98 Schnack, C., G. Schernthaner: Pituitary thyrotroph function and thyroid hormones in long-standing type 2 diabetes mellitus before and after insulin treatment. Exp. clin. Endocrinol. 90 (1987) 243
99 Schöffling, K.: Störungen der Keimdrüsenfunktion beim männlichen Zukkerkranken (Habilitationsschrift 1959). In Bürger-Prinz, H., H. Giese: Beiträge zur Sexualforschung. Enke, Stuttgart 1960
100 Schöffling, K., K. Federlin, H. Ditschuneit, E. P. Pfeiffer: Disorders of sexual function in male diabetics. Diabetes 12 (1963) 519
101 Schöffling K., P.-M. Schumm-Draeger: Schilddrüsensprechstunden. In Mehnert, H.: Internistische Sprechstunde. Thieme, Stuttgart 1991
102 Schumm, P.-M., K. H. Usadel, F. Schulz, J. Schumann, K. Schöffling: Konservative Therapie der Hyperthyreose. Dtsch. med. Wschr. 106 (1981) 43
103 Schumm-Draeger, P.-M., R. Senekowitsch, F.-D. Maul, H. J. C. Wenisch, C. R. Pickardt, K. H. Usadel: Evidence of in vivo iodine-induced hyperthyroidism in hyperfunctional autoimmune and autonomous human thyroid tissue xenotransplanted to nude mice. Klin. Wschr. 65 (1987) 197
104 Schumm-Draeger, P.-M., C. Niesse, B. O. Boehm, H. J. C. Wenisch, E. Jungmann, K. H. Usadel: Thyroperoxidase autoantibody (POAb) determination in healthy subjects and patients with various endocrine diseases using a novel highly sensitive assay. Europ. J. clin. Invest. 22 (1992) A 15
105 Schwedes, U.: Endokrinologische Erkrankungen bei Diabetes mellitus. In Dreyer, M., H. G. Dammann: Diabetes heute. Editio medica, Hamburg 1992
106 Selby, P. L.: Osteopenia and diabetes. Diabet. Med. 5 (1988) 423
107 Sharp, P. S., T.J. Fallon, O. J. Brazier, L. Sandler, G. F. Joplin, E. M. Kohner: Long-term follow-up of patients who underwent yttrium-90 pituitary implantation for treatment of proliferative diabetic retinopathy. Diabetologia 30 (1987) 199
108 Sharp, P. S., S. A. Beshyah, D. G. Johnston: Growth hormone disorders and secondary diabetes. Bailliéres clin. Endocrinol. Metab. 6 (1992) 819–828
109 Sharp, P. S.: Diabetic retinopathy: an analysis of the possible pathogenic roles of growth hormone and insulin-like growth hormone growth factor 1. In Flyvbjerg, A., H. Orskov, K. G. M. M. Alberti: Growth Hormone and Insulin-Like Growth Factor 1 in Human and Experimental Diabetes. Wiley, Chichester 1993 (pp. 203–228)
110 Shigemusa, C., K. Abe, S. Taniguchi, Y. Mitani, Y. Ueta, T. Adachi, K. Urabe, T. Tanaka, A. Yoshida, T. Hori, H. Mashina: The influence of diabetes mellitus on thyrotropin response to thyrotropin-releasing hormone in untreated acromegalic patients. J. endocrinol. Invest. 11 (1988) 231
111 Skordis, N., N. K. MacLaren: Immunogenetics of autoimmune polyglandular syndromes. In Liss, A. R.: Immunogenetics of Endocrine Disorders, 1988
112 Sönsken, P. H., D. Russell-Jones, R.H. Jones: Growth hormone and diabetes mellitus. A review of sixty-three years of medical research and a glimpse into the future. Horm. Res. 40 (1993) 68–79
113 Sönsken, P. H., J.M. Steel: Sexual function and contraception in diabetic women. In Pickup, J.C., G. Williams: Textbook of Diabetes, 2nd ed. Blackwell, Oxford 1997 (p. 60.1)
114 Takeda, N., M. Ishimori, K. Yasuda, T. Murai, S. Okumura, K. Yamada, H. Inouye, T. Isizuka, K. Miura: Homeostasis model assessment of insulin resistance and b-cell function in subjects with NIDDM or endocrine disorders. Diabetes 41 Suppl. 1 (1992) 173 A
115 Tamborlane, W. V., R.L. Hintz, M. Bergman, M. Genel, P. Felig, R. S. Sherwin: Insulin infusion pump treatment of diabetics. Influence of improved metabolic control on plasma somatomedin levels. New Engl. J. Med. 305 (1981) 303
116 Takahashi, K., M. A. Ghatei, H. C. Lam: Elevated plasma endothelin in patients with diabetes mellitus. Diabetologia 33 (1990) 306
117 Trence, D.C., J.E. Morley, B.S. Handwerger: Polyglandular autoimmune syndromes. Amer. J. Med. 77 (1984) 107
118 Utiger, R. D.: Altered thyroidal function in nonthyroidal illness and surgery. To treat or not to treat? New Engl. J. Med. 333 (1995) 1562–1563
119 Valdes, C. T., K. E. Elkind-Hirsch, D. G. Rogers: Diabetes-induced alterations of reproductive and adrenal function in the female rat. Neuroendocrinology 51 (1990) 406
120 Valdes, C. T., K. E. Elkind-Hirsch, D. G. Rogers, J. P. Adelman: the hypothalamic-pituitary axis of streptozotocin-induced diabetic female rats is not normalized by estradiol replacement. Endocrinology 128 (1991) 433
121 Vanelli, M., S. Bernasconi, O. Bolondi, C. Mami, E. Pandullo, M. Scaffidi, M. F. Siracusano, F. De Luca: Effects of intravenous TRH on growth hormone and cortisol serum levels in children and adolescents with insulin-dependent diabetes mellitus. J. endocrinol. Invest. 9 (1986) 293
122 Vierhapper, B., G. Grubeck-Loebenstein, P. Bratusch-Marrain, S. Panzer, W. Waldhäusl: The impact of euglycemia and hyperglycemia on stimulated pituitary hormone release in insulin-dependent diabetics. J. clin. Endocrinol. 65 (1981) 1230
123 Wenisch, H. J. C., A. Encke: Operative Strategien bei seltenen hormonaktiven und hormoninaktiven Tumoren des Pankreas und Gastrointestianltraktes. In Junginger, Th., J. Beyer: Diagnostische und operative Strategien bei endokrinen Erkrankungen. PMI, Frankfurt/Main 1990 (S. 189)
124 Wilson, J. D., D. W. Forster: Williams' Textbook of Endocrinology, 9th ed. Saunders, Philadelphia 1998
125 Winkler, G., L. Gero, T. Halmos: Arginine-induced growth hormone (HGH) response and paradoxical HGH secretion stimulated by TRH in diabetes mellitus. Acta endocrinol. 24 (1987) 109
126 Yamaguchi, Y., N. Chikuba, Y. Ueda, H. Yamamoto, H. Yamasaki, T. Nakanishi, S. Akazawa, S. Nagataki: Islet cell antibodies in patients with autoimmune thyroid disease. Diabetes 40 (1991) 319

36 Sonderformen der Hypoglykämie

L. Schaaf und K.-H. Usadel

Das Wichtigste in Kürze

- Verminderte Plasmaglucosekonzentrationen unterhalb von 40 mg/dl (2,2 mmol/l) sind der sicherste Indikator einer Hypoglykämie. Das gleichzeitige Auftreten hypoglykämischer Symptome belegt eindeutig ein pathologisches Absinken der Plasmaglucosekonzentration.
- Hypoglykämien können nach der Geschwindigkeit des Abfalls der Blutglucosekonzentration oder entsprechend ihrem zeitlichen Zusammenhang mit der Nahrungsaufnahme (Nüchtern- bzw. postprandiale Hypoglykämien) eingeteilt werden.
- Spontane Nüchternhypoglykämien bei sonst gesunden Erwachsenen beruhen meist auf einem Insulinom.
- Treten Insulinome als multiple Makro- oder Mikroadenome im Pankreasgewebe auf, liegt in der Regel eine multiple endokrine Neoplasie Typ 1 mit möglichem weiterem Organbefall (primärer Hyperparathyreoidismus, HVL-Adenome) vor.
- Der entscheidende diagnostische Test ist der Hungerversuch, der über 48–72 Stunden durchgeführt werden muss.
- Beim differenzialdiagnostischen Vorgehen zur Abklärung von Hypoglykämien muss immer auch an eine mögliche Hypoglycaemia factitia gedacht werden.

Physiologie und Pathophysiologie der Glucosehomöostase

Glucosehomöostase
(s. a. Kap. 1)

Die Plasmaglucosekonzentration variiert sowohl im Nüchtern- als auch im postprandialen Zustand zwischen 70 und 130 mg/dl (4–7 mmol/l). Dies garantiert eine ausreichend hohe Glucosekonzentration zur Versorgung des Zentralnervensystems (8, 39). Im Ruhezustand werden 2/3 der hepatischen Glucoseproduktion im Zentralnervensystem, der Rest im Muskel, im Knochenmark und in den Nieren verbraucht. Die Blutglucosekonzentration wird beim Gesunden durch ein dynamisches Gleichgewicht zwischen Glucoseverbrauch und Glucoseneubildung gesteuert. Außer Insulin beeinflussen dieses Gleichgewicht noch verschiedene andere „kontrainsulinäre" Hormone, wie z. B. Glucagon, Katecholamine, Wachstumshormon und Cortisol. Insulin ist dabei das entscheidende Regulatorhormon. In Tab. 36.**1** wird die Stoffwechselsituation im Nüchtern- und postprandialen Zustand verglichen. Im Nüchternzustand ist die Leber der einzige Glucoselieferant. Glucose wird von der Leber entweder durch Glykogenolyse oder Gluconeogenese aus glukogenen Aminosäuren, wie z. B. Alanin, bereitgestellt. Die Insulinsekretion nimmt bei fehlender Nahrungszufuhr physiologischerweise ab, sodass die Hemmung der Glucoseproduktion in der Leber infolge der verminderten Insulinwirkung nachlässt. Die Blutglucosekonzentration kann ausreichend hoch gehalten werden, um das Auftreten neuroglukopenischer Symptome zu verhindern (45).

Tab. 36.1 Vergleich der Stoffwechselsituation im Nüchtern- und postprandialen Zustand

	Nüchtern	Postprandial
Insulinsekretion	↓	↑
Glykogenolyse, Glukoneogenese (Leber)	↑	↑
periphere (z. B. Muskel-) Glucoseutilisation	↓	↑
peripherer Katabolismus	↑	↓

Hormonelle Gegenregulation

Die hormonelle Regulation von Glykogensynthese, Glykogenolyse, Glukoneogenese und Lipolyse ist in Tab. 36.**2** zusammengefasst (11, 45).

Insulin. Ein Absinken der Glucosekonzentration bremst die Insulinsekretion in der pankreatischen Beta-Zelle über α–adrenerge Effekte. Dies ist unter anderem durch erhöhte Katecholaminkonzentrationen bedingt. Dadurch kommt es zu einer vermehrten Glykogenolyse und Lipolyse.

Glucagon. Glucagon ist der eigentliche Gegenspieler des Insulins. Glucagon wird durch verstärkte β-adrenerge Wirkung ausgeschüttet. Außerdem werden die A-Zellen des Pankreas direkt durch eine verminderte Plasmaglucosekonzentration stimuliert. In der Folge kommt es zu einer verminderten Glykogensynthese und gleichzeitig zu einer gesteigerten Glykogenolyse und Glukoneogenese.

Tab. 36.2 Die hormonelle Regulation von Glykogensynthese, Glykogenolyse, Glukoneogenese und Lipolyse

Hormon	Glykogen-synthese	Glykoge-nolyse	Glukoneo-genese	Lipolyse
Insulin	↑	↓	↓	↓
Glucagon	↓	↑	↑	↓
Adrenalin	↓	↑	↑	↑
Cortisol	↑	?	↑	↑
Wachstums-hormon	↓	↓	↑	↑

Katecholamine. Die Katecholamine steigern analog zum Glucagon die hepatische Glucoseproduktion. Dieser Effekt wird sowohl α- als auch β-adrenerg vermittelt. Adrenalin hemmt außerdem den insulinstimulierten Glucoseverbrauch. Zusätzlich wird die Lipolyse gesteigert (Tab. 36.**3**).

Glucocorticoide. In physiologischen Konzentrationen unterstützen Glucocorticoide die glukoregulatorische Wirksamkeit anderer Hormone (z. B. des Glucagons). Es kommt zu einer Steigerung der Lipolyse sowie einer Zunahme des Proteinkatabolismus und zu einem Umbau von Aminosäuren in Glucose durch die Leber. In pharmakologischen Konzentrationen wird die Glukoneogenese der Leber stimuliert und der insulinabhängige Glucoseverbrauch gehemmt.

Wachstumshormon. Bei einem Absinken der Blutzuckerkonzentration wird auch Wachstumshormon vermehrt sezerniert. Dies hat sowohl eine verminderte periphere Wirksamkeit des Insulins als auch eine Stimulation der hepatischen Glucoseproduktion zur Folge.

Tab. 36.3 α- und β-adrenerge Effekte der katecholaminvermittelten Gegenregulation beim Absinken der Blutglucosekonzentration

α-adrenerge Effekte
– Abnahme der Insulinsekretion
– Zunahme der Hirndurchblutung (periphere Vasokonstriktion)

β-adrenerge Effekte
– Steigerung der Glykogenolyse in Leber und Muskel
– Stimulation der Glucagonfreisetzung
– Steigerung der Lipolyse
– Zunahme der Glucoseaufnahme durch Muskelgewebe
– Zunahme der Hirndurchblutung (der Herzleistung)

Eine vermehrte Ausschüttung von Katecholaminen aus dem Nebennierenmark führt zu einer Zunahme sowohl der α- als auch der β-adrenergen Wirkungen

Tab. 36.4 Häufige autonom bzw. adrenerg und neuroglukopenisch vermittelte Symptome hypoglykämischer Zustände

Adrenerg vermittelte Symptome
– Tachykardie
– Unruhe
– Zittern
– Parästhesien
– Übelkeit
– Speichelfluss
– Heißhunger

Neuroglukopenische Symptome
– Konzentrationsschwäche
– Müdigkeit
– unkontrolliertes Verhalten
– Sprach- und Sehstörungen
– Somnolenz
– Krämpfe
– Lähmungen
– Bewusstlosigkeit

Definition und Einteilung der Hypoglykämie

Definition

Plasmaglucosekonzentrationen unterhalb von 50 mg/dl (2,8 mmol/l) sind auf eine Hypoglykämie verdächtig, Plasmaglucosekonzentrationen unterhalb von 40 mg/dl (2,2 mmol/l) zeigen eindeutig eine hypoglykämische Glucosekonzentration an. Verminderte Plasmaglucosekonzentrationen sind relativ spezifisch und der sicherste Indikator einer Hypoglykämie. Das gleichzeitige Auftreten hypoglykämischer Symptome belegt eindeutig ein pathologisches Absinken der Plasmaglucosekonzentration. Verschwinden die Symptome kurze Zeit nach oraler oder parenteraler Glucosezufuhr, bestätigt dies die Vermutung einer Hypoglykämie. Diese 3 Charakteristika werden als Whipple-Trias zusammengefasst. Die Symptome hypoglykämischer Zustände lassen sich einerseits auf eine Neuroglukopenie und andererseits auf autonom bzw. adrenerg vermittelte Reaktionen bei niedrigen Blutzuckerkonzentrationen zurückführen (Tab. 36.**4**). Sie variieren je nach Ausmaß der Hypoglykämie und Alter des Patienten und hängen außerdem von der Geschwindigkeit des Absinkens des Blutzuckerspiegels und der Häufigkeit hypoglykämischer Zustände ab (45; s. a. Kap. 11, 16 und 20).

Einteilung

Hypoglykämien können grob nach der Geschwindigkeit des Absinkens der Blutglucosekonzentration oder entsprechend ihrem zeitlichen Zusammenhang mit der Nahrungsaufnahme (Nüchtern- bzw. postprandiale Hypoglykämien) eingeteilt werden (36).

Akute Hypoglykämie. Bei den akuten Hypoglykämien nimmt die Blutglucosekonzentration um mehr als 1 mg/dl/Minute (0,06 mmol/l/Minute) ab. Dieser Zustand ist häufig mit einem arteriellen Hyperinsulinismus vergesellschaftet und führt zu einer vermehrten peripheren Glucoseaufnahme sowie zu einer verminderten Glucosesynthese in der Leber. Bei insulinpflichtigen Diabetikern beruht der Hyperinsulinismus auf einer vermehrten Absorption von exogenem Insulin entweder durch Übertherapie oder durch schnelle Mobilisation von Insulin aus der Injektionsstelle, z. B. bei erhöhter körperlicher Aktivität. Neuroglukopenische Symptome können bei Diabetikern auch durch abruptes Absinken der Blutglucosekonzentration von hyper- zu normoglykämischen Werten verursacht werden. Bei Nichtdiabetikern kann die Ursache ein reaktiver Hyperinsulinismus aufgrund einer gestörten Magenmotilität, z. B. beim Postgastrektomiesyndrom, sein. Im Vordergrund stehen adrenerg vermittelte Symptome wie Angst, Zittern und Kaltschweißigkeit, häufig begleitet von Herzklopfen, Speichelfluss und Heißhunger, die aber auch zu neuroglukopenischen Symptomen wie Ataxie, Bewusstlosigkeit oder Krämpfen führen können (Tab. 36.4).

Chronische Hypoglykämie. Ein vergleichsweise langsames Absinken der Plasmaglucosekonzentration (subakute oder chronische Hypoglykämie) tritt bei Zuständen auf, die primär durch einen verminderten Glucoseausstoß aus der Leber infolge eines Hyperinsulinismus charakterisiert sind (vor allem innerhalb der Portalvene beim Insulinom). Ähnliche Effekte erzeugen Verzögerungsinsuline an der Leber oder auch metabolische Störungen, z. B. bei der alkoholinduzierten Hypoglykämie. Die Symptome sind in der Regel weniger ausgeprägt, da meist keine Symptome einer sympathischen Überaktivität bestehen. Neuroglukopenische Leitsymptome dieser Patienten sind häufige Verwirrtheitszustände, inadäquates Verhalten, Müdigkeit und Schwindel (45). Bei fehlender Nahrungsaufnahme kann es auch zu Krampfanfällen oder zu komatösen Zuständen kommen. Da diesen Patienten oft das Ausmaß ihrer Beeinträchtigung nicht bewusst ist, hat in diesem Zusammenhang die Fremdanamnese besondere Bedeutung.

Einteilung im Zusammenhang mit Nahrungsaufnahme. Nüchternhypoglykämien treten mehr als 6 Stunden nach einer Mahlzeit auf und können z. B. durch körperliche Aktivität ausgelöst werden. In der Regel stehen zentralnervös vermittelte (neuroglukopenische) Symptome im Vordergrund (Tab. 36.4).

Bei den postprandialen oder reaktiven Hypoglykämien, die 2–5 Stunden nach der Nahrungsaufnahme auftreten, kommt es vor allem zu adrenerg vermittelten Symptomen (Tab. 36.4).

Die Nüchternhypoglykämien ihrerseits können entsprechend dem pathophysiologischen Konzept in Nüchternhypoglykämien mit bzw. ohne Hyperinsulinismus eingeteilt werden (Tab. 36.5). Die postprandialen Hypoglykämien sind in der Regel hyperinsulinämisch. Bei dieser Einteilung lässt sich eine 3. Gruppe, nämlich die der exogenen Hypoglykämien, abgrenzen. Sie beruhen auf einer versehentlichen oder absichtlichen Überdosierung von oralen Antidiabetika oder Insulin (Hypoglycaemia factitia).

Tab. 36.5 Einteilung der Hypoglykämien nach dem Zeitpunkt ihres Auftretens in Zusammenhang mit der Nahrungsaufnahme

Nüchternhypoglykämien

mit Hyperinsulinismus
– Beta-Zell-Tumoren des Pankreas (Insulinom, Nesidioblastose)
– autoimmun bedingt (Insulin/Insulinrezeptorantikörper)
– medikamentös induziert

ohne Hyperinsulinismus
– schwere Lebererkrankung
– Alkoholgebrauch
– chronische Niereninsuffizienz
– Non-Beta-Zell-Tumoren
  • mesenchymal
  • epithelial
– Stoffwechselerkrankungen
  • Leucinempfindlichkeit
  • hereditäre Fructoseintoleranz
  • Galaktosämie
  • Endokrinopathien

Reaktive (postprandiale) Hypoglykämien

– früh: funktionelles Dumpingsyndrom nach Gastrektomie
– spät: Frühstadium eines Diabetes mellitus

Exogene Hypoglykämien

– orale Antidiabetika
– Insulin
– Hypoglycaemia factitia

Nüchternhypoglykämien

Nüchternhypoglykämien mit Hyperinsulinismus

Beta-Zell-Tumoren des Pankreas

Ätiologie und Pathogenese. Spontane Nüchternhypoglykämien bei sonst gesunden Erwachsenen beruhen meist auf einem Insulinom, d. h. auf einem Insulin produzierenden Tumor der Langerhans-Inselzellen. Etwa 80 % dieser Tumoren treten solitär im Pankreas auf. Gelegentlich kommen sie multipel vor (4–10 %) und sind sehr selten (1 %) auch extrapankreatisch lokalisiert (7). In etwa 10 % treten maligne Insulinome mit Lebermetastasen auf. Nur beim Neugeborenen gibt es das seltene Krankheitsbild eines organischen Hyperinsulinismus ohne Insulinom aufgrund einer Inselzellhyperplasie (Nesidioblastose; 35). Treten die Insulinome als multiple Makro- oder Mikroadenome im Pankreasgewebe auf, liegt in der Regel eine multiple endokrine Neoplasie Typ 1 (MEN-1) vor. Es muss also zusätzlich nach weiterem Organbefall im Rahmen dieser Erkrankung gesucht werden (primärer Hyperparathyreoidismus, Hypophysenvorderlappenadenome, weitere Organbeteiligung endokriner Drüsen; 34).

Pathophysiologisch beruht der Hyperinsulinismus darauf, dass die Tumorzelle Insulin im Wesentlichen nicht intrazellulär speichert. Dies führt zu einer unkontrollierten autonomen Insulinsekretion unabhängig von der aktuellen Blutglucosekonzentration. Gleiches gilt für die Proinsulinabgabe aus dem Tumor (6).

Klinik. Klinisch ist der Hyperinsulinismus durch ein buntes Krankheitsbild gekennzeichnet. Die Symptome sind einerseits Folge einer Neuroglukopenie mit Störungen kortikaler und subkortikaler Funktionen, andererseits auch Folge der Aktivierung des autonomen Nervensystems. Beide Symptomenkomplexe überlappen sich häufig (15), sodass bisweilen auch die adrenerg vermittelten Symptome postprandialer Hypoglykämien im Vordergrund stehen (36). Die typische Anamnese mit spontanen Nüchternhypoglykämien z. B. am Morgen kann wertvolle Hinweise liefern. Ansonsten ist das Auftreten von Symptomen nicht an bestimmte Tageszeiten gebunden. Verminderte Nahrungsaufnahme und schwere körperliche Arbeit beschleunigen jedoch das Auftreten hypoglykämischer Symptome (25). Da viele Patienten gelernt haben, durch häufige Mahlzeiten oder durch Trinken kohlenhydratreicher Nahrung die Hypoglykämien zu mildern, tritt in etwa 40% eine Insulinmast auf. Während längeren symptomfreien Intervallen sind die Patienten klinisch unauffällig. Nur in schweren Fällen kann es zu einer Veränderung der Persönlichkeitsstruktur und Beeinträchtigung der intellektuellen Leistungsfähigkeit kommen (14). In etwa 70% der Fälle ist das Krankheitsbild des organischen Hyperinsulinismus jedoch so uncharakteristisch, dass bis zur Diagnosesicherung oft Jahre vergehen können (43).

Diagnose. Entscheidend für die Diagnosestellung ist der Nachweis charakteristischer Symptome während einer dokumentierten Hypoglykämie und das gleichzeitige Auftreten von erhöhten Plasmainsulin-, C-Peptid- und Proinsulinwerten im Verhältnis zur aktuellen Blutglucosekonzentration (15, 20, 37). Stimulationstests mit Tolbutamid, Leucin, Glucagon oder Calcium zeigen eine geringe Spezifität und Sensitivität (28). Wegen der Gefahr, bei Gesunden eine schwere Hypoglykämie auszulösen, sollten diese Tests nur noch in Ausnahmefällen bzw. an spezialisierten Zentren durchgeführt werden (36).

Der einzige Test, der in diesem Zusammenhang diagnostisch-klinische Relevanz hat, ist der Hungerversuch. Da bei 75% der Insulinompatienten Hypoglykämien innerhalb der ersten 24 Stunden, bei fast 100% innerhalb von 48 Stunden auftreten, muss ein Hungerversuch in der Regel nicht länger als 48 Stunden durchgeführt werden. 24–28 Stunden vor und während des Hungerversuchs sollten keine weiteren diagnostischen Maßnahmen wie z. B. OGTT oder endokrinologische Stimulationstests durchgeführt werden. Die letzte Nahrungsaufnahme vor dem Hungerversuch erfolgt im Allgemeinen abends. Außer kalorienfreien Getränken (ca. 2–3 l/24 h) dürfen die Patienten nichts zu sich nehmen. Blutzuckerbestimmungen werden im Abstand von 2 Stunden bzw. beim Auftreten von Symptomen durchgeführt. Außerdem ist es sinnvoll, mindestens 2- bis 3-mal gleichzeitig Serum für eine Insulin-, Proinsulin- und C-Peptid-Bestimmung zu asservieren. Selbstverständlich sollte dies zusätzlich beim gleichzeitigen Auftreten von Symptomen und einer dokumentierten Hypoglykämie geschehen. Der Hungerversuch sollte primär nicht wegen niedriger Blutzuckerwerte, sondern nur beim gleichzeitigen Auftreten entsprechender Symptome abgebrochen werden (36). Dies setzt allerdings gut geschultes ärztliches und Pflegepersonal voraus. Das Einschätzen neuroglukopenischer Symptome kann schwierig sein. Bei der Auswertung ist zu berücksichtigen, dass Insulinompatienten, obwohl sie keine Nahrung zu sich nehmen, während des Hungerversuchs messbare, wenn auch nicht unbedingt erhöhte Werte für Insulin und C-Peptid aufweisen. Hierin unterscheiden sie sich von den meisten gesunden Kontrollpersonen, bei denen im Hungerversuch sowohl Insulin als auch C-Peptid vollständig supprimiert sind. Zur Sicherheit kann auch ein korrigierter Insulin-Glucose-Quotient errechnet werden (12). Der Quotient errechnet sich nach der Formel:

$$\frac{100 \times \text{immunreaktives Insulin}}{\text{Glucose} - 30 \text{ mg/dl}}$$

Bei Insulinompatienten ist der Quotient immer größer, bei stoffwechselgesunden, nichtadipösen Kontrollpersonen kleiner als 50 µE/ml. Dies gilt nur für sonst gesunde Personen, da Patienten mit Leberzirrhose oder mit anderen Formen einer Insulinresistenz auch im Hungerversuch erhöhte Plasmainsulinspiegel haben können. Ist der Hungerversuch positiv verlaufen, kann die autonome Insulinsekretion durch ein Insulinom mit einem Insulin-Hypoglykämie-Test (0,15 IE Altinsulin/kg KG, i.v.) bewiesen werden: Während der sich einstellenden Blutzuckersenkung bleibt der C-Peptidspiegel entsprechend der autonomen Sekretion hoch bzw. starr (45).

Eine Lokalisationsdiagnostik ist durchzuführen, wenn die biochemische Diagnose eines organischen Hyperinsulinismus gesichert ist (32). Da Insulinome in der Regel sehr klein sind (70% haben einen Durchmesser von unter 1,5 cm), ist die Lokalisierung sehr schwierig (32). Die wichtigste Untersuchungsmethode nach (Endo-) Sonographie, Computertomographie, Kernspintomographie und Octreotidszintigraphie (17) ist die selektive Zöliakographie in Form der digitalen Subtraktionsangiographie (32). Bei Kombination der Methoden ist eine Lokalisierung in etwa 90% möglich. Die präoperative Lokalisationsdiagnostik wird durch die intraoperative Inspektion und Palpation eines erfahrenen Chirurgen, in Kombination mit der intraoperativen Sonographie, ergänzt. Endokrine Pankreastumoren stellen sich als echoarme, meist gut abgekapselte Gebilde im echoreichen exokrinen Pankreas dar (32). Zusätzlich kann eine Beziehung zu anatomischen Strukturen wie der V. mesenterica superior, der V. splenica oder auch zum Ductus pancreaticus major hergestellt werden.

Therapie. Diese Lagebeziehungen können unmittelbare Auswirkungen auf das operative Vorgehen haben (32). Die operative Entfernung des Insulinoms durch eine gewebeschonende Enukleation ist die Methode der Wahl (31). Eine Pankreasresektion ist erforderlich, wenn es sich um ein Inselzellkarzinom handelt oder wenn ein großes benignes Insulinom im Pankreasschwanz nicht enukleiert werden kann bzw. wenn es sich um eine gesicherte Inselzellhyperplasie oder Nesidioblastose handelt (24).

Bei Patienten mit inoperablen Inselzellkarzinomen oder bei allgemeiner Inoperabilität des Patienten ist eine Diazoxidtherapie angezeigt. In einer Dosierung von 150–800 mg/d kann dieses Benzothiadiazinderivat Hypoglykämien erfolgreich verhindern. Die Nebenwirkungen sind Natriumretention, Blutdruckanstieg und Herzklopfen. Das Präparat sollte deshalb ggf. mit Diuretika und/oder Calciumantagonisten kombiniert werden (21, 23). Außerdem sind häufige, kleine, kohlenhydratreiche Mahlzeiten angezeigt. Symptomatisch kann auch Maltodextrose (z. B. 30 g alle 3 Stunden) versucht werden. Auch mit dem Somatostatinanalogon Octreotid wurden gute Ergebnisse erzielt. Dieses Medikament kann außer über mehrmalige tägliche subkutane Injektionen auch mittels Pumpentherapie kontinuierlich subkutan bzw. als Depopräparat (alle 3–4 Wochen) appliziert werden. Bei metastasierenden, entdifferenzierten Insulinomen liegen auch positive Erfahrungen mit einer Chemotherapie durch Streptozotocin, Doxorubicin und Dacarbazin vor (21, 23).

Autoimmunbedingte Hypoglykämien

Pathogenese. In den letzten Jahren wurden einige Fälle publiziert, in denen Insulin- bzw. Insulinrezeptorantikörper zu schweren Hypoglykämien führten (29, 40, 44). Nicht immer waren im Fall der nachgewiesenen Insulinantikörper vorausgegangene Insulinapplikationen eruierbar (27). Es wird vermutet, dass die Hypoglykämien durch eine plötzliche Dissoziation des Insulin-Antikörper-Immunkomplexes mit nachfolgender Insulinfreisetzung zustande kommen (30). Bei den meisten Patienten mit Insulinrezeptorautoantikörpern handelte es sich jedoch um Patienten mit einem insulinresistenten Diabetes mellitus und Acanthosis nigricans. Hier wird eine agonistische Wirkung des Insulinrezeptorautoantikörpers vermutet.

Therapie. Diese Hypoglykämien waren durch Glucocorticoide, nicht jedoch durch Plasmapherese oder Immunsuppression therapierbar (29, 44).

Medikamentös induzierte Hypoglykämien

Der vermehrte Einsatz von Pentamidin zur Behandlung der Pneumocystis-carinii-Infektion bei Patienten mit erworbenem Immundefektsyndrom (AIDS) führte zum Auftreten pentamidininduzierter Hypoglykämien (2). Als Ursache hierfür wird der lytische Effekt von Pentamidin auf die Beta-Zellen des Pankreas vermutet (11).

Vereinzelt wurden bei Salicylatintoxikationen, bei Einnahme von Haloperidol, Paracetamol, Propoxyphen und ACE-Hemmern sowie einer Reihe anderer Medikamente Hypoglykämien beschrieben (22). Allerdings ist eine zweifelsfreie Kausalkette nicht nachgewiesen (36). Auch nichtselektive β-Blocker wie z. B. Propranolol können durch Maskierung der adrenergen Symptome protrahierte Hypoglykämien, insbesondere bei Diabetikern mit fehlender Glucagonantwort, auslösen (19).

Nüchternhypoglykämien ohne Hyperinsulinismus

Erkrankungen der Leber

Fast alle Lebererkrankungen können Hypoglykämien auslösen. Dies beruht auf einem direkten Verlust von funktionsfähigem Lebergewebe und damit verminderter Glukoneogenese. Insbesondere sind fulminante virale oder toxische Schädigungen wichtig. Allerdings müssen die Leberschädigungen sehr ausgedehnt sein, bevor es zu Hypoglykämien kommt (36). Eine Leberzirrhose ist nur selten mit Hypoglykämien verbunden. Außerdem sind die angeborenen hepatischen Enzymdefekte zu berücksichtigen, die ebenfalls zu Hypoglykämien führen können (Glykogenspeichererkrankungen, Galaktosämie, hereditäre Fructoseintoleranz usw.; 36). Hier sind insbesondere die Enzyme der Glykogenolyse und/oder der Glukoneogenese betroffen.

Alkoholinduzierte Hypoglykämie

Alkoholgenuss bei Nahrungskarenz kann akute Hypoglykämien mit sehr niedrigen Blutzuckerwerten auslösen. Hierfür sind einerseits die entleerten Glykogenspeicher sowie eine Hemmung der hepatischen Glukoneogenese durch Alkohol verantwortlich (36). Bei Gesunden löst Alkohol eine Hypoglykämie erst nach 48- bis 72-stündiger Nüchternphase aus. Bei Lebererkrankungen allerdings sind Hypoglykämien schon nach wesentlich kürzeren Nüchternphasen möglich (1). Differenzialdiagnostisch bedeutungsvoll ist die Abgrenzung hypoglykämischer Zustände bei Langzeitalkoholmissbrauch von Rauschzuständen durch Alkohol. Häufig werden bei Langzeitalkoholabusus Hypoglykämien mit entsprechender zentralnervöser Symptomatik als Rauschzustände missdeutet und dadurch übersehen.

Hypoglykämien bei Niereninsuffizienz

Hypoglykämien wurden auch mit chronischer Niereninsuffizienz und Urämie assoziiert (3). In diesem Fall wird eine Nüchternhypoglykämie der fehlenden Substratlieferung aus peripheren Geweben, insbesondere von Alanin zur hepatischen Glukoneogenese, angeschuldigt (3). Andere Autoren negieren allerdings einen Zusammenhang zwischen Hypoglykämie und Urämie (42).

Non-Beta-Zell-Tumoren

Diagnose. Nüchternhypoglykämien wurden vereinzelt bei verschiedenen Tumoren beschrieben (26). Die hypoglykämische Symptomatik dieser nichtpankreatischen Tumoren kann von der durch Insulinome verursachten hypoglykämischen Symptomatik nicht unterschieden werden (30). Allerdings ist eine laborchemische Unterscheidung durch ein Fehlen einer entsprechenden Hyperinsulinämie einfach (41). Bei vielen dieser Tumoren konnten insulinähnliche Wachstumsfaktoren (Hepatozelluläres Karzinom) nachgewiesen werden (4, 5, 9, 13).

Ätiologie. In der Regel ist eine Hypoglykämie eine Spätmanifestation dieser Tumoren, besonders wenn diese ein entsprechend großes Gewicht erreicht haben (400 g bis 1 kg). Dies betrifft vor allem mesenchymale Tumoren, Sarkome, hepatozelluläre und karzinoidähnliche Tumoren. Die meisten Tumoren, die mit Hypoglykämien assoziiert sind, sind bösartig. Sie können aber wie im Fall der Mesotheliome auch gutartig sein (36).

Die Therapie richtet sich nach dem jeweiligen Tumor (Resektion, Chemotherapie, Bestrahlung). Symptomatisch kann auch Maltodextrose (z. B. 30 g alle 3 Stunden) versucht werden.

Endokrinopathien

Pathogenese. Mangel an ACTH, Cortisol, Wachstumshormon oder Thyroxin kann über eine verminderte Enzymaktivität zu einer Störung der Glukoneogenese führen (10, 18). Dies beeinträchtigt dann die hepatische Kapazität zur Glukoneogenese. Durch Ausfall der gegenregulatorischen Hormone des Insulins kommt es außerdem zu einer starken Empfindlichkeit gegenüber exogenem Insulin. Dies ist insbesondere beim polyglandulären Autoimmunsyndrom wichtig.

Therapie. Hier ist vor allem auf eine ausreichende Substitution der anderen Mangelzustände (Hypothyreose, Nebennierenrindeninsuffizienz) zu achten, sofern gleichzeitig eine Störung des Kohlenhydratstoffwechsels vorliegt (11, 36).

Seltene Ursachen

In Einzelfällen werden spontane Hypoglykämien auch bei Anorexia nervosa (38) und bei Malaria tropica beschrieben (16). Ursächlich könnten hier verminderte Glykogenspeicher eine Rolle spielen.

Postprandiale Hypoglykämien

Einteilung

Postprandiale (reaktive) Hypoglykämien können eingeteilt werden in
➤ Frühhypoglykämien (2–3 Stunden nach einer Mahlzeit),
➤ Späthypoglykämien- (3–5 Stunden nach einer Mahlzeit).

Frühe Hypoglykämien treten bei einer schnellen Entleerung von Kohlenhydraten in den Dünndarm infolge beschleunigter Glucoseabsorption und eines sich daran anschließenden Hyperinsulinismus auf. Späte Hypoglykämien im Sinne eines Prädiabetes werden dadurch erzeugt, dass es zu einer Verzögerung der Insulinausschüttung kommt, in deren Folge sich dann eine späte Hypoglykämie ergibt.

Frühe Hypoglykämien

Hypoglykämien nach Magenoperationen

Pathogenese. Reaktive Hypoglykämien nach Magenoperationen (subtotale Gastrektomie, Vagotomie, Pyloroplastik) sind Folge eines Hyperinsulinismus. Aufgenommene Nahrung wird zu schnell vom Magen in den Dünndarm entleert. Es kommt u. U. zu einer vagalen Überstimulation und/oder einer Überproduktion von auf Beta-Zellen gerichteten gastrointestinalen Hormonen mit der Konsequenz eines arteriellen Hyperinsulinismus und nachfolgender Hypoglykämie. Die hypoglykämischen Symptome werden der adrenergen Hyperaktivität als Reaktion auf die schnell abnehmende Blutzuckerkonzentration zugeschrieben.

Therapie. Die Therapie betrifft vor allem diätetische Maßnahmen im Sinne von häufigeren Mahlzeiten mit weniger schnell resorbierbaren Kohlenhydraten und einem erhöhten Anteil an Eiweiß und Fett. Die zusätzliche Gabe von Anticholinergika kann erwogen werden (11).

Differenzialdiagnose. Diese Störung muss vom Dumping-Syndrom abgegrenzt werden, das früher eintritt und das vor allem mit Durchfall, Flush und orthostatischer Dysregulation einhergeht (36).

Funktionelle Hypoglykämien

Klinik. Frühe, postprandiale Hypoglykämien bei Patienten ohne vorausgegangene Gastrektomie werden als funktionell klassifiziert. Die hypoglykämischen Symptome sind oft mit chronischer Müdigkeit, Angst, Schwäche, Libidoverlust, Kopfschmerzen und ähnlichen unspezifischen Symptomen kombiniert.

Diagnose. Inwieweit diese Symptome hypoglykämiebedingt sind oder ob überhaupt Hypoglykämien auftreten, ist in der Regel schwer zu beweisen. Oftmals lassen sich während eines 5-stündigen oralen Glucosetoleranztestes (OGTT) relativ niedrige Blutzuckerwerte mit oder ohne Symptome nachweisen. Allerdings berichten auch völlig Gesunde über Symptome während eines 5-stündigen OGTT. Bisweilen treten auch bei dieser Gruppe relativ niedrige Blutzuckerwerte auf. Die Bewertung des OGTT ist in diesem Zusammenhang oft schwierig.

Therapie. Unabhängig davon stellt es für den Patienten keinen Schaden dar, schnell resorbierbare Kohlenhydrate zu meiden bzw. mehrere kleine Mahlzeiten über den Tag verteilt einzunehmen. Eine Überlappung mit psychosomatischen Krankheitsbildern ist häufig (11, 33).

Späte Hypoglykämien

Pathogenese und Prognose. Späte Hypoglykämien sind dadurch gekennzeichnet, dass der frühe Insulinanstieg nach einer Mahlzeit verzögert auftritt. Daraus folgt ein überschießender Anstieg der Blutzuckerkonzentration. Dies lässt sich im Rahmen eines OGTT gut objektivieren. Als Reaktion auf die Hyperglykämie kommt es infolge eines überschießenden, verspäteten Insulinanstiegs zu einer späten Hypoglykämie 4–5 Stunden nach der Glucoseexposition. In der Regel handelt es sich um eher adipöse Patienten, bei denen oftmals in der Familienanamnese ein Diabetes mellitus vorliegt. Die Patienten sind eine Risikogruppe, später einen Typ-2-Diabetes mellitus zu entwickeln.

Therapie. Die Therapieempfehlung betrifft deshalb vor allem eine Gewichtsreduktion und diätetische Maßnahmen (häufige, kleine Mahlzeiten; wenig schnell resorbierbare Kohlenhydrate). Regelmäßige ca. 6-monatliche Kontrolluntersuchungen sind anzuraten.

Exogene Hypoglykämien

Ein exogener Hyperinsulinismus im Rahmen der Diabetestherapie (Überdosierung von Insulin oder oralen Antidiabetika) im Verhältnis zur Nahrungsaufnahme oder zur körperlichen Bewegung wird an anderer Stelle im Detail behandelt (s. Kap. 20.3).

Pathogenese. Im Zusammenhang mit der Differenzialdiagnostik hypoglykämischer Zustände spielt hier die Hypoglycaemia factitia eine wichtige Rolle. Patienten verabreichen sich selbst orale Antidiabetika oder Insulin, um eine Krankheit vorzutäuschen. Dies ist vor allem bei Patienten aus den Berufsgruppen im Bereich der Medizin häufig. Im Vergleich mit Insulinomen kommt sie fast ebenso häufig vor (11).

Diagnose. Oft wird die Differenzialdiagnostik auch durch das Vorliegen von Insulinantikörpern infolge repetitiver Insulinapplikation schwierig (36). Hier hilft die Bestimmung des C-Peptids weiter. Der gleichzeitige Nachweis von niedrigen Glucosewerten, hohen Insulinwerten und fehlenden bzw. supprimierten C-Peptid-Werten bei Patienten ohne insulinpflichtigem Diabetes mellitus ist für eine Hypoglycaemia factitia pathognomonisch (27). Bei Verdacht auf eine mit oralen Antidiabetika ausgelöste Hypoglycaemia factitia ist der direkte Nachweis der Abbauprodukte im Serum oder Urin notwendig, da die Messungen von Insulin und C-Peptid hier nicht weiterhelfen (beide Werte sind erhöht).

Differenzialdiagnose

Der erste Schritt ist eine eindeutige Dokumentation, dass der Patient in der Tat Hypoglykämien hat (Abb. 36.1). Als nächster Schritt muss ein zeitlicher Zusammenhang zwischen dem Auftreten von Symptomen, den eindeutig dokumentierten Hypoglykämien und dem Zeitpunkt der Nahrungsaufnahme hergestellt

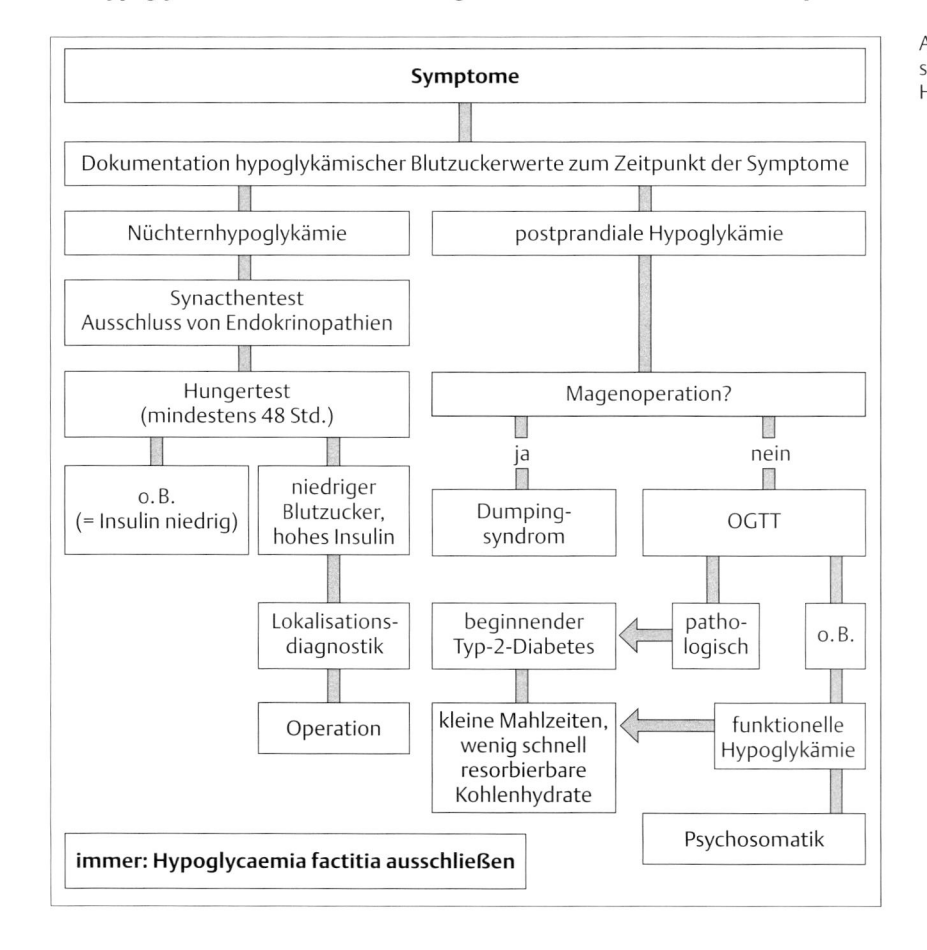

Abb. 36.1 Differenzialdiagnostisches Vorgehen bei Verdacht auf Hypoglykämie.

werden (39). Damit ist eine Unterscheidung zwischen postprandialen und Nüchternhypoglykämien möglich. Zu beachten ist, dass im Nüchternzustand kein wesentlicher Unterschied zwischen der arteriellen, venösen und kapillären Blutglucosekonzentration besteht. Im Gegensatz dazu kann es im postprandialen Zustand infolge des arteriellen Hyperinsulinismus mit nachfolgender Glucoseaufnahme im Kapillarbett zu beträchtlichen arteriovenösen Unterschieden der Glucosekonzentration kommen. Deshalb sind zusätzlich zur eingeschränkten Messgenauigkeit im hypoglykämischen Bereich alleinige Messungen mit Blutzucker-Teststreifen zur eindeutigen Dokumentation von Hypoglykämien nicht geeignet (11). Außerdem dürfen unspezifische Symptome ohne eindeutig hypoglykämische Blutzuckerwerte nicht als hypoglykämiebedingt gedeutet werden.

Hinter einer Nüchternhypoglykämie kann sich eine ernstzunehmende, evtl. progressive Erkrankung verbergen. Die postprandialen Hypoglykämien sind in der Regel selbstlimitierend und erzeugen nur selten medizinisch wichtige Symptome. Zum Ausschluss eines beginnenden Typ-2-Diabetes mellitus (Hyperinsulinismus) sollte auch ein OGTT über 3–5 Stunden mit gleichzeitiger Bestimmung von Insulin und C-Peptid in 30-Minuten-Abständen durchgeführt werden.

Bei unklarer Situation, insbesondere bei präkomatösen oder komatösen Zuständen, sollte immer auch der Alkoholspiegel bestimmt werden. Bei Verdacht auf eine gestörte Gegenregulation ist eine Cortisol-, ggf. Wachstumshormon- und Katecholamin- sowie Glucagonbestimmung sinnvoll.

Zum Ausschluss einer primären bzw. einer sekundären Nebennierenrindeninsuffizienz sollte deshalb vor dem Hungerversuch ein ACTH- (Synacthen)- Test mit gleichzeitiger Bestimmung von Cortisol und Aldosteron durchgeführt werden. Immer ist auch an das mögliche Vorliegen einer Hypoglycaemia factitia zu denken (33).

Literatur

1 Arky, R. A.: Hypoglycemia associated with liver disease and ethanol. Endocrinol. Metab. Clin. N. Amer. 18 (1989) 75
2 Assan, R., C. Perronne, D. Assan, L. Chotard, C. Mayaud, S. Matheron, D. Zucman: Pentamidine-induced derangements of glucose homeostasis. Diabetes Care. 18 (1) (1995) 47–55.
3 Avram, M. M., R. E. Wolf, A. Gan: Uremic hypoglycemia. A preventable life-threatening complication. N.Y. St. J. Med. 84 (1984) 593
4 Christofilis M. A., M. Remacle-Bonnet, C. Atlan-Gepner, F. Garrouste, B. Vialettes, P. Fuentes, R. Guidicelli, G. Pommier: Study of serum big-insulin-like growth factor (IGF)-II and IGF binding proteins in two patients with extrapancreatic tumor hypoglycemia, using a combination of Western blotting methods. European Journal of Endocrinology 139 (3) (1998) 317–22
5 Daughaday, W. H.: The pathophysiology of IGF-II hypersecretion in non- islet cell tumor hypoglycemia. Diabetes Rev. 3 (1995) 62–72
6 Del Prato, S., A. Riccio, S. Vigili de Kreutzenberg, M. Dorella, A. Avogaro, M. C. Marescotti, A. Tiengo: Mechanisms of fasting hypoglycemia and concomitant insulin resistance in insulinoma patients. Metabolism 42 (1993) 24–29
7 Eriksson, B., K. Oberg, B. Skogseid: Neuroendocrine pancreatic tumors. Clinical findings in a prospective study of 84 patients. Acta oncol. 28 (1989) 373
8 Feher, M. D., P. Grout, A. Kennedy, R. S. Elkeles, R. Touquet: Hypoglycaemia in an inner-city accident and emergency department: a 12-month survey. Arch. Emerg. Med. 6 (1989) 183
9 Frystyk J., C. Skjaerbaek, J. Zapf, H. Orskov: Increased levels of circulating free insulin-like growth factors in patients with non-islet cell tumour hypoglycaemia. Diabetologia 41 (5) (1998) 589–94
10 Fukui, M., S. Nakamura, H. Sato, T. Matsumoto, N. Nakamura, M. Kondo: Severe and recurrent fasting hypoglycemia due to growth hormone deficiency? Archives of Internal Medicine 159 (16) (1999) 1954–5
11 Greenspan, F. S.: Basic and Clinical Endocrinology. Lange, Los Altos/Cal. 2001
12 Heik, S. C. W., G. Kloppel, W. Krone, G. Iben, K. Priebe, J. Kuhnau: Hypoglykämie durch Insulinom bei Diabetes mellitus. Dtsch. med. Wschr. 113 (1988) 1714
13 Hizuka N., I. Fukuda, K. Takano, Y. Okubo, K. Asakawa-Yasumoto, H. Demura: Serum insulin-like growth factor II in 44 patients with non-islet cell tumor hypogylcemia. Endocrine Journal 45 Suppl: (1998) S61–5
14 Hutto B.: Subtle psychiatric presentations of endocrine diseases. Psychiatric Clinics of North America. 21 (4) (1998) 905–16
15 Kao, P. C., R. L. Taylor, F. J. Service: Proinsulin by immunochemiluminometric assay for the diagnosis of insulinoma. J. clin. Endocrinol. 78 (1994) 1048–1051
16 Kochar, D. K., B. L. Kumawat: Cerebral malaria or Plasmodium falciparum malaria with hypoglycaemia. Lancet. 347 (9014) (1996) 1549–50
17 Krausz, Y., J. Bar-Ziv, RB. de Jong, S. Ish-Shalom, R. Chisin, N. Shibley, B. Glaser: Somatostatin-receptor scintigraphy in the management of gastroenteropancreatic tumors. American Journal of Gastroenterol. 93 (1) (1998) 66–70
18 Laing, I., L. Mc William, D. Owen, M. Drayson, D. Riley: Secondary adrenal failure in a young woman presenting as hypoglycaemic coma. Annals of Clinical Biochemistry 35 (Pt 4) (1998) 545–8
19 Lawrence, A. M., K. Ajlouni, T. C. Hagen: Chronic propranolol administration impairs glucagon release during insulin-induced hypoglycemia in normal man. J. clin. Endocrinol. 59 (1984) 622
20 Lebowitz, M. R., S. A. Blumenthal: The molar ratio of insulin to C-peptide. An aid to the diagnosis of hypoglycemia due to surreptitious (or inadvertent) insulin administration. Arch. Intern. Med. 153 (5) (1993) 650–655
21 Nagorney, D. M. jr., L. K. Kvols, J. Rubin, S. Kunselmann: The management of patients with advanced carcinoid tumors and islet-cell carcinomas. Ann. intern. Med. 120 (1994) 302–309
22 Marks, V., J.D. Teale: Drug-induced hypoglycemia. Endocrin. & Metabolism Clinics of North America. 28 (3) (1999) 555–77
23 Moertel, C. G., M. Lefkopoulo, S. Lipsitz, R. G. Hahn, D. Klaassen: Streptozocin-doxorubicin, streptozocin-fluorouracil, or chlorozotocin in the treatment of advanced islet-cell carcinoma. New Engl. J. Med. 326 (1992) 519–523
24 Norton, J. A., T. H. Shawker, J. L. Doppman, D. L. Miller, D. L. Fraker, D. T. Cromack, P. Gorden, R. T. Jensen: Localization and surgical treatment of occult insulinomas. Ann. Surg. 212 (1990) 615
25 O'Brien, T., P. C. O'Brian, F. J. Service: Insulin surrogates in insulinoma. J. clin. Endocrinol. 77 (1993) 448–451
26 Ollenschläger, G., T. Steinmetz, A. Hoffmann, H. Fischer, J. Schindler, B. Allolio: Differentialdiagnose der tumorassoziierten Hypoglykämie – dargestellt am Beispiel eines Insulinoms und eines Hämangioperizytoms. Fallberichte und Literaturübersicht. Med. Klin. 83 (1988) 391

27 Polonsky, K. S.: A practical approach to fasting hypoglycaemia. New Engl. J. Med. 326 (1992) 1020
28 Pun, K. K., R. T. T. Young, C. Wang, C. F. Tam, P. W. M. Ho: The use of glucagon challenge tests in the diagnostic evaluation of hypoglycemia due to hepatoma and insulinoma. J. clin. Endocrinol. 67 (1988) 546
29 Redmon, J. B., F. Q. Nuttall: Autoimmune hypoglycemia. Endocrinol. & Metabolism Clinics of North America 28 (3) (1999) 603–18
30 Rose, M. G., G. Tallini, J. Pollak, J. Murren: Malignant hypoglycemia associated with a large mesenchymal tumor. Cancer Journal From Scientific American. 5 (1) (1999) 48–51
31 Rothmund, M., R. Arnold: Therapie des organischen Hyperinsulinismus. Dtsch. med. Wschr. 114 (1989) 468
32 Rothmund, M.: Localization of endocrine pancreatic tumours. Brit. J. Surg. 81 (1994) 164–166
33 Roy, M., A. Roy: Factitious hypoglycemia. An 11-year follow-up. Psychosomatics 36 (1) (1995) 64–5
34 Schussheim D. H., M. C. Skarulis, S. K. Agarwal, W. F. Simonds, A. L. Burns, A. M. Spiegel, S. J. Marx: Multiple endocrine neoplasia type 1: new clinical and basic findings. Trends Endocrinol Metab 12 (4) (2001) 173–8
35 Sempoux, C., Y. Guiot, A. Lefevre, C. Nihoul-Fekete, F. Jaubert, J. M. Saudubray, J. Rahier: Neonatal hyperinsulinemic hypoglycemia: hetrogeneity of the sydnrome and keys for differential diagnosis. Journal of Clinical Endocrinol. & Metabolism 83 (5) (1998) 1455–61
36 Service, F. J.: Hypoglycemic disorders. New Engl. J. Med. 332 (1995) 1144–1152
37 Service, F. J., P. C. O'Brien, M. M. McMahon, P. C. Kao: C-Peptide during the prolonged fast in insulinoma. J. clin. Endocrinol. 76 (1993) 655–659
38 Smith, J: Hypoglycaemic coma associated with anorexia nervosa. Aust. N.Z.J. Psychiat. 22 (1988) 448
39 Snorgaard, O., C. Binder: Monitoring of blood glucose concentration in subjects with hypoglycaemic symptoms during everyday life. Brit. med. J. 300 (1990) 16
40 Taylor, S. I., F. Barbetti, D. Accili, J. Roth, P. Gordon: Syndromes of autoimmunity and hypoglycemia. Autoantibodies directed against insulin and its receptor. Endocrinol. Metab. Clin. N. Amer. 18 (1989) 123
41 Teale, J. D., V. Marks: Inappropriately elevated plasma insulin-like growth factor II in relation to suppressed insulin-like growth factor I in the diagnosis of non-islet cell tumour hypoglycaemia. Clin. Endocrinol. 33 (1990) 87
42 Toth, E. L., D. W. Lee: „Spontaneous"/uremic hypoglycemia is not a distinct entity: substantiation from a literature review. Nephron. 58 (1991) 325
43 Virally, M. L., P. J. Guillausseau: Hypoglycemia in adults. Diab. Metab 25 (1999) 477–490
44 Virally, M. L., J. Timsit, P. Chanson, A. Warnet, P. J. Guillausseau: Insulin autoimmune syndrome: a rare cause of hypoglycaemia not to be overlooked. Diabetes & Metabolism 25 (5) (1999) 429–31
45 Wilson, J. D., D. W. Forster: Williams' Textbook of Endocrinology. Saunders, Philadelphia 1998

37 Iatrogener Diabetes mellitus

B.O. Böhm und C. Rosak

Das Wichtigste in Kürze

- Unter dem Begriff des iatrogenen Diabetes mellitus sind Störungen des Kohlenhydratstoffwechsels mit messbarer Blutzuckererhöhung subsumiert, die durch eine Pharmakotherapie verursacht werden.
- Medikamente, die potenziell zur Störung der Glucosetoleranz oder einem iatrogenen Diabetes mellitus führen, gehören zu den am häufigsten verordneten Arzneistoffen. Obligatorisch muss eine Blutzuckerverlaufskontrolle bei der Pharmakotherapie mit Glucocorticoiden gefordert werden. Gleiches gilt beim Einsatz von Katecholaminen im Rahmen der Intensivmedizin.
- Bei Einsatz von potenziell diabetogenen Medikamenten ist in der Verlaufsbeobachtung an Blutzuckerkontrollen zu denken, da es sich in der Regel um Hochrisikoprobanden für eine spätere Diabetesentwicklung handelt.
- Zu beachten ist auch, dass Medikamente, die eine gestörte Glucosetoleranz oder einen iatrogenen Diabetes mellitus verursachen, bei bekanntem Diabetes mellitus die Stoffwechseleinstellung deutlich verschlechtern können.

Einleitung

Der iatrogene Diabetes mellitus ist nach der ätiologisch orientierten Klassifikation des Expert Committee on the Diagnosis and Classification of Diabetes mellitus 1997 (Kap. 2), der WHO-Klassifikation von 1999 sowie der Klassifikation der Deutschen Diabetes Gesellschaft von 2000 als eigenständige Gruppe des Diabetes mellitus (medikamenten- und toxininduzierter Diabetes) zu verstehen (23, 39, 57).

Häufigkeit der einschlägigen Verordnungen. Bei hoher Inzidenz und Prävalenz von Erkrankungen wie arterielle Hypertonie, koronare Herzerkrankung sowie einer Vielzahl entzündlicher Erkrankungen, zusätzlich verbunden mit der Verschiebung der Alterspyramide mit zunehmender Multimorbidität, gehören Medikamente, die potenziell zu einer gestörten Glucosetoleranz oder einem iatrogenen Diabetes mellitus führen können, zu den am häufigsten verordneten Arzneimitteln (1, 33, 35, 38, 49; Tab. 37.**1**).

Nebenwirkungen. Ferner ist zu beachten, dass diese Medikamente bei bereits bestehendem Diabetes die Stoffwechsellage zum Teil erheblich verschlechtern können (4, 10, 33, 38). Bei erstmaligem Auftreten einer gestörten Glucosetoleranz oder eines Diabetes mellitus nach Einsatz eines putativ diabetogenen Pharmakons stellt sich die Frage, ob es zu einer unerwünschten Nebenwirkung gekommen ist oder – in zufälligem zeitlichen Zusammenhang – zu einem neu manifestierten Diabetes (23, 38, 39, 57).

Mechanismen. Folgende Effekte diabetogener Medikamente, sind beschrieben worden:
- verminderte glucoseinduzierte Insulinsekretion (z. B. durch diuretikabedingten Kaliumverlust),
- verminderte hepatische Glucoseaufnahme (z. B. durch β-Blocker),
- veränderter zellulärer Glucosemetabolismus durch Rezeptor- und Postrezeptordefekte (z. B. Pharmakotherapie mit Glucocorticoiden),
- direkte beta-zelltoxische Effekte (z. B. Vacor, Streptozotocin, Pentamidin).

Kontrollempfehlungen. Eine Vielzahl von Pharmaka mit Einfluss auf den Kohlenhydratstoffwechsel sind bekannt (Tab. 37.1). Über die relativen Häufigkeiten des Auftretens eines iatrogenen Diabetes mellitus gibt es jedoch keine verlässlichen Daten, sodass prinzipiell beim Einsatz dieser Pharmaka immer an die Möglichkeit eines diabetogenen Effektes gedacht werden muss, was wiederum unmittelbar Blutzuckerkontrollen in der Verlaufskontrolle impliziert. Einzig für den Einsatz von Glucocorticoiden im Rahmen einer Pharmakotherapie ist zwingend eine regelmäßige Blutzuckerkontrolle bzw. bei Langzeitanwendung auch die zusätzliche Kontrolle des glykierten Hämoglobins (HbA_{1c}) zu fordern (11, 22).

Antihypertensiva

Diuretika und Saluretika, besonders die Benzothiadiazinderivate und -analoga (Thiaziddiuretika) werden in großem Umfang zur diuretischen Therapie bei Herzinsuffizienz und als Basistherapeutika zur Behandlung der Hypertonie eingesetzt. Saluretika vermögen über eine Hypokaliämie (Kalium < 3,5 mmol/l) die Insulinsekretion direkt negativ zu beeinflussen (3, 5, 9, 23, 41), eine Veränderung, die leicht durch die Gabe von Kalium oder durch die Kombination mit einem Kalium sparenden Diuretikum oder Kalium retinierenden Antihypertensivum (z. B. ACE-Inhibitoren) korrigiert werden kann (31, 38). Der diabetogene Effekt der Thiazide ist zeitverzögert – meist erst Wochen bis Monate nach Therapieanfang – festzustellen. Schleifendiuretika erzeugen im Vergleich zu Thiaziddiuretika mit geringerer Wahr-

Tab. 37.1 Liste der potenziell diabetogenen Pharmaka

Diuretika und Antihypertensiva

- Chlortalidon
- Clonidin
- Diazoxid
- Furosemid
- Thiaziddiuretika
- Spironolacton
- zentral wirksame α-Blocker
- nichtselektive und selektive β-Blocker

Hormone und hormonell wirksame Substanzen

- STH, Prolactin
- ACTH
- Glucagon
- LT_3, LT_4
- Glucocorticoide, systemisch und topisch
- Sexualsteroide
- Somatostatin und Analoga
- Katecholamine, Tokolytika

Psychoaktive Substanzen

- Haloperidol
- Lithium
- Imipramin
- Phenotiazinderivate
- Diphenylhydantoin
- trizyklische Antidepressiva
- atypische Neuroleptika (Clozapin, Olanzapin)

Chemotherapeutika, Beta-Zell-Toxine

- Alloxan
- Streptozotocin
- L-Asparaginase
- Pentamidin
- Cyclophosphamid
- Pyriminil (Vacor)

Immunsuppressiva

- Ciclosporin
- Tacrolimus

Antiarrhythmika

- Amiodaron
- Disopyramid

Andere Pharmaka

- Theophyllin
- Morphin
- Indometacin
- HIV-Proteaseinhibitoren
- Didanosin (DDI)

scheinlichkeit eine Glucoseintoleranz oder einen iatrogenen Diabetes mellitus (54). Insbesondere für Kalium sparende Diuretika wie Spironolacton und Triamteren sind nur geringgradige Veränderungen der Glucosetoleranz beschrieben worden (21). Es ist dabei zu beachten, dass die in den 60er und 70er Jahren durchgeführte Hochdosis-Thiazidtherapie heute nicht mehr üblich ist, sodass bei Tagesdosen von weniger als 50 mg Hydrochlorothiazid Blutzuckeranstiege mit geringerer Wahrscheinlichkeit zu beobachten waren (2). Bei der Therapie mit Diuretika, insbesondere beim bereits diabetischen Patienten, ist auf eine ausreichende Kaliumsubstitution sowie zusätzlich auf die Korrektur einer hyperglykämiebedingten und durch Diuretikaeinnahme noch weiter verstärkten Hypomagnesiämie zu achten. Studien an Muskelbiopsien konnten nachweisen, dass trotz Normokaliämie und Normomagnesiämie in Plasma in einem der wichtigsten Zielgewebe der Insulinwirkung durch Diuretika eine Kalium- und Magnesiumverarmung hervorgerufen werden kann (12). Um deshalb eine weitere Verschlechterung der Stoffwechsellage zu vermeiden, sollten gegebenenfalls beide Elektrolyte gezielt substituiert werden oder antikaliuretische Substanzen, die in der Regel auch einen Magnesium retinierenden Effekt aufweisen, eingesetzt werden (42).

Rezeptoren- und Calciumblocker. Zentral wirkende α-Blocker haben in Langzeitstudien keine signifikante Veränderung der Glucosetoleranz bewirkt. Für β-Blocker ist ein uneinheitliches Bild berichtet worden. Möglicherweise zeigt sich eine stärkere Hemmung der Insulinsekretion durch nichtselektive β-Blocker, verbunden mit zusätzlichen Lipidveränderungen wie VLDL-Erhöhung sowie HDL-Erniedrigung. Langzeitstudien zeigten, dass unter der Therapie mit selektiven β-Blockern, z. B. den $β_1$-selektiven Medikamenten Atenolol und Metoprolol, die Wahrscheinlichkeit einer Hyperglykämie nur insignifikant gegenüber der Ausgangssituation verändert wird (7). In der amerikanischen Atherosclerosis Risk in Communities Study (12.550 Probanden, Studiendauer 6 Jahre) zeigte sich ein um 28% erhöhtes Diabetesrisiko unter β-Blockergabe, während in der gleichen Studie die Einnahme von Thiaziden und ACE-Inhibitoren keinen Einfluss auf die Diabetesinzidenz hatte (18). Bezüglich klinisch relevanter Endpunkte wies die UKPDS nach, dass die durch β-Blocker induzierten metabolischen Veränderungen klinisch offenbar nicht weiter bedeutsam sind. Für die Gruppe der Calciumantagonisten sind im Wesentlichen keine Veränderungen des Glucosestoffwechsels beschrieben worden. Für Verapamil wurde sogar berichtet, dass die Glucosetoleranz durch Verminderung der Glucagonsekretion verbessert werden kann (30, 36). Grundsätzlich ist zu beachten, dass Patienten mit einer arteriellen Hypertonie ein Hochrisikokollektiv für eine gestörte Glucosetoleranz oder eines Diabetes mellitus darstellen, sodass Glucosekontrollen unabhängig von der jeweiligen Therapieform, in der Verlaufskontrolle angezeigt sind.

Glucocorticoide

Seit den 40er Jahren ist der diabetogene Effekt von Glucocorticoiden bekannt. Dieser Effekt beschränkt sich nicht nur auf die Glucocorticoide in der Pharmakotherapie (11, 22). Auch topisch applizierte Steroide können eine Glucoseintoleranz oder einen iatrogenen Diabetes mellitus, d. h. einen Steroiddiabetes, provozieren (5, 15). Glucocorticoide erhöhen die hepatische Glucosefreisetzung und fördern die Insulininsensitivität durch Rezeptor- und Postrezeptorveränderungen (40, 43, 47). Die Neigung zur Hyperglykämie wird durch die Bereitstellung von glukoplastischen Substanzen aus peripheren Geweben wie Aminosäuren und Lactat weiter erhöht. Glucocorticoide führen zur Erhöhung des Plasmaspiegels von Glucagon sowie zur Veränderung des Glucosetransportsystems der Zellen. Dexamethason inhibiert z. B. die Expresion des „insulin-signalling intermediate protein" (IRS-1) in Adipozyten (55). Unter einer täglichen Prednisolondosis von 20 mg konnten Schubert et al. in 3,8% der Fälle und bei einer Dosis zwischen 50 und 100 mg sogar in 28,8% einen manifesten Diabetes mellitus beobachten. Unter der Pharmakotherapie mit Glucocorticoiden (oral oder systemisch), ist daher stets eine regelmäßige Bestimmung des Blutglucosespiegels und bei Langzeittherapie mit Glucocorticoiden auch die des HbA_{1c} zu fordern (11).

Schilddrüsenhormone

Schilddrüsenhormone, eingesetzt zur Strumasuppressionsbehandlung oder auch als Substitutionsbehandlung, führen bei physiologischen Dosen (TSH nicht supprimiert) zu keiner Veränderung des Glucosestoffwechsels. Bei latenter oder manifester Hyperthyreose ist eine gestörte Glucosetoleranz bis zur Hyperglykämie jedoch keine Seltenheit (23). Die Mechanismen sind noch nicht im Einzelnen geklärt. Möglicherweise wird neben Lactat und Glycerin die glukoplastische Aminosäure Alanin, die aus dem Abbau von Strukturproteinen stammt, zur vermehrten hepatischen Glukoneogenese benutzt (16). In Querschnittsstudien konnte gezeigt werden, dass bis zu etwa 50% der hyperthyreoten Patienten glucoseintolerant sind. Bei 3% dieser Gruppe manifestiert sich eine Hyperglykämie in Assoziation mit der hyperthyreoten Stoffwechsellage (56).

Somatostatin und Somatostatinanaloga

Somatostatin, ein Tetradecapeptid, dessen Wirkung über verschiedene Subgruppen hochaffiner Plasmamembranrezeptoren vermittelt wird, ist eines der wichtigsten antihormonellen und antisekretorischen Therapieprinzipien (14). Neben der Sekretionshemmung für Wachstumshormon (Therapie bei Akromegalie) werden die arginin- und glucosevermittelte Insulinsekretion sowie die Freisetzung von Glucagon gehemmt. Durch Somatostatin und seine stärker wirksamen Analoga, insbesondere als Octapeptid (Octreotid [Sandostatin]), kommt es insbesondere zur Hemmung der frühen Phase der Insulinsekretion. Gleichwohl profitieren Patienten mit einer Akromegalie trotz einer bis zu 80%igen Insulinsekretionsreduktion bezüglich des Glucosestoffwechsels, da der Wachstumshormonexzess als entscheidendes diabetogenes Prinzip erfolgreich durch Somatostatin bzw. seine Analoga antagonisiert werden kann (6). Eine regelmäßige Überprüfung des Glucosestoffwechsels unter einer Kurz- oder auch Langzeittherapie mit Somatostatin und Analoga ist indiziert. Die Stoffwechsellage eines bestehenden Typ-2-Diabetes kann durch die Insulinsekretionshemmung verschlechtert werden, beim Typ-1-Diabetes durch Suppression kontrainsulinärer Hormone kann dagegen eine signifikante Reduktion der bisherigen Insulindosis erforderlich sein (8).

Ovulationshemmer und Sexualhormone

Östrogen, Progesteron und niedrig dosiert angewandtes transdermales 17β-Östradiol verbessern die Glucosetoleranz (HERS-Studie). Unter Ovulationshemmern kann es zu einer gestörten Glucosetoleranz kommen. Gleichwohl konnte in größeren epidemiologischen Studien keine erhöhte Inzidenz eines Diabetes mellitus in Zusammenhang mit der Einnahme von Ovulationshemmern beobachtet werden (41, 53). Der Einsatz von Ovulationshemmern führt zu einer verminderten peripheren Insulinwirkung mit der Notwendigkeit einer vermehrten kompensatorischen Insulinausschüttung (27). Klinisch scheint dieser Effekt aber eher vernachlässigbar zu sein, zumal es unter den Antikonzeptiva zu keiner erhöhten Inzidenz des Diabetes mellitus kommt, wie in der Nurses Health Study gezeigt wurde (relatives Diabetesrisiko bei laufender hormoneller Antikonzeption 0,86; bei zurückliegender hormoneller Antikonzeption 1,12; 41, 46, 50).

Katecholamine und β-adrenerge Agonisten

Katecholamine werden als positiv inotrope Pharmaka in der Intensivmedizin häufig eingesetzt. Neben der erwünschten Kreislaufwirkung haben sie Stoffwechseleffekte, die zur Störung der Glucosetoleranz bis zur Hyperglykämie führen können. Katecholamine fördern Gluconeogenese und Glykogenolyse mit daraus folgender erhöhter Glucoseabgabe in die Zirkulation (10). Ferner stimulieren sie die Lipolyse und führen letztlich trotz erhöhter Insulinsekretion zur Hyperglykämie. Ferner führt die α-adrenerge Wirkung der Katecholamine zur Stimulation der Sekretion kontrainsulinärer Hormone wie Wachstumshormon und Prolactin sowie zur Stimulation der adrenokortikotropen Achse. Daher sind beim Einsatz von Katecholaminen regelmäßige Blutzuckerkontrollen obligatorisch. Der Einfluss einer totalen parenteralen Ernährung mit zum Teil hohen Plasmaspiegeln von Glucose und freien Fettsäuren ist zusätzlich zu beachten.

β-adrenerge Agonisten (Salbutamol, Terbutalin und Ritodrin), seien sie oral oder intravenös in der Asthmatherapie oder zur Tokolyse eingesetzt, vermögen ebenfalls eine gestörte Glucosetoleranz zu induzieren. In seltenen Fällen manifestiert sich auch eine Hyperglykämie (10, 41). Weiterhin wurde über paradoxe Effekte berichtet, wie z. B. für den $β_2$-Agonisten Ritodrin, der lang anhaltende Hypoglykämien aufgrund erhöhter Plasmainsulinspiegel provozieren kann.

Immunsuppressiva, Immunmodulatoren und Virustherapeutika

Immunsuppressiva. Die Insulinsekretion wird durch Immunsuppressiva, die die calciumabhängige Protein-Phosphatase-Aktivität des Calcineurin-Calmodulin-Komplexes inhibitiert, gehemmt. Es handelt sich um die Substanzen Ciclosporin (Sandimmun) und Tacrolimus (Prograf). In Kombination mit Glucocorticoiden ist eine gestörte Glucosetoleranz oder ein Diabetes mellitus eine häufige Nebenwirkung immunsuppressiver Therapieregime – insbesondere in der Transplantationsmedizin (38). Diese negativen metabolischen Effekte sind u. a. auch die Begründung für „steroidfreie" Therapieregime, insbesondere bei der Inselzelltransplantation.

Immunmodulatoren. Interferon-α, das immunmodulierend, antiproliferativ und vorzugsweise antiviral wirkt (Standardtherapie chronischer Virushepatitiden) ist mit der Induktion organspezifischer Autoimmunerkrankungen wie Typ-1-Diabetes belastet (38).

HIV-Therapie. Das Nukleosid-Analogon Didanosine kann über einen direkt toxischen Effekt (Pankreatitis) zum Diabetes führen. Die HIV-Proteasehemmer (Indinavir, Nelfinavir, Ritonavir, Saquinavir) können zu einer zentripetalen Adipositas, verbunden mit Hypertriglyzeridämie führen. Vermutet wird eine Kombination aus Insulinsekretionshemmung und Insulinresistenz als Ursachen einer Diabetesinduktion unter antiretroviraler Therapie (24, 34).

Weitere diabetogene Pharmaka

Nicotinsäurederivate können zu einer Verschlechterung der Glucosetoleranz führen. Für das Derivat Acipimox wurde kurzfristig eine Verbesserung der Hyperglykämie bei behandelten Diabetikern, auf lange Sicht Glucoseneutralität berichtet (25, 38).

Psychopharmaka und Antiepileptika. Für Lithiumcarbonat ist eine veränderte Glucosetoleranz berichtet worden, möglicherweise auch im Zusammenhang mit der häufig zu beobachtenden Gewichtszunahme. Relevante klinische Veränderungen mit Erhöhung der Diabetesinzidenz bei Langzeittherapie sind nicht bekannt (1, 38).

Phenothiazine vermindern entweder die 1. oder auch die 2- Phase der Insulinsekretion und vermögen deshalb insbesondere bei der Gruppe der älteren Patienten eine Hyperglykämie zu verursachen. Phenytoin zeigt ein sehr heterogenes klinisches Muster. Bei Intoxikationen kann es durch vermehrte Insulinstimulation zu Hypoglykämien oder auch zu Hyperglykämien kommen. Gleichwohl lässt sich bei dem Zustand der schweren Insulinresistenz bei Acanthosis nigricans eine Verbesserung der Insulinwirkung durch Phenytoin nachweisen. Für die atypischen Neuroleptika Clozapin und Olanzapin ist als häufige Nebenwirkung eine Diabetesentstehung angeführt, die u. a. mit einer erheblichen Gewichtszunahme in Verbindung stehen dürfte (28)

Zytostatika. Substanzen, die die Nitrosaminstruktur tragen (O=N–N–R1/R2), wie Alloxan oder auch Streptozotocin, sind unmittelbare Beta-Zell-Toxine, die über eine Beta-Zell-Toxizität zum Diabetes führen können (17, 29). Alloxan führt zu einer irreversiblen Oxidation der Sulfhydrylgruppen der Glucosebindungsstelle der Glucokinase, Streptozotocin dagegegn zu DNA-Strangbrüchen. In den besonders sensiblen Beta-Zellen kommt es zum Abfall des Reduktionspotenzials, d. h. zu einer NAD-Depletion. Beta-Zell-Toxizität wurde auch für Cyclophosphamid und L-Asparaginase berichtet.

Pentamidin. Pentamidin, ein Biguanidderivat, kann durch eine überschießende Erhöhung des Plasmainsulinspiegels neben hypoglykämischen Zuständen auch unmittelbar beta-zelltoxisch wirken und dadurch einen Diabetes provozieren (20, 44, 51). Bis zu 27% der HIV-positiven Patienten, die wegen einer Pneumocystis-carinii-Pneumonie behandelt werden, entwickeln eine Hypoglykämie. Der weitergehende biphasische Effekt, d. h. der beta-zelltoxische Effekt, der analog zur Behandlung mit Streptozotocin oder auch Alloxan verläuft, kommt bei etwa 1–2% der Patienten zum Tragen. Ferner kann sich unter einer Behandlung mit Pentamidin eine hämorrhagische Pankreatitis entwickeln.

Medikamenteninteraktion – Polypharmazie

Durch Interaktionen zwischen Antidiabetika und anderen potenziell die Stoffwechsellage beeinflussenden Pharmaka kann es zu einer Verschlechterung der Glykämie kommen. Mit höherer Wahrscheinlichkeit kommt es bei Polypharmakotherapie unter folgenden Bedingungen zu solchen Veränderungen (32, 33, 37, 38, 45, 48):
➤ höheres Alter,
➤ geringe Körpergröße,
➤ weibliches Geschlecht,
➤ Störungen des hepatischen oder auch renalen Stoffwechsels,
➤ vorausgegangene Anamnese einer Medikamenteninteraktion.

Es ist deshalb bei der Pharmakotherapie bedenkenswert, dass folgende Medikamente assoziiert mit dem Auftreten eines hyperosmolaren nichtketotischen Syndroms beschrieben wurden: Diuretika, Diazoxid, Phenytoin, Propanolol, Glucocorticoide. In Kenntnis der hohen Morbidität und Mortalität des diabetischen Komas im höheren Alter muss deshalb eine Polypharmakotherapie des alten Menschen im Allgemeinen, speziell des älteren Diabetikers, sehr kritisch betrachtet und konsequent der Blutzuckerverlauf überwacht werden (19).

Literatur

1. Abrams WB, Beers MH, Berkow R, Fletcher AJ. Diabetes mellitus and other disorders of carbohydrate metabolism. In: The Merck Manual of Geriatrics. 2nd ed. Merck, Darmstadt 1995;997–1023.
2. Ames R. Negative effects of diuretic drugs on metabolic risk factors for coronary heart disease: possible alternative drug therapies. Amer. J. Cardiol. 1983;51:532–8.
3. Amery A, Berthaux P, Bulpitt C. Glucose intolerance during diuretic therapy. Results of trial by the European Working Party on Hypertension in the Elderly. Lancet 1978;1:681–3.
4. Ammon H T P, Häring HU, Kellerer M, Laube H, Mark M. Antidiabetika – Diabetes mellitus und Pharmakotherapie. Wissenschaftliche Verlagsgesellschaft GmbH Stuttgart 2000.
5. Barnes PJ. Inhaled corticosteroids for asthma. New Engl. J. Med. 1995;332:868–875.
6. Ben-Shlomo A, Melmed S. Acromgely. Endocrinol Metab Clin North Am. 2001;30:565–583.
7. Berglung G, Anderson O. Beta-blockers or diuretics in hypertension? A six-year follow-up of blood pressure and metabolic side effects. Lancet 1981;1:744–7.
8. Boehm BO, Lang GK, Jehle PM, Feldmann B, Lang GE. Octeotide reduces risk for vitreous hemorrhages and loss of visual acuity in patients with high risk proliferative retinopathy. Horm. Metab. Res. 2001;167:1353–1361.
9. Breckenridge A, Dollery CT, Welborn TA. Glucose tolerance in hypertensive patients treated with diuretics; a fourteen-year follow-up. Lancet 1967:1:61–4.
10. Chan J N C, Cockram S. Drug-induced disturbances of carbohydrate metabolism. Adverse Drug React. Toxicol. Rev. 1991;10:1–29.
11. Djuovne CA, Azarnoff DL. Clinical complications of corticosteroid therapy. Med. Clin. N. Amer. 1973;57:1331–1351.
12. Dorup I, Skajaa K, Clausen T, Kjeldsen K. Reduced concentrations of potassium, magnesium and sodium-potassium in human skeletal muscle during treatment with diuretics. Brit. Med. J. 1988;296:455–8.
13. Fajans SS, Floyd JC, Knopf RF. Benzothiadiazine suppression of insulin release from normal and abnormal islet tissue in man. J. Clin. Invest. 1966;45:412–492.
14. Farooqi S, Bevan JS, Sheppard MC, Wass JA. The therapeutic value of somatostatin and its analogues. Pituitary 1999;2:79–88.
15. Findlay CA, Macdonald JF, Wallace AM, Geddes N, Donaldson MDC. Childhood Cushing`s syndrome induced by bethamethasone nose drops and repeat prescription. Brit. Med. J. 1998;31:739–740.
16. Freedmann M, Krebs HA. The effect of thyroxine treatment on the rate of gluconeogenesis in the perfused liver. Biochem. J. 1967;104:45–8.
17. Golder P, Baird L, Mallaisse WJ. Effect of 1-methyl-1-nitrosourea and streptozotozin on glucose-induced insulin secretion by isolated islets of Langerhans. Diabetologia 1976;12:207–9.
18. Gress TW, Nieto J, Shahar E, Wofford MR, Brancati FL, for the Atherosclerosis Risk in Communities Study: Hypertension and antihypertensive therapy as risk factors for type 2 diabetes mellitus. New Engl J Med. 2000;342:905–12.
19. Gwilt PR, Nahhas RR, Tracewell WG. The effects of diabetes mellitus on pharmacokinetics in humans. Clin. Pharmacokinet. 1991;20:477–490.
20. Herchline TE, Plouffe JF, Para MF. Diabetes mellitus presenting with ketoacidosis following pentamidine therapy in patients with acquired immunodeficiency syndrome. J. Infect. 1991;22:41–4.
21. Jeunemaitre X, Chatellier G, Kreft-Jais C, Charru A, Devries C, Plouin PF, Corbol P, Menard J. Efficacy and tolerance of spironolactone in essential hypertension. Amer. J. Cardiol. 1987;60:820–5.
22. Kaiser H, Kley HK. Cortisontherapie, 10. Aufl. Thieme, Stuttgart 1997.
23. Kerner W, Fuchs C, Rdaelli M, Böhm BO, Köbberling J, Tillil H. Evidenzbasierte Diabetes-Leitlinien DDG: Definition, Klassifikation und Diagnostik des Diabetes mellitus, 2000.
24. Kilby JM, Tabereaux PB. Severe hyperglycemia in an HIV clinic: preexisting versus drug-associated diabetes mellitus. J. Acquir. Immune Defic. Syndr. Hum. Retrovirol. 1998;17:46–50.
25. Knopp RH. Drug treatment of lipid disorders. New Engl J Med 1999;341:498–511.
26. Kreines K, Jett M, Knowles HC. Observation in hyperthyroidism of abnormal glucose tolerance and other traits related to diabetes mellitus. Diabetes 1965;14:740–5.
27. Kuhl H, Jung-Hoffman C, Weber J, Boehm BO. The effect of a biphasic destrogestrel-containing oral contraceptive on carbohydrate metabolism and various hormonal parameters. Contraception 1993;47:55–68.
28. Mir S, Taylor D. Atypical antipsychotics and hyperglycemia. Int. Clin. Psychopharamcol. 2001;16:63–73.
29. Lenzen S, Panten U. Alloxan: history and mechanism of action. Diabetologia 1988;31:337–342.
30. Lithell HOL. Effect of antihypertensive drugs on insulin, glucose and lipid metabolism. Diabet. Care 1991;14:203–9.
31. MacFarland KF, Carr AA. Changes in the fasting blood sugar after hydrochlorothiazide and potassium supplementation. J. clin. Pharmacol. 1977;17:13–7.
32. McNair P, Christensen MS, Christeansen C, Modshod S, Transbol IB. Renal hypomagnesaemia in human diabetes mellitus: its relation to glucose homeostasis. Europ. J. Clin. Invest. 1982;121:81–5.
33. Mehnert H. Therapie des Diabetes mellitus. In: Pharmakotherapie im Alter, Platt D, Mutschler E, (Hrsg), Wissenschaftliche Verlagsgesellschaft mbH, Stutgart, 1999 Seiten 225–245.
34. Miller KD, Jones E, Yanovski JA, Sharrkar R, Fervester L, Falloon J. Visceral abdominal fat accumulation associated with use of indinavir. Lancet 1998;231:871.
35. Montamat SC, CuackBJ, Vestal RE. Management of drug therapy in the elderly. New Engl. J. Med. 1989;308:303–9.
36. Moser M, Menard J. Clinical significance of the metabolic effects of antihypertensive drugs. J. hum. Hypertens. 1993;75:S50–S55.
37. MRC Working Party. Medical research council trial of treatment of hypertension in older adults: principial results. Brit. Med. J. 1992;304:405–12.
38. Mutschler E, Geisslinger G, Kroemer HK, Schäfer-Korting M. Arzneimittelwirkungen. Wissenschaftliche Verlagsgesellschaft, 8. Auflage, Stuttgart, 2001.
39. National Diabetes Data Group. Classification and diagnosis of diabetes mellitus and other categories of glucose intolerance. Diabetes 1979;28:1039–1059.
40. Olefsky JM. Effect of dexamethasone on insulin binding, glucose transport and glucose oxidation of isolated rat adipocytes. J. Clin. Invest. 1975;56:1499.
41. Pandit MK, Burke J, Gustafson AB, Minocha A, Peiris AN. Drug-induced disorders of glucose tolerance. Ann. intern. Med. 1993;118:529–539.
42. Paolisso G, Scheen A, D'onofrio F, Lefebre P. Magnesium and glucose homeostasis. Diabetologia 1990;33:511–14.
43. Perley M, Kipnis DM. Effect of glucocorticoids on plasma insulin. New Engl. J. Med. 1966;274:1237.
44. Perrone C, Bricaire F, Leport C, Assan D, Vilde JL, Assan R. Hypoglycaemia and diabetes mellitus following parenteral pentamidine mesylate treatment in AIDS patients. Diabet. Med. 1990;7:585–9.
45. Pollare T, Lithell H, Berne C. A comparison of the effects of hydrochlorothiazide and captopril on glucose and lipid me-

tabolism in patients with hypertension. New Engl. J. Med. 1989;321:868–873.
46 Rimm EB, Manson JE, Stampfer MJ, Colditz GA, Willett WC, Rosner B, Hennekens CH, Speizer FE. Oral contraceptive use and risk of type 2 (non-insulin-dependent) diabetes mellitus in a large prospective study of women. Diabetologia 1992;35:967–972.
47 Rizza R, Mandarino LJ, Gerich JF. Cortisol-mediated insulin resistance in man: impaired suppression of glucose production and stimulation of glucose utilization due to a postreceptor defect of insulin action. J. clin. Endocrinol. 1982;54:131.
48 Rosak C, Brecht HM, Althoff PH, Neubauer M, Schöffling K. Insulin-induced hypoglycemia in man. In Andreani D, Lefebre PJ, Marks V. Current Views on Hypoglycemia and Glucagon. Academic Press, London 1980.
49 Seltzer HS. Adverse drug interactions of clinical importance to diabetics. In Rifkin H, Rasking P. Diabetes mellitus, Vol V. American Diabetes Association 1981.
50 Skouby SO, Molsted L, Pedesen, Kuhl C. Low dosage oral contraception in women with previous gestational diabetes. Obstet. and Gynecol. 1982;59:325–8.
51 Stahl-Bayliss CM, Kalman CM, Laskin OL. Pentamidine-induced hypoglycemia in patients with acquired immuno-deficiency syndrome. Clin. Pharmacol. Ther. 1986;39:271–5.
52 Stein PP, Black HR. Drug treatment of hypertension in patients with diabetes mellitus. Diabet. Care 1991;14:425–448.
53 Taubert HD, Kuhl H. Kontrazeption mit Hormonen. 2 Aufl. 1995 Georg Thieme Verlag, Stuttgart.
54 Wandry H, Geser CA, Friemann I, Zöllner N. Verhalten des Kohlenhydratstoffwechsels bei Diabetikern unter langfristiger Verabfolgung von Furosemid. Med. Klin. 1968;63:2071–5.
55 Turnbow M, Keller S, Rice K. Dexamethason down-regulation of insulin receptor substrate-1 in 3T3-L1 adipocytes. J. Biol. Chem. 1994;269:2516–2520.
56 Wartofsky L. Thyrotoxic storm. In Bravermann LE, Utiger RD. The Thyroid, 8th ed. Lippincott Williams & Wilkins, Philadelphia 2000:679–684.
57 WHO Report: Definition, Diagnosis and Classification of Diabetes Mellitus and its Complications. Report of a WHO Consultation, Geneva 1999

38 Zahnmedizinische Aspekte

B. Willershausen-Zönnchen und A. Pistorius

> **Das Wichtigste in Kürze**
>
> - Eine sorgfältige und konstante Mundhygiene ist sowohl für die Kariesvermeidung als auch für die Gesunderhaltung des Zahnbetts von entscheidender Bedeutung, vor allem für den Diabetiker.
> - Bei der Einnahme der zahlreichen Zwischenmahlzeiten soll darauf geachtet werden, dass keine Speisereste am Zahnfleischrand oder zwischen den Zähnen verbleiben. Nach den Zwischenmahlzeiten ist es ratsam, Mundspüllösungen zu verwenden.
> - Für die tägliche Zahnpflege sollten weiche bis mittelharte Zahnbürsten, Pflegeartikel für den Zahnzwischenraum (Zahnzwischenraumbürstchen, Zahnseide, Zahnhölzer) und Mundspüllösungen benutzt werden.
> - Vermehrtes Zahnfleischbluten, Zahnfleischrückgang oder sonstige Irritationen im oralen Bereich sind dem Zahnarzt umgehend mitzuteilen.
> - Diabetiker sollten routinegemäß einem vierteljährigen Wiedervorstellungstermin zugewiesen werden, um dem erhöhten Risiko einer Zahnbetterkrankung vorzubeugen.

Einleitung

Veränderungen oder Irritationen im Bereich der Mundhöhle werden oft als erste Symptome eines Diabetes mellitus beobachtet. Zu den möglichen Beschwerden der Patienten zählen Mundtrockenheit, Geschmacksirritationen, Zungenveränderungen wie u. a. die Verminderung von Zungenpapillen bis zu Zahnbetterkrankungen, die den behandelnden Arzt an eine diabetische Stoffwechselerkrankung denken lassen sollten.

Bei den oralen Komplikationen sind besonders die Erkrankungen des Zahnhalteapparats, Gingivitiden und Parodontiden zu nennen, die bei Nichtbeachtung zu frühzeitigen ausgedehnten Zahnverlusten führen können.

Stoffwechselbedingter vorzeitiger Zahnverlust veranlasste Williams (75) dazu, die diabetische Parodontopathie 1928 als eigenständiges Krankheitsbild zu beschreiben. Der pathophysiologische Zusammenhang zwischen Zahnbetterkrankung und Diabetes mellitus konnte bis heute noch nicht vollständig aufgeklärt werden. Der Schwerpunkt der Forschung liegt gegenwärtig auf immunologischen und bakteriologischen Fragestellungen. Untersuchungen der oralen Mikroflora, der Speichelzusammensetzung, der spezifischen und unspezifischen Abwehrsysteme sowie die ständig wachsenden Erkenntnisse der Pathophysiologie des Diabetes mellitus ermöglichen jedoch in zunehmendem Maße Einblicke in die Beziehung zwischen Diabetes mellitus und Zahnbetterkrankung.

Parodontium

Das Parodontium oder Zahnbett stellt eine Funktionseinheit dar, deren wesentliche Aufgabe darin besteht, den Zahn mittels Kollagenfasern am Alveolarknochen zu befestigen (Zahnhalteapparat). Zu dieser Funktionseinheit gehören Gewebe unterschiedlicher Strukturen und Herkunft: Alveolarknochen, Bindegewebe und Epithel der Gingiva, Desmodont und Wurzelzement (51).

Das Parodontium erfährt im Laufe der Gebrauchsperiode eine Reihe von morphologischen und funktionellen Veränderungen. Es befindet sich je nach Alter, Kaufunktion und Mundverhältnissen in einem ständigen Prozess milieubedingter Anpassung.

Die Gingiva wird topografisch unterteilt in papilläre, freie und befestigte Gingiva, und sie weist das Saumepithel, das orale Gingivaepithel sowie Bindegewebe auf. Sie haftet mit dem sich ständig erneuernden Saumepithel mittels Halbdesmosomen an der Zahnoberfläche. Dieser epitheliale Ring ist an den in Funktion stehenden Zähnen etwa 2 mm hoch und erstreckt sich von der Schmelz-Zement-Grenze bis zum Boden des gingivalen Sulkus. Diese dentogingivale Verbindung stellt eine Nahtstelle dar, die bei der Entstehung und dem Ablauf der marginalen Parodontalentzündung von entscheidender Bedeutung ist.

Als Sulkus wird die etwa 0,5 mm tiefe, den Zahnhals ringförmig umschließende, furchenartige Einsenkung zwischen Gingivarand und Schmelzoberfläche bezeichnet. In apikaler Richtung geht die Gingiva in die bewegliche, dunkelrote alveolare Mukosa über. Die Grenzlinie zwischen beiden Geweben wird als Mukogingivalgrenze bezeichnet. Bei entzündlichen Parodontalerkrankungen kommt es in der Regel zur Zunahme der Sulkusflüssigkeit, Vertiefung des Sulkus mit Taschenbildung, Erweiterung des Desmodontalspaltes und Parodontalabszessen, die im Laufe des Entzündungsgeschehens zur Alveolarknochendestruktion führen können.

Mundhöhle

Mundschleimhaut

Mundtrockenheit und weitere Beschwerden. Zu den häufigsten oralen Missempfindungen und Beschwerden, die besonders bei schlecht eingestellten Diabetikern festgestellt werden, zählen Mundtrockenheit, Zungenbrennen und ödematös veränderte Schleimhäute. Es wird diskutiert, ob diese Störungen hauptsächlich Folge eines begleitenden Vitamin-B-Mangels sind und weniger der Ausdruck einer Dehydratation bei schlechter Diabeteseinstellung. Bei Patienten im Präkoma oder Coma diabeticum wird häufig eine extrem trockene Mundschleimhaut beobachtet. Lamey et al. (34) haben die bei Diabetikern gehäuft festgestellten Mundveränderungen wie u. a. Sialose, Xerostomie, Geschmacksirritationen, oralen Lichen planus sowie weitere mögliche orale Komplikationen beschrieben. Bei 35% der Diabetiker fanden sie eine Sialose, ohne dass jedoch Funktions- oder Gewebsveränderungen der Speicheldrüsen registriert wurden. Außerdem klagten etwa 1/3 der Diabetiker mit normalen Speichelwerten über Xerostomie. Als mögliche Ursache für das Mundtrockenheitsgefühl wurden psychologische Faktoren in Betracht gezogen.

Candidiasis. Bei Diabetikern wurden auch gehäuft Befunde mit Candidabefall registriert und insbesondere waren bukkale Epithelschichten vermehrt betroffen. Außerdem beeinflusst die Stoffwechselerkrankung durch die Beeinträchtigung der neutrophilen Granulozyten als prädisponierender Faktor für odontogene Infektionen den parodontalen Entzündungsablauf (68).

Zungenveränderungen. Zentrale atrophische Veränderungen auf der Zunge wurden gleichfalls mit Candidainfektion in Zusammenhang gebracht, während die Lingua geographica eher im Rahmen des Nebenbefundes einer Zinktherapie beobachtet wurde.

Leukoplakien. Veränderungen im Bereich der Wangenschleimhaut betreffen das Auftreten von Leukoplakien, die bei Diabetikern mit einer Häufigkeit von etwa 1% beobachtet werden, während bei Nichtdiabetikern die Rate unter 0,1% liegt.

Lichen planus. Bei der Erfassung der Verbreitung des oralen Lichen planus wurde festgestellt, dass bei 729 untersuchten Diabetikern im Vergleich zu 676 stoffwechselgesunden Personen kein signifikanter Unterschied festgestellt werden konnte. In einer weiteren Untersuchung konnte jedoch gezeigt werden, dass ein Zusammenhang zwischen oralem Lichen planus und der Einnahme von entzündungshemmenden Medikamenten bestand (69). Bevorzugte Flächen mit Lichenplanus-Befall sind die Wangenschleimhaut zwischen Mundwinkel und Rachenring insbesondere im Bereich der Okklusalflächen der Zähne.

Cheilitiden. Außer Veränderungen der Mundschleimhaut werden bei Diabetikern auch anguläre Cheilitiden an den mechanisch besonders beanspruchten Mundpartien beobachtet, wobei Haut und Schleimhaut gleichermaßen betroffen sind.

Mukormykoseserkrankungen. Bei schlecht eingestellten Diabetikern werden in seltenen Fällen Mukormykoseserkrankungen beobachtet, eine Infektion mit ungewöhnlich virulenten Pilzen (26). Für diese Erkrankungen können unter anderem auch Defekte des zellulären Immunsystems verantwortlich gemacht werden.

Orale Mikroorganismen

Eine Analyse der mikrobiellen Flora, insbesondere in den subgingivalen Taschen, bei insulinpflichtigen Diabetikern und Kontrollpersonen, brachte Hinweise auf ein gehäuftes Vorkommen von pathogenen Mikroorganismen. Bei juvenilen Typ-1-Diabetikern konnten vermehrt parodontalpathogene Keime wie u. a. Capnozytophaga, Fusobacterium, Campylobacter und Actinobacillus actinomycetemcomitans gefunden werden (54).

Orale bakterielle Flora. Die bakterielle Flora der gesunden Parodontien ließ bei den Diabetikern mit guter und schlechter Stoffwechseleinstellung keine wesentlichen Unterschiede erkennen (64). Die mikrobielle Zusammensetzung der subgingivalen Plaque bei Typ-2-Diabetikern mit entsprechender Altersparodontitis unterscheidet sich nur leicht vom Befund stoffwechselgesunder Personen mit Parodontitis. Nur Bacteroides intermedius und Porphyromonas gingivalis waren bei Typ-2-Diabetikern im höheren Maße anzutreffen (66).

Andere orale Keime. Seppala u. Ainamo (52) führten bei 47 insulinpflichtigen Diabetikern mikrobiologische Untersuchungen durch. Es wurden 51 erkrankte und 55 klinisch gesund erscheinende Parodontien untersucht. Schlecht eingestellte Diabetiker zeigten in den erkrankten Parodontien im Vergleich zu den gut eingestellten Diabetikern deutlich höhere Anteile von Spirochäten und beweglichen Stäbchen sowie einen niedrigeren Prozentsatz von kokkoiden Bakterien. In Longitudinalstudien konnten diese Ergebnisse bestätigt werden (54).

Ätiologie der Veränderungen der oralen Flora. Die ausgeprägten Veränderungen bei Typ-1-Diabetikern sind möglicherweise im Zusammenhang mit der Tatsache zu sehen, dass die polymorphkernigen Leukozyten der Sulkusflüssigkeit eine reduzierte Phagozytoseaktivität aufweisen (37). Cutler et al. (12) konnten in ihren Studien zeigen, dass insbesondere bei schlecht eingestellten Diabetikern eine verminderte Chemotaxis, eine Zunahme der Peroxidaseproduktion sowie eine geschwächte bakterielle Phagozytosefähigkeit der polymorphkernigen Leukozyten im Blut vorlagen.

Speichel

Speichelelektrolyte. Die Speichelelektrolytkonzentrationen von Diabetikern und stoffwechselgesunden Kontrollpersonen wurden von zahlreichen Autoren mit teils widersprüchlichen Resultaten untersucht. Einige Autoren fanden keinen Unterschied in der Konzentration von Kalium und Calcium, aber eine signifikante Erhöhung der Natriumkonzentration. Dagegen wurde in anderen Studien über normale Natrium- und Kaliumgehalte, aber erhöhte Calciumkonzentrationen im Gesamtspeichel berichtet. Ben-Aryeh et al. (4) haben bei insulin- und nicht insulinabhängigen Diabetikern sowohl die Zusammensetzung als auch die Fließrate des Speichels im Vergleich zu stoffwechselgesunden Kontrollpersonen überprüft. Bei Typ-1-Diabetikern fand sich bei nicht stimulierter Speichelproduktion eine signifikant höhere Kaliumkonzentration im Vergleich zu Kontrollpersonen.

Weitere Messergebnisse. Außerdem fanden die Autoren bei Typ-1-Diabetikern eine signifikant höhere IgA-Konzentration, während keine Unterschiede bei Totalproteinmenge, Amylase, Lactoferrin sowie Lyzozymen im Vergleich zu Typ-2-Diabetikern gemessen werden konnten. Im Gegensatz dazu fanden Yavuzyilmaz et al. (76) erniedrigte Speichel-Kaliumkonzentrationen sowie erhöhte Werte für Speichelproteine, Amylase und sekretorisches IgA. Die Einstellung des Diabetes scheint auch hier von wesentlicher Bedeutung zu sein.

Mögliche Markersubstanzen. Als möglicher früher Marker für beginnende parodontale Destruktionen werden erhöhte Speichelperoxidasewerte diskutiert (21). Andere Enzyme wie das Lysozym können in verminderter Form vorliegen (42). Für eine Abschätzung möglicher Risiken für Parodontalerkrankungen wurde auch die Speichel-Matrix-Metallproteinase 8 vorgeschlagen, die häufig mit gingivaler Blutung, erhöhten Sulkustaschentiefen und einem gestiegenem HbA_{1c} korrelierte (11). Swanjung et al. (60) untersuchten 85 gut eingestellte Typ-1-Diabetiker und eine Kontrollgruppe gleichen Alters. Die Überprüfung von Kariesfrequenz (DMF-Index), Speichelfließrate, Pufferkapazität und pH-Wert, Anzahl der Laktobazillen und Streptococcus mutans sowie der Speichelglucosekonzentration ergab keine signifikanten Unterschiede zwischen beiden Gruppen.

Speichelglucose. Die Abhängigkeit der Speichelglucosewerte von Blutglucosekonzentrationen wurde gleichfalls von mehreren Autoren untersucht, ohne dass schlüssige Ergebnisse gefunden wurden. Campbell (6) konnte in der Parotisflüssigkeit sowie im Gesamtspeichel von Diabetikern signifikant erhöhte Glucosewerte nachweisen. Bei stoffwechselgesunden Personen fanden sich Glucosewerte von 0,2–3 mg/dl (0,01–0,17 mmol/l), während bei Diabetikern Glucosekonzentrationen von 0,45–6,3 mg/dl (0,03–0,35 mmol/l) vorlagen. Eigene Untersuchungen ergaben, dass Diabetiker gleichfalls erhöhte Glucosewerte im Gesamtspeichel hatten, die jedoch keinen Bezug zur Höhe des jeweiligen Blutglucosespiegels erkennen ließen (74).

Sulkusflüssigkeit. Die Sulkusflüssigkeit diabetisch erkrankter Patienten kann veränderte Konzentrationen an Prostaglandin E_2 und Interleukin-1β aufweisen. In Anwesenheit Gram-negativer Bakterien kommt es häufig zu hohen Konzentraionen dieser Entzündungsmediatoren, die im weiteren Verlauf mit einer Progression parodontaler Destruktion einhergehen können (48). Weiterhin fanden sich in der Sulkusflüssigkeit erhöhte Glucoroinidasespiegel (40). Außerdem zeigten Untersuchungen, dass Interleukine (z. B. Interleukin-6) ebenfalls erhöhte Werte aufweisen können. Sie sind möglicherweise Kennzeichen einer veränderten mikrobiellen Flora und eines alterierten Immunsystems (33).

Parodontopathien

Studien über den Zusammenhang mit Diabetes

Schwere parodontale Erkrankungen und Parodontopathien mit Attachmentverlusten bis zum frühzeitigen Zahnverlust wurden bereits 1826 mit dem Krankheitsbild des Diabetes in Zusammenhang gebracht. Über die kausalen Zusammenhänge zwischen Parodontopathie und Diabetes mellitus bestehen jedoch bis heute teils kontroverse Ansichten. So kamen Bay et al. (3) und Barnett et al. (2) in ihren Untersuchungen zu dem Ergebnis, dass keine Beziehung zwischen Diabetes mellitus und Parodontalerkrankungen bestünde. Sie waren der Meinung, dass ein gleichzeitiges Vorhandensein von diabetischer Stoffwechsellage und schwerer Parodontalerkrankungen mit erhöhtem Zahnverlust eher zufällig sei. Auch Goteiner et al. (17) wiesen in ihrer Studie jeglichen Zusammenhang zwischen Parodontitis und Diabetes mellitus zurück.

Die Mehrzahl der Autoren stimmt jedoch heute in der Ansicht überein, dass eine lang bestehende diabetische Stoffwechselsituation – insbesondere bei mangelhafter Diabeteseinstellung – einen ungünstigen Elnfluss auf parodontale Strukturen ausübt. Zusammenhänge zwischen der Dauer des Diabetes und diabetesinduzierten Destruktionen parodontaler Gewebe sind mehrfach beschrieben worden (15, 16). Auch Bridges et al. (5) bestätigten eine Korrelation zwischen diabetischer Stoffwechsellage und klinischen parodontalen Parametern wie dem Gingival-Index, der parodontalen Taschentiefe sowie dem Attachmentverlust. Bei insulinpflichtigen Diabetikern fanden sich Entzündungszeichen der Gingiva, die mit dem Serumfruktosamin korrelierten (14). Besonders bei Patienten mit schwerwiegendem Diabetesverlauf zeigten sich schon im frühen Lebensalter deutlich erhöhte Destruktionen des Alveolarknochens (64). Westgelt et al. (71) konnten bei adäquater parodontaler Therapie und guter Diabeteseinstellung jedoch kaum parodontale Besonderheiten feststellen, die ursächlich dem Diabetes zuordenbar gewesen wären. Ebenso konnte belegt werden, dass bei gut eingestelltem, insulipflichtigen juvenilen Diabetes kaum Änderungen parodontaler Parameter (50) zu beobachten waren.

In vielen klinischen Studien wurde sowohl bei Erwachsenen (32, 24, 46, 53) als auch bei Kindern mit Typ-1-Diabetes (29, 28) eine ausgeprägte parodontale Infektanfälligkeit beschrieben.

Die Untersuchungen von Thorstessen u. Hugoson (65) an 83 insulinpflichtigen Diabetikern und 99 stoffwechselgesunden Kontrollpersonen ergaben deutliche Hinweise auf Zusammenhänge zwischen Diabetes mellitus und Parodontopathien. Bei den Diabetikern wurden deutlich mehr zahnlose Patienten sowie Personen mit schweren Parodontitisformen registriert. Der Alveolarknochenschwund zeigte höhere Werte, und es konnten signifikant größere Sondierungstiefen gemessen werden. Der Dauer der Stoffwechselerkankung kam bei dieser Studie besondere Gewichtung zu, da insbesondere Patienten mit schweren Parodontitiden eine Krankheitsdauer von bis zu 25 Jahren aufwiesen.

In einer weiteren Studie wurden Typ-1-Diabetiker mit fortgeschrittenen Parodontitiden hinsichtlich klinischer Daten, Diabeteskomplikationen und biochemischer Variablen verglichen mit einer Gruppe von Typ-1-Diabetikern, die nur geringfügige parodontale Erkrankungen zeigten. Bei Diabetikern mit fortgeschrittenen Parodontopathien lagen signifkant erhöhte Proteinuriewerte sowie auch im gehäuften Maße kardiovaskuläre Komplikationen vor.

Untersuchungen zum Einfluss von Parodontalerkrankungen bzw. ihrer Therapie auf den Verlauf und die Einstellung des Diabetes zeigen in der Literatur widersprüchliche Ergebnisse (63). So stellten Taylor et al. (62) fest, dass schwere parodontale Destruktionen ein deutlicher Risikofaktor für einen ungünstigeren Diabetesverlauf sind. Außerdem konnte belegt werden, dass sich die diabetische Stoffwechsellage nach suffizienter parodontaler Therapie merklich verbesserte (59). Das Bestehen einer Wechselwirkung zwischen Diabetes mellitus und Parodontalerkrankungen postulierten auch Grossi et al. (19). Christgau et al. (8) fanden dagegen nach erfolgreich durchgeführter Parodontaltherapie bei insulinpflichtigen und nicht insulinpflichtigen Patienten keine Beeinflussung von charakteristischen Diabetes-Markern. Gustke (20) warnte davor, den Einfluss der parodontalen Therapie auf die diabetische Stoffwechsellage zu überschätzen.

Zusammenhänge zwischen diabetischen mikroangiopathischen Veränderungen – insbesondere dem Grad der Rethinopathie und dem Ausmaß der parodontalen Erkrankungen – konnten gleichfalls in zahlreichen Untersuchungen festgestellt werden (29). Nach einer Untersuchung von Emrich et al. (26) treten bei Typ-1-Diabetikern sogar 3fach häufiger Parodontalerkrankungen auf als bei stoffwechselgesunden Personen. In einer umfassenden Studie an 693 Typ-1-Diabetikern und 1487 stoffwechselgesunden Kontrollpersonen untersuchte Löe (36) mögliche Korrelationen zwischen Diabetes mellitus und Parodontalerkrankung. Nachfolgend sind die wesentlichen Zusammenhänge aufgelistet:

➤ Insulinpflichtige Diabetiker sind durchschnittlich 3-mal häufiger an schweren Parodontopathien erkrankt als stoffwechselgesunde Personen gleichen Alters.
➤ Bei Diabetikern treten in der Regel deutlich früher Alveolarknochen- und Attachmentverluste auf.
➤ Das Patientenalter ist für das Ausmaß der Parodontalerkrankung ausschlaggebend, beide Geschlechter sind gleichermaßen betroffen.
➤ Diabetiker mit mikroangiopathischen Veränderungen (Retinopathien) können sogar durchschnittlich 5-mal häufiger an schweren Parodontopathien erkrankt sein als Kontrollpersonen.
➤ Mit Zunahme der Diabetesdauer kann eine signifikante Zahnverlustrate auftreten; totaler Zahnverlust wird bei Diabetikern ca. 15-mal häufiger beobachtet als bei stoffwechselgesunden Personen.

Beispiele möglicher klinischer Veränderungen des Zahnhalteapparats bei insulinpflichtigen Diabetikern sind in Abb. 38.1 und 36.2 zu sehen.

Auch bei Typ-2-Diabetikern wurde ein Zusammenhang zwischen diabetischer Stoffwechsellage und Parodontalerkrankung gesichert. Der Schweregrad der Ausprägung war jedoch im Vergleich zu Typ-1-Diabetikern deutlich geringer (72).

In einer Studie von Grossi et al. (19) wurden bei einer sehr umfassenden Personengruppe mit Parodontalerkrankungen mögliche Zusammenhänge mit verschiedenen Allgemeinerkrankungen sowie weitere Risikofaktoren untersucht. Als Risikofaktoren galten u. a. kardiovaskuläre Erkrankungen, pulmonale Krankheiten, Allergien, Stoffwechselerkrankungen, verschiedene Infektionserkrankungen, sonstige Systemerkankungen, Nicotingenuss und auch Geschlechtserkrankungen. Eine positive Korrelation zwischen Parodontalvariablen und Systemerkrankungen konnte nur bei Diabetes mellitus hergestellt werden. Die durchgeführte bakteriolo-

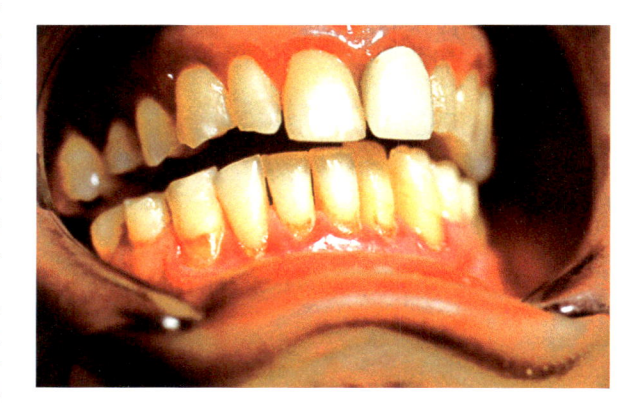

Abb. 38.1 Generalisierte Gingivitis bei einem 47-jährigen Patienten mit 5-jährigem Typ-1-Diabetes. Die Gingiva zeigt eine diffuse Rötung und Schwellung mit teils hyperplastischen Veränderungen.

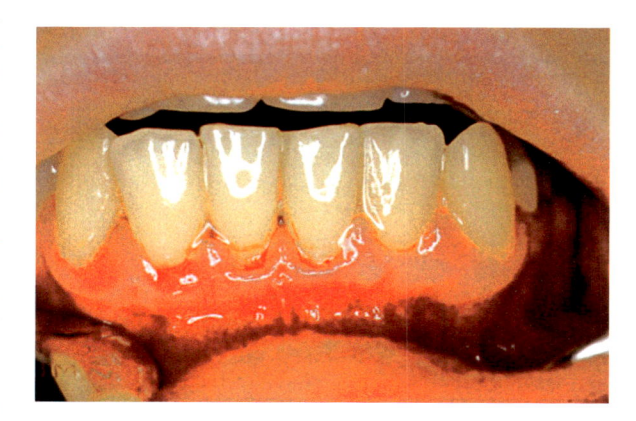

Abb. 38.2 Parodontitis der Unterkieferfront bei einer 29-jährigen Patientin, bei der seit 20 Jahren ein Typ-1-Diabetes bekannt ist. Im Bereich der Schneidezähne finden sich vereinzelt Papillenulzerationen sowie Attachmentverluste.

gische Untersuchung ergab als weiteren möglichen Risikofaktor das gehäufte Vorkommen von Pasteurella gingivalis und Bacteroides forsythus. Gleichfalls von Bedeutung waren gehäufter Nicotingenuss sowie steigendes Patientenalter. Den ungünstigen Einfluss insbesondere des vermehrten Nicotingenusses auf die parodontale Gesundheit insbesondere bei Diabetikern wurde von Moore et al. (38) unterstrichen.

Ätiologie und Pathogenese

Zahlreiche Studien wurden durchgeführt, um mehr Einblicke in die kausalen Zusammenhänge zwischen Diabetes und Parodontalerkrankungen zu erhalten. Hill et al. (22), van Dyk et al. (70) sowie Manoucher-Pour et al. (37) wiesen bei Patienten mit Diabetes mellitus eine verminderte Chemotaxis der neutrophilen Granulozyten nach. Pardo et al. (41), Keene (30) sowie Listgarten et al. (35) beschrieben bei Diabetikern mikroangiopathische Veränderungen in der Gingiva und der Alveolarmukosa. Sie fanden dort mikrovaskuläre Läsionen, wie sie aus anderen Organen bekannt sind, mit einer Verdickung der Basalmembranen von Kapillaren, Lumeneinengungen und periendothelialen Verdickungen. Salvi et al. (48) fanden bei Diabetikern eine verstärkte Parodontaldestruktionen, wenn gleichzeitig erhöhte Werte für den monozytischen TNFα in Anwesenheit von gramnegativen Bakterien gemessen wurden. Nach antibiotisch unterstützter Parodontaltherapie fanden sich bei diesen Patienten deutlich niedrigere TNFα- und HbA_{1c}-Spiegel als vor der Therapie (25). Insulinpflichtige Diabetiker zeigten häufig eine meist durch autoimmune Vorgänge verursachte Zerstörung der pankreatischen Beta-Zellen. Bei einigen dieser Diabetikern fanden sich besonders intensive Interleukin-10-Reaktionen auf gramnegative LPS, sodass diese Patienten eine Prädisposition für eine Parodontitis durch erhöhte autoimmune Mechanismen aufwiesen (58). Erhöhte Antikörperspiegel für Serum-Glutaminsäure-Decarboxylase in Kombination mit erhöhten IgG-Titern gegen den parodontalpathogenen Keim Prophyromonas gingivalis fanden sich bei insulinpflichtigen Diabetikern mit einer refraktären Parodontitis (56). Weiterhin können insulinpflichtige Diabetiker im Vergleich zu stoffwechselgesunden Personen mit einer viel höheren Ausschüttung von Entzündungsmarkern auf eine mikrobielle Belastung reagieren (49).

Da vom gingivalen Bindegewebe als dem funktionell wesentlichen und mengenmäßig wichtigsten Anteil des marginalen Parodontiums bei Entzündungsprozessen entscheidende Reparaturvorgänge ausgehen, zielten verschiedene Studien darauf ab, den Stoffwechsel dieses Gewebes zu untersuchen. So konnten Kaplan et al. (27) bei Diabetes mellitus eine Veränderung des Kollagenstoffwechsels nachweisen. Bei schlecht eingestelltem, lange bestehendem insulinpflichtigen Diabetes mellitus weisen zelluläre, vaskuläre und bindegewebliche Veränderungen in der Gingiva auf einen verstärkten Katabolismus hin (55). In eigenen Untersuchungen (73) fanden wir unter In-vitro-Bedingungen, dass Gingivafibroblasten unter dem Einfluss erhöhter Glucosekonzentrationen neben Kollagen auch Glykosaminoglykane mit deutlich verlangsamter Geschwindigkeit synthetisieren. Bindegewebszellen aus dem Parodontalligament von insulinpflichtigen Diabetikern wiesen außerdem Beeinträchtigungen in ihrer Fähigkeit auf, in vitro mineralisierte Gewebe zu formen und auf verschiedene Wachstumsfaktoren adäquat zu reagieren. Diese Zellfunktionen sind jedoch von wesentlicher Bedeutung für die Stabilität und die Regeneration des Parodontiums (23).

Außer den genannten Faktoren gibt es Hinweise, dass auch hormonelle Einflüsse parodontale Strukturen ungünstig beeinflussen können. In der Schwangerschaft tritt gehäuft das Bild der „Schwangerschaftsgingivitis" auf (9). Bei der graviden Diabetikerin kann es folglich in gehäuftem Maße zu einer erheblichen Zunahme von entzündlichen Parodontalerkrankungen mit fortschreitendem Attachmentverlust kommen.

Karies

Häufigkeit bei Diabetikern. Hinsichtlich der Kariesinzidenz bei Diabetikern existieren in der Literatur widersprüchliche Angaben. In mehreren Arbeiten wurde berichtet, dass bei Diabetikern eine erhöhte Kariesfrequenz vorläge. So fanden Moore et al. (39) eine vergleichsweise erhöhte Prävalenz der Wurzelkaries. Bei der Studie von Albrecht (1) muss jedoch beachtet werden, dass weder eine Altersgruppierung der Personen noch eine Beurteilung der Diabeteseinstellung oder des Diabetestyps vorgenommen wurde. In anderen Arbeiten konnte eindeutig belegt werden, dass gut eingestellte Diabetiker keinen größeren Kariesbefall aufweisen als stoffwechselgesunde Personen.

In zahlreichen neueren Studien wurde berichtet, dass bei gut eingestellten jugendlichen Diabetikern sogar eine verminderte Karieshäufigkeit anzutreffen sei. Bei einer Gruppe von 432 12- bis 14-jährigen Typ-1-Diabetikern, die über einen Zeitraum von mehr als 5 Jahren die typische Kohlenhydratreduktion befolgten, konnten Poppe et al. (43) feststellen, dass diese Patienten über 1/3 weniger kariöse oder gefüllte Zahnflächen aufwiesen als gleichaltrige stoffwechselgesunde Kinder.

Twetman et al. (67) verfolgten 28 jugendliche insulinpflichtige Diabetiker unmittelbar nach der Diagnosestellung über einen Zeitraum von 2 Jahren. Zu Beginn der Untersuchung fanden sich bei 72% der Kinder kariöse Läsionen. Nach 2 Jahren konnte in der Diabetesgruppe eine signifikante Reduktion des Kariesbefalls, eine Zunahme der Speichelflussrate und der Pufferkapazität sowie eine Abnahme der Speichelglucosekonzentration gemessen werden. Der Prozentsatz der Streptococcus-mutans-Arten blieb unverändert, die Untersuchung der Anzahl der Laktobazillen ergab sogar eine signifikante Reduzierung.

Kinder, die dennoch neue kariöse Läsionen aufwiesen, hatten eine schlechte Diabeteseinstellung, und die HbA_{1c}-Werte waren signifikant erhöht. Über einen Zusammenhang zwischen schlecht eingestelltem Diabetes und erhöhtem Kariesbefall berichteten desweiteren Canepari et al. (7), ohne jedoch einen statistischen Zusammenhang mit den kariespathogenen Keimen wie u. a. Streptococcus mutans oder Laktobazillen herstellen zu können, die im Zusammenhang mit der Kariesätiologie stehen.

Bei einer anderen Studie (31) mit 101 insulinpflichtigen Kindern wurden ähnliche Beobachtungen gemacht. Wurde die Diabetesdiagnose frühzeitig gestellt und erfolgte eine entsprechende Therapie, so konnte eine signifikante Reduktion des Kariesbefalls beobachtet werden. Mit zunehmendem Alter wiesen die Typ-1-Diabetiker jedoch mehr Gingivitiden und Zahnsteinablagerungen auf.

Tavares et al. (61) untersuchten 88 insulinpflichtige Diabetiker und verglichen diese mit 185 stoffwechselgesunden Kontrollpersonen. Die Diabetiker zeigten einerseits eine signifikant geringere Kariesfrequenz, andererseits wurde bei ihnen jedoch deutlich höhere Zahnverluste aufgrund erkrankter Parodontien festgestellt.

Ursachen der geringeren Kariesfrequenz. Als mögliche Erklärung dieser Befunde wurden andere Essgewohnheiten wie u. a. gehäufte Anzahl der Mahlzeiten sowie der fast vollständige Verzicht auf Zucker diskutiert. Die Ursache der verminderten Karieshäufigkeit bei gut eingestellten Diabetikern ist primär in der konsequenten Restriktion von Mono- und Disacchariden zu suchen. Die Zufuhr von niedermolekularen Kohlenhydraten gehört zu den ätiologischen Faktoren für die Entstehung von Karies. Ähnliche Beobachtungen bezüglich einer verminderten Kariesfrequenz wurden bei Kindern mit hereditärer Fructoseintoleranz gemacht, die sich streng zuckerarm ernährten.

Therapie und Prophylaxe

Bei Diabetikern besteht als wesentliche orale Komplikation eine erhöhte Anfälligkeit für Parodontalerkrankungen durch Veränderung der Mundflora und der Speichelzusammensetzung und eine gesteigerte mikroangiopathische Veränderung der Mundschleimhaut sowie des Parodontiums. Zur Vermeidung frühzeitigen Zahnverlusts besteht die Notwendigkeit zu einer optimalen Stoffwechseleinstellung und der Beachtung spezieller Mundhygienemaßnahmen. Diese Aufgabe lässt sich nur durch eine intensive Zusammenarbeit des Patienten mit seinem Zahnarzt und Hausarzt lösen.

Der Zahnarzt muss unbedingt von der Stoffwechselkrankheit in Kenntnis gesetzt werden, da bei Diabetikern Prophylaxe und Frühbehandlung bei Erkrankungen des Zahnhalteapparats noch wichtiger sind als beim Stoffwechselgesunden. Diabetiker sollten den Zahnarzt bereits bei geringfügig erscheinenden Entzündungen der Gingiva aufsuchen, um tief greifenderen Folgeschäden am Zahnhalteapparat vorzubeugen.

Mundhygiene. Die Mundhygiene hat vorrangig die mikrobielle Plaqueentfernung zum Ziel. Im Vordergrund steht die mechanische Reinigung der Zahnhartsubstanz mit den Prädilektionsstellen wie Kauflächen und Zahnzwischenräumen sowie des angrenzenden marginalen Parodontiums. Die Anwendung der Zahnbürste muss auf das entsprechende Alter sowie die individuelle Situation und den jeweiligen Parododontiumzustand abgestimmt werden. Die Zahnbürsten sollen einen kleinen Bürstenkopf und ein planes Borstenfeld haben mit hochelastischen, halbkugelig abgerundeten Kunststoffborsten. Die Borstenbündel sollen parallel und dicht angeordnet sein. Die Zahnseide ist für eine effektive Plaqueentfernung im Interdentalbereich unabdingbar, da eindeutig belegt werden konnte, dass durch den Gebrauch der Zahnseide eine Reduktion der Gingivablutungen um 67% gegenüber 37% erreicht werden kann. Die Zähne sind regelmäßig sowohl nach den Hauptmahlzeiten als auch nach den Zwischenmahlzeiten zu putzen.

Mundspüllösungen mit Fluoriden, antiphlogistischen und antibakteriellen Zusätzen sind zusätzlich empfehlenswert, da sie eine günstige Wirkung sowohl auf das marginale Parodontium als auch auf die Zahnhartsubstanz haben.

Parodontaltherapie. Diabetes mellitus und Parodontalerkrankungen beeinflussen sich wechselseitig. Bei schlecht eingestellter Zuckerkrankheit sind häufiger orale Komplikationen anzutreffen. Infektionen am Zahnhalteapparat können die diabetische Stoffwechsellage verschlechtern. Bei jungen insulinpflichtigen Diabetikern konnte so z. B. nach erfolgreicher Parodontaltherapie eine signifikante Reduktion des Insulinbedarfs festgestellt werden.

Besonderheiten bei zahnärztlicher Behandlung. Die Sanierung des Gebisses ist von großer Bedeutung, weil bei behinderter Kaufunktion weiche, kohlenhydratreiche Kost bevorzugt wird, die zu einer schlechteren Diabeteseinstellung führt.

Die üblichen Behandlungsmaßnahmen in der zahnärztlichen Praxis können problemlos auch bei insulinpflichtigen Diabetikern durchgeführt werden. Die Patienten sollten jeweils vor der Behandlung Insulin gespritzt und entsprechend Nahrung zu sich genommen haben. Eine großzügige Anwendung von Lokalanästhetika durch Reduktion des Schmerzstresses führt zur Vermeidung von Hyperglykämie. Gegen den Einsatz von adrenalinhaltigen Lokalanästhetika bestehen keine Bedenken, da die zur Vasokonstriktion erforderlichen kleinen Adrenalinmengen keinen nennenswerten Einfluss auf die Glucosespiegel haben. Bei ausgedehnten parodontalchirurgischen Eingriffen und Zahnextraktionen kann besonders bei Typ-1-Diabetikern eine Vollnarkose erforderlich werden. In der postoperativen Phase sind die Zuckerwerte sorgfältig zu überwachen. Eine prophylaktische Antibiotikagabe wird präoperativ und bis zu 48 Stunden postoperativ empfohlen. Experimentelle Ansätze zur Verhinderung des parodontalen Knochenabbaus liegen vor. Beispielsweise führte der Einsatz von Alendronate zu einem vergleichsweise geringeren Knochenabbau (45).

Schulung und Motivation. Hinsichtlich der Prophylaxe werden Kinder im Alter von 3–12 Jahren erfolgreich in Kindergärten und Schulen durch die Gruppenprophylaxe motiviert. Es schließt sich für Jugendliche und Erwachsene die Individualprophylaxe an, die ein

Leben lang im Sinne der Zahngesundheit durchzuführen ist. Erfahrungsgemäß gelingt es nur durch kontinuierliche Aufklärung, Anleitung, Motivation und Remotivation, das erforderliche Gesundheitsbewusstsein für gesunde Zähne aufzubauen und zu erhalten.

Ernährung. Hinsichtlich optimaler Ernährungsgewohnheiten sind Diabetiker meist gut aufgeklärt. Die diabetesgerechte, kohlenhydratarme Ernährung ist für die Vermeidung der Plaquebildung wesentlich. Fluoridierungsmaßnahmen in Form von fluoridhaltigen Zahnpasten, Mundspüllösungen, dem Gebrauch von fluoridiertem Speisesalz oder der altersentsprechenden Tablettenfluoridierung führen aufgrund der seit langem bekannten Beschleunigung der Remineralisation des Zahnschmelzes, der Reduktion der bakteriellen Adhäsion und des mikrobiellen Stoffwechsels zur Reduktion der Karies.

Literatur

1 Albrecht, M., J. Bánóczy, G. J. Tamás: Dental and oral symptoms of diabetes mellitus. Community Dent. oral. Epidemiol. 16 (1988) 378–380
2 Barnett, M. L., R. L. Baker, J. M. Yancey, D. R. MacMillan, M. Kotoyan: Absence of periodontitis in a population of insulin-dependent diabetes mellitus (IDDM) patients. J. Periodontol. 55 (1984) 402–405
3 Bay, I., J. Ainamo, T. Gad: The response of young diabetics to periodontal treatment. J. Periodontol. 45 (1974) 806–808
4 Ben-Aryeh, H., R. Serouya, Y. Kanter, R. Szargel, D. Laufer: Oral health and salivary composition in diabetic patients. J. Diabet. Compl. 7 (1993) 49–56
5 Bridges, R. B., Anderson, J. W., Saxe, S. R., Gregory, K., Bridges, S. R: Periodontal status of diabetic and non-diabetic men: effects of smoking, glycemic control, and socioeconomic factors. J-Periodontol. 67(11) (1996) 1185–1892
6 Campbell M. J. A.: Epidemiology of periodontal disease in the diabetic and the non-diabetic. Aust. dent. J. 17 (1972) 274–278
7 Canepari, P., Zerman, N., Cavalleri, G: Lack of correlation between salivary Streptococcus mutans and lactobacilli counts and caries in IDDM children. Minerva-Stomatol. 43(11) (1994) 501–505
8 Christgau, M., Palitzsch, K. D., Schmalz, G., Kreiner, U., Frenzel, S: Healing response to non-surgical periodontal therapy in patients with diabetes mellitus: clinical, microbiological, and immunologic results. J-Clin-Periodontol. 25(2) (1998) 112–1
9 Cohen, D. W., L. A. Friedman, J. Shapiro, G. C. Kyle: A longitudinal investigation of the periodontal changes during pregnancy. J. Periodontol. 40 (1969) 563–570
10 Cohen, D. W., L. A. Friedman, J. Shapiro, G. C. Kyle, S. Franklin: Diabetes mellitus and periodontal disease: two years longitudinal observations Part I. J. Periodontol. 41 (1970) 709–712
11 Collin, H. L., Sorsa, T., Meurman, J. H., Niskanen, L., Salo, T., Ronka, H., Konttinen, Y. T., Koivisto, A. M., Uusitupa, M: Salivary matrix metalloproteinase (MMP-8) levels and gelatinase (MMP-9) activities in patients with type 2 diabetes mellitus. J-Periodontal-Res. Oct; 35(5) (2000) 259–265
12 Cutler, C. W., P. Eke, R. R. Arnold, T. E. Van Dake: Defective neutrophil function in an insulin-dependant diabetes mellitus patient. A case report. J. Periodontol. 62 (1989) 394–401
13 Emrich, L. J., M. Shlossman, R. J. Genco: Periodontal disease in non-insulin-dependent diabetes mellitus. J. Peridontol. 62 (1991) 123–130
14 Firatli, E., Unal, T., Saka, N., Onan, U., Sivas, A., Oz, H: Serum fructosamine correlates with gingival index in children with insulin-dependent diabetes mellitus (IDDM). J-Clin-Periodontol. Sep; 21(8) (1994) 565–568
15 Firatli, E., Yilmaz, O., Onan, U: The relationship between clinical attachment loss and the duration of insulin-dependent diabetes mellitus (IDDM) in children and adolescents. J-Clin-Periodontol. Apr; 23(4) (1996) 362–366
16 Firatli, E: The relationship between clinical periodontal status and insulin-dependent diabetes mellitus. Results after 5 years. J-Periodontol. Feb; 68(2) (1997) 136–140
17 Goteiner, D., R. Vogel, M. Deasy, C. Goteiner: Periodontal and caries experience in children with insulin-dependent diabetes mellitus, J. Amer. dent. Ass. 113 (1986) 277–279
18 Grossi, A. A., J. J. Zambon, A. W. Ho, G. Koch, R. G. Dunford, E. E. Machtei, O. M. Nordeyd, R.J. Genco: Assessment of risk for periodontal disease. I. Risk indicators for attachment loss. J. Periodontol. 65 (1994) 260–267
19 Grossi, S. G., Genco, R. J: Periodontal disease and diabetes mellitus: a two-way relationship. Ann-Periodontol. Jul; 3(1) (1998) 51–61
20 Gustke, C. J: Treatment of periodontitis in the diabetic patient. A critical review. J-Clin-Periodontol. Mar; 26(3) (1999) 133–137
21 Guven, Y., Satman, I., Dinccag, N., Alptekin, S: Salivary peroxidase activity in whole saliva of patients with insulin-dependent (type-1) diabetes mellitus. J-Clin-Periodontol. Sep; 23(9) (1996) 879–888.
22 Hill, H. R., H. S. Sauls, J. L. Dettloff, P. G. Quie: Impaired leukocytic responsiveness in patients with juvenile diabetes mellitus. Clin. Immunol. Immunopathol. 2 (1974) 395–403
23 Hobbs, H. C., Rowe, D. J., Johnson, P. W: Periodontal ligament cells from insulin-dependent diabetics exhibit altered alkaline phosphatase activity in response to growth factors. J-Periodontol. Jul; 70(7) (1999) 736–742
24 Hugoson, A., H. Thorstensson, H. Falk, J. Kuylenstierna: Periodontal conditions in insulin-dependent diabetics. J. clin. Periodontol. 16 (1989) 215–223
25 Iwamoto, Y., Nishimura, F., Nakagawa, M., Sugimoto, H., Shikata, K., Makino, H., Fukuda, T., Tsuji, T., Iwamoto, M., Murayama, Y: The effect of antimicrobial periodontal treatment on circulating tumor necrosis factor-alpha and glycated hemoglobin level in patients with type 2 diabetes. J-Periodontol. Jun; 72(6) (2001) 774–778
26 Jones, R.B., R.M. Mc Callum, E.J. Kay, P. McDonald: Oral health and oral health behaviour in a population of diabetic outpatient clinic attenders. Community Dent. Oral. Epidemiol. 20 (1992) 204–207
27 Kaplan, R., J. Mulvihill, M. Ramamurthy, L. Golub: Gingival collagen metabolism in human diabetics, J. dent. Res. 61, 275 Abstr. 864 (1982)
28 Karjalainen, K. M., M. L. Knuuttila, K.J. von Dickhoff: Association of the severity of periodontal disease with organ complications in type 1 diabetic patients. J. Periodontol. 65 (1994) 1067–1072
29 Karjalainen, K. M., Knuuttila, M. L: The onset of diabetes and poor metabolic control increases gingival bleeding in children and adolescents with insulin-dependent diabetes mellitus. J-Clin-Periodontol. Dec; 23(12) (1996) 1060–1067
30 Keene, J. J.: Arteriosclerotic changes within the diabetic oral vasculature, J. dent. Res. 54 (1975) 77–82
31 Kirk, J. M., M. J. Kinirons: Dental health of young insulin dependent diabetic subjects in Northern Ireland. Community dent. Hlth. 8 (1991) 335–341
32 Kinane, D. F., Chestnutt, I. G: Relationship of diabetes to periodontitis. Curr-Opin-Periodontol. (1997) 429–434
33 Kurtis, B., Develioglu, H., Taner, I. L., Balos, K., Tekin, I. O: IL-6 levels in gingival crevicular fluid (GCF) from patients with non-insulin dependent diabetes mellitus (NIDDM), adult periodontitis and healthy subjects. J-Oral-Sci. Dec; 41(4) (1999) 163–167

34 Lamey, P. J., A. M. G. Darwazeh, B. M. Frier: Oral disorders associated with diabetes mellitus. Diabet. Med. 9 (1992) 410–416

35 Listgarten, M. N., F. H., Ricker, J. L. Laster, J. Shapiro, D. W. Cohen: Vascular basement lamina thickness in normal and inflamed gingiva of diabetics and non-diabetics. J. Periodontol. 45 (1974) 676–684

36 Löe, H.: Periodontal disease: The sixth complications of diabetes mellitus. Diabet. Care 16 (1993) 329–334

37 Manouchehr-Pour, M., P. Spagnuolo, H. M. Rodman, N. F. Bissada: Comparison of neutrophil chemotactic response in diabetic patients with mild and severe periodontol disease. J. Periodontol. 52 (1981) 410–415

38 Moore, P. A., Weyant, R. J., Mongelluzzo, M. B., Myers, D. E., Rossie, K., Guggenheimer, J., Block, H. M., Huber, H., Orchard, T: Type 1 diabetes mellitus and oral health: assessment of periodontal disease.J-Periodontol. Apr; 70(4) (1999) 409–417

39 Moore, P. A., Weyant, R. J., Etzel, K. R., Guggenheimer, J., Mongelluzzo, M. B., Myers, D. E., Rossie, K., Hubar, H., Block, H. M., Orchard, T: Type 1 diabetes mellitus and oral health: assessment of coronal and root caries. Community-Dent-Oral-Epidemiol. Jun; 29(3) (2001) 183–194

40 Oliver, R. C., Tervonen, T., Flynn, D. G., Keenan, K. M: Enzyme activity in crevicular fluid in relation to metabolic control of diabetes and other periodontal risk factors. J-Periodontol. May; 64(5) (1993) 358–362

41 Pardo, U. E., E. Perez-Stable, E. R. Fischer: Electron microscopic study of dermal capillaries in diabetes mellitus. Lab. Invest. 15 (1966) 1994

42 Pinducciu, G., Micheletti, L., Piras, V., Songini C., Serra, C., Pompei, R., Pintus, L: Periodontal disease, oral microbial flora and salivary antibacterial factors in diabetes mellitus type 1 patients. Eur-J-Epidemiol. Dec; 12(6) (1996) 631–636

43 Poppe, B., U. Malow, F. Dietrich: Karies, Gingivitis und Periodontitis bei 12- bis 14jährigen unter den Bedingung der Zuckerrestriktion – Untersuchungen an Typ-1-Diabetikern. Zahn-, Mund- u. Kieferheilk. Zbl. 77 (1989) 674–679

44 Ringelberg, M. L., D. O. Dixon, A. O. Francis, R. W. Plummer: Comparison of gingival health and gingival crevicular fluid flow in children with and without diabetes. J. dent. Res. 56 (1977) 108–111

45 Rocha, M., Nava, L. E., Vazquez de la Torre, C., Sanchez Marin, F., Garay Sevilla, M. E., Malacara, J. M: Clinical and radiological improvement of periodontal disease in patients with type 2 diabetes mellitus treated with alendronate: a randomized, placebo-controlled trial. J-Periodontol. Feb; 72(2) (2001) 204–209

46 Rylander, H., Ramberg, G. Blohmé, J. Lindhe: Prevalence of periodontal disease in young diabetics. J. clin. Periodontol. 14 (1986) 38–43

47 Salvi, G. E., Collins, J. G., Yalda, B., Arnold, R. R., Lang, N. P., Offenbacher, S: Monocytic TNF alpha secretion patterns in IDDM patients with periodontal diseases. J-Clin-Periodontol. (a) Jan; 24(1) (1997) 8–16

48 Salvi, G. E., Yalda, B., Collins, J. G., Jones, B. H., Smith, F. W., Arnold, R. R., Offenbacher, S: Inflammatory mediator response as a potential risk marker for periodontal diseases in insulin-dependent diabetes mellitus patients. J-Periodontol. (b) Feb; 68(2) (1997) 127–135

49 Salvi, G. E., Beck, J. D., Offenbacher, S: PGE2, IL-1 beta, and TNF-alpha responses in diabetics as modifiers of periodontal disease expression. Ann-Periodontol. Jul; 3(1) (1998) 40–50

50 Sbordone, L., Ramaglia, L., Barone, A., Ciaglia, R. N., Iacono, V. J: Periodontal status and subgingival microbiota of insulin-dependent juvenile diabetics: a 3-year longitudinal study. J-Periodontol. Feb; 69(2) (1998) 120–128

51 Schroeder, H. E.: Orale Strukturbiologie, 4. Aufl. Thieme, Stuttgart 1982

52 Seppala, B., M. Seppala, J. Ainamo: A longitudinal study on insulin-dependent diabetes mellitus and periodontal disease. J. clin. Periodontol. 20 (1993) 161–165

53 Seppala, B., Ainamo, J: A site-by-site follow-up study on the effect of controlled versus poorly controlled insulin-dependent diabetes mellitus. J-Clin-Periodontol. Mar; 21(3) (1994) 161–165

54 Seppala, B., Ainamo, J: Dark field microscopy of the subgingival microflora in insulin-dependent diabetics. J-Clin-Periodontol. Feb; 23(2) (1996) 63–67

55 Seppala, B., Sorsa, T., Ainamo, J: Morphometric analysis of cellular and vascular changes in gingival connective tissue in long-term insulin-dependent diabetes. J-Periodontol. Dec; 68(12) (1997) 1237–1245

56 Sims, T. J., Lernmark, A., Smith, T., Page, R. C., Persson, G. R: Treatment outcome for IDDM patients in relation to glutamic acid decarboxylase autoantibodies and serum IgG to periodontal pathogens. J-Clin-Periodontol. Jun; 28(6) (2001) 550–557

57 Städler, P., M. Sulzer, P. Petrin: DMF/S Studie in Kindern mit unterschiedlicher Diabetesdauer. Zahn-, Mund- u. Kieferheilk. Zbl. 66 (1978) 659–668

58 Stein, S. H., Hart, T. E., Hoffman, W. H., Hendrix, C. L., Gustke, C. J., Watson, S. C: Interleukin-10 promotes anti-collagen antibody production in type I diabetic peripheral B lymphocytes. J-Periodontal-Res. Jan; 32(1 Pt 2) (1997) 189–195

59 Stewart, J. E., Wager, K. A., Friedlander, A. H., Zadeh, H. H: The effect of periodontal treatment on glycemic control in patients with type 2 diabetes mellitus. J-Clin-Periodontol. Apr; 28(4) (2001) 306–310

60 Swanjung, O., J. K. Meurman, H. Torkko, L. Landholm, E. Kaprio, J. Mäenpää: Caries and saliva in 12–18 years-old diabetics and controls. Scand. J. dent. Res. 100 (1992) 310–303

61 Tavares, M. P., Depaola, P. Soparkar, K. Joshipura: The prevalence of root caries in a diabetic population. J. dent. Res. 70 (1991) 979–983

62 Taylor, G. W., Burt, B. A., Becker, M. P., Genco, R. J., Shlossman, M., Knowler, W. C., Pettitt, D. J: Severe periodontitis and risk for poor glycemic control in patients with non-insulin-dependent diabetes mellitus. J-Periodontol. Oct; 67(10 Suppl) (1996) 1085–1093

63 Taylor, G. W: Periodontal treatment and its effects on glycemic control: a review of the evidence. Oral-Surg-Oral-Med-Oral-Pathol-Oral-Radiol-Endod. Mar; 87(3) (1999) 311–316

64 Tervonen, T., Oliver, R. C., Wolff, L. F., Bereuter, J., Anderson, L., Aeppli, D. M: Prevalence of periodontal pathogens with varying metabolic control of diabetes mellitus. J-Clin-Periodontol. Jul; 21(6): (1994) 375–379

65 Thorstensson, H., A. Hugoson: Periodontal disease experience in adult long-duration insulin-dependent diabetics. J. clin. Periodontol. 20 (1993) 979–983

66 Thorstensson, H., Dahlen, G., Hugoson, A: Some suspected periodontopathogens and serum antibody response in adult long-duration insulin-dependent diabetics. J-Clin-Periodontol. Jun; 22(6) (1995) 449–458

67 Twetman, S., T. Nederfors, B. Stahl, S. Aronson: Two-year longitudinal observations of salivary status and dental caries in children with insulin-dependent diabetes mellitus. Pediatr. Dent. 14 (1992) 184–188

68 Ueta, E., Osaki, T., Yoneda, K., Yamamoto, T: Prevalence of diabetes mellitus in odontogenic infections and oral candidiasis: an analysis of neutrophil suppression. J-Oral-Pathol-Med. Apr; 22(4) (1993) 168–174

69 Van Dis, M. L., E. T. Parks: Prevalence of orallichen planus in patients with diabetes mellitus. Oral Surg. 79 (1995) 696–700

70 Van Dyke, T. E.: Neutrophil chemotaxis dysfunction in human periodontitis. Infect. and Immun. 27 (1980) 124–132

71 Westfelt, E., Rylander, H., Blohme, G., Jonasson, P., Lindhe, J: The effect of periodontal therapy in diabetics. Results after 5 years. J-Clin-Periodontol. Feb; 23(2) (1996) 92–100

72 Willershausen-Zönnchen, B., G. Hamm, M. Haslbeck: Parodontalzustand von nichtinsulinabhängigen Typ-2-Diabetikern. Münch. med. Wschr. 133 (1991) 546–548
73 Willershausen-Zönnchen, B., C. Lemmen, G. Hamm: Influence of high glucose concentrations on glycosaminoglycan and collagen synthesis in cultured human gingival fibroplasts. J. clin. Periodontol. 18 (1991) 190–195
74 Willershausen-Zönnchen, B., C. Lemmen, G. Hamm: Beziehung zwischen Speichelkomponenten und Parodontitis bei insulinabhängigen Diabetikern. Dtsch. zahnärztl. Z. 46 (1991) 281–284
75 Williams, J. B.: Diabetic periodontoclasia. J. Amer. dent. Ass. 15 (1928) 523–529
76 Yavuzyilmaz, E., Yumak, O., Akdoganli, T., Yamalik, N., Ozer, N., Ersoy, F., Yeniay, I: The alterations of whole saliva constituents in patients with diabetes mellitus. Aust-Dent-J. Jun; 41(3) (1996) 193–197

39 Sozialmedizinische Aspekte

R. Petzoldt

Das Wichtigste in Kürze

- Diabetiker können in der Regel ihren Platz in Familie, Beruf und Gesellschaft ohne soziale Einschränkung ausfüllen. Im Einzelnen kann die Erkrankung jedoch – berechtigt und begründet, aber auch unberechtigt und nicht begründbar – zu sozialmedizinischen Problemen führen, bei denen ärztliche Hilfe gefragt ist.
- Für Fragen zur Berufswahl und Berufsausübung von Diabetikern hat die Deutsche Diabetes-Gesellschaft Empfehlungen ausgearbeitet, die von institutionalisierten Beratungsstellen ebenso wie von Sozialdiensten an Diabeteszentren erläutert werden können. Diabetiker ohne schwerwiegende andere Krankheiten oder schwere Diabeteskomplikationen können fast alle Berufe und Tätigkeiten ausüben, zu denen sie nach Neigung, Begabung, praktischen Fähigkeiten und Ausbildung geeignet erscheinen. Wahl und Ausübung eines Berufes oder einer Tätigkeit können für einzelne Diabetiker durch bestimmte Bedingungen des Berufes und des Diabetes allerdings eingeschränkt sein: durch Selbstgefährdung und Fremdgefährdung bei Hypoglykämien, durch die Forderungen an die Kontrolle des Diabetes und durch andere Krankheiten.
- Fragen zu Leistungen der gesetzlichen Sozialleistungsträger (Rentenversicherung u. a.) stellen die häufigsten sozialmedizinischen Anforderungen an Ärzte und fachlich-kompetente Beratungsstellen dar. Die Versorgung bei Arbeitsunfähigkeit, Berufsunfähigkeit und Erwerbsunfähigkeit ist versicherungsrechtlich definiert.
- Die Anwendung des Schwerbehindertengesetzes sichert dem Diabetiker eine Reihe gesetzlich festgelegter Nachteilsausgleiche. Der Grad der Behinderung (GdB) ist in den „Anhaltspunkten für die ärztliche Gutachtertätigkeit" in Abhängigkeit von der Art der Therapie und vom Ausmaß von Diabeteskomplikationen definiert.
- Nach statistischen Analysen verursachen Diabetiker nicht gehäuft Straßenverkehrsunfälle. Nur im Einzelfall können der Diabetes mellitus, seine chronischen Komplikationen oder therapiebedingte Nebenwirkungen die Fahrtauglichkeit der Diabetiker mehr oder weniger stark einschränken. Die Beurteilung der Fahrtüchtigkeit von Diabetikern erfolgt unter Berücksichtigung der jeweils aktuellen „Begutachtungs-Leitlinien zur Kraftfahrereignung". Praktische Richtlinien für kraftfahrzeugführende Diabetiker sollten alle insulinbehandelten Diabetiker erhalten und kennen.
- Die traumatische Entstehung eines Diabetes mellitus oder die vorzeitige Diabetesmanifestation durch ein Trauma oder die traumatisch bedingte Verschlechterung eines bestehenden Diabetes sind seltene Ereignisse, die nach vorgegebenen Richtlinien ärztlich begutachtet werden können.

Einleitung

Die soziale Stellung des Menschen in der Gesellschaft ist weitgehend von seiner Fähigkeit und Bereitschaft, Leistungen zu erbringen, abhängig. Diese Fähigkeit kann durch chronische Krankheiten begrenzt werden. So stehen auch Diabetiker – wie andere chronisch Kranke – gelegentlich vor erheblichen familiären, beruflichen und gesellschaftlichen Problemen. Sie erwarten dann von ihren Ärzten nicht nur medizinische Versorgung, sondern darüber hinaus Hilfe bei sozialmedizinischen Problemen.

Sozialmedizinische Aspekte können in verschiedenen Bereichen der Diabetikerbetreuung in den Vordergrund treten und ärztliches Engagement oder sachgerechte Vermittlung erfordern. Nicht immer lassen sich dabei umfassende, befriedigende und endgültige Lösungen finden. Fast immer muss auch damit gerechnet werden, dass sich die sozialmedizinischen Probleme des einzelnen Diabetikers ändern können und dass sich die Möglichkeiten zur sozialen Hilfe im Laufe der Zeit wandeln. Die Beurteilung sozialmedizinischer Probleme bei Diabetikern und die Darstellung sozialmedizinischer Hilfen bleiben wechselnden Bedingungen unterworfen und damit zeitgebunden. Sie werden in diesem Kapitel für das Jahr 2002 beschrieben.

Es ist das Ziel der ärztlichen Betreuung, trotz der Belastungen, die durch die Zuckerkrankheit, ihre Komplikationen und die notwendigen Kontroll- und Therapiemaßnahmen gegeben sind, jede vermeidbare soziale Diskriminierung der Diabetiker zu verhindern. Diabetesgesellschaften und Laienorganisationen bemühen sich in allen Ländern um dieses Problem, indem sie z. B. die Interessen der Diabetiker in der Öffentlichkeit und bei Behörden vertreten.

Die Erfolge der Diabetesbehandlung und die Möglichkeiten der modernen Diabetestherapie führen bei vielen Diabetikern zu Stoffwechselbefunden, die denen von Gesunden nahekommen. Die Möglichkeiten und Erfolge dürfen aber nicht darüber hinwegtäuschen, dass die Erkrankung an Diabetes mellitus zu einem tiefen Einschnitt in die gesamte Lebensweise führt. Dies gilt besonders für jüngere und berufstätige Diabetiker, die immer wieder erkennen und im Einzelnen auch erleben müssen, dass der Diabetes früher oder später zu einer Beeinträchtigung des Sozialstatus führen kann.

Hier hilft der Hinweis auf das alte Schlagwort von der „bedingten Gesundheit" wenig. Die Diabetiker empfinden dies oft als Bagatellisierung ihrer Probleme oder als Zeichen einer unzureichenden Unterstützung durch den behandelnden Arzt. Die Öffentlichkeit und manche Behörden verbinden im Übrigen mit diesem alten Schlagwort (18) oft eine ärztlich bescheinigte Einschränkung der Leistungsfähigkeit, mit der Entscheidungen begründet werden, die die Diabetiker – nach medizinischen Kriterien unberechtigt – benachteiligen.

Unseres Erachtens kann der Arzt bei seinen Bemühungen um die soziale Stellung der Diabetiker voraussetzen, dass die meisten Zuckerkranken ihren Platz in Familie, Beruf und Gesellschaft ohne Einschränkung ausfüllen.

Diabetiker sind in aller Regel nicht „behindert" oder „hilflos". Wenn dennoch durch den Einfluss der Krankheit Einschränkungen in bestimmten sozialen Bereichen nicht zu vermeiden sind, sollten diese – unter Berücksichtigung der notwendigen Forderungen der Allgemeinheit – so klar definiert und so maßvoll wie möglich gehalten werden. Der ärztliche Einsatz in diesen Situationen kann auch in der Vermittlung fachlich kompetenter Hilfe durch unabhängige Sozialdienste oder durch institutionell eingerichtete und fachlich qualifizierte Beratungsdienste bestehen.

Probleme der Lebensführung

Berufsleben

Berufswahl und Berufsausübung

Die Stellung des Diabetikers im Berufsleben, seine Arbeitsfähigkeit und Berufsfähigkeit, werden vor allem durch den Krankheitstyp, aber auch durch die erforderlichen Behandlungsmaßnahmen und die Diabeteskomplikationen und schließlich durch zusätzliche Erkrankungen bestimmt. „Diabetiker ohne schwerwiegende andere Krankheiten oder schwere Diabeteskomplikationen können alle Berufe und Tätigkeiten ausüben, zu denen sie nach Neigung, Begabung, praktischen Fähigkeiten und Ausbildung geeignet erscheinen" (27).

Probleme, die die Berufsausübung einzelner Diabetiker einschränken können und deshalb auch bei der Berufswahl berücksichtigt werden müssen, sind mögliche Hypoglykämien insulinbehandelter Diabetiker, die zur Selbstgefährdung oder Fremdgefährdung führen können. Aber auch die Forderungen an die Kontrolle des Diabetes oder bestimmte Diabeteskomplikationen und andere Krankheiten können die Wahl und Ausübung eines Berufes oder einer Tätigkeit für einzelne Diabetiker einschränken (27).

Empfehlungen der Deutschen Diabetes-Gesellschaft. Bedingungen des Diabetes und des Berufes bestimmen die Empfehlungen, die zur Berufswahl und Berufsausübung von Diabetikern gegeben werden können. Die Beratung zur Wahl und Ausübung eines Berufes sollte für jeden Diabetiker individuell gegeben werden. Zur Beurteilung der Eignung eines Diabetikers für einen Beruf oder eine Tätigkeit ist eine sorgfältige Abwägung der individuellen Leistungsfähigkeit des Diabetikers nötig. Bei der Beratung über Berufswahl und Berufsausübung sollten deshalb behandelnde Ärzte, Diabetesspezialisten und Ärzte im öffentlichen Gesundheitswesen (am Arbeitsamt oder Gesundheitsamt) zusammenarbeiten. „Empfehlungen für die Beratung über Berufswahl und Berufsausübung von Diabetikern" (Tab. 39.**1**) und Erläuterungen dazu für Ärzte, Berufsberater und Diabetiker hat der Ausschuss „Soziales" der Deutschen Diabetes-Gesellschaft gegeben (27, 28).

Anwendung der Empfehlungen. Bei der Anwendung dieser Empfehlungen der Deutschen Diabetes-Gesellschaft zur individuellen Berufsberatung können vorgegebene Abgrenzungen aber von Fall zu Fall auch vernachlässigt werden, da es erfahrungsgemäß nicht möglich und auch nicht immer sinnvoll ist, das Berufsleben des Diabetikers ganz durch seine Krankheit bestimmen zu lassen. So ermöglicht z. B. ein in größeren Abständen erfolgender Wechsel der Arbeitszeit eine gute Anpassung des geschulten Diabetikers an den wechselnden Lebensrhythmus und eine auch unter Schichtdienst in Heil- und Pflegeberufen erfolgreiche Stoffwechselführung (29). Der insulinpflichtige Diabetiker, der seine Behandlung verantwortungsbewusst, selbstständig und erfolgreich durchführt, kann also auch für Berufe und Tätigkeiten geeignet sein, die nach der allgemeinen Beurteilung für Diabetiker eher ungeeignet erscheinen.

Sicherheitsvorschriften. Natürlich gelten Sicherheits- und Unfallverhütungsvorschriften in bestimmten Berufen auch für Diabetiker, die wegen ihrer Hypoglykämiegefahr grundsätzlich davon ausgeschlossen bleiben. Die Unfallverhütungsvorschriften bei Berufsgenossenschaften untersagen z. B. aus Haftungsgründen jede Beschäftigung solcher Diabetiker an gefährdeten Arbeitsplätzen, wo es durch Fehlhandlungen zur Selbst- und Fremdgefährdung kommen kann (12). Durch entsprechende Vorschriften ist in der Regel auch ausgeschlossen, dass insulinbehandelte Diabetiker mit Hypoglykämiegefährdung als Berufskraftfahrer zur Personenbeförderung, als Lokomotivführer oder als Flugzeugführer beruflich tätig sein können.

Umschulung. Wenn der Diabetes, die Behandlungsmaßnahmen oder die Diabeteskomplikationen die Ausübung des bisherigen Berufes infrage stellen oder unmöglich machen, sollte durch Umschulung eine abgeschlossene Berufsausbildung angestrebt werden, um das soziale Niveau des Diabetikers zu sichern. Wenn eine Umschulung erforderlich und auch möglich ist, dann sollte zunächst ein Arbeitsplatzwechsel im selben Betrieb oder beim selben Arbeitgeber angestrebt werden, um stärkere Belastungen zu vermeiden (29). Die Kosten für eine notwendige Umschulung tragen nach dem Arbeitsförderungsgesetz die Rentenversicherungen und andere zuständige Kostenträger. Trotzdem kann die Umschulung mit großen Belastungen für die Diabetiker verbunden sein. Eine Verringerung des bisherigen Einkommens und damit auch der späteren Ren-

Tab. 39.1 Empfehlungen zur Beratung über Berufswahl und Berufsausübung von Diabetikern

Überblick

- Diabetiker ohne schwerwiegende andere Krankheiten oder schwere Diabeteskomplikationen können alle Berufe und Tätigkeiten ausüben, zu denen sie nach Neigung, Begabung, praktischen Fähigkeiten und Ausbildung geeignet erscheinen. Eine abgeschlossene berufliche Ausbildung ist für jeden Diabetiker anzustreben.
- Wahl und Ausübung eines Berufes oder einer Tätigkeit können für einzelne Diabetiker durch bestimmte Bedingungen des Berufes und (oder) des Diabetes eingeschränkt sein: durch Selbst- und Fremdgefährdung, durch die Forderungen an die Kontrolle des Diabetes und durch andere Krankheiten.
- Die Beratung über Wahl und Ausübung eines Berufes sollte für jeden Diabetiker individuell und in enger Kooperation mit einem diabetologisch erfahrenen Arzt erfolgen.

Bewertung einschränkender Bedingungen

Bedingungen, welche die Wahl oder Ausübung eines Berufes oder einer Tätigkeit durch Diabetiker beeinflussen können, lassen sich gliedern in:
- Selbst- und Fremdgefährdung durch plötzlich auftretende Hypoglykämien
- Beeinträchtigungen der Kontrolle des Diabetikers über seine Stoffwechselstörung
- Auftreten anderer Krankheiten

Plötzlich auftretende Hypoglykämien im Zusammenhang mit der Diabetesbehandlung können zu Bewusstseinsstörung und Leistungsminderung führen.
Berufe und Tätigkeiten, bei denen eine Gefährdung anderer oder des Diabetikers selbst durch solche Hypoglykämien nicht ausgeschlossen ist, sind zum Beispiel Arbeiten mit Absturzgefahr, die berufliche Personenbeförderung, verantwortliche Überwachungsfunktionen und berufsmäßiger Waffengebrauch.
Ob ein Diabetiker die durch den geplanten oder ausgeübten Beruf bedingte Beeinträchtigung der Kontrolle über seine Stoffwechselstörung meistern kann, muss individuell entschieden werden. Ausreichende Information und Schulung im Umgang mit der Stoffwechselstörung, Kooperation mit dem behandelnden Arzt, selbständige Adaptation von Nahrungs- und Insulinzufuhr an wechselnde Lebensbedingungen und eine konsequente Stoffwechselselbstkontrolle können negative Effekte solcher berufsbedingten Beeinträchtigungen weitgehend ausgleichen.
Auswirkungen anderer Krankheiten oder diabetischer Komplikationen auf die berufliche Leistungsfähigkeit sollten von einem diabetologisch erfahrenen Arzt beurteilt werden.

Berufsberatung

- Die Beratung des jungen Diabetikers bei der Berufswahl sollte sich vor allem an Neigung, Begabung und Fähigkeiten orientieren. Dabei müssen einschränkende Gegebenheiten berücksichtigt werden. Die Beteiligung eines diabetologisch erfahrenen Arztes ist in jedem Fall anzuraten.
- Tritt der Diabetes bei Berufstätigen auf, dann sollte der Diabetiker über die weitere Ausübung seines Berufes nach den gleichen Kriterien beraten werden. Nur in Ausnahmefällen ist ein Berufswechsel zu empfehlen. Er macht eine berufliche Umschulung und gründliche Beratung über geänderte Bedingungen in der Diabetesführung notwendig.

te ist – während der Umschulung und in dem neuen Beruf – nicht immer zu vermeiden.

Beratung. Fachlich kompetente Beratung von Diabetikern zu Problemen und Fragen bezüglich Berufswahl und Berufsausübung bieten Berufsberatungsstellen der örtlichen Arbeitsämter und der Industrie- und Handelskammern sowie Sozialdienste von Diabeteszentren an. Sehr informativ ist ein für Diabetiker geschriebener Ratgeber (12).

Beschäftigung im Beamtenverhältnis

Die Deutsche Diabetes-Gesellschaft hat erstmals im Jahr 1959 Richtlinien für die Übernahme von Diabetikern ins Beamtenverhältnis und damit für die Beschäftigung von Diabetikern im öffentlichen Dienst erarbeitet, die im Jahr 1971 und 1982 neu gefasst wurden (29). Die Richtlinien der Deutschen Diabetes-Gesellschaft zur Einstellung und Beschäftigung von nicht schwer behinderten Diabetikern im öffentlichen Dienst hat der Bundesminister des Inneren (Aktenzeichen D I 1/ 210 107/5 vom 31.08.1982) empfehlend an die obersten Bundes- und Länderbehörden weitergeleitet (Tab. 39.2). Individuelle Informationen können die Personalräte der öffentlichen Arbeitgeber geben. Informativ ist auch ein für Diabetiker geschriebener Ratgeber (12).

Arbeits-, Berufs- und Erwerbsunfähigkeit

Die Arbeitsfähigkeit des einzelnen Diabetikers wird durch mögliche Behandlungseinflüsse, chronische Diabeteskomplikationen und zusätzliche Krankheiten, entscheidend aber auch durch seine Bereitschaft zur Kooperation bestimmt. Kooperative, gut eingestellte Diabetiker, die unter regelmäßiger Schulung selbstständig erfolgreich ihren Stoffwechsel führen, sind nicht häufiger krank und wegen Krankheit arbeitsunfähig als Nichtdiabetiker (29, 45). Dennoch muss von einer größeren Häufigkeit der Berufs- und Erwerbsunfähigkeit durch die Bedingungen des Diabetes ausgegangen werden. Insgesamt nehmen Diabetiker offensichtlich häufiger und meist länger eine Krankenhausbehandlung in Anspruch.

Tab. 39.2 Einstellung und Beschäftigung von Diabetikern im öffentlichen Dienst – Richtlinien der Deutschen Diabetes-Gesellschaft

1. Der generelle Ausschluss des Diabetikers von pensionsberechtigten Anstellungen im Staatsdienst und in vergleichbaren Institutionen ist aus medizinischen Gründen nicht gerechtfertigt.

2. Für die Einstellung in die genannten Tätigkeiten kommen alle arbeitsfähigen Diabetiker in Betracht, deren Stoffwechselstörung mit Diät allein, mit Diät und oralen Antidiabetika und (oder) Insulin auf Dauer gut einstellbar ist. Durch eine gute Stoffwechselkontrolle wird das Risiko diabetesspezifischer Komplikationen verringert.

3. Diabetische Bewerber um solche Stellen sollten frei von diabetesspezifischen Komplikationen an Augen und Nieren sein. Die Feststellung solcher Befunde hat durch fachärztliche Augenhintergrunduntersuchung (Fundoskopie) sowie durch den kompletten Harnstatus und die Bestimmung des Kreatininwertes im Serum zu erfolgen.

4. Diabetiker, die rein diätetisch behandelt werden, können jede Tätigkeit ausüben, zu der sie nach Vorbildung und Leistung auch sonst geeignet wären. Insulinbehandelte Diabetiker sollten nach Möglichkeit keine Tätigkeiten verrichten, die unregelmäßige Arbeitszeiten erfordern. Sie sollten ferner nicht zu Tätigkeiten herangezogen werden, die beim Eintritt hypoglykämischer Reaktionen Gefahren für sie selbst oder ihre Umwelt mit sich bringen, z. B. als Fahrer öffentlicher Verkehrsmittel.

5. Diabetische Bewerber müssen ein ärztliches Zeugnis vorweisen, aus dem die Qualität der Stoffwechselführung, der Nachweis regelmäßiger und langfristiger Stoffwechselkontrollen sowie die Bereitschaft zur Kooperation hervorgehen. Zur Beurteilung der Einstellungsqualität werden die unter Punkt 6 genannten Grenzwerte für die Blutzuckerkonzentration zugrunde gelegt. Zusätzlich kann die Bestimmung des glykosylierten Hämoglobins (HbA_1 oder HbA_{1c}) herangezogen werden. Die Eignung des Bewerbers soll in der Regel durch ein fachärztliches Gutachten geklärt werden, das von einem diabetologisch erfahrenen Arzt oder in einer Diabetesklinik erstattet werden sollte (Punkt 7).

6. Die Beurteilung der Qualität der Stoffwechselführung soll individuell erfolgen. Ein überwiegend ausgeglichener Stoffwechselzustand sollte dokumentiert sein. Für nicht mit Insulin behandelte Diabetiker ist überwiegend Harnzuckerfreiheit zu fordern; bei insulinbehandelten Diabetikern sollte die Mehrzahl der Harnproben zuckerfrei sein. Zur Beurteilung der Stoffwechsellage sind einzelne Blutzuckerwerte, besonders im Nüchternzustand, ungeeignet. Dasselbe gilt für die Untersuchung einer einzelnen Urinportion. Es ist erforderlich, wenigstens 3 Blutzuckerwerte zu geeigneten Zeiten im Tagesverlauf zu messen. Die Maximalwerte sollten bei insulinbehandelten Diabetikern 1–2 Stunden nach den Mahlzeiten nicht wesentlich über 220 mg/dl Glucose liegen, bei diät- und tablettenbehandelten nicht über 160 mg/dl.

7. Untersuchungskatalog:
   – Körperliche Gesamtuntersuchung, unter anderem Blutdruckmessung, Palpation der Pulse an den typischen Stellen, Inspektion der Füße.
   – Elektrokardiographie, Röntgenuntersuchung der Lungen.
   – Laboratoriumsuntersuchungen. Es werden nur solche Untersuchungen gefordert, die zur Beurteilung des Diabetes oder diabetesspezifischer Komplikationen notwendig sind. Bei pathologischen Werten ist vor einer Stellungnahme die Bestätigung durch Kontrollen erforderlich. Kreatinin im Serum, kompletter Harnstatus.
   – Ophthalmologische Untersuchung. Durch einen Ophthalmologen müssen diabetesspezifische Fundusveränderungen ausgeschlossen werden. Der Befund muss dokumentiert werden; bei sehr geringen Veränderungen sollte eine Nachuntersuchung nach mindestens einem halben Jahr erfolgen.
   – Der Bewerber sollte regelmäßige ärztliche Stoffwechselkontrollen wahrnehmen und häusliche Stoffwechselselbstkontrollen durchführen. Zur Beurteilung der Kooperationsbereitschaft dienen unter anderem die vom behandelten Arzt bescheinigten Untersuchungsbefunde und die vom Bewerber dokumentierten Ergebnisse der regelmäßigen Stoffwechselselbstkontrollen.

Gesetzliche Rentenversicherung

Leistungen und Auskunft

Leistungen. Bei verminderter Berufs- oder Erwerbsfähigkeit können Leistungen der gesetzlichen Sozialleistungsträger (Rentenversicherung, Bundesanstalt für Arbeit, Sozialhilfeträger u. a.) beantragt werden (10, 11).
Definierte versicherungsrechtliche Voraussetzungen und persönliche gesundheitliche Bedingungen müssen erfüllt sein (9, 13), um auf Antrag z. B. folgende Leistungen zu erhalten:
➤ abgestufte Rente wegen unterschiedlich ausgeprägter Erwerbsminderung (bisher Rente wegen Berufs- oder Erwerbsunfähigkeit),
➤ medizinische Leistungen zur Rehabilitation (z. B. Heilverfahren),
➤ berufsfördernde Leistungen zur Rehabilitation (z. B. innerbetriebliche Umbesetzung, Arbeitsplatzbeschaffung, Weiterbildungskurse, Umschulung u. a.).

Auskunft. Fragen zu Leistungen der gesetzlichen Rentenversicherung können fachlich kompetent durch die Auskunfts- und Beratungsstellen der gesetzlichen Rentenversicherungsträger und durch die Versicherungsältesten der Rentenversicherungen sowie durch Sozialdienste von Diabeteszentren beantwortet werden. Informativ ist auch ein für Diabetiker geschriebener Ratgeber (12).

Allgemeine Richtlinien für das ärztliche Gutachten

Das ärztliche Gutachten für den gesetzlichen Rentenversicherungsträger muss bestimmte Aussagen enthalten, damit eine Beurteilung der Notwendigkeit einer Rente möglich ist:

- durch Anamnese und Befunderhebung überzeugend dargestelltes Krankheitsbild,
- nach dem Schweregrad geordnete Diagnosen,
- Epikrise mit Darstellung der durch die einzelnen Krankheiten hervorgerufenen Funktionsstörungen oder Behinderungen unter Berücksichtigung der beruflichen Tätigkeitsmerkmale,
- Stellungnahme zum Beginn der Leistungsminderung im Berufsleben,
- Angabe der Leistungsfähigkeit im Berufsleben nach Stunden (vollschichtig, Teilzeitarbeit – mehr oder weniger halbschichtig),
- qualitative Einschränkungen, soweit sie die berufliche Tätigkeit beeinflussen („negatives Leistungsbild"),
- „positives Leistungsbild", sofern die Leistungsfähigkeit im bisherigen Beruf eingeschränkt ist,
- individuelle Prognose der Krankheit,
- Stellungnahme zur Rehabilitationsmaßnahme (z. B. Gesundheitsmaßnahmen durch den Rentenversicherungsträger, Krankenbehandlung, Umschulungsmaßnahmen).

Richtlinien für die Beurteilung des Diabetes mellitus

Der für den Rentenversicherungsträger begutachtende Arzt beurteilt nicht den durch den Diabetes bedingten Integritätsverlust (wie beim Schwerbehindertengesetz); er muss feststellen, welche leistungsmindernden Funktionsstörungen durch den Diabetes hervorgerufen worden sind (9, 13).

Grad der Störungen. Die sozialmedizinische Prognose richtet sich danach, ob die Störungen noch reversibel bzw. besserungsfähig sind, z. B. durch eine bessere Einstellung des Diabetes, oder ob bereits irreversible schwere Komplikationen vorliegen. Der Gutachter wird dann Stellung nehmen müssen, ob Rehabilitationsmaßnahmen vorrangig sind oder ob eine befristete oder unbefristete Leistungsminderung anzunehmen ist.

Funktionsstörung des Inselorgans. Zur Beurteilung der Leistungsfähigkeit ist die Kenntnis der Funktionsstörung des Inselorgans und krankheitsbedingter Komplikationen wichtig (13). Die Funktionsstörung des Inselorgans kann nur dann zu einer deutlichen Leistungsminderung führen, wenn trotz sachgemäßer Diät- und Medikamentenbehandlung ständig wechselnde Hypo- und Hyperglykämien mit Ketoazidose auftreten. Die beim Diabetiker erforderliche diätetische Therapie ist nicht als Leistungseinschränkung zu bewerten. Werden jedoch wegen stark schwankender Blutzuckerwerte im Tagesverlauf überdurchschnittlich häufige Stoffwechselkontrollen und zusätzliche Insulingaben erforderlich, so wird der Gutachter unter Umständen – in Kenntnis des Berufes des Versicherten – quantitative und qualitative Leistungseinschränkungen aufzeigen müssen.

Diabeteskomplikationen. Die sozialmedizinische Beurteilung der Diabeteskomplikationen muss nach einer umfassenden Abklärung aller gegebenen Funktionsstörungen erfolgen. Bei der Retinopathia diabetica ist nicht die Stadieneinteilung, sondern der Funktionszustand des Sehorgans für das Leistungsvermögen ausschlaggebend. Umschulungen jüngerer Versicherter auf Sehbehindertenberufe können durch die Rentenversicherungsträger erfolgen.

Kardiovaskuläre Komplikationen mit ihren Folgeerscheinungen können determinierende Faktoren für das Leistungsvermögen sein. Sitz und Ausmaß der arteriellen Läsionen sind Kriterien, die vor allem bei Berufen mit längeren Gehstrecken berücksichtigt werden sollen. Bei der koronaren Herzkrankheit wird das Ausmaß der Koronarinsuffizienz durch die noch verbliebene Ergometerleistung beurteilt. Medikamentös nicht beeinflussbare Herzrhythmusstörungen und eine Herzinsuffizienz sind weitere Beurteilungskriterien, die ein aufgehobenes Leistungsvermögen bedingen können.

Für die Beurteilung des Leistungsvermögens bei „diabetischer Nephropathie" ist das Ausmaß der dabei verursachten Niereninsuffizienz ausschlaggebend. Die körperliche Leistungsfähigkeit wird vor allem durch das Maß der Anämie bestimmt. Patienten mit chronischem Nierenversagen sollten keiner körperlich schweren Arbeit mehr nachgehen; ungünstige klimatische Verhältnisse am Arbeitsplatz sollten sie vermeiden.

Die diabetische Polyneuropathie und das Ausmaß der Störungen auf die Funktion der verschiedenen Organe müssen vom Gutachter gezielt beurteilt werden.

Leidet der Diabetiker an mehreren Komplikationen gleichzeitig, dann müssen die dadurch bedingten verschiedenen Funktionsstörungen in einer zusammenfassenden Endbeurteilung berücksichtigt werden. Der Beruf des Versicherten mit seinen geistigen und körperlichen Anforderungen spielt dabei eine besondere Rolle.

Schwerbehindertengesetz

Seit 1974 hat das Schwerbehindertengesetz („Gesetz zur Sicherung der Eingliederung Schwerbehinderter in Arbeit, Beruf und Gesellschaft") Gültigkeit. Es wurde zuletzt im Juli 1996 geändert.

Auszüge aus der aktuellen Fassung des Schwerbehindertengesetzes

§ 1 Schwerbehinderte: Schwerbehinderte im Sinne dieses Gesetzes sind Personen mit einem Grad der Behinderung von wenigstens 50, sofern sie ihren Wohnsitz, ihren gewöhnlichen Aufenthalt oder ihre Beschäftigung auf einem Arbeitsplatz im Sinne des § 7 Abs. 1 rechtmäßig im Geltungsbereich dieses Gesetzes haben.

§ 2 Gleichgestellte: (1) Personen mit einem Grad der Behinderung von weniger als 50, aber wenigstens 30, bei denen im Übrigen die Voraussetzungen des § 1 vorliegen, sollen aufgrund einer Feststellung nach § 4 auf ihren Antrag vom Arbeitsamt Schwerbehinderten gleichgestellt werden, wenn sie infolge ihrer Behinderung ohne die Gleichstellung einen geeigneten Arbeitsplatz im Sinne des § 7 Abs. 1 nicht erlangen oder nicht behalten können. Die Gleichstellung wird mit dem Tag des Einganges des Antrages wirksam. Sie kann befristet werden.

(2) Auf Gleichgestellte ist dieses Gesetz mit Ausnahme des § 47 und des 11. Abschnitts anzuwenden.

§ 3 Behinderung: (1) Behinderung im Sinne dieses Gesetzes ist die Auswirkung einer nicht nur vorübergehenden Funktionsbeeinträchtigung, die auf einem regelwidrigen körperlichen, geistigen oder seelischen Zustand beruht. Regelwidrig ist der Zustand, der von dem für das Lebensalter typischen abweicht. Als nicht nur vorübergehend gilt ein Zeitraum von mehr als 6 Monaten. Bei mehreren sich gegenseitig beeinflussenden Funktionsbeeinträchtigungen ist deren Gesamtauswirkung maßgeblich.

(2) Die Auswirkung der Funktionsbeeinträchtigung ist als Grad der Behinderung (GdB), nach Zehnergraden abgestuft, von 20 bis 100 festzustellen.

(3) Für den Grad der Behinderung gelten die im Rahmen des § 30 Abs. 1 des Bundesversorgungsgesetzes festgelegten Maßstäbe entsprechend.

Anwendung

Die Anwendung des Schwerbehindertengesetzes sichert dem Betroffenen eine Reihe gesetzlich festgelegter Nachteilsausgleiche zu. Nach dem Schwerbehindertengesetz wird der Grad der Behinderung (GdB) auf Antrag vom Versorgungsamt geprüft und die Minderung in Prozenten angegeben. Bei der Prüfung der Schwerbehinderteneigenschaften werden Körperschäden oder Körperbehinderung attestiert. Das Gesetz verlangt, dass zur Beurteilung der Schwerbehinderung die „Anhaltspunkte für die ärztliche Gutachtertätigkeit" (1) zugrunde gelegt werden, die den folgenden Grad der Behinderung vorsehen:

➤ durch Diät allein (ohne blutzuckerregulierende Medikation) oder durch Diät
  – und Kohlenhydratresorptionsverzögerer oder Biguanide (d. h. orale Antidiabetika, die allein nicht zur Hypoglykämie führen) ausreichend einstellbar ... GdB 10,
  – und Sulfonylharnstoffe (auch bei zusätzlicher Gabe anderer oraler Antidiabetika) ausreichend einstellbar ... GdB 20,
  – und orale Antidiabetika und ergänzende Insulininjektionen ausreichend einstellbar ... GdB 30;
➤ durch Diät und alleinige Insulinbehandlung
  – gut einstellbar ... GdB 40,
  – schwer einstellbar (häufig bei Kindern), auch gelegentliche, ausgeprägte Hypoglykämie ... GdB 50.

Häufige, ausgeprägte Hypoglykämien sowie Organkomplikationen sind ihren Auswirkungen entsprechend zusätzlich zu bewerten.

Nachteile und Beratung

Trotz der gesetzlichen Vorteile, die das Schwerbehindertengesetz den Betroffenen bietet, sollte jeder Diabetiker aber – ebenso wie der zur Beurteilung aufgeforderte Arzt – auch die möglichen und nicht immer auszuschließenden Nachteile bedenken, ehe ein Antrag auf Anerkennung als Schwerbehinderter gestellt wird. Der Schwerbehindertenstatus kann u.U. im Laufe eines Berufslebens zum Handikap werden, vor allem bei jüngeren Diabetikern, die eine lange berufliche Laufbahn vor sich haben. Die negative soziale Beurteilung, die mit dem Begriff der Behinderung in manchen Bereichen verbunden ist, lässt auch eine gesellschaftliche oder berufliche Diskriminierung befürchten.

Fachlich kompetente Beratung von Diabetikern zu Problemen und Fragen bezüglich der Anwendung des Schwerbehindertengesetzes bieten örtliche (kommunale) Fürsorge- und Hauptfürsorgestellen und Versorgungsämter sowie Sozialdienste von Diabeteszentren an. Informativ ist ein für Diabetiker geschriebener Ratgeber (12).

Wehrdienst

Das Vorliegen eines Diabetes führt in den meisten Ländern zum Ausschluss vom Wehrdienst (26). In Deutschland ist ein Diabetiker unabhängig vom Schweregrad seiner Erkrankung nach den zur Zeit gültigen Bestimmungen für den Wehrdienst im Frieden nicht tauglich (49).

Für Berufssoldaten und Soldaten auf Zeit, die zuckerkrank werden, entscheidet nach Soldatengesetz ein truppenärztliches Gutachten über ihre Dienstfähigkeit und die weitere Beschäftigung. Soldaten auf Zeit können in besonderen Fällen auf eigenen Antrag vorzeitig aus ihrem Dienstverhältnis entlassen werden (26).

Informationen zum Thema können Kreiswehrersatzämter, Musterungsstellen und soziale Dienste bei der Bundeswehr geben.

Straßenverkehr

Durch zahlreiche Untersuchungen konnte immer wieder nachgewiesen werden, dass Diabetiker nicht gehäuft Unfälle verursachen. Nur bei 0,005–0,02% sämtlicher Verkehrsunfälle waren früher der Diabetes, seine Komplikationen oder die Folgen seiner Behandlung als Unfallursache anzusehen (46, 48). Neuere Untersuchungen (7, 8, 33, 40, 41) belegen, dass das Unfallrisiko von insulinbehandelten Diabetikern nicht über dem Durchschnitt liegt. Da es aber diabetestypische Komplikationen gibt, die die Fahrtüchtigkeit mehr oder weniger stark beeinträchtigen können, muss dennoch im Einzelfall der Diabetes als Unfallursache erkannt und bei der Begutachtung und Rechtsprechung gewürdigt werden.

Informationen zu Fragen der Fahrtauglichkeit von Diabetikern können die Straßenverkehrsämter sowie Sozialdienste von Diabeteszentren geben. Informativ ist ein für Diabetiker geschriebener Ratgeber (12).

Definition der Fahrbefähigung

Fahrfertigkeit. Die Fahrbefähigung von Kraftfahrzeugfahrenden wird nach verschiedenen Kriterien beurteilt. Unter Fahrfertigkeit wird nach § 11 der Straßenverkehrszulassungsordnung ein durch Schulung, Übung und Erfahrung erworbenes Können verstanden. Dafür muss vor der Erteilung des Führerscheins der Nachweis eines ausreichenden theoretischen Wissens, der zur Führung eines Kraftfahrzeugs im Verkehr erforderlichen technischen Kenntnisse sowie von deren praktischer Anwendung erbracht werden.

Fahrtauglichkeit. Die Fahrtauglichkeit eines Kraftfahrers umschreibt seine psychophysische Ausstattung. Sie ist gegeben, wenn der Kraftfahrzeugfahrer unter Berücksichtigung allgemeiner Erfahrungen geeignet ist, ein Kraftfahrzeug ohne Eigen- und Fremdgefährdung auch bei Dauerbelastung im Straßenverkehr zu führen.

Verkehrszuverlässigkeit. Für die Verkehrszuverlässigkeit wird eine konstante „ordnungsadäquate" Lebenseinstellung gefordert. Der Kraftfahrzeugfahrer muss Situationen beherrschen können, die „das Vorhandensein einer konstanten inneren Wertordnung und einer gemeinschaftsentsprechenden Lebenshaltung und Grundeinstellung" voraussetzen (25).

Fahrtüchtigkeit. Fahrfertigkeit, Fahrtauglichkeit und Verkehrszuverlässigkeit sind die 3 Teilqualitäten, die bei der Beurteilung von Kraftfahrzeugfahrern und ihrer Fahrbefähigung berücksichtigt werden müssen. Sie werden als Fahrtüchtigkeit zusammengefasst und können zur endgültigen Beurteilung des Kraftfahrzeugfahrers nur in einer gewissen Abstraktion voneinander getrennt werden. In Wirklichkeit greifen sie so ineinander, dass bei günstiger Konstellation Mängel in der einen Teilqualität durch Befähigungen in den anderen Teilqualitäten ausgeglichen werden können.

Fahreignung. Die Beurteilung eines Kraftfahrzeugfahrers – fahrtüchtig oder situativ, temporär bzw. generell fahruntüchtig (25) – ist eine ärztliche Aussage, die nach verkehrsmedizinischen Gesichtspunkten erfolgt. Sie muss streng von der juristischen Feststellung der Fahreignung getrennt werden. Die Fahreignung kann nach der ärztlichen Beurteilung der Fahrtüchtigkeit nur durch die Zulassungsbehörde oder das Gericht festgestellt werden.

Einschränkung der Fahrtüchtigkeit

Eine Reihe diabetesspezifischer Komplikationen und therapiebedingter Nebenwirkungen kann die Fahrtauglichkeit des Diabetikers mehr oder weniger stark beeinträchtigen.

Begutachtungsleitlinien. Für ihre Beurteilung können die jeweils aktualisierten „Begutachtungs-Leitlinien zur Kraftfahrereignung" zugrunde gelegt werden, die der Gemeinsame Beirat für Verkehrsmedizin beim Bundesministerium für Verkehr, Bau- und Wohnungswesen und beim Bundesministerium für Gesundheit erstattet und im Jahr 2000 neu aufgelegt hat (5). In der aktuellen 5. Auflage richtet sich der Aufbau des Gutachtens bzw. der Begutachtungsleitlinien nach Vorlagen der 2. EU-Führerscheinrichtlinie, die „Mindestanforderungen hinsichtlich der körperlichen und geistigen Tauglichkeit für das Führen eines Kraftfahrzeuges" enthält. Auch der Übergang von den alten Fahrerlaubnisklassen (Klassen 1–5) zu den neuen Fahrerlaubnisklassen (Gruppen 1 und 2, Klassen A–E) wird berücksichtigt.

Krankheitskomplikationen. Folgende Krankheitskomplikationen und Therapienebenwirkungen können zu einer Beeinträchtigung der Fahrtauglichkeit des Diabetikers führen: Retinopathia diabetica, Glaukom, Nephropathia diabetica, kardiale und zerebrale Angiopathie, Hypertonus, periphere diabetische Neuropathie, schwere akute Stoffwechselentgleisung, labile Stoffwechsellage, Hypoglykämie und Refraktionsanomalien.

Retinopathia diabetica, Glaukom. Maßgeblich für die Beurteilung ist der Funktionszustand des Sehorgans. Die für eine Beurteilung wichtigen Funktionen – Sehschärfe, Licht- und Farbensinn sowie Gesichtsfeld – können jedoch durch weitergehende Veränderungen der Netzhaut mit Narbenbildungen, durch Netzhautablagerungen und Glaskörperblutungen sowie durch ein Sekundärglaukom im Verlauf einer Iritis diabetica und Rubeosis iridis bzw. retinae eingeschränkt sein. Die Beurteilung der Fahrtauglichkeit muss durch ein Fachgutachten erfolgen.

Nephropathia diabetica. Im Rahmen der diabetischen Nephropathie kommt es zur Einschränkung der Nierenfunktion und zu einer langsam fortschreitenden Funktionseinbuße. Diabetiker mit einer schweren Niereninsuffizienz und erheblicher Beeinträchtigung des Allgemeinbefindens und beträchtlicher Einschränkung der Leistungsfähigkeit sind zum Führen von Kraftfahrzeugen aller Klassen ungeeignet. Wer unter einer Niereninsuffizienz in ständiger Behandlung, auch in Dialysebehandlung, steht, ist zum Führen von Kraftfahrzeugen der Klassen 1, 3, 4 und 5 (bzw. der Gruppe 1) bedingt geeignet. Die Annahme der Eignung setzt eine entsprechende positive Beurteilung voraus und ist außerdem mit der Bedingung einer ständigen ärztlichen Betreuung und Kontrolle verbunden. Nach erfolgreicher Nierentransplantation wird unter den besonderen Bedingungen einer ständigen kompetenten ärztlichen Betreuung sowie einer jährlichen Nachbegutachtung die Eignung zum Führen von Kraftfahrzeugen aller Klassen angenommen.

Kardiale und zerebrale Angiopathie, Hypertonie. Patienten, die einen Herzinfarkt durchgemacht haben, sind in der Regel nicht mehr geeignet, Kraftfahrzeuge der Klasse 2 und Fahrzeuge zur Fahrgastbeförderung (bzw. der Gruppe 2) zu führen. Nur bei komplikationslosem Verlauf ohne kardiale Veränderungen (Herzinsuffizienz, Rhythmusstörungen) und bei guter Kooperationsbereitschaft ist gelegentlich nach frühestens 3–6 Monaten eine Erweiterung der Fahrbefähigung für alle Kraftfahrzeugklassen begründet möglich. Bei einer Hypertonie besteht dann eine generelle Fahruntauglichkeit, wenn der diastolische Wert, der für die Beurteilung maßgeblich ist, 130 mm Hg übersteigt. Liegt dieser Wert zwischen 100 und 130 mm Hg, dann muss eine eingeschränkte Kraftfahrzeugtauglichkeit angenommen werden, wenn gleichzeitig eine Nierenfunktionsstörung, ausgeprägte Augenhintergrundveränderungen und Symptome einer Hirnischämie nachweisbar sind. Nach einer zerebralen Ischämie oder einem apoplektischen Insult ist nur dann eine eingeschränkte Fahrtüchtigkeit für die Kraftfahrzeugklassen 1, 3, 4 und 5 (bzw. der Gruppe 1) anzunehmen, wenn das akute Stadium abgeklungen ist und keine wesentlichen bleibenden Folgen bestehen.

Periphere diabetische Neuropathie und Osteoarthropathie. Eine Einschränkung der Fahrtauglichkeit ist anzunehmen, wenn motorische Lähmungen der distalen Muskelgruppen, verbunden mit Sensibilitätsstörungen, vorliegen. Auch bei einer ausgeprägten diabetischen Osteoarthropathie ist eine Fahrtauglichkeit nicht gegeben.

Schwere akute Stoffwechselentgleisung, labile Stoffwechsellage. Patienten im Praecoma diabeticum sind wegen der damit verbundenen vermehrten Erschöpfbarkeit und psychophysischen Verlangsamung nicht fahrtüchtig. Auch Diabetiker mit nachweislich ständig labiler Stoffwechsellage und Gefährdung durch hypoglykämische Schocks („brittle diabetes") sollten keine Fahrerlaubnis erhalten.

Hypoglykämie. Eine erhöhte Hypoglykämiegefährdung muss bei Diabetikern angenommen werden, die mit Insulin behandelt werden. Insulinbedürftige Diabetiker sind nach den „Begutachtungs-Leitlinien zur Kraftfahrereignung" (5) nicht geeignet, Kraftfahrzeuge der Klasse 2 und Fahrzeuge zur Fahrgastbeförderung (bzw. der Gruppe 2) zu führen. Die Fahrerlaubnis für Kraftfahrzeuge der übrigen Klassen kann von der Kooperationsbereitschaft dieser Patientengruppe (regelmäßige Stoffwechselkontrollen, gewissenhafte Behandlung, Berücksichtigung der „Richtlinien für kraftfahrzeugfahrende Diabetiker") abhängig gemacht werden.

Ärztliche Richtlinien für kraftfahrzeugführende Diabetiker

Neben den notwendigen Stoffwechselkontrollen (einschließlich selbständiger Blutzuckeruntersuchungen) sollten sich kraftfahrzeugführende Diabetiker auch regelmäßig allgemeinen ärztlichen Kontrollen unterziehen. Dabei können durch entsprechende Untersuchungen die Organfunktionen überprüft werden, deren Störung zu einer Beeinflussung der Fahrtüchtigkeit führen kann.

Die ausführliche Aufklärung des Diabetikers über eine mögliche Beeinträchtigung seiner Fahrtüchtigkeit liegt im Interesse des Kranken. Sie schützt aber auch den behandelnden Arzt vor späteren straf- und zivilrechtlichen Konsequenzen, wenn der Diabetiker nach der Aufklärung einen entsprechenden Vordruck unterschreibt (31, 44).

Bei der Aufklärung sollte der Diabetiker auch die schriftliche Fassung der „Richtlinien für insulinspritzende Kraftfahrer" erhalten, die schon seit Jahren verfügbar sind (Tab. 39.**3**; 6, 22, 24).

Führen anderer Verkehrsmittel

Für die Beurteilung des Diabetikers beim Führen anderer Verkehrsmittel (Schiff, Eisenbahn, Flugzeug u. a.) müssen die Richtlinien beachtet werden, die von den einzelnen Verkehrsbetrieben und Berufsorganisationen im nationalen oder internationalen Rahmen aufgestellt wurden.

Straf- und zivilrechtliche Konsequenzen

Strafrecht. Hat ein Diabetiker einen Straßenverkehrsunfall verschuldet, wird er strafrechtlich dafür zur Verantwortung gezogen, wenn er subjektiv dafür verantwortlich zu machen ist, d. h. wenn er zur Zeit des verschuldeten Unfalls unter Störungen litt, die er hätte kennen und vermeiden können. Zurechnungsunfähigkeit oder erhebliche Minderung der Einsichts- und Willensfähigkeit nach § 20 und § 21 StGB sind gegeben, wenn sich der Diabetiker zum Zeitpunkt des Unfalls z. B. in einem psychischen Ausnahmezustand (schwere Hypoglykämie) befunden hat. Dies ist strafrechtlich jedoch nur dann von Bedeutung, wenn nicht ein Übernahmeverschulden („actio libera in causa") anzunehmen ist. Ein Übernahmeverschulden liegt vor, wenn der Täter eine Tätigkeit beginnt oder übernimmt, obwohl er den damit verbundenen Pflichten nicht gewachsen ist und dies hätte erkennen können. Nur wenn für die Einschränkung der Zurechnungsfähigkeit kein Übernahmeverschulden anzunehmen ist, geht der Diabetiker, der einen Unfall verursacht hat, straffrei aus.

Zivilrecht. Unabhängig von den strafrechtlichen Konsequenzen kann der Diabetiker auch zivilrechtlich für den durch einen Unfall verschuldeten Schaden verantwortlich gemacht werden. Bei der Beurteilung werden vor allem die Gesichtspunkte der Gefährdungshaftung nach § 7 StVB, der Haftung nach § 823 BGB und der Billigkeitshaftung nach § 829 BGB berücksichtigt.

Meldung fahruntüchtiger Diabetiker

Gelegentlich sieht sich der Arzt vor die Frage gestellt, ob er einen fahruntüchtigen, aber uneinsichtigen Diabetiker den Verkehrs- und Gesundheitsbehörden melden darf oder ob er grundsätzlich die ärztliche Schweigepflicht wahren muss. Für seine Entscheidung ist § 203 StGB von Bedeutung. Darin ist die ärztliche Schweigepflicht festgelegt, zugleich aber auch eine Möglichkeit gegeben, die Schweigepflicht zu brechen. Der Arzt ist nur dann ohne Einwilligung des Patienten zur Preisgabe von Geheimnissen befugt, wenn er damit eine Rechtspflicht erfüllt (z. B. Anzeigepflicht nach dem Bundesseuchengesetz) oder wenn er nach dem Grundsatz der Güter- und Pflichtenabwägung in eigener Entscheidung beschließt, zum Schutze eines höherwertigen Rechtsguts Meldung zu erstatten.

Die Frage, wie sich der Arzt eines uneinsichtigen, fahruntüchtigen Diabetikers verhalten soll, ist also nur nach dem Grundsatz der Güter- und Pflichtenabwägung

Tab. 39.3 Richtlinien für insulinspritzende Kraftfahrer

- Im Kraftfahrzeug müssen immer ausreichende Mengen an schnell verdaulichen, d. h. rasch wirksamen Kohlenhydraten (z. B. Würfel- oder Traubenzucker) griffbereit sein. Auch der Beifahrer sollte über den Aufbewahrungsort dieser Kohlenhydrate informiert sein.
- Bei Verdacht auf eine beginnende oder abklingende Hypoglykämie darf eine Autofahrt nicht angetreten werden.
- Beim geringsten Verdacht auf ein Hypoglykämie während der Fahrt muss sofort angehalten werden. Der Fahrer muss Kohlenhydrate zu sich nehmen und abwarten, bis die Hypoglykämie sicher überwunden ist.
- Vor einer Fahrt darf der Diabetiker niemals mehr als die übliche Insulinmenge spritzen und muss die gewohnte Tageszeit für die Injektion gewissenhaft einhalten.
- Vor Antritt einer Fahrt dürfen niemals weniger Kohlenhydrate gegessen werden als sonst. Empfehlenswert ist eher ein geringer Mehrverbrauch an Kohlenhydraten.
- Bei längeren Fahrten sollte der Diabetiker nach jeder Stunde eine Kleinigkeit essen und alle 2 Stunden eine bestimmte Menge an Kohlenhydraten zu sich nehmen.
- Lange Nachtfahrten und andere lange Fahrten, die den üblichen Tagesrhythmus stören, sollten möglichst vermieden werden.
- Eine Begrenzung der Fahrgeschwindigkeit aus eigenem Entschluss verhilft dem Diabetiker zu erhöhter Sicherheit.
- Der Diabetiker sollte darauf verzichten, Fahrzeuge mit ihrer Höchstgeschwindigkeit auszufahren.
- Jeglicher Alkoholgenuss vor und während der Fahrt ist besonders beim Diabetiker generell verboten.
- Immer sollte der Diabetikerausweis mitgeführt werden.
- Der Diabetiker sollte regelmäßig ärztliche Kontrollen durchführen lassen.

zu entscheiden. Das bedeutet, dass der Arzt schweigen kann, ohne sich damit strafbar zu machen, dass er die ärztliche Schweigepflicht aber auch durchbrechen darf, wenn ihm dies zum Schutz eines höherwertigen Rechtsguts notwendig erscheint (19, 44).

Diabetes und Versicherungsfragen

Die finanzielle Sicherung bei Berufs- und Erwerbsunfähigkeit sowie im Alter stellt für Diabetiker, wie für alle chronisch Kranken, ein besonderes Problem dar. Die Möglichkeiten der Hilfe durch die gesetzlichen Rentenversicherungsträger wurden eingangs besprochen. Die Problematik wird vor allem dann deutlich, wenn die Betroffenen schon vor dem Abschluss von Kranken- und Lebensversicherungsverträgen zuckerkrank waren.

Kostenbewusstsein der Versicherungsträger. Die Versicherungsträger sind bemüht, sich vor zu großen Aufwendungen für einzelne Versicherte zu schützen. Daraus resultieren zahlreiche, oft unterschiedliche Regelungen der Versicherungsträger, die das Aufnahmeverfahren und die Verbindlichkeiten abgrenzen.

Für die privaten Krankenversicherungsträger sind oft der Schweregrad des Diabetes und die Häufigkeit von Arbeits- und Erwerbsunfähigkeit bei Diabetikern von Bedeutung. Die Daten und Kriterien, nach denen von den privaten Krankenversicherungsträgern entschieden wird, können im Einzelfall jedoch geändert werden. Dies wird vor allem bei der Beurteilung des Schweregrades des Diabetes deutlich. Sie ist sicher nicht nach einer einmaligen Untersuchung durch die Bewertung einer einzigen Stoffwechselkontrolle, der Behandlungsmaßnahmen oder des Lebensalters möglich.

Manche Lebensversicherungsträger bieten für Diabetiker Lebensversicherungen mit bestimmter Laufzeit und ohne Zuschläge an. Bei der ärztlichen Stellungnahme über Lebensversicherungen sollten zum erwünschten „Schutz" der Versicherungsträger Lebenserwartung und Mortalität des Diabetikers in Abhängigkeit von Manifestations- und Lebensalter, aber auch die gegebenen Krankheitskomplikationen zugrunde gelegt werden (26, 29)

Soziale Pflegeversicherung. Die soziale Pflegeversicherung wurde als 5. Säule der Sozialversicherung unter dem Dach der gesetzlichen Krankenversicherung eingerichtet. Der versicherte Personenkreis umfasst Personen, die in der gesetzlichen Krankenversicherung versichert sind. Privat Versicherte werden verpflichtet, bei einem privaten Versicherungsunternehmen einen Vertrag zu Absicherung des Pflegerisikos abzuschließen.

Auskunft. Zu Versicherungsfragen geben die Versicherungsträger selbst Auskunft. Fachlich kompetente Beratung für Diabetiker bieten auch die Sozialdienste von Diabeteszentren an. Informativ ist ein für Diabetiker geschriebener, aktueller Ratgeber (12).

Probleme des täglichen Lebens

■ Finanzielle Mehrbelastung

Die Kontrolle und Behandlung der Zuckerkrankheit und ihrer Komplikationen kann zu einer finanziellen Belastung führen, die das Maß der Belastung von nicht chronisch Kranken übersteigt. Während die Kosten für ärztliche Untersuchungen und medikamentöse Behandlung sowie für einen damit verbundenen Verdienstausfall, die auf den Diabetiker zukommen, nicht vorhersehbar sind, wurde oft versucht, die Mehrkosten für die Diätführung zu bestimmen. Diese Kosten können nicht geltend gemacht werden. Einen Ersatz gibt es nicht. Finanzielle Hilfen durch einen Steuerfreibetrag können aber bei gegebenen Voraussetzungen über das Schwerbehindertengesetz beantragt werden. Dieses Gesetz erlaubt es auch den Eltern zuckerkranker Kinder, einen Steuerfreibetrag geltend zu machen.

Hier muss jedoch auch darauf hingewiesen werden, dass manche Diabetiker nicht genügend darin geschult sind, ernährungsgerecht und sparsam einzukaufen. Dadurch kommt es nicht nur zur unnötigen Wahl von „Diabetikerlebensmitteln". Manche Diabetiker sind auch in der Auswahl der üblichen Nahrungsmittel ungeübt und kaufen teurer ein, als es nötig ist. Schließlich führt gelegentlich auch die Aufklärung über die „Kosten" einer schlechten Stoffwechsellage zu größerem Verständnis der Diabetiker für eine gute Stoffwechselführung und damit zu einer sparsameren Lebensführung, denn „teure Lebensmittel werden z. T. umsonst als Harnzucker wieder ausgeschieden".

Urlaubsgestaltung, Reisen

Urlaubsplanung und Urlaubsgestaltung. Bei der Urlaubsplanung und Urlaubsgestaltung sollte der Diabetiker von vornherein darauf achten, dass er auch in der Zeit des Urlaubs die Stoffwechselkontrollen und die notwendigen Therapiemaßnahmen einhalten kann (s. a. Kap. 7 und 8). Für Diabetiker, die dies besonders wünschen, sind Urlaubsorte bekannt, deren Pensionen oder Hotels eine Diätküche für Diabetiker führen. Wenn keine Diätküche vorhanden ist, fällt die sachgemäße Ernährung leichter bei einer entsprechenden Wahl der Mahlzeiten nach der Speisekarte im Restaurant. Auch fällt mit eigener Kochgelegenheit die Diätführung leichter. Ein gut unterrichteter Diabetiker wird sich an jedem Urlaubsort richtig ernähren können. Immer sollten die Diabetiker auf eine richtig zusammengestellte Reiseapotheke achten (Tab. 39.**4**).

Interkontinentalflüge. Besondere Probleme müssen Diabetiker bei interkontinentalen Flügen beachten, wenn sie sich in der Diätführung und in der Insulinapplikation an die Zeitverschiebung anpassen müssen. Dabei wird eine gute Diätführung nicht durch die Zeitverschiebung, sondern eher durch das überreichliche Angebot meist kalorienreicher und für Diabetiker ungeeigneter Mahlzeiten im Flugzeug erschwert. Für Interkontinentalflüge mit einer größeren Zeitverschiebung sind Richtlinien ausgearbeitet worden, nach denen sich Diabetiker individuell für ihre Insulintherapie richten können (4, 5).

Flugtauglichkeit. Gelegentlich stellt sich für Diabetiker auch das Problem der Flugtauglichkeit, denn ein Erbrechen bei Flugkrankheit kann das Stoffwechselverhalten deutlich stören. Zur Beurteilung der Flugtauglichkeit von Diabetikern sind Empfehlungen ausgearbeitet worden, auf die im Einzelfall zurückgegriffen werden kann.

Diabetikerausweis

Zur eigenen Sicherheit sollten Diabetiker immer einen Diabetikerausweis – am besten mit ihren Personalpapieren – bei sich tragen. Dies gilt insbesondere für den durch Hypoglykämien stärker gefährdeten Insulin spritzenden Zuckerkranken. Dieser Ausweis soll folgende Angaben enthalten: Name und Alter, aktuelle Therapiemaßnahmen, laufende Stoffwechsellage. Auch das Tragen eines Diabetikerarmbandes oder einer Diabetikerkette mit entsprechenden Angaben ist möglich. Bei

Tab. 39.4 Reiseapotheke des Diabetikers

- gewohnte Insulinsorten
- rasch wirksames Insulin
- Insulin-Pens und Nadeln
- evtl. Insulinspritzen
- evtl. Insulinpumpe und Zubehör
- Glucagon
- evtl. blutzuckersenkende Tabletten
- Zucker oder andere schnell wirksame Kohlenhydrate
- etwas abgewogener Proviant
- Diabetikerausweis (auch in Fremdsprachen) oder Diabetikerarmband bzw. Diabetikerkette
- Materialien für die Stoffwechselselbstkontrolle
- Protokollheft, Vorsorgeprogramm

Auslandsreisen empfiehlt es sich, dem Diabetiker einen in der entsprechenden Fremdsprache verfassten Ausweis mitzugeben.

Soziale Betreuung

Ein Teil der vielfältigen sozialmedizinischen Aufgaben in der Betreuung von Diabetikern ist durch größere Organisationen oder durch nichtärztliches medizinisches Personal besser zu lösen als durch den einzelnen Arzt. Diabetesberaterinnen, ernährungsmedizinische Beraterinnen und Diätassistentinnen, Sozialarbeiter sowie Diabetiker-Laienorganisationen haben daher ihren festen Platz in der sozialmedizinischen Betreuung von Diabetikern.

Werksarzt. Es ist ärztliche Aufgabe, sich in größeren Betrieben, z. B. als Werksarzt, um gute Arbeits- und Behandlungsbedingungen für Diabetiker zu bemühen. Dem betriebs- und werksärztlichen Dienst fallen so zahlreiche Aufgaben zu. Voraussetzung ist eine gute Kooperation des Betriebsarztes mit dem behandelnden Hausarzt oder Diabetesarzt (12, 29).

Der Werksarzt kann für die Einführung und Kontrolle einer Diabetesdiät in der Werkskantine sorgen und die Möglichkeiten für eine Notfallbehandlung bei Stoffwechselentgleisung oder schweren Hypoglykämien schaffen. Ziel der Behandlung des Diabetes auch im Berufsleben muss eine ausgeglichene Stoffwechselsituation sein. Blutzuckerkontrollen während der Arbeitszeit durch den Betriebsarzt liefern wertvolle Anhaltspunkte, um die Therapie den Arbeitsbedingungen anpassen zu können, ohne dass es durch Arztbesuche oder einen Krankenhausaufenthalt zu Arbeitsausfallzeiten kommt. Ähnliche Aufgaben stellen sich auch den Ärzten, die beratend und behandelnd bei der Führung anderer größerer Organisationen, z. B. in Altersheimen und Gefängnissen (20) arbeiten.

Diabetesfachkliniken. Eine besonders auf die Bedingungen des Diabetikers abgestellte sozialmedizinische Betreuung ist in Diabetesfachkliniken möglich. Neben berufsentsprechender körperlicher Belastung (32) mit der daraus resultierenden Anpassung der Diabetestherapie können in Diabetesfachkliniken umfassend und konsequent auch vielfältige andere sozialmedizinische Aufgaben gelöst werden (30, 50), z. B. Berufsprobleme, sozialrechtliche Probleme (Rentenfragen, Schwerbehindertengesetz, Sozialhilfe, Blindenhilfe, Führerscheinfragen, Arztrecht und Alltagsfragen (häusliche Pflege, Hilfe durch die Gemeindeschwester, Essen auf Rädern, Altenheimversorgung, orthopädische Hilfsmittel u. a.). Natürlich bleibt es besondere Aufgabe und Chance von Diabetesfachkliniken, den Diabetiker in allen medizinischen und sozialmedizinischen Aspekten zu unterstützen und ihn zu befähigen, seinen Diabetes mit allen Aspekten der Selbstkontrolle und Therapie sowie der Erkennung und Behandlung von zusätzlichen Komplikationen im Alltag selbstständig zu führen und zu beherrschen.

Spezialeinrichtungen für Diabetiker. Vereinzelt wurden Spezialeinrichtungen für Diabetiker geschaffen, in denen verschiedene Einzelgruppen von Diabetikern über kürzere oder längere Zeit betreut werden können. Neben den allgemein bekannten Ferienlagern für zuckerkranke Kinder werden auch Sonderkuren für zuckerkranke Mütter durchgeführt. Außerdem gibt es an einigen Orten Schullandheime oder Lehrlingsheime für zuckerkranke Schüler und Lehrlinge. Alle Einrichtungen dienen vor allem dazu, jugendliche Diabetiker in die Probleme ihrer Krankheit einzuführen und ihnen die optimalen Behandlungsmaßnahmen näherzubringen. Oft lernen diese Diabetiker im Kreise anderer leichter und selbstverständlicher, ihre Krankheit zu akzeptieren und zu beherrschen.

Nachtkliniken. Eine weitere Möglichkeit der konzentrierteren Diabetikerbetreuung sind Nachtkliniken, in denen Zuckerkranke kurzfristig abends nach Abschluss ihrer Berufsarbeit aufgenommen werden können. Neben einer besseren Stoffwechselkontrolle ist dort auch eine intensivere und systematische Schulung möglich. Nachtkliniken nehmen eine Zwischenstellung zwischen Ambulanz und Krankenhausbehandlung ein und bieten gegenüber der Krankenhausbehandlung evtl. den Vorteil, dass der Diabetiker nicht aus seinem Tagesrhythmus gerissen wird und eine Einstellung daher unter Alltagsbelastungen eher möglich erscheint.

Diabetesberaterin. Der Beruf der Diabetesberaterin erlaubt neben der unmittelbaren Betreuung der Diabetiker auch die Übernahme von Aufgaben zur Aufklärung und Fortbildung in Krankenhäusern und Altenheimen, Schulen und Volkshochschulen, immer aber nach dem Ziel der Deutschen Diabetes-Gesellschaft eine Arbeit „im Team" für die erfolgreiche Diabetesbehandlung.

Laienorganisationen. In fast allen Ländern haben sich Diabetiker zu Laienorganisationen zusammengeschlossen. Sie haben dadurch die Möglichkeit, ihre Interessen besser zu vertreten und durchzusetzen. In Deutschland engagieren sich seit Jahrzehnten vor allem der sozialmedizinische Ausschuss der Deutschen Diabetes-Gesellschaft, der Deutschen Diabetiker-Bund und die Deutsche Diabetes-Union für die Interessen der Diabetiker. In der monatlich erscheinenden Zeitschrift „Diabetes-Journal" und den zusätzlichen Broschüren werden ebenfalls aktuelle Themen der Therapie und Kontrolle des Diabetes mellitus behandelt. Die dort regelmäßig abgedruckten Anschriften der Diabetesorganisationen ermöglichen den Kontakt zu örtlich zuständigen Gruppierungen und zu Fachausschüssen und Arbeitsgemeinschaften und damit den direkten Kontakt zu kompetenten Einrichtungen in der Diabetikerbetreuung.

Richtlinien für die Begutachtung

Trauma und Diabetes mellitus

Seit über 100 Jahren wird die Möglichkeit eines traumatisch bedingten Diabetes mellitus diskutiert. Die medizinische und versicherungsrechtliche Beurteilung traumatischer Einflüsse auf die Entstehung, Manifestation und Verschlimmerung der Zuckerkrankheit wird wesentlich durch die Erweiterung der Kenntnisse von den pathogenetischen Vorgängen bei den verschiedenen Diabetestypen bestimmt. Sie muss sich auch zukünftig immer an neuen Erkenntnissen orientieren.

Möglicher Zusammenhang zwischen Trauma und Diabetes

Unter Würdigung der Pathogenese des Diabetes muss bei einer Begutachtung über die Möglichkeiten eines Zusammenhangs zwischen einem Trauma und dem Diabetes davon ausgegangen werden, dass der Zuckerkrankheit fast immer eine diabetische Erbanlage zugrunde liegt. Daneben können selten auch andere Krankheitsursachen für das Auftreten eines Diabetes genannt werden. Dazu gehören umfangreiche Zerstörungen des Pankreas (Tumoren, Zysten und Tumormetastasen, Einschränkung der Pankreasfunktion durch Pankreatitis oder Hämochromatose) und lang anhaltende endokrine Überfunktionszustände (Akromegalie, Morbus Cushing, Cushing-Syndrom, Conn-Syndrom, Phäochromozytom, Hyperthyreose).

Trauma und Diabetes. Für die Annahme eines Zusammenhangs zwischen Trauma und Diabetes muss immer eine von außen kommende Schädigung des Kohlenhydratstoffwechsels, also ein Trauma, vorausgesetzt werden. Prinzipiell können nur solche Traumen den Kohlenhydratstoffwechsel dauerhaft stören bzw. verschlechtern, die geeignet sind, entweder das antidiabetogene Prinzip (Insulin) ganz oder wenigstens teilweise auszuschalten oder aber zu einer wesentlichen Mobilisierung diabetogener Faktoren zu führen. Für das Problem der traumatischen Diabetesbeeinflussung sind nur folgende Störungen von Bedeutung:
➤ direkte Pankreastraumen,
➤ Schädel- und Hirntraumen,
➤ Operationen,
➤ psychische Traumen,
➤ Infekte.

Pankreaszerstörung. Die traumatische Entstehung eines Diabetes mellitus ist ausschließlich über eine ausgedehnte Pankreaszerstörung möglich. Sie wurde nur extrem selten beobachtet, kann aber seit den Untersuchungen durch von Mering u. Minkowski (1889) nicht negiert werden. Die Tatsache, dass erst nach Zerstörung von mehr als 9/10 der Drüse ein Diabetes auftritt (21), unterstreicht jedoch die Seltenheit dieser Beobachtungen. Im Übrigen muss neben der Zuckerkrankheit auch eine bleibende Störung in der exokrinen Funktion des Pankreas durch das Trauma erkennbar sein.

Schwere Pankreastraumen treten in erster Linie durch Prellung, Quetschung oder Einklemmung des Oberbauchs bei Verkehrs- und Berufsunfällen auf. Sie sind jedoch ebenso selten wie eine diabetische Stoffwechselstörung nach Pankreaszerstörung durch Tumoren, Tumormetastasen und Zysten oder wie die Zerstörung der Inselzellfunktion durch Pankreatitiden, Pankreasnekrosen, -zirrhosen und -fibrosen, Hämochromatose und Amyloidose. Über diese Zusammenhänge liegen seit langem Einzelbeobachtungen vor (16, 17, 35, 39, 47).

Schädel- und Hirntraumen sind nicht in der Lage, zu einer echten traumatischen Entstehung einer Zuckerkrankheit bei Patienten ohne diabetische Erbanlage zu führen. Eine Mobilisation diabetogener Faktoren und damit die vorzeitige Manifestation oder Verschlimmerung eines Diabetes mellitus ist jedoch nach solchen Schädel- und Hirnverletzungen denkbar, die deutliche Symptome eines schweren Traumas aufweisen. Hinweise auf ein ungewöhnlich schweres Schädel- oder Hirntrauma sind z. B. Bewusstlosigkeit, Commotio cerebri, Schädelfrakturen, Blutungen aus Mund, Nase und Ohren, Brillenhämatome und Liquorfluss. Persönlichkeitsveränderungen, Störungen des Wasserhaushalts, der Sexualfunktion und des Schlaf-Wach-Rhythmus, vasomotorische Symptome, dienzephale Nachbarschaftssymptome und permanente Veränderungen im Elektroenzephalogramm unterstützen den vermuteten Zusammenhang (15, 37). Besonders muss dabei die initiale Zwangspolydipsie hervorgehoben werden, die nicht als diabetisches Frühsymptom gewertet werden darf, sondern als Zeichen eines transitorischen Diabetes insipidus aufgefasst werden muss (14). Aber auch diese Möglichkeit einer Beeinflussung des Diabetes ist ausgesprochen selten und kann – wenn überhaupt – nur in Einzelfällen angenommen werden.

Psychische Traumen. Theoretisch ist auch ein Zusammenhang zwischen psychischen Traumen und einem darauf folgenden Diabetes mellitus denkbar. Über die Mobilisierung diabetogener Faktoren kann es zu einer Regulationsstörung kommen. Bei vorhandener diabetischer Erbanlage ist daher eine vorzeitige Manifestation des Diabetes möglich. Dieser Zusammenhang ist zwar prinzipiell nicht auszuschließen, er kann jedoch nur sehr selten angenommen werden. Lediglich außergewöhnliche Ereignisse, die für den Betroffenen zu einer akuten existenziellen Notsituation führen (15), können einmal zu einer vorzeitigen Diabetesmanifestation führen. Der Zusammenhang wird weniger unwahrscheinlich, wenn auch andere zentralnervöse Störungen, wie sie u. a. beim Schädel-Hirn-Trauma genannt werden, eintreten. Letztlich kann diese prinzipiell gegebene Möglichkeit eines Zusammenhangs zwischen einem psychischen Trauma und einem Diabetes aber nur sehr selten angenommen werden, wie alle Beobachtungen in Zeiten starker seelischer Belastungen (z. B. im Krieg) gezeigt haben.

Infekte. Durch Infekte kann es zu einer vorzeitigen Manifestation und zur Verschlechterung des Diabetes mellitus kommen. Allerdings müssen Infekte und Infektionskrankheiten mit erheblichen Allgemeinreaktionen wie z. B. mit anhaltend hohem Fieber, deutlichen infektiös-entzündlichen Veränderungen der Blutzusammensetzung und Kreislaufstörungen einhergehen (14, 15), um entscheidend in die Regulation des Kohlenhydratstoffwechsels eingreifen zu können. Daneben kann es aber auch, wie klinische und tierexperimentelle Untersuchungen der früheren Jahren zeigen, zu einer spezifischen Entzündung der Pankreasinseln durch Viren kommen. Die Bedeutung dieser Befunde für die Ätiologie des Diabetes mellitus kann heute besser verstanden werden.

Andere Ursachen. Neben den genannten Möglichkeiten der Stoffwechselbeeinflussung durch exogene Faktoren wurden ganz vereinzelt auch noch andere Ursachen für eine vorzeitige Diabetesmanifestation diskutiert. Der Zusammenhang zwischen Vergiftungen (23, 50) oder elektrischen Unfällen und Verbrennungen (2) und einer darauf folgenden vorzeitigen Diabetesmanifestation oder einer Verschlechterung der diabetischen Stoffwechsellage kann nur dann angenommen werden, wenn die exogenen Einflüsse nach Art und Schwere geeignet waren, diabetogene Faktoren zu mobilisieren.

Medizinische Bewertung des Zusammenhangs

Für die Begutachtung des Zusammenhangs zwischen einem Trauma und der Zuckerkrankheit ist es erforderlich, die medizinisch-naturwissenschaftlichen und juristischen bzw. versicherungsrechtlichen Begriffe zu definieren. Dazu sind in der Literatur mehrfach klare Begriffsbestimmungen und Begrenzungen zu finden (14, 15, 31, 37). Als Trauma muss – medizinisch definiert – eine Schädigung angesehen werden, die geeignet ist, die Regulation des Kohlenhydratstoffwechsels zu stören. Es muss in der Lage sein, entweder das antidiabetogene Prinzip (Insulin) teilweise bzw. ganz auszuschalten oder diabetogene Faktoren zu mobilisieren. Beim Zusammentreffen von Trauma und Diabetes müssen 4 Möglichkeiten des Zusammenhangs streng voneinander getrennt werden:

➤ Das Trauma kann Ursache des Diabetes mellitus sein. Dies ist nur durch eine Zerstörung von mehr als 9/10 des Pankreas möglich. Lediglich in diesem Zusammenhang kann von einer traumatischen Entstehung der Zuckerkrankheit bzw. von einem echten traumatischen Diabetes gesprochen werden. Dieser traumatische Diabetes ist eine ausgesprochene Rarität.
➤ Durch ein Trauma kann es zur vorzeitigen Manifestation eines genetisch angelegten Diabetes kommen. Diese Möglichkeit ist durch Schädigung des Pankreas oder anderer Teile des Regulationssystems gegeben. Auch für die vorzeitige Manifestation durch ein Trauma gibt es nur Einzelbeobachtungen.
➤ Ein schon manifester Diabetes kann durch ein Trauma verschlimmert werden. Auch diese nur selten zu beobachtende traumatische Verschlimmerung einer

bereits bestehenden diabetischen Stoffwechselstörung setzt eine Schädigung des Regulationssystems voraus.
➤ Schließlich ist auch die sicher wohl häufigste, zufällige Koinzidenz von Trauma und Diabetes mellitus zu nennen, bei der trotz einer engen zeitlichen Verbindung zwischen dem Trauma und der Störung des Kohlenhydratstoffwechsels kein kausaler Zusammenhang gegeben ist.

Versicherungsrechtliche Kriterien bei der Begutachtung

Sozialversicherungsrecht. Für die versicherungsrechtliche Begriffsbestimmung können die medizinisch eindeutigen Definitionen nicht sinngemäß übernommen werden. Im Bereich der Unfallversicherungen und des Versorgungswesens, d. h. im Sozialversicherungsrecht, gilt die „Kausaltheorie der wesentlichen Bedingungen". Sie besagt, dass als Ursache einer Krankheit nur die Schädigung (schädigender Vorgang) anerkannt werden kann, die mit ausreichender Wahrscheinlichkeit eine wesentliche Bedingung für die Krankheitsentstehung war.

Bundesentschädigungsgesetz. Im Bundesentschädigungsgesetz ist dagegen die „Adäquanztheorie" maßgebend. Ein ursächlicher Zusammenhang zwischen Schädigung und Krankheit ist danach mit ausreichender Wahrscheinlichkeit nur gegeben, wenn die Schädigung eine notwendige Bedingung für die Krankheit ist, wenn die Krankheit der Verfolgung adäquat ist bzw. die Verfolgung geeignet war, die Krankheit herbeizuführen, und wenn durch die Schädigung eine erhöhte Erkrankungsgefahr gegeben war.

Ein medizinisch-naturwissenschaftlich klar abgrenzbarer Zusammenhang wird also versicherungsrechtlich unterschiedlich definiert. Einheitlich wird lediglich der medizinische Tatbestand einer traumatischen Diabetesentstehung bewertet. Ist der Diabetes durch das Trauma verursacht worden, dann gilt das Trauma in beiden Rechtsbereichen als alleinige und voll entschädigungspflichtige Krankheitsursache.

Verschlimmerung. Für eine vorzeitige Diabetesmanifestation durch ein Trauma ist nach der Adäquanztheorie nur die Alternative gegeben, das Trauma als wesentliche Mitursache anzuerkennen oder als unwesentliche Teilursache abzulehnen. Im Sozialversicherungsrecht wird für die Bewertung der vorzeitigen Manifestation der Begriff der Verschlimmerung angewendet. Eine Verschlimmerung kann vorübergehend, einmalig abgegrenzt oder richtunggebend sein. Die vorübergehende Verschlimmerung ist nicht entschädigungspflichtig. Ist das Trauma jedoch als „wesentliche Teilursache" (15) für eine einmalige abgegrenzte Verschlimmerung anzusehen, muss ein in Prozenten ausgedrückter Anteil an der Gesamtminderung der Erwerbsfähigkeit anerkannt werden. Bei einer richtunggebenden Verschlimmerung werden die gesamte Minderung der Erwerbsfähigkeit und jede später eintretende Verschlimmerung der Krankheit als Schädigungsfolgen anerkannt.

Wenn das Trauma nach medizinischer Erkenntnis zur Verschlimmerung einer bereits bestehenden Zuckerkrankheit geführt hat, wird nach der Adäquanztheorie zwischen einer einmaligen abgegrenzten und einer richtunggebenden Verschlimmerung unterschieden. Bei einer einmaligen abgegrenzten Verschlimmerung wird das Leiden nur im Umfang der Verschlimmerung, bei einer richtunggebenden Verschlimmerung dagegen vom Zeitpunkt der Verschlimmerung an in vollem Umfang anerkannt. Im Sozialversicherungsrecht entspricht die Beurteilung der Diabetesverschlimmerung der Bewertung einer vorzeitigen Krankheitsmanifestation.

„**Grad der Behinderung**". Mit dem „Grad der Behinderung" (GdB) wird das Maß der Schädigung durch ein Trauma beschrieben. Bei der Beurteilung des GdB sollten weniger die Therapieform sondern vor allem die Einstellbarkeit des Diabetes und die vorliegenden Komplikationen der Zuckerkrankheit berücksichtigt werden (15, 29, 37).

Richtlinien für die ärztliche Begutachtung

Voraussetzungen. Vom damaligen Deutschen Diabetes-Komitee wurden erstmals im Jahr 1961 „Richtlinien zur Begutachtung eines Zusammenhangs zwischen Trauma und Diabetes mellitus" erarbeitet (15). Darauf basieren die im Folgenden zusammengestellten, nach weiteren Veröffentlichungen modifizierten (14, 31, 36, 37) Voraussetzungen und Bedingungen, die bei der Beurteilung des Zusammenhanges zwischen Trauma und Diabetes berücksichtigt werden müssen. Die Begutachtung eines Zusammenhanges zwischen Trauma und Diabetes mellitus muss von folgenden Voraussetzungen ausgehen:
➤ Der Diabetes mellitus ist eine Stoffwechselkrankheit, in deren Mittelpunkt ein absoluter oder relativer Insulinmangel steht.
➤ Der Diabetes mellitus beruht fast immer auf einer erblichen Veranlagung.
➤ Die diabetische Erbanlage allein genügt nicht immer zur Krankheitsmanifestation. Als mittelbare Manifestationsursachen kommen endogene Einflüsse (z. B. hormonelle Krisenzeiten) und exogene Faktoren (z. B. Ernährung, Infekte, Operationen, Unfälle) infrage.
➤ Obwohl alle statistischen Erfahrungen dagegen sprechen, dass ungewöhnliche exogene Ereignisse (Traumen) gegenüber endogenen und banalen exogenen Einflüssen eine Bedeutung als Manifestationsursache haben, kann ein solcher Zusammenhang in Einzelfällen gegeben sein.
➤ Die Begutachtung muss daher individuell und unter kritischer Würdigung der besonderen Umstände im Einzelfall erfolgen.

Mögliche Beziehungen zwischen Trauma und Diabetes. Für die Beziehungen zwischen Trauma und Diabetes ergeben sich grundsätzlich 4 Möglichkeiten:
➤ die zufällige Koinzidenz von Trauma und Diabetes mellitus,

- ▶ das Trauma als Entstehungsursache des Diabetes (echter traumatischer Diabetes),
- ▶ das Trauma als Manifestationsursache eines Diabetes (traumatisch bedingte vorzeitige Manifestation der erblich angelegten Zuckerkrankheit),
- ▶ das Trauma als Verschlimmerungsursache eines schon bestehenden manifesten Diabetes.

Medizinische Beurteilung eines Zusammenhangs. Bei der medizinischen Beurteilung eines Zusammenhangs zwischen Trauma und Diabetes mellitus ist Folgendes zu beachten:
- ▶ Ein echter traumatischer Diabetes kann nur unter folgenden Bedingungen anerkannt werden:
  - Eine diabetische Erbanlage muss – soweit möglich – ausgeschlossen werden. Vor dem Trauma dürfen keine diabetischen Symptome bestanden haben.
  - Das Trauma muss nach Schwere, Lokalisation und Auswirkungen geeignet sein, durch unmittelbare und ausgedehnte Schädigung des Pankreas die Insulinproduktion ganz oder fast vollständig auszuschalten („geeignetes Trauma"). Diese Schädigung muss detailliert und eindeutig belegt werden.
  - Zwischen Trauma und nachfolgendem Diabetes muss eine unmittelbare zeitliche Beziehung bestehen, die in den Richtlinien des damaligen Deutschen Diabetes-Komitees (15) auf 3 Monate festgesetzt wurde.
  - Nach dem Trauma muss ein permanenter Diabetes nachweisbar bleiben.
  - Neben der Zuckerkrankheit muss eine Störung in der exokrinen Funktion des Pankreas erkennbar sein.
- ▶ Eine traumatisch bedingte vorzeitige Diabetesmanifestation setzt folgende Bedingungen voraus:
  - Eine diabetische Erbanlage muss wahrscheinlich sein.
  - Vor dem Trauma dürfen keine diabetischen Symptome bestanden haben.
  - Die besonderen Begleitumstände, die zu dem Trauma geführt haben, müssen „schwer" oder „außergewöhnlich" gewesen sein. Diese Kriterien sind erfüllt, wenn neben der diabetischen Stoffwechselstörung auch andere schwere Veränderungen (z. B. zentralnervöse Störungen bei Schädel-Hirn-Traumen) durch das Trauma verursacht wurden.
  - Das Trauma muss geeignet sein, die Insulinproduktion wenigstens teilweise auszuschalten oder diabetogene Faktoren zu mobilisieren.
  - Das Intervall zwischen Trauma und Diabetes darf nicht mehr als 3 Monate, bei einem psychischen Trauma nicht mehr als 6 Wochen betragen.
  - Nach dem Trauma muss ein permanenter Diabetes bestehen bleiben.
- ▶ Die traumatisch bedingte Verschlechterung eines manifesten Diabetes mellitus kann nur unter folgenden Bedingungen anerkannt werden:
  - Vor dem Trauma müssen diabetische Symptome bestanden haben.
  - Das Trauma muss geeignet sein, die ggf. teilweise noch vorhandene Insulinproduktion weiter einzuschränken bzw. auszuschalten oder diabetogene Faktoren zu mobilisieren.
  - Das Intervall zwischen Trauma und Beginn der nachfolgenden Verschlechterung des Diabetes darf nicht mehr als 3 Monate betragen.
  - Nach dem Trauma muss es zu einer anhaltenden Stoffwechselverschlechterung oder zu Krankheitskomplikationen kommen, die therapeutisch nicht mehr voll auszugleichen sind.

Versicherungsrechtliche Bewertung eines Zusammenhangs. Bei der versicherungsrechtlichen Bewertung eines Zusammenhangs zwischen Trauma und Diabetes mellitus ist Folgendes zu beachten:
- ▶ Ist das Trauma alleinige Ursache eines Diabetes mellitus (echter traumatischer Diabetes), dann wird es als voll entschädigungspflichtige Ursache für den Diabetes und für später auftretende Diabeteskomplikationen anerkannt.
- ▶ Liegt nach medizinischer Definition eine traumatisch bedingte vorzeitige Diabetesmanifestation vor, dann wird im Rahmen von Bundesentschädigungsverfahren das Trauma nur dann als entschädigungspflichtige Krankheitsursache anerkannt, wenn es mindestens zu 1/4 an dem Auftreten des Diabetes mellitus beteiligt war und die Zuckerkrankheit und ihre später auftretenden Komplikationen damit wesentlich mitverursacht hat.
- ▶ Im Bereich des Sozialversicherungswesens ist bei der Bewertung dieses Zusammenhangs eine vorübergehende Verschlimmerung nicht entschädigungspflichtig. Eine einmalige abgegrenzte Verschlimmerung ist in der Regel ohne zeitliche Begrenzung, aber auch ohne eine Erhöhung des GdB durch später auftretende Krankheitskomplikationen entschädigungspflichtig. Eine richtunggebende Verschlimmerung ist unter Einschluss aller später auftretenden Komplikationen für die gesamte Krankheitsdauer anzuerkennen.
- ▶ Für die traumatisch bedingte Verschlimmerung eines vor dem Trauma schon bestehenden manifesten Diabetes erfolgt die Bemessung des GdB einheitlich in beiden Rechtsbereichen. Ist der Zusammenhang zwischen Trauma und Diabetesverschlechterung medizinisch gesichert, dann kann versicherungsrechtlich eine einmalige abgegrenzte oder eine richtunggebende Verschlimmerung vorliegen. Die Bewertung erfolgt nach den Richtlinien, die für die Beurteilung einer traumatisch bedingten vorzeitigen Manifestation im Rahmen von Sozialversicherungsverfahren angewandt werden.
- ▶ Für den Grad der Behinderung (GdB) sollten vor allem die Einstellbarkeit und die möglichen Komplikationen der Zuckerkrankheit berücksichtigt werden. Der GdB beträgt in der Regel
  - bei gut einstellbarem Diabetes ohne Komplikationen 0%,
  - bei gut einstellbarem Diabetes mit einer diabetischen Retinopathie Grad I 0–10%,
  - bei gut einstellbarem Diabetes mit einer diabetischen Retinopathie Grad II 10–40%,
  - bei gut einstellbarem Diabetes mit einer diabetischen Retinopathie Grad III 40–100%,

– bei schlecht einstellbarem Diabetes (insbesondere „brittle diabetes") ohne Komplikationen 50–100%,
– bei schlecht einstellbarem Diabetes (insbesondere „brittle diabetes") mit Gefäßkomplikationen bis 100%.

Forensische Probleme

Hypoglykämie als Ursache von Verhaltensauffälligkeiten. Der Diabetes mellitus, seine chronischen Komplikationen und vor allem die Auswirkungen seiner Behandlung – d. h. vor allem Hypoglykämien – führen selten zu Situationen, in denen der Diabetiker mit den Strafgesetzen in Konflikt gerät und zivil- oder strafrechtlich zur Verantwortung gezogen werden muss. Meist wird eine therapiebedingte Hypoglykämie als Ursache für ein auffälliges Verhalten beschrieben.

Vor allem die psychopathologischen Symptome der Hypoglykämie weisen auf die forensische Bedeutung hypoglykämischer Zustände hin. Von psychiatrischer Seite wird heute eine dynamische Betrachtungsweise gefordert und bei der Beurteilung der psychopathologischen Symptome und ihrer Abhängigkeit von der Schwere der Hypoglykämie die Lehre von den Durchgangssyndromen (27) zugrunde gelegt.

Als Folge dieser vorübergehenden psychopathologischen Veränderung kam es – selten – zu auffälligen Verhaltensweisen und – sehr selten – zu Straftaten. So sind durch kasuistische Mitteilungen Eigentumsdelikte, Brandstiftung, sexuelle Entgleisungen, Gewaltdelikte, Disziplinwidrigkeiten, Versäumnisse, Ordnungsverstöße u. Ä. belegt (Übersicht bei 42).

Viel diskutiert wird auch das Problem der Kraftfahrtauglichkeit bzw. der Straßenverkehrsdelikte im hypoglykämischen Zustand. Von Bedeutung sind schließlich die Beeinträchtigung der Verantwortlichkeit im zivilrechtlichen Bereich, z. B. die Frage der Geschäfts-, Testier- und Zeugnisfähigkeit während hypoglykämischer Zustände, und die Probleme der Berufswahl und Umschulung.

Verantwortlichkeit. Für den Diabetiker können sich nach rechtsrelevanten Fehlhandlungen im hypoglykämischen Zustand also strafrechtliche und zivilrechtliche Konsequenzen ergeben. Das übergeordnete Problem, dem in diesem Zusammenhang Bedeutung zukommt und das sich auch dem ärztlichen Gutachter stellt, ist die Frage nach der Verantwortlichkeit des Patienten. Sie wird im Strafrecht durch die Beurteilung der Zurechnungsfähigkeit (§§ 20 u. 21 StGB, § 3 JGG, § 42b StGB) und im Zivilrecht durch die Beurteilung der Deliktfähigkeit (§ 87 und § 828 BGB) geklärt.

Nachweis der Hypoglykämie. Besonders schwer ist die gutachterliche Stellungnahme zu diesem Zusammenhang. Als Gutachter muss der Arzt zunächst entscheiden, ob bei dem Patienten während der Tatzeit eine Hypoglykämie vorgelegen hat oder als wahrscheinlich anzusehen ist. Sodann muss er feststellen, ob ein im hypoglykämischen Zustand straffällig gewordener Patient für das Auftreten der Hypoglykämie verantwortlich war. Der Nachweis eines hypoglykämischen Zustands zum Zeitpunkt der Straftat ist fast nie unmittelbar zu führen, da nur in seltenen Fällen, meist parallel zu einer Alkoholbestimmung nach Verkehrsdelikten, auch Blutglucoseuntersuchungen veranlasst werden. So ist nur ein mittelbarer Nachweis möglich, der sich meist sehr schwierig führen lässt. Durch eine subtile Anamnese, ausführliche internistische und psychiatrische Untersuchungen und geeignete Stoffwechseluntersuchungen muss festgestellt werden, ob der Patient zu Hypoglykämien neigt, ob sich aus den Begleitumständen zur Tatzeit überzeugende Hinweise dafür ergeben, dass damals tatsächlich ein hypoglykämischer Zustand vorgelegen hat und ob während artifiziell erzeugten Hypoglykämiephasen bei dem Patienten psychopathologische Symptome auftreten (z. B. 38, 42, 43).

Weitere forensische Probleme. Ein sehr seltenes forensisches Problem ist die Einnahme blutzuckersenkender Medikamente in suizidaler Absicht oder ihre Verabreichung unter Mordabsicht. Als seltenes forensisches Problem muss in diesem Zusammenhang auch noch die Hypoglycaemia factitia genannt werden (Kap. 36). Sie kann in der Regel nur durch Spezialuntersuchungen und durch den überzeugenden Nachweis, dass blutzuckersenkende Medikamente heimlich zugeführt wurden, auch dem psychopathologischen Patienten gegenüber mit Erfolg bestätigt werden.

Literatur

1 Anhaltspunkte für die ärztliche Gutachtertätigkeit im sozialen Entschädigungsrecht und nach dem Schwerbehindertengesetz. Bundesministerium für Arbeit und Sozialordnung. Köllen, Bonn 1996
2 Anonymus: Hyperglycemia and diabetes after burns. Lancet 1965
3 Baark, H.: Zeitlich richtige Einnahme von Medikamenten bei interkontinentalen Flügen. Dtsch. Ärztebl. 68 (1971) 2126–2136
4 Baark, H.: Travel and diabetes. IDF-Bulletin 3, 1983
5 „Begutachtungs-Leitlinien zur Kraftfahrereignung" des Gemeinsamen Beirates für Verkehrsmedizin beim Bundesminister für Verkehr, Bau und Wohnungswesen und beim Bundesminister für Gesundheit (6. Auflage des ehem. Gutachtens „Krankheit und Kraftverkehr"). Herausgeber: Bundesanstalt für Straßenwesen, Bergisch-Gladbach, 2000
6 Bertram, F., R. Pannhorst: Mahnung an alle insulinspritzenden Autofahrer. Diabetiker 7 (1957) 135; 9 (1959) 255
7 Chanteleau, E.: Diabetes und Führerschein. Versicherungsmedizin 43 (1991) 6
8 Cockram, C. S., T. Dutton, P. H. Sönksen: Driving and diabetes. Diabet. Med. 3 (1986) 137
9 Delbrück, H., E. Haupt: Rehabilitationsmedizin, Therapie und Beratungskonzepte bei chronischen Krankheiten. 2. Auflage, Urban & Schwarzenberg, München 1998
10 Dienstblatt der Bundesanstalt für Arbeit: Runderlaß 96, 1979
11 Dornbusch, H. L.: Das Leistungsniveau in AnV, ArV und KnRV. Angestelltenversicherung Heft 8/9 (1979) 321–328
12 Finck, H., L. Malcherczyk: Diabetes und Soziales. Ein praktischer Ratgeber für alle Diabetiker und ihre Angehörigen, 3. Aufl. Kirchheim, Mainz 2002
13 Haupt, E.: Rehabilitation bei Stoffwechselkrankheiten und endokrinen Krankheiten. In Delbrück, H., E. Haupt: Rehabilitationsmedizin, Therapie- und Beratungskonzepte bei

chronischen Krankheiten. 2. Auflage, Urban & Schwarzenberg, München 1998
14 Irmscher, K., K. Jahnke, K. Oberdisse, H. Zimmermann: Die traumatische Entstehung und Begutachtung endokriner Erkrankungen. In: Bürkle, H., M. Schwaiger: Handbuch der gesamten Unfallheilkunde, 3. Aufl. Bd. II. Enke, Stuttgart 1996 (S. 304–355)
15 Jahnke, K., K. Oberdisse: Die Begutachtung des Zusammenhangs zwischen Trauma und Diabetes mellitus. Dtsch. med. Wschr. 86 (1961) 2358–2366
16 Joslin, E. P., H. F. Root, P. White, A. Marble: The Treatment of Diabetes mellitus, 10th ed. Lea & Febiger, Philadelphia 1959
17 Katsch, G.: Handbuch der inneren Medizin, 4. Aufl., Bd. III/2. Springer, Berlin 1953
18 Katsch, G.: Zur bedingten Gesundheit des Diabetikers. Banting-Gedächtnisrede. In: Diabetes mellitus, Proc. I–II Congr. Internat. Diab. Fed. Thieme, Stuttgart 1959
19 Kohlhaas, M.: Arzt und kranke Kraftfahrer. Med. Welt 22 (1971) 1357–1358
20 MacFarlane, I. A., G. V. Gill, E. Masson, N. H. Tukker: Diabetes in prison: Can good diabetic care be achieved? Brit. med. J. 304 (1992) 152
21 von Mering, J., O. Minkowski: Diabetes nach Pankreasexstirpation. Arch. exp. Pathol. Pharmakol. 26 (1889/1890) 371
22 Oberdisse, K.: Fahrtauglichkeit bei Diabetikern, die Insulin verwenden. Zbl. Verkehrsmed. 6 (1960) 67–71
23 Paeslack, V.: Diabetes mellitus nach Kohlenmonoxydvergiftung. Schweiz. med. Wschr. 91 (1961) 946–949
24 Pannhorst, R.: Der Insulindiabetiker und seine Fahrtauglichkeit im Kraftverkehr. Dtsch. med. Wschr. 14 (1963) 772–776
25 Petersohn, F.: Grundlagen der Beurteilung der Fahrtüchtigkeit und Entzug der Fahrerlaubnis aus der ärztlichen Sicht. In: Wagner, K., H. J. 6 Wagner: Handbuch der Verkehrsmedizin. Springer, Berlin 1968 (S. 174–217)
26 Petrides, P.: Sozialmedizinische Probleme. In Oberdisse, K.: Handbuch der inneren Medizin, Diabetes mellitus, 5. Aufl., Bd. VII/2 B. Springer, Berlin 1977 (S. 1147)
27 Petrides, P.: Empfehlungen zur Beratung über Berufswahl und Berufsausübung von Diabetikern. Dtsch. med. Wschr. 109 (1984) 1499
28 Petrides, P.: Empfehlungen zur Beratung über Berufswahl und Berufsausübung von Diabetikern. Diabetol.-Inform. 8 (1986) 35
29 Petrides, P.: Der Diabetiker im Erwerbsleben. In Konietzko, J., H. Dupnis: Handbuch der Arbeitsmedizin. Ecomed, Landsberg 1990
30 Petzoldt, R., B. Kolbe: Sozialmedizinische Betreuung von Diabetikern. Fortschr. Med. 104 (1986) 876
31 Petzoldt, R., K. Schöffling: Diabetes, Trauma und Begutachtung. In Oberdisse, K.: Handbuch der inneren Medizin, Diabetes mellitus, 5. Aufl., Bd. VII/2 B. Springer, Berlin 1977 (S. 1179)
32 Petzoldt, R., A. Wessel: Diabeteseinstellung unter Berufsbedingungen. Dtsch. med. Wschr. 110 (1985) 323
33 Ratner, R. E., F. W. Whitehouse: Motor vehicles, hypoglycemia, and diabetic drivers. Diabet. Care 12 (1989) 271
34 Rauschelbach, H. H., J. Pohlmann: Anhaltspunkte für die ärztliche Begutachtung Behinderter. Bundesminister für Arbeit und Sozialordnung 1977 (S. 8)
35 Schöffling, K.: Trauma und Diabetes mellitus. Med. Welt 16 (1960) 797–804
36 Schöffling, K.: Die Begutachtung des Diabetes mellitus. Dtsch. med. Wschr. 91 (1966) 694
37 Schöffling, K., R. Petzoldt: Trauma und Diabetes. In Pfeiffer, E. F.: Handbuch des Diabetes mellitus, Bd. II. Lehmann, München 1971
38 Schrappe, O.: Das hypoglykämische Syndrom. Forensisch-psychiatrischer und psychopathologischer Beitrag. Fortschr. Neurol. Psychiat. 31 (1963) 523–548
39 Siede, W.: Trauma als Ursache parenchymatöser Leber- und Bauchspeicheldrüsenerkrankungen. Dtsch. Z. Verdau. u. Stoffwechselkr. 6 (1942) 92
40 Songer, T. J., R. E. La Porte, J. S. Dormann, T. J. Orchard, K. J. Cruickshanks, D. J. Becker, A. L. Drash: Motor vehicle accidents and IDDM. Diabet. Care 11 (1988) 701
41 Steel, J. M.: Driving and diabetes mellitus. In Pickup, J., W. Garreth: Textbook of Diabetes II. Blackwell, Oxford 1991
42 Stutte, H.: Das Blutzuckermangelsyndrom in seiner forensischen Bedeutung. Mschr. Kriminol. 48 (1965) 67–88
43 Stutte, H.: Die Psychologie hypoglykämischer Zustandsbilder in bezug auf ihre rechtlichen Auswirkungen. Fortschr. Med. 84 (1966) 450–452
44 Wagner, H. J.: Arztrecht im Rahmen der Verkehrsmedizin. In Wagner, K., H. J. Wagner: Handbuch der Verkehrsmedizin. Springer, Berlin 1968 (S. 108–121)
45 Willms, G., M. Berger: Prognose, Krankenhausaufenthalts- und Arbeitsplatzunfähigkeitszeiten bei Diabetes mellitus vom Typ I. Lebensversicherungsmedizin 39 (1987) 169
46 Witt, J. J.: Hypoglycemic reactions in traffic accidents. News Bull. (International Diabetes Federation) 16 (1971) 146–147
47 Woehrmann, W.: Diabetes bei und nach Gallenblasenerkrankungen (nach Beobachtungen an 703 Diabetikern). Z. klin. Med. 108 (1928) 646
48 Ysander, L.: Sick and handicapped drivers. A study on the risk of sudden illness of the wheel and on the frequency of road accidents and traffic offences in chronically sick, disabled and elderly drivers. Acta chir. scand. Suppl. 409, 1970
49 Zentrale Dienstvorschrift (ZDv) 46/1 „Bestimmungen für die Durchführung der ärztlichen Untersuchung bei Musterung und Diensteintritt von Wehrpflichtigen, Annahme und Einstellung von freiwilligen Bewerbern sowie bei Entlassung von Soldaten". ZDv 46/1. Bonn 1979
50 Ziegelasch, H.-J., A. Dempe, K. Gulbin, J. Buhr: Ausgewählte sozialmedizinische Probleme des Diabetikers. Z. Alternsforsch. 43 (1988) 79

40 Psychosoziale Aspekte und Krankheitsbewältigung

S. Waadt und F. Strian

Das Wichtigste in Kürze

- Psychosoziale Belastungen resultieren aus Diät- und Behandlungsanforderungen, akuten Stoffwechselentgleisungen (Hypo- und Hyperglykämien) und aus der Sorge um oder dem Auftreten von Folgeerkrankungen und Behinderungen.
- Psychische Faktoren können direkt (z. B. über Stresshormone) oder indirekt über die Selbstkontrolle der Behandlung (z. B. über „Kontroll- und Gesundheitsüberzeugungen") die Stoffwechsellage beeinflussen.
- Psychische Störungen sind bei Patienten mit Diabetes mellitus nicht häufiger als bei Patienten mit anderen chronischen Erkrankungen, aber häufiger als bei Stoffwechselgesunden und können dann schwerwiegende Komplikationen heraufbeschwören.
- Bei ausgeprägten psychosozialen Belastungen oder psychischen Störungen ist eine Psychotherapie bzw. Verhaltenstherapie notwendig und Erfolg versprechend. Diese Therapie muss problemorientiert erfolgen, also psychosoziale, diabetologische und neurobiologische Faktoren berücksichtigen.
- Beispiele problemorientierter Verhaltenstherapie beim Diabetes mellitus sind das Wahrnehmungstraining bei gestörter Hypoglykämiewahrnehmung, Entspannungs- und Expositionstraining bei Hypoglykämieangst, Stressmanagement, Ernährungsmanagement, kognitive Umstrukturierung und Coping-Techniken bei fehlender Krankheitsakzeptanz.

Mit einer chronischen Erkrankung leben

Die lebenslange „Gesundheit mit Einschränkungen" und die nach langer Krankheitsdauer oft auch schweren Folgeerkrankungen des Diabetes mellitus erfordern eine ständige Anpassung und Bewältigung in vielfältigen Lebensbereichen. Eindeutig zeigt sich die Häufigkeit psychosozialer und emotionaler Anpassungsstörungen bei Erwachsenen mit Diabetes im Vergleich zu Stoffwechselgesunden erhöht, gleichzeitig verhältnismäßig geringer als bei anderen chronischen Erkrankungen wie z. B. Polyarthritispatienten (13, 33, 41, 45, 46). Es wurden erhöhte Prävalenzen klinischer Depressionen gefunden, sogar eine im Vergleich zur Normalbevölkerung um bis zu 3fach erhöhte Selbsttötungsrate (42) und eine auffällige Häufung von Angst- und Essstörungen (13, 40). Damit in Verbindung stehen meist ungünstiges Gesundheitsverhalten und schlechte Stoffwechselkontrolle (46). Dagegen waren bei Kindern und Jugendlichen mit und ohne Diabetes keine stereotypen Unterschiede nachweisbar (42). Für diese Gruppe stellen vor allem Belastungen des gesamten Familiensystems erhöhte Interventionsanforderungen an ein Behandlungsteam (42).

Fragebögen zur Belastungserfassung

Die zum Teil jedoch recht divergierenden Ergebnisse resultieren nicht zuletzt daraus, dass die eingesetzten Erhebungsinstrumente kaum diabetesspezifisch oder untereinander wenig vergleichbar waren. Damit Problemlagen spezifisch erfasst werden können, wurden in den letzten Jahren eine ganze Reihe von Fragebögen entwickelt, wovon einige in Tab. 40.1 dargestellt sind.

Während allgemein gültige, psychologisch/psychiatrische Fragebögen, wie z. B. die häufig eingesetzte SCL-90-R (Symptom-Check-List, psychiatrische Symptombilder wie „Somatisierung", „Depression", „generalisierte Angst", „Zwangsgedanken/-handlungen" etc., 14) den Vergleich mit anderen chronischen Erkrankungen erlauben, erreichen diese diabetesspezifischen Messinstrumente einen hohen Grad an Patientenakzeptanz und können spezifische und änderungssensitive Informationen für Patienten und Therapeuten bereitstellen. Die meisten der angesprochenen Fragebögen zielen allerdings primär auf die Therapiezufriedenheit ab und lassen das bereits bestehende Angebot an Therapien beurteilen.

FBD-R. Ein patientenorientiertes Instrument, das im deutschsprachigen Raum entwickelt wurde, ist der FBD-R. Dabei handelt es sich um einen „Fragebogen zu Alltagsbelastungen bei Diabetes", mit dessen Hilfe Patienten aus eigener Sicht psychosoziale und emotionale Belastungen im Alltag näher präzisieren können. Der Fragebogen ist sowohl für insulinpflichtige als auch für nichtinsulinpflichtige Patienten geeignet, leicht auszufüllen, auszuwerten und zu interpretieren.

Bei den diabetesspezifischen Problemen gibt der Patient an, welche Belastungen er erlebt und wie stark er sich dadurch belastet fühlt (1: „Trifft zu und belastet mich kaum" bis 5: „Trifft zu und belastet mich sehr stark" [Abb. 40.1]). Die vorliegende revidierte Fragebogenversion enthält 45 solcher Belastungssituationen, die zu 8 Belastungsbereichen zusammengefasst werden können. Diese ökonomisch einsetzbare Kurzfassung des

Tab. 40.1 Auswahl von diabetesspezifischen Fragebögen zur Erfassung psychosozialer Belastungen bei Menschen mit Diabetes mellitus

Fragebogen	Autor	Items/Skalen	Zielgruppe*	Gemessenes Konstrukt
Att39 Diabetes Adjustment and Attitude Scale	Dunn et al. (1986)	42/7	IDDM	emotionale Anpassung
Barriers to Regimen Adherence Scale BAS	Glasgow et al. (1995)	15/4	IDDM	psychosoziale Selbstbehandlungsbarrieren
Diabetes Quality of Life Scale	Jacobson et al. (1994)	46/4	T1, T2	diabetesbezogene Lebensqualität
Well-Being Questionnaire	Bradley (1994)	22/4	T2	Depression, Angst, positives Wohlbefinden
Diabetes 39	Hirsch (1996)	17/4	T2	Lebensqualität: Beeinträchtigung der Behandlung, Körper, Stress, Stimmung
Diabetes Health Profile	Meadows (1996)	32/3	T1, T2	psychologische Belastung, Barrieren gegen Aktivität, Enthemmung bzgl. Essen
Fragebogen zu Alltagsbelastungen bei Diabetes mellitus, FBD-R	Herschbach et al. (1997)	45/8	T1, T2	Alltagsbelastungen, emotional, kognitiv, verhaltensmäßig
Diabetes Lebensqualität	Bott et al. (1998)	44/7	T1	basierend auf FBD Alltasbelastungen
Hypoglycemia Fear Survey (HFS)	Cox et al. (1987)	27/2	IDDM	Angst vor Hypoglykämien, Vermeidungsverhalten
IPC-Diabetes-Fragebogen	Kohlmann et al. (1990)	34/3	T1, T2	krankheitsspezifische Kontrollüberzeugungen: Internalität, Personenabhängigkeit, Schicksal
Diabetes Empowerment Scale (DES)	Anderson et al. 2000	28/3	T1, T2	Selbsteffektivität: Änderungsbereitschaft, Zielsetzung, psychosoziale Aspekte bearbeiten
Progredienzangst (PAF)	Waadt et al. 2001	43/5	T1, T2	Angst vor Folgeerkrankungen und Krankheitsprogredienz

* T1 = Typ-1-Diabetiker, T2 = Typ-2-Diabetiker, IDDM = insulinpflichtige Patienten

FBD-R ist bereits an über 2000 Patienten mit Diabetes validiert (18, 31).

Alltagsbelastungen

In einer Studie über die häufigsten und schwerwiegendsten Alltagsbelastungen wurden 617 Patienten mit Diabetes (392 Typ 1, 225 Typ 2; durchschnittliches Alter 42,6 ± 17,4 Jahre, 337 weiblich, durchschnittliche Krankheitsdauer 11,7 ± 10,6 Jahre, bei 51% bereits mindestens eine diagnostizierte Spätkomplikation) mit der 90 Items langen, noch 10 Skalen umfassenden Forschungsversion des FBD befragt. Es zeigte sich, dass ca. 50% aller Patienten mit ihrer Erkrankung und Behandlung gut zurechtkamen. Die andere Hälfte erlebte gravierende Belastungen, die nicht nur die Lebensqualität deutlich einschränkten, sondern sich auch in einer weniger guten Stoffwechselkontrolle äußerten. So fühlen sich 60% durch die Angst vor Folgeerkrankungen und der Zukunft belastet (vgl. auch „Progredienzangst"; 33, 73, 19), 50% durch Diät- und Selbstbehandlungsprobleme, 40% durch Probleme mit Hypoglykämien (32, 69). Der Ausprägungsgrad in den einzelnen Belastungsbereichen folgte der gleichen Reihenfolge und ist in Abb. 40.2 zu sehen (18). Verschiedene Erkrankungsgruppen unterschieden sich dabei deutlich in der Ausprägung verschiedener Belastungsthemen: So fühlten sich Typ-1-Patienten mit mehr als 5-jähriger Erkrankungsdauer besonders stark durch Hypoglykämieprobleme belastet, insulinbehandelte Typ-2-Patienten dagegen besonders durch Probleme mit Selbstbehandlung und Diäthaltung.

Um die klinische Bedeutung solcher Alltagsbelastungen zu zeigen, sollen wichtige Belastungsthemen näher erläutert werden.

Hypoglykämien. Probleme im Zusammenhang mit Hypoglykämien können sehr vielfältig sein. Patienten können z. B. aufgrund physiologischer oder psychologischer Faktoren eine Hypoglykämie verspätet oder vermindert erkennen und dadurch in schwere Hypoglykämien geraten (30, 69). Häufig kommt es auch vor, dass Patienten übermäßige Angst vor Hypoglykämien entwickeln, z. B. weil ihnen nach einem plötzlichen, heftigen Unterzuckerungserlebnis Hypoglykämien grundsätzlich als unvorhersehbar, unkontrollierbar und bedrohlich erscheinen (30, 69). Zur Vermeidung der Hypoglykämie essen betroffene Menschen oft vorzeitig, zuweilen schon bei Werten über 160 mg/dl (9 mmol/l), bewegen sich wenig oder testen täglich bis zu 30-mal

Sie finden im Folgenden eine Liste mit **Belastungssituationen,** wie sie in Ihrem Leben vorkommen könnten. Bitte entscheiden Sie für jede Situation, ob sie auf Sie zutrifft oder nicht.
Wenn ja, kreuzen Sie an, wie stark Sie sich dadurch belastet fühlen (auf der fünfstufigen Skala von „kaum" bis „sehr stark"), wenn nein, machen Sie bitte ein Kreuz bei „trifft nicht zu".

FBD-R

trifft nicht zu ↓ | trifft zu und belastet mich
kaum ↓ ... sehr stark ↓

1. Ich muss auf schmackhafte Lebensmittel verzichten. — 0 | 1 2 3 4 5
2. Wegen des Diabetes muss ich meine Freizeit genau vorausplanen.
3. Ich mache mir Sorgen um meinen Partner.
4. Die Aufstiegschancen in meinem derzeitigen Beruf sind durch den Diabetes eingeschränkt.

Abb. 40.1 Instruktion mit Beispielen von Items des FBD-R.

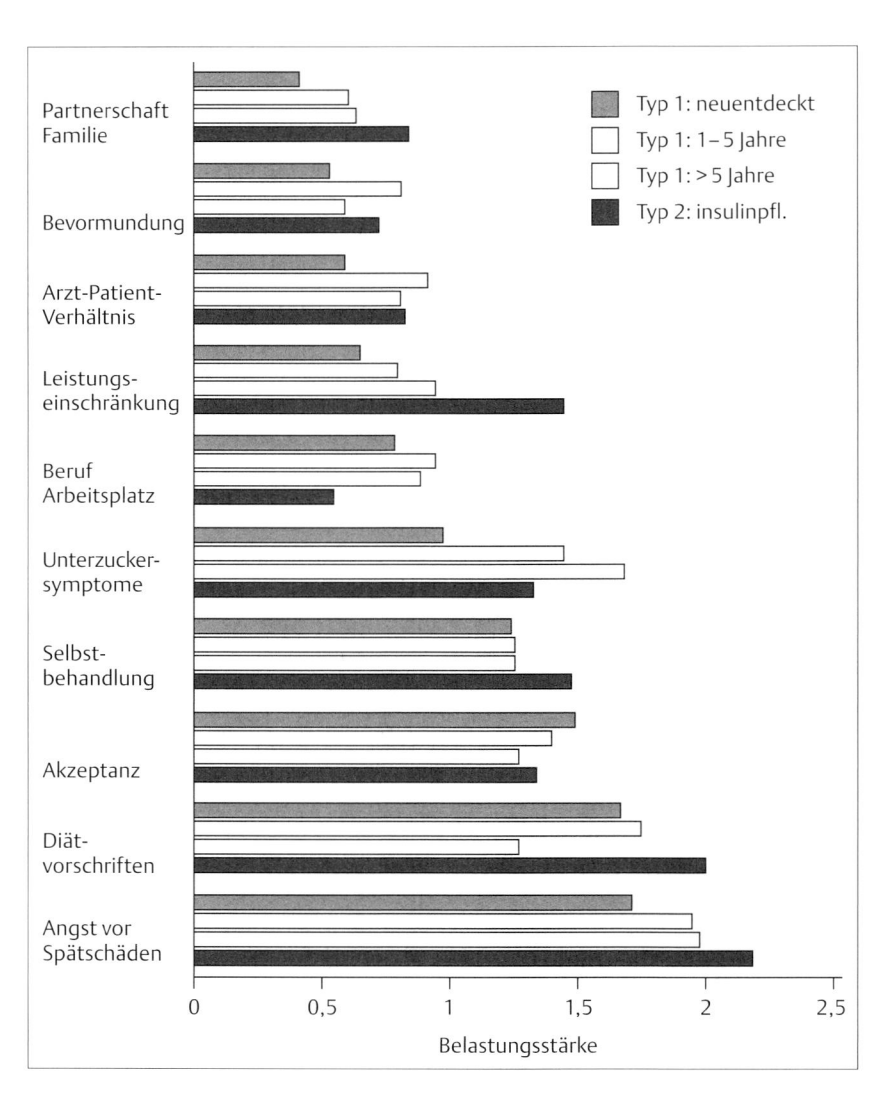

Abb. 40.2 Mittlere Belastungsstärke in 10 Bereichen bei 4 Gruppen von Diabetespatienten (10 FDB-Belastungsbereiche mit 5 Belastungsgraden). (69)

ihren Blutzucker. Mit jeder dieser Vermeidungs- oder Sicherungsreaktionen bestätigen sie sich aber gleichzeitig ihre Unfähigkeit, Hypoglykämien rechtzeitig zu erkennen und richtig zu behandeln und werden immer unsicherer und ängstlicher (69).

Diät und Selbstbehandlung. Womöglich noch vielfältiger sind die Probleme, die sich im Zusammenhang mit Diät und Selbstbehandlung ergeben können (24,42,67). Die Verhaltensprobleme reichen dabei von übermäßigem Essen, Essen ungünstiger Speisen, „Vergessen" der Behandlung bis zur ungenauen Dosisanpassung. Ein extremer Fall von Ernährungsproblemen bei Diabetes ist die Entwicklung einer klinischen Essstörung wie Bulimie oder Anorexie (40, 55, 67).

Entlastung durch zeitaufwendige Therapie. Umgekehrt kann gerade eine zeitaufwendige Therapie den Patienten entlasten, da intensivierte Behandlungsstrategien zwar vermehrte Blutzuckermessungen und Insulininjektionen erfordern, dem Patienten aber auch mehr Flexibilität und Spontaneität in der Diätführung erlauben und ihm letztlich eine bessere Lebensqualität ermöglichen. Gut eingestellte Diabetiker weisen oft selbst darauf hin, dass sie ihre Ernährungs- und Lebensgewohnheiten bewusster gestalten und eine reifere Lebenseinstellung gewonnen haben (45, 61).

Angst vor Folgeerkrankungen. FBD-Antworten zeigen, dass Patienten, die Angst vor Folgeerkrankungen und krankheitsbezogene Ängste haben, häufig an mögliche Erblindung oder andere Folgeerkrankungen denken und an depressiver Verstimmung leiden.

Unterschiedliche Reaktionen bei starker Belastung. Ist die Belastung stark, reagieren Betroffene in der Regel nach 2 Richtungen:
➤ Die einen versuchen, die Behandlung übergenau durchzuführen und riskieren bei einer sehr strengen Diabeteseinstellung häufige und schwere Hypoglykämien (19).
➤ Die anderen versuchen sich emotional dem Diabetes zu entziehen, meist indem sie Diskussionen, aber auch Untersuchungen oder Selbstkontrolle vermeiden, um auf diese Weise so wenig wie möglich mit schlechten Testergebnissen oder ungünstigen Diagnoseergebnissen konfrontiert zu werden. Dadurch vernachlässigen sie häufig die Selbstbehandlung, was notwendigerweise zur Verschlechterung der Stoffwechselsituation und zu einem erhöhten Risiko von Folgeerkrankungen führt (73, 78).

Belastungen durch diabetische Komplikationen und Folgeerkrankungen

Psychosoziale Probleme akuter Stoffwechselkomplikationen

Unter den klinisch bedeutsamen Normabweichungen des Blutzuckers ist die Hypoglykämie von deutlich mehr und prägnanteren Symptomen begleitet als die Hyperglykämie (27). Daher wird die Hypoglykämie – obwohl leichtere Formen häufig gerade bei einer günstigen Stoffwechsellage vorkommen (11) – von den Patienten meist äußerst negativ erlebt.

■ Hypoglykämie

Gegenregulatorische adrenerge Frühsymptome wie Zittern, Herzklopfen, Hunger, Mattigkeit, Schwitzen, Schwäche, Verstimmung, Angst und Nervosität können sich mit neuroglukopenischen Spätsymptomen wie Kopfschmerz, Konzentrations-, Aufmerksamkeits- und Gedächnisstörungen, Sehstörungen, feinmotorischer Ungeschicklichkeit, Muskelschwäche, Desorientierung, Halluzinationen und bizarrem Verhalten überschneiden (26, 29, 50). Das bunte hypoglykämische Beschwerdebild ist damit zwar eine geeignete Quelle für die notwendige Hypoglykämieerkennung und Signal zur rechtzeitigen Behandlung. Gleichzeitig begünstigt das Symptombild aber auch verschiedene Verhaltensprobleme.

Akute kognitive Einschränkungen während der Hypoglykämie können in Verbindung mit übergreifenden psychischen Einstellungen, z. B. erhöhten Kontrollansprüchen oder übermäßiger Angst vor Folgekomplikationen, zu abweisendem bis aggressivem Verhalten, mangelnder Behandlungsbereitschaft und infolgedessen zu häufigen und schweren Hypoglykämien führen. Vereinzelt wurde auch über Insulinmissbrauch zur Provokation rauschartiger oder appelativ selbstschädigender Hypoglykämien berichtet (42).

Hypoglykämieangst. Vor allem nach plötzlichen unkontrollierbaren und bedrohlich erlebten Hypoglykämien kann es zu einer Missdeutung anderweitiger Stress- und Angstreaktionen als Hypoglykämiehinweise kommen, sodass die Betroffenen nicht selten mit überzogener Hypoglykämieangst, Vermeidung schon leicht erniedrigter Blutzuckerspiegel, häufiger Blutzuckermessung und übertriebener Kohlenhydratzufuhr reagieren (30, 69).

Hypoglykämische Wahrnehmungsstörung. Umgekehrt sind Patienten mit hypoglykämischer Wahrnehmungsstörung, z. B. infolge hypoglykämieassoziierter autonomer Fehlfunktionen oder autonomer Neuropathie, stark gefährdet, da sie keine Gegenmaßnahmen ergreifen und ein hypoglykämisches Koma erleiden können (26, 65). Eine dauerhaft erhöhte Inzidenz schwerer Hypoglykämien scheint dabei kaum mit dem Patientenwissen zu korrelieren (57), birgt aber ein hohes Risiko irreversibler kognitiver Einschränkungen, besonders Gedächnisstörungen (29).

■ Hyperglykämie

Die Hyperglykämie wird vom Patienten allenfalls mit Müdigkeit und Konzentrationsschwäche, paradoxerweise zuweilen auch mit Hunger und gehobener Stimmungslage wahrgenommen (27). Auch zeigten sich bei experimentell provozierten Hyperglykämien nur teilweise kognitive Leistungsminderungen ohne konsistentes Muster (36). Der Mangel an beeindruckenden Symptomen bei leicht- bis mäßiggradiger Hyperglykämie ist auch eines der Haupthindernisse der konsequenten Selbstbehandlung und eine der Ursachen von verharmlosenden Gesundheitsüberzeugungen und von Diätfehlern, vor allem bei Menschen mit Typ-2-Diabetes (41, 67). Auch eine langfristige schlechte Stoffwechseleinstellung zeigte sich nur teilweise mit depressiven Verstimmungen korreliert (77), wobei der Grund hierfür weniger in der schlechten Stoffwechseleinstellung selbst, sondern in negativen neurobiologischen Rückwirkungen auf die Diabeteseinstellung zu suchen sein dürfte (22). In anderen Studien waren im Gegenteil hohe HbA_1-Spiegel mit seelisch-körperlichem Wohlbefinden assoziiert (52).

Psychosoziale Probleme der diabetischen Folgeerkrankungen

Obwohl diabetische Folgeerkrankungen für den Patienten oft massive Belastungen und Behinderungen bedeuten, sind deren psychosoziale Konsequenzen noch wenig untersucht (39).

Sehstörungen. Auch leichte oder passagere Sehstörungen gehen nicht selten mit schwerwiegenderen Verstimmungen und Ängsten einher, als sie bei endgültiger Erblindung erlebt werden, die als unabänderlicher Zustand eher eine Bewältigung und Anpassung zulässt (2). Rehabilitationsprogramme bei Retinopathie sollten daher bereits bei Beginn von Visusstörungen (53) und generell bereits bei den beeinträchtigenden Ängsten vor Folgeerkrankungen (78) einsetzen.

Diabetische Neuropathie. Auch die diabetische Neuropathie kann z. B. durch quälende Missempfindungen und Schmerzen zu depressiven Verstimmungen führen (64). Bemerkenswerterweise scheint eine beginnende autonome Neuropathie – möglicherweise aufgrund der viszeralen Deafferentierung – anfänglich geringere subjektive Beschwerden hervorzurufen als ein Diabetes ohne vegetative Funktionsstörungen (54). Mit Fortschreiten der autonomen Neuropathie scheinen die damit verbundenen Funktionsstörungen diese anfängliche Beschwerdelinderung zu kompensieren, sodass auch die psychischen Belastungen entsprechend zunehmen (54, 66).

Diabetische Fußulzera sind eine der schwersten und nachhaltigsten Folgekomplikationen der Polyneuropathie (PNP), mit der bei etwa 5% der Insulin spritzenden Typ-2-Diabetiker und 3% aller Typ-1-Diabetiker gerechnet werden muss. Erstaunlicherweise scheinen Patienten mit Ulcus oder gar Amputation nicht notwendigerweise höher belastet zu sein (62). Wahrscheinlich ist aber, dass bei diesen Menschen bereits vor der Folgekomplikation eine eingeschränkte Selbstaufmerksamkeit auch für emotionale Belastungen und entsprechend verminderte Selbstfürsorge zur Erkrankung beigetragen haben. Sind schwere Beeinträchtigungen wie etwa Fußamputationen eingetreten, erweisen sich psychische und Verhaltensänderungen als entsprechend schwer, aber bei hoher Spezifität der Therapie durchaus Erfolg versprechend (34, 42)

Langfristige **neuropsychologische Beeinträchtigungen** resultieren beim Diabetiker vor allem aus hypoglykämischen Komplikationen und der Makroangiopathie der Hirngefäße (29). Ohne solche komplikativen Faktoren konnten weder die „diabetische Enzephalopathie" noch spezifische kognitive Leistungsminderungen gesichert werden (60). Möglicherweise spielen jedoch beim älteren Diabetiker über die altersentsprechenden Beeinträchtigungen hinausgehende Lern- und Gedächtnisstörungen eine gewisse Rolle (58).

Erektile Dysfunktionen sowie Störungen des Sexualerlebens (42) waren lange Zeit eine vernachlässigte Folgekomplikation. Tatsächlich leiden 50% der Männer mit Diabetes in der 6. Lebensdekade unter klinisch relevanten Störungen und auch bei Frauen finden sich vielfältige Beeinträchtigungen. Gängige Verhaltenstherapien können hier bei bis zu 70% der Patienten Verbesserungen der seelischen Belastung und des Sexualerlebens bewirken (42).

Auch nach **Pankreastransplantationen** waren bei mehr als der Hälfte der Patienten eine oder mehrere psychiatrische Diagnosen zu stellen, am häufigsten Depressionen und Angststörungen (45).

Insgesamt stellen diabetische Folgeerkrankungen eine extrem hohe Belastung dar, sei es als angstauslösende Dauerbedrohung (18, 33, 73) oder als Quelle der Entmutigung und Depression. Die depressive Gestimmtheit korreliert dabei mit dem Grad körperlicher Beeinträchtigung (33). Intensive Verhaltenstherapie ist in jedem Fall angezeigt und hilfreich (42, 78).

Psychosoziale Variablen und Stoffwechselwirkungen

Psychosoziale Variablen können direkt durch insulinantagonistische Stresshormone oder indirekt durch die Behandlungscompliance auf die Stoffwechseleinstellung einwirken. In den meisten Untersuchungen bleibt allerdings die Richtung möglicher Zusammenhänge methodisch zweifelhaft und ungeklärt.

Stress

Direkten Einfluss auf den Blutzuckerspiegel nimmt die stressinduzierte Katecholaminausschüttung, die im Sinne der hypoglykämischen Gegenregulation die Glukoneogenese und eine katabole Stoffwechsellage fördert. Ein nur kurz andauernder experimenteller Stress bewirkt jedoch keine längerfristige Erhöhung des Blutzuckers. (25). Mit Stressreduktion durch Entspannungsverfahren und mithilfe von EMG-Feedback ist dagegen eine gewisse Stabilisierung der Blutzuckerwerte erzielt worden.

Die Untersuchung von Beziehungen zwischen Stressbedingungen („stressful life events") und Blutzuckerwerten – gemessen zumeist am HbA_1-Wert – ergab im Allgemeinen mittlere Korrelationen (bei r = 0,4), lässt aber Richtung und Einfluss möglicher Bindeglieder, wie z. B. Krankheitsschwere, offen (63, 77). Vergleiche von Patienten mit hoher und geringer Stressbelastung sowie mit guter und schlechter metabolischer Kontrolle bestätigten die generelle Bedeutung psychosozialer Faktoren für die Stoffwechselsituation und sogar für die Entstehung von Diabetes (13), führten aber ebenfalls nicht zur Ermittlung spezifischer Faktoren (28, 77).

Psychosoziale Variablen

Vor allem wird eine gute Behandlungskooperation und Gestaltung der Selbstbehandlung die Stoffwechselsituation günstig beeinflussen. Hierfür sind innere Haltungen und Einstellungen, Persönlichkeits- und Krankheitsmerkmale sowie die Sozialbeziehungen relevant (8, 13, 42).

Persönlichkeitsmerkmale. Unter den Persönlichkeitsmerkmalen scheint – neben bestimmten Reaktionstendenzen, wie z. B. Aktivitätsniveau und allgemeines, subjektives Befinden (21) – die Bewertung von Ereignissen als selbst- oder fremdbeeinflusst (internale oder externale Handlungskontrolle) eine wesentliche Rolle zu spielen (41). Die gesundheitsbezogenen Kontrollüberzeugungen, die „health beliefs", bestimmen dabei einen beträchtlichen Anteil der Behandlungsmitarbeit (3, 41). Die Umsetzung der Therapievorschläge ist grundsätzlich besser, wenn die Menschen optimistisch (61) und überzeugt sind, ihre Gesundheit durch eigene Mithilfe bei der Behandlung verbessern zu können, weil sie die Erkrankung für behandlungsbedürftig (12, 24) und die vorgeschlagene Therapie für effektiv und durchführbar halten (41). Diese Einstellungen werden wiederum von Variablen wie Alter (7), Geschlecht (62), introzeptiver Wahrnehmungsfähigkeit (37), Krankheitsdauer und Folgekomplikationen (51, 54) sowie Behandlungskomplexität beeinflusst (24). Daher sind gerade die nicht mit Insulin behandelten Typ-2-Diabetiker oft wenig kooperativ. Sie haben meist geringe körperliche Beschwerden, bewerten die Diät als „keine richtige Therapie" oder glauben, in ihrem Alter sei ohnedies „nichts mehr zu machen".

Krankheitsmerkmale. Zwischen Typ-1- und Typ-2-Patienten wurden in den meisten Studien keine bedeutsamen Unterschiede in der Behandlungskooperation gefunden (48), wohl aber zwischen insulin- und nicht insulinbehandelten Diabetikern. Insulinbehandelte Patienten sind dabei trotz höherer Belastung und unzureichender Einstellung meist stärker therapeutisch engagiert (69) ebenso wie jüngere Patienten und solche mit längerer Erkrankungsdauer (40).

Sozialbeziehungen. Partnerschaft, Familie und weiteres soziales Umfeld spielen für Behandlungsmitarbeit und Bewältigung von Spätfolgen ebenfalls eine wichtige, bei Kindern und Jugendlichen oft die entscheidende Rolle (8, 24, 44, 13, 42). Beim Arzt- Patient-Verhältnis sind Verständnis, Empathie, aber auch klar strukturierter und offener Gesprächsstil hilfreich (15). Probleme treten oft wegen Differenzen im Behandlungsziel (47, 10) und divergierender Auffassungen zur Ursache von Komplikationen auf (23).

„Therapiebarrieren". Ebenfalls wichtig ist die Frage nach „Barrieren" im Behandlungsalltag, d. h. täglich vorkommenden Ereignissen, die die Durchführung und den Zeitplan der Behandlung behindern (24). Dabei stimmt die Ursachenbeurteilung von Patienten, Eltern und Ärzten nicht immer überein (75). Als wichtigste Barrieren werden Planungsmangel, Bequemlichkeit, geringe soziale Aktivität, Therapieprobleme am Arbeitsplatz, starke körperliche Beschwerden, geringe soziale Unterstützung, aber auch bloße Vergesslichkeit (24) genannt. Bei der Beratung der Patienten sollten daher solche Hindernisse möglichst konkret erfragt und im Therapieplan berücksichtigt werden.

Psychobiologische Wechselwirkungen

Letztlich lässt sich oft nicht eindeutig trennen, ob psychosoziale Probleme eher eine Folge krankheitsbedingter Behinderungen sind oder umgekehrt auch den Verlauf des Diabetes selbst beeinflussen. In nahezu allen Belastungsbereichen sind aber psychobiologische Wechselwirkungen weitgehend obligat. Dies soll an 2 Beispielen, nämlich den diätabhängigen Änderungen des Essverhaltens und der Hypoglykämieangst, erläutert werden.

Änderungen des Essverhaltens. Die mit den Diätvorschriften geforderte Beschränkung der Kohlenhydrataufnahme und Nahrungsregulation stellt eine Form des „gezügelten Essverhaltens" dar, welches vor allem junge Frauen gerne „missbrauchen", in ungünstiger Weise Figur und Gewicht zu regulieren. Dieses „restraint eating" ist als der wichtigste Auslöser für ein metabolisches und psychisches Deprivationssyndrom bekannt, das kurzfristig kompensatorische Essanfälle provozieren und langfristig Störungen des Hunger- und Sättigungsgefühls, aber auch depressive Reaktionen hervorrufen kann (43, 42). Diese Stimmungsschwankungen werden dann ihrerseits die Bereitschaft der jungen Mädchen, den Diätplan konsequent einzuhalten, vermindern, besonders da durch Essen auch ein höherer, emotional eher dämpfender Blutzuckerspiegel erreicht werden kann. Es werden damit komplexe Interaktionen psychischer und körperlicher Bedingungen eingeleitet, die in einem Circulus vitiosus auch die Essstörung selbst aufrechterhalten können (43, 66). Entsprechend konnte in vielen Studien bei jungen diabetischen Frauen auch eine deutlich erhöhte Prävalenzrate an Essstörungen bestätigt werden (55, 40).

Hypoglykämieangst. Ein weiteres Beispiel sind die schon erwähnten Wechselwirkungen zwischen hypoglykämischen Warnsymptomen und ihrer psychischen Verarbeitung. Die mit der neuroendokrinen Gegenregulation verbundene ängstliche Erregung kann Schwierigkeiten nach 2 Richtungen hin provozieren: Eine übertriebene, nicht durch tatsächlich erniedrigte Blutzuckerwerte bedingte Hypoglykämieangst kann den Patienten dazu verleiten, vorzeitig und unangemessen Kohlenhydrate einzunehmen, um der vermeintlichen Entwicklung eines hypoglykämischen Schocks entgegenzuwirken. Unspezifische psychovegetative Symptome, die in generalisierender Weise angstbesetzt erlebt werden, führen dann zu inadäquatem Essverhalten und blockieren den Diätplan. Umgekehrt stellt auch die fehlende Hypoglykämieangst, z. B. aufgrund mangelnder autonomer Symptome oder aus Angst vor Folgeerkrankungen mit extremer Vermeidung bereits leicht erhöhter Blutzuckerwerte, eine starke Gefährdung für den Patienten dar, da er keine Gegenmaßnahmen ergreifen und in ein hypoglykämisches Koma geraten kann (64, 68, 19, 30, 42).

Therapie

Fehlerhafte Tendenzen. Trotz zunehmender Beachtung psychosozialer Probleme in der Diabetesliteratur (16) gibt es nur wenige Versuche, die gewonnenen Erkenntnisse systematisch in die Behandlung zu integrieren (42, 6, 70, 78). Lediglich bei Patientenschulung konnte die Wirksamkeit von Selbstkontrollverfahren und Verhaltensmodifikationen gesichert werden (4, 10). Im Allgemeinen wird dabei zu sehr auf ein bestimmtes Problemverhalten abgezielt, z. B. das Übergewicht ausschließlich durch eine Veränderung des Diätverhaltens zu reduzieren, nicht aber die für das Übergewicht mitverantwortliche Grundeinstellung, oft auch Depressivität, zu beeinflussen (75, 59, 42). Bei psychiatrischen Störungen werden andererseits die spezifischen diabetischen Aspekte vernachlässigt. Entsprechend erwiesen sich bei diabetischen Essstörungen eine ausschließliche antidepressive Medikation und unspezifische Verhaltenskontrollprogramme als wenig effektiv (67).

Empowerment. Die Effektivität der Patientenschulung hat die Einstellung zur Diabetestherapie grundlegend verändert: Im Sinne der Empowerment-Idee ist das langfristig effektivste Ziel, Patienten in die Lage zu versetzen, aus dem Therapieangebot für sich selbst beurteilend auszuwählen und der jeweils sehr persönlichen Lebensführung anzupassen (42). Eine umfassende Therapie muss danach psychosoziale und verhaltenstherapeutische Interventionen anbieten, die Hilfestellung für eben diesen Transfer leisten (s. d. Therapiecompendium von Lange & Hirsch, 42).

Verhaltenstherapie

Im Folgenden werden beispielhaft verhaltenstherapeutische Therapieprogramme vorgestellt, die als indikative Behandlungsbausteine direkt aus der Untersuchung der psychosozialen Belastung bei Diabetikern mittels des FBD (s. o.) entwickelt wurden, nämlich die Behandlung der Hypoglykämieangst und der Angst vor Folgeerkrankungen und Zukunft.

Hypoglykämieangst

Problematik. Bei der oben erläuterten, „entgleisten" Hypoglykämieangst registrieren die Patienten aus übertriebener Furcht vor Hypoglykämie auch in Situationen ohne Unterzucker alle Erregungssymptome peinlich genau, messen gehäuft den Blutzucker, essen voreilig Kohlenhydrate und schränken ihre Bewegungen ein (69). Da diese ängstlichen Erregungszeichen aber als Warnsymptome bei tatsächlicher Unterzuckerung wichtig sind, bewegt sich die Therapie dieser pathologischen Unterzuckerangst auf dem schmalen Grat zwischen einerseits irrationaler Angst und übertriebenem Vermeidungsverhalten und andererseits realistischer Gefahreneinschätzung und angemessenem Vermeidungsverhalten.

Therapieziele. Die Ziele der Behandlung sind daher:
▶ rechtzeitige Wahrnehmung von Hypoglykämiewarnsymptomen mithilfe verschiedenster Hinweisreize,
▶ Unterscheidung der Symptome der Hypoglykämie von solchen unspezifischer Angst und Erregung,
▶ richtiges Reagieren bei tatsächlicher Hypoglykämie,
▶ Aufgeben unangemessenen Sicherheits- und Vermeidungsverhaltens,
▶ Bewältigung von Ängsten vor allgemeinen Gefahren bei Diabetes und/oder Hypoglykämie,
▶ Vorbeugen gegen Hypoglykämien.

Wahrnehmungstraining. Der 1. Behandlungsabschnitt beginnt mit einem Wahrnehmungstraining. Der Patient führt ein Blutzuckerprotokoll, bei dem er vor jeder Messung den von ihm erwarteten Blutzuckerwert und die subjektiven Empfindungen, die ihn zu dieser Schätzung veranlasst haben, protokolliert. Nach ca. 2 Wochen werden „Treffer" sowie falsche Schätzungen („falscher Alarm", „Unterzucker nicht erkannt") für alle Messwerte unter 90 mg/dl (5 mmol/l) festgestellt und den subjektiven „Hinweisen" zugeordnet. Hinweise, die zu Fehlschätzungen geführt haben oder missverständlich waren, sollen die Patienten künftig nicht mehr oder nur eingeschränkt beachten („Fehlhinweise"). Damit lässt sich eine Liste zuverlässiger externaler und internaler Warnhinweise für Hypoglykämie aufstellen (einerseits z. B. Mahlzeitmenge, Bewegung und andererseits z. B. Missempfindungen, Muskelschwäche).

Verhaltensübungen. Der 2. Behandlungsabschnitt besteht dann aus verschiedenen Wahrnehmungs- und Verhaltensübungen. Um die Fehlhinweise auch praktisch überprüfen zu können, sollen sich die Patienten den gefürchteten Situationen zunächst im oberen Grenzbereich des Blutzuckerspiegels (> 120 mg/dl [7 mmol/l]) aussetzen, um die dabei auftretende ängstliche Erregung (die dann ja nichts mit Hypoglykämiewarnsymptomen zu tun hat) kennen zu lernen. Mit einer tatsächlichen Unterzuckerung werden die Patienten dann unter ärztlicher Aufsicht konfrontiert, wobei sie eine Mahlzeit weglassen oder Insulin nachspritzen und alle 20 Minuten den Blutzucker messen, ohne allerdings das Ergebnis vom Therapeuten zu erfahren. Erst bei Werten unter 60–50 mg/dl (3,3–2,8 mmol/l) bestätigt der Therapeut die Hypoglykämie und verabreicht Kohlenhydrate. Auf diese Weise lernen die Patienten, die gefürchteten Situationen auch bei normalen oder relativ niedrigen Blutzuckerwerten (< 120 mg/dl [7 mmol/l]) in vivo zu bewältigen, und können gleichzeitig üben, bei tatsächlicher Hypoglykämie schnell und sicher zu reagieren (Abb. 40.**3**).

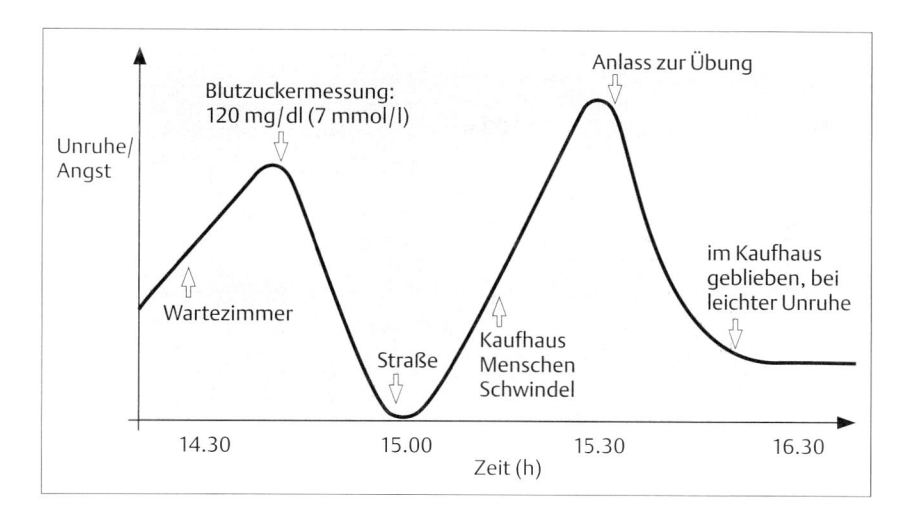

Abb. 40.3 Anstieg und Abfall von Hypoglykämieangst und ängstlicher Erregung nach der Aufzeichnung einer Typ-1-Diabetikerin. Pfeile bezeichnen die zugeordneten Ereignisse. (69)

Diskussion. Im 3. Behandlungsabschnitt werden die Auswirkungen und Gefahren der Erkrankung diskutiert und – falls erforderlich – weitere Übungen angeschlossen (z. B. zur Krankheitsakzeptanz bei negativen Krankheitsüberzeugungen) (69, 71, 72, 78).

Progredienzangst

Ein anderes Beispiel für vielfältige verhaltenstherapeutische Interventionen ist ein Kurs bei Progredienzangst. Ziel des Kurses ist es, den Patienten seiner Ressourcen zu versichern und ihm einen selbstsicheren und selbsteffizienten Umgang mit der Erkrankung und ihrer tatsächlichen Bedrohung zu ermöglichen (Abb. 40.4).

Hinterfragen subjektiver Krankheitstheorien. Dazu werden einleitend subjektive Krankheitstheorien („health beliefs") der Patienten hinterfragt und psychologische Modelle vorgestellt. Anhand von Selbstbeobachtung können die Patienten diese Modelle für sich verifizieren. So können Patienten z. B. beobachten, wie ein Aussetzen der Behandlung oft zu einer kurzfristigen Verringerung unangenehmer Gefühle und Sorgen gegenüber dem Diabetes führt. Erst längerfristig werden die Folgen der Vermeidung mit den Stoffwechselkomplikationen und möglichen Folgeerkrankungen deutlich und die Gedanken an den Diabetes damit immer unangenehmer.

Aktive Auseinandersetzung. In einem 2. Schritt wird die aktive Auseinandersetzung mit der Erkrankung gefördert, z. B. werden die Patienten angehalten, eine subjektive Abschätzung ihrer persönlichen Risiken vorzunehmen, zu benennen, wovor genau sie Angst haben, was „schlimmstenfalls" geschähe, wie schnell sie an den Eintritt des „Schlimmsten" glauben. Sind ängstigende Ereignisse einmal benannt, können die Patienten überlegen, wie sie diese verhindern oder verzögern können, welche Möglichkeiten sie zur Vorbereitung auf schwierige Lebenssituationen haben, und Vorstellungen entwickeln, wie sie in schwierigen Lebenssituationen zurechtkommen können. Zum Beispiel gestalten Patienten einen „Lebenskreis", in dem Probleme der Erkrankung und Behandlung sichtbar nur einen Teilbereich abdecken.

Verhaltenspläne. Schließlich werden in einem dritten Schritt sehr konkrete Verhaltenspläne zur individuellen Therapiegestaltung ausgearbeitet. Dabei nimmt sich ein Patient z. B. vor, ab heute regelmäßige Blutzuckerkontrollen durchzuführen und gleichzeitig einen lange vernachlässigten Theaterbesuch zu wagen. Ein anderer sieht sich vielleicht nach einem geeigneten Altenheim in seiner Umgebung um, für das er bereits heute einen Platz reservieren lassen kann.

Ergebnisse der Verhaltenstherapien

Alle Evaluationsstudien zu solcherart spezifischen, multimodalen Verhaltenstherapien bestätigen ihre Notwendigkeit und Effektivität, sei es bei Hypoglykämieproblemen, sozialen Verhaltensproblemen bei Kindern und Jugendlichen, Essstörungen oder psychischen Gewichtsproblemen (61, 13, 42). Beispielhaft sollen hier wieder Ergebnisse zum Kurs „Progredienzangst" vorgestellt werden, der mit einer wiederholten Schulung verglichen wurde. Die bei 17 Therapieteilnehmern zu Beginn hohe Belastung durch das Risiko von Folgeerkrankungen (durchschnittlich 3,6 Ratingpunkte = „mittel-stark") verminderte sich – im Gegensatz zu den Schulungsteilnehmern – im Therapieverlauf nachhaltig (Treatment-Effekt F6,06**) und blieb über die 3-monatige Nachuntersuchungszeit erhalten (Abb. 40.4).

Die Depressivität hingegen verbesserte sich für die Schulungsteilnehmer zwar deutlich während des stationären Schulungsaufenthalts, erreichte 3 Monate später aber wieder den Ausgangswert. Umgekehrt stiegen bei den Therapieteilnehmern die Depressionswerte, bedingt durch die belastende Auseinandersetzung, deutlich an, waren aber 3 Monate nach der Therapie wieder signifikant unter den Ausgangswert gesunken. Die HbA_1-Werte blieben in beiden Gruppen in einer durchschnittlich zufrieden stellenden Höhe bestehen (78).

Nach der Bestätigung der Wichtigkeit psychosozialer Belastungen bei Diabetes ist neben dem Einsatz pro-

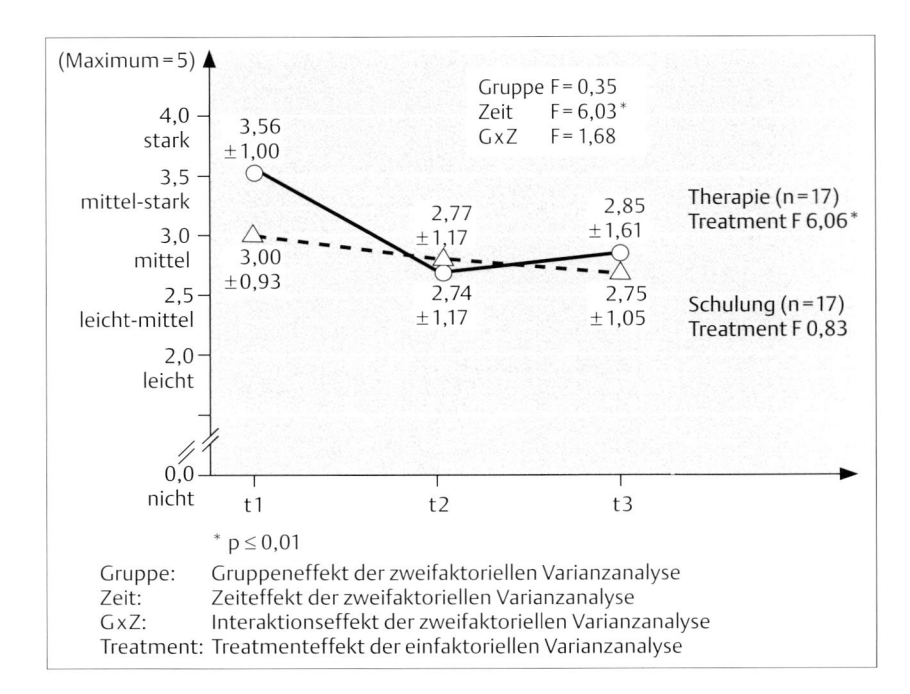

Abb. 40.4 Belastungsreduktion der Therapie- und Schulungsteilnehmer mit Angst vor Folgeerkrankungen im FBD-Bereich „Zukunftsangst". (78)
F = F-Verteilung

Gruppe: Gruppeneffekt der zweifaktoriellen Varianzanalyse
Zeit: Zeiteffekt der zweifaktoriellen Varianzanalyse
GxZ: Interaktionseffekt der zweifaktoriellen Varianzanalyse
Treatment: Treatmenteffekt der einfaktoriellen Varianzanalyse

blemlösender Verhaltens- und Psychotherapie auch eine psychologische Präventionsstrategie nahe liegend, die über die bereits bewährte Schulung hinausgeht.

Ausblick

Die zunehmende Aufmerksamkeit für psychosoziale Belastungen beim Diabetes und erste syndromorientierte Therapieentwicklungen (32, 65, 68, 69, 70, 78) unterstreichen nicht nur die Bedeutung psychologischer Faktoren für die konsequente medizinische Diabetestherapie und damit auch für die langfristig stabile Stoffwechseleinstellung, sondern sie offerieren auch neue, individuelle Therapiewege für jene Patienten, die mit den im Allgemeinen durchaus erfolgreichen edukativen Maßnahmen alleine nicht zurechtkommen (42). Entsprechend dieser Erkenntnisse sind nicht nur neue Behandlungsrichtlinien (20) sondern auch ein entsprechender Ausbildungsgang für Psychologen in der DDG entwickelt worden (www.deutsche-diabetes-gesellschaft.com, www.diabetes-psychologie.de).

Im Idealfall wird dabei ein **indikatives Schulungs- und Behandlungssystem** den Patienten individuell und problemspezifisch betreuen. So kann ein Patient zunächst mit einem Wissenstest und einem Fragebogen zu psychosozialen Belastungen (z. B. FBD-R, Abb. 40.**5**) auf Stärken und Schwächen hin getestet werden. Wo nötig, wird er eine Schulung erhalten und gegebenenfalls eine präventive, psychoedukative Maßnahme, wie z. B. einen 2-stündigen Hypoglykämievorsorgekurs (70) oder eine „Männergruppe" zur entlastenden Diskussion von Sexualproblemen (42). Bestehen bereits deutliche Belastungen, können Betroffenen nach klärenden Gesprächen mit dem Diabetesteam weiterführende Behandlungskurse oder Einzeltherapien stationär oder ambulant angeboten werden. Besonders Patienten, die bereits gut geschult sind, werden dadurch gezielt behandelt und nicht auf einen weiteren, dann nur noch wenig effektiven Schulungskurs verwiesen (42).

Schließlich zeigen die psychosozialen Aspekte und die neuen verhaltensmedizinischen Therapieformen beim Diabetes, dass die **interdisziplinäre Zusammenarbeit** auch hier die Therapieerfolge wesentlich verbessern kann.

Literatur

1 Anderson R.M., M.M. Funnell, J.T. Fitzgerald, D.G. Marrero: The diabetes empowerment scale: a measure of psychosocial self-efficacy. Diab. Care 23 (2000) 739–743
2 Bernbaum, M., S.G. Albert, P.N. Duckro: Psychosocial profiles in patients with visual impairment due to diabetic retinopathy. Diabet. Care 11 (1988) 551–557
3 Bloom-Cerkoney, K.A., L.K. Hart: The relationship between the health belief model and compliance of persons with diabetes mellitus. Diabet. Care 3 (1980) 594–598
4 Bott U., I. Mühlhauser, H. Overmann, M. Berger: Validation of a diabetes-specific quality-of life-scale for patients with type 1 diabetes. Diab. Care 21 (1998) 757–769
5 Bradley, C.: The well-being-questionnaire. In C. Bradley (E.): Handbook of psychology and diabetes (1994) 89–109 Chur: Harwood Academic Press
6 Brown, S.A.: Studies of educational interventions and outcomes in diabetic adults: a meta-analysis revisited. Patient Educ. Couns. 16 (1990) 189–215
7 Brownlee-Duffeck, M., L. Peterson, J.F. Simonds, C. Cilo, D. Goldstein, S. Hoette: The role of health beliefs in the regimen adherence and metabolic control of adolescents and adults with diabetes mellitus. J. consult. clin. Psychol. 55 (1987) 139–144
8 Connell, C.M., W.K. Davis, M.P. Gallant, P.A. Sharpe: Impact of social support, social cognitive variables, and perceived threat on depression among adults with diabetes. Hlth Psychol. 13 (3) (1994) 263–273

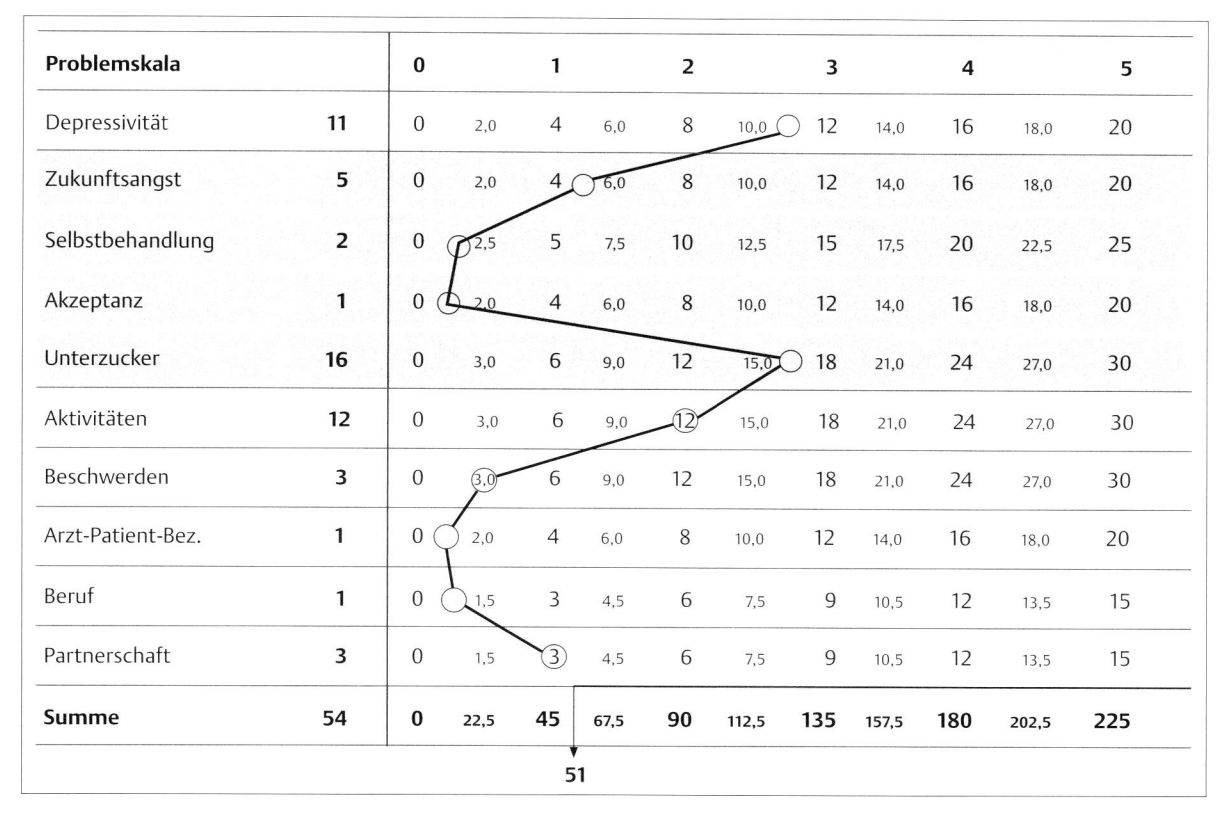

Problemskala		0		1		2		3		4		5
Depressivität	11	0	2,0	4	6,0	8	10,0	12	14,0	16	18,0	20
Zukunftsangst	5	0	2,0	4	6,0	8	10,0	12	14,0	16	18,0	20
Selbstbehandlung	2	0	2,5	5	7,5	10	12,5	15	17,5	20	22,5	25
Akzeptanz	1	0	2,0	4	6,0	8	10,0	12	14,0	16	18,0	20
Unterzucker	16	0	3,0	6	9,0	12	15,0	18	21,0	24	27,0	30
Aktivitäten	12	0	3,0	6	9,0	12	15,0	18	21,0	24	27,0	30
Beschwerden	3	0	3,0	6	9,0	12	15,0	18	21,0	24	27,0	30
Arzt-Patient-Bez.	1	0	2,0	4	6,0	8	10,0	12	14,0	16	18,0	20
Beruf	1	0	1,5	3	4,5	6	7,5	9	10,5	12	13,5	15
Partnerschaft	3	0	1,5	3	4,5	6	7,5	9	10,5	12	13,5	15
Summe	54	0	22,5	45	67,5	90	112,5	135	157,5	180	202,5	225
					51							

Abb. 40.5 FBD-Balstungsprofil einer Typ-1-Diabetikerin mit Belastungsgipfeln in den Bereichen „Unterzucker" und „Depressivität". (68)

9 Cox D.J., A. Irvine, L.A. Gonder-Frederick, G. Nowacek, J. Butterfield: Fear of hypoglycemia: Quanification, validation and utilization. Diab. Care 10 (1987) 617–621.
10 Day J.L.: Diabetic patient education: determinants of success. Diab. Metabol. Res. Rev. 16 (2000) 70–74
11 DCCT Research Group: The effect of intensive treatment of diabetes on the development and progression of long-term complications in insulin-dependent diabetes mellitus. New Engl. J. Med. 329 (1993) 977–989
12 de Weerdt, I., A.P. Visser, G. Kok, E.A. van der Veen: Determinants of active self-care behaviour of insulin-treated patients with diabetes: implications for diabetes education. Soc. Sci. Med. 30 (1990) 605–615
13 Delamater Al.M., A.M. Jacobson, B. Anderson, D. Cox, L. Fisher, P. Lustman, R. Rubin, T. Wysocki: Psychosocial therapies in diabetes. Diab. Care 24 (2001) 1286–1292
14 Derogatis L.R., R.S. Lipman, L. Covi: SCL-90: An outpatient psychiatric rating scale – preliminary report. Psychopharmacology Bulletin 9 (1973) 13–28
15 DiMatteo, M. R.: Physician-patient communication. Promotion of a positive health care setting. In Rosen J.C., L.J. Solomon: Prevention in Health Psychology. University of Pennsylvania Press, Philadelphia 1985 (pp. 328–365)
16 Dunn, S.M: Rethinking the models and modes of diabetes education. Patient Educ. Couns. 16 (1990) 281–286
17 Dunn, S.M., H.H. Smartt, L.J. Beeney, J.R. Turtle: Measurement of emotional adjustment in diabetic patients: validity and reliability of ATT39. Diabet. Care 9 (1986) 480–489
18 Duran, G., P. Herschbach, S. Waadt, A. Zettler, F. Strian: Assessing daily problems with diabetes: a subject-oriented approach to compliance. Psychol. Rep. 76 (1995) 515–521
19 Ebert M., N. Hermanns, T. Kubiak, B. Kulzer, T. Haak: Einfluss von Einstellungen bezüglich diabetesbedingter Komplikationen auf das Hypoglykämierisiko. Diab. Stoffw. 10 (2001) 119
20 European IDDM Policy Group: consensus guidelines for the management of inulindependent (typ 1) diabetes. Bussum, N: Meidcom Europe (1993)
21 Garrison, W.T., D. Biggs, K. Williams: Temperament characteristics and clinical outcomes in young children with diabetes mellitus. J. Child Psychol. Psychiat. 31 (1990) 1079–1088
22 Gavard, J.A., P.J. Lustman, R.E. Clouse: Prevalence of depression in adults with diabetes. Diabet. Care 16 (1993) 1167–1178
23 Gillespie, C.R., C. Bradley: Causal attribution of doctor and patients in a diabetic clinic. Brit. J. clin. Psychol. 27 (1988) 67–76
24 Glasgow, R., D. Toobert, S. Hampson, W. Wilson: Behavioral research on diabetes at the Oregon Research Institute. Soc. behav. Med. 17 (1) (1995) 32–40
25 Goetsch, V.L., J.L. Abel, M.K. Pope: The effects of stress, mood and coping on blood glucose in NIDDM: a prospective pilot evaluation. Behav. Res. Ther. 32 (1994) 503–510
26 Gold, A.E., K.M. MacLeod, I.J. Deary, B.M. Frier: Hypoglycemia-induced cognitive dysfunction in diabetes mellitus: effect of hypoglycemia unawareness. Physiol. and Behav. 58 (1995) 501–511
27 Gonder-Frederick, L.A., D.J. Cox, S.A. Bobbitt, J.W. Pennebaker: Mood changes associated with blood glucose fluctuations in insulin-dependent diabetes mellitus. Hlth Psychol. 8 (1989) 45–59
28 Guthrie, D., L. Sargent, D. Speelman, L. Parks: Effects of parental relaxation training on glycosylated hemoglobin of children with diabetes. Patient Educ. Couns. 16 (1990) 247–253

29 Heckmann, J.G., C.J.G. Lang, B. Neundörfer.: Schäden durch Hypoglykämie am zentralen und periferen Nervensystem. Diabet. Stoffw., 10 (2001) 270–276
30 Hermanns N., B. Kulzer, B. Maier, T. Haak: Prävalenz von Hypogylkämieangst bei Patienten mit Typ-1-Diabetes mellitus. Diab. Stoffw. 10 (2001) 119–120
31 Herschbach, P., G. Duran, S. Waadt, A. Zettler, C. Amm, B. Marten-Mittag, F. Strian: Psychometric properties of the questionnaire on stress in patients with diabetes mellitus – revised (QSD-R). Hlth Psychol. 16 (1997) 171–174
32 Herschbach, P., G. Duran, S. Waadt, B. Marten-Mittag, M. von Rad, A. Attanasio, M.E. Trautmann, J. Schulze, K.P. Ratzmann: Psychosoziale Belastung von Diabetikern – ein Vergleich zwischen Ost- und Westdeutschland. Diabet. Stoffw. (1997) 3–7
33 Herschbach P., A. Dankert, S. Waadt, G. Duran, U. Engst-Hastreiter, M. Keller, G. Henrich: Fear of progression in cancer, diabetes and chronic arthritis. Psycho-Onc. 9 (2000) 23
34 Hierl F.X, M. Bachmann, R. Lohr, R. Landgraf: Patienten mit diabetischem Fuss-Syndrom nach Behandlung und Schulung – belegbare Verhaltensänderungen? Diab. Stoffw. 10 (2001) 103
35 Hirsch A.: Diabetes und Lebensqualität: In Pertermann, F. (Hrsg.): Lebensqualität und chronische Krankheit (1996)185–222 München: Dustri-Verlag
36 Hoffman, R.G., Speelman, D.A. Hinnen, K.L. Conley, R.A. Guthrie, R.K. Knapp: Changes in cortical functioning with acute hypoglycemia and hyperglycemia in type I diabetes. Diabet. Care 12 (1989) 193–197
37 Jacobson, A. M., A. G. Adler, J. I. Wolfsdorf, B. Anderson, L. Derby: Psychological characteristics of adults with IDDM: comparison of patients in poor and good glycemic control. Diabet. Care 13 (1990) 375–381
38 Jacobson A.M., M. de Groot, J.A. Samson: The evaluation of two measures of quality of life in patients with type 1 and type 2 diabetes. Diab. Care 17 (1994) 267–274
39 Jensen, S.B.: Emotional aspects in a chronic disease: a study of 101 insulin- treated diabetics. Int. J. Rehab. Res. 9 (1986) 13–20
40 Jones J.M., M.L. Lawson, D. Daneman, M.P. Olmsted, G. Rodin: Eating disorders in adolescent females with and without type 1 diabetes: cross sectional study. BMJ 320 (2000) 1563–1566
41 Kohlmann, C.-W., H.W. Krohne, M. Schuler, E. Küstner, A. Tenschert, U. Walter, J. Beyer: Der „IPC-Fragebogen": Entwicklung, Reliabilität und Validität eines Instruments zur Erfassung krankheitsspezifischer Kontrollüberzeugungen bei Typ-1-Diabetikern. Akt. Endokrinol. Stoffw. 11 (1990) 94–95
42 Lange K., A. Hirsch (Hrsg.): Psycho-Diabetologie – personenzentriert beraten und behandeln. Kirchheim-Verlag Mainz (2002).
43 Laessle, R.G., S. Waadt, G. Duran, K.-M. Pirke, F. Strian: Psychologische Merkmale von Eßstörungen bei Frauen mit Diabetes mellitus: erste Ergebnisse einer empirischen Untersuchung. Verhaltensmodif. u. Verhaltensmed. 11 (1990) 229–242
44 Littlefield, C.H., G.M. Rodin, M.A. Murray, J.L. Craven: Influence of functional impairment and social support on depressive symptoms in persons with diabetes. Hlth Psychol. 9 (1990) 737–749
45 Lundman, B., K. Asplund, A. Norberg: Living with diabetes: perceptions of well-being. Res. Nurs. Hlth 13 (1990) 255–262
46 Lustman P.J., R. Anderson, K. Freedland, M. De Groot, R. Carney, R. Clouse: Depression an poor glycemic control: a meta-analytic review of the literature. Diab. Care 23 (2000) 934–942
47 Marteau, T.M., M. Johnston, J.D. Baum, S. Bloch: Goals of treatment in diabetes: a comparison of doctors and parents of children with diabetes. J. behav. Med. 10 (1987) 33–48
48 Mayou, R., B. Bryant, R. Turner: Quality of life in noninsulin-dependent diabetes and a comparison with insulin-dependent diabetes. J. psychosom. Res. 34 (1990) 1–11
49 Meadows, K.: The Diabetes Health Profile (DHP): a new instrument for assessing the psychosocial profile of insulin requiring patients-development and psychometric evaluation. Qual. Life Res. 5 (1996) 242–254
50 Messer, S.C., T.L. Morris, A.M Gross: Hypoglycemia and psychopathology: a methodological review. Clin. psychol. Rev. 10 (1990) 631–648
51 Moss, S., R. Klein, B. Klein: Factors associated with having eye examinations in person with diabetes. Arch. Fam. Med. 4 (1995) 529–534
52 Naess, S., K. Midthjell, T. Moum, T. Sorensen, K. Tambs: Diabetes mellitus and psychological well-being. Results of the Nord-Trondelag health survey. Scand. J. soc. Med. 23 (1995) 179–188
53 Oehler-Giarratana, J.F., R.G. Fitzgerald: Group therapy with blind diabetics. Arch. gen. Psychiat. 37 (1980) 463–467
54 Pauli, P., F. Strian, S. Lautenbacher, G. Karlbauer, R. Hölzl: Emotionale Auswirkungen der autonomen Deafferentierung bei Diabetesneuropathie. Z. klin. Psychol. 18 (1990) 269–277
55 Pollock, M., M. Kovacs, D. Charron-Prochownik: Eating disorders and maladaptive dietary/insulin management among youth with childhood-onset insulin-dependent diabetes mellitus. J. Amer. Acad. Child adolesc. Psychiat. 34 (1995) 291–296
56 Popkin, M.K., A.L. Callies, R.D. Lentz, E.A. Colon, D.E. Sutherland: Prevalence of major depression, simple phobia, and other psychiatric disorders in patients with long-standing type 1 diabetes mellitus. Arch. gen. Psychiatry 45 (1988) 64–68
57 Ratzmann, K.P., E. Schimke: Inzidenz schwerer Hypoglykämie in Abhängigkeit von Stoffwechselqualität und dem Patientenwissen. Med. Klin. 10 (1995) 557–561
58 Reaven, G.M., L.W. Thompson, D. Nahum, E. Haskins: Relationship between hyperglycemia and cognitive function in older NIDDM patients. Diabet. Care 13 (1990) 16–21
59 Rebell B.J., W. Lennerts, A. Eisenberg, C. Fuchs, S. Mehnert, R. Kaschel, E. Standl, M. Zaudig: Verbesserung des Gewichts und metabolischer Parameter bei therapieresistenten übergewichtigen Typ-2-Diabetikern durch multimodale Verhaltenstherapie. Diabet. Stoffw. 11 (2002)3–13
60 Richardson, J.T.E.: Cognitive function in diabetes mellitus. Neurosci. biobehav. Rev. 14 (1990) 385–388
61 Sherlyn S., E. Jimenez, S. Epel: Higher optimism associated with better glycemic control in type 2 diabetes. Psychosom. Med. 64 (2002) 124
62 Standl, E.: Zur Epidemiologie des diabetischen Fußsyndroms. Diab. & Stoffw. 6 (2000) 339–342
63 Stenström, U., A. Wikby, J.-O. Hörnqvist, P.-O. Andersson: Recent life events, gender differences, and the control of insulin-dependent diabetes mellitus. Gen. Hosp. Psychiat. 17 (1995) 433–439
64 Strian, F.: Psychologische Aspekte bei Diabetes und Diabetesneuropathie. In Strian, F., M. Haslbeck: Autonome Neuropathie bei Diabetes mellitus. Springer, Berlin 1986 (S. 205–224)
65 Strian, F.: Psychoautonome und psychoendokrine Wechselwirkungen bei Diabetes. In: Strian, F., R. Hölzl, M, Haslbeck: Verhaltensmedizin und Diabetes mellitus. Springer, Berlin 1988 (S. 131–144)
66 Trautner, C., J.-M. Graf v.d. Schulenburg, U. Bott, T. Keil, M. Berger: Lebensqualität bei diabetischer Neuropathie. Diabet. Stoffw. 9 (2001) 317–321
67 Waadt, S., G. Duran, P. Laessle, P. Herschbach, F. Strian: Eßstörungen bei Patienten mit Diabetes mellitus: eine Übersicht über Falldarstellungen und Therapiemöglichkeiten. Verhaltensmodif. u. Verhaltensmed. 11 (1990) 281–305

68 Waadt, S., P. Herschbach, G. Duran, G. Henrich, B. Hillebrand, F. Strian: Entwicklung eines Fragebogens zu Behandlungsproblemen und Therapiezuweisung bei Patienten mit Diabetes mellitus. Prax. Klin. Verhaltensmed. Rehabil. 20 (1992) 306–312
69 Waadt, S., G. Duran, P. Herschbach, F. Strian: Hypoglykämieangst: Überlegungen zur Pathogenese und Therapie anhand einer Falldarstellung. Prax. Verhaltensmed. Rehabil. 17 (1992) 47–55
70 Waadt, S., G. Duran, M. Waadt, P. Herschbach, F. Strian: Quality of life in patients with type 2 diabetes mellitus. In Lefèbre P.J., E. Standl (Eds.): New Aspects in Diabetes. De Gruyter, Berlin 1992 (pp. 361–374)
71 Waadt, S., G. Duran, N. Lotz, R. Brinkmann, U. Hanke, G. Tobai, P. Herschbach: Gruppenkurs „Hypoglykämievorsorge" bei ICT-behandelten TypI-Diabetikern. Diab. Stoffw. 6 (1997) 73
72 Waadt, S., N. Lotz, K. Ramöller, U. Hanke, R. Brinkmann, G. Duran: Hypoglykämie interdisziplinär therapieren (HIT): verhaltensmedizinisches Training bei manifesten Hypoglykämieproblemen. Experimental & Clinic. Endocr. & Diab. 108 (2000) 160
73 Waadt, S., G. Duran, U. Engst-Hastreiter, M. Keller, A. Dankert, G. Henrich, P. Herschbach: Developement of a questionnaire for „fear of progression" in chronic illness. Psychosom. Med. 63 (2001) 161–162
74 Wikby, A., J.-O. Hornquist, U. Stenstrom, P.-O. Andersson: Background factors, long-term complications, quality of life and metabolic control in insulin-dependent diabetes. Qual. Life Res. 2 (1993) 281–286
75 Wing, R.R., M.D. Marcus, E.H. Blair, L.H. Epstein, L.R. Burton: Depressive symptomatology in obese adults with type II diabetes. Diabet. Care 13 (1990) 170–172
76 Wittich, A., U. Jakob, M. Klinik, U. Opitz, M. Wirsching, J. Leititis: Krankheitsanpassung jugendlicher Diabetiker: Vergleich der Sicht der Patienten, ihrer Eltern und der behandelnden Ärzte. Klin. Pädiat. 208 (1996) 19–25
77 Wrighley, M., R. Mayou: Psychosocial factors and admission for poor glycaemic control: a study of psychological and social factors in poorly controlled insulin dependent diabetic patients. J. psychosom. Res. 35 (1991) 335–343
78 Zettler, A., G. Duran, S. Waadt, P. Herschbach, F. Strian: Coping with fear of long-term complications in diabetes mellitus: a model clinical program. Psychother. Psychosom. med. Psychol. 64 (1995) 178–184

41 Qualitätsmanagement und Versorgungsstrukturen im Gesundheitswesen

S. Eberl, R. Landgraf und W. Spuck

Das Wichtigste in Kürze

- Die Forderung nach Qualitätsmanagement ist gesetzlich verankert (SGB V). Qualitätsmanagement verpflichtet zu Transparenz der eigenen Leistung durch Dokumentation und Evaluation der eigenen Qualität. Die Qualität der eigenen Leistung sollte im Diabetes-Team und Qualitätszirkel offen diskutiert werden, um Verbesserungspotenziale zu erarbeiten, Lösungsansätze umzusetzen und diese über kontinuierliches Monitoring zu überprüfen. Ziel ist die stetig zunehmende Qualitätsverbesserung. Richt-, Leitlinien, Empfehlungen und Standards sind Entscheidungshilfen für Diagnostik und Therapie mit unterschiedlich bindendem Charakter.
- Struktur-, Prozess- und Ergebnisqualität beschreiben als Teilqualitäten die Gesamt-„Qualität" einer individuellen Leistung, einer Abteilung oder einer Klinik.
- Qualitätsmanagement erfordert Offenheit und muss für alle Beteiligten im Gesundheitswesen zu einem vertrauensbildenden Prozess werden.
- Das SGB V ermöglicht Selbstverwaltungen, Krankenkassen und Leistungserbringern die Umsetzung neuer Versorgungsstrukturen im Gesundheitswesen. Zur Optimierung der Diabetikerversorgung im ambulanten und stationären Sektor und zur Verbesserung der interdisziplinären Kooperation werden Modellvorhaben, Strukturverträge, Praxisnetze und Diabetesvereinbarungen eingeführt. Der § 140 ff SGB V lockert durch die Einführung der „integrierten Versorgung" den Kontrahierungszwang. Damit sind Direktverträge zwischen gesetzlichen Krankenkassen und Leistungserbringern möglich. Im Zentrum steht der Patient mit einer chronischen Erkrankung, der medizinisch – auf der Grundlage evidenzbasierter Leitlinien – und organisatorisch zeitnah betreut wird. Die Intensität des Patientenmanagements richtet sich dabei nach dem Risikoprofil des Patienten.

Einleitung

WHO und International Diabetes Federation (IDF) Europa luden 1989 Menschen mit Diabetes, Diabetologen, Diabetesberaterinnen, ärztliche Gruppen aus verschiedenen Fachbereichen, Kostenträger, Gesundheitspolitiker und Vertreter der pharmazeutischen Industrie nach St. Vincent (Italien) ein, um auf die unzureichende Gesundheitsversorgung von Menschen mit Diabetes aufmerksam zu machen und Lösungsansätze zu erarbeiten. Dies mündete in der St.-Vincent-Deklaration (SVD) mit der Formulierung messbarer Ziele (Tab. 41.**1**) und Handlungsanweisungen zur Verbesserung der Versorgungsqualität von Diabetes mellitus in Europa (2). Die St.-Vincent-Deklaration diente auch dazu, der Öffentlichkeit bewusst zu machen, dass Diabetes mellitus eines der größten Gesundheitsprobleme bis heute ist und der Stärkung der oftmals gesellschaftlich diskriminierten Betroffenen bedarf. Leider konnten diese Ziele auch über 12 Jahre nach St. Vincent nicht erreicht werden.

Qualitätsmanagement

Bedeutung des Qualitätsmanagements

Diabetes mellitus ist nicht nur in Deutschland, sondern weltweit ein zunehmendes Gesundheitsproblem. Durch Änderungen der Lebensgewohnheiten wie mangelnde Bewegung, ungesunde Ernährung und Übergewicht sowie durch die zunehmende Lebenserwartung steigt die Inzidenz des Diabetes mellitus sowohl im Kinder- und Jugendalter als auch bei Erwachsenen stetig an. Der Sachverständigenrat der konzertierten Aktion im Gesundheitswesen bescheinigte in seinem Gutachten 2001/2002 dem Diabetes mellitus eine katastrophale Versorgung (3). Die hohe Prävalenz diabetischer Komplikationen und Folgeerkrankungen ist eine Begleiterscheinung der unzulänglichen Versorgungsqualität von Menschen mit Diabetes (4–7). Diese Komplikationen machen zusätzliche, intensive und invasive Therapiemaßnahmen notwendig. Unmittelbare Folgen sind eine Zunahme der Krankenhaus-Aufenthalte, eine längere Krankenhaus-Liegedauer und zeitaufwendige Behandlungen mit massiven gesundheitlichen Einschränkungen der Patienten und sinkender Lebensqualität. Auch für unsere Gesellschaft hat dies erhebliche sozioökonomische Konsequenzen. Bei begrenztem Gesundheitsetat führen die zunehmenden Kosten, insbesondere bei chronischen Erkrankungen wie Diabetes mellitus (8), zu einer ständig steigenden Belastung. Rationierungs- und Rationalisierungsmaßnahmen im ambulanten und stationären Sektor sind die Folge. Nach Schätzungen der Code-2-Studie (**C**osts **o**f type 2 **d**iabetes in **E**urope) beliefen sich 1998 die Gesamtkosten des Diabetes mellitus für Deutschland auf ca. 16,05 Milliarden Euro. Die Hälfte dieser Gesamtkosten der GKV-Ausgaben für Typ-2-Diabetiker entfällt auf die stationäre Betreuung im Kran-

Tab. 41.1 St.-Vincent-Ziele (2)

Zielvorgaben für Menschen mit Diabetes mellitus in jedem Lebensalter

- Anhaltende Verbesserung der gesundheitlichen Situation und ein normales Leben hinsichtlich Lebensqualität und Lebensdauer.
- Prävention und Therapie des Diabetes mellitus und seiner Komplikationen durch Einsatz vorhandener Möglichkeiten und Intensivierung der Forschungsarbeit.

weitere 5-Jahres-Ziele der St.-Vincent-Deklaration waren

- Erarbeitung, Inangriffnahme und Evaluation umfassender Programme zur Erkennung und wirksamen Betreuung von Menschen mit Diabetes und eventuell auftretender Folgeschäden, vor allem durch Selbstbetreuung und wohnortnahe medizinische und sozio-ökonomische Betreuung.
- Wecken des Bewusstseins in der Bevölkerung und unter den Fachleuten der Gesundheitsversorgung hinsichtlich der gegenwärtigen Möglichkeiten und künftiger Erfordernisse zur Prävention des Diabetes und seiner Folgeschäden.
- Organisation von Training und Schulung für Diabetiker aller Altersstufen einschließlich deren Familien, Freunde und Arbeitskollegen sowie für das Diabetesteam selbst in der Versorgung von Diabetikern sowie im Management deren Betreuung.
- Gewährleistung, dass Kinder mit Diabetes durch Personen und Teams, die sowohl auf Diabetes als auch auf die Behandlung von Kindern spezialisiert sind versorgt werden, und dass Familien mit einem diabetischen Kind die erforderliche soziale, ökonomische und emotionale Unterstützung erhalten.
- Ausbau vorhandener Referenzzentren für die Betreuung, Behandlung, Schulung und Forschung im Bereich Diabetes; Schaffung neuer Zentren, wenn der Bedarf besteht und die Möglichkeiten vorhanden sind.
- Förderung von Unabhängigkeit, Chancengleichheit und voller Eigenständigkeit aller Diabetiker – Kinder, Erwachsener, Menschen im Berufsalter und Senioren.
- Beseitigung von Hindernissen gegen die bestmögliche Integration von Menschen mit Diabetes in der Gesellschaft.

5-Jahres-Ziele für klinische Endpunkte

- Reduktion neuer Erblindungen um mehr als 1/3
- Reduktion von Nierenversagen wegen Diabetes um mehr als 1/3
- Reduktion der Amputationsraten aufgrund diabetesbedingter Gangrän um mindestens die Hälfte
- Reduktion der Morbidität und Mortalität bei Koronarer Herzerkrankung von Menschen mit Diabetes mittels intensiver Programme zur Verringerung der Risikofaktoren
- Normaler Schwangerschaftsverlauf bei Diabetikerinnen wie bei Nicht-Diabetikerinnen.
- Einrichtung von Systemen zum Monitoring (Begleitüberwachung) und zur Lenkung von Versorgung sowie von laborchemischen und technischen Verfahren bei Diagnostik, Behandlung und Selbstkontrolle für das Qualitätsmanagement im Bereich Diabetes; die Systeme sollen dem jeweils aktuellen Entwicklungsstand der Informationstechnologie entsprechen.
- Förderung der europäischen und internationalen Zusammenarbeit in Forschungs- und Entwicklungsprogrammen im Bereich Diabetes zusammen mit nationalen, regionalen und WHO-Einrichtungen und in aktiver Partnerschaft mit Diabetikerorganisationen.
- Ergreifen dringlicher Maßnahmen zur Schaffung gemeinsamer Instrumente der europäischen Regionalbüros von WHO und IDF zur Inangriffnahme, Beschleunigung und Förderung der Umsetzung dieser Empfehlungen.

kenhaus (9). Ärzte, Kostenträger und Politiker nehmen sich der Thematik der Prävention von Komplikationen und Folgeerkrankungen engagiert an. Mit dem Ziel, die Diabetikerversorgung zu optimieren und die Lebensqualität zu verbessern, fordern sie mehr Transparenz und Qualität.

Argumente für die Umsetzung von Qualitätsmanagement

Ethischer Anspruch. Die naturwissenschaftlich orientierte Medizin rechtfertigt ihre Handlungsmaxime an gesicherten Ergebnissen aus Studien. Um solche Daten auf die praktische Medizin zu übertragen und Nutzen und Risiko medizinischen Handelns zu kalkulieren, muss das gesicherte Ergebnis reproduzierbar, auf andere „Leistungsanbieter" übertragbar und generalisierbar sein. Letzteres ist durch die kontinuierliche und vergleichende Qualitätsentwicklung messbar, die sich methodisch an wissenschaftlichen Kriterien orientiert. Auf diese Weise wird ärztliches Handeln einer ethischen Bewertung zugänglich. Umgekehrt bedeutet es, dass ärztliches Handeln ohne definierte Qualität ethisch nur dann zu rechtfertigen ist, wenn keine Alternative verfügbar ist und eine Nutzen-Risiko-Abwägung mit Wahrscheinlichkeit ein vorteilhaftes Ergebnis für den Patienten erwarten lässt.

Gesetzliche Verpflichtung. Im 4. Kapitel des SGB V (§§ 135–140; 10) ist die Verpflichtung zur Qualitätssicherung von Leistungserbringern im ambulanten und stationären Sektor im Gesundheitswesen geregelt (§ 135a Abs. 2). Im ambulanten (vertragsärztlichen und belegärztlichen) Bereich sind die Kassenärztlichen Vereinigungen per Gesetz berechtigt, die Qualität durch „Stichproben" (§ 136 SGB V) zu prüfen. § 137d SGB V regelt die Verpflichtung zur Qualitätssicherung in zugelassenen Krankenhäusern (§ 108 SGB V) und fordert zudem den Nachweis eines einrichtungsinternen Qualitätsmanagements. Krankenhäuser können dahingehend überprüft werden und haben bei fehlender Dokumentation mit Vergütungsabschlägen zu rechnen. Bei den Maßnahmen zur Qualitätssicherung sind die Erfordernisse einer sektor- und berufsgruppenübergreifenden Versorgung zu berücksichtigen. Integrierte Versorgungsformen (§ 140 ff SGB V) und Disease-Management-Programme im Rahmen der Neuregelung des Risikostrukturausgleichs (§ 266 ff SGB V) sind eng an Dokumentation und Maßnahmen zum Qualitämanagement gekoppelt (s. u.).

Berufsständische Verpflichtung. Die Spitzenorganisationen, die die Bundesausschüsse der Ärzte und Krankenkassen nach § 91 Abs. 1 und den Ausschuss Krankenhaus nach § 137c Abs. 2 bilden, errichten als Arbeitsgemeinschaft einen Koordinierungsausschuss. Dieser soll nach § 137e SGB V basierend auf evidenzbasierten Leitlinien Kriterien für 10 Krankheiten pro Jahr beschließen, bei denen Hinweise auf eine unzureichende, fehlerhafte oder übermäßige Versorgung bestehen. Er gibt Empfehlungen zu den zur Umsetzung und Evaluierung dieser Kriterien notwendigen Verfahren, insbesondere bezüglich der Dokumentation der Leistungserbringer, für die Grundsätze zur Vergütung der Dokumentation sowie in sonstigen sektorenübergreifenden Angelegenheiten der Bundesausschüsse und des Ausschusses Krankenhaus. Zur Sicherung der Einheitlichkeit der Qualifikations- und Qualitätssicherungsanforderungen bildet sich nach § 137b SGB V die Arbeitsgemeinschaft zur Förderung der Qualitätssicherung in der Medizin aus Bundesärztekammer, Kassenärztlicher Bundesvereinigung, Deutscher Krankenhausgesellschaft, Spitzenverbänden der Krankenkassen, Verband der privaten Krankenversicherung, Berufsorganisation der Krankenpflegeberufe.

Verpflichtung durch die Fachgesellschaft. Die Deutsche Diabetes-Gesellschaft (DDG) hat als zuständige Fachgesellschaft Richtlinien und evidenzbasierte Leitlinien zur Behandlung von Menschen mit Diabetes mellitus erarbeitet und herausgegeben, die Voraussetzungen und Orientierungspunkte für Qualitätsziele festlegen (s. u.).

Ökonomische Verpflichtung. Nach § 12 Abs. 1 des SGB V müssen „Leistungen ausreichend, zweckmäßig und wirtschaftlich sein. Sie dürfen das Maß des Notwendigen nicht überschreiten. Leistungen, die nicht notwendig oder unwirtschaftlich sind, können Versicherte nicht beanspruchen, dürfen die Leistungserbringer nicht bewirken und die Krankenkassen nicht bewilligen" (11). Die Entwicklungen durch Gesundheitsreform und Gesundheitsstrukturgesetz zielen auf die Bewältigung des Versorgungsauftrags bei zunehmend eingeschränkten Ressourcen. Disease-Management-Programme (DMP) und diagnosebezogene Fallpauschalen (Diagnosis Related Groups, DRG) werden in Kombination mit Qualitätssicherungsmaßnahmen als leistungsorientierte Vergütungen eingeführt.

Grundbegriffe der Qualität

Unter der Fülle an Definitionen von Qualität im Gesundheitswesen trifft für die Diabetologie am ehesten die Definition der US Joint Commission on the Accreditation of Health Care Organisations zu: „Qualität ist der unter Anwendung des derzeitigen Wissens vom medizinischen Versorgungssystem erreichte Grad der Wahrscheinlichkeit, für den Patienten erwünschte Therapieresultate zu erzeugen und unerwünschte Behandlungsergebnisse zu vermeiden" (12).

Teilqualitäten und Qualitätsindikatoren

Da sich Qualität sehr schwer als Ganzes abbilden lässt, definierte Donabedian (13) 3 sog. Teilqualitäten: Struktur-, Prozess- und Ergebnisqualität. Um Verbesserungen der Teilqualitäten nachweisen zu können, bedient man sich der **Qualitätsindikatoren**, die als Mess- und Bezugsgrößen zur Beschreibung, Überwachung und Auswertung von Einzelqualitäten dienen. Qualitätsindikatoren gehorchen definierten Gütekriterien (Tab. 41.**2**) und werden von Experten festgelegt.

Strukturqualität. Die Strukturqualität umfasst alle Charakteristika einer Einrichtung, die zur Leistungserbringung notwendig sind (z. B. Qualität und Quantität der Mitarbeiter, Ressourcen). Strukturqualität wird unter anderem an den Indikatoren Anzahl und Kompetenz der Mitarbeiter des Diabetesteams, Organisationsaufbau der Einrichtung, finanzielle Mittel, bauliche und apparative Ausstattung gemessen.

Prozessqualität. Unter Prozessqualität versteht man alle Maßnahmen und Aktivitäten, die im Versorgungsablauf ergriffen oder nicht ergriffen werden. Sie steht im Zentrum des Qualitätsmanagements jeder Einrichtung und erfolgt nach Standards. Indikatoren der Prozessqualität können sein: Patienteninformation (z. B. strukturierte Schulung), Anamneseerhebung, Früherkennung diabetesbedingter Komplikationen, regelmäßige Durchführung notwendiger Untersuchungen, Durchführung diagnostischer und therapeutischer Maßnahmen/Interventionen.

Ergebnisqualität. Die Ergebnisqualität steht für das Ergebnis des Behandlungsprozesses und zeigt sich in der Veränderung des Gesundheitszustandes des Patienten. Zur Darstellung der Ergebnisqualität setzt der Arzt gemeinsam mit dem Patienten Behandlungsziele fest, deren Erreichen über Indikatoren gemessen werden. Die klassischen Indikatoren zur Ergebnisqualität nennt man „True Outcome Parameter". Diese beschreiben die klinischen Endpunkte Erblindung, terminales Nierenversagen, Amputation, Mortalität und die diabetesbedingten Komplikationen wie Notfall (Hypoglykämie), Myokardinfarkt, Arbeitsunfähigkeits- oder Krankenhausaufenthaltstage und die Lebensqualität (15). Da diabetesbedingte Spätkomplikationen erst nach mehreren Jahren auftreten, bedient man sich für zeitnahe Verlaufskontrollen der Ergebnisqualität sog. „Intermediate Outcome Parameter" (Surrogatparameter), die den Endergebnissen vorausgehen, als aussagekräftige Indikatoren der Behandlungsqualität anerkannt sind und bei longitudinaler Auswertung streng mit klinischen Endpunkten korreliert sind. Beispiele für „Intermediate Outcome Parameter" sind HbA_{1c}, Blutdruck, LDL-Cholesterin, Mikroalbuminurie, Fußulkus und Retinopathie (3).

Tab. 41.2 Gütekriterien von Qualitätsindikatoren (mod. nach [14])

Validität	Beschreibt die Fähigkeit eines Instruments, zutreffend das zu messen, was gemessen werden soll.
Reliabilität	Legt die Unabhängigkeit des Messkriteriums von zeitlichen, subjektiven und instrumentellen Einflüssen fest. Reliable Messkriterien erzielen unter gleichen Bedingungen wiederholbare Messergebnisse.
Spezifität	Fähigkeit eines Messkriteriums, gesunde Patienten als gesund zu erkennen. Das Messkriterium zeigt keine Krankheitswerte an, wenn dies nicht adäquat ist.
Sensitivität	Misst die Tauglichkeit eines Messkriteriums, auch kleinere Veränderungen des Gesundheitszustands eines Patienten anzuzeigen.

Tab. 41.3 Hierachie von Richtlinie, Leitlinie und Empfehlung

Muss	– Gesetz – Verordnung – Richtlinie
Soll	Leitlinie
Kann	Empfehlung

Richtlinien, Standards, Leitlinien, Empfehlungen

Medizinische Fachgesellschaften und Ärztekammern entwickeln für Mediziner Entscheidungshilfen zur Betreuung und Behandlung chronisch Kranker. Sie basieren auf Erfahrungen in der Patientenbetreuung und auf klinischen Studien und unterscheiden sich im Grad ihres bindenden Charakters (Tab. 41.3).

Richtlinien sind per definitionem „von einer rechtlich legitimierten Institution konsentierte, schriftlich fixierte und veröffentlichte Regelungen des Handelns oder Unterlassens, die für den Rechtsraum dieser Institution verbindlich sind und deren Nicht-Beachtung definierte Sanktionen nach sich ziehen" (16). Die Inhalte von Richtlinien umfassen meist Methodik, Diagnostik und Therapie mit genauen Handlungsanweisungen. Sie sind streng bindende Grundlage jeder Qualitätsplanung und Zielfestlegung und müssen befolgt werden.

Standards. Eben solchen Muss-Charakter haben Standards. Dabei handelt es sich um „normative Vorgaben qualitativer und/oder quantitativer Art bezüglich der Erfüllung vorausgesetzter oder festgelegter Qualitätsforderungen" (17). Standards werden von Fachgesellschaften (z. B. DDG) erstellt. Sie legen die Anforderungen fest, die als medizinische Leistung erbracht werden muss. Die qualitative Ausprägung der erbrachten Leistung wird durch Qualitätsindikatoren gemessen und beurteilt (18).

Leitlinien sind systematisch entwickelte, evidenzbasierte Bewertungen, die Ärzten und Patienten Entscheidungs- und Orientierungshilfen für medizinische Maßnahmen geben (19) mit dem Ziel, die Ergebnisse der Patientenversorgung in Diagnostik und Therapie zu verbessern. Leitlinien haben empfehlenden Charakter und sollen befolgt werden. Von Leitlinien abweichendes Handeln sollte begründet sein. Seit 2002 schreibt das SGB V im § 137f die Umsetzung evidenzbasierter Leitlinien bei chronischen Krankheiten gesetzlich vor. **„Evidence-based medicine"** bedeutet, wissenschaftliche Expertise mit der medizinischen Lehrmeinung und individueller praktischer Erfahrung in den medizinischen Alltag zu integrieren (20). Eine Leitlinien-Clearing-Stelle – in Deutschland z. B. die Zentralstelle der Deutschen Ärzteschaft zur Qualitätssicherung in der Medizin (ÄZQ; 21) – prüft die Leitlinien auf ihren Inhalt und vergleicht ihren Aussagewert mit denen der Originalliteratur. Die von der Deutschen Diabetes-Gesellschaft erstellten evidenzbasierten Leitlinien für Diabetes sind in Tab. 41.4 dargestellt.

Empfehlungen sind gering bindend mit „Kann-Charakter" und sollen auf änderungsbedürftige Sachverhalte aufmerksam machen. Die Deutsche Gesellschaft für Medizinische Informatik, Biometrie und Epidemiologie definierte Empfehlungen als „die Beschreibung einer Möglichkeit des Handelns oder Unterlassens" (16). Empfehlungen können Vorstufen von Leitlinien oder Richtlinien sein (17).

Qualitätsmanagement in der Praxis

Qualitätsmanagement wird von der Deutschen Gesellschaft für Qualität e. V. (DGQ) als „die Gesamtheit der qualitätsbezogenen Tätigkeiten und Zielsetzungen" definiert (22) und umfasst die Verbesserung von Versorgungsabläufen, Diagnostik und Therapie unter Anwendung evidenzbasierter Leitlinien. Die Abgrenzung der Begriffe Qualitätssicherung und Qualitätsmanagement gestaltete sich über existierende Definitionen schwierig und führte meist zu Begriffsverwirrungen, weshalb der Begriff „Qualitätssicherung" zugunsten der Bezeichnung „Qualitätsmanagement" verlassen wurde (23). Die Einführung und Steuerung von Qualitätsmanagement erfolgt durch Führungskräfte in einem Top-Down-Prozess (von „oben nach unten"), während der Aufbau des Qualitätsmanagements von Bottom-Up („unten nach oben") erreicht wird. Dennoch ist die Umsetzung von Qualitätsmanagement nicht nur Aufgabe der Führungsebene, sondern bezieht alle an der Patientenversorgung beteiligten Berufsgruppen in jegliches qualitätsbezogenes Handeln aktiv mit ein.

Internes und externes Qualitätsmanagement. Während die Optimierung von Arbeitsabläufen und Behandlungsprozessen in einer Klinik/Abteilung/Praxis inhaltlicher Schwerpunkt des internen Qualitätsmanagements ist, befasst sich das externe Qualitätsmanagement mit der Aggregation von Diabetesdaten, deren vergleichender Darstellung mit anderen Einrichtungen (Benchmarking), der Diskussion der Ergebnisse und der Verbesserung der daraus resultierenden

Tab. 41.4 Evidenzbasierte Diabetes-Leitlinien DDG (Expertenversion)

Publizierte Leitlinien	Zur Publikation anstehende Leitlinien	Leitlinien in Vorbereitung
Epidemiologie und Verlauf des Diabetes mellitus *	Therapie der Patienten mit Diabetes mellitus Typ 1 *	Diabetisches Fußsyndrom
Definition, Klassifikation und Diagnostik des Diabetes mellitus *	Diabetes mellitus und Ernährung	Diabetes mellitus und Lipidstoffwechsel
Behandlung des Typ-2-Diabetes **	Prävention und Therapie der Adipositas	Diabetes mellitus im höheren Lebensalter
Management der Hypertonie beim Patienten mit Diabetes *		Makroangiopathie (peripherarteriell, cerebro-vaskulär) bei Diabetes mellitus
Diabetes mellitus und Herz *		Diabetes mellitus im Kindes- und Jugendalter
Diagnose, Therapie und Verlaufskontrolle der diabetischen Nephropathie*		Diabetes mellitus und Nierenersatztherapie
Diagnostik, Therapie und Verlaufskontrolle der diabetischen Retinopathie und Makulopathie *		Diabetes mellitus und körperliche Bewegung
Diagnostik, Therapie und Verlaufskontrolle der sensomotorischen diabetischen Neuropathien *		
Diagnose, Therapie und Verlaufskontrolle der autonomen diabetischen Neuropathie		
Psychosoziale Intervention bei Patienten mit Diabetes mellitus		
Diabetes und Schwangerschaft, publiziert von der Arbeitsgemeinschaft Diabetes und Schwangerschaft der DDG		

Expertenversion, *in Kürze zur Publikation anstehende Praxisversion
**Nationale Versorgungsleitlinie Diabetes mellitus Typ 2 der Deutschen Diabetes-Gesellschaft, Arzneimittelkommission der deutschen Ärzteschaft, des Scottish Intercollegiate Guidelines Network (SIGN), der Fachkommission Diabetes Sachsen

Versorgungsqualität. Weder internes noch externes Qualitätsmanagement kann für sich alleine sinnvoll umgesetzt werden. Für ein „umfassendes Qualitätsmanagement" ist daher die Kombination und gegenseitige Ergänzung beider Formen unausweichlich.

Total Quality Management (TQM). Als TQM bezeichnet man eine Managementform einer Einrichtung, die alle Mitarbeiter und Bereiche in eine Organisationsform aktiv integriert, die die Qualität in den Mittelpunkt stellt und Erfolg und Benefit für die Mitarbeiter und die Einrichtung über die Förderung der Patientenzufriedenheit ableitet (16). TQM gewinnt durch die Forderungen des § 137 SGB V wesentlich an Bedeutung. Die Deutsche Diabetes-Gesellschaft als wissenschaftliche Fachgesellschaft und der Bundesverband klinischer Diabetes-Einrichtungen e. V. (BVKD) sehen ihre Aufgabe in der Unterstützung der Praxen und Krankenhäuser bei der Umsetzung dieser gesetzlichen Forderung. Qualitätsstandards und Inhalte zur Qualitätsentwicklung wurden von den Ausschüssen Dokumentation, Qualitätssicherung und Informationstechnologie (DQI) und Schulung und Weiterbildung (S&W) der DDG erarbeitet (24).

PDCA-Zyklus. Die praktische Umsetzung von Qualitätsmanagement umfasst die Dokumentation von Arbeitsprozessen, von Handlungsabläufen, von Daten zur Patientenversorgung und deren Optimierung. Das Grundprinzip des Qualitätsmanagements geht auf den klassischen Qualitätsmanagementansatz von Edward W. Deming, dem PDCA-Zyklus (Plan-Do-Check-Act; Abb. 41.1; 25), zurück.

Bei Eintreten in den PDCA-Zyklus werden realistische Ziele festgelegt (Plan). Dabei setzt das Erreichen eines Ziels eine Vielzahl überlegter Handlungen voraus, die – basierend auf gewonnenem Datenmaterial (Do) – einer kontinuierlichen Analyse unterliegen, dadurch auf ihre Zielrichtung kontrolliert, mit der Zielvorgabe verglichen (Check) und gegebenenfalls richtungsweisend korrigiert werden (Act). Zur Überprüfung des Erfolgs der korrigierenden Maßnahmen werden fortführend Daten gesammelt, ausgewertet und mit adäquaten Aktionen reagiert. Wird die Zielvorgabe erfolgreich erreicht, schließt sich ein kontinuierliches Monitoring der erlernten Prozesse an. Gleichzeitig werden neue Zielvorgaben diskutiert und festgelegt. Während der Zyklus stetig weiter läuft.

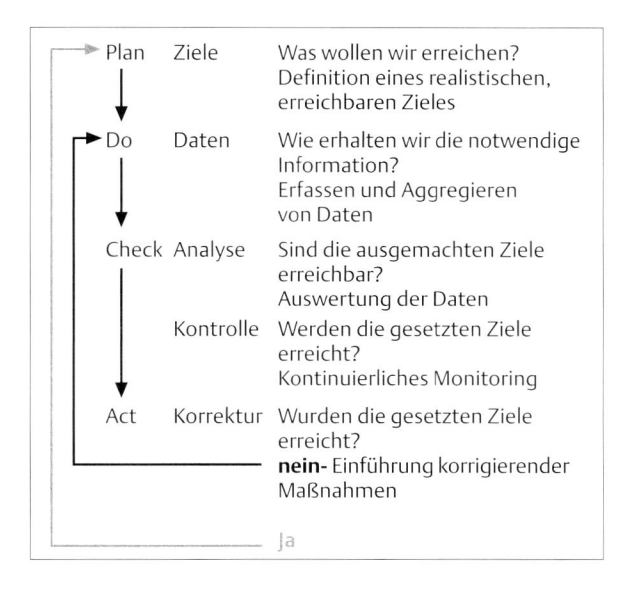

Plan	Ziele	Was wollen wir erreichen? Definition eines realistischen, erreichbaren Zieles
Do	Daten	Wie erhalten wir die notwendige Information? Erfassen und Aggregieren von Daten
Check	Analyse	Sind die ausgemachten Ziele erreichbar? Auswertung der Daten
	Kontrolle	Werden die gesetzten Ziele erreicht? Kontinuierliches Monitoring
Act	Korrektur	Wurden die gesetzten Ziele erreicht? **nein-** Einführung korrigierender Maßnahmen Ja

Abb. 41.1 PDCA-Zyklus. (mod. nach 25)

Methodik des Qualitätsmanagements

Dokumentation

Standards. In der Diabetologie basiert die Überprüfung von Therapiezielen auf Analysen, die auf der Grundlage der strukturierten Dokumentation von Diabetesdaten erstellt werden. In Deutschland wurden verschiedene Initiativen zur strukturierten Datenerfassung initiiert. Die erste in Deutschland gegründete Qualitätsmanagement-Initiative war DiabCare BAVARIA, deutscher Konsortiumpartner des von der Europäischen Union geförderten Projektes „DiabCare Quality Network in Europe". In Zusammenarbeit dem europäischen Projektpartner wurde der bis heute gültige europäische DiabCare-Standard zur strukturierten Basisdokumentation (Abb. 41.2) bei diabetischen Patienten entwickelt. Auf der Ebene der Bundesländer, so z. B. in Hessen und in Nordrhein-Westfalen, wurden eigene, mit dem DiabCare-Basisinformationsblatt kompatible Wege gegangen, um zu einer besseren Operationalisierung und Vereinheitlichung mit anderen Systemen (Initiativgruppe Früherkennung diabetischer Augenerkrankungen) zu gelangen.

Instrumente. Der europäische DiabCare-Standard dient in der Zwischenzeit allen Qualitätsmanagement-Systemen als Grundlage zur Datendokumentation. In Deutschland wird eine Vielzahl unterschiedlicher Dokumentationsinstrumente angeboten (Tab. 41.5). Die Systeme unterscheiden sich in der Art der Dokumentation, die auf Papier oder über EDV-Masken erfolgen kann, dem Datentransfer, der über eine Exportfunktion ausgelesen oder auf einer Smartcard gespeichert werden kann, sowie in zusätzlichen Servicefunktionen, wie z. B. Schnittstelle zur Praxissoftware, automatische Plausibilitäts- und Vollständigkeitsprüfung, Möglichkeit eines automatischen Datentransfers an einen zentralen Server zur Datensammlung, individuelle definierte oder automatisch generierte Evaluationen des eigenen Patientenkollektivs, Benchmarking-Auswertungen, grafische Darstellungen von Langzeitverläufen, Ampelfunktionen usw.

Die in Deutschland verfügbaren Qualitätsmanagement-Systeme sind für die quartalsweise oder jährliche strukturierte und standardisierte Dokumentation von Patientendaten vorgesehen. Auch der Einsatz zur strukturierten Dokumentation in Diabetesvereinbarungen ist möglich.

Der **Gesundheits-Pass Diabetes** hat sich zur Basisdokumentation als Mindeststandard in Deutschland etabliert. Er wurde 1993 als Instrument zur Prävention, Früherkennung und Verlaufskontrolle von diabetischen Komplikationen entwickelt. Bisher wurden über 2 Millionen Exemplare ausgegeben. Der Gesundheits-Pass Diabetes dient als Dokumentationsinstrument für regelmäßig (quartalsweise, jährlich) durchzuführende Untersuchungen, als Checkliste für Patient und Arzt und zur Prävention von Folge- und Begleiterkrankungen. Inhaltlich informiert er den Patienten über medizinisch relevante Begriffe und weist ihn auf seine Rechte und Aufgaben als Betroffener hin. Er fördert die Kommunikation und das Arzt-Patienten-Gespräch durch Vereinbarung individueller Therapieziele und die Diskussion möglicher Fragen bzw. Interventionen. Durch die Größe eines Reisepasses kann der Gesundheits-Pass Diabetes vom Patienten problemlos mitgeführt werden und vereinfacht die interdisziplinäre Kooperation zwischen Hausarzt, diabetologischer Schwerpunktpraxis und Krankenhaus (26). Der Gesundheits-Pass Diabetes wird jährlich vom Ausschuss Dokumentation, Qualitätssicherung und Informationstechnologie (DQI) der DDG überarbeitet und aktualisiert. Die Inhalte sind auf der Homepage der Deutschen Diabetes-Gesellschaft einsehbar und herunterzuladen (www.deutsche-diabetes-gesellschaft.de/frames/frame1.htm).

Datenverarbeitung

Die Diabetesdaten werden auf Papier oder in einer EDV-Maske dokumentiert, quartalsweise oder jährlich an einen zentralen Server übermittelt (per Fax, Internet) oder an ein Zentrum zur Datenerfassung versendet (Papier, Diskette). Nach Überprüfung von Vollständigkeit und Plausibilität werden die pseudonymisierten Daten in eine zentrale Datenbank eingelesen und dort gesammelt.

Evaluation. Da die eigentliche Qualitätsmanagement-Arbeit erst im Anschluss an die Datenerfassung beginnt, bieten einige Qualitätsmanagement-Instrumente ihren teilnehmenden Einrichtung automatisch generierte oder individuell definierte Analysen der eigenen Daten an. Diese Auswertungen (Evaluationen) basieren auf der statistischen Analyse spezifischer Indikatoren zur Struktur-, Prozess- und Ergebnisqualität. Mögliche Evaluationsformen sind Querschnitts- oder Longitudinalanalysen von einzelnen Patienten oder Patientenkollektiven mit oder ohne Risikoprofil für diabe-

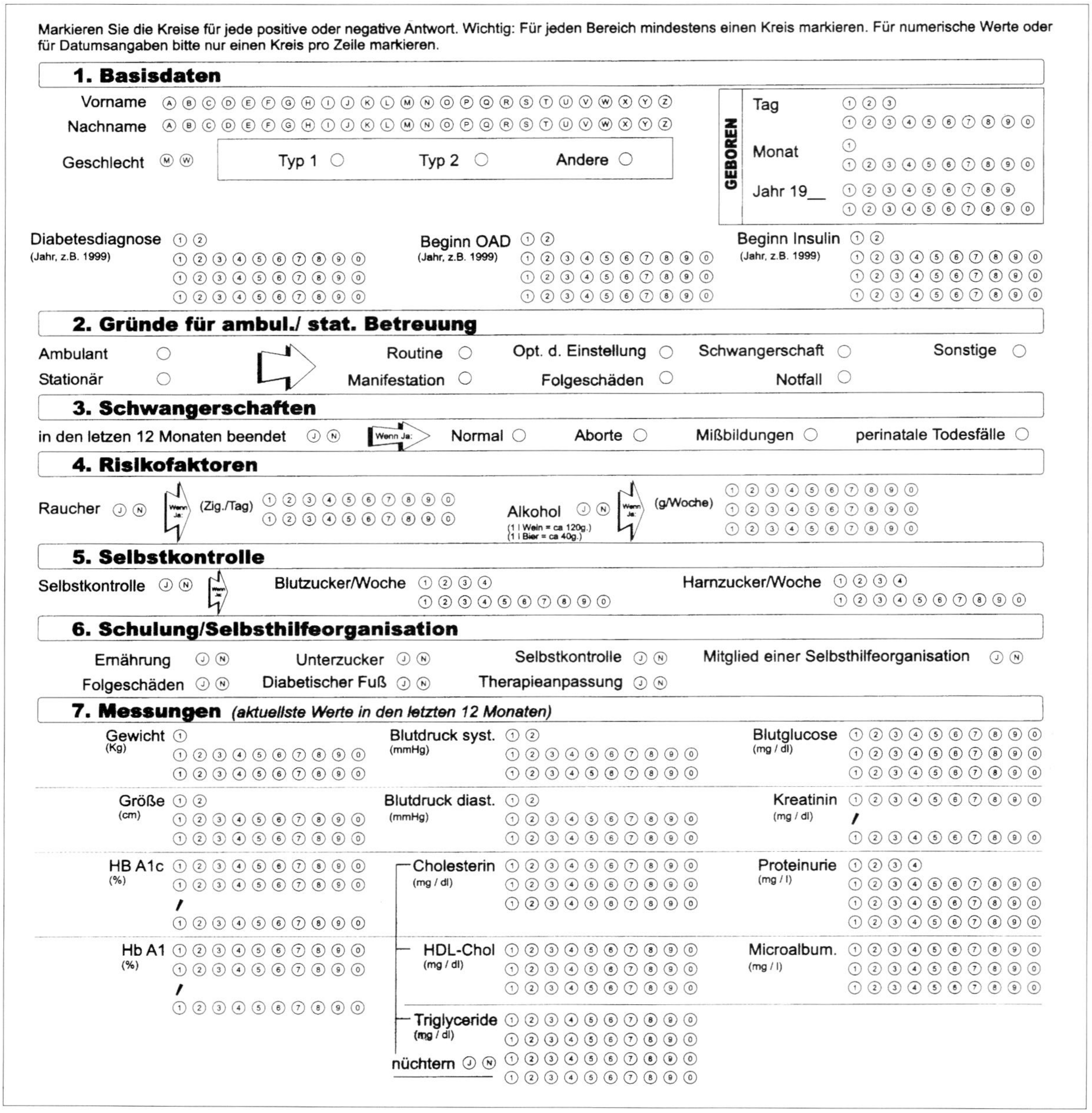
Markieren Sie die Kreise für jede positive oder negative Antwort. Wichtig: Für jeden Bereich mindestens einen Kreis markieren. Für numerische Werte oder für Datumsangaben bitte nur einen Kreis pro Zeile markieren.

1. Basisdaten

Vorname A B C D E F G H I J K L M N O P Q R S T U V W X Y Z
Nachname A B C D E F G H I J K L M N O P Q R S T U V W X Y Z
Geschlecht M W — Typ 1 ○ Typ 2 ○ Andere ○

GEBOREN: Tag — Monat — Jahr 19__

Diabetesdiagnose (Jahr, z.B. 1999) — Beginn OAD (Jahr, z.B. 1999) — Beginn Insulin (Jahr, z.B. 1999)

2. Gründe für ambul./ stat. Betreuung

Ambulant ○ Stationär ○ — Routine ○ Manifestation ○ Opt. d. Einstellung ○ Folgeschäden ○ Schwangerschaft ○ Notfall ○ Sonstige ○

3. Schwangerschaften

in den letzten 12 Monaten beendet J N — Wenn Ja: Normal ○ Aborte ○ Mißbildungen ○ perinatale Todesfälle ○

4. Risikofaktoren

Raucher J N — Wenn Ja: (Zig./Tag)
Alkohol J N — Wenn Ja: (g/Woche) (1 l Wein = ca 120g.) (1 l Bier = ca 40g.)

5. Selbstkontrolle

Selbstkontrolle J N — Wenn Ja: Blutzucker/Woche — Harnzucker/Woche

6. Schulung/Selbsthilfeorganisation

Ernährung J N Unterzucker J N Selbstkontrolle J N Mitglied einer Selbsthilfeorganisation J N
Folgeschäden J N Diabetischer Fuß J N Therapieanpassung J N

7. Messungen *(aktuellste Werte in den letzten 12 Monaten)*

Gewicht (Kg) — Blutdruck syst. (mmHg) — Blutglucose (mg / dl)
Größe (cm) — Blutdruck diast. (mmHg) — Kreatinin (mg / dl)
HB A1c (%) — Cholesterin (mg / dl) — Proteinurie (mg / l)
Hb A1 (%) — HDL-Chol (mg / dl) — Microalbum. (mg / l)
Triglyceride (mg / dl) — nüchtern J N

Abb. 41.2 Europäischer DiabCare-Standard: Das Basisinformationsblatt (BIS).

tische Komplikationen. Die Evaluationen werden meist als Histogramme dargestellt, können aber – in Abhängigkeit von der Fragestellung – mit unterschiedlichen statistischen Verfahren ausgewertet und grafisch dargestellt werden.

Benchmarking. In der Diabetologie hat sich die zentrumsvergleichende Darstellung, das Benchmarking, etabliert. Dies ermöglicht jeder Praxis oder Klinik den direkten Vergleich der eigenen Leistung mit anderen Einrichtungen der gleichen Versorgungsstufe mit dem Ziel, die Leistung der eigenen Organisation durch die Orientierung am „Klassenbesten" zu optimieren.

Qualitätsentwicklung

Kernstück des Qualitätsmanagements ist die aktive Auseinandersetzung des Einzelnen, des Diabetesteams oder von Qualitätszirkeln mit den gesammelten Daten auf der Grundlage der Evaluationen. Dies bedeutet die eigene Leistung zu analysieren, Probleme aufzuspüren, zu erkennen und diese in der Diskussion im Diabetesteam der Einrichtung und auch auf lokaler Ebene in der Qualitätszirkelarbeit aufzuarbeiten sowie Strategien zur Verbesserung zu entwickeln und anschließend in die Patientenversorgung umzusetzen. Auch Therapieziele werden festgelegt. Ihr Erreichen wird durch kontinuierliche Eva-

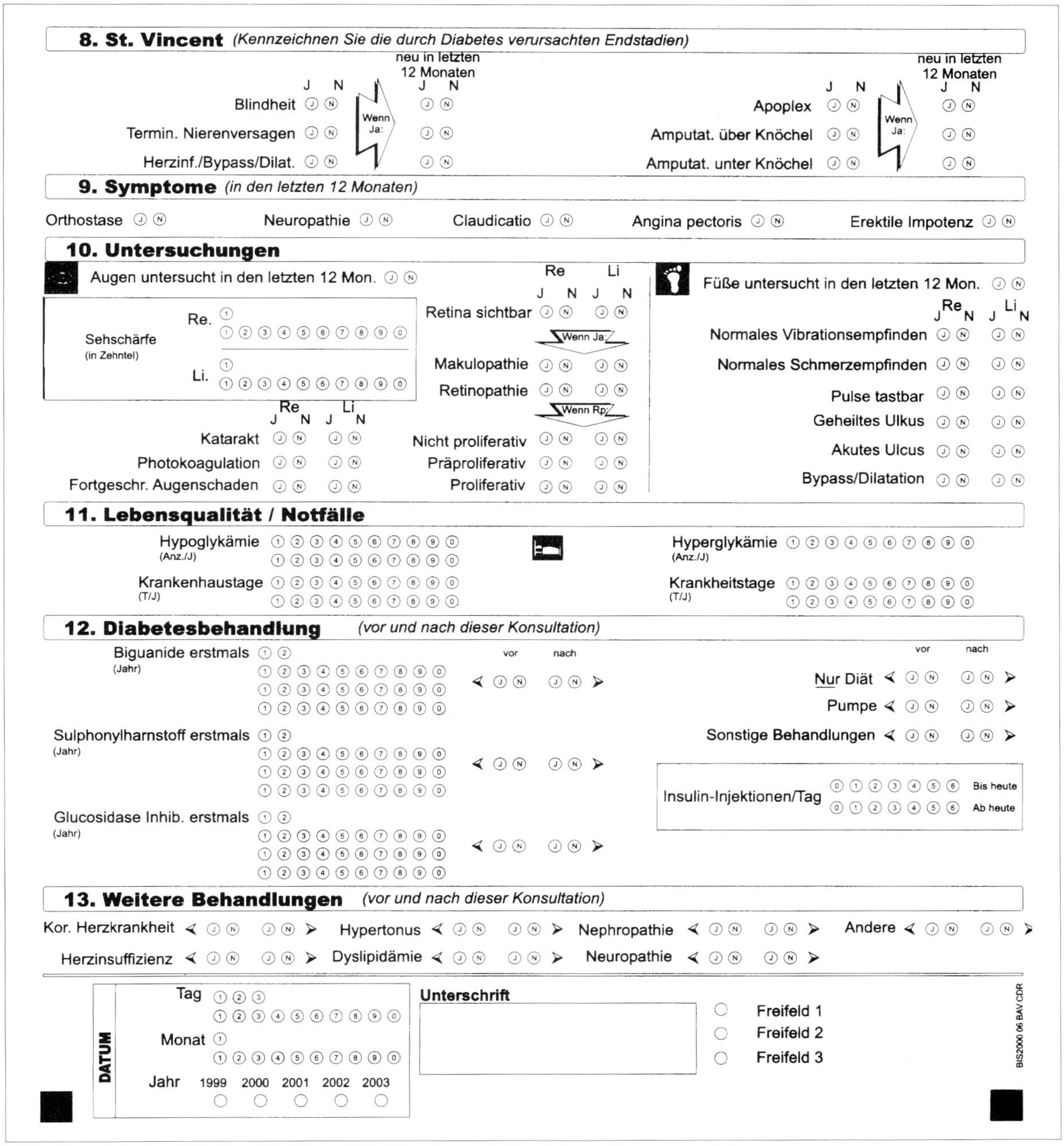

8. St. Vincent *(Kennzeichnen Sie die durch Diabetes verursachten Endstadien)*

J N — Wenn Ja: — neu in letzten 12 Monaten J N

Blindheit J N — J N
Termin. Nierenversagen J N — J N
Herzinf./Bypass/Dilat. J N — J N
Apoplex J N — J N
Amputat. über Knöchel J N — J N
Amputat. unter Knöchel J N — J N

9. Symptome *(in den letzten 12 Monaten)*

Orthostase J N Neuropathie J N Claudicatio J N Angina pectoris J N Erektile Impotenz J N

10. Untersuchungen

Augen untersucht in den letzten 12 Mon. J N

Sehschärfe (in Zehntel) Re. 1 / 1 2 3 4 5 6 7 8 9 0; Li. 1 / 1 2 3 4 5 6 7 8 9 0

Re J N, Li J N
Retina sichtbar J N J N
Wenn Ja:
Makulopathie J N J N
Retinopathie J N J N
Wenn Rp:
Nicht proliferativ J N J N
Präproliferativ J N J N
Proliferativ J N J N

Re J N, Li J N
Katarakt J N J N
Photokoagulation J N J N
Fortgeschr. Augenschaden J N J N

Füße untersucht in den letzten 12 Mon. J N

Re J N, Li J N
Normales Vibrationsempfinden J N J N
Normales Schmerzempfinden J N J N
Pulse tastbar J N J N
Geheiltes Ulkus J N J N
Akutes Ulcus J N J N
Bypass/Dilatation J N J N

11. Lebensqualität / Notfälle

Hypoglykämie (Anz./J) 1 2 3 4 5 6 7 8 9 0 / 1 2 3 4 5 6 7 8 9 0
Krankenhaustage (T/J) 1 2 3 4 5 6 7 8 9 0 / 1 2 3 4 5 6 7 8 9 0
Hyperglykämie (Anz./J) 1 2 3 4 5 6 7 8 9 0 / 1 2 3 4 5 6 7 8 9 0
Krankheitstage (T/J) 1 2 3 4 5 6 7 8 9 0 / 1 2 3 4 5 6 7 8 9 0

12. Diabetesbehandlung *(vor und nach dieser Konsultation)*

vor nach
Biguanide erstmals (Jahr) 1 2 / 1 2 3 4 5 6 7 8 9 0 (3×) — J N J N
Sulphonylharnstoff erstmals (Jahr) 1 2 / 1 2 3 4 5 6 7 8 9 0 (3×) — J N J N
Glucosidase Inhib. erstmals (Jahr) 1 2 / 1 2 3 4 5 6 7 8 9 0 (3×) — J N J N
Nur Diät J N J N
Pumpe J N J N
Sonstige Behandlungen J N J N
Insulin-Injektionen/Tag 0 1 2 3 4 5 6 Bis heute; 0 1 2 3 4 5 6 Ab heute

13. Weitere Behandlungen *(vor und nach dieser Konsultation)*

Kor. Herzkrankheit J N J N Hypertonus J N J N Nephropathie J N J N Andere J N J N
Herzinsuffizienz J N J N Dyslipidämie J N J N Neuropathie J N J N

DATUM
Tag 1 2 3 / 1 2 3 4 5 6 7 8 9 0
Monat 1 / 1 2 3 4 5 6 7 8 9 0
Jahr 1999 2000 2001 2002 2003

Unterschrift

Freifeld 1
Freifeld 2
Freifeld 3

BIS2000 06 BAV CDR

Abb. 41.2 Europäischer DiabCare-Standard: Das Basisinformationsblatt (BIS).

luationen und Monitoring geprüft. Regelmäßiges Abfragen (Monitoring) der Indikatoren dient als Verlaufsbeobachtung zur Überprüfung individueller Zielvorgaben und erlaubt zeitnah den Behandlungserfolg zu messen, um neue Interventionen und Änderungen einzuleiten (Qualitätsentwicklung; Abb. 41.**3**). Die konsequente und kontinuierliche Teilnahme am Qualitätsmanagement ist Voraussetzung für eine stete Qualitätsverbesserung (Abb. 41.**4**) des teilnehmenden Diabetesteams hin zu einer Verbesserung der Patientenversorgung.

In verschiedenen Regionen Deutschlands ergänzen Ärzte und Mitarbeiter von Diabetesteams diesen Qualitätsentwicklungszyklus durch gegenseitige Visitationen in ihren Einrichtungen (Hospitation, Audit), um Anregungen für das eigene Team zu gewinnen oder dem visitierten Kollegen zu geben, kritische Punkte zu diskutieren, Verbesserungspotenziale zu erarbeiten und Transparenz zu schaffen.

Qualitätszirkel. Ärztliche Qualitätszirkel sind „auf freiwilliger Initiative gründende Foren für einen kontinuierlichen interkollegialen Erfahrungsaustausch, der

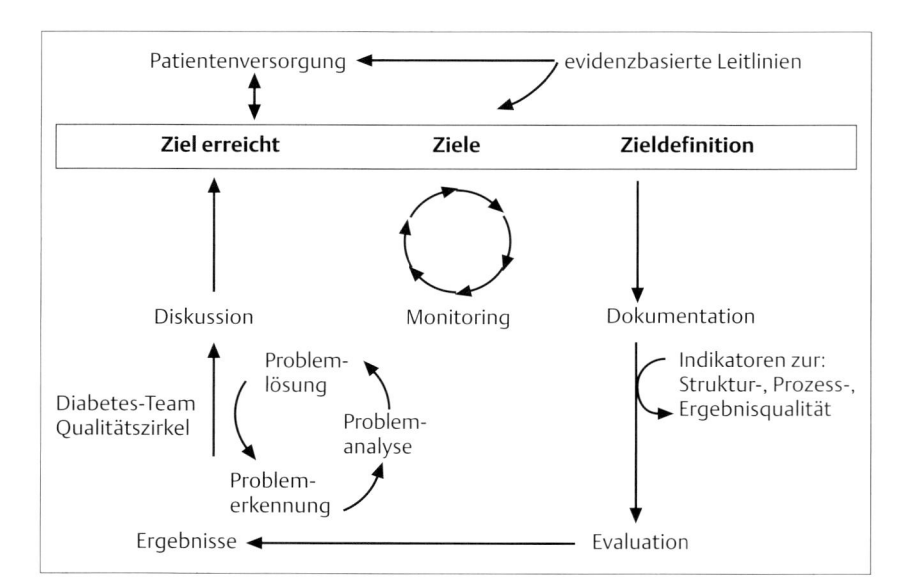

Abb. 41.3 Zyklus der Qualitätsentwicklung.

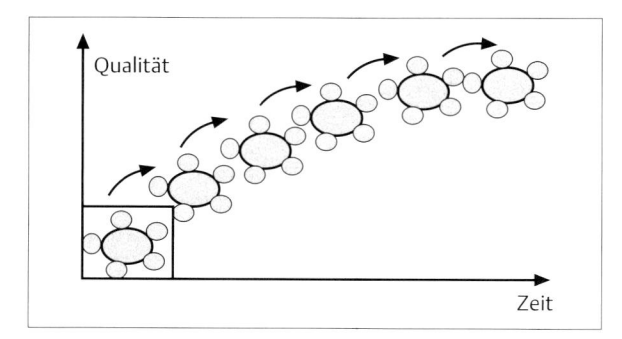

Abb. 41.4 Prozess der kontinuierlichen Qualitätsentwicklung

problembezogen, systematisch und zielgerichtet ist und der in gleichberechtigter Diskussion der Teilnehmer eine gegenseitige Supervision zum Ziel hat" (27). Qualitätszirkel werden von speziell ausgebildeten Moderatoren (z. B. Moderatorentraining der Ärztekammern und/oder Kassenärztlichen Vereinigung) geleitet. Die Kleingruppen von 6–15 Teilnehmern treffen sich in regelmäßigen Zeitabständen zu einer problemorientierten Diskussion (28). Die Themen werden aus dem Arbeitsfeld frei gewählt und können z. B. die Diskussion von Evaluationen, Kasuistiken, Besprechung von Therapieschemata und weitere Fortbildungen zu gewünschten Themenbereichen beinhalten. Wesentliche Unterstützung erfahren sie dabei durch Einbeziehung nationaler und internationaler evidenzbasierter Leitlinien. Zu fachspezifischen Themen können externe Experten geladen werden. Ziel der Qualitätszirkel ist es, mit Moderationstechniken des Qualitätsmanagements Defizite des eigenen Tätigkeitsbereichs aufzudecken, Problemanalysen zu erstellen und Lösungsansätze zu erarbeiten. Die Qualitätszirkel arbeiten daher an der Verbesserung und Optimierung der Versorgungsqualität in der Diabetikerversorgung in einem Prozess der kontinuierlichen und wiederholten Messung von Indikatoren der Prozess- und Ergebnisqualität ihrer eigenen Einrichtungen (8).

Akkreditierung und Zertifizierung. Ziele des internen Qualitätsmanagements sind es, die Versorgungsabläufe in allen Bereichen einer Einrichtung (Ambulanz, Station, technischer Dienst, Hygiene etc.) zu verbessern und die Ergebnisse der Patientenversorgung zu optimieren. Andererseits muss in Zeiten leistungsorientierter Vergütung und Ressourcenverknappung eine effiziente und effektive Patientenversorgung gewährleistet werden (29).

Vor der Einführung von Qualitätsmanagement müssen innerhalb des Krankenhauses notwendige Organisationsstrukturen geschaffen werden. Die Krankenhausleitung ist dabei für die Auswahl und Implementierung des Qualitätsmanagement-Systems zuständig. Sie lassen sich dazu oftmals von externen Experten fachlich beraten. Teilbereichsleiter stehen Abteilungen und Stationen vor, jeder Mitarbeiter übernimmt für seinen Bereich die Verantwortung. Einige Krankenhäuser richten eine Stabsstelle Qualitätsmanagement ein, deren Mitarbeiter u. a. für die Koordination, Datenerhebung, Fortbildung, Projektorganisation und Moderation zuständig sind. Zur Umsetzung internen Qualitätsmanagements orientieren sich Krankenhäuser, aber auch Praxen, an bereits bestehenden Qualitätsmanagement-Projekten mit ausgearbeiteten Kriterienkatalogen und Standards zur qualitätsorientierten Arbeit mit dem Ziel, eine Zertifizierung oder Akkreditierung der eigenen Einrichtung zu erlangen. Wesentliche Aufgaben sind zunächst das Erstellen eines QM-Handbuchs, die regelmäßige Dokumentation von Einzelprozessen und die Abarbeitung der geforderten Leistungen des Katalogs. In Deutschland stehen verschiedene Formen zum internen Qualitätsmanagement zur Verfügung, z. B.:
► DIN ISO 9001:2000,
► EFQM (European Foundation for Quality Management),
► KTQ (Kooperation für Transparenz und Qualität),

➤ proCum Cert GmbH (als Repräsentant kirchlich geführter Einrichtungen).

Mit diesem Verfahren werden Einrichtungen durch Fremd- und/oder Selbstbewertung beurteilt und durch ein Anerkennungsverfahren geprüft, akkrediert oder zertifiziert.

Bei der Akkreditierung werden die von einer Einrichtung zu erfüllenden genau definierten Vorgaben und

Tab. 41.5 Instrumente und Standards zur Erhebung von Basis- und Kontrolldaten

Instrument/ Standard	Dokumentationsart	Inhalt
Gesundheitspass Diabetes DDG	Papierdokumentation EDV-Maske: Qmax, Docdiab Papierausdruck aus : DPV, Diqual	Basisstandard zur Verlaufsdokumentation von Diabetikern
DiabCare Fax System	Papierdokumentation, Faxbogen EDV-Maske: DiabCare Data for Windows Integrierter DiabCare-Export in: DiabCare Data for Windows, Medinet QM, DPV	Dokumentationssystem nach DiabCare-Standard, vollautomatische Datensammlung und Abfrage von Auswertung (zentrumsinterne und -externe Evaluation) über Faxgerät oder Diskette an einen zentralen Server
FQSD	Papierdokumentation, Scanbogen EDV/Internet-Maske Integrierter FQSD-Export in DPV	Forum für Qualitätssicherung in der Diabetologie (FQSD) Dokumentationsprogramm unter Berücksichtigung des DiabCare-Standards, vollautomatische Datensammlung und Abfrage von standardisierten Auswertungen
MediNet QM, Qmax	EDV-Dokumentation BDT 2.0-Schnittstelle	Dokumentationsprogramm auf Grundlage von DiabCare Data for Windows, Integration eines elektronischen Gesundheitspass Diabetes, integriertes Modul zur zentrumsinternen Evaluation
Diqual	EDV-System BDT 2.0-Schnittstelle	Diabetes Qualitätssicherung (Diaqual) System zur Verlaufs- und Quartals-dokumentation. Entwickelt von der Arbeitsgemeinschaft für strukturierte Diabetestherapie (ASD)
DPV	EDV-System BDT 2.0-Schnittstelle	Diabetes – Patienten - Verlaufsdokumentation (DPV). Dokumentationssystem für Kinder und Erwachsene mit Diabetes in ambulanter und stationärer Betreuung mit integriertem Modul für zentrumsinterne Evaluationen
Diadoq DOCdiab	BDT 2.0-Schnittstelle	Dokumentationsinstrument. Modul mit hinterlegtem medizinischen Expertenwissen und kontrolliertem Vokabular
PROSIT	Papierdokumentation EDV-Export: Medinet QM, Diqual, DPV	Management von diabetischen Hochrisikopatienten
DiabCard	Smartcard, EDV-Maske	Dokumentationsinstrument mit integriertem Gesundheitspass Diabetes, Basisinformationsblatt (DiabCare) und Augenuntersuchungsbogen. Zur Verbesserung der interdisziplinären Kooperation werden die Patientendaten auf einer SmartCard gespeichert, die der Patient bei sich führt
Dokumentationsstandards der DDG	Papierdokumentation EDV-Exportfunktion für ASD (s.o.)	Ausschuss Dokumentation, Qualitätssicherung und Informationstechnologie (DQI) Arbeitsgemeinschaft deutscher Diabetes-Kliniken (ADDK) Arbeitsgemeinschaft für strukturierte Diabetestherapie (ASD)
Diabetesvereinbarungen der Kassenärztlichen Vereinigungen in Deutschland	Papier-Dokumentationsbögen EDV mit BDT 2.0-Schnittstelle (für die Gebiete Bayern und Nordrhein)	Dokumentation im Rahmen der regionalen Diabetesvereinbarungen
Praxissoftware-Systeme	DURIA MEDI-CAL Turbomed Diqual Version 1.4 Krankheits-Monitoring Diabetes mellitus Version 2.11 S3-Diabetes Modul 2.0 Version 1.5.131 MultiDoc 2000 Version 4.0	Praxissoftware mit integriertem Dokumentationmodul und BDT 2.0-Schnittstelle

Kriterien beispielsweise durch eine Fachgesellschaft beurteilt und geprüft. Die Zertifizierung hingegen wird – basierend auf Standards und Qualitätskriterien – durch ein externes Unternehmen in einem Zertifizierungsverfahren für begrenzte Zeit durchgeführt. Stationäre Einrichtungen erhoffen sich durch Zertifikate und die Darlegung ihrer „Qualität" einen Wettbewerbsvorteil im regionalen, nationalen oder internationalen Vergleich.

Aktivitäten im Qualitätsmanagement

Die Deutsche Diabetes-Gesellschaft (DDG) ist Herausgeber von Richtlinien zur personellen und institutionellen Qualifikation in der Diabetologie. Da die Voraussetzungen zur Erlangung der Qualifikation, wie Aus- und Fortbildungskriterien, Angaben zur Struktur- Prozess- und Ergebnisqualität, regelmäßig dem aktuellen wissenschaftlichen Stand angepasst werden und sich dadurch inhaltlich ändern können, verweisen die Autoren zu den Inhalten auf die Homepage der Deutschen Diabetes-Gesellschaft (www.deutsche-diabetes-gesellschaft.de). Folgende Qualifikationen DDG können derzeit erlangt werden:
➤ Richtlinien zur personellen Qualifikation
 – Diabetologe/in DDG
 – Diabetesberater/in DDG
 – Diabetesassistent/in DDG
 – Fachpsychologe/in DDG
 – Apotheker (mit diabetologisch strukturierter Qualifizierung)
 – medizinische/r Fußpfleger/in DDG
➤ Richtlinien zur institutionellen Qualifikation
 – Qualitätsrichtlinien Typ-1-Diabetiker: Behandlungseinrichtungen für Typ-1-Diabetiker
 – Qualitätsrichtlinien Typ-2-Diabetiker: Behandlungseinrichtungen für Typ-2-Diabetiker
 – Klinisches Diabetes-Zentrum
 – Schulungseinrichtung ASD für Typ-1- und Typ-2-Diabetiker

Ausschüsse und Arbeitsgemeinschaften für Qualitätsmanagement der DDG sind:
➤ Ausschuss Dokumentation, Qualitätssicherung und Informationstechnologie (DQI),
➤ Arbeitsgemeinschaft Deutscher Diabetes-Kliniken (ADDK),
➤ Arbeitsgemeinschaft Strukturierte Diabetestherapie (ASD).

Detaillierte Angaben zu den Ausschüssen und Arbeitsgemeinschaften sind Im Internet unter www.deutsche-diabetes-gesellschaft.de erhältlich.

Versorgungsstrukturen im Gesundheitswesen

Das SGB V bietet seit Inkrafttreten des 2. GKV-Neuordnungsgesetzes 1997 und der Erweiterung im GKV-Gesundheitsreformgesetz 2000 Krankenkassen, Selbstverwaltungen und Leistungserbringern die Möglichkeit, Sonderverträge abzuschließen, um neue Wege, Strukturen und Versorgungssysteme, die zur Verbesserung der Gesundheitsversorgung beitragen, im Gesundheitswesen entwickeln, prüfen und umsetzen zu können.

Modellvereinbarungen

Die gesetzlichen Voraussetzungen für die Umsetzung von Modellvereinbarungen sind in §§ 63–65 SGB V geregelt. Dabei können Krankenkassen und ihre Verbände Strukturmodelle zur Weiterentwicklung der Verfahrens-, Organisations-, Finanzierungs- und Vergütungsformen der Leistungserbringung durchführen (§ 63 Abs. 1 SGB V) oder mit einzelnen oder Gemeinschaften zugelassener Leistungserbringer (§ 64 Abs. 1 SGB V) vereinbaren.

Leistungsmodelle

Leistungsmodelle (§ 63 Abs. 2 SGB V) können nur von den Krankenkassen und nicht von ihren Verbänden oder aber mit Kassenärztlichen Vereinigungen durchgeführt werden. Inhalte von Leistungsmodellen sind die Prävention und Früherkennung von Krankheiten und Krankenbehandlung, die keine Leistung der Krankenversicherung sind. Die Teilnahme an Modellvorhaben ist freiwillig (30).

Ziel von Modellvorhaben ist es, neue Lösungsansätze von Versorgungssystemen am Modell zu erproben und anschließend in die Regelversorgung der GKV zu überführen. Um dies prüfen zu können, müssen Modellvereinbarungen wissenschaftlich durch unabhängige Sachverständige evaluiert werden und sind auf eine Laufzeit von 8 Jahren begrenzt.

Strukturverträge und Praxisnetze

§ 73 a SGB V erlaubt den Kassenärztlichen Vereinigungen Vereinbarungen zu neuen Versorgungs- und Vergütungsstrukturen in der vertragsärztlichen Versorgung mit den Landesverbänden der Krankenkassen und Verbänden der Ersatzkassen ohne Kontrahierungszwang gemäß den Gesamtverträgen nach § 83 SGB V zu schließen. Kernpunkt dieser Regelung ist das Recht von Hausärzten oder haus- und fachärztlichen Vertragsärzten, sich zu Netzstrukturen zusammenzuschließen. Praxisnetze sind Kooperationen von „Ärzten unterschiedlicher Fachgruppen zu einer Leistungsgemeinschaft mit gemeinsamer Budgetverantwortung". (30)

Zielsetzung der Bildung von Netzstrukturen ist, das Leistungsgeschehen im Praxisnetz durch Verbesserung der interdisziplinären Kommunikation und Kooperation, Vermeidung von Doppeluntersuchungen, Mehrfachtherapie und Optimierung der medikamentösen Behandlung bedarfsgerecht und effizient zu gestalten (31).

Diesen Praxisnetzen wird nach § 73a SGB V von den Vertragspartnern, Kassenärztliche Vereinigung und Krankenkassen, die Verantwortung übertragen, die Qualität und Wirtschaftlichkeit der vertragsärztlichen

Versorgung sowie der ärztlich verordneten oder veranlassten Leistungen zu gewährleisten. Innerhalb der Strukturverträge kann eine vom EBM (einheitlicher Bewertungsmaßstab als Grundlage der Honorierung der ambulanten vertragsärztlichen Leistung) abweichende Vergütung mit unterschiedlicher Gewichtung von Einzelleistungen vereinbart werden. Vereinbarte sektorübergreifende Budgets für gebündelte Leistungen können einerseits bei Einsparungen der medizinischen Leistungen das ärztliche Honorar steigern, während Budgetüberschreitungen Einbußen des ärztlichen Einkommens bedeuten würden.

Da die Ausgaben der gesetzlichen Krankenversicherung für ärztliche Leistungen, Krankenhauspflege, Arznei-, Heil- und Hilfsmittel die Höhe des Honorars um ein Vielfaches übersteigen, steht hierbei ein erhebliches potenzielles Einspar- und Umverteilungsvolumen zur Verfügung (30).

Diabetesvereinbarungen

Diabetesvereinbarungen sind Verträge, die sich auf die rechtlichen Vorgaben zu Erweiterungen des Leistungskataloges um fakultative Leistungen (§ 43 Satz 1 Nr. 3 SGB V) oder Sondervertragskompetenzen im SGB V (§ 64 Abs. 1 SGB V Modellvereinbarungen, § 73 Abs. 3 SGB V Strukturverträge) beziehen (30) und zwischen Kassenärztlichen Vereinigungen und Verbänden der Krankenkassen geschlossen werden. Sie haben zum Ziel, durch eine Verbesserung der interdisziplinären Kooperation und durch Patientenschulungen die medizinische Versorgung und die Lebensqualität von Diabetikern durch Prävention diabetesbedingter Komplikationen und Folgeerkrankungen positiv zu beeinflussen. Dadurch sollen Kosten eingespart sowie die Häufigkeit von Krankenhausbehandlungen, Arbeitsunfähigkeitstagen und Aufenthalten in stationären Rehabilitationseinrichtungen wesentlich reduziert werden (32).

Da Diabetesvereinbarungen auf Länderebene geschlossen werden, kann jeder Krankenkassenverband mit der jeweiligen Kassenärztlichen Vereinigung einen Vertrag mit unterschiedlichen Inhalten schließen. Dies führte zu einer dissoziierten Diabetes-Vertragslandschaft in Deutschland. Daher hat der Ausschuss DQI (Dokumentation, Qualitätssicherung und Informationstechnologie der DDG) mit den „regelungsbedürftigen Vertragsinhalten von Diabetesvereinbarungen nach Empfehlungen der Deutschen Diabetes-Gesellschaft" Standards zur Struktur-, Prozess- und Ergebnisqualität festgelegt (Abb. 41.**5**; 33).

Sicherstellung der vertragsärztlichen Versorgung

Bis zum GKV-Gesundheitsreformgesetz 2000 war das System der vertragsärztlichen Versorgung ausschließlich durch das Kollektivvertragsprinzip (34) geprägt. Dabei war die Sicherstellung der vertragsärztlichen Versorgung den Kassenärztlichen Vereinigungen und der Kassenärztlichen Bundesvereinigung übertragen. Die Umsetzung erfolgte über eine ausschließliche Vertragspartnerschaft zwischen Kassenärztlichen Vereinigungen, den Krankenkassen und deren Verbänden. Dabei haben die Kassenärztlichen Vereinigungen und die Kassenärztlichen Bundesvereinigung laut Gesetz den Auftrag, die den Krankenkassen obliegende ärztliche Versorgung sicherzustellen und die Rechte der Vertragsärzte gegenüber den Krankenkassen wahrzunehmen.

Zunehmend wurde in den 90er Jahren dieses System kritisiert und seine Umsetzbarkeit in Frage gestellt, z. B. durch Budgetierung der vertragsärztlichen Leistung und Niederlassungsbegrenzungen auf Kosten junger Ärzte (35).

Integrierte Versorgung

„Integrierte Versorgung ist die leistungssektorenübergreifende Versorgung im Verbund mehrerer Leistungserbringer." Sie umfasst sektorenübergreifende Verknüpfungen von Leistungs- und Vergütungsinhalten, z. B. kombinierte Budgets (36).

Mit der Gesundheitsreform 2000 wurde erstmalig der Kontrahierungszwang gelockert. Der Gesetzgeber legte mit dem § 140 ff SGB V zur integrierten Versorgung eine Form der Regelversorgung fest, in der den Krankenkassen die freie Wahl der gesetzlich vorgegebenen Vertragspartner eingeräumt wird (§ 140b Abs. 2 SGB V). Dadurch können erstmalig die Krankenkassen als Kostenträger Direktverträge mit allen „zugelassenen Leistungserbringern" schließen, ohne die Kassenärztliche Vereinigung in das Versorgungssystem einbinden zu müssen.

Ziel der Integrationsversorgungsverträge (§ 140a SGB V) ist, eine „verschiedene Leistungssektoren übergreifende Versorgung der Versicherten" zu garantieren, die Koordination zwischen den verschiedenen Versorgungsbereichen und eine ausreichende Dokumentation zu sichern, die allen an der integrierten Versorgung Beteiligten im jeweils erforderlichen Umfang zugänglich sein muss. Damit soll die interdisziplinäre Kooperation aller an der Patientenversorgung im ambulanten und stationären Sektor Beteiligten gefördert und verbessert werden.

Die Vertragspartner der Krankenkassen verpflichten sich inhaltlich zu einer „qualitätsgesicherten, wirksamen, ausreichenden, zweckmäßigen und wirtschaftlichen Versorgung der Versicherten" (§ 140b Abs. 3). In integrierten Versorgungssystemen erfolgen die Vertragsabschlüsse der Kostenträger nicht mit einzelnen Ärzten, sondern mit Gemeinschaften zur vertragsärztlichen Versorgung zugelassener Ärzte, Träger zugelassener Krankenhäuser, Träger von ambulanten Reha-Einrichtungen, der Kassenärztlichen Vereinigung oder den Gemeinschaften dieser Leistungserbringer (§ 140b Abs. 2 SGB V). Dazu können sich die zugelassenen Leistungserbringer zu kooperativen Gemeinschaften zusammenschließen, wobei eine „Mindest- oder Höchstzahl der teilnehmenden Vertragsärzte" festgelegt

Regelungsbedürftige Vertragsinhalte von Diabetesvereinbarungen nach Empfehlung der Deutschen Diabetes-Gesellschaft

Verantwortlich für den Inhalt: DQI-Ausschuss der DDG

1. Patientengruppen

1.1.	Typ 1	**Kinder und Jugendliche** jünger als 18. Lebensjahr
1.2.	Typ 1	**Erwachsene** – ab 18. Lebensjahr –
1.3.	Typ 2	
1.4.	Diabetes	**Schwangerschaft** 1.4.1. Schwangerschaft bei Diabetes 1.4.2. Gestationsdiabetes
1.5.		**Diabetes-spezifische Folgeerkrankungen** 1.5.1. Neuropathie 1.5.2. Diabetischer Fuß 1.5.3. Retinopathie 1.5.4. Nephropathie
1.6.		**Diabetes-assoziierte Folgeerkrankungen** 1.6.1. Arterielle Verschlußkrankheit 1.6.2. Koronare Herzerkrankung 1.6.3. Zerebrale Durchblutungsstörungen 1.6.4. Hypertonie
1.7.	Diabetes	**Sonderformen** Sonderformen des Diabetes (z. B nach Pankreatektomie) können in Anlagen geregelt werden.

2. Beteiligte Ärzte und Institutionen

2.1.	Hausarzt ohne diabetolog. Qualifikation (HA ohne diabetolog.Quali.)
2.2.	Hausarzt – mit diabetologischer Qualifikation (HA mit diabetolog.Quali.)
2.3.	Pädiater
2.4.	Pädiater, Diabetologe DDG
2.5.	Diabetologe in Schwerpunktpraxis (SPP)
2.6.	Diabetologisches Zentrum 2.5.1. ambulant 2.5.2. stationär 2.5.3. teilstationär (z. B. Tagesklinik) 2.5.4. pädiatrisch-diabetologisches Zentrum
2.7.	Angiologe / Radiologe
2.8.	Augenarzt
2.9.	Gastroenterologe
2.10.	Gynäkologe
2.11.	Kardiologe
2.12.	Nephrologe
2.13.	Neurologe
2.14.	Urologe
2.15.	Diabetesschulung
2.16.	Ernährungsberatung
2.17.	Medizinische Fußspezialisten (Podologen)
2.18.	Psychologe
2.19.	Soziale Dienste
2.20.	Altenpflege/ ambulante Dienste

3. Wer behandelt welche Patientengruppe:

V = Hauptverantwortlich für die Betreuung des Diabetes   M = Mitbetreuung des Diabetes

Ärzte	Typ 1 unter 18	Typ 1 ab 18	Typ 2 *	Schwangerschaft Gestationsdiabetes	Folge- erkrankungen
HA ohne diabetolog. Quali.	-	M	M	-	M
HA mit diabetolog.Quali.	-	M	M-V	-	M-V
Pädiater	M, M3	-	-	M	M
Pädiater, Diabetologe DDG	V	-	-	V	V
SPP	M	V	M-V	V	V
Zentrum	V	V	M - V	V	V
Augenarzt	M	M	M	M	M
Angiologe / Radiologe	M1	-	-	-	M1
Gastroenterologe	M2	-	-	-	M2
Gynäkologe	M3	M3	M3	M3	M3
Kardiologe	M4	-	-	-	M4
Nephrologe	M5	-	-	-	M5
Neurologe	M6	-	-	-	M6
Urologe	M7	-	-	-	M7
Med. Fußspezialisten	M8	-	-	-	M8

* Strikte Einhaltung der individuell festzulegenden Therapieziele

Behandlungsfelder:
M1 = Arterielle Verschlußkrankheit
M2 = z. B. Gastroparese, Enteropathie, Inkontinenz
M3 = Sexuelle Dysfunktion; Verhütung; Schwangerschaft
M4 = Verdacht auf / manifeste Herzerkrankung
M5 = Diabetische Nephropathie
M6 = Cerebrovasculäre Insuffizienz; diabetische Neuropathie
M7 = Erektile Dysfunktion, Blasenentleerungsstörung
M8 = Diabetisches Fußsyndrom

Abb. 41.5 Regelungsbedürftige Vertragsinhalte von Diabetesvereinbarungen nach Empfehlungen der Deutschen Diabetes-Gesellschaft.

4. Qualifikation	
Hausarzt ohne diabetologischer Qualifikation	• Dokumentation und Teilnahme an qualitätssichernden Maßnahmen
Hausarzt mit diabetologischer Qualifikation	• jährliche Fortbildung mit Nachweis für Arzt und Schulungsteam • regelmäßige Teilnahme am Qualitätszirkel • Dokumentation und Teilnahme an qualitätssichernden Maßnahmen • Qualifikation für strukturierte Schulung zu Diabetes und Hypertonie • Qualifizierte Schulungskraft (erfolgreicher Abschluß von Seminaren zur strukturierten Schulung von Typ 2- Diabetes und Hypertonie) oder Teilnahme an einem gemeinsamen Schulungszentrum
Pädiater	• jährliche Fortbildung mit Nachweis • Dokumentation und Teilnahme an qualitätssichernden Maßnahmen
Pädiater, Diabetologe DDG	• s. Diabetologische Schwerpunktpraxis (SPP)
Diabetologische Schwerpunktpraxis (SPP)	• Diabetologe DDG • mindestens jährliche diabetologische Fortbildung mit Nachweis • Teilnahme an Qualitätszirkeln • Dokumentation und Teilnahme an qualitätssichernden Maßnahmen • Qualifikation für Einzel- sowie Gruppenschulung „Diabetes; Hypertonie; Nephropathie; Schwangere" • Diabetesberaterin DDG • Kooperation med. Fußspezialisten • Schulungsraum und Medien • Mindestanzahl der zu betreuenden Diabetiker
Zentrum	• definiertes Zentrum, Mindeststandard s. SPP • definiertes Zentrum pädiatrische Diabetologie

5. Diagnostik / Therapie	HA ohne diabetolog. Qualifikat.	HA mit diabetolog. Qualifikat.	SPP/Pädiater Diabetologe DDG	Pädiater	Diab. Zentrum	z. B. Augenarzt
Klinische Untersuchung	•	•	•	•	•	
Neurologische Untersuchung	•	•	•	•	•	
Untersuchung des Fußes	•	•	•	•	•	
Labor 1	•	•	•	•	•	
Labor 2			•		•	
Fuß-Sprechstunde			•		•	
Pumpentherapie			•	•		
Paß	•	•	•	•	•	
Augenkontrolle (z. B.)						•

Labor 1	Blutglucose; HBA$_{1c}$; Kreatinin; Cholesterin (HDL, LDL); Triglyceride; Urinsediment; Mikroalbuminurie- Screening; Kreatinin-Clearance; Uringlucose; Ketone im Urin;
Labor 2	Spezielle Diagnostik
Fuß-Sprechstunde	Diagnose und Therapie diab. Fußsyndrom incl. Kontakt zu med. Fußspezialisten
Insulinpumpentherapie	Einführung und Kontrolle der Insulinpumpentherapie nur in Praxen und Zentren mit spezieller Qualifikation
Paß	Einsatz Gesundheits-Paß Diabetes DDG

Abb. 41.5 Regelungsbedürftige Vertragsinhalte von Diabetesvereinbarungen nach Empfehlungen der Deutschen Diabetes-Gesellschaft.

werden muss (35). Die Finanzierung innerhalb des integrierten Versorgungssystems erfolgt über „die Übernahme der Budgetverantwortung insgesamt oder für definierte Teilbereiche (kombiniertes Budget)" (§ 140c Abs. 2 SGB V).

Die Laufzeit der integrierten Versorgungsformen ist gesetzlich nicht begrenzt. Für den Versicherten ist die Teilnahme freiwillig und kann durch ein Bonussystem belohnt werden, wenn der Versicherte mindestens 1 Jahr die Vorgaben des Versorgungssystems eingehalten hat und die Versorgungsform zu Einsparungen geführt hat (§ 140g SGB V).

Managed Care

Der Managed-Care-Begriff kommt aus den USA und steht für das „Zustandebringen eines gemeinsamen, zielgerichteten Handelns bei der Versorgung der Versicherten mit Gesundheitsleistungen". Es ist das Ziel, die Qualität und Wirtschaftlichkeit der Gesundheitsversorgung zu verbessern (37). Das Erreichen der Ziele erfolgt über unterschiedlichste Formen von Versorgungssystemen, bei denen Kostenträger und Leistungsanbieter (z. B. Ärzte) über Verträge miteinander kooperieren. Die Versorgungssysteme basieren dabei auf Managed-Care-Instrumenten (z. B. vertragliche Regelungen, evidenzbasierte Leitlinien, Datenmanagement, Patienten-Empowerment, Transparenz). In Abhängigkeit von vertraglichen und wirtschaftlichen Regelungen sind eine Vielzahl von Managed-Care-Formen zu unterscheiden; eine der bekanntesten sind die HMO's (Health Maintenance Organisations) in USA. Dabei sind z. B. Direktverträge zwischen Kostenträger und Ärzten (staff model), Praxisgemeinschaften (group model) oder Ärztenetzen (network model) möglich. Aber auch vertragliche Verbindungen ohne wirtschaftliche Abhängigkeit der Ärzte können geschlossen werden (z. B. Independent Practice Association; IPA). Der Versicherte ist je nach vertraglicher Regelung und Managed-Care-Form in seiner Arztwahl frei oder gebunden (38). Kennzeichnend für Managed-Care-Systeme sind vertraglich festgelegte Anreizsysteme und Bonussysteme für den Leistungserbringer und für den Versicherten.

Disease Management

Disease Management ist ein integriertes System von Interventionen im Gesundheitswesen für Patienten, Leistungserbringer und Kostenträger, basierend auf evidenzbasierten Leitlinien zur Verbesserung der Versorgungs- und Lebensqualität bei chronischen Erkrankungen und zur Kostenoptimierung (39). Im Zentrum des Disease Managements steht der Patient mit einer chronischen Erkrankung, der im Rahmen eines Disease Management Programms kosteneffektiv mit zeitnahen Interventionen betreut wird. Die Intensität des Patientenmanagements richtet sich dabei nach dem Risikoprofil des Patienten. Hochrisikopatienten werden intensiver und in kürzeren Abständen betreut als ein Patient mit geringem Risiko zur Ausbildung diabetischer Komplikationen oder Folgeerkrankungen. Disease Management ist streng an Maßnahmen zum Qualitätsmanagement gekoppelt. Dokumentation, Definition von Zielbereichen, Evaluation des Behandlungsverlaufes und -ergebnisses sowie die Interpretation der Resultate mit wissenschaftlicher Expertise sind das zentrale Kernstück von Disease-Management-Programmen.

Disease Management entfachte in Deutschland im Jahr 2001 heftige Diskussionen durch die Neuregelung des Risikostrukturausgleichs zwischen den gesetzlichen Krankenkassen. Vor dem Hintergrund, die tatsächlichen Leistungsausgaben der Kostenträger für Patienten mit chronischen Erkrankungen im Risikostrukturausgleich zu berücksichtigen, wurde 2002 der Risikostrukturausgleich an die Umsetzung von Disease Management Programmen gekoppelt. Nur ausgewählte Erkrankungen sind davon betroffen, z. B. Diabetes mellitus, Asthma bronchiale, chronisch obstruktive Atemwegserkrankungen, koronare Herzerkrankung und Brustkrebs. Die gesetzlichen Krankenversicherungen können nun jeden in ein Disease-Management-Programm eingeschriebenen chronisch kranken Patienten am finanziellen Risikopool geltend machen. Ab 2007 soll der Risikostrukturausgleich in einen „morbiditätsbezogenen Risikostrukturausgleich" umgewandelt werden.

Literatur

1 Selbmann K. Qualitätsmanagement als vertrauensbildende Maßnahme. Qualitätsmanagement in der Diabetologie. ed. Diabetes Kirchheim-Forum. Kirchheim-Verlag, Mainz 1995: 15–19.
2 World Health Organization (Europe) and International Diabetes Federation (Europe). Diabetes care and research in Europe: St. Vincent Declaration. Diabetic Med 1990, 7: 360.
3 Der Sachverständigenrat für die Konzertierte Aktion im Gesundheitswesen (SVR KAG). Bedarfsgerechtigkeit und Wirtschaftlichkeit. Über-, Unter-, Fehlversorgung. Gutachten 2000/2001, Band III.
4 Löwel H., Stieber J., Koenig W., Thorand B., Hörmann A., Gustomzyk J., al. et. Das diabetes-bedingte Herzinfarktrisiko in einer süddeutschen Bevölkerung: Ergebnisse dere MONICA-Augsburg-Studien 1985-1994. Diabetes und Stoffwechsel 1999, 8: 11–21.
5 Nelson R., Knowler W., Pettiti D., Bennett P. Kidney diseases in diabetes. Diabetes in America 1999, ed. 2 (Chapter 16): 339–348.
6 Trautner C., Icks A., Haastert B., Plum F., Berger M. Incidence of blindness in relation to diabetes. A poulation-based study. Diabetes Care 1997, 20: 1147–1153.
7 Trautner C., Haastert B., Giani G., Berger M. Incidence of lower limb amputations and diabetes. Diabetes Care 1996, 19: 1006–1009.
8 Eberl S., Landgraf R. Qualitätsmanagement in der Diabetologie: Von der Dokumentation zur Qualitätsentwicklung. Klinikarzt 2001, 30: 303–306.
9 Liebl A., Neiss A., Spannheimer A., Reitberger U., Wagner T., Gortz A. Costs of type 2 diabetes in Germany. Results of the CODE-2-Study. Dtsch. Med. Wochenschr. 2001, 126: 585-589.
10 Das Sozialgesetzbuch Fünftes Buch. Stand 2002. §§135–140 SGB V. http://www.bmgesundheit.de/rechts/gkv/sgb/sgbv.htm.

11 Das Sozialgesetzbuch Fünftes Buch. Stand 2002. § 12 Abs. 1. http://www.bmgesundheit.de/rechts/gkv/sgb/sgbv.htm.
12 Hillenbrand H., Schmidbauer H., Piwernetz K. Qualität und Qualitätsmessung. Qualitätsmanagement in der Diabetologie. ed. Hillenbrand H., Schmidbauer H., Standl E., Willms B. Kirchheim-Verlag, Mainz 1995: 22.
13 Donabedian A. Explorations in Quality Assessment and Monitoring. The Definition of Quality and Approaches to Its Assessment. Health Administration Press, Ann Arbor/Mich. 1980, Vol I.
14 Graf von der Schulenburg J.-M., Kielhorn A., Greiner W., Volmer T. Qualitätsmanagement. Praktisches Lexikon der Gesundheitsökonomie. Asgard-Verlag Hippe, Sankt Augustin 1998, 1. Auflage: 151.
15 Kolkmann F.W., et al. Leitfaden: Qualitätsmanagement im deutschen Krankenhaus. (Hrsg.) Bundesärztekammer. Zuckschwerdt, München; Bern; Wien; New York 1998, 2. Aufl.: 10ff.
16 GMDS-Deutsche Gesellschaft für Medizinische Informatik/Biometrie und Epidemiologie. Begriffe und Konzepte des Qualitätsmanagements. Informatik, Biometrie und Epidemiologie in Medizin und Biologie 1996, 4: 200–230.
17 Schwartz F.W., al et. Das Public Health Buch. Urban & Fischer, München; Jena 2000: 593.
18 Graf von der Schulenburg J.-M., Kielhorn A., Greiner W., Volmer T. Qualitätsmanagement. Praktisches Lexikon der Gesundheitsökonomie. Asgard-Verlag Hippe, Sankt Augustin 1998, 1. Auflage: 151.
19 Field MJ., Lohr KN. Clinical Practice Guidelines: Directions for a new program. National Academy Press, Washington 1990.
20 Haynes RB, Sackett D, Guytt G, Cook D. Transferring evidence from research to practice: overcomming barriers to application. Evidence-Based-Medicine. 1997, 2: 68–69.
21 URL: http//www.aezq.de.
22 Hillenbrand H., Schmidbauer H., Piwernetz K. Allgemeine Grundlagen zur Qualität und Qualitätsmanagment. Qualitätsmanagement in der Diabetologie. ed. Hillenbrand H., Schmidbauer H., Standl E., B. Willms. Kirchheim-Verlag, Mainz 1995: 76.
23 Deutsche Gesellschaft für Qualität. Begriffe zum Qualitätsmanagement. Beuth Verlag, Berlin 1993, 5. Auflage.
24 Deutsche Diabetes-Gesellschaft: Neue Qualitätsstandards zur Anerkennung einer Behandlungseinrichtung für Typ-1- und Typ-2-Diabetes mellitus. Diskussions-Entwurf. Diabetologie-Informationen 2002, 6:173–179
25 Deming E.W. in Oess A. Total Quality Management. Betriebswirtschaftlicher Verlag Gabler, Wiesbaden 1991, 2. Auflage: 95.
26 Eberl S., Landgraf R. Der Gesundheits-Paß Diabetes. MMW - Fortschr. Med. 2000, 142: 824-826.
27 Gerlach F., Bahrs O. Qualitätssicherung durch hausärztliche Qualitätszirkel. Strategien zur Etablierung. Ullstein Mosby, Berlin-Wiebaden 1994: 30.
28 Hillenbrand H., Schmidbauer H., Piwernetz K. Allgemeine Grundlagen zu Qualität und Qualitätsmanagement. Qualitätsmanagment in der Diabetologie. ed. Hillenbrand H., Schmidbauer H., Standl E., B. Willms. Kirchheim-Verlag, Mainz 1995: 76–77.
29 Kolkmann F.W., et al. Leitfaden: Qualitätsmanagement im deutschen Krankenhaus. (Hrsg.) Bundesärztekammer. Zuckschwerdt, München; Bern; Wien; New York 1998, 2. Aufl.: 34 f.
30 Galas E. Krankenversicherung und Diabetes mellitus: Konzepte zur Verbesserung der Versorgung von Diabetikern ed. Graf von der Schulenburg J. Versicherungswissenschaft in Hannover. Hannoveraner Reihe, Band 12. Verlag Versicherungswirtschaft, Karlsruhe 2000: 51ff.
31 Schönbach K.-H. Strukturverträge und Modellvorhaben in der GKV. Arbeit und Sozialpolitik. Nomos Verlagsgesellschaft, 1997, 11–12: 68.
32 Eberl S., Landgraf R., et al. Die Diabetesvereinbarung der KV Bayerns. Zeitschrift des Zentralinstituts der Kassenärztlichen Vereinigung. Dt. Ärzteverlag, Köln 2002: im Druck.
33 Landgraf R., Friske M., Jörgens W., Kerner W., Kiess W., Küstner E., Meincke G., Osterbrink B., Poppe D., Ruhnau K. Regelungsbedürftige Vertragsinhalte von Diabetesvereinbarungen nach Empfehlungen der Deutschen Diabetes-Gesellschaft. Diabetologie-Informationen 2000, 1: 26–24.
34 Das Sozialgesetzbuch Fünftes Buch. Stand 2002. §75. http://www.bmgesundheit.de/rechts/gkv/sgb/sgbv.htm.
35 Wigge P. Rechtliche Rahmenbedingungen bei neuen Versorgungsformen. Münsterische Sozialrechtstagung, 5, 1999, Münster, Westfalen: 5. Münsterische Sozialrechtstagung Managed Care – Neue Vertrags- und Versorgungsformen in der Krankenversicherung/Veranst.: Münsterische Sozialrechtsvereinigung e. V. ed. Kollhosser H. Verlag Versicherungswirtschaft, Münsteraner Reihe, Karlsruhe 2000, 64: 67 ff, 81.
36 Späth M. Integrierte Versorgung: Die Rahmenvereinbarung steht. Dtsch Aerztebl 2000, 97: B 1951–1953.
37 Einwag M. Managed Care – Neue Vertrags- und Versorgungsformen in der Krankenversicherung aus Sicht der Krankenhäuser. Münsterische Sozialrechtstagung 5, 1999, Münster, Westfalen: 5. Münsterische Sozialrechtstagung Managed Care - Neue Vertrags- und Versorgungsformen in der Krankenversicherung/Veranst.: Münsterische Sozialrechtsvereinigung e. V. ed. Kollhosser H. Verlag Versicherungswirtschaft, Münsteraner Reihe, Karlsruhe 2000, 64: 51ff.
38 Graf von der Schulenburg J.-M., A. Kielhorn, W. Greiner, T. Volmer. Managed Care ed. Gesundheitsökonomie Praktisches Lexikon der. Asgard-Verlag Hippe, Sankt Augustin 1998, 1. Auflage: 106.
39 Todd W. E. Disease Management in the United States. Disease Management im Zeichen von Europa und E-Health. ed. Todd W.E, Schenk R. Zuckschwerdt-Verlag, München 2001: 1ff.

42 Computereinsatz

E. Biermann und T. Haak

Das Wichtigste in Kürze

- In der ärztlichen Betreuung werden Computer für das Datenmanagement, zur Qualitätssicherung und zur Vereinfachung der Dokumentation und Arztbrieferstellung eingesetzt.
- Patienten nutzen Computer in erster Linie zur Erfassung von Blutzuckerwerten und Insulindosen.
- Computerprogramme können durch grafische Animation und Simulation von Blutzuckerverläufen die Patientenschulung ergänzen, jedoch sollen sie weder das Schulungsteam noch die regelmäßige ärztliche Betreuung ersetzen.
- Computeranwendungen, die in diagnostische und therapeutische Prozesse eingreifen, bedürfen einer sorgfältigen Evaluation bezüglich des definierten Nutzungsziels.
- Neue Informationstechnologien haben in den vergangenen Jahren weite Verbreitung gefunden und Neuentwicklungen werden auch weiterhin die Diabetestherapie ergänzen.
- Das Internet ermöglicht einen uneingeschränkten Informationsfluss, sodass der mündige Patient besser informiert eine für ihn optimale Therapie auswählen kann.
- Durch Telemedizin sind hauptsächlich Kosten- und Zeiteinsparungen zu erwarten, da die Patienten nicht persönlich in weiter entfernte Kompetenzzentren oder Schwerpunktpraxen fahren müssen.

Bedeutung und Anwendungsbereiche

Computer sind im beruflichen ebenso wie im privaten Bereich weit verbreitet und stellen besonders bei der Erfassung und Auswertung von Daten eine Hilfe dar. Daher ist es verständlich, dass Computersysteme auch bei Diabetologen und Diabetikern vielfältige Einsatzmöglichkeiten bieten, da auch hier täglich eine größere Anzahl von Daten anfällt und verarbeitet werden muss. Darüber hinaus werden bereits zahlreiche Software-Produkte für Diagnostik und Therapie angeboten. Das folgende Kapitel stellt die häufigsten Anwendungsgebiete von Computersystemen in der Diabetologie vor und beschreibt deren Nutzen, aber auch die Gefahren eines unkritischen Einsatzes.

Die Anwendungsbereiche von Computern lassen sich in 6 Schwerpunkten in der Betreuung und Behandlung von Diabetikern zusammenfassen:
- Datendokumentation, -auswertung und -nutzung: elektronische Verarbeitung von Patientendaten, z. B. für epidemiologische Untersuchungen, Qualitätsmanagement oder Informationsweitergabe zwischen Ärzten;
- Management von Daten der Diabetestherapie: Analyse von Blutzuckerselbstkontrollwerten mittels Komprimierung und Trendanalysen;
- Simulation und Training: Umsetzung von mathematischen Modellen des Blutzuckerverhaltens in Programme zur Veranschaulichung der Insulinwirkung und von Blutzuckerverläufen zum Training für Patienten und Ärzte;
- Experten- und Konsultationssysteme: Bereitstellung von Spezialwissen für Ärzte zur Diagnostik und Therapie des Diabetes mellitus;
- Internet: Einholen von Informationen und Daten durch Patienten und Ärzte aus dem dem Web;
- Telemedizin: regelmäßige Übermittlung von Stoffwechseldaten an kompetente Diabetologen zur Therapieoptimierung (Telemonitoring) bzw. einmaliges Einfordern einer Expertise nach Übersendung von Bildmaterial und Daten (Telekonsultation)

Datendokumentation, Auswertung und Nutzung

In der ärztlichen Praxis stellen die Erfassung von Patienten- und Therapiedaten, des klinischen Verlaufs und der erhobenen Laborparameter eine zeitliche und personalintensive Belastung dar. Andererseits ist die Therapie des Diabetes mellitus in Bezug auf die durchzuführenden Maßnahmen ein sich wiederholender Ablauf. Daher bieten Computersysteme die Möglichkeit, die erhobenen Daten zu verarbeiten, statistisch aufzuarbeiten und weiter zu nutzen. Insbesondere erleichtert geeignete Software die Dokumentation des klinischen Verlaufs, Qualitätssicherungsmaßnahmen oder die Datenweitergabe in Form von Arztbriefen (8). Eine verbreitete Nutzung haben das DPV-Programm (16) in der Kinderdiabetologie und das Programm Diqual im Bereich der Qualitätssicherung erfahren. Weitere Programme sind diadoc (Scholz-Verlag, München), MeDo-diab (MeDO, Dortmund) oder QMED-DOC (med-ig AG, Kaarst), um aus der Vielzahl weiterer Programme nur einige zu nennen.

Es bestehen jedoch Unterschiede in der Nutzerfreundlichkeit der Programme, und es ist daher sorgfältig zu prüfen, ob der zeitliche Gewinn bei Dokumentation und Weiterverarbeitung nicht durch den zeitlichen Aufwand der Dateneingabe verlorengeht bzw. ob die Qualität der erstellten Arztbriefe dem gewünschten Standard entspricht. Für die weitere Verbreitung von elektronischen Informationssystemen in der Diabetologie ist eine gemeinsame Struktur und ein einheitlicher Standard der Datenübermittlung notwendig. Derzeit sind Bestrebungen im Gange, solche Standards zu schaffen (31).

Management von Therapiedaten

Berechnung der Stoffwechseleinstellung. Patienten mit insulinpflichtigem Diabetes, die mit einer intensivierten Insulintherapie behandelt werden, führen täglich mindestens 4 Blutzuckerselbstkontrollen durch und injizieren mindestens ebenso oft Insulin. Im Idealfall wird die Insulindosis nach festgelegten Algorithmen anhand des aktuellen Blutzuckerwerts und der beabsichtigten Kohlenhydrataufnahme vom Patienten selbst berechnet. Die zu dokumentierenden Daten werden einerseits durch den Patienten unmittelbar ausgewertet, um aufgrund von diesen nach entsprechender Schulung eine Insulindosisanpassung vorzunehmen. Zumeist erfolgt später eine weitere retrospektive Auswertung durch den behandelnden Arzt, um den Therapieverlauf zu beurteilen und systematisch wiederkehrende Abweichungen des Blutzuckers zu analysieren und korrigieren zu können. Bisher erfassen die meisten Patienten die Daten handschriftlich in Blutzuckertagebüchern. Zur Vereinfachung des Umgangs mit den erhobenen therapierelevanten Daten bietet der Fachhandel Blutzuckermessgeräte an, die neben dem Blutzuckerwert weitere Parameter wie Insulindosen oder Kohlenhydrat-Berechnungseinheiten erfassen und speichern können. Diese Daten werden dann entweder direkt im Gerät statistisch aufbereitet oder über einen Anschluss (Interface) an einen Computer weitergegeben und dort ausgewertet. Eine Übersicht über die bekanntesten Geräte dieser Art gibt Tab. 42.1. Die meisten Systeme berechnen aus den erhaltenen Daten für definierte Zeiträume Mittelwerte über einen Tag oder eine Woche. Weiterhin sind Trendberechnungen möglich.

Klinische Evaluationen belegen, dass computergestützte Blutzuckerprotokolle und -analysen einerseits zu einer verbesserten Kommunikation zwischen Patient und behandelndem Arzt beitragen (21, 24), andererseits jedoch auch die Stoffwechseleinstellung bei bestimmten Patientengruppen verbessern können (28). Dies gilt insbesondere für jüngere Patientengruppen, die mit den technischen Systemen eines Computers besser vertraut sind (9). Gegenwärtig wird an Systemen gearbeitet, die über eine Verrechnung der Messdaten und der Bestimmung des low blood glucose index die Wahrscheinlichkeit einer Hypoglykämie vorhersagen können. Hier erscheinen künftige Entwicklungen einen Vorteil für Patienten mit Hypoglykämiewahrnehmungsstörungen bereitstellen zu können (17).

Wissensvermittlung, Simulation und Training

Schulung. Die etablierte Methode zur Vermittlung des diabetesbezogenen Wissens an Patienten ist die Diabetesschulung durch die Mitglieder eines Schulungsteams. Computergestützte Trainings- und Simulationsprogramme können die Patientenschulung sinnvoll ergänzen und unterstützen Es sei jedoch darauf hingewiesen, dass solche Trainingsprogramme nicht als Ersatz für eine strukturierte Schulung eingesetzt werden sollten (3).

Simulation. Ein Beispiel für einen sinnvollen Einsatz von Simulationsprogrammen ist die Demonstration von Kinetiken der Blutzuckerregulation. Solche Lehrinhalte sind mit den herkömmlichen Mitteln wie Wandtafeln, Grafiken oder Büchern weit weniger komfortabel zu vermitteln. Bisher gibt es überwiegend Programme für insulinpflichtige Diabetiker. Basierend auf mathematischen und empirischen Modellen der Pharmakokinetik und der Physiologie, simulieren diese Programme Blutzuckerverläufe in Abhängigkeit von verschiedenen Variablen wie Insulingaben, Kohlenhydrataufnahme usw. In Tab. 42.2 ist eine Auswahl der gebräuchlichsten Programme dieser Art zusammengestellt.

Vorteile und Voraussetzungen. Die Mehrzahl der Simulations- und Trainingsprogramme sind interaktiv, d. h. der Benutzer kann beispielsweise Parameter wie die Kohlenhydrataufnahme oder die vorgesehene Insulindosis vorgeben und die Software simuliert den zu erwartenden Blutzuckerverlauf. Der Patient trifft dabei wie in der Realität Entscheidungen zur Insulindosierung. Ein Beispiel einer solchen Simulation ist in Abb. 42.1 dargestellt.

Unabdingbar für den Einsatz von Trainings- und Simulationsprogrammen ist, dass diese die anerkannten Therapiestandards und Schulungsinhalte berücksichtigen. Auch sollte bei der Software die sich im Tagesverlauf ändernde Insulinsensitivität berücksichtigt werden, da sonst Besonderheiten wie die Tagesrhythmik kontrainsulinärer Hormone und die damit verbundenen unterschiedlichen Insulindosisfaktoren für die jeweiligen geplanten Kohlenhydratmengen nicht befriedigend dargestellt werden.

Sind diese Programme nicht zu komplex aufgebaut und ist die Oberfläche benutzerfreundlich gestaltet, so können sie vom Patienten selbst ohne Supervision durch Arzt oder Diabetesberaterin verwendet werden (6, 18, 23). Vorteilhaft ist, dass durch die Simulationsprogramme die Therapie am „Computerpatienten" trainiert und in wiederholten Anläufen optimiert werden kann, ohne dass anfängliche Therapiefehler am eigenen Leib des Patienten erfahren werden müssen.

Insulindosisempfehlungen. Bereits vor 15 Jahren entwickelte man miniaturisierte Computer, die über das Training hinaus Insulindosisempfehlungen für Patienten berechnen sollten (25, 26). Bisher kam es jedoch nicht zu einer breiteren Anwendung dieser Systeme. Vor allem der für Arzt und Patient nicht transparente Algorithmus, die „black box", erschwerte die Akzeptanz

Tab. 42.1 Auswahl von Blutzuckermessgeräten bzw. Speichermedien mit Software zur Datenanalyse

Name	Hersteller	Wichtigste Funktionen	Besonderheiten
Accutrend Complete	Roche Diagnostics	– Trendgraph 48 Stunden und 1 Woche – Insulingrafik – Statistik – Häufigkeit von Werten außerhalb des Zielbereichs in Prozent	– Bezug der Therapie zu „Events" (Sport, Essen usw.) möglich, Telemedizin mit Accu-Link-Modem
Accutrend DM mit CAMIT for Windows	Roche Diagnostics	– Gesamtverlauf – Standardtag – Standardwoche – Trendanalyse – Adaptation – Statistik – Erfassung von Labordaten, Komplikationen und Kommentaren	– zusätzliche Analysemöglichkeiten gegenüber der internen Software des Accutrend Complete
Diabass/Gluconet	Mediaspects	– Erfassung von Blutzuckermessungen, Insulingaben, BE, Sport, Arzt- und Labordaten – Tagesprotokollerstellung – Monatsstatistik – Statistik, HbA_{1c}-Schätzung	– Einlesen der Daten von Blutzuckermessgeräten aller Hersteller – Möglichkeit zur Eingabe der individuellen Hypoglykämieschwelle – Telemedizin möglich für Patienten mit E-Mail
One Touch Ultra, Euroflash, Glucotouch, One Touch Profile mit In Touch V 1.3.2	Lifescan	– Eingabe von verschiedenen Parametern (BE, Insulin usw.) möglich – Statistik, 10 unterschiedliche Darstellungsmöglichkeiten – Häufigkeit von Werten außerhalb des Zielbereichs in Prozent – Erfassung von Kommentaren durch den Nutzer	– Schulungsprogramm in Software enthalten – Darstellung in vertrauter Tagebuchform möglich – neueste Software über Internet (www.lifescan.de) herunterladbar
mellitux EC 301	Nutrion AG, München	– Lebensmittelübersicht – BE-Rechenhilfe – Insulindosis-Rechenhilfe – Tagebuch – Statistikfunktionen	– Datenübernahme über PC-Schnittstelle und Speicherung auf dem Server des Providers – Onlineeinsicht der Patientendaten durch betreuendes Fachpersonal nach Freischaltung – Kommunikation mit den meisten Blutzucker-Messgeräten
Precision Xtra mit Precision Link, Softsense	Abbott Medisense	– Tagesprofil – Langzeitprofil – Trendanalysen – Standardtag – Statistik, Datenliste	– Datenwiedergabe in vertrauter Tagebuchform aufrufbar

Tab. 42.2 Auswahl von Simulationsprogrammen zur Schulung von Patienten mit insulinpflichtigem Diabetes mellitus

Autor	Programmname	individuell	Pumpe	Variation der Insulinsensitivität	Bemerkungen
Tudor et al.	Dias	ja	nein	ja	– kausal-probabilistisches Netzwerk – unterstützt Dosisfindung – in englischer Sprache
Biermann u. Mehnert	Diablog	nein	ja	ja	– 4 Standardpatienten hinterlegt – simuliert Dawn-Phänomen und Gegenregulation
Lehmann u. Deutsch	AIDA	nein	nein	nein	– 40 Patienten hinterlegt – 2 Parameter variierbar – in englischer Sprache – vom Internet ladbar
Rutscher u. Salzsieder	KADIS	ja	nein	ja	– Individualisierung für den jeweiligen Patienten in Vorbereitung

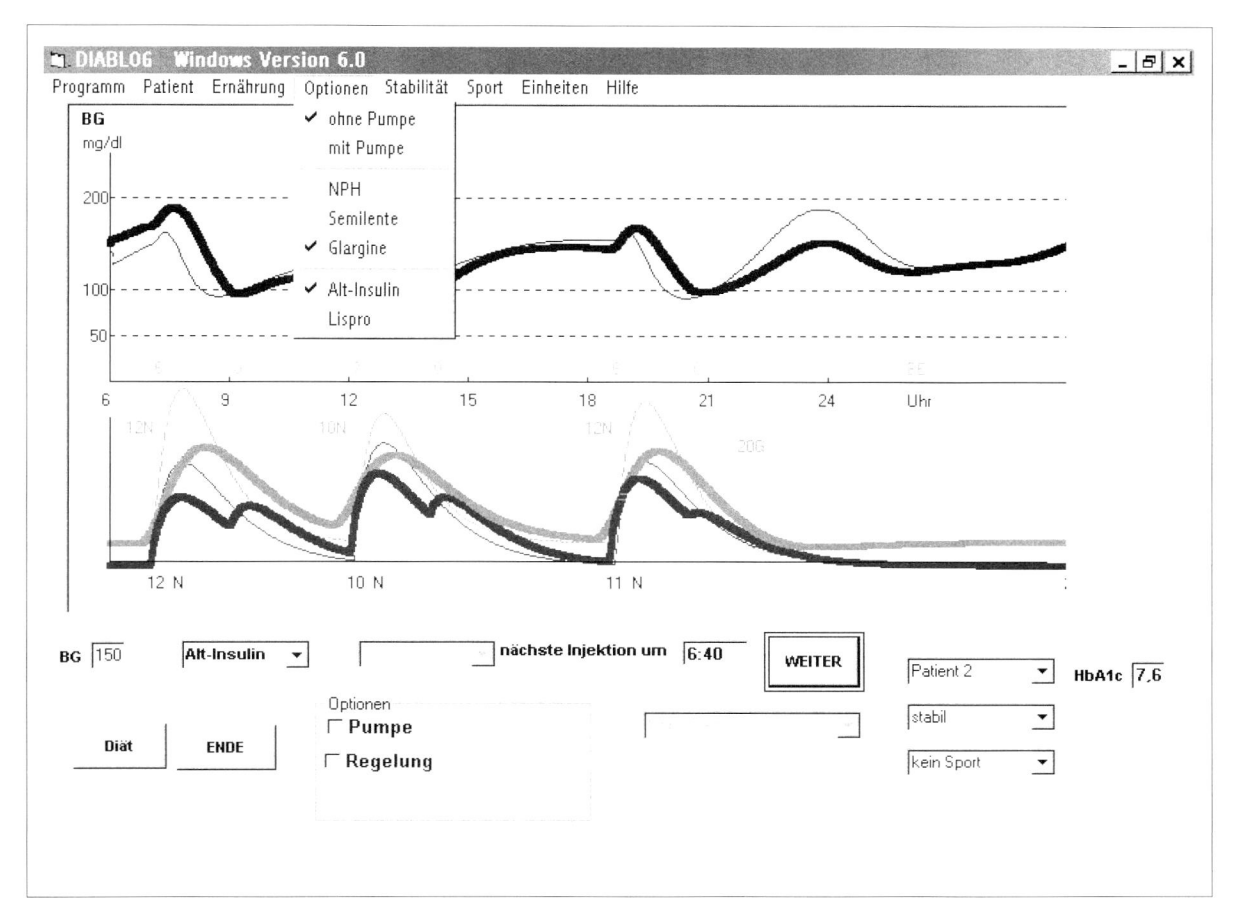

Abb. 42.1 Simulationsprogramm DIABLOG (Windows Version): Oberes Koordinatensystem: simulierter Blutzuckerverlauf am aktuellen Tag und am Vortag (dünne Kurve). Unteres Koordinatensystem: Insulinspiegel (graue Kurve) und Glukoseeinstrom nach Mahlzeiten (schwarze Kurve). Im unteren Bereich befinden sich die interaktiven Steuerungs-Eingaben für den Benutzer. Simuliert wird hier die Umstellung vom Analoginsulin Lispro (Vortag, dünne Kurven) auf Alt-Insulin (aktueller Tag, dicke Kurve), wobei zusätzliche Zwischenmahlzeiten nach den drei Hauptmahlzeiten notwendig werden. Insgesamt werden drei Injektionen mit kurzwirksamem Insulin vorgenommen und eine Injektion mit langwirksamem Insulin um 22 Uhr. BG = Blutglucose.

der Systeme, führte zu juristischen Problemen und widersprach dem Schulungsziel, das Prinzip der Dosisentscheidung auf den Patienten und nicht etwa auf einen Computer zu übertragen. Die juristische Unsicherheit im Hinblick auf die Verantwortlichkeit begründet sich darin, dass die Individualisierung eines Programmes beim Patienten automatisch die Erwartung einer – wenn auch nur impliziten – Dosisempfehlung suggeriert. Bei Versagen des Systems ist unklar, bei wem letzten Endes die Verantwortung liegt. Die Autoren solcher Programme versuchten bislang, sich durch Mahnungen und Rückübertragung der Verantwortung auf den Patienten beim Laden des Programms zu schützen.

Schwierigkeiten bei der individuellen Anpassung. Eine weitere Schwierigkeit bei der Anwendung solcher Systeme liegt in der validen individuellen Anpassung des Systems an den Patienten. Um diese „Parameteridentifikation" zu erreichen, sind entweder aufwendige Tests, zumindest aber die Eingabe einer ausreichenden Anzahl von Insulin- und Blutzuckerdaten sowie zahlreicher weiterer Einflussfaktoren notwendig. Diese Parameter, anhand derer das System die Dosisempfehlungen ableitet, müssen gegebenenfalls wiederholt adaptiert werden. Für jedes dieser Systeme, die eine individuelle Insulindosisempfehlung offerieren, ist eine präklinische und klinische Evaluation zu fordern. Diese erfolgt durch (18):

▶ die Verifikation, dass das dem Modell oder Algorithmus zugrunde liegende Wissen der gültigen Lehrmeinung entspricht,
▶ die Validierung, dass dieses Expertenwissen vom Programm auch umgesetzt wird,
▶ die Erprobung unter realen Bedingungen in einer kontrollierten Studie.

Werden ausschließlich edukative Ziele angestrebt, so sollten die angestrebten Lernziele evaluiert werden. Beispielhaft seien hier einige der Simulations- und Trainingsprogramme genannt. Das von einer dänischen Gruppe entwickelte Programm „Dias" basiert auf einem kausal probabilistischen Netzwerk (CPN) und bietet neben einem Simulationsprogramm auch ein Programm zur Insulindosierung an (14). Die Anpassung an den Nutzer erfolgt bei diesem Programm mithilfe der Blutzucker- und Insulinwerte der vergangenen 4 Tage. In einer Studie an 12 Patienten zeigte sich im Vergleich zu einer Kontrollgruppe bei den Anwendern kein signifikanter Unterschied im HbA_{1c}. Jedoch führte die Anwendung des Programms zu einer signifikanten Reduktion der Insulindosis, die wohl auf der Fähigkeit des Programms, Patienten vor unentdeckten nächtlichen Hypoglykämien zu schützen, beruhen dürfte (30).

Probleme und Einschränkungen. Bei allen Computersystemen ist zu bedenken, dass Modelle stets auf Vereinfachungen basieren. Diese beinhalten nicht alle Einflussfaktoren auf den Blutzuckerverlauf. Daher werden erst durch künftige Evaluationen die entscheidenden Parameter für die Erstellung von computergestützten individuellen Therapieempfehlungen ermittelt werden. Eine strukturierte Evaluation im Rahmen einer multizentrischen Studie ist für das englischsprachige Simulationsprogramm AIDA geplant (29).

Im Gegensatz zur Simulation von Blutzuckerverläufen beim Typ-1-Diabetes ist die Darstellung solcher Kinetiken beim pathophysiologisch komplexeren Typ-2-Diabetes wesentlich schwieriger in Trainingsprogramme umzusetzen und daher kaum verfügbar. Für die Behandlung des Typ-2-Diabetes existieren jedoch Software-Pakete zur ärztlichen Aus- und Weiterbildung. Diese vermitteln über interaktive Benutzerführung die pathophysiologischen Zusammenhänge und therapeutischen Strategien (4).

Experten- und Konsultationssysteme

Grundlagen und Indikation. Experten- und Konsultationssysteme sollen dem behandelnden Arzt die diagnostische und therapeutische Erfahrung von Spezialisten zur Verfügung stellen. Die Systeme basieren auf Wissen und Erfahrung sowie auf statistischen und empirischen Regeln. Expertensysteme können dort eingesetzt werden, wo zahlreiche Parameter gewichtet, gefiltert und verglichen werden müssen, um das weitere diagnostische und therapeutische Vorgehen festzulegen.

Das Projekt Diadoq. Dies ist auch das Ziel des Projekts Diadoq, in dem der Betreuungsprozess von Patienten mit Diabetes mellitus dargestellt und medizinische Entscheidungen unterstützt werden sollen (11). Zielgruppen sind Schwerpunktpraxen und Spezialambulanzen für Diabetiker. Grundlage des Programmprojekts bildet eine problem- und maßnahmenorientierte Dokumentation von Patientendaten. Zur Unterstützung von medizinischen Entscheidungen sind kausal-probabilistische Netzwerke (CPN) oder künstliche neuronale Netze (ANN) integriert. Ein Beispiel für eine Entscheidungsunterstützung durch dieses System ist ein Modul, das die Wahrscheinlichkeit für das Vorliegen eines Sulfonylharnstoff-Sekundärversagens bei einem Patienten feststellen soll. Dieses Wahrscheinlichkeitsmodell vergleicht die Parameter zahlreicher Referenzfälle, bei denen nach Expertenmeinung ein Sulfonylharnstoff-Sekundärversagen vorlag, mit den vom behandelnden Arzt eingegebenen Daten des Patienten. Die wichtigsten Eingangsparameter sind Diabetesdauer, Nüchternblutzucker und BMI. Mithilfe solcher Systeme soll künftig die Betreuung des Patienten durch nichtspezialisierte Ärzte effektiver gestaltet werden.

Diabetes im Internet

Die Zugangsmöglichkeiten zum World-Wide-Web sind mittlerweile zumindest in den Industrienationen nahezu unbegrenzt. Sowohl Behandler als auch Patienten haben hier uneingeschränkte Möglichkeiten, sich die für sie relevanten Informationen in kürzester Zeit zugänglich zu machen. Unter dem Suchbegriff „Diabetes" offerieren die gängigen Suchmaschinen eine Fülle von Homepages und Internetforen, aus denen Informationen abgefragt werden können oder Patienten und Behandler sich gegenseitig austauschen.

Beispiele hierfür sind die Internet-Adressen www.diabetes-deutschland.de, www.diabetes-news.de, www. diabetes-world.de, www.diabetes-forum.de oder www. diabetes.de. Darüber hinaus bieten nahezu sämtliche Kliniken, Schwerpunktpraxen, Patientenzeitschriften oder auch sonstige Health Provider ihre eigenen Homepages an. Somit hat sich das Internet als stärkstes Massenmedium des neuen Jahrtausends zu einem gigantischen Informationsforum entwickelt, dass letztendlich alle Bereiche der Diabetestherapie berührt (22). Schätzungen gehen dahin, dass im Jahre 2010 der Umsatz der Telematik-Industrie auf dem Gesundheitssektor sich dem der Pharmaindustrie angenähert haben wird (12). Dabei bleibt offen, ob sich ohne klare Regelwerke diese Entwicklung ausschließlich zum Vorteil der Patienten und Behandler auswirken wird.

Telemedizin

Die Kommunikationstechnologie schreitet sehr schnell voran und bestimmte Sektoren der Medizin profitieren von dem schnellen Datenaustausch zwischen Patienten und Ärzten einerseits und zwischen den verschiedenen Versorgern im Gesundheitssystem andererseits. Auch beim Diabetes mellitus haben sich erste Anwendungen herauskristallisiert die eine sinnvolle Anwendung der Telematik ermöglichen. Einige bisher erprobte Verfahren sollen hier exemplarisch dargestellt werden.

Telemonitoring. Die Übersendung von Therapiedaten vom Patienten zum Arzt bietet zahlreiche Vorteile und eröffnet neue Möglichkeiten. Immer mehr Patienten sammeln ihre Daten elektronisch, d. h. Blutzuckerselbstkontrollwerte werden im Messgerät mit Datum und Uhrzeit der Messung hinterlegt und können über eine Schnittstelle abgerufen werden. Besteht auch die Möglichkeit, zusätzlich noch die jeweils injizierten Insulindosen zu speichern, so entfällt das Führen eines Tagebuches in Papierform weitgehend. Manche neueren Messgeräte erlauben die Speicherung auch dieser Werte, wenn auch die übersichtliche Ausgabe auf dem kleinen Display eines Glucosemessgeräts noch zu wünschen übrig lässt. Hierfür bieten sich wiederum Datenmanagementprogramme an, für die auf Patientenseite ein Computer benötigt wird. Je nach dem, ob der Patient über einen häuslichen PC verfügt, werden die Selbstkontrolldaten entweder über ein Modem direkt aus dem Messgerät heraus verschickt oder die Datei, die die von dem patientenseitigen Datenmanagementprogramm generiert wurde, wird versendet. Ein Projekt zur telemedizinischen Betreuung von Kindern und Jugendlichen mit schlechter Erreichbarkeit eines Diabetologen in ländlicher Umgebung (TEDDY-Projekt) hat erstmals gezeigt, dass sich durch die telemedizinische Beratung eine Verbesserung beim HbA_{1c} und eine Reduktion von Hypoglykämie erzielen lässt (20).

In einer randomisierten Pilotstudie wurde die Effizienz eines telemedizinischen Systems bei erwachsenen Typ-1-Diabetikern evaluiert. Es fanden sich gleichartige Verbesserungen des HbA_{1c} sowohl in der Interventionsgruppe wie auch in der Kontrollgruppe, jedoch eine deutliche Zeit- und Kostenersparnis zugunsten der Telemedizin. Hier dominieren die Ersparnisse durch Wegfall von Fahrtkosten und Arbeitsausfällen über die Technologie- und Kommunikationskosten, insbesondere bei Patienten, die zur Betreuung lange Wege zurückzulegen haben. Auch die Patientenzufriedenheit war hoch. Der Zeitaufwand für Ärzte, die solche Systeme nutzen, lag in der genannten Studie etwa 20% über dem Aufwand konventioneller Betreuung (7). In den USA wurde jetzt mit einer randomisierten Evaluationsstudie begonnen, bei der vor allem Typ-2-Diabetiker eine „Home Telecare Unit" (HTU) bekommen, mit der sie über Videokonferenzing, Therapiedatenübersendung und E-Mail/Internetanschluss vielseitige Telekommunikationsmöglichkeiten nutzen können (27).

Telekonsultation. Die Ziele der St.-Vincent-Deklaration verlangen ein hohes Spezialistenwissen, inbesondere wenn es darum geht, eine richtige Therapie zum richtigen Zeitpunkt einzuleiten (Beispiel Lasertherapie bei der Retinopathie) oder eine vorgesehene Maßnahme nicht zu unternehmen, weil noch nicht alle anderen Maßnahmen ausgeschöpft sind (Beispiel: drohende Amputation einer Extremität beim diabetischen Fußsyndrom). Zweitmeinungen verlangten aber bisher, dass der Patient zum Spezialisten geht oder transportiert wird, was zeitaufwendig, belastend und kostspielig werden kann. Hier bietet die Telemedizin eine Chance, diese Begutachtung in personam durch Telekonsultationen zu ersetzen, die entweder synchron oder assynchron ablaufen. Wenn ein Bild übermittelt werden muss, lassen sich mit heutigen Verfahren (ISDN, DSL), die über ein normales Telefonnetz laufen, hohe Übertragungsraten erreichen, sodass auch Bilder mit hoher Auflösung in wenigen Minuten zu übermitteln sind.

➤ Als Beispiel der Diagnostik der diabetischen Retinopathie und der richtigen Indikation zur Lasertherapie sei das Telemedizinprojekt TOSCA (früherer Name: Ophtel) angeführt: Fundusfotografien werden hierbei digital an ein europäisches Kompetenzzentrum verschickt, dort begutachtet und ein Report telemedizinisch übermittelt (19).

➤ Beim diabetischen Fußsyndrom, insbesondere bei Läsionen, die ein gesamtes Team von Spezialisten erfordern (Chirurg, Angiologe, Neurologe, Podologe, Diabetologe, Orthopädie-Schuhmacher) lassen sich schnelle Telekonsile einholen, sofern eine Basis-Kommunikationstechnologie mit Bildgebung vorhanden ist (15). Digitale Bilder der Läsion und Röntgenbilder lassen sich z. B. an (Gefäß-) Chirurgen übertragen, umso ein Telekonsil einzufordern, welches sonst den Transport des Patienten erforderlich machen würde. Durch die Telemedizin entstehen also Strukturen, um die oft geforderte Zweitmeinung vor einer Amputation (kosten-) günstig einzuholen.

➤ Ein im Krankenhaus Wien-Lainz erprobtes System (1) erlaubt eine videounterstützte Telekonferenz zwischen Arztpraxen unter Anwesenheit des Patienten und einem Diabeteszentrum. Wenn auch derzeit die Technoologie einschließlich der notwendigen Serviceleistungen noch recht teuer sind und ein großer Teil der Patienten diesem neuen Medium eher noch skeptisch gegenübersteht, so sehen die Autoren in diesem Segment ein Innovationspotenzial. Insbesondere wird betont, dass das dadurch geschaffene Netzwerk an sich und die zugehörigen Teambesprechungen erst die notwendige Basis für die Telemedizin geschaffen haben.

Datenspeicherung auf Chipkarten

Im Jahre 2001 wurde die DiabCard, eine elektronische Chipkarte für Diabetiker nach 8-jähriger Entwicklung und Erprobung in mehreren europäischen Ländern der Öffentlichkeit vorgestellt. Sie entspringt der oft vertretenen Meinung, dass der Patient „Herr seiner Daten" sein muss und nur indem er diese bei sich trägt, kann er dieses Ziel verwirklichen. Eine zentrale Datenspeicherung gewährleistet dies nicht unbedingt. Die DiabCard dient ferner als elektronischer Notfallausweis sowie zur Identifikation des Trägers (10).

Rechts- und Datenschutzfragen

Immer wo Daten gespeichert und übermittelt werden, ist die Frage nach einem ausreichendem Schutz vor unberechtigtem Zugriff zu stellen. Als etablierte Schutzmaßnahmen gelten heute: Passwortschutz (einer Datei, eines Speichermediums), kryptografische Verschlüsselung mit symmetrischen oder – wegen der leichteren Austauschbarkeit – asymmetrischen Schlüsseln. In der Entwickung bzw. Erprobung ist die Health Professional Card (HPC) zur digitalen Signatur und zur Authentisierung (Nachweis der Echtheit des Absenders) sowie zur Sicherung der Datenintegrität (Nachweis der unverfälschten Vollständigkeit), welche in Verbindung mit praktikablen Verschlüsselungsmethoden die Datenschutzprobleme der Zukunft meistern sollen (13).

Verbreitung und zukünftige Entwicklung

Verbreitung. Die rasante Entwicklung der Computertechnologie und Software für die Anwendung in fast allen Bereichen steht in einem gewissen Gegensatz zu dem bisher fehlenden breiten Einzug eines Programms in die Diabetologie. Eine durchgeführte Befragung von 59 Schulungszentren zeigte, dass Datenmanagementprogramme nur in 4% der Zentren benutzt werden und Daten zur Qualitätssicherung lediglich bei 6% der Befragten mittels EDV erfasst werden (3).

Gründe der geringen Akzeptanz. Ursache mag vielleicht sein, dass die Einarbeitung des Nutzers in die bisherigen Programme sehr zeitaufwendig ist und dennoch viele Programme nur teilweise den Anforderungen an Dokumentation und Verarbeitung praxisrelevanter Daten entsprechen. Auch wurden vielerorts Programme von Firmen konzipiert, meist jedoch um in Verbindung mit dem Programm den Einsatz ihrer Produkte zu unterstützen. Letztlich muss sich jedes Programm am Markt durchsetzen. Dabei ist das beste Argument für den Erwerb und Einsatz einer Software eine multizentrische Evaluation. Wünschenswert sind auch überregional vereinbarte Schnittstellen und Datenformate, damit eine effektive Datenübermittlung und ein schneller Datenaustausch stattfinden kann.

Eine Ursache für den geringen Einsatz von einheitlichen Computerprogrammen für spezifische Aufgaben in der Diabetologie sind aber auch die uneinheitlichen Strukturen zwischen den einzelnen Zentren. Dies führt dazu, dass die Flexibilität der Programme nicht ausreicht, um diese der jeweiligen Struktur anzupassen. Auch verhindert eine mangelnde Funktionalität teilweise den Einsatz von Computern in der Diabetologie. So sind Daten aus Speichern der Blutglucosemessgeräte von unterschiedlichen Herstellern oftmals gar nicht oder nur über ein für den jeweiligen Hersteller spezifisches Interface zu übertragen. Bei vielen Geräten ist die Software zwischen den Geräten nicht kompatibel. Die dadurch entstehende Notwendigkeit, in einer Praxis mehrere Programme vorzuhalten, wirkte sich in der Vergangenheit eher als Hemmniss für die Akzeptanz aus.

Lösungsansätze. Abhilfe bei den genannten Problemen könnten Leitlinien durch die Fachgesellschaften schaffen. Diese sollten Datenformate und Schnittstellen, die für einen längeren Zeitraum unverändert und verbindlich bleiben, definieren.

Zukünftige Entwicklungen, Erfordernisse und Chancen. Zukünftige Entwicklungen zielen darauf ab, die Kommunikation mit medizinischen Informationen durch den Einsatz elektronischer Medien effektiver zu gestalten. In Entwicklung befindet sich auch das Diabcare-Qnet, um europaweit qualitätsrelevante Daten an ein oder mehrere Auswertungszentren zu übermitteln und so einen internationalen Vergleich zu ermöglichen. Andererseits bilden sich regionale Ärztenetze, deren Fernziel es ist, alle medizinischen Daten auch telematisch auszutauschen.

Viele Programme verschwinden gegenwärtig genau so schnell aus dem öffentlichen Interesse, wie sie gekommen sind. Bei allen neuen Telematikanwendungen ist zu fordern, dass Patienten vor dem Einsatz von Computern in der Therapieführung von ihrem Arzt über den Sinn, aber auch über die Grenzen der Programme aufgeklärt, insbesondere auf mögliche Lücken im Datenschutz hingewiesen werden. Es sollte besonders betont werden, dass Computersysteme niemals den Sachverstand und das Urteilsvermögen von Patient und Arzt ersetzen, beide jedoch sinnvoll unterstützen können. Sofern die Hilfsmittel dann adäquat eingesetzt werden, sind sie bereits jetzt eine Hilfe und Erleichterung im täglichen Datenmanagement von Patient und Arzt.

Im nächsten Jahrzehnt, in dem qualitätssichernde Datendokumentation und Datentransfer eine bedeutsame Rolle spielen werden, können evaluierte informationstechnologische Methoden eine große Chance auf weite Verbreitung haben. Es müssen allerdings mehr als bisher Anstrengungen unternommen werden, Schnittstellen und Datenformate zu vereinheitlichen, auch wenn dies zu Lasten der Funktionalität und der Interessen einzelner Anwender gehen sollte.

Literatur

1 Abrahamian H., A. Schüller: Telemedizin – Ein attraktives Instrument zur Kommunikation zwischen praktischen Ärzten und Diabetesspezialisten. Telemedizinführer Deutschland, Bad Nauheim (2001) 132–137
2 Baehring, T., H. Schulze, S. Lan, S. Bornstein, W. Scherbaum: Diabetes mellitus: Moderne Public-Health-Strategien per World Wide Web. Biomed. J. 49 (1997) 16–19
3 Biermann, E., A. Fritsche: Stoffwechseleinstellung und Schulung bei Typ-1-Diabetikern im Vergleich: Eine Befragung von 59 Zentren der Arbeitsgemeinschaft strukturierte Diabetestherapie (ASD). Diabet. Stoffw. 6 (1997) 71–77
4 Biermann, E.: DIACATOR: simulation of metabolic abnormalities of type II diabetes mellitus by use of a personal computer. Comput. Meth. Programs Biomed. 41 (1994) 217–229
5 Biermann, E., H. Mehnert.: Diablog: a simulation programme of insulin – glucose dynamics for education of diabetics. Comput. Meth. Programs Biomed. 32 (1990) 311–318
6 Biermann, E., E. Salzsieder, A. Rutscher, E. Standl, U. Fischer: Simulation von Stoffwechselvorgängen – neue Möglichkeiten für die Schulung diabetischer Patienten. Diabet. Stoffw. 3 (1994) 15–21
7 Biermann E, W. Dietrich, J. Rihl, E. Standl: Are there time and cost savings by using telemanagement fo patients on intensified insulin therapy?. Comput. Meth. Programs Biomed 69 (2002) 137–146
8 Braun, D., H. Unger, H. R. Henrichs: Routine-Dokumentation für die klinische Diabetologie. Akt. Endokrinol. Stoffw. 11 (1990) 191–197
9 Chiarelli, F., L. Di Ricco, M. Catino, G. Sabatino, A. Verrotti: Modern management of childhood diabetes: a role for computerized devices? Acta Paediatr. Jpn. (1998), Aug, 40 (4) 299–302
10 Engelbrecht, R., C. Hildebrand, M. Blecher: DIABCARD – a portable patient record. In Hoffmann, U., L. Arhrens, S. Fleischer, G. Hammel, A. Rathgeber: The Future of Health Information Management. MMV Medizin, München (1996) 43–50
11 Förster, M., T. Walschulzik, K. Kirchner, W. Moser, V. Böhm, W. Brauer, R. Engelbrecht, T. Koschinsky, G. Entenmann: Im-

plementing a knowledge base for the diagnosis of secondary failure by neural networks using a structured development method for feedforward neural networks (SENN). Inform. Biomed. Epidemiol. 3 (1995) 198–214

12 Forsstrom, J. J., M. Rigby: Considerations on the quality of medical software and information services. Int. J. Med. Inf. (1999), Dec, 56 (1-3) 169–176

13 Goetz, F.-J., K. Locher: Aktuelle Sachstand der Entwicklung des HCP-Protokolls. in Jäckel (Hrsg.) Telemedizinführer Deutschland, Bad Nauheim (2001) 30–35

14 Hejlesen, O. K., S. Andreassen, S. H. Sando: Optimization and evaluation of a probabilistic computer model of glucose metabolism. Appl. med. Inform. 1 (1995) 11–24

15 Hierl, F. X., V. Böhm, S. Kessler, R. Landgraf, R. Engelbrecht, M. Bachmann, M. Lohr: Synchrone and asynchrone Videokonsultation to support cooperative treatment of the diabetic foot. Diabetologia 42, Supp. 1 (1999) A 307 (abstract)

16 Holl, R. W., M. Grabert, F. Schweigert, E. Heinze: Ein Computerprogramm, zur prospektiven Datenerfassung bei jugendlichen Patienten mit Typ-1-Diabetes mellitus. Diabet. Stoffw. 2 (1993) 232–239

17 Kovatchev, B. P., D. J. Cox, L. S. Farhy, M. Straume, L. Gonder-Frederick, W. L. Clarke: Episodes of severe hypoglycemia in type 1 diabetes are preceded and followed within 48 hours by measurable disturbances in blood glucose. J. Clin. Endorinol. Metab. (2000), Nov, 85 (11) 4287–4292

18 Lehmann, E. D., T. Deutsch: Computer-assisted diabetes care: a 6-year retrospective trial. Comput. Meth. Programs Biomed. 50 (1996) 209–230

19 Liesenfeld B, Kohner E, Piehlmeier W, Kluthe S, Aldington S, Porta M, Bek T, Obermaier M, Mayer H, Mann G, Holle R, Hepp KD. A telemedical approach to the screening of diabetic retinopathy: digital fundus photography. Diabetes Care (2000), 23 (3) 345–348

20 Liesenfeld, B., R. Renner, M. Neese, K. D. Hepp: Telemedical care reduces hypoglycemias and improves glycemic control in children and adolescents with type 1 diabetes. Diabet. Technol. Ther. (2000 Winter); 2 (4) 561–567

21 Marrero, D. G., K. K. Kronz, M. P. Golden, J. C. Wright, D. P. Orr, N. S. Fineberg: Clinical evaluation of computer-assisted self-monitoring of blood glucose system. Diabet. Care 12 (1989) 345–350

22 Richards, B., A. W. Colman, R. A. Hollingsworth: The current and future role of the Internet in patient education. Int. J. Med. Inf. (1998), Jun, 50 (1-3) 279–285

23 Rutscher, A., E. Salzsieder, U. Fischer: KADIS: model-aided education in type 1 diabetes. Comput. Meth. Programs Biomed. 41 (1994) 205–15

24 Ryff-De Leche, A., H. Engler, E. Nützl, M. Berger, W. Berger: Clinical application of two computerized diabetes management systems: comparison with the log-book method. Diabet. Res. 19 (1992) 97–105

25 Schiffrin, A., M. Mihic, B. Leibel, A. Albisser: Computer assisted insulin dosage adjustment. Diabet. Care 8 (1985) 545–552

26 Schrezenmeir, J., H. Achterberg, J. Bergeler, E. Küstner, W. Stuermer, H. Hutten, J. Beyer: A controlled study on the use of hand-held insulin dosage computers enabling conversion and optimizing of meal related insulin therapy regimens. Life Support Syst. 3 (1985) 561–566

27 Starren J, G. Hripcsak, S. Sengupta, C.R. Abbruscato et al Columbia University's Informatics for Diabetes Education and Telemedicine (IDEATel) Project. J Am Med Inform Assoc 9 (2002) 25–36

28 Strowig, S. M., P. Raskin: Improved glycemic control in intensively treated type 1 diabetic patients using blood glucose meters with storage capability and computer-assisted analyses. Diabet. Care (1998), Oct, 21 (10): 1694–1698

29 Tatti P., Lehamm E.D. A randomised-controlled clinical trial methodology for evaluating the teaching utility of interactivee educational diabetes simulators Diab. Nutr.Metab. 14 (2000)1–17

30 Tudor, R. S., R. Hovorka, D. A. Cavan, D. Meeking, O. K. Hejlesen, S. Andreassen: DIAS-NIDDM – a model-based decision support system for insulin dose adjustment in insulin-treated subjects with NIDDM. Comput. Meth. Programs Biomed (1998) May; 56 (2) 175–191

31 Vaughan, N. J., S. J. Cashman, D. A. Cavan, M. R. Gallego, E. Kohner, M. M. Benedetti, S. H. Sando, P. H. Sonksen, G. E. Storms, D. Vermeij: A detailed examination of the clinical terms and concepts required for communication by electronic messages in diabetes care. Diabetes Nutr. Metab. (2000), Aug. 13 (4): 201–209.

43 Diabetes in der Praxis

H. Hasche

Das Wichtigste in Kürze

- Die qualitätsgesicherte Behandlung von Typ-2-Diabetikern gilt als Hauptproblem der ambulanten Diabetesversorgung.
- Das SGB V fordert eine „ausreichende, zweckmäßige und wirtschaftliche" Behandlung, die aber bei Diabetikern noch nicht zum Tragen gekommen ist.
- Die ambulante Diabetestherapie setzt die Anamnese und die Definition des Therapieziels voraus.
- Die ambulante Diagnostik folgt den Vorgaben des Gesundheitspasses der Deutschen Diabetes-Gesellschaft
- Diabetologische Schwerpunktpraxen sind Bindeglieder zwischen der kontinuierlichen hausärztlichen Versorgung und den Fachkliniken mit dem Ziel, durch strukturierte Betreuung die Lebensqualität der Diabetiker zu verbessern sowie durch Stoffwechseloptimierung Folgekrankheiten zu reduzieren.

Überblick über Problematik und Defizite

Die kontinuierliche ambulante Versorgung von Diabetikern stellt im Gegensatz zum theoretischen Wissen und zu den beachtlichen technischen Möglichkeiten in der Medizin auch heute noch ein erhebliches Problem dar (1, 4, 9).

Hauptproblem der ambulanten Versorgung sind nicht die vergleichsweise wenigen Typ-1-Diabetiker, sondern die große Anzahl der Typ-2-Diabetiker mit und ohne Insulin. Diese grundsätzlich als Risikopatienten einzuordnenden Betroffenen werden in der ambulanten Versorgung (5, 13) häufig nicht ernst genommen.

Im Gegensatz zu anderen europäischen Ländern gibt es für die Betreuer der ca. 5 Millionen Diabetiker in Deutschland zum gegenwärtigen Zeitpunkt keine allgemein anerkannte Bereichs- oder Schwerpunktbezeichnung als Diabetologe.

Obwohl diese 6% der Bevölkerung erhebliche Kosten verursachen, wird für deren Behandlung noch immer kein einheitlicher Qualitätsnachweis gefordert (§ 135/136 SGB V [7]).

Das Sozialgesetzbuch V (SGB V)

Die Behandlung soll „ausreichend, zweckmäßig und wirtschaftlich" sein (§ 12 SGB V). Trotzdem nimmt man das Problem des Diabetes nicht ausreichend wahr und lässt immer noch Diabetiker in Kliniken und Praxen behandeln, die nicht die Grundlagen der Diabetesversorgung realisieren (1). Dass auf diese Weise erhebliche Kosten entstehen, wird billigend in Kauf genommen.

Die Behandlung soll nach dem „allgemeinen Stand der Erkenntnisse" durchgeführt werden. Ebenso soll der „Fortschritt der Medizin" (§ 2 SGB V) berücksichtigt werden. Derzeit ist man bemüht, Außenseitermethoden zum Standard zu erheben. Die geplanten Disease-Management-Programme (DMP) konzentrieren sich dabei ausschließlich auf das Problem der Hypertonie bei Typ-2-Diabetikern, die ursächliche Glucoseerhöhung wie auch der Fettstoffwechsel treten dabei in den Hintergrund.

Die Behandlung soll „human" (§ 70 SGB V) sein und trotzdem sind Strukturverträge zwischen Krankenkassen und der Kassenärztlichen Vereinigung nur in einigen Bundesländern Realität. Dies bedeutet, dass die Ziele der St.-Vincent-Deklaration zur Verminderung von Folgekrankheiten immer noch nicht umgesetzt werden können.

Probleme des einheitlichen Bewertungsmaßstabes (EBM)

Spaltung der Ärzteschaft. Auf dem Boden des § 73 SGB V wurde die Trennung zwischen Hausarzt und Facharzt durchgesetzt. Schon lange gibt es die unsinnige Konkurrenzsituation zwischen Klinik und Praxis; durch die neue Aufteilung der ambulanten Medizin (15) wurde zusätzlich eine weitere Spaltung gefördert.

Therapeutisches Gespräch. 1996 sollte mit der Neustrukturierung des EBM die sprechende Medizin gefördert werden. Das therapeutische (hausärztliche) Gespräch (Ziffer 10) wurde zum Stolperstein für Fachärzte. Lediglich bei „lebensverändernden Erkrankungen" (Ziffer 17) dürfen auch Fachärzte Gespräche führen. Durch die Mengenausweitung aller, insbesondere der bisher kostenlos erbrachten Gesprächsleistungen, kam es zum raschen Scheitern dieses Reformansatzes.

Budgetierung. Inzwischen wurde alles budgetiert. Selbst die Ganzkörperuntersuchung und die neurologische Teiluntersuchung, die Internisten und Hausärzte häufig erbringen müssen. Dies bedeutet, dass es keine einheitliche Bewertung gibt, sondern in jedem Bundesland unterschiedliche Bedingungen herrschen.

Gebührenordnung für Ärzte (GOÄ)

Die GOÄ ignoriert die Belange der Betroffenen weitgehend (5). Es gibt lediglich die Einzelschulung (Ziffer 33), die aber nur 3-mal pro Jahr erbracht werden darf. Eine strukturierte Diabetesbehandlung lässt sich damit nicht realisieren. Das ärztliche Gruppengespräch (Ziffer 20) entspricht weder in der Form noch in der Bewertung einer ausreichenden Diabetesbehandlung.

Behandlungsstruktur

Anamnese. Die diabetesspezifische Anamnese bindet die familiäre Situation, aber auch die persönlichen Probleme mit ein:
- Familienanamnese,
- Dauer und Symptome der Erkrankung,
- bisherige Therapie (medikamentös, nicht medikamentös),
- Ernährungsanamnese,
- bisher erfolgte Schulung,
- Selbstkontrolle (Harn-, Blutzucker, Füße),
- Begleit- und Folgeerkrankungen,
- Befinden,
- Sozialstatus,
- Beteiligung an einer Selbsthilfeorganisation.

Dieser minimale Fragenkomplex gehört immer zu einer qualitätsgesicherten Diabetesbehandlung.

Therapieziele. Jedes Gespräch sollte die individuellen Therapieziele mit einbinden, wobei es Langzeitziele, Jahres- und Quartalsziele gibt, die sowohl dem Arzt als auch dem Betroffenen präsent sein müssen.

Psychische Probleme. Die ärztlichen Gespräche sollen die häufig begleitenden psychischen wie auch die psychosozialen Probleme mit einbinden, schließlich wird manche Stoffwechselstörung erst nach deren Bewältigung beseitigt.

Klinische Untersuchung. Neben der Ganzkörperuntersuchung, die alle 2 Jahre auch als Präventionsuntersuchung erbracht werden kann (5), bedarf es in jedem Quartal der eingehenden Untersuchung der Füße. Diese komplexe Untersuchung umfasst auch neurologische Fragestellungen einschließlich
- der Tiefensensibilität,
- der Oberflächensensibilität,
- der peripheren Reflexe,
- der Temperaturempfindung.

Andererseits müssen auch Hinweise auf autonome Neuropathie (z. B. Schweißsekretion) und die Blutversorgung der Füße geprüft werden. Gerade die regelmäßige Kontrolle der Füße ist erforderlich, um frühzeitig Veränderungen festzustellen und der diabetischen Gangrän entgegenzuwirken.

Bei allen mit Insulin behandelten Diabetikern ist zudem die regelmäßige Inspektion der Spritzstellen erforderlich, da eine durch mangelnden Wechsel der Injektionsstellen entstandene Lipohypertrophie zu schwankenden oder nicht ausreichenden Stoffwechselwerten führen kann.

Bei jedem Besuch eines Diabetikers in der Praxis muss der Blutdruck und das Gewicht gemessen werden, da diese Parameter häufig Aufschluss über Stoffwechselveränderungen geben können.

Die Überweisung mindestens 1-mal pro Jahr zum Augenarzt, der in Mydriasis die Augen untersucht, ist selbstverständlich.

Labordiagnostik. Die Labordiagnostik konzentriert sich auf die im Gesundheitspass Diabetes festgelegten Kontrollen. Erfreulicherweise ist das Laborbudget für Diabetiker durch die Kennzeichnung mit der Ziffer 3498 EBM aufgehoben, da allein diese Werte jedes Budget sprengen würden.

Die regelmäßige Blutzuckerkontrolle gehört auch weiterhin zum Standard der Diabetesbetreuung und sollte in einer Schwerpunktpraxis möglichst mit nasschemischen Methoden ermittelt werden. Besonders geeignet ist ein Vergleich der Labormethode und der von Betroffenen gleichzeitig ermittelten Blutzuckerselbstkontrolle. In Zweifelsfällen bedarf es stets eines OGTT. Jedoch sollten auch hierbei die Blutzuckerwerte immer nasschemisch ermittelt werden, da die üblichen Testgeräte zu ungenau sind.

Zur Diagnose der Diabetes ist der Blutzucker auch weiterhin das führende Kriterium. Der HbA_{1c} ist dagegen nicht zur Diagnose geeignet, wohl aber zur Beurteilung des Verlaufs der Erkrankung.

Technische Untersuchungen. Die notwendigen Untersuchungen mit EKG, Langzeit- und Belastungs-EKG werden ergänzt durch die Langzeitblutdruckuntersuchung, die Doppler- Untersuchungen der Peripherie und der hirnversorgenden Arterien einschließlich der Messung der Intimadicke im Bereich der Karotisgabel. Weitere sonographische Untersuchungen und bei Bedarf das Röntgen schließen die technischen Untersuchungen weitgehend ab.

Die Pedographie (16) wie auch die Thermosensibilitätsprüfung sind auch weiterhin als ärztliche Leistung nicht akzeptiert.

Therapie

Die Therapie in der Praxis soll prinzipiell derjenigen in der Klinik entsprechen.

Schulung. Schulung aller Diabetiker gehört zu den Grundlagen einer jeden Diabetesbehandlung (1, 12). Die 1991 in die ambulante Versorgung eingeführte Schulung von Diabetikern hatte eine flächendeckenden Erfassung zum Ziel. Heute muss man jedoch sagen, dass zwar ein sinnvoller Ansatz vorlag, dass aber eine flächendeckende, qualitätsgesicherte Behandlung nicht erreicht wurde (10). Im Gegensatz hierzu versteht sich das Konzept der diabetologischen Schwerpunktpraxis. Hier geht es nicht um die in einem Schnellkurs erlernte Schulung anhand eines fertigen Programms durch eine Arzthelferinnen, sondern um eine qualifizierte und professionelle Arbeit durch Diabetesberaterinnen oder Diabetesassistentinnen.

Selbstkontrolle. Die Unsicherheit hinsichtlich der Verordnung von Teststreifen ist mit der Erklärung des

§ 31 SGB V vorgegeben und bringt immer wieder Probleme mit sich, weil diese Materialien für den verordnenden Arzt als budgetpflichtige Arzneimittel gelten, für die Betroffenen aber wie Hilfsmittel bewertet werden.

Schwierigkeiten können zudem bei der Verordnung von Blutzuckermessgeräten entstehen (2). Man kann zwar auch mit visuell ablesbaren Streifen arbeiten, doch Geräte, die einen exakten Blutzuckerwert ausgeben, sind wesentlich genauer und praktikabler. Zudem gibt es diabetologische Argumente für die Benutzung eines Messgeräts. Bei Kunstlicht ist es schwierig, den Wert auf Teststreifen visuell genau zu schätzen. Wenn zudem nächtliche Kontrollen notwendig sind, so ist es ungleich leichter, die Messung mittels eines Messgeräts durchzuführen. Das oft zu lesende Argument, dass die visuelle Schätzung billiger sei als die Blutzuckermessung mittels eines Geräts, gehört in das Reich der Fabel und sollte nicht mehr in gemeinsamen Erklärungen der Kostenträger zu lesen sein.

Diabetologische Schwerpunktpraxis

Aufgrund der Vorstellung, die Versorgung von Diabetikern verbessern zu wollen, wurde 1989 die Arbeitsgemeinschaft niedergelassener diabetologisch tätiger Ärzte (AND) gegründet. Inzwischen hat sich ein Netz von Schwerpunktpraxen gebildet, die sich als Bindeglieder zwischen der unverzichtbaren hausärztlichen Versorgung und den Fachkliniken verstehen. Insbesondere konnte in Schwerpunktpraxen eine qualitätsgesicherte und strukturierte Diabetesbehandlung und Schulung für alle Gruppen realisiert werden.

In der multizentrischen AND-Studie (8) konnten die Effekte einer Schwerpunktversorgung für Diabetiker erfasst werden. Bei Typ-1-Diabetikern reduzierten sich die schweren Hypoglykämien um 51,2%. Die Stoffwechselwerte (Glucose, HbA_{1c}, Lipide), aber auch der Bluthochdruck sowie die Lebensqualität der Betroffenen konnten deutlich verbessert werden. Die Krankenhaustage (14) konnten von durchschnittlich 14,6 Tagen pro Jahr auf 2,3 nach 2 Jahren reduziert werden. Gleichzeitig verminderten sich die Arbeitsunfähigkeitstage von durchschnittlich 11,5 auf 1,8 Tage.

Qualitätszirkel

Die Arbeit in Qualitätszirkeln kann eine Verbesserung ambulanter Versorgungsstrukturen erreichen. Gerade für Schwerpunktpraxen ist es wichtig, mit den umliegenden hausärztlichen Praxen zusammenzuarbeiten, weil auch weiterhin die meisten Diabetiker von Hausärzten versorgt werden und auch hier die Qualität der Versorgung optimiert werden kann.

Literatur

1 Assal, J.P., I.Mühlhauser, A. Pernet, R. Gfeller, V. Jörgens, M. Berger: Patient education as a basis of diabetes care in clinical practice and research. Diabetologia 28 (1990) 602–613
2 Bundesanzeiger. Bekanntmachungen des Hilfsmittelverzeichnisses: Produktgruppe 21. Messgeräte für Körperzustände. Bundesanzeiger 48 (1996) 23–32
3 Deutscher Bundestag, 12. Wahlperiode: Antwort der Bundesregierung auf die kleine anfrage des Abgeordneten H. Schmidbauer (Nürnberg) Drucksache 12/4138
4 Diabetes in Deutschland. Eine Denkschrift zur Lage der Diabetologie in der Bundesrepublik, hrsg. Vom Grundsatzausschuss im Auftrag des Vorstandes der DDG 1995
5 Gebührenordnung für Ärzte (GOÄ) 2001. Die Privatärztlichen Verrechnungsstellen. Ärztl. Gemeinschaftseinrichtungen
6 Gesundheitspass Diabetes, hrsg. Von der Deutschen Diabetes Gesellschaft. 4. Aufl. 1995
7 Sozialgesetzbuch V: KKF Krankenkassen Fachverlag 6. Aufl. 2001 Altötting
8 Hasche, H., K. Flinker, M. Herbold, H.-J. Lembcke, H.G. Ley, G. Schwinn, G. Spork, H.U. Janka: AND-Studie: Multizentrische Studie zur Effektivität der diabetologischen Schwerpunktpraxis. Dtsch. Ärztebl. 94 (997) B 2429–2435
9 Hauner, H., L. von Ferber, I. Köster: Ambulante Versorgung von Diabetikern – eine Analyse der Krankenkassendaten der AOK Dortmund. Dtsch. Med. Wschr. 119 (1994) 129–134
10 Jörgens, V., P. Hartmann, M. Grüßer: Patientenschulung in der Praxis. 1996. Fünf Jahre nach der Einführung der Diabetikerschulung in die Vertragsärztliche Versorgung Diabet. Stoffw. 5 (1996) 277–280
11 Jörgens, V., L. Krimmel, G. Flatten: Neue Möglichkeiten der hausärztlichen Betreuung von Typ 2 Diabetikern. Dtsch. Ärztebl. 88 (1991) 1452–1454
12 Landgraf, R., M. Haslbeck: Diagnose und Differentialdiagnose. In: Mehnert, H., E. Standl, K.-H. Usadel: Diabetologie in Klinik und Praxis. 4. Aufl. Thieme Stuttgart 2001
13 Leese, B.: Economic evaluations of type 2 diabetics. Pharmaco Econ. 8 (Suppl.) (1995) 23–27
14 Mühlhauser, I., A. B. Klemm, B. Boor, V. Scholz, M. Berger: Krankenhausaufenthalts- und Arbeitunfähigkeitszeiten bei Patienten mit Typ 1 Diabetes Dtsch. med. Wschr. 111 (1986) 854–857
15 Mundenbruch R.: BMÄ, E-GO, EBM. Gegenüberstellung mit Abrechnungshinweisen. 24. Aufl. Zauner, Dachau 1996
16 Strian, F., M. Haslbeck: Neurologische Erkrankungen. In: Mehnert, H., E. Standl, K.-H. Usadel: Diabetologie in Klinik und Praxis. 4. Aufl. Thieme Stuttgart 2001

44 Futurologie

W. A. Scherbaum, H. Hauner, M. Toeller, T. Koschinsky, J. Seissler, D. Tschöpe, D. Ziegler, T. Baehring und S. Martin

Der Diabetes mellitus hat in den vergangenen Jahren erheblich an Bedeutung gewonnen, da es zu einem deutlichen Anstieg der Erkrankungszahlen und der diabetischen Folgeerkrankungen gekommen ist. In diesem Artikel soll der Blick in die nahe, aber auch ferne Zukunft gerichtet werden, um für unterschiedliche Bereiche der Diabetologie mögliche neue Entwicklungen aufzuzeigen.

Neue Möglichkeiten in der medikamentösen Therapie des Diabetes mellitus

Tendenzen. In der Pharmakotherapie des Typ-2-Diabetes werden derzeit verschiedene neue Substanzen und Wirkstoffklassen entwickelt, die vermutlich in 5–10 Jahren das medikamentöse Repertoire der Antidiabetika erheblich erweitern und eine individuellere Behandlung ermöglichen werden. Dabei ist unzweifelhaft eine Tendenz erkennbar, früher als bisher medikamentös zu intervenieren. Die Berechtigung wird daraus abgeleitet, dass bis zu 20% der neu diagnostizierten Typ-2-Diabetiker bereits Hinweise für eine Mikroangiopathie bieten und sogar bis zu 50% dieser Patienten eine zumindest beginnende Makroangiopathie aufweisen.

Zielgruppen und Studien. Die neuen pharmakologischen Entwicklungen zielen vor allem auf 2 Personengruppen:
▶ adipöse Personen mit positiver Familienanamnese für den Diabetes,
▶ Personen mit bereits gestörter Glucosetoleranz.

Derzeit laufen weltweit mehrere klinische Studien, die klären sollen, inwieweit es rationale Argumente für eine solche Strategie gibt. Die kürzlich berichteten pharmakologischen Interventionsstudien mit Metformin und Acarbose haben gezeigt, dass die Konversionsrate von einer gestörten Glucosetoleranz zum manifesten Typ-2-Diabetes mellitus signifikant gesenkt werden kann. Weitere Studie mit Glitazonen, ACE-Hemmern und Statinen laufen zur Zeit oder sind in Planung. Andere groß angelegte Interventionsstudien gehen der Frage nach, inwieweit eine Gewichtssenkung bei deutlich adipösen Menschen das Diabetesrisiko senkt. Hervorzuheben ist hier insbesondere die schwedische SOS-Studie.

C-Peptid

Physiologische Grundlagen. Das Humaninsulin wird in der Beta-Zelle des Pankreas als Teil eines größeren Pankreasmoleküls produziert, das aus einer A- und einer B-Kette besteht, die durch ein Verbindungspeptid („connecting peptide" = C-Peptid) mit einer Länge von 35 Aminosäuren verbunden sind. Nach Synthese des Insulins bleibt das C-Peptid in den sekretorischen Granula und wird nach einem Glucosereiz zusammen mit Insulin sezerniert. Die Plasmaspiegel des C-Peptids sind bei Patienten mit einem insulinpflichtigen Diabetes mellitus stark reduziert. Bisher war angenommen worden, dass das C-Peptid neben seiner Rolle für die Insulinsynthese allenfalls eine geringe biologische Rolle spielt. Eine Reihe von neuen Befunden weist jedoch auf eine physiologische Bedeutung von C-Peptid hin. Es besteht die begründete Hoffnung, dass C-Peptid in Zukunft therapeutisch angewendet werden kann und dass es dabei einen Schutzeffekt gegen die Langzeitfolgen des Diabetes auf die Gefäße bietet. C-Peptid hat keinen Einfluss auf die Glucosehomöostase, es scheint aber eine deutliche Wirkung auf verschiedene Gewebe auszuüben.

Beim Diabetes mellitus kommt es auch in solchen Geweben, die kein Insulin benötigen, zu biochemischen und physiologischen Veränderungen. Störungen des Gefäßsystems zeigen sich in Veränderungen des Blutflusses und einer verstärkten Durchlässigkeit für Albumin. Eine gestörte Nervenleitgeschwindigkeit geht einher mit einer verminderten Aktivität der Na-K-ATPase.

Experimentelle Befunde. Nun konnte im Tierversuch ein eindeutig positiver Effekt von menschlichem C-Peptid auf diese Funktionen nachgewiesen werden. Wenn Ratten mit einem insulinpflichtigen Diabetes nicht nur Insulin, sondern auch 2-mal täglich humanes C-Peptid subkutan injiziert wird, so führt dies zur eindrucksvollen Verminderung des durch den Diabetes induzierten, erhöhten Blutflusses in der vorderen Augenkammer, der Retina und im N. ischiadicus. Bei diesen Tieren führte die Behandlung mit C-Peptid sogar noch nach einer Laufzeit des Diabetes über 8 Wochen ohne Insulinsubstitution zu einer Verbesserung der Gefäßfunktionen innerhalb weniger Wochen. Durch die zusätzliche Injektion von C-Peptid zur Insulintherapie ließ sich außerdem die Durchlässigkeit der o. g. Gewebe für Albumin um 60–70% reduzieren. Es konnte belegt werden, dass das humane C-Peptid einen Abfall der Na-K-ATPase-Aktivität im N. ischiadicus der diabetischen Ratten verhindert. Dies weist auf einen starken synergistischen Effekt von Insulin und C-Peptid hin. C-Peptid übt bei normalen und bei diabetischen Ratten keine Wirkung auf Fressverhalten, Körpergewicht oder Plasmaglucosespiegel aus. Ebenso wird der Sorbidstoffwechsel nicht beeinflusst.

Die Berichte bei diabetischen Ratten zeigen eine relevante biologische Aktivität von C-Peptid. C-Peptid verhindert diabetes- und hypoglykämieinduzierte Störungen von Gefäßen und Nerven. Es ist daher anzunehmen, dass eine Behandlung mit C-Peptid auch für die Vorbeugung und Therapie von diabetischen Komplikationen beim Menschen eingesetzt werden kann. Keinesfalls kann C-Peptid jedoch Insulin ersetzen. Es ist aber denkbar, dass C-Peptid in Zukunft nach sorgfältiger Prüfung der Anwendung beim Menschen – z. B. zusammen mit Insulin – subkutan injiziert werden kann.

GLP-1 (s. a. Kap. 34)

Experimentelle Befunde. GLP-1 gehört zu den „Inkretinen". Es induziert eine gesteigerte Insulinsekretion und senkt damit indirekt den Blutzuckerspiegel. Darüber hinaus verzögert GLP-1 die Magenentleerung, sodass der postprandiale Glucoseanstieg abgeschwächt wird. Tierexperimentell wurde ferner beschrieben, dass GLP-1 auch zu einer Gewichtssenkung führt. Ferner senkt es die Glucagonkonzentration und bessert möglicherweise die Insulinsensitivität. Dies erklärt, warum auch dem GLP-1, das inzwischen als Analogon pharmakologisch verfügbar ist, ein Potenzial als Antidiabetikum zukommt. Derzeit werden GLP-1-Analoga entwickelt, die eine längere Halbwertszeit als die natürliche Substanz besitzen. Wenn die genaue Struktur des GLP-1-Rezeptors bekannt ist und geeignete Methoden für die Produktion passender Liganden auf Nichtproteinbasis zur Verfügung stehen, wird möglicherweise eine orale Therapie mit solchen Wirkstoffen entwickelt werden können.

Weitere Entwicklungen

Derzeit befinden sich verschiedene neue Substanzen zur Gewichtssenkung in einer noch frühen Entwicklungsphase. Als hoffnungsvoll gelten derzeit die β_3-Rezeptorantagonisten. Sie steigern die Lipolyse hauptsächlich über in den viszeralen Fettzellen gehäuft vorkommende β_3-Adrenorezeptoren und reduzieren damit die als besonders gefährlich angesehenen viszeralen Fettdepots. Darüber hinaus findet sich für die Substanzgruppe in vielen Tierexperimenten eine unerwartete antidiabetische Wirkung, die von der Abnahme des Körpergewichts unabhängig zu sein scheint.

„Künstliches Pankreas"

Derzeit werden große Anstrengungen unternommen, eine „physiologische", bedarfsgerechte Substitution von Insulin zu erreichen.

Mechanische Verfahren. Das wesentliche Problem hierbei ist nicht nur die Miniaturisierung des Systems und die Beseitigung von Artefakten durch Bewegung, sondern insbesondere die Kopplung des automatisierten Insulininfusionssystems an einen intelligenten Sensor, der in sehr kurzen Zeitintervallen den Blut- oder Gewebeglucosespiegel ermittelt und Insulin entsprechend einem an die aktuelle Stoffwechselsituation und körperliche Situation angepassten Algorithmus aus dem Reservoir ausschüttet.

Mikroenkapsulierte Inselzellen. Das wesentliche Problem bei Inselzellen, die in ein Gel eingebettet oder von einer Biomembran umschlossen werden und je nach umgebender Blutglucose oder Gewebeglucosekonzentration Insulin produzieren und freigeben, besteht in einer Abgrenzung des Fremdkörpers durch Fibroblasten und andere Gewebe des Empfängers.

Gentechnisch veränderte Gewebe. Eine weitere Forschungsrichtung besteht aus Gewebe (z. B. Fibroblasten), in die das Insulin-Gen sowie die Promotoren und Regulatorgene und der Glucosesensor gentechnologisch stabil eingebaut wurden. Dieses Gewebe müsste von Blut umströmt und im optimalen Fall in die portale Strombahn, z. B. die Leber, inseriert werden, um eine physiologische Wirkung zu entfalten.

Prävention durch gesunde Ernährung

Die Suche nach Nahrungsfaktoren (Tab. 44.1), die vermutlich zur Entstehung des Diabetes und seiner Komplikationen beitragen, wird durch die Hoffnung gesteuert, durch Nahrungsmodifikation eine Vermeidung der Erkrankung und ihrer Folgeschäden erreichen zu können.

Typ-2-Diabetes

Adipositas und Fettaufnahme. Bisher verfügbare Studien weisen darauf hin, dass alle Nahrungsfaktoren, die eine Adipositas begünstigen, eine Rolle in der Ätiologie des Typ-2-Diabetes spielen. Prospektive Studien haben gezeigt, dass insbesondere eine hohe Fettaufnahme mit einem erhöhten Risiko für Typ-2-Diabetes und eine gestörte Glucosetoleranz assoziiert ist. Dabei scheint die Art der aufgenommenen Fettsäuren eine wesentliche Rolle zu spielen. Auch unabhängig von der Energieaufnahme und einer Adipositas konnte ein positiver Zusammenhang zwischen gesättigten Fettsäuren in der Nahrung und den Nüchtern- und postprandialen Blutglucosespiegeln gezeigt werden. Zudem war das relative Risiko, an Typ-2-Diabetes zu erkranken, in einer amerikanischen Studie bei Frauen in der Gruppe von Individuen mit der höchsten Aufnahme pflanzlicher Fette signifikant geringer. Zusätzlich wurde gezeigt, dass mehrfach ungesättigte Fettsäuren invers mit den Insulinspiegeln korreliert sind.

Die mögliche protektive Rolle von n-3-ungesättigten Fettsäuren für die Entstehung des Typ-2-Diabetes wurde zuerst wegen der geringen Rate an Diabetes bei Grönland- und Alaskaeskimos und Alaskaindianern diskutiert. Später wurde dies in einer prospektiven Studie bestätigt, in der regelmäßiger Fischverzehr eine 50%ige

Tab. 44.1 Schädliche Eigenschaften einzelner Nahrungsfaktoren

– Förderung der Entstehung des Diabetes
– Behinderung der Stoffwechselkompensation bei Diabetes
– Begünstigung des Auftretens von Folgeschäden

Risikominderung für die Entwicklung einer gestörten Glucosetoleranz ergab. Typ-2-Diabetiker tragen ein ca. 3fach erhöhtes Risiko für kardiovaskuläre Erkrankungen. Bei regelmäßigem Fischverzehr wurde eine Risikominderung für kardiovaskuläre Erkrankungen beobachtet.

Ballaststoffe. Auch die Aufnahme von Ballaststoffen scheint für die Entstehung des Typ-2-Diabetes eine Rolle zu spielen. In Ländern, in denen diese natürlicherweise reichlich verzehrt werden, ist die Rate an Typ-2-Diabetes geringer. Eine Umstellung auf eine ballaststoffreichere Ernährung vermag die Entwicklung des Typ-2-Diabetes bei Personen mit gestörter Glucosetoleranz deutlich zu senken.

Weitere Nahrungsfaktoren. Für weitere Nahrungsfaktoren sind Zusammenhänge mit dem Auftreten des Typ-2-Diabetes bisher nur vage (wie z. B. Chrom, Zink, Magnesium, Vitamin E, Fleischverzehr) oder kontrovers (Zucker, Alkohol) beschrieben worden. Häufig ist es sehr schwierig, den Einfluss eines einzelnen Nährstoffs oder Nahrungsmittels in der Ätiologie des Diabetes von dem eines anderen getrennt zu betrachten. So enthalten Speisen, die reich an gesättigtem, tierischem Fett sind, meist auch tierisches Protein. Ein hoher Verzehr an tierischem Protein scheint mit der Nephropathie bei Typ-1- und Typ-2-Diabetes assoziiert zu sein, während eine Begrenzung der Proteinaufnahme die Progression der Mikroalbuminurie zu einer klinisch manifesten diabetischen Nephropathie zu verzögern vermag.

Typ-1-Diabetes

Protein. Nahrungseinflüsse werden auch bei der Entstehung des Typ-1-Diabetes diskutiert. Ein erhöhtes Erkrankungsrisiko scheint bei kuhmilchhaltiger Ernährung vor dem 3.–4. Lebensmonat zu bestehen. Fremde, auch pflanzliche Eiweißstoffe lösen möglicherweise eine Immunreaktion gegen verschiedene Nahrungsmittelantigene aus. Eine Kreuzreaktion mit Beta-Zell-Antigenen führt zur Schädigung dieser Zellen. Eine lange Stillzeit und eine proteinärmere Kost in den ersten Lebensjahren dagegen sind schwach protektiv.

Ballaststoffe. In eigenen Studien konnten wir zeigen, dass die Ballaststoffaufnahme bei Typ-1-Diabetikern invers mit den kardiovaskulären Ereignissen assoziiert ist. Diese Effekte waren auch schon für eine moderate Ballaststoffzufuhr nachweisbar.

Zukunftsperspektiven durch Modifikation der Nahrungsaufnahme – Traum oder reale Chance?

Weniger gesättigte Fettsäuren und ballaststoffreichere Kost. Vermutlich würde der Zuwachs an Typ-2-Diabetikern und kardiovaskulären Ereignissen deutlich zurückgehen, wenn es in Zukunft gelänge, in der Bevölkerung mehr Gefallen am Verzehr von Fisch und ballaststoffreichen Nahrungsmitteln sowie von Produkten, die einen niedrigen glykämischen Index aufweisen und ein- und mehrfach ungesättigte Fettsäuren enthalten, zu erzeugen. Dazu müsste das entsprechende Angebot von den Herstellern leicht verfügbar, schmackhaft und attraktiv offeriert werden. Die Botschaft „Richtiges Essen für mehr Gesundheit" könnte besser greifen, wenn mithilfe der Medien mehr Bewusstsein dafür geweckt würde, dass Typ-2-Diabetes eine bedrohliche Volkskrankheit ist und viele Störungen wie Dyslipoproteinämien, Hypertonie, abdominelle Adipositas und Insulinresistenz schon mit einem erhöhten Risiko für Herzinfarkt und Schlaganfall einhergehen, noch bevor der Diabetes diagnostiziert wurde.

Interessanterweise haben frühere Gesundheitskampagnen für eine cholesterinärmere Kost eine Senkung des Verbrauchs von Eiern und Butter bewirkt. Bei Befragung geben zahlreiche Menschen an, dass sie diese sparsam verwenden, da sie reich an Cholesterin seien. Die wichtige Kenntnis der gesundheitlichen Problematik einer zu hohen Aufnahme gesättigter Fettsäuren und Transfettsäuren sowie einer zu niedrigen Ballaststoffzufuhr ist bisher in der Allgemeinbevölkerung und auch bei Diabetikern jedoch noch sehr gering verbreitet. Auch sind geschmacklich attraktive Lebensmittel, Speisen und Getränke mit günstigen Nährstoffrelationen und niedrigem Energiegehalt bisher nur begrenzt und oft nicht kostengünstig erhältlich. Hier könnten in der Zukunft Möglichkeiten der Prävention für Hochrisikogruppen und auch für die Allgemeinbevölkerung ausgeschöpft werden. Die Rückkehr zu einer ursprünglichen Lebensweise der Menschen als Jäger und Sammler oder gar zu einem kargen Lebensstil wie in Kriegszeiten erscheint dagegen heute und in der Zukunft nicht realisierbar bzw. nicht wünschenswert.

Säuglingsnahrung. Mehr Aufklärung über die Vorteile einer längeren Stillzeit scheint zur Zeit auf aufnahmebereite Mütter zu stoßen. Weitere Forschung ist aber notwendig, um eine möglichst „sichere" Ersatznahrung für Säuglinge zu finden, wenn Stillen nicht möglich ist. Dafür müssen die ungünstigen Proteinanteile in der Kuhmilch identifiziert und durch entsprechende Präparationsverfahren eliminiert oder inaktiviert werden.

Unnötige Einschränkungen. Im täglichen Management des Diabetes mit dem Ziel normnaher Stoffwechselwerte ist eine sinnvolle individuelle Ernährungsberatung noch längst nicht für alle Diabetiker realisiert. So werden nicht nur an sich vermeidbare Fehler in der Ernährung gemacht, sondern viele Diabetiker unterwerfen sich auch heute noch unnötigen Einschränkungen beim Essen und Trinken. Zum Teil werden überflüssige Diabetikerprodukte teuer bezahlt. Diabetiker sind häufig Außenseiter in Gesellschaften, die Essen und Trinken genießen. Dies ist teilweise auch durch nicht adäquate, „veraltete" Ernährungsvorstellungen bei Ärzten und Beratern bedingt, die Diabetikern immer noch ein Zucker- und Süßigkeiten- und häufig auch ein Alkoholverbot auferlegen oder sehr begrenzte Mengen an Kohlenhydratportionen (BE oder KE) verordnen.

Novel Food und externe Regulationstechniken. Nach neuesten Erhebungen bei Diabetikern in Europa und in Deutschland lassen sich mehrere der evidenzbasierten Ernährungsempfehlungen ohne große Problematik umsetzen. Die kritischste Größe ist die gut begründete Empfehlung, höchstens 10% bzw. 8% der täglichen Energie in Form von gesättigten Fettsäuren plus Transfettsäuren zu verzehren. Diese Empfehlung realisieren derzeit nur 13% der Diabetiker in Europa. Food-Designer sollten diese Erkenntnis in neuen, schmackhaften Lebensmittelprodukten berücksichtigen. Technische Hilfen, die rechtzeitig Alarm geben, wenn gesättigte und gehärtete Fette 10% einer geeigneten Energieaufnahme pro Tag überschreiten, würden sicher bei Risikogruppen Gefallen finden.

Einige ungünstige und einige günstige Ernährungsbedingungen für die Vermeidung des Diabetes und seiner Folgeerkrankungen sind bekannt. Die Zukunft gehört weiterer Forschung auf diesem Gebiet und der Entwicklung geeigneter, auf Populationsebene wirksamer „Werbekampagnen", die zu einer Umsetzung wissenschaftlich begründeter, präventiver Maßnahmen führen.

Nichtinvasive Blutglucoseüberwachung

Methoden. Während derzeit die Blutglucosebestimmung im Rahmen der stationären wie ambulanten Diabetestherapie noch auf invasive Techniken zur Gewinnung von Kapillar- oder Venenblut angewiesen ist, werden in Zukunft voraussichtlich nichtinvasive Methoden zur Glucoseüberwachung in vivo zur Verfügung stehen. Dabei muss auch das Messprinzip gewechselt werden: Statt der bisherigen glucosespezifischen chemischen, enzymabhängigen Bestimmungsmethoden werden verschiedene physikalische Verfahren erprobt. Die größten Zukunftschancen bieten bislang spektrophotometrische Methoden, die die Lichtabsorption und -streuung im nahen Infrarotbereich unmittelbar unter der Haut, z. B. am Unterarm bzw. Körperstamm oder unter dem Fingernagel, erfassen, über komplexe Algorithmen glucosespezifische Signale herausfiltern und daraus die Glucosekonzentration im Gewebe berechnen.

Für den alltagstauglichen Einsatz solcher Messsysteme muss aber außer der weiteren gerätetechnischen Miniaturisierung vor allem noch die Frage beantwortet werden, wie die biologische Heterogenität der verschiedenen von Licht durchstrahlten Hautbereiche hinsichtlich ihrer Lichtabsorption und -streuung unter Berücksichtigung von wechselnder Temperatur, Durchblutung und Bewegung standardisiert, individuell kalibriert und über Tage stabil gehalten werden kann.

Vorteile. Nach Lösung dieser Probleme werden nichtinvasive Messsysteme zur Glucosebestimmung in vivo wesentliche neue Vorteile für die Diabeteseinstellung bieten:
- ▶ Die Hemmschwelle der Patienten für die lästige Selbstmessung des Blutzuckers wird beseitigt sein.
- ▶ Statt der jetzt dominierenden invasiven Einzelmessung in größeren Zeitabständen werden kontinuierliche Glucoseprofile, die sich aus Einzelmessungen, z. B. in Minutenabständen, zusammensetzen, über lange Zeitabschnitte (Wochen bis Monate mit dem gleichen Messmodul) erfasst und mit Kontroll- bzw. Alarmsystemen kombiniert werden können. Dies ermöglicht die frühzeitige Erkennung und ggf. Korrektur von sich entwickelnden Hypo- und Hyperglykämien zu jeder Tages- und besonders auch Nachtzeit.
- ▶ Durch die Verknüpfung mit subkutanen Insulinpumpensystemen im Sinne eines Closed-loop-Systems werden mittels spezieller Algorithmen unabhängig vom bewussten und aktiven Eingreifen durch den Diabetiker die vorgegebenen therapeutischen Zielkorridore einreguliert. Damit werden viel präzisere und normnähere Diabeteseinstellungen, vor allem ohne erhöhte akute Hypoglykämierisiken, möglich. Dies ist die Grundvoraussetzung nicht nur für eine bessere akute Lebensqualität, sondern auch zur Verringerung diabetischer Folgeerkrankungen.
- ▶ Durch den Einsatz solcher Testsysteme ist auch eine Verminderung stationärer zugunsten ambulanter Diabetesbehandlungen und damit eine wesentliche Verringerung der Behandlungskosten denkbar. Die Entwicklung solcher Systeme bis zur Therapiereife wird die bisherigen Marktanteile der mit Glucosemessgeräten und Teststreifen operierenden Firmen erheblich verändern.
- ▶ Durch die nichtinvasive Blutzuckermessung ergeben sich erhebliche Vorteile auch für die klinische Erprobung von neuen Insulinen oder anderen Medikamenten mit Einfluss auf die Glucosespiegel im Blut und im Gewebe.

Breitere Anwendung der Glucosemessung. Damit rückt auch eine Ausweitung des bisher genannten Indikationsbereiches (Verlaufskontrollen, Therapieoptimierung), z. B. auf die frühzeitige Diabetesdiagnose, in den Bereich des Möglichen. Damit können erstmals in größeren Kollektiven Verlaufskontrollen und eine Therapieoptimierung durchgeführt werden.

Diese Vorzüge der kontinuierlichen nichtinvasiven Glucosebestimmung in vivo werden auch von Nichtdiabetikern genutzt werden können, z. B. von Leistungssportlern zur Optimierung ihrer kohlenhydratabhängigen Leistungsmöglichkeiten, von Patienten mit Verdacht auf Hypoglykämie unklarer Genese zur diagnostischen Abklärung (z. B. von Insulinomen) oder zur Erfassung von medikamentösen Nebenwirkungen auf den Glucosestoffwechsel.

Stammzellen – Therapeutische Visionen

Grundlagen

Die Beschreibung eines Falles von Diabetestransfer durch die Transplantation von Knochenmark zwischen HLA-identischen Verwandten legt nahe, dass die transplantierten Stammzellen auch die Botschaft „Diabetes" enthielten. Eine Assoziation von Autoimmunerkrankungen mit Veränderungen von hämatopoetischen Stammzellen ist ein junger Befund, der darauf hinweist, dass auch beim autoimmunen Diabetes die genetische Veranlagung über stammzellabhängige Mechanismen zur manifesten Erkrankung führen kann. Offen ist bisher allerdings, ob ein solcher Mechanismus alle Zellrei-

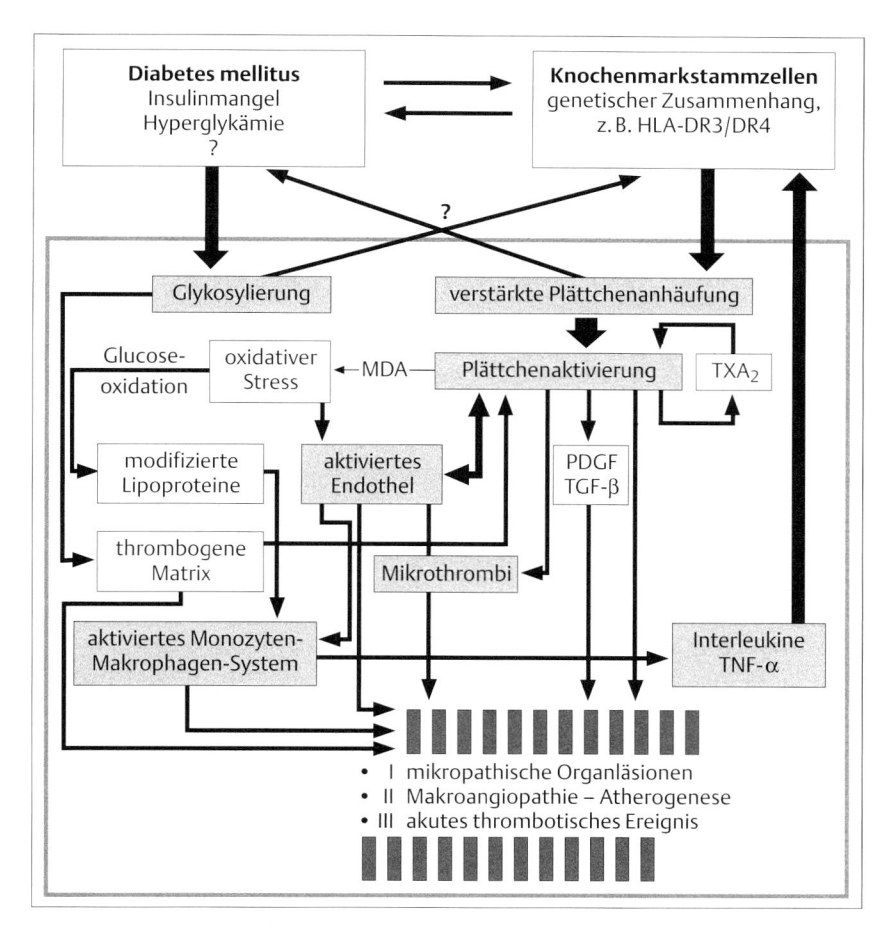

Abb. 44.1 Mögliche Netzwerkmechanismen zwischen Stammzellen und der Entwicklung vaskulärer klinischer Endpunkte. Diabetes eine Systemerkrankung mit Stammzellbeteiligung? MDA = Malondialdehyd

hen, also auch thrombozytäre Vorläufer (Megakaryozyten) einschließt. Natürlich könnte das Knochenmark auch auf systemische entzündliche Mediatoren (z. B. Interleukin-1, IL-6 oder TNF-α) einer hochspezifischen, lokalisierten Immunreaktion in der Bauchspeicheldrüse reagieren. Es könnte dann besonders reagible Zellen ausschwemmen. Diese wären ihrerseits an Stellen entzündlich oder degenerativ veränderter Gefäße besonders leicht aktivierbar und könnten den schon bestehenden Gewebeschaden aggravieren oder letztlich durch Störungen der Mikrozirkulation auslösen.

Beide Ansätze – primärer, genetisch determinierter Stammzelldefekt und reaktive Stammzellaktivierung – machen das Knochenmark und die darin enthaltenen Stammzellen zu einem potenziellen Target für therapeutische Interventionen. Bei Kenntnis des für die Erkrankung „Diabetes" kausalen Gendefekts bei Stammzellen bestünde eine viel versprechende Möglichkeit zur Diagnostik und letztlich kurativen Gentherapie. In Bezug auf pathogenetische Mechanismen der vaskulären Komplikationen besteht eine therapeutische Option auch noch nach der Diabetesmanifestation. Dabei wäre es wichtig, solche Gene zu beeinflussen, die prognostisch mit vaskulären Akutkomplikationen, z. B. dem Myokardinfarkt, assoziiert sind. Als faszinierender neuer Ansatz kann beispielhaft der PlA^2-Polymorphismus des Fibrinogenrezeptors (GPIIb-IIIa; $\alpha_2\beta_3$) genannt werden.

Auf Thrombozyten von Diabetikern, die als kernlose Abschnürungsfragmente der megakaryozytären Vorläuferzellen entstehen, finden sich phänotypisch mehr Fibrinogenrezeptoren als bei Nichtdiabetikern. Die vermehrte Expression dieser Adhäsionsrezeptoren führt funktionell zu einer erhöhten Fibrinogenbindung. Man kann also eine diabetische „Thrombozytopathie" annehmen, die erklären könnte, warum die Aktivierungsschwelle dieser Thrombozyten bereits in frühen Erkrankungsstadien des Diabetes herabgesetzt ist, in denen noch keine Gefäßschäden vorliegen, sodass nicht von einer „response to injury" ausgegangen werden kann. Tatsächlich wurden diese Befunde auch zur DNA-Ploidie als megakaryozytärem Proliferationsmerkmal in Beziehung gesetzt. Dies untermauert die potenzielle Bedeutung der megakaryozytären Stammzellregulation für vaskuläre Folgeerkrankungen des Diabetes mellitus. Die Regulationsstörung dürfte für beide Diabetestypen den genannten Prinzipien von Gendefekt und reaktiver Aktivierung in unterschiedlicher Weise folgen.

Stammzellen für die Diabetestherapie

Mit der Isolation von Stammzellen, der Enukleation bzw. der Korrektur genomischer Defektmutanten sowie der Reinjektion solcher „Designer"-Stammzellen könnte zusammen mit einer rechtzeitigen, im Idealfall sensitiven

Screeningdiagnostik, ein Konzept zur kurativen somatischen Gentherapie des Diabetes und seiner vaskulären Komplikationen entstehen.

Eine neue aufregende Perspektive für den Einsatz stammzellbasierter Therapien resultiert aus dem Befund, dass sich Stammzellen in Angioblasten bzw. endotheliale Vorläuferzellen differenzieren lassen, die ein ausgeprägtes angiogenetisches Potenzial besitzen. Bei diabetischen Tieren konnte durch Applikation solcher endothelialer Vorläuferzellen in ischämischen Läsionen eine Neoaniogenese und eine deutliche Blutflusszunahme induziert werden. Hier zeichnet sich die Möglichkeit einer zelltherapeutischen Verbesserung ischämischer Organkomplikationen mit autologen Stammzellderivaten ab, auch wenn viele Probleme, z. B. die Zielzellspezifität, noch lange nicht gelöst sein werden.

Mit Blick auf den metabolischen Primärdefekt ist der Befund bedeutsam, dass sich aus embryonalen Stammzellen auch Insulin produzierende Beta-Zellen herstellen lassen. In einer Arbeit wurde eine embryonale Stammzelllinie der Maus durch den Einbau des Insulin-Gens so verändert, dass sich in der Zellkultur Beta-Zellen entwickelt haben. Eine andere Arbeitsgruppe konnte allein durch die Zugabe von bestimmten Wachstumsfaktoren aus embryonalen Stammzellen Insulin produzierende Zellen generieren. Diese Zellen haben in beiden Studien ähnlich wie normale Beta-Zellen nach Glucosestimulation Insulin produziert und sezerniert. Anders als bis vor kurzem angenommen, geht man heute davon aus, dass sich auch adulte Beta-Zellen aus Vorläuferzellen in den Langerhans-Inseln und/oder dem Pankreasepithel regenerieren können. Im Tierexperiment konnten aus Inseln und Pankreasgängen in der Zellkultur Zelllinien gezüchtet werden, die Stammzellmerkmale besitzen. Diese adulten pankreatischen Stammzellen besitzen multipotente Eigenschaften neuronaler und endokriner Zellen und können unter geeigneten Bedingungen zu Beta-Zellen ausreifen.

Der Einsatz von Stammzellen birgt somit die einzigartige Möglichkeit der Beta-Zell-Ersatztherapie. Die genauen Charakteristika der humanen adulten Stammzellen und die Bedingungen für eine ausreichend starke Vermehrung und die Induktion der Ausdifferenzierung in reife Beta-Zellen sind bisher noch unbekannt. Nach Lösung dieser Probleme würden Beta-Zellen in nahezu unbegrenzter Menge als Spenderzellen zur Transplantation zur Verfügung stehen. Durch die Identifizierung spezifischer Oberflächenmarker der Stammzellen könnte es sogar gelingen, Stammzellen aus Pankreasbiopsien zu isolieren, um autologe Spenderzellen für jeden einzelnen Patienten zu gewinnen. Hierdurch könnten sich in naher Zukunft völlig neue Optionen für die Therapie des Typ-1 und Typ-2-Diabetes eröffnen.

Diabetische Neuropathie: Neue Chancen für die Nerven?

Therapieansätze. Mindestens jeder 3. Diabetiker ist von der diabetischen Polyneuropathie betroffen, die unter Ausbildung von einerseits teils quälenden neuropathischen Schmerzen und andererseits schmerzlosen Fußulzera mit erheblicher Einschränkung der Lebensqualität und ungünstiger Prognose einhergehen kann. Die derzeitige Therapie beruht auf 4 Eckpfeilern:
➤ kausale Therapie mit dem Ziel einer möglichst normnahen Diabeteseinstellung,
➤ pathogenetisch begründbare Therapie,
➤ symptomorientierte Therapie,
➤ Vermeidung von Risikofaktoren und Komplikationen.

Bei den pathogenetisch begründbaren medikamentösen Therapieformen handelt es sich um Ansätze, die sich aus den tierexperimentellen Konzepten zur Pathogenese der diabetischen Neuropathie ableiten ließen. Deren Vorteil ist darin zu sehen, dass sie ihre Effekte trotz Hyperglykämie entfalten können. Sie bestehen in:
➤ Inhibition des Polyolstoffwechselwegs durch Aldosereduktase-Inhibitoren (ARI),
➤ Inhibition der gesteigerten Aktivität der Proteinkinase Cβ (PKCβ) durch PKCβ-Inhibitoren,
➤ Korrektur der Veränderungen im Metabolismus der essenziellen Fettsäuren und Prostanoide durch Substitution von γ-Linolensäure (GLA) in Form von Nachtkerzenöl,
➤ Gabe von Antioxidanzien (α-Liponsäure) zur Reduzierung der Bildung von freien Sauerstoffradikalen, die zu erhöhtem oxidativen Stress führen,
➤ Verbesserung des reduzierten endoneuralen Blutflusses und der konsekutiven Hypoxie durch vasodilatierende Substanzen (ACE-Hemmer, Prostaglandinderivate),
➤ Unterstützung des Neurotrophismus durch Nervenwachstumsfaktoren (NGF, BDNF, NT),
➤ Hemmung der nichtenzymatischen Glykierung und Bildung der „advanced glycosylation end products" (AGE) durch Gabe von Inhibitoren der AGE-Bildung.

Darüber hinaus werden genetische Ursachen für die Entwicklung der diabetischen Neuropathie diskutiert. Erste klinische Daten weisen auf einen genetischen Zusammenhang hin. Insbesondere genetische Varianten im Aldose-Reduktase-Gen, im Na-K-ATPase-Gen und in Genen, die für antioxidative Schutzmechanismen verantwortlich sind, kommen aufgrund der o. g. Pathomechanismen als genetische Marker infrage. Da in absehbarer Zeit mit den derzeitigen Optionen der Diabetestherapie die Mehrzahl der Patienten nicht fast normoglykämisch einzustellen sein wird, ist die Evaluation der aus der Pathogenese der Neuropathie abgeleiteten Therapieansätze weiter voranzutreiben.

Substanzen und Therapieziele. Tierexperimentell wurden kürzlich komplexe Interaktionen zwischen den einzelnen pathophysiologischen Abläufen nachgewiesen. Interessanterweise ließen sich bereits auch Substanzen mit mehreren Angriffspunkten synthetisieren, wie z. B. Ascorbyl-GLA, welches die Eigenschaften von GLA als essenzielle Fettsäure und von Vitamin C als ARI und Antioxidans aufweist. Als eine weitere solche Substanz wurde GLA mit α-Liponsäure gekoppelt. Tierexperimentell ließen sich bei niedriger Dosierung von GLA und α-Liponsäure sowie eines PKCβ-Inhibitors und Vitamin E synergistische positive Wirkungen auf die diabetische Neuropathie nachweisen.

In Zukunft sollte es möglich sein, mithilfe von derartigen nebenwirkungsarmen Substanzen mit multiplen, pathogenetisch relevanten Angriffspunkten die diabetische Neuropathie beim Menschen effektiv zu behandeln. Bevorzugt könnten diese Pharmaka in der Primärprävention eingesetzt werden, wenn nachgewiesen werden könnte, dass sie die Entwicklung der diabetischen Neuropathie langfristig verhüten oder zumindest hemmen. In der ferneren Zukunft ist der Einsatz von spezifischen Nervenwachstumsfaktoren zu erwarten, die zu einer Regeneration degenerierter Nervenfasern führen können. Eine Risikostratifizierung durch molekulargenetische Untersuchungen könnte zukünftig die o. g. Therapieansätze gezielt auf Hochrisikopatienten fokussieren und eine risikoadaptierte Prävention ermöglichen. Zur symptomorientierten Therapie der erektilen Dysfunktion sind neben den 3 Inhibitoren der Phosphodiesterase Typ 5 (Sildenafil, Tadalafil, Vardenafil) weitere hochwirksame Substanzen mit unterschiedlichen Wirkmechanismen zu erwarten.

Heilung des Diabetes über das Internet?

Information und Kommunikation sind entscheidende Komponenten für die Behandlung des Diabetes mellitus unter Einbeziehung der Betroffenen. Der Einsatz unterstützender Technologien stellt daher einen Schlüssel für geeignete Strategien in der Prävention, Diagnostik und Therapie des Diabetes dar. Das Internet hat hierbei eine Schrittmacherfunktion: Nach einer anfänglichen Überschätzung rücken jetzt vor allem qualitative Aspekte als auch die Praktikabilität von Nutzungsszenarien in den Blickpunkt. Das veränderte Informationsverhalten des Einzelnen und die Aussicht, die individuellen gesundheitlichen Probleme besser bewältigen zu können, beschleunigen die Integration des Internet in die Forschung und Entwicklung und damit auch in den Prozess der Betreuung des Diabetikers.

Internet-Dienste für Diabetiker (s. a. Kap. 42)

Im Unterschied zu den allgemeinen Nutzungsgewohnheiten des Internet stehen im Gesundheitsbereich die individuelle Betroffenheit sowie der mögliche Beitrag zur Problemlösung im Vordergrund. Bei Diabetikern und deren Angehörigen sind deshalb Module mit vertiefendem Fachwissen, die Hilfe zur Selbsthilfe in den privaten und beruflichen Lebensbereichen, neue diagnostische und therapeutische Möglichkeiten und die Prävention von Begleit- und Folgeerkrankungen von besonderem Interesse. Unter Nutzung des Internet können dafür innovative, multifunktionale Dienste entwickelt und angeboten werden, die den Behandlungsprozess wirksam unterstützen und den individuellen Umgang mit dem Diabetes erleichtern.

Allgemeine Informationsdienste. Allgemeine Informationsdienste im Internet sind gekennzeichnet durch die unterschiedlichen Zielsetzungen und Interessen der Herausgeber. Relevant sind hierbei Informationsangebote, die sich durch Qualität, Vertrauenswürdigkeit und eine zielgruppengerechte Gestaltung auszeichnen. Wichtige Voraussetzungen für eine sachgerechte Beurteilung durch den Nutzer sind deshalb die Transparenz von Quelle und Autorenschaft der angebotenen Informationen. Ein Diabetes-Informationsportal, welches sich diesen Zielsetzungen mit hoher Qualität und täglicher Aktualität stellt, ist zu finden unter www.diabetes-deutschland.de.

Individualisierte Informationsdienste. Diese werden als Ergänzung zu den allgemeinen Informationsdiensten angeboten. Der Betroffene kann den gewünschten individuellen Informations- und Unterstützungsbedarf durch die Auswahl von Paketen selbst zusammenstellen (abonnieren). Eine Beratung durch den behandelnden Arzt ist empfehlenswert. Die ausgewählten Pakete werden dem Abonnenten durch den Anbieter regelmäßig zugestellt (PUSH-Verfahren) oder können durch den Abonnenten selber beim Anbieter im Internet abgerufen werden (POLL-Verfahren).

Individuelle Kommunikationsdienste. Das Internet bietet Betroffenen unterschiedliche und einfach zugängliche Formen der Kommunikation. Diese unterstützen die Vernetzung der Betroffenen als auch die individuelle Kommunikation mit dem behandelnden Arzt oder einem Servicezentrum. Die Kommunikation kann im Internet asynchron (z. B. direkte E-Mail, Diskussionsforum) oder synchron (z. B. Chat) erfolgen. Auch eine Verknüpfung mit anderen Medien (z. B. SMS für mobile Telefone, i-mode-Dienst) ist möglich. Dazu wird eine direkte, mediengerechte Adressierung der Nachricht an den Empfänger durch den Sender vorgenommen.

Individuelle Dokumentationsdienste. Bei diesem Dienst steht das exakte, sichere und nachhaltige Handling der individueller Patientendaten im Mittelpunkt. Aufgabenfelder sind eine einfache digitale Datenerfassung, die Datenübertragung und Speicherung, die Gewährleistung der Datensicherheit, die Entwicklung automatischer Bewertungsalgorithmen sowie die Ableitung individuell optimierter Therapieempfehlungen.

Anforderungen und Schwerpunkte der weiteren Entwicklung

Die Synergie von allgemeinen und individualisierten Internetdiensten ermöglicht neuartige Einsatzszenarien. Folgende Trends und Entwicklungsschwerpunkte sind hier charakteristisch:
- kontinuierliche Erfassung von individuellen Vitalparameter mit Datenübertragung und strukturierter Dokumentation, Onlinebewertung, Trendanalyse und Vorhersage von Problemsituationen,
- Unterstützung der ärztlichen Entscheidungsfindung, bei der Therapieoptimierung und der Bewältigung von Akutsituationen,
- individuelle Abschätzung von Risikofaktoren und des Einflusses von präventiven Maßnahmen zur Risikoreduktion,

- erhöhte Sicherheit und Mobilität des Diabetikers (Reisen, Freizeit) sowie die Vereinbarkeit mit beruflichen Anforderungen,
- ereignisbezogenes Herstellen von Kontakten zum behandelnden Arzt, zu einem Servicezentrum oder zu einem beratenden Kommunikationsforum,
- zunehmende Nutzung mobiler Endgeräte (Mobiltelefone, PDA's etc.) und Einsatz in verschiedenen Lebenssituationen,
- Vernetzung von Betroffenen (Selbsthilfegruppen) durch verbesserte Information und Kommunikation. Der persönliche Kontakt und die zwischenmenschliche Kommunikation werden damit ergänzt und angeregt.

Schlussfolgerungen

Die Unterstützung durch internetbasierte Technologien bietet für den Diabetiker und seine Angehörigen ein umfassendes Potenzial für das erfolgreiche Selbstmanagement der Stoffwechselstörung. Hierfür sind aber nicht allein innovative technische Lösungen notwendig, sondern neue, integrierte Strategien in der Diabetesbehandlung. Die Einbindung der Technologien sollte dafür in den täglichen Lebensprozess des Betroffenen hinein erfolgen, seine gewohnten privaten und beruflichen Handlungsabläufe unterstützen und zugleich eine positive Änderungen seines Lebensstils initiieren.

Keine „Heilung", aber doch eine „wesentliche Unterstützung der Behandlung" kann durch das Internet erreicht werden, wenn Qualität, Handhabbarkeit und Akzeptanz der angebotenen Informations- und Kommunikationsdienste auf ein solches Niveau entwickelt werden, dass sie markante individuelle Vorteile bieten und sehr einfach nutzbar sind. Insbesondere die Kriterien Vertrauenswürdigkeit, Zuverlässigkeit und Datenschutz der angebotenen Dienste, Individualisierung des Informationsangebots als auch die Möglichkeit, den behandelnden Arzt selektiv in das persönliche Datenmanagement einzubeziehen, werden über den Erfolg dieser modernen „Therapieform" entscheiden.

Der Blick in die Zukunft: Zustandsbericht „Diabetologie im Jahre 2032" aus der Sicht eines Immunologen

Epidemiologie und Einfluss des Medienzeitalters. Der Diabetes mellitus hat in den vergangenen 20 Jahren an gesundheitspolitischer Bedeutung deutlich verloren. Die Zahl der in Deutschland vorhandenen Diabetiker stieg von Ende der 90er Jahre des letzten Jahrhunderts bis Ende der 20er Jahre von ca. 4 Millionen auf über 8 Millionen an, wovon der überwiegende Teil Typ-2- und ca. 10% Typ-1-Diabetiker waren. In diese Zeit fielen die Einführung von individuellen interaktiven Fernsehprogrammen und der freie Zugang zum Internet, das über die Steckdose angeboten wurde. Der tägliche Einkauf wurde zunehmend über das Internet getätigt. Auch wurden viele Arbeitsplätze in die privaten Wohnungen verlagert, die Angestellten waren mit ihren Arbeitgebern online verbunden. Dadurch verbrachte der überwiegende Teil der Bevölkerung die berufliche Arbeitszeit, aber auch die Freizeit sitzend vor diesen Medien, und der Breitensport nahm deutlich ab. Auch die Zahl der Neuerkrankungen an Typ-1-Diabetes stieg von 3000 Kindern, Jugendlichen und jungen Erwachsenen auf über 8000 Personen pro Jahr an. Der Typ-1- wie auch der Typ-2-Diabetes stellen in der heutigen Zeit eine Rarität dar. Besonders die Insulintherapie bei Diabetikern gehört seit einigen Jahren der Vergangenheit an. Welche wissenschaftlichen Erfolge haben zu diesen dramatischen Veränderungen geführt?

Einführung alternativer Lebensformen. Beim Typ-2-Diabetes wurde die Hypothese, dass Übergewicht und Bewegungsmangel die Erkrankung auslösen, durch prospektive Studien bestätigt. Dies gelang durch Populationsstudien, bei denen bei einem Teil der Probanden die übliche private und berufliche sitzende Tätigkeit vor einem Computer durch alternative Programme verändert wurde. Diese Public-Health-Programme wurden von den Krankenkassen initiiert, wobei der tägliche Einkauf nicht mehr über das Internet absolviert wurde, sondern die Probanden in speziell eingerichteten Geschäften einkauften. Der Arbeitsplatz wurde auch wieder außerhalb der Wohnung in Büros verlagert, sodass die Probanden morgens und abends körperliche Betätigungen durchführen konnten. Schon nach wenigen Jahren führte diese alternative Lebensform im Modellversuch zu einer signifikanten Abnahme der Neuerkrankungen an Typ-2-Diabetes.

Genetische Vorhersage. Die genetische Vorhersage, an einem Typ-2-Diabetes zu erkranken, wurde durch die Identifikation von verschiedenen Genen verbessert. Diese wurden auf die von vielen Firmen kommerziell angebotenen Gen-Chips integriert und erlauben so eine sehr detaillierte Risikoabschätzung. Probanden mit genetisch erhöhtem Risiko für Typ-2-Diabetes werden dann die o. g. alternativen Lebensformen und weitere prophylaktische Bewegungsprogramme (z. B. Fußball, Jogging oder Rad Fahren) angeboten.

Bekämpfung der Adipositas. Durch Einführung von Leptinanaloga konnte die Adipositas erfolgreich und langfristig beseitigt werden. Zusätzlich werden unterstützend diätetische Maßnahmen eingesetzt. Dabei spielt eine Reihe von Nahrungsmitteln eine wichtige Rolle, bei denen geschmacksneutral der Anteil an Fett durch Ballaststoffe ersetzt wurde.

Impfung. Ein wesentlicher Grund der Abnahme der Neuerkrankungen von Diabetes mellitus Typ 1 stellt die seit mehreren Jahren eingeführte Impfung dar, bei der Kinder im Alter von wenigen Wochen eine Mixtur von diabetesspezifischen Autoantigenen in Kombination mit speziellen Adjuvanzien subkutan injiziert bekommen. Seither ist es zu einem Rückgang der Diabetesneuerkrankungen um die Hälfte gekommen.

Immunologische Tests. Ein weiterer wichtiger Schritt, der zu der nahezu 100%igen Prävention des Typ-1-Diabetes geführt hat, sind die zusätzlich zur Diabetesimpfung eingeführten allgemeinen Screeninguntersuchungen auf für Typ-1-Diabetes spezifische Gene und Autoantikörper. Die genetischen Untersuchungen werden wie beim Typ-2-Diabetes mittels Gen-Chip-Diagnostik durchgeführt. Die Autoantikörper werden in den genetisch identifizierten Hochrisikogruppen durch einen einfachen Speicheltest bestimmt, der im Rahmen von Vorsorgeuntersuchungen seit wenigen Jahren gesetzlich vorgeschrieben ist. Dieser Test erfasst die wesentlichen diabetesspezifischen Autoantikörper. Ist ein solcher Test positiv, wird in weiteren automatisch angeschlossenen Serumanalysen das Muster der nachweisbaren Autoantikörper bestimmt, sodass man einen Hinweis auf das Diabetesrisiko erhält. Zusätzlich kann in speziellen immunologischen Vollbluttests, deren Prototypen schon Ende der 90er Jahre des letzten Jahrhunderts entwickelt wurden, die Stärke und Qualität der immunologischen Destruktion der Langerhans-Inseln bestimmt werden. Wenn eine starke beta-Zell-spezifische destruktive immunologische Aktivität vorliegt, werden Immunpharmaka eingesetzt, die in der Lage sind, das Immunsystem ohne große Nebenwirkungen zu modulieren. Dabei wird die gegen Beta-Zellen gerichtete Th1-Immunität gebremst und in eine wesentlich unschädlichere Th2-Reaktion umgelenkt.

Diese immunologischen Testsysteme werden nicht nur zur Quantifizierung der natürlichen Autoimmunität eingesetzt, sondern auch zur Verlaufskontrolle von Inseltransplantationen bei Patienten mit Typ-1- oder Typ-2-Diabetes.

Inselzelltransplantation. Die Methode der Inselzelltransplantation hat, wie die Organtransplantation, in den ersten 10 Jahren dieses Jahrhunderts einen deutlichen Aufschwung genommen. Dies gelang durch tierische Organbanken, bei denen gentechnisch die für die Organabstoßung wesentlichen Oberflächenantigene in humane Aminosäuresequenzen ausgetauscht wurden. Seither stehen für die wesentlichen HLA-Antigene nahezu unbegrenzt Organe zu Verfügung, die nach der Transplantation nicht mehr abgestoßen werden. Da bei der Erkrankung an Typ-1-Diabetes die autoimmunologische Aktivität unabhängig von den Oberflächenantigenen ist, wird wie bei der Immunprävention bei der natürlichen Diabetesentstehung die Kombination von immunologischen Surrogatmarkern und immunmodulatorischen Pharmaka eingesetzt.

Künstliche Beta-Zellen. Derzeit werden wesentlich einfachere Verfahren zur Substitution von Insulin produzierenden Zellen erprobt. Dabei werden Fibroblasten angewendet, in die sowohl das menschliche Insulin-Gen wie auch der Blutglucosesensor stabil integriert wurden. So wurde ein biologisches künstliches Pankreas geschaffen, bei dem wie unter physiologischen Bedingungen Insulin bedarfsgerecht produziert und ausgeschüttet wird. Jedoch ist die Überlebensdauer dieser „künstlichen" Beta-Zellen bisher auf wenige Wochen begrenzt.

Konsequenzen dieser Erfolge. All diese Erfolge haben zur Konsequenz, dass die von Diabetikern bekannten schwerwiegenden Folgeerkrankungen der Vergangenheit angehören. Trotz der beträchtlichen Ausgaben für das konsequente genetische und immunologische Screening der Bevölkerung sind die Einsparungen für die Gesundheitskassen erheblich. Jedoch hatten diese Erfolge auch ihre negativen Folgen. Die pharmazeutische Industrie musste sich erheblich umstellen: Es kam zu einem empfindlichen Rückgang im Bereich des Verkaufs von Insulin, Injektionshilfen und Blutzuckermessgeräten, jedoch gleichzeitig zu einer Verlagerung auf den Vertrieb von neuen Impfstoffen, Leptinanaloga und immunologischen Testsystemen. Zusätzlich wurde die Berufsgruppe der klinischen Diabetologen weitgehend durch Immuntherapeuten verdrängt.

45 Zeittafel zur Geschichte des Diabetes mellitus

H. Mehnert und F. Schulz

Um 1550 v. Chr.	Im Papyrus Ebers, 1862 in einem Grab bei Theben gefunden, wird eine Medizin empfohlen, „um die Ausscheidung von zuviel Urin zu vertreiben".
2. Jh. v. Chr.	Demetrius von Apameia unterscheidet Hydrops und Diabetes als Formen der Wassersucht.
30 v.–50 n. Chr.	Aulus Cornelius Celsus beschreibt die Harnflut, bei der große Urinmengen schmerzlos ausgeschieden werden und der Kranke stark an Gewicht verliert.
1. Jh. n. Chr.	Aretaios von Kappadokien gibt die erste umfassende Beschreibung des Krankheitsbildes „Diabetes".
Etwa 129–199 n. Chr.	Galen bezeichnet das Leiden als Durstkrankheit (Diabetes dipsakos) und als nächtliche Wassersucht. Er glaubt, daß ihm ein Nierenleiden zugrunde liege.
Etwa 200 n. Chr.	Der chinesische Arzt Tchang-Thoug-King beschreibt eine Krankheit, bei der Durst, Polyurie und süßer Urin die Leitsymptome darstellen.
6. Jh. n. Chr.	Die indischen Ärzte kennen viele Arten der Harnruhr. In den Textbüchern Carakas, Susrutas und Vagbhatas finden sich Bezeichnungen wie Iksumeha = Zuckerrohrharn, Madhumeha und Kshaudrameha = Urin, der wie Honig aussieht und süß schmeckt, sowie Hastimeha = Urin wie der eines Elefanten, wobei besonderes Augenmerk auf die Urinmenge gelegt wird.
1493–1541	Paracelsus führt die chemisch orientierte Betrachtungsweise ein. Er sieht die Ursache des Diabetes im Vorhandensein eines trockenen Salzes, das sich irreversibel an der Niere ablagert. Er verordnet zur Behandlung Hungerkuren.
1624–1689	Thomas Sydenham sieht die Ursache des Diabetes in einer unvollständigen Verdauung des Chylus, besonders der Stärkearten (der Amylazeen) im Blut und in einer Ausscheidung, der nicht assimilierten Bestandteile. Er empfiehlt vorwiegend Eiweißernährung.
1637–1698	Richard Morton beobachtet gehäuftes Vorkommen des Diabetes in einzelnen Familien.
1674	Thomas Willis (1621–1675) entdeckt den süßen Geschmack des Diabetikerharns, den er als Mischung von Salzen mit Schwefel erklärt. Bemerkenswert ist der Hinweis auf die Diabeteshäufigkeit in Familien mit hohem Lebensstandard.
1682	Johann Conrad Brunner (1653 bis 1727) exstirpiert – allerdings unvollständig – das Pankreas von Hunden. Die Tiere zeigen zunächst Polydipsie und Polyurie, erholen sich jedoch wieder, so daß Brunner die Lebensnotwendigkeit des Pankreas verneint.
1688	Michael Ettmüller (1644–1683) unterscheidet in seinen Opera omnia „Diabetes notha" (große Mengen dünnen Urins, Durst, rascher Verfall der Körperkräfte) und „Diabetes vera" (weniger große Urinmengen und langsamerer Krankheitsverlauf).
1706–1767	François Boissier de Sauvages unterteilt den Diabetes in sieben Gruppen. Er beschreibt auch den experimentellen Diabetes, den Marcello Malpighi (1628–1694) durch Ligatur der Milzvene erzeugte.
1769	William Cullen (1709–1790) prägt wahrscheinlich als erster den Begriff Diabetes „insipidus".
1771	Giovanni Battista Morgagni (1682–1771) kann dem Diabetes in seinem grundlegenden Werk „De sedibus et causis morborum" kein anatomisches Substrat zuordnen. Für ihn ist er eine Krankheit mit unbekanntem Sitz („morbus in sede incerta locatus").
1774	Mathew Dobson (1745–1784) entdeckt den süßen Geschmack des Blutserums von Zuckerkranken. Er gewinnt durch Verdampfen von Blut und Urin eine süße zuckerähnliche Substanz.
1780	Francis H. Home (1719–1813) entwickelt die Gärprobe zum Nachweis des Harnzuckers.
1788	Thomas Cawley vermutet eine Beziehung zwischen Pankreasverkalkung und Diabetes.
1796	John Rollo (1755–1809) und Johann Peter Frank (1745–1821) führen das Epitheton ornans „mellitus" („honigsüß") in den medizinischen Wortschatz ein. Rollo beschreibt den Acetongeruch in der Atemluft der

	Zuckerkranken und schlägt zur Behandlung eine knappe Ernährung vor. Frank unterscheidet Diabetes mellitus oder verus und Diabetes insipidus oder spurius.		handlung der Zuckerkrankheit ein und definiert die sog. „Weißbroteinheit" (WBE), die 12 g Kohlenhydraten entsprach. Als die bessere Verträglichkeit von Graubrot erkannt wurde, nannte er sie „Broteinheit" (BE).
1835	Felice Ambrosioni versucht, Harn- und Blutzucker bei Diabetikern quantitativ zu bestimmen.	1905	L. Cuenot beschreibt den Spontandiabetes bei der Maus.
1838	Apollinaire Bouchardat (1806 bis 1886) und Eugène M. Peligot (1811–1890) weisen im Diabetikerharn Traubenzucker nach.	1905 1906	Franz Knoop (1875–1946) und Gustav Embden (1874–1933) klären die β-Oxidation der Fettsäuren und die Entstehung von Aceton bei gestörtem Kohlenhydratstoffwechsel auf.
1841	Karl August Trommer (1806–1879) und 1848 Hermann von Fehling (1811–1885) beschreiben die nach ihnen benannten Zuckerbestimmungsmethoden.	1906	Bernhard Naunyn (1839–1924) fordert als „Heildiät" des Diabetes eine streng eingehaltene knappe Kost und die Einschaltung einzelner Hungertage.
1849	Claude Bernard (1813–1878) weist Glykogen in der Leber nach und erzeugt durch den „Zuckerstich" eine Glukosurie beim Tier. Er erforscht den exokrinen Teil des Pankreas.	1907	Sir William Arbuthnot Lane (1856–1943) und 1911 R. R. Benley unterscheiden histologisch durch Anwendung spezieller Färbemethoden A- und B-Zellen in den Langerhans-Inseln.
1857	Wilhelm J. Petters (1820–1875) vermutet Aceton in der Exspirationsluft der Diabetiker und weist es im Harn der Kranken nach.	1908	Georg Ludwig Zülzer (1870–1949) kann durch Injektion eines alkoholischen Extraktes aus Kälberpankreas den artifiziellen Diabetes eines Hundes deutlich bessern. Klinische Versuche müssen jedoch abgebrochen werden, da sich bei Patienten nach Injektion des Extraktes Schüttelfrost, Schweißausbrüche und Tachykardie einstellen. Die Hypoglykämie als mögliche Ursache wird nicht erkannt.
1869	Paul Langerhans (1847–1888) beschreibt in seiner Dissertation „Beiträge zur mikroskopischen Anatomie der Bauchspeicheldrüse" die Inselzellen, ohne ihre Bedeutung zu erkennen.		
1874	Adolf Kußmaul (1822–1902) bezeichnet den Endzustand des Diabetes mellitus mit der Veränderung der nach ihm benannten Atmung, der Apathie und der Bewußtlosigkeit vor dem Tod als „Coma diabeticum".		
1888	Max Einhorn (1862–1953) entwickelt das Gärungssaccharimeter zur quantitativen Zuckerbestimmung.	1909	Jean de Meyer prägt für das hypothetische Pankreashormon den Namen „Insulin".
1889	Oskar Minkowski (1858–1931) und Josef von Mering (1849–1908) weisen im Harn pankreatektomierter Hunde, die die typischen Symptome des Diabetes zeigen, Zucker nach.	1918	C. K. Watanabe erzeugt bei Meerschweinchen und Kaninchen durch Injektion von Guanidin eine Senkung des Blutzuckers.
1892	Oskar Minkowski und Emmanuel Hedon (1863–1933) führen den Nachweis, daß der Diabetes mellitus pankreatektomierter Hunde durch Implantation von Pankreasgewebe unter die Haut gebessert werden kann.	1921	Frederik Grant Banting (1891–1941) und Charles Herbert Best (1899–1978) gewinnen aus dem Preßsaft des Pankreas ein blutzuckersenkendes Präparat, das sie „Isletin" und später nach Jean de Meyers Vorschlag Insulin nennen.
1893/94	Gustav Edouard Languesse (1861–1927) vermutet, daß die Pankreasinseln, die er zu Ehren des Entdeckers „Langerhanssche Inseln" nennt, ein Sekret produzierten, das wichtige Funktionen im Kohlenhydratstoffwechsel habe.	1921	Hans Staub führt die Überprüfung des Kohlenhydratstoffwechsels mittels Glucosezufuhr ein.
1895	Carl von Noorden (1858–1944) führt die „Haferkur" in die diätische Be-	1922	Am 11. Januar erfolgte bei dem diabetischen 14jährigen Leonard Thompson die erste Behandlung mit Insulin. Er erhielt tägliche Injektionen eines gereinigten Extraktes aus Ochsenpankreas: sein Zustand besserte sich dramatisch.

1923	F. G. Banting und J. J. R. MacLeod (1867–1935) erhalten für die Entdeckung des Insulins den Nobelpreis.	1951	R. D. Lawrence und J. Bornstein bestimmen „Insulin" im Plasma.
1923	Hans Christian Hagedorn und Birger Norman Jensen entwickeln eine Mikromethode zur Bestimmung des Blutzuckers mit Ferrocyanid.	1952	J. Groen, C. E, Kamminga, A. E Willebrands und J. R. Blickmann bestimmen die Insulinwirkung am isolierten Rattendiaphragma.
1923	Das erste Insulinpräparat erscheint in Deutschland im Handel.	1953	B. L. Horecker und F. Dickens entdecken den Pentosephosphatzyklus beim Glucoseabbau.
1926	John Jacob Abel stellt Insulin in kristalliner Form rein dar.	1953	F. Sanger analysiert die Struktur des Rinderinsulinmoleküls.
1926	Alfred Erich Frank, M. Nothmann und A. Wagner führen das Diguanidin Synthalin A als erstes orales Antidiabetikum in die Therapie ein.	1955	Hans Franke (1909–1955) und J. Fuchs beobachten Hypoglykämien bei der klinischen Erprobung des Sulfonamidpräparates „BZ 55" (Carbutamid) und setzen dieses Sulfonamid erfolgreich zur Behandlung der Zuckerkrankheit ein.
1929	K. H. Slotta und R. Tscheche sowie E. Hesse und G. Taubmann berichten über die blutzuckersenkende Wirkung von Biguaniden.		
1930	Bernardo Alberto Houssay (1887–1971) und Alfredo Biasotti (geb. 1905) entdecken das „diabetogene Prinzip der Hypophyse". Der Diabetes des pankreatektomierten Hundes kann durch Hypophysektomie gebessert werden.	1955	R. Levine und M. S. Goldstein entwickeln die Membrantheorie der Insulinwirkung.
		1956	Wirksamkeit und Verträglichkeit des Sulfonylharnstoffderivates „D 860" (Tolbutamid) werden in einer großen klinischen Studie geprüft.
1933	G. Embden und O. Meyerhof entwickeln die Theorie des anaeroben Glucoseabbaues.	1957	A. St. G. Hugget und D. A. Nixon bestimmen die Glucose im Blut enzymatisch (GOD-POD-Methode).
1934	E. Scott entdeckt, daß Insulin in Anwesenheit von Zink, Nickel und Cadmium kristallisiert.	1957	J. Pomeranze, H. Fuity und G. T. Mougatoff, G. Unger, L. Freedman und S. L. Shapiro sowie L. P. Krall und R. Camerini-Dávalos testen im klinischen Versuch die blutzuckersenkende Wirkung von Phenyläthylbiguanid (Phenformin). Wegen der Gefahr von Laktazidosen werden später nach zwei Jahrzehnten Phenformin und Buformin vom Markt genommen, während Metformin erhalten bleibt.
1936	H. Ch. Hagedorn stellt durch Zusatz von Protamin das erste Insulinpräparat mit Depotwirkung her.		
1936	Paul Kimmelstiel (1900–1970) und C. Wilson beschreiben beim Diabetiker eigentümliche noduläre Veränderungen an den Kapillarschlingen der Glomeruli, die nach den Autoren als „Kimmelstiel-Wilson-Syndrom" benannte diabetische Glomerulosklerose.		
		1958	D. B. Martin, A. E. Renold und Y. M. Dagenais bestimmen die „Insulin-like activity" (ILA) am epididymalen Fettgewebe der Ratte.
1937	Frank G. Young entdeckt den metahypophysären Diabetes mellitus.	1958	E. W. Sutherland und T. W Rall weisen nach, daß die Wirkung von Adrenalin und Glucagon auf die Glykogenolyse in der Leber durch zyklisches Adenosinmonophosphat (AMP), einen intrazellulären „second messenger", vermittelt wird.
1937	Hans Adolf Krebs sowie F. Knoop und C. Martius entwickeln die Theorie des Citratzyklus.		
1941	D. J. Ingle erzeugt experimentell bei der Ratte den Steroiddiabetes durch Injektion hoher Dosen von Cortison.		
1942	M. Janbon u. Mitarb. beobachten z. T. schwere Hypoglykämien bei der therapeutischen Anwendung des 1941 eingeführten Sulfonamids IPDT.	1960	D. S. H. W Nicol und L. F. Smith analysieren die Struktur des menschlichen Insulins.
		1960	R. S. Yalow und S. A. Berson bestimmen Insulin radioimmunologisch.
1942	A. Loubatières stellt fest, daß die blutzuckersenkende Wirkung des Sulfonamids IPDT an die Anwesenheit von Pankreasgewebe gebunden ist.	1962	Elliott P. Joslin, der Altmeister der klinischen Diabetologie, der die Behandlung der Zuckerkrankheit mit Diät, Insulin und Muskelarbeit weltweit durchsetzte, stirbt im Alter von 92 Jahren.
1943	J. S. Dunn entdeckt den Alloxan-Diabetes.		

1964	H. Zahn gelingt die Totalsynthese des Rinderinsulins.
1964	P. G. Katsoyannis synthetisiert das Schafinsulin.
1965	J. P. Camus beschreibt das „trisyndrome metabolique", bestehend aus Gicht, Diabetes und Hyperlipidämie. Unter Einbeziehung der Hypertonie verwenden H. Mehnert und H. Kuhlmann später den Begriff „Wohlstandssyndrom" sowie K. Jahnke u. Mitarb. und H. Haller und M. Hanefeld den Terminus „metabolisches Syndrom".
1965	Der Pathologe W. Gepts findet erstmals anhand von histologischen Pankreaspräparaten verstorbener neuentdeckter Typ-1-Diabetiker eine lymphozytäre Infiltration (Insulitis) der B-Zellen. Damit ergeben sich erste Hinweise, daß es sich beim Typ-1-Diabetes um eine Autoimmunerkrankung handelt.
1967	D. F. Steiner erforscht die Biosynthese des Insulins und entdeckt das Proinsulin.
1968	Einführung des Sulfonylharnstoffs der zweiten Generation: Glibenclamid.
1968	G. Puls entwickelt das Konzept der α-Glucosidase-Inhibition zur Therapie des Diabetes mellitus.
1974	Entdeckung der zytoplasmatischen Inselzellantikörper (ICA) durch G. F. Bottazzo.
1976	R. Obermeier und R. Geiger gelingt die erste chemische Semisynthese des Humaninsulins aus Schweineinsulin.
1979	Die gentechnische Vollsynthese des Humaninsulins erfolgte durch D. V. Goeddel, D. G. Kleid, F. Bolivar, H. L. Heyneker, D. G. Yansura, R. Crea, T. Hirose, A. Kraszewski, K. Itakura und A. D. Riggs.
1982	Die Insulinrezeptorkinase wird von N. Kasuga erstmals beschrieben.
1982	Einführung des Humaninsulins in die Diabetestherapie.
1983	Entdeckung der Insulinautoantikörper (IAA) durch J. P. Palmer.
1985	A. Ullrich und W. Rutter klonieren den Insulinrezeptor.
1988	G. Reaven schlägt auf der Basis der neuen Erkenntnisse zur Insulinresistenz das „Syndrom X" (besser: metabolisches Syndrom) als pathophysiologische Brücke zwischen Glucoseintoleranz, Hypertonie, Übergewicht und Atherosklerose vor (s. o.).
1989	Durch die zunehmende Standardisierung der Antikörpertestung wird die sichere Frühdiagnostik des Typ-1-Diabetes möglich. Erste Immuninterventionsstudien zur möglichen Prävention des Typ-1-Diabetes werden begonnen.
1990	Einführung des α-Glucosidase-Inhibitors Acarbose als orales Antidiabetikum in die Therapie.
1993	P. E. Lacy, K. Federlin und R. G. Bretzel berichten zusammenfassend über Untersuchungen zur erfolgreichen Inseltransplantation am Menschen.
1993	Die große amerikanische Studie bei mehr als 1400 Typ-1-Diabetikern (DCCT) belegt den Nutzen der strikten intensivierten Insulintherapie bei der Prävention mikrovaskulärer und nervaler Folgeschäden des Diabetes.
1995	D. E. R. A. Sutherland faßt 5 Jahre Pankreas-Organtransplantation zusammen.
1996	Einführung des Sulfonylharnstoffs der dritten Generation: Glimepirid.
1998	Die endgültigen Ergebnisse der an mehr als 5000 Typ-2-Diabetikern durchgeführten großen britischen Studie (United Kingdom Prospective Diabetes Study) werden veröffentlicht: Mikro- und makrovaskuläre sowie neuropathische Schäden werden durch Absenkung von Blutglucose- und Blutdruckwerten günstig beeinflusst.
1999/2000	Die Diabetestherapie wird erweitert durch die Einführung von Gliniden und Glitazonen sowie durch sehr kurz und sehr lang wirkende Insulinanaloga.
2001/2002	Mehrere unabhängige Interventionsstudien zeigen erstmals, dass eine erfolgreiche Prävention des Typ-2-Diabetes durch Änderungen des Lebensstils (Gewichtsabnahme, Bewegungstherapie) sowie durch Medikamente (Acarbose, Metformin) möglich ist.

Sachverzeichnis

A

Abciximab 454
Abdomen, akutes 379, 385
Abdominalkolik, rezidivierende 661
Abdominalregion, Insulininjektion 248
Ablagerungsdermatose 614
Abort 353
Abstoßungsreaktion, allogene 307
Acanthosis nigricans 313, 610, 615 f, 708, 726
Acarbose 127, 129, 144, 210 ff
– Dosierung 145, 216 f
– Ernährung 175 f
– Indikation 193
– Kontraindikation 217
– Metabolitenausscheidung 213
– Nachteile 217 f
– Nebenwirkung 217
– nicht beeinflusste Kohlenhydrate 213
– Pharmakokinetik 213
– Toxikologie 213
– Vorteile 217
– Wirkung 213 f
– – blutzuckersenkende 212 ff
ACE (Angiotensin converting Enzyme) 33
ACE-Gen, Insertions-Deletions-Polymorphismus 50
ACE-Hemmer 33, 421, 452
– Erfolgskontrolle 500
– bei Myokardinfarkt 454
– nach Myokardinfarkt 499
– bei Nephropathie 499, 512, 515 f
– Schlaganfallrisikoreduktion 500
Acesulfam 169
Acetoacetat 8 f, 91, 378
Acetoacetyl-CoA 8 f
Acetonselbstkontrolle 147
Acetyl-CoA (Acetylcoenzym A) 2 f, 6, 36
– Citratzyklus 11 f
– Fettsäuresynthese 8
– Ketogenese 8 f
– Oxidation 8
Acetylcoenzym A s. Acetyl-CoA
Acetylsalicylsäure 423 f
– bei Claudicatio intermittens 481 f
– Dosierung 472
– – präventive 423
– Hochdosisprophylaxe 482
– nach Myokardinfarkt 454
– bei Retinopathie 536
– bei Schlaganfall 470
– Schlaganfallprophylaxe 470, 472
– bei schmerzhafter Neuropathie 570
Achillessehnenreflex, Verlust 582
Acipimox 669
ACTH (adrenokortikotropes Hormon) 29
– Stoffwechselwirkung 29
Actinomycin D 11
Acylation-stimulating Protein 33
Acyl-CoA-Ester 36

Addison-Krankheit 404, 703 f, 709
Adenosin, Fettgewebsdurchblutung 33
Adenosindiphosphat 3 f
– Nachweis 111
Adenosinmonophosphat, zyklisches s. 3',5'-AMP
Adenosintriphosphat 2 ff
– Fettsäureabbau 8
Adenylatzyklase-System 14
Aderhautveränderung 543
Adhäsionsmoleküle, endothelspezifische 644
Adiponectin 32 f, 76
– inflammatorischer Effekt 76
– Thiazolidindionwirkung 227
Adipositas (s. auch Übergewicht) 31, 794
– abdominelle 75, 417, 704
– androide 75, 179, 417
– – Pathogenese 417
– Definition 179
– Diabeteshäufigkeit 69 f
– Formen 179
– Glucosetoleranztest, oraler 103
– gynäkoide 179, 417
– Hyperlipidämie 668
– I/G-Quotient 107
– kardiovaskuläres Risiko 416 f
– Kind/Jugendlicher 312 ff
– metabolisches Insulinresistenz-Syndrom 126
– Risiken 179
– Typ-2-Diabetes 31, 70, 75
Adipozyten, Stoffwechselaktivität 75
Adipozyten-Gene 76
Adipozytokine 31 f
– Freisetzung 75
Adipsin 33
ADP s. Adenosindiphosphat
Adrenokortikotropes Hormon s. ACTH
Advanced Glycosylation End-products a. AGE-Produkte
Adynamie 394
AFCAPS/TexCAPS 673
Affinitätschromatographie, HbA$_{1C}$-Bestimmung 94
AGE-Produkte (advanced Glycosylation End-products) 38 ff, 92, 222, 414, 426, 434
– Akkumulation 39
– Arterioskleroseentstehung 179
– Hautkrankheit 607
– Hemmung der Bildung 798
– pathobiochemische Folgen 434
– Retinopathie 528
– Thrombozytenaktivierung 644 f
AGE-Protein-Vernetzung 40
AGE-Rezeptor 39 f
Agonisten, β-adrenerge, Wirkung, diabetogene 725
AION (anteriore ischämische Optikusneuropathie) 543
Akromegalie 702, 709

Aktivität, körperliche (s. auch Muskelarbeit; s. auch Sport) 127, 143 f
– blutzuckersenkende Wirkung 330
– Diabetesdiät 178
– Diabetesrisiko 358
– Energiebedarf 330
– Glucosespiegel 360
– Insulindosisanpassung 263 f
– Insulinkinetik 249
– Insulinspiegel 360
– Kind/Jugendlicher 330
– Schlaganfall-Primärprophylaxe 469
– Substratfluss 360 ff
Akutbelastung, körperliche, Diabetesdiät 178
Akut-PTCA 454
Akutthrombose, arterielle 423
Alanin 10
– Glukoneogenese 6, 29 f, 159
Albumin 113 ff
– Glykierungsgrad 96 f
Albuminausscheidung 113
– altersabhängige 429
– geschlechtsabhängige 429
Albumin-Fettsäuren-Komplexe 7
Albuminfraktion 9 f
Albuminkonzentration
– Einflussfaktoren 113
– im Urin 114
Albuminurie 506 f
– ACE-Hemmer-Einfluss 515
– bei Diabetikernachkommen 508
– kardiovaskuläres Risiko 452
– Ursache 509
Albuminurie-Screening 113
AlbuSure-Test 115
Aldimin 92
Aldosereduktase 38
Aldosereduktase-Inhibitoren 435, 535, 544, 574, 798
Alkohol 170 f
– Brennwert, physiologischer 157
Alkoholabusus, Ketoazidose 380
Alkoholkonsum
– Hypoglykämie 170 f, 176
– Störung der HbA$_1$-Bestimmung 95
Alkoholtoleranz, verminderte 206
Allergie, therapieassoziierte 618 f
Allergische Disposition 202
Allopurinol 680
Alloxan 726
Alltagsbelastung 755 ff
– Reaktionen 757
Altinsulin s. Normalinsulin
Amadori-Produkte 434
Amadori-Reaktion 39
Aminoazidämie 36
Aminosäuren 158
– Abbau, Verknüpfung mit dem Citratzyklus 10
– Desaminierung 9 f
– essenzielle 158

– Glukoneogenese 27
– glukoplastische 6 f
– Intermediärstoffwechsel 9 ff
– ketoplastische 7
– Resorption 160
– Transaminierung 9 f
Aminosäurenstoffwechsel 10 f
Amitriptylin, Schmerztherapie 571
Ammoniak 10 f
3',5'-AMP 14
– Glukoneogenese 27
– Glykogenstoffwechsel 26 f
– Insulinsekretion 17
– Lipolysesteuerung 25 f
Amphotericin B 545
Amputation 407, 579 ff, 596 f
– Epidemiologie 579 f
– Extremitätenerhalt 597
– Prognose 580 f
– Reduktion 593
– Risikoabschätzung bei arterieller Verschlusskrankheit 477 f
Amylase, erhöhte 386
α-Amylase 158
Amylin 695
Amylopectin 157
Amylose 157
α-Amylose 157
Amyotrophie, diabetische 550, 553 f
Analgetika, stark wirksame 571
Analsphinkteraktivität, kontraktile 568
Anämie 519
Anamnese 81 ff, 791
– psychosoziale 83
Angina
– mikrovaskuläre 448
– pectoris 448
– – Therapie 452
Angiogenesefaktor, Retinopathie 528
Angiographie 479
Angiopathie 406 ff
– diabetische 43
– Fußsyndrom, diabetisches 581 f
Angioplastie, perkutane, transluminale 453 f
– Ergebnis 484
– infrapopliteale 484 f
– koronare 453 f
– bei kritischer Beinischämie 484
Angiopoietin 528
Angiotensin converting Enzyme 33
Angiotensinrezeptor-Blocker 501
– bei Nephropathie 512, 515 f
Anionenaustauscher 669
Anionenlücke 380, 387
Anomalien, mikrovaskuläre, intraretinale 527, 530 f
Anorexia nervosa
– Hypoglykämie 719
– bei Typ-1-Diabetes 186
Anthroposophische Ernährungskunde 182
Antibiotika 655
– nephrotoxische 655
Anti-CD4-Antikörper 306
Anti-CD8-Antikörper 306
Anticodon 11
Antidepressiva, Schmerztherapie 571
Antidiabetika, orale 143 ff
– – antithrombotischer Effekt 646
– – Differenzialtherapie 144

– Einnahme, suizidale 752
– Ernährung 175 f
– extrapankreatisch wirksame 193
– Hautreaktion, systemische 618 f
– Indikation 144 ff
– insulinotrope 192 ff
– – Ausscheidung 200
– – Differenzialtherapie 202 ff
– – Ernährung 176
– – Indikation 200
– – Kontraindikation 200 ff
– – Nebenwirkung 205 ff
– – Resorption 200
– – Wirkungseintritt 200
– – Wirkungsunterschiede 199 f
– Kind/Jugendlicher 313
– Kontraindikation 146
– Nebenwirkung 146
– – Minimierung 145
– nichtinsulinotrope 210 ff
– – Kombinationstherapie 210
– – Substanzklassen 210 f
– – mit Sulfonylharnstoffen 205
– Schwangerschaft 351 f
– Sekundärversagen 146, 270 f
Antidiabetikakombination, Zugabe bei Insulintherapie 277
Antigen, Insulitis 58
Antihypertensiva 421 f
– Dysfunktion, erektile 633
– kombinierte 500
– – bei Nephropathie 516
– bei linksventrikulärer Myokardhypertrophie 452
– Resorptionsstörung 517
– Schlaganfallrisikoreduktion 499 f
– Wahl 499
– Wirkung, diabetogene 723 f
Anti-Inselzellen-Antikörper 55
Antikoagulanzien
– bei kritischer Beinischämie 485
– Schlaganfall-Primärprophylaxe 470
Antikonvulsiva 570
Antikörper
– diabetesassoziierte 53
– – Einfluss von Impfungen 59
– – Stilldauereinfluss 59
– gegen Insulin 60
– monoklonale, Insulinbestimmung 106
– gegen Tyrosinphosphatasen 317
Antikörperbestimmung
– kombinierte 319 f
– Typ-1-Diabetes 48
Antikörperdiagnostik
– Allgemeinbevölkerung 64
– Sensitivität 63
Antioxidanzien 423, 646, 798
Antirheumatika 536
Antisympathotonika 501
Aortenaneurysma 474
Apo (a) 658
Apo A 657
Apo-A-I-System 660
Apo B 657
Apo B-100 657
Apo-B-100-System 658 ff
Apo E 657
Apolipoprotein E III 111
Apolipoproteine 657 f
Apolipoprotein-Glykosylierung, nichtenzymatische 664

Apomorphin 574
Apoplektischer Insult s. Schlaganfall
Apoplex s. Schlaganfall
Apomorphin SL 634
Apoptosestörung aktivierter T-Lymphozyten 58
APUD-System 708
Arbeitsunfähigkeit 740
Arginin 10
– Somatotropinsekretion 28
Argongrünlaser 537
Argonionenlaser 537
Arteria
– carotis
– – frühe arteriosklerotische Veränderung 463
– – Intima-Media-Dicke 466
– cerebri
– – anterior, Verschluss 467
– – media, Hauptstammverschluss 467
– femoralis superficialis, Verschluss 479
– profunda femoris, filiforme Stenose 479
Arterien
– extremitätenversorgende
– – arterielle Verschlusskrankheit s. Verschlusskrankheit, arterielle
– – Makroangiopathie 463 f, 473 ff
– hirnversorgende
– – Diagnostik 467 ff
– – Makroangiopathie 463 ff
– – Untersuchungsmethodenvergleich 468
Arterienrestenose, Risikofaktoren 482
Arterienstenose
– asymptomatische, Therapie 480 f
– Fontaine-Stadien 476, 579
– Sekundärprophylaxe nach rekonstruktivem Gefäßeingriff 482
Arterienverschluss
– Höhenlokalisation 480
– vertebrobasilärer 467
Arteriosklerose 406 ff
– Glucoseeinfluss 179
– immunogene Genese 464
– Pathogenese 463 f
– Prävention 420
– Sekundärprophylaxe nach Katheterintervention 481 f
Arthus-Phänomen 618
Arwin 485
Arzt
– behandelnder 133 ff, 138
– niedergelassener, Qualifikation 139
Arzthelferin, Qualifikation 139
Ascorbyl-GLA 798
Aspartam 169
ASS s. Acetylsalicylsäure
Assays, radioimmunometrische, Insulinbestimmung 106
AT_1-Rezeptor-Antagonisten s. Angiotensinrezeptor-Blocker
Atherogenese
– akzelerierte 406 f
– Insulineinfluss 414
Atherom, Zusammensetzung 408
Atherosklerose 408, 452
– Frühform 448
– Pathogenese 409 ff
Atherothrombose, frühzeitige 125
Atkins-Diät 182

Atmungskette 8, 11 f
Atorvastatin 422, 669
ATP s. Adenosintriphosphat
Aufbau, erleichterter 347
Augenerkrankung 523 ff
Augenkontrolluntersuchungen 543
Augenmuskellähmung 554
Augenmuskelparese 543 f
Aurantiasis cutis 610, 614
Ausatemluft, Ketongeruch 379
Ausdauertraining 363
– Diabetesdiät 178
Außenseiterdiät 182 f
Autoantikörper
– gegen Insulin s. Insulinautoantikörper
– spezifische, frühes Kindesalter 320
– gegen sympathische Ganglien 567
– Typ-1-Diabetes 60 f
Autoimmundiabetes s. Typ-1-Diabetes
Autoimmunerkrankung 53, 55 ff
– endokrine 47
Autoimmunes polyglanduläres Syndrom 703, 707
Autoimmunhepatitis 690
Autoimmunität, Trigger 56 ff
Autoimmunprozess 316 f
Autoimmunreaktion, T-Zellen-vermittelte 57
Autoregulation der Glucose 30
A-Zellen-Mangel 27
Azeton 91
Azidose 226
– Behandlung 322
– Ketonkörperanhäufung 8
– metabolische 36
– – Fasten-bedingte 7
– – Kompensation, renale 11

B

Ballaststoffe 164 f, 795
– Bedarf 165
– Nebenwirkung 165
Ballondilatation, koronare 453
Bariumbreitransport 567
Basalmembran, Texturstörung 509
Basalmembranveränderung, Retinopathie 525
Basalmembranverbreiterung 507, 608
Basedow-Krankheit 47 f
Basic Fibroblast Growth Factor 33
Basisdatenerhebung, Instrumente 775
Basisdiagnostik, gastrointestinale 567
Basisinformationsblatt 771 f
Bauchfettsucht 75, 179, 417, 704
Bauchumfang/Hüftumfang-Quotient 75, 416
BCG-Impfung 58 f
BE
– Definition 167
– Kind/Jugendlicher 329
Beamtenverhältnis 740 f
Begutachtung 339 f, 748 ff
– ärztliche 750 f
– – Voraussetzung 750
Behandlungsstruktur 791
Behinderung 743
Beinischämie, kritische 474, 476, 484 ff
– additive Maßnahmen 486

– Angioplastie, perkutane, transluminale 484
– Gefäßchirurgie 485
– Sofortmaßnahmen 484
– Therapie
– – Außenseitermethoden 486
– – medikamentöse 485 f
Belastbarkeitsgrenze, muskuläre 362
Belastung, glykämische 167
Belastungs-EKG 450
Belastungserfassung 754
Belastungsprofil 763
Benchmarking 773
Benzobromaron 680
Beraprost 483
Berufsausübung 739 f
Berufsleben 739 ff
Berufsunfähigkeit 740
Berufswahl 339, 739 f
Betablocker s. β-Blocker
Beta-Zellen 14 ff, 104 ff
– adrenerge Rezeptoren 18
– Depolarisation 17
– Differenzierung 308
– Einfluss auf Autoimmunprozess 57
– Glucoseempfindlichkeit 16
– Glucosesensormechanismus 24
– künstliche 286 f, 801
– Nahrungsfetteinfluss 78
– Priming 17
– aus Stammzellen 798
Beta-Zellen-Apoptose 77 f
Beta-Zellen-Autoimmunität 46
Beta-Zellen-Dysfunktion 68
Beta-Zellen-Funktion
– genetischer Defekt 44 ff
– Veränderung 77 f
Beta-Zellen-Funktionsstörung 69
Beta-Zellen-Hyperplasie 77
Beta-Zellen-Masse, verminderte 70
Beta-Zellen-Metabolismus, Immunsystemaktivierung 57
Beta-Zellen-Neoformation nach Inselzelltransplantation 308 f
Beta-Zellen-Peptide
– biologische Bedeutung 105
– Sekretion 104 ff
Beta-Zellen-Proliferation 77 f
Beta-Zellen-Regeneration nach Inselzelltransplantation 308
Beta-Zellen-Restfunktion 106
Beta-Zellen-Rezeptor für insulinotrope Substanzen 198
Beta-Zellen-Tumor 716 ff
Beta-Zellen-Zerstörung
– Autoimmunprozess 55 ff
– Entzündungsmechanismen 58
– Kind 317
– Stickstoffmonoxidwirkung 57 f
Betreuung, soziale 747 f
Bewegung, körperliche s. Aktivität, körperliche
Bewegungsmangel
– Hyperlipidämie 668
– Insulinresistenz 34
Bewusstlosigkeit, Kind/Jugendlicher 327
Bewusstseinsverlust 376
Bezafibrat 669
bFGF (basic Fibroblast Growth Factor) 33
BGA s. Blutgasanalyse

Bicarbonattherapie bei Ketoazidose 383 f
Biguanide 210
– Indikation 193
– Kontraindikation 689
– Struktur 219
– Wirksamkeit 144
BIP-Studie 673
Blepharitis 545
α_1-Blocker 501, 636
β-Blocker 421 f, 452, 493
– Hypoglykämie 500, 718
– kardioselektive 421, 453
– nach Myokardinfarkt 456, 499
– bei Nephropathie 515
– Schlaganfallrisikoreduktion 500
– Wirkung, diabetogene 724
Bloom-Syndrom 610
Blut, venöses, Glucosebestimmung 84 f
Blutabnahme 84 f
Blutdruck 493
Blutdruckabfall, nächtlicher 494
Blutdruckmessung, ambulante 493, 498
Blutdrucknormalisierung 421 f
– Mikroangiopathieprävention 437
– Schlaganfall-Primärprophylaxe 469
Blutdruckverhalten
– nach dem Aufstehen 565 f
– beim Handgrip-Test 566
Blutflussintegrität 423
Blutflussregulation, Endothelfunktion 419
Blutgasanalyse
– Ketoazidose 380
– Laktazidose, metforminassoziierte 395
Blutgerinnung s. Gerinnung
Blutglucose 30, 714
– Abfall, Glucagonsekretion 27
– Acarbosewirkung 213 f
– Aktivität, körperliche 360
– Anstieg
– – minimaler, bei OGTT 100 f
– – postprandialer 159 f
– – – Acarboseeinfluss 214 f
– – – Ballaststoffeinfluss 165
– – – prolongierter 160
– arterielle Verschlusskrankheit 475
– Einfluss auf die Blutgerinnung 645
– Grenzwerte 43, 101
– hyperglykämisches hyperosmolares Syndrom 387
– Hypoglykämie 400
– bei Insulintherapie 274
– Ketoazidose 376, 380, 387
– bei Kombinationstherapie 274
– Kontrolle
– – Kind/Jugendlicher 330 f
– – beim Sport 366
– Korrelation mit dem HbA$_{1C}$-Wert 96
– bei Leberzirrhose 688 f
– MAGE-Wert 90
– Medikamenteneinfluss 97 ff
– Messgeräte 148
– Messung 84 ff
– – Computerprogramm 90
– – enzymatische 81
– – Probenmaterial 84 ff
– – Probenstabilität 86
– – spektrophotometrische 796
– Metforminwirkung 219 ff
– mittlere 89

– M-Wert 90
– Myokardinfarktprognose 457
– Nierenschwelle 81, 348
– Normalisierung 420 f
– Protokollierung 82
– Retinopathie 528 f
– Schwankung 89 f
– Selbstkontrolle 147
– Thiazolidindionwirkung 226 f
– Überwachung, nichtinvasive 796
Bluthochdruck s. Hypertonie
Blut-Retina-Schranke, Störung 526 f, 530
Blutung
– intraretinale 524, 526
– präretinale 524
– subhyaloidale 531
Blutzucker s. Blutglucose
BMI 416
Boten-Ribonucleinsäure 2, 11
Bradykardie unter β-Blockade 421
Brennwert, physiologischer 157
Broad beta-disease 662
Bronzediabetes 690
Bruns-Garland-Syndrom 553
B-Streptokokken, Weichteilinfektion 654
Budgetierung 790
Buflomedil 482 f
Buformin 219
Bulimie bei Typ-1-Diabetes 186
Bullosis diabeticorum 610, 614 ff
Bundesentschädigungsgesetz 750
Buschke-Syndrom 613 f
B-Vitamine 175
Bypass, kruro-malleolarer 485
Bypass-Operation, koronare 453
Bypass-Verfahren bei erektiler Dysfunktion 637

C

Calcium 171
Calciumantagonist-ACE-Hemmer-Kombination 501
Calciumantagonisten
– bei Nephropathie 516
– Wirkung
– – diabetogene 724
– – kardioprotektive 501
– – nephroprotektive 499
Calciumdobesilat 536
Calciumstoffwechsel, Somatotropinwirkung 28
cAMP s. 3',5'-AMP
Candida albicans 609
Candidiasis 353, 609
– orale 730
CAPD s. Peritonealdialyse, kontinuierliche, ambulante
C-Apolipoprotein 657
Capsaicinanwendung, lokale 571
Carbamazepin 570
Carbutamid 192 ff
– biologisches Verhalten 201
– Eliminierung 201
– Nebenwirkung 206
CARE-Studie 671
Carnitin 482 f
β-Carotin 173 ff
CD4⁺-T-Lymphozyten 57

Cellulose 165
C-Fasern, neuropathisch geschädigte 608
Charcot-Deformierung 556, 584, 589, 591
Cheilitis 730
Cheiroarthropathie 84
Chemotaktische Substanzen 464
Chinin 571
Chipkarte 787
Chlorpropamid 194
– Nebenwirkung 206
Cholelithiasis 690
Cholesterinspiegel
– Bestimmung 111
– Senkung, Schlaganfall-Primärprophylaxe 469 f
Cholesterinsynthesehemmer 136
Cholinesterase-Reaktion 111
Chorionsomatomammotropin, humanes 345 f
Chrom 172
Chylomikronämie, Therapie 668
Chylomikronen 7, 160, 657 f
– Abbau 7
Chylomikronen-Remnants 658
Cilostazol 482 f
CIPII (kontinuierliche intraperitoneale Insulintherapie) 284 ff
Citratzyklus 2 f, 8 ff
– Aufgabe 12
– Energieausbeute 12
– Verknüpfung mit Aminosäureabbau 10
Claudicatio intermittens 473 ff
– Therapie 481 ff
– – medikamentöse 482 ff
Clonidin 501
Clopidogrel 424, 455
– bei Claudicatio intermittens 481
Coats-Krankheit 535
Codon 11
Colchicin 680
Colestipol 669
Colestyramin 422, 669 f
Colon descendens, funktionelle segmentale Engstellung 340
Coma diabeticum 36, 376
Complete Stroke (vollendeter Schlaganfall) 467
Computereinsatz 782 ff
– Akzeptanz 787
– Datenschutz 787
– Entwicklung 787
– Rechtsschutz 787
Computertomographie, kraniale 467 f
Conn-Syndrom 705, 709
Cori-Zyklus 29 f
Cortisol 346
Corynebacterium minutissimum 609
Cotton-wool-Herde 524, 527
COX-Inhibitoren, selektive 536
C-Peptid 14 f, 104 ff, 793
– Eigenschaften 106
C-Peptid-Bestimmung 81, 106
– Leberzirrhose 688
CTG (Kardiotokogramm) 354
Cushingoid 340
Cushing-Syndrom 704
– Hautsymptomatik 610
Cyclamat 169
Cycloheximid 11

Cyclophosphamid, Beta-Zell-Toxizität 726
Cystein 10

D

Daclizumab, Inselzelltransplantation 304
DAG (Diacylglycerin) 17, 38
DAIS-Studie 672 f
Darmflora, Acarboseeinfluss 217
Datenauswertung, Computereinsatz 782
Datendokumentation, Computereinsatz 782
Datenschutz 787
Datenspeicherung 787
Datenverarbeitung 773
Dawn-Phänomen 258, 283, 327 f, 699 f
DCCT (Diabetes Control and Complications Trial) 152 f, 570
Defäkationsstörung 568
Defizit, neurologisches
– ischämisches, reversibles 467
– reversibles, prolongiertes 467
Dehnungstoleranz, rektosigmoidale 568
Dehydratation
– hyperglykämisches hyperosmolares Syndrom 387 f
– Infektionsrisiko 652
– Ketoazidose 379
Denervationssyndrom des Herzens 572
DENIS 320
Dermatitis 611
Dermatose
– atrophisierende 611 f
– diabetesassoziierte 609 ff
– nekrobiotische 611 f
– perforierende 610, 616
Dermopathie, diabetische 611
Desaminierung, oxidative 10
Desoxyribonucleinsäure 2, 11
Dextran 483
DiabCare-Standard 771 f
Diabetes Control and Complications Trial 152 f
Diabetes mellitus
– aktuelle Beschwerden 81 f
– Anamnese 81 ff
– – psychosoziale 83
– Assoziation mit genetischem Syndrom 44
– Ätiologie 43
– Beratung, genetische 50
– Beurteilung, rentenversicherungsrechtliche 742
– Dauer 82
– Definition 43, 136
– Diagnose 101
– – Kriterien, kardiovaskuläre Mortalität 413
– – OGTT-Kriterien 99
– Diagnosesicherung 136
– Diagnostik 43, 81
– Einstellung des Patienten 137
– erbliche Disposition 45
– Ernährung
– – im Alter 185 f
– – im Berufsleben 188
– – parenterale 186 f

Diabetes mellitus, Ernährungstherapie s. Ernährungstherapie
– Familienanamnese 83
– Folgeerkrankung 43, 82
– – Diät 178 f
– – neurologische 550 ff
– – psychosoziale Belastung 758
– Gefäßkrankheit, Prävention 420
– Gefäßrisikobeurteilung 81
– geringe Dekompensation 259
– hepatogener 689
– Hormonanalyse 81
– iatrogener 702, 723 ff
– immunvermittelter 44
– Jugendlicher 339 ff
– – Therapieprobleme 321
– Kind
– – Ernährung 185
– – Kindergarten 338
– – Operation 331 ff
– – Therapieprobleme 321
– Kind/Jugendlicher (s. auch Typ-1-Diabetes) 312 ff
– – Ätiologie 315 ff
– – Begutachtung 339 f
– – Dauerbetreuung 337
– – Diagnose 318 ff
– – Diagnostik 314
– – Elternberatung 337
– – Ernährungsrichtlinien 328 f
– – Evidenz-basierte Empfehlungen 341 f
– – Folgeerkrankungen 333 ff
– – Klassifikation 312 ff
– – Klinik 317 f
– – neurobiologische Auswirkungen 328
– – Pathogenese 315 ff
– – Patientenschulung 336 f
– – psychologische Aspekte 335 f
– – Reaktionsmuster 335
– – Schule 338 f
– – Therapie 321 ff
– – Verarbeitungsphasen 335
– Klassifikation 44 f, 82
– Komplikation 43
– – nach Pankreastransplantation 295
– Komplikations-Check-up 420, 436 f
– Krankheitsformen 45
– labiler, Ernährung 186
– Laborparameter 318
– lipoatrophischer 675 f
– Manifestation bei gestörter Glucosetoleranz 101 f
– medikamenteninduzierter 44
– monogenetischer 43
– OGTT-Kriterien 99 f
– pankreopriver 691
– Pathogenese 43
– Patientenführung 82
– Reise 186
– Risiko im Alter 185
– Schwangerschaft s. Schwangerschaft
– Schwangerschaftsplanung 350
– sekundärer, Insulintherapie, Indikation 250
– Sekundärkomplikation 83
– Sondenkost 187
– Spätkomplikationen s. Spätkomplikationen, diabetische
– Stufendiagnostik 101 f
– Symptomatologie 81 f
– Therapie (s. auch Therapie) 791 f
– – antithrombotische 646 f
– – fehlerhafte Tendenzen 760
– – Qualitätssicherung 148 f
– – stammzellbasierte 797 f
– – Therapieprobleme
– – – in der Adoleszenz 321
– – – beim Kind 321
– – – in der Pubertät 321
– – Therapiewahl 136 f
– – Therapieziel 202
– – Todesursache 651
– – transienter Neugeborenen- 340 f
– – Untersuchung s. Untersuchung
– – Verdachtsmomente, fragebogengestützte 103
– – Verlauf 45
– – Zukunftsvorstellungen 800 f
– – Zuordnung 136 f
Diabetesambulanz, pädiatrische 337
Diabetesassistent/in 138
Diabetesassoziierte Erkrankung 341
Diabetesberater/in 138, 598 ff, 748
Diabetesdiät s. auch Ernährung
– Aktivität, körperliche 178
– Compliance 188
– individuelle Anpassung 176
– Liberalisierung 177
– moderne 175 ff
– Nährstoffaufteilung 176 f
– Schwangerschaft 183 f, 351
Diabetesfachklinik 747 f
Diabetesmanagement 132 f
– Studienergebnisse 152 ff
Diabetesprävention 136
– Case-Management 128 f
– Empfehlungen 127 f
Diabetes-Präventionsstudie 126 f
Diabetessekundärprävention 136
Diabetes-Team 133 f, 138 f
– Organisation 142
Diabetesvereinbarungen 776 ff
Diabetiker, insulinspritzender, Basisschulung 141
Diabetikerausweis 747
Diabetikerin, schwangere, betreuende Institutionen 350 f
Diabetikerschulung 132, 139 ff, 188 f, 791
– Empowerment-Idee 136, 138, 760
– Kind/Jugendlicher 336 f
– Qualitätssicherung 148
– Räumlichkeiten 140, 142
– Schriftenmaterial 141
– Unterrichtskurse 139 f
– Unterrichtsmaterial 141
– Unterrichtsprogramm 140 f
Diabetologe 133 f
– Aufgaben 138
– Training 138
Diacylglycerin 17
Diacylglycerin-Aktivierung 38
Diadoq-Projekt 786
Dialyse, Beginn 520
Dialysepflichtigkeit 506
Diarrhö 558, 568, 686
– bei Acarbosetherapie 217
– Therapie 573
Diät
– Alltagsbelastung 757
– bei Nephropathie 518
Diät-Compliance 162
Diathese, thrombophile 113

Diazoxid 718
Dickdarmmotilitätsstörung 686 ff
DIDMOAD-Syndrom 341, 709
Dimethylbiguanid s. Metformin
Diphosphoglycerat, Erniedrigung 435
Dipyridamol bei Claudicatio intermittens 481
Disaccharide, Verdauung, enterische 158
Disease Management 780
Diurese, forcierte 395
Diuretika 422, 517
– Schlaganfallrisikoreduktion 500
DNA 2, 11
DNA-Polymerase
Dokumentation 84, 771 ff
– Instrumente 84
Domperidon 573, 687
Dopaminantagonisten 573
Dopplerfrequenzspektrum 477 f
Doppler-Hämotachogramm 477
Dopplersonographie 477
– direktionale 478
– Fußarterien 590
Doxazosin 501
D-Phenylalanin 195
Druckverteilungsmessung, elektronische, dynamische 564
DSA (digitale Substraktionsangiographie) 479
Dunkeladaptationsstörung 560, 569
Dünndarmmotilitätsstörung 686 ff
Duodenalsonde 187
Duplexsonographie 590
– farbkodierte 478 f, 590
– – hirnversorgende Arterien 467 ff
Dysarthrie-clumsy-Hand-Syndrom 467
Dysbetalipoproteinämie, familiäre 662
Dysequilibrium, osmotisches, bei Ketoazidosebehandlung 384
Dysfunktion
– anorektale, Therapie 573
– autonome, hypoglykämieassoziierte 559
– endotheliale, koronare Herzkrankheit 447 f
– erektile 625 ff
– – Antihypertensiva-bedingte 633
– – Definition 624
– – Diagnostik 630 f
– – Epidemiologie 625 f
– – Klassifikation 625
– – Prävention 632 f
– – psychische Faktoren 629
– – psychosoziale Belastung 758
– – Therapie 572, 574, 633
– muskuläre, neuropathischer Fuß 582 f
– neuroendokrine 559
– sexuelle 559, 624 ff
– – Beurteilungskriterien 625
– – Diagnostik 630 ff
– – Klassifikation 624
– – männliche 624 ff
– – – Ätiologie 628 f
– – – Therapie 633 ff
– – Risikofaktoren 630
– – weibliche 624 ff
– – – Ätiologie 626
– – – Therapie 633
– sudomotorische 555
– – Therapie 572
Dyslipidämie

– Glucosetoleranztest, oraler 103
– koronare Herzkrankheit 447
– metabolisches Insulinresistenz-
  Syndrom 126
– Pharmakotherapie 423
– Thiazolidindionwirkung 227
Dyslipoproteinämie 416
– Diät 179
Dysorgasmie 624 f
Dyspareunie 624
Dysphagie 686
Dysregulation, prokoagulatorische 644

E

Eales-Krankheit 535
EBM (Einheitlicher Bewertungsmaß-
  stab) 790
Echokardiographie 450
Eicosapentaensäure 157
Einblutung, retrohyaloidale 527
Einheitlicher Bewertungsmaßstab 790
Einlagen 600
Eisenresorption, intestinale, gesteigerte
  690
Eiweiß (s. auch Protein) 158
– biologische Wertigkeit 158
– pflanzliches 158
– physiologischer Brennwert 157
– tierisches 158
Eiweißbeschränkung 521
– bei Nephropathie 518
Eiweißkatabolismus 9
Eiweißrestriktion 178
Eiweißverlust 36
Eiweißzufuhr
– alter Mensch 185
– Kind 185
Ejaculatio praecox, Therapie 633
Ejakulation, retrograde, Epidemiologie
  625
Ejakulationsstörung 624
Elektrogastrographie 568
Elektrokardiogramm, koronartypische
  Veränderung 451 f
Elektrolytstörung, Ketoazidose 380
Elternberatung 337
Embden-Meyerhof-Abbau s. Glykolyse
Embolie, arterioarterielle, Schlaganfall
  465
Emiozytose 15, 17
Empfehlung 769
Empowerment-Konzept 136, 138, 760
Endokrine Erkrankung 44, 699 ff
Endoplasmatisches Retikulum 2
Endothelfunktion 413 f, 418 f, 463, 644 f
Endothelin 708
Endothelverletzung 409
Endothelzellapoptose, Angiopoietin-
  bedingte 528
Endothelzelle, Insulinrezeptor 20
Endoxidation 3
Energiebedarf 161
– Kind 162
Energiebereitstellung 2 ff
– Glucosestoffwechsel 2 ff
– Lipidstoffwechsel 2, 7 ff
Energiebilanz
– ausgeglichene 161
– Regulation 693

Energiefreisetzung aus Triglyceriden 25
Energiegewinnung 11 f
Energiezufuhr 161
– Eiweißanteil 162
– Fettanteil 163
– Kohlenhydratanteil 164
Engpasssyndrom 554 f
Enolase 4
Entbindung, vorzeitige 355
Entbindungsmodus 354 f
Entbindungszeitpunkt 354
Enterohormon 18
Enteroinsulinäre Achse 692
Enterovireninfektion 316
Enurese, wieder auftretende 317
Enzymabbau 12
Enzymaktivität
– Interkonvertierung 13
– Regulation 13
– Rückkopplung 13
Enzymsynthese 12
EPH-Gestose 353
Erblindung 524, 533
– bilaterale 467
– Ursachen 425
Erbrechen 686
Erektion
– Physiologie 628 f
– prolongierte, nach SKAT 636
Erektionsstörung s. Dysfunktion, erektile
Ergebnisqualität 768
Ernährung s. auch Diabetesdiät
– im Alter 185
– Anamnese 83
– ballaststoffreiche 166
– im Berufsleben 188
– diabetesgerechte, Kind/Jugendlicher
  328 f
– fettarme 163
– fettreiche, Lipogenese 8
– kaloriengerechte 177
– kohlenhydratreiche, Lipogenese 8
– laktovegetabile 180
– parenterale 186 f
– präventive 794 ff
– therapiebezogene 175 f
– Wissensstand 188
Ernährungsberatung 176, 795
Ernährungsgewohnheiten, Kind/Jugend-
  licher 317
Ernährungskunde, anthroposophische
  182
Ernährungsphysiologie 156 ff
Ernährungsprogramm 162
Ernährungstherapie 156 ff
– Compliance 162
– Lebensqualität 156
– moderne 175 ff
– Ziel 156, 161 f
Ernährungszustand, Lipogenese 8
Erwachsenendiabetes s. Typ-2-Diabetes
Erwerbsunfähigkeit 740
Erysipel 609
Erythema necroticans migrans 609
Erythrasma 609
Erythromelalgie 608
Erythromycin
– bei Magenmotilitätsstörung 687
– Wirkung auf die Magenentleerung 573
Escherichia-coli-Bakterien, Insulin-
  herstellung 236

Essen außer Haus 188
Essstörung
– Kind/Jugendlicher 335
– bei Typ-1-Diabetes 186
Essverhaltensänderung 759
Etofibrat 669
Evaluation 773
Exenteratio orbitae 545
Expertensystem 786
Exsikkationsekzematide 610 ff
Exsikkose 36
Exsudate, harte, retinale 526 f, 530
Extremitätenischämie kritische 484 ff
Extremitätennerven-Mononeuropathie
  554

F

Facharzt 790
Fadenpilze, Hautinfektion 609
Fahrbefähigung, Definition 744
Fahreignung 744
Fahrfertigkeit 744
Fahrtauglichkeit 744
Fahrtüchtigkeit 744
– Einschränkung 744 f
Fahruntüchtigkeit, Meldung 745 f
Farbduplexsonographie s. Duplexsono-
  graphie, farbkodierte
Faserballaststoffe 165
Fasten
– beschleunigtes 346 f
– Glucosehomöostase 29 f
– Ketoazidose 381
– Kohlenhydratstoffwechsel 159
– modifiziertes 180
Fazialisparese 554
Fehlbildung, angeborene 340, 352 f
Fenofibrat 669
Fetale Veränderungen 352 f
α_1-Fetoprotein 354
Fett (s. auch Lipid) 157
– Brennwert, physiologischer 157
– ektopes 415, 417
– kalorischer Wert 7
Fettaufnahme 794
Fettäuren-Albumin-Komplexe 7
Fettersatzmittel 164
Fettgewebe
– endokrine Funktion 75
– Insulinresistenz 72
– Insulinsensitivitätsregulation 228
– Renin-Angiotensin-System, lokales 33
– Sekretionsprodukte 31 ff
– Stoffwechselstörung, diabetische 36
– subkutanes, fehlendes 675
– Sulfonylharnstoffwirkung 199
Fettgewebestoffwechsel
– bei Ketoazidose 378
– Schwangerschaft 347
Fettgewebsdurchblutung
– Adenosinwirkung 33
– Prostaglandin E_2 33
– Prostaglandin I_2 33
Fettleber 688
Fettleibigkeit s. Adipositas
Fettsäureabbau 8
– Metaboliten 36
Fettsäuren
– einfach ungesättigte 157, 163

Fettsäuren, einfach ungesättigte, Reduktionskost 180
– essenzielle 157
– – bei Neuropathie 575
– freie 26, 71
– – Energiegewinnung 159
– – erhöhte 31, 36
– – Insulinresistenz, adipositasassoziierte 75
– – Transport 660
– – Überangebot 8
– Freisetzung, Glucocorticoid-bedingte 28
– gesättigte 157, 795
– langkettige 7
– mehrfach ungesättigte 157, 163 f
– ungesättigte 157
ω-3-Fettsäuren 157, 163, 178, 423
ω-6-Fettsäuren 157, 163
Fettsäurespiegel, Insulinresistenz 32
Fettsäuresynthese 8
– Stimulation 5
Fettsäureumsatz 7
Fettspeicherung 7
– hepatische, vermehrte 688
Fettstoffwechsel
– Beziehung zum Kohlenhydratstoffwechsel 30 f
– muskulärer 360
– Störung s. Lipidstoffwechselstörung
Fettsucht s. Adipositas
Fettverteilung
– androide 75
– gynoide 75
– kardiovaskuläres Risiko 417
Fettzufuhr 163
– alter Mensch 185
– Kind 185
– Reduktion 163
FFA s. Fettsäuren, freie
Fibrate 422, 669 f
Fibrinogen 112 f
Fibrinogenbestimmung 112 f
Fibrinogensenkung bei kritischer Beinischämie 485
Fibrinogenspiegel
– Einflussfaktoren 112
– erhöhter 418
Fibrinolyse
– Aktivatoren 463
– plasmatische 641 f
– verminderte 418
Fibrome, gestielte 616
Finnische Studien 320
Fischöl 163, 178
Fixationsprotein 24
FKDS s. Duplexsonographie, farbkodierte
Flatulenz bei Acarbosetherapie 217
Flora, bakterielle, orale 730
Flugtauglichkeit 747
Fluoreszenzangiographie 532, 534 f
– Laserkoagulation 537, 540
Flüssigkeitsdefizit, Abschätzung 379
Flüssigkeitsersatz, Ernährung, parenterale 187
Flüssigkeitssubstitution
– bei hyperglykämischem hyperosmolarem Syndrom 389
– bei Ketoazidose 381 f
Flüssigphase-Gerinnung 640 ff
Fluvastatin 422, 669

Folgeerkrankung 43, 82, 333 ff
– Diät 178 f
– neurologische 550 ff
– psychosoziale Belastung 758
Folsäure 175
Fontaine-Gefäßstenosestadien 476, 579
Fragebogen-Risikotest 128
Framingham-Studie 664 f
Fredrickson-Einteilung, Hyperlipoproteinämie 661
Frischkornmüsli 181
– glykämischer Index 181
Fructosamin 96 f
Fructosaminbestimmung 96 f, 706
– Störfaktoren 97
Fructose 167 f
– osmotischer Effekt 38
Fructoseanhäufung 38
Fructose-1,6-diphosphatase 4
Führerschein 339
Fumarat 10
Funduskamera 534
Fuß
– angiopathischer 584 f
– – Differenzierung vom neuropathischen Fuß 590
– diabetischer s. Fußsyndrom, diabetisch-neuropathisches
– Druckentlastung 572, 595
– Druckstellen 584
– Druckverteilung 592
– Druckwirkung 586 f
– Elastizitätsverlust 583
– neuropathischer 555, 582 ff
– – Differenzierung vom angiopathischen Fuß 590
– – Therapie 572
Fußbad 599
Fußbrennen 608
Fußdeformierung
– mediale 584
– plantare 584
– – mediale 556
Fußdurchblutung, Inspektionsbefund 589
Fußerwärmung 600
Fußgangrän 579
– IRAS-Prinzip 594
– ischämische 407, 420, 474
– Therapie 594
Fußinfektion 587
– bakterielle 654
– gramnegative 608
– Inspektionsbefund 589
Fußinspektion 599
Fußkomplikation 359
Fußläsion, infizierte 587
Fußmuskulatur, Dysfunktion 582 f
Fußpflege 593
Fußpfleger, Aufgaben 600
Fußpulse, fehlende 608
Fußrhagaden 609
Fußsyndrom
– diabetisches 579 ff
– – Anamnese 589
– – Begleiterkrankung
– – – makrovaskuläre 581, 583
– – – mikrovaskuläre 581, 583
– – Diagnostik 587 ff
– – – apparative 590 f
– – Differenzialdiagnose 582 f
– – Infektionsbekämpfung 595

– – Inspektion 587 ff
– – neurologische Untersuchung 591 f
– – Palpation 588 f
– – Patientenversorgungslage, Verbesserung 594
– – Prophylaxe 592 f, 597 ff
– – Risikofaktoren, makrovaskuläre 593
– – Risikoklassifikation 591
– – Schuhversorgung 597 ff
– – Schwerpunkteinrichtung 594 f
– – Therapie 592 ff
– – – symptomatische 594
– – – verursachende Faktoren 581 f
– – Wundtherapie 595 f
– diabetisch-neuropathisches 420, 555 f
Fußtrophik, Inspektionsbefund 589
Fußulkus 579
– diabetisches 555
– ischämisches, Wundtherapie 595 f
– neuropathisches, Wundtherapie 596
– psychosoziale Belastung 758
Fußverletzung 585 f
– kleine 600
– Vorzugslokalisationen 586

G

GADA (Glutamatdecarboxylase-Antikörper) 61
Ganglien, sympathische, Autoantikörper 567
Gangrän, akrale 607
Gastric inhibitory Polypeptide 159, 692
Gastroenteritis 654
Gastrointestinale Erkrankung, Diagnostik 688
Gastroparese 158, 260, 558, 686
– Antihypertensivaresorptionsstörung 517
– Diagnostik 567
– subklinische 558
– Therapie 573
Gastrostomie 187
GdB (Grad der Behinderung) 339, 750
Gebührenordnung der Ärzte 791
Geburt, Insulinbedarf, mütterlicher 348, 352
Gedächtnisstörung 560 f
Gefäßdilatation, retinale 530
Gefäßeingriff, rekonstruktiver 482, 484
Gefäßkomplikation, diabetische, Faktoren 37 f
Gefäßmuskulaturreaktivität 497
Gefäßproliferation, retinale 527, 531
Gefäßrisikobeurteilung 81
Gefäßstenose, Fontaine-Stadien 476, 579
Gefäßsystem
– α-Glucosidase-Hemmer-Wirkung 214
– Metforminwirkung 222
Gefäßwandläsion, Progression 423
Gefäßwandzellen, Glucosewirkung 413
Gefäßzugang bei terminaler Niereninsuffizienz 520
Gehirn, Energiebereitstellung 29
Gehprobe 477
Gehstrecke, verkürzte 474, 476
Gelenkbeweglichkeit, eingeschränkte, Kind/Jugendlicher 334
Gelenkveränderung, Kind/Jugendlicher 334

Gemfibrozil 423, 669
Genetik 45 ff
– Untersuchungsmethoden 47
Genomscreening
– Insulinresistenz-Gen-Suche 72 f
– Typ-2-Diabetes-Gen-Suche 72 f
Gentherapie, somatische 309
Gentypisierung, praktische Bedeutung 48
Gerinnung 640 ff, 645
– Blutzuckereinstellung 645
– Insulinwirkung 645
– intravasale, disseminierte 390
– thrombozytäre 642 f
Gerinnungsfaktoren 642
Gerinnungssystem 640 ff
– α-Glucosidase-Hemmer-Wirkung 214
Gesamtkörperwasserdefizit 380
Gespräch, therapeutisches 790
Gestationsdiabetes 43 ff, 184, 349 f
– Definition 55, 349
– Ernährung 184
– Insulintherapie, Indikation 250
– OGTT-Kriterien 100 f
– Screening 101
– Typ-1-Diabetes, postpartaler 55
– Übergang in dauerhaften Diabetes 45, 184
– Überwachung, präpartale 353 f
– Verlauf 45
Gesundheitspass Diabetes 84, 772 f
Gewebe, gentechnisch verändertes 794
Gewebsdefekt, ischämischer 476
Gewichtsabnahme bei Metformintherapie 221
Gewichtsfluktuation 179
Gewichtsreduktion 76, 126 f, 142 f, 179 f
– Jo-Jo-Effekt 179
– Kind/Jugendlicher 313
– bei Nephropathie 518
– Stoffwechsellagenveränderung 202
Gewichtsregulation 693
Gewichtsverlust 686
– Ketoazidose 379
– Kind/Jugendlicher 317
Gewichtszunahme
– Glitazon-bedingte 229
– bei insulinotroper medikamentöser Therapie 176
– bei Insulinpumpentherapie 283
– Sulfonylharnstoff-bedingte 207
GFR (glomeruläre Filtrationsrate) 116
Gicht 676 ff
Gichtanfall 680
Gingivitis 334, 732
GIP (gastric inhibitory Peptide) 159, 692
GIP (Glucose dependent insulinotropic Polypeptide) 27
Glaskörperabhebung, hintere 527, 533
Glaskörpereinblutung 527, 531, 541
Glaskörperflüssigkeit, VEGF-Konzentration 528
Glaukom, neovaskuläres 544
Glibenclamid 144, 192 ff
– biologisches Verhalten 201
– Bioverfügbarkeit 200
– Eliminierung 201
– Hypoglykämie 207
– Indikationsstellung 203
Glibornurid 194
Gliclazid 194

Glimepirid 193 f
– biologisches Verhalten 201
– Dosierung 145
– Eliminierung 201
– Wirkungseintritt 200
Glinide 513
– Kombination mit Metformin 224
– Wirksamkeit 144
Glipizid 194
– biologisches Verhalten 201
– Eliminierung 201
Gliquidon 194, 513
– biologisches Verhalten 201
– Eliminierung 201
Glisoxepid 194
– biologisches Verhalten 201
– Eliminierung 201
Glitazon 210, 226 ff
– Dosierung 145
– Indikation 193
– Kombination mit Metformin 224
– Kontraindikation 229
– Wirksamkeit 144
– Zugabe bei Insulintherapie 276
Glomeruläre Filtration, Messung 116
Glomeruläre Filtrationsrate 116
– Eiweißzufuhreinfluss 178
Glomerulomegalie 508
Glomerulosklerose
– diabetische 505
– – im Nierentransplantat 508
– mikrovaskuläre diabetische 428
GLP (Glucagon-like-Peptide) 27
GLP-1 s. Glucagon-like Peptide-1
Glucagon 27, 263, 714 f
– Glukoneogenesesteuerung 26 f
– Wirkung 27
Glucagonabbau, verminderter 688
Glucagonfertigspritze 264
Glucagoninjektion 327
– bei Hypoglykämie 400, 403
Glucagonkonzentration im Plasma, Schwangerschaft 347
Glucagon-like Peptide 27, 159
Glucagon-like Peptide-1 159, 692 ff, 794
– Freisetzung 692
– α-Glucosidase-Hemmer-Wirkung 214
– therapeutische Verwertbarkeit 693 ff
Glucagonsekretion 27
– Amylinwirkung 695
– Somatostatinwirkung 28
Glucagonspiegel, erhöhter 688
Glucagontest 106
Glucocorticoide 28 f, 715
– bei autoimmun bedingter Hypoglykämie 718
– Lipolysesteuerung 25
– Stoffwechselwirkung 28
– Wirkung, diabetogene 724 f
Glucokinase 4
– Mutation 48 f
Glucokinaseinduktion, verminderte 688
Glucose 2 ff
– Arterioskleroseentstehung 179
– Autoregulation 30
– Beta-Zellen-Desensibilisierung 17
– Beta-Zellen-Sensibilisierung 17
– ^{14}C-Markierung 5
– Diabetesdiät 176
– Fatty-Acid Cycle 30 f
– Insulinsekretion 16 f

– Wirkung auf die Gefäßwandzellen 413
Glucoseabbau 2 ff
– aerober 4 f
– anaerober s. Glykolyse
Glucoseassimilationskoeffizient 104
Glucosebedarf 29 f
Glucosebelastung 97 f
– orale 81
– – Schwangere 349 f
Glucose-Clamp-Untersuchung 70 ff
Glucosedehydrogenase-Reaktion 88
Glucose dependent insulinotropic Polypeptide 27
Glucose-Fettsäure-Zyklus 159
Glucosefreisetzung, hepatische, Metforminwirkung 220
Glucosehomöostase 29 f, 159, 714
– nach Pankreastransplantation 295
Glucoseintoleranz bei Leberzirrhose 689
Glucosekonzentration
– Bestimmung, Störfaktoren 88
– im Blut s. Blutglucose
– fetale 340
– Maßeinheiten 86
– Messgeräteentwicklung 89
– Messung 84 ff
– – invasive 89
– – nicht-invasive 89
– – Probenmaterial 84 ff
– – Probenstabilität 86
– – Teststreifenmethode 88
– Messverfahren 86 f
– – enzymatisches 87
– – physikalisches 87
– im Plasma s. Plasmaglucose
– im Serum s. Serumglucose
– im Urin s. Uringlucose
Glucosemonitoring, kontinuierliches 287
Glucoseneubildung s. Glukoneogenese
Glucoseoxidase/O_2-H_2O_2-Messung 87
Glucoseoxidase/Peroxidase-Reaktion 87
Glucoseoxidase-Reaktion, Uringlucosebestimmung 90
Glucoseoxidation, Einfluss freier Fettsäure 76
Glucose-6-Phosphat 4
– Oxidation 5
Glucose-6-phosphatase-Aktivität, gesteigerte 688
Glucosephosphorylierung, muskuläre, Regulation 363
Glucoseregulatoren, prandiale 197
Glucoseresorption, Metforminwirkung 220
Glucoserückresorption, renal-tubuläre 90
Glucosesensoren 286 f
– enzymatische 287
– optische 287
Glucose-Sensing 24
Glucosestoffwechsel 2 ff, 414
– Kontrollpunkte 3 f
– Niereninsuffizienz 513
Glucosetoleranz
– gestörte 45, 70, 662
– – Conn-Sydnrom 705
– – Diabetesmanifestation 101 f
– – – Prädiktoren 125
– – Diabetesprävention 123, 127
– – – medikamentöse 127, 129

Glucosetoleranz, gestörte,
   Entscheidungsmatrix 129
– – Ernährung 184
– – Hyperkortizismus 704
– – Hyperthyreose 705
– – Insulinresistenz 125 f
– – Kind 100
– – Lebensstiländerung 129
– – metabolisches Insulinresistenz-
     Syndrom 126
– – OGTT-Kriterien 100
– – Ovulationshemmer-bedingte 725
– – Phäochromozytom 705
– – Prognose 101 ff
– – Progression zum Diabetes 125
– – Schlaganfall 420
– – Schwangerschaft 100, 349
– – Stoffwechselstörung, assoziierte
     124 f
– – Stufendiagnostik 101 f
– – Theapieziel 128 f
– – Überwachung, präpartale 354
– Metforminwirkung 220
– pathologische 43
– – kardiovaskuläres Risiko 412
– – Körpergwichtsabhängigkeit 75
Glucosetoleranztest
– intravenöser 61
– oraler 97 ff
– – Altersabhängigkeit 99
– – Befundinterpretation 100 f
– – Beurteilungskriterien 99
– – Blutglucoseanstieg, minimaler 100 f
– – Blutglucosebestimmung 98
– – Glucosebelastung 97 f
– – Indikation 103
– – Kontraindikation 103
– – bei Leberzirrhose 688
– – pathologischer, ohne Diabetes 100 f
– – Patienteninformation 98
– – bei postprandialer Hypoglykämie
     719 f
– – prospektive Aussage 101 f
– – Reproduzierbarkeit 99
– – Schwangere 349 f
– – Screening 128
– – Standards 97
– – Störfaktoren 98 f
– – Variationskoeffizient 99
– – Vorbedingungen 97 f
– – Vorbereitung 97
– venöser 103 f
– – Auswertung 104
– – Standardbedingungen 104
Glucosetoxizität 250
Glucosetransporter, Insulinwirkung,
   verminderte 74
Glucosetransporterdefekt 74
Glucosetransportertranslokation,
   insulinbedingte 24
Glucosetransportsystem 24 f
– Signaltransduktion 24 f
Glucoseutilisation
– hepatische, Somatotropinwirkung 28
– insulinvermittelte, Metforminwirkung
   220
Glucosezufuhr bei Hypoglykämie 400,
   403
α-Glucosidase, Acarbosewirkung 212 f
α-Glucosidase-Aktivität, intestinale 213
α-Glucosidase-Hemmer 144, 210 ff

– Dosierung 216 f
– Indikation 216
– Kombination 216
– – mit Metformin 224
– Kontraindikation 217
– Langzeitapplikation 213
– Nebenwirkung 217
– Pharmakokinetik 212
– Wirkprinzip 213 f
– Wirksamkeit 144
– – klinische 214
– Wirkung, blutzuckersenkende 212 ff
– Zugabe bei Insulintherapie 276
Glukagonom 709
Glukagonomsyndrom 609
Gluconeogenese 3, 6 f, 157, 159
– Alkoholwirkung 170
– Energiebedarf 29
– Gegenregulation, hormonelle 714 f
– gesteigerte 688
– – Hyperkortizismus 704
– GLP-1-Wirkung 694
– Glucocorticoidwirkung 28
– hepatische 7
– – erhöhte 377
– – Muskelarbeit 362
– Insulinwirkung 236
– Metforminwirkung 220
– renale 7
– Schilddrüsenhormonwirkung 29
– Steuerung 26 f
– Störung, endokrin bedingte 719
– Thiazolidindionwirkung 227
– ungehemmte 36
– Verbindung zur Ketogenese 8
Glukosurie 36, 81, 90 f
– Differenzialdiagnose 90
– Glucosetoleranztest, oraler 103
– Ketoazidose 378
GLUT-4-Moleküle 199, 363
– α-Glucosidase-Hemmer-Wirkung 214
– Thiazolidindionwirkung 227
Glutamat 6
Glutamatdecarboxylase-Antikörper 61,
   108
Glutamindesaminierung, renale 11
Gluten 59
Glycerin, Gluconeogenese 6
Glycerinfreisetzung, Glucocorticoid-
   bedingte 28
Glycerin-3-phosphat, Nachweis 111
α-Glycerophosphat-Bildung, vermin-
   derte 26
Glycin 10
– Gluconeogenese 6
Glykämische Belastung 167
Glykämischer Index 166
Glykierung 91 f
Glykodiazin 194
– biologisches Verhalten 201
– Eliminierung 201
Glykogen 2 ff, 6, 157
– Gesamtspeicher 157
– hepatische 360
– muskuläres 359 f
Glykogenolyse 3, 26
– Gegenregulation, hormonelle 714 f
– Steigerung, katecholaminbedingte 705
– überwiegende 36
Glykogenspeicherung, hepatische,
   vermehrte 688

Glykogenstoffwechsel 26
Glykogensynthase 4, 26, 73 f
– Dephosphorylierung 25
– Formen 25
– Inaktivierung 26
– Phosphorylierung 25
Glykogensynthaseaktivität
– Insulinwirkung 73
– Regulation durch Insulin 25
Glykogensynthese 26
– Gegenregulation, hormonelle 714 f
– Glucocorticoidwirkung 28
– Somatotropinwirkung 28
Glykolipide 2
Glykolyse 2 ff
– anaerobe 393
– Energieausbeute 12
– Verbindung zum Pentosephosphat-
   zyklus 5
Glykoproteide 2
Glykosylierung, nichtenzymatische 38 ff
– Mikroangiopathie 433 f
GOÄ (Gebührenordnung der Ärzte) 791
Golgi-Apparat 2
Gonadotropinsekretion, pathologische
   707 f
GP-IIb/IIIa-Hemmung 454
GP-IIb/IIIa-Rezeptorantagonisten 482
Grad der Behinderung 339, 750
Granuloma anulare 613
– generalisiertes 610
Großzehenoszillographie 478
Grundumsatz 160 f
Guanidine 192
Guar 165

H

Hämochromatose 49, 341, 690
Hämodialyse 298, 517
– Indikation 520
– Laktazidose, metforminassoziierte
   395 f
Hämodilution bei kritischer
   Beinischämie 485
Hämodynamik, renale, Störung 508
Hämoglobin
– glykiertes s. HbA_{1C}
– nicht glykiertes 93 ff
– prozentuale Zusammensetzung 93
Hämoglobinglykierung 92 f
Hämoglobinketten 92
Hämoglobinopathie 95
Hämokonzentration 388
Hämorheologie 418 f
– arterielle Verschlusskrankheit 475
Hämostase 418 f, 436, 463
– arterielle Verschlusskrankheit 475
– zelluläre 642 f
Handgrip-Test, Blutdruckverhalten 566
HANP (humanes atriales natriuretisches
   Peptid) 708, 710
Harnblase
– Dysfunktion 559
– Volumenbestimmung, sonogra-
   phische 565, 568 f
Harnsäureausscheidung 678
Harnsäurekonzentration im Plasma 677,
   679
Harnstoffzyklus 10

Harnwegsinfekt, febriler 514
Harnwegsinfektion 559, 653
Hashimoto-Thyreoiditis 707
H_2-Atemtest 568
Hausarzt 790
Hausmittel 182 f
Hautalterung 606
Hautgangrän 608
Hautinfektion 608 f, 653 f
– bakterielle 654
Hautkrankheit 606 ff
– generalisierte 607
– umschriebene 607
Hautreaktion
– allergische, Sulfonylharnstoff-bedingte 206
– granulomatöse 618
– therapieassoziierte 617 ff
– – lokale 617 f
– – systemische 618 f
Hautveränderung, sklerodermiforme 613
Hay-Trennkost 182
HbA_0 92 ff
HbA_{1C} 81, 89, 91 ff
– Bestimmung 93 ff
– – Beurteilungskriterien 96
– – Probenentnahme 95
– – Richtwerte 96
– labiles 92 f
– Richtwerte 96
– stabiles 92
– Zielwert 146, 223
HbA_0-Peak, Hochdruckflüssigkeitschromatographie 94
HbA_{1C}-Senkung
– α-Glucosidase-Hemmer-Wirkung 214
– Metformin-bedingte 220 f
– durch nichtinsulinotrope orale Antidiabetika 210
HbA_1-Wert
– Bestimmung 95 f
– Mikroangiopathieprävention 437
HbA_{1C}-Wert 132
– Dysfunktion, erektile 628
– Einstellungsqualität 137
– Gewichtsreduktionseinfluss 143
– Herzinsuffizienz-Assoziation 448
– Herz-Kreislauf-Komplikation 411 f
– kardiovaskuläres Risiko 448
– Korrelation mit der Blutglucosekonzentration 96
– Mikroangiopathieprävention 437
– mütterlicher, Fehlbildungsrisiko 340
– Retinopathieprogression 536
HCS (humanes Chorionsomatomammotropin) 345 f
HDL (High Density Lipoproteins) 657
– Transport 660
HDL-Bildung 416
HDL-Cholesterin
– Bestimmung 111 f
– vermindertes 416, 663
HDL-Stoffwechsel 660
Hefepilze, Hautinfektion 609
Helsinki-Herz-Studie 673
Hemianopsie 467
Hemiparese 467
Heparin bei hyperglykämischem hyperosmolarem Syndrom 390
Hepatitis-C-Virus-Infektion 690

Hepatobiliäre Erkrankung 690
Hepatomegalie 688
Herz-Denervationssyndrom 572
Herzdiagnostik 450 f
– Indikation 450
Herzfrequenz
– nach dem Aufstehen 565 f
– Tag-Nacht-Variation 566
– Vasalva-Manöver 565 f
Herzfrequenzvariabilität 565 f
Herzinfarkt s. Myokardinfarkt
Herzinsuffizienz 419
Herzklopfen 402
Herzkrankheit 446 ff
– Ätiologie 446
– Epidemiologie 446 f
– ethnische Besonderheiten 447
– Geschlechtsverteilung 447
– koronare s. Koronare Herzkrankheit
Herz-Kreislauf-Mortalität, prädiktive Aussagekraft der Mikroalbuminämie 426
Herz-Kreislauf-System, Sulfonylharnstoffwirkung 207
Herzoperation 374
Herzrhythmusstörung 402, 449
Herzszintigraphie 566 f
Herzversagen 457
Hexokinase 4
Hexokinase/Glucose-6-phosphatdehydrogenase-Reaktion 87 f
Hexosemonophosphat-Shunt 4 f
High Density Lipoproteins s. HDL
Hirndurchblutungsstörung 464 ff
– Einteilung 467
Hirngefäße, Makroangiopathie 560
Hirngewebeschädigung, ischämische 465
Hirninfarkt, lakunärer 463, 467
Hirnleistungsstörung 560
Hirnnervenmononeuropathie 554
Hirnnervenmultiplexneuropathie 554
Hirnödem 384, 390, 403
Histidin 10
HIV-Therapie, Wirkung, diabetogene 726
HLA-Antigene 109
HLA-Assoziation 45 ff, 315 f
HLA-B8 690
HLA-DQ 43, 46 ff, 109, 316
HLA-DR 43, 45, 109, 316
– Bestimmung 81
HLA-DR3 690
HLA-DR4 61
HLA-DR/DQ-Typisierung 48
HLA-Region 46
HLA-Typisierung 109
HMG-CoA-Reduktase-Hemmer s. Statine
β-HOB s. β-Hydroxybutyrat
Hochdruckflüssigkeitschromatographie, HbA_{1C}-Bestimmung 94
HOMA-Modell (Homeostatic Model Assessment) 72
HOMA-Verfahren 414
Homeostatic Model Assessment 72
Homocystein 113
Homocysteinspiegel, erhöhter 419, 425
Honig 170
Hormon
– adrenokortikotropes s. ACTH
– somatotropes s. Somatotropin
Hormonanalyse 81

Hormone
– bei Frauen, Insulinkinetik 249 f
– gastrointestinale 691 ff
– Gluconeogenesesteuerung 26 f
– Kohlenhydratstoffwechsel 159
– kontrainsuläre 29, 714
– Langzeiteffekte 13
– lipolysesteuernde 25
Hormonmenge 13
Hormonrezeptoren 13
Hornhauterosion 544
Hornhautpflege 599
Hornhautsensibilität, herabgesetzte 544
HPLC (Hochdruckflüssigkeitschromatographie) 94
Humanes atriales natriuretisches Peptid 708, 710
Humaninsulin, Herstellung 236
Hunger
– Energiebereitstellung für das Gehirn 29
– Gluconeogenese 7
– Glykogenverbrauch 157
Hungergefühl 402
Hungerversuch 714, 717
Hydramnion 353
β-Hydroxybutyrat 8 f, 91, 378
β-Hydroxybutyrat-Dehydrogenase 9
Hyperaldosteronismus, primärer 705
Hypercholesterinämie
– familiäre 661 f
– Therapie 668
Hyperemesis gravidarum 184
Hyperglykämie 36
– Behandlung 420 f
– chronische 17
– Dysfunktion, erektile 628
– Glucocorticoid-bedingte 28
– hyperglykämisches hyperosmolares Syndrom 387 f
– bei Hyperthyreose 725
– Infektabwehrstörung 652
– Insulinresistenz 35
– intraoperative 332
– kardiovaskuläres Risiko 448
– Komplikation, makrovaskuläre 411 f
– koronare Herzkrankheit 448
– Korrektur beim Kind/Jugendlichen 325 f
– Makroangiopathie 102, 448
– Mikroangiopathie 102
– mütterliche 184
– neonatale 313
– Postaggressionsreaktion 372
– posthypoglykämische 327
– postprandiale
– – Acarboseeinfluss 214 f
– – Antidiabetika, orale 144
– – Ballaststoffeinfluss 165
– psychosoziale Belastung 757 f
– Spätkomplikationen s. Spätkomplikationen, diabetische
– Typ-1-Diabetes 81
– Typ-2-Diabetes 70, 77
Hyperglykämie-Episoden bei Niereninsuffizienz 513
Hyperglykämisches hyperosmolares Syndrom 387 ff
– Ätiologie 387
– auslösende Faktoren 387 f
– Definition 387

Hyperglykämisches hyperosmolares Syndrom, diagnostische Kriterien 387
- Elektrolytsubstitution 389 f
- Flüssigkeitssubstitution 389
- Insulintherapie 389
- Komplikation 390
- Laborbefunde 388
- Letalität 387 f
- Pathogenese 387 f
- Symptome 388
Hyperhomozysteinämie 419
Hyperinsulinämie
- kardiovaskuläres Risiko 413 f
- kompensatorische 70
- bei Leberzirrhose 688
- mütterliche 183
Hyperinsulinismus 717
- Nüchternhypoglykämie 716 ff
- organischer 110
- - Proinsulinsekretion 105
Hyperkaliämie 512
Hyperkeratose, kallöse 608
Hyperkoagulabilität
- bei Ketoazidose 385
- plasmatische 418 f, 641
Hyperkortizismus 704, 709
Hyperlipidämie
- Dysfunktion, erektile 628 f
- Ernährungstherapie 671
- Interventionsgrenzen, risikoadaptierte 667
- kombinierte, familiäre 662
- Myokardinfarktprognose 457
- sekundäre 7, 31
- Therapie, medikamentöse 669 ff
Hyperlipoproteinämie 661 ff
- Fredrickson-Einteilung 661
- primäre 661 f
- sekundäre 662 ff
Hyperosmolalität, hyperglykämisches hyperosmolares Syndrom 387 f
Hyperthyreose 705 f, 710, 725
Hypertonie 171, 409, 417 f, 493 ff, 678
- arterielle Verschlusskrankheit 475
- Ätiologie 493, 496
- Diagnose 493 f, 498
- Diät 179
- Dysfunktion, erektile 628
- Epidemiologie 417, 493, 495 f
- essenzielle 418, 496 f
- Folgeerkrankungen 494
- Klassifizierung 493
- Kombinationstherapie 493
- Komplikation 497
- koronare Herzkrankheit 497
- metabolisches Insulinresistenz-Syndrom 126
- Mikroangiopathie 432
- Myokardinfarktprognose 457
- Nephropathie 497, 510 ff
- nichtmedikamentöse Maßnahmen 494
- Pathophysiologie 511
- prädiabetische 511
- Primärprävention, kardiovaskuläre 500
- Prognose 497
- renale 418, 493, 496
- - kardiovaskuläre Mortalität 498
- Retinopathie 497, 529, 535
- Risiko bei Diabetikern 498

- Schlaganfall 420
- Sekundärprävention nach Myokardinfarkt 499
- systolische 493
- - isolierte 418
- Therapie 421 f, 494, 498 ff
- - DDG-Leitlinien 421
- - evidenzbasierte, Studien 421
- - medikamentöse 421 f
- - bei Nephropathie 515 ff
- - bei Neuropathie 570
- - nichtmedikamentöse 421
- Therapieziel 517
Hypertriglyzeridämie 415 f, 688
- arterielle Verschlusskrankheit 475
- endogene 662
- exogene 662
- familiäre 662
- Lipodystrophie 675 f
- Therapie 668
Hypertrophie
- fetale 353
- linksventrikuläre 451 f
Hyperurikämie 662, 676 ff
- Definition 677
- Diät 179
- Ernährungstherapie 679
- medikamentöse Therapie 680
Hypervolämie 517
- bei Ketoazidosebehandlung 385
Hypogeusie 554
Hypoglycaemia factitia 110, 716, 720, 752
Hypoglykämie 213, 400 ff, 714 ff
- bei Acarbosetherapie 217
- Addison-Krankheit 704
- akute 715 f
- alkoholinduzierte 170 f, 176, 718
- Alltagsbelastung 755
- beim alten Menschen 185
- Anamnese
- Angst 263
- Ätiologie 401 f
- auslösende Medikamente 403
- autoimmunbedingte 718
- β-Blocker-bedingte 718
- β-Blocker-Wirkung 500
- chronische 716
- Definition 262, 400, 714 f
- Diagnose 403
- Differenzialdiagnose 720 f
- Epidemiologie 401
- Erkennung 262 f
- exogene 716, 720
- Fahrtüchtigkeit 745
- funktionelle 719
- Gegenregulation 262, 400
- - fehlende 263
- Glibenclamid-bedingte 192
- Glucagonsekretion 27
- Hypothyreose 706
- bei Insulinpumpentherapie 284
- bei Insulintherapie 251, 262 ff, 400 ff
- - komplizierende Faktoren 263
- - Therapie 263 f
- bei Ketoazidosebehandlung 384
- Kind/Jugendlicher 326 f
- bei Lebererkrankung 718
- nach Magenoperation 719
- medikamentös induzierte 718
- medikamentös-toxische 110
- nächtliche 402

- Neugeborenes 340
- Neuropathie 556
- Pentamidin-induzierte 718
- postprandiale 686, 716, 719 f
- - frühe 719
- - späte 719 f
- Prävention 403
- protrahierte 207 f
- psychosoziale Belastung 757
- reaktive s. Hypoglykämie, postprandiale
- relative 110
- Risiko im Berufsleben 188
- Schweregrad 400
- Serumkaliumkonzentration 402
- Somatotropinsekretion 28
- Stufendiagnostik 110
- bei Sulfonylharnstofftherapie 176, 198, 202, 207 f
- Symptome 262, 327, 402
- während der Tatzeit, Nachweis 752
- Therapie 403
- Verhaltensauffälligkeit 752
Hypoglykämieangst 759 f
- Verhaltenstherapie 760
Hypoglykämiewahrnehmung, gestörte 400, 402, 559 f
- Therapie 404, 572
- Test 569
Hypogonadismus 629, 708
Hypohidrose 608
Hypokaliämie
- Insulinsekretionsstörung 723
- bei Ketoazidosebehandlung 384
Hypomobilität, antrale, postprandiale 686
Hypophosphatämie, Ketoazidose 383
Hypophyseninsuffizienz 529
Hypothalamisch-hypophysär-gonadale Achse, gestörte 710
Hypothermie 394
Hypothyreose 706 f, 710
- autoimmunbedingte 404
Hypotonie
- Ketoazidose 379
- Laktazidose, metforminassoziierte 395
- orthostatische 517
- - Doxazosin-bedingte 501
Hypovolämie 36
Hypoxie, abnorme Reaktion 560

I

IAA s. Insulinautoantikörper
ICA s. Inselzellantikörper
ICAM-1 (intercellular Adhesion Molecule) 528
IDDM1 47
IDDM2 47
IDL (Lipoproteine intermediärer Dichte) 659
- Transport 659
IDMM-Prädispositionsgenorte 47 f
IFG (Impaired fasting Glucose) s. Nüchternglucose, gestörte
IGF-I s. Insulin-like Growth Factor
I/G-Quotient (Insulin-Glucose-Quotient) 107
IGT (Impaired Glucose Tolerance) s. Glucosetoleranz, gestörte

Sachverzeichnis

Immundiagnostik 60 ff
Immunglobulin G, Glykierungsgrad 96 f
Immunmodulatoren 726
Immunsuppressiva, Wirkung, diabetogene 726
Immunsuppression 294, 520
– glucocorticoidfreie, Inselzelltransplantation 304
– neuere 305 f
Immunsystemaktivierung 57
Impaired fasting Glucose s. Nüchternglucose, gestörte
Impaired Glucose Tolerance s. Glucosetoleranz, gestörte
Impfung 58 f, 800
Implantat, peniles 637
Indometacin 680
Induration, dermale 613 f
Infekt 749
– im Kindesalter 316
Infektabwehrstörung 652 f
Infektion 44
– Fuß 587
– kutane 608 f
– virale 59 f
– – Typ-1-Diabetes 316 f
Infektionskrankheit 651 ff
– Komplikation 653
– Risiko 653
– Therapie 655
Inflammation, niedriggradige 415, 425
Inkretin 18, 27, 159
Inkretinhormone 692
Inositoltriphosphat 17
Insel-nach-Nieren-Transplantation 302
Insel-Nieren-Transplantation, simultane 303 f
Insel-Xenotransplantation 306 f
Inselzellantikörper 60 f, 81, 314, 317
– mit Insulinautoantikörpern 61
– prädiktiver Wert 319
– zytoplasmatische 108
Inselzellen, mikroenkapsulierte 794
Inselzellhyperplasie 716
Inselzelltransplantation 290, 298 ff, 801
– Abstoßungsreaktion, allogene 307
– Dauer der Insulinunabhängigkeit 300 f
– Edmonton-Protokoll 304
– Erfolgsrate 298
– Immunsuppression
– – corticoidfreie 304
– – neuere 305 f
– Indikation 301
– Kontraindikation 301
– Multicenter-Studie 304 f
– Prinzip 299
– Probleme 305, 307
– technische Entwicklung 300
– Vorteile 300
– Weltregister 299 f
– Zentrum Gießen 300 ff
Inselzelltumor, glucagonproduzierender, Hauterkrankung 609
Insulin 14 ff, 714 f
– Additiva 246
– allergische Reaktion 264
– Applikation
– – einmalige 252
– – Injektionsstelle, Kind/Jugendlicher 326
– – Instrumentarium 247

– – intramuskuläre 248
– – intraperitoneale 248, 262, 520
– – intravenöse 248
– – – intraoperative 332
– – präprandiale 259
– – subkutane 248
– – zweimalige 252 f
– biologische Aktivität 14
– Biosynthese 14 f
– chemische Eigenschaften 236
– Dosierung 145
– – Anpassung bei körperlicher Aktivität 263 f
– – Computereinsatz 783, 785
– – bei Sport 366 ff
– – Einmalinjektion bei Kombinationstherapie 272
– Elimination 249
– Glykogensynthaseaktivität-Regulation 25
– Glykogensynthasestimulation 73 f
– – abgeschwächte 74
– Hautreaktion 617 f
– Herstellungsverfahren 236
– Hormone, antagonistische 29, 714
– humanes 14
– Injektionsareal 248
– Injektionsdosis 249
– Injektionstechnik 248
– Interaktion mit dem Insulinrezeptor 21
– intermediär wirksames 245
– Kinetik 248 ff
– – Einflussfaktoren 249 f
– – Konzentrationsangabe 246 f
– kurz wirksames 243 ff, 689
– Lipolysesteuerung 25 f
– Lipoproteinlipasesynthese 7
– Mehrfachinjektion bei Kombinationstherapie 273 f
– Molekulargewicht 14
– Postkinasesignaltransduktion 22 f
– prandiales, Kind/Jugendlicher 325
– Resorption 248 f
– Rezeptorkinaseautoaktivierung 21 f
– Rezeptorkinasehemmung 22
– Sekretion s. Insulinsekretion
– Stoffwechselwirkung 19
– Struktur 14
– tierisches 236
– Unterdosierung 377
– Wirksamkeit 144
– Wirkung 18
– – anabole 9, 25
– – auf die Atherogenese 414
– – auf das Gerinnungssystem 645
– – auf die Myokardperfusion 414 f
– Wirkzeiten 246
– zelluläre Effekte 19
– Zweimalinjektion bei Kombinationstherapie 272 f
Insulin Aspart 244, 261
Insulin Detemir 244
Insulin Glargin 244, 257
Insulin Lispro 244, 261 f
Insulinabbau, verminderter 688
Insulinämie bei körperlicher Belastung, Nahrungszufuhr 366
Insulinanaloga
– Insulintherapie, intensivierte 256
– kurzwirkende 243 f
– – Anwendung 260 ff

– – Basalinjektion 261
– – Dosierung 261
– – Insulintherapie, intensivierte 259
– – Nachteile 257
– – Patienteninformation 260 f
– – Sport 261
– – Spritz-Ess-Abstand 261
– – Vorteile 257
– – Zwischenmahlzeiten 261
– langwirkende 243 ff, 262
– Sicherheit 256
Insulinantagonismus, hormonaler 29, 714
– Schwangerschaft 345 f
Insulinantikörper 60, 107 f, 718
– Bestimmung 108 f
Insulinantiserum 106
Insulinautoantikörper 60 f, 81, 107 f, 317
– mit Inselzellantikörpern 61
– mütterliche, übertragene 60
– prädiktiver Wert 319
Insulinbedarf
– perioperativer 373 f
– Schwangerschaft 348, 352
Insulinfertigspritze 248
Insulin-Gen 15 f, 104
Insulin-Genort 47
Insulin-Glucose-Infusion 226
Insulin-Glucose-Quotient 107, 717
Insulinhypersekretion, kompensatorische, Verlust 77
Insulininfusion, intraperitoneale 262
Insulininjektion s. Insulin, Applikation
Insulin-Kombinationsanaloga 245, 253
Insulinkonzentration
– Bestimmung 81, 106 f
– – Indikation 107
– – Probengewinnung 107
– körperliche Aktivität 360
– Maßeinheit 107
– periphere 235
– im Plasma, Schwangerschaft 347
– postprandiale, Acarboseeinfluss 214 f
– Referenzbereiche 107
– im Serum
– – Glibenclamid-Einfluss 197
– – Glisoxepid-Einfluss 197
– – bei Leberzirrhose 688
Insulin-like Growth Factor 436, 700 ff
– rekombinanter 702
Insulinmangel 44 ff
– absoluter 45
– Antidiabetika, orale 144
– hyperglykämisches hyperosmolares Syndrom 387
– Hyperlipidämie 662 f
– Ketoazidose 376 ff
– Sport 364
Insulinmangeldiabetes s. Typ-1-Diabetes
Insulin-Metformin-Sulfonylharnstoff-Kombination 274
Insulinmischung, Variation 253
Insulinneuritis 556
Insulinom 110, 714, 716 ff
– Insulin-Glucose-Quotient 717
– Lokalisationsdiagnostik 717
– operative Entfernung 717
Insulin-Pen 247 f, 324
Insulinpräparate 237 ff
Insulinpumpe 177, 281 ff

Insulinpumpe, implantierbare 286
Insulinpumpentherapie 244, 262, 281 ff
– Acetonselbstkontrolle 147
– Basalrateneinstellung 283
– Basalratentest 283
– Boli-Einstellung 283
– Gewichtskontrolle 283
– Hypoglykämierisiko 284
– Indikation 282
– Initiierung 282
– Injektionsstellenprobleme 283
– Insulin Lispro 262
– Insulinzufuhrunterbrechung 283
– Schulungsprogramm 282
– Sicherheit 284
– Sport 366
Insulinresistenz 31, 35, 44, 68, 70 ff, 236, 270
– adipositasassoziierte 31 ff, 75, 416
– – Einfluss freier Fettsäuren 75
– Antidiabetika, orale 144
– Ätiologie 410
– Auswirkungen 210
– beteiligte Organe 72
– bei Bewegungsmangel 34
– Erfassung 414
– Fettsäurespiegel 32
– Gefäßmuskulaturreaktivität 497
– genetische Determinierung 34
– hyperglykämiebedingte 35
– kardiovaskuläres Risiko 413 ff
– Kind/Jugendlicher 313
– bei Leberzirrhose 688 f
– Lipodystrophie 675
– Messung 71 f
– – HOMA-Modell 72
– – Minimal-Modell 72
– Muskelarbeit 364
– Nicotinsäureeinfluss 423
– Niereninsuffizienz 513
– Pathogenese 210
– physiologische 264
– Postaggressionsstoffwechsel 187
– Thiazolidindionwirkung 227
– zelluläre Mechanismen 34 f
Insulinresistenzfaktoren 72 f
Insulinresistenz-Gen-Suche 72 f
Insulinresistenz-Syndrom 109
– metabolisches 125 f, 406
– – ethnische Unterschiede 410
– – kardiovaskuläres Risiko 409 ff
Insulinrezeptor
– Endothelzelle 20
– funktionelle Struktur 19
– Interaktion mit dem Insulin 21
– Koppelungsproteine 22 f
– Mutation 73
– Signaltransduktion 18 ff
– – zum Glucosetransportsystem 24 f
– Stoffwechsel 20
– Untereinheiten 20 f
Insulinrezeptorautoantikörper 718
Insulinrezeptorkinase s. Rezeptorkinase
Insulinrezeptorsubstrat 1 22 f
– Mutation 73
– Polymorphismus 73
– Serinphosphorylierung 35
Insulinsekretion 15, 77, 104 f, 235
– Aktivitätsunterschiede 77
– autonome 717
– Einflussfaktoren 17 f

– fehlende 35
– GLP-1-Wirkung 692 ff
– Glucosekonzentration-abhängige 16
– Glucosestimulation 16 f
– Hormoneinfluss 17 f
– Immunsuppressivawirkung 726
– inadäquate, Kind/Jugendlicher 313
– Inkretin-Wirkung 27
– mangelnde 236
– Pulsatilität 235
– Regulation 16 ff
– Somatostatinwirkung 725
– Stimulierung 105
– – Hormone 692
– – substratinduzierte 17
– Sulfonylharnstoff-Wirkung 197
Insulinsekretionsdefekt 270
Insulinsekretionskinetik 77
Insulinsekretionsphase, erste, gestörte 70 f
Insulinsekretionsstörung 70
– bei Leberzirrhose 689
Insulinsensitivität
– Adipozytokineinfluss 32 f
– Fettgewebefunktion 228
– individuelle 31
– Messung 107
– verbessernde Maßnahmen 68
Insulinsensitivitätsindex 31
Insulinsensitizer 210 f, 226 ff
– Wirkprinzip 226 f
– Wirksamkeit, klinische 227
Insulinsignal
– Aktivatoren 34
– Inhibitoren 34
Insulinspritze, konventionelle 247
Insulinstoffwechsel 235 f
Insulinsubstitution
– basale 255 f
– Lipidspiegel 663
– Muskelstoffwechsel 363
– prandiale 255 f
Insulin-Sulfonylharnstoff-Kombination 271 f
Insulinsynthese 104
Insulintherapie 235 ff
– Abbau 203
– Antidiabetikakombination-Zugabe 277
– Antikörperbildung 60
– Diabetesdauer 251
– Ernährung 176
– Glitazonzugabe 276
– α-Glucosidase-Hemmer-Zugabe 276
– Grundschemaerrechnung 259
– bei hyperglykämischem hyperosmolarem Syndrom 389
– Hypoglykämie s. Hypoglykämie bei Insulintherapie
– Indikation 250
– Insulinresistenz 264
– intensivierte 176 f, 254 ff
– – Basisinsulin nur nachts 258 f
– – Blutzuckerkorrekturfaktoren 256
– – Blutzuckerwert
– – – mittäglicher, hoher 258
– – – nachmittäglicher, hoher 258
– – Blutzuckerzielwert 256
– – Diätliberalisierung 177
– – Einfluss auf kardiovaskuläre Komplikationen 412
– – Ernährung 176 f

– – – kaloriengerechte 177
– – Grundeinstellung 257
– – Insulinanaloga, kurzwirkende 259
– – Insulinlücke am Abend 258
– – Kind/Jugendlicher 324 f
– – Lebensführung 254 f
– – Nüchternblutzucker, hoher 258
– – Richtgrößen 255
– – Stoffwechselstabilisierung 176
– – therapeutisches Fenster 299
– – Vorteile 177 f
– – Zwischenmahlzeiten 257
– Interkontinentalflug 747
– intraoperative 373 f
– intraperitoneale, kontinuierliche 284 ff
– – Indikation 285
– – Portsystem 285 f
– bei Ketoazidose 381 f
– Kind 185
– Kind/Jugendlicher 322, 324 ff
– – Basalratensubstitution 325
– – Injektionsverteilung 324
– – psychosoziale Aspekte 335 f
– – Spritz-Ess-Abstand 326
– konventionelle 252 f
– – Einstellungsmöglichkeiten 253
– Lebensalter 251
– Metformingabe 275 f
– modifizierte, Kind/Jugendlicher 324
– Patientenschulung 141, 252
– postoperative 374
– Richtlinien für Kraftfahrer 746
– Schwangerschaft 251, 352
– Sport 364
– Spritz-Ess-Abstand 253, 326
– Stoffwechseleinstellung 259 f
– – Kriterien 250
– – Ziele 250
– subkutane, kontinuierliche 281 ff
– Substitutionsregime 251 f
– Sulfonylharnstoffzugabe 274 f
– Vergleich mit Kombinationstherapie 273 f
– Wasserhaushalt 265
– Zeitzonenverschiebung 260
Insulinversorgung, basale 255 f
Insulinwirkung
– genetischer Defekt 44
– Reihenfolge 31
Insulin-Zink-Suspension 246
Insulitis 57 ff
– Antigen 58
– destruktive 58
– Umwelteinfluss 58 f
Integrationsversorgungsverträge 777
Integrine 464
Intensivmedizinischer Patient, Infektion 654
Intercellular Adhesion Molecule 528
Interkontinentalflug 747
Interkonvertierung 13
Intermediärstoffwechsel 2 ff
Internet 786, 799
Intertrigo 611
Intimafibrose, diffuse 408 f
Intima-Media-Dicke 463, 465 f
Inulin 170
Ionenaustauscher, gallensäurebindende 422
Ionenaustauscherharze 669 f
IP$_3$ (Inositoltriphosphat) 17

IPDT 192 f
IRAS-Prinzip bei Fußgangrän 594
Irbesartan 501
IRMAs (intraretinale mikrovaskuläre Anomalien) 527, 530 f
IRS-1 s. Insulinrezeptorsubstrat 1
Ischämie, kritische 476, 579
Isoleucin 10
IVGTT s. Glucosetoleranztest, intravenöser

J

Jejunalsonde 187

K

Kachexie, diabetische 553 f
Kaiserschnitt 374
Kalium 171
Kaliumkonzentration im Serum, Hypoglykämie 402
Kalium-Phosphat-Lösung 383
Kaliumsubstitution
– bei hyperglykämischem hyperosmolarem Syndrom 389 f
– bei Ketoazidose 381 ff
Kaliumverlust bei Ketoazidose 380, 382
Kalorienbedarf, Kind 185
Kalorienrestriktion 179
Kammerwasser, VEGF-Konzentration 528
Kandidose, orale 609, 730
Kapillarblut
– Entnahme 89
– Glucosebestimmung 84 ff
Kapillardruck, glomerulärer 509
Kapillarmikroskopie 478
Kapillarverschlüsse 424
Kardiologisches Syndrom X 448
Kardiomyopathie 456 f
– angeborene 340
Kardioprotektion, Metformin 220 f
Kardiotokogramm 354
Kardiovaskuläre Erkrankung 407
– Epidemiologie 446 f
– prädiktive Aussagekraft der Mikroalbuminämie 426
Karies 733 f
Karotisdilatation 471 f
Karotisendarteriektomie 471
Karotisplaques, Progression 466
Karotisstenose 407, 452, 471 f
– asymptomatische 471
– Progression 466
– Schlaganfallprävention 472
– symptomatische 471
– Thrombendarteriektomie 471
Katabolie 36 f
– mütterliche 346 f
– Postaggressionsreaktion 371 f
Katarakt 544
– diabetische, Entstehung 38 f
– Operation, Einfluss auf die Retinopathie 544
Katecholamine 27 f, 715
– Glukoneogenesesteuerung 27
– Insulinresistenz 34 f
– Lipolysesteuerung 25

– Wirkung, diabetogene 725
Katheterangioplastie 481 f
Kationenaustauschchromatographie, HbA_{1C}-Bestimmung 93
K_{ATP}-Kanäle 198
Kausalgieschmerz 555
KE, Kind/Jugendlicher 329
KE-Faktor, Kind/Jugendlicher 325
Kernspintomographie 590 f
– kontrastmittelunterstützte 556
– kraniale 467
Kernsyndrom, sensibles 550, 552
Ketoazidose 91, 147, 376 ff
– alkoholische 380
– Ätiologie 377
– auslösende Faktoren 376
– Azidosebehandlung 322
– Bicarbonattherapie 383 f
– Definition 376
– Diagnose 379 f
– – Kriterien 387
– Differenzialdiagnose 380
– Elektrolytsubstitution 322
– Epidemiologie 376 f
– euglykämische 385
– durch Fasten 381
– Flüssigkeitssubstitution 381 f
– Infektabwehrstörung 652
– Infusionstherapie vor Notfalloperation 332
– Insulinsubstitution 322
– Insulintherapie 381 f
– Intensivbehandlung 381
– Kaliumsubstitution 381 ff
– Kind/Jugendlicher 317 f
– Klinik 379
– Komplikation 384 f
– Labordiagnostik 380
– Pathogenese 377 ff
– Phosphatsubstitution 383
– Postaggressionsreaktion 372
– Prävention 386
– psychologische Faktoren 385
– Rehydratation 322
– Schnelltests 379
– Schwangerschaft 386
– soziale Faktoren 385
– Therapie 321 ff, 381 ff
– Ursache 8
– Vitalfunktionssicherung 321 f, 381
Ketogenese 8 f, 160
– hepatische, erhöhte 378
– Kontrollfaktoren 8
– Verbindung zur Glukoneogenese 8
α-Ketoglutarat 6
Ketonämie 36
– mütterliche 184
– Postaggressionsreaktion 372
Ketonkörper 378, 387
– im Urin, Kind/Jugendlicher 331
Ketonkörperausscheidung, renale 378
Ketonkörperbestimmung 81, 91
Ketonkörperbildung 36
Ketonkörpernachweis, semiquantitativer 385
Ketonurie 36, 91
– Messung 81
Ketosäuren, Verwertung 10
Kimmelstiel-Wilson-Glomerulosklerose 505
Kindergarten 338

Knöchelarteriendruck 474
– Messung 477 f, 590
Knochenmarkschädigung, Sulfonylharnstoff-bedingte 206
Knochenstoffwechsel 708
Köbberling-Dunnigan-Syndrom 675
Kochsalz 171
Kochsalzbeschränkung 179, 517 f
– Schwangerschaft 351
Kochsalzlösung, isotone 381
Kohlenhydrataustausch 166 f
Kohlenhydrataustauschtabellen 166
Kohlenhydrate 2, 157
– Blutzuckerwirksamkeit 164 ff
– Brennwert, physiologischer 157
– Ernährung, parenterale 187
– komplexe 164 ff
– Resorption 158 f
– – aktive 159
– – erleichterte 159
– – Hemmung 159
– – Steigerung 159
– – Störung 404
– Verdauung 158
Kohlenhydratmalabsorption, α-Glucosidase-Hemmer-bedingte 213
Kohlenhydratstoffwechsel 2 ff, 159 f
– Beziehung
– – zum Fettstoffwechsel 30 f
– – mit dem Proteinstoffwechsel 160
– Medikamenteneinfluss 723 ff
– muskulärer 360
– postabsorptiver 159
– postprandialer 159 f
– Störung, Glucosetoleranztest, oraler 103
Kohlenhydratzufuhr
– alter Mensch 185
– Kind 185
– Schwangerschaft 351
Kollagenasemethode, Langerhans-Inseln-Gewinnung 300
Kolonmotilität 568
Koloskopie 568
Koma 560
– hyperglykämisches hyperosmolares Syndrom 388
– ketoazidotisches 376
– – Operation 375
Kombinationstherapie 270 ff
– Indikation 270 f
– Ziel 271
Komplementfaktoren 33
Konsultationssystem 786
Kontaktthermode 563
Kontrastmittelgabe, intravenöse 397
Kontrolldatenerhebung, Instrumente 775
Konzentrationsstörung 402
Koppelungsproteine 22 f
Koronarangioplastie 453
Koronare Herzkrankheit 407, 419, 447 ff
– Angiographiebefund 448
– Äquivalente 664 f
– Ätiologie 447 f
– autonome Neuropathie 558
– Befunde 448
– Diagnose 450 ff
– Hochrisikopatienten-Assessment 450 f
– Hypertonie 494, 497
– Mortalität, kumulative 407 f

Koronare Herzkrankheit, Prävention 453 f
– Risikofaktoren, beeinflussbare 447
– Sporttauglichkeit 359
– Therapie 452 f, 572
– – invasive 453
– – medikamentöse 452 f
– Vitamineinfluss 173 ff
Koronarreserve, verminderte 448
Koronarstenose 419
Körpergewicht s. Gewicht
Körperliche Aktivität s. Aktivität, körperliche
Korrekturinsulin 261
Kost s. Ernährung
Krankheitstheorie, subjektive 761
Kreatinin-Clearance 116
Kreatininkonzentration im Serum 116
– Antihypertensiva 493
– Eiweißrestriktion 178
– erhöhte 385, 512, 514
– bei Ketoazidose 385
– Röntgenkontrastmitteldosierung 514
Kribbelparästhesien 608
Kryokoagulation, panretinale 544
Kryotherapie, transkonjunktivale 541
Kuhmilchernährung, frühe 317
Kuhmilchkonsum 59
Kussmaul-Atmung 226
– Ketoazidose 379
– Laktazidose, metforminassoziierte 395
Kyematopathia diabetica 352

L

Labordiagnostik 84 ff, 791
Lactat 2 ff
– Glukoneogenese 6, 27, 29 f, 159
Lactatdehydrogenase 4, 111, 393
Lactatelimination, verminderte 393
Lactatkonzentration im Blut 395
– bei Ketoazidose 386
Lactatmetabolismus 393
Lactatproduktion, vermehrte 393
Lactat-Pyruvat-Quotient 393
LADA (Late Onset Autoimmunity Diabetes in the Adult) 63
Laienorganisation 748
Laktazidose 222
– Biguanid-bedingte 218 f
– Definition 392
– Entstehung 393 f
– klinisches Bild 226
– mit kombinierter Lactatmetabolismusstörung 394
– metforminassoziierte 225 f, 392 ff
– – Diurese, forcierte 395
– – Entstehung 394
– – Hämodialyse 226, 395 f
– – Inzidenz 225
– – Kreislaufstabilisierung 396
– – Natriumbicarbonatbehandlung 396 f
– – Prävention 397 f
– – Prognose 397
– – Symptomatik 226, 394 f
– – Therapie 226, 395 f
– – Phenformin-induzierte 394, 396
– – Postaggressionsreaktion 372
– Typ A 392
– Typ B 392
– mit vermehrter Lactatproduktion 393

– mit verminderter Lactatelimination 393
Längenwachstum 332 f
Langerhans-Insel s. auch Insel
– Hormonsekretion 18
– Transplantation s. Insel-Xenotransplantation; s. Inselzelltransplantation
Langzeitalkoholismus, Hypoglykämie 718
Laser-Doppler-Flussmessung 478
Laser-Koagulationstherapie 537
– Indikation 537 f
– Kontraindikation 537
– panretinale 538
Late Onset Autoimmunity Diabetes in the Adult (LADA) 63
Laufbanduntersuchung 477
Lawrence-Seip-Syndrom 611
Laxanzien 688
LCAT (Lecithin-Cholesterin-Acyltransferase) 657
LDH (Laktatdehydrogenase) 4, 111, 393
LDL (Low Density Lipoproteins) 657
– Transport 659
LDL-Abbau, verlangsamter 416
LDL-Apherese 423
LDL-Bildung 416
LDL-Cholesterin
– Behandlungsziel 422
– Berechnung 112
– erhöhtes, Behandlung 422
– koronare Herzkrankheit 448
– Senkung nach Myokardinfarkt 136
LDL-Cholesterin/HDL-Cholesterin-Quotient 111
Lebensform, alternative 800
Lebensmittel
– diätetische 168
– Harnsäuregehalt 679
– Werterhaltung 181
Lebensqualität
– Ernährungstherapie 156
– nach Pankreastransplantation 296
Lebensstil 739 ff
– Typ-2-Diabetes 75
Lebensstiländerung 126 f, 189
– bei gestörter Glucosetoleranz 129
Leber
– Insulinresistenz 72
– Sulfonylharnstoffwirkung 199
Lebererkrankung, Hypoglykämie 718
Leberstoffwechsel
– Glucagonfunktion 27
– Ketoazidose 377 f
– Schwangerschaft 347
– Stoffwechselstörung, diabetische 36
Leberveränderung 688
Leberzellverfettung 688
Leberzirrhose 688
– Glucosetoleranztest, oraler 688
Lecithin-Cholesterin-Acyltransferase 657
Leistungszuwachs 161
Leitlinie 769 f
Lente-Insulin 246
Leptin 32, 76
Leptinanaloga 800
Leptinrezeptoren 32
Leucin 10
Leukoplakie 610, 616 f
– orale 730

Leukozyten
– diabetisch veränderte 526
– Mikrozirkulation 643 f
Leukozytenabfall, Sulfonylharnstoffbedingter 206
Leukozytenveränderung, Retinopathie 528
L-Glutamatdehydrogenase 10
Libidostörung 624 f
Lichen
– planus 730
– ruber mucosae 610
Lignin 165
Limited Joint Mobility 84
γ-Linolensäure 798
– bei Neuropathie 575
Linolsäure 157, 163
Lipämie, postprandiale 160, 416
Lipase 7
LIPID 672
Lipidablagerung, retinale 533
Lipide (s. auch Fett) 2
– Klassifizierung 110 f
Lipiderhöhung 656
Lipidkonzentration im Blut, präthrombotischer Zustand 646
Lipidoxidation 160
Lipidphosphatase 34
Lipidsenker 452, 669 ff
Lipidsenkung
– medikamentöse 452, 669 ff
– Metformin-bedingte 221 f
Lipidstoffwechsel 7 f, 160, 657 ff
– Labordiagnostik 110 ff
– postabsorptiver 160
– postprandialer 160
– Thiazolidindionwirkung 227
Lipidstoffwechselstörung 656 ff
– Atherosklerose 415
– Behandlung 422 f
– – Leitlinien 422
– Labordiagnostik 667
– Pharmakotherapie 422 f
– Risikofaktoren 664 f
– Sekundärprävention 422
– Therapie 667 ff
– – Studien 671 ff
Lipidtransport 658
Lipoatrophie, Kind/Jugendlicher 326 f
Lipodystrophie 675 f
– erworbene 676
– generalisierte 109
– – familiäre 675
– HIV-1-induzierte 676
– kongenitale 675
– partielle, familiäre 675
– progressive 611
– proteaseninhibitorinduzierte 676
Lipogenese 3, 8
– Kontrollfaktoren 8
– Rückkopplungshemmung 8
Lipohypertrophie 260, 617
– Kind/Jugendlicher 326 f
Lipolyse 3, 159 f
– ACTH-bedingte 29
– Gegenregulation, hormonelle 714 f
– Insulinempfindlichkeit 34
– katecholamininduzierte 76
– muskuläre 360
– Steuerung 25 f

– – durch Insulin 25 f
α-Liponsäure 571
Lipoprotein (a) 112, 657
– erhöhtes 416
Lipoproteine
– hoher Dichte s. HDL
– intermediärer Dichte s. IDL
– Klassifizierung 111
– niedriger Dichte s. LDL
Lipoproteinelektrophorese 112
Lipoproteinglykosylierung, nicht-
  enzymatische 416
Lipoproteinklassen 657
Lipoproteinkomplex 7
Lipoproteinlipase 7 f, 659
Lipoproteinlipasemangel, familiärer 661
Lipoproteinlipasestörung 658
Lipoproteinlipasesynthese, Insulin-
  wirkung 7
Lipoproteinstoffwechsel 658 ff
Liquoruntersuchung 563 f
Lithium 726
Lochkerne 688
Loperamid 688
Losartan 127, 501
Lotrafibin 482
Lovastatin 669
Low Density Lipoproteins s. LDL
Low-dose-Heparinprophylaxe bei
  hyperglykämischem hyperosmolarem
  Syndrom 390
Lp (a) s. Lipoprotein (a)
Lungenfunktion 560
Lungenödem bei Ketoazidosebehand-
  lung 384
Lungenreife, fetale 355
Lungenversagen, akutes 384
Lysin 10
Lysosomen 2

M

Magenentleerung 158
– Amylinwirkung 695
– Erythromycinwirkung 573
– Störung 686
Magenfunktionsszintigraphie 558, 567, 687
– Doppelisotopenmethode 567
– Technetium-markierte Testmahlzeit 567
Magenkontraktion, Sonographie 567
Magenmotilitätsstörung 686 f
Magenoperation, Hypoglykämie 719
MAGE-Wert 90
Magnesium 171, 571
Magnetogastrographie 568
Mahlzeitenverteilung, Kind/Jugend-
  licher 329
Majoramputation (s. auch Amputation) 597
Makroalbuminurie 116
– altersabhängige 429
– Eiweißrestriktion 178
– geschlechtsabhängige 429
Makroangiopathie 43, 70 f, 102, 406 ff, 498
– Ätiologie 409 ff, 474 f
– Diät 178 f
– Dysfunktion, erektile 628

– Epidemiologie 407
– fördernde Faktoren 464
– Hautkrankheit 606 ff
– Hirngefäße 560
– Infektionsrisiko 652
– kardiale, Fahrtüchtigkeit 744
– Kind/Jugendlicher 334
– Pathogenese 409 ff, 474 f
– Prävention 413
– Untersuchung 84
– zerebrale, Fahrtüchtigkeit 744
Makrobiotik 182
Makrophagenrezeptoren für AGE-Pro-
  teine 39 f
Makrosomie 340
Makulaablösung, traktive 541
Makulaödem 530
– diffuses 533
– Epidemiologie 525
– fokales 533
– mit präretinaler Traktion 538
– zystoides 533
Makulopathie
– diabetische 532 ff
– – Koagulationstherapie 537 f
– – Pathogenese 532 f
– ischämische 533
MALA s. Laktazidose, metformin-
  assoziierte
Malaria tropica, Hypoglykämie 719
Malat 4, 10
Malatdehydrogenase 4
Malatenzym 4
Maltit 168 f
Malum perforans 607
Managed Care 777, 780
Mannit 168 f
MAP-Serinkaskade 23
Marker, genetische 109
Maturity Onset Diabetes in young People
  s. MODY
Mauriac-Syndrom, Hautsymptomatik 611
McQuarrie-Syndrom 27
Mediasklerose 408 f, 475 f
– Diagnostikprobleme 477
– Fuß, angiopathischer 585 f
Medicated urethral system for Erections 636 f
Medikamente
– diabetogene 723 ff
– Einfluss auf die Blutglucosekonzen-
  tration 97 ff
– hypoglykämieauslösende 403
– Kumulation 519
– nephrotoxische, Laktazidose,
  metforminassoziierte 397
– Resorptionsstörung, gastroparese-
  bedingte 517
– Störung der HbA_1-Bestimmung 95
– vasoaktive 482 ff
Meglitinide 195
Mehrbelastung, finanzielle 746 f
Memory-T-Lymphozyten 57
Meralgia paraesthetica 607 f
Meralgie 554
Mesangiumverbreiterung 507
Messenger-RNA 2, 11
Metabolisches Syndrom 31, 70 f, 179, 498
– Ernährung, vegetarische 182
– koronare Herzkrankheit 447

– Makroangiopathie 464
– NECP-Definition 666
Meteorismus bei Acarbosetherapie 217
Metformin 127, 129, 144 ff, 210, 218 ff
– bei älteren Patienten 226
– Ausscheidung 219
– Dosierung 145, 225
– Ernährung 175 f
– Indikation 218, 222
– Kardioprotektion 220 f
– Kombination
– – mit Gliniden 224
– – mit Glitazon 224
– – mit α-Glucosidase-Hemmer 224
– – mit Insulin 224 f
– – mit Sulfonylharnstoff 223 f, 274
– Kontraindikation 222 f, 397
– Laktazidoseinzidenz 225
– Nachteile 222
– Nebenwirkung 225
– perioperatives Aussetzen 398
– Plasmakonzentration 395
– Resorption 219
– Struktur 394
– Vorteile 222
– Wirksamkeit, klinische 220
– Wirkung 218
– – blutzuckersenkende 219 f
– – gefäßprotektive 222
– – lipidesenkende 221 f
– Zugabe bei Insulintherapie 275 f
Metforminmetabolismus 394
Metformin-Sulfonylharnstoff-Insulin-
  Kombination 274
α-Methyldopa 501
Methylglyoxal 222
Metoclopramid 573, 687
Mexiletin 571
MHC-Komplex-Marker 319
Micral-Test II 114
MicroBumin-Test 115
Miglitol 210 ff
Mikroalbuminämie
– prädiktive Aussagekraft 426
– Risiko bei Sport 359
Mikroalbuminurie 81, 113 ff, 425, 506 f, 514
– ACE-Hemmer-Wirkung 499
– Blutdrucknormalisierung 421
– Definition 113
– Eiweißrestriktion 178
– kardiovaskuläres Risiko 409, 452
– konstante 475
Mikroaneurysmen, retinale 524, 526, 530
Mikroangiopathie 43, 70 f, 102, 406, 424 ff
– Ätiologie 426 ff
– Definition 424
– Diabetesdauer 426 f
– Diabeteseinstellung 429 ff
– Diät 178
– Dysfunktion, erektile 628
– Epidemiologie 424 ff
– Früherkennung 436 f
– genetischer Einfluss 433
– Hautkrankheit 606 ff
– Hypertonieeinfluss 432
– Infektionsrisiko 652
– Lokalisation 424
– Parodontopathie 732

Mikroangiopathie, Pathobiochemie 433 ff
– Pathogenese 426 ff
– Pathophysiologie 433 ff
– Prävention 436 f
– renale, Diabetesdauer 428 f
– Sekundärprävention 431 f
– Sporttauglichkeit 359
– Therapie 436 f
Mikroembolisierung 423
Mikroorganismen, orale 730
Mikrozirkulation, Leukozytenfunktion 643 f
Minderperfusion, okuläre 535
Mineralien 171 f
Mineralstoffwechsel, Somatotropinwirkung 28
Minor Stroke (prolongiertes reversibles neurologisches Defizit) 467
Minoramputation 596 f
Minoxidil 516
MIR-Syndrom s. Insulinresistenzsyndrom, metabolisches
Mischinsulin 245
Mischkost, kalorienreduzierte 143
Missempfindungen 552
– Therapie 570
Mitochondrien 2, 8, 11
Modellvereinbarungen 776
MODY (Maturity Onset Diabetes in young People) 43 f, 49, 312 ff
– diätetische Führung 49
– Folgeerkrankungen 313
– Gene 109, 313
– Insulintherapie 49
– Manifestationsalter 313 f
– Mutationen 48 f
– Therapie 313
Mönckeberg-Mediasklerose 408 f
Mononeuropathie 554
– Hautbeschwerden 608
Monosaccharide 157
Monounsaturated fatty Acids 157
Morbus s. Eigenname
Morgagni-Syndrom, Hautsymptomatik 611
Morphinderivate 571
Mortalität
– diabetesbezogene, Metformineinfluss 220 f
– kardiovaskuläre 407
Motorikstörung
– autonome 685 ff
– Polyneuropathie
– – asymmetrische, proximale 550, 553 f
– – symmetrische, distale 553
Moxonidin 501
MR-Angiographie, kontrastmittelunterstützte, 3-dimensionale 479
MRC/BHF-Studie 673
mRNA (Messenger-RNA) 2, 11
MUFA (monounsaturated fatty Acids) s. Fettsäuren, einfach ungesättigte
Mukormykose 730
– nekrotisierende, rapid progressive 654 f
Mukoviszidose 341, 691
Multiplexneuropathie 550
Mund-Anus-Transitzeit 568
Mundhygiene 729, 734
Mundschleimhaut 730
Mundtrockenheit 730

Munsoor 654
MUSE (Medicated urethral System for Erections) 636 f
Muskelantwortpotenzial, Amplitudenminderung 562
Muskelarbeit (s. auch Aktivität, körperliche; s. auch Sport) 358 ff
– Gluconeogenese, hepatische 362
– Physiologie 359 ff
– Typ-1-Diabetes 363
– Typ-2-Diabetes 364
Muskelatrophie 553 f
Muskelkatabolie 36
Muskelschmerzen 394
Muskelstoffwechsel bei Ketoazidose 379
Muskeltraining 34
Muskelveränderung, diabetesbedingte 363
Muskulatur
– Energiequelle 360
– Fettstoffwechsel 360
– Kohlenhydratstoffwechsel 360
– Stoffwechselstörung, diabetische 36
– Sulfonylharnstoffwirkung 199
– trainierte 362 f
Mutter, diabetische 340
Muttermilchernährung 317
M-Wert 90
Mydriase, beeinträchtigte 560
Mykose 609
Myoinosit, intrazelluläres 435
Myoinositolstoffwechselstörung 551
Myokardbiopsie 457
Myokardhypertrophie, linksventrikuläre 451 f
Myokardinfarkt 136, 407, 419
– autonome Neuropathie 558
– Blutzuckereinstellung 457
– familiäre Häufung 662
– frühzeitiger 662
– Hypertoniesekundärprävention 493, 499
– Prognose 455 ff
– – metabolische Faktoren 457
– Risikominderung durch antihypertensive Therapie 494
– Sekundärprävention 454 f
– stummer 449
– Therapie 454
– Überlebensrate 419, 455
Myokardischämie, stumme 359, 419
Myokardperfusion, Insulineinfluss 414 f
Myopie, hohe 529

N

Nachtklinik 748
NAD (Nicotinamidadenindinucleotid) 3 ff
NADH (reduziertes Nicotinamidadenindinucleotid) 2 ff
– Ketonkörperbestimmung 91
NADH/NAD-Quotient 38
NADPH (Nicotinamidadenindinucleotidphosphat) 2, 4
Naftidrofuryl 482 f
Nagelpflege 599
Nagelwuchs, dystrophischer 608
Nährlösungsinfusion 187
Nährstoffaufteilung 176

– Kind/Jugendlicher 328 f
– Schwangerschaft 351
Nährstoffbedarf 160 f
– Kind 162
Nährstoffe 156 ff
Nährstoffrelation 161 ff
Nahrungsaufnahme
– Amylinwirkung 695
– Modifikation 795
– Regulation 693
Nahrungsfaktor, diabetogener 59
Nahrungsfett 157, 160
– Einfluss auf Beta-Zellen 78
– Reduktion 163
Nahrungsmittel s. Lebensmittel
Nahrungsprotein 158
Nahrungsverwertung 158 ff
Nahrungszufuhr
– bei Insulinämie unter körperlicher Belastung
– Kind/Jugendlicher 329
Nahrungszusammensetzung, Kind 185
Narbe, chorioretinale 529, 536 f
Narkose, Stoffwechselreaktion 371 f
Nasenabstrich 608
Nasen-Rachen-Raum-Infektion 654
Nateglinide 193, 195 f
– Wirkungseintritt 200
Natrium, glucosekorrigiertes 380
Natriumbicarbonat 396 f
– unerwünschte Wirkung 396 f
Natrium-Pool, erhöhter 496
Natriumrückresorption, gesteigerte 511
Nebennierenerkrankung 702 ffw
Nebennierenrindeninsuffizienz 404
– primäre s. Addison-Krankheit
NECP-III-Leitlinien 664 ff
Necrobiosis lipoidica 610 ff
Nekrose, akrale 608
Neohesperidin 169
Neovaskularisation, retinale 524, 527, 531
Nephromegalie 508
Nephropathie 43, 406, 452, 475, 505 ff
– ACE-Hemmer-Einfluss 515
– Ätiologie 506 ff
– Befunde 509 ff
– beginnende 506
– Blutdrucksenkung 499
– Calciumantagonisten-Einfluss 516
– Definition 505
– ohne Diabetes 514
– Diabetesdauer 428 f, 475, 509
– Diagnose 514
– Diät 178, 518
– Epidemiologie 425 f, 505 f
– evidenzbasierte Empfehlungen 520 f
– Fahrtüchtigkeit 744
– genetische Einflussfaktoren 507 f
– Histologie 507
– Hyperglykämieeinfluss 508
– Hypertonie 418
– Hypertonieeinfluss 510 ff
– inzipiente 425
– ischämische 514
– Kandidatengene 50
– Kind/Jugendlicher 333 f
– klinisch manifeste 506
– Makroangiopathie 409
– Mortalität, kardiovaskuläre 505 f
– Prädisposition, genetische 49 f

– Prävalenz 298
– Prävention 178
– Progression 519
– – bei Hypertonie 497
– Risikofaktoren 519
– Schwangerschaft 349
– Screening 521
– Stadienverlauf 506 f
– Stufendiagnostik 115
– Therapie, antihypertensive 515 ff
Nervenbiopsie 563
Nervenblockade 571
Nervenleitgeschwindigkeit
– Messung 592
– verzögerte 561 f
Nervenstimulation 571
Nervensystem
– α-Glucosidase-Hemmer-Wirkung 214
– peripheres, Fasertypen 553
– sympathisches, kardiales, Darstellung 566
Nervus-suralis-Biopsie 563
Nesidioblastose 716
Netzhautablösung 527, 541
– rhegmatogene 541
– traktionsbedingte 531 ff, 541
Neugeborenes, Diabetes mellitus, transienter 340 f
Neuralgie
– Nervenblockade 571
– Therapie 570
Neuroarthropathie 334, 556 f, 584
– Druckentlastung 595
– Inspektionsbefund 589
Neuroglykopenie 402
– bei Hungerversuch 717
Neurographie, motorische 562
Neuroleptika
– analgetische Wirkung 570 f
– diabetogene 726
Neuro-Osteo-Arthropathie, akute 556
Neuroosteopathie 556
Neuropathie 43, 550 ff
– Ätiologie 551 f
– autonome 84, 158, 404, 550 f, 556 ff
– – Biochemie 38
– – Diagnostikmethoden 564 f
– – Entwicklungsformen 556 f
– – Fußveränderungen 583 f
– – Hypoglykämieerkennung 263
– – Infektionsrisiko 653
– – kardiale 359
– – Motilitätsstörung, gastrointestinale 685 ff
– – Prognose 575
– – Risiken 575
– – schmerzlose Herzkrankheit 449
– Diabetesdauer 551
– Diagnose 561 ff
– distale, Sporttauglichkeit 359
– endokrines System 557, 559
– Epidemiologie 551
– Fahrtüchtigkeit 745
– fokale 550
– Fußsyndrom, diabetisches 581 f
– gastrointestinale 557 ff
– Hautkrankheit 608
– Hypertoniebehandlung 570
– hypoglykämische 551, 556
– Infektionsrisiko 652 f
– ischämische, erektile Dysfunktion 628

– kardiale, Prognose 575
– kardiovaskuläre 557 f
– – Diagnostikmethoden 565
– Klassifikation 550 f
– multifokale 550
– psychosoziale Belastung 758
– schmerzhafte 553
– – Therapie 570 f
– somatische, periphere 552 ff
– Spezialdiagnostik 561
– Stoffwechseleinstellung 569 f
– Suchdiagnostik 561
– Therapie 569 ff
– – kausale, am Neuron 574 f
– – neue Ansätze 798
– – physikalische 571
– – symptomatische 570 ff
– therapieinduzierte 551, 556
– trophische 550 f, 555 f, 608
– – Therapie 571 f
– urogenitale 557, 559
– vaskulär bedingte 551 f
Neuropsychologische Störung 560 f
Neurotransmitter 559
Neurotrophische Störung 555
Nicotinamidadenindinucleotide 2 ff
– reduzierte 2 ff, 91
Nicotinamidadenindinucleotid-phosphat 2 ff
Nicotinkarenz, Schlaganfall-Primärprophylaxe 469
Nicotinsäure 422 f, 669 f
Niedrig-T$_3$-Syndrom 705, 710
Nierenarterienstenose 474
Nierenerkrankung, primäre 514
Nierenersatzverfahren 520
Nierenfunktion
– bei Ketoazidose 378
– Störung 406
Nierenhyperfunktion 506
Niereninsuffizienz 95, 202, 222, 505 f, 512
– Glucosestoffwechsel 513
– hyperglykämische Episoden 513
– Komplikation, vaskuläre 512
– standardisiertes Vorgehen 519
– Stoffwechselkontrolle 513
– Sulfonylharnstoffkumulation 513
– terminale 519 f
Nieren-Pankreas-Transplantation, kombinierte 520
Nierentransplantation 520
Nierenversagen, akutes 388, 514
– kontrastmittelbedingtes 514
Nitritzufuhr 317
Non-Beta-Zell-Tumor 718 f
Nonmydriasis-Funduskamera 534
Normalinsulin 243 f, 261
– Applikation bei Ketoazidose 382
– Insulintherapie, konventionelle 253
Normalinsulin/Basalinsulin-Verhältnis 256
Normalinsulin/KE-Quotient 325
Notfalloperation
– Diagnostik 374
– bei schlechter Stoffwechseleinstellung 332
Novel Food 795
NPH-Insulin 245
– Insulintherapie, konventionelle 253
Nüchternblutzucker

– gestörter 43, 45, 100
– – Epidemiologie 124
– – kardiovaskuläre Folgeerkrankungen 124
– – OGTT-Kriterien 100
– Grenzwerte 136
– Metforminwirkung 219, 221
– Sulfonylharnstoff-Indikation 144
– Thiazolidindionwirkung 227
Nüchternhyperglykämie, Antidiabetika, orale 144
Nüchternhypoglykämie 159, 716 ff
– mit Hyperinsulinismus 716 ff
– ohne Hyperinsulinismus 718 f
– spontane 714

O

Oberarmregion, Insulininjektion 248
Oberbauchbeschwerden, Ketoazidose 379
Oberschenkelregion, Insulininjektion 248
Obstipation 558, 568, 686
– Therapie 573
Ödem
– bei Insulintherapie 265
– intraretinales 526
– neuropathisches, Therapie 572
– prätibiales 518
– trophisches 555 f
Ödembildung, Thiazolidindion-bedingte 228
OGTT s. Glucosetoleranztest, oraler
Oligosaccharide 157 f
– Verdauung, enterische 158
Operation 371 ff
– Diagnostik, präoperative 373
– Komplikation, postoperative 374
– am offenen Herzen 374
– Stoffwechselführung 372 ff
– Stoffwechselreaktion 371 f
Operationsindikation 371
Operationsrisiko 372
Ophthalmoplegie, diabetische 554
Ophthalmoskopie 534
Opioide 571
Optikusneuropathie, ischämische, anteriore 543
Orgasmusstörung 624
Ornithin 10
Orthopädieschuhtechniker, Aufgaben 600 f
Orthostasesyndrom, Therapie 573
Ösophagogastroduodenoskopie 567
Ösophagusmanometrie 686
Ösophagusmotilitätsstörung 686 f
Osteoarthropathie, Fahrtüchtigkeit 745
Osteopenie 708, 710
– Kind/Jugendlicher 334
Östrogene, Stoffwechselwirkung 29
Oszillographie, elektronische 478
Otitis 654
Ovar, polyzystisches 107
Overloading-Syndrom 187
Ovolaktovegetarier 182
Ovulationshemmung, Glucosetoleranzstörung 725
Oxalacetat 4, 6, 8, 10
β-Oxidation 8 f

P

PAI-1 (Plasminogen-Aktivator-Inhibitor 1) 33, 645
Palatinit 168
Palmitat 8
– Oxidation 8
Pankreas, künstliches 290, 794
Pankreasagenesie 313
Pankreasatrophie 690
Pankreasentwicklung, embryonale 308
Pankreaserkrankung 44, 690 f
Pankreasinsuffizienz 690 f
Pankreaskarzinom 691
Pankreas-Nieren-Transplantation 291
Pankreastransplantation 290 ff
– Abstoßungsrisiko 294
– Blasendrainage 293
– Drainage, enterale 293
– Ergebnis 294 ff
– Immunsuppression 294
– Indikation 290 ff
– Komplikation 293 f
– Kontraindikation 291 f
– Lebensqualität 296
– Okklusionsmethode 293
– postoperative Phase 294
– psychosoziale Belastung 758
– Technik 291 ff
– Überlebensrate 296
– Untersuchung, präoperative 291 f
Pankreaszerstörung, traumatische 748 f
Pankreatitis 691
Papille, Gefäßproliferation 524, 531
Papillopathie, diabetische 543
Paraneoplasie, kutane 609
Parese, spastische 467
Parodontaltherapie 734
Parodontitis 732
Parodontium 729
Parodontopathie 729, 731 ff
– Prophylaxe 734 f
Pars-plana-Vitrektomie 541 ff
– Indikation 541
– Operationszeitpunkt 542 f
Patellarsehnenreflex, Verlust 582
Patienten-Empowerment 136, 138, 760
PDCA-Zyklus 770
Pedographie 564, 592
Pektin 165
Pen s. Insulin-Pen
Penisprothese 637
Pentamidin, Hypoglykämieinduktion 718
Pentosephosphatzyklus 4 f
– Verbindung zur Glykolyse 5
Pentoxifyllin 482 f
Peritonealdialyse, kontinuierliche, ambulante 520
Perizytenverlust 525 f
Peroxidase 111
Peroxisomenproliferator-aktivierter Rezeptor γ s. PPARγ
Persönlichkeitsmerkmale 759
Pflegeversicherung, soziale 746
Phäochromozytom 705, 710
Pharmaka s. Medikamente
Pharmakotherapie, diabetogene 723
Phenformin 219 f, 394, 396
– Akkumulation 394
Phenothiazine 726

Phenylalanin 10
Phorbolester, Insulinresistenz 35
Phosphatidylinositolkinase, Mutation 73
Phosphatidylinositol-3-Kinase 23
– Polymorphismus 73
Phosphatsubstitution bei Ketoazidose 383
Phosphatverbindungen, energiereiche 8
Phosphodiesterasehemmer 482, 574
Phosphoenolpyruvat-Carboxykinase 27
Phosphofructokinase 4
6-Phosphogluconat 5
Phosphohexoseisomerase 5
Phosphorylase 4
Phosphorylierung 12
Photokoagulation 537 ff
– panretinale 538, 544
– – intraoperative 541
Photoplethysmographie, akrale 478
PI-3-Kinase s. Phosphatidylinositol-3-Kinase
Picotamide 481
Pigmentpurpura 610, 616
Pilzinfektion 653 f
– orbitale 545
Pioglitazon 210 f, 226 ff
– Dosierung 229
– Kombinationstherapie 229
– Wirkdauer 228
– Wirksamkeit, klinische 227 f
– Zugabe bei Insulintherapie 276
PKC-Inhibitoren (Proteinkinase Cβ-Inhibitoren) 536
Placentopathia diabetica 352
Plaquemessung, ultrasonographische 466
Plasmafibrinogen, Arterienrestenoserisiko 482
Plasmaglucose 714
– Grenzwerte 101
Plasmaglucosebestimmung 85 f
– Probenstabilität 86
Plasmaketonkörperbestimmung 91
Plasmalipoproteine 7 f
Plasmaproteinablagerung 39
Plasmaproteine, glykierte 96 f
Plasminogenaktivator, rekombinanter, Thrombolyse bei peripherer arterieller Verschlusskrankheit 484
Plasminogen-Aktivator-Inhibitor 133, 645
Plazentaschranke 346
POEMS-Syndrom 709
Polydipsie, Kind/Jugendlicher 317
Polyneuropathie
– asymmetrische, proximale 550, 553 f
– distale
– – Hautbeschwerden 608
– – symmetrische 550, 552 f
– sensomotorische, neuropathischer Fuß 582
– somatische, periphere 550
Polyolstoffwechselstörung 551
Polyolstoffwechselweg 38, 574
Polypharmakotherapie, Stoffwechselverschlechterung 726
Polysaccharide 157
Polyunsaturated fatty Acids 157
Polyurie, Kind/Jugendlicher 317
Polyzystisches-Ovar-Syndrom 313
– Insulinbestimmung 107

Porphyria cutanea tarda 610
– erworbene 614 f
Portsystem, Insulintherapie, intraperitoneale, kontinuierliche 285 f
Postaggressionsreaktion 371 f
Postaggressionsstoffwechsel 187
Postkinasesignaltransduktion 22 f
Potenzial, somatosensibel evoziertes 562
Power-Doppler-Spektrum 467, 469
PPAR-Familie nukleärer Rezeptoren 226 f
PPAR-γ-Liganden 227
PPAR-γ-Polymorphismus 73 f
PPAR-γ-Rezeptor 34
Prader-Willi-Syndrom 109, 341
– Hautsymptomatik 611
Präinfarktsyndrom 448
Präkordialschmerzen, ischämische, fehlende 449
Pramlintide 695
Präproinsulin 14, 104
Präthrombotischer Zustand 423
Prä-Typ-1-Diabetes
– Diagnostik 81
– Immundiagnostik 60 f
Prä-Typ-2-Diabetes 70
Pravastatin 127, 422, 669
Prävention 794 ff
Praxishypertonie 493
Praxisnetz 776
PRIND (prolongiertes reversibles neurologisches Defizit) 467
Probucol 422 f, 669 f
PROCAM-Risikobewertung bei Lipidstoffwechselstörung 665 f
Pro-DIAB-Studie 320 f
Proglucagon, Prozessierung, posttranslatorische 693
Progredienzangst, Verhaltenstherapie 761
Progressive Stroke (progredienter Schlaganfall) 467
Proinsulin 14 f, 104 f
– Messung 81, 106 f
– Sekretion 105
– – Sulfonylharnstoffwirkung 197
Prolactinsekretion 708
Proliferation, fibrovaskuläre, retinale, progressive 541
Prolin 10
Prolongiertes reversibles neurologisches Defizit 467
Prostaglandin E1 482 f
– bei kritischer Beinischämie 485 ff
Prostaglandin E_2, Fettgewebsdurchblutung 33
Prostaglandin I_2 463
– Fettgewebsdurchblutung 33
– bei kritischer Beinischämie 485
Protein s. auch Eiweiß
– C-reaktives 113
– – Arterienrestenoserisiko 482
Proteinausscheidung im Urin 113 ff
Proteinbedarf 162
– Kind 162
Proteine, cysteinreiche 33
Proteinglykierung 91 f
Proteinglykosylierung, nichtenzymatische 38 ff, 433 f
Proteinkinase C 17
– Aktivierung 38, 435

– Beta-Zell-Apoptose 78
– Glucosetransportsystem 24
Proteinkinase-C-Aktivität, Retinopathie 527
Proteinkinase Cβ-Inhibitoren 536
Proteinqualität 158
Proteinreservespeicher 9
Proteinstoffwechsel 9 ff
– postabsorptiver 160
– postprandialer 160
– Verknüpfung mit dem Kohlenhydratstoffwechsel 160
Proteinsynthese 2, 11
– genetische Information 11
– hormonelle Steuerung 9
– Inhibitoren 11
– Somatotropinwirkung 28
Proteinumsatzrate 9
Proteinurie 509 f
– ACE-Hemmer-Einfluss 515
– Diuretikawirkung 517
– kardiovaskuläres Risiko 409
– konstante 452, 475
– persistierende 506, 510
– – kardiovaskuläres Risiko 506 f
– – Niereninsuffizienzinzidenz 510
Proteinzufuhr
– adäquate 162
– hohe 162
Proteolyse 3, 160
– gesteigerte 36
– Glucocorticoid-bedingte 28
Provitamin A (β-Carotin) 173 ff
Prozessqualität 768
Pruritus 611
Pseudoacanthosis nigricans 615 f
Pseudoperitonitis diabetica 385
Psychische Probleme 137 f
– ärztliches Gespräch 791
Psychopharmaka, diabetogene 726
PTCA (perkutane transluminale koronare Angioplastie) 453 f
Pubertät, Wachstumsstörung 701
Pudenda-interna-Arteriosklerose 628
PUFA (polyunsaturated fatty Acids; mehrfach ungesättigte Fettsäuren) 157, 163 f
Pupillen, entrundete, lichtstarre 394
Pupillendurchmesser 569
Pupillomotorik
– Störung 560
– Tests 569
Purinstoffwechsel 677
Puromycin 11
Pyodermie 654
– staphylogene 608 f
Pyridoxalphosphat 10
Pyruvat 4
– Glukoneogenese 6, 27
– sparing Effect 6
Pyruvatcarboxylase 27
Pyruvatkinase 4, 111

Q

QTc-Intervall 566
Qualifikation
– institutionelle 776
– personelle 775 f
Qualität 768 f

Qualitätsentwicklung 773 f
Qualitätsmanagement 133, 766 ff
– Akkreditierung 773 f
– Aktivitäten 774 ff
– Ausschuss/Arbeitsgemeinschaften 776
– Dokumentation 771 ff
– externes 769 f
– internes 769 f
– Zertifizierung 774
Qualitätssicherung 148 f
– berufsständische Verpflichtung 768
– gesetzliche Verpflichtung 767 f
– ökonomische Verpflichtung 768
Qualitätszirkel 773, 792
Quellballaststoffe 165

R

Rabson-Mendelhall-Syndrom, Hautsymptomatik 611, 615
Radikulopathie 554
Radioimmunoassay, Insulinmessung 106
Ramipril 33, 127
RapiTex-Test 114
Rauchen, Dysfunktion, erektile 628
Reduktionskost 179 f
– extrem energiearme 180
– kohlenhydratreiche, fettarme 180
Reflextests, kardiovaskuläre 565 ff
– diagnostische Kriterien 566
Refraktionsstörung, transitorische 265, 544
Rehydratation 322
Reifung 332 f
Reise, Ernährung 186
Reiseapotheke 747
Rektummanometrie 687
Renin-Angiotensin-Aldosteron-System, Hypertonie 496
Renin-Angiotensin-System 511
– Blockade 517
– lokales 33
Reninsystem
– intrarenales 512
– lokales 512
Rentenversicherung, gesetzliche 741 f
Repaglinide
– biologisches Verhalten 201
– Dosierung 145
– Eliminierung 201
– Wirkungseintritt 200
Resistin 33, 76
– Insulinresistenz 76
Respiratorische Störung 560
Restharnbildung 514, 559
Retina, Kapillarverschlüsse 424
Retinopathie 43, 406, 523 ff
– Acetylsalicylsäure-Wirkung 536
– Ätiologie 525 ff
– Blutdrucknormalisierung 535
– Diagnose 534
– Diät 178
– Differenzialdiagnose 535
– Entwicklung 436
– Epidemiologie 424, 524 f
– Fahrtüchtigkeit 744
– Frühzeichen 424
– funktionelle Veränderungen 435
– Glucosespiegel 528 f
– hypertensive 535

– Hypertonieeinfluss 497, 529
– IGF-I-Spiegel 701
– Kind/Jugendlicher 333
– Klassifikation 524
– Koagulationstherapie 536 ff
– nichtproliferative 524, 530
– – Diabetesdauer 426 ff
– Operationsindikation 541
– Operationszeitpunkt 542 f
– Operationszeichnung 541
– pathologische Anatomie 525 ff
– Pathophysiologie 527 f
– präproliferative 524
– Progression 535 f
– – HbA$_{1C}$-Wert 536
– – nach Kataraktoperation 544
– proliferative 524 ff, 531
– – Diabetesdauer 427 f
– – Hochrisikofaktoren 524
– – Inzidenz 525
– – Koagulationstherapie 538 ff
– protektive Faktoren 529
– Risiko bei Sport 359
– Schwangerschaft 348
– Stoffwechseleinstellung 535 f
– strukturelle Veränderungen 435
– Studien 523
– systemische Einflussfaktoren 528 f
– Therapie 535 ff
– – operative 541 ff
– Untersuchungsintervalle 543
Reveresterung 26
Reversibles ischämisches neurologisches Defizit 467
Rezeptor, Peroxisomenproliferatoraktivierter s. PPARγ
β$_3$-Rezeptor-Antagonisten 794
Rezeptoren
– adrenerge, Beta-Zelle 18
– nukleäre, PPAR-Familie 226 f
Rezeptorkinase
– Autoaktivierung durch Insulinbindung 21 f
– Modulatoren 34 f
Rezeptorkinasedefekt 34
Rezeptorkinasehemmung 22
Rhabdomyolyse 390
Rhagaden 609
Ribosomen 2
Ribulose-5-Phosphat 5
Richtlinie 769
RIND (reversibles ischämisches neurologisches Defizit) 467
Rinderinsulin 14
Risikofaktoren, vaskuläre, Behandlung 480
Risikopopulation, nichtdiabetische, Frühdiagnostik 63 f
Risikoschwangerschaft 345
RNA-Synthese 2
Röntgenkontrastmittel
– Dosierung, Serumkreatinin-abhängige 514
– Nierenversagen, akutes 514
Rosiglitazon 210 f, 226 ff
– Dosierung 229
– Kombinationstherapie 229
– Wirkdauer 228
– Wirksamkeit, klinische 227 f
– Zugabe bei Insulintherapie 276
Rötelninfektion in utero 316

Rotwein 171
rtPA (rekombinanter Plasminogenaktivator), Thrombolyse bei peripherer arterieller Verschlusskrankheit 484
Rubeosis
– iridis 533, 544
– plantaris 555
Ruheschmerzen 476
Ruhetachykardie 565
Rumpfnervenmononeuropathie 554

S

Saccharin, ADI-Wert 169
Saccharomyces cerevisiae, Insulinherstellung 236
Saccharose 167 f
– Diabetesdiät 176 f
– Einschränkungsempfehlungen 168
– glykämischer Index 168
Salicylate, Sulfonylharnstoff-Interaktion 206
Salicylsäure 90
Sarkoidose 535
Sartane 501
Säuglingsnahrung 795
Schädel-Hirn-Trauma 748 f
Schilddrüsenfunktion, Einfluss der Stoffwechseleinstellung 706
Schilddrüsenhormone 346
– Lipolysesteuerung 25
– Stoffwechselwirkung 29
– Wirkung, diabetogene 725
Schlafapnoe 560
Schlaganfall 407, 420, 463 ff
– Akutbehandlung 470 f
– Ätiologie 465 ff
– diagnostisches Vorgehen 468
– Inzidenz 464
– Letalität 464
– Pathophysiologie 465
– Primärprophylaxe 469 f
– – Studien 470
– progredienter 467
– Rezidivrate 465
– Risikofaktoren 465
– Risikominderung durch antihypertensive Therapie 494, 499 f
– Sekundärprophylaxe 471 f
– – medikamentöse 472
– Symptome 467
– Therapie
– – antithrombotische 470
– – thrombolytische 470 f
– vollendeter 467
Schleifendiuretika 517
Schmerzanamnese 589
Schmerzempfindung, verminderte, neuropathischer Fuß 582
Schmerzen bei Neuropathie, Therapie 570 f
Schmerzschwelle
– Bestimmung 562
– rektosigmoidale 568
Schock, hypoglykämischer 327, 560
Schroth-Kur 182
Schuhe, orthopädische 600
Schuhversorgung 597 ff
Schule 338 f
Schulungssystem, indikatives 762

Schwangerschaft 202, 345 ff
– Diabetesdiät 183 f, 351
– Gewichtsentwicklung 183
– Glucosebelastungstest, oraler 349
– Glucosetoleranz, gestörte 100
– Insulinbedarf 348, 352
– Ketoazidose 386
– Komplikation 349, 353
– pathologische, Glucosetoleranztest, oraler 103
– stationäre Aufnahme 354
– Stoffwechselführung 352
– Stoffwechselregulation 346 f
– Überwachung
– – geburtshilfliche 350 f
– – internistische 350 f
– – präpartale 353 f
Schwangerschaftsdiabetes mellitus s. Gestationsdiabetes
Schwangerschaftsglukosurie 348 ff
Schweineinseltransplantation 307
Schweineinsulin 14
Schweißsekretionsstörung 555
– Therapie 572
Schwellkörper-Autoinjektions-Therapie 574, 633, 636
– Indikation 636
– Nebenwirkung 636
Schwellkörperinjektions-Testung 631 f
Schwerbehindertenausweis 340
Schwerbehindertengesetz 742 f
Schwerpunkteinrichtungen 133 f
Schwerpunktpraxis, diabetologische 792
Schwitzen, gustatorisches 555
– Therapie 572
Scleroedema adultorum 610, 613 f
Second-messenger-Konzept 13 f
Sehnervenatrophie 529, 531
Sehnervenerkrankung 543
Sehstörung, psychosoziale Belastung 758
Seip-Berardinelli-Syndrom 109, 675
Sekundärglaukom 533
Selbstbehandlung, Alltagsbelastung 757
Selectine 464
Selen 172
Sensibilitätsprüfung 552 f
– quantitative 553
Sensibilitätsstörung
– Infektionsrisiko 652
– Polyneuropathie, symmetrische, distale 550, 552
SEP (somatosensibel evoziertes Potenzial) 562
Sepsis 222, 654
Serin 10
– Glukoneogenese 6
Serinkinase 23, 34
Serinphosphorylierung 22
Serumglucose, Grenzwerte 101
Serumglucosebestimmung 85
– Probenstabilität 86
Serumketonkörperbestimmung 91
Serumosmolarität
– Berechnungsformel 380
– effektive 380, 387
Sexualanamnese 630
Sexualerlebnisstörung 758
Sexualhormone 346
Sichelzellretinopathie 535
Signalübertragung, Insulinrezeptor 18 ff

Sildenafil 574, 634 f
– Kontraindikation 636
Simulation, Computereinsatz 783 ff
Simvastatin 422, 669
Sirolimus, Inselzelltransplantation 304
Sitosterin 669
SKAT (Schwellkörper-Autoinjektions-Therapie) 574, 633, 636
Skelettmuskel
– Insulinresistenz 72
– Glykogensynthase-Funktion 73 f
Skelettveränderung, Kind/Jugendlicher 334
SKIT (Schwellkörperinjektions-Testung) 631 f
Sklerosierung, dermale 613 f
Sodbrennen 686
Sodomotorenlähmung, Diagnostik 563
Somatostatin 28
– Wirkung, diabetogene 725
Somatostatinom 709
Somatotropes Hormon s. Wachstumshormon
Somatotropin s. Wachstumshormon
Somogyi-Effekt 327
Sondenkost 187
Sonographie
– Magenkontraktion 567
– präpartale 354
Soor, ösophagealer 654
Sorbinil 535, 574
Sorbit 168 f
– osmotischer Effekt 38
Sorbitakkumulation, intrazelluläre 574
– lentikuläre 544
Sorbitanhäufung 38
Sorbitbildungssteigerung 435
Sozialbeziehungen 759
Sozialeinrichtung 748
Sozialgesetzbuch 790
Sozialmedizin 738 ff
Sozialstatus 59
Sozialversicherungsrecht 750
Spätgestose 353
Spätkomplikationen, diabetische 43
– biochemische Grundlagen 36 ff
– Zytokine 40
Spätreaktion, zellvermittelte, lokale 618
Speichelelektrolyte 730 f
Speichelglucose 731
Spenderpankreas, humanes 306
Split-Proinsulin 104 f
Sport (s. auch Aktivität, körperliche s. auch Muskelarbeit) 358 ff
– Diabetesdiät 178
– Insulinanaloga, kurzwirkende 261
– Insulindosierung 366 ff
– bei Insulinmangel 364
– bei Insulintherapie 364
– Stoffwechselanpassung 359, 366
Sporttauglichkeit 359
Spritz-Ess-Abstand 253, 261
– Kind/Jugendlicher 326
Spurenelemente 171 f
4-S-Studie 671 f
St.-Vincent-Ziele 767
Stammfettsucht s. Adipositas, androide
Stammzellen 796 ff
– adulte 307, 309
– Definition 308 f
– embryonale 307, 309

Standard 769
Stanole 164
Staphyloderma superficialis circinata 609
Staphylokokkeninfektion 654
Stärke 157, 164
Statine 136, 422, 669 f
Stenosegradbestimmung, planimetrische 467, 469
Stenosegradeinteilung, duplexsonographische 467 f
Stent-Implantation, koronare 453 f
Sterine, pflanzliche 669
Sterole 164
STH (somatotropes Hormon) s. Somatotropin
Stickstoffausscheidung, vermehrte 36
Stickstoffmonoxid 463
– inseltoxische Wirkung 57 f
Stilldauer 59
Stillen 355
Stoffwechsel, Insulinwirkung 19
Stoffwechselanpassung bei Sport 359, 366 ff
Stoffwechseldekompensation, akute, Pathogenese 377 ff
Stoffwechseleinstellung
– Antihypertensiva-Einfluss 421
– Berechnung, Computereinsatz 783
– Kontrolle bei Niereninsuffizienz 513
– koronare Herzkrankheit 447
– Langzeituntersuchung, prospektive 431
– Mikroangiopathie 429 ff
– Myokardinfarktprognose 457
– mit niedrigem Insulinspiegel 415
– Optimierung 259 f
– Polypharmakotherapie-Einfluss 726
– Qualität 137
– Retinopathie 535
– Störfaktoren 260
– Studien 429 ff
Stoffwechselentgleisung
– akute 376 ff
– – Fahrtüchtigkeit 745
– infektbedingte, Kind/Jugendlicher 328
– schwere 560
Stoffwechselführung
– intraoperative 373 f
– perioperative 372
Stoffwechselkomplikation, psychosoziale Belastung 757
Stoffwechselkontrolle
– bei Infektionskrankheit 655
– Ketoazidoseanzeichen 386
– Kind/Jugendlicher 330 f
– Schwangerschaft 352
– unzureichende 201
Stoffwechsellage, labile 259 f, 686
– Fahrtüchtigkeit 745
Stoffwechselregulation 12 ff
– Enzymebene 12 f
– hormonelle 13 f
– Hormonlangzeitwirkung 13
– Hormonsofortwirkung 13
– katabole 36 f
– Schwangerschaft 346 f
– Second-messenger-Konzept 13 f
Stoffwechselselbstkontrolle 132, 147 f, 791 f
– nach Pankreastransplantation 294

– Protokollierung 147
– Richtlinien 147
– Schema 147
Stoffwechselsituation
– Nüchternzustand 714
– postprandiale 714
Stoffwechselstabilisierung
– Kind 185
– Typ-1-Diabetes 176
Stoffwechselstörung, diabetische 35 ff
– Fettgewebe 36
– Leberstoffwechsel 36
– Muskulatur 36
– Ursache 35
Strahlenretinopathie 535
Straßenverkehr 743 f
Straßenverkehrsunfall
– Strafrecht 745
– Zivilrecht 745
Streptokinase 484
Streptomycin 726
Stress 758
Stress-Echokardiogramm 450
Stroke Unit 470
Strukturqualität 768
Strukturverträge 776
Stuhlfettbestimmung 690
Stuhlgewichtsbestimmung 690
Stuhlinkontinenz 559, 686
24-Stunden-Blutdruckprofil 494 f
24-Stunden-EKG 566
Substraktionsangiographie, digitale 479
Substratketten-Phosphorylierung 3
Sudomotorenlähmung 555
Sulfanilylbutylharnstoff s. Carbutamid
Sulfonylharnstoff-Analoga 193, 195
– kurzwirksame 192
Sulfonylharnstoff-Biguanid-Kombination 274
Sulfonylharnstoffe 192 ff, 689
– Abbau, verminderter 689
– Applikationshäufigkeit 203 f
– Arzneimittelinteraktion 206
– Auslassversuch 204
– Ausscheidung 200
– Beta-Zellen-Rezeptor 198
– Differenzialtherapie 202 ff
– Ernährung 176
– extrapankreatische Angriffspunkte 198
– Hautreaktion, systemische 618 f
– Hypoglykämie 176
– Indikation 144, 196, 200
– Inkompatibilität 199
– kardiovaskuläres Risiko übergewichtiger Typ-2-Diabetiker 207
– Kombinationstherapie 205
– Kontraindikation 196, 200 ff
– Kumulation bei Niereninsuffizienz 513
– kurzwirksame 193, 195 ff
– langwirksame 192, 194 f, 197
– bei Myokardinfarkt 456
– Nebenwirkung 205 ff
– – allergische 206
– – toxische 206
– mit nichtinsulinotropen oralen Antidiabetika 205
– Präparatewahl 203
– Resorption 200
– Schwangerschaft 351 f
– Sekundärversagen 204 f, 270 f
– – Therapie 205, 271 ff

– Struktur 194 ff
– Voraussetzungen 196
– Wirkmechanismus 197 ff
– Wirksamkeit 144
– Wirkung
– – auf Drüsenfunktion 199
– – hypoglykämiefördernde 198
– – insulinotrope 197
– Wirkungseintritt 200, 204
– Wirkungsunterschiede 199 f
– Zugabe bei Insulintherapie 274 f
Sulfonylharnstoff-Insulin-Kombination 271 f
Sulfonylharnstoff-Metformin-Insulin-Kombination 274
Sulfonylharnstoff-Metformin-Kombination 223 f, 274
– fixe 223 f
Sulfonylharnstoffmonotherapie, Nachteil 205
Sulfonylharnstoffrezeptor 198
Sulkusflüssigkeit 731
Surfeninsulin 245 f
Süßstoffe 169
– künstliche, Hautreaktion, systemische 618 f
Süßungsmittelrichtlinie 169
Sympathikusläsion 557 f
Sympathikusüberaktivität 76

T

Tachykardie 379, 395, 565
Tacrolimus, Inselzelltransplantation 304
Tadalafil 574
Taillen/Hüft-Umfangsverhältnis 75, 416
Teleangiektasie, retinale
– juxtafoveoläre 535
– periphere 535
Telekonsultation 787
Telemedizin 786 f
Telemonitoring 786 f
Temperaturschwelle 562 f
Testmahlzeit, Technetium-markierte 567
Testosteron, Wirkung, anabole 9
Tests
– gastrointestinale 567 f
– kardiovaskuläre 565 ff
– neuroendokrine 569
– pupillomotorische 569
– urogenitale 568 f
Teststreifenmethode 88
– Störfaktoren 88
TGF-β (transforming Growth Factor β) 40
TGF-β$_1$, Überexpression, glomeruläre 40
Thallium-Myokardszintigraphie 450
Thaumatin 169
Therapie
– neue Möglichkeiten 793 ff
– Qualitätssicherung 148 f
Therapiebarrieren 759
Therapiedaten, Computereinsatz 783
Therapieeinrichtung, Qualität 138 f
Therapiequalitätskriterien 139
Therapieschuh 600
Therapieziel 134, 136, 791
– altersgestuftes 134, 136
– individuelle Maßnahmen 134, 136
Thiaziddiuretika, Wirkung, diabetogene 723 f

Thiazolidindione 211, 226 f, 676
– antithrombotischer Effekt 646
– Wirkung, antihyperglykämische 226 f
Thiazolidone 513
Thick skin 610
Thiobarbituratmethode, HbA$_{1C}$-Bestimmung 94
Thiokinase 9
Thiolase 9
Threonin 10
Thrifty-Phänotyp-Hypothese 313
Thrombendarteriektomie
– bei asymptomatischer Karotisstenose 471
– Stenoserezidivprophylaxe 482
– bei symptomatischer Karotisstenose 471
Thromboembolie 385, 390
Thrombogenese 640
β-Thromboglobulin 436
Thrombolyse 454
– lokale
– – Indikation 484
– – bei peripherer arterieller Verschlusskrankheit 484
– – bei Schlaganfall 471
– systemische, bei Schlaganfall 470
Thrombomodulin 463, 644
Thrombophile Diathese 113, 423
Thrombose 640
– Risikofaktoren 645 f
Thromboxansynthesehemmer bei Claudicatio intermittens 481
Thrombozyten, aktivierte 423
Thrombozytenadhäsion, erhöhte 418
Thrombozytenaggregabilität, erhöhte 418
Thrombozytenaktivierung 463 f, 642 f
– erhöhte 418 f
Thrombozytenfunktionshemmer 423 f, 452, 646 f
– bei arterieller Verschlusskrankheit 481
– Schlaganfall-Sekundärprophylaxe 471
Thrombozytenfunktionshemmung 423 f
Thrombozytenumsatz, erhöhter 436
Thrombozytenveränderung, Retinopathie 528
Thymoleptika, analgetische Wirkung 570 f
TIA s. Transitorische ischämische Attacke
Ticlopidin
– bei Claudicatio intermittens 481 f
– Sekundärprophylaxe bei peripherem Bypass 482
Tissue Plasminogen Activator 463
T-Lymphozyten 57 f
– Apoptosestörung 58
TNF-α 32, 76, 536
TNF-α-Produktion, erhöhte 32
α-Tocopherol s. Vitamin E
Tolazamid 194
– biologisches Verhalten 201
– Eliminierung 201
Tolbutamid 193 ff
– biologisches Verhalten 201
– Eliminierung 201
Topinambur 170
Total Quality Management 770
tPA (Tissue Plasminogen Activator) 463
TQM (Total Quality Management) 770
Training, körperliches 143 f

Trainingseffekt 362 f
Traktion, präretinale, bei Makulaödem 538
Tranquilizer, Schmerztherapie 571
Transaldolase 5
Transfer-RNA 11
Transfettsäuren 164
Transforming Growth Factor β s. TGF-β
Transitorische ischämische Attacke 467 f
– diagnostisches Vorgehen 468
Transketolase 5
Transminierung 10
Transplantatabstoßungsreaktion, allogene 307
Transport, axonaler, Störung 551 f
Trauma
– psychisches 749
– unbemerktes 652
Trauma-Diabetes-Zusammenhang 748 ff
Trazodon 633
Triglyceride 25, 157
– Bestimmung 111
– endogene 160
– langkettige 160
– Wertigkeit 674
Triglyceridlipase, Aktivierung 25
Triglyceridspiegel, α-Glucosidase-Hemmer-Wirkung 214
TRIGR-Studie 321
tRNA (Transfer-RNA) 11
Troglitazon 127, 211
– Zugabe bei Insulintherapie 276
Trophische Störung, Therapie 571 f
Tubensterilisation 355
Tubuluszellenaktivierung 507
Tumeszenzen, penile, nächtliche 631
Tumor
– bösartiger, Hypoglykämie 719
– enteropankreatischer, endokrin aktiver 708 f
Tumornekrosefaktor-α (TNF-α) 32, 76, 536
Typ-1-Diabetes (s. auch Diabetes mellitus, Kind/Jugendlicher) 44 ff
– Altersgruppen 315
– Antikörper 317
– – prädiktiver Wert 319
– Antikörperbestimmung 48
– – kombinierte 319
– – Sensitivität 63
– Ätiologie 55 ff, 315 ff
– Autoantikörper 60 f
– Beratung, genetische 50
– Eiweißrestriktion 178
– Entzündungsmechanismus 58
– Epidemiologie 53 ff
– erbliche Disposition 43
– Erkrankungsalter 45
– Erkrankungsrisiko 45
– Ernährung 176
– Ernährungseinfluss 795
– Ernährungsrichtlinien 328 f
– Ernährungstherapie 156
– Essstörung 186
– Familienanamnese 83
– Früherkennung 48, 61
– genetische Faktoren 53 f, 315 f
– genetische Marker 109
– Gentherapie, somatische 309
– geschlechtsspezifische Unterschiede 55 f, 315

– Glomerulosklerose 505
– Häufigkeit 63
– Häufigkeitszunahme 54
– HLA-Assoziation 45 ff, 109
– Hyperlipidämie 668
– Hypertonie 510
– – Epidemiologie 494 f
– – essenzielle 496
– Immundiagnostik 60 ff
– – Leitlinien 64 f
– Immunpathogenese 55 ff
– Inselzellantikörper, zytoplasmatische 108
– Inselzelltransplantation s. Inselzelltransplantation
– Insulinantikörperbestimmung 107 f
– Insulinresistenz 264
– Insulintherapie s. Insulintherapie
– Intima-Media-Dicke 466
– Inzidenzrate 53 f
– kardiovaskuläres Risiko, Verminderung 450
– Kind, Ernährung 185
– koronare Herzkrankheit 449
– Kuhmilchkonsum 59
– Laborparameter 318
– Lebensstil 53 f
– Manifestation, jahreszeitliche Unterschiede 55 f
– Manifestationsalter 54
– manifester, Antikörperscreening 64
– MHC-Komplex-Marker 319
– Mikroangiopathie, renale 428 f
– Muskelveränderung 363
– neumanifester 61 ff
– – Antikörperprävalenz 62
– – Antikörpertestung 61
– neurobiologische Auswirkungen 328
– Osteopenie 708
– Pathogenese 45, 55 ff
– Penetranzgrad 45
– Phasen 318
– prädiktive Faktoren 318 ff
– – Studien 320 f
– Prädispositionsgene 47 f
– Risiko für Blutsverwandte 109
– Risikomarker, genetische 57
– Risikopopulationen 63
– Risikoscreening 61
– Sozialstatus 59
– spätmanifester 45
– Stammbaum 46
– Stilldauer 59
– Stoffwechselkontrolle 330 f
– Stoffwechsellage, schwankende 259 f
– Stoffwechselselbstkontrolle, Schema 147
– Stoffwechselstabilisierung 176
– Substratstoffwechsel, muskulärer 363
– Übergewicht 83, 177
– Umwelteinfluss 53 f
– Unterscheidung vom Typ-2-Diabetes 85
– Ursache 35
– Verlauf 45
– Virusinfektion 316
Typ-2-Diabetes 44, 48 f
– Adipositas 31, 75
– Ätiologie 69 ff
– Basistherapie 142 ff, 146
– Beratung, genetische 50

- Bewegung, körperliche 143 f
- Definition 68
- Epidemiologie 68
- Ernährung, vegetarische 182
- Ernährungstherapie 143 f, 156
- familiäre Häufung 43
- Familienanamnese 83
- Fettgewebeeinfluss 75
- Folgeerkrankung, kardiovaskuläre 124
- Fragebogen-Risikotest 128
- genetische Faktoren 34, 48, 69, 125
- genetische Marker 109
- Gensuche 72 f
- Gewichtsreduktion 76, 142 f
- Glutamatdecarboxylase-Antikörper 61
- Häufigkeit bei Übergewicht 69 f
- Herzdiagnostik, Indikation 450
- Hochrisikogruppe 128
- – Prävention 128 f
- Hochrisikopatienten 123
- Hyperlipidämie, Therapie 668 ff
- Hyperlipoproteinämie 663 f
- Hypertonie 511
- – Epidemiologie 495
- – essenzielle 496 f
- Insulinanaloga, kurzwirkende 262
- Insulinresistenz, frühe 124
- Insulinsekretion, frühe 124
- Insulintherapie, Indikation 146, 250
- Intima-Media-Dicke 466
- Inzidenzzunahme, altersabhängige 68
- Kausaltherapie 143
- Kind/Jugendlicher 312 ff
- – Ätiologie 313
- – Epidemiologie 312 f
- – Therapie 313 f
- Klinik 68
- Kombinationstherapie 144, 274
- koronare Herzkrankheit 497
- Lebensstil 75
- Lebensweiseänderung 76 f
- Metabolisches Syndrom 70 f
- Mikroangiopathie, renale 428 f
- Mischkost, kalorienreduzierte 143
- Multimorbidität 136
- Muskelarbeit 364
- Nephropathiehäufigkeit 506
- Nierenveränderungen, ischämische 505
- Pankreas-Nieren-Transplantation, simultane 291
- Pathogenese 17, 69 ff
- Patientenschulung 188 f
- Prädispositionsgenorte 48 f
- Prä-Screening 128
- Prävention 123, 358
- – durch Ernährung 794 f
- Proinsulinsekretion 105
- Risiko
- – kardiovaskuläres, Sulfonylharnstoffeinfluss 207
- – bei Verwandten 69
- – Risikobewertung 103
- Screening 128
- Sekundärversagen 45
- Stoffwechselselbstkontrolle s. Stoffwechselselbstkontrolle
- Sympathikusüberaktivität 76
- Therapie
- – medikamentöse (s. auch Antidiabetika, orale) 144 ff
- – – HbA$_{1C}$-Zielwert 146
- – – orale 192 ff
- – – Richtlinien 145
- – – Stufenplan 146, 223
- – – Wirksamkeit 144
- – Wirkprinzipiensynergie 145
- – Therapiestufen 142
- – Übergewicht 83, 143, 270 f
- – Umstellung auf Insulin 265
- – Unterscheidung vom Typ-1-Diabetes 85
- – Ursache 35
- – Verlauf 45
- – Vorstadien 123 ff
- Typ-III-Hyperlipoproteinämie 111
- Tyrosin 10
- Tyrosinphosphatase 34
- Tyrosinphosphatase-Antikörper 61, 317
- Tyrosinphosphorylierung 21 ff
- Tyrosinphosphorylierungskaskade 23
- T-Zell-Assay 64

U

Übelkeit 394, 686
Überernährung, mütterliche 183
Übergewicht (s. auch Adipositas) 83, 143, 179 f, 662
- Diabeteshäufigkeit 70
- Produktion freier Fettsäuren 76
- Sulfonylharnstoff-bedingtes 207
- Typ-1-Diabetes 177
- Typ-2-Diabetes 270 f
Überinsulinierung 264
UKPDS (United Kingdom Prospective Diabetes Study) 153
Umschulung 739
United Kingdom Prospective Diabetes Study 153
Unternernährung, mütterliche 184
Unterrichtskurse 139 f
Unterschenkelarterien-Mediasklerose 409, 475
Unterschenkelödem, trophisches 555 f
Untersuchung
- elektrophysiologische 561 ff
- internistische 83
- klinische 83 f, 791
- neurologische 83 f, 561
- technische 791
- urologische 630 f
- wahrnehmungsphysiologische 563
uPA (Urokinaselike Plasminogen Activator) 463
Uringlucosebestimmung
- qualitative 90
- quantitative 90
- semiquantitative 90
Uringlucosekontrolle, Kind/Jugendlicher 331
Urinketonkörperbestimmung 91
Urinprobenstabilität 90
Urinsammlung 114
Urinsediment, nephritisches 514
Urlaugsgestaltung 747
Uroflowmetrie 568
Urographie, intravenöse 568
Urokinase 484
Urokinaselike Plasminogen Activator 463

V

Vagotonus, verminderter 558
Vagusläsion 557
VA-HIT-Studie 672
Vakuum-Apparat 636 f
Valin 10
Valsalva-Manöver, Herzfrequenz 565 f
Vardenafil 574
Vascular endothelial Growth Factor 33, 528
Vasoactive intestinal Polypeptide 708 f
Vasoaktive Substanzen bei arterieller Verschlusskrankheit 481
Vasodilatation 413, 448, 463
- abnorme 555
- generalisierte 508
Vasokonstriktion 413
- reflektorische, Verlust 555
Vasomotorenlähmung 555
- Diagnostik 563
Veganer 182
Vegetarismus 181 f
VEGF (vascular endothelial Growth Factor) 33, 528
Venen, retinale, perlschnurartige 524, 530 f
Venen-Bypass
- aortokoronarer 453
- Stenoserezidivprophylaxe 482
Ventrikelstärkenmessung, echokardiographische 452
Verantwortlichkeit des Diabetikers 752
Verapamil 483
Verhaltensänderung 138
Verhaltensauffälligkeit, Hypoglykämie 752
Verhaltenstherapie 760 ff
- Gewichtsreduktion 179
Verkehrszuverlässigkeit 744
Verner-Morrison-Syndrom 709
Verschlimmerung im versicherungsrechtlichen Sinn 750
Verschlusskrankheit, arterielle 407, 420, 473 ff, 584
- Amputationsrisikoabschätzung 477 f
- Anamnese 476
- assoziierte Angiopathien 473
- Ätiologie 474 f
- Auskultation 477
- Diagnose-Stufenplan 480
- Diagnostik, apparative angiologische 477 f
- Epidemiologie 473
- Fontain-Stadien 476, 579
- Funktionsprüfungen 477
- Gehprobe 477
- kardiovaskuläre Risikofaktoren 475
- klinischer Verlauf 473 ff
- Komplikation 475
- Lebenserwartung 474
- Lokalisation 473
- Palpation 477
- Pathogenese 474 f
- Progression 473 f
- Risikofaktoren, Behandlung 480
- Sporttauglichkeit 359
- Therapie 594
- – medikamentöse 481 ff
- Thrombolyse, lokale 484
Verschlussplethysmographie 478

Versicherungsträger, Kostenbewusstsein 746
Versorgung
- ambulante 790 ff
- integrierte 777
- vertragsärztliche, Sicherstellung 777
Versorgungsinstitutionen 133
Versorgungskonzept
- duales 133 ff
- gestuftes 133 f
Versorgungsstrukturen 776 ff
Very low Density Lipoproteins s. VLDL
Verzögerungsinsulin 245 f
Viagra s. Sildenafil
Vigilanzminderung 387 f
VIP (vasoactive intestinal Polypeptide) 708 f
Virushepatitis 690
Virusinfektion 59 f
- Typ-1-Diabetes 316 f
Visusreduktion 533
Vitamin B 571
Vitamin B_6 10
Vitamin C 90, 173 f
Vitamin D 59, 175
Vitamin E 173, 646
- - Substitutionseffekte 173
Vitaminbedarf 172 f
Vitamine 172 ff
- antioxidative 646
- fettlösliche 157
Vitaminmangel, Kind 185
Vitaminzufuhr, zusätzliche 173
Vitrektomie 538, 541 f
VLDL (Very low Density Lipoproteins) 657
- Metforminwirkung 222
- Transport 658
VLDL-Spiegel, erhöhter 663
Voglibose 213
Vollwertkost 180 f

W

Wachstum 332 f
Wachstumsfaktoren
- angiogenetische, bei kritischer Beinischämie 485
- insulinähnliche 719
- Retinopathie 528
Wachstumshormon 9, 28, 715
- Hemmfaktor 28
- Lipolysesteuerung 25
- Wirkung, diabetogene 28
- Wirkungsweise 28
Wachstumshormonbehandlung, iatrogener Diabetes mellitus 702
Wachstumshormon-IGF-I-Achse 700
Wachstumshormonmangel 702
Wachstumshormonsekretion
- Einflussfaktoren 700
- Hemmung 702
- verstärkte 699 ff, 709
Wachstumshormonspiegel 28
Wachstumsstörung, Pubertät 701
Wadenkrämpfe, nächtliche 571
Wahrnehmungsschwelle 563
Wahrnehmungsstörung, hypoglykämische s. Hypoglykämiewahrnehmung, gestörte

Waist/Hip-Ratio (Taillen/Hüft-Umfangsverhältnis) 75, 416
Wasserhaushalt bei Insulintherapie 265
Wechselwirkungen, psychobiologische 759 f
Wehrdienst 743
Werksarzt 747
Werner-Syndrom, Hautsymptomatik 611
WHR (Waist-to-Hip Ratio; Taillen/Hüft-Umfangsverhältnis) 75, 416
von-Willebrand-Faktor 463, 482
Wissensvermittlung, Computereinsatz 783
Wolfram-Syndrom 341, 543
Wundermittel 182
Wundtherapie 595 f

X

Xanthelasmen 545
Xanthinoxidasehemmer 680
Xanthome
- eruptive 610, 614 f, 661
- tuberöse 662
Xenotransplantation, Langerhans-Inseln 306 f
Xylit 168 f
Xylose 88
Xylose-5-Phosphat 5

Y

Yohimbin 634

Z

Zahnpflege 729
Zahnverlust 734
Zehenarteriendruck 474
- Messung 477 f
Zeittafel 802 ff
Zeitzonenverschiebung 260
Zelle, Feinstruktur 1 f
β-Zelle s. Beta-Zelle
Zellkern 2
Zellmembran 1 f
Zentralnervensystem, Energiebereitstellung 6, 29
Zentralnervöse Störung 560
Zentralvenenverschluss 535
Zerebrovaskuläre Erkrankung 407
- Insuffizienz 420
Zink 172
Zirkulationsveränderung, retinale 528
Zittern 402
Zöliakie 341
Zucker, Diabetesdiät 176 f
Zuckeraustauschstoffe 168 f
Zuckerplätzchenzunge 617
Zusammenhangsbeurteilung, medizinische 751
Zusammenhangsbewertung, versicherungsrechtliche 751
Zwischenmahlzeiten 257, 261
Zystische Fibrose 341
Zystomanometrie 568
Zystopathie, Therapie 572, 574

Zytokine, Spätkomplikationen, diabetische 40
Zytoplasma 2
Zytosol 2
Zytostatika, Beta-Zell-Toxizität 726

Die offiziellen Standards

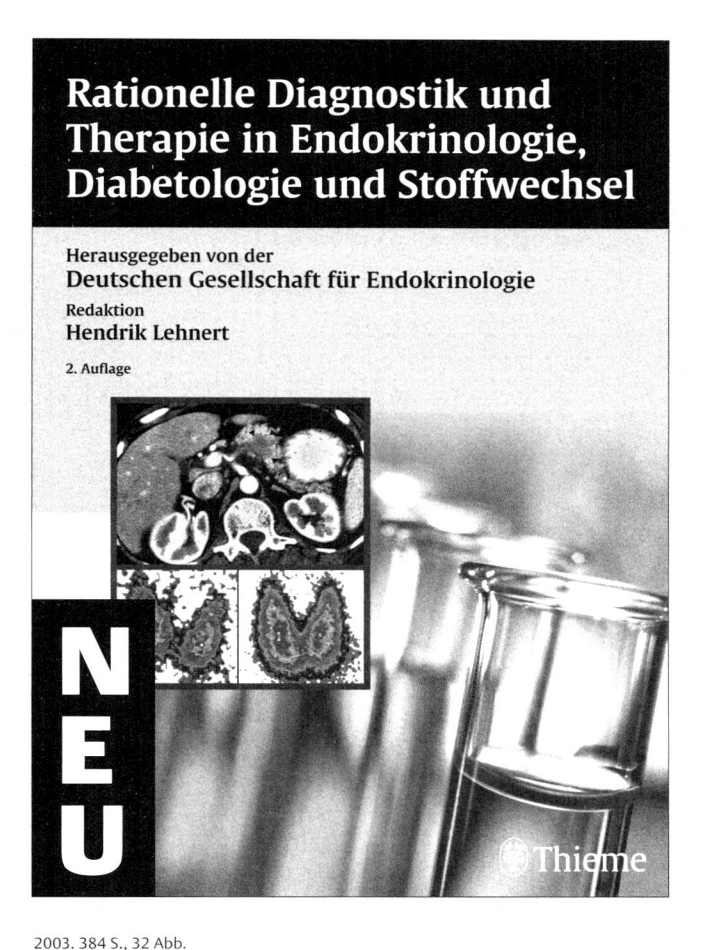

Rationelle Diagnostik und Therapie in Endokrinologie, Diabetologie und Stoffwechsel
Hg. Deutsche Gesellschaft für Endokrinologie,
Redaktion H. Lehnert

Autorisiertes Wissen – fachübergreifende Kompetenz
- Herausgegeben von der Deutschen Gesellschaft für Endokrinologie
- **60 ausgewiesene Experten** aus allen relevanten Fachgebieten
- Mehr als **90 Endokrinopathien** aus der Inneren Medizin und allen **wichtigen Nachbarbereichen**
- Standardisierte diagnostische und therapeutische Strategien
- **Kondensiertes Praxiswissen** ohne wissenschaftlichen Balast

Praktische Relevanz
- Alle Klassifikationen und epidemiologische Daten
- **Klare Empfehlungen** bei alternativen Diagnoseverfahren
- Bewertete Diagnostik und Therapie: was ist obligat, was ist fakultativ
- Praktische **Testdurchführung und Ergebnisinterpretation**
- Antworten zum Monitoring und **wichtige Parameter zur Erfolgs- und Verlaufskontrolle**

2003. 384 S., 32 Abb.
ISBN 3 13 129552 X € 99,-

Preisänderungen und Irrtümer vorbehalten.
€-Preise gültig in Deutschland.

FAX 0711/8931-133

Georg Thieme Verlag,
PF 301120, 70451 Stuttgart

@ Kundenservice@thieme.de

www.thieme.de

Thieme

Schnell und richtig reagieren

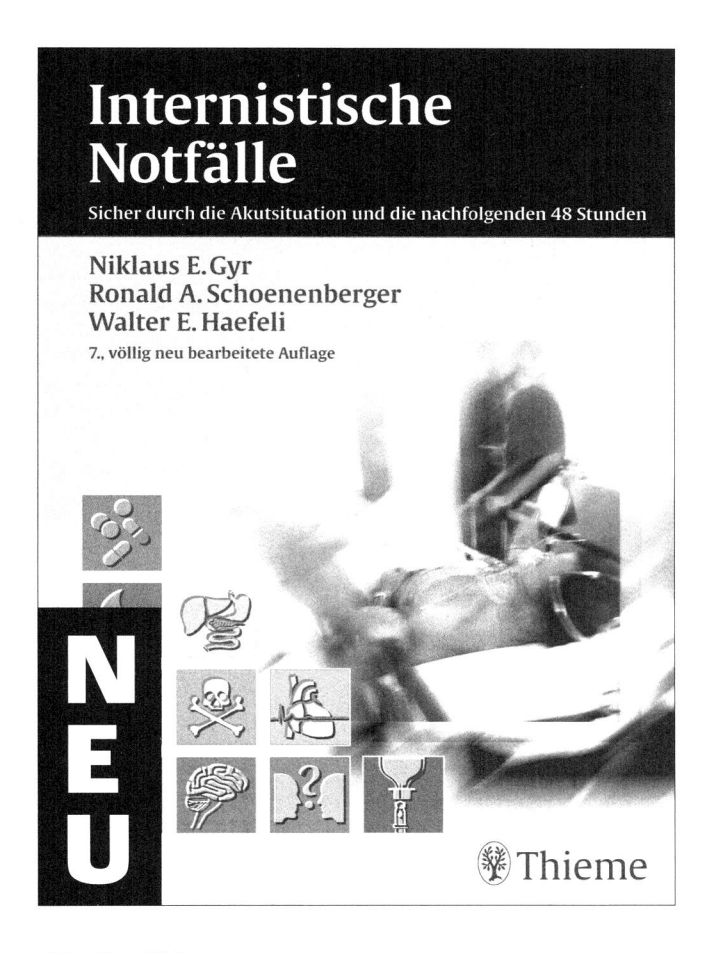

Internistische Notfälle
Sicher durch die Akutsituation und die nachfolgenden 48 Stunden

Niklaus E. Gyr
Ronald A. Schoenenberger
Walter E. Haefeli

7., völlig neu bearbeitete Auflage

NEU

Thieme

2003. 640 S., 192 Abb.
ISBN 3 13 510607 1   € 69,95

Internistische Notfälle
Gyr/Schoenenberger/Haefeli

Schnell orientieren
- Über **600 internistische Notfallsituationen**
- **neu:** Geriatrische und ausgewählte pädiatrische Notfälle

Rasch einordnen
- Typische Krankheitszeichen und Leitsymptome
- Unbedingt auszuschließende Differenzialdiagnosen
- **neu: Symptom Quantifizierung** (Häufigkeitsangaben in %)

Richtig entscheiden
- **Differenzierte Stufenpläne** zur Diagnostik und Therapie
- **Konkrete Dosierungsangaben** und Medikamentennamen
- Normalstation oder Intensivpflicht?
- **neu: Therapieendpunkte/Therapieziele**, z.B. Schmerzfreiheit
- **neu: EBM-Level** für die Therapie
- **neu:** Angaben zu obligaten **fakultativen** oder weiterführenden Maßnahmen

Preisänderungen und Irrtümer vorbehalten.
€-Preise gültig in Deutschland.

FAX 0711/8931-133

Georg Thieme Verlag,
PF 301120, 70451 Stuttgart

@ Kundenservice
@thieme.de

www www.thieme.de

Thieme